A. J. Augustin · Augenheilkunde · 2. Auflage

Springer
*Berlin
Heidelberg
New York
Barcelona
Hongkong
London
Mailand
Paris
Singapur
Tokio*

Albert J. Augustin

Augenheilkunde

Begründet von James F. Collins

2., komplett überarbeitete und erweiterte Auflage

Mit einem Geleitwort von G. K. Krieglstein

Mit 633 Abbildungen, in 926 Einzeldarstellungen, überwiegend in Farbe und 138 Tabellen

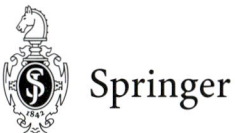 Springer

Prof. Dr. Albert J. Augustin
Universitäts-Augenklinik
Langenbeckstraße 1, 55131 Mainz

Titel der amerikanischen Originalausgabe:
Ophthalmic desk reference, edited by James F. Collins
© Raven Press 1991

ISBN 3-540-65947-1 2. Aufl. Springer Verlag Berlin Heidelberg New York
ISBN 3-540-61172-X 1. Aufl. Springer Verlag Berlin Heidelberg New York

Die Deutsche Bibliothek-CIP-Einheitsaufnahme
Augustin, Albert J.: Augenheilkunde / Albert J. Augustin. – 2., komplett überarb. und erw. Aufl.. –
Berlin ; Heidelberg ; New York ; Barcelona ; Hongkong ; London ; Mailand ; Paris ; Singapur ; Tokio :
Springer, 2001
ISBN-3-540-65947-1

Das Werk ist urheberrechtlich geschützt. Die dadurch begründeten Rechte, insbesondere die der Übersetzung, des Nachdrucks, des Vortrags, der Entnahme von Abbildungen und Tabellen, der Funksendung, der Mikroverfilmung oder der Vervielfältigung auf anderen Wegen und der Speicherung in Datenverarbeitungsanlagen, bleiben, auch bei nur auszugsweiser Verwertung, vorbehalten. Eine Vervielfältigung dieses Werkes oder von Teilen dieses Werkes ist auch im Einzelfall nur in den Grenzen der gesetzlichen Bestimmungen des Urheberrechtsgesetzes der Bundesrepublik Deutschland vom 9. September 1965 in der jeweils geltenden Fassung zulässig. Sie ist grundsätzlich vergütungspflichtig. Zuwiderhandlungen unterliegen den Strafbestimmungen des Urheberrechtsgesetzes.

Springer-Verlag Berlin Heidelberg New York
ein Unternehmen der BertelsmannSpringer Science+Business Media GmbH

http://www.springer.de

© Springer-Verlag Berlin Heidelberg 1997, 2001
   Printed in Germany

Die Wiedergabe von Gebrauchsnamen, Handelsnamen, Warenbezeichnungen usw. in diesem Werk berechtigt auch ohne besondere Kennzeichnung nicht zu der Annahme, daß solche Namen im Sinne der Warenzeichen- und Markenschutz-Gesetzgebung als frei zu betrachten wären und daher von jedermann benutzt werden dürften.

Produkthaftung: Für Angaben über Dosierungsanweisungen und Applikationsformen kann vom Verlag keine Gewähr übernommen werden. Derartige Angaben müssen vom jeweiligen Anwender im Einzelfall anhand anderer Literaturstellen auf ihre Richtigkeit überprüft werden.

Umschlagabbildung: Dr. Heinrich Jarczyk, Bergisch-Gladbach
Umschlaggestaltung: Design & Production GmbH, Heidelberg
Satz: Fotosatz-Service Köhler GmbH, Würzburg
Druck und Bindearbeiten: Printer, Trento, Italien

Gedruckt auf säurefreiem Papier   SPIN: 10667927   24/3130 ih – 5 4 3 2 1 0

Geleitwort

Die zweite Auflage der „Augenheilkunde" von A.J. Augustin tritt ein gutes Erbe an. Bereits die erste Auflage im Jahre 1996 fand die verdiente Anerkennung der Augenärzte, welche die exquisite Abstimmung des Stammwerkes, „Ophthalmic Desk Reference" von J. F. Collins, 1991, auf die Bedürfnisse der deutschsprachigen Augenheilkunde wohl zu würdigen wußten. Sehr zu recht, wie ich meine, hat doch die erste deutschsprachige Auflage wesentliche Erweiterungen und Ergänzungen, geboten unter Beibehaltung des didaktischen Grundprinzips dieses renommierten Lehrbuches.

Die zweite Auflage kann nunmehr eine vollständige Neubearbeitung und Aktualisierung, auch im Literaturteil, für sich beanspruchen. Unter dem Aspekt, daß die Halbwertszeit medizinischen Wissens bei etwa sieben Jahren liegt, läßt sich vorstellen, welcher Innovationsschub unseres Fachgebietes hier verarbeitet werden mußte. Die Neuauflage ist nunmehr mit klinischen Farbabbildungen und Tabellen versehen, völlig neue Kapitel sind hinzugekommen, wie die Angiografie (mit instruktiven klinischen Abbildungen), die Immunologie, die Genetik, die Physiologie/Biochemie.

Teilbereiche, welche besonders intensive Innovationen erfuhren, wurden völlig neu konzipiert und zusammengestellt, wie z. B. Netzhaut- und Glaskörper, hereditäre Erkrankungen des Auges, Tumoren des Auges und klinische Elektrophysiologie.

Mit dieser zweiten Auflage ist eine Statusbeschreibung unseres Fachgebietes in allen modernen Aspekten und neuen Teilbereichen gelungen, welche nichts von dem Fortschritt in der Augenheilkunde ausläßt. Hier hat man das ganze zeitgemäße Wissen der Augenheilkunde einschließlich der wesentlichen Sekundärliteratur, stets sorgfältig ausgerichtet auf Relevanz für die augenärztliche Praxis, gesammelt. Die zweite Auflage der „Augenheilkunde" von Augustin aktualisiert ein umfassendes Lehrbuch, das in Inhalten, didaktischem Aufbau, Illustrationen und Literatur hohen Ansprüchen genügt. Wer es versteht, sich in diesem Lehrbuch gewandt zu orientieren, wird in keiner diagnostischen oder therapeutischen Fragestellung verlegen bleiben. Hier wird unserem schnellen Gebrauchswissen eine breite Unterlage geboten, welche keine Unsicherheit in jedweden fachlichen Kenntnisansprüchen mehr zuläßt. Keine Frage, der Erfolg der ersten Auflage wird auch der zweiten Auflage sicher sein, wohl verdient, bietet sie doch alles, was in unserem Fachgebiet seit 1996 „neu etabliert" wurde.

Die möglichst weite Verbreitung dieses rundum gelungenen Lehrbuchs ist ein legitimer Lohn für die Mühen des Autors und eine gute Perspektive für die Betreuung der uns anvertrauten Patienten.

Köln, Februar 2001   Günter K. Krieglstein

Geleitwort zur 1. Auflage

Die vorliegende „Augenheilkunde" von Collins und Augustin ist die erweiterte, ergänzte und modernisierte deutsche Ausgabe des angelsächsischen Klassikers „Ophthalmic Desk Reference" von Collins und Mitherausgebern, erschienen bei Raven Press/New York 1991.

Was ist eigentlich ein „Ophthalmic Desk Reference"? Der Charakter eines solchen Buches entspricht einer konzentrierten Wissenssammlung für den Ophthalmologen, die ihm in der Reichweite seines Arbeitsplatzes zu jedem Zeitpunkt seiner beruflichen Tätigkeit schnellen Rat gibt, jenseits seines verfügbaren Gebrauchswissens – kein Lehrbuch mit ausführlichen, wohlgefälligen Textpassagen, kein Atlas mit vorwiegend illustrativer Wissensvermittlung, keine umfassende Literaturquelle und auch keine Enzyklopädie des gesamten Fachwissens. Dies alles kann und will es nicht sein. Ein „Desk Reference" lädt ein zum steten Gebrauch als treuer Begleiter der Arbeit am Patienten, ein „Wissensfreund", in dessen komprimierter Darstellung von Fachwissen man sich schnell zurechtfindet, was die gewünschten Antworten schnell und ohne wesentliche Unterbrechung der klinischen Tätigkeit vermittelt.

Die englischsprachige Ausgabe des „Ophthalmic Desk Reference" von Collins und Mitherausgebern ist ein solches kompaktes Nachschlagewerk mit wohltuender Kontinuität seiner Inhalte. Es kann jedoch nicht die Eigenheiten und speziellen Ansprüche des Ophthalmologen im deutschen Sprachraum berücksichtigen und darstellen. Dies rechtfertigt eine deutschsprachige Ausgabe, wie in der vorliegenden „Augenheilkunde" von Collins und Augustin meisterlich umgesetzt. Meisterlich, nicht nur weil es eine sehr gute Übersetzung ist, sondern weil es sich einfühlsam an die Bedürfnisse des deutschsprachigen Augenarztes anlehnt und gegenüber dem englischsprachigen Original wesentliche Verbesserungen aufweist, eine wirkliche Veredelung, wie ich meine. Die deutsche Ausgabe hat viel wichtige, neue Literatur integriert, hat wesentlich mehr Kapitel, viele gute Abbildungen und einen Abschnitt „Grundlagen", den neben der vorangegangenen klinischen Kapiteln eine wichtige Datensammlung zur Physiologie, Optik, Anatomie und Genetik des Auges bietet. Auch in der speziellen Pharmakotherapie des Auges, der Nomenklatur, der speziellen Semantik und den Operationstechnologien zeigen sich überzeugende Vorteile der deutschen Ausgabe.

Einprägsame Zusammenfassungen den einzelnen Abschnitten vorangestellt, andersfarbig unterlegt, geben ein Konzentrat der folgenden Informationen wieder. Auf diese Weise ist in diese kleine Enzyklopädie der Augenheilkunde ein kurzes Lehrbuch integriert, was auch ein Lesestudium lohnenswert macht. Ein kompaktes, schnell einsetzbares Nachschlagewerk bedarf einer exquisiten Gliederung. Das vorliegende Buch umfaßt 42 Kapitel in 5 Abschnitten sowie einen übersichtlichen Anhang und ein effizientes Sachverzeichnis. Mit wenigen Griffen ist man an der richtigen Stelle und hat die gewünschte Information. Am Ende eines Kapitels ist die wichtige, weiterführende Literatur auf neuestem Stand angegeben, sollte man sich in Einzelheiten profunder und umfassender belesen wollen. Die Illustrationen sind geschickt ausgesucht und geben Wissen wieder, das sich im geschriebenen Wort eher nur umfangreicher darstellen ließe.

Mein Wunschprofil an ein deutschsprachiges, ophthalmologisches „Desk Reference" sehe ich hier gut erfüllt. Das Buch wird seine Freunde und eine große Verbreitung finden und das ist gut so. Ein Fachbuch dieser Art ist viel mehr als Lesestoff. Es kann für den Ophthalmologen in Klinik und Praxis zu einem treuen Freund und Weggefährten werden, sehr zum Nutzen des Anwenders wie auch seiner Patienten. Stellen Sie diese Freundschaft auf die Probe, Sie werden sich nicht enttäuscht fühlen.

Köln, Juli 1996
Günter K. Krieglstein

Vorwort

In allen Fachgebieten der Medizin und besonders auch der Augenheilkunde, einem stark von den diagnostischen und technologischen Möglichkeiten geprägten Fach, werden die Zeitintervalle zwischen neuen Erkenntnissen und Entwicklungen sowie deren Anwendung immer kürzer. Eine adäquate Aufbereitung der neuen Informationen aus Forschung und Technik ist für den Kliniker unentbehrlich, um die Versorgung der Patienten auf hohem Niveau zu gewährleisten. Das vorliegende Lehr- und Handbuch faßt den grundlegenden Wissensstand in der Augenheilkunde zusammen und will in allen Teilgebieten einen Leitfaden für das diagnostische und therapeutische Vorgehen liefern.

Der große Zuspruch, den die 1. Auflage dieses Buches erfahren hat und die immer kürzer werdende Halbwertszeit unseres Wissens rechtfertigt die zügige Erstellung einer Neuauflage. Ziel war es, das Werk nochmals gründlich zu überarbeiten, es zu ergänzen und zu aktualisieren. Besonderer Wert wurde auch auf die Integration deutscher Literatur gelegt. Die Mitarbeiter haben die jeweiligen Kapitel mit hervorragenden Abbildungen aus ihren Sammlungen bereichert. Viele Kapitel wurden völlig neu erstellt. Zur Komplettierung des Spektrums sind neue Kapitel wie Angiographie, Pathologie, Immunologie und Genetik hinzugekommen. So ist jetzt ein völlig eigenständiges Lehrbuch für den deutschen Sprachraum entstanden.

Bedanken möchte ich mich ganz besonders bei Andrea Winkgen (Mainz), Christine und Bernhard Jurklies (Essen) und Burkhard Dick (Mainz), deren fortwährender Einsatz eine große Unterstützung bei der Erstellung dieses Buches darstellte. Meinen Kollegen Kristiane Hager (Düsseldorf), Stephan Puls, Markus Schneider (beide Mainz), Herrn Professor Siegfried Hünig (Würzburg) und Frau Brigitte Kanter-Nöht (Mainz) möchte ich für ihre Hilfe ebenfalls danken. Mein Dank gilt auch Herrn Axel Welsch, Fotographenmeister, mit seinem Team, die für die Erstellung vieler Abbildungen sorgten. Herrn Professor N. Pfeiffer, Direktor der Augenklinik, danke ich für die Einräumung persönlicher Freiräume sowie die Überlassung zahlreicher Abbildungen aus dem Fotoarchiv der Mainzer Augenklinik. Herrn Dr. Heinrich Jarczyk (Bergisch-Gladbach) danke ich für die Umschlagabbildung. Bei meiner Frau Christel und meinen Kindern Victor und Constanze, die nicht nur bei der Erstellung des Buches mitgeholfen hat, sondern auch dessen Entstehung mit großer Geduld begleitet haben, möchte ich mich ganz herzlich bedanken. Nicht zuletzt danke ich allen Mitarbeitern des Springer-Verlages, insbesondere Frau Stephanie Benko, Frau Gabriele Schröder, Frau Agnes Heinz und Frau Ingrid Haas, für ihren professionellen Einsatz und die exzellente Betreuung.

Die vielen Leserzuschriften waren eine hilfreiche Anregung für die jetzt vorliegende „Augenheilkunde". Hierfür möchte ich mich auch im Namen der Mitarbeiter ganz herzlich bedanken. Wir hoffen, diesen Leserwünschen durch die Überarbeitung gerecht geworden zu sein.

Mainz, im Februar 2001   Albert J. Augustin

Vorwort zur 1. Auflage

Das von J. F. Collins und seinen Mitarbeitern 1991 herausgegebene Werk „Ophthalmic desk reference" ist auf dem Gebiet der Augenheilkunde einzigartig. Die Autoren geben in einem Buch einen Überblick über die gesamte Augenheilkunde einschließlich Differentialdiagnose, Pharmakologie und Ophthalmochirurgie.

Bei der Übersetzung des gerade fünf Jahre alten Werkes wurde klar, daß nicht zuletzt wegen der rasanten Entwicklung unseres Fachgebietes und der Unterschiede in der Betrachtungsweise, z. B. im strabologischen Bereich, eine vollständige Überarbeitung erfolgen mußte.

Dabei wurde das Konzept der amerikanischen Ausgabe beibehalten, die Gliederung wurde geändert, verschiedene Kapitel wurden umgeschrieben und ergänzt, neue Kapitel kamen hinzu. Sämtliche Abbildungen wurden neu erstellt und erweitert, so daß nun auch der ophthalmochirurgische Abschnitt reichhaltig bebildert ist. Die Literaturangaben wurden aktualisiert.

Das Buch dient Ärzten in der Weiterbildung zum Augenarzt ebenso wie dem Kollegen in der Praxis als verläßliches Nachschlagewerk bei der täglichen Arbeit. Es wurde versucht, einen Überblick über das gesamte Fachgebiet der Augenheilkunde zu geben, was auch die Besprechung seltener Krankheitsbilder notwendig machte. Dabei wurde nicht versäumt, häufig auftretende Krankheiten als solche zu kennzeichnen.

In Teil 1 des Buches wird weitgehend auf Abbildungen der geläufigen Krankheitsbilder verzichtet. Zahlreiche Krankheitsbilder wurden neu aufgenommen. Einzelne Kapitel, wie z. B. Refraktion und Kontaktlinsen, wurden neu verfaßt.

Teil 2 des Buches gibt einen Überblick über moderne Operationsmethoden in der Augenheilkunde und soll es auch dem niedergelassenen Augenarzt im Zeitalter der ambulanten Chirurgie ermöglichen, postoperative Zustände besser beurteilen zu können. Gerade bei der Bearbeitung dieses Abschnittes wurde deutlich, welche enormen Fortschritte unser Fachgebiet in den letzten 5 Jahren gemacht hat. Von den Autoren wird versucht, den derzeitigen Stand der Ophthalmochirurgie stichpunktartig wiederzugeben.

Der Abschnitt zur Differentialdiagnose (Teil 3) wird bei der schnellen Diagnosefindung helfen.

Neben einer deutlichen Erweiterung und Aktualisierung gibt Teil 4, Ophthalmologische Spezialdiagnostik, einen Überblick auch über neue diagnostische Verfahren. So werden beispielsweise die Indocyaningrünangiographie und die „Ocular coherent tomography" berücksichtigt. Die neuesten elektrophysiologischen Standards werden besprochen. Ein Kapitel zur ophthalmologischen Ultraschalldiagnostik kommt neu hinzu.

In Teil 5 werden die Grundlagen der Physiologie und Pharmakologie sowie wichtige Maße und Daten abgehandelt.

Die Abschnitte „Begutachtung" und „Labordaten" wurden praxisnah gestaltet und eignen sich daher zum schnellen Auffinden der gewünschten Information.

Verschiedene Abbildungen wurden dankenswerterweise von Herrn Professor Spitznas, Direktor der Universitäts-Augenklinik Bonn, zur Verfügung gestellt, dem ich auch für die Freiräume, die er mir bei der Erstellung dieses Buches ermöglichte, herzlich danken möchte.

Meiner Frau danke ich für die Unterstützung bei der Erstellung des Buches sowie für die Mithilfe beim Korrekturlesen der Manuskripte.

Frau Dr. Heike Berger und ihrem Team vom Springer Verlag, die mit dauerhaftem Engagement unsere Arbeit begleitet haben und die reichhaltige Ausstattung ermöglichten, sei an dieser Stelle herzlich gedankt.

Bonn, im Herbst 1996 Albert J. Augustin

Mitarbeiterverzeichnis

Folgende Kolleginnen und Kollegen haben freundlicherweise bei einzelnen Lehrbuchkapiteln mitgewirkt. Für diese Zusammenarbeit sei sehr herzlich gedankt.

Blumenröder, Stephan, Dr. med. Dr. rer. nat.	Kapitel 11	Seite	263–290
Classen-Kappelmann-Straße 28	18		549–568
Sigmund-Freud-Straße 25	28		777–788
50931 Köln	46		1187–1196
Bodanowitz, Stephan, Dr. med.	Kapitel 18	Seite	549–568
Tagesklinik	19		569–580
Universitätsallee			
28359 Bremen			
Bornfeld, Norbert, Prof. Dr. med.	Kapitel 15	Seite	433–454
Universitäts-Augenklinik			
Hufelandstraße 55			
45122 Essen			
Brinken, Ralph	Kapitel 30	Seite	809–822
Universitäts-Augenklinik			
Sigmund-Freud-Straße 25			
53105 Bonn			
Dick, Burkhard, Priv.-Doz. Dr. med.	Kapitel 1	Seite	3–74
Universitäts-Augenklinik	22		621–650
Langenbeckstraße 1	30		809–822
55131 Mainz			
Frisch, Lars, Dr. med.	Kapitel 15	Seite	433–454
Universitäts-Augenklinik			
Langenbeckstraße 55			
55131 Mainz			
Grus, Franz, Dr. med. Dr. rer. nat.	Kapitel 34	Seite	961–972
Universitäts-Augenklinik	44		1159–1174
Langenbeckstraße 1			
55131 Mainz			
Hesse, Lutz, Priv.-Doz. Dr. med.	Kapitel 3	Seite	95–138
Universitäts-Augenklinik	4		139–170
Robert-Koch-Straße 4	17		527–548
35033 Marburg	38		1047–1058

Hörle, Steffen, Dr. med. Universitäts-Augenklinik Robert-Koch-Straße 4 35033 Marburg	Kapitel 18 47 Anhang A	Seite 549–568 1197–1264 1267–1294
Jurklies, Bernhard, Dr. med. Universitäts-Augenklinik Hufelandstraße 55 45122 Essen	Kapitel 33 35	Seite 917–960 973–1034
Kellner, Ulrich, Prof. Dr. med. Universitäts-Augenklinik Universitätsklinikum Benjamin Franklin Freie Universität Berlin Hindenburgdamm 30 12200 Berlin	Kapitel 14	Seite 375–432
Koch, Frank, Prof. Dr. med. Universitäts-Augenklinik Theodor-Stern-Kai 7 60590 Frankfurt am Main	Kapitel 25 26 27 28	Seite 683–712 713–740 741–776 777–788
Löffler, Karin, Priv.-Doz. Dr. med. Universitäts-Augenklinik Sigmund-Freud-Straße 25 53105 Bonn	Kapitel 5 6 32	Seite 171–192 193–202 885–916
Lutz, Joachim, Prof. Dr. med. Physiologisches Institut Universität Würzburg Röntgenring 9 97070 Würzburg	Kapitel 42 43	Seite 1099–1136 1137–1158
Meller, Daniel, Dr. med. Universitäts-Augenklinik Hufelandstraße 55 45122 Essen	Kapitel 47 Anhang A	Seite 1197–1264 1267–1294
Müller-Forell, Wiebke, Priv.-Doz. Dr. med. Institut für Neuroradiologie Czernyweg, Gebäude 505 55131 Mainz	Kapitel 40	Seite 1079–1086
Pitz, Susanne, Dr. med. Universitäts-Augenklinik Langenbeckstraße 1 55131 Mainz	Kapitel 2 23	Seite 75–94 651–666
Reichel, Martin B., Priv.-Doz. Dr. med. Universitäts-Augenklinik Liebigstraße 10–14 04103 Leipzig	Kapitel 45	Seite 1175–1186

Schäfer, Matthias, Dr. med. Klinik für Anästhesiologie Langenbeckstraße 1 55131 Mainz	Kapitel 20	Seite 583–610
Schmidt-Erfurth, Ursula, Prof. Dr. med. Universitäts-Augenklinik Ratzeburger-Allee 160 23538 Lübeck	Kapitel 13	Seite 323–374
Schwenn, Oliver, Dr. med. Universitäts-Augenklinik Langenbeckstraße 1 55131 Mainz	Kapitel 12 25 26 36	Seite 291–322 683–712 713–740 1035–1038
Sekundo, Walter, Dr. med. Universitäts-Augenklinik Robert-Koch-Straße 4 35033 Marburg	Kapitel 7 8 9 10 16 24 29 37	Seite 203–224 225–254 255–258 259–262 455–526 667–682 789–808 1039–1046
Sommer, Lieselotte, Dr. med. Dr. Franz Mertens-Straße 8 27580 Bremerhaven	Anhang C	Seite 1333–1350
Werdermann, Dirk, Dr. med. Augenabteilung, Kreiskrankenhaus Hauptstraße 4 97199 Ochsenfurt	Kapitel 2 6 21 22 23 39	Seite 75–94 193–202 611–620 621–650 651–666 1059–1078
Winkgen, Andrea, Dr. med. Universitäts-Augenklinik Langenbeckstraße 1 55131 Mainz	Kapitel 19 33	Seite 569–580 917–960

Inhaltsübersicht

Teil I · Allgemeine Ophthalmologie 1

1. Ophthalmologische Notfälle
   B. Dick 3
2. Orbita
   D. Werdermann, S. Pitz 75
3. Strabismus
   L. Hesse 95
4. Neuroophthalmologie
   L. Hesse 139
5. Lider
   K. Löffler 171
6. Tränenwege
   D. Werdermann, K. Löffler 193
7. Bindehaut
   W. Sekundo 203
8. Hornhaut
   W. Sekundo 225
9. Sklera und Episklera
   W. Sekundo 255
10. Beteiligung des äußeren Auges bei Erkrankungen von Haut und Schleimhaut
    W. Sekundo 259
11. Uveitis
    S. Blumenröder 263
12. Glaukom
    O. Schwenn 291
13. Netzhaut, Aderhaut und Glaskörper
    U. Schmidt-Erfurth 323
14. Hereditäre Erkrankungen von Netzhaut und Aderhaut
    U. Kellner 375
15. Intraokulare Tumoren
    N. Bornfeld, L. Frisch 433
16. Augenbeteiligung bei Allgemeinerkrankungen
    W. Sekundo 455
17. Pädiatrische Ophthalmologie (ohne Strabologie)
    L. Hesse 527
18. Klinische Refraktion
    S. Blumenröder, S. Bodanowitz, S. Hörle 549

19 Kontaktlinsen
S. Bodanowitz, A. Winkgen 569

Teil II · Ophthalmochirurgie 581

20 Anästhesiologische Verfahren in der Ophthalmologie
M. Schäfer 583
21 Chirurgie der Tränenorgane
D. Werdermann 611
22 Lidchirurgie und Grundzüge der plastischen Chirurgie
D. Werdermann, B. Dick 621
23 Orbitachirurgie
D. Werdermann, S. Pitz 651
24 Hornhautchirurgie
W. Sekundo 667
25 Kataraktchirurgie
F. Koch, O. Schwenn 683
26 Glaukomchirurgie
F. Koch, O. Schwenn 713
27 Netzhaut- und Glaskörperchirurgie
F. Koch 741
28 Laserchirurgie (ohne refraktive Chirurgie)
F. Koch, S. Blumenröder 777
29 Refraktive Chirurgie
W. Sekundo 789
30 Nahtmaterial, Intraokularlinsen, Operationszubehör
B. Dick, R. Brinken 809

Teil III · Differentialdiagnose 823

31 Differentialdiagnose 825

Teil IV · Ophthalmologische Spezialdiagnostik 883

32 Pathologie
K. Löffler 885
33 Grundzüge der Angiographie
B. Jurklies, A. Winkgen 917
34 Bildgebende Verfahren
F. Grus 961
35 Klinische Elektrophysiologie
B. Jurklies 973
36 Glaukomdiagnostik
O. Schwenn 1035
37 Diagnostische Verfahren bei Hornhauterkrankungen
W. Sekundo 1039
38 Perimetrie
L. Hesse 1047

39 Ultraschall und Biometrie
   D. Werdermann 1059
40 Radiologische Untersuchungsmethoden in der Ophthalmologie
   W. Müller-Forell 1079
41 Verschiedene diagnostische Verfahren 1087

Teil V · Grundlagen 1097

42 Physiologie und Biochemie
   J. Lutz 1099
43 Anatomische Abbildungen und Embryologie
   J. Lutz 1137
44 Immunologie
   F. Grus 1159
45 Molekulare Genetik
   M. Reichel 1175
46 Maße und optische Daten
   S. Blumenröder 1187
47 Pharmakologie
   S. Hörle, D. Meller 1197

Anhang 1265

A Ergophthalmologie, ophthalmologisches Gutachtenwesen
   in der Bundesrepublik Deutschland
   S. Hörle, D. Meller 1267
B Glossar 1295
C Laborwerte
   L. Sommer 1333

Sachverzeichnis 1351

Inhaltsverzeichnis

Teil I • Allgemeine Ophthalmologie			1
1	Ophthalmologische Notfälle		3
	1	Allgemeine Befunderhebungen bei okulären Notfällen	3
	2	Präoperative Checkliste	4
	3	Trauma (ohne Fremdkörperverletzungen)	4
	3.1	Lider	4
	3.1.1	Lidverletzungen	4
	3.2	Orbita	8
	3.2.1	Blow-out-Fraktur	8
	3.3	Stumpfes Bulbustrauma (Erschütterungstrauma und Contusio bulbi)	9
	3.3.1	Bindehaut	10
	3.3.2	Hornhaut	11
	3.3.3	Sklera	11
	3.3.4	Vorderkammer	14
	3.3.5	Iris	17
	3.3.6	Linse	18
	3.3.7	Glaskörper	20
	3.3.8	Netzhaut und Aderhaut	21
	3.3.9	Sehnerv	24
	3.4	Spitzes Bulbustrauma (oberflächliche Verletzungen, Penetration, Perforation)	26
	3.4.1	Bindehaut	26
	3.4.2	Hornhaut, Sklera, intraokulare Strukturen	27
	3.4.3	Extraokulare Muskeln	35
	4	Fremdkörperverletzungen des Auges und der Orbita	36
	4.1	Korneale, konjunktivale und sklerale Fremdkörper	36
	4.1.1	Oberflächliche Hornhaut- und Bindehautfremdkörper	37
	4.1.2	Intrastromale Hornhautfremdkörper (ohne Perforation)	37
	4.1.3	Intrastromale Hornhautfremdkörper (mit Perforation)	38
	4.1.4	Subkonjunktivale Fremdkörper	38
	4.1.5	Intrasklerale Fremdkörper (ohne Perforation)	38
	4.2	Intraokulare Fremdkörper	39
	4.3	Orbitale Fremdkörper	45
	5	Andere okuläre Notfälle	48
	5.1	Gefäßverschlüsse	48
	5.2	Netzhautablösung	48
	5.3	Verätzungen und Verbrennungen des Auges und seiner Anhangsgebilde	48
	5.3.1	Verätzungen durch Chemikalien	48

	5.3.2	Thermische Verletzungen	51
	5.3.3	Strahlenverletzungen	52
	5.4	Akutes Glaukom	54
	5.5	Schwere Infektionen und Entzündungen des Auges und seiner Anhangsgebilde	56
	5.5.1	Orbitale Zellulitis (akute Entzündung der Orbita)	56
	5.5.2	Präseptale Zellulitis	58
	5.5.3	Sinus-cavernosus-Thrombose	58
	5.5.4	Akute Dakryozystitis	60
	5.5.5	Ophthalmia neonatorum	62
	5.5.6	Hornhautulzera	64
	5.5.7	Infektiöse Endophthalmitis	68
	5.5.8	Linseninduzierte Endophthalmitis (phakoanaphylaktische Uveitis)	73
2	**Orbita**		**75**
	1	Patientenuntersuchung	75
	1.1	Leitsymptom	76
	1.2	Ursachen des Exophthalmus	76
	2	Orbitopathien bei Kindern	77
	2.1	Kapilläres Hämangiom	77
	2.2	Dermoidzyste	78
	2.3	Ethmoiditis und Orbitaphlegmone	79
	2.4	Hämatom	79
	2.5	Pseudotumor orbitae	80
	2.6	Hyperthyreose	80
	2.7	Kraniosynostose	80
	2.8	Rhabdomyosarkom	81
	2.9	Metastatisches Neuroblastom	81
	2.10	Ewing-Sarkom	82
	2.11	Leukämie	82
	2.12	Neurofibrom	82
	3	Orbitopathien bei Erwachsenen	83
	3.1	Orbitaphlegmone	83
	3.2	Exophthalmus traumatischer Genese	83
	3.3	Endokrine Orbitopathie	84
	3.4	Pseudotumor und Myositis	86
	3.5	Lymphom	88
	3.6	Kavernöses Hämangiom	88
	3.7	Lymphangiom	89
	3.8	Tumoren der Tränendrüse	90
	3.9	Tumoren peripherer Nerven	91
	3.10	Meningeom	92
	3.11	Mukozele	92
	3.12	Metastasen und Sekundärtumoren	93
3	**Strabismus**		**95**
	1	Anatomische Vorbemerkungen	96
	1.1	Anatomie der Augenmuskeln	96
	1.1.1	Längenmaße von Muskel/Sehne (mm)	96
	1.1.2	Ursprünge	96

1.1.3	Ansätze	96
1.1.4	Spezielle Anatomie der Augenmuskeln	97
1.2	Blutversorgung	98
1.2.1	Augenmuskeln	98
1.2.2	Vorderer Augenabschnitt	98
1.2.3	Blutversorgung nach Augenmuskeloperationen	98
1.3	Weitere orbitale Strukturen	98
1.3.1	Tenon-Kapsel	98
1.3.2	Muskelscheiden	98
1.3.3	Septum intermusculare	98
1.3.4	Orbitaspitze	98
1.3.5	Haltebänder	99
1.3.6	Ligament Lockwood	99
1.3.7	Retrobulbärer Fettkörper	99
1.3.8	Sklera	99
2	Physiologie	99
2.1	Physiologie der Augenbewegungen	99
2.1.1	Bewegungsmechanik der Augenmuskeln	100
2.1.2	Augenbewegungen	101
2.1.3	Funktionelle Muskelinnervationsbeziehungen	101
2.2	Physiologie des Sehens	102
2.2.1	Normale Visusentwicklung	102
2.2.2	Entwicklung des Sehens	102
2.3	Physiologie des Binokularsehens	102
2.3.1	Qualitäten des Binokularsehens	103
3	Störungen des Binokularsehens	103
3.1	Allgemeines	103
3.1.1	Konkomitant versus inkomitant	103
3.1.2	Akkommodativ versus nichtakkommodativ	104
3.1.3	Latent versus manifest	104
3.1.4	Kongenital versus erworben	104
3.1.5	Maßeinheit des Schielwinkels	104
3.1.6	Kompensationsmöglichkeiten zur Verbesserung des beidäugigen Sehens	105
3.2	Störungen der Sensorik	105
3.2.1	Symptome eines erworbenen manifesten Schielens bei normaler Netzhautkorrespondenz	105
3.2.2	Sensorische Anpassungen beim Schielen	105
3.3	Amblyopie	106
3.3.1	Klassifikation nach Ätiologie	106
4	Klinische Untersuchung	106
4.1	Pseudostrabismus	107
4.1.1	Pseudostrabismus convergens	107
4.1.2	Pseudostrabismus divergens	107
4.2	Lidstellung	107
4.3	Untersuchung der Sehschärfe	108
4.4	Fixationsprüfung	108
4.5	Motilitätsprüfung	108
4.5.1	Monokulare Bewegungsstrecke	108
4.5.2	Diagnostische Untersuchung der Augenstellungen	109
4.5.3	Feld des binokularen Einfachsehens (BES-Feld)	109
4.6	Untersuchung der Augenstellung	109
4.6.1	Beurteilung von Lichtreflexen	109

4.6.2	Cover-Test (Abdecktest)	110
4.6.3	Simultaner Prismen-cover-Test	110
4.6.4	Alternierender Prismen-cover-Test	110
4.6.5	Doppelskalen/Maddox-Zylinder	110
4.6.6	Bestimmung des AC/A-Quotienten	111
4.6.7	Tangententafel (Harms)	111
4.6.8	Hess-Schirm	112
4.6.9	Prismen-Fusionsbreite	112
4.6.10	Traktionstest	112
4.6.11	Prüfung des optokinetischen Nystagmus (OKN)	112
4.7	Beurteilung des Binokularsehens	113
4.7.1	Stereosehen (Lang, Titmus, TNO)	113
4.7.2	Worth-Test (Vier-Lichter-Test)	113
4.7.3	Bagolini-Lichtschweiftest	113
4.7.4	Hell-/Dunkelrotglastest	114
4.7.5	Nachbildtest (Hering)	114
4.8	Objektive Refraktion in Zykloplegie	115
4.9	Vervollständigung des strabologischen Status	116
4.9.1	Pupille	116
4.9.2	Spaltlampenuntersuchung	116
4.9.3	Applanatorischer Augeninnendruck	116
4.9.4	Fundusbeurteilung	116
5	Nichtoperative Maßnahmen bei Strabismus	117
5.1	Brillenkorrektur	117
5.1.1	Hyperopie	117
5.1.2	Anisometropie oder Astigmatismus	117
5.1.3	Myopie	117
5.1.4	Akkommodativer Konvergenzexzeß	117
5.1.5	Tips für Kinderbrillen	117
5.2	Prismenverordnung	117
5.3	Behandlung der Amblyopie	117
5.3.1	Brillenkorrektur	118
5.3.2	Vollokklusion (faziale Pflasterokklusion)	118
5.3.3	Wenig effektive Behandlungsmethoden der Amblyopie	118
6	Konzepte der chirurgischen Schielbehandlung	118
6.1	Indikationen für eine chirurgische Schielbehandlung	118
6.2	Zeitpunkt der Augenmuskeloperation	119
6.3	Planung der Operation	119
6.3.1	Präoperative Behandlung mit Prismen	119
6.3.2	Konjunktivaler Zugang	119
6.3.3	Muskelabschwächung	120
6.4	Fadenoperation	121
6.5	Verstärkung der Muskelfunktion	121
6.5.1	Resektion	121
6.5.2	Vorlagerung	121
6.5.3	Faltung	121
6.6	Änderung der Muskelzugrichtung	121
6.7	Aufklärung	122
6.8	Chirurgische Komplikationen	122
6.8.1	Intraoperativ	122
6.8.2	Postoperativ	122
6.9	Postoperative Nachkontrollen	123
6.10	Postoperative Empfehlung	123

7	Konkomitantes Schielen	123
7.1	Innenschielen (Esotropie) – typische Merkmale	123
7.1.1	Kongenitale Esotropie (frühkindliches Schielsyndrom)	123
7.1.2	Mikrostrabismus	123
7.1.3	Akkommodativer Strabismus convergens	124
7.1.4	Normosensorisches Spätschielen	125
7.1.5	Dekompensierte Esophorie	125
7.1.6	Chirurgische Maßnahmen bei konkomitanten Esodeviationen	125
7.2	Außenschielen (Exotropie) – typische Merkmale	126
7.2.1	Primär konstante Exotropie	126
7.2.2	Intermittierendes Außenschielen	127
7.2.3	Dekompensierte Exophorie	127
7.2.4	Sekundäre Exotropie	127
7.2.5	Konsekutive Exotropie	127
7.2.6	Divergenter Mikrostrabismus	127
7.2.7	Chirurgische Behandlung des Außenschielens	128
7.3	Vertikalschielen	128
7.3.1	Dissoziierte Vertikaldivergenz (DVD)	128
7.3.2	Strabismus sursoadduktorius	129
7.3.3	Strabismus deorsoadduktorius	129
7.3.4	Vertikaler Mikrostrabismus	129
8	Inkomitantes Schielen	129
8.1	Allgemeines	129
8.1.1	Pathogenese	129
8.1.2	Klinische Untersuchung	130
8.1.3	Therapie des inkomitanten Schielens	130
8.2	Fehlfunktion des M. obliquus inferior	131
8.2.1	Unterfunktion des M. obliquus inferior	131
8.2.2	Kontraktur des M. obliquus inferior	131
8.3	Fehlfunktion des M. obliquus superior	131
8.3.1	Unterfunktion des M. obliquus superior	131
8.3.2	Kontraktur des M. obliquus superior	132
8.4	Fehlfunktion des M. rectus lateralis	132
8.4.1	Unterfunktion des M. rectus lateralis	132
8.4.2	Kontraktur des M. rectus lateralis	132
8.5	Fehlfunktion des M. rectus medialis	133
8.5.1	Unterfunktion des M. rectus medialis	133
8.5.2	Kontraktur des M. rectus medialis	133
8.6	Fehlfunktion des M. rectus superior	133
8.6.1	Unterfunktion des M. rectus superior	133
8.6.2	Kontraktur des M. rectus superior	134
8.7	Fehlfunktion des M. rectus inferior	134
8.7.1	Unterfunktion des M. rectus inferior	134
8.7.2	Kontraktur des M. rectus inferior	134
8.8	A- und V-Inkomitanz, Buchstabenphänomen	134
8.8.1	Beispiele	135
8.8.2	A-Symptom	135
8.8.3	V-Symptom	135
8.9	Syndrome mit neuromuskulärer Dysfunktion	135
8.9.1	Okulomotoriusparese	135
8.9.2	Doppelte Heberlähmung	136
8.9.3	Möbius-Syndrom	136
8.9.4	Syndrome mit Fehlinnervation	136

4 Neuroophthalmologie 139

1	Afferente Störungen	139
1.1	Beurteilung der Afferenz	139
1.2	Erkrankungen des Sehnerven	141
1.2.1	Anteriore ischämische Optikusneuropathie (AION)	141
1.2.2	Neuritis nervi optici	142
1.2.3	Infiltration oder Kompression des Sehnerven	143
1.2.4	Andere Optikusneuropathien	143
1.2.5	Stauungspapille	145
1.2.6	Pseudotumor cerebri	145
1.2.7	Pseudostauungspapille	146
1.2.8	Angeborene Papillenanomalien	146
1.3	Chiasmale Läsionen des Nervus opticus	147
1.4	Erkrankungen des Tractus opticus, der Sehstrahlung und des visuellen Kortex	147
1.4.1	Postchiasmatische Störungen	147
1.4.2	Besondere kortikale Störungen der visuellen Funktion	148
1.4.3	Visuelle Halluzinationen	149
1.5	Passagere Sehstörungen	149
1.5.1	Einseitige passagere Erblindung	150
1.5.2	Beidseitige passagere Erblindung	151
2	Efferente Störungen	152
2.1	Anamnese und Untersuchung der Motilität	152
2.2	Motilitätsstörungen	152
2.2.1	Myopathien	152
2.3	Augenmuskelparesen (Nn. III, IV und VI)	155
2.3.1	Okulomotoriusparese (III. Hirnnerv)	155
2.3.2	Abduzensparese (VI. Hirnnerv)	156
2.3.3	Trochlearisparese (IV. Hirnnerv)	157
2.3.4	Sinus-cavernosus-Syndrom	158
3	Supranukleäre Bewegungsstörungen	158
3.1	Blicklähmungen	158
3.1.1	Vertikale Blicklähmung	159
3.1.2	Progressive supranukleäre Lähmung	159
3.1.3	Horizontale Blicklähmungen	159
3.1.4	Internukleäre Ophthalmoplegie (INO)	159
3.1.5	Eineinhalbsyndrom	159
3.1.6	Skew-Deviation (Hertwig-Magendie-Schielstellung)	159
3.1.7	Störungen der sakkadischen Bewegungen	159
3.1.8	Störungen des langsamen Folgesystems	160
3.2	Nystagmus	160
3.2.1	Erworbener Rucknystagmus	160
3.2.2	Schaukelnystagmus („seesaw")	161
3.2.3	Pendelnystagmus	161
3.2.4	Kongenitaler Nystagmus	161
3.2.5	Latenter Nystagmus	162
3.2.6	Spasmus nutans	162
3.2.7	Einseitiger Nystagmus	162
3.2.8	Okuläre Oszillationen	162
3.2.9	Augenwippen	162
3.2.10	Okulärer Myoklonus	162

4	Neuroophthalmologische Erkrankungen der Augenlider	162
4.1	Ptosis	162
4.1.1	Pseudoptosis	162
4.1.2	Lokale Lidveränderungen	162
4.1.3	Erkrankungen der Orbita	163
4.1.4	Kongenitale Ptosis	163
4.1.5	Aponeurosendefekt	163
4.1.6	Traumatische Ptosis	163
4.1.7	Neurogene Ptosis	163
4.1.8	Andere Ursachen	163
4.2	Lidretraktion	163
4.2.1	Oberlidretraktion	163
4.2.2	Unterlidretraktion	164
4.3	Blepharospasmus	164
4.3.1	Okulär bedingter Blepharospasmus	164
4.3.2	Essentieller Blepharospasmus	164
4.3.3	Hemifazialer Spasmus	164
4.3.4	Faziale Myokymie	164
5	Pupillenstörungen	165
5.1	Anisokorie	165
5.1.1	Bewegungsstörungen der Iris	166
5.1.2	Störung der sympathischen Efferenz (Horner-Syndrom)	166
5.1.3	Störung der parasympathischen Efferenz	167
5.2	Pupillenstörung bei erhaltener Naheinstellungsreaktion	169
5.2.1	Okuläre Ursachen	169
5.2.2	Periphere Ursachen	169
5.2.3	Zentrale Ursachen	169
5.2.4	Passagere Pupillenstörungen	169

5	Lider	171
1	Funktionen der Lider	171
2	Anatomie der Lider	172
2.1	Verschiedene Schichten der Lider (von anterior nach posterior)	172
2.2	Die graue Linie	172
2.3	Wimpern	172
2.4	Drüsen der Augenlider	172
3	Kongenitale Lidabnormitäten	173
3.1	Kolobom	173
3.2	Epikanthus (Mongolenfalte)	173
3.3	Kongenitale Ptosis	173
3.4	Distichiasis	174
3.5	Blepharophimose	174
3.6	Ankyloblepharon	174
3.7	Kongenitale Ichthyosis	174
3.8	Xeroderma pigmentosum	174
4	Strukturelle Lidabnormitäten	175
4.1	Ektropium	175
4.2	Entropium	176
4.3	Trichiasis	177
4.4	Altersveränderungen der Lider	177
4.5	Floppy-eyelid-Syndrom	178
4.6	Blepharospasmus	178

5	Gutartige Lidtumoren	178
5.1	Zyste	178
5.2	Nävus	179
5.3	Papillom	179
5.4	Pseudoepitheliomatöse Hyperplasie	179
5.5	Keratoakanthom	180
5.6	Seborrhoische Keratose	180
5.7	Senile Keratose (aktinische Keratose)	180
5.8	Xanthelasma	180
5.9	Juveniles Xanthogranulom	180
5.10	Amyloid	181
6	Maligne Lidtumoren	181
6.1	Basaliom (Basalzellkarzinom, Basalzellepitheliom)	181
6.2	Plattenepithelkarzinom (Spinaliom)	182
6.3	Karzinom der Meibom-Drüsen (Carcinoma sebaceum)	182
6.4	Merkelzellkarzinom	183
6.5	Malignes Melanom	183
7	Melanotische Tumoren der Augenlider	184
7.1	Ephelis (Sommersprossen)	184
7.2	Lentigo	184
7.3	Nävus	184
7.4	Blauer Nävus	184
7.5	Naevus Ota (okulodermale Melanozytose)	184
7.6	Spitz-Nävus (juveniler Nävus)	184
7.7	Malignes Melanom	184
8	Entzündliche und infektiöse Erkrankungen der Lidhaut	184
8.1	Pemphigus vulgaris	184
8.2	Impetigo	185
8.3	Erysipel	185
8.4	Blepharitis angularis	185
8.5	Herpes simplex	186
8.6	Herpes zoster	186
8.7	Varicella (Windpocken)	186
8.8	Vaccinia	186
8.9	Kontaktdermatokonjunktivitis	187
8.10	Infektiöse ekzematöse Dermatitis	187
8.11	Atopische Dermatitis	187
8.12	Urtikaria und Angioödem	187
9	Erkrankungen des Lidrandes	188
9.1	Staphylokokkenblepharitis	188
9.2	Hordeolum externum (Gerstenkorn)	188
9.3	Seborrhoische Blepharitis	189
9.4	Dysfunktion der Meibom-Drüsen	189
9.5	Meibomitis (Tarsitis)	189
9.6	Chalazion	189
9.7	Hordeolum internum („akutes Chalazion")	190
9.8	Rosaceablepharitis	190
9.9	Blepharitis durch Demodex folliculorum	190
9.10	Blepharitis durch Phthirius pubis oder capitis (Pediculosis)	190
9.11	Blepharitis durch Molluscum contagiosum	191
9.12	Papillom (eigentliche Warze)	191
10	Wichtige Begriffe aus der Hautpathologie	192

6	Tränenwege		193
	1	Anatomie und Funktion des Tränensystems	193
	1.1	Tränensekretion	193
	1.2	Tränenabflußwege	194
	1.3	Tränenpumpe	194
	1.4	Untersuchung der Tränensekretion	194
	1.4.1	Fließpapierproben	194
	1.4.2	Fluoreszeinverdünnungstest	194
	1.4.3	Lysozym – Agardiffusionstest	194
	1.4.4	Bengalrosafärbung	195
	1.4.5	Tränenfilmaufreißzeit („break-up time" – BUT)	195
	1.5	Untersuchung des Tränenabflusses	195
	1.5.1	Abnahme der Fluoreszeinfärbung	195
	1.5.2	Farbstofftest nach Jones	195
	1.5.3	Spülung	195
	1.5.4	Sondierung	195
	1.5.5	Dakryozystographie	196
	1.5.6	Dakryoszintigraphie	196
	1.5.7	Dakryoendoskopie	196
	2	Veränderungen des Tränenfilms	196
	2.1	Mangel an wäßriger Phase	196
	2.2	Mukusmangel	197
	2.3	Abnormitäten der Lipidschicht	197
	2.4	Abnormitäten der Lider	197
	2.5	Behandlung	197
	3	Erkrankungen der Tränendrüse	198
	3.1	Sjögren-Syndrom	198
	3.2	Akute Dakryoadenitis	198
	3.3	Chronische Dakryoadenitis	199
	3.4	Tumoren der Tränendrüse	199
	4	Verschluß der abführenden Tränenwege	200
	4.1	Fehlstellungen der Lider	200
	4.2	Lidschwäche	200
	4.3	Stenose der Tränenpünktchen	200
	4.4	Verschluß des Canaliculus	200
	4.5	Verschluß im Tränensack	200
	4.6	Verschluß des Ductus nasolacrimalis	200
	5	Infektionen der Tränenwege	201
	5.1	Kanalikulitis	201
	5.2	Akute Dakryozystitis	201
	5.3	Chronische Dakryozystitis	201
7	Bindehaut		203
	1	Anatomie und Funktion der Bindehaut	203
	2	Bindehautdegenerationen	204
	2.1	Pinguekula	204
	2.2	Pterygium	204
	2.3	Amyloidose	204
	2.4	Bindehautzysten	205
	3	Infektionen der Bindehaut	205
	3.1	Akute bakterielle Konjunktivitis	205

	3.2	Gonokokkenkonjunktivitis	206
	3.3	Konjunktivitis durch Haemophilus influenzae	206
	3.4	Akute follikuläre Konjunktivitis	206
	3.5	Chronische follikuläre Konjunktivitis	209
	3.6	Andere Konjunktividen	210
	3.7	Okuloglanduläres Syndrom (Parinaud)	211
	3.8	Ophthalmia neonatorum	211
	4	Allergische Konjunktividen	212
	4.1	Heuschnupfenkonjunktivitis	212
	4.2	Medikamentenüberempfindlichkeit	212
	4.3	Kontaktkonjunktivitis	212
	4.4	Keratokonjunktivitis vernalis	213
	5	Konjunktivale Erkrankungen unklarer Ätiologie	214
	5.1	Erythema exsudativum multiforme	214
	5.2	Okuläres Pemphigoid (benignes Schleimhautpemphigoid, Narbenpemphigoid)	215
	5.3	Obere limbale Keratokonjunktivitis	216
	5.4	Phlyktänulose	216
	5.5	Riesenpapillenkonjunktivitis	217
	5.6	Konjunktivitis lignosa	217
	6	Chronische Konjunktivitis	218
	7	Wichtige Begriffe aus der Bindehautpathologie	219
	8	Gutartige Bindehauttumoren	219
	8.1	Papillom	219
	8.2	Pseudoepitheliomatöse Hyperplasie	219
	8.3	Angiom	220
	8.4	Pyogenes Granulom	220
	8.5	Juveniles Xanthogranulom	220
	9	Präkanzerosen der Bindehaut	220
	9.1	Konjunktivale Dysplasie	220
	9.2	Aktinische Keratose (senile Keratose)	220
	9.3	Lymphoide Tumoren	220
	10	Maligne Bindehauttumoren	221
	11	Melanotische Läsionen der Bindehaut	222
	11.1	Kongenitale Melanose	222
	11.2	Erworbene Melanose	223
	11.3	Malignes Melanom	224
8	Hornhaut		225
	1	Anatomie und Physiologie der Hornhaut	225
	2	Hornhautdegenerationen	226
	2.1	Physiologische Hornhautdegenerationen	226
	2.2	Zentrale Hornhautdegenerationen	227
	2.3	Periphere Hornhautdegenerationen	228
	2.4	Hornhautdegenerationen bei systemischen Erkrankungen	229
	3	Hornhautdystrophien	229
	3.1	Dystrophien des Epithels, der Basalmembran und der Bowman-Schicht	229
	3.2	Stromadystrophien	231
	3.3	Prä-Descemet-Dystrophie	233
	3.4	Endotheldystrophien	234
	3.5	Ektatische Dystrophien	235

	4	Kongenitale Hornhautanomalien	
		(Formen des sog. „anterior cleavage syndrome")	236
	4.1	Periphere Anomalien	236
	4.2	Zentrale Anomalien	237
	5	Hornhautinfektionen	238
	5.1	Bakterielle Keratitis	238
	5.2	Pilzkeratitis	240
	5.3	Akanthamöbenkeratitis	241
	5.4	Herpes-simplex-Keratitis	242
	5.5	Herpes zoster ophthalmicus	245
	6	Entzündliche Reaktionen der Hornhaut	246
	6.1	Oberflächliche Keratitis	246
	6.1.1	Allgemeine Ursachen der oberflächlichen Keratitis	247
	6.1.2	Spezifische Ursachen der oberflächlichen Keratitis	247
	6.2	Rezidivierende Erosionen	248
	6.3	Expositionskeratitis	249
	6.4	Neurotrophische Keratitis	249
	6.5	Strahlenkeratitis	249
	6.6	Toxische Keratitis	250
	6.7	Dellen	250
	6.8	Interstitielle Keratitis	250
	6.9	Konjunktivale und korneale Reaktionen bei Trägern	
		weicher Kontaktlinsen	251
	6.10	Veränderungen des äußeren Auges bei AIDS	251
	6.11	Keratitis marginalis	252
	7	Hornhautödem	253
9	Sklera und Episklera		255
	1	Anatomie und Physiologie der Sklera und Episklera	255
	2	Episkleritis	255
	2.1	Einfache Episkleritis	255
	2.2	Noduläre Episkleritis	256
	2.3	Behandlung der Episkleritis	256
	3	Skleritis	256
	3.1	Skleritis anterior	256
	3.2	Skleritis posterior	257
	3.3	Komplikationen der Skleritis	
		(v. a. bei schwerer nekrotisierender Skleritis)	258
	3.4	Behandlung der Skleritis	258
10	Beteiligung des äußeren Auges bei Erkrankungen		
	von Haut und Schleimhaut		259
	1	Rosacea (okuläre Rosacea)	259
	2	Atopische Dermatitis	259
	3	Ichthyosis	260
	4	Pemphigus	261
	4.1	Bullöses Pemphigoid	261
	4.2	Narbenpemphigoid (benignes Schleimhautpemphigoid) . . .	261
	5	Erythema exsudativum multiforme	261
	6	Epidermolysis acuta toxica	
		(Lyell-Syndrom, Syndrom der verbrühten Haut)	261

	7	Morbus Behçet	262
	8	Morbus Reiter	262
11	**Uveitis**		**263**
	1	Einführung und klinische Untersuchung	263
	2	Therapieprinzipien	266
	2.1	Uveitis anterior	266
	2.2	Uveitis posterior	267
	3	Klinik der Uveitis	267
	3.1	Anteriore Uveitis bei „weißen" (nichtentzündeten) Augen	267
	3.2	Anteriore Uveitis bei „roten" (entzündeten) Augen	270
	3.3	Uveitis posterior mit fokalen Läsionen	271
	3.4	Disseminierte Uveitis posterior	278
	3.5	Andere Ursachen der anterioren oder posterioren Uveitis	287
12	**Glaukom**		**291**
	1	Befunde	292
	1.1	Funktion des Sehorgans	292
	1.2	Intraokulardruck	293
	1.3	Spaltlampenmikroskopie	293
	1.4	Gonioskopie	293
	1.5	Spaltlampenmikroskopie und Augeninnendruckmessung nach Pupillenerweiterung	295
	1.6	Ophthalmoskopie	295
	1.6.1	Retinale Nervenfaserschichtdefekte	295
	1.6.2	Untersuchung der peripheren Netzhaut	295
	1.6.3	Untersuchung des Sehnerven	296
	2	Primäres Offenwinkelglaukom	297
	3	Normaldruck- oder Niedrigdruckglaukom	298
	4	Okuläre Hypertension	299
	5	Sekundäre Offenwinkelglaukome	300
	5.1	Pigmentdispersionssyndrom und Pigmentglaukom	300
	5.2	Pseudoexfoliationssyndrom und Pseudoexfoliationsglaukom	300
	5.3	Phakolytisches Glaukom (linseninduziertes Glaukom)	302
	5.4	Linsenteilchenglaukom	302
	5.5	Phakoanaphylaxie	302
	5.6	Glaukom bei intraokularen Entzündungen (ohne Posner-Schlossmann- und Fuchs-Heterochromiezyklitis)	303
	5.7	Posner-Schlossman-Syndrom (glaukomatozyklitische Krise)	303
	5.8	Fuchs-Heterochromiezyklitis	303
	5.9	Glaukom bei intraokularen Tumoren	304
	5.10	Glaukom bei erhöhtem episkleralen Venendruck	304
	5.11	Steroidglaukom	305
	5.12	Glaukom bei intraokularen Blutungen	305
	5.13	Glaukom nach Kontusionsschäden im Kammerwinkel („angle-recession-glaucoma")	306
	6	Winkelblockglaukom	307
	6.1	Primäres Winkelblockglaukom	307
	6.2	Sekundäres Winkelblockglaukom mit Pupillarblock	309
	6.3	Sekundäres Winkelblockglaukom ohne Pupillarblock	310
	6.4	Iridokorneales endotheliales Syndrom (ICE-Syndrom)	310

	6.5	Epitheleinwachsung	311
	6.6	Einwachsung fibrösen Gewebes	311
	6.7	Glaukom bei Nanophthalmus	312
	6.8	Glaukom nach chirurgischen Eingriffen	312
	7	Kongenitale Glaukome	313
	8	Medikamentöse Therapie der Glaukome	315
	8.1	Betablocker	316
	8.2	Sympathikomimetika	316
	8.3	Parasympathikomimetika (Miotika)	317
	8.4	Karboanhydrasehemmer	318
	8.5	Osmotika	319
	8.6	Neue Entwicklungen der medikamentösen Glaukomtherapie	319
	8.7	Kombinationstherapie	320
	8.8	Behandlung des akuten Winkelblocks	320
13		**Netzhaut, Aderhaut und Glaskörper**	323
	1	Erkrankungen der Makula	324
	1.1	Physiologische Alterungsprozesse	324
	1.2	Altersbedingte Makuladegeneration	324
	1.2.1	Nichtneovaskuläre (atrophische) Form	325
	1.2.2	Neovaskuläre („exsudative") Form	326
	1.3	Angioid streaks	333
	1.4	Myopie	333
	1.5	Retinopathia centralis serosa (RCS)	334
	1.6	Idiopathisches Makulaforamen	335
	1.7	Macular pucker	336
	1.8	Zystoides Makulaödem	336
	2	Gefäßerkrankungen	337
	2.1	Diabetische Retinopathie	337
	2.1.1	Nichtproliferative diabetische Retinopathie (NPDRP)	337
	2.1.2	Proliferative diabetische Retinopathie (PDRP)	338
	2.1.3	Diabetische Makulopathie (DMP)	339
	2.1.4	Ophthalmologische Untersuchungsempfehlungen	340
	2.1.5	Behandlungsprinzipien	341
	2.2	Retinale Arterienverschlüsse	343
	2.2.1	Zentralarterienverschluß	343
	2.2.2	Arterienastverschluß (AAV)	344
	2.2.3	Verschlüsse von präkapillären retinalen Arteriolen	344
	2.2.4	Okuläres Ischämiesyndrom	344
	2.3	Retinale Venenverschlüsse	345
	2.3.1	Zentralvenenverschluß (ZVV)	345
	2.3.2	Venenastverschluß (VAV)	346
	2.4	Hypertensive Retinopathie	347
	2.5	Netzhautveränderungen während der Schwangerschaft	348
	2.6	Parafoveale Teleangiektasie	349
	2.7	Morbus Coats	350
	2.8	Sichelzellanämie	352
	2.9	Morbus Eales	352
	2.10	Frühgeborenenretinopathie/Retinopathia prämaturorum (ROP)	352
	2.11	Erworbenes retinales Makroaneurysma	354
	2.12	Bestrahlungsretinopathie	355

3	Toxische Retinopathien	355
3.1	Chloroquin	355
3.2	Phenothiazine	355
3.3	Methanol	356
3.4	Hormonelle Kontrazeptiva	356
3.5	Digitalis	356
3.6	Blei	356
3.7	Sauerstoff	356
3.8	Tamoxifen, Canthaxanthin	356
3.9	Medikamenteninduziertes zystoides Makulaödem	357
3.10	Clofazimin	357
3.11	Desferrioxamin	357
3.12	Gentamicinmakulopathie	357
4	Traumatische Chorioretinopathien	357
4.1	Commotio retinae	357
4.2	Retinopathia sclopetaria	358
4.3	Valsalva-Retinopathie	358
4.4	Terson-Syndrom	358
4.5	Purtscher-Retinopathie	358
4.6	Aderhautruptur	358
5	Lichtschäden	359
6	Entzündliche und infektiöse Erkrankungen	359
6.1	Sogenanntes okuläres Histoplasmosesyndrom (POH – „presumed ocular histoplasmosis syndrome")	359
6.2	AMPPE – akute posteriore multifokale plakoide Pigmentepitheliopathie (auch APMPPE)	359
6.3	Serpiginöse Chorioiditis	359
6.4	Bird-shot-Retinopathie (Schrotschußretinopathie)	360
6.5	Tuberkulose und Syphilis	360
6.5.1	Tuberkulose	360
6.5.2	Syphilis	361
6.6	Sarkoidose	362
6.7	Punktförmige innere Chorioideopathie („punctate inner choroidopathy"; PIC)	362
6.8	Multiple evanescent white dot syndrome (MEWDS)	363
6.9	Pars planitis	363
6.10	Sympathische Ophthalmie	363
6.11	Vogt-Koyanagi-Harada-Syndrom	363
6.12	Retinale Erkrankungen bei HIV-Infektionen	363
6.13	Zytomegalievirusretinitis	364
6.14	Akutes retinales Nekrosesyndrom	364
6.15	Endogene Pilzinfektionen	364
6.16	Toxoplasmose	364
6.17	Toxocariasis	364
6.18	Zystizerkose	364
6.19	Diffuse unilaterale subakute Neuroretinitis (DUSN)	365
7	Erkrankungen des Sehnerven	365
7.1	Drusenpapille	365
7.2	Kongenitale Grubenpapille („optic pit")	366
7.3	Tilted-disk-Syndrom	366
8	Erkrankungen des Glaskörpers	367
8.1	Anomalien und Mißbildungen	367
8.1.1	Persistierender primärer Glaskörper	367

8.1.2	Persistierender hyperplastischer primärer Glaskörper (Vitreus)-PHPV	367
8.2	Altersveränderungen	368
8.3	Hereditäre Erkrankungen	368
8.3.1	Kongenitale Retinoschisis	368
8.3.2	Morbus Goldmann-Favre	368
8.3.3	Wagner-Syndrom	368
8.3.4	Familiäre exsudative Vitreoretinopathie (Criswick-Schepens-Syndrom)	368
8.4	Familiäre Amyloidose	369
8.5	Degenerative Veränderungen	369
8.5.1	Asteroide Hyalose (Morbus Benson)	369
8.5.2	Synchisis scintillans	369
8.5.3	Degenerative Retinoschisis	369

14 Hereditäre Erkrankungen von Netzhaut und Aderhaut 375

1	Anatomische Vorbemerkungen	376
2	Physiologische Vorbemerkungen	376
3	Genetik	376
3.1	Erbgänge	376
3.1.1	Autosomal-dominant	376
3.1.2	Autosomal-rezessiv	377
3.1.3	X-chromosomal	377
3.1.4	Mitochondrial	377
3.2	Molekulargenetische Diagnostik	378
4	Betreuung der Patienten	379
4.1	Beratung	379
4.2	Therapie	380
5	Diagnostik	380
5.1	Diagnostisches Vorgehen	380
5.2	Elektrophysiologische Methoden	384
5.2.1	Elektroretinogramm (ERG)	384
5.2.2	Elektrookulogramm (EOG)	386
5.2.3	Visuell evozierte Potentiale (VEP)	387
6	Klassifikation	387
7	Generalisierte Netzhaut-Aderhaut-Dystrophien	389
7.1	Generalisierte Netzhaut-Aderhaut-Dystrophien mit peripherem Beginn	389
7.1.1	Retinopathia pigmentosa	389
7.1.2	Chorioideremie	396
7.1.3	Atrophia gyrata	397
7.1.4	Goldmann-Favre-Syndrom/Enhanced-S-Cone-Syndrom	398
7.1.5	Kristalline Bietti-Dystrophie, diffuse Form	398
7.1.6	Hereditäre Vitreoretinopathien	399
7.2	Generalisierte Netzhaut-Aderhaut-Dystrophien mit zentralem Beginn	401
7.2.1	Zapfendystrophie	401
7.2.2	Zapfen-Stäbchen-Dystrophie	403
7.2.3	Sorsby-Fundusdystrophie	405
7.2.4	Diffuse Choriokapillarisatrophie	406
7.2.5	Progressive bifokale chorioretinale Atrophie	406

8		Regional begrenzte Netzhaut-Aderhaut-Dystrophien	406
	8.1	Makuladystrophien	406
	8.1.1	Makuladystrophie unklarer Zuordnung	407
	8.1.2	Morbus Stargardt/Fundus flavimaculatus	407
	8.1.3	Morbus Best (vitelliforme Makuladystrophie)	409
	8.1.4	Kongenitale X-chromosomale Retinoschisis	410
	8.1.5	Musterdystrophien des retinalen Pigmentepithels	411
	8.1.6	Zentrale areoläre Aderhautdystrophie	413
	8.1.7	North-Carolina-Makuladystrophie	413
	8.1.8	Familiäre Drusen	414
	8.1.9	Kristalline Bietti-Dystrophie, regionale Form	414
	8.1.10	Müller-Zell-sheen-Dystrophie	415
	8.1.11	Dominante zystoide Makuladystrophie	415
	8.1.12	Fenestrated-sheen-Makuladystrophie	416
	8.1.13	Helikoide peripapilläre chorioretinale Dystrophie	416
	8.1.14	Retikuläre Dystrophie (Sjögren)	416
	8.1.15	Familiäre foveale Retinoschisis	417
	8.2	Periphere Netzhaut-Aderhaut-Dystrophien	417
	8.2.1	Autosomal-dominante Vitreoretinochorioideopathie	417
9		Syndrome mit Netzhaut-Aderhaut-Dystrophien	418
	9.1	Usher-Syndrom	418
	9.2	Kearns-Sayre-Syndrom	418
	9.3	(Laurence-Moon-)Bardet-Biedl-Syndrom	419
	9.4	Refsum-Syndrom	420
	9.5	A-Betalipoproteinämie	420
	9.6	Andere Syndrome	420
10		Stationäre Netzhautfunktionsstörungen	422
	10.1	Nachtblindheit	422
	10.1.1	Kongenitale stationäre Nachtblindheit	422
	10.1.2	M. Oguchi	422
	10.1.3	Fundus albipunctatus	423
	10.2	Stationäre Zapfenfunktionsstörungen	423
	10.2.1	Monochromasien	424
	10.2.2	Kongenitale stationäre Zapfenfunktionsstörung	424
	10.2.3	Oligocone Trichromasie	425
	10.3	Kongenitale Farbsinnstörungen	425
	10.4	Albinismus	425
11		Differentialdiagnosen zu Netzhaut-Aderhaut-Dystrophien	426
	11.1	Hereditäre vaskuläre Netzhauterkrankungen	426
	11.2	Sekundäre Netzhaut-Aderhaut-Degenerationen	427
	11.2.1	Postentzündliche Netzhaut-Aderhaut-Degenerationen	428
	11.2.2	Autoimmunerkrankungen mit Netzhaut-Aderhaut-Degenerationen	428
	11.2.3	Medikamentös induzierte Netzhaut-Aderhaut-Degenerationen	429
	11.2.4	Postexsudative Netzhaut-Aderhaut-Degeneration	430
	11.3	Altersbedingte Makuladegeneration	430
	11.4	Hereditäre Optikusatrophien	430
	11.5	Vitamin-A-Mangel	431

15		Intraokulare Tumoren	433
	1	Tumoren der Iris	433
	1.1	Melanom/Nävus	433

1.1.1	Symptome und Befunde	433
1.1.2	Ungünstige prognostische Faktoren	434
1.1.3	Histologische Gruppen	434
1.1.4	Ergänzende Untersuchungen	434
1.1.5	Prozedere/Therapie	434
1.2	Iriszysten	435
1.2.1	Primäre Zysten	435
1.2.2	Sekundäre Zysten	435
1.3	Metastasen in der Iris	435
1.3.1	Befunde	435
1.3.2	Ursprung	435
1.3.3	Prognose und Therapie	435
1.4	Differentialdiagnose – Raumforderungen der Iris	436
2	Tumoren des Ziliarkörpers	436
2.1	Ziliarkörpermelanome	436
2.2	Tumoren des Ziliarepithels	437
2.2.1	Adenom	437
2.2.2	Medulloepitheliom	437
2.2.3	Pseudoepitheliomatöse Hyperplasie	437
3	Netzhauttumoren	438
3.1	Kavernöses Hämangiom	438
3.2	Kapilläres Hämangiom – Angiomatosis retinae – von Hippel	438
3.3	Razemöses Hämangiom	439
3.4	Retinales Astrozytom	439
3.5	Glioneurom	439
3.6	Retinoblastom	440
3.7	Metastasen der Netzhaut	443
3.8	Retinopathie bei malignen Erkrankungen	443
3.8.1	Paraneoplastische Retinopathie oder tumorassoziierte Retinopathie	443
3.8.2	BDUMP – Bilaterale diffuse uveale melanozytäre Proliferation	443
4	Tumoren des retinalen Pigmentepithels	444
4.1	Hyperplasie des retinalen Pigmentepithels	444
4.2	Hyperplasie des retinalen Pigmentepithels bei familiärer adenomatöser Polyposis coli	444
4.3	Reaktive Pigmentepithelproliferation	444
4.4	Kombiniertes pigmentepitheliales und retinales Hamartom	445
4.5	Adenom und Adenokarzinom	445
4.6	Melanozytom	445
5	Aderhauttumoren	446
5.1	Aderhautnävus	446
5.2	Malignes Melanom der Aderhaut	446
5.3	Aderhautmetastasen	449
5.4	Osteom der Aderhaut	450
5.5	Aderhauthämangiom	450
5.5.1	Umschriebenes Aderhauthämangiom	450
5.5.2	Diffuses Aderhauthämangiom beim Sturge-Weber-Syndrom (Phakomatose)	451
5.6	Andere seltene Tumoren der Aderhaut und des Ziliarkörpers	452
6	Tumoren mit Beteiligung des Glaskörpers	452
6.1	Non-Hodgkin-Lymphom	452

16 Augenbeteiligung bei Allgemeinerkrankungen 455

1	Herzerkrankungen	456
1.1	Myxome/Pseudomyxome	456
1.2	Kongenitale Herzerkrankungen	456
1.3	Endokarditis	456
1.4	Mitralklappenprolaps	457
2	Chromosomenerkrankungen	457
2.1	Deletionssyndrome	457
2.2	Anomalien der Geschlechtschromosomen	459
2.3	Trisomien	459
3	Kollagenosen/rheumatische Erkrankungen	461
3.1	Spondylitis ankylopoetika (Rheumatoide Spondylitis; Morbus Bechterew; Morbus Marie-Strümpell)	461
3.2	Arteriitis temporalis (Morbus Horton; Riesenzellarteriitis) . . .	461
3.3	Panarteriitis nodosa (Periarteriitis nodosa)	461
3.4	Polymyositis – Dermatomyositis	462
3.5	Morbus Reiter	462
3.6	Rezidivierende Polychondritis	463
3.7	Rheumatisches Fieber	463
3.8	Rheumatoide Arthritis: Erwachsene	463
3.9	Rheumatoide Arthritis: juvenile Form (Morbus Still)	464
3.10	Sklerodermie (progressive systemische Sklerose, PSS)	464
3.11	Sjögren-Syndrom	464
3.12	Systemischer Lupus erythematodes (SLE)	465
3.13	Wegener-Granulomatose	465
4	Endokrine Erkrankungen	465
4.1	Morbus Addison	465
4.2	Morbus Cushing	466
4.3	Diabetes mellitus	466
4.4	Hyperparathyreoidismus	466
4.5	Hypoparathyreoidismus	467
4.6	Hyperthyreoidismus	467
4.7	Hypothyreoidismus	468
4.8	Phäochromozytom	468
4.9	Hypophysenerkrankungen	468
5	Gastrointestinale Erkrankungen	469
5.1	Gardner-Syndrom	469
5.2	Leberversagen	469
5.3	Entzündliche Darmerkrankungen (Enteritis regionalis; Colitis ulcerosa)	469
5.4	Pankreatitis	469
5.5	Morbus Whipple (intestinale Lipodystrophie)	470
6	Hörstörungen	470
6.1	Cogan-Syndrom	470
6.2	Norrie-Syndrom	470
6.3	Usher-Syndrom	470
7	Hämatologische Erkrankungen	471
7.1	Anämie	471
7.2	Perniziöse Anämie	471
7.3	Gerinnungsstörungen (z. B. Hämophilie)	471
7.4	Disseminierte intravasale Gerinnung (DIC)	472
7.5	Dysproteinämien	472

7.6	Leukämie	472
7.7	Plasmozytom (multiples Myelom)	473
7.8	Polyzythämie/Polyglobulie	473
7.9	Sichelzellanämie	473
7.10	Thrombozytopenie	474
8	Infektiöse und entzündliche Erkrankungen	474
8.1	Bakterielle Infektionen	474
8.2	Chlamydieninfektionen	476
8.3	Wurmkrankheiten	476
8.4	Erkrankungen durch Mykobakterien	479
8.5	Pilzkrankheiten	479
8.6	Erkrankungen durch Protozoen	480
8.7	Rickettsiosen (Fleckfieber; Q-Fieber)	482
8.8	Erkrankungen durch Spirochäten	482
9	Entzündliche Erkrankungen unbekannter Ursache	484
9.1	Morbus Behçet	484
9.2	Mukokutanes Lymphknotensyndrom (Kawasaki-Syndrom)	484
9.3	Reye-Syndrom	484
9.4	Sarkoidose	485
9.5	Vogt-Koyanagi-Harada-Syndrom	485
10	Erkrankungen durch Viren	486
10.1	AIDS	486
10.2	Zytomegalievirusinfektion	486
10.3	Epstein-Barr-Virus	486
10.4	Herpes zoster	487
10.5	Herpes simplex	487
10.6	Influenza	487
10.7	Masern	488
10.8	Molluscum contagiosum	488
10.9	Mumps	488
10.10	Pharyngokonjunktivales Fieber	488
10.11	Röteln	489
10.12	Subakute sklerosierende Panenzephalitis	489
10.13	Varizella zoster (Windpocken)	489
11	Bösartige Erkrankungen	490
11.1	Paraneoplastische Erscheinungen	490
12	Metabolische Erkrankungen	490
12.1	Störungen des Aminosäuremetabolismus	490
12.2	Störungen des Kohlehydratmetabolismus	493
12.3	Fettstoffwechselstörungen	493
12.4	Störungen der lysosomalen Enzyme	495
12.5	Erkrankungen des Eisen- und Mineralhaushaltes	498
12.6	Andere metabolische Erkrankungen	499
12.7	Störungen der Peroxysomen	500
13	Muskelerkrankungen	501
13.1	Kearns-Sayre-Syndrom	501
13.2	Muskeldystrophien	501
13.3	Myasthenia gravis	501
13.4	Myotonische Dystrophie (Curschmann-Steinert)	502
14	Phakomatosen	502
14.1	Ataxia teleangiectatica (Louis-Bar-Syndrom)	502
14.2	Enzephalotrigeminale Angiomatose (Sturge-Weber-Syndrom)	502
14.3	Neurofibromatose (Morbus Recklinghausen)	503

14.4	Tuberöse Sklerose (Morbus Bourneville-Pringle)	504
14.5	Hippel-Lindau-Erkrankung (retinale Angiomatose; Angiomatosis retinae)	504
14.6	Wyburn-Mason-Syndrom	505
15	Lungenerkrankungen	505
15.1	Respiratorische Insuffizienz	505
15.2	Mukoviszidose (zystische Fibrose)	505
16	Nierenerkrankungen	506
16.1	Alport-Syndrom (familiäre Nephritis; hereditäre Nephritis)	506
16.2	Hereditäre idiopathische Nephronophthisis (hereditäre idiopathische juvenile Nephronophthisis)	506
16.3	Lowe-Syndrom (okulozerebrorenales Syndrom)	506
16.4	Nierenversagen	506
16.5	Nierentransplantation	507
16.6	Wilms-Tumor – Aniridie (Miller-Syndrom)	507
17	Skeletterkrankungen	507
17.1	Veränderungen des Gesichtsschädels	507
17.2	Mißbildungen des Gesichtsschädels	508
17.3	Generalisierte Skelettmißbildungen	510
18	Haut-und Schleimhauterkrankungen	513
18.1	Erkrankungen des Bindegewebes	513
18.2	Hyperkeratosen	514
18.3	Neoplastische Erkrankungen	515
18.4	Pigmenterkrankungen	516
18.5	Vesikulobullöse Erkrankungen	517
18.6	Weitere Hauterkrankungen	519
19	Vaskuläre Erkrankungen	521
19.1	Aortenbogensyndrom (Aortitissyndrom, Morbus Takayasu)	521
19.2	Arteriosklerose	521
19.3	Atherosklerose	522
19.4	Insuffizienz der A. carotis	522
19.5	Sinus-cavernosus-Fistel	522
19.6	Koarktation der Aorta (Aortenisthmusstenose)	523
19.7	Bluthochdruck	523
19.8	Hereditäre hämorrhagische Teleangiektasie (Morbus Weber-Osler-Rendu)	523
19.9	Lymphödem	523
19.10	Syndrom der Vena cava superior	524
19.11	Präeklampsie und Eklampsie	524
20	Störungen des Vitaminhaushalts	524
20.1	Hypovitaminosen	524
20.2	Hypervitaminosen	526

17	**Pädiatrische Ophthalmologie (ohne Strabologie)**	**527**
1	Untersuchung von Kindern	527
1.1	Beurteilung von Visus und Fixation	528
1.2	Spezielle Techniken	528
2	Angeborene Fehlbildungen	529
2.1	Fehlbildungen der Lider	529
2.2	Fehlbildungen des Bulbus	529
2.3	Umschriebene Fehlbildungen des Bulbus	529
3	Infektionen	530

3.1	Kongenital	530
3.2	Erworben	531
3.3	Andere Infektionen	532
4	Kongenitaler Nystagmus	532
4.1	Okulärer Nystagmus	533
4.2	Nystagmus ohne okuläre Ursache	534
5	Erkrankungen der Orbita und der Tränenwege	534
5.1	Verschluß der ableitenden Tränenwege	534
5.2	Kongenitale Dakryozele	534
5.3	Entzündungen der Orbita	534
6	Ptosis	535
6.1	Sekundäre Ptosis	535
6.2	Kongenitale Ptosis	535
6.3	Indikationen für eine Behandlung	535
6.4	Behandlung	536
7	Erkrankungen der Linse und des Glaskörpers	536
7.1	Kongenitale Katarakt	536
7.2	Persistierender hyperplastischer primärer Vitreus (PHPV)	537
8	Kongenitales Glaukom	537
9	Maligne Tumoren	538
9.1	Retinoblastom	538
9.2	Orbitales Rhabdomyosarkom	538
10	Refraktionsfehler	538
10.1	Zykloplegika	538
10.2	Physiologische Refraktionsänderung	539
10.3	Indikationen für eine Brillenverordnung im Kindesalter	539
11	Netzhauterkrankungen	539
11.1	Frühgeborenenretinopathie (Retinopathia prämaturorum; ROP)	539
11.2	Kongenitale Leber-Amaurose	540
11.3	Uveakolobom	540
11.4	Retinoblastom	540
11.5	Markhaltige Nervenfasern (Papilla leporina, Fibrae medullares)	540
12	Uveitis	540
12.1	Juvenile rheumatoide Arthritis (M. Still)	541
12.2	Sarkoidose	541
13	Ophthalmologische Manifestation pädiatrischer Erkrankungen	541
13.1	Genetische Erkrankungen	541
13.1.1	Ectopia lentis	541
13.1.2	Phakomatosen	541
13.1.3	Goldenhar-Syndrom	542
13.2	Stoffwechselkrankheiten	542
13.3	Neurologische Erkrankungen	543
13.4	Kopfschmerzen	543
13.5	Augenbefunde bei Kindesmißhandlung (Shaken-baby-Syndrome)	544
14	Kopffehlhaltungen	544
14.1	Verbesserung der Sehschärfe	544
14.2	Erhaltung des Binokularsehens	545
15	Untersuchung eines Kindes mit Verdacht auf Blindheit	545
15.1	Nystagmus vorhanden	546
15.2	Nystagmus nicht vorhanden	546
16	Differentialdiagnose der Leukokorie	546
16.1	Retinoblastom	546

16.2	Medientrübung (Sklerokornea, Katarakt, PHPV)	547
16.3	Kolobom	547
16.4	Retinale Dysplasie	547
16.5	Markhaltige Nervenfasern (Fibrae medullares, Papilla leporina)	547
16.6	Astrozytisches Hamartom	547
16.7	Leukokorie als Folge einer Ablatio retinae	547

18 Klinische Refraktion ... 549

1	Anamnese	549
2	Sehschärfe und Visus	549
2.1	Abhängigkeit des Visus von einer Fehlsichtigkeit (Ametropie)	550
2.2	DIN-Norm 58220 „Sehschärfenprüfung"	550
2.3	Prüfung des Fernvisus	551
2.4	Prüfung des Nahvisus bzw. Lesevisus	551
2.5	Prüfung des Visus bei Kindern	552
2.6	Komplementäre visusabhängige Funktionsprüfungen	552
3	Untersuchung des Binokularsehens	553
4	Objektive Refraktion	554
4.1	Keratometrie (z. B. Zeiss-Ophthalmometer, Keratometer nach Javal)	554
4.2	Automatische Refraktometer	554
4.3	Strichskiaskopie	555
4.3.1	Technik der Skiaskopie	555
4.4	Objektive Refraktion in Zykloplegie	558
5	Subjektive Refraktion	559
6	Nahrefraktion	561
7	Binokularvisus (Heterophorien, Paresen und Akkommodationsstörungen)	561
8	Praktische Brillenverordnung	562
8.1	Korrektur der Ametropie	562
8.1.1	Myopie	562
8.1.2	Hyperopie	562
8.1.3	Astigmatismus	563
8.1.4	Anisometropie	563
8.1.5	Presbyopie	563
8.1.6	Arbeitsbrillen	565
8.1.7	Überlegungen bezüglich des Materials	565
8.1.8	Aphakie	565
8.1.9	Prismenverordnung	565
8.1.10	Vergrößernde Sehhilfen	565
8.1.11	Heil- und Hilfsmittelrichtlinien	567

19 Kontaktlinsen ... 569

1	Kontaktlinsenmaterialien	569
1.1	Formstabile Kontaktlinsen	569
1.1.1	Harte Kontaktlinsen	569
1.1.2	Gasdurchlässige Kontaktlinsen	569
1.2	Flexible (weiche) Kontaktlinsen	570
1.3	Kontaktlinsenformen	570
1.4	Geometrische Konstruktion einer Kontaktlinse	570
1.5	Physikalische Kenngrößen einer Kontaktlinse	571

1.6	Kontaktlinsenoptik	571
1.6.1	Scheitelbrechwerte von Brille und Kontaktlinse	571
1.6.2	Sonstige funktionelle Unterschiede zwischen Brille und Kontaktlinse	571
1.7	Physiologie der Kontaktlinsenbeweglichkeit	571
2	Indikationen	572
2.1	Kosmetische Indikation	572
2.2	Medizinisch-optische Indikation	572
2.3	Therapeutische Indikation (Verbandlinsen)	572
2.4	Sonstige Indikationen	572
3	Kontraindikationen	572
4	Verschiedene Kontaktlinsentypen	573
4.1	Formstabile Kontaktlinsen	573
4.2	Weiche Kontaktlinsen	574
5	Speziallinsen	574
5.1	Linsen für eine verlängerte Tragedauer (vT-Linsen)	574
5.2	Einmallinsen	575
5.3	Verbandlinsen	575
5.4	Torische Kontaktlinsen	575
5.5	Bifokallinsen/Multifokallinsen	576
5.6	Printlinsen, motivtragende weiche Kontaktlinsen	577
6	Pflegesysteme für Kontaktlinsen	577
6.1	Harte/gasdurchlässige Kontaktlinsen	577
6.2	Weiche Kontaktlinsen	577

Teil II · Ophthalmochirurgie 581

20 Anästhesiologische Verfahren in der Ophthalmologie 583

1	Zusammenarbeit zwischen Ophthalmologen und Anästhesiologen	584
1.1	Auswahl des Anästhesieverfahrens	584
1.2	Zuständigkeit für die intraoperative Lagerung	585
1.3	Anästhesiologische Aspekte und organisatorische Voraussetzungen für ambulante Eingriffe	585
2	Vorbereitung des Patienten	586
2.1	Präanästhesiologische Visite	587
2.2	Präoperative Untersuchungen	587
2.3	Präoperative Vorbehandlung	589
2.4	Präoperative Medikation	589
2.5	Präoperative Nahrungskarenz	590
3	Monitored anesthesia care/Analgosedierung und Stand by	591
3.1	Überwachung und Maßnahmen bei Eingriffen in Lokal- und Leitungsanästhesie	591
3.2	Stand by	591
3.3	Monitored anesthesia care/Analgosedierung	591
4	Allgemeinanästhesie	593
4.1	Einleitung der Allgemeinanästhesie	593
4.2	Aufrechterhaltung der Allgemeinanästhesie	593
4.3	Ausleitung der Allgemeinanästhesie	594
4.4	Medikamente	594
4.5	Spezielle Probleme und Verfahren der ophthalmologischen Anästhesie	596

4.6	Postoperative Phase		596
4.6.1	Postoperative Schmerztherapie		598
5	Lokalanästhesie		598
5.1	Pharmakologie der Lokalanästhetika		599
5.2	Verfahren und Techniken		600
5.2.1	Oberflächenanästhesie		601
5.2.2	Kombinationsverfahren		601
5.2.3	Retrobulbäranästhesie		601
5.2.4	Parabulbäranästhesie		603
5.2.5	Blockaden von Gesichtsnerven		603
6	Behandlung von Zwischenfällen		604
6.1	Anaphylaxie		604
6.2	Herz-Kreislauf-Stillstand		606

21 Chirurgie der Tränenorgane 611

1	Mißbildungen	611
1.1	Atresie der Tränenpünktchen	611
1.2	Aplasie oder Atresie der Tränenröhrchen	612
1.3	Angeborene Aplasie oder Atresie des Tränennasengangs	612
2	Tränendrüse	612
2.1	Dakryoadenitis	612
2.2	Tumoren der Tränendrüse	612
2.3	Tränenhypersekretion	612
3	Funktionelle Tränenabflußstörungen	613
4	Tränenpünktchen	613
4.1	Verengungen	613
4.2	Eversion	614
4.3	Tumoren im Bereich der Tränenpünktchen	614
4.4	Relative Erweiterung	614
5	Tränenkanälchen	614
5.1	Relative Stenosen	614
5.2	Absolute Stenosen	614
5.3	Verletzungen	615
6	Tränensack	615
6.1	Dakryolithen	615
6.2	Entzündungen	616
6.3	Tumoren	616
7	Tränennasengang	616
7.1	Angeborene Stenose	616
7.2	Sekundär erworbene Stenose	617

22 Lidchirurgie und Grundzüge der plastischen Chirurgie 621

1	Grundlagen	621
1.1	Zielvorstellungen	621
1.2	Schnittführung und Nahttechniken	621
1.2.1	Schnittführung	621
1.2.2	Schnittwinkel	623
1.2.3	Nahtmaterial und Wundverschluß	623
1.2.4	Alternative Schneideverfahren	624
1.3	Transplantate zur Defektdeckung	624
1.3.1	Freie Gewebetransplantation	625

	1.3.2	Gestielte Transplantate	626
	2	Operationen	628
	2.1	Kleinere Eingriffe	628
	2.1.1	Chalazion	628
	2.1.2	Kleinere gutartige Hauttumoren	630
	2.1.3	Zysten	631
	2.1.4	Xanthelasmen	631
	2.1.5	Sternchenangiome (Spider-Nävi)	631
	2.1.6	Inzision von Abszessen	631
	2.2	Altersveränderungen der Lider	631
	2.2.1	Blepharoplastik	632
	2.3	Entropium und Trichiasis	634
	2.3.1	Ursachen	634
	2.3.2	Chirurgische Verfahren	634
	2.4	Ektropium	636
	2.4.1	Ursachen	637
	2.4.2	Chirurgische Verfahren	637
	2.5	Ptosis	640
	2.5.1	Kongenitale Ptosis	640
	2.5.2	Erworbene Ptosis	640
	2.5.3	Pseudoptosis	640
	2.6	Fazialisparese	644
	2.6.1	Tarsorrhaphie	645
	2.6.2	Goldimplantation bei fehlendem Lidschluß	646
	2.7	Tumorbehandlung und Lidrekonstruktion	647
	2.7.1	Tumoren	647
	2.7.2	Techniken der Lidrekonstruktion	647
23	**Orbitachirurgie**		**651**
	1	Chirurgischer Zugang zur Orbita von vorne	652
	1.1	Zugang von oben temporal	652
	1.2	Zugang von oben medial (transperiostaler Zugang)	653
	1.3	Oberflächlicher Zugang von vorne	654
	1.3.1	Transkonjunktivaler Zugang	654
	1.3.2	Transseptaler Zugang	654
	2	Chirurgischer Orbitazugang von medial	655
	3	Chirurgischer Zugang (zur tiefen Orbitachirurgie) von unten	655
	4	Chirurgischer Orbitazugang von lateral	657
	4.1	Modifikationen des Zugangs nach Krönlein	657
	4.1.1	Chirurgisches Vorgehen zum lateralen Orbitazugang nach Krönlein-Reese-Berke	657
	4.1.2	Intraorbitales Vorgehen	659
	5	Transpalpebrale Dekompression der Orbita bei endokriner Orbitopathie nach Olivari	659
	6	Knöcherne Dekompression der Orbita	661
	7	Operation der Blow-out-Fraktur	661
	8	Allgemeine Komplikationen der Orbitachirurgie	661
	9	Exenteratio orbitae	662
	9.1	Verschiedene Arten der Exenteratio orbitae	662
	9.2	Totale Exenteratio orbitae	662
	10	Enukleation und Eviszeration des Bulbus	663
	10.1	Eviszeration	663

	10.2	Enukleation	663
	10.3	Prothetische Versorgung nach Enukleation	664

24 Hornhautchirurgie 667

	1	Indikationen	667
	2	Prognose	668
	3	Kontraindikationen	668
	4	Spendermaterial	668
	4.1	Allgemeine Auswahlkriterien	668
	4.2	Beurteilung der Spenderhornhaut	669
	4.3	Ausschlußkriterien bei der Auswahl des Spendermaterials . . .	669
	4.4	Aufbewahrungstechniken	670
	4.5	HLA-Typisierung	670
	5	Präoperative Patientenbeurteilung und Vorbereitung	670
	5.1	Allgemeinbefunde	670
	5.2	Okuläre Befunderhebung	670
	5.3	Präoperative Maßnahmen	671
	6	Standardtechnik	671
	7	Postoperative Nachsorge	673
	7.1	Therapie	673
	7.2	Entfernung von Nähten	674
	7.3	Visusverlauf	674
	8	Komplikationen	674
	9	Besondere Umstände	677
	9.1	Gleichzeitige Keratoplastik und Kataraktextraktion	677
	9.2	Gleichzeitige Keratoplastik und Vitrektomie	677
	9.3	Re-Keratoplastik	677
	9.4	Perforierende Keratoplastik bei Kindern	678
	9.5	Perforierende Keratoplastik bei kompromittierter okulärer Oberfläche	678
	9.6	Autorotationskeratoplastik	678
	10	Lamelläre Keratoplastik	678
	11	Limbusstammzelltransplantation	680
	12	Pterygium (Flügelfell)	680
	12.1	Exzisionstechniken	680
	12.2	Rezidiv und adjuvante Therapie	681
	13	Keratoprothetik	681

25 Kataraktchirurgie 683

	1	Entscheidung zur Operation	683
	2	Information des Patienten und Einverständnis	684
	3	Präoperative ophthalmologische und allgemeinmedizinische Untersuchungen	685
	3.1	Anamnese	685
	3.2	Untersuchung	685
	3.3	Weitere relevante Tests zur Funktion des Sehorgans (optional)	685
	4	Präoperative Vorbereitung der Patienten	686
	4.1	Psychische Vorbereitung	686
	4.2	Körperliche Vorbereitung	686
	4.3	Ophthalmologische Vorbereitung	686

5	Chirurgische Verfahren	687
5.1	Methoden der Kataraktextraktion	688
5.1.1	Intrakapsuläre Kataraktextraktion (ICCE)	688
5.1.2	Extrakapsuläre Kataraktextraktion (ECCE) mit Kernexpression	688
5.1.3	Phakoemulsifikation, Kleinschnittechnik und selbstdichtende Inzisionen	689
5.2	Beschreibung der einzelnen Operationsverfahren	689
5.2.1	Extrakapsuläre Kataraktextraktion (ECCE)	689
5.2.2	Phakoemulsifikation	692
5.2.3	Kombinierte Verfahren	698
5.2.4	Kataraktextraktion unter besonderen Umständen	699
5.2.5	Komplikationen bei der Kataraktchirurgie	701
5.3	Postoperative Versorgung	709

26 Glaukomchirurgie ... 713

1	Allgemeine Überlegungen	713
2	Filtrierende Eingriffe	714
2.1	Nichtgedeckte vs. gedeckte Trepanation	714
2.2	Vorbereitung des Patienten	714
2.3	Anästhesie	714
2.4	Bindehautlappen	715
2.4.1	Chirurgische Technik der Trabekulektomie	715
2.5	Intraoperative Komplikationen	719
2.5.1	Knopflöcher in der Bindehaut	719
2.5.2	Skleralappenabriß	719
2.5.3	Blutungen aus der Irisbasis oder aus dem Ziliarkörper	719
2.5.4	Expulsive Aderhautblutung (hartes Auge, flache Vorderkammer, dunkle Massen in der Pupillenebene, massiver Druckanstieg)	719
2.5.5	Glaskörperverlust	720
2.5.6	Kammerwasserfehlleitung	720
2.6	Postoperative Komplikationen	720
2.6.1	Vorderkammertiefe	720
2.6.2	Aderhautblutungen (Druckanstieg)	723
2.6.3	Endophthalmitis	723
2.6.4	Katarakt	723
2.6.5	Vorübergehender Druckanstieg	723
2.6.6	Übergroße Filterkissen mit Dellen	723
2.6.7	Verlust der Fixation und progressive Gesichtsfeldverluste	723
2.6.8	Tenon-Zysten	723
2.6.9	Postoperative Hypotonie	724
2.7	Filtrationschirurgie – spezielle Aspekte	725
2.7.1	Aphake oder pseudophake Patienten	725
2.7.2	Einsatz von Antimetaboliten (5-Fluorouracil = 5-FU; Mitomycin C = MMC)	725
2.7.3	Naht-Revision („suture lysis")	726
3	Weitere chirurgische Techniken zur Behandlung des Glaucoma chronicum simplex	727
3.1	Nichtbulbuseröffnende Eingriffe	727
3.1.1	Trabekulotomie	727
3.1.2	Tiefe Sklerektomie und Viskokanalostomie	727
3.2	Moderne kammerwinkelchirurgische Operationstechniken	728

4	Vorgehensweise bei gleichzeitigem Auftreten von Glaukom und Katarakt	728
4.1	Kataraktoperation bei Glaukompatienten	729
4.1.1	Chirurgische Modifikation der extrakapsulären Kataraktextraktion bei Glaukompatienten	729
5	Periphere Iridektomie (chirurgisch)	729
6	Shunt-Techniken	730
7	Goniotomie zur Behandlung des kindlichen Glaukoms	731
8	Koagulation des Ziliarkörpers	732
8.1	Zyklokryokoagulation	732
8.2	Zyklophotokoagulation	733
9	Aderhautpunktion – Wiederherstellung der Vorderkammertiefe	733
10	Lasertrabekuloplastik (LTP)	734
11	Laseriridotomie	736
11.1	Argonlaseriridotomie	736
11.2	Nd:YAG-Laser-Iridotomie	737
12	Periphere Iridoplastik	738
13	Laserpupilloplastik	739
14	Eröffnung einer blockierten Trabekulektomie	739

27 Netzhaut- und Glaskörperchirurgie 741

1	Vorbemerkungen zur Anatomie von Netzhaut und Glaskörper	741
1.1	Netzhaut	741
1.2	Glaskörper	742
2	Untersuchung von Netzhaut und Glaskörper	742
2.1	Indirekte Ophthalmoskopie	742
2.2	Direkte Ophthalmoskopie	742
2.3	Spaltlampenuntersuchung	743
2.4	Ultraschalluntersuchung	743
3	Netzhautablösung	743
3.1	Rhegmatogene Netzhautablösung (Netzhautrisse, -löcher oder Dialysen)	743
3.1.1	Periphere Netzhautdegenerationen mit Gefahr einer Netzhautablösung	743
3.1.2	Andere zu einer Netzhautablösung prädisponierende Faktoren	745
3.1.3	Symptome und Zeichen einer Netzhautablösung	745
3.1.4	Behandlung der rhegmatogenen Netzhautablösung	746
3.2	Exsudative Netzhautablösung	753
3.3	Traktive Netzhautablösung	754
3.4	Differentialdiagnose der Netzhautablösung und entsprechende Therapie	754
3.4.1	Senile Retinoschisis	754
3.4.2	Juvenile Retinoschisis	754
3.4.3	Therapie der verschiedenen Schisisformen	754
3.4.4	Aderhautabhebung	755
3.4.5	Glaskörpermembranen und -blutungen	755
4	Erkrankungen des Glaskörpers	755
4.1	Hintere Glaskörperabhebung	755
4.2	Glaskörperblutung	755
4.3	Proliferative Vitreoretinopathie (PVR)	756
4.4	Netzhautriesenrisse	757
4.5	Operative Behandlung des Glaskörpers (Glaskörperchirurgie)	757

4.5.1	Therapie des persistierenden hyperplastischen primären Glaskörpers (PHPV)	761
4.5.2	Frühgeborenenretinopathie	762
4.5.3	Diabetische Retinopathie	762
4.5.4	Glaskörperblutungen und -komplikationen nach Venen(ast)verschlüssen	765
4.5.5	Chronische Uveitis	765
4.5.6	Zystoides Makulaödem	766
4.5.7	Proliferative Vitreoretinopathie (PVR)	766
4.5.8	Netzhautriesenrisse	767
4.5.9	Epiretinale Makulachirurgie (epiretinale Gliose, „macular pucker", „surface wrinkling")	767
4.5.10	Glaskörperchirurgie bei Makulaforamen	768
4.5.11	Subretinale Makulachirurgie und Netzhautrotation bei altersbedingter Makuladegeneration (AMD)	769
4.5.12	Einsatz von t-PA bei altersbedingter Makuladegeneration	769
4.5.13	Entfernung intraokularer Fremdkörper	770
5	Vitrektomie: Vermeidung der häufigsten Komplikationen	770
6	Postoperative Endophthalmitis (POE)	770
6.1	Inzidenz	770
6.2	Prädisponierende Faktoren	771
6.2.1	Systemische Ursachen	771
6.2.2	Lokale Ursachen	771
6.2.3	Operative Faktoren	772
6.3	Differentialdiagnose der postoperativen Endophthalmitis	772
6.4	Diagnose der postoperativen Endophthalmitis	772
6.4.1	Klinische Befunde	772
6.4.2	Kulturen	772
6.4.3	Epidemiologische Bewertungsansätze	773
6.5	Behandlung	773
6.5.1	„Mögliche" Endophthalmitis	773
6.5.2	„Wahrscheinliche" oder angenommene bakterielle Endophthalmitis	773
6.5.3	Vitrektomie bei Endophthalmitis	774

28	**Laserchirurgie (ohne refraktive Chirurgie)**	**777**
1	Prinzipien von Licht und Laser	777
2	Laser im allgemeinen Einsatz	778
2.1	Argonlaser-Blau (488 nm, ALB) und Argonlaser-Grün (514 nm, ALG)	778
2.2	Kryptonlaser-Rot (647 nm)	778
2.3	Farbstofflaser (577–630 nm)	778
2.4	Neodym-(Nd:)YAG-Laser-Infrarot (1064 nm)	779
2.5	Diodenlaser	779
3	Vorgehensweise und Behandlungstechniken (Argon- bzw. Kryptonlaser)	780
4	Laserbehandlung spezieller Erkrankungen	781
4.1	Erkrankungen des Vorderabschnittes	781
4.1.1	Iridotomie	781
4.1.2	Trabekuloplastik	781
4.1.3	Gonioplastik	782
4.1.4	Goniophotokoagulation	782

	4.1.5	Photomydriasis	782
	4.1.6	Argonlaserphotokoagulation von Iris- und Ziliarkörperzysten	782
	4.2	Erkrankungen des hinteren Augenabschnittes	782
	4.2.1	Netzhautlöcher und -risse	782
	4.2.2	Retinoschisis	783
	4.2.3	Retinale Teleangiektasien	783
	4.2.4	Vaskuläre Tumoren der Netzhaut	783
	4.2.5	Chorioidale Tumoren	783
	4.2.6	Diabetische Retinopathie	784
	4.2.7	Zentralvenenverschluß	785
	4.2.8	Venenastverschluß	785
	4.2.9	Makulaerkrankungen	786
	5	YAG-Laser-Verfahren	787
	5.1	Iridotomie	787
	5.2	Hinterkapseleröffnung	787
29		**Refraktive Chirurgie**	789
	1	Entwicklung der refraktiven Chirurgie	789
	1.1	Astigmatische Brechungsfehler	789
	1.2	Sphärische Brechungsfehler	790
	1.2.1	Radiäre Keratotomie	790
	1.2.2	Lamelläre Techniken und intrakorneale Implantate	790
	1.2.3	Intraokulare Refraktionsimplantate	791
	1.2.4	Linsenentfernung	791
	1.2.5	Thermische Verfahren	791
	2	Indikationen zur refraktiven Chirurgie	791
	2.1	Astigmatismus	791
	2.2	Myopie	792
	2.3	Hyperopie/Aphakie	792
	3	Kontraindikationen der refraktiven Chirurgie	792
	3.1	Allgemeine Kontraindikationen	792
	3.2	Kontraindikationen von Laserverfahren	792
	3.3	Kontraindikationen von chirurgischen Verfahren	792
	4	Präoperative Maßnahmen	792
	5	Photorefraktive Keratektomie (PRK)	793
	5.1	Physikalische Grundlagen	793
	5.2	Excimerlasertypen	793
	5.3	Operative Vorgehensweise bei PRK	794
	5.4	Klinische Ergebnisse	794
	5.5	Komplikationen	794
	6	Excimerlaser-in-situ-Keratomileusis (LASIK)	795
	6.1	Operative Vorgehensweise bei LASIK	795
	6.2	Klinische Ergebnisse	797
	6.3	Komplikationen	797
	7	Astigmatismuskorrektur mittels Excimerlaser	799
	7.1	Techniken	799
	7.2	Klinische Ergebnisse	799
	8	Phototherapeutische Keratektomie (PTK)	799
	8.1	Indikationen	799
	8.2	Komplikationen	800
	8.3	Operatives Vorgehen	800
	8.4	Klinische Ergebnisse	801

9	Inzisionale Astigmatismuskorrektur	801
9.1	Transverse/bogenförmige Keratotomie bei Astigmatismus	801
9.1.1	Technik	801
9.1.2	Klinische Ergebnisse der transversen Keratotomie	801
9.1.3	Klinische Ergebnisse der bogenförmigen Keratotomie	801
9.2	Bogenförmige lamellierende Keratotomie bei Astigmatismus	803
9.2.1	Technik	803
9.2.2	Klinische Ergebnisse	803
9.3	Astigmatische trapezförmige Keratotomie nach Ruiz	803
9.3.1	Technik	803
9.3.2	Klinische Ergebnisse	803
9.4	Keilresektion bei Astigmatismus	803
9.4.1	Technik	803
9.4.2	Klinische Ergebnisse	803
10	Radiäre Keratotomie (RK)	804
10.1	Technik	804
10.2	Klinische Ergebnisse	804
10.3	Komplikationen	805
11	Intrastromale korneale Ringsegmente (Intacs^{TM})	805
11.1	Technik	806
11.2	Klinische Ergebnisse	806
11.3	Komplikationen	806
12	Epikeratophakie	807
12.1	Technik	807
12.2	Klinische Ergebnisse	807
12.3	Komplikationen	807
13	Intraokulare Refraktionsimplantate	807
30	**Nahtmaterial, Intraokularlinsen, Operationszubehör**	**809**
1	Nahtmaterial	809
1.1	Fadenstärke	810
1.2	Sterilisation von Nahtmaterial	810
1.3	Übersicht über ophthalmologisch relevantes Nahtmaterial	810
1.3.1	Natürliches resorbierbares Nahtmaterial	810
1.3.2	Synthetisches resorbierbares Nahtmaterial	811
1.3.3	Resorptionsvorgang	812
1.3.4	Nichtresorbierbares Nahtmaterial	812
1.4	Übersicht über ophthalmologisch relevante Nadeln	812
2	Intraokularlinsen	813
2.1	Faltbare Intraokularlinsen für die Kleinschnittkataraktchirurgie	818
2.2	Implantationstechniken	818
2.3	Nachstarbehandlung und IOL-Material	820
3	Episklerale Plomben	821
4	Implantate	821
5	Prothesen und Epithesen	822
6	Operationszubehör, Instrumente	822

Teil III · Differentialdiagnose 823

31 Differentialdiagnose 825

- 1 Symptome 826
  - 1.1 Kopfschmerz 826
    - 1.1.1 Okuläre Ursachen 826
    - 1.1.2 Andere Ursachen 827
  - 1.2 Augenschmerz 827
  - 1.3 Okuläre Reizzustände 827
  - 1.4 Schmerzhafte Augenbewegung 827
  - 1.5 Asthenopie 827
  - 1.6 Epiphora 828
    - 1.6.1 Hypersekretion 828
    - 1.6.2 Abflußstörungen 828
  - 1.7 Blepharospasmus 828
  - 1.8 Photophobie 828
  - 1.9 Halos 829
  - 1.10 Mouches volantes 829
  - 1.11 Photopsie 829
  - 1.12 Metamorphopsie 829
  - 1.13 Mikropsie 830
  - 1.14 Makropsie 830
  - 1.15 Farbwahrnehmungsstörungen 830
    - 1.15.1 Xanthopsie (Gelbsehen) 830
    - 1.15.2 Zyanopsie (Blausehen) 830
    - 1.15.3 Erythropsie (Rotsehen) 830
  - 1.16 Farbsinnstörungen 830
    - 1.16.1 Kongenital 830
    - 1.16.2 Erworben 831
  - 1.17 Oszillopsie 831
  - 1.18 Nachtblindheit (Nyktalopie) 831
  - 1.19 Tagblindheit (Hemeralopie) 831
  - 1.20 Plötzlicher Visusverlust bzw. starker Visusabfall (einseitig) ... 831
  - 1.21 Plötzlicher Visusverlust (beidseitig) 832
  - 1.22 Amaurosis fugax (transienter monokularer Visusverlust) 832
  - 1.23 Diplopie (binokular) 832
  - 1.24 Diplopie (monokular) 833
  - 1.25 Gesichtsfelddefekte 833
- 2 Allgemeine Zeichen 833
  - 2.1 Abnorme Kopfhaltung (Kopfdrehung, Kopfneigung, Torticollis) 833
    - 2.1.1 Okuläre Ursachen 833
    - 2.1.2 Nichtokuläre Ursachen 833
  - 2.2 Vitiligo 833
  - 2.3 Poliosis 833
- 3 Regionale Zeichen 834
  - 3.1 Orbita 834
    - 3.1.1 Hypertelorismus 834
    - 3.1.2 Hypotelorismus 834
    - 3.1.3 Kleine Orbitae 834
    - 3.1.4 Enophthalmus 834
    - 3.1.5 Pseudoexophthalmus 835
    - 3.1.6 Exophthalmus 835

3.1.7	Pulsierender Exophthalmus	836
3.1.8	Intermittierender Exophthalmus (Zunahme bei Valsalva-Manöver)	836
3.1.9	Beidseitiger Exophthalmus	836
3.1.10	Schnell zunehmender (fulminanter) Exophthalmus	836
3.1.11	Geräuschphänomene über der Orbita	836
3.1.12	Orbitaemphysem (Luft in der Orbita und in periorbitalen Geweben)	836
3.2	Lider	837
3.2.1	Ptosis (Blepharoptosis)	837
3.2.2	Lidretraktion	837
3.2.3	Blepharospasmus	838
3.2.4	Ektropium	838
3.2.5	Entropium	838
3.2.6	Lidtumoren	838
3.2.7	Lidkolobom	838
3.2.8	Blepharitis	838
3.3	Tränenwege und Tränen	839
3.3.1	Trockene Augen	839
3.3.2	Hypersekretion (Epiphora)	839
3.3.3	Schwellung der Tränendrüse	839
3.3.4	Schwellung des Tränensackes	840
3.4	Bulbus	840
3.4.1	Mikrophthalmus	840
3.4.2	Megalophthalmus	841
3.4.3	Endophthalmitis und Panophthalmitis	841
3.4.4	Phthisis bulbi	841
3.5	Konjunktiva	842
3.5.1	Konjunktivitis	842
3.5.2	Akute follikuläre Konjunktivitis	843
3.5.3	Chronisch follikuläre Konjunktivitis	843
3.5.4	Membranöse Konjunktivitis	843
3.5.5	Pseudomembranöse Konjunktivitis	843
3.5.6	Okuloglanduläres Syndrom (Parinaud; einseitige Konjunktivitis mit gleichseitiger Lymphadenitis)	844
3.5.7	Ophthalmia neonatorum (Neugeborenenkonjunktivitis)	844
3.5.8	Vernarbende Konjunktivitis (Vernarbung und Schrumpfung der Bindehaut)	844
3.5.9	Bindehautchemosis (Konjunktivales und subkonjunktivales Ödem)	844
3.5.10	Subkonjunktivale Blutung (Hyposphagma)	845
3.5.11	Verfärbungen und Pigmentierungen der Bindehaut	845
3.6	Kornea	845
3.6.1	Mikrokornea (Durchmesser: <10 mm)	845
3.6.2	Megalokornea (Durchmesser: >13 mm)	846
3.6.3	Keratokonus	846
3.6.4	Hornhauttrübung	846
3.6.5	Ringförmige Veränderungen der peripheren Hornhaut	847
3.6.6	Sichtbarkeit von Hornhautnerven	847
3.6.7	Hypästhesie der Hornhaut	847
3.6.8	Eisenablagerungen in der Hornhaut	848
3.6.9	Kristalline Ablagerungen in der Hornhaut	848
3.6.10	Rezidivierende Erosiones	848

3.6.11	Fädchenkeratitis (muköse Ablagerungen)	848
3.6.12	Hornhautödem und bullöse Keratopathie	849
3.6.13	Hornhautpigmentierung	849
3.6.14	Cornea verticillata	850
3.6.15	Epitheliale Keratitis	850
3.6.16	Keratitis nummularis (münzenförmige subepitheliale Trübungen)	850
3.6.17	Pannus (Gefäßeinsprossung um > 2 mm in die Hornhaut)	850
3.6.18	Mikropannus (Gefäßeinsprossung um 0,5–2 mm in die Hornhaut)	851
3.6.19	Bandförmige Keratopathie	851
3.6.20	Dellen	851
3.6.21	Keratoconjunctivitis phlyctaenulosa	852
3.6.22	Interstitielle Keratitis	852
3.6.23	Hornhautulzera	852
3.6.24	Tiefe Hornhautvaskularisationen	853
3.6.25	Hornhauteinschmelzung	853
3.6.26	Raumforderungen im Limbusbereich	853
3.6.27	Hornhauttrübungen im Kindesalter	853
3.6.28	Hornhautdystrophien und -degenerationen	853
3.7	Sklera	853
3.7.1	Episkleritis (diffus oder nodulär)	853
3.7.2	Skleritis (diffus, nodulär, nekrotisierend)	854
3.7.3	Sklerastaphylom	854
3.7.4	Blaue Skleren	854
3.7.5	Lokalisierte sklerale Pigmentierungen (blau, schwarz, grau)	854
3.7.6	Dilatierte episklerale Gefäße	855
3.8	Vorderkammer	855
3.8.1	Flache Vorderkammer	855
3.8.2	Tiefe Vorderkammer	855
3.8.3	Hyphäma	855
3.8.4	Hypopyon	856
3.9	Augeninnendruck	856
3.9.1	Okuläre Hypotonie	856
3.9.2	Erhöhter Augeninnendruck	856
3.10	Uvea	857
3.10.1	Iris	857
3.10.2	Ziliarkörper	858
3.10.3	Aderhaut	859
3.11	Pupille	860
3.11.1	Miosis (bilateral)	860
3.11.2	Mydriasis (bilateral)	860
3.11.3	Anisokorie	861
3.11.4	Irreguläre (verzogene, entrundete) Pupille	861
3.11.5	Licht-nah-Dissoziation (Fehlende/abgeschwächte Lichtreaktion bei erhaltener Naheinstellungsreaktion)	862
3.11.6	In Mydriasis fixierte Pupille (absolute Pupilloplegie, keine Licht- oder Naheinstellungsantwort)	862
3.11.7	Leukokorie	862
3.12	Linse	863
3.12.1	Katarakt (kongenital, frühkindlich, juvenil)	863
3.12.2	Katarakt (Erwachsene)	863
3.12.3	Ectopia lentis	863

3.12.4	Lentikonus, Lentiglobus	864
3.12.5	Lentikornealer Kontakt	864
3.13	Glaskörper	864
3.13.1	Glaskörpertrübungen	864
3.13.2	Glaskörperblutung	865
3.13.3	Vitreoretinale Degenerationen	865
3.14	Netzhaut	865
3.14.1	Netzhautablösung	865
3.14.2	Retinale Mikroaneurysmata	866
3.14.3	Retinale Blutungen	866
3.14.4	Retinale Blutungen bei Kindern	867
3.14.5	Harte Exsudate (Lipidablagerungen)	867
3.14.6	Weiche Exsudate (Cotton-wool-Spots, Nervenfaserschichtinfarkte)	867
3.14.7	Proliferative Retinopathie (Neovaskularisationen: NVE, NVD)	867
3.14.8	Perivaskulitis (Vaskulitits mit Gefäßeinscheidung infolge einer Entzündung)	868
3.14.9	Retinale/chorioidale Entzündungen (Retinitis, Retinochorioiditis, Chorioretinitis)	868
3.14.10	Retinale Arterienverschlüsse und Minderperfusion (Zentralarterie, Arterienast)	868
3.14.11	Retinale Venenverschlüsse und venöses Stasesyndrom	869
3.14.12	Fleckförmige Veränderungen der Netzhaut	869
3.14.13	Retinale und subretinale Pigmentierungen	870
3.14.14	Netzhauttumoren	870
3.14.15	Erworbene degenerative Makulaerkrankungen	870
3.14.16	Hereditäre primäre degenerative Makulaerkrankungen	871
3.14.17	Zystoides Makulaödem	871
3.14.18	Schießscheibenmakulopathie („bull's eye")	871
3.14.19	Kirschroter Fleck der Makula	871
3.14.20	Heterotopie der Makula (Makulaektopie)	872
3.14.21	Epiretinale Gliose („macular pucker")	872
3.15	Sehnerv	872
3.15.1	Papillenschwellung (Papillenödem)	872
3.15.2	Pseudopapillenödem	873
3.15.3	Optikusatrophie	873
3.15.4	Papillitis und Retrobulbärneuritis	874
3.15.5	Optikusneuropathie	874
3.15.6	Tumoren des Sehnerven	875
3.15.7	Drusenpapille	875
3.15.8	Neovaskularisationen der Papille	875
3.16	Motilitätsstörungen	875
3.16.1	Abgeschwächte oder fehlende Abduktion	876
3.16.2	Abgeschwächte oder fehlende Adduktion	876
3.16.3	Abgeschwächte oder fehlende Hebung	876
3.16.4	Abgeschwächte oder fehlende Senkung	876
3.16.5	Abduzensparese	877
3.16.6	Okulomotoriusparese	877
3.16.7	Trochlearisparese	878
3.16.8	Kombinierte Lähmungen (III., IV., VI. Hirnnerv)	879
3.16.9	Schmerzhafte Ophthalmoplegie	879
3.17	Refraktion	880
3.17.1	Erworbene Myopie	880

	3.17.2	Erworbene Hyperopie	880
	3.17.3	Erworbener Astigmatismus	880
	3.17.4	Akkommodationsspasmus (Ziliarspasmus)	881
	3.17.5	Akkommodationslähmung	881

Teil IV · Ophthalmologische Spezialdiagnostik ... 883

32 Pathologie ... 885

1	Untersuchung des enukleierten Auges	885
2	Intraokulare Tumoren	886
2.1	Malignes Melanom	886
2.1.1	Aderhaut-/Ziliarkörpermelanom	886
2.1.2	Irismelanom	887
2.2	Retinoblastom	888
2.3	Andere Tumoren	889
2.3.1	Ziliarkörperadenom	889
2.3.2	Medulloepitheliom	889
2.3.3	Tumoren anderer Ziliarkörperbestandteile	890
2.3.4	Massive retinale Gliose	890
2.3.5	Metastasen	890
2.3.6	Melanozytom	890
2.3.7	Hämangiom	890
2.3.8	Hippel-Lindau-Tumor	890
2.3.9	Astrozytom	891
2.3.10	Lymphatische Proliferationen	891
2.3.11	Tumoren des retinalen Pigmentepithels (RPE)	891
2.3.12	Entzündlich-granulomatöse Läsionen	891
3	Trauma	891
4	Spezifische Netzhautveränderungen	892
5	Vaskuläre Erkrankungen	892
5.1	Morbus Coats	892
5.2	Persistierender hyperplastischer primärer Glaskörper	892
5.3	Frühgeborenenretinopathie	894
5.4	Hippel-Lindau-Tumor	894
5.5	Diabetes mellitus	894
5.6	Zentralarterienverschluß (ZAV)	895
5.7	Zentralvenenverschluß (ZVV)	897
6	Makuladegeneration	898
7	Retinopathia pigmentosa	900
8	Glaukom	900
9	Bindehaut	903
9.1	Entzündliche Veränderungen	903
9.2	Gutartige Tumoren	903
9.2.1	Pinguecula	903
9.2.2	Pterygium	904
9.2.3	Papillom	904
9.2.4	Pyogenes Granulom	904
9.2.5	Zyste	904
9.2.6	Melanose	904
9.2.7	Nävus	904
9.2.8	Dermoid	904

9.2.9	Hämangiom		905
9.2.10	Lymphektasie		905
9.2.11	Onkozytom		905
9.3	Bösartige Tumoren		905
9.3.1	Konjunktivale/korneale intraepitheliale Neoplasie (CIN)		905
9.3.2	Plattenepithelkarzinom		905
9.3.3	Talgdrüsenkarzinom		905
9.3.4	Mukoepidermoidkarzinom		907
9.3.5	Melanom		907
9.3.6	Lymphom		907
9.3.7	Kaposi-Sarkom		907
9.4	Tumoren der Tränenwege		907
10	Hornhaut		907
10.1	Dystrophien		907
10.2	Entzündliche Reaktionen/Infektionen		909
10.3	Degenerative Veränderungen		910
11	Linse		910
12	Erkrankungen der Lider		911
12.1	Entzündliche Veränderungen		911
12.1.1	Chalazion		911
12.1.2	Molluscum contagiosum		912
12.2	Gutartige Tumoren		912
12.2.1	Seborrhoische Keratose		912
12.2.2	Xanthelasma		912
12.2.3	Pilomatrixom		912
12.3	Bösartige Tumoren		912
12.3.1	Basaliom		912
12.3.2	Plattenepithelkarzinom		913
12.3.3	Talgdrüsenneoplasie		913
12.3.4	Malignes Melanom		913
12.3.5	Merkelzellkarzinom		913
12.3.6	Metastasen, andere Tumoren		913
13	Orbita		913
14	Riesenzellarteriitis		914
33	**Grundzüge der Angiographie**		**917**
1	Fluoreszeinangiographie		917
1.1	Natriumfluoreszein		918
1.2	Phasen der Fluoreszeinangiographie		918
1.3	Pathophysiologische Grundlagen		918
1.4	Differentialdiagnose fluoreszeinangiographischer Phänomene		920
1.4.1	Hypofluoreszenz		920
1.4.2	Hyperfluoreszenz		920
1.4.3	Auto- und Pseudofluoreszenz		921
2	Indocyaningrünangiographie		921
2.1	Indocyaningrün		921
2.1.1	Pharmakologische und pharmakokinetische Daten		921
2.2	Indikationen		923
2.2.1	Altersbedingte Makuladegeneration		924
2.2.2	Retinopathia centralis serosa		925
2.2.3	Akute posteriore multifokale plaquoide Pigmentepitheliopathie (APMPPE)		925

2.2.4	Chorioiditis		925
2.2.5	Intraokulare Tumoren		925
3	Fluoreszeinangiographische Beispiele		925
3.1	Gefäßerkrankungen		925
3.1.1	Arterienverschluß		925
3.1.2	Venenverschluß		926
3.1.3	Hypertensive Retinopathie		927
3.1.4	Diabetische Retinopathie		928
3.1.5	Okuläre Ischämie		929
3.1.6	Morbus Coats		930
3.1.7	Juxtafoveale retinale Teleangiektasien		930
3.1.8	Retinales Makroaneurysma		932
3.1.9	Morbus Eales		932
3.1.10	Sichelzellretinopathie		932
3.2	Erkrankungen der Makula		933
3.2.1	Drusen		933
3.2.2	Chorioidale Neovaskularisationen		933
3.2.3	Pigmentepithelabhebung		934
3.2.4	Pigmentepithelruptur		937
3.2.5	Retinopathia centralis serosa		937
3.2.6	Bull's-eye-Makulopathie durch Chloroquin		937
3.2.7	Zapfendystrophie		939
3.2.8	Morbus Stargardt und Fundus flavimaculatus		939
3.2.9	Vitelliforme Makuladegeneration (Morbus Best)		942
3.2.10	Musterdystrophien des retinalen Pigmentepithels		943
3.2.11	Zystoides Makulaödem		944
3.2.12	Epiretinale Gliose		945
3.2.13	Aderhautfalten		945
3.2.14	Makulaforamen		946
3.3	Tumoren und gutartige Veränderungen des Pigmentepithels und der Aderhaut		946
3.3.1	Bärentatzen (Hyperpigmentierung des RPE)		946
3.3.2	Hyperplasie des RPE		946
3.3.3	Aderhautnävus		946
3.3.4	Aderhautmelanom		947
3.3.5	Retinoblastom		947
3.3.6	Aderhautmetastase		947
3.3.7	Aderhauthämangiom		948
3.3.8	Hamartom		948
3.3.9	Razemöses Hämangiom		951
3.3.10	Melanozytom		951
3.4	Entzündliche Veränderungen		952
3.4.1	White-dot-Syndrome		952
3.4.2	Retinale Vaskulitis		954
3.4.3	Pigmentretinopathie		954
3.5	Trauma		955
3.5.1	Aderhautruptur		955
3.5.2	Purtscher-Retinopathie		955
3.6	Laserkoagulationsnarben		955
3.7	Angioid streaks		956
3.8	Papillenveränderungen		956
3.8.1	Drusen der Papille		956
3.8.2	Grubenpapille		957

	3.8.3	Arteria hyaloidea persistens	957
	3.8.4	Papillenödem	958
	4	Irisfluoreszeinangiographie	958
	4.1	Neovaskularisationen der Iris	958
	4.2	Iristumoren	958
	4.2.1	Irisnävus	958
	4.2.2	Hamartom der Iris	958
	4.2.3	Irismelanom	958

34 Bildgebende Verfahren ... 961

	1	Scanning-Laser-Ophthalmoskopie	961
	1.1	Darstellung des Augenhintergrundes	962
	1.2	Fluoreszeinangiographie	962
	1.3	Indocyaningrünangiographie	962
	1.4	Fundusoptometrie	963
	1.5	Nerve-fiber-analyzer	966
	1.6	Registrierung von Muster-ERG und VECP	966
	1.7	Mikroperimetrie	968
	1.8	Scanning-Laser-Doppler-Flowmetrie (HRF)	969
	1.9	Retinal-thickness-analyzer (RTA)	970
	1.10	Weitere Anwendungsmöglichkeiten	970
	2	Optische Kohärenztomographie (OCT)	970

35 Klinische Elektrophysiologie ... 973

	1	Elektroretinogramm (ERG)	974
	1.1	Definition	974
	1.2	Physiologie und Komponenten des ERG	975
	1.3	Reizparameter des ERG	979
	1.3.1	Elektroden	979
	1.3.2	Ableitung und Aufzeichnung	980
	1.3.3	Lichtquelle und Stimulation	981
	1.3.4	ERG-Ableitung unter dunkel- und helladaptierten Bedingungen	982
	1.3.5	Kalibrierung	983
	1.4	Einflußfaktoren	983
	1.4.1	Medientrübungen	983
	1.4.2	Zirkadiane Rhythmik	984
	1.4.3	Interokulare Variabilität	984
	1.4.4	Einfluß von Alter, Geschlecht und Refraktion	984
	1.5	Durchführung und Ablauf des ERG	984
	1.5.1	ISCEV-Standardprogramm (Mindestumfang)	984
	1.5.2	Ableitung bei Kindern	985
	1.6	Auswertung der Komponenten des ERG	985
	1.6.1	a-Welle	985
	1.6.2	b-Welle	986
	1.6.3	Oszillatorische Potentiale	986
	1.6.4	30 Hz-Flimmerlicht-Antwort	986
	1.6.5	Amplituden-Intensitäts-Funktionen und Gipfelzeit-Intensitäts-Funktionen	986
	1.6.6	Normwerte	986
	1.7	Indikationen zur Elektroretinographie	986
	1.7.1	Unklare Sehverschlechterung	986

1.7.2	Retinopathia pigmentosa (Stäbchen-Zapfen-Dystrophie)	987
1.7.3	Kongenitale Leber-Amaurose (LCA)	989
1.7.4	Zapfen- und Zapfen-Stäbchen-Dystrophien	989
1.7.5	Syndromassoziierte Erkrankungen und Stoffwechselerkrankungen	991
1.7.6	Kearns-Sayre-Syndrom	993
1.7.7	Stationäre Erkrankungen des Stäbchen- und Zapfensystems	993
1.7.8	Dystrophien der Aderhaut	996
1.7.9	Phänokopien	997
1.7.10	Vitamin-A-Mangel	997
1.7.11	Medikamentös-toxische Beeinträchtigungen	997
1.7.12	Karzinom-assoziierte Retinopathie (CAR)	1000
1.7.13	Kutanes-Melanom-assoziierte Retinopathie	1000
1.7.14	Perfusionsstörungen (Netzhautarterien-, -venenverschluß)	1000
1.7.15	Vitreoretinale Dystrophien	1000
2	Musterelektroretinogramm (PERG)	1004
2.1	Definition	1004
2.2	Physiologie und Komponenten des PERG	1004
2.3	Reizparameter des PERG	1005
2.3.1	Elektroden	1005
2.3.2	Verstärker und Aufzeichnung	1005
2.3.3	Stimulus	1005
2.4	Durchführung und Ablauf	1005
2.4.1	Wahl der Methode	1005
2.4.2	Patient	1005
2.5	Einflußfaktoren	1006
2.5.1	Zirkadiane Rhythmik	1006
2.5.2	Alter	1006
2.5.3	Defokussierung	1006
2.6	Auswertung der Komponenten des transienten PERG	1006
2.7	Indikationen	1006
2.7.1	Okuläre Hypertension und Offenwinkelglaukom	1006
2.7.2	Sehnervenerkrankungen	1006
2.7.3	Erkrankungen der inneren Netzhautschichten	1007
2.7.4	Makulaerkrankungen	1007
2.8	Differenzierung von Erkrankungen der vorderen Sehbahn mit Hilfe von PERG und pVEP	1007
3	Elektrookulogramm (EOG)	1009
3.1	Definition	1009
3.2	Physiologie und Komponenten des EOG	1009
3.2.1	Langsame Änderung des Bestandpotentials („slow oscillations")	1009
3.2.2	Schnelle Änderung des Bestandpotentials („fast oscillations")	1009
3.3	Reizparameter	1010
3.3.1	Elektroden und Elektrodenpositionierung	1010
3.3.2	Verstärker	1011
3.3.3	Stimulationsquelle	1011
3.3.4	Pupille und Stimulusleuchtdichte	1011
3.3.5	Messung	1011
3.3.6	Kalibrierung	1011
3.4	Durchführung	1011
3.4.1	Patient	1011
3.4.2	Durchführung und Ablauf von Dunkel- und Hellphase	1012
3.5	Methoden (langsame Schwingungen)	1012

3.5.1	Verhältnis von Hellgipfel zu Dunkeltal (Arden-Quotient)	1012
3.5.2	Verhältnis von Hellgipfel zu Ruhepotential	1012
3.6	Auswertung des EOG (langsame Schwingungen)	1012
3.6.1	Arden-Quotient	1012
3.6.2	Verhältnis von Hellgipfel zu Ruhepotential im Dunkeln	1012
3.6.3	Latenz	1012
3.6.4	Absolutwerte von Dunkeltal und Hellanstieg	1012
3.6.5	Normwerte	1012
3.7	Durchführung und Auswertung der schnellen Schwingungen	1013
3.8	Störfaktoren	1013
3.9	Indikationen	1013
3.9.1	Medikamentös-toxische Einflüsse	1013
3.9.2	Hereditäre Erkrankungen	1014
4	Visuelle evozierte Potentiale (VEP)	1015
4.1	Definition	1015
4.2	Physiologie, Ursprung der Komponenten der VEP	1015
4.3	VEP-Stimulationsformen	1015
4.3.1	Blitz-VEP	1015
4.3.2	Muster-VEP (Pattern-VEP, pVEP)	1015
4.4	Parameter der VEP, apparative Grundlagen	1016
4.4.1	Elektroden	1016
4.4.2	Verstärkung und Filterung	1017
4.4.3	Kalibrierung der Stimulusparameter	1017
4.5	Einflußfaktoren	1018
4.5.1	Intraindividuelle Schwankungen	1018
4.5.2	Alter	1018
4.5.3	Pupille	1019
4.5.4	Refraktion	1019
4.5.5	Vigilanz	1019
4.6	Durchführung und Ablauf der Untersuchung	1019
4.6.1	Vorbereitung des Patienten	1019
4.6.2	VEP-Messungen und Darstellung	1019
4.7	Komponenten und Auswertung der VEP	1019
4.7.1	Blitz-VEP	1019
4.7.2	pVEP mit Schachbrettmusterumkehrreizung	1020
4.7.3	pVEP mit Onset-/Offset-Stimulation	1020
4.7.4	Visus-VEP	1020
4.7.5	Normwerte	1020
4.7.6	Interpretation	1021
4.7.7	Abhängigkeit der Latenz und Amplitude von Stimulusfaktoren	1021
4.8	Indikationen	1022
4.8.1	Amblyopie	1022
4.8.2	Ischämische Optikusneuropathie	1022
4.8.3	Neuritis nervi optici	1022
4.8.4	Demyelinisierende Erkrankungen	1024
4.8.5	Intrazerebrale kompressive Läsionen	1024
4.8.6	Trauma	1025
4.8.7	Stauungspapille	1025
4.8.8	Optikusatrophie	1025
4.8.9	Hereditäre Optikusneuropathien	1025
4.8.10	Toxisch bedingte Optikopathien	1026
4.8.11	Endokrine Orbitopathie	1027
4.8.12	Albinismus	1027

4.8.13	Kortikale Blindheit	1028
5	Multifokale Elektroretinographie (MF-ERG)	1028
5.1	Vorbemerkungen	1028
5.2	Techniken der fokalen Elektroretinographie	1028
5.3	Multifokale Elektroretinographie nach Sutter und Tran	1028
5.3.1	Methode	1029
5.3.2	Indikationen	1031

36 Glaukomdiagnostik … 1035

1	Die Messung des Augeninnendruckes	1035
1.1	Impressionstonometrie	1036
1.2	Applanationstonometrie	1036
1.3	Mackay-Marg-Tonometrie	1037
1.4	Non-contact-Tonometrie	1037
2	Provokationstests	1037
3	Gonioskopie	1038
4	Tonographie	1038

37 Diagnostische Verfahren bei Hornhauterkrankungen … 1039

1	Endothelzellmikroskopie	1039
2	Konfokale Mikroskopie	1041
3	Hornhauttopographie	1041
3.1	Prinzip der Placido-Scheibe	1041
3.2	Keratoskopie und Videokeratographie	1042
3.2.1	Aufbau und Funktion der Videokeratographie	1042
3.2.2	Anwendungsbereiche der Hornhauttopographie	1042
4	Hornhautpachymetrie	1044
5	3-D-Topographie	1044

38 Perimetrie … 1047

1	Verfahren der Perimetrie	1047
1.1	Kinetische Perimetrie	1047
1.2	Statische Perimetrie	1049
1.3	Photometrische Größen/Einheiten	1049
1.4	Funduskontrollierte Perimetrie	1050
1.5	Praktische Durchführung einer Perimetrie	1050
1.5.1	Patientenabhängige Faktoren	1050
1.5.2	Untersucherabhängige Faktoren	1050
1.5.3	Teststrategien: Screening (Siebtest), Schwellenwert	1051
1.6	Interpretation von Gesichtsfeldbefunden	1051
1.6.1	Ergebnisausdruck	1052
1.6.2	Statistische Software	1052
1.6.3	Artefakte	1052
1.6.4	Abweichungen vom Normalbefund	1053
1.7	Beschreibung der Sehbahn	1054
1.8	Differentialdiagnose von Gesichtsfelddefekten	1054
1.8.1	Zentralskotom (einseitig)	1055
1.8.2	Zentralskotom (beidseitig)	1056
1.8.3	Konzentrische Gesichtsfeldeinengung	1056
1.8.4	Ringskotom	1056
1.8.5	Vergrößerung des blinden Flecks	1056

1.8.6	Altitudinale Hemianopsie (einseitig)	1056
1.8.7	Altitudinale Hemianopsie (bilateral)	1056
1.8.8	Bitemporale Hemianopsie oder Quadrantenanopsie (Chiasmasyndrom)	1057
1.8.9	Binasale Hemianopsie	1057
1.8.10	Homonyme Hemianopsie oder Quadrantenanopsie (retrochiasmale Läsionen)	1057
1.8.11	Pseudodefekte des Gesichtsfeldes (Artefakte)	1058

39 Ultraschall und Biometrie ... 1059

1	Indikationen zur Ultraschalluntersuchung	1060
1.1	Okuläre Indikationen	1060
1.2	Orbitale Indikationen	1061
2	Ultraschallbiometrie	1061
2.1	Längenmessungen	1061
2.2	Planung von Intraokularlinsen	1061
3	Laserinterferenzbiometrie	1062
4	Diagnostik der Augenbestandteile und ihrer im Ultraschall darstellbaren Erkrankungen	1063
4.1	Lider	1063
4.2	Tränenwege	1063
4.3	Vorderer Augenabschnitt	1063
4.3.1	Hornhaut	1063
4.3.2	Vorderkammer und Kammerwinkel	1063
4.3.3	Iris	1063
4.3.4	Linse	1063
4.3.5	Ziliarkörper	1064
4.4	Glaskörper	1064
4.4.1	Destruktion	1065
4.4.2	Asteroide Hyalose (Morbus Benson)	1065
4.4.3	Cholesterinhyalose (Synchisis scintillans)	1065
4.4.4	Hintere Glaskörperabhebung	1065
4.4.5	Zustand nach Silikonölfüllung	1065
4.4.6	Zustand nach Endotamponade durch Gas, Luft und andere gasförmige Substanzen	1066
4.4.7	Glaskörperblutung	1066
4.4.8	Proliferative Glaskörperveränderungen	1066
4.4.9	Entzündungen (Endophthalmitis)	1067
4.4.10	Persistierender hyperplastischer primärer Glaskörper (PHPV)	1067
4.4.11	Fremdkörper	1067
4.4.12	Chronische Uveitis	1068
4.5	Netzhaut	1068
4.5.1	Differentialdiagnostische Kriterien	1068
4.5.2	Kriterien der typischen frischen Ablatio retinae	1068
4.5.3	Kriterien der alten Ablatio retinae	1068
4.5.4	Retinoschisis	1068
4.6	Aderhautabhebung	1069
4.6.1	Exsudative Form	1069
4.6.2	Hämorrhagische Aderhautamotio	1069
4.7	Verdickungen der Netzhaut und Aderhaut und sich primär in den Glaskörperraum ausbreitende tumoröse Veränderungen der Bulbuswand	1069

4.7.1	Aderhautnävus	1069
4.7.2	Junius-Kuhnt-Makulopathie (Altersbedingte Makuladegeneration)	1070
4.7.3	Karzinommetastase	1070
4.7.4	Malignes Melanom der Aderhaut	1070
4.7.5	Retinoblastom	1070
4.7.6	Hämangiom der Aderhaut	1071
4.7.7	Osteom der Aderhaut	1071
4.7.8	Entzündliche Aderhautverdickung	1071
4.7.9	Morbus Coats	1071
4.7.10	Skleritis posterior	1071
4.7.11	Doppelte Perforation	1071
4.8	Bulbusdeformitäten und Zustände nach Operationen	1072
4.9	Nervus opticus	1073
4.9.1	Anatomie	1073
4.9.2	Drusenpapille	1073
4.9.3	Papillenprominenz	1073
4.9.4	Optikusexkavation und -kolobom	1073
4.9.5	Stauungszeichen	1073
4.9.6	Neuritis nervi optici	1074
4.9.7	Optikusscheidenmeningeom	1074
4.9.8	Gliom des N. opticus	1074
4.9.9	Melanozytom	1074
4.10	Orbitaveränderungen	1074
4.10.1	Orbitawanddefekte	1074
4.10.2	Niedrigreflektive Strukturen in Orbitawandnähe	1074
4.10.3	Orbitaraum außerhalb des Muskelkonus	1075
4.10.4	Äußere Augenmuskeln	1075
4.10.5	Orbitaraum innerhalb des Muskelkonus	1076
4.10.6	Krankheitsbilder mit Beteiligung mehrerer Regionen	1076

40 Radiologische Untersuchungsmethoden in der Ophthalmologie 1079

1	Konventionelle Röntgenuntersuchungen	1079
1.1	Orbitaspezialaufnahmen (besondere Projektionsformen)	1079
1.2	Spezialtechniken	1080
1.3	Dakryozystographie	1080
1.4	Dakryoszintigraphie	1081
1.5	Andere Kontrastaufnahmen	1081
2	Computertomographie	1081
3	Kernspintomographie	1083

41 Verschiedene diagnostische Verfahren 1087

1	Fluorophotometrie	1087
1.1	Glaskörperfluorophotometrie	1087
1.2	Fluorophotometrische Untersuchung der Blut-Kammerwasser-Schranke	1088
1.3	Weitere Untersuchungsmöglichkeiten mittels Fluorophotometrie	1088
2	Untersuchung der Tränenflüssigkeit und der ableitenden Tränenwege	1088
2.1	Bengalrosafärbung	1088

2.2	Tränenfilmaufreißzeit („Break-up time")	1088
2.3	Schirmer-Test	1089
2.3.1	Schirmer-I-Test	1089
2.3.2	Schirmer-II-Test	1089
2.4	Farbstoffverdünnungstest	1089
2.5	Jones-Test	1089
2.5.1	Primärer Farbstofftest („Jones I")	1089
2.5.2	Sekundärer Farbstofftest („Jones II")	1090
2.6	Geschmackstest	1090
2.7	Sondierung und Spülung	1090
2.8	Farnkrauttest	1091
2.9	Impressionszytologie	1091
2.10	Weitere Spezialuntersuchungen	1091
2.11	Dakryozystographie	1092
2.12	Dakryoszintigraphie	1092
3	Laboruntersuchungen	1092
3.1	Färbungen in der Mikrobiologie	1092
3.1.1	Gram-Färbung	1092
3.1.2	Giemsa-Färbung	1092
4	Ophthalmodynamometrie (ODM)	1092
4.1	Technik und Meßgrößen der Ophthalmodynamometrie	1092
4.2	Indikationen und Interpretation der Ophthalmodynamometrie	1094
5	Exophthalmometrie	1095
6	Amsler-Netz	1095
7	Aderfigur	1095

Teil V · Grundlagen ... 1097

42 Physiologie und Biochemie ... 1099

1	Grundlagen der Physiologie und Pathophysiologie	1099
1.1	Optischer Apparat	1099
1.2	Physiologische und pathophysiologische Wirkungen des Lichtes	1100
1.3	Akkommodation	1103
1.4	Refraktionsanomalien	1103
1.5	Pupillen- und Konvergenzreaktion	1104
1.6	Tränenflüssigkeit, Kammerwasser, Augeninnendruck	1105
1.7	Aufbau der Netzhaut	1105
1.8	Sehschärfe	1109
1.9	Hell- und Dunkeladaptation	1111
1.10	Farbensehen	1112
1.11	Farbsinnstörungen	1113
1.12	Gesichtsfeld, Sehbahn, zentrale Verarbeitung	1115
1.13	Kontrastsensitivität und Blendung	1117
1.13.1	Kontrastsensitivität	1117
1.13.2	Blendung	1118
1.14	Zeitliches Auflösungsvermögen	1120
1.15	Augenbewegungen	1120
2	Grundlagen der Biochemie und Pathobiochemie	1121
2.1	Tränenfilm und Tränenflüssigkeit	1121
2.2	Kornea, Konjunktiva und Sklera	1123

	2.3	Kammerwasser	1126
	2.4	Ziliarkörper und Iris	1126
	2.5	Linse	1127
	2.6	Glaskörper	1130
	2.7	Netzhaut	1130
	2.8	Aderhaut	1134

43 Anatomische Abbildungen und Embryologie 1137

	1	Orbita und Bulbus oculi	1137
	2	Lidapparat	1137
	3	Tränenwege	1140
	4	Augenmuskeln	1143
	5	Vorderer Augenabschnitt	1144
	6	Hinterer Augenabschnitt	1146
	7	Wichtige Abbildungen zum neuroophthalmologischen Fachgebiet	1147
	8	Embryologie	1153
	8.1	Abstammung okulärer Strukturen von embryonalen Geweben	1153
	8.2	Chronologie der Augenentwicklung (Zusammenfassung)	1154
	8.2.1	Präembryonale Periode (Fertilisation bis zum Ende der 3. Woche)	1154
	8.2.2	Embryonale Periode (Beginn der 4. Woche bis zum Ende der 8. Woche)	1154
	8.2.3	Fetale Periode (Beginn des 3. Monats bis zur Geburt)	1155
	8.2.4	Postnatale Periode	1156

44 Immunologie 1159

	1	Immunologische Mechanismen	1159
	1.1	Unspezifische, angeborene Immunantwort	1159
	1.2	Spezifische, erworbene Immunantwort	1160
	1.2.1	T-Zellen	1161
	1.2.2	B-Zellen	1161
	1.2.3	Zellen des myeloiden Systems	1162
	1.2.4	Zytokine	1162
	1.2.5	Antigenpräsentation	1164
	1.2.6	T-Zell-vermittelte Zytotoxizität	1165
	1.3	Entzündung und Hypersensitivitätsreaktionen	1166
	2	Spezielle Immunologie des Auges	1167
	2.1	Immunologie bei extraokulären Vorgängen	1168
	2.1.1	Bindehaut	1169
	2.1.2	Hornhaut	1169
	2.1.3	Sklera und Orbita	1169
	2.2	Immunologie bei intraokulären Vorgängen	1170
	2.2.1	Uveitis	1170
	3	Immunologische Therapie	1170
	3.1	Immunsuppressiv wirksame Substanzen	1171
	3.1.1	Glukokortikoide	1171
	3.1.2	Ciclosporin A	1172
	3.1.3	Azathioprin	1172
	3.1.4	Methotrexat (MTX)	1173

45 Molekulare Genetik ... 1175
- 1 Vom Gen zum Protein ... 1175
- 2 Mitose und Meiose ... 1176
- 3 Chromosomale Vererbungsmuster ... 1177
- 3.1 Autosomal-dominanter Erbgang ... 1178
- 3.2 Autosomal-rezessiver Erbgang ... 1178
- 3.3 X-chromosomaler Erbgang ... 1179
- 3.4 Mitochondrialer Erbgang ... 1180
- 4 Mutationen ... 1180
- 5 Molekulare Genetik der Augenerkrankungen ... 1180
- 5.1 Genetische Veränderungen ausgewählter Krankheitsbilder ... 1181
- 5.1.1 Hornhautdystrophien ... 1181
- 5.1.2 Glaukom ... 1182
- 5.1.3 Erbliche Netzhautdegenerationen ... 1182
- 5.1.4 Hereditäre Leber-Optikusneuropathie (LHON) ... 1184
- 6 Genetische Beratung ... 1184

46 Maße und optische Daten ... 1187
- 1 Wichtige Maße des Auges und seiner Anhangsgebilde ... 1187
- 1.1 Bulbus ... 1187
- 1.2 Hornhaut ... 1187
- 1.3 Sklera ... 1187
- 1.4 Iris ... 1187
- 1.5 Linse ... 1188
- 1.6 Vorderkammer ... 1188
- 1.7 Aderhaut ... 1188
- 1.8 Ziliarkörper ... 1188
- 1.9 N. opticus ... 1188
- 1.10 Chiasma opticum ... 1188
- 1.11 Glaskörper ... 1188
- 1.12 Netzhaut ... 1188
- 1.13 Sella turcica ... 1189
- 1.14 Orbita ... 1189
- 1.15 Lider ... 1189
- 1.16 Tränenwege ... 1189
- 1.17 Extraokulare Muskeln ... 1190
- 2 Grundlegende optische Gesetze ... 1190
- 2.1 Geometrische Optik ... 1190
- 2.2 Einfache Brillenoptik ... 1191
- 2.3 Optische Eigenschaften des Auges und optischer Materialien ... 1193

47 Pharmakologie ... 1197
- 1 Systemische und okuläre Nebenwirkungen ophthalmologischer Medikamente ... 1198
- 1.1 Glaukomtherapeutika ... 1198
- 1.1.1 Direkt wirkende Parasympathomimetika (Aceclidin, Carbachol, Pilocarpin) und indirekt wirkende Parasympathomimetika (reversibel: Neostigmin, Physostigmin; irreversibel: Ecothiopatiodid) ... 1198
- 1.1.2 Direkte Sympathomimetika [Adrenalin (Epinephrin), Dipivalylepinephrin] ... 1199

1.1.3	Weitere direkte Sympathomimetika (Apraclonidin, Clonidin, Brimonidin)	1199
1.1.4	Direkte Sympatholytika – Betablocker (Befunolol, Betaxolol, Bupranolol, Carteolol, Levobunolol, Metipranolol, Pindolol, Timolol)	1200
1.1.5	Indirekte Sympatholytika (Guanethidin; in Kombination mit Adrenalin oder Dipivalylepinephrin)	1200
1.1.6	Lokale Karboanhydrasehemmer (Dorzolamid; Brinzolamid)	1200
1.1.7	Prostaglandinderivate (Latanoprost)	1201
1.1.8	Systemische Karboanhydrasehemmer (Acetazolamid, Diclofenamid)	1201
1.1.9	Osmotisch wirksame Substanzen (Mannitol, Isosorbid, Glyzerin)	1202
1.2	Mydriatika und Zykloplegika (Atropin, Scopolamin, Homatropin, Cyclopentolat, Tropicamid)	1202
1.3	Lokalanästhetika (Oxybuprocain, Proxymetacain, Tetracain, Cocain)	1202
1.4	Virustatika (Aciclovir, Idoxuridin, Trifluorthymidin, Vidarabin)	1203
1.5	Konservierungsstoffe in ophthalmologischen Präparaten	1203
1.5.1	Benzalkonium	1203
1.5.2	Chlorhexidin	1203
1.5.3	Thiomersal	1203
1.6	Antibiotika	1204
1.7	Nichtsteroidale Antiphlogistika	1204
2	Okuläre Nebenwirkungen systemischer Medikamente	1204
2.1	Zentralnervensystem	1204
2.1.1	Barbiturate	1204
2.1.2	Chloralhydrat	1204
2.1.3	Chlorpromazin	1204
2.1.4	Diazepam, Flurazepam	1204
2.1.5	Haloperidol	1204
2.1.6	Morphin	1204
2.1.7	Phenytoin	1204
2.1.8	Piritramid	1204
2.1.9	Thioridazin	1205
2.1.10	Tri- und tetrazyklische Antidepressiva	1205
2.1.11	Botulinum-A-Toxin	1205
2.2	Medikamente bei Infektionen	1205
2.2.1	Chloramphenicol	1205
2.2.2	Co-Trimoxazol	1205
2.2.3	Ethambutol	1205
2.2.4	Isoniazid	1205
2.2.5	Sulfonamide	1206
2.2.6	Tetrazykline	1206
2.3	Kardiovaskuläre Medikamente	1206
2.3.1	Amiodaron	1206
2.3.2	Angiotensin-converting-Enzym-Hemmer	1206
2.3.3	Karboanhydrasehemmer	1206
2.3.4	Chinin/Chinidin	1206
2.3.5	Diazoxid	1206
2.3.6	Digoxin	1206
2.3.7	Dihydralazin, Hydralazin	1206

2.3.8	Disopyramid	1207
2.3.9	Furosemid	1207
2.3.10	Hydrochlorothiazid	1207
2.3.11	Propranolol	1207
2.3.12	Reserpin	1207
2.4	Antirheumatika	1207
2.4.1	Chloroquin, Hydroxychloroquin	1207
2.4.2	Ibuprofen	1207
2.4.3	Indometacin	1207
2.4.4	Goldpräparate	1207
2.4.5	Salizylate	1208
2.5	Hormone	1208
2.5.1	ACTH	1208
2.5.2	Kortikosteroide	1208
2.5.3	Östrogenwirksame Medikamente (Clomiphen)	1208
2.5.4	Orale Kontrazeptiva	1208
2.6	Vitamine	1208
2.6.1	Vitamin A	1208
2.6.2	Vitamin D	1208
2.7	Anti-Parkinson-Medikamente	1209
2.7.1	Benzatropin	1209
2.7.2	Levodopa	1209
2.8	Dermatologische Medikamente	1209
2.8.1	Isotretinoin (Roaccutan)	1209
2.9	Zytostatika	1209
2.9.1	Busulfan	1209
2.9.2	Carmustin	1209
2.9.3	Chlorambucil	1209
2.9.4	Cisplatin	1209
2.9.5	Cyclophosphamid	1209
2.9.6	Doxorubicin	1209
2.9.7	5-Fluorouracil	1209
2.9.8	Mitomycin	1210
2.9.9	Methotrexat	1210
2.9.10	Tamoxifen	1210
2.9.11	Vincristin	1210
2.10	Andere Medikamente	1210
2.10.1	Antihistaminika	1210
2.10.2	Benzbromaron (Gichtmittel)	1210
2.10.3	Canthaxanthin	1210
2.10.4	Nicotinsäure, Nicotinate, 3-Pyridylmethanol	1210
2.10.5	Pethidin (Narkoanalgetikum)	1210
2.10.6	Pirenzepin (Ulkustherapeutikum, Anticholinergikum)	1210
2.10.7	Prostaglandine in der Gynäkologie	1210
3	Richtlinien zur Medikamentenapplikation	1210
3.1	Orale Medikamente	1210
4	Tetanusprophylaxe	1211
4.1	Spezifische Maßnahmen bei Patienten mit Wunden	1211
5	Antimikrobielle Therapie	1212
6	Toxoplasmosetherapie	1212
6.1	Indikationen	1212
6.2	Systemische Therapie	1212
7	Ophthalmologische Medikamente	1227

8	Topische Medikamente bei Kongestion (gefäßverengende Medikamente, sog. „Weißmacher")	1227
9	Ophthalmologische Steroidzubereitungen	1252
9.1	Antibakterielle Kortikosteroidzubereitungen	1256
10	Injizierbare Steroide	1256
11	Ophthalmologische nichtsteroidale Antiphlogistika, Antihistaminika, Mastzellstabilisatoren	1258
11.1	Prostaglandinsynthesehemmer	1259
11.2	Antihistaminika	1262
11.3	Mastzellstabilisatoren	1262

Anhang 1265

Anhang A: Ergophthalmologie, ophthalmologisches Gutachtenwesen in der Bundesrepublik Deutschland 1267
Anhang B: Glossar 1295
Anhang C: Laborwerte 1333

Sachverzeichnis 1351

**Teil I
Allgemeine Ophthalmologie**

KAPITEL 1

Ophthalmologische Notfälle

1	Allgemeine Befunderhebungen bei okulären Notfällen 3	5.5.3	Sinus-cavernosus-Thrombose 58
		5.5.4	Akute Dakryozystitis 60
2	Präoperative Checkliste 4	5.5.5	Ophthalmia neonatorum 62
		5.5.6	Hornhautulzera 64
3	Trauma (ohne Fremdkörperverletzungen) 4	5.5.7	Infektiöse Endophthalmitis 68
3.1	Lider 4	5.5.8	Linseninduzierte Endophthalmitis (phakoanaphylaktische Uveitis) 73
3.1.1	Lidverletzungen 4		
3.2	Orbita 8		
3.2.1	Blow-out-Fraktur 8		
3.3	Stumpfes Bulbustrauma (Erschütterungstrauma und Contusio bulbi) 9		
3.3.1	Bindehaut 10		
3.3.2	Hornhaut 11		
3.3.3	Sklera 11		
3.3.4	Vorderkammer 14		
3.3.5	Iris 17		
3.3.6	Linse 18		
3.3.7	Glaskörper 20		
3.3.8	Netzhaut und Aderhaut 21		
3.3.8	Sehnerv 24		
3.4	Spitzes Bulbustrauma (oberflächliche Verletzungen, Penetration, Perforation) 26		
3.4.1	Bindehaut 26		
3.4.2	Hornhaut, Sklera, intraokulare Strukturen 27		
3.4.3	Extraokulare Muskeln 35		

Zentraler Bestandteil der adäquaten Behandlung ophthalmologischer Notfälle ist eine detaillierte Befunderhebung und die Antizipation möglicher Komplikationen.
Art der Verletzung, geplante Versorgung und mögliche (Spät-)Komplikationen werden mit dem Patienten und/oder mit seinen Angehörigen ausführlich erläutert.
Eine Verletzung des Auges sollte auch aus forensischen Gründen nie bagatellisiert werden. Wenn immer möglich, sollte eine Fotodokumentation durchgeführt werden.

4	Fremdkörperverletzungen des Auges und der Orbita 36
4.1	Korneale, konjunktivale und sklerale Fremdkörper 36
4.1.1	Oberflächliche Hornhaut- und Bindehautfremdkörper 37
4.1.2	Intrastromale Hornhautfremdkörper (ohne Perforation) 37
4.1.3	Intrastromale Hornhautfremdkörper (mit Perforation) 38
4.1.4	Subkonjunktivale Fremdkörper 38
4.1.5	Intrasklerale Fremdkörper (ohne Perforation) 38
4.2	Intraokulare Fremdkörper 39
4.3	Orbitale Fremdkörper 45
5	Andere okulare Notfälle 48
5.1	Gefäßverschlüsse 48
5.2	Netzhautablösung 48
5.3	Verätzungen und Verbrennungen des Auges und seiner Anhangsgebilde 48
5.3.1	Verätzungen durch Chemikalien 48
5.3.2	Thermische Verletzungen 51
5.3.3	Strahlenverletzungen 52
5.4	Akutes Glaukom 54
5.5	Schwere Infektionen und Entzündungen des Auges und seiner Anhangsgebilde 56
5.5.1	Orbitale Zellulitis (akute Entzündung der Orbita) 56
5.5.2	Präseptale Zellulitis 58

1
Allgemeine Befunderhebungen bei okulären Notfällen

■ Ausführliche und gründliche Anamnese: Zeitpunkt des Auftretens von Beschwerden, Begleitumstände und exakte Angaben zu Fremdeinwirkungen bzw. Expositionen (Chemikalien, Fremdkörper). Wenn die Sehkraft akut gefährdet ist, muß die sofortige Behandlung der Anamnese natürlich vorausgehen (v. a. Chemikalieneinwirkung).

■ Eine kurze Befragung über bereits bekannte Augenerkrankungen („Augenanamnese"; Refraktion, Amblyopie, frühere Verletzungen, Operationen bzw. andere Therapiemaßnahmen, andere Augenerkrankungen) ist zur besseren Beurteilung des jetzigen Krankheitsbildes nötig.

■ Bei geplanter systemischer Therapie oder vor einer Operation sollte der Augenarzt persönlich eine kurze Allgemeinanamnese (Gesundheitszustand, Vorerkrankungen, derzeitige Medikamenteneinnahme, Medikamentenallergien oder -überreaktionen) vornehmen. Bei weiblichen Patienten ist dabei altersabhängig auch an die Möglichkeit einer Schwangerschaft zu denken und evtl. durch Schwangerschaftstest, z.B. vor einer systemischen Kortisontherapie, auszuschließen.

■ Weitere, nicht unser Fachgebiet betreffende Verletzungen müssen unbedingt konsiliarisch mitbetreut werden. Über Vorgehensweise und Behandlungsprioritäten sollte dann gemeinsam entschieden werden.

■ Eine vollständige ophthalmologische Untersuchung wird durchgeführt und dokumentiert:

- Bestimmung der Sehschärfe (5-m-Visus); evtl. muß eine stenopäische Lücke eingesetzt werden.
- Untersuchung von Augenanhangsgebilden, okulärer Motilität, Pupillenreaktion und des vorderen und hinteren Augenabschnittes.
- Falls erforderlich, sind zusätzliche Spezialuntersuchungen durchzuführen (Perimetrie, Gonioskopie, Tränenfunktion etc.) und evtl. radiologische Untersuchungen und Labortests zu veranlassen.
- Zur Sicherstellung einer kompletten Befunderhebung ist die Einhaltung eines festen Schemas zu empfehlen.
- Nach der Befunderhebung wird die entsprechende Behandlung eingeleitet bzw. die Operation vorbereitet.

■ Der Arzt sollte immer davon ausgehen, daß die Verletzungen ausgedehnter sind, als es primär den Anschein hat. Der Bulbus wird sorgfältig nach Perforationen untersucht; intraokulare Fremdkörper müssen ausgeschlossen werden.

2
Präoperative Checkliste

■ Sorgfältige Anamneseerhebung [inklusive Allergien, Allgemeinerkrankungen, Medikamenteneinnahme, letzter Nahrungsaufnahme (fest, flüssig), Tetanusschutz], Bestimmung der Sehschärfe, ophthalmologische Untersuchung. Eventuell ist eine internistische Konsiliaruntersuchung erforderlich.

■ Patient nüchtern lassen.

■ OP-Abteilung informieren (für den Eingriff evtl. notwendige Spezialinstrumente anfordern).

■ Medizinisches Personal informieren (Assistenten, Anästhesie).

■ Angehörige informieren.

■ Operationseinwilligung vor der Prämedikation einholen.

■ Sicherstellen, daß zusätzliche Verletzungen ebenfalls fachgerecht (in einer Sitzung) versorgt werden können.

■ Mikrobiologische Kulturen vorbereiten oder anlegen.

■ Bei geplanter Vollnarkose eine Röntgenuntersuchung des Thorax veranlassen (vorher Rücksprache mit Anästhesiologen). Bei Verdacht auf intraorbitalen oder intraokularen Fremdkörper Röntgenspezialaufnahmen und/oder CT veranlassen.

■ Nach Rücksprache mit dem Anästhesiologen Labor- und Blutbilduntersuchungen veranlassen.

■ Bei entsprechender Indikation Tetanusprophylaxe/-auffrischung veranlassen; evtl. prophylaktische Gabe von Antibiotika (lokal, systemisch).

■ Präoperative Fotodokumentation (falls möglich).

■ Juristische Konsequenzen der Verletzung/Therapiemaßnahme und eine entsprechende Absicherung durch weitere Diagnostik und Aufklärung des Patienten/der Angehörigen müssen immer bedacht werden.

3
Trauma (ohne Fremdkörperverletzungen)

3.1
Lider

3.1.1
Lidverletzungen

> Wegen der guten Blutversorgung und des lockeren Gewebes der Lider ist eine kosmetisch akzeptable Wiederherstellung nach Lidverletzungen häufig möglich.

Diagnose – präoperative Maßnahmen

■ Ophthalmologische Untersuchung: Man achte besonders auf die Beteiligung benachbarter Strukturen (Canaliculi, Lidbändchen, Septum orbitale, Levatoraponeurose usw.) und des Bulbus selbst. Hierbei ist eine gewissenhafte Wundinspektion (Kontamination, Fremdkörper) unerläßlich.

■ Bei Beteiligung des medialen Lidwinkels wird die routinemäßige Überprüfung der Canaliculi (Verletzungen der Canaliculi können auch schon bei Minimaltraumata vorliegen) empfohlen (z. B. Spülung der Tränenwege sowohl über den oberen als auch unteren Tränenpunkt).

■ Präoperative Fotodokumentation.

Allgemeine Behandlungsrichtlinien

■ Abhängig von Natur und Ausmaß der Verletzung sowie Alter und Kooperationsbereitschaft des Patienten kann die chirurgische Versorgung ambulant oder stationär durchgeführt werden.

■ Die übliche präoperative Routine ist einzuhalten (s. oben); man sollte besonders auf eine antibiotische Abdeckung sowie auf das Bestehen einer Tetanusprophylaxe achten, die evtl. nur aufzufrischen ist.

■ Desinfektion und steriles Abdecken werden zur Vermeidung einer zusätzlichen Traumatisierung vom Chirurgen selbst vorgenommen. Dann erfolgt die Wundreinigung und evtl. ein sparsames (!) Debridement der Wundränder (nicht immer erforderlich). Irritation oder Traumatisierung des Auges sind zu vermeiden.

■ Wird der Eingriff unter Lokalanästhesie durchgeführt, sind Nervenblockaden einer Infiltrationsanästhesie vorzuziehen, da letztere zur weiteren Gewebedeformation bzw. -schädigung führen kann.

■ Zur Vermeidung einer iatrogenen Bulbusverletzung ist während des Eingriffs ein entsprechender Bulbusschutz obligat (Skleraschale, Kontaktlinse).

■ Allgemeine Richtlinie: Ziel ist es nicht, einen möglichst schnellen Wundverschluß durchzuführen; es sollte vielmehr zuerst eine sichere Identifikation betroffener (traumatisierter) Strukturen und anschließend der schichtweise Wundverschluß erfolgen.

Spezielle Behandlung bei Rißwunden ohne Beteiligung des Lidrandes (nicht die gesamte Liddicke betreffend)

■ Der Wundverschluß wird schichtweise durchgeführt.

■ Orbitales Fett – falls vorhanden – wird hinter das Septum orbitale reponiert. Bei einem ausgeprägteren Prolaps sollte das prolabierte orbitale Fettgewebe wegen der nur mäßigen Blutversorgung und des verhältnismäßig hohen Infektionsrisikos exzidiert werden.

■ Eine Verletzung des Septum orbitale wird nur dann versorgt (6-0-Einzelknüpfnähte), wenn die Ausdehnung nicht dem Verlauf der M.-orbicularis-Fasern entspricht.

■ Der M. orbicularis wird mit 5-0- oder 6-0-Einzelknüpfnähten versorgt.

■ Die Lidhaut wird sorgfältig readaptiert und mit 6-0- oder 7-0-Einzelknüpfnähten (Vicryl oder Seide) versorgt. Die Nähte können in der Regel nach 5-6 Tagen entfernt werden.

Spezielle Behandlung bei Rißwunden ohne Beteiligung des Lidrandes (gesamte Liddicke betreffend)

■ Der Bindehautverschluß (optional) wird mit 6-0- oder 7-0-Einzelknüpfnähten durchgeführt.

■ Der Wundverschluß des Tarsus wird von außen mit 6-0-Nähten (Vicryl, Seide) vorgenommen. Dies soll sicherstellen, daß die Knoten nicht mit dem Bulbus (Gefahr der Hornhautirritation bzw. -epithelverletzung) in Kontakt kommen.

Spezielle Behandlung bei einfachen Rißwunden des Lidrandes

■ Der Lidrand wird zunächst mit einer 6-0-Naht (Seide) readaptiert. Diese Naht wird durch die graue Linie gelegt. Es ist darauf zu achten, daß sich die Einstiche sowohl vertikal als auch horizontal auf beiden Seiten entsprechen (Abstände!).

■ Vor der grauen Linie in Höhe der Wimpernreihe wird zur suffizienten Readaptation ebenfalls eine Naht (7-0-Seide) in entsprechender Weise gelegt. Hinter der grauen Linie kann zur besseren Readaptation eine weitere 7-0-Naht (Seide) mit gleichem Abstand gelegt werden (nicht obligat). Die Fäden dieser Nähte sollten nur so weit gekürzt werden, daß sie noch mit einem Pflaster auf der Haut fixiert werden können und nicht auf der Hornhaut reiben (Hornhautschutz). Alternativ können die Fäden unter den Knoten der Hautnähte befestigt werden.

■ Die verbleibende Wunde wird schichtweise verschlossen.

■ Bei einer ausgeprägteren, vertikal orientierten Verletzung des Unterlides sollte eine Z-Plastik in Erwägung gezogen werden, da so ein evtl. entstehender Narbenzug eine horizontale Orientierung bekommt (parallel zum Lidrand).

■ Besteht die Gefahr einer Narbenkontraktur mit konsekutiver Liddeformität, sollten die Fäden der Lidrandnähte unter leichtem Zug im Bereich der Augenbrauen (bei Unterlidverletzungen) bzw. an der

Wange (bei Oberlidverletzungen) befestigt werden (mittels eines Pflasters oder sicherer mit einer Naht).

■ Postoperativ wird eine antibiotische Salbe aufgetragen und ein leichter Verband angelegt. Die Hautnähte können nach etwa 5 Tagen entfernt werden, die Lidkantennähte sollten 7–10 Tage belassen werden.

Spezielle Behandlung bei Einrissen des Lides mit Beteiligung des Canaliculus

■ Folgende Richtlinien sollten beachtet werden: Ein Tränenkanal sollte nie leichtfertig geopfert werden (Abb. 1.1). Ein Wiederherstellungsversuch wird immer unternommen. Der Patient ist darüber aufzuklären, daß oft ein mehrzeitiges Vorgehen erforderlich ist und eine befriedigende Wiederherstellung nicht immer gelingt.

■ Vorgehensweise: Zuerst sind die Tränenwege, anschließend die Lidverletzungen zu versorgen.

■ Das distale Ende des verletzten Canaliculus wird entweder direkt unter dem Operationsmikroskop oder mittels einer Sonde, die in das Tränenpünktchen geschoben wird (Austrittsöffnung der Sonde entspricht der gesuchten Struktur), identifiziert.

■ Das Aufsuchen des proximalen Endes des Tränenkanals ist wesentlich schwieriger. Die Wunde wird ohne weitere Traumatisierung mit einem stumpfen Instrument exploriert. Hierbei ist auf eine leuchtend weiße Struktur mit eingerollten Rändern zu achten. Bei Benutzung von Sonden (v. a. „Schweineschwanzsonden") ist vorsichtig zu agieren, da der verbleibende Canaliculus beschädigt werden bzw. die Sonde via falsa gehen kann. Von der Verwendung von Farbstoffen, die in die Tränenwege injiziert werden, wird abgeraten, da sie die Sicht auf das Operationsfeld erheblich stören und nur schwierig entfernt werden können.

■ Es gibt verschiedene Möglichkeiten der operativen Versorgung. Diese beinhalten meistens eine Schienung des verletzten Canaliculus und eine Readaptation der Schnittenden.

■ Die Schienung wird meist mit einem Silikonschlauch vorgenommen. Der Schlauch wird zuerst durch den unverletzten, danach durch den verletzten Canaliculus geführt. Die beiden Enden werden durch den Ductus nasolacrimalis in die Nase (untere Nasenmuschel) geleitet, verknotet und an der Nasenwand mit einer Naht befestigt. Eine weitere Möglichkeit ist die Intubation der Canaliculi (s. Kap. 21). Bei diesem Verfahren wird der Silikonschlauch allerdings nicht in die Nase gezogen; vielmehr werden beide Enden verknotet (der Silikonschlauch enthält einen Faden), so daß ein Ring entsteht (Ringintubation). Der Knoten wird dann in Richtung Canaliculus communis bzw. Tränensack rotiert. Das Silikonschläuchchen selbst führt nur zu einer geringen Irritation der Augenoberfläche (Abb. 1.2).

■ Danach werden die Schnittenden des Canaliculus mit 3 bzw. 4 Nylon- oder Vicryl-Nähten (8-0 oder 9-0) readaptiert.

■ Versorgung von Lidkante und Haut s. oben.

■ Bei Verletzung des oberen und unteren Canaliculus wird eine Dakryozystostomie durchgeführt. Die Silikonschläuche werden hierbei retrograd durch die Canaliculi und die Tränenpünktchen geführt und die beiden Enden verbunden.

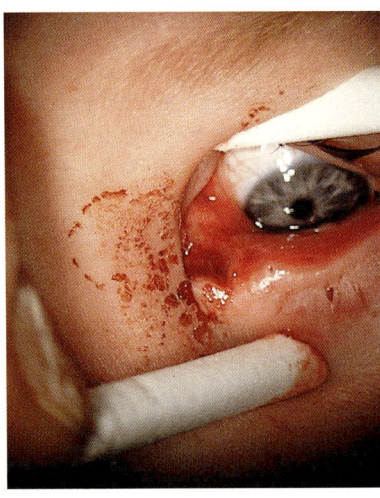

Abb. 1.1. Defekt der unteren Lidkante nach Hundebiß mit Beteiligung des unteren Tränenwegs bei einem Kind (intraoperativer Situs)

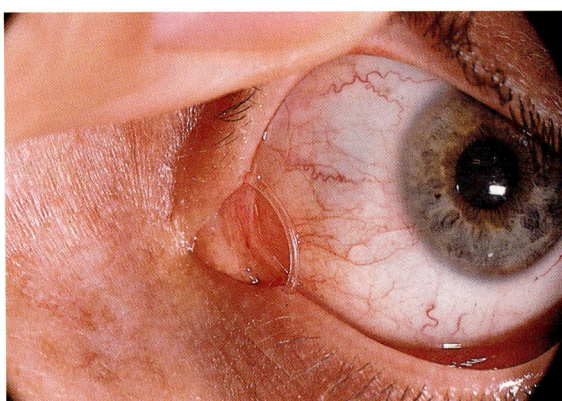

Abb. 1.2. Silikonschlauch zur Ringintubation der Tränenwege

- Die Silikonschläuche werden in der Regel 6 Monate oder länger belassen.

- Das mediale Lidbändchen sollte immer aufgesucht werden, da es bei Verletzungen der Tränenwege oft mitverletzt ist. Hierbei ist besonders auf den hinteren Abschnitt zu achten, der an der Crista lacrimalis anterior anheftet. Besteht diese Anheftung nicht mehr, kann es trotz suffizienter Wiederherstellung der Tränenwege zu einem medialen Ektropium und infolge Eversio puncti lacrimalis zu permanenter Epiphora kommen.

Spezielle Behandlung des massiven Lidtraumas

- Schwere Rißverletzungen der Lider stellen auch den auf dem Gebiet der plastischen Versorgung erfahrenen Chirurgen vor schwierige Probleme. Im Rahmen dieses Buches werden nur Grundprinzipien besprochen. Die Einweisung in eine Spezialabteilung wird angeraten.

- Erste Priorität hat der Schutz des (intakten?) Bulbus, v. a. dann, wenn ein Augenlid völlig verloren ist. Eine feuchte Kammer (Uhrglasverband) als Hornhautschutz wird empfohlen. Zusätzlich sollte immer eine Salbenbedeckung vorgenommen werden. Manche Autoren empfehlen wegen der langen Zeitspanne bis zu einer eventuellen Wiederherstellung des Lidschlusses eine sofortige Bindehautdeckung der Hornhaut.

- Ist das Lid im Bereich des Lidbändchens (ohne Gewebsverlust) eingerissen, werden zunächst die beiden Enden des Lidbändchens aufgesucht und mit nicht resorbierbarem Nahtmaterial readaptiert. Falls das Lidbändchen aus seiner knöchernen Insertionsstelle gerissen ist, kann es im Periost des Orbitarandes mit ähnlichem Nahtmaterial wie zur Readaptation oder mit einem feinen Draht befestigt werden.

- Bei nur leichtem bis mäßigem Gewebsverlust reicht oft eine Kanthotomie und Kantholyse mit Verschiebelappen für eine suffiziente Wiederherstellung aus. Ein Defekt von bis zu einem Viertel des horizontalen Liddurchmessers kann in der Regel primär ohne Transplantat oder -ponate geschlossen werden. Ist der Defekt größer als ein Viertel des horizontalen Durchmessers (bis 1/2), kann eine Kantholyse mit Verschiebelappen durchgeführt werden; bisweilen ist zur Wiederherstellung ein mehrzeitiges Vorgehen erforderlich (s. Kap. 21).

Spezielle Behandlung der traumatischen Ptosis

- Eine Ptosis nach Lidverletzungen kann entweder Folge der mechanischen Behinderung der Lidhebung (Ödem, Hämorrhagie) sein oder ist auf eine Verletzung der Lidheber und/oder der Levatoraponeurose zurückzuführen.

- Eine Primärversorgung ist wegen der vorliegenden Lidschwellung meist nicht möglich. Die sofortige Anwendung von kühlen Kompressen und eine antibiotische Abdeckung sind daher sinnvoll. Die Patienten werden engmaschig kontrolliert oder stationär aufgenommen. Nach dem Abschwellen wird die Versorgung vorgenommen.

- Zur korrekten Wiederherstellung ist die genaue Kenntnis der Oberlidanatomie erforderlich. In diesem Gebiet weniger erfahrene Chirurgen sollten erfahrenere Kollegen hinzuziehen.

- Auch bei einer kompletten Durchtrennung des M. levator palpebrae und Rücklagerung der Enden in das orbitale Fettgewebe ist die Identifikation von M. rectus superior und M. levator palpebrae möglich, da im Oberlid nur diese beiden Muskeln zu finden sind. Zunächst wird der M. rectus superior mit einem Schielhaken isoliert und mit einer Naht befestigt. Anschließend kann der M. levator palpebrae entweder mit seiner Aponeurose oder mit der oberen Lidkante reanastomosiert werden.

- Kommt es im Heilverlauf zu einer narbigen Verziehung des Lides, empfiehlt es sich, die Sekundärversorgung im Interesse des kosmetischen Ergebnisses einem erfahrenen plastischen Chirurgen zu überlassen.

WEITERFÜHRENDE LITERATUR

Berke RN (1971) Surgical treatment of traumatic blepharoptosis. Am J Ophthalmol 72:691

Blodi FC, Mackensen G, Neubauer H (eds) (1992) Surgical ophthalmology. Springer, Berlin Heidelberg New York Tokyo

Collin JRO (1991) Lidchirurgie. Thieme, Stuttgart

Deutsch TA, Feller DB (eds) (1985) Paton and Goldberg's management of ocular injuries. Saunders, Philadelphia

Dortzbach RK (1994) Ophthalmic plastic surgery: Prevention and management of complications. Raven, New York

Freeman HM (ed) (1979) Ocular trauma. Appleton-Century-Crofts, New York

Hawes MS, Segrest DR (1985) Effectiveness of bicanicular silicone intubation in the repair of canalicular lacerations. Ophthal Plast Reconstr Surg 1:185

Hewes MJ (1990) Canalicular lacerations. In: Linberg JV (ed) Oculoplastic and orbital emergencies. Appleton & Lange, Norwalk

Iliff CE et al. (1979) Oculoplastic surgery. Saunders, Philadelphia

Morax S, Baudoin F, Hurbli T (1995) Surgery of post-traumatic ptosis. Ann Chir Plast Esthet 40:691

Smith BC (ed) (1987) Ophthalmic plastic and reconstructive surgery. Mosby, St. Louis

Van der Meulen JC, Gruss JS (1996) Color atlas of ocular plastic surgery. Mosby-Wolfe, St. Louis

3.2 Orbita

3.2.1 Blow-out-Fraktur

> Die sorgfältige Anamnese von Patienten/Begleitpersonen und die Befragung zum Unfallhergang sind hier besonders wichtig. Besteht der geringste Verdacht auf eine Schädel(basis)fraktur, ist ein Neurochirurg hinzuzuziehen.
>
> Die genauen Pathomechanismen einer Blow-out-Fraktur sind nicht bekannt; es wird angenommen, daß eine Blow-out-Fraktur durch Traumata mit runden Gegenständen hervorgerufen wird, deren Durchmesser größer als der der vorderen Orbitaöffnung ist (Tennisbälle, Faustschlag usw.). Die Kraft wird auf den Orbitainhalt übertragen, und die Fraktur entsteht am Locus minoris resistentiae (meist Orbitaboden oder mediale Orbitawand, seltener Orbitadach).
>
> Zusätzlich können Verletzungen des Orbitarandes, verschiedener Gesichtsknochen (v. a. Jochbein) und des Auges sowie seiner Anhangsgebilde vorliegen.

Diagnose und Untersuchung

■ Zum Ausschluß einer Bulbusverletzung und zur Basisdokumentation wird eine vollständige ophthalmologische Untersuchung durchgeführt. Hierbei ist auch auf die okuläre Motilität und das Auftreten von Doppelbildern zu achten. Falls erforderlich, werden noch zusätzliche Untersuchungen, wie z. B. Exophthalmometrie und Traktionstests, durchgeführt.

■ Zeichen einer Blow-out-Fraktur: Unebenheit des Orbitarandes, Hypästhesie im Versorgungsgebiet des N. trigeminus (N. infraorbitalis), eingeschränkte Motilität (ggf. mit Doppelbildern), positiver Traktionstest, Enophthalmus oder Exophthalmus. Diese Zeichen können allerdings auch ohne Fraktur bei einer retrobulbären Blutung und bei Ödemen der Orbitastrukturen auftreten. Röntgenaufnahmen der Orbita (in 2 Ebenen) sind zum Ausschluß einer Orbitafraktur immer erforderlich.

■ Röntgenaufnahmen nach Waters dienen zur Darstellung von Blow-out-Frakturen und Orbitarandfrakturen; eine Verschattung des Sinus maxillaris deutet auf eine Orbitabodenfraktur hin (nicht beweisend – Blutung in den Sinus und/oder Ödem der Schleimhaut stellen sich röntgenologisch ähnlich dar). Eine computertomographische Untersuchung (CT) der Orbita liefert wesentlich mehr Information über eine evtl. vorliegende Fraktur (z. B. hängender Tropfen), den Zustand der Orbita insgesamt und den Zustand des Bulbus. Ein CT wird heute bei Orbitaverletzungen an vielen Zentren routinemäßig durchgeführt.

Primärbehandlung

■ Es gibt keine allgemeinen Behandlungsrichtlinien. Meist ist die Behandlung konservativ, manchmal ist allerdings auch eine chirurgische Intervention erforderlich.

■ Die chirurgische Versorgung wird nur selten unter Notfallbedingungen durchgeführt. Zunächst wird 2–3 Wochen gewartet, bis sich das Ödem zurückgebildet hat und/oder eine Blutung resorbiert ist.

■ Eine schnellere Rückbildung des traumatisch induzierten Ödems erleichtert die Entscheidung über das weitere Vorgehen (chirurgisch/konservativ) und kann mit systemischen Steroiden (Prednison: 60–80 mg/Tag in einem Zeitraum von 48 h nach dem Trauma für 5 Tage – danach ausschleichende Therapie) erreicht werden. Ist eine vorliegende Diplopie durch ein Muskelödem bedingt, bessert sie sich nach Steroidgabe; im Falle einer Muskeleinklemmung kommt es zu keiner Besserung. Nach Rückbildung des Orbitaödems wird ein evtl. bestehender Enophthalmus ebenfalls deutlicher.
Bleiben Diplopie (besonders in Primärposition und/oder bei Abblick mit positivem Traktionstest – dies bedeutet eine mögliche Muskel-/Sehneneinklemmung) – bzw. ein klinisch manifester Enophthalmus (möglicher großer Orbitabodendefekt) nach ausreichender Beobachtungszeit bestehen, ist die Indikation für einen chirurgischen Eingriff relativ klar.

■ Allgemeine Richtlinien der Versorgung von Blow-out-Frakturen des Orbitabodens (weitere Angaben s. Spezialliteratur):

- Traktionstest.
- Zügelnaht oder Traktionsnaht des M. rectus inferior (4–0-Seide).
- Inzision unterhalb der Wimpernreihe (≈ 2 mm) von Kanthus zu Kanthus; alternativ kann auch entlang der Lidfalte inzidiert werden.
- Bei subziliarer Inzision wird eine stumpfe Präparation zum unteren Orbitarand in der Ebene zwischen M. orbicularis oculi und Septum orbitale durchgeführt. Im Falle einer Lidfalteninzi-

sion wird eine stumpfe Präparation und Darstellung der Fasern des M. orbicularis durchgeführt.
- Das Periost wird ungefähr 2 mm unterhalb des unteren Orbitarandes inzidiert und vom Orbitaboden freipräpariert.
- Der eingeklemmte Orbitainhalt (z.B. Augenmuskeln) wird aus dem Frakturspalt befreit. Der Defekt kann entweder mit autologem Material (Knochen) oder alloplastischem Material (Supramid, Teflon, Metall) geschlossen werden. Sollte die Gefahr bestehen, daß das Implantat wandert, kann eine Fixation am Orbitarand mit einer 5-0-Propylennaht vorgenommen werden.
- Das Periost wird mit 3-0-Nähten (chromiertes Nahtmaterial zur Resorptionsverzögerung) verschlossen. Anschließend wird ein (schichtweiser) Wundverschluß durchgeführt und die Wunde mit einem Verband versorgt.

Weitere Maßnahmen

■ In den ersten 24 h werden kühle, anschließend warme Kompressen angewendet.

■ Prophylaktisch werden oral Antibiotika und antientzündliche Medikamente (z.B. nichtsteroidale Antiphlogistika) gegeben.

■ Postoperativ sollte für 2 Tage regelmäßig (alle 4-6 h) die Sehschärfe überprüft werden. Eine Reduktion der Sehschärfe kann ein erster Hinweis auf ein frisch entstandenes Hämatom, das zur Optikuskompression und/oder zu einem Gefäßverschluß führte, sein. Eine Optikuskompression bzw. die Lokalisation und Ausbreitung eines Hämatoms läßt sich sonographisch oder mittels CT darstellen.

■ Die Motilität kann für einige Tage noch eingeschränkt sein, bessert sich allerdings unter normalen Umständen stetig.

■ Ein leichtes periorbitales Ödem ist zu erwarten. Eine ausgeprägte Schwellung deutet jedoch auf eine Infektion (Zellulitis, Abszeß, Osteomyelitis, Sinusitis) hin.

Folgen der Erkrankung, Anmerkungen

■ Bei persistierenden Motilitätsstörungen sollte nicht vor Ablauf von 3 Monaten chirurgisch interveniert werden, da die Motilität oft einen relativ langen Zeitraum bis zur Normalisierung benötigt. Von einigen Autoren wird die Augenmuskeloperation am gesunden Partnerauge vorgeschlagen, da man dort normale anatomische Verhältnisse vorfindet.

■ Weitere mögliche Komplikationen: Migration oder Abstoßung des Transplantats, persistierender En- oder Exophthalmus, Ektropium, Dakryostenose.

WEITERFÜHRENDE LITERATUR

Bhattacharya J, Moseley JF, Fells P (1997) The role of plain radiography in the management of suspected orbital blow-out fractures. Br J Radiol 70:29

Blodi FC, Mackensen G, Neubauer H (eds) (1992) Surgical ophthalmology. Springer, Berlin Heidelberg New York Tokyo

Boush GA, Lemke BN (1994) Progressive infraorbital nerve hypesthesia as a primary indication for blow-out fracture repair. Ophthal Plast Reconstr Surg 10:271

Della Rocca RC, Nassif JM (1990) Blowout fractures. In: Linberg JV (ed) Oculoplastic and orbital emergencies. Appleton & Lange, Norwalk

Dutton JJ, Slamovits T (1991) Management of blow-out fractures of the orbital floor. Surv Ophthalmol 35:279

Gilbard SM, Mafee MF, Laqouross PA et al. (1985) Orbital blowout fractures: the prognostic significance of computed tomography 92:1523

Lai A, Gliklich RE, Rubin PA (1998) Repair of orbital blow-out fractures with nasoseptal cartilage. Laryngoscope 108:645

Larsen M, Wieslander S (1999) Acute orbital compartment syndrome after lateral blow-out fracture effectively relieved by lateral cantholysis. Acta Ophthalmol Scand 77:232

Merle H, Gerard M, Raynaud M (1998) Isolated medial orbital blow-out fracture with medial rectus entrapment. Acta Ophthalmol Scand 76:378

Millman AL, Della Rocca RC, Spector SM et al. (1987) Steroids and orbital blowout fractures – a systemic concept in medical management and surgical decision making. In: Bosniak SL (ed) Advances in ophthalmic plastic and reconstructive surgery, vol 6. Pergamon & Elmsford, New York

Putterman AM et al. (1974) Nonsurgical management of blow-out fractures of the orbital floor. Am J Ophthalmol 78:665

Putterman AM, Smith BC, Lisman RD et al. (1987) Blowout fractures. In: Smith BC et al. (eds) Ophthalmic plastic and reconstructive surgery. Mosby, St. Louis

Shaw GY, Khan J (1994) Precise repair of orbital maxillary zygomatic fractures. Arch Otolaryngol Head Neck Surg 120:613

Smith B, Petrelli R (1979) Fractures of the orbit: blow-out and nasoorbital fractures. In: Freeman HM (ed) Ocular trauma. Appleton-Century-Crofts, New York

Whitehouse RW, Batterbury M, Jackson A et al. (1994) Prediction of enophthalmos by computed tomography after „blow out" orbital fracture. Br J Ophthalmol 78:618

3.3
Stumpfes Bulbustrauma
(Erschütterungstrauma und Contusio bulbi)

Ein stumpfes Bulbustrauma (Contusio bulbi) kann durch Tennisbälle, Schneebälle, Faustschläge, Finger, Tischkanten usw. verursacht werden (Abb. 1.3). Erschütterungstraumata (fortgeleitete Energie von Explosionen) können zu ähnlichen Verletzungen führen.

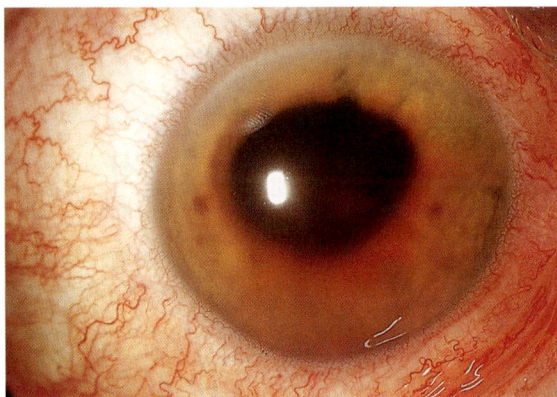

Abb. 1.3. Konjunktivale Injektion, Hornhautödem, Vorderkammerhämorrhagie und Pupillenentrundung nach stumpfen Bulbustrauma (Contusio bulbi)

Die Verletzung ist abhängig von der einwirkenden Gewalt, dem Zustand des Auges vor der Verletzung und davon, welcher Teil des Auges der Hauptgewalt ausgesetzt war. Deswegen werden die unterschiedlichen Verletzungen nach anatomischen Gesichtspunkten besprochen. Es muß jedoch beachtet werden, daß meistens mehrere Strukturen gleichzeitig verletzt sind.

Andererseits können viele der besprochenen Verletzungsfolgen (Hyphäma, Glaskörperblutung, subluxierte Linse) auch ohne okuläre Traumata auftreten. Sie erfordern dann evtl. weiterführende Diagnostik und ein andersartiges therapeutisches Vorgehen.

3.3.1
Bindehaut

Subkonjunktivale Blutung (Hyposphagma)

Ein Hyposphagma ist in der Regel nicht therapiebedürftig, führt jedoch wegen des dramatischen Aussehens häufig zum Aufsuchen einer Notfallambulanz.
Ätiologie: Riß eines Bindehautgefäßes führt zur Blutansammlung im subkonjunktivalen Raum. Prädisponierend sind Bluthochdruck, Diabetes mellitus, Gerinnungsstörungen bzw. gerinnungshemmende Therapie und Anomalien der Bindehautgefäße, so daß beim Vorliegen solcher Erkrankungen/Veränderungen schon eine leichte Verletzung zur Blutung führen kann.

Bei entsprechender Prädisposition ist eine spontane Blutung nicht ungewöhnlich, nicht selten geht jedoch ein Trauma oder Valsalva-Manöver (Schneuzen, Husten, Pressen) voraus.
Manchmal entsteht eine subkonjunktivale Blutung aber auch als Folge schwerer Verletzungen, wie z. B. Skleraruptur, Fremdkörperverletzungen, oder fortgeleitet von einem Orbitahämatom usw.

Diagnose und Untersuchung

■ Die Diagnose bereitet in der Regel keine Schwierigkeiten; bei entsprechendem Verdacht (Anamnese) sind die oben erwähnten Ursachen auszuschließen.

■ Bei einer isolierten subkonjunktivalen Blutung wird der Patient über die Harmlosigkeit aufgeklärt. Besteht eine Infektionsgefahr, werden für einige Tage lokale Antibiotika gegeben, z. B. Gentamicin (Refobacin®) AT 4mal/Tag.

■ Zur Verhinderung der Austrocknung der Bindehaut werden ausgedehnte Hämorrhagien mit Bindehautprolaps mit Salbe versorgt. Die chirurgische Entfernung der Koagel ist in der Regel nicht indiziert.

Folgen der Erkrankung, Anmerkungen

■ Große Koagel benötigen zur Resorption 1–2 Wochen und führen dabei zu einer dunklen Pigmentierung.

■ Eine isolierte subkonjunktivale Blutung (Abb. 1.4) wird in der Regel spontan resorbiert.

Bindehautchemosis

■ Eine Bindehautchemosis kann die sichtbare Manifestation einer schweren Verletzung (z. B. intra-

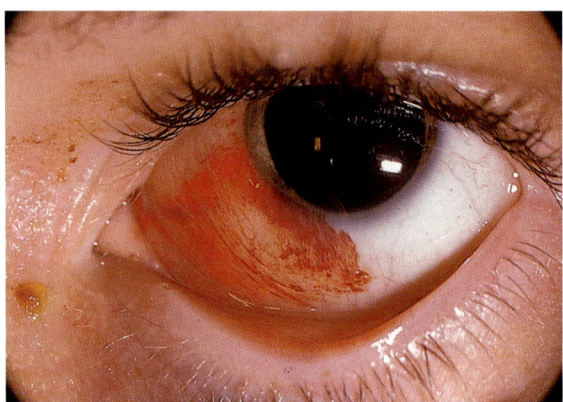

Abb. 1.4. Subkonjunktivale Blutung nach Trauma

okularer Fremdkörper, Bulbusruptur, Orbitafraktur usw.) sein.

Diagnose und Untersuchung

■ Trotz der einfachen Diagnose muß immer an mögliche schwerwiegende Ursachen der Chemosis gedacht werden.

■ Zum Ausschluß einer Bulbusruptur sollten bei entsprechendem Verdacht der Augeninnendruck gemessen, eine Fundusuntersuchung mittels indirekter Ophthalmoskopie durchgeführt und evtl. eine Ultraschalluntersuchung und/oder eine Computertomographie (CT) veranlaßt werden.

■ Zum Ausschluß von intraokularen Fremdkörpern sind eine Röntgenuntersuchung der Orbita und/oder CT und/oder eine Ultraschalluntersuchung zu veranlassen.

Behandlung

Die konservative/unterstützende Behandlung der Chemosis entspricht der der subkonjunktivalen Blutung.

Folgen der Erkrankung, Anmerkungen

Bei persistierender Chemosis ohne offensichtliche okuläre und/oder orbitale Pathologie sind weitergehende Untersuchungen erforderlich. Endokrine Orbitopathie, orbitale/retrobulbäre Raumforderungen und allergische Erkrankungen usw. können ebenfalls eine Chemosis verursachen.

3.3.2
Hornhaut

Hornhautödem

> Nach stumpfem Bulbustrauma kommt es v. a. bei Verletzungen der Descemet-Membran und/oder des Hornhautendothels zu einem lokal begrenzten oder generalisierten Ödem der Hornhaut. Pathophysiologisch handelt es sich um eine Kammerwasserinvasion in das Hornhautstroma und -epithel mit konsekutiver Quellung dieser Strukturen.
> Kinder und Patienten mit Keratokonus sind prädisponiert für solche Komplikationen.

Diagnose und Untersuchung

■ Ein Hornhautödem ist leicht bei der Spaltlampenuntersuchung zu diagnostizieren (v. a. bei indirekter Beleuchtung bzw. bei Retroillumination). Eine eingehende Untersuchung zur Erkennung zusätzlicher Veränderungen der Hornhaut ist erforderlich.

Behandlung

■ Die Behandlung ist in der Regel unterstützend; hypertone Salben oder Augentropfen (z. B. 5%iges NaCl) beschleunigen die Entquellung. Der Augeninnendruck wird regelmäßig kontrolliert; die lokale Gabe von Steroiden (entzündungshemmend) und Zykloplegika (bei Ziliarkörperschmerz) wird empfohlen.

Folgen der Erkrankung, Anmerkungen

■ Die Falten der Bowman-Schicht und der Descemet-Membran verschwinden mit dem Aufklaren der Hornhaut.

■ Bei nur leichtem Hornhautödem ist das Endothel durch aktive Transportvorgänge alleine in der Lage, das Stroma zu entquellen. Ist das Endothel allerdings traumatisiert und schwer geschädigt, kann das Ödem persistieren. In diesen Fällen ist mitunter eine perforierende Keratoplastik im weiteren Verlauf erforderlich.

■ Stumpfe Bulbustraumata können zu schmerzhaften Epithelabrasiones bzw. Hornhautrupturen führen (s. unten).

3.3.3
Sklera

Skleraruptur (Bulbusruptur)

> Bulbuskontusionen oder -erschütterungen können eine Skleraruptur entweder direkt am Ort der Gewalteinwirkung oder an der gegenüberliegenden Seite verursachen.
> Diese Bulbusrupturen treten meist am Locus minoris resistentiae (dünne Sklera) auf. Solche Prädispositionsstellen liegen zwischen Äquator und den Ansätzen der geraden Augenmuskeln (Sklera hier am dünnsten), am Limbus und im Bereich des N. opticus oder bei Pseudophakie im Schnittbereich (Abb. 1.5).
> Da der relativ ungeschützte, temporal unten gelegene Quadrant am häufigsten der Gewalteinwirkung ausgesetzt ist, treten die meisten Sklerarupturen am gegenüberliegenden Quadranten (nasal oben) auf.
> Oft besteht nach Bulbusruptur eine schlechte Prognose quoad visum. Liegt zusätzlich ein Pro-

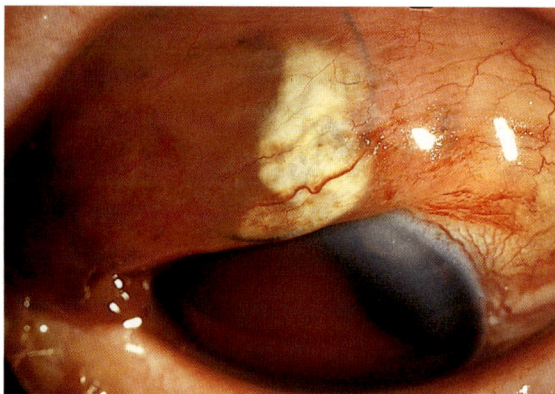

Abb. 1.5. Bulbusruptur nach stumpfen Trauma mit Luxation der Intraokularlinse nach subkonjunktival

laps intraokularer Strukturen vor, kann es zum Organverlust kommen. Es sollte trotzdem immer alles versucht werden, derartig verletzte Augen zu retten, da bei vielen Patienten mit vermeintlich irreparablen Schäden nach suffizienter Versorgung mit den heutigen mikrochirurgischen Techniken (oft sind mehrere Eingriffe erforderlich) noch akzeptable Visusergebnisse erreicht werden können.

In vielen Zentren wird die Primärenukleation heute prinzipiell abgelehnt. Manche Autoren ziehen eine Primärenukleation nur dann in Erwägung, wenn kein Lichtschein mehr wahrgenommen wird und die Verletzung so ausgedehnt ist, daß eine vernünftige Versorgung nicht möglich erscheint. Der behandelnde Chirurg sollte unbedingt einen erfahrenen Kollegen hinzuziehen, bevor er sich zu einer Primärenukleation entschließt. Der Patient und/oder die Angehörigen (Patient nicht ansprechbar) müssen ausführlich aufgeklärt werden und sollten ihre Zustimmung zu einer möglichen Primärenukleation erteilen. Eine ausführliche präoperative Fotodokumentation ist hier obligat. Bei der Erstversorgung sollte heute auf die Primärenukleation grundsätzlich verzichtet werden.

Diagnose und Untersuchung

- Eine Bulbusruptur ist meist leicht zu erkennen, kann jedoch wegen zusätzlicher okulärer Verletzungen auch übersehen werden.

- Hinweise auf eine Bulbusruptur sind okuläre Hypotonie, ausgeprägte hämorrhagische Chemosis, deutliche Veränderungen der Vorderkammertiefe (Abflachung oder Vertiefung) und intraokulare Blutungen. Obwohl diese Symptome auch ohne Bulbusruptur vorkommen, sollte hier immer an eine Bulbusruptur gedacht werden. Entsprechende Untersuchungen müssen dann veranlaßt werden.

- Eine eingehende und sorgfältige Spaltlampenuntersuchung beider Augen mit Befunddokumentation sollte – falls möglich – durchgeführt werden.

- Starke Manipulationen müssen vermieden werden, da der bestehende okuläre Schaden durch den Untersucher noch verschlimmert werden kann. Auch der Patient sollte von Manipulationen (z. B. Drücken auf das Lid) durch entsprechende Maßnahmen abgehalten werden, da durch solche Manöver intraokulare Strukturen durch den Wundspalt nach außen treten können.

- Nach der Untersuchung und dem Einholen der Operationseinwilligung erhält der Patient bei Bedarf Schmerzmittel und Sedativa.

- Bei starken Quetschverletzungen des Lides wird in ausreichender Entfernung von der Verletzung eine Leitungsanästhesie des versorgenden Nerven (Fazialisakinesie, s. Kap. 20) empfohlen.

- Lidhaltenähte und/oder die (atraumatische) Verwendung von Lidspekula sind wichtige Hilfsmittel bei der Untersuchung.

- Bei Kindern ist die Untersuchung meist nur in Narkose bzw. unter leichter Sedation möglich.

Primäre Behandlungsmaßnahmen

- Bei eindeutiger Diagnose einer Bulbusruptur sollte Material zur mikrobiologischen Untersuchung (Bakterien und Pilze) vor der Antibiotikagabe entnommen werden. Ein Antibiogramm sollte durchgeführt werden.

- Der Tetanusschutz muß sichergestellt sein; im Zweifelsfall ist er aufzufrischen (s. Kap. Pharmakologie). Außerdem werden Breitspektrumantibiotika zunächst nur systemisch gegeben (s. Kap. Pharmakologie). Sollte man sich für eine zusätzliche lokale Therapie entscheiden, werden wegen der bevorstehenden operativen Versorgung nur Tropfen (keine Salben) appliziert.

- Zur Vermeidung von Manipulationsschäden wird der Bulbus mit einem leichten Verband und einer zusätzlichen Schutzkappe bedeckt. Das Operationsteam sollte informiert werden, daß eine weitere Wundexploration in Narkose erforderlich ist (praktisch immer notwendig).

- Alle evtl. notwendigen Materialien sollten präoperativ angefordert werden und bereit stehen (Leichensklera, lyophilisierte Dura, Kryosonde, Ablatiobesteck usw.).

Weitere Maßnahmen

- Der zuständige Anästhesist sollte – soweit abschätzbar – über die Art der Verletzung informiert werden. Succinylcholin darf nicht zur Relaxation verwendet werden, da die Kontraktion der extraokularen Muskeln zu einer Verdrängung der intraokularen Strukturen führt, die in den Wundspalt prolabieren können. Mittel der Wahl sind hier nichtdepolarisierende Muskelrelaxanzien.

- Die Intubation sollte so schonend wie möglich durchgeführt werden. Das betroffene Auge darf in keinem Fall durch den Druck der Beatmungsmaske oder andere Manipulationen in Mitleidenschaft gezogen werden.

- Es hat sich bewährt, daß der Operateur oder Assistent die Vorbereitungen am Patienten treffen, da durch das oft nur für Regeleingriffe geschulte Pflegepersonal unbeabsichtigt zusätzliche Schäden (z. B. beim Abdecken) verursacht werden können.

- Chirurgisches Vorgehen (Exploration und Versorgung):

  - Nachdem der Bulbus durch Lidhaltenähte und/oder entsprechende Spekula exponiert wurde, werden eine zirkuläre Peritomie vorgenommen und die Mm. recti freigelegt. Die geraden Augenmuskeln werden mit 4-o-Seide-Nähten angeschlungen oder auf eine andere Weise mit Fäden so befestigt, daß eine gezielte Bulbusbewegung durch den Operateur möglich ist.
  - In allen Quadranten wird dann eine systematische Exploration des Bulbus wenigstens bis zum Äquator durchgeführt (auch unter den Augenmuskeln!). Sollte die Ruptur unterhalb eines der geraden Augenmuskeln liegen (v. a. in Ansatznähe), kann eine temporäre Abtrennung des Muskels im Bereich der Insertionsstelle erforderlich sein, um einen adäquaten Wundverschluß zu ermöglichen (vorher wird der Muskel mit einer 5-o-Naht aus resorbierbarem Material fixiert).
  - Falls notwendig, werden Kulturen aus dem Wundbereich angelegt (Bakterien und Pilze). Eine intraoperative Fotodokumentation hat sich bewährt (Regreßansprüche, Gutachten, Versicherungsanfragen usw.).
  - Ausgetretenes Uveagewebe sollte vorsichtig reponiert werden. Falls dies nicht gelingt und/oder das Gewebe kontaminiert ist, wird es exzidiert und histopathologisch untersucht. Beachten Sie, daß die Inkarzeration des Ziliarkörpers in den Wundspalt eine schwere Komplikation darstellt. Von einer vorschnellen Exzision ist beim geringsten Verdacht auf Ziliarkörpergewebe zunächst abzuraten, es sei denn, das Gewebe ist massiv kontaminiert und/oder zerstört. Manche Operateure applizieren in solchen Fällen zirkulär um den Wundspalt eine Reihe von transskleralen Diathermieherden.
  - Sollten die Ränder der Skleraruptur ohne stärkere Bulbusdeformation readaptierbar sein, werden diese mit 8-o-Nylon-Nähten verschlossen. Sklerarupturen am hinteren Pol (Makulabereich) erfordern in der Regel keinen Wundverschluß, da sich diese Verletzungen meist von selbst verschließen.
  - Bei Gewebeverlust oder größeren Lücken, die sich nicht ohne Bulbusdeformation verschließen lassen, kann es erforderlich sein, Leichensklera (oder autogene Fascia lata) zum Wundverschluß aufzunähen. Manchmal werden Sklerastücke auch zur Überbrückung („als Scharnier") verwendet. Sollte die Ruptur bis unterhalb der Ora serrata reichen (die Ausmaße sind leicht durch Transillumination via Pupille oder durch Messung des Abstandes vom Limbus auszumachen), wird zusätzlich zur Ablatioprophylaxe eine Kryoretinopexie (unter ophthalmoskopischer Kontrolle!) im Bereich der Verletzung durchgeführt.
  - Von manchen Autoren wird empfohlen, daß weitergehende intraokulare Eingriffe, wie z. B. eine Vitrektomie bei Glaskörperblutung oder Netzhautablösung, einige (ca. 10) Tage nach der Primärversorgung durchgeführt werden, da vorher die Trennung von Netzhaut und Glaskörper Schwierigkeiten bereiten kann. In dieser Zeit wird die Behandlung einer evtl. vorhandenen Entzündung bzw. Infektion mit konsequenter intravenöser Antibiose durchgeführt.
  - Bei klaren Medien und gutem Einblick ist intraoperativ immer eine Netzhautuntersuchung (indirekte Ophthalmoskopie) durchzuführen (Netzhautschaden?).
  - Eventuell abgerissene oder zur besseren Versorgung abgetrennte Muskeln werden readaptiert bzw. an ihren Ansatzstellen wieder angenäht. Die Bindehaut wird mit resorbierbarem Nahtmaterial (6-o, 7-o) verschlossen.
  - Breitspektrumantibiotika werden topisch (Salbe), periokulär (vor Anlegen des Verbandes) und systemisch gegeben. Zusätzlich zum Verband wird das Auge mit einer Schutzklappe versehen.

- In manchen Zentren werden – falls keine Kontraindikationen bestehen – zusätzlich systemisch Steroide gegeben, da sie sowohl das Ausmaß von intraokularer Entzündung und Ödem positiv beeinflussen als auch das (geringe) Risiko einer sympathischen Ophthalmie vermindern.

Folgen der Erkrankung

■ Engmaschige Kontrollen sind u. a. auch deswegen erforderlich, weil sich nach dem Aufklaren einer möglichen intraokularen Blutung weitere Schäden zeigen können.

■ Man achte besonders auf eine sich entwickelnde Endophthalmitis oder sympathische Ophthalmie (daher immer Partnerauge mit untersuchen).

■ Die aufwendigen chirurgischen Bemühungen werden nicht selten durch eine brauchbare Sehschärfe belohnt. Zur Optimierung und Stabilisierung des Befunds sind oft mehrere Eingriffe erforderlich.

■ Bei schweren Traumata ist die Prognose meist schlecht. Komplikationen wie eine komplette Ablatio retinae mit proliferativen Glaskörperveränderungen, Ziliarkörperfibrose oder okuläre Hypotonie und die Entwicklung einer Phthisis bulbi sind nicht selten.

■ Die sympathische Ophthalmie ist zwar durch die Einführung mikrochirurgischer Techniken ein extrem seltenes Krankheitsbild geworden, es muß aber immer an diese Bedrohung des Partnerauges gedacht werden.

■ Zur Beurteilung des anatomischen und funktionellen Zustandes des verletzten Auges haben sich Ultraschalluntersuchungen und elektrophysiologische Untersuchungen (ERG, VEP) bewährt.

■ Die Intervalle der Nachfolgeuntersuchungen werden nur langsam vergrößert. Die Patienten bleiben lebenslang in ophthalmologischer Betreuung. Netzhautablösung, Glaukom, Katarakt und sympathische Ophthalmie können auch noch nach Jahren auftreten.

WEITERFÜHRENDE LITERATUR

Anteby JJ, Frucht-Pery J (1995) Visual outcome following traumatic wound dehiscence after cataract surgery. J Cataract Refract Surg 21:533
Barash D, Goldenberg-Cohen N, Tzadok D et al. (1998) Ultrasound biomicroscopic detection of anterior ocular segment foreign body after trauma. Am J Ophthalmol 126:197
Barr CC (1983) Prognostic factors in corneoscleral lacerations. Arch Ophthalmol 101:919
Blodi FC, Mackensen G, Neubauer H (eds) (1992) Surgical ophthalmology. Springer, Berlin Heidelberg New York Tokyo
Deutsch TA, Feller DB (eds) (1985) Paton and Goldberg's management of ocular injuries. Saunders, Philadelphia
Duke-Elder S, MacFaul PA (1972) System of ophthalmology, vol XIV: Injuries. Mosby, St. Louis
Panda A (1999) Lamellolamellar sclerokeratoplasty. Where do we stand today? Eye 13:221
Reynard M, Riffenburgh RS, Moes EF (1983) Effect of corticosteroid treatment and enucleation on the visual prognosis of sympathetic ophthalmia. Am J Ophthalmol 96:290
Spoor TC, Nesi FA (eds) (1988) Management of ocular, orbital, and adnexal trauma. Raven, New York

3.3.4
Vorderkammer

Hyphäma nach Trauma

Da in der gängigen Literatur eine Vielzahl von teilweise widersprüchlichen Vorschlägen zur Therapie bzw. Vorgehensweise gemacht werden, soll hier versucht werden, eine Synopsis der vernünftig erscheinenden Maßnahmen anzuführen. Es wird außerdem auf die einschlägige Literatur verwiesen.
Bei stumpfem Bulbustrauma kommt es oft zu einer Ruptur von Iris- und/oder Ziliarkörpergefäßen. Eine Vorderkammerblutung kann hierdurch ausgelöst werden.
Der betroffene Patient bemerkt einen drastischen Visusverlust, berichtet über Schmerzen am betroffenen Auge und kann lethargisch, ja sogar somnolent sein (Schädel-Hirn-Trauma).
Der Patient (und/oder seine Angehörigen) wird (werden) über die Schwere des Krankheitsbildes aufgeklärt. Da eine engmaschige Überwachung notwendig ist, wird der Patient in der Regel hospitalisiert.

Diagnose und Untersuchung

■ Zunächst ausführliche Anamnese. Die ophthalmologische Untersuchung mit konventionellen Methoden ist gegebenenfalls durch das Hyphäma limitiert.

■ Damit so früh wie möglich ein Einblick in das Auge – auch auf den hinteren Augenabschnitt – erfolgen kann, sollte der Patient angehalten werden, den Kopf hochzulagern und eine Lochbrille zu tragen. Das Absetzen des Blutes ermöglicht dann auch ein Abschätzen des Gesamtvolumens der Blutung.

■ Die Sehschärfe sollte an beiden Augen überprüft werden. Die Funktionsfähigkeit der Netzhaut am betroffenen Auge kann über die (intakte) Lichtprojektion (Verwendung intensiver Lichtquellen) abgeschätzt werden. Das Anliegen der Netzhaut wird mittels Ultraschall überprüft. Die Durchführung einer Pupillenerweiterung bei Blut in der Vorderkammer wird kontrovers diskutiert. Manche Autoren empfehlen im Falle einer Pupillenerweiterung eine völlige Ruhigstellung der Iris mit einem langwirkenden Zykloplegikum.

■ Es sollte immer die Möglichkeit einer Bulbusruptur oder Blow-out-Fraktur in Betracht gezogen und entsprechende Untersuchungen veranlaßt werden. Zeichen einer Bulbusruptur: ausgeprägte Chemosis, Hypotonie, Vorderkammertiefe im Vergleich zum Partnerauge deutlich verändert usw. Weitere mögliche Schäden nach stumpfem Bulbustrauma mit Vorderkammerblutung: Iridodialyse, Linsendislokation, Glaskörperblutung.

■ Der Augeninnendruck sollte immer gemessen werden.

■ Eine Skizze der Blutsäule in der Vorderkammer wird angefertigt; wenn möglich, wird auch eine Fotodokumentation des Befundes vorgenommen.

■ Der Funktionszustand des Hornhautendothels ist mit ausschlaggebend dafür, ob sich eine Hämatocornea entwickelt. Daher sollte der Hornhautstatus dokumentiert werden (Cornea guttata, Descemetfalten, andere Abnormitäten).

Behandlung

■ Über die Behandlung eines Hyphämas herrscht große Uneinigkeit. Wir empfehlen folgendermaßen vorzugehen: die Patienten werden hospitalisiert und angewiesen, eine Kopfhochlage (30–40 Grad) einzuhalten (geringere venöse Stauung, Absetzen des Blutes) und erhalten eine Lochbrille. Das verletzte Auge wird verbunden, ein Binokulus wird bei sehr aktiven Patienten bzw. bei Nachblutung angelegt. Bei ängstlichen Patienten ist evtl. eine leichte Sedierung angezeigt. Obwohl einige Studien keinen Unterschied zwischen Krankenhausbehandlung und ambulanter Betreuung zeigen, sollte in jedem Fall eine engmaschige Überwachung auch bei Patienten mit nur minimalem Hyphäma erfolgen (regelmäßige augenärztliche Kontrollen).

■ Die Gabe von Miotika ist kontraindiziert. Die Pupillenverengerung führt zum Zug an der Iris mit konsekutivem Blutstau und möglicher Entzündung. Zur Ruhigstellung der Iris werden langwirkende Zykloplegika empfohlen. Zusätzlich wird lokal entzündungshemmend mit Steroiden/nichtsteroidalen Antiphlogistika therapiert.

■ Von manchen Autoren wird bei einer evtl. vorhandenen Iridozyklitis die systemische Gabe von Steroiden empfohlen. Die Steroide sollen u.a. auch das Nachblutungsrisiko mindern.

■ Die Nachblutungsrate nach traumatischen Hyphämata soll durch ε-Aminocapronsäure (Antifibrinolytikum) deutlich gesenkt werden. Die Behandlung sollte innerhalb von 24 h nach dem Unfallereignis begonnen werden (50 mg/kg KG alle 4 h, bis maximal 30 g/Tag; Therapie für insgesamt 5 Tage). Bei Patienten mit Gerinnungsstörungen, Leber-, Nieren- und Herzerkrankungen sollte der behandelnde Internist zuvor hinzugezogen werden. Aminocapronsäure ist relativ kontraindiziert bei Patienten mit Hämoglobinopathien.

■ Der Augeninnendruck wird regelmäßig kontrolliert. Im Falle eines Anstiegs ist die lokale Gabe von Betablockern und/oder systemischen (lokalen) Carboanhydrasehemmern indiziert. Bei Augeninnendruckanstiegen über 40 mm Hg empfehlen wir die systemische Gabe von Osmotika (Mannitol 1–2 g/kg KG über 45 min, 2mal am Tag; die Flüssigkeits- und Elektrolytbilanz sollte bei der Gabe solcher Medikamente immer kontrolliert werden). Bei massivem Hyphäma und erhöhtem Augeninnendruck ist im Falle einer erfolglosen medikamentösen Augeninnendrucksenkung eine frühzeitige Irrigation/Aspiration der Vorderkammer in Betracht zu ziehen.

■ Salizylate und Antikoagulanzien werden, soweit möglich, abgesetzt.

■ Hämoglobinopathien und Gerinnungsstörungen sollten immer ausgeschlossen werden.

Weitere Maßnahmen

■ Zwischen dem 2. und 7. Tag nach dem Ereignis (Häufigkeitsgipfel am 3. Tag) kommt es in 20–25% der Fälle zu Nachblutungen (höhere Inzidenz bei Kleinkindern); daher sollten ambulante Patienten v.a. während der ersten Woche täglich kontrolliert werden, bzw. sollte der Empfehlung gefolgt werden, die Patienten etwa 5 Tage stationär zu behandeln; v.a. verschlechtern rezidivierende Nachblutungen die Prognose deutlich; sollte die Hospitalisierung problematisch sein (besonders bei Kleinkindern), können leichte Blutungen bzw. Mikrohyphämata unter Berücksichtigung der obigen Komplikationen und nach entsprechender Aufklärung der Eltern u. U. auch ambulant betreut werden.

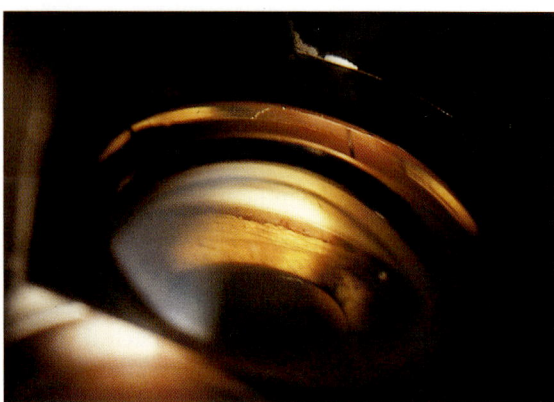

Abb. 1.6. Kammerwinkelrezessus nach Contusio bulbi

- Eine Spaltlampenuntersuchung und eine Augeninnendrucküberprüfung werden (mehrmals) täglich durchgeführt; man achte dabei besonders auf eine Bluteinlagerung in die Hornhaut (Hämatocornea) und die Ausbildung von hinteren Synechien. Nach partieller Resorption des Hyphämas und besserem Einblick wird eine sorgfältige Untersuchung des vorderen Augenabschnitts (weitere Schäden) durchgeführt (Abb. 1.6).

- Die meisten unkomplizierten Hyphämata werden spontan resorbiert; entstehen keine Nachblutungen, ist die Visusprognose in der Regel gut.

- Bestimmte Umstände erfordern zur Verhinderung schwerer Komplikationen eine chirurgische Intervention (druckbedingte Optikusatrophie, Hämatocornea, Verhinderung der Ausbildung von vorderen/hinteren Synechien).

- Die Indikationen für einen chirurgischen Eingriff sind nicht eindeutig festgelegt. Folgende Richtlinien gelten als allgemein akzeptiert:
  - Zunächst ist eine konservative Behandlung auch bei totalem Hyphäma für wenigstens 4 Tage angezeigt, da infolge der Retraktion des Blutgerinnsels dann eine leichtere Entfernung möglich ist (diese Empfehlung gilt auch bei komplettem Hyphäma, vorausgesetzt, daß keine Hämatocornea oder extreme Augeninnendruckanstiege entstanden sind). Falls bei der Spaltlampenuntersuchung eine Bluteinlagerung in die Hornhaut zu erkennen ist (gelbliche Granula im hinteren Hornhautstroma, die die Beobachtung der normalen Stromaarchitektur beeinträchtigen, sowie ein verwaschenes aufgelockertes Aussehen der stromalen Struktur im kleinen Spalt), sollte eine sofortige chirurgische Intervention in Erwägung gezogen werden; diese Komplikation wird üblicherweise nur bei komplettem Hyphäma oder dem Vorliegen einer Endothelerkrankung beobachtet.
  - Weitere Indikationen für ein chirurgisches Vorgehen:
    - Totales Hyphäma mit Augeninnendruckwerten > 50 mm Hg für 5 Tage oder > 35 mm Hg für 7 Tage trotz lokaler und systemischer augeninnendrucksenkender Behandlung (Gefahr der irreversiblen Optikusschädigung und Hämatocornea).
    - Keine Rückbildung des Hyphämas unter 50% innerhalb von 6 Tagen bei einem Augeninnendruck ≥ 25 mm Hg.
    - Hyphämata, die mehr als die Hälfte der Vorderkammer ausfüllen und über 8–9 Tage bei normalem Augeninnendruck keine Resorptionstendenz zeigen (Gefahr der Ausbildung von vorderen/hinteren Synechien).

- Chirurgische Behandlung: Hyphämata können auf verschiedene Weise chirurgisch angegangen werden; der Eingriff wird unter dem Operationsmikroskop durchgeführt:

- Parazentese: u. U. nur kurzzeitige Drucknormalisierung (lediglich Ablassen von Vorderkammerflüssigkeit), ungeeignet bei großen koagulierten Gerinnseln in der Vorderkammer.
- Bimanuelle Irrigation und Aspiration: sog. „Small-incision-Zugänge" (ca. 0,9 mm Breite) haben einige Vorteile, bergen aber auch die Gefahr, daß v. a. bei flacher Vorderkammer intraokulare Strukturen verletzt werden können. Vorgehensweise: es werden 2 Zugänge (Parazentesen) zur Vorderkammer über den Limbus geschaffen; über den einen Zugang wird die Irrigation (evtl. mit Fibrinolyse – z. B. Streptokinase, Urokinase, r-TPA) durchgeführt, das Ablassen erfolgt über die andere Inzision. Es ist hierbei besonders darauf zu achten, daß mit den Instrumenten weder ein Endothel-, Iris- oder Linsenkontakt entsteht. Sollte während der Operation eine Nachblutung auftreten, kann Luft oder eine viskoelastische Substanz in die Vorderkammer zur Tamponade eingegeben werden.
- Große feste Koagel erfordern mitunter größere Inzisionen. Unter Gegendruck bei 6 h ist es möglich, das Koagel zu exprimieren oder mit einem stumpfen Instrument über den Zugang zu entbinden; scharfe Instrumente oder Kryosonden sollten nicht in die Vorderkammer eingeführt werden. Mit Fibrinolytika gelingt es meist, festsitzende Koagel zu lösen.

- Andere Techniken, wie z. B. die Benutzung eines Phakoemulsifikationsgerätes im Irrigations-/Aspirationsmodus, eine Trabekulektomie, oder der Einsatz einer Diathermie ist ebenfalls möglich (vergleiche auch weiterführende Literatur).

■ Eine Hämatocornea klart ggf. von der Peripherie ausgehend zum Zentrum (abrupte Demarkationslinie) sowie von posterior nach anterior auf. Insgesamt sollte 2–3 Jahre abgewartet werden. Ist dann keine Aufklarung eingetreten, so ist eine penetrierende Keratoplastik in Erwägung zu ziehen.

Folgen der Erkrankung, Anmerkungen

■ Augen mit Hyphämata sollten regelmäßig kontrolliert werden; zu den Spätkomplikationen gehören Katarakt, Kammerwinkelrezessionsglaukom, Glaukom (z. B. infolge von hinteren Synechien) und/oder Netzhautablösung. Hierüber müssen die Patienten aufgeklärt werden. Aufgrund der möglichen Spätfolgen sind jährliche Kontrollen erforderlich.

WEITERFÜHRENDE LITERATUR

Beale H, Wood TO (1973) Observations on traumatic hyphema. Ann Ophthalmol 5:1101
Blodi FC, Mackensen G, Neubauer H (eds) (1992) Surgical ophthalmology. Springer, Berlin Heidelberg New York Tokyo
Brodrick JD (1972) Corneal blood staining after hyphaema. Br J Ophthalmol 56:589
Diddie KR, Dinsmore S, Murphee AL (1981) Total hyphema evacuation by vitrectomy instrumentation. Ophthalmology 88:917
Edwards WC, Layden WE (1973) Traumatic hyphema: a report of 184 consecutive cases. Am J Ophthalmol 75:110
Edwards WC, Layden WE (1973) Monocular versus binocular patching in traumatic hyphema. Am J Ophthalmol 76:359
Fong LP (1994) Secondary hemorrhage in traumatic hyphema. Predictive factors for selective prophylaxis. Ophthalmology 101:1583
Graul TA, Ruttum MS, Lloyd MA et al. (1994) Trabeculectomy for traumatic hyphema with increased intraocular pressure. Am J Ophthalmol 117:155
Kaufman JH, Tolpin DW (1974) Glaucoma after traumatic angle recession: a ten year prospective study. Am J Ophthalmol 78:648
Kim MH, Koo TH, Sah WJ et al. (1998) Treatment of total hyphema with relatively low-dose tissue plasminogen activator. Ophthalmic Surg Lasers 29:762
McDonnell PJ, Green WR, Stevens RE et al. (1985) Blood staining of the cornea – light microscopic and ultrastructural features. Ophthalmology 92:1668
Palmer DJ, Goldberg MF, Frankel M et al. (1986) A comparison of two dose regimens of epsilon aminocaproic acid in the management of secondary traumatic hyphemas. Ophthalmology 93:102
Pilger IS (1975) Medical treatment of traumatic hyphema. Surv Ophthalmol 20:28
Rakusin W (1972) Traumatic hyphema. Am J Ophthalmol 74:284
Read J (1975) Traumatic hyphema: surgical vs medical management. Ann Ophthalmol 7:659
Read JE, Crouch ER (1989) In: Tasman W, Jaeger EA (eds) Duane's clinical ophthalmology. Lippincott, Philadelphia
Runyan TE (1975) Concussive and penetrating injuries of the globe and optic nerve. Mosby, St. Louis
Shammas HF, Matta CS (1975) Outcome of traumatic hyphema. Ann Ophthalmol 7:701
Spoor TC, Nesi FA (eds) (1988) Management of ocular, orbital, and adnexal trauma. Raven, New York
Verma N (1996) Trabeculectomy and manual clot evacuation in traumatic hyphema with corneal blood staining. Aust NZ J Ophthalmol 24:33
Wilson FM (1980) Traumatic hyphema. Pathogenesis and management. Ophthalmology 87:910

3.3.5
Iris

Traumatische Iritis

■ Nach stumpfem Bulbustrauma kann eine Iritis entstehen, deren Ausprägungsgrad mit der Schwere des Traumas korreliert.

Diagnose und Untersuchung

■ Die Diagnose wird mittels Spaltlampenuntersuchung gestellt; mögliche Befunde: ziliare Injektion, entzündliche Reaktion der Vorderkammer (Zellen und Tyndall), evtl. Hornhautpräzipitate und Synechien.

■ Manchmal findet man eine Ablagerung von Irispigment auf der vorderen Linsenkapsel (Vossius-Ring = Abklatsch von Pigment) auf dem Hornhautendothel und in den Kammerwinkelstrukturen; diese Befunde sind klinisch meist ohne Bedeutung.

Behandlung

■ Zur Verhinderung von Komplikationen (Synechien, Sekundärglaukom usw.) und zur Behandlung der Entzündung werden – falls keine Kontraindikationen vorliegen – Antiphlogistika und Zykloplegika als Tropfen gegeben; bei nur geringen Entzündungszeichen ist keine Therapie erforderlich.

Folgen der Erkrankung, Anmerkungen

■ Eine leichte traumatische Iritis heilt meist spontan aus; gelegentlich kommt es zur Entwicklung von Synechien (hintere oder kombinierte vordere und hintere) und einem Sekundärglaukom (Offenwinkelglaukom oder Pupillarblockglaukom).

■ Bei einem stumpfen Augentrauma können verschiedene Formen der Kammerwinkelverletzung auftreten:

- Kammerwinkelzerreißung (Einriß zwischen Pars longitudinalis und Pars circularis des Ziliarmus-

kels, „angle recession"): ist die häufigste Ruptur und erscheint gonioskopisch als eine irreguläre Aufweitung des Ziliarkörperbandes (Abb. 1.6).
- Zyklodialyse (Abtrennung des Ziliarkörpers vom Skleralsporn mit einer Aufweitung des suprachoroidalen Raumes).
- Iridodialyse (Einriß der Iriswurzel).
- Trabekelschädigung (Einriß in der Pars anterior des Trabekelmaschenwerkes mit einer abgelösten Lamelle des Trabekelsystems, die zu beiden Seiten am Skleralsporn anheftet).

Iridodialyse

■ Definition: Partieller Einriß der Iriswurzel in Richtung Ziliarkörper; diese Veränderung kann isoliert oder in Verbindung mit einem Hyphäma, einer Linsendislokation und anderen Verletzungen auftreten.

Diagnose und Untersuchung

■ Peripher ist die Vorderkammer als Folge des Einrisses der Iriswurzel vertieft; im gegenüberliegenden Quadranten ist die Pupille meist verzogen. Die Prävalenz einer Iridodialyse bzw. eines Kammerwinkeleinrisses in Augen mit traumatischen Hyphämata liegt bei 60–94%.

Behandlung

■ Eine isolierte Iridodialyse erfordert keine initiale Notfallbehandlung; eine sorgfältige ophthalmologische Untersuchung sollte jedoch wegen der Möglichkeit weiterer Verletzungen immer durchgeführt werden.

■ Bei asymptomatischen kleineren Iridodialysen ist in der Regel keine Behandlung notwendig; bei größeren Iridodialysen, die zu Diplopie, Blendempfindlichkeit und Pupillendeformierungen führen, muß u. U. später operiert werden.

■ Manchmal auftretende monokulare Doppelbilder können zwar durch eine sektorielle Iridektomie behandelt werden, aber die kausale und kosmetisch bessere Behandlung ist die direkte Therapie der Dialyse. Vorgehensweise:
- Unter Einsatz des Operationsmikroskops wird im Bereich der Dialyse unter einem kleinen Sklerallappen mit Basis am Limbus die Vorderkammer eröffnet.
- Die retrahierte periphere Iris wird mit einem Irisspatel oder einer Irispinzette in die Inzisionsöffnung gebracht und dort mit einer 10-o-Nylon

Korneoskleralnaht befestigt. Beachte: Präoperativ sollte immer eine Gonioskopie durchgeführt werden, da die Inzision in eine vaskularisierte Narbe zu einem Hyphäma führen kann.

Traumatische Iridoplegie (Pupilloplegie)

■ Eine Iridoplegie kann zu einer temporären oder (bei Sphinkterriß) dauerhaften irregulären Pupillenverziehung führen. Die Applikation von pupillenerweiternden Ophthalmika bei traumatischer Pupilloplegie, z. B. zur Untersuchung des Fundus, wird in der Literatur kontrovers diskutiert. Das Vorgehen muß in Abhängigkeit von der individuellen Konstellation entschieden werden. Bei Verdacht auf eine periphere Amotio retinae ist zur Diagnostik zunächst die Ultraschalluntersuchung vorzuziehen. Es ist keine spezifische Therapie indiziert. Bei starkem Blendempfinden oder Photophobie ist eine Pupilloplastik erforderlich.

3.3.6
Linse

Traumatische Linsendislokation

Ein stumpfes Bulbustrauma kann zu einer Ruptur der Zonulafasern führen; abhängig vom Ausmaß des Schadens resultieren eine partielle Subluxation oder komplette Dislokation der Linse in die Vorderkammer bzw. in den Glaskörper. Auch der (seltene) Fall einer Verlagerung der Linse in den Subkonjunktivalraum ist möglich. Die Linse kann außerdem in der Pupillaröffnung einklemmen und zu einem Pupillarblock führen. Grunderkrankungen, die mit einer Schwächung der Zonulafasern einhergehen (Marfan-Syndrom, Marchesani-Syndrom, Homozystinurie), bergen schon bei leichten Traumata ein hohes Risiko der Zonularuptur mit konsekutiver Linsendislokation.

Diagnose und Untersuchung

■ Bei einer kompletten Linsendislokation in die Vorderkammer und/oder in den Glaskörperraum ist die Diagnose einfach; partielle Dislokationen können anhand von leichten Schlotterbewegungen des Iris-/Linsendiaphragmas bei Augenbewegungen an der Spaltlampe diagnostiziert werden (Iridodonesis, Phakodonesis). Außerdem kann eine sektorförmige oder vollständige Abflachung bzw. Vertiefung der Vorderkammer, die auch vom Ausmaß der Zonularuptur und der Dislokationslage der

Linse abhängt, festgestellt werden; durch rupturierte Zonulafasern kann der Glaskörper in die Vorderkammer prolabieren.

- Die Symptome hängen von der Zeitspanne, die seit dem Trauma vergangen ist, und vom Ausmaß der Dislokation ab: Die Patienten berichten häufig von monokularen Doppelbildern und Verschwommensehen (erworbener Astigmatismus, Hyperopie häufiger als Myopie).

- Ein stumpfes Bulbustrauma, das zu einer Linsendislokation führt, kann immer auch weitere Verletzungen, wie z. B. Kammerwinkeldeformität, Netzhautablösung, Linsenkapselruptur usw., verursacht haben; es sollte daher immer eine sorgfältige und vollständige ophthalmologische Untersuchung durchgeführt werden.

Behandlung

- Eine nach hinten disloziierte intakte Linse (Kapsel intakt) bereitet primär keine intraokularen Probleme; eine notfallmäßige chirurgische Intervention ist daher nicht indiziert. Ist allerdings die Kapsel rupturiert, kann eine schwere phakogene Uveitis resultieren; die Extraktion der Linse ist in einem solchen Fall notwendig (dieser Eingriff sollte von einem erfahrenen Glaskörperchirurgen durchgeführt werden).

- Die vollständige Dislokation der Linse in die Vorderkammer erfordert in der Regel eine notfallmäßige Extraktion, da es zu Augeninnendruckanstiegen und anderen Komplikationen kommt. Die Linsenextraktion (intrakapsulär oder extrakapsulär) ist auch bei Kapselruptur bzw. bei sich schnell entwickelnder Trübung (Quellung) indiziert. Zwischenzeitlich kann bei Bedarf die Pupille verengt werden, um eine Dislokation nach vorne zu verhindern.

- Vorgehensweise bei Dislokation in die Vorderkammer:

  - Über einen konventionellen Kataraktzugang kann bei Patienten über 40 Jahren und bei solchen, die einen Glaskörperprolaps in die Vorderkammer zeigen, eine intrakapsuläre Kryoextraktion der Linse durchgeführt werden. Wir empfehlen zur Reduktion des Glaskörpervolumens präoperativ Mannitol intravenös zu geben; in der Regel ist eine vordere Vitrektomie notwendig. Der Operationszugang muß am Ende des Eingriffs frei von Glaskörper sein.

- Mit der Einklemmung der disloziierten Linse in die Pupillaröffnung (mit oder ohne Glaskörpervorfall) und einem daraus resultierenden Pupillarblock muß gerechnet werden. Zunächst wird mit Mydriatika/Zykloplegika und systemischen Osmotika (Reduktion des Glaskörpervolumens) versucht, den Pupillarblock zu durchbrechen. In seltenen Fällen gelingt es, die Linse in die Vorderkammer zu luxieren, indem zunächst die Pupille dilatiert wird, der Patient den Kopf nach vorne neigt, und die Pupille anschließend wieder verengt wird. Danach erfolgt die Extraktion der Linse. Kommt es erneut zum Pupillarblock (Glaskörper), sollte eine Iridektomie (oder Laseriridotomie) durchgeführt werden. Bei Patienten mit ausgeprägten vorderen/hinteren Synechien kann auch ein filtrierender Eingriff im weiteren Verlauf erforderlich werden.

- Am häufigsten liegt nach stumpfem Bulbustrauma eine partielle Subluxation der Linse bzw. ein Riß in der vorderen oder hinteren Linsenkapsel vor. Die Vorgehensweise ist abhängig vom Ausmaß der Zonuladehiszenz, der Dichte der Linsentrübung und davon, ob Glaskörper vorgefallen ist.

  - Bei nur minimaler Zonulolyse wird die Linse mittels Phakoemulsifikation bzw. Irrigation/Aspiration entfernt.
  - Bei einem Riß in der Hinterkapsel werden unter Zuhilfenahme von Irrigation/Aspiration oder Phakoemulsifikation der Linsenkern und die -rinde so weit wie möglich entfernt. Tritt ein Glaskörpervorfall auf, wird eine vordere Vitrektomie durchgeführt und anschließend das restliche Linsenmaterial entfernt.
  - Es ist grundsätzlich Vitrektomiebereitschaft geboten. Bisweilen ist sogar vor der Linsenentfernung eine Vitrektomie (vordere/hintere) erforderlich. Dies ist beispielsweise bei Zonulolyse mit primärem Glaskörpervorfall oder Glaskörpervorfall während der Entfernung des Linsenkerns bzw. der Linsenrinde (Kapselverletzung, s. oben) geboten.

- Es besteht keine absolute Kontraindikation gegen die Implantation einer Intraokularlinse. Allerdings hängt diese Entscheidung von Verletzungsart und -ausmaß, von der Anzahl der verbliebenen (intakten) Zonulafasern und auch von der Erfahrung des Chirurgen ab. Auf die Notwendigkeit einer Biometrie wurde bereits hingewiesen.

Kontusionskatarakt

- Ein stumpfes Bulbustrauma kann auch ohne sichtbaren Riß der Linsenkapsel zu einer Katarakt führen, deren klinisches Erscheinungsbild sehr variieren kann [Vossius-Ring, lokalisierte subkapsuläre Trübungen (punktförmig, spinnennetzförmig oder lamellär), Rosettenstar, diffuse Katarakt usw.]. Abhängig von Art und Ausprägung der Trübung kann es zu einer spontanen Besserung bzw. zum Fortschreiten der Katarakt kommen. Eine notfallmäßige Extraktion der Linse ist in der Regel nicht indiziert; Ausnahme ist die Entwicklung einer Entzündung (unentdeckter Kapselriß) und/oder eines Sekundärglaukoms (Linsenteilchen, entzündungsbedingt, Pupillarblock). Bei dislozierter Linse oder gerissener Linsenkapsel gelten die oben angegebenen Richtlinien.

WEITERFÜHRENDE LITERATUR

Boniuk M (1974) A new technique for removal of subluxated lenses. Trans Am Acad Ophthalmol Otolaryngol 78:OP60
Berinstein DM, Gentile RC, Sidoti PA et al. (1997) Ultrasound biomicroscopy in anterior ocular trauma. Ophthalmic Surg Lasers 28:201
Chandhry NA, Belfort A, Flynn HW Jr et al. (1999) Combined lensectomy, vitrectomy and scleral fixation of intraocular lens implant after closed-globe injury. Ophththalmic Surg Lasers 30:375
Cionni RJ, Osher RH (1995) Endocapsular ring approach to the subluxed cataractous lens. J Cataract Refract Surg 21:245
Coleman DJ (1979) Surgical management of traumatic lens injuries. In: Freeman HM (ed) Ocular trauma. Appleton-Century-Crofts, New York
Cowden JW (1988) Anterior segment trauma. In: Spoon TC, Nesi FA (eds) Management of ocular, orbital, and adnexal trauma. Raven, New York
Jaffe NS, Jaffe MS, Jaffe GF (1990) Cataract surgery and its complications. Mosby, St. Louis
Merriam JC, Zheng L (1997) Iris hooks for phacoemulsification of the subluxated lens. J Cataract Refract Surg 23:1295
Röver J (1997) Phacoemulsification of a nucleus in the vitreous cavity. J Cataract Refract Surg 23:985
Shields MB, Krieglstein GK (1993) Glaukom. Springer, Berlin Heidelberg New York Tokyo
Stoller GL, Barone R, Fisher YL (1997) Traumatic dislocation of the lens into posterior Tenon's space. Retina 17:557
Yasukawa T, Kita M, Honda Y (1998) Traumatic cataract with a ruptured posterior capsule from a nonpenetrating ocular injury. J Cataract Refract Surg 24:868

3.3.7
Glaskörper

Glaskörperblutung

Glaskörperblutungen nach stumpfem Bulbustrauma zeigen im Ausprägungsgrad eine große Variationsbreite. Sie entstehen meist als Folge der Ruptur eines ziliaren, chorioidalen oder retinalen Gefäßes.

Patienten, die an retinalen Gefäßerkrankungen (diabetische Retinopathie, Zustand nach Venenverschluß) oder bestimmten Blutkrankheiten leiden, haben ein höheres Risiko, nach Traumata eine Glaskörperblutung zu bekommen.

Diagnose und Untersuchung

■ Zunächst sorgfältige Anamneseerhebung; besonderer Wert wird bei der Befragung auf evtl. bestehende okuläre Gefäßerkrankungen oder hämatologische Erkrankungen gelegt; die Untersuchung des Partnerauges kann Hinweise auf bisher nicht bekannte Erkrankungen mit erhöhter Disposition zu Glaskörperblutungen liefern.

■ Die Arbeitsdiagnose Glaskörperblutung wird bei fehlendem Rotreflex und fehlendem Einblick auf den hinteren Augenabschnitt bei klaren, brechenden Medien gestellt (Spaltlampe, indirekte Ophthalmoskopie (Abb. 1.7). Bestätigt wird die Diagnose mittels Ultraschalluntersuchung.

■ Der Versuch einer Sehschärfenbestimmung ist auch bei deutlicher Herabsetzung des Sehvermögens immer erforderlich (forensische Gründe, spätere gutachterliche Fragen). Gibt der Patient Lichtblitze an, muß an eine Netzhautablösung und/oder eine Verletzung des Sehnerven gedacht werden.

■ Eine sorgfältige Untersuchung sollte auch wegen der Möglichkeit einer Bulbusruptur durchgeführt werden. Hinweise auf eine Bulbusruptur sind: ausgeprägte Hypotonie (hämorrhagisch), Chemosis und Veränderungen der Vorderkammertiefe.

Primäre Behandlungsmaßnahmen

■ Nach Ausschluß einer Bulbusruptur wird zunächst konservativ behandelt; die Patienten werden

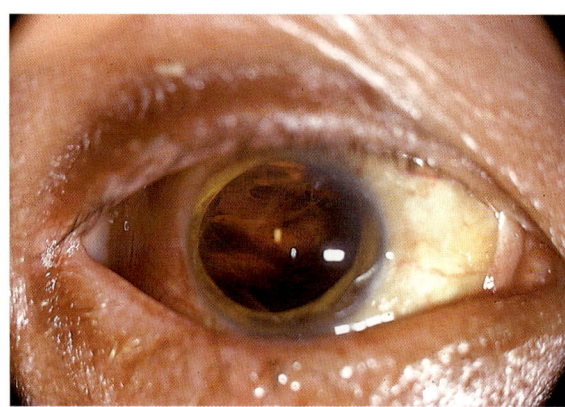

Abb. 1.7. Glaskörperblutung bei klaren vorderen Medien

stationär aufgenommen und angewiesen, körperliche Ruhe mit Kopfhochlage einzuhalten; das Tragen einer Lochbrille beschleunigt das Aufklaren einer Glaskörperblutung zusätzlich. Die Patienten werden täglich untersucht. Nach dem (partiellen) Aufklaren der Glaskörperblutung können mögliche Veränderungen/Verletzungen des hinteren Augenabschnittes festgestellt werden. Der bereits verflüssigte Glaskörper älterer Patienten klart wesentlich schneller auf als der jüngerer Patienten.

- Zum Ausschluß von Netzhautrissen bzw. Oradialysen ist – sobald es der Einblick erlaubt – eine sorgfältige Untersuchung der Fundusperipherie durchzuführen.

- Das Aufklaren des Glaskörperraums und damit auch die Besserung der Sehschärfe kann Monate dauern; daher ist es nach etwa einer Woche durchaus vertretbar, die Patienten ambulant weiterzubetreuen; besonderer Wert wird auf eine Aufklärung der Patienten gelegt, die jede Art physischer Anstrengung vermeiden sollten. Bei Glaskörperblutungen geringeren Ausmaßes können die Patienten früher ambulant betreut werden.

- Bei jeder Nachfolgeuntersuchung wird eine sorgfältige Ultraschalluntersuchung durchgeführt; hiermit ist das Ausmaß der Glaskörperblutung am besten zu beschreiben; außerdem können gleichzeitig weitere traumatisch bedingte Veränderungen (z. B. Netzhautablösung, Oradialyse) entdeckt werden.

- Eine medikamentöse Behandlung ist nicht indiziert.

- Der Augeninnendruck wird regelmäßig gemessen, da sich jederzeit ein Glaukom unterschiedlichster Genese (Kammerwinkeldeformität, Geisterzellenglaukom usw.) entwickeln kann; die Glaukomentwicklung ist bei dieser Erkrankung jedoch eher eine Spätkomplikation.

Weitergehende Maßnahmen

- Ist innerhalb von 6 Monaten noch keine Resorption erfolgt und mittels weitergehender Diagnostik eine potentiell gute Sehschärfe gesichert (keine zusätzlichen Schäden; Ausschluß einer Netzhautablösung durch Ultraschall; positive elektrophysiologische Ergebnisse), sollte eine Vitrektomie zur Entfernung des Blutes in Erwägung gezogen werden. Manche Autoren empfehlen, die Vitrektomie wesentlich früher durchzuführen (nach einigen Wochen). Bei Kindern (Gefahr der Amblyopie) ist selbstverständlich eine baldige Entfernung jeglicher Trübungen, die die optische Achse verlegen, indiziert.

Andere Glaskörperveränderungen

- Weitere Glaskörperveränderungen nach stumpfem Bulbustrauma: Glaskörperverflüssigung, hintere Glaskörperabhebung (konsekutive Netzhautrisse), Glaskörperzug (Traktionsrisse – evtl. Netzhautablösung), Ablösung der Glaskörperbasis (evtl. Oradialyse), Glaskörpervorfall in die Pupillaröffnung (Pupillarblock).

WEITERFÜHRENDE LITERATUR

Azen SP, Scott IU, Flynn HW et al. (1998) Silicone oil in the repair of complex retinal detachments. A prospective observational multicenter study. Ophthalmology 105:1587

Blodi FC, Mackensen G, Neubauer H (eds) (1992) Surgical ophthalmology. Springer, Berlin Heidelberg New York Tokyo

Coleman DJ (1982) Early vitrectomy in the management of the severely traumatized eye. Am J Ophthalmol 93:543

DeJuan E, Sternberg P, Michaels RG (1984) Timing of vitrectomy after penetrating ocular injuries. Ophthalmology 91:1072

Heiman K, Tavakalion V, Paulmann H (1985) Pars plana vitrectomy in the treatment of massive contusion injuries. In: Ryan SJ, Dawson A, Litle H (eds) Retinal disease. Grune & Stratton, Orlando

Michaels RG (1981) Vitreous surgery. Mosby, St. Louis

Peyman GA, Schulman JA (1986) Intravitreal surgery. Appeleton-Century-Crofts, Norwalk

Sternberg P (1994) Trauma: principles and techniques of treatment. In: Rayn SJ (ed) Retina. Mosby, St. Louis

Pieramici DJ, Sternberg P Jr, Aaberg TM Sr et al. (1997) A system for classifying mechanical injuries of the eye (globe). The Ocular Trauma Classification Group. Am J Ophthalmol 123:820

Quiroz-Mercado H, Garza-Karren CD, Roigmelo EA et al. (1997) Vitreous management in massive suprachoroidal hemorrhage. Eur J Ophthalmol 7:101

3.3.8
Netzhaut und Aderhaut

Ein stumpfes Bulbustrauma kann verschiedenste retinale/chorioidale Verletzungen zur Folge haben, die von Art und Schweregrad des Primärtraumas abhängen. Verletzungsfolgen des vorderen Augenabschnittes (Hyphäma, Katarakt) und Glaskörperblutungen erschweren Diagnose und Behandlung. Nach stumpfem Bulbustrauma muß in jedem Fall ein retinaler oder chorioidaler Schaden ausgeschlossen werden. Bevor eine endgültige Diagnose und eine Therapie möglich sind, sollten zusätzliche Verletzungen (z. B. Bulbusruptur) versorgt bzw. Verlegungen der optischen Achse (z. B. Hyphäma) beseitigt werden. Bei Glaskörperblutung oder traumatischer Katarakt liefern Ultraschalluntersuchungen bzw. elektrophysiologische Untersuchungen wichtige Informationen über den Zustand der Netzhaut.

Traumatische bedingte Netzhautrisse und Netzhautablösung

- Es bestehen grundsätzliche Unterschiede zwischen traumatisch bedingten Netzhautrissen mit konsekutiver Netzhautablösung und solchen ohne vorheriges Trauma.

- Männliche (und jüngere) Patienten sind bei traumatisch bedingten Läsionen wesentlich häufiger betroffen; diese Häufigkeitsverteilung hat keine pathophysiologischen Hintergründe, sondern spiegelt lediglich die Tätigkeitsbereiche und Freizeitaktivitäten dieser Bevölkerungsgruppe im Mittel wider (gefährlicher Arbeitsplatz, Sport).

- Nicht traumatisch bedingte Netzhautrisse mit konsekutiver Ablösung sind wesentlich häufiger bei myopen Patienten; bei traumatisch bedingten Veränderungen besteht keine tendentielle Verteilung zugunsten einer bestimmten Refraktionsanomalie.

Allgemeines Vorgehen bei Diagnose und Untersuchung

- Nach sorgfältiger Anamnese und Untersuchung wird zunächst entschieden, wie dringlich die Untersuchung des Augenhintergrundes ist und welche Gefahren eine Pupillenerweiterung in sich birgt.

- Bestehen keine Kontraindikationen (zusätzliche Verletzungen), sollte bei allen Bulbustraumata eine ausführliche Untersuchung des Augenhintergrundes erfolgen (indirekte Ophthalmoskopie bzw. an der Spaltlampe mit dem Goldmann-Dreispiegelglas); eine Fundusskizze ist obligat; Fotos vom Augenhintergrund sind besonders für Verlaufskontrollen hilfreich; weitere u. U. erforderliche Diagnostik: Ultraschalluntersuchung, Elektroretinographie, Fluoreszeinangiographie.

Spezielle diagnostische Maßnahmen

- Netzhautrisse nach Traumata liegen weiter peripher (oranah, an der hinteren oder vorderen Grenze der Glaskörperbasis) als Risse nichttraumatischer Genese (im Bereich des Äquators).

- Nach Traumata kommt es häufiger zu Makulaforamina; sie entstehen als Folge vitreoretinaler Traktion bzw. stellen die Spätkomplikation eines Makulaödems dar.

- Großflächige Netzhautrisse (Dialysen) – also Netzhautrisse bei Traktion im Bereich der Glaskörperbasis – sind die häufigste Form des Netzhautrisses nach Traumata. Eine Dialyse kann relativ klein sein oder sich aber auch über die halbe Zirkumferenz und mehr (Riesenriß) erstrecken. Die Risse liegen meist an der hinteren Grenze der Glaskörperbasis (vordere Grenze oder beide Grenzen sind seltener betroffen); sie sind die Folge eines Abrisses der Glaskörperbasis, was pathognomonisch für traumatische Netzhautrisse mit konsekutiver Ablösung ist.

- Sogenannte Riesenrisse entstehen meist im nasal oberen und temporal unteren Quadranten; häufig findet man weitere Zeichen einer stumpfen Gewalteinwirkung: z. B. chorioretinale Atrophie, Pigmentverklumpung, Netzhaut- und Glaskörperblutung, Epithelausrisse (pigmentiert oder nichtpigmentiert) aus dem Pars-plana-Bereich, Glaskörperbasisabrisse oder „Zeltbildung" der Netzhautperipherie und des Pars-plana-Epithels führt zur Ausbildung einer Leiste an beiden Grenzen der Glaskörperbasis.

- Außer zu den typischen Riesenrissen kann ein stumpfes Bulbustrauma auch zu Rundlöchern und Hufeisenforamina führen, die solchen ohne vorherige Gewalteinwirkung ähneln; beisielsweise können multiple Rundlöcher in Arealen mit atrophischer Netzhaut oder – charakteristischer – mehrere große, scharfkantige äquatoriale Risse im Bereich der Gewalteinwirkung (meist temporal unterer Quadrant) vergesellschaftet mit Netzhautödem, Hämorrhagie und Pigmentierung gefunden werden. Hufeisenforamina in Zonen vitreoretinaler Adhäsion können eine Folge der Zugkräfte während der Gewalteinwirkung sein; sie sind oft mit typischen Veränderungen nach stumpfem Trauma (Riesenrisse und Glaskörperbasisabrisse) vergesellschaftet.

- Netzhautablösungen nach stumpfen Traumata sind in der Regel flacher (weniger bullös) als nicht traumatisch induzierte Netzhautablösungen; bei alten, bisher nicht entdeckten Ablationes traumatischer Genese findet man häufig Demarkationslinien und subretinale Ablagerungen; es können große Zeitintervalle (Monate bis Jahre) zwischen dem Unfallereignis und dem Entdecken der Netzhautablösung liegen (Makula nicht betroffen, Gesichtsfeldausfall nicht bemerkt).

Behandlung
Die Behandlung ist in Kap. 27 besprochen.

Folgen der Erkrankung, Anmerkungen

- Nach einem stumpfen Bulbustrauma ist eine regelmäßige und langfristige Beobachtung der Patienten erforderlich. Sie sollten über die Symptome einer Netzhautablösung aufgeklärt werden.

Netzhautblutung und Netzhautödem

- Nach stumpfen Bulbustraumata können isoliert präretinale, retinale, subretinale und subpigmentepitheliale Blutungen auftreten; ist die Makula selbst nicht betroffen (direkt oder indirekt wegen einer nahe der Makula gelegenen chorioretinalen Reaktion), haben die Patienten in der Regel keine klinischen Symptome.

- Bei solchen Blutungen gibt es keine spezifische Behandlung; engmaschige Kontrollen sind allerdings notwendig, damit evtl. Begleitverletzungen nicht unerkannt bleiben (z.B. Netzhautrisse, Aderhautrisse, chorioidale Neovaskularisationen).

- Häufig entsteht nach einem stumpfen Bulbustrauma ein Netzhautödem; die Commotio retinae beschreibt ein diffuses, unregelmäßiges Ödem (Berlin-Ödem). Die Netzhaut ist infolge der Schwellung der verschiedenen Netzhautschichten grauweißlich verfärbt. Bei zentralem Ödem kann es zu einem kirschroten Fleck der Makula und diffusen retinalen Blutungen kommen.

- Die beschriebenen Veränderungen verschwinden üblicherweise innerhalb von Tagen bis Wochen mit mehr oder weniger stark ausgeprägten Residuen; abhängig von Ausmaß und Dauer des Ödems sowie von der Schwere der Sekundärreaktionen ist eine vollständige Erholung der Sehschärfe grundsätzlich möglich. Sehr oft erholt sich die Sehschärfe jedoch nicht vollständig. Ein persistierendes zystoides Makulaödem kann zu zystischen Hohlräumen und konsekutiv zur Lochbildung mit dauerhaftem Verlust der Lesefähigkeit führen; ebenfalls stark beeinträchtigt werden kann die Sehschärfe durch eine reaktive epiretinale Gliose und Pigmentepithelveränderungen. Von manchen Autoren wird die systemische und parabulbäre Gabe von Steroiden zur Eindämmung des Ödems und zur Reduktion des Risikos von Spätfolgen empfohlen; der Beweis für die Effizienz dieser Behandlung steht allerdings noch aus.

- Eine traumatisch bedingte, peripher gelegene Netzhautablösung kann manchmal zu einem zystoiden Makulaödem (mit Makulazysten und/oder Lochformation) führen; andererseits kann infolge eines durchgreifenden Makulaforamens eine Netzhautablösung am hinteren Pol entstehen; in jedem Fall ist eine sorgfältige Suche nach peripher gelegenen Netzhautforamina bzw. -rissen als Ursache der Netzhautablösung erforderlich; in der Regel werden Makulaforamina mittels Vitrektomie und Gasendotamponade behandelt. Beachte: Zwischen Makulazysten, Schichtforamina und durchgreifenden Makulaforamina wird mittels Funduskontaktglasuntersuchung an der Spaltlampe mit hoher Vergrößerung und evtl. fluoreszeinangiographisch unterschieden.

Aderhautruptur

- Ein stumpfes Bulbustrauma kann zu einer Aderhautruptur führen. Der Riß kann auf die Bruch-Membran und die Choriokapillaris beschränkt sein bzw. die Aderhaut in ihrer gesamten Dicke betreffen; oft ist die Läsion initial durch Blut bedeckt; nach Resorption des Blutes erkennt man Aderhautrupturen relativ leicht anhand ihrer halbmondförmigen Struktur, der gelb-weißen Farbe und dem radiären Verlauf in Richtung Papille; sind papillomakuläres Bündel oder die Makula selbst betroffen, führt dies zu einer deutlichen Reduktion der zentralen Sehschärfe (Abb. 1.8); Aderhautrupturen, die diese wichtigen Strukturen aussparen, werden nicht therapiert.

- Während des Heilungsvorgangs von Aderhautrupturen kann es zu einer epiretinalen Gliose, Pigmentepitheleinwanderung und Netzhautatrophien unterschiedlichen Ausmaßes kommen; die Bildung einer chorioidalen Neovaskularisation (CNV), die bei Makulanähe zu einer subretinalen Makulablutung führen kann, ist ebenfalls möglich. Daher sollten die Patienten regelmäßig kontrolliert (evtl. Fluoreszeinangiographie bzw. Indocyanin-Grün-Angiographie) werden. Die CNV sollte entsprechend therapiert werden (s. Kap. 13).

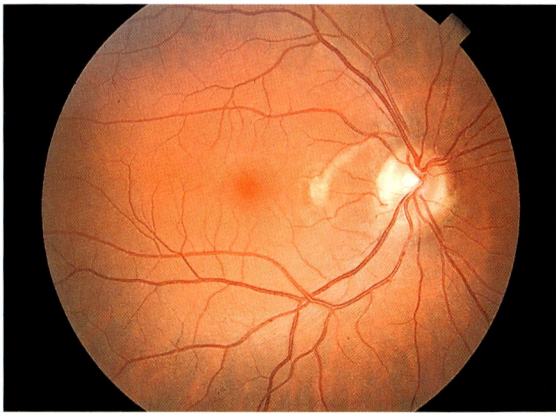

Abb. 1.8. Riß der Bruch-Membran mit Beteiligung des papillomakulären Bündels

Retinopathia sclopetaria

■ Unter Retinopathia sclopetaria versteht man die gleichzeitige Ruptur von Netzhaut und Aderhaut (evtl. mit begleitender massiver Glaskörperblutung und späterer fibröser Umorganisation des Glaskörpers). Als ursächlich werden stumpfe Bulbustraumata, meist mit kugelförmigen Gegenständen oder Wurfgeschossen, die den Bulbus direkt treffen bzw. streifen, ohne ihn zu perforieren, angesehen; ein umschriebener Schaden entsteht meist an 2 Orten: Ort der Gewalteinwirkung und sekundär im Bereich der Makula; in besonders schweren Fällen ist der Schaden großflächig. Auch ohne Netzhautablösung ist der Schaden von Aderhaut, Netzhaut und Glaskörper oft so ausgeprägt, daß eine massive Visusreduktion mit wenig Aussicht auf nennenswerte Besserung resultiert.

Aderhautblutung

■ Aderhautblutungen nach stumpfem Bulbustrauma können auf den chorioidalen Raum beschränkt bleiben, sich aber auch in beide Richtungen ausdehnen und eine Aderhautabhebung (von der Sklera) bzw. eine Glaskörperblutung zur Folge haben. Die Visusprognose hängt ab von Lokalisation und Ausmaß der Blutung und den Begleitverletzungen; mögliche Folgen einer solchen Verletzung sind ein therapierefraktäres Glaukom, eine Bulbushypotonie und eine hämorrhagische Abhebung der Makula; bei kleinen extramakulären Aderhautblutungen ist die Visusprognose in der Regel gut.

■ Seröse Aderhautabhebungen nach stumpfem Bulbustrauma sind meist selbstlimitierend.

■ Andere chorioidale Manifestationen eines stumpfen Bulbustraumas sind die periphere Aderhautatrophie mit möglicher Lochbildung (und konsekutiver Netzhautablösung) und die sog. geographische chorioretinale Atrophie („traumatische Chorioiditis"), die besonders nach schwerem Bulbustrauma auftritt und meist zu einer deutlichen Reduktion der Sehschärfe führt.

Abhebung des Ziliarkörpers

■ Ziliarkörperabhebungen sind eine seltene Komplikation des stumpfen Bulbustraumas. Die Verdachtsdiagnose Ziliarkörperabhebung kann bei persistierender Hypotonie oder seröser Aderhautabhebung gestellt werden. Die Diagnose wird mittels Ultraschallbiomikroskopie gesichert.

■ Zunächst werden Zykloplegika und systemische Steroide appliziert. Sollte die Abhebung persistieren, kann der Ziliarkörper chirurgisch fixiert werden (s. weiterführende Literatur).

WEITERFÜHRENDE LITERATUR

Freeman HM (ed) (1979) Ocular trauma. Appleton-Century-Crofts, New York
Hammer ME, Grizzard WD (1988) Management of retinal and vitreous injuries. In: Spoor TC, Nesi FA (eds) Management of ocular and adnexal injuries. Raven, New York
Ryan SJ (ed) (1994) Retina. Mosby, St. Louis
Shea M, Mednick EB (1981) Ciliary body reattachment in ocular hypotony. Arch Ophthalmol 99:278
Shields MB, Krieglstein GK (1993) Glaukom. Springer, Berlin Heidelberg New York Tokyo
Smith RE et al. (1974) Late macular complications of choroidal ruptures. Am J Ophthalmol 77:650
Tasman W (1972) Peripheral retinal changes following blunt trauma. Trans Am Ophthalmol Soc 70:190

3.3.9
Sehnerv

Direkte und indirekte Schäden

Anmerkung: Die Besprechung von perforierenden und nichtperforierenden Bulbustraumata erfolgt hier gemeinsam.
Ein Sehnervenschaden bei Schädelhirntrauma kann über 2 Mechanismen erfolgen: Die einwirkenden Kräfte schädigen den Sehnerven direkt oder sie beeinflussen dessen Blutversorgung; meist handelt es sich um frontale, seltener um temporale Schädelhirntraumata; der Sehnervenschaden entsteht durch Risse, Optikusscheidenhämatome, postkontusionelle Nekrose oder sekundär durch Ödem oder Nekrose infolge der Beeinträchtigung der Blutversorgung des Sehnerven.
Pathomechanismen des Sehnervenschadens bei direktem Trauma: direkte Traumatisierung des Sehnerven durch intraorbitale oder transokuläre Fremdkörperverletzungen bzw. Instrumente, Kompression des Sehnerven bei Schädelfrakturen, Penetration von Knochenfragmenten in den Sehnerven, Abriß des Nerven oder Ruptur der Axone auf Höhe der Lamina cribrosa.

Diagnose und Untersuchung

■ Bei ausgeprägtem Schädelhirntrauma ist der Allgemeinzustand des Patienten von primärem Interesse; es sollte immer ein neurochirurgisches Konsil veranlaßt werden.

- Falls möglich, werden Sehschärfe und Pupillenfunktion (bester Indikator für einen Sehnervenschaden) sorgfältig untersucht: Ein Sehnervenschaden führt zu einem afferenten Pupillendefekt (Marcus-Gunn-Phänomen). Beachte: Eine zusätzlich vorliegende Pupilloplegie oder ein Schaden des dritten Hirnnerven (Mitbeteiligung der Pupillenfasern) kann die Diagnose erschweren; in diesen Fällen ist ein Fehlen oder eine Abschwächung der konsensuellen Lichtreaktion des Partnerauges (gesundes Auge) mit intakter direkter Reaktion des Partnerauges (gesundes Auge) ein wichtiger Indikator für einen Sehnervenschaden am betroffenen Auge; eine ausgeprägte Glaskörperblutung oder Netzhautablösung können einen afferenten Pupillendefekt durch Sehnervenschaden vortäuschen.

- Funduskopisch erhält man im akuten Stadium meist keine zusätzlichen Informationen, es sei denn, der Sehnerv ist vor dem Austritt der A. centralis retinae alteriert; in diesem Fall kann sich das Bild eines Zentralarterienverschlusses ergeben; im Falle eines (Ab-)Risses am vorderen Rand wird die Diagnose bei klaren Medien ophthalmoskopisch gestellt; eine Abblassung des Sehnerven entwickelt sich nur langsam über eine Zeitspanne von 3–6 Wochen; dabei gilt: je weiter vorne die Läsion, desto früher wird die Abblassung sichtbar.

- Perimetrisch zeigen sich verschiedenste Ausfälle: Konzentrische Gesichtsfeldeinschränkung, altitudinale Gesichtsfeldausfälle, Sektorenausfälle, Zentralskotom, Zentrozoekalskotom usw.

- Röntgenaufnahmen bzw. die computertomographische Darstellung des Sehnervenkanals liefern v. a. im Seitenvergleich Anhaltspunkte für die Lokalisation des Schadens. Beachte: Die computertomographische Darstellung ist auch bei dicht angelegten Schnittserien nicht immer zuverlässig.

- Es sind die entsprechenden konsiliarischen Untersuchungen zu veranlassen; hierzu gehört v. a. die Überprüfung der Vitalfunktionen und eine neurologische Untersuchung.

- Über die Indikation zur chirurgischen Intervention (Exploration und Dekompression) herrscht Uneinigkeit; entschließt man sich für den Eingriff, sollte er in jedem Fall von erfahrenen und entsprechend spezialisierten Orbitachirurgen oder Neurochirurgen durchgeführt werden.

- Im allgemeinen bestehen folgende Kontraindikationen gegen einen chirurgischen Eingriff: Sehnervenabriß; bereits bestandene Erblindung des traumatisierten Auges; zusätzliche schwere Bulbusveränderungen, die selbst schon eine Erblindung zur Folge haben; Patienten, bei denen ein sofortiger kompletter Verlust der Sehschärfe festgestellt wurde (schweres Sehnerventrauma); Patienten ohne Zeichen einer Erholung der Sehschärfe (Hinweis auf schweren irreparablen Schaden, wie z. B. Kontusionsnekrose); Patienten, bei denen sich die Sehschärfe spontan erholte.

- Berichten Patienten über eine primär gute Sehschärfe, die sich im Laufe der ersten Stunden nach dem Trauma progredient verschlechterte (dekomprimierbares Optikusscheidenhämatom bzw. Entwicklung eines Ödems), ist eine signifikante Verbesserung nach der chirurgischen Entlastung möglich: von manchen Autoren wird auch hier eine abwartende Haltung für mindestens 3–4 Tage empfohlen, da sich die Sehschärfe in dieser Zeitspanne spontan erholen kann; andere Autoren raten zur chirurgischen Intervention in den ersten 24 h.

- Die Indikation zur Operation (Exploration, mögliche Dekompression, Entfernung von Knochenfragmenten) wird bei Patienten mit bilateralem, möglicherweise reparablen Sehnervenschaden bzw. letztem Auge wesentlich großzügiger gestellt.

Folgen der Erkrankung, Anmerkungen

- Art und Ausmaß des Schadens bestimmen die Prognose.

- Sehnervenabriß und -abscherung sowie Kontusionsnekrosen führen zur permanenten Erblindung.

- Eine Erholung der Sehschärfe ist bei Patienten mit leichtem Ödem bzw. gering ausgeprägtem Scheidenhämatom, die erfolgreich dekomprimiert werden können bzw. sich spontan resorbieren, grundsätzlich möglich.

WEITERFÜHRENDE LITERATUR

Brodsky MC, Wald KJ, Chen S et al. (1995) Protraced posttraumatic optic disc swelling. Ophthalmology 102:1628

Budenz DL, Farber MG, Mirchandani HG et al. (1994) Ocular and optic nerve hemorrhages in abused infants with intracranial injuries 101:559

Cook MW, Levin LA, Joseph MP et al. (1996) Traumatic optic neuropathy. A meta-analysis. Arch Otolaryngol Head Neck Surg 122:389

Davis WH et al. (1972) Optic atrophy after ocular contusion. Am J Ophthalmol 73:278

Duke-Elder S, MacFaul PA (1972) System of ophthalmology, vol XIV: Injuries. Mosby, St. Louis

Espillat A, To K (1998) Optic nerve avulsion. Arch Ophthalmol 116:540

Fukado Y (1969) Diagnosis and surgical correction of optic canal fracture after head injury. Ophthalmologica (additamentum) 158:307

Glaser JS (1989) Topical diagnosis: prechiasmal visual pathways. In: Tasman W, Jaeger EA (eds) Duane's clinical ophthalmology, vol 2. JB Lippincott, Philadelphia

Goldberg RA, Steinsapir KD (1996) Extracranial optic canal decompression: indications and technique. Ophthal Plast Reconstr Surg 12:163

Kuppersmith RB, Alford EL, Patrinely JR et al. (1997) Combined transconjunctival/intranasal endoscopic approach to the optic canal in traumatic optic neuropathy. Laryngoscope 107:311

Levin LA, Beck RW, Joseph MP et al. (1999) The treatment of traumatic optic neuropathy: The International Optic Nerve Trauma Study. Ophthalmology 106:1268

Lew H (1999) The effects of high-dose corticosteroid therapy on optic nerve head blood flow in experimental traumatic optic neuropathy. Ophthalmic Res 31:463

Lieb WE, Maurer J, Müller-Forell W et al. (1996) Mikrochirurgische endonasale Dekompression bei traumatischer und neoplastischer Optikuskompression. Ophthalmologe 93:194

Lindenberg R et al. (1973) Neuropathology of vision: an atlas. Lea & Febiger, Philadelphia

Maurer J (1999) Optic nerve decompression in trauma and tumor patients. Eur Arch Otorhinolaryngol 256:341

Miller NR (ed) (1988) Walsh and Hoyt's clinical neuro-ophthalmology. Williams & Wilkins, Baltimore

Mine S, Yamakami J, Yamaura A et al. (1999) Outcome of Traumatic optic neuropathy. Comparison between surgical and nonsurgical treatment. Acta Neurochir 141:27

Park JK et al. (1971) Avulsion of the optic nerve. Am J Ophthalmol 72:969

Pomeranz HD, Rizzo JF, Lessell S (1999) Treatment of traumatic optic neuropathy. Int Ophthalmol Clin 39:185

Runyan TE (1975) Concussive and penetrating injuries of the globe and optic nerve. Mosby, St. Louis

Ryan SJ (ed) (1994) Retina. Mosby, St. Louis

Walsh FB (1966) Pathologic-clinical correlations: I. Indirect trauma to the optic nerves and chiasm. Invest Ophthalmol Vis Sci 5:433

Wals FB (1979) Trauma involving the anterior visual pathways. In: Freeman HM (ed) Ocular trauma. Appleton-Century-Crofts, New York

3.4
Spitzes Bulbustrauma (oberflächliche Verletzungen, Penetration, Perforation)

■ Oberflächliche Verletzungen des Augapfels können bei stumpfen (Bälle, Faustschläge usw.) oder spitzen Traumata (Fingernagel, Papier, Maskarabürste usw.) entstehen.

■ Eine sog. Penetration ist eine Verletzung, die nicht die gesamte Dicke der Bulbusumwandung betrifft.

■ Eine Perforation betrifft die ganze Dicke der Bulbusumwandung (Abb. 1.9) und wird in der Regel durch scharfe Gegenstände oder Fremdkörper verursacht; eine doppelte Perforation entsteht, wenn ein Objekt in den Bulbus ein- und (meist gegenüberliegend) wieder austritt.

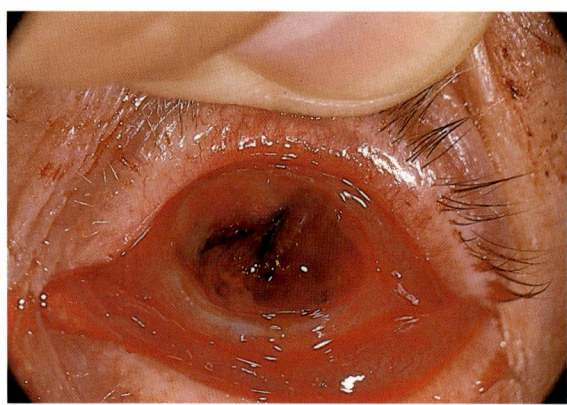

Abb. 1.9. Perforierende Bulbusverletzung

■ Die Besprechung intraokularer Fremdkörperverletzungen erfolgt in Abschn. 4.2.

3.4.1
Bindehaut

Bindehautriß

Ein kleiner Riß der bulbären Bindehaut erfordert in der Regel keine spezifischen therapeutischen Maßnahmen. Hauptaugenmerk ist hierbei auf eine mögliche Skleraverletzung zu legen, die durch subkonjunktivale Blutungen oder eine Bindehautchemosis verdeckt sein kann. Bei solchen Bindehautverletzungen muß immer auch an die Verletzung einer Muskelsehne gedacht werden (Motilität sollte geprüft werden).

Diagnose und Untersuchung

■ Bis zum Beweis des Gegenteils ist von einer Verletzung des Bulbus bzw. der äußeren Augenmuskeln auszugehen; deswegen wird in der Regel unter Lokalanästhesie eine sorgfältige Spaltlampenuntersuchung durchgeführt; bei extrem unkooperativen oder sehr jungen Patienten kann eine Untersuchung in Narkose notwendig sein.

■ Hinweise auf eine Skleraperforation sind Hypotonie, ausgeprägte Chemosis, intraokulare Blutung und Veränderungen der Vorderkammertiefe; ist die okuläre Motilität eingeschränkt, wird von der Verletzung eines äußeren Außenmuskels ausgegangen.

■ Abhängig von der Art der Verletzung sollten subkonjunktivale oder intraokulare Fremdkörper mittels Röntgenuntersuchung ausgeschlossen werden.

Behandlung
- Zunächst ist auch bei jeder Bindehautverletzung eine sorgfältige Untersuchung erforderlich. Man achte hierbei auf ausgetretene intraokulare Strukturen durch bisher unentdeckt gebliebene Skleraverletzungen. Wird von einer Skleraverletzung ausgegangen, verwenden wir feine glatte Klemmen und Wescott-Scheren zur Eröffnung der Tenon-Kapsel (Exploration unter Operationsbedingungen am Operationsmikroskop).

- Kleinste isolierte Bindehautrisse (10 mm oder weniger) erfordern in der Regel keine Wundnaht und heilen ohne Folgeschäden aus.

- Größere Risse werden mit resorbierbarem 7-0-Nahtmaterial (z. B. Vicryl®) readaptiert; man achte auf die richtige Identifikation der Bindehautränder und v. a. darauf, daß keine Tenon-Kapsel zwischen den Wundrändern liegt; es sollte auch kein Bindehautepithel in den subkonjunktivalen Spalt gelangen.

- Zur Vermeidung einer postoperativen Motilitätseinschränkung bzw. unbefriedigender kosmetischer Ergebnisse muß der Chirurg bei Verletzungen der nasalen bulbären Bindehaut die normale und funktionelle Anatomie der Plica semilunaris und der Karunkel kennen.

- Bei ausgeprägtem Gewebeverlust kann (selten) ein freies Bindehauttransplantat (wird meist aus dem oberen Fornix, evtl. des Partnerauges entnommen) oder ein Transplantat der Wangenschleimhaut zum Wundverschluß erforderlich sein.

- Falls kein ausreichender Schutz besteht, wird eine Tetanusprophylaxe vorgenommen; topische Antibiotika werden routinemäßig gegeben; bei Kontamination der Wunden bzw. bei bestehender Infektion sollte vor der antibiotischen Behandlung ein mikrobiologischer Abstrich genommen werden.

Folgen der Erkrankung, Anmerkungen
- Bindehautwunden haben in der Mehrzahl der Fälle keine therapeutischen Konsequenzen, es sei denn, andere okuläre Strukturen sind in stärkerem Ausmaß beteiligt.

Oberflächliche Bindehautverletzungen (Abrasiones)

- Oberflächliche Bindehautverletzungen werden üblicherweise nur mit topischen Antibiotika behandelt; bestehen außerdem eine Hornhautepithelverletzung, Iritis bzw. massive Schmerzen (Ziliarkörper), werden zusätzlich zu den Antibiotika Zykloplegika gegeben (evtl. Verband).

3.4.2 Hornhaut, Sklera, intraokulare Strukturen

Hornhautepithelverletzungen (Abrasiones)

> Hornhautepithelverletzungen können bei jedem stumpfen oder spitzen Trauma entstehen; in der Regel heilen diese Verletzungen meist sehr schnell und ohne Folgen aus; Ausnahmen von dieser Regel werden hier besprochen.

Diagnose und Untersuchung
- Die Diagnose ist häufig bereits durch die Anamnese möglich; verschiedenste Objekte kommen als Verletzungsursache in Frage: meist Äste von Bäumen oder Büschen, Fingernägel, Maskarabürsten, Papier, Kontaktlinsen usw.; die Patienten beschreiben mäßig starke bis schwere Schmerzen, Epiphora, Photophobie und die Unfähigkeit, das Auge zu öffnen (Lidspasmus).

- Zur Erleichterung der Untersuchung wird ein Lokalanästhetikum getropft; falls möglich, sollte die Sehschärfe vor der Applikation des Lokalanästhetikums geprüft werden.

- Die meisten Epithelverletzungen können schon mit einer einfachen Lichtquelle (direkte Beleuchtung oder Beobachtung eines Schattens auf der Iris, der den Bewegungen der Lichtquelle folgt) bzw. mittels Spaltlampenuntersuchung diagnostiziert werden; eine Anfärbung der Hornhautoberfläche mit Fluoreszein (ein steriler Papierstreifen ist besser als eine Fluoreszeinlösung) und die Beleuchtung mit Blaulicht ermöglichen die Entdeckung kleinster Hornhautverletzungen.

- Die Inspektion der palpebralen Bindehaut (besonders am Oberlid – doppelt ektropionieren) ist immer erforderlich (subtarsale Fremdkörper!). Für einen subtarsalen Fremdkörper sprechen multiple, vertikal verlaufende strichförmige Kratzer in der oberen Hornhauthälfte.

- Manchmal wird eine Herpes-simplex-Infektion der Hornhaut mit einer Epithelverletzung verwechselt, bzw. die Verletzung wird dadurch kompliziert. Eine infektiöse Ursache der Beschwerden sollte v. a. dann in Betracht gezogen werden, wenn in der Anamnese kein eindeutiges Traumaereignis nach-

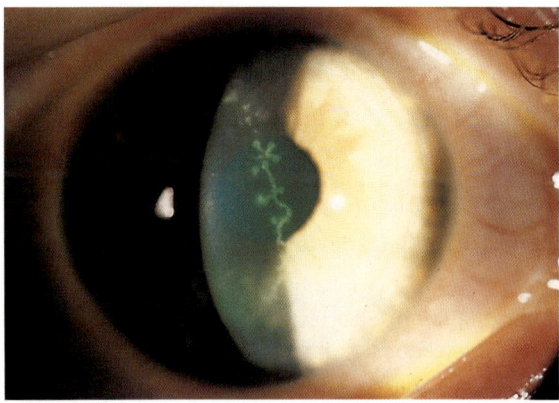

Abb. 1.10. „Bäumchenfigur" an der Grenze der Hornhautepithelverletzung

zuvollziehen ist. Man achte bei der Spaltlampenuntersuchung auf die Grenzen der Epithelverletzung (Bäumchenfigur? Abb. 1.10) und untersuche die Hornhautsensibilität (*vor* der Applikation von Lokalanästhetika), die bei Infektionen mit dem Herpes-simplex-Virus deutlich herabgesetzt ist.

■ Tiefe und Ausmaß der Verletzung werden dokumentiert (Vergleichsmöglichkeiten bei Nachfolgeuntersuchungen); die ophthalmologische Untersuchung wird komplettiert (einschließlich des nicht verletzten Partnerauges).

Primäre Behandlungsmaßnahmen
■ Obwohl eine oberflächliche Hornhautverletzung in der Regel komplikationslos abheilt, sollte sie trotzdem immer ernst genommen werden, da eine unsachgemäße bzw. keine Behandlung zu schwerwiegenden Komplikationen (verzögerte Heilung, rezidivierende Erosiones, Hornhautulzera) führen kann.

■ Sämtliche konjunktivalen und kornealen Fremdkörper werden entfernt. Lose Epithellappen werden vorsichtig mit einem sterilen Wattebauschträger entfernt.

■ Bei ausgeprägtem Ziliarspasmus empfehlen wir die Gabe von Zykloplegika.

■ Zwei Möglichkeiten der weiteren Behandlung:

● Bei nur leichten Schmerzen und sehr ausgedehnter Hornhautverletzung werden bis zur Abheilung der Epithelverletzung Antibiotika in Tropfenform gegeben.

● Anlegen eines Salbenverbandes (antibiotikahaltige Augensalbe, evtl. Druckverband). Hier sind tägliche Kontrollen erforderlich. Normalerweise kann das Auge 1–2 Tage später offengelassen und mit antibiotikahaltigen Augentropfen weiterbehandelt werden.

■ Zur Linderung der Beschwerden wird der Patient angewiesen, helle Lichtquellen zu meiden und den Gebrauch der Augen möglichst einzuschränken (Räume abdunkeln, Schließen der Augenlider). Bei sehr starken Schmerzen können orale Analgetika verordnet werden. Da Lokalanästhetika den Heilungsprozeß verzögern und evtl. zu Hornhautulzera bzw. Hornhautnarben führen können, sind sie strengstens untersagt.

■ Entstand die Epithelverletzung als Folge des Kontaktlinsentragens (harte oder defekte Linsen, falsches Einsetzen oder Herausnehmen, Fremdkörper unter der Linse usw.), wird wie oben beschrieben behandelt; der Patient wird außerdem angewiesen, nach dem Abheilen der Verletzung das Kontaktlinsentragen einige Wochen zu unterlassen. Extrem verschmutzte, gerissene bzw. in ihrer Paßform veränderte Linsen werden ersetzt. Die Tragezeiten von Kontaktlinsen dürfen nur langsam wieder verlängert werden.

Folgen der Erkrankung, Anmerkungen
■ Ist es im Rahmen der Epithelläsion zu einer Verletzung der Bowman-Schicht gekommen, heilt die Verletzung in der Regel mit Bildung einer mehr oder weniger starken Narbe, die zur entsprechenden Veränderungen der Sehschärfe führen kann, aus.

■ Ohne Verletzung der Bowman-Schicht ist von einer Restitutio ad integrum auszugehen.

■ Rezidivierende Erosiones können Folge eines Schadens der Basalmembran, des Epithels oder einer bereits vorliegenden Hornhauterkrankung sein.

Rißwunden der Hornhaut und Begleitverletzungen

Hornhautrisse entstehen bei verschiedensten okulären Verletzungen. Während periphere lamellierende Verletzungen kein schweres Krankheitsbild darstellen, sind korneosklerale Wunden, die die gesamte Dicke der Bulbuswand betreffen und u.U. mit einem Prolaps intraokulärer Strukturen einhergehen können, als extrem schwere Verletzungen des Auges anzusehen.
Das Ziel der Behandlung ist natürlich die Wiederherstellung einer guten Sehschärfe; chirurgisches Primärziel ist jedoch die Erhaltung von Bulbusintegrität und die Verhinderung von Komplikationen; anschließend können weitere chir-

urgische Maßnahmen zur Optimierung der Sehschärfe geplant werden.
Auch bei schwersten Verletzungen raten wir von einer Primärenukleation ab; die Zeitspanne bis zur Entwicklung der heute ohnehin seltenen sympathischen Ophthalmie ist für therapeutische Interventionen genügend groß.

Diagnose und Untersuchung

■ Nach sorgfältiger Anamneseerhebung und Befragung der Familienangehörigen bzw. anderer Unfallzeugen werden beide Augen untersucht; die Manipulation am Bulbus durch den Untersucher oder Druck auf die Lider durch den Patienten selbst sollte grundsätzlich vermieden werden; evtl. ist eine Lidakinesie erforderlich.

■ Bei der Spaltlampenuntersuchung ist auf weitere Verletzungen des vorderen Augenabschnittes zu achten (Linsenkapselrisse, Glaskörperprolaps in die Vorderkammer usw.). Bei unkooperativen Patienten und Kindern kann diese Untersuchung im Operationssaal nach der Betäubung (lokal, Vollnarkose) vor dem eigentlichen Eingriff durchgeführt werden.

■ Besteht nur der geringste Verdacht auf einen intraokularen Fremdkörper, so sind präoperativ eine Röntgenaufnahme oder computertomographische Untersuchung der Orbita (evtl. axial und koronar) und eine Ultraschalluntersuchung zu veranlassen.

■ Patienten, bei denen eine chirurgische Versorgung geplant ist, sind entsprechend vorzubereiten; falls notwendig, werden beim chirurgischen Pflegepersonal spezielles Material und Ausrüstung (eindellende Maßnahmen, Vitrektomie, Linsenentfernung usw.) angefordert.

Primäre Behandlungsmaßnahmen

■ Bis zur Operation wird das verletzte Auge mit einem leichten Verband und einer Augenklappe geschützt; zur Vermeidung zusätzlicher Schäden werden unruhige Patienten sediert; von pflegerischer Seite ist sicherzustellen, daß die Patienten von Manipulationen abgehalten werden.

■ Tetanusprophylaxe überprüfen und evtl. auffrischen; eine parenterale Breitbandantibiose wird unmittelbar eingeleitet; ergänzend empfehlen wir das Anlegen von mikrobiologischen Kulturen aus dem Wundbereich.

■ Da die Hornhaut relativ schnell ödematös werden und sich außerdem eine fibrinöse Vorderkammerreaktion entwickeln kann, die den Einblick und das chirurgische Vorgehen erschweren, sollte die chirurgische Versorgung relativ schnell erfolgen; für die Reposition von prolabiertem uvealen Gewebe gilt, daß dieses Gewebe nur so kurz wie möglich exponiert sein darf (Ischämie, Kontamination); im übrigen gelingt die Reposition nach kürzeren Intervallen wesentlich leichter.

■ Bei perforierenden Verletzungen, v. a. solchen mit Irisprolaps, empfehlen wir zur Reduktion des Glaskörpervolumens die prä- bzw. intraoperative Gabe von Mannitol; die Reposition von prolabiertem Gewebe ist dann wesentlich einfacher.

■ Es hat sich immer bewährt, nach Sichtung der Verletzung eine sorgfältige Planung der chirurgischen Strategie und der Zugangswege vorzunehmen.

Spezielle Behandlung von Rißwunden der Hornhaut (nicht die gesamte Hornhautdicke betreffend)

■ Diese Verletzungen erfordern in der Regel keine notfallmäßige chirurgische Versorgung; eventuelle Fremdkörper oder Schmutzteilchen werden entfernt; außerdem werden topische Antibiotika gegeben, das Auge kann verbunden werden; die Patienten werden zunächst täglich kontrolliert.

■ Bei großen, tief verlaufenden Verletzungen der Hornhaut (Bohrerverletzungen) wird genauso verfahren; besteht die Gefahr der Entwicklung eines Durchbruchs einer Descemetozele, kann initial eine perforierende Keratoplastik erforderlich sein. Ist der Chirurg mit dieser Technik nicht vertraut bzw. steht kein Spendermaterial zur Verfügung, kann alternativ zunächst eine Bindehautdeckung durchgeführt werden. Bei kurzfristig geplanter Keratoplastik wird eine Verbandlinse angepaßt.

■ Schräge, nicht perforierende, tiefe Rißwunden heilen häufig mit Retraktion und Vernarbung aus; solche Verletzungen sollten mit einer Verbandlinse versorgt werden und müssen ggf. mit 10–0-Nylonnähten readaptiert werden.

■ Ist die Sehachse von einer solchen Verletzung betroffen, kann – falls notwendig – zu einem späteren Zeitpunkt eine perforierende Keratoplastik durchgeführt werden.

Spezielle Behandlung von Rißwunden der Hornhaut (die gesamte Hornhautdicke betreffend, sog. durchgreifende Verletzungen)

■ Kleine, saubere, v. a. schräg verlaufende Rißwunden ohne die Beteiligung anderer okulärer Strukturen verschließen sich häufig selbst; ein einfacher Verband und/oder eine Verbandlinse ist zur Absicherung der Wunde oft ausreichend; wir empfehlen wie bei jeder perforierenden Verletzung die stationäre Aufnahme und systemische Gabe von Breitbandantibiotika.

■ Der ophthalmologische Befund sollte innerhalb von 1–2 Wochen völlig ruhig sein. Eine persistierende (nicht infektiös bedingte) Entzündung deutet auf eine Wundinstabilität hin; meist sind dann für einen sicheren Wundverschluß 1 oder 2 Nähte erforderlich.

■ Größere durchgreifende Rißwunden erfordern meist eine primäre chirurgische Wundversorgung (9-0- oder 10-0-Nylon); besonders bei nicht linearen Rißwunden werden von uns Einzelknüpfnähte vorgezogen. Gestochen wird relativ weit vom Wundrand entfernt (1–2 mm an jedem Rand mit einer Nadel mit entsprechend großem Radius), um die ödematösen Wundränder zu spannen, da sonst nach einer postoperativen Abschwellung der Hornhaut die Nähte funktionslos sind. Sollte das Ödem an den Wundrändern nur gering ausgeprägt sein, können die Stiche mit scharfen Rundnadeln entsprechend kürzer gelegt werden; schräge Risse erfordern längere Stiche als vertikale Risse.

■ Zur besseren Readaptation der Hornhautränder ist es meist hilfreich, nach Legen der ersten Nähte Luft bzw. eine viskoelastische Substanz in die Vorderkammer einzubringen, da so die anatomische Wölbung der Hornhaut wieder formiert wird.

■ Besonders bei Verletzungen im Bereich der Sehachse werden nur so viele Nähte gelegt, wie für die sichere Readaptation der Wundränder erforderlich sind; Manipulationen mit scharfen Instrumenten sollten ebenso wie starker Zug an den Nähten vermieden werden; die Fäden werden bündig zu den Knoten abgeschnitten und versenkt.

■ Nach Entfernung der Luft bzw. der viskoelastischen Flüssigkeit wird die Vorderkammer mit Flüssigkeit (z. B. BSS®) gestellt.

■ Der sichere Wundverschluß wird anschließend geprüft (Fluoreszein, trockenes Zelluloseschwämmchen); evtl. sind noch weitere Nähte erforderlich.

Spezielle Behandlung von komplizierten Rißwunden der Hornhaut/Hornhautrupuren

■ Sternförmige oder gezackte Risse und „Hornhautrupturen" (häufig nach stumpfem Bulbustrauma oder Einstichen) stellen eine große chirurgische Herausforderung dar.

■ Besonders bei Gewebeverlust ist die Adaptation der Wundränder oft schwierig bzw. sogar unmöglich.

■ Bei sternförmigen Rissen ohne ausgeprägtes Ödem oder Ausrissen gelingt der Wundverschluß manchmal mit Einzelknüpfnähten oder Tabaksbeutelnähten; ist der Verschluß nicht dicht, kommen Gewebekleber (Cyanoacrylat) bzw. Spendergewebe („Hornhautpatch") zum Einsatz. Maßnahmen zur Wiederherstellung der Sehschärfe werden zu einem späteren Zeitpunkt durchgeführt. Primäres Ziel ist zunächst die Wiederherstellung der Bulbusintegrität.

■ Es gibt allerdings Fälle, bei denen initial eine perforierende Keratoplastik die Versorgungsmethode der Wahl darstellt. Das betroffene Areal wird trepaniert. Anschließend wird das Empfängerbett mit Hornhautscherchen ausgeschnitten und das Spendergewebe mit Einzelknüpfnähten oder fortlaufenden Nähten (10–0-Nylon) eingenäht. Sollte kein Spendergewebe zur Verfügung stehen, kann eine Bindehautdeckung vorgenommen werden.

Spezielle Behandlung von Hornhautverletzungen mit Irisprolaps

■ Eine Irisinkarzeration in die Hornhautwunde kompliziert die chirurgische Primärversorgung und verschlechtert die Prognose.

■ Über die Zeitspanne, wie lange sich Irisgewebe im Wundspalt befunden haben darf, bis es exzidiert werden sollte bzw. noch reponiert werden darf, herrscht in der Literatur Uneinigkeit. Zustand der Wunde (sauber, kontaminiert, komplexere Wundverhältnisse usw.) und weitere Verletzungen bzw. komplizierende Umstände (entzündetes Auge, Vorerkrankungen usw.) sind wichtige Faktoren, die bei einer solchen Entscheidung mitberücksichtigt werden sollten. Als Faustregel gilt, daß bei einem Irisprolaps von länger als 24 h eine Exzision vorgenommen werden sollte, da die Kontamination mit Keimen und/oder das spätere Absterben des betroffenen Gewebes sehr wahrscheinlich ist. Eine etwas längere Zeitspanne kann dann toleriert werden, wenn die Wunde sauber ist und sich unterhalb des horizontalen Meridians befindet; bei dieser Lokalisation führt eine Iridektomie zu funktionell und kosmetisch unerwünschten Ergebnissen. Diese Nachteile rechtfertigen ein größeres Risiko.

■ Manchmal gelingt es, die Iris direkt durch die Wunde zu reponieren; dabei muß darauf geachtet werden, daß weder Linse noch Hornhautendothel verletzt werden; das Stellen der Vorderkammer mit einer viskoelastischen Substanz und das Spülen mit Acetylcholin kann beim Versuch, die inkarzerierte Iris aus der Wunde zu befreien, sehr hilfreich sein. Bei zentral gelegenem Irisprolaps und Beteiligung der Pupille sind Mydriatika oft effizienter als Miotika.

■ Nachdem bereits einige Adaptationsnähte gelegt sind, kann Luft bzw. eine viskoelastische Substanz in die Vorderkammer eingebracht werden, um die Iris vom Wundspalt fernzuhalten; der Verschluß wird anschließend komplettiert und die Luft bzw. die viskoelastische Substanz in der Vorderkammer wird durch Flüssigkeit (z. B. BSS®) ersetzt.

■ Sollte die direkte Reposition nicht gelingen, wird im benachbarten Quadranten (ungefähr 90° vom Riß entfernt), unter Schonung von Linse und Endothel, eine Parazentese durchgeführt und die Iris mit einem Spatel, der durch die Inzision eingebracht wird, aus der Wunde reponiert; es sollte postoperativ kein Iriskontakt mehr mit der Wunde bestehen, da sich sonst ein vaskularisiertes Leukom entwickeln kann, und die Iris außerdem eine suffiziente Adaptation der Wundränder verhindert; dies kann zu einem Sickerkissen führen (auch Eintrittspforte für Infektionen). Eine runde Pupille zeigt in der Regel an, daß die Iris vollständig reponiert ist.

■ Falls Versuche zur Reposition fehlschlagen, sollte das prolabierte Gewebe exzidiert und eine mikrobiologische Kultur angelegt werden. Die resultierende Iridektomie kann bei optischen oder kosmetischen Problemen folgendermaßen versorgt werden: die Schnitträder der Iris werden durch die Wunde oder einen separaten limbalen Zugang nach außen gebracht, und der Irisdefekt kann dann mit 10-0 (Prolene)-Einzelknüpfnähten versorgt werden. Anschließend wird die Hornhautwunde versorgt.

Spezielle Behandlung korneoskleraler Rißwunden
■ Bei Hornhautrissen, die sich über den Limbus erstrecken, sollte grundsätzlich von einer Beteiligung der Sklera ausgegangen und eine Bindehauteröffnung und Exploration des betreffenden Bereiches vorgenommen werden.

■ Sollte eine korneosklerale Rißwunde vorliegen, wird der Wundverschluß mit der Readaptation am Limbus begonnen (z. B. mit einer einzelnen 8-0-Seide- oder Nylonnaht auf der skleralen Seite des Limbus); Hornhaut und Sklera werden dann so versorgt, wie es bereits beschrieben wurde.

■ Sollte der Ziliarkörper durch die Wunde prolabiert sein, muß unbedingt eine Reposition versucht werden, da es sonst zu schwerwiegenden Folgen für das Auge kommen kann. Nur wenn der Ziliarkörper stark kontaminiert oder mazeriert sein sollte, wird eine Exzision in Erwägung gezogen. Das betroffene Areal wird zunächst mittels Diathermie abgeriegelt; anschließend kann das Gewebe exzidiert werden (eine histopathologische Untersuchung ist obligat).

Spezielle Behandlung von Hornhautverletzungen mit gleichzeitigem Linsentrauma
■ Ein Linsentrauma kann nur leicht sein (sich selbstverschließende Kapselrupturen mit resultierender lokalisierter Trübung) oder schwere Komplikationen, wie z. B. Sekundärglaukom, phakoanaphylaktische Endophthalmitis, zur Folge haben; zwischen diesen beiden Extremen existiert ein breites Spektrum von Linsenverletzungen.

■ Die Notfallbehandlung solcher Patienten ist abhängig vom Ausmaß der Linsenverletzung und dem Ausmaß weiterer Verletzungen.

■ Die folgenden Richtlinien geben einen Überblick über die primären Maßnahmen bei Patienten mit kornealen (oder korneoskleralen) Verletzungen und gleichzeitigem Linsentrauma:

- Falls es möglich ist, sollte die Pupille präoperativ maximal erweitert werden, damit die Linsenkapsel auf periphere Risse untersucht werden kann. Lassen dies Organzustand oder Allgemeinzustand des Patienten nicht zu, muß der Linsenstatus unmittelbar präoperativ am Operationsmikroskop erhoben werden.
- Eine fibrinöse Vorderkammerreaktion nach Hornhautverletzungen kann wie Linsenmaterial aussehen; dies kann dazu führen, daß ein unerfahrener Chirurg die klare und unverletzte Linse entfernt; eine gewissenhafte Ultraschalluntersuchung (falls der Zustand des Auges dies zuläßt) kann nützliche Informationen (bisher nicht entdeckte Ruptur der hinteren Linsenkapsel) liefern und ist daher bei der Planung des operativen Vorgehens wichtig.
- Als Faustregel gilt, daß eine großflächig verletzte Linse mit deutlichem Austritt von Linsenmaterial zum Zeitpunkt der Primärversorgung von Hornhaut bzw. korneoskleraler Verletzung mitentfernt werden sollte. Trotz verschiedener Richtlinien zum operativen Vorgehen herrscht mittlerweile Einigkeit darüber, daß zuerst die Hornhaut- oder korneosklerale Verletzung versorgt wird;

die früher manchmal durchgeführte Extraktion der Linse bzw. Aspiration durch den Wundspalt wird heute nicht mehr empfohlen. Anschließend wird die Kataraktoperation durchgeführt; das Vorgehen hängt vom Zustand des vorderen Augenabschnittes, des Glaskörpers, vom Alter des Patienten, vom zur Verfügung stehenden Instrumentarium, von der klinischen Situation und von der Erfahrung des Chirurgen ab. Die Kataraktoperation wird entweder unter Benutzung des A/I-Tips oder als Phakoemulsifikation, evtl. kombiniert mit einer vorderen Vitrektomie, durchgeführt.

- Bei nur kleinen Kapselrissen mit wenig bzw. ohne Linsentrübung ist eine notfallmäßige Operation nicht indiziert; ist bisher kein Linsenmaterial ausgetreten, kann sogar bei einem größeren Schaden zugewartet werden. Eine Kataraktoperation kann zu einem späteren Zeitpunkt wegen eines sich entwickelnden Winkelblocks (Linsenschwellung) bzw. wegen einer sich entwickelnden Linsentrübung notwendig werden.
- Vermischen sich infolge des Traumas Linsenmaterial und Glaskörper, ist eine kombinierte vordere Vitrektomie (bzw. Vitrektomie über Pars-plana-Zugang) mit Linsenentfernung erforderlich.
- Es besteht keine absolute Kontraindikation gegen die primäre Implantation einer Hinterkammerlinse. Dies hängt ab von Begleitverletzungen, vom Blick in das Operationsfeld und der Erfahrung des Chirurgen. In jedem Fall ist darauf zu achten, daß soviel Linsenkapsel wie möglich erhalten wird, um entweder die primäre oder sekundäre Implantation einer Hinterkammerlinse zu ermöglichen. Falls präoperativ keine verläßliche Biometrie durchgeführt werden konnte, sollte auf die primäre Implantation einer Hinterkammerlinse eher verzichtet werden. Eine Vorderkammerlinse sollte nicht primär implantiert werden, da sonst die ohnehin bestehende Entzündungsreaktion des vorderen Augenabschnittes noch verstärkt wird und dies die Entwicklung eines Glaukoms fördern kann.

Spezielle Behandlung von Rißwunden der Sklera

■ Die allgemeinen Richtlinien für die Versorgung von Sklerarupturen gelten auch für Rißwunden der Sklera.

■ Führt der behandelnde Augenarzt nicht eine sorgfältige Untersuchung von subkonjunktivalen Blutungen bzw. Stichverletzungen der Lider und Augenbrauen (Scheren, Nadeln, Fingernägel, sonstige spitze Gegenstände) durch, können kleine Skleraverletzungen oder Stichwunden übersehen werden.

■ Kleine Skleradefekte führen nicht zu den typischen klinischen Zeichen einer Bulbusperforation, so daß die Diagnose sehr schwierig ist; bei geringstem Verdacht auf eine Perforation sollte der Augenarzt nicht zögern, den Bulbus sorgfältig nach einer solchen Verletzung zu untersuchen.

Spezielle Behandlung des mehrfach traumatisierten Bulbus

■ Nach spitzem Bulbustrauma kann der versorgende Chirurg mit einer Kombination von ausgedehnten Verletzungen des vorderen und hinteren Augenabschnittes konfrontiert werden (z. B. doppelt perforierter Bulbus mit korneoskleraler Rißwunde, Iris- und Ziliarkörperprolaps, intraokulare Blutung, Glaskörper und Linsenmaterial in der Vorderkammer, Austrittswunden durch Netzhaut und hintere Sklera). Solche Zustände wurden früher als absolut hoffnungslos angesehen. Heute haben auch multipel verletzte Augen eine wesentlich bessere Prognose, u. a. deswegen, weil praktisch immer versucht wird, alle Verletzungen primär zu versorgen. Extrem wichtig ist die Planung des schrittweisen operativen Vorgehens. Die Verletzungen sollten grundsätzlich von sehr erfahrenen Ophthalmochirurgen versorgt werden. Sollten Material, Personal bzw. die entsprechende Ausrüstung nicht zur Verfügung stehen, werden die Patienten sofort in ein Zentrum mit entsprechender Logistik überwiesen; eine nur teilweise und/oder inadäquate Versorgung nimmt den betroffenen Patienten jede realistische Chance, eine Restfunktion des Auges zu erhalten.

Weitergehende Maßnahmen

■ Postoperativ wird der Patient mit Breitbandantibiotika (systemisch, periokulär, topisch) abgedeckt; die Medikation ist nach Erhalt der Kulturergebnisse entsprechend zu modifizieren.

■ Eventuell ist die lokale und systemische Gabe von Steroiden erforderlich. Zu den Indikationen für eine Steroidgabe gehören schwere Entzündungszustände, die Bildung von Synechien und Membranen, die Entwicklung eines Sekundärglaukoms usw.

■ Zykloplegika werden routinemäßig gegeben.

■ Beide Augen müssen täglich sorgfältig untersucht werden (vorderer Augenabschnitt und Fundus).

■ Nach Stabilisierung des Zustandes (Komplikationen wie Fibrinbildung sind jetzt eher unwahrscheinlich) kann der Patient nach ausführlicher Aufklärung über notwendige Vorsichtsmaßnahmen entlassen werden; die entsprechende Medikation wird rezeptiert; Termine für ambulante Kontrollen werden vereinbart.

■ Zusammen mit den Familienangehörigen wird ein Plan über das weitere Vorgehen, der evtl. auftretende Komplikationen berücksichtigt, ausgearbeitet. Dies schafft die notwendige Kooperationsbereitschaft für die oft erforderlichen weiteren diagnostischen (Ultraschall, Elektrophysiologie usw.) bzw. therapeutischen Maßnahmen (Kataraktextraktion, perforierende Keratoplastik, Vitrektomie, eventuelle Versorgung einer Leckage oder erneute Exploration wegen persistierender Hypotonie, Augeninnendruckkontrolle usw.).

■ Der Zeitpunkt der Entfernung von Hornhautfäden hängt vom Heilverlauf und der Lokalisation der Verletzung ab. Allgemein gilt, daß zentral liegende Fäden erst nach mehreren Monaten entfernt werden können, während peripher liegende Nähte bei Bedarf bereits nach 6–8 Wochen oder noch früher entfernt werden können, z. B. wenn es zu Vaskularisationen kommt. Das Risiko einer Wunddehiszenz sollte dennoch sorgfältig abgewogen werden.

■ So früh wie vertretbar und realisierbar bekommen aphake Patienten eine Kontaktlinse (Tages- oder Dauertragelinse) angepaßt.

WEITERFÜHRENDE LITERATUR

Abbott RK (ed) (1987) Surgical intervention in corneal and external diseases. Grune & Stratton, Orlando
Blodi FC, Mackensen G, Neubauer H (eds) (1992) Surgical ophthalmology. Springer, Berlin Heidelberg New York Tokyo
Dana MR, Schaumberg DA, Moyes AL et al. (1995) Outcome of penetrating keratoplasty after ocular trauma in children. Arch Ophthalmol 113:1503
Deutsch TA, Feller DB (eds) (1985) Paton and Goldberg's management of ocular injuries. Saunders, Philadelphia
Duch-Samper AM, Menezo JL, Hurtado-Sarrio M (1997) Endophthalmitis following penetrating eye injuries. Acta Ophthalmol Scand 75:104
Liebowitz HM (1972) Hydrophilic contact lenses in corneal disease. IV. Penetrating corneal wounds. Arch Ophthalmol 88:602
McDonnell PT, Green WR, Schanzlin DJ (1988) Corneal trauma. In: Spoor TC, Nesi FA (eds) Management of ocular, orbital and adnexal trauma. Raven, New York
McMahon TT, Devulapally J, Rosheim KM et al. (1997) Contact lens use after corneal trauma. J Am Optom Assoc 68:215
Rashid ER, Waring GO (1982) Use of Healon in anterior segment trauma. Ophthal Surg 13:2014
Shock JP, Adams D (1985) Long-term visual acuity results after penetrating and perforating ocular injuries. Am J Ophthalmol 100:714

Sympathische Ophthalmie

Die sympathische Ophthalmie ist eine seltene bilaterale granulomatöse Uveitis, die v.a. dann nach perforierenden Augenverletzungen auftreten kann, wenn der Ziliarkörper oder andere uveale Gewebe in das Verletzungsgeschehen involviert waren; die sympathische Ophthalmie kann nach chirurgischen und akzidentellen Traumata auftreten, wobei letztere die wesentlich häufigere Ursache darstellen. Das Auftreten einer sympathischen Ophthalmie wurde auch nach subkonjunktivaler Bulbusruptur und perforierenden Hornhautulzera beschrieben.
In der Literatur werden Häufigkeiten von 0,2–1% nach perforierenden Augenverletzungen beschrieben; daß diese Zahlen aus Sicht vieler Ophthalmochirurgen zu hoch erscheinen, mag u. a. daran liegen, daß die meisten Studien zu einem Zeitpunkt erfolgten, als der Einsatz von Steroiden zusammen mit hochentwickelten mikrochirurgischen Techniken noch nicht möglich war.
Berichte darüber, daß Patienten mit schwarzer Hautfarbe weniger häufig betroffen sein sollen, wurden bislang statistisch nicht bestätigt.
Eine sympathische Ophthalmie kann bereits einige (9–10) Tage nach der Verletzung, aber auch noch nach mehreren Jahren bis Jahrzehnten auftreten. Die meisten Fälle (75–80%) treten allerdings innerhalb der ersten Monate nach dem Unfall auf; gewöhnlich werden Zeitspannen von 1–2 Monaten zwischen Unfall und Entwicklung einer sympathischen Ophthalmie berichtet.

Diagnose und Untersuchung

■ Das klinische Erscheinungsbild ist vielfältig und reicht von einer initial leichten bilateralen vorderen Uveitis bis zu einer schweren bilateralen Panuveitis mit Hornhautpräzipitaten, exsudativer Netzhautablösung, Neuritis nervi optici (Papillitis), Cataracta complicata u. a.

■ Typische Zeichen bei Patienten mit gutem Funduseinblick sind verstreute, gelb/weißliche subretinale Ödeme und Läsionen in der mittleren Peripherie (Dalen-Fuchs-Knötchen).

■ Ebenso typisch sind die fluoreszeinangiographischen Befunde bei sympathischer Ophthalmie. Hier zeigen sich multiple Herde von subretinaler Hyperfluoreszenz (Leckage aus der Aderhaut durch Pigmentepitheldefekte); dieses Bild findet man nur bei einer weiteren Erkrankung, dem Morbus Harada, die der sympathischen Ophthalmie in fast jeder Hinsicht gleicht, außer, daß hier kein Trauma vorausgegangen ist und der Morbus Harada häufig mit dermatologischen und neurologischen Erkrankungen vergesellschaftet ist.

■ Eine linseninduzierte Endophthalmitis (phakoanaphylaktische Endophthalmitis, phakogene Uveitis) kann (selten) mit einer sympathischen Ophthalmie vergesellschaftet sein oder (häufiger) mit ihr verwechselt werden.

Behandlung

■ Systemisch gegebene Steroide reduzieren die Entzündung und beeinflussen die immunologische Sensibilisierung gegenüber uvealem Gewebe; deswegen wird bei allen Patienten mit perforierenden Augenverletzungen die Gabe von Steroiden empfohlen, falls keine allgemeinmedizinischen Kontraindikationen bestehen.

■ Die Enukleation innerhalb der ersten 2 Wochen nach dem Unfallereignis kann die Entwicklung einer sympathischen Ophthalmie zwar verhindern; man ist von dieser „Präventivmaßnahme der prophylaktischen Enukleation" eines schwer verletzten Auges jedoch abgekommen, da sich die meisten Fälle mit entsprechender Therapie (Steroide, Cyclosporin, andere Immunsuppressiva) auch ohne Enukleation suffizient behandeln lassen.

■ Das verletzte Auge wird also bis auf wenige Ausnahmen nicht primär entfernt, sondern engmaschig kontrolliert.

■ Die Entscheidung, ein verletztes Auge zu enukleieren, ist extrem schwierig. Faktoren, die in eine solche Überlegung mit einbezogen werden müssen, sind die Prognose des verletzten Auges, der Gesundheitszustand des Patienten und dessen Anforderungen an die Sehkraft (Beruf); in jedem Fall ist eine solche Entscheidung ausführlich mit dem Patienten und seiner Familie zu diskutieren.

■ Eine Primärenukleation nach einem Unfall wirft sowohl für den Patient als auch für den Arzt eine enorme psychologische Problematik auf und sollte grundsätzlich vermieden werden; nur extrem selten ist das Auge so schwer verletzt, daß eine chirurgische Primärversorgung im Sinne eines Wundverschlusses absolut unmöglich erscheint. Eine Verschiebung der Enukleation um 1–2 Wochen erhöht das Risiko, an einer sympathischen Ophthalmie zu erkranken, nicht wesentlich. Diese Zeitspanne ist auch für den Patienten erforderlich, um sich mit der Schwere der Augenverletzung auseinandersetzen zu können und eine solche Entscheidung zu akzeptieren.

■ Sollte eine sympathische Ophthalmie diagnostiziert werden und das verletzte Auge erhaltenswert sein, wird sofort mit einer hochdosierten Gabe von systemischen Steroiden (100–200 mg Prednison täglich über mehrere Tage, die dann entsprechend reduziert werden können) zusammen mit topischen und periokulären Steroiden sowie mit der Gabe von Mydriatika/Zykloplegika begonnen; bei weniger stark ausgeprägten Entzündungszuständen reicht u. U. eine weniger aggressive Therapie aus.

■ Die Steroiddosis wird dem klinischen Erscheinungsbild angepaßt; es muß dabei immer berücksichtigt werden, daß die Patienten über Monate (evtl. über Jahre) mit Steroiden therapiert werden können und, daß die Erkrankung häufig wieder aufflammen und eine massive Therapie erforderlich machen kann.

■ Immunsuppressiva (z. B. Cyclosporin, Cyclophosphamid, Methotrexat) können entweder als Ersatz für Steroide (falls Steroide aus medizinischen Gründen kontraindiziert sind) oder als zusätzliche Therapie zu Steroiden erforderlich sein.

■ In der Literatur wird einerseits berichtet, daß die Enukleation des verletzten Auges keinen Effekt auf den Krankheitsverlauf des sympathisierenden Auges hat, wenn sich die Entzündung einmal entwickelt hat. Andererseits gibt es Studien, die gezeigt haben, daß die Entfernung des verletzten Auges den Krankheitsverlauf des sympathisierenden Auges positiv beeinflußt. Hat man die Therapie mit Steroiden und Immunsuppressiva begonnen, sollte das verletzte Auge nicht entfernt werden, es sei denn, es ist völlig erblindet; das verletzte Auge ist nach einer durchgemachten sympathischen Ophthalmie häufig das bessere Auge.

Folgen der Erkrankung, Anmerkungen

■ Die Prognose für Augen mit sympathischer Ophthalmie ist nicht so schlecht wie allgemein angenommen; dies gilt besonders dann, wenn eine frühzeitige und suffiziente Therapie eingeleitet und engmaschige Kontrollen durchgeführt wurden (erneuter Krankheitsausbruch).

WEITERFÜHRENDE LITERATUR

Blodi FC (1979) Sympathetic uveitis. In: Freeman HM (ed) Ocular trauma. Appleton-Century-Crofts, New York

Blodi FC, Mackensen G, Neubauer H (eds) (1992) Surgical ophthalmology. Springer, Berlin Heidelberg New York Tokyo

Chan CC, Mochizuki M (1999) Sympathetic ophthalmia: an autoimmune ocular inflammatory disease. Springer Semin Immunopathol 21:125

Hakin KN, Pearson RV, Lightman SL (1992) Sympathetic ophthalmia: visual results with modern immunosuppressive therapy. Eye 6:453
Klein S, Friedrich R, Fricke B et al. (1992) Cyclosporin A in der Therapie der chronischen Uveitis. Ophthalmologe 89:411
Lee WR (1993) Ophthalmic histopathology. Springer, New York Berlin Heidelberg Tokyo
Lubin JR, Alert DM (1979) Sympathetic ophthalmia. Ample room for controversy (editorial). Surv Ophthalmol 24: 137
Lubrin JR et al. (1980) Sixty-five years of sympathetic ophthalmia: a clinicopathologic review of 105 cases (1913–1978). Ophthalmology 87:109
Marak GE (1979) Recent advances in sympathetic ophthalmia. Surv Ophthalmol 24:141
Naumann GOH (1997) Pathologie des Auges. Springer, Berlin Heidelberg New York Tokyo
Nussenblatt RB, Palestine AG, Chan C (1983) Cyclosporin A therapy in the treatment of intraocular inflammatory disease resistant to corticosteroids and cytotoxic agents. Am J Ophthalmol 96:275
Pfeiffer J, Schröder JM (Hrsg) (1995) Neuropathologie. Springer, Berlin Heidelberg New York Tokyo
Puliafito CA et al. (1980) Sympathetic uveitis. Ophthalmology 87:355
Rao NA (1997) Mechanisms of inflammatory response in sympathetic ophthalmia and VKH syndrome. Eye 11:213
Reynard M, Riffenburg RS, Moes EF (1983) Effect of corticosteroid treatment and enucleation on the visual prognosis of sympathetic ophthalmia. Am J Ophthalmol 96:290
Zierhut M, Klein R, Berg P, Thiel HJ (1991) Zur Bedeutung der Autoimmunität bei verschiedenen Uveitisformen. Klin Monatsbl Augenheilkd 198:165

3.4.3 Extraokulare Muskeln

Einrisse und Abrisse

Störungen der Augenmotilität können durch Einrisse, Einklemmung, Avulsionen oder Abrisse der Muskelsehne, Abrisse der nervösen Versorgung der Muskeln innerhalb der Orbita, durch Orbitahämatome und -ödeme sowie durch Schäden der Trochlea verursacht werden. Auf supranukleärer, nukleärer oder infranukleärer Ebene kann ein Schädeltrauma ebenfalls zu Störungen der okulären Motilität führen (Gehirnerschütterung, Schädelfrakturen, Anstieg des intrakraniellen Druckes usw.).
Einrisse und Abrisse der Extraokularmuskeln werden hier kurz behandelt; diese Verletzungen zählen zu den eher ungewöhnlichen und seltenen Ursachen eines traumatischen Strabismus; sie erfordern jedoch zur Wiederherstellung einer suffizienten Motilität die sofortige und sorgfältige chirurgische Versorgung.

Diagnose und Untersuchung

■ Eine orientierende Untersuchung der okulären Motilität sollte bei jedem okulären Trauma vorgenommen werden, da selbst eine subkonjunktivale Blutung Zeichen eines abgerissenen Augenmuskels sein kann; ein schweres okuläres Trauma mit Verletzung intraokularer Strukturen lenkt ebenfalls von der Diagnose einer behandelbaren Muskelverletzung ab.

■ Sollten sich Zeichen einer Augenmuskelverletzung finden, müssen diese durch zusätzliche Untersuchungen und diagnostische Maßnahmen bestätigt werden.

■ Liegt eine Motilitätsstörung vor, sollten zunächst Patient und Familie befragt werden, ob ein Strabismus bekannt ist bzw. früher eine Augenmuskeloperation durchgeführt wurde.

■ Verschiedene einfache Tests können bereits während der Notfallbehandlung vorgenommen werden. Hierzu gehören die Untersuchung von Duktionen und Versionen, Cover- und Traktionstest.

■ Die beiden zuletzt genannten Tests sind besonders hilfreich bei der Differentialdiagnose:

● Ein negativer Befund beim Traktionstest macht eine Muskeleinklemmung bei einer Orbitafraktur unwahrscheinlich; umgekehrt ist aber ein positiver Befund beim Traktionstest kein sicheres Zeichen für eine Muskeleinklemmung, da Blutungen, Ödeme und bestimmte Vorerkrankungen (z.B. endokrine Orbitopathie) auch positive Befunde liefern können.

● Ein normaler Traktionstest (normales Zuggefühl mit der Pinzette des Untersuchers, während der Patient Versionsbewegungen ausführt) läßt eine Denervation, einen Einriß oder Abriß des untersuchten Muskels unwahrscheinlich erscheinen; auf der anderen Seite können zahlreiche andere Ursachen für einen abnormen Traktionstest verantwortlich sein.

■ Geht man nach Befunderhebung von einem Einriß/Abriß aus, sind explorative chirurgische Maßnahmen indiziert.

Behandlung

■ Während der Patient aufgefordert wird, Augenbewegungen zu machen, gelingt meist die Identifikation des proximalen Endes des Muskels oder seiner Sehne; deswegen wird zunächst keine Vollnarkose bzw. Retrobulbäranästhesie durchgeführt; wir empfehlen initial bis zur Lokalisation des Muskels eine

Tropfanästhesie mit Tetrakain oder Kokain und eine leichte intravenöse Sedation; anschließend kann entweder eine Retrobulbäranästhesie bzw. eine Vollnarkose eingeleitet werden.

■ Zur Identifikation eines retrahierten Muskels ist v.a. die Darstellung des betroffenen Areals wichtig; daher werden großzügige Inzisionen vorgenommen und das umliegende Gewebe mit Nähten oder Pinzetten entsprechend verlagert.

■ Das zurückgezogene proximale Rißende des Muskels wird aufgesucht, indem man Tenongewebe mit der Pinzette faßt und es vorsichtig herauszieht, bis sich der Muskel zeigt, der dann mit einer Pinzette aufgenommen werden kann. Der Patient wird jetzt aufgefordert, in die Zugrichtung des Muskels zu schauen; ein deutlicher Zug an der Pinzette bestätigt, daß der Muskel tatsächlich gefaßt wurde.

■ Der Muskelbauch wird zunächst mit einer Naht gekennzeichnet; anschließend werden die 2 Rißenden mit nicht resorbierbaren Nähten (Dacron) readaptiert; bei Verwendung von resorbierbarem Nahtmaterial (Vicryl®) wird eine Matratzennaht durchgeführt; sollte die Sehne abgerissen sein, wird sie wie bei einer normalen Resektion an ihrem Stumpf wieder angenäht. Beachte: bei traumatisch bedingten Muskelabrissen sollte kein natürliches Nahtmaterial verwendet werden, da es die Gewebereaktion noch verstärkt und zu einer Fibrose führen kann. Die Verwendung eines „supramid-sleeves" kann angezeigt sein, um die Adhäsionen des Muskels am Bulbus auf Höhe der Rißverletzung zu verhindern.

■ Ist der abgerissene Muskel nicht aufzufinden, kann der Stumpf an der Tenon-Kapsel festgenäht werden; falls notwendig, wird eine Muskeltransposition und/oder eine Resektion des Antagonisten zu einem späteren Zeitpunkt durchgeführt.

■ Nach Abschluß der Operation werden die Bindehaut verschlossen und eine antibiotische Salbe/Kortikoidsalbe und ein leichter Verband appliziert.

Folgen der Erkrankung, Anmerkungen
Gelingt die suffiziente Versorgung, so ist das funktionelle und kosmetische Ergebnis meist zufriedenstellend.

WEITERFÜHRENDE LITERATUR

Blodi FC, Mackensen G, Neubauer H (eds) (1992) Surgical ophthalmology. Springer, Berlin Heidelberg New York Tokyo
Deutsch TA, Feller PB (eds) (1985) Paton and Goldberg's management of ocular injuries. Saunders, Philadelphia
Kaufmann H (1995) Strabismus. Enke, Stuttgart
Reinecke RD (1979) Treatment of ocular motility problems following trauma: In: Freeman HM (ed) Ocular trauma. Appleton-Century-Crofts, New York
Roper-Hall G, Leiber RM (1974) Measurement of the field of binocular single vision in the evaluation of incomitant paralytic strabismus. Am Orthopt J 24:77
Scott AB (1975) Force and velocity tests in strabismus. Trans Am Acad Ophthalmol Otolaryngol 79:727
Straub W, Kroll P, Küchle HJ (Hrsg) (1995) Augenärztliche Untersuchungsmethoden. Enke, Stuttgart
von Noorden GK (1979) Diagnosis of trauma related strabismus. In: Freeman HM (ed) Ocular trauma. Appleton-Century-Crofts, New York

4
Fremdkörperverletzungen des Auges und der Orbita

4.1
Korneale, konjunktivale und sklerale Fremdkörper

Fremdkörperverletzungen können an der Hornhaut, Bindehaut oder Sklera entstehen.
Fremdkörper gelangen durch den Wind, als Projektile von Maschinen, Werkzeugen oder Explosionen usw. auf die Augenoberfläche. Häufigste Substanzen: Schmutz (Wind), kleine Metallpartikel, Putz, organische Substanzen (Chitin), Holz.
Augenverletzungen bei einem Arbeitsunfall, einer Explosion oder der Benutzung eines Werkzeuges sollten immer an einen intraokularen Fremdkörper denken lassen.
Wie bei jedem ophthalmologischen Notfall wird eine sorgfältige Anamnese zu den Begleitumständen der Verletzung erhoben und eine sorgfältige Untersuchung des Auges vorgenommen. Gerade bei solchen Verletzungen ist eine ausführliche Dokumentation notwendig, da bei vielen dieser Patienten Schadensersatzansprüche und Haftpflichtansprüche geltend gemacht werden, bei denen der Arzt später als Zeuge fungieren bzw. gutachterlich tätig werden muß.

Diagnose und Untersuchung
■ Besteht die Möglichkeit eines intraokularen oder intraorbitalen Fremdkörpers, werden zunächst die Lider nach Eintrittspforten untersucht.

■ Bei Verdacht auf einen intraokularen Fremdkörper (z.B. Projektilverletzung bei Industrieunfall oder Explosion) werden Hornhaut und Sklera so atraumatisch wie möglich untersucht.

■ Die Fornices untersucht man, indem man den Patienten in die jeweilige Gegenrichtung blicken läßt.

- Das Oberlid wird (doppelt) ektropioniert. Nach Lokalanästhesie werden mit einem sterilen Wattebauschträger bestehende Bindehautfalten am oberen Fornix ausgestrichen.

- Die Hornhautepithelverletzungen, die bei Fremdkörpern unter dem Oberlid typischerweise vertikal verlaufen, erkennt man am besten nach Anfärben mit Fluoreszein.

- Sollte eine subkonjunktivale Blutung vorliegen, gilt bis zum Beweis des Gegenteils, daß eine perforierende Verletzung mit intraskleralem bzw. intraokularem Fremdkörper besteht. Die Bindehaut wird sorgfältig mit einem Wattebauschträger oder einer Pinzette auf eine Eintrittspforte untersucht. Außerdem ist eine Fundusuntersuchung in Mydriasis erforderlich; man achte hierbei auch auf die einer vermeintlichen Eintrittspforte gegenüberliegende Seite. Besteht weiterhin der Verdacht auf einen intraokularen Fremdkörper, werden eine Ultraschalluntersuchung und eine Röntgenuntersuchung von Bulbus und Orbita durchgeführt.

4.1.1
Oberflächliche Hornhaut- und Bindehautfremdkörper

Behandlung

- Die Entfernung des Fremdkörpers wird an der Spaltlampe durchgeführt; zunächst Tropfanästhesie, anschließend Fremdkörperentfernung mit einer kleinen Injektionsnadel bzw. einer Fremdkörpernadel. Multiple kleine Fremdkörper auf der Bindehaut können meist leicht mit einem sterilen Wattebauschträger entfernt werden (nicht bei Hornhautfremdkörpern, da die Gefahr der Epithelabrasio besteht).

- Häufig entsteht innerhalb von Stunden nach Fremdkörperverletzung der Hornhaut mit Metallteilchen ein Rosthof. Mit einem batteriebetriebenen Bohrer wird soviel wie möglich von diesem Rosthof entfernt. Manchmal ist es einfacher, den Rosthof erst einige Tage nach der Verletzung zu entfernen, da der Ring „aufweicht".

- Besondere Vorsicht ist bei solchen Fremdkörperverletzungen der Hornhaut geboten, die im Bereich der optischen Achse liegen. Die Fremdkörperentfernung selbst sollte keinen zusätzlichen Schaden der Bowman-Schicht verursachen, da dies zu Vernarbungen führt.

- Nach der Fremdkörperentfernung werden Antibiotika in Tropfen- bzw. Salbenform und ein Verband appliziert; der Patient wird täglich untersucht, bis die Verletzung abgeheilt ist.

- Bei Ziliarspasmus werden Zykloplegika gegeben.

- Bis zur kompletten Reepithelialisierung muß besonders auf Zeichen einer Infektion geachtet werden (besonders bei Hornhautverletzungen).

- Normalerweise führen oberflächliche Fremdkörperverletzungen auch bei Vernarbung nicht zu bleibenden Schäden, es sei denn, die Sehachse ist betroffen. Eine Hornhautnarbe kann dann die Sehschärfe mehr oder weniger stark beeinflussen.

4.1.2
Intrastromale Hornhautfremdkörper (ohne Perforation)

Behandlung

- Fremdkörper aus inertem Material (Glas, Plastik, Edelstahl), die der äußeren Oberfläche nicht zugänglich sind, die die Descemet-Membran nicht penetrieren und nicht in der Sehachse liegen, können auch belassen werden.

- Fremdkörper aus reaktiven anorganischen Materialien (Eisen, Kupfer, Nickel) oder aus organischen Materialien bzw. Fremdkörper, die in der Sehachse liegen, müssen entfernt werden (s. Tabelle 1.1, Abb. 1.11).

  • Kooperative Patienten werden an der Spaltlampe behandelt. Tropfanästhesie, anschließend wird die Wunde mit einer feinen Pinzette sondiert und der Fremdkörper entfernt. Mitunter ist auch die Fremdkörperentfernung unter Sedation im Operationssaal sinnvoll.

  • Anschließend werden lokal Antibiotika und Zykloplegika gegeben.

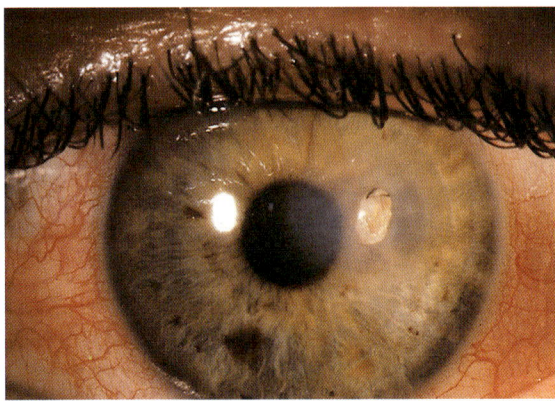

Abb. 1.11. Intrastromaler Fremdkörper aus Stein

- Regelmäßige engmaschige Kontrollen sind so lange erforderlich, bis keine Infektionsgefahr mehr besteht.

- Verletzungen im Bereich der Sehachse oder Verletzungen mit großen Fremdkörpern können zu einer Reduktion der Sehschärfe führen, die entweder auf die konsekutive Vernarbung oder auf die Entstehung eines irregulären Astigmatismus zurückzuführen ist.

4.1.3
Intrastromale Hornhautfremdkörper (mit Perforation)

Behandlung
- Sollte der Fremdkörper die Descemet-Membran durchbrochen haben, muß er entfernt werden, da es sonst zu einer chronischen Kammerwasserleckage mit erhöhter Infektionsgefahr kommt.

- Die Patienten werden stationär aufgenommen, die Fremdkörperentfernung wird unter Sedation bzw. in Vollnarkose durchgeführt:
  - Nach der Parazentese wird die Vorderkammer mit einer viskoelastischen Substanz gestellt.
  - Die Eintrittsstelle in der Hornhaut wird von vorne mit einer feinen Pinzette exploriert. Der Fremdkörper kann meist gefaßt und entfernt werden.
  - Sollte dies nicht gelingen, wird ein Zyklodialyse- oder Irisspatel durch die Parazentese eingebracht und der Fremdkörper mit diesem Instrument vorsichtig etwas in Richtung Stroma gedrückt; der Fremdkörper kann so in der Regel leichter gefaßt werden. Sollte auch dies nicht möglich sein, muß der Fremdkörper mit einer langen Pinzette über die Parazentese durch die Vorderkammer entfernt werden.
  - Meist ist eine Nahtversorgung kleiner, sich selbst verschließender Wunden nicht erforderlich. Größere Wundlefzen werden mit einem 9-0- oder 10-0-Nylonfaden verschlossen. Zur Sicherheit kann eine Verbandslinse angepaßt werden.

- Anschließend werden lokal Antibiotika und Zykloplegika gegeben.

- Größe der Verletzung, Lokalisation der Hornhautnarbe, irregulärer Astigmatismus und Endothelverletzungen, die ein chronisches Hornhautödem zur Folge haben können, beeinflussen wesentlich die Prognose solcher Verletzungen.

- Die Patienten müssen sorgfältig und regelmäßig über mehrere Wochen (wegen einer möglichen Hornhautentzündung bzw. einer intraokularen Infektion) beobachtet werden.

4.1.4
Subkonjunktivale Fremdkörper

Behandlung
- Fremdkörper können ohne Penetration der Sklera in die subkonjunktivale Substantia propria/Tenon-Kapsel gelangen.

- Da die Bindehaut dem Bulbus teilweise locker aufliegt und auch blickrichtungsabhängig Falten bildet, ist es sehr schwierig, der Eintrittspforte der Wunde zu folgen; deshalb und wegen der Morphologie der Tenon-Kapsel gelingt es meist nicht, den Fremdkörper direkt zu entfernen. Glücklicherweise verursachen viele Materialen unter der Bindehaut nur minimale Reaktionen und können daher belassen werden. Bei eisenhaltigen Teilchen kommt es zu einer Verfärbung der Bindehaut. Es gibt bisher jedoch keine Hinweise, daß auf diesem Weg eine Siderosis bulbi entstehen kann.

- Organische Fremdkörper können zu einer granulomatösen Reaktion führen und sollten entfernt werden.

- Oftmals werden Verletzungen mit subkonjunktivalen Fremdkörpern prophylaktisch mit Antibiotika behandelt und nur beobachtet.

- Die chirurgische Entfernung eines solchen Fremdkörpers wird (falls nötig) am besten im Operationssaal vorgenommen.

4.1.5
Intrasklerale Fremdkörper (ohne Perforation)

Behandlung
- Manchmal ragen intrasklerale Fremdkörper derart durch die Bindehaut nach außen, daß sie einer direkten Entfernung durch die Bindehaut zugänglich sind. Meistens sind die Fremdkörper jedoch von Bindehaut bzw. Tenon-Kapsel bedeckt und können nicht direkt entfernt werden.

- Die Existenz eines intraskleralen Fremdkörpers wird bis zum Beweis des Gegenteils als perforierende Augenverletzung angesehen.

- Bei der Spaltlampenuntersuchung nach einer Fremdkörperverletzung muß immer bedacht werden, daß eine subkonjunktivale Blutung einen intraskleralen Fremdkörper verdecken kann.

■ Eine Fundusuntersuchung in Mydriasis muß durchgeführt werden; es ist dabei besonders auf den verletzten Quadranten zu achten. Mögliche Befunde: retinale und chorioidale Ödeme, Hämorrhagien, Netzhautablösung.

■ Besteht nach der Untersuchung weiterhin der Verdacht auf einen Fremdkörper, müssen zusätzliche diagnostische Maßnahmen wie Ultraschalluntersuchung oder Röntgenaufnahmen bzw. computertomographische Untersuchungen durchgeführt werden. Wir halten in solchen Fällen eine röntgenologische Untersuchung immer für sinnvoll, und zwar auch dann, wenn der Fremdkörper direkt sichtbar ist (Ausschluß weiterer Fremdkörper in den Augenlidern, im Bulbus oder in der Orbita – multiple Projektile sind v. a. bei Industrieverletzungen oder Explosionsverletzungen nicht ungewöhnlich).

■ Die Entfernung von intraskleralen Fremdkörpern sollte im Operationssaal unter Sedation bzw. in Vollnarkose durchgeführt werden. Eine Exploration des Bulbus, v. a. in Arealen mit subkonjunktivalen Blutungen ist hierbei immer erforderlich. Durchführung:

- Die Bindehaut wird eröffnet und zurückgeschoben, damit freie Sicht auf die Sklera möglich ist.
- Ist der Fremdkörper direkt einzusehen, wird er mit einer Pinzette gefaßt und entfernt.
- Sollte die Verletzung perforierend sein und Glaskörper und/oder Uvea im Wundspalt sein, ist eine Vitrektomie und die Reposition des uvealen Gewebes erforderlich (Entfernung des Glaskörpers entweder mit Scherchen oder mit dem Vitrektom).
- Nachdem sichergestellt ist, daß die Wunde frei von Glaskörper/Uvea ist, wird die Sklera mit 8-0-Seide- oder Nylonfäden verschlossen.
- Eine prophylaktische Kryobehandlung des betroffenen Areals ist empfehlenswert.

- Postoperativ werden lokal Antibiotika, Steroide und Zykloplegika gegeben. Prophylaktisch wird eine intravenöse Antibiose für 3–5 Tage durchgeführt.

■ Ohne Skleraperforation ist die Prognose für das Sehvermögen gut.

■ Mögliche Spätkomplikationen (z. B. Netzhautrisse oder Netzhautablösungen) erfordern regelmäßige Nachuntersuchungen und eine Beobachtung über längere Zeit.

4.2
Intraokulare Fremdkörper (Tabelle 1.1)

■ Da Schweregrad und Verletzungscharakter von Patient zu Patient differieren, stellt die Diagnose und die Behandlung intraokularer Fremdkörper eine enorme Herausforderung an den Ophthalmochirurgen dar (Abb. 1.12–1.16). Der behandelnde Arzt muß sehr erfahren sein, um die zahlreichen möglichen Komplikationen vorherzusehen und sollte außerdem die Möglichkeit haben, weitere Spezialisten hinzurufen zu können (Vorderabschnittschirurgen, Hinterabschnittschirurgen, Orbitachirurgen).

■ Die kinetische Energie eines perforierenden Fremdkörpers reicht nur selten aus, einen Wiederaustritt zu ermöglichen.

■ Verschiedene Mechanismen können das Auge schädigen:

- Mechanische Alteration der verschiedenen Augengewebe zum Zeitpunkt der Verletzung z. B. Hornhaut-, Sklera- oder Linsenruptur; Glaskörperblutung; Netzhautrisse oder Netzhautablösung). Abhängig von der Lage kann der Fremdkörper Nachbargewebe schädigen; mögliche Folgen sind z. B. Hornhautödem und Makulanarben.

Tabelle 1.1. Relative Toxizität von intraokularen Fremdkörpern

Toxizität	Metalle	Andere
Inert	Gold, Silber, Platin, Aluminium	Quarz, Porzellan, Plastik, Kohle, Glas, Stein
Leichte Reaktionen	Blei, Zink, Lötmittel	
Starke Reaktionen	Kupfer, Eisen, Stahl, Quecksilber, Nickel Kupferlegierungen (Messing)	Organische Materialien: Haare, Baumwolle, Holz, Fasern

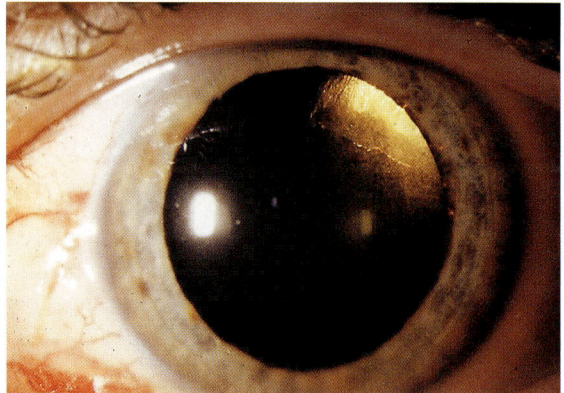

Abb. 1.12. Intraokularer Messing-Fremdkörper

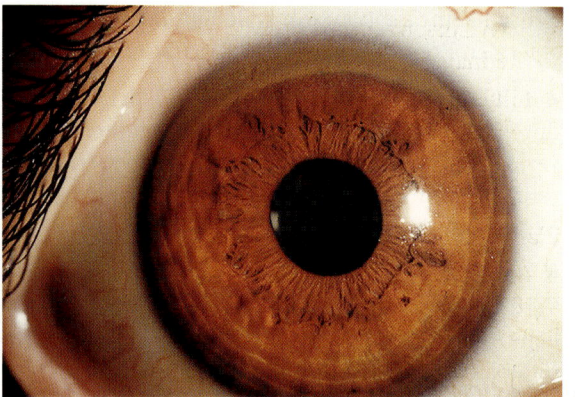

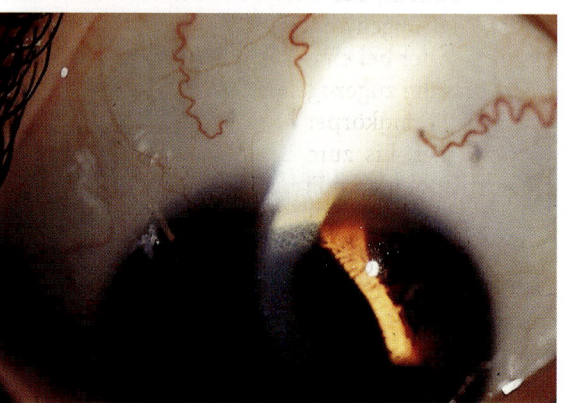

Abb. 1.13 a, b. Kayser-Fleischer-Ring. **a** Die Übersichtsaufnahme zeigt einen peripheren Ring in der oberen Hornhautperipherie. **b** Im Spaltbild ist die typische grüngelbe bzw. goldbraune Farbe des Kornealrings als Hinweis auf eine Chalkosis zu erkennen

- Infektiöse Endophthalmitiden (durch den kontaminierten Fremdkörper selbst oder infolge der Penetration von Keimen der okulären Flora durch die Perforationswunde).
- Toxische Effekte von Fremdkörpermaterialien (Tabelle 1.1): die Schädigung hängt nicht nur von der chemischen Zusammensetzung des Fremdkörpers, sondern auch von seiner Lokalisation und von den Abwehrmechanismen des Auges selbst ab (so kann z.B. ein eisenhaltiger Fremdkörper sowohl in der Linse als auch im hinteren Augenabschnitt eingekapselt werden und dort ohne klinisch relevante Toxizitätssymptome verweilen).
- Unspezifische Entzündungen infolge der Zusammensetzung oder der Lokalisation eines primär inerten Fremdkörpers: dies gilt besonders bei Kontakt mit dem Ziliarkörper oder der Netzhaut. Eine schwere Entzündungsreaktion kann zu Traktionssträngen, zyklitischen Membranen und einer Netzhautablösung führen.

■ Normalerweise führen sterile Fremdkörper in der Vorderkammer, der Linse und/oder im Glaskörper nicht zu ausgeprägten Reaktionen. Sollten sie allerdings in Kontakt mit Netzhaut oder Ziliarkörper kommen, können schwere Entzündungsreaktionen resultieren.

■ Auch toxische Fremdkörper werden erstaunlich gut toleriert, wenn sie in der Linse bzw. an anderen Stellen des Auges eingekapselt werden.

■ Nicht entfernte toxische intraokulare Fremdkörper können allerdings auch zu einer Chalkosis oder Siderosis führen:

- Eine Chalkosis wird durch Kupfer oder Kupferlegierungen hervorgerufen. Klinische Manifestationszeichen können ein grün-brauner peripherer Hornhautring (Kayser-Fleischer-Ring, Abb. 1.13 a, b), eine Sonnenblumen-Katarakt, eine grünliche Verfärbung der Iris, glitzernde Partikel im Kammerwasser und Ablagerungen auf der Netzhaut sein. Abhängig vom Kupfergehalt des Fremdkörpers und anderen Faktoren (z.B. Einkapselung) können vom Zeitpunkt der Verletzung bis zum Beginn einer Chalkosis Monate bis Jahre vergehen. In der Regel kommt es zu einer Reduktion der Sehschärfe, jedoch praktisch nie zu einer völligen Erblindung.
- Eine Siderosis wird durch eisenhaltige intraokulare Fremdkörper hervorgerufen. Klinische Zeichen sind eine braun-grüne Verfärbung von Hornhaut und Iris, Irisatrophie mit Pupilloplegie, bräunliche Ablagerungen in der vorde-

ren Linsenkapsel, Gelbfärbung der Linse und retinale Pigmentverschiebungen. Schwere Komplikationen der Siderosis (Glaukom, Netzhautdegeneration, Optikusatrophie) treten in der Regel Monate bis Jahre nach der Verletzung auf.

Diagnose

■ Zunächst sorgfältige Anamnese mit Berücksichtigung von Unfallort, -zeitpunkt und -art, ausführliche Dokumentation (spätere gutachterliche Fragen, BG-Bericht, Regreßansprüche).

■ Jeder Patient, der sich bei Schlägereien (Stäbe, Steine, Pfeil/Bogen), bei der Arbeit (Hammer, Schleifen usw.) oder bei einem Explosionsunfall eine Augenverletzung zugezogen hat, sollte auf einen intraokularen Fremdkörper hin untersucht werden. Am Besten ist es, bis zum Beweis des Gegenteils von einem intraokularen Fremdkörper auszugehen.

■ Es folgt eine vollständige Untersuchung des Auges und seiner Anhangsgebilde (insbesondere der Lider, Abb. 1.14a, b). Hornhaut, Bindehaut und Sklera werden auf Eintrittspforten untersucht, wobei ein negativer Befund einen intraokularen Fremdkörper nicht ausschließt – es kann sich um eine durch Bindehaut oder Blutung gedeckte Eintrittspforte handeln.

■ Im Falle einer Hornhautperforation ohne Zeichen eines Fremdkörperdurchtritts durch Linse oder Iris sollte der Kammerwinkel untersucht werden (Gonioskopie). Voraussetzung hierfür ist, daß die Vorderkammer steht und die Wunde sich selbst abdichtet. Vorzugsweise wird für die Gonioskopie ein Zeiss-Vier-Spiegelkontaktglas eingesetzt (geringerer Druck auf die Wunde; keine Methylzellulose erforderlich, die weitere Untersuchungen erschwert und u. U. durch die Wunde in die Vorderkammer gelangen kann und dort eine intraokulare Entzündung noch verstärkt bzw. zu einer Infektion führen kann).

■ So früh wie möglich sollte eine Fundusuntersuchung in Mydriasis durchgeführt werden; später entstehende Entzündungen, Glaskörperblutungen oder ein Hornhautödem können den Einblick auf den hinteren Augenabschnitt unmöglich machen. Man achte besonders darauf, daß nicht durch irgendwelche Manipulationen intraokulare Strukturen durch die Wunde herausgedrückt werden. Falls es der Einblick erlaubt, sollten Linse, Glaskörper und Netzhaut sorgfältig nach eventuellen Fremdkörpern oder Begleitverletzungen untersucht werden (Abb. 1.15).

■ Unglücklicherweise ist der Einblick häufig durch Kombinationsverletzungen mit Hornhautrissen/-ödem, intraokularer Entzündung, Hyphäma,

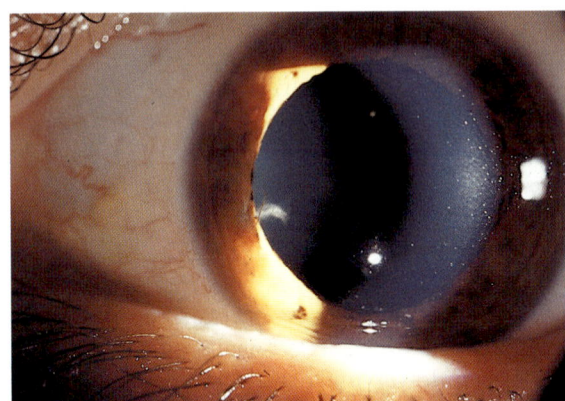

a

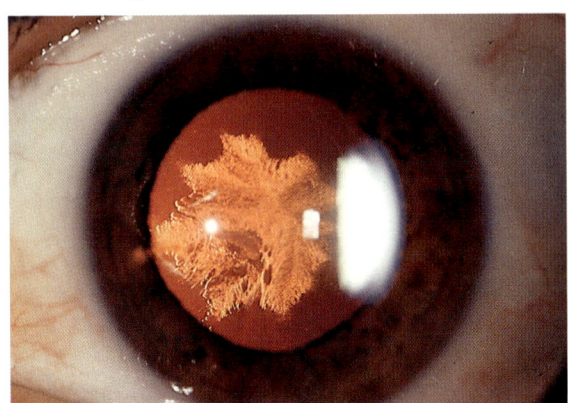

b

Abb. 1.14. a Korneale Perforationsstelle nach Fremdkörperverletzung. b Durchtrittsstelle dieses Fremdkörpers in der Iris mit typischer Kataraktausbildung nach einigen Tagen

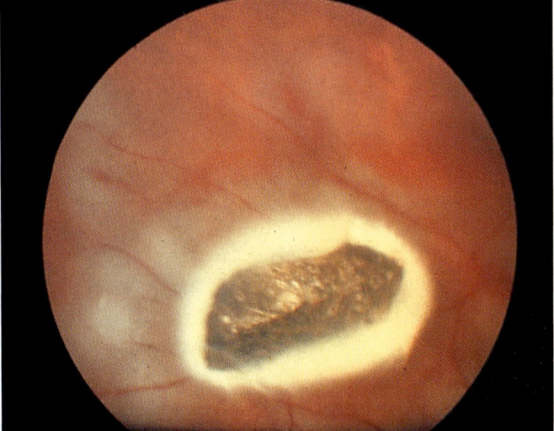

Abb. 1.15. Intraretinaler Fremdkörper mit Begleitödem

Katarakt oder Glaskörperblutung behindert. Daher sind oft zusätzliche diagnostische Maßnahmen unerläßlich.

Techniken zur Fremdkörpersuche und Fremdkörperlokalisation

■ Auch wenn ein intraokularer Fremdkörper bereits direkt sichtbar ist (Abb. 1.16), sollten zum Ausschluß weiterer Fremdkörper (intraokular, orbital) Ultraschall- und röntgenologische Untersuchungen durchgeführt werden.

■ Besonders die Ultraschalluntersuchung ist eine nützliche Technik zum Aufsuchen und Lokalisieren von intraokularen Fremdkörpern. Dies gilt besonders bei nicht röntgendichten Materialien (Glas, Plastik, organische Substanzen). Limitiert ist die Ultraschalluntersuchung beim Aufsuchen von retrobulbären und in der Bulbuswand gelegenen Fremdkörpern. Zu bedenken ist weiterhin, daß sich ungünstig geformte oder gelegene Fremdkörper im Ultraschall nicht darstellen. Mittels Ultraschalluntersuchung kann also nie ein sicherer Fremdkörperausschluß erfolgen.

■ Knochenfreie (skelettfreie) Orbitaröntgenaufnahmen (Zahnfilmtechnik, kleiner Ausschnitt) aus verschiedenen Winkeln sind bestens geeignet für die Suche nach (nicht-)metallischen intraokularen/-orbitalen Fremdkörpern. Mit dieser Technik stellen sich die Grenzen des Bulbus so gut dar, daß die intra- oder extraokulare Lokalisation des Fremdkörpers leicht möglich wird (Aluminium ist z.B. ähnlich röntgendicht wie Knochen und kann deshalb bei der Standard-Hartstrahltechnik übersehen werden).

■ Die Computertomographie (Schnittabstand: 1–2 mm) ist bei der Suche und Lokalisation von Fremdkörpern eine ergänzende Untersuchungstechnik und sollte dann durchgeführt werden, wenn die Kombination aus Ultraschall und Röntgenbild nicht zu klaren Ergebnissen führt. Mittels Computertomographie ist außer der Lokalisation eines Fremdkörpers auch die Ausdehnung von Orbitaabszessen, Ödemen des N. opticus usw. darstellbar.

■ Einige Autoren empfehlen kommerziell erhältliche Metalldetektoren zur Suche nach intraokularen Fremdkörpern und zur Planung des chirurgischen Vorgehens. Diese Instrumente liefern zwar wichtige klinische Informationen, ein intraokularer Fremdkörper ist jedoch keineswegs ausgeschlossen, wenn der Metalldetektor nicht anspricht.

■ Die Kernspintomographie liefert im Vergleich zur Computertomographie keine wesentliche Mehrinformation bei der Suche nach intraokularen Fremdkörpern. Das durch die Kernspintomographie erzeugte magnetische Feld kann vielmehr zur Bewegung von magnetischen Teilchen führen und so den Schaden intraokularer Strukturen noch verschlimmern.

Allgemeine Behandlungsprinzipien

■ Die Behandlung von Fremdkörperverletzungen ist so komplex, daß kein Fall dem anderen gleicht; daher können hier nur allgemeine Behandlungsrichtlinien gegeben werden.

■ Ziele der Behandlung:
- Versorgung der Penetrationswunde.
- Chirurgische Versorgung assoziierter okulärer und periokulärer Verletzungen.
- Ablatioprophylaxe (Cerclage/Plombe) bei Eindringen des Fremdkörpers >6 mm hinter dem Limbus.
- Entscheidet man sich für die Entfernung eines Fremdkörpers, sollte ein Strategieplan erstellt werden, wie die Operation mit dem geringsten Schaden für intraokulare Strukturen bewerkstelligt werden kann.

■ Es ist schwierig zu entscheiden, ob ein intraokularer Fremdkörper primär oder im Rahmen einer sekundären chirurgischen Maßnahme entfernt wird bzw., ob der Fremdkörper unbegrenzt lange belassen werden kann. Normalerweise sollten hochreaktive toxische Materialien (Kupfer, Eisen, organische Substanzen) sofort entfernt werden. Ein inerter Fremdkörper kann für einige Zeit im Auge belassen werden, es sei denn, er führt direkt zu einer Schädigung intraokularer Strukturen.

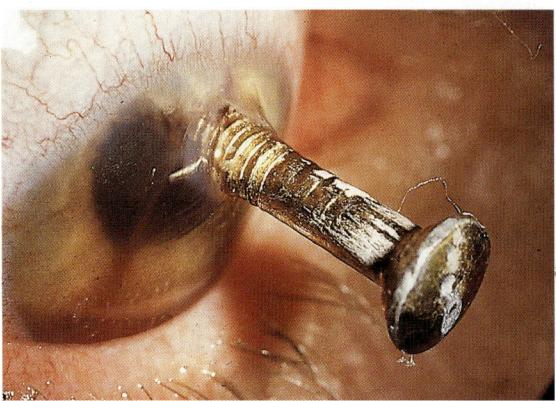

Abb. 1.16. Perforierende Augenverletzung durch Schraube

- Die zeitliche Planung und die Planung der chirurgischen Vorgehensweise muß bei weiteren (peri-)okulären Verletzungen abhängig vom Einblick, dem evtl. Vorliegen einer Infektion, einer Netzhautablösung usw. entsprechend modifiziert werden.

- Sollte ein toxischer Fremdkörper im Auge belassen worden sein (entweder wegen schlechten Einblicks, Begleitverletzungen oder, weil er für nicht toxisch befunden wurde), werden engmaschige elektrophysiologische Untersuchungen (ERG) durchgeführt. Bei Amplitudenreduktion muß der Fremdkörper auch bei „ruhigen" intraokularen Verhältnissen umgehend entfernt werden.

- Bulbuswandverletzungen sind vor der Fremdkörperentfernung zu versorgen.

Behandlung von Fremdkörperverletzungen des vorderen Augenabschnittes

- Besitzt ein Fremdkörper nicht genügend kinetische Energie, kann er nach der Perforation der Hornhaut, ohne die Iris oder die Linse zu verletzen, in den Kammerwinkel fallen.

  - Zunächst wird die Hornhautwunde mit 9–0- oder 10–0-Nylonnähten verschlossen. Vorher kann die Vorderkammer über die Wunde oder (besser) eine separate Parazentese mit viskoelastischen Substanzen gestellt werden.
  - Über eine Parazentese wird der Fremdkörper mit einer langen Intraokularpinzette (Schonung des Endothels) gefaßt und entfernt. Anschließend wird die Parazentese verschlossen.

- Der Fremdkörper kann nach Durchtritt durch die Hornhaut auch in die Linse gelangen.

  - Die Hornhautwunde wird wie oben beschrieben verschlossen. Sollte der Fremdkörper klein und die resultierende Linsentrübung nur lokalisiert sein und außerhalb der optischen Achse liegen, kann das Teilchen unbegrenzt lange belassen werden.
  - Ist es allerdings zu einem großen Kapselriß mit deutlich sichtbarer Linsentrübung und/oder Linsenschwellung gekommen, sollte die Kataraktentfernung primär durchgeführt werden.
    - ▼ Nach Verschluß der Hornhautwunde wird der Zugang für eine Kataraktoperation präpariert. Anschließend wird die Phakoemulsifikation bzw. Linsenabsaugung (mit dem A/I-Tip) so lange durchgeführt, bis der Fremdkörper freiliegt.
    - ▼ Die Vorderkammer wird mit viskoelastischer Substanz gestellt.
    - ▼ Der Fremdkörper wird mit einer langen Intraokularpinzette gefaßt und aus dem Auge entfernt.
    - ▼ Die Kataraktoperation wird komplettiert.
    - ▼ Da es zu Kapselrissen und Glaskörpervorfall kommen kann, sollten Vitrektomieinstrumente bereitliegen.
    - ▼ Sollte der Linsenkern für die Phakoemulsifikation zu hart sein, kann eine extrakapsuläre Kataraktoperation durchgeführt werden. Es sollten immer entsprechende Instrumente (Schlaufen o. ä.) zur Absicherung der Linse während der Kernexpression verwendet werden. Sie verhindern, daß der Kern durch einen nicht entdeckten Riß in der Hinterkapsel in den Glaskörperraum fällt.
    - ▼ Es besteht keine absolute Kontraindikation gegen die Implantation einer Intraokularlinse; dies hängt ab vom Einblick, von eventuellen Begleitverletzungen, der Möglichkeit, präoperativ eine Biometrie durchzuführen, und der Erfahrung des Chirurgen. In jedem Fall sollte soviel Hinterkapsel wie möglich zur primären bzw. sekundären Hinterkammerlinsenimplantation erhalten werden. Die Implantation von Vorderkammerlinsen nach okulären Traumata ist aus bereits genannten Gründen (Verstärkung einer Entzündung) in der Regel nicht empfehlenswert.

Behandlung von Fremdkörperverletzungen des hinteren Augenabschnittes

- Da die Entfernung eines Fremdkörpers aus dem hinteren Augenabschnitt eine schwierige chirurgische Maßnahme darstellt, ist ein guter Einblick von besonderer Wichtigkeit.

- Bei solchen Patienten liegt häufig eine Hornhaut- oder Linsenverletzung bzw. eine Glaskörperblutung vor. Diese Fälle werden am besten durch einen in der Chirurgie des vorderen und hinteren Augenabschnittes erfahrenen Chirurgen behandelt.

  - Ist der Einblick durch eine Hornhautverletzung unmöglich, kann eine Trepanation und Entfernung der Patientenhornhaut erforderlich werden. Anschließend muß eine Lentektomie durchgeführt und eine temporäre Keratoprothese aufgenäht werden. Nach Beendigung der Operation am hinteren Augenabschnitt wird die Keratoprothese wieder entfernt. Das Hornhauttransplantat wird in das Empfängerbett eingenäht. Der Gebrauch einer Keratoprothese erfordert die Entfernung der Linse, auch wenn diese klar und unbeschädigt ist.

- In seltenen Fällen bleibt die traumatisierte Hornhaut klar und die Linse trübt ein. Die Kataraktextraktion wird dann unter Standardbedingungen durchgeführt. Die Phakoemulsifikation ist zu bevorzugen, da diese eine kleinere Wundöffnung erfordert und eine Operation im geschlossenen System erlaubt.

■ Folgende Gründe machen eine Pars-plana-Vitrektomie bei der Behandlung einer Fremdkörperverletzung des hinteren Augenabschnittes erforderlich:

- Glaskörperblutung mit entsprechend reduziertem Einblick.
- Zur Verhinderung einer Netzhautablösung bei drohender/bestehender proliferativer Vitreoretinopathie und/oder massiver retinaler Fibrose (Lösung von Einklemmungen an der Perforationsstelle bzw. die Lösung von bereits gebildeten Traktionssträngen).
- Ein eingekapselter Fremdkörper kann mit dem Vitrektom freigelegt werden.
- Glaskörpermanipulationen (z. B. Entfernung des Fremdkörpers ohne Vitrektomie) sind wegen evtl. auftretender Traktion an der Glaskörperbasis und konsekutiven Netzhautrissen, Netzhautablösungen oder Dialysen obsolet.

■ Vorgehensweise:

- Sollte keine unmittelbare Notfallsituation vorliegen, wird von den meisten Hinterabschnittschirurgen eine Wartezeit von 5–15 Tagen empfohlen; dann ist oft der hintere Glaskörper abgehoben und die Vitrektomie gestaltet sich erheblich einfacher und ist sicherer durchführbar.
- Nach ausgiebiger Vitrektomie Freilegen des Fremdkörpers und gegebenenfalls Laserkoagulation der Umgebung des Fremdkörperbetts kann der Fremdkörper mit einer langen Intraokularpinzette gefaßt und entfernt werden. Machemer empfiehlt eine diamantbestäubte Pinzette. Objekte bis zu einem Durchmesser von 6 mm können über die Pars-plana-Zugänge entfernt werden (Sklerotomie entsprechend erweitern). Sind die Fremdkörper größer als 6 mm, ist alternativ (nach Lentektomie) eine Entfernung durch die Pupille über den Limbus zu erwägen.
- Lag der Fremdkörper auf der peripheren Netzhaut und wurde er von dort entfernt, ist wegen des erhöhten Ablatiorisikos eine prophylaktische Kryoretinopexie (evtl. Cerclage) auf jeden Fall zu empfehlen. Nach Fremdkörperentfernung vom hinteren Pol ist eine Netzhautablösung eher unwahrscheinlich.

- Manche Hinterabschnittschirurgen empfehlen nach solchen Eingriffen die Injektion von Luft (oder Gas) als innere temporäre Tamponade.

■ Von der Verwendung von extraokularen Magneten zur Fremdkörperextraktion muß abgeraten werden. Bei Schwierigkeiten bei der Extraktion unter konventionellen Vitrektomiebedingungen können heute Endoskopsysteme eingesetzt werden.

■ Besteht der geringste Verdacht auf eine Endophthalmitis, müssen Kulturen angelegt werden; zusätzlich zur systemischen Gabe (Routine) müssen evtl. intraokular Antibiotika gegeben werden.

Weitergehende Maßnahmen

■ Lokal werden Zykloplegika, Antibiotika und Steroide, systemisch werden Steroide und Antibiotika gegeben. Die Medikamente werden abhängig vom klinischen Verlauf ausgeschlichen.

■ Dem Patienten wird Bettruhe verordnet (Sedation, falls erforderlich); bei Luft- bzw. Gasfüllung auf entsprechende Positionierung des Kopfes achten, den Patient entsprechend instruieren, regelmäßige Augeninnendruckkontrollen vornehmen.

Folgen der Erkrankung, Anmerkungen

■ Realistische Prognosen (frühzeitig in der perioperativen Phase) sind u. a. wegen des Zusammenspiels von zahlreichen Einflußfaktoren praktisch unmöglich.

■ Abhängig von der Art des Unfalls, der chirurgischen Versorgung und/oder des Heilverlaufs können zahlreiche Komplikationen auftreten:

- Infektion.
- Glaukom (entzündlich, traumatisch, hämorrhagisch, Geisterzellglaukom).
- Hornhaut- und Linsentrübungen.
- Siderosis, Chalkosis.
- Netzhautrisse, Netzhautablösung.
- Makulaödem, Makulaforamina.
- Proliferative Vitreoretinopathie.
- Chronische Hypotonie und Phthisis bulbi.

■ Der Patient ist ausführlich darüber aufzuklären, daß auch noch Jahre nach dem Unfallereignis die oben angeführten Komplikationen auftreten können und deshalb Routineuntersuchungen lebenslang notwendig sind.

WEITERFÜHRENDE LITERATUR

Blodi FC, Mackensen G, Neubauer H (eds) (1992) Surgical ophthalmology. Springer, Berlin Heidelberg New York Tokyo

Cardillo JA, Stout JT, LaBree L et al. (1997) Post-traumatic proliferative vitreoretinopathy. The epidemiologic profile, onset, risk factors, and visual outcome. Ophthalmology 104:1166

Charles S (1987) Vitreous microsurgery. Williams & Wilkins, Baltimore

Claes C, Zivojnovic R (1990) Vitrectomy in ocular trauma. Bull Soc Belg Ophthalmol 258:169

Dana MR, Schaumberg DA, Moyes AL et al. (1995) Outcome of penetrating keratoplasty after ocular trauma in children. Arch Ophthalmol 113:1503

DeJuan E, Sternberg P, Michels RG, Auer C (1984) Timing of vitrectomy after penetrating ocular injuries. Ophthalmology 91:1072

Deramo VA, Shah GK, Baumal CR et al. (1999) Ultrasound biomicroscopy as a tool for detecting and localizing occult foreign bodies after ocular trauma. Ophthalmology 106:301

Deutsch TA, Feller DB (eds) (1985) Paton and Goldberg's management of ocular injuries. Saunders, Philadelphia

Duke-Elder S (ed) (1972) System of ophthalmology, vol XIV: Injuries. Mosby, St. Louis

Ferencz JR, Harel O, Assia EJ (1997) Utilizing gravity in the removal of a large intraocular foreign body. Ophthalmic Surg Lasers 28:508

Hammer ME, Grizzard WS (1988) Management of retinal and vitreous injuries. In: Spoor TC, Nesi FA (eds) Management of ocular, orbital, and adnexal trauma. Raven, New York

Kenyon KR, Starck T, Hersh PS (1992) Penetrating keratoplasty and anterior segment reconstruction for severe ocular trauma. Ophthalmology 99:396

Landers MB, Foulks G, Landers DM, Hickingbotham D (1981) Temporary keratoprosthesis for pars plana vitrectomy. Am J Ophthalmol 91:615

Machemer R (1981) Diamond coated all purpose forceps. Am J Ophthalmol 91:267

Michels RG (1975) Surgical management of non-magnetic intraocular foreign bodies. Arch Ophthalmol 93:1003

Pieramici DJ, MacCumber MW, Humayun MU et al. (1996) Open-globe injury. Update on types of injuries and visual results. Ophthalmology 103:1798

Pieramici DJ, Sternberg P Jr, Aaberg TM et al. (1997) A system for classifying mechanical injuries of the eye (globe). The Ocular Trauma Classification Group. Am J Ophthalmol 123:820

Rubsamen PE, Cousins SW, Winward KE et al. (1994) Diagnostic ultrasound and pars plana vitrectomy in penetrating ocular trauma. Ophthalmology 101:809

Rubsamen PE, Irvin WD, McCuen BW Jr et al. (1995) Primary intraocular lens implantation in the setting of penetrating ocular trauma. Ophthalmology 102:101

Schmidseder E, Mino de Kaspar H, Klauss V, Kampik A (1998) Posttraumatische Endophthalmitis nach penetrierenden Augenverletzungen. Ophthalmologe 95:153

Spiegel D, Nasemann J, Nawrocki J et al. (1997) Severe ocular trauma managed with primary pars plana vitrectomy and silicone oil. Retina 17:275

Sternberg P (1994) Trauma: principles and techniques of treatment. In: Ryan SJ (ed) Retina. Mosby, St. Louis

Tyagi AK, Kheterpol S, Callear AB et al. (1998) Simultaneous posterior chamber intraocular lens implant combined with vitreoretinal surgery for intraocular foreign body injuries. Eye 12:230

4.3 Orbitale Fremdkörper

■ Orbitale und intraokulare Fremdkörperverletzungen können durch die gleichen Unfälle verursacht werden: Industrieunfälle, Explosionen, Schießunfälle usw.

■ Jedes Objekt mit entsprechender Impulskraft kann bis in die hintere Orbita gelangen, indem es entweder zwischen Orbitawand und Bulbus eindringt oder direkt durch den Bulbus hindurchtritt. Ein Projektil, das genügend kinetische Energie besitzt, um den Augapfel zu durchdringen bzw. in die Orbita einzudringen, kann evtl. genügend Restenergie besitzen, um in eine Nasennebenhöhle oder direkt in das Schädelinnere zu gelangen. Bei Verdacht auf einen intraorbitalen Fremdkörper muß daher immer ein intrakranieller Fremdkörper ausgeschlossen werden.

■ Mögliche Folgen intraorbitaler Fremdkörperverletzungen:
- Der Fremdkörper ist inert und kann, falls er nicht neurologische Ausfälle, Motilitätsstörungen oder Schmerzen hervorruft, in der Orbita belassen werden.
- Der Fremdkörper besteht aus reaktivem Material, das zu einer eitrigen, nichtinfektiösen Entzündung führt, die eine Entfernung erforderlich macht. Die intraorbitale Toxizität ist ähnlich der intraokularen Toxizität von Fremdkörpern anzusehen (s. Tabelle 1.1).
- Ein kontaminierter Fremdkörper kann eine Infektion verursachen und muß daher dringend entfernt werden.

■ Eine Verletzung des Bulbus muß unbedingt ausgeschlossen werden. Ist der Bulbus perforiert, ist extreme Vorsicht bei weitergehenden diagnostischen Maßnahmen geboten, da sonst durch die Manipulation intraokulares Gewebe über den Wundspalt nach außen treten kann. Grundsätzlich hat die Versorgung des Bulbus Vorrang vor der Orbitaexploration und der Entfernung eines orbitalen Fremdkörpers.

Diagnostische Zeichen
■ Es besteht eine große Variationsbreite im Ausprägungsgrad, abhängig von Größe, Lokalisation und Zusammensetzung des Fremdkörpers.

■ Anamnestisch wird von einer Gesichts- oder Augenverletzung berichtet; allerdings stellen oft auch bereits vergessene Bagatelltraumata, die Wochen bis Monate zurückliegen können, die Ursache für kleine intraorbitale Fremdkörper dar.

- Abhängig davon, ob der Sehnerv verletzt wurde, kann die Sehschärfe normal bis stark reduziert sein. Bei geringstem Verdacht auf eine Sehnervenverletzung sollten die Pupillenreflexe geprüft werden.

- Sowohl die Verletzung intraorbitaler Hirnnerven als auch die Verletzung der Augenmuskeln kann zu Doppelbildern führen.

- Toxisches Material (z. B. organische Substanzen, Kupfer) kann eine akute (sterile) Entzündung hervorrufen; kontaminierte Objekte können eine akute Infektion (orbitale Zellulitis), die mit Schmerzen, Exophthalmus und Ophthalmoplegie einhergehen kann, verursachen.

- Ein Orbitaemphysem deutet auf eine Verletzung der Nebenhöhlen (meist Sinus ethmoidalis) hin.

- Ist es zu einer Orbitabodenfraktur evtl. mit eingeklemmten Extraokularmuskeln gekommen, sind Enophthalmus, Hypertropie oder Diplopie mögliche Befunde. Die Unterscheidung zwischen eingeklemmten Extraokularmuskeln bzw. paretisch bedingten Motilitätsstörungen kann mittels Traktionstest erfolgen.

- Epistaxis, Rhinoliquorrhoe, neurologische oder meningeale Zeichen oder Sensibilitätsstörungen sollten den behandelnden Augenarzt immer an eine Verletzung des Schädelinneren denken lassen.

Diagnostische Tests

- Fremdkörper der vorderen Orbita können häufig mittels Ultraschalluntersuchung diagnostiziert werden; Die Ultraschalluntersuchung liefert jedoch keine Aussage über den Zustand der Orbitaspitze.

- Einfache Röntgenuntersuchungen des Schädels sind sehr hilfreich zur groben Lokalisation von röntgendichten Fremdkörpern (Abb. 1.17a, b).

- Die beste Möglichkeit zur Entdeckung und Lokalisation orbitaler Fremdkörper ist die Computertomographie. Mit ihrer Hilfe können Metalle, Holz, Steine, Glas und Plastik sichtbar gemacht werden. Außerdem ist die Computertomographie unverzichtbar beim Verdacht auf eine Beteiligung intrakranieller Strukturen. Wir empfehlen daher bei allen Patienten, bei denen der Verdacht auf einen intraorbitalen Fremdkörper besteht, eine Computertomographie durchführen zu lassen.

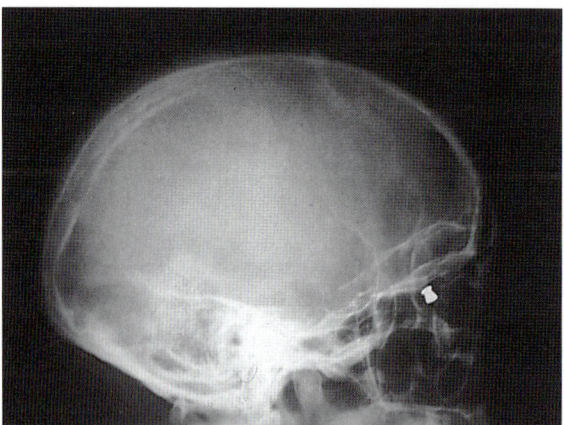

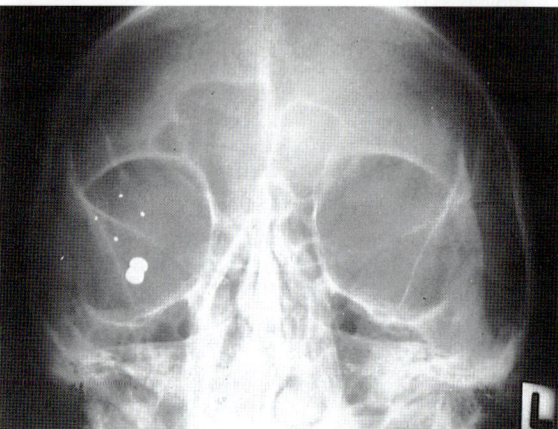

Abb. 1.17. a Die Röntgenseitenaufnahme des Schädels zeigt eine Luftgewehrkugel. b In Zusammenhang mit der anteroposterioren Röntgenaufnahme des Schädels läßt sich die intraorbitale Lokalisation dieses metallischen Fremdkörpers feststellen

- Ist die Computertomographie ergebnislos verlaufen und besteht weiterhin der Verdacht auf einen orbitalen Fremdkörper, sollte die Untersuchung wiederholt werden (ein kleines Objekt kann auch bei 1- bis 2-mm-Schnitten mitunter nicht erfaßt werden).

- Die Kernspintomographie liefert gegenüber der Computertomographie bei der Entdeckung und Lokalisation von Fremdkörpern keine wesentlichen Vorteile. Außerdem besteht die Möglichkeit, daß magnetische Objekte im Magnetfeld bewegt werden und so intraorbitale Strukturen zusätzlich traumatisiert werden.

- Bisweilen ist zur Beurteilung der Verletzung der A. carotis oder anderer intrakranieller Strukturen eine Angiographie erforderlich.

Behandlung

- Die Operation zur Entfernung orbitaler Fremdkörper ist oft ebenso traumatisierend wie der

Fremdkörper selbst. Deswegen ist die alleinige Anwesenheit eines orbitalen Fremdkörpers keine Primärindikation zur Entfernung. Sollte der Fremdkörper inert sein, keine neurologischen Zeichen hervorrufen oder okuläre Verletzungen verursachen (Verlaufskontrolle) bzw., sind die umgebenden Strukturen nur minimal verletzt, kann der Fremdkörper belassen werden.

■ Ein orbitaler Fremdkörper muß unter folgenden Bedingungen entfernt werden:
- Organisches oder kupferhaltiges Material.
- Vorliegen einer Zellulitis, einer Fistel oder eines Abszesses.
- Raumforderung und Kompression durch den Fremdkörper mit neurologischen Ausfällen oder mechanischer Behinderung.
- Eröffnung der Schädelhöhle oder der Nasennebenhöhlen durch den Fremdkörper (solche Fälle fallen in die primäre Verantwortlichkeit von Neurochirurgen bzw. Hals-Nasen- und Ohrenärzten).

■ Fremdkörper der vorderen Orbita können beispielsweise durch die Eintrittswunde (vorzugsweise) oder durch eine laterale Orbitotomie entfernt werden. Die Lokalisation gelingt häufig mittels vorsichtigen Vorschiebens einer Sonde in die Wunde.

■ Fremdkörper am Apex werden über eine laterale oder transpalpebrale Orbitotomie oder eine transfrontale Kraniotomie angegangen.

■ Magnetische Objekte können mit einem chirurgischen Magneten lokalisiert und evtl. so entfernt werden.

■ Zur Vermeidung traumatisierender Reoperationen muß darauf geachtet werden, daß der Fremdkörper vollständig entfernt wurde.

■ Besonderes Augenmerk ist auf Symptome wie Nackensteifigkeit, andere neurologische Zeichen, subfebrile oder febrile Temperaturen usw. zu legen; in solchen Fällen ist sofort eine Spinalpunktion, die Abnahme von Blutkulturen und eine neurochirurgische Konsiliaruntersuchung zu veranlassen.

■ Unabhängig davon, ob der orbitale Fremdkörper entfernt wurde, wird eine prophylaktische systemische Antibiose durchgeführt [Cefazolin (z.B. Gramaxin®) 1 g alle 6 h; Ceftazidim (z.B. Fortum®) 1 g alle 12 h usw.].

■ Sollte der Verdacht oder der Hinweis auf eine Optikusneuropathie bestehen, werden hochdosiert systemisch Steroide gegeben (1 g Methylprednisolon/Tag intravenös über 3 Tage, anschließend 100 mg Methylprednisolon/Tag oral, welches abhängig vom klinischen Verlauf ausgeschlichen wird).

Anmerkungen

■ Patienten mit Orbitafremdkörpern ohne Infektion oder direkter Verletzung orbitaler Strukturen sind erstaunlicherweise relativ symptomarm.

■ Die Entfernung von Fremdkörpern der Orbita ist schwierig; die Entscheidung, einen Fremdkörper zu entfernen, muß unter Abwägung des Risikos des entstehenden Operationstraumas gegen den bestehenden oder entstehenden Schaden durch das intraorbitale Objekt getroffen werden.

■ Präventive Maßnahmen in Form von Schutzgläsern, die während der Arbeit, beim Spielen/Sport oder in anderen gefährlichen Situationen mit der Möglichkeit von Fremdkörperverletzungen getragen werden, würden die Inzidenz und den Schweregrad von solchen Augenverletzungen drastisch reduzieren helfen.

WEITERFÜHRENDE LITERATUR

Blodi FC, Mackensen G, Neubauer H (eds) (1991) Surgical ophthalmology. Springer, Berlin Heidelberg New York Tokyo

Charteris DG (1988) Posterior penetrating injury of the orbit with retained foreign body. Br J Ophthalmol 72:432

Cooper WC, Haik BG (1987) Management of orbital foreign bodies. In: Smith BC, Della Rocca RC, Nesi FA, Lisman RD (eds) Oculoplastic and reconstructive surgery. Mosby, St. Louis

Duke-Elder S (ed) (1972) System of ophthalmology, vol XIV: Injuries. Mosby, St. Louis

Lindahl S (1987) Computed tomography of intraorbital foreign bodies. Acta Radiol 28:235

Orcutt JC (1990) Orbital foreign bodies. In: Lindberg JV (ed) Oculoplastic and orbital emergencies. Appleton & Lange, Norwalk

Sheets W, Vinger P (1988) Ocular injuries from air guns. Int Ophthalmol Clin 28:225

Weisman RA, Savino PJ, Schut L et al. (1983) Computed tomography in penetrating wounds of the orbit with retained foreign bodies. Arch Otolaryngol 109:265

Wilson WB, Driesbach JN, Lattin DE et al. (1988) Magnetic resonance imaging of non-metalic orbital foreign bodies. Am J Ophthalmol 105:612

5 Andere okulare Notfälle

5.1 Gefäßverschlüsse (s. Kap. 13)

5.2 Netzhautablösung (s. Kap. 27)

5.3 Verätzungen und Verbrennungen des Auges und seiner Anhangsgebilde

5.3.1 Verätzungen durch Chemikalien

■ Verätzungen durch Chemikalien gehören zu den schwersten Augenverletzungen, da die Art der Gewebezerstörung oft Reparatur- und Rekonstruktionsversuche unmöglich macht.

■ Dies gilt besonders für Verätzungen durch alkalische Chemikalien [Laugen (NaOH und KOH), gebrannter Kalk (CaO), gelöschter Kalk (Ca[OH]$_2$), Ammoniak (NH$_3$), Ammoniumhydroxid (NH$_4$OH), usw.] die schnell und tief penetrieren und zu einer massiven Zerstörung der okulären Gewebe (Kolliquationsnekrose) führen.

■ Säureverätzungen [anorganische Säuren (HCl, H$_2$SO$_4$, HNO$_3$ usw.), organische Säuren (Ameisensäure, Essigsäure, Trichloressigsäure usw.) und organische Anhydride (erhält man formal durch Wasserabspaltung aus 2 Molekülen Karbonsäure; die Kombination mit Wasser führt zur Säurebildung)] sind weniger destruktiv, da sie schnell zur Proteinausfällung führen (Koagulationsnekrose) und dadurch eine Barriere gegen eine weitere Penetration schaffen; durch die lokalen Gewebeverhältnisse wird die Säure schnell gepuffert und die komplette Ausprägung der Verletzung ist im Gegensatz zu Laugenverätzungen, bei denen sich die Gewebezerstörung noch über Tage fortsetzen kann, schnell erreicht. Allerdings kann abhängig von Volumen und Konzentration der Säure der resultierende Schaden ebenso schwer sein wie bei einer Laugenverätzung.

■ Okuläre Gewebe können auch durch andere Chemikalien, wie z.B. korrodierte Metalle (z.B. Silbersalze, Kupfer, Quecksilber, Blei), Arsenderivate, blasenbildende Substanzen (Senfgas), Lösungsmittel (Alkohole, Aldehyde, Ketone, Äther), Oxidanzien (Halogene, Wasserstoffperoxid usw.) geschädigt werden.

■ Massive Alkaliverätzungen verursachen typischerweise eine ausgeprägte Chemosis, ein Hornhautödem, eine Eintrübung oder Nekrose der Augenoberfläche, Sekundärglaukom, Uveitis, Katarakt usw., sowie Schäden an den Lidern und den übrigen beteiligten Geweben. Die Gewebedestruktion wird als progressiv bezeichnet; in den Spätstadien des Heilungsprozesses, der mit Vaskularisation und Fibrose einhergeht, entstehen zahlreiche Komplikationen, wie z.B. Narbenektropium oder -entropium, Symblepharon, Hornhautnarben und eine Phthisis bulbi.

■ Säureverätzungen zeigen initial ein ähnliches klinisches Bild. Sie weisen jedoch eine vergleichsweise geringere Penetration auf und gehen mit einem weniger destruktiven Schadensausmaß einher, so daß das Aufklaren einer oberflächlich getrübten Hornhaut nach Abstoßung des Epithels und Abheilung des Defektes durchaus möglich ist.

Diagnose und Untersuchung

■ Die Diagnose ist in der Regel einfach (Unfallhergang und kurze Inspektion). Ganz im Gegensatz zu anderen okulären Notfällen sollte keine Zeit für eine detaillierte Befragung oder Untersuchung verwendet werden; während der Arzt sofort die Notfallbehandlung einleitet, können vom Hilfspersonal Einzelheiten über den Unfall von Familienangehörigen oder Mitarbeitern des Verletzten erfragt werden.

■ Unter Umständen erschweren starke Lidschwellung und ein Blepharospasmus die Untersuchung und Behandlung. Der behandelnde Arzt sollte dann zu Hilfsmitteln wie Tropfanästhesie, Lidsperrer oder Lidhaken, Fazialisakinesie, Sedation, Analgesie, greifen, damit eine sorgfältige Untersuchung sowie eine adäquate Behandlung durchgeführt werden können.

■ Wie bei jedem Notfall ist der Allgemeinzustand des Patienten von primärem Interesse; falls erforderlich, werden natürlich zunächst lebensrettende Maßnahmen (Atemwege freimachen und Beatmung, falls eine Inhalation von Chemikalien stattgefunden hat) durchgeführt.

■ Wesentliche prognostische Faktoren, auf die bei der Untersuchung des Auges zu achten ist, sind Ausmaß von Hornhauttrübung und limbaler Ischämie (Abb. 1.18; Tabelle 1.2).

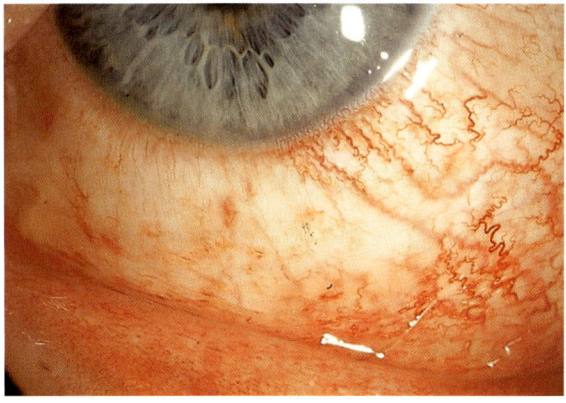

Abb. 1.18. Limbale Ischämie mit Gefäßabbruch nach Verätzung

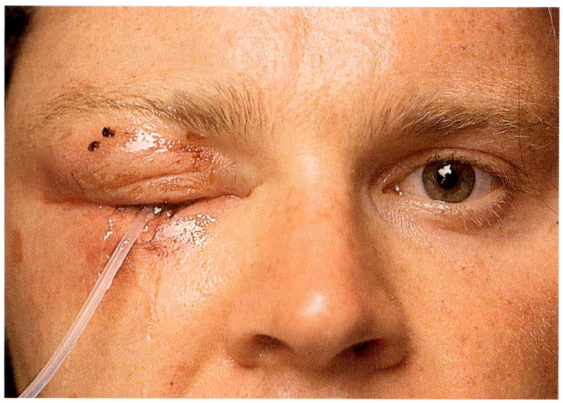

Abb. 1.19. Spülung des rechten Auges mit einer Spülkontaktlinse nach Flußsäureverätzung

Primäre Behandlungsmaßnahmen

- Von absoluter Wichtigkeit ist die sofortige Spülung der Augenoberfläche mit Wasser oder jeder anderen zur Verfügung stehenden (pH-neutralen) Flüssigkeit, die natürlich nicht selbst reizend oder verletzend für die Augenoberfläche sein darf (z. B. Wero-Augenspül-Flasche, Ringerlaktatlösung, Balanced Salt Solution). Starke Alkaliverbindungen beginnen innerhalb von 5–15 s in die Vorderkammer zu penetrieren, so daß die sofortige Spülung und Verdünnung der Chemikalien, die mit der Augenoberfläche Kontakt haben, extrem wichtig ist.

Tabelle 1.2. Ausmaß an Hornhauttrübung und perilimbaler Ischämie als prognostischer Anhalt nach Säureverätzung

Grad	Merkmale
Grad I	– Keine Hornhauttrübung – Keine limbale Ischämie, Hyperämie – Gute Prognose – Minimale Vernarbung
Grad II	– Hornhauttrübung, jedoch Irisdetails zu erkennen – Chemosis – Limbale Ischämie: unter $1/3$ der Zirkumferenz – Gute Prognose – Sehschärfenreduktion möglich
Grad III	– Irisdetails wegen Hornhauttrübung nicht zu erkennen – Limbale Ischämie: $1/3$–$1/2$ – Eher schlechte Prognose mit Vernarbung, Neovaskularisation – Sehschärfe < 0,1
Grad IV	– Komplette Hornhauttrübung – Limbale Ischämie: > $1/2$ – Extrem schlechte Prognose – Hohes Risiko der Perforation und Phthisis bulbi

- In der Klinik wird die Spülung mit physiologischer Kochsalzlösung fortgesetzt (1–2 l über 20 min bis zu 1 h, abhängig vom Unfallereignis und Ausmaß des chemischen Schadens; Abb. 1.19). Mit weichen Wattestäbchen und/oder Pinzetten werden Augenoberfläche und Lider von eventuellen Fremdkörpern befreit. Die Lider werden immer doppelt ektropioniert, die Fornices sollten „ausgewischt" werden.

- Eine spezifische Neutralisierung der verursachenden Flüssigkeiten ist ineffektiv und obsolet, da der chemische Schaden am Auge praktisch sofort entsteht und durch die Neutralisation eine weitere Schädigung verursacht werden kann.

- Es wurden verschiedene Applikationssysteme für eine längere Spülung der Augenoberfläche entwickelt (Irrigationskontaktlinsen (Abb. 1.19), Irrigationskatheter usw.).

- Zusätzlich zur Initialtherapie ist die Behandlung der potentiellen Komplikationen erforderlich:

  • Besteht ein Epitheldefekt der Hornhaut, werden prophylaktisch lokal Antibiotika gegeben.
  • Behandlung eines Ziliarspasmus und Verhinderung hinterer Synechien mit Zykloplegika (z. B. Scopolamin AT oder Atropin AT).
  • Falls notwendig, werden Glaukommedikamente (lokal oder systemisch) gegeben.
  • Von größter Wichtigkeit ist die Verhinderung einer Hornhauteinschmelzung. Die lokale Gabe von Acetylcystein (10%ig) oder Medroxyprogesteron (in Deutschland für diese Indikation nicht erhältlich) und die lokale bzw. systemische Gabe von Tetrazyklinen hemmt die Kollagenase und reduziert das Risiko von Ulzerationen.

- Bei mäßigen bis schweren Verätzungen entsteht ein lokaler Vitamin-C-Mangel. Daher sollte zur Verhinderung von Hornhautulzerationen 10%ige Ascorbinsäure lokal gegeben werden (Vitamin C ist ein essentieller Faktor bei der Kollagensynthese durch die stromalen Keratozyten). Bei schweren Fällen mit Ziliarkörperschaden soll die systemische Gabe von Vitamin C ebenfalls (50–100 mg/kg KG) von Nutzen sein.
- Die Hauptquelle der Kollagenase, die eine Hornhauteinschmelzung initiiert, stellen polymorphkernige Granulozyten dar. Daher ist eine Unterdrückung der Gewebeinfiltration durch diese Zellen sehr wichtig. Die lokale Gabe von Kortison während der ersten 7 Tage nach dem Unfall ist zu empfehlen; danach sollten Kortikosteroide nur mit extremer Vorsicht gegeben werden, da die katabolen Effekte dieser Medikamente eine Ulzeration noch fördern. Außerdem verzögert lokal appliziertes Kortison die Reepithelialisierung und erhöht die Gefahr einer Sekundärinfektion. Die systemische Gabe von Steroiden (1 mg/kg KG) kann in diesem Krankheitsstadium ebenfalls hilfreich sein. Bei schweren Laugenverätzungen soll die lokale Gabe von Zitrat (10%ig) die Aktivität von polymorphkernigen neutrophilen Granulozyten reduzieren.

■ Nur bei drohender oder stattgefundener Hornhautperforation ist eine notfallmäßige chirurgische Behandlung indiziert. Dann sind entweder Bindehaut- oder Mundschleimhautdeckung/-transplantation bzw. eine perforierende Keratoplastik (extrem schlechte Prognose) erforderlich.

Weitergehende Maßnahmen

■ Sobald als möglich werden die Augen an der Spaltlampe untersucht. Der Augeninnendruck wird entweder palpatorisch geschätzt bzw. tonometrisch – falls keine Verschlimmerung der Verletzung droht – exakt bestimmt.

■ Abhängig von den Erfordernissen wird die lokale und systemische Behandlung fortgesetzt.

■ Solange ein Hornhautepitheldefekt vorliegt (Abb. 1.20a, b), besteht für das Auge das Risiko einer Hornhauteinschmelzung und -perforation. Deswegen sollte die Epithelregeneration mit allen Mitteln gefördert werden. Hierzu gehören konservierungsmittelfreie Benetzungsmittel, Wachstumsfaktoren (EGF, Fibronektin), therapeutische weiche Kontaktlinsen, Tarsorrhaphie, Bindehaut- oder Schleimhautverpflanzungen.

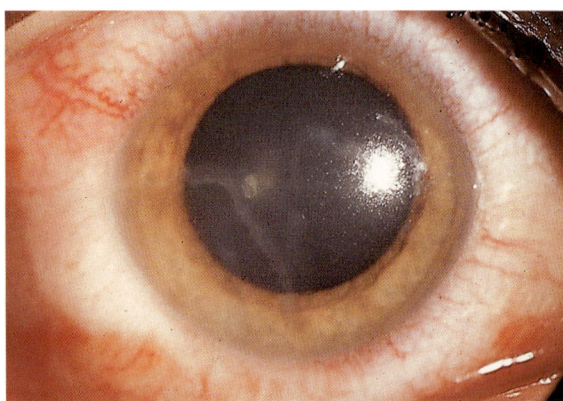
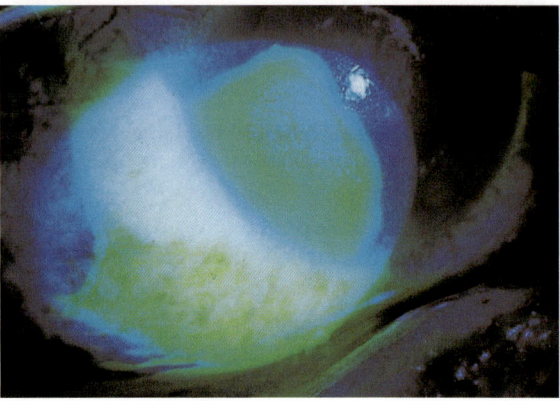

Abb. 1.20. a Laugenverätzung. b Nach Fluoreszeinanfärbung findet sich eine Hornhaut- und Bindehauterosio

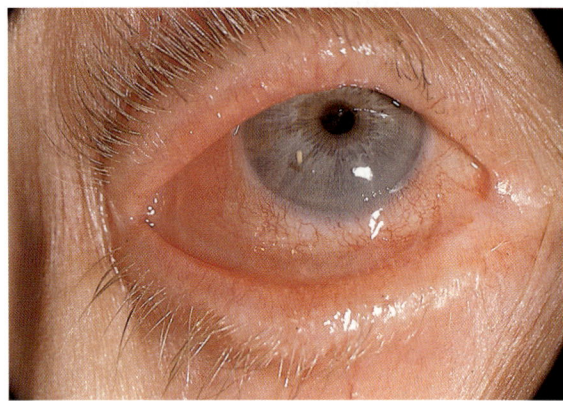

Abb. 1.21. Fast komplettes Symblepharon im Bereich der unteren Umschlagfalte

■ Es muß alles getan werden, um ein Symblepharon (Abb. 1.21) zu verhindern: tägliches Ausstreichen der Fornices und ggf. Synechienlösung mit einem Glasstab/-spatel (Fieberthermometer kann ebenfalls benutzt werden), der vorher in eine antibiotische Lösung oder Benetzungsflüssigkeit getaucht wurde (vorher evtl. Sedation bzw. Analgesie); Skleraschalen (Illig-Prothese).

■ Soweit erforderlich, werden die Spätkomplikationen chirurgisch versorgt (En-/Ektropium, Schleimhautplastik zur Fornixrekonstruktion, Expositionskeratopathie, Netzhautablösung).

■ Nicht notfallmäßige chirurgische Behandlungen (Kataraktoperation, perforierende Keratoplastik) sollten aufgeschoben werden (1–2 Jahre). Selbst nach einer solchen Wartezeit ist die Erfolgsquote von perforierenden Keratoplastiken sehr niedrig. Sollten alle anderen Versuche der Rehabilitation fehlgeschlagen sein, kann eine Keratoprothese versucht werden.

Folgen der Erkrankung, Anmerkungen

■ Die endgültige Prognose für Augen mit Chemikalienverätzungen ist schlecht.

■ Obwohl jüngste Entwicklungen die Früh- und Spätkomplikationen dieser Verletzungen gemildert haben, gilt weiterhin, daß Chemikalienverätzungen zu den schwersten und am meisten zerstörenden okulären Verletzungen gehören.

5.3.2
Thermische Verletzungen

Verbrennungen (direkter Kontakt mit Flammen oder heißen Materialien) bedrohen die Sehschärfe nicht in der Weise wie Chemikalienverätzungen, da der Bulbus meist nicht direkt verletzt wird (Lidschlußreflex).

Diagnose und Untersuchung

■ Die Inspektion dient der Erfassung von Ausdehnung und Schweregrad des thermischen Schadens. Die Tiefenbeurteilung einer Verbrennung ist in den ersten 24 h unsicher.

■ Gesichtsverbrennungen durch Flammen können lebensbedrohlich sein, so daß zunächst entsprechende lebensrettende Maßnahmen eingeleitet werden müssen (Atemwege freimachen, Schockbehandlung, Flüssigkeitsersatz usw.). Die Ausdehnung der Verbrennung des Gesichts ist altersabhängig und beträgt im Alter von 1 Jahr 9% der Körperoberfläche, mit 5 Jahren 6% und im Erwachsenenalter 4%.

■ Nach Stabilisierung des Patienten wird eine sorgfältige Untersuchung von Augen und Anhangsgebilden durchgeführt; um die Untersuchung des Bulbus zu ermöglichen, sind evtl. zusätzliche Maßnahmen erforderlich (Fazialisakinese, Lidsperrer, Analgesie usw.).

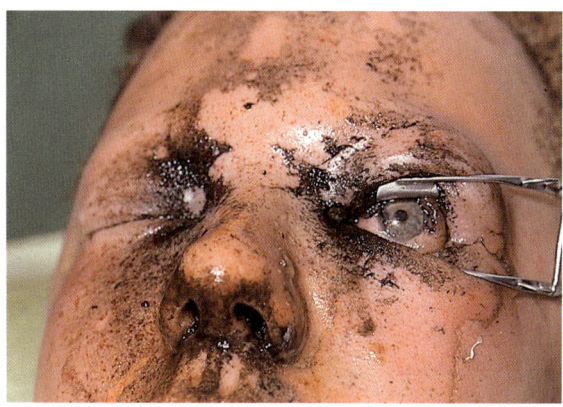

Abb. 1.22. Multiple Schmauchpartikeleinsprengungen nach Knallkörperexplosion

Primäre Behandlungsmaßnahmen

■ Zunächst werden alle Fremdkörper von der Augenoberfläche und aus dem Bindehautsack entfernt (Abb. 1.22). Verbrennungen der Augenoberfläche werden mit lokalen und systemischen Antibiotika, Mydriatika/Zykloplegika und lokalen Kollagenasehemmern (falls notwendig) behandelt.

■ Wie bei der Behandlung von Chemikalienverätzungen kann die Gabe von Steroiden nützlich, aber auch schädlich sein, so daß hier extreme Vorsicht geboten ist (Gefahr der Infektion und/oder Hornhautulzeration).

■ Abhängig vom Schweregrad der Verbrennung, den Begleitumständen und dem Impfstatus des Patienten ist evtl. eine Tetanusprophylaxe erforderlich.

■ Verbrennungen der Lider werden zunächst mit lokalen und systemischen Antibiotika sowie mit sterilen feuchten Umschlägen behandelt. Eventuell kann eine Abtragung von Epithel den Heilungsvorgang beschleunigen. Falls die Verbrennung sehr schwer ist und die gesamte Dicke des Lides betrifft, kann die notfallmäßige Durchführung von Hautlappentransplantationen erforderlich sein.

■ Bei schwerer Verbrennung der Lider hat der Schutz des Bulbus absolute Priorität. Eine Bindehautdeckung der Hornhaut kann unter solchen Umständen erforderlich sein; zur Verhinderung der Austrocknung der Augenoberfläche wird ein Uhrglasverband angelegt; bei nur kleinflächiger Exposition reichen meist benetzende Salben.

■ Zur Rettung des Auges kann eine Keratoplastik à chaud erforderlich sein.

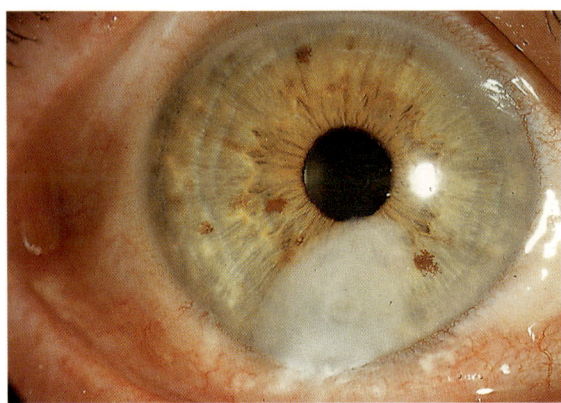

Abb. 1.23. Hornhautnarbe nach Verbrennung

Weitergehende Maßnahmen
- Wenn die Lider von der Verbrennung nicht in ganzer Dicke betroffen sind, so werden evtl. erforderliche Hautlappentransplantationen 2–3 Wochen nach dem Unfall durchgeführt.

- In der Regel bestimmen Spätkomplikationen, wie z. B. Narbenbildung, Symblepharon, Ektropium, Entropium usw., das weitere Vorgehen in Form von plastischen, rekonstruktiven Maßnahmen.

- Bei dichten, die Sehschärfe beeinträchtigenden Leukomen kann bei suffizientem Lidschluß eine perforierende Keratoplastik durchgeführt werden.

Folgen der Erkrankung, Anmerkungen
- Die Hauptprobleme nach Verbrennungen entstehen durch Exposition, Infektion und Vernarbungen (Abb. 1.23), die entsprechend zu behandeln sind.

5.3.3 Strahlenverletzungen

Ultraviolette Strahlen

- UV-Strahlen (Sonnenlicht, Höhensonnen, Schweißen) führen in der Regel zu einer schmerzhaften, sich meist selbst begrenzenden Keratitis.

- Zur Verletzung kommt es in der Regel nur dann, wenn der Schweißer („Verblitzung" durch die UV-Strahlung des Lichtbogens = Keratoconjunctivitis photoelectrica) und/oder Höhensonnenbenutzer keine Schutzgläser trägt; eine klinisch signifikante Exposition gegenüber natürlichen UV-Strahlen entsteht durch die Reflexion des Sonnenlichtes auf hoher See, im Sand und im Schnee („Schneeblindheit" = Keratoconjunctivitis nivalis); häufige kurzzeitige Expositionen zeigen einen gewissen kumulativen Effekt und können ebenfalls zu einer schweren Keratitis führen.

- Unter Normalumständen durchdringt ultraviolettes Licht die Hornhaut nicht in dem Ausmaß, daß es zu einem meßbaren Akutschaden von Linse oder Netzhaut kommt. Die Absorption erfolgt durch Hornhautbestandteile. Die Beteiligung eines kumulativen UV-Schadens bei der Pathogenese der altersbedingten Makuladegeneration gilt als gesichert.

Diagnose und Untersuchung
- Das klinische Bild ist relativ einheitlich: Der Patient berichtet über massive Schmerzen, Tränenträufeln, Photophobie und Blepharospasmus, die in der Regel 6–10 h nach der Exposition entstehen.

- Um die v. a. zentral gelegene Hornhauttippung (hervorgerufen durch Mikrodefekte des Epithels, Fluoreszeinfärbung) zu untersuchen, ist meist eine Tropfanästhesie erforderlich (Blepharospasmus).

Behandlung
- Anästhetikahaltige Augentropfen verzögern den Heilungsprozess des Hornhautepithels (eine Hornhauttrübung nach längerfristiger Gabe von lokalen Anästhetika ist möglich). Sie dürfen nur zur Untersuchung (1–2 Tropfen) verwendet und keinesfalls dem Patienten ausgehändigt werden.

- Es werden antibiotische Salben, kurzwirkende Mydriatika/Zykloplegika (Tropfen oder Salben) gegeben und ein Verband angelegt; in leichteren Fällen reichen feuchte, kalte Umschläge und Benetzungsmittel aus.

- Bei manchen Patienten sind die Beschwerden so stark, daß Analgetika erforderlich sind.

Folgen der Erkrankung, Anmerkungen
- Abhängig vom Ausmaß der UV-Exposition bessern sich die Symptome nach 8–10 h; der Heilungsprozeß der Hornhaut ist innerhalb von 24–48 h abgeschlossen.

- Eine chronische Exposition kann allerdings auch zu ausgeprägteren Veränderungen (z. B. Hornhautvernarbung) führen.

Infrarotes Licht und sichtbares Licht

■ Der direkte Blick in die Sonne bei Sonnenfinsternis bzw. „Starren in die Sonne" (Simulanten, haluzinierende Patienten, psychotische Patienten) oder in andere starke Lichtquellen, wie sie z. B. bei Hochofenbränden vorkommen, kann zu chorioretinalen Verbrennungen führen. Diese Verbrennungen werden durch konzentriertes, sichtbares oder infrarotes Licht verursacht.

■ Abhängig vom Schweregrad der Verbrennung können temporäre oder permanente Skotome resultieren.

■ Die Prävention ist die einzig sinnvolle Maßnahme. Systemisch und/oder periokulär gegebene Steroide sollen das Ausmaß von Entzündung und Vernarbung reduzieren.

■ Die arbeitsplatzbedingte Exposition gegenüber relativ intensivem Licht (z. B. Glasbläser, Hochofenarbeiter, Schmiedearbeiter) kann zur Katarakt (vordere oder hintere Schalentrübung) führen. Als ursächlich werden Infrarotstrahlung bzw. die thermische Energie angesehen.

Ionisierende Strahlen und andere Verletzungen physikalischer Ursache

■ Ionisierende Strahlen (α-Strahlen, β-Strahlen, γ-Strahlen und Röntgenstrahlen), Ultraschall, Laserlicht, Elektrizität usw. können verschiedenste okuläre Verletzungen verursachen. Nach starker Exposition mit ionisierender Strahlung tritt ein initiales Hauterythem auf. Auf dem Boden einer Hyperkeratose kann sich ein Strahlenkarzinom entwickeln. In Abhängigkeit von der Fraktionierung, den Intervallen und der Strahlungsqualität kann durch Röntgenstrahlen eine Katarakt induziert werden (kataraktogen: 500–1000 rad).

■ Im Rahmen einer Bestrahlung orbitaler oder intrakranieller Veränderungen ist ab 3000 rad mit Netzhautveränderungen zu rechnen.

■ An die starke Tiefenwirkung der γ-Strahlen im Rahmen der therapeutischen Bestrahlung der Augenhöhle ist bei einer Kataraktausbildung am Partnerauge zu denken.

WEITERFÜHRENDE LITERATUR

Augustin AJ, Koch F, Böker T (1995) Macular damage following lightning strikes. Germ J Ophthalmol 4:214
Brown SI, Weller CA (1970) Pathogenesis and treatment of collagenase-induced diseases of the cornea. Trans Am Acad Ophthalmol Otolaryngol 74:375
Dohlman C et al. (1974) Prosthokeratoplasty. Am J Ophthalmol 77:694
Dua HS, Azuara-Blanco A (1999) Allo-limbal transplantation in patients with limbal stem cell deficiency. Br J Ophthalmol 83:414
Duke-Elders S, MacFaul PA (1972) System of ophthalmology, vol XIV: Injuries. Mosby, St. Louis
Ewald RA, Ritchey CL (1970) Sun gazing as the cause of foveomacular retinitis. Am Ophthalmol 70:491
Frucht-Pery J, Siganos CS, Solomon A et al. (1998) Limbal cell autograft transplantation for severe ocular surface disorders. Graefes Arch Clin Exp Ophthalmol 236:582
Koch F, Spitznas M (1990) Lichtinduzierte Netzhautschädigung in der Zahnarztpraxis. Der Augenspiegel 90:6
Kuckelkorn R, Kotte K, Schrage N et al. (1995) Poor prognosis of severe chemical and thermal eye burns: the need for adequate emergency care and primary prevention. Int Arch Occup Environ Health 67:281
Kuckelkorn R, Schrage N, Redbrake C (2000) Erste-Hilfe-Maßnahmen bei Verätzungen und Verbrennungen der Augen. Dtsch Ärztebl 97:A-104
Newell FW (1964) Radiant energy and the eye. In: Industrial and traumatic ophthalmology: symposium of the New Orleans Academy of Ophthalmology. Mosby, St. Louis
Paterson CA, Pfister RR (1974) Intraocular pressure changes after alkali burns. Arch Ophthalmol 91:211
Pfister RR, Paterson CA (1980) Ascorbic acd in the treatment of alkali burns of the eye. Ophthalmology 87:1050
Pfister RR, Nicolaro MD, Paterson CA (1981) Sodium citrate reduces the incidence of corneal ulcerations and perforations in extreme alkali-burned eyes – acetylcystine and ascorbate have no favorable effect. Invest Ophthalmol Vis Sci 21:486
Pitts DG, Kleinstein RN (1993) Environmental vision. Butterworth-Heinemann, Boston
Ralph RA (1989) Chemical burns of the eye. In: Tasman W, Jaeger EA (eds) Duane's clinical ophthalmology. JB Lippincott, Philadelphia
Rao SK, Rajagopal R, Sitalakshmi G et al. (1999) Limbal autografting: comparison of results in the acute and chronic phases of ocular surface burns. Cornea 18:164
Reim M, Becker J, Genser C et al. (1998) Assessment of conjunctival epithelium after severe burns and surgical reconstruction with Tenon plasty by means of a modified impression cytology procedure. Cornea 17:365
Seedor JA, Perry HD, McNamara TF et al. (1987) Systemic tetracycline treatment of alkali-induced ulceration in rabbits. Arch Ophthalmol 105:268
Singh G, Foster CS (1987) Epidermal growth factor in alkali-burned corneal epithelial wound healing. Am. J Ophthalmol 103:802
Slansky HH, Dohlman CH (1970) Collagenase and the cornea. Surv Ophthalmol 14:402
Thoft RA (1977) Conjunctival transplantation. Arch Ophthalmol 95:1428
Thoft RA, Dohlman C (1979) Chemical and thermal burns of the eye. In: Freeman HM (ed) Ocular trauma. Appleton-Century-Crofts, New York
Wagoner MD (1997) Chemical injuries of the eye: current concepts in pathophysiology and therapy. Surv Ophthalmol 41:275

5.4
Akutes Glaukom

Akute, ausgeprägte Augeninnendruckerhöhungen können verschiedenste Ursachen haben (Winkelblock, schwere Uveitis, glaukomatozyklitische Krisen, Hyphäma usw.; Abb. 1.24); in diesem Kapitel wird in der Hauptsache das primäre akute Winkelblockglaukom (sekundär nach Pupillarblock) behandelt.

Das akute Winkelblockglaukom tritt wesentlich seltener als das Offenwinkelglaukom auf. Frauen sind häufiger betroffen; eine hohe Inzidenz des akuten Winkelblockglaukoms findet man bei Japanern und Eskimos.

Ein Winkelblock kann durch Pupillarblock, Plateauiris, vordere/hintere Synechien, Rubeosis iridis, nach vorne verlagerte Iris, als Folge von Verletzungen usw. entstehen; hier wird in der Hauptsache der Pupillarblockmechanismus besprochen.

Die funktionelle Blockierung zwischen Pupillarsaum der Iris und Linsenvorderfläche bei meist mittelweiter Pupille verursacht einen Rückstau von Kammerwasser in der Hinterkammer. Die periphere Iris wölbt sich nach vorne und blockiert den Kammerwinkel.

Die Prädisposition zum Winkelblock infolge von Pupillarblock (flache Vorderkammer) ist erblich; die meisten betroffenen Augen sind hyperop; die im Alter dicker werdende Linse erhöht die Disposition.

Die medikamentöse Pupillenverengung verstärkt zwar den relativen Pupillarblock; dies wird jedoch durch den Zug an der peripheren Iris kompensiert, der gleichzeitig den Kammerwinkel offenhält. Eine Pupillendilatation hingegen verringert den Pupillarblock; die periphere Iris wölbt sich dann jedoch in den Kammerwinkel vor. Aus diesen Gründen liegt der „optimale" Pupillendurchmesser zwischen diesen beiden Extremen.

Neben normalen anatomischen Varianten (flache Vorderkammer) kann der Pupillarblock durch hintere Synechien (an der Linse oder am Glaskörper), durch subluxierte Linsen usw. verursacht werden.

Eine schnelle Diagnose und Behandlung des akuten Winkelblockglaukoms ist wichtig, da sonst durch die längere Augeninnendruckerhöhung irreversible Schäden am Sehnerven entstehen können.

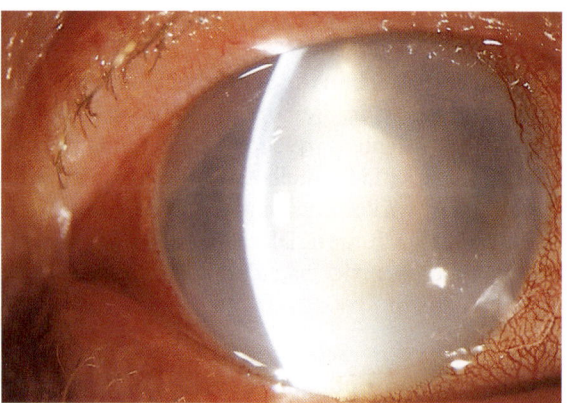

Abb. 1.24. Akutes Glaukom

Diagnose und Untersuchung

■ Patienten mit akutem Winkelblock haben eine typische Anamnese mit Augenschmerzen und/oder Kopfschmerzen, Verschwommensehen und manchmal Übelkeit und Erbrechen. Die ophthalmologische Untersuchung zeigt ein rotes Auge mit Hornhautepithelödem, einer entrundeten (meist vertikal-oval), mittelweit fixierten Pupille, einem gonioskopisch verschlossenen Kammerwinkel (fast die gesamte Zirkumferenz betroffen) und einen deutlich erhöhten Augeninnendruck (Abb. 1.24).

■ Abhängig von der Chronizität des Anfalls und evtl. früheren Glaukomanfällen findet man zusätzlich einen Tyndall-Effekt, vordere und hintere Synechien, Irisatrophie, Glaukomflecken (Linsentrübungen, die frühere Glaukomanfälle anzeigen), Sehnervenexkavation mit Gesichtsfelddefekten usw. Beachte: Nach der lokalen Gabe von Glyzerin klart die Hornhaut meist etwas auf, so daß Details des vorderen Augenabschnittes besser zu sehen sind; vorher sollte ein Tropfen eines Lokalanästhetikums gegeben werden.

■ Das Partnerauge, das häufig einen engen Kammerwinkel hat, wird ebenfalls sorgfältig untersucht; sehr selten kommt es zu bilateralen Glaukomanfällen. Hat das Partnerauge einen normal weiten Kammerwinkel, sollte im betroffenen Auge noch einmal sorgfältig nach weiteren Veränderungen, die zum Winkelblock geführt haben könnten, gesucht werden (Linsentrübung, hintere Synechien, subluxierte Linse usw.); solche Veränderungen können eine andere Therapieentscheidung zur Folge haben.

Primäre Behandlungsmaßnahmen

■ Die folgenden Behandlungsrichtlinien gelten für Fälle von Winkelblock nach Pupillarblock; der akute

Winkelblock anderer Genese wird in Kap. 12 behandelt. Vor Therapiebeginn sollte nach einer Medikamentenallergie und schweren allgemeinmedizinischen Erkrankungen gefragt werden.

■ Vor einer definitiven chirurgischen Behandlung wird der Augeninnendruck medikamentös gesenkt.

■ Osmotika: die orale Gabe von Glyzerol (1 g/kg KG) wird wegen der Nebenwirkungen (Übelkeit, Erbrechen) kaum praktiziert. Mannitol intravenös (50–100 g/Tag, z. B. Osmofundin®) ist hier das Mittel der Wahl (s. medikamentöse Therapie). Beachte: Die sofortige Gabe von Osmotika ist auch deswegen angezeigt, da die schnelle Senkung des Augeninnendrucks die Wirkung von lokal applizierten Miotika auf den primär ischämischen M. sphincter pupillae ermöglicht.

■ Miotika: Pilocarpin-Augentropfen (1% oder 2%) werden 1- bis 2mal nach Senkung des Augeninnendrucks etwa 3 h nach Gabe von Acetazolamid oder Timolol appliziert, um den Pupillarblock zu lösen und den Kammerwinkel zu öffnen. Dieses Vorgehen ist sicherer als eine übermäßige Anwendung von Pilocarpin (als Tropfserie). Das Partnerauge wird prophylaktisch mit 1- bis 2%igem Pilocarpin 3mal/Tag behandelt. Von der Gabe stärkerer Medikamente (z. B. Cholinesterasehemmer) wird abgeraten. Beachte: Das Behandlungsschema mit Pilocarpin ist bei bestimmten Formen des Winkelblocks kontraindiziert.

■ Mit Thymoxamin, einem Alphasympathikolytikum, gelang es in klinischen Studien, einen Winkelblock aufzuheben. Es ist für das Hornhautendothel gut verträglich.

■ Betablocker (z. B. Timolol 0,5%) werden zusätzlich lokal gegeben (2mal/Tag).

■ Karboanhydrasehemmer: Zusätzlich zum Osmotikum wird die Kammerwassersekretion mit Azetazolamid (z. B. Diamox® 250–500 mg intravenös; anschließend eine Erhaltungsdosis von 250 mg alle 4–6 h per os) reduziert.

■ Lokale Karboanhydrasehemmer (Dorzolamid) haben bei der Therapie des akuten Winkelblockglaukoms zur systemischen Karboanhydrasehemmergabe keinen additiven Effekt.

■ Mit lokaler Gabe von Steroiden wird die Entzündung des vorderen Augenabschnittes reduziert.

■ Trotz eines gesenkten Augeninnendruckes gilt der Anfall dann als nicht durchbrochen, wenn der Patient weiter Karboanhydrasehemmer und/oder Osmotika benötigt; die Augeninnendrucksenkung erfolgt lediglich auf der Basis einer reduzierten Kammerwasserproduktion und des osmotischen Effektes; der Abfluß kann weiterhin behindert sein; Pupillenverengung und gonioskopisch offener Kammerwinkel zeigen das Ende des Anfalls an.

■ Normalerweise ist nach der medikamentösen Senkung des Augeninnendruckes eine chirurgische Maßnahme (Iridotomie, Iridektomie) als definitive Behandlung indiziert.

■ Das chirurgische Vorgehen muß nicht immer unter Notfallbedingungen durchgeführt werden; unter der Voraussetzung, daß der Anfall sicher durchbrochen ist und die Miotika weiter gegeben werden, kann die chirurgische Behandlung/Laserbehandlung v. a. aus gewichtigen Gründen [z. B. kein entsprechendes Personal und/oder Ausrüstung verfügbar, Patient z. Z. nicht operationsfähig (Blutkrankheiten, Gerinnungsstörungen usw.)] aufgeschoben werden.

■ Sollte der Augeninnendruck trotz maximaler medikamentöser Behandlung nach 4–6 h nicht gesenkt sein, wird chirurgisch behandelt. Ein Auge mit einem reinen, primären Winkelblockglaukom spricht in der Regel gut auf eine periphere Iridektomie an.

■ Ist die Entscheidung für eine operative Maßnahme getroffen, wird zunächst eine Argon- oder YAG-Laser-Iridotomie durchgeführt (Voraussetzung: entsprechender Einblick). Ist die Laser-Iridotomie nicht durchführbar bzw. nicht erfolgreich, kann sie zunächst wiederholt werden bzw. sofort eine chirurgische Iridektomie durchgeführt werden. Langzeituntersuchungen haben gezeigt, daß ca. 25% der Augen mit Laseriridotomie einer zusätzlichen antiglaukomatösen Therapie bedürfen. Bei einigen Augen war auch ein filtrierender Eingriff erforderlich.

Weitergehende Maßnahmen

■ Das Partnerauge hat selbst dann, wenn es prophylaktisch Miotika erhält, ein hohes Risiko eines Glaukomanfalls, so daß als Standardbehandlung die sog. prophylaktische Iridotomie empfohlen wird.

■ Bei den meisten Patienten ist die periphere Iridektomie ausreichend; nur selten ist primär ein filtrierender Eingriff erforderlich (z. B. ausgedehnte Synechien über mehr als die Hälfte der Zirkumferenz); die gängige Vorgehensweise ist die primäre Durchführung einer peripheren Iridektomie und,

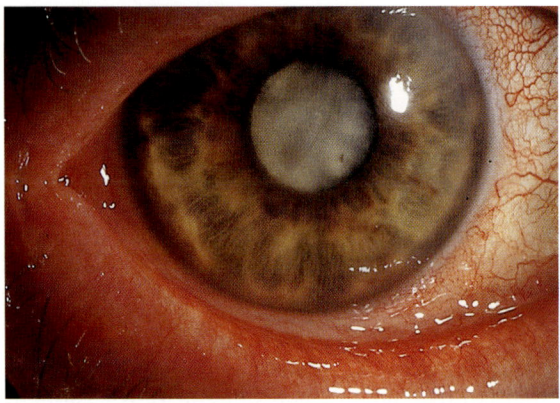

Abb. 1.25. Mature Katarakt mit phakolytischem Glaukom

falls notwendig, die spätere Durchführung eines filtrierenden Eingriffes.

■ Sollte eine Katarakt oder eine Phakolyse die Ursache für den akuten Augeninnendruckanstieg sein (Abb. 1.25), ist die Kataraktextraktion die Behandlungsmethode der Wahl. Die extrakapsuläre Kataraktextraktion mit Implantation einer Hinterkammerlinse mindert effektiv das Risiko eines Winkelblockglaukoms.

■ Postoperativ sollten Mydriatika/Zykloplegika (außer bei Plateauiris) sowie Antibiotika und Steroide (Salben oder Tropfen) gegeben werden. Sollte in Folge einer Iritis der Augeninnendruck sekundär ansteigen, können zusätzlich Karboanhydrasehemmer oder Betablocker notwendig sein.

■ Einzelheiten der chirurgischen Behandlung (inklusive Laseriridotomie), Komplikationen und ihre Behandlung werden im entsprechenden Kapitel besprochen.

WEITERFÜHRENDE LITERATUR

Fontana ST, Brubaker RF (1980) Volume and depth of the anterior chamber in the normal aging human eye. Arch Ophthalmol 98:1803
Ganias F, Mapstone R (1975) Miotics inclosed-angle glaucoma. Br J Ophthalmol 59:205
Greve EL (1988) Primary angle closure glaucoma: Extracapsular extraction or filtering procedure? Int Ophthal 12:157
Kolker AE (1970) Hyperosmotic agents in closed-angle glaucoma. Invest Ophthalmol 9:418
Kolker AE, Hetherington J (1987) Becker-Shaffer's diagnosis and therapy of the glaucoma. Mosby, St. Louis
Krupin T, Mitchell KB, Johnson MF, Becker B (1978) The long-term effects of iridectomy for primary acute angle-closure glaucoma. Am J Ophthalmol 86:506
Lowe RF (1970) Aetiology of the anatomic basis for primary angle-closure glaucoma: biometrical comparisons between normal eyes and eyes with primary angle-closure glaucoma. Br J Ophthalmol 54:161
Moster MR, Schwartz LW, Spaeth GL et al. (1986) Laser iridectomy. A controlled study comparing argon and neodymium: YAG. Ophthalmology 93:20
Murphy MB, Spaeth GL (1974) Iridectomy in primary angle-closure glaucoma: classification and differential diagnosis of glaucoma associated with narrowness of the angle. Arch Opthalmol 91:114
Naumann GOH (1997) Pathologie des Auges. Springer, Berlin Heidelberg New York Tokyo
Playfair TJ, Watson PG (1979) Management of acute primary angle-closure glaucoma: a long-term follow-up of the results of peripheral iridectomy used as an initial procedure. Br J Ophthalmol 63:17
Robin AL, Pollach IP (1984) A comparison of Neodymium – YAG laser iridotomies. Ophthalmology 91:1011
Romano JH, Hichings RA, Pooinasawmy D (1988) Role of Nd: YAG peripheral iridectomy in the management of ocular hypertension with a narrow angle. Ophthal Surg 19:814
Schwartz LW, Moster MR, Spaeth GL (1986) Neodymium: YAG laser iridectomies in glaucoma associated with closed or occludable angles. Am J Ophthalmol 102:41
Shields MB, Krieglstein GK (1993) Glaukom. Springer, Berlin Heidelberg New York Tokyo
Simmons RJ, Belcher CD, Dallow RL (1989) Primary angle closure glaucoma. In: Tasman W, Jaeger EA (eds) Duane's clinical ophthalmolgy. JB Lippincott, Philadelphia
Tessler HH et al. (1975) Argon laser iridotomy in incomplete peripheral iridectomy. Am J Ophthalmol 79:1051

5.5
Schwere Infektionen und Entzündungen des Auges und seiner Anhangsgebilde

5.5.1
Orbitale Zellulitis (akute Entzündung der Orbita)

■ Der Begriff „mikrobielle verursachte Zellulitis" beschreibt eine akute Infektion innerhalb der Orbita; eine Infektion vor dem Septum orbitale oder begrenzt durch dieses wird als präseptale Zellulitis bezeichnet.

■ Die Sinus-cavernosus-Thrombose hat mit der orbitalen Zellulitis viele klinische Gemeinsamkeiten; da die Sinusvenenthrombose eine lebensbedrohliche Erkrankung ist, ist die differentialdiagnostische Abgrenzung besonders wichtig.

■ Meist entsteht die orbitale Zellulitis durch die Infektionsausbreitung von den benachbarten Nasennebenhöhlen, den Lidern oder dem Gesicht; sie kann jedoch auch nach Orbitaverletzungen, durch intraorbitale Fremdkörper, nach chirurgischen Eingriffen (Orbitaexploration, Ablatio- oder Schieloperationen), Zahn- und Ohrinfektionen oder (sehr selten) hämatogen (weiter entfernter Fokus) entstehen.

■ Häufige Erreger sind Bakterien [Staphylococcus aureus, Streptococcus pyogenes, Streptococcus pneumoniae, E. coli und Hämophilus influenzae (Kinder)] und Pilze [Aspergillus, Mucor, Rhizopus (debile Patienten)].

■ Von besonderer Wichtigkeit für das Verständnis der orbitalen Zellulitis, ähnlicher Erkrankungen und v. a. der Folgen ist die Kenntnis der Anatomie von Lidern, Orbita, Nasennebenhöhlen und der venösen Drainage aus diesem Gebiet.

Diagnose und Untersuchung

■ Die orbitale Zellulitis zeigt sich klinisch als eine akute fiebrige Erkrankung mit schmerzhaftem einseitigen Exophthalmus, Lidödem und Chemosis; bei den meisten Patienten ist die Sehschärfe mäßig reduziert, die Motilität kann eingeschränkt sein; funduskopisch zeigt sich manchmal ein Papillenödem.

■ Zur adäquaten Untersuchung und Behandlung ist eine sofortige Krankenhauseinweisung erforderlich.

■ Routinemäßig durchgeführt werden Differentialblutbild, Kulturen auf Aerobier und Anaerobier, Gramfärbung der konjunktivalen und nasalen Sekrete sowie Blutkulturen und Röntgenaufnahmen der Nasennebenhöhlen; bei allen Patienten sollte eine Computertomographie, die zur Diagnose und Lokalisation eines Orbitaabszesses unverzichtbar ist, veranlaßt werden. Differentialdiagnostisch sind weitere Ursachen eines entzündlich bedingten Exophthalmus zu berücksichtigen; sollte eine Nasennebenhöhlenaffektion vorliegen, ist ein Hals-, Nasen- und Ohrenarzt hinzuzuziehen.

■ Die orbitale Zellulitis kann als Streuherd eine Sinusvenenthrombose verursachen. Betroffene Patienten haben ein akut lebensbedrohliches Krankheitsbild mit zentralnervösen Symptomen, hohem Fieber, Schüttelfrost, Leukozytose, Kopfschmerzen, evtl. meningealen Zeichen, Bewußtseinseinschränkung sowie einseitigem oder beidseitigem Exophthalmus, Lidödem, Chemosis usw. Weitere mögliche Zeichen: Papillenödem, Stauung der retinalen Venen, Affektion des III., IV., V. und VI. Hirnnerven, Störungen der Pupillenfunktion. Die Diagnose wird mittels CT und/oder Karotisangiographie bestätigt; liegt zusätzlich eine Meningitis vor, kann eine Lumbalpunktion mit Identifikation von Entzündungszellen und einer positiven Kultur bestätigend sein. Bei diesen Patienten ist umgehend ein Neurologe und/oder Neurochirurg hinzuzuziehen.

Primärbehandlung

■ Zunächst werden unabhängig vom Ergebnis der Kulturen und den Sensitivitätsprüfungen hochdosiert solche Antibiotika intravenös gegeben [Piperacillin (Pipril®) und Dicloxacillin (Stapenor®) sowie Chloramphenicol (Paraxin®) bei Meningitis durch H. influenzae], die die hauptverursachenden Bakterien abdecken (Streptococcus pneumoniae, Staphylococcus aureus, H. influenzae, Anaerobier); eine Änderung der Therapie erfolgt dann abhängig vom Ergebnis der mikrobiologischen Untersuchungen.

■ Abschwellende Nasentropfen und orale Antihistaminika; abschwellend wirkende Medikamente unterstützen auch die Therapie von Nasennebenhöhlenentzündungen; im Falle einer Sinusitis sollte zusätzlich eine hals-, nasen- und ohrenärztliche Konsiliaruntersuchung veranlaßt werden.

■ Feuchtwarme Kompressen (regelmäßige Anwendung) wirken unterstützend.

■ Eine ophthalmologische Untersuchung (Sehschärfe, Motilität, Pupillenreaktion, Fundus, intraokularer Druck usw.) ist täglich durchzuführen.

■ Im Falle einer starken Protrusio bulbi sind Maßnahmen zur Verhinderung einer Expositionskeratopathie erforderlich [Salbenverbände, artifizieller Lidschluß („taping"), Uhrglasverband usw.].

■ Körpertemperatur, Flüssigkeits- und Elektrolythaushalt, Blutbild und – falls notwendig – Vitalfunktionen werden regelmäßig überprüft.

■ Eine eventuelle Abszeßbildung macht eine chirurgische Intervention erforderlich.

■ Die Behandlung einer durch Pilze verursachten orbitalen Zellulitis ist sehr schwierig.

Weitergehende Maßnahmen bei orbitaler Zellulitis

■ Sollte die Erkrankung nicht innerhalb von 2–3 Tagen auf die Therapie ansprechen, ist die Bildung eines Orbitaabszesses (subperiostal oder intraorbital) wahrscheinlich, so daß eine sofortige chirurgische Intervention erforderlich ist; in seltenen Fällen kann eine Sinus-cavernosus-Thrombose eine orbitale Zellulitis komplizieren (wichtigste Differentialdiagnose).

■ Die Computertomographie wird zur Lokalisation des Abszesses und Planung der chirurgischen Vorgehensweise eingesetzt. Bei Abszessen, die maximal 4,5 cm tief reichen, ist die Beurteilung und Verlaufskontrolle auch im Ultraschall möglich.

- Typischerweise formiert sich der Abszeß im Subperiostalraum, der durch eine Inzision entlang des Orbitarandes in die Tiefe und eine Anhebung des Periost dekomprimiert werden kann.

- Bei einer Nasennebenhöhlenbeteiligung sollte bei der chirurgischen Versorgung ein Hals-, Nasen- und Ohrenarzt anwesend sein.

- Die Drainageflüssigkeit wird mikrobiologisch untersucht (auch wiederholt).

- In die chirurgische Wunde wird ein kleiner Drain eingelegt und mit Nähten fixiert; die Inzision selbst wird außer an den Rändern (Fixationsstellen des Drains) nicht verschlossen.

- Postoperativ wird die intravenöse Gabe von Antibiotika weitergeführt und entsprechend der Kultur- und Sensibilitätsergebnisse sowie des klinischen Verlaufs angepaßt; im Falle einer schnellen Besserung kann ggf. nach 2–3 Tagen auf orale Medikamente umgestellt werden.

- Der Drain wird täglich ein Stück gezogen und nach einigen Tagen entfernt; die chirurgische Wunde verheilt in der Regel zufriedenstellend.

- Sollten sich Symptome, wie Schwellung, Schmerz, Härte, Fieber usw., erneut einstellen, muß die Drainageöffnung evtl. nochmals inzidiert werden.

5.5.2
Präseptale Zellulitis

- In Abgrenzung zur eigentlichen orbitalen Zellulitis zeigen Patienten mit präseptaler Zellulitis in der Regel nur wenig oder keinen Exophthalmus und eine intakte, schmerzfreie Bulbusmotilität.

- Eine präseptale Zellulitis kann infolge penetrierender Lidverletzungen oder aber durch ein stumpfes Orbitatrauma und durch Infektionen des Gesichtes und der Lider (Impetigo, Erysipel) verursacht werden. In solchen Fällen sind Staphylococcus aureus und Streptococcus pyogenes die hauptverursachenden Keime.

- Eine nicht traumatich verursachte präseptale Zellulitis entsteht meist bei Kindern im Alter von 6 Monaten bis 2 Jahren. Hier sind die hauptverursachenden Keime H. influenzae und Streptococcus pneumoniae, die vom angrenzenden oberen Respirationstrakt gestreut werden.

Primärbehandlung

- Sollte eine penetrierende Verletzung die Ursache sein, muß der Tetanusschutz unbedingt überprüft und evtl. aufgefrischt werden. Verletzungen des Bulbus müssen immer ausgeschlossen werden.

- Leichte Fälle bei Erwachsenen und älteren Kindern können ambulant behandelt werden (engmaschige Kontrollen); die orale Gabe von Antibiotika ist meist ausreichend.

- Die Expression von purulentem Material durch die Primärwunde kann sofortige Erleichterung schaffen; das Material wird als Grampräparat untersucht und kultiviert (Aerobier und Anaerobier); abhängig vom Ergebnis dieser Tests werden die Antibiotika ausgewählt bzw. geändert.

- Schwerere Fälle sollten unter stationären Bedingungen mit intravenöser Antibiose (Ampicillin, Chloramphenicol, Cefuroxim) behandelt werden; sollte sich unter dieser Therapie keine schnelle Besserung einstellen, kann über dem Areal der maximalen Aktivität eine Inzision durchgeführt und der präseptale Raum anschließend drainiert werden (der Eingriff ist in der Regel unter Vollnarkose durchzuführen); die Inzision wird bevorzugt über dem oberen Orbitarand durchgeführt, da sich so das Septum orbitale am leichtesten schonen läßt. Das Anlegen eines kleinen Drains kann zur Unterstützung der Drainage vorgenommen werden.

- Alle Kleinkinder sollten wegen des hohen Risikos einer Septikämie und Meningitis hospitalisiert werden (Haupterreger: H. influenzae). Blutkulturen sollten angelegt werden. Im Falle von meningealen Zeichen ist eine Lumbalpunktion zu veranlassen.

5.5.3
Sinus-cavernosus-Thrombose

- Eine Sinusthrombose wird leider häufig verkannt und sollte in die differentialdiagnostische Überlegung mit einbezogen werden, da sie nur im Frühstadium kausal therapiert werden kann.

- Der Sinus cavernosus nimmt die Venen der Orbita auf, die wiederum mit den Gesichtsvenen in Verbindung stehen. Nach hinten bestehen Verbindungen zum Sinus petrosus superficialis und inferior, die auf dem oberen bzw. unteren Felsenbeinrand verlaufen. Diese engen anatomischen Beziehungen erklären die häufige Beteiligung des Sinus cavernosus bei Eiterungen in den Nasennebenhöhlen, der Orbita, im Gesicht (Oberlippenfurunkel) und im Ohr. Bei septischen Thrombosen gelangen die Erreger entweder im Rahmen eines eitrigen Durchbruchs durch die Knochenwand oder über infizierte Thrombenteile in den Blutbahnen der zuleitenden kleinen Venen in den benachbarten Sinus. Hier kommt es zunächst zu einem wandständigen Thrombus, der später obliteriert.

■ Die Thrombose tritt meist akut mit lokalisierten Kopfschmerzen, Übelkeit und Erbrechen ein. Es findet sich im Falle einer septischen Sinusthrombose eine entzündliche Schwellung an der Stirn, über dem Nasenrücken, an den Augenlidern, eine Chemosis sowie eine konjunktivale Injektion. Sehr charakteristisch ist eine einseitige Protrusio bulbi mit Motilitätseinschränkung.

■ Die venöse Abflußbehinderung betrifft die Rinde mehr als das Mark und führt in dem abhängigen Hirngebiet zu einem Ödem, was sich als fokaler oder generalisierter Anfall äußert. In der Folge entwickeln sich Lähmungen (Monoparese bis hin zur Hemiparese). Ein frühes und häufiges Zeichen ist die Abduzensparese. Auch eine hochgradige Stauungspapille mit Stauung der Venen am Fundus (Abb. 1.26a, b), evtl. mit Nackensteifigkeit, ist im weiteren Verlauf nachweisbar. Einige Tage später wird die Stauung in den Venen des Auges und des Halses sichtbar. Die Patienten fallen durch einen eingeschränkten Antrieb und eine verminderte Affektivität auf, jedoch ist das Bewußtsein oft nur leicht getrübt.

■ Die Sinus-cavernosus-Thrombose tritt häufig vor dem 40. Lebensjahr auf, bevorzugt in der zweiten Schwangerschaftshälfte. Als Ursache kommen Tumoren, Entzündungen (Nebenhöhlen, Mittelohr, systemisch), eine obere Einflußstauung des Herzens oder beispielsweise ein Trauma in Frage.

Diagnose

■ Das EEG weist mittelgradige bis schwere allgemeine Veränderungen auf.

■ Der xanthochrome Liquor zeigt eine leichte Eiweißvermehrung und enthält Erythrozyten.

■ Es kommt bei Kompression der V. jugularis interna bereits zur Steigerung des Liquordrucks bei Kompression allein der gesunden Seite (Kindler-Zeichen).

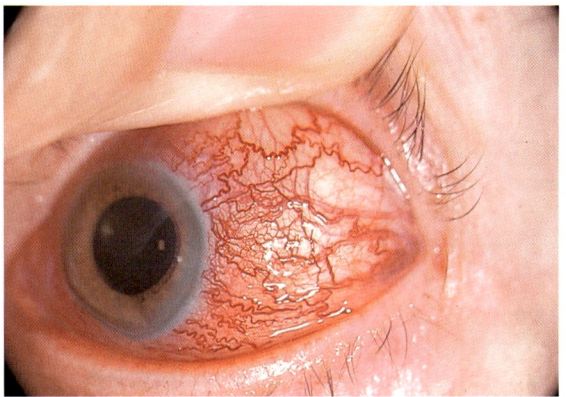

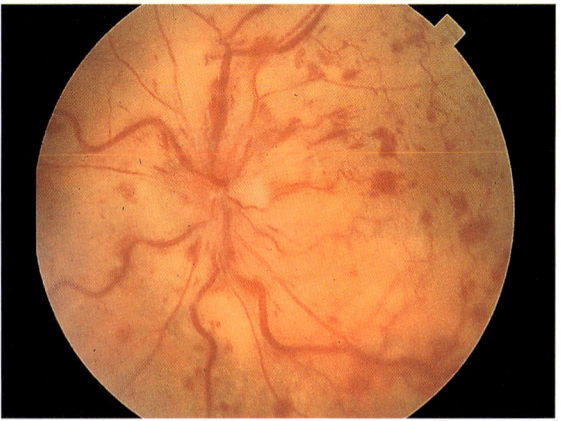

Abb. 1.26. a Akute venöse Stauung im vorderen Augenabschnitt. b Akute venöse Stauung am hinteren Augenpol

■ Die BSG ist stark beschleunigt, die Temperatur leicht angestiegen. Im Falle einer septischen Sinusthrombose besteht neben einem schlechten Allgemeinbefinden ein septisches Fieber mit Schüttelfrost durch Einschwemmen von Erregern und infizierten Thrombenteilen in die Blutbahn. Typisch sind dann auch die Blutbildveränderungen (Leukozytose, Linksverschiebung). Es besteht eine Druckschmerzhaftigkeit auf oder hinter dem Warzenfortsatz (Emissarium mastoideum), im Bereich der Kieferwinkellymphknoten und evtl. entlang der V. jugularis interna. Die Diagnosestellung erfolgt zusätzlich aus der Röntgenaufnahme des Warzenfortsatzes nach Schüller (Knochenarrosion).

■ Im CCT (kraniales Computertomogramm) finden sich kleine sagittale Blutungsherde im Sinne von Stauungsblutungen. Nach Kontrastmittelgabe zeigt sich im zerebralen Angiogramm eine erheblich verlangsamte Hirndurchblutung. Der Confluens sinuum nimmt kein Kontrastmittel an, und die großen venösen Gefäße sind unterbrochen oder fehlen. Allerdings gelingt der angiographische Nachweis nicht immer.

Primärbehandlung
- Die Behandlung dieser Erkrankung fällt in den Bereich von Neurologie und Neurochirurgie; Augenarzt, Hals-, Nasen- und Ohrenarzt und Mikrobiologe werden konsiliarisch hinzugezogen.

Therapie
- Bei frischem und akutem Auftreten ist eine Behandlung mit selektiv thrombolytisch wirksamen Substanzen, wie z. B. dem Gewebeplasminogenaktivator, erfolgversprechend.

- Auch eine systemische Vollheparinisierung über mehrere Wochen mit anschließender Markumarisierung für einen bestimmten Zeitraum (ca. 4–6 Monate) ist sinnvoll. Heparin eröffnet zwar keine Gefäße, aber es regt die körpereigene Lyse an und wirkt einem Verschluß von Kollateralen entgegen.

- Die Gabe von Acetylsalicylsäure ist unwirksam, da die Plättchenaggregation bei der Entstehung venöser Thrombosen pathogenetisch eine untergeordnete Rolle spielt.

- Bei septischer Sinusthrombose wird zusätzlich eine hochdosierte Antibiotikatherapie eingeleitet, die möglichst nach dem Erregernachweis im Blut während oder nach einem Schüttelfrost angepaßt wird. Bei Mastoiditis ist möglicherweise eine Mastoidektomie erforderlich, bei Cholesteatom eine Radikaloperation. Zusätzlich erfolgt dann ein Freilegen, Schlitzen und Abtragen der lateralen Sinuswand, Ausräumen des Thrombus sowie Abtamponieren des Sinusrohres. Bei Thrombosierung bis in die V. jugularis interna kann auch eine Resektion der Vene im Gesunden erforderlich werden, um ein Fortschreiten der Phlebitis zu verhindern.

Folgen der Erkrankung, Anmerkungen
- Durch die entsprechende medizinische und chirurgische Behandlung konnten Morbidität und Mortalität sowohl der orbitalen Zellulitis als auch der Sinus-cavernosus-Thrombose positiv beeinflußt werden. Vor allem bei der orbitalen Zellulitis sind die Ergebnisse sehr zufriedenstellend. Die Sinus-cavernosus-Thrombose ist eine bedrohliche Komplikation, die sofort erkannt und ohne jegliche Verzögerung behandelt werden muß (Vollheparinisierung, keine Steroide).

Differentialdiagnose
Die Differentialdiagnose bedarf einer computertomographischen Abklärung. Differentialdiagnostisch kommen in Frage:

- Akuter arterieller Insult (u. a. keine ausgeprägte Stauungspapille).
- Apoplektisches Gliom (Bewußtsein meist schwerer getrübt).
- Eklampsie (kein normaler Blutdruck, kein normaler Nierenbefund, keine neurologischen Herdsymptome, kein xanthochromer Liquor).
- Meningoenzephalitis.

WEITERFÜHRENDE LITERATUR

Battock DJ et al. (1968) Alternate-day amphotericin B therapy in the treatment of rhinocerebral phycomycosis (mucormycosis). Ann Intern Med 68:122
Chandler JR, Langenbrunner DJ, Stevens ER (1970) The pathogenesis of orbital complicatios in acute sinusitis. Laryngoscope 80:1414
Gass JDM (1961) Ocular manifestations of acute mucormycosis. Arch Ophthalmol 65:226
Harris GJ (1983) Subperiosteal abscess of the orbit. Arch Ophthalmol 101:751
Israele V, Nelson JP (1987) Periorbital and orbital cellulitis. Pediatr Infect Dis 6:404
Jarrett WH, Gutman FA (1969) Ocular complications of infections of the paranasal sinuses. Arch Ophthalmol 81:683
Jones DB, Steinkuller PG (1989) Microbial preseptal and orbital cellulitis. In: Tasman W, Jaeger EA (eds) Duane's clinical ophthalmology. Lippincott, Philadelphia
von Noorden GK (1972) Orbital cellulitis following extraocular muscle surgery. Am J Ophthalmol 74:627
Yarington C (1961) The prognosis and treatment of cavernous sinus thrombosis: a review of 878 cases in the literature. Ann Otol Rhinol Laryngol 70:263

5.5.4
Akute Dakryozystitis

- Die akute Dakryozystitis tritt bei Kindern und bei Erwachsenen über 40 Jahre am häufigsten auf (Abb. 1.27). Bei den Erwachsenen sind Frauen häufiger betroffen als Männer.

- Die Erkrankung entsteht bei Kindern als Folge einer Obstruktion des Ductus nasolacrimalis (unterer Anteil, meist in der Nähe der Hasner-Klappe). Die Stenose führt zu chronischer Epiphora und dem Reflux von mukopurulentem Sekret (oft steril). Eine akute bakterielle Superinfektion ist möglich.

- Bei Erwachsenen gibt es zwar verschiedene Ursachen, die eine akute Dakryozystitis auslösen können; sie gehen jedoch alle mit einer mehr

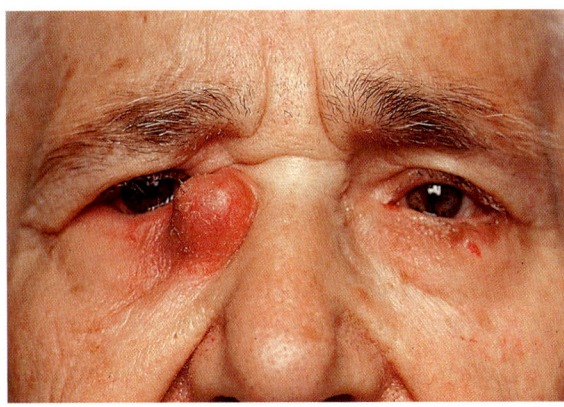

Abb. 1.27. Akute Dakryozystitis

oder weniger starken Obstruktion im oberen oder unteren Bereich der abführenden Tränenwege einher.

■ Folgende ursächliche Zustände/Erkrankungen kommen in Frage: Abnormitäten im Bereich der Nase (Rhinitis, Polypen, vergrößerte Nasenmuscheln), Traumata (Frakturen mit Beteiligung des Os lacrimale, Rißwunden mit konsekutiver Vernarbung, traumatische Sondierung der Tränenwege), Dakryolithen, Falten, Membranen, Tumoren usw.

■ Häufig besteht primär eine chronische Entzündung, die ihre Ursache in einer Obstruktion im unteren Bereich der Tränenwege hat; eine akute Entzündung entsteht nach Schwellung und Verschluß im oberen Bereich der abführenden Tränenwege (meist im Bereich des Canaliculus communis). Die resultierende Stase bereitet einer akuten Infektion und Entzündung den Weg.

■ Häufige Verursacher einer solchen Infektion sind neben anderen Keimen Streptococcus pneumoniae, Staphylococcus aureus und betahämolysierende Streptokokken; bei Patienten mit chronischer Dakryozystitis sind mitunter verschiedene Pilze nachweisbar.

Diagnose und Untersuchung
■ Das charakteristische Zeichen einer akuten Dakryozystitis bei Erwachsenen ist die ausgeprägte einseitige Schwellung unterhalb des medialen Lidwinkels.

■ Eine schwere Entzündung kann mit einer orbitalen Zellulitis verwechselt werden; das klinische Bild ist in der Regel jedoch sehr charakteristisch, so daß keine zusätzlichen Untersuchungen erforderlich sind. Nach leichtem Druck auf den Tränensack kommt es meist zum Reflux aus beiden Tränenpünktchen; im Falle einer Obstruktion im oberen Bereich der abführenden Tränenwege kann eine spontane Drainage durch eine Hautfistel erfolgen.

Primäre Behandlungsmaßnahmen
■ Die akute Entzündung wird durch die regelmäßige Anwendung von feuchten, warmen Umschlägen und die Gabe von systemischen Antibiotika behandelt.

■ Schwere Infektionen (oder solche mit Verdacht auf Orbitabeteiligung) werden unter stationären Bedingungen mit Breitbandantibiotika (Oxacillin, Cefuroxim) nach Maßgabe mikrobiologischer Ergebnisse behandelt.

■ Leichtere Infektionen können ambulant mit Antibiotika (Dicloxacillin, Cefpodoxim, Erythromycin) behandelt werden.

■ Da meist eine doppelte Obstruktion vorliegt, ist die Gabe von topischen Antibiotika und der Versuch einer Lavage des Tränensackes mit Antibiotikalösungen nicht sinnvoll.

Weitergehende Maßnahmen
■ Kommt es unter der Therapie nicht zu einer schnellen Besserung der Symptome, muß chirurgisch vorgegangen werden. Wenn möglich, sollte eine Inzision und Drainage des Tränensackes vermieden werden. Die Aspiration von Entzündungsmaterial mit einer Nadel, die neben den Tränensack in Richtung der Schwellung geschoben wird, schafft oft Linderung der Beschwerden und liefert außerdem wichtiges Material für eine mikrobiologische Untersuchung.

■ Läßt sich die zugrundeliegende Obstruktion der abführenden Tränenwege nicht beseitigen, kommt es zu Rezidiven.

Folgen der Erkrankung, Anmerkungen
■ Eine unbehandelte oder schwere Dakryozystitis mit konjunktivalem Reflux kann zum Zusammenbruch der Hornhautepithelbarriere und zur Entwicklung eines Hornhautulkus führen.

WEITERFÜHRENDE LITERATUR

Aasuri MK, Reddy MK, Sharma S et al. (1999) Co-occurence of pneumococcal keratitis and dacryocystitis. Cornea 18:273–276

Brook J, Frazier EH (1998) Aerobic and anaerobic microbiology of dacryocystitis. Am J Ophthalmol 125:552

Hartikainen J, Grenman R, Puukka P et al. (1998) Prospective randomized comparison of endonasal endoscopic dacryocystorhinostomy and external dacryocystorhinostomy. Ophthalmology 105:1106

Linberg JV, McCormick SA (1986) Primary acquired nasolacrimal duct obstruction. Ophthalmology 93:1055

Mauriello JA Jr, Vadehra VJ (1997) Dacryocystectomy: surgical indications and results in 25 patients. Ophthal Plast Reconstr Surg 13:216

Meyer DR, Linberg JV (1990) Acute dacrocystitis. In: Linberg JV (ed) Oculoplastic and orbital emergencies. Appleton & Lange, Norwalk

Ntountas J, Morschbacher R, Pratt D et al. (1997) An orbital abscess secondary to acute dacryocystitis. Ophthalmic Surg Lasers 28:758

Starr MB (1987) Lacrimal drainage system infections. In: Smith BC, Della Rocca RC, Nesi FA, Lisman RD (eds) Ophthalmic plastic and reconstructive surgery. Mosby, St. Louis

5.5.5
Ophthalmia neonatorum

- Unter einer Ophthalmia neonatorum versteht man eine Konjunktivitis, die sich innerhalb des ersten Lebensmonats entwickelt.

- Beachte: Die Ophthalmia neonatorum kann die Manifestation einer schweren systemischen Infektion sein. Deswegen sollen bei allen Patienten mit schwerer, neonataler Konjunktivitis eine komplette ophthalmologische und allgemeinmedizinische/pädiatrische Untersuchung und adäquate Behandlung durchgeführt werden.

- Die Ursache der Erkrankung kann über den Zeitpunkt des Auftretens, das klinische Bild und die Ergebnisse von Abstrichen und Kulturen (am wichtigsten) festgestellt werden.

- Ursachen einer neonatalen Konjunktivitis sind (in absteigender Häufigkeit): Silbernitrat (chemisch), Chlamydien (Einschlußblenorrhoe), Bakterien (Staphylococcus aureus, E. coli, Pneumokokken und Streptokokken, H. influenzae und H. aegypticus, N. gonorrhoeae und N. meningitidis, P. aeruginosa), Viren (Herpes-simplex-Typ II) und Pilze (Candida).

Diagnose und Untersuchung

- Der Zeitpunkt des Erkrankungsbeginns läßt wichtige Rückschlüsse auf die Ursache zu: eine chemische Konjunktivitis durch die Credé-Prophylaxe mit 1%igem Silbernitrat entsteht innerhalb von 24 h, eine Chlamydieninfektion innerhalb von 5–10 Tagen; eine Gonokokkenkonjunktivitis entsteht wegen der kurzen Inkubationszeit innerhalb von 2–5 Tagen nach der Geburt, während andere bakterielle Infektionen etwas später auftreten (im Durchschnitt etwa 5 Tage oder später nach der Geburt). Die Herpes-simples-Infektion entsteht typischerweise innerhalb von 1–2 Wochen nach der Geburt. Sollte die Infektion bereits intrauterin stattgefunden haben, kann das Neugeborene eine Konjunktivitis bereits unmittelbar post partum zeigen.

- Die Art des Exsudates (purulent, mukopurulent, serosanguinös usw.) läßt meist keine Rückschlüsse auf den verursachenden Organismus zu.

- Es sollen immer Abstriche unmittelbar von der Bindehautoberfläche (besser als einfache Exsudatproben) genommen und die entsprechenden Färbungen (Gram, Giemsa usw.) durchgeführt werden bzw. Kulturen in entsprechenden Medien [z.B. Thayer-Martin-Medium (Elektivnährboden = Schokoladenagar mit Zusatz von Antibiotika und Antimykotika, die das Wachstum anderer Keime als N. gonorrhoeae oder meningitidis hemmen, bester Nährboden zur Gonokokkenzüchtung) oder nur Schokoladenagar (für Gonokokken)] angelegt werden. Transportmedien für Viren sollten zur Verfügung stehen.

- Bei einer Chlamydienkonjunktivitis zeigen sich in der Giemsafärbung basophile zytoplasmatische Einschlüsse, die in den Epithelzellen unmittelbar neben den Zellkernen liegen. Eine schnelle Diagnose dieser Erkrankung ist auch mittels Fluoreszenzantikörpertests (spezifisch für Chlamydien) möglich.

- Bei Patienten mit Gonokokkenkonjunktivitis (Abb. 1.28) sieht man im Gram-Abstrich häufig gramnegative Diplokokken zwischen den Epithelzellen; H. aegypticus zeigt sich im Gegensatz zu H. influenzae als intraepithelialer Keim. Patienten,

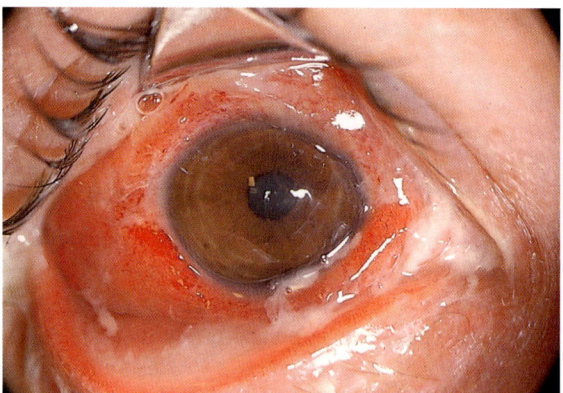

Abb. 1.28. Gonoblennorrhoe mit Chemosis, Hämorrhagien, reichlich purulentem Exsudat und oberflächlichen Hornhautdefekten bei einem 3 Tage alten Säugling

die von anderen Keimen befallen sind, zeigen in den Gramfärbungen in der Regel die charakteristische bakterielle Morphologie mit einer umgebenden polymorphkernigen Reaktion.

■ Multinukleäre Riesenzellen in den Giemsafärbungen sind bei einer Herpes-simplex-Konjunktivitis zu sehen, während Candidainfektionen („okulärer Soor") Pseudohyphen, Sproßpilze und zahlreiche polymorphkernige, neutrophile Granulozyten zeigen.

■ Die Abstriche bei Patienten mit chemischer Konjunktivitis zeigen lediglich eine nichtspezifische polymorphkernige Reaktion ohne pathologische Keime.

■ Da eine Keimübertragung auf den Untersucher jederzeit möglich ist, ist besondere Vorsicht bei der Untersuchung und Behandlung geboten. Es sollten immer Handschuhe getragen werden; auch die üblichen Schutzmaßnahmen sind selbstverständlich.

Behandlung
■ Die betroffenen Kinder sollten isoliert werden.

■ Die Therapie ist in Tabelle 1.3 dargestellt.

Weitergehende Maßnahmen
■ Die Behandlung richtet sich zunächst auf den ursächlich am wahrscheinlichsten Keim und wird dann entsprechend der Kultur- und Sensitivitätsergebnisse modifiziert.

■ Die Behandlung sollte in jedem Fall über das Stadium der klinischen Besserung hinaus fortgesetzt werden; nur so ist eine sichere Beherrschung der Infektion gewährleistet.

Folgen der Erkrankung
■ Kinder, die an einer Chlamydienkonjunktivitis leiden, haben ein hohes Risiko, eine Pneumonie zu entwickeln und müssen deswegen mit Erythromycin systemisch behandelt werden.

■ Eine unbehandelte Gonokokkenkonjunktivitis kann im Rahmen der Progression zu einem Hornhautulkus (multiple periphere Ulzera können „zusammenfließen" und einen Ringabszeß bilden) und zu einer Panophthalmitis führen.

■ Die sehr seltene und in der Regel nur bei Frühgeborenen auftretende Pseudomonaskonjunktivitis kann im schlimmsten Fall zu einer Sepsis führen.

■ Eine Herpes-simplex-Konjunktivitis kann Zeichen einer Virämie sein, die zu einer Meningitis oder Enzephalitis führen kann. Bei diesen Patienten sind systemische Virustatika (Aciclovir) indiziert. Es ist daher unbedingt erforderlich, daß die Kinder von einem Neurologen und Virologen mitbetreut werden.

■ Bei Kindern mit Gonokokken- oder Chlamydienkonjunktivitis sollten die Mutter und ihr Sexualpartner mitbehandelt werden.

Tabelle 1.3. Ursache und Behandlung der Ophthalmia neonatorum

Ätiologie	Behandlung
Chemisch	Unterstützend
Chlamydien	Lokal: Erythromycin-Augensalbe (Eupragin®) 4mal/Tag, Sulfacetamid-Augensalbe (Sulfableph®) 6mal/Tag, Tetrazyklin-Augensalbe (Terracortril®); systemisch: Erythromycin 40–50 mg/kg KG/Tag in 2–4 Dosen für 2 Wochen
Grampositive Bakterien	Erythromycin-Augensalbe (Eupragin®) 4mal/Tag
Gramnegative Bakterien	Lokal: Tobramycin oder Gentamicin Augentropfen (Tobramaxin®, Refobacin®) alle 3 h
Pseudomonas	Systemisch und lokal: Tobramycin (Gernebcin®, Tobramaxin®) oder Gentamicin (Refobacin®)
H. influenzae	Erythromycin (Eupragin®) oder Tetrazyklin-Augensalbe (Terracortril®) 4mal/Tag
N. gonorrhoeae	Systemisch: Penicillin G 50000 U/kg KG und Tag; topisch: Penicillin [umstritten (!), von manchen Autoren wird Spülung mit Penicillin empfohlen]; bei Resistenz: Erythromycin, Bacitracin, Gentamicin oder Chloramphenicol AT stündlich
Herpes simplex	Trifluorthymidin (TFT Thilo®) 1% Augentropfen alle 2 h oder Aciclovir AS (Zovirax®) 4mal/Tag

WEITERFÜHRENDE LITERATUR

Bialasiewicz AA (1996) Augeninfektionen bei Neugeborenen – Aktuelle Gesichtspunkte. Klin Monatsbl Augenheilkd 210:aA9
Fedukowicz HB, Stenson S (1985) External infections of the eye. Appleton-Century-Crofts, New York
Forster RK et al. (1970) Late follow-up of patients with neonatal inclusion conjunctivitis. Am J Ophthalmol 69:467
Nahmias AJ et al. (1976) Eye infections with herpes simplex virus in neonates. Surv Ophthalmol 21:100
Ostler HB (1976) Oculogenital disease. Surv Ophthalmol 20:233
Rotkis WM, Chandler JW (1989) Neonatal conjunctivitis. In: Tasman W, Jaeger EA (eds) Duane's clinical ophthalmology. Lippincott, Philadelphia
Thygeson P (1971) Historical review of oculogenital disease. Am J Ophthalmol 71:975

5.5.6
Hornhautulzera

■ Ursachen für die Entstehung von Hornhautulzera: bakteriell, viral, mukös, toxisch, trophisch.

■ Wie bei jeder infektiösen Erkrankung hängt die Entwicklung eines Hornhautulkus vom Immunstatus des Betroffenen sowie von der Größe und Virulenz des Inokulums ab.

■ Unter Berücksichtigung des Immunstatus des Patienten gelten folgende Faktoren als prädisponierend für infektiöse Erkrankungen: Unterernährung, Alkoholismus, Diabetes mellitus, Immunsupressiva, Immunkrankheiten, Kindheit, hohes Alter, Debilität, Behandlung mit Antibiotika oder Steroiden, Verätzungen usw.

■ Wichtige lokale Faktoren, die für ein Hornhautulkus prädisponieren: trockenes Auge, Herpes-simplex-Keratitis, Kontaktlinsen, Toxizität von topischen Medikamenten, Erosio corneae, Hornhautödem, Verätzungen oder Verbrennungen, chronische Dakryozystitis usw.

■ Meist ist die Verletzung des Hornhautepithels Voraussetzung für die Entwicklung eines Ulkus, da Bakterien in der Regel das intakte Epithel nicht penetrieren. Ausnahmen sind N. gonorrhoeae, C. diphteriae und Listerien.

■ Folgende Bakterien sind meist für die Entwicklung eines Hornhautulkus verantwortlich: Pseudomonas aeruginosa, Streptococcus pneumoniae, Staphylococcus aureus, Moraxellen, S. pyogenes, Klebsiella pneumoniae, E. coli, Proteus.

■ Weitere ursächliche Organismen sind: Candida albicans, Aspergillus, Fusarien (speziell Fusaria solani), Cephalosporium, Penicillium usw.

Diagnose und Untersuchung

■ Die Diagnose eines bakteriellen oder pilzbedingten Hornhautulkus ist in der Regel einfach; die Isolation des verursachenden Organismus erfordert jedoch neben erheblicher Anstrengung und Geduld (viel Material erforderlich) auch ein Verständnis der grundlegenden mikrobiologischen Techniken.

■ Das klinische Erscheinungsbild eines bakteriellen Hornhautulkus hängt vom verursachenden Keim, der Chronizität, dem Immunstatus des Patienten und der Virulenz des Keims ab. Zum typischen klinischen Bild gehören deutliche Bindehaut- und Lidreaktion (Ödem, Erythem), ein zentraler oder parazentraler Epitheldefekt, eine stromale Ulzeration mit unterschiedlicher Ausprägung der stromalen Infiltration und Nekrose und meist eine deutliche Vorderkammerreaktion (Zellen, Tyndall, Hypopyon). Schwere bzw. bisher nicht erkannte Fälle können bereits Synechien, Katarakt, Sekundärglaukom, Perforation oder eine Endophthalmitis entwickelt haben. Bestimmte Erreger zeigen ein typisches bzw. charakteristisches klinisches Bild; ein Beispiel hierfür ist das durch Pneumokokken verursachte Ulcus serpens – ein scheibenförmiges Ulkus mit progressivem unterminierten Rand. Das klinische Bild ersetzt allerdings nicht die Ergebnisse einer mikrobiologischen Untersuchung.

■ Bei entsprechender Klinik sollte von Pilzen als Ursache ausgegangen werden: Hornhautabrasio durch Pflanzenkontakt; aufgrund des Allgemeinzustandes eine Prädisposition; mehrere negative Bakterienkulturen und/oder keine Reaktion auf die antibiotische Behandlung. Das Bild eines pilzbedingten Ulkus ist sehr variabel und kann einem bakteriellen Hornhautulkus sehr ähnlich sein.

■ Einige pilzbedingte Ulzera haben, wie bestimmte bakterielle Ulzera, typische klinische Bilder: Ulzera durch filamentöse Pilze (Fusarien) zeigen um das grau-weiße, infiltrative Ulkus mit seinem gefiederten Rand Satellitenläsionen und/oder einen Immunring. Zur endgültigen Diagnose ist, wie bei bakteriellen Ulzera, eine mikrobiologische Bestätigung unerläßlich.

■ Ulzera viraler Genese, hypersensitivitätsbedingte, toxische, trophische Ulzera und solche anderer Ätiologie werden durch die entsprechenden diagnostischen Tests, das Erscheinungsbild und die klinische Verlaufsform diagnostiziert.

■ Die Probenentnahme für die mikrobiologische Untersuchung sollte vor der antibiotischen Behandlung erfolgen. Diagnostische Vorgehensweise:

- Tropfanästhesie mit 0,5%igen Proparacain (Proparakain-POS®), da es unter den verfügbaren Lokalanästhetika am wenigsten bakteriostatisch wirkt; anschließend werden an der Spaltlampe mit einem sterilen Spatel mehrere Proben vom Ulkusgrund und den (sich ausbreitenden) Rändern entnommen.
- Die Proben werden auf Blut-, Schokoladen- und Sabouraud-Pilzagar (ohne Cycloheximid) ausgesät und außerdem in Thioglykolatbouillon gebracht. Zusätzlich werden Objektträger für Gram- und Giemsa-Färbung (Hitze- bzw. Methanolfixation) und für evtl. noch durchzuführende Spezialfärbungen vorbereitet. Mit der Gram-Färbung lassen sich Bakterien und Hefen nachweisen; mit der Giemsa-Färbung lassen sich Zellmorphologie, intrazytoplasmatische Einschlüsse und Hyphen darstellen. Die genaue Färbetechnik ist im Anhang (Labortests) beschrieben (s. auch Tabellen 1.3 – 1.5).
- Auf Sabouraud-Pilzagar ist Pilzwachstum möglich; die Kultivierung sollte bei 30 – 37 °C erfolgen.
- Blutagar ist zwar ausreichend für die Kultivierung der meisten Bakterienspezies; bei bestimmten Organismen sind jedoch andere Medien erforderlich (Schokoladenagar: Neisserien, Haemophilus, Moraxellen; Rosenow-Bouillon oder Thioglykolat: Anaerobier; Thayer-Martin: Neisserien; Löwenstein-Jensen-Medium: Mykobakterien und Nocardien).

Allgemeine Behandlungsrichtlinien

■ Manchmal gelingt es, die Ursache einer mikrobiellen Keratitits direkt über den Primärabstrich zu bestimmen. Meist werden jedoch vom Primärabstrich überhaupt keine oder nur wenige Organismen gewonnen, so daß eine endgültige Diagnose nicht möglich ist. Unter diesen Umständen wird der Patient mit Breitspektrumantibiotika in der Weise behandelt, als wäre die Infektion bakteriell. Die Behandlung kann dann abhängig vom mikrobiologischen Ergebnis (Spezialfärbungen und Kulturen) entsprechend geändert werden.

Bakterielle Keratitis/Hornhautulkus

Behandlung

■ Auch wenn die Gram-Färbung klare Ergebnisse liefert (z.B. Neisserien), werden initial Breitspektrumantibiotika (grampositive und gramnegative Organismen) in Tropfenform gegeben (Tabelle 1.6, vgl. auch Tabelle 1.5).

■ Die Tropfen werden zunächst 5mal im Abstand von 1 min gegeben (Aufsättigung), anschließend halbstündlich bis stündlich.

■ Die subkonjunktivale Gabe von Antibiotika bringt gegenüber der Tropfentherapie bei der Behandlung eines Hornhautulkus keine wesentlichen Vorteile; sie sollte daher nicht als Standard durchgeführt werden. Unter bestimmten Umständen sind sub-

Tabelle 1.4. Hornhautulzera: Behandlung basierend auf der Abstrichmorphologie

Abstrichmorphologie	Wahrscheinlichster Organismus	Empfohlene Antibiotika
Grampositive Kokken	Staphylococcus Streptococcus Andere Streptokokken (Anaerobier)	Cefazolin Bacitracin Vancomycin
Grampositive Stäbchen	Corynebacterium Bacillus sp.	Bacitracin Vancomycin
Grampositive Fäden	Actinomyces sp.	Penicillin Chloramphenicol
Gramnegative Kokken	Neisserien	Penicillin Bacitracin Erythromycin
Gramnegative Stäbchen	Pseudomonas Moraxellen Klebsiellen	Gentamicin Tobramycin Polymyxin B
Hefen	Candida sp. Cryptococcus	Natamycin Flucytosin
Hyphen	Fusarien Aspergillus Penicillum Cephalosporium	Natamycin Ketoconazol

Tabelle 1.5. Herstellung von „hochkonzentrierten" topischen Antibiotika

Antibiotikum	Herstellung
Bacitracin 10 000 U/ml:	4 Päckchen von Bacitracinpulver zur Injektion (enthalten in der Regel 2500 Einheiten) in 1 ml Wasser auflösen (in Deutschland nur in Kombination mit Neomycin erhältlich).
Erythromycin 10 mg/ml:	Unter sterilen Kautelen werden 500 mg bzw. 1000 mg Erythromycin in 50 bzw. 100 ml isotonischer Kochsalzlösung aufgelöst. Es kann auch (unter sterilen Kautelen) eine Augentropfenflasche mit dieser Lösung beschickt und entsprechend weiterverwendet werden.
Gentamicin/Tobramycin 13,6 mg/ml:	2 ml einer parenteralen Zubereitung (40 mg/ml) werden in eine 5 ml Augentropfenflasche des jeweiligen Präparates (enthalten Gentamicin bzw. Tobramycin in einer Dosierung von 3 mg/ml) gegeben.
Vancomycin 50 mg/ml:	Man entnehme zunächst 3 ml aus einer 15 ml Flasche mit künstlichen Tränen und verwerfe diese 3 ml. Anschließend werden 2 Vancomycinzubereitungen (jeweils 500 mg) mit jeweils 2 ml sterilem Wasser beschickt. Danach werden 3 ml des Medikaments (1,5 Zubereitungen) zur Originaltränenflasche zurückgegeben.
Polymyxin B 33 000 U/ml:	Man entferne und verwerfe zunächst 2 ml einer 15 ml Flasche mit künstlichen Tränen. Anschließend werden 2 ml sterile Kochsalzlösung zu einer Polymyxin-B-Zubereitung (500 000 U) gegeben. Die 2 ml des Medikaments werden in die Originaltränenflasche zurückgegeben.
Cefazolin 50 mg/ml:	Zunächst werden 6 ml einer 15 ml Flasche mit künstlichen Tränen entfernt und verworfen. Dann wird das Cefazolin (1 g) in 2 ml steriler Kochsalzlösung aufgelöst und 1 ml dieser Lösung zur Originaltränenflasche zurückgegeben.
Ticarcillin 100 mg/ml:	Man entferne 6 ml aus einer 15 ml Flasche mit künstlichen Tränen. Dann werden 1,6 ml sterile Kochsalzlösung zu 1,6 g Ticarcillin (Trockensubstanz) gegeben. 1 ml dieser Lösung wird zur Tränenflasche zurückgegeben.

Tabelle 1.6. Wirkspektrum verschiedener hochkonzentrierter Antibiotika

Gramnegative Keime	Grampositive Keime
Tobramycin 13,6 mg/ml	Vancomycin 50 mg/ml
Gentamicin 13,6 mg/ml	Bacitracin 10 000 U/ml
Polymyxin B 33 000 U/ml	Cefazolin 50 mg/ml

Tabelle 1.7. Dosierung von subkonjunktivalen Antibiotika

Antibiotikum	Dosierung [mg]
Ceftazidim	100
Cefazolin	100
Gentamicin/Tobramycin	40
Erythromycin	50–100
Vancomycin	25
Ticarcillin	100
Amphothericin B	0,5
Miconazol	10
Amikacin	25

konjunktivale Injektionen (Depot) allerdings erforderlich, wenn z. B. hochkonzentrierte Antibiotika für eine lokale Gabe nicht zur Verfügung stehen, oder (halb-)stündliche Applikationen nicht durchführbar sind (Tabelle 1.7).

- Da die Penetration von Antibiotika in die Hornhaut auf systemischem Weg sehr gering ist, halten wir die systemische Gabe von Antibiotika bei Hornhautulzera nicht immer für indiziert. Ausnahme: drohende oder bereits stattgefundene Perforation (eine intraokulare Entzündung/Infektion soll verhindert werden).

- Neuere Therapieansätze sind eine Abdeckung mit Kollagen oder eine Verbandlinse, die vorher in starken parenteralen Antibiotika getränkt wurden und dann auf die Hornhaut plaziert werden; die häufige lokale bzw. subkonjunktivale Medikation kann so verringert werden. Klinische Studien und ausreichende statistische Absicherung stehen noch aus.

- Zykloplegika in Tropfenform werden routinemäßig gegeben.

- Im Falle einer schnellen Hornhauteinschmelzung werden zusätzlich Kollagenaseinhibitoren gegeben.

- Initial sollten bei der Behandlung von Hornhautulzera keine Steroide eingesetzt werden; zu einem späteren Zeitpunkt können sie jedoch zur Reduktion des Entzündungszustandes und zur Verhinderung von Vernarbungen (nachdem das Ulkus keimfrei ist) indiziert sein.

- Wurden im Abstrich oder in der Kultur gramnegative, intrazelluläre Diplokokken (Neisserien) identifiziert, kann mit Penicillin (10000 U/ml) oder Erythromycin (10 mg/ml) lokal therapiert werden. Der Patient und evtl. auch seine Angehörigen müssen zusätzlich mit systemischen Antibiotika (Anhang B) behandelt werden. Die topische Gabe von Penicillin ist allerdings nicht unumstritten.

■ Im Falle einer progredienten Pseudomonaskeratitis kann Ticarcillin zusätzlich zu den Aminoglykosidaugentropfen (synergistischer Effekt) gegeben werden.

Weitergehende Maßnahmen
■ Die antibiotische Therapie wird den Ergebnissen der Kulturen, Sensitivitätsprüfungen und dem klinischen Verlauf entsprechend angepaßt.

■ Engmaschige Kontrolluntersuchungen (wenigstens täglich) sind von extremer Wichtigkeit; die Therapie wird über die klinische Heilung hinaus für einige Tage fortgeführt und dann langsam und vorsichtig ausgeschlichen.

■ Sollte das Ulkus auf die Therapie nicht ansprechen, ist es u. U. erforderlich, die gesamte Behandlung für 48 h auszusetzen und eine erneute Kultur zu veranlassen.

■ Eine trotz optimaler Therapie drohende Hornhautperforation kann eine chirurgische Intervention in Form einer Bindehautdeckung bzw. perforierenden Keratoplastik erforderlich machen.

Folgen der Erkrankung
■ Das Spektrum potentieller Komplikationen beinhaltet Hornhautnarben, Synechien (vordere und hintere), Sekundärglaukom, Hornhautperforation, Endophthalmitis und Panophthalmitis.

Pilzkeratitis/Hornhautulkus

■ Risikofaktoren für eine Keratomykose:

● Fremdkörperverletzungen durch pflanzliches Material.
● Weiche Kontaktlinsen.
● Tropenreisen.
● Chronische Oberflächenerkrankungen des Auges (z. B. Pemphigoid, defekter Lidschluß, Sjögren-Syndrom).

■ Klinische Charakteristika der Keratomykose:

● Kein oder nur ein geringer Epitheldefekt.
● Landkartenförmige Hornhautinfiltrate.
● Satellitenphänomene.
● Unscharfe Begrenzung und Erhabenheit der Infiltrate.
● Pyramidenförmiges, zähes Hypopyon.

Behandlung
■ Die Behandlung der Pilzkeratitis sollte nur dann eingeleitet werden, wenn die Diagnose mit Abstrich oder Kultur bestätigt wurde; im Gegensatz zur bakteriellen Keratitis ist die Anwesenheit eines einzelnen Pilzelementes im Hornhautabstrich bestätigend.

■ Die Behandlung hängt von der Morphologie des Pilzes (Abstrich oder Kultur) ab:

● Hefen (Candida, Cryptococcus) sollten topisch mit Natamycin 1% (besser: 5%, in Deutschland nicht erhältlich) oder Fluconazol 1% (stündlich) behandelt werden. Spricht die Behandlung klinisch nicht an, wird mit Miconazol 1% oder Ketoconazol 1% therapiert.
● Fadenpilze (Fusarien, Aspergillus, Cephalosporum) sollten initial lokal mit Natamycin 1% (besser: 5%, in Deutschland nicht erhältlich) stündlich behandelt werden. Zeigt sich in den Kulturen Aspergillus, wird zusätzlich Miconazol 1% oder Ketoconazol 1% gegeben.

■ Amphotericin B (0,25–0,5%) wirkt gegen Candida und Aspergillus; Amphotericin B ist allerdings in Lösung instabil und wirkt enorm toxisch auf okuläre Gewebe, so daß dieses Medikament für solche Fälle, die auf eine andere Behandlung nicht ansprechen, reserviert bleibt.

■ Subkonjunktivale Injektionen von Pilzmitteln wirken sehr toxisch und werden daher nur selten verabreicht. Systemische Pilzmedikamente werden für ophthalmologische Zwecke praktisch nicht benutzt, da sie nur schlecht in die okulären Gewebe penetrieren und außerdem starke systemische Nebenwirkungen besitzen.

■ Die Behandlung einer Pilzkeratitis ist eine langwierige Angelegenheit, so daß die Medikamente manchmal für Wochen oder sogar Monate gegeben werden müssen (Tabelle 1.8).

■ Sollte sich die Keratitis trotz intensiver medizinischer Behandlung klinisch weiter verschlechtern, wird eine Keratoplastik in Erwägung zu ziehen sein; dies sollte geschehen, noch bevor die Descemet-Membran von der Infektion durchbrochen ist und die Entzündung so weit fortgeschritten ist, daß eine chirurgische Maßnahme keine Prävention einer Intraokularinfektion mehr darstellt.

Tabelle 1.8. Therapieschema bei Candida-Keratomykose. (Nach Behrens-Baumann)

Anwendung	Medikament
Topisch (einstündlich)	Fluconazol 0,2% AT (Diflucan®) oder Amphotericin B 0,5% AT nach Abrasio corneae entsprechende Salbe zur Nacht
Subkonjunktival	Primär nicht erforderlich, nur falls gewünscht: Miconazol 5–10 mg (Daktar®)
Systemisch	Primär nicht notwendig, falls gewünscht: Fluconazol (2mal 200 mg) (Diflucan®) oder Ketoconazol (2mal 200 mg) (Nizoral®)

- Da lebende Pilze auch nach lange währender Behandlung in der Hornhaut nachweisbar sind, sollten Steroide, wenn überhaupt, erst spät gegeben werden; die Indikation für eine Steroidbehandlung wurde bereits oben besprochen.

- Lebende Pilze können unter einem Bindehautlappen persistieren; deshalb wird von einer Bindehautdeckung im Falle einer aktiven Pilzkeratitis abgeraten. Nachdem die Hornhaut sicher keimfrei ist, kann eine Bindehautdeckung, v. a. bei persistierendem Epitheldefekt und Stromaeinschmelzung, in Erwägung gezogen werden.

Anmerkungen
- Die Pilzkeratitis ist glücklicherweise sehr selten; sie hat aber durch die Anwendung von Breitspektrumantibiotika und Steroiden in den letzten Jahren deutlich zugenommen; die Behandlungsdauer ist sehr lange; Prognosen zum Ergebnis der augenärztlichen, ophthalmochirurgischen Behandlung sind in der Regel nicht möglich.

WEITERFÜHRENDE LITERATUR

Abad JC, Foster CS (1996) Fungal keratitis. Int Ophthalmol Clin 36:1
Abbott RL, Abrams MA (1989) Bacterial corneal ulcers. In: Tasman W, Jaeger EA (eds) Duane's clinical ophthalmology. Lippincott, Philadelphia
Axenfeld T, Pau H (1992) Lehrbuch der Augenheilkunde. Fischer, Jena Stuttgart New York
Behrens-Baumann W (1991) Pilzerkrankungen des Auges. Enke, Stuttgart
Behrens-Baumann W (1997) Zur Diagnostik und Therapie der Pilzkeratitis – Eine Übersicht. Klin Monatsbl Augenheilkd 210:aA10
Benson H (1974) Permeability of the cornea to topically applied drugs. Arch Ophthalmol 91:313
Bialasiewicz AA (1995) Infektionskrankheiten des Auges. Fischer, Jena Stuttgart New York
Cristol SM, Alfonso EC, Guildford J et al. (1996) Results of large penetrating keratoplasty in microbial keratitis. Cornea 15:571
Forster RK (1987) Fungal diseses. In: Smolin G, Thaft RA (eds) The cornea. Little, Brown, Boston
Forster RK, Rebell G (1975) The diagnosis and management of keratomycoses. I. Cause and diagnosis. Arch Ophthalmol 93:975
Forster RK, Rebell G (1975) Therapeutic surgery in failures of medical treatment of fungal keratitis. Br J Ophthalmol 59:366
Grayson M (1979) Diseases of cornea. Mosby, St. Louis
Hyndiuk RA, Snyder RW (1987) Bacterial keratitis. In: Smolin G, Thoft RA (eds) The cornea. Little, Brown, Boston
Jones BR (1975) Principles in the management of oculomycosis. XXXI Edward Jackson memorial lecture. Am J Ophthalmol 79:15
Jones DB (1989) Fungal keratitis. In: Tasman W, Jaeger EA (eds) Duane's clinical ophthalmology, vol 4. Lippincott, Philadelphia
Jones DB et al. (1972) Fusarium solani keratitis treated with natamycin (pimaricin): 18 consecutive cases. Arch Ophthalmol 88:147
Kaufmann HE, Barron BA, McDonald MB, Waltman SR (1988) The cornea. Churchill Livingstone, New York
Mandelbaum S, Udell IJ (1987) Corneal perforations associated with infectious agents. In: Abbott RL (ed) Surgical intervention in corneal and external diseases. Grune & Stratton, Orlando
Martin MJ, Rahman MR, Johnson GJ et al. (1996) Mycotic keratitis: susceptibility to antiseptic agents. Int Ophthalmol 19:299
Panda A, Sharma N, Das G et al. (1997) Mycotic keratitis in children: epidemiologic and microbiologic evaluation. Cornea 16:295
Wong TY, Ng TP, Fong KS et al. (1997) Risk factors and clinical outcomes between fungal and bacterial keratitis: a comparative study. CLAO J 23:275

5.5.7
Infektiöse Endophthalmitis

- Obwohl in jüngster Zeit bei Diagnose und Behandlung der infektiösen Endophthalmitis enorme Fortschritte gemacht wurden, stellt diese Erkrankung eine schwere und den Bulbus potentiell zerstörende Komplikation intraokularer Eingriffe und perforierender Verletzungen dar.

- Die meisten solcher Fälle treten nach Kataraktoperation auf; es besteht jedoch nach jedem intraokularen Eingriff das Risiko einer solchen Komplikation; andere Ursachen der infektiösen Endophthalmitis sind penetrierende/perforierende Verletzungen (Rißwunden, Stichverletzungen, intraokulare Fremdkörper usw.) und metastatische (endogene) Infektionen von verschiedenen Foci (häufig Urogenitaltrakt, Magen-Darm Trakt).

- Die Infektion kann sowohl als Früh- (innerhalb eines Tages oder zweier Tage nach dem Eingriff bzw. nach dem Trauma) oder als Spätkomplikation (unbeabsichtigte oder beabsichtigte Filterkissen, Glaskörperinkarzeration in der Wunde usw.) auftreten.

- Viele der Angaben, die im folgenden gemacht werden, beziehen sich auf alle Formen der infektiösen Endophthalmitis. Das Hauptaugenmerk wird hier jedoch auf die postoperative infektiöse (mikrobielle) Endophthalmitis, die als Komplikation einer Kataraktoperation entstehen kann, gelegt.

- Die Inzidenz einer mikrobiellen Endophthalmitis nach Kataraktchirurgie hat stark abgenommen. Fortschritte beim chirurgischen Instrumentarium und den Materialien, bei den aseptischen Techniken und die prophylaktische Benutzung von Antibiotika haben zu dieser Entwicklung beigetragen; die Inzidenz beträgt heute zwischen 0,1 und 0,01 %.

- Die Entwicklung einer postoperativen mikrobiellen Endophthalmitis hängt wie die anderer infektiöser Erkrankungen von der Virulenz des Erregers, der Dosis des Inokulums und der Resistenz des Patienten ab. Änderungen entstehen durch die Gabe von Antibiotika, Steroiden und anderen Substanzen, die bei der Operation zur Anwendung kommen (z.B. Desinfektion der Augenoberfläche mit Polyvidonjodid).

- Bakterien, die für postoperative Endophthalmitiden verantwortlich sind: grampositiv: Staphylococcus aureus, Staphylococcus epidermidis, Streptokokken (S. pneumoniae, S. hamolyticus, S. viridans), Bacillus subtilis, Propionibacterium acnes; gramnegativ: Pseudomonas aeruginosa, Proteus, Klebsiellen, E. coli, Enterobacter aerogenes. Bei sog. Spätinfektionen, die sekundär nach filtrierenden Eingriffen bzw. nach Kataraktoperationen mit unbeabsichtigtem Filterkissen entstanden sind, gelang der Nachweis von H. influenzae.

- Es wurden bei postoperativer Endophthalmitis auch verschiedene Pilze gefunden: Cephalosporum, Volutella species, Neurospora species, Actinomyceten, Fusarien. In Fällen von Kandidämie konnte eine nicht unerhebliche Zahl von metastatischen intraokularen Infektionen nachgewiesen werden.

- Besonders beachtenswert ist die ansteigende Zahl intraokularer Infektionen durch Bakterien der normalen Flora, die eigentlich als niedrig virulent gelten, wobei hier eine Bestätigung mittels Kultur erfolgen sollte. Hier sind Staphylococcus epidermidis und Propionibacterium acnes zu nennen. Man nimmt heute an, daß praktisch jeder Organismus, der in genügend hoher Konzentration ins Auge gelangt, eine Endophthalmitis verursachen kann.

Diagnose und Untersuchung

- Inkubationszeit: Postoperative Endophthalmitiden, verursacht durch hochvirulente Organismen (Staphylococcus aureus, Pseudomonas aeruginosa), manifestieren sich innerhalb von 1–2 Tagen nach dem Eingriff, durch niedrigvirulente Organismen verursachte Entzündungen am 2. oder 3. postoperativen Tag; Zeitpunkt der Manifestation und der klinische Verlauf werden durch die Gabe von Antibiotika verändert.

- Klinisches Bild und Differentialdiagnose: Das Vollbild einer postoperativen bakteriellen Endophthalmitis beinhaltet starken Schmerz, einen harten Bulbus, ausgeprägtes Ödem, Liderythem, massive konjunktivale Injektion und Chemosis, Hornhautödem, eine deutliche Vorderkammerreaktion mit oder ohne Hypopyon (Abb. 1.29) und eine Vitritis. Manchmal kommt es zu Ausfluß von Eiter aus der Inzisionsöffnung; die Sehschärfe kann bis auf Lichtschein mit fehlender Projektion reduziert sein.

- Abhängig von den genannten Einflußfaktoren (niedrig virulente Organismen, vorherige antibiotische Behandlung usw.) kann das initiale Erschei-

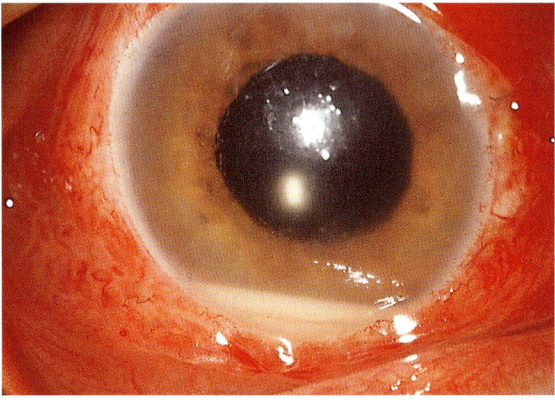

Abb. 1.29. Akute Endophthalmitis mit konjunktivaler Injektion und Chemosis sowie Hypopyon

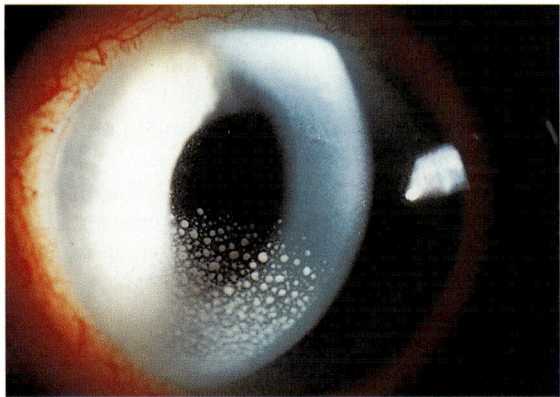

Abb. 1.30. Endothelbeschläge bei Endophthalmitis nach Kataraktoperation

nungsbild weniger dramatisch sein (Abb. 1.30); außerdem kann die Diagnose durch die Möglichkeit einer sterilen Entzündung mit oder ohne Hypopyon noch erschwert sein; Ursachen für eine sterile Entzündung: starke chirurgische Manipulation, unzureichende Wundreinigung nach Glaskörperverlust, zurückgelassenes Linsenmaterial, beim Eingriff verwendete kontaminierte oder toxische Substanzen usw. In solchen Fällen ist der Krankheitsbeginn in der Regel etwas verzögert; Entzündung, Schmerz und Bulbushärte sind weniger stark ausgeprägt.

- Die linseninduzierte Endophthalmitis kann eine postoperative, infektiöse Endophthalmitis vortäuschen, wobei die linseninduzierte Endophthalmitis in der Regel später entsteht (1–2 Wochen) und durch die Anwesenheit von flockigem (zurückgelassenem) Linsenmaterial charakterisiert ist.

- Das klinische Bild einer postoperativen Pilzendophthalmitis unterscheidet sich von dem der bakteriellen Endophthalmitis durch den Zeitpunkt des Auftretens (1–2 Wochen nach der Operation) und einen generell weniger schweren Verlauf. Initial ist ein Areal des vorderen Glaskörpers infiltriert (mit oder ohne Satellitenläsion); im weiteren Verlauf bildet sich über der vorderen Glaskörpergrenzmembran eine entzündliche Membran.

- Mikrobiologisches Vorgehen: Unmittelbar nach Diagnose einer postoperativen infektiösen Endophthalmitis ist der behandelnde Augenarzt verpflichtet, sofort entsprechende mikrobiologische Untersuchungen einzuleiten. Kulturen der Lider und der Bindehaut sind, auch wenn sie von Interesse sein können, absolut ungeeignet für die ursächliche Klärung; vielmehr konnte in mehreren Studien gezeigt werden, daß sogar Vorderkammerpunktate oft negativ sind, während Glaskörperaspirate häufiger positive Befunde lieferten. In Fällen von fraglich infektiösen Endophthalmitiden sollte der Chirurg daher sowohl Vorderkammerpunktate als auch Glaskörperproben entnehmen:

- Im Operationssaal werden nach Sedierung, Fazialisakinesie und Retrobulbäranästhesie über eine Parazentese mit einer 25-Gauge-Nadel (mit 1 ml Tuberkulinspritze) 0,1–0,3 ml Kammerwasser für Abstrich und Kultur entnommen; bei aphaken Patienten wird anschließend eine zweite 19- oder 20-Gauge-Nadel verwendet; durch die Pupillaröffnung werden 0,2–0,3 ml Glaskörper für Abstrich und Kultur aspiriert; bei phaken bzw. pseudophaken Patienten wird ein Parsplana-Zugang gewählt; Nadel oder automatisches Vitrektom (mit einem wegwerfbaren Membranfilter, der dann kultiviert wird) können verwendet werden.

- Die Aspirate sollten auf folgende Medien inokuliert werden: Blutagar, Schokoladenagar, Thioglykolatbouillon (oder Rosenow-Bouillon), Hirn-Herz-Bouillon kultiviert bei 37 °C, Sabouraud-Agar (ohne Cycloheximid – ein Hemmer der eukaryotischen Proteinsynthese) und/oder Hirn-Herz-Bouillon mit Gentamicin kultiviert bei 30–37 °C (für das Pilzwachstum). Die Aspirate werden zentral auf die Petri-Schalen inokuliert. Die Öffnungen der flüssigen Medienbehälter sollten vor und nach der Inokulation der Aspirate abgeflammt werden.

- Jeweils ein Tropfen der Aspirate wird auf 3 oder 4 Objektträger gegeben und für Gram-, Giemsa- und modifizierte Grocott-Methenamin-Silbernitratfärbung verwendet.

Bakterielle Endophthamitis

Behandlung

- Lokale, subkonjunktivale und systemische Antibiotika können zwar im Kammerwasser therapeutische Konzentrationen erreichen, im Glaskörper kapseln sich die meisten infektiösen Organismen ab, so daß es hier in der Regel nicht gelingt, auf konventiellem Wege eine Antibiose durchzuführen. Deswegen empfehlen wir nach Abnahme der Kulturen die intravitreale Gabe von Antibiotika. Die Gefahr einer Antibiotikatoxizität ist meist geringer als die Gefahr, die durch eine verzögerte Behandlung der Infektion entsteht; eine schwere Infektion kann das Auge innerhalb von 24 h zerstören.

- Folgende Vorgehensweise wird empfohlen:
  • Diagnostische Kammerwasser- und Glaskörperaspiration.
  • Intravitreale Injektion von Tobramycin und Gentamicin (0,1 mg) und Vancomycin (1,0 mg) (Vancomycin oder Clindamycin 1,0 mg bei Infektion mit Bacillus cereus). Zur Dosierung s. Tabelle 1.9.
  • Optional: Intravitreal Dexamethason: 0,36 bzw. 0,4 mg (sollte individuell entschieden werden).
  • Subkonjunktivale Injektion zum Zeitpunkt des Eingriffes: Tobramycin oder Gentamicin 40 mg und Cefazolin/Ceftazidim 100 mg oder Vancomycin 25 mg. Zusätzlich kann Triamcinolon 40 mg gegeben werden. Diese Injektionen können ggf. einmal täglich wiederholt werden.
  • (Halb-)stündliche lokale Gabe von hochkonzentriertem Gentamicin, Tobramycin und Cefazolin bzw. Vancomycin in Kombination mit einem Zykloplegikum.
  • Stündliche lokale Gabe von Prednisolonacetat 1%.
  • Die systemische Gabe von Antibiotika richtet sich gegen den vermuteten ursächlichen Keim: Ceftriaxon (Rocephin®) 1 g intravenös alle 12 h und Ciprofloxazin 500 mg per os alle 12 h oder Gentamicin (bzw. Tobramycin) 1 mg/kg KG intravenös alle 8 h und Cefazolin 1 g intravenös alle 6 h. Bei Allergien kann ersatzweise Vancomycin gegeben werden. Vancomycin muß zur Vermeidung von systemischen Nebenwirkungen möglichst langsam (10 mg/min) infundiert werden. Beachte: Aminoglykoside sind nephrotoxisch und ototoxisch. Kreatinin, Harnstoff und Hörvermögen müssen daher überwacht werden.
  • Besteht keine Kontraindikation, wird zusätzlich Prednisolon per os (60–80 mg/Tag) gegeben.

- Eine Vitrektomie ist bei schweren Fällen indiziert (z.B. intravitrealer Abszeß, Pilzendophthalmitis, posttraumatische Endophthalmitis, rasche Progression, kein Einblick auf den Fundus). Dabei können Antibiotika zur Infusionsflüssigkeit zugegeben werden (z.B. Gentamicin 0,004 mg/ml).

- Generell besteht bei der Behandlung einer infektiösen Endophthalmitis nicht immer die Notwendigkeit, eine Intraokularlinse zu entfernen. Ausnahmen sind solche Patienten, bei denen die Linse/Linsenkapsel abszediert sind und zur Verbesserung des Einblicks bei geplanter Vitrektomie.

Pilzendophthalmitis

Behandlung

- Die intravitreale Gabe von Pilzmedikamenten ist relativ toxisch und sollte nie ohne positive Abstriche oder Kulturen vorgenommen werden. Da die Pilzendopthalmitis einen langsamen Krankheitsbeginn und eine langsame Progression zeigt, ist es sicherer, Aspirat zu kultivieren und die Diagnose zu bestätigen, bevor eine Therapie begonnen wird.

- Bei Verdacht auf eine Pilzendophthalmitis empfehlen wir die Durchführung einer Core-Vitrektomie; sie dient dem Aufbrechen eines Glaskörperabszesses und erleichtert die Diagnose (größeres Probenvolumen für Kultur und Abstrich).

- Ist eine Pilzendophthalmitis einmal diagnostiziert, ist das Mittel der Wahl für eine intravitreale Gabe Amphotericin B (0,005–0,01 mg). Abhängig vom Pilzisolat kann Miconazol 0,025 mg alleine oder in Kombination mit Amphotericin B gegeben werden. Zur Dosierung s. Tabelle 1.10.

- Eine unterstützende Therapie ist durch eine topische Applikation bzw. mit einer subkonjunktivalen Injektion von Antimykotika möglich, jedoch werden therapeutisch wirksame Spiegel nur in der Vorderkammer, nicht jedoch im Glaskörper erreicht.

- Bei Pilzendophthalmitis sollten vor der klinischen Besserung keine Steroide gegeben werden; die Steroidgabe erfolgt nach sicher negativer Kultur, was etwa nach 3–7 Tagen bzw. nach Besserung des klinischen Bildes der Fall ist.

Weitergehende Maßnahmen

- Wie bei jeder Endophthalmitis wird zusätzlich unterstützend behandelt (Zykloplegika, Analgetika usw.).

- Besonders in den ersten 48 h wird der Patient klinisch überwacht. Zeichen der Besserung: abnehmender Schmerz, Visusverbesserung, Aufklaren

Tabelle 1.9. Dosierung intravitreal applizierbarer Antibiotika. Zum Ausschluß von iatrogenen Schäden empfiehlt sich eine exakte Dokumentation der Dosierungsherstellung (Verdünnungsfehler) und die Kennzeichnung der vorbereiteten Spritzen

Antibiotikum	Dosierung [mg/0,1 ml]
Amikacin	0,4
Cefotaxim	1,0
Ceftazidim	2,25
Clindamycin	1,0
Gentamicin	0,1–0,2
Tobramycin	0,1–0,4
Vancomycin	1,0

Tabelle 1.10. Therapie der mykotischen Endophthalmitis. (Nach Behrens-Baumann)

Anwendung	Medikament
Topisch	Amphotericin B 0,5% Fluconazol 0,2% AT (Diflucan®) Miconazol 1% AT (Daktar®); Salbe oder Gel zur Nacht
Intravitreal	Amphotericin B 5–10 mg, ggf. Wiederholung alle 2–3 Tage
Systemisch (täglich)	Amphotericin B (Testdosis, Anstieg bis auf max. 1 mg/kg KG/Tag) evtl. in Kombination mit Flucytosin (150 mg/kg KG/Tag) (Ancotil®), dann Amphotericin B-Dosis auf 0,5 mg/kg KG/Tag reduzieren Fluconazol (2mal 200 mg) (Diflucan®) oder Itraconazol (2mal 200 mg) (Sempera®) Ketoconazol (2mal 200 mg) evtl. in Kombination mit Miconazol (20–30 mg/kg KG/Tag)

der Hornhaut, Rückgang des Vorderkammerreizes, Retraktion einer evtl. Fibrinmembran und reduzierte Entzündungen im Glaskörperraum.

■ Sollte sich nach 48 h eine klinische Besserung zeigen, wird die lokale und systemische Medikation über 7–10 Tage ausgeschlichen.

■ Verschlechtert sich die klinische Situation über die ersten 48 h und bei massiver Glaskörperinfiltration muß eine Vitrektomie und intravitreale Gabe von Antibiotika in Erwägung gezogen werden. Wurde ein Erreger aus den Kulturen isoliert, werden die Antimykotika entsprechend dem Antibiogramm geändert.

■ Bei endogenen Pilzinfektionen des Auges empfiehlt sich eine systemische antimykotische Therapie, da oftmals auch weitere Organe von der Infektion betroffen sind (Tabelle 1.11).

Folgen der Erkrankung, Anmerkungen

■ Die schnelle Diagnose und Einleitung der Therapie ist für die erfolgreiche Behandlung einer infektiösen Endophthalmitis am wichtigsten und kann selbst bei virulenten Organismen (z.B. Staphylococcus aureus, Streptococcus pneumoniae) zu erstaunlich guten Ergebnissen führen.

■ Unglücklicherweise entwickeln manche Patienten trotz aller Anstrengungen zyklitische Membranen, Netzhautablösungen, Makulaödem und Gefäßverschlüsse mit Verlust des Sehvermögens bzw. einer Phthisis bulbi.

■ Offensichtlich ist auch hier die beste Behandlung die Prävention durch entsprechende antibiotische Prophylaxe und die Beachtung von Faktoren, die für eine solche Infektion prädisponieren (Konjunktivitis, chronische Dakryozystitis, Blepharitis usw.) sowie die strikte Beachtung von aseptischen Techniken.

WEITERFÜHRENDE LITERATUR

Alfaro DN, Roth D, Ligett PE (1994) Posttraumatic endophthalmitis. Causative organisms, treatment, and prevention. Retina 14:206

Allen HF, Mangiaracine AB (1974) Bacterial endophthalmitis after cataract extraction. II. Incidence in 36,000 consecutive operations with special reference to preoperative topical antibiotics. Arch Ophthalmol 91:3

Behrens-Baumann W (1997) Topical antimycotics in ophthalmology. Ophthalmologica 211:33

Clark WL et al. (1999) Treatment strategies and visual acuity outcomes in chronic postoperative Proprionibacterium acnes endophthalmitis. Ophtholmology 106:1665

Cottingham AJ, Forster RK (1976) Vitrectomy in endophthalmitis: results of study using vitrectomy, intraocular antibiotics, or a combination of both. Arch Ophthalmol 94:2078

Diamond JG (1981) Intraocular management of endophthalmitis. A systemic approach. Arch Ophthalmol 99:96

Endophthalmitis Vitrectomy Study Group (1995) Results of the Endophthalmitis Vitrectomy Study Group: a randomized trial of immediate vitrectomy and of intravenous antibiotics for the treatment of postoperative bacterial endophthalmitis. Arch Ophthalmol 113:1479

Tabelle 1.11. Auswahl erregerspezifischer systemischer Antimykotika. (Nach Bialasiewicz)

Pilz	Substanz	Applikationsdauer
Candida	Amphotericin B + 5-Flucytosin	>6 Wochen
Aspergillus	Amphotericin B	>6 Wochen
Cryptococcus	Amphotericin B + 5-Flucytosin	>6 Wochen
Mucor	Amphotericin B	>5 Monate
Fusarium	Amphotericin B/Itrakonazol	>3 Wochen
Histoplasma	Ketoconazol/Itrakonazol	>6 Monate
	Amphothericin B	>4 Monate

Endophthalmitis Vitrectomy Study Group (1996) Microbiologic factors and visual outcomes in the Endophthalmitis Vitrectomy Study. Am J Ophthalmol 122:830
Forster RK (1974) Endophthalmits: diagnostic cultures and visual results. Arch Ophthalmol 92:387
Forster RK (1976) Further observations on the diagnosis, cause and treatment of endophthalmitis. Am J Ophthalmol 81:52
Forster RK (1987) Endophthalmitis. In: Tasman W, Jaeger EA (eds) Duane's clinical ophthalmology. Lippincott, Philadelphia
Forster RK et al. (1980) Management of infectious endophthalmitis. Ophthalmology 87:313
Hadden OB (1981) Vitrectomy in the management of endophthalmitis. Aust J Ophthalmol 9:27
Kain HL (1997) Prinzipien bei der Behandlung der Endophthalmitis. Klin Monatsbl Augenheilkd 210:274
Kramer A, Behrens-Baumann W (1997) Prophylactic use of topical anti-infectives in ophthalmology. Ophthalmologica 211:68
Kresloff MS, Castellarin AA, Zarbin MA (1998) Endophthalmitis. Surv Ophthalmol 43:1993
Lohmann CP, Heeb M, Linde HJ et al. (1998) Diagnosis of infectious endophthalmitis after cataract surgery by polymerase chain reaction. J Cataract Refract Surg 24:821
Meier P, Wiedemann P (1997) Endophthalmitis – Klinisches Bild, Therapie und Prävention. Klin Monatsbl Augenheilkd 210:175
Özer-Arasli A, Dick B, Pfeiffer N (1997) Endophthalmitis an der Universitäts-Augenklinik Mainz von 1986–1995. Spektrum Augenheilkd 11:229
Özer-Arasli A, Schwenn O, Dick B, Pfeiffer N (1997) Endophthalmitis nach Kataraktchirurgie: Langzeitergebnisse. Klin Monatsbl Augenheilkd 211:178
Peyman GA et al. (1974) Clinical use of intravitreal antibiotics to treat bacterial endophthalmitis. Trans Am Acad Ophthalmol Otolaryngol 78:OP 862
Peyman GA et al. (1974) Intraocular injections of gentamicin: toxic effects on clearance. Arch Ophthalmol 92:42
Peyman GA et al. (1980) Prevention and management of traumatic endophthalmitis. Ophthalmology 87:320
Roth DB, Flynn HW (1997) Antibiotic selection in the treatment of endophthalmitis: the significance of drug combinations and synergy. Surv Ophthalmol 41:395
Schmitz S, Dick HB, Krummenauer F, Pfeiffer N (1999) Endophthalmitis in cataract surgery – results of a German survey. Ophthalmology 106:1869
Thompson WS, Rubsamen PE, Flynn HW Jr et al. (1995) Endophthalmitis after penetrating trauma. Risk factors and visual acuity outcomes. Ophthalmology 102:1696

5.5.8
Linseninduzierte Endophthalmitis (phakoanaphylaktische Uveitis)

■ Die phakoanaphylaktische Endophthalmitis beschreibt eine granulomatöse Uveitis (in der Regel einseitig), die nach chirurgischer oder akzidenteller Verletzung der Linse entsteht.

■ Manchmal kommen bilaterale Fälle vor, die mit einer sympathischen Ophthalmie verwechselt werden können; außerdem wurde eine nicht unerhebliche Zahl von sympathischen Ophthalmien kombiniert mit phakoanaphylaktischer Endophthalmitis beschrieben. Wird die Erkrankung nicht suffizient behandelt, kann sie Komplikationen nach sich ziehen, die zu einer Phthisis bulbi führen können.

■ Der Mechanismus der Erkrankung soll eine Autosensibilisierung gegenüber Linsenprotein sein, das durch die geschädigte Linsenkapsel freigesetzt wurde; die Erkrankung darf nicht mit einem phakolytischen Glaukom verwechselt werden.

Diagnose und Untersuchung

■ Die klinischen Bilder können von einer milden bis schweren Erkrankung mit Lidödem, konjunktivaler Injektion und Bindehautchemosis, Hornhautödem, Hornhautpräzipitaten, hinteren Synechien, erhöhtem Augeninnendruck, Vorderkammerreaktion (manchmal mit Hypopyon) und der Anwesenheit von flockigem Linsenmaterial reichen.

■ Im Gegensatz zur sympathischen Ophthalmie, die selten vor Ablauf von 2 Wochen auftritt, kann die phakoanaphylaktische Endophthalmitis bereits 1–2 Tage nach der Linsenverletzung auftreten; sie entwickelt sich in der Regel spätestens innerhalb von 2 Wochen nach dem Ereignis.

■ Ein wichtiger Befund, der die Unterscheidung zwischen phakoanaphylaktischer Endophthalmitis und sympathischer Ophthalmie erleichtert, ist die Entdeckung eines Kapselrisses (bei phakoanaphylaktischer Endophthalmitis) im vermeintlich „sympathisierenden Auge".

■ Im Rahmen der differentialdiagnostischen Erwägungen muß auch an die postoperative, infektiöse Endophthalmitis gedacht werden, die allerdings v.a. beim Befall mit virulenten Bakterien früher als die phakoanaphylaktische Endophthalmitis auftritt; außerdem findet man bei der infektiösen Endophthalmitis kein flockiges Linsenmaterial, das gerade für die phakoanaphylaktische Endophthalmitis charakteristisch ist; das wichtigste Unterscheidungskriterium ist natürlich der Keimnachweis bei der infektiösen Endophthalmitis.

■ Die chronische postoperative infektiöse Endophthalmitis bei Infektionen mit Staphylococcus epidermidis oder Propionibacterium acnes ist u.U. extrem schwierig von der phakoanaphylaktischen Endophthalmitis zu unterscheiden. Für die Diagnose ist meist die Anzüchtung von Aspiraten erforderlich.

Behandlung

■ Zur Reduktion der Entzündung werden bis zur Resorption des Linsenmaterials lokal und systemisch Steroide gegeben.

■ Bei vielen Patienten ist die medikamentöse Behandlung nicht ausreichend, so daß die Entfernung der Linsenreste erforderlich ist. Oft ist hierzu die Explantation der Intraokularlinse notwendig. Sollte es die anatomische Situation erlauben, kann die Intraokularlinse direkt nach der Entfernung der Linsenteilchen bzw. zu einem späteren Zeitpunkt wieder implantiert werden.

■ Postoperativ wird mit Steroiden und prophylaktisch mit Antibiotika behandelt.

Folgen der Erkrankung, Anmerkungen

■ Die suffiziente Entfernung von Linsenresten führt meist zu einer deutlichen Verbesserung des klinischen Bildes und zu guten Visusergebnissen; dies gilt v. a. dann, wenn kein bleibender Schaden des Sehnerven und/oder anderer okularer Strukturen vorliegt.

WEITERFÜHRENDE LITERATUR

Augustin AJ, Busin M, Marklein G (1995) Sutureless cataract sugery can be sterile surgery. Eur J Impl Refr Surg 6: 351

Jaffe NS, Jaffe MS, Jaffe GF (1990) Cataract surgery and its complications. Mosby, St. Louis

Meisler DM, Palestine AG, Vatine DW et al. (1986) Chronic propionibacterium endophthalmitis after extracapsular cataract extraction and intraocular lens implantation. Am J Ophthalmol 102:733

Runyan TE (1975) Concussive and penetrating injuries of the globe and optic nerve. Mosby, St. Louis

Wirostko E, Spalter HF (1967) Lens-induced uveitis. Arch Ophthalmol 78:1

KAPITEL 2

Orbita 2

1	Patientenuntersuchung	75
1.1	Leitsymptom	76
1.2	Ursachen des Exophthalmus	76
2	Orbitopathien bei Kindern	77
2.1	Kapilläres Hämangiom	77
2.2	Dermoidzyste	78
2.3	Ethmoiditis und Orbitaphlegmone	79
2.4	Hämatom	79
2.5	Pseudotumor orbitae	80
2.6	Hyperthyreose	80
2.7	Kraniosynostose	80
2.8	Rhabdomyosarkom	81
2.9	Metastatisches Neuroblastom	81
2.10	Ewing-Sarkom	82
2.11	Leukämie	82
2.12	Neurofibrom	82
3	Orbitopathien bei Erwachsenen	83
3.1	Orbitaphlegmone	83
3.2	Exophthalmus traumatischer Genese	83
3.3	Endokrine Orbitopathie	84
3.4	Pseudotumor und Myositis	86
3.5	Lymphom	88
3.6	Kavernöses Hämangiom	88
3.7	Lymphangiom	89
3.8	Tumoren der Tränendrüse	90
3.9	Tumoren peripherer Nerven	91
3.10	Meningeom	92
3.11	Mukozele	92
3.12	Metastasen und Sekundärtumoren	93

Orbitaerkrankungen erfordern eine sorgfältige Untersuchung des Patienten. Besonderer Wert sollte dabei auf eine ausführliche Anamnese und eine vollständige ophthalmologische und – je nach Symptomatik – fachübergreifende Untersuchung gelegt werden. Sehr häufig sind zusätzliche Labor-, Ultraschall- und radiologische Untersuchungen notwendig. Im folgenden finden Sie Richtlinien für den Untersuchungsgang bei Patienten mit Orbitaerkrankungen.

1
Patientenuntersuchung

Anamnese: Patient und Familie
■ Befragung der Angehörigen, da sie den Verlauf der Erkrankung häufig besser beurteilen können.

■ Frühere Fotos.

■ Operationen, Traumata.

■ Erbliche Mißbildungen.

Anamnese: Aktuelle Erkrankung
■ Zeitpunkt des Auftretens von Symptomen.

■ Initialsymptome, wie z. B. Diplopie, Exophthalmus, Schmerzen.

■ Progredienz der Veränderungen: schnell oder langsam.

■ Intensität der Beschwerden: Schwankungen über einen bestimmten Zeitraum.

Allgemeinerkrankungen
■ Beispiele sind Schilddrüsenerkrankungen, maligne Erkrankungen (insbesondere Lymphome, Bronchial- und Mammakarzinome), Phakomatosen usw.

Medikamente, Allergien
■ Über die Medikamentenanamnese erhält man oft wichtige Informationen über eine bestehende Erkrankung, da Medikamentennamen besser erinnerlich sind als diagnostische Termini.

Inspektion
■ Habitus.

■ Gesichts- und Schädelmorphologie.

■ Gesichtsasymmetrie.

■ Veränderungen der Bulbusstellung beim Vorbeugen.

■ Lider: Pigmentierung, Konsistenz der Haut.

Ophthalmologische Untersuchung
■ Sehschärfe.

■ Refraktion.

■ Perimetrie.

- Farbensehen.
- Pupillenreaktionen (auch Swinging-flashlight-Test).
- Okuläre Motilität: diffuse oder lokalisierte Einschränkungen und Inkomitanzen.
- Exophthalmometrie:
  - Beachten Sie, daß nur Werte, die mit Geräten des gleichen Herstellers erhoben wurden, vergleichbar sind.
  - Asymmetrischer/einseitiger Exophthalmus?
  - Kontralateraler Enophthalmus?
- Spaltlampenuntersuchung: Chemosis, Bindehauthyperämie, Lidstellung und Motilität.
- Indirekte Ophthalmoskopie (Optikusatrophie?, Papillenschwellung?, Aderhautfalten?).
- Palpation:
  - Orbitarand.
  - Weichteile.
  - Retropulsion.
- Auskulation: Schwirren?

Zusätzliche Untersuchungen
- Ultraschall.
- Röntgenuntersuchung: Darstellung des Canalis opticus (Aufnahmen nach Caldwell oder Waters); wurden zugunsten von CT und MRT verlassen.
- Computertomographische Untersuchungen:
  - Dünnschichtverfahren (Veränderungen sonst leicht zu übersehen).
  - Axiale und koronare Schichtung.
  - Mit und ohne Kontrastmittel.
- Kernspintomographie (Oberflächenspule):
  - Dünnschichtverfahren.
  - Mit und ohne Kontrastmittel.
- Relevante Blutuntersuchungen.

Konsiliarische Untersuchungen
- Hals-, Nasen- und Ohrenarzt, Internist, Neurologe.
- Eventuell Neuroradiologie, Gesichts- und Kieferchirurg, Neurochirurg, Onkologe, Endokrinologe, Pädiater.

Weitere Maßnahmen
- Falls indiziert, werden Biopsien durchgeführt und histopathologisch untersucht.
- Behandlung nach Diagnosestellung.

1.1 Leitsymptom

Orbitaerkrankungen manifestieren sich häufig als Exophthalmus.
Differentialdiagnostisch ist zwischen Exophthalmus bei Erwachsenen und bei Kindern zu unterscheiden.
Häufigste Ursachen für die Entstehung eines Exophthalmus: endokrine Orbitopathie, Tumor, Entzündung, Gefäßaffektion.
Bei der Terminologie wird in der angloamerikanischen Literatur manchmal die Unterscheidung zwischen Exophthalmus (endokriner Exophthalmus) und Proptosis (nicht endokriner Exophthalmus) vorgenommen. Das deutsche Schrifttum differenziert hier nicht so streng; manchmal wird der Begriff „Protrusio bulbi" synonym benutzt.

1.2 Ursachen des Exophthalmus

- Die statistische Häufigkeit des Auftretens ist stark abhängig von der Altersgruppe sowie der erhebenden Institution und ihrem Krankengut (vgl. Statistik in Henderson 1994).
- Bei Kleinkindern und Kindern kommen am häufigsten folgende Ursachen für einen Exophthalmus in Frage:
  - Kapilläres Hämangiom.
  - Dermoidzysten.
  - Ethmoiditis und Zellulitis.
  - Hämatom.
  - Pseudotumor orbitae.
  - Hyperthyreose.
  - Kraniostenose.
  - Rhabdomyosarkom.
  - Metastatisches Neuroblastom und Ewing-Sarkom.
  - Leukämie und granulozytisches Sarkom.
  - Neurofibrom.
- Bei Erwachsenen sollten die folgenden häufigen Ursachen für einen Exophthalmus berücksichtigt werden:
  - Endokrine Orbitopathie.
  - Entzündung des Orbitagewebes (Orbitaphlegmone).
  - Zustand nach Trauma.
  - Pseudotumor orbitae.
  - Lymphom.
  - Kavernöses Hämangiom.

- Tumor der Tränendrüse.
- Tumor eines peripheren Nerven.
- Meningeom.
- Mukozele.
- Metastasen.

2
Orbitopathien bei Kindern

2.1
Kapilläres Hämangiom

■ Es handelt sich um ein vaskuläres Hamartom, also eine Geschwulst aus regional atypisch differenziertem Keimgewebe.

■ Häufigster vaskulärer Tumor bei Kindern und häufigster kindlicher Orbitatumor.

■ Bei einem Drittel der Patienten ist er bereits bei der Geburt vorhanden, andernfalls kurz nach der Geburt (größtes Wachstum in den ersten 6–12 Monaten), dann Regression bis zum Verschwinden im 5.–7. Lebensjahr (75%) bzw. bis zum 10. Lebensjahr (25%).

■ Lokalisation: meist im vorderen Abschnitt der Orbita als bläulich-rote Schwellung in der Umgebung des Auges; kann jedoch auch retrobulbär mit konsekutivem Exophthalmus auftreten (Faustregel: $1/3$ Lider, $1/3$ Lider und Orbita, $1/3$ tief).

■ Das Wachstum ist lokal invasiv, gutartig, nicht abgekapselt.

■ Die Ausdehnung kann mittels Ultraschall (Duplex-Sonographie; Abb. 2.1) und MRT nachgewiesen werden. Die Computertomographie wird wegen der Strahlenbelastung der kindlichen Linse als problematisch angesehen (Abb. 2.2).

■ Valsalva-Versuch: Blaufärbung nimmt beim Schreien, Husten und Senken des Kopfes zu. Es kommt zur Abblassung auf Spateldruck.

■ Komplikationen: Amblyopie und Strabismus durch Verdrängung des Bulbus, Verdecken der Sehachse (mechanische Ptosis bei Lidbefall) und mechanisch bedingter Astigmatismus; je nach Lage Gefahr der Optikuskompression; Expositionskeratopathie bei Protrusio; kosmetische Entstellung.

■ Differentialdiagnose: primäres Rhabdomyosarkom, metastatisches Neuroblastom. Bei beiden Vergrößerung innerhalb von Tagen, während beim kapillären Hämangiom die Vergrößerung meist innerhalb von Wochen stattfindet. In der Regel ist eine Vergrößerung nur beim Schreien oder Luftanhalten nachweisbar.

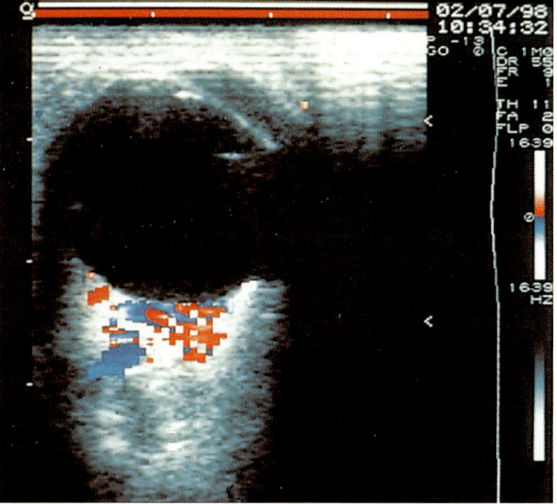

Abb. 2.1. Duplex-Sonographie: retrobulbäre Hämangiomanteile eines kapillären Hämangioms bei einem 3 Monate altem Kind (s. auch Abb. 2.3 und 2.4)

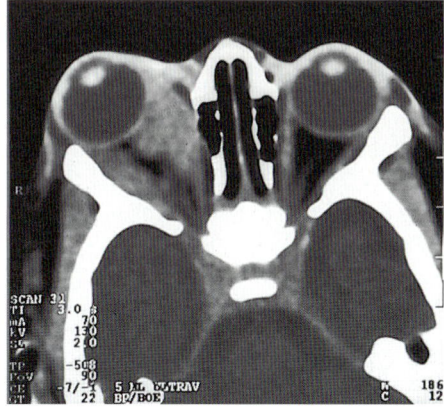

Abb. 2.2. Axiales CT eines kapillären Hämangioms bei einem Säugling (1 Monat alt); nicht abgrenzbare Raumforderung im Bereich des M. rectus medialis

■ Behandlung:

- Keine, außer bei Komplikationen. Besonders wichtig ist die Aufklärung der Eltern. Dies geschieht am besten über die Besprechung des Krankheitsverlaufes anderer Patienten mit Bildmaterial.
- Systemische Steroide (z.B. 3–4 Wochen Prednison 2 mg/kg KG/Tag, dann Ausschleichen innerhalb von 10 Tagen; Alternativempfehlung: 60 mg/m^2 für 4 Wochen und dann Ausschleichen über mehrere Monate). Nach dem Absetzen droht jedoch erneutes Wachstum.

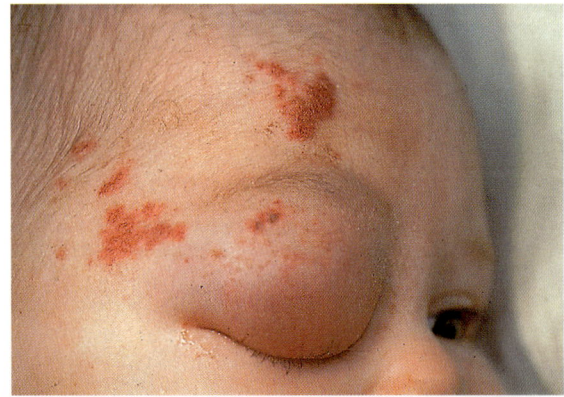

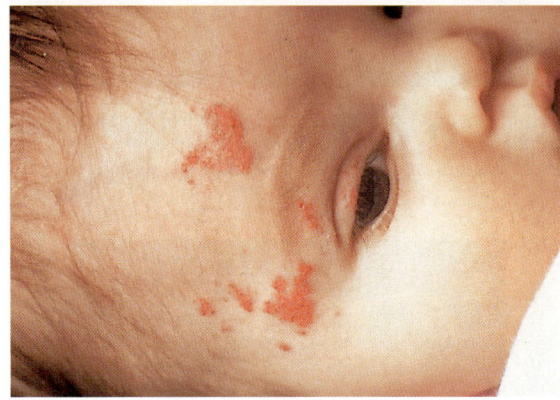

Abb. 2.3. a 3 Monate altes Kind, kapilläres Hämangiom rechtes Lid und vordere Orbita. **b** Befund 2 Monate später, nach einmaliger Koagulation mit dem cw-Nd:YAG-Laser

- In der jüngsten Zeit bewährt sich v.a. die Lasertherapie. CW-Nd: YAG-Laser werden bei einer Eindringtiefe von bis zu 6–7 mm für Läsionen mit größerer Tiefenausdehnung (evtl. auch interstitielle Applikation) angewandt (Abb. 2.3a, b). Farbstofflaser kommen bei oberflächlichen Tumoren zum Einsatz. Nach wie vor hat auch die vorsichtig dosierte Kryotherapie ihren Stellenwert. Grundsätzlich gilt für alle Therapieformen, daß langfristig die Feintextur der Haut im betroffenen Areal verändert ist („Crêpe de chine – Aspekt"). Dieser Effekt soll bei der Lasertherapie am geringsten ausgeprägt sein. Die Tendenz geht derzeit zu einer frühzeitigen Behandlung auch kleiner Läsionen.
- Bei rascher Vergrößerung oder multiplen (auch inneren) Hämangiomen kommt alternativ zur systemischen Steroidtherapie die subkutane Injektion von Interferon in Betracht; neuere Arbeiten berichten eine gute Wirksamkeit bei nur geringen systemischen Nebenwirkungen.
- Eine weitere Alternative ist die Injektion einer Kortisonkristallsuspension in den Tumorbereich (umstritten wegen beschriebener Embolisation).
- Eine chirurgische Behandlung bedeutet Narbenbildung und Dauerschäden oder provoziert ein verstärktes Tumorwachstum. Zunächst ist der Tumor ohne klare Kapsel (im Gegensatz zum kavernösen Hämangiom). Daher ist die vollständige Entfernung schwierig. Bei nicht infiltrativem Lidbefall wurden jedoch gute Ergebnisse berichtet.
- Weitere Therapiemöglichkeiten sind Radonimplantate, Kryotherapie, Embolisation mit der Gefahr der Erblindung und die Injektion sklerosierender Substanzen.

2.2 Dermoidzyste

■ Angeborene Läsion, die u. U. nur langsam an Größe zunimmt und erst im fortgeschrittenen Alter bemerkt wird.

■ Die Zyste ist mit verhornendem Plattenepithel ausgekleidet und kann Hautanhangsgebilde enthalten. Der Inhalt besteht meist aus Talg.

■ Typisches Erscheinungsbild ist eine schmerzlose subkutane Schwellung, die mit der darüberliegenden Haut nicht verwachsen und je nach Ausdehnung und Verwachsungen (evtl. Knochenverbindung) mehr oder weniger verschieblich ist.

■ Am häufigsten ist der temporal obere Quadrant betroffen.

■ Verwachsungen mit den Orbitaknochen sind häufig (meist im Bereich der Suturen). Die Zyste kann sich durch einen Knochenkanal erstrecken und an der Dura mater der Fossa cranialis anterior anhaften.

■ Durch Druck des sich expandierenden Zysteninhaltes kann die Zyste reißen. Rupturierte Zysten können zu Schmerzen und einer stark entzündlichen Reaktion führen, wobei eine Spontanruptur jedoch auch asymptomatisch verlaufen kann. Auch eine granulomatöse Entzündungsantwort auf freigesetztes Keratin kann auftreten.

■ Radiologisch sind zystische Veränderungen in den Knochen der Umgebung zu sehen.

■ Beeinträchtigungen der Sehschärfe sind selten.

■ Behandlungsmethode der Wahl ist die vollständige chirurgische Entfernung. Präoperativ sollte jedoch das Ausmaß der Ausdehnung und der Verwachsungen (betroffene Strukturen, Beziehung zur Dura?) geklärt werden (Ultraschall, evtl. CT).

2.3
Ethmoiditis und Orbitaphlegmone

■ Im deutschen Sprachraum wird zwischen Lid- und Orbitaphlegmone unterschieden, während der angloamerikanische Sprachraum beide Krankheitsbilder als Zellulitis bezeichnet.
Die Lidphlegmone stellt eine präseptale Entzündung/Infektion (meist Superinfektion einer äußeren Verletzung) dar. Obwohl bei starker Lidschwellung nur erschwert beurteilbar, ist die Motilität frei und die Pupillomotorik intakt.
Bei der Orbitaphlegmone ist die Motilität meist eingeschränkt. Es besteht immer die Gefahr einer (fortgeleiteten) Optikusneuritis bzw. Optikuskompression (Visusminderung und afferente Pupillenstörung – immer Swinging-flashlight-Test durchführen).

■ Die Sinusitis ethmoidalis (Ethmoiditis) ist die häufigste Form der Sinusitis bei Kindern. Grund für die Häufung ist die Tatsache, daß die Siebbeinzellen als einzige Nasennebenhöhle schon beim Neugeborenen vollständig ausgebildet sind. Damit ist die Ethmoiditis die einzige Form der Nasennebenhöhlenentzündung, die vom Zeitpunkt der Geburt an bis etwa zum 4. Lebensjahr auftreten kann. Absolute Ausnahmen sind Kieferhöhlenentzündungen beim Säugling, die allerdings ab dem 4. Lebensjahr zunehmend häufiger auftreten können.

■ Anatomisch grenzen die Siebbeinzellen oben an die vordere Schädelbasis (rhinogene endokranielle Komplikation). Lateral trennt nur die Lamina orbitalis (sive papyraceae) den Siebbeinbereich von der Orbita (orbitale Komplikation). Hinten grenzen die Siebbeinzellen an die Keilbeinhöhle. Der N. opticus verläuft in engster Nachbarschaft zu den hinteren Siebbeinzellen oder ist von diesen umgeben (Neuritis nervi optici).

■ Klinisch zeigt sich die akute Ethmoiditis durch ein Druckgefühl zwischen den Augen, an der Nasenwurzel oder in der Schläfengegend. Die chronische Verlaufsform ist eher uncharakteristisch mit Sekretstraßen im Rachen („postnasal drip").

■ Die Ethmoiditis führt relativ häufig zu einer orbitalen Zellgewebsentzündung (Zellulitis, „Orbitaödem", Periostitis), die bis zu einem subperiostalen Abszeß und schließlich in eine Orbitaphlegmone übergehen kann.

■ Die Orbitaphlegmone ist die häufigste Ursache des einseitigen Exophthalmus im Kindesalter.

■ Klinische Zeichen sind Ober- und Unterlidödem, konjunktivaler Reiz und Chemosis sowie eine extreme Berührungsempfindlichkeit. Weitere Symptome sind Wärmegefühl, Rhinorrhö, Kopf- und Augenschmerzen. Motilitätsstörungen sind ebenfalls möglich.

■ Eine orbitale Entzündung kann sich ausbreiten und schnell zu einer septischen Thrombose des Sinus cavernosus führen.

■ Die Diagnose der Ethmoiditis ist auf radiologischem Wege (Röntgenbild der Siebbeinzellen) möglich. Mittels Ultraschall und Computertomographie können subperiostale und andere Abszesse gefunden werden. Eine Computertomographie der Nasennebenhöhlen ist praktisch immer sinnvoll, da eine operative Entlastung erforderlich ist.

■ Häufigste Erreger sind H. influenzae, Streptococcus pneumoniae, Streptococcus pyogenes und Staphylococcus aureus.

■ Die Behandlung des sog. „Orbitaödems" erfolgt bei Kindern mit intravenöser Ampicillingabe (200 mg/kg KG/Tag intravenös in 4 Dosen) oder halbsynthetischen Penizillinen. Als Faustregel gilt, daß die parenterale Therapie für eine Woche durchgeführt wird. Dann werden orale Antibiotika für eine weitere Woche gegeben. Die Besserung tritt meist 24–48 h nach Beginn der Antibiotikatherapie ein. Begleitend sollte eine Therapie der Nasennebenhöhlenaffektion (z.B. abschwellende Maßnahmen) erfolgen.

■ Spricht die Erkrankung nicht auf die parenterale Antibiose an und geht in eine Phlegmone über, ist eine chirurgische Entlastung der Ausgangsnebenhöhle und eine Drainage des Abszesses erforderlich (Zugang: nasal oben).

2.4
Hämatom

■ Die häufigste Ursache ist ein Trauma. Orbitahämatome können auch spontan oder nach leichter Anstrengung entstehen.

■ Ursachen für spontane Hämatome sind Urämie, Skorbut, Hämophilie, andere Gerinnungsstörungen und Hämorrhagien in Tumoren (z.B. kavernöses Hämangiom oder Lymphangiom).

■ Traumata können auch zu subperiostalen Einblutungen führen, was sonst einen eher ungewöhnlichen Befund darstellt. Abhängig von der Lokalisation können solche subperiostalen Hämatome sowohl die die Augenmuskeln versorgenden Nerven als auch die Sehnervenfunktion beeinträchtigen.

■ Klinische Zeichen des Orbitahämatoms sind Exophthalmus, Diplopie sowie im weiteren Verlauf Ekchymose von Lidern und Bindehaut.

2.5 Pseudotumor orbitae

■ Dies ist vorwiegend eine Erkrankung Erwachsener, jedoch auch bei Kindern möglich.

■ Initialsymptome/-zeichen: Schmerzen, Schwellung, Ptosis.

■ Die (palpierbare) Schwellung ist meist temporal oben oder am mittleren Orbitarand lokalisiert.

■ Häufige Allgemeinsymptome: Kopfschmerzen, Fieber, Halsschmerzen.

■ Im Laufe der Erkrankung zeigt eine nicht unerhebliche Zahl der Patienten bilaterale Symptome.

■ Bei Kindern ist eine intraokulare Entzündung häufig mit einem Pseudotumor vergesellschaftet.

■ Eine Entzündung mit Iritis (28%) und Papillenödem/Papillitis (35%) tritt eher bei bilateralen Formen der Erkrankung auf.

■ Häufig sind Rezidive; tritt die Erkrankung jedoch nur einmal und einseitig auf, besteht eine sehr gute Prognose für eine vollständige Heilung.

■ Bei typischer Präsentation, entsprechenden sonographischen bzw. radiologischen Ergebnissen und klinischem Eindruck ist die Diagnosestellung auch ohne Biopsie möglich.

■ Behandlung der Wahl ist die orale Gabe von Steroiden (z.B. Prednisolon). Die Dosierung richtet sich nach Ansprechen der Therapie und dem Krankheitsverlauf. Der Verlauf läßt sich gut sonographisch kontrollieren.

■ Eine evtl. assoziierte Iritis muß ebenfalls behandelt werden.

■ Siehe auch Abschn. 3.4.

2.6 Hyperthyreose

■ Die Erkrankung gilt bei Kindern als Rarität, wird jedoch häufig übersehen.

■ Etwa 15% der Fälle von kindlichem Exophthalmus entstehen als Folge einer Hyperthyreose.

■ Schilddrüsenerkrankungen bei Kindern haben in der Regel einen leichten Verlauf, Exophthalmus und Entzündung sind weniger stark ausgeprägt als bei Erwachsenen. Oft besteht nur eine Lidretraktion. Die Erkrankung ist meist beidseitig mit asymmetrischer Ausprägung.

■ Die Diagnose der Orbitopathie ist meist mittels Ultraschalluntersuchung bzw. Computertomographie zu stellen. Zusätzlich werden endokrinologische Untersuchungen durchgeführt (T_3, T_4, TRH-Test).

■ Eine Behandlung (Steroide) ist fast nie erforderlich. Der Spontanverlauf nach Erreichen der Euthyreose sollte abgewartet werden.

2.7 Kraniosynostose

■ Kongenitale Schädelabnormität (z.B. M. Crouzon, Apert-Syndrom).

■ Vererbungsmodus: autosomal-rezessiv bzw. Spontanmutation.

■ Eine Entwicklungsstörung des Mesoderms (für die Entwicklung der Schädelknochen verantwortlich) führt zu einem frühzeitigen Verschluß der Suturen.

■ Die Schädelabnormität ist bereits bei der Geburt vor Verschluß der Suturen auffällig.

■ Zu den entstehenden Gesichtsabnormitäten gehören eine hyperplastische Maxilla, Gaumenspalte und flache Orbitae. Letztere entstehen durch das nach vorne verlagerte Os frontale und dessen geänderte Ausrichtung.

■ Die so veränderte kraniofaziale Struktur kann zu einem erhöhten intrakraniellen Druck, bilateralem Exophthalmus, Exotropie (angeborene Hypoplasie der Mm. recti superiores) und als Folge der Optikusatrophie zu einer verminderten Sehschärfe führen.

■ Der Exophthalmus verstärkt sich im Alter von 2–5 Jahren.

- Ist die Sehschärfe unmittelbar bedroht, stellt die frühzeitige chirurgische Intervention die Therapiemethode der Wahl dar.

2.8
Rhabdomyosarkom

- Insgesamt ist es selten, jedoch bei Kindern häufigster primärer maligner Orbitatumor.

- Das Auftreten als Teil des sog. familiären neoplastischen Syndroms ist möglich.

- Es besteht aus wenig differenzierten Myoblasten. Seine Entstehung aus primitiven mesenchymalen Zellen wird ebenfalls diskutiert.

- Im Falle des Auftretens in der Orbita ist die embryonale Form am häufigsten. Pleomorphe und beerenförmige Tumoren kommen bei Kindern seltener vor. Die alveoläre Form hat die schlechteste Prognose.

- Ein Bezug zu den Augenmuskeln ist nur bei pleomorphen Rhabdomyosarkomen beschrieben; andernfalls entstehen die Tumoren im Orbitagewebe.

- Durchschnittliches Manifestationsalter: 7,4 Jahre.

- Eine häufig geschilderte Traumaanamnese ist zufällig und führt allzuoft in die falsche diagnostische Richtung.

- Manifestiert sich klinisch als schnell wachsender Exophthalmus mit Chemosis und Betonung des Tumors meist im nasal oberen Quadranten. Diese sog. klassischen Zeichen können jedoch auch fehlen. Zur klinischen Differentialdiagnose gehören Hämangiom, Lymphangiom, Dermoid, Neuroblastom, Leukämie und angesichts des schnellen Verlaufs insbesondere Zellulitis und Orbitaphlegmone.

- Auch das Auftreten als palpierbare Schwellung von Lidern oder Bindehaut ist möglich.

- Ein Teil der Patienten (überzufällig häufig!) beklagt Kopfschmerzen. Es sollte jedoch immer bedacht werden, daß Schmerzen kein Frühsymptom sind.

- Klinische Zeichen und Symptome sind oft für viele Wochen vorhanden, bis ein Arzt konsultiert wird.

- Jede Verzögerung bei Diagnose und Behandlung verschlechtert die Verlaufsprognose.

- Leider zeigen die bildgebenden Verfahren zwar gut die Ausdehnung, lassen eine definitive Diagnose jedoch nicht zu. Auch die Biopsie ergibt gelegentlich zunächst irrtümliche Ergebnisse. Bei manchen Patienten liefert erst die Biopsie von Metastasen typische histologische Befunde. Die Einführung der Immunhistochemie (Desmin-AK, Aktin-AK) erhöhte die Treffsicherheit der histologischen Diagnostik.

- Die Behandlung besteht aus Chemotherapie und evtl. zusätzlicher lokaler Bestrahlung nach international erarbeiteten Behandlungsschemata. Behandelt wird entspechend der Stadieneinteilung durch den Kinderonkologen. Problem der Radiotherapie ist der konsekutive Stop des Knochenwachstums mit dem Entstehen von Gesichtsasymmetrien. Letztere können später durch Gesichtschirurgen korrigiert werden.

- Es metastasiert üblicherweise zunächst in zervikale Lymphknoten, dann in die Lunge und (seltener) in Knochen.

- Die Metastasen zeigen eine hohe Variabilität in Zelltyp und Differenzierungsgrad.

- Überlebensraten von bis zu 75% werden in der Literatur berichtet.

2.9
Metastatisches Neuroblastom

- Hierbei handelt es sich um den häufigsten soliden Tumor, der bei Kindern in die Orbita metastasiert.

- Etwa 10% der kindlichen bösartigen Erkrankungen sind Neuroblastome.

- Das Neuroblastom ist ein Tumor aus embryonalem, neuroblastischem Gewebe.

- Das Nebennierenmark ist der häufigste Manifestationsort.

- Praktisch alle Patienten sind jünger als 4 Jahre; die Hälfte der Patienten ist jünger als 2 Jahre.

- Kinder, die älter als 2 Jahre sind, sind häufiger von einer Metastasierung betroffen.

- Orbitametastasen sind Spätmanifestationen des Tumors, die bei etwa 40% der Kinder auftreten.

- Die durchschnittliche Überlebenszeit nach Metastasierung in die Orbita beträgt $3^{1}/_{2}$ Monate.

- Charakteristische Augensymptome sind eine Ekchymose der Lider (unzureichende Gefäßversorgung des Tumors mit konsekutiver Nekrose) und plötzlicher – v. a. axial ausgeprägter – Exophthalmus. Oft besteht eine Schwellung in der Temporalregion.

- Bilaterale Metastasen treten in bis zu 50% der Fälle auf.

- Häufige radiologische Befunde sind Veränderungen an den Knochen.

- Die Behandlung besteht aus der chirurgischen Entfernung des Primärtumors (intraabdominell) sowie Chemotherapie und Radiotherapie unter der Aufsicht eines onkologisch spezialisierten Pädiaters. Die Behandlung bleibt Zentren vorbehalten.

2.10
Ewing-Sarkom

- Dies ist der zweithäufigste metastatische, solide Orbitatumor.

- Er entsteht aus unreifen Zellen des Retikulums oder aus primitiven, mesenchymalen Elementen der Markräume langer Röhrenknochen.

- Er tritt im Alter von 10–25 Jahren auf.

- Klinisch manifestiert er sich als schnell progredienter Exophthalmus.

- Ein häufiger Befund ist die Ekchymose des Augenlides.

- Orbitametastasen sind in der Regel einseitig und ein Spätzeichen der Erkrankung (bereits Metastasen in anderen Organen vorhanden).

- Das Ewing-Sarkom hat eine hohe Tendenz zur frühen Metastasierung.

- Die durchschnittliche Lebenserwartung nach Orbitabeteiligung liegt bei 6 Monaten.

- Eine Behandlung ist nicht sonderlich effektiv und besteht aus Amputation oder Bestrahlung der betroffenen Gliedmaßen.

- Adjuvante Therapie: Bestrahlung der Metastasen; systemische und intrathekale Chemotherapie.

2.11
Leukämie

- Nach dem Rhabdomyosarkom sind Tumoren des hämatopoetischen Systems in der Orbita am häufigsten.

- Lymphome befallen bei Kindern nur selten die Orbita.

- Gewebeschnitte zerstören in der Regel die Details, die für eine sichere Diagnosestellung erforderlich sind.

- Die Orbita ist bei akuten Leukämien wesentlich häufiger betroffen als bei chronischen Leukämien.

- Ein bilateraler Orbitabefall tritt nur in 2% der Fälle auf.

2.12
Neurofibrom

- Neurofibrome können entweder als isolierte Tumoren oder als Teil einer Allgemeinerkrankung auftreten.

- Der nicht eingekapselte Tumor besteht aus proliferierenden Schwann-Zellen, Endoneuralzellen und Axonen.

- Manifestationsort ist in der Regel die obere Orbita.

- Diffuse Neurofibrome neigen eher zu einer Infiltration als zu einer reinen Gewebeverdrängung.

- Plexiforme Neurofibrome sind pathognomonisch für die Neurofibromatose. Sie treten in der Regel in den ersten 10 Lebensjahren auf. Plexiforme Tumoren haben im Gegensatz zu diffusen Tumoren gut abgrenzbare perineurale Scheiden.

- Da die Tumoren das orbitale Gewebe diffus infiltrieren, ist eine chirurgische Behandlung sehr schwierig.

- Der Tumor kann den Sehnerven umwachsen und Augenmuskeln, orbitale Gefäße und die Tränendrüse befallen.

- Häufig arrodiert der Tumor orbitale Knochen. Am häufigsten sind Defekte des Os sphenoidale, die zu Liquorfisteln in die Orbita führen können. Durch die Knochenveränderungen kann es auch zu Abnormitäten des Canalis opticus in dessen Größe und Konfiguration kommen.

- Die beste Form der chirurgischen Behandlung ist die Entfernung eines Großteils der zentralen Tumormasse. Meist sind Reoperationen erforderlich.

- Die chirurgische Behandlung sollte vor der Einschulung der Patienten vorgenommen werden.

3 Orbitopathien bei Erwachsenen

3.1 Orbitaphlegmone

■ Verursachende Erreger sind meist Staphylococcus aureus und Streptokokken. Bei posttraumatischen und postoperativen Orbitaentzündungen dominieren Staphylokokken.

■ Die Infektion beginnt bei 60% aller Orbitaphlegmonen in der Lidhaut oder in den Nasennebenhöhlen. Von den Nasennebenhöhlen sind meist Stirnhöhlen oder Siebbeinzellen der Ausgangspunkt, seltener die Kieferhöhle. Ein Infektionsherd im Gesicht kann retrograd (V. angularis) in die Orbita streuen.

■ Seltener wird die Infektion durch hämatogene Streuung oder Streuung aus dem Bereich einer intraorbitalen Fremdkörperverletzung (infektiöser Streuherd) verursacht.

■ Klinische Zeichen: Lidödem, Bindehautchemosis, starker Exophthalmus, eingeschränkte Motilität (nicht bei präseptaler Zellulitis) mit Schmerzen bei Bewegungen und Druck auf den Bulbus (bei ausgeprägten Fällen Doppelbilder und Visusreduktion bis zum Visusverlust). Eine Bewegungseinschränkung durch Schädigung von Augenmuskeln und ihrer Nerven bis zur völligen Starre des Augapfels ist möglich. Am Fundus können sich ein venöser Stau und eine Papillenschwellung finden. Die Entzündung kann bis zur Panophthalmie gehen.

■ Allgemeinsymptome und -zeichen sind Fieber und eine Leukozytose. Insgesamt besteht ein schweres Krankheitsgefühl.

■ Die Orbitaphlegmone kann zu einer Sinus-cavernosus-Thrombose führen, die eine potentiell lebensbedrohliche Erkrankung darstellt. Zusätzliche klinische Zeichen der Sinus-cavernosus-Thrombose sind eine bilaterale Augenbeteiligung, äußere und innere Ophthalmoplegie, herabgesetzte Sehschärfe, Fieber, Somnolenz und meningitische Zeichen.

■ Ein Orbitaödem als Anfangsstadium kann in einen Orbitaabszeß oder eine Orbitaphlegmone übergehen.

■ Die Lokalisation des Abszesses erfolgt mittels Ultraschall und Computertomographie.

■ Vor der Behandlung der orbitalen Entzündung sollten unbedingt Abstriche von Bindehaut, Nasopharynx und dem Abszeßmaterial kultiviert werden.

■ Anschließend wird eine entsprechende hochdosierte intravenöse Antibiose eingeleitet.

■ Orbitale oder subperiostale Abszesse erfordern eine Drainage und eine operative Sanierung der Nasennebenhöhlen.

■ Sollte sich nach einem chirurgischen Eingriff mit Implantation einer Prothese eine Orbitaentzündung entwickeln, werden Prothese und/oder Nähte entfernt und entsprechende Kulturen angelegt.

3.2 Exophthalmus traumatischer Genese

■ Durch ein Gesichtstrauma kann die Kontinuität der knöchernen Orbita unterbrochen werden und so ein Weichteilschaden entstehen. Nach einem Trauma mit Fremdkörperverletzungen der Orbita kann eine orbitale Zellulitis entstehen.

■ Orbitafrakturen können sowohl zum Enophthalmus als auch zum Exophthalmus führen. Der Enophthalmus entsteht durch das Zurücksinken des Bulbus, der Exophthalmus als Folge einer Gewebeschwellung (auch entzündlich, z.B. nach Superinfektion bei Fraktur) oder intraorbitalen Blutung. Als Folge eines Schädelbasisbruches kann es durch Ausbildung einer Carotis-Sinus-cavernosus-Fistel (Abb. 2.4 und 2.5) mittelfristig zu einem pulsierenden einseitigen Exophthalmus kommen (Auskultation).

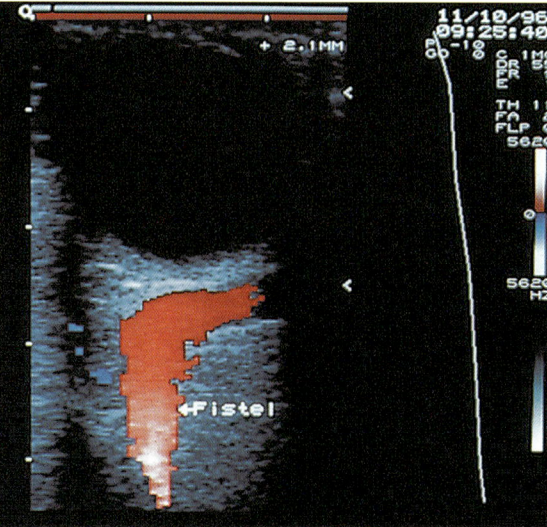

Abb. 2.4. Duplex-Sonographie. Arterialisierter Fluß in der V. ophthalmica superior bei Carotis-Sinus-cavernosus-Fistel

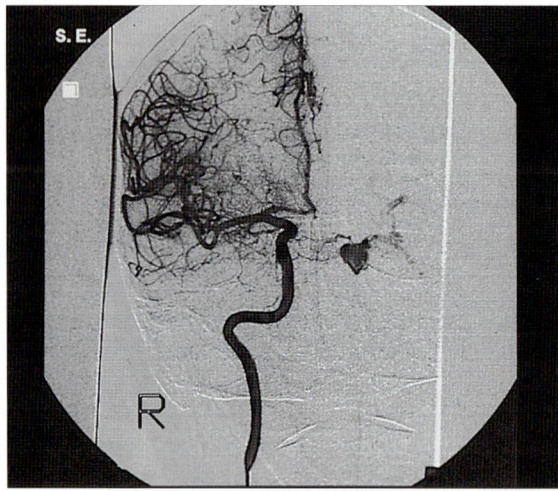

Abb. 2.5. Cerebrale Angiographie. Linksseitige Carotis-Sinus-cavernosus-Fistel

- Eine Blutung kann in die Weichteilgewebe und nach subperiostal erfolgen. Subperiostale Blutungen werden in der Regel erst Wochen bis Monate nach dem verursachenden Trauma symptomatisch.

- Ein stumpfes Trauma kann zu zahlreichen okulären Schäden führen und theoretisch jede orbitale Struktur betreffen.

- Der Sehnerv kann entweder direkt durch Kontusion, durch eine Blutung in den Canalis opticus oder durch extreme retrobulbäre Druckerhöhung (Ischämie) betroffen sein. Hinweis auf einen stark erhöhten retrobulbären Druck ist z.B. die Pulsation oder der Kollaps der A. centralis retina. (Häufig wird eine Venenpulsation für eine Pulsation der Arterie gehalten).

- Die okuläre Motilität kann durch Muskeleinklemmung, die Schwellung des umgebenden Gewebes oder direkt durch eine intramuskuläre Blutung beeinträchtigt werden.

- Orbitabodenfrakturen (Blow-out-Fraktur) sind häufig mit Störungen der Gesichtssensibilität (N. infratrochlearis: taube Wange) und der Motilität vergesellschaftet. Orbitabodenfrakturen und mediale Orbitawandfrakturen können zu einem subkutanen Emphysem führen. Die Motilitätsstörungen nach Orbitabodenfraktur oder medialer Orbitawandfraktur können u. a. durch eine Muskeleinklemmung verursacht sein (Pseudoparese des Antagonisten), wobei dies bei kleineren Orbitabodenfrakturen häufiger der Fall ist. Die Diagnose wird am besten über eine computertomographische Untersuchung gestellt. Zusätzlich kann ein Traktionstest hilfreich sein.

- Nach größeren Orbitabodenfrakturen entsteht oft ein Enophthalmus, wobei dieser im akuten Stadium durch ein Ödem oder Hämatom maskiert sein kann.

- Vorübergehende Doppelbilder werden bei geringeren Bulbusverlagerungen kompensiert. Nur bei größeren Frakturen ist eine chirurgische Behandlung indiziert; eine absolute Operationsindikation besteht bei eingeklemmten Augenmuskeln.

- Sollte während der chirurgischen Maßnahme ein Enophthalmus entstehen, können Platzhalter entlang der Orbitabodenfraktur befestigt oder Ballonsonden in die Kieferhöhle eingeführt werden.

- Eine chirurgische Drainage ist nach orbitalen Blutungen selten erforderlich (Ausnahme: Blutung in den Canalis opticus mit Sehnervenkompression).

3.3
Endokrine Orbitopathie

- Eigenständige Autoimmunerkrankung, die häufig (80%) vor, nach oder während ihres Auftretens mit autoimmunogenen Hyperthyreosen (M. Basedow) korreliert, aber auch bei euthyreoter oder sogar hypothyreoter Stoffwechsellage auftreten kann. Auch eine isolierte immunogene Orbitopathie (nicht endokrin!) wird vermutet. Bei hyperthyreoten autonomen Adenomen tritt nie eine endokrine Orbitopathie auf. Kausale Beziehungen zwischen Schilddrüsenerkrankung und Orbitopathie sind nicht bewiesen. Keiner der immunologisch aktiven Faktoren (z.B. LATS) bzw. Antikörper (MAK, TAK, TRAK) korreliert mit der klinischen Aktivität der Orbitabeteiligung.

- Es handelt sich um eine Myositis aller bzw. nur einzelner Augenmuskeln mit zunächst interstitiellem Ödem und Mukopolysaccharideinlagerungen (akut entzündliche Phase). Später kommt es zur Fibrosierung und Zerstörung der Muskelfasern. Zusätzlich besteht eine lymphozytäre Infiltration des restlichen Orbitagewebes (insbesondere des Fettes) mit Flüssigkeitsretention.

- Die endokrine Orbitopathie ist die häufigste Ursache des ein- und beidseitigen Exophthalmus. Die Orbitabeteiligung ist meist bilateral; jedoch liegt häufig ein asymmetrischer Muskelbefall vor.

- Die endokrine Orbitopathie tritt häufiger bei Frauen im Alter zwischen 30 und 50 Jahren auf (5:1). Schwerer Exophthalmus und Optikuskompression sind etwas häufiger bei älteren Menschen.

■ Klassische klinische Zeichen: Lidödem und teigige Schwellung durch Infiltration des Gewebes (häufig Erstsymptom). Weite Lidspalten (Sklera über oberem Limbus zu sehen: Dalrymple-Zeichen) und seltener Lidschlag (Stellwag-Zeichen) sind nicht unbedingt Folge der Orbitopathie, sondern möglicherweise Zeichen eines erhöhten Sympathikotonus. Weitere Zeichen: Kocher-Zeichen (scheinbar starrer und ängstlicher Blick); Möbius-Zeichen (Konvergenzschwäche); Gifford-Zeichen (Unmöglichkeit zu ektropionieren); Graefe-Zeichen [verzögerte Abwärtsbewegung des Oberlides bei Blick nach unten; Anmerkung: als „lid-lag" wird das Zurückbleiben des Oberlides im Abblick bei Oberlidretraktion bezeichnet. (Differentialdiagnose zur sog. Pseudoberlidretraktion z. B. bei Ptosis des Partnerauges oder Hypotropie); bei plötzlichem Aufwärtsblick vorübergehendes Verschwinden des Bulbus]; Benetzungsstörungen (Frühsymptom: „trockenes" Auge) mit konjunktivaler Injektion v.a. im Bereich der Ansätze der horizontalen Mm. recti bis zur Chemosis (Bindehaut quillt wie ein roter glasiger Sack aus der Lidspalte), Exophthalmus und Einschränkung der Motilität (s. auch S. 467).

■ Spätkomplikationen: Hornhautulzera und Affektionen des Sehnerven (Kompression; kann bis zum Visusverlust führen).

■ Der Aufblick führt häufig zu einer meßbaren Erhöhung des Augeninnendrucks.

■ Die bekannteste Stadieneinteilung ist die Klassifikation nach Werner:

- Stadium 0: Keine Zeichen oder Symptome.
- Stadium 1: Nur klinische Zeichen, symptomfrei (z. B. Oberlidretraktion, Lidspaltenvergrößerung mit oder ohne Exophthalmus, Abb. 2.6).
- Stadium 2: Beteiligung der Weichteilgewebe mit Symptomen und klinischen Zeichen (z. B. vermehrter Tränenfluß, Schwellung, Photophobie, Fremdkörpergefühl, vergrößerte und palpierbare Tränendrüse, Prolaps von orbitalem Fett, konjunktivale Injektion, v.a. über den Muskelansätzen und Chemosis.
- Stadium 3: Exophthalmus. $^2/_3$ der Patienten entwickeln einen Exophthalmus von 21 mm oder mehr. In der Literatur werden Werte von bis zu 32 mm berichtet.
- Stadium 4: Beteiligung der Augenmuskeln (bei $^1/_3$ der Patienten); charakteristischerweise ist der M. rectus inferior als erster betroffen; Diplopie und erhöhter Augeninnendruck bei Aufblick.
- Stadium 5: Hornhautbeteiligung; mögliche Sekundärinfektion und Perforation.
- Stadium 6: Verlust der Sehkraft, vermutlich verursacht durch Kompression der den Sehnerven versorgenden Blutgefäße im Bereich der Orbitaspitze.

■ Hauptnachteil dieser Klassifikation ist der Eindruck, daß es sich um einen zeitlich in dieser Reihenfolge stattfindenden Ablauf handle (auch Diplopie oder Visusverlust können Erstsymptom sein). Ein weiterer Nachteil ist die Verquickung von Primärveränderungen an orbitalen Strukturen und Folgezuständen. Klinisch relevanter, aber kaum verbreitet ist die Einteilung nach Befundgruppen von Boergen, die sich an den okulären Strukturen orientiert.

■ Die Schilddrüsenfunktion bei Patienten mit endokriner Orbitopathie wird am besten mit dem TRH-Test untersucht. Es sei jedoch nochmals betont, daß selbst ein negatives Ergebnis genauester Schilddrüsendiagnostik eine endokrine Orbitopathie nicht ausschließt.

■ Die Diagnostik umfaßt eine allgemeine ophthalmologische Untersuchung, einen genauen orthoptischen Status (evtl. mit Traktionstest), eine Ultraschalluntersuchung der Orbita und evtl. computertomographische Untersuchungen.

■ Im Gegensatz zur idiopathischen Myositis, bei der auch die Muskelsehne befallen ist, sind bei der endokrinen Orbitopathie die Muskeln am Muskelbauch betroffen. Sie können bis auf das 8fache ihrer Norm verdickt sein.

■ Differentialdiagnostisch ist an einen Pseudotumor, Nebenhöhlentumoren und an das Syndrom der Fissura orbitalis superior zu denken. Möglich ist auch die Fehldeutung der asymmetrischen Motilitätsstörung mit Doppelbildern als neurogene Störung (z. B. inkomplette Okulomotoriusparese).

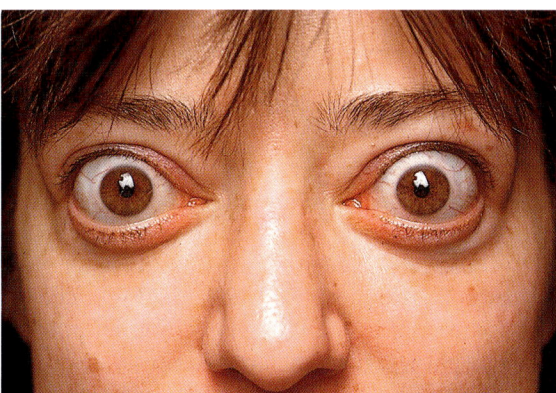

Abb. 2.6. Endokrine Orbitopathie. Symmetrische Ober- und Unterlidretraktion, Exophthalmus

- Die Behandlung der begleitenden Schilddrüsenerkrankung sollte früh begonnen werden, da so die Ausprägung der Orbitopathie zumindest begrenzt werden kann; in fortgeschritteneren Stadien ist der Verlauf durch eine Schilddrüsenbehandlung kaum bzw. nicht mehr zu beeinflussen.

- Zunächst wird mit unterstützenden Maßnahmen (Tränenersatzmittel, Salben zur Nacht) behandelt. Ist die Sicca-Symptomatik stärker ausgeprägt, können die Tränenkanälchen temporär verschlossen werden (Lacrimal Plugs), evtl. ist vorübergehend ein Uhrglasverband erforderlich.

- Eine konkomittante Diplopie kann mit Prismen behandelt werden.

- Bei schwerem, die Sehkraft bedrohendem Exophthalmus wird zunächst antientzündlich therapiert:
  - Systemische Steroide, die jedoch nur im aktiven Stadium vor Einsetzen der Fibrosierung wirksam sind (z.B. 80–120 mg Prednison/Tag für 2–3 Wochen, anschließend wöchentliche Reduktion der Tagesdosis um 5 mg. Sollte die Therapie nach einer Woche keine Wirkung zeigen, ist sie vermutlich wirkungslos).
  - Ergänzend kann eine Orbitabestrahlung erwogen werden. Auch sie ist nur im aktiven Stadium wirksam. Indiziert ist sie bei Kontraindikationen gegen Steroide oder zur Dosisreduktion in Kombination mit Steroiden bzw. zur Verlängerung des therapeutischen Effekts im Anschluß an eine Steroidtherapie. Dosierung: Röntgenbestrahlung der Orbitaspitze mit 2–4 Gy bei leichtem, mit 8–12 Gy bei schwerem Exophthalmus; die Bestrahlung ist evtl. nach 6 Monaten wiederholbar. Anmerkung: Im deutschen Sprachraum werden üblicherweise Gesamtdosen zwischen 10 und 20 Gy, meist auf 8 Sitzungen verteilt, empfohlen. Unterschiedliche Dosierungen je nach „Schwere" sind nicht gebräuchlich.

- Sollte sich bereits eine Fibrose entwickelt haben, ist die Bestrahlung ebenso wie die Steroidtherapie ineffektiv. Zusätzlich werden durch die Bestrahlung evtl. später erforderliche chirurgische Maßnahmen in ihren Erfolgsaussichten deutlich negativ beeinflußt.

- Die chirurgische Behandlung besteht aus Maßnahmen zur Verminderung der kornealen Exposition (Expositionskeratopathie), Dekompression der Orbita zur Verminderung des Exophthalmus und zum Schutz des N. opticus, Augenmuskelchirurgie zur Diplopiebehandlung und lidchirurgischen Maßnahmen.

- Die Orbitadekompression wurde bisher nur bei Bedrohung der Sehkraft durchgeführt. Neuere Studien zeigen gute Erfolge und unterstützen die Vertretbarkeit auch bei kosmetischen Indikationen. Postoperativ besteht oft ein Strabismus (20–80% der Fälle).

- Eine chirurgische Behandlung der Diplopie sollte erst nach Stabilisierung der Erkrankung und bei über 6 Monate konstanten Schielwinkeln vorgenommen werden. Bis dahin kann mit Prismen geholfen werden. Eine Alternative zur Überbrückung bis zur Operation ist auch bei Injektion von Botulinumtoxin.

- Von einer Tarsorrhapie zur Prävention einer Expositionskeratopathie ist u.a. deswegen abzuraten, weil die evtl. progrediente Zunahme des Orbitainhaltes den Sehnerven unbemerkt komprimieren kann. Maßnahmen zur Abschwächung der Lidretraktoren oder Lidverlängerung sind hier vorzuziehen.

- Eine maximale Dekompression wird durch Entfernung des Orbitabodens und der medialen Orbitawand erreicht.

- Der Orbitaboden kann bis zu dem am weitesten hinten gelegenen Punkt des Antrums maxillae an beiden Seiten des Canalis opticus entfernt werden.

- Chirurgische Maßnahmen an der medialen Orbitawand können bis unterhalb des medialen Lidbändchens durchgeführt werden.

- Bei hauptsächlichem Befall des Orbitafettes und nur geringer Muskelverdickung kann auch eine transpalpebrale Orbitadekompression durchgeführt werden.

- Postoperativ (am besten unmittelbar nach Operationsende) sollte der Patient systemisch mit Steroiden behandelt werden.

3.4
Pseudotumor und Myositis

- Mit dieser Erkrankung wird eine unspezifische Entzündung u.U. aller orbitalen Gewebe bezeichnet. Die beiden Leitsymptome sind Schmerz und Schwellung. Es handelt sich nicht um eine Neoplasie, sondern um eine idiopathische, nichtvaskulitische tumoröse Entzündung, die sich in einer polymorphkernigen zellulären Reaktion zeigt und zunehmend in eine fibrovaskuläre Gewebsreaktion übergehen kann. Man kann die Erkrankung nach den betroffenen Leitstrukturen einteilen:

- Myositische Form: Ist nur ein einzelner oder auch mehrere Muskeln befallen, spricht man von einer Myositis. Sie zeichnet sich durch eine akut einsetzende Schwellung des gesamten Muskels, insbesondere aber im Ansatzbereich, aus (sonographische Differentialdiagnose zur endokrinen Orbitopathie).
- Dakryoadenitische Form: Tränendrüsenschwellung und Exophthalmus (Abb. 2.7a–c).
- Bei Beschränkung der Entzündung auf die Fissura orbitalis superior und den Canalis opticus oder auch die Sinus cavernosi spricht man von einem Tolosa-Hunt-Syndrom.
- Skleritische Form: Variante mit der höchsten Rate intraokularer Symptome (Papillenschwellung, Netzhaut-Aderhaut-Falten, Glaskörperzellen).
- Diffuse Form: häufig stärkster Exophthalmus, Motilitätseinschränkung.

■ Die Diagnose „Pseudotumor" ist beschränkt auf entzündliche Prozesse ohne lokale oder systemische Ursache.

■ Eine wichtige Differentialdiagnose ist die lymphoide Hyperplasie. Die Abgrenzung zu einem Lymphom kann in Einzelfällen jedoch schwierig sein. Im bioptischen Material finden sich polymorphe Entzündungszellen mit Lymphozyten, Plasmazellen, Makrophagen und fibrovaskulärem Gewebe. Die Bildung von follikulären Lymphozyteninfiltrationen ist ein Anzeichen für Gutartigkeit, während Zellpleomorphismus und mitotische Aktivitäten für einen bösartigen Verlauf sprechen. Männer und Frauen sind etwa gleich häufig betroffen. Der Tumor tritt in der Regel einseitig im mittleren Lebensalter auf.

■ Im Falle einer Bilateralität besteht der dringende Verdacht auf eine Systemerkrankung (Polyarteriitis nodosa, Wegener-Granulomatose, Tuberkulose, Sarkoidose, Waldenström-Makroglobulinämie, Vaskulitis).

■ Bereits eine leicht erhöhte BSG sollte immer an eine Systemerkrankung denken lassen.

■ Die Symptome entwickeln sich üblicherweise über eine Zeitspanne von Wochen bis Monaten.

■ Klinische Zeichen sind Lidschwellung, prominente Gefäße über den Muskelansätzen und Augenfehlstellungen.

■ Vertikale Augenfehlstellungen und vertikale Motilitätseinschränkungen sind häufiger als horizontale Fehlstellungen/Motilitätseinschränkungen. Das Auge ist üblicherweise nach vorne und unten verdrängt. Am häufigsten ist der Aufblick eingeschränkt.

■ Konstitutionelle Symptome sind zwar nicht unüblich, jedoch nicht so häufig wie bei Kindern.

■ Die Erkrankung rezidiviert häufig.

■ Ein Verlust der Sehkraft ist v.a. bei Rezidiven möglich.

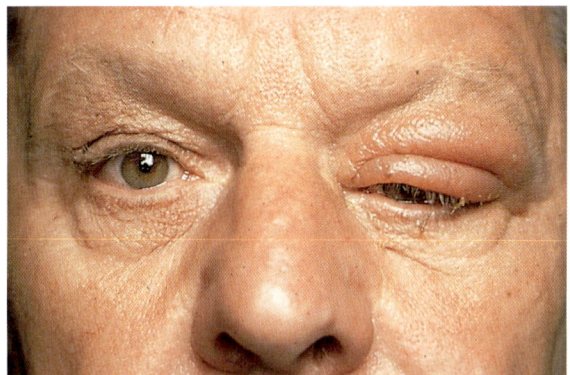

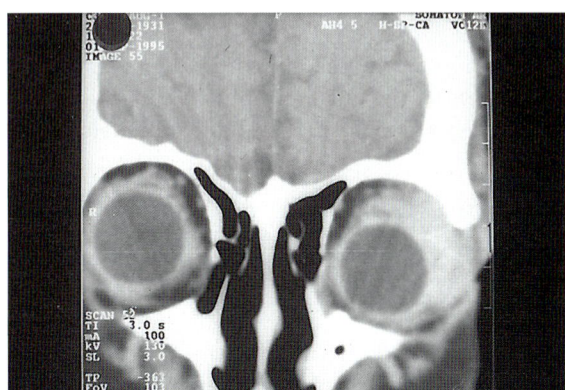

Abb. 2.7a–c. 58jähriger Patient, Pseudotumor orbitae, dakryoadenitische Form. **a** Exophthalmus, schmerzhafte Bewegungseinschränkung, Schwellung der Tränendrüse. **b** CT axial. **c** CT coronar: extrakonale Dichteanhebung im Bereich der Tränendrüse links, nicht abgrenzbar vom M. rectus lateralis

- Diagnostisch steht an erster Stelle die Ultraschalluntersuchung mit typischen Befunden. Die Computertomographie zeigt eine diffuse, nicht eingekapselte Beteiligung des orbitalen Fettes oder eine lokalisierte Muskelbeteiligung bzw. eine Beteiligung der Tränendrüse oder der äußeren Augenhüllen.

- Klinisch ist es schwierig, zwischen endokriner Orbitopathie und Pseudotumor (insbesondere bei Muskelbefall) zu unterscheiden.

- Die Behandlung der Wahl erfolgt heute mit Steroiden (Prednisolon 50–100 mg/Tag für 1–2 Wochen, anschließend schrittweise ausschleichen). Die Behandlung spricht in der Regel schnell an; die Schmerzen nehmen innerhalb von Tagen bis Wochen ab und verschwinden. Die Ausdehnung des Tumors und das Ansprechen auf die Therapie läßt sich gut sonographisch kontrollieren. Alternativ bzw. ergänzend kommen die Bestrahlung und die Verkleinerung in Frage. Vor der Einführung der Steroidbehandlung häufiger angewendet, sollten diese Verfahren heute therapieresistenten Fällen vorbehalten sein. Trotz des schnellen Ansprechens und der Symptombesserung sollte die Behandlung in diesem Stadium nicht beendet werden.

- Beachte: Einige maligne Erkrankungen sprechen auch auf Steroide an. Bei Patienten, die „steroidabhängig" (Dauertherapie erforderlich) wurden, sollte man daher immer an eine maligne Erkrankung denken.

3.5
Lymphom

- Die Orbita ist selten der erste und einzige Sitz eines malignen Lymphoms; daher ist der Exophthalmus als klinisches Frühsymptom im Falle eines disseminierten Lymphoms ungewöhnlich.

- Viele Lymphome manifestieren sich in der vorderen unteren Orbita mit einer Lidschwellung, können aber auch subkonjunktival auftreten.

- Im Falle einer Lymphombeteiligung der Orbita ist die Tränendrüse häufig betroffen.

- Etwa die Hälfte der Patienten mit Orbitalymphomen entwickeln eine Systemerkrankung. Die Systemerkrankung tritt in der Regel innerhalb von 3–5 Jahren auf. Allgemeinmedizinische/internistisch-onkologische Untersuchungen und engmaschige Kontrollen sind daher notwendig. Eine systematische Tumorsuche (Primärtumor?) durch den Internisten sollte immer veranlaßt werden.

- Die meisten orbitalen Lymphome sind hochdifferenzierte lymphozytische Lymphome. Solche hochdifferenzierten Tumoren verursachen einen langsam fortschreitenden Exophthalmus (über Monate bis Jahre).

- Weniger gut differenzierte Lymphome können einen Exophthalmus verursachen, der schnell (Wochen bis Monate) zunimmt und häufig mit Schmerzen assoziiert ist.

- Sonographisch ergeben sich typische Befunde, die jedoch nicht mit hinreichender Sicherheit von Orbitametastasen oder Pseudotumoren zu unterscheiden sind. Computertomographisch werden Dichteverhältnisse ähnlich dem Weichteilgewebe und bisweilen eine Orbitavergrößerung festgestellt. Bulbuseindellung und Knochendestruktionen kommen jedoch nur selten vor.

- Letztendlich schafft nur eine Biopsie (je nach Lage transpalpebral) Klarheit. Der bioptische Befund ermöglicht jedoch keine Vorhersage über den weiteren Verlauf der Krankheit, da zahlreiche Übergangsformen existieren und ihre weitere Entwicklungstendenz nicht gesetzmäßig aus der Histologie abgeleitet werden kann.

- Isolierte Orbitalymphome lassen sich gut mit lokaler Radiotherapie behandeln, während die operative Entfernung mit größeren Risiken für weitergehende Schädigungen verknüpft ist.

3.6
Kavernöses Hämangiom

- Dies ist die häufigste, primär benigne Neoplasie der Orbita, bei der es zu keiner malignen Entartung kommt.

- Es ist ein eingekapselter Tumor (vaskuläres Hamartom), bestehend aus großen, dünnwandigen vaskulären Kanälen, die von Endothelzellen ausgekleidet sind.

- Zudem ist es ein Tumor des Erwachsenenalters mit typischem klinischem Manifestationsalter zwischen dem 20. und 40. Lebensjahr. Es tritt selten in den ersten 10 Lebensjahren auf.

- Bei dieser Erkrankung ist im Gegensatz zum kapillären Hämangiom eine Spontaninvolution unwahrscheinlich.

- Vom Systemkreislauf ist es relativ isoliert. Sogenannte „feeder vessels" werden nur selten identifiziert.

- In der Regel kommt es zur schrittweisen Progression.
- Eigentlich bestehen keine zusätzlichen systemischen vaskulären Veränderungen.
- Der Tumor tritt in der hinteren Orbita auf und ist häufig im Muskelkonus lokalisiert.
- Eine Bulbusimpression, die zu Aderhaut-/Netzhautfalten und einer Hyperopisierung führen kann, ist möglich (Abb. 2.8 a).
- Das Tumorwachstum führt zum Exophthalmus, Motilitätseinschränkungen und selten auch zu Affektionen der zentralen Sehschärfe (Kompression des N. opticus).
- Zur Diagnose und Abgrenzung der Läsion eignen sich sowohl Computertomographie, Kernspintomographie als auch die Ultraschalluntersuchung (Abb. 2.8 b und 2.9).

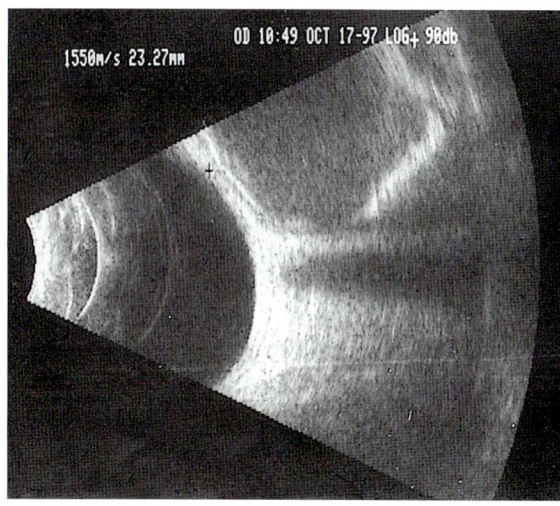

Abb. 2.9. B-Bild-Sonographie bei kavernösem Hämangiom: glatt begrenzter, retrobulbärer Tumor

- Bei diesen Untersuchungen kann bisweilen eine Vergrößerung der beteiligten Orbita gefunden werden.
- Sollte bei manifestem Wachstum aus kosmetischen oder funktionellen Gründen eine chirurgische Intervention erforderlich sein, kann der Tumor leicht vom umgebenden Gewebe abgeschält und entfernt werden. Aufgrund der Lage im Muskeltrichter sind eine laterale Orbitotomie oder ein transkonjunktivaler Zugang geeignet. Die vollständige Entfernung gelingt wegen der vorhandenen Kapsel und guten Abgrenzung von Nachbarstrukturen meist problemlos.

3.7
Lymphangiom

- Histologisch ist es ein gutartiger Tumor ohne Hinweise auf maligne Entartung. Es entstehen lediglich Probleme durch verdrängendes Wachstum.
- Je nach mikroskopischem Aufbau unterscheidet man kapilläre, kavernöse und zystische Lymphangiome. Klinisch ist diese Unterteilung ohne Relevanz.
- Eine klare Abgrenzung in Form einer Kapsel existiert nicht (Problem bei der Exzision).
- Die kleinen Blutgefäße können leicht rupturieren und ihren Inhalt in die zystischen Hohlräume entleeren. So kommt es zu plötzlichen subkonjunktivalen und retrobulbären Blutungen. Letztere werden durch einen plötzlichen Exophthalmus symptomatisch. Durch die umgebenden Membranen und die fehlende Verbindung zum Systemkreislauf

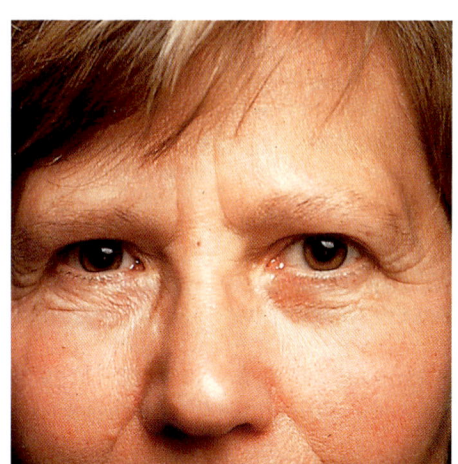

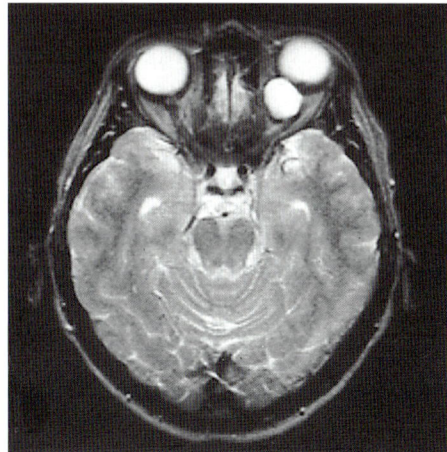

Abb. 2.8. a 57jährige Patientin mit allmählicher Hyperopisierung linkes Auge: kavernöses Hämangiom links intrakonal. b MRT-Bild: glatt begrenzte, intrakonale Raumforderung

kommt es nicht zur Gerinnung oder Organisation des Blutes und somit zur Ausbildung einer sog. „Schokoladenzyste". Bei spontaner Ausbildung neigt diese jedoch auch zur spontanen Resorption. Von einer operativen Entfernung ist daher, falls keine Kompressionsschäden zu befürchten sind, Abstand zu nehmen.

■ Klinisch besteht große Ähnlichkeit zum kapillären Hämangiom des Kindes (Gefahr der Bulbusverdrängung, Strabismus usw.). Das Auftreten erfolgt etwas später, meistens bis zum 14. Lebensjahr. Das Wachstum ist langsam, bereitet keine Beschwerden und endet mit dem Abschluß des Gesamtwachstums. Eine spontane Rückbildung kommt im Gegensatz zum kapillären Hämangiom nicht vor. Provokationstests wie beim Hämangiom sind hier erfolglos.

■ Lokalisation:

● Bindehaut (meist bulbär): durchsichtige, farblose, erweiterte Lymphgefäßzysten, die akut mit Blut gefüllt werden können und dann meist eine Spiegelbildung zeigen (Abb. 2.10a, b). Spontane Resorption.

● Lider: als froschlaichartige, stecknadelkopf- bis kleinerbsengroße, hautfarbene, transparente, träubchenartige Bläschen (Lymphangioma simplex) oder als wasserkissenähnliche, umschriebene, flach erhabene und z.T. das ganze Lid lappig vordrängende, hautfarbene bis matt bläuliche, weiche und kompressible Gebilde (Lymphangioma cavernosum) sowie lappige Vergrößerung des gesamten Lides (Elephanthiasis lymphangiectatica).
● Orbita: diffuser zystischer Befall (komplette Entfernung ohne Schädigung wichtiger Strukturen kaum möglich).
● Gesicht, Lippen, Zunge, Gaumen, Nasennebenhöhlen, Hals, Schultergebiet, Stamm, Extremitäten.

■ Ultraschalluntersuchung: multiple, zystische, gut abgrenzbare (Kapsel nicht darstellbar), echoarme bis echofreie, rundliche Strukturen.

■ Therapie: primär chirurgisch mit schlechten Resultaten, da eine komplette Entfernung bei der fehlenden klaren Abgrenzung und dem diffusen ausgedehnten Wachstum selten gelingt. Nd:YAG-Laser-Therapie: der vaskuläre Tumoranteil spricht gelegentlich gut an. Eine weitere Alternative ist die Kryotherapie.

3.8
Tumoren der Tränendrüse

■ Jede Raumforderung im Bereich der Tränendrüse erfordert eine differentialdiagnostische Entscheidung: Entzündung/Neoplasie. In der Praxis haben 95% der Patienten eine entzündliche Schwellung der Tränendrüse. Im folgenden erfolgt die Besprechung der Neoplasien.

■ Am häufigsten ist der benigne Mischtumor der Tränendrüse (pleomorphes Adenom), häufigster epithelialer Tumor:

● Er besteht histologisch aus adenomatösen und mukösen Anteilen. Der Name Mischtumor rührt von der früheren Vorstellung, daß die mukösen Anteile mesenchymaler Herkunft seien.
● Die Läsion ist eingekapselt, wächst jedoch in die Kapsel ein (Pseudokapsel).
● Wachstum: langsam, nicht invasiv.
● Eine maligne Entartung ist möglich, die Totalresektion ist daher anzustreben.

■ Maligne Mischtumoren haben ein ähnliches histologisches Erscheinungsbild wie gutartige Tumo-

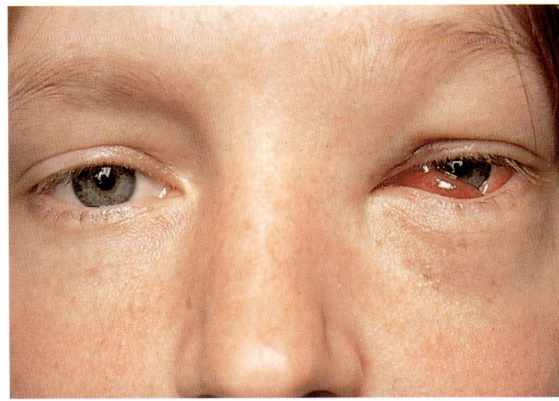

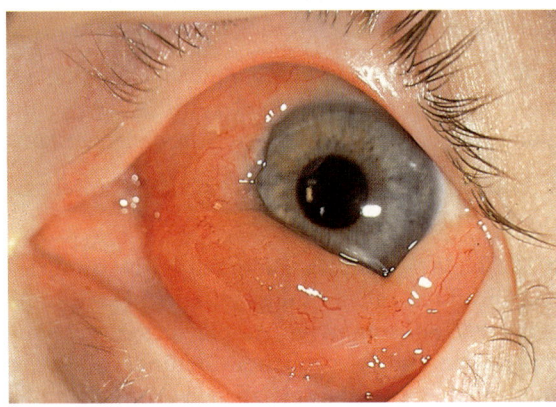

Abb. 2.10. a 23jährige Patientin, kongenitales Lymphangiom der Bindehaut. **b** Detail

ren, außer daß die Kernplasmarelation in einigen Tumorteilen erhöht ist.

■ Das adenozystische Karzinom (Zylindrom) ist der zweithäufigste epitheliale Tumor.

- Es ist der bösartigste Tumor der Orbita.
- Prädilektionstelle: Nerveneintrittsstellen, nicht abgekapselt.
- Typischerweise sieht man Zellnester, die unterschiedlich große zystische Lumina umgeben; die umgebenden Zellen sind mehrere Zellschichten dick, die Zellen selbst sind von Bindegewebe umgeben.
- Es kann einem Basaliom ähnlen, ohne daß Palisaden der peripheren Zellen zu sehen sind.
- Der Tumor breitet sich um die Nerven (daher starke Schmerzen) und einsprossenden Blutgefäße aus.
- Knochenmetastasen sind selten, letal endet die Erkrankung in der Regel infolge direkter Ausbreitung.

■ Epitheliale Tumoren der Tränendrüse zeigen sich üblicherweise als temporale Oberlidschwellung.

■ Die Tumoren wachsen sehr selten nach posterior, führen dann aber zu einem Exophthalmus.

■ Bei invasiv wachsenden Tumoren kann die Augenmotilität eingeschränkt sein.

■ Der Beginn der klinischen Symptomatik zum Zeitpunkt der Vorstellung liegt bei malignen Tumoren kürzer zurück als bei benignen Tumoren.

■ Benigne Mischtumoren treten bei jüngeren Patienten häufiger auf als maligne Tumoren.

■ Röntgenologische Untersuchungen und Computertomographie können sowohl eine mögliche Knochenbeteiligung als auch das Ausmaß des Tumors angeben. Eine hohe Trefferquote hat die Sonographie. Letztlich sichert jedoch nur die Histologie die Diagnose.

■ Die lymphoiden Tumoren müssen bei der Differentialdiagnose berücksichtigt werden.

■ Die Behandlung der Wahl ist die vollständige chirurgische Entfernung, wobei ein direkter Zugang gewählt wird.

■ Zeigt sich der Tumor als invasiv wachsend, wird zunächst eine Biopsie durchgeführt und die definitive chirurgische Behandlung zweizeitig vorgenommen.

■ Sollte der Tumor eingekapselt sein, wird zum Zeitpunkt der initialen chirurgischen Behandlung eine vollständige Entfernung mit Umgebungsgewebe vorgenommen.

■ Adenozystische Tumoren erfordern eine Exenteration und die Entfernung des umgebenden Knochens. Die Prognose der Patienten mit adenozystischen Karzinomen ist schlecht; nur wenige überleben die ersten 10 Jahre.

■ Patienten mit benignen Mischtumoren haben eine relativ gute Prognose; der Tumor tendiert jedoch nach nicht vollständiger Entfernung zu Rezidiven. Langfristig besteht das Risiko einer malignen Entartung, insbesondere nach mehrfacher unvollständiger Resektion.

3.9
Tumoren peripherer Nerven

■ Schwannom:

- Proliferationen von Schwann-Zellen ohne Proliferation der anderen neuralen Elemente; gutartig bei peripheren Nerven; v.a. bei Kindern.
- Es entwickelt sich zu einer eingekapselten fusiformen Masse, die den Ursprungsnerven komprimiert.
- Es kann zu Schmerzen und/oder erhöhter Berührungsempfindlichkeit führen.
- Solitäre Schwannome entarten nur selten.
- Es enthält sowohl solide als auch zystische Regionen.
- Eine Blutung in den Tumor ist häufig.
- Pathologische Unterteilung: Antoni Typ A (Palisadenspindelzellen) und Antoni Typ B (lose angeordnete Zellen in mukoidem Plasma).
- Da der Tumor eingekapselt ist, ist er meist leicht zu entfernen; sollte die Entfernung nicht vollständig sein, kann der Tumor rezidivieren.

■ Neurofibrom: Im Falle eines Auftretens in der Orbita etwa 2mal so häufig wie Schwannome.

- Dies ist nicht abgekapselt und besteht aus Schwann-Zellen, Endoneuralzellen und Axonen.
- Typisch ist das Auftreten im oberen Quadranten oder retrobulbär.
- Falls sie nicht im Rahmen einer Neurofibromatose vorkommen, treten diese Tumoren im mittleren Lebensalter auf; eine maligne Entartung ist selten.
- Bei einer Assoziation mit einer Neurofibromatose ist eine maligne Entartung wesentlich häufiger.
- Obwohl die vollständige Exzision diffuser Neurofibrome sehr schwierig ist, ist sie dennoch die einzige Möglichkeit der Rezidivprophylaxe.

3.10
Meningeom

- Häufigkeit: etwa 5% der orbitalen Tumoren. Bevorzugt sind Frauen mittleren Lebensalters betroffen.

- Die histologisch häufigsten Typen sind der meningotheliale und der Übergangszelltyp:
  - Beim meningothelialen Typ sind die Zellen synzytial angeordnet. Die Kerne sind groß, vesikulär und regelmäßig.
  - Übergangszelltumoren zeigen eine zwiebelschalenartige Anordnung von Spindelzellen. Bei diesem Typ kommen sog. Psammomkörper häufiger vor. Diese entstehen infolge einer Hyalinisierung sowie einer Ablagerung von Kalziumsalzen in den degenerierten Zwiebelschalenformationen.

- Die meisten orbitalen Meningeome sind Optikusscheidenmeningeome. Sie können überall im Canalis opticus entlang des Sehnervenverlaufes oder direkt am Eintritt des Sehnerven in den Bulbus entstehen.

- Intrakanalikuläre Meningeome können so klein sein, daß sie mittels CT nicht entdeckt werden und trotzdem zu einer starken Beeinträchtigung der Sehschärfe führen. Stauungszeichen im Ultraschall lassen jedoch den Verdacht zu und sollten zu weiterer Diagnostik Anlaß geben. Heutzutage ist die Kernspintomographie (Dünnschichtverfahren) mit Gadolinium Standard.

- Häufiger klinischer Befund ist das Papillenödem.

- Zum Zeitpunkt der Vorstellung der Patienten mit primären Orbitameningeomen ist der Exophthalmus meist minimal ausgeprägt.

- Charakteristische klinische Zeichen sind leichter Exophthalmus, Reduktion der Sehschärfe (kann frühzeitig und bilateral auftreten), Augenbewegungsstörungen mit Doppelbildern, Gesichtsfeldausfälle und eine Optikusatrophie mit optikoziliaren Shunt-Gefäßen. Gelegentlich kommt es zu einem Foster-Kennedy-Syndrom.

- Die computertomographische oder kernspintomographische Untersuchung bestätigt den klinischen Verdacht und zeigt dann einen Tumor und möglicherweise eine Vergrößerung des Foramen opticum sowie eine Hyperostose.

- Ein klassisches sekundäres Meningeom ist das sog. Keilbeinflügelmeningeom, das zu einer Protuberanz über der Fossa temporalis führt.

- Primäre orbitale Meningeome können behandelt werden, indem sie vollständig mit dem betroffenen Sehnerven exzidiert werden, wobei der Bulbus geschont wird. Nur selten gelingt es, den Tumor vom Sehnerven abzuschälen und so die Sehschärfe zu retten. In der Regel wird dann eine chirurgische Intervention angestrebt, wenn die Sehschärfe schon sehr schlecht ist oder das Risiko besteht, daß der Tumor nach intrakraniell wächst.

- Sekundäre Tumoren haben auch bei kompletter Exzision keine sehr gute Prognose.

- In der Behandlung des Optikusscheiden- (oder ektopen orbitalen) Meningeoms zeichnet sich ein Wandel ab. Früher wurde wegen des extrem langsamen Wachstums des Tumors eine beobachtend-abwartende Haltung eingenommen. Da die Exzision auch bei sorgfältiger Schonung des N. opticus über die Zerstörung der pialen Gefäßäste zu drastischen Verschlechterungen der Sehschärfe führte, wurde eine Exzision meist bei schlechter Funktion und drohender intrakranieller Ausbreitung angestrebt. Mittlerweile mehren sich positive Berichte über strahlentherapeutische Behandlungsmodalitäten, die eine Befundstabilisierung bei gleichzeitiger Kontrolle des Tumorwachstums erzielten.

- Ist die chirurgische Entfernung geplant, sollte ein neurochirurgischer Zugangsweg gewählt werden.

3.11
Mukozele

- Hierbei handelt es sich um eine zystische Struktur, die mit Schleim gefüllt und mit respiratorischer Schleimhaut ausgekleidet ist.

- Im Falle einer Entzündung wird sie zur Pyozele.

- Patienten sind häufig über 45 Jahre.

- Die meisten Patienten berichten anamnestisch über eine chronische Sinusitis.

- Es bestehen keine Entzündungszeichen, es sei denn, die Mukozele selbst ist entzündet.

- Typisch ist eine weiche, stetig wachsende Läsion, die den Bulbus vor sich herschiebt bzw. von sich wegschiebt.

- Sehr spät im Krankheitsverlauf sind Strabismus und Alterationen der Sehschärfe möglich.

- Die meisten Mukozelen entstehen im Sinus frontalis und ethmoidalis. Via Arrosion des Knochens wird die Orbita erreicht.

- Eine Invasion der Schädelhöhle ist ebenfalls möglich.

- Ultraschalluntersuchung, Röntgenuntersuchungen und Computertomografie können sowohl Ausmaß der Zyste als auch ihren Ursprung (Defekt in der Knochenwand) zeigen.

- Behandlung der Wahl ist die chirurgische Ausräumung der betroffenen Nasennebenhöhle, die Entfernung der Zyste und die Extirpation der Mukosa. Da der Tumor sich operativ gut vom Orbitagewebe trennen läßt, hat die Entfernung eine gute Prognose.

3.12
Metastasen und Sekundärtumoren

- Sekundäre Tumoren sind solche Tumoren, die vom Auge oder vom orbitalen Nachbargewebe ausgehen.

- Sekundäre Tumoren und Metastasen machen etwa 10% der Orbitatumoren aus.

- Aderhautmelanome dehnen sich in etwa 15% der Fälle in der Orbita aus, und in 5% der Fälle treten sie in der Orbita erneut auf:

  - Eine Verletzung des Bulbus oder des Tumors während der Enukleation erhöht das Risiko der Streuung.
  - Die Behandlung einer Ausbreitung in die Orbita wird kontrovers diskutiert.
  - Sollte kein weiteres Tumorgewebe gefunden werden, ist die Behandlung der Wahl die Exenteration.

- Das Plattenepithelkarzinom der Bindehaut (oder Lider) kann manchmal in die Orbita einwachsen:

  - Initial wird der Tumor nur lokal exzidiert.
  - Bei mehrfachen Rezidiven kann eine Exenteration notwendig werden.

- Das Basaliom der Lider kann in die Orbita einwachsen:

  - Es besteht eine stärkere Tendenz zur Invasion in die Orbita, falls der mediale Lidwinkel oder das Unterlid befallen sind. Das invasive Wachstum ist charakteristisch für die sklerosierende Form.
  - Unvollständige Resektion und anschließende plastische Deckung können zu desolaten Endergebnissen mit der Diagnose Rezidiv erst nach tiefstem infiltrativem Wachstum führen.

- Das Talgdrüsenkarzinom der Lider kann ebenfalls in die Orbita einwachsen.

- 65% der Nasennebenhöhlenkarzinome haben Auswirkungen auf orbitale Strukturen (entweder durch direkte Tumoreinwachsung in die Orbita bzw. als Folge des erforderlichen chirurgischen Eingriffes zur Entfernung des Tumors):

  - Etwa 80% der Nasennebenhöhlentumoren sind Karzinome; 20% sind Sarkome.
  - Es gibt keine charakteristischen klinischen Zeichen oder Symptome, die eine Frühdiagnose ermöglichen.
  - In 80% der Fälle ist der Sinus maxillaris betroffen.
  - Das Karzinom des Sinus maxillaris ist häufiger bei Männern.
  - Karzinome des Sinus frontalis und sphenoidalis führen am häufigsten zu einem Exophthalmus.

- Plattenepithelkarzinome können auch vom Nasopharynx oder Oberkiefer ausgehend in die Orbita einwachsen.

- Im Falle einer Metastasierung bei Erwachsenen sind die Primärtumoren meist Karzinome.

- Die häufigsten Karzinome, die in die Orbita metastasieren, sind Bronchialkarzinome bei Männern und Mammakarzinome bei Frauen. Eine Metastasierung in die Aderhaut ist häufiger als eine Metastasierung in die Orbita.

WEITERFÜHRENDE LITERATUR

American Academc of Ophthalmology (1988–1989) Basic and clinical science course (1988–1989) Section 9. American Academy of Ophthalmology, San Francisco/CA

Bahn RS, Heufelder AE (1993) Pathogenesis of Grave's ophthalmopathy. N Engl J Med 329:1468

Berlien HP, Philipp C, Engel-Murke F, Fuchs B (1993) Use of laser in vascular surgery. Zentralblatt Chir 118:383

Boergen KP (1990) Endokrine Orbitopathie: Symptomatik, Diagnostik, Therapie. Ther Umsch 47:270

Boothroyd AE, Carty H (1995) The painless soft tissue man in childhood-tumor or not? Postgrad Med J 71:10

Borden EC (1992) Interferons-expanding therapeutic roles. N Engl J Med 326:1491

Buschmann W (1989) Klinisches Bild, Ultraschalldiagnostik und rationelle Therapie der endokrinen Orbitopathie. Augenärztl Fortb 12:65

Dutton JJ (1992) Optic nerve sheat meningiomas. Surv Ophthalmol 37:167

Esser J (1994) Endokrine Orbitopathie: Eingriffe an den äußeren Augenmuskeln. Ophthalmologe 91:3

Ezekowitz RAB, Mulliken JB, Folkman Z (1992) Interferon Alfa-2a therapy for life-threatening hemangiomas of infancy. N Engl J Med 326:1456

Gloor B, Kalman A (1992) Neoplastische Raumverdrängungen in der Orbita: 1. Übersicht; Hämangiom, Lymphangiom und embryonales Rhabdomyosarkom. Klin Monatsbl Augenheilkd 201:291

Henderson JW (1994) Orbital tumors. Raven, New York

Kalman A, Gloor B (1992) Neoplastische Raumverdrängungen in der Orbita: 2. Übersicht; Raumforderungen im Bereich der Tränendrüse. Klin Monatsbl Augenheilkd 201:361–369

Kushner BJ (1985) The treatment of periorbital infantile hemangiomas with intralesional corticosteroid. Plast Reconstr Surg 76:517

Leer WR, McGhee CNJ (1989) Pseudotumors of the orbit. In: Anthony PP, Macsween RNM (eds) Recent advancesin histopathology (No. 14). Churchill Livingstone, Edinburgh

Lieb WE, Rochels R, Wallenfang TH, Ahl G (1994) Ophthalmologische Symptomatik bei Meningeomen in der Orbita und in der vorderen und mittleren Schädelgrube. Ophthalmologe 91:41

Lyons CJ, Rootman J (1994) Orbital decompression for disfiguring Exophthalmos in thyroid orbitopathy. Ophthalmology 101:223

Mauriello JA, Flanagan JC (1990) Management of orbital and ocular adnexal tumors and inflammations. Springer, Berlin Heidelberg New York Tokyo

Olivari N (1991) Transpalpebral decompression of endocrine ophthalmopathy by removal of intraorbital fat: experience with 147 operations over 5 yeras. Plast Reconstruct Surg 87:627

Peele KA, Kennerdell JS, Marron JC et al. (1996) The role of postoperative irradiation in the management of sphenoid wing meningeomas. Ophthalmology 103:1761

Schworm HD, Boergen K-P, Stefani F-H (1995) Klinische Erstmanifestation des orbitalen Rhabdomyosarkoms. Ophthalmologe 92:362

Shields JA (1989) Diagnosis and management of orbital tumors. Saunders, Philadelphia

Spencer (1985) Ophthalmic pathology: an atlas and textbook. Saunders, Philadelphia

Tucker SM, Tucker NA, Linberg JV (1994) Thyroid eye disease. In: Duane's Ophthalmology. (CD ROM version 1995) Lippincott, Philadelphia

Walker RS, Custer PL, Nerad JA (1994) Surgical excision of periorbital capillary hemangiomas. Ophthalmology 101:1333

Kapitel 3

Strabismus 3

1	Anatomische Vorbemerkungen 96	4.5.2	Diagnostische Untersuchung der Augenstellungen 109
1.1	Anatomie der Augenmuskeln 96	4.5.3	Feld des binokularen Einfachsehens (BES-Feld) 109
1.1.1	Längenmaße von Muskel/Sehne (mm) 96	4.6	Untersuchung der Augenstellung 109
1.1.2	Ursprünge 96	4.6.1	Beurteilung von Lichtreflexen 109
1.1.3	Ansätze 96	4.6.2	Cover-Test (Abdecktest) 110
1.1.4	Spezielle Anatomie der Augenmuskeln 97	4.6.3	Simultaner Prismen-cover-Test 110
1.2	Blutversorgung 98	4.6.4	Alternierender Prismen-cover-Test 110
1.2.1	Augenmuskeln 98	4.6.5	Doppelskalen/Maddox-Zylinder 110
1.2.2	Vorderer Augenabschnitt 98	4.6.6	Bestimmung des AC/A-Quotienten 111
1.2.3	Blutversorgung nach Augenmuskeloperationen 98	4.6.7	Tangententafel (Harms) 111
1.3	Weitere orbitale Strukturen 98	4.6.8	Hess-Schirm 112
1.3.1	Tenon-Kapsel 98	4.6.9	Prismen-Fusionsbreite 112
1.3.2	Muskelscheiden 98	4.6.10	Traktionstest 112
1.3.3	Septum intermusculare 98	4.6.11	Prüfung des optokinetischen Nystagmus (OKN) 112
1.3.4	Orbitaspitze 98	4.7	Beurteilung des Binokularsehens 113
1.3.5	Haltebänder 99	4.7.1	Stereosehen (Lang, Titmus, TNO) 113
1.3.6	Ligament Lockwood 99	4.7.2	Worth-Test (Vier-Lichter-Test) 113
1.3.7	Retrobulbärer Fettkörper 99	4.7.3	Bagolini-Lichtschweiftest 113
1.3.8	Sklera 99	4.7.4	Hell-/Dunkelrotglastest 114
2	Physiologie 99	4.7.5	Nachbildtest (Hering) 114
2.1	Physiologie der Augenbewegungen 99	4.8	Objektive Refraktion in Zykloplegie 115
2.1.1	Bewegungsmechanik der Augenmuskeln 100	4.9	Vervollständigung des strabologischen Status 116
2.1.2	Augenbewegungen 101	4.9.1	Pupille 116
2.1.3	Funktionelle Muskelinnervationsbeziehungen 101	4.9.2	Spaltlampenuntersuchung 116
2.2	Physiologie des Sehens 102	4.9.3	Applanatorischer Augeninnendruck 116
2.2.1	Normale Visusentwicklung 102	4.9.4	Fundusbeurteilung 116
2.2.2	Entwicklung des Sehens 102		
2.3	Physiologie des Binokularsehens 102	5	Nichtoperative Maßnahmen bei Strabismus 117
2.3.1	Qualitäten des Binokularsehens 103	5.1	Brillenkorrektur 117
		5.1.1	Hyperopie 117
3	Störungen des Binokularsehens 103	5.1.2	Anisometropie oder Astigmatismus 117
3.1	Allgemeines 103	5.1.3	Myopie 117
3.1.1	Konkomitant versus inkomitant 103	5.1.4	Akkommodativer Konvergenzexzeß 117
3.1.2	Akkommodativ versus nichtakkommodativ 104	5.1.5	Tips für Kinderbrillen 117
3.1.3	Latent versus manifest 104	5.2	Prismenverordnung 117
3.1.4	Kongenital versus erworben 104	5.3	Behandlung der Amblyopie 117
3.1.5	Maßeinheit des Schielwinkels 104	5.3.1	Brillenkorrektur 117
3.1.6	Kompensationsmöglichkeiten zur Verbesserung des beidäugigen Sehens 105	5.3.2	Vollokklusion (faziale Pflasterokklusion) 118
3.2	Störungen der Sensorik 105	5.3.3	Wenig effektive Behandlungsmethoden der Amblyopie 118
3.2.1	Symptome eines erworbenen manifesten Schielens bei normaler Netzhautkorrespondenz 105		
3.2.2	Sensorische Anpassungen beim Schielen 105	6	Konzepte der chirurgischen Schielbehandlung 118
3.3	Amblyopie 106	6.1	Indikationen für eine chirurgische Schielbehandlung 118
3.3.1	Klassifikation nach Ätiologie 106	6.2	Zeitpunkt der Augenmuskeloperation 119
		6.3	Planung der Operation 119
4	Klinische Untersuchung 106	6.3.1	Präoperative Behandlung mit Prismen 119
4.1	Pseudostrabismus 107	6.3.2	Konjunktivaler Zugang 119
4.1.1	Pseudostrabismus convergens 107	6.3.3	Muskelabschwächung 120
4.1.2	Pseudostrabismus divergens 107	6.4	Fadenoperation 121
4.2	Lidstellung 107	6.5	Verstärkung der Muskelfunktion 121
4.3	Untersuchung der Sehschärfe 108	6.5.1	Resektion 121
4.4	Fixationsprüfung 108	6.5.2	Vorlagerung 121
4.5	Motilitätsprüfung 108	6.5.3	Faltung 121
4.5.1	Monokulare Bewegungsstrecke 108		

6.6	Änderung der Muskelzugrichtung 121
6.7	Aufklärung 122
6.8	Chirurgische Komplikationen 122
6.8.1	Intraoperativ 122
6.8.2	Postoperativ 122
6.9	Postoperative Nachkontrollen 123
6.10	Postoperative Empfehlung 123
7	Konkomitantes Schielen 123
7.1	Innenschielen (Esotropie) – typische Merkmale 123
7.1.1	Kongenitale Esotropie (frühkindliches Schielsyndrom) 123
7.1.2	Mikrostrabismus 123
7.1.3	Akkommodativer Strabismus convergens 124
7.1.4	Normosensorisches Spätschielen 125
7.1.5	Dekompensierte Esophorie 125
7.1.6	Chirurgische Maßnahmen bei konkomitanten Esodeviationen 125
7.2	Außenschielen (Exotropie) – typische Merkmale 126
7.2.1	Primär konstante Exotropie 126
7.2.2	Intermittierendes Außenschielen 127
7.2.3	Dekompensierte Exophorie 127
7.2.4	Sekundäre Exotropie 127
7.2.5	Konsekutive Exotropie 127
7.2.6	Divergenter Mikrostrabismus 127
7.2.7	Chirurgische Behandlung des Außenschielens 128
7.3	Vertikalschielen 128
7.3.1	Dissoziierte Vertikaldivergenz (DVD) 128
7.3.2	Strabismus sursoadduktorius 129
7.3.3	Strabismus deorsoadduktorius 129
7.3.4	Vertikaler Mikrostrabismus 129
8	Inkomitantes Schielen 129
8.1	Allgemeines 129
8.1.1	Pathogenese 129
8.1.2	Klinische Untersuchung 130
8.1.3	Therapie des inkomitanten Schielens 130
8.2	Fehlfunktion des M. obliquus inferior 131
8.2.1	Unterfunktion des M. obliquus inferior 131
8.2.2	Kontraktur des M. obliquus inferior 131
8.3	Fehlfunktion des M. obliquus superior 131
8.3.1	Unterfunktion des M. obliquus superior 131
8.3.2	Kontraktur des M. obliquus superior 132
8.4.	Fehlfunktion des M. rectus lateralis 132
8.4.1	Unterfunktion des M. rectus lateralis 132
8.4.2	Kontraktur des M. rectus lateralis 132
8.5	Fehlfunktion des M. rectus medialis 133
8.5.1	Unterfunktion des M. rectus medialis 133
8.5.2	Kontraktur des M. rectus medialis 133
8.6	Fehlfunktion des M. rectus superior 133
8.6.1	Unterfunktion des M. rectus superior 133
8.6.2	Kontraktur des M. rectus superior 134
8.7	Fehlfunktion des M. rectus inferior 134
8.7.1	Unterfunktion des M. rectus inferior 134
8.7.2	Kontraktur des M. rectus inferior 134
8.8	A- und V-Inkomitanz, Buchstabenphänomen 134
8.8.1	Beispiele 135
8.8.2	A-Symptom 135
8.8.3	V-Symptom 135
8.9	Syndrome mit neuromuskulärer Dysfunktion 135
8.9.1	Okulomotoriusparese 135
8.9.2	Doppelte Heberlähmung 136
8.9.3	Möbius-Syndrom 136
8.9.4	Syndrome mit Fehlinnervation 136

1
Anatomische Vorbemerkungen

1.1
Anatomie der Augenmuskeln

1.1.1
Längenmaße von Muskel/Sehne (mm)

■ Vertikale gerade Muskeln:

● M. rectus sup.: 31–45/2–6
● M. rectus inf.: 33–42/2–7

■ Horizontale gerade Muskeln:

● M. rectus med.: 32–44/1–7
● M. rectus lat.: 27–42/4–11

■ Schräge Muskeln:

● M. obliquus sup.: 32–45/6–15
● M. obliquus inf.: 18–38/5–9

■ M. levator palpebrae: 40/14–20.

1.1.2
Ursprünge

■ Orbitaspitze:

● Anulus tendineus communis (Mm. rectus sup., rectus inf., rectus med., rectus lat., obliquus sup).
● Kleiner Keilbeinflügel etwas oberhalb des Anulus tendineus communis (M. levator palpebrae).

■ Periost des Os maxillare, neben der Fossa lacrimalis (M. obliquus inf.).

1.1.3
Ansätze

■ Anatomischer Ansatz (s. Kap. 43):

● Zunehmender Abstand zwischen Insertion und Limbus (M. rectus med.: 5,7 mm; M. rectus inf.: 6,8 mm; M. rectus lat.: 7,4 mm; M. rectus sup.: 7,7 mm). Verlaufsform der Ansätze auch bekannt als Tillaux-Spirale.
● Temporal oberer Quadrant, nahe Vortexvenen, retroäquatorial (M. obliquus sup.).
● Temporal unterer Quadrant, nahe Makula (M. obliquus inf.).
● Oberlidtarsus über Levatoraponeurose (M. levator palpebrae).

- Funktioneller Ansatz:
- Die Muskeln schmiegen sich dem Bulbus an, so daß zwischen anatomischem und funktionellem Ansatz unterschieden werden muß (funktioneller Ansatz: Tangentialpunkt, an dem der Muskel den Kontakt zum Bulbus verliert).
- Der Tangentialpunkt ändert sich mit der Bulbusstellung.

Intraorbitaler Muskelverlauf

- Der M. rectus lat. folgt der lateralen Orbitawand.
- Der M. rectus med. folgt der medialen Orbitawand.
- Der M. rectus inf. verläuft knapp über dem Orbitaboden.
- Der M. rectus sup. folgt dem Orbitadach unterhalb des M. levator palpebrae.
- Der M. obliquus sup. zieht zwischen Orbitadach und medialer Orbitawand zur Trochlea. In seinem Verlauf zwischen Trochlea und Ansatz kreuzt er quer unterhalb des M. rectus sup.
- Der M. levator palpebrae verläuft dicht unterhalb des Orbitadaches.
- Der M. obliquus inf. kreuzt unter dem M. rectus inf.

Innervation der Augenmuskeln, Verlauf der Hirnnerven

- N. oculomotorius (III. Hirnnerv):
- Oberer Ast: Mm. levator palpebrae und rectus sup.
- Unterer Ast: Mm. rectus med., obliquus inf., rectus inf. und sphincter pupillae.
- N. trochlearis (IV. Hirnnerv): M. obliquus sup.
- N. abducens (VI. Hirnnerv): M. rectus lat.
- Verlauf des III. Hirnnerven:
- Mit Ausnahme des M. rectus sup. sind alle anderen Augenmuskeln in ipsilateralen Kerngebieten repräsentiert. Allerdings liegen beide Kerngebiete so dicht zusammen, daß nukleäre Schäden praktisch immer zu einer beidseitigen Symptomatik führen. Der Austritt erfolgt am ventralen Hirnstamm (Fossa interpeduncularis) unterhalb der A. cerebri posterior und oberhalb der A. cerebelli superior. Der weitere Verlauf geht über den Processus clinoideus posterior, durch den Sinus cavernosus (lateral der A. carotis interna) über die Fissura orbitalis superior in die Orbita. Dort kommt es zur Aufteilung in einen oberen und einen unteren Ast.
- Die Nervenäste treten in die 4 geraden Augenmuskeln von der Innenseite im hinteren bis mittleren Drittel ein.
- Der Ast für den M. obliquus inf. tritt im Bereich der lateralen Muskelanteile ein (die parasympathischen Pupillenfasern ziehen ebenfalls mit).
- Verlauf des IV. Hirnnerven: Entspringt dem kontralateralen Kern, der nahe der Mittellinie des kaudalen Mesenzephalons lokalisiert ist und durchläuft das Dach des vierten Ventrikels. Er kreuzt vollständig zur Gegenseite, tritt unter dem Colliculus superior aus und gelangt an der lateralen Wand des Sinus cavernosus über die Fissura orbitalis superior in die Orbita, um am Übergang zwischen mittlerem und hinterem Drittel in den M. obliquus sup. einzutreten.
- Verlauf des VI. Hirnnerven: Der Kern des VI. Hirnnerven ist in der dorsalen Pons gelegen und wird vom Fazialisknie umgeben. Efferente Fasern treten ventral am pontomedullären Übergang aus, ziehen über die Spitze des Felsenbeins durch den Sinus cavernosus und durch die Fissura orbitalis superior in den M. rectus lat.

1.1.4
Spezielle Anatomie der Augenmuskeln

- Die Augenmuskeln sind aus 2 verschiedenen Arten von Muskelfasern zusammengesetzt:

Fasern mit Fibrillenstruktur – typische Merkmale

- Dicke Muskelfasern (A-Fasern).
- Wenige Nervenendigungen mit großen Endplatten („en plaque").
- Schnelle, phasische Augenbewegungen.

Fasern mit Felderstruktur – typische Merkmale

- Dünne Muskelfasern (B-Fasern).
- Multiple Nervenendigungen („en grappe").
- Tonische Bewegungen und Haltearbeit.

1.2
Blutversorgung

1.2.1
Augenmuskeln

- A. ophthalmica:
  - Lateraler Ast (Mm. rectus sup., obliquus sup., rectus lat.).
  - Medialer Ast (Mm. rectus med., obliquus inf., rectus inf.).
- A. infraorbitalis (Mm. obliquus inf., rectus inf.).
- A. lacrimalis (M. rectus lat.).

1.2.2
Vorderer Augenabschnitt

- Vordere Ziliararterien:
  - Unteräste der 4 die Muskeln versorgenden Arterien (Mm. recti).
  - Insgesamt 7 Ziliararterien.
  - Zwei Ziliararterien pro geradem Augenmuskel mit Ausnahme des M. rectus lat. (nur eine Arterie).
  - Eine Abtrennung der Sehne unterbricht diese Blutversorgung (Erholung nur partiell).
- Lange hintere Ziliararterien:
  - Treten in der Umgebung des Sehnerven in die Sklera ein und verlaufen zwischen Chorioidea und Sklera zum Ziliarkörper.
  - Bilden dort den Circulus arteriosus iridis major.

1.2.3
Blutversorgung nach Augenmuskeloperationen

- Zur Vermeidung trophischer Störungen der Vorderabschnitte des Auges sollten nicht mehr als 2 gerade Augenmuskeln vom Bulbus abgetrennt werden. Es besteht sonst die Gefahr einer Ischämie des vorderen Augenabschnitts mit Iridozyklitis und Keratopathie unterschiedlicher Ausprägung.

- Da die Pupille sehr empfindlich mit einer Verziehung auf Vorderabschnittsischämie reagiert, sollte man intraoperativ darauf achten. Bei vorausgegangenen Operationen an anderen Muskeln oder Revisionen sollte der Muskel mit einer Muskelklemme komprimiert werden. Bei Pupillenverziehung Verzicht auf Operation.

1.3
Weitere orbitale Strukturen

1.3.1
Tenon-Kapsel

- Vaskularisierte Faszie.
- Umhüllt den Bulbus zwischen N. opticus und Limbus.
- Die geraden Augenmuskeln treten etwa 10 mm hinter dem Ansatz durch die Tenon-Kapsel und werden teilweise von ihr umhüllt.
- Die schrägen Augenmuskeln, Nerven und Gefäße treten ebenfalls durch die Tenon-Kapsel.
- Sie verklebt mit dem darunterliegenden Septum intermusculare etwa 3 mm hinter dem Limbus.

1.3.2
Muskelscheiden

- Faszienblatt unterschiedlicher Ausprägung.
- Umgibt alle Augenmuskeln vom Ursprung bis zum Ansatz.

1.3.3
Septum intermusculare

- Dünnes avaskuläres Faszienblatt.
- Verbindet die 4 geraden Augenmuskeln.
- Stabilisiert den Abstand zwischen den geraden Augenmuskeln bei Bewegungen.

1.3.4
Orbitaspitze

- Enthält folgende Strukturen:
  - Die 4 geraden Augenmuskeln und deren Hüllen.
  - Septum intermusculare, das den retrobulbären Fettkörper in einen extra- und einen intrakonischen Teil trennt.
  - Anulus tendineus communis.
- Aufgrund ihrer kegelstumpfartigen Struktur wird die Orbitaspitze in intra- und extrakonal unterschieden.

1.3.5
Haltebänder

- Retinaculum laterale, Retinaculum mediale: Horizontale Faserbündel, die das Ringband der Tenon-Kapsel (Fasergürtel im Bereich des Äquators) mit der Periorbita verbinden.

- Ringband und Haltebänder sind der Halteapparat des Bulbus, der eine fast kardanische Aufhängung ermöglicht.

1.3.6
Ligament Lockwood

- Ligament Lockwood: Zusammenschluß mehrerer Fasersysteme unter einem funktionellen Gesichtspunkt. Der Bulbus liegt auf einem Bandapparat, der aus den unteren Anteilen des Retinaculum laterale und mediale, den unteren Anteilen des Ringbandes und des Septum intermusculare sowie Muskelscheiden von M. rectus inf. und M. obliquus inf. besteht.

1.3.7
Retrobulbärer Fettkörper

- Intrakonal: Dieser füllt den Raum zwischen der Dura des N. opticus, dem Muskelkonus und der hinteren Tenon-Kapsel.

- Extrakonal: Liegt außerhalb des Muskelkonus, endet etwa 6 mm hinter dem Ansatz der geraden Augenmuskeln und damit ca. 12 mm hinter dem Limbus.

1.3.8
Sklera

- Am dicksten im Bereich des hinteren Augenpols.

- Nach vorne zunehmende Verdünnung (Minimum: ca. 0,3 mm im unmittelbaren Bereich hinter den Ansätzen der geraden Augenmuskeln).

- In Richtung Limbus verdickt sich die Sklera zunehmend auf ca. 0,8 mm.

2
Physiologie

2.1
Physiologie der Augenbewegungen

Definitionen

- Optische Achse: Gerade zwischen den Krümmungsmittelpunkten der brechenden Medien.

- Gesichtslinie: Linie, die Fovea und Fixierobjekt verbindet und subjektiv als Hauptsehrichtung empfunden wird.

- Blicklinie: Gerade zwischen Fixierobjekt und Drehpunkt.

- Pupillenachse: Gerade zwischen Hornhautmitte und Pupillenmitte.

- Winkel Kappa (Abb. 3.1 a, b): Winkel zwischen Gesichtslinie und Pupillenachse:

  - Der Winkel Kappa ist positiv, falls der Lichtreflex nach nasal dezentriert ist.
  - Der Winkel Kappa ist negativ, falls der Lichtreflex nach temporal dezentriert ist.
  - Ein schwach positiver Winkel Kappa ist physiologisch, da die Fovea etwas temporal der anatomischen Achse liegt (wird häufig von ungeübten Untersuchern nicht erkannt).
  - Ein großer Winkel Kappa täuscht ein manifestes Schielen vor.

- Drehpunkt: Theoretischer Punkt, um den das Auge rotiert:

  - Ungefähr 13,5 mm hinter dem Hornhautscheitel im emmetropen Auge gelegen.
  - Kreuzungspunkt der X-, Y- und Z-Achse nach Fick.

- Drehachsen der Augenbewegungen (nach Fick):

  - X-Achse: Um diese erfolgt die vertikale Rotation.

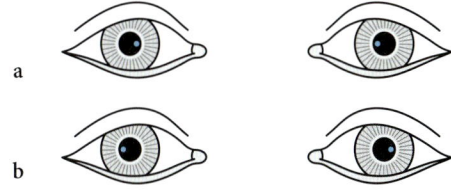

Abb. 3.1. **a** Pseudostrabismus divergens, vorgetäuscht durch positiven (nasalen) Winkel Kappa (Lage der Hornhautspiegelbildchen beachten. **b** Pseudostrabismus convergens, vorgetäuscht durch negativen (temporalen) Winkel Kappa

- Y-Achse: Um diese erfolgt die Rollung. Sie verläuft senkrecht durch die Listing-Ebene.
- Z-Achse: Um diese erfolgt die horizontale Rotation.

■ Primärposition: Sie entspricht der Nullstellung. Der Blick ist bei gerader Kopf- und Körperhaltung geradeaus gerichtet (Fixation in der Ferne).

■ Sekundärpositionen: 30° aus der Primärposition heraus jeweils gerade nach oben, nach unten, nach links oder nach rechts.

■ Tertiäre (schräge) Positionen: 30° horizontal und 30° vertikal schräg aus der Primärposition heraus. Jeweils nach oben rechts, oben links, unten rechts oder nach unten links.

■ Listing-Ebene (äquatoriale Fläche): Theoretische Fläche, die aus X- und Z-Achse gebildet wird, wenn sich das Auge in Primärposition befindet.

2.1.1
Bewegungsmechanik der Augenmuskeln

Wirkmechanismen

■ Aus der Primärposition wird das Auge durch Kardinalbewegungen in eine Sekundärstellung geführt.

■ Aus einer Sekundärstellung kann das Auge in eine Tertiärstellung weiterbewegt werden.

■ Jeder Muskel erzeugt ein Drehmoment um eine oder mehrere Achsen, abhängig von der Augenstellung zum Zeitpunkt der Muskelkontraktion.

■ Die Muskelkraft variiert abhängig von der Art der Augenbewegung.

Primärwirkungen (Hauptfunktion; Abb. 3.2)

■ Mm. rectus med., rectus lat.: Horizontalwirkung (Z-Achse).

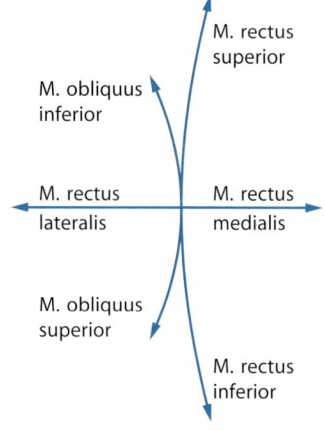

Abb. 3.2. Schema der Primärwirkung der Augenmuskeln. Gezeichnet ist die Verschiebung des vorderen Augenpols (Hornhaut-Mitte) bei Kontraktion je eines der 6 äußeren Augenmuskeln des rechten Auges. (Aus Schmidt u. Thews 1977)

Tabelle 3.1. Wirkung der Augenmuskeln I

Wirkung	Muskeln		
Heber	M. rectus sup.	M. obliquus inf.	
Senker	M. rectus inf.	M. obliquus sup.	
Inzyklorotator	M. rectus sup.	M. obliquus sup.	
Exzyklorotator	M. rectus inf.	M. obliquus inf.	
Adduktor	M. rectus sup.	M. rectus inf.	M. rectus med.
Abduktor	M. obliquus sup.	M. obliquus inf.	M. rectus lat.

Tabelle 3.2. Wirkung der Augenmuskeln II

Agonist	Synergist	Antagonist
M. rectus lat.	M. obliquus sup. M. obliquus inf.	Mm. rectus sup./inf. M. rectus med.
M. rectus med.	M. rectus sup. M. rectus inf.	Mm. obliquus sup./inf. M. rectus lat.
M. rectus inf.	M. obliquus sup. M. rectus med.	M. rectus sup. M. obliquus inf.
M. rectus sup.	M. obliquus inf. M. rectus med.	M. rectus inf. M. obliquus sup.
M. obliquus sup.	M. rectus inf. M. rectus lat.	M. obliquus inf. M. rectus sup.
M. obliquus inf.	M. rectus sup. M. rectus lat.	M. obliquus sup. M. rectus inf.

- Mm. rectus inf., rectus sup.: Vertikalwirkung (X-Achse).
- Mm. obliquus inf., obliquus sup.: Rotatorische Wirkung (Y-Achse).

Sekundärwirkungen (Nebenfunktion)

- Mm. rectus med., rectus lat.: keine wesentliche sekundäre Wirkung.
- Mm. rectus inf., rectus sup.: rotatorische Wirkung (Y-Achse).
- Mm. obliquus inf., obliquus sup.: vertikale Wirkung (X-Achse).

Tertiärwirkungen (von untergeordneter Bedeutung)

- Mm. rectus inf., rectus sup.: Adduktion (Z-Achse).
- Mm. obliquus inf., obliquus sup.: Abduktion (Z-Achse).

Blickrichtungsabhängige Muskelwirkung

- Mm. rectus med., rectus lat.: Muskelwirkung bleibt horizontal in allen Blickrichtungen.
- Mm. rectus inf., rectus sup.: Aufgrund des Verlaufs (23° anterolateral) ist die Wirkung rotatorisch, gering adduktorisch oder streng vertikal in Abduktion.
- Mm. obliquus inf., obliquus sup.: Aufgrund des Winkels zwischen Muskel und sagittaler Ebene (51° obliquus inf., 54° obliquus sup.). zunehmend rotatorisch in Abduktion.

2.1.2 Augenbewegungen

Duktionen – typische Merkmale

- Bewegungen des einzelnen Auges:
- Abduktion: horizontale Drehung der Hornhaut von der Nase weg.
- Adduktion: horizontale Drehung der Hornhaut zur Nase hin.
- Supraduktion: vertikale Drehung der Hornhaut nach oben.
- Infraduktion: vertikale Drehung der Hornhaut nach unten.
- Inzykloduktion: Verrollung des oberen Umfangs der Hornhaut der Nase zu.
- Exzykloduktion: Verrollung des oberen Umfangs der Hornhaut von der Nase weg.

Versionen – typische Merkmale

- Konjugierte Bewegungen beider Augen in die gleiche Richtung:
- Dextroversion: Simultane Blickwendung der Augen nach rechts.
- Lävoversion: Simultane Blickwendung der Augen nach links.
- Supraversion: Simultane Blickwendung der Augen nach oben.
- Infraversion: Simultane Blickwendung der Augen nach abwärts.
- Dextrozykloversion: Simultane Verrollung des oberen Umfanges der Hornhaut nach rechts.
- Lävozykloversion: Simultane Verrollung des oberen Umfangs der Hornhaut nach links.

Vergenzen – typische Merkmale

- Disjugierte Bewegungen beider Augen in entgegengesetzte Drehrichtungen, d.h. die Gesichtslinien verändern sich zueinander:
- Konvergenz: Beidseitige Adduktion, so daß die parallel stehenden Augen nach innen gedreht werden und sich die Gesichtslinien vor dem Auge schneiden.
- Divergenz: Beidseitige Abduktion, so daß beide parallel stehenden Augen nach außen gedreht werden und sich die Gesichtslinien hinter dem Auge schneiden.
- Vertikale Divergenz (VD): Abweichen eines Auges von der Gesichtslinie nach oben (+VD) oder unten (−VD). Hiervon muß der Bulbushochstand bzw. -tiefstand unterschieden werden.
- Zyklovergenz: (Ein-), meist beidseitige Verrollung.
- Inzyklovergenz: Beidseitige Inzykloduktion.
- Exzyklovergenz: Beidseitige Exzykloduktion.

2.1.3 Funktionelle Muskelinnervationsbeziehungen

Gesetz von Sherrington – Gesetz der reziproken Innervationsänderung

- Das Verhältnis der Muskelspannung zwischen Agonist und Antagonist bestimmt die Augenstellung. Eine Augenbewegung wird durch eine reziproke Änderung der Innervation verursacht. Kontrahiert sich der Agonist (z.B. M. rectus lat.), wird die Spannung des Antagonisten (z.B. M. rectus med.) entsprechend reduziert.

Gesetz von Hering – Gesetz der gleichmäßigen Innervation gleich wirkender Muskeln

- Es besagt, daß bei Versionsbewegungen die gleich wirkenden Muskeln beider Augen einen gleich großen Innervationsimpuls erhalten.

- Klinisch wichtig ist dies beim paretischen Schielen (primärer und sekundärer Schielwinkel).

- Beispiel: Im Falle einer akuten Parese des rechten VI. Hirnnerven wird der primäre Schielwinkel (bei Fixation des gesunden linken Auges) beim Blick nach rechts geringer sein als der sekundäre Winkel (bei Fixation des paretischen Auges). Der für die Abduktion des rechten Auges erforderliche Innervationsimpuls (Kontraktion des rechten M. rectus lat.) wird erhöht und führt so zu einer überschießenden Innervation des synergistisch wirkenden linken M. rectus med.

2.2
Physiologie des Sehens

2.2.1
Normale Visusentwicklung

- Das Sehen eines Neugeborenen beschränkt sich vermutlich auf die Wahrnehmung von Handbewegungen.

- Als Antwort auf Licht wird das Lid instinktiv geschlossen.

- Im ersten Lebensjahr steigt die Sehschärfe auf 0,1–0,2 an.

- Eine Visusangabe von 0,5 kann zwischen dem 2. und 3. Lebensjahr erwartet werden, Wahrnehmung bis 1,0 aber schon wahrscheinlich (VEP).

- Bei den meisten Kindern im Vorschulalter kann ein Visus von 1,0 und besser bei der Prüfung mit Einzeloptotypen erreicht werden.

- Zwischen 6 und 9 Jahren ist die Entwicklung des Visus abgeschlossen. Eine Amblyopie wird sich daher auch bei konsequent durchgeführter Okklusion kaum noch bessern, eine Verschlechterung ist jedoch möglich (Teilzeitokklusion).

- Ein Visus von 1,0 bei der Prüfung mit Reihenoptotypen kann bei 10jährigen Kindern erwartet werden.

2.2.2
Entwicklung des Sehens

- Sakkaden können bereits intrauterin nachgewiesen und nach der Geburt geprüft werden.

- Fixation erfolgt ab dem 10.–12. Lebenstag, die Festigung der Fixation in der 5.–6. Woche.

- Langsame Folgebewegungen, die in den ersten Tagen auslösbar sind, festigen sich in den ersten Lebensmonaten.

- Die Prüfung des optokinetischen Nystagmus ist bereits ab der 4. Lebenswoche möglich.

- Die Fusion findet im 4.–6. Monat statt.

- Die Naheinstellungsreaktion ist erstmals zwischen dem 1.–4. Lebensmonat auslösbar.

- Eine normale retinale Korrespondenz entwickelt und festigt sich bis zum 4. Lebensjahr.

2.3
Physiologie des Binokularsehens

Definitionen

- Die egozentrische Lokalisation ist die subjektiv wahrgenommene Raumanordnung von Objekten.

- Unter der Hauptsehrichtung versteht man die Richtung der Gesichtslinie, die vom Beobachter als „geradeaus" empfunden wird.

- Korrespondierende Netzhautstellen sind diejenigen Netzhautanteile, die nach Fusion durch das gleiche Reizmuster erregt werden.

- Ein Horopter ist eine gekrümmte Fläche, auf der die Knotenpunkte des optischen Systems beider Augen und der jeweilige Fixationspunkt liegen (Abb. 3.3). Der Horopter wird durch die jeweilige Lage des Fixationspunktes festgelegt.

- Physiologische Diplopie: Bilder, die nicht auf dem Horopter liegen, werden auf nicht korrespondierende Netzhautstellen abgebildet. Deswegen werden sie als Doppelbilder wahrgenommen.

- Querdisparität: Ein dreidimensionaler Gegenstand wird aufgrund des Augenabstandes vom rechtem, bzw. linkem Auge unterschiedlich abgebildet. Die horizontale Differenz der Abbildungen wird Querdisparität genannt. Sie wird in Bogensekunden (″) gemessen.

- Doppelbilder: Überschreitet die Querdisparität ein bestimmtes Maß, so entsteht Diplopie.

3 Störungen des Binokularsehens

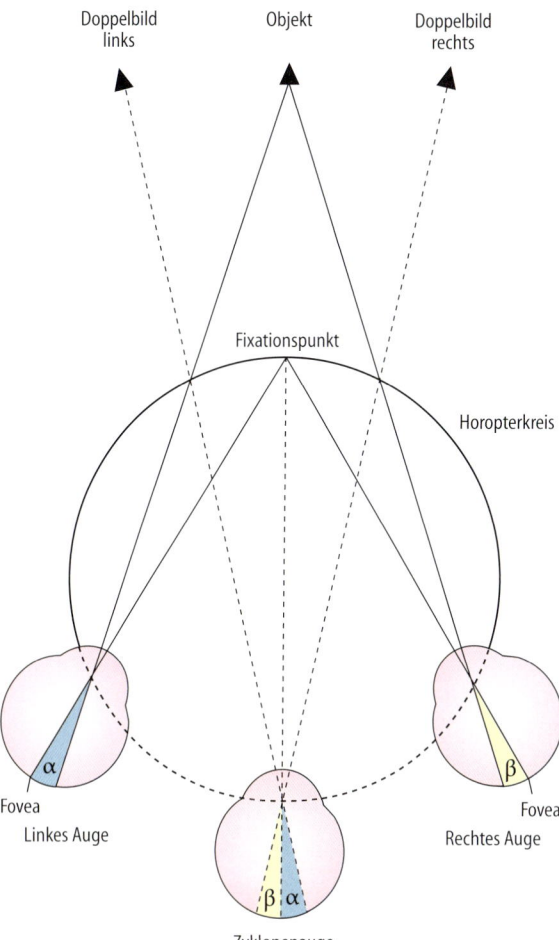

Abb. 3.3. Schema des Binokularsehens und Konstruktion des Zyklopenauges. Das Objekt befindet sich außerhalb der Horopterebene. Sein Bild projiziert sich im linken Auge rechts von der Fovea centralis, im rechten links von der Fovea. Beim Binokularsehen entsteht für diesen Fall ein ungekreuztes Doppelbild, dessen Lage durch die Projektion der Retina des linken und des rechen Auges auf die gedachte Retina des Zyklopenauges bestimmt werden kann. (Aus Schmidt u.Thews 1977)

■ Panum-Raum: Raum vor bzw. hinter dem Horopter, in dem die Querdisparität als Tiefenwahrnehmung interpretiert wird (räumliche Ausdehnung des Horopters, in dem Einfachsehen möglich ist).

■ Außerhalb des Panum-Raums werden Doppelbilder wahrgenommen.

■ Der Raum hat seine kleinste Ausdehnung in der Netzhautmitte und erweitert sich nach peripher.

■ Eine bitemporale Querdisparität wird als Tiefenausdehnung vor dem Horopter empfunden.

■ Eine binasale Querdisparität wird als Tiefenausdehnung hinter dem Horopter interpretiert.

2.3.1
Qualitäten des Binokularsehens

■ Es werden 3 Formen des Binokularsehens unterschieden:

- Simultansehen: Unterschiedliche Bilder werden gleichzeitig gesehen.
- Fusion: Die Abbildung beider Augen wird zu einem Bild verschmolzen. Dies setzt eine sensorische Fusion (kortikale Integration beider Seheindrücke) und eine motorische Fusion (Vergenz) voraus.
- Stereopsis: Nach Fusion wird die Querdisparität der Abbildung als räumliche Tiefe wahrgenommen.

■ Normale retinale Korrespondenz (NNK): Netzhautstellen mit gleicher Richtungsempfindung korrespondieren miteinander (normalerweise Fovea = Korrespondenzzentrum).

■ Anomale retinale Korrespondenz (ANK): Netzhautstellen mit unterschiedlicher Richtungsempfindung korrespondieren miteinander.

3
Störungen des Binokularsehens

3.1
Allgemeines

■ Normales Binokularsehen beinhaltet Fusion und Stereopsis.

■ Das Binokularsehen kann durch eine Heterotropie (manifestes Schielen) gestört werden, die entweder konkomitant oder inkomitant sein kann.

■ Auch eine Heterophorie führt bei einigen Patienten zu einer Störung des Binokularsehens, gekennzeichnet durch asthenopische Beschwerden.

3.1.1
Konkomitant versus inkomitant

■ Konkomitantes Schielen: Der Schielwinkel ändert sich in verschiedenen Blickrichtungen nicht oder nur geringgradig. Die monokulare Bewegungsstrecke ist meist nicht eingeschränkt.

■ Inkomitantes Schielen: Der Schielwinkel ist in verschiedenen Blickrichtungen unterschiedlich groß. Beim erworbenen paretischen Schielen nimmt der

Schielwinkel bei Fixation mit dem betroffenen Auge (sekundärer Schielwinkel) und in Zugrichtung des betroffenen Muskels zu. Die monokulare Bewegungsstrecke ist typischerweise eingeschränkt.

■ Die häufigste Ursache eines inkomitanten Schielens ist eine Parese. Weitere Ursachen (Formen) sind: Strabismus surso- oder deorsoadduktorius (A-, V-Symptom), verminderte Dehnbarkeit eines Muskels (endokrine Orbitopathie, narbige Adhärenzen, usw.) und Dislozierung von Augenmuskeln (z. B. exzessive Myopie, Marfan-Syndrom).

3.1.2
Akkommodativ versus nichtakkommodativ

■ Akkommodation und Konvergenz sind gekoppelt.

■ Der rein akkommodative Strabismus convergens wird durch eine nicht korrigierte Hyperopie verursacht (AC/A normal, NNK).

■ Bei einem Strabismus convergens mit akkommodativer Komponente wird ein Teil des Schielwinkels durch Korrektur der Hyperopie beseitigt (AC/A normal, oft ANK).

■ Bei einem nichtakkommodativen Schielen wird durch eine Akkommodationsentlastung (Bifokalbrille) der Schielwinkel nicht verändert.

■ Konvergenzexzeß (KE): Schielwinkelvergrößerung in der Nähe. Dabei unterscheidet man 2 Formen:

- Nichtakkommodativer KE: Unter Nahaddition erfolgt keine Winkelreduktion; die Akkommodationsbreite ist normal.
- Akkommodativer KE: Unter Nahaddition reduziert sich der Schielwinkel partiell oder vollständig; die Akkommodationsbreite ist ebenfalls normal (Therapie: Bifokalbrille).
- Hypoakkommodativer KE: Die Akkomodationsbreite ist herabgesetzt. Hinweisend darauf ist ein ungewöhnlich großer Leseabstand bei jugendlichen Patienten.

3.1.3
Latent versus manifest

■ Eine latente Abweichung, die fusioniert werden kann, bezeichnet man als Heterophorie.

- Esophorie: Latente konvergente Abweichung.
- Exophorie: Latente divergente Abweichung.
- Hyperphorie/Hypophorie: Latente vertikale Abweichung.
- Inzyklophorie/Exzyklophorie: Latente Zykloabweichung.

■ Eine manifeste Abweichung der Gesichtslinien, die nicht fusioniert werden kann, bezeichnet man als Heterotropie.

- Esotropie: Manifeste konvergente Abweichung.
- Exotropie: Manifeste divergente Abweichung.
- Hypertropie/Hypotropie: Manifeste Vertikalabweichung.
- Inzyklotropie/Exzyklotropie: Manifeste Zykloabweichung.

■ Intermittierende Heterotropie: Manifeste Abweichung, die durch zeitweilige Störungen der Fusion verursacht wird.

3.1.4
Kongenital versus erworben

■ Ein frühkindliches Schielsyndrom, auch kongenitaler Strabismus genannt, bezeichnet ein manifestes Schielen, das in den ersten Lebensmonaten auftritt. Es weist charakteristische Symptome auf: Esotropie mit großem Winkel, Strabismus sursoadduktorius, dissoziierte Vertikaldeviation, Nystagmus latens, Fixation in Adduktion mit entsprechender Kopfzwangshaltung.

■ Unter frühkindlicher Esotropie sind Schielformen (auch akkommodative) zusammengefaßt, die im ersten Lebensjahr auftreten.

■ Als erworbenes Schielen bezeichnet man jene Formen, bei denen sich eine normale Netzhautkorrespondenz entwickeln konnte (vgl. normosensorisches Spätschielen, paretisches Schielen).

3.1.5
Maßeinheit des Schielwinkels

■ Der Schielwinkel wird in Bogengrad (') angegeben. Üblicher wird die Abweichung mit Prismen bestimmt. Dies erfordert eine Umrechnung der Prismenablenkung (cm/m) in Bogengrad.

- Winkel (') = Korrektionsprisma (cm/m) · 0,57 (Tabelle 3.3).
- Der Lichtstrahl wird zur Basis des Prismas abgelenkt; das Bild wird zur Spitze des Prismas verschoben.
- Die prismatische Wirkung einer Brillenkorrektur muß bei der Umrechnung berücksichtigt werden (z. B. Nomogramm von Rodenstock).

Tabelle 3.3. Umrechnung von Prismendioptrien (Δ) in Prismengrad (°) und Bogenminuten (')

Δ	1	2	3	4	5	6	7	8
°/'	0/34	1/10	1/43	2/20	2/50	3/26	4/00	4/35
Δ	9	10	11	12	14	15	16	18
°/'	5/10	5/43	6/17	6/50	8/00	8/32	9/00	10/00
Δ	20	23	25	30	35	36	40	45
°/'	11/20	13/00	14/04	16/40	19/20	20/00	21/50	24/10
Δ	46	50	57					
°/'	25/00	26/50	30/00					

3.1.6 Kompensationsmöglichkeiten zur Verbesserung des beidäugigen Sehens

■ Erhöhte motorische Fusionsbreite zur Kompensation einer Heterophorie. Als Normwerte, die jedoch erheblich streuen, werden angesehen:

- Konvergenz = 10–20°
- Divergenz = 2–4°
- Vertikal   = 1–2°
- Zyklo   = 0–15°

■ Die fusionale Konvergenz kann durch Training (Fusionsschulung mit Prismen, Synoptophor) vergrößert werden.

■ Beim Strabismus sursoadduktorius kann die vertikale Fusionsbreite erheblich vergrößert sein.

■ Binokulares Sehen kann durch besondere Kopfzwangshaltungen (z. B. bei Augenmuskelparesen, Retraktionssyndromen, Nystagmusberuhigung, Strabismus sursoadductorius) erhalten werden.

3.2 Störungen der Sensorik

3.2.1 Symptome eines erworbenen manifesten Schielens bei normaler Netzhautkorrespondenz

■ Konfusion: Am gleichen Ort im Raum werden 2 verschiedene Objekte gesehen (wird selten angegeben).

■ Diplopie: Das gleiche Objekt wird an 2 verschiedenen Stellen im Raum gesehen.

■ Verlust der Stereopsis.

3.2.2 Sensorische Anpassungen beim Schielen

■ Suppression und anomale Netzhautkorrespondenz sind sensorische Anpassungen, um eine störende Diplopie zu vermeiden und in einigen Fällen reduziertes Binokularsehen zu ermöglichen. Diese Adaptation setzt Plastizität des visuellen Systems voraus. Je älter Kinder sind, desto länger dauert es, bis eine sensorische Umstellung erfolgt. Ein genaues Alter, ab dem dies nicht mehr möglich ist, kann nicht angegeben werden.

■ Hemmung, Inhibition und Exklusion bezeichnen dasselbe; gelegentlich werden damit graduelle Unterschiede beschrieben.
Suppression/Exklusion: Es kommt zur Hemmung der Seheindrücke des schielenden Auges. Die Fovea wird am stärksten supprimiert, da hier die Konfusion am meisten stört. Eine weitere Hemmzone tritt bei dem schielenden Auge an der Stelle auf, wo das gleiche Bild der Fovea des fixierenden Auges abgebildet wird. Bei Binokularität werden diese Hemmzonen als „Skotome" bezeichnet (Zentral- und Fixierpunktskotom). Hier darf keine Verwechslung mit monokularen Skotomen (z. B. bei Makulopathie) erfolgen. Die auftretenden Hemmzonen durch Suppression sind dagegen ein binokulares Phänomen.

- Esotropie: Nasales Fixierpunktskotom am schielenden Auge.
- Exotropie: Temporales Fixierpunktskotom am schielenden Auge.

■ Unter anomaler Netzhautkorrespondenz versteht man, daß nicht identische Netzhautorte miteinander korrespondieren und somit die gleiche Richtungsempfindung haben. Auch hierbei handelt es sich um ein binokulares Phänomen, das in gar keinem Fall mit einer exzentrischen Fixation (z. B. bei Makulopathie) verwechselt werden darf. Eine anomale Netzhautkorrespondenz kann im Wechsel mit einer normalen Netzhautkorrepondenz auftreten (z. B. beim Strabismus divergens intermittens). Die anomale Netzhautkorrespondenz wird in harmonische und unharmonische (disharmonische) anomale Korrespondenz eingeteilt. Der Anomaliewinkel ist die Differenz zwischen objektivem und subjektivem Winkel.

- Normale Netzhautkorrespondenz: subjektiver Winkel = objektiver Winkel.
- Harmonisch anomale Netzhautkorrespondenz: Der Anomaliewinkel entspricht dem objektiven Winkel, d. h. subjektiver Winkel = 0°.
- Unharmonisch anomale Netzhautkorrespondenz: Anomaliewinkel und objektiver Winkel sind verschieden, der subjektive Winkel ist kleiner als der objektive.

■ Der Mikrostrabismus setzt obligat eine anomale Netzhautkorrespondenz voraus. Im Unterschied zu anderen Formen des Schielens bleibt hier ein eingeschränktes binokulares Sehen erhalten. Immer ist jedoch eine Amblyopie des schielenden Auges nachweisbar. Der Schielwinkel bewegt sich zwischen 0,5° und 5°.

3.3
Amblyopie

■ Unter Amblyopie (10 % der Bevölkerung) versteht man eine Schwachsichtigkeit ohne organischen Fehler oder mit einem Fehler, der nicht im Verhältnis zum Grad derselben steht (Bangerter 1953).

■ Relative Amblyopie: organische Ursache und funktionelle Störung.

■ Ursache: Durch eine ungenügende visuelle Stimulation reift der visuelle Kortex nicht aus. Der Kortex verliert mit zunehmendem Lebensalter seine Plastizität (sensitive Phase bis ca. 10. Lebensjahr, wobei das 1. und 2. Lebensjahr am wichtigsten sind), weswegen gleiche Ursachen ganz unterschiedlich tiefe Amblyopien je nach Lebensalter hinterlassen können.

■ Der Schweregrad einer Amblyopie ist:
- Abhängig von Ausmaß und Dauer der visuellen Störung.
- Abhängig vom Lebensalter, in dem sich eine visuelle Störung manifestiert.

3.3.1
Klassifikation nach Ätiologie

■ Stimulusdeprivationsamblyopie: Amblyopie aufgrund fehlender oder mangelhafter Seheindrücke (Medientrübung, Ptosis, Okklusion).

■ Refraktionsbedingte einseitige Amblyopie: Sie ist durch Refraktionsunterschiede zwischen beiden Augen bedingt. Bei einer Hyperopie oder einem Astigmatismus genügt bereits eine Seitendifferenz von 1,5 dpt; dagegen muß bei einer Myopie die Differenz > 6 dpt betragen. Sehr häufig besteht gleichzeitig ein Schielen, weswegen eine scharfe Abgrenzung oft nicht gelingt.

■ Meridionale Amblyopie: Es bestehen Sehschärfenunterschiede in zueinander senkrecht stehenden Meridianen. Ursache ist ein nicht korrigierter Astigmatismus. Neben der Stärke ist die Achslage des Astigmatismus ein wichtiger Risikofaktor. Das größte Amblyopierisiko haben schräge Astigmatismen, gefolgt von Astigmatismen nach der Regel und Astigmatismen gegen die Regel.

■ Schielamblyopie: Die Amblyopie entsteht durch Suppression des schielenden Auges, sofern andere Ursachen (Ametropie, Anisometropie) entfallen. Zentrale Fixation schließt Schielamblyopie aus.

■ Bilaterale Deprivationsamblyopie: Sie tritt bei beidseitigen Medientrübungen oder beidseitigen Refraktionsanomalien (Hyperopie > 4–5 dpt, Astigmatismus > 1,5 dpt, hohe Myopien > 7 dpt) auf.

■ Bilaterale Amblyopie bei gestörter Fixation: Ein Nystagmus kann die Ursache sein.

4
Klinische Untersuchung

Allgemeines zum Untersuchungsgang

Untersuchung von Kindern

■ Kleinkinder sollten während der Untersuchung auf dem Schoß der Begleitperson gehalten werden.

■ Durch bunte Bilder oder Spielzeug kann man die Aufmerksamkeit des Kindes wecken.

■ Inspektion: Man achte auf eine Kopfzwangshaltung, Ptosis, Nystagmus, Besonderheiten (z. B. Epikanthus, Orbitaasymmetrie).

Anamneseerhebung

Aktuelle Anamnese

- Beginn des Schielens (von entscheidender Bedeutung): Frühere Photos sind hier oft hilfreich.
- Auslösende Ursachen:
  - Allgemeinerkrankungen (Frage nach Kinderkrankheiten, z. B. Masern, Röteln).
  - Verletzungen (Kopf oder Gesicht), insbesondere durch Sturz.
- Symptome:
  - Diplopie (bei Kindern selten; eher wird das Zukneifen eines Auges oder vermehrtes Stolpern von den Eltern beobachtet).
  - Verschwommensehen.
  - Asthenopie.
  - Blendung bei Sonnenlicht oder beim nächtlichen Autofahren.
  - Klage über kosmetische Entstellung.
- Beobachtbare Zeichen:
  - Einseitiger Lidschluß.
  - Kopfzwangshaltung.
- Merkmale des Schielens:
  - Welches Auge schielt?
  - Einseitig oder alternierend?
  - Häufigkeit des Schielens, zirkadiane Veränderungen?
  - Abhängigkeit des Schielens von Entfernung (Ferne, Nähe), Blickposition, Akkommodation, Unaufmerksamkeit, Streß, Müdigkeit, Alkoholkonsum oder Krankheit?
- Weitere Fragen betreffen:
  - Brillen (einfach oder bifokal), Kontaktlinsen, Okklusion, Penalisation, pleoptische Übungsbehandlung, frühere Operationen.
  - Schwangerschaft und Geburt, Erkrankungen von Mutter oder Fetus, Gestationsalter und Geburtsgewicht, perinataler Verlauf, wichtige neurologische Entwicklungsstufen, motorische Entwicklung, Entwicklung des kognitiven Systems, schulische Entwicklung.

Familienanamnese

- Schielen in der Familie.
- Sonstige Augenkrankheiten in der Familie.
- Refraktionsanomalien.
- Amblyopie.
- Komplikationen bei Vollnarkosen (speziell maligne Hyperthermie).

Inspektion

Kopfzwangshaltung

- Beschreibung:
  - Kopfneigung zur Schulter (Schiefhals).
  - Kopfdrehung.
  - Kopfhebung/Kopfsenkung.
- Eine Kopfzwangshaltung kann auftreten bei:
  - Augenmuskelparese,
  - Nystagmus,
  - Ptosis,
  - Strabismus sursoadducterius,
  - kongenitalem Schielsyndrom,
  - Retraktionssyndrom,
  - dezentrierten Brillengläsern,
  - orthopädischen Erkrankungen,
  - neurodegenerativen Erkrankungen,
  - aus unklarer Ursache.

4.1 Pseudostrabismus

4.1.1 Pseudostrabismus convergens

- Breiter Nasenrücken (Säuglinge).
- Epikanthus (prominente epikanthale Falten).
- Negativer Winkel Kappa (Hornhautreflex nach temporal dezentriert).

4.1.2 Pseudostrabismus divergens

- Positiver Winkel Kappa (Hornhautreflex nach nasal dezentriert).
- Hypertelorismus.

4.2 Lidstellung

- Ptosis.
- Blickrichtungsabhängige Veränderungen der Lidspalte sind typisch bei Fehlregenerierungen des

III. Hirnnerven, Retraktionssyndrom (Stilling-Türk-Duane) und bei der endokrinen Orbitopathie.

- Marcus-Gunn Syndrom (mandibulopalpebrale Synkinese).

4.3
Untersuchung der Sehschärfe

- Jedes Auge wird separat untersucht (Abdecken des anderen Auges). Schon hier gibt ein auftretendes Abwehrverhalten Aufschluß über einen eventuell schlechten Visus.

- Für die Untersuchung von Nystagmuspatienten wird ein sphärisches +10 dpt-Glas statt einer Okklusion benutzt, da diese oft den Nystagmus verstärkt (alternativ: Mattfolie).

- Die Sehschärfe kann binokular besser sein als monokular. Vorsicht ist geboten bei Angabe der Eltern „Kind sieht jeden Krümel". Ein Visus des besseren Auges von 0,1 ist ausreichend für das Erkennen von Krümeln (Kontrastsehen).

- Es werden Fern- und Nahvisus ohne Korrektur (sc), mit eigener Korrektur (cc) und mit bestmöglicher Korrektur untersucht.

- Die Untersuchung erfolgt üblicherweise beim Erwachsenen mittels Reihenoptotypen.

- Bei Kindern ist es ratsam, bei der monokularen Prüfung das andere Auge mit einem Pflaster abzukleben.

- In den ersten beiden Lebensjahren kann allenfalls eine Gittersehschärfe bestimmt werden (preferential looking), was nicht mit einem Visus verwechselt werden darf.

- Löhlein-Kinderbilder: Diese sollten nicht mehr benutzt werden, da die Sehzeichen hinsichtlich des erforderlichen Visus sehr unterschiedlich sind. Der Test hat allerdings den Vorteil, daß er auch bei Kindern unter 2 Jahren durchgeführt werden kann. Dadurch ist zumindest eine orientierende Prüfung der Sehschärfe möglich.

- Vis-Test (Lea-Hyvarinen-Test): Zuordnungstest mit 4 Symbolen, der im 3. Lebensjahr durchgeführt werden kann. Vorteil: Das Testverfahren kann zuhause geübt werden.

- Sheridan-Gardiner-Test: Hierbei handelt es sich um einen Zuordnungstest mit Buchstaben, der ungefähr mit 2½ Jahren durchgeführt werden kann. Vorteil: Das Testverfahren kann zuhause geübt werden.

- E-Haken: Diese Prüfung ist sehr genau, jedoch frühestens ab dem 3. Lebensjahr möglich.

- C-Test: Dieser Test ist etwa ab dem 4. Lebensjahr möglich. Mit engstehenden Sehzeichen wird auch auf Trennschwierigkeiten geprüft (Amblyopie).

4.4
Fixationsprüfung

- Bei dieser Prüfung wird die Fähigkeit, zu fixieren und einem Objekt (Gesicht, Lichtquelle, Spielzeug) zu folgen, geprüft.

- Untersucht wird nur monokular mit dem Visuskop.

- Bei Kleinkindern bis zum 3. Lebensjahr läßt sich die Untersuchung i. allg. mit dem Visuskop nicht durchführen (ein Versuch ist ab dem 2. Lebensjahr angezeigt). Statt dessen wird eine Lichtquelle bewegt und die Treffsicherheit anhand der Hornhautreflexe beurteilt.

- Der Winkel Kappa wird über den Hornhautreflex bestimmt.

- Befundeinteilung:
- Zentrizität: zentral, nicht zentral.
- Art der Fixation: sicher, unsicher, suchend.
- Stabilität der Fixation: Sie kann gehalten, kann kurz gehalten, kann nicht gehalten werden. Visus 0,1: Fixation kann aufgenommen werden; Visus 0,3: Fixation kann gehalten werden.

4.5
Motilitätsprüfung

4.5.1
Monokulare Bewegungsstrecke

- Beurteilt werden Folgebewegungen in neun diagnostische Blickrichtungen (Abb. 3.4).

- Notiert werden Über- und Unterfunktionen eines Muskels, die in einem Schema gekennzeichnet werden (Abb. 3.5).

- Genaue Angaben (mm) ermöglicht der Limbustest nach Kestenbaum. Durch eine durchsichtige Folie mit Millimeterskala wird die Positionsverschiebung des Limbus bestimmt.

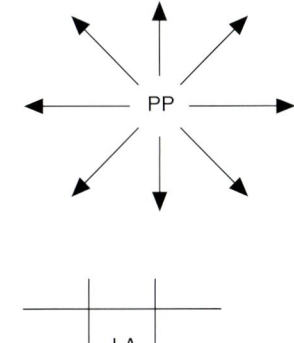

Abb. 3.4. Neun diagnostische Blickrichtungen einschließlich der Primärposition (*PP*)

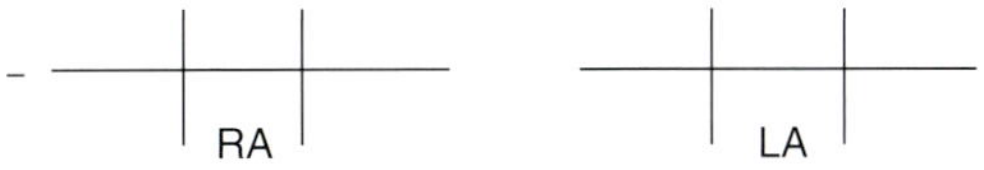

Abb. 3.5. Beispiel für die Notierung einer Motilitätsprüfung bei Abduzensparese rechts

■ Um kleinere Inkomitanzen zu erkennen, sollte auf die Hornhautreflexe geachtet und zusätzlich ein alternierender Cover-Test durchgeführt werden.

■ Die Untersuchung kann auch in Verbindung mit dem alternierenden Prismen-cover-Test durchgeführt werden.

4.5.2
Diagnostische Untersuchung der Augenstellungen

■ Beurteilung der Duktionen (Über-/Unterfunktion) und der Versionen (grobe Beurteilung eines Schielwinkels auf Komitanz).

■ Technik:
● Der Patient trägt keine Brille.
● Der Patient folgt einer Fixiermarke (Nähe) in die diagnostischen Blickrichtungen. Jede dieser Positionen ist charakteristisch für ein korrespondierendes Muskelpaar (vgl. Abb. 3.6).

■ Interpretation:
● Beurteilt wird die Symmetrie beider Augen.
● Abnormitäten der Lidfunktion werden am besten während dieser Versionstestung erkannt.

4.5.3
Feld des binokularen Einfachsehens (BES-Feld)

■ An der Tangententafel wird das Ausmaß und die Position der doppelbildfreien Zone bestimmt (wichtig für gutachterliche Fragestellungen und zur Verlaufskontrolle eines paretischen Schielens).

4.6
Untersuchung der Augenstellung

■ Diese Untersuchung dient der Unterscheidung zwischen Phorie und Tropie und zur quantitativen Bestimmung des Schielwinkels.

■ Kombiniert mit den Ergebnissen sensorischer Tests bildet dies die Basis zur Planung einer Schielbehandlung.

4.6.1
Beurteilung von Lichtreflexen

Hirschberg-Test (Abb. 3.7 a–c)

■ Die Abweichung des Hornhautreflexes im schielenden Auge wird geschätzt:

● Kornealer Reflex am Pupillenrand: Schielwinkel ca. 15°.
● Kornealer Reflex zwischen Limbus und Pupillenmitte (Irismitte): Schielwinkel ca. 22°.
● Innerer Limbusrand: Schielwinkel ca 40°.
● Äußerer Limbusrand: Schielwinkel ca 45°.
● 1 mm Dezentrierung des Reflexes auf der Hornhaut, von der Pupillenmitte aus, entspricht ca. 8°.

Krimsky-Test

■ Prismen werden in unterschiedlicher Stärke solange vor das führende Auge gehalten, bis der Horn-

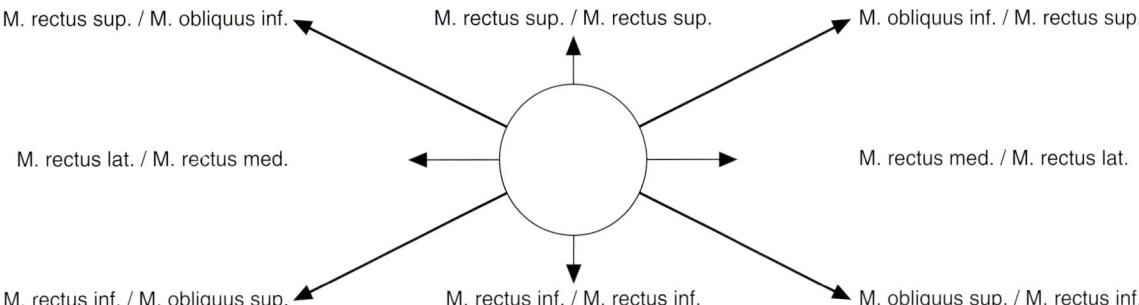

Abb. 3.6. Korrespondierende Muskeln des rechten und linken Auges in Abhängigkeit von der Blickrichtung

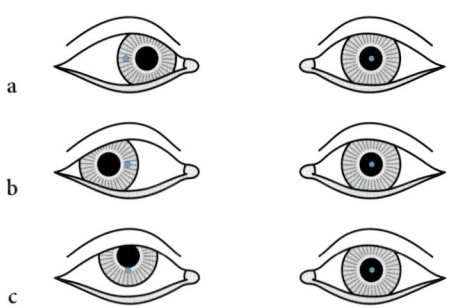

Abb. 3.7a–c. Hirschberg-Test. **a** Strabismus convergens rechts. **b** Strabismus divergens rechts. **c** Strabismus verticalis: Hypertropie rechts

hautreflex des schielenden Auges symmetrisch zum fixierenden Auge liegt.

- Ein vorhandener Winkel Kappa muß berücksichtigt werden.

Brückner-Test

- Beurteilt wird die Farbe des Pupillenreflexes (große Erfahrung notwendig):
  - Kein Schielen: seitengleicher grauroter Reflex.
  - Manifestes Schielen: einseitige hellrote oder gelbliche (Papille) Reflexfarbe. Differentialdiagnose: Anisometropie (Myopie: Reflex unten heller; Hyperopie: Reflex oben heller), chorioretinaler Entzündungsherd, Retinoblastom.

4.6.2 Cover-Test (Abdecktest)

- Beurteilt werden Einstellbewegungen nach Ab- oder Aufdecken eines Auges.
- Der Cover-Test ist der genaueste Test zur Messung und Bestimmung einer Schielabweichung.
- Voraussetzung ist die Fähigkeit zur Fixationsaufnahme.
- Die Richtung der Einstellbewegung des freien Auges kennzeichnet die Abweichung:
  - Einstellbewegung von innen = Esodeviation.
  - Einstellbewegung von außen = Exodeviation.
  - Einstellbewegung von oben oder unten = vertikale Deviation.
- Einseitiger Abdecktest: Bei einer Einstellbewegung liegt ein manifestes Schielen vor.
- Liegt kein manifestes Schielen vor (einseitiger Abdecktest) und werden Einstellbewegungen während des alternierenden Cover-Tests beobachtet, so besteht eine Heterophorie.
- Im Aufdecktest wird eine Fusionsbewegung des freigegebenen Auges beurteilt:
  - Fusionsbewegung: Heterophorie.
  - Eine Fusionsbewegung erfolgt nicht bei manifestem Schielen des aufgedeckten Auges.
  - Auge nimmt Fixation auf, zweites Auge geht in Schielstellung (Differentialdiagnose: monokulares/alternierendes Schielen).

4.6.3 Simultaner Prismen-cover-Test

- Mit diesem Test wird der kleinste Schielwinkel quantitativ betimmt (manifester Anteil).
- Das fixierende Auge wird abgedeckt, während vor das schielende Auge gleichzeitig ein Prisma gesetzt wird.
- Die Stärke des Prismas wird variiert, bis keine Einstellbewegung im abweichenden Auge mehr festgestellt werden kann.

4.6.4 Alternierender Prismen-cover-Test

- Mit diesem Test wird der größte Schielwinkel quantitativ bestimmt (manifester + latenter Anteil).
- Durch alternierendes Abdecken wird die Fusion unterbrochen. Dadurch ist der Test auch zur Quantifizierung einer Heterophorie geeignet.
- Um Inkomitanzen der Motilität herauszufinden, wird die Untersuchung in allen Blickrichtungen durchgeführt.
- Plazierung des Prismas:
  - Das Prisma wird frontoparallel vor das Auge gehalten.
  - Das korrigierende Prisma wird so vor das Auge plaziert, daß die Spitze in Richtung der Fehlstellung zeigt (z.B. bei Esodeviation Spitze zur Nase).

4.6.5 Doppelskalen/Maddox-Zylinder

- Geeignet zur Quantifizierung einer Zyklodeviation.

- Durch ein Maddox-Zylinderglas wird eine punktförmige Lichtquelle strichförmig ausgezogen. Eine Zyklodeviation sollte mit einer horizontalen Linie gemessen werden, da die vertikale leichter fusioniert werden kann. Dazu wird der Zylinder vertikal angeboten.

- Vor dem rechten Auge wird eine rote Horizontallinie mit einem roten Maddox-Zylinder erzeugt (Rechtsfixation).

- Vor das andere Auge wird analog ein farbloser Maddox-Zylinder positioniert.

- Liegt keine Vertikaldeviation vor, muß die weiße Linie von der roten Linie durch ein vertikales Prisma (6 cm/m) getrennt werden.

- Liegt keine Zyklodeviation vor, erscheinen die beiden Linien parallel zueinander.

- Ist die rote Linie verkippt, so liegt eine Zyklodeviation vor. Diese wird durch Drehen des Zylinders ausgeglichen, bis die beiden Linien parallel zueinander erscheinen (bei Exzyklodeviation Zylinder nach außen drehen).

4.6.6
Bestimmung des AC/A-Quotienten

- Der AC/A-Quotient ist ein Maß für die Koppelung zwischen Akkommodation und Konvergenz. Liegt ein erhöhter AC/A-Quotient vor, so wird pro Dioptrie Akkommodation zuviel Konvergenz aufgebracht.

- Unterschieden wird zwischen Konvergenzexzeß und -insuffizienz sowie Divergenzexzeß und -insuffizienz.

- Untersucht wird die latente oder manifeste Schielabweichung in Ferne und Nähe.

- Idealwerte sind 5–7 cm/m akkommodative Konvergenz; allerdings werden am häufigsten 3–5 cm/m akkommodativer Konvergenz gefunden, was einer Nahexophorie entspricht.

- Zwei Methoden sind üblich: zum einen die Heterophoriemethode, zum anderen die Gradientenmethode, die bei demselben Patienten selten den gleichen Wert ergeben.

- Der Patient sollte bei der Untersuchung kleine Objekte fixieren (keine Lichtquelle).

- Heterophoriemethode: Mit dem alternierenden Prismen-cover-Test wird der Heterophoriewinkel für die Ferne und die Nähe (33 cm) mit optimaler Fernkorrektur bestimmt. Für die weitere Berechnung ist die Pupillendistanz (PD) in cm erforderlich. Der AC/A-Quotient errechnet sich nach folgender Formel:

$$AC/A = PD\ (cm) + \frac{Nahwinkel\ (cm/m) - Fernwinkel\ (cm/m)}{Akkommodation\ (dpt)}$$

- Gradientenmethode: Es wird der Winkel mit dem alternierenden Prismen-cover-Test für die Ferne mit optimaler Korrektur bestimmt. Dann wird die Winkelmessung unter Vorsatz von sphärischen Minusgläsern (–1,0; –2,0; –3,0) wiederholt. Der AC/A-Quotient errechnet sich nach folgender Formel:

$$AC/A = \frac{Schielwinkel\ mit\ Vorsatzlinse\ (cm/m) - Schielwinkel\ ohne\ Linse\ (cm/m)}{Stärke\ der\ Vorsatzlinse\ (dpt)}$$

4.6.7
Tangententafel (Harms)

- Die Untersuchung an der Tangententafel erlaubt die Messung von Horizontal-, Vertikal- und Zykloabweichungen, die Analyse einer Kopfzwangshaltung sowie die Darstellung des Fusionsblickfeldes (Feld des binokularen Einfachsehens = BES-Feld).

  - Sie dient vorwiegend zur Diagnostik und Verlaufsbeobachtung von Augenmuskelparesen.
  - Die Untersuchung basiert auf dem Prinzip der Konfusion nach Unterbrechung der Fusion.
  - Vorausgesetzt wird eine normale Korrespondenz.

- Technik:
  - Der vorgeschriebene Abstand von 2,5 m zwischen Patient und Tafel muß eingehalten werden.
  - Zur Definition der Blickrichtung wird mit einem Stirnprojektor die Kopfhaltung bestimmt.
  - Das fixierende Auge schaut durch ein Dunkelrotglas auf das Fixierlicht in der Tafelmitte.
  - Der Patient muß mit einem Zeigeprojektor das rot wahrgenommene Fixierlicht anleuchten.
  - Der Patient blickt immer auf die Tafelmitte, die diagnostischen Blickrichtungen werden durch gegensinnige Kopfpositionen mit Hilfe des Stirnprojektors eingestellt.
  - Die Messung wird in 9 Blickrichtungen durchgeführt und in ein Schema eingetragen.
  - Zum Vergleich von primärem und sekundärem Schielwinkel wird das Rotglas vor das andere Auge gesetzt.

- Interpretation:
- Werden beide Seheindrücke (rotes und weißes Licht) übereinandergedeckt, so besteht keine Abweichung (Mischlicht = hellrot).
- Der Unterschied zwischen rotem Ziel und durchgeführter Projektion ist proportional zur Deviation. Dieser Abstand kann über den Tangens direkt in Grad ausgedrückt werden, wenn die Tangententafel in dem berechneten Abstand benutzt wurde.

4.6.8
Hess-Schirm

■ Primärer und sekundärer Schielwinkel lassen sich unmittelbar anhand eines Diagramms vergleichen.

■ Technik:

- Voraussetzung: Normale Netzhautkorrespondenz.
- Untersuchungsabstand: 0,5 m.
- Rot-grün-Wendebrille (Rotglas gibt die Fixation an).
- Die Untersuchung erfolgt an einer Tafel mit Koordinatennetz und festen roten Zielen, die der Patient mit einer grünen Zeigelampe überlagern muß.
- Die Position der Projektionslampe wird in ein Schema eingetragen. Der Winkel ist von untergeordneter Bedeutung.
- Danach wird die Brille gewendet, wodurch die Fixation wechselt. Die Untersuchung wird wiederholt.

■ Interpretation: Anhand der Meßpunkte ergeben sich 2 Polygone, die sich in ihrer Größe unterscheiden. Das kleinere Polygon reflektiert den primären Schielwinkel und damit die Fixation des nichtparetischen Auges.

4.6.9
Prismen-Fusionsbreite

■ Hierdurch erfolgt die quantitative Messung der horizontalen oder vertikalen Fusionsbreite.

■ Technik:

- Der Patient trägt eine optimale Brillenkorrektur.
- Prismen steigender Stärke werden so lange vorgehalten, bis Doppelbilder auftreten (break point) oder ein Auge exkludiert wird (mit Bagolini-Gläsern prüfen).
- Bei der Vorgabe von Prismen mit der Basis außen wird die fusionale Konvergenz (15–25°) gemessen.
- Mit Prismen Basis innen wird die fusionale Divergenz (5–8°) gemessen.
- Mit Prismen Basis unten oder oben wird die vertikale Fusionsbreite (3–6°) bestimmt.
- Es kann auch umgekehrt vorgegangen werden: Das Prisma wird langsam abgeschwächt, bis das binokulare Einfachsehen zurückkehrt (recovery point).

4.6.10
Traktionstest

■ Gibt Aufschluß über mögliche mechanische Bewegungseinschränkung eines Auges. Er sollte bei entsprechendem Verdacht vor jeder Schieloperation durchgeführt werden, bei Kindern jedoch meist nicht möglich. Mit dem Test kann das Diplopierisiko abgeschätzt werden.

■ Technik bei Erwachsenen:

- Am wachen Patienten Tropfanästhesie durchführen.
- Mit Pinzette Bindehaut und Tenon-Kapsel am Limbus fassen und in die gewünschten Blickrichtungen führen. Der wache Patient muß in die gleiche Richtung blicken!

■ Interpretation: Ein elastischer Widerstand bei der Drehung mit einem Zurückweichen des Bulbus ist typisch für eine Kontraktur des Antagonisten der induzierten Augenbewegung.

■ Risiko der vagalen Synkope.

4.6.11
Prüfung des optokinetischen Nystagmus (OKN)

■ Diese Untersuchung ist bei neuroophthalmologischen Fragestellungen besonders wichtig.

■ Technik:

- Ein gemustertes Band bzw. eine Trommel wird 40–50 cm vor den Augen des Patienten horizontal und vertikal vorbeigezogen.
- Der Patient soll das Muster fixieren.
- Eine Prüfung mit unterschiedlichen Geschwindigkeiten ist sinnvoll.

■ Interpretation: Beurteilt wird die Stärke der Bulbusbewegung und die Auslösbarkeit abhängig von der Reizmusterbewegung.

4.7
Beurteilung des Binokularsehens

■ Die Qualität des Binokularsehens wird beurteilt anhand von Anamnese, Sehschärfe, binokularer motorischer und sensorischer Funktionen. Ziel: Ausschluß ANK oder Suppression.

■ Folgende Untersuchungen werden durchgeführt:

- Prüfung der Stereopsis:
  ▼ Treffversuch.
  ▼ Lang.
  ▼ Titmus.
  ▼ TNO.
- Prüfung auf Simultansehen:
  ▼ Worth-Test.
  ▼ Bagolini-Schweiftest.
- Korrespondenzprüfung:
  ▼ Hell-/Dunkelrotglas.
  ▼ Nachbilder.

4.7.1
Stereosehen (Lang, Titmus, TNO)

■ Wichtig ist die qualitative und quantitative Beurteilung der Stereopsis.

■ Ein Stereosehen von 40–60″ setzt eine normale Korrespondenz voraus.

■ Stereotest nach Lang (I + II). Durch Beobachtung der Augenbewegungen kann der Test auch bei nicht sprechenden Patienten angewandt werden:

- Es werden zufallsverteilte schwarze Punkte nach dem Prinzip des Zylinderrasterverfahrens in der Bildvorlage angeboten.
- Eignet sich für Reihenuntersuchungen (Strabismus mit/ohne Amblyopie).
- Nicht geeignet zur Entdeckung von Refraktionsfehlern.
- Querdisparität bei Lang I (Auto = 550″, Stern = 600″, Katze = 1200″).
- Querdisparität bei Lang II (Mond = 200″, Auto = 400″, Elefant = 600″).

■ Titmus-Test:

- Frontoparallele Darbietung mit polarisierenden Gläsern (Brille). Der Patient muß seine Brille, bzw. eine Probebrille tragen.
- Ringe 1–3 sind monokular leicht erkennbar; deswegen ist eine differenzierte Fragetechnik erforderlich. Tiere sind genauer.
- Querdisparität: Tier A = 400″, Tier B = 200″, Tier C = 100″.
- Querdisparität: Ring 1 = 800″, Ring 2 = 400″, Ring 3 = 200″, Ring 4 = 140″, Ring 5 = 100″, Ring 6 = 80″, Ring 7 = 60″, Ring 8 = 50″, Ring 9 = 40″.

■ TNO: Eine Vorlage aus zufallsverteilten grünen, roten und braunen Punkten wird durch eine Rot-grün-Brille betrachtet. Falls Stereopsis besteht, sieht der Patient Kreise mit unterschiedlich durchbrochenen Kreissegmenten. Stereopsis bis 15″ prüfbar.

4.7.2
Worth-Test (Vier-Lichter-Test)

■ Dieser Test mit Farbfiltern zur Untersuchung von Fusion und Hemmung wurde durch den Bagolini-Lichtschweiftest verdrängt. Sein Wert liegt im Nachweis einer labilen Binokularfunktion. Der Test ist nicht möglich bei hochgradigen Amblyopien, ungenau bei kleinen Schielwinkeln (Mikrostrabismus).

■ Technik:

- Rot-Grüngläser (rot = rechtes Auge; grün = linkes Auge) werden über der besten Korrektur getragen.
- Beurteilt wird die Anzahl der 4 Lichter (1 rotes, 2 grüne, 1 weißes), sowie deren Stellung zueinander.
- Ein Test ist für Ferne und Nähe erhältlich.

■ Interpretation:

- 4 Lichter mit richtiger Anordnung: normale Fusion oder anomale Netzhautkorrespondenz.
- 2 rote Lichter übereinander = Suppression des linken Auges.
- 3 grüne Lichter = Suppression des rechten Auges.
- 5 Lichter (2 rote und 3 grüne) = Diplopie (kann je nach Anordnung differenziert werden in Esotropie (rote Lichter rechts) und Exotropie (rote Lichter links).

4.7.3
Bagolini-Lichtschweiftest

■ Dies ist ein Test auf Simultansehen und grobe Prüfung der retinalen Korrespondenz.

■ Technik:

- Eine punktförmige Lichtquelle (Ferne/Nähe) wird durch ein gestreiftes Glas zu einem Lichtschweif

ausgezogen, weil die Gläser mit Rillen versehen sind. Die durch die Streifengläser wahrgenommen Lichtschweife verlaufen schräg und stehen zueinander senkrecht. Mit einem Auge wird jeweils die Lichtquelle und ein schräger Streifen gesehen. Die Fusion wird nicht unterbrochen.
- Der Test wird zur genauen Beurteilung (Einstellbewegungen) mit dem Cover-Test kombiniert.

■ Interpretation:

- Normale Netzhautkorrespondenz ohne Einstellbewegung: 2 Lichtstreifen, die sich in einem Licht kreuzen, ohne daß eine Linie unterbrochen ist.
- Harmonisch anomale Netzhautkorrespondenz: Einstellbewegung und die Angabe des Patienten, daß 2 Lichtstreifen, die nicht unterbrochen sind, sich im Lichtpunkt kreuzen.
- Suppression: Es wird nur ein Lichtstreifen wahrgenommen.
- Diplopie: Die Lichtstreifen kreuzen sich außerhalb des Lichtpunktes und werden als 2 Lichtpunkte wahrgenommen. Dabei unterscheidet man horizontale (2 Lichtquellen nebeneinander) und vertikale (2 Lichtquellen untereinander) Abweichungen.
- Fixierpunktskotom: Ein Lichtstreifen ist unterbrochen (bei manifestem Strabismus mit ANK oder Parallelstand mit Zentralskotom (z. B. Ansiometropie).

4.7.4
Hell-/Dunkelrotglastest

■ Hiermit erfolgt die Untersuchung der retinalen Korrespondenz (normale retinale Korrespondenz versus harmonische anomale Netzhautkorrespondenz versus nicht harmonische anomale Netzhautkorrespondenz).

■ Technik:

- Weißes Fixationslicht bei 5 m am Maddox-Kreuz.
- Das führende Auge wird mit dem Rotglas versehen (Patient muß ein rotes und ein weißes Licht sehen). Wird dann nur ein Licht gesehen, so versucht man es mit einem Dunkelrotglas.
- Wird keine binokulare Antwort wahrgenommen, so wird ein ausreichend starkes vertikales Prisma (6 bis 15 cm/m) vor das nicht bevorzugte Auge plaziert, um das Netzhautbild des Fixierlichtes unter bzw. über das Suppressionsskotom zu plazieren.
- Horizontale Prismen werden benutzt, um den Abstand (subjektiver Winkel) zwischen weißem und rotem Licht auszugleichen. Diese Quantifizierung wird mit den Ergebnissen des alternierenden Prismen-cover-Testes (objektiver Winkel) verglichen.

■ Interpretation (Beispiel Rotglas vor dem rechten Auge):

- Weißes Licht = Suppression des rechten Auges.
- Rotes Licht = Suppression des linken Auges.
- Rosa Licht = Fusion.
- Rotes und weißes Licht ungekreuzt (homonym) = Esotropie.
- Rotes und weißes Licht gekreuzt (heteronym) = Exotropie.

■ Interpretation nach Prismenausgleich:

- Normale Netzhautkorrespondenz: gleiche prismatische Werte zur Neutralisierung der horizontalen Komponente beim Rotglas und alternierendem Prismen-cover-Test (objektiver Winkel = subjektiver Winkel).
- Harmonische anomale Netzhautkorrespondenz: keine Abweichung im Rotglastest, aber eine Einstellbewegung im alternierenden Prismen-cover-Test (subjektiver Winkel = 0°, objektiver Winkel > 0°).
- Nicht harmonische anomale Netzhautkorrespondenz: stärkere Prismen beim alternierenden Prismen-cover-Test als beim Rotglastest (objektiver Winkel > als subjektiver Winkel).

4.7.5
Nachbildtest (Hering)

■ Wichtiger Test für die Beurteilung der retinalen Korrespondenz (Abb. 3.8 a–d), z.B. bei einer horizontalen Deviation.

■ Technik:

- Voraussetzung: zentrale Fixation beider Augen.
- Durch ein Blitzgerät wird mittels unterschiedlicher Schablonen nach Fixation seitengetrennt ein Nachbild für jedes Auge erzeugt.
- Vertikale Linie wird in das rechte Auge geblitzt.
- Horizontale Linie wird in das linke Auge geblitzt.
- Der Patient nimmt ein zusammengesetztes Bild wahr, das er aufzeichnen sollte.

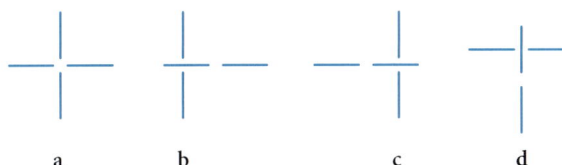

Abb. 3.8 a–d. Nachbildtest. **a** Normale Korrespondenz. **b** Esotrope ANK, die rechte Fovea hat die subjektive Richtung „links von geradeaus". **c** Exotrope ANK, die rechte Fovea hat die subjektive Richtung „rechts von geradeaus". **d** Vertikale ANK: die rechte Fovea hat die Richtung „unterhalb von geradeaus"

- Interpretation:
- Normale Netzhautkorrespondenz: Das Nachbild wird als symmetrisches Kreuz wahrgenommen.
- Anomale Netzhautkorrespondenz im Sinne einer Esotropie: Die vertikale Linie ist nach links verlagert (gekreuzte Lokalisation).
- Anomale Netzhautkorrespondenz im Sinne einer Exotropie: Die vertikale Linie ist nach rechts verlagert (ungekreuzte Lokalisation).

4.8
Objektive Refraktion in Zykloplegie

- Wichtig ist die korrekte klinische Messung des Refraktionsdefizits.
- Eine objektive Refraktionsbestimmung muß immer vor einer Schielbehandlung stehen. Refraktionsfehler ändern sich bei Kleinkindern schnell.
- Vor Beginn einer chirurgischen Behandlung muß eine objektive Refraktion in Zykloplegie vorgenommen werden. Ein Refraktionsfehler kann sich nach Schieloperation ändern.

Zykloplegika

Medikamentöse Effekte

- Zykloplegie (Akkommodationslähmung).
- Mydriasis.

Mögliche Nebenwirkungen

- Allergische Reaktionen (dosisunabhängig).
- Toxische Erscheinungen (dosisabhängig):
- Rötung der Lider und Wangen.
- Fieber, Tachykardie (besonders bei kleinen Kindern).
- Verhaltensänderungen (Reizbarkeit, zentrale Erregung).
- Hypnotische Effekte (Schwindel, Schläfrigkeit, Delirium, inkohärente Sprache, Orientierungsstörungen, Halluzinationen).
- Nebenwirkungen sind eher zu erwarten bei:
- Kindern (v. a. mit Fieberkrämpfen oder Krampfleiden in der Anamnese).
- Dunkelpigmentierter Iris oder Haut.
- Down-Syndrom.
- Albinismus.
- Wenn Medikamente mit schwächerer zykloplegischer Wirkung zur Refraktionsbestimmung benutzt werden, muß der optimale Zeitpunkt nach Applikation streng eingehalten werden.
- Das Punctum lacrimale sollte während und nach der Applikation kurzzeitig komprimiert werden. Besonders bei Frühgeborenen und Säuglingen müssen überschüssige Tropfen von Lidern und Wange abgetupft werden.

Atropin

- Atropin wird bei der Akkommodationslähmung zur objektiven Refraktionsbestimmung angewendet.
- Dosierung: 1 Tropfen Atropin 0,5% bei Kindern bis $2\frac{1}{2}$ Jahre, bei älteren Kindern Atropin 1% am Abend und am Morgen vor der geplanten Refraktionsbestimmung (häufigeres Tropfen erhöht die Genauigkeit der Messung nicht wesentlich).
- Vorteil: Die Zeitspanne einer verläßlichen Zykloplegie über 5–24 h ist groß.
- Nachteile: Die Mydriasis hält 4–6 Tage an, eine Restwirkung kann bis zu 2 Wochen bestehen.
- Nebenwirkungen: Gesichtsrötung, Fieber, Tachykardie, Reizbarkeit, Harnverhalt, selten Halluzinationen, Delirium, Koma.
- Gegenmaßnahmen: Cholinesterasehemmer (in schweren Fällen), Diazepam.

Homatropin

- Es handelt sich um ein Ausweichpräparat.
- Dosierung: 2 Tropfen einer 5%igen Homatropin-Lösung, eine Zykloplegie tritt nach 50 min ein.
- Vorteile: Die Zykloplegie ist schnell rückläufig und hat praktisch keine systemischen Nebenwirkungen.
- Nachteile: Die Zykloplegie erfolgt langsam nach rund 1 h.

Cyclopentolat

- Anwendung: Diese Substanz wird am häufigsten zur Refraktionsbestimmung in Zykloplegie verwandt.
- Dosierung: 1 Tropfen einer 0,5% bis 1%igen Cyclopentolat-Zubereitung 3mal im Abstand von 10 min. Eine Refraktionsbestimmung sollte 30 min nach dem letzten Tropfen erfolgen.
- Vorteile: Es erfolgt eine schnelle Zykloplegie (nach 30–40 min).
- Nachteile: Die Wirkung ist bei dunkel pigmentierter Iris schlecht.
- Nebenwirkungen: ähnlich Atropin. Die Substanz sollte erst ab dem 3. Lebensjahr gegeben werden, da in sehr seltenen Fällen Krampfanfälle ausgelöst werden können.

Tropicamid

- Häufig wird Tropicamid zur diagnostischen Mydriasis als Ausweichpräparat für die Zykloplegie verwendet.
- Dosierung: 1 Tropfen einer 1%igen Tropicamid-Zubereitung 2mal im Abstand von 5 min.
- Vorteil: Es kommt zu einer guten Mydriasis nach 30 min, die nach 6 h rückläufig ist.
- Nachteil: Die Zykloplegie ist von kurzer Dauer (15–20 min), jedoch durch 4- bis 5malige Applikation deutlich verbesserbar.
- Nebenwirkungen: Übelkeit, Kopfschmerzen und Kreislaufkollaps (sehr selten).

Tropfschema

- Ziel: Eine gute Zykloplegie nach kurzer Zeit bei minimalen Nebenwirkungen soll erreicht werden (Tabelle 3.4).

Tabelle 3.4. Tropfschema für Zykloplegika

Zykloplegikum	Alter	Applikation
Atropin 0,5%	1.–2. Lj.	1mal am Vorabend und am Morgen vor der Refraktionsbestimmung
Atropin 1%	2.–6. Lj.	1mal am Vorabend und am Morgen vor der Refraktionsbestimmung
Cyclopentolat 1%	ab 7. Lj.	3mal alle 10 min, Refraktionsbestimmung nach 30 min

4.9 Vervollständigung des strabologischen Status

4.9.1 Pupille

- Ein afferenter Pupillendefekt zeigt eine abnorme Sehnervenfunktion an. Die Pupillenreaktion sollte bei allen Kindern geprüft werden (Ausschluß organischer Ursachen visueller Störungen).

4.9.2 Spaltlampenuntersuchung

- Sie dient der Beurteilung pathologischer Veränderungen des vorderen Augenabschnittes (z.B. Katarakt).
- Sie kann einen Hinweis auf Residuen nach früheren Schieloperationen (man achte auf das episklerale Gefäßmuster) erbringen.

4.9.3 Applanatorischer Augeninnendruck

- Der Augeninnendruck steigt bei Blickwendung in Richtung eines restriktiv veränderten Muskels (z.B. endokrine Orbitopathie).

4.9.4 Fundusbeurteilung

- Die Fundusbeurteilung ist essentieller Bestandteil einer strabologischen Untersuchung.
- Sie kann Hinweise geben auf:
- Ein Narbenstadium einer Frühgeborenen-Retinopathie (Pigmentierungen in der Peripherie, atypische Gefäßaufzweigungen, Verziehung der temporalen oder nasalen Gefäßbögen, veränderte Pigmentierung der Makula, partielle Netzhautablösung, persistierende A. hyaloidea).
- Alte chorioretinitische Veränderungen (oft in der Makula gelegen).
- Intraokulare Tumoren.
- Makulaerkrankungen.
- Erkrankungen des Sehnerven (Stauungspapille, Sehnervenhypoplasie und -kolobome usw.).
- Strabismus sursoadductorius (abnormer Lichtreflex).
- N. IV-Parese (abnormer Lichtreflex).

WEITERFÜHRENDE LITERATUR

Brandt T, Büchele W (1983) Augenbewegungsstörungen. Klinik und Elektronystagmographie. Fischer, Stuttgart New York

Fechner PU, Teichmann KD (1991) Medikamentöse Augentherapie. Naumann GOH, Merte HJ, Gloor B (Hrsg). Enke, Stuttgart

Schmidt RF, Thews G (Hrsg) (1977) Physiologie des Menschen. Springer, Berlin Heidelberg New York

Von Norden GK (1988) Atlas der Schieldiagnostik. Schattauer, Stuttgart New York

5
Nichtoperative Maßnahmen bei Strabismus

5.1
Brillenkorrektur

5.1.1
Hyperopie

■ Bei manifestem Schielen wird ein Refraktionsdefizit von mehr als 0,5 dpt ausgeglichen.

■ Ein rein akkommodatives Einwärtsschielen kann durch eine Vollkorrektur beseitigt werden.

■ Hyperopien ohne Schielen werden ab 3,0 dpt ausgeglichen.

5.1.2
Anisometropie oder Astigmatismus

■ Eine Amblyopie und/oder eine Fusionsstörung kann entstehen, wenn ein größerer Zylinder von mehr als 0,75 dpt ein- oder beidseitig vorliegt. Dabei sind Astigmatismen mit schräger Achslage gravierender als solche mit gerader Achslage (ab −0,75 dpt bei schräger Achse und −1,0 dpt bei gerader Achslage).

■ Anisometropien werden ab 0,5 dpt Refraktionsdifferenz ausgeglichen.

5.1.3
Myopie

■ Bei mehr als −0,75 dpt ist der Fernvisus reduziert, und es kann eine Konvergenzinsuffizienz für die Nähe resultieren.

5.1.4
Akkommodativer Konvergenzexzeß

■ Verordnung einer Bifokalbrille, wenn dadurch Binokularsehen in der Nähe erreicht werden kann.

Die Trennlinie bei Bifokalgläsern (Exekutivgläsern) sollte durch die Pupillenmitte beim Blick in die Ferne verlaufen.

■ Bei der hypoakkommodativen Form ist ein kleiner Nahteil ausreichend, da er spontan akzeptiert wird.

■ Für die Ferne sollte eine Vollkorrektur der Hyperopie erfolgen.

5.1.5
Tips für Kinderbrillen

■ Kleine Rohlinge verringern das Gewicht.

■ Der Mittenabstand der Gläser (MA) sollte der PD entsprechen (muß auf dem Rezept vermerkt werden).

■ Ein breiter Nasensteg (möglichst aus Silikon) ist erforderlich.

■ Gespinstbügel und Kunststoffgläser sind günstig.

■ Keine Entspiegelung, da Oberflächenbehandlung die Bruchfestigkeit mindert.

5.2
Prismenverordnung

■ Die Indikation sollte so zurückhaltend wie möglich gestellt werden.

■ Bei einer Heterophorie geringer Ausprägung mit asthenopischen Beschwerden kann die Abweichung durch Prismen korrigiert werden.

■ Sie dient als präoperative Maßnahme vor einer geplanten Augenmuskeloperation (Prismenfolien).

■ Beim paretischen Schielen werden Prismen zum Ausgleich der Diplopie oder zur Vermeidung einer Kopfzwangshaltung verordnet.

5.3
Behandlung der Amblyopie

■ Voraussetzung für die Behandlung einer Stimulusdeprivationsamblyopie sind die Entfernung von Medientrübungen oder Verlegungen der optischen Achse und, falls erforderlich, eine entsprechende Brillenkorrektur.

■ Stimulusdeprivations- wie auch Schielamblyopien müssen mit Okklusion des führenden Auges behandelt werden.

- Bei einer anisometropischen Amblyopie muß häufig neben der Brillenkorrektur auch eine Okklusionsbehandlung erfolgen.
- Der Behandlungserfolg ist abhängig vom Lebensalter; je jünger ein Patient ist, desto schneller bessert sich der Visus des amblyopen Auges.
- Eine Erstbehandlung nach dem 6. Lebensjahr ist in der Regel selten effektiv (Versuch sinnvoll).
- Um ein Amblyopierezidiv bzw. eine Okklusionsamblyopie des guten Auges zu vermeiden, sollten Kinder regelmäßig bis zum 14. Lebensjahr kontrolliert werden (Teilzeitokklusion: sog. Ausschleich- oder „Fernsehokklusion").
- Pleoptische Maßnahmen und Penalisation stellen heutzutage keine Alternative bei der Amblyopiebehandlung dar.

5.3.1
Brillenkorrektur

- Die Refraktionsbestimmung (Skiaskopie in Zykloplegie) vor Okklusionsbehandlung ist zwingend notwendig und sollte mehrfach wiederholt werden.
- Vor Beginn der Okklusion muß eine optimale Brillenkorrektur verschrieben und akzeptiert werden. Aus psychologischen Gründen sollte man nicht mit der ersten Brille zugleich auch eine Okklusionstherapie beginnen.
- Oft reicht bereits die Korrektur einer einfacher Anisometropie zur Behandlung einer einseitigen Deprivationsamblyopie aus.

5.3.2
Vollokklusion (faziale Pflasterokklusion)

- Dies ist die effektivste Methode zur Behandlung einer Schielamblyopie.
- Am Tag wird während der „aktiven" Stunden eines Kindes am führenden Auge eine Fazialokklusion durchgeführt.
  - Faustregel: Das führende Auge wird entsprechend dem Lebensalter in Tagen abgeklebt (2-jähriges Kind = 2 Tage). Bei längeren Okklusionszeiten muß eine Stimulusdeprivationsamblyopie am führenden Auge befürchtet werden. Deswegen wird zwischen den Okklusionsintervallen ein Tag pausiert (freies Intervall) – „Stimulation der Binokularneurone".
  - Im ersten Lebensjahr gilt: Die halbe Wachzeit wird okkludiert.
- Die Sehschärfe wird in regelmäßigen Abständen überprüft.
- Wird der volle Visus bzw. ein alternierendes Schielen erreicht, kann die Okklusionsdauer reduziert werden.

5.3.3
Wenig effektive Behandlungsmethoden der Amblyopie

- Darunter fällt die Okklusion, die an der Brille angebracht wird (Folienokklusion), da das Kind an der Brille vorbeischaut.
- Ebenso trifft dies für die Bangerterfolien zu.
- Eine Okklusion mit einer undurchsichtigen Kontaktlinse (akademisches Verfahren, wenig praktikabel) kann ein Problem darstellen (Verletzungsgefahr durch Manipulation).
- Eine Brillen- und Atropinpenalisation sollte nur noch in ausgewählten Fällen bei gering ausgeprägten Amblyopien angewendet werden.
- Pleoptische Maßnahmen (Euthyskopschulung).

6
Konzepte der chirurgischen Schielbehandlung

6.1
Indikationen für eine chirurgische Schielbehandlung

- Verringerung des Schielwinkels: Es verbessert das Selbstbild des Patienten, weil ein auffälliges Stigma entfällt.
- Wiederherstellung eines vollständigen oder eingeschränkten Binokularsehens bedeutet:
  - Stabile Fusion im Gebrauchsblickfeld.
  - Beseitigung von Diplopie und Asthenopie.
  - Verbesserung der Feinmotorik durch Stereopsis.
- Korrektur einer Kopfzwangshaltung zur Vermeidung von:
  - Degenerativen Veränderungen an der Wirbelsäule.
  - Asymmetrie des Gesichtsschädels wegen Kopfdrehung oder -neigung (bei Kindern).
  - Verformung des Gesichtsschädels mit konkaver Mittellinie zur Seite der Kopfneigung (bei Kindern).
  - Über- oder Unterbiß zur Kompensation einer Kinnhebung bzw. Kinnsenkung (bei Kindern).
- Verlagerung der Ruhezone eines Nystagmus.

6.2
Zeitpunkt der Augenmuskeloperation

■ Eine geplante Augenmuskeloperation sollte durchgeführt werden, wenn:

● Ein auffälliges Schielen besteht.
● Normales Binokularsehen wieder hergestellt werden kann.
● Eine optimale Brillenkorrektur erfolgt ist.
● Eine Amblyopie sich deutlich verbessert hat oder beseitigt wurde.

■ Die meisten Kinder mit einer frühkindlichen Esotropie werden zwischen dem 4.–6. Lebensjahr (vor der Einschulung) operiert, da erst zu diesem Zeitpunkt verläßliche Befunde erhoben werden können.

■ Augenmuskeloperation u. U. schon früher, wenn der Schielwinkel so groß ist, daß Binokularsehen keinesfalls möglich ist.

■ Beim paretischen Schielen muß mindestens 1 Jahr abgewartet werden, um die Möglichkeit einer spontanen Remission auszuschließen.

■ Ein normosensorisches Spätschielen muß sofort operiert werden. Man kann es auch als den Notfall der Strabologie bezeichnen, da eine bereits vorhandene normale Netzhautkorrespondenz sonst verloren gehen kann.

■ Eine Grunderkrankung muß vollständig diagnostiziert und behandelt sein, bevor die Indikation zur Schieloperation gestellt wird (Schilddrüsenerkrankung bei endokriner Orbitopathie, neurologische Erkrankungen usw.).

6.3
Planung der Operation

■ Folgende Kriterien sollten berücksichtigt werden:

● Möglichst vollständige Korrektur des Schielwinkels.
● Größtmögliches Feld binokularen Einfachsehens.
● Normale Kopfhaltung.
● Symmetrie der Lidspalte.

■ Es muß minimiert werden:

● Zahl der zu operierenden Muskeln.
● Operative Komplikationen.

6.3.1
Präoperative Behandlung mit Prismen

■ Eine präoperative Verordnung von Prismen ist üblich, um folgende Gesichtspunkte in die Planung der Schieloperation mit einzubeziehen:

● Kann normales Binokularsehen postoperativ erreicht werden?
● Sind postoperativ Doppelbilder zu erwarten?
● Wird ein Schielwinkel nachgestellt (Winkelvergrößerung bei ANK)?

6.3.2
Konjunktivaler Zugang

Fornixinzision

■ Die Konjunktiva bulbi wird nahe der Umschlagsfalte in einem schrägen Quadranten (nicht über dem Muskel) limbusparallel eröffnet.

■ Eine solche Inzision erlaubt den Zugriff auf jeweils 2 der 6 Augenmuskeln.

■ Die Wundränder werden in der Regel innerhalb der Fornixfalte vernäht, ohne daß postoperativ Beschwerden durch Bindehautnähte auftreten.

■ Die konjunktivalen Vernarbungen sind minimal und bleiben unter den Lidern verborgen.

■ Ein geübter Chirurg und ein Assistent sind erforderlich.

Limbale Inzision

■ Die Bindehaut wird türflügelartig über dem Muskelansatz eröffnet. Es wird mit 1 oder 2 radiären Schnitten begonnen. Danach erfolgt die Durchtrennung der Bindehaut am Limbus.

■ Geeignet bei:

● Supramaximaler Chirurgie.
● Nachjustierbaren Fäden.
● Bei Revisionsoperationen.
● Ungeübter chirurgischer Assistenz.

■ Erfordert Nähte am Limbus zum Bindehautverschluß.

■ Höhere Inzidenz von Hornhautdellen.

Eröffnung der Bindehaut über dem Muskelansatz

■ Die Bindehaut wird limbusparallel über dem Muskelansatz eröffnet.

- Idealer Zugang zum M. obliquus inf.

- Es werden sichtbare Bindehautveränderungen bei Operationen an den horizontalen Mm. recti erzeugt.

- Wird dieser Schnitt als Zugang zu den geraden Augenmuskeln gewählt, so ist häufiger mit Adhäsionen zwischen Bindehaut und Muskel zu rechnen (geeignet für vertikale Muskeln, da der Schnitt von den Lidern bedeckt wird).

6.3.3 Muskelabschwächung

Rücklagerung

- Durch die Rücklagerung wird die Vordehnung und damit die elastische Rückstellkraft des Muskels verringert.

- Der Effekt durch Rücklagerung ist bei Kontrakturen (z.B. endokrine Orbitopathie) stärker ausgeprägt.

- Ist der Antagonist paretisch, wird der Effekt durch Rücklagerung geringer ausfallen.

- Es entsteht ein Bewegungsdefizit, weil die Abrollstrecke verkürzt wird.

- Die maximale Rücklagerung sollte am M. rectus med. 5 mm, an den Mm. rectus sup. et inf. 6 mm und am M. rectus lat. 12 mm nur in Einzelfällen (N. VI-Parese) überschreiten.

Sehnenverlängerung

- Durch eine Sehnen- oder Muskelverlängerung soll die elastische Rückstellkraft vermindert werden, ohne daß zugleich die Abrollstrecke beeinflußt wird.

- Beidseitige Einschnitte an den Muskelrändern sind die einfachste Technik. Die Schlingen- und Zungenoperation stellen Alternativen dar.

- Die Methoden konnten sich nicht durchsetzen, da es häufig zu Verwachsungen des Muskels mit der Sklera kommt, was funktionell einer Rücklagerung entspricht.

Tenotomie

- Tenotomie beschreibt die komplette Muskel- oder Sehnendurchtrennung (Myotomie oder Tenotomie) ohne weitere chirurgische Maßnahmen.

- An den geraden Augenmuskeln ist dieses Vorgehen heutzutage nicht mehr akzeptabel.

- Eine partielle hintere Tenotomie wird gerne noch am M. obliquus inf. durchgeführt. Der Muskel rutscht dadurch einige Millimeter zurück und verwächst erneut mit dem Bulbus. Deswegen wird auch nur ein geringer Effekt erzielt.

- Von einigen Autoren wird vorgeschlagen, das Muskelende mit einem Faden zu versehen, was im Falle einer Revision das Auffinden des Muskels sehr vereinfacht.

- Die Tenotomie kann unvorhersehbare postoperative Ergebnisse verursachen durch spontane, zufällige Wiederanlagerung an den Bulbus oder an andere Strukturen des Halteapparats.

- Indikationen bestehen nach Revisionen und evtl. bei Fibrosesyndromen.

Nachjustierbare Fäden

- Die Fäden werden durch Sklera und Bindehaut gestochen und müssen dann am ersten postoperativen Tag gespannt, bzw. gelockert werden. Zahlreiche Techniken sind beschrieben.

- Sie können sowohl bei Rücklagerungen als auch bei Resektionen angewendet werden.

- Das Vorgehen erfordert eine entsprechende postoperative Kooperation des Patienten für die notwendige klinische Untersuchung.

- Die Fadenlegung wird von einigen Autoren bei Muskelveränderungen durch endokrine Orbitopathie empfohlen.

Botulinumtoxin

- Die Injektion des Toxins von Clostridium botulinum in einen Muskel führt zur temporären Blockade der neuromuskulären Übertragung.

- Dies ist die einzige Möglichkeit, um die Kontraktionskraft eines Augenmuskels zu verändern.

- Die Lähmung des injizierten Muskels hält für 6–8 Wochen an.

- Das gewünschte Ergebnis läßt sich oft erst nach mehreren Injektionen erzielen.

- Als Komplikation können Skleraperforationen und Blutungen auftreten.

- Diese Therapie konnte bisher die Schieloperation in der Behandlung des paretischen Schielens nicht ersetzen.

- Indikationen sind ein schlechter Allgemeinzustand oder vorherige Operationen an den Augenmuskeln, die bei zusätzlichen chirurgischen Maßnahmen eine Ischämie des Vordersegments befürchten lassen.

- Es handelt sich um eine temporäre Maßnahme bis zur geplanten Schieloperation.

6.4
Fadenoperation

- Der Muskel wird außerhalb seiner physiologischen Abrollstrecke auf dem Bulbus fixiert, wodurch der Hebelarm verkürzt und das Drehmoment verringert wird. Die Muskelkraft bleibt unverändert, wird aber nicht mehr komplett in eine Drehbewegung umgesetzt. Stattdessen kommt es zu einer Retraktion des Bulbus.

- Je weiter hinten der Muskel fixiert wird, desto stärker ist der Effekt auf den Schielwinkel.

- Die Fixationsstelle muß hinter dem Äquator liegen, sonst wird kein Effekt erreicht. Daher ist die Methode von der Bulbuslänge abhängig.

- Die Operation setzt Erfahrung voraus; auf keinen Fall darf die Vortexvene verletzt werden.

- Es handelt sich um die Schieloperation mit der höchsten Perforationsgefahr!

- Die Fadenoperation kann mit einer Rücklagerung kombiniert werden (Revision dann sehr schwierig!).

6.5
Verstärkung der Muskelfunktion

6.5.1
Resektion

- Man exzidiert ein abgemessenes Segment von Sehne und Muskel mit Wiederanlagerung des Schnittendes an der anatomischen Insertionsstelle.

- Im eigentlichen Sinn kommt es zu keiner Verstärkung der Muskelfunktion, sondern zu einer Erhöhung der elastischen Kraft, was eine Drehung des Bulbus aufgrund eines veränderten Kräftegleichgewichts zwischen Agonist und Antagonist bewirkt.

- Der Effekt ist geringer, wenn eine Kontraktur des Antagonisten besteht (primären und sekundären Winkel messen).

- Aufgrund der verminderten Dehnbarkeit des Muskels entsteht eine Einschränkung der Beweglichkeit. Deswegen sollten große Resektionen (>10 mm bei gleichzeitiger Rücklagerung bzw. >6 mm bei einfacher Resektion) an den Horizontalmotoren vermieden werden.

- Eine Lidspaltenverengung kann bei isolierter Resektion auftreten.

- Bei Kombination mit Rücklagerungen werden langfristig stabile Ergebnisse erzielt.

- Die Resektion ist nur selten ohne gleichzeitige Rücklagerung des Antagonisten indiziert.

6.5.2
Vorlagerung

- Dies ist eine operative Maßnahme bei Revision, wenn zuvor ein Muskel rückgelagert wurde.

- Die Vorlagerung wird häufig mit einer Resektion des nach vorne verlagerten Muskels kombiniert.

6.5.3
Faltung

- Der Muskel kann auch durch Faltung verkürzt werden.

- Sie bietet sich für die schrägen Augenmuskeln an, da an den geraden Augenmuskeln störende Bindehautvorwölbungen durch eine Muskelverdickung entstehen können.

- Die Muskelgefäße werden geschont, so daß keine Blutungsgefahr besteht.

- Anfangs kann sie einfach revidiert werden.

- Die Faltung wird am häufigsten beim M. obliquus sup. angewandt.

- Bei Faltung des M. obliquus sup. kann ein postoperatives Brown-Syndrom (Hebungseinschränkung in Adduktion) entstehen.

6.6
Änderung der Muskelzugrichtung

- Durch Veränderung des Muskelansatzes werden Teilfunktionen eines Muskels beeinflußt.

■ Es kann durch Verschiebung des Ansatzes der horizontalen Mm. recti nach oben bzw. unten, zur Korrektur eines Alphabet-Symptoms oder einer geringen Höhenabweichung kommen. Sie führt zu Zykloabweichungen.

■ Operation nach Hummelsheim: Mm. rectus inf. und sup. werden in Längsrichtung gespalten und an den Ansatz des paretischen M. rectus lat. genäht.

■ Operation nach Jensen: Sie ähnelt im Prinzip dem Vorgehen von Hummelsheim. Es werden die vertikalen Mm. recti längs gespalten und die äußeren Muskelbäuche an den M. rectus lat. angenäht.

■ Operation nach O'Connor-Knapp: Es wird eine Transposition der beiden längshalbierten horizontalen Mm. recti auf die Insertionsstelle eines vertikalen geraden Augenmuskels durchgeführt.

6.7
Aufklärung

■ Folgende Punkte sollten besprochen werden:
● Chirurgische Therapie und konservative Alternativen (orthoptische Maßnahmen, Prismenkorrektur).
● Zeitpunkt der Operation.
● Details der chirurgischen Maßnahmen.
● Eine schriftliche Zustimmung für eine beidseitige Schieloperation, wenn dies aufgrund intraoperativer Befunde sinnvoll erscheint.
● Mögliche Änderung der geplanten chirurgischen Maßnahme wegen unvorhersehbarer intraoperativer Befunde.
● Erwartungen bezüglich Verbesserung und funktionellem Erfolg.
● Nennung von Komplikationen.
● Besprechung postoperativer Maßnahmen und Komplikationen (Diplopie, Prismenkorrektur, Revisions-Operation usw.).
● Brille weiterhin erforderlich.
● Okklusion weiterhin notwendig.

6.8
Chirurgische Komplikationen

6.8.1
Intraoperativ

■ Hierzu zählt die Skleraperforation, die am häufigsten durch die Nadel bei der Refixation verursacht wird. Als Komplikation können in seltenen Fällen Blutungen, Netzhautablösungen und Infektionen auftreten. Als Maßnahmen sollten die Kryokoagulation der Netzhaut unter indirekter ophthalmoskopischer Kontrolle, evtl. systemische Antibiotika ergriffen werden.

■ Verlorener Muskel: Die Retraktion eines geraden Muskels durch die Tenon-Kapsel erfordert die sofortige Revision.

6.8.2
Postoperativ

■ Ischämie des vorderen Augensegments (Hornhautödem mit vorderer Uveitis): Durch Unterbrechung der Ziliararterien nach Ablösung von mehr als 2 geraden Augenmuskeln kann diese katastrophale Komplikation auftreten. Sie ist aber sehr selten, nur bei voroperierten Patienten oder Patienten mit vaskulären Vorerkrankungen wahrscheinlich und erfordert eine topische und systemische Steroidgabe.

■ Fuchs-Delle (Hornhautdelle): Periphere Ausdünnung der Hornhaut neben einer wulstig verdickten Konjunktiva infolge schlechter Benetzung. Sie wird mit Tränenersatzmitteln behandelt.

■ Bindehautvernarbung: Tritt häufig bei Eröffnung der Bindehaut über dem Muskelansatz, nach Reoperationen und, wenn die Bindehaut nicht sorgfältig adaptiert wurde (Tenon-Inkarzeration), auf.

■ Veränderungen der Lidspalte: Es kann zur Verengung der Lidspalte bei einseitig kombinierten Eingriffen an den geraden Augenmuskeln durch Retraktion des Bulbus kommen.

■ Insuffizienz der episkleralen Naht (verlorener Muskel): Es tritt ein unbefriedigender postoperativer Schielwinkel sowie eine Einschränkung der monokulären Exkursionen auf. Der Muskel muß operativ möglichst rasch revidiert werden.

■ Tenon-Zyste: Hierbei handelt es sich um eine typische Zyste, die sich zunehmend vergrößert. Nach der Nadelpunktion sollte eine Behandlung mit topischen Steroiden, gegebenenfalls eine Exzision erfolgen.

■ Vernarbungen (Adhärenzsyndrom): Sie entstehen meist infolge von Proliferationen nach Verletzung der Tenon-Kapsel mit konsekutivem Prolaps vom orbitalem Fett. Die Folge ist eine Behinderung der okulären Beweglichkeit. Meist ist eine sorgfältige chirurgische Exzision erforderlich.

- Eine Erweiterung der Lidspalte ist bei großer Rücklagerung eines vertikalen geraden Augenmuskels notwendig.

- Infektionen: Abhängig vom Schweregrad und der Ausbreitung (Orbita) sind systemische Antibiotika erforderlich.

- Netzhautablösung: Ursache sind Glaskörpertraktionen oder Netzhautinkarzerationen nach Perforation. Die Behandlung ist vom Befund abhängig.

6.9
Postoperative Nachkontrollen

- Ein, 2 und 4 Tage nach der Operation sollten das Ergebnis sowie mögliche Komplikationen (verlorener Muskel, Infektionen, Perforation) kontrolliert werden.

- Sechs Wochen postoperativ sollte man einen möglicherweise verbliebenen Restwinkel vermessen und eine Fundusuntersuchung durchführen.

6.10
Postoperative Empfehlung

- Schwimmen sollte 2 Wochen postoperativ vermieden werden.

- Ein Schulbesuch ist nach einigen Tagen, Teilnahme am Sport nach 14 Tagen möglich.

- Eine Brille mit optimaler Refraktion muß nach der Operation getragen werden.

WEITERFÜHRENDE LITERATUR

Davidorf FH, Keller DA (1978) Atlas of surgery, Keller, Columbus/OH
Eisner G (1978) Augenchirurgie. Springer, Berlin Heidelberg New York
Kaufmann H (1995) Strabismus. Enke, Stuttgart
Mackensen G, Neubauer H (1988) Augenärztliche Operationen. Springer, Berlin Heidelberg New York Tokyo
Richards R, Greenberg S, Herbert JT (1991) A text and atlas of strabismus surgery. Chapman & Hall Medical, London

7
Konkomitantes Schielen

> Der Schielwinkel ändert sich in verschiedenen Blickrichtungen nicht oder nur geringgradig. Die monokularen Bewegungsstrecken sind meist nicht eingeschränkt.

7.1
Innenschielen (Esotropie) – typische Merkmale

- Abweichen eines Auges nach innen.

- Synonyme: Einwärtsschielen, Innenschielen, Strabismus convergens.

- Häufigste Form des Schielens im 1.–3. Lebensjahr.

7.1.1
Kongenitale Esotropie
(frühkindliches Schielsyndrom)

- Es muß das frühkindliche Innenschielen (Zeitpunkt des Schielbeginns) vom frühkindlichen Schielsyndrom (typischer Symptomenkomplex) abgegrenzt werden.

- Anamnese: Der Beginn des Schielens liegt innerhalb des 1. Lebensjahres.

- Befunde:

  - Großer, konstanter bis wechselnder Schielwinkel.
  - Oft Fixation in Adduktion (crossed fixation), verbunden mit einer Kopfwendung.
  - Dissoziierte Vertikaldivergenz (DVD, s. Abschn. 7.3.1), häufig kombiniert mit dissoziierter Exzyklorotation.
  - Nystagmus latens.
  - Asymmetrie des optokinetischen monokularen Reflexes.
  - Schiefhaltung des Kopfes (Nystagmusberuhigung und Kompensation der Zyklorotation).
  - Strabismus sursoadductorius mit Buchstabensymptom und Zyklorotation des Auges.

- Therapiekonzept: Amblyopiebehandlung, später operative Korrektur des Schielwinkels.

7.1.2
Mikrostrabismus

- Der Schielwinkel ist klein (bis 5°) und es besteht immer eine anomale Netzhautkorrepondenz (ANK). Drei Typen werden unterschieden: Zentrale Fixation mit harmonischer ANK, exzentrische Fixation mit harmonischer ANK und exzentrische Fixation mit Identität.

- Anamnese:

  - Häufig vererbt.
  - Wird oft erst bei der Einschulungsuntersuchung entdeckt.

- ■ Befund:
  - Schielen meist einseitig und konvergent.
  - Subnormales Binokularsehen vorhanden; auch grobe Stereopsis möglich; nur Konturstereogramme, Random dot (Lang) wird nicht bestanden.
  - Meist deutliche Amblyopie, häufig Trennschwierigkeiten beim Nahvisus (Einzeloptotypen besser).
  - Kleine Einstellbewegungen im einseitigen Cover-Test (Ausnahme: Mikrostrabismus mit Identität).
  - 4-Prismen-Basis-außen-Test: Sakkade, wenn Prisma vor das fixierende Auge gehalten wird, keine Sakkade, wenn Prisma vor dem schielenden Auge (Skotom).
  - Häufig Anisometropie.

- ■ Therapie: Eine konsequente Okklusionsbehandlung (oft bis zum 10. Lebensjahr) ist nötig. Meist ist nur durch eine Vollokklusion ein Visusanstieg zu erzielen. In seltenen Fällen kann eine pleoptische Schulung (Euthyskopschulung nach Cüppers) versucht werden. Ein dekompensierter Mikrostrabismus sollte operiert werden.

7.1.3
Akkommodativer Strabismus convergens

- ■ Akkommodation und Konvergenz sind gekoppelt. Aufgrund der Hyperopie muß bereits in der Ferne akkommodiert werden, was einen Konvergenzimpuls auslöst. Dieser allein reicht nicht aus, um ein Schielen zu verursachen. Es muß zusätzlich eine gestörte Sensorik (gestörte fusionale Divergenz) vorhanden sein.

Rein akkommodativer Strabismus convergens

- ■ Anamnese: Es liegt meist ein akuter Schielbeginn im 1. Lebensjahr vor. Die Eltern berichten von einem Einwärtsschielen, das v. a. beim Blick in der Nähe auffällt.

- ■ Befund:
  - Hyperopie.
  - Einseitige, meist intermittierende Esotropie.
  - Nach Ausgleich der Hyperopie verschwindet der Schielwinkel.
  - Normale Netzhautkorrespondenz.
  - Nach Vollkorrektur sollte ein Mikrostrabismus ausgeschlossen werden.

- ■ Therapiekonzept: Vollkorrektur der Hyperopie.

Teilakkommodativer Strabismus convergens

- ■ Diese Form ähnelt von Anamnese und Befund dem vollakkommodativen Strabismus convergens; allerdings verbleibt nach Korrektur der Hyperopie ein Restschielwinkel.

- ■ Therapiekonzept:
  - Ausgleich des Refraktionsdefizits.
  - Amblyopiebehandlung.
  - Augenmuskeloperation. Falls bei der präoperativen Indikationsstellung die Hyperopie nicht voll ausgeglichen wurde, wird ein zu großer Winkel operiert und eine sekundäre Divergenz resultiert. Bei Esotropie mit normaler Netzhautkorrespondenz sollte eine sofortige Operation erfolgen, um eine Binokularfunktion wieder herzustellen.

Konvergenzexzeß

- ■ Vergrößert sich der Innenschielwinkel in der Nähe, so liegt ein Konvergenzexzeß (KE) vor. Dies gilt auch dann, wenn für die Ferne bei Emmetropen oder nach Korrektur eines Refraktionsdefizits Parallelstand besteht. Es werden 3 Formen unterschieden:

- ■ Normakkommodativer KE:
  - Unter Nahaddition (+3,0) reduziert sich oder verschwindet der Schielwinkel.
  - Die Akkommodationsbreite ist normal.
  - Der AC/A-Quotient ist erhöht.
  - Therapie: Bifokalbrille (Exekutivgläser) mit Addition +2,0, max. +3,0, wenn damit Binokularsehen erreicht wird. Falls ein Schielwinkel verbleibt, kann eine Fadenoperation vorgenommen werden (max. 13 mm).

- ■ Hypoakkommodativer KE:
  - Deutlich herabgesetzte Akkommodationsbreite.
  - Unter Nahaddition Orthotropie.
  - Therapie: Bifokalbrille mit kleinem Nahteil (wie bei Presbyopie). Eine Fadenoperation ist nicht indiziert.

- ■ Nichtakkommodativer KE: Durch Nahaddition kommt es zu keiner Beeinflussung des Winkels.
  - Ursache ist vermutlich eine zu starke proximale Konvergenz.
  - Die Akkommodationsbreite ist normal.
  - Therapie: Fadenoperation.

7.1.4
Normosensorisches Spätschielen

> Das Schielen beginnt akut nach dem 2. Lebensjahr und kann anfangs intermittierend sein. Es hat sich bereits eine normale Netzhautkorrespondenz entwickelt, die jetzt gefährdet ist. Unbehandelt besteht die Gefahr einer Amblyopie durch Suppression sowie der Ausbildung einer anomalen Netzhautkorrespondenz. Darum wird dieses Krankheitsbild gerne als „strabologischer Notfall" bezeichnet.

■ Anamnese:

- Plötzliches Auftreten des Schielens.
- Gelegentlich wird anfangs Diplopie angegeben, die nach wenigen Tagen verschwindet.
- Kinder sind unsicher und stolpern häufig.
- Zukneifen eines Auges.

■ Befund:

- Schwankender Schielwinkel.
- Normale Netzhautkorrespondenz.
- Freie Motilität.
- Differentialdiagnose: beidseitige Abduzensparese bei Hirndruck, dekompensierter Mikrostrabismus.

■ Therapie: Sofortige Korrektur mit Prismen oder alternierende Vollokklusion bis zur Operation, um eine Suppression zu vermeiden. Die Augenmuskeloperation (innerhalb von 6 Monaten) sollte schnell erfolgen. Die Prognose bezüglich der Wiederherstellung des Binokularsehens ist insgesamt günstig.

7.1.5
Dekompensierte Esophorie

■ Anamnese:

- Schielbeginn (akut oder intermittierend) im Erwachsenenalter.
- Häufig besteht eine Myopie.

■ Befund:

- Asthenopische Beschwerden, Doppelbilder.
- Esotropie mit normaler Netzhautkorrespondenz.
- Differentialdiagnose: beidseitige Abduzensparese.

■ Therapie:

- Exakte Brillenkorrektur eines Refraktionsfehlers (Zentrierung der Brille prüfen).
- Prismenkorrektur bis zur Operation.
- Schieloperation nach ca. einjähriger Verlaufsbeobachtung: gute Ergebnisse nach beidseitiger Medialisrücklagerung. Die Operation muß präzise vorbereitet (Prismenadaptation, diagnostische Okklusion) und durchgeführt werden, da sonst postoperativ Doppelbilder auftreten können.

7.1.6
Chirurgische Maßnahmen bei konkomitanten Esodeviationen

■ Die Wahl einer speziellen Operationsmethode wird wesentlich durch die eigenen Erfahrungen bestimmt. Durch genaue Kenntnisse einer Methode sind entsprechend reproduzierbare Ergebnisse zu erzielen. In Deutschland wird überwiegend die einseitig kombinierte Operation der horizontalen Mm. recti (Rücklagerung/Resektion) angewandt.

■ Dosierungen zu einzelnen Operationen stellen daher nur Anhaltswerte dar, die individuell angepaßt werden müssen. Die Bulbuslänge hat einen entscheidenden Einfluß auf die Dosierung, was präoperativ berücksichtigt werden muß. Es wird daher auf die weiterführende Literatur verwiesen.

Einseitige Rücklagerung

■ Diese Methode ist geeignet bei kleinen Schielwinkeln. Dosierung: 1°/mm. Dadurch ergeben sich in den meisten Fällen große Strecken. Deshalb ist mit Inkomitanzen zu rechnen.

Beidseitige Rücklagerung oder Resektion

■ Medialis-Rücklagerung (Tabelle 3.5):

- Die Konvergenz ist eingeschränkt; dadurch wird der Nahwinkel stärker als der Fernwinkel beeinflußt.
- Langfristig ist das Ergebnis weniger stabil (sekundäre Divergenz) als nach kombinierter Operation.

Tabelle 3.5. Dosierungsschema für eine beidseitige Rücklagerung des M. rectus med. Angegeben sind die Rücklagerungstrecken pro Muskel

Fernwinkel (Grad)	Rücklagerung des M. rectus med. (mm)
8–13	3–4
14–19	4–5
>19	5–6

Tabelle 3.6. Dosierungsschema für eine beidseitige Resektion des M. rectus lat. Angegeben sind die Resektionsstrecken pro Muskel

Fernwinkel (Grad)	Resektion des M. rectus lat. (mm)
8–13	3–4
14–19	5–6
>19	7–8

Tabelle 3.8. Dosierungsschema für eine beidseitige Fadenoperation am M. rectus med. Angegeben ist der Abstand zwischen Muskelansatz und retroäquatorialer Fixationsstelle

Nah/Ferne (Grad)	Fadenoperation am M. rectus med. (mm)
9/4	12
14/8	13
19/11	14

■ Lateralis-Resektion: Stärkere Beeinflussung des Fernwinkels (Tabelle 3.6).

Einseitig kombinierte Operation (Tabelle 3.7)

■ Hierbei wird die Rücklagerung des M. rectus med. mit einer Resektion des M. rectus lat. (häufigste Operation) kombiniert.

■ Indikation: konstanter Winkel (präoperative Prismenkorrektur).

■ Vorteil: Echte Stellungsänderung, geringe Beeinflussung der Motilität.

■ Es wird mit der Rücklagerung (spannungsreduzierender Eingriff) begonnen; danach folgt die Resektion.

Tabelle 3.7. Dosierungsschema für eine einseitig kombinierte Operation. (Nach Kaufmann 1995)

Fernwinkel (Grad)	Nahwinkel (Grad)	Rücklagerung M. rectus med. (mm)	Resektion M. rectus lat. (mm)
9	9	3	3
12	10	4	3
10	12	3	4
12	12	4	4
13	15	4	5
14	14	5	4
15	16	5	5
13	17	5	6
17	17	5	6
19	19	5	7
22	21	6	7

Fadenoperation (Tabelle 3.8)

■ Die Operation sollte beidseits durchgeführt werden. Es wird der Abstand vom Ansatz des M. rectus med. zur retroäquatorialen Fixationsstelle angegeben.

■ Da dieser intraoperativ oft schwer zu messen ist, empfiehlt sich eine Messung vom Limbus aus. Entsprechend muß der Abstand vom Limbus bis zum Muskelansatz (meist 5,5 mm) addiert werden.

7.2
Außenschielen (Exotropie) – typische Merkmale

■ Abweichen eines Auges nach außen.

■ Synonyme: Auswärtsschielen, Außenschielen, Strabismus divergens.

■ Häufigkeiten:

● Seltener als Innenschielen (1:5).
● Häufiger bei Erwachsenen als bei Kindern.
● Intermittierende häufiger als manifeste Exotropie.

7.2.1
Primär konstante Exotropie

■ Diese Form tritt selten auf. Sie findet sich vermehrt bei Kindern mit frühkindlichen Hirnschäden.

■ Befund:

● Großer Schielwinkel, häufig alternierend.
● Meist Panoramasehen (keine Überschneidung der Gesichtsfelder, es besteht keine anomale Netzhautkorrespondenz).

■ Differentialdiagnose:

● Sekundäre Exotropie.
● Frühere intermittierende Exotropie (kann häufig erst postoperativ durch Nachweis von Stereosehen diagnostiziert werden).

■ Therapie: Es wird eine Schieloperation aus kosmetischen und psychologischen Gründen durchgeführt. Bei beidseitigen Resektionen bzw. Rücklagerungen und großen Dosierungen können postoperative Motilitätsstörungen auftreten. Es muß mit einer postoperativen Diplopie gerechnet werden, insbesondere wenn Panoramasehen bestand. Daher ist präoperativ ein Prismenausgleich angezeigt (Patienten mit Panoramasehen wollen in der Regel nicht darauf verzichten und entscheiden sich gegen eine Operation).

7.2.2
Intermittierendes Außenschielen

■ Häufigste Form des Außenschielens.

■ Es werden 3 Typen unterschieden: Divergenzexzeß, Neutraltyp (am häufigsten), Konvergenzinsuffizienztyp:

• Neutraltyp: Der Schielwinkel ist für Ferne und Nähe gleich.
• Konvergenzinsuffizienztyp: Der Schielwinkel für die Nähe ist größer als für die Ferne (Differenz Ferne/Nähe 7°), niedriger AC/A-Quotient.
• Divergenzexzeß: Der Schielwinkel für die Ferne ist größer als für die Nähe (Differenz Ferne/Nähe 7°).

■ Anamnese:

• Häufiges Zukneifen eines Auges durch Blendung, aber nicht wegen Doppelbildern.
• Subjektive Erweiterung des binokularen Gesichtsfeldes (Panoramasehen).

■ Befund: Typisch ist eine intermittierende Exotropie mit anomaler Netzhautkorrespondenz (fehlende Doppelbilder) in der Abweichphase. Bei Kompensation des Schielens liegt eine normale Netzhautkorrespondenz mit normaler Stereopsis vor.

■ Therapie:

• Bei Kindern sollte operiert werden, wenn mehr als die Hälfte des Tages geschielt wird, da sich oft bis zum 12. Lebensjahr eine Manifestation entwickelt.
• Bei Erwachsenen sind ästhetische Gesichtspunkte für die Operationsindikation entscheidend.
• Präoperativ sollte ein Prismenausgleich erfolgen. Falls dies nicht gelingt, sollte eine beidseitige Medialisresektion probiert werden, die bei großen Winkeln mit einer Rücklagerung des M. rectus lat. kombiniert werden kann. Eine einseitig kombinierte Operation ist bei diesem Krankheitsbild ebenfalls möglich.

7.2.3
Dekompensierte Exophorie

■ Anamnese:

• Schielbeginn meist im Erwachsenenalter.
• Häufig asthenopische Beschwerden.

■ Befunde:

• Exotropie mit normaler Netzhautkorrespondenz.
• Evtl. unkorrigierte Myopie, einseitiger Astigmatismus oder Anisomyopie.
• Doppelbildwahrnehmung in der Abweichphase (Exophorie).

■ Differentialdiagnose: Intermittierende Exotropie.

■ Therapie: Immer Vollkorrektur eines bestehenden Refraktionsfehlers. Auch eine Hyperopie muß korrigiert werden, da durch ständige Akkomodationsimpulse die Fusion gestört sein kann. Es ist eine falsche Annahme, daß durch Akkomodation bei nicht korrigierter Hyperopie oder sogar nach Vorsatz von Minusgläsern eine Exophorie behandelt werden könnte, weil Akkommodation und Konvergenz gekoppelt sind. Bei großen Schielwinkeln ist eine Operation indiziert, die erst nach Okklusion und Prismenausgleich erfolgen sollte.

7.2.4
Sekundäre Exotropie

■ Das Schielen wird durch eine organisch bedingte Sehverschlechterung verursacht. Wegen der fehlenden Stellungskontrolle weicht das schlechter sehende Auge nach außen ab.

■ Therapie:

• Beseitigung der Visusminderung (z. B. Katarakt-Operation), falls dies möglich ist.
• Schieloperation aus kosmetischen und psychologischen Gründen sinnvoll.

7.2.5
Konsekutive Exotropie

Bezeichnet ein Schielen, das entweder spontan oder nach einer Schieloperation von einer Esotropie in eine Exotropie wechselt.

7.2.6
Divergenter Mikrostrabismus (vgl. Abschn. 7.1.3)

■ Der divergente Mikrostrabismus soll häufiger als bisher angenommen die Ursache eines intermittierenden Außenschielens sein.

■ Typischerweise liegt eine harmonische ANK, selten exzentrische Fixation mit Amblyopie vor.

- Der Nachweis aufgrund des kleinen Winkels (Cover-Test, Nachbildprüfung) ist schwierig.
- Oft besteht ein gutes Stereosehen.
- Eine Amblyopieprophylaxe ist nicht immer erforderlich, sorgfältige Visuskontrollen sind jedoch nötig.

7.2.7
Chirurgische Behandlung des Außenschielens

Einseitige Rücklagerung oder Resektion

- Diese Technik ist bei kleinen Schielwinkeln geeignet. Dosierung: 1°/mm. Dadurch ergeben sich in den meisten Fällen große Strecken. Postoperativ ist deshalb mit Inkomitanzen zu rechnen.

Beidseitige Rücklagerung oder Resektion

- Bei intermittierender Exotropie indiziert.
- M. rectus lat.-Rücklagerung: Der Schielwinkel für die Ferne wird stärker reduziert als der Winkel in der Nähe, die Differenz zwischen Ferne und Nähe ist allerdings nicht vorhersagbar (Tabelle 3.9 und Tabelle 3.10).

Einseitige kombinierte Operation

- Hier wird eine Rücklagerung des M. rectus lat. mit einer Resektion des M. rectus med. kombiniert (Tabelle 3.11).

Tabelle 3.9. Dosierungsschema für eine beidseitige Rücklagerung des M. rectus lat. Angegeben sind die Rücklagerungsstrecken pro Muskel

Fernwinkel (Grad)	Rücklagerung des M. rectus lat. (mm)
8	4
11	5
14	6
16	7

Tabelle 3.10. Dosierungsschema für eine beidseitige Resektion des M. rectus med. Angegeben sind die Rücklagerungsstrecken pro Muskel

Fernwinkel (Grad)	Resektion des M. rectus med. (mm)
8	4
11	5
14	6
16	7

Tabelle 3.11. Dosierungsschema für eine einseitige kombinierte Operation. (Nach Kaufmann 1995)

Fernwinkel (Grad)	Nahwinkel (Grad)	Resektion M. rectus med. (mm)	Rücklagerung M. rectus lat. (mm)
10	10	3	3
12	12	3	5
14	14	4	4
15	16	4	5
17	18	5	5
21	21	6	6
23	22	6	7

- Indikation: konstanter Winkel (präoperative Prismenkorrektur).
- Vorteil: Echte Stellungsänderung, geringe Beeinflussung der Motilität.
- Verfahren mit der besten Dosierbarkeit.
- Es wird mit der Rücklagerung (spannungsreduzierender Eingriff) begonnen, danach folgt die Resektion.

7.3
Vertikalschielen

- Ein konkomittierendes Höhenschielen ist charakterisiert durch:
  - Vertikaldeviation ohne nennenswerte Verrollung des Auges,
  - konstanten Schielwinkel bei Auf- und Abblick.

7.3.1
Dissoziierte Vertikaldivergenz (DVD)

- Synonym: Dissoziiertes Höhenschielen.
  - Abhängig von der Beleuchtung beider Augen findet sich eine unterschiedliche Vertikaldivergenz (VD) bei Rechts- und Linksfixation.
  - In 90% der Fälle ist sie mit einem frühkindlichen Schielsyndrom verbunden.
  - Häufig findet man eine Exzyklorotation.
- Befund:
  - Beim Abdecken eines Auges (verringerter Lichteinfall) kommt es zu einer langsamen Aufwärtsbewegung des abgedeckten Auges.
  - Bielschowsky-Verdunkelungs-Test: Beim Abdunkeln des fixierenden Auges (Graufilter, Rotglas) macht das abweichende Auge eine Abwärtsbewegung.

- Differentialdiagnose: Strabismus sursoadduktorius (Überfunktion der Mm. obliqui inf.).

- Therapie: Bei streng einseitigem Schielen kann eine Fadenoperation des M. rectus sup. durchgeführt werden.

7.3.2
Strabismus sursoadduktorius

- Zunahme der Hypertropie mit zunehmender Adduktion.

- Obwohl ein inkomitantes Schielen charakteristisch ist, sollte man den Strabismus sursoadduktorius als konkomittierende Störung des M. obliquus inf. ansehen. In keinem Fall handelt es sich um eine Parese des M. obliquus sup.

- Befund:
  - Große Vertikaldivergenz (VD) in Adduktion.
  - Abnahme der VD bei Abduktion.
  - Die VD in Adduktion ändert sich kaum bei Auf- bzw. Abblick.
  - Meist V-Symptom.
  - Geringe Zyklodeviation in allen Blickrichtungen.
  - Das monokulare Blickfeld ist frei.

- Therapie: Rücklagerung des M. obliquus inf., evtl. kombiniert mit Faltung des M. obliquus sup.

7.3.3
Strabismus deorsoadduktorius

- Zunahme der Hypotropie mit zunehmender Adduktion.

- Obwohl ein inkomitantes Schielen charakteristisch ist, sollte man den Strabismus deorsoadduktorius als konkomittierende Störung des M. obliquus sup. ansehen. In keinem Fall handelt es sich um eine Parese des M. obliquus inf.

- Befund:
  - Vertikaldivergenz (VD) in Adduktion.
  - Abnahme der VD bei Abduktion.
  - Die VD in Adduktion ändert sich nicht bei Auf- und Abblick.
  - Das monokulare Blickfeld ist frei.
  - A-Symptom.
  - Geringe Zyklodeviation in allen Blickrichtungen.

- Therapie: Es wird eine Rücklagerung des M. obliquus sup., evtl kombiniert mit einer Resektion/Vorlagerung oder Faltung des M. obliquus inf., durchgeführt.

7.3.4
Vertikaler Mikrostrabismus

- Sehr selten.

- Häufig findet sich ein dissoziiertes Höhenschielen.

WEITERFÜHRENDE LITERATUR

Kaufmann H (1995) Strabismus. Enke, Stuttgart
Kolling G (1986) Diagnostik und operative Korrektur von Vertikal- und Zyklodeviationen bei Störungen schräger Augenmukeln. Dosis-Wirkungsbeziehung verschiedener Eingriffe. Habilitationschrift des Fachbereichs Humanmedizin der Justus-Liebig Universität, Gießen
Krzizok T, Gräf M, Kaufmann H (1994) Einfluß der Bulbuslänge auf die Schielwinkelreduktion nach Fadenoperation. Ophthalmologe 1:68
Mackensen G, Neubauer H (1988) Augenärztliche Operationen. Springer, Berlin Heidelberg New York
Richards R, Greenberg S, Herbert JT (1991) A text and atlas of strabismus surgery. Chapman & Hall Medical, London

8
Inkomitantes Schielen

Das horizontale, vertikale oder rotatorische Schielen mit seinen unterschiedlich großen Schielwinkeln in verschiedenen Blickrichtungen (erworben oder angeboren) werden hierzu gezählt.

8.1
Allgemeines

8.1.1
Pathogenese

- Es wird im klinischen Alltag nicht zwischen Parese und Paralyse unterschieden (Parese = partielle Lähmung, Paralyse = vollständige Lähmung).

- Ätiologie:
  - Schädigung des zuleitenden Nerven (Parese des III., IV. oder VI. Hirnnerven).
  - Störung der neuromuskulären Überleitung (Myasthenia gravis).
  - Schädigung des Muskels (Kontraktur).

- Bei folgenden Erkrankungen ist eine weitere Diagnostik und ggf. Therapie der Grunderkrankung erforderlich:
  - Schilddrüsenerkrankungen.
  - Diabetes mellitus.

- Myasthenia gravis.
- Neurologische Erkrankungen.
- Traumen.

8.1.2
Klinische Untersuchung

Einseitiger Cover-Test (CT)

■ Er dient zur Bestimmung der manifesten Schielabweichung durch Beurteilung der Einstellbewegungen.

Alternierender Prismen-cover-Test (APCT)

■ Ein inkomitantes Schielen wird durch die Bestimmung des Schielwinkels in verschiedenen Blickrichtungen diagnostiziert.

■ Die meisten Patienten fixieren spontan mit dem nichtparetischen Auge: Dabei wird der primäre Schielwinkel gemessen.

■ Fixiert das paretische Auge, so wird der sekundäre Schielwinkel gemessen, welcher immer größer als der primäre Winkel ist.

■ Im Wirkungsbereich des paretischen Augenmuskels wird der größte Winkel gemessen.

■ Ein inkomitantes Schielen kann allmählich (Monate) in ein konkomitantes Schielen übergehen.

Tangententafel nach Harms

Der Schielwinkel wird unter Dunkelrotglas in verschiedenen Blickrichtungen quantifiziert. Der große Vorteil besteht in der gleichzeitigen Messung von vertikaler, horizontaler und rotatorischer Abweichung.

Synoptometer

Dieses Gerät kann alternativ zur Tangententafel verwendet werden. Nachteile sind jedoch, daß die rotatorische Komponente nicht meßbar ist und die Apparatekonvergenz Einfluß auf den Schielwinkel hat.

Hess-Schirm

Die Dissoziation wird hierbei mit der Rot-grün-Brille vorgenommen. Der entscheidende Nachteil ist die Tatsache, daß die rotatorische Komponente nicht meßbar ist.

Feld des binokularen Einfachsehens

Es wird am besten an der Tangententafel bestimmt. Für gutachterliche Fragen und zur Verlaufskontrolle ist es von Wichtigkeit.

Pinzettenzugtest

■ Mit diesem Testverfahren kann eine Kontraktur nachgewiesen werden. Mit einer Pinzette wird die passive Beweglichkeit des Bulbus in Zugrichtung des betroffenen Muskels beurteilt.

- Alte Parese: Möglicherweise kommt es zur Behinderung im Wirkungsbereich des paretischen Muskels.
- Frische Parese: Normale Beweglichkeit.

■ Kontraktur: Es findet eine Behinderung im Wirkungsbereich des Antagonisten statt.

Änderung der Sakkaden

■ Hierbei wird die Geschwindigkeit einer Muskelsakkade beurteilt.

■ Es kommt zu einer verlangsamten Sakkade in Zugrichtung des paretischen Muskels, die nur bei ausgeprägten Paresen beobachtet werden kann.

8.1.3
Therapie des inkomitanten Schielens

■ Diplopievermeidung: 1. Ausgleich des Schielwinkels mit Prismen; 2. Falls dies nicht möglich ist, sollte eine Okklusion des paretischen Auges durchgeführt werden (Brillenokklusion mit Mattfolie).

■ Nach einem Jahr Regenerationszeit kann bei bestehendem Schielwinkel eine operative Therapie erwogen werden.

■ Die Chirugie erfolgt entweder zur Verbesserung der Stellung des paretischen Auges oder nach dem Prinzip der Gegenparese am nichtparetischen Auge. Ziel ist ein möglichst großes Feld binokularen Einfachsehens in Primärposition.

■ Von einigen Autoren wird die Injektion von Botulinumtoxin zur Abschwächung des ipsilateralen Antagonisten empfohlen. Diese Therapie ist nur sinnvoll, wenn eine Spontanheilung erwartet wird, oder der Zeitraum bis zur Operation überbrückt werden muß.

■ Häufigste Indikation zur chirurgischen Therapie des inkomitanten Schielens: Paresen, endokrine Orbitopathie, Retraktionssyndrom.

8.2
Fehlfunktion des M. obliquus inferior

■ Die Funktion des M. obliquus inf. kann durch Unterfunktion und Kontrakturen beeinträchtigt werden. Eine Überfunktion dieses Muskels ist nicht bekannt, obwohl diese früher als Ursache eines Strabismus sursoadduktorius postuliert wurde.

8.2.1
Unterfunktion des M. obliquus inferior

■ Ätiologie:
- Primär: Parese des versorgenden Astes des N. oculomotorius, selten isoliert betroffen.
- Sekundär: Exzessive chirurgische Abschwächung des M. obliquus inf. durch Rücklagerung.

■ Diagnostische Hinweise:
- Anamnese: Trauma, Operationen an Augenmuskeln.
- Kopfzwangshaltung (alte Bilder zeigen lassen) mit Kopfneigung und Kopfhebung.
- Diplopie.
- Meist mit anderen Augenmuskelstörungen im Rahmen einer Parese des III. Hirnnerven kombiniert.

■ Befund:
- Inzyklorotation, die auch sehr gut bei der indirekten Ophthalmoskopie zu erkennen ist.
- Tieferstand des betroffenen Auges in Adduktion.
- A-Symptom.

■ Differentialdiagnose:
- Dekompensierender/dekompensierter Strabismus deorsoadduktorius.
- N. IV-Parese
- Bewegungseinschränkungen im Aufblick (Brown-Syndrom).

8.2.2
Kontraktur des M. obliquus inferior

■ Ätiologie:
- Sekundär: Vernarbung nach Orbitabodenfraktur (mit oder ohne Einklemmung), Schieloperation, andere Orbitaverletzungen oder -operationen.

■ Diagnostische Hinweise:
- Anamnese: Trauma, Operationen.
- Kopfzwangshaltung mit Kopfsenkung.
- Blickrichtungsabhängige Diplopie.

■ Befund:
- Vertikale Divergenz (VD) nimmt bei Abblick zu.
- Im Gegensatz zu einer Parese des M. obliquus inf. besteht eine Exzyklorotation, die bei Abblick zunimmt.
- Meist normale Beweglichkeit im Wirkungsbereich des M. obliquus inf.
- Scheinbare Unterfunktion des ipsilateralen M. obliquus sup. und M. rectus inf. (leicht).
- Traktionstest: Bewegungseinschränkung im Wirkungsbereich des ipsilateralen M. obliquus sup.

■ Differentialdiagnose: Parese des ipsilateralen M. obliquus sup.

■ Behandlung: Bei Orbitaverletzungen mit Einklemmung sollte so schnell wie möglich der Muskel befreit werden.

8.3
Fehlfunktion des M. obliquus superior

8.3.1
Unterfunktion des M. obliquus superior

■ Häufigste Ursache okulär bedingter Kopfzwangshaltungen.

■ Ätiologie:
- Parese des IV. Hirnnerven.
- Chirurgische Maßnahmen (Strabismus-Operation, Plomben-Operation).

■ Diagnostische Hinweise:
- Blickrichtungsabhängige Diplopie.
- Kopfzwangshaltung mit Kopfneigung und -drehung zur Gegenseite des paretischen Auges und typischer Senkung des Kopfes.
- Oft nach Schädel-Hirn-Trauma, unabhängig von dessen Schweregrad.

■ Befund:
- Exzyklorotation, die bei Abblick zunimmt.
- Senkungseinschränkung des betroffenen Auges in Adduktion.
- V-Symptom.

- Positiver Bielschowsky-Kopfneigetest.
- Der Traktionstest ist unauffällig.
- Eine beidseitige Parese des IV. Hirnnerven muß bei mehr als 10° Exzyklorotation angenommen werden. In diesem Fall besteht nicht unbedingt eine vertikale Divergenz.

■ Differentialdiagnose: Strabismus sursoadduktorius mit ipsilateraler Kontraktur des M. obliquus inf.

8.3.2
Kontraktur des M. obliquus superior

■ Ätiologie:

- Kongenital: Fehlbildung der Sehne des M. obliquus sup. distal der Trochlea (Brown-Syndrom), Obliquus-Superior-Klick-Syndrom.
- Erworben: Traumata und Entzündungen (rheumatische Grunderkrankung).
- Nach Augenmuskeloperation.

■ Diagnostische Hinweise:

- Blickrichtungsabhängige Diplopie.
- Meist einseitig und angeboren, selten beidseits.
- Kopfzwangshaltung mit Kopfhebung und Kopfdrehung zur Gegenseite (gilt nicht für das Brown-Syndrom, da hier eine Schielabweichung erst bei Aufblick auftritt).
- Obliquus-Superior-Klick-Syndrom: palpierbarer Klick an der Trochlea, der vom Patienten häufig gehört wird.

■ Befunde:

- In Primärposition besteht häufig keine manifeste Abweichung.
- Einschränkung der Hebung in Adduktion.
- Zeitweilig Behinderung der Hebung und Senkung in Adduktion (Obliquus-Superior-Klick-Syndrom).

■ Traktionstest: Widerstand im Wirkungsbereich des ipsilateralen M. obliquus inf.

■ Differentialdiagnose: Parese des ipsilateralen M. obliquus inf.

■ Behandlung: Die Indikation zur Operation ist zurückhaltend zu stellen, da häufig Spontanheilungen bei den erworbenen Formen auftreten und oft kaum subjektive Beschwerden bestehen. Operiert wird bei Doppelbildern im mittleren Blickfeld oder bei Kopfzwangshaltungen. Es wird die Muskelsehne mit Scheide exzidiert.

8.4
Fehlfunktion des M. rectus lateralis

8.4.1
Unterfunktion des M. rectus lateralis

■ Ätiologie:

- Parese des VI. Hirnnerven.
- Benigne Paresen (bei Kindern häufig viral).
- Retraktionssyndrom.
- Möbius-Syndrom.
- Exzessive chirurgische Abschwächung des M. rectus lat. durch Rücklagerung.

■ Diagnostische Hinweise:

- Häufig bei erhöhtem intrakraniellen Druck (Stauungspapille, Pseudotumor cerebri).
- Kopfzwangshaltung mit Kopfwendung zur betroffenen Seite.
- Blickrichtungsabhängige Diplopie.

■ Befund:

- Abduktionsdefizit.
- Esodeviation im Wirkungsbereich des paretischen Muskels, oftmals bereits in Primärposition.
- Abduzensparalyse: Mittellinie wird nicht erreicht.

■ Bei beidseitigen Paresen kann ein relativ konkomitantes Schielen vorgetäuscht werden. Es kommt zur typischen Abnahme des Winkels in der Nähe.

■ Chronische Unterfunktion: Mögliche ipsilaterale Kontraktur des M. rectus med., häufig bei Abduzensparalyse.

■ Differentialdiagnose:

- Retraktionssyndrom (Duane-Syndrom Typ I oder III).
- Bei frühkindlicher Esotropie muß eine Abduzensparese ausgeschlossen werden.

■ Chirurgische Möglichkeiten:

- Kombinierte Konvergenz-Operation.
- Muskeltransposition bei Abduzensparalyse (Hummelsheim, O'Connor, Jensen).
- Botulinumtoxin-Injektion (Wirkung auf 2–4 Monate begrenzt).

8.4.2
Kontraktur des M. rectus lateralis

■ Ätiologie:

- Kongenitale Fibrose.
- Schieloperationen (z. B. exzessive Resektion des M. rectus lat.).

- Vernarbungen nach lateraler Wandfraktur (Rarität).
- Endokrine Orbitopathie.
- Persistierende Parese des III. Hirnnerven.

■ Diagnostische Hinweise:

- Blickrichtungsabhängige Diplopie.
- Kopfzwangshaltung mit Kopfwendung zur Gegenseite.

■ Befund:

- Exodeviation, die bei Blickwendung zur Gegenseite zunimmt.
- Meist normale Beweglichkeit im Wirkungsbereich des Muskels.
- Traktionstest: Widerstand im Wirkungsbereich des ipsilateralen M. rectus med.

■ Differentialdiagnose:

- Retraktionssyndrom.
- Ipsilaterale Parese des M. rectus med.

■ Chirurgische Möglichkeiten: Ziel ist die Verminderung des Schielwinkels, um die Kopfzwangshaltung zu verringern und das Feld des binokularen Einfachsehens zu vergrößern. Rücklagerungen an den horizontalen Muskeln oder eine Fadenoperation bei gleichzeitig bestehender VD ist die Therapie der Wahl. Vor Resektionen ist zu warnen.

8.5
Fehlfunktion des M. rectus medialis

8.5.1
Unterfunktion des M. rectus medialis

■ Ätiologie:

- Parese des versorgenden Astes (III. Hirnnerv).
- Nach chirurgischer Maßnahme am M. rectus med. (nach Faden-Operation oder exzessiver Rücklagerung).
- Defekt der neuromuskulären Übertragung.

■ Diagnostische Hinweise:

- Eine Unterfunktion des M. rectus med. tritt am häufigsten nach muskelchirurgischen Eingriffen auf.
- Kopfzwangshaltung mit Kopfwendung zur Gegenseite [nicht bei Internukleärer Ophthalmoplegie (INO)].
- Blickrichtungsabhängige Diplopie.

■ Befund:

- Adduktionsdefizit.
- Exodeviation, die im Aktionsbereich des Muskels zunimmt.
- Verlangsamung der Adduktions-Sakkade.

■ Differentialdiagnose:

- Kontraktur des ipsilateralen M. rectus lat.
- Internukleäre Ophthalmoplegie (INO).
- Retraktionssyndrom Typ II oder III.

8.5.2
Kontraktur des M. rectus medialis

■ Ätiologie:

- Exzessive Resektion des M. rectus med.
- Adhärenz bei Blow-out-Fraktur der medialen Orbitawand (nicht ungewöhnlich).
- Endokrine Orbitopathie (kann einseitig sein!).
- Kontraktur bei ausgeprägter Parese des ipsilateralen M. rectus lat.

■ Diagnostische Hinweise:

- Häufig gibt die Anamnese den entscheidenden Hinweis.
- Kopfzwangshaltung mit Kopfwendung zur Seite des betroffenen Auges.
- Blickrichtungsabhängige Diplopie.

■ Befund:

- Esodeviation, die im Wirkungsbereich des M. rectus lat. zunimmt.
- Traktionstest: Widerstand im Wirkungsbereich des ipsilateralen M. rectus lat.

■ Differentialdiagnose:

- Ipsilaterale Abduzensparese.
- Retraktionssyndrom.

■ Chirurgische Möglichkeiten: Lösen von Adhärenzen und Abschwächen (Rücklagerung) des betroffenen M. rectus med.

8.6
Fehlfunktion des M. rectus superior

8.6.1
Unterfunktion des M. rectus superior

■ Ätiologie:

- Parese des versorgenden Astes (III. Hirnnerv).
- Exzessive Rücklagerung des Muskels.

- Diagnostische Hinweise:
- Kopfzwangshaltung mit Kopfhebung; durch Tieferstand des Bulbus wird eine erweiterte Lidspalte vorgetäuscht.
- Blickrichtungsabhängige Diplopie.
- Befund:
- Vertikale Divergenz (VD), bei Aufblick zunehmend.
- Exzyklotropie, zunehmend bei Aufblick.
- Differentialdiagnose: Kontraktur des ipsilateralen M. rectus inf. (z. B. endokrine Orbitopathie).

8.6.2
Kontraktur des M. rectus superior

- Ätiologie:
- Exzessive Resektion des M. rectus sup.
- Blockierung des Muskels nach episkleraler Plombenchirurgie.
- Adhärenz bei Blow-out-Fraktur des Orbitadaches (sehr ungewöhnlich).
- Endokrine Orbitopathie (kann einseitig sein!).
- Diagnostische Hinweise:
- Kopfzwangshaltung mit Senkung des Kopfes.
- Blickrichtungsabhängige Diplopie.
- Befund:
- Vertikale Divergenz, die bei Abblick zunimmt.
- Inzyklorotation, zunehmend bei Abblick.
- Meist normale Versionsbewegung in der Blickrichtung des von der Kontraktur betroffenen M. rectus sup.
- Traktionstest: Behinderung im Wirkungsbereich des ipsilateralen M. rectus inf.
- Differentialdiagnose: Parese (selten isoliert) des M. rectus inf.

8.7
Fehlfunktion des M. rectus inferior

8.7.1
Unterfunktion des M. rectus inferior

- Ätiologie:
- Parese des versorgenden Astes (III. Hirnnerv).
- Exzessive chirurgische Abschwächung (Rücklagerung) des Muskels.

- Diagnostische Hinweise:
- Blickrichtungsabhängige Diplopie.
- Kopfzwangshaltung mit Kopfsenkung.
- Befund:
- Vertikale Divergenz (VD), die bei Abblick zunimmt.
- Inzyklorotation, die bei Abblick zunimmt.
- Differentialdiagnose: Kontraktur des ipsilateralen M. rectus sup.

8.7.2
Kontraktur des M. rectus inferior

- Ätiologie:
- Exzessive Resektion des Muskels.
- Verwachsungen nach Blow-out-Fraktur des Orbitabodens (häufig).
- Endokrine Orbitopathie (am häufigsten betroffener Muskel).
- Diagnostische Hinweise:
- Blickrichtungsabhängige Diplopie.
- Kopfzwangshaltung mit Kopfhebung.
- Befund:
- Vertikale Divergenz (VD), die bei Aufblick zunimmt. Dies gilt nicht beim beidseitigen Befall (z. B. endokrine Orbitopathie).
- Exzyklorotation, die im Aufblick zunimmt.
- Traktionstest: Behinderung in Wirkungsrichtung des ipsilateralen M. rectus sup.
- Differentialdiagnose: Parese des ipsilateralen M. rectus sup.
- Chirurgische Möglichkeiten: Lösen von Adhärenzen und Rücklagerung des betroffenen M. rectus inf.

8.8
A- und V-Inkomitanz, Buchstabenphänomen

■ Nimmt beim Aufblick der Innenschielwinkel zu, so spricht man von einer A-Inkomitanz; entsprechend wird eine Abnahme des Schielwinkels als V-Inkomitanz bezeichnet. Die Inkomitanzen können zusammen mit einer Esodeviation, Exodeviation oder Orthophorie in Primärposition auftreten. Gestört ist das Zusammenspiel zwischen schrägen und geraden Augenmuskeln. Es kann nicht allein als eine Fehlfunktion der schrägen Augenmuskeln verstanden werden.

8.8.1
Beispiele

- Eine Exodeviation von 25 pdpt (Prismendioptrien). – A-Symptom:
  - Aufblick: –10 pdpt.
  - Abblick: –35 pdpt.
- Eine Esodeviation von 20 pdpt. – V-Symptom:
  - Aufblick: 5 pdpt.
  - Abblick: 25 pdpt.
- Esodevation beim Aufblick und Exodeviation beim Abblick – 20 pdpt. – A-Symptom:
  - Aufblick: 10 pdpt.
  - Abblick: -10 pdpt.

8.8.2
A-Symptom

- Ätiologie:
  - Eine adduzierende Wirkung der Mm. obliqui verursacht das A-Symptom durch symmetrische Überfunktion des M. obliquus sup. oder Unterfunktion des M. obliquus inf.
  - Parese des M. obliquus inf.
  - Die Drehachse der Bulbi verläuft nicht horizontal, sondern schräg (mongoloide Lidspalte), deswegen stärkere Konvergenz bei Blick nach oben.
  - Unterfunktion der Mm. rectus inf., besonders auffällig bei A-Exotropie.
  - Keine erkennbare Ursache.
- Befund:
  - Kopfzwangshaltung mit Kopfhebung (Esodeviation), falls im Abblick binokulares Einfachsehen besteht.
  - Kopfzwangshaltung mit Kopfsenkung (Exodeviation), falls im Aufblick binokulares Einfachsehen besteht.
- Chirurgische Möglichkeiten:
  - Korrektur der Mm. obliqui, evtl. mit gleichzeitiger Korrektur horizontaler Muskeln.
  - Abschwächung des M. obliquus sup. (bei Überfunktion).
  - Verstärkung des M. obliquus inf. (bei Unterfunktion).
  - Hochlagerung der Mm. recti med.
  - Tieflagerung der Mm. recti lat.

8.8.3
V-Symptom

- Ätiologie:
  - Die adduzierende Wirkung der Mm. obliqui verursacht das V-Symptom durch symmetrische Überfunktion des M. obliquus inf. oder Unterfunktion des M. obliquus sup.
  - Es liegt eine Parese des M. obliquus sup. vor.
  - Die Drehachse der Bulbi verläuft nicht horizontal, sondern schräg (antimongoloide Lidspalte), deswegen stärkere Konvergenz bei Blick nach unten.
  - Keine erkennbare Ursache.
- Befund:
  - Kopfzwangshaltung mit Kopfhebung (Exodeviation), falls im Abblick binokulares Einfachsehen besteht.
  - Kopfzwangshaltung mit Kopfsenkung (Esodeviation), falls im Aufblick binokulares Einfachsehen besteht.
- Chirurgische Möglichkeiten:
  - Korrektur der Mm. obliqui, evtl. mit gleichzeitiger Korrektur horizontaler Muskeln.
  - Abschwächung der Mm. obliqui inf. (bei Überfunktion).
  - Verstärkung der Mm. obliqui sup. (bei Unterfunktion).
  - Hochlagerung der Mm. recti lat.
  - Tieflagerung der Mm. recti med.

8.9
Syndrome mit neuromuskulärer Dysfunktion

8.9.1
Okulomotoriusparese

- Ätiologie:
  - Primär: Kongenitale Parese.
  - Sekundär: Intrakranielle oder orbitale Läsion des Kerngebietes oder der Hirnnerven.
- Betroffene Muskeln: Mm. rectus med., rectus sup., rectus inf., obliquus inf., Ziliarmuskel, M. sphincter pupillae, M. levator palpebrae.
- Diagnostische Hinweise:
  - Blickrichtungsabhängige Diplopie.
  - Kopfzwangshaltungen treten nur bei inkompletten Paresen des III. Hirnnerven (z.B. Parese

des M. rectus inf. mit Kopfsenkung und Kopfwendung zur Gegenseite) auf.
- Bei Kernläsionen tritt eine kontralaterale Lähmung des M. rectus sup. auf, da die Neurone für die Mm. recti sup. im Kerngebiet kreuzen.
- Ein plötzliches Auftreten, in Kombination mit Kopfschmerzen, weist auf ein Aneurysma der A. communicans posterior hin. Der M. sphincter pupillae ist meist nicht betroffen.
- Ein Ausfall einzelner Muskeln deutet auf eine faszikuläre Läsion hin.
- Assoziierte neurologische Krankheitsbilder: Nothnagel-, Benedict-, Weber- und Klivuskanten-Syndrom.

■ Als Folge einer fehlerhaften Regeneration von Fasern des III. Hirnnerven zum „falschen" Muskel entstehen paradoxe Augenbewegungen. Am häufigsten wird eine Fehlregeneration des Lides bemerkt (Fasern von M. rectus med., M. rectus sup., M. rectus inf. oder M. obliquus inf.), so daß eine Lidhebung bei entsprechender Muskelfunktion resultiert.

■ Befund:
- Beim Vollbild einer Parese des III. Hirnnerven steht das betroffene Auge nach unten außen (Einschränkung von Adduktion, Hebung und Senkung).
- Weitere Symptome sind Ptosis, Mydriasis und Akkommodationsdefizit.
- Sind nur einzelne Muskeln betroffen, so variieren die Befunde entsprechend.

■ Behandlung:
- Die Korrektur ist in der Regel eine Herausforderung an die diagnostischen und therapeutischen Fähigkeiten des Strabologen.
- Eine Botulinumtoxin-Injektion ist abhängig vom Befund indiziert.
- Eine chirurgische Behandlung wird in der Regel 6–9 Monate nach Beginn der Parese durchgeführt, wenn keine Aussichten auf eine spontane Remission bestehen.
- Ein Ausgleich der Diplopie mittels Prismenfolie ist meist nicht möglich, so daß eine Brillenokklusion mit Mattfolie durchgeführt wird.

8.9.2
Doppelte Heberlähmung

■ Eine Lähmung des M. rectus sup. und M. obliquus inf. kann durch Orbitaprozesse bedingt sein.

■ Befund:
- Kopfzwangshaltung mit Kopfhebung.
- Anschlagartige Hebungseinschränkung aus der Primärposition.
- Tritt beim Lidschluß gegen einen Widerstand ein Bell-Phänomen auf, so liegt eine supranukleäre Störung vor.

8.9.3
Möbius-Syndrom

■ Hierbei handelt es sich um eine angeborene horizontale Augenbewegungsstörung in Kombination mit einer Parese des VII. Hirnnerven:

- Die Kinder können nicht saugen.
- Das Auftreten ist sporadisch.
- Die Gesichtszüge wirken maskenhaft.
- Andere kongenitale Fehlbildungen können bestehen.
- Die Befunde sind vielfältig mit teils supra-, teils infranukleären Lähmungserscheinungen.

8.9.4
Syndrome mit Fehlinnervation

Retraktionssyndrom (Stilling-Türk-Duane-Syndrom)

■ Allen Formen liegt ein angeborener Defekt, meist des Kerns des VI. Hirnnerven zugrunde. Daraus resultiert eine Fehlinnervation des M. rectus lat. durch Fasern des III. Hirnnerven. Damit ergeben sich folgende Symptome: Einschränkung von Adduktion und Abduktion, Retraktion (Name) des Bulbus beim Versuch der Adduktion, kleiner Schielwinkel im mitteren Blickfeld.

- Das Retraktionssyndrom ist in der Regel (80%) einseitig.
- Bei allen Typen kann bei intendierter Adduktion eine vertikale Deviation (VD) entstehen.
- Klinisch ist eine Einteilung in 3 Typen gebräuchlich. Typ I ist am häufigsten.
- Andere mögliche Begleiterkrankungen: Klippel-Feil-Syndrom, Hörstörungen, Möbius-Syndrom.

■ Typ I:
- Die Abduktion ist stark und die Adduktion gering eingeschränkt.
- Die Lidspalte verengt sich bei Adduktion (Koinnervation von M. rectus med. und M. rectus lat.).
- Bei Abduktion erschlaffen beide horizontalen Mm. recti, so daß sich die Lidspalte vergrößert.

- In der Mitte des Blickfeldes besteht eine leichte Esotropie, die durch Kopfwendung kompensiert werden kann.

■ Typ II:
- Die Abduktion ist gering und die Adduktion stark eingeschränkt.
- In der Mitte des Blickfeldes besteht eine Exotropie (der M. rectus lat. kann nicht entspannen).
- Bei Adduktion kommt es zur einer deutlichen Retraktion.
- Ein Parallelstand der Augen ist nach entsprechender Kopfwendung möglich.

■ Typ III:
- Abduktion und Adduktion sind stark eingeschränkt.
- Bei Adduktion kommt es zur Retraktion ohne Bulbusbewegung (seitengleiche Innervation der horizontalen Mm. recti).
- Bei Abduktion werden beide horizontalen Mm. recti gleich stark gehemmt; das Auge bewegt sich nicht.
- In Primärposition kann Orthophorie bestehen.

■ Chirurgische Möglichkeiten: Die Indikation zur Operation ist sehr zurückhaltend zu stellen und nur dann gegeben, wenn eine störende Kopfzwangshaltung oder ein ausgeprägtes Schielen in Primärposition besteht. Bevorzugt wird die Rücklagerung, weil eine Resektion die Retraktion verstärkt. Auch Fadenoperationen werden empfohlen.

Fibrosesyndrom

■ Beim Versuch des Aufblicks treten abnorme Vergenzen auf, die auf eine Innervationsstörung hindeuten. Die Fibrose ist vermutlich eine sekundäre Folge der Innervationstörung.
- Das Fibrosesyndrom beschreibt eine komplexe Augenbewegungsstörung, die mit Ptosis kombiniert ist.
- Familiäre Häufung (autosomal-dominant).
- Augenbewegungen sind auf das untere Blickfeld beschränkt. Daraus resultiert eine Kopfhebung beim Blick geradeaus.

WEITERFÜHRENDE LITERATUR

Hamburger FA, Hollwich F (1977) Augenmuskellähmungen. Hollwich F (Hrsg) Enke, Stuttgart
Kommerell G (1995) Augenmuskellähmungen. In: Kaufmann H (Hrsg) Strabismus. Enke, Stuttgart
Lang J (1995) Strabismus. Diagnostik, Schielformen, Therapie. Huber, Bern
Slamovits TL, Burde R (1991) Neuro-Ophthalmology. In: Podos SM, Yanoff M (eds) Textbook of ophthalmology. Mosby, St. Louis
Von Noorden GK (1990) Binocular vision and ocular motility. Mosby, St. Louis

Neuroophthalmologie

1	Afferente Störungen 139	4	Neuroophthalmologische Erkrankungen der Augenlider 162
1.1	Beurteilung der Afferenz 139	4.1	Ptosis 162
1.2	Erkrankungen des Sehnerven 141	4.1.1	Pseudoptosis 162
1.2.1	Anteriore ischämische Optikusneuropathie (AION) 141	4.1.2	Lokale Lidveränderungen 162
1.2.2	Neuritis nervi optici 142	4.1.3	Erkrankungen der Orbita 163
1.2.3	Infiltration oder Kompression des Sehnerven 143	4.1.4	Kongenitale Ptosis 163
		4.1.5	Aponeurosendefekt 163
1.2.4	Andere Optikusneuropathien 143	4.1.6	Traumatische Ptosis 163
1.2.5	Stauungspapille 145	4.1.7	Neurogene Ptosis 163
1.2.6	Pseudotumor cerebri 145	4.1.8	Andere Ursachen 163
1.2.7	Pseudostauungspapille 146	4.2	Lidretraktion 163
1.2.8	Angeborene Papillenanomalien 146	4.2.1	Oberlidretraktion 163
1.3	Chiasmale Läsionen des Nervus opticus 147	4.2.2	Unterlidretraktion 164
1.4	Erkrankungen des Tractus opticus, der Sehstrahlung und des visuellen Kortex 147	4.3	Blepharospasmus 164
		4.3.1	Okulär bedingter Blepharospasmus 164
1.4.1	Postchiasmatische Störungen 147	4.3.2	Essentieller Blepharospasmus 164
1.4.2	Besondere kortikale Störungen der visuellen Funktion 148	4.3.3	Hemifazialer Spasmus 164
		4.3.4	Faziale Myokymie 164
1.4.3	Visuelle Halluzinationen 149	5	Pupillenstörungen 165
1.5	Passagere Sehstörungen 149	5.1	Anisokorie 165
1.5.1	Einseitige passagere Erblindung 150	5.1.1	Bewegungsstörungen der Iris 166
1.5.2	Beidseitige passagere Erblindung 151	5.1.2	Störung der sympathischen Efferenz (Horner-Syndrom) 166
2	Efferente Störungen 152	5.1.3	Störung der parasympathischen Efferenz 167
2.1	Anamnese und Untersuchung der Motilität 152	5.2	Pupillenstörung bei erhaltener Naheinstellungsreaktion 169
2.2	Motilitätsstörungen 152		
2.2.1	Myopathien 152	5.2.1	Okuläre Ursachen 169
2.3	Augenmuskelparesen (Nn. III, IV und VI) 155	5.2.2	Periphere Ursachen 169
2.3.1	Okulomotoriusparese (III. Hirnnerv) 155	5.2.3	Zentrale Ursachen 169
2.3.2	Abduzensparese (VI. Hirnnerv) 156	5.2.4	Passagere Pupillenstörungen 169
2.3.3	Trochlearisparese (IV. Hirnnerv) 157		
2.3.4	Sinus-cavernosus-Syndrom 158		
3	Supranukleäre Bewegungsstörungen 158		
3.1	Blicklähmungen 158		
3.1.1	Vertikale Blicklähmung 159		
3.1.2	Progressive supranukleäre Lähmung 159		
3.1.3	Horizontale Blicklähmungen 159		
3.1.4	Internukleäre Ophthalmoplegie (INO) 159		
3.1.5	Eineinhalbsyndrom 159		
3.1.6	Skew-Deviation (Hertwig-Magendie-Schielstellung) 159		
3.1.7	Störungen der sakkadischen Bewegungen 159		
3.1.8	Störungen des langsamen Folgesystems 160		
3.2	Nystagmus 160		
3.2.1	Erworbener Rucknystagmus 160		
3.2.2	Schaukelnystagmus („seesaw") 161		
3.2.3	Pendelnystagmus 161		
3.2.4	Kongenitaler Nystagmus 161		
3.2.5	Latenter Nystagmus 162		
3.2.6	Spasmus nutans 162		
3.2.7	Einseitiger Nystagmus 162		
3.2.8	Okuläre Oszillationen 162		
3.2.9	Augenwippen 162		
3.2.10	Okulärer Myoklonus 162		

1
Afferente Störungen

Nervenfasern, die mit Rezeptoren verbunden sind, nennt man afferente Nervenfasern oder kurz Afferenzen. Im vorliegenden Kapitel bezieht sich der Begriff auf die gesamte Sehbahn.

1.1
Beurteilung der Afferenz

Anamnese

■ Visusabfall oder Sehstörungen sind die häufigsten Beschwerden. Folgende Punkte müssen angesprochen werden: ein- oder beidseitig, schleichender oder plötzlicher Beginn, vorübergehend oder dauerhaft, progredient oder rückläufig. Unter welchen Umständen trat die Sehstörung erstmals auf? Ging sie mit Kopfschmerz oder anderen Schmerzen einher?

■ Weitere wichtige Punkte: Begleitsymptome (z. B. Parästhesien), internistische und/oder neurologische Vorerkrankungen, Medikamente, Drogenabhängigkeit, Toxine (Arbeitsplatz), Ernährungszustand, Familienanamnese, Allergien.

Untersuchungsmethoden

■ Visus: Eine exakte Visusbestimmung mit bester Korrektur ist zur Beurteilung einer afferenten Störung unabdingbar. Bei der Prüfung können bereits wichtige Beobachtungen gemacht werden. So lesen beispielsweise hemianope Patienten nur eine Hälfte der Sehtafel. Sprachprobleme und Analphabetentum sind gelegentlich Ursachen für einen „schlechten" Visus, was bei der Wahl der Sehzeichen bedacht werden muß. Beachte: Eine Sehschärfe von 1,0 schließt nie eine Störung der Afferenz aus.

■ Gesichtsfeld (GF): Die Gesichtsfelduntersuchung ist besonders wichtig zur Untersuchung des afferenten visuellen Systems, ermöglicht häufig die Lokalisation der Erkrankung und in manchen Fällen sogar die Diagnosestellung (Abb. 4.1). Die Untersuchung umfaßt kinetische Techniken (Goldmann-Perimeter: Bewegung eines Stimulus von festgelegter Intensität und Größe) und statische Techniken (Computer-Perimetrie: graduelle Erhöhung der Intensität eines statischen Punktes). Die Differentialdiagnose häufiger Gesichtsfelderkrankungen wird in Kap. 38 erörtert.

■ Farbensehen: Erworbene Farbsinnstörungen sind ein sensitives Zeichen, das im Verlauf einer Sehnervenerkrankung frühzeitig auftritt. Zum Screening eignen sich die Ishihara- und Velhagen-Tafeln. Eine Unterscheidung der jeweiligen Farbsinnstörung ist anhand des Farnsworth-Munsell-Tests (Panel D 15, 100 HUE) möglich. Angeborene Farbsinnstörungen sind ein häufiges, geschlechtsgebundenes Erbleiden (Männer 5%, Frauen 0,4%). Um diskrete Störungen des Sehnerven zu entdecken, ist ein subjektiver Vergleich zwischen beiden Augen hilfreich: Eine rote Farbfläche (z. B. Tropfenfläschchen) wird mit dem betroffenen Auge blasser wahrgenommen (Farbentsättigungstest).

■ Pupillomotorik: Erkrankungen der Retina, des N. und Tractus opticus verursachen einen afferenten Defekt (swinging flashlight test).

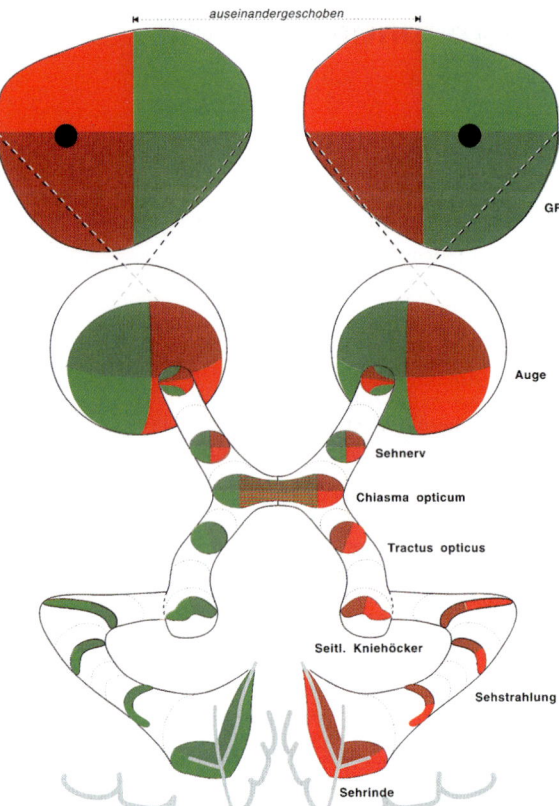

Abb. 4.1. Topographische Darstellung des Gesichtsfeldes in Abhängigkeit der Sehbahn. (Aus Weber 1993)

■ Amsler-Test: Er dient der Untersuchung der zentralen 10° des Gesichtsfeldes und eignet sich zur Aufdeckung kleiner Skotome und Metamorphopsien.

■ Helligkeitsvergleich: Als subjektives Verfahren ist er bei Optikuserkrankungen gebräuchlich. Der Patient muß die Helligkeit einer Lichtquelle zwischen beiden Augen vergleichend einschätzen.

■ Lichtbelastungstest: Dieser wird benutzt, um zwischen Makula- und Sehnervenerkrankungen zu unterscheiden. Ein helles Licht (Ophthalmoskop) wird für 10 s ca. 2–3 cm vor das Auge gehalten. Anschließend wird die Zeit bestimmt, bis der Patient eine vorher gelesene Reihe der Sehtafel wieder lesen kann. Bei Normalpersonen und Patienten mit Sehnervenerkrankungen sind weniger als 60 s erforderlich, während Patienten mit Makulopathien eine längere Zeitspanne (> 90–180 s) benötigen.

■ Kontrastempfindlichkeit: Während mit der Visusprüfung das Auflösungsvermögen hochkontrastierter Sehzeichen bestimmt werden kann, wird mit der Kontrastempfindlichkeit die Fähigkeit zur Wahrnehmung gradueller Unterschiede zwischen hellen und dunklen Graubändern in Abhängigkeit der Liniendichte untersucht. Trotz einer „normalen" Sehschärfe ist bei zahlreichen Erkrankungen des afferenten Systems die Kontrastempfindlichkeit erniedrigt (z.B. Optikusneuropathien, Glaukom, Makulaerkrankungen). Eine einfache Untersuchung ermöglichen in der Praxis die Pelli-Robson-Tafeln.

■ Visuell evozierte Potentiale (VEP): Ein visuell evoziertes Potential ist ein elektrisches Potential, das von der Kopfhaut über den Okzipitallappen nach Stimulation der Netzhaut mit einem Licht (Blitz) oder einem Muster (Schachbrett) abgeleitet wird. Sowohl Amplitude als auch Latenz des VEP können bei Sehnerven- und Makulaerkrankungen verändert sein. Das VEP ist eine klinisch nützliche Untersuchungsmethode zur Diagnose demyelinisierender Sehnervenerkrankungen und zur Unterscheidung leichter Optikusneuropathien von funktionellen Sehstörungen. Die Ergebnisse werden jedoch durch Mitarbeit, Refraktionsfehler und zahlreiche andere Faktoren beeinflußt. VEP-Veränderungen sind daher ätiologisch nicht eindeutig und müssen im Zusammenhang mit anderen klinischen Befunden gewertet werden.

1.2
Erkrankungen des Sehnerven

■ Eine Optikuserkrankung verursacht eines oder mehrere der folgenden Symptome: reduzierter Visus, GF-Defekte, afferente Pupillenstörungen, erworbene Farbsinnstörungen (Farbsättigung), morphologische Veränderungen der Papille (Ödem, Abblassung), herabgesetzte Kontrastempfindlichkeit, verminderte Helligkeitswahrnehmung.

■ Im Frühstadium einer Optikuskompression oder bei einer Retrobulbärneuritis kann die Papille allerdings ein normales Erscheinungsbild haben.

■ Das Alter des Patienten, der zeitliche Verlauf, Art und Beginn der Sehstörung, das Auftreten von Schmerzen, allgemeine Begleitsymptome sowie Morphologie von Papille und Gesichtsfelddefekten helfen bei der Differentialdiagnose.

1.2.1
Anteriore ischämische Optikusneuropathie (AION)

Papilleninfarkt, der durch einen Verschluß der hinteren Ziliararterien verursacht wird. Möglicherweise spielen anatomische Ursachen in der Pathogenese eine Rolle, da die betroffenen Papillen häufig relativ klein sind.

Klinisches Bild
■ Ältere Patienten mit akut einsetzender Sehstörung. Die Sehschärfe variiert von 1,0 bis zu fehlender Lichtscheinwahrnehmung. Typisch sind Farbsinnstörungen und afferente Pupillenstörungen. Oft findet man einen horizontal begrenzten, sog. altitudinalen Gesichtsfelddefekt (untere Hälfte häufiger betroffen). Es können jedoch auch Nervenfaserbündeldefekte und zentrale Skotome auftreten. Im akuten Stadium besteht eine blasse Schwellung der Papille mit einzelnen radiären Papillenrandblutungen. Nach Abklingen des Ödems entwickelt sich als Folge einer Atrophie eine sektorielle oder diffuse Abblassung der Papille. Selten kann die atrophische Papille pathologisch exkaviert erscheinen.

■ Zwei wichtige Ursachen:

● Arteriitische AION, verursacht durch eine Riesenzellarteriitis (Arteriitis temporalis Horton).
● Nichtarteriitische AION, verursacht durch Arteriosklerose, häufig assoziiert mit Bluthochdruck.

Behandlung und Verlauf
■ Der Visusverlust bei arteriitischer und nichtarteriitischer AION ist meist bleibend.

■ Bei progredientem Visusabfall müssen weitere Untersuchungen zum Ausschluß komprimierender oder infiltrierender Sehnervenerkrankungen durchgeführt werden (CT, MRT).

■ Unbehandelt erblinden 75% aller Patienten mit einer Riesenzellarteriitis innerhalb der nächsten Wochen am anderen Auge! Daher muß bei allen Patienten mit AION eine sorgfältige Anamnese und eine Blutkörperchensenkungsgeschwindigkeit (BSG) durchgeführt werden. (Beachte: Die BSG kann bisweilen normal sein.) Sollte die BSG erhöht sein oder Symptome wie Kopfschmerzen, Muskelschmerzen (Polymyalgia rheumatica), erhöhte Berührungsempfindlichkeit der Kopfhaut oder Kauschmerzen vorliegen, muß der Patient hochdosiert mit oralen Steroiden (Dosierung: 1 mg Prednison/kg KG/Tag, ggf. 1000 mg Prednison i.v. inital) behandelt werden.

Eine Biopsie der A. temporalis (innerhalb der ersten Woche) kann die Diagnose bestätigen, jedoch bei einem negativen Befund nicht ausschließen. Falls die Biopsie negativ ausfällt, aber trotzdem der Verdacht auf eine Riesenzellarteriitis besteht, sollte das Gefäß der Gegenseite biopsiert werden, da ein segmentaler Befall vorliegen kann. Bei positivem bioptischen Ergebnis muß die Steroidtherapie zum Schutz des zweiten Auges mit einer Erhaltungsdosis lebenslänglich auch dann fortgesetzt werden, wenn die BSG normal ist.

■ Der Visusverlust bei nichtarteriitischer AION ist in der Regel weniger dramatisch. Mit einem Befall des zweiten Auges ist bei 40% zu rechnen, was durch eine prophylaktische Kortisontherapie nicht verhindert werden kann. Gelegentlich wird ein Pseudo-Foster-Kennedy-Syndrom vorgetäuscht (Optikusatrophie an einem Auge und Papillenschwellung auf der Gegenseite).

Andere Ursachen der AION
■ Hochgradige Karotisstenosen, Migräneattacken, Vaskulitiden und Kollagenosen (Lupus erythematodes), Polyarthritis, allergische Erkrankungen, Morbus Takayasu, Morbus Behçet, Lues, plötzlicher Blutdruckabfall (z.B. nach massivem Blutverlust), Drusen des Optikus, Sichelzellanämie, nach Kataraktoperation, Antikonzeptiva usw.

■ Eine AION nach Kataraktoperation erhöht das Operationsrisiko am Partnerauge. Da eine intraokulare Druckerhöhung als eine mögliche Ursache diskutiert wird, sollten bei der Operation des zweiten Auges Vorsichtsmaßnahmen ergriffen werden (Verzicht auf retrobulbäre Injektion und Okulopression, präoperative Gabe von Azetazolamid, z.B. Diamox®).

■ Eine autoimmunologisch induzierte AION spricht bisweilen auf die hochdosierte Gabe von Methylprednisolon an (500–1000 mg intravenös alle 12 h für 3–5 Tage).

■ Die sog. posteriore ischämische Optikusneuropathie („AION ohne Papillenödem") ist selten! Bei Verdacht auf eine PION sollte immer eine Infiltration oder Kompression des Optikus ausgeschlossen werden.

1.2.2
Neuritis nervi optici

Klinisches Bild

Plötzlicher Visusabfall innerhalb von Stunden bis Tagen, meist bei jungen Patienten (Alter unter 40 Jahren), der von periorbitalem Schmerz, Bulbusdruckschmerzen oder schmerzhaften Augenbewegungen begleitet sein kann. Die Visusminderung ist nicht immer Leitsymptom. Manchmal besteht eine normale oder subnormale Sehschärfe. Eine afferente Pupillenstörung muß vorliegen! Meist bestehen Farbsinnstörungen (Entsättigung), ein Zentralskotom, evtl. parazentrale Skotome oder Nervenfaserbündeldefekte. Die Papille erscheint normal oder leicht hyperämisch (Retrobulbärneuritis). In der Akutphase ist der Sehnerv nach Ultraschallmessung ca. 1 mm dicker im Vergleich zur Gegenseite. Finden sich neben einem Papillenödem Zellen im Glaskörper, so spricht man von einer Papillitis.

Behandlung und Verlauf
■ Die Sehschärfe erholt sich innerhalb von Wochen bis Monaten. Viele Patienten berichten über charakteristische Residualsymptome wie Helligkeits- und Farbsinnstörungen (Entsättigung) sowie einem Visusabfall bei körperlicher Belastung (Uthoff-Phänomen). Oft lassen sich leichte Störungen der Sehschärfe, der Kontrastempfindlichkeit, des VEP und des Gesichtsfeldes nachweisen. Nach längerer Zeit blaßt die Papille unspezifisch ab.

■ Es besteht ein erhöhtes Risiko (30–40%), später an multipler Sklerose (MS) zu erkranken. Dies gilt insbesondere dann, wenn ein Rezidiv (1:5) vorliegt. Weitere diagnostische Verfahren erscheinen fragwürdig, wenn andere Symptome einer MS fehlen. Die Diagnose einer MS kann niemals anhand einer oder mehrerer Optikusneuritiden gestellt werden!

■ Es besteht eine hohe Spontanheilungstendenz. Gegenwärtig wird eine Megadosistherapie (1000 mg Methylprednisolon über 3 Tage intravenös gefolgt von einer oralen Behandlung (1 mg/kg KG) ausschleichend über 11 Tage empfohlen. Eine alleinige orale Steroidtherapie mit 1 mg/kg KG ist heutzutage obsolet. Sie soll sogar die Wahrscheinlichkeit eines Rezidivs erhöhen. Bei atypischen Neuritiden, z.B. postinfektiös oder im Rahmen von Kollagenosen, bleibt die orale Therapie berechtigt.

Andere entzündliche Erkrankungen des Sehnerven

- Leber-Neuroretinitis: Postvirale Papillitis, verbunden mit einer exsudativen sternförmigen Makulopathie, vorwiegend bei Kindern und jungen Erwachsenen. Die Prognose quoad visum ist gut, da die Erkrankung nicht mit einer Demyelinisierung verbunden ist.

- Andere Ursachen: Uveitis, Syphilis, Tuberkulose, Borreliose, Varizellen und andere Viruserkrankungen, postvakzinal, Sinusitis (Keilbeinhöhle), Toxoplasmose, systemische entzündliche Erkrankungen (Sarkoidose, Guillain-Barré-Syndrom, Lupus erythematodes) usw.

- Differentialdiagnose zur Neuritis nervi optici: Makulaerkrankungen (z.B. Retinopathia centralis serosa, Stauungspapille), AION und PION, komprimierende und infiltrierende Sehnervenerkrankungen und Vaskulitiden.

Weitere Diagnostik

- Solange bei Nachuntersuchungen eine Besserung der Symptomatik festgestellt wird, erfordern vor allem die typischen Verläufe einer Neuritis nervi optici wenig diagnostischen Aufwand. Patienten mit Parästhesien oder passageren Lähmungen sollten beim Neurologen vorgestellt werden. Eine Kernspintomographie und der Nachweis oligoklonaler Banden im Liquor können bei Verdacht auf multiple Sklerose veranlaßt werden. Eine weiterführende Diagnostik ist bei atypischen Optikusneuritiden und Patienten mit zusätzlichen Symptomen erforderlich. Die Untersuchungen sollten neoplastische, infektiöse und andere entzündliche Ursachen ausschließen. Dazu sind ggf. CT, MRT, Blutzell-, Serum- und Liquoranalysen notwendig.

1.2.3
Infiltration oder Kompression des Sehnerven

- Ein langsam fortschreitender Visusabfall (Anamnese), der nicht durch andere Augenerkrankungen erklärt werden kann, ist charakteristisch für infiltrierende oder komprimierende Optikusschädigungen. Selten können diese durch einen raschen Visusabfall eine Optikusneuritis oder eine AION vortäuschen.

- Die Fasern des N. opticus können intraorbital, im Canalis opticus oder intrakraniell (Chiasma) geschädigt werden.

Läsionen des Sehnerven in der Orbita und dem Canalis opticus

- An einen orbitalen Prozeß muß v.a. gedacht werden, wenn zusätzlich zu Gesichtsfeldveränderungen eine Schwellung palpierbar ist, eine Bulbusverlagerung (z.B. Exophthalmus, mechanisch bedingte Diplopie), chorioretinale Falten, eine venöse Stauung, optikoziliare Shuntgefäße, eine exsudative Netzhautablösung oder ein einseitiges Papillenödem bestehen. Eine Ptosis und/oder Augenmuskelparesen treten sowohl bei intrakraniellen als auch bei orbitalen Prozessen auf. Kleine Tumoren im Canalis opticus (z.B. Meningiome) verursachen ausschließlich Optikusschäden mit entsprechender Symptomatik.

- Ätiologie: Astrozytom (bei Jugendlichen als Optikusgliom) Rhabdomyosarkom (bei Kindern perakuter Verlauf! Bei Erwachsenen als malignes Astrozytom), Optikusscheidenmeningiom (typisch: optikoziliare Stuntgefäße), Meningiom, Neurofibrom, Orbitatumoren (kavernöses Hämangiom, Metastasen, Lymphangiome, Lymphome), Schilddrüsenerkrankungen, Pseudotumor orbitae, Aneurysmata (Sinus-cavernosus-Fistel) und venöse Mißbildungen, Karzinomatose der Meningen, Sarkoidose, Lues, Tuberkulose, Pilzinfektionen und Sinus-maxillaris-Tumoren.

1.2.4
Andere Optikusneuropathien

- Aufgrund des eindeutigen klinischen Erscheinungsbildes ist bei den meisten Patienten mit ischämischer oder entzündlicher Sehnervenerkrankung keine weitere neuroradiologische Diagnostik notwendig. Bei allen Optikusneuropathien sollte immer an eine Raumforderung gedacht werden, v.a. wenn beidseitige Symptome vorhanden sind, die Sehschärfe langsam und progredient abnimmt oder wenn die Erkrankung rasch fortschreitet – auch bei solchen Patienten, die orbitale, endokrinologische und systemische Krankheitszeichen haben. Diese Patienten sollten zuerst mittels CT oder MRT untersucht werden. Aufgrund der Ergebnisse lassen sich die weiteren diagnostischen Maßnahmen (z.B. Lumbalpunktion, Angiographie, endokrinologische Untersuchungen, Untersuchungen auf metastatische oder myeloproliferative Erkrankungen) einengen.

Traumatische Optikusneuropathie

- Eine traumatische Optikusneuropathie tritt nach frontalen oder temporalen Schädeltraumata auf.

Sofort oder kurz nach dem Unfall (Minuten bis Stunden) entsteht ein- oder beidseitiger Visusverlust von unterschiedlichem Ausmaß. Ursachen: Scherkräfte mit Gefäßzerreißung; Ödem/Blutung in der N. opticus-Scheide.

■ Initial erscheint die Papille normal; eine Optikusatrophie zeigt sich erst Wochen später. Computertomographisch können Schädelfrakturen, Frakturen der Sella turcica oder des Canalis opticus gefunden werden, müssen aber nicht vorhanden sein.

■ Die Prognose ist schlecht; in der Regel bessert sich der Visus nicht mehr.

■ Sowohl die Kortisongabe (oral 1 mg/kg KG/Tag), als auch eine chirurgische Dekompression des Nerven werden zur Zeit kontrovers diskutiert. Zahlreiche zusätzliche Einflußfaktoren (Bewußtlosigkeit, multiple Frakturen usw.) verhindern eine verbindliche Empfehlung.

Nutritive Optikusneuropathien

■ Diese Erkrankungen gehen mit einem schmerzlosen, langsam fortschreitenden und symmetrischen beidseitigen Visusverlust (0,5–0,1) mit Papillenblässe (im akuten Stadium auch Papillenschwellung), Farbsinnstörungen und Zentrozökalskotomen einher.

■ Bei vielen Patienten ist die Erkrankung mit Alkoholismus, Kleinhirnsymptomen, Wernicke-Korsakow-Syndrom, peripheren Neuropathien, Lebererkrankungen und Mangelernährung (Vitamin B_{12}, B_1, Folsäure) assoziiert. Liegt keine der oben genannten Erkrankungen vor, sollten immer Malabsorptionssyndrome, parasitäre Erkrankungen (Fischbandwurm) und eine perniziöse Anämie ausgeschlossen werden.

■ Die Behandlung ist abhängig von der Ätiologie. Bei Alkoholikern ist Abstinenz Voraussetzung; auf eine ausgewogene Ernährung mit Vitamin-Substitution (B_1, B_{12}) muß streng geachtet werden. Bei perniziöser Anämie müssen monatlich 1000 µg Vitamin B_{12} (Hydroxycobalamin) intramuskulär verabreicht werden.

Toxische Optikusneuropathie

■ Hier handelt es sich um eine beidseitige, symmetrische und fortschreitende Sehstörung mit Zentrozökalskotomen und Farbsinnstörungen. Die Papille kann normal, blaß oder ödematös aussehen.

■ Die häufigsten Medikamente und Chemikalien, die zu toxischen Optikusneuropathien führen: Äthylenglykol, Amiodaron, Aniline, Barbiturate, Blei, Cephaloridin, Chloramphenicol, DDT (Dichlor-Diphenyl-Trichloräthan), Emetine, Ethambutol (Tuberkulostatikum), 5-Fluouracil, Hexachlorophene, Hydroxyquinoline, Isoniazid, Jodoform, Methylalkohol, Organophosphate, Penicillamin, Schwermetalle, Sulfonamide, Thioglykolate, Toluene, Trichloräthylen.

Diabetische Papillopathie

■ Sie tritt typischerweise beim juvenilen Diabetes auf und wird gelegentlich auch beim Diabetes mellitus Typ II gefunden. Man findet ein- oder beidseitiges Papillenödem, eine diabetische Retinopathie unterschiedlichen Schweregrades, einen vergrößerten blinden Fleck und meist eine normale Sehschärfe. Das Papillenödem (oft obere oder untere Hälfte) verschwindet innerhalb von Wochen oder Monaten. Kommt es zu Papilleninfarkten, so entstehen Sehstörungen mit entsprechenden Nervenfaserbündeldefekten.

Papillophlebitis

■ Ein idiopathisches, einseitiges Papillenödem bei jungen gesunden Erwachsenen, die über unspezifische, vorübergehende Sehstörungen klagen. Die Sehschärfe ist, wenn überhaupt, nur leicht beeinträchtigt. Die Venen erscheinen geschlängelt und gestaut, gelegentlich sind retinale Blutungen vorhanden, der blinde Fleck ist vergrößert. Alle Befunde verschwinden innerhalb eines Jahres.

■ Eine spezifische Behandlung ist nicht erforderlich. Tumoren und systemische Erkrankungen (Gerinnungsstörungen, Hämoblastosen) müssen ausgeschlossen werden.

Hereditäre Optikusatrophien

■ Die vielfältigen Formen unterscheiden sich durch ihr klinisches Erscheinungsbild, das Lebensalter bei Beginn der Erkrankung, ihre Penetranz und eventuell begleitende neurologische Zeichen. Sie werden in 3 Hauptgruppen (autosomal-dominante, rezessive Optikusatrophien und hereditäre Leber-Optikusneuropathie) eingeteilt, die nochmals in Subgruppen, abhängig vom Schweregrad und begleitenden Symptomen, differenziert werden.

■ Häufig findet man eine beidseitige Optikusatrophie, einen herabgesetzten Visus (mäßig bis schwer), eine Farbsinnstörung, Zentralskotome und bisweilen einen Nystagmus.

- Die Vererbung der hereditären Leber-Optikusneuropathie (LHON) ist mitochondrial. Es kommt meist bei jungen Männern innerhalb von Tagen bis Wochen zu einem meist beidseitigen Visusabfall auf 0,1 und weniger. Charakteristisch ist die Trias: Papillenunschärfe, Teleangiektasie der peripapillären Netzhautgefäße, fehlende Leckage im Fluoreszeinangiogramm (s. auch Kap. 14).

- Bei autosomal-dominant vererbten Optikusatrophien (DOA) werden eine leichte und eine schwere (seltene) Verlaufsform mit und ohne Hörverlust unterschieden. Bei der schweren Form ist der Visus bereits im ersten Lebensjahr auf 0,1 und weniger reduziert, evtl. mit begleitendem Nystagmus. Bei der milden Form nimmt der Visus allmählich ab, was erst im Schulalter bemerkt wird. Manche Genträger bleiben auch symptomlos. Die Papille blaßt ab und bildet bisweilen eine dem Glaukom ähnliche Exkavation aus.

- Die autosomal-rezessiven Optikusatrophien (DIDMOAD, GAPO etc.) gehen mit auffälligen klinischen Symptomen einher. Nach Feststellung einer Optikusatrophie sollte die Subklassifizierung zusammen mit einem Pädiater und Neurologen vorgenommen werden.

- Weitere autosomal-rezessive Optikusatrophien gehen mit neurodegenerativen Erkrankungen einher wie den Heredodegenerationen des ZNS (Friedreich-Ataxie, Polyneuropathie bei Charcot-Marie-Tooth-Krankheit, metachromatische Leukodystrophie usw.).

1.2.5
Stauungspapille

- Im anglo-amerikanischen Sprachraum wird zwischen „optic disc edema" und „papilledema" unterschieden. „Optic disc edema" beschreibt ganz allgemein eine Schwellung der Papille ohne weitere Ursachenbezeichnung; das „papilledema" bleibt einem Papillenödem aufgrund eines erhöhten intrakraniellen Drucks (Stauungspapille) vorbehalten.

- Die Schwellung entsteht anfangs, weil der axoplasmatische Fluß behindert wird. Im weiteren Verlauf kommt es dann zur Stauung kleiner Gefäße mit intrapapillärer Transsudation und Ödem.

Symptome

- Kopfschmerzen.
- Übelkeit.
- Erbrechen.
- Vorübergehende Sehstörungen (typischerweise bei schnellen Kopfbewegungen), Visus meist normal.
- Diplopie aufgrund einer Abduzensparese (10–20%).

Klinische Zeichen

- Fast immer beidseits.
- Stauungspapille im Frühstadium: oberer und unterer Papillenrand unscharf und prominent, opakes Aussehen der Papille, Hyperämie, fehlender spontaner Venenpuls. Beachte: Der spontane Venenpuls kann bei Normalpatienten fehlen und bei Patienten mit erhöhtem intrakraniellen Druck vorhanden sein.
- Voll entwickelte Stauungspapille: Prominenz der Papille, Blutungen, Exsudate, zirkumpapilläre Netzhautfalten, in schweren Fällen Exsudate und Blutungen in der Makula.
- Chronische Stauungspapille: Die Prominenz nimmt ab (degenerierte Axone); Kapillarektasien entstehen auf der Oberfläche, Rückgang der Blutungen und Exsudate, lichtbrechende drusenähnliche Körperchen erscheinen, Papillenabblassung, Gefäßeinscheidung. In diesem Stadium manchmal langsamer Abfall der Sehschärfe und zunehmende Gesichtsfeldeinschränkung, die nasal unten beginnt.

Ursache des intrakraniellen Druckanstiegs

- Intrakranielle Tumoren und andere raumfordernde Prozesse (Zysten, Abszesse, Hämatome).
- Intrazerebrale und subarachnoidale Blutungen.
- Meningitiden.
- Pseudotumor cerebri.
- Enzephalitiden.
- Tumoren des Spinalraumes.
- Guillain-Barré-Syndrom.
- Arteriovenöse Mißbildungen.
- Aquäduktstenosen.

1.2.6
Pseudotumor cerebri

- Es handelt sich um eine intrakranielle Druckerhöhung mit dem Bild einer Stauungspapille. Computertomographie und Liquorbefunde müssen per definitionem normal sein. Betroffen sind übergewichtige Frauen (90%) in der dritten Lebensdekade. Die häufigsten Symptome sind Kopfschmerzen, gefolgt von vorübergehenden Sehstörungen, pulsierenden intrakraniellen Geräuschen, Photopsien und Bulbusschmerzen.

Differentialdiagnosen

- Intrakranielle narbige Veränderungen nach Entzündungen (Meningitis).
- Blutungen (Residualzustand nach subarachnoidaler Blutung) oder Traumata, Sinus-cavernosus-Thrombose.
- Vena-cava-superior-Syndrom.
- Rechtsventrikuläre Druckerhöhungen.
- Endokrine Störungen (M. Addison, Hypoparathyreoidismus, Fettleibigkeit, Steroidentzug).
- Vitamin-A-Intoxikation.
- Arteriovenöse Mißbildungen.

Behandlung

- Die Gefahr eines Pseudotumors cerebri besteht im Sehverlust infolge einer chronisch atrophischen Stauungspapille. Kontrolliert wird nicht der Visus, sondern das Gesichtsfeld, falls möglich auch die Kontrastempfindlichkeit und die peripapillären Nervenfasern im rotfreien Licht.
- Die Therapie basiert in der ersten Stufe auf einer massiven Gewichtsreduktion und der oralen Gabe von Azetazolamid (bis maximal 3 g/Tag!).
- Sollte dies nicht zum Erfolg führen, muß intravenös mit Kortikosteroiden behandelt werden.
- Lumbalpunktionen können nur vorübergehend den Druck senken und sind deswegen längerfristig nicht praktikabel.
- Nimmt die Sehschärfe unter maximaler Therapie ab, so sollte eine Spaltung der Optikusscheide vorgenommen oder ein lumboperitonealer Shunt angelegt werden.

1.2.7
Pseudostauungspapille

■ Es handelt sich um eine abnorme Papillenprominenz, die eine Stauungspapille vortäuscht. Ursachen sind Drusen (oberflächliche oder tiefe), Hyperopie, epipapilläre Segel und myelinisierte Nervenfasern, Uveitis und Hypotonie.

■ Die Drusenpapille tritt meist beidseits (25% einseitig) auf und wird dominant vererbt. Sie wird gewöhnlich bei Patienten mitteleuropäischer Abstammung beobachtet. Die Drusen liegen intrapapillär und bestehen aus basophilen Ablagerungen. Bei Kleinkindern sind sie in der Tiefe der Papille gelegen und daher unsichtbar. Später vergrößern sie sich und werden als glänzende Körperchen an der Oberfläche einer prominenten weißlich-gelben Papille erkennbar. Dieses Bild kann mit Anomalien der großen Gefäße auf der Papille (arterielle oder venöse Trifurkationen, Schleifen) einhergehen. Weiter können auftreten: Gesichtsfelddefekte (Einengung, vergrößerter blinder Fleck, Nervenfaserbündeldefekte), peripapilläre Pigmentveränderungen (30%), intra- und subretinale Blutungen und chorioidale Neovaskularisationen. Die Diagnosestellung erfordert im Zweifelsfalle auch eine Ultraschalluntersuchung der Papille bei Familienmitgliedern (Erbgang!). Im CT sind Drusen ebenfalls sichtbar.

1.2.8
Angeborene Papillenanomalien

Kolobom

■ Ein unvollständiger Verschluß der Augenbecherspalte verursacht eine dysplastische Exkavation (Kolobom) der Papille, die oft mit einem chorioidalen, retinalen und/oder Iriskolobom assoziiert ist. Kolobome sind immer nach unten orientiert. Das Sehvermögen ist in ganz unterschiedlichem Ausmaß betroffen. Man sollte bedenken, daß zusätzlich zur Papillenanomalie auch eine Amblyopie (Anisometropie, Schielen) auftreten kann. Bei Kindern im Vorschulalter sollte deswegen im Zweifelsfall eine probatorische Okklusionstherapie durchgeführt werden.

Grubenpapille

■ Ovale, gelbliche oder gräuliche Vertiefung, die meist in der temporalen oder unteren Papillenhälfte (etwa 0,1–0,5 Papillendurchmesser) gelegen ist. Die Sehschärfe ist gut, solange keine seröse Netzhautabhebung oder ein zystisches Makulaödem besteht. Als Ursache wird angenommen, daß Flüssigkeit über die Grube mit dem Subretinalraum kommuniziert. Die Langzeitprognose der unbehandelten serösen Netzhautabhebung ist schlecht (s. auch Kap. 13).

Windblütenpapille (Morning-glory-Papille)

■ Große, staphylomähnliche Exkavation mit retinaler Gefäßanomalie und peripapillärer Pigmentstörung und Gliaproliferation. Die Sehschärfe beträgt meist weniger als 0,1 (90 % der Fälle), bei einem Drittel der Betroffenen tritt eine Netzhautablösung auf.

Papillenhypoplasie (de Morsier-Syndrom)

- Einseitige oder beidseitige, kleine Papille mit peripapillärem Halo (Doppelringzeichen). Die Sehschärfe ist normal oder verringert; geschlängelte Netzhautgefäße. Häufig finden sich Mittelliniendefekte (Balkenagenesie, Hypopituitarismus). Deswegen sind ein MRT und eine Untersuchung auf endokrine Störungen notwendig. Typisch: Minderwuchs bei Kindern.

Schräger Sehnerveneintritt („Tilted-Papillensyndrom")

- Die Papille erscheint oval. Die vertikale Achse ist schräg gestellt und der Papillenrand oben etwas prominent. Die retinalen Gefäße sind nach nasal gedrängt (Situs inversus der Papille). Nasal unterhalb der Papille werden oft Aderhautgefäße sichtbar (RPE-Rarefizierung). Die Sehschärfe ist üblicherweise normal, aber oft besteht ein relativer bitemporaler Gesichtsfelddefekt, der nicht die vertikale Mittellinie respektiert (Differentialdiagnose zum Chiasmasyndrom).

Andere Papillenanomalien

- Myelinisierte Nervenfasern (Papilla leporina), epipapilläre Segel, präpapilläre Gefäßschleifen, Megalopapille.

1.3
Chiasmale Läsionen des Nervus opticus

- Das typische Chiasmasyndrom besteht aus einer partiellen oder kompletten bitemporalen Hemianopsie mit Optikusatrophie (s. Abb. 4.1). In frühen Stadien sind die Gesichtsfelddefekte nicht kongruent. Prächiasmale Optikuskompressionen verursachen dagegen ein Zentralskotom, kombiniert mit einem superotemporalen Gesichtsfeldausfall am Partnerauge (junktionales Skotom, Willebrand-Knie). Häufig ist der Optikus beidseits aber asymmetrisch betroffen. Bei nur leichter Kompression sind eindeutige Befunde bisweilen schwer zu erheben. Gesichtsfelduntersuchungen mit Farbmarken können hilfreich sein. Als begleitende Motilitätsstörungen können Paresen des III., IV., selten VI. Hirnnerven oder ein Nystagmus (ein- oder beidseitiger Schaukelnystagmus) auftreten.

- Andere häufige Zeichen und Symptome: Kopfschmerzen, Amenorrhoe, Galaktorrhoe, Impotenz, verringerte Libido, Akromegalie, Hautveränderungen, Diabetes insipidus, Wachstumsretardierung bei Kindern, vorzeitige oder verzögerte Pubertät.

- Chiasmasyndrome werden meist durch folgende Raumforderungen verursacht:

  - Hypophysenadenom: alle Altersgruppen, jedoch weniger häufig bei Kindern. Die Symptome variieren stark und sind abhängig von Zelltyp, Lebensalter und Tumorgröße. Prolaktinsezernierende Tumoren sind sehr häufig und verursachen Amenorrhoe und/oder Galaktorrhoe bei Frauen und erniedrigte Libido/Impotenz bei Männern. Die Behandlung ist vom Zelltyp, dem endokrinologischen Status sowie von Größe und Lokalisation des Adenoms abhängig. Behandlungsmöglichkeiten: Therapie mit Bromocriptin, transsphenoidale Hypophysektomie, transkranielle chirurgische Maßnahmen, Strahlentherapie.
  - Meningiome: Frauen mittleren Alters, Kopfschmerzen, Anosmie, asymmetrische Optikusneuropathie.
  - Kraniopharyngeom: Kinder und Erwachsene, zystische oder kalzifizierte, supraselläre Tumormasse. Bei Befall des Ventrikels können Hypopituitarismus und eine Stauungspapille auftreten. Im Frühstadium erscheint die Papille in der Regel normal.
  - Seltenere Ursachen: Aneurysmata (Auskultation des Schädels auf Strömungsgeräusche), supraselläres Dysgerminom, Hypothalamusgliom, Granulom, Lymphom, Metastasen, arteriovenöse Mißbildungen, vergrößerter dritter Ventrikel bei Hydrozephalus. Nichtkomprimierende Chiasmasyndrome werden durch Entzündung, Strahlen, Demyelinisierung, toxisch (Ethambutol), Infiltration (Lymphom), Ischämie und Trauma verursacht.

1.4
Erkrankungen des Tractus opticus, der Sehstrahlung und des visuellen Kortex

1.4.1
Postchiasmatische Störungen

Homonyme Hemianopsien

- Läsionen hinter dem Chiasma (Tractus opticus, Corpus geniculatum laterale, Sehstrahlung, Sehrinde) führen zu homonymen Gesichtsfelddefekten (s. Abb. 4.1).

- Üblicherweise bleibt bei Läsionen der Sehstrahlung die Sehschärfe erhalten.

- Wird über Sehstörungen geklagt, so ist eine Schädigung des Tractus opticus oder des Okzipitallappens zu erwarten, da bei Läsionen des Temporal- und Parietallappens eine neurologische Symptomatik im Vordergrund steht.

Tractus opticus

- Sehr selten sind die gekreuzten Fasern zwischen Chiasma und Corpus geniculatum laterale betroffen.

- Die homonyme Hemianopsie ist typischerweise inkongruent. Inkongruenz bedeutet, daß bei einer inkompletten Hemianopsie die Gesichtsfelder seitenverschieden sind.

- Auf der stärker betroffenen Seite besteht oft eine afferente Pupillenstörung; beidseits bildet sich eine sektorenförmige Abblassung der Papille aus.

- Als Ursachen kommen Tumoren, demyelinisierende Erkrankungen und Infarkte in Frage.

Temporallappen

- Obere homonyme Quadrantenanopsie („Pie in the sky", s. Abb. 4.1). Typisch ist beidseits eine senkrechte Begrenzung des Gesichtsfelddefektes, aber es besteht nicht immer eine seitengleiche horizontale Begrenzung (Inkongruenz).

- Begleitende neurologische Befunde sind generalisierte oder fokale Anfälle, traumähnliche Zustände, visuelle Halluzinationen und Uncinatusanfälle (unangenehme Geschmacks- und Geruchsempfindungen).

- Zu den Ursachen zählen Tumoren, Abszesse und Arachnoidalzysten.

Parietallappen

- Homonyme Hemianopsie oder untere Quadrantenanopsie (s. Abb. 4.1).

- Neurologische Veränderungen lassen die Hemianopsie in den Hintergrund treten: Wahrnehmungsverlust der Umgebung, Gerstmann-Syndrom (Agraphie, Akalkulie, Fingeragnosie, Rechts-links-Fehler), Blickdeviationen, Asymmetrie eines optokinetisch induzierten Nystagmus.

- Zur Ätiologie gehören Tumoren und Gefäßerkrankungen.

Okzipitallappen

- Beweisend ist eine streng kongruente homonyme Anopsie (Quadrantenanopsie, Hemianopsie oder kleine Areale, s. Abb. 4.1).

- Weitere Befunde einer Okzipitallappenerkrankung: Aussparung einer temporalen Sichel (repräsentiert die unpaarige nasale Netzhaut eines Auges), Makulaaussparungen, Rindenblindheit.

- Gesichtsfelddefekte können das einzige Symptom sein; es kommen aber auch begleitende Kopfschmerzen, Übelkeit, ungeformte Halluzinationen und epileptische Anfälle vor.

- Die häufigste Ursache sind Gefäßerkrankungen (Infarkte, Blutungen, Embolien, Migräneattacken, arteriovenöse Mißbildungen). Seltene Ursachen sind Tumoren, Traumata, demyelinisierende Erkrankungen oder Infektionen.

1.4.2
Besondere kortikale Störungen der visuellen Funktion

Rindenblindheit

- Es liegt eine absolute Erblindung bei normaler Pupillenreaktion (oft schwierig zu beurteilen) und unauffälligen Papillen vor.

- Bisweilen wird der Visusverlust durch den Patienten verneint (Anton-Syndrom), was sehr schwierig von einem funktionellen Visusverlust zu unterscheiden ist.

- Die häufigste Ursache ist ein bilateraler Infarkt, möglicherweise auch nach einem massiven Blutverlust, Schock, nach zerebraler Angiographie, Trauma, nach Anfällen, Migräne, Intoxikationen (CO-Vergiftung, Schwermetalle), Enzephalitis und Tumoren.

Zerebrale Dyschromatopsie

- Erworbene Änderungen des Farbsinns sind in der Regel mit Störungen der vorderen Sehbahn verbunden; Läsionen der inferioren Okzipitalregion können ebenfalls zu Farbsinnstörungen ohne ausgeprägte Gesichtsfelddefekte führen. Häufig liegt eine Prosopagnosie vor.

Visuelle Agnosie

- Der Patient hat ein intaktes primäres Sehsystem, kann jedoch Objekte und ihre Bedeutung bzw. Beziehung nicht erkennen, es sei denn, sie werden zusätzlich durch andere Sinnesorgane wahrgenommen (z. B. Berührung). Es soll eine beidseitige Unterbrechung der okzipital-limbischen Verbindungen bestehen.

Prosopagnosie

- Unfähigkeit, Gesichter zuzuordnen.

Alexie ohne Agraphie

- Der Patient kann nicht lesen, aber sprechen und schreiben. Die Läsion liegt in der linken Okzipitalregion und dem Splenium corporis callosi.

Andere visuelle Phänomene des afferenten Systems

- Bei Störungen höherer kortikaler Zentren kann es zu folgenden Symptomen kommen: Palinopsie (wiederkehrende visuelle Eindrücke, oft im Gebiet der hemianopen Defekte), Metamorphopsie, Polyopie, Störung zwischen visuellem und motorischem System (optische Ataxie), Mikropsie und Makropsie.

1.4.3 Visuelle Halluzinationen

- Ungeformte Halluzinationen sind Punkte, flackernde Lichter oder geometrische Figuren; geformte Halluzinationen sind Bilder, Szenen oder erkennbare Objekte.

- Isolierte visuelle Halluzinationen sind selten psychiatrischen Ursprungs.

Okuläre Ursachen

- Trübungen (mouches volantes) nach Abhebung der hinteren Glaskörpergrenzmembran, durch Erythrozyten oder andere Zellen (Uveitis).

- Photopsien (helle Lichtpunkte oder Lichtstreifen) entstehen durch mechanische Deformierung der Netzhaut oder bei Glaskörperzug auf die Netzhaut.

- Phosphene sind subjektive Lichtwahrnehmungen, die typischerweise durch Augenbewegungen ausgelöst werden und nur Sekunden andauern (z. B. Neuritis nervi optici, Glaskörpertraktionen).

- Chromatopsie (Verfärbung/Tönung der visuellen Wahrnehmung) gilt als Zeichen einer Netzhauterkrankung (Arterienverschluß), Medikamentenintoxikation (Digitalis), Glaskörperblutung (Erythropsie) und selten bei fokalen Anfällen des Okzipitallappens.

Release-Phänomen

- Darunter versteht man geformte Halluzinationen bei Patienten mit homonymer Hemianopsie im Gebiet des Defekts, auch bei ein- oder beidseitiger Erblindung anderer Ursache.

Anfallsleiden

- Bei fokalen Läsionen des Temporal- oder Okzipitallappens können in der Einschlafphase oder Aufwachphase geformte und/oder ungeformte Halluzinationen auftreten.

Medikamente

- Auch Medikamente wie LSD, Digitalis, Kokain, Amphetamine, Parasympatholytika (Atropin), L-Dopa, Amantadin, Alkohol, Barbiturate und andere können die Aufnahme visueller Eindrücke beeinflussen bzw. verändern.

1.5 Passagere Sehstörungen

- Wesentlich ist die Unterscheidung zwischen einer ein- oder beidseitigen passageren Sehstörung. Ein vorübergehender beidseitiger Visusverlust entsteht durch eine zerebrale Ischämie, z. B. im Rahmen einer Migräne oder einer vertebrobasilären Insuffizienz; eine vorübergehende monokulare Erblindung deutet auf eine okuläre Ischämie hin.

- Viele der Patienten, die an einer passageren oder dauerhaften homonymen Hemianopsie leiden, verwechseln versehentlich eine homonyme Hemianopsie nach rechts (oder links) mit einer Sehstörung des rechten (oder linken) Auges. Selbst wenn der Patient während des Anfalls abwechselnd die Augen schließt, kann die Störung oft nicht eindeutig unterschieden werden.

- Obwohl Ausnahmen bestehen, gibt die Dauer der Sehstörung wichtige diagnostische Hinweise. So dauern z. B. vorübergehende Sehstörungen im Rahmen einer Stauungspapille Sekunden, ischämische Anfälle (Karotisstenosen, vertebrobasiläre Insuffizienz) bis zu 10 min und die visuelle Aura einer Migräne 15–40 min.

1.5.1
Einseitige passagere Erblindung

> Die einseitige passagere Erblindung ist ein wichtiges Zeichen einer Karotisstenose, wobei sich allerdings bei vielen Patienten keine weiteren klinischen Manifestationen einer solchen Gefäßerkrankung finden. Da bei 20–40% der Patienten normale angiographische Befunde der Karotiden vorliegen, müssen zahlreiche weitere Ursachen einer einseitigen passageren Erblindung in die Differentialdiagnose miteinbezogen werden.

Erkrankung der Karotiden mit Amaurosis fugax

■ Plötzliche, einseitige, schmerzlose Sehstörung von 1–10 Minuten (selten bis zu Stunden). Die Patienten beobachten Einschränkungen ihres Gesichtsfeldes horizontal, von peripher (keilförmig) oder komplett. Der Fundusbefund ist meist unauffällig. Lageveränderungen, ein Valsalva-Manöver oder Blendung können einer solchen Attacke vorangehen.

■ Eine vorübergehende einseitige Erblindung als Folge einer Karotisstenose sollte v. a. bei Patienten über 40 Jahren mit Nikotinabusus, positiver Familienanamnese, arteriosklerotischen Gefäßerkrankungen, Bluthochdruck, passagerer Halbseitensymptomatik, Strömungsgeräuschen über den Karotiden, retinalen Emboli an den Gefäßverzweigungen (Hollenhorst-Plaques) oder einem okulären Ischämie-Syndrom (Hornhautdekompensation, Neovaskularisationsglaukom, Uveitis, Aderhautamotio, venöse Verschlußsymptomatik, fleckförmige Fundusblutungen) in Betracht gezogen werden.

Herzerkrankungen

■ Thrombembolien aufgrund einer rheumatischen Herzerkrankung oder eines Mitralklappenprolapses sind die häufigsten Ursachen einer einseitigen passageren Erblindung. Sie werden auch bei Patienten mit Herzklappenersatz, Mitralklappenverkalkung sowie bei Herzschrittmacherelektroden gefunden (nur wenn diese im linken Ventrikel plaziert sind).

■ Die Sehstörung ist meist einseitig und wird von optischen Sensationen geprägt, die zumeist 1–10 min andauern (variiert selten von Sekunden bis Stunden). Bisweilen wird sie von einer vorübergehenden Halbseitensymptomatik, Brustschmerzen oder Palpitationen begleitet.

■ Die Diagnose wird durch Auskultation und Echokardiographie des Herzens gestellt.

Okuläre Migräne

■ Die okuläre Migräne ist die Ausschlußdiagnose einer einseitigen passageren Erblindung bei jungen Patienten mit bekannter Migräne (mit oder ohne Kopfschmerz). Es gibt kein typisches Muster für diese Sehstörung. Ebenso kann die Dauer variieren. Eine Abgrenzung zur Karotisstenose ist bisweilen nicht möglich. Bei vielen Patienten ist der Verlauf komplikationslos.

■ Eine dauerhafte Sehstörung durch Netzhautinfarkte oder eine ischämische Optikusneuropathie ist im Rahmen einer Migräneattacke äußerst selten.

Idiopathische einseitige passagere Erblindung

■ Trotz ausführlicher Untersuchungen findet sich bei einer geringen Zahl junger Patienten keine Ursache.

Transiente Obskurationen

■ Es handelt sich hierbei um vorübergehende, schwer zu beschreibende Sehstörungen, Gesichtsfeldausfälle oder Visusminderungen in Zusammenhang mit allen Formen des Papillenödems, am häufigsten beim Pseudotumor cerebri.

■ Die Anfälle treten plötzlich auf, sind ein- oder beidseitig, schmerzlos und können in unregelmäßigen Intervallen wiederkehren. Sie variieren von leichtem Verschwommensehen bis zu völligem Visusverlust und dauern in der Regel Sekunden (selten mehrere Minuten). Auslösend sind oft Haltungsänderungen.

Seltene Ursachen

■ Vaskulär: Arteriitis temporalis, Lupus erythematodes, Polyarthritis, Morbus Takayasu (Aortenbogensyndrom) mit ischämischer Optikusneuropathie, Verschluß retinaler oder chorioidaler Gefäße, Cataracta complicata, Rubeosis iridis.

- Uhthoff-Phänomen: Verschwommensehen infolge erhöhter Körpertemperatur nach heißem Bad oder nach körperlicher Anstrengung, typisch bei Neuritis nervi optici.

- Okulär: chronisches/akutes Winkelblockglaukom, Uveitis, intrapapilläre Drusen.

- Tumorös: intrakranielle Tumoren mit Papillenödem, Optikusscheidenmeningiome, andere orbitale Tumoren (bei orbitalen Tumoren tritt eine vorübergehende einseitige Erblindung häufig nach Augenbewegungen auf).

- Arteriovenöse Mißbildungen: häufig migräneartige Symptome – selten einseitig.

- Hämatologisch: Thrombozythämie (üblicherweise mit Thrombozytenzahlen von 1–2 Mio), Polyzythämia vera, Hyperkoagulabilität (Schwangerschaft, Östrogeneinnahme, Protein-S- und Protein-C-Mangel, Antithrombinmangel).

Untersuchung und Behandlung

- Eine sorgfältige Beschreibung der Sehstörung zusammen mit einer eingehenden allgemeinen und ophthalmologischen Anamnese sowie der körperlichen Untersuchung führen häufig zur Diagnose.

- Junge Patienten haben in der Regel eine gute Prognose. Laborwerte (BSG, ANA, Antikardiolipidantikörper, Lues-Serologie, Blutbild und Gerinnungsstatus) sollten bestimmt werden. Bei Palpitationen, Brustschmerzen oder Herzgeräuschen ist ein Echokardiogramm empfehlenswert. Von Antikonzeptiva wird abgeraten, wenn die Patientinnen rauchen.

- Ältere Patienten über 40 Jahre werden internistisch, einschließlich Echokardiographie und Dopplersonographie der Karotiden, untersucht.

- Eine Angiographie sollte nur noch zur Vorbereitung eines operativen Eingriffs durchgeführt werden. Eine Operation ist indiziert bei hämodynamisch signifikanten Stenosen (>90%).

- Unbehandelt besteht ein relativ niedriges Schlaganfallrisiko bei Patienten mit Amaurosis fugax (2% pro Jahr versus 8% pro Jahr bei Patienten mit passagerer Halbseitensymptomatik). Dagegen steigt das Risiko bei chirurgischen Eingriffen und Angiographien, wenn das Alter über 70 liegt, koronare Herzerkrankungen, chronische Lungenerkrankungen, kürzlich erlittene Schlaganfälle oder eine generalisierte Arteriosklerose vorliegen. Eine ASS-Therapie sollte erwogen werden.

1.5.2
Beidseitige passagere Erblindung

Die beiden häufigsten Ursachen sind Migräne oder eine vertebrobasiläre Insuffizienz. Die Diagnose wird in der Regel anamnestisch gestellt.

Migräne

- Die Erkrankung ist durch periodisch auftretende, einseitig pulsierende Kopfschmerzen gekennzeichnet, die in der Kindheit oder im frühen Erwachsenenalter erstmals auftreten. Sie wird häufig von Übelkeit, Erbrechen und Photophobie begleitet. Treten zusätzliche motorische und/oder sensorische Störungen auf, so spricht man von einer Migraine accompagnée.

- Unter Migräne mit Aura (klassische Migräne) versteht man Sehstörungen mit positiven oder negativen Skotomen. Positive Skotome sind Flimmerskotome, die aus flackernden Zickzacklinien (Fortefikationen) bestehen und sich von zentral innerhalb von 15–20 min nach peripher ausbreiten. Als negatives Skotom wird eine passagere homonyme Hemianopsie bezeichnet.

- Visuelle Störungen können auch ohne Kopfschmerzen auftreten (acephalgische Migräne) und dauern in der Regel 15–40 min, können aber auch über Stunden persistieren. Die einfache Migräne hat keine visuelle Aura.

Vertebrobasiläre Insuffizienz

- Vorübergehende ischämische Attacken mit vielfältigen Erscheinungen wie Schwindel, Diplopie (flüchtige Parese des III. Hirnnerven), Dysarthrie, Ataxie, Schwäche oder sensorische Störungen.

- Die visuellen Störungen sind oft nicht von einer Migräne zu unterscheiden. Ein Unterscheidungsmerkmal kann die kurze Dauer der Sehstörung (2–15 min) sein. Fortefikationen treten auf, vergrößern sich jedoch nicht. Die Betroffenen sind meist älter (über 40 Jahre) und haben keine Kopfschmerzen. Bisweilen finden sich andere Zeichen einer Hirnstammischämie (Diplopie, Vertigo, Ataxie). Anamnestisch bestehen Hypertonus, Arteriosklerose oder eine koronare Herzerkrankung.

Seltene Ursachen

- Embolien kardialen Ursprungs, lageabhängige Hypotonie, arteriovenöse Mißbildungen, Okzipitalanfälle, Tumoren, Lupus erythematodes, Thrombozythämie und Hyperviskositätssyndrom, maligne Hypertonie, Urämie, Präeklampsie, Antikonzeptiva, Trauma, Meningoenzephalitis.

2
Efferente Störungen

> Störungen der Weiterleitung der Reizantwort an das jeweilige Erfolgsorgan.

2.1
Anamnese und Untersuchung der Motilität

- Doppelbilder sind das wichtigste neurologische Leitsymptom. Bei der Untersuchung von Patienten mit Diplopie sollten folgende Aspekte berücksichtigt werden:

- Zunächst muß durch einzelnes Abdecken der Augen geklärt werden, ob die Diplopie monokularen Ursprungs ist. Die monokulare Diplopie wird am häufigsten durch Störungen der brechenden Medien verursacht. Sie bessert sich oder verschwindet nach Vorhalten einer stenopäischen Lücke (Beispiele: Katarakt, Hornhauttrübung, Astigmatismus, Glaskörpertrübung, Polykorie und Netzhauterkrankungen); selten ist eine monokulare Diplopie funktionellen oder kortikalen Ursprungs.
- Eine binokulare Diplopie entsteht entweder durch ungleiche Bilder in beiden Augen (Beispiele: Aniseikonie, einseitige Metamorphopsien) oder durch Fehlstellung der Sehachsen. Weiter ist zu prüfen, ob die binokulare Diplopie horizontal oder vertikal ist und sich in einer bestimmten Blickrichtung oder bei Blick in die Nähe/Ferne ändert.
- Außerdem muß geprüft werden, ob die Fehlstellung konkomitant (der Schielwinkel ist in allen Blickrichtungen konstant) oder inkomitant (der Schielwinkel ändert sich mit der Blickrichtung) ist. Ein konkomitantes Schielen ist nur in seltenen Ausnahmen Folge einer Parese. Inkomitantes Schielen ist in der Regel durch neuronale Schädigungen oder muskuläre Veränderungen bedingt.
- Während die Diagnose oft nur eine Inspektion der Duktionen und Versionen in den Hauptblickrichtungen erfordert, ist zur Klärung folgender Fragen eine Quantifizierung der Abweichung erforderlich: Unterscheidung zwischen konkomitantem und inkomitantem Schielen, Identifizierung des betroffenen paretischen Muskels, objektive Beurteilung der Funktion bei Kontrolluntersuchungen nach Besserung der Symptomatik. Die Messung der Abweichung wird in Primärposition und in jede der Hauptblickrichtungen mit Prismen durch den alternierenden Abdecktest vorgenommen.
- Der Traktionstest (Pinzettenzugtest) dient zur Festellung einer mangelnden Muskeldehnung (Kontrakturen des ipsilateralen Antagonisten oder Myopathien). In Tropfanästhesie wird der Bulbus in die paretische Blickrichtung bewegt, wobei die Innervation des zu untersuchenden Muskels durch entsprechende Blickwendung ausgeschaltet wird. Eine blickrichtungsinduzierte Augeninnendruckerhöhung ist ebenfalls Zeichen einer Restriktion (endokrine Orbitopathie).
- Ein Tensilontest sollte erwogen werden, wenn wechselnde Paresen vorliegen, die sich keinem Hirnnerven eindeutig zuordnen lassen oder eine Augenmuskelparese gegen Abend zunimmt (Verdacht auf Myasthenie, Ermüdungserscheinung).

2.2
Motilitätsstörungen

2.2.1
Myopathien

Endokrine Orbitopathie (Abb. 4.2)

- Eine endokrine Orbitopathie geht mit dauerhafter oder nur vorübergehender Diplopie einher (morgens subjektiv schlechter). Ursachen sind Kontraktions- und Dehnungsveränderungen der Augenmuskeln, verursacht durch einen Autoimmunprozeß (s. auch Kap. 2).

- Am häufigsten betroffen sind der M. rectus inferior (Hebungseinschränkung) und der M. rectus medialis (eingeschränkte Adduktion = Möbiuszeichen).

- Begleitende Symptome der Orbitopathie sind meist beidseitig (in 30% einseitig), jedoch seitenverschieden ausgeprägt. Hierzu gehören Ober- und Unterlidretraktion mit erweiterter Lidspalte, Lid- und Bindehautschwellung, Protrusio bulbi, Injektion episkleraler Gefäße, Keratopathie bei inkomplettem Lidschluß und Optikusneuropathie.

- Obwohl einige Patienten euthyreot sind, sollte die Schilddrüsenfunktion untersucht werden.

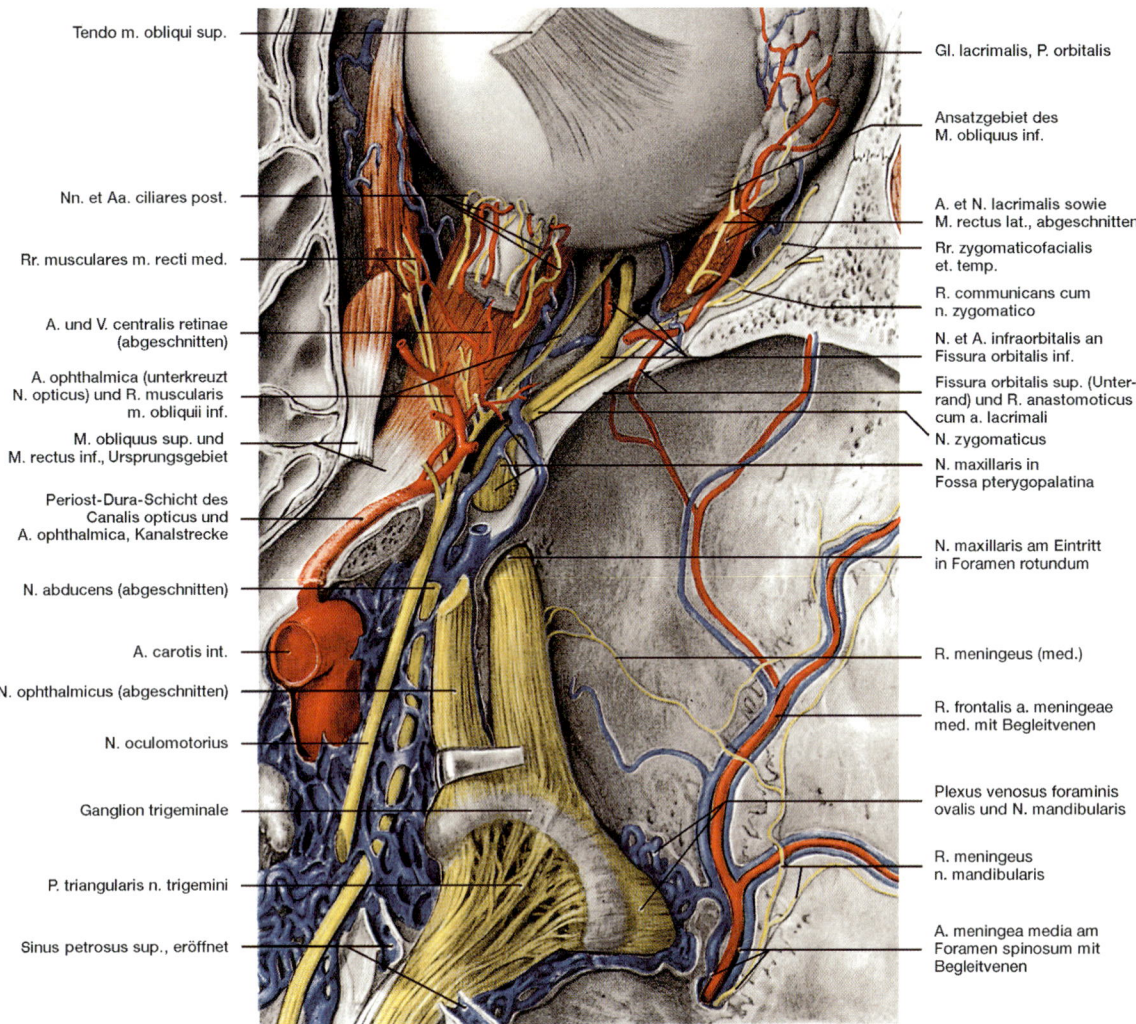

Abb. 4.2. Bodenabschnitt der retrobulbären Orbita und Fossa cranialis media. (Aus Lanz u. Wachsmuth 1979)

■ Die Verdickung der Augenmuskeln kann mittels Ultraschall oder MRT (T2-Relaxationszeit) nachgewiesen werden.

■ Während sich eine Optikusneuropathie auf Steroid- oder Strahlenbehandlung hin gut bessert, gilt dies weniger für die betroffenen Augenmuskeln. Hier muß eine störende Diplopie durch Prismen und im stabilen Zustand operativ ausgeglichen werden.

Andere Muskelerkrankungen mit Bewegungseinschränkung

■ Blow-out-Fraktur des Orbitabodens oder der medialen Orbitawand, kongenitales oder erworbenes Sehnenscheidensyndrom des M. obliquus superior (Brown-Syndrom), Verwachsungen nach Operationen, Verletzungen, Myositis und kongenitales Fibrosesyndrom.

Pseudotumor orbitae (s. auch Kap. 2)

■ Entzündung, die jede Struktur der Orbita betreffen kann. Der Oberbegriff Pseudotumor orbitae wird von einigen Autoren in unterschiedliche Krankheitsbilder unterteilt: posteriore Skleritis, Dakryoadenitis, Myositis, Tolosa-Hunt-Syndrom.

■ Symptome: ein- oder beidseitige Lidschwellung, episklerale Gefäßinjektion, Protrusio bulbi und eventuell schmerzhafte Augenbewegungen. Kann bei Kindern und Erwachsenen auftreten.

■ Diagnose: Im MRT ist die Vergrößerung eines oder mehrerer Augenmuskeln und/oder der Tränendrüse erkennbar. Im Ultraschall lassen sich eine verdickte Aderhaut und Sklera bei einer posterioren Skleritis darstellen. Der histologische Nachweis eines Lymphoms nach Orbitabiopsie ist schwierig.

■ Die Pathogenese ist unklar. Es wird eine Autoimmunerkrankung vermutet. Allgemeinerkrankungen können Leukosen, Lupus erythematodes, rheumatoide Arthritis, Sarkoidose oder die Wegenersche Granulomatose sein. Die Erkrankung spricht typischerweise gut auf eine Steroidbehandlung an.

■ Eine Orbitaphlegmone unterscheidet sich von einem Pseudotumor orbitae durch folgende Symptome und Befunde: anamnestisch evtl. Sinusitis bzw. periorbitale Verletzungen; schweres Krankheitsgefühl, Fieber, Leukozytose.

Myasthenie

■ Unter der Myasthenia gravis pseudoparalytica, kurz Myasthenie genannt, versteht man die von Antikörpern vermittelte Blockade der Acetylcholinrezeptoren des Muskels.

■ Die Myasthenie kann die gesamte Muskulatur des Körpers betreffen. Sind nur die Augenmuskeln betroffen, so spricht man von einer okulären Myasthenie; die Muskelschwäche ist typischerweise asymmetrisch, variiert in ihrer Ausprägung und verschlechtert sich abends.

■ Die Mehrzahl der Patienten (70%) stellt sich erstmals wegen einer Augenbeteiligung vor. Bei den meisten bestehen zu diesem Zeitpunkt bereits systemische Krankheitszeichen. 90% aller Patienten mit Myasthenie haben Anzeichen einer Augenmuskel- oder Levatorschwäche. Frauen sind häufiger betroffen als Männer.

■ Die Ptosis ist das häufigste okuläre Symptom – andere Lidveränderungen sind die Lidretraktion (vermehrter nervaler Impuls), Lidzucken, Schwäche des Lidschlusses, Lagophthalmus und Ektropium.

■ Die Augenmuskelbeteiligung ist häufig mit einer Ptosis assoziiert. Die Myasthenie kann jede Form einer schmerzlosen, isolierten Augenmuskelparese, internukleären Ophthalmoplegie, Skew-Abweichung oder Blicklähmung vortäuschen. Nur ausnahmsweise tritt eine Pupillenstörung auf.

■ Nach längerem Abblick führt eine Blickbewegung nach oben zu einer Anhebung des Lids, das gleich danach wieder absinkt (Simpson-Test). Es entsteht der Eindruck eines Lidzuckens.

■ Obwohl ein negativer Test eine Myasthenie nicht ausschließt, kann die Diagnose mit dem Tensilontest gesichert werden. Es werden 1 mg/kg KG Edrophoniumchlorid (Camsilon®) intravenös, zu beziehen über eine internationale Apotheke, injiziert. Innerhalb von 20–30 s tritt die Wirkung ein und hält für 3–10 min an. Beurteilt wird die Wirkung am betroffenen Muskel (z. B. M. levator palpebrae). Um einen Placebo-Effekt auszuschließen, wird vorher z. B. NaCl gegeben. Acetylcholinrezeptor-Antikörper finden sich bei 75–90% der Patienten (nur bei 50% mit ausschließlich okulärer Myasthenie). Ein Abfall der EMG-Amplitude nach repetitiver Stimulation des N. ulnaris sichert die Diagnose. Der Patient sollte beim Neurologen zur weiteren Diagnostik vorgestellt werden. Ein CT des Thorax (Ausschluß eines Thymoms oder einer Thymushyperplasie in 10–15%) ist indiziert.

■ Myasthenie-Symptome können auch medikamenteninduziert sein (Antibiotika, Antikonvulsiva, psychotrope Medikamente, chininhaltige Grippemittel usw.).

Chronisch progressive externe Ophthalmoplegie (CPEO)

■ Über Jahre zunehmende, symmetrische Lähmung der äußeren Augenmuskeln, einschließlich des M. levator palpebrae. Aufgrund des symmetrischen Befalls stehen klinisch nicht Doppelbilder im Vordergrund, sondern die Ptosis. Ursache ist eine Mitochondriopathie.

■ Abzugrenzen ist das Kearns-Sayre-Syndrom, das neben einer pigmentosaähnlichen Fundusveränderung mit lebensbedrohlichen Reizleitungsstörungen auftreten kann (Schrittmacher u. U. erforderlich). Bei Beteiligung der Gesichts- und Schlundmuskulatur handelt es sich um die autosomal-dominante okulopharyngeale Dystrophie (Patienten häufig französisch-kanadischer Abstammung).

Myotonische Dystrophie (Curschmann-Steinert-Syndrom)

■ Dominant vererbbare Erkrankung mit mäßiger Ptosis und Einschränkung der Beweglichkeit der äußeren Augenmuskeln.

■ Assoziation mit beidseitiger polychromatischer Katarakt (Christbaumschmuck), Pigmentveränderungen der Netzhaut, Hodenatrophie, Stirnglatze, ausdruckslosen Gesichtszügen („Facies leonica") und erhöhtem Muskeltonus.

2.3 Augenmuskelparesen (Nn. III, IV und VI)

Leitsymptom der Augenmuskelparese ist die Zunahme des Schielwinkels (Inkomitanz) bei Blick in Zugrichtung des gelähmten Muskels. Dies induziert eine typische kompensatorische Kopfhaltung. Weitere Folgen sind Sakkadenstörungen bei Blickzielbewegungen und Orientierungsstörungen bei Fixation mit dem paretischen Auge.

2.3.1 Okulomotoriusparese (III. Hirnnerv)

Der III. Hirnnerv (Abb. 4.3) innerviert die Mm. rectus superior, levator palpebrae (oberer Ast), rectus inferior, obliquus inferior und rectus medialis (unterer Ast). Präganglionäre parasympathische Fasern ziehen über den unteren Ast zum Ganglion ciliare (Innervation von M. sphincter pupillae und M. ciliaris). Das Leitsymptom der N. III-Parese ist die Ptosis, weswegen Doppelbilder nicht wahrgenommen werden.

Mit Ausnahme des M. rectus superior (kontralateraler Kern) und des M. levator palpebrae (medianer Kern) sind alle anderen Augenmuskeln in ipsilateralen Kerngebieten repräsentiert (Abb. 4.4). Allerdings liegen die Kerngebiete so dicht beieinander, daß nukleäre Läsionen praktisch immer zu einer beidseitigen Symptomatik führen. Dazu gehören auch eine beidseitige Ptosis und eine Pupillenstörung. Bei einseitiger Läsion des Kerngebietes tritt eine ipsilaterale Augenmuskelparese mit kontralateraler M. rectus-superior-Parese auf. Der M. levator palpebrae bleibt verschont. Eine zentrale faszikuläre Lähmung (Abb. 4.4) des III. Hirnnerven im Mittelhirn kann mit einer kontralateralen Hemiplegie (Weber-Syndrom) oder mit Intentionstremor und kontralateraler Ataxie (Benedikt-Syndrom) einhergehen. Die Auffächerung im Mittelhirn erklärt auch die Parese einzelner Muskeln.

Ätiologie
■ Bei erwachsenen Patienten sind Aneurysmata (Prädilektionstelle: Aneurysma der A. communicans posterior) und Gefäßerkrankungen (Diabetes mellitus, Bluthochdruck) die häufigsten Ursachen. Andere Ursachen sind Traumata (Schädelbasisfraktur, transtentorielle Herniation, Carotis-Sinus-cavernosus-Fistel) und Tumoren (Hypophysenadenom, Meningiom, Nasopharynxkarzinom, Metastasen usw.). Auch idiopathische Fälle kommen vor. Weitere Ursachen sind Lues, Varicella zoster, Kollagenosen mit entsprechender Gefäßbeteiligung, Riesenzellarteriitis, Meningitis, Migräne und Sarkoidose. Zentrale und faszikuläre Läsionen sind Folge von

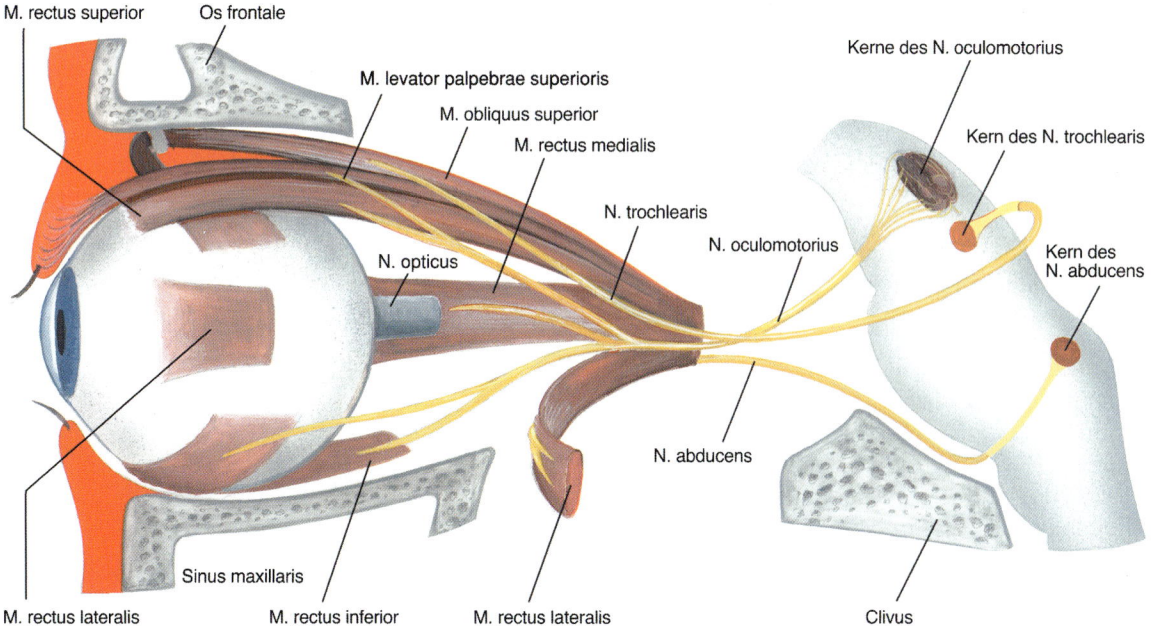

Abb. 4.3. Kerngebiete und Verlauf der Nn. oculomotorius, abducens und trochlearis

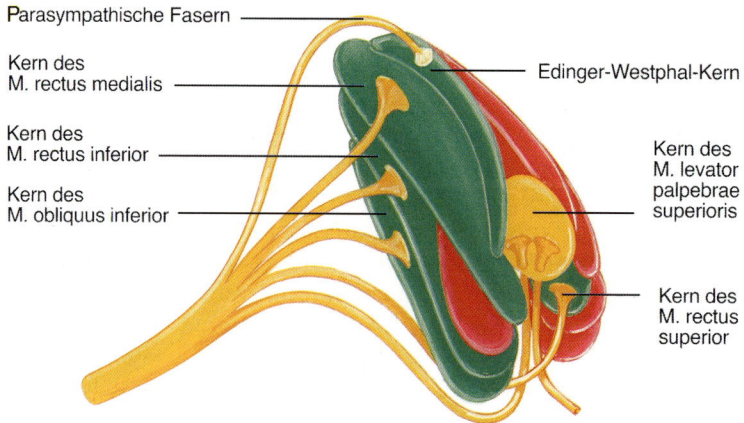

Abb. 4.4. Kern des N. oculomotorius (III. Hirnnerv)

Infarkten, Demyelinisierungen und Tumoren. Bei Kindern sind kongenitale und traumatische Ursachen am häufigsten.

- Ophthalmoplegia externa: Parese des III. Hirnnerven ohne Pupillenstörung. Neben der Ptosis besteht eine Schielstellung des Auges nach außen und unten. Die Pupillenfasern, die sich dem III. Hirnnerven anlagern, sind bei vaskulären Erkrankungen ausgespart (Diabetes, Bluthochdruck, Arteriosklerose). Diabetische Okulomotoriusparesen betreffen ältere Patienten (über 40 Jahre) und bilden sich über eine Zeitspanne von 3–6 Monaten zurück.

- Ophthalmoplegia interna: Isolierte Läsion der parasympathischen Fasern des N. III. Deshalb besteht eine Mydriasis und die Akkommodation fehlt.

- Lähmungen des III. Hirnnerven mit Pupillenbeteiligung (Ophthalmoplegia interna et externa) sind bis zum Beweis des Gegenteils durch ein Aneurysma oder eine Raumforderung (Kompression) verursacht. Zur Diagnosestellung ist meist eine Angiographie erforderlich, da mit CT oder MRT kleine Aneurysmata oft nicht entdeckt werden. Selten ist bei vaskulär bedingten N. III-Paresen auch die Pupille betroffen.

- Wochen bis Monate nach der Okulomotoriuslähmung infolge eines Aneurysmas, Traumas, Tumors oder kongenitaler Genese kann sich eine Synkinesie durch fehlgeleitete Regeneration des Nerven entwickeln. Dieses Phänomen tritt nach Okulomotoriusparesen vaskulärer Genese nicht auf. Bei der Untersuchung zeigt sich eine Lidhebung beim Blick nach unten, eine Adduktion bei versuchtem Aufblick, ein eingeschränkter Aufblick oder eine blickinduzierte sektorielle Pupillenstörung.

Sehr selten kann sich eine solche Synkinesie des N. oculomotorius infolge parasellärer Kompression (Meningiom, Aneurysma) spontan (ohne frühere Lähmung) entwickeln. Eine spontane Rückbildung ist nicht zu erwarten.

Weitere Diagnostik

- Bei Patienten mit einer isolierten Lähmung des III. Hirnnerven sollten folgende Untersuchungen durchgeführt werden: Glukosebelastungstest, BSG, Lues-Serologie, Blutdruckkontrollen, CT, MRT.

- Patienten unter 45 Jahre: Eine Lumbalpunktion sollte durchgeführt werden, während die Indikation zur zerebralen Angiographie heutzutage zurückhaltend gestellt wird.

- Patienten über 45 Jahre: Bei Patienten mit Pupillenbeteiligung sollte eine zerebrale Angiographie durchgeführt werden, während dies bei Patienten mit einer Ophthalmoplegia externa und normalem CT nicht erforderlich ist. Da die Pupille auch zu einem späteren Zeitpunkt betroffen sein kann (im Verlaufe des ersten Monats nach Auftreten der Augenmuskelparese), sind kurzfristige Nachuntersuchungen erforderlich.

2.3.2
Abduzensparese (VI. Hirnnerv)

Der Kern des VI. Hirnnerven ist in der dorsalen Pons gelegen (s. Abb. 4.3) und wird vom Fazialisknie umgeben. Efferente Fasern treten ventral am pontomedullären Übergang aus, laufen über die Spitze des Felsenbeins durch den Sinus cavernosus und durch die Fissura orbitalis superior zum M. rectus lateralis.

Zu den Symptomen und Zeichen einer Parese gehören horizontale Doppelbilder, die beim Blick in die Zugrichtung des betroffenen Muskels zunehmen. Zur Vermeidung von Doppelbildern wird der Kopf in Richtung des paretischen Muskels gewendet.

Faszikuläre Läsionen sind mit einer kontralateralen Hemiplegie assoziiert. Kernläsionen verursachen eine ipsilaterale Blicklähmung; eine isolierte N. VI-Parese ist niemals Folge einer Kernläsion.

Lähmungen des VI. Hirnnerven sollten von folgenden Krankheitsbildern unterschieden werden: Crossed-fixation bei frühkindlicher Esotropie, Konvergenzexzeß, Einklemmung des M. rectus medialis, Myasthenie, blockierter Nystagmus, Retraktionssyndrom und dekompensierter Strabismus.

Bei einer beidseitigen N. VI-Parese ist immer an eine Erhöhung des intrakraniellen Drucks zu denken (Tumoren, Subarachnoidalblutung, Infektionen, Pseudotumor cerebri). Weitere Ursachen können sein: Demyelinisierung, Traumata, Wernicke-Enzephalopathie.

Ätiologie

■ Die häufigsten Ursachen bei Erwachsenen sind neben unklarer Genese Gefäßerkrankungen (Diabetes, Bluthochdruck, Insult) im Hirnstammbereich und Traumata. Weniger häufige Ursachen sind Tumoren (Nasopharynxkarzinom, Metastasen, Hypophysenadenom usw.), Encephalomyelitis disseminata (E.d.), erhöhter intrakranieller Druck (Pseudotumor cerebri), Carotis-Sinus-cavernosus-Fistel, Zustand nach Lumbalpunktion, Meningitis, Wernicke-Enzephalopathie, Aneurysmata, Sarkoidose, Lues, Sinusitis usw.

■ Die häufigsten Ursachen bei Kindern sind Traumata, Tumoren oder idiopathisch („benigne Abduzensparese" – Rückbildung innerhalb von 10 Wochen).

Retraktionssyndrom (Stilling-Türk-Duane-Syndrom)

■ Kongenitaler Defekt des VI. Hirnnerven (N. abducens). Der M. rectus lateralis wird deswegen vom III. Hirnnerven innerviert, was zu folgenden Symptomen führt: eingeschränkte Ab- und Adduktion, Retraktion des Bulbus (Verkleinerung der Lidspalte) bei versuchter Adduktion. Da der Defekt angeboren ist, entwickelt sich eine sensorische Anpassung mit Exklusion in bestimmten Blickpositionen. Abhängig von der Symptomatik werden 3 Typen unterschieden (s. Kap. 3).

■ Das Möbius-Syndrom ist eine kongenitale horizontale Augenbewegungsstörung bei gleichzeitiger Fazialisparese (maskenartiger Gesichtsausdruck).

Divergenzlähmung

■ Diese kann von einer schwach ausgeprägten doppelseitigen symmetrischen N. VI-Parese nicht unterschieden werden. Es handelt sich um eine Störung der Vergenz beim Wechsel des Blicks von der Nähe in die Ferne mit einem erniedrigten AC/A-Quotienten.

Diagnose und Behandlung

■ Eine isolierte Parese des VI. Hirnnerven bei Kindern sollte zunächst nur beobachtet werden, da viele eine spontane Besserung innerhalb von 2–4 Monaten zeigen. Liegen jedoch neurologische Zeichen (Ataxie, Dysarthrie, fehlende Koordination) vor, muß ein CT oder MRT durchgeführt werden.

■ Bei Erwachsenen empfiehlt sich folgende Diagnostik: sorgfältige ophthalmologische, neurologische und allgemeinmedizinische Untersuchung, Blutdruckkontrollen, BSG, Glukosebelastungstest, Acetylcholinrezeptor-Antikörper, Lues- und Borreliose-Serologie. Bei negativen Befunden schließt sich ein CT oder MRT an. Eine Lumbalpunktion oder ein Tensilontest sollten in Erwägung gezogen werden, wenn sich das Krankheitsbild verschlechtert oder im Verlauf von 2–3 Monaten keine Besserung zeigt bzw. bei solchen Patienten, bei denen der Verdacht auf eine neurologische Erkrankung oder Systemerkrankung besteht. Es sollte beachtet werden, daß bis zu 30% der Paresen idiopathischer Natur sind.

2.3.3 Trochlearisparese (IV. Hirnnerv)

Der N. trochlearis entspringt dem kontralateralen Kern, der nahe der Mittellinie des kaudalen Mesencephalons lokalisiert ist und durchläuft das Dach des 4. Ventrikels, wo er durch Traumata besonders leicht verletzt werden kann (s. Abb. 4.3). Er kreuzt vollständig zur Gegenseite, tritt unter dem Colliculus superior aus und gelangt an der lateralen Wand des Sinus cavernosus über die Fissura orbitalis superior in die Orbita. Er innerviert den M. obliquus superior.

Die Patienten klagen über vertikale und verkippte Doppelbilder, die sich beim Abblick (Lesen, Treppensteigen) verstärken (V-Inkomitanz). Die vertikale Divergenz läßt sich durch Kopfneigung zur betroffenen Seite verstärken (Bielschowsky-Kopfneigetest) und verschwindet bei Kopfneigung zur Gegenseite. Der Kopfneigetest ist nur bei einer Trochlearisparese positiv, womit der Test zur Abgrenzung eines nichtparetischen Strabismus sursoadductorius benutzt werden kann. Eine beidseitige Trochlearisparese ist anzunehmen, wenn eine Exzyklorotation von mehr als 10° besteht (Funduskopie). Oft fehlen dann vertikale Doppelbilder in Primärposition, treten jedoch bei Links- oder Rechtsblick auf. Beschwerdefrei sind die Betroffenen auch in Primärposition nicht, da die verrollende Wirkung beider Muskeln sich addiert. Bei Abblick kommt es zur Exotropie.

Ätiologie
■ Eine einseitige Trochlearisparese wird fast ausschließlich durch Traumata verursacht. Es folgen vaskuläre Ursachen, während Tumoren eher selten vorkommen. Die Ursache bleibt jedoch oft ungeklärt (sog. idiopathische Trochlearisparese).

■ Bilaterale Parese des IV. Hirnnerven: am häufigsten nach Traumata, seltener bei dorsaler Mittelhirnkompression und nach Infarkten.

Untersuchung
■ Bisweilen findet man auf älteren Photographien eine bestehende Kopfdrehung, oder es läßt sich anamnestisch eine früher durchgemachte Verletzung des vorderen Schädelbereiches nachweisen, was als Erklärung ausreicht. Falls die auslösende Ursache nicht festgestellt werden kann, sollten Bluthochdruck, Diabetes und Myasthenie ausgeschlossen werden.

■ Ohne begleitende neurologische Befunde ist ein CT nicht erforderlich, da Aneurysmata und Tumoren nur sehr selten die Ursache einer isolierten Lähmung des IV. Hirnnerven sind.

■ Bei persistierender Lähmung des IV. Hirnnerven mit auffälliger Vertikaldivergenz, Verrollung und v. a. einer Kopfzwangshaltung, sollte eine chirurgische Behandlung durchgeführt werden.

2.3.4
Sinus-cavernosus-Syndrom

Kombination von Paresen des III., IV. und VI. Hirnnerven, Schmerzen, Parästhesie oder Hypästhesie des N. trigeminus (N. V) und Horner-Syndrom (s. auch Abb. 4.2 und 4.5). Weitere Zeichen sind eine Optikusneuropathie, Chiasmakompression, (pulsierender) Exophthalmus, Gefäßstauung (Lid, Netzhaut, Bindehaut, Gesicht) und orbitale oder intrakranielle Geräusche.

Ätiologie
■ Am häufigsten sind Tumoren (Nasopharynxkarzinom, Lymphom, Metastasen, Hypophysenadenom, Meningiom u. a.) und Gefäßerkrankungen (Carotis-Sinus-cavernosus-Fistel, Aneurysmata, Hämatome). Weniger häufige Ursachen sind Infektionen (septische Sinus-cavernosus-Thrombose, Aspergillose, Herpes zoster, Syphilis) und Entzündungen (Sarkoidose, Tolosa-Hunt-Syndrom, Wegener-Granulomatose).

Diagnose und Untersuchung
■ Bei vielen Patienten ist eine sorgfältige internistische und neurologische Untersuchung, eine Computertomographie und Blutuntersuchung zur Abklärung von Tumoren, hämatologischen Erkrankungen (Lymphome), Kollagenosen und Infektionen (Pilze und Bakterien) erforderlich.

■ Basisuntersuchungen: HNO-Untersuchung, MRT, Lumbalpunktion, Angiographie, Biopsien.

3
Supranukleäre Bewegungsstörungen

3.1
Blicklähmungen

■ Blicklähmungen sind Störungen der Bewegung beider Augen, im Unterschied zu Duktionen (= Bewegung eines Auges). Unterschieden werden Versionen (gleichsinnige Bewegungen) und Vergenzen (binokulare, nichtparallele Augenbewegungen).

■ In ihrer leichtesten Ausprägungsform ist nur die Sakkade des optokinetischen Reflexes beeinträchtigt, während die Folgebewegung und der vestibulookuläre Reflex intakt sind.

■ Nukleäre oder peripher verursachte Blickstörungen unterscheiden sich von supranukleären durch einen normalen vestibulo-okulären Reflex, eine normale Optokinetik und einen fehlenden Nystagmus. Reine Blicklähmungen führen nicht zur Diplopie, häufig besteht aber aufgrund der engen Nachbarschaft zu Kerngebieten zusätzlich ein Lähmungsschielen.

3.1.1
Vertikale Blicklähmung

■ Der Auf- und Abblick wird über das rostrale Mittelhirn gesteuert.

■ Parinaud-Syndrom: Lähmung von Auf- und Abblick. Eine isolierte Lähmung des Aufblicks ist hinweisend auf einen Pinealistumor. Oft findet sich ein konvergierender Nystagmus (optokinetisches Band oder Trommel von oben nach unten bewegen) beim Versuch des Aufblicks mit oder ohne Lidretraktion. Typisch ist eine Pupillenstörung bei erhaltener Konvergenzreaktion (reflektorische Pupillenstarre).

3.1.2
Progressive supranukleäre Lähmung

■ Es handelt sich um eine fortschreitende, degenerative extrapyramidale Erkrankung älterer Menschen, die oft mit einem Morbus Parkinson verwechselt wird. Früh betroffen ist der Abblick, begleitet von einer Dystonie der Halsmuskulatur (Nackensteife). Im weiteren Verlauf kommt es zum Verlust der horizontalen Blick-, Ziel- und Folgebewegungen, Dysarthrie, Verlust der Mimik und progressiver Demenz. Der Tod tritt nach 8–10 Jahren ein.

■ Eine leichte Einschränkung des Aufblicks wird auch bei zunehmendem Lebensalter beobachtet. Andere Ursachen sind Hydrozephalus (z. B. bei Aquäduktstenose), Tumoren, Blutungen oder Infarkte im Thalamus oder Mittelhirn, MS, Stoffwechselerkrankungen (Morbus Wilson, Lipidspeicherkrankheiten) und die Whipple-Erkrankung.

3.1.3
Horizontale Blicklähmungen

■ Horizontale Blicklähmungen werden durch Läsionen der paramedianen pontinen retikulären Formation (PPRF) oder des kontralateralen Frontallappens verursacht. Eine tonische Blickdeviation ist entweder auf die Seite der Läsion gerichtet (bei Frontallappenläsionen) oder von ihr weg (pontine Läsion). Bei einer pontinen Schädigung sind der vestibulo-okuläre Reflex und die Folgebewegung erhalten. Oft begleitet von Fazialisparesen.

■ Ätiologie: Tumoren, Blutungen, Infarkte und demyelinisierende Erkrankungen im Bereich der Pons; Blutungen und Infarkte des Frontallappens; isolierte angeborene horizontale Blicklähmungen.

3.1.4
Internukleäre Ophthalmoplegie (INO)

■ Eine Unterbrechung des Fasciculus longitudinalis medialis verursacht ein Adduktionsdefizit bei konjugierten horizontalen Blickbewegungen. Die Adduktion bleibt bei der Naheinstellungsreaktion erhalten. Auffällig, aber nicht immer vorhanden, ist ein Nystagmus des abduzierten Auges. Weitere Symptome sind ein Upbeat-Nystagmus und eine Skew-deviation. Bei jungen Menschen ist eine INO häufig durch E. d. und bei älteren durch einen Infarkt verursacht.

3.1.5
Eineinhalbsyndrom

■ Größere Läsion im Hirnstamm, die sowohl die PPRF als auch die gekreuzten Fasern des Fasciculus longitudinalis medialis betrifft. Es tritt neben einer INO ein zusätzliches ipsilaterales Abduktionsdefizit auf. Folglich kann das ipsilaterale Auge keine horizontale Blickbewegung ausführen, während das kontralaterale Auge nicht adduziert werden kann; am häufigsten wird dies durch Infarkte oder Blutungen in der Pons verursacht.

3.1.6
Skew-Deviation
(Hertwig-Magendie-Schielstellung)

■ Unspezifisches Zeichen einer Hirnstamm- oder Kleinhirnerkrankung, die eine konkomitante oder inkomitante vertikale Schielstellung verursacht.

■ Bei Läsionen des unteren Hirnstammes zeigt sich eine Kippung zur selben Seite, bei Läsionen des oberen Hirnstammes zur Gegenseite.

3.1.7
Störungen der sakkadischen Bewegungen

■ Sakkaden sind schnelle Blickzielbewegungen, die dazu dienen, ein Bild auf die Fovea zu bringen.

Sie werden untersucht, indem man den Patienten auffordert, 2 feststehende Objekte abwechselnd zu fixieren.

■ Bei der Sakkade werden Geschwindigkeit und Zielsicherheit beurteilt, die sehr unterschiedlich betroffen sein können.

■ Ursachen: Bewußtseinsstörungen (Stupor), Medikamente, Hirnnervenlähmungen mit Paresen der Augenmuskeln, E.d., Morbus Wilson, Lipidspeicherkrankheiten und spinozerebelläre Degenerationen.

■ Ein spezifisches Krankheitsbild mit deutlichen sakkadischen Störungen ist die okulomotorische Apraxie (kongenital/erworben). Die Störung betrifft willkürliche Blickzielbewegungen, die nicht ohne Kopfwendung ausgeführt werden können. Weitere Krankheiten sind Morbus Parkinson (Zahnradsakkaden), Chorea Huntington und die progressive supranukleäre Lähmung.

3.1.8
Störungen des langsamen Folgesystems

■ Langsame Folgebewegungen stabilisieren das Bild auf der Fovea. Sie werden untersucht, indem man den Patienten auffordert, einem sich langsam bewegenden Ziel zu folgen, ohne den Kopf zu drehen. Eine Störung der langsamen Folgebewegung zeigt sich in der Sakkadierung der Augenbewegung. Diese kann auch durch Beobachtung der langsamen Phase eines optokinetischen Nystagmus (Bewegung des Musters in Richtung der Läsion) beurteilt werden.

■ Häufige Ursachen gestörter Folgebewegungen sind Medikamente (Antikonvulsiva, Sedativa) und Läsionen okzipitoparietal sowie der Projektionsbahnen zur PPRF und zum Hirnstamm.

3.2
Nystagmus

■ Der Nystagmus ist eine Erkrankung der Fixation und beschreibt oszillatorische Augenbewegungen eines oder beider Augen, die rhythmisch sein können. Damit der Fixationseindruck durch Kopfbewegungen nicht verwischt, wird die Blickrichtung stabilisiert. Dies geschieht durch den vestibulookulären (Fixation während einer vorübergehenden Kopfbewegung) und den optokinetischen Reflex (Fixation während anhaltender Kopfbewegungen), das System der langsamen Folgebewegungen (Fixation eines bewegten Ziels) und ein neurales Netzwerk im Hirnstamm und Kleinhirn, das die Augenposition in exzentrischen Blickrichtungen aufrecht erhält („neuronaler Integrator").

■ Bei der Beurteilung eines Nystagmus sollten folgende Fragen beantwortet werden:

● Handelt es sich um einen physiologischen (z.B. Endstellungsnystagmus) oder einen pathologischen Nystagmus?
● Ist der Nystagmus kongenital (dazu sollten Fehlbildungen und Schäden des Auges ausgeschlossen werden) oder erworben (Medikamente, Erkrankungen des Vestibularsystems, ZNS-Erkrankungen)?
● Ist durch die Unterscheidung des Nystagmus zusammen mit neurologischen Symptomen eine Diagnose möglich (Schädigung von Mittelhirn, Pons, Hirnstamm, Zerebellum, zentral dämpfende Drogen/Medikamente, kongenital)?

3.2.1
Erworbener Rucknystagmus

■ Die Richtung des Nystagmus ist durch die schnelle Sakkade definiert.

■ Ein Rucknystagmus hat eine schnelle Augenbewegung (Sakkade) als korrigierende Bewegung. Man muß unterscheiden, ob er in Primärposition, in exzentrischer Position, durch optokinetische oder vestibuläre Reize ausgelöst wird.

Blickparetischer Nystagmus

■ Der Nystagmus entsteht aus einer Blickhalteschwäche. Die Augen können ihre exzentrische Position nicht halten und weichen daher zur Primärposition zurück, was eine Korrektursakkade bewirkt.

■ Nur in ausgeprägten Fällen spricht man von einem „blickparetischen" Nystagmus, was allerdings scharf von einer Blickparese zu trennen ist. Ursache können Medikamente (Antikonvulsiva, Sedativa) oder Schäden des Hirnstamms sein.

■ Zusammen mit Läsionen des Flocculus cerebelli kann ein Rebound-Nystagmus auftreten. Er entsteht nach einer längeren Blickwendung durch überschießende Gegenregulation in die entgegengesetzte Richtung.

Medikamentös induzierter Nystagmus

- Blickrichtungsnystagmus mit rotatorischer Komponente. Am häufigsten ist ein Up-Beat.

- Ursachen: Alkohol, Tabak, Sedativa, Hypnotika, Phenothiazine, Antikonvulsiva.

Lageabhängiger Nystagmus

- Sowohl der zentrale als auch der periphere vestibuläre Nystagmus können durch Kopf- oder Lageänderungen induziert oder verschlimmert werden.

- Bei zentralen Läsionen entwickelt sich ein anhaltender Nystagmus sofort nach Haltungsänderungen; bei peripheren Läsionen ist der Beginn eines Nystagmus verzögert und es tritt eine Gewöhnung ein.

Peripherer vestibulärer Nystagmus

- Der Nystagmus schlägt in der Ebene des betroffenen und in Richtung des intakten Bogengangs. Begleitsymptome sind Vertigo, Hörverlust und Tinnitus. Er läßt sich gut beobachten, wenn die Fixation ausgeschaltet wird (Frenzelbrille).

- Ätiologie: Labyrintherkrankungen oder Erkrankungen des VIII. Hirnnerven, Morbus Ménière und toxische Genese (Alkohol, Aminoglykoside).

Zentraler vestibulärer Nystagmus

- Der Nystagmus schlägt nach unten oder oben („down-beat", „up-beat") und ist selten rein horizontal oder rotatorisch. Er kann nicht durch Fixation unterdrückt werden. Meist assoziiert mit anderen Hirnstammbefunden.

- Ätiologie: Medikamente, Schlaganfall, E.d., Tumoren.

Down-beat in Primärposition

- Läsionen des zervikomedullären Übergangs, Flocculus und Nodulus.

- Ätiologie: Arnold-Chiari-Mißbildungen, E.d., Hydrozephalus, selten medikamenteninduziert.

Up-beat in Primärposition

- Läsionen am ponto-mesencephalen Übergang. Er neigt im Gegensatz zum Down-beat zur spontanen Rückbildung.

- Ätiologie: Medikamente, E.d., Schlaganfall, Tumoren.

Periodisch alternierender Nystagmus

- Ein horizontaler Nystagmus, der periodisch nach 90–120 s die Schlagrichtung wechselt, beeinträchtigt stark das Sehvermögen; Läsion der kaudalen Medulla.

- Ätiologie: E.d., Antikonvulsiva.

3.2.2
Schaukelnystagmus („seesaw")

- Alternierende Skew-deviation mit Zykloduktion, wobei sich abwechselnd das eine Auge nach oben bewegt und dabei nach innen dreht, während sich das andere nach unten bewegt und nach außen dreht; die Läsion liegt am mesodienzephalen Übergang, üblicherweise assoziiert mit Optikuserkrankungen im Bereich des Chiasma.

- Ätiologie: Chiasmatumoren, Trauma, Infarkt.

3.2.3
Pendelnystagmus

- Die Geschwindigkeit der Bewegung ist in alle Richtungen gleich und kann, muß aber nicht, mit einer Visusminderung einhergehen. Bei Fixation kann es oft zur Zunahme des Nystagmus kommen.

- Die erworbene Form findet man auch bei Hirnstammerkrankungen (z.B. E.d., s. okulärer Myoklonus).

3.2.4
Kongenitaler Nystagmus

- Ein kongenitaler (motorischer) Nystagmus liegt bei Geburt vor oder tritt innerhalb der ersten 3 Lebensmonate auf. Charakteristisch: reine horizontale Schlagrichtung, abnorme Schlagform, ruckartig oder pendelnd.

- Er nimmt beim Fixationsversuch zu und bessert sich häufig bei Naheinstellungsreaktion (Visusanstieg in der Nähe).

- In der Regel ist er nicht mit einer Oszillopsie assoziiert.

- Die Intensität ändert sich abhängig von der Blickrichtung (Neutralzone mit kompensatorischer Kopfdrehung).

3.2.5
Latenter Nystagmus

In Verbindung mit dem Strabismus ist er ein Teil des frühkindlichen Schielsyndroms. Ein latenter Nystagmus liegt dann vor, wenn die Augen bei Fixation des rechten Auges nach rechts und bei Fixation des linken nach links rucken.

3.2.6
Spasmus nutans

- Er beginnt im ersten Lebensjahr und verschwindet spontan nach ca. 2 Jahren, selten später. Die Diagnose kann immer nur rückblickend gestellt werden. Er hat eine pendelnde Schlagform mit vertikaler oder rotatorischer Komponente. Viele Kinder wackeln mit dem Kopf (nutare = nicken); Kopfneigungen und -wendungen kommen vor.

- Eine Computertomographie sollte durchgeführt werden, da ein Gliom im Chiasmabereich vorliegen kann.

3.2.7
Einseitiger Nystagmus

- Beim Auftreten in der Kindheit ist eine Amblyopie möglich.

- Erworbener Fixationsnystagmus: ein- oder beidseitiger Nystagmus, der durch Fixation nicht unterdrückt wird; tritt auf bei E.d., zerebralen Durchblutungsstörungen und Angiomen.

3.2.8
Okuläre Oszillationen

- Obliquus superior Myokymie (episodisch auftretender monokularer Mikrotremor): Beginn im Erwachsenenalter mit charakteristischer Sehstörung (Oszillopsie). Das Augenzittern ist oft nur an der Spaltlampe erkennbar.

- Okuläre Dysmetrie: sakkadische Oszillationen nach einer Rückstellsakkade (Hin- und Herbewegung um den Fixationspunkt).

- „Ocular-Flutter": spontaner Abbruch der Fixation mit sakkadischen Bewegungen.

- Opsoklonus (Sakkodomanie): Ungewollte, dauernde Sakkaden in alle Richtungen, die auch im Schlaf anhalten.

- Alle oben genannten Symptome werden im Zusammenhang mit zerebellären Erkrankungen gesehen. Beim „Ocular-Flutter" und Opsoklonus muß bei Kindern ein Neuroblastom ausgeschlossen werden. Diese Befunde können im Zusammenhang mit postinfektiöser Enzephalopathie (Ataxie, Myoklonus, Tremor) oder einem paraneoplastischen Syndrom auftreten.

3.2.9
Augenwippen

- Plötzlich auftretende, schnelle Abwärts- oder Aufwärtsbewegungen der Augen, gefolgt von einer langsamen Rückstellung in Primärposition. Auftreten bei einer diffusen Hirnstammläsion nach Insulten.

3.2.10
Okulärer Myoklonus

- Dauernd pendelnde Oszillationen, meist vertikal mit synkinetischen Gesichts-, Kiefer- und Extremitätenbewegungen. Störungen des Nucleus olivarius, des Nucleus ruber und ihrer Verbindungsbahnen.

4
Neuroophthalmologische Erkrankungen der Augenlider

4.1
Ptosis

4.1.1
Pseudoptosis

- Asymmetrie der Lidspalte, die durch eine kontralaterale Lidretraktion, Hypotropie, Gesichtsasymmetrie (faziale Hemiatrophie), Enophthalmus (Blowout-Fraktur), Blepharospasmus, einseitige Lähmung der mimischen Muskulatur (Fazialisparese) oder Blepharochalasis verursacht sein kann.

4.1.2
Lokale Lidveränderungen

- Diese werden durch sorgfältige Inspektion, Palpation und Eversion des Lides gefunden. Man achte auf Schwellung, Rötung, Verdickung, papilläre oder follikuläre Veränderungen der palpebralen Konjunktiva, kleine Tumoren, Chalazien oder Fremdkörper („verlorene" Kontaktlinse).

4.1.3
Erkrankungen der Orbita

■ Eine mechanische Blockierung zwischen dem M. levator palpebrae und dem Orbitadach kann durch eine Entzündung, Neoplasie bzw. Narbe eine Ptosis induzieren.

■ Bei der Untersuchung sollte sorgfältig darauf geachtet werden, ob sich Zeichen einer Protrusio bulbi, Schwellung der Tränendrüse, Rötung oder eines Retropulsionswiderstands des Bulbus finden.

4.1.4
Kongenitale Ptosis

■ Ein- oder beidseitig.

■ 25 % der Patienten haben eine Unterfunktion des M. rectus superior; diese kann isoliert oder in Verbindung mit anderen Anomalien auftreten (z. B. Blepharophimose, Anisometropie, Amblyopie oder Strabismus).

■ Zu den neurogenen Ursachen gehören die kongenitale Okulomotoriusparese und das Marcus-Gunn-Phänomen (mandibulopalpebrale Synkinese: Bei Mundöffnung und Verschiebung des Kinns zur Gegenseite hebt sich das ptotische Lid).

■ Alte Photographien sind zur Beurteilung einer Ptosis hilfreich.

4.1.5
Aponeurosendefekt

■ Ein- oder beidseitige erworbene Ptosis im höheren Lebensalter („senile Ptosis"); gute Levatorfunktion (> 12 mm).

■ Hohe Oberlidfalte, ein tiefer Oberlidsulkus und ein verdünntes Lid sind typisch.

■ Eine Dehnung oder/und Dehiszenz der Aponeurose entsteht auch nach Traumata, nach anhaltenden starken Lidschwellungen, langjährigem Tragen von Kontaktlinsen. Selten kongenitaler Ursprung.

4.1.6
Traumatische Ptosis

■ Sie ist Folge einer direkten Verletzung des Levatormuskels, der Aponeurose oder nach Nervenschädigung (Okulomotoriusparese).

■ Ebenso kann eine Ptosis nach einer Vielzahl okulärer oder orbitaler chirurgischer Eingriffe auftreten; nach Kataraktchirurgie wird häufiger eine Ptosis beobachtet (Lidsperrer, retrobulbäre Injektion).

4.1.7
Neurogene Ptosis

■ Eine Ptosis, die von einer Augenmuskelparese oder einer Pupillenstörung begleitet wird, ist leicht einer Okulomotoriusparese oder einem Horner-Syndrom zuzuordnen.

4.1.8
Andere Ursachen

■ Okuläre Myasthenie, chronisch progressive externe Ophthalmoplegie (CPEO), myotonische Dystrophie.

4.2
Lidretraktion

4.2.1
Oberlidretraktion

■ Freiliegen der oberen Sklera.

■ Bei Patienten mit einseitiger Ptosis kann das normale Lid retrahiert erscheinen (Pseudolidretraktion); es tritt eine normale Lidstellung auf, wenn das ptotische Auge verdeckt oder geschlossen wird.

■ Die meisten Patienten mit ein- oder beidseitiger Lidretraktion haben eine endokrine Orbitopathie (30 % einseitig) mit Überfunktion des Müller-Muskels. Sie tritt isoliert oder zusammen mit anderen Zeichen der endokrinen Orbitopathie auf. Bei diesen Patienten wird oft eine Ptosis der Gegenseite diagnostiziert.

■ Andere Ursachen der Lidretraktion sind Okulomotoriussynkinese (einseitige Lidhebung bei Abblick oder Adduktion), Mittelhirnsyndrome (bilateral), okuläre Myasthenie, narbeninduzierte Retraktion und Retraktionssyndrom (bei Abduktion).

■ Eine willkürliche Lidretraktion erkennt man am Stirnrunzeln.

4.2.2
Unterlidretraktion

- Asymmetrie der Sklerasichel zwischen Unterlid und Limbus.

- Ein einseitiger Exophthalmus oder eine Fazialisschwäche darf nicht mit einer Unterlidretraktion verwechselt werden. Ebenso kann beim Horner-Syndrom ein Höherstand des betroffenen Unterlids eine Unterlidretraktion der Gegenseite vortäuschen.

4.3
Blepharospasmus

4.3.1
Okulär bedingter Blepharospasmus

Spastischer Lidschluß in Folge einer schmerzhaften oder irritativen Augenerkrankung (Keratopathie, iritischer Reiz).

4.3.2
Essentieller Blepharospasmus

- Idiopathischer, beidseitiger, unwillkürlicher, wiederholter, krampfhafter Lidschluß.

- Verstärkung unter Streß möglich, im Liegen vermindert.

- Frauen sind häufiger als Männer betroffen (3:1; Durchschnittsalter: > 60).

- Vorausgehen kann eine erhöhte Lidschlagfrequenz, gelegentlich einseitiger Beginn.

- Er kann zusammen mit anderen grimassierenden Hyperkinesien der Gesichtsmuskulatur, der Kaumuskulatur oder des Nackens (Meige-Syndrom) auftreten (25% der Fälle).

- Der essentielle Blepharospasmus sollte von der spät eintretenden Dyskinesie (Behandlung mit Antipsychotika, Neuroleptika), einem Morbus Parkinson und anderen extrapyramidalen Erkrankungen mit Blepharospasmus unterschieden werden.

- Medikamentöse, psychiatrische und chirurgische Behandlungsversuche sind ohne dauerhaften Erfolg.

- Die Injektion von Botulinumtoxin ist die Therapie der Wahl. Das Toxin verhindert die Freisetzung von Acetylcholin und führt dadurch zur Lähmung, die 1–3 Tage später eintritt. Sie erreicht nach 7 Tagen ihr Maximum und hält ca. 3 Monate an. Die Dosierung liegt mit 25–70 U weit unter der Toxizitätsgrenze.

- Effektiv bei 96% der Patienten.

4.3.3
Hemifazialer Spasmus

- Einseitige, unwillkürliche Spasmen der Lid- und Gesichtsmuskeln bis zum Halsplatysma.

- Er kann mit einem einseitigen Blepharospasmus beginnen.

- Ursache ist in manchen Fällen die Kompression des N. facialis durch eine Blutgefäßanomalie im Hirnstamm (75%) – bei einigen Patienten nach früherer Fazialisneuropathie oder intrakranieller Kompression durch einen Tumor oder ein Aneurysma (25%).

- Bei den Patienten sollte eine Raumforderung ausgeschlossen werden. Die neurochirurgische Dekompression (Janetta-Operation) stellt eine effektive Behandlungsform des Spasmus dar, kann jedoch mit Komplikationen einhergehen (fast immer Taubheit).

- Obwohl nur temporär wirksam, sind Botulinumtoxininjektionen in den M. orbicularis in den meisten Fällen effektiv und vermindern auch die Spasmen der übrigen Gesichtsmuskulatur.

4.3.4
Faziale Myokymie

- Vorübergehende (Tage bis Wochen), feinschlägige, episodische oder dauerhafte wellenförmige Kontraktionen von Ober- und Unterlid; häufig bei sonst gesunden Patienten; ein Zusammenhang mit Ermüdung oder exzessivem Kaffeegenuß wurde beschrieben.

- Falls die Symptomatik mehrere Monate besteht oder von einer spastischen Fazialisparese begleitet wird, sollte eine Kernspintomographie durchgeführt werden, da dieses Symptom durch eine Erkrankung der dorsalen Pons verursacht werden kann (Hirnstammgliom, E.d., Guillain-Barré-Syndrom).

5
Pupillenstörungen

Die Geschwindigkeit, Ausprägung und Symmetrie der Pupillenreaktion auf Licht wird an beiden Augen bei Blick in die Ferne untersucht. Eine verzögerte oder fehlende Lichtreaktion kann durch Erkrankungen der Irismuskulatur, von Afferenz oder Efferenz verursacht werden.

Die Naheinstellungsreaktion ist ein Zusammenspiel von Miosis, Konvergenz und Akkommodation. Falls die Pupillenreaktion auf Licht gestört ist, sollte die Engstellung unter Naheinstellung beobachtet werden.

Relativer afferenter Pupillendefekt: Dieser wird fälschlich auch Marcus-Gunn-Pupille genannt und am besten durch den „Swinging-Flashlight-Test" (Pupillenvergleichstest) untersucht. Mit einer hellen Lichtquelle werden die Augen bei gedämpfter Umfeldbeleuchtung leicht von unten für jeweils 2–3 s wechselnd beleuchtet. Normalerweise verengt sich die Pupille bei direktem Lichteinfall. Bleibt diese Reaktion beim Wechseln von einem zum anderen Auge aus oder tritt sogar eine paradoxe Dilatation der beleuchteten Pupille auf, so liegt auf dieser Seite eine afferente Störung vor. Katarakte, Refraktionsfehler, Amblyopie und funktionelle Störungen führen nicht zu einem afferenten Pupillendefekt (Ursachen: Erkrankung des N. opticus, des Tractus opticus, des Corpus geniculatum laterale jeglicher Genese).

Die Größe der Pupillen sollte verglichen werden. Eine Anisokorie kann durch Veränderungen der Iris oder efferente Pupillendefekte verursacht werden. Eine afferente Pupillenstörung führt nicht zu einer Anisokorie, da die konsensuelle Lichtreaktion, die den relativen Pupillendurchmesser bestimmt, intakt ist.

Nebenbefunde sind hinweisend für die Diagnose (z.B. sektorielle Atrophie, Verziehung, Heterochromie, Synechien, iritische Zeichen, flacher Kammerwinkel, Irissphinkterrisse, konjunktivale Hyperämie, Irisfensterdefekte, Ptosis und Augenmuskelparesen).

Die medikamentöse Pupillenuntersuchung wird in Tabelle 4.1 zusammengefaßt. Bei der medikamentösen Pupillenuntersuchung darf die Hornhaut vorher nicht berührt werden, da die Absorption durch kleine Epitheldefekte (Applanationstonometrie, Hornhautsensibilitätsprüfung) beeinflußt wird.

Eine Denervierung muß bereits einige Wochen bestehen, damit eine Austestung möglich ist.

5.1
Anisokorie

■ Seitendifferenz der Pupillengröße; sie kann durch Irisveränderungen oder durch Erkrankungen des Parasympathikus oder Sympathikus verursacht sein.

■ Zunahme der Seitendifferenz im Dunkeln bedeutet mangelnde Dilatation der kleineren Pupille (Sympathikusstörung). Bei Zunahme der Anisokorie durch Beleuchtung verengt sich die größere Pupille nicht (Parasympathikusstörung).

■ Bei 10–15% der Normalbevölkerung findet sich eine Anisokorie bis zu 1 mm (physiologische Anisokorie). Beide Pupillen reagieren normal; die Seitendifferenz ändert sich im Hellen oder Dunkeln nicht.

Tabelle 4.1. Medikamentöse Pupillenuntersuchung

Störung des Parasympathikus (Leitsymptom: weite Pupille)	Pilocarpin [%]	Normale Pupille	Pathologische Pupille
Pupillotonie	0,125	Kein Effekt	Verengung
Ophthalmoplegia interna	1,0	Verengung	Verengung
Toxisch	1,0	Verengung	Kein Effekt
Sphinkterstörung	1,0	Verengung	Geringer Effekt

Störung des Sympathikus (Leitsymptom: enge Pupille)	Normale Pupille	Horner-Syndrom		
		1. Neuron (zentral)	2. Neuron (intermediär)	3. Neuron (peripher)
Kokain 10%	Keine Anisokorie	Anisokorie > 0,8 mm	Anisokorie > 0,8 mm	Anisokorie > 0,8 mm
Pholedrin®	Erweiterung	Erweiterung	Erweiterung	Kein Effekt

5.1.1
Bewegungsstörungen der Iris

■ Bevor neurogene Ursachen einer Anisokorie erwogen werden, sollten Erkrankungen der Iris ausgeschlossen werden. Diese können angeboren oder erworben sein:

- Angeboren: Aniridie, Iriskolobom, ektopische Pupille, Polykorie, kongenitale Mydriasis.
- Erworben: Uveitis, okuläre Ischämie, traumatische Sphinkterrisse, Winkelblockglaukom, Irisatrophie, toxisch bedingte Störungen.

5.1.2
Störung der sympathischen Efferenz (Horner-Syndrom)

> Die Signalkette besteht aus 3 Neuronen (Abb. 4.5). Vom Hypothalamus verläuft es zum Zentrum ziliospinale des Rückmarks auf Höhe C8 bis Th2 (1. Neuron: zentral).
> Von hier verlassen Fasern des 2. Neurons (intermediär) das Rückenmark nahe der Lungenspitze und steigen über den Grenzstrang zum Ganglion cervicale superius nahe der Bifurkation der Karotiden auf.
> Die Nervenfasern (3. Neuron: peripher) ziehen mit der A. carotis aufwärts und treten durch den Sinus cavernosus in die Orbita ein, wo sie angelagert an Ästen des N. trigeminus und N. abducens weiterziehen und den M. dilatator pupillae und den Müller-Muskel innervieren.

Diagnose

■ Ptosis und geringer Höherstand des Unterlids durch Lähmung des Müller-Muskels (fälschlich als Enophthalmus gedeutet), Miosis aufgrund der Lähmung des M. dilatator pupillae, Anisokorie bei Dunkelheit zunehmend.

■ Zusätzliche Begleitsymptome können einseitige Anhidrose, konjunktivale Injektion und Rötung (Hyperämie nur im Frühstadium der Läsion) des Gesichts sein.

■ Das kongenitale Horner-Syndrom kann mit einer Heterochromie einhergehen.

■ Zur Diagnostik des Horner-Syndroms wird der Kokaintest verwendet. Einmalig wird beidseits 10%iges Kokain getropft und die Anisokorie nach 50 min beurteilt. Eine Seitendifferenz von 0,8–1,0 mm bestätigt ein Horner-Syndrom. Mit Pholedrin® kann zwischen 2. und 3. Neuron unterschieden werden (Abb. 4.6). Es setzt Noradrenalin aus präsynaptischen Vesikeln frei. Bei Schädigung des 3. Neurons ist kein Effekt nachweisbar.

Ätiologie

■ 1. Neuron (zentral): im Zusammenhang mit anderen Hirnstamm- oder Rückenmarkserkrankungen (Beispiele: Infarkte, Syringomyelie, Gliome, Traumata, Thrombose der A. cerebelli posterior).

■ 2. Neuron (intermediär): Trauma (Schleuderverletzungen, Zervikalfraktur oder -dislokation), chirurgische Eingriffe an der Wirbelsäule, nach zentralen Zugängen, Spondylarthrose, Geburtstraumata, Lungenspitzenprozesse („Pancoast-Tumor"), Tumoren der Neuralleiste, Schilddrüsentumoren und Operationen, 7. Halsrippe, Zervikalmetastasen, Karotisaneurysma.

■ 3. Neuron (peripher): Clusterkopfschmerz/Migräne, Anomalien der A. carotis interna (z.B. Dissektion, fibromuskuläre Dysplasie, Aneurysmata), Nasopharynxkarzinome und andere Prozesse des Sinus cavernosus.

Vorgehensweise

■ Bei erworbenem, perinatalen oder in der Kindheit aufgetretenem Horner ohne Traumaanamnese sollte sorgfältig nach einem Rückenmarks- und Mediastinaltumor mittels CT/MRT gefahndet werden.

■ Bei kongenitalem Horner (mit Heterochromie), der in der Kindheit oder im Erwachsenenalter festgestellt wurde, ist keine weitere Diagnostik erforderlich.

■ Ohne neurologische Begleitsymptome (z.B. Hirnnervenbeteiligung oder Halbseitensymptomatik) ist ein neu aufgetretener, peripherer Horner (3. Neuron) im Erwachsenenalter fast immer gutartig (Migräne, idiopathisch).

■ Bei Vorliegen eines zentralen oder intermediären (1. oder 2. Neuron) Horners sollte eine neurologische und radiologische (CT, MRT) Untersuchung von Thorax, Hals und Kopf zum Tumorausschluß durchgeführt werden.

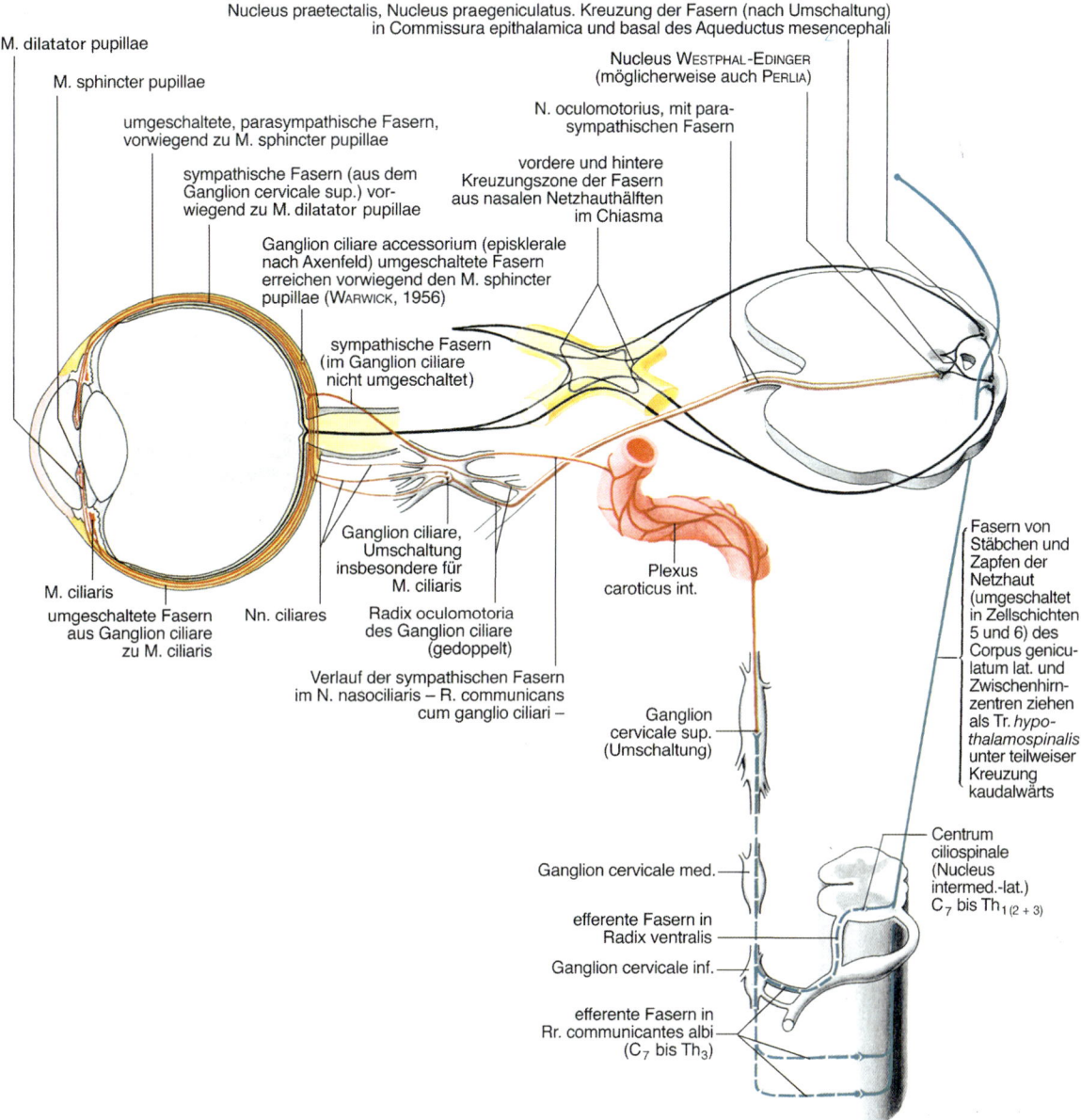

Abb. 4.5. Sympathische und parasympathische Innervation der inneren Augenmuskeln. (Aus Lanz u. Wachsmuth 1979)

5.1.3
Störung der parasympathischen Efferenz

Ursprung der präganglionären Fasern (s. Abb. 4.4) im Nucleus accessorius (Edinger-Westphal). Verlauf mit dem N. oculomotorius zum Ganglion ciliare. Von hier ziehen postganglionäre Fasern zum M. sphincter pupillae und M. ciliaris (s. Abb. 4.5).

Akzidentelle Störung

■ Ungewollter Kontakt (Finger-Auge) eines Parasympathikolytikums (Atropin, Skopolamin) oder Kontakt mit Pflanzensaft, der ein natürlich vorkommendes Alkaloid enthält (Tollkirsche, Stechapfel, Trompetenbaum).

■ Charakteristisch ist eine maximale Pupillenerweiterung (7–9 mm), die bis zu 3 Wochen anhält.

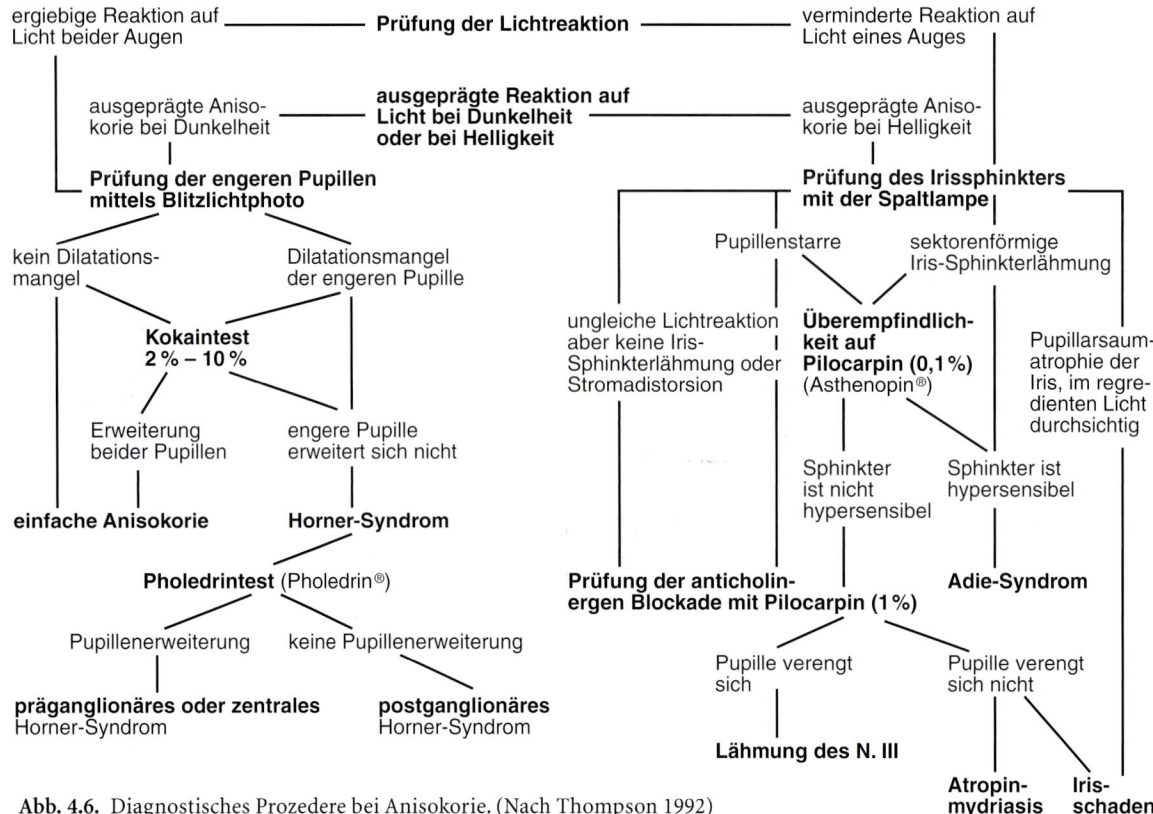

Abb. 4.6. Diagnostisches Prozedere bei Anisokorie. (Nach Thompson 1992)

■ Die Diagnose wird bestätigt, wenn durch Pilocarpin 1% keine Miosis erzielt wird.

Paralytische Störung

■ Eine präganglionäre parasympathische Denervierung wird fast immer von anderen Zeichen einer Parese des III. Hirnnerven begleitet.

■ Die Pupille verengt sich mittels Pilocarpin 1%.

■ Besteht eine Mydriasis ohne weitere Hinweise auf ein Schädel-Hirntrauma, so ist eine neuroradiologische Diagnostik nicht erforderlich. In sehr seltenen Fällen kann eine einseitig erweiterte Pupille ohne weitere Augenmuskelbeteiligung das Erstsymptom einer durch ein Aneurysma bedingten Lähmung des N. oculomotorius oder einer drohenden Hirnstammeinklemmung sein. Falls ein solcher Verdacht besteht, sind engmaschige Untersuchungen erforderlich, da die Ophthalmoplegia externa sich kurz nach dem Pupillenzeichen entwickeln kann.

■ Fehlinnervation der Sphinktermuskulatur: Die Pupille zeigt eine schwache Reaktion auf Licht; einzelne Sektoren kontrahieren sich bei Blickwendungen oder Lidbewegungen. Ursache ist eine fehlerhafte Re-Innervation nach Trauma oder bei langsam wachsenden Tumoren.

Pupillotonie

■ Pupillotonie: gutartige, einseitige, isolierte postganglionäre parasympathische Denervierung bei sonst gesunden jungen Patienten. Frauen sind häufiger als Männer betroffen. Die Pupillenbeweglichkeit ist im Hellen und Dunkeln träge oder aufgehoben. An der Spaltlampe zeigen sich charakteristische segmentale Kontraktionen (wurmförmige Bewegungen). Im Frühstadium ist die Akkommodation gestört; später entsteht eine tonische Pupillenverengung, begleitet von einem Akkommodationsspasmus. Initial ist die Pupille erweitert, sie kann später miotisch werden. In 20% der Fälle gibt es ein beidseitiges Auftreten. Bei gleichzeitig abgeschwächten Sehnenreflexen spricht man vom Adie-Syndrom, Ausdruck einer Erkrankung der cholinergen Synapsen. Die Denervierung führt zu einer verstärkten Kontraktion auf Pilocarpin 0,125% (diagnostischer Test).

■ Andere Ursachen: viral (Varicella zoster, Masern), bakteriell (Syphilis, Diphtherie), Sarkoidose, Chorioiditis, orbitales und okuläres Trauma, nach chirurgischen Eingriffen (Netzhautablösung, Kryoretinopexie), Photokoagulation, Retrobulbäranästhesie.

5.2
Pupillenstörung bei erhaltener Naheinstellungsreaktion

5.2.1
Okuläre Ursachen

■ Patienten mit massiv herabgesetztem Visus aufgrund beidseitiger Netzhaut- oder Optikuserkrankungen können erweiterte Pupillen haben, die nur schwach auf Licht reagieren, deren Nahreaktion jedoch intakt ist.

5.2.2
Periphere Ursachen

■ In Begleitung generalisierter autonomer oder peripherer Neuropathien.

■ Ätiologie: Pupillotonie (auch beidseitig), Diabetes mellitus, chronischer Alkoholismus, Amyloidose, Lues, Fisher-Syndrom (Variante des Guillain-Barré-Syndroms, idiopathische Polyneuritis), Dysautonomien (akute Pandysautonomie, Shy-Drager-Syndrom, Ross-Syndrom), Charcot-Marie-Tooth-Syndrom, Trichloräthylenvergiftung.

5.2.3
Zentrale Ursachen

■ Mittelhirnsyndrome, Argyll-Robertson-Pupille (irreguläre, miotische, schwach reagierende Pupille mit normaler Naheinstellungsreaktion bei Lues).

5.2.4
Passagere Pupillenstörungen

■ Benigne, einseitige vorübergehende Mydriasis (springende Pupille) bei jungen Erwachsenen. Bei manchen Patienten mit Verschwommensehen, Kopfschmerzen und ohne weitere Zeichen einer Okulomotoriusparese; kann Sekunden über Stunden bis zu Tagen andauern. Einige Patienten haben auch eine Korektopie. Die Ursache ist idiopathisch, kann auch im Zusammenhang mit Migräne oder gesteigertem Sympathikotonus vorkommen.

■ Andere Ursachen einer passageren Mydriasis sind Migräne und Anfallsleiden.

WEITERFÜHRENDE LITERATUR

Beck RW, Cleary PA, Anderson MM et al. (1992) A randomized controlled trial of corticosteroids in the treatment of acute optic neuritis. N Engl J Med 326:581

Kardon RH, Denison CE, Brown CK, Thompson HS (1990) Critical evaluation of the cocaine test in the diagnosis of Horner's syndrome. Arch Ophthalmol 108:384

Kommerell G (1995) Störungen der Augen-, Lid- und Pupillenmotorik. In: Kaufmann H (Hrsg) Strabismus. Enke, Stuttgart

Lanz J von, Wachsmuth W (1979) Praktische Anatomie, Teil 1, Bd B: Gehirn- und Augenschädel. Springer, Berlin Heidelberg New York Tokyo

Lorenz B (1994) Hereditäre Optikusatrophien. Ophthalmologe 91:831

Mehdorn E (1993) Supranukleäre Augenbewegungsstörungen. Ophthalmologe 90:296

Thompson S (1992) The pupil. In: Hart WH (ed) Adler's Physiology of the eye. Mosby St. Louis

Weber J (1993) Atlas der Computer-Perimetrie. Springer, Berlin Heidelberg New York Tokyo

Wilhelm H, Schäfer E (1994) Pholedrin zur Lokalisation des Horner-Syndroms. Klin Monatsbl Augenheilkd 204: 169

KAPITEL 5

Lider 5

1	Funktionen der Lider 171		8.1	Pemphigus vulgaris 184
2	Anatomie der Lider 172		8.2	Impetigo 185
2.1	Verschiedene Schichten der Lider		8.3	Erysipel 185
	(von anterior nach posterior) 172		8.4	Blepharitis angularis 185
2.2	Die graue Linie 172		8.5	Herpes simplex 186
2.3	Wimpern 172		8.6	Herpes zoster 186
2.4	Drüsen der Augenlider 172		8.7	Varicella (Windpocken) 186
			8.8	Vaccinia 186
3	Kongenitale Lidabnormitäten 173		8.9	Kontaktdermatokonjunktivitis 187
3.1	Kolobom 173		8.10	Infektiöse ekzematöse Dermatitis 187
3.2	Epikanthus (Mongolenfalte) 173		8.11	Atopische Dermatitis 187
3.3	Kongenitale Ptosis 173		8.12	Urtikaria und Angioödem 187
3.4	Distichiasis 174			
3.5	Blepharophimose 174		9	Erkrankungen des Lidrandes 188
3.6	Ankyloblepharon 174		9.1	Staphylokokkenblepharitis 188
3.7	Kongenitale Ichthyosis 174		9.2	Hordeolum externum (Gerstenkorn) 188
3.8	Xeroderma pigmentosum 174		9.3	Seborrhoische Blepharitis 189
			9.4	Dysfunktion der Meibom-Drüsen 189
4	Strukturelle Lidabnormitäten 175		9.5	Meibomitis (Tarsitis) 189
4.1	Ektropium 175		9.6	Chalazion 189
4.2	Entropium 176		9.7	Hordeolum internum („akutes Chalazion") 190
4.3	Trichiasis 177		9.8	Rosaceablepharitis 190
4.4	Altersveränderungen der Lider 177		9.9	Blepharitis durch Demodex folliculorum 190
4.5	Floppy-eyelid-Syndrom 178		9.10	Blepharitis durch Phthirius pubis oder capitis
4.6	Blepharospasmus 178			(Pediculosis) 190
			9.11	Blepharitis durch Molluscum contagiosum 191
5	Gutartige Lidtumoren 178		9.12	Papillom (eigentliche Warze) 191
5.1	Zyste 178			
5.2	Nävus 179		10	Wichtige Begriffe aus der Hautpathologie 192
5.3	Papillom 179			
5.4	Pseudoepitheliomatöse Hyperplasie 179			
5.5	Keratoakanthom 180			
5.6	Seborrhoische Keratose 180			
5.7	Senile Keratose (aktinische Keratose) 180			
5.8	Xanthelasma 180			
5.9	Juveniles Xanthogranulom 180			
5.10	Amyloid 181			
6	Maligne Lidtumoren 181			
6.1	Basaliom			
	(Basalzellkarzinom, Basalzellepitheliom) 181			
6.2	Plattenepithelkarzinom (Spinaliom) 182			
6.3	Karzinom der Meibom-Drüsen			
	(Carcinoma sebaceum) 182			
6.4	Merkelzellkarzinom 183			
6.5	Malignes Melanom 183			
7	Melanotische Tumoren der Augenlider 184			
7.1	Ephelis (Sommersprossen) 184			
7.2	Lentigo 184			
7.3	Nävus 184			
7.4	Blauer Nävus 184			
7.5	Naevus Ota (okulodermale Melanozystose) 184			
7.6	Spitz-Nävus (juveniler Nävus) 184			
7.7	Malignes Melanom 184			
8	Entzündliche und infektiöse Erkrankungen			
	der Lidhaut 184			

1
Funktionen der Lider

Sie verhindern die Austrocknung des Auges und bieten dem Bulbus Schutz.
Die Sekretionsprodukte der Lidranddrüsen dienen der Erhaltung des Tränenfilms.
Beim spontanen Augenzwinkern kommt es zur Entspannung der Levatormuskeln und anschließender Kontraktion der präseptalen Orbikularismuskeln; ein inkompletter Lidschluß während dieses Vorgangs kann zu Hornhauterosionen (untere Hornhauthälfte) führen.
Das Reflexzwinkern ist eine Antwort auf einen Reiz. Die Schwelle für eine solche Antwort ist bei Patienten mit Herpes simplex, Herpes zoster, Erkrankungen des N. trigeminus und bei Kontaktlinsenträgern erhöht.

Während des Schlafes sind die Augenlider normalerweise geschlossen; bei inkomplettem Lidschluß kann es zu Epithelalterationen der unteren Hornhaut kommen (in Abhängigkeit von der Ausprägung des Bell-Phänomens).

WEITERFÜHRENDE LITERATUR

Abelson MB, Holly FJ (1977) A tentative mechanism of inferior punctate keratopathy. Am J Ophthalmol 83:866

Katz J, Kaufman HE (1977) Corneal exposure during sleep (nocturnal lagophthalmos). Arch Ophthalmol 95:449

2
Anatomie der Lider

2.1
Verschiedene Schichten der Lider (von anterior nach posterior)

■ An den Lidern befindet sich die dünnste Hautschicht des menschlichen Körpers. Charakteristisch sind zahlreiche Falten mit praktisch keinem subkutanen Fett. Typisch ist die leichte Verschieblichkeit; bei Flüssigkeitseinlagerung (z.B. bei Nierenerkrankungen oder allergischem Lidödem) ist eine dramatische Schwellung möglich.

■ Drei verschiedene Muskeln:

• M. orbicularis: dünner quergestreifter Muskel mit konzentrischen Fasern um die Fissura palpebralis; medial und lateral auf beiden Seiten der Orbita mit den Lidbändchen verbunden; innerviert durch den VII. Hirnnerven; fungiert als Schließmuskel und ist sowohl am willkürlichen Lidschluß als auch am nichtwillkürlichen Zwinkern beteiligt. Seine Ausläufer umgeben als ziliare Muskelfasern (sog. Riolan-Muskel) die Ausführungsgänge der Meibom-Drüsen (modifizierte Talgdrüsen; Lipidphase des Tränenfilms) mit 8 tourartigen Schlingen, so daß diese beim Lidschlag mit ausgedrückt werden können.

• M. levator palpebrae: quergestreifter Muskel; unterstützt und hebt das Oberlid; endet beim Durchtritt durch das Septum orbitale in einer Aponeurose (teilt die Tränendrüse in einen Pars orbitalis und Pars palpebralis) und inseriert in der Lidhaut (Lidfalten), der Tarsalplatte und den Lidbändchen; Innervation: III. Hirnnerv.

• Müller-Muskel: zarter Muskel aus glatten Muskelfasern auf der Unterseite des Levatormuskels, angelagert an die obere Tarsalplatte; innerviert vom Sympathikus. Analog gibt es den unteren Tarsalmuskel im Unterlid.

■ Septum orbitale: Dies ist ein fibröses Blatt, ausgehend vom Orbitarand. Es fungiert als Barriere zwischen Orbitainhalt und anteriorem Anteil der Lider; es bildet eine wichtige Leitstruktur bei chirurgischen Eingriffen und „bremst" die Ausbreitung einer präseptalen Entzündung.

■ Der Tarsus ist eine starke, dichte Bindegewebsplatte, die für die strukturelle Konsistenz der Lider sorgt; erstreckt sich vom medialen zum lateralen Lidbändchen; zahlreiche Meibom-Drüsen liegen innerhalb dieser Struktur.

■ Die Konjunktiva ist eine Schleimhaut, die schleimsezernierende Becherzellen und zahlreiche akzessorische Tränendrüsen (Krause u. Wolfring) enthält; die palpebrale Bindehaut bedeckt das innere Lid und erstreckt sich über den Fornix zur bulbären Bindehaut.

2.2
Die graue Linie

■ Chirurgische Leitlinie zur Unterteilung des Lides in einen vorderen Anteil (Haut und Muskel; kutaneomuskuläres Blatt) und einen hinteren Anteil (Tarsus und Konjunktiva; tarsokonjunktivales Blatt). Übergang des verhornenden Plattenepithels der Haut in das Bindehautepithel.

2.3
Wimpern

■ Zwei bis drei Wimpernreihen existieren auf dem Oberlid; in der Regel ist nur eine Wimpernreihe auf dem Unterlid.

■ Sie schützen das Auge; ein Verlust der Wimpern (Madarosis) wird meist durch eine chronische Blepharitis verursacht. Auch bei einer Alopecia totalis (seltenes Krankheitsbild) fehlen die Wimpern.

2.4
Drüsen der Augenlider

■ Auf den Lidern befinden sich zahlreiche Drüsen, die Schweiß und Talg produzieren (s. Abb. 6.1, S. 193).

■ Die Haut enthält normalerweise Schweißdrüsen und die Moll-Drüsen, die fettiges Material und Schweiß in die Haarfollikel sezernieren.

■ Die Zeis-Drüsen sezernieren Lipide in die Haarfollikel; eine Infektion dieser Drüsen wird Gerstenkorn (Hordeolum externum) genannt.

■ Die Meibom-Drüsen sind modifizierte Talgdrüsen innerhalb des Tarsus; sie produzieren die Lipidschicht des Tränenfilms; bei einer chronischen Entzündung entsteht ein Chalazion; eine akute Infektion entspricht einem Hordeolum internum; bei einer chronischen Infektion spricht man von Meibomitis.

WEITERFÜHRENDE LITERATUR

Beard C, Sullivan JH (1984) Anatomy of eyelids, lacrimal system, and orbit. In: Stewart WB (ed) Ophthalmic plastic and reconstructive surgery. American Academy of Ophthalmology (Manual), San Francisco, CA

Jones LT, Wobig JL (1977) Newer concepts of tear duct and eyelid anatomy and treatment. Trans Am Acad Ophthalmol Otolaryngol 83:603

Rohen JW (1980) Zur funktionellen Anatomie des Lidapparates. Ber Dtsch Ophthalmol Ges 77:3

Wulc AE, Dryden RM, Khatchaturin T (1987) Where is the gray line? Arch Ophthalmol 105:1092

3
Kongenitale Lidabnormitäten

3.1
Kolobom

■ Hierunter versteht man angeborene Lücken oder dreieckige Aussparungen der Lider; ein- und beidseitiges Auftreten ist möglich.

■ Am Oberlid liegt es meist zwischen medialem und mittlerem Drittel, am Unterlid zwischen mittlerem und lateralem Drittel.

■ Es kann isoliert oder in Assoziation mit anderen okulären (Mikrophthalmie, Dermoid) oder fazialen Mißbildungen (Wolfsrachen) vorkommen.

■ Überraschenderweise führen sie kaum zu Hornhautschäden.

■ Behandlung: gute kosmetische und funktionelle Ergebnisse nach End-zu-End-Anastomose der verbliebenen Lidanteile möglich.

WEITERFÜHRENDE LITERATUR

Kidwell EDR, Tenzel RR (1979) Repair of congenital colobomas of the lid. Arch Ophthalmol 97:1931

Papita M, Wilkins RB, Guelzow KWL (1982) Surgical management of congenital eyelid coloboma. Ophthalmol Surg 13:212

3.2
Epikanthus (Mongolenfalte)

■ Hierbei handelt es sich um eine zusätzliche Hautfalte, die sich vom Oberlid über den inneren Kanthus erstreckt.

■ Häufig ist es eine autosomal-dominant vererbte kongenitale Anomalie.

■ Kann zusammen mit Esotropie, Ptosis, Hypertelorismus und Chromosomenanomalien (Down-Syndrom, Turner-Syndrom, Cri-du-chat-Syndrom) auftreten.

■ Ein sog. Epikanthus inversus geht vom Unterlid aus und ist häufig mit einer kongenitalen Ptosis vergesellschaftet.

■ Einen Epikanthus geringeren Ausmaßes findet man häufig bei Kleinkindern; im Laufe der normalen Entwicklung, d.h. der Aufrichtung des Nasenrückens, kommt es zur Rückbildung.

WEITERFÜHRENDE LITERATUR

Johnson CC (1978) Epicanthus and epiblepharon. Arch Ophthalmol 96:1030

3.3
Kongenitale Ptosis

■ Dies ist eine autosomal-dominant vererbte Entwicklungsanomalie des Levatormuskels mit deutlich herabhängendem Oberlid unterschiedlichen Ausprägungsgrades; meist bilateral.

■ Eine Schwäche des M. rectus superior ist assoziiert; häufig findet man ein horizontales Schielen.

■ Man achte hier auf sog. paradoxe Innervationen (fehlgeleiteter N. trigeminus – das Betätigen der Kaumuskulatur aktiviert die Muskulatur des ptotischen Lides).

■ Das Ausmaß der Ptosis korreliert mit der Levatorfunktion (besteht eine Lidfalte, zeigt dies zumindest eine Restfunktion des Levatormuskels).

■ Behandlung: Die chirurgische Behandlung wird meist im Alter von 3–5 Jahren durchgeführt. Droht wegen stärker ausgeprägter Ptosis eine Amblyopie, sollte die Behandlung umgehend erfolgen. Zwei Möglichkeiten: Resektion des schwachen Levatormuskels oder Suspensionsoperation von der Augenbraue aus.

WEITERFÜHRENDE LITERATUR

Beard C (1971) Ptosis: some newer concepts. Ann Ophthalmol 3:1047

Leibsohn JM (1987) Whitnall's ligament eyelid suspension for severe blepharoptosis 18:286

Wagner RS, Mauriello JA Jr, Nelson LB et al. (1984) Treatment of congenital ptosis with frontalis suspension: a comparison of suspensory materials. Ophthalmic Surg 91:245

3.4
Distichiasis

■ Hierbei handelt es sich um einen autosomal-dominant vererbten Zustand, bei dem eine Reihe feiner Härchen hinter der eigentlichen Wimpernreihe aus den Meibom-Drüsen herauswächst. Von einigen Autoren wird behauptet, daß die Meibom-Drüsen durch eine abnorme zweite Wimpernreihe ersetzt sind. Eine Distichiasis wird auch im Zusammenhang mit chronischen okulären Entzündungen beobachtet.

■ Häufig kommt es durch die zweite Wimpernreihe zu Hornhautirritationen.

■ Behandlung: chirurgische Wimpernentfernung, Elektrolyse, Diathermie oder Kryoepilation.

WEITERFÜHRENDE LITERATUR

Dortzbach RK, Butera RT (1978) Excision of distichiasis eyelashes through a transconjunctival trap door. Arch Ophthalmol 96:111
Fein W (1976) Surgical repair of distichiasis, trichiasis, and entropion. Arch Ophthalmol 94:809

3.5
Blepharophimose

■ Dies ist eine autosomal-dominant vererbte Fehlbildung mit Verkürzung der horizontalen Lidspalte und vertikaler Verkürzung des Oberlidgewebes; strukturell sind die Lider normal.

■ Vergesellschaftet ist dieses Krankheitsbild häufig mit einem Epikanthus und einer Ptosis congenita.

■ Behandlung: Manchmal ist eine chirurgische Korrektur mit jedoch meist unbefriedigenden Ergebnissen notwendig.

WEITERFÜHRENDE LITERATUR

Callahan A (1973) Surgical correction of blepharophimosis syndromes. Trans Am Acad Ophthalmol Otolaryngol 77:687

3.6
Ankyloblepharon

■ Darunter versteht man eine temporal gelegene, partielle Verwachsung der Lidränder, die kongenital oder sekundär nach Entzündung auftritt.

■ Behandlung: chirurgische Öffnung.

3.7
Kongenitale Ichthyosis

■ Die Epidermis ist verdickt, trocken und mit vielen Schuppen bedeckt.

■ Häufigste, gleichzeitig auch mildeste Ausprägungsform dieser Erkrankung ist die autosomal-dominant vererbte Ichthyosis vulgaris.

■ Die autosomal-rezessiv vererbte lamelläre Ichthyosis führt zur Spannung der Haut mit einem Ektropium der Unterlider.

■ Die Erkrankung kann mit konjunktivalen und kornealen Veränderungen vergesellschaftet sein.

■ Behandlung: topische Medikamente zur Befeuchtung der Lidhaut; Verlangsamung der Umsatzrate des Epithels mit keratolytisch wirkenden Tretinoin-Zubereitungen (Vitamin-A-Säure, z.B. Eudyna®); chirurgische Behandlung eines Ektropiums.

WEITERFÜHRENDE LITERATUR

Orth DH, Fretzin DF, Abramson V (1974) Collodion baby with transient bilateral upper lid ectropion. Review of ocular manifestations of ichthyosis. Arch Ophthalmol 91:206
Shindle RD, Leone CR (1973) Cicatricial ectropion associated with lamellar ichtyosis. Arch Ophthalmol 89:62

3.8
Xeroderma pigmentosum

■ Diese Veränderung wird autosomal-rezessiv vererbt; es besteht eine ausgeprägte Sensitivität der Haut auf Sonnenlicht. Hypothese: Es besteht eine Unfähigkeit, die durch UV-Licht geschädigte DNA adäquat zu reparieren.

■ Man unterscheidet 3 Stadien der Hautläsionen an exponierten Stellen:

- Erythem mit Schuppen und Flecken,
- Hautatrophie mit Pigmentierung und Teleangiektasie,
- Entwicklung von Basaliomen, Plattenepithelkarzinomen, Fibrosarkomen oder malignen Melanomen; bisweilen auch Entwicklung von neuralen Tumoren (im Alter von etwa 20 Jahren).

■ Es können sich außerdem konjunktivale und korneale (limbale) Neoplasien entwickeln.

■ Behandlung: Meiden von Sonnenlicht bzw. Sonnenschutz; Entfernung der vorhandenen Tumoren.

WEITERFÜHRENDE LITERATUR

Braun-Falco O, Plewig G, Wolff HH (1995) Dermatologie und Venerologie. Springer, Berlin Heidelberg New York Tokyo

Kraemer KH, Lee MM, Scotto J (1987) Xeroderma pigmentosa. Arch Dermatol 123: 241

4 Strukturelle Lidabnormitäten

4.1 Ektropium

> Hierunter versteht man eine Kippung der Lider (meist Unterlid) nach außen; es besteht kein permanenter Kontakt zum Bulbus (Abb. 5.1).
> Typische Symptome sind Epiphora und Konjunktivitis unterschiedlichen Ausmaßes.
> Die Einteilung erfolgt in kongenitales, involutionsbedingtes (atonisch), paralytisches, spastisches, narben- und allergisch bedingtes Ektropium.

Kongenitales Ektropium

■ Das Krankheitsbild ist sehr selten und in der Regel mit anderen okulären Mißbildungen (besonders Blepharophimose) vergesellschaftet.

Involutionsbedingtes (atonisches) Ektropium

■ Es liegt eine ausgeprägte horizontale Schwäche des Unterlids und/oder der Lidbändchen (erschlaffte tarsoligamentäre Schlinge) vor, es kann jedoch auch als Folge einer altersbedingten Desinsertion der Lidretraktoren entstehen.

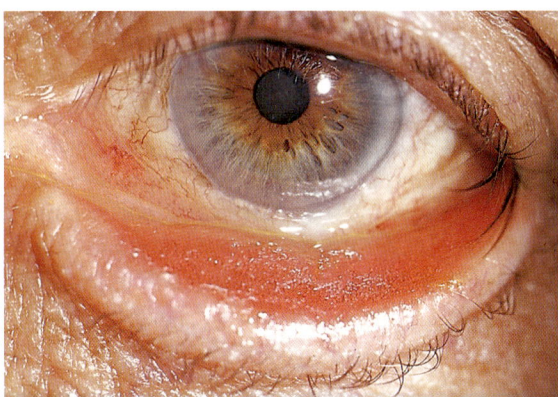

Abb. 5.1. Ekropium. Deutliche Auswärtsdrehung des Unterlides mit ausgeprägter Rötung und beginnender Metaplasie der tarsalen Bindehaut

■ Ein typisches Symptom und Zeichen ist die Epiphora; die freiliegende Bindehaut ist ausgetrocknet und keratinisiert.

■ Behandlung: horizontale lidverkürzende Maßnahmen.

Paralytisches Ektropium

■ Es kommt zur Erschlaffung des M. orbicularis nach Lähmung des VII. Hirnnerven (temporär oder permanent).

■ Typisch ist der Lagophthalmus, fehlender Lidschluß oder unvollständiger Lidschlag.

■ Behandlung: Schutz der Hornhaut durch einen Uhrglasverband; temporäre oder permanente laterale und/oder mediale Tarsorrhaphie; lidverkürzende Maßnahmen; der Ersatz des Orbikularismuskels durch Silastikbänder wurde mit meist unbefriedigendem Ergebnis versucht; Goldimplantate im Oberlid (Lidschluß durch Schwerkraft).

Spastisches Ektropium

■ Es ist ein seltenes Krankheitsbild und tritt bei jungen Patienten auf, v.a. nach Lidtraumata, bei Buphthalmus, bei Raumforderungen in der Orbita; die Kontraktion des Orbikularismuskels führt zu einer Lidwendung nach außen.

■ Eine Rückbildung ist möglich; manchmal ist eine dauerhafte Korrektur mittels Lidverkürzung erforderlich.

Narbenektropium (Ektropium cicatriceum)

■ Es wird durch Hautverkürzung nach Verbrennung, Verätzung oder mechanischer Verletzung (auch iatrogen nach Lideingriffen) verursacht; gelegentlich ist es auch „idiopathisch" bei Patienten mit zu straffer Haut.

■ Behandlung: Narbenexzision (evtl. Z-Plastik); horizontale Lidverkürzung (bei vorhandener horizontaler Schwäche); oft ist ein freies Hautlappentransplantat zum Ersatz des vertikalen Hautmangels erforderlich (das Transplantat kann vom Oberlid oder retroaurikulär entnommen werden).

Allergisch bedingtes Ektropium

■ Ursache: allergisch bedingte Hautverdickung, die den Lidrand weg vom Bulbus zieht.

■ Behandlung: Behandlung der allergischen Kontaktdermatitis (meist mit steroidhaltigen Salben); strukturelle Veränderungen erfordern in der Regel eine chirurgische Behandlung.

WEITERFÜHRENDE LITERATUR

Benger RS, Frueh BR (1987) Involutional ectropion: a review of the management. Ophthalmic Surg 18:136
Frueh BR, Schoengarth LD (1982) Evaluation and treatment of the patient with ectropion. Ophthalmology 89:1049
Soll DB (ed) (1976) Management of complications in ophthalmic plastic surgery. Aesculapius, Birmingham, AL

4.2 Entropium

> Hierunter versteht man eine Einwärtswendung der Ober- oder Unterlidkante (Abb. 5.2).
> Die Wimpern berühren die Hornhaut und führen zu Irritationserscheinungen.
> Die Einteilung erfolgt in kongenitales, spastisches, involutionsbedingtes (seniles) und narbenbedingtes Entropium.

Kongenitales Entropium

■ Es ist selten und betrifft das Unterlid; in der Regel spontane Rückbildung.

Spastisches Entropium

■ Es tritt als Folge einer okulären Entzündung oder Irritation, die wiederum einen Blepharospasmus zur Folge hat, auf. In der Regel ist es rückläufig, wenn die Irritation wegfällt.

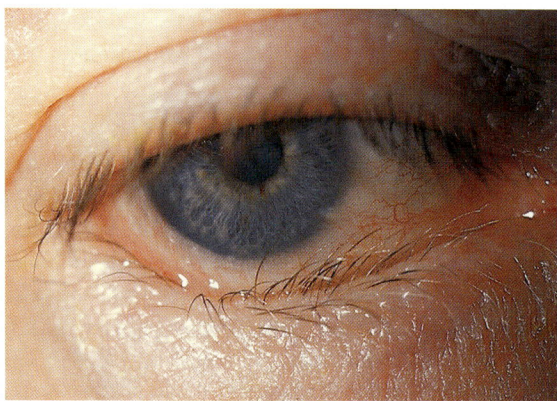

Abb. 5.2. Entropium. Einwärtsrollung des Unterlides, erkennbar an den fehlstehenden und auf der bulbären Konjunktiva scheuernden Wimpern

■ Behandlung: Auswärtswendung des Lides mittels Heftpflaster (temporär) oder Entropiumoperation (z. B. Schöpfer-Nähte); bei chronischem spastischem Entropium ist die chirurgische Vorgehensweise wie bei senilem Entropium.

Involutionsbedingtes (seniles) Entropium

■ Die präseptalen Anteile des M. orbicularis schieben sich über die prätarsalen Anteile. Dadurch kippt der Tarsus mit der lidkantennahen Seite nach innen.

■ Die Behandlung ist chirurgisch. Ziel ist es, die Auswärtswendung der lindkantenfernen Tarsuskante zu verhindern. Techniken: Kauterisation der Haut nach Ziegler, Schöpfer-Nähte, Operation nach Wies (Lidkante wird nach außen gekippt), Operation nach Fox (Exzision eines Dreieckes von Tarsus und Bindehaut mit Basis zum Fornix), horizontale Lidverkürzung.

WEITERFÜHRENDE LITERATUR

Benger RS, Frueh BR (1987) Involutional entropion: a review of the management. Ophthalmic Surg 18:140
Jackson ST (1983) Surgery for involutional entropion. Ophthalmic Surg 14:322
Quickert MF, Rathbun E (1971) Suture repair of entropion. Arch Ophthalmol 85:304
Weis FA (1955) Spastic entropion. Trans Am Acad Ophthalmol Otolaryngol 59:503
Wesley RE, Collins JW (1983) Combined procedure for senile entropion. Ophthalmic Surg 14:401

Narbenbedingtes Entropium

■ Ursächlich tritt es sekundär nach Verätzung, Verbrennung oder mechanischen Schäden von Tarsus und Bindehaut bzw. nach Erkrankungen der Bindehaut mit subepithelialer Fibrose (z.B. Pemphigoid, Stevens-Johnson-Syndrom und Trachom) auf.

■ Ober- und Unterlid können nach innen gewendet sein; die resultierende Trichiasis kann zu Hornhautläsionen führen.

■ Primäre Behandlungsmaßnahmen: Schutz der Hornhaut durch Benetzungsmittel und/oder weiche Kontaktlinsen; eine Trichiasis kann mit Epilation, Elektrolyse (in der Regel temporär) oder Kryotherapie (länger anhaltend) behandelt werden.

■ Chirurgische Behandlung: Ist nur das Unterlid betroffen, werden eine Tarsusspaltung und evertierende Nähte durchgeführt; bei der Behandlung des Oberlides existiert ein breites operatives Spektrum von der Reposition der vorderen Lamelle und der Keilresektion des Tarsus bis zur Rotation der

Tarsusunterkante. In schweren Fällen ersetzt man den verkürzten Tarsus und die vernarbte Bindehaut durch Sklera- und Schleimhauttransplantate (Transplantat der hinteren Lamelle).

WEITERFÜHRENDE LITERATUR

McCord CD, Chen WP (1983) Tarsal polishing and mucous membrane grafting for cicatrical entropion, trichiasis, and epidermalization. Ophthalmic Surg 14:102

4.3
Trichiasis

■ Hierunter versteht man eine Wimpernfehlstellung (Ober- und/oder Unterlid betroffen); die Wimpern scheuern auf dem Hornhautepithel.

■ Ursachen: Entropium oder chronische Bindehauterkrankungen mit konsekutiver Verkürzung des hinteren Lidanteils.

■ Behandlung: Epilation und Elektrolyse (temporäre Maßnahmen); die Kryotherapie ist länger anhaltend, kann jedoch zu Ödem und Depigmentierung führen; manchmal ist es erforderlich, die Wimpernreihe chirurgisch zu entfernen und an den betroffenen Stellen Schleimhaut zu transplantieren.

WEITERFÜHRENDE LITERATUR

Bartley GB, Bullock Jd, Olson TG, Lutz PD (1987) An experimental study to compare methods of eyelid ablation. Ophthalmology 94:1284

Stewart WB (1987) Trichiasis, districhiasis and entropion. In: Abbott RL (ed) Surgical intervention in corneal and external diseases. Grune & Stratton, Orlando

4.4
Altersveränderungen der Lider

■ Im Rahmen eines allgemeinen Elastizitätsverlustes der Haut und aller weiteren Haltestrukturen kommt es zu folgenden Veränderungen:

- Hautüberschuß und Faltenbildung an Ober- und Unterlid durch Schädigung der elastischen Bindegewebsstrukturen (Alterungserscheinungen, häufige Flüssigkeitsretention bei Allgemeinerkrankungen, UV-Exposition).
- Degenerationen des Verbindungsapparates zwischen Lidheber und Haut (Absinken der oberen Lidfalte mit erschlaffter und überschüssiger Lidhaut, eigentliche „Dermatochalasis").
- Elastizitätsverlust des Septums und des präseptalen M. orbicularis mit der Ausbildung von „Tränensäcken" am Unterlid und „Wülsten" am Oberlid unter der Braue durch Fettprolaps.
- Absinken vor allem der lateralen Braue (Brauenptosis) und einer konsekutiv notwendigen Kompensation durch ständige Innervation des M. frontalis (Stirnfalten).
- Erschlaffung der Lidbändchen und der Retraktoren mit Disposition zu Ek- und Entropium.
- Dehiszenz des M. levator palpebrae mit konsekutiver seniler Ptosis.

■ Die eingeschränkte Lidfunktion führt meist sekundär zur Verstärkung oder dem Auftreten von Benetzungsstörungen.

■ Eine „medizinische Indikation" zur Operation besteht eigentlich nur bei einer (meist lateralen) Gesichtsfeldeinengung durch den Gewebsüberschuß am Oberlid bzw. konsekutiven Fehlstellungen (Ektropium, Entropium). Je nach persönlicher Empfindlichkeit des Patienten können jedoch auch die Notwendigkeit der ständigen Brauenhebung, Brennen, Schweregefühl, Tränenträufeln und kosmetische Aspekte das subjektive Wohlbefinden stark beeinträchtigen.

■ Behandlung: Zunächst behandelt man die Benetzungsstörung und Blepharitis. Bei reizfreiem Auge und weiter bestehendem Wunsch des Patienten nach Korrektur wird eine ausführliche Aufklärung über Möglichkeiten und Grenzen der Blepharoplastik vorgenommen. Zu den präoperativen Untersuchungen gehören im Rahmen der Operationsplanung Perimetrie, Tränenfunktionstests (postoperativ kommt es zunächst immer zu einer Verschlechterung der mechanischen Lidfunktion, daher Vorsicht bei Siccapatienten) und eine sorgfältige Registrierung des Ausmaßes der Erschlaffung der einzelnen Lidstrukturen. Zur Vermeidung von Komplikationen (z.B. sekundäres Ektropium des Unterlides, Lidschlußinsuffizienz des Oberlides) und zur Sicherstellung eines guten kosmetischen Ergebnisses ist eine genaue Kenntnis der Anatomie und der verschiedenen chirurgischen Möglichkeiten notwendig. Im Prinzip wird bei allen Varianten versucht, den ursprünglichen Zustand durch die Entfernung von überschüssigem Gewebe (Haut, Muskel, Fett, Lidkante) und die Refixation von Lidbändchen, Haut und Muskel kosmetisch gut (Schnittführung entlang von Hautfalten oder transkonjunktival) wiederherzustellen.

Dermatochalasis

■ Dies ist der Oberbegriff für senile Oberlidveränderungen. Falls sie bereits bei Patienten mittleren

Alters auftreten, kann eine familiäre Disposition vorliegen.

WEITERFÜHRENDE LITERATUR

Beyer CK, McCarthy RW, Webster RC (1980) Baggy lids: a classification and newer aspects of treatment to avoid complications. Ophthalmic Surg 11:169

Wilkins RB, Hunter GJ, McCord CD Jr, Tanenbaum M (1987) Blepharoplasty: cosmetic and functional. In: McCord CD Jr, Tanenbaum M (eds) Oculoplastic surgery. Raven, New York

Blepharochalasis

■ Der Begriff ist reserviert für eine seltene, bei jungen Patienten nach akuten, wiederholten idiopathischen Augenlidschwellungen auftretende Oberlidveränderung; manchmal ist sie autosomal-dominant vererbt.

■ Am Oberlid befindet sich viel überschüssige Haut, die wie Seidenpapier gefaltet ist; die Gewebe des Lides imponieren schlaff und atrophisch; es kann sowohl zur Fett- als auch zur Tränendrüsenherniation kommen.

■ Behandlung: Große überschüssige Hautfalten können über das Oberlid hängen und eine chirurgische Intervention erforderlich machen; die chirurgische Behandlung sollte erst dann durchgeführt werden, wenn eine evtl. vorliegende Begleiterkrankung behandelt ist.

WEITERFÜHRENDE LITERATUR

Custer PL, Tenzel RR, Kowalcyk AP (1985) Blepharochalasis syndrome. Am J Ophthalmol 99:424

4.5
Floppy-eyelid-Syndrom

■ Hierunter versteht man einen gummiartigen Tarsus und ein lockeres Oberlid. Das Lid wendet sich bei Lidhebung oder während des Schlafes nach außen.

■ Häufig bei übergewichtigen Patienten; oft liegt eine ein- oder beidseitige papilläre Konjunktivitis vor.

■ Behandlung: Zur Vermeidung eines mechanischen Traumas von Hornhaut oder Bindehaut empfiehlt sich ein Verband während des Schlafens als temporäre Maßnahme; die definitive Behandlung ist chirurgisch und besteht aus einer horizontalen Lidverkürzung.

WEITERFÜHRENDE LITERATUR

Culbertson WW, Oster HB (1981) The floppy eyelid syndrome. Am J Ophthalmol 92:568

Moore MB, Harrington J, McCulley JP (1986) The floppy eyelid syndrome: management including surgery. Ophthalmology 93:184

4.6
Blepharospasmus

■ Dies ist ein involutionsbedingter, in der Regel bilateraler Spasmus des M. orbicularis (Innervation: VII. Hirnnerv).

■ Die Erkrankung kann so ausgeprägt sein, daß eine Behinderung vorliegt.

■ Die Ursachen sind entweder funktionell oder idiopathisch. Die Assoziation mit spezifischen okulären oder neurologischen Erkrankungen ist möglich.

■ Behandlung: wiederholte Botulinumtoxininjektion (Behandlung in Spezialkliniken). Weitere Möglichkeiten sind die gezielte Durchtrennung von Ästen des VII. Hirnnerven (es treten die bekannten Probleme einer Fazialislähmung auf; die Erkrankung kann trotz dieser Behandlung rezidivieren) und die Resektion von Orbikularisfasern.

WEITERFÜHRENDE LITERATUR

Gillum WN, Anderson RL (1981) Blepharospasm surgery: an anatomical approach. Arch Ophthalmol 99:1056

Roggenkämper P (1986) Blepharospasmus-Behandlung mit Botulinus-Toxin (Verlaufsbeobachtungen) Klin Mbl Augenheilkd 189:283

Roggenkämper P, Nüßgens Z (1995) Die Anwendung von Botulinumtoxin in der Augenheilkunde. Augenärzt Fortb 18:38

Scott AB, Kennedy RA, Stubbs HA (1985) Botulinum A-toxin injection as a treatment for blepharospasm. Arch Ophthalmol 103:347

5
Gutartige Lidtumoren

5.1
Zyste

■ Beim weitaus größten Anteil handelt es sich um einfache Schweißdrüsenretentionszysten. Diese weisen meist eine charakteristische Spiegelbildung auf und sollten von komplexeren Schweißdrüsentumoren (s. Histopathologie) unterschieden werden.

■ Epitheleinschlußzysten (Epidermiszysten, „Talgzysten", Milien) müssen von echten Epidermoidzysten (Atherom) und Dermoidzysten (mit Hautanhangsgebilden) unterschieden werden.

■ Wichtig ist immer die Abgrenzung vom zystischen Basaliom.

■ Durch eine Ruptur der Zyste (insbesondere bei Freisetzung von Keratin) kann es zu einer granulomatösen Entzündungsreaktion kommen.

■ Behandlung: Exzision in toto oder Marsupialisation.

WEITERFÜHRENDE LITERATUR

Lee WR (1993) Ophthalmic Histopathology. Springer, London
Lever WF, Schaumburg-Lever G (1975) Histopathology of the Skin, 5th edn., Lippincott, Philadelpia

5.2
Nävus

■ Im Lidbereich sind zahlreiche klinische Erscheinungsbilder möglich: flach, gestielt, papillomatös;
in der Regel braungefärbt, kann aber auch nichtpigmentiert sein (Abb. 5.3 a, b).

■ Die Nävuszellnester können dermal, junktional oder zusammmengesetzt („Compound-Nävus") sein.

■ Intradermale Nävi sind am häufigsten und haben das geringste Entartungsrisiko; befinden sich auf dem Nävus Haare, handelt es sich in der Regel um einen intradermalen Nävus.

■ Bei Bestehen einer junktionalen Aktivität und ausgeprägtem zellulären Pleomorphismus, mitotischer Aktivität und chronisch entzündlichem Infiltrat sollte an eine potentielle Malignität gedacht werden (selten).

■ Behandlung: Nävi sind strahlenresistent; bei Verdacht auf Malignität wird eine Exzision im Gesunden angestrebt.

WEITERFÜHRENDE LITERATUR

Putterman AM (1980) Intradermal nevi of the eyelid. Ophthalmic Surg 11:5874

5.3
Papillom

■ Klinische Beschreibung einer Hautzellproliferation nach außen mit einer irregulären höckrigen Oberfläche; es kann in Verbindung mit spezifischen Epithelerkrankungen bei ältern Menschen auftreten (z.B. Verruca vulgaris, seborrhoische Keratose, senile Keratose oder Plattenepithelkarzinom); bei jungen Menschen handelt es sich häufig um eine virale Genese.

■ Es tritt eine Proliferation dermaler Papillen auf, die fibrovaskuläre Ränder an der Haut bilden und durch Hyperkeratosen, Parakeratosen und Akanthosen charakterisiert sind.

■ Behandlung: Papillome viraler Genese können sich spontan zurückbilden; manchmal ist eine Exzision und/oder Kryotherapie erforderlich.

5.4
Pseudoepitheliomatöse Hyperplasie

■ Dabei handelt es sich um eine gutartige, schnelle Proliferation von Epithelzellen, die ein irreguläres hyperkeratotisches Knötchen auf der Lidoberfläche zur Folge hat; das klinische Erscheinungsbild kann stark variieren; die Veränderung imponiert manchmal wie eine maligne Erkrankung.

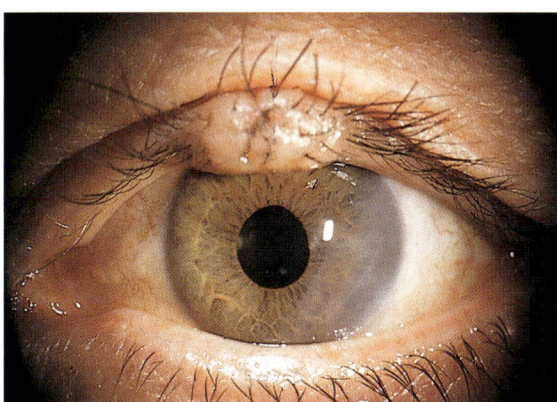

a

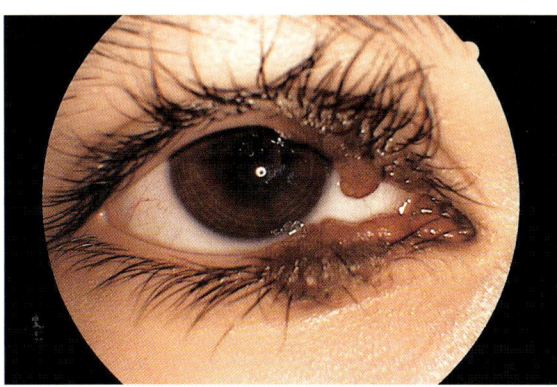

b

Abb. 5.3. a Nävus. Mäßig pigmentierter papillomatöser Tumor an der Oberlidkante ohne Wimpernverlust, charakteristisch für gutartige Neubildungen. b „Kissing Nävus". Angeborener Nävus des Ober- und Unterlides, symmetrisch, da in der Embryonalphase vor der Teilung der Lider entstanden; Frage des erhöten Entartungsrisikos umstritten

- Idiopathische oder im Zusammenhang mit einer Begleiterkrankung auftretende (z. B. Pilzinfektion oder maligne Hauterkrankung) Ursachen werden diskutiert.

- Histologie: Invasion der Dermis mit entzündlichem Infiltrat, Mitosen, Akanthose mit oder ohne Atypie. Die histologische Diagnose ist oft schwierig.

5.5
Keratoakanthom

- Dieser gutartige Tumor ist charakterisiert durch das schnelle Wachstum (innerhalb mehrerer Wochen) einer nichtinvasiven hyperkeratotischen Läsion mit einem auffälligen zentralen Krater, der mit Keratin gefüllt ist.

- In der Regel findet man ihn auf sonnenexponierten Hautarealen bei älteren Menschen, bisweilen auf dem Augenlid vorkommend. Er tritt entweder einzeln oder multipel auf.

- Die Unterscheidung zwischen einem Keratoakanthom und einem gut differenzierten Plattenepithelkarzinom ist manchmal schwierig.

- Behandlung: in der Regel spontane Rückbildung; im Zweifelsfall komplette Exzision notwendig.

WEITERFÜHRENDE LITERATUR

Boniuk M, Zimmerman LE (1967) Eyelid tumor with reference to lesions confused with squamous cell carcinoma. III. Keratoacanthoma. Arch Ophthalmol 77:29

5.6
Seborrhoische Keratose

- Hierunter versteht man mehr oder weniger pigmentierte, weiche, gut abgrenzbare lobuläre Papeln oder hyperkeratotische krustenähnliche Läsionen auf der Haut älterer Menschen (typische „Alterswarze").

- Klinisch und histologisch ist sie wie ein „Knopf" auf der Hautoberfläche mit Proliferation von Zellen, die Basalzellen ähneln und Keratin anreichern (Basalzellpapillom).

5.7
Senile Keratose (aktinische Keratose)

- Nichtinvasive Hyperkeratose und Dysplasie der Epidermis (in Zusammenhang mit einer Sonnenexposition) bei älteren Menschen; die Veränderung kann auch bei jungen Patienten mit heller Gesichtsfarbe auftreten.

- Das typische Aussehen ist flach, schuppig, papillomatös, erythematös oder verhornt; in der Regel multipel auftretend.

- Sie kann in ein Plattenepithelkarzinom oder Basaliom übergehen; gilt als Präkanzerose.

- Behandlung: Kryotherapie; Exzision.

5.8
Xanthelasma

- Hierunter versteht man multiple, weiche, gelbe Ablagerungen unter der Haut von Ober- und Unterlid.

- Es sammeln sich fetthaltige „Schaumzellen" in der oberflächlichen Dermis v. a. um Nerven und um Blutgefäße herum an.

- Ein Zusammenhang mit erhöhten Serumcholesterinwerten ist v. a. bei jungen Patienten möglich; auch bei Diabetes mellitus wird über ein gehäuftes Auftreten von Xanthelasmen berichtet. Eine allgemeinmedizinische Untersuchung ist daher indiziert.

- Behandlung: Häufig genügt die Abdeckung mit Kosmetika; bisweilen ist eine chirurgische Exzision notwendig (Rezidive möglich); bei größeren Veränderungen ist eine genaue Planung der anschließenden Deckung unabdingbar; in manchen Fällen (großflächige Veränderungen) ist eine inkomplette Exzision kosmetisch günstiger.

WEITERFÜHRENDE LITERATUR

Mendelson BC, Masson JK (1976) Xanthelasma: follow-up on results after surgical excision. Plast Reconstr Surg 58:535

5.9
Juveniles Xanthogranulom

- Diese gutartige Hauterkrankung mit zahlreichen orangefarbenen, erhabenen Läsionen findet man v. a. bei Kleinkindern und Kindern.

- Das juvenile Xanthogranulom tritt zusammen mit uvealen Läsionen (mit Hyphäma) oder orbitalem Granulom (mit Proptosis) auf.

- Histologie: diffuse granulomatöse Entzündung mit zahlreichen Schaumzellen (Histiozyten) und mehrkernigen Riesenzellen (Touton).

■ Behandlung: in der Regel spontane Rückbildung; eine topische (Augenbeteiligung) und systemische (Orbitabeteiligung) Steroidgabe ist manchmal erforderlich; nur selten muß eine chirurgische Exzision oder Bestrahlung durchgeführt werden; manchmal wird der Therapierfolg bei Uveabeteiligung durch das Auftreten von Hyphämata und Sekundärglaukom erschwert.

WEITERFÜHRENDE LITERATUR

Crawford JB (1980) Inflammatory and pseudoinflammatory tumors of the eyelids. In: Duane TD (ed) Clinical ophthalmology. Harper & Row, Hagerstown
Liesegang TJ (1987) Tumors of the eyelids. In: Abbott RL (ed) Surgical intervention in corneal and external diseases. Grune & Stratton, Orlando
Older JJ (1987) Eyelid tumors: clinical diagnosis and surgical treatment. Raven, New York
Schwartz LW, Rodriques MM, Hallett JW (1974) Juvenile xanthogranuloma diagnosed by paracentesis. Am J Ophthalmol 77:243
Zimmerman LE (1965) Ocular lesions or juvenile xanthogranuloma. Nevoxanthoendothelioma. Trans Am Acad Ophthalmol Otolaryngol 69:412

5.10
Amyloid

■ Amyloidablagerungen im Lid finden sich meist subkonjunktival und werden deshalb unter Kap. 7 abgehandelt.

6
Maligne Lidtumoren

Allgemeine Vormerkungen
■ Meist gehen Tumore von epithelialen Geweben aus. Sie treten der Häufigkeit nach wie folgt auf: Oberlid > Unterlid > laterale/mediale kanthale Region. Wachstum, Änderung der Farbe oder eine Blutung erhärten den Verdacht auf Malignität. Photographien und Zeichnungen sind zur Primärbeurteilung und weiteren Beobachtung sehr hilfreich. Bereits zum Zeitpunkt der Untersuchung sollte eine lokale Streuung oder Metastasierung in Erwägung gezogen werden.

6.1
Basaliom (Basalzellkarzinom, Basalzellepitheliom)

■ Dies ist der häufigste maligne Tumor des Augenlides (90%); typisch ist ein langsames Wachstum, meist auf dem (sonnenexponierten) Unterlid oder im medialen Lidwinkel.

■ In der Regel gibt es ein typisches Erscheinungsbild: hart, induriert, perlmuttfarben, nodulär, meist im Zentrum ulzeriert mit einem erhabenen Randwall mit feinen teleangiektatischen Gefäßen auf der Oberfläche; seltener zystisch oder als morphea-

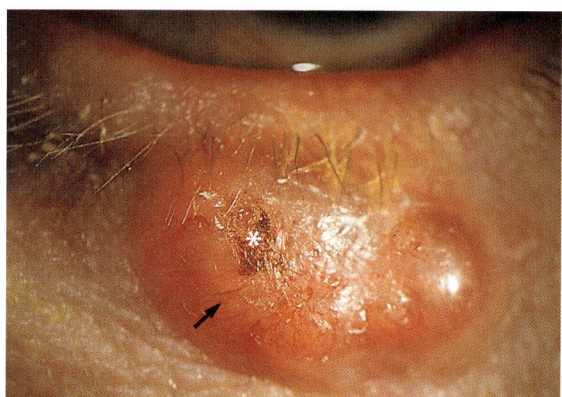

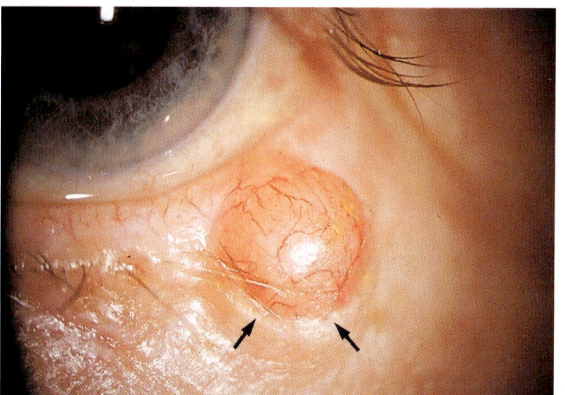

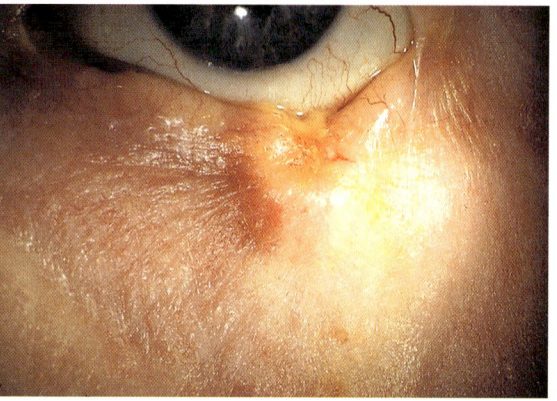

Abb. 5.4. a Solides Basaliom. Knotiger Tumor unterhalb der Wimpernreihe mit zentraler Hyperkeratose (*) und Teleangiektasien (↑) im Bereich des „Randwalls". b Zystisches Basaliom. Zystischer Tumor, der sich durch ausgeprägte Teleangiektasien und einen angedeuteten Randwall (↑) von einer echten Zyste unterscheidet. c Fibrosierendes Basaliom. „Narbig"-knotige Verziehung der Unterlidkante mit fortgeschrittenem Wimpernverlust; makroskopisch lassen sich keine eindeutigen Tumorränder abgrenzen

artiger bzw. fibrosierender Typ; mitunter multifokal wachsend; manchmal pigmentiert (Abb. 5.4a–c).

■ Insbesondere der fibrosierende Typ besitzt die Tendenz, lokal invasiv zu wachsen; die noduläre, solide Form ist am wenigsten aggressiv.

■ Es bestehen lediglich einzelne Fallberichte, die über die Metastasierung eines Basalioms berichten.

■ Basaliome können auch an anderen Stellen des Kopfes oder im Nacken vorkommen.

■ Basalzellnävussyndrom (Gorlin-Goltz-Syndrom): Darunter versteht man eine autosomal-dominant vererbte Erkrankung mit zahlreichen Basalzellkarzinomen auf der Haut und Skelettdefekten.

■ Die Behandlung erfolgt durch eine chirurgische Exzision im Gesunden. Ein Sicherheitsabstand von 3 mm nach den Seiten ist einzuhalten. Insbesondere bei Nähe zur Lidkante ist die Exzision aller Lidschichten erforderlich; am sichersten und gleichzeitig mit geringstem Gewebsverlust ist die histologische Kontrolle vor der plastischen Deckung (Schnellschnitt, Operationstechnik nach Mohs, zweizeitige Operation); eine Alternative bei älteren Patienten ist die Kryotherapie und die Strahlenbehandlung.

WEITERFÜHRENDE LITERATUR

Chaflin J, Putterman AM (1979) Frozen section control in the surgery of basal cell carcinoma of the eyelid. Am J Ophthalmol 87:802
Doxanas MT, Green WR, Iliff CE (1981) Factors in the successful surgical management of basal cell carcinoma of the eyelids. Am J Ophthalmol 91:726
Hornblass A, Stefano JA (1981) Pigmented basal cell carcinoma of the eyelids. Am J Ophthalmol 92:193
Margo CE, Waltz K (1993) Basal cell carcinoma of the eyelid and periocular skin. Surv Ophthalmol 38:169
Wesley RE, Collins JW (1982) Basal cell carcinoma of the eyelid as an indicator of multifocal malignancy. Am J Ophthalmol 94:591

6.2
Plattenepithelkarzinom (Spinaliom)

■ Etwa 9% aller malignen Tumoren des Augenlides sind Plattenepithelkarzinome; es besteht auch hier eine Beziehung zu starker Sonnenexposition; gehäuftes Auftreten bei älteren Menschen (zeitlicher Faktor) oder jüngeren Patienten mit heller Hautfarbe; meistens am Unterlid.

■ Es tritt eine langsam wachsende, schmerzlose, hyperkeratotische Läsion auf; primär besteht ein niedriges Malignitätspotential. Es kann jedoch in die präaurikulären oder submaxillären Lymphknoten metastasieren.

■ Es blutet leicht und ist meist erhabener als das Basaliom.

■ Es kann sowohl aus früheren Dermatosen als auch spontan entstehen. Bevor ein invasives Plattenepithelkarzinom entsteht, durchläuft es vermutlich bestimmte Stadien.

■ Bei Durchbruch der Basalmembran handelt es sich um ein Plattenepithelkarzinom mit einem höheren Metastasierungspotential.

■ Behandlung: Die besten plastischen Ergebnisse werden mit der Operationstechnik nach Mohs erzielt (knappe Resektion unter histologischer Kontrolle an Gefrierschnitten); Plattenepithelkarzinome gelten als strahlenresistent; in bestimmten Fällen kann eine Kryobehandlung durchgeführt werden.

WEITERFÜHRENDE LITERATUR

Doxanas MT, Iliff WJ, Green WR (1987) Squamous cell carcinoma of the eyelid. Ophthalmology 94:538
Reifler DM, Hornblass A (1986) Squamous cell carcinoma of the eyelid. Surv Ophthalmol 30:349

6.3
Karzinom der Meibom-Drüsen (Carcinoma sebaceum)

■ Dies ist ein seltener (1% aller malignen Lidtumoren), hochmaligner Tumor mit hohem Letalitätspotential (30% Mortalität innerhalb von 5 Jahren); es geht von den Meibom-Drüsen des Tarsus, den Zeis-Drüsen der Haarfollikel oder den Talgdrüsen der Augenbrauen und der periorbitalen Haut aus.

■ Häufig wird es verwechselt mit einem Chalazion (daher immer histologische Untersuchung eines exzidierten Chalazions) oder Basaliom und kann zu Wimpernverlust führen oder eine Blepharokonjunktivitis vortäuschen (Masquerade-Syndrom).

■ Die pagetoide Streuung kann zu einer diffusen Beteiligung von Ober- und Unterlid und Bindehaut führen; später entwickeln sich Verdickungen und Knötchen der Lider; manchmal ist ein multifokales Auftreten möglich.

■ Diagnose: Die besten diagnostischen Möglichkeiten bietet frisches Gewebe mit Fetteinlagerung (Gefrierschnitte für Fettnachweis in malignen Zellen).

- Behandlung: Eine tiefe Keilexzision (am besten gesamte Dicke des Tarsus) ist schon bei entsprechendem Verdacht notwendig; bei Bestätigung der Diagnose ist wegen der nur schwierig zu bestimmenden Tumorränder oft eine großzügige Exzision bis hin zur Exenteratio orbitae erforderlich; einige der Tumoren sind strahlensensibel; Metastasen sollten ausgeschlossen werden; bei entsprechender Metastasierung ist u. U. eine radikale „neck dissection" (wird durch HNO-Ärzte durchgeführt) erforderlich.

WEITERFÜHRENDE LITERATUR

Harvey JT, Anderson RL (1982) The management of meibomian gland carcinoma. Ophthalmic Surg 13:56

Rao NA, Hidayat AA, McLean IW, Zimmerman LE (1983) Sebaceous carcinoma of the ocular adnexa: a clinicopathologic study of 104 cases with 5 year follow-up data. Hum Pathol 13:113

6.4
Merkelzellkarzinom

- Merkelzellen sind neuroendokrine Zellen, die in den Tastkörperchen der Haut vorkommen. Das Merkelzellkarzinom ist ein maligner, metastasierender Tumor, ausgehend von den Merkelzellen (Abb. 5.5).

- Am häufigsten findet man ihn im Oberlid und im fortgeschrittenen Alter.

- Er hat eine weiche, glatte, gefäßhaltige Oberfläche.

- Histologie: dicht gepackter Tumor aus einheitlichen, polygonalen Zellen von charakteristischem Aussehen mit einer hohen Mitoserate.

- Behandlung: Exzision; evtl. Nachbestrahlung.

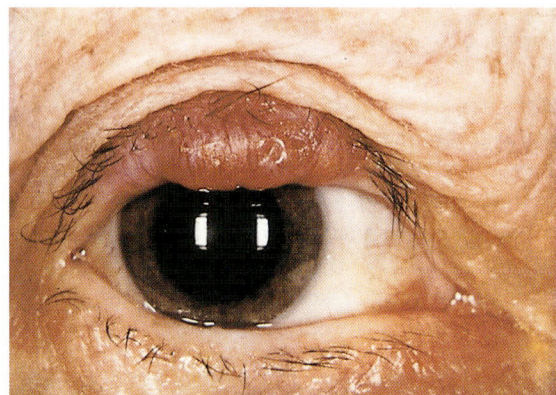

Abb. 5.5 Merkelzell-Karzinom. Rötlich-livider Tumor mit relativ glatter Oberfläche, typischerweise im Bereich der (Ober-) Lidkante lokalisiert; auch hier besteht ein auffälliger Wimpernverlust

WEITERFÜHRENDE LITERATUR

Kivelä T, Tarkkanen A (1990) The Merkel cell and associated neoplasms in the eyelids and periocular region. Surv Ophthalmol 35:171

6.5
Malignes Melanom

- Dies ist ein im Vergleich zur übrigen Haut äußerst seltener Lidtumor mit zahlreichen Entstehungsursachen: Nävus mit junktionaler Aktivität, Hutchinsonsche melanotische Sommersprossen, erworbene Melanose, de novo.

- Sehr schnelles Wachstum ist möglich mit einer Tendenz zu Anaplasie mit multinukleären Riesenzellen und entzündlichen Infiltraten.

- Das maligne Melanom der Lider wird im Gegensatz zu Melanomen der Uvea nicht nach dem Zelltyp klassifiziert; vielmehr erfolgt eine Einschätzung nach Ausmaß und Tiefe der Invasion und der Gesamtdicke des Tumors.

- Die Behandlung erfolgt bei lokaler Invasion entweder durch lokale Exzision oder Exenteration (abhängig von der Größe und der Lage des Tumors); die zervikalen Lymphknoten sollten auf Metastasen untersucht werden.

WEITERFÜHRENDE LITERATUR

Anderson RL (1986) Mohs' micrographic technique (editorial). Arch Ophthalmol 104:818

Anderson RL, Ceiley RI (1978) A multispeciality approach to the excision and reconstruction of eyelid tumors. Ophthalmology 85:1150

Char DH (1980) The management of lid and conjunctival malignancies. Surv Ophthalmol 24:679

Fitzpatrick PJ, Thompson EA, Easterbrook WM et al. (1984) Basal and squamous cell carcinoma of the eyelids and their treatment by radiotherapy. Int J Radiat Oncol Biol Phys 10:449

Fraunfelder FT, Zacarian SA, Limmer BL et al. (1980) Cryosurgery for malignancies of the eyelid. Ophthalmology 87:461

Karcioglu ZA, Caldwell DR (1984) Frozen section diagnosis in ophthalmic surgery. Surv Ophthalmol 28:323

Lederman M (1976) Radiation treatment of cancer of the eyelids. Br J Ophthalmol 60:794

Liesegang TJ (1987) Tumors of the eyelids. In: Abbott RL (ed) Surgical intervention in corneal and external disease. Grune & Stratton, Orlando

Luxenberg MN, Gurthrie TH (1986) Chemotherapy of basal cell and squamous cell carcinoma of the eyelids and periorbital tissues. Ophthalmology 93:504

McCord CD Jr, Cavanagh HD (1980) Microscopic features and biological behavior of eyelid tumors. Ophthalmic Surg 11:671

Naidoff MA, Bernardino VB Jr, Clark WH (1976) Melanocytic lesions of the eyelid skin. Am J Ophthalmol 82:371

Older JJ (1987) Eyelid tumors: clinical diagnoses and surgical treatment. Raven, New York

7
Melanotische Tumoren der Augenlider

7.1
Ephelis (Sommersprossen)

- Dies sind braune Flecken auf sonnenexponierten Hautstellen.

- Ursache ist ein erhöhter Melaningehalt der Basalzellschicht der Epidermis.

7.2
Lentigo

- Hierbei handelt es sich um eine große „Sommersprosse" bei älteren Menschen; das Vorkommen ist unabhängig von der Sonnenexposition der betroffenen Hautareale.

- Ursache ist eine Hyperpigmentation der Basalzellschicht und eine erhöhte Melanozytenzahl.

7.3
Nävus

Weitere Einzelheiten sind in Abschn. 5.1 zu finden.

7.4
Blauer Nävus

- Darunter versteht man eine kongenitale, flache, blaue bis graublaue Pigmentierung.

- Die Farbe hängt von der Tiefe der Läsion und vom Ausmaß der Pigmentierung ab.

- Er hat eine tiefere Lage als ein normaler Nävus, die Zellen sind stärker pigmentiert.

- Der zelluläre blaue Nävus ist ähnlich, jedoch weniger dicht.

7.5
Naevus Ota (okulodermale Melanozytose)

- Hierbei handelt es sich um eine kongenitale, unilaterale blau-graue Pigmentierung unterschiedlichen Ausmaßes von Lid, Bindehaut, Sklera und Uvea.

- Es gibt eine große Zahl sich verästelnder tiefer Melanozyten in Uvea und Bindehaut.

- Häufig beobachtet man diesen bei farbigen Patienten und Patienten orientalischer Abstammung; das Vorkommen bei hellhäutigen Patienten bedeutet eine potentielle Malignität (gehäuftes Auftreten von malignen Melanomen).

7.6
Spitz-Nävus (juveniler Nävus)

- Eigentlich handelt es sich hier um einen Compound-Nävus (s. Abschn. 5.1) bei jungen Patienten.

- Im Gegensatz zum gewöhnlichen Compound-Nävus sind große Melanozyten charakteristisch. Das zytologisches Bild kann eine derartige Bandbreite in bezug auf Zellgröße und Kernchromatinmuster aufweisen, daß eine Verwechslung mit einem malignen Melanom durchaus möglich ist.

7.7
Malignes Melanom

Weitere Einzelheiten sind unter Abschn. 6.5 zu finden.

WEITERFÜHRENDE LITERATUR

Blodi FC (1975) Ocular melanocytosis and melanoma. Am J Ophthalmol 80:389
Naidoff MA, Berdardino VB, Clark WH (1976) Melanotic lesions of the eyelid skin. Am J Ophthalmol 82:371
Roy PE, Schaeffer EM (1967) Nevus of ota and choroidal melanoma. Surv Ophthalmol 12:130
Weiss DI, Krohn DL (1971) Benign melanoytic glaucoma complicating oculodermal melanocytosis. Ann Ophthalmol 3:958

8
Entzündliche und infektiöse Erkrankungen der Lidhaut

8.1
Pemphigus vulgaris

- Es handelt sich um eine bullöse Hauterkrankung mit Blasenbildung innerhalb der Epidermis (s. auch Kap. 10). Häufig finden sich dabei orale (oft sogar Erstmanifestion!) und Lidrandläsionen. Wichtig ist die Abgrenzung zum Narbenpemphigoid der Bindehaut (s. Kap. 7, 5.2), das vorwiegend Bindehautulzerationen mit anschließender Vernarbung bis hin zur Symblepharonbildung verursacht.

- Histologisch ist der Pemphigus vulgaris durch eine ausgeprägte Akantholyse (→ Blasenbildung) mit relativ geringer subepidermaler Begleitentzündung charakterisiert. Als Nikolsky-Phänomen wird bezeichnet, daß sich die Blasen durch seitlichen

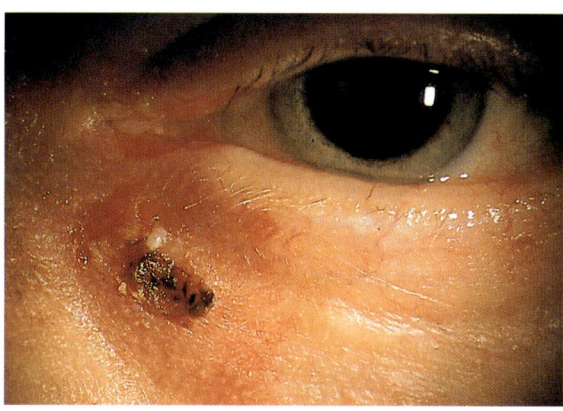

Abb. 5.6. Pemphigus vulgaris. Ulzerationen im Bereich sowohl der Bindehaut als auch insbesondere der Haut des medialen Lidwinkels; das Bild der Hautläsion ähnelt vom klinischen Aspekt her dem eines fibrosierend wachsenden Basalioms

Druck in der Haut (intraepidermal) verschieben bzw. auslösen lassen. Die Diagnose wird mittels Biopsie (immunhistochemischer Nachweis von IgG-Antikörpern gegen Interzellularsubstanz) gesichert.

■ Bei Befall der Lidhaut kann das klinische Bild dem eines fibrosierend wachsenden Basalioms ähneln (Abb. 5.6). Diese Differentialdiagnose ist besonders wichtig, da auf dem Boden eines Pemphigus tatsächlich ein Basaliom entstehen kann.

WEITERFÜHRENDE LITERATUR

Lisch K (1983) Blasenbildende Dermatosen mit besonderer Berücksichtigung der Lidsymptomatik beim Pemphigus vulgaris. Klin Monatsbl Augenheilk 183:493
Pagani WA, Rimondi AP, Chicchiarini A, Lorenzi G (1990) Basal cell carcinoma arising in pemphigus vulgaris of the lower eye lid. J Dermatol Surg Oncol 16:1152

8.2
Impetigo

■ Es ist eine häufige oberflächliche Pyodermie bei Kindern im Zusammenhang mit schlechter Hygiene und/oder einem Trauma.

■ Diese Erkrankung ist hochkontagiös mit kleinen roten Papeln auf Gesicht und Lidern, die in Bläschen übergehen; später kommt es zur Ruptur der Bläschen mit Krustenbildung (bernsteinfarben).

■ Verursachende Organismen sind meist Staphylococcus aureus und Streptococcus pyogenes.

■ Behandlung: Reinigung, topisch Bacitracin, systemische Antibiotika.

WEITERFÜHRENDE LITERATUR

Dillon HC Jr (1968) Impetigo contagiosum: suppurative and nonsuppurative complications. I. Clinical, bacteriologic, and epidemiological characteristics of impetigo. Am J Child Dis 114:530

8.3
Erysipel

■ Hierbei handelt es sich um eine oberflächliche Form der Streptokokkenzellulitis (hämolysierende Streptokokken der Gruppe A) mit plötzlichem Auftreten von erhabenen fortschreitenden Läsionen mit leicht violetten Rändern und einem matt roten Zentrum.

■ Ausgeprägtes Lidödem mit Rötung und Erwärmung ist typisch ebenso wie häufig Allgemeinsymptome; die Erkrankung kann fortschreiten und zu einer Orbitaphlegmone und sogar zur Gangrän der Augenlider führen.

■ Behandlung: sofortige systemische Penicillingabe und unterstützende Maßnahmen. Chirurgische Wundreinigung.

WEITERFÜHRENDE LITERATUR

Abbott RL, Shekter WB (1979) Necrotizing erysipelas of the eyelids. Ann Ophthalmol 11:381
Jones DB (1976) Microbial preseptal and orbital cellulitis. In: Duane TD (ed) Clinical ophthalmology. Harper & Row, Hagerstown

8.4
Blepharitis angularis

■ Es kommt zur Mazeration und Infektion der Gewebeareale um den äußeren oder inneren Lidrand. Häufig rezidiviert sie.

■ Kann im Zusammenhang mit einer ekzematösen Dermatitis und einer begleitenden bulbären Konjunktivitis auftreten.

■ Verantwortliche Organismen sind Staphylococcus aureus und Moraxella lacunata.

■ Behandlung: antibiotische Salben (ophthamologische Zubereitungen); zinksulfathaltige Salben zur Inhibition der Proteasen, die für die Mazeration verantwortlich sind.

WEITERFÜHRENDE LITERATUR

Van Bijisterveld OP (1971) Bacterial proteases in moraxella angular conjunctivitis. Am J Ophthalmol 74:181

8.5
Herpes simplex

■ Lokalisierte Bläschen oder Papeln auf Haut oder Schleimhaut, die ohne Vernarbung ausheilen.

■ Bei Kindern ist die Virusinfektion im allgemeinen verbunden mit leichten Allgemeinsymptomen. Rezidive neigen dazu, am Ort der Erstinfektion aufzutreten.

■ Es muß vor allem auf eine konjunktivale oder korneale Beteiligung geachtet werden. Komplikationen können folgende sein: rezidivierender Befall von Lid, Hornhaut oder Bindehaut; bei Neurodermitikern besteht die Gefahr eines generalisierten Hautbefalls, daher sollte in solchen Fällen immer eine dermatologische Konsiliaruntersuchung erfolgen; nur selten kommt es zur Entwicklung einer generalisierten Herpesinfektion oder einer herpetischen Meningoenzephalitis.

■ Behandlung: lokal antivirale Medikamente wie z.B. Aciclovir-Augensalbe; (z.B. Zovirax®) bei Befall von Bindehaut, Hornhaut oder Augenlidern; sind Haut oder Lider stärker befallen, können gute Ergebnisse mit oraler Aciclovirgabe erzielt werden.

WEITERFÜHRENDE LITERATUR

Egerer UI, Stary A (1980) Erosive ulcerative herpes simplex blepharitis. Arch Ophthalmol 98:1760

8.6
Herpes zoster

■ Entwicklung von Bläschen auf erythematöser Haut entlang des Versorgungsbereiches eines sensorischen Nerven; der Hautaffektion können Schmerzen vorausgehen.

■ Ist der Ramus nasociliaris des N. trigeminus betroffen (Hutchinson-Zeichen; kein sicheres Zeichen), kommt es häufig auch zum Befall des Bulbus.

■ Der Erreger (Varizella zoster) ist auch für die Windpocken verantwortlich. Der an Herpes zoster erkrankte Patient kann eine Ersterkrankung an Windpocken bei nichtimmunisierten Personen auslösen.

■ Bei Patienten mit reduzierter, zellvermittelter Immunität tritt die Erkrankung häufiger auf und ist im Gesamtbild schwerer ausgeprägt.

■ Behandlung: Die orale Aciclovirgabe ist bei sonst gesunden und bei immunsupprimierten Patienten hilfreich; mit systemischen Steroiden kann die Inzidenz und der Schweregrad der sog. Postzosterneuralgie bei älteren Menschen gemildert werden; bei okulären Komplikationen werden häufig topisch Steroide appliziert.

WEITERFÜHRENDE LITERATUR

Browning DJ, Blumenkranz MS, Culbertson WW et al. (1987) Association of varicella zoster dermatitis with acute retinal necrosis syndrome. Ophthalmology 94:602

Cobo LM, Foulks EN, Liesegang TJ et al. (1986) Oral acyclovir in the treatment of acute herpes zoster ophthalmicus. Ophthalmology 93:763

Liesegang TJ (1984) The varicella-zoster virus: systemic and ocular features. J Am Acad Dermatol 11:165

Ostler HB, Thygeson P (1976) The ocular manifestation of herpes zoster, varicella, infectious mononucleosis, and cytomegalovirus disease. Surv Ophthalmol 21:148

Womack LW, Liesegang TJ (1983) Complications of herpes zoster ophthalmicus. Arch Ophthalmol 101:42

8.7
Varicella (Windpocken)

■ Im Verlauf der Erkrankung, die die gesamte Haut befällt, kann es auch zu Bläschen auf den Lidern und selten zu konjunktivalen oder kornealen Läsionen kommen. Im weiteren Verlauf verkrusten die Bläschen.

■ Eine Vernarbung auf den Lidern kann die Folge sein.

■ Behandlung: in der Hauptsache unterstützend; es sollte immer auf mögliche Sekundärinfektionen geachtet werden.

8.8
Vaccinia

■ In der Regel erfolgt die Ausbreitung durch Autoinokulation oder zufällige Exposition des periokulären Areals gegenüber dem Vacciniavirus (Poxvirus officinalis), der zur Pockenschutzimpfung verwendet wurde.

■ Es treten entzündliche vesikuläre, papulöse oder pustulöse Läsionen auf, die Lider, Bindehaut oder die Hornhaut betreffen können.

■ Behandlung: Zur Vermeidung schwerer okulärer Komplikationen werden topisch Virustatika oder Rifampicin mit Vacciniaimmunglobulin gegeben.

■ Die Erkrankung spielt zur Zeit keine Rolle, da keine Pockenschutzimpfung mehr durchgeführt wird.

WEITERFÜHRENDE LITERATUR

Hyndiuk RA, Okumoto M, Damiano RA et al. (1976) Treatment of vaccinal keratitis with vidarabine. Arch Ophthalmol 94:1363

Ruben FL, Lane JM (1970) Ocular vaccinia. An epidemiological analysis of 348 cases. Arch Ophthalmol 84:45

8.9
Kontaktdermatokonjunktivitis

■ Sie ist die Folge eines direkten Reizes durch ein Allergen oder einer verzögerten Hypersensitivitätsreaktion auf ein Allergen, das mit der Haut in Kontakt gekommen ist (Beispiele: Medikamente, Kosmetika, Chemikalien, Schmuck).

■ Vor allem die Lidhaut zeigt eine starke Tendenz, von dieser Erkrankung betroffen zu sein. Symptome sind Juckreiz, Ödem, Hyperämie, muköse Sekretion, papilläre Konjunktivitis.

■ Verschiedene Formen: erythematöse, urtikarielle oder exfoliative Reaktion bzw. Purpura.

■ Behandlung: Ursachenmeidung; lokale Steroidcremes oder -salben; die Krusten können mit Hilfe von Öl entfernt werden; kalte Kompressen schaffen temporär Erleichterung. Im Rahmen der Behandlung sind entsprechende Allergietests zur Ursachenfindung erforderlich.

8.10
Infektiöse ekzematöse Dermatitis

■ Ekzematöse Reaktion auf Bakterien der normalen Hautflora, speziell auf Staphylokokken und/oder deren Endotoxin (sog. „dermonekrotisierender Faktor"). Sie hat ein vesikuläres, papulöses, nässendes oder krustiges Erscheinungsbild.

■ Symptome/Zeichen: Jucken und Ödem der Lider, später schuppige Haut mit Mazeration und Rißbildung; Lokalisation: Bereich der Lidwinkel.

■ Behandlung: Reinigung und Lidhygiene; lokale antibiotische Salben, bisweilen sind systemische Antibiotika erforderlich; zur Behandlung der Hautläsionen werden manchmal temporär Steroide notwendig. Es besteht hier immer das Risiko einer Steroiddermatitis.

8.11
Atopische Dermatitis

■ Es liegt eine erbliche Disposition vor; die Patienten neigen zu Pruritus und Hauttrockenheit; in der Regel gelingt es anamnestisch, Allergien, Ekzeme in der Kindheit, Heuschnupfen oder Rhinitis aufzudecken.

■ Zirkulierende Antikörper sind nachweisbar; es kommt zur positiven Reaktion beim Intrakutantest mit proteinhaltigen Allergenen; Exazerbation bei bestimmten Stimuli.

■ Zu den frühen Hautveränderungen gehören Rauhigkeit, Brüchigkeit und Rötung; später führt die chronische Entzündung zu Verdickung, Schuppenbildung, Lichenifikation und Hyperpigmentation der Haut.

■ Zu den am häufigsten betroffenen Hautstellen gehören Augenlider, Gesicht, Nacken, Axilla sowie Ellenbeuge und Kniekehle.

■ Okuläre Komplikationen können folgende sein: Hornhaut- und Bindehautentzündung, erhöhte Inzidenz zur Netzhautablösung, Keratokonus, schildartige Rindentrübungen der Linse (vordere/hintere Kapsel).

■ Exazerbationen und Remissionen sind möglich; die Patienten haben eine erhöhte Disposition zu Infektionen mit dem Herpes-simplex-Virus und zur Generalisierung des Hautbefalls.

■ Behandlung: Hauptziel ist die Meidung von Triggersubstanzen bzw. irritativen Noxen; Reinigung, kühle Kompressen und kühlende Cremes; häufig ist die (vorsichtige) Gabe von Steroidsalben oder -cremes notwendig; chirurgische Maßnahmen am Auge sollten vermieden werden.

WEITERFÜHRENDE LITERATUR

Garrity JA, Liesegang TJ (1984) Ocular complications of atopic dermatitis. Can J Ophthalmol 19:21

8.12
Urtikaria und Angioödem

■ Sie sind eine vaskuläre Reaktion der Haut mit Ausschlag und Rötung; häufig sieht man subkutane Lidödeme; typisch ist das Auftreten bei Atopien; zum Beschwerdebild gehören praktisch immer Jucken und das Hautödem.

■ Es handelt sich um eine IgE-vermittelte Immunreaktion. Antigene sind Nahrungsmittel, Stacheln von Insekten und Pflanzen, Ausscheidungsprodukte von Insekten (Stiche) sowie topische Medikamente.

- In der Regel treten sie als rezidivierende hereditäre Erkrankung (Fehlen des C_1-Esteraseinhibitors) auf.

- Behandlung: Ursachenmeidung, kalte Kompressen, Vasokonstriktoren, Antihistaminika, Epinephrin, Chromoglycinsäure, Steroide; Versuch einer Desensibilisierung.

WEITERFÜHRENDE LITERATUR

Kaplan AP (1981) The pathogenic basis of urticaria and angioedema: recent advances. Am J Med 70: 755

9
Erkrankungen des Lidrandes

9.1
Staphylokokkenblepharitis

- Es handelt sich um eine Infektion der Wimpernbasis, die bereits in der Kindheit beginnen kann.

- Mögliche Erkrankungsfolgen sind: Krustenbildung, Hyperämie, Wimpernverlust (Madarosis), Wimpernfehlstellung (Trichiasis), weiße Wimpern (Poliosis), Verdickung und Irregularität der Lidränder (Schwielenbildung), Ektropium.

- In diesem Zusammenhang muß man das Auftreten von Hordeolum externum und /internum, Chalazien, „körnige Lider", seborrhoische Blepharitis oder Blepharitis angularis nennen.

- Es gibt 2 Formen: trockene Form mit harten, spröden fibrinösen Schuppen (Abb. 5.7) oder ulzerative Form mit filzartigen, harten Krusten und suppurativer Entzündung.

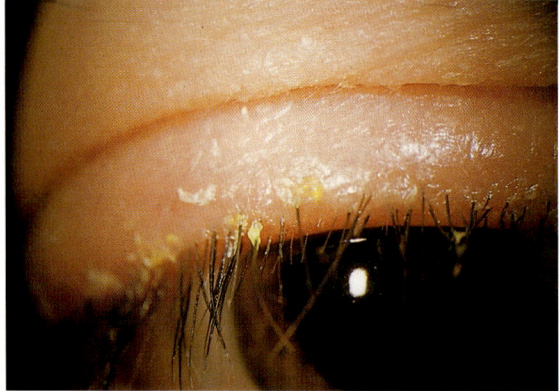

Abb. 5.7. Blepharitis squamosa. Diffuse Schwellung der Lidkante, bei der insbesondere die schuppig belegten Wimpern auffallen

- Fibrinöse Kragen umgeben die Wimpernbasis und heben sich schließlich ab; hierbei kann es zur Ulzeration kommen.

- Symptome einer chronischen okulären Irritation sind typischerweise Rötung, Sandkorngefühl (in der Regel am Morgen stärkere Symptome).

- In Folge der Freisetzung von Toxinen kann es zur Bindehaut- (Hyperämie, perilimbale Papillen, allgemeine papilläre Reaktion, Phlyktänulose) und Hornhautbeteiligung (punktförmige Erosionen, Randinfiltrate, Phlyktänen, Pannus) kommen.

- Verursachende Keime sind Staphylococcus aureus (und möglicherweise auch Staphylococcus epidermidis) und seine Exotoxine.

- Behandlung: Kompressen, Expression der Lidranddrüsen, Lidhygiene (Reinigung mit Wattebausch und warmem Wasser mit Babyshampoo), Applikation antibiotischer Salben (Tetrazykline, Erythromycin) auf die Lidränder; bisweilen ist auch die systemische Gabe von Antibiotika erforderlich (Behandlung der zusätzlich vorliegenden Seborrhoe); zur Behandlung der entzündlichen Reaktion ist die Gabe von steroidhaltigen Salben (z.B. Steroid-Tetrazyklin-Kombinationen) auf den Lidrand häufig erforderlich; topische Steroide bei Hornhautrandentzündungen; von nur fraglichem Nutzen ist die topische Gabe von Staphylokokkenvakzinien und Staphylolysin (von Staphylokokken stammendes Hämolysin).

WEITERFÜHRENDE LITERATUR

Alvarez H, Tabbara KT (1986) Infections of the eyelid. In: Tabbara KF, Hyndiuk RA (eds) Infections of the eye. Little, Brown, Boston

Breitbach R (1990) Die Blepharitis/Meibomitis – als Ursache für das Sicca-Syndrom. Augenärztl Fortb 13:49

McCulley JP (1984) Blepharoconjunctivitis. Int Ophthalmol Clin 24:65

McCulley JP, Dougherty JM, Duneau DG (1982) Classification of chronic blepharitis. Ophthalmology 89:1173

Smolin G, Okumoto M (1977) Staphylococcal blepharitis. Arch Ophthalmol 95:812

9.2
Hordeolum externum (Gerstenkorn)

- Staphylokokkeninfektion der Talgdrüsen, die in die Haarfollikel der Wimpern münden (Zeis-Drüsen).

- Charakteristisch ist ein lokalisierter Schmerz, Rötung und purulente Infektion des Follikels; es kann mit Akne vulgaris, Seborrhoe und Staphylokokkenblepharitis assoziiert sein.

- Behandlung: trockene Wärme (Rotlicht), topische Antibiotika, bisweilen Drainage erforderlich; hohe Rezidivneigung, manchmal therapieresistent; bisweilen ist auch die systemische Gabe von Antibiotika indiziert.

9.3
Seborrhoische Blepharitis

- Exzessive Talgsekretion aus den Zeis-Drüsen.

- Es gibt 2 Formen: 1. Ölige Form mit fettig-gelben Schuppen und 2. trockene Form mit schuppigen Partikeln, die locker an den Wimpern hängen (ohne Ulzeration).

- Die Entzündung kann mit Seborrhoe der Haut und Schuppung assoziiert sein; auch tritt sie im Zusammenhang mit Hordeola, Chalazien, Staphylokokkenblepharitis, Akne vulgaris und Akne rosacea auf.

- In der Kultur wurden keine Organismen gefunden; auf Lidabstrichen ist jedoch häufig Pityrosporum ovale (Syn.: Malassezia furfur: ein hefeähnlicher Organismus; zwischen nudelartigen Myzelsträngen liegen rundliche Sporen) zu finden. Die Beteiligung dieses Organismus an der seborrhoischen Dermatitis wird in der Literatur kontrovers diskutiert.

- Es können eine konjunktivale Injektion, Papillenbildung und/oder Hornhautvaskularisation vorkommen.

- Behandlung: Lidhygiene, Entfernung des fettigen Materials und Expression der Drüsen; es gibt bisher zwar keine Beweise, daß diätetische Maßnahmen oder die Behandlung der seborrhoischen Haut an anderen Stellen von Nutzen ist; diese Maßnahmen erscheinen dennoch logisch; zur Behandlung der Lidrandentzündung kann eine Steroid-Antibiotika-Kombination (Salbe) gegeben werden.

WEITERFÜHRENDE LITERATUR

Keith CG (1967) Seborrhoic blepharokeratoconjunctivitis. Trans Ophthalmol Soc UK 87:85

9.4
Dysfunktion der Meibom-Drüsen

- Hypersekretion der Meibom-Drüsen, assoziiert mit Lidrandentzündung und okulärer Irritation.

- Sie wird als lokalisierte, seborrhoische Blepharitis der tarsalen Drüsen angesehen; Auftreten zusammen mit Seborrhoe, Akne vulgaris, Akne rosacea, Hordeola und Chalazien.

- Massive Fettablagerung am mukokutanen Übergang. Typisch ist ein fettiger Tränenfilm („schaumige Tränen") sowie das Fehlen der scharfen Kontur der hinteren Lidkante.

- Häufig sind Bindehaut (Injektion, Papillen) und Hornhaut (punktförmige Erosionen, Hornhauttrübungen, Vaskularisation) mitbetroffen.

- Ätiologisch steht die exzessive Lipidsekretion im Vordergrund; über Lipasen (hauptsächlich von Propionibacterium acnes in den Lidfollikeln) werden Triglyzeride zu freien Fettsäuren gespalten.

- Behandlung: Lidhygiene, Expression der ölhaltigen Drüsen, antibiotika- und steroidhaltige Lotion auf die Lidränder (Salben sollten vermieden werden); die systemische Tetrazyklingabe wird häufig mit der gleichen Begründung wie bei Akne vulgaris und Akne rosacea durchgeführt (inhibiert die bakterielle Flora und die Lipasen).

WEITERFÜHRENDE LITERATUR

McCulley JP, Sciallis GF (1977) Meibomian keratoconjunctivitis. Am J Ophthalmol 84:788

9.5
Meibomitis (Tarsitis)

- Man findet sezerniertes Material der Meibom-Drüsen, deren Ausführungsgänge verstopfen, eindicken und sich entzünden bzw. infizieren.

- Die Sekretionsprodukte können verhärten (Lithiasis der Meibom-Drüsen).

- Behandlung: Expression des halbfesten bzw. weichen, käseähnlichen gelben, öligen Materials.

9.6
Chalazion

- Dies ist eine lipogranulomatöse Entzündung der Meibom-Drüsen, die in der Regel durch Retention von Sekretionsprodukten und Bildung von Granulationsgewebe verursacht wird.

- Ein langsamer Beginn einer sterilen, lokalisierten Schwellung von Ober- oder Unterlid ist typisch und kann entweder in Richtung Bindehaut oder in Richtung Lid stärker ausgeprägt sein. Es kann zu einem pyogenen Granulom kommen.

- Häufig ist eine Rezidivneigung.

- Häufig ist das Chalazion mit Seborrhoe, Akne und einer Dysfunktion der Meibom-Drüsen assoziiert.

- Behandlung: warme Umschläge. Häufig ist eine Exzision erforderlich; bevorzugt wird die vertikale Inzision in den Tarsus von konjunktival; bisweilen ist eine Hautinzision parallel zur Lidkante erforderlich; auch eine Steroidinjektion, die in der Regel jedoch öfter wiederholt werden muß, kann versucht werden.

- Eine histologische Diagnosesicherung ist immer notwendig, um einen malignen Prozeß auszuschließen.

WEITERFÜHRENDE LITERATUR

Bohigian GM (1979) Chalazion: a clinical evaluation. Ann Ophthalmol 11:1397
Gershn HJ (1974) Chalazion excision. Ophthalmic Surg 5:75
Perry HD, Serniuk RA (1980) Conservative treatment of chalazion. Ophthalmology 87:218
Pizzarello LD, Jakobiec FA, Hofeld AJ et al. (1978) Intralesional corticosteroid therapy of chalazion. Am J Ophthalmol 85:818

9.7
Hordeolum internum („akutes Chalazion")

- Es handelt sich um eine akute Infektion (meist Staphylococcus aureus) der Meibom-Drüsen, die sowohl in Richtung Bindehaut als auch in Richtung Haut verlaufen kann.

- Da die Meibom-Drüsen größer als die Zeis-Drüsen sind, kann die Schwellung stärker ausgeprägt sein als beim Hordeolum externum.

- Behandlung: warme Umschläge, besser Rotlicht (trockene Wärme besser, da keine Gefahr der Keimverschleppung), lokale und systemische Antibiotika. Bisweilen ist eine Inzision erforderlich.

9.8
Rosaceablepharitis

- Verursacht durch eine paralytische Dilatation oberflächlicher Blutgefäße, die zu Erythem, Teleangiektasie und Hypertrophie der Talgdrüsen führt.

- Man findet eine papillomatöse und pustulöse akneiforme Läsion, die ohne Vernarbung ausheilt; bisweilen haben die Patienten ein Rhinophym.

- Assoziiert mit seborrhoischer Blepharitis und Dysfunktion der Meibomschen Drüsen.

- Kann mit einer schweren Keratitis einhergehen.

- Behandlung: Die Hautaffektion wird in der Regel vom Dermatologen mit steroidhaltigen Cremes therapiert; Lider und Auge werden entsprechend der seborrhoischen Blepharitis bzw. der Blepharitis, die durch eine Dysfunktion der Meibom-Drüsen verursacht ist, behandelt.

WEITERFÜHRENDE LITERATUR

Brown SI, Shahinian L Jr (1978) Diagnosis and treatment of ocular rosacea. Ophthalmology 85:779
Jenkins MS, Brown SI, Lempert SL et al. (1979) Ocular rosacea. Am J Ophthalmol 88:618
Marmion VJ (1969) Tetracycline in the treatment of ocular rosacea. Proc R Soc Med 62:11

9.9
Blepharitis durch Demodex folliculorum

- Achtfüßige, mikroskopisch transparente Milbe, die auf den Wimpern von 40% der Bevölkerung zu finden ist.

- Der Erreger lebt in den Talgfollikeln der Wimpern und bedeckt deren Basis mit einer tubulären Hülle („sleeves", 0,5–1 mm); assoziiert mit Jucken, Rötung und Lidschmerzen (Entzündung v.a. des vorderen Lidblattes).

- Die spezifische Rolle, die der Organismus bei der Blepharitis spielt, ist nicht genau bekannt; es werden sowohl dessen Transportfunktion für Bakterien als auch eine lokale Irritationswirkung diskutiert.

- Diagnose: Gezogene Wimpern werden in eine viskose Flüssigkeit gegeben, die an der Wimper hängende 8füßige Milbe kann so nachgewiesen werden.

- Behandlung: Lidhygiene; Salbe zum Aufweichen.

WEITERFÜHRENDE LITERATUR

Coston TO (1967) Demodex folliculorum blepharitis. Trans Am Ophthalmol Soc 65:361
English FP (1971) Demodex folliculorum and edema of the eyelash. Br J Ophthalmol 55:742
Roth AL (1979) Demodex folliculorum in hair follicles of eyelid skin. Ann Ophthalmol 11:37

9.10
Blepharitis durch Phthirius pubis oder capitis (Pediculosis)

- Eine weitere Prädilektionsstelle der Laus der Schamhaare sind die Wimpern, da an beiden Stellen

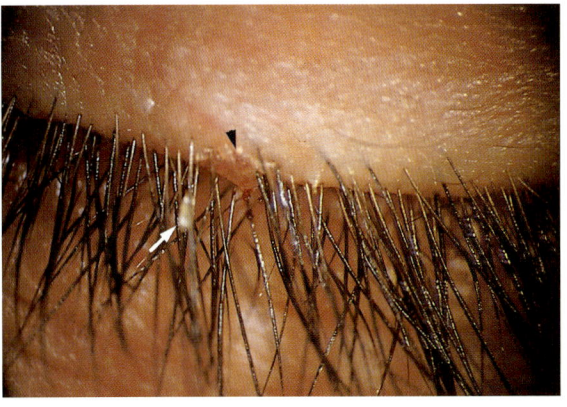

Abb. 5.8. Laus mit Nissen. Chronische Konjunktivits, zurückzuführen auf eine Filzlaus zwischen den Wimpernböden (▲) und einzelnen Nissen (↑)

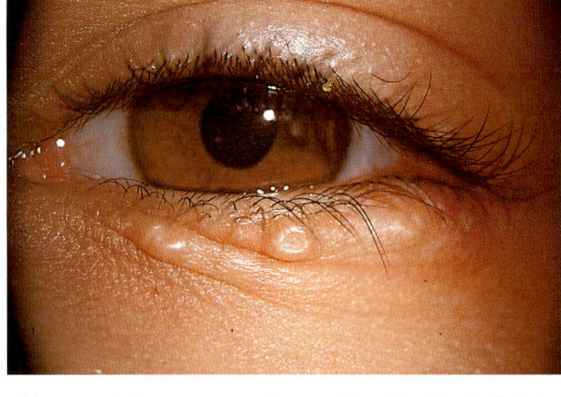

Abb. 5.9. Molluscum contagiosum. Einseitige Konjunktivits, ausgelöst durch Molluscum contagiosum: typische (meist isolierte) Läsion nahe der Lidkante mit zentraler Delle, oft auch mit multiplen weißlichen Einschlüssen

die für den Erreger wichtigen erforderlichen Abstände der Haare zu finden sind.

■ Die Nissen sind oval und hängen an den Wimpern; die erwachsenen Tiere haften ebenfalls an den Wimpern (Abb. 5.8).

■ Typische Symptome/Zeichen sind Jucken, rote Augenlider sowie bisweilen eine follikuläre konjunktivale Reaktion.

■ Behandlung: Die Nissen sollten manuell entfernt werden (evtl. durch Kürzen der Wimpern) und mit 1%igem Silbernitrat touchiert werden; ferner reibt man den Lidrand mit physostigminhaltiger Augensalbe oder Pilokarpinöl (Ersticken der Läuse und Erschlaffung ihrer Muskulatur durch die parasympathikomimetische Wirkung) ein. Die Scham- bzw. Kopfhaare werden mit Lindan (Hexachlorcyclohexan, z.B. Jacutin®) behandelt. Kontaktpersonen müssen ebenfalls behandelt werden. Eine therapeutische Alternative stellt die Kältebehandlung oder die lokale Gabe von 20%igem Fluoreszein dar.

WEITERFÜHRENDE LITERATUR

Awan KJ (1877) Cryotherapy in phthirius palpebrarum. Am J Ophthalmol 83:906
Crouch JM, Green WR, Hirst LW et al. (1982) Diagnosing and treating Phthirius pubis palpebrarum. Surv Ophthalmol 26:219
Mathew M, D'Souza P, Mehta DK (1982) A new treatment of phthiriasis palpebarum. Ann Ophthalmol 14:439

9.11
Blepharitis durch Molluscum contagiosum

■ Dies ist eine virale Erkrankung mit schmerzloser, diskreter warzenähnlicher Läsion mit zentralem Nabel und käsigem Inhalt (Abb. 5.9).

■ Die Übertragung erfolgt durch Kontakt oder Autoinokulation; die Läsionen treten typischerweise auf der Haut und auf dem Lidrand auf. In seltenen Fällen (z. B. immunkomprimierter Patient) wird eine konjunktivale Lokalisation beschrieben.

■ Die Blepharitis kann mit einer follikulären Konjunktivitis und epithelialen Keratitis (toxische Reaktion) assoziiert sein.

■ Behandlung: Kauterisierung, chirurgische Exzision mit dem scharfen Löffel oder Kryobehandlung.

WEITERFÜHRENDE LITERATUR

Groden LR, Arentsen JJ (1985) Mollusum contagiosum. In: Fraunfelder FT, Roy FH, Meyer SM (eds) Current ocular therapy. Saunders, Philadelphia
Ingraham HJ, Schoenleber DB (1998) Epibulbar molluscum contagiosum. Am J Ophthalmol 125:394
Merisier H, Cochereau I, Hoang-Xuan T et al. (1995) Multiple molluscum contagiosum lesions of the limbus in a patient with HIV infection. Br J Ophthalmol 79:393

9.12
Papillom (eigentliche Warze)

■ Es handelt sich um eine gestielte oder breitbasige Läsion mit fingerähnlicher Projektion auf dem Lid bzw. dem Lidrand.

- Verursacht wird sie durch das Papovavirus, von dem bekannt ist, daß es bei Tieren eine tumorinduzierende Wirkung hat; Läsionen, die nicht infektiöser Ätiologie sind, können eine epitheliale Neoplasie darstellen.

- Sie können mit einer papillären Konjunktivitis und leichter epithelialer Keratitis assoziiert sein.

- Behandlung: Papillome viraler Genese verschwinden in der Regel spontan oder nach Kauterisation. In Zweifelsfällen ist eine Exzision durchzuführen.

10
Wichtige Begriffe aus der Hautpathologie

- Hyperkeratose: Dickenzunahme der Keratinschicht.

- Parakeratose: inkomplette Keratinisierung mit Kernretention in der verhornenden Schicht (evtl. Fehlen der granulären Schicht).

- Dyskeratose: abnorme Keratinisierung individueller epithelialer Zellen.

Tränenwege 6

1 Anatomie und Funktion des Tränensystems 193
1.1 Tränensekretion 193
1.2 Tränenabflußwege 194
1.3 Tränenpumpe 194
1.4 Untersuchung der Tränensekretion 194
1.4.1 Fließpapierproben 194
1.4.2 Fluoreszeinverdünnungstest 194
1.4.3 Lysozym – Agardiffusionstest 194
1.4.4 Bengalrosafärbung 195
1.4.5 Tränenfilmaufreißzeit („break-up time" – BUT) 195
1.5 Untersuchung des Tränenabflusses 195
1.5.1 Abnahme der Fluoreszeinfärbung 195
1.5.2 Farbstofftest nach Jones 195
1.5.3 Spülung 195
1.5.4 Sondierung 195
1.5.5 Dakryozystographie 196
1.5.6 Dakryoszintigraphie 196
1.5.7 Dakryoendoskopie 196

2 Veränderungen des Tränenfilms 196
2.1 Mangel an wäßriger Phase 196
2.2 Mukusmangel 197
2.3 Abnormitäten der Lipidschicht 197
2.4 Abnormitäten der Lider 197
2.5 Behandlung 197

3 Erkrankungen der Tränendrüse 198
3.1 Sjögren-Syndrom 198
3.2 Akute Dakryoadenitis 198
3.3 Chronische Dakryoadenitis 199
3.4 Tumoren der Tränendrüse 199

4 Verschluß der abführenden Tränenwege 200
4.1 Fehlstellungen der Lider 200
4.2 Lidschwäche 200
4.3 Stenose der Tränenpünktchen 200
4.4 Verschluß des Canaliculus 200
4.5 Verschluß im Tränensack 200
4.6 Verschluß des Ductus nasolacrimalis 200

5 Infektionen der Tränenwege 201
5.1 Kanalikulitis 201
5.2 Akute Dakryozystitis 201
5.3 Chronische Dakryozystitis 201

1 Anatomie und Funktion des Tränensystems

1.1 Tränensekretion

■ Die Tränendrüse, die in der oberen temporalen Orbita gelegen ist, wird durch die Levatoraponeurose in einen orbitalen und einen palpebralen Anteil unterteilt; sie ist verantwortlich für die Reflexsekretion der Tränen.

■ Die Ausführungsgänge des orbitalen Drüsenanteils laufen durch den palpebralen Anteil; die Hauptausführungsgänge befinden sich lateral in der oberen Bindehautumschlagsfalte.

■ Der Tränenfilm besteht aus 3 Schichten: Lipidschicht (außen), wäßrige Schicht (Mitte) und Muzinschicht (innen).

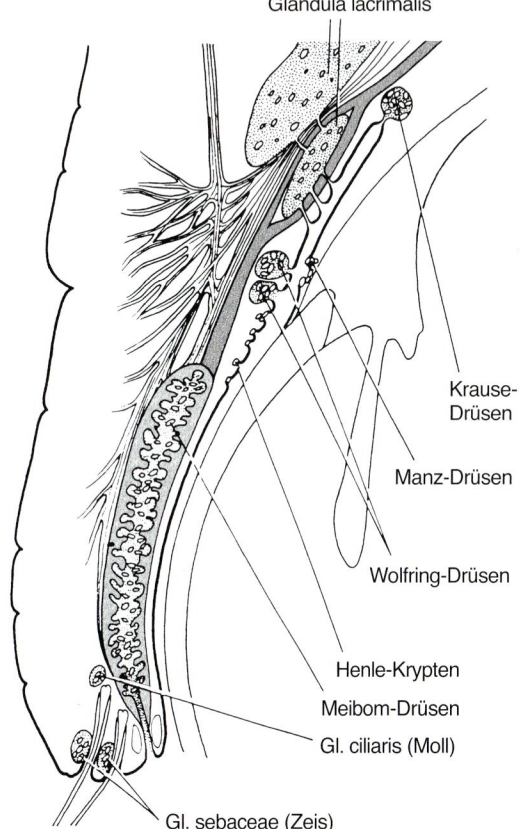

Abb. 6.1. Drüsen im Lidbereich. (Aus Mackensen u. Neubauer 1988)

- Die äußere Lipidschicht des Tränenfilms wird vom Sekret der Meibom-Drüsen in der Tarsalplatte und den Zeis- und Moll-Drüsen gebildet.

- Die mittlere wäßrige Schicht wird von der Haupttränendrüse und von den akzessorischen Tränendrüsen nach Krause und Wolfring (befinden sich hauptsächlich in der oberen Bindehautumschlagsfalte) produziert.

- Die innere Muzinschicht entsteht aus dem Sekret der Becherzellen der Bindehaut, der Henle-Krypten und der Manz-Drüsen (Abb. 6.1).

1.2 Tränenabflußwege

- Es existieren Tränenpünktchen des Ober- und Unterlids; sie sind beim Gesunden in Richtung Tränensee gekippt.

- Vor der Einmündung in den Tränensack laufen der obere und der untere Canaliculus meist in einen gemeinsamen Canaliculus zusammen; bislang ist unklar, ob beide Canaliculi für einen suffizienten Tränenabfluß erforderlich sind.

- Der Tränensack liegt unter dem medialen Lidbändchen; der Ductus nasolacrimalis verläuft nach hinten in die Nase und mündet dort in die untere Nasenmuschel (Abb. 6.2).

1.3 Tränenpumpe

- Die Augenlider bewegen während des Lidschlags die Tränen in Richtung Abflußwege (= Tränenpumpe):

• Während des Lidschlags verschließen die prätarsalen Orbikularismuskeln die Ampulle, verkürzen den Canaliculus und bewegen die Tränenpünktchen nach medial; so wird ein negativer Druck im Tränensack erzeugt und die Flüssigkeit eingesogen.

• Bei offenem Auge lastet ein positiver Druck auf dem Tränensack, der die Tränen in Richtung Nase befördert und die Tränenpünktchen nach lateral zur Füllung der Ampulle bewegt.

1.4 Untersuchung der Tränensekretion

1.4.1 Fließpapierproben

- Sie geben Aufschluß über die Menge der Tränensekretion. Dazu dienen der Schirmer-Test I und II sowie der Jones-Test. Einzelheiten sind in Kap. 21 zu finden.

1.4.2 Fluoreszeinverdünnungstest

- Er dient zur Messung der Verdünnung einer initialen Fluoreszeinkonzentration in den Tränen mit Hilfe eines an eine Spaltlampe adaptierten Fluorophotometers. Einzelheiten sind in Kap. 21 zu finden.

1.4.3 Lysozym-Agardiffusionstest

- Ein mit Tränenflüssigkeit benetzter Schirmer-Filterpapierstreifen wird auf eine mit Micrococcus lysodeicticus brütete Agarplatte gebracht.

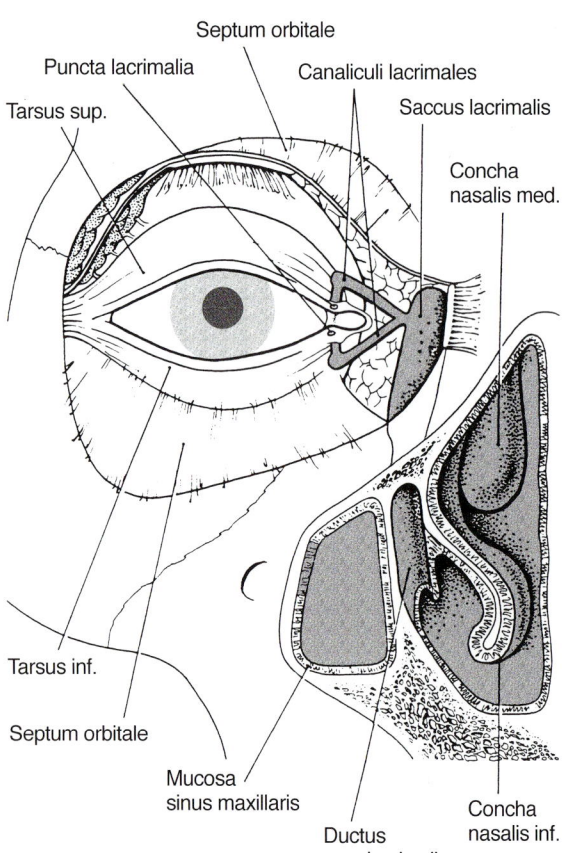

Abb. 6.2. Tränenableitungssystem. (Aus Mackensen u. Neubauer 1988)

- Nach 24 h Bebrütung erfolgt die Messung der Lysezone, die die antibakterielle Aktivität des Lysozyms der Tränen angibt; bei einer Keratokonjunktivitis sicca ist die Lysozymkonzentration der Tränen vermindert.

- Diese Untersuchung ist auch als Testkit erhältlich (Lactoplate, JDC, Culemburg, Niederlande). Einzelheiten sind in Kap. 21 zu finden.

1.4.4
Bengalrosafärbung

- Bengalrosa ist ein Vitalfarbstoff, der zugrundegegangene Zellen und Muzin anfärbt; bei einer Keratokonjunktivitis sicca färben sich entsprechende Areale an.

- Verwendete Konzentration: 1%. Einzelheiten sind in Kap. 21 zu finden.

1.4.5
Tränenfilmaufreißzeit („break-up time" – BUT)

- Test zur Untersuchung der Tränenfilmstabilität. Unter Tränenfilmaufreißzeit versteht man das Zeitintervall zwischen dem Zeitpunkt der Lidöffnung und dem erstmaligen Auftreten von Austrocknungsstellen (Aufreißen des homogenen Fluoreszeinmusters im Tränenfilm).

- BUT pathologisch verkürzt (< 10 s) bei Patienten mit Mukusmangel oder Abnormitäten der Lipidschicht. Einzelheiten sind in Kap. 21 zu finden.

1.5
Untersuchung des Tränenabflusses

1.5.1
Abnahme der Fluoreszeinfärbung

- Eine in den Bindehautsack eingegebene 2%ige Fluoreszeinlösung sollte innerhalb von 5 min nicht mehr nachweisbar sein.

1.5.2
Farbstofftest nach Jones

- Der primäre Farbstofftest nach Jones ermöglicht bei Epiphora die Unterscheidung zwischen relativer Stenose und Hypersekretion. Zunächst wird eine 2%ige Fluoreszeinlösung in den Bindehautsack getropft. Nach 5 min führt man einen mit Kokain 4% getränkten Wattebausch unter die untere Nasenmuschel zur Öffnung des Ductus nasolacrimalis. Positives Ergebnis: Fluoreszein nachweisbar (Hypersekretion); negatives Ergebnis: relative Stenose oder insuffizienter Pumpmechanismus.

- Mit dem sekundären Farbstofftest nach Jones soll die Höhe der Obstruktion lokalisiert werden; wurde kein Farbstoff nachgewiesen, werden die Tränenwege mit Kochsalzlösung gespült; ist der Farbstoff jetzt nachweisbar (Jones II: positiv), muß er den Tränensack erreicht haben, und es besteht eine relative Stenose im Bereich des Ductus nasolacrimalis unterhalb des Tränensackes; erreicht nur klare Flüssigkeit die Nase, liegt die Obstruktion oberhalb des Tränensackes (Jones II: negativ). Nur bei positivem Jones II-Test ist eine Dakryozystorhinostomie erfolgversprechend. Bei negativem Jones II-Test geht man von einer Insuffizienz der Tränenpumpe aus; eine Dakryozystorhinostomie ist hier nicht indiziert.

1.5.3
Spülung

- Gelangt bei der Spülung Flüssigkeit über die abführenden Tränenwege in den Nasopharynx, kann kein vollständiger Verschluß vorliegen; Aussagen über die Funktion der Abflußwege sind allerdings nicht möglich.

- Fließt klare Flüssigkeit über das gerade gespülte Tränenpünktchen zurück, besteht der Verdacht auf eine Obstruktion/Stenose im Bereich des Canaliculus.

- Tritt während der Spülung Schleim oder Pus aus dem anderen Tränenpünktchen aus, deutet dies auf eine Obstruktion innerhalb des Tränensackes hin.

1.5.4
Sondierung

- Die Sondierung dient der Feststellung einer Obstruktion im kanalikulären System und sollte auch nur zu diesem Zweck durchgeführt werden; passiert die Sonde ohne Schwierigkeiten die Tränenwege in Richtung knöcherne Nase, ist das kanalikuläre System offen.

- Eine Sondierung zur Eröffnung von Obstruktionen unterhalb des Tränensacks bei Erwachsenen sollte, wenn überhaupt, mit größter Vorsicht durchgeführt werden; diese Maßnahme birgt ein hohes Risiko, die ableitenden Tränenwege zu verletzen. Die Sondierung zum Zwecke der Eröffnung von Obstruktionen bei Erwachsenen wird in der Literatur kontrovers diskutiert.

■ Bei Kindern kann diese Form der Sondierung zur Eröffnung von distal gelegenen Obstruktionen der ableitenden Tränenwege indiziert sein.

1.5.5
Dakryozystographie

■ In die Canaliculi wird ein Kontrastmittel injiziert. Radiologisch kann die Höhe des Verschlusses festgelegt werden.

■ Von einem funktionellen Block wird dann ausgegangen, wenn das Tränenwegssystem bei der Spülung zwar offen ist, sich aber 30 min nach Injektion noch Kontrastmittel in den abführenden Tränenwegen befindet.

■ Weitere Einzelheiten sind in Kap. 41 zu finden.

1.5.6
Dakryoszintigraphie

■ Instillation von Technetium-99 (radioaktiver Marker) in den Bindehautsack.

■ Mit einem speziellen Kollimator (mikroskopisch kleine Öffnung) wird der Marker während der Passage durch die abführenden Tränenwege gemessen (Gammakamera).

1.5.7
Dakryoendoskopie

■ Die Dakryoendoskopie ist ein relativ neues Verfahren, bei dem mit einem Endoskop von 0,3–0,5 mm Außendurchmesser das Abflußsystem direkt betrachtet werden kann.

■ Narben und relative Stenosen können so direkt mit einem Laser angegangen werden. Langzeitergebnisse bzw. -erfahrungen stehen noch aus.

WEITERFÜHRENDE LITERATUR

Doane MG (1981) Blinking and the mechanism of the lacrimal drainage system. Ophthalmology 88:844
Flach A (1979) The fluorescein disappearance test for lacrimal obstruction. Ann Ophthalmol 11:237
Hecht SD (1978) Evaluation of the lacrimal drainage system. Ophthalmology 85:1250
Holly FJ, Lemp MA (1977) Tear physiology in dry eyes. Surv Ophthalmol 22:69
Hornblass A, Ingis TM (1979) Lacrimal function tests. Arch Ophthalmol 97:1654
Mackensen G, Neubauer H (Hrsg) (1988) Augenärztliche Operationen, Bd 1. Springer, Berlin Heidelberg New York Tokio (Kirschnersche allgemeine und spezielle Operationslehre, S 273)
Maurice DM (1973) The dynamics and drainage of tears. Int Ophthalmol Clin 13:103

2
Veränderungen des Tränenfilms

> Veränderungen des Tränenfilms können die Bestandteile des Tränenfilms (wäßrige Schicht, muköse Schicht, Lipidschicht) selbst betreffen bzw. im Rahmen einer unzureichenden Lidfunktion oder Epitheliopathie auftreten.

2.1
Mangel an wäßriger Phase

■ Sehr häufig entsteht eine Keratokonjunktivitis sicca durch den Mangel an wäßriger Phase. Charakteristika: kleiner Tränenmeniskus (<0,2 mm), vermehrt Debris und Schleimfäden im Tränenfilm, verkürzte Benetzungslänge im Schirmertest und reduzierte BUT, Anfärbbarkeit der bulbären Konjunktiva durch Bengalrosa in exponierten Arealen.

■ Schleimfäden und Filamente im präkornealen Tränenfilm entstehen vermutlich durch Unterbrechungen im Epithel infolge der Austrocknung; das Hornhautepithel kann Fädchen und punktförmige Erosiones aufweisen; Trübungen sind ebenfalls möglich; Hornhautverdünnung oder -perforation wurden in seltenen Fällen beschrieben; es besteht grundsätzlich ein hohes Risiko der Superinfektion der Hornhaut.

■ Symptome: Jucken, Brennen und allgemeiner okulärer Reizzustand. Im Zusammenhang mit diesem Beschwerdebild sollte immer an eine Keratokonjunktivitis sicca gedacht werden.

■ Es handelt sich um eine beidseitig auftretende Erkrankung, die häufig Frauen zwischen dem 60. und 70. Lebensjahr betrifft. Die Erkrankung tritt auch häufig im Zusammenhang mit Kollagenosen und anderen Systemerkrankungen auf.

- Die Produktion an wäßriger Phase (Haupttränendrüse und akzessorische Tränendrüsen) kann erniedrigt sein. Diagnostisch kommen Schirmertest, Bengalrosafärbung und die Lysozymbestimmung in Frage.

- Seltenere Ursachen für einen Mangel an wäßriger Phase sind das Riley-Day-Syndrom (familiäre Dysautonomie) und die kongenitale Alakrimie.

2.2 Mukusmangel

- Tritt häufig zusammen mit einem Mangel an wäßriger Phase auf.

- Ein isoliertes Auftreten findet sich bei Erkrankungen, die die normale konjunktivale Architektur zerstören (Schädigung der Becherzellen). Beispiele: Verätzung, Trachom, Stevens-Johnson-Syndrom, Pemphigoid, Medikamentenwirkungen, Bestrahlung. Ein Vitamin-A-Mangel führt ebenfalls zu einer Keratinisierung der Epithelgewebe (Xerophthalmie).

2.3 Abnormitäten der Lipidschicht

- Ein Lipidmangel ist sehr selten; liegt ein Überschuß an Lipid vor, findet man einen „schaumigen" Tränenfilm und zahlreiche Austrocknungsstellen; der Grund für den Reizzustand und die Hyperämie ist vermutlich die Freisetzung freier Fettsäuren.

- Hauptursachen sind Dysfunktion der Meibom-Drüsen und seborrhoische Blepharitis.

2.4 Abnormitäten der Lider

- Ein regelmäßiger Lidschlag (physiologischer Wert: ca. 12 Lidschläge/min) ist sowohl zur Entfernung von Debris als auch zur Wiederbenetzung der Hornhaut erforderlich.

- Bei unzureichendem Lidschluß entstehen unbenetzte Areale; die Austrocknung kann zu Hornhauterosiones und einer Keratinisierung der Bindehaut führen.

- Ursachen für eine eingeschränkte Lidfunktion: Fazialisparese, irreguläre Augenoberfläche (z.B. bei Bindehautvernarbung), strukturelle Lidabnormitäten.

2.5 Behandlung

Tränenfilm

- Berücksichtigung der Medikamentenanamnese: Bestimmte Medikamente beeinflussen die Tränenproduktion (Verminderung z.B. durch Betablocker, Parasympathikolytika, Antihistaminika, trizyklische Antidepressiva), die Zusammensetzung des Tränenfilms (z.B. Phospholinjodid, Konservierungsstoffe bei topischen Medikamenten) und die Tränenfilmstabilität.

- Gabe von Tränenersatzmitteln:
  - Es befinden sich zahlreiche Präparate auf dem Markt, die sich durch Viskosität, Verweildauer, Anteil an Polymeren, pH-Wert, Osmolarität und Zusätze von Konservierungsmitteln unterscheiden (s. Kap. 47).
  - Bei der Auswahl des Medikamentes und beim „Austesten" der Applikationsfrequenz zur Linderung der Beschwerden (Arzt und Patient) sollte empirisch vorgegangen werden.
  - Konservierungsstoffe in Tränenersatzmitteln können die Tränenfilmstabilität negativ beeinflussen und zu einer Epithelalteration führen. Bei entsprechenden Beschwerden werden Tränenersatzmittel ohne Konservierungsstoffe verwendet.
  - Ophthalmologische Salbenzubereitungen werden zur Nacht gegeben.
  - Die topische Vitamin-A-Gabe ist bei bestimmten Krankheitsbildern in Erwägung zu ziehen.

- Verminderung des Tränenabflusses:
  - Bei starken Beschwerden sollten evtl. sog. „punctum plugs" oder „lacrimal plugs" angewandt werden.
  - Reichen die Maßnahmen nicht aus, so kann mit allergrößter Zurückhaltung (v.a. bei jungen Patienten) eine Kauterisierung der inneren Lippen der Tränenpünktchen in Betracht gezogen werden.

- Verhinderung einer vermehrten Verdunstung (Austrocknung):
  - Bestimmte Gläser können der Gesichtskontur des Patienten so angepaßt werden, daß eine feuchte Kammer entsteht (Verhinderung der Austrocknung).
  - Bei vermehrter Austrocknung können in der Wohnung des Patienten Luftbefeuchter (v.a. während der Heizperiode) eingesetzt werden.

- Verbandlinsen:
  - Vor allem bei der Keratitis filiformis und der Expositionskeratitis schafft die Applikation von Verbandlinsen (zusätzlich regelmäßige Gabe von Tränenersatzmitteln) häufig Linderung.
  - Die Linsen sollten häufig gewechselt werden; dies hat u. a. deswegen zu erfolgen, da die Linsen bei den ohnehin infektionsgefährdeten Augen ein zusätzliches Infektionsrisiko darstellen.
  - Schutzbrillen für die Schlafphase haben sich aus verständlichen Gründen nicht durchgesetzt.

- Mukolytika: Bei vermehrtem Mukusgehalt und Filamenten im Tränenfilm kann die Viskosität des Schleims mit einer 10- bis 20%igen Azetylzysteinlösung (Applikation: 4mal tgl.) reduziert werden. Der okuläre Reizzustand kann so deutlich reduziert werden.

Abnormitäten der Lider

- Korrektur struktureller Lidabnormitäten:
  - Fazialisparese: Tarsorrhaphie (permanent, temporär).
  - Ektropium oder Entropium: chirurgische Korrektur.
  - Bindehautdestruktion: Schleimhauttransplantate.
- Behandlung einer evtl. zusätzlich vorhandenen Blepharitis.

WEITERFÜHRENDE LITERATUR

Kaufman WE (1984) Keratitis sicca. Int Ophthalmol Clin 24:133
Ormerod LD, Fong LP, Foster CS (1988) Corneal infection in mucosal scarring disorders and Sjögren's syndrome. Am J Ophthalmol 105:512
Tseng SCG, Maumeneee AE, Stark WJ et al. (1985) Topical retinoid treatment for various dry-eye disorders. Ophthalmology 92:717
Tuberville AW, Frederick WR, Wood T (1982) Punctal occlusion in tear deficiency syndromes. Ophthalmology 89:1170

3
Erkrankungen der Tränendrüse

3.1
Sjögren-Syndrom

- Meist sind Frauen betroffen; klassische Trias: Keratokonjunktivitis sicca, Xerostomie, und Erkrankungen des Bindegewebes (zwei der Zeichen bestätigen die Diagnose).
- Man vermutet eine Autoimmunerkrankung mit einer Entzündung von Haupttränendrüse und akzessorischen Tränendrüsen.
- Meist sind die Drüsen um 30–50% subklinisch vergrößert.
- Es besteht eine Assoziation mit Bindegewebserkrankungen (64%), biliärer Zirrhose, Thyreoiditis, Vaskulitis und Lymphom.
- Symptome: Häufige Beschwerden sind Brennen, Photophobie, trockener Mund; die übrigen Schleimhäute können ebenfalls betroffen sein.
- Pathologie (Biopsien): Lymph- und Plasmazellinfiltrate mit Atrophie der Haupttränendrüse und der akzessorischen Tränendrüsen; die Beteiligung der Speicheldrüsen führt zur Xerostomie.
- Behandlung: Tränenersatzmittel (okuläre Symptomatik); die systemische Gabe von Steroiden oder Immunsuppressiva kann indiziert sein.

WEITERFÜHRENDE LITERATUR

Sjogren H, Block KJ (1971) Keratoconjunctivitis sicca and Sjogren syndrome. Surv Ophthalmol 16:145

3.2
Akute Dakryoadenitis

- Meist ist der palpebrale Anteil, seltener der orbitale Drüsenanteil betroffen.
- Symptome: Schmerzen, Druckempfindlichkeit und Schwellung im Bereich des lateralen Oberlides.
- Zeichen: Paragraphenform des Oberlides oder Herabhängen des Lides mit Schwellung der präaurikulären Lymphknoten. Manchmal (bei orbitaler Raumforderung) besteht ein Exophthalmus.
- Die Patienten haben Allgemeinsymptome mit Fieber. Im Blutbild zeigt sich eine Leukozytose.
- Bindehaut: purulente Absonderung und Chemosis.
- Bakterielle Erreger: Staphylococcus, Streptococcus, Gonococcus.
- Seltener kommt es bei viralen Infektionen zur Dakryoadenitis. Wichtigste Erkrankungen sind Mumps, Mononukleose und Herpes zoster.
- Diagnose: klinisch; Abstrich mit Gram-Färbung und Kultur.
- Behandlung: Trockene Wärme; topische und systemische Antibiotika; manchmal ist eine Inzision

und/oder Drainage erforderlich; bei entsprechendem Verdacht bzw. starken Allgemeinsymptomen sollte eine allgemeinmedizinische (internistische) Untersuchung veranlaßt werden.

3.3
Chronische Dakryoadenitis

■ Zahlreiche Ursachen: u. a. granulomatöse Erkrankungen (Sarkoidose, Mikulicz-Krankheit, Tbc, Syphilis) und Pilzerkrankungen (Blastomykose, Histoplasmose, Aktinomykose, Nokardiose, Sporotrichose).

■ Meist findet sich eine schmerzlose, ein- oder beidseitige Vergrößerung/Schwellung der Tränendrüse (palpebrale Raumforderung, Abb. 6.3).

■ Weitere Ursachen für eine Vergrößerung der Tränendrüse sind Alkoholismus, Diabetes mellitus und die Einnahme bestimmter Medikamente.

■ Behandlung: Nach einer allgemeinmedizinischen Untersuchung sollte die ursächliche Erkrankung behandelt werden.

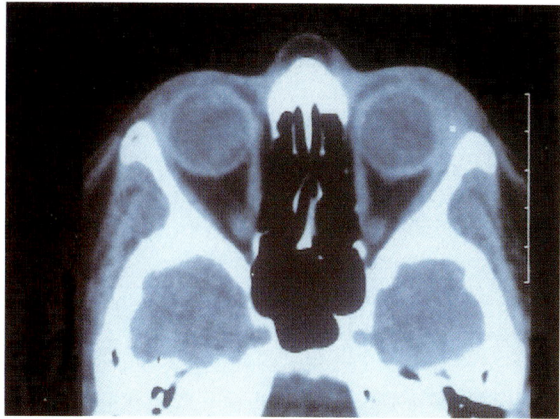

Abb. 6.4. Computertomographische Darstellung eines Tränendrüsentumors. Man erkennt eine unscharf begrenzte Verdichtung im Bereich der rechten oberen Orbita (quadratische Meßmarke) zwischen Augapfel und Os zygomaticum. Der Bulbus wird nach nasal verdrängt, die Sklera ist imprimiert und computertomographisch vom Tumor nicht abgrenzbar. (Aus Krieglstein et al. 1998)

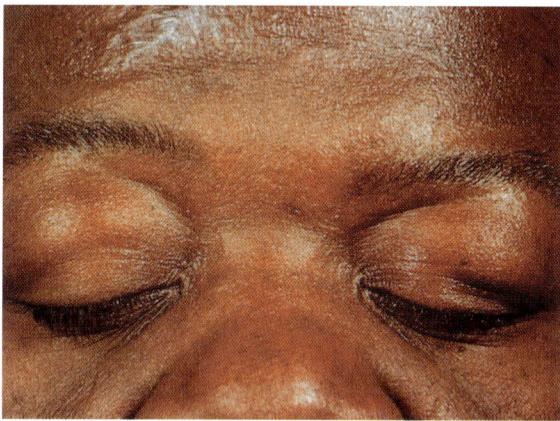

Abb. 6.3. Chronische Dakryoadenitis: reizfreie, temporal oben betonte Lidschwellung bei Beteiligung der Tränendrüse im Rahmen einer Sarkoidose. (Aus Krieglstein et al. 1998)

3.4
Tumoren der Tränendrüse

■ Eine Vergrößerung der Tränendrüse ist in 50% der Fälle durch Tumoren verursacht (gilt für klinisches Krankengut; s. auch Kap. 2).

■ Meist handelt es sich um schmerzlose Tumoren; langsamer Beginn mit Vergrößerung des oberen temporalen Lidanteils; Verlagerung des Bulbus nach medial unten; leichter Exophthalmus möglich (Abb. 6.4).

■ Die Tumoren sind häufig palpierbar; eine eventuelle Knochenarrosion sollte röntgenologisch ausgeschlossen werden (Prognose!).

■ Am häufigsten sind gutartige Mischtumoren: sie wachsen lokal invasiv (Pseudokapsel); Infiltration des Periost ist möglich; eine vollständige Exzision ist anzustreben; Rezidive und eine maligne Entartung sind möglich.

■ Maligne epitheliale Tumoren: Entstehung aus gutartigen Mischtumoren und de novo möglich; es kommt zu einer frühzeitigen Metastasierung in die Lymphknoten; die Anamnese ist wesentlich kürzer und die Prognose ist deutlich schlechter als bei benignen Mischtumoren; häufig sind die Tumoren mit Schmerzen verbunden.

■ Differentialdiagnose: entzündlicher Pseudotumor, retikuloendotheliale Tumoren, Lymphome und leukämische Infiltrate.

■ Behandlung: nach ausführlicher Untersuchung (auch radiologisch) chirurgische Entfernung.

WEITERFÜHRENDE LITERATUR

Harris GJ, Snyder RW (1987) Lacrimal gland abscess. Am J Ophthalmol 104:193
Hurwitz JJ (1982) A practical approach to the management of lacrimal gland lesions. Ophthalmic Surg 13:829
Stewart W, Krokel GB, Wright JE (1979) Lacrimal gland and fossa lesions; an approach to diagnosis and management. Ophthalmology 86:886

4
Verschluß der abführenden Tränenwege

■ Eine Epiphora kann zahlreiche Ursachen haben; oft gelingt die Zuordnung zum Krankheitsbild durch die Anamnese (u.a. Alter des Patienten) und durch zusätzliche Untersuchungen.

4.1
Fehlstellungen der Lider

■ Ektropium und Entropium führen zu einer Fehlstellung der Tränenpünktchen mit entsprechenden Abflußstörungen.

■ Behandlung: chirurgische Korrektur.

4.2
Lidschwäche

■ Bei einer Lidschwäche (die Lider drücken nicht mit ausreichender Stärke gegen den Bulbus) ist der Tränenpumpmechanismus unzureichend.

■ Behandlung: lidverkürzende Maßnahmen.

4.3
Stenose der Tränenpünktchen

■ Es handelt sich um eine kongenitale Atresie oder erworbene Stenose.

■ Diagnose: Spaltlampenuntersuchung.

■ Behandlung: Dilatation oder chirurgische Eröffnung.

4.4
Verschluß des Canaliculus

■ Der Verschluß, entweder kongenital oder erworben, kann sich in dem oberen und/oder unteren Canaliculus und/oder im Canaliculus communis befinden.

■ Behandlung relativer Stenosen: Sondierung und Intubation für 6 Monate.

■ Behandlung absoluter Stenosen:

● Dakryozystorhinostomie: Stenose im medialen Ende des Canaliculus communis.
● Kanalikulodakryozystorhinostomie: Stenose am lateralen Ende des Canaliculus communis, wenn dieser länger als 7 mm ist; beim Verschluß einzelner Canaliculi, wenn die offene Strecke zwischen Tränenpünktchen und Stenose wenigstens 8 mm beträgt; andernfalls wird eine Konjunktivodakryozystorhinostomie durchgeführt.

■ Traumatischer Tränenwegs-(Canaliculus-)Abriß. Operative Revision mittels Readaptation und Schienung durch einen Silikonschlauch. Eine unmittelbare notfallmäßige Versorgung ist nicht notwendig.

4.5
Verschluß im Tränensack

■ Selten und ungewöhnlich; es besteht immer der Verdacht auf einen Dakryolithen bzw. einen Tumor.

■ Befund: Schwellung oberhalb des medialen Lidbändchens, chronische Dakryozystitis, blutiger Reflux bei der Spülung.

4.6
Verschluß des Ductus nasolacrimalis

■ Häufigste Ursache der Epiphora bei Kindern und Erwachsenen; unterschiedliche Lokalisation der Obstruktion.

■ Kongenitale Obstruktion: meist membranöser Verschluß am nasalen Ende des Ductus nasolacrimalis (Hasner-Klappe); meistens Spontaneröffnung; Entwicklung einer Dakryozystitis möglich.

● Behandlung: zunächst konservativ mit topischen Antibiotika, Massage und abschwellenden Nasentropfen; bei einer Dakryozystitis sind evtl. systemische Antibiotika erforderlich.
● Kommt es nicht zu einer Eröffnung, so wird im Alter von etwa 6 Monaten eine Überdruckspülung oder aber eine Sondierung durchgeführt (optimales Alter wird kontrovers diskutiert); u.U. ist eine Eröffnung der unteren Nasenmuschel erforderlich.

■ Obstruktion bei Erwachsenen: im Pars interosseus des Ductus nasolacrimalis. Mögliche Ursachen: Trauma, chronische Nasennebenhöhlenerkrankung, Dakryozystitis, idiopathisch.

● Behandlung einer relativen Stenose: manchmal Intubation mit Silikonschlauch ausreichend (Schläuche müssen leicht einführbar sein), andernfalls Dakryozystorhinostomie.
● Behandlung einer absoluten Stenose: Dakryozystorhinostomie.

WEITERFÜHRENDE LITERATUR

Hurwitz JJ, Victor WH (1985) The role of sophisticated radiological testing in the assessment and management of epiphora. Ophthalmology 92:407

Patrinely JR, Anderson RL (1986) A review of lacrimal drainage surgery. Ophthalmic Plast Reconstr Surg 2:97

Welham RAW, Hughes SM (1985) Lacrimal surgery in children. Am J Ophthalmol 99:27

5
Infektionen der Tränenwege

5.1
Kanalikulitis

■ Seltene Infektion; meist ist der untere Canaliculus betroffen. Symptome: Epiphora und einseitige Konjunktivitis.

■ Es tritt eine ödematöse Schwellung des Canaliculus auf; das Tränenpünktchen erscheint aufgeworfen; im Canaliculus können sich Konkremente (v.a. bei chronischer Entzündung) oder Pus befinden; häufig kommt es zur Fistel- oder Divertikelbildung.

■ Erreger: Bakterien (Pneumo- und Staphylokokken, Tuberkelbazillen, Spirochäten, Aktinomyzeten) und Pilze (Aspergillus, Candida, Trichophyton); liegt gleichzeitig eine Dakryozystitis vor, wird diese in der Regel durch die gleichen Erreger verursacht.

■ Diagnose: Abstrich mit Gram-Färbung und Kulturen (Aerobier, Anaerobier, Pilze).

■ Behandlung: sanfte Spülung der Tränenwege mit antibiotikahaltiger Spüllösung; topische Gabe von Breitspektrumantibiotika; trockene Wärme; manchmal Inzision und Kürettage erforderlich.

5.2
Akute Dakryozystitis

■ Ursache ist eine partielle oder vollständige Obstruktion des Ductus nasolacrimalis (traumatische Genese möglich).

■ Primärsymptome sind das akute Auftreten von starken Schmerzen und Schwellung/Rötung über dem Tränensack; der eitrige Tränensackinhalt kann retrograd in den Bindehautsack austreten (Folge: Konjunktivitis, möglicher Hornhautbefall); bei Verschluß der Rosenmüller-Klappe entleert sich auch auf Druck kein Eiter.

■ Die Erreger sind meist grampositive Kokken (Flora der Nasenschleimhaut).

■ Behandlung: warme Umschläge, systemische Antibiotika. Bei Abszedierung ist eine Inzision in das untere Ende des Tränensackes erforderlich; es sollte eine Lokalisation der Höhe des Verschlusses nach Abklingen der akuten Entzündung erfolgen; die Sondierung birgt mehr Gefahren als therapeutischen Nutzen; nach Abklingen der Entzündung ist zur Wiederherstellung des Abflusses oft eine Dakryozystorhinostomie erforderlich.

5.3
Chronische Dakryozystitis

■ Es gibt zahlreiche Ursachen: Dakryolithen (kittartige Konsistenz; sie bestehen aus degenerierten Zellen, Debris, Pilzen und Bakterien), Fremdkörper, Tumoren des Tränensacks (Papillome, Polypen), Erkrankungen der Umgebung (chronische Sinusitis, Polypen), kongenitale oder idiopathische Obstruktion des Ductus nasolacrimalis, Trauma.

■ Liegt lediglich eine Obstruktion vor, kann sich eine Mukozele entwickeln. Im Falle einer Infektion kommt es zu einer Pyomukozele. Das Beschwerdebild besteht aus hartnäckigen Konjunktividen wegen rezidivierender Entzündungen und Epiphora.

■ Erreger der Pyomukozele sind meist grampositive Kokken, gramnegative Stäbchen und Candida. Faustregel: je länger die Erkrankung, desto ungewöhnlicher der Erreger.

■ Behandlung: sanfte Expression der Sekrete, topische und systemische Antibiotika können nötig sein. Untersuchungen sollten zur Ursachenfindung (z.B. Sinusitis) veranlaßt werden; wie bei der akuten Dakryozystitis sind wiederholte Sondierungen nicht gerechtfertigt. Wenn keine konservative Therapie möglich ist, sollte die Wiederherstellung des Abflusses (Dakryozystorhinostomie) chirurgisch erfolgen.

WEITERFÜHRENDE LITERATUR

Berlin AJ, Rath R, Lich L (1980) Lacrimal system dacryoliths. Ophthalmic Surg 11:435

Demant E, Hurwitz J (1979) Investigation and treatment of canaliculitis. Am J Ophthalmol 88:782

Emmerich K-H, Lüchtenberg M, Meyer-Rüsenberg H-W, Steinhauer J (1997) Dacryoendoskopie und Laserdacryoplastik: Technik und Ergebnisse. Klin Monatsbl Augenheilkd 211:375

Emmerich K-H, Steinhauer J, Meyer-Rüsenberg H-W, Lüchtenberg M (1998) Dakryendoskopie – gegenwärtiger Stand. Ophthalmologe 95:820

Krieglstein GK, Jonesen-Cuypers CP, Severin M (1998) Atlas der Augenheilkunde. Springer, Berlin Heidelberg New York Tokyo

Kuchar A, Novak Ph, Fink M, Steinkogler JF (1997) Neuere Entwicklungen in der Tränenwegsendoskopie. Klin Monatsbl Augenheilkd 210:23

Meller D, Tseng SCG (1998) Rekonstruktion der konjunktivalen und kornealen Oberfläche. Ophthalmologe 95:805

Müllner K (1997) Tränenwegsendoskopie. Ophthalmologe 94:736

Reinhard T, Ruzicka T, Sandmacher R (1999) Pathogenese, Klinik und Therapie der Augenbeteiligung bei Atopie. Ophthalmologe 96:473

Bindehaut

1	Anatomie und Funktion der Bindehaut	203
2	Bindehautdegenerationen	204
2.1	Pinguekula	204
2.2	Pterygium	204
2.3	Amyloidose	204
2.4	Bindehautzysten	205
3	Infektionen der Bindehaut	205
3.1	Akute bakterielle Konjunktivitis	205
3.2	Gonokokkenkonjunktivitis	206
3.3	Konjunktivitis durch Haemophilus influenzae	206
3.4	Akute folliculäre Konjunktivitis	206
3.5	Chronische folliculäre Konjunktivitis	209
3.6	Andere Konjunktivitiden	210
3.7	Okuloglanduläres Syndrom (Parinaud)	211
3.8	Ophthalmia neonatorum	211
4	Allergische Konjunktivitiden	212
4.1	Heuschnupfenkonjunktivitis	212
4.2	Medikamentenüberempfindlichkeit	212
4.3	Kontaktkonjunktivitis	212
4.4	Keratokonjunktivitis vernalis	213
5	Konjunktivale Erkrankungen unklarer Ätiologie	214
5.1	Erythema exsudativum multiforme	214
5.2	Okuläres Pemphigoid (benignes Schleimhautpemphigoid, Narbenpemphigoid)	215
5.3	Obere limbale Keratokonjunktivitis	216
5.4	Phlyktänulose	216
5.5	Riesenpapillenkonjunktivitis	217
5.6	Konjunktivitis lignosa	217
6	Chronische Konjunktivitis	218
7	Wichtige Begriffe aus der Bindehautpathologie	219
8	Gutartige Bindehauttumoren	219
8.1	Papillom	219
8.2	Pseudoepitheliomatöse Hyperplasie	219
8.3	Angiom	220
8.4	Pyogenes Granulom	220
8.5	Juveniles Xanthogranulom	220
9	Präkanzerosen der Bindehaut	220
9.1	Konjunktivale Dysplasie	220
9.2	Aktinische Keratose (senile Keratose)	220
9.3	Lymphoide Tumoren	220
10	Maligne Bindehauttumoren	221
11	Melanotische Läsionen der Bindehaut	222
11.1	Kongenitale Melanose	222
11.2	Erworbene Melanose	223
11.3	Malignes Melanom	224

1
Anatomie und Funktion der Bindehaut

Die Bindehaut besteht aus einem mehrschichtigen, nichtverhornenden Plattenepithel mit schleimproduzierenden Becherzellen. Man unterscheidet 3 Abschnitte: palpebral, fornikal und bulbär.

■ Die palpebrale Bindehaut (Conjunctiva tarsi) ist der Lidinnenseite angelagert und beginnt am mukokutanen Übergang: Wechsel des verhornenden Plattenepithels der Haut (Epidermis) zu nichtverhornendem Plattenepithel der Bindehaut.

■ Im Fornix wirft die Bindehaut lockere Falten auf und ist dem Septum orbitale angelagert.

■ Die bulbäre Bindehaut (Conjunctiva bulbi) ist der Tenon-Kapsel locker angelagert; sie verschmilzt am Limbus mit der Tenon-Kapsel, wo das Plattenepithel der Bindehaut zum becherzellosen, nichtverhornenden Plattenepithel der Hornhaut wird.

■ Spezielle Strukturen: Die Plica semilunaris ist eine zarte, weiche, bewegliche Schleimhautduplikatur am inneren Lidwinkel (Analogon der Nickhaut); die Karunkel ist eine Gewebsaufwerfung zwischen Plica und innerem Lidwinkel; die Karunkel besteht aus Schleimhaut, kutanen Anteilen und Talgdrüsen.

■ Schleimsezernierende Becherzellen sind überall im Epithel der Bindehaut vorhanden.

■ Die akzessorischen Tränendrüsen (Krause, Wolfring) liefern die wäßrige Schicht des Tränenfilms und sind am oberen Rand der Tarsalplatte des Oberlides (Krause) bzw. im Bereich der Fornices (Krause, Wolfring) lokalisiert.

■ Symptome, die auf eine Bindehauterkrankung hinweisen: Brennen, Jucken, leichte Schmerzen, Sekretabsonderung.

- Unspezifische Reaktionen der Bindehaut: Hyperämie („Injektion"), Ödem („Chemosis"), Hämorrhagie („Hyposphagma").

- Spezifischere Reaktionen: Papillen, Follikel, Membranen, Pseudomembranen, Granulome, Ulzera, Vernarbung (jede dieser Reaktionen hat nur eine beschränkte Anzahl von Differentialdiagnosen).

2 Bindehautdegenerationen

2.1 Pinguekula

- Hierbei handelt es sich um eine gelb-weiße, erhabene Struktur in der Lidspalte nahe dem Limbus. Sie ist meist nasal gelegen und bilateral auftretend.

- Histopathologisch zeigt sich eine hyaline und elastotische Degeneration von Kollagenfasern; die Veränderung ist vermutlich UV-induziert.

- In seltenen Fällen ist eine Entzündung möglich (Pinguekulitis).

- Eine Therapie erfolgt in der Regel nicht. Eine Exzision kann erwogen werden, wenn es zu Benetzungsstörungen der benachbarten Hornhaut mit Ausbildung von Dellen kommt; seltenst auch aus kosmetischen Gründen.

2.2 Pterygium

- Dies ist eine dreieckige Falte in Form einer Verdopplung der bulbären Bindehaut; die Spitze wächst in Richtung Hornhautzentrum; außer am Kopf ist das Pterygium der Hornhaut nur locker angelagert. In der Regel ist das Pterygium nasal, seltener temporal gelegen.

- Degenerativer hyperplastischer Prozeß mit Zerstörung der Bowman-Lamelle. Man vermutet einen Zusammenhang zwischen Verlust der Integrität der Limbuszellen und der Entstehung eines Pterygiums. Neuere Arbeiten konnten jedoch Veränderungen im zellulären Proliferationsmuster im Pterygium-Epithel und -stroma nachweisen.

- Es tritt gehäuft in Regionen mit starker Sonnen-, Wind- und Staubexposition auf.

- Meistens ist der Verlauf gutartig; in seltenen Fällen, und dann besonders nach chirurgischer Entfernung, ist ein relativ aggressiver Verlauf möglich.

- Das histologische Bild ist dem einer Pinguekula ähnlich.

- Behandlung:
- Bei starkem Hornhautastigmatismus, bei Bedrohung/Verlegung der Sehachse oder aus kosmetischen Gründen kann eine chirurgische Entfernung notwendig werden.
- Vor allem bei jüngeren Patienten in stark sonnenexponierten Gegenden hohe Rezidivrate.
- Auch bei der Erstexzision ist zumindest eine Deckung mit Verschiebelappen, besser mit einem freien Bindehauttransplantat, zu verlangen.
- Bei Rezidiven wird in der Regel zusätzlich ein Bindehauttransplantat vorgenommen; manche Autoren empfehlen, Rezidive zusätzlich mit Betastrahlen (Strontium-90) oder topischen Zytostatika (Mitomycin C) zu behandeln. Eine Glättung des Keratektomiebettes kann mechanisch oder mit einem Excimerlaser erfolgen.
- Sollte es zu einer starken Hornhautverdünnung gekommen sein, kann eine lamellierende Keratoplastik erforderlich werden.

WEITERFÜHRENDE LITERATUR

Aswad MI, Baum J (1987) Optimal time for postoperative irradiation of pterygia. Ophthalmology 94:1450

Augustin AJ, Böker T (1994) Ophthalmologie In: Beyer A, Eis D (Hrsg) Praktische Umweltmedizin. Springer, Berlin Heidelberg New York Tokyo

Austin P, Jakobiec FA, Iwamoto T (1983) Elastodysplasia and elastodystrophy as the pathologic basis of ocular pterygia and pinguecula. Ophthalmology 90:96

Coroneo MT (1993) Pterygium as an early indicator of ultraviolet insolation: a hypothesis. Br J Ophthalmol 77:734

Demartini DR, Vastine DW (1987) Pterygium. In: Abbott RL (ed) Surgical intervention in corneal and external diseases. Grune & Stratton, Orlando

Kenyon KR, Wagoner MD, Hettinger ME (1985) Conjunctival autograft transplantation for advanced and recurrent pterygium. Ophthalmology 92:1461

Seifert P, Sekundo W (1998) Capillaries in the epithelium of pterygium. Br J Ophthalmol 82:77

2.3 Amyloidose

- Ursachen: Selten findet man Veränderungen bei der systemischen Amyloidose (primär oder sekundär). Oft ist das Krankheitsbild auf die Bindehaut beschränkt (Primär- oder Sekundärform). Die Ursache ist meist unbekannt; manchmal nach früheren Lid- oder Bindehauterkrankungen, in seltenen Fällen familiär.

- Typisch sind amorphe Ablagerungen im Stroma mit Affinität zu jodhaltigen Farbstoffen, zusammengesetzt aus zahlreichen Immunglobulinen, die v. a. um Blutgefäße abgelagert sind.

- Präsentation: meist asymptomatische, schmerzlose Vergrößerung oder Schwellung unter dem Lid; gelbe Struktur in der Bindehaut.

- Sie wird häufig nicht erkannt; die Amyloidose der Bindehaut und der Orbita ist in der Regel als gutartige Veränderung zu werten; die Amyloidose des Lides kommt häufig im Zusammenhang mit der generalisierten Form vor.

- Diagnose: Die Bestätigung erfolgt mittels positiver Färbung mit Kongorot und grünem Diachroismus (grünes Aufleuchten von Amyloidablagerungen im Polarisationslicht), Metachromasie mit Kristallviolett oder Fluoreszenz mit Thioflavin-T.

- Behandlung: chirurgische Entfernung bei konjunktivaler Raumforderung und/oder Lidfehlstellung; manchmal Schleimhauttransplantate erforderlich; bei Patienten mit sekundärer Amyloidose infolge systemischer Amyloidose muß nach ursächlichen Erkrankungen gefahndet werden.

WEITERFÜHRENDE LITERATUR

Blodi FC, Apple DJ (1979) Localized conjunctival amyloidois. Am J Ophthalmol 88:346
Brownstein MH, Elliott R, Helwig EB (1970) Ophthalmologic aspects of amyloidosis. Am J Ophthalmol 69:423
Doughman DJ (1969) Ocular amyloidosis. Surv Ophthalmol 13:133
Knowles DM Jr et al. (1975) Amyloidosis of orbit and adnexa. Surv Ophthalmol 19:367
Kyle RA, Greipp PR (1983) Amyloidosis. Clinical and laboratory features in 229 cases. Mayo Clin Proc 58:665

2.4
Bindehautzysten

- Die Bindehautzysten sind meist erworben (sog. Epithelimplantationszysten): traumatisch oder iatrogen.

- Andere Zystenformen:
  - Retentionszysten: von Tränendrüsengängen ausgehend.
  - Inflammatorisch entstandene Zysten: Zysteninhalt aus polymorphkernigen neutrophilen Granulozyten und zellulärem Detritus.
  - Pseudozysten nach Henle: Autoimplantation von Becherzellen im Rahmen des Wachstums eines Bindehautnävus.

3
Infektionen der Bindehaut

3.1
Akute bakterielle Konjunktivitis (vgl. Tabelle 7.1)

- Obwohl eine Konjunktivitis prinzipiell durch zahlreiche Erreger ausgelöst werden kann, sind nur wenige in der Lage, eine schwere purulente akute Konjunktivitis beim gesunden Patienten hervorzurufen (Streptokokken, Corynebacterium diphtheriae, Neisserien, Haemophilus). Staphylococcus aureus, Streptococccus pneumoniae und H. aegypticus sind die häufigsten Erreger einer katarrhalischen Konjunktivitis.

- Zahlreiche Infektionswege: Luft, Urogenitaltrakt, per continuitatem, endogene Streuung.

- Zeichen: konjunktivale Hyperämie, Ödem, Papillen, verklebte Lider, seromuköse oder eitrige Absonderung; zunächst klare Hornhaut.

- Charakteristisch für eine Infektion mit H. influenzae und Corynebacterium diphtheriae ist ein ausgeprägtes Lidödem.

- Membranen entstehen v. a. bei Infektionen mit Streptococcus pyogenes und Corynebacterium diphtheriae.

- Petechiale Blutungen der tarsalen Bindehaut finden sich v. a. bei Infektionen mit Streptococcus pneumoniae und H. influenzae.

- In der Regel findet man keine präaurikuläre Lymphadenopathie oder Hautbeteiligung.

- Komplikationen: schwere Keratitis (besonders bei Corynebacterium diphtheriae, Neisserien, H. aegypticus), Sepsis (Corynebacterium diphtheriae, Neisserien, Haemophilus, Pseudomonas), Dakryozystitis und Narbenbildung.

Tabelle 7.1. Keimbesiedlung der Augenoberfläche bei Gesunden

Keim	Ungefährer Anteil [%]
Staphylococcus epidermidis	80
Staphylococcus aureus	25
Streptococcus pneumoniae	3
Beta-hämolysierende Streptokokken	4
Haemophilus	2
Gramnegative Stäbchen	1
Corynebakterien (diphteroid)	30
Anerobier	2

- Die Behandlung erfolgt abhängig vom Schweregrad: Leichte Konjunktivitiden werden häufig ohne Keimidentifikation mit lokalen Antibiotika behandelt (Gentamycin, Erythromycin, Chloramphenicol, Neomycin, Norfloxacin, Ciprofloxacin, Fusidinsäure usw.). Schwere Konjunktivitiden (Lidödem, massive Sekretion, Membranbildung, evtl. Keratitis) können (nach Abstrich-, Gram- und Giemsafärbung und Kultur auf Blut- und Schokoladenagar) initial mit sog. hochkonzentrierten Antibiotika (Gentamycin, Cephazolin) unter Berücksichtigung der Abstrichergebnisse behandelt werden. Eine Spülung und Zykloplegie wird, falls erforderlich, durchgeführt.

WEITERFÜHRENDE LITERATUR

Jackson WB (1993) Differentiating conjunctivitis of diverse origins. Surv Ophthalmol 38 [Suppl]:91

Stenson S, Newman R, Fedukowicz H (1982) Laboratory studies in acute conjunctivitis. Arch Ophthalmol 100:1275

Wilson LA (1976) Bacterial conjunctivitis. In: Duane T (ed) Clinical ophthalmology. Harper & Row, Hagerstown

3.2
Gonokokkenkonjunktivitis

- Erreger: Aerober, gramnegativer Diplokokkus (N. gonorrhoeae) mit Affinität zu Schleimhaut und Genitaltrakt.

- Kultur: am besten bei leicht erhöhtem pCO_2 auf Schokoladenagar oder Thayer-Martin-Medium.

- Die Unterscheidung zwischen N. gonorrhoeae und N. meningitidis ist wichtig.

- Die Infektion des Erwachsenen ist durch eine Selbstkontamination sowie durch einen hyperakuten Beginn mit ausgeprägter Purulenz charakterisiert. Sie kann zu einer schweren Keratitis (mit Perforation), Sepsis, Arthritis und Dakryoadenitis führen.

- Die Infektion des Neugeborenen tritt meist in der ersten Lebenswoche nach Aufbrechen eventueller Membranen (Erreger kann bereits bei Geburt vorhanden sein) auf; es kommt zu einer starken purulenten Sekretion mit geschwollenen Lidern. Prophylaxe: Credé-Prophylaxe mit 1%igem Silbernitrat; 0,5%ige Erythromycin- oder 1%ige Tetrazyklin-Augensalbe innerhalb der 1. Stunde post partum.

- Behandlung: Wie bei jeder akuten Konjunktivitis zunächst Kultur auf Blutagar und Thayer-Martin-Medium; Hospitalisierung und Isolation. Häufiges Spülen mit isotonischer Kochsalzlösung ist notwendig; ferner gibt man topisch Erythromycin, parenteral Ceftriaxon (25–50 mg/kg KG i.m. oder i.v. für 7–14 Tage), Penicillin oder Spectinomycin; der Sexualpartner muß auch behandelt werden; eine zusätzliche, gegen Chlamydien gerichtete Therapie muß bei Unsicherheit der Diagnose in Erwägung gezogen werden.

WEITERFÜHRENDE LITERATUR

Ullman S, Roussel TJ, Forster RK (1987) Gonococcal keratoconjunctivitis. Surv Ophthalmol 32:199

Ullmann S, Roussel TJ, Culbertson WW et al. (1987) Neisseria gonorrhoea keratoconjunctivitis. Ophthalmology 94: 525

3.3
Konjunktivitis durch Haemophilus influenzae

- Es kommt zu einer schweren Konjunktivitis (Chemosis, Exsudat) und präseptalen Entzündung bei Kleinkindern im Zusammenhang mit unzureichenden Antikörpertitern gegen Haemophilus Typ B; sie tritt meist im Winter auf.

- Symptome: livide Verfärbung der Lider; Fieber; präaurikuläre Lymphknotenschwellung; Infektion der oberen Atemwege; Neigung zur Streuung, kann zu einer Orbitalphlegmone führen.

- Behandlung: systemisch Amoxicillin ± Clavulansäure; Ceftriaxon, Ciprofloxacin; topisch: Chloramphenicol (Vorsicht bei Kindern wegen möglicher Anämie), Ciprofloxacin, Tetrazyklin; Spülung.

WEITERFÜHRENDE LITERATUR

Dajani AS, Asmar BI, Thirumoorthie MD (1979) Systemic Haemophilus influenza disease: an overview. J Pediatr 94: 355

Wulc AE (1994) Orbital infections. In: Tasman W, Jaeger EA (eds) Duane's clinical ophthalmology. Lippincott, Philadelphia

3.4
Akute follikuläre Konjunktivitis

- Es treten akut subkonjunktivale Lymphfollikel auf; differentialdiagnostisch nur begrenzte Unterscheidungsmöglichkeit.

- Wichtige Hinweise für die Diagnose liefern die Art der Absonderung, evtl. vorhandene Hautläsionen, Infektionen der oberen Atemwege und eine evtl. vorhandene Keratitis.

- Meist kommt es zur präaurikulären Lymphknotenschwellung.

- Differentialdiagnose: Tabelle 7.2.

Tabelle 7.2. Differentialdiagnose der follikulären Konjunktivitis

Akute follikuläre Konjunktivitis	Chronische follikuläre Konjunktivitis
Pharyngokonjunktivales Fieber Keratokonjunktivitis epidemica Herpes simplex (Primärinfektion, Rezidiv) Chlamydienkonjunktivitis Akute hämorrhagische Konjunktivitis Newcastle-Krankheit Katzenkratzkrankheit, Parinaud-Syndrom	Chlamydienkonjunktivitis Trachom Molluscum contagiosum Chemisch/Toxisch Chronisch follikuläre Konjunktivitis Axenfeld Medikamenteninduziert (z. B. Idoxuridin, Dipivefrin, Pilocarpin)

Pharyngokonjunktivales Fieber

- Typisch ist der akute Beginn mit der Trias aus Fieber, Infektion der oberen Luftwege und wässriger Konjunktivitis; betroffen sind meist junge Patienten.

- Erreger sind die Adenoviren Typ 3 und 7.

- Infektionsweg: Tröpfcheninfektion, Schwimmbäder (keine Abtötung der Adenoviren durch Chlor).

- Die Inkubationszeit beträgt 5–12 Tage; Ansteckungsgefahr für Dritte mindestens 2 Wochen; häufig kommt es zu Epidemien.

- Typische Zeichen sind Hyperämie, starke Absonderungen, Follikel, manchmal Pseudomembranen, Photophobie, Lidschwellung, kleine geschwollene präaurikuläre Lymphknoten.

- Die Hornhaut zeigt eine oberflächliche Keratitis, fokale Epitheltrübungen und/oder subepitheliale Trübungen.

- Als Allgemeinsymptome treten Unwohlsein, Myalgie, Kopfschmerzen, Diarrhö auf.

- Labor: In der Giemsafärbung findet man hauptsächlich mononukleäre Zellen; Sichern der Diagnose erfolgt mittels Virenkulturen, Immunfluoreszenz oder serologisch.

- Behandlung: Die Erkrankung heilt ohne Therapie ab; unterstützende Behandlung in Form von Kühlung, Raumabdunkelung und abschwellenden Medikamenten; Benetzungsmittel sind hilfreich. Wichtig ist der Schutz vor Ansteckung (Patienten und Angehörige aufklären); selten sind topische Antibiotika, evtl. in Kombination mit Steroiden (nur bei schwerer Mitbeteiligung der Hornhaut nach Abwägung der Risiken, z. B. Superinfektion), erforderlich.

Keratoconjunctivitis epidemica

- Es handelt sich um eine akute Konjunktivitis ohne spezifische Symptome.

- Erreger sind in der Regel die Adenoviren 8 und 19.

- Infektionsweg: Kontakt, Händeschütteln, gemeinsame Benutzung von Waschlappen und Handtüchern.

- Die Inkubationszeit beträgt 8–9 Tage. Die Patienten sind noch 14 Tage nach Beginn der Erkrankung des 2. Auges (häufig) infektiös.

- Typische Zeichen sind ein explosionsartiger Beginn mit wäßriger Absonderung, eine akute follikuläre Konjunktivitis (besonders der unteren Bindehaut), periorbitale Schmerzen und ausgeprägtes Fremdkörpergefühl; charakteristischerweise sind folgende Strukturen akut entzündet: Plica und Karunkel; Rötung und Schwellung des Oberlides. Manchmal kommt es zu einer hämorrhagischen Konjunktivitis; geschwollene präaurikuläre Lymphknoten. Häufigste virale Ursache der membranösen Konjunktivitis ($^1/_3$ der Fälle).

- Zweites Auge: In der Regel wird das 2. Auge auch befallen; jedoch ist die Beteiligung weniger stark.

- Zeitlicher Verlauf: Bei Hornhautbeteiligung (häufig) kommt es zur diffusen epithelialen Keratitis (ab dem 3. Tag), zu einer Keratitis superficialis punctata (am 7. Tag), Stromatrübungen (ab dem 15. Tag) und subepithelialen Trübungen (ab dem 20. Tag).

- Bei bis zu 25 % der Patienten entwickeln sich ausgeprägte subepitheliale Trübungen, die zu einer Beeinträchtigung der Sehschärfe führen können; die Trübungen bilden sich zwar wieder zurück, es kann jedoch Monate dauern; vermutlich handelt es sich hier um Folgen einer Immunantwort, die mit Steroiden supprimiert werden kann und nach Absetzen der Medikation wiederkehrt.

- Behandlung: Wichtigste Aufgabe ist die Vermeidung der Übertragung (Patientenaufklärung – eigene Waschlappen, Handtücher, kein Händeschütteln; Arzt – häufige Händedesinfektion, keine Augeninnendruckmessung, Geräte desinfizieren). Der natürliche Verlauf ist selbstbegrenzend, keine wirksame Therapie bekannt; nur unterstützende Maßnahmen sind möglich (Benetzungsmittel). Sollten sich Membranen gebildet haben bzw. subepitheliale Hornhautinfiltrate entstanden sein, wird die (sonst kontrovers diskutierte) topische Gabe von Steroiden empfohlen. Im Spätstadium können persistierende subepitheliale narbig organisierte nummuläre Infiltrate mittels phototherapeutischer Keratektomie (PTK) entfernt werden.

WEITERFÜHRENDE LITERATUR

Jackson WB (1993) Differentiating conjunctivitis of diverse origins. Surv Ophthalmol 38 [Suppl]:91
Laibson PR (1984) Ocular adenoviral infections. Int Ophthalmol Clin 24:49

Konjunktivitis durch Herpes-simplex-Viren

■ Herpes-simplex-Viren (Typ I = Herpes labialis und Typ II = Herpes genitalis) können eine follikuläre Konjunktivitis unter Aussparung der Hornhaut verursachen.

■ Beachte: Entgegen der bisherigen Lehrmeinung kann durch Herpesviren sowohl eine rezidivierende follikuläre Konjunktivitis als auch eine Primärerkrankung verursacht werden.

■ Die Primärerkrankung (Alter: 6 Monate bis 5 Jahre) verläuft häufig subklinisch mit Gingivostomatitis, Lymphadenitis und follikulärer Konjunktivitis.

■ Symptome: gerötetes Auge, seröse Absonderung (meist einseitig), follikuläre Konjunktivitis, Schwellung der präaurikulären Lymphknoten; manchmal kommt es auch zur Bildung von Membranen. Gleichzeitig können Bläschen auf der Haut vorhanden sein.

■ Diagnose: Kultur, Immunfluoreszenz, serologisch (nur bei Primärinfektion).

■ Behandlung: Virustatika prophylaktisch zum Hornhautschutz. Steroide und andere Triggermechanismen sollte man meiden (iatrogene Herpeskeratitis, falls bei Verdacht auf Adenovirusinfektion Steroide gegeben wurden); regelmäßige Nachfolgeuntersuchungen (Hornhautbeteiligung) sind erforderlich.

WEITERFÜHRENDE LITERATUR

Darougar S, Hunter PA, Viswalingam M et al. (1978) Acute follicular conjunctivitis and keratoconjunctivitis due to herpes simplex virus in London. Br J Ophthalmol 62:843

Einschlußkonjunktivitis des Erwachsenen (Chlamydien)

■ Typischer Erreger ist Chlamydia trachomatis der Serotypen D–K. Es ist ein obligater intrazellulärer Parasit mit DNA und RNA; es handelt sich um eine genitale (Urethritis, Zervizitis), okuläre und Allgemeinerkrankung; sie verursacht die Einschlußkonjunktivitis des Neugeborenen (eine Differentialdiagnose der Ophthalmia neonatorum) und des Erwachsenen.

■ Patienten sind sexuell aktive Erwachsene. Die Übertragung erfolgt weniger durch Badewasser (wurde früher angenommen), sondern vielmehr durch sexuelle Aktivität; Keimreservoir bei Frauen und Männern ist der Genitaltrakt.

■ Zeichen: mukopurulente Absonderung mit follikulärer Konjunktivitis (akut oder chronisch); einseitiger Beginn, oft auf das andere Auge übergehend (asymmetrisch); keine Membranen; Hyperämie der tarsalen Bindehaut, Chemosis der bulbären Bindehaut, präaurikuläre Lymphknotenschwellung.

■ Chronisch rezidivierender Verlauf (Follikelbildung um den 10. Tag, ab der 4. Woche chronische makrofollikuläre Konjunktivitis); nur selten kommt es zur Bindehautvernarbung.

■ Hornhautbefunde: Sie treten im späteren Verlauf auf – periphere Keratitis mit Epithelläsionen und Infiltraten, limbale Schwellung, Mikropannus, Gefäßeinsprossung.

■ Die Diagnose wird durch die Giemsafärbung bestätigt: polymorphkernige, neutrophile Granulozyten und lymphozytische Reaktionen mit Einschlüssen, positiv bei nur 8–40% der Fälle. Chlamydienkultur. Immunfluoreszenzantigennachweis (Elementarkörperchen) im Bindehautabstrich (Syba Microtrak).

■ Behandlung: Systemische Gabe von Tetrazyklinen für 3–4 Wochen (Ersatzpräparate: Erythromycin, Rifampicin). Beachte: Nach topischer Steroidgabe ist eine temporäre Besserung möglich. Außerdem sollten die Sexualpartner mitbehandelt werden.

WEITERFÜHRENDE LITERATUR

Bialasiewicz AA, John GJ (1987) Evaluation of diagnostic tools for adult chlamydial keratoconjunctivitis. Ophthalmology 94:532
Poirier RH (1975) Chlamydial infections: diagnosis and management. Ophthalmology 79:109
Stenson S (1981) Adult inclusion conjunctivitis. Arch Ophthalmol 99:605
Wilhelmus KR, Robinson NM, Tredici LL, Jones DB (1986) Conjunctival cytology of adult chlamydial conjunctivitis. Arch Ophthalmol 104:691

Newcastle-Krankheit („Hühnerpest")

■ Erreger: Paramyxovirus; sie tritt meist als Folge einer zufälligen Autoinokulation bei der Impfung von Geflügel gegen die Hühnerpest auf. Extrem selten.

■ Zeichen sind typischerweise eine Hyperämie, Follikelbildung, seröse Absonderung, manchmal subkonjunktivale Blutungen, Schwellung der präaurikulären Lymphknoten (schmerzhaft). Allgemeinsymptome in Form von Arthralgien, Fieber und Kopfschmerzen sind möglich. Sich selbst begrenzende Erkrankung (Dauer: 7–10 Tage).

■ Behandlung: Es ist keine spezifische Therapie bekannt.

Akute hämorrhagische Konjunktivitis

■ Der Erreger ist das Enterovirus 70 (Picornarvirus). Das Hauptepidemiegebiet sind die Länder des vorderen Orients.

■ Verlauf: Es besteht eine kurze Inkubationszeit und Dauer. Die Krankheit ist selbstlimitierend.

■ Charakteristika: Typisch ist ein akuter Beginn mit Infektion der oberen Atemwege, eine diffuse subkonjunktivale Hämorrhagie, v. a. der oberen bulbären Konjunktiva, Chemosis, Lidödem, oft follikuläre Reaktionen und Schwellung der präaurikulären Lymphknoten, feine epitheliale Keratitis, periorbitale Schmerzen, vordere Uveitis und generalisierte Myalgie. Selten kommt es zu einer Parese der unteren Extremitäten.

■ Behandlung: Eine spezifische Therapie ist nicht bekannt; nach einigen Tagen kommt es zur spontanen Rückbildung.

3.5 Chronische follikuläre Konjunktivitis (s. Tabelle 7.2)

■ Charakteristisch ist die Persistenz der follikulären Konjunktivitis für mehrere Wochen als subakute oder chronische Form. Ein akuter oder schleichender Beginn ist möglich, tendiert bei Nichtbehandlung zur Persistenz.

■ Differentialdiagnostisch kommen die folgenden Erkrankungen in Frage:

Trachom

■ Erreger sind die Chlamydien der Serotypen A–C; sie sind die Hauptursache der verhinderbaren Erblindungen in der Welt.

■ Vorkommen: in Europa selten, hauptsächlich in Afrika, im Mittleren und Fernen Osten und in Südamerika; in Nordamerika, v. a. unter Einwohnern mexikanischer und asiatischer Abstammung, Indianern und Philippinos und im sog. Trachomgürtel (Missouri, Ozark-Plateau).

■ Befund: Typisch ist eine chronische follikuläre Konjunktivitis mit entzündlichen Hornhautinfiltraten, Pannusbildung, limbalen Follikeln und Herbert-Pits (narbige Einsenkungen).

■ Im weiteren Verlauf kommt es zur Bindehautvernarbung (Arl-Linie = narbige Linie in der Bindehaut) mit Tränenmangel, Dakryostenose, Entropium, Trichiasis, Hornhautnarben und Salzmann-Knoten.

■ Stadieneinteilung nach MacCallan (basierend auf den Bindehautbefunden):

- I.   Unreife Follikel auf der oberen Tarsalplatte.
- II. Reife Follikel (weich bzw. zentral nekrotisch) auf der oberen Tarsalplatte mit papillärer Hypertrophie.
- III. Follikel auf dem Tarsus und Vernarbung der Bindehaut.
- IV. Keine Follikel, Vernarbung der Bindehaut mit entsprechenden Folgezuständen.

■ Diagnose: Giemsafärbung, Fluoreszenzfärbung (markierte monoklonale Antikörper) von Abstrichmaterial, serologisch (unsicher), Antikörpernachweis in der Tränenflüssigkeit, Anzüchtung in der Gewebekultur.

■ Beachte: Eine akute mukopurulente Konjunktivitis im Rahmen des Trachoms ist zwar möglich, jedoch eher selten; vielmehr muß in einem solchen Fall immer von einer Superinfektion ausgegangen werden (Keime: Haemophilus, Moraxella, Pneumokokken, Streptokokken), die beim Trachom sowohl primär als auch im chronischen Stadium jederzeit das Krankheitsbild zusätzlich verschlimmern kann.

■ Behandlung: Patienten mit aktiver Erkrankung sprechen gut auf eine dreiwöchige Tetrazyklin- oder Erythromycinbehandlung an; die Behandlung größerer Populationen oder Bewohnern von Endemiegebieten erfolgt mit topischen Tetrazyklinpräparaten. Bei Lidveränderungen mit Trichiasis ist eine chirurgische Korrektur notwendig.

■ Prophylaxe: Hygiene, Insektenbekämpfung, Verbesserung der Lebensbedingungen, Aufklärung.

WEITERFÜHRENDE LITERATUR

Darougar S et al. (1980) Topical therapy of hyperendemic trachoma using rifampicine, oxytetracycline, or spiramycin eye ointments. Br J Ophthalmol 64:37

Dawson CR (1975) Lids, conjunctiva and lacrimal apparatus. Eye infections with chlamydia. Arch Ophthalmol 93: 854

Poirier RH (1975) Chlamydial infections: diagnosis and management. Ophthalmology 79:109

Einschlußkonjunktivitis des Erwachsenen

■ Es handelt sich um eine Erkrankung durch Chlamydia trachomatis (Serotypen D–K), die sowohl akut als auch subakut oder als chronische follikuläre Konjunktivitis auftreten kann.

Toxische follikuläre Konjunktivitis

■ Ursachen: chronische Medikamentenapplikation (besonders Idoxuridin (IDU), Dipivefrin, Atropin); Kosmetika; Molluscum contagiosum (Irritation).

■ Die Follikelbildung wird als toxische Reaktion auf Abbauprodukte der ursächlichen Substanzen/Keime angesehen.

■ Erscheinungsbild des sog. Pseudotrachoms: Follikel, papilläre Hypertrophie; Bindehautvernarbung, Keratitis und Pannusbildung.

■ Behandlung: Entfernung des ursächlichen Agens vor irreversiblen Bindehaut- und Hornhautveränderungen, wie z. B. Vernarbung und Pannusbildung.

WEITERFÜHRENDE LITERATUR

Liesegang TJ (1985) Bulbar conjunctival follicles associated with dipivefrin therapy. Ophthalmology 92:228

Wilson FM Jr (1979) Adverse external ocular effects of topical ophthalmic medications. Surv Ophthalmol 24:57

Follikuläre Konjunktivitis durch Moraxella

■ Erreger: Moraxella lacunata; heute ist Staphylococcus aureus vermutlich häufiger als Moraxella.

■ Das klinische Bild ist gekennzeichnet durch eine Blepharitis angularis mit Beteiligung der Bindehaut (Follikel, v.a. auf der oberen tarsalen Bindehaut) und Hornhaut (Keratitis, Randulzera).

■ Häufig findet man eine deutliche Mazeration der Haut im Bereich der Entzündung.

■ Behandlung: Topische Antibiotika, z.B. Gentamycin (bei Staphylococcus aureus), oder $1/4$%iges Zinksulfat (bei Moraxella).

Follikuläre Konjunktivitis nach Axenfeld (Waisenkonjunktivitis)

■ Die Ursache ist meist nicht bekannt; die Erkrankung wurde zunächst v. a. in Waisenhäusern und Internaten gefunden; sie wird von manchen Autoren als leichte Verlaufsform des Trachoms angesehen; eine wiederholte virale Infektion wird ebenfalls diskutiert; insgesamt ist sie heute selten.

■ Verlauf: häufig langsamer Beginn mit nur wenig Absonderung und Lymphozyten; die Follikel sind prall; die Hornhaut ist nicht betroffen; die Erkrankung heilt folgenlos ab.

■ Behandlung: Es wird empfohlen, die Erkrankung wie ein Trachom zu behandeln, obwohl keine einheitliche Meinung herrscht.

WEITERFÜHRENDE LITERATUR

Thygeson P, Dawson DR (1966) Trachoma and follicular conjunctivitis in children. Arch Ophthalmol 73:3

3.6 Andere Konjunktivitiden

Varicella zoster

■ Bei Windpocken (Fieber, platzende Bläschen mit nachfolgender Krustenbildung) kann es zu Bindehauthyperämie, seltener zu Bläschen und Pseudomembranen auf der Bindehaut kommen; papilläre (manchmal auch follikuläre) Reaktion, Ulzeration und Hornhautbeteiligung ist bei chronischem Verlauf möglich. Schwellung der präaurikulären Lymphknoten kommt vor.

■ Ähnliche Bindehautreaktionen können auch bei Herpes zoster vorkommen.

■ Diagnose: klinisch. Giemsa-Färbung: Epitheloid- und Riesenzellen. Papanicolaou-Färbung: intranukleäre Einschlüsse. Virenkultur.

■ Behandlung: Die Erkrankung ist selbstheilend. Eine unterstützende Behandlung in Form von kalten Umschlägen ist hilfreich; bei Hornhautbeteiligung verordnet man Virustatika.

WEITERFÜHRENDE LITERATUR

Liesegang TJ (1992) Biology and molecular aspects of herpes simplex and varizella zoster virus infections. Ophthalmology 99:781

Pavan-Langston D (1975) Varicella-zoster ophthalmicus. Int Ophthalmol Clin 15:171

Vakzination der Lider

- Seltene, schwere Erkrankung. Ursache ist die Autoinokulation durch Übertragung der Impflymphe (Kuhpocken) oder von Pustelinhalt auf andere Körperstellen (z. B. auf das Augenlid oder auf die Augenoberfläche).
- Zeichen: Lidödem, Ulzerationen der Bindehaut, Pseudomembranen.
- Diagnose: Virenkultur, Giemsafärbung, Papanicolaou-Färbung (intrazytoplasmatische eosinophile Einschlüsse).
- Behandlung: Antivaccinia-γ-Globulin (nicht bei Hornhautbeteiligung); Virustatikabehandlung von fraglichem Nutzen; bei tiefer stromaler Hornhautbeteiligung werden Steroide gegeben.
- Die Erkrankung spielt z. Z. keine Rolle, da keine Pockenschutzimpfung durchgeführt wird.

WEITERFÜHRENDE LITERATUR

Hyndiuk RA et al. (1977) Treatment of vaccinial keratitis with vidarabine. Arch Ophthalmol 94:1363

3.7
Okuloglanduläres Syndrom (Parinaud)

- Darunter versteht man eine Gruppe klinischer Bilder mit der Kombination aus einseitigen, chronischen (tiefen, granulomatösen) Läsionen der Bindehaut mit umgebenden Follikeln und häufig Ulzerationen bei gleichzeitig vergrößerten präaurikulären und submandibulären Lymphknoten.
- Häufigste Ursachen: Katzenkratzkrankheit (Erreger: Virus; Chlamydien werden ebenfalls diskutiert), Tularämie, Sarkoidose, Sporotrichose. Seltenere Ursachen: Tuberkulose, Syphilis und Kokzidiomykose; weitere zahlreiche sehr seltene Ursachen.
- Symptome: plötzlicher Beginn mit Fieber und Allgemeinsymptomen; Lidschwellung; oft anamnestisch Tierkontakt (besonders bei Kindern).
- Diagnose: wegen der zahlreichen Ursachen sehr schwierig; Giemsa- und Gramfärbung, Kultur, Hauttests, Serologie, allgemeinmedizinische Untersuchungen mit geeigneten Labortests; für histopathologische Untersuchungen und Kultur ist unter Umständen eine Biopsie erforderlich.
- Behandlung: Sie richtet sich nach der Ursache (siehe dort); selten chirurgisches Vorgehen (Inzision und Drainage) erforderlich.

WEITERFÜHRENDE LITERATUR

Tabbara KF (1986) Parinaud's oculoglandular conjunctivitis. In: Tabbara KF, Hyndiuk RA (eds) Infections of the eye. Little, Brown, Boston

3.8
Ophthalmia neonatorum

- Hierunter versteht man jede Form der Konjunktivitis, die in den ersten Lebensmonaten auftritt. Die Unterscheidung der möglichen Konjunktivitisformen mittels klinischer Untersuchung ist oft nicht möglich.
- Die möglichen Ursachen sind nach ihrer geschätzten Häufigkeit aufgelistet:
- Chemisch induzierte Konjunktivitis ($AgNO_3$):
  - Ursache: Credé-Prophylaxe; leichte Entzündung, selbstheilend; Giemsa-Färbung: unspezifische Entzündung.
- Staphylokokken:
  - Erworbene Erkrankung (Überträger: Mutter, Geschwister); leichte Konjunktivitis mit Hyperämie und schleimigem Sekret; Gramfärbung: Erregernachweis. Behandlung mit topischen Antibiotika.
- Einschlußkonjunktivitis:
  - Erworbene Erkrankung (Mutter); sie kann auch bei Neugeborenen als Systemkrankung (Infektion des Genitaltrakts und der Lunge) vorkommen; Symptome: Lid- und Bindehautschwellung ohne Follikel, Mikropannus und Pseudomembranen; eine Chronifizierung ist möglich. Giemsa-Färbung: in 95% aller Fälle positive Ergebnisse. Behandlung: topisch mit Tetrazyklinen oder Erythromycin; manchmal ist die systemische Gabe von Erythromycin erforderlich.
- Neisserien:
  - Erworbene Erkrankung (Mutter, in der Regel während der Geburt); spätere Infektion ebenfalls möglich; Zeichen: stark purulente Absonderung. Behandlung: s. Abschn. 3.2.
- Obstruktion der abführenden Tränenwege:
  - Zeichen: v. a. morgens schleimiges Sekret im nasalen Bereich der Augenoberfläche; häufig; Massage bis zur spontanen Eröffnung. Antibiotische Prophylaxe, in seltenen Fällen Sondierung.
- Herpes-simplex-Virus:
  - Ursache: meist Herpes-simplex-Virus Typ II; mögliche Zeichen/Folgen einer Infektion: Hautbläschen, Dentritikafiguren bei Hornhautbefall, Chorioretinitis und Vitritis; Giemsa-Färbung: mehrkernige Riesenzellen. Behandlung: Virustatika.

- Vorgehensweise/Behandlung: Bindehautabstrich, Gramfärbung, Giemsa-Färbung (nicht bei purulentem Material); Kultur auf Blut- und Schokoladenagar und Thayer-Martin-Medium; spezifischere Tests, wie z. B. der Nachweis fluoreszeinmarkierter, monoklonaler Antikörper, sollten bei entsprechendem Verdacht, abhängig von den Labormöglichkeiten, durchgeführt werden; die Behandlung richtet sich nach den Ergebnissen der Abstriche und Kulturen.

WEITERFÜHRENDE LITERATUR

Rapoza PA, Quinn TC, Kiessling LA, Tayloer HR (1986) Epidemiology of neonatal conjunctivitis. Ophthalmology 93:456

Sandstrom J (1987) Treatment of neonatal conjunctivitis. Arch Ophthalmol 105:925

4
Allergische Konjunktivitiden

4.1
Heuschnupfenkonjunktivitis

- Ursache sind humorale Antikörper; sie sind eine Sofortantwort auf Luftallergene; die Antigene reagieren mit dem IgE in der Bindehaut; oft besteht ein pathologisch erhöhter IgE-Spiegel.

- Saisonale Erkrankung, die v. a. im Frühsommer auftritt (Pollenallergene – Gräser, Kräuter); häufig besteht eine Prädisposition (Atopie).

- Symptome und Zeichen: Lidschwellung mit Ödem, Epiphora, Jucken, „rote Augen", Laufen der Nase, Wärmegefühl; blasses, ausgeprägtes Ödem der unteren tarsalen Bindehaut, Entwicklung einer papillären Reaktion.

- Diagnose: klinisch; polymorphkernige neutrophile Granulozyten mit eosinophilen Granula in der Giemsa-Färbung.

- Behandlung: selbstlimitierende Erkrankung; Allergenkarenz; kalte Umschläge; abschwellende Medikamente wie Oxymethazolin 0,025% oder Nephazolin 0,05% 4mal/Tag eignen sich für leichte Fälle mit vordergründiger Hyperämie. Bei deutlicher Symptomatik werden topische Antihistaminika wie Levocabastin 0,05% 4mal tgl. oder Azelastin 0,05% 2mal tgl. eingesetzt. Ihr Einsatz wie der der systemischen Antihistaminika ist Akutphasen vorbehalten. Als Dauerprophylaxe eignen sich Mastzellstabilisatoren, z. B. Chromoglycinsäure 2%, Lodoxamid 0,1% (2500 × potenter als Chromoglycin). Ein neueres Medikament, Olopatidin, ist ein H_1-Blocker und Mastzellstabilisator zugleich. Steht Juckreiz im Vordergrund kann der Zyklooxygenaseinhibitor Ketorolac (Acular®) appliziert werden. Bei starken Beschwerden ist eine Steroidapplikation gerechtfertigt. Dabei werden kurzzeitig v. a. oberflächenspezifisch wirksame Steroide wie Fluorometholon 0,1% oder Loteprednol 0,05% bzw. 0,2% rezeptiert.

WEITERFÜHRENDE LITERATUR

Abelson MB, Schaefer K (1993) Conjunctivitis of allergic origin: immunologic mechanisms and current approaches to therapy. Surv Ophthalmol 38:115

Friday GA, Biglan AW, Hiles DA et al. (1983) Treatment of ragweed allergic conjunctivitis with cromolyn sodium 4% ophthalmic solution. Am J Ophthalmol 95: 169

Friedlaender MH (1993) Conjunctivitis of allergic origin: clinical presentation and differential diagnosis. Surv Ophthalmol 38:105

Friedlaender MH, Okumoto M, Kelley J (1984) Diagnoses of allergic conjunctivitis. Arch Ophthalmol 102:1198

Friedlander MH (1998) The current and future therapy of allergic conjunctivitis. Curr Opin Ophthalmol 9:54

Shulman DG, Lothringer LL, Rubin JM et al. (1999) A randomized, double-masked, placebo controlled study of Loteprednol etabonate 0.2% in patients with seasonal allergic conjunctivitis. Ophthalmology 106:362

4.2
Medikamentenüberempfindlichkeit

- Hierunter versteht man akute okuläre allergische Symptome nach einer Sensibilisierungsphase; das Ausmaß der Lid- und Hautbeteiligung kann stark variieren.

- Ursachen: Atropin, Phenylephrin, topische Anästhetika, Antibiotika, Trägersubstanzen von topischen Präparaten, Konservierungsstoffe u. a.

- Zeichen: papilläre Hypertrophie, Bindehauthyperämie, am stärksten in der unteren tarsalen Bindehaut; Giemsafärbung: eosinophile Zellen (Tabelle 7.3).

- Behandlung: Allergenkarenz; topische, kurzfristige Steroidgabe zur Kontrolle der Entzündung; selten ist bei schweren Reaktionen die systemische Gabe von Steroiden erforderlich; unterstützende Maßnahmen (feuchte Umschläge); Antihistaminika und Desensibilisierung mit zweifelhaftem Erfolg.

4.3
Kontaktkonjunktivitis

- Oft besteht eine Bindehautbeteiligung im Rahmen einer Kontaktdermatitis („allergische Dermatokonjunktivitis") ohne Eosinophilie und Jucken.

Tabelle 7.3. Bindehautzytologie in der Giemsafärbung – Korrelation mit Krankheitsbildern

Erreger/Erkrankungen	Zelluläre Reaktion
Bakterien, Pilze, Einschlußkonjunktivitis des Neugeborenen	Polymorphkernige neutrophile Granulozyten
Viren, chronische bakterielle Infektion	Lymphozyten
Chlamydien	Polymorphkernige neutrophile Granulozyten, Monozyten, Plasmazellen
Konjunktivitis vernalis, Heuschnupfenkonjunktivitis, Pemphigoid, Medikamentenüberempfindlichkeit, Parasiten	Eosinophile Granulozyten
Allergie	Basophile Granulozyten
Chlamydien	Epitheliale Einschlußkörperchen
Herpes simplex, Herpes zoster	Mehrkernige Riesenzellen
Keratokonjunktivitis sicca, Xerophthalmie, Dyskeratosen, obere limbale Konjunktivitis	Keratinisierte Epithelzellen

■ Es handelt sich um eine zellvermittelte, verzögerte Hypersensitivitätsreaktion; nach initialer Sensibilisierungsphase kommt es zu einer Überempfindlichkeitsreaktion nach Antigenkontakt ohne Bezug zur Atopie.

■ Ursachen: Miotika, Phenylephrin, Aminoglykoside, IDU, Trägersubstanzen und Konservierungsstoffe (besonders Thiomersal).

■ Symptome und Zeichen: Zunächst besteht eine Bindehauthyperämie und -chemosis, später Follikelbildung und Hornhautbeteiligung (Keratitis superficialis punctata, größere Erosiones, plaqueartige Epithelverdickungen und Pannusbildung möglich).

■ Behandlung: Einzelheiten sind unter Abschnitt 4.2 zu finden.

4.4
Keratokonjunktivitis vernalis

■ Manifestation der „atopischen Konstitution" mit pathologischer IgE-Produktion gegen zahlreiche Antigene; die Erkrankung tritt saisonal (Frühjahr bis Herbst) in gemäßigten Klimazonen auf.

■ Es handelt sich um eine chronische, rezidivierende, bilaterale Entzündung (allergische Konjunktivitis: akut, exsudativ). Die Patienten sind meist männlich. Der Beginn liegt vor dem 10. Lebensjahr; die Dauer beträgt 4–10 Jahre. Die Erkrankung heilt in der Regel ohne bleibende Schäden in der Pubertät aus.

■ Symptome und Verlauf: Jucken, Brennen, Photophobie, konjunktivale Hyperämie, schleimiges, zähflüssiges Sekret, papilläre Hypertrophie, später Riesenpapillen (pflastersteinähnlich).

■ Eine Hornhautbeteiligung unterschiedlichen Ausmaßes kann auftreten: Keratitis superficialis punctata; größere Erosiones, Infiltrationen und Ulzerationen (flach, grau, oval, im oberen Hornhautdrittel), plaqueartige Epithelverdickungen, Pannusbildung, stromale Keratitis.

■ Zwei Formen (gleichzeitiges Auftreten möglich).

● Palpebrale Form (Abb. 7.1): papilläre Hypertrophie der oberen tarsalen Bindehaut mit flachen Pflastersteinen; Ödem und Hyperämie der unteren tarsalen Bindehaut; stärkere Hornhautbeteiligung als bei der limbalen Form; zahlreiche Eosinophile im Abstrich.

● Limbale Form (häufiger bei Schwarzen): papilläre Hypertrophie im oberen Limbusbereich; Vergrößerung der Papillen zu hyperplastischem, gallertartigem Gewebe möglich; Pseudogerontotoxon (Arcus senilis), sog. Trantas-Flecken (weiße Flecken im Limbusbereich durch tief epithelial gelegene degenerierte Epithelzellen oder Eosino-

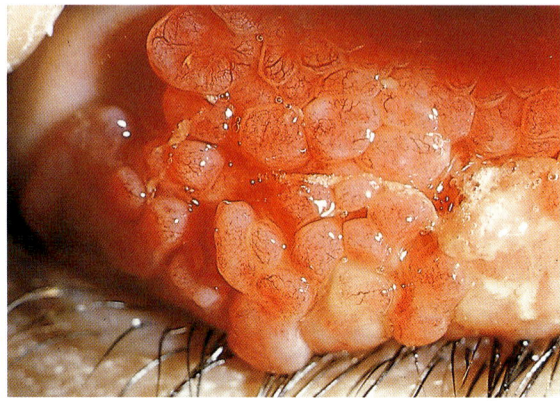

Abb. 7.1. Ekszessive Pflastersteinbildung in der oberen tarsalen Bindehaut bei Konjunktivitis vernalis. (Abb. von P. Wright, London)

phile), häufig Pannusbildung; im Vergleich zur palpebralen Form wenig Eosinophile im Abstrich.

- ■ Behandlung:
- Ausführliche Aufklärung über den Verlauf der Erkrankung und die Risiken einer Langzeitsteroidgabe.
- Keine Allergenkarenz möglich; Desensibilisierung nicht erfolgversprechend.
- Die Gabe von Antihistaminika und Vasokonstriktoren wird kontrovers diskutiert.
- Dauerprophylaxe mit Chromoglycinsäure.
- Mukolytisch wirksame Präparate (10- bis 20%ige Acetylcystein-AT).
- Topische Steroidgabe:
  - ▼ Initial höhere Dosierung (kann schneller reduziert werden) zur Kontrolle der Erkrankung ist besser als eine längerfristige Gabe mittlerer Dosierungen.
  - ▼ Unter gleichzeitiger topischer Applikation von Chromoglycinsäure meist geringere Steroiddosis erforderlich; die topische Gabe von Ciclosporin wird kontrovers diskutiert.
  - ▼ Nichtsteroidale Antiphlogistika sind von fraglichem Nutzen.
- Chirurgische Maßnahmen:
  - ▼ Manchmal ist eine chirurgische Entfernung der Riesenpapillen evtl. mit Schleimhautverpflanzung bzw. eine oberflächliche Keratektomie (bei Plaques) erforderlich.
  - ▼ Kryotherapie.
  - ▼ Die Indikation zu chirurgischen Maßnahmen soll bei noch bestehender Erkrankung wegen der hohen Rezidivrate zurückhaltend gestellt werden.
- Bei persistierender Keratitis sollten Verbandlinsen verwendet werden.

WEITERFÜHRENDE LITERATUR

Abiose A, Merz M (1983) Cryosurgery in the management of vernal keratoconjunctivitis. Ann Ophthalmol 15: 744
Allansmith MR, Ross RN (1986) Ocular allergy and mast cell stabilizer. Surv Ophthalmol 30:229
Ben Ezra D, Pe'er J, Brodsky M, Cohen E (1986) Cyclosporin eyedrops for the treatment of severe vernal keratoconjunctivitis. Am J Ophthalmol 101:278
Braude LS, Chandler JW (1984) Atopic corneal disease. Int Ophthalmol Clin 24:145
Foster CS, the collaboration study group (1988) Evaluation of topical cromolyn sodium in the treatment of vernal keratoconjunctivitis. Ophthalmology 95:194
Tse DT, Mandelbaum S, Epstein E et al. (1983) Mucous membrane grafting for severe palpebral vernal conjunctivitis. Arch Ophthalmol 101:1897

5
Konjunktivale Erkrankungen unklarer Ätiologie

5.1
Erythema exsudativum multiforme

- ■ Man unterscheidet die Minor- (vorwiegend Hautbeteiligung) und Majorform (Stevens-Johnson-Syndrom mit Fieber und Erschöpfung und einer schweren Beteiligung von Schleimhaut, u. a. am Auge).

- ■ Vermutlich handelt es sich um eine Form von Vaskulitis im Zusammenhang mit einer Hypersensitivitätsreaktion (Keime, Medikamente) oder Kollagenosen bzw. malignen Erkrankungen; zirkulierende Immunkomplexe sind nachweisbar.

- ■ Stevens-Johnson-Syndrom: Hauptsächlich sind junge Patienten betroffen; 1–14 Tage dauernde Prodromalsymptome in Form von Fieber, Myalgie und Schnupfen sind typisch; danach kommt es zur schnellen Entwicklung der Eruptionen auf Haut und Schleimhäuten.

- Hautläsionen sind makulär oder vesikulobullös und symmetrisch auf den distalen Anteilen der Extremitäten.
- Schleimhautläsionen (oral, nasal, genital) entwickeln sich meist parallel zu den Hautläsionen, können jedoch auch isoliert auftreten; die Bindehaut ist fast immer beidseits befallen.

- ■ Komplikationen: Sepsis, Dehydratation, Nierenversagen; die Mortalität beträgt bis zu 10%.

- ■ Primärveränderungen (okular, Abb. 7.2): vesikuläre Eruptionen an Lidern und Bindehaut mit Hämorrhagie, Chemosis, nekrotisierenden Geschwü-

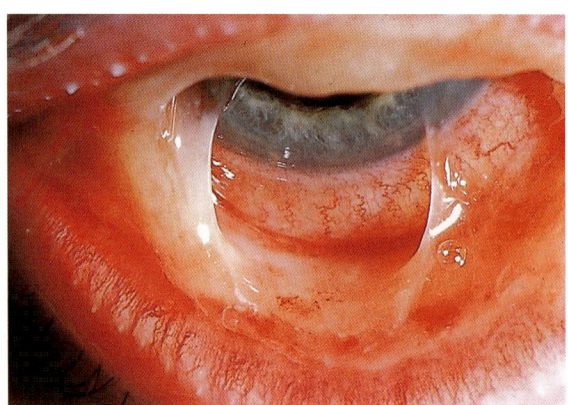

Abb. 7.2. Hyperämie und Injektion bei akutem Stevens-Johnson-Syndrom. Beachte die typische fibrinöse Membranbildung. (Abb. von P. Wright, London)

ren, möglicher Pseudomembranbildung (fibrinös) und Schleimabsonderung; mögliche Hornhautbeteiligung mit epithelialer und stromaler Ulzeration; evtl. Uveitis anterior.

■ Spätveränderungen (okulär): Entropium, Trichiasis, Symblepharon, Xerosis, Hornhautvernarbung und Pannusbildung.

■ Ein Teil der Patienten neigt zu Rezidiven.

■ Behandlung:

● Allgemein: internistische und/oder dermatologische stationäre Behandlung unter ophthalmologischer Mitbetreuung, Hydratation, mehrmals täglich Spaltlampenuntersuchung (bakterielle Superinfektion); evtl. systemische Gabe von Steroiden, Immunsuppressiva (z. B. Ciclosporin).

● Okulär (früh): topische Steroide (Tropffrequenz nach Schwere des Krankheitsbildes, evtl. mehrmals/Stunde), Verhinderung eines Symblepharons durch Membranentfernung und evtl. durch Illig-Prothese.

● Okulär (spät): Benetzungsmittel; Behandlung einer evtl. Lidfehlstellung und Trichiasis; Schleimhauttransplantate; weiche Kontaktlinsen.

WEITERFÜHRENDE LITERATUR

Arstikaitas M (1973) Ocular aftermath of Stevens-Johnson syndrome. Arch Ophthalmol 90:376
Foster CS, Fony LP, Azar D, Kenyon KR (1988) Episodic conjunctival inflammation after Stevens-Johnson syndrome. Ophthalmology 95:453
Howard G (1963) The Stevens-Johnson syndrome: ocular prognosis and treatment. Am J Ophthalmol 55:893
Wuepper KD, Watson PA, Kazmierowski JA (1980) Immune complexes in erythema multiforme and the Stevens-Johnson syndrome. J Invest Dermatol 74:368

5.2
Okuläres Pemphigoid (benignes Schleimhautpemphigoid, Narbenpemphigoid)

■ Hierbei handelt es sich um eine Autoimmunerkrankung mit IgG, IgA, Komplement- und Fibrinogenablagerungen in der Basalmembran des Bindehautepithels. Es wird angenommen, daß okuläres Pemphigoid und bullöses Pemphigoid, das Haut und Schleimhäute befällt, Varianten der gleichen Erkrankung sind; neuere immunpathologische Untersuchungen deuten darauf hin, daß das rein okuläre Pemphigoid möglicherweise eine isolierte Erkrankung darstellt. Ein ähnliches Krankheitsbild (okulär) kann nach Langzeitgabe bestimmter topischer Medikamente (z. B. Ecothiopatjodit, Pilocarpin, Timolol) auftreten.

■ Es muß keine Erkrankung vorangehen; in der Regel tritt die Erkrankung nach dem 60. Lebensjahr auf.

■ Der Verlauf zeichnet sich durch Aktivitäts- und Remissionsphasen über viele Jahre aus.

■ Auf der Schleimhaut lassen sich subepitheliale Blasen ausmachen; meist besteht eine schmerzlose Gingivitis bzw. vesikulobullöse Reaktionen der Schleimhaut von Mund, Pharynx, Ösophagus und Genitale.

■ An der Haut findet man subepitheliale Blasen und fibrinöse Auflagerungen.

■ Okuläre Primärsymptome sind konjunktivale Hyperämie, Verdickung und Ulzeration, seromuköse Absonderung, Hornhautulzeration und Pannusbildung.

■ Okuläre Spätkomplikationen sind subepitheliale Vernarbungen und Schrumpfungen der Bindehaut, Lidfehlstellung, Trichiasis, Symblepharon,

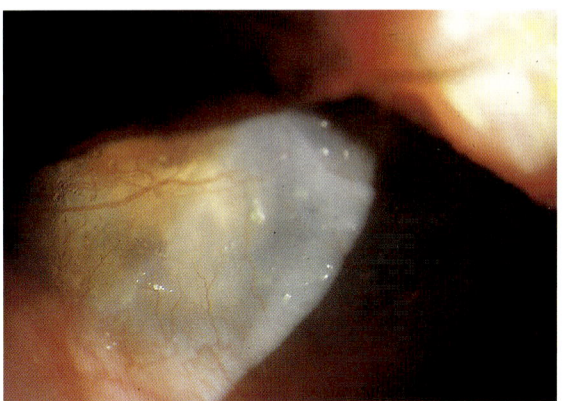

Abb. 7.3 a, b. Okuläres Pemphigoid im fortgeschrittenen Stadium. **a** Hornhautvaskularisation und Vernarbung. **b** Verkürzung der unteren Bindehautumschlagsfalte, Veränderung der Lidkante mit Krustenbildung in der palpebralen Haut

Xerosis, Hornhautnarben und Hornhautvaskularisation (Abb. 7.3a, b).

■ Behandlung: systemische Therapie mit Dapson (z. B. Dapson-Fatol®), beginnend mit 25 mg 2mal tgl. und steigerbar auf maximal 50 mg 2mal tgl. Weitere Möglichkeiten: Sulphapyridin 500 mg 2mal tgl. Ein 6-GPD-Mangel muß vor Therapiebeginn ausgeschlossen werden. Monatliche Blut- und Urinkontrollen notwendig (Hämolyse!). In therapierefraktären Fällen empfiehlt sich eine kombinierte Cyclophosphamid- (1,5–2,0 mg/kg KG) und Prednisolongabe (60–80 mg/Tag) in Zusammenarbeit mit Dermatologen und Internisten. Alleinige topische Steroidapplikation ist nicht erfolgversprechend, kann jedoch unterstützend eingesetzt werden, z. B. Fluorometholon 2- bis 4mal tgl. Konservierungsmittelfreie Benetzungsmittel sind immer erforderlich. Die Tropffrequenz richtet sich nach der verbliebenen Resttränensekretion. Acetylcystein-AT sind auch hilfreich. Eine chirurgische Behandlung von Lidfehlstellung und Trichiasis kann notwendig werden; falls erforderlich, können im nichtaktiven Stadium Schleimhauttransplantate und oberflächliche (superfizielle) Keratektomien durchgeführt werden; bei ausgeprägten bilateralen Fällen ist eine Keratoprothese in Erwägung zu ziehen. Insgesamt besteht eine schlechte Prognose quoad visum.

WEITERFÜHRENDE LITERATUR

Belin MW, Hannush SB (1987) Mucous membrane abnormalities. In: Abbott RL (ed) Surgical intervention in corneal and external disease. Grune & Stratton, Orlando
Elder MY, Lightman S, Dart JKG (1995) Role of cyclophosphamide and high dose steroid in ocular cicatricial pemphigoid. Br J Ophthalmol 79:264
Foster CS, Wilson LA, Ekins MB (1982) Immunosuppressive therapy for progressive ocular cicatricial pemphigoid. Ophthalmology 89:340
Hoang-Xuan T, Robin H, Demers PE et al. (1999) Pure ocular cicatricial pemphigoid. Ophthalmology 106:355
Mondino BJ, Brown SI (1985) Immunosuppressive therapy in ocular cicatricial pemphigoid. Am J Ophthalmol 96:453
Rogers RS, Seehafer JR, Perry HO (1982) Treatment of cicatricial pemphigoid with dapsone. J Am Acad Dermatol 6:215

5.3
Obere limbale Keratokonjunktivitis

■ Die Ätiologie ist unbekannt und häufig mit Schilddrüsenerkrankungen vergesellschaftet.

■ Hauptsächlich sind Frauen, bei denen der Verlauf meist auch schwerer ist, betroffen. Typisches Manifestationsalter ist das 20.–70. Lebensjahr.

■ Meist ist der Verlauf phasisch und das Auftreten beidseitig.

■ Symptome und Zeichen: Epiphora, Brennen, Hyperämie, Ödem und Aufwerfung der oberen bulbären Konjunktiva, papilläre Hypertrophie, leichte, samtartige Hyperämie der oberen tarsalen Bindehaut, punktförmige epitheliale Erosiones der oberen Hornhaut, Filamente im Bereich des oberen Hornhautdrittels (50% der Fälle).

■ Behandlung: Es ist keine spezifische Therapie bekannt; es gilt die Schilddrüsenfunktion zu überprüfen und evtl. einzustellen; Benetzungsmittel, Chromoglycinsäure, Acetylcysteintropfen bei Keratitis filiformis, topische Vitamin-A-Gabe, 0,5- bis 1%iges Silbernitrat (Bepinseln der Bindehaut des oberen Tarsus) und evtl. weiche Kontaktlinsen sind die Mittel der Wahl; spricht die Erkrankung auf die konservative Therapie nicht an, sollte evtl. an eine Resektion oder Rücklagerung der oberen bulbären Bindehaut gedacht werden; Kältebehandlung und Thermokauterisation der veränderten Bindehaut können ebenfalls versucht werden.

WEITERFÜHRENDE LITERATUR

Confino J, Brown SI (1987) Treatment of superior limbic keratoconjunctivitis with topical cromolyn sodium. Ann Ophthalmol 19:129
Gaster RN (1987) Superior limbic keratoconjunctivitis. In: Abbott RL (ed) Surgical intervention in corneal and external diseases. Grune & Stratton, Orlando
Ohashi Y, Watanabe H, Kinoshita S et al. (1988) Vitamin A eyedrops for superior limbic keratoconjunctivitis. Am J Ophthalmol 105:523
Passons GA, Wood TO (1984) Conjunctival resection for superior limbic keratoconjunctivitis. Ophthalmology 91:966

5.4
Phlyktänulose

■ Hierunter versteht man eine noduläre Keratokonjunktivitis; es handelt sich um eine allergische Reaktion von Bindehaut oder Hornhaut auf ein Bakterienprotein (Tuberkelbazillen, Staphylococcus aureus). Der Tuberkelbazillus wurde jedoch bisher in den Ulzera oder Infiltraten nicht nachgewiesen.

■ Häufig tritt diese Veränderung bei Kindern (bis zum 15. Lebensjahr) auf, die unter schlechten hygienischen Bedingungen leben; weltweite Verbreitung.

■ Hyperämisches Areal mit weißlich-rosa gefärbten zentralem Knoten (Phlyktäne); der später auftretende zentrale Mikroabszeß wird nekrotisch. Beim Aufklaren kommt es zur Schorfbildung. Weitere Symptome/Zeichen: Photophobie, Blepharospasmus, Epiphora, konjunktivale/gemischte Injektion.

■ Die Phlyktäne kann auch am Hornhautrand als ein weißgraues, leicht erhabenes Infiltrat mit Gefäßeinsprossung vorkommen. Eine narbige Abheilung (dreieckige Narbe mit Basis am Limbus) oder Ausbreitung zum Hornhautzentrum mit entsprechenden Folgen (Pannus ekzematosus oder scrophulosus) ist möglich.

■ Normalerweise verläuft die Krankheit gutartig und heilt innerhalb von 2 Wochen ab. Die Rezidivneigung ist hoch; bei Hornhautbeteiligung ist der Verlauf schwerwiegend.

■ Behandlung: Ausschluß von Tuberkulose, chronischer Staphylokokkenblepharitis (entsprechende Behandlung erforderlich). Gutes Ansprechen auf topische Steroidgabe; manchmal Zykloplegika erforderlich.

WEITERFÜHRENDE LITERATUR

Udell IJ (1994) Phlyctenular keratoconjunctivitis. In: Duane's Ophthalmology. CD-ROM Version 1995. Lippincott, Philadelphia/PA

5.5
Riesenpapillenkonjunktivitis

■ Bildung von sog. Riesenpapillen auf der oberen tarsalen Bindehaut als Reaktion auf das Tragen von weichen oder harten Kontaktlinsen, Prothesen bzw. Nahtmaterial (Nylon).

■ Das Erscheinungsbild ist der Konjuktivitis vernalis (s. Abb. 7.1) ähnlich. Sie entwickelt sich über Monate bis Jahre nach zunächst problemlosem Kontaktlinsentragen.

■ Symptome: vermehrte Schleimbildung, leichtes Jucken, reduzierte Kontaktlinsentoleranz.

■ Vermutlich liegt ein immunologischer Mechanismus vor: ein Antigen auf der Linsenoberfläche/Prothese.

■ Behandlung: Kontaktlinsenkarenz bzw. kürzere Tragezeiten, Linsenwechsel; Reinigungsmethode ändern (Hitzesterilisation, Kochsalzlösung ohne Konservierungsstoffe verwenden); die topische Gabe von Chromoglycinsäure soll unterstützend wirken; bei Wegfall des Allergens (z.B. Kontaktlinsenkarenz) Rückbildung der Papillen. Eine Steroidgabe ist meist nicht erforderlich. Eine Exzision kommt nur in Extremfällen in Frage.

WEITERFÜHRENDE LITERATUR

Allansmith MR, Korb DR, Greiner JV (1978) Giant papillary conjunctivitis induced by hard or soft contact lens wear: quantitative histology. Ophthalmology 85:766

Meisler DM, Berzins UJ, Krachmer JH et al. (1982) Cromolyn treatment of giant papillary conjunctivitis. Arch Ophthalmol 100:1608

5.6
Konjunktivitis lignosa

■ Seltene Form einer chronischen Konjunktivitis, charakterisiert durch Ausbildung von tumorös aussehenden fest anhaftenden Pseudomembranen v.a. an der oberen palpebralen Konjunktiva (Abb. 7.4). Ähnliche Wucherungen können an anderen Schleimhäuten, z.B. im Oropharyngeal- oder Tracheobronchialtrakt, im Mittelohr oder in der Vagina entstehen. Die Erkrankung kann mit einem okklusiven Hydrozephalus vergesellschaftet sein.

■ Betroffen sind vornehmlich Kinder, über einzelne Fälle im Erwachsenenalter wurde auch berichtet. Die Geschlechtsverteilung w:m ist 1,7:1. Die meisten Fälle treten sporadisch auf. Autosomal-rezessiver Erbgang wurde vereinzelt vermutet.

■ Histopathologisch zeichnen sich die Pseudomembranen durch fibrinhaltiges hyalines Material aus, z.T. mit hohem Anteil an vaskularisiertem Granulationsgewebe, begleitet von mäßigem Rundzellinfiltrat. Die Gefäßwände sind undicht: Leckagen von Immunglobulinen wurden nachgewiesen.

■ Ätiologie ist unklar, möglicherweise besteht ein Plasminogen-I-Mangel auf dem Boden einer homozygoten Mutation im Plasminogen-Gen. Die Erkrankung entsteht sowohl durch entzündliche

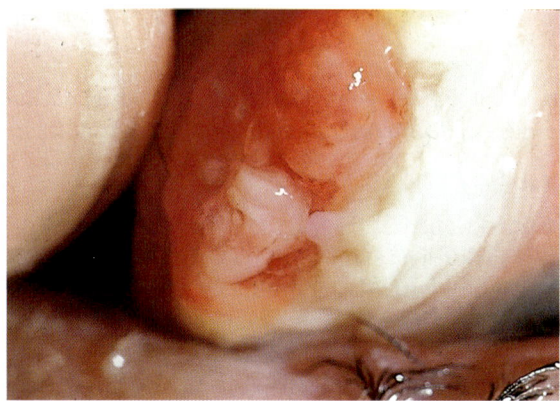

Abb. 7.4. Prominente hyperplastische feste Pseudomembran in der oberen palpebralen Konjunktiva bei Konjunktivitis lignosa. (Abb. von P. Wright, London)

(Diphterie, Streptokokkeninfektion des respiratorischen Trakts) Stimuli als auch durch Traumata, sei es akzidenteller oder chirurgischer Genese (z. B. Resektion von Pterygien und Pinguecula, Zustand nach Katarakt-OP usw.).

■ Behandlung besteht aus einer Kombination von chirurgischen Resektionen und nachfolgender häufiger Applikation (1- bis $^1/_2$-stündlich) von Heparin-(AT) (1000–5000 IU/ml) und topischen Steroiden. Andere Therapiemodalitäten: Cyclosporin-AT (20 mg/ml), Hyaluronidase-AT (Kinetin®, 750 IU/ml), Chromolyn-AT®. In extrem seltenen Fällen wurden systemische Immunsuppressiva verabreicht. Topische Antibiotika stellen eine sinnvolle Prophylaxe von Sekundärinfektionen dar. Spontane Rückbildung nach Resektion ist möglich, jedoch sehr selten.

WEITERFÜHRENDE LITERATUR

Bateman JB, Pettit TH, Isenberg SJ, Simons KB (1986) Ligneous conjunctivitis: an autosomal recessive disorder. J Ped Ophthalmol Strab 23:137

De Cock R, Ficker LA, Dart JG, Garner A, Wright P (1995) Topical heparin in the treatment of ligneous conjunctivitis. Ophthalmology 102:1654

Hidayat AA, Riddle PJ (1987) Ligneous conjunctivitis. A clinicopathologic study of 17 cases. Ophthalmology 94:949

Holland EJ, Chan CC, Kuwabara T et al. (1989) Immunhistologic findings and results of treatment with cyclosporin in ligneous conjunctivitis. Am J Ophthalmol 107:160

6
Chronische Konjunktivitis

■ Es handelt sich nicht um eine spezifische Diagnose, sondern um die Beschreibung eines langwierigen Reizzustandes der Bindehaut, der sowohl mit als auch ohne okuläre Veränderungen einhergehen kann.

■ Die Erkrankung kann ein- und beidseitig vorkommen.

■ Nicht immer gelingt es trotz sorgfältiger Anamnese und Untersuchung die Ursache aufzuklären.

■ Hauptursachen:
● Infektionen:
  ▼ Bakterien: Staphylokokkenbedingte Blepharokonjunktivitis, Moraxella.
  ▼ Viren, Pilze sind eine seltene Ursache.
  ▼ Parasiten wie Filzläuse (Phtiriasis palpebrarum) können zu einer Blepharokonjunktivitis führen.
● Allergien:
  ▼ Heuschnupfen: saisonale Erkrankung; der Abstrich zeigt eine Eosinophilie.
  ▼ Atopische Keratokonjunktivitis: papilläre Hypertrophie, Chemosis (sumpfiges Erscheinungsbild); auch hier zeigt der Abstrich eine Eosinophilie.
  ▼ Kontaktdermatitis: Sie kann durch topisch applizierte Medikamente, Trägersubstanzen, Konservierungsstoffe und Kosmetika entstehen.
  ▼ Konjunktivitis vernalis: Sie tritt saisonal auf und führt zu Jucken, Riesenpapillen und Trantas-Flecken.
  ▼ Phlyktaenulose: Keratokonjunktivitis als Reaktion auf Protein von Tuberkelbakterien oder Staphylococcus aureus.
● Irritation:
  ▼ Topisch applizierte Medikamente: Sie können häufig eine follikuläre Konjunktivitis ohne Eosinophilie verursachen.
  ▼ Externe Noxen sind Luftverschmutzung, Chlor, Staub, Fremdkörper und Luftstrom.
  ▼ Okulär entstandene Noxen: Darunter versteht man freie Fettsäuren bei übersteigerter Sekretion der Meibom-Drüsen, Sekretionsprodukte bei Rosacea oder seborrhoischer Blepharitis sowie Toxine von Molluscum contagiosum.
  ▼ Mechanische Reizung: Die Oberfläche okulärer Tumoren (z. B. Karzinome der Meibom-Drüsen, Plattenepithelkarzinom, Papillome viraler Genese) können eine solche Reizung verursachen.
● Dysfunktion der Tränenproduktion (primär oder sekundär, verschiedene Stadien):
  ▼ Ursächlich kommen folgende Veränderungen in Frage: Keratokonjunktivitis sicca (abnormer Schirmer-Test, verkürzte Tränenfilmaufreißzeit, pathologische Ergebnisse bei der Bengalrosafärbung); okuläres Pemphigoid; Chemikalienverätzung der Bindehaut; obere limbale Konjunktivitis.
● Lidfehlstellungen und Exposition: Ektropium, Entropium (evtl. mit Trichiasis), Exophthalmus, nächtlicher Lagophthalmus.
● Metabolische Erkrankungen: Darmerkrankungen, Gicht u.a.
● Tränenwegsobstruktion: Canaliculitis mit sekundärer Konjunktivitis.

WEITERFÜHRENDE LITERATUR

Lamberts DW, Foster CS (1979) Chronic unilateral external ocular inflammation. Surv Ophthalmol 24:157

Thygeson P, Kimura SJ (1963) Chronic conjunctivitis. Trans Am Acad Ophthalmol Otolaryngol 69:494

7
Wichtige Begriffe aus der Bindehautpathologie

- Akanthose: Dickenzunahme der Stachelzellschicht des Epithels.

- Papillomatose: fingerförmige, blumenkohlartige Veränderung der Gewebsoberfläche.

- Keratinisierung: Enstehung einer oberflächlichen Keratinschicht.

- Dyskeratose: abnorme Keratinproduktion von Zellen inmitten des Epithelverbandes.

- Polarität: eine nach Reifungsstadium typische Anordnung von Epithelzellschichten im Epithelzellverband.

- Dysplasie (Atypie): atypische Zellformen (abnorme Kern-Plasma-Relation, z. T. mit hyperchromatischen Nuklei). Abnormes Wachstum von Zellen der Basalschicht des Epithels zur oberflächlichen Schicht (wird als Polaritätsverlust bezeichnet).

- CIN („Konjunktivale intraepitheliale Neoplasie"): Carcinoma in situ im Bereich des Bindehautepithels (nach Resektion gute Prognose); Alternativterminus: OSSN = „ocular surface squamous neoplasia".

- Plattenepithelkarzinom: Der dysplastische Prozeß hat die Basalmembran durchbrochen.

- Morbus Bowen: darunter versteht man eine spezifische Hauterkrankung (Carcinoma in situ); einige limbale Läsionen können eine oberflächliche Ähnlichkeit zum Morbus Bowen aufweisen.

- Unter Leukoplakie versteht man die klinische Beschreibung einer trüben, weißen Plaque auf der Schleimhaut, die zahlreiche Ursachen haben kann. Es handelt sich nicht um einen pathologischen Terminus.

WEITERFÜHRENDE LITERATUR

Lee GA, Hirst LW (1995) Ocular surface squamous neoplasia. Surv Ophthalmol 39:429
Lee WR (1993) Ophthalmic histopathology. Springer, Berlin Heidelberg New York Tokyo
Naumann GOH (1997) Pathologie des Auges. Springer, Berlin Heidelberg New York Tokyo

8
Gutartige Bindehauttumoren

8.1
Papillom

- Hierbei handelt es sich um eine breitbasige oder gestielte, gräulich-rosarote Geschwulst mit zentral gelegenen fingerförmigen Ausläufern aus fibrovaskulärem Gewebe, die von akanthotischem Epithel bedeckt ist.

- Der Ursprung ist viral oder Folge eines chronischen Reizes bei jungen Menschen; gutartige Neubildung bei älteren Menschen. Die Veränderung kann gefäßreich und relativ groß sein. Eine Entartung zum Plattenepithelkarzinom ist extrem selten und kommt bei farbigen Patienten häufiger vor.

- Behandlung: In der Regel verschwinden virale Papillome spontan; sonst ist eine chirurgische Exzision anzuraten oder alternativ die Kryo- oder Lasertherapie.

WEITERFÜHRENDE LITERATUR

Bosniak SL, Novick NL, Sacks ME (1986) Treatment of recurrent squamous papillomata of the conjunctiva by carbon dioxide laser vaporization. Ophthalmology 93: 1078
Lass JH, Foster CS, Grove AS et al. (1987) Interferon-alpha therapy of recurrent conjunctival papillomas. Am J Ophthalmol 103:294
Lass JH, Jenson AB, Papale JJ, Albert DM (1983) Papillomavirus in human conjunctival papillomas. Am J Ophthalmol 95:364
McDonnell JM, McDonnell PJ, Mounts P et al. (1986) Demonstration of papillomavirus capsid antigen in human conjunctival neoplasia. Arch Ophthalmol 104:1801

8.2
Pseudoepitheliomatöse Hyperplasie

- Hierunter versteht man eine epitheliale Hyperplasie mit chronischer Entzündungsreaktion, die vermutlich durch langdauernde Sonnenexposition verursacht wird.

- Sie kann klinisch und pathologisch wie ein maligner Tumor aussehen.

- Eine spezifische Form der pseudoepitheliomatösen Hyperplasie ist das Keratoakanthom mit charakteristischen Zeichen wie die zentrale Einsenkung, gute Abgrenzung in der Tiefe, umgeben von einem Saum aus Entzündungszellen.

8.3
Angiom

■ Hamartom, das v. a. bei Kindern auftritt und in der Regel gutartig ist.

■ Es kann als Hämangiom (kapilläres, razemöses und kavernöses) oder Lymphangiom, entweder mit isolierter Bindehautbeteiligung oder mit zusätzlicher Beteiligung von Lid, Orbita und Netzhaut auftreten.

■ Behandlung: Häufig kommt es spontan zur Rückbildung; intraläsionale Steroidinjektion (Kristallsuspension); sehr selten ist eine Resektion erforderlich.

WEITERFÜHRENDE LITERATUR

Haik BG, Karcioglu ZA, Gordon RA, Pechous BP (1994) Capillary hemangioma (infantile periocular hemangioma). Surv Ophthalmol 38:399

8.4
Pyogenes Granulom

■ Fleischiger Tumor aus vaskularisiertem Granulationsgewebe mit Fibroblasten, Kapillaren und Entzündungszellen; histologisch ist es kein Granulom.

■ In der Regel wird es durch chirurgische Maßnahmen an der Bindehaut oder andere Bindehautverletzungen verursacht und infiziert sich gelegentlich.

■ Behandlung: In der Regel ist es leicht zu exzidieren. Auch eine spontane Rückbildung ist möglich.

WEITERFÜHRENDE LITERATUR

Ferry AP, Zimmerman LE (1965) Granuloma pyogenicum of limbus. Arch Ophthalmol 74:229
Lee WR (1993) Ophthalmic histopathology. Springer, Berlin Heidelberg New York Tokyo
Patten JT, Hyndiuk RA (1975) Granuloma pyogenicum of the conjunctiva. Ann Ophthalmol 7:1588

8.5
Juveniles Xanthogranulom

■ Diese typische Erkrankung des Kindesalters imponiert durch eine erhabene, gelb-braune traubenförmige Hautveränderung.

■ Manchmal ist epibulbäres und orbitales Gewebe mitbetroffen; Xanthogranulome der Iris können zu spontanem Hyphäma, Sekundärglaukom und Uveitis führen.

■ Es handelt sich um eine gutartige entzündliche Läsion, die eine spontane Rückbildungstendenz innerhalb von 2–4 Jahren zeigt.

■ Die Behandlung ist konservativ; die topische und systemische Gabe von Steroiden kann erforderlich sein; manchmal ist eine Exzision, noch seltener eine Bestrahlung in Erwägung zu ziehen.

WEITERFÜHRENDE LITERATUR

Zimmerman LE (1965) Ocular lesions in juvenile xanthogranuloma: nevoxanthoendothelioma. Am J Ophthalmol 60:1011

9
Präkanzerosen der Bindehaut

9.1
Konjunktivale Dysplasie

■ In der Regel ist es eine Erkrankung älterer Männer, die sich als weiße Plaque oder als vaskularisierter, weicher Tumor (in der Regel am Limbus) manifestiert.

■ Eine entsprechende Dysplasie des Hornhautepithels kann im Erscheinungsbild einer gefrorenen Glasscheibe ähneln.

■ Die normale Polarität (von Basalzellschicht zur Oberfläche) ist erhalten; jedoch sind in den tieferen Zellschichten atypische Zellen und manchmal dyskeratotische Zellen zu sehen.

■ Behandlung: Eine konjunktivale Dysplasie sollte chirurgisch exzidiert werden. Bei einer auf die Hornhaut übergreifende Dysplasie kann das Hornhautepithel in der Regel mit Kokain aufgeweicht und dann abgetragen (abgewischt) werden.

9.2
Aktinische Keratose (senile Keratose)

■ Im Bereich der Bindehaut selten.

■ Weitere Einzelheiten sind unter Kap. 5, Abschn. 5.6 zu finden.

9.3
Lymphoide Tumoren

■ Konjunktivale lymphoide Tumoren zeigen sich als lachsfarbene Flecken mit einer Prädilektion der Fornices; das Patientenalter beträgt durchschnittlich 50 Jahre.

- Ein uni- und bilaterales Auftreten ist möglich.

- Erscheinungsbild: in der Regel schmerzlose Schwellung und/oder Reizzustand der Umschlagsfalte.

- Sie können sich von einer gutartigen lymphoproliferativen Erkrankung zu einem Lymphom entwickeln und im Rahmen eines MALT-Lymphoms vorkommen.

- Eine Assoziation mit einem systemischen Lymphom ist möglich, jedoch nicht zwingend (Abb. 7.5 a, b).

- Die Diagnose wird durch Biopsie der Veränderung gesichert. Eine immunhistochemische Untersuchung des Präparates mit B- und T-Lymphozytenmarkern (prognostische Bedeutung) sowie eine Prüfung auf lange und kurze Immunglobulin-Ketten (λ und κ) bei Lymphomverdacht sollte durchgeführt werden. Ein allgemeinmedizinischer Ausschluß einer Systembeteiligung ist erforderlich.

- Behandlung: Eine Bestrahlung mit ca. 30 Gy ist in der Regel erfolgreich und ausreichend; bei älteren Patienten mit einem sog. „Low-grade-Lymphom" kann gelegentlich abgewartet und beobachtet werden. Bei größeren Tumoren ist eine höhere fraktioniert applizierte Dosis notwendig (s. Abb. 7.5).

WEITERFÜHRENDE LITERATUR

Ellis JH, Banks PM, Campbell RJ, Liesegang TJ (1985) Lymphoid tumors of the ocular adnexa. Ophthalmology 92:1311

Garner A, Rahi ANS, Wright JE (1983) Lymphoproliferation disorders of the orbit: an immunological approach to diagnosis and pathogenesis. Br J Ophthalmol 67:561

Knowles DM, Jakobiec FA, Halper JP (1979) Immunologic characterization of ocular adnexal lymphoid neoplasms. Am J Ophthalmol 87:603

Sigelman J, Jakobiec FA (1978) Lymphoid lesions of the conjunctiva: relations of histopathology to clinical outcome. Ophthalmology 85:818

10
Maligne Bindehauttumoren

- Hierbei handelt es sich um eine Leukoplakie oder fleischfarbene Schwellung am Limbus, die in der Regel gut demarkiert ist. Auch ein diffuses Auftreten ist möglich; sie können eine Entzündung vortäuschen (Masquerade-Syndrom); vermutlich ist die Ursache ein aktinischer Schaden des Epithels am Übergang von Bindehaut zu Hornhaut; die Ausdehnung auf die Hornhaut ist häufig.

- Die Bezeichnung Morbus Bowen (Plattenepithelkarzinom der Haut) ist hier nicht korrekt; es besteht kein Zusammenhang zu Hautveränderungen.

- Verschiedene Stadien (Einteilung nach dem Ausmaß der Beteiligung):

- Konjunktivale intraepitheliale Neoplasie (CIN; in situ):
    - In der Regel einzelner (manchmal multipel auftretend), weicher, erhabener, rötlich-grauer abgegrenzter Tumor, der exophytisch im interpalpebralen Teil des Limbus wächst.
    - Vorkommen: ältere Menschen; meist Männer.
    - Der Tumor ist beschränkt auf das Epithel mit atypischen Zellen, Mitosefiguren und Polaritätsverlust; Ausprägung: Dysplasie bis Karzinom.
    - Eine intraepitheliale Neoplasie kann selten auch isoliert in der Hornhaut vorkommen (graue Plaque, matte Erscheinung oder ausgefranzte Ränder).

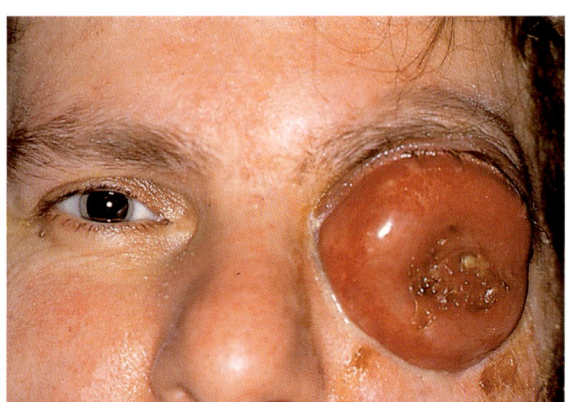

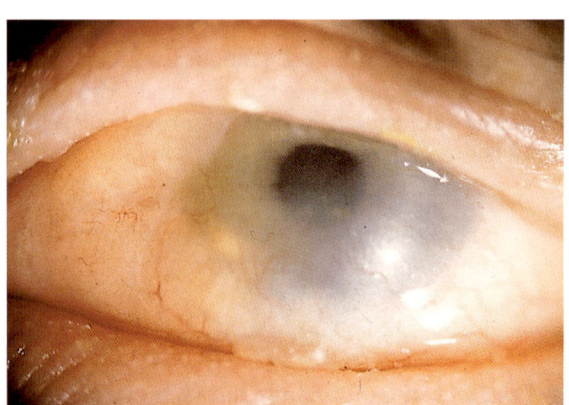

Abb. 7.5. a Konjunktivales Rezidiv einer akuten lymphatischen Leukämie. **b** 1 Monat nach Radiatio ist lediglich ein nasaler Resttumor zu sehen. Visus = 0,1

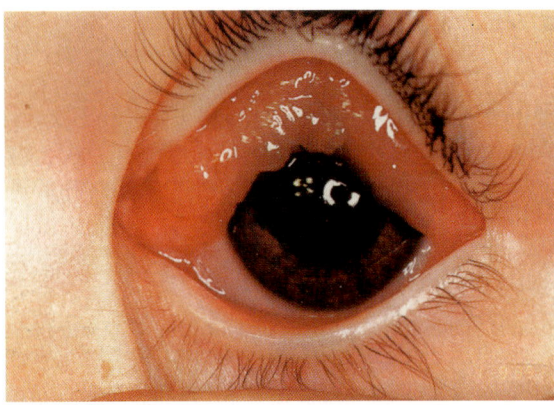

Abb. 7.6. Primäres konjunktivales Rhabdomyosarkom bei einem 3jährigen Kind. (Aus Sekundo et al., 1998)

- Plattenepithelkarzinom mit oberflächlicher Invasion:
  ▼ Maligne atypische Epithelzellen druchbrechen die Basalmembran.
- Plattenepithelkarzinom mit tiefer Invasion:
  ▼ Invasion des subepithelialen Gewebes durch pleomorphe maligne Epithelzellen; sowohl lokale Invasion als auch Metastasierung (selten) möglich.
- Behandlung: Zur Mobilisation des Epithels kann Kokain benutzt werden; anschließend wird das Epithel abgewischt oder chirurgisch unter Schonung der Bowman-Schicht entfernt; die Bindehautläsionen werden mit 2 mm Sicherheitsabstand exzidiert; bei Invasion nach intraokular kann eine Enukleation erforderlich sein; die Rezidivrate liegt bei ungefähr 20%; bei zusätzlicher Kryotherapie wird die Rezidivrate gesenkt. Adjuvante Therapie mit Mitomycin C ist möglich.
- Besonders bei Kindern kann die Konjunktiva zum Manifestationsort von seltenen Tumoren embryonalen Ursprungs werden (s. Abb. 7.6). Eine zügige Biopsie ist wichtig, um den richtigen Interventionszeitpunkt nicht zu versäumen.

WEITERFÜHRENDE LITERATUR

Devine RD, Anderson RL (1983) Nitrous oxide cryotherapy for intraepithelial epithelioma of the conjunctiva. Arch Ophthalmol 101:782

Dutton JJ, Anderson RL, Tse DT (1984) Combined surgery and cryotherapy for scleral invasion of epithelial malignancies. Ophthalmic Surg 15:289

Erie JC, Campbell RJ, Liesegang TJ (1986) Conjunctival and corneal intraepithelial and invasive neoplasia. Ophthalmology 93:176

Sekundo W, Roggenkämper P, Fischer HP et al. (1998) Primary conjunctival rhabdomyosarcoma: 2.5 year's follow-up after combined chemotherapy and brachytherapy. Graefes Arch Clin Exp Ophthalmol 236:873

Spinak M, Friedman AH (1977) Squamous cell carcinoma of the conjunctiva. Value of exfoliative cytology in diagnosis. Surv Ophthalmol 21:351

Sterker I, Lommartzsch PK (1993) Ergebnisse der Behandlung von malignen epithelialen Bindehauttumoren. Ophthalmologe 90:62

Waring GO, Roth AM, Ekins MB (1984) Clinical and pathologic description of 17 cases of corneal intraepithelial neoplasia. Am J Ophthalmol 97:547

Wilson FM Jr (1976) Rose bengal staining of epibulbar squamous neoplasms. Ophthalmic Surg 7:21

11
Melanotische Läsionen der Bindehaut

■ Diese Veränderungen müssen von anderen, nichtmelanotischen okulären Pigmentierungen, wie z. B. dünne Skleren (blaue Sklera, Sklerastaphylom, Skleromalazie), metabolischen Erkrankungen (Ochronose, Morbus Gaucher, Hepatitis), und Pigmentablagerungen (Epinephrin, Argyrose, Maskaraeinlagerung, Eisen, Hämosiderin, Tetrazykline, andere Farbstoffe) unterschieden werden.

■ Man unterscheidet zwischen kongenitalen und erworbenen melanotischen Bindehautveränderungen.

11.1
Kongenitale Melanose

Benigne epitheliale Melanose

■ Häufig vorkommende fleckförmige, flache, bräunliche Pigmentierung der Bindehaut, v. a. bei Angehörigen der schwarzen Rasse.

■ Auftreten: im Limbusbereich; kann sich sowohl in Richtung Hornhaut als auch in Richtung Karunkel ausbreiten.

■ Es liegt eine erhöhte Pigmentierung der Basalzellschicht mit unterschiedlicher Anzahl von Melanozyten, ähnlich einer Sommersprosse der Haut ohne malignes Potential, vor.

■ Der Verlauf ist stationär, es sei denn, die Veränderung breitet sich auf die Hornhaut (chirurgische Maßnahmen oder Traumata) aus.

Pigmentierte episklerale Flecken

■ Die Flecken treten häufig auf (schwarze Patienten); typisch ist ein grauer oder schieferfarbener pigmentierter Fleck, der charakteristischerweise einige Millimeter hinter dem Limbus lokalisiert ist.

- Sie bestehen aus uvealen Melanozyten, die entlang eines vorderen Ziliargefäßes oder einer intraskleralen Nervenschleife an die Oberfläche gelangen.

- Sie sind gutartig.

Melanosis oculi

- Die Melanosis oculi tritt meist einseitig auf; charakteristisch ist ein schieferfarbenes, gesprenkeltes episklerales Pigment sowie eine einseitige Vermehrung der pigmentreichen Melanozyten in allen melanozytenhaltigen okulären Geweben (Bindehaut, Uvea, Sklera).

- Eine beidseitige Form ist sehr selten (BDUMP = bilateral diffuse uveal melanocytic proliferation).

- Bei Schwarzen ist die Veränderung häufiger; tritt die Melanosis oculi bei weißhäutigen Patienten auf, kann sie später mit einem malignen Melanom der Uvea vergesellschaftet sein.

- Kongenital; wird oft erst später bemerkt.

- Ursache ist eine Akkumulation von melaninreichen Melanozyten.

Naevus Ota

- Hierunter versteht man eine unilaterale Melanosis oculi mit zusätzlicher Hautpigmentierung (blauer Hautnävus).

- Die Veränderung findet man häufig bei Asiaten, Orientalen oder schwarzhäutigen Patienten. Tritt die Veränderung bei hellhäutigen Patienten auf, sollte immer nach einem Aderhautmelanom und (seltener) Bindehautmelanom gefahndet werden.

Blauer Nävus

- Flache, grau-blaue kongenitale Veränderung in tiefen subepithelialen Schichten.

- Ursache ist die kompakte Anordnung der Melanozyten in den tiefen Gewebsschichten; sie führt zu einer Lichtbrechung in der Weise (Dayleigh-Effekt), daß die Farbe bläulich erscheint (blauer Naevus).

- Es besteht ein geringes malignes Potential.

Spitz-Nävus

- Es handelt sich um einen Begriff aus der Hautpathologie.

- Bei jungen Patienten kann ein Nävus eine zytologische Bandbreite in bezug auf Zellgröße und Kernchromatinmuster aufweisen, so daß eine Verwechslung mit einem malignen Melanom passieren kann.

Nävus

- Vermutlich ist der Nävus kongenital; 90% manifestieren sich im Alter um 30 Jahre.

- Der Pigmentierungsgrad variiert; 30% der Nävi sind nicht pigmentiert.

- Gut abgrenzbar mit klarer Demarkation zur normalen Bindehaut, jedoch keine Kapsel.

- Meist auf der bulbären Konjunktiva, selten im Fornix oder auf der Karunkel lokalisiert.

- Viele Nävi erscheinen zystisch, wobei es sich um sog. Henle-Pseudozysten handelt (Becherzellen werden durch die melanozytäre Proliferation in das Bindehautstroma transportiert und haben weiterhin sekretorische Aktivität, die zu einer Zystenformation führt). Im Gegensatz dazu sehen Hautnävi nicht zystisch aus.

- Vorkommen: Bindehautnävi sind weniger häufig als Hautnävi; die maligne Entartung ausgehend vom junktionalen Anteil ist häufiger als bei Hautnävi.

- Der junktionale Nävus ist meist flach bzw. nur wenig erhaben und ist einheitlich braun gefärbt.

- Zusammengesetzte Nävi („compound naevus") bestehen aus junktionalen Zellen, die in das subepitheliale Gewebe einwachsen; mit zunehmenden Alter werden die meisten Nävi vollständig subepithelial.

11.2
Erworbene Melanose

Primär erworbene Melanose

- Hierunter versteht man eine idiopathische, unilaterale, diffuse braune Pigmentierung von Bindehaut und/oder Hornhaut.

- Vorkommen: Auftreten in der Regel an exponierten Stellen (Lidspalte); mittleres Lebensalter.

- Der Verlauf (stationär oder fortschreitend) ist variabel.

- Über einen Zeitraum von 15 Jahren kann sich die Läsion ausbreiten, noch bevor sie erhaben wird (zeigt eine Invasion an).

- Ein multifokales Auftreten ist möglich; die Veränderung kann an zahlreichen Stellen gleichzeitig entstehen, wobei der Grad der Atypie auch von Stelle zu Stelle unterschiedlich sein kann.

Klassifikation der primär erworbenen Melanose und des assoziierten Melanoms

- Stadium 1: Primär erworbenen Melanose:
  - Ohne Atypie.
  - Mit atypischer melanozytischer Hyperplasie:
    - leichte Atypie, Hyperplasie der Basalzellschicht.
    - mäßige bis starke Dysplasie.
- Stadium 2: Malignes Melanom assoziiert mit primär erworbener Melanose:
  - Mit oberflächlich invasivem Melanom.
  - Mit tiefem invasivem Melanom (Tumordicke: 0,8 mm).
- 17 bis 32% der Patienten im Stadium 1 können innerhalb von 5 Jahren das Stadium 2 erreichen, wobei im Stadium 2 eine Mortalität von 40% besteht.

Sekundär erworbene Melanose

- Zahlreiche Erkrankungen oder Reizsubstanzen können zu einer gutartigen Stimulation der Melanozyten der Basalzellschicht mit massiver Melaninbildung führen; das Melanin wird in den Epithelzellen der Bindehaut abgelagert.
- In der Regel tritt die sekundär erworbene Melanose bilateral, flach, generalisiert und ohne ein malignes Potential auf.
- Ursachen: Strahlen, Hormonveränderungen (Morbus Addison, Schwangerschaft), Chemikalien (z.B. Arsen), chronische Bindehauterkrankungen (Trachom, Konjunktivitis vernalis, Xeroderma pigmentosum).

11.3
Malignes Melanom

- Melanome können aus einer kongenitalen Melanose (selten), erworbenen Melanose, aus Nävi oder de novo (nodulär) entstehen; die Entstehung kann auch sekundär per continuitatem (Aderhautmelanom) oder metastatisch sein.
- Die meisten Melanome entstehen vermutlich aus einer erworbenen Melanose oder de novo; die erworbenen Melanome sollen die schlechteste Prognose haben; bei schwarzen Patienten kommen Melanome wesentlich seltener vor.
- Die Tumordicke ist größer als 0,8 mm; die schlechteste Prognose besteht bei pagetoidem Wachstum und vielen Mitosen; der Zelltyp selbst scheint von geringerer Bedeutung zu sein.
- Behandlung: Alle verdächtigen Veränderungen oder Areale mit primär erworbener Melanose, die erhaben sind, sollten biopsiert werden; Melanome sollten mit 2–3 mm Sicherheitsabstand exzidiert werden; anschließend sollte eine Kryotherapie (zweimaliges Frieren) der Basis, der Ränder und der umgebenden Pigmentierung vorgenommen werden; bei Nachfolgeuntersuchungen kann eine Exfoliationszytologie von Nutzen sein. Abhängig von der Tumorausdehung kann eine oberfläche Sklerektomie erforderlich sein. Bei tiefer okulärer oder fornikaler Beteiligung kann eine Exenteration notwendig werden. Bei Invasion des Tumors in die Orbita ist eine Exenteration oft nicht mehr sinnvoll: bei diesen Patienten sollte eine Metastasensuche und eine computertomographische Untersuchung vor eingreifenden chirurgischen Maßnahmen durchgeführt werden.

WEITERFÜHRENDE LITERATUR

Folberg R, Jakobiec FA, Bernardino VB, Iwamoto T (1989) Benign melanocytic conjunctival lesions. Clinicopathologic features. Ophthalmology 96:436

Folberg R, McLean IW, Zimmerman LE (1984) Conjunctival melanosis and melanoma. Ophthalmology 91: 673

Folberg R, McLean IW, Zimmerman LE (1985) Primary acquired malanosis of the conjunctiva. Hum Pathol 16: 129

Grutzmacher RD, Fraunfelder FT (1987) Corneal and bulbar conjunctival tumors. In: Abbott RL (ed) Surgical intervention in corneal and external diseases. Grune & Stratton, Orlando

Jakobiec FA (1980) Conjunctival melanoma (Editorial). Arch Ophthalmol 98:1378

Jakobiec FA (ed) (1978) Ocular and adnexal tumors. Aesculapius, Birmingham, AL

Jakobiec FA, Brownstein S, Albert W et al. (1982) The role of cryotherapy in the management of conjunctival melanoma. Ophthalmology 89:502

Lederman M, Wybar K, Busby E (1984) Malignant epibulbar melanoma: natural history and treatment by radiotherapy. Br J Ophthalmol 68:605

Liesegang TJ, Campbell RJ (1980) Mayo Clinic experience with conjunctival melanomas. Arch Ophthalmol 98: 1385

KAPITEL 8

Hornhaut 8

1	Anatomie und Physiologie der Hornhaut	225
2	Hornhautdegenerationen	226
2.1	Physiologische Hornhautdegenerationen	226
2.2	Zentrale Hornhautdegenerationen	227
2.3	Periphere Hornhautdegenerationen	228
2.4	Hornhautdegenerationen bei systemischen Erkrankungen	229
3	Hornhautdystrophien	229
3.1	Dystrophien des Epithels, der Basalmembran und der Bowman-Schicht	229
3.2	Stromadystrophien	231
3.3	Prä-Descemet-Dystrophie	233
3.4	Endotheldystrophien	234
3.5	Ektatische Dystrophien	235
4	Kongenitale Hornhautanomalien (Formen des sog. „anterior cleavage syndrome")	236
4.1	Periphere Anomalien	236
4.2	Zentrale Anomalien	237
5	Hornhautinfektionen	238
5.1	Bakterielle Keratitis	238
5.2	Pilzkeratitis	240
5.3	Akanthamöbenkeratitis	241
5.4	Herpes-simplex-Keratitis	242
5.5	Herpes zoster ophthalmicus	245
6	Entzündliche Reaktionen der Hornhaut	246
6.1	Oberflächliche Keratitis	246
6.1.1	Allgemeine Ursachen der oberflächlichen Keratitis	247
6.1.2	Spezifische Ursachen der oberflächlichen Keratitis	247
6.2	Rezidivierende Erosionen	248
6.3	Expositionskeratitis	249
6.4	Neurotrophische Keratitis	249
6.5	Strahlenkeratitis	249
6.6	Toxische Keratitis	250
6.7	Dellen	250
6.8	Interstitielle Keratitis	250
6.9	Konjunktivale und korneale Reaktionen bei Trägern weicher Kontaktlinsen	251
6.10	Veränderungen des äußeren Auges bei AIDS	251
6.11	Keratitis marginalis	252
7	Hornhautödem	253

1
Anatomie und Physiologie der Hornhaut

■ Die Hornhaut hat mit ca. 70% den höchsten Anteil am Gesamtbrechwert des menschlichen Auges; der Brechwert der Hornhaut steht in direkter Beziehung zum Krümmungsradius.

■ Das Hornhaut-Tränenfilm-System besteht aus 6 Schichten:

- Tränenfilm: haftet an den Mikrovilli der Epitheloberfläche.
- Epithel: 5–6 Schichten nichtverhornender Epithelzellen; sie sind miteinander durch Desmosomen und mit der Basalmembran durch Hemidesmosomen verbunden.
- Bowman-Schicht-(Membran): eine azelluläre bindegewebige Schicht des vorderen Hornhautstromas.
- Stroma: 90% der Hornhaut bestehen aus parallel angeordneten Kollagenfibrillen; zwischen den Kollagenfibrillen befinden sich abgeflachte Fibroblasten (Keratozyten) und Grundmatrix.
- Descemet-Membran: echte Membran, die pränatal und während des gesamten Lebens von den Endothelzellen produziert wird.
- Endothel: embryonal und anatomisch ein Mesothel (nicht mit dem echten Endothel, z.B. der Gefäße, zu verwechseln); es besteht aus einer Schicht flacher kuboider Zellen, die die innere Hornhautbegrenzung darstellen. Die Endothelzellzahl nimmt physiologischerweise im Laufe des Lebens ab.

■ Die zentrale Dicke der Hornhaut beträgt ca. 0,52 mm; durch ein komplexes System wird die Transparenz und eine konstante Dicke gewährleistet. Dazu gehören v.a. funktionsfähiges, pumpfähiges Endothel und Epithel, Verdunstung des präkornealen Tränenfilms und der Augeninnendruck. Sie gewährleisten eine einheitliche und regelmäßige Anordnung der Hornhautlamellen.

■ Die Hornhaut ist gefäßfrei; bei Entzündung, Infektion oder chronischem Ödem kann es zur Gefäßeinsprossung kommen.

■ Die Hornhaut hat nur eine begrenzte Anzahl von Reaktionsmöglichkeiten: Keratitis superficialis punctata, Hornhautulzeration, stromale Infiltration, Ödem, Neovaskularisation und Endothelbeschläge.

WEITERFÜHRENDE LITERATUR

Hogan MJ, Alvorado JA, Weddell JE (1971) Histology of the human eye. Saunders, Philadelphia

Klyce SD, Beuerman RW (1998) Structure and function of the cornea. In: Kaufman HE, Barron BA, McDonald MB (eds) The Cornea, 2nd edn. Butterworth-Heinemann, Boston

2
Hornhautdegenerationen

Hierunter versteht man eine ein- oder beidseitige Hornhautveränderung im Alter, nach Hornhauterkrankungen oder Trauma, die im Gegensatz zu Dystrophien nicht hereditär sind.
Die Veränderungen können zentral oder peripher auftreten und sind häufig asymptomatisch. Im Rahmen einer Degeneration kann es zur Gefäßeinsprossung kommen.
Hornhautdegenerationen können Allgemeinerkrankungen begleiten.

2.1
Physiologische Hornhautdegenerationen

Normale Altersveränderungen

Im Alter kommt es zu einer Verdünnung der peripheren Hornhaut mit einer Abflachung des vertikalen Meridians (Minuszylinder bei 90°); die Transparenz und die Qualität der Spiegelbildchen nehmen ab.

Arcus senilis

■ Dies ist eine häufige periphere Lipidablagerung (Cholesterin, Triglyzeride und Phospholipide) in der Hornhaut, die zunächst in der oberen und unteren Hornhaut beginnt und später die gesamte Zirkumferenz betreffen kann.

■ Gewöhnlich besteht eine Zone klarer Hornhaut zwischen Limbus und Arcus; die Trübung ist auf Höhe der Descemet-Membran und Bowman-Schicht dichter (Sanduhrkonfiguration).

■ Der Arcus senilis ist eine Alterserscheinung und kommt bei farbigen Patienten häufiger vor; bei Patienten unter 40 Jahren besteht häufig ein Zusammenhang mit Störungen des Lipidstoffwechsels; die Bildung kann durch Änderungen der perilimbalen Zirkulation beschleunigt werden.

Vogt-Limbusgürtel

■ Hierbei handelt es sich um eine irreguläre, kalkartige Trübung des nasalen und temporalen Limbusbereichs, die relativ häufig vorkommt. Es gibt 2 Typen (Typ I und Typ II):

● Typ I: durchsichtige Zone am Limbus; sie stellt vermutlich eine frühe Form der Bandkeratopathie mit Kalzium- und Hyalinablagerung dar.
● Typ II: keine Aussparung; es handelt sich vermutlich um eine elastotische Degeneration.

Hassall-Henle-Warzen

■ Darunter versteht man eine lokalisierte noduläre Verdickung der Descemet-Membran in der peripheren Hornhaut.

■ Pathologisch sind sie der Cornea guttata ähnlich; bei konfokaler Beleuchtung (Endothelphotographie) sind sie als dunkle, runde Grübchen sichtbar.

Cornea farinata (Abb. 8.1)

■ Zahlreiche mehlartige, feine Flecken im tiefen Stroma, die am besten in der Retroillumination zu sehen sind.

■ Es handelt sich vermutlich um Lipofuszinablagerungen, die ohne klinische Bedeutung sind.

Mosaikdegeneration (Krokodil-Chagrin) nach Vogt

■ Man sieht zentrale grau-weiße, polygonale Trübungen im vorderen Stroma.

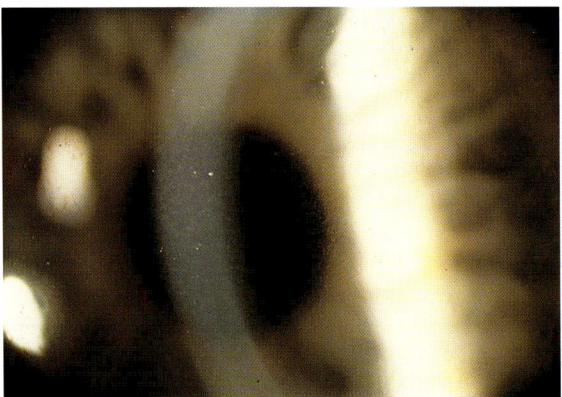

Abb. 8.1. Ausgeprägter Befund einer Cornea farinata. Im Lichtspalt erkennt man sehr feine staubartige Trübungen im prädescemetschen Stromabereich

- Zudem befindet sich fibröses Gewebe in Defektarealen der Bowman-Schicht, das jedoch asymptomatisch ist.

Hintere Krokodil-Chagrin-Degeneration

- Polygonale Flecken mit dunklen klaren Linien im tiefen Stroma.

- Vermutlich eine Variante der Mosaikdegeneration nach Vogt.

- Es liegt keine Visusbeeinträchtigung vor.

Sphäroidale Degenerationen (Bietti-Keratopathie)

- Es gibt zahlreiche andere Bezeichnungen: z.B. Labrador-Keratopathie, klimatisch bedingte Tröpfchenkeratopathie.

- Das amorphe hyaline, basophile Material liegt im Niveau der Bowman-Schicht und des vorderen Stromas; klinisch erinnert es an Öltröpfchen.

- Es kommt in der Peripherie als Altersveränderung vor; bei zentraler Manifestation besteht ein Zusammenhang mit Strahlenexposition, chronischen Hornhauterkrankungen und dem längerfristigen Aufenthalt in warmen Klimazonen.

- Es handelt sich vermutlich um eine elastotische, hyaline und fibrilläre Kollagendegeneration.

- Bei peripherer Lokalisation asymptomatisch und keine Behandlung erforderlich. Bei Visusbeeinträchtigung kann eine Keratoplastik erforderlich sein.

WEITERFÜHRENDE LITERATUR

Naumann GOH (1997) Pathologie des Auges. 2. Aufl., Springer, Berlin Heidelberg New York Tokyo

2.2
Zentrale Hornhautdegenerationen

Noduläre Degeneration nach Salzmann

- Es handelt sich um erhabene weiße Knoten, die in der Regel zirkulär in der mittleren Hornhautperipherie angeordnet sind.

- Es besteht meist ein Zusammenhang mit einer früheren chronischen Augenerkrankung; möglicherweise besteht auch eine Beziehung zur sphäroidalen Degeneration oder Cogan-Hornhautdystrophie.

- Histologisch besteht ein Pannus und hyalines Material im oberflächlichen Stroma mit Defekten der Bowman-Schicht. Man beobachtet eine Zunahme an Basalmembranmaterial und bisweilen eine Epithelhypertrophie.

- Behandlung: oft asymptomatisch; PTK oder chirurgische oberflächliche Keratektomie. Rezidivgefahr besteht.

- „Salzmanoide" subepitheliale Knötchen sieht man bisweilen als späte Komplikation einer Hyperopiebehandlung mittels PRK, wenn Korrekturen über +4 dpt bei kleiner Behandlungszone (5–6 mm) durchgeführt werden. Pathologisch sieht man eine subepitheliale Ansammlung von azidophilem ungeordneten Kollagenmaterial. Bei Visusbeeinträchtigung wird eine zentrale PTK durchgeführt.

Bandkeratopathie

- Wie Schweizer Käse oder gefrorenes Glas imponieren kalkförmige Trübungen auf Höhe der Bowman-Schicht im Bereich der Lidspalte; der Beginn ist peripher mit einem durchsichtigen Areal zwischen der Degeneration und dem Limbus.

- Typisch ist eine Ablagerung von Hydroxylapatitkalzium nach chronischen Augenerkrankungen (speziell Uveitis), nach Medikamenteneinnahme (Thiomersal, Phenylquecksilbernitrat), bei Allgemeinerkrankungen mit Hyperkalzämie oder Hyperphosphatämie sowie bei Bulbushypotonie (Phtisis, nach Silikonölchirurgie). Über die Entwicklung einer subakuten Bandkeratopathie nach intraokulärer Anwendung von r-TPA wurde ebenfalls berichtet. Eine primäre Bandkeratopathie kommt nur selten vor.

- Die Ablagerung von Kalzium kann sowohl extra als auch intrazellulär im Epithel erfolgen. Beim Fortschreiten der Erkrankung zeigt sich die Kalziumansammlung auf dem Niveau der Bowman-Schicht oder unterhalb davon.

- Meist vergeht eine relativ lange Zeitspanne, bis sich die Kalziumansammlung klinisch manifestiert. Bei Tränenmangel und Diabetes mellitus geht dieser Prozeß schneller vonstatten; es gibt einen Zusammenhang zwischen der Benutzung von Ophthalmika mit quecksilberhaltigen Konservierungsmitteln und der Bandkeratopathie.

- Manchmal verursachen Harnsäurekristalle eine ähnlich aussehende Veränderung.

- Behandlung: Das Epithel wird unter der Benutzung von EDTA als Chelatbildner (0,5–3%) mit einem Hockeymesser abgetragen. Eine neue Behandlungsmethode ist die Abtragung mittels Excimerlaser (PTK = phototherapeutische Keratektomie). Die besten kosmetischen und morphologischen Ergebnisse konnte der Autor durch gleichzeitige Kombinationsbehandlung erreichen. Der Excimerlaser im PTK-mode wird zur Lockerung der Ablagerungen sowie zum anschließenden Glätten der Hornhautoberfläche benutzt. Rezidive sind häufig, wenn keine Behandlung der Grunderkrankung erfolgt.

Amyloiddegeneration der Hornhaut

- Es handelt sich um eine lachsfarbene bis rosarote, wachs- bzw. fleischartige, manchmal noduläre Veränderung in Hornhaut oder Bindehaut.

- Sie kann primär oder sekundär, lokalisiert oder systemisch auftreten.

- Häufigste Ursache sind chronische Augenerkrankungen (besonders Trachom, interstitielle Keratitis).

- Behandlung: Meist ist keine Behandlung erforderlich; bei Visusreduktion PTK, lamelläre oder perforierende Keratoplastik extrem selten.

Lipiddegeneration der Hornhaut

- Dichte, weiß-gelbliche kristalline Trübung (Lipide) der betroffenen Hornhautareale, meist im Bereich von Hornhautneovaskularisation.

- Meist tritt sie sekundär nach chronischer Hornhauterkrankung oder im Zusammenhang mit Störungen des Lipidstoffwechsels auf.

Weißer Ring nach Coats

- Dies ist ein kleiner, granulärer, weißer, ovaler Ring, der meist in der peripheren Hornhaut vorkommt und Eisen und Kalzium enthält.

- Ein Zusammenhang zu einer früheren Fremdkörperverletzung ist möglich.

WEITERFÜHRENDE LITERATUR

Bokosky JE, Meyer RF, Sugar A (1985) Surgical treatment of calcific band keratopathy. Ophthalm Surg 16:645
Lee WR (1993) Ophthalmic histopathology. Springer, Berlin Heidelberg New York Tokyo
Lemp MA, Ralph RA (1977) Rapid development of band keratopathy in dry eyes. Am J Ophthalmol 83:657
Medelsohn DA, Stock EL, Lo GG, Schneck GL (1986) Laser photocoagulation of feeder vessels in lipid keratopathy. Ophthalmic Surg 17:502
Naumann GOH (1997) Pathologie des Auges, 2. Aufl. Springer, Berlin Heidelberg New York Tokyo
O'Connor RG (1972) Calcific band keratopathy. Trans Am Ophthalmol Soc 70:58

2.3 Periphere Hornhautdegenerationen

Terrien-Randdegeneration

- Darunter versteht man eine periphere Hornhautverdünnung, meist mit leichter Trübung und oberflächlicher peripherer Neovaskularisation.

- Häufig kommt es zur Lipidablagerung an den fortschreitenden Rändern der Hornhautverdünnung.

- Sie beginnt im oberen Bereich bei intaktem Epithel und tritt meist beidseitig mit asymmetrischer Ausprägung auf. In der Mehrzahl der Studien sind Männer häufiger betroffen.

- In der Regel verläuft sie asymptomatisch. Ausnahme: Entwicklung eines starken Astigmatismus, der langsam bis zur Ektasie fortschreitet. Im Bereich der Furche kann es zur Infektion und Hornhautperforationen kommen (Differentialdiagnose: Ulcus Mooren).

- Behandlung: Die Symptome können verschwinden, wenn die Substanzdefekte durch Epithelhyperplasie oder ein Pseudopterygium gefüllt werden; die Patienten sollten Traumata vermeiden; in etwa 15% der Fälle kommt es zur Perforation. Bei extremer Dickenminderung oder Perforation ist eine periphere lamelläre Keratoplastik notwendig.

WEITERFÜHRENDE LITERATUR

Austin D, Brown SI (1981) Inflammatory Terrien's marginal corneal disease. Am J Ophthalmol 92:189
Brown AC, Rao GN, Aquavella JV (1983) Peripheral corneal grafts in Terrien's marginal degeneration. Ophthalmic Surg 14:931
Forstot SL (1984) Marginal corneal degenerations. Int Ophthalmol Clin 24:93
Lopez JS, Price FW, Whitcup SM et al. (1991) Immunohistochemistry of Terrien's and Mooren's corneal degeneration. Arch Ophthalmol 109:988

Senile Randdegeneration

- Asymptomatische Verdünnung der peripheren Hornhaut bei älteren Menschen; keine Injektion, Vaskularisation oder Perforation.

- In der Regel assoziiert mit einem Arcus senilis und einem durchsichtigen Intervall zwischen verdünntem Areal und Limbus; beginnt im oberen und unteren Bereich; schreitet langsam voran.

Pellucide Randdegeneration

- Hierunter versteht man eine bandförmige, durchsichtige Verdünnung im unteren Hornhautbereich, die konzentrisch zum Limbus verläuft; meist ist dies ein durchsichtiges Intervall zwischen Limbus und Grube.

- Das Patientenalter ist 20–40 Jahre; die Veränderung tritt bilateral ohne Vaskularisation und ohne Lipidinfiltrate auf. Hornhauttopographie ist hilfreich bei der Früherkennung.

- Es besteht ein Astigmatismus gegen die Regel, der zunehmen irregulär wird; ein Verlust an Grundsubstanz ist möglich; er schreitet langsam fort.

- Behandlung: Korrektur mit Brille/Kontaktlinse; manchmal ist eine perforierende bzw. sektorenförmige Keratoplastik erforderlich.

WEITERFÜHRENDE LITERATUR

Krachmer JH (1978) Pellucid marginal corneal degeneration. Arch Ophthalmol 96:1217
Maeda N, Klyce SD, Tano Y (1998) Detection and classification of mild irregular astigmatism in patients with good visual acuity. Surv Ophthalmol 43:53

2.4 Hornhautdegenerationen bei systemischen Erkrankungen

- Sowohl die jeweilige Erkrankung als auch zur Behandlung von Allgemeinerkrankungen eingesetzte Medikamente können zu Hornhautablagerungen führen. Beispiele sind Hornhautgammopathie (Abb. 8.2), Hornhautzystinose und die typische Cornea verticillata bei Amiodaroneinnahme. Beim Absetzen des verursachenden Medikamentes bzw. bei kausaler Behandlung ist ein (oft nur teilweiser) Rückgang der Hornhautveränderung möglich.

WEITERFÜHRENDE LITERATUR

Garner A, Klintworth GK (eds) (1994) Pathobiology of ocular disease: a dynamic approach. Marcel Dekker, New York
Sekundo W, Seifert P (1996) Monoclonal corneal gammopathy: topographic considerations. German J Ophthalmol 5:262

3 Hornhautdystrophien

Meist sind sie bilateral, symmetrisch, axial, avaskulär, hereditär (fast alle autosomal-dominant vererbt; wichtige Ausnahme: fleckförmige Hornhautdystrophie), früher Beginn, langsam fortschreitend, kein Bezug zu Allgemeinerkrankungen; meistens ist nur eine Hornhautschicht betroffen.

3.1 Dystrophien des Epithels, der Basalmembran und der Bowman-Schicht

Meesman-Dystrophie

- Sie tritt bilateral, symmetrisch und mit epithelialen Bläschen auf.

- Sie wird autosomal-dominant mit inkompletter Penetranz vererbt und schreitet selten fort.

- Durch die Zystenruptur tritt manchmal Fremdkörpergefühl auf; die Hornhautsensibilität kann herabgesetzt sein, die Sehschärfe ist meist normal.

- Es kommt zu grau-weißen punktförmigen Trübungen, die in der Retroillumination durchsichtig erscheinen.

- Behandlung: in der Regel asymptomatisch; Epithelabtragungen sind ohne anhaltenden Erfolg.

WEITERFÜHRENDE LITERATUR

Fine BS, Yanoff M, Pitts E et al. (1977) Meesmann's epithelial dystrophy of the cornea. Am J Ophthalmol 83:633

Mikrozystische Epitheldystrophie nach Cogan (Map-dot-fingerprint-Dystrophie)

- Häufige bilaterale Erkrankung der Basalmembran des Epithels; vermutlich wird sie autosomal-

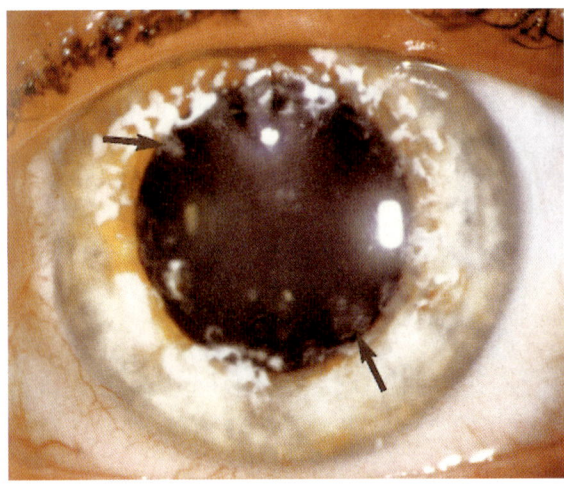

Abb. 8.2. Monoklonale Hornhautgammopathie. Nichtkonfluierende, zirkulär angeordnete weißliche Plaques, vornehmlich im vorderen, vereinzelt auch im hinteren (*Pfeile*) Hornhautstroma. (Aus Sekundo u. Seifert 1996)

dominant vererbt und normalerweise erst im mittleren Lebensalter bemerkt.

■ Drei verschiedene Muster, die alleine oder in Kombination vorkommen können bzw. sich im Laufe der Zeit ändern: fingerabdruckförmig, landkartenförmig, fleckförmig:

- „fingerprints" (am häufigsten): konzentrisch geformte Linien, die durch Reduplikation und Verdickung von Basalmembranmaterial gebildet werden (Abb. 8.3).
- Landkartenförmig: irreguläre, wie Landkarten aussehende, grau-weiße Areale, die in Folge einer Verdickung der Basalmembran und Proliferation von Bindegewebsmaterial entstehen.
- Fleckförmig: grau-weiße, runde oder irregulär geformte intraepitheliale Trübungen (kittähnlich).

■ Eine Verschlechterung tritt in trockenem, heißen Klima und bei Benetzungsstörung auf.

■ Häufig ist die Erkrankung asymptomatisch; manchmal bestehen ein irregulärer Astigmatismus und Hornhauterosiones (10%); die Patienten klagen über Verschwommensehen und Fremdkörpergefühl.

■ Pathologie: dicke, abnorme Basalmembran des Epithels mit Ansammlung von PAS-positivem fibrillogranulärem Material innerhalb der Mikrozysten.

■ Therapie: Behandlung der rezidivierenden Erosiones mit Druckverbänden während der akuten Phasen und entsprechender Prophylaxe: Salben und Verbände während des Schlafs; falls erforderlich, werden tagsüber Antibiotika und Zykloplegika gegeben; evtl. weiche Verbandlinsen. Bei häufigen Rezidiven ist die PTK die Therapie der Wahl. Einfache Abrasio hat eine hohe Rezidivrate. Hornhautstichelung kann vorgenommen werden, falls kein Excimerlaser zur Verfügung steht (man verursacht jedoch Mikronarben!).

WEITERFÜHRENDE LITERATUR

Laibson PR, Krachmer JH (1975) Familial occurrence of dot, map, and fingerprint dystrophy of the cornea. Invest Ophthalmol 14:397

Miller CA, Krachmer JH (1998) Epithelial and stromal dystrophies. In: Kaufman HE, Barron BA, McDonald MB (eds) The Cornea, 2nd edn. Butterworth-Heinemann, Boston

Öhman L, Fagerholm P (1998) The influence of excimer laser oblation on recurrent corneal erosions: a prospective randomized study. Cornea 17:349

Shock DE, Stock EL, Schwartz AE (1985) Stromal keratitis complicating anterior membrane dystrophy. Am J Ophthalmol 100:199

Ringförmige Dystrophie (Reis-Bücklers) (Abb. 8.4)

■ Diese Form der Dystrophie wird autosomaldominant vererbt mit hoher Penetranz; sie tritt bilateral and symmetrisch auf und wird bereits in der Kindheit bemerkt.

■ Es tritt eine diffuse milchglasartige, bläuliche, zarte Trübung auf Höhe der Bowman-Schicht auf; die Hornhautoberfläche ist häufig irregulär (Astigmatismus), und es gibt häufig schmerzhafte epitheliale Erosiones. Wenn die Bowman-Schicht durch Bindegewebe ersetzt ist, wird das Beschwerdebild asymptomatisch. Die Hornhautsensibilität und die Sehschärfe sind reduziert.

■ Pathologie: Defekte in der Basalmembran und Desorganisation von Kollagenfibrillen in der noch erhaltenen Bowman-Schicht. Später findet sich eine fibrozelluläre Einwachsung oberhalb oder anstatt der Bowman-Schicht.

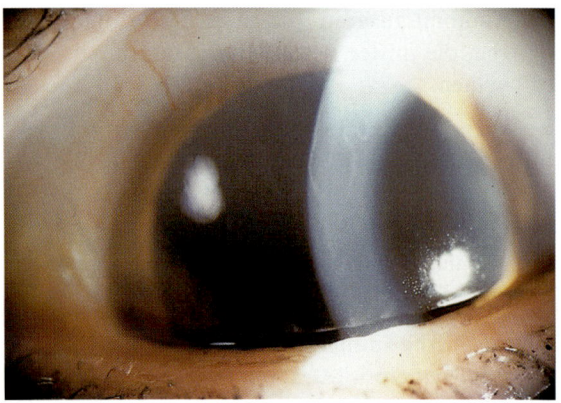

Abb. 8.3. Typische epitheliale Figur („Fingerabdruck") bei der Cogan-Dystrophie

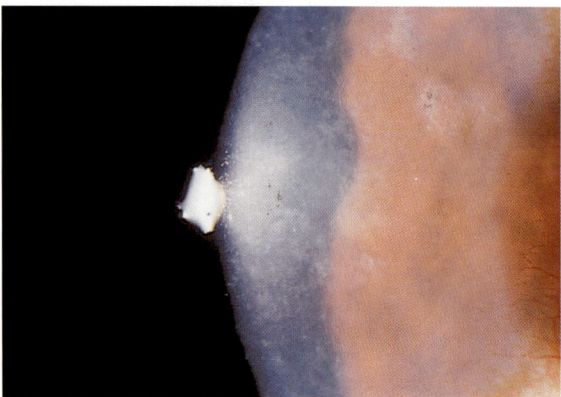

Abb. 8.4. Diffuse subepitheliale Trübung bei der Hornhautdystrophie nach Reis-Bücklers

■ Behandlung: Zur Therapie rezidivierender Erosiones wird die PTK verwendet; manchmal ist eine superfizielle oder lamelläre Keratektomie indiziert; selten ist eine perforierende Keratoplastik erforderlich. Rezidive im Transplantat sind bekannt.

WEITERFÜHRENDE LITERATUR

Hall P (1974) Reis-Bucklers' dystrophy. Arch Ophthalmol 91:170
Loose E, Stock EL, Jones JCR et al. (1989) Reis-Bucklers' corneal dystrophy. Immunofluorescent and electron microscopic studies. Cornea 8:200

Honigwabendystrophie (Thiel-Behnke)

■ Eine recht seltene subepitheliale autosomal-dominante Dystrophie mit Erstmanifestation im Kindesalter und progressivem Verlauf.

■ Rezidivierende Erosio corneae mit zunehmender Visusverschlechterung.

■ Das typische Honigwabenmuster manifestiert sich im zweiten Lebensjahrzehnt. Die Veränderungen sind v. a. zentral, zur Peripherie hin abnehmend mit einer klaren perilimbalen Zone.

■ Pathologie: Verdickung der Epithelbasalmembran sowie eine fibrogranuläre subepitheliale Schicht.

■ Die Thiel-Behnke-Dystrophie unterscheidet sich von der Reis-Bücklers-Dystrophie durch normale Hornhautsensibilität, glatte Oberfläche sowie das eigenartige Honigwabenmuster. Die Honigwabendystrophie wird nicht selten als eine Variante der Reis-Bücklers-Dystrophie angesehen.

WEITERFÜHRENDE LITERATUR

Thiel HJ, Behnke H (1967) Eine bisher unbekannte subepitheliale hereditäre Hornhautdystrophie. Klin Monatsbl Augenheilkd 150:862
Weidle EG (1989) Differentialdiagnose der Hornhautdystrophien vom Typ Groenouw I, Reis-Bücklers und Thiel-Behnke. Fortschr Ophthalmol 86:265

3.2 Stromadystrophien

Bröcklige (granuläre) Dystrophie (Abb. 8.5)

■ Dies ist mit Abstand die häufigste der klassischen Stromadystrophien; typischerweise autosomal-dominant, bilateral and symmetrisch.

■ Man findet kleine grau-weiße, scharf begrenzte, punkt- und strichförmige Trübungen in sonst klarem Stroma.

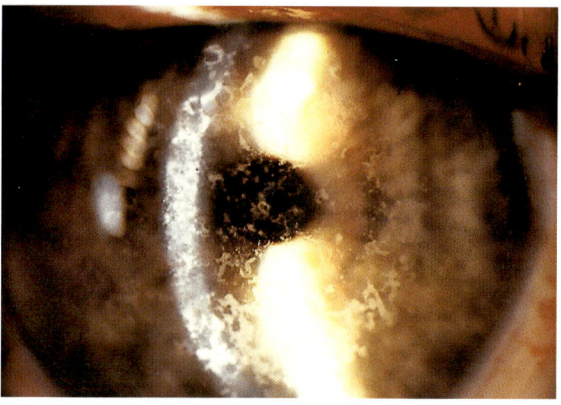

Abb. 8.5. Symptomatische bröcklige Hornhautdystrophie bei einer 49jährigen Patientin. Visus = 0,3. (Abb. von W. Sekundo, Marburg)

■ Zentraler und oberflächlicher Beginn, später findet eine Ausbreitung nach peripher und in die Tiefe statt.

■ Epithel und Endothel sind nicht betroffen; die Erkrankung kann für viele Jahre asymptomatisch mit einer normalen Sehschärfe bleiben. Eine Visusbeeinträchtigung tritt im 4.–5. Lebensjahrzehnt auf.

■ Pathologie: Es kommt zu hyalinen Ablagerungen von Phospholipiden (Masson-Trichrom-Färbung: rot).

■ Behandlung: PTK bei oberflächlicher Lokalisation; bei Fortschreiten der Erkrankung ist eine Keratoplastik erforderlich; die Erkrankung kann im Transplantat erneut auftreten.

WEITERFÜHRENDE LITERATUR

Akiya S, Brown SI (1970) Granular dystrophy of the cornea: characteristic electron microscopic lesions. Arch Ophthalmol 84:179
Rodriques MN, McGavic JS (1975) Recurrent corneal granular dystrophy. A clinicopathologic study. Trans Am Ophthalmol Soc 73:306
Wiitebohl-Post D, van der Want JJ, van Bijsterveld OP (1987) Granular dystrophy of the cornea. Ophthalmologica 195:169

Fleckförmige (makuläre) Dystrophie (Abb. 8.6)

■ Diese autosomal-rezessiv vererbte Dystrophie tritt bilateral auf. Die Sehschärfe ist bereits in jungen Lebensalter reduziert. Es besteht starke Photophobie.

■ Im Gegensatz zur Mehrzahl der Hornhautdystrophien sind hier mehrere Schichten betroffen (Stroma, Descemet-Membran, Endothel).

■ Initial findet man diffuse Flecken mit unscharfen Rändern in der oberflächlichen zentralen Hornhaut; später dehnen sie sich auf die gesamte Hornhautdicke und bis zum Limbus aus; es kommt zur

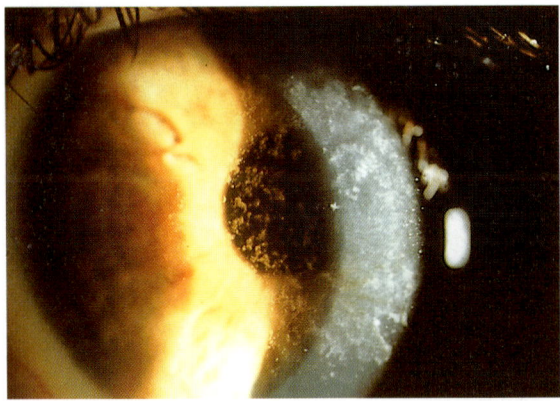

Abb. 8.6. Fleckförmige Hornhautdystrophie. Sämtliche kornealen Schichten sind von diffusen fleckigen Ablagerungen durchsetzt. (Abb. von S. Tuft, London)

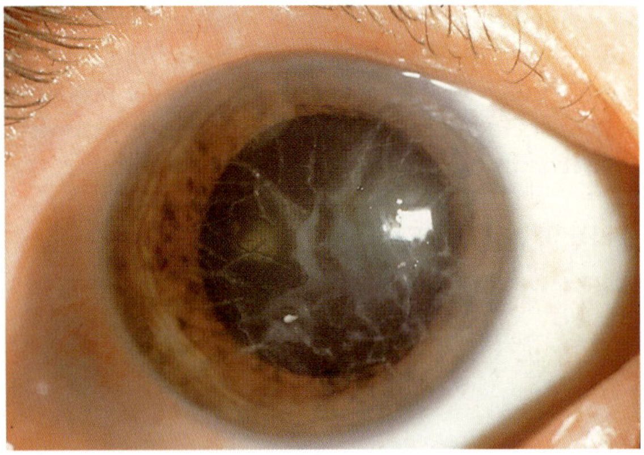

Abb. 8.7. Gittrige Hornhautdystrophie, klassische Form (Typ I). (Abb. von P. Wright, London)

diffusen Stromatrübung zwischen undurchsichtigen Stellen mit ablagerungsbedingter Irregularität der Descemet-Membran.

■ Irregulärer Astigmatismus sowie rezidivierende Erosiones treten auf.

■ Man findet ein abnormes Keratansulfat (Mucopolysaccharid) in Hornhaut und Serum; der histologische Nachweis ist mit Alzianblau oder kolloidaler Eisenfärbung zu führen. Eine Unterscheidung in Typ I (Mehrzahl) und Typ II erfolgte durch den Nachweis von monoklonalen Antikörpern gegen Keratansulfat in der Kornea und im Serum der Patienten mit Typ II-Dystrophie.

■ Behandlung: häufig perforierende Keratoplastik erforderlich; gute Prognose, da Rezidive im Transplantat eher selten sind.

WEITERFÜHRENDE LITERATUR

Klintworth GK, Reed J, Stainer GA, Binder PS (1983) Recurrance of macular corneal dystrophy within grafts. Am J Ophthalmol 95:60

Morgan G (1966) Macular dystrophy of the cornea. Br J Ophthalmol 50:57

Snip RC, Kenyon KR, Green WR (1973) Macular corneal dystrophy: ultrastructural pathology of corneal endothelium and Descemet's membrane. Invest Ophthalmol 12:88

Yang CJ, Sunorraj N, Thonar EJ, Klintworth GK (1988) Immunohistochemical evidence of heterogeneity in macular corneal dystrophy. Am J Ophthalmol 106:65

Gittrige Dystrophie

■ Die klassische Form (Typ I) kommt am häufigsten vor. Es handelt sich um eine primäre, lokalisierte Amyloidose.

■ Sie wird autosomal-dominant vererbt und ist bilateral.

■ Initial findet man feine irreguläre Linien oder Flecken bzw. einen zentralen Schleier; im Laufe der Zeit werden die Linien dicker und das Erscheinungsbild verschlechtert sich (Gittermuster).

■ Sie wird zwischen dem ersten und zehnten Lebensjahr entdeckt; eine Visusminderung tritt im mittleren Lebensalter ein; häufig treten rezidivierende Erosiones und ein irregulärer Astigmatismus auf.

■ Typ II (Meretoja-Syndrom) stellt eine Hornhautbeteiligung bei systemischer Amyloidose dar. Der Hornhautbefund ist weniger ausgeprägt als beim Typ I.

■ Beim Typ III handelt es sich um eine primäre Amyloidose wie Typ I, jedoch liegt das Manifestationsalter im 5. Lebensjahrzehnt. Die Vererbung ist autosomal-rezessiv bzw. -dominant beim Typ III A.

■ Pathologie: Es finden sich Amyloidablagerungen (orange bei Kongorotfärbung; grün in doppelbrechendem Licht).

■ Behandlung: Behandlung der rezidivierenden Erosiones; weiche oder harte Kontaktlinsen zur Astigmatismuskorrektur; PTK bei oberflächlicher Lokalisation; die perforierende Keratoplastik hat eine gute Prognose; die Erkrankung kann im Transplantat wiederkehren (seltener als bei bröckliger oder fleckförmiger Dystrophie).

WEITERFÜHRENDE LITERATUR

Stark T, Kenyon KR, Hanninen LA et al. (1991) Clinical and histopathologic studies of two families with lattice corneal dystrophy and familial systemic amyloidosis (Meretoja syndrome). Ophthalmology 98:1197

Waring GO, Rodriques MM, Laibson PR (1978) Corneal dystrophies. I. Dystrophies of the epithelium, Bowman's layer und stroma. Surv Ophthalmol 23:71

Avellino-Dystrophie

■ Hierbei handelt es sich um eine kombinierte bilaterale Hornhautdystrophie mit den klinischen und pathologischen Charakteristika von gittriger und bröckliger Dystrophie.

■ Sie kommt vornehmlich bei Patienten, deren Vorfahren aus der Provinz Avellino/Italien stammen, vor, ist aber auch bei Patienten ohne diese Abstammung beschrieben.

■ Ferner kann sie auch in Kombination mit einem Keratokonus vorkommen.

■ Die Patienten haben eine chromosomale Veränderung auf dem langen Arm des Chromosoms 5 (wie ebenfalls Typ I der gittrigen und die bröcklige Dystrophie).

■ Behandlung: PTK bei oberflächlicher Lokalisation; sonst perforierende Keratoplastik.

WEITERFÜHRENDE LITERATUR

Sassani JW, Smith SG, Rabinowitz YS (1992) Keratoconus and bilateral lattice-granular corneal dystrophies. Cornea 11:343

Stone EN, Mathers WD, Rosenwasser GOD et al. (1994) Three autosomal dominant corneal dystrophies mapped to chromosome 5q. Nature Genet 6:47

Dystrophie nach François Neetens („fleck dystrophy", „speckled dystrophy")

■ Diese autosomal-dominant vererbte, sehr seltene, bilaterale Dystrophie beginnt bereits in früher Kindheit.

■ Sie ist meist asymptomatisch, nicht fortschreitend und ohne Visusreduktion.

■ Es handelt sich um flache, schuppenähnliche kleine Trübungen, die sich in Größe, Schärfe und Tiefe unterscheiden; oft sehen sie wie eine Krapfen-(Berliner-)form mit klaren Rändern aus.

■ Histochemisch sind die Ablagerungen als Glykosaminoglykane und Lipide nachweisbar.

WEITERFÜHRENDE LITERATUR

François J, Neetens A (1957) Nouvelle dystrophie hérédofamiliale du parenchyme cornéen (hérédo-dystrophie Mochetée) Bull Soc Belge Opftamol 114:641

Goldberg MF, Krimmer B, Sugar J et al. (1977) Variable expression in flecked (speckled) dystrophy of the cornea. Ann Ophthalmol 9:889

Nicholson DH, Green WR, Cross HE (1977) A clinical and histopathological study of Francois Neetens speckled corneal dystrophy. Am J Ophthalmol 83:554

Zentrale wolkige Dystrophie nach François

■ Wie viele andere auch wird sie autosomal-dominant vererbt. Sie schreitet nicht fort und ist asymptomatisch.

■ Trübung des hinteren Stromas mit Ausbreitung nach vorne und nach peripher (Erscheinungsbild wie gebrochenes Eis).

■ Ähnlich der hinteren Mosaikdystrophie von Vogt, jedoch insgesamt massiver ausgeprägt.

■ Behandlung: in der Regel keine Therapie erforderlich.

WEITERFÜHRENDE LITERATUR

Strachan IM (1969) Central cloudy corneal dystrophy of François: five cases in the same family. Br J Ophthalmol 53:192

Kristalline Dystrophie nach Schnyder

■ Typische Charakteristika: autosomal-dominant; bilaterale, sehr symmetrische Ausprägung; in der Regel nicht fortschreitend; wird bereits in der Kindheit bemerkt.

■ Zarte, polychromatische nadelförmige Kristalle aus Cholesterin in unterschiedlichster Anordnung, jedoch meist ringförmig; ein diffuser Hornhautschleier ist möglich.

■ Häufig vergesellschaftet mit einem Arcus senilis und dem Vogt-Limbusgürtel mit Hyperlipidämie.

■ Behandlung: In der Regel keine Behandlung erforderlich; über einzelne Erfolge von PTK wurde berichtet.

WEITERFÜHRENDE LITERATUR

Bron AJ, Williams HP, Carruthers ME (1972) Hereditary crystalline stromal dystrophy of Schnyder. I. Clinical features of a family with hyperlipoproteinemia. Br J Ophthalmol 56:383

Garner A, Tripathi RC (1972) Hereditary crystalline stromal dystrophy of Schnyder. II. Histopathology and ultrastructure. Br J Ophtlmol 56:400

Ghosh M, McCullouch C (1971) Crystalline dystrophy of the cornea: a light and electron microscopic study. Can J Ophthalmol 12:321

Weiss JS (1992) Schnyder's dystrophy of the cornea. A Sweede-Finn connection. Cornea 11:93

3.3 Prä-Descemet-Dystrophie

■ Es handelt sich hier mit größter Wahrscheinlichkeit nicht um eine spezifische Erkrankung.

- Sie sind meist asymptomatisch.

- Zahlreiche Beschreibungen von punktförmigen Läsionen, Filamenten oder schneeflockenartigen Trübungen in den tiefsten Stromaschichten; die Erkrankung tritt sporadisch und familiär auf.

- Assoziationen mit Ichthyosis, Keratokonus oder anderen Erkrankungen sind möglich.

WEITERFÜHRENDE LITERATUR

Curran RE, Kenyon KR, Green WR (1974) Pre-Decemet's membrane corneal dystrophy. Am J Ophthalmol 77:711
Grayson M, Wilbrandt H (1976) Pre-Descemet's dystrophy. Am J Ophthalmol 64:276

3.4 Endotheldystrophien

Hintere polymorphe Dystrophie nach Schlichting

- Typische Charakteristika: dominant oder rezessiv; bilateral und oft asymmetrisch; entweder bereits kongenital vorhanden (Frühmanifestation) oder im Erwachsenenalter (Spätmanifestation) auftretend.

- Bei der klassischen Erwachsenenform (Abb. 8.8a, b) findet man Gruppen von Bläschen oder grauen plaqueähnlichen Läsionen auf der der Vorderkammer zugewandten Seite des Endothels; manchmal breite Bänder (Schneckenspuren) über dem Endothel oder verdickte Areale der Descemet-Membran.

- Bei der juvenilen Form ist die Kornea bisweilen ödematös diffus getrübt. Eine Abgrenzung zur kongenitalen hereditären Endotheldystrophie (s. unten) ist klinisch v.a. durch Untersuchung der asymptomatischen Verwandtschaft möglich.

- In der Regel ist die Erkrankung asymptomatisch; sie kann allerdings auch so weit fortschreiten, daß eine perforierende Keratoplastik erforderlich ist.

- Pathologie: Am häufigsten finden sich Endothelzellen mit epithelialen Charakteristika, die eine abnorme Descemet-Membran sezernieren. Fibroblastenähnliche Endothelzellen wurden ebenfalls beschrieben.

- Behandlung: In seltenen Fällen kann eine perforierende Keratoplastik erforderlich sein; die Erkrankung kann im Transplantat rezidivieren. Vorsicht ist bei der Entscheidung zur Operation bei der frühen Manifestationsform geboten, da spontane partielle Besserungen möglich sind.

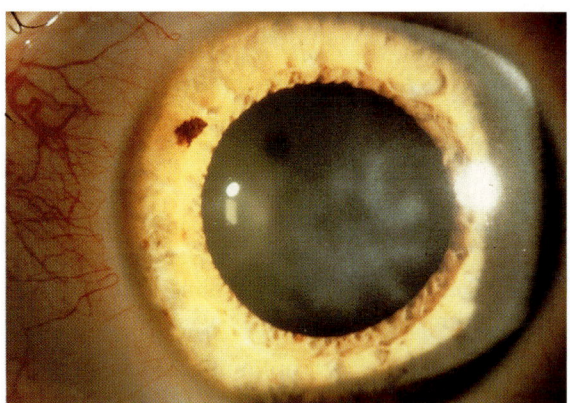

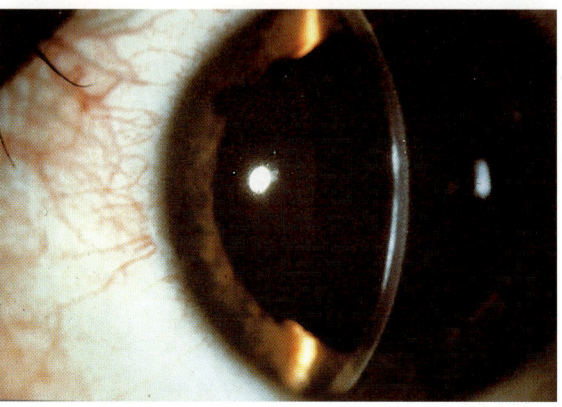

Abb. 8.8a, b. Hornhautdystrophie nach Schlichting. **a** Schneckenspurenähnliche, z.T. konfluierende Trübungen, die im Lichtspalt (**b**) eindeutig im Endothelniveau zu erkennen sind. (Abb. von B. Seitz, Erlangen)

WEITERFÜHRENDE LITERATUR

Cibis GW, Krachmer JA, Phelps CD et al. (1977) The clinical spectrum of posterior polymorphous dystrophy. Arch Ophthalmol 95:1529
Sekundo W, Lee WR, Aitken DA, Kirkness CM (1994) Multirecurrence of corneal posterior polymorphous dystrophy. Cornea 13:509
Sekundo W, Lee WR, Kirkness CM, Aitken DA, Fleck B (1994) An ultrastructural investigation of an early manifestation of the posterior polymorphous dystrophy of the cornea. Ophthalmology 101:1422
Waring GO, Rodrigues MM, Laibson PR (1978) Corneal dystrophies. II. Endothelial dystrophies. Surv Ophthalmol 23:147

Cornea guttata

- Häufig wird sie autosomal-dominant vererbt; Patienten mittleren Alters mit warzenähnlichen Verdickungen der Descemet-Membran. Es handelt sich um abnorme Produkte der erkrankten Endothelzellen.

- In der Regel sitzen die Guttae zentral und sind oft pigmentiert; sie bieten das Bild wie gehämmertes Metall auf dem Endothel bzw. als Verdickung der Descemet-Membran.

■ Zahlreiche Guttae spiegeln eine große Zahl erkrankter Endothelzellen wieder; bei degenerativen oder entzündlichen Erkrankungen kann es sekundär zur Bildung solcher Guttae kommen.

Fuchs-Endotheldystrophie

■ Hierbei handelt es sich um eine autosomal-dominante Veränderung, die bilateral und häufiger bei Frauen mittleren Alters auftritt.

■ Ein fortschreitendes epitheliales und stromales Ödem wegen verminderer Pumpfunktion der erkrankten Endothelzellen ist typisch.

■ Symptome und Zeichen: Zunächst besteht ein Epithelödem, das zu echten Bullae fortschreiten kann; später wird das Stroma ödematös und undurchsichtig; Spätzeichen sind subepitheliale Fibrose, fingerabdruckähnliche Linien und Vaskularisation; die Symptome bessern sich im Laufe des Tages aufgrund der physiologischen Verdunstung.

■ Pathologie: reduzierte Endothelzelldichte, warzenförmige oder diffuse Verdickung (mit „eingegrabenen" Warzen – „burried warts") der Descemet-Membran durch basalmembranähnliches Material.

■ Behandlung: Das Ödem kann mittels hypertoner Augentropfen, v.a. im Frühstadium, positiv beeinflußt werden; manche Autoren empfehlen die Förderung der Verdunstung mittels eines Föns; Beschwerden epithelialen Ursprungs können mit weichen Kontaktlinsen gelindert werden; bei manchen Patienten kann das Ödem durch eine Augeninnendruckreduktion positiv beeinflußt werden; in fortgeschrittenen Fällen ist eine perforierende Keratoplastik erforderlich.

WEITERFÜHRENDE LITERATUR

Adamis AP, Filatov, V, Tripathi BJ, Tripathi RC (1993) Fuchs endothelial dystrophy of the cornea. Surv Ophthalmol 38:149
Hogan MJ, Wood I, Fine M (1974) Fuchs' endothelial dystrophy of the cornea. Am J Ophthalmol 78:363
Waring GO, Rodriques MM, Laibson PR (1978) Corneal dystrophies. I. Dystrophies of the Bowman's layer, epithelium, and stroma. Surv Ophthalmol 23:71
Waring GO, Rodriques MM, Laibson PR (1978) Corneal dystrophies. II. Endothelial dystrophies. Surv Ophthalmol 23:147

3.5 Ektatische Dystrophien

Keratokonus

■ Es kommt zur Dickenminderung des Hornhautstromas, v.a. inferotemporal; bei Fortschreiten der Erkrankung zeigen sich Vernarbungen und eine irreguläre Vorwölbung; der symptomatische Keratokonus beginnt in der Regel mit der Pubertät und schreitet bis zum 3. oder 4. Lebensjahrzehnt fort, wonach oft ein Stillstand eintritt.

■ Charakteristischerweise findet man ihn bilateral, häufig in sehr asymmetrischer Ausprägung. Die Inzidenz wird auf 1:2000 geschätzt. Die meisten Fälle sind isoliert, eine Assoziation mit Down-Syndrom, M. Leber, Mitralklappenprolaps sowie atopischer Keratokonjunktivitis sieht man jedoch nicht selten. Der Keratokonus kann mit anderen zahlreichen Augen- und Allgemeinerkrankungen vergesellschaftet sein.

■ Zeichen: tiefe vertikale Dehnungslinien (Vogt-Linien), vermehrte Sichtbarkeit von Hornhautnerven, Fleischer-Kornealring (Hämosiderin), Narben der Bowman-Schicht (Abb. 8.9), irregulärer hoher Astigmatismus. Bei der Skiaskopie gibt es oft im Frühstadium eine schon erkennbare graue Verschattung des Lichtbandes. Früherkennung durch Hornhauttopographie.

■ Zu den subjektiven Symptomen gehören neben einer Visusminderung auch rasche Refraktionsänderungen mit asthenopischen Beschwerden aufgrund einer Akkommodationsunruhe (Differentialdiagnose: Phorien).

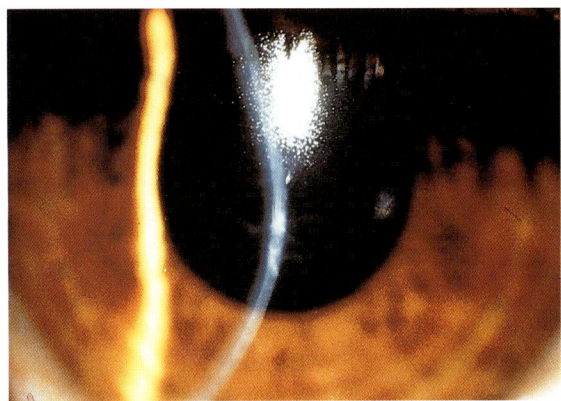

Abb. 8.9. Keratokonus mit Vogt-Striae und apikaler Narbenbildung

- Bisweilen reißt die Descemet-Membran ein und es kommt zum akuten Hydrops oder zur Hornhautperforation.

- Ursache: Man vermutet, daß die Stromaverdünnung eine Folge des Kollagenabbaus durch proteolytische Enzyme bei verminderter Aktivität von deren Inhibitoren ist. Eine Apoptose aufgrund einer Vermehrung der Il-1-Rezeptoren in den Keratozyten wird ebenfalls postuliert.

- Pathologie: Außer einer Dickenabnahme des Hornhautstromas zeigen sich typische kleine Defektbildungen der Bowman-Schicht mit fibröser Einwachsung.

- Behandlung: Zur Korrektur des irregulären Astigmatismus sind meist harte Kontaktlinsen erforderlich; perforierende Keratoplastiken haben eine gute Prognose; manche Chirurgen bevorzugen die Durchführung einer lamellären Keratoplastik oder einer Epikeratophakie; ein akuter Hydrops wird primär konservativ behandelt (entquellende und antibiotische Salben/Tropfen); bei Ausbildung von Narben ist eine Keratoplastik erforderlich.

WEITERFÜHRENDE LITERATUR

Epstein RJ, Seedor JA, Dreizen NG et al. (1987) Penetrating keratoplasty for herpes simplex keratitis und keratoconus. Ophthalmology 94:935
Krumeich JH, Daniel J, Winter M (1998) Tiefe lamelläre Keratoplastik mit dem geführten Trepansystem zur Übertragung von Spenderscheiben in ganzer Dicke. Ophthalmologe 95:748
Maguire LJ (1997) Ectatic corneal degenerations. In: Kaufman HE, Barron BA, McDonald MB (eds) The cornea. Butterworth-Heinemann, Boston
Rabinowitz YS (1998) Keratoconus. Surv Ophthalmol 42: 297

Keratoglobus

- Hierunter versteht man eine beidseitige Erkrankung mit normalem Hornhautdurchmesser und diffuser Dickenminderung, v.a. der peripheren Hornhaut (Abb. 8.10). Dadurch sind zentrale und periphere Hornhautdicken beinahe gleich.

- Eine familiäre Häufung ist möglich; oft findet man Risse der Descemet-Membran; Perforationen entstehen bereits bei leichtem Trauma.

- Therapie: Im Falle einer chirurgischen Behandlung wird oft ein zweizeitiges Vorgehen empfohlen: Zunächst führt man eine lamelläre Keratoplastik bis in die Sklera durch. Eine perforierende Keratoplastik erfolgt (falls erforderlich) als Zweiteingriff.

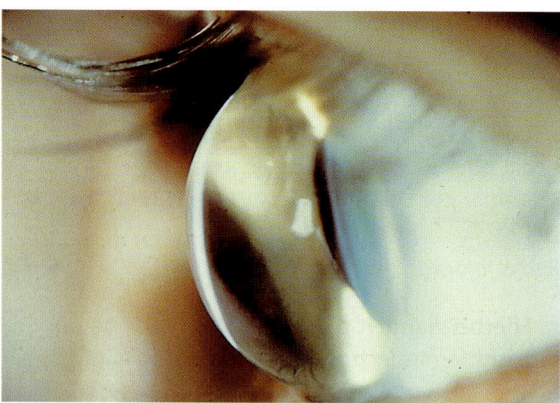

Abb. 8.10. Fortgeschrittener Keratoglobus. Visus cc = 0,6

WEITERFÜHRENDE LITERATUR

Leibowitz HM (1984) Keratoconus. In: Leibowitz HM (ed) Corneal disorders. Saunders, Philadelphia
Maguire LJ (1997) Ectatic corneal degenerations. In: Kaufman HE, Barron BA, McDonald MB (eds) The cornea. Butterworth-Heinemann, Boston

4
Kongenitale Hornhautanomalien
(Formen des sog. „anterior cleavage syndrome")

4.1
Periphere Anomalien

- Entwicklungsstörungen der Neuralleiste, die Iris, Hornhaut und Trabekelwerk betreffen können.

- Die meisten dieser Störungen werden autosomal-dominant mit unterschiedlich starker Expression vererbt.

- Es tritt ein Embryotoxon posterior auf.
  - Prominente Schwalbe-Linie am Ende der Descemet-Membran; bei etwa 15% gesunder Augen.
  - Weißer Rand innerhalb des Limbus auf Höhe der Descemet-Membran, der temporal meist besser als nasal zu sehen ist.

Axenfeld-Anomalie

- Irisausläufer, die sich zu einer prominenten Schwalbe-Linie erstrecken; manchmal besteht eine verzogene Pupille.

- In 50% der Fälle entwickelt sich ein juveniles Glaukom.

- Manchmal sind Skelettanomalien (Axenfeld-Syndrom) assoziiert.

- Sie kann im Rahmen einer systemischen Dysgenesie vorkommen (z. B. Alagille-Syndrom).

Rieger-Anomalie (mesodermale Dysgenesie)

- Es kommt zum Fehlen des oberflächlichen Irisstromas mit radiären Stromadefekten (Mottenfraßbild); zusätzlich gibt es Irisausläufer zu einer prominenten Schwalbe-Linie.

- Die Entwicklung eines juvenilen Glaukoms ist in 60 % der Fälle möglich.

- Sie kann mit Anomalien von Skelett, Gesicht, Schädel und Zähnen assoziiert sein (Rieger-Syndrom).

Sklerokornea

- Die Ausdehnung der Sklera reicht über den normalen Limbus hinaus; das Ausmaß reicht von einer peripheren Trübung bis zur völligen Eintrübung der Hornhaut; meist (90 %) tritt sie beidseits auf.

- Die Erkrankung kann isoliert oder zusammen mit Anomalien des vorderen Augenabschnittes kombiniert sein. Eine Assoziation mit Fehlbildungen des hinteren Augenabschnittes, wie z. B. Foveaaplasie, ist möglich.

- In der Regel kommt es zu keiner Vernarbung oder Progression; häufig trifft man auf eine flache Kornea.

- Behandlung: Bei beidseitigen starken Trübungen kann eine Keratoplastik versucht werden; die Prognose ist schlecht.

4.2
Zentrale Anomalien

- Unter diesem Begriff versteht man eine Reihe von Entwicklungsanomalien von Hornhaut, Iris oder Linse, die durch Migrationsfehler oder falsche Separation der Keimzellen entstehen.

Peter-Anomalie

- Es handelt sich um eine kongenitale zentrale Hornhauttrübung mit entsprechenden Defekten in hinterem Stroma, der Descemet-Membran und dem Endothel.

- Breitbasige Ausläufer von der Iriskrause erstrecken sich zum Rand des Defektes an der Hornhautrückfläche (iridokorneale Adhäsion). Häufig kommt es auch zu lentikokornealen Adhäsionen mit zentralem vorderen Polstar.

- Zusätzlich können zahlreiche systemische Anomalien ektodermalen, mesodermalen oder endodermalen Ursprungs vorliegen.

Keratokonus posterior

- Hierunter versteht man eine fokale, diskrete, zentrale Einsenkung der Hornhautrückfläche mit darüberliegender Stromatrübung unterschiedlich starken Ausmaßes.

- Die Hornhautradien sind nicht verändert; daher besteht kein Zusammenhang mit dem Keratokonus. Änderungen der Brechkraft wurden jedoch topographisch ermittelt.

- Descemet-Membran und Endothel fehlen stellenweise.

- Der Defekt kann lokalisiert sein oder die gesamte Hornhaut betreffen.

- Er kann familiär vorkommen, zeigt jedoch kein progressives Wachstum.

Ulcus internum (Hippel)

- Dies ist ein angeborenes Hornhautleukom mit zentralem Descemetdefekt und vorderen zentralen Irissynechien und Entzündungszeichen im Hornhaut- und Irisstroma.

- Ätiologisch kommt eine intrauterine Infektion in Frage.

- Heutzutage ist es selten.

Kontenitale hereditäre Endotheldystrophie („CHED")

- Diese autosomal-dominant oder autosomal-rezessiv vererbte Krankheit wird bereits bei der Geburt oder kurz danach bemerkt; die rezessive Form hat einen schwereren Verlauf.

- Es handelt sich um ödematöse milchglasartig getrübte, blau-graue Hornhäute mit einer symmetrischen Ausprägung (Abb. 8.11). Es besteht eine hohe Variationsbreite in der Ausprägung des Ödems.

- Das Endothel ist degeneriert oder fehlt. Es kommt zur Verdickung und abnormen Kollagenzusammensetzung der Descemet-Membran; manchmal treten zusätzlich fokale stromale fleckförmige Trübungen auf; normaler Augeninnendruck.

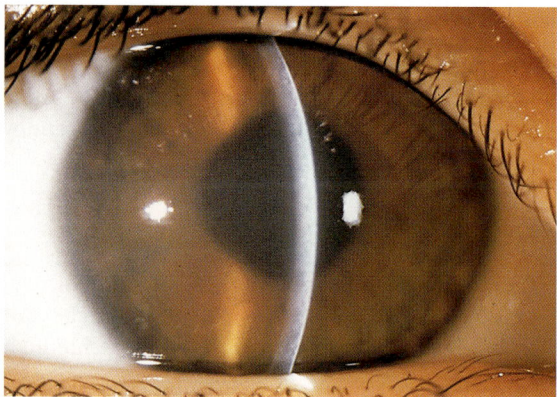

Abb. 8.11. Deutliches stromales Ödem bei der kongenitalen hereditären Endotheldystrophie. (Abb. von B. Seitz, Erlangen)

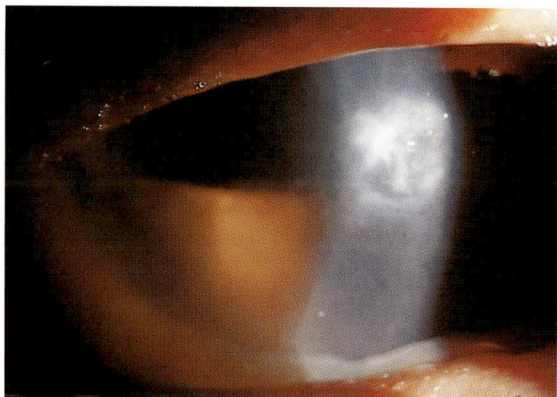

Abb. 8.12. Tiefes, scharf abgegrenztes Ulkus mit angedeuteten tiefen Infiltratausläufern. Mikrobiologisch gesicherte S. aureus-Infektion, sprach sehr gut auf topische Penicillintherapie an

■ Behandlung: je nach Verlauf perforierende Keratoplastik erforderlich.

WEITERFÜHRENDE LITERATUR

Johnson BL (1990) Ocular pathologic features of arteriohepatic dysplasia (Alagille's syndrome). Am J Ophthalmol 110:504

Kenyon KR, Antine B (1971) The pathogenesis of congenital hereditary endothelial dystrophy of the cornea. Am J Ophthalmol 72:787

Naumann GOH (1997) Pathologie des Auges, 2. Aufl. Springer, Berlin Heidelberg New York Tokyo

Rao SK, Padmanabhan P (1998) Posterior keratoconus. Ophthalmology 105:1206

Sekundo W, Marshall GE, Lee WR, Kirkness CM (1994) Immuno-electron labelling of matrix components in congenital hereditary endothelial dystrophy. Graef Arch Clin Exp Ophthalmol 232:337

Waring GO, Rodriques MM, Laibson PR (1975) Anterior chamber cleavage syndrome: a stepladder classification. Surv Ophthalmol 20:3

5 Hornhautinfektionen

5.1 Bakterielle Keratitis

■ Bei Patienten mit einem systemisch oder topisch alterierten Immunsystem (z.B. Allgemeinerkrankung, Steroidtherapie) kann grundsätzlich jedes Bakterium eine mikrobielle Keratitis hervorrufen.

■ Die häufigsten Erreger einer Keratitis sind: Staphylokokken (S. aureus, S. epidermidis) (Abb. 8.12), Streptokokken (S. pneumoniae, S. viridans), Pseudomonas (P. aeruginosa), andere Enterobacteriaceae (Proteus, Serratia). Seltenere Erreger sind Neisserien und Moraxella oder Anaerobier.

■ Besonders gefährdet sind Patienten nach Trauma, nach längerer topischer Steroidmedikation oder Kontaktlinsenträger; außerdem als Sekundärinfektion bei kompromitierter Augenoberfläche (z.B. Herpes, Rheuma usw.).

■ Zentral oder peripher können folgende Erscheinungsbilder vorkommen: Epithelödem, Epitheldefekt, Stromainfiltrat, an der Ulkusoberfläche anhaftendes mukopurulentes Exsudat, Hypopyon.

■ Grampositive Kokken führen meist zu einem klar abgegrenzten Epitheldefekt und einem tiefen Stromainfiltrat. Bei einer Pseudomonaskeratitis findet man eine nekrotisierende Entzündung mit milchglasartiger Trübung der umgebenden Hornhaut.

■ Bei vorgeschädigten Augen ist die differentialdiagnostische Abgrenzung gegen einen vorbestehenden epithelialen Defekt schwierig (z.B. Herpessimplex-Infektion, trophische Keratopathie).

■ Bei Infektionsverdacht sollten entsprechende Hornhautabstriche bzw. -abschabungen vorgenommen werden. Im Zweifelsfalle erfolgt eine Hornhautbiopsie.

■ Erkrankungsursache ist eine direkte Gewebeinvasion durch die Keime sowie die von den Bakterien produzierten Exo- und vermutlich Endotoxine.

■ Behandlung: Die Initialtherapie richtet sich nach dem Ergebnis des Gramabstriches; bei schweren Fällen bzw. unklarem Ergebnis der Gram-Färbung werden Breitbandantibiotika gegeben, z.B. Gentamicin 13,6 mg/ml und Cefazolin 50 mg/ml topisch (halb-)stündlich im Wechsel; Gentamycin 20–40 mg

Tabelle 8.1. Initialtherapie von Hornhautulzera

Abstrichmorphologie	Lokal	Subkonjunktival
Grampositive Kokken	Cefazolin (50 mg/ml)	Cefazolin (100 mg)
Grampositive Stäbchen	Gentamycin (13,6 mg/ml)	Gentamycin (20–40 mg)
Gramnegative Kokken	Penicillin E (100000 U/ml)	Penicillin (500000 U)
Gramnegative Stäbchen	Gentamycin (13,6 mg/ml)	Gentantamycin (20–40 mg)
Grampositive Filamente	Penicillin G (100000 U/ml)	Penicillin (500000 U)
Mischinfektionen bzw. trotz Infektionsverdacht kein Erregernachweis	Cefazolin (50 mg/ml) und Gentamycin (13,6 mg/ml)	Cefazolin (100 mg/ml) und Gentamycin (20–40 mg)
Hefen oder Pseudohyphen (s. unten)	Natamycin 1 % (s. auch unten) Flucytosin 1 %	Miconazol 10 mg
Hyphen (s. unten)	Natamycin 1 % Miconazol 10 mg/ml	Miconazol 10 mg

und Cephazolin 50–100 mg subkonjunktival (s. Tabellen 1.4 bis 1.7 und Tabelle 8.1). Abhängig vom Ergebnis der Kultur, dem klinischen Verlauf und eventuellen Medikamentenunverträglichkeiten sollte die Therapie geändert werden. Die Kombination Vancomycin/Amikacin kann als Therapie der 2. Wahl bei fehlendem Ansprechen auf Aminoglykosid/Cephalosporin angesetzt werden. Vancomycin ist besonders effektiv gegen Staphylococcus aureus. Die alleinige initiale topische Gabe von Gyrasehemmern, wie Ofloxacin (Floxal®) oder Ciprofloxacin (Ciloxan®), setzt sich zunehmend durch. Potentielle Lücken, z.B. bei Streptococcus pneumoniae, müssen berücksichtigt werden. Vorteile sind geringe Toxizität und gute Wirksamkeit gegen Pseudomonas (Kontaktlinsenträger!). Beim Einsatz von Gyrasehemmern hat sich das „1-2-3-Schema" bewährt: Vorderkammerzellen 1⁺, Hornhautinfiltrat ≤ 2 mm, Ulkus 3 mm vom Zentrum. Nur mit größter Vorsicht dürfen lokale Steroide zur Verhinderung einer Gewebsnekrose verwendet werden.

- Zusätzliche Maßnahmen: Korrektur von Lidfehlstellungen, Tränenfilmstabilisation, Zykloplegie, Behandlung eines erhöhten Augeninnendruckes, weiche Kontaktlinsen bei nicht abheilendem Epitheldefekt oder drohender Hornhautperforation.
- Bei akuter Perforation ist eine tektonische perforierende Keratoplastik (à chaud) notwendig. Alternativ wird eine temporäre Verklebung des perforierten Ulkus mittels Zyanoacrylatkleber durchgeführt.
- Zeichen der klinischen Besserung: Rückgang des Stromainfiltrates, Abrundung der Ränder des Epitheldefektes, Verminderung des Stromaödems, Rückgang des Vorderkammerreizes, Reepithelialisierung des Defektes mit Ausbildung einer Stromanarbe und evtl. Vaskularisation.
- Eine systemische Behandlung bleibt schweren Keratitiden vorbehalten oder wird bei Randlokalisation um Skleralinfektion zu vermeiden (z. B. Citrofloxacin 750 mg 2mal/Tag, bei grampositiven Erregern Cefotaxim oder Ceftazidim) durchgeführt.
- Topische „hochkonzentrierte" antibiotische Augentropfen werden in den ersten 24 h alle 15 min gegeben; danach kann die Applikationsfrequenz abhängig vom klinischen Verlauf reduziert werden.
- Topische Pilzmedikamente werden stündlich appliziert; die subkonjunktivale Gabe erfolgt abhängig vom Schweregrad alle 12 h (s. Übersicht).
- Die initiale Therapie wird abhängig vom verursachenden Organismus (Abstrich), vom klinischen Verlauf und den Sensitivitätsprüfungen geändert (Tabelle 8.1).
- Erforderliches Instrumentarium bei Hornhautulzera:

- Topische Anästhetika.
- Hornhautspatel bzw. 21-Gauge-Nadel.
- Sterile Wattestäbchen (für Kulturen und Lid und Bindehaut).
- Objektträger aus Glas und ein Markierstift.
- Methylalkohol zur Fixation.
- Färbungen:
  ▼ Gram.
  ▼ Giemsa.
  ▼ Spezialfärbungen: PAS, Gomori-Methenaminsilber.

- Medien:
  - Blutagar (eine Platte für Lid/Bindehaut, eine für den Ulkusabstrich).
  - Schokoladenagar.
  - Sabouraud-Agar (ohne Cycloheximid).
  - Hirn-Herz-Bouillon.
  - Thioglykolat Bouillon.
  - Trypicase-Soja-Bouillon (für feuchte Wattestäbchen).
  - Nicht beschichteter (bzw. E. coli-) Agar bei V. a. Akanthamöben.

WEITERFÜHRENDE LITERATUR

Abbott RL, Kremer PA, Abrams MA (1994) Bacterial corneal ulcers. In: Duane's clinical ophthalmology. CD ROM version 1995. Lippincott, Philadelphia
Alfonso E, Mandelbaum S, Fox MJ, Forster RK (1986) Ulcerative keratitis associated with contact lens wear. Am J Ophthalmol 101:429
Allan BDS, Dart JKG (1995) Strategies for the management of microbial keratitis. Br J Ophthalmol 79:777
Benson WH, Lanier JD (1998) Current diagnosis and treatment of corneal ulcers. Current Opinion Ophthalmol 9:45
Bialasiewicz A (1995) Infektionskrankheiten des Auges. Fischer, Stuttgart
Liesegang TJ (1997) Bateria and fungal keratitis. In: Kaufman HE, McDonald MB, Barron BA (eds) The cornea. Butterworth-Heinemann. Boston
Mandelbaum S, Udell IJ (1987) Corneal perforations associated with infectious agents. In: Abbott RL (ed) Surgical intervention in corneal and external diseases. Grune & Stratton, Orlando
Ormerod LD, Murphree AL, Gomez DS et al. (1986) Microbial keratitis in children. Ophthalmology 93:449
Webb RM, Tabbara KF (1982) Indolent bacterial corneal ulcers. Cornea 1:337

5.2
Pilzkeratitis

■ Einzelheiten sind in Kap. 1 (S. 67ff) zu finden. Ferner wird auf folgende Übersicht verwiesen.

Wichtige Pilze im Zusammenhang mit okulären Infektionen

■ Filamentöse Pilze (Schimmelpilze):

- Septiert (unterteilt durch Trennwände in echte Zellen):
  - Fusarium.
  - Aspergillus.
  - Alternaria.
  - Cladosporium.
  - Penicillium.
  - Phialophora.
  - Curvularia.
  - Cephalosporium.

- Nicht septiert:
  - Mukor.

■ Hefen

- Candida.
- Cryptococcus.

Filamentöse Pilze (multizelluläre Pilze)

■ Häufig treten filamentöse Pilze nach Verletzung durch Pflanzen bzw. Materialien pflanzlicher Natur (z. B. Holz) auf. Zunehmende Bedeutung haben kontaktlinsenassoziierte Keratomykosen erlangt.

■ In der Regel sind gesunde, erwachsene Menschen ohne irgendeine prädisponierende okuläre Erkrankung betroffen.

■ Aspergillus (Abb. 8.13), Fusarium, Cephalosporium und Curvularia sind die häufigsten Organismen.

■ Typische Spaltlampenbilder: feine, federförmige Stromainfiltrate, Satellitenläsionen, graue, leicht prominente Infiltrate über intaktem Epithel, häufig retrokorneale Plaques mit Hypopyon; bei fortgeschrittener Erkrankung kann lediglich ein Stromaabszeß vorliegen.

■ In den Färbungen (Gram, Giemsa, PAS, Gomori oder Kalkfluorweiß) sieht man verzweigte, septierte Gebilde.

■ Die Kultur einer Myzelkolonie wächst am besten auf Blutagar, Sabouraud-Agar oder Hirn-Herz-Bouillon (alle bei 25 °C); das Wachstum findet in der Regel innerhalb von 48 h statt.

■ Therapie: Als topische Applikation wird in der angloamerikanischen Literatur Natamycin 5% emp-

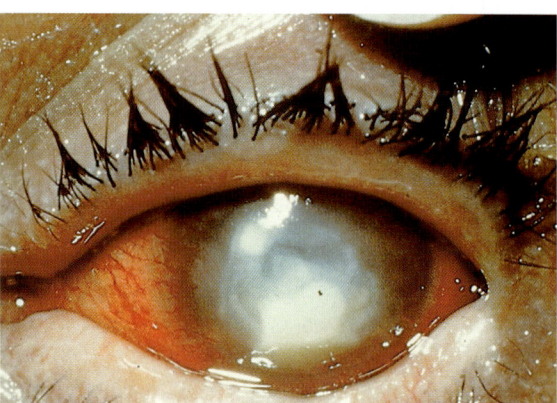

Abb. 8.13. Aspergilluskeratitis. Beachten Sie die sehr tiefe weißliche Infiltration sowie einen Satellitenherd bei 10 Uhr

fohlen, welches in Deutschland nur in einer 1%igen Konzentration als Pima-Biciron N® Augensalbe erhältlich ist. Durch eine Abrasio des Epithels wird die Penetration gefördert. Alternativ wird die topische Gabe von 1%iger Miconazollösung (z.B. Daktar® i.v.-Lösung) oder die subkonjunktivale Gabe von 5–10 mg Miconazollösung (z.B. Daktar® i.v.-Lösung) empfohlen.

Hefen (unizelluläre Pilze)

▪ Häufigster Erreger ist der ubiquitär vorkommende Hefepilz Candida albicans; gewöhnlich sind die betroffenen Patienten in sehr schlechter körperlicher Verfassung oder immunsupprimiert.

▪ Klinisch manifestiert sich die Erkrankung als gelb-weißes, zentrales, eitriges Stromainfiltrat mit Hypopyon („Hypopyonkeratitis"). Bisweilen finden sich Satellitenläsionen.

▪ In den Färbungen (Gram, Giemsa, PAS oder Gomori-Methenaminsilber) sieht man knospende Hefen oder Pseudohyphen; die Kolonien haben ein teigiges Erscheinungsbild.

▪ Therapie: Topisch gibt man Amphotericin B (0,05 bis 0,25%), Miconazol oder Fluconazol und oral Flucytosin (z.B. Ancotil® Tabletten). Eine chirurgische Behandlung (Bindehautdeckung, Keratektomie, lamelläre oder perforierende Keratoplastik) kann erforderlich sein. Steroide sind in der Regel kontraindiziert.

WEITERFÜHRENDE LITERATUR

Arffa RC, Avni I, Ishibashi Y et al. (1985) Calcofluor and ink-potassium hydroxid preparations for identifying fungi. Am J Ophthalmol 100:719

Behrens-Baumann W (1991) Pilzerkrankungen des Auges. Enke, Stuttgart (Bücherei des Augenarztes, Bd 128)

Kennedy SM, Shaukland GS, Lee WR, Sekundo W (1994) Keratitis due to the Fungus Acremonium (Cephalosporium). Eye 8:692

Liesegang TG (1997) Fungal keratitis. In: Kaufman HE, McDonald MB, Barron BA (eds) The cornea. Buttenworth-Heinemann, Boston

Lund OE, Miño de Kaspar H, Klauss V (1993) Strategie der Untersuchung und Therapie bei mykotischer Keratitis. Klin Monatsbl Augenheilkd 202:188

O'Day DM (1984) Fungal keratitis. In: Leibowitz HM (ed) Corneal disorders. Saunders, Philadelphia

Sanitato JJ, Kelley GG, Kaufman HE (1984) Surgical management of peripheral fungal keratitis. Arch Ophthalmol 102:1506

5.3
Akanthamöbenkeratitis

▪ Acanthamoeba ist ein freilebendes ubiquitär vorkommendes Genus einer Amöbe. Inzwischen wurden 33 Spezies identifiziert, 30 davon wurden aus infizierten Hornhäuten isoliert.

▪ Häufig tritt sie bei Kontaktlinsenträgern oder nach Hornhauttrauma auf; starke Schmerzen, ein protrahierter Verlauf mit Remissionen und Rezidiven, rezidivierende Epitheldefekte, multilokuläre Stromainfiltrate, die meist miteinander verbunden sind (Ringinfiltrat), sind typisch (Abb. 8.14).

▪ Eine HSV-Keratitis ist die häufigste Fehldiagnose.

▪ Eine asymptomatische Besiedlung der Hornhaut mit Akanthamöben kommt vor.

▪ Auf Routineabstrichen sieht man doppelwandige, polygonale Zysten; für ein optimales Wachstum ist ein mit E. coli angereicherter Agar erforderlich; zur Probengewinnung kann eine Hornhautbiopsie notwendig sein. Bei Kontaktlinsenträgern soll auch die Aufbewahrungsflüssigkeit bzw. der Behälter mikrobiologisch untersucht werden.

▪ Histologisch kann man Zysten in der PAS-Färbung nachweisen; eine höhere Trefferquote bietet die immunhistochemische Markierung mit Akanthamöbenantikörpern.

▪ Behandlung: Am wirksamsten soll die stündliche bzw. 2stündliche Gabe von Polyhexamethylenbiguanid 0,02%ig bzw. Chlorhexidindigluconat 0,02%ig (als Fertigpräparat nicht erhältlich) und Propamidinisothionat 0,1%ig (in Großbritannien z.B. Brolene®, in Deutschland nicht auf dem Markt)

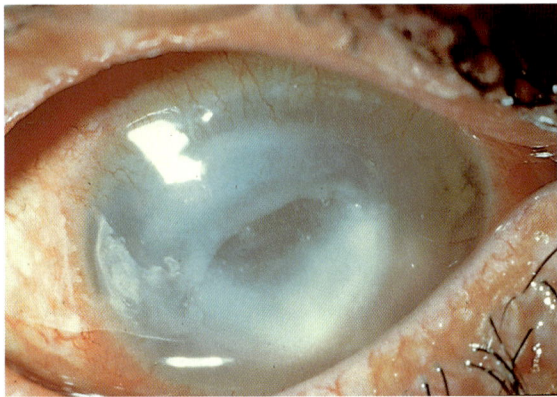

Abb. 8.14. Akanthamöbenkeratitis bei einem Träger von weichen Kontaktlinsen. (Abb. von P. Wright, London)

im Wechsel sein. Eine Befundbesserung tritt oft erst nach 1–2 Wochen ein. Danach wird die Frequenz auf 4mal tgl. reduziert und 3–4 Monate beibehalten. Neomycin, Miconazol und die systemische Gabe von Ketoconazol sollen von Nutzen sein. Topische Steroide werden kontrovers diskutiert. Ihre Gabe soll besonderen Indikationen wie Uveitis, Substanzverlust oder nach Keratoplastik vorbehalten bleiben. Eine therapeutische Epithelabtragung kann indiziert sein. Bei fortschreitender Stromaulzeration, drohender bzw. manifester Descemetozele sowie einer starken Hornhautvernarbung nach erfolgreicher Behandlung kann eine perforierende Keratoplastik erforderlich sein.

- Über Immunreaktionen gegen Erreger bzw. ihre Bestandteile wurde berichtet. In isolierten Fällen (z. B. Skleritis) wurde deshalb zusätzlich immunsuppressiv mit systemischen Steroiden und Ciclosporin A behandelt.

WEITERFÜHRENDE LITERATUR

Fechner PU, Teichmann KD (1991) Medikamentöse Augentherapie. Enke, Stuttgart (Bücherei des Augenarztes, Bd 67)
Ficker LA, Kirkness C, Wright P (1993) Prognosis for keratoplasty in acanthamoeba keratitis. Ophthalmology 100:105
Garner A (1993) Pathogenesis of acanthamoebic keratitis: hypothesis based on a histological analysis of 30 cases. Br J Ophthalmol 77:366
Holland GN, Donzis PB (1987) Rapid resolution of early Acanthamoeba keratitis after epithelial debridement. Am J Ophthalmol 104:87
Illingworth CD, Cook SD (1998) Acanthamoeba keratitis. Surv Ophthalmol 42:493
Lindquist TD, Sher NA, Doughman DJ (1988) Clinical signs and medical therapy of early Acanthamoeba keratitis. Arch Ophthalmol 106:73
Moore MB, McCulley JP, Newton C et al. (1987) Acanthamoeba keratitis: a growing problem in soft and hard contact lens wearers. Ophthalmology 94:1654
Theodore FH, Jakobiec FA, Juechter KB et al. (1985) The diagnostic value of a ring infiltrate in Acanthamoeba keratitis. Ophthalmology 92:1471
Wilhelmus KR, Osato MS, Font RL et al. (1984) Rapid diagnosis of Acanthamoeba keratitis using calcofluor white. Arch Ophthalmol 104:1309
Wright P, Warhust D, Jones BR (1985) Acanthamoeba keratitis succesfully treated medically. Br J Ophthalmol 69:778

5.4
Herpes-simplex-Keratitis

- Hierbei handelt es sich um ein großes intrazelluläres DNA-Virus; der Mensch ist natürlicher Wirt.

- Man kennt 2 Subtypen abhängig von Isolationsort (Typ I: oral, fazial, okulär, Gehirn; Typ II: genital), immunologischen Charakteristika, Verhalten in der Kultur und dem Ansprechen auf Medikamente.

- Antikörper sind in bis 90% der Bevölkerung nachweisbar, wobei die sozioökonomischen Verhältnisse von Bedeutung sind.

- Die Übertragung erfolgt oral und sexuell.

Primärinfektion

- Die Primärinfektion findet meist bereits im frühen Lebensalter statt (Typ I häufiger als Typ II); es handelt sich in Regel um ein leichtes Krankheitsbild mit Gingivostomatitis, Rhinitis, Fieber, Schmerzen, Adenopathie und Hautbläschen.

- Eine okuläre Beteiligung ist häufig unilateral im Rahmen der Bläscheneruption (v. a. am Unterlid und medialen Lidwinkel; folliculäre Konjunktivitis; regionale Lymphadenopathie; manchmal Hornhautbeteiligung).

Diagnosesicherung

- In der Regel wird die Diagnose klinisch gestellt.

- Goldstandard ist der Nachweis eines zytopathischen Effekts in der Zellkultur (48 h bis 14 Tage).

- Immunologischer Nachweis mittels enzymelinked immunosorbent assay (ELISA) und fluoreszeinmarkierten anti-HSV-Antikörpern. Die Polymerase-Kettenreaktion (PCR) kann in hochspezialisierten Labors eingesetzt werden.

Herpesinfektion bei der Geburt (Form der Ophthalmia neonatorum)

- Infektion bei mütterlicher Herpeszervizitis (Typ II) während des Geburtsvorgangs.

- Die Erkrankung beginnt innerhalb der ersten Lebenswoche mit Hautläsionen und Augenbeteiligung (Keratitis, Chorioretinitis, Katarakt).

- Sie kann zu einer disseminierenden, lebensbedrohenden Form fortschreiten.

Rezidivierende Herpesinfektion

- Das Virus entwickelt eine „Symbiose" mit dem Menschen.

- Das Ganglion des N. trigeminus bildet das Reservoir von Herpes-simplex-Typ I; verschiedene Stimuli (z. B. UV-Strahlen, Kälte) können eine Streuung des Virus hervorrufen; eine Reaktivierung ist auch bei einer Beeinträchtigung des Immunsystems möglich.

■ Neuere Untersuchungen mittels PCR deuten darauf hin, daß es eine mögliche Viruslatenz in den Keratozyten gibt.

■ Bei bestimmten Patienten existieren Prädilektionsorte (z. B. Lider, Bindehaut, Hornhautepithel oder Uvea).

Formen rezidivierender Herpesinfektion am Auge

■ Lidbläschen: Behandlung: Aciclovir- (z. B. Zovirax®-)Augensalbe eventuell mit einer Vorstellung beim Dermatologen.

■ Bindehauterkrankung:

● Eine follikuläre Konjunktivitis mit oder ohne Keratitis superficialis punctata kann Zeichen einer rezidivierenden Herpeserkrankung sein.
● Behandlung: Lokal gibt man Aciclovir- (z. B. Zovirax®-)Augensalbe; regelmäßige Kontrolluntersuchungen müssen wegen der möglichen Hornhautbeteiligung durchgeführt werden.

■ Hornhautepithelerkrankung: Es gibt verschiedene Formen der aktiven Epithelerkrankung:

● Keratitis superficialis punctata: punktförmige fluoreszenzpositive Läsionen; erhabene Nester aus trüben Epithelzellen, die sich deutlich mit Bengalrosa anfärben lassen.
● Keratitis dendritica: typische Bäumchenfigur; diese färbt sich mit Fluoreszein und Bengalrosa an (Abb. 8.15).
● Landkartenulkus: landkartenartiger oder amöboider fluoreszenz- bzw. bengalrosapositiver Epitheldefekt; entsteht in der Regel bei fälschlicherweise verabreichten Steroiden.

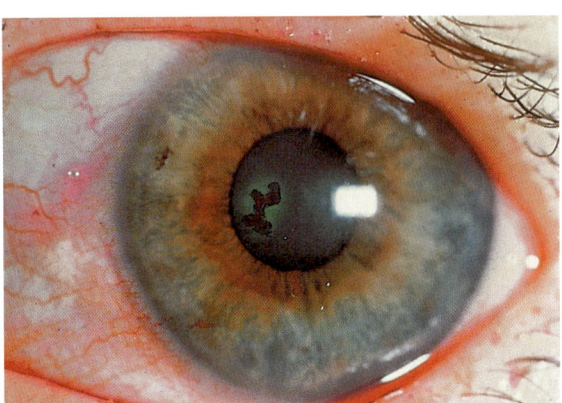

Abb. 8.15. Dendritikafigur bei akuter Herpeskeratitis, angefärbt durch Bengalrosa. (Abb. von P. Wright, London)

● Behandlung: Virustatika (Trifluoridin, Idoxuridin, Vidarabin, Aciclovir); das sonst wirkungsvolle Debridement soll beim Landkartenulkus zurückhaltend erfolgen; beim Landkartenulkus wird Trifluoridin bevorzugt; falls nach dem 7. Tag keine Besserung erfolgt, ist ein Therapiewechsel erforderlich. Differentialdiagnostisch sollte auch an eine nichtvirale Epithelreaktion (metaherpetisch oder toxisch) gedacht werden.

Klassifikation der Augenbeteiligung bei Herpes simplex

■ Virale Erkrankung:

● Blepharitis.
● Konjunktivitis.
● Epithelerkrankung:
  ▼ punktförmig,
  ▼ sternförmig,
  ▼ dendritisch,
  ▼ geographisch (landkartenartig).
● Stromaerkrankung:
  ▼ disziforme Keratitis (zentrale Endotheliitis),
  ▼ nekrotisierende Keratitis.
● Periphere Endotheliitis (Trabekulitis).
● Uveitis:
  ▼ fokale Iritis,
  ▼ diffuse Iritis.
● Retinitis.

■ Nicht viral bedingt (metaherpetisch):

● Erosionen.
● Schmerzlose Ulzeration.
● Trophische Ulzeration.
● Dauerhaft alterierte Hornhautstruktur.
● Dauerhafter Trabekelwerkschaden.

Keratitis metaherpetica

■ Hierbei handelt es sich um eine scharf begrenzte epitheliale und stromale Ulzeration, die mit einer aktiven stromalen Keratitis vergesellschaftet ist.

■ Höchstwahrscheinlich handelt es sich um eine hypersensitivitätsbedingte, stromale Reaktion mit fraglicher Virusbeteiligung.

■ Ein streng morphologisches Korrelat kann diesem Stadium nicht zugeordnet werden. Die metaherpetische Keratitis kann als epitheliale Ulzeration bei einem langsam abheilenden Ulkus und als Folge des viral bedingten Keratozytenuntergangs mit Freisetzung von lytischen Enzymen angesehen werden.

- Behandlung: Topische Steroide verhindern die Progression und tragen zu einer Verkürzung der Erkrankungsdauer bei. Topische Virustatika werden wegen fraglicher Virusbeteiligung gegeben. Systemische Virustatika bringen nach heutigen Erkenntnissen keine Verbesserung.

Trophische Keratitis

- Darunter versteht man eine epitheliale und stromale Ulzeration ohne aktive stromale Entzündung.

- In der Regel sind es „ausgestanzte" Ulzerationen mit Stromavernarbung, Stromaödem und permanentem Endothelschaden.

- Behandlung: Zur Vermeidung jeglicher epithelbeinträchtigender Faktoren gibt man einen Verband, Benetzungsmittel, Verbandlinsen; eine perforierende Keratoplastik kann erforderlich sein.

Erkrankung des Stromas

- Man unterscheidet 3 Formen:
- Nekrotisierende stromale Keratitis:
  - Sie tritt als Folge einer rezidivierenden Epithelerkrankung auf; die gesamte Hornhaut ist entzündet; sie variiert von leichter bis dichter Stromatrübung, fokal oder diffus.
  - Als Uveitis imponiert sie mit speckigen Hornhautpräzipitaten, Irishyperämie, erhöhtem Augeninnendruck infolge der Trabekulitis.
  - Häufig kommt es zu hinteren Synechien; Linsenveränderungen und fibrovaskuläre Membranen sind ebenfalls möglich.
  - Sie kann perforieren oder mit Vernarbung und Vaskularisation abheilen.
  - Behandlung: Eine evtl. vorhandene aktive Epithelerkrankung sollte behandelt werden; bei ausschließlicher Stromaerkrankung außerhalb der Sehachse gibt man evtl. nur Zykloplegika. Bei einer aktiven Entzündung mit Beteiligung der tiefen Hornhautschichten bzw. des Augeninnern sind Steroide indiziert; diese sollten wegen der Gefahr des Wiederaufflammens der Entzündung langsam ausgeschlichen werden; während des Ausschleichens werden Virustatika gegeben; die systemische Gabe von Aciclovir sollte in Erwägung gezogen werden.
- Keratitis disciformis (Abb. 8.16):
  - Hierbei unterscheidet man eine zentrale oder exzentrische scheibenförmige Stromaquellung (Ödem) vergesellschaftet mit lymphozytärer Infiltration.

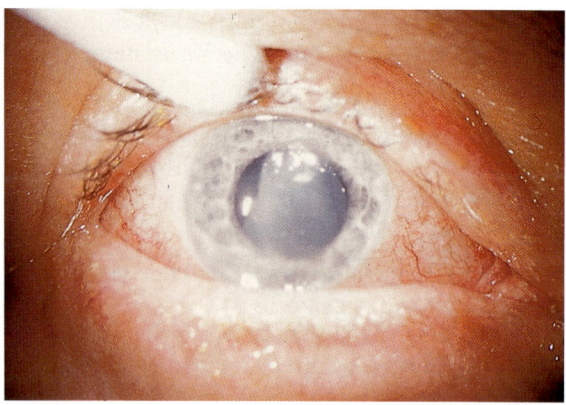

Abb. 8.16. Keratitis disciformis mit typischer „ausgestanzter" zentraler Stromaquellung

  - Gelegentlich ist das Ödem von einem Ring von Infiltraten umgeben (Wessely-Ring); das Epithel ist in der Regel intakt und leicht ödematös; man findet Descemetfalten und eine mäßige Uveitis anterior mit Endothelbeschlägen.
  - Vermutlich handelt es sich um eine zellvermittelte Hypersensitivitätsreaktion bzw. einen erkrankungsbedingten Funktionsverlust von Endothelzellen.
  - Behandlung: Spricht gut auf topische Steroide an; außerdem sollte eine Abdeckung mit Virustatika erfolgen. Bei deutlichen steroidinduzierten Nebenwirkungen kann Ciclosporin A topisch verabreicht werden.
- Permanente Stromaveränderungen:
  - Nach langdauernden und wiederholten Ausbrüchen einer Stromakeratitis kann es zu einer permanenten Endotheldysfunktion, Stromavaskularisation und -vernarbung kommen, so daß eine ödematöse Hornhaut entsteht; dieser Zustand spricht nicht auf Steroide an.
  - Behandlung: Sie erfolgt in Abhängigkeit von Symptomen, Visusverlauf und Zustand des Partnerauges; Möglichkeiten der Behandlung sind hypertone Augentropfen, weiche Kontaktlinsen, Bindehautdeckung und eine perforierende Keratoplastik.

Uveitis und Trabekulitis

- Sie treten nicht nur zusammen mit einer aktiven Hornhautbeteiligung, sondern auch isoliert auf; man beobachtet einen unterschiedlich starken Schweregrad.

- Mögliche Befunde sind hintere Synechien, Rubeosis iridis, Veränderungen der vorderen Linsenanteile, Hypopyon oder ein therapierefraktäres Glaukom.

■ Behandlung: Zykloplegika, topische Steroide unter virustatischer Abdeckung; topische und/oder systemische Behandlung des erhöhten Augeninnendruckes; die systemische Gabe von Aciclovir sollte in Erwägung gezogen werden.

Prinzipien der medikamentösen Therapie bei okulärer Herpes-simplex-Erkrankung

■ Trifluoridin und Aciclovir sind besser löslich als Idoxuridin und Vidarabin und daher zur Behandlung von Landkartenulzera und Stromaerkrankungen bzw. einer Uveitis anterior indiziert.

■ Falls nach 7 Tagen (regelmäßige Kontrollen) keine Besserung eintritt, muß die Therapie geändert werden (anderes Virustatikum; evtl. Steroide).

■ Ist die Läsion nach 3 Wochen nicht abgeheilt, sollten andere Ursachen der Keratitis in Erwägung gezogen werden: Beispiele sind Medikamententoxizität, metaherpetische oder trophische Keratitis, falsche Initialdiagnose.

■ Bei gleichzeitiger, aktiver viraler Epithel- und Stromaerkrankung wird zunächst mit Virustatika behandelt, bevor Steroide zur Therapie der Stromaerkrankung gegeben werden.

■ Es sollte die geringste Steroiddosis, die zur Entzündungssuppression erforderlich ist, verabreicht werden. Bei aktiver Epithelerkrankung, trophischem Ulkus und leichter stromaler Keratitis sollte auf Steroide verzichtet werden.

■ Bei Steroidgabe empfiehlt sich die zusätzliche Gabe von Virustatika (Ausnahme: „Low-dose-Steroidgabe", wie z.B. 1 Tropfen Prednisolonacetat 0,12%/Tag).

■ Steroide sollten ausgeschlichen und nicht abrupt abgesetzt werden.

■ Bei einer (post-)herpetischen perforierenden Keratoplastik soll eine prä- und postoperative Prophylaxe mit oralen Virustatika erfolgen [Aciclovir, Valaciclovir (Valtrex®)].

WEITERFÜHRENDE LITERATUR

Barron BA, Gee L, Hauck WW et al. (1994) Herpetic eye disease study. A controlled trial of oral acyclovir for herpes simplex stromal keratitis. Ophthalmology 101:1871

Epstein RJ, Seedor JA, Dreizen NG et al. (1987) Penetrating keratoplasty for herpes simplex keratitis und keratoconus. Ophthalmology 94:935

Kudo E, Shiota M, Kinouchi Y et al. (1996) Detection of herpes simplex virus DNA in tear fluid of stromal herpetic keratitis patients by nested polymerase chain reaction. Jpn J Ophthalmol 40:390

Remeijer L, Doornenbal P, Geerards JN et al. (1997) Newly acquired herpes simplex virus keratitis after penetrating keratoplasty. Ophthalmology 104:648

Vannas A, Ahoren R, Makitie J (1983) Corneal endothelium in herpetic keratouveitis. Arch Ophthalmol 101:913

Wilhelmus KR, Gee L, Hauck WW et al. (1994) Herpetic eye disease study. A controlled trial of topical corticosteroids for herpes simplex stromal keratitis. Ophthalmology 101:1883

5.5
Herpes zoster ophthalmicus

■ Reaktivierung eines latenten Virus (DNA-Virus, Varizella zoster) in den Dorsalganglien. Dieses Virus neigt zur Absiedlung im oberen Trigeminusnerven (Ganglion Gasseri).

■ Die Patienten sind meist älter als 50 Jahre. Prodromi sind Unwohlsein, Kopfschmerzen, Fieber, Übelkeit, Schmerzen, Hyperästhesie.

■ Es besteht ein unterschiedlich starker Schweregrad, H. zoster kann mit AIDS sowie mit malignen und chronischen Erkrankungen vergesellschaftet sein. Ausbruch im Rahmen einer immunsuppressiven Behandlung, nach Kontakt mit an Windpocken erkrankten Patienten und bei Strahlenexposition ist möglich.

■ Man beobachtet Effloreszenzen im Ausbreitungsgebiet des N. ophthalmicus (V_1) in Form von erythematösen Papeln, die später zu Bläschen werden. Wichtige Spätveränderungen sind Entropium, Trichiasis, Ptosis und Vernarbungen.

■ Bei Patienten über 50 Jahre mit bekannter Trigeminusneuralgie kommt eine sog. postherpetische Neuralgie mit extrem starken und persistierenden Schmerzen vor.

Weitere Befunde:

● Bindehaut: Hyperämie; follikuläre Konjunktivitis, oft mit Vesikeln.
● Hornhaut: Epithelveränderungen mit fleckartiger punktförmiger epithelialer Keratitis (aktives Virus); atypische Dendritikafigur (schlecht abgegrenzte Ränder, die sich nur schwach mit Bengalrosa anfärben, Abb. 8.17); ulzerative Keratitis (ovale, homogene, graue-weiße Basis mit aktiver Stromakeratitis); oft Monate später stromale Hornhautreaktion mit nummulären Infiltraten.
● Sklera/Episklera: Episkleritis, Skleritis.

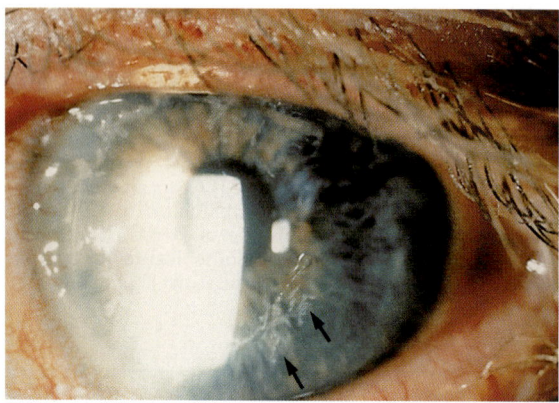

Abb. 8.17. Dendriforme Figuren (*Pfeile*) im Hornhautepithel sowie partielle Irisatrophie bei Herpes zoster. (Abb. von P. Wright, London)

- Uvea: Eine intraokulare Entzündung mit Hornhautpräzipitaten, Zellen, Tyndall, Irisatrophie und Synechien ist möglich.
- Der Augeninnendruck kann infolge von Trabekulitis, Synechienbildung sowie Ablagerung von Detritus im Kammerwinkel erhöht sein.

■ Spätstadium: Eine neurotrophische Keratitis, Hornhautvernarbung, Vaskularisation mit konsekutiver Lipidablagerung können möglich sein.

■ Neuritis nervi optici: Es handelt sich vermutlich um eine Form der ischämischen Neuropathie.

■ Chorioretinitis, Exophthalmus (entzündlich), seltener Hirnnervenlähmungen (III, IV, VI, VII) können vorkommen; das akute retinale Nekrosesyndrom wurde in einigen Fällen auf das Varizella zoster-Virus zurückgeführt.

■ Pathologie: Man findet Lymphozyten und Plasmazellinfiltrate in den hinteren Ziliargefäßen und -nerven.

■ Behandlung: Bei frühzeitiger und hochdosierter Gabe sprechen alle Formen des Herpes zoster, außer der postherpetischen Neuralgie, gut auf die orale Gabe von Aciclovir an, weitere neuere Präparate sind Valaciclovir (Valtrex®, 1 g alle 8 h), Famciclovir (Famvir®, 500 mg alle 8 h). Übliche Behandlungsdauer beträgt 1 Woche.

- Haut: feuchte Umschläge, Überweisung zum Dermatologen, Vorbeugen von Sekundärinfektion. Hautläsionen sprechen u. U. gut auf Kombinationen aus Steroiden und Antibiotika an.
- Postherpetische Neuralgie: Manche Autoren empfehlen zur Verhinderung einer postherpetischen Neuralgie bei Patienten über 60 Jahren eine präventive Gabe von systemischen Steroiden innerhalb der ersten 2 Wochen (umstritten; Vorsicht bei immunsupprimierten Patienten). Frühzeitige Schmerztherapie zur Vermeidung einer postherpetischen Neuralgie; die lokale Gabe von Capsaicin Creme (z. B. Elacur® NO) soll nützlich sein. Manche Autoren empfehlen die Gabe oraler Antidepressiva bzw. eine chirurgische Entfernung der betroffenen Hautareale.
- Skleritis: topische und systemische Steroide.
- Keratouveitis: Zykloplegie, topische Steroide (in der Regel Langzeitbehandlung erforderlich, häufige Rezidive); topische Virustatika sollen nicht von therapeutischem Nutzen sein.
- Neurotrophische Keratitis: Verbände, Benetzungsmittel, Verbandlinsen.

WEITERFÜHRENDE LITERATUR

Browing DJ, Blumenkranz MS, Culbertson WW et al. (1987) Association of varicella zoster dermatitis with acute rentinal necrosis syndrome. Ophthalmology 94:602

Cobo LM, Foulks GN, Liesegang TJ et al. (1986) Oral acyclovir in the treatment of acute herpes zoster ophthalmicus. Ophthalmology 93:763

Liesegang TJ (1984) The varicella-zoster virus: systemic and ocular features. J Am Acad Dermatol 11:165

Liesegang TJ (1985) Corneal complications from herpes zoster ophthalmicus. Ophthalmology 92:316

Pepose JS (1991) External ocular herpes virus infections in immunodeficiency. Curr Eye Res 10:87

Sandor EV, Millman A, Croxson S, Mildvan D (1986) Herpes zoster ophthalmicus in patients at risk for the acquired immune deficiency syndrome. Am J Ophthalmol 101:155

Tyring S, Barbarash RA, Nahlik JE et al. (1995) Famciclovir for the treatment of acute herpes zoster. Ann Intern Med 123:89

Womack LE, Liesegang TJ (1983) Complications of herpes zoster ophthalmicus. Arch Ophthalmol 101:42

Zaal MJ, Maudgal PC, Rietveld E, Suir EP (1991) Chronic ocular zoster. Curr Eye Res 10:125

6
Entzündliche Reaktionen der Hornhaut

6.1
Oberflächliche Keratitis

Es gibt zahlreiche Ursachen eines entzündlichen Prozesses im Epithel oder oberflächlichen Stroma (s. Übersicht und Tabelle 8.2).
Begleitbefunde von Lidern, Bindehaut, Hornhaut und Haut sowie die Lokalisation der Keratitis helfen bei der Ursachenfindung.

Ätiologie der oberflächlichen Keratitis

■ Infektiös: Herpes simplex, Herpes zoster, Molluscum contagiosum, Staphylococcus aureus, Vaccinia,

Tabelle 8.2. Lokalisation der oberflächlichen Keratitis

Oberes Hornhautdrittel	Hornhautmitte	Unteres Hornhautdrittel	Periphere Hornhaut	Sektorenförmig
Keratokonjunktivitis vernalis Chlamydien Obere limbale Keratitis Molluscum contagiosum	Adenoviren Keratitis superficialis Thygeson Rezidivierende Erosionen Strahlenkeratitis	Staphylokokkenblepharitis Medikamententoxisch Keratokonjunktivitis sicca Exposition Neurotrophisch Mechanisch	Phlyktaene Chlamydien	Spray Fremdkörper

Papilloma-Virus (HPV), Chlamydien, M. Reiter, Adenoviren.

■ Immunologisch: Herpes simplex, Herpes zoster, Adenoviren, Chlamydien, Keratokonjunktivitis vernalis, atopische Konjunktivitis, Keratokonjunktivitis phlyktaenulosa.

■ Mechanisch: Trichiasis, Entropium, Okklusionsverbände, Sprays, Exposition, Keratokonjunktivitis sicca.

■ Toxisch: Medikamente, Toxine, UV-Licht, Chemikalien.

■ Degenerativ/Dystrophisch: Rezidivierende Erosiones, epitheliale und einige endotheliale Hornhautdystrophien.

■ Andere: Obere limbale Keratitis, Keratitis superficialis Thygeson.

6.1.1
Allgemeine Ursachen der oberflächlichen Keratitis

■ Es gibt 4 Formen der epithelialen Reaktion:

● Mikroerosiones der Epitheldecke: klare, zarte Epitheldefekte, die sich deutlich mit Fluoreszein anfärben; häufig Fremdkörpergefühl und Photophobie; Ursache ist eine vorzeitige Abschilferung der oberflächlichen Epithelzellen.
● Keratitis superficialis punctata: trübe, graue, erhabene Läsionen auf dem Epithel, die sich mit Fluoreszein unterschiedlich stark und mit Bengalrosa deutlich anfärben; die erkrankten Epithelzellen können u. a. zur Filamentbildung führen.
● Punktförmige Infiltrate (subepithelial oder epithelial): häufig randständig lokalisierte entzündliche Infiltration im Bereich der Bowman-Schicht.
● Filamentöse Keratopathie: hypertrophe abgeschilferte Epithelzellen, die noch am Epithelzellverband anhaften. Zusätzlich Muzinanlagerung. Die Filamente können einzeln oder multipel auftreten und zu Fremdkörpergefühl und Photophobie führen.

WEITERFÜHRENDE LITERATUR

Coster DJ (1991) Superficial keratopathy. In: Duane's clinical ophthalmology. CD ROM version 1995. Lippincott, Philadelphia
Jones BR (1962) Differential diagnosis of punctate keratitis. Int Ophthalmol Clin 2:591
Pettit TH, Meyer KT (1984) The differential diagnosis of superficial punctate keratitis. Int Ophthalmol Clin 24:79

6.1.2
Spezifische Ursachen der oberflächlichen Keratitis

Keratitis superficialis punctata (Thygeson-Keratitis)

■ Es handelt sich um eine bilaterale, rein epitheliale Keratitis mit mildem Verlauf, die sich durch schneeflockenartige, erhabene Läsionen auszeichnet. Eine Entzündungsreaktion ist weder konjunktival noch intraokular zu sehen.

■ Ein chronischer jahrelanger Verlauf mit Exazerbationen und Remissionen ist beschrieben; es besteht keine Altersprädilektion.

■ Typisch sind Fremdkörpergefühl, Epiphora, Photophobie.

■ Die Anzahl der Läsionen auf der Hornhaut ist unterschiedlich. Die einzelne Veränderung erscheint zusammengesetzt aus zarten Granula oder Mikrozysten, die in einem ovalen Muster meist in der zentralen Hornhaut angeordnet sind und auf das Epithel beschränkt bleiben.

■ Die Ursache der Erkrankung ist nicht bekannt. Eine virale Genese wird diskutiert.

■ Die Keratitis superficialis punctata Thygeson ist eine Differentialdiagnose der Keratitis herpetica superficialis punctata (oder Keratokonjunktivitis epidemica).

■ Behandlung: Die Entzündung spricht meist gut auf schwache topische Steroide an; unterstützend können Verbandlinsen gegeben werden. Eine Epithelabtragung ist nicht hilfreich. Über eine Behandlung mit Trifluoridin wurde berichtet.

WEITERFÜHRENDE LITERATUR

Goldberg DB, Schanzlin DJ, Brown SI (1980) Management of Thygeson's superfical punctate keratitis. Am J Ophthalmol 89:22

Nesburn AB, Lowe GH, Lepoff NJ, Maguen E (1984) Effect of topical trifluridine on Thygeson's superficial punctate keratitis. Ophthalmology 91:1188

Obere limbale Keratokonjunktivitis Theodore

- Es besteht eine bilaterale Hyperämie und ein bilaterales Ödem der Konjunktiva im Limbusbereich; häufig gibt es punktförmige epitheliale Erosiones und Filamente im oberen Hornhautdrittel.

- Zudem kann eine zarte papilläre Hyperämie und ein Ödem der oberen tarsalen Bindehaut bestehen.

- Die Ätiologie ist unbekannt; häufig ist die Erkrankung mit Schilddrüsenerkrankungen vergesellschaftet.

- Chronisch rezidivierender Verlauf.

- Wichtige Differentialdiagnose: kontaktlinseninduzierte obere limbale Keratokonjunktivitis (keine Filamentbildung, minimale tarsale Reaktion).

- Weitere Einzelheiten zur Erkrankung, Diagnose und Therapie sind in Kap. 7 zu finden.

Filamentöse Keratitis (Fädchenkeratitis)

- Hierbei handelt es sich um einzelne oder multiple Fädchen aus Epithelzellen und Schleim, die an der Hornhaut haften. Sie gehen mit einem oberflächlichen Epitheldefekt und/oder vermehrter Mukusproduktion einher. Die Veränderungen färben sich mit Fluoreszein und Bengalrosa an.

- Zahlreiche Ursachen werden vermutet: Keratokonjunktivitis sicca (am häufigsten), obere limbale Keratokonjunktivitis, rezidivierende Erosiones, nach chirurgischen Eingriffen und im Rahmen einer Okklusionsbehandlung.

- Symptom ist typischerweise das Fremdkörpergefühl; es zeigt die Tendenz zu chronisch rezidivierendem Verlauf.

- Behandlung: Entfernung der Fäden, Benetzungsmittel, Stabilisierung des Tränenfilms, Acetylcystein 20%ig, Verbandlinsen. Die Therapie richtet sich nach der Ursache der erhöhten Becherzellaktivität (Muzinproduktion); manche Autoren empfehlen zur temporären Reduktion der Becherzellaktivität eine Bepinselung des betroffenen Areals mit Silbernitrat.

WEITERFÜHRENDE LITERATUR

Bloomfield SE et al. (1973) Treatment of filamentary keratitis with a soft contact lens. Am J Ophthalmol 76:978

Wander AH (1985) Superior limbic keratoconjunctivitis. In: Fraunfelder FT, Roy FH (eds) Current ocular therapy. Saunders, Philadelphia, PA

Wright P (1975) Filamentary keratitis. Trans Ophthalmol Soc UK 95:260

6.2
Rezidivierende Erosionen

- Hierunter versteht man Epitheldefekte mit begleitendem Ödem; die Defekte sind mit Fluoreszein anfärbbar; häufig findet man Filamente; das abgeheilte Epithel kann graue Ablagerungen enthalten.

- Die Erkrankung kann Tage bis Wochen nach vorher abgeheilten traumatischen Erosionen beginnen; manchmal kommt es zum spontanen Auftreten; die Erkrankung kann in Assoziation mit Epitheldystrophien (z.B. Cogan, Meesmann), Reis-Bückler-Dystrophie, gittriger, bröckliger, fleckförmiger Dystrophie, Schnyder-Dystrophie und nach Infektionen auftreten. Bei einer Keratopathia bullosa (z.B. in Folge von Endotheldystrophien) kann es ebenfalls zu Erosionen kommen.

- Typisch ist der Beginn mit Schmerzen und Epiphora in der Aufwachphase (REM-Schlaf). Rezidive können auch noch lange nach dem eigentlichen Unfall auftreten.

- Es handelt sich vermutlich um Defekte der Verankerung (Hemidesmosomen) zwischen den Epithelbasalzellen und der Basalmembran.

- Behandlung: während der akuten Phase Verband bzw. lokalisierte Abrasio des betroffenen Areals. Prophylaktisch werden Salbenverbände während des Schlafes gegeben; tagsüber werden Benetzungsmittel und Regenerationsmedikamente (z.B. Actihämyl®) gegeben; das Tragen von Verbandlinsen bzw. Kollagenkontaktschalen soll hilfreich sein. Chirurgische Behandlungsmöglichkeiten sind PTK, vollständige Abrasio, Epithelstichelung, Tarsorrhapie oder temporäre botulinumtoxininduzierte Ptosis; in extremen Fällen: Bindehautdeckung und Mikrodiathermie. Untersucht wurde auch die Gabe von epider- malem Wachstumsfaktor, Vitamin-A-Säure, Fibronektin sowie systemischen Tetrazyklinen.

WEITERFÜHRENDE LITERATUR

Fujikawa LA, Nussenblatt RB (1987) Recurrent and chronic corneal epithelial defects. In: Abbott RL (ed) (1987) Surgical intervention in corneal and external diseases. Grune & Stratton, Orlando

Kenyon KR (1979) Recurrent corneal erosion: pathogenesis and therapy. In Ophthalmol Clin 19:169

McLean EN, Mac Rae SM, Rich LF (1986) Recurrent erosion: treatment by anterior stromal puncture. Ophthalmology 93:784

Nishida T, Nakagawa S, Manage R (1985) Clinical evaluation of fibronectin eyedrops on epithelial disorders after herpetic keratitis. Ophthalmology 92:213

Öhman L, Fagerholm P (1998) The influence of Excimer laser ablation on recurrent corneal erosons: a prospective randomized study. Cornea 17:349

Perry HD, Kenyon KR, Lamberts DW et al. (1986) Systemic tetracycline hydrochloride as adjunctive therapy in the treatment of persistent epithelial defects. Ophthalmology 93:1320

Thoft RA (1982) Indications for conjunctival transplantation. Ophthalmology 89:335

Wood TO (1984) Recurrent erosion. Trans Ophthalmol Soc 82:850

6.3
Expositionskeratitis

■ Störung der normalen Hornhautbenetzung infolge von Lidschlagfehlfunktionen (neurologisch), Liddefekten (z.B. Ektropium) und Exophthalmus (Orbitatumor bzw. -entzündung, Schilddrüsenerkrankung).

■ Die Hornhautoberfläche glänzt nicht und kann in einem horizontal verlaufenden Areal im unteren Hornhautdrittel austrocknen; ein nächtlicher Lagophthalmus sollte immer in Betracht gezogen werden.

■ Eine mögliche Assoziation mit einer sphäroidalen oder Salzmann-Hornhautdegeneration und anderen anterioren Hornhautdystrophien ist möglich.

■ Behandlung: Suche nach zugrundeliegender Erkrankung; Benetzungsmittel, Lider nachts zukleben, Uhrglasverband, Verbandlinsen, Tarsorrhaphie in Erwägung ziehen (temporär oder permanent), bei Fazialisparese: intrapalpebrale Goldgewichtimplantation.

WEITERFÜHRENDE LITERATUR

Berg JC, Kozarsky A (1987) Exposure keratopathy. In: Abbott RL (ed) Surgical intervention in corneal and external diseases. Grune & Stratton, Orlando

Katz J, Kaufman HE (1977) Corneal exposure during sleep (nocturnal lagophthalmos). Arch Ophthalmol 95:499

6.4
Neurotrophische Keratitis

■ Korneale oder konjunktivale Denervierung bei Diabetes, Herpes simplex, Herpes zoster, nach iatrogenen Durchtrennungen (Trigeminusneuralgie, Akustikusneurinom) oder traumatischen Verletzungen des V. Hirnnerven.

■ Mögliche Befunde: hauchige Hornhauttrübung, Mikroerosionen, Ulzera, bandförmige Keratopathie, selten Perforation bei Stromaeinschmelzung.

■ Die Bengalrosafärbung zeigt eine deutliche Anfärbung des geschädigten Epithels von Bindehaut und Hornhaut; die Erkrankung hat einen schwankenden Verlauf.

■ Vermutlich handelt es sich um eine Störung des Zellerneuerungsmechanismus aufgrund fehlender neurotropher Faktoren.

■ Behandlung: Benetzungsmittel, Salbenverbände, Uhrglasverband, Verbandlinsen; oft ist eine Tarsorrhaphie erforderlich. Wegen der Infektionsgefahr sind engmaschige Kontrollen notwendig.

WEITERFÜHRENDE LITERATUR

Hyndiuk RA, Kazarian EL, Schultz RO et al. (1977) Neurotrophic corneal ulcers in diabetes mellitus. Arch Ophthalmol 95:2193

Lugo M, Arentsen JJ (1987) Treatment of neurotrophic ulcers with conjunctival flaps. Am J Ophthalmol 103:711

Mackie IA (1978) The role of the corneal nerves in destructive diseases of the cornea. Trans Ophthalmol Soc UK 98:343

6.5
Strahlenkeratitis

■ Die Strahlenkeratitis entsteht mehrere Wochen bis Monate nach einer Strahlenbehandlung.

■ Die Hornhautveränderungen entstehen oft als Folge der strahlenbedingten Bindehaut- bzw. Tränendrüsenschädigung.

■ Es kann ein unterschiedlich starker Schweregrad von Keratitis superficialis punctata bis hin zur Hornhauteinschmelzung auftreten. Im Spätstadium kommt es zur Vernarbung.

■ Weitere Veränderungen sind Katarakt, allgemeine Ischämie und Irisatrophie.

■ Die Behandlung erfolgt wie bei der neurotrophischen Keratitis.

WEITERFÜHRENDE LITERATUR

Chan RC, Shukovsky LJ (1976) Effects of irradiation on the eye. Radiology 120:673

McFaul PA, Bedford MA (1970) Ocular complications after therapeutic irradiation. Br J Ophthalmol 54:237

6.6
Toxische Keratitis

■ Es handelt sich um eine Keratitis superficialis punctata, seltener mit Anhäufungen von Epithelzellen und Pseudodendritikafiguren.

■ Die Fluoreszeinfärbung ist deutlicher als die Bengalrosafärbung.

■ Ursachen: zahlreiche topische Medikamente (v. a. IDU, Neomycin, Gentamicin, Anästhetika) oder deren Konservierungsmittel (besonders Benzalkoniumchlorid); pH-Wert, Osmolarität und evtl. toxische Abbauprodukte der Medikamente spielen in diesem Zusammenhang eine Rolle.

■ Epithelveränderungen: Verlust an Mikrovilli, Desquamation.

■ Behandlung: Absetzen der verursachenden Medikation, u. U. Umstellen auf konservierungsmittelfreie Medikamente. Bei Umweltnoxen ist das Tragen einer Schutzbrille oder die Installation einer Klimaanlage zu erwägen. In einigen Fällen ist die Gabe von schwachen topischen Steroiden indiziert.

WEITERFÜHRENDE LITERATUR

Wilson F II (1979) Adverse external ocular effects of topical opthalmic medications. Surv Ophthalmol 24:57

Wright P (1978) Effect of drug toxicity on the cornea. Trans Ophthalmol Soc UK 98:277

6.7
Dellen

■ Dellen entstehen infolge eines Aufbrechens des präkornealen öligen Tränenfilms mit konsekutiver Dehydratation. Sie finden sich in der Hornhautperipherie in unmittelbarer Nähe einer erhabenen Veränderung am Limbus (z. B. limbaler Tumor, Filterkissen, nach Schieloperationen). Dellen können bereits Stunden nach der Entstehung der Ursache vorkommen. Ohne Behandlung persistieren die Dellen und verursachen Hornhautnarben.

■ Behandlung: Salbenverbände und Tränenersatzmittel können zur Benetzung bzw. Verbesserung der Tränenfilmstabilität benutzt werden. Meist gelingt eine Rückbildung. Wenn möglich, sollte die limbale Ursache beseitigt werden.

WEITERFÜHRENDE LITERATUR

Soong HK, Quigley HA (1983) Dellen associated with filtering blebs. Arch Ophthalmol 101:385

6.8
Interstitielle Keratitis

■ Hierunter versteht man eine tiefe Entzündung des Hornhautstromas, die durch einen Organismus oder durch eine Immunreaktion mit Antikörperbildung verursacht wird.

■ Bei einer einseitigen aktiven interstitiellen Keratitis soll v. a. an HSV (ca. 70% der Fälle) gedacht werden. Weitere Ursachen: Syphilis, H. zoster, idiopathisch oder (selten) Cogan-Syndrom.

Luetisch bedingte interstitielle Keratitis

■ Meist tritt sie bei kongenitaler Syphilis auf; sie kann auch erworben sein.

■ Vermutlich handelt es sich um eine Immunreaktion gegen im Stroma verbliebenes Treponema-Antigen. Der Erreger selbst (Treponema pallidum) wurde nur selten nachgewiesen.

■ Es gibt 2 Formen:

● Kongenitale Form: Auftreten in der ersten oder zweiten Lebensdekade. Tiefe Entzündung, Infiltration, Vaskularisation (Lachsflecken), Descemetfalten und endotheliale Dekompensation, Uveitis anterior. Die Patienten beklagen häufig eine Photophobie. Das zweite Auge wird meist innerhalb eines Jahres befallen.

● Erworbene Form: Sie tritt in der Regel 10 Jahre nach der Primärinfektion auf und ist unilateral und sektorförmig.

■ Eine länger dauernde Entzündung kann nach dem Aufklaren zu Stromaverdünnung, tiefen gräulichen „ghost vessels", hinteren Synechien infolge Begleituveitis, sekundärer Cornea guttata im axialen Bereich, Descemetfalten und chronischem Offenwinkelglaukom führen.

■ Behandlung: Zunächst muß durch immunologische Tests (FTA-ABS = Fluoreszenz-Treponemapallidum-Antikörper-Absorptionstest) und eine neurologische Untersuchung die Ursache gefunden werden. Dann können Zykloplegika, topische Steroide und systemisch Penicillin verordnet werden.

■ In neueren Studien ist die luetische Genese für rund die Hälfte der inaktiven bilateralen Keratitiden verantwortlich.

WEITERFÜHRENDE LITERATUR

Schwartz GS, Harrison AR, Holland E-J (1998) Etiology of immune stromal (interstitial) keratitis. Cornea 17:278
Yee RW, Hyndiuk RA (1986) Interstitial keratitis. In: Tabbara KF, Hynduik RA (eds) Infections of the eye. Little, Brown, Boston
Zierhut M (1993) Uveitis. Kohlhammer, Stuttgart

Cogan-Syndrom

■ Es handelt sich um eine bilaterale interstitielle Keratitis mit Schmerzen, Photophobie und ohne nachweisbare luetische Infektion; früheste Veränderung ist eine bilaterale subepitheliale Keratitis in der Hornhautperipherie.

■ Vestibuläre und audiologische Symptome wie Schwindel, Tinnitus, Innenohrschwerhörigkeit (VIII. Hirnnerv) und Nystagmus sind häufig.

■ Tiefe fleckige Hornhauttrübungen und leichte Uveitis können auftreten.

■ Meist gibt es eine akute Phase über Monate, danach eine chronische Phase über Jahre.

■ Manchmal ist eine systemische Vaskulitis assoziiert; 10% der Patienten leiden an Aortenklappenerkrankungen.

■ Die Behandlung erfolgt durch Zykloplegika, topische oder systemische Steroide bei vestibulo-auditorischen Symptomen und/oder Vaskulitis.

WEITERFÜHRENDE LITERATUR

Char DH, Cogan DG, Sullivan WR Jr (1975) Immunological study of nonsyphilitic interstitial keratitis with vestibuloauditory symptoms. Am J Ophthalmol 80:491
Cheson BD, Bluming AZ, Alroy J (1976) Cogan's syndrome: a systemic vasculitis. Am J Med 60:549
Cobo LM, Haynes BF (1984) Early corneal findings in Cogan's syndrome. Ophthalmology 91:903

6.9
Konjunktivale und korneale Reaktionen bei Trägern weicher Kontaktlinsen

■ Es kann eine Allergie auf Aufbewahrungs- und Reinigungslösungen auftreten:
● Konjunktivale Hyperämie.
● Infiltrate des vorderen Stromas.
● Gemischte follikuläre und papilläre konjunktivale Reaktion.

■ Allergie auf weiche Kontaktlinsen oder Ablagerungen auf den Linsen: Riesenpapillenkonjunktivitis.

■ Toxizität von Aufbewahrungs- und Reinigungslösungen: Auflockerung des Epithelverbands.

■ Mikrobielle Keratitis: bakterielle, Pilz- und Akanthamöbenkeratitis.

■ Irritation und Sehschärfenreduktion aus folgenden Gründen:
● Ablagerungen von Proteinen, Lipiden und/oder Kalzium auf weichen Kontaktlinsen.
● Hornhautödem infolge von Hypoxie oder zu fest sitzenden Linsen.
● morphologische und funktionelle Defekte des Hornhautendothels bei Langzeitträgern.

■ Einzelheiten sind in Kap. 19 zu finden.

WEITERFÜHRENDE LITERATUR

Alfonso E, Mandelbaum S, Fox MJ, Forster RK (1986) Ulcerative keratitis associated with contact lens wear. Am J Ophthalmol 101:429
Carlson KH, Bourne WM, Brubaker RF (1988) Effect of long term contact lens wear on corneal endothelial cell morphology and function. Invest Ophthalmol Vis Sci 29:185
Mondino BJ, Solomon SM, Zaidman GW (1982) Allergic and toxic reactions in soft contact lens wearers. Surv Ophthalmol 26:337
Stamlor JF (1998) The complications of contact lens wear. Curr Opinion Ophthalmol 9:66

6.10
Veränderungen des äußeren Auges bei AIDS

■ Kaposi-Sarkom von Bindehaut oder Augenlidern.
■ Periphere Hornhautulzeration.
■ Konjunktivale Gefäßveränderungen.
■ Herpes zoster ophthalmicus.
■ Herpes-simplex-Infektion.
■ Molluscum contagiosum.
■ Infektionsbedingte Hornhautulzera (Bakterien, Pilze).

WEITERFÜHRENDE LITERATUR

Pflugfelder SC, Saulson R, Ullmann S (1987) Peripheral corneal ulceration in patient with AIDS-related complex. Am J Ophthalmol 104:542
Rodenbach M, Gümbel H, Makabe R (1994) Lasertherapie von Lid- und Bindehauttumoren, insbesondere bei Aids-Patienten. Ophthalmologe 91:691
Schuman JS, Orellana J, Friedman AH, Teich SA (1987) Acquired immunodeficieny syndrome (AIDS). Surv Ophthalmol 31:384
Teich SA (1987) Conjunctical vascular changes in Aids and Aids-related complexes. Am J Ophthalmol 103:333

6.11
Keratitis marginalis

■ Die Keratitis marginalis schließt eine Reihe von Erkrankungen unterschiedlicher Genese ein. Die Palette reicht von infiltrativen bis hin zu ulzerativen oder vaskulären Läsionen im Limbusbereich.

■ Ursachen: Mikroorganismen (oder deren Toxine), Antigene, Toxine, Reaktionen des (peri-)limbalen Gefäßsystems auf diverse Stimuli.

■ Erkrankungsmechanismen: Entzündung, Immunreaktionen (Sofortreaktion, Reaktion vom verzögerten Typ), Gefäßverschlüsse, Freisetzung von gewebezerstörenden Enzymen durch die Entzündungszellen (Proteasen, Proteoglykanasen, Kollagenasen).

■ Klinische Einteilung häufiger Erkrankungen, die zu einer Keratitis marginalis führen können:

Erkrankungen des äußeren Auges:

- Blepharitis. Besonders Staphylokokken-Blepharokonjunktivitis, Dysfunktion der Meibom-Drüsen.
- Bindehautentzündung (Bakterien, Viren und Chlamydien).
- Allergische Konjunktivitis, z.B. Heuschnupfenkonjunktivitis, Atopie, Konjunktivitis vernalis, Medikamentenüberempfindlichkeit.
- Immunreaktionen in der Hornhaut (Herpes simplex, Herpes zoster).
- Episkleritis und Skleritis.

Systemerkrankungen:

- Kollagenosen.

Spezifische Erkrankungen:

- Staphylokokkenbedingte Randinfiltrate und Ulzera:
  ▼ Vornehmlich im unteren Hornhautdrittel; parallel zum Limbus verlaufendes ovales Infiltrat; mögliche Epithelläsion; klares Intervall zwischen Infiltrat und Limbus.
  ▼ Rezidivneigung; Defektheilung, häufig mit diskreter Vaskularisation.
  ▼ Häufig bei älteren Patienten, deren ursächliche Liderkrankung ein unterschiedlich starkes Ausmaß zeigen kann.
  ▼ Ursache: allergische Reaktion auf Exo- und Endotoxine von Staphylococcus aureus oder Streptococcus epidermidis.

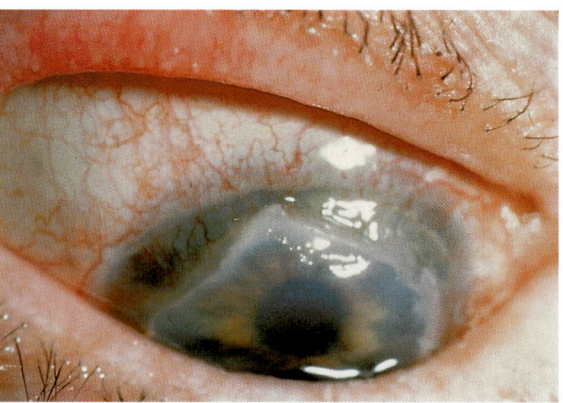

Abb. 8.18. Ulcus Mooren mit typischer tiefer Randfurche und überschießendem Epithel am zentralen Ulkusrand. (Abb. von P. Wright, London)

- Ulcus Mooren:
  ▼ Idiopathische Erkrankung.
  ▼ Chronische, langsam fortschreitende, am Limbus beginnende, uni- oder bilaterale, periphere, tiefe Ulzeration. Der zentrale Rand zeigt überschießendes Epithel (Abb. 8.18).
  ▼ Stark entzündetes, schmerzhaftes Auge. Die Keratitis schreitet nach zentral fort. Es kann zur Perforation oder zu einer verdünnten, vaskularisierten Hornhaut kommen.
  ▼ Vorkommen: Erwachsene jeden Alters, schwererer Verlauf bei jungen Menschen. Männer sollen häufiger betroffen sein.
  ▼ Der Erkrankung liegt am ehesten eine autoimmune Vaskulitis zugrunde; ein Ansprechen auf immunsuppressive Therapie ist möglich.
  ▼ Chirurgische Behandlung: Bindehautresektion oder Hornhautpatch bzw. Keratoskleroplastik.

Therapie der Keratitis marginalis

■ Wichtig ist die Identifikation und Behandlung der ursächlichen Augenerkrankung (z.B. Blepharitis, Konjunktivitis, Skleritis).

■ Bei schwerem Verlauf bzw. fehlendem Ansprechen auf die Therapie sollte als Ursache eine Allgemeinerkrankung in Betracht gezogen werden. Entsprechende Untersuchungen sollten veranlaßt werden (Kollagenosen).

■ Therapie der Keratitis marginalis: topisch Steroide; manchmal ist die systemische Gabe von Steroiden und nichtsteroidalen Antiphlogistika bzw. Immunsuppressiva erforderlich.

■ Bei deutlichen Stromadefekten erfolgt eine Anpassung von Verbandlinsen.

- In schweren Fällen gibt man zusätzlich direkte und indirekte Enzyminhibitoren (z. B. Acetylcystein, EDTA, Medroxyprogesteron, Tetrazykline).

- Die Entfernung des erkrankten Gewebes (z. B. Bindehautexzision, Peritomie und Kryotherapie des Ulkusrandes, Gefäßkoagulation) soll von Nutzen sein.

- Bei Perforation verwendet man Zyanoacrylatkleber und Verbandlinsen bzw. führt eine lamellierende oder perforierende Keratoplastik durch.

WEITERFÜHRENDE LITERATUR

Brown SI, Mondino BJ (1984) Therapy of Mooren's ulcer. Am J Ophthalmol 98:1
Donzis PB, Mondino BJ (1987) Management of noninfectious corneal ulcers. Surv Ophthalmol 32:94
Feder RS, Krachmer JH (1984) Conjunctival resection for the treatment of rheumatoid corneal ulceration. Ophthalmology 91:111
Fogle JA, Kenyon KR, Foster CS (1980) Tissue adhesive arrests stromal melting in the human cornea. Am J Ophthalmol 89:795
Foster CS (1985) Systemic immunosuppressive therapy for progressive bilateral Mooren's ulcer. Ophthalmology 92:1436
Hill JC, Potter P (1987) Treatment of Mooren's ulcer with cyclosporin A. Report of three cases. Br J Ophthalmol 71:11
Hirst LW, DeJuan E Jr (1982) Sodium hyaluronate and tissue adhesive in treating corneal perforations. Ophthalmology 89:1250
Kenyon KR (1982) Decision-making in the therapy of external eye disease; noninfected corneal ulcers. Ophthalmology 89:44
Mandelbaum S, Udell IJ (1987) Noninfected corneal perforations. In: Abbott RL (ed) Surgical intervention in corneal and external diseases. Grune & Stratton, Orlando
Perry HD, Kenyon KR, Lamberts DW et al. (1986) Systemic tetracycline hydrochloride as adjunctive therapy in the treatment of persistent epithelial defects. Ophthalmology 93:1320
Robin JB, Schanzlin DJ, Verity SM et al. (1986) Peripheral corneal disorders. Surv Ophthalmol 31:1
Watson PG (1987) Anterior segment fluorescein angiography in the surgery of immunologically induced corneal and scleral destructive disorders. Ophthalmology 94:1452

7
Hornhautödem

- Ein Hornhautödem kann durch zahlreiche Ursachen hervorgerufen werden.

- Differentialdiagnose:

  - Primäre Endotheldysfunktion: Fuchs-Endotheldystrophie, iatrogene und traumatische Endothelschädigung.
  - Glaskörper- oder Silikonölkontakt mit dem Endothel, Vorderkammerlinse mit Endothelzellverlust, postoperative Epitheleinwachsung.
  - Erhöhter Augeninnendruck, besonders bei oder nach Glaukomanfall.
  - Stromale Entzündung mit sekundärer Endotheldysfunktion (Herpes simplex, Herpes zoster, Abstoßungsreaktion), Endotheldekompensation, Ischämie des vorderen Augenabschnittes, toxische Hornhautschädigung.

- Das Epithelödem kann von leichter, hauchiger Trübung bis zu Bullae reichen, die beim Platzen ein erosiotypisches Beschwerdebild hervorrufen; im Spätstadium kann es zur Hornhautvernarbung und -vaskularisation kommen.

- Eine exakte Ermittlung des Augeninnendruckes mittels Applanationstonometrie ist nicht möglich; es werden zu tiefe Druckwerte gemessen (evtl. Schiötz-Tonometrie).

- Behandlung: augeninnendrucksenkende Maßnahmen; Behandlung einer evtl. vorliegenden stromalen und/oder intraokularen Entzündung; Wasserentzug bei Epithelödem mit hyperosmolaren Augentropfen und Fön; Verbandlinsen bei Erosio.

- Abhängig von der Ursache ist evtl. eine Operation erforderlich: Bindehautdeckung, Pars-plana-Vitrektomie bei Glaskörpervorfall, Silikonölentfernung aus der Vorderkammer, Entfernung der Vorderkammerlinse, perforierende Keratoplastik.

WEITERFÜHRENDE LITERATUR

Abbott RL, Beebe WE (1987) Corneal edema. In: Abbott RL (ed) Surgical intervention in corneal and external diseases. Grune & Stratton, Orlando
MacRae SM, Edelhauser HF (1983) Postoperative corneal edema. Am J Ophthalmol 95:552

KAPITEL 9

Sklera und Episklera

9

1	Anatomie und Physiologie der Sklera und Episklera	255
2	Episkleritis	255
2.1	Einfache Episkleritis	255
2.2	Noduläre Episkleritis	256
2.3	Behandlung der Episkleritis	256
3	Skleritis	256
3.1	Skleritis anterior	256
3.2	Skleritis posterior	257
3.3	Komplikationen der Skleritis (v. a. bei schwerer nekrotisierender Skleritis)	258
3.4	Behandlung der Skleritis	258

1
Anatomie und Physiologie der Sklera und Episklera

Die Sklera ist die avaskuläre Hülle des Auges, die aus irregulär verflochtenen, festen und elastischen Kollagenfasern besteht. Die Sklera ist sehr widerstandsfähig, jedoch mechanisch verformbar. Unter erhöhtem Augeninnendruck dehnt sich der Bulbus beispielsweise noch bis zum 40. Lebensjahr. Die Sklera lagert physiologischerweise Wasser ein; bei Dehydratation wird das Gewebe durchsichtig. Die Sklera wird von zahlreichen Blutgefäßen und Nerven penetriert.

■ Die Sklera ist von einer dünnen, vaskularisierten Hülle, der Episklera, umgeben; die Episklera haftet Sklera und Tenon-Kapsel an und ernährt die Sklera.

■ Die Sklera ist mit 3 Lagen von Blutgefäßen bedeckt, die vor allem bei Entzündungen in typischer Weise zu sehen sind:

- Tiefer episkleraler Plexus: Gefäße, die vor allem bei Skleritis sichtbar werden.
- Oberflächlicher episkleraler Plexus: radiär angeordnete Gefäße, die bei Episkleritis sichtbar sind.
- Konjunktivaler Plexus: Diese Gefäße entspringen den vorderen Ziliararterien und sind auf der Sklera beweglich; eine Gefäßstauung in dieser Schicht kann durch neosynephrinhaltige Augentropfen beeinflußt werden.

■ Eine Skleritis ist am einfachsten unter natürlicher Beleuchtung zu diagnostizieren; die violette Verfärbung bei Skleritis bzw. die lachsfarben-rosa-rote Verfärbung bei Episkleritis sind so am besten zu sehen; die Blutgefäße sind gut im rotfreien Licht bei der Spaltlampenuntersuchung zu beurteilen.

2
Episkleritis

Die Episkleritis ist eine gutartige (nur selten Komplikationen), meist rezidivierende Entzündung dieser faszienartigen Augenhülle. Die Erkrankung beginnt akut und tritt häufig beidseitig mit asymmetrischer Ausprägung auf. Typischerweise handelt es sich um jüngere Patienten; Frauen sind häufiger betroffen. In der Regel bestehen nur leichte Beschwerden. Bei Patienten mit einer Episkleritis ist der Bulbus meist nicht über das normale Maß berührungsempfindlich. Dieser Befund steht im Gegensatz zu einer Skleritis. Die Sklera ist meist nicht betroffen. Es besteht eine starke Stauung des oberflächlichen episkleralen Plexus (radiäre Gefäße).
Eine Episkleritis ist in bis zu 30% der Fälle mit einer Systemerkrankung (Kollagenose, Herpes zoster, Gicht, Syphilis) vergesellschaftet.
Man unterscheidet eine einfache und eine noduläre Episkleritis.

2.1
Einfache Episkleritis

■ Die einfache Episkleritis ist die häufigste Form der Episkleritis; meist sind junge Frauen betroffen. Die Erkrankung beginnt akut; es bestehen nur leichte Beschwerden; der Verlauf kann auch asymptomatisch sein.

■ Spaltlampenmikroskopisch findet man ein diffuses Ödem bzw. eine Injektion der Episklera. Man

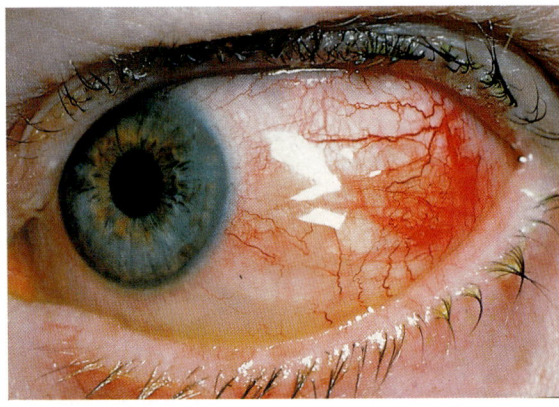

Abb. 9.1. Radiär verlaufende hyperämische Gefäße bei einer akuten Episkleritis. Bei genauerer Betrachtung erkennt man ebenfalls eine Injektion des tieferen Plexus im Sinne einer beginnenden Skleritis. (Abb. von P. Wright, London)

erkennt besonders im rotfreien Licht die radiär verlaufenden Gefäße (Abb. 9.1).

- Häufig finden sich in der Episklera graue Ablagerungen, die im rotfreien Licht gelb erscheinen.

- Die Erkrankung dauert meist 1–2 Wochen; allerdings wurden auch Verläufe von 3–6 Jahren beschrieben.

- Obwohl eine Episkleritis im Kindesalter selten ist, zeigt sie nach dem 5. Lebensjahr eine häufige Assoziation mit rheumatischen Erkrankungen.

2.2 Noduläre Episkleritis

- Hier finden sich einzelne oder multiple rote Knötchen auf der Episklera. Die Knötchen sind verschieblich (Differentialdiagnose: Skleritis) und manchmal berührungsempfindlich. Meist sind die Veränderungen mit einem umgebenden Gefäßstau gut abgegrenzt. Es bestehen keine Nekrosezeichen.

- Der Verlauf ist insgesamt länger als bei der einfachen Episkleritis; die noduläre Episkleritis ist häufiger mit Allgemeinerkrankungen vergesellschaftet als die einfache Episkleritis.

2.3 Behandlung der Episkleritis

- Die Episkleritis ist eine sich in der Regel selbstbegrenzende Erkrankung, die schnell auf topische Steroide anspricht. Auch topische nichtsteroidale Antiphlogistika zeigen eine positive Wirkung. Die noduläre Form ist therapieresistenter als die einfache Episkleritis.

- Die orale Gabe von nichtsteroidalen Antiphlogistika bzw. von Steroiden ist manchmal erforderlich (50 mg/Tag Diclofenac, z.B. Voltaren® oder Indometacin, z.B. Amuno® für 3 Tage).

3 Skleritis

Die Skleritis ist eine gewebezerstörende Erkrankung, bei der die vordere Sklera häufiger als die hintere Sklera betroffen ist.
Die Erkrankung tritt in 50% der Fälle beidseitig auf; Frauen sind häufiger betroffen; die hohe Rezidivrate (70%) kann durch eine aggressive Therapie gesenkt werden. 46% der Patienten leiden an einer Allgemeinerkrankung. Nach Berichten bestimmter Autoren sollen bis zu 30% der Patienten innerhalb von 8 Jahren meist in Folge einer vaskulären Erkrankung versterben.
Typisch ist ein langsamer Beginn und ein protrahierter Verlauf. Hauptsymptom ist der ausstrahlende oder bohrende Schmerz.
Zeichen der Erkrankung sind ein Skleraödem und eine Entzündung. Die Sklera erscheint blaurot gefärbt; die Episklera wird meist sekundär in das Entzündungsgeschehen miteinbezogen.
Allgemeinerkrankungen, die mit einer Skleritis vergesellschaftet sein können, sind Kollagenosen, Erkrankungen des rheumatischen Formenkreises, Colitis ulcerosa, Morbus Crohn, Morbus Behçet, Sarkoidose, Herpes zoster, Gicht, Rosacea, Psoriasis, Morbus Raynaud und Morbus Wegener. Histopathologisch besteht meist eine granulomatöse Entzündung mit fibrinoider Nekrose; zirkulierende Antigen-Antikörper-Komplexe lassen sich nachweisen.
Die Skleritis wird in anteriore und posteriore Skleritis eingeteilt.

3.1 Skleritis anterior

- Die diffuse Form der Skleritis anterior ist meist gutartig; sie beginnt schleichend und verläuft oft unbemerkt. Es sind relativ große Areale betroffen; nach einer solchen Entzündung kann die betroffene Sklera eine schieferblaue Verfärbung (es handelt sich nicht um eine Verfärbung, sondern um durchscheinende Aderhaut) zeigen.

- Bei der nodulären Skleritis kommt es zu starken Schmerzen bei extremer Berührungsempfindlichkeit. Die Sklera ist geschwollen. Die Knötchen sind nicht verschieblich (Differentialdiagnose: Episkleritis). Die Episklera ist ödematös. Bei Herpes-zoster-Infektion kommt es häufig zu Rezidiven.

- Bei der nekrotisierenden Skleritis versterben 27% der betroffenen Patienten innerhalb von 5 Jahren an der zugrundeliegenden Systemerkrankung. Es sind 2 Formen bekannt: Nekrotisierende Skleritis anterior mit und ohne Begleitentzündung.

Nekrotisierende Skleritis anterior mit Begleitentzündung (Abb. 9.2)

- Es handelt sich um ein schweres Krankheitsbild bei schmerzhaftem, rotem Auge. Lokalisiert finden sich avaskuläre Gebiete.

- Die Erkrankung tritt beidseitig auf, schreitet fort und neigt zur Chronifizierung. Es kommt sehr häufig zu okulären Komplikationen. Die Mortalitätsrate an der zugrundeliegenden Erkrankung ist insgesamt hoch.

Nekrotisierende Skleritis anterior ohne Begleitentzündung (Scleromalacia perforans)

- Die Erkrankung kann asymptomatisch und ruhig verlaufen. Die Sklera erscheint porzellanartig. In mehr als 50% der Fälle sind beide Augen betroffen. Die Erkrankung tritt häufig bei Frauen mit rheumatoider Arthritis auf.

- Die nekrotische Sklera imponiert gelb-weiß. Das Gewebe wird im Verlauf mehrerer Monate abgestoßen. Man findet keine ektatischen Areale, es sei denn, es besteht gleichzeitig eine Augeninnendruckerhöhung. Ein eindrucksvoller Befund ist hier der Prolaps von Uveagewebe ohne Perforation.

- Perforationen sind selten; die gute Sehschärfe wird manchmal durch Katarakt, Glaukom und Uveitis beeinträchtigt.

3.2 Skleritis posterior (Abb. 9.3)

- Die Skleritis posterior kann primär am hinteren Pol beginnen oder sich sekundär von anterior nach posterior ausbreiten. Bei dieser Form der Skleritis tritt häufig (84% der Fälle) eine Visusminderung auf.

- Die Erkrankung kann mit Aderhautfalten, Aderhautamotio, exsudativer Netzhautablösung, retinalen Blutungen, Makula- und Papillenödem, Winkelblockglaukom oder einer Protrusio bulbi einhergehen. Oft besteht ein Augenbewegungsschmerz. Bei der Refraktion fällt manchmal eine Hyperopisierung (Aderhautschwellung) auf.

- Die Diagnose ist im Anfangsstadium oft schwierig. Die Erkrankung kommt in allen Altersgruppen vor, in 30% der Fälle vor dem 40. Lebensjahr. Frauen sind 2mal häufiger betroffen.

- Eine systemische Begleiterkrankung (Vaskulitiden, rheumatischer Formenkreis, Lymphom usw.) liegt in $1/3$ der Fälle vor. Ihre Häufigkeit verdoppelt sich nach dem 50. Lebensjahr.

- Die Ultraschalluntersuchung (B-Bild) hat hier einen besonderen diagnostischen Stellenwert, da

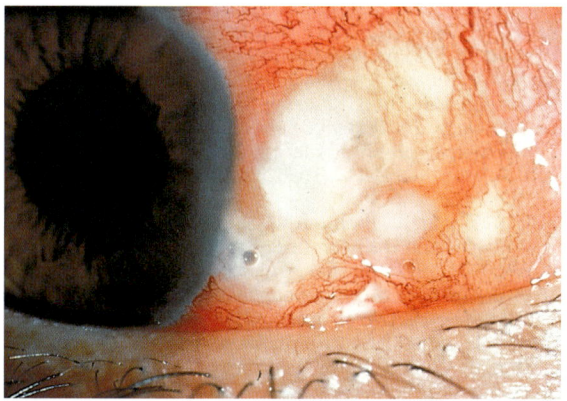

Abb. 9.2. Nekrotisierende Skleritis: weißliche nekrotische Areale treten auf dem Hintergrund eines hyperämischen Auges deutlich hervor. (Abb. von P. Wright, London)

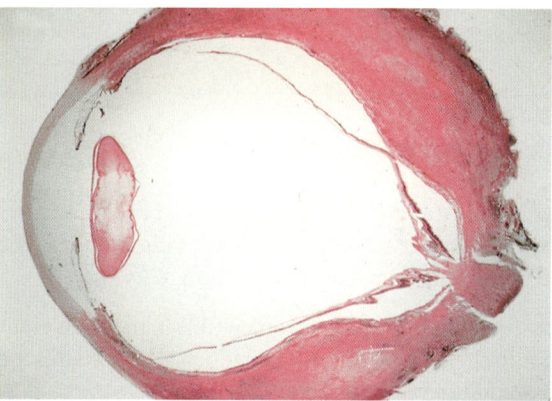

Abb. 9.3. Histologisches Präparat eines enukleierten Bulbus mit einer typischen massiven entzündlichen Verdickung der hinteren Sklera. Der vordere Abschnitt ist histopathologisch unauffällig

40% der Patienten keine begleitende vordere Skleritis aufweisen.

■ Insbesondere bei älteren Patienten ist eine aggresive Immunsuppression notwendig, um einen Visusverlust zu verhindern.

3.3
Komplikationen der Skleritis
(v.a. bei schwerer nekrotisierender Skleritis)

■ Reduzierte Sehschärfe aufgrund von Keratitis, Katarakt und/oder exsudativer Netzhautablösung.

■ Myopisierung (Ziliarspasmus) ist möglich.

■ Uveitis (evtl. nur Zyklitis) mit Aderhautabhebung und/oder exsudativer Netzhautablösung.

■ Glaukom (Winkelblock, Steroidresponder).

■ Papillenschwellung.

■ Protrusio bulbi (Muskelverdickung und Ödem).

■ Ist die Hornhaut betroffen (sie kann bei der Skleritis im Gegensatz zur Episkleritis einen schweren Verlauf nehmen), sind verschiedene Formen möglich:

- Akute stromale Keratitis: limbale Injektion, Stromatrübungen, Immunring mit Hornhautpräzipitaten.
- Sklerosierende Keratitis: streifenartiges Erscheinungsbild, Hornhautverdickung mit grauen, kristallin erscheinenden Veränderungen.
- Limbusfurchen: besonders bei rheumatoider Arthritis; manchmal Lipidablagerung.
- Keratolyse (tiefe stromale Keratitis): Die Hornhaut schmilzt ein, es kann zu einer Descemetozele kommen.

3.4
Behandlung der Skleritis

■ Ein Bestandteil der Behandlung ist der Ausschluß einer Allgemeinerkrankung und, falls möglich, die Behandlung der Grunderkrankung.

■ Steroidhaltige Augentropfen führen meist zu einer klinischen Besserung, oft ist jedoch eine systemische Behandlung erforderlich:

- Bei diffuser oder nodulärer Skleritis wird Indometacin in einer Dosierung von 100 mg/Tag empfohlen.
- Bei nekrotisierender Skleritis wird hochdosiert mit systemischen (oralen) Steroiden therapiert (Überwachung); eine intravenöse Steroidgabe muß bei entsprechender Schwere des Krankheitsbildes in Betracht gezogen werden.
- Wegen der Gefahr einer Skleranekrose ist die subkonjunktivale/subtenonale Gabe von Steroiden kontraindiziert.
- Bei schweren Fällen sind Immunsuppressiva erforderlich (Azathioprin, Ciclosporin A, Cyclophosphamid).
- Eine adjuvante Therapie mit Mycophenolatmofetil (Cellcept®, Roche) 1 g 2mal tgl. kann die Steroidgabe reduzieren.

■ Eine Verdünnung der peripheren Hornhaut oder Skleraeinschmelzung muß evtl. chirurgisch behandelt werden. Hier kommen Bindehautdeckung oder evtl. eine Limbuskeratoplastik in Frage. Ebenfalls möglich ist die Deckung der Defekte mit freien Skleratransplantaten, autologer Fascia lata oder Periost.

WEITERFÜHRENDE LITERATUR

Benson WE (1988) Posterior scleritis. Surv Ophthalmol 32:297
Foster CS, Forstot SL, Wilson LA (1984) Mortality rate in rheumatoid arthritis patients developing necrotizing scleritis or peripheral ulcerative keratitis. Ophthalmology 91:1253
Koenig SB, Kaufman HE (1983) The treatment of necrotizing scleritis with an autologous periosteal graft. Ophthalmic Surg 14:1029
Larkin G, Lightman S (1999) Mycophenolate motefil. A useful immunosuppressive in inflammatory eye disease. Ophthalmology 106:370
Mc Clusky PJ, Watson PG, Lightman S (1999) Posterior scleritis: clinical features, systemic associations, and outcome in a large series of patients. Ophthalmology 106:2380
Poole TR, Graham EM (1999) Ocular manifestations of rheumatologic disorders. Curr Opin Ophthalmol 10:458
Read RW, Weiss AH, Sherry DD (1999) Episcleritis in childhood. Ophthalmology 106:2377
Riono WP, Hidayat AA, Rao NA (1999) Scleritis: a clinicopathologic study of 55 cases. Ophtalmology 106:1328
Singh G, Guthoff R, Foster CS (1986) Observations of long term follow-up of posterior scleritis. Am J Ophthalmol 101:570
Tuft SJ, Watson PG (1991) Progression of scleral disease. Ophthalmology 98:467
Wald KJ, Spaide R, Patalano VJ, Sugin S, Yanuzzi LA (1992) Posterior scleritis in children. Am J Ophthalmol 113:281
Watson PG (1987) Anterior segment fluorescein angiography in the surgery of immunologically induced corneal and scleral destructive disorders. Ophthalmology 94:1452
Watson PG (1987) Disease of the sclera and episclera. In: Duane's Clinical Ophthalmology. CD ROM version 1995. Lippincott, Philadelphia

KAPITEL 10

Beteiligung des äußeren Auges bei Erkrankungen von Haut und Schleimhaut

1 Rosacea (okuläre Rosacea) 259
2 Atopische Dermatitis 259
3 Ichthyosis 260
4 Pemphigus 261
4.1 Bullöses Pemphigoid 261
4.2 Narbenpemphigoid
 (benignes Schleimhautpemphigoid) 261
5 Erythema exsudativum multiforme 261
6 Epidermolysis acuta toxica (Lyell-Syndrom,
 Syndrom der verbrühten Haut) 261
7 Morbus Behçet 262
8 Morbus Reiter 262

1
Rosacea (okuläre Rosacea)

■ Die Rosacea ist eine häufige Erkrankung, die oft asymptomatisch verläuft und deswegen nicht diagnostiziert wird. Die Rosacea beginnt in der Regel im 3.–4. Lebensjahrzehnt und betrifft überwiegend Frauen.

■ Wichtige Zeichen sind eine chronische papulöse und pustulöse Dermatitis mit Erythem und Teleangiektasien im Gesicht. Die Hyperplasie der Talgdrüsen führt zu Gewebsveränderungen wie Rhinophym (meist bei Männern), Otophym u. ä.

■ Als Augenbefunde fallen eine chronische Blepharitis mit konjunktivaler Hyperämie und dilatierten Gefäßen im palpebralen Bereich auf. Häufig leiden die Patienten unter Chalazien. Die Rötung kann persistieren und geht nicht immer mit einem Hautbefall einher. Die Augenbeteiligung ist nicht an die Schwere der Rosacea gebunden. Sie kann der Hauterkrankung um Jahre vorausgehen. An der Hornhaut kann es zu einer epithelialen Keratitis mit Vaskularisation und Vernarbung der unteren Hornhaut (Rosaceakeratitis) kommen. Die Entzündung ist zum Zeitpunkt der Erstvorstellung beim Augenarzt oft schon weit fortgeschritten. Eine wichtige Komplikation ist die periphere Hornhauteinschmelzung. An der Bindehaut kommt es in Einzelfällen zu ausgeprägten Vernarbungen.

■ Die dermatologische Therapie schließt eine milde Reinigung, topische Antibiotika (Tetrazykline) und Metronidazol ein. Systemisch werden Haut- und Augenerkrankung mit Tetrazyklinen behandelt, wobei mit der Maximaldosis begonnen wird und das jeweilige Präparat ausgeschlichen werden soll. Isotretinoin (13-cis-Retinsäure, Vitamin-A-Abkömmling, z. B. Roaccutan®) kann bei schwerem Verlauf der Hauterkrankung zusätzlich gegeben werden. Tee, Kaffee, Alkohol und Kohlenhydrate sollten gemieden werden. Nach Behandlungsbeginn der Liderkrankung kann die entzündliche Keratitis mit topischen Steroiden, die vorsichtig eingeschlichen werden, therapiert werden. Der Aufenthalt in bestimmten Klimazonen soll von Nutzen sein.

WEITERFÜHRENDE LITERATUR

Akpek EK, Merchant A, Pinar V, Foster CS (1997) Ocular rosacea: patient characteristics and follow-up. Opthalmology 104:1863
Browning DJ, Proia AD (1986) Ocular rosacea. Surv Ophthalmol 31:145
Kligman AM (1997) Ocular rosacea. Current concepts and therapy. Arch Dermatol 133:89

2
Atopische Dermatitis

■ Die atopische Dermatitis ist eine IgE-vermittelte Haut- und Bindehauterkrankung. Die dermatologische Manifestation beginnt im Kindesalter (3–4% aller Kinder) und neigt zur Persistenz. In ca. ²/₃ der Fälle liegt eine familiäre Prädisposition vor. Eine Exazerbation soll durch Stress, Hautirritation und Chemikalien möglich sein.

■ Die Haut ist in Form einer chronischen erythematösen und exsudativen juckenden Dermatitis in Gesicht, Nacken, Axilla, Ellenbeuge und Kniekehle (E-Typ: bis 2. Lebensjahr) betroffen; später kann es zu Lichenifikation (L-Typ: 4.–12. Lebensjahr), Verdickung und Pigmentverlust der Haut und zu Papeln auf dem urtikariellen Hintergrund (P-Typ: ab dem 13. Lebensjahr) kommen.

■ Augensymptome und -zeichen sind Jucken, Hyperämie, Verdickung der bulbären und palpebralen Bindehaut, epitheliale Keratitis und Vaskularisation der peripheren Hornhaut. Manchmal entstehen sog. Riesenpapillen („Pflastersteine").

■ Die Erkrankung ist häufig mit einem Keratokonus, einer Netzhautablösung und einer typischen Katarakt (prominenter vorderer Kapselstar, die eine schild- oder spangenförmige Gestalt hat und intensiv weiß gefärbt ist) vergesellschaftet. Die Patienten leiden häufiger an Herpes-simplex-Infektionen und bakteriellen Superinfektionen. Man sollte daher immer auf Zeichen einer Herpes-simplex-Infektion achten.

■ Zu den therapeutischen Maßnahmen gehört auch die Veranlassung einer dermatologischen Konsiliaruntersuchung und die Behandlung der Hauterkrankung. Die topische Gabe von Steroiden sollte vorsichtig erfolgen. Manche Patienten sprechen auf chromoglycinsäurehaltige Augentropfen an. Eine Plasmapherese kann in ausgesuchten Fällen von Nutzen sein.

WEITERFÜHRENDE LITERATUR

Aswad MI, Tauber J, Baum J (1988) Plasmapheresis treatment of patients with severe atopic keratoconjunctivitis. Ophthalmology 95:444

Garrity JA, Liesegang TJ (1984) Ocular complications of atopic dermatitis. Can J Ophthalmol 19:21

3
Ichthyosis

■ Die Ichthyosis ist eine Hauterkrankung mit Verdickung, Rissen und Schuppung der Haut.

■ Man unterscheidet anhand des Erbgangs und des histologischen Bildes 4 Formen: Ichthyosis vulgaris (autosomal-dominant), X-chromosomalvererbte Ichthyosis, lamelläre Ichthyosis (autosomal-rezessiv), epidermolytische Hyperkeratose (autosomal-dominant).

■ Außer bei der epidermolytischen Hyperkeratose findet man bei allen Formen auch eine Ichthyosis der Augenlider. Lediglich bei der lamellären Ichthyosis kann es (charakteristischerweise) zu einem Narbenektropium kommen, welches wiederum eine Expositionskeratopathie zur Folge haben kann.

■ Die X-chromosomal-vererbte Ichthyosis ist am häufigsten mit grauen oder weißen Stromatrübungen oder Streifen vor der Descemet-Membran vergesellschaftet.

■ Eine Sonderform der Ichthyosis stellt das Ichthyosis Follicularis-Atrichia-Photophobia-Syndrom (IFAP) dar. Histopathologisch finden sich subepitheliale avaskuläre Hornhautnarben mit sekundärer Amyloidose. Klinisch steht opthalmologischerseits die Photophobie im Vordergrund. Dermatologisch zeigt sich eine generalisierte Alopezie, Hyperkeratose der Extremitätenaußenseite, Nageldeformitäten und rezidivierende Cheilitis.

■ Behandlung: Die Hauterkrankung wird von dermatologischer Seite mit Pflegemitteln und Keratolytika behandelt. Ein Ektropium sollte chirurgisch angegangen werden.

WEITERFÜHRENDE LITERATUR

Braun-Falco O, Plewig G, Wolff HH (1995) Dermatologie und Venerologie. Springer, Berlin Heidelberg New York Tokyo

Cursiefen C, Schlotzer-Schrehardt U, Holbach LM et al. (1999) Ocular findings in ichtyosis follicularis, antrichia, and photophobia syndrome. Arch Ophthalmol 117:681

Jay B, Black RK, Wells RS (1968) Ocular manifestations of Ichthyosis. Br J Ophthalmol 52:217

Sato-Matsumura KC, Matsumura T, Kumakiri M et al. (2000) Ichthyosis follicularis with alopecia and photophobia in a mother and daughter. Br J Dermatol 142:157

Sever SJ, Frost P, Weinstein G (1968) Eye changes in Ichthyosis. JAMA 206:2283

4
Pemphigus

■ Pemphigus beschreibt eine chronisch bullöse Erkrankung mit den klinischen Formen Pemphigus vulgaris, Pemphigus vegetans, Pemphigus foliaceus und Pemphigus erythematosus. Es handelt sich um eine diffuse, schwere, oft tödlich verlaufende Erkrankung. Wichtige Komplikationen sind Elektrolytstörungen, Kachexie und Sepsis.

■ Die intraepidermalen Blasen sind dünn, schlaff und verschieblich. Oft sind die Schleimhäute betroffen. In der Bindehaut kommt es zur Blasenbildung, Gefäßinjektion, Sekretabsonderung und letztlich zur Vernarbung.

■ In den Interzellularräumen der Epidermis sind Immunglobuline mit Komplement abgelagert. Häufig lassen sich zirkulierende Antikörper gegen Interzellularsubstanz nachweisen.

- **Behandlung:** Über eine systemische Steroidgabe wird in Zusammenarbeit mit dem Dermatologen entschieden. Eventuell müssen zusätzlich Immunsuppressiva gegeben werden. Die okuläre Erkrankung wird mit Tränenersatzmitteln und Steroiden in Tropfenform behandelt. Regelmäßige Nachfolgeuntersuchungen sind wegen einer drohenden Trichiasis erforderlich. Lidoperationen, falls notwendig, sollen im entzündungsfreien Intervall durchgeführt werden.

4.1
Bullöses Pemphigoid

- Das bullöse Pemphigoid ist eine chronische bullöse Erkrankung mit straffen Blasen auf gerötetem Untergrund. Die Blasen finden sich meist auf den Beugeseiten der Gelenke. Es handelt sich um eine weniger schwere Erkrankung als der Pemphigus. Die Blasen liegen eher subepidermal und nicht intraepidermal. Eine Bindehautbeteiligung ist selten und milder verlaufend.

- Die Immunglobuline sind mehr auf den Subepithelialraum und die Basalmembran beschränkt. Oft lassen sich im Serum Antikörper gegen die Basalmembran der Haut nachweisen.

- Die Behandlung besteht aus dermatologischen Zubereitungen und der systemischen Gabe von Steroiden. Manchmal sind Immunsuppressiva erforderlich.

4.2
Narbenpemphigoid
(benignes Schleimhautpemphigoid)

Einzelheiten sind in Kap. 7, Abschn. 5.2 zu finden.

5
Erythema exsudativum multiforme

Einzelheiten sind in Kap. 7, Abschn. 5.1 zu finden.

6
Epidermolysis acuta toxica
(Lyell-Syndrom, Syndrom der verbrühten Haut)

- Das Lyell-Syndrom ist eine akute Erkrankung, bei der es zur Ausbildung großer, schlaffer Blasen auf der Haut kommt, die im weiteren Verlauf verschorfen. Die Mortalität ist hoch (bis 30%).

- Die wichtigste Differentialdiagnose bei Kindern ist ein staphylogenes Lyell-Syndrom (Dermatitis exfoliativa neonatorum Ritter).

- Bei Erwachsenen kann es nach Medikamenteneinnahme als allergische Reaktion vom Spättyp (Typ IV) zum Lyell-Syndrom kommen. Verursachende Medikamente sind Sulfonamide, Pyrazolone, Penizilline, Hydantoine und Barbiturate. Häufig besteht gleichzeitig ein Virusinfekt.

- Die Erkrankung durchläuft mehrere Stadien: Prodromalstadium, exfoliatives und desquamatives Stadium. Es kommt in der Regel nicht zu einer permanenten Vernarbung.

- Die Lidhaut ist fast immer betroffen; auch der Schleimhautbefall (Bindehaut) ist sehr häufig; es finden sich Ulzerationen und Vernarbungen unterschiedlichen Ausmaßes.

- Als Spätkomplikation kann es zur Erblindung kommen.

- Die Behandlung hängt vom Alter der Patienten ab: Junge Patienten werden mit penicillinasefesten Penizillinen behandelt. Ältere Patienten werden unterstützend behandelt. Die Erkrankung auslösende Medikamente werden abgesetzt.

- Bei den augenärztlichen Kontrollen sollte besonders auf Hygiene, Benetzung und drohende Infektionen geachtet werden. Zur Verhinderung eines Symblepharons werden topische Antibiotika-Steroidkombinationen gegeben. Die systemische Gabe von Steroiden ist umstritten.

WEITERFÜHRENDE LITERATUR

Bennett TO, Sugar J, Sudarchan S (1977) Ocular manifestations of toxic necrolysis associated allopurinol ulcers. Arch Ophthalmol 95:1362

Chion AGY, Florakis GJ, Kazim M (1998) Mangement of conjunctival cicatrizing diseases and severe ocular surface dysfunction. Surv Ophthalmol 43:19

Elias PM, Levy W (1976) Bullous impetigo: occurrence of localized scalded skin syndrome in adults. Arch Dermatol 112:850

Epstein EH, Flynn P, Davis RS (1974) Adult toxic epidermolysis necrolysis with fatal staphylococcal septicemia. JAMA 229:425

Levine G, Norden CW (1972) Staphylococcal scalded skin syndrome in an adult. N Engl J Med 287:1339

Lyell A, Dick HM, Alexander JOD (1969) Outbreak of toxic epidermal necrolysis associated with staphylococci. Lancet 1:787

Pleyer U, Bruckner-Tuderman L, Friedmann A et al. (1996) The immunology of bullous oculo-muco-cutaneous disorders. Immunol Today 17:1118

7
Morbus Behçet

■ Typische Hautmanifestationen bei Morbus Behçet sind aphtös-ulzeröse Veränderungen an Mund- und Genitalschleimhaut. Außerdem kann ein Erythema nodosum und ein Erythema exsudativum multiforme mit entsprechenden Veränderungen am äußeren Auge auftreten. Die Erkrankung ist mit Arthritis, Thrombophlebitis migrans, Vaskulitis, Darmerkrankungen und Erkrankungen des ZNS vergesellschaftet. Meist sind junge Patienten betroffen. Bei Japanern und Bewohnern des Mittelmeerraumes tritt die Erkrankung häufiger auf.

■ Die klassische Trias beim Morbus Behçet besteht aus einer rezidivierenden Iritis und rezidivierenden oralen und genitalen Ulzera.

■ Ophthalmologisch manifestiert sich die Erkrankung als rezidivierende okuläre Entzündung in Form einer rezidivierenden Iridozyklitis mit sterilem Hypopyon (oft bilateral), nekrotisierender Chorioiditis oder retinaler Periphlebitis.

■ Vermutlich handelt es sich um eine Autoimmunerkrankung, die mit einer nekrotisierenden Vaskulitis einhergeht. Oft besteht eine Assoziation mit HLA-B5, HLA-B51 (okulär), HLA-B12 (oral und Haut) und HLA-B27 (Gelenke).

■ Die Behandlung besteht aus der systemischen Gabe von Steroiden. Ist der Visus bedroht, können Immunsuppressiva (Chlorambucil, Ciclosporin, Azathioprin) erforderlich sein. Langfristig ist die Prognose quoad visum schlecht.

WEITERFÜHRENDE LITERATUR

BenEzra D (1999) Clinical aspects and diagnostic guidelines of ocular Behçet's disease: Dev Ophthalmol 31:109
James DG, Spiteri MA (1982) Behçet's disease. Ophthalmology 89:1279
Kilmartin DJ, Finch A, Acheson RW (1997) Primary association of HLA-B51 with Behçet's disease in Ireland. Br J Ophthalmol 81:649
Michelson JB, Chisari FV (1982) Behçet's disease. Surv Ophthalmol 26:190
Michelson JB, Chisari FV, Kansu T (1985) Antibodies to oral mucosa in patients with ocular Behçet's disease. Ophthalmology 92:1277
Reed JB, Morse LS, Schwab IR (1998) High-dose intravenous pulse methylprednisolone hemisuccinate in acute Behçet retinitis. Am J Ophthalmol 125:409
Tabbara KF (1983) Chlorambucil in Behçet's disease. A reappraisal. Ophthalmology 90:906

8
Morbus Reiter

■ Der Morbus Reiter ist eine seltene Erkrankung mit der klassischen Trias aus rezidivierender Polyarthritis, Urethritis und Konjunktivitis (50–90%). Meist sind junge Männer betroffen. HLA-B27 ist bei 75% der Patienten positiv.

■ Man unterscheidet 2 Formen der Erkrankung: den postenteritischen Morbus Reiter und den posturethritischen Morbus Reiter. Bei der posturethritischen Form handelt es sich vermutlich um eine venerische Erkrankung, die 1–4 Wochen nach einer Chlamydienurethritis auftritt.

■ Eine schwere Sonderform des Morbus Reiter tritt in Spätstadien der AIDS-Erkrankung auf.

■ Symptome/Zeichen: zunächst Fieber, später Urethritis, Hautläsionen auf Handflächen und Fußsohlen (Keratoderma blenorrhagicum), die Zunge sieht wie eine Landkarte (Relief) aus, schmerzlose Läsionen der oralen Mukosa, Balanitis circinata, Arthritis der großen Gelenke, manchmal Myokarditis und Perikarditis.

■ An den Augen manifestiert sich die Erkrankung als papilläre Hypertrophie und Bindehauthyperämie mit Schleimabsonderung. Eine Hornhautbeteiligung mit punktförmigen epithelialen Erosionen und vorderen Stromainfiltraten ist möglich. Eine Iridozyklitis tritt in 10–20% der Fälle auf.

■ Behandlung: Die Chlamydieninfektion wird mit Tetrazyklinen behandelt. Oft sind zur Behandlung der Arthritis und der ophthalmologischen Komplikationen Steroide, evtl. sogar Zytostatika (Methotrexat®), erforderlich. Die stromale Keratitis wird mit topischen Steroiden behandelt.

WEITERFÜHRENDE LITERATUR

Braun-Falco O, Plewig G, Wolff HH (1995) Dermatologie und Venerologie. Springer, Berlin Heidelberg New York Tokyo
Lee DA, Barker SM, Su WPD et al. (1986) The clinical diagnosis of Reiter's syndrome. Ophthalmology 93:350
Reveille JD (1998) HLA-B27 and the seronegative spondyloarthropathies. Am J Med Sci 316:239

Uveitis

1 Einführung und klinische Untersuchung 263
2 Therapieprinzipien 266
2.1 Uveitis anterior 266
2.2 Uveitis posterior 267
3 Klinik der Uveitis 267
3.1 Anteriore Uveitis bei „weißen" (nichtentzündeten) Augen 267
3.2 Anteriore Uveitis bei „roten" (entzündeten) Augen 270
3.3 Uveitis posterior mit fokalen Läsionen 271
3.4 Disseminierte Uveitis posterior 278
3.5 Andere Ursachen der anterioren oder posterioren Uveitis 287

1 Einführung und klinische Untersuchung

Die strenge Definition der Uveitis bezeichnet eine entzündliche Veränderung der Uvea, d. h., die Beteiligung von Aderhaut, Ziliarkörper oder Iris ist gefordert. Oft sind auch angrenzende Strukturen (Netzhaut, Glaskörper, Sehnerv, Trabekelwerk und Sklera) betroffen.
Die Inzidenz der Uveitis beträgt etwa 0,2 pro 1000 Einwohner pro Jahr. Dabei überwiegt die Uveitis anterior gegenüber der Uveitis posterior mit etwa 3:1.
Die Entstehungsursachen einer Uveitis können Infektionen und/oder Störungen des Immunsystems sein. Eine Uveitis kann primär auftreten oder die Begleiterscheinung von Allgemeinerkrankungen sein.
Eine Uveitis-Erkrankung läßt sich z. B. klassifizieren hinsichtlich der Lokalisation (anterior, intermediär, posterior, Panuveitis), des klinischen Verlaufes (chronisch, akut), der Pathologie (z. B. granulomatös) oder hinsichtlich der Ätiologie. Meist wird die Uveitis hinsichtlich der Lokalisation klassifiziert (IUSG).
Eine ätiologische Zuordnung der Uveitis ist vor allem bei einer infektiösen Genese wichtig, da die Identifikation des Erregers eine spezifische Therapie möglich macht. Eine zusätzliche unspezifische antiinflammatorische Behandlung kann auch bei einer Uveitis infektiöser Genese sinnvoll sein.
Bei einer nichtinfektiösen Uveitis ist erst durch die ätiologische Einordnung der Erkrankung eine Aussage über die Prognose möglich. Die zugrundeliegende Erkrankung bestimmt das weitere therapeutische Vorgehen. Die Uveitis kann u. U. die Erstmanifestation einer zugrundeliegenden Allgemeinerkrankung (z. B. chronische Polyarthritis) sein, die dann eine spezifische Behandlung erfordert.

Anamnese
- Krankengeschichte (augenspezifische Befunde):
  - Einseitiges oder beidseitiges Auftreten?
  - Akuter oder chronischer Verlauf?
  - Äußerlich gereiztes („rotes") oder ruhiges („weißes") Auge.

- Dauer der Erkrankung: kürzlicher Beginn oder bereits langdauerndes Bestehen?

- Es sollte immer nach Allgemeinerkrankungen gefragt werden, die mit Uveitiden im Zusammenhang stehen können. Beispiele für solche Erkrankungen sind:
  - Sarkoidose.
  - Tuberkulose.
  - Syphilis.
  - Hauterkrankungen.
  - Entzündliche Darmerkrankungen (Morbus Crohn, Colitis ulcerosa).
  - Rheumatoide Arthritis.
  - AIDS.
  - Einnahme bestimmter Medikamente.

- Anamnestisch sollte immer auch nach Symptomen von bisher nicht diagnostizierten Systemerkrankungen mit bekannter Uveabeteiligung gefahndet werden. Beispiele:

- Diarrhoe bei entzündlichen Darmerkrankungen.
- Geschwüre der Mundschleimhaut: Morbus Behçet, systemischer Lupus erythematodes, Morbus Reiter.
- Rückenschmerzen: ankylosierende Spondylitis.
- Gelenkschmerzen: juvenile rheumatoide Arthritis, Morbus Bechterew, Morbus Reiter, Morbus Behçet.
- Hauteffloreszenzen: Syphilis, Morbus Reiter, Morbus Behçet, systemischer Lupus erythematodes, Borreliose.

■ Biographie. Beispiele:
- Rasse: Vogt-Koyanagi-Harada-Syndrom, Sarkoidose.
- Geschlecht: juvenile rheumatoide Arthritis häufiger bei Mädchen.

■ Geographische Zuordnung und kürzliche Fernreisen. Beispiele:
- USA: Histoplasmose.
- Japaner/Mittelmeerbewohner: Morbus Behçet.
- Fernreisen: Tropenerkrankungen.

■ Sozialanamnese:
- Haustiere: Toxoplasmose, Toxocara.
- Sexualverhalten: Lues, Zytomegalievirusinfektion, HIV-Infektion.

Untersuchung des Auges

■ Lokalisation der Entzündung: anterior, intermediär, posterior, diffus.

■ Unterschieden wird zwischen einer granulomatösen und nichtgranulomatösen Entzündung.

■ Sehschärfe: Eine deutliche Beeinträchtigung der korrigierten Sehschärfe kann auf eine Netzhautbeteiligung bzw. die Folgen einer chronischen Erkrankung (z. B. Katarakt, Glaukom) hindeuten.

■ Pupillen: Hierbei sollte auf Synechien geachtet und die Lichtreaktion geprüft werden.

■ Untersuchung des äußeren Auges. Befundbeispiele/Verdachtsdiagnosen:
- Plaques auf den Lidern: Sarkoidose.
- Effloreszenzen: Herpes simplex, Herpes zoster.
- Vergrößerung der Tränendrüse: Sarkoidose.
- Lymphknotenveränderung: Vergrößerung oder Druckschmerzhaftigkeit können auf eine vorangegangene virale Infektion hinweisen.

■ Konjunktivale Injektion. Hier ist eine genauere Einordnung erforderlich:
- Diffus (z. B. allergische Konjunktivitis), umschrieben (z. B. Skleritis), nodulär.
- zirkumziliar (z. B. akute Iridozyklitis), episkleral, skleral.

■ Hornhaut. Folgende Befunde sind möglich:
- Dendriticafigur bei Herpes simplex oder Herpes zoster.
- Hornhautendothelpräzipitate. Man unterscheidet feine, gleichförmige, häufig sternförmige Präzipitate, wie sie z. B. bei der Fuchs-Heterochromiezyklitis vorkommen und speckige Präzipitate, wie sie beispielsweise bei Sarkoidose und Toxoplasmose zu finden sind.
- Infiltrate, Ulzera.
- Bandförmige Keratopathie. Sie wird häufiger bei Kindern mit juveniler rheumatoider Arthritis und bei Patienten mit chronischer Uveitis gefunden.

■ Vorderkammer:
- Zellen und Tyndall-Phänomen werden mittels Spaltlampenuntersuchung (Spaltbreite: 1 mm, Spalthöhe: 3 mm) quantifiziert und auf einer Skala von 1+ (5–10 Zellen) bis 4+ (>50 Zellen) eingeteilt. Die verwendeten Skaleneinteilungen sind jedoch von Autor zu Autor durchaus nicht einheitlich.
- Ein Tyndall-Phänomen ohne Zellen besteht bei erhöhtem Proteingehalt des Kammerwassers, wie dies bei gestörter Blut-Kammerwasser-Schranke der Fall ist. Es kann Ausdruck einer bestehenden oder früheren Uveitis sein, ist jedoch für sich allein in der Regel keine Indikation zur Behandlung.

■ Iris/Gonioskopie:
- Hintere Synechien können aus Koeppe-Knötchen (Abb. 11.1) am Pupillarrand entstehen und zu einer Occlusio oder Seclusio pupillae und schließlich zu einer Iris bombé führen.
- Vordere Synechien resultieren aus Fibrinablagerungen oder einer Rubeosis im Kammerwinkel und können zu einem Sekundärglaukom (Kammerwinkelverschluß) führen.
- Andere Irisveränderungen:
  ▼ Busacca-Knötchen im Irisstroma; Koeppe-Knötchen am Pupillarsaum. Beide sind Zeichen einer granulomatösen Entzündung.
  ▼ Irisatrophie. Sie kann sich bei Fuchs-Heterochromiezyklitis und herpetischer Keratouveitis entwickeln.
  ▼ Rubeosis iridis. Kann die Folge einer chronischen Uveitis sein. Man findet allerdings auch bei Fuchs-Heterochromiezyklitis feine Neovaskularisationen im Kammerwinkel.

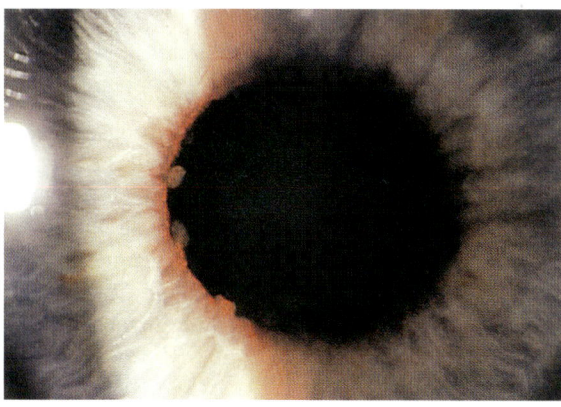

Abb. 11.1. Koeppe-Knötchen am Pupillenrand bei einem Patienten mit systemischer Sarkoidose und chronischer granulomatöser anteriorer Uveitis

■ Linse. Bei einer veränderten Kammerwasserdynamik ist die Linse meist sekundär in Form einer posterioren subkapsulären Katarakt betroffen. Eine Katarakt kann auch die Folge der Therapie der Uveitis sein. Ein Beispiel ist die steroidinduzierte Katarakt.

■ Augeninnendruck:
- Eine Uveitis kann zu einer Erhöhung des Augeninnendrucks führen. Folgende Ursachen kommen in Frage:
  ▼ Partieller oder kompletter Winkelblock durch periphere, vordere Synechien oder sekundär nach Occlusio pupillae und Iris bombé.
  ▼ Trabekulitis ohne Synechien. Kommt z.B. bei Posner-Schlossman-Syndrom und Herpessimplex-Keratouveitis vor.
  ▼ Lokale oder systemische Steroidbehandlung. Ca. 30% der Patienten sind sog. Steroidresponder.
- Seltener führt eine Iridozyklitis zu einer Verminderung des Augeninnendrucks. Gründe hierfür sind eine Sekretionsstörung des Ziliarkörpers („Shutdown") und eine Aderhaut- oder Ziliarkörperabhebung.

■ Glaskörper:
- Glaskörperzellen finden sich praktisch immer bei Entzündungen von Uvea oder Netzhaut. Zellen im vorderen Glaskörper weisen auf eine Iridozyklitis oder Pars planitis hin, während Zellen im mittleren und hinteren Glaskörper bei retinaler Vaskulitis und Retinochorioiditis, d.h. allgemein bei Entzündungen im Bereich des hinteren Augenabschnittes, gefunden werden.
- Entzündliche bzw. postentzündliche Veränderungen des Glaskörpers können zu ausgeprägten Glaskörpertrübungen und damit auch zu einer Reduktion der Sehschärfe führen.
- Weitere mögliche Folgen eines Entzündungszustandes des Glaskörpers sind vitreoretinale Proliferationen und die Möglichkeit der Entwicklung einer traktiven Netzhautablösung.

■ Netzhaut und Aderhaut:
- Zystoides Makulaödem. Es tritt nach Uveitis anterior oder posterior auf.
- Sehr wichtig für die Diagnose ist die korrekte Identifizierung des primären Entzündungsherdes bei Uveitis posterior. Dies ist u.a. deswegen schwierig, weil häufig benachbarte Strukturen mitbetroffen sind. Zur präzisen Diagnosestellung ist es hilfreich, hinsichtlich der bevorzugten Lokalisation des Primärherdes zu unterscheiden:
  ▼ Papillitis: z.B. bei Tuberkulose, Sarkoidose, Lupus erythematodes.
  ▼ Vaskulitis: z.B. bei Morbus Behçet, Zytomegalie, Tuberkulose, Sarkoidose.
  ▼ Chorioiditis: z.B. Sarkoidosegranulom, sympathische Ophthalmie, Vogt-Koyanagi-Harada-Syndrom.

Spezielle Untersuchungen

■ Die Fluoreszeinangiographie liefert bei der Uveitis wichtige diagnostische Informationen über die betroffenen Areale der Netz- und Aderhaut. Mögliche Untersuchungsergebnisse:

- Zystoides Makulaödem.
- Abgrenzung von Arteriitis und (Peri)phlebitis.
- Identifikation eines chorioidalen Granuloms.
- Lokalisation von serösen Netzhautabhebungen.
- Manchmal gelingt es erst mittels Fluoreszeinangiographie, eine Vaskulitis oder Papillitis zu erkennen.

■ Röntgenologische Untersuchungen erfolgen meist zur Bestätigung bzw. zum Ausschluß von Allgemeinerkrankungen. Beispielsweise werden Röntgenaufnahmen des Lumbosakralbereiches bei begründetem Verdacht auf eine ankylosierende Spondylitis durchgeführt. Röntgenaufnahmen des Thorax dienen zur Bestätigung bzw. zum Ausschluß von Sarkoidose oder Tuberkulose. Bei begründetem Verdacht sollte eine kernspintomographische Untersuchung veranlaßt werden.

■ Eine Vorderkammerpunktion wird zur Gewinnung von Kammerwasser durchgeführt. Mögliche relevante Untersuchungen des Materials sind z.B.

die Antikörperbestimmung oder die mikrobiologische Aufarbeitung (Anzüchtung der Erreger) bei Infektionsverdacht.

■ Wichtig ist auch die Gewinnung von Glaskörperpunktat. Hier können die gleichen Untersuchungen wie im Kammerwasser durchgeführt werden.

■ Wichtige Labortests bei Uveitisdiagnostik sind:

- Blutbild, evtl. Differentialblutbild.
- Leber- und Nierenwerte.
- Blutkörperchensenkungsgeschwindigkeit und/oder C-reaktives Protein.
- TPHA-Test bzw. FTA-Abs-IgG-Test.
- Angiotensin-converting-Enzym (ACE) bzw. Lysozym im Serum (jeweils bei granulomatöser Uveitis bzw. Verdacht auf Sarkoidose).
- Rheumafaktor (RF), antinukleäre Antikörper (ANA), antineutrophile zytoplasmatische Antikörper (ANCA) (jeweils bei anteriorer Uveitis, insbesondere im Kindesalter).
- Bestimmung von Komplement C3 und C4; Hepatitisserologie; Antikörper gegen Viren, Bakterien und Parasiten (v.a. Toxoplasmose, Borreliose); Anti-Cardiolipin-Antikörper, Autoantikörper und HLA-Typisierung sind mögliche weitere Tests, die bei entsprechendem Verdacht durchgeführt werden.
- Etwa die Hälfte aller Patienten mit akuter anteriorer Uveitis sind HLA-B27-positiv. Eine solche HLA-B27-assoziierte Uveitis anterior ist typischerweise einseitig. Die Patienten spüren den Beginn des akuten Schubs der Erkrankung oft 1–2 Tage vor dem Auftreten von eigentlichen Symptomen, Schmerzen oder Injektion. Die Endothelbeschläge sind nicht granulomatös, posteriore Synechien und ZMÖ treten nicht selten auf.

■ Je nach klinischem Untersuchungsergebnis werden HLA-Untersuchungen (Tabelle 11.1) und andere spezielle Tests durchgeführt. Nicht nur aus Kostengründen sollte eine serologische Blinddiagnostik („Schrotschußdiagnostik") vermieden werden, da mit zunehmender Anzahl der Tests auch eine höhere Wahrscheinlichkeit für einzelne falschpositive Ergebnisse besteht.

2
Therapieprinzipien

2.1
Uveitis anterior

■ Zykloplegie und Mydriasis dienen der Vermeidung eines Ziliarkörperspasmus und der Prophylaxe von Synechien. Kurzwirkende topische Medikamente, wie z.B. Scopolamin (Boro-Scopol®) 2mal tgl. oder Tropicamid (Mydriatrikum-Stulln®) sind zu bevorzugen, da diese Präparate ein gewisses Pupillenspiel erhalten.

■ Eine antientzündliche Behandlung durch die topische Gabe von Kortikosteroiden ist u.U. bis zu halbstündlich erforderlich. Sie sollte nie abrupt abgesetzt, sondern ausgeschlichen werden.

■ Die orale Gabe von Kortikosteroiden kann erforderlich sein. Eine übliche Dosierung ist z.B. 100 mg

Tabelle 11.1. Häufigkeit der HLA-Antigene bei verschiedenen Erkrankungen mit Uveitis. In der Literatur finden sich unterschiedliche Prozentangaben, die sich meist auf Europäer beziehen (Daten nach Feltkamp 1990; Saraux 1981 und Smith 1986). Eine HLA-Typisierung sollte nicht als Suchtest verwendet werden

Grunderkrankung	Assoziierte HLA-Antigene	Positiv bei Erkrankten [%]	Positiv bei Gesunden [%]
Spondylarthritis ancylopoetica (Morbus Bechterew)	HLA-B27	85	5–8
Morbus Reiter	HLA-B27	75	5–8
Spondylitis psoriatica	HLA-B27	75	5–8
Schrotschuß-Retinochorioideopathie („Bird-shot-Retinopathie")	HLA-A29	> 90	7
Histoplasmose	HLA-B7	55	20
Morbus Behçet	HLA-B5 (in Japan, evtl. HLA-B51 besserer Marker)	92	–
Vogt-Koyanagi-Harada-Syndrom	HLA-Bw22J, HLA-10Wa (u.a.)	45 (Japan)	13 (Japan)
Sarkoidose	HLA-A1	54	–

Prednison (Decortin®) pro Tag. Um die Wahrscheinlichkeit für ein kurzfristiges Wiederaufflammen der Uveitis zu verringern, ist ein langsames Ausschleichen erforderlich. Die Verordnung sollte in Abstimmung mit dem behandelnden Hausarzt erfolgen.

■ Eine periokulare Injektion kann eher therapeutische Konzentrationen im Bereich der intermediären oder hinteren Augenabschnitte erreichen als die alleinige topische Therapie mit Augentropfen; z.B. ist Dexamethason (Fortecortin® Mono Injektionslösung) 2 mg subkonjunktival geeignet.

■ Eine leichte Augeninnendruckerhöhung wird mit Betablockern behandelt. Miotika sollten nicht verwendet werden, da sie die meist schon bestehende Störung der Blut-Kammerwasserschranke noch verstärken und außerdem die Ausbildung von Synechien fördern.

■ Zusätzlich können topisch und/oder systemisch nichtsteroidale Antiphlogistika gegeben werden. Beispiele sind Diclofenac Augentropfen (Voltaren®) 4mal tgl., bzw. Diclofenac oral (Voltaren® 50 mg Dragees) 100 mg/Tag in 2 Einzeldosen.

■ Bei unzureichender Wirkung einer Steroidmedikation können Immunsuppressiva eine deutliche Besserung bewirken. Dies gilt besonders bei Morbus Behçet, Vogt-Koyanagi-Harada-Syndrom und sympathischer Ophthalmie. Beispiele:

- Ciclosporin (Sandimmun®): Eine Bestimmung des Ciclosporinspiegels im Serum ist jeweils erforderlich; die Dosierung wird anschließend angepaßt. Der anzustrebende Blutspiegel sollte in Abhängigkeit vom klinischen Bild und in Zusammenarbeit mit dem betreuenden Internisten festgelegt werden. Als Orientierung kann ein anzustrebender Spiegel von etwa 250–400 µg/l Blut angegeben werden (Werte variieren je nach Assay). Nieren- und Leberfunktion müssen während der Ciclosporingabe überwacht werden. Die Initialdosierung sollte zwischen 2,5–10 mg/kg KG/Tag oral in 2 Einzeldosen liegen.
- Azathioprin (Imurek®): Dosierung 1–3 mg/kg KG/Tag oral oder intravenös. Die Verordnung sollte in Absprache mit einem Internisten geschehen.
- Als neuere, noch experimentelle Therapie wird FK 506 angewendet, das einen ähnlichen Wirkmechanismus wie Ciclosporin hat.

2.2 Uveitis posterior

■ Weitergehende Maßnahmen bei Uveitis posterior:
- Systemische Gabe von Kortikosteroiden bei nichtinfektiöser Uveitis, aber auch bei infektiöser Uveitis, falls eine systemische antibiotische Abdeckung (z.B. bei der Toxoplasmosebehandlung) erfolgt ist.
- Spezifische Antibiotika und Virustatika. Beispiele: Toxoplasmose, Zytomegalie.
- Photokoagulation und/oder Kryotherapie bei entsprechender Indikation.
- Bei Komplikationen bzw. zur Gewinnung von Untersuchungsmaterial wird eine Vitrektomie durchgeführt.

Chirurgische Behandlung
Augen mit einer Uveitis-Erkrankung in der Anamnese zeigen nach einem ophthalmochirurgischen Eingriff häufiger eine verstärkte postoperative Entzündungsreaktion. Dennoch kann z.B. eine Vitrektomie zur Therapie und zur Entfernung von postentzündlichen Glaskörpertrübungen sinnvoll sein. Oft senkt sogar eine frühe Vitrektomie die Rezidivrate einer chronischen Uveitis posterior. Komplikationen der Uveitis, wie z.B. Katarakt, erfordern ebenfalls häufig eine chirurgische Behandlung.

3 Klinik der Uveitis

3.1 Anteriore Uveitis bei „weißen" (nichtentzündeten) Augen

Fuchs-Heterochromiezyklitis

Klinisches Bild
■ Die Erkrankung besteht aus einer akuten Iridozyklitis bei Heterochromie der Iris (das hellere Auge ist meist das betroffene). Die Ursache der Erkrankung ist unbekannt. Die Diagnosestellung ist in der Regel anhand des klinischen Bildes möglich. Die meisten Patienten suchen den Augenarzt wegen einer Visusverschlechterung auf; die Heterochromie wird oft nicht bemerkt. Die Erkrankung tritt in 85% einseitig auf. Bei ca. 1,5–10% der Patienten mit anteriorer Uveitis liegt eine Fuchs-Heterochromiezyklitis vor.

- Ursache der Heterochromie und der Transilluminationsdefekte ist eine Irisstromaatrophie. In fortgeschrittenen Fällen kann die Iris des betroffenen Auges infolge der Stromaatrophie und des Sichtbarwerdens der posterioren Pigmentschicht allerdings auch dunkler erscheinen.

- Charakteristisch für diese Erkrankung sind feine, sternförmige Hornhautpräzipitate mit fädchenartigen Ausläufern und fast gleichmäßiger Verteilung. Die Hornhaut ist ansonsten klar und es besteht nur eine geringe konjunktivale Injektion.

- Es finden sich nur wenig Zellen und Tyndall.

- In 50 % der Fälle entwickelt sich eine hintere subkapsuläre Katarakt.

- Eine Glaukomentwicklung ist in etwa 25–50 % der Fälle möglich.

- Es kann zu Neovaskularisationen im Kammerwinkel kommen, die während einer Kataraktoperation zu Blutungen führen können. Schon bei geringem Trauma, wie einer Parazentese oder bei einer Gonioskopie kann eine leichte Vorderkammerblutung auftreten (Amsler-Zeichen).

- Neovaskularisationen im Bereich der Pars plana mit Glaskörperblutungen können ebenfalls auftreten.

Differentialdiagnose
- Kongenitale Heterochromie.
- Essentielle Irisatrophie.
- andere Formen der chronischen Uveitis.
- Iristumoren (insbesondere Tapioka malignes Melanom).
- Horner-Syndrom.
- Herpetische Uveitis.
- Glaukomatozyklitische Krisen.

Behandlung
- Eine milde „schwelende" Heterochromiezyklitis bedarf – im Gegensatz zu anderen Uveitisformen – nicht unbedingt einer Therapie. Selten ist die lokale Gabe von Kortikosteroiden erforderlich.

- Therapiert werden meist nur die Komplikationen der Fuchs-Heterochromiezyklitis (Katarakt, Glaukom). Bei der Kataraktentwicklung ist zu bedenken, daß eine Zunahme der hinteren subkapsulären Trübung auch die Nebenwirkung der Steroidbehandlung sein kann, die bei Entzündungszuständen im Glaskörperraum und bei Makulaödem empfohlen wird. Die Präzipitate bilden sich unter topischer Steroidbehandlung nur wenig zurück.

- Regelmäßige Kontrollen der Patienten sind auch wegen der Gefahr eines Glaukoms erforderlich.

Glaukomatozyklitische Krisen (Posner-Schlossmann-Syndrom)

Klinisches Bild
- Akute, rezidivierende Iritis unklarer Genese. Im Vergleich zur Heterochromiezyklitis ist der Augeninnendruck deutlich erhöht (etwa 40–60 mmHg ≙ 5,3–8,0 kPa). Bemerkenswert ist die relativ geringe Symptomatik trotz des hohen Augeninnendruckes.

- Meist sind junge Männer betroffen. Innerhalb der Gruppe der Patienten mit Uveitis liegt in ca. 0,5 % der Fälle ein Posner-Schlossmann-Syndrom vor.

- Die einzelnen Anfälle betreffen nur ein Auge und dauern etwa 1–3 Wochen. In etwa 50 % der Fälle wird zu einem späteren Zeitpunkt auch das andere Auge betroffen.

- Die Vorderkammer zeigt nur sehr wenig Zellen und Tyndall. Der Kammerwinkel ist offen. Die Pupille am betroffenen Auge kann größer sein. Die Hornhautsensibilität ist normal.

- Die Attacken können Wochen bis Monate dauern.

- Vermutete Ursache für die Augeninnendruckerhöhung ist eine Trabekulitis.

- Die Erkrankung hat eine gute Prognose.

Behandlung
- Man gibt lokal Kortikosteroide und/oder Betablocker.

- Eventuell ist die lokale oder systemische Gabe von Karboanhydrasehemmern erforderlich.

- Eine Dauertherapie ist nicht erforderlich. Während einer Attacke werden augenärztliche Kontrollen zunächst alle 3–4 Tage, dann bis zum Abklingen der Symptomatik etwa wöchentlich empfohlen.

Intermediäre Uveitis (Pars planitis)

Klinisches Bild
- Hierunter versteht man eine Iridozyklitis mit Exsudaten im Pars-plana-Bereich. Die intermediäre

Uveitis umfaßt als Oberbegriff Krankheitsbilder wie Zyklitis, periphere Uveitis, Vitritis und Pars planitis.

■ Die Erkrankung ist meist beidseitig (nur in 10–25 % der Fälle einseitig). Sie tritt meist bei jüngeren Patienten auf mit jeweils einem Häufigkeitsgipfel im Alter von 5–15 und 20–40 Jahren. Bei 4–25 % aller Uveitispatienten liegt eine intermediäre Uveitis vor.

■ Meist nur geringe Symptome. Ein Teil der Patienten gibt Verschwommensehen und die Wahrnehmung von Glaskörpertrübungen („Mouches volantes") an.

■ Man findet Zellen und Tyndall mit speckigen Hornhautpräzipitaten. Außerdem bestehen häufig schneeballartige Glaskörpertrübungen (Abb. 11.2), Exsudate im Pars-plana-Bereich und eine periphere Periphlebitis, die als gefürchtete Komplikation zu einer okklusiven retinalen Vaskulitis führen kann.

■ Weitere Komplikationen sind zystoides Makulaödem (25–50 %), Katarakt (ca. 40 %, als Folge der Entzündung oder der Steroidtherapie), Netzhautablösung bzw. Netzhautlöcher (ca. 10–20 %). Glaskörperblutung, Synechien, Glaukom und Papillenödem. Nach Monaten kann das ZMÖ zu einer bleibenden Schädigung der Makula führen.

■ Die meisten Fälle sind nicht mit einer Systemerkrankung vergesellschaftet. Eine allgemeinmedizinische Untersuchung zur Ursachenfindung verläuft daher in der Regel negativ.

■ Über eine Assoziation mit Tuberkulose, Streptokokkeninfektion, Toxoplasmose, Syphilis, Nematodeninfektion (Toxocara), Sarkoidose, Nasennebenhöhlenentzündung, Zahnabszessen, rheumatoider Arthritis, sympathischer Ophthalmie, Fuchs-Heterochromiezyklitis, Enzephalitis disseminata, Candida, Filariose, viralen Infektionen, Retinopathia pigmentosa, Lymphome und Autoimmunerkrankungen wurde berichtet. Syphilis und Sarkoidose sollten diagnostisch ausgeschlossen werden.

Differentialdiagnose
- Einseitige Erkrankung:
  - ▼ Morbus Coats.
  - ▼ Tumoren (Retinoblastom, Melanom).
  - ▼ Heterochromiezyklitis.
- Ein- oder beidseitige Erkrankung:
  - ▼ Sarkoidose.
  - ▼ Borreliose.
  - ▼ Vaskulitis bei Wegener-Granulomatose, M. Behçet. Bei diesen Erkrankungen jedoch keine „snowballs".
  - ▼ Lymphom.
- Beidseitige Erkrankung, soweit keine „snowballs" bestehen:
  - ▼ Senile Vitritis.
  - ▼ Amyloidose.
  - ▼ Whipple-Krankheit.

Behandlung

■ Asymptomatische Patienten, bei denen lediglich alte, pigmentierte inaktive Glaskörperzellen beobachtet werden, benötigen keine Therapie.

■ Mit zunehmendem Schweregrad der Erkrankung werden angewendet:

- Zykloplegika.
- Parabulbäre Gabe von Kortikosteroiden und/oder orale Gabe von nichtsteroidalen Antiphlogistika, insbesondere dann, wenn eine durch das zystoide Makulaödem bedingte Visusminderung länger als einige Wochen besteht.
- Orale Gabe von Kortikosteroiden (z. B. Prednison 1 mg/kg KG/Tag).
- Gabe von Immunsuppressiva.
- Kryokoagulation des Pars-plana-Bereichs; dies ist ggf. mehrfach erforderlich.
- Vitrektomie.
- Sonstige systemische immunsuppressive Therapie, z. B. Methotrexat, Azathioprin, Ciclosporin A, Chlorambucil, Cyclophosphamid.

Idiopathische Vitritis, „senile Vitritis"

■ Die Ätiologie dieser leichten idiopathischen Entzündung im Glaskörperraum (und im vorderen Augenabschnitt – daher Abhandlung unter Uveitis

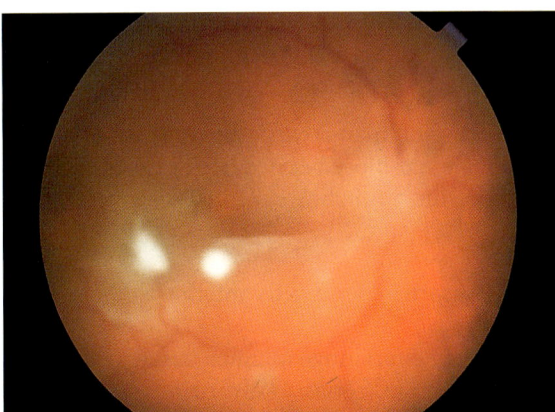

Abb. 11.2. Schneeballartige Glaskörpertrübung

anterior), die meist bei Frauen im Alter zwischen 40 und 70 Jahren auftritt, ist unbekannt.

- Es handelt sich um eine meist beidseitige Erkrankung mit diffusen und/oder umschriebenen Glaskörpertrübungen sowie Zellen in Vorderkammer und Glaskörper. In ca. 25 % der Fälle tritt ein zystoides Makulaödem auf. Eine wesentliche konjunktivale Injektion besteht nicht.

- Die Diagnose „senile Vitritis" ist eine Ausschlußdiagnose, die nicht leichtfertig gestellt werden darf (Masquerade-Syndrome).

- Die Erkrankung wird mit lokalen und/oder systemischen Kortikosteroiden behandelt.

- In ca. 20 % der Fälle entwickelt sich als Komplikation eine epiretinale Gliose.

3.2
Anteriore Uveitis bei „roten" (entzündeten) Augen

Herpes-simplex-Keratouveitis

- Weitere Einzelheiten sind in Kap. 8; Abschn. 5.4 zu finden.

Herpes-zoster-Keratouveitis

Klinisches Bild
- Ätiologisch handelt es sich um die Reaktivierung einer älteren Varizella-zoster-Virusinfektion.

- Der Patient kann während der Erkrankung in seltenen Fällen das Herpes-zoster-Virus übertragen.

- Es besteht eine erhöhte Inzidenz bei Patienten mit reduzierter Immunabwehr.

- Eine Augenbeteiligung findet man im Zusammenhang mit einem Befall des N. trigeminus (meist des 1. Astes). Bei Beteiligung des R. nasociliaris bestehen Bläschen im Bereich der Nasenspitze (sog. Hutchinson-Zeichen).

- Konjunktivitis, Episkleritis oder Skleritis treten bei etwa 50 % der Fälle mit Augenbeteiligung auf.

- Eine superfizielle Keratitis findet man in etwa 40 % der Fälle von Herpes-zoster-ophthalmicus-Infektionen. In manchen Fällen bestehen auch bäumchenartige Hornhautinfiltrate, die sich jedoch im Gegensatz zur Herpes-simplex-Keratouveitis meist nur wenig mit Fluoreszein anfärben lassen.

- Hypästhesie der Hornhaut.

- Irisatrophie häufiger bei Herpes zoster als bei Herpes simplex.

- Iridozyklitis.

- Hornhautpräzipitate.

- Lähmungen der äußeren Augenmuskeln (Ptosis, Diplopie).

- Sekundärglaukom.

- Katarakt.

- Retinitis.

- Optikusneuritis.

- Eine Beteiligung des Varizella-zoster-Virus bei der akuten Retina-Nekrose (ARN-Syndrom) gilt als wahrscheinlich.

Behandlung
- Man gibt Aciclovir lokal und systemisch zur Verkürzung der Erkrankungsdauer bei Augenbeteiligung. Der Nutzen einer prophylaktischen systemischen Gabe von Aciclovir (d.h. bei fehlender Augenbeteiligung) bei einer auf die Haut beschränkten Herpes-zoster-Erkrankung wird kontrovers diskutiert. Im Zweifelsfalle, insbesondere bei Patienten mit geschwächter Immunabwehr, sollte man eine systemische Therapie durchführen. Dosierung über jeweils eine Woche:

  - Oral Aciclovir 5mal tgl. jeweils 800 mg (Zovirax® Filmtabletten 800 mg).
  - Intravenös Aciclovir 3mal tgl. jeweils 5–10 mg/kg KG (Zovirax® Infusion).

- Nach Ausschluß einer Herpes-simplex-Infektion können topisch Kortikosteroide gegeben werden. Die systemische Gabe von Kortikosteroiden zur Prävention einer Neuralgie nach Zosterinfektion ist umstritten. Beim Auftreten einer Retinitis oder Optikusneuritis ist diese Therapie jedoch indiziert.

- Ferner gibt man Mydriatika/Zykloplegika und eine lokale Antibiose bei Bedarf; im Heilverlauf der Keratitis sind zusätzlich evtl. lokale Steroide erforderlich.

Andere Ursachen der Uveitis anterior

- Morbus Reiter: junge Männer, ausgeprägte HLA-B27-Assoziation, Trias: Polyarthritis, Urethritis/Balanitis und mukopurulente Konjunktivitis. Es kommt häufig zur Rezidivneigung. Eine Augenbeteiligung tritt bei 60% der Erkrankten auf. Es handelt sich um eine nichtgranulomatöse Iridozyklitis. Häufig hintere Synechien. Rezidivneigung, langsames Ausschleichen der topischen Steroidmedikation und der Zykloplegika. Oft ist die orale Gabe von Steroiden notwendig. Auslösung durch Chlamydien oder andere Bakterien wird diskutiert. Abgrenzung von M. Bechterew durch das Vorliegen von Haut- bzw. Schleimhautveränderungen.

- Juvenile chronische Arthritis (jcA):
  - Oberbegriff für eine Gruppe chronisch-rheumatischer Erkrankungen im Kindes- und Jugendalter. Man unterscheidet den Morbus Still und andere polyartikuläre Formen sowie pauciartikuläre (d.h. es sind wenige Gelenke betroffen) Formen der Erkrankung.
  - Meist sind junge Frauen bzw. Mädchen betroffen. Die Uveitis kann zeitlich vor den Gelenkbeschwerden auftreten. Die pauciartikuläre Form neigt am ehesten zur Augenbeteiligung. Die hier häufig auftretende nichtgranulomatöse Iridozyklitis ist meist beidseitig. Oft Rheumafaktor negativ.
- Rheumatoide Arthritis [Synonym: chronische Polyarthritis (cP)]:
  - Frauen sind bei dieser Autoimmunerkrankung vermehrt betroffen. Die Erstmanifestation erfolgt meist im Alter von 30–40 Jahren.
  - Oft leiden die Patienten unter einer Morgensteifigkeit der Gelenke. Rheumafaktor meist positiv. Neben der Uveitis anterior besteht häufig auch eine Keratokonjunktivitis sicca und eine Skleritis.
- Entzündliche Darmerkrankungen (Morbus Crohn, Colitis ulcerosa):
  - Entzündliche Darmerkrankungen manifestieren sich am Auge meist als Iridozyklitis.
  - Man sollte bei entsprechendem Verdacht die Patienten nach den typischen Symptomen (z.B. Diarrhoe) befragen.
- Ankylosierende Spondylitis (Morbus Bechterew): Häufig sind junge Männer betroffen. HLA-B27-Faktor ist in 85% der Fälle positiv. Bei entsprechendem Verdacht sollte eine Röntgenuntersuchung der Iliosakralgelenke veranlaßt werden. Akute nichtgranulomatöse Uveitis.
- Phakogene (phakoanaphylaktische) Uveitis: Es handelt sich hier um eine granulomatöse Uveitis. Die Erkrankung tritt meist bis zu 3 Wochen nach traumatischer Eröffnung der Vorderkapsel, nach extrakapsulärer Kataraktextraktion oder bei Verflüssigung der Linsenrinde auf. Man nimmt als Ursache eine Autoimmunantwort gegen Linsenproteine an. Therapeutisch ist meist die lokale und/oder systemische Gabe von Kortikosteroiden erforderlich. Die Entfernung des verbliebenen Linsenmaterials nach Rückgang der akuten Entzündungsphase kann ebenfalls erforderlich werden. Mittels bakteriologischer Untersuchung von Vorderkammerpunktat kann die phakogene (phakoanaphylaktische) Uveitis von einer infektiösen Endophthalmitis abgegrenzt werden.

- Posttraumatisch (akzidentell, iatrogen).

- Iridozyklitiden viralen Ursprungs oder als postvirale Immunreaktion.

- Borreliose:
  - Synonyme: Lyme-disease, Erythema-migrans-Krankheit. Infektion mit Borrelia burgdorferi durch Zecke Ixodes ricinus.
  - Im Spätstadium Arthritis, Haut- und Augenbeteiligung. Es kann neben der Uveitis u.a. eine follikuläre Konjunktivitis, Keratitis oder eine Entzündung verschiedener Hirnnerven mit entsprechenden Zeichen bestehen.
  - ELISA-Test auf IgM positiv 3 Wochen bis mehrere Monate nach Zeckenbiß, IgG-Antikörper im späteren Stadium ansteigend, während IgM-Titer zurückgeht. TPHA gleichzeitig wegen eventueller Kreuzreaktion des ELISA-Tests, ggf. Western-Blot-Test. ELISA-Test häufiger mit falsch-positiven oder falsch-negativen Ergebnissen.
  - Therapie im Frühstadium (bis ca. 8 Wochen nach Biß) Doxyzyklin 2mal tgl. 100 mg oder Amoxizillin oral über 2–3 Wochen, im Spätstadium eher Ceftriaxon i.v. 2mal tgl. 1–2 g (Rocephin®).

3.3
Uveitis posterior mit fokalen Läsionen

Toxoplasmose

Klinisches Bild
- Die Toxoplasmoseinfektion ist die häufigste bekannte Ursache für eine Retinochorioiditis (Abb. 11.3).

- Ursache der Retinochorioiditis ist eine Infektion mit dem Protozoon Toxoplasma gondii.

- Die Katze ist der natürliche Wirt.

- Eine Möglichkeit ist die erworbene orale Infektion durch mit Katzenkot kontaminierte Nahrung,

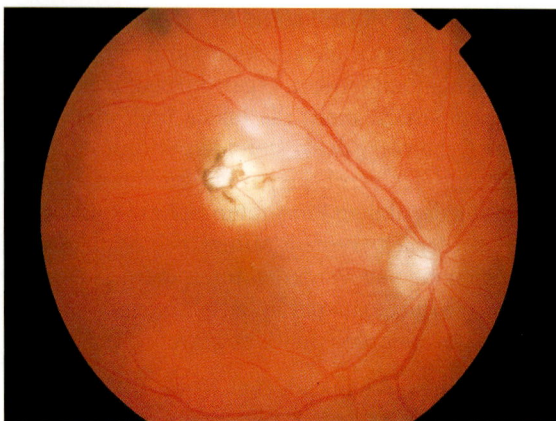

Abb. 11.3. Toxoplasmosenarbe mit Satellitenläsion

durch das Essen von rohem Fleisch oder durch das Trinken von nicht pasteurisierter Milch. Die akute erstmalige Toxoplasmose verläuft oft inapparent oder zeigt eine grippeähnliche Allgemeinsymptomatik. Nur selten kommt es nach einer akuten Toxoplasmoseinfektion zur Augenbeteiligung. Ein großer Teil der Bevölkerung ist jedoch chronisch, aber asymptomatisch mit T. gondii infiziert.

- Bei einer Augenbeteiligung liegt oft die Reaktivierung einer kongenitalen Infektion vor. Die Übertragung von der Mutter auf den Fetus erfolgt transplazentar bei akuter Toxoplasmainfektion der Mutter während der Schwangerschaft. Die Prävalenz der erfolgten kongenitalen Infektion liegt zwischen 1:1000 und 1:10000, hängt jedoch sehr von den Lebensumständen ab. Eine Infektion der Mutter vor der Schwangerschaft führt nicht zu einer Übertragung auf den Fetus. Nicht selten erfolgt die Infektion in der frühen Kindheit. Temperaturen unterhalb –20 °C für 24 h oder mehr als 66 °C für 30 min zerstören auch die zystische Entwicklungsform von T. gondii, die ansonsten mehrere Jahre aktiv bleiben kann.

- Die aktive retinale Läsion befindet sich meist an der Grenze einer kongenitalen Narbe (Satellitenläsion).

Pathologie
- Pathologisch-anatomisch findet sich eine fokale nekrotisierende Reaktion um freie oder eingekapselte Organismen.

- Eine Hypersensitivitätsreaktion auf freigesetzte Toxoplasma-gondii-Antigene oder Netzhautproteine wird als Ursache für die Netzhautveränderungen diskutiert.

- Die Infektion führt zur umschriebenen retinalen Nekrose: Freiliegende Sklera, umgeben von hypertrophiertem Pigmentepithel, ergibt die klassische Toxoplasmosenarbe.

Okuläre Manifestationen
- Es handelt sich primär um eine fokale Retinochorioiditis. Im Bereich der retinalen Läsion besteht eine Perivaskulitis. Meist ist die Nervenfaserschicht betroffen.

- Eine Iridozyklitis infolge einer Hypersensitivitätsreaktion mit speckigen Hornhautpräzipitaten und der möglichen Entwicklung eines Sekundärglaukoms kann ebenfalls entstehen.

- Die Glaskörperreaktion über der aktiven Läsion kann zu einer dichten „Vitritis" führen. Die weißliche aktive Läsion erscheint ophthalmoskopisch „wie ein Scheinwerfer im Nebel".

- Eine Optikusneuritis kann auftreten.

- Eine Sonderform ist die sog. „äußere retinale punktförmige Toxoplasmose". Man findet hier multiple cremefarbene Herde in den äußeren Netzhautschichten, die zu einer typischen Toxoplasmosenarbe werden können; es besteht keine oder nur eine leichte begleitende „Vitritis".

- Bei immunsupprimierten und AIDS-Patienten kann die Infektion einen atypischen Verlauf nehmen und zu einer massiven retinalen Nekrose führen.

- Die typische inaktive retinale Narbe ist gekennzeichnet durch teils weiße Bereiche (Sklera sichtbar aufgrund der lokalen Zerstörung von Retina und Chorioidea) und teils hyperpigmentierte, oft randständige Bereiche (durch RPE-Proliferation).

Komplikationen
- Chorioidale (subretinale) Neovaskularisationen.
- Arterienastverschlüsse.
- Epiretinale Gliose.
- Netzhautablösung.

Differentialdiagnose
- Candidaretinitis.
- Zytomegalieretinitis und andere virale oder bakterielle Infektionen.

Diagnose
Der ELISA auf IgG oder IgM gegen Toxoplasma gondii ist beweisend für eine erfolgte Exposition,

jedoch nicht für die Reaktivierung der Erkrankung. Ein Anstieg des IgG-Titers ist beweisend für eine akute Erkrankung, ein fehlender Anstieg schließt eine Toxoplasmose aber nicht aus. Aufgrund der hohen Prävalenz eines positiven Toxoplasma-Antikörper-Titers in der Normalbevölkerung sind serologische Tests mit einer gewissen Zurückhaltung zu bewerten. Eventuell kann der Vergleich der Antikörpertiter in Kammerwasser und Serum hilfreich sein.

Behandlung

■ Teilweise wird empfohlen, nur dann zu behandeln, wenn die Makula durch die Erkrankung bedroht ist. Es sollten allerdings auch periphere Läsionen, die zu einer dichten Vitritis führen, behandelt werden.

■ Behandelt wird mit Antibiotika, die den Folsäuremetabolismus des Parasiten blockieren.

■ Empfohlen wird eine 4- bis 6wöchige Kombinationsbehandlung mit folgenden Präparaten:

- Sulfadiazin (z.B. Sulfadiazin-Heyl®): 4mal tgl. je 1 g als Einzeldosis, jedoch 2 g oral zur Aufsättigung, und
- Pyrimethamin (z.B. Daraprim®): Aufsättigungsdosis 1mal 50 mg oral, dann 25 mg 2mal tgl. Wegen der Störung der Hämatopoese sind Blutbilduntersuchungen alle 2 Wochen und evtl. die Gabe von Folinsäure (Leucovorin®) 3 mg i.m. 2mal pro Woche bzw. eine dementsprechende orale Gabe erforderlich. Es sollte keine Folsäure gegeben werden. Pyrimethamin ist bei Schwangeren oder Stillenden kontraindiziert.

■ Alternative zur obigen Kombination:

- Sulfadiazin (z.B. Sulfadiazin-Heyl®): 4mal tgl. je 1 g als Erstdosis, jedoch 2 g oral zur Aufsättigung.
- Clindamycin (z.B. Sobelin®): 4mal tgl. je 300 mg. Seltene (ca. 1%), aber gefährliche Nebenwirkung ist die pseudomembranöse Kolitis.

■ In manchen Fällen wird auch die Kombination der obigen 3 Antibiotika empfohlen. Die Pyrimethamin-Medikation sollte dann kürzer bzw. niedriger dosiert gegeben werden. Dies gilt insbesondere bei AIDS-Patienten. Auch Cotrimoxazol in Kombination mit Clindamycin ist eine effektive Therapie.

■ Die Entzündungsreaktion wird oral mit Kortikosteroiden behandelt (Prednison 50–80 mg tgl., z.B. Decortin®). Die Steroidbehandlung sollte erst 1–2 Tage nach Beginn der Antibiotikabehandlung begonnen werden, da sonst eine fulminante Retinanekrose auftreten kann. Bei immunsupprimierten Patienten sollten Nutzen und Risiko kritisch abgewogen werden.

■ Zusätzlich können topische Steroide und Zykloplegika erforderlich sein.

■ Bei Toxoplasmose sollten keine periokulären Kortikosteroide gegeben werden.

■ Zur Zerstörung aktiver Läsionen wurden auch eine Kryotherapie und/oder Photokoagulation empfohlen.

■ Die Photokoagulation als „Feuerwall" zum Makulaschutz wird kontrovers diskutiert.

Toxocara canis

Klinisches Bild

■ Die Erkrankung entsteht durch die orale Infektion mit einer Larve 2. oder 3. Stadiums des Nematoden Toxocara canis (bzw. Toxocara cati). Der Mensch ist End- bzw. Fehlwirt von Toxocara, d.h., der Lebenszyklus des Parasiten kann im menschlichen Organismus nicht komplettiert werden. Das vom Hund mit dem Kot ausgeschiedene Ei wird vom Menschen oral aufgenommen: Die Eier wandeln sich im Darmepithel in das Larvenstadium um; die Larve passiert die Darmwand und es kommt zu einer hämatogenen Streuung. Die zugehörige Allgemeinerkrankung ist die sogenannte viszerale Larva migrans.

■ Anamnestisch ist oft ein Kontakt mit kleinen Hunden oder Katzen nachvollziehbar. Infiziert werden meist Kleinkinder. Die beste Prophylaxe ist die regelmäßige Entwurmung von Hunden und Katzen.

Pathologie

■ Granulomatöse Reaktion mit Lymphozyten, Epitheloid- und Fremdkörperriesenzellen.

■ Dichte fibrinöse Reaktion.

Okuläre Manifestationen

■ Die Erkrankung tritt einseitig auf. Man findet eine Retinochorioiditis am hinteren Pol mit trüben weißlichen Läsionen oder eine periphere Retinochorioiditis, die durchaus einer Pars planitis ähneln kann (Abb. 11.4). Manchmal kommt es zu einer Endophthalmitis, die mit einer Leukokorie einhergehen kann.

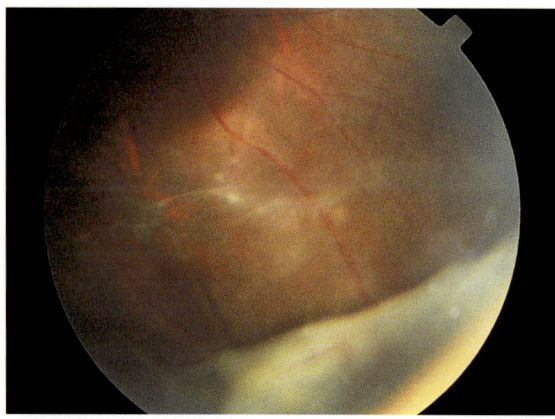

Abb. 11.4. Toxocarainfektion bei einem 15jährigem Mädchen mit Leukokorie. Peripheres entzündliches Konglomerat. Netzhauttraktion. ELISA: 1:240

■ Man unterscheidet anhand des Lebensalters bei der Erstvorstellung und der Ausprägung des Befundes 3 klassische Formen der Erkrankung:

- 2.–9. Lebensjahr: Leukokorie, reduzierter Visus, Panuveitis, Hypopyon, hintere Synechien, Katarakt, evtl. traktive Netzhautablösung.
- 4.–14. Lebensjahr: entzündliches Granulom im Makulabereich, reduzierter Visus, „Vitritis", Netzhautödem bzw. seröse Netzhautabhebung. In manchen Fällen ist die tote Larve im Zentrum der Netzhautveränderungen zu erkennen.
- 6.–40. Lebensjahr: Granulom in der Netzhautperipherie, Netzhauttraktion. Eine Visusreduktion ist nicht obligat (Abb. 11.4).

■ Die Ausprägung des Befundes variiert stark.

Differentialdiagnose
■ Retinoblastom.
■ Morbus Coats.
■ Persitierender hyperplastischer primärer Vitreus (PHPV).
■ Frühgeborenenretinopathie.
■ Pars planitis.
■ Toxoplasmose.
■ Andere Ursachen für retinale Granulome sind z. B. Tbc, Sarkoidose, Syphilis und Ascariasis.

Diagnose
■ Anhand der Anamnese und des Untersuchungsergebnisses läßt sich bereits eine Verdachtsdiagnose stellen, die mittels ELISA auf Toxocara-Antikörper bestätigt werden kann. Ein Serumtiter von 1:8 oder mehr unterstützt eine Diagnose von Toxocariasis.

Bei entsprechendem klinischen Verdacht ist auch ein Titer von 1:2 ein Hinweis auf eine Toxocara-Erkrankung. Der Kammerwassertiter ist meist massiv erhöht. Die Seroprävalenz der Toxocariasis in der Normalbevölkerung liegt zwischen 2 und 10% kann aber in endemischen Gebieten auch deutlich höhere Werte erreichen.

■ Es besteht nicht selten eine Leukozytose mit Eosinophilie.

■ Die Stuhluntersuchung auf Eier und Parasiten ist nicht sinnvoll, da der Mensch Endwirt für die Larve ist und somit keine Eier ausgeschieden werden.

Komplikationen
■ Netzhautablösung.
■ Zyklitische Membran.

Behandlung
■ Zykloplegika.

■ Topische, subtenonale und/oder orale Gabe von Kortikosteroiden reduzieren die entzündliche Reaktion.

■ Antihelminthika (Tiabendazol, Minzolum®) werden bei hohem Titer und/oder systemischer Beteiligung verordnet, sind bei alleiniger Augenbeteiligung aber nur von fraglichem Nutzen.

■ Die Photokoagulation einer ophthalmoskopisch sichtbaren subretinalen Larve kann versucht werden. Unmittelbar postoperativ führt dies oft zu einer verstärkten Entzündungsreaktion, die mit Steroiden kontrolliert werden kann.

■ Bei Komplikationen wie Endophthalmitis oder einer starken Medientrübung bzw. zur Therapie des Entzündungszustandes kann eine Vitrektomie erforderlich sein. Die Visusprognose ist aber meist nicht eingeschränkt, eine postoperative (Re-)Ablatio kommt vor.

Onchozerkose

Klinisches Bild/Allgemeines
■ Sklerosierende Keratitis, Iridozyklitis, Chorioretinitis mit Depigmentierungen, CWS, Blutungen. Infektion mit Larve der Nematoden Onchocerca volvulus und O. caecutiens durch Stich der Kriebelmücke, Entwicklung zur Makrofilarie, Freisetzung von phototropen Mikrofilarien, die in Haut, Bindehaut, Hornhaut und Vorderkammer wandern. Über-

tragung auf Kriebelmücke durch Stich, dann Entwicklung der Mikrofilarien zur Larve.

Behandlung

■ Therapie mit Ivermectin (Mectizan®, Fa. Merck, Ivomec®), 150 μg/kg KG einmal im Jahr als Einzeldosis über 10–15 Jahre. Ivermectin wirkt gegen die Mikrofilarien, nicht gegen die Makrofilarien, schädigt aber deren Reproduktionsfähigkeit langfristig. Das Medikament wird von der Firma Merck kostenlos an bedürftige Patienten abgegeben (Mectizan Expert Committee, Carter Presidential Center, Atlanta).

Zytomegalie-Retinitis

Klinisches Bild

■ Es handelt sich um eine Retinitis als Folge einer Infektion mit dem Zytomegalievirus (Virus der Herpes-Familie).

■ Die Erkrankung tritt am ehesten bei immunsupprimierten Patienten, wie z.B. Patienten nach Organtransplantation, Tumorpatienten und AIDS-Patienten auf. Bei den meisten Erkrankungsfällen handelt es sich um die Reaktivierung einer alten persistierenden CMV-Infektion. Seltener kommen auch Erkrankungen nach akuter Infektion im Erwachsenenalter vor.

■ Kongenital erworbene Formen wurden ebenfalls beschrieben. Meist peri- oder postnatale Schmier- oder Tröpfcheninfektion (ca. 10% der Säuglinge), selten diaplazentar (0,5–2% aller Kinder).

■ Die Antikörperprävalenz in Industrieländern liegt bei ca. 10–50% bei Erwachsenen, als Folge einer beim ansonsten gesunden Patienten fast immer inapparenten Infektion.

Pathologie/Pathophysiologie

■ Die hier vorkommende nekrotisierende Retinitis betrifft die Netzhaut in ihrer gesamten Dicke. Eventuell kommt es sekundär zu einer granulomatösen Reaktion der Aderhaut.

■ Man findet intrazytoplasmatische und intranukleäre Einschlüsse in multinukleären Riesenzellen.

■ Wie bei Infektionen mit anderen Viren der Herpes-Familie handelt es sich um eine latente Infektion. Die Erkrankung kann jederzeit nach Beendigung der Therapie rezidivieren.

Okuläre Manifestationen (Abb. 11.5)

■ Frühstadium: weiße retinale Läsionen. Anschließend kommt es zur Streuung via Zell-zu-

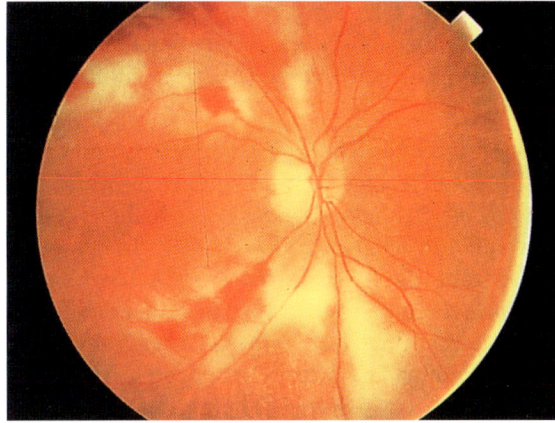

Abb. 11.5. CMV-Retinitis bei AIDS mit intraretinalen Blutungen und buschfeuerartiger Ausbreitung

Zell-Infektion mit „buschfeuerartiger" Ausbreitung längs der Blutgefäße.

■ Netzhautnekrose mit atrophischen Löchern und konsekutiver Netzhautablösung.

■ Intraretinale Blutungen.

■ Gefäßeinscheidung; Obliteration der Gefäße.

■ Optikusatrophie.

■ Es besteht in der Regel nur eine minimale entzündliche Reaktion des vorderen Augenabschnittes und des Glaskörpers.

Differentialdiagnose

■ HIV-Retinopathie.

■ Syndrom der akuten retinalen Nekrose (ARN).

■ Herpes-simplex-, Herpes-zoster- oder Masernretinitis.

■ Venenastverschlüsse.

■ Toxoplasmoseinfektion.

■ Candidaretinitis.

Diagnose

■ Die Verdachtsdiagnose läßt sich anhand des klinischen Bildes und der Anamnese (Immundefekt) stellen.

■ Zytomegalieviren können manchmal aus Blut oder Urin kultiviert werden.

■ Eine weitere Erhärtung des Verdachtes kann durch die simultane Bestimmung von Kammerwasser- und Serum-Antikörper-Titer sowie dem Vergleich der Titer erfolgen.

Behandlung

- Wenn möglich, ist die Wiederherstellung des Immunstatus anzustreben (Absetzen immunsupprimierender Medikamente).

- Spezifische Virustatika: Ganciclovir (Cymeven®) i.v. 2mal tgl. je 5 mg/kg KG/Tag über 2–3 Wochen, danach bei Befundbesserung Dosis halbieren, evtl. Therapie am Wochenende aussetzen. In schweren Fällen kann die Dosis erhöht werden. Die Neutropenie als Hauptnebenwirkung (ca. $^1/_3$ der Patienten) kann durch die Gabe von G-CSF (granulocyte colony stimulating factor, Neupogen®) bekämpft werden. 2–3 Wochen nach Therapiebeginn ist eine Befundbesserung zu erwarten, endgültige Erfolgsbeurteilung nach 3–6 Wochen. Als Alternative empfiehlt sich Foscarnet (Foscavir®) i.v. 60 mg/kg KG jeweils alle 8 h für 2–3 Wochen. Die Erhaltungstherapie besteht aus 90–120 mg/kg KG/Tag einmal täglich i.v., die Infusionsdauer sollte nicht unter 2 h betragen. Anämie und Nephrotoxizität im Zusammenhang mit der Therapie. Relativ häufig kommt es unter der Ganciclovir- oder Foscarnettherapie zu einer Infektion des zentralvenösen Zugangs.

- Die Therapie ist belastend und beeinträchtigt die Lebensqualität durch die tägliche Infusionstherapie. Deshalb kann bei gutem Ansprechen auch eine orale Ganciclovir-Erhaltungstherapie versucht werden, die allerdings weniger sicher wirkt als die intravenöse Erhaltungstherapie (Median der Dauer bis zum Fortschreiten der CMV-Retinitis: 29 Tage gegenüber 49 Tagen). Eine verläßliche Bewertung ist noch nicht möglich.

- Mit intraokularen Ganciclovir-Implantaten (1 bzw. 2 µg/h, Dauer ca. 8 bzw. 4 Monate) wurden gute Erfolge erzielt, die am betroffenen Auge der i.v.-Therapie überlegen scheinen. Andererseits ist bei Implantattherapie im Vergleich zur i.v.-Therapie das relative Risiko der Erkrankung im zweiten Auge sowie von systemischen Folgen der CMV-Infektion höher.

- Eine mögliche Alternative ist als lokale Therapie die wöchentliche intravitreale Gabe von 2 mg Ganciclovir in 0,05–0,1 ml Kochsalzlösung oder von 2,5 mg Foscarnet in 0,1 ml Kochsalzlösung. Die Halbwertszeit von Foscarnet ist länger als die von Ganciclovir.

- Cidofovir i.v. kann bei Versagen der obigen Therapie gegeben werden. Cidofovir muß zunächst für 2 Wochen wöchentlich, dann nur alle 2 Wochen in einer Dosis von 5 mg/kg KG gegeben werden. Spezielles Anwendungsprotokoll beachten. Cidofovir kann nicht selten eine anteriore Uveitis auslösen. Renale Toxizität. Die intravitreale Anwendung von Fomivirsen ist eine weitere therapeutische Option.

Akute retinale Nekrose (ARN-Syndrom bzw. BARN-Syndrom)

Klinisches Bild

- Die Erkrankung ist durch eine zunächst periphere, nekrotisierende retinale Vaskulitis bei sonst gesunden Patienten charakterisiert. Männer und Frauen sind im Verhältnis von etwa 2:1 betroffen. Die Erkrankung wurde erstmals 1971 in Japan als „Kirisawa's Uveitis" beschrieben. In den USA wurde das ARN-Syndrom erstmals 1977 beschrieben.

- Beginn oft mit einer leichten anterioren Uveitis. Dann Fortschreiten zur klassischen Trias: okklusive retinale Arteriolitis, „Vitritis"; multifokale, gelbweiße, periphere Retinitis. Es kommt zu einem schnell fortschreitenden Visusverlust bei zentripetalem Makulabefall (Abb. 11.6).

- Bei einem großen Teil der Patienten kommt es zum Befall beider Augen (BARN = beidseitige ARN). Bei beidseitiger Erkrankung ist das zweite Auge in der Regel innerhalb von 1–2 Wochen nach erstmaliger Vorstellung beim Augenarzt betroffen.

- Die Prognose ist eingeschränkt.

Pathologie

- Diffuse Infiltration des vorderen Augenabschnittes, der Netzhaut, der Aderhaut und des Sehnerven durch Lymphozyten, neutrophile Granulo-

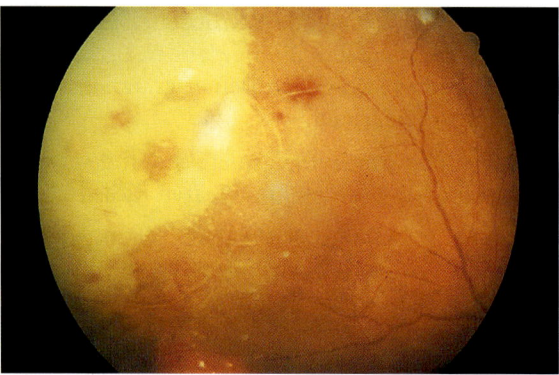

Abb. 11.6. Akute Retinanekrose bei immunkompetentem Erwachsenen mit BARN-Syndrom, okklusive Vaskulitis ist gut zu erkennen

zyten, Plasmazellen und pigmentbeladene Makrophagen.

■ Thromben in den Arteriolen.

■ Nekrosen mit scharf begrenzten Arealen von unauffälliger und betroffener Netzhaut.

■ Pigmentepithel- und Ganglienzellen mit intranukleären eosinophilen Einschlüssen.

Okuläre Manifestationen
■ Augenschmerzen (Frühstadium).

■ Granulomatöse Uveitis anterior (Frühstadium).

■ Konjunktivale Injektion.

■ Skleritis.

■ Erhöhter Augeninnendruck.

■ Vitritis.

■ Weißfärbung der peripheren Netzhaut.

■ Vaskulitis.

■ Netzhautnekrose.

■ Optikusneuritis.

■ Makulaödem.

Komplikationen
■ Eine Netzhautablösung, die sich bis zu 6 Wochen nach der Infektion entwickeln kann, tritt bei 75% der Patienten auf.

■ Rubeosis iridis.

■ Retinale Neovaskularisationen.

■ Glaskörperblutung.

■ Proliferative Vitreoretinopathie.

■ Optikusatrophie.

Ätiologie
■ Die Ätiopathogenese ist umstritten; vermutet wird eine Infektion mit dem Varizella-zoster-Virus oder anderen Viren aus der Familie der Herpes-Viren.

■ Das Varizella-zoster-Virus wurde durch Kultur und immunhistologische Techniken bzw. PCR (Polymerase-chain-reaction) identifiziert.

■ Es wurde eine intraokulare Antikörperbildung gegen das Herpes-simplex-Virus Typ II nachgewiesen.

■ Man unterscheidet 2 Gruppen von ARN-Patienten:
● Inzidenzgipfel im Alter von 20 Jahren: Herpessimplex-Virus.
● Inzidenzgipfel im Alter von 50 Jahren: Varizellazoster-Virus.

■ Eine Beziehung der Erkrankung zum HIV-Virus wird diskutiert. Die Erkrankung wurde als „PORN" (progressive outer retinal necrosis) bezeichnet. PORN und ARN sind ähnlich und sind wohl eher klinisch verschiedene Bilder derselben Erkrankung. Bei AIDS-Patienten kann auch ein besonders fulminanter Krankheitsverlauf der Retinits beobachtet werden mit schlechtem Ansprechen auf eine Therapie.

Differentialdiagnose
■ Morbus Behçet.

■ Zytomegalieretinitis: Hier kommt es insgesamt häufiger zu Netzhautblutungen als beim ARN-Syndrom.

■ Autoimmunvaskulitis.

■ Retinale Arteriitis, sekundär nach Herpes-zosterophthalmicus.

■ Neuroretinitis, sekundär nach Herpes-simplex-Enzephalitis.

■ Masernretinitis.

■ Uveitis posterior bei Toxoplasmose, Syphilis oder Tuberkulose.

Diagnose
■ Die Diagnose wird anhand des klinischen Bildes gestellt. Serologische Befunde bzw. der PCR-Nachweis von Viruspartikeln sind zwar hilfreich, jedoch schließen unauffällige Laborbefunde ein ARN-Syndrom keineswegs aus.

■ Charakteristisches klinisches Bild:
● Ein oder mehrere Nekrosebereiche mit scharfer Begrenzung, meist etwas peripher der großen Gefäßbögen. Die Größe der Nekrosebereiche findet bei der Diagnosestellung keine Berücksichtigung.
● Schnelles Fortschreiten der unbehandelten Erkrankung und zirkuläre Ausbreitung der Herde.
● Okklusive Gefäßerkrankung mit Beteiligung der Arteriolen.
● Entzündungszeichen im Glaskörper und in der Vorderkammer.

Spezialdiagnostik/Behandlung
- Spezifische Virustatika:

  • Der Nachweis von Virusbestandteilen ist mittels PCR möglich; dazu ist allerdings die Gewinnung von Kammerwasser, Vitreus oder nekrotischer Retina notwendig. Der PCR-Test sollte auf das Varizella-zoster-Virus, das Herpes-simplex-Virus und das Zytomegalie-Virus erfolgen.

  • Aciclovir (z.B. Zovirax®) intravenös 3mal tgl. jeweils 500 mg/m^2/Tag bzw. intravenös jeweils 5–10 mg/kg KG für 1 Woche bis 10 Tage (bei oraler Gabe deutlich geringere Bioverfügbarkeit). Aciclovir ist effektiver bei Herpes simplex als bei Herpes zoster. Evtl. kann auch eine intravitreale Gabe erfolgen.

  • Bei fehlendem Ansprechen Brivudin oral (z.B. Helpin®) 4mal tgl. jeweils 1 Tbl. 125 mg oder Ganciclovir (z.B. Cymeven®) intravenös.

  • Für 4–6 Wochen sollte danach zum Schutz des zweiten Auges eine orale Therapie mit 2–4 g Aciclovir/Tag verteilt auf tgl. 5 Einzeldosen erfolgen.

- Kortikosteroide (umstritten): Prednisolon (Decortin®) oder Fluorocortolon (Ultralan®). Der Therapiebeginn sollte 2–10 Tage nach Beginn der Aciclovirtherapie zur Begrenzung der entzündlichen Begleitkomponente erfolgen.

- Zudem kann man oral Acetylsalicylsäure 250 mg/Tag als Thrombozytenaggregationshemmer geben.

- Zirkuläre Photokoagulation mit 3–4 Reihen von Laserherden zur Verhinderung einer Netzhautablösung bzw. zur Abriegelung der nekrotischen Netzhaut.

- Eine Vitrektomie ist häufig zur Behandlung der Komplikationen, wie z.B. einer (traktiven) Netzhautablösung und einer proliferativen Vitreoretinopathie, erforderlich. Hier empfiehlt sich eine (temporäre) Silikonöltamponade.

Serpiginöse Chorioiditis (s. auch Kap. 13)

Klinisches Bild
- Charakteristisch ist eine bilaterale Chorioiditis unklarer Ursache (landkartenähnliche, cremefarbene, ödematöse Herde mit unscharfen Grenzen), die im Bereich der Papille beginnt und sich in alle Richtungen ausbreitet. Selten findet man eine Entzündungsreaktion im Glaskörper. Nach Abklingen der Entzündung resultieren atrophische Areale in Pigmentepithel, Netzhaut und Aderhaut. Die Erkrankung rezidiviert entweder am Rande der atrophischen Areale oder in bisher nicht befallenen Bezirken. In Abhängigkeit vom befallenen Areal kann die Sehschärfe dramatisch reduziert sein.

- Es kann sich eine chorioidale Neovaskularisation ausbilden.

- Leichte Uveitis anterior.

Diagnose
- Die Diagnose kann durch die Fluoreszeinangiographie untermauert werden. Akute Läsionen sind im Frühstadium hypofluoreszent und im Spätstadium hyperfluoreszent. Inaktive Herde sind primär hypofluoreszent, färben sich jedoch in der Spätphase in den Randbezirken an.

- Elektrophysiologisch findet sich ein pathologisches ERG.

Behandlung
- Systemische Gabe von Steroiden bei Bedrohung der Fovea (80 mg Prednisolon/Tag). Eine Alternative bei Makulabeteiligung ist die subtenonale Gabe von Steroiden.

- Bei manchen Patienten blieb die Steroidbehandlung ohne Wirkung. Hier wurde eine „Dreifachtherapie" aus Azathioprin (z.B. Imurek®), Ciclosporin (z.B. Sandimmun®) und Prednisolon mit guten Erfolgen durchgeführt. Trotz langfristiger immunsuppressiver Therapie kommt es nicht selten zu einer weiteren Visusverschlechterung.

- Laserkoagulation chorioidaler Neovaskularisationen.

3.4
Disseminierte Uveitis posterior

Sarkoidose

Epidemiologie
Die Sarkoidose ist eine granulomatöse Multisystemerkrankung unklarer Genese. Die Erkrankung ist weltweit verbreitet mit höchster Inzidenz in den Vereinigten Staaten. Farbige sind etwa 10mal häufiger betroffen als Weiße. Letztere haben allerdings eine zweimal häufigere Augenbeteiligung als Schwarze. Es besteht eine 2 bis 3fach höhere Inzidenz bei Frauen als bei Männern. Der Altersgipfel bei Erstvorstellung liegt zwischen dem 20. und 29. Lebensjahr.

Pathologie
- Nichtverkäsende Granulome mit scharf begrenzten Tuberkeln und minimaler entzündlicher Reaktion.
- Ähnliche Befunde findet man bei Tuberkulose, Pilzinfektionen, Lepra, Syphilis im Tertiärstadium, Fremdkörperreaktionen und beim Lymphom.
- Defekte der T- und B-Zellfunktion legen den Verdacht auf eine systemische Anergie nahe.

Klinische Allgemeinmanifestationen
- Allgemeinsymptome sind Fieber, Gewichtsverlust und Abgeschlagenheit.
- Eine am häufigsten mediastinal und hilär gelegene Lymphadenopathie findet man bei 75 % der Patienten.
- Zu einer Lungenbeteiligung kommt es in 50–85 % der Fälle. Nur bei 50 % der Patienten mit radiologischen Veränderungen treten Symptome wie Husten oder Dyspnoe auf, die sekundär nach Parenchymbefall entstehen.
- Haut- und Schleimhautläsionen, die z. B. in Form von Alopezie und Erythema nodosum vorkommen, finden sich in 30 % der Fälle.
- Asymptomatische Hepatosplenomegalie.
- Infolge von Hyperkalzämie und Hyperkalzurie [$1,25(OH)_2D_3$-Spiegel erhöht und insgesamt erhöhte Sensitivität der Tubuli auf Vitamin D] kann es sekundär zur Nierenbeteiligung kommen.
- Cor pulmonale und kardiale Leitungsdefekte.
- Granulome in Gelenken und Muskeln.
- Die Inzidenz des ZNS-Befalls (10–15 %) verdoppelt sich bei Patienten mit Fundusbeteiligung. Mögliche Befunde sind Papillenödem, Granulome des Sehnerven und Meningitis. Sowohl kraniale als auch periphere Nerven können betroffen sein.

Okuläre Manifestationen
- Bei der Uveitis anterior kann man 2 Formen unterscheiden:
  - Chronische granulomatöse Iridozyklitis mit Irisknötchen, vorderen Synechien, hinteren Synechien, speckigen Hornhautpräzipitaten und schleichendem Beginn; Sekundärglaukom und Kataraktentwicklung sind möglich. Diese Entzündungsvariante spricht nur schlecht auf Kortikosteroide an.
  - Akute Iridozyklitis (seltener) mit feinen Hornhautpräzipitaten, ziliarer Injektion und ohne Irisknötchen. Die akute Iridozyklitis spricht gut auf Kortikosteroide an.
- Uveitis posterior:
  - Retinale Periphlebitis mit präretinalen Infiltraten, Kerzenwachsexsudaten, Neovaskularisationen, Papillenödem, Optikusatrophie und Optikusgranulom.
  - Multifokale Chorioretinitis.
  - Vitritis mit Schneeballtrübungen (s. Abb. 11.2) und Perlschnurzeichen, die auch bei peripherer Uveitis, Toxoplasmose, Candida und Morbus Behçet zu sehen sind.
- Weitere Manifestationen am Auge:
  - Keratokonjunktivitis sicca.
  - Bandförmige Keratopathie.
  - Heerfordt-Syndrom (Uveoparotitis): Fazialisparese, Parotisschwellung, Schwellung der Tränendrüse, Keratokonjunktivitis sicca, Uveitis.
  - Vergrößerung der Tränendrüse.
  - Bindehautgranulome bei 30 % der Patienten.
  - Neuritis nervi optici.
  - Papillenödem.
- Kindliche okuläre Sarkoidose:
  - Seltene Erkrankungen mit 2 Untergruppen:
    - Alter unter 5 Jahre: Trias aus Uveitis, Arthropathie und Hautausschlag.
    - Alter von 8–15 Jahre: Bei fast allen Patienten ist die Lunge mitbeteiligt. Bei 30–40 % der Patienten besteht eine Haut-, Leber-, Milz- und Augenbeteiligung.

Diagnose
- Blutbild: leichte Anämie, Leukopenie, Eosinophilie.
- Die Blutkörperchensenkungsgeschwindigkeit ist erhöht.
- 50–60 % der Patienten zeigen eine Anergie. Der Tine-Test mit gereinigtem Tuberkulin bzw. der Mendel-Mantoux-Test kann bei Patienten mit aktiver Tuberkulose positiv sein.
- Serologie:
  - Das Gesamtprotein und α_2-Globulin ist erhöht, das Serumalbumin bei Patienten mit chronischer pulmonaler Sarkoidose ist erniedrigt.
  - Es tritt eine Hyperkalzämie und Hyperkalzurie wegen erhöhter Reabsorption infolge erhöhter $1,25(OH)_2D_3$-Spiegel und insgesamt erhöhter Sensitivität der Tubuli auf Vitamin D auf.

- Die alkalische Phosphatase im Serum kann manchmal erhöht sein, was für das Vorhandensein von hepatischen Tuberkeln spricht.
- Eine Erhöhung des Serumlysozyms deutet auf ein aktives Granulom hin.

■ Angiotensin-I-converting-Enzym (ACE) aus Epitheloid- und Riesenzellen:

- Eine erhöhte ACE-Aktivität im Kammerwasser ist möglich.
- Die ACE-Aktivität im Serum ist erhöht. Die Sensitivität dieser Untersuchung liegt bei 35–85%, die Spezifität bei 60–90%.

■ Bei der Röntgenuntersuchung des Thorax können vergrößerte Hiluslymphknoten oder eine Parenchymbeteiligung bei bis zu 80% der Sarkoidose-Patienten mit Uveitis nachweisbar sein.

■ Lungenfunktionstests werden zur Verlaufsbeobachtung der Systemerkrankung durchgeführt. Typisch sind restriktive Ventilationsstörungen und eine erniedrigte Compliance.

■ Bei der Kreimreaktion (intrakutane Injektion von hitzesterilisiertem humanem Sarkoidosegewebe) ist nach 4–6 Wochen eine Hautbiopsie erforderlich. Der Test ist bei bis zu 80% der Patienten mit aktiver Sarkoidose positiv, jedoch abhängig vom Antigen. Man erhält nur wenige falsch-positive Ergebnisse, jedoch eine hohe Quote an falsch-negativen Ergebnissen.

■ In der Galliumszintigraphie läßt sich ein aktives Granulom darstellen; die Untersuchung sollte jedoch wegen der Strahlenbelastung zurückhaltend angewendet werden. Der Test gilt als sensitiv, aber als wenig spezifisch.

■ Bindehautbiopsie: Hier sollte ein Knötchen biopsiert werden. Die Durchführung einer Blindbiopsie wird kontrovers diskutiert; in jedem Fall sind Biopsien in mehreren Arealen erforderlich.

Verlauf
■ Spontane Remissionen über 6–24 Monate sind möglich. Die Mortalität wegen einer fortschreitenden Lungenerkrankung liegt bei 5–10%.

■ Bei Hepatosplenomegalie, Haut-, Knochen- oder Augenbeteiligung ist die Prognose schlechter.

Behandlung
■ Bei leichter Uveitis anterior werden Kortikosteroide topisch gegeben; häufig ist jedoch eine systemische Therapie erforderlich, die bei bilateraler okulärer Erkrankung oder Systemerkrankung (ggf. unter tuberkulostatischem Schutz) empfohlen wird.

■ Bei Vitritis oder zystoidem Makulaödem wird die periokuläre Injektion von Kortikosteroiden empfohlen.

■ Im allgemeinen gute Prognose.

Vogt-Koyanagi-Harada Syndrom (Uveomeningoenzephalitis)

Klinisches Bild
■ Von dieser Erkrankung sind meist junge Erwachsene im Alter von 20–40 Jahren betroffen; es besteht keine Geschlechtsprädilektion. Die Erkrankung tritt meist bei Angehörigen pigmentierter Rassen (Asiaten, Schwarze, Indianer) auf. Teilweise wird unterschieden zwischen Vogt-Koyanagi-Syndrom und Harada-Syndrom (mehr posterior betont, Liquorveränderungen). Die Ursache der Erkrankung ist unbekannt.

■ Systemische Manifestationen: Poliosis, Alopezie, Vitiligo.

■ Neurologische Zeichen: Dysakusis, Meningismus, Psychosen.

Okuläre Manifestationen
■ Perilimbäre Depigmentierungen (Sugiura-Zeichen) und Fundusdepigmentierung ca. 1 Monat nach Beginn der Uveitis.

■ Bilaterale granulomatöse Panuveitis.

■ Iridozyklitis mit Hornhautpräzipitaten und Synechien.

■ Vitritis.

■ Chorioiditis: kann zu einer exsudativen Netzhautabhebung führen.

■ Sekundärglaukom.

■ Fluoreszeinangiographisch sind Defekte des retinalen Pigmentepithels nachweisbar.

Behandlung
■ Topische und subkonjunktivale Kortikosteroidgabe.

■ Mydriatika.

■ Systemische Kortikosteroide unter Magenschutz (100–200 mg/Tag Prednisolon i.v. unter Magenschutz für 1 Woche, dann 2–3 Monate oral Prednisolon, dann ausschleichen), ggf. Immunsuppressiva wie Ciclosporin (Sandimmun®) oder Azathioprin (Imurek®).

- Regelmäßige Nachuntersuchungen sind besonders im ersten Jahr nach Ausbruch der Erkrankung erforderlich.

Presumed-ocular-histoplasmosis-Syndrom (POHS)

Klinisches Bild (Abb. 11.7 a, b)

- Synonym werden verwendet: vermutetes okuläres Histoplasmosesyndrom, fokale zentrale hämorrhagische Chorioretinopathie, Chorioretinitis centralis haemorrhagica.

- Beim eigentlichen (d.h. tatsächlich infektiös bedingten) Syndrom findet eine Infektion durch Inhalation der Histoplasma-capsulatum-Sporen statt. Es kommt hier zu einer akuten grippeähnlichen Erkrankung mit Beteiligung des Respirationstraktes, während derer allerdings keine Augenbeteiligung stattfindet. Es findet keine Übertragung von Mensch zu Mensch statt.

- Verteilung in den USA: in Flußnähe von Mississippi, Ohio, Missouri. Das Syndrom wird jedoch auch in Gebieten beobachtet, in denen Histoplasma capsulatum nicht endemisch ist.

- Man nimmt an, daß die okuläre Beteiligung in endemischen Gebieten vermutlich die Folge einer späten Immun- oder Gewebereaktion darstellt. Der Organismus Histoplasma capsulatum selbst wurde nie aus okulären Geweben isoliert. Das Bild der Augenbeteiligung tritt insgesamt häufig auf, obwohl eine Infektion mit Histoplasma capsulatum bei den betroffenen Patienten ausgeschlossen werden konnte. Man spricht deshalb auch von einem Presumed-ocular-histoplasmosis-Syndrom.

Okuläre Manifestationen

- Multiple atrophische chorioidale Läsionen („Histo spots"), die wie „ausgestanzt" wirken können und einen Durchmesser von 0,2–0,6 PD (Papillendurchmesser) haben.

- Peripapilläre chorioretinale Atrophie.

- Chorioidale (subretinale) Neovaskularisationen im Makulabereich: Sie können zu disziformen Makulanarben und subretinalen Blutungen führen.

- Keine begleitende entzündliche Reaktion.

Diagnose

- Der sog. Histoplasminhauttest hat keine diagnostische Bedeutung; evtl. kann sogar durch den Test eine chorioidale (subretinale) Neovaskularisation induziert werden. Ein hoher Prozentsatz der gesunden Population in endemischen Gebieten reagiert im Test falsch-positiv. Eine Histoplasminkomplementfixation ist zwar verfügbar, jedoch ebenfalls von limitiertem diagnostischen Nutzen.

- Die Diagnosestellung erfolgt in der Regel klinisch. Zur Identifizierung und Darstellung einer chorioidalen (subretinalen) Neovaskularisation wird eine Fluoreszein- und ggf. Indocyaningrünangiographie durchgeführt.

- Differentialdiagnostisch sollte an andere Ursachen einer chorioidalen (subretinalen) Neovaskularisation gedacht werden. Beispiele sind hohe Myopie, altersbedingte Makuladegeneration u.a.

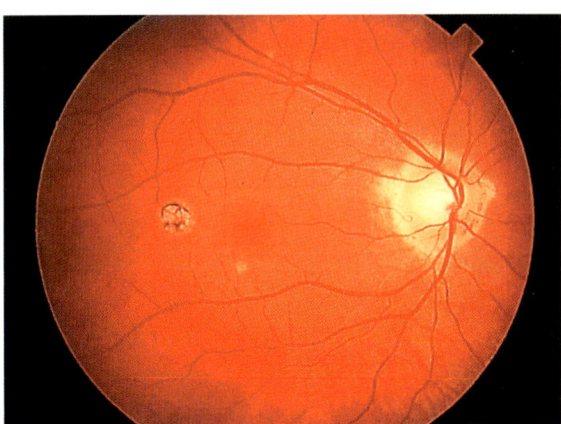

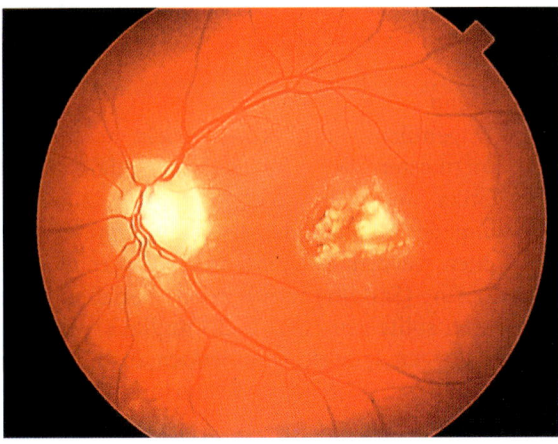

Abb. 11.7 a, b. Fokale hämorrhagische Chorioretinopathie („Presumed-ocular-histoplasmosis-Syndrom" = POHS) mit der Trias von peripapillärer Atrophie, chorioatrophischen Narben („Histo spots") in der Peripherie (**a**) und disziformer Makulanarbe (**b**)

Behandlung

- Pilzmedikamente sind auch beim „echten" okulären Histoplasmosesyndrom i.a. nicht indiziert: Histoplasma capsulatum ist zum Zeitpunkt der okulären Manifestation bereits eliminiert.

- Die chorioidale (subretinale) Neovaskularisation kann bei günstiger Lage (extra- und juxtafoveolär) und Darstellbarkeit durch Laserkoagulation behandelt werden. Bei subfoveolärer Neovaskularisation kann eine Vitrektomie mit chirurgischer Entfernung der Membran den Visus verbessern.

- Bei Makulabeteiligung kann die orale Gabe von Prednison (z.B. Decortin®) 100 mg/Tag versucht werden. Nach 1 Woche sollten die Steroide reduziert werden.

Schrotschuß-Retinochorioideopathie („Bird-shot"-Retinopathie)

Klinisches Bild

- Die meist beidseitig auftretende Erkrankung kommt meist im mittleren Lebensalter vor. Frauen sind häufiger betroffen als Männer (Verhältnis: etwa 2:1). Die Patienten klagen häufig über Verschwommensehen, Mouches volantes, Photopsien und Schlafstörungen.

- Bei dieser Erkrankung kommt es zu unscharf begrenzten, cremefarbenen chorioidalen und pigmentepithelialen Läsionen. Die Verteilung der (depigmentierten) Herde ähnelt einem Schrotschußmuster. Der Durchmesser der Läsionen variiert stark und liegt zwischen 50 µm und 1500 µm (Abb. 11.8). Eine chorioidale (subretinale) Neovaskularisation kann auftreten (s. auch S. 954).

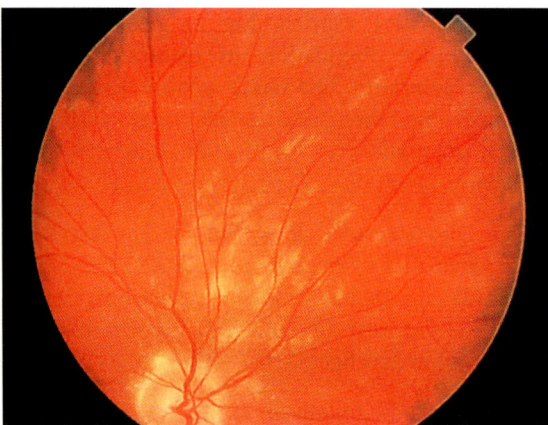

Abb. 11.8. Bird-shot-Retinopathie. Die ovalen Läsionen sind nicht selten strahlenförmig angeordnet und finden sich zentral des Äquators

- Der vordere Augenabschnitt zeigt nur minimale Entzündungszeichen, während eine deutliche Glaskörperentzündung („Vitritis") besteht.

- Die Patienten leiden außerdem an einer retinalen Vaskulitis, die nicht selten zu einem zystoiden rezidivierenden Makulaödem führen kann. In etwa der Hälfte der Fälle entwickelt sich eine seröse Netzhautabhebung. Im Rahmen der Erkrankung kann es zur Optikusatrophie kommen.

- Die Ätiologie ist letztlich unbekannt. Wahrscheinlich handelt es sich um eine Autoimmunerkrankung. Hinweise darauf liefert die Tatsache, daß bei mehr als 90% der Erkrankten eine starke zellvermittelte Immunantwort auf das retinale S-Antigen besteht.

Diagnose

- Häufig sind ERG und EOG pathologisch verändert.

- Etwa 90% der Erkrankten sind HLA-A29-positiv. Daher ist eine entsprechende HLA-Typisierung hilfreich.

Differentialdiagnose

- Pars planitis.
- Sarkoidose.
- Syphilis.
- Tuberkulose.
- Morbus Behçet.
- Vogt-Koyanagi-Harada-Syndrom.
- Akute posteriore multifokale plaquoide Pigmentepitheliopathie (APMPPE).

Behandlung

- Die eigentliche Erkrankung spricht nur gering auf Kortikosteroide oder nichtsteroidale Antiphlogistika an, wobei Kortikosteroide zur Behandlung des Makulaödems als Therapieversuch empfohlen werden. Ein günstiges Ansprechen auf Ciclosporin (Sandimmun®) wird berichtet; die Dosierung sollte zwischen 1–2,5 mg/kg KG jeweils 2mal tgl. liegen, teilweise sind jedoch auch deutlich höhere Dosen (bis 7,5 mg/kg KG) erforderlich.

- Der Krankheitsverlauf ist oft chronisch-rezidivierend. Die Prognose ist hinsichtlich des Visus eingeschränkt; etwa 40% der Patienten verlieren zumindest an einem Auge das Gebrauchs-Sehvermögen.

Morbus Behçet

Klinisches Bild
- Der Morbus Behçet ist eine Multisystemerkrankung unbekannter Ätiologie, bei der Männer häufiger als Frauen betroffen sind. Eine hohe Inzidenz besteht in der Türkei und in Japan.

- Klassische Hauptbefunde sind rezidivierende Ulzera der Wangenschleimhaut mit zusätzlich 2 der folgenden 4 Befunde: rezidivierende genitale Ulzera, Hautläsionen (Erythema nodosum, Pseudofollikulitis, papulopustuläre Läsionen), Uveitis mit obliterativer Vaskulitis bzw. positiver Pathergietest.

- Nebenbefunde betreffen Gastrointestinaltrakt, Herz, Gefäße, ZNS sowie die Gelenke.

- Die Erkrankung ist mit HLA-B5 und -B51 assoziiert, wobei eine HLA-B51-Assoziation insbesondere bei Augenbefall zu beobachten ist.

Okuläre Manifestationen
- Eine Iridozyklitis mit klassischem Hypopyon besteht in einem Teil der Fälle.

- Die Uveitis tritt meist erst einige Jahre nach dem erstmaligen Auftreten von Haut- bzw. Schleimhautveränderungen auf. Die Uveitis ist meist schmerzhaft mit schnellem Wechsel von Besserung und Rezidiv.

- Retinale Vaskulitis mit Gefäßverschlüssen. Als Folge von Vaskulitis und Uveitis können zystoides Makulaödem, Netzhautablösung, Glaskörperblutungen, Katarakt und Glaukom auftreten.

- Rezidive können durch eine Optikusatrophie zur Erblindung führen.

Diagnose
- Die Diagnose wird aufgrund der klinischen Gesamtbefunde gestellt. Häufig ist der Test auf antinukleäre Antikörper (ANA) positiv.

- Der Test zeigt eine pathologische Hautreaktion (Pathergie) durch die Entwicklung einer Pustel nach intradermaler Injektion von 0,1 ml 0,9% NaCl mit einer sterilen Nadel. Es ist jedoch ein unspezifischer Test.

- Eine konsiliarische Mitbehandlung durch den Dermatologen/Zahnarzt ist indiziert. Nach Schleimhautveränderungen sollte gesucht werden.

Differentialdiagnose
- Morbus Reiter.
- Sarkoidose.

Behandlung
- Man gibt topische Kortikosteroide und Mydriatika/Zykloplegika bei Iritis.

- Eine systemische Gabe von Kortikosteroiden ist bei einer Netzhautbeteiligung nötig.

- Immunsuppressiva verordnet man bei schweren Rezidiven: Ciclosporin A (z. B. Sandimmun®) 2–5 mg/kg KG/Tag in 2 Einzeldosen oder Chlorambucil (z. B. Leukeran®) 0,1 mg/kg KG/Tag. Eine Bestimmung des Ciclosporinspiegels im Serum ist jeweils erforderlich; die Dosierung wird anschließend angepaßt. Teilweise wird empfohlen, die Chlorambucil-Therapie zeitlich vor der systemischen Steroidtherapie zu beginnen. Die immunsuppressive Therapie muß bisweilen über mehrere Jahre erfolgen, so daß eine laufende Überwachung des Patienten im Hinblick auf Nebenwirkungen der Therapie notwendig ist.

- Eine frühzeitige immunsuppressive Therapie verbessert die Prognose.

Prognose
Trotz Therapie erleiden fast 75% der Patienten eine bleibende deutliche Visusverschlechterung.

Akute posteriore multifokale plaquoide Pigmentepitheliopathie (APMPPE)

Klinisches Bild (Abb. 11.9)
- Das Krankheitsbild besteht aus einer akuten posterioren Chorioiditis unklarer Ätiologie mit einer plötzlichen Visusreduktion. Eine Assoziation mit HLA-B7 und HLA-DR2 wird diskutiert. Die Erkrankung tritt beidseitig auf. Männer und Frauen sind etwa gleich häufig betroffen. Die Patienten sind meist zwischen 15 und 40 Jahre alt.

- Etwa 50% der Erkrankten berichten über Prodromi in Form von Kopfschmerzen und Symptomen des oberen Respirationstraktes. Teilweise besteht ein Erythema nodosum. Eine meningeale Beteiligung, die zu bleibenden Schäden führen kann, kommt vor.

Okuläre Manifestationen
- Typische Veränderungen sind multiple gelb-weiße Pigmentepithelläsionen (Größe: 1/8–1/4 PD).

- Weitere Befunde sind Iritis, Vitritis, Episkleritis, Hyposphagma, Perivaskulitis, Papillitis.

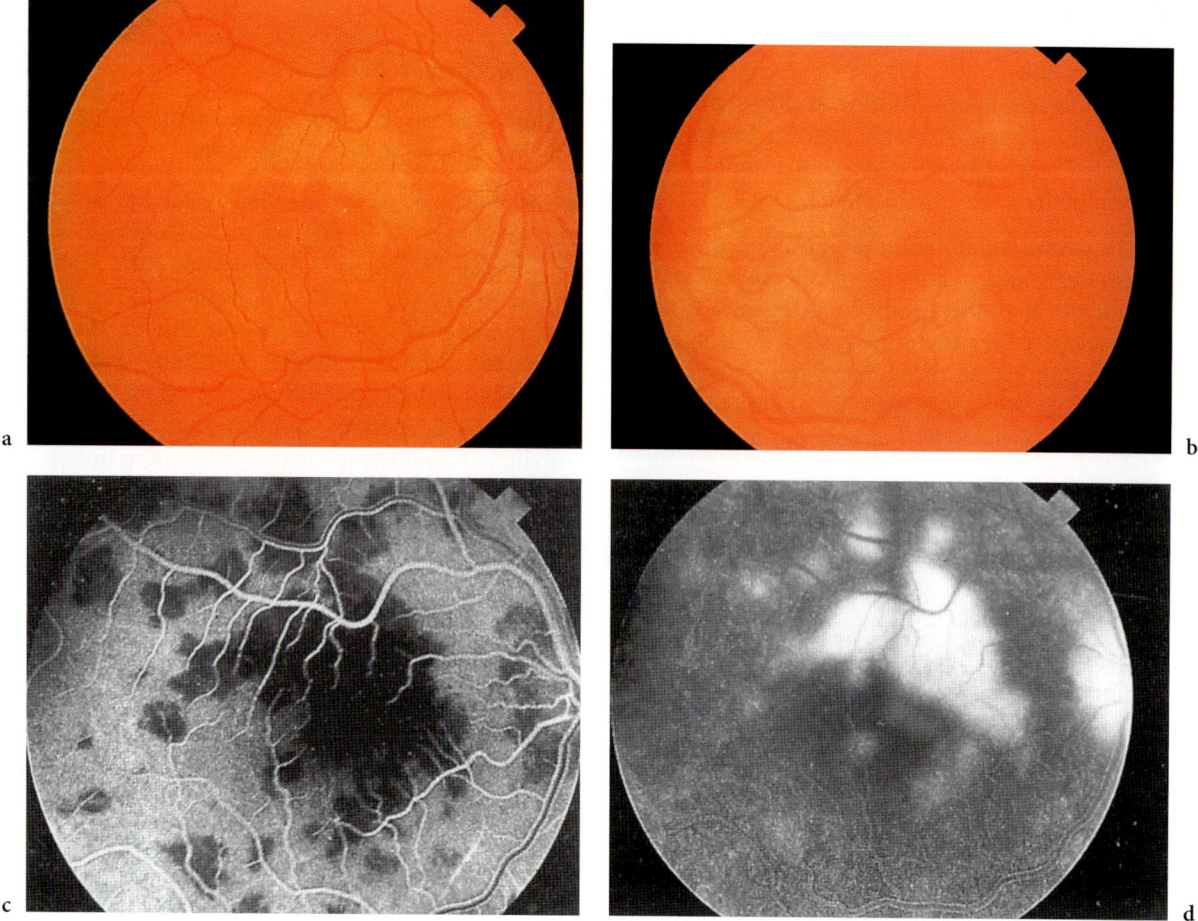

Abb. 11.9 a–d. Akute posteriore multifokale plaquoide Pigmentepitheliopathie. **a, b** Fundusaufnahmen. **c, d** Fluoreszeinangiographie früh/spät

Diagnose

- Fluoreszeinangiographisch zeigt sich eine frühe Blockade sowie eine späte Anfärbung der Läsionen („blocks early, stains late").
- EOG und ERG sind abnorm.

Differentialdiagnose

- Zustand nach Röteln-Erkrankung.
- Zustand nach Masern-Erkrankung.
- Serpiginöse Chorioiditis.
- Syphilis.
- Tuberkulose.
- Toxoplasmose.
- Candida-Infektion.
- Sarkoidose.

Behandlung

- Systemische Gabe von Kortikosteroiden, insbesondere bei Herden in der Nähe der Fovea.
- Auch ohne Therapie kommt es zur weitgehenden Wiederherstellung des Visus. Bei etwa 20% der Patienten bleibt allerdings eine wesentliche Einschränkung des Sehvermögens zurück.

Akute retinale Pigmentepithelitis (ARPE)

Klinisches Bild

- Die ARPE ist eine akute, selbstlimitierende entzündliche Erkrankung des retinalen Pigmentepithels. Die Ätiologie ist unbekannt. Eine Geschlechtsbevorzugung besteht nicht.
- Die Patienten berichten bei der Erstvorstellung über eine plötzliche, einseitige Verschlechterung des Sehvermögens.
- Eine Beziehung zur Retinopathia centralis serosa ist möglicherweise vorhanden.

Okuläre Manifestationen

Man findet kleine hyperpigmentierte Läsionen des retinalen Pigmentepithels. Meist ist die Makula betroffen (Abb. 11.10a, b).

Diagnose

- Die Diagnose wird aufgrund des klinischen Bildes gestellt.

- In der Fluoreszeinangiographie zeigen sich kleine Herde mit hypofluoreszentem Zentrum und einer Hyperfluoreszenz im Randbereich.

- VEP und ERG sind meist unauffällig. In vielen Fällen ist das EOG abnorm.

Therapie

- Eine Therapie ist meist nicht notwendig.

- Das Sehvermögen erholt sich innerhalb von 2–3 Monaten.

- Rezidive kommen vor.

Multiple evanescent white dot syndrome (MEWDS)

Klinisches Bild

- Akute einseitige schmerzlose Visusverschlechterung. Bei der Hälfte der Patienten grippeähnliche Symptome.

- Überwiegend (ca. 75%) sind junge Frauen (30 Jahre) betroffen.

- Eine virale Genese wird diskutiert (manchmal leichte virale Infektion vor Augenmanifestation).

- Klinisch zeigen sich zahlreiche kleine (ca. 200 µm) weiße Herde in der tiefen Netzhaut und im Pigmentepithel, die am hinteren Pol bis zur mittleren Peripherie gelegen sind. Typisch ist ein konzentriertes Auftreten der weißen Herde um die

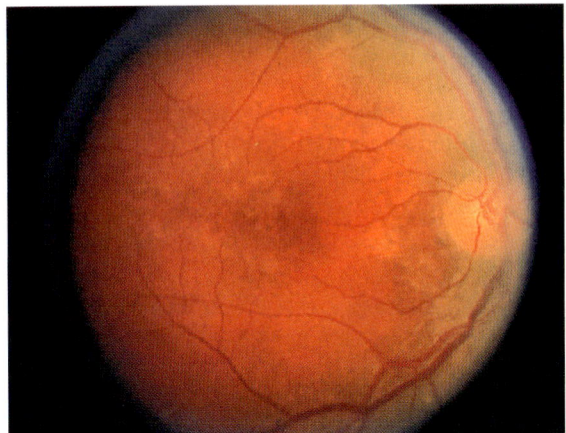
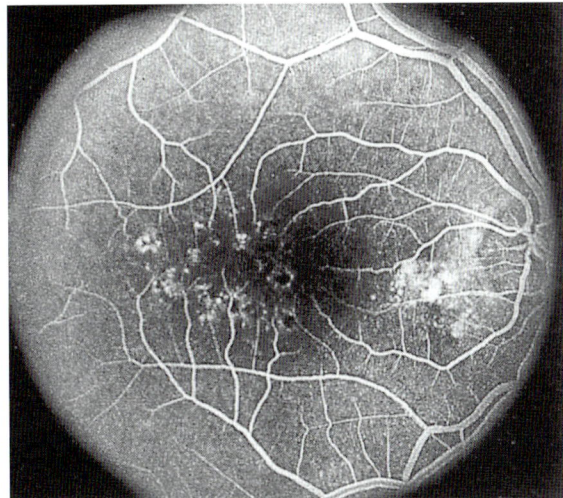

Abb. 11.10a, b. Akute retinale Pigmentepitheliitis (ARPE). Die Fluoreszeinangiographie zeigt honigwabenähnliche Strukturen

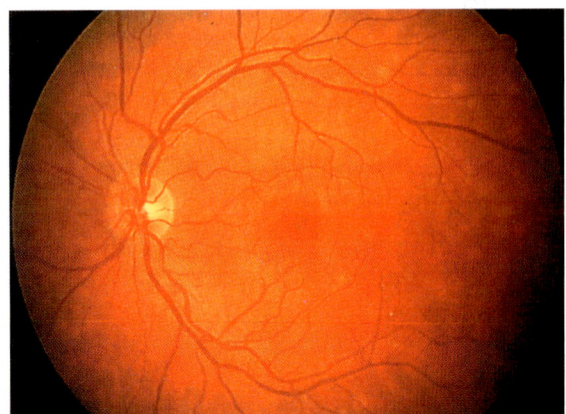
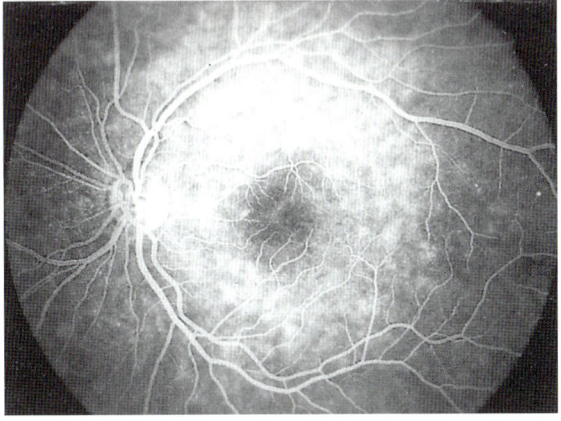

Abb. 11.11a, b. Multiple evanescent white dot syndrome. **a** Fundusbild. **b** Fluoreszeinangiographie, Spätphase. Erläuterungen s. Text

Tabelle 11.2. White-dot-Syndrom. (Nach Ruprecht, 1993)

	APMPPE	Serpinginöse Chorioretinitis	Multifokale Chorioditis mit Panuveitis	PIC	MEWDS	Bird-shot-Retinopathie
Alter (Jahre)	20–40	30–50	20–50	20–40	15–50	40–60
Geschlecht	m = w	m = w	m < w	w	m > w	m < w
Glaskörperinfiltration	Gering	Gering	Mäßig	Keine	Gering	Mäßig
Läsionen	Grau/weiß, fleckig	Geographisch	Grau/weiß/gelb	Gelb/grau, zentral	Grau/weiß fleckig	Cremig fleckförmig
Makula	CNV selten	CNV 25%	ZMÖ, CNV 35%	Atrophische Narben, CNV 40%	Körnig, CNV selten	Gelbe Narben, CNV gelegentlich
Visusprognose	Gut	Schlecht	Günstig	Gut	Gut	Günstig
HLA-Assoziation	B7, DR2	B7 (gering)	?	?	?	A29 (hoch)
Therapie	Gewöhnlich keine	Steroide	Steroide	–	Keine	Steroide

APMPPE akute posteriore multifokale plaquoide Pigmentepitheliopathie; *PIC* punctate inner choroidopathy; *MEWDS* multiple evanescent white dot syndrome.

Makula mit Aussparung der Fovea. Es besteht in der Regel eine leichte Glaskörperreaktion ohne Beteiligung des vorderen Augenabschnittes. Außerdem können Gefäßeinscheidungen (Venen) und unscharfe Papillenränder bestehen. Die Makula hat ein granuläres Aussehen oder zeigt gelbliche Flecken, die sich von den weißen Flecken unterscheiden (Abb. 11.11 a, b).

■ Es kann zu einem dramatischen Abfall der Sehschärfe kommen. Die Erkrankung verläuft allerdings selbstlimitierend mit einer Visuserholung innerhalb weniger Wochen.

Diagnose

■ In der Fluoreszeinangiographie zeigt sich typischerweise in Früh- und Spätphase eine Hyperfluoreszenz der weißen Flecken. Die typische Aussparung der Fovea wird als „wreath-sign" („Kranzzeichen") bezeichnet.

■ In der akuten Phase ist das ERG pathologisch (Amplitudenreduktion).

Differentialdiagnose

■ APMPPE (bilateral, Herde größer, frühe Blockade in der Fluoreszeinangiographie).

■ Akute retinale Pigmentepitheliitis.

■ Schrotschuß-(„bird-shot")-Retinopathie (HLA A29 bestimmen).

■ Multifokale Chorioiditis (Tabelle 11.2).

Behandlung

Es existiert keine spezifische Behandlung. Die weißen Flecken lösen sich innerhalb von ca. 2 Monaten auf, der Visus bessert sich, Foveaveränderungen bleiben oft bestehen.

Infektiöse Endophthalmitis

■ Meist iatrogen nach einem chirurgischen Eingriff. Inzidenz nach Kataraktchirugie ca. 0,05 bis 0,5 % (je nach Land, Art der Operation, Diabetes usw.) In schweren Fällen Vitrektomie mit intraokularer Antibiose.

■ Bei Vitrektomie Aspiration mit Spritze mit kurzem Schlauch an Aspirationsanschluß des Cutters bzw. direkt aspirieren aus Glaskörper, um keine Spülflüssigkeit mitanzusaugen. Dann Kultur und Resistenzprüfung.

■ Einmalige intravitreale Gabe von 2 Antibiotika plus Steroid nacheinander:

- Vancomycin 1,0 mg in 0,1 ml Kochsalzlösung.
- Amikacin 0,4 mg in 0,1 ml Kochsalzlösung (netzhauttoxisch).
  oder Ceftazidim 2,25 mg in 0,1 ml Kochsalzlösung.
- Dexamethason 0,4 mg in 0,1 ml Kochsalzlösung (bei Ausschluß einer Pilzinfektion).
- Es sollte immer an eine Pilzinfektion gedacht werden. Vorsicht bei Penicillinallergie.

- Bei Pilzinfektion anstelle bzw. additiv zum Antibiotikum:
  - Amphotericin 0,005 mg in 0,1 ml Kochsalzlösung oder Miconazol 0,025 mg in 0,1 ml Kochsalzlösung.
- Subkonjunktival:
  - Vancomycin 25 mg in 0,5 ml Kochsalzlösung.
  - Ceftazidim 100 mg in 0,5 ml Kochsalzlösung.
  - Dexamethason 6 mg in 0,25 ml Kochsalzlösung.
- Stündliche Tropftherapie.

Uveitis bei HIV-Infektion

- Die CMV-Retinitis ist die häufigste Form bei HIV-Infektion. Herpes simplex und Herpes zoster verursachen naturgemäß aufgrund der Immunschwäche häufiger eine Uveitis, wie z.B. PORN. Entsprechend gilt dies für Pilzinfektionen, z.B. mit Candida albicans oder Aspergillus.

3.5 Andere Ursachen der anterioren oder posterioren Uveitis

Whipple-Erkrankung

- Synonym: Diese Veränderung ist auch unter dem Namen intestinale Lipodystrophie bekannt. Wahrscheinliche Ursache dieser Erkrankung ist eine bakterielle Infektion. Männer sind häufiger betroffen als Frauen, die Erstmanifestation erfolgt im Alter von etwa 50 Jahren.
- Allgemeinbefunde sind Diarrhöe, Abdominalschmerzen, Malabsorption, Gewichtsverlust, Pneumonie, Zystitis, Gelenkschmerzen, Psychosen und Verwirrtheitszustände.
- Manifestationen am Auge sind eine Vitritis, Chorioretinitis, Papillenödem, retinale Vakulitis oder Glaskörperblutungen.
- Die Diagnosestellung erfolgt klinisch. Eine Absicherung ist durch eine Jejunumbiopsie mit dem Nachweis der intrazellulären bakterienartigen Erreger möglich.
- Therapie: Man gibt Tetrazykline oder Ampicillin für ca. 1 Jahr in der üblichen Dosierung. In Abhängigkeit von der intraokularen Entzündungsaktivität können lokale oder systemische Kortikosteroide erforderlich sein.

Tuberkulose und Syphilis

- Diese beiden Infektionserkrankungen können praktisch jedes „Uveitisbild" hervorrufen.
- Bei allen Uveitiden sollten deshalb Tuberkulose-Status und Lues-Serologie überprüft werden.
- Siehe Kapitel 13.

Sympathische Ophthalmie

- Anamnestisch ist ein Trauma oder chirurgische Behandlung am anderen Auge vorausgegangen.
  - Heute eine seltene Erkrankung, die eher zu häufig diagnostiziert wird. Auftreten bei weniger als 1% der nichtchirurgischen perforierenden Verletzungen, bei etwa 0,01% der Patienten nach intraokularen Eingriffen.
  - Eine Enukleation des verletzten Auges mehr als 2 Wochen nach der Verletzung scheint nicht vor sympathischer Ophthalmie zu schützen.
  - Behandlung mit Prednisolon 100 mg/Tag bis zur Kontrolle der Entzündung, dann Erhaltungstherapie für 3–6 Monate mit 10–20 mg Prednisolon jeden zweiten Tag.

Enzephalitis disseminata (Multiple Sklerose; E.d.)

- Patienten mit E.d. entwickeln neben den neuroophthalmologischen Symptomen in bis zu 27% der Fälle eine Pars planitis, in etwa 8% der Fälle eine retinale Periphlebitis und bis zu 20% der Fälle eine Retinitis. Bis zu 5% der Patienten können eine Panuveitis entwickeln.
- Bis zu 11% der Patienten mit einer Pars planitis haben eine E.d. Daher sollte bei einer Pars planitis eine neurologische Konsiliaruntersuchung veranlaßt werden.

Maskeradesyndrome = Pseudouveitis

- Es bestehen Symptome einer Uveitis, die jedoch eine eigenständige Uveitis nur vortäuschen und tatsächlich die Folge von anderen Erkrankungen sind.
- Folgende Veränderungen mit Zeichen der Uveitis am vorderen Augenabschnitt und diagnostischen sowie therapeutischen Konsequenzen können bestehen:
  - Netzhautablösung: Ophthalmoskopie in Mydriasis.
  - Retinoblastom: Ophthalmoskopie in Mydriasis.

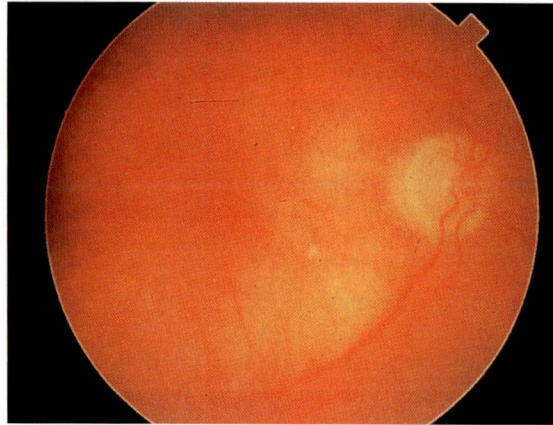

Abb. 11.12. „Maskeradesyndrom": Lymphom-Erkrankung, die sich am Auge als Vitritis mit multifokalen subretinalen Infiltraten zeigt

- Melanom: Ophthalmoskopie; Ultraschall und Fluoreszeinangiographie zur Diagnosestellung; ggf. Ruthenium-Bestrahlung oder Enukleation.
- Fremdkörper: Anamnese, Sonographie, Röntgen.
- Leukämie: Blutbild.

■ Folgende Veränderungen am hinteren Augenabschnitt und diagnostischen sowie therapeutischen Konsequenzen als Zeichen der Uveitis können bestehen:

- Retinopathia pigmentosa: Ophthalmoskopie, ERG, EOG, Perimetrie.
- Uvea-Melanom: Kap. 15
- Retikulumzellsarkom: intraokulare Non-Hodgkin-Lymphomerkrankung. Oft ZNS-Befall. Die Patienten berichten über Glaskörpertrübungen. Bei Verdacht Zusammenarbeit mit einem Hämatologen/Onkologen, CCT, NMR. Schlechte Langzeitprognose quoad vitam (Abb. 11.12).
- Infektiöse Endophthalmitis: Meist iatrogen nach einem chirurgischen Eingriff. Inzidenz nach Kataraktchirurgie ca. 5 pro 1000 Operationen. Heute wird eine Vitrektomie mit intraokulärer Antibiose durchgeführt.

WEITERFÜHRENDE LITERATUR

Aids Research Group in Collaboration with the Aids Clinical Trials Group (1997) Parenteral cidofovir for cytomegalovirus retinitis in patients with Aids: the HPMPC peripheral cytomegalovirus retinitis trial. A randomized, controlled trial. Studies of Ocular complications. Ann Intern Med 126(4):264

Aylward GW, Claoué MP, Marsh RJ, Yassem N (1994) Influence of oral acyclovir on ocular complications of herpes zoster ophthalmicus. Eye 8:70

Bainbridge JW, Raina J, Shah SM et al. (1999) Ocular complications of intravenous cidofovir for cytomegalievirus retinitis in patients with Aids. Eye 13:353

Banares A, Jover JA, Fernandez-Gutierrez B et al. (1997) Patterns of uveitis as a guide in making rheumatologic and immunologic diagnoses. Arthritis-Rheum 40(2):358

Barile GR, Flynn TE (1997) Syphilis exposure in patients with uveitis. Ophthalmology 104(10):1605

Bertuch AW, Rocco E, Schwartz EG (1988) Lyme disease: Ocular manifestations. Ann Ophthalmol 20:376

Blumenkranz MS, Culbertson W, Clarkson J et al. (1986) Treatment of the acute retinal necrosis syndrome with acyclovir. Opthalmology 93:296

Bowen EF, Sabin CA, Wilson P et al. (1997) Cytomegalovirus (CMV) viraemia detected by polymerase chain reaction identifies a group of HIV-positive patients at high risk of CMV disease. Aids 11(7):889

Caplan L, Corbett J, Goodwin J et al. (1983) Neuro-ophthalmologic signs in the angiitic form of neurosarcoidosis. Neurology 333:1130

Culbertson W, Blumenkranz MS, Hawnes H et al. (1982) Acute retinal necrosis syndrome, part 2: Histopathology and etiology. Opthalmology 89:1317

Cunningham ET Jr (2000) Uveitis in HIV positive patients. Br J Ophthalmol 84:233

Demiroglu H, Barista I, Dundar S (1997) Risk factor assessment and prognosis of eye involvement in Behcet's disease in Turkey. Ophthalmology 104:701

Deutsch TA, Tessler HH (1985) Inflammatory pseudohistoplasmosis. Ann Ophthalmol 17:461

Doft BH, Gass DM (1985) Punctate outer retinal toxoplasmosis. Arch Ophthalmol 103:1332

Duane TD (1976) (ed) Clinical opthalmology. Harper & Row, Hagerstown

Endophthalmitis Vitrectomy Study Group (1995) Results of the Endophthalmitis Vitrectomy Study: a randomized trial of immediate vitrectomy and of intravenous antibiotics for the treatment of postoperative bacterial endophthalmitis. Arch Ophthalmol 113:1479

Fearnley IR, Rosenthal AR (1995) Fuchs'sche Heterochromieiridocyclitis. Acta Ophthalmol Scand 73:166

Feltkamp TEW (1990) Ophthalmological significance of HLA associated uveitis. Eye 4:839

Fine SL, Owens SL et al. (1981) Choroidal neovascularization as a late complication of ocular toxoplasmosis. Am J Ophthalmol 91:318

Fitzgerald CR (1980) Pars plana vitrectomy for vitreous opacity secondary to presumed toxoplasmosis. Arch Ophthalmol 98:321

Gasch AT, Smith JA, Whitcup SM (1999) Birdshot retinochoroidopathy. Br J Ophthalmol 83:241

Ghartey KN, Brockhurst RJ (1980) Photocoagulation of active toxoplasmatic retinochoroiditis. Am J Ophthalmol 89:858

Gilbert RE, Stanford MR (2000) Is ocular toxoplasmosis caused by prenatal or postnatal infection? Br J Ophthalmol 84:224

Hagedorn HJ (1993) Aktuelle Aspekte der Syphilisdiagnostik. Immun-Infekt 21:94

Han DP, Wisniewski SR, Wilson LA et al. (1996) Spectrum and susceptibilities of microbiologic isolates in the Endophthalmitis Vitrectomy Study. Am J Ophthalmol 122:1

Herpetic Eye Disease Study Group (1996) Controlled trial of oral acyclovir for iridocyclitis caused by herpes simplex virus. Arch Ophthalmol 114:1065

Holland GN (1999) New strategies for the management of Aids-related CMV retinitis in the era of potent anti retroviral therapy. Ocul Immunol Inflamm 7:179

Jones NP (1998) Uveitis: a illustrated manual, Butterworth-Heinemann Medical; ISBN: 0750632305

Kataria S, Trevatham EG, Holland JE, Kataria VP (1983) Ocular presentation of sarcoidosis in children. Clin Pediatr 22:793

Kilmartin DJ, Forrester JV, Dick AD (1998) Cyclosporin A therapy in refractory non-infectious childhood uveitis. Br J Ophthalmol 82:737

Kraus-Mackiw E, O'Connor GR (eds) (1983) Uveitis. Pathophysiology and therapy. Thieme-Stratton, New York

Lightman S (1997) New therapeutic options in uveitis. Eye 11:222

Masferrer JL, Kulkarni PS (1997) Cyclooxygenase-2 inhibitors: a new approach to the therapy of ocular inflammation. Surv-Ophthalmol 41 (Suppl 2):S35

Musch DC, Martin DF, Gordon JF et al. (1997) Treatment of cytomegalovirus retinitis with a sustained-release ganciclovir implant. The Ganciclovir Implant Study Group. N Engl J Med 337(2):83

Nichols CIV, Eagle RC, Yanoff M, Menocal NG (1980) Conjunctival biopsy as an aid in the evaluation of the patient with suspected sarcoidosis. Ophthalmolgy 87:287

Nussenblatt RB (1997) Uveitis in Behcet's disease. Int Rev Immunol 14(1):67

Nussenblatt RB, Whitcup SM, Palestine AG (1996) Uveitis. fundamentals and clinical practice. Mosby, St. Louis

Nussenblatt RB, Gery I, Weiner HL et al. (1997) Treatment of uveitis by oral administration of retinal antigens: results of a phase I/II randomized masked trial. Am J Ophthalmol 123(5):583

Obenauf CO, Shaw HE et al. (1978) Sarcoidosis and its ophthalmic manifestations. Am J Ophthalmol 86:648

Opremcak EM (1994) Uveitis. A clinical manual for ocular inflammation. Springer, Berlin Heidelberg New York Tokyo

Plosker GL, Noble S (1999) Cidofovir A review of its use in cytomegalievirus retinitis in patients with Aids. Drugs 58:325

Pollar ZF, Jarret WH, Hager SW (1979) ELISA for diagnosis of ocular toxocariasis. Ophthalmolgy 86:743

Rodriguez A, Power WJ, Neves RA, Foster CS (1995) Recurrence rate of herpetic uveitis in patients on long-term oral acyclovir. Doc Ophthalmol 90:331

Rosenbaum JT, George RK, Gordon C (1999) The treatment of refractory uveitis with intravenous immunoglobulin. Am J Ophthalmol 127:545

Rothova A (2000) Ocular involvement in sarcoidosis. Br J Ophthalmol 84:110

Ruprecht K (1993) Medikamentöse Behandlung von Erkrankungen der Uvea. Augenarzt 27:219

Ryan SJ (1994) (ed) Retina. Mosby, St Louis

Ryan SJ, Maumenee NE (1980) Birdshot retinopathy. Am J Ophthalmol 89:31

Saraux H (1981) HLA-Gruppe und Augenerkrankungen. Enke, Stuttgart

Shields JA (1984) Ocular toxocariasis. A review. Surv Ophthalmol 28:361

Smith RE, Nozek RA (1986) Uveitis: Klinik, Diagnose, Therapie. Springer, Berlin Heidelberg New York Tokyo

Whitcup SM (2000) Cytomegalovirus retinits in the era of highly active antiretroviral therapy. JAMA 283:653

Young NJA, Bird AC (1978) Bilateral acute retinal necrosis. Br J Ophthalmol 62:581

Zaidman GW (1997) The ocular manifestations of Lyme disease. Int Ophthalmol Clin 37(2):13

Zierhut M (1993) Uveitis, Bd 1 u. 2. Kohlhammer, Stuttgart

KAPITEL 12

Glaukom 12

1	Befunde 292		8.3	Parasympathikomimetika (Miotika) 317
1.1	Funktion des Sehorgans 292		8.4	Karboanhydrasehemmer 318
1.2	Intraokulardruck 293		8.5	Osmotika 319
1.3	Spaltlampenmikroskopie 293		8.6	Neue Entwicklungen
1.4	Gonioskopie 293			der medikamentösen Glaukomtherapie 319
1.5	Spaltlampenmikroskopie und Augeninnendruck-messung nach Pupillenerweiterung 295		8.7	Kombinationstherapie 320
1.6	Ophthalmoskopie 295		8.8	Behandlung des akuten Winkelblocks 320
1.6.1	Retinale Nervenfaserschichtdefekte 295			
1.6.2	Untersuchung der peripheren Netzhaut 295			
1.6.3	Untersuchung des Sehnerven 296			
2	Primäres Offenwinkelglaukom 297			
3	Normaldruck- oder Niedrigdruckglaukom 298			
4	Okuläre Hypertension 299			
5	Sekundäre Offenwinkelglaukome 300			
5.1	Pigmentdispersionssyndrom und Pigmentglaukom 300			
5.2	Pseudoexfoliationssyndrom und Pseudoexfoliationsglaukom 300			
5.3	Phakolytisches Glaukom (linseninduziertes Glaukom) 302			
5.4	Linsenteilchenglaukom 302			
5.5	Phakoanaphylaxie 302			
5.6	Glaukom bei intraokularen Entzündungen (ohne Posner-Schlossmann- und Fuchs-Heterochromiezyklitis 303			
5.7	Posner-Schlossman-Syndrom (glaukomatozyklitische Krise) 303			
5.8	Fuchs-Heterochromiezyklitis 303			
5.9	Glaukom bei intraokularen Tumoren 304			
5.10	Glaukom bei erhöhtem episkleralen Venendruck 304			
5.11	Steroidglaukom 305			
5.12	Glaukom bei intraokularen Blutungen 305			
5.13	Glaukom nach Kontusionsschäden im Kammerwinkel („angle-recession-glaucoma") 306			
6	Winkelblockglaukom 307			
6.1	Primäres Winkelblockglaukom 307			
6.2	Sekundäres Winkelblockglaukom mit Pupillarblock 309			
6.3	Sekundäres Winkelblockglaukom ohne Pupillarblock 310			
6.4	Iridokorneales endotheliales Syndrom (ICE-Syndrom) 310			
6.5	Epitheleinwachsung 311			
6.6	Einwachsung fibrösen Gewebes 311			
6.7	Glaukom bei Nanophthalmus 312			
6.8	Glaukom nach chirurgischen Eingriffen 312			
7	Kongenitale Glaukome 313			
8	Medikamentöse Therapie der Glaukome 315			
8.1	Betablocker 316			
8.2	Sympathikomimetika 316			

Unter Glaukom versteht man eine Gruppe von Erkrankungen, bei der ein gegebener Augeninnendruck die Sehnervenfasern schädigt. Langfristig kommt es dadurch zu (charakteristischen) Gesichtsfelddefekten und zur Sehverschlechterung. Diese Definition beinhaltet weder eine exakt definierte Obergrenze für den Augeninnendruck noch das Vorhandensein von Gesichtsfelddefekten.

Statistisch betrachtet liegt die Obergrenze des „normalen" Augeninnendrucks bei 21 mm Hg. Bei 15 % aller Glaukompatienten besteht allerdings ein Augeninnendruck, der unter diesem Wert liegt.

Es ist bekannt, daß ein ausgeprägter Sehnervenschaden vorliegen muß, bevor Gesichtsfelddefekte nachweisbar werden. Daher bestärken glaukomspezifische Gesichtsfelddefekte zwar die Diagnose, sie sind jedoch zur Diagnosestellung nicht zwingend erforderlich. Der Nachweis glaukomspezifischer Gesichtsfelddefekte erleichtert außerdem die Diagnose, da die Möglichkeiten zur morphologischen Beurteilung des Sehnervenkopfes (normal oder glaukomatös) begrenzt sind. Bei der Papillenmorphologie kennt man eine Vielzahl von Normvarianten, die fließend bis hin zum glaukomatösen Aussehen der Papille reichen können. Deshalb werden Gesichtsfelddefekte in die „Arbeitsdefinition" beim Glaukom zunächst mit einbezogen. Schreitet die Papillenexkavation allerdings nachweislich fort und sind andere Ursachen einer Optikusatrophie ausgeschlossen, kann die Diagnose Glaukom auch ohne nachweisbare Gesichtsfelddefekte gestellt werden.

Einteilung

■ Eine Einteilung der Glaukome kann nach verschiedenen Gesichtspunkten geschehen. Die beiden wichtigsten Kriterien sind der Pathomechanismus, der zu einer Störung des Abflusses führt und die Ätiologie des Augeninnendruckanstieges, d.h. eine evtl. vorliegende Grunderkrankung.

● Sehr häufig kommt es als Folge einer Beeinträchtigung des Kammerwasserabflusses zu einer Augeninnendruckerhöhung; daher stellt die Art der Behinderung des Kammerwasserabflusses das wesentliche Kriterium für die Einteilung der Glaukome dar. Mittels Gonioskopie (s. Abb. 12.1) werden 2 große Gruppen unterschieden und auch klinisch klassifiziert: Offenwinkel- und Winkelblockglaukome.

● Abhängig von der Ätiologie können die Glaukome in primäre und sekundäre Glaukome unterteilt werden. Während bei sekundären Glaukomformen eine Grunderkrankung vorliegt, zeigen primäre Glaukome meist keine weiteren Augen- oder Allgemeinerkrankungen.

■ Nicht alle Glaukomformen passen in eine einzelne Kategorie. So kann z.B. eine intraokulare Entzündung sowohl zu einem sekundären Offenwinkelglaukom als auch zu einem sekundären Winkelblockglaukom führen. Ersteres wird verursacht durch Gewebstrümmer, die das trabekuläre Maschenwerk verlegen; letzteres entsteht infolge hinterer Synechien (evtl. Iris-bombée-Konfiguration). Im vorliegenden Text erfolgt die Einteilung der einzelnen Glaukomformen nach dem charakteristischen Entstehungsmechanismus.

Diagnostik

■ Wie bei jeder Augenerkrankung ist eine vollständige Anamnese und ophthalmologische Untersuchung, bei der die spezifischen Symptome und Befunde eines Glaukoms berücksichtigt werden, der Schlüssel zur richtigen Diagnosestellung, Klassifikation und Therapie. Die Richtlinien für eine glaukomorientierte Befragung und Untersuchung werden hier stichwortartig aufgelistet.

Krankengeschichte

■ Jetzige Beschwerden: Änderung der Sehschärfe, Halos, Rötung, Kopfschmerzen, Photophobie (Sekundärglaukom, Uveitis, kongenitales Glaukom), Übelkeit und Erbrechen (Winkelblockglaukom).

■ Vorgeschichte: Augeninnendruckwert vor einer eventuellen Behandlung (Normaldruckglaukom, „typisches" Offenwinkelglaukom mit erhöhten Augeninnendruckwerten), jetzige und frühere Medikation (evtl. Gründe für einen Wechsel), frühere Laserbehandlungen, frühere operative Eingriffe (Glaukomoperationen, andere Augenoperationen).

■ Allgemeiner Gesundheitszustand: Gefäßerkrankungen (Diabetes mellitus, Bluthochdruck, zerebrovaskuläre Erkrankungen, Herzerkrankungen), frühere Schockzustände oder Blutverluste (Niedrigdruckglaukom), Schilddrüsenerkrankung, Nephrolithiasis, Asthma bronchiale, Anämie, Steroidmedikation (topisch, systemisch), Nikotinabusus.

■ Familienanamnese: Glaukom.

■ Allergien: sulfonamidhaltige Medikamente, Betablocker, bestimmte Glaukommedikamente, Konservierungsmittel.

1
Befunde

1.1
Funktion des Sehorgans

■ Sehschärfe:

● Beim akuten Glaukomanfall ist die Sehschärfe in der Regel drastisch herabgesetzt (Hornhautepithelödem).
● Beim chronischen Glaukom ist die Sehschärfe erst im Spätstadium vermindert.

■ Kontrastsensitivität:

● Beim Glaukom kommt es zu einer Herabsetzung der räumlichen und zeitlichen Kontrastempfindlichkeit.

■ Gesichtsfeld (Stadien der glaukomatösen Gesichtsfeldausfälle):

● Relative Ausfälle.
● Absolute parazentrale Skotome ohne Verbindung zum blinden Fleck.
● Bogenförmige parazentrale Skotome mit Verbindung zum blinden Fleck (Bjerrum-Skotome).
● Flächenhafte große Skotome bei noch erhaltener zentraler Insel.
● Zentrum ausgefallen; nur noch periphere, meist temporale Gesichtsfeldreste vorhanden.

■ Refraktion:

● Myopie: relativer Risikofaktor für das primäre Offenwinkelglaukom.

- Hyperopie: relativer Risikofaktor für das Winkelblockglaukom.
- Nanophthalmus (u.a. starke Hyperopie): hohes Risiko für das Winkelblockglaukom.

1.2
Intraokulardruck

■ Eine Augeninnendruckmessung sollte grundsätzlich bei jedem Patienten über 40 Jahre, bei anamnestisch bekannten Risikofaktoren, bei verdächtigem Papillenbefund oder bei verdächtigem Gesichtsfeldbefund durchgeführt werden.

■ Bei der Augeninnendruckmessung sollte immer die Tageszeit der Messung protokolliert werden.

■ Der Augeninnendruck ist besonders bei Glaukompatienten von der Körperlage abhängig (im Liegen höher).

1.3
Spaltlampenmikroskopie

■ Eine Spaltlampenuntersuchung sollte vor und nach der Pupillenerweiterung durchgeführt werden.

■ Bindehaut/(Epi-)Sklera: Beispiele für relevante Befunde sind eine Gefäßinjektion bei akutem Winkelblock, ein medikamenteninduzierter Bindehautreiz und eine ziliare Injektion bei Uveitis. Die episkleralen Gefäße können dilatiert sein.

■ Hornhaut: Man sollte hierbei auf angeborene oder erworbene Veränderungen (Mikro- oder Megalokornea), Epithelödem, „ghost vessels", Descemetfalten, Haab-Streifen, Endothelbeschläge (z.B. bei Uveitiden) und Pigmentablagerungen auf dem Endothel, die beim Pigmentdispersions- oder Pseudoexfoliationssyndrom vorkommen, achten.

■ Vorderkammer: Sie ist hinsichtlich Tiefe, Zellen, Tyndall und dem Vorkommen von Erythrozyten zu beurteilen.

■ Iris: Mögliche Befunde sind Stromaatrophie nach rezidivierenden akuten Augeninnendruckanstiegen, Stromaverdünnung bei Fuchs-Dystrophie oder ICE-Syndrom (iridokorneales endotheliales Syndrom), Pigment auf der Irisvorderfläche bei Pigmentdispersions- oder Pseudoexfoliationssyndrom und Neovaskularisationen.

■ Pupille: Durch die Anwendung von Miotika kommt es zur Pupillenverengung. Bei Behandlung mit Sympathikomimetika kommt es zur Pupillenerweiterung.

■ Linse: Die Linse sollte im Hinblick auf Pigmentablagerungen, Pseudoexfoliationsmaterial, Katarakt, Quellung, Linsenschlottern, Subluxation und Dislokation beurteilt werden. Eine Bestimmung der Linsendicke (Ultraschallbiometrie) ist zur weiteren Planung häufig hilfreich.

1.4
Gonioskopie

■ Die Gonioskopie ist eine Untersuchungsmethode zur Beurteilung des Kammerwinkels. Die Untersuchung ist hilfreich für die Klassifizierung und Therapie der Glaukome. Man unterscheidet zwischen direkter und indirekter Gonioskopie; Gläser für die indirekte Gonioskopie (z.B. Goldmann-Dreispiegelglas, Zeiss-Vierspiegelglas) sind am gebräuchlichsten:

- Das Goldmann-Glas hat 3 Spiegel, einen für die Untersuchung des Kammerwinkels (Neigungswinkel von 59°) und 2 Spiegel für die Untersuchung der Netzhautperipherie. Die Untersuchung erfolgt an der Spaltlampe nach Oberflächenanästhesie, wobei eine viskose Substanz zwischen Hornhaut und Kontaktglas erforderlich ist. Durch Drehen des Dreispiegelkontaktglases um 360° kann der Kammerwinkel zirkulär eingesehen werden.
- Das Zeiss-Glas hat 4 Spiegel mit einem Neigungswinkel von 64°. Es ist daher keine Drehung des Glases bei der Untersuchung erforderlich. Aufgrund des flacheren Krümmungsradius ist eine viskose Substanz nicht erforderlich. Durch Druck auf die Hornhaut kann mit dem Zeiss-Glas eine Flüssigkeitsumverteilung in der vorderen Augenkammer erreicht werden, so daß der Kammerwinkel aufgeweitet wird. Dadurch kann ein spitzwinkliger, nicht einsehbarer Kammerwinkel so weit aufgeweitet werden, daß Goniosynechien eingesehen werden können. Durch diese sog. Eindellgonioskopie kann ein akutes Winkelblockglaukom ohne Goniosynechien von einem chronischen Winkelblockglaukom mit Goniosynechien unterschieden werden.

■ Folgende anatomische Strukturen lassen sich bei weitem Kammerwinkel unterscheiden (Abb. 12.1):

- Schwalbe-Linie: Sie liegt am weitesten vorne und erscheint als zarte graue Linie; sie ist die Grenze zwischen Hornhautendothel und Trabekelwerk.

Abb. 12.1. Normaler Kammerwinkel des Erwachsenen mit dem gonioskopischen Bild (*unten*) und dem Querschnitt der entsprechenden Strukturen (*oben*). *1* Ziliarkörperband, *2* Skleralsporn, *3* Trabekelmaschenwerk (in Abhängigkeit der Pigmentierung), *4* Schwalbe-Linie. (Aus Shields u. Krieglstein 1993)

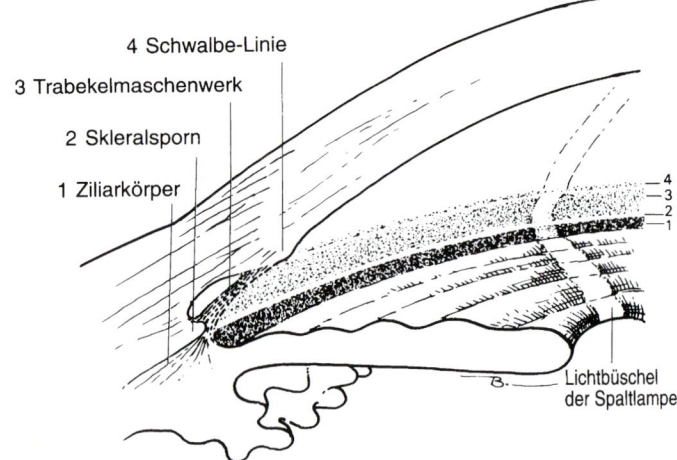

Abb. 12.2. Gonioskopisches Bild eines physiologisch konfigurierten, weiten Kammerwinkels mit guter Sichtbarkeit des Trabekelmaschenwerkes in voller Breite, des Ziliarkörperbandes und eines Astes des Circulus arteriosus major der peripheren Iris. (Aus Shields u. Krieglstein 1993)

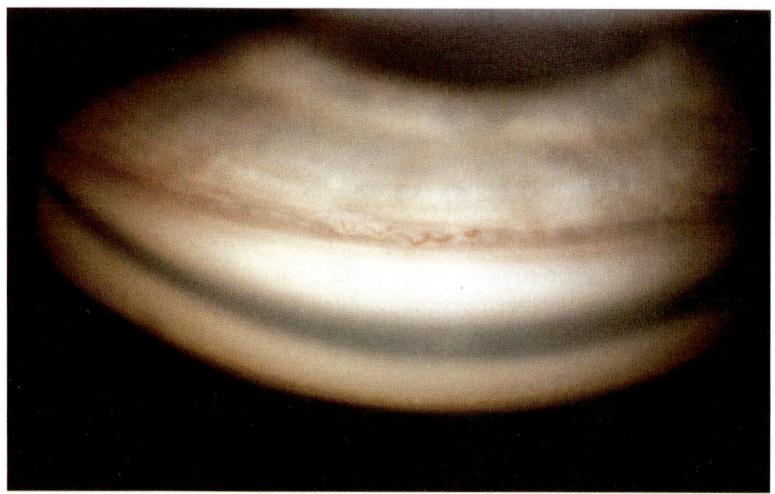

- Trabekelwerk: Man unterscheidet einen vorderen, unpigmentierten Anteil im Anschluß an die Schwalbe-Linie mit weißlicher Farbe und einen hinteren funktionellen, meist pigmentierten Anteil. Im hinteren Anteil erfolgt der Kammerwasserabfluß über den Schlemmschen Kanal.
- Skleralsporn: vorderster Anteil der Sklera; er erscheint als prominente, weiße Linie zwischen funktionellem Trabekelwerk und Ziliarkörperband, es sei denn, die Struktur ist durch eine starke Pigmentierung überlagert.
- Ziliarkörperband: Teil des Ziliarmuskels zwischen Irisbasis und Skleralsporn; es erscheint grau bis dunkelbraun.

■ Einteilung der Weite des Kammerwinkels nach Shaffer:

- Grad 0 (0°): verschlossener Kammerwinkel (iridokornealer Kontakt).
- Grad I (10°): sehr enger Kammerwinkel (nur Schwalbe-Linie sichtbar), Verschluß sehr wahrscheinlich.
- Grad II (20°): mäßig enger Kammerwinkel (Trabekelwerk sichtbar), Verschluß möglich.
- Grad III (20–35°): offener Kammerwinkel (bis hin zum Skleralsporn einsehbar), Verschluß unwahrscheinlich.
- Grad IV (35–45°): sehr weiter Kammerwinkel (Ziliarkörperband sichtbar), Verschluß unmöglich.

■ In jedem Quadranten (oben, unten, nasal, temporal) sollte der Grad der Winkelöffnung, die hinterste sichtbare Kammerwinkelstruktur und der Pigmentationszustand des Trabekelwerks beurteilt werden. Das Erscheinungsbild des Kammerwinkels ist sehr von der Blickrichtung des Patienten abhängig (Geradeausblick bzw. Blick in Richtung des Spiegels); daher sollte die Beurteilung in beiden Blickpositionen vorgenommen werden.

- Das Ausmaß der Irisvorwölbung sollte beurteilt und eine entsprechende Gradeinteilung vorgenommen werden (1+ bis 4+). Die Iris kann eine konvexbogige (z.B. bei Hyperopie), eine flache oder auch eine konkave Konfiguration (in der mittleren Peripherie, Pigmentglaukom, subluxierte Linse) aufweisen. Die Insertion der Iris (anterior, normal, posterior) und eine eventuelle Prominenz der letzten Irisrolle (Fuchs-Rolle, Plateauiris) sollte ebenfalls aufgezeichnet werden.

- Eine prominente Schwalbe-Linie (sog. Embryotoxon posterius) kommt isoliert bei etwa 15% der Normalbevölkerung vor. Diese Veränderung kann aber auch mit Fehlbildungen vergesellschaftet sein (Axenfeld-Rieger-Syndrom, ICE-Syndrom, kongenitales Glaukom). Häufig wird Pigment auf der Schwalbe-Linie (Pigmentdispersion, Pseudoexfoliation) mit dem pigmentierten Anteil des Trabekelwerks verwechselt; eine Unterscheidung kann mittels Eindellgonioskopie getroffen werden.

- Gewebebrücken zwischen Irisbasis und Kammerwinkelstrukturen sind nicht immer pathologisch. Sogenannte Irisfüßchen stellen rudimentäre Anteile des uvealen Maschenwerks dar. Diese Irisfortsätze sind meist dünne, zarte Ausläufer, die an den Kammerwinkelstrukturen anhaften. Zwischen den Fortsätzen sind normale Kammerwinkelstrukturen zu sehen. Es besteht keine Verformung von Iris oder Kammerwinkel. Dagegen sind Goniosynechien mit Verformung von Iris oder Kammerwinkel pathologisch (Winkelblock, Entzündung, nach chirurgischen Eingriffen, nach Lasereingriffen, ICE-Syndrom, kongenitales Glaukom).

- Normale Gefäße verlaufen an der Irisbasis meist radiär, können aber auch zirkulär in der peripheren Iris verlaufen. Dagegen sind abnorme Gefäße meist zart verästelt und verlaufen in beliebigen Richtungen (Neovaskularisationsglaukom, Uveitis, Fuchs-Heterochromiezyklitis). Blutgefäße, die über den Skleralsporn zum Trabekelwerk ziehen, sind pathologisch. Blut im Schlemm-Kanal ist bei erhöhtem episkleralen Venendruck zu sehen, ein Rückfluß des Blutes aus den episkleralen Venen in den Schlemm-Kanal kann jedoch auch durch Unterdruck bei der Gonioskopie erzeugt werden.

- Ablagerungen, die meist im unteren Quadranten gelegen sind, helfen bei der Klassifikation der Glaukome. Man sollte bei der Untersuchung auf Pigmentablagerungen (durchgemachte Winkelblockanfälle), Hornhautpräzipitate, Pseudoexfoliationsmaterial, rote Blutkörperchen und Geisterzellen achten. Diese Veränderungen können auf spezifische Glaukomformen hinweisen.

1.5
Spaltlampenmikroskopie und Augeninnendruckmessung nach Pupillenerweiterung

- Die Vorderfläche der Linse sollte auf Pigment (Pigmentdispersion) und Pseudoexfoliationsmaterial untersucht werden. Auf Pigmentablagerungen in der Vorderkammer (Pigmentdispersionsglaukom, Pseudoexfoliationsglaukom) sollte ebenfalls geachtet werden. In diesem Zusammenhang ist es auch wichtig, eine Phakodonesis oder Subluxation der Linse zu erkennen, die durch degenerative Veränderungen der Zonulafasern entstanden sein kann.

- Eine Augeninnendruckerhöhung nach Pupillenerweiterung kann die Folge einer Pigmentdispersion in der Vorderkammer sein. Bei Gesunden und Glaukompatienten kann es auch ohne Pigmentdispersion nach Applikation von Zykloplegika zu einer Augeninnendruckerhöhung kommen, da mit abnehmendem Tonus des M. ciliaris der Abflußwiderstand im Trabekelmaschenwerk zunimmt. Daneben kann eine Mydriasis selbst zur Verlegung des Kammerwinkels und zu Augeninnendruckanstiegen führen.

1.6
Ophthalmoskopie

1.6.1
Retinale Nervenfaserschichtdefekte

- Bei Glaukompatienten können im rotfreien Licht (Grünfilter) bogenförmige Defekte der Nervenfaserschicht zu sehen sein. Nervenfaserbündeldefekte werden am besten 1–2 Papillendurchmesser (PD) vom Papillenrand entfernt entdeckt. Lokalisierte Defekte sind oft ober- und unterhalb der Papille zu sehen. Hierbei ist zu beachten, daß der Verlust retinaler Nervenfasern generalisiert oder lokalisiert auftreten kann. Eine generalisierte Nervenfaseratrophie ist wegen des fehlenden Vergleichsmusters schwieriger zu entdecken.

1.6.2
Untersuchung der peripheren Netzhaut

- Bei indirekter Ophthalmoskopie ist eine Eindellung zur Beurteilung der Peripherie nur selten erforderlich.

- Manchmal liefert die Untersuchung der peripheren Netzhaut wichtige Informationen über die Pathogenese eines Sekundärglaukoms (Gefäßverschlüsse, Entzündungen usw.).

- Die Applikation v. a. starker Miotika erhöht das Risiko einer rhegmatogenen Netzhautablösung. Daher sollten verdächtige Degenerationen und natürlich Netzhautlöcher oder -risse vor einem Therapiebeginn mit Miotika behandelt werden. Der Einsatz starker Miotika gilt heute als obsolet.

1.6.3
Untersuchung des Sehnerven

- Die Beurteilung des Sehnerven sollte bei erweiterter Pupille und unter stereoskopischen Bedingungen erfolgen. Hierfür eignet sich die indirekte Ophthalmoskopie an der Spaltlampe (Funduskontaktglas wie z. B. Goldmann-Dreispiegelglas, +60-Dpt.-, +78-Dpt.- oder +90-Dpt.-Linse; Hruby-Linse). Bei Patienten mit trüben Medien muß evtl. auf die indirekte Ophthalmoskopie ohne Spaltlampe zurückgegriffen werden. Das hier erhaltene Bild ist jedoch relativ klein und kann so zu Fehlinterpretationen führen. Nur ein stereoskopisches Bild ermöglicht die Beurteilung der Papillenexkavation. Außerdem sind die Beziehungen zwischen neuroretinalem Randsaum, Exkavation und einer eventuellen Abblassung nur dreidimensional exakt beurteilbar.

- Exkavationsquotient: Charakteristisches Zeichen einer glaukomatösen Schädigung der Papille ist die Exkavation durch Schwund von Nervenfaserbündeln. Das Ausmaß der zentralen Sehnervenexkavation wird in Anteilen des Papillendurchmessers (PD) angegeben. Darunter versteht man die Relation zwischen horizontalem Exkavationsdurchmesser und Papillendurchmesser (Exkavationsquotient). Aufgrund der hohen Variabilität der Papillengröße und -form innerhalb der Normalbevölkerung schwankt dieser Wert. Die Mittelwerte in der Normalbevölkerung liegen zwischen 0,25 und 0,38 PD. Nur bei etwa 6% der Normalbevölkerung findet sich ein Exkavationsquotient über 0,5. Werte über 0,5 PD müssen als verdächtig gewertet werden.

  - Mit zunehmendem Alter kommt es zu einer Zunahme der Exkavation, wobei diese physiologische Zunahme wesentlich langsamer abläuft als bei glaukomatösen Augen.
  - In der schwarzen Bevölkerung sind Papillendurchmesser und Exkavation größer als in der weißen Bevölkerung.
  - Bei weitsichtigen Augen ist die Skleraöffnung und damit die Papille kleiner als beim Emmetropen (umgekehrt bei Kurzsichtigkeit), was zu Fehleinschätzungen führen kann.
  - Das Ausmaß der Exkavation muß immer unter Beachtung des Gesamtpapillendurchmessers beurteilt werden. Die Exkavation wird mit dem Gesamtpapillendurchmesser sowohl absolut als auch relativ größer.

- Asymmetrie des Exkavationsquotienten: Es müssen stets beide Papillen miteinander verglichen werden, da die physiologische Exkavation in beiden Augen meist symmetrisch ist. Nur bei 6% der Normalbevölkerung besteht eine Asymmetrie der Exkavation von mehr als 0,1 PD; nur 1% der Bevölkerung weist eine Asymmetrie von mehr als 0,2 PD auf. Die Abb. 12.3 und 12.4 zeigen eine deutliche Asymmetrie im Paarvergleich. Die Papille des linken Auges zeigt typische Glaukomveränderungen.

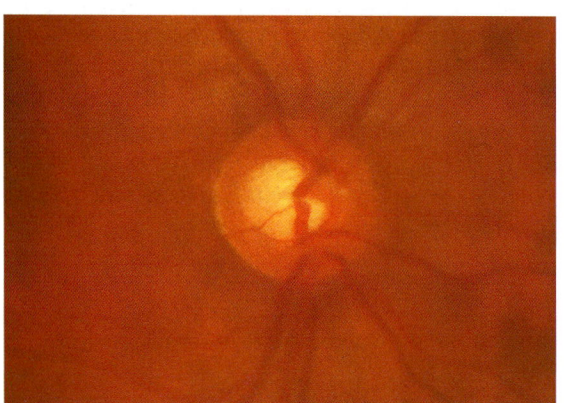

Abb. 12.3. Physiologische rechte Papille

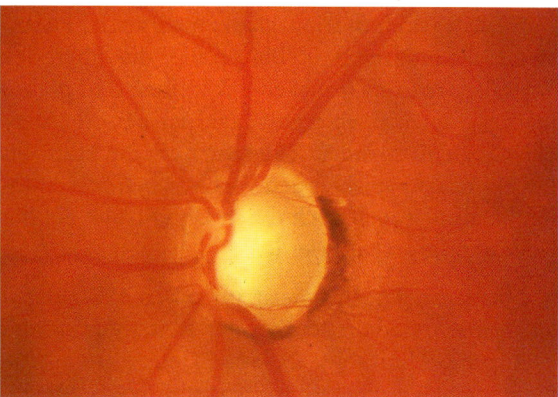

Abb. 12.4. Linke Papille mit glaukomatöser, hochovaler Exkavation

- Form der Exkavation: Die physiologische Exkavation hat normalerweise eine querovale Konfiguration, da im oberen und unteren Bereich der Papille besonders viele Nervenfasern eintreten. Eine glaukomatöse Exkavation ist dagegen eher hochoval, weil die empfindlichen Bogenfasern als erste zugrunde gehen. Beispielsweise stellt eine 0,6 PD exkavierte Papille, bei der die Exkavation den inferotemporalen Papillenrand erreicht, mit größter Wahrscheinlichkeit einen Hinweis für ein fortgeschrittenes Glaukom dar. Die Beurteilung des Nervenfasersaumes auf beginnende Kerbenbildung ist deshalb neben dem Exkavationsquotienten für die morphologische Beurteilung eines beginnenden glaukomatösen Papillenschadens wesentlich.

- Bei der Beschreibung der Exkavation gibt es große Unterschiede. Sie erfolgt entweder als Beschreibung einer echten Exkavation (Kontur) oder sie trägt der Papillenabblassung Rechnung. Daher ist es am besten, Abblassung und echte Exkavation in beiden Meridianen (horizontal und vertikal) getrennt zu beschreiben.

- Weitere glaukomatöse Papillenveränderungen:
  - Erstes Zeichen einer glaukomatösen Veränderung kann eine generalisierte Zunahme der Exkavation sein. Ohne wiederholte Untersuchungen ist es schwierig, auf diese Weise ein Glaukom zu diagnostizieren. Dies gilt besonders dann, wenn es bisher nicht zu Gesichtsfelddefekten gekommen ist.
  - Lokalisierte Verdünnungen des neuroretinalen Randsaumes, insbesondere im oberen oder unteren Bereich (typische vertikale Elongation der Exkavation) oder eine fokale Einkerbung des Randsaumes (typischerweise temporal unten) sind hochverdächtig für ein Glaukom.
  - Streifige Blutungen am Papillenrand zeigen häufig eine schlechte Glaukomeinstellung an.
  - Freiliegende zirkumlineare Gefäße: Bei vielen gesunden Papillen findet man entlang der physiologischen Exkavation Gefäße, die so einen Teil dieser Exkavation abgrenzen. Bei (glaukomatös bedingter) Zunahme der Exkavation verlieren diese Gefäße die anatomische Beziehung zum Rand der Exkavation. Das Erscheinungsbild einer Atrophie oder Blässe peripher dieser Gefäße deutet auf eine Zunahme der Exkavation hin. Solche freiliegenden zirkumlinearen Gefäße sind zwar glaukomverdächtig, jedoch nicht hochspezifisch.

- Für die Verlaufskontrolle ist die Dokumentation der Papillenbefunde sehr wichtig. Die sicherste Methode ist die Anfertigung von Stereophotos. Zumindest sollte die Exkavationsgröße (Blässe und Kontur im horizontalen und vertikalen Meridian) protokolliert werden. Auf Skizzen des Sehnerven werden Veränderungen des neuroretinalen Randsaumes und des Verlaufs von Blutgefäßen entlang der Exkavation vermerkt. Veränderungen der anatomischen Lage dieser Gefäße lassen ein Fortschreiten der Glaukomerkrankung erkennen.

- Automatisierte Bildanalyseverfahren (z. B. der Nerve Fiber Analyzer von der Fa. LDT, San Diego, CA, USA, oder der Heidelberger Retina Tomograph, Heidelberg Eng., Heidelberg, Deutschland), mit denen man z. B. die Fläche des neuroretinalen Randsaumes und das Volumen der Exkavation exakt vermessen kann, ermöglichen es, sicherer zwischen „normalen" und „abnormen" Sehnerven zu unterscheiden; zusätzlich ist mit solchen Geräten eine präzise Verlaufsbeobachtung und Therapiekontrolle möglich. Solche aufwendigen Methoden sind jedoch kosten- und personalintensiv und kommen z. Z. nur in Zentren zum Einsatz.

2
Primäres Offenwinkelglaukom

- Charakteristische Befunde sind erhöhter Augeninnendruck (> 22 mm Hg), offener Kammerwinkel, glaukomatöse Papillenexkavation und evtl. (typische) Gesichtsfelddefekte.

- Der Verlauf ist langsam fortschreitend; die Erkrankung tritt meist beidseitig auf.

- Eine Sonderform des Offenwinkelglaukoms ist das Normaldruckglaukom (Niedrigdruckglaukom).

- Bei der okulären Hypertension (andere Begriffe: Glaukomverdacht oder frühes Offenwinkelglaukom ohne Schädigung) besteht zwar ein erhöhter intraokularer Druck, ein augeninnendruckabhängiger Papillenschaden liegt jedoch (noch) nicht vor.

- Beim primären Offenwinkelglaukom handelt es sich um eine Ausschlußdiagnose; d. h. sekundäre Offenwinkelglaukome müssen ausgeschlossen werden.

Epidemiologie

- Das primäre Offenwinkelglaukom ist die häufigste aller Glaukomformen. Die Angaben schwanken von 40 % bis zu 70 % der Glaukome.

- Prävalenz: 0,1 % der Bevölkerung im Alter von 40–49 Jahren; 2–3 % der Bevölkerung über 70 Jahre.

Bezogen auf die Gesamtbevölkerung leiden etwa 0,9 % an einem Glaukom.

■ Der Übergang von der okulären Hypertension zu einem manifesten Glaukom beträgt etwa 1 % pro Jahr.

■ Es bestehen große Rassenunterschiede. Bei Farbigen tritt das Glaukom früher auf und zeigt einen schwereren Verlauf als bei Weißen.

Risikofaktoren
- Alter.
- Rasse.
- Diabetes mellitus.
- Schilddrüsenerkrankungen.
- Positive Familienanamnese.
- Myopie.

Klinik
■ Symptome/Anamnese: Die Erkrankung verläuft in der Regel asymptomatisch und schleichend. Der typische Glaukompatient ist älter als 60 Jahre; ein Auftreten vor dem 40. Lebensjahr ist ungewöhnlich. Jüngere Patienten berichten bisweilen über Verschwommensehen (transient) oder farbige Halos um Lichter (wesentlich häufiger bei Winkelblock). Erst im Spätstadium kommt es zu Gesichtsfelddefekten und zum Visusabfall.

Befunde
■ Meist werden Augeninnendruckwerte über 22 mm Hg gemessen. Eine einseitige Augeninnendruckerhöhung spricht eher für ein sekundäres Offenwinkelglaukom. Bei Unsicherheit und zur Therapiekontrolle sollte der Augeninnendruck mehrmals täglich gemessen werden (Tagesdruckprofil).

■ Papille: Verdächtig sind ein Exkavationsquotient über 0,5 PD und eine Asymmetrie der Exkavation beider Augen von über 0,2 PD.

■ Gonioskopie: Der Kammerwinkel ist offen und unauffällig.

■ Gesichtsfeld: Bei Atrophie retinaler Nervenfasern kann es aus anatomischen Gründen zu den typischen glaukomatösen Gesichtsfelddefekten kommen: periphere, konzentrische Einschränkung; Parazentralskotom; bogenförmige Defekte (Bjerrum); nasale Stufe (Rönne); Sektorendefekte. Frühzeichen ist eine erniedrigte Sensitivität (automatische Perimetrie, Eingabelung); im Spätstadium bleiben nur noch Gesichtsfeldinseln übrig. Bei der Beurteilung von Gesichtsfelddefekten sollte beachtet werden, daß erst nach einem ausgeprägten Verlust an Sehnervengewebe Gesichtsfelddefekte nachweisbar werden.

Differentialdiagnose
■ Die Arbeitsdiagnose „Offenwinkelglaukom" ergibt sich aus den Befunden erhöhter Augeninnendruck, glaukomatöser Sehnervenschaden und dem eventuellen Vorliegen typischer Gesichtsfelddefekte.

■ Der Ausschluß eines Winkelblockglaukoms oder Sekundärglaukoms erfolgt gonioskopisch bzw. durch eine ausführliche ophthalmologische Untersuchung.

■ Ein Normaldruckglaukom (normaler Augeninnendruck, Gesichtsfelddefekte und/oder Sehnervenschaden) und eine okuläre Hypertension (kein Glaukom, erhöhter Augeninnendruck, keine Gesichtsfelddefekte und/oder Sehnervenschaden) sollten ebenfalls ausgeschlossen werden.

■ Drusenpapillen und Papillenkolobome, die Nervenfaserbündelausfälle mit bogenförmigen Gesichtsfelddefekten wie das Offenwinkelglaukom zeigen, müssen ebenfalls ausgeschlossen werden.

3
Normaldruck- oder Niedrigdruckglaukom

■ Charakteristische Befunde sind glaukomatöse Papillenschäden (und Gesichtsfelddefekte) bei normalem Augeninnendruck und ein offener Kammerwinkel.

■ Beim Normaldruckglaukom ist der temporale und inferotemporale neuroretinale Randsaum oft dünner als beim primären Offenwinkelglaukom.

■ Gesichtsfelddefekte sollen beim Normaldruckglaukom tiefer sein und näher am Fixationspunkt liegen als beim primären Offenwinkelglaukom.

■ Im klinischen Alltag findet sich als einziger Unterschied zum primären Offenwinkelglaukom ein normaler Augeninnendruck, den es durch Messungen im Liegen (vor dem Aufstehen) zu verifizieren gilt. Es wird hier nochmals an die Definition des Glaukoms „Sehnervenschaden bei gegebenem Augeninnendruck" erinnert. Anamnestisch leiden die Patienten häufiger an einer kardiovaskulären Erkrankung.

Differentialdiagnose
■ Beim Anfertigen eines Tagesdruckprofils (Augeninnendruckmessung alle 2 h während der Wach-

phase) lassen sich oft so erhebliche Schwankungen nachweisen, daß die meisten Patienten mit sogenanntem Normaldruckglaukom der Gruppe des primären Offenwinkelglaukoms zugeordnet werden können.

■ Übersteigt der Augeninnendruck allerdings nie Werte von 21 mm Hg, muß neben einem Normaldruckglaukom auch an ein ausgebranntes Glaukom gedacht werden. Es handelt sich hier um Patienten mit früher erhöhtem Augeninnendruck und jetzt erniedrigtem Augeninnendruck infolge einer verminderten Kammerwasserproduktion.

■ Weitere Ursachen für bogenförmige Gesichtsfelddefekte sind Drusen der Papille, Grubenpapille, Kolobome, ischämische Optikusneuropathie, Chiasmatumoren, Netzhautablösung, Retinoschisis, Gefäßverschlüsse und Chorioretinitis.

■ Eine wichtige Differentialdiagnose ist das Steroidglaukom. Anamnestisch sollte daher immer nach einer lokalen oder systemischen Steroidgabe gefragt werden.

■ Nichtglaukomatöse Ursachen einer pathologischen Papillenexkavation sind vordere ischämische Optikusneuropathie, Arteriitis temporalis, intrakranielle Sehnervenkompression (Aneurysma, Hypophysentumoren), Anämie und Lues. Daher sollte in Zweifelsfällen eine computertomographische Untersuchung von Sehnerv und Chiasma veranlaßt werden.

■ Bei einer internistischen Untersuchung sollten kardiovaskuläre Erkrankungen ausgeschlossen werden.

■ Anamnestisch sollte auch nach einem durchgemachten hämodynamischen Schock gefragt werden. Bei solchen Patienten soll ein Normaldruckglaukom in der Regel nicht fortschreiten.

Behandlung
■ Eine Behandlung ist dann indiziert, wenn die Erkrankung nachweislich fortschreitet.

■ Die Behandlung entspricht der des primären Offenwinkelglaukoms. Bisher ist allerdings nicht eindeutig bewiesen, daß eine alleinige medikamentöse Senkung des Intraokulardruckes eine ausreichende Therapiemaßnahme darstellt, da pathogenetisch hämodynamische Faktoren eine wesentliche Rolle spielen. Das Normaldruckglaukom wird heute vorwiegend durch eine Minderperfusion der Papille erklärt. Es wird daher zur Verbesserung der Rheologie die Gabe zentral wirksamer Kalziumantagonisten (Nimodipin) und die Behandlung kardiovaskulärer Grunderkrankungen empfohlen.

4
Okuläre Hypertension

■ Charakteristische Befunde sind ein erhöhter Intraokulardruck, normale Papillenmorphologie und ein unauffälliger Gesichtsfeldbefund.

■ Synonyme sind „Glaukomverdacht" und „frühes Offenwinkelglaukom ohne Schädigung".

■ Ein Glaukomverdacht besteht auch bei Patienten mit verdächtiger Papillenmorphologie bei normalem Augeninnendruck (Normaldruckglaukom).

Epidemiologie
4–7 % der Bevölkerung über 40 Jahre haben einen Augeninnendruck von über 21 mm Hg. Davon entwickeln jährlich etwa 1 % ein primäres Offenwinkelglaukom.

Behandlung
■ Je höher der Augeninnendruck, desto wahrscheinlicher ist die Entwicklung von Sehnervenschäden und Gesichtsfeldausfällen. Bei Glaukomverdächtigen werden therapeutische Maßnahmen ab Augeninnendruckwerten von 26–30 mm Hg empfohlen. Bei bestimmten zusätzlichen Risikofaktoren sollte schon vor Erreichen dieser Augeninnendruckwerte therapiert werden. Zu diesen Risikofaktoren gehören:

- Positive Familienanamnese.
- Myopie.
- Kardiovaskuläre Erkrankungen (z. B. Diabetes mellitus, arterielle Hypertonie).
- Glaukomatöse Gesichtsfelddefekte des Partnerauges.
- Streifenblutungen am Papillenrand.
- Fortgeschrittenes Alter.
- Zugehörigkeit zur dunkelhäutigen Rasse.

■ Folgende Bedingungen erfordern bei Glaukomverdacht ebenfalls eine Behandlung:

- Zentralvenenverschluß des Partnerauges.
- Letztes Auge.

■ Sollte es ärztlich vertretbar sein, kann man bei Behandlungsbeginn den Effekt der Medikation (Augeninnendrucksenkung) gut prüfen, indem man zunächst nur ein Auge behandelt.

■ Entscheidet man sich zunächst für die Beobachtung, muß der Augeninnendruck regelmäßig überprüft werden (zu verschiedenen Tageszeiten), der Sehnerv untersucht werden und halbjährlich bzw. jährlich eine Gesichtsfelduntersuchung (Zeitspanne abhängig von Risikofaktoren) erfolgen.

5
Sekundäre Offenwinkelglaukome

Einführung

■ Wie bereits eingangs erwähnt, ist die Diagnose „primäres Offenwinkelglaukom" eine Ausschlußdiagnose; die in diesem Abschnitt besprochenen Erkrankungen sind vor der Diagnosestellung auszuschließen. Bei allen Formen des sekundären Offenwinkelglaukoms ist der Kammerwinkel offen.

■ Sekundäre Offenwinkelglaukome haben zahlreiche Ursachen:
- Verlegung des Trabekelwerks durch Entzündungszellen, Gewebetrümmer, Pigment, Blut usw.
- Andere Veränderungen des Trabekelwerks (z. B. Entzündungen).
- Erniedrigte Abflußfazilität (z. B. bei erhöhtem episkleralem Venendruck, z. B. Karotis-Sinus-cavernosus-Fistel).

■ Die Behandlung des sekundären Offenwinkelglaukoms entspricht in der Regel der des primären Offenwinkelglaukoms. In diesem Abschnitt wird daher nur auf Unterschiede zur Standardtherapie des primären Offenwinkelglaukoms eingegangen.

5.1
Pigmentdispersionssyndrom und Pigmentglaukom

■ Der typische Patient ist ein junger, myoper Mann. Das Hauptmanifestationsalter ist das 30.–40. Lebensjahr.

■ Typische Befunde am vorderen Augenabschnitt:
- Krukenberg-Spindel: spindelförmige bis dreieckige Pigmentierung auf dem Hornhautendothel mit Basis unten.
- Hochgradig pigmentiertes trabekuläres Maschenwerk.
- Radiäre, schlitzförmige Transilluminationsdefekte der Iris (sog. Kirchenfensterphänomen). Bei Patienten mit stark pigmentierter Iris kann der Nachweis einer solchen Transillumination schwierig sein.

■ Pathomechanismus der Pigmentdispersion: Die Freisetzung von Pigment geschieht vermutlich durch mechanischen Kontakt zwischen Zonulafasern und peripherer Iris. Bei vielen Patienten mit Pigmentdispersion zeigen sich gonioskopisch (und ultraschallbiomikroskopisch) eine nach hinten (konkav) gewölbte Irisbasis und Pigment auf der Schwalbe-Linie.

■ Mechanismus der Augeninnendrucksteigerung: Es kommt zur Überfrachtung des Trabekelwerks mit Pigment mit nachfolgenden Veränderungen der Trabekellamellen. Bei 50% der Augen mit Pigmentdispersion entwickelt sich ein Glaukom.

■ Symptome: Gelegentlich kommt es zum Augeninnendruckanstieg mit Verschwommensehen nach körperlicher Anstrengung oder nach Pupillenerweiterung. Das Pupillenspiel führt hier zu vermehrter Pigmentdispersion. Eine Augeninnendruckmessung nach Mydriasis ist deshalb besonders aufschlußreich.

■ Differentialdiagnose: Pseudoexfoliation, Uveitis, Melanom, primäres Offenwinkelglaukom mit stark pigmentiertem Trabekelwerk, Trauma.

■ Behandlung: Die Behandlung des Pigmentglaukoms ist ähnlich der des primären Offenwinkelglaukoms. Um den Abrieb zwischen Iris und Zonulafasern zu verringern, wird eine Ruhigstellung der Pupille durch Miotika empfohlen. Allerdings führt die Pilocarpingabe bei den meist jungen Patienten oft zu Nebenwirkungen (Ziliarkörperspasmen). Hinzu kommt, daß myope Patienten häufig ein gesteigertes Ablatiorisiko (periphere Degenerationen) haben, das durch die Miotikagabe u. U. weiter erhöht werden kann. Eine sorgfältige Untersuchung der Netzhautperipherie ist gerade hier von besonderer Wichtigkeit. Da ein pathogenetischer Mechanismus möglicherweise auch darin besteht, daß es beim Lidschlag durch Ausbildung eines inversen Pupillarblocks (s. Abschn. 6.1) zu einer anteroposterograden Verschiebung der Irisbasis kommt, besteht ein aktuelles laserchirurgisches Behandlungskonzept auch darin, bei Augen mit Pigmentdispersionssyndrom eine basale Iridotomie durchzuführen.

5.2
Pseudoexfoliationssyndrom und Pseudoexfoliationsglaukom

■ Bei 3–12% der Patienten mit Offenwinkelglaukom findet man eine sogenannte Pseudoexfoliation. Es handelt sich um fibrilläres Basalmembranprotein (schneeflockenartiges Bild bzw. wie kleine Schuppen aussehend), das in zahlreichen Strukturen des vorderen Augenabschnittes zu finden ist. Das Manifestationsalter liegt zwischen dem 60. und 70. Lebensjahr. Die Prävalenz der Pseudoexfoliation steigt mit zunehmendem Lebensalter und kann bei 75- bis 85jährigen bis zu 5% betragen. Ein Drittel der Patienten haben diese Veränderungen beidseits.

■ Typische Befunde der Pseudoexfoliation:

● Linsenveränderungen: Nach Pupillenerweiterung findet man eine typische Anordnung von Pseudoexfoliationsmaterial (Basalmembranprotein) auf der Linsenvorderfläche (Abb. 12.5 und Abb. 12.6). Man unterscheidet eine zentrale und eine periphere Zone, die durch eine klare mittlere Zone getrennt sind. Die zentrale Zone der Pseudoexfoliation ist nicht immer vorhanden, so daß zur Diagnosestellung oft eine Pupillenerweiterung notwendig ist. Weitere mögliche Linsenveränderungen sind Katarakt, Phakodonesis und Subluxation der Linse.

● Irisveränderungen: Am Pupillarsaum findet man häufig weißliche Flocken. Bei der Transillumination zeigt die Iris mottenfraßähnliche Defekte im Bereich des M. sphincter pupillae.

● Neben Linse und Iris findet man das Pseudoexfoliationsmaterial auf Zonulafasern, Hornhautendothel, in den Kammerwinkelstrukturen, auf den Ziliarfortsätzen und (bei aphaken Patienten) manchmal auf der vorderen Glaskörpergrenzmembran.

● Gonioskopisch zeigen sich eine starke Pigmentierung des Trabekelwerks und Pigmentablagerungen auf der Schwalbe-Linie (Sampaolesi-Linie).

■ Mechanismus der Augeninnendrucksteigerung: Durch das Pseudoexfoliationsmaterial und freigesetztes Pigment kommt es zur Verlegung des Trabekelwerks. Bei etwa 60% der Augen mit Pseudoexfoliation entwickelt sich ein Glaukom.

■ Differentialdiagnose: primäre Amyloidose, Pigmentglaukom (beim Pigmentglaukom ist die Pigmentierung des Kammerwinkels homogener als bei der Pseudoexfoliation, außerdem fehlen die typischen Linsenveränderungen), Melanosis, malignes Melanom.

■ Behandlung: Sie enspricht im wesentlichen der des primären Offenwinkelglaukoms. Häufig spricht das Pseudoexfoliationsglaukom jedoch schlecht auf die medikamentöse Therapie an. Mittels Lasertrabekuloplastik gelingt es meist, den Augeninnendruck für eine bestimmte Zeitspanne zu senken (Eingriff kann wiederholt werden). Die Patienten sprechen gut auf filtrierende Eingriffe an. Ein neuer Therapieansatz ist die Absaugung von Pigment und Detritus aus dem Trabekelwerk (sog. Trabekelaspiration).

■ Beachte: Durch eine Linsenextraktion wird das Glaukom nicht beeinflußt; der Eingriff selbst ist wegen der Veränderungen von Linsenkapsel und Zonulafasern schwieriger als eine normale Kataraktoperation. Es kommt häufiger zu Hinterkapselrupturen (Kapselruptur ohne Pseudoexfoliation: 1,3–3,7%, Kapselruptur mit Pseudoexfoliation: 3,6–9,6%) und Zonulolysen.

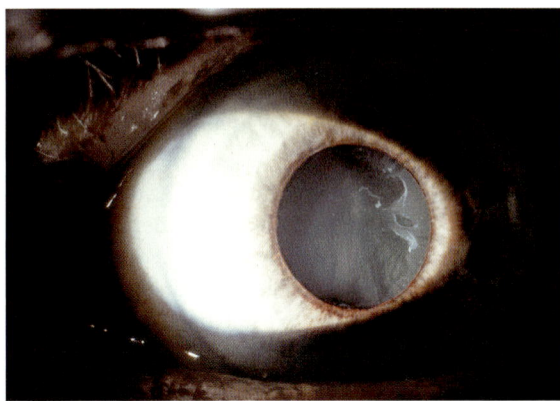

Abb. 12.5. Das Pseudoexfoliationsmaterial ist als weißliches, abgeschilfertes Material auf der Linsenvorderfläche erkennbar

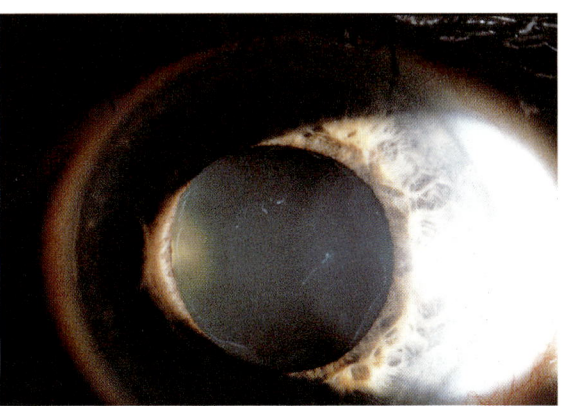

Abb. 12.6. Durch Abrieb des Pupillarsaumes bildet sich eine ringförmige Zone auf der Linsenvorderfläche. Innerhalb und außerhalb dieser ringförmigen Zone ist Pseudoexfoliationsmaterial auf der Linsenvorderfläche zu erkennen (Befund bei mydriatischer Pupille)

5.3
Phakolytisches Glaukom (linseninduziertes Glaukom)

■ **Pathomechanismus:** Die Freisetzung löslicher Linsenproteine aus evtl. makroskopisch sichtbaren Defekten der Linsenkapsel führt zur Obstruktion des Trabekelwerks. Eine Verminderung der Abflußfazilität kann durch die hochmolekularen Proteine selbst oder durch die die Proteine phagozytierenden Makrophagen erfolgen.

■ **Symptome:** Dem abrupten Beginn von Symptomen (Schmerzen und konjunktivale/gemischte Injektion) geht meist eine längere Zeitspanne mit langsam zunehmender Visusminderung (fast immer nur ein Auge betroffen) voraus. Die Sehschärfe kann bis zur Lichtscheinwahrnehmung reduziert sein.

■ **Typische Befunde:**

- Extrem hohe Augeninnendruckwerte.
- Diffuses Hornhautödem.
- Vorderkammer mit starkem Tyndall-Phänomen und nur wenig Zellen.
- Hornhautendothelpräzipitate.
- Hypermature Katarakt mit weißen Flecken (Makrophagen) auf der Linsenvorderkapsel.
- Gonioskopisch offener Kammerwinkel.

■ **Differentialdiagnose:** akutes Winkelblockglaukom, Sekundärglaukom bei Uveitis.

■ **Behandlung:** Steroide führen hier nur zu einer kurzfristigen Besserung, während es beim Sekundärglaukom bei Uveitis häufig gelingt, den Augeninnendruck mittels Steroiden längerfristig zu senken. Beim phakolytischen Glaukom ist die Linsenentfernung die adäquate Therapie. Der Augeninnendruck normalisiert sich in der Regel dann, wenn die Linse ohne weitere Komplikationen entfernt werden konnte. Präoperativ sollte der Augeninnendruck medikamentös gesenkt werden.

5.4
Linsenteilchenglaukom

■ **Pathomechanismus:** Bei Eröffnung der Linsenkapsel (traumatisch oder iatrogen bei extrakapsulärer Kataraktextraktion) kann es zum Austritt von Linsenmaterial mit Verlegung des Trabekelwerks kommen. Die häufigste Ursache dieser Glaukomform ist die unvollständige Entfernung von Rindenresten bei der extrakapsulären Kataraktextraktion. Hinzu kommt eine begleitende entzündliche Komponente. Nicht selten entwickeln sich so vordere bzw. hintere Synechien oder eine entzündlich bedingte Pupillarmembran. Die Schwere des Glaukoms korreliert mit der Menge des in die Vorderkammer ausgetretenen Linsenmaterials.

■ **Differentialdiagnose:** phakolytisches Glaukom, Phakoanaphylaxie, Sekundärglaukom bei Uveitis.

■ **Behandlung:** Die Behandlung besteht aus der medikamentösen Augeninnendrucksenkung bis zur Resorption des Linsenmaterials; Zykloplegika zur Verhinderung hinterer Synechien; Steroide zur Reduktion des Entzündungsreizes (die Steroidgabe führt allerdings zu einer Resorptionsverzögerung der Linsenteilchen). Ist die medikamentöse Behandlung nicht ausreichend, sollte das Linsenmaterial chirurgisch entfernt werden (Vorderkammerspülung).

5.5
Phakoanaphylaxie

■ Die Phakoanaphylaxie beschreibt eine chronische granulomatöse Entzündung, die sich erst nach einer Latenzphase (Sensibilisierungsperiode gegenüber Linsenproteinen) entwickelt. Voraussetzung für die Entstehung der Phakoanaphylaxie ist ebenfalls eine Eröffnung der Linsenvorderkapsel (spontan, traumatisch, iatrogen bei extrakapsulärer Kataraktextraktion). Hierbei ist allerdings zu beachten, daß an einem Auge bereits eine Sensibilisierung stattgefunden haben kann, so daß es am Partnerauge nach komplikationsloser Kataraktextraktion auch unmittelbar zu einer Phakoanaphylaxie kommen kann.

■ **Pathomechanismus:** Durch eine zelluläre Immunreaktion auf Linsenproteine kommt es zur Aktivierung polymorphkerniger neutrophiler Granulozyten, lymphoider, epitheloider Zellen sowie von Riesenzellen, die das Trabekelwerk verlegen können. Die Linsenteilchen selbst können den Kammerwasserabfluß zusätzlich behindern.

■ **Differentialdiagnose:** sympathische Ophthalmie, Linsenteilchenglaukom, phakolytisches Glaukom.

■ **Behandlung:** chirurgische Entfernung der verbliebenen Linsenreste. Die Entzündung wird mit Steroiden behandelt, ein evtl. erhöhter Augeninnendruck wird zunächst medikamentös gesenkt.

5.6
Glaukom bei intraokularen Entzündungen (ohne Posner-Schlossmann- und Fuchs-Heterochromiezyklitis)

■ Pathomechanismus: Durch die entzündungsbedingte Alteration der Blut-Kammerwasser-Schranke kommt es zum vermehrten Austritt von Entzündungszellen, Proteinen und Fibrin in die Vorderkammer. Diese können zur Verlegung des Trabekelwerks führen. Die Abflußfazilität kann zusätzlich durch eine Trabekulitis mit Anschwellung der Trabekellamellen beeinträchtigt sein. Eine länger anhaltende (chronische) Entzündung kann zu Verklebungen im Bereich des Kammerwinkels führen.

■ Beispiele für Erkrankungen mit intraokularen Entzündungen und möglicher nachfolgender Drucksteigerung:

- Sarkoidose.
- Juvenile rheumatoide Arthritis.
- Ankylosierende Spondylitis.
- Infektionserkrankungen wie Syphilis, Röteln, AIDS, Herpes-simplex- und Herpes-zoster-Infektion, Mumps u. a.
- Morbus Reiter.
- Morbus Behçet.
- Skleritis und Episkleritis.
- Pars planitis.

■ Behandlung: Eine Behandlung der ursächlichen Entzündung führt häufig zur Drucknormalisierung. Gelingt dies nicht, sollten zusätzlich Betablocker, Sympathikomimetika und evtl. Karboanhydrasehemmer eingesetzt werden. Miotika sind bei intraokularen Entzündungen sowohl wegen der Gefahr einer Synechierung als auch wegen der entzündungsfördernden Wirkung kontraindiziert. Operative Maßnahmen (Lasertrabekuloplastik oder filtrierende Eingriffe) sollten bei Augen mit aktiver Entzündung vermieden werden. Ist (zu einem späteren Zeitpunkt) ein operativer Eingriff geplant, so lassen sich die postoperativen Ergebnisse durch eine begleitende Steroidtherapie und die zusätzliche Gabe von Antimetaboliten intraoperativ (Mitomycin C) oder von 5-Fluorouracil postoperativ, z. B. für 7 Tage 2mal tgl. 5 mg subkonjunktival, 7 Tage 1mal tgl. 5 mg subkonjunktival; unterschiedliche Dosierungsangaben in der Literatur) verbessern.

5.7
Posner-Schlossmann-Syndrom (glaukomatozyklitische Krise)

■ Es handelt sich um eine meist einseitige Erkrankung in jungem bis mittlerem Lebensalter.

■ Typische Befunde:
- Diskrete ziliare Injektion.
- Hornhautödem.
- Unpigmentierte Endothelpräzipitate (Wächter-Präzipitate).
- Zartes Tyndall-Phänomen.
- Nie hintere Synechien (differentialdiagnostisch wichtiger Befund).
- Gonioskopisch offener Kammerwinkel.
- Augeninnendruckwerte im Anfall zwischen 40 und 60 mm Hg; zwischen den Anfällen sind Augeninnendruck und Abflußfazilität normal.
- Irisheterochromie möglich (Posner-Schlossmann und Fuchs-Heterochromiezyklitis können gemeinsam vorkommen).

■ Symptome: rezidivierende Anfälle mit erhöhtem Augeninnendruck und leichten Entzündungszeichen. Die Patienten haben nur leichte Beschwerden in Form von Verschwommensehen und Halos um Lichter. Die Beschwerden dauern meist nur einige Stunden an, können aber auch bis zu Wochen, selten noch länger, anhalten.

■ Pathomechanismus: Ursache der rezidivierenden Augeninnendruckanstiege sind lokalisierte, entzündliche Veränderungen im Trabekelwerk (Trabekulitis).

■ Behandlung: Die Erkrankung spricht gut auf lokale Steroide an; bis zum Ansprechen der antientzündlichen Therapie ist es erforderlich, eine antiglaukomatöse Medikation zu verabreichen. Zwischen den Anfällen sind weder Steroide noch drucksenkende Medikamente erforderlich. Vermutlich wegen des anfallsweisen Auftretens der Erkrankung kommt es nur selten zu Sehnervenschäden.

5.8
Fuchs-Heterochromiezyklitis

■ Es handelt sich meist um eine einseitige Erkrankung (nur in 13% beidseits) mit typischem Manifestationsalter (3.–4. Lebensjahrzehnt). Es besteht keine Geschlechtsprädilektion. In 13–59% der Fälle wurde die Entwicklung eines Sekundärglaukoms berichtet. Die Erkrankung kann gemeinsam mit dem Posner-Schlossmann-Syndrom vorkommen.

■ Typische Befunde:

- Milde Uveitis anterior.
- Heterochromie: Aufhellung der Iris infolge einer Stromaatrophie; Hypochromie meist am betroffenen Auge; langsame Entwicklung; oft schwierig zu sehen.
- Die Irisstromaatrophie beginnt im Pupillarbereich, erstreckt sich auf die Peripherie und führt zu exponierten Irisgefäßen. Im Sphinkterbereich findet man weiße, durchsichtige Knötchen.
- Keine peripheren vorderen oder hinteren Synechien.
- Kataraktentwicklung mit Beginn im Bereich der hinteren Rinde.
- Gonioskopie: Der Kammerwinkel ist offen, es können zarte Blutgefäße vorkommen (radiär oder konzentrisch verlaufend): Hierbei handelt es sich um sogenannte Brückengefäße im Kammerwinkel, die zu Blutungen neigen.

■ Symptome: Oft sind die Patienten symptomfrei bis es zu Sehstörungen durch die progrediente Kataraktentwicklung kommt. Bei der Untersuchung zeigt sich ein nicht gerötetes, schmerzloses Auge mit leichter Entzündung und zarten, farblosen, sternförmigen oder runden Hornhautpräzipitaten, die oft über das gesamte Hornhautendothel verteilt sind. Die Vorderkammer enthält nur wenig Zellen und Tyndall; der vordere Glaskörper ist manchmal getrübt.

■ Pathomechanismus: Durch die Iridozyklitis kommt es zu Störungen der Blut-Kammerwasser-Schranke. Eiweiß und Zellen lagern sich im Trabekelwerk ab. Es soll sich um ein immunologisches Geschehen handeln (Unterdrückung der T-Suppressorzellen; Autoantikörper gegen Hornhautepithel sind in 90% der Fälle nachweisbar). Bei einem geringen Prozentsatz der Patienten findet sich ein angeborenes Horner-Syndrom; hier wird angenommen, daß neurogene Mechanismen hinzukommen.

■ Behandlung: Steroide sind zur Therapie dieser Erkrankung typischerweise unwirksam. In Frage kommen drucksenkende Medikamente, wobei Miotika wegen der möglichen Verschlechterung des uveoskleralen Abflusses und der Schrankenstörung nur vorsichtig eingesetzt werden sollten. Reicht die medikamentöse Therapie nicht aus, sind filtrierende Maßnahmen indiziert. Bei Normalisierung des Augeninnendruckes haben Kataraktoperationen eine sehr gute Prognose.

5.9
Glaukom bei intraokularen Tumoren

■ Gutartige und bösartige intraokulare Tumoren können sekundär zum Glaukom führen. Ursachen für die Augeninnendrucksteigerung sind eine direkte Invasion des Kammerwinkels oder eine Obstruktion des Trabekelwerkes durch Blut, Tumorzellen oder Melanin. Bei malignen Melanomen der Uvea findet sich in etwa 20% der Fälle ein Glaukom. Jede abgerundete Elevation der Iris sollte den Verdacht auf ein Ziliarkörpermelanom wecken. Dies gilt besonders bei gleichzeitiger einseitiger Glaukomentwicklung. Manchmal sind diese Melanome gonioskopisch bei erweiterter Pupille zu sehen.

■ Besonders im Vorderabschnitt gelegene Metastasen können Augeninnendruckanstiege zur Folge haben. Sichtbare Veränderungen können Irisknötchen, Rubeosis iridis, Reizerscheinungen im Sinne einer Uveitis oder Hyphämata sein. Eine Leukämie oder Lymphome können durch die neoplastischen Infiltrate selbst oder durch eine Begleitentzündung zum Glaukom führen.

■ Bei Kindern kommen für eine tumorbedingte Augeninnendrucksteigerung das Retinoblastom, ein juveniles Xanthogranulom, das Medulloepitheliom oder Phakomatosen in Frage.

■ Glaukome können auch infolge benigner Nävi, Melanozytomen und Iriszysten (abhängig von Größe, Anzahl und Lage) entstehen.

5.10
Glaukom bei erhöhtem episkleralen Venendruck

■ Der physiologische episklerale Venendruck liegt bei etwa 8–10 mm Hg. Ein erhöhter episkleraler Venendruck führt zu einer Erhöhung des Augeninnendruckes, wobei die Druckwerte direkt mit dem episkleralen Venendruck korrelieren.

■ Typische Befunde bei gesteigertem episkleralen Venendruck:

- Dilatation und Tortuositas der episkleralen und konjunktivalen Gefäße.
- Bindehautchemosis.
- Exophthalmus.
- Strömungsgeräusche und Pulsationen in der Orbita.
- Augeninnendrucksteigerung auf Werte um 25–35 mm Hg.

- Gonioskopisch ist der Kammerwinkel offen; häufig findet sich ein Blutreflux in den Schlemm-Kanal. Ein solcher Befund kann auch bei gesunden Augen, besonders bei Druckausübung mit dem Gonioskopieglas, sichtbar sein.
- Gelegentlich Venenpuls an der Papille.

■ Ein erhöhter episkleraler Venendruck findet sich bei folgenden Veränderungen:

- Obstruktion des venösen Abflusses: endokrine Orbitopathie, Vena-cava-superior-Syndrom, Sinus-cavernosus-Syndrom, retrobulbäre Tumoren, Pseudotumor orbitae usw.
- Arteriovenöse Fisteln: Karotis-Sinus-cavernosus-Fistel, posttraumatisch, spontane Fisteln, Orbitavarizen, Sturge-Weber-Syndrom usw.
- Idiopathische, episklerale Venendrucksteigerung, die bei Frauen in höherem Lebensalter meist unilateral vorkommt.

■ Behandlung: Ziel der Behandlung ist es, die Ursache für den erhöhten episkleralen Venendruck zu beseitigen. Die Augeninnendrucksteigerung wird mit Medikamenten behandelt, die die Kammerwassersekretion reduzieren (Betablocker, Karboanhydrasehemmer). Medikamente, die den Abfluß steigern, sind meist wirkungslos. Operative Eingriffe (z.B. filtrierende Eingriffe) sind sehr risikobehaftet; es kommt häufig zur uvealen Effusion und zu expulsiven Blutungen. Manche Autoren empfehlen deshalb bei geplanten filtrierenden Eingriffen das prophylaktische Anlegen einer Aderhautdrainage (Fensterung) in gleicher Sitzung vor dem eigentlichen Eingriff. Dies ist jedoch sehr umstritten.

5.11
Steroidglaukom

■ Nach lokaler oder systemischer Steroidgabe kann es bei etwa einem Drittel der Patienten zu einer Augeninnendrucksteigerung kommen (Steroidglaukom). Der Anstieg des Augeninnendrucks hängt von der Wirkstärke des Steroids und der Applikationsfrequenz und -dauer ab. Ein Steroidglaukom sollte bei allen Glaukompatienten ausgeschlossen werden (Anamnese). Hierbei ist zu beachten, daß sogar dermatologische Zubereitungen (v.a. Anwendung im Bereich der Lider) zu Augeninnendrucksteigerungen führen können.

■ Epidemiologie: Etwa 33 % der Bevölkerung reagieren auf eine lokale und systemische (auch bei Inhalation) Steroidgabe mit einem reversiblen Anstieg des Augeninnendrucks (sog. Steroidresponder). Nur etwa 3 % der Patienten entwickeln ein Glaukom.

■ Risikofaktoren für die Entwicklung eines Steroidglaukoms: primäres Offenwinkelglaukom, positive Familienanamnese (erbliche Faktoren), Myopie, Diabetes mellitus, bestimmte Bindegewebserkrankungen.

■ Pathomechanismus: Kortikosteroide beeinflussen den Glykosaminoglykan-Stoffwechsel. Man vermutet, daß die Steroide den Abbau der Mukopolysaccharide, d.h. ihre Depolymerisation, hemmen. Es kommt deshalb zur Anhäufung dieser Mukopolysaccharide im Trabekelwerk. Dies hat eine Reduktion der Abflußfazilität zur Folge. Zusätzlich reduzieren Steroide die Phagozytoseaktivität der Endothelzellen im Trabekelwerk und es kommt zur vermehrten Anhäufung von Zelltrümmern.

■ Symptome: symptomloser oder schmerzhafter Augeninnendruckanstieg während der Steroidmedikation. Die Latenz variiert (meist innerhalb einiger Wochen nach der Steroidtherapie), es wurden allerdings auch Augeninnendruckanstiege innerhalb von Stunden beobachtet.

■ Differentialdiagnose: entzündungsbedingtes Offenwinkelglaukom. Bei bestehender Entzündung, die mit Steroiden behandelt wird, gelingt es manchmal nicht, zwischen Steroidglaukom und Sekundärglaukom nach Uveitis zu unterscheiden.

■ Behandlung: Falls medizinisch vertretbar, sollten die Steroide abgesetzt werden. Eine Normalisierung des Augeninnendruckes sollte innerhalb von 1–4 Wochen eintreten. Selten, v.a. nach langjähriger Steroidmedikation, bleibt der Augeninnendruck längerfristig erhöht. Jeder Steroidresponder muß auch nach Normalisierung des Augeninnendruckes kontrolliert werden. Das Glaukom selbst wird wie das primäre Offenwinkelglaukom behandelt. Adrenalinderivate, z.B. Adrenalindipivalat (z.B. d-Epifrin® 0,1 %) sind recht gut wirksam. Patienten mit aktiver Entzündung sollten, wenn möglich, auf nichtsteroidale Antiphlogistika oder zumindest auf schwächere Steroide umgestellt werden.

5.12
Glaukom bei intraokularen Blutungen

Hyphäma

■ Pathomechanismus: Verlegung der Abflußwege durch Blutbestandteile.

- Ursachen von Hyphämata können stumpfe Bulbustraumata, perforierende Verletzungen, intraokulare Eingriffe und sog. spontane Hyphämata bei Tumoren und Neovaskularisationen sein.

- Die Inzidenz eines Sekundärglaukoms nach einer Blutung steigt mit dem Ausmaß des Hyphämas. Ein totales Hyphäma mit frischem Blut hat eine bessere Prognose als ein sog. „Black-ball-Hyphäma", das aus einem dunklen Blutkoagel besteht. Patienten mit einer Sichelzellanämie haben ein erhöhtes Risiko nach einem Hyphäma ein Glaukom zu entwickeln. In diesen Fällen ist eine intensive augeninnendrucksenkende Therapie erforderlich, da schon geringe Augeninnendrucksteigerungen zu Schäden des Sehnerven führen können. Am besten eignen sich Betablocker zur Senkung der Kammerwasserproduktion. Karboanhydrasehemmer sollten bei Patienten mit Sichelzellanämie nicht angewandt werden, da sie die Konzentration von Ascorbinsäure in der Vorderkammer erhöhen und die Sichelzellen vermehren.

- Behandlung: Immobilisation von Patient (Bettruhe) und Sehorgan (Lochbrille) zur schnelleren Resorption des Hyphämas. Medikamentöse Senkung der Kammerwasserproduktion (z. B. Betablocker). Spricht die medikamentöse Behandlung nicht an oder ist die Blutung zu ausgeprägt (Gefahr der Hämatokornea), sollte eine Vorderkammerspülung durchgeführt werden. Bei festen, organisierten Blutkoageln müssen unter Umständen Vitrektomieinstrumente eingesetzt werden; von einigen Autoren wird empfohlen, gleichzeitig mit der Vorderkammerspülung eine Trabekulektomie und Iridektomie durchzuführen. Dies ist jedoch umstritten.

Hämolytisches Glaukom

- Augeninnendruckanstieg (und Glaukomentwicklung) nach älteren intraokularen Blutungen. Als Ursache wird eine Verlegung des Trabekelwerks durch Makrophagen, die Erythrozyten phagozytiert haben, angenommen.

- Befunde: Es finden sich zahlreiche Erythrozyten und Makrophagen in der Vorderkammer; gonioskopisch ist der Kammerwinkel offen und enthält rötlich-braunes Pigment. Es soll sich hierbei um Endothelzellen des Trabekelwerkes handeln, die Blutbestandteile phagozytieren und absterben.

- Behandlung: Meist normalisiert sich der Augeninnendruck nach Resorption. Für diese Zeitspanne sollte medikamentös therapiert werden. Spricht die medikamentöse Therapie nicht an, ist eine Vorderkammerspülung indiziert.

Geisterzellglaukom („ghost-cell-glaucoma")

- Diese Glaukomform kann ebenfalls nach älteren Blutungen, besonders Glaskörperblutungen, entstehen. Veränderte Erythrozyten (enthalten denaturiertes Hämoglobin, sog. Heinz-Körperchen) aus dem Glaskörperraum gelangen in die Vorderkammer und verlegen den Abfluß im Trabekelwerk. Die vordere Glaskörpergrenzmembran muß einen Defekt aufweisen, damit diese Zellen in die Vorderkammer gelangen können.

- Befunde:
- Khakifarbene, sphärische, wenig verformbare Zellen in der Vorderkammer.
- Manchmal Bildung eines sog. Pseudohypopyons oder eines geschichteten Hyphämas (dunkel- und hellgefärbte Zellen: „Candy-Streifen-Zeichen").
- Gonioskopie: offener Kammerwinkel mit Ansammlung avitaler Erythrozyten.

- Ursachen für Blutungen im Glaskörperraum: operative Eingriffe, proliferative Retinopathien, altersbedingte Makuladegeneration und Traumata.

- Behandlung: zunächst medikamentös; bei Nichtansprechen ist eine Vorderkammerspülung oder eine Vitrektomie indiziert.

5.13
Glaukom nach Kontusionsschäden im Kammerwinkel („angle-recession-glaucoma")

- Pathomechanismus: Stumpfe Bulbustraumata können zu Einrissen im Kammerwinkel führen. Am häufigsten tritt die Ruptur zwischen der Pars longitudinalis und Pars circularis des Ziliarmuskels auf („angle-recession"). Ein Glaukom kann sich akut oder verzögert (auch noch nach mehr als 30 Jahren) entwickeln. Das Glaukomrisiko korreliert mit dem Ausmaß des Kammerwinkeleinrisses. Verantwortlich für die Augeninnendrucksteigerung scheinen Vernarbungsprozesse im Bereich des Kammerwasserabflusses über dem Einriß zu sein.

- Gonioskopisch zeigt sich eine Vertiefung der Kammerwinkelbucht. Bei jedem kontusionsbedingtem Hyphäma muß (nach dem Aufklaren) nach Kammerwinkeleinrissen gesucht werden.

- Behandlung: Die Augeninnendrucksteigerung spricht meist gut auf Betablocker an. Miotika wirken schlechter als beim primären Offenwinkelglaukom. Pilocarpin kann, vermutlich wegen der Verminderung des uveoskleralen Abflusses, sogar einen (paradoxen) Augeninnendruckanstieg verursachen. Die Erfolgsaussichten einer Lasertrabekuloplastik werden kontrovers diskutiert.

6
Winkelblockglaukom

6.1
Primäres Winkelblockglaukom

■ Charakteristischer Befund ist der Verschluß des Kammerwinkels mit Behinderung des Kammerwasserabflusses. Der Augeninnendruck kann auf Werte von über 60 mm Hg ansteigen.

■ Drei wesentliche Verlaufsformen:

● Akutes Winkelblockglaukom.
● Intermittierendes Winkelblockglaukom.
● Chronisches Winkelblockglaukom.

■ Pathomechanismus: Die Iris wird nach vorne in Richtung Trabekelwerk durch „Druck von hinten" verlagert. Ursache hierfür ist ein Pupillarblock, der den Kammerwasserfluß von der Hinterkammer in die Vorderkammer behindert. Es kommt dadurch zur temporären Anlagerung oder permanenten Adhäsion der Iris an das Trabekelwerk mit konsekutiver Behinderung des Kammerwasserabflusses. Eine häufige Ursache für den Pupillarblock ist auch die Zunahme der Linsendicke, insbesondere durch die Alterskatarakt.

Akutes Winkelblockglaukom (sog. Glaukomanfall)

■ Symptome: plötzlich auftretende, massive Schmerzen mit Verschwommensehen und „rotem Auge".

■ Pathomechanismus: Blockade des Kammerwasserflusses von der Hinterkammer in die Vorderkammer, verursacht durch Kontakt zwischen Pupillarsaum und Linsenvorderfläche (Pupillarblock). Durch den daraus resultierenden Rückstau von Kammerwasser in der Hinterkammer wird die periphere Iris nach vorne in Richtung Trabekelwerk gedrückt und der Kammerwinkel dadurch verlegt.

■ Eine spontane Wiedereröffnung des Kammerwinkels ist zwar möglich (s. intermittierendes Winkelblockglaukom), meist bleibt der Kammerwinkel ohne medikamentöse oder chirurgische Intervention jedoch verschlossen.

■ Seltene Sonderform

● Akutes Plateauirisglaukom: Der Pathomechanismus der akuten Drucksteigerung ist ein anderer als beim akuten Winkelblockglaukom. Bei letztgenanntem besteht ein Pupillarblock; der Kammerwasserfluß von der Hinterkammer in die Vorderkammer ist behindert. Beim akuten Plateauirisglaukom kommt es erst nach einer Pupillenerweiterung zur Verlegung des Trabekelwerks durch die Irisbasis. Das akute Plateauirisglaukom ist häufig assoziiert mit wulstiger Irisbasis bei weit anteriorer Irisinsertion.

Intermittierendes (subakutes) Winkelblockglaukom

■ Symptome: rezidivierende, subakute, oft subklinische Episoden eines Winkelblockglaukoms. Die Symptome können sich spontan zurückbilden.

■ Gonioskopisch findet man manchmal permanente Synechien bei zunächst normalem Augeninnendruck. Diese Veränderungen können zur Entwicklung eines chronischen Winkelblocks mit permanent erhöhtem Augeninnendruck führen.

Chronisches Winkelblockglaukom

■ Die Erkrankung verläuft oft lange Zeit unbemerkt und asymptomatisch.

■ Der Kammerwinkel ist in großen Teilen durch Synechien verschlossen; der Augeninnendruck ist dauerhaft erhöht. Der Verschluß durch Synechien beginnt meist im oberen Kammerwinkelanteil und schreitet nach unten fort. Der Augeninnendruck kann initial normal sein, so daß die Synechien häufig bei Routineuntersuchungen festgestellt werden.

Epidemiologie
■ Das Winkelblockglaukom ist wesentlich seltener als das primäre Offenwinkelglaukom.

■ Die Prävalenz steigt mit zunehmendem Alter.

Risikofaktoren
■ Linsenstatus: Mit zunehmendem Alter kommt es durch die Dickenzunahme der Linse zu einer Abflachung der Vorderkammer.

■ Rasse: Bei Farbigen kommt das Winkelblockglaukom seltener, bei Asiaten und Eskimos dagegen häufiger als bei Weißen vor.

- Geschlecht: Das Winkelblockglaukom ist bei Frauen häufiger.

- Refraktion: Bei Hyperopie ist die Vorderkammer flacher als bei Myopie und es besteht somit ein höheres Risiko.

- Positive Familienanamnese.

Klinik

- Symptome während eines Glaukomanfalls: massive Bindehauthyperämie; plötzlich auftretende, massive Augen- und Kopfschmerzen mit vegetativer Symptomatik durch eine Vagusreizung (Übelkeit, Erbrechen, Schweißausbrüche, Bradykardie). Die Patienten berichten über eine reduzierte Sehschärfe und farbige Halos um Lichtquellen.

- Ein Winkelblock tritt v.a. in Situationen, die mit einer Pupillenerweiterung einhergehen, auf. Beispiele sind Angstzustände, Dämmerung und die Einnahme anticholinerger und adrenerger Medikamente.

Befunde

- Die Augeninnendruckwerte liegen zwischen 40–60 mm Hg, gelegentlich auch höher. Meist tritt der akute Augeninnendruckanstieg einseitig auf.

- Spaltlampenbefunde (Abb. 12.7 und 12.8): Bindehauthyperämie; ödematöse und trübe Hornhaut; flache Vorderkammer und Vorwölbung der Iris in Richtung Hornhautrückfläche; mittelweite und oft starre, entrundete Pupille (ungenügende Sauerstoffversorgung des Sphinktermuskels durch den hohen Augeninnendruck); Glaukomflecken (kleine weiße Trübungen auf der Linsenvorderfläche); sektorielle

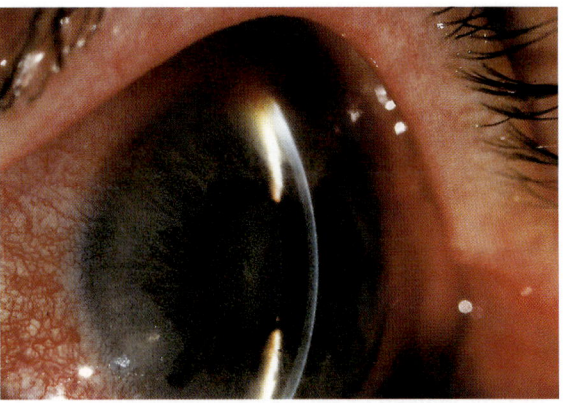

Abb. 12.8. Bei der Betrachtung mit spaltförmiger Lichtquelle und sagittalem Strahlengang sind die abgeflachte Vorderkammer und die konvexbogig nach vorne gewölbte Iris gut zu erkennen. Im Bereich des Kammerwinkeleingangs ist die Vorderkammer aufgehoben. Hier findet sich ein iridokornealer Kontakt

Irisstromaatrophie verursacht durch frühere Glaukomanfälle.

- Die Tiefe des Kammerwinkeleingangs läßt sich insbesondere temporal gut beurteilen, wenn von temporal perpendikulär der schmale Lichtspalt auf die periphere Hornhaut fällt und die Beobachtung von nasal erfolgt: meist findet sich ein iridokornealer Kontakt.

- Gonioskopisch ist der Kammerwinkel verschlossen. Durch Eindellgonioskopie kann differenziert werden, ob eine Anlagerung oder eine permanente Adhäsion (Goniosynechie) der Irisbasis besteht. Wenn die Untersuchung wegen eines Hornhautödems schwierig ist, kann Glyzerin gegeben werden. Eine Alternative ist die Gonioskopie des Partnerauges, die oft Hinweise über die Kammerwinkelkonstellation des betroffenen Auges gibt.

- Papille: Meist ist der Funduseinblick durch das Hornhautödem schlecht. Die Papille kann gelegentlich geschwollen erscheinen.

- Gesichtsfeld: Akute Augeninnendrucksteigerungen führen zu unspezifischen konzentrischen Einschränkungen.

- Biometrie (Achsenlängenmessung): oft kurzer Bulbus (<21,5 mm).

Differentialdiagnose

- Bestimmte Formen des Offenwinkelglaukoms. Dies gilt besonders für solche Formen, die mit plötzlichen Augeninnendruckanstiegen einhergehen. Beispiele: Uveitis (Vorderkammerreiz, enge Pupil-

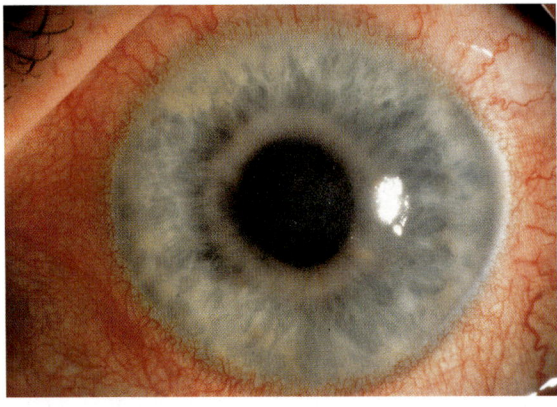

Abb. 12.7. Beim akuten Winkelblockglaukom ist das Auge durch konjunktivale und tiefe Injektion gerötet. Die Hornhaut ist durch Flüssigkeitseintritt getrübt, die Pupille meist geweitet und lichtstarr

le), Posner-Schlossmann-Syndrom (Kammerwinkel offen, unpigmentierte Hornhautendothelpräzipitate), Glaukom nach intraokularen Blutungen, Pigmentglaukom, Pseudoexfoliationsglaukom.

■ Sekundäre Winkelblockglaukome: bei proliferativen Retinopathien (Zentralvenenverschluß, Diabetes mellitus): Neovaskularisationsglaukom (abnorme Gefäße, Rubeosis iridis), bei Ziliarkörperschwellung, malignem Glaukom, Tumoren, Kontraktion von retrolentalem Gewebe, eindellenden, netzhautchirurgischen Maßnahmen, Nanophtalmus und Hornhautanomalien.

■ Hat sich ein akuter Winkelblockanfall spontan zurückgebildet, ist die Diagnosestellung schwierig. Anamnestisch sollte ausführlich nach den klassischen Symptomen gefragt werden.

■ Provokationstests: Diese Tests haben eine relativ geringe Aussagekraft. Negative Testergebnisse schließen einen spontanen Winkelverschluß nicht aus. Auch bei negativen Testergebnissen sollten die Patienten über die Symptome eines Anfalls aufgeklärt werden und außerdem über Situationen informiert werden, die einen Anfall auslösen können (Anticholinergika, Adrenergika und Aufregung/Anstrengung wegen des erhöhten Sympathikotonus).

6.2
Sekundäres Winkelblockglaukom mit Pupillarblock

Glaukom bei Linsendislokation (Ectopia lentis)

■ Pathomechanismus der Augendrucksteigerung:

● Pupillarblock: Der Kammerwasserfluß von der Hinter- in die Vorderkammer wird durch eine dislozierte Linse behindert.
● Traumatische Linsenluxation: Zusätzliche augeninnendrucksteigernde Komponenten können eine Kammerwinkelverletzung oder ein Hyphäma sein. Bei Linsenluxation in den Glaskörper kann es später zur Freisetzung von Linsenmaterial und damit zum Glaukom kommen.

■ Ursachen einer Linsendislokation:

● Trauma.
● Idiopathisch als kongenitale Anomalie oder spontan im höheren Lebensalter.
● Marfan-Syndrom: autosomal-dominanter Erbgang, Vergrößerung des Bulbus, Ruptur der Zonulafasern, Linsensubluxation meist nach oben, Häufigkeitsgipfel im 4. Lebensjahrzehnt, erhöhtes Risiko einer Ablatio retinae.

● Homozystinurie: autosomal-rezessiver Erbgang, Enzymdefekt im Homozystinstoffwechsel, häufig thromboembolische Komplikationen, Linsenluxation meist nach (temporal) unten, häufigeres Auftreten eines Glaukoms als beim Marfan-Syndrom, erhöhtes Risiko einer Ablatio retinae.
● Weill-Marchesani-Syndrom: Mikrosphärophakie, sehr häufig Glaukom, z. T. abgelöste Zonulafasern, Linsenluxation meist nach unten.
● Aniridie.
● Pseudoexfoliation.
● Hohe Myopie.
● Syphilis.
● Buphthalmus u. a.

■ Die besten Erfolge zur Behandlung der Linsendislokation mit Pupillarblock werden mit einer peripheren Iridotomie erzielt. Dabei sollte beachtet werden, daß die Iridotomie soweit peripher wie möglich angelegt wird, da nur so einer Verlegung der Öffnung durch die Linse vorgebeugt werden kann. Anschließend sollte die Pupille verengt werden, um eine erneute Luxation zu vermeiden. Die Applikation von Miotika (Pilocarpin) sollte bei bestehendem Pupillarblock vermieden werden, da die Kontraktion des Ziliarmuskels die Zonulafasern relaxiert und den Pupillarblock verschlimmert. Eine spontane Reposition gelingt bei partiell in die Vorderkammer luxierten Linsen oft durch medikamentöse Mydriasis, die Gabe von Osmotika und eine konsequente Rückenlage.

■ Die chirurgische Entfernung einer luxierten Linse sollte nur dann durchgeführt werden, wenn eine Linsenreposition nicht möglich ist, bzw. wenn durch die Linseneintrübung oder durch einen irregulären Astigmatismus ein Visusabfall eingetreten ist. Handelt es sich um eine in die Vorderkammer luxierte Kataraktlinse, sollte diese zunächst medikamentös „eingefangen" werden (Pilocarpin) und anschließend chirurgisch entfernt werden.

Glaukom bei Uveitis

■ Eine chronische Iritis kann neben einem sekundären Offenwinkelglaukom auch ein sekundäres Winkelblockglaukom verursachen. Hintere Synechien können, falls sie zirkulär entstehen (Seclusio pupillae) zur Ausbildung einer Iris bombée mit Kammerwinkelverschluß führen.

■ Behandlung und Prophylaxe: Eine konsequente Uveitisbehandlung verhindert die Synechienbildung. Bei entzündeten Augen sollte Pilocarpin nicht gegeben werden, da dadurch erstens die Kontaktfläche zwischen Iris und Linse vergrößert und zweitens die Blut-Kammerwasser-Schranke nachteilig beeinflußt wird. Liegen Synechien mit einer Iris bombée vor, sollte zunächst versucht werden, durch die Gabe anticholinerger und sympathomimetischer Substanzen („mydriatische Tropfserie") die Seclusio pupillae zu sprengen. Gelingt dies allerdings nicht, ist eine periphere Laseriridotomie indiziert, die sich allerdings häufig wieder verschließt. Unter Umständen wird eine chirurgische Iridektomie erforderlich. Eine Lasertrabekuloplastik oder filtrierende Eingriffe sind in der Regel erfolglos.

Glaukom bei Aphakie oder Pseudophakie

■ Ein Pupillarblock mit Iris-bombée-Konfiguration kann sich sowohl bei Aphakie als auch bei Pseudophakie entwickeln. Ein Grund kann die postoperative vorübergehende Abflachung der Vorderkammer bei Flüssigkeitsleckage aus den operativen Zugängen sein. Nach Entfernung kongenitaler Katarakte sind Leckagen aufgrund der schlechten Adaptation der Wundränder beim Säugling und Kleinkind häufiger, so daß von manchen Autoren eine prophylaktische Iridektomie vorgeschlagen wird.

■ Bei intrakapsulärer Kataraktextraktion und bei Implantation einer Vorderkammerlinse oder einer die Fehlsichtigkeit korrigierenden Hinterkammerlinse sollte immer eine Iridektomie angelegt werden, da es häufig zu einem Pupillarblock kommen kann. Bei Implantation einer Hinterkammerlinse nach Kataraktoperation ist das Anlegen einer Iridektomie nicht erforderlich.

6.3
Sekundäres Winkelblockglaukom ohne Pupillarblock

■ Das Neovaskularisationsglaukom ist die häufigste und wichtigste sekundäre Glaukomform mit Kammerwinkelverschluß. Es ist gekennzeichnet durch neugebildete (rubeotische) Gefäße auf der Iris und im Kammerwinkel.

■ Pathomechanismus der Augeninnendrucksteigerung: Aufgrund einer retinalen Ischämie bilden sich zunächst neue Gefäße am Pupillarsaum und im Kammerwinkel, der im Anfangsstadium noch offen sein kann. Ein weiteres Gefäßwachstum, die Umwandlung der Gefäße in fibrovaskuläres Gewebe und die Schrumpfung dieses fibrovaskulären Gewebes führen zu einem fortschreitenden Kammerwinkelverschluß.

■ Ursachen einer Neovaskularisation: Eine Rubeosis iridis ensteht in der Folge einer retinalen Hypoxie oder Ischämie. Beispiele:

- Diabetische Retinopathie.
- Retinale Gefäßverschlüsse (v. a. Zentralvenenverschluß).
- Andere Netzhauterkrankungen (z. B. Frühgeborenenretinopathie, exsudative Retinopathie).
- Uveitis.
- Extraokulare Gefäßerkrankungen (z. B. Stenose oder Verschluß der A. carotis interna, Karotis-Sinus-cavernosus-Fistel).

■ Die Behandlung richtet sich nach der Grunderkrankung. Liegt die Ursache in einer retinalen Hypoxie, so ist eine sofortige panretinale Laserkoagulation (bei klaren Medien) oder Kryoretinopexie durchzuführen. Ist der Kammerwinkel zum Zeitpunkt der Diagnose verschlossen, kann der Augeninnendruck mit topischen Betablockern und Karboanhydrasehemmern gesenkt werden. Miotika sind nicht indiziert und können den Zustand durch die Reduktion des uveoskleralen Abflusses sogar verschlechtern. Atropin kann durch Erhöhung des uveoskleralen Abflusses den Augeninnendruck senken. Eine Begleitentzündung sollte mit Steroiden behandelt werden.

■ Handelt es sich um ein ausgeprägtes Sekundärglaukom mit hohen Druckwerten, so sollte zusätzlich die Durchführung einer Zyklophotokoagulation oder einer Zyklokryokoagulation in Betracht gezogen werden (in Kombination mit einer Laserkoagulation der Netzhaut oder einer Kryoretinopexie).

■ Filtrierende Eingriffe haben beim Neovaskularisationsglaukom eine niedrige Erfolgsquote (hohe Tendenz zur Narbenbildung). Einige Autoren empfehlen die lokale Gabe von 5-Fluorouracil nach solchen Eingriffen; andere lehnen filtrierende Eingriffe beim Neovaskularisationsglaukom grundsätzlich ab.

6.4
Iridokorneales endotheliales Syndrom (ICE-Syndrom)

■ Unter ICE-Syndrom versteht man eine Gruppe von wahrscheinlich erworbenen Erkrankungen (Ätiologie unklar) des vorderen Augenabschnittes, die durch eine primäre Endothelanomalie charakterisiert ist. Neben den Hornhautveränderungen (mit Ödem bei Endotheldekompensation) liegen Veränderungen von Iris und Kammerwinkel vor. Oft kommt es zum Sekundärglaukom.

■ Pathomechanismus der Augeninnendrucksteigerung: Das Hornhautendothel proliferiert über die Schwalbe-Linie hinaus und lagert eine pathologische Descemet-Membran im Bereich des Kammerwinkels ab.

■ Je nach Ausprägungsgrad der Veränderungen unterscheidet man drei, z. T. nicht klar gegeneinander abgrenzbare Krankheitsbilder:

- Essentielle Irisatrophie: Stromaatrophie mit Pupillenverlagerung (Korektopie) und gegenüberliegender Lochbildung der Iris.
- Chandler-Syndrom: nur geringe Irisveränderungen; vorherrschend sind die Hornhautveränderungen (z. B. ausgeprägtes Hornhautödem). Das Endothel erscheint wie bei der Fuchs-Dystrophie „gehämmert". Der Augeninnendruck ist häufig im Normbereich.
- Cogan-Reese-Syndrom (Iris-Nävus-Syndrom): Typisch sind pigmentierte Irisknötchen, die als Folge einer Endothelumwachsung und Abschnürung von Irisstromagebieten entstehen; man findet Iris- und Hornhautveränderungen in unterschiedlichem Ausmaß.

■ Die ICE-Syndrome treten am häufigsten bei jungen, weißen Frauen auf, sind meist einseitig und zeigen Irisveränderungen und -defekte. Manchmal beklagen die Patienten leichte Schmerzen und eine erniedrigte Sehschärfe, die durch die Hornhautveränderungen erklärt werden kann. Das Glaukom wird in der Regel zwischen dem 20. und 40. Lebensjahr entdeckt. Eine familiäre Häufung läßt sich nicht nachweisen.

■ Differentialdiagnose:

- Hornhautendothelerkrankungen: hintere polymorphe Dystrophie (typische, meist beidseitige Hornhautveränderungen mit Bläschen in der Descemet-Membran; 15 % der Patienten entwickeln ein Glaukom, z. T. auch ohne Kammerwinkelveränderungen) und Fuchs-Endotheldystrophie (meist beidseitig; die endothelialen Veränderungen ähneln denen des ICE-Syndroms; es kommen auch Iris- und Kammerwinkelveränderungen vor; selten Glaukom).
- Iriserkrankungen: Axenfeld-Rieger-Anomalie (kongenital; meist beidseits) und Peters-Anomalie.
- Noduläre Irisveränderungen: z. B. Melanosis, Neurofibromatose, Sarkoidose.

■ Die medikamentöse Behandlung besteht in der Senkung der Kammerwasserproduktion. Nicht immer wird ein bestehendes Hornhautödem dadurch gebessert. Ursachen hierfür sind Endothelveränderungen und unzureichende Pumpfunktion. Eine Lasertrabekuloplastik zeigt keinen Effekt. Filtrierende Eingriffe können initial erfolgreich sein; zu Mißerfolgen kommt es jedoch häufig infolge der Endothelialisierung von Filterkissen und Skleraöffnung.

6.5
Epitheleinwachsung

■ Diese seltene Erkrankung entsteht, wenn Epithel durch eine traumatisch bedingte perforierende Wunde oder (häufiger) durch eine Fistel nach intraokularen Eingriffen von der Oberfläche in das Augeninnere einwächst. Das Epithel wächst über Hornhautinnenfläche, Trabekelwerk, Irisoberfläche und evtl. sogar in den Glaskörperraum. Zum Zeitpunkt der Diagnosestellung ist der Seidel-Test oft positiv.

■ An eine Epitheleinwachsung sollte auch immer dann gedacht werden, wenn eine chronische, nicht schmerzhafte, niedriggradige Entzündung nach intraokularen Eingriffen persistiert. Der Kammerwinkel kann zwar offen sein, ist jedoch mit einer epithelialen Membran bedeckt bzw. es entwickeln sich periphere vordere Synechien. Die Ausdehnung der Membran auf der Irisoberfläche kann mit dem Argon-Laser abgeschätzt werden (Einstellung: 500 µm, 100 mW, 0,1 s). Bei der Koagulation zeigt die betroffene Iris flauschig-weiße Herde; die normale Iris zeigt eine typische Iriskoagulation.

■ Chirurgisch wird diese Erkrankung durch die radikale Exzision des eingewachsenen Gewebes behandelt. Eine Biopsie der Iris sowie eine Vorderkammerpunktion und -zytologie dienen der Diagnosebestätigung. Die Prognose ist schlecht.

6.6
Einwachsung fibrösen Gewebes

■ Zur Proliferation von fibrovaskulärem Gewebe über die Irisoberfläche und die Hornhautinnenfläche kann es nach perforierenden Verletzungen oder nach intraokularen Eingriffen kommen. Es kann zwar zu einer Hornhautdekompensation und einer Glaukomentwicklung kommen, die Einwachsung von fibrösem Gewebe ist jedoch wesentlich weniger aggressiv als die Epitheleinwachsung. Der häufigste Befund bei der Untersuchung ist eine retrokorneale Membran. Diese Membran kann sich bis über die Iris ausdehnen.

■ Meist wird nur konservativ behandelt.

6.7
Glaukom bei Nanophthalmus

■ Typischerweise besteht ein kurzes Auge bei Hypermetropie. Die Bulbuslänge liegt meist unter 20 mm, der Hornhautdurchmesser ist klein, die Vorderkammer ist flach und die Iris vorgewölbt. Der Kammerwinkel läßt sich gonioskopisch kaum einsehen. Sklera und Chorioidea sind verdickt. Durch Kompression der Vortexvenen kann eine uveale Effusion enstehen. Die Linse ist im Verhältnis zur Bulbusgröße zu groß.

■ Pathomechanismus der Augeninnendrucksteigerung: Durch die anatomischen Gegebenheiten kann es in der 4.–6. Lebensdekade zum sekundären Winkelblock kommen. Die Erkrankung ist bilateral.

■ Laseriridotomie, Lasergonioplastik (Laserherde mit geringer Energie auf die periphere Iris) und filtrierende Eingriffe sind fast immer erfolglos. Eine medikamentöse Dauerbehandlung ist nicht möglich. Das Vorgehen der Wahl besteht darin, eine Linsenentfernung durchzuführen, um das vordere Segment zu vertiefen. Häufig sind Spezialanfertigungen der Hinterkammerlinse mit sehr hohen positiven Dioptrienwerten zum Ausgleich des resultierenden Refraktionsdefizites erforderlich. Die Prognose ist gut, wenn vor der Entstehung von Goniosynechien der Austausch der natürlichen Linse gegen die dünne Kunstlinse erfolgt.

6.8
Glaukom nach chirurgischen Eingriffen

■ Durch Kammerwasserfluß in den Glaskörperraum kommt es zu einer konsekutiven Verlagerung des Iris-Linsen-Glaskörper-Diaphragmas nach vorne. Ursache kann ein ziliolentikulärer Block sein, der durch Ablagerung des Ziliarkörpers an den Linsenäquator entsteht und so den Kammerwasserfluß in die Vorderkammer verhindert. Dies stellt eine gefürchtete Komplikation nach filtrierenden Eingriffen dar (malignes Glaukom). Seit Einführung der gedeckten Goniotrepanation ist das maligne Glaukom eine Rarität. Typische Kennzeichen des malignen Glaukoms sind:

- Abgeflachte Vorderkammer.
- Augeninnendruckanstieg.
- Kein Ansprechen bzw. sogar Verschlimmerung der Symptome durch Parasympathikomimetika (Pilocarpin) und Besserung durch Parasympathikolytika (Cyclopentolat).

■ Durch die Erschlaffung der Zonulafasern kann die Linse die periphere Iris nach vorne in Richtung Trabekelwerk verlagern. Ein solcher Befund kann nach operativen Eingriffen, die einen Ziliarkörperspasmus induzieren, entstehen. Diese Theorie ist jedoch nicht unumstritten.

■ Die Behandlung des malignen Glaukoms ist abhängig vom Entstehungsmechanismus:

- Falls ein unzureichender Wundverschluß (äußere Fistel) die Ursache des malignen Glaukoms ist, sollte zunächst eine Wundrevision erfolgen.
- Wird von einer zusätzlichen Pupillarblockkomponente ausgegangen, sollte eine Laseriridotomie durchgeführt werden. Anschließend konservative Therapie mit Zykloplegika, Betablockern, Karboanhydrasehemmern und Osmotika. Folgende Vorgehensweise wird vorgeschlagen: Atropin 1% 4mal tgl., Phenylephrin 2,5% 4mal tgl., Timolol 0,5% 2mal tgl., Acetazolamid 250 mg per os 4mal tgl., Mannitol (20%ige Lösung, 1–2 g/kg KG über 30 min alle 12 h). Es kann 4–5 Tage dauern, ehe eine solche Behandlung drucksenkende Effekte zeigt.
- Falls der Augeninnendruck medikamentös nicht gesenkt werden kann und der Sehnervenstatus eine weitere konservative Behandlung nicht erlaubt, ist ein operativer Eingriff indiziert. Argon-Laser-Herde werden auf einsehbare Ziliarfortsätze appliziert; dies kann manchmal zur Durchbrechung des ziliolentikulären Blocks und damit des Anfalls ausreichen. Bei aphaken oder pseudophaken Patienten kann mittels YAG-Laser-Diszision der Glaskörpergrenzfläche der Anfall durchbrochen werden, wenn Kammerwasser in den Glaskörperraum und nicht in die Hinterkammer sezerniert wird. Außerdem kommen eine chirurgische periphere Iridektomie, hintere Sklerotomien (bei chorioidaler Effusion) und die Aspiration von Flüssigkeit aus dem Glaskörper in Frage. In der Regel reicht dies aus, um den Block zu durchbrechen.

■ Falls diese Maßnahmen nicht erfolgreich sind, sollte eine Linsenentfernung, evtl. kombiniert mit einer vorderen Vitrektomie, durchgeführt werden.

- Weitere Beispiele:
  - Eindellende Maßnahmen (insbesondere Cerclage und große Plomben) können infolge einer Aderhautamotio vorübergehend die Vorderkammer abflachen, den Kammerwinkel verengen bzw. zum Verschluß des Kammerwinkels führen. Auch eine uveale Effusion durch Kompression der Vortexvenen kann zum Sekundärglaukom führen. Therapie: Steroide, Zykloplegika, Betablocker und Karboanhydrasehemmer, evtl. auch Augeninnendrucksenkung mit Osmotika. Ist ein operatives Vorgehen indiziert, sollte die suprachorioidale Flüssigkeit drainiert werden („cut down") und der Buckel gelockert werden.
  - Nach einer ausgedehnten panretinalen Laserkoagulation kann es selten durch Schwellung des Ziliarkörpers zum sekundären Winkelblock kommen. Das Glaukom ist meist selbst limitierend.
  - Die Inzidenz einer Augeninnendruckerhöhung nach einer Pars-plana-Vitrektomie ist sehr hoch (etwa 20%). Ursachen: früh postoperativ durch die Expansion der injizierten Gase, spät postoperativ nach Silikonölanwendung (liegt ein Pupillarblock vor, so kann dieser mit einer unten liegenden Iridektomie behandelt werden, sog. Ando-Iridektomie).
  - Nach einer Nachstardiszision mit dem Nd:YAG-Laser sind vorübergehend erhebliche Augeninnendruckanstiege möglich. Sowohl Pupillarblock (Glaskörpers bewegt sich nach vorne) als auch Verlegung des Trabekelwerks mit Fibrin, Entzündungszellen und Linsenkapselresten sind möglich.

7
Kongenitale Glaukome

- Die kindlichen Glaukome können in 3 große Gruppen eingeteilt werden:
  - Primäres kongenitales Glaukom: Entwicklungsstörung des Kammerwinkels, die zu einer Abflußbehinderung des Kammerwassers führt; weitere okuläre oder allgemeine Fehlbildungen liegen nicht vor.
  - Entwicklungsbedingtes Glaukom: Es liegen zusätzlich andere okuläre oder allgemeine Mißbildungen vor.
  - Sekundäre Glaukome in der Kindheit: Neoplasien, Entzündungen, Traumata, Steroidglaukom, keine primären Anomalien.
- Glaukome in der Kindheit können mit okulären Anomalien wie Mikrokornea, Sklerokornea, Rieger-Anomalie, Peters-Anomalie, Axenfeld-Anomalie, Aniridie, Mikrosphärophakie und persistierendem hyperplastischen primären Vitreus vergesellschaftet sein.

- Kindliche Glaukome können auch mit Systemerkrankungen vergesellschaftet sein. Beispiele sind Phakomatosen (besonders Sturge-Weber-Syndrom und Neurofibromatose), Weill-Marchesani-Syndrom, Marfan-Syndrom, Homozystinurie und kongenitale Rötelninfektion. Bei einigen dieser Erkrankungen zeigt das Glaukom Charakteristika eines primären kongenitalen Glaukoms; die Mechanismen können aber auch sekundärer Natur sein. So kann es beispielsweise bei der Frühgeborenen-Retinopathie zum sekundären Kammerwinkelverschluß kommen.

Epidemiologie
- Etwa die Hälfte der kindlichen Glaukome sind primäre kongenitale Glaukome, wobei das primäre kongenitale Glaukom mit einem Fall auf 10000–18000 Neugeborene eine insgesamt seltene Erkrankung ist.

- Manifestationsalter: Das primäre kongenitale Glaukom wird meist bei der Geburt oder kurz darauf diagnostiziert; die meisten Fälle treten bis zum Abschluß des 1. Lebensjahres auf.

- Der Erbgang ist autosomal-rezessiv, zeigt jedoch eine unterschiedlich starke Penetranz.

- Jungen sind häufiger betroffen als Mädchen.

Klinik
Symptome: meist bilaterales Auftreten mit auffälliger Vergrößerung der Augen (Buphthalmus). Daneben finden sich Epiphora, Photophobie und Blepharospasmus.

Befunde
- Spaltlampenbefund: Vergrößerung des Hornhautdurchmessers über 10 mm im 1. Lebensjahr, Hornhautödem, Haab-Streifen (horizontale oder konzentrische Risse der Descemet-Membran, Abb. 12.9). Unter der Einwirkung des erhöhten Augeninnendrucks kommt es zur Bulbusvergrößerung (Buphtalmus, Hydrophthalmie) und zur Myopisierung. Die Sklera ist verdünnt. Der Lidschluß kann bei extrem vergrößertem Auge unvollständig sein, so daß durch Luftexposition auch eine Keratopathia e lagophthalmo entstehen kann (Abb. 12.10).

- Augeninnendruck: Die Werte von Neugeborenen (gemessen mit dem Schiötz-Tonometer in Narkose) liegen bei etwa 11,4 ± 2,4 mm Hg. Ein Augeninnen-

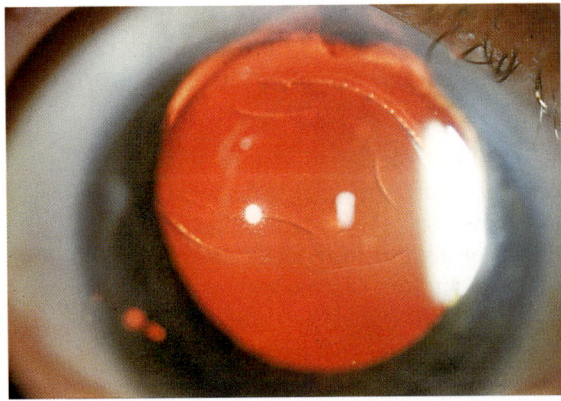

Abb. 12.9. Haab-Streifen beim kongenitalem Glaukom. Im regredienten Licht sind die zumeist horizontal oder konzentrisch ausgerichteten Risse der Descemet-Membran besonders gut zu erkennen

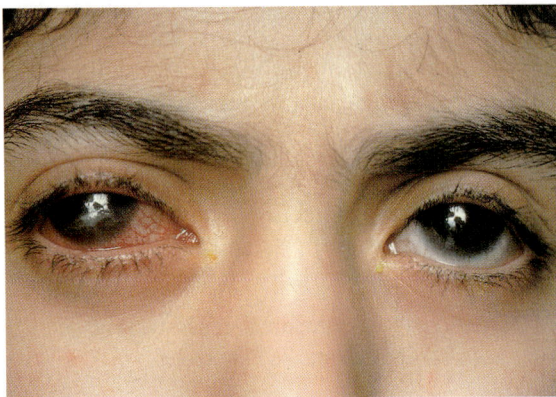

Abb. 12.10. Mädchen mit beidseitigem kongenitalen Glaukom und Buphthalmus. Das rechte Auge zeigt bei Keratopathia e lagophthalmo durch fehlenden Lidschluß eine Hornhautulzeration und Hornhautinfiltration im unteren Drittel

druck über 20 mm Hg gilt als sehr verdächtig. Beim kongenitalen Glaukom liegen die Werte meist um 30–40 mm Hg. Bei Narkoseuntersuchungen muß berücksichtigt werden, daß die Allgemeinnarkose den Augeninnendruckwert beeinflußt (z. B. Senkung durch Halothan-Narkose).

■ Gonioskopie: Der normale Kammerwinkel des Neugeborenen unterscheidet sich von dem eines Erwachsenen. Das Trabekelwerk erscheint als glatte, unpigmentierte gleichmäßige Membran. In der Gonioskopie kann es schwierig sein, zwischen krankhaften und für dieses Alter normalen Kammerwinkelstrukturen zu unterscheiden. Typisch für das primäre kongenitale Glaukom ist der hohe Ansatz der Irisbasis. Die Iris ist oft hypoplastisch und ohne Fortsätze. Teilweise findet man noch pathologisches Gewebe (Barkan-Membran) im Kammerwinkel.

■ Die Papille im Kleinkindesalter ist leicht verformbar, so daß eine „Exkavation" bei Drucksenkung rückbildungsfähig ist. Die Beurteilung der Papillenexkavation ist eines der wichtigsten Kriterien der Verlaufs- und Therapiekontrolle.

■ Zur Verlaufskontrolle der kongenitalen Glaukome eignet sich auch die Achsenlängenmessung (Biometrie) sehr gut. Nomogramme sind der einschlägigen Literatur zu entnehmen.

Pathomechanismus der Glaukomentwicklung

■ Durch eine Unterbrechung der normalen Entwicklung des uvealen Maschenwerks bleiben Reste von abnormem Gewebe im Kammerwinkel zurück, die dann zu einer Abflußbehinderung führen. Es kommt zur Ausbildung einer Membran (sog. Barkan-Membran), die die Kammerwinkelstrukturen überlagert.

■ Eine weitere Möglichkeit für die Entwicklung eines kongenitalen Glaukoms soll eine abnorme Insertion des Ziliarmuskels sein, die zu Störungen im Trabekelwerk führen kann. Diese Theorie ist umstritten.

Differentialdiagnose

■ Die Diagnose wird bei einer Narkoseuntersuchung gestellt. Außer Ketamin erniedrigen alle Anästhetika den Augeninnendruck. Daher ist es wichtig, den Augeninnendruck so schnell wie möglich nach Beginn der Inhalationsanästhesie zu messen. Die Zusammenarbeit mit dem Anästhesisten ist daher von größter Wichtigkeit. Nach schneller Messung des Augeninnendruckes mit dem Handapplanations- oder mit dem Schiötz-Tonometer kann die weitere Untersuchung durchgeführt werden.

■ Zur Differentialdiagnose gehören Tränenwegsstenosen, hohe Myopie und Megalokornea. Eine Hornhautschwellung kann auch bei kongenitalen Hornhautdystrophien, Hornhautfehlbildungen, metabolischen Erkrankungen oder als Folge eines Geburtstraumas auftreten.

Behandlung

■ Obwohl die Patienten initial medikamentös behandelt werden, ist eine dauerhafte Drucksenkung nur auf operativem Wege zu erzielen. Betablocker und Karboanhydrasehemmer (5–10 mg/kg KG Acetazolamid pro Tag in 4 Einzeldosen) können präoperativ vorübergehend gegeben werden. Miotika sollten, wenn überhaupt, nur vorsichtig gegeben werden, da sie zu paradoxen Augeninnendrucksteigerungen und Pylorospasmen führen können.

- Ziel aller Operationen ist es, die pathologische Membran über dem Trabekelwerk zu eröffnen:
  - Goniotomie nach Barkan unter gonioskopischer Kontrolle: Verengung der Pupille mit Miotika, Einschneiden des Kammerwinkels mit dem Goniotomiemesser bis in den Schlemm-Kanal.
  - Trabekulotomie nach Harms: Präparation eines Skleralappens, Freilegen und Sondieren des Schlemm-Kanals, Vorschwenken der Sonde in die Vorderkammer, um die Membran aufzureißen.

- Etwa die Hälfte der erfolgreich behandelten Augen erreicht/behält eine Sehschärfe von um 0,4. Die Prognose ist dann besonders schlecht, wenn die Symptome und die Bulbusverlängerung bereits zum Zeitpunkt der Geburt vorliegen. Bei Manifestation des primären kongenitalen Glaukoms im ersten Lebensjahr ist die Prognose etwas besser.

- Probleme der Sensomotorik (z.B. Schielen) und Refraktionsfehler sind bei diesen Patienten häufig. In jedem Einzelfall ist zu prüfen, ob eine Okklusion als Behandlung oder Prophylaxe einer Amblyopie erforderlich ist.

8
Medikamentöse Therapie der Glaukome

Prinzipien der medikamentösen Therapie

- Der Augenarzt sollte einen „Zieldruck" festlegen, von dem er glaubt, daß so eine Stabilisierung des Zustandes (Sehnerv und Gesichtsfeld) bewirkt werden kann. Faustregel: Je größer der Sehnervenschaden ist, desto niedriger sollte der angestrebte Augeninnendruck sein, um eine weitere Progression zu verhindern. Es sollte in der Regel eine Drucksenkung um mindestens 20% unter den Ausgangswert angestrebt werden. Ob die erzielte Drucksenkung ausreichend ist, kann nur durch regelmäßige Überprüfung von Sehnerv und Gesichtsfeld beurteilt werden.

- Zur besseren Beurteilbarkeit des Therapieerfolges kann in geeigneten Fällen zunächst mit einer einseitigen Behandlung begonnen werden. So kann man sicherstellen, daß nicht nur Tageszeitschwankungen bei den Kontrollen erfaßt werden. Findet man einen Unterschied zwischen behandeltem und unbehandeltem Auge, wird das Medikament auch am Partnerauge gegeben. Immer dann, wenn ein neues Medikament hinzukommt, sollte man in der beschriebenen Weise vorgehen.

- Applikation von Augentropfen: Zu Beginn der Therapie sollte mit jedem Patienten die genaue Anwendung und die Applikationsfrequenz besprochen werden (evtl. auch Demonstration des Tropfens). Bei Risikopatienten (systemische Nebenwirkungen) und zur Optimierung der okulären Absorption kann dem Patienten die Technik der Tränenkanalkompression erklärt werden. Die Patienten müssen bei einer Kombinationstherapie (mehr als ein Medikament) darauf hingewiesen werden, daß zwischen den einzelnen Applikationen mindestens ein Abstand von 5 min eingehalten werden muß (Verhinderung des „Washout-Effektes").

- Ein wichtiger Faktor in der Glaukomtherapie ist die Patientenführung. Zur Verbesserung der Compliance werden die Patienten über den möglichen Verlauf der Erkrankung ohne Therapie aufgeklärt. Nach Unterweisung und Einüben der richtigen Anwendung der Augentropfen sollte auch über mögliche Nebenwirkungen der Therapie gesprochen werden. Gut aufgeklärte Patienten sind wesentlich motivierter für eine Dauermedikation.

- Bei der Auswahl des Medikaments, das bei einem Patienten mit einem Offenwinkelglaukom eingesetzt werden soll, müssen mehrere Faktoren berücksichtigt werden. Ausschlaggebend sind Alter des Patienten (Akkommodationsspasmus bei Miotika – junge Patienten), Linsentrübungen (Sehverschlechterung durch Miotika bei alten Patienten), Schwere des Glaukoms (evtl. sofortige Kombinationstherapie), bekannte Allergien (z.B. auf Konservierungsstoffe wie Benzalkoniumchlorid), Asthma bronchiale und Herzerkrankungen (nur vorsichtige Gabe von Betablockern, Rücksprache mit Internisten).

- Eine Verlaufskontrolle sollte innerhalb der ersten Tage/Wochen durchgeführt werden. Zur Feststellung tageszeitlicher Schwankungen sollten die Patienten zu verschiedenen Uhrzeiten eingestellt oder ein Tensiotagesprofil angefertigt werden. Bei den meisten Glaukompatienten ist der Augeninnendruck am Morgen höher, so daß in bestimmten Abständen auch am Morgen gemessen werden sollte (auch bei „stabilem" Zustand). Bei allen Patienten mit weiter fortschreitendem Sehnervenschaden und/oder Gesichtsfeldverschlechterung sollte ein Tagesdruckprofil mit Nachtmessung (bisher nicht erkannte Druckspitzen) angefertigt werden. Zur Überwachung der Therapie mit Betablockern sollte etwa 4 Wochen nach Therapiebeginn eine Verlaufskontrolle erfolgen, da diese Medikamente initial meist zu einer ausgeprägten Drucksenkung führen, die jedoch im weiteren Verlauf wieder nachlassen kann.

8.1
Betablocker

■ Bei der Behandlung des primären Offenwinkelglaukoms sind Betablocker die am häufigsten angewandten Wirkstoffe. Ihr Vorteil liegt in der guten lokalen Verträglichkeit (kein Einfluß auf Pupille und Ziliarkörper) und in der geringen Applikationsfrequenz (1- bis 2mal tgl.), die zur Drucksenkung erforderlich ist. Zubereitungen in Gelform müssen nur einmal täglich appliziert werden.

■ Wirkungsmechanismus: Durch Hemmung der Beta-2-Rezeptoren des Ziliarepithels kommt es zu einer Reduktion der Kammerwasserbildung. Bei einseitiger lokaler Anwendung kann der Druck am Partnerauge ebenfalls leicht gesenkt werden.

■ Applikation/Überwachung: Betablocker sollten 2mal tgl. getropft werden. Viele Präparate sind in mehreren Konzentrationen verfügbar. Zur Kontrolle der Wirksamkeit über 12/24 h sollte die Überprüfung des Augeninnendrucks kurz vor der täglichen Applikation (also 11 bzw. 23 h nach der letzten Applikation) erfolgen. Betablocker wirken am Anfang der Therapie stärker drucksenkend und können im Laufe der Behandlung einen Teil ihrer Wirksamkeit verlieren. Eine Restwirkung von Betablockern bleibt nach Absetzen noch etwa weitere 2 Wochen bestehen.

■ Betablocker lassen sich bei fast allen Glaukomformen einsetzen. Bei Kindern ist Timolol nur selten dauerhaft wirksam, wird aber zur vorübergehenden Drucksenkung angewandt.

■ Okuläre Nebenwirkungen der Betablocker sind selten. Manchmal beklagen die Patienten eine leichte Irritation oder Verschwommensehen. Eine Siccaproblematik kann verstärkt werden. Eine Keratitis superficialis punctata und eine lokal anästhesierende Wirkung können vorkommen.

■ Wichtig sind die systemischen Nebenwirkungen der Betablocker. Da beispielsweise Timolol ein nichtselektiver β_1- und β_2-Antagonist ist, sind kardiovaskuläre und respiratorische Komplikationen bei bestimmten Patienten möglich. Es kann zu Bradykardien (Überleitungsstörungen) und zur Dekompensation einer Herzinsuffizienz (Reduktion der Kontraktionskraft durch den negativ inotropen Effekt) kommen. Ein Bronchospasmus (Kontraktion der glatten Bronchialmuskulatur) ist besonders bei Asthmatikern gefährlich. Betablocker sollten daher bei Patienten mit Herzinsuffizienz, AV-Block 2. oder 3. Grades und Asthma bronchiale nicht gegeben werden. Weitere Nebenwirkungen von Timolol sind psychische Veränderungen (Lethargie, Stimmungsänderungen, Müdigkeit), Impotenz, reduzierte Libido, Aggravation einer Myasthenia gravis. Timolol wurde in der Muttermilch nachgewiesen. Die Anwendung bei Kindern sollte sehr vorsichtig erfolgen. Es wurden beispielsweise Apnoeanfälle bei Neugeborenen beschrieben. Der Wirkungsmechanismus ist nicht eindeutig geklärt.

■ Betaxolol, ein kardioselektiver β_1-Antagonist, senkt das Risiko respiratorischer Nebenwirkungen und kann bei Patienten mit Lungenerkrankungen eher gegeben werden. Es sollte jedoch immer bedacht werden, daß Betaxolol immer noch eine (sehr geringe) β_2-antagonistische Wirkung besitzt und bei sehr anfälligen Patienten bronchospastische Erkrankungen verschlimmern kann. Die Patienten beklagen bei diesem Präparat häufig ein leichtes Brennen und Stechen.

■ Levobunolol ist, wie Timolol, ein unspezifischer Betablocker. Die Vorsichtsmaßnahmen sind die gleichen wie bei Timolol. Die augeninnendrucksenkenden Effekte scheinen ebenfalls die gleichen zu sein (Langzeitstudien). Bei einmaliger Gabe pro Tag soll Levobunolol dem Timolol überlegen sein.

8.2
Sympathikomimetika

■ Wirkungsmechanismus: Epinephrin (Adrenalin) wirkt direkt auf alpha- und betaadrenerge Rezeptoren. Neben einer α-adrenergen-Vasokonstriktion und Drosselung der Kammerwassersekretion (kurzfristige Wirkung) steht v. a. die Wirkung auf die Betarezeptoren des Ziliarepithels und des Trabekelwerks im Vordergrund. Langfristig führt dies zur Verbesserung der uveoskleralen Abflußfazilität.

■ Wegen zahlreicher unerwünschter Wirkungen spielt Epinephrin in der modernen medikamentösen Glaukomtherapie keine Rolle mehr.

■ Dipivefrin (0,1 % 2mal tgl.) ist ein sog. „pro drug", eine Vorstufe, die durch die korneale Esterase in aktives Epinephrin umgewandelt wird. Dipivefrin hat potentiell die gleichen Nebenwirkungen wie Epinephrin, jedoch ist deren Auftreten weniger häufig, da die erforderliche Dosierung sehr niedrig ist. Wegen der reaktiven Hyperämie der Bindehautgefäße wird es heute nur noch selten angewendet.

8.3
Parasympathikomimetika (Miotika)

■ Wirkungsmechanismus: Parasympathikomimetika wirken wie Acetylcholin am cholinergen Rezeptor des M. sphincter pupillae und des Ziliarmuskels. Die drucksenkende Wirkung beim Offenwinkelglaukom wird nicht über eine Engstellung der Pupille, sondern über den Ziliarmuskel vermittelt. Durch Kontraktion des Ziliarmuskels entsteht ein mechanischer Zug an Trabekelwerk und Schlemm-Kanal, so daß die Abflußfazilität verbessert wird. Nur bei bestimmten Glaukomformen ist die drucksenkende Wirkung auf die Pupillenverengung zurückzuführen (z. B. beim Winkelblockglaukom bei Plateauiris).

■ Man unterscheidet direkt und indirekt wirkende Parasympathikomimetika. Direkte Parasympathikomimetika erregen den postsynaptischen cholinergen Rezeptor (wie Acetylcholin); indirekte Parasympathikomimetika hemmen die Cholinesterase und verstärken die Wirkung des Überträgerstoffs Acetylcholin.

■ Es muß berücksichtigt werden, daß Parasympathikomimetika den uveoskleralen Abfluß reduzieren, der bis zu 20 % des normalen Abflusses betragen kann. Dies ist vermutlich der Grund für den manchmal beobachteten paradoxen Effekt von Miotika. Bei fehlendem/reduziertem Abfluß über das Trabekelwerk, wie dies z. B. bei Synechien der Fall ist, erhöhen Miotika durch die Reduktion des uveoskleralen Abflusses den Augeninnendruck. Miotika haben bei komplett verschlossenem Kammerwinkel keine Wirkung und sollten bei Patienten, die nur noch wenig funktionierendes Trabekelwerk haben, mit allergrößter Vorsicht gegeben werden.

■ Miotika sind in der Regel bei Sekundärglaukomen kontraindiziert. Vor allem bei aktiven Entzündungen können sie die Bildung von Synechien fördern.

■ Okuläre Nebenwirkungen: Die Miosis ist in den meisten Fällen ein unerwünschter Nebeneffekt, der zu gestörtem Dämmerungssehen und zur Einengung des Gesichtsfeldes führt. Vor allem Patienten mit Linsentrübungen klagen oft über eine Sehverschlechterung unter Miotika. Glaskörpertrübungen (Mouches volantes) können von den Patienten intensiver wahrgenommen werden. Eine Untersuchung der peripheren Netzhaut sollte vor Therapiebeginn erfolgen, da Miotika die Inzidenz einer rhegmatogenen Netzhautablösung erhöhen. Der Ziliarmuskelspasmus kann zu Beginn der Therapie Kopfschmerzen verursachen. Die bei diesem Medikament auftretende Myopisierung ist u. a. auf die Kontraktion des Ziliarmuskels zurückzuführen. Dieser Akkommodationsspasmus mit Myopisierung ist vor allem bei jüngeren Patienten sehr ausgeprägt. Miotika können außerdem zu einem Zusammenbruch der Blut-Kammerwasser-Schranke führen (Proteinanreicherung im Kammerwasser). Dies führt nach Langzeitbehandlung oft zu hinteren Synechien mit in Miosis fixierter Iris. Weitere mögliche Nebenwirkungen von Miotika sind atypische Bandkeratopathien (Phenylquecksilberkonservierung), Keratitis superficialis punctata, Induktion von Iris- und Ziliarkörperzysten und die kataraktogene Wirkung.

■ Zu den parasympathikomimetischen systemischen Nebenwirkungen zählen Schwitzen, Kontraktion der glatten Muskulatur mit Abdominalkrämpfen (Ureteren, Harnblase, Gallenblase), Diarrhoe, verstärkte bronchiale Sekretion bis hin zum Bronchospasmus und erhöhter Speichelfluß.

■ Pilocarpin ist das am häufigsten angewandte Miotikum. Folgende Zubereitungen stehen zur Verfügung:

- Wäßrige Augentropfen (z. B. als Hydrochlorid-Salze, Konzentrationen zwischen 0,5 und 4 %, Applikation 3- bis 4mal tgl.). Der maximale Effekt von Pilocarpin wird mit einer 4 %igen Zubereitung erreicht. Bei sehr stark pigmentierten Augen, z. B. bei dunkelhäutigen Patienten, werden in der Regel höhere Konzentrationen angewandt.
- Ölige Augentropfen: unkonserviert, als abendliche Dosierung geeignet.
- Pilocarpingel (entspricht Pilocarpinhydrochlorid 4 %, Applikation einmal tgl. vor dem Schlafengehen). Eine Kontrolle des Augeninnendrucks sollte nach 24 h erfolgen, da so der drucksenkende Effekt am Ende des Tages beurteilt werden kann. Unter Umständen ist eine 2malige Applikation erforderlich. Bei 20 % der Patienten kommen asymptomatische subepitheliale Hornhauttrübungen vor.

■ Carbachol wirkt sowohl direkt als auch indirekt parasympathikomimetisch. Konzentrationen zwischen 0,75 und 3 % stehen zur Verfügung. Es ist stärker wirksam als Pilocarpin und hat eine längere Halbwertzeit, so daß eine Applikationsfrequenz von 3mal tgl. ausreichend ist. Alle Nebenwirkungen von Pilocarpin können auch bei Carbachol auftreten;

der Akkommodationsspasmus ist sogar noch ausgeprägter. Beim Wechsel von Pilocarpin auf Carbachol oder umgekehrt kann es zu einer weiteren Drucksenkung kommen.

■ Ecothiopatiodid ist ein relativ stark wirkendes indirektes Parasympathikomimetikum. Normalerweise wird Ecothiopatiodid 2mal tgl. in einer Konzentration von 0,03 oder 0,06% gegeben. Der wesentliche Vorteil gegenüber Pilocarpin ist die lange Wirkungsdauer. Jedoch sind die Nebenwirkungen nicht unerheblich: Systemische Nebenwirkungen kommen durch die Abnahme der Cholinesteraseaktivität zustande. Neben der Cholinesterase wird auch die Pseudocholinesterase im Serum gehemmt. Da dieses Enzym Succinylcholin hydrolysiert, kann die Benutzung von Succinylcholin bei einer Allgemeinnarkose zu einer verlängerten postoperativen Apnoephase führen. Deswegen sollte der Anästhesiologe über die Anwendung informiert und der Patient entsprechend aufgeklärt werden. Bei Langzeitanwendung von Ecothiopatiodid kann es zur Kataraktbildung kommen, die als vordere Rindentrübung beginnt. Dieses Medikament sollte daher nur bei aphaken oder pseudophaken Augen angewandt werden. Es ist jedoch heutzutage wegen der Verfügbarkeit anderer Antiglaukomatosa kaum noch gebräuchlich.

8.4
Karboanhydrasehemmer

■ Die drucksenkende Wirkung der Karboanhydrasehemmer beruht auf einer Minderung der Kammerwasserproduktion des Ziliarepithels. Karboanhydrasehemmer sind Sulfonamidderivate, die das Enzym Karboanhydrase hemmen. Das Enzym kommt im Körper in Form mehrerer Isoenzyme vor (in den Ziliarfortsätzen als Isoenzym II). Karboanhydrasehemmer führen zu einer metabolischen Azidose, die einen zusätzlichen augeninnendrucksenkenden Effekt ausübt.

■ Indikationen: alle Formen eines akuten Augeninnendruckanstieges. Lokale Karboanhydrasehemmer können bei allen Glaukomformen gegeben werden.

■ Systemische Nebenwirkungen: Parästhesien der Finger und Zehen, gastrointestinale Beschwerden wie Übelkeit und Diarrhoe, Geschmacksstörungen (metallischer Geschmack), vermehrte Diurese, Nierensteinbildung (kalziumphosphathaltige Nierensteine können durch Harnalkalisierung ausfallen; reduzierte Ausscheidung von Zitrat und Magnesium), Libidoverlust, Kaliumverlust (Vorsicht bei gleichzeitiger Digitalistherapie), Ammoniakretention bei Leberinsuffizienz, respiratorische Azidose bei Ateminsuffizienz, allergisches Potential (Sulfonamidderivate) und idiosynkratische (dosisunabhängige) Blutbildungsstörungen mit Agranulozytose, Thrombopenie bis hin zur letalen aplastischen Anämie. Es ist nicht klar, ob diese Reaktionen wirklich eine Idiosynkrasie darstellen oder dosisabhängig entstehen. Blutuntersuchungen vor Beginn der Therapie und in periodischen Abständen hinterher (speziell im ersten Jahr) wurden vorgeschlagen. Über die Aussagekraft solcher Untersuchungen herrscht jedoch Uneinigkeit.

■ Absolute Kontraindikationen bestehen bei Schwangerschaft und einer bekannten Sulfonamidallergie.

■ Am häufigsten wird Azetazolamid eingesetzt. Es sind orale (Tablette/250 mg, Retard-Kapsel/500 mg) und parenterale (Injektionslösung) Darreichungsformen verfügbar. Die Tagesdosis sollte 1000–1500 mg nicht überschreiten. Nach intravenöser Gabe wird der Wirkungsgipfel nach 5–30 min erreicht, die Wirkung hält etwa 4 h an. Bei Kindern richtet sich die Dosierung nach dem Körpergewicht und sollte 5–10 mg/kg KG alle 6 h nicht überschreiten.

■ Diclofenamid in einer Dosierung von 50 mg entspricht etwa der Wirkungsstärke von 250 mg Azetazolamid. Dosierung der 50 mg Tabletten: 2 bis 4mal tgl.

■ Dorzolamid (z.B. Trusopt®), ein Thienothiopyran-Sulfonamid, ist seit 1995 zur lokalen Glaukombehandlung zugelassen. Dosierung: Anwendung 2- bis 3mal tgl. Schwerwiegende systemische Nebenwirkungen wurden bisher bei diesem lokalen Karboanhydrasehemmer nicht nachgewiesen, so daß sein Einsatz eine Alternative zu den nebenwirkungsreichen systemischen Karboanhydrasehemmern darstellt. Von einer Anwendung bei Kindern wird abgeraten. Bei Sulfonamidallergie sind auch lokal applizierte Karboanhydrasehemmer kontraindiziert.

■ Brinzolamid (Azopt®) ist ebenfalls ein kürzlich zugelassener Karboanhydrasehemmer.

8.5
Osmotika

■ Wirkmechanismus: Osmotika reduzieren den Augeninnendruck, indem sie den osmotischen Gradienten zwischen Blut und Glaskörper erhöhen. Dadurch kommt es zu einer Abnahme des Glaskörpervolumens. Die Flüssigkeit verläßt den Glaskörper über die retinalen und uvealen Gefäße. Den osmotischen Effekt und damit die Augeninnendrucksenkung beeinflussen die Konzentration des Osmotikums und die Blut-Kammerwasser-Schranke, die für eine suffiziente Wirkung intakt sein sollte. Substanzen, die in den Glaskörper penetrieren, sind weniger effizient. Bei Erkrankungen mit alterierter Blut-Kammerwasser-Schranke (z. B. diabetische Retinopathie) sind Osmotika weniger oder überhaupt nicht effizient. Es kann sogar zu einem Rebound-Phänomen (Augeninnendruckanstieg) kommen, da das Osmotikum in das Auge penetrieren und den osmotischen Gradienten umkehren kann.

■ Indikationen: Kurzzeitbehandlung von akuten Augeninnendruckanstiegen (z.B. bei Winkelblockglaukom oder postoperativ beim malignen Glaukom); präoperative Augeninnendrucksenkung (pneumatische Retinopexie, Kataraktoperation bei Problempatienten). Die präoperative Augeninnendrucksenkung mit Osmotika wird von manchen Autoren abgelehnt.

■ Wegen der osmotisch bedingten Erhöhung des Intravasalvolumens kann eine Herzinsuffizienz dekompensieren. Besteht gleichzeitig eine eingeschränkte Nierenfunktion, kann es zur Anurie kommen. Eine Dilution der Serumelektrolyte führt zur Hyponatriämie. Es wurde über Fälle von Subdural- und Subarachnoidalblutungen berichtet. Rücken- und Kopfschmerzen sind häufige Beschwerden bei diesen Medikamenten. Bei oraler Gabe sind Übelkeit und Erbrechen nicht unüblich. Die Diurese wird durch Osmotika angeregt. Kommt es zum Rebound, so tritt dieser Effekt in der Regel 2–4 h nach der Gabe des Osmotikums auf. Besonders bei älteren Männern mit Prostatahypertrophie kann es zu einer Harnretention kommen.

■ Die Wirkstärke der einzelnen Substanzen ist u. a. abhängig vom Molekulargewicht und dem Ausmaß der Penetration ins Augeninnere.

■ Glyzerin (1–2 g/kg KG) oral (Wirkeintritt nach 10 min, Wirkungsmaximum nach 30 min, Wirkdauer etwa 5 h) wird in der Leber zu Zucker und einem Keton abgebaut, so daß bei Diabetikern eine Hyperglykämie und eine Ketoazidose entstehen können.

■ Isosorbid (darf nicht mit Isorbiddinitraten zur Therapie pektanginöser Beschwerden verwechselt werden) wird oral in der gleichen Dosierung wie Glyzerin verabreicht. Wirkmaximum nach 1–2 h, Wirkdauer bis zu 5 h. Isosorbid wird im Gegensatz zu Glyzerin nicht metabolisiert und eignet sich daher gut bei Diabetikern. Isosorbid verteilt sich im gesamten Körperwasser und penetriert auch in das Augeninnere, so daß die Wirksamkeit niedriger als bei nicht penetrierenden Medikamenten ist. Das Medikament wird in Deutschland wenig verwendet.

■ Mannitol (1–2 g/kg KG): Medikament der Wahl bei intravenöser Applikation (z. B. Osmofundin®). Mannitol wird nicht metabolisiert und führt daher nicht zu einer Belastung des Zuckerhaushaltes. Es kommt zur raschen Ausscheidung über die Niere. An die diuretische Wirkung muß v. a. bei präoperativer Anwendung gedacht werden. Zum Erreichen maximaler Blutkonzentrationen sollte die Dosis in weniger als 30 min infundiert werden (Wirkbeginn nach etwa 20 min, Wirkmaximum nach etwa 1 h, Wirkdauer 4–6 h). Die Infusion sollte über einen zwischengeschalteten Filter erfolgen, da in den Lösungen Kristallisationen auftreten können. Mannitol penetriert kaum in das Augeninnere. Sehr selten treten schwere allergische Reaktionen auf.

8.6
Neue Entwicklungen der medikamentösen Glaukomtherapie

■ Lokale Karboanhydrasehemmer (s. Abschn. 8.4).

■ Apraclonidin (0,5%), ein Para-Aminoderivat des Clonidins, ist ein α_2-Agonist. Es hemmt die Noradrenalinabgabe und dadurch die Produktion von cAMP. Dieser Effekt führt zur Senkung der Kammerwasserproduktion. Im Gegensatz zu den Betablockern ist Apraclonidin Tag und Nacht wirksam. Das Medikament ist im Gegensatz zu Clonidin sehr hydrophil und dringt daher kaum ins ZNS ein, so daß es nicht zu zentralnervösen Nebenwirkungen, wie z. B. Blutdrucksenkungen, kommt. Nebenwirkungen, die in 20–30% der Fälle auftreten, sind Allergisierung, Bindehautbleichung durch Vasokonstriktion und Oberlidretraktion. Die Anwendung erfolgt 3mal tgl. Die Wirkungsdauer beträgt ca. 12 h. Insbesondere zum Abfangen von Augeninnendruckspitzen, z. B. nach Lasertherapie, hat sich Apraclonidin bewährt.

■ Brimonidine zeigt wie Apraclonidin eine hohe Affinität zu α_2-Rezeptoren und wird 2- bis 3mal tgl. angewendet. Es wirkt senkend auf die Kammerwasserproduktion; daneben wurde eine Verbesserung des uveoskleralen Abflusses nachgewiesen. Ein neuroprotektiver Effekt wurde in Tierversuchen belegt, konnte am Menschen jedoch noch nicht gezeigt werden.

■ Prostaglandine, v. a. das $PGF_{2\alpha}$, verbessern den uveoskleralen Abfluß durch Öffnung der Interzellularräume des Ziliarmuskels. Das Prostaglandin Latanoprost (Xalatan®) wird nur einmal tgl. abends angewendet. Diese nur einmalige Anwendung täglich ist unter dem Gesichtspunkt der Anwenderfreundlichkeit vorteilhaft. Nebenwirkungen sind Gefäßerweiterungen und eine Alteration der Blut-Kammerwasser-Schranke (Uveitis, Makulaödem). Außerdem kann es zur Hyperpigmentierung der Iris und zu einem vermehrten Längenwachstum der Wimpern kommen.

8.7
Kombinationstherapie

■ Eine Therapie sollte zunächst immer mit einer einzelnen Substanz begonnen werden. Kommt es darunter nicht zu der gewünschten Drucksenkung, so werden stufenweise zusätzliche Medikamente gegeben. Dieses Vorgehen erfolgt am besten versuchsweise an einem Auge. Nur so kann sichergestellt werden, daß die gewünschte Wirkung erzielt wurde. Danach wird das zusätzliche Medikament in das gewünschte Therapieregime eingefügt. Bei den Parasympathikomimetika kann zunächst durch eine Konzentrationserhöhung ein besserer drucksenkender Effekt erreicht werden.

■ Damit eine additive Wirkung möglich ist, sollten die applizierten Glaukommedikamente idealerweise unterschiedliche pharmakologische Angriffspunkte haben. Im folgenden einige Beispiele für effiziente Kombinationen:

- Miotika mit Betablockern oder Adrenalinderivaten.
- Karboanhydrasehemmer mit allen lokalen Glaukommedikamenten.

■ Folgende Kombinationen sind weniger wirksam:

- Betablocker mit Adrenalinderivaten. Die Wirkung des Adrenalins am Trabekelwerk wird durch die Betablocker gehemmt. Der drucksenkende Effekt ist daher minimal. Diese Kombination kann zu einer stärkeren Mydriasis führen, was wiederum bei engem Kammerwinkel einen Glaukomanfall auslösen kann.
- Direkte und indirekte Parasympathomimetika zeigen keine additiven Effekte.

8.8
Behandlung des akuten Winkelblocks

■ Ein akutes Winkelblockglaukom stellt eine absolute Operationsindikation dar. Eingriff der Wahl ist eine Laseriridotomie oder eine chirurgische Iridektomie. Präoperativ empfiehlt sich eine medikamentöse Augeninnendrucksenkung. Diese Drucksenkung schwächt auch ein eventuell störendes Hornhautödem ab.

■ Eine medikamentöse Drucksenkung kann mit intravenöser Gabe von Osmotika (Mannitol 20% 2 g/kg KG; z. B. Osmofundin®) und/oder Karboanhydrasehemmern (500–1000 mg Azetazolamid; z. B. Diamox®) begonnen werden. Topisch können Betablocker gegeben werden. Bei Lichtreaktion der Pupille (keine Sphinkterparese durch Ischämie) sollte ein medikamentöser Versuch unternommen werden, den Kammerwinkelverschluß aufzuheben (z. B. mit Pilocarpin-Augentropfen 2% 1- bis 3mal alle 10 min). Die durch Pilocarpin induzierte Miosis zieht die Iris weg vom Trabekelwerk, so daß sich der Kammerwinkelverschluß wieder öffnen kann. Eine vorsichtige Gabe ist jedoch wichtig, da die Linse durch Kontraktion des Ziliarmuskels nach vorne verlagert wird, so daß ein Pupillarblockmechanismus verstärkt werden kann. In bestimmten Situationen, z. B. bei trüber und nach vorne verlagerter Linse, bei Sphärophakie oder beim Ziliolentikularblock, kann Pilocarpin zur Exazerbation des Zustandes führen. Bei Augeninnendruckwerten von etwa 45 mm Hg oder mehr sind Miotika durch die druckbedingte ischämische Sphinkterlähmung nicht mehr wirksam.

■ Findet man am Partnerauge ähnliche morphologische Verhältnisse, empfiehlt sich die Durchführung einer prophylaktischen Iridektomie.

WEITERFÜHRENDE LITERATUR

American Academy of Ophthalmology (1996) Preferred practice pattern: primary open-angle glaucoma. American Academy of Ophthalmology, San Francisco/CA

American Academy of Ophthalmology (1997) Basic and clinical Course, Section 8 – Glaucoma. American Academy of Ophthalmology. San Francisco/CA

Butler P, Mannschreck M, Lin S, Hwang I, Alvarado J (1995) Clinical experience with the long-term use of 1% apraclonidine. Arch Ophthalmol 113:293

Campbell DG, Vela A (1984) Modern goniosynechiolysis for the treatment of synechial angle-closure glaucoma. Ophthalmology 91:1052

Cantor BL, Burke J (1997) Brimonidine. Exp Opin Invest Drugs 6:1063

David R (1998) Changing therapeutic pradigms in glaucoma management. Exp Opin Invest Drugs 7:1063

Epstein DL (1986) Chandler and Grant glaucoma. Lea & Febiger, Philadelphia

Göbel W, Grehn F (1998) Das Winkelblockglaukom. Ophthalmologe 95:191

Gramer E, Grehn F (eds) (1999) Pathogenesis and risk factors of glaucoma. Springer, Berlin Heidelberg New York Tokyo

Grehn F (1998) Diagnostik und Therapie des primären Winkelblockglaukoms. Fortschr Ophthalmol 85:437

Grehn F, Mackensen G (1993) Die Glaukome. Kohlhammer, Stuttgart Berlin Köln

Jacobi PC, Krieglstein GK (1995) Trabecular aspiration. A new mode to treat pseudoexfoliation glaucoma. Invest Ophthalmol Vis Sci 36:2270

Kolker AE, Hetherington J (1983) Becker-Schaffer's diagnosis and therapy of the glaucomas. Mosby, St. Louis

Krieglstein GK, Jacobi PC, Konen W, Mietz H (1998) Manual der Glaukomchirurgie. Kaden, Heidelberg

Krupin T (1988) Manual of glaucoma. Churchill Livingstone, New York

Lippa EA, Carlson LE, Ehinger B et al. (1992) Dose response and duration of dorzolamid, a topical carbonic anhydrase inhibitor. Arch Ophthalmol 110:495

Lucke K, Bopp S (1998) Intraokulare Eingriffe bei Augen mit Rubeosis iridis und Neovaskularisationsglaukom. Ophthalmologe 95:514

Mandal AK, Naduvilath TJ, Jayagandan A (1998) Surgical results of combined trabeculotomy-trabeculectomy for developmental glaucoma. Ophthalmology 105:974

Naumann GOH, Schlötzer-Schrehardt U, Küchle M (1998) Pseudoexfoliation syndrome for the comprehensive ophthalmologist. Ophthalmology 105:951

Pfeiffer N (1997) Dorzolamid: Development and clinical application of a topical carbonic anhydrase inhibitor. Surv Ophthalmol 42:137

Quigley HA (1993) Open-angle glaucoma. N Engl J Med 328:1097

Quigley HA (1996) Number of people with glaucoma worldwide. Br J Ophthalmol 80:389

Ritch R, Shields MB (1989) The secondary glaucomas. Mosby, St. Louis

Ritch R, Shields MB, Krupin T (1989) The glaucomas. Mosby, St. Louis

Schmidt KG, Rückmann A von, Pillunat LE (1998) Topical carbonic anhydrase inhibition increases ocular pulse amplitude in high tension primary open angle glaucoma. Br J Ophthalmol 82:758

Schuman JS (1996) Clinical experience with brimonidine 0,2% and timolol 0,5% in glaucoma and ocular hypertension. Surv Ophthalmol 41:S27

Shields MB (1992) Textbook of glaucoma. Williams & Wilkins, Baltimore

Shields MB, Krieglstein GK (1993) Glaukom. Springer, Berlin Heidelberg New York Tokyo

Watson P, Stjernschantz J, Latanoprost Study group (1996) A six month randomized double-masked study comparing latanoprost to timolol in open angle glaucoma and ocular hypertension. Ophthalmology 103:126

Werner A, Vick HP, Guthoff R (1998) Zyklophotokoagulation mit dem Diodenlaser. Ophthalmologe 95:176

KAPITEL 13

Netzhaut, Aderhaut und Glaskörper 13

1	Erkrankungen der Makula 324		4.2	Retinopathia sclopetaria 358
1.1	Physiologische Alterungsprozesse 324		4.3	Valsalva-Retinopathie 358
1.2	Altersbedingte Makuladegeneration 324		4.4	Terson-Syndrom 358
1.2.1	Nichtneovaskuläre (atrophische) Form 325		4.5	Purtscher-Retinopathie 358
1.2.2	Neovaskuläre („exsudative") Form 326		4.6	Aderhautruptur 358
1.3	Angioid streaks 333		5	Lichtschäden 359
1.4	Myopie 333		6	Entzündliche und infektiöse Erkrankungen 359
1.5	Retinopathia centralis serosa (RCS) 334		6.1	Sogenanntes okuläres Histoplasmosesyndrom (POH – „Presumed ocular histoplasmosis syndrome") 359
1.6	Idiopathisches Makuloforamen 335			
1.7	Macular pucker 336			
1.8	Zystoides Makulaödem 336		6.2	AMPPE – akute posteriore multifokale plakoide Pigmentepitheliopathie (auch APMPPE) 359
2	Gefäßerkrankungen 337			
2.1	Diabetische Retinopathie 337			
2.1.1	Nichtproliferative diabetische Retinopathie (NPDRP) 337		6.3	Serpiginöse Chorioiditis 359
			6.4	Bird-shot-Retinopathie (Schrotschußretinopathie) 360
2.1.2	Proliferative diabetische Retinopathie (PDRP) 338			
			6.5	Tuberkulose und Syphilis 360
2.1.3	Diabetische Makulopathie (DMP) 339		6.5.1	Tuberkulose 360
2.1.4	Ophthalmologische Untersuchungsempfehlungen 340		6.5.2	Syphilis 361
			6.6	Sarkoidose 362
2.1.5	Behandlungsprinzipien 341		6.7	Punktförmige innere Chorioideopathie („punctate inner chorioidopathy"; PIC) 362
2.2	Retinale Arterienverschlüsse 343			
2.2.1	Zentralarterienverschluß 343			
2.2.2	Arterienastverschluß (AAV) 344		6.8	Multiple evanescent white dot syndrome (MEWDS) 363
2.2.3	Verschlüsse von präkapillaren retinalen Arteriolen 344			
			6.9	Pars planitis 363
2.2.4	Okuläres Ischämiesyndrom 344		6.10	Sympathische Ophthalmie 363
2.3	Retinale Venenverschlüsse 345		6.11	Vogt-Koyanagi-Harada-Syndrom 363
2.3.1	Zentralvenenverschluß (ZVV) 345		6.12	Retinale Erkrankungen bei HIV-Infektionen 363
2.3.2	Venenastverschluß (VAV) 346		6.13	Zytomegalievirusretinitis 364
2.4	Hypertensive Retinopathie 347		6.14	Akutes retinales Nekrosesyndrom 364
2.5	Netzhautveränderungen während der Schwangerschaft 348		6.15	Endogene Pilzinfektionen 364
			6.16	Toxoplasmose 364
2.6	Parafoveale Teleangiektasie 349		6.17	Toxocariasis 364
2.7	Morbus Coats 350		6.18	Zystizerkose 364
2.8	Sichelzellanämie 352		6.19	Diffuse unilaterale subakute Neuroretinitis (DUSN) 365
2.9	Morbus Eales 352			
2.10	Frühgeborenenretinopathie/Retinopathia prämaturorum (ROP) 352		7	Erkrankungen des Sehnerven 365
			7.1	Drusenpapille 365
2.11	Erworbenes retinales Makroaneurysma 354		7.2	Kongenitale Grubenpapille („optic pit") 366
2.12	Bestrahlungsretinopathie 355		7.3	Tilted-disk-Syndrom 366
3	Toxische Retinopathien 355		8	Erkrankungen des Glaskörpers 367
3.1	Chloroquin 355		8.1	Anomalien und Mißbildungen 367
3.2	Phenothiazine 355		8.1.1	Persistierender primärer Glaskörper 367
3.3	Methanol 356		8.1.2	Persistierender hyperplastischer primärer Glaskörper (Vitreus)-PHPV 367
3.4	Hormonelle Kontrazeptiva 356			
3.5	Digitalis 356			
3.6	Blei 356		8.2	Altersveränderungen 368
3.7	Sauerstoff 356		8.3	Hereditäre Erkrankungen 368
3.8	Tamoxifen, Canthaxanthin 356		8.3.1	Kongenitale Retinoschisis 368
3.9	Medikamenteninduziertes zystoides Makulaödem 357		8.3.2	Morbus Goldmann-Favre 368
			8.3.3	Wagner-Syndrom 368
3.10	Clofazimin 357		8.3.4	Familiäre exsudative Vitreoretinopathie (Criswick-Schepens-Syndrom) 368
3.11	Desferrioxamin 357			
3.12	Gentamicinmakulopathie 357		8.4	Familiäre Amyloidose 369
4	Traumatische Chorioretinopathien 357		8.5	Degenerative Veränderungen 369
4.1	Commotio retinae 357		8.5.1	Asteroide Hyalose (Morbus Benson) 369
			8.5.2	Synchisis scintillans 369
			8.5.3	Degenerative Retinoschisis 369

1 Erkrankungen der Makula

1.1 Physiologische Alterungsprozesse

■ Mit zunehmendem Alter treten anatomische und funktionelle Veränderungen im Makulabereich auf, die nicht pathologisch sind und nicht als altersbedingte Makuladegeneration (AMD) klassifiziert werden sollten:

- Verlust des fovealen Wallreflexes.
- Reduktion der Photorezeptordichte.
- Verlust von Melanin im retinalen Pigmentepithel.
- Akkumulation von Lipofuszingranula.
- Basallaminäre Ablagerungen.
- Abnahme der Gefäßdichte in der Choriokapillaris.
- Schwund von Neuronen und neuronalen Axonen.

1.2 Altersbedingte Makuladegeneration

■ Definition: Visusverlust unter 0,6 in Gegenwart von Drusen oder Veränderungen des retinalen Pigmentepithels ohne anderweitige visusbeeinträchtigende okuläre Erkrankungen.

■ Epidemiologie: In den Industrienationen ist die AMD die häufigste Ursache für eine Erblindung nach gesetzlicher Definition bei über 65jährigen Patienten.

- 6,4% der Bevölkerung zwischen 65 und 74 Jahren und 19,7% der über 75jährigen zeigen Symptome einer AMD (Framingham-Studie).
- Die AMD ist die zweithäufigste Erblindungsursache bei den 45- bis 64jährigen.

■ Risikofaktoren:

- Fortgeschrittenes Alter: Der Einfluß des Lebensalters ist wesentlich geringer als primär vermutet. Ablagerungsmengen im retinalen Pigmentepithel und der Bruch-Membran sind nur zu 47% alterskorreliert.
- Prädominanz bei Frauen (Faktor 2,2).
- Genetische Disposition: Hinweise aus Zwillingsstudien, familiären Aggregationsstudien, Segregationsanalysen und genetischen Linkage-Studien. Es wurden auch Gendefekte bei anderen Makulaerkrankungen (z.B. North-Carolina-Dystrophie, Sorsby-Makuladystrophie, Pattern-Dystrophie) nachgewiesen. Aktuell wird von einer polygenetischen Ätiologie ausgegangen.
- Rassenabhängigkeit: Geringe Prävalenz bei asiatischen und afrikanischen Individuen und entsprechend höhere Prävalenz bei pigmentarmen Individuen („AMD als Erkrankung des blonden, blauäugigen Menschen").
- Systemische Prädisposition: Kardiovaskuläre Erkrankungen, nachgewiesener Hypertonus, Hormone, Stoffwechsel (östrogenale Stimulation erhöht das Risiko um Faktor 3,2).
- Umwelteinflüsse: Rauchen, chronische Lichtbelastung, Mangel an Antioxidantien.

■ Pathogenese:

- Metabolismus des retinalen Pigmentepithels (RPE): Der Abbau phagozytierter Außensegmente wird zunehmend unvollständig, Lipidresiduen akkumulieren in den RPE-Zellen und führen zu einer enzymatischen Autolyse und zum Zelluntergang.
- Oxidationsprozesse: Die hohe Sauerstoffrate und intensive Phototransduktion im Makulabereich führt zur Anreicherung toxischer freier Radikale.
- Veränderungen in der Bruch-Membran (BM): Defekte in der BM sowie eine allgemeine Abnahme der Permeabilität sind bei AMD nachweisbar.
- Angiogenesefaktoren: Histopathologisch und biochemisch werden „vascular endothelial growth factor" (VEGF) und „fibroblast growth factor" (FGF) im RPE- und in extrahierten chorioidalen Neovaskularisationen (CNV) gefunden.
- Inflammatorische Stimuli: Entzündungsmediatoren und -zellen sowie granulomatöse Gewebereaktionen finden sich in der Umgebung von chorioidalen Neovaskularisationen.
- Choriokapillarisatrophie: Die Kapillaren der Aderhaut verlieren ihre Fenestrierung und atrophieren zunehmend. Die meisten Kapillaruntergänge sind jedoch sekundär (Folge des RPE-Untergangs).

■ Diagnostik:

- Klinische Symptomatik: Visusreduktion, Zentralskotom, Metamorphopsien.
- Ophthalmoskopische Veränderungen: Drusen, RPE-Verlust oder -Proliferation, Makulaödem.
- Angiographie: Die klassischen Definitionen der AMD und ihrer Subtypen sowie die gängigen Therapieempfehlungen basieren auf der Fluoreszeinangiographie. Die Indocyaningrünangiographie (ICG-Angiographie) kann zusätzliche Hinweise auf das Vorliegen und die Ausdehnung sog. okkulter Komponenten geben. Allgemein verbindliche Klassifikationen auf ICG-Basis und verbindliche therapeutische Empfehlungen bestehen nicht.

- Weitergehende Verfahren/Spezialuntersuchungen: multifokales Elektroretinogramm (ERG), optische Kohärenztomographie (OCT).

1.2.1
Nichtneovaskuläre (atrophische) Form

■ Häufigkeit: Die trockene AMD ist mit Abstand die häufigste Form (85–90% aller Patienten mit AMD).

■ Symptomatik: meist geringe Visusbeeinträchtigung. Die Erkrankung führt selten zur Erblindung, die Progredienz ist fast immer langsam. Zunächst körnige RPE-Ausfälle, später homogene teilweise konfluierende Rundherde („Geographica"). In 12–21% der Fälle ist eine geographische Atrophie die Ursache der gesetzlichen Erblindung bei AMD-Patienten. Metamorphopsien fehlen.

■ Fundusveränderungen:

- Ablagerungen zwischen RPE und Bruch-Membran („basal deposits"): es werden laminäre (Kollagen zwischen Basallamina des RPE und Bruch-Membran) und lineare (Phospholipide in den inneren Bruch-Membran-Schichten) Ablagerungen unterschieden. Basal lineare Ablagerungen scheinen pathognomonisch für AMD zu sein.
- Drusen (Abb. 13.1, 13.2): Depots von lipid- und hyalinhaltigem Material zwischen RPE und Bruch-Membran. Drusen erscheinen als rundliche, gelbe Flecken unter der Netzhaut. Man unterscheidet harte (diskrete, scharf begrenzte) von weichen (flächigen, unscharf begrenzten) Drusen. Eine Klassifikation nach der Größe beschreibt kleine (<64 µm), intermediäre (65–125 µm) und große (>125 µm) Drusen. Größere Drusen können konfluieren und zur Abhebung des darüberliegenden RPE führen.
- RPE-Atrophie (s. Abb. 13.1): Besonders im Bereich von großen Drusen, aber auch unabhängig von Drusen treten flächige, sog. geographische Defekte in der RPE-Schicht auf. Granuläre, diffuse RPE-Verluste werden als nichtgeographische Atrophie bezeichnet. Die zentrale Geographikaatrophie ist die Hauptursache eines schweren, irreversiblen Visusverlustes bei der trockenen AMD.
- Hyperpigmentierungen: Benachbarte RPE-Zellen und Makrophagen phagozytieren absterbende RPE-Zellen. Reaktive RPE-Hyperplasien und Migration von melaninbeladenen Makrophagen treten ebenfalls auf.
- Kalzifizierung: Regression von großen Drusen.

■ Differentialdiagnose: Retinopathia centralis serosa (RCS), verschiedene atrophische Formen von Makuladystrophien, kutikuläre Drusen [„staubartig, klein" (nach Gass)], toxische Makulaveränderungen (z. B. Chloroquinmakulopathie).

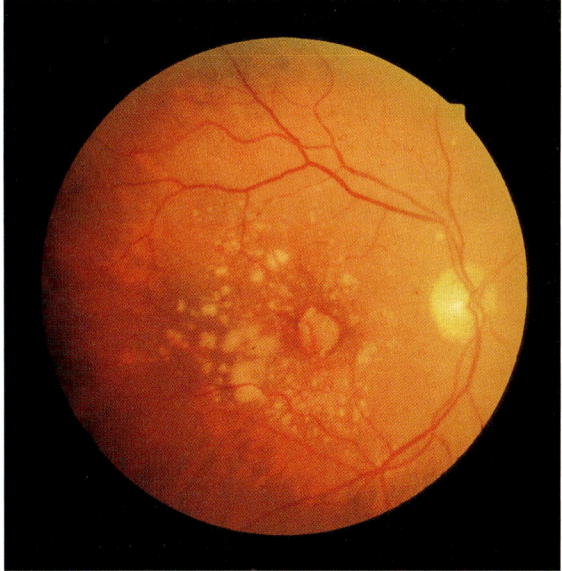

Abb. 13.1. Ophthalmoskopischer Aspekt eines Patienten mit trockener Makuladegeneration: es finden sich große, dichte, teilweise konfluierende Drusen im Makulabereich sowie zentral ein Bereich mit areolärer Atrophie des retinalen Pigmentepithels

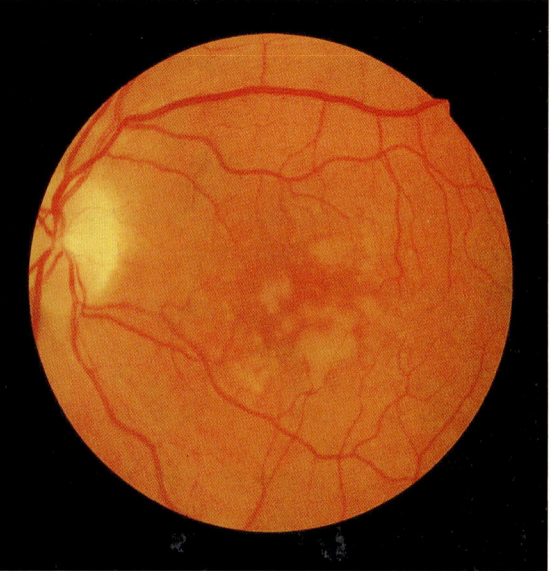

Abb. 13.2. Hochrisikopatient mit großen weichen Drusen in der Makula, die bereits zu lokalisierten Pigmentepithelabhebungen konfluiert sind

- **Angiographie:** Drusen erscheinen hyper- oder hypofluoreszent je nach hydrophilem oder hydrophobem Charakter. In der Fluoreszeinangiographie sind meist wesentlich mehr Drusen als in der Ophthalmoskopie erkennbar. RPE-Atrophien erscheinen als intensive Hyperfluoreszenzen mit diskreten Konturen und sind in ihrer Erscheinung identisch in Früh- und Spätphase („Fensterdefekte"). Weiche Drusen können zu ausgedehnten RPE-Abhebungen konfluieren, die sich erst im Verlauf der Angiographie homogen hyperfluoreszent anfärben. Auch sie bleiben randscharf.

- **Verlauf:** Drusen und Hyperpigmentierungen zeigen eine deutliche zeitabhängige Variabilität. Neben einer Regression sind Verdichtungen und Übergänge von harten zu weichen Drusen beschrieben. Ein substantieller Visusverlust tritt meist erst ein, wenn die Fovea unmittelbar von einer konfluierenden und vollständigen RPE-Atrophie betroffen ist. Vom Beginn einer areolären RPE-Atrophie bis zur gesetzlichen Erblindung vergehen durchschnittlich 9 Jahre. Die interindividuelle Variabilität ist aber beträchtlich. Mehr als 5 große Drusen, konfluierende Drusen und Hyperpigmentierungen gelten als Risikofaktoren für die Entwicklung einer chorioidalen Neovaskularisation (CNV).

- **Therapiekonzepte, Prophylaxe:**
  - Laserkoagulation bei Drusen: Eine fokale Laserbehandlung führt ophthalmoskopisch zum Rückgang der Drusen. Pilotstudien zeigten jedoch eine vorübergehende Visusbesserung um nur eine Zeile bei einer erhöhten Rate an neu aufgetretenen okkulten chorioidalen Neovaskularisationen in behandelten Augen.
  - RPE-Transplantation: Transplantierte autologe oder embryonale RPE-Zellen überleben zwar im Subretinalraum, Visusbesserungen oder -stabilisierungen konnten bisher aber nicht erzielt werden. Abstoßungsreaktionen mit Ödembildung wurden beobachtet. Geprüft wird auch der RPE-Ersatz durch Pigmentepithel aus der Iris.
  - Antioxidantientherapie: Es konnte eine Korrelation zwischen erhöhter Karotinoidaufnahme und einem geringeren Risiko für die Entwicklung einer AMD gezeigt werden. Auch ein erhöhter Gehalt an den Makulapigmenten Lutein und Zeaxanthin senken das AMD-Risiko. Supplemente von Vitaminen (C und E), Karotinoiden, Zink und Glutathion führten bisher nicht zu einem nachweisbaren prophylaktischen Effekt.
  - Lichtschutz: Die verstärkte Belastung mit sichtbarem Licht über einen Zeitraum von 20 Jahren ist möglicherweise mit einem gering erhöhten Risiko einer geographischen Atrophie verbunden. Epidemiologische Studien zeigten aber bisher keine konsistenten Ergebnisse.
  - Rehabilitationsmaßnahmen: Da der Visus und das zentrale Skotom lange stabil bleiben, sind vergrößernde Sehhilfen funktionell hilfreich, benötigen jedoch anfänglich einen intensiven Trainingsaufwand (s. Kap. 18).

1.2.2
Neovaskuläre („exsudative") Form

- **Häufigkeit:** ca. 10% aller Patienten mit AMD. 1,7% aller Personen über 65 Jahre leiden unter einer exsudativen AMD (Beaver-Dam-Studie). In den USA erkranken jährlich ungefähr 84000 Menschen neu an der neovaskulären Form der AMD.

- **Symptomatik:** Die exsudative AMD verursacht 80–90% aller gesetzlichen Erblindungen infolge einer AMD überhaupt. Metamorphopsien gelten als charakteristisches Frühsymptom (Amsler-Karte auch zur Selbstkontrolle). Veränderungen am ersten Auge werden oft nicht bemerkt. Patienten stellen sich meistens erst mit einer Visusminderung des Partnerauges vor. Der Visusverlust ist rasch progredient. 70% aller Augen mit subfovealer CNV bei AMD erleiden innerhalb von 2 Jahren einen Visusverlust auf 0,1 und weniger.

- **Fundusveränderungen:** Die neovaskuläre Form der AMD ist durch Bildung einer Gefäßproliferation aus der Choriokapillaris mit Durchtritt durch die Bruch-Membran charakterisiert. Die funktionelle Schädigung ist die Folge eines invasiven Wachstums der Neovaskularisation selbst sowie durch sekundäre Begleitreaktionen wie Exsudation, Blutungen, narbige Fibrose usw. verursacht.

  - Chorioidale Neovaskularisation (CNV): Gefäßproliferationen werden von Fibroblasten begleitet (fibrovaskulärer Komplex). Der CNV-Komplex wächst destruierend und zerstört Bruch-Membran, retinales Pigmentepithel (RPE), Photorezeptoren und äußere Netzhautschichten. Klinisch zeigt sich eine gräuliche Prominenz unterhalb der makulären Retina, oft von einem hyperplastischen RPE-Saum umgeben (s. Abb. 13.4). Ein eleviertes RPE ohne Begleitexsudation kann der einzige Hinweis auf eine CNV sein, deshalb wird eine stereoskopische Untersuchung empfohlen. Rapides Wachstum der CNV mit bis zu 20 μm Progredienz pro Tag. Chorioidale Neovaskularisationen sind

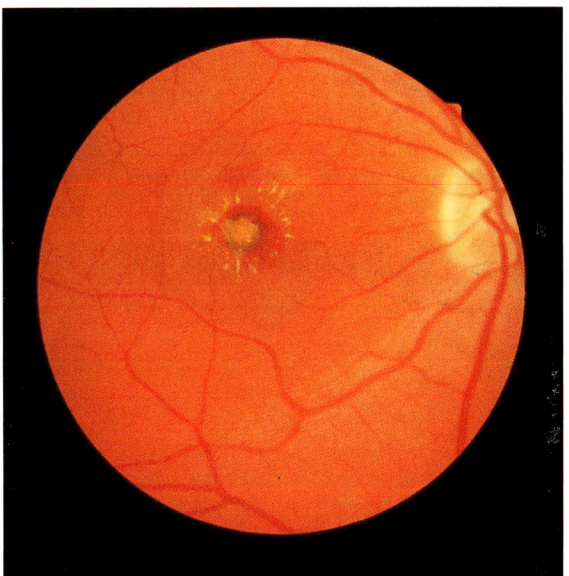

Abb. 13.3. Umschriebene hämorrhagische CNV mit aktivem Exsudatsaum mit idiopathischer Genese ohne AMD-typische Veränderungen wie z. B. Drusen

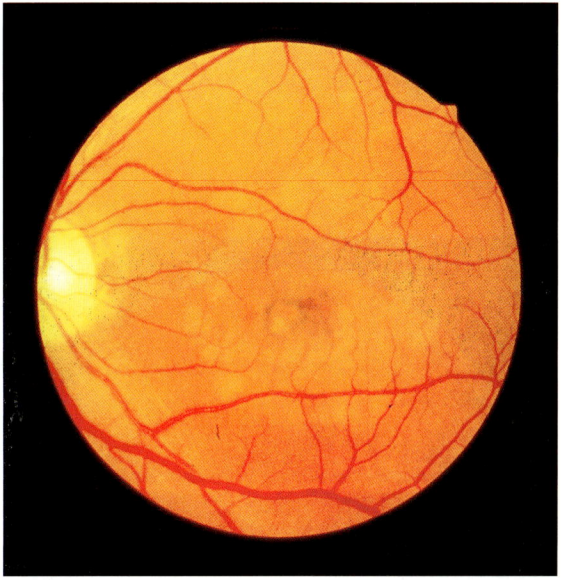

Abb. 13.4. Frühstadium einer chorioidalen Neovaskularisation, die eine Visusminderung auf 0,7 sowie Metamorphopsien verursacht. Funduskopisch sind ein Makulaödem sowie ein reaktiver hyperplastischer Pigmentsaum im zentralen Makulabereich erkennbar

auch bei jüngeren Patienten ohne Drusen und RPE-Veränderungen (sog. idiopathische CNV, Abb. 13.3) möglich.
- Exsudationen: Austritt von seröser Flüssigkeit in benachbarte Strukturen mit intra- und subretinalem Ödem. Ausgetretene Blutlipide akkumulieren in der Netzhaut (harte Exsudate). Die chronische Leckage führt zu zystischen Netzhautveränderungen mit zystoidem Makulaödem. Abhebungen der neurosensorischen Netzhaut sind häufig (Abb. 13.4–13.7).
- RPE-Abhebung: Seröse RPE-Abhebungen imponieren als areoläre, transluzente RPE-Blasen mit scharf begrenzten Rändern. Bei Persistenz folgt eine areoläre RPE-Atrophie. Kompakte RPE-Abhebungen isoliert oder am Rand einer serösen Abhebung sprechen für das Vorliegen einer okkulten CNV mit Durchtritt durch das RPE. Massive Exsudationen können zur Ruptur des RPE-Blattes führen (RPE-rip; s. auch Kap. 33).
- Hämorrhagien: Die chorioidale Neovaskularisation ist oft durch einen subretinalen Blutsaum demarkiert. Massive Blutungen führen zu prominenten subretinalen Blutansammlungen. Eine seltene Komplikation ist der Durchbruch durch die Netzhaut mit konsekutiver Glaskörperblutung und akutem massiven Visusverlust.
- Disziforme AMD: Zentrifugales Wachstum und zunehmende Fibrose führen zur progredienten

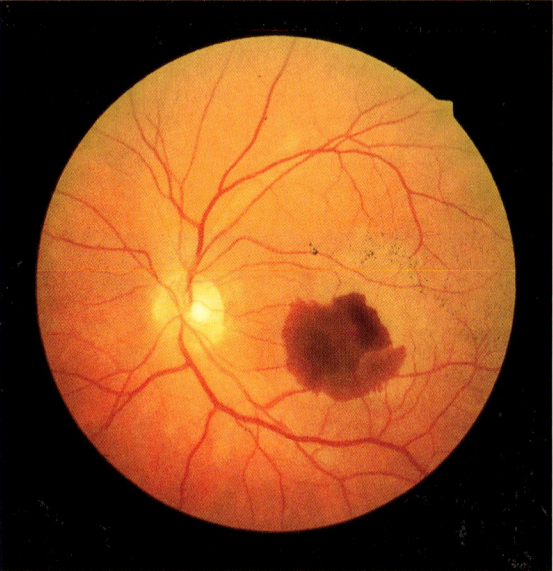

Abb. 13.5. 6 Wochen später ist das Sehvermögen auf 0,2 abgesunken, da eine flächige subretinale Blutung aufgetreten ist

Zerstörung des hinteren Augenpols mit Verlust aller physiologischen Schichten (Photorezeptoren, retinales Pigmentepithel und Aderhaut). Der exsudative Halo kann persistieren, aber auch über Monate eine zunehmende Regression zeigen. Retinochorioidale Anastomosen sind häufig. Visuswerte meist unter 0,1.

- Angiographie: Man unterteilt die chorioidale Neovaskularisation nach klassisch/okkult, abgrenzbar/nicht abgrenzbar und dem Abstand zur Fovea. Beachte: Als Bestandteil der CNV gilt immer auch die Randhypofluoreszenz durch Blockade bei Pigment oder Blut.

- Klassisch/okkult:

  - Klassische Form: 5–10% aller CNV. Hyperfluoreszenz oft mit vaskulärem Muster bereits in der Frühphase, in der Spätphase zusätzlich Exsudation (Abb. 13.8 und 13.9).

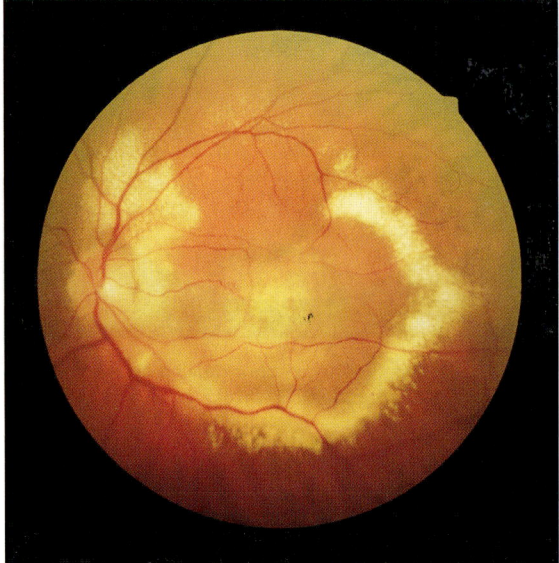

Abb. 13.6. Nach weiteren 6 Monaten haben das progrediente Wachstum sowie rezidivierende Blutungen und Exsudationen zu einer Destruktion des gesamten hinteren Pols geführt. Zentral liegt eine fibrotische disziforme Vernarbung vor, die umgeben ist von einem Exsudatring

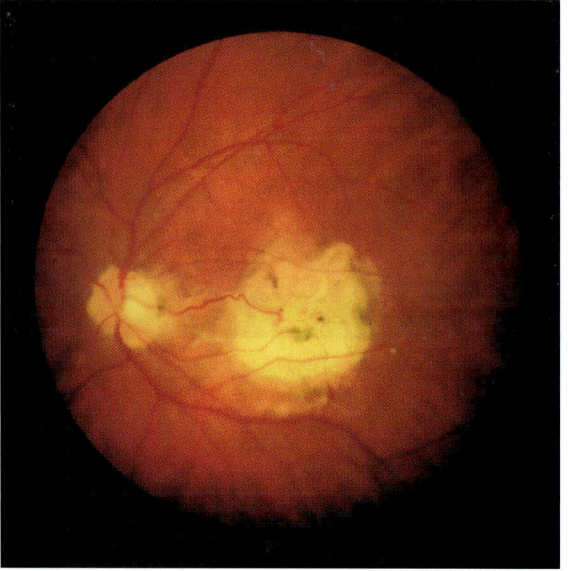

Abb. 13.7. Im weiteren Verlauf trocknet der exsudative Herd aus und die Lipidablagerungen bilden sich zurück. Es verbleibt eine weitgehend trockene disziforme Narbe im Makulazentrum

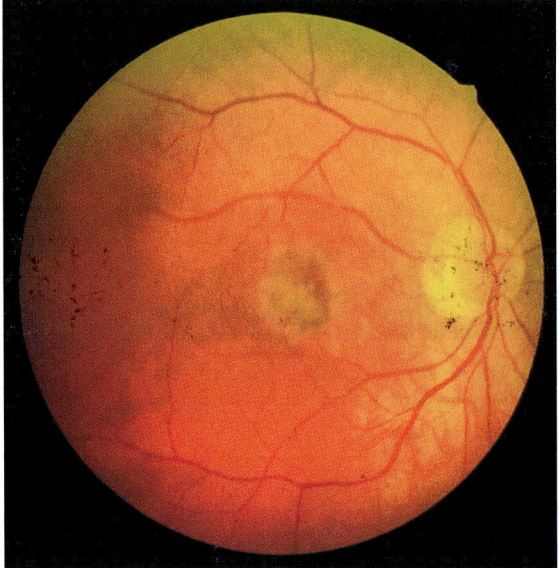

Abb. 13.8. Klinisches Bild einer klassischen chorioidalen Neovaskularisation mit gräulich ödematösem Aspekt des Makulazentrums und subretinaler RPE-Hyperplasie

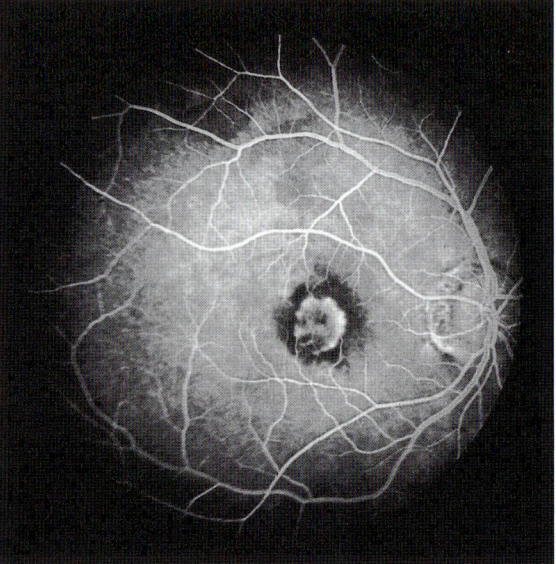

Abb. 13.9. Fluoreszeinangiographischer Befund der klassischen chorioidalen Neovaskularisation von Abb. 13.8 mit früher Darstellung eines subretinalen Gefäßnetzes mit subfovealer Lage

- Okkulte Form: 80–90% aller CNV. In der Frühphase keine präzise Darstellung. Nach MPS- (macular photocoagulation study)-Kriterien unterscheidet man: seröse RPE-Abhebung (homogene, scharf begrenzte Hyperfluoreszenz in der Spätphase ohne Randleckage, Abb. 13.10 und 13.11), fibrovaskuläre RPE-Abhebung (punktförmige Hyperfluoreszenzen in der Frühphase, später diffuse Exsudation, Abb. 13.12) und späte Leckage unbekannten Ursprungs (lediglich in der Spätphase diffuse oder fokale Leckagen).
- Mischtyp: Läsionstyp mit klassischen und okkulten Komponenten. Im Verlauf wie isolierte klassische CNV.

● Abgrenzbarkeit:
- Gut abgrenzbare CNV: selten, meist klassische Neovaskularisationen, auch eine okkulte CNV kann gut abgrenzbar sein.
- Nicht abgrenzbare CNV: häufig, meist okkulte, teilweise auch klassische CNV und Mischtypen. Blockadedefekte durch Pigment, Blut und visköses Exsudat.

● Lage zur Fovea:
- extrafoveal: Abstand zur foveolären avaskulären Zone (FAZ) 200–2500 µm, 5–10% aller CNV.
- juxtafoveal: Abstand zur FAZ 1–199 µm, ca. 5–10% aller CNV.
- subfoveal: CNV betrifft FAZ direkt, 80% bereits bei Erstvorstellung subfoveal.

■ Verlauf: Weiche Drusen sind wichtigster Risikofaktor. Kumulatives 5-Jahres-Risiko für schweren Visusverlust bei exsudativer AMD: 12,7%. Die Erkrankung ist immer bilateral mit ausgeprägter Symmetrie. Das Risiko eines schweren Visusverlustes für das Partnerauge liegt bei 7–12% pro Jahr. Die Progredienz ist signifikant rascher und massiver bei

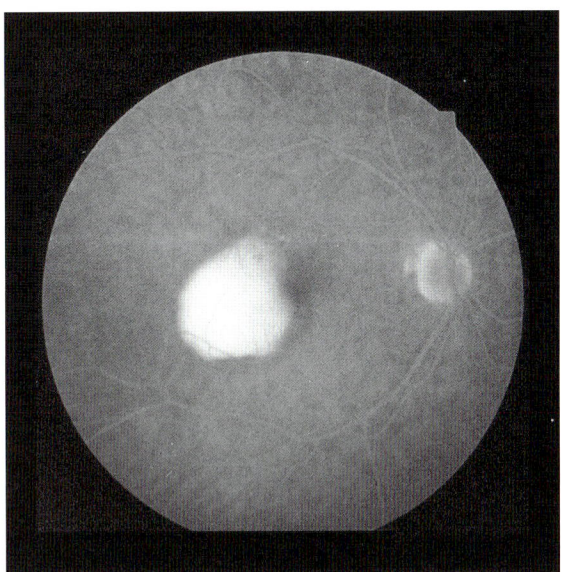

Abb. 13.11. Spätphase der Angiographie bei Pigmentepithelabhebung. Die Abhebung füllt sich intensiv und homogen hyperfluoreszent an und ist scharf begrenzt, meist mit bogiger Konfiguration

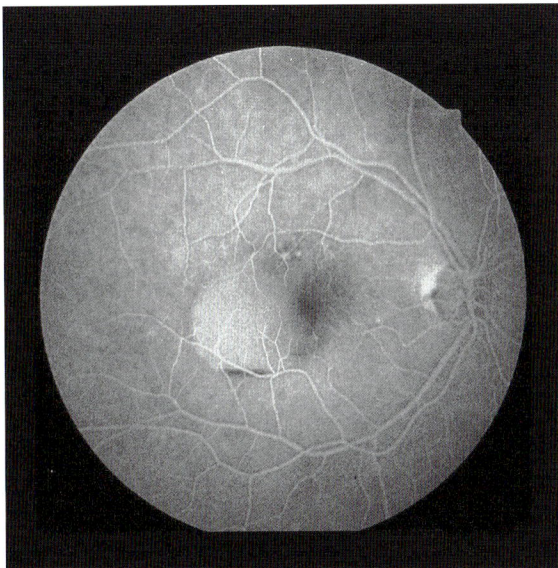

Abb. 13.10. Angiographischer Befund bei Pigmentepithelabhebung. In der Frühphase der Angiographie findet sich lediglich ein hypofluoreszentes bzw. schwach hyperfluoreszentes homogenes Füllungsmuster

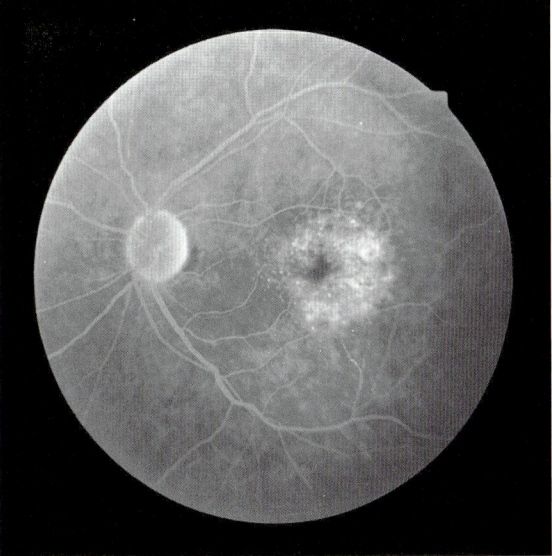

Abb. 13.12. Angiographischer Befund bei okkulter chorioidaler Neovaskularisation. Die fibrovaskuläre Pigmentepithelabhebung ist durch eine diffuse Leckage mit punktförmigen Hyperfluoreszenzen in der Spätphase charakterisiert

klassischer CNV und bei Mischtypen. Eine okkulte CNV ist oft jahrelang stabil, selten auch mit spontaner Regression. RPE-Abhebungen haben funktionell die noch relativ beste Prognose.

Therapie

■ Frühe Diagnostik wesentlich, Patientenaufklärung über Risiko des Partnerauges und Symptomatik (Benutzung des Amsler-Netzes). Die prophylaktische Wirkung von Vitaminpräparaten und Antioxidanzien ist bisher epidemiologisch nicht sicher bewiesen; laufende Langzeitstudien sind noch nicht abgeschlossen.

■ Laserkoagulation: etablierteste Methode und das Verfahren mit den langfristigsten Studienergebnissen.

- Ziel: kompletter Verschluß der angiographisch abgrenzbaren klassischen CNV.
- Methode: direkte thermische Denaturierung des RPE und benachbarter Strukturen wie CNV durch Wärmeleitung; Photorezeptoren und Choriokapillaris sind bei diesem (unspezifischen) Schädigungsmechanismus ebenfalls betroffen.
- Technik: präoperativ immer Durchführung einer Fluoreszeinangiographie; die Behandlungsangiographie sollte nicht älter als 3 Tage sein. Argongrünlaser empfehlenswert; blaue Wellenlängen sollten wegen Absorption im Xanthophyll der inneren Netzhautschichten (sog. „blue light effect") vermieden werden. Farbstofflaser und Kryptonlaser sind weitere Möglichkeiten, wobei höhere Wellenlängen nur theoretisch besser sind. In Vergleichsstudien wurde kein funktioneller Vorteil nachgewiesen. Diodenlaser sind nicht sinnvoll, da die Effekte zu tief in der Aderhaut plaziert werden und weniger auf RPE-/CNV-Niveau.
- Durchführung (Abb. 13.13): kräftige Koagulation mit konfluierenden Herden (Weißfärbung erwünscht; es besteht Blutungsrisiko). Der hypofluoreszente Randsaum der CNV muß in den Koagulationsbereich mit eingeschlossen werden. Es werden lange Expositionszeiten (0,2–0,5 s) und relativ kleine Herdgrößen (100–200 µm) zur besseren Lokalisierung empfohlen. Beachte: Die resultierende Herde sind durch Hitzeleitung auf der Netzhaut immer größer als die ursprünglich applizierte Spotgröße. Dies ist bei juxtafovealer Lage besonders zu berücksichtigen. Die Laserleistung sollte hoch genug gewählt werden, um eine Weißfärbung trotz Netzhautödem zu erzielen. Kontaktgläser mit Vergrößerungsfaktor 1,0

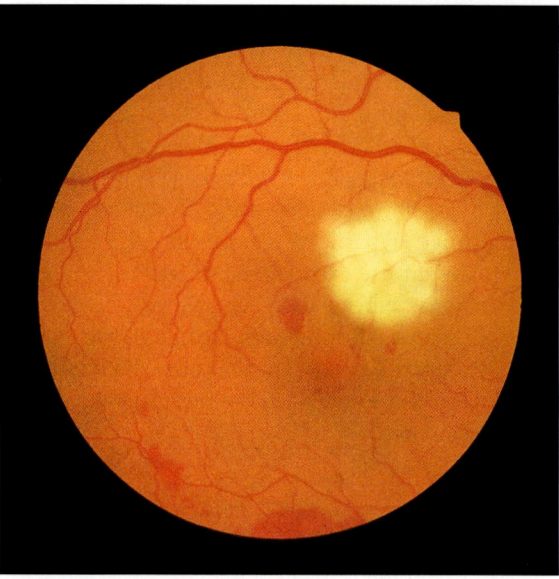

Abb. 13.13. Frische Laserkoagulation einer extrafovealen chorioidalen Neovaskularisation. Die Herde stellen sich intensiv weißlich und konfluierend dar

und aufrechtem Bild (angiographische Orientierung) sind leichter zu handhaben.
- Indikationen: Die Ergebnisse der Macular Photocoagulation Study (MPS) gelten als verbindlichste Richtlinien. Generell beziehen sich die Ergebnisse ausschließlich auf die Koagulation von gut abgrenzbaren und klassischen Membranen, nicht auf die Behandlung okkulter Läsionen. Eine Lasertherapie ist auch bei Mischtypen möglich, solange der okkulte Anteil kleiner ist als der klassische.
- Extrafoveale CNV: Die Koagulation ist verbindlich und umgehend indiziert; Das Behandlungsareal sollte 100 µm über CNV-Komponenten hinausreichen. Ergebnisse: Massiver Visusverlust von >6 Zeilen bei 48% behandelten und 62% unbehandelten Augen nach 5 Jahren. Rezidivquote: 54%.
- Juxtafoveale CNV: Die Koagulation ist empfehlenswert; ein iatrogener Visusverlust ist möglich. Der FAZ-nahe Rand sollte präzise abgedeckt, aber nicht überschritten werden. Ergebnisse: Visusverlust >6 Zeilen bei 49% der behandelten und 58% der unbehandelten Augen in 3 Jahren. Persistenzrate: 58%. Rezidivrate: 76%.
- Subfoveale CNV: Die Laserkoagulation bei einem Ausgangsvisus von >0,1 führt immer zu einem iatrogenen Visusverlust. Selbst eine technisch erfolgreiche Koagulation führt nicht zum Erhalt des Lesevermögens und lediglich zu einer Stabilisierung auf schlechtem Niveau (im Durchschnitt

bei 0,05) im Verlauf von Monaten oder Jahren. Eine Stabilisierung auf einem langfristig besseren Niveau als im unbehandelten Fall ist nach MPS-Angaben nur zu erwarten, wenn die CNV kleiner ist als 2 Papillenflächen oder der Ausgangsvisus ≤ 0,1 ist. Ergebnisse: 20 % der behandelten und 37 % der unbehandelten Augen erleiden einen Visusverlust > 6 Zeilen in 2 Jahren. Mittlerer Visus: 0,1. Eingeschränkt gilt dies bei einer CNV-Größe von 2–3,5 Papillenflächen und bei einem Ausgangsvisus < 0,1.
- Rezidivierende CNV: Koagulation nur, wenn das Rezidiv subfoveal liegt und der gesamte Komplex < 6 Papillenflächen ist.
- Nicht sinnvoll sind die Koagulation von RPE-Abhebungen mit und ohne CNV, die ungezielte Grid-Koagulation sowie die ringförmige Laserung subfovealer CNV's ohne Koagulation des Zentrums der CNV.
- Komplikationen: Ein sofortiger/verzögerter iatrogener Visusverlust ist möglich akzidentell bei der Laserbehandlung extra- oder juxtafovealer Läsionen (Compliance präoperativ abschätzen), infolge einer postoperativen Ausdehnung der Koagulationsnarbe und bei subfovealer Laserung. Seltenere Komplikationen sind Blutungen, Ruptur der Bruch Membran oder der Netzhaut, Verschluß retinaler Kapillaren, RPE-Riß, fibrotische Narbenkontraktion mit sekundären Metamorphopsien und Diplopie. Eine Laserkoagulation ist nur sinnvoll, wenn regelmäßige Nachkontrollen durchführbar sind. Empfohlen werden Kontrollen nach 2–3 Wochen sowie in 3monatigen Abständen über die nächsten 2 Jahre und in 6monatigen Intervallen über die folgenden 5 Jahre. Die Rezidivrate liegt bei 50–80 %.
- Eine ausführliche präoperative Aufklärung des Patienten und eine Unterschrift auf dem Aufklärungsbogen (nie am selben Tag) ist erforderlich. Die eigene Entscheidung ist abhängig vom Status des anderen Auges, vom Lebensalter und der Situation des Patienten, der Compliance, Introspektionsfähigkeit usw.

■ Chirurgische Methoden: Die Ziele der verschiedenen Operationstechniken sind die chirurgische Extraktion der fibrovaskulären CNV-Anteile (submakuläre Chirurgie) mit oder ohne Verlegung der Fovea (Makulatranslokation) bei klassischer oder okkulter CNV unter Erhalt retinaler Strukturen.
- Submakuläre Chirurgie: nach Vitrektomie mechanische Entfernung der CNV über eine kleine exzentrische Retinotomie.
  - ▼ Technisch einfaches Verfahren, ermöglicht auch die Entfernung von subretinalen Blutkoageln.
  - ▼ Indikationen: ausschließlich neu aufgetretene subfoveale CNV idiopathischer Genese, bei AMD, ebenso mit Blutung und als Rezidiv-CNV.
  - ▼ Der postoperative RPE-Defekt ist in der Regel größer als die ursprüngliche CNV. Randomisierte, klinische Studien untersuchen den Visusverlauf und Langzeitprognose (Submacular Surgery Trial, SST).
  - ▼ Die Visusprognose ist eingeschränkt durch einen unvermeidbaren Verlust von RPE, das die CNV umschließt. Nach 24 Monaten haben 74 % der gelaserten Augen und nur 40 % der vitrektomierten Patienten einen gleichen oder besseren Visus. Erfahrungen aus nichtrandomisierten Studien: 15 % besser, 40 % gleich und 45 % schlechter im Visus.
  - ▼ Komplikationen: rhegmatogene Netzhautablösungen (7–10 %), progressive Kataraktbildung (88 %), Entwicklung einer proliferativen Vitreoretinopathie (PVR, unterschiedliche Angaben), Rezidiv der CNV (40 %).
- Makulatranslokation: Verlegen der retinalen Foveaschichten auf ein intaktes RPE- und Choriokapillarisareal entweder durch sklerale Faltung (limitierte Translokation) oder zirkuläre 360°-Retinektomie mit Rotation der gesamten Netzhaut (Makularotation) oberhalb oder unterhalb des bestehenden CNV-Bereichs.
  - ▼ Bisher existieren lediglich begrenzte Erfahrungen einzelner Operateure ohne Kontrolle durch randomisierte Langzeitstudien.
  - ▼ Einzelne Fälle mit Visusverbesserung bei beiden Techniken wurden berichtet. Die Prognose ist nur dann gut, wenn die CNV noch nicht zu lange besteht und das Lesevermögen vor Wochenintervallen noch intakt war.
  - ▼ Linsenentfernung zur kompletten peripheren Vitrektomie erforderlich (bei Makularotation).
  - ▼ Komplikationen: Hornhautdekompensation, zystoides Makulaödem, rhegmatogene Ablatio retinae, PVR-Ablatio, macular pucker, subretinale und vitreale Blutung. Die Makularotation führt immer zu verkippter Bildwahrnehmung und erfordert eine operative Verlegung der äußeren Augenmuskeln. Die limitierte Translokation ist nur für relativ kleine CNV von maximal 2 Papillenflächen geeignet.
- Radiotherapie: Das Ziel der Bestrahlung ist die selektive Inhibition der Proliferation chorioidaler Neovaskularisationen durch den Einfluß auf

sich teilende Zellen bei klassischer, okkulter und nichtabgrenzbarer CNV.
- ▼ Methode: meist externe Photonentherapie, selten Protonenbestrahlung oder Plaques. Die meisten Studien sind Kurzzeitbeobachtungen, nicht randomisiert und standardisiert. Bestrahlungsdosis 2–30 Gy, meist fraktioniert.
- ▼ Ergebnisse der Studie mit externer Radiotherapie (External Beam Radiation Therapy, EBRT): Nach 2 Jahren Visus in 6% besser, 38% stabil und 56% schlechter bei mittlerer Sehschärfe von <0,05. Eine multizentrische randomisierte Studie in Europa zeigte sowohl für die Gruppe der klassischen als auch die der okkulten CNV keinen Vorteil der bestrahlten Augen gegenüber dem Spontanverlauf bei unbehandelten Augen.
- ▼ Komplikationen: bestrahlungsassoziierte chorioidale Neovaskulopathie (radiation associated choroidal neovasculopathy, RACN) mit Zunahme der Exsudation aus den dilatierten CNV-Randbereichen (10%), Bestrahlungsretinopathie mit vasookklusiver Mikroangiopathie.
- Photodynamische Therapie (PDT): Ziel dieser Therapie ist die selektive Photothrombose klassischer und okkulter CNV's ohne thermische Schädigung benachbarter Netzhautstrukturen.
  - ▼ Methode: intravenöse Applikation eines primär nichttoxischen Photosensibilisators. Nach Anreicherung des Farbstoffes im Zielgewebe gezielte Lichtaktivierung und Induktion lokalisierter photochemischer Prozesse im CNV-Gefäßnetz. Thrombose der CNV durch intraluminalen Gefäßschaden. Ausgedehnte experimentelle Studien zeigen CNV-Verschluß ohne Schädigung benachbarter Photorezeptoren. Sensibilisatoren meist Porphyrine (Verteporfin, Purlytin), Aktivierung mit langwelligen Diodenlasern und subthermischen Energien.
  - ▼ Klinische Studien demonstrieren kompletten, PDT-induzierten CNV-Verschluß, jedoch partielles Rezidiv mit Restleckage 3 Monate nach einmaliger PDT. Behandlungsstrategie in aktuellen randomisierten Langzeitstudien besteht in 3monatigen Behandlungsanwendungen, solange die CNV eine aktive Leckage zeigt. Progrediente Involution der CNV im Verlauf.
  - ▼ Ergebnisse: Visus stabil oder besser bei 59,1% der PDT-behandelten Patienten und 31,3% der Placebo-„Patienten" nach 2 Jahren in der Gruppe der vorwiegend klassischen CNV. Bei 13% der behandelten Augen Visusanstieg innerhalb von 2 Jahren. Komplikationen sind retinale Gefäßverschlüsse bei Überdosierung, subretinale Blutungen im CNV-Areal, vorübergehende Störungen der Choriokapillarisperfusion, RPE-Atrophie bei zu häufiger Applikation.
  - ▼ Die PDT ist ein ambulantes, wenig invasives Verfahren ohne signifikante Nebenwirkungen und mit Wiederholbarkeit. Funktionell bei frühzeitiger Anwendung Erholung der Netzhautfunktion möglich mit komplettem Rückgang zentraler Skotome. Langzeitergebnisse stehen noch aus.
- Transpupilläre Thermotherapie (TTT): nichtkoagulative Erwärmung des Gewebes durch Laserbestrahlung. Selektiver Schaden am vaskulären Endothel führt zu einer protrahierten Regression okkulter CNV. Randomisierte Studien stehen noch aus.
- Antiangiogenese: Ziel ist die selektive Inhibition neovaskulärer Proliferationen auf Choriokapillarisebene mit möglicher Prävention der CNV-Entstehung oder Inaktivierung bestehender CNV-Komplexe.
  - ▼ Methode: meist systemische oder subtenonale Verabreichung antiproliferativ wirkender Substanzen. Interferon in Studien nicht erfolgreich und mit hoher Nebenwirkungsrate. Aktuelle Studien verwenden steroidale Substanzen, Metalloproteinaseinhibitoren, Proteinkinase-C-Inhibitoren und Antikörper gegen „vascular endothelial growth factor" (VEGF). Eindeutige Ergebnisse aus Kurzzeitverläufen liegen nicht vor. Die Wirkung scheint jedoch nur langsam über Monate einzusetzen und nicht zur Regression bereits vorhandener aktiver CNV zu führen.
  - ▼ Komplikationen: Systemische Nebenwirkungen umfassen v. a. Neuropathien, kardiovaskuläre Störungen, Nephropathien, gastrointestinale Symptome und Wundheilungsstörungen. Insgesamt wird die systemische Gabe wieder verlassen und man unternimmt zunehmend Versuche der lokalen Applikation (intravitreale Injektion, Langzeitimplantate).
- Gentherapie: Ziel ist die Modifikation der genetischen Auslöser einer AMD als Prophylaxe oder Reduktion der degenerativen und neovaskulären Prozesse durch gezielte genetische Beeinflussung. Voraussetzung für eine erfolgreiche Gentherapie ist die weitere Aufklärung der genetischen Grundlagen der AMD. Es handelt sich bisher ausschließlich um experimentelle Ansätze.

1.3
Angioid streaks

- Generalisierte Degeneration der Bruch-Membran mit Verdickung, Verlust der Elastizität und Verkalkung.

- Die Erkrankung ist in etwa 50 % der Fälle mit einer Systemerkrankung vergesellschaftet (Pseudoxanthoma elasticum, Morbus Paget, Sichelzellanämie, Ehlers-Danlos-Syndrom). 15 % der Patienten mit Morbus Paget entwickeln „angioid streaks"; daher sollten bei entsprechendem Verdacht Röntgenaufnahmen des Schädels durchgeführt werden.

- Angioid streaks können auch allein Folge altersbedingter Veränderungen sein.

- Es entstehen lineare Brüche in der Bruch-Membran, die radiär von der Papille ausstrahlen, oft auch zirkulär um den Papillenrand.

- Streaks oft subklinisch oder nur angiographisch identifizierbar (s. auch S. 956).

- Fluoreszeinangiographie der Angioid streaks: Typisch sind Fensterdefekte durch Atrophie des retinalen Pigmenteptihels (RPE) über den Bruchlinien.

- Visusverluste durch Verlauf der atrophischen Streaks durch die Fovearegion oder Einwachsen einer chorioidalen Neovakularisation (CNV), die fast ausschließlich klassisch ist.

- Die Laserkriterien der Macular Photocoagulation Study (MPS) sind nicht auf CNV oder Angioid streaks übertragbar; allgemein ist von koagulativen und chirurgischen Maßnahmen zur CNV-Entfernung abzuraten, da die Prognose schlecht und die Rezidivrate extrem hoch ist.

- Höheres Risiko von Aderhautrupturen bei stumpfem Trauma. Ausführliche Aufklärung im Hinblick auf die Lebensweise (Sport usw.).

1.4
Myopie

- Grundsätzlich wird unterschieden zwischen einfacher und pathologischer Myopie:
  - Die einfache Myopie ist eine Ausprägung der normalen Refraktionsverteilung: Myopie meist weniger als −8 dpt und nur minimale Netzhautveränderungen.
  - Bei der pathologischen Myopie (>−8 dpt) nimmt die Achslänge des Bulbus (>26,5 mm) kontinuierlich oder schubweise zu und geht mit einer progressiven Aderhautdegeneration am hinteren Pol einher (die Prävalenz beträgt ca. 2 % der Gesamtbevölkerung und 27–33 % der Myopen).

- Die pathologische Myopie stellt die siebthäufigste Ursache für eine Erblindung im Sinne des Gesetzes in Europa dar.

- Eine Zunahme der Achsenmyopie führt zu einer Dehnung der Wandstrukturen, insbesondere von Chorioidea und Retina mit sekundärer RPE-Atrophie und chorioidalen Perfusionsstörungen.

- Die Dehnungsveränderungen betreffen vorwiegend den hinteren Pol mit Makulabereich und Papillenregion, weiterhin die periphere äquatoriale Netzhaut.

- Veränderungen im Makulabereich:
  - Areoläre chorioretinale Atrophieherde, meist unter Einbeziehung der Papille.
  - Lacksprünge als Risse in der Bruch-Membran.
  - Chorioidale Neovaskularisation (CNV): bei 5–10 % aller Augen mit einer Achsenlänge >26,5 mm, oft ausgehend von Lacksprüngen. Führen selten zu ausgedehnten Blutungen oder zu disziformer Vernarbung.
  - Fuchs-Fleck: lokalisierte Hyperplasie des retinalen Pigmentepithels (RPE), wahrscheinlich als

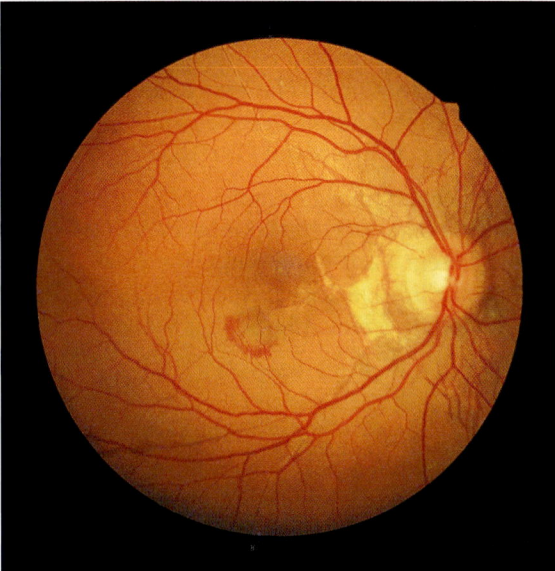

Abb. 13.14. Fundusbild eines jungen Patienten mit Angioid streaks. Peripapillär sind sowohl konzentrisch um den Papillensaum als auch radiär die Risse in Bruch-Membran und Pigmentepithel erkennbar. Unterhalb der Fovea ist aus einer Rupturstelle eine chorioidale Neovaskularisation gewachsen

reaktiver Vernarbungsprozeß um eine spontan regressive CNV.
- Posteriore Staphylome mit ausgespannter Netzhaut über Skleraausbuchtung als Pseudoablatio. Zentrale Löcher (auch Conusforamina) sind möglich.

■ Periphere Veränderungen:

- Äquatoriale Degenerationen mit Gitterlinien.
- Pflastersteine.
- Foramina als atrophische Rundforamina oder Hufeisenforamina mit Glaskörpertraktion.

■ Therapiemöglichkeiten:

- Refraktive Hornhautchirurgie zur Refraktionskorrektur.
- Skleraverkürzung nicht erfolgversprechend, Rate von Degenerationsprozessen unverändert.
- Laserkoagulation bei myopiebedingter CNV: Die Spontanprognose ist besser als bei einer CNV im Rahmen der altersbedingten Makuladegeneration. Der Prozeß ist oft selbstlimitierend. Beachte: Lasernarben dehnen sich progressiv aus.
- Photodynamische Therapie: Auch bei CNV infolge Myopie größer als 6 dpt führt die photodynamische Therapie zu einer Visusstabilisierung in nahezu 90% der Fälle.
- Laserkoagulation peripherer Foramina: keine Therapie von Rundforamina erforderlich, Hufeisenforamina werden immer behandelt. Bei familiärer oder eigener Ablatioanamnese Laserkoagulation auch bei Rundforamina und Degenerationsarealen ratsam.

1.5
Retinopathia centralis serosa (RCS)

■ Seröse Abhebung der sensorischen Netzhaut, häufig im Makulabereich.

■ Primäre Erkrankung des Komplexes retinales Pigmentepithel (RPE)-Choriokapillaris mit Leckage oder Versagen der Pumpfunktion des RPE.

■ Die Retinopathia centralis serosa tritt typischerweise bis zum 50. Lebensjahr auf. Das Verhältnis Männer:Frauen beträgt 9:1.

■ Ursächlich wird eine Imbalance der choriokapillären Rezeptoren für körpereigene Steroide diskutiert, deshalb häufig Korrelation mit Streßsituationen.

■ Chronisch rezidivierende Erkrankung mit multiplen Schüben, die u. U. nur bei Foveabeteiligung symptomatisch wird.

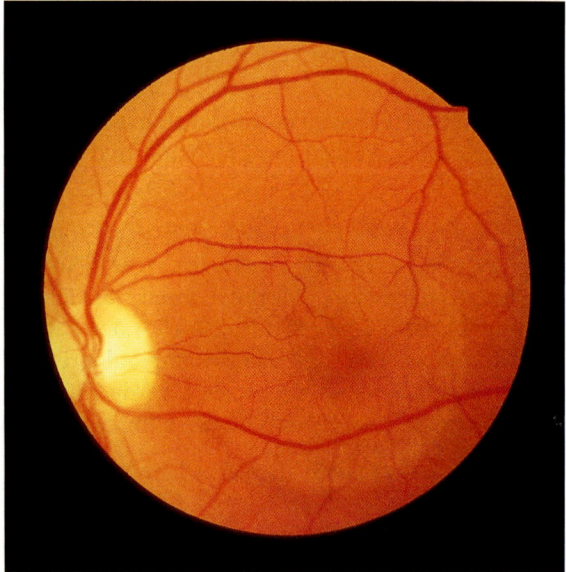

Abb. 13.15. Klinisches Bild eines Patienten mit Retinopathia centralis serosa. Es zeigt sich eine scheibenförmige Abhebung der sensorischen Netzhaut mit Hyperopisierung und Metamorphopsien

■ Symptome: Metamorphopsien, Mikropsie, positive Skotome, moderater Visusverlust.

■ Verschiedene Erscheinungsformen (Abb. 13.15; s. auch S. 939):

- In 94% der Fälle besteht eine seröse Abhebung der neurosensorischen Netzhaut mit fokaler Leckage auf Höhe des retinalen Pigmentepithels (Typ I).
- In 3% der Fälle besteht eine alleinige seröse Abhebung des retinalen Pigmentepithels (Typ II).
- In weiteren 3% der Fälle besteht eine seröse Abhebung von retinalem Pigmentepithel und neurosensorischer Netzhaut (Typ III).

■ Die Fluoreszeinangiographie zeigt ein kleines, fokales Leckageareal (Quellpunkt) in der Frühphase mit späterem Farbstoffpooling. Rauchfahnenphänomen nur in 10% der Fälle. In der ICG-Angiographie hypofluoreszente Choriokapillarisalteration.

■ Meist sind multiple, körnige RPE-Atrophieherde angiographisch nachweisbar (auch am Partnerauge). Sekundär können chorioidale Neovaskularisationen aus Narbenherden entstehen. Die RCS stellt eine wichtige Differentialdiagnose der exsudativen Makulopathie dar.

■ Sehr gute Spontanheilungsrate von 80–90% in den ersten 1–6 Monaten. Milde Defekte wie residuale Metamorphopsien oder ein schwaches Skotom verbleiben oft. Die Rückbildung kann 8–12 Monate dauern.

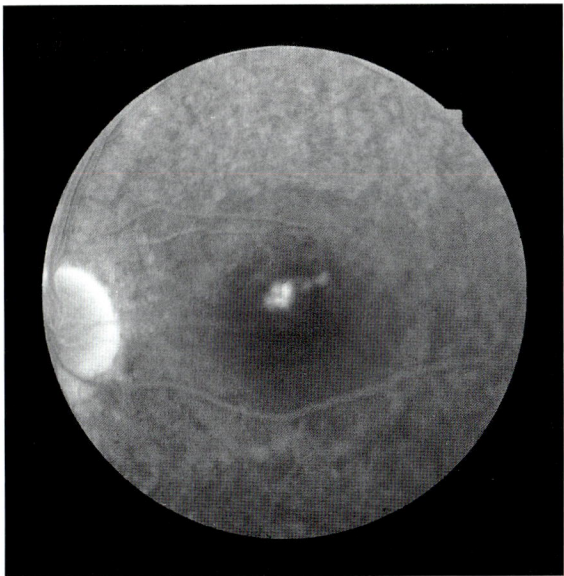

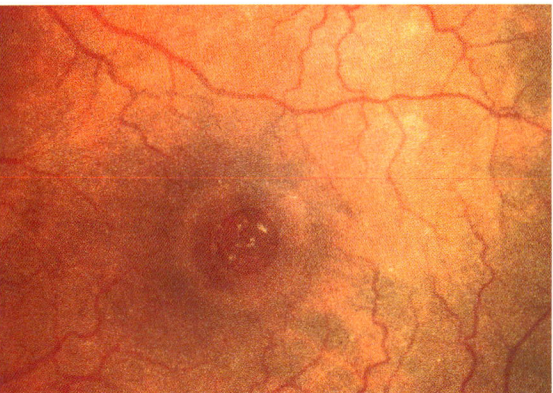

Abb. 13.17. Infrarotbild eines Makulabefundes mit Foramen Stadium IV. Der zentrale Defektbezirk zeigt den salamiartigen Aspekt des Pigmentepithels. Die Ränder des Foramens sind eleviert

Abb. 13.16. Angiographischer Befund von Abb. 13.15. Ursache der sensorischen Netzhautabhebung, die sich angiographisch nur schwach demarkiert, ist ein Quellpunkt oberhalb der Fovea

- Die Laserkoagulation extrafovealer Quellpunkte verkürzt zwar das Rückbildungsintervall, verbessert aber nicht den Endvisus und reduziert nicht die Rezidivrate. Koagulation nur sinnvoll bei Persistenz >4 Monate, bei Residualdefekten nach vorangegangenen Schüben und beginnenden zystischen Netzhautveränderungen.

- Die Gabe von Steroiden erhöht die Rezidivrate und ist daher kontraindiziert.

1.6
Idiopathisches Makulaforamen

- Partieller oder vollständiger Netzhautdefekt sub- oder juxtafoveal.

- Das idiopathische Makulaforamen muß von Pseudoforamina und Zysten der Makula unterschieden werden.

- Ursachen für sekundäre Foramina: Myopie, chronisches zystoides Makulaödem (oft bei diabetischer Makulopathie oder Venenastthrombose) oder infolge traumatischer Veränderungen.

- Typisches Alter ist das 6.–7. Lebensjahrzehnt (70% Frauen). Bilaterale Inzidenz aus retrospektiven Studien liegt bei 25–30%.

- Das idiopathische Makulaforamen soll durch tangentiale vitreomakuläre Traktion oder epiretinale Gliaproliferation mit Kontraktion verursacht werden.

- Stadien (nach Gass) (Abb. 33.18):
  - IA: umschriebene Abhebung der Netzhaut im Foveabereich (ophthalmoskopisch kleiner gelber Fleck oder Ring).
  - IB: Kontraktion und Kondensation der präfoveolären Glaskörperrinde, sog. drohendes Foramen (impending hole).
  - II: durchgreifendes Netzhautloch <400 µm, Rißbildung meist am Rand der Foveaabhebung.
  - III: Foramen >400 µm mit oder ohne Operculum.
  - IV: Foramen mit Abhebung des posterioren Glaskörpers.

- Charakteristisch sind scharf begrenzte Ränder bei rundlicher oder ovalärer Konfiguration. Zystische Veränderungen in den Lochrändern sprechen für ein sekundäres Foramen (Abb. 33.17 und S. 946).

- Die Sehschärfe ist relativ gut bis sehr gut im Stadium I. Stadium II–IV: Foramina haben oft eine Visusreduktion auf ≤0,2 und ein positives Watzke-Zeichen (absolutes Skotom im Foramenbereich: unterbrochene Linie bei Projektion des länglichen Spaltlampenlichtes).

- Therapie: 50% der Foramina im Stadium I zeigen eine spontane Resolution. Multizentrische Studien konnten keinen signifikanten Gewinn durch operative Maßnahmen im Stadium I zeigen. Bei Stadium II–III Verkleinerung des zentralen Funktionsdefektes durch Chirurgie, aber häufig kein Visusanstieg. Operative Maßnahmen bestehen in der Vitrektomie mit Peeling epiretinaler Membranen und/oder der Membrana limitans interna oder, als „No-touch-

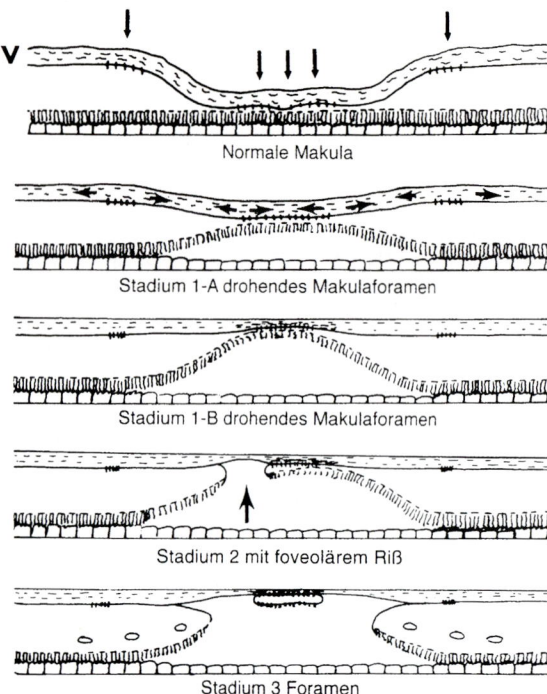

Abb. 13.18. Diagramm mit vermuteter Anatomie der stadienhaften Entwicklung des Makulalochs. *Normale Makula* mit der auf der inneren Operfläche der Netzhaut liegenden Glaskörperrinde (*V*). Orte starker vitreoretinaler Anheftung sind durch *Pfeile* markiert. *Stadium 1A des drohenden Makulalochs* wird durch eine tangentiale Kontraktion und Verdichtung der Glaskörperrinde, die ihrerseits eine Anhebung der foveolären Netzhaut bewirkt, verursacht. Die *Pfeile* kennzeichnen die Zugkräfte zwischen den Orten verstärkter vitreoretinaler Adhäsion. Beim *Stadium 1B des drohenden Makulaforamens* ist die foveoläre Netzhaut auf das Niveau der umgebenden Netzhaut angehoben. *Stadium 2* mit einem Riß in der Peripherie der foveolären Netzhaut (*Pfeil*). *Stadium 3* eines Makulalochs mit einem Operkulum. (Aus Gass 1995)

Technik", in der Gabe von Adjuvantien, wie z.B. autologen Thrombozyten, zur Induktion einer gliösen Vernarbung mit Lochverschluß.

1.7
Macular pucker

■ Epiretinale Membranbildung am hinteren Pol (s. auch S. 945).

■ Typisches Auftreten jenseits des 50. Lebensjahres; es besteht keine Geschlechtsprädilektion.

■ Unterschieden werden idiopathische von sekundären „macular puckern". Letztere finden sich bei retinalen Gefäßveränderungen (z.B. Venenastthrombosen), bestehenden peripheren Netzhautdefekten, nach intraokularen Eingriffen (auch Kryoretinopexien, Laserkoagulation) und bei entzündlichen Erkrankungen (Uveitis).

■ Fast immer findet sich eine komplette Abhebung des hinteren Glaskörpers oder eine partielle Separation. Gliazellen und/oder retinales Pigmentepithel proliferiert entlang der residualen hinteren Grenzmembran.

■ Ausprägung unterschiedlich, von Zellophanmakulopathie bis zu eleviertem traktiven „macular pucker" mit Netzhautverziehung.

■ Symptomatik: milde bis fortgeschrittene Visusreduktion; Metamorphopsien. 75% der Patienten behalten eine Sehschärfe >0,5. Eine Traktion an perimakulären retinalen Gefäßen führt zu intraretinalen Leckagen mit zystoidem Makulaödem (Fluoreszeinangiographie).

■ Die chirurgische Entfernung der Membran (membrane peeling) im Rahmen einer Vitrektomie kann zu einer Besserung der Sehschärfe führen. Im Vordergrund der Indikation steht die Beseitigung der Metamorphopsien durch Entspannung der retinalen Traktion und die Resolution des Ödems.

1.8
Zystoides Makulaödem

■ Intraretinales Ödem infolge einer abnormen Permeabilität der perifovealen retinalen Kapillaren mit zystischer Ausweitung der Extrazellularräume, zunächst in der äußeren plexiformen (Henle-)Schicht und dann in der inneren Körnerschicht.

■ Ursachen:

- Diabetische Retinopathie.
- Venenverschlüsse.
- Parafoveale Teleangiektasien.
- Uveitis.
- Postoperativ nach Kataraktoperation (Irvine-Gass-Syndrom), vitreoretinaler Chirurgie, Kryo- oder Laserkoagulation.
- Chronische chorioidale Exsudationen (z.B. chorioidale Neovaskularisation; CNV).
- Generalisierte Netzhauterkrankungen (z.B. juvenile Retinoschisis, Goldmann-Favre-Syndrom, Retinopathia pigmentosa).

■ Irvine-Gass-Syndrom: zystoides Makulaödem nach Kataraktoperation; Risiko am höchsten nach intrakapsulärem Vorgehen (60%) oder bei Kapselruptur. Tritt meist 4–10 Wochen postoperativ auf. In 95% der Fälle komplette spontane Remission innerhalb von 6 Monaten. In leichten Fällen subklinischer Verlauf, lediglich angiographische Manifestation.

Massive Leckagen führen zu schwerem Visusverlust bis 0,1 und irreversiblem Funktionsdefizit.

■ Fluoreszeinangiographie: Leckage aus perifoveolären Kapillaren in wabenartiger oder sternähnlicher Form (Spätaufnahmen erforderlich) (s. auch S. 944).

■ Komplikation: Entwicklung eines Makuloforamens.

■ Therapie: Hohe Spontanheilungsrate, medikamentös werden lokal Steroide, Prostaglandininhibitoren oder Karboanhydrasehemmer gegeben. Nach Absetzen der Steroidtherapie häufig Rebound-Phänomen. Die Therapie richtet sich nach der Ursache (antiinflammatorisch, operative Revision bei Glaskörperprolaps, Laserkoagulation bei diabetischer Makulopathie oder Venenastthrombose, Acetazolamid bei Teleangiektasien). Eine prophylaktische präoperative topische Gabe von Indometacin vor einer Kataraktoperation reduziert das Risiko eines zystoiden Makulaödems.

2
Gefäßerkrankungen

2.1
Diabetische Retinopathie

■ Ursache: Mikroangiopathie mit Perizytenschwund, erhöhter Permeabilität der Basalmembran und Endothelzelldekompensation, vermutlich vermittelt von Proliferationsfaktoren, wie „vascular endothelial growth factor" (VEGF) und anderen. Folgen sind Gefäßwandschäden mit Dilatation (Mikroaneurysmata), Blutaustritte in das Netzhautgewebe und Kapillarverschlüsse (avaskuläre Zonen). Zusätzlich finden sich Veränderungen der Blutfließeigenschaften.

■ Die Entwicklung und das Fortschreiten der diabetischen Retinopathie wird maßgeblich durch die Einstellung des Blutzuckerspiegels bestimmt. Ein niedriger Blutzuckerspiegel reduziert die Inzidenz und Progression der diabetischen Retinopathie signifikant. Die Blutzuckereinstellung selbst kann paradoxerweise zu einer deutlichen Verschlechterung der Retinopathie führen.

■ Epidemiologie: Die diabetische Retinopathie (DRP) ist die Hauptursache für Erblindungen im Sinne des Gesetzes in den Industriestaaten im Alter von 20–74 Jahren. Ursache für einen schweren Visusverlust ist meist die diabetische Makulopathie. 99 % der Patienten mit insulinabhängigem Diabetes mellitus und 60 % mit nichtinsulinabhängigem Diabetes entwickeln nach 20 Jahren eine Retinopathie.

■ Systemische Risikofaktoren:

- Schlechte Blutzuckereinstellung (HbA_{1c}-Wert).
- Pubertät.
- Schwangerschaft.
- Hypertonus.
- Diabetische Nephropathie mit Proteinurie und Hyperlipidämie.

■ Klassifikation: Nach dem Stadium der DRP erfolgt die Einteilung in nicht-proliferative diabetische Retinopathie (NPDRP) und proliferative diabetische Retinopathie (PDRP). Diese Erkrankung der peripheren Netzhaut wird unterschieden von der diabetischen Makulopathie (DMP).

2.1.1
Nichtproliferative diabetische Retinopathie (NPDRP)

■ Manifestation: Alle Veränderungen liegen intraretinal. Klinische Charakteristika:

- Mikroaneurysmata.
- Intraretinale Blutungen.
- Netzhautödem.
- Lipidexsudate (harte Exsudate).
- Venöse Kaliberschwankungen („venous beading").
- Intraretinale mikrovaskuläre Anomalien (IRMA).
- Cotton-wool-Herde (sog. weiche Exsudate).
- Gefäßverschlüsse.

■ Als Hochrisikofaktoren für die Entwicklung von Proliferationen gelten nach der 4-2-1-Regel:

- Intraretinale Hämorrhagien und/oder Mikroaneurysmata in 4 Quadranten.
- Venöse Kaliberschwankungen in 2 Quadranten.
- IRMA in 1 Netzhautquadranten.

■ Nach der ETDRS-Studie (Early Treatment Diabetic Retinopathy Study) schreiten 15 % der Hochrisiko-NPDRP-Patienten innerhalb eines Jahres zur PDRP fort. Die schwere NPDRP ist definiert durch Präsenz von 2 der genannten Kriterien der 4-2-1-Regel, sie hat ein 45%iges Risiko der Progredienz zur PDRP.

■ Cotton-wool-Herde repräsentieren umschriebene Nervenfaserschichtinfarkte. Sie haben keine prognostische Bedeutung hinsichtlich der Ausbildung von Neovaskularisationen, sprechen aber oft für das simultane Vorliegen einer hypertensiven Retinopathie. Wichtig für die Verlaufsbeobachtung ist, daß Cotton-wool-Herde nicht persistieren, sondern eine

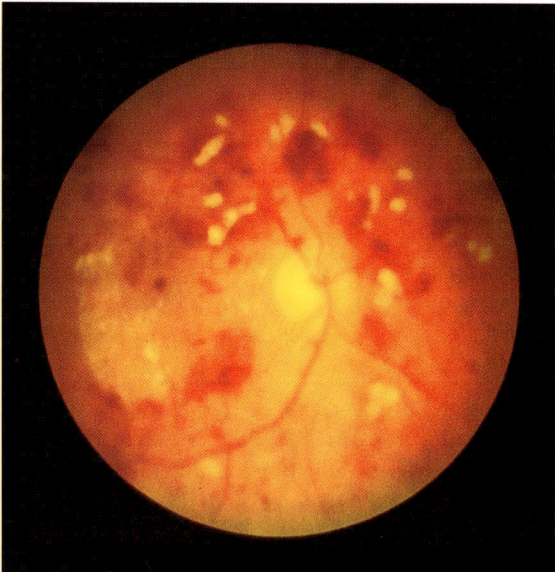

Abb. 13.19. Diabetischer Fundus mit Hochrisikoveränderungen in Form von venösen Dilatationen und Kaliberschwankungen, IRMA sowie grobfleckigen intraretinalen Blutungen in allen 4 Quadranten. Zusätzlich finden sich zahlreiche Cotton-wool-Herde am hinteren Pol

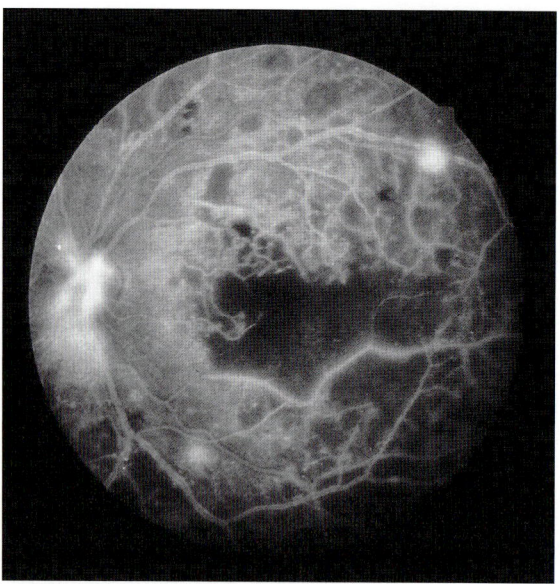

Abb. 13.21. Fluoreszeinangiographie. Typische vasoobliterative Veränderungen bei diabetischer Retinopathie. Neben Kapillarverschlüssen sind bereits ausgedehnte avaskuläre Zonen, die bis in die Makula reichen, vorhanden. Auf der Papille sowie an den Gefäßbögen stellen sich exsudierende Neovaskularisationen dar (s. auch S. 928 ff.)

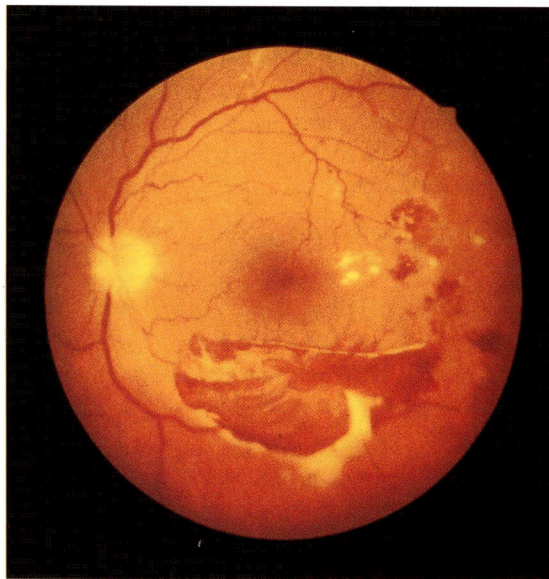

Abb. 13.20. Proliferative diabetische Retinopathie und Makulopathie. Temporal der Makula finden sich harte Exsudate, Aneurysmata und intraretinale Blutungen. Eine subhyaloidale Blutung ist teilweise bereits resorbiert. Am unteren Gefäßbogen entstehen fibrovaskuläre Proliferationen

Rückbildung möglich ist. Gleiches gilt für sichtbare Mikroaneurysmata, die obliterieren können.

2.1.2
Proliferative diabetische Retinopathie (PDRP)

- ■ Manifestation:
- • Gefäßproliferationen, die über die retinale Begrenzung der Membrana limitans interna (ILM) hinausgehen und zunehmend eine fibröse Komponente gewinnen. Solche fibrovaskulären Gefäßneubildungen erscheinen entweder auf der Papille (neovascularization of the disc, NVD) oder im weiteren gesamten Netzhautbereich (neovascularization elsewhere, NVE).
- • Neovaskularisationen, besonders auf der Papille, führen zu rezidivierenden Glaskörperblutungen, die durch Wundheilungsmechanismen im Glaskörperraum und die zusätzliche Ausschüttung von Angiogenesefaktoren zu weiteren epiretinalen fibrovaskulären Proliferationen führen.
- ■ Komplikationen: Die „Kontraktion" infolge des fibrösen Umbaus der epiretinalen Membranen endet in der traktiv bedingten Netzhautablösung. Die Diffusion angiogenetischer Faktoren in die vorderen Augenabschnitte kann dort zu Neovaskularisationen (Rubeosis iridis) und zum Neovaskularisationsglaukom führen.

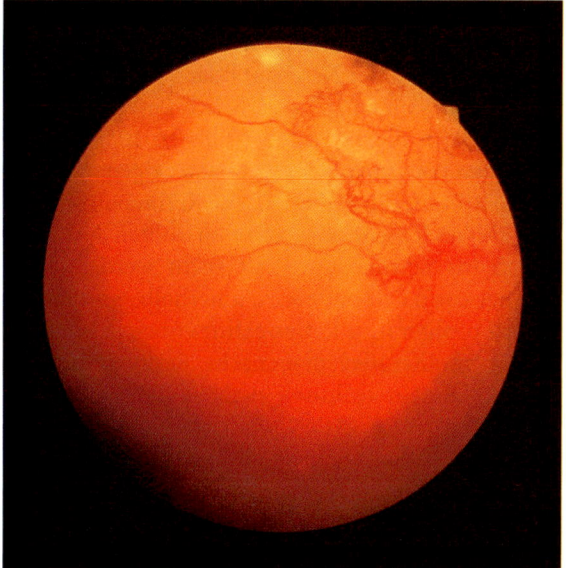

Abb. 13.22. Mittelperipherer Fundusausschnitt eines Diabetikers mit proliferativer diabetischer Retinopathie. Netzartige intra- und epiretinale Gefäßneubildungen treten am Rand großer avaskulärer Zonen, die bereits klinisch erkennbar sind, auf

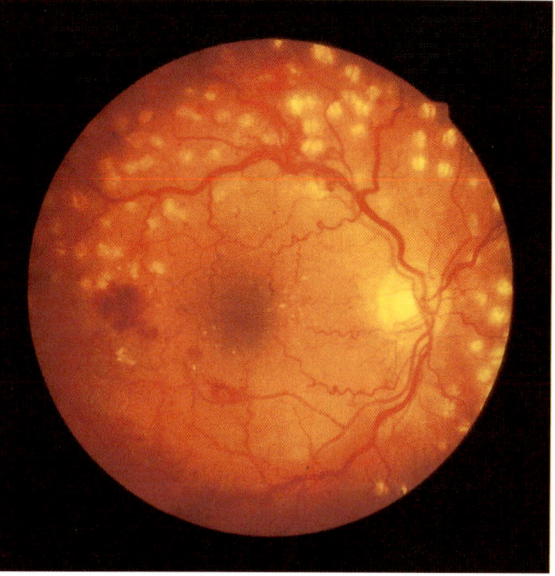

Abb. 13.23. Fundusübersicht von Abb. 13.22: Das Muster der retinalen Laserkoagulation ist dargestellt. Im gelaserten oberen Bereich sind die Neovaskularisationen an den Gefäßbögen bereits zurückgegangen. Im noch nicht gelaserten unteren Gefäßbogenbereich noch deutliche Neovaskularisationen, die behandlungsbedürftig sind

2.1.3
Diabetische Makulopathie (DMP)

■ Manifestation: Netzhautverdickung durch ischämische Schwellung oder intraretinale Flüssigkeitsansammlung, Lipidexsudate im Bereich der Nervenfaserschicht (Circinata-Figur mit radiärer Anordnung der Exsudate im Faserverlauf).

■ Man unterscheidet die ischämische von der exsudativen DMP, meistens liegen allerdings Mischformen beider Typen vor (Abb. 13.24). Häufig ist ein zystoides Makulaödem, das meist für eine ischämische Genese spricht.

■ Die ETDRS (1995) definiert den Begriff des klinisch signifikanten Makulaödems (CSME). Ein CSME liegt vor, wenn folgende Kriterien erfüllt sind:

● Netzhautödem in einem Abstand von weniger als 500 μm von der foveolären avaskulären Zone (FAZ).
● Harte Exsudate in weniger als 500 μm Entfernung von der FAZ.
● Verdickung der Netzhaut über mehr als eine Papillenfläche innerhalb eines Umkreises von weniger als einem Papillendurchmesser von der FAZ (Abb. 13.25).

■ Unterformen: Eine weitere Einteilung unterscheidet die fokale DMP von der diffusen DMP.

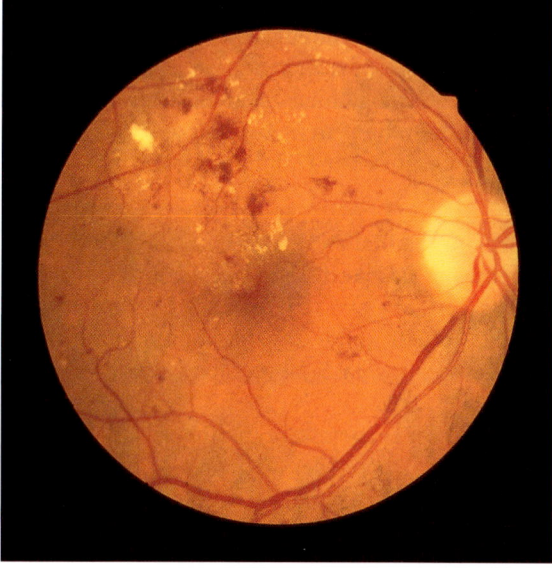

Abb. 13.24. Diabetische Makulopathie. Temporal und oberhalb der Fovea zeigt sich ein deutliches Netzhautödem; intraretinale Blutungen und Exsudate betreffen auch die Fovea im Sinne eines klinisch signifikanten Makulaödems

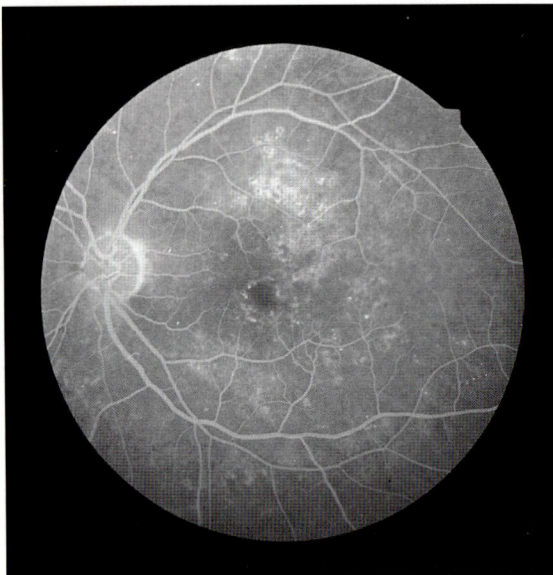

Abb. 13.25. Angiographischer Befund bei fokaler diabetischer Makulopathie. Im oberen Makulabereich stellt sich ein Aneurysmatabeet mit deutlicher Leckage dar, verantwortlich für ein CSME

2.1.4
Ophthalmologische Untersuchungsempfehlungen

■ Ziel der ophthalmologischen Screening-Untersuchungen ist es, die behandlungsbedürftigen diabetischen Retinopathien zu identifizieren. Die Untersuchung sollte durch Augenärzte erfolgen. Die American Academy of Ophthalmology gibt folgende Leitlinien:

- Beginn der Diabeteserkrankung vor dem 30. Lebensjahr: Da eine behandlungsbedürftige Retinopathie meist erst 6–7 Jahre nach Erkrankungsbeginn auftritt, sollte die erste ophthalmologische Untersuchung ca. 5 Jahre nach Diagnosestellung erfolgen.
- Beginn der Diabeteserkrankung nach dem 30. Lebensjahr: Da 3% der Patienten zum Zeitpunkt der Diagnosestellung ein klinisch signifikantes Makulaödem oder „High-risk-Charakteristika" aufweisen, sollte die augenärztliche Erstuntersuchung zum Zeitpunkt der Diagnosestellung durchgeführt werden.
- Diabetes und Schwangerschaft: Da sich eine diabetische Retinopathie während einer Schwangerschaft dramatisch verschlechtern kann, sollten alle Schwangeren im 1. Trimenon untersucht werden. Die zeitliche Festlegung der Nachuntersuchungsintervalle richtet sich dann nach dem Befund.

- Normaler Netzhautbefund oder minimale, nichtproliferative diabetische Retinopathie: Patienten mit unauffälliger Netzhaut oder vereinzelten Mikroaneurysmata sollten jährlich untersucht werden, da in diesem Intervall bis zu 10% der Patienten eine geringe Progression zeigen.
- Nichtproliferative diabetische Retinopathie ohne Makulaödem: Diese Patienten sollten halbjährlich bis jährlich nachuntersucht werden. Etwa einer von 6 Patienten wird innerhalb von 4 Jahren eine proliferative Retinopathie entwickeln.
- Nichtproliferative diabetische Retinopathie mit Makulaödem (klinisch nicht signifikant): Eine Nachuntersuchung sollte alle 4–6 Monate erfolgen. Hierbei ist eine Fundusfotografie sinnvoll zum Nachweis von Veränderungen.
- Nicht proliferative diabetische Retinopathie mit Makulaödem (klinisch signifikant): Eine zentrale Laserkoagulation sollte durchgeführt werden, um das Risiko eines Visusverlustes gering zu halten.
- Schwere, nichtproliferative diabetische Retinopathie (s. 4-2-1-Regel): Es besteht ein hohes Risiko, eine proliferative Retinopathie zu entwickeln. Eine Lasertherapie ist sinnvoll.
- Proliferative diabetische Retinopathie: Zwingende Indikation zur panretinalen Laserkoagulation. Die Nachuntersuchung sollte 3–4 Monate nach Abschluß der Laserkoagulation erfolgen. Liegt zusätzlich ein klinisch signifikantes Makulaödem vor, so sollte die fokale Lasertherapie der panretinalen Laserkoagulation, wenn vertretbar, zeitlich vorgezogen werden. In weiter fortgeschrittenen Stadien kann eine Ergänzung der Laserkoagulation durch Kryokoagulation sinnvoll sein. Bei ausgeprägten fibrovaskulären Proliferationen und Glaskörperblutung ist bei drohender Abhebung der Makula eine Frühvitrektomie oft sinnvoller.

■ Fluoreszeinangiographie: Die Diagnose der nichtproliferativen Hochrisikovariante und der proliferativen Retinopathie ist in der Regel klinisch zu stellen. NVD und NVE sind biomikroskopisch an der Spaltlampe mit entsprechender Vergrößerung identifizierbar. Eine Angiographie ist sinnvoll bei ausgedehnten Ischämiezeichen ohne klinisch nachweisbare Neovaskularisationen und zur Differentialdiagnose zwischen IRMA und beginnenden NVE. Bei Vorliegen von Neovaskularisationen auf der Iris und Blut im Glaskörperraum ist eine Laserkoagulation ohne vorausgehende Angiographie indiziert. Angiographisch identifizierte avaskuläre Areale sind per se nicht behandlungsbedürftig, sollten aber zu einer engmaschigeren ophthalmoskopischen Kontrolle führen.

2.1.5
Behandlungsprinzipien

■ Die Behandlung der DRP besteht in einer panretinalen Laserkoagulation, solange keine traktionsbedingte Netzhautablösung vorliegt. Bei einer Glaskörperblutung ohne spontane Resorptionstendenz über 6 Wochen oder Vorliegen fibrovaskulärer Traktionen mit Ablatio retinae ist eine Vitrektomie mit/ohne „membrane peeling" indiziert.

■ Bei der diabetischen Makulopathie (DMP) besteht die primäre Therapie in einer fokalen Laserkoagulation bei Überwiegen der exsudativen Komponente. Bei ischämischer DMP ist eine Laserkoagulation nicht sinnvoll. Indikationen:

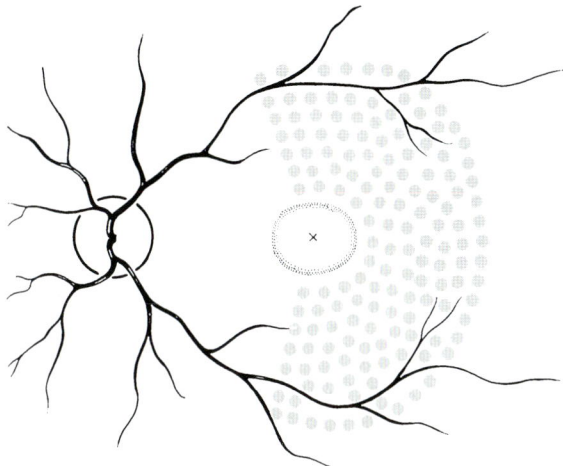

Abb. 13.26. Zentrale hufeisenförmige Koagulation bei diffuser exsudativer diabetischer Makulopathie. Herddurchmesser 50–100 µm, Expositionszeit 0,1–0,2 s. (Aus Mackensen u. Neubauer 1989)

- Laserbehandlung bei fokaler exsudativer DMP: Bei Fehlen der Kriterien für ein CSME lediglich Beobachtung in 3monatigen Intervallen. Fokale Laserkoagulation, wenn das Ödem zunimmt und die Leckagequelle außerhalb der FAZ liegt. Vor einer fokalen Laserkoagulation sollte eine Fluoreszeinangiographie durchgeführt werden, um eine ischämische Form auszuschließen. Die Laserherde werden in angiographisch erkennbare Leckageareale gesetzt.
- Bei ischämischem Ödem ist eine Laserbehandlung kontraindiziert.
- Bei diffusem Ödem ist eine Plazierung der Laserherde im modifizierten „Grid-Muster" zu empfehlen (Abb. 13.26): mehrzeilige Laserkoagulation oberhalb und unterhalb der Fovea mit Freilassen der nasalen und temporalen Nachbarbezirke der FAZ. Als „Ultima-ratio-Therapie" kann bei ausgeprägtem und trotz Laserkoagulation persistierendem Makulaödem eine Vitrektomie mit oder ohne Entfernung der Membrana limitans interna zur Reduktion des CSME durchgeführt werden.
- Parameter: Die erzielten Lasereffekte sollten klinisch gerade erkennbar sein, d. h. möglichst schwach sein. Die Herdgröße liegt bei 50–100 µm, die Expositionszeit bei 0,1-0,2 s. Die Laserenergie ist abhängig vom vorliegenden Netzhautödem. In der Regel sind 2–4 Laserbehandlungen bei DMP erforderlich.
- Prognose: Die ETDRS-Studie zeigte eine 50%ige Reduktion eines Visusverlustes durch DMP bei Durchführung einer Laserkoagulation.

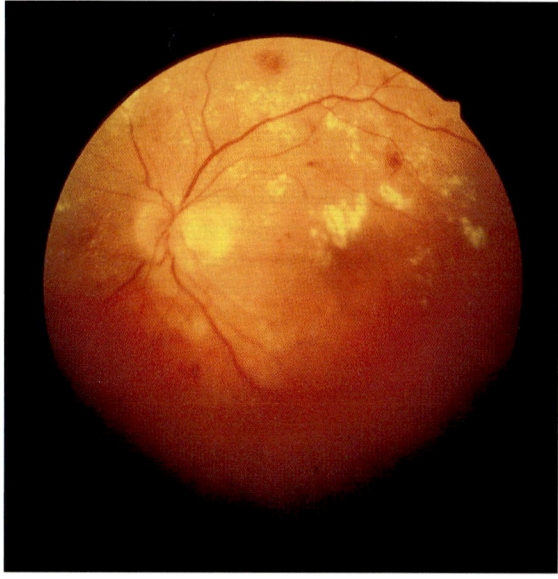

Abb. 13.27. Deutliche exsudative diabetische Makulopathie zwischen Fovea und oberem Gefäßbogen mit Visusabfall und Ausdehnung bis in die Fovea als Indikation für eine fokale Lasertherapie

- Kontrollen nach der Laserkoagulation sollen jeweils in 3monatigen Abständen stattfinden. Eine Angiographie ist dann nicht erforderlich, wenn eine ischämische Makulopathie präoperativ ausgeschlossen wurde und eine ausführliche stereoskopische Fundusbeurteilung durchgeführt werden kann.

■ Laserbehandlungen bei NPDRP: Bei schwerer NPDRP und Vorliegen der Hochrisikofaktoren sollte

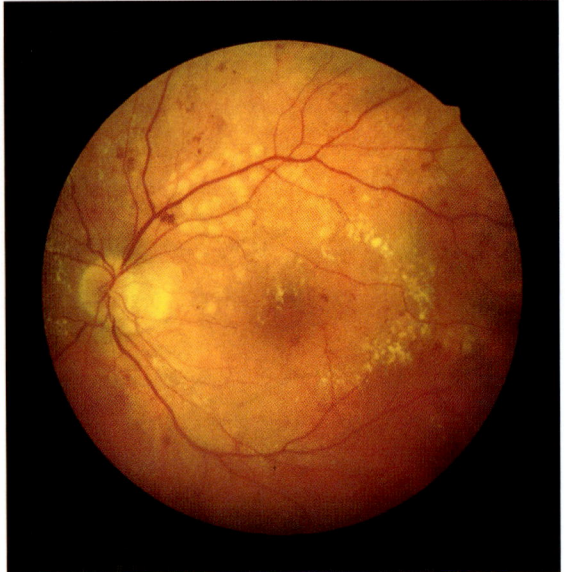

Abb. 13.28. 6 Monate nach einer 2maligen fokalen Laserkoagulation sind im gelaserten Areal im oberen Makulabereich die Exsudate fast komplett resorbiert. Temporal des Makulazentrums sind als Ausdruck des chronisch progredienten Verlaufs neue Exsudate aufgetreten

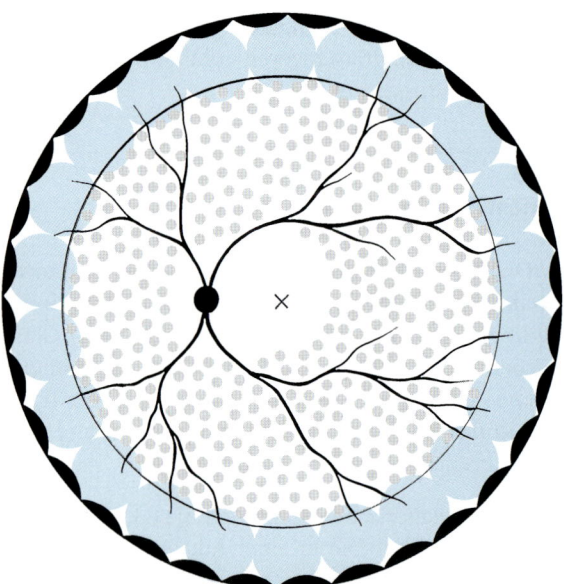

Abb. 13.29. Disseminierte panretinale Laserkoagulation bei proliferativer diabetischer Retinopathie. 360° Kryokoagulation peripher des Äquators (*blau*). (Mod. nach Mackensen u. Neubauer 1989)

eine panretinale Koagulation erwogen werden. Entscheidung abhängig von Compliance des Patienten mit Zuverlässigkeit der Wiedervorstellung, Multimorbidität usw. Es sollte zunächst eine Mild-scatter-Koagulation (s. unten) durchgeführt werden.

■ Lasertherapie bei PDRP: Die Kriterien für eine Laserkoagulation sind erfüllt bei:

- NVD > $1/4$ bis $1/3$ des Papillendurchmessers.
- Glaskörper- oder präretinalen Blutungen mit weniger ausgeprägten NVD oder mit NVE von einem halben Papillendurchmesser oder größer.
- Neovaskularisationen im Kammerwinkel auch ohne PDRP.
- Irisneovaskularisationen mit oder ohne Glaskörperblutung.
- Technik: Standardtherapie der proliferativen diabetischen Retinopathie ist die disseminierte panretinale Laserkoagulation der mittleren und äußeren Fundusperipherie. Vorgehen bei der panretinalen Koagulation:
  ▼ Die fokale Koagulation einer gleichzeitig bestehenden exsudativen Makulopathie erfolgt wegen der Gefahr der Ödemzunahme immer vor der peripheren Laserbehandlung.
  ▼ Abhängig vom Schweregrad wird eine Mild-scatter-Koagulation (<1200 Herde) oder eine Full-scatter-Koagulation (>1200 Herde) durchgeführt.
  ▼ Herdgröße 200–500 μm, eine bzw. eine halbe Herdgröße Abstand zwischen den einzelnen Expositionen (Abb. 13.29).
  ▼ Die Weißfärbung sollte nicht zu intensiv sein, eine milde Graufärbung ist ausreichend.
  ▼ Nicht näher als einen Papillendurchmesser (PD) Abstand zur nasalen Papille, 3–4 PD Abstand zur Fovea.
  ▼ NVD und NVE niemals direkt koagulieren und fibrovaskuläre Traktionen immer aussparen.
  ▼ Bei reduziertem Einblick durch Katarakt oder Glaskörperblutung im Stadium der PDRP und fehlendem Effekt der Laserherde kann alternativ eine Kryokoagulation der peripheren Netzhaut durchgeführt werden (s. Abb. 13.29).
  ▼ Argonlaserkoagulation wird empfohlen; auch Diodenlaser sind verwendbar, es kann allerdings zu ungewollten Aderhautblutungen („Pop-Effekte") durch unregelmäßige Pigmentierung der Chorioidea kommen. Periphere Koagulationen mit höheren Wellenlängen sind oft sehr schmerzhaft.
- Komplikationen der Laserkoagulation:
  ▼ Kontraktion der fibrösen Proliferation mit zunehmender Traktion.
  ▼ Zunahme oder Neuauftreten eines Makulaödems mit Visusreduktion von 1–2 Zeilen.
  ▼ Aderhautschwellung.

▼ Reduktion des Dämmerungssehens.
▼ Gesteigerte Blendungsempfindlichkeit.
▼ Verlust oder Einschränkung des peripheren Gesichtsfeldes.

■ Bei nicht aufklarender Glaskörperblutung oder die Makula bedrohender Traktionsabhebung der Netzhaut wird eine Vitrektomie (mit Endolaserkoagulation) empfohlen (bei ausreichendem Funduseinblick evtl. vorher Kryokoagulation zur Reduktion der vasoproliferativen Aktivität).

■ Die Diabetic Retinopathy Vitrectomy Study (DRVS) zeigte einen signifikanten Erfolg bei Typ-I-Diabetikern, wenn die Vitrektomie früh, d.h. 1–6 Monate nach Eintritt der Glaskörperblutung erfolgte. Bei Typ-II-Diabetikern mit nicht insulinabhängigem Diabetes war eine frühe Vitrektomie nicht erfolgversprechend. Die operative Intervention mit Induktion einer hinteren Glaskörperabhebung kann aber bei schwerer PDRP sinnvoll sein.

2.2
Retinale Arterienverschlüsse

Okklusion der afferenten Gefäßversorgung der Netzhaut an einer oder mehreren Stellen zwischen Karotisarterie und intraretinalen Arteriolen mit der Folge eines akuten Funktionsverlustes von totaler Erblindung bis zum asymptomatischen Gesichtsfelddefekt.

2.2.1
Zentralarterienverschluß

■ Ursache: Meist arteriosklerotisch induzierter Gefäßverschluß auf Höhe der Lamina cribrosa. Nur selten arterielle Embolisierung, bei streuenden arteriosklerotischen Plaques, oft aus Herzklappenmaterial, Aortensklerose oder Plaques in der Karotisarterie. Ophthalmoskopisch finden sich Embolien bei 20% der von einer Zentralarterienokklusion betroffenen Augen. Gelbe Cholesterinemboli (Hollenhorst-Plaques) finden sich typischerweise im Bereich der Aufzweigungen der retinalen Arteriolen.

■ Symptomatik: akuter, schmerzloser, massiver Visusverlust. Die Netzhaut erscheint weißlich und verdickt, besonders am hinteren Pol, da dort Nervenfasern und Ganglienzellschichten besonders dick sind. Die Fovea imponiert im Vergleich dazu kräftig rot (kirschroter Fleck, kein ödemfähiges Gewebe).

■ Zwei Drittel aller Augen zeigen einen Visusabfall unter 0,05. Obwohl die Netzhauttransparenz nach 3–4 Wochen wieder normalisiert ist und die Perfusion wieder intakt sein kann, tritt oft keine Erholung des Sehvermögens ein.

■ In 15–30% der Fälle findet sich eine zilioretinale Arterie, die den Makulabereich versorgt. Dies ist der Grund für eine gute funktionelle Prognose mit einem Visus >0,5 bei etwa 18% der betroffenen Patienten (Abb. 13.30).

■ Grunderkrankungen: Betroffen sind meist ältere Patienten mit fortgeschrittener Arteriosklerose. Weitere Ursachen sind systemischer arterieller Hypertonus, embolische Herzerkrankungen, obstruktive Erkrankungen der Karotiden, diabetische Angiopathie, Bestrahlungsretinopathie sowie Vaskuliden und Kollagenosen. Bei 1–2% der Zentralarterienverschlüsse findet sich eine Riesenzellarteriitis (Morbus Horton) als systemische Ursache.

■ Diagnostische Maßnahmen: Immer Blutkörperchensenkungsgeschwindigkeit (BSG) bestimmen zum Ausschluß eines Morbus Horton. Blutdruckmessung, Differentialblutbild. Später internistische Abklärung mit Karotisdoppler und Echokardiogramm. Typisches klinisches Bild, weshalb im akuten Stadium die Durchführung einer Angiographie nicht unbedingt erforderlich ist (s. auch S. 925).

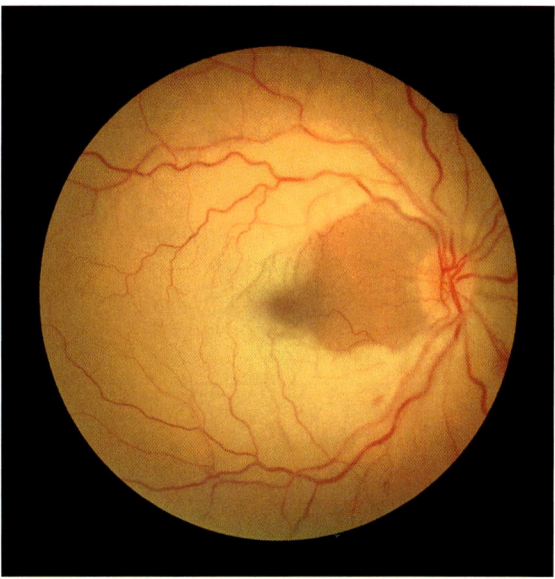

Abb. 13.30. Zentralarterienverschluß mit weißlichem opaken Aspekt der gesamten Netzhaut, bis auf ein Areal zwischen Papille und Makula, das aufgrund eines zilioretinalen Gefäßes eine intakte Perfusion besitzt

- Therapieversuche: Beeinflussungen des Augeninnendruckes durch Bulbusmassage, Vorderkammerparazentese und systemische Gabe von Karboanhydrasehemmern sowie Hyperoxygenierung durch Einatmen einer Mischung von 35%igem O_2 und 5%igem CO_2 werden empfohlen, haben aber keinen nachweisbaren positiven Effekt. In seltenen Fällen kann ein zentraler Embolus durch Druckmanipulation nach peripher verlagert werden (Bulbusmassage). Die Lysetherapie durch lokale Katheterisierung der A. ophthalmica ist möglich. Eine Erholung des Funktionsverlustes tritt dennoch auch bei gelungener Lyse nicht reproduzierbar ein.

- Nach experimentellen Ergebnissen ist bereits 10 min nach Eintritt eines kompletten Zentralarterienverschlusses von einem irreversiblen Schaden der sensorischen Netzhaut auszugehen.

- Genaue Anamnese, einschließlich Frage nach vorübergehenden ischämischen Attacken (TIA) mit Amaurosis-fugax-Symptomatik erforderlich. Auch die Prognose quoad vitam bei Patienten mit Zentralarterienverschluß ist reduziert. Die Todesursache ist meist eine bestehende kardiovaskuläre Allgemeinerkrankung. Weitergehende Maßnahmen:

  - Stabilisierung der Herz-Kreislauf-Situation (speziell arterielle Hypertonie).
  - Gerinnungsuntersuchung.

- Komplikationen/Behandlung:

  - Ausgedehnte ischämische Retinopathie mit starkem angiogenen Stimulus.
  - 20% der betroffenen Augen entwickeln 1–12 Wochen nach dem Ereignis eine Rubeosis iridis. Daher sind engmaschige Kontrollen mit Augeninnendruckmessung erforderlich.
  - Innerhalb der ersten 3 Monate sollte eine Laserkoagulation mit panretinaler dichter Netzhautkoagulation bei Auftreten von Irisneovaskularisationen durchgeführt werden. Bei $2/3$ der behandelten Augen ist eine Regression erzielbar.

2.2.2
Arterienastverschluß (AAV)

- Ursachen: wie bei Zentralarterienverschlüssen, jedoch mit einer höheren Rate an Embolien (>60%).

- Symptomatik: akuter Gesichtsfelddefekt mit variabler Beteiligung der zentralen Sehschärfe je nach Lokalisation des Verschlusses. Lokalisierte arterielle Verschlüsse außerhalb der Gefäßarkaden können asymptomatisch bleiben. Das betroffene Versorgungsareal zeigt eine Weißfärbung.

- Man unterscheidet 3 Typen von Embolien: Cholesterinemboli aus den Karotisarterien, Mischemboli aus Thrombozyten und Fibrin bei Arteriosklerose der großen Gefäße, kalzifizierte Emboli aus vorgeschädigten Herzklappen.

- Weitere extraokuläre Ursachen: septische Embolien bei infektiöser Endokarditis, Kalkembolien bei Drogenabhängigen, ausgedehnte Traumen mit Fettembolien.

- Diagnostische Maßnahmen: wie bei Zentralarterienverschlüssen, wobei Vaskulitiden eher selten sind. Die Angiographie gibt oft keine weiteren Aufschlüsse, die Netzhaut erreicht nach einigen Wochen wieder einen unauffälligen klinischen Aspekt. Auch die Perfusion ist meistens wieder intakt, Funktionsverluste erholen sich selten.

2.2.3
Verschlüsse von präkapillären retinalen Arteriolen

- Lokalisierte Verschlüsse kleinerer arterieller Äste.

- Symptomatik: oft unbemerkte lokalisierte Gesichtsfeldausfälle.

- Klinisch finden sich Cotton-wool-spots als Zeichen eines lokalen Infarktes oder einer Inhibition des axoplasmatischen Transportes in der Nervenfaserschicht. Die Cotton-wool-Herde verschwinden nach 6–8 Wochen wieder.

- Ursachen: meist diabetische Retinopathie oder systemischer arterieller Hypertonus sowie Vaskulitiden, Kollagenosen, Bestrahlungsretinopathie, Leukämie, AIDS oder als Nebenwirkung bei Interferontherapie.

- Im Vordergrund steht die Diagnose der systemischen Grunderkrankung sowie deren Behandlung.

2.2.4
Okuläres Ischämiesyndrom

- Ursache: schwere Obstruktion der Karotisarterie, selten Obstruktion der Arteria ophthalmica.

- Meist bei systemischer und chronischer Arteriosklerose bei älteren Patienten. Der Verschluß des zuführenden Gefäßes muß mehr als 90% betragen, um eine okuläre Symptomatik zu verursachen. In 20% der Fälle sind beide Augen betroffen.

- Symptomatik: progredienter Visusverlust über Wochen bis Monate, teilweise mit Schmerzsymptomatik periorbital.
- Irisneovaskularisationen bei $^2/_3$ der Patienten, jedoch nicht immer assoziiert mit Augeninnendruckerhöhungen, da die Ziliarkörperperfusion ebenfalls reduziert ist.
- Ophthalmoskopisch kein Netzhautödem, sondern retinale Atrophie mit enggestellten Arterien und dilatierten Venen, intraretinalen Blutungen, Neovaskularisationen im Optikusbereich oder retinal.
- Angiographisch findet sich bei 95% der Augen eine verzögerte Arm-Retina-Zeit und/oder arteriovenöse Transitzeit, kombiniert mit einer verzögerten Aderhautfüllung. Ischämiezeichen in der Elektroretinographie (ERG).
- Therapie: panretinale Koagulation bei Augeninnendrucksteigerung. Essentiell ist die Abklärung und Behandlung einer Karotisobstruktion. Die 5-Jahres-Mortalitätsrate durch einen zerebralen Apoplex liegt bei 40%. Bei komplettem Karotisverschluß ist eine operative Maßnahme nicht mehr indiziert. Bei subtotaler Okklusion evtl. Endarteriektomie aus internistischer und neurologischer Indikation. Okulär oft keine Befundbesserung. In rubeotischen Augen kann sekundär nach erfolgreicher Endarteriektomie ein Neovaskularisationsglaukom induziert werden. Koagulative Maßnahmen werden ebenfalls empfohlen.

2.3
Retinale Venenverschlüsse

Störung des efferenten Perfusionsabschnittes der Netzhaut zwischen Kapillarbett und der Zentralvene im Optikuskanal mit der Folge eines relativen Funktionsverlustes im betroffenen venösen Versorgungsbereich.

2.3.1
Zentralvenenverschluß (ZVV)

- Ursache: Thrombose der Zentralvene unmittelbar im Bereich der Lamina cribrosa oder posterior. Ein ähnliches ophthalmologisches Bild findet sich bei kombinierten arteriell-venösen Perfusionshindernissen wie arteriosklerotischen Karotisstenosen und okulärem Ischämiesyndrom.
- Symptomatik: moderater bis ausgeprägter Visusverlust auf Werte von 0,5–0,1. Oft Prodromalsymptomatik mit vorübergehenden Attacken von Verschwommensehen. Ein moderater unilateraler Visusverlust wird oft nicht bemerkt, so daß die Patienten teilweise erst mit Komplikationen wie Neovaskularisationsglaukom oder Glaskörperblutung zur Vorstellung kommen.
- Je nach Schweregrad wird eine nichtischämische von einer ischämischen Form des ZVV unterschieden:
  - Nichtischämischer ZVV (Abb. 13.31): Oft geringerer Visusverlust als bei der ischämischen Form. Ophthalmoskopisch geringe venöse Dilatation und Tortuositas, Blutungen können in sämtlichen 4 Quadranten vorhanden sein, sind jedoch meistens weniger dicht und intensiv. Selten Papillen- oder Makulaödem. Angiographisch steht eine diffuse Leckage aus den venösen retinalen Gefäßen im Vordergrund sowie eine verlängerte retinale Zirkulationszeit. Es finden sich keine substantiellen Kapillarverschlüsse.
  - Ischämischer ZVV: Ausgeprägte venöse Dilatation und dichte Hämorrhagien in allen Quadranten. Oft zystoides Makulaödem und kräftiges Papillenödem. In der Fluoreszeinangiographie ist die ischämische Form definiert durch das Vorliegen von ausgedehnten avaskulären Zonen, deren Ausdehnung mindestens 10 Papillenflächen betragen muß. Klinisch finden sich meist Cotton-wool-Herde.

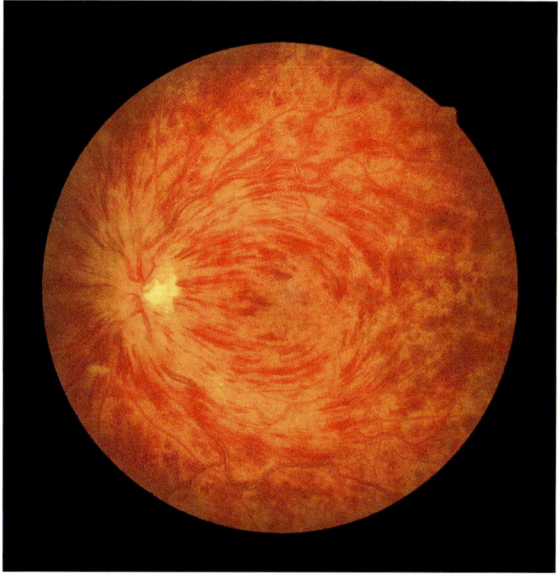

Abb. 13.31. Zentralvenenthrombose mit streifigen intraretinalen Blutungen im Nervenfaserverlauf über den gesamten Fundus sowie geringer venöser Dilatation. Die Abwesenheit von Cotton-wool-Herden und eines Papillenödems spricht für das Vorliegen eines nichtischämischen Typs

- Ätiologie:
  - 90% der Patienten sind älter als 50 Jahre. Meist chronische kardiovaskuläre Erkrankungen wie arterieller Hypertonus (bei $^2/_3$ der Patienten) und Diabetes mellitus.
  - Bei jüngeren Patienten Hyperviskositätssyndrome, wie z.B. Polycythaemia vera, Disproteinämien, Waldenström-Makroglobulinämien, multiples Myelom.
  - Ursächlich werden auch orale Kontrazeptiva und Diuretika diskutiert.
  - Störungen der Gerinnungskaskade mit genetischer Grundlage, z.B. Faktor-Leiden-Mangel.
  - Häufig assoziiert mit Offenwinkelglaukom (Pathomechanismus unklar).

- Prognose: Die Prognose der nichtischämischen Form ist wesentlich besser als die der ischämischen. Bei etwa der Hälfte der Patienten tritt eine komplette spontane Remission auf. Bei $^1/_4$ der Patienten kommt es jedoch zu einer Progression, von der nichtischämischen hin zur ischämischen Form. Die Visusprognose bei der ischämischen Form ist außerordentlich schlecht, nur 10% aller Patienten haben einen Visus über 0,05. Besonders die intermediäre Form hat ein außerordentlich hohes Risiko für einen Übergang in die ischämische Form.

- Diagnostische Maßnahmen:
  - Ophthalmoskopische und angiographische Unterscheidung zwischen ischämischer und nichtischämischer Form. Eine afferente Pupillenstörung findet man oft bei der ischämischen Form.
  - Augeninnendruckmessung und Kammerwinkelkontrolle sowohl zum Ausschluß einer Engwinkelkomponente als auch zum Nachweis von bereits feststehenden Kammerwinkelneovaskularisationen.
  - Elektroretinographischer Nachweis von Ischämiezeichen.
  - Internistische Untersuchung im Hinblick auf eine arterielle Hypertonie, diabetische Stoffwechsellage, Hyperviskositätssyndrome oder Störungen der Gerinnungskaskade.

- Therapie: In seltenen Fällen ist bei positiver Ursachensuche eine kausale Therapie möglich, wie Hypertonuseinstellung, Beseitigung von Hyperviskosität. Eine systemische Antikoagulation ist nicht sinnvoll. Eine Senkung des Hämatokrits ist nur bei Hyperglobulinämie sinnvoll.

- Ergebnisse der Central Vein Occlusion Study Group (CVOSG): Der größte Risikofaktor für die Entwicklung von Irisneovaskularisationen ist ein ausgeprägter Visusverlust. Eine langfristige Visusstabilisierung ist wahrscheinlich bei einem initialen Visus >0,5. Bei einem Visus <0,1 findet oft keine spätere funktionelle Erholung statt. Eine panretinale Koagulation ist erst sinnvoll, wenn Irisneovaskularisationen vorhanden sind, da auch in der prophylaktisch behandelten Gruppe 20% der Patienten trotz Therapie später Irisneovaskularisationen entwickeln. Deshalb werden engmaschige Kontrollen in den ersten 6 Monaten nach Eintreten des Ereignisses empfohlen. Eine zentrale Laserkoagulation bei persistierendem Makulaödem führt nicht zu einer funktionellen Verbesserung, sondern lediglich zu einer angiographischen Austrocknung der makulären Netzhaut.

- Komplikationen: Neovaskularisationsglaukom, Glaskörperblutungen, fibrovaskuläre epiretinale Proliferationen bis hin zur traktionsbedingten Ablatio retinae. Das operative Management ist wesentlich schwieriger als bei der diabetischen Traktionsamotio wegen erhöhter Blutungsneigung intra- und postoperativ. Fehlende Visusrehabilitierung bei schwerer Ischämie.

- Neue Therapiekonzepte: Bei geringen Fallzahlen hat sich die Induktion chorioretinaler Anastomosen durch Applikation photodisruptiver Effekte mit dem Laser bei einigen Patienten als günstig erwiesen. Bei chronisch persistierendem Makulaödem kann eine chirurgische Membrana-limitans-interna(ILM)-Delamination zu einem Rückgang des Ödems führen. Dies kann mit einem Visusanstieg assoziiert sein.

2.3.2
Venenastverschluß (VAV)

- Ursache: Thrombose eines retinalen Venenastes meist an einer arterio-venösen Kreuzungsstelle.

- Symptomatik: Das Ausmaß des Visusverlustes hängt ausschließlich von der Beteiligung der Makula durch den versorgenden Venenast ab.

- Ophthalmoskopisch finden sich intraretinale Blutungen und dilatierte venöse Gefäßanteile im Versorgungsbereich der okkludierten Vene. In $^2/_3$ der Fälle ist der obere temporale Quadrant (hier größere Zahl an arteriovenösen Kreuzungsstellen) betroffen. Auch Verschlüsse der oberen und unteren Venenstämme mit hemisphärischer Beteiligung sind möglich (Abb. 13.32).

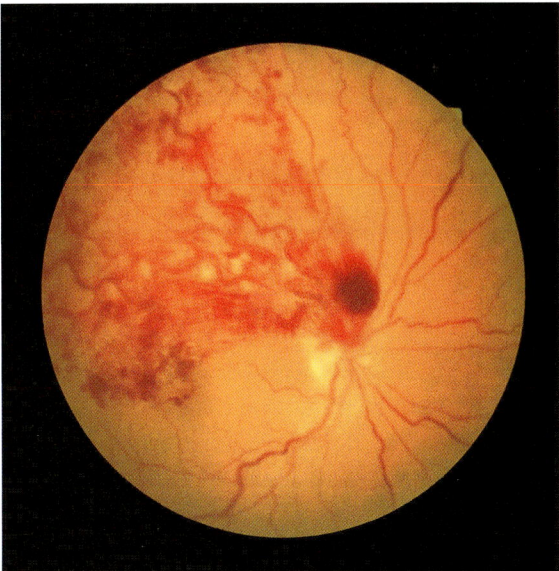

Abb. 13.32. Venenastverschluß im Bereich der V. temporalis superior mit intraretinalen Blutungen, sektoriellem Papillenödem und Cotton-wool-Herden als ischämische Infarktzeichen

■ Grunderkrankungen: Bei 75% der Patienten liegt ein systemischer arterieller Hypertonus vor; häufig findet sich auch ein Diabetes mellitus und eine allgemeine Arteriosklerose. Okulär besteht häufig ein Offenwinkelglaukom mit lokaler Venenkompression. Liegt der Verschluß nicht an einer Kreuzungsstelle, muß an eine Vaskulitis als Ursache gedacht werden.

■ Diagnostik: Wesentlich ist die Fluoreszeinangiographie. Beurteilt wird die Integrität des perifovealen Kapillarnetzes und das Ausmaß der Ischämie sowie das Vorliegen von retinalen Neovaskularisationen und die Differentialdiagnose Shuntgefäße vs. neovaskuläre Proliferationen.

■ Prognose: Die Hälfte aller Patienten behalten einen Visus von 0,5 oder besser nach einem Jahr.

■ Komplikationen: Ausgedehnte retinale Ischämiezonen größer als 5 Papillenflächen führen bei $1/3$ der Augen zur Bildung von posterioren Neovaskularisationen, die zu Glaskörperblutungen führen können. Ein permanenter Visusverlust entsteht bei intensiver makulärer Ischämie mit Ausfall des perifovealen Kapillarnetzes, zystoidem Makulaödem und harten Exsudaten. Bei chronischem Verlauf kann eine intensive subretinale Fibrose entstehen. Nicht selten ist die Bildung von epiretinalen Gliosen (macular pucker), teilweise mit lokalisierter Traktion. Eine Rubeosis iridis findet sich nur in etwa 1% der betroffenen Augen.

■ Therapie:
- Behandlung des Grundleidens (Behandlung der arteriellen Hypertonie).
- Intensivierung der Glaukomtherapie (Offenwinkelglaukom); inbesondere sollte auch das Partnerauge untersucht werden.
- Eine Photokoagulation wird durchgeführt bei persistierendem Makulaödem oder beim Auftreten von Neovaskularisationen.
- Empfehlungen der Branch Vein Occlusion Study Group (BVOS): Eine Lasertherapie des Makulaödems wird lediglich dann empfohlen, wenn der Visus unter 0,5 liegt, das perifoveale Kapillarnetz intakt ist und seit dem Auftreten des Gefäßverschlusses mindestens 3 Monate vergangen sind, da die spontane Besserung innerhalb der ersten 3 Monate außerordentlich hoch ist. Die Laserbehandlung erfolgt auf Basis eines Angiogramms und besteht in einer milden herdförmigen Grid-Koagulation im Bereich der Exsudation. Eine panretinale Koagulation ist nach der BVOS erst dann sinnvoll, wenn bereits eine Rubeosis iridis besteht. Die Patienten sollen zunächst kontrolliert werden, da das Risiko, Neovaskularisationen überhaupt zu entwickeln im Spontanverlauf lediglich bei 22% liegt und durch die Laserkoagulation auf 12% reduziert werden kann. Eine Laserkoagulation bei bestehender Neovaskularisation reduziert das Risiko einer Glaskörperblutung von 60 auf 30%.

2.4 Hypertensive Retinopathie

■ Kardiovaskuläre Erkrankungen stellen in den Industrienationen die häufigste Todesursache dar. Kardiovaskuläre Störungen werden meist durch einen Diabetes mellitus oder direkt durch eine arterielle Hypertonie verursacht. Die arterielle Hypertonie verursacht Gefäßveränderungen im Herz-Kreislauf-System, Gehirn, Nieren und Augen. Die Ophthalmoskopie hat eine besondere Bedeutung, da sie eine unmittelbare Diagnose und Beurteilung des Schweregrades der hypertensiven Gefäßerkrankung erlaubt.

■ Ursache der hypertensiven Vaskulopathie ist ein erhöhter arterieller Perfusionsdruck und eine Zunahme des peripheren Widerstandes. Pathophysiologische Folge ist eine sowohl fokale als auch generalisierte Konstriktion der retinalen Arteriolen. Im weiteren Verlauf kann es zu einem Zusammenbruch der inneren Blut-Retina-Schranke kommen mit Austritt von Plasma und Erythrozyten. Kapillarverschlüsse führen zu fokalen Infarkten in Form von Cotton-wool-spots und diffusen Ischämien sowohl im Bereich der Netzhaut als auch der Aderhaut und des Sehnerven [hypertensive Chorioideopathie mit Elschnig-Flecken (Aderhautinfarkte mit konsekutivem RPE-Untergang, im Endstadium erkennbar als scharf begrenzte chorioretinale, lobuläre grauweiße Atrophiezone), hypertensive Optikusneuropathie].

■ Symptomatik: Langfristig kommt es zu einer langsamen Visusminderung, die oft nicht bemerkt wird. Funduskopisch findet sich ein weites Spektrum von Gefäß- und Netzhautveränderungen, die von der einfachen generalisierten Arteriolenverengung bis zu ausgedehnten Blutungen und massiven Exsudaten sowie zur exsudativen Netzhautablösung reichen können.

■ Klassifikation der Netzhautveränderungen (modifiziert nach Scheie, 1953):

- Stadium 0: keine Netzhautveränderungen.
- Stadium I: insgesamt geringe Verengung der Arteriolen.
- Stadium II: deutliche Arteriolenverengung mit fokalen Kaliberschwankungen.
- Stadium III: Arteriolenverengung, Kaliberschwankungen und retinale Blutungen mit oder ohne harten Exsudaten.
- Stadium IV: sämtliche retinale Veränderungen und zusätzliches Papillenödem (Abb. 13.33).

■ Grunderkrankungen: Meist sind ältere Patienten mit systemischem arteriellen Hypertonus (systolischer Druck >140 mm Hg; diastolischer Druck >90 mm Hg) betroffen; häufig besteht gleichzeitig ein Diabetes mellitus. Bei jüngeren Patienten muß an Nierenarterienstenosen und ein Phäochromozytom gedacht werden; Eklampsie während der Schwangerschaft.

■ Prognose: Die Netzhautsymptomatik ist gut rückläufig bei Hypertonuseinstellung. Ischämien infolge von Gefäßverschlüssen haben eine geringe Remissionsneigung.

■ Komplikationen: Ein ausgeprägter Visusabfall ist meist die Folge eines Makulaödems mit massiven harten Exsudaten, oft mit sternförmiger Anordnung in der Makula mit Ablagerung der Blutlipide auf Höhe und im Verlauf der Henle-Faserschicht. Bei jungen Patienten kann eine hypertensive Chorioideopathie auftreten mit Untergängen der Choriokapillaris und Bildung reaktiver hyperpigmentierter Plaques (Elschnig-Flecken) oder Hyperpigmentierungen über chorioidalen Arterien (Siegrist-Streifen). Bei der hypertensiven Optikopathie tritt eine Papillenrandunschärfe bis zum prominenten Papillenödem auf. Zusätzlich finden sich streifige Blutungen am Sehnervenrand und eine Stauung der retinalen Venenstämme.

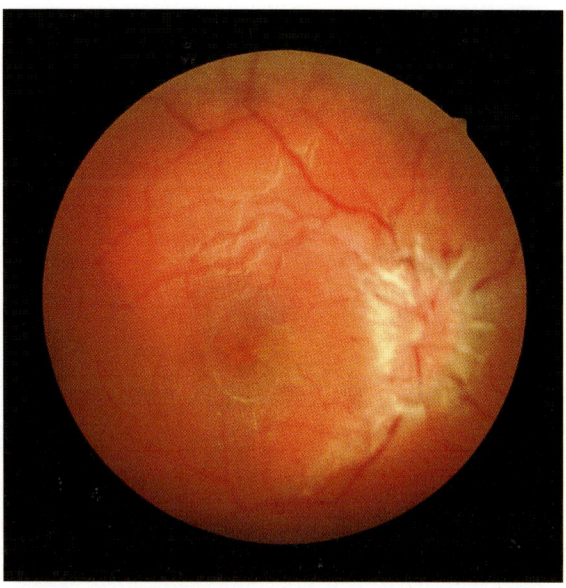

Abb. 13.33. Fortgeschrittene hypertensive Retinopathie und Papillopathie mit arterieller Engstellung, venöser Dilatation, ausgeprägtem Papillenödem bei einer jungen Patientin mit Niereninsuffizienz (Stadium IV; s. auch S. 927, 928)

■ Therapie: Kontrolle des Hypertonus und langfristige Einstellung, Ursachensuche bei jüngeren Patienten.

2.5
Netzhautveränderungen während der Schwangerschaft

■ Die Umstellung des Organismus während der Schwangerschaft führt zu Veränderungen der Regulation von Wachstumshormonen, der Blutdruckregulation, der Blutviskosität und der Gerinnungseigenschaften des Blutes, der Stoffwechsellage, die per se pathologische Konsequenzen habe können. Ganz selten entstehen neue Erkrankungen, meistens handelt es sich um eine Akzentuierung oder Beschleunigung vorbestehender Krankheitsbilder.

■ Diabetische Retinopathie bei Gravidität: Die Schwangerschaft kann zu einer verstärkten Progression einer bestehenden Retinopathie führen, die

engmaschig kontrolliert und ggf. behandelt werden muß. Im allgemeinen gelten folgende Regeln:
- Besteht vorher keine Retinopathie, wird diese meist auch durch die Schwangerschaft nicht ausgelöst, regelmäßige Kontrolluntersuchungen sind aber empfohlen.
- Besteht bereits eine nicht proliferative Retinopathie, so wird die Progression während der Schwangerschaft meistens beschleunigt. Es sind deshalb engmaschige Kontrolluntersuchungen erforderlich. Besonders die schwere nichtproliferative Retinopathie kann in eine proliferative Retinopathie innerhalb eines relativ kurzen Zeitraums übergehen. Deshalb sind regelmäßige klinische Kontrollen und eine rechtzeitige Laserkoagulation (auch während der Schwangerschaft) erforderlich.
- Die Laserkoagulation kann bei der proliferativen Retinopathie, wenn sie rechtzeitig und ausgiebig genug erfolgt, eine Stabilisierung erreichen. Sollte eine Vitrektomie erforderlich sein, so ist diese nach Ablauf der ersten 3 Schwangerschaftsmonate mit entsprechender anästhesiologischer und internistischer Betreuung (ggf. Lokalanästhesie) möglich.
- Eine Indikation zur Sectio besteht von ophthalmologischer Seite nicht.
- Eine Fluoreszeinangiographie sollte während der Schwangerschaft möglichst nicht durchgeführt werden.
- Retinopathie bei Eklampsie:
- Eine generalisierte arterioläre Engstellung ist während der gesamten Schwangerschaft zu beobachten. Bei der Schwangerschaftseklampsie oder -toxikämie treten Veränderungen, ähnlich der fortgeschrittenen hypertensiven Retinopathie auf. Hierzu gehören fokale arterioläre Spasmen, Schrankenstörungen mit intraretinalen Hämorrhagien, ausgedehnten Exsudationen und Ischämiezeichen mit Cotton-wool-Herden und Papillenödem.
- Es besteht eine enge Korrelation zwischen dem Grad der Retinopathie und der Schwere der Präeklampsie, auch die fetale Mortalität korreliert mit der Ausprägung der Retinopathie.
- Seröse Netzhautabhebungen sind Folge einer ausgedehnten generalisierten Exsudation aus retinalen Gefäßen und treten bei 1–2% der Patientinnen mit Präeklampsie und 10% der Patientinnen mit dem Vollbild der Eklampsie auf. Sie sind meist bilateral, das Auftreten einer exsudativen Netzhautablösung korreliert nicht mit der Prognose der Schwangerschaft und auch nicht direkt mit dem Ausmaß der arteriolären Konstriktion. Ursache ist ein Flüssigkeitsaustritt aus der Chorioidea in den Subretinalraum, auch chorioidale Infarkte während der Schwangerschaft wurden beobachtet. Meist komplette anatomische und funktionelle Remission. Nur selten finden sich persistierende Pigmentepithelveränderungen im Makulabereich oder der mittleren Peripherie.

■ Thrombotische Erkrankungen: Während der Schwangerschaft ist das Risiko für Gefäßverschlüsse, insbesondere thrombotische venöse Gefäßverschlüsse insgesamt erhöht. Spezifische Krankheitsbilder wie die disseminierte intravaskuläre Koagulopathie (DIC) betreffen in erster Linie die Aderhaut und können zu Verschlüssen von Choriokapillaris und chorioidalen Arteriolen und Venolen führen (meist submakulär oder peripapillär).

■ Autoimmunerkrankungen können von der Veränderung der immunologischen Situation beeinflußt werden. Eine Sarkoidose kann während der Schwangerschaft remittieren und postpartal eine Exazerbation zeigen.

■ Die Retinopathia centralis serosa kann erstmals während der Schwangerschaft auftreten und zeigt anschließend fast immer eine komplette Remission. Prädisponierte Patientinnen haben während weiterer Schwangerschaften eine erhöhte Rezidivrate.

■ Intraokulare Tumoren: Sowohl maligne chorioidale Melanome als auch Angiome weisen unter der hormonellen Stimulation ein vermehrtes Wachstum auf.

2.6
Parafoveale Teleangiektasie

■ Ursache: Es liegen keine Teleangiektasien im eigentlichen Sinne vor, sondern strukturelle Abnormitäten der Basalmembran retinaler Kapillaren mit sekundärer Gefäßerweiterung und Exsudation.

■ Man unterscheidet 3 Gruppen (nach Gass):

- Gruppe Ia: unilaterale kongenitale parafoveale Teleangiektasien: Typischerweise Männer im 4. Lebensjahrzehnt, die Teleangiektasien sind unilateral und liegen temporal der Makula. Die Visusreduktion ist oft moderat, der Visus liegt meistens über 0,5. Meist stabiler Befund über lange Zeit. Es gibt auch Spontanremissionen. Vereinzelt hat die Laserkoagulation zu einem Rückgang der Exsudation mit funktioneller Verbesserung geführt.

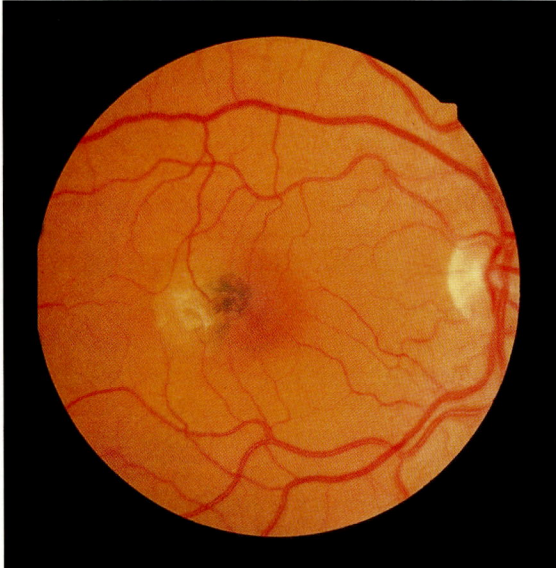

Abb. 13.34. Klinischer Aspekt bei parafovealen Teleangiektasien im temporalen Makulabereich mit typischen sekundären Hyperplasien des retinalen Pigmentepithels

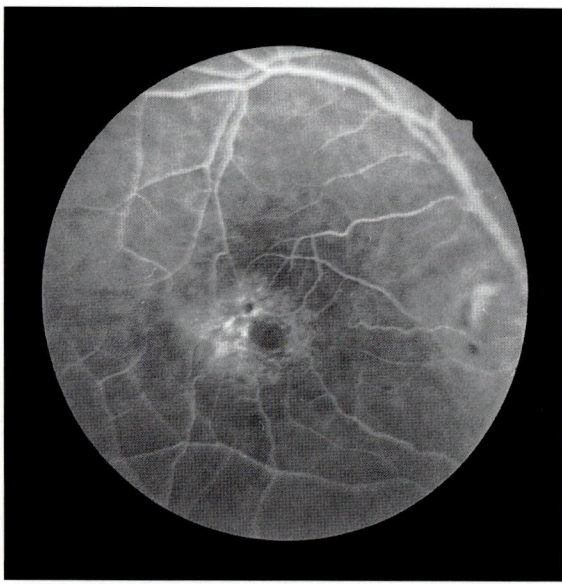

Abb. 13.35. Angiographischer Befund bei parafovealen Teleangiektasien. Dilatationen des perifovealen Kapillarnetzes finden sich besonders im temporalen Anteil

Bei den anderen Gruppen liegen im Gegensatz zu der kongenitalen Form erworbene parafoveale Teleangiektasien vor. Dazu gehören:

- Gruppe Ib: unilaterale idiopathische parafoveale Teleangiektasien. Ebenfalls bei Männern im mittleren Lebensalter. Die Kapillaralteration betrifft nur eine oder wenige Uhrzeiten am Rand der foveolären avaskulären Zone, entsprechend ist der Visus selten deutlich reduziert. Von einer therapeutischen Koagulation wird abgeraten.
- Gruppe II: bilaterale erworbene parafoveale Teleangiektasie. Häufigste Gruppe. Männer und Frauen sind gleichermaßen betroffen. Prädilektionsalter: meist 5. oder 6. Lebensdekade. Der Befund ist symmetrisch und bilateral. Es findet sich ein minimales Makulaödem typischerweise ohne Lipidexsudation. Der Visus ist primär meistens gut (0,5 oder besser), nur langfristig ist ein langsam progredienter Visusabfall zu erwarten. Bei diesen Patienten finden sich sog. rechtwinklige Venenabzweigungen, die den pathologischen Prozeß drainieren und in deren Umgebung sich chronische Pigmentepithelhyperplasien finden. Der Visusabfall ist oft ein Hinweis für das Auftreten einer chorioidalen Neovaskularisation. Eine Laserkoagulation wird nicht empfohlen, da sich bereits spontan retinochorioidale Anastomosen bilden, die die Prognose deutlich verschlechtern und therapierefraktär sind (Abb. 13.34, 13.35; s. auch S. 930).
- Gruppe III: bilaterale idiopathische Teleangiektasien mit Kapillarverschluß. Ältere Patienten mit einer ischämischen Komponente und weiteren progressiven Kapillarverschlüssen mit deutlicher Visusminderung. Angiographisch finden sich kaum Leckagen, jedoch Gefäßokklusionen. Die Patienten haben oft neurologische Zusatzsymptome.

■ Differentialdiagnose der parafovealen Teleangiektasie:

- Zustand nach Venenastverschluß (häufig).
- Bestrahlungsretinopathie.
- Zystoides Makulaödem (auch infolge inflammatorischer Prozesse und bei altersbedingter Makuladegeneration).
- Retinales Makroaneurysma.

2.7
Morbus Coats

■ Ursache: retinale Teleangiektasien mit massiver intra- und subretinaler Exsudation.

■ Histopathologisch findet sich eine Verdickung der Basalmembran von Endothelzellen durch Einlagerung von PAS-positivem Material, ein Verlust von Endothelzellen und Perizyten mit Versagen der Blut-Retina-Schranke.

- Epidemiologie: Man unterscheidet die häufige juvenile Form (Diagnose vor dem 16. Lebensjahr) von der seltenen adulten Form. Männer sind 3mal häufiger betroffen als Frauen. Die Erkrankung ist in 80 % unilateral.

- Verlauf: chronisch-progressive Erkrankung. Beginn meist im Makula- und superotemporalen Netzhautbereich. Schubartige Exazerbationen, möglicherweise endokrinologisch gesteuert. Verschlechterung z. B. während der Schwangerschaft zu beobachten.

- Symptomatik: bei Manifestation im Kindesalter nicht selten erst späte Vorstellung. Die Patienten präsentieren sich häufig mit sekundärem Strabismus, Leukokorie und massivem Visusverlust.

- Ophthalmoskopisch finden sich umschriebene Areale mit ausgeprägten retinalen Gefäßdilatationen und Aneurysmata. In der Umgebung der Gefäßauftreibungen ausgedehnte intra- und v.a. subretinale lipidhaltige Exsudatbeete. Teilweise fibröse Umbildung zu hochprominentem Pseudotumor und exsudativer Amotio retinae (Abb. 13.36).

- Sekundäre Komplikationen: retinale Neovaskularisation, intraokulare Hämorrhagien, Katarakt, Neovaskularisationsglaukom, exsudativ-traktive Netzhautablösung, Phthisis bulbi.

- Kombinationen mit anderen okulären Erkrankungen, wie Retinopathia pigmentosa und makulären Dystrophien, wurden beobachtet, ebenso wie Assoziationen mit Systemerkrankungen, wie z. B. dem Turner-Syndrom und der Ichthyosis hystrix variant.

- Angiographische Befunde: Nachweis von Teleangiektasien und Aneurysmata mit Zusammenbruch der Blut-Retina-Schranke ist pathognomonisch. Dazwischen Areale mit kapillarfreien avaskulären Zonen (s. auch S. 930).

- Differentialdiagnose im fortgeschrittenen Stadium, besonders im Kindesalter:
  - Retinoblastom.
  - Frühgeborenenretinopathie.
  - Persistierender hyperplastischer Glaskörper.

- Differentialdiagnose im fortgeschrittenen Lebensalter:
  - Morbus Eales.
  - Venöse Gefäßverschlüsse.
  - Diabetische Retinopathie.
  - Bestrahlungsretinopathie.
  - Idiopathische juxtafoveale Teleangiektasie.

- Therapie:
  - Laserkoagulation der Netzhautareale, die angiographisch Gefäßpathologien aufweisen. Sektorielle dichte Koagulation mit großen Herden. Angiographische Kontrollen regelmäßig, besonders während aktiver Phasen mit Ergänzung der Koagulation je nach angiographischem sowie klinischem Exsudatbefund. Auch eine direkte Koagulation der ektatischen Netzhautgefäße wird empfohlen.
  - Eine transsklerale Kryotherapie ist sinnvoll, wenn Laserherde bei intensiver Exsudation nicht applizierbar sind.
  - Chirurgische Maßnahmen bei ausgedehnter subretinaler Exsudation mit Vitrektomie, Drainage subretinaler Exsudationen und Entfernung subretinaler fibrotischer Lipidplaques, Endolaserkoagulation und Ausschneidung epiretinaler Membranen. Oft langfristige Silikonölendotamponade erforderlich zur Phthisisprophylaxe.

- Prognose: Heilungsrate in 70–80 % der Fälle bei adäquater Laserbehandlung. Solange die Netzhaut anliegt, ist die Remissionsrate höher. Erfolgsraten um 33 % wurden bei späterem Eingreifen und bereits eingetretener exsudativer Amotio beschrieben. Die langfristige Funktion bleibt dann in der Regel schlecht mit einer Sehschärfe < 0,05 bei der Hälfte der behandelten Patienten. Operative Maßnahmen führen in der Hand des Erfahrenen bei etwa 70 %

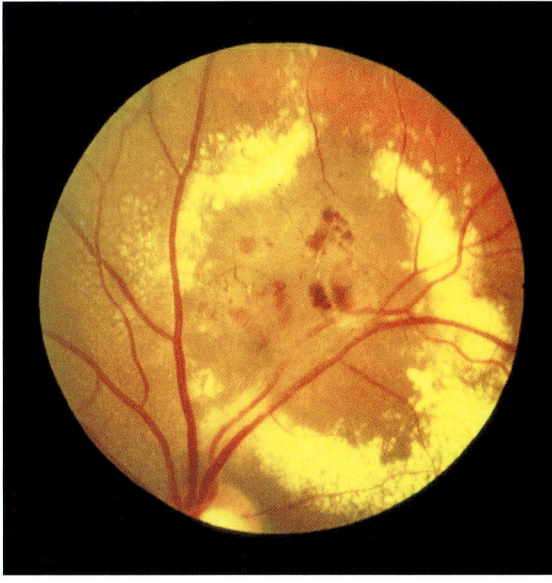

Abb. 13.36. Ausgedehnte sub- und intraretinale Exsudationen bei Morbus Coats mit makroskopisch erkennbaren retinalen Gefäßektasien in einem lokal begrenzten, mit harten Exsudaten demarkierten Areal oberhalb der Papille

der behandelten Augen zu einer anatomischen Stabilisierung mit langfristigem Bulbuserhalt.

2.8
Sichelzellanämie

■ Primäre genetisch determinierte Hämoglobinopathie mit Mutation des Gens für Hämoglobin A, so daß pathologisches Hämoglobin S oder C gebildet wird. Die Erkrankung betrifft 8% der Afroamerikaner und findet sich auch im südlichen Mittelmeerraum, jedoch wesentlich seltener.

■ Nachweis der Erkrankung durch Hämoglobinelektrophorese.

■ Pathologisches Hämoglobin führt zu einer veränderten Verformbarkeit der Erythrozyten mit intravaskulärer Aggregierung, Hämolyse sowie Hämostase und Thrombose mit resultierenden peripheren Verschlüssen von Kapillaren und Arteriolen.

■ Symptomatik: oft langer Visuserhalt, da die Makularegion relativ intakt bleibt.

■ Bei ausgedehnten avaskulären Zonen kommt es zu proliferativen Veränderungen.

■ Die Klassifikation erfolgt in nichtproliferative und proliferative Sichelzellretinopathie:

- Nichtproliferative Sichelzellretinopathie: Arterioläre und kapilläre Verschlüsse, insbesondere in der Peripherie mit Shunt-Bildung sowie lokalisierten Hämorrhagien. Als pathognomonisch werden sog. lachsfarbene Flecken (intraretinale Blutungen im Bereich eines peripheren Arteriolarverschlusses), refraktile Ablagerungen (Hämosiderinablagerungen unterhalb der membrana limitans interna) und sog. „black sunburst lesions" (reaktive Pigmentepithelhyperplasie) angesehen.
- Proliferative Sichelzellretinopathie:
  - ▼ Stadium I: periphere arterioläre Gefäßverschlüsse.
  - ▼ Stadium II: konsekutive arterio-venöse Anastomosen.
  - ▼ Stadium III: seegrasartige präretinale Neovaskularisationen.
  - ▼ Stadium IV: mit Glaskörperblutung.
  - ▼ Stadium V: mit Traktionsablatio.

■ Weitere okuläre Manifestationen:

- Kommaförmige Kapillardilatationen der fornikalen Konjunktiva.
- Hyphaemata.
- Ischämische Optikopathie.

■ Therapie: Das Vorgehen entspricht dem anderer vasookklusiver retinaler Erkrankungen mit Laserkoagulation panretinal bzw. im Bereich avaskulärer Zonen bzw. Kryokoagulation. Die Neovaskularisationen sollten ausgespart werden (Blutungsgefahr). Bei persistierender Glaskörperblutung oder bestehender Ablatio retinae vitreoretinale Chirurgie. Da jede Form der Hypoxie die Vasookklusion verstärkt, sollen sowohl Cerclage als auch expandierende Gase und anderweitige intraokulare Druckschwankungen möglichst vermieden werden.

2.9
Morbus Eales

■ Obliterative Periphlebitis mit retinaler Ischämie und konsekutiver retinaler Neovaskularisation.

■ Epidemiologie: häufigeres Auftreten im Mittelmeerraum. Betroffen sind meist Männer im 2.–3. Lebensjahrzehnt. Die Erkrankung ist bilateral.

■ Symptomatik: rezidivierende Glaskörperblutungen mit entsprechenden Visusschwankungen infolge bereits bestehender Neovaskularisationen.

■ Ophthalmoskopie: Gefäßeinscheidungen, retinale kapillare Teleangiektasien, teilweise mit zystoidem Makulaödem; peripherer finden sich intra- und epiretinale Neovaskularisationen.

■ Diagnose: angiographischer Nachweis von avaskulären Arealen und intraretinalen Neovaskularisationsnetzen ähnlich dem Befund bei Sichelzellanämie (s. auch S. 932).

■ Therapie: nach angiographischem Befund Laserkoagulation im Bereich der Gefäßverschlüsse. Kein direktes Lasern der Neovaskularisationen. Bei Glaskörperblutung Vitrektomie mit ergänzender flächiger Laserkoagulation.

■ Langzeitkontrolle erforderlich, da die Erkrankung progressiv ist und im Laufe des Lebens weitere Netzhautareale betroffen werden.

2.10
Frühgeborenenretinopathie/Retinopathia prämaturorum (ROP)

■ Ursache: Auch beim normalen Neugeborenen ist die temporale Netzhautperipherie noch nicht vollständig vaskularisiert. Während der Schwangerschaft herrscht in der Netzhaut ein relativer Sauerstoffmangel, der die weitere Vaskularisierung stimuliert. Diese Sauerstoffunterversorgung entfällt nach der Geburt. Bei Beatmung nimmt die retinale Sauerstoffkonzentration noch weiter zu. Die unreife Netzhaut reagiert auf normale oder erhöhte Sauerstoffpartialdrucke mit einem Stopp der weiteren Vaskularisierung: Leistenbildung an der Grenze zwischen vaskularisierter und nichtvaskularisierter Netzhaut. 6–8 Wochen nach der Geburt kann es zu einer überschießenden und unkontrollierten Neovaskularisation kommen. Eine weitere Vaskularisationen der unreifen Netzhaut erfolgt nicht. Letztendlich setzen die Pathomechanismen hypoxischer Netzhauterkrankungen ein. Der angiogenetische Stimulus (eine Beteiligung des Vascular-endothelial-growth-Factors wird auch hier diskutiert) führt reaktiv zur proliferativen Retinopathie mit weiteren Neovaskularisationen, fibrovaskulären Traktionen und narbiger Ablatio im Spätstadium.

■ Die Inzidenz bei frühgeborenen Kindern (<30. SSW) mit einem Geburtsgewicht <1500 g beträgt zwischen 16–56%.

■ Die Erkrankung tritt zwischen der 35. und 45. Woche post conceptionem auf.

■ 90% der Patienten zeigen eine spontane Regression der Veränderungen. Die Rückbildung dauert ca. 15 Wochen.

■ Die Klassifikation beschreibt das Vorliegen der schwerwiegendsten typischen Stadienveränderung im Hinblick auf ihre Lokalisation in den retinalen Zonen (Abb. 13.37):

- Zone I: Kreis um die Papille mit dem doppelten Papillen-Fovea-Abstand.
- Zone II: Bereich peripher zu Zone I bis zu einem Kreis um die Papille, der nasal die Ora serrata einschließt.
- Zone III: peripherer retinaler Restbezirk.

■ Stadieneinteilung der ROP:

- Stadium I: dünne, scharf begrenzte Demarkationslinie zwischen peripherer avaskulärer und zentraler vaskularisierter Netzhaut.
- Stadium II: zunehmende Ausdehnung der Demarkationslinie in Breite und Höhe. Diese Leiste kann weißlich oder rötlich gefärbt sein. Retinale Gefäße können in die Leiste einsprossen.
- Stadium III: zusätzliche extraretinale fibrovaskuläre Proliferation mit Ausdehnung in den Glaskörper.
- Stadium IVa: traktive Abhebung der peripheren Netzhaut, Makula anliegend.
- Stadium IVb: traktive Abhebung der peripheren Netzhaut, Makula abgehoben.
- Stadium V: totale traktive Netzhautabhebung mit Ausbildung eines zentralen Netzhauttrichters. Je nach Konfiguration des Trichters können weitere Untergruppierungen vorgenommen werden.
- Pluszeichen: Gefäßschlängelung infolge des erhöhten Shuntvolumens, Glaskörpertrübung, Irishyperämie, Pupillenrigidität, Netzhaut- und Glaskörperblutungen.

■ Man unterscheidet verschiedene Formen der Spontanregression, Krankheitsbilder infolge einer ROP (s. auch S. 430):

- Makulaverlagerung (Makulaektopie) infolge Traktion.
- Periphere avaskuläre Netzhaut.
- Periphere Shunts.
- Pigmentveränderungen.
- Periphere Netzhautfalten.
- Traktive/rhegmatogene Netzhautablösungen.
- Myopie.
- Strabismus.
- Amblyopie.

■ Inzidenz und Schwere des Krankheitsbildes korrelieren mit niedrigem Geburtsgewicht. Das höchste Risiko für die Entwicklung einer ROP besteht bei einem Geburtsgewicht <1000 g und der Geburt in der 26.–28. Schwangerschaftswoche (SSW). Weitere Risikofaktoren sind:

- Sauerstoffbeatmung.
- Sepsis.

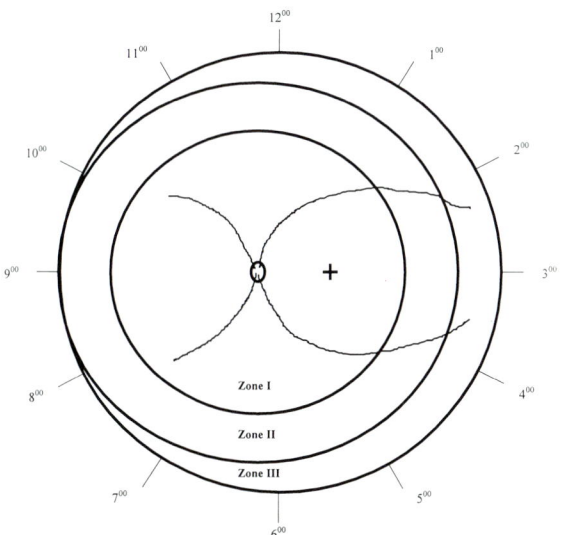

Abb. 13.37. Zonen der Netzhaut

- Austauschtransfusionen.
- Operative Eingriffe.

■ Empfohlene Vorsorgeuntersuchungen:

- Bei Frühgeborenen unter 1500 g Geburtsgewicht.
- Bei Frühgeborenen mit erhöhter Sauerstoffzufuhr während der 1. Lebenswoche.
- Ophthalmologische Erstuntersuchung: 4.–5. Woche nach der Geburt (entspricht etwa der 32. Woche post conceptionem).
- Fortsetzung der Untersuchungen in 1- bis 2wöchigen Abständen, bis entweder eine komplette Regression und Vaskularisation eingetreten ist oder eine Intervention erforderlich wird.

■ Therapieempfehlung und -indikation bei Threshold disease (Stadium III plus), d.h. Stadium III inklusive Pluszeichen in mindestens 5 zusammenhängenden 30°-Sektoren („Stunden") oder über insgesamt 8 „Stunden" in Zone 1 oder 2:

- Die periphere Kryoretinopexie oder alternativ die Laserkoagulation der avaskulären Netzhaut können das Risiko einer weiteren Progression auf die Hälfte reduzieren.
- Eine Kontrolluntersuchung sollte nach 1 Woche stattfinden.
- Eine ergänzende Therapie in vorher unbehandelten Arealen bei Persistenz der Proliferationen und Pluszeichen sollte durchgeführt werden.

■ Therapieempfehlung und -indikation Stadium IV: gute Erfolge mit eindellenden Verfahren und Koagulation.

■ Therapieempfehlung und -indikation Stadium V: anatomische Erfolge mit glaskörperchirurgischen Eingriffen möglich; jedoch sind funktionelle Ergebnisse enttäuschend.

■ Spätkomplikationen:

- Anatomische Veränderungen infolge spontaner Regression (s. oben).
- Rhegmatogene Netzhautablösung bei Myopie infolge peripherer (meist temporal gelegener) traktiver Foramina.
- Sekundärglaukom.

2.11
Erworbenes retinales Makroaneurysma

■ Aneurysmata retinaler Arterien liegen meist im Bereich der großen Gefäßarkaden.

■ Typisches Auftreten im 6.–7. Lebensjahrzehnt, häufiger (70%) sind Frauen betroffen. Arterielle

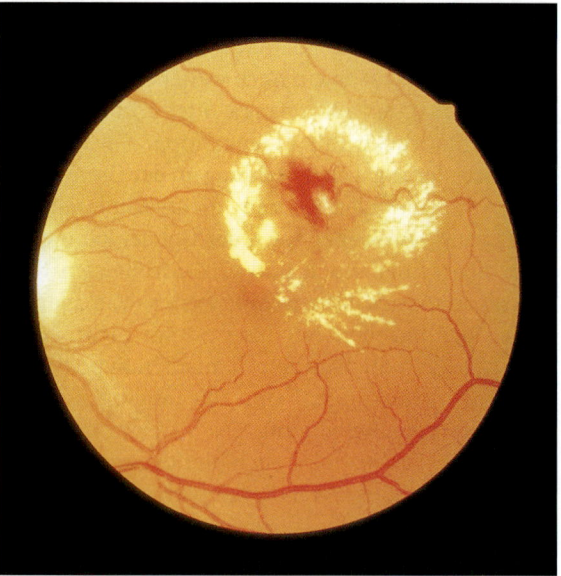

Abb. 13.38. Erworbenes Aneurysma, ausgehend von dem temporal oberen Gefäßbogen mit ringförmiger Exsudation und Ödem mit Foveabeteiligung

Makroaneurysmata sind häufig multipel, aber nur in 10% bilateral; meist ist das rechte Auge betroffen. In $^2/_3$ der Fälle liegt ein systemischer Hypertonus vor. Daher sollten die Patienten immer auch allgemeinmedizinisch untersucht werden.

■ Kann Zufallsbefund sein, meist tritt eine Visusminderung auf durch Blutung oder Exsudate, die den zentralen Makulabereich betreffen. Beschrieben sind Blutungen unter die Membrana limitans interna, intra- oder subretinal in den Glaskörperraum oder Lipidexsudationen in die dem Aneurysma benachbarten Makulaanteile. In der Umgebung finden sich gehäuft kapilläre Teleangiektasien oder Kapillarverschlüsse (Abb. 13.38).

■ Diagnose: klinisch durch typisches Erscheinungsbild. Eine Angiographie ist erst nach Resorption der Blutung sinnvoll (s. auch S. 932).

■ Die Spontanprognose bei stattgefundener Blutung ist gut, da das Aneurysma meist posthämorrhagisch sklerosiert und rezidivierende Blutungen extrem selten sind. Ein Versuch des Aneurysmaverschlusses mittels Laserkoagulation ist indiziert, wenn Exsudate im Makulabereich den Visus reduzieren, wobei das Aneurysma unmittelbar behandelt werden sollte. Bei erfolgreicher Okklusion des Aneurysmas mittels Laser ist damit zu rechnen, daß der distal gelegene Anteil der Arterie verschlossen ist und ein lokalisierter Gesichtsfelddefekt auftritt.

Daher ist bei der Laserung proximaler Aneurysmata besondere Vorsicht geboten.

2.12
Bestrahlungsretinopathie

■ Okklusive Mikroangiopathie infolge ionisierender Strahlung. Die Strahlenretinopathie tritt typischerweise verzögert auf. Sie ist progressiv und führt über Ischämien sekundär zu neovaskulären Proliferationen.

■ Ursachen: externe Bestrahlung oder lokale Applikatortherapien. In 50 % der Fälle entsteht die Strahlenretinopathie als Folge einer Radiatio nichtokulärer Neoplasien, z. B. im Hals-Nasen-Ohren-Bereich.

■ Symptomatik: sehr variable Visusminderung, je nach Makulabeteiligung ausgeprägter. Ein massiver Visusverlust tritt oft durch eine exsudative oder ischämische Makulopathie auf.

■ Ophthalmoskopie: Periphere Veränderungen ähneln der diabetischen Retinopathie zunächst mit Auftreten von Cotton-wool-Herden, intraretinalen Hämorrhagien, Aneurysmata, Bildung von Shunt-Gefäßen und Exsudationen. Nicht perfundierte Zonen führen u. U. zu Neovaskularisationen sowohl am hinteren Augenabschnitt als auch zur Rubeosis iridis mit möglichem Neovaskularisationsglaukom im fortgeschrittenen Stadium. Glaskörperblutungen und epiretinale Traktionen bis hin zur Traktionsablatio wurden beschrieben.

■ Meist besteht gleichzeitig eine Strahlenneuropathie des N. opticus.

■ Auftreten der Symptomatik 4 Monate bis 3 Jahre nach Radiatio, wobei auch längere Latenzen möglich sind. Bei vorbestehender Gefäßschädigung (z. B. diabetischer Retinopathie) kann die Latenz verkürzt sein, die Progression ist u. U. intensiver. Das höchste Risiko besteht nach einer Bestrahlungsdosis > 30 Gy. In Einzelfällen sind auch schon bei 15 Gy Retinopathien beobachtet worden. Bei der Dosis spielt auch die Fraktionierung eine gewisse Rolle.

■ Therapie: Je nach angiographischem Befund ist eine prophylaktische Laserkoagulation äußerst effektiv. Es wird eine panretinale Koagulation der Ischämiezonen durchgeführt. Vitreoretinaler Eingriff bei persistierender Glaskörperblutung oder Traktionsablatio bei insgesamt reduzierter Prognose.

3
Toxische Retinopathien

3.1
Chloroquin

■ Störung des Phospholipidstoffwechsels mit Degeneration von retinalem Pigmentepithel und Photorezeptoraußensegmenten; dosisabhängig.

■ Die kumulative Dosis (ab 300 g Risiko eines Netzhautschadens) ist von größerer Bedeutung als die tägliche Dosis.

■ Massive Visusreduktion möglich.

■ Zentrale Gesichtsfelddefekte, die am besten mit roten Testfeldmarken darstellbar sind und Parazentralskotom (Amsler-Test durchführen).

■ Verlust des Fovealreflexes.

■ Schießscheibenmakulopathie (mittels Fluoreszeinangiographie früher zu sehen; s. auch S. 937).

■ ERG- und EOG-Veränderungen finden sich meist vor klinischen Netzhautveränderungen.

■ Die Netzhautveränderungen können sich teilweise zurückbilden, wenn die Medikamente bei Auftreten von Symptomen bzw. Veränderungen sofort abgesetzt werden.

3.2
Phenothiazine

■ Die Toxizität ist von der Tagesdosis (Chlorpromazin: > 1200–2400 mg/Tag; Thioridazin: > 700 mg/Tag) abhängig.

■ Toxische Retinopathie mit primärer Schädigung der Photorezeptoraußensegmente.

■ Pigmentepithelveränderungen (Depigmentierung, Verklumpungen).

■ Farbsehstörungen, Dämmerungssehstörung, Verschwommensehen, später Visusreduktion.

■ Weitere ophthalmologische Befunde sind Pigmentablagerungen im Hornhautepithel, in der Descemet-Membran und auf der Linsenvorderfläche.

■ Die Netzhautveränderungen können sich teilweise zurückbilden, wenn die Medikamente bei Symptomen sofort abgesetzt werden.

3.3 Methanol

- Dosisabhängiger toxischer Effekt auf die Ganglienzellschicht der Netzhaut und auf den Sehnerv.
- Flächiges Netzhautödem und Papillenödem.
- Visusminderung, Skotome, nachfolgende Optikusatrophie.
- Der Schaden korreliert direkt mit dem Ausprägungsgrad der metabolischen Azidose und dem pCO_2.
- Therapie: intravenöse Gabe von Äthanol und Natriumbikarbonat.
- Falls es innerhalb von 4–6 Tagen nicht zu einer Visusbesserung kommt, ist die Prognose quoad visum eingeschränkt.

3.4 Hormonelle Kontrazeptiva

- Beeinflussung von Blutflußparametern, Gerinnung und Gefäßwandverdickung.
- Auslösung ähnlicher Symptomatik, wie sie bei einer Schwangerschaft auftreten kann, wie z. B. retinale Gefäßverschlüsse (arteriell/venös).
- Vor allem bei venösen Thrombosen wird ein kausaler Einfluß von Ovulationshemmern vermutet. Entsprechende Medikamente wurden vorübergehend vom Markt genommen. Sicher ungünstig bei Anwendung in Kombination mit Nikotin oder bei anlagebedingten Gerinnungsstörungen (z. B. Faktor-Leiden-Mangel).
- Retinopathia centralis serosa.
- Verschlechterung einer Retinopathia pigmentosa.

3.5 Digitalis

- Beeinflussung des Na-K-Haushaltes der Photorezeptoren mit Polarisationsstörung.
- Visuelle Symptome finden sich bei ca. 7 % der Patienten unter Digitalistherapie:
  - Chromatopsie (meist Xanthopsie = Gelbsehen).
  - Entoptische Phänomene.
  - Photophobie.
  - Skotome.
  - Verschwommensehen.
- ERG-Veränderungen.
- Normalisierung der Netzhautbefunde nach Absetzen des Medikamentes.

3.6 Blei

- Visuelle Symptome finden sich in ca. 2 % der Fälle von chronischer Bleivergiftung.
  - Papillenödem.
  - Hämorrhagien am hinteren Pol.
  - Gefäßeinscheidungen.
- Therapie: Entgiftung über die Gabe von Chelatbildnern.

3.7 Sauerstoff

- Sauerstoff ist auch bei Erwachsenen in hoher Konzentration toxisch.
- Verengung retinaler Arteriolen.
- Skotome.
- ERG-Veränderungen.

3.8 Tamoxifen, Canthaxanthin

- Tamoxifen: nichtsteroidales Antiöstrogen zur Behandlung des Mammakarzinoms.
  - Berichte über retinale Einlagerungen schon ab 20–30 mg/Tag.
- Canthaxanthin: Karotinoid, verwendet als orales Bräunungsmittel (Abb. 13.39):
  - Gesamtdosis über 37 g: 50 % der Patienten zeigen Ablagerungen.
  - Gesamtdosis über 60 g: 100 % der Patienten zeigen Ablagerungen.
- Kristalline Retinopathie: zahlreiche, kleine, lichtbrechende Einlagerungen am hinteren Pol.
- Zystoides Makulaödem.
- Weitere Befunde: Hornhauteinlagerungen (ähnlich Cornea verticillata), Neuritis nervi optici.

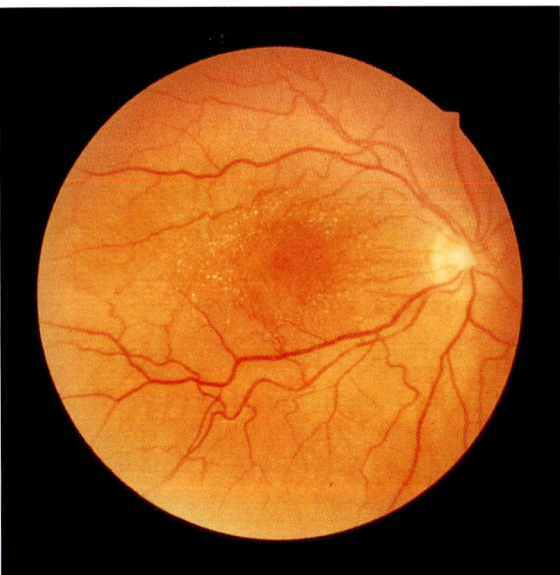

Abb. 13.39. Fundusaspekt bei Canthaxanthinmakulopathie. Einlagerung kristalliner Partikel in die oberflächlichen Netzhautschichten zirkulär um den zentralen, parafovealen Bereich

- Regelmäßige ophthalmologische Kontrollen empfohlen.

3.9
Medikamenteninduziertes zystoides Makulaödem

- Auslöser sind Diuretika (auch Acetazolamid), Lipidsenker (Nikotinsäure) und Epinephrin.
- Rückbildung des Ödems nach Absetzen der Therapie.

3.10
Clofazimin

- Roter Iminophenazin-Farbstoff als Therapeutikum bei dapsonresistenter Lepra oder neuerdings auch bei Mycobacterium-avium-Infektionen (bei AIDS).
- Ausgeprägte bilaterale Degeneration des retinalen Pigmentepithels mit Schießscheibenmakulopathie.
- Weitere Befunde: Hornhauteinlagerungen (ähnlich Cornea verticillata).
- Absetzen des Präparats (lange Halbwertszeit) führt nicht zur Verbesserung der Makulaveränderungen, während die Hornhautveränderungen rückbildungsfähig sind.

3.11
Desferrioxamin

- Chelatbildner bei Hämochromatose.
- Verschwommensehen und Visusminderung.
- Farbsehstörungen.
- ERG-Veränderungen (EOG normal).
- Zentrozökale Skotome mit peripherer Einengung.
- Feinkörnige Verklumpungen des retinalen Pigmentepithels.

3.12
Gentamicinmakulopathie

- Unbeabsichtigte Injektion einer großen Menge des Antibiotikums in die Vorderkammer oder den Glaskörperraum.
- Bis zu 100 µg können ohne Gefahr in den Glaskörperraum (z.B. bei Endophthalmitis) injiziert werden.
- Starke Sehschärfenreduktion.
- Weißfärbung und hämorrhagische Infarzierung der Netzhaut.
- Optikusatrophie.
- Fluoreszeinangiographie: nichtperfundierte Netzhautareale.

4
Traumatische Chorioretinopathien

4.1
Commotio retinae

- Alteration der äußeren Netzhautschichten mit Desorganisation der Photorezeptoranordnung infolge eines stumpfen Traumas.
- Es kann eine akute Sehschärfenreduktion bei zentral betroffener Netzhaut auftreten.
- Die Netzhaut erscheint grau-weiß: „Berlin-Ödem". Tatsächlich handelt es sich jedoch nicht um einen exsudativen Prozeß, sondern um eine Desorganisation der Photorezeptoranordnung mit einem Transparenzverlust der betroffenen Netzhautareale.
- Retinale, subretinale und präretinale Blutungen können vorhanden sein.

- Eine Restitutio ad integrum ist häufig; ebenso möglich ist ein permanenter Visusverlust infolge der Ausbildung eines traumatischen Makulaforamens oder als Folge eines irreparablen Pigmentepithelschadens.

- In der Peripherie können atrophische Foramina bzw. Orarisse mit konsekutiver Netzhautablösung entstehen.

4.2
Retinopathia sclopetaria

- Rupturen der Bruch-Membran; Entstehung chorioidaler Narben mit sekundärer Reaktion des retinalen Pigmentepithels und der Netzhaut

- Mechanismus: großflächige Schockwellen, meist bei stumpfem Trauma (Coup – contre coup).

- Die Visusbeeinträchtigung ist abhängig vom verletzten Netzhautbezirk und einer eventuellen Beteiligung des Sehnerven.

- Klinisches Bild wie bei Retinopathia pigmentosa. Ausgeprägte Proliferation von RPE und Gliazellen mit retinalen Gefäßverschlüssen.

- Netzhautablösungen entstehen nur selten.

4.3
Valsalva-Retinopathie

- Akute Erhöhung des intrathorakalen oder intraabdominalen Druckes gegen die verschlossene Glottis.

- Typische Auslöser sind Husten, Erbrechen und sonstige starke Anstrengungen.

- Es kann zur spontanen Ruptur von Netzhautkapillaren infolge des akuten Anstiegs des okulären Venendrucks kommen, oft am hinteren Pol.

- Typisch ist die umschriebene Blutung zwischen Retina und Glaskörpergrenzmembran. Später kommt es auch zum Übertritt des Blutes in den Glaskörperraum.

- Nach einer spontanen Aufklarung kehrt die Sehschärfe zurück. Die Prognose ist exzellent; bei massiver Blutung am hinteren Pol ist eine (vorsichtige) Eröffnung der Membrana limitans interna mit dem Nd:YAG-Laser zum Abfließen des Blutes in den Glaskörperraum möglich.

4.4
Terson-Syndrom

- Blutung in den Glaskörper- oder Subhyaloidalraum infolge einer intrakraniellen Blutung. Mechanismus: Infolge eines erhöhten Venendrucks kommt es zur Ruptur peripapillärer Kapillaren.

- Ein Drittel aller Patienten mit Subarachnoidalblutung haben intraokulare Blutungen.

- Meist klart der Glaskörperraum spontan auf.

- Bei Komplikationen (Ablatio retinae) oder, falls es nach 2–3 Monaten nicht zum Aufklaren des Glaskörpers kommt, ist eine Vitrektomie indiziert.

4.5
Purtscher-Retinopathie

- Ursache: Verschluß retinaler Arteriolen nach bulbusfernem Trauma (schwere Kompressionsverletzung des Schädels oder des Körperstamms (Brusttrauma)) oder Fraktur langer Röhrenknochen. Nachgewiesen wurden intravaskuläre Mikropartikel bestehend aus Thrombozyten-Leukozyten-Aggregaten, Fibrin, Fett und Luft.

- Ein- oder beidseitiges Auftreten ist möglich.

- Typische ophthalmoskopische Befunde sind multiple Netzhautblutungen, eine Weißfärbung der Netzhaut (Netzhautödem) um die Papille sowie Cotton-wool-Herde.

- In der Fluoreszeinangiographie zeigen sich Leckagen oder Gefäßverschlüsse (s. auch S. 955).

- Ähnliche Befunde finden sich bei akuter Pankreatitis, Geburtstrauma und Kollagenosen mit Vaskulitis (Lupus erythematodes).

- Eine Besserung der Sehschärfe ist bei den meisten Patienten möglich; die Erholung kann jedoch aufgrund einer sich entwickelnden Optikusatrophie ausbleiben.

4.6
Aderhautruptur

- Traumatisch verursachte Ruptur von Chorioidea, Bruch-Membran und retinalem Pigmentepithel, meist durch anterior-posteriore Bulbuskompression.

- Klinisch finden sich meist konzentrische Rupturlinien mit subretinaler Blutung im Frühstadium

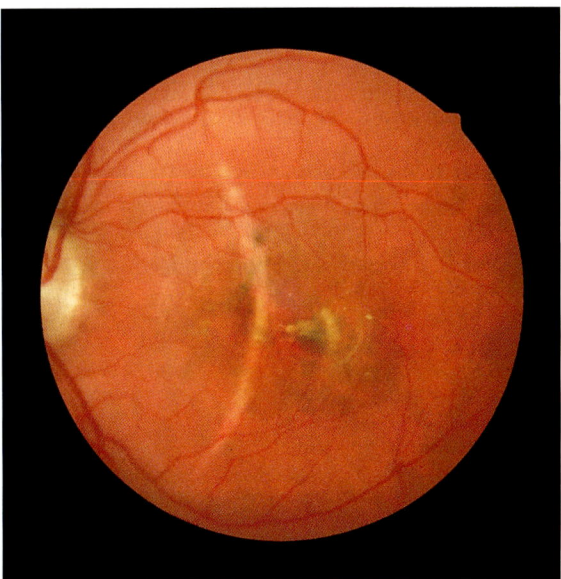

Abb. 13.40. Zustand nach schwerem stumpfen Bulbustrauma mit Kontusionsmakulopathie und einer konzentrischen Ruptur von Pigmentepithel und Aderhaut

und Atrophie mit Skleraexposition in späteren Stadien nach Blutresorption (Abb. 13.40, s. auch S. 955).

■ Liegt die Ruptur außerhalb der Fovea, ist eine vollständige Rehabilitierung der Sehschärfe möglich.

■ Eine chorioidale Neovaskularisation kann sich im Bereich der Ruptur auch noch Jahre später entwickeln. Patienten sollten über das Risiko informiert werden und auf Symptome (Metamorphopsien) hingewiesen werden. Der Nachweis erfolgt mittels Fluoreszeinangiographie und Indozyaninangiographie.

■ Die chorioidale Neovaskularisation kann bei günstiger Lage koaguliert werden, die Rezidivraten sind jedoch außerordentlich hoch.

5
Lichtschäden

■ Entstehungsmechanismen:
- Mechanisch
- Thermisch
- Photochemisch

■ Beispiele für mechanische Schäden sind Unfälle mit photodisruptiven Lasern.

■ Thermische Schäden entstehen durch inadäquaten Kontakt mit Koagulationslasern.

■ Photochemische Mechanismen liegen der sonneninduzierten Retinopathie (solar retinopathy) und Schäden durch andere Beleuchtungskörper wie z. B. Operationsmikroskope zugrunde. Photochemisch induzierte Lichtschäden werden häufiger nach Beobachtung einer Sonnenfinsternis, Sonnenbad, bei schizophrenen Patienten oder Drogenabusus (LSD) beschrieben. Die Gefahr der iatrogenen Lichtschädigung der Netzhaut ist besonders hoch bei ophthalmochirurgischen Maßnahmen, wenn intraokuläre Beleuchtung mit Lichtleitern bei der Netzhaut-Glaskörper-Chirurgie verwendet wird oder natürliche Filter fehlen, z. B. bei der Linsenentfernung. In den ersten Tagen kann sich eine weißgelbe Läsion, oft am hinteren Pol, zeigen. In den folgenden Wochen entwickeln sich unregelmäßige Hyperplasien des retinalen Pigmentepithels. Die Sehschärfe kann sich innerhalb von 3–6 Wochen erholen. Bei Ausbildung eines irregulären lamellären Makulaforamens oder einer Zyste kann der Visus aber irreversibel reduziert sein.

6
Entzündliche und infektiöse Erkrankungen

6.1
Sogenanntes okuläres Histoplasmosesyndrom (POH – „presumed ocular histoplasmosis syndrome")

■ Einzelheiten sind in Kap. 11 zu finden.

6.2
AMPPE – akute posteriore multifokale plakoide Pigmentepitheliopathie (auch APMPPE)

■ Einzelheiten sind in Kap. 11 und Kap. 33 zu finden.

6.3
Serpiginöse Chorioiditis

■ Bilaterale, chronisch rezidivierende Entzündung der Choriokapillaris bzw. der gesamten Aderhaut und des retinalen Pigmentepithels.

■ Typisches Manifestationsalter ist das 5.–6. Lebensjahrzehnt (sonst gesunde Patienten).

■ Beide Geschlechter sind gleich häufig betroffen.

■ Der Verlauf ist solange asymptomatisch bis die Makula beteiligt ist.

■ Die Visusprognose ist abhängig vom Ausmaß der Makulabeteiligung.

- Akute/aktive Läsion: blaßgraue Veränderung im peripapillären Bereich mit unscharfen Rändern, selten mit Vitritis und geringer Uveitis anterior. Der aktive Randsaum kontrastiert weißlich und ist scharf abgegrenzt gegen die intakte Netzhaut.

- Die Läsionen breiten sich oft zentrifugal von der Papille fortschreitend aus und sparen die Fovea oft lange aus.

- Inaktive Läsionen sind abgeblaßt und zeigen später eine großflächige geographische Atrophie von Choriokapillaris und retinalem Pigmentepithel (Abb. 13.41).

- Chorioidale Neovaskularisationen können sich am Rand eines alten chorioretinalen Narbenherdes entwickeln.

- Fluoreszeinangiographie: Akute Läsionen zeigen eine frühe Hypofluoreszenz und späte Hyperfluoreszenz; bei chronischen Läsionen ist ein areolärer Verlust der Choriokapillaris und des retinalen Pigmentepithels zu erkennen.

- Differentialdiagnose: APMPPE. Bei der APMPPE sind beide Augen in der Regel gleichzeitig betroffen, keine weiteren Rezidive nach Monaten oder Jahren und kein bleibender Visusverlust.

- Therapie: Kortikosteroide (Prednison 80 mg/Tag) bei aktiven Läsionen, die die Makula bedrohen; gute Erfolge wurden mit einer Kombinationstherapie aus Azathioprin, Ciclosporin und Prednison berichtet. Eine Laserkoagulation ist bei der Entwicklung chorioidaler Neovaskularisationen angezeigt.

6.4
Bird-shot-Retinopathie (Schrotschußretinopathie)

- Einzelheiten sind in Kap. 11 zu finden.

6.5
Tuberkulose und Syphilis

Da Tuberkulose und Syphilis praktisch jede Form der Uveitis und Retinitis/Chorioretinitis hervorrufen können, erfolgt die Besprechung dieser Krankheitsbilder in diesem Kapitel.

6.5.1
Tuberkulose

- Die Tuberkulose wird durch das Mycobacterium tuberculosis (säurefestes Stäbchen) verursacht und äußert sich in einer granulomatösen Entzündungsreaktion.

- Sie ist die Ursache von etwa 1% der Iritiden/Uveitiden.

- Systemische Zeichen:

  - Dezente Temperaturerhöhung.
  - Gewichtsverlust.
  - Nachtschweiß.
  - Bei aktiver Lungentuberkulose finden sich ein produktiver Husten und Dyspnoe.

- Augenbeteiligung:

  - Konjunktivitis.
  - Keratitis.
  - Skleritis.
  - Vordere Uveitis (granulomatös; „Mutton-fat-Präzipitate" der Hornhaut).
  - Chorioiditis (fokale Granulome; diffuse Chorioiditis).
  - Retinitis.
  - Granulomatöse Optikusneuropathie.
  - Retinale Periphlebitis (Differentialdiagnose: Morbus Eales).
  - Tuberkulöse Infektion der Lider, Phlyktänulose.

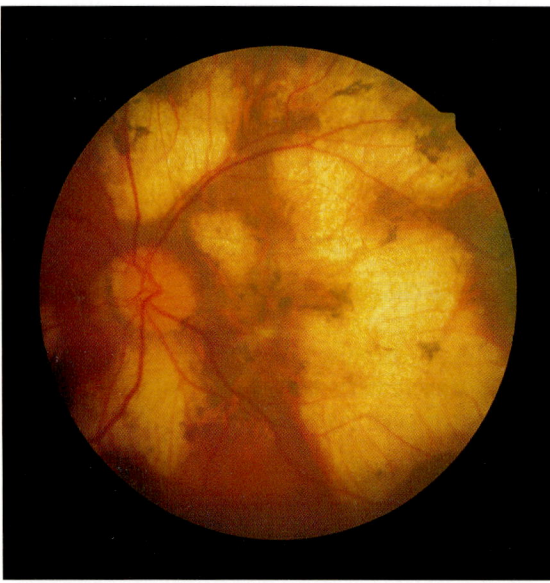

Abb. 13.41. Fortgeschrittenes Vernarbungsstadium bei serpiginöser Chorioiditis. Geographische Bezirke mit kompletter Netzhaut-, Pigmentepithel- und Choriokapillarisatrophie kontrastieren mit Bereichen intakter Fundusschichten

- Diagnose:
- Sputumuntersuchung und -kulturen auf säurefeste Stäbchen.
- Magensaftuntersuchung und -kulturen auf säurefeste Stäbchen.
- Röntgenuntersuchung des Thorax.
- Tuberkulin-Hauttest: >95% der Tuberkulosepatienten reagieren positiv.
- Differentialdiagnose:
- Sarkoidose.
- Syphilis.
- Beachte: Isolierte Granulome können mit Neoplasien verwechselt werden.
- Beziehung Systemerkrankung/Augenerkrankung:
- Die retinale Periphlebitis (M. Eales) und die Phlyktänulose werden als allergische Hypersensibilitätsreaktion auf das Tuberkelprotein angesehen. Sie stellen keine direkte Infektion des betroffenen Gewebes dar.
- Sämtliche anderen Veränderungen sind tuberkulöse Granulome als Zeichen der direkten Infektion der betroffenen Gewebe.
- Therapie:
- Systemisch (Doppel- oder Dreifachtherapie mit Tuberkulostatika: Isoniazid, Rifampicin, Streptomycin, Ethambutol).
- Lokal: Gelegentlich ist die Gabe lokaler Steroide bei Uveitis erforderlich.

6.5.2 Syphilis

- Bakterielle Infektion mit Treponema pallidum.
- Ursache von etwa 1–3% aller Uveitiden. 5–10% der Patienten mit sekundärer Syphilis entwickeln eine Uveitis.
- Mit der Zunahme von HIV-Infektionen kam es auch zu einem Anstieg der Syphilisinfektionen. Infektionen können diaplazentar (Lues connata) oder durch sexuelle Übertragung (erworbene Syphilis) erfolgen.
- Kongenital:
- Frühe Form: Dakryozystitis, Blepharitis, Konjunktivitis, vordere Uveitis, interstitielle Keratitis (selten), Lähmungen der Augenmuskeln, Chorioretinitis mit Pigmentstörungen (segmental oder generalisiert), Pseudoretinopathia pigmentosa, Optikusatrophie.
- Späte (fortgeschrittene) Form: Dakryozystitis, Dakryoadenitis, interstitielle Keratitis (häufig), Uveitis anterior, Gummen der Augenlider, Bindehaut und Orbita, sog. kongenitale Neurosyphilis mit Pupillenstörungen (typische Argyl-Robertson-Pupille ist eher selten), Optikusatrophie und Lähmung der äußeren Augenmuskeln.
- Erworben:
- Primäre Syphilis: Schanker der Lider oder Bindehaut.
- Sekundärstadium: Hautveränderungen (Roseola, papulöses Exanthem, Enanthem und ggf. Polyadenopathie) der Lider, Konjunktivitis, Dakryozystitis, Dakryoadenitis, interstitielle Keratitis, Uveitis anterior, Chorioretinitis, fleckförmige diffuse hämorrhagische Neuroretinitis, Neuritis nervi optici.
- Spätform (Tertiärstadium): syphilitische Gummen in Orbita, Sklera, Iris und Ziliarkörper, Uveitis anterior, Neurosyphilis, Pupillenstörungen (Argyll-Robertson-Pupille sehr typisch), Optikusatrophie, Lähmungen der äußeren Augenmuskeln, Gesichtsfelddefekte.
- Diagnose:
- Direktnachweis im Abstrich aktiver Läsionen (Dunkelfeldmikroskopie).
- Indirekter Nachweis über Antikörpertests (Blut, Liquor, Kammerwasser, subretinale Flüssigkeit):
  - VDRL (Veneral Disease Research Laboratory Test): positiv in 60% der Fälle bei kongenitaler Syphilis, in 76% bei primärer Syphilis, in 100% bei aktiver sekundärer Syphilis und in 70% bei tertiärer Syphilis.
  - FTA-Abs (Fluoreszenz-Treponema-Antikörper-Absorptionstest): positiv in 60% der Fälle bei kongenitaler Syphilis, in 86% bei primärer Syphilis, in 100% bei aktiver sekundärer Syphilis und in 97% bei tertiärer Syphilis.
  - MHA-TP (Mikrohämagglutinationstest auf Treponema pallidum).
  - TPHA (Hämagglutinationstest auf Treponema pallidum).
- Differentialdiagnose sind alle Formen der Uveitis. Die Syphilis ist das „Chamäleon" der Augenheilkunde.
- Beziehung Systemerkrankung/Augenerkrankung:
- Augenkomplikationen sind für die Frühform der angeborenen Syphilis untypisch, verlaufen oft passager und abgeschwächt.

- In der Spätphase der kongenitalen Syphilis ist die Augenbeteiligung typisch.
- Die interstitielle Keratitis gehört zur Hutchinson-Trias der kongenitalen Syphilis (weitere Befunde: Taubheit und Tonnenzähne).

■ Therapie:

- Bei Augenbeteiligung wird beim therapeutischen Vorgehen immer von einer Neurosyphilis ausgegangen.
- Penicillin ist das Mittel der Wahl:
  ▼ Penicillin G (2–5 Mio. Einheiten intravenös alle 4 h für 10–14 Tage).
  ▼ Alternativ: Gabe eines Penicillinderivats intramuskulär und zusätzliche orale Gabe von Probenicid.

6.6
Sarkoidose

■ Einzelheiten sind in Kap. 11 zu finden.

6.7
Punktförmige innere Chorioideopathie („punctate inner choroidopathy"; PIC)

■ Multiple fokale Infiltrationen von retinalem Pigmentepithel und Choriokapillaris.

■ Junge gesunde Frauen (90 %) mit geringer Myopie. Auftreten um das 16. Lebensjahr ohne Allgemeinsymptome.

■ Symptome: Verschwommensehen, zentrale und/oder parazentrale Skotome, Photopsien.

■ Ophthalmoskopie:

- Gelbliche Flecken von ca. 100–300 µm Größe im Niveau des retinalen Pigmentepithels und der Choriokapillaris, verteilt über den hinteren Pol bis zur mittleren Peripherie, meist bilateral.
- Minimales Begleitödem.
- Keine Entzündungszellen im Glaskörper.

■ Fluoreszeinangiographie: Hyperfluoreszenz in der Frühphase, Leckage in der Spätphase.

■ Im Verlauf entstehen scharf begrenzte, ausgestanzte Defekte des retinalen Pigmentepithels (RPE), später zunehmende Pigmentierung mit Verlust der inneren Chorioidea. Später RPE-Hyperplasie möglich.

■ 75 % der Patienten behalten einen Visus von 0,8 oder besser.

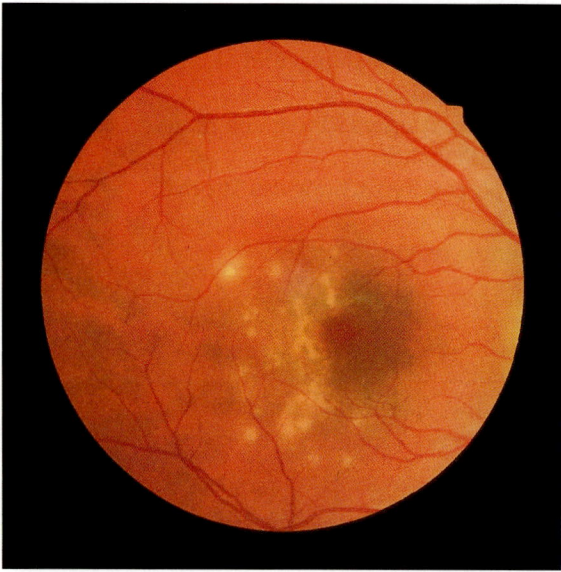

Abb. 13.42. Ophthalmoskopisches Bild im Frühstadium einer Chorioideopathia interna punctata. Im temporalen Makulabereich finden sich gruppiert kleinfleckige gelbliche Läsionen im superfiziellen Chorioideaniveau. Später entwickeln sich pigmentierte Narben

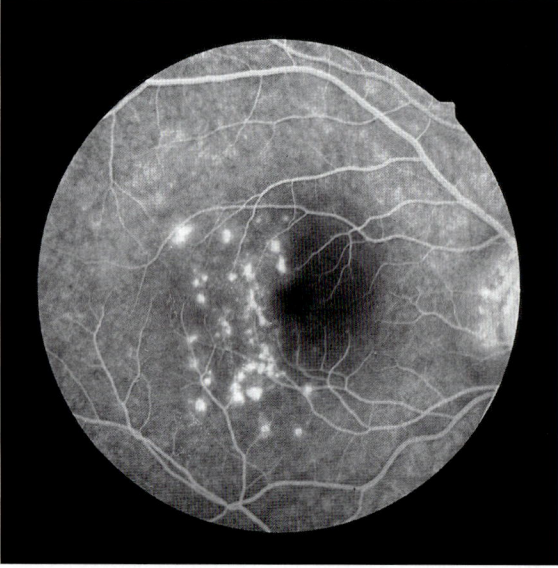

Abb. 13.43. Fluoreszeinangiographischer Befund von Abb. 13.42. Fokale Leckageherde erscheinen punktartig abgegrenzt in der frühen Angiographie und konfluieren durch Exsudation in den Subretinalraum in den späten Phasen

■ Chorioidale Neovaskularisationen (in ca. 25 % der Fälle) entstehen während der ersten 6 Monate meist extrafoveal. Hohe Spontanremissionsrate.

■ Differentialdiagnose:

- Okuläres Histoplasmosesyndrom.
- Multifokale Chorioiditis.

6.8
Multiple evanescent white dot syndrome (MEWDS)

■ Akute, multifokale, meist einseitige Retinopathie bei jungen Erwachsenen.

■ Frauen sind häufiger betroffen als Männer (3:1).

■ Häufig grippeartiges Prodromalstadium.

■ Verschwommensehen, Photopsien, temporaler Gesichtsfeldausfall sind klassische Syndrome.

■ Ophthalmoskopie:
● Multiple, weißliche, fleckige Läsionen im Niveau der äußeren Netzhaut oder des retinalen Pigmentepithels. Die Größe der Läsionen beträgt ein Viertel bis ein Drittel Papillendurchmesser. Die größte Dichte der Veränderungen findet sich parazentral, oft unter Aussparung der Makula.
● Oft Glaskörperzellen, Gefäßeinscheidungen und verwaschene Papillengrenzen.

■ Fluoreszeinangiographie: frühe und späte Hyperfluoreszenz der weißen Punkte; diffuse, fleckige Leckage des Pigmentepithels und der Kapillaren der Papille (s. S. 955).

■ Im ERG reduzierte a- und b-Welle.

■ Der blinde Fleck ist vergrößert. Diese pathologische Veränderung ist zu unterscheiden von der akuten idiopathischen Vergrößerung des blinden Flecks, die ähnliche Symptome zeigt, jedoch keine Netzhautveränderungen aufweist.

■ Selbstbegrenzende Erkrankung; eine Besserung tritt meist nach wenigen Wochen auf; es ist keine Behandlung erforderlich; die Visusprognose ist gut; selten Rezidive.

6.9
Pars planitis

■ Einzelheiten sind in Kap. 11 zu finden.

6.10
Sympathische Ophthalmie

■ Einzelheiten sind in Kap. 11 zu finden.

6.11
Vogt-Koyanagi-Harada-Syndrom

■ Einzelheiten sind in Kap. 11 zu finden.

6.12
Retinale Erkrankungen bei HIV-Infektionen

■ Multiorganerkrankung, die durch opportunistische Infektionen und Auftreten von seltenen Neoplasien gekennzeichnet ist. Die Netzhautveränderungen sind vermutlich immunologisch bedingt.

■ Übertragung diaplazentar/angeboren oder erworben durch Körpersekrete bei sexuellem Kontakt, Bluttransfusionen, infizierten Nadeln und Blutprodukten.

■ Reduktion der zellulären Immunfunktion, erniedrigte T-Helferzellen-Rate, relativer Anstieg der T-Suppressorzellen.

■ Verursacht wird die Veränderung durch das humane Immundefizienzvirus (HIV, lymphotropes Virus).

■ Man unterscheidet die nichtinfektiöse Retinopathie von infektiös bedingten Netzhautbeteiligungen:

● Nichtinfektiöse Retinopathie:
  ▼ Cotton-wool-Herde: häufigstes Symptom bei AIDS, bei nahezu der Hälfte aller Patienten vorhanden, fast immer am hinteren Pol in der Nähe des Sehnerven. Immunologisch bedingte okklusive Mikroangiopathie mit zirkulierenden Immunkomplexen. Klinisch und histologisch identisch mit Nervenfaserschichtinfarkten bei anderen häufigen retinalen Mikroangiopathien wie z. B. Diabetes, Hypertonus usw. 90 % aller AIDS-Patienten zeigen angiographische Symptome einer retinovaskulären Erkrankung. Auftreten auch bei völligem Fehlen opportunistischer Infektionen. Cotton-wool-Herde bei Patienten ohne andere systemische Mikroangiopathie können ein erster diagnostischer Hinweis auf eine HIV-Infektion sein.
  ▼ Intraretinale Blutungen: Finden sich bei ca. 30 % der AIDS-Patienten, fleck- oder flammenartig am hinteren Pol, Roth-Flecken möglich. Können isoliert oder bei CMV-Retinitis auftreten oder im Rahmen einer Vaskulitis (selten).
  ▼ IRMA: Intraretinale mikrovaskuläre Abnormalitäten sind extrem häufig. Sie äußern sich in Form von Mikroaneurysmata, Teleangiektasien und avaskulären Zonen.

● Infektiöse Retinopathie:
  ▼ Die CMV-Retinitis ist die häufigste opportunistische okuläre Infektion (s. S. 275).

- ▼ Weitere opportunistische Infektionen: Herpes-simplex-Viren, Varicella-zoster-Viren, Mycobacterium avium, Toxoplasma gondii, Pneumocystis carinii, Candida albicans, Cryptococcus neoformans.
- ▼ Die Neuinfektionsrate hat sich infolge der effizienten systemischen Kombinationstherapie der HIV-Infektion drastisch reduziert. Neuere okuläre Therapieansätze sind über die Pars plana implantierte Medikamententräger, die ausreichend hohe Wirkspiegel über mehrere Monate garantieren.

■ Das intraokuläre Riesenzellymphom ist eine weitere mögliche okuläre Erkrankung, die bei HIV-Patienten auftritt. Das klinische Bild kann der CMV-Retinitis ähneln.

6.13
Zytomegalievirusretinitis

■ Einzelheiten sind in Kap. 11 zu finden.

6.14
Akutes retinales Nekrosesyndrom

■ Einzelheiten sind in Kap. 11 zu finden.

6.15
Endogene Pilzinfektionen

■ Risikofaktoren: Immunsuppression, Drogenabhängigkeit.

■ Häufig findet man Pilzinfektionen auch bei Diabetikern, bei Patienten mit schweren Verbrennungen und nach langer intravenöser Antibiose; Patienten mit Dauerkatheter sind Hochrisikopatienten. Auch postoperativ nach Abdominaleingriffen und urologischen Operationen wurden Pilzinfektionen berichtet.

■ Candidiasis:
- Umschriebene, weiße Läsion mit darüberliegender Glaskörperinfiltration und einem Durchmesser < 1 mm.
- Gefäßeinscheidungen, gelegentlich Blutungen.
- Oft Iridozyklitis mit Hypopyon.
- Multifokale Retinitis, vitreoretinale Abszesse, schwere retinale Nekrose möglich.

■ Aspergillose:
- Gelbliche, subretinale und retinale Infiltrate.
- Nach hämatogener Streuung kommt es zum Befall der Chorioidea.
- Deutliche Glaskörperreaktion.
- Gefäßverschlüsse.

■ Kryptokokkose:
- Die Infektion kann sämtliche Anteile des Auges betreffen.
- Es kann sich eine Meningitis entwickeln.
- Meist multifokale Chorioiditis.
- Oft Komplikation bei AIDS.

■ Histoplasma capsulatum, Coccidioides immitis, Sporotrichon schenkii und Blastomyces dermatitidis sind weitere in der Literatur beschriebene Erreger, die zu einer Pilzinfektion des Auges führen können.

■ Therapie: Amphotericin B ist das Mittel der ersten Wahl.

■ Eine Pars-plana-Vitrektomie sollte bei schwerer Glaskörperbeteiligung (Endophthalmitis) mit Injektion von Amphotericin B in den Glaskörperraum vorgenommen werden. Das Aspirat muß immer mikrobiologisch untersucht werden.

6.16
Toxoplasmose

■ Einzelheiten sind in Kap. 11 zu finden.

6.17
Toxocariasis

■ Einzelheiten sind in Kap. 11 zu finden.

6.18
Zystizerkose

■ Die Zystizerkose wird durch die Larve des Schweinebandwurms (Taenia solium) verursacht.

■ Erworben durch den Verzehr von Eiern des Bandwurmes (Schweinefleisch, Gemüse, Wasser).

■ Im Umfeld mangelhafter hygienischer Bedingungen gehäuftes Auftreten.

■ ZNS, subkutanes Gewebe, Skelettmuskulatur, Herzmuskel und Auge sind bevorzugt befallen.

■ Eine Augenbeteiligung tritt bei 13–46% der infizierten Patienten auf.

■ Am Auge können alle Gewebe, einschließlich der Augenmuskeln und der Tränendrüse, befallen werden.

- Ein langsamer, schmerzloser Visusabfall wird beobachtet.

- Stirbt die Larve ab, kommt es zu einer massiven Uveitis, die häufig mit einer schmerzhaften Erblindung einhergeht.

- Bei optisch klaren Medien findet sich der klassische Befund einer transparenten, weißlichen Zyste mit einem dichten weißlichen Fleck.

- Bei fehlendem Einblick ist die Diagnose mittels Ultraschalluntersuchung zu erhärten.

- Laborchemische Untersuchungen sind nur von begrenztem Wert.

- Es ist keine effektive medikamentöse Therapie (Anthelmintika) bei Augenbefall bekannt.

- Therapie der Wahl ist die chirurgische Entfernung von Zyste und Zystizerkus.

- Unbehandelt ist die Prognose sehr schlecht; es kommt innerhalb von 3–5 Jahren zur Erblindung.

- In allen Fällen muß eine ZNS-Beteiligung ausgeschlossen werden.

6.19
Diffuse unilaterale subakute Neuroretinitis (DUSN)

- Intraokulare Helminthose.

- Endemisch kommt diese Erkrankung im Südwesten der Vereinigten Staaten, der Karibik und vermutlich in Lateinamerika vor. Tourismus (Reiseanamnese).

- Ursache ist ein bewegungsaktiver weißer Nematode (Spezies nicht bekannt), der meist im Subretinalraum gelegen ist.

- Oft anfangs unbemerkt, kommt es nach mehreren Jahren zu einer drastischen Visusreduktion.

- Typisch sind grauweiße, retinale Läsionen, retinale Vaskulitis, Papillitis und Glaskörperinfiltration.

- Die Diagnose erfolgt durch Biomikroskopie (Bewegung des Nematoden) und Fluoreszeinangiographie, ggf. ERG.

- Therapie: Die Zerstörung des Nematoden mittels Laserkoagulation ist schwierig und kann zu anaphylaktischen intraokulären Reaktionen führen. Eine systemische anthelmintische Therapie ist langwierig und oft nicht erfolgreich.

7
Erkrankungen des Sehnerven

7.1
Drusenpapille

- Kongenitale Ablagerungen in der Tiefe des Sehnervenkopfes, hinter der Ebene der Bruch Membran, bestehend aus Mukoproteinen, vermutlich infolge eines abnormalen axonalen Metabolismus.

- Es besteht keine Geschlechtsprädilektion.

- Rundliche, irreguläre Konglomerate meist innerhalb, selten außerhalb der Papille: Drusenmaterial leuchtet bei Illumination auf (Abb. 13.44).

- In ca. zwei Drittel der Fälle bilateral.

- Selten (<2%) Beeinträchtigung der Sehschärfe.

- Da sich die Drusen im Laufe des Lebens vergrößern können, gibt es progressive Defekte, z.B. in Form von Nervenfaserdefekten mit Gesichtsfeldausfällen sowie Perfusionsstörungen mit akuter Optikusischämie, retinalen vaskulären Verschlüssen und Hämorrhagien. Auch peripapilläre chorioidale Neovaskularisationen sind beschrieben.

- Die Drusen sind z.T. kalzifiziert.

- Diagnose: klinisches Bild, Autofluoreszenz (s. auch S. 957), Ultraschall (hochreflektive Echos).

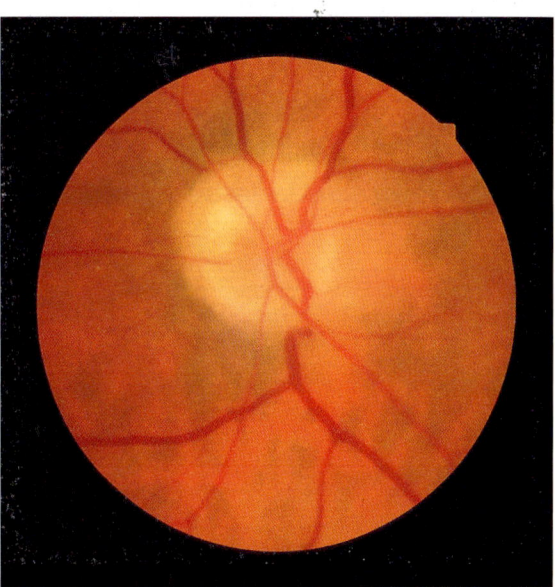

Abb. 13.44. Drusenpapille mit konvexen Ausbuchtungen am Papillenrand, besonders im temporal oberen Quadranten deutliche Prominenz

- Therapie: keine kausale Therapie. Drucksenkung bei Patienten mit Gesichtsfelddefekten.

7.2
Kongenitale Grubenpapille („optic pit")

- Angeborene pathologische Exkavation der Papille.

- Die Symptome entwickeln sich im 2.–4. Lebensjahrzehnt und sind oft progredient.

- Inzidenz: ca. 1/10 000. In 10 % der Fälle beidseitiges Auftreten.

- Gräuliche Vertiefung im Papillenbereich (70 % temporal, 20 % zentral).

- Gesichtsfelddefekte von Bogenskotomen bis Bjerrumskotomen.

- Die Grubenpapille kann zu einer serösen Abhebung der Netzhaut führen. Hierbei kann es bei Makulabeteiligung zum Visusabfall innerhalb von Monaten auf Werte von 0,1 kommen (Abb. 13.45 und 33.50).

- Die subretinale Flüssigkeit hat ihren Ursprung in der Glaskörperflüssigkeit, die durch eine defekte fibrogliale Abdeckmembran des Pits penetriert.

- Bei 25 % der serösen Abhebungen kommt es spontan zur Wiederanlage der Netzhaut.

- Verlust des retinalen Pigmentepithels nach längerer Abhebung möglich.

- Eine Laserkoagulation des temporalen Papillenrandes kann in Einzelfällen wirksam sein.

- Alternativ wird eine Vitrektomie mit Gastamponade empfohlen.

7.3
Tilted-disk-Syndrom

- Harmlose Papillenanomalie (abortive Kolobomform unklarer Genese; Synonyma: Fundusektasiesyndrom, Fuchs-Kolobom, Situs inversus der Papille).

- Betroffen sind 1 % der Bevölkerung, meist bilateral.

- Die Sehschärfe ist bei 25 % der Patienten nicht reduziert; ansonsten geringfügige Beeinträchtigung der Sehschärfe; bei einseitigen Fällen ist eine Amblyopie möglich.

- Durch den Sehnerveneintritt in einem unüblichen Winkel kommt es zur Drehung der Papillenachse (und Verdrehung einer evtl. vorhandenen Exkavation) nach inferotemporal, inferonasal (am häufigsten) oder nach unten mit entsprechendem Situs inversus der Blutgefäße.

- Es besteht ein erhöhtes Risiko einer Netzhautablösung (Traktionsphänomene).

- Je nach Drehung der Papillenachse finden sich pseudohemianopische sowie binasale und bitemporale Quadrantenausfälle, die nicht die Horizontale respektieren (Differentialdiagnose: Chiasmaprozesse).

- Häufig mit Refraktionsfehlern (hoher Astigmatismus und/oder Myopie) assoziiert.

- Eine Assoziation mit dysgenetischen Kammerwinkelveränderungen, Pigmentdispersion (bei hoher Myopie) und X-chromosomal vererbter Nachtblindheit ist möglich.

- Differentialdiagnose:
- Anomalien mit sehr kleiner Papille (das Tilted-disk-Syndrom geht häufig mit einer Mikropapille einher).
- Grubenpapille.
- Peripapilläre Staphylombildung.

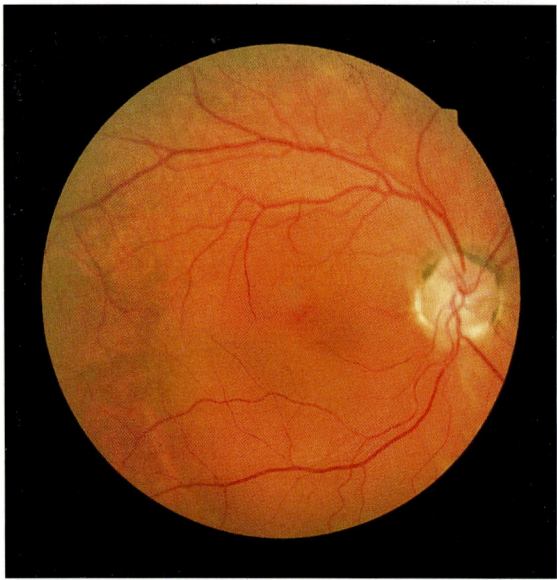

Abb. 13.45. Grubenpapille (Optic pit). Der pathologische Bezirk ist gräulich gefärbt und assoziiert mit einer exsudativen Netzhautabhebung am hinteren Pol und im unteren Netzhautbereich

8 Erkrankungen des Glaskörpers

- Embryologie:
  - Der primäre Glaskörper wird vor dem 13-mm-Embryonalstadium gebildet. Er ist stark vaskularisiert.
  - Der sekundäre Glaskörper entsteht nach dem 13-mm-Embryonalstadium als Folge der Rückbildung des A.-hyaloidea-Systems. Der Cloquet-Kanal zwischen Papille und hinterem Linsenpol bleibt später das Korrelat des primären Glaskörpers.
  - Der tertiäre Glaskörper, der spätere Zonulafaserapparat der Linse, entsteht zwischen dem 65-mm- und 110-mm-Embryonalstadium.
- Das Glaskörpervolumen beim Erwachsenen beträgt ca. 4 ml. Der Glaskörper besteht zu 98% aus Wasser. Sein Brechungsindex (1,3349) entspricht annähernd dem des Kammerwassers (1,3336).
- Man unterscheidet eine Gelkomponente, bestehend aus Hyaluronsäure und Kollagen vom Typ II, eine flüssige Komponente, die nur aus Hyaluronsäure besteht, und eine zelluläre Komponente (Hyalozyten).
- Die Abgrenzung zu den Nachbarstrukturen geschieht durch die vordere und hintere Glaskörpergrenzmembran.
- Physiologische Verbindungen zu Netzhautstrukturen bestehen im Bereich der peripheren Netzhaut, der Pars plana (Glaskörperbasis), am Papillenrand (Martegiani-Ring) und im Makulabereich.

8.1 Anomalien und Mißbildungen

8.1.1 Persistierender primärer Glaskörper

- Inkomplett zurückgebildete A. hyaloidea.
- Bergmeister-Papille als hintere Form der inkompletten Rückbildung.
- Mittendorf-Fleck am hinteren Linsenpol als vordere Form der inkompletten Rückbildung.
- A. hyaloidea persistens als vollständig ausgebliebene Rückbildung.
- Funktionell i. allg. unbedeutend.

8.1.2 Persistierender hyperplastischer primärer Glaskörper (Vitreus) – PHPV

- Der einseitige PHPV ist relativ häufig.
- Der beidseitige PHPV ist öfter mit Trisomie 13 vergesellschaftet.
- Man unterscheidet eine anteriore und posteriore Variante; Misch- und Übergangsformen können vorkommen.
- Der PHPV stellt eine wichtige Differentialdiagnose des Retinoblastoms dar.

Anteriorer PHPV

- Diese Form ist am häufigsten.
- In 90% der Fälle unilateral.
- Es besteht ein einseitiger Mikrophthalmus mit retrolenter Masse und elongierten Ziliarkörperfortsätzen.
- Typisch ist die Leukokorie.
- Der Kammerwinkel ist nicht ausdifferenziert.
- Unbehandelt besteht ein sehr hohes Erblindungsrisiko durch Katarakt und Glaukom.
- Therapieversuch mittels chirurgischer Exzision und Linsenentfernung.

Posteriorer PHPV

- Radiär von der Papille ausgehende, nicht getrübte Netzhautfalten oder weiße, dicht getrübte Membranen, die zur peripheren Netzhaut oder zur retrolentalen Region ziehen.
- Am häufigsten in der unteren Netzhaut lokalisiert.
- Es handelt sich um hyperplastische Reste der A. hyaloidea.
- Der Spontanverlauf ist günstiger als bei der anterioren Form.
- Weitere Befunde: chorioidale Hyper- oder Hypopigmentierung, blasse Papille.
- Das Morning-glory-Syndrom soll eine Form der posterioren Form des PHPV sein.
- Eine chirurgische Therapie ist nicht indiziert.

8.2
Altersveränderungen

- Zunahme der Verflüssigung mit Hohlraumbildungen (Synchisis) und Kondensation der Kollagenfasern (Syneresis). Eine spontane hintere Glaskörperabhebung kann resultieren (in 65% der Fälle jenseits des 65. Lebensjahres). Bei Myopen häufiger und früher auftretend.

- Symptome: Photopsien, Mouches volantes.

- Das Ablatiorisiko symptomatischer Glaskörperabhebungen liegt bei ca. 10%.

- Das Blutungsrisiko liegt bei ca. 5%.

- Symptomatische Netzhautdefekte müssen behandelt werden. Dies gilt in der Regel für alle Hufeisenforamina mit und ohne Traktion am Deckel.

- Das Aufklaren einer Blutung kann meist durch Kopfhochlage beschleunigt werden.

- Eine Ultraschalluntersuchung kann hilfreich sein bei der Diagnose von Netzhautdefekten oder der Darstellung der Glaskörperbegrenzung.

- Laserkoagulation der Foramenumgebung besonders nach anterior oder Kryokoagulation mit besonderer Berücksichtigung der Foramenbasis.

8.3
Hereditäre Erkrankungen

- Siehe auch Kap. 14.

8.3.1
Kongenitale Retinoschisis

- Spaltung der Netzhaut verläuft im Niveau der Nervenfaserschicht.

- X-chromosomal-rezessiv vererbte Erkrankung der Netzhaut, entsprechend sind fast ausschließlich Jungen betroffen.

- Pathognomonisch ist eine sternförmige Schisis der Makula infolge der Aufspaltung der Henle-Faserschicht.

- Meist temporal unten gelegene periphere Schisisblase mit klar sichtbaren Netzhautgefäßen.

- Häufig findet man große Innenschichtforamina.

- Die Diagnose wird meist im Kindesalter gestellt. Symptome sind Visusminderung, Strabismus oder Glaskörperblutung.

- Visus liegt meist zwischen 0,2 und 0,4 mit großer individueller Schwankungsbreite.

8.3.2
Morbus Goldmann-Favre

- Seltene autosomal-rezessiv vererbte retinale Dystrophie.

- Kongenitale periphere und zentrale Retinoschisis mit gestörtem Nachtsehvermögen (Nyktalopie).

8.3.3
Wagner-Syndrom

- Autosomal-dominant vererbte vitreoretinale Dystrophie.

- Isoliert oder in Verbindung mit Knochendysplasiesyndromen.

- Vermutlich liegt ein Defekt der Kollagen-Typ-II-Synthese vor.

- Optisch leerer Glaskörper mit vereinzelten Strängen.

- Es finden sich stark pigmentierte äquatoriale radiäre Degenerationen entlang der Netzhautgefäße.

- Myopie.

- Frühzeitige Kataraktentwicklung.

- Es besteht ein hohes Risiko einer komplizierten Ablatio retinae.

8.3.4
Familiäre exsudative Vitreoretinopathie (Criswick-Schepens-Syndrom)

- Autosomal-dominant vererbte Erkrankung der peripheren Netzhautgefäße.

- Tritt immer beidseits auf.

- Die Netzhautveränderungen haben einen exsudativen Charakter.

- Ähnelt im Erscheinungsbild der Frühgeborenenretinopathie.

- Es kommt zur temporalen Verziehung der retinalen Gefäßarchitektur mit Makulaektopie.

- Unbehandelte Verläufe entwickeln häufig eine Netzhautablösung, Rubeosis iridis, ein Glaukom, eine Katarakt und/oder eine Bandkeratopathie.

8.4
Familiäre Amyloidose

- Die familiäre Amyloidose ist eine autosomal-dominant vererbte Erkrankung.

- Abnormales Präalbumin tritt aus dem Blut der Netzhautgefäße und lagert sich entlang der Glaskörperkollagenfasern als „Amyloid" ab.

- Außerdem findet man eine gleichmäßige faserige, grau-weiße Eintrübung des Glaskörpers.

- Multiple runde Anhäufungen des „Amyloids" auf der Linsenhinterfläche („Fußpunkte") sind fast pathognomonisch.

- Bei Visusminderung durch dichte Glaskörpereinlagerungen ist die Vitrektomie Therapie der Wahl.

8.5
Degenerative Veränderungen

8.5.1
Asteroide Hyalose (Morbus Benson)

- Rundliche, weißliche Glaskörpertrübungen bestehend aus kalziumhaltigen Phospholipiden in einem sonst normalen Glaskörper.

- Meist bei älteren Patienten; einer von 200 Patienten ist betroffen.

- In 75 % der Fälle einseitig.

- Gehäuft bei Diabetes mellitus.

- Nur selten treten Störungen des Sehvermögens auf, die eine Vitrektomie erforderlich machen.

8.5.2
Synchisis scintillans

- Diese hochbrechenden Cholesterinkristalle finden sich nach schweren intraokularen Erkrankungen.

- Das Cholesterin stammt vermutlich aus inkomplett abgebauten Erythrozyten.

- Oft vergesellschaftet mit einer hinteren Glaskörperabhebung (Kristalle sinken meist nach unten ab).

8.5.3
Degenerative Retinoschisis

- Typische periphere zystoide Degenerationen als Minimalvariante; finden sich fast bei allen Augen fortgeschrittenen Alters. Die zystoiden Hohlräume liegen in der äußeren plexiformen Schicht und enthalten hyaluronidasepositive Mukopolysaccharide.

- Eine seltenere retikuläre Form der zystoiden Degeneration ist bekannt.

- Die typische Retinoschisis zeigt eine Spaltung der Netzhaut in der äußeren plexiformen Schicht.

- Die Retinoschisis ist bei 50–80 % der betroffenen Patienten bilateral. Sie liegt meist in der temporal unteren Peripherie, seltener temporal oben.

- Häufige Assoziation mit Hyperopie.

- Im Gegensatz zur Ablatio retinae mit relativem Gesichtsfelddefekt führt die Schisis zu einem absoluten Skotom.

- Die innere Lamelle ist glatt und konvex, die äußere Lamelle erscheint zystoid verändert und irregulär.

- Typische Ablatiozeichen wie Pigmentstaub oder Blut im Glaskörperraum fehlen.

- Eine ältere Ablatio mit Netzhautatrophie kann mit einer Schisis verwechselt werden. Pigmentierte Hochwasserlinien der älteren Ablatio fehlen bei Schisis.

- 3 % der Netzhautablösungen sind mit einer Retinoschisis assoziiert.

- Eine Ablatio entsteht bei der Schisis durch Löcher in der Außenwand der Schisis und Durchtritt von Schisisflüssigkeit unter die Netzhaut. Diese Form ist selten und kaum progredient. Treten kombinierte Löcher sowohl in der Innen- als auch Außenschicht auf, resultiert häufig eine progrediente Ablatio retinae.

- Therapie: Eine isolierte Schisis ist nicht therapiebedürftig und überschreitet seltenst die Gefäßbogengrenze. Eine Schisisablatio wird operativ mittels Vitrektomie behandelt.

WEITERFÜHRENDE LITERATUR

Abdel-Khalek MN, Richardson J (1986) Retinal macroaneurysm: natural history and guidelines for treatment. Br J Ophthalmol 70:2

Aiello LM, Berrocal J, Davis MD et al. (1973) The Diabetic Retinopathy Study. Arch Ophthalmol 90:347

Annesley WH Jr, Augsburger JJ, Shakin JL (1981) Ten year follow-up of photocoagulated central serous choroidopathy. Trans Am Ophthalmol Soc 79:335

Asdourian GK, Goldberg MF, Jampol L, Rabb M (1977) Retinal macroaneurysms. Arch Ophthalmol 95:624

Ashton N (1969) Pathological and ultrastructural aspects of the cotton-wool spot. Proc R Soc Med 62:1271

Ashton N (1972) The eye in malignant hypertension. Trans Am Acad Ophthalmol Otolaryngol 76:17

Asrani S, Zou S, d'Anna S et al. (1999) Non-invasive mapping of the retinal thickness at the posterior pole. Ophthalmology 106:269

Augsburger JJ, Magargal LE (1980) Visual prognosis following treatment of acute central retinal artery obstruction. Br J Ophthalmol 64:913

Avila MP, Welter JJ, Jalkh AE et al. (1984) Natural history of choroidal neovascularization in degenerative myopia. Ophthalmology 91:1573

Bastek JV, Foos RY, Heckenlively J (1981) Traumatic pigmentary retinopathy. Am J Ophthalmol 92:621

Behrens-Baumann W, Scheurer G, Schroer H (1992) Pathogenesis of Purtscher's retinopathy. Graefes Arch Clin Exp Ophthalmol 230:286

Bischoff P (1999) Makulaödem: Vom Symptom zur Diagnose. Klin Monatsbl Augenheilkd 214:311

Blodi BA, Johnson MW, Gass DM et al. (1990) Purtscher's-like retinopathy after childbirth. Ophthalmology 97:1654

Blumenkranz MS, Russell SR, Robey MG et al. (1986) Risk factors in age-related maculopathy complicated by choroidal neovascularization. Ophthalmology 93:552

Bonnet M (1991) Serous macular detachment associated with optic nerve pits. Graefes Arch Clin Exp Ophthalmol 229:526

Branch Vein Occlusion Study Group (1984) Argon laser photocoagulation for macular edema in branch vein occlusion. Am J Ophthalmol 98:271

Branch Vein Occlusion Study Group (1986) Argon laser scatter photocoagulation for prevention of neovascularization and vitreous hemorrhage in branch vein occlusion: A randomized clinical trial. Arch Ophthalmol 104:34

Bresnick GH (1986) Diabetic retinopathy viewed as a neurosensory disorder. Arch Ophthalmol 104:989

Bressler NM, Bressler SB, Gragoudas ES (1987) Clinical characteristics of choroidal neovascular membranes. Arch Ophthalmol 105:209

Bressler NM, Bressler SB, Fine SL (1988a) Age-related macular degeneration. Surv Ophthalmol 32:375

Bressler NM, Bressler SB, Seddon TM et al. (1988b) Clinical characteristics of drusen in patients with exudative versus non-exudative age-related macular degeneration. Retina 8:109

Brockhurst RJ, Albert DM, Zakov ZN (1981) Pathologic findings in familial exudative vitreoretinopathy. Arch Ophthalmol 99:2143

Brod, RD (1992) Prevention of operating microscope and endoilluminator-induced retinal phototoxicity. Vitreoretinal Surg Technol 3:4

Brown GC, Margargal LE (1988) The ocular ischemic syndrome: Clinical, fluorescein angiographic and carotid angiographic features. Int Ophthalmol 11:239

Brown GC, Shields JA, Sanborn G et al. (1982a) Radiation optic neuropathy. Ophthalmology 89:1489

Brown GC, Shields JA, Sanborn G et al. (1982b) Radiation retinopathy. Ophthalmology 89:1494

Chew EY, Sperduto RD, Hiller R (1999) Clinical course of macular holes. The eye disease case control study. Arch Ophthalmol 117:242

Christoffersen NLB, Larsen M (1999) Pathophysiology and hemodynamics of branch retinal vein occlusion. Ophthalmology 106:2054

Chopdar A (1978) Retinal telangiectasis in adults: Fluorescein angiographic findings and treatment by argon laser. Br J Ophthalmol 62:243

Ciardella AP, Yanuzzi LA, Freund KB et al. (1998) Factor V Leiden, activated protein C resistance, and retinal vein occlusion. Retina 18:308

Ciulla TA, Danis RP, Harris A (1998) Age-related macular degeneration: A review of experimental treatments. Surv Ophthalmol 43:134

Coats G (1908) Forms of retinal disease with massive exudation. R Lond Ophthalmol Hosp Rep 17:440

Cox SN, Hay E, Bird AC (1988) Treatment of chronic cystoid macular edema with acetazolamide. Arch Ophthalmol 106:1190

Committee for the Classification of Retinopathy of Prematurity (1984) An international classification of retinopathy of prematurity. Arch Ophthalmol 102:1130

Criswick VG, Schepens CL (1969) Familial exudative vitreoretinopathy. Am J Ophthalmol 68:578

Cryotherapy for Retinopathy of Prematurity Cooperative Group (1988) Multicenter trial of cryotherapy for retinopathy of prematurity: Preliminary results. Arch Ophthalmol 106:471

Curtin BJ (1985) The myopias: basic science and clinical management. Harper & Row, Philadelphia

De Lacy JJ (1986) Central serous chorioretinopathy: To treat or not to treat. Doc Ophthalmol 61:367

DCCT Research Group (1987) Diabetes control and complications trial (DCCT): results of feasibility study. Diabetes Care 10:1

Dandona P, Bolger JP, Boag F et al. (1985) Rapid development and progession of proliferative retinopathy after strict diabetic control. Br Med J 290:895

Davis MD (1965) Vitreous contraction in proliferative diabetic retinopathy. Arch Ophthalmol 74:741

De Juan E, Loewenstein A, Bressler NM, Alexander J (1998) Translocation of the retina for management of subfoveal choroidal neovascularization: II. A preliminary report in humans. Am J Ophthalmol 125:635

Deutsch TA, Read JS, Ernest JT, Goldstick TK (1980) Effects of oxygen and carbon dioxide on the retinal vasculature in humans. Arch Ophthalmol 101:1278

Diabetes Control and Complications Trial Research Group (1988) Are continuing studies of metabolic control and microvascular complications in insulin-dependent diabetes mellitus justified? N Engl J Med 318:246

Diabetes Control and Complications Trial Research Group (1993) The effect of intensive treatment of diabetes on the development and progression of long term complications in insulin-dependent diabetes mellitus. N Engl J Med 329:977

Diabetic Retinopathy Study Group (1976) Preliminary report on effects of photocoagulation therapy. Am J Ophthalmol 81:383

Diabetic Retinopathy Study Group (1978) Photocoagulation treatment of proliferative diabetic retinopathy: the second report of Diabetic Retinopathy Study findings. Ophthalmology 85:82

Diabetic Retinopathy Study Research Group (1979) Four risk factors for severe visual loss in diabetic retinopathy: the third report from the Diabetic Retinopathy Study. Arch Ophthalmol 97:654

Diabetic Retinopathy Study Research Group (1981a) Report 7. A modification of the Airlie House classification of diabetic retinopathy. Invest Ophthalmol Vis Sci 21:210

Diabetic Retinopathy Study Research Group (1981b) Photocoagulation treatment of proliferative diabetic retinopathy: clinical application of Diabetic Retinopathy Study (DRS) findings, DRS report number 8. Ophthalmology 88:583

Diabetic Retinopathy Vitrectomy Study Research Group (1985a) Early vitrectomy for severe vitreous hemorrhage in diabetic retinopathy. Two-year results of a randomized trial. Diabetic retinopathy vitrectomy study report 2. Arch Ophthalmol 103:1644

Diabetic Retinopathy Vitrectomy Study Research Group (1985b) Two-year course of visual acuity in severe proliferative diabetic retinopathy with conventional management. Ophthalmology 92:492

Diabetic Retinopathy Vitrectomy Study Research Group (1988) Early vitrectomy for severe proliferative diabetic retinopathy in eyes with useful vision. Results of a randomized trial – diabetic retinopathy vitrectomy study report 3. Ophthalmology 95:1307

Duane TD (1973) Valsalva hemorrhagic retinopathy. Am J Ophthalmol 75:637

Duke-Elder S (1964) Anomalies in the vitreous body. In: Duke-Elder S (ed) System of ophthalmology (Vol 3, Part 2) Henry Klimpton, London, p 763

Duker JS, Brown GC (1988) Ocular ischemic syndrome secondary to carotid artery dissection. Am J Ophthalmol 106:750

Duker JS, Brown GC (1988) Recovery following acute obstruction of the retinal and choroidal circulations. Retina 8:257

Duker JS, Brown GC (1989) Neovascularization of the optic disc associated with obstruction of the central retinal artery. Ophthalmology 96:87

Duker JS, Belmont JB, Bosley TM (1987) Angioid streaks associated with abetalipoproteinemia. Arch Ophthalmol 105:1173

Eales H (1980) Causes of retinal hemorrhage associated with epistaxis and constipation. Birmingham Med Rev 9:262

Early Treatment Diabetic Retinopathy Research Study Group (1985) Photocoagulation for diabetic macular edema. Early treatment diabetic retinopathy study report 1. Arch Ophthalmol 103:1796

Early Treatment Diabetic Retinopathy Study Group (1991) Early photocoagulation for diabetic retinopathy. ETDRS report No. 9. Ophthalmology 98:766

Early Treatment Diabetic Retinopathy Study Group (1995) Focal photocoagulation treatment for diabetic macular edema. Relationship of treatment effect of fluorescein angiographic and other retinal characteristics at baseline. ETDRS report No. 19. Arch Ophthalmol 113:1144

Eckardt C, Eckardt U, Conrad HG (1999) Macular rotation with and without counter-rotation of the globe in patients with age related macular degeneration. Graefes Arch Clin Exp Ophthalmol 237:313

Fahmy JA (1972) Symptoms and signs of intracranial aneurysms: with particular reference to retinal hemorrhage. Acta Ophthalmol 50:129

Faude F, Heimann K, Wiedemann P (1999) Klinisch pharmakologische Studien zur Behandlung der PVR: eine Übersicht. Klin Monatsbl Augenheilkd 214:362

Ferris FL III, Podgor MJ, Davis MD, and Diabetic Retinopathy Study Research Group (1987) Macular edema in Diabetic Retinopathy Study patients: DRS report no 12. Ophthalmology 94:754

Ffytche TJ (1974) A rationalization of treatment of central retinal artery occlusion. Trans Ophthalmol Soc UK 94:468

Fine BS, Brucker AJ (1981) Macular edema and cystoid macular edema. Am J Ophthalmol 92:466

Finkelstein D (1992) Ischemic macular edema: recognition and favorable natural history in branch vein occlusion. Arch Ophthalmol 110:1427

Flynn JT, Bancalari E, Bawol R et al. (1987) Retinopathy of prematurity. A randomized, prospective trial of transcutaneous oxygen monitoring. Ophthalmology 94:630

Freeman WR, Azen SP, Kim JW et al. (1997) Vitrectomy for treatment of full-thickness stage 3 or 4 macular holes. Results of a multicentered randomized clinical trial. Arch Ophthalmol 115:11

Friberg TR (1979) Traumatic retinal pigment epithelial edema. Am J Ophthalmol 88:18

Fuchino Y, Hayashi H, Kono T, Okshima AK (1995) Long-term follow-up of visual acuity in eyes with stage 5 retinopathy of prematurity after closed vitrectomy. Am J Ophthalmol 120:308

Fuchs AV, Wolf E, Scheider A et al. (1999) Zytomegalievirus-(CMV)-Retinitis bei AIDS. Ganciclovir-Implantat im Vergleich zur systemischen Therapie. Ophthalmologe 96:11

Fuller B, Gitter K (1973) Traumatic choroidal rupture with late serous detachment of the macula. Arch Ophthalmol 89:354

Funata M, Wendel RT, Cruz Z de la, Green WR (1992) Clinicopathologic study of bilateral macular holes treated with pars plana vitrectomy and gas tamponade. Retina 12:289

Fung WE (1985) Vitrectomy for chronic aphakic cystoid macular edema: Results of a national, collaborative, prospective, randomized investigation. Ophthalmology 92:1102

Gass JDM (1987) Stereoscopic atlas of macular diseases: diagnosis and treatment. Mosby, St. Louis

Gass JDM (1988) Idiopathic senile macular hole. Its early stages and pathogenesis. Arch Ophthalmol 106:6298

Gass JD (1993) Acute zonal occult outer retinopathy. J Clin Neuroophthalmol 13:79

Gass JDM (1995) Das altersabhängige Makulaforamen. Ophthalmologe 92:617

Gass JDM, Norton EW (1966) Cystoid macular edema and papilledema following cataract extraction: A fundoscopic and fluorescein angiographic study. Arch Ophthalmol 76:646

Gass JDM, Oyakawa RT (1982) Idiopathic juxtafoveolar retinal telangiectasis. Arch Ophthalmol 10:769

Gass JDM, Braunstein RA (1983) Further observations concerning the diffuse unilateral subacute neuroretinitis syndrom. Arch Ophthalmol 101:1689

Gass JDM, Joondeph BC (1990) Observations concerning patients with suspected impending macular holes. Am J Ophthalmol 109:638

Gass JDM, Anderson DR, Davis EB (1985) A clinical, fluorescein angiographic, and electron microscopic correlation of cystoid macular edema. Am J Ophthalmol 100:82

Geliske O, Hendrikse F, Deutman AF (1988) A long-term follow up study of laser coagulation of neovascular membranes in angioid streaks. Am J Ophthalmol 105:299

Glaser BM, Michels RG, Kupperrnan BD et al. (1992) Transforming growth factor-beta 2 for the treatment of full-thickness macular holes. A prospective randomized study. Ophthalmology 99:1162

Goldberg MF (1971) Classification and pathogenesis of proliferative sickle retinopathy. Am J Ophthalmol 71:649

Gow J, Oilver GL (1971) Familial exudative vitreoretinopathy. Arch Ophthalmol 86:150

Guyer DR, Yanuzzi LA, Chang S, Shields JA, Green WR (1999) Retina, Vitreous, Macula. Saunders, Philadelphia

Hayreh SS (1976) So-called „central retinal vein occlusion". II. Venous stasis retinopathy. Ophthalmologica 172:14

Hayreh SS (1976) So-called „central retinal vein occlusion". I. Pathogenesis, terminology, clinical features. Ophthalmologica 172:1

Hayreh SS (1983) Classification of central retinal vein occlusion. Ophthalmology 90:458

Hayreh SS, Kolder HE, Weingeist TA (1980) Central retinal artery occlusion and retinal tolerance time. Ophthalmology 87:75

Hayreh SS, Rojas P, Podhajsky P et al. (1983) Ocular neovascularization with retinal vascular occlusion III. Incidence of ocular neovascularization with retinal vein occlusion. Ophthalmology 90:488

Hilton GF (1975) Late serosanguinous detachment of the macula after traumatic choroidal rupture. Am J Ophthalmol 79:977

Hinz BJ, Juan E de, Repka MX (1998) Scleral buckling surgery for active stage 4A retinopathy of prematurity. Ophthalmology 105:1827

Hirose T, Katsumi D, Mehta MC, Schepens CL (1993) Vision in stage 5 retinopathy of prematurity after retinal reattachment by open-sky vitrectomy. Arch Ophthalmol 111:345

Hitchings RA, Chisholm IH (1975) Incidence of aphakic macular edema: A prospective study. Br J Ophthalmol 59:444

Hogan MJ (1972) Role of the retinal pigment epithelium in macular disease. Trans Am Acad Opthalmol Otolaryngol 76:64

Hudomel J, Imre G (1973) Photocoagulation treatment of solitary macroaneurysms near the macula lutea. Acta Ophthalmol 51:633

International Committee for the Classification of the Late Stages of Retinopathy of Prematurity (1987) An international classification of retinopathy of prematurity. II. The classification of retinal detachment. Arch Ophthalmol 105:906

Jaffe NS, Clayman HM, Jaffe MS (1982) Cystoid macular edema after intracapsular and extracapsular cataract extraction with and without an intraocular lens. Ophthalmology 89:25

Jalkh AE, Weiter JJ, Trempe CL et al. (1987) Choroidal neovascularization in degenerative myopia: Role of laser photocoagulation. Ophthalmic Surg 18:721

Kahn M, Green WR, Knox DL, Miller NR (1986) Ocular features of carotid artery disease. Retina 6:239

Kelly NE, Wendel RT (1991) Vitreous surgery for idiopathic macular holes. Results of a pilot study. Arch Ophthalmol 109:654

Kiesewetter H, Körber N, Jung F, Reim M (1983) Rheologic findings in patients with acute central retinal artery occlusion. Graefes Arch Clin Exp Ophthalmol 220:92

Kishi S, Shimizu K (1990) Posterior precortical vitreous pocket. Arch Ophthalmol 108:979

Klein R, Klein BEK, Moss SE et al. (1984a) The Wisconsin epidemiologic study of diabetic retinopathy. II. Prevalence and risk of diabetic retinopathy when age is less than 30 years. Arch Ophthalmol 102:520

Klein R, Klein BEK, Moss SE et al. (1984b) The Wisconsin epidemiologic study of diabetic retinopathy. III Prevalence and risk of diabetic retinopathy when age at diagnosis is 30 or more years. Arch Ophthalmol 102:527

Klein R, Klein BEK, Moss SE et al. (1988) Glycosylated hemoglobin predicts the incidence and progression of diabetic retinopathy. JAMA 260:2864

Koch F, Spitznas M (1990) Lichtinduzierte Netzhautschäden in der Zahnarztpraxis. Der Augenspiegel 2:6

Kraft MC, Sanders DR, Jampol LM et al. (1970) Prophylaxis of pseudophakic cystoid macular edema with topical indomethacin. Ophthalmology 89:885

Krieglstein GK (1996) Tilted disk-Syndrom. Z Prkt Augenheilkd 17:13

KROC Collaborative Study Group (1988) Diabetic retinopathy after two years of intensified insulin treatment. JAMA 260:37

Kylstra JA, Brown JC, Jaffe GJ (1999) The importance of fluorescein angiography in planning laser treatment of diabetic macular edema. Ophthalmology 106:2068

Leaver P, Williams C (1979) Argon laser photocoagulation in the treatment of central serous retinopathy. Br J Ophthalmol 63:674

Mackensen G, Neubauer H (Hrsg) (1989) Augenärztliche Operationen, Bd. 2. Springer, Berlin Heidelberg New York Tokyo

Macular Photocoagulation Study Group (1986a) Argon laser photocoagulation for neovascular maculopathy: Three-year results from randomized clinical trials. Arch Ophthalmol 104:694

Macular Photocoagulation Study Group (1986b) Recurrent choroidal neovascularization after argon laser photocoagulation for neovascular maculopathy. Arch Ophthalmol 104:503

Macular Photocoagulation Study Group (1991a) Subfoveal neovascular lesions in age-related macular degeneration: guidelines for evaluation and treatment in the Macular Photocoagulation Study. Arch Ophthalmol 109:1242

Macular Photocoagulation Study Group (1991b) Laser photocoagulation of subfoveal recurrent neovascular lesions in age-related macular degeneration: results of a clinical trial. Arch Ophthalmol 109:1232

Macular Photocoagulation Study Group (1991c) Laser photocoagulation of subfoveal neovascular lesions in age-related macular degeneration: results of a randomized clinical trial. Arch Ophthalmol 109:1220

Macular Photocoagulation Study Group (1993) Laser photocoagulation of subfoveal neovascular lesions of age-related macular degeneration: updated findings from two clinical trials. Arch Ophthalmol 111:1200

Macular Photocoagulation Study Group (1994) Visual outcome after laser photocoagulation for subfoveal choroidal neovascularization secondary to age-related macular degeneration: the influence of initial lesion size and initial visual acuity. Arch Ophthalmol 112:480

Magargal LE, Goldberg RE (1977) Anterior chamber paracentesis in the management of acute nonarteritic central retinal artery occlusion. Surg Forum 28:518

Magargal LE, Brown GC, Augsburger JJ et al. (1981) Neovascular glaucoma following central retinal vein obstruction. Ophthalmology 88:1095

Magargal LE, Brown GC, Augsburger JJ et al. (1982a) Efficacy of panretinal photocoagulation in preventing neovascular glaucoma following ischemic central retinal vein obstruction. Ophthalmology 89:780

Magargal LE, Donoso LA, Sanborn GE (1982b) Retinal ischemia and risk of neovascularization following central retinal vein obstruction. Ophthalmology 89:1241

Maumenee IH, Stoll HU, Meta MB (1982) The Wagner syndrome versus hereditary arthroophthalmopathy. Trans Am Ophthalmol Soc 81:349

McLane NJ, Grizzard WS, Kouseff BG et al. (1984) Angioid streaks associated with hereditary spherocytosis. Am J Ophthalmol 97:444

Meller D, Augustin AJ, Koch FHJ (1995) Macroaneurysm of a cilioretinal artery. Germ J Ophthalmol 4:320

Novak MA, Singerman LJ, Rice TA (1987) Krypton and argon laser photocoagulation for central serous chorioretinopathy. Retina 7:162

Opremcak EM (1994) Uveitis. A clinical manual for ocular inflammation. Springer, Berlin Heidelberg New York Tokyo

Plager DA, Orgel IK, Ellis FD et al. (1992) X-linked recessive familial exudative vitreoretinopathy. Am J Ophthalmol 114:145

Rand LI, Prud'homme GJ, Ederer F et al. (1985) Factors influencing the development of visual loss in advanced diabetic retinopathy, Diabetic Retinopathy Study (DRS) report no 10. Invest Ophthalmol Vis Sci 26:983

Richards RD, West CE, Meisels AA (1968) Chorioretinitis sclopetaria. Am J Ophthalmol 66:852

Roden D, Fitzpatrick G, O'Donoghue H, Phelan D (1989) Purtscher's retinopathy and fat embolism. Br J Ophthalmol 73:677

Ryan SJ (1994) Retina. Mosby, St. Louis

Ryan SJ, Goldberg MF (1971) Anterior segment ischemia following scleral buckling in sickle-cell hemoglobinopathy. Am J Ophthalmol 72:35

Ryan SJ, Dawson AK, Littel HL (1985) Retinal diseases. Grune & Stratton, New York

Sanborn GE, Anand R, Torti RE et al. (1992) Sustained-release ganciclovir therapy for treatment of cytomegalovirus retinitis: use of an intravitreal device. Arch Ophthalmol 110:188

Saraf D, Gin T, Yu F et al. (1999) Long-term drusen study. Retina 19:513

Sarks SH (1976) Aging and degeneration in the macular region: a clinico-pathological study. Br J Ophthalmol 60:324

Sarks SH (1980) Drusen and their relationship to senile macular degeneration. Aust J Ophthalmol 8:117

Scheie HG (1953) Evaluation of ophthalmoscopic changes of hypertension and arteriolar sclerosis. Arch Ophthalmol 49:117

Schmidt-Erfurth U für die PDT Studiengruppe (1998) Photodynamische Therapie – eine schonende Alternative zur Behandlung der exsudativen Makuladegeneration. Klin Monatsbl Augenheilkd 213:11

Schmidt-Erfurth U, Miller J, Sickenberg M et al. (1998) Photodynamic therapy of subfoveal choroidal neovascularization: clinical and angiographic examples. Graefes Arch Clin Exp Ophthalmol 236:365

Sebag J (1987) Age-related changes in human vitreous structure. Graefes Arch Clin Exp Ophthalmol 225:89

Sebag J (1989) The vitreous: structure, function and pathobiology. Springer, Berlin Heidelberg New York Tokyo

Sebag J, Balazs EA (1989) Morphology and ultrastructure of human vitreous fibers. Invest Ophthalmol Vis Sci 30:187

Sharma RK, Ehinger B (1999) Management of hereditary retinal degenerations: Present status and future directions. Surv Ophthalmol 43:427

Shields JA, Federman JL, Tomer TL et al. (1975) Angioid streaks: I. Ophthalmoscopic variations and diagnostic problems. Br J Ophthalmol 59:257

Singerman LJ, Harem G (1981) Laser treatment of choroidal neovascular membranes in angioid streaks. Retina 1:75

Sjaarda RN, Frank DA, Glaser BM et al. (1993) Resolution of an absolute scotoma and improvement of relative scotoma after successful macular hole surgery. Am J Ophthalmol 116:129

Smiddy WE, Sjaarda RN, Glaser BM et al. (1996) Reoperation after failed macular hole surgery. Retina 16:13

Smith RE, Kelley JS, Harbin TS (1974) Late macular complications of choroidal rupture. Am J Ophthalmol 77:650

Sobol WM, Blodi CF, Folk JC, Weingeist TA (1990) Long-term visual outcome in patients with optic nerve pit and serous retinal detachment of the macula. Ophthalmology 97:1539

Spitznas M (1986) Pathogenesis of central serous retinopathy: a new working hypothesis. Graefes Arch Clin Exp Ophthalmol 224:321

Spitznas M, Huke J (1987) Number, shape, and topography of leakage points in acute type I central serous retinopathy. Graefes Arch Clin Exp Ophthalmol 225:437

Spitznas M, Koch F, Pohl P (1990) Ultrastructural pathology of anterior persistent hyperplastic primary vitreous. Graefes Arch Clin Exp Ophthalmol 228:487

Spitznas M, Meyer-Schwickerath G, Stephan B (1975a) The clinical picture of Eales' disease. Graefes Arch Clin Exp Ophthalmol 194:73

Spitznas M, Joussen F, Wessing A, Meyer-Schwickerath G (1975b) Coats' disease. An epidemiologic and fluorescein angiographic study. Graefes Arch Clin Exp Ophthalmol 195:241

Spitznas M, Meyer-Schwickerath G, Stephen B (1975c) Treatment of Eales disease with photocoagulation. Graefes Arch Clin Exp Ophthalmol 194:193

Stark WJ Jr, Maumenee AE, Fagadau W et al. (1984) Cystoid macular edema in pseudophakia. Surv Ophthalmol 28 (suppl):442

Stickler GB, Belau PG, Fartell FJ et al. (1965) Hereditary progressive arthroophthalmopathy. Mayo Clin Proc 40:443

TAP Study Group (1999) Photodynamic therapy of subfoveal choroidal neovascularization in age-related macular degeneration with verteporfin. One year results of 2 randomized clinical trials – TAP report 1. Arch Ophthalmol 117:1329

Tarkkanen A, Laatikainen L (1983) Coats disease: Clinical, angiographic, histopathological findings and clinical management. Br J Ophthalmol 67:766

Tasman W, Jaeger EA (eds) (1995) Duane's clinical ophthalmology. CD-ROM version. Lippincott, Hagerstown

Ulbig MW, Kampik A (1993) Stadienbezogene Therapie der diabetischen Retinopathie Ophthalmologe 90:395

Ulbig MW, Kampik A, Hamilton AMP (1993) Diabetische Retinopathie. Ophthalmologe (1993) 90:197

Wakakura M, Ishikawa S (1984) Central serous chorioretinopathy complicating systemic corticosteroid treatment. Br J Ophthalmol 68:329

Weiter JJ, Zuckerman R (1980) The influence of the photoreceptor-RPE complex on the inner retina: an explanation for the beneficial effects of photocoagulation. Ophthalmology 87:1133

Weingeist TA, Goldman EJ, Folk JC et al. (1986) Terson's syndrome: clinicopathologic correlations. Ophthalmology 93:1435

Wolbarsht ML, Landers MB 3rd (1980) The rationale of photocoagulation therapy for proliferative diabetic retinopathy: a review and a model. Ophthalmic Surg 11:235

Yanoff M, Fine BS, Brucker AJ, Eagle RC Jr (1984) Pathology of human cystoid macular edema. Surv Ophthalmol 28:505

Yannuzzi LA (1987) Type-A behavior and central serous chorioretinopathy. Retina 7:111

Yannuzzi LA, Landau AN, Turtz AI (1981) Incidence of aphakic cystoid macular edema with the use of topical indomethacin. Ophthalmology 88:947

Young RW (1987) Pathophysiology of age-related macular degeneration. Surv Ophthalmol 31:291

Kapitel 14

Hereditäre Erkrankungen von Netzhaut und Aderhaut 14

1	Anatomische Vorbemerkungen 376	
2	Physiologische Vorbemerkungen 376	
3	Genetik 376	
3.1	Erbgänge 376	
3.1.1	Autosomal-dominant 376	
3.1.2	Autosomal-rezessiv 377	
3.1.3	X-chromosomal 377	
3.1.4	Mitochondrial 377	
3.2	Molekulargenetische Diagnostik 378	
4	Betreuung der Patienten 379	
4.1	Beratung 379	
4.2	Therapie 380	
5	Diagnostik 380	
5.1	Diagnostisches Vorgehen 380	
5.2	Elektrophysiologische Methoden 384	
5.2.1	Elektroretinogramm (ERG) 384	
5.2.2	Elektrookulogramm (EOG) 386	
5.2.3	Visuell evozierte Potentiale (VEP) 387	
6	Klassifikation 387	
7	Generalisierte Netzhaut-Aderhaut-Dystrophien 389	
7.1	Generalisierte Netzhaut-Aderhaut-Dystrophien mit peripherem Beginn 389	
7.1.1	Retinopathia pigmentosa 389	
7.1.2	Chorioideremie 396	
7.1.3	Atrophia gyrata 397	
7.1.4	Goldmann-Favre-Syndrom/Enhanced-S-Cone-Syndrom 398	
7.1.5	Kristalline Bietti-Dystrophie, diffuse Form 398	
7.1.6	Hereditäre Vitreoretinopathien 399	
7.2	Generalisierte Netzhaut-Aderhaut-Dystrophien mit zentralem Beginn 401	
7.2.1	Zapfendystrophie 401	
7.2.2	Zapfen-Stäbchen-Dystrophie 403	
7.2.3	Sorsby-Fundusdystrophie 405	
7.2.4	Diffuse Choriokapillarisatrophie 406	
7.2.5	Progressive bifokale chorioretinale Atrophie 406	
8	Regional begrenzte Netzhaut-Aderhaut-Dystrophien 406	
8.1	Makuladystrophien 406	
8.1.1	Makuladystrophie unklarer Zuordnung 407	
8.1.2	Morbus Stargardt/Fundus flavimaculatus 407	
8.1.3	Morbus Best (vitelliforme Makuladystrophie) 409	
8.1.4	Kongenitale X-chromosomale Retinoschisis 410	
8.1.5	Musterdystrophien des retinalen Pigmentepithels 411	
8.1.6	Zentrale areoläre Aderhautdystrophie 413	
8.1.7	North-Carolina-Makuladystrophie 413	
8.1.8	Familiäre Drusen 414	
8.1.9	Kristalline Bietti-Dystrophie, regionale Form 414	
8.1.10	Müller-Zell-sheen-Dystrophie 415	
8.1.11	Dominante zystoide Makuladystrophie 415	
8.1.12	Fenestrated-sheen-Makuladystrophie 416	
8.1.13	Helikoide peripapilläre chorioretinale Dystrophie 416	
8.1.14	Retikuläre Dystrophie (Sjögren) 416	
8.1.15	Familiäre foveale Retinoschisis 417	
8.2	Periphere Netzhaut-Aderhaut-Dystrophien 417	
8.2.1	Autosomal-dominante Vitreoretinochorioideopathie 417	
9	Syndrome mit Netzhaut-Aderhaut-Dystrophien 418	
9.1	Usher-Syndrom 418	
9.2	Kearns-Sayre-Syndrom 418	
9.3	(Laurence-Moon-)Bardet-Biedl-Syndrom 419	
9.4	Refsum-Syndrom 420	
9.5	A-Betalipoproteinämie 420	
9.6	Andere Syndrome 420	
10	Stationäre Netzhautfunktionsstörungen 422	
10.1	Nachtblindheit 422	
10.1.1	Kongenitale stationäre Nachtblindheit 422	
10.1.2	M. Oguchi 422	
10.1.3	Fundus albipunctatus 423	
10.2	Stationäre Zapfenfunktionsstörungen 423	
10.2.1	Monochromasien 424	
10.2.2	Kongenitale stationäre Zapfenfunktionsstörung 424	
10.2.3	Oligocone Trichromasie 425	
10.3	Kongenitale Farbsinnstörungen 425	
10.4	Albinismus 425	
11	Differentialdiagnosen zu Netzhaut-Aderhaut-Dystrophien 426	
11.1	Hereditäre vaskuläre Netzhauterkrankungen 426	
11.2	Sekundäre Netzhaut-Aderhaut-Degenerationen 427	
11.2.1	Postentzündliche Netzhaut-Aderhaut-Degenerationen 428	
11.2.2	Autoimmunerkrankungen mit Netzhaut-Aderhaut-Degenerationen 428	
11.2.3	Medikamentös induzierte Netzhaut-Aderhaut-Degenerationen 429	
11.2.4	Postexsudative Netzhaut-Aderhaut-Degeneration 430	
11.3	Altersbedingte Makuladegeneration 430	
11.4	Hereditäre Optikusatrophien 430	
11.5	Vitamin-A-Mangel 431	

1
Anatomische Vorbemerkungen

> Bei den meisten Netzhaut-Aderhaut-Dystrophien sind primär die Photorezeptoren, das retinale Pigmentepithel und/oder die Choriokapillaris betroffen. Die inneren Netzhautschichten, die Netzhaut- und großen Aderhautgefäße sind wahrscheinlich in den meisten Fällen nur sekundär in den dystrophischen Prozeß einbezogen.

Topographie der Photorezeptoren

- Stäbchen:
  - Anzahl: 60–125 Mio.
  - Ein zentrales Areal in der Fovea (0,25–0,5 mm) ist stäbchenfrei.
  - Nach mittelperipher nimmt die Stäbchendichte zu, zur Ora serrata hin wieder ab. Die höchste Stäbchendichte liegt bei ca. 20° vom Zentrum (temporal 18°, nasal 23°).
- Zapfen:
  - Anzahl: 3,2–6,5 Mio.
  - Die Zapfen unterteilen sich in rot-, grün- und blauempfindliche Zapfen. Blauempfindliche Zapfen haben einen Anteil von ca. 7–10% an der Gesamtzahl der Zapfen.
  - In der Fovea finden sich 10% aller Zapfen. Die höchste Zapfendichte besteht in der Foveola (100000–324000 pro mm^2).
  - Im Zentrum der Foveola finden sich nur rot- und grünempfindliche Zapfen. Die höchste Dichte der blauempfindlichen Zapfen liegt bei 0,1–0,3 mm Abstand vom Zentrum.
  - Außerhalb der Fovea nimmt die Zahl und Dichte der Zapfen drastisch ab (7000 pro mm^2 in 3 mm Abstand vom Zentrum). In der Peripherie ist die Verteilung der Zapfendichte und der einzelnen Zapfentypen asymmetrisch (höhere Dichte nasal als temporal, erhöhte Zapfendichte vor der Ora).

2
Physiologische Vorbemerkungen

- Die Photorezeptoren fungieren als Signalvermittler. Sie wandeln die Energie des Lichtes in elektrische Potentiale um, die dann im neuronalen Netzwerk der Netzhaut (Bipolarzellen, amakrine Zellen, Ganglienzellen, Horizontalzellen, interplexiforme Zellen) weiter verarbeitet werden, bevor sie zum Gehirn weitergeleitet werden.
- Stäbchen: höchste Sensitivität bei schwacher Beleuchtung. Die Stäbchen sind für das Dämmerungs- und Nachtsehen sowie für das periphere Sehen verantwortlich.
- Zapfen: höchste Sensitivität bei heller Beleuchtung (Tagsehen). Die Differenzierung in rot-, grün- und blauempfindliche Zapfen ist die Grundlage der Farbwahrnehmung. Die zentrale Sehschärfe basiert auf der hohen Zapfendichte in der Foveola.
- Klinisch pathologische Korrelate:
  - Stäbchenerkrankung: Nachtsehstörung, periphere Gesichtsfeldausfälle
  - Zapfenerkrankung: Blendungsempfindlichkeit, Visusminderung, Farbsinnstörung, zentrale Gesichtsfeldausfälle.
- Makula:
  - Aufgrund der Sehschärfe und der Farbwahrnehmung ist die normale Funktion der Makula von entscheidender Bedeutung für das tägliche Leben und die berufliche Tätigkeit. Wegen dem geringen Anteil an der Gesamtzahl der Photorezeptoren sind ERG und EOG bei Erkrankungen der Makula nicht selten normal. Mit dem Muster-ERG und dem multifokalen ERG lassen sich makuläre Funktionsstörungen sensitiv erfassen.
  - Die Makula ist relativ zur peripheren Netzhaut im okzipitalen Kortex überrepräsentiert; gleichzeitig liegen diese Kortexareale am weitesten okzipital.

3
Genetik

3.1
Erbgänge

3.1.1
Autosomal-dominant

- Ein heterozygoter Status (Mutation nur in einem Allel eines bestimmten Gens) ist ausreichend für die Entstehung einer Erkrankung (dominant). Jedes betroffene Elternteil kann die Erkrankung auf Jungen und Mädchen übertragen. Das Risiko für die Übertragung des mutierten Gens beträgt 50%. Das Risiko für die Entstehung einer Erkrankung ist abhängig von der Penetranz der Genmutation.

- Typisch für einen autosomal dominanten Erbgang: Beide Geschlechter sind gleich häufig betroffen, es finden sich Erkrankte in jeder Generation, Übertragung von Vater auf Sohn möglich.

3.1.2
Autosomal-rezessiv

- Ein heterozygoter Status (Mutation nur in einem Allel eines bestimmten Gens) ist nicht ausreichend für die Entstehung einer Erkrankung. Diese entsteht nur, wenn ein homozygoter Status (Mutation in beiden Allelen eines bestimmten Gens) vorliegt (rezessiv). Die Eltern sind heterozygot und daher selbst nicht erkrankt. Das Risiko für die Entstehung einer Erkrankung bei Nachkommen von 2 heterozygoten Eltern beträgt 25 %. Für die Kinder eines homozygoten Betroffenen einer autosomal-rezessiven Erkrankung besteht nur ein Risiko, wenn der Partner ebenfalls eine Mutation im betroffenen Gen in sich trägt. Dieses Risiko ist i. allg. nur bei Ehen zwischen Verwandten stark erhöht.

- Typisch für einen autosomal-rezessiven Erbgang: häufig Einzelfälle oder nur Geschwister in einer Generation betroffen, konsanguine Ehen oder Ehen innerhalb von räumlich oder sozial isolierten Personengruppen.

3.1.3
X-chromosomal

- Ein heterozygoter Status ist in der Regel nicht ausreichend für die Entstehung einer Erkrankung. Da Männer aber nur ein X-Chromosom haben, werden sie bei Vorliegen einer Genmutation erkranken. Frauen, die die Genmutation tragen, werden als Konduktorinnen bezeichnet. Sie entwickeln häufiger milde Veränderungen ohne wesentliche Funktionsausfälle, in seltenen Fällen kommt es zu schwereren Krankheitsbildern (s. Lyon-Hypothese).

- Typisch für einen X-chromosomalen Erbgang: nur Männer betroffen, keine Übertragung vom Vater auf den Sohn.

- Charakteristische, aber nicht obligate Symptomatik bei Konduktorinnen (Beispiele):
  - Retinopathia pigmentosa: tapetoider Reflex (sicherer Hinweis auf Konduktorin, wenn vorhanden, kann aber häufig fehlen), fokale Areale mit Knochenkörperchen und Gefäßverengung, Fundus ist aber nicht selten normal. Das ERG ist fast immer pathologisch.
  - Chorioideremie: nahezu immer deutliche feingranuläre Hyperpigmentierungen am gesamten Augenhintergrund. Das ERG ist in der Regel normal.
  - Retinoschisis: Augenhintergrund normal. Das ERG kann pathologisch sein, erlaubt aber keine eindeutige Festlegung.
  - Norrie-Syndrom: in der Regel unauffällig.

- Lyon-Hypothese:

  - In den Zellen von Frauen wird eines der beiden X-Chromosomen inaktiviert. Diese Inaktivierung tritt früh in der embryonalen Entwicklung ein und bleibt für alle von einer Zelle abstammenden Tochterzellen bestehen. Statistisch wird jeweils die Hälfte der von Vater oder Mutter stammenden X-Chromosomen inaktiviert. Nach der Lyon-Hypothese liegt daher bei X-chromosomaler Vererbung in der Hälfte aller Körperzellen das normale Gen, in der anderen Hälfte das mutierte Gen vor. Die Somazellen einer Frau enthalten daher in jedem Gewebe ein Mosaik von X-chromosomal gebundenen Merkmalen.
  - Die pathologischen Befunde bei Konduktorinnen lassen sich einmal dadurch erklären, daß die im typischen Mosaik vorliegenden Zellen mit aktiven mutierten Genen ausreichen, eine Funktionsstörung hervorzurufen.
  - Stark ausgeprägte Befunde bei Konduktorinnen sind möglicherweise darauf zurückzuführen, daß in einem Gewebe überwiegend die X-Chromosomen mit dem gesunden Gen inaktiviert wurden.

3.1.4
Mitochondrial

- Mutationen der mitochondrialen DNA können ebenfalls Ursache für Netzhaut- und Sehbahnerkrankungen sein. Da Mitochondrien nur mit der Eizelle, nicht aber mit den Spermien weitergegeben werden, findet eine Übertragung mitochondrialer Genmutationen nur von Frauen auf alle Kinder statt. Die Nachkommen der männlichen betroffenen Kinder sind gesund. Ophthalmologisch wichtige mitochondrial vererbte Erkrankungen sind das Kearns-Sayre Syndrom und die hereditäre Leber-Optikusneuropathie.

- Typisch für mitochondrial vererbte ophthalmologische Erkrankungen: sehr variable klinische Ausprägung.

3.2 Molekulargenetische Diagnostik

■ In den letzten Jahren sind zahlreiche Mutationen in verschiedenen Genen (Tabelle 14.1) als Ursache für retinale Dystrophien und Dysfunktionen beschrieben worden. Die meisten retinalen Dystrophien sind monogenetisch, d.h. eine Mutation in einem Gen ist ausreichend für eine Krankheitsentstehung. Wahrscheinlich wird die Ausprägung der Erkrankung im einzelnen Individuum aber durch seine übrigen Gene, den „genetischen Hintergrund", modifiziert.

■ Klinisch nicht differenzierbare Krankheitsbilder (z.B. Retinopathia pigmentosa) können durch Mutationen in zahlreichen verschiedenen Genen entstehen. Umgekehrt können Mutationen in einem Gen (z.B. Peripherin) zu klinisch stark unterschiedlichen Krankheitsbildern führen (Retinopathia pigmentosa, Makuladystrophien).

■ Trotz der Erfolge der Molekulargenetik kann bisher nur bei weniger als der Hälfte der retinalen Dystrophien eine Genmutation nachgewiesen werden. Der Nachweis von Genmutationen ist derzeit noch aufwendig und teuer und für den Patienten meist ohne prognostische oder therapeutische Konsequenz. Aus diesem Grunde sollte eine molekulargenetische Analyse nur bei gezielten Fragestellungen erfolgen. Durch die Entwicklung kostengünstiger molekulargenetischer Diagnosetechniken und neuer Therapieverfahren wird die Bedeutung der Molekulargenetik in Zukunft zunehmen.

Tabelle 14.1. Gene mit ursächlichen Mutationen für Netzhaut-Aderhaut-Dystrophien

Chromosom	Symbol	Genprodukte/Funktion	Erkrankungen (Erbgang)
1p	ABCR	ATP-bindendes Transportprotein	M. Stargardt (ar), arZSD, arRP
1p	RPE65	RPE-spezifisches Protein mit einem MG von 65000 (?)	arLCA, arRP
1p	COL11A1	Kollagen 11 α1	Stickler Typ 2
1q	CRB1	Crumbs-Homolog 1	RP12
1q	USH2A	Neues Protein, Ähnlichkeit zu Zelladhäsionsmolekülen (?)	Usher Typ 2A (ar)
2p	EFEMP1	EFEMP-Protein 1	Familiäre Drusen (ad)
2q	CNGA3	Zapfen-cGMP kontrollierter Kationenkanal, α-Untereinheit	Stäbchenmonochromasie (ar)
2q	SAG	Arrestin	M. Oguchi (ar), arRP
3p	GNAT1	Stäbchen Transducin, α-Untereinheit	adCSNB (Nougaret)
3p	SCA7	Neues Protein (?)	Spinozerebelläre Ataxie mit Netzhautdegeneration (ad)
3q	RHO	Rhodopsin	adRP, arRP, arRPA, adCSNB
4p	CNGC	Stäbchen-cGMP kontrollierter Kanal-Protein 1, α-Untereinheit	RP (ar)
4p	PDE6B	Stäbchen-Phosphodiesterase, β-Untereinheit	RP (ar), CSNB (ad)
4q	MTP	mikrosomales Triglycerid Transferprotein	A-Betalipoproteinämie (ar)
5q	PDE6A	Stäbchen-Phosphodiesterase, α-Untereinheit	arRP, CSNB
6p	RDS	Peripherin	adRP, arRPA, adZSD, adZD, adMD
6p	GCAP1	Guanylatcyclase aktivierendes Protein 1A	ZD (ad)
6p	TULP1	„Tubby-like-Protein" (?)	RP (ar)
7q	CBT	Blauzapfen-Opsin	Tritanopie (ad)
7q	PEX1	Peroxisombiogenese Faktor 1	Infantiles Refsum-Syndrom (ar)
8q	RP1	RP1-Protein	RP (ar)
10p	PAHX	Phytanoyl-CoA-α-hydroxylase	Refsum-Syndrom (ar)
10q	OAT	Ornithine-δ-aminotransferase	Atrophia gyrata (ar)
10q	RBP4	Retinolbindendes Protein 4	RPE-Degeneration (ar)
11q	ROM1	Stäbchen-Außensegment-Membranprotein1	digenische RP mit Peripherin
11q	VMD2	Bestrophin (?)	M. Best (ad)
11q	MYOA	Myosin VIIa	Usher Typ 1B (ar); kongenitale Taubheit ohne RP (ar)

Tabelle 14.1 (Fortsetzung)

Chromosom	Symbol	Genprodukte/Funktion	Erkrankungen (Erbgang)
12q	COL2A1	Prokollagen II	Stickler Typ 1
12q	RDH5	11-cis-Retinoldehydrogenase	Fundus albipunctatus
13q	RHOK	Rhodopsinkinase	M. Oguchi (ar)
14q	NRL	Transkriptionsfaktor: fördert Transkription retinaler Gene, u. s. RHO, Interaktion mit CRX	adRP
15q	CRALBP	Zelluläre Retinaldehydbindendes Protein	arRP, arRPA
16p	CLN3	„Batten-Protein" (?)	Batten-Syndrom (ar)
17p	RETGC1	Retinaspezifische Guanylatzyklase	arLCA, adZSD
19q	CRX	Photorezeptor Homebox Transkriptionsfaktor, Interaktion mit NRL	adZSD, adRP, LCA (ad und ar)
20p	PLCB4	Phospholipase C β4	Alagille-Syndrom (ad)
22q	TIMP3	Metalloproteinase-3 Gewebsinhibitor	Sorsby-Fundusdystrophie (ad)
Xp	NDP	„Norrie-Gen" (?)	Norrie-Syndrom, xEVR
Xp	RPGR	GTPase-regulierendes Gen	xRP3, xCSNB
Xp	XLRS1	„Retinoschisis-Protein" (?)	Retinoschisis
Xp	CACNA1F	L-Typ-Kalziumkanal, α1-Untereinheit	Inkomplette xCSNB,
Xp	RP2	Neues Protein, Ähnlichkeit zum humanen Kofaktor C (?)	xRP2
Xq	PGK1	Phosphoglyceratkinase	RP mit Myopathie
Xq	REP1	RAB-escort-Protein 1	Chorioideremie
Xq	CBP	Rotzapfen-Opsin	Protanopie, mit CBD Blauzapfen-monochromasie
Xq	CBD	Grünzapfen-Opsin	Deuteranopie, mit CBD Blauzapfen-monochromasie
Mitochondrien	KSS	Verschiedene mitochondriale Proteine	Kearns-Sayre-Syndrom
Mitochondrien	MTTS2	mitochondriale Proteine	RP mit progredienter Hörstörung

CSNB kongenitale stationäre Nachtblindheit; *EVR* exsudative Vitreoretinopathie; *LCA* kongenitale Leber-Amaurose; *MD* verschiedene Makuladystrophien; *RP* Retinitis pigmentosa; *RPA* Retinitis punctata albescens; *ZSD* Zapfen-Stäbchen-Dystrophie; *ZD* Zapfendystrophie; *ad* autosomal-dominant; *ar* autosomal-rezessiv; *x* X-chromosomal; *q* langer Arm eines Chromosoms; *p* kurzer Arm eines Chromosoms; (?) Funktion des Genprodukts ungeklärt; *MG* Molekulargewicht.

4
Betreuung der Patienten

■ Bei fast allen hereditären chorioretinalen Erkrankungen ist die zugrundeliegende Funktionsstörung nicht behandelbar. Daher kommt der Betreuung und Beratung der Patienten und ihrer Familien eine hohe Bedeutung zu.

4.1
Beratung

■ Die Aufklärung sollte umfassen: Art der Erkrankung, Prognose für den mittel- und langfristigen Verlauf, Auswirkungen auf den Beruf und die Umstände des täglichen Lebens, Fahrtauglichkeit, Möglichkeit der Vererbung, etwaige Therapie, finanzielle (Pflegegeld bei gesetzlicher Blindheit) und soziale Unterstützung (Selbsthilfegruppen).

■ Die interindividuelle Variabilität einer Erkrankung kann selbst innerhalb einer Familie sehr groß sein. Deshalb muß man den Patienten darauf hinweisen, daß eine sichere zeitliche Vorhersage des Verlaufs unmöglich ist. Die Sicherheit der Prognosestellung nimmt mit der Dauer der Verlaufsbeobachtung eines Patienten zu.

■ Die Vererbbarkeit sollte angesprochen werden. Da es jedoch bei den oben genannten Erbgängen Ausnahmen in der Krankheitsmanifestation gibt, sollte eine genetische Beratung einem Humangenetiker vorbehalten bleiben. Bezüglich einer molekulargenetischen Familienuntersuchung muß vorab über die mögliche Konsequenz (Nachweis von Genmutationen bei derzeit noch Gesunden) aufgeklärt werden.

■ Es ist sehr wichtig, etwaige Unsicherheiten bei der Differentialdiagnose zu erläutern und auf die natürliche Variabilität des individuellen Verlaufs hinzuweisen. Fehlberatungen bezüglich des Verlaufs der Erkrankung und der Art der Vererbung haben unerfreuliche Auswirkungen für die Betroffenen und ihre Familien. Unter Umständen entstehen juristische und finanzielle Konsequenzen für den Arzt.

4.2 Therapie

- Für einzelne seltene Erkrankung bestehen diätetische Möglichkeiten: Refsum-Syndrom, A-Betalipoproteinämie, Atrophia gyrata.
- Wichtig ist die optimale Korrektur der häufigen Refraktionsfehler.
- Spezielle Sehhilfen (vergrößernde Sehhilfen, Lesegeräte, computergestützte Lesehilfen, Kantenfilter, Nachtsichtgeräte) sollten je nach Bedarf getestet und verordnet werden.
- Ein zystoides Makulaödem ist teilweise durch Acetazolamid behandelbar.
- Eine vorzeitige Kataraktentwicklung ist häufig mit retinalen Dystrophien assoziiert. Wegen der zusätzlichen Blendung und Kontrastminderung sollte eine Operation frühzeitig erfolgen.
- Als zukünftige Therapieoptionen werden derzeit erforscht: somatische Gentherapie, Beeinflussung des natürlichen Krankheitsverlaufs, z.B. durch Wachstumsfaktoren, Implantation retinaler Mikrochips (visuelle Prothetik) und Zelltransplantationen. Bei den beiden erstgenannten Verfahren sind tierexperimentell zeitlich begrenzte Therapieerfolge erreicht worden. Der Zeitpunkt eines therapeutischen Einsatzes beim Menschen ist offen.

5 Diagnostik

- Ein Verdacht auf eine retinale Dystrophie besteht bei: progredienter Visusminderung, progredienter Gesichtsfeldeinschränkung, Nachtsehstörungen, Blendungsempfindlichkeit, beidseitiger symmetrischer Erkrankung, Existenz betroffener Verwandter, Konsanguinität der Eltern.
- Für die Diagnostik retinaler Dystrophien von grundlegender Bedeutung ist die Anamnese von Patient und Familie sowie die Erhebung eines Stammbaums. Für die Prognose ist es wichtig, welche Erstsymptome zu welchem Zeitpunkt bemerkt wurden.

5.1 Diagnostisches Vorgehen

- Refraktionsprüfung, Visus, Biomikroskopie, Ophthalmoskopie.
- Gesichtsfeld: zur Diagnosestellung, entscheidend für Verlaufsbeurteilung und gutachterliche Einschätzung (Abb. 14.1 a–f).
- Farbensehen: Farbsinnstörungen sind ein sensitiver Indikator für makuläre Funktionsstörungen (Abb. 14.2).
- Elektroretinographie (Ganzfeld-, Muster-, multifokales ERG): entscheidend für die Differenzierung retinaler Funktionsstörungen; abhängig vom Erstbefund variable Bedeutung zur Verlaufskontrolle.
- Elektrookulographie: wichtig bei Erkrankungen des Pigmentepithel-Photorezeptor-Komplexes.
- Visuell evozierte Potentiale: zur Diagnostik von Erkrankungen der Sehbahn.
- Fluoreszeinangiographie: zur besseren Darstellung von zystoiden Veränderungen, Pigmentepitheldefekten oder Choriokapillarisatrophien.
- Adaptometrie: Frühdiagnose von Stäbchenfunktionsstörungen [z.B. frühzeitige Diagnose einer spät beginnenden Netzhautdystrophie (s. S. 396)].
- Andere psychophysische und elektrophysiologische Tests (Tabelle 14.2): für spezielle Fragestellungen.

Abb. 14.1 a–f. Gesichtsfeldausfälle: typische pathologische Befunde. a Zentralskotom, b parazentrale Skotome, c inkomplettes Ringskotom, d Ringskotom, e konzentrische Gesichtsfeldeinengung, f peripheres Restgesichtsfeld. c–f s. S. 382, 383

Tabelle 14.2. Diagnostische Tests

Morphologie	Elektrophysiologie	Psychophysik
Ophthalmoskopie	Ganzfeld-ERG	Sehschärfe
Fluoreszeinangiographie	Multifokales ERG	Perimetrie
Indozyanin-grün-Angiographie	Muster-ERG	Farbensehen
Autofluoreszenz	Muster-VEP	Adaptometrie
	EOG	Kontrastsehen
	ON- und OFF-ERG	Flimmerverschmelzungsfrequenz
	Retinale Densitometrie	Spektrale Empfindlichkeit

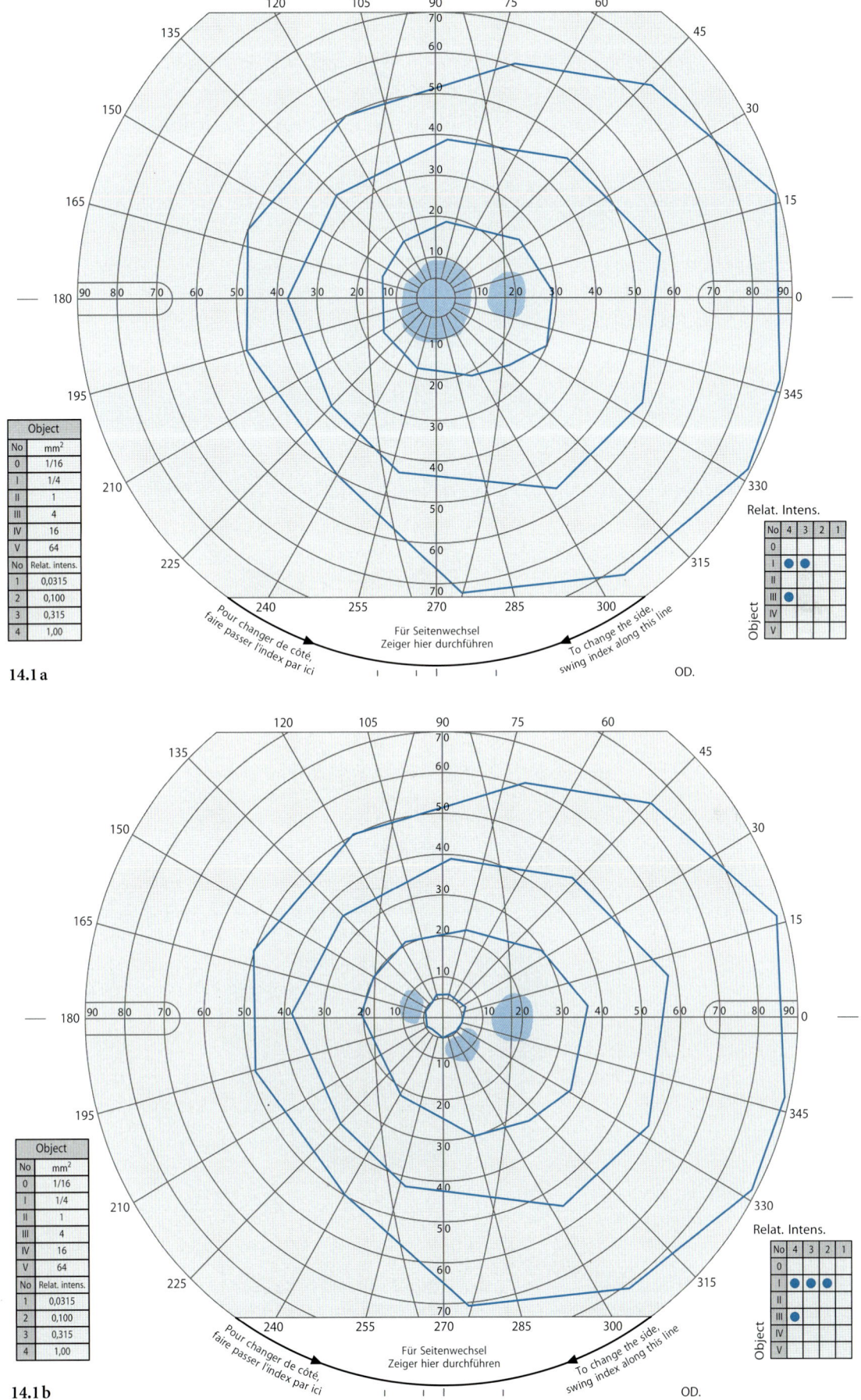

14.1 a

14.1 b

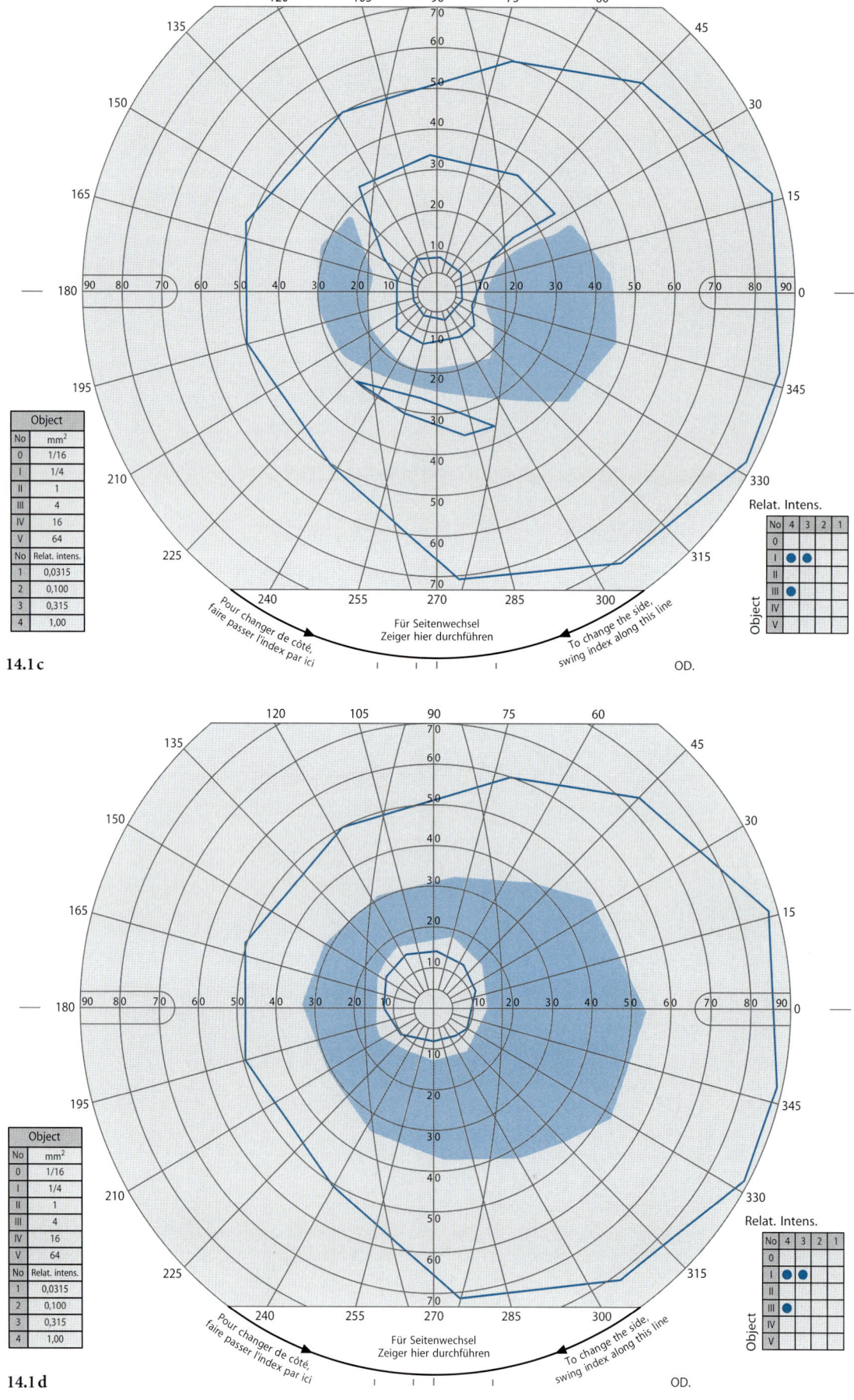

14.1 c

14.1 d

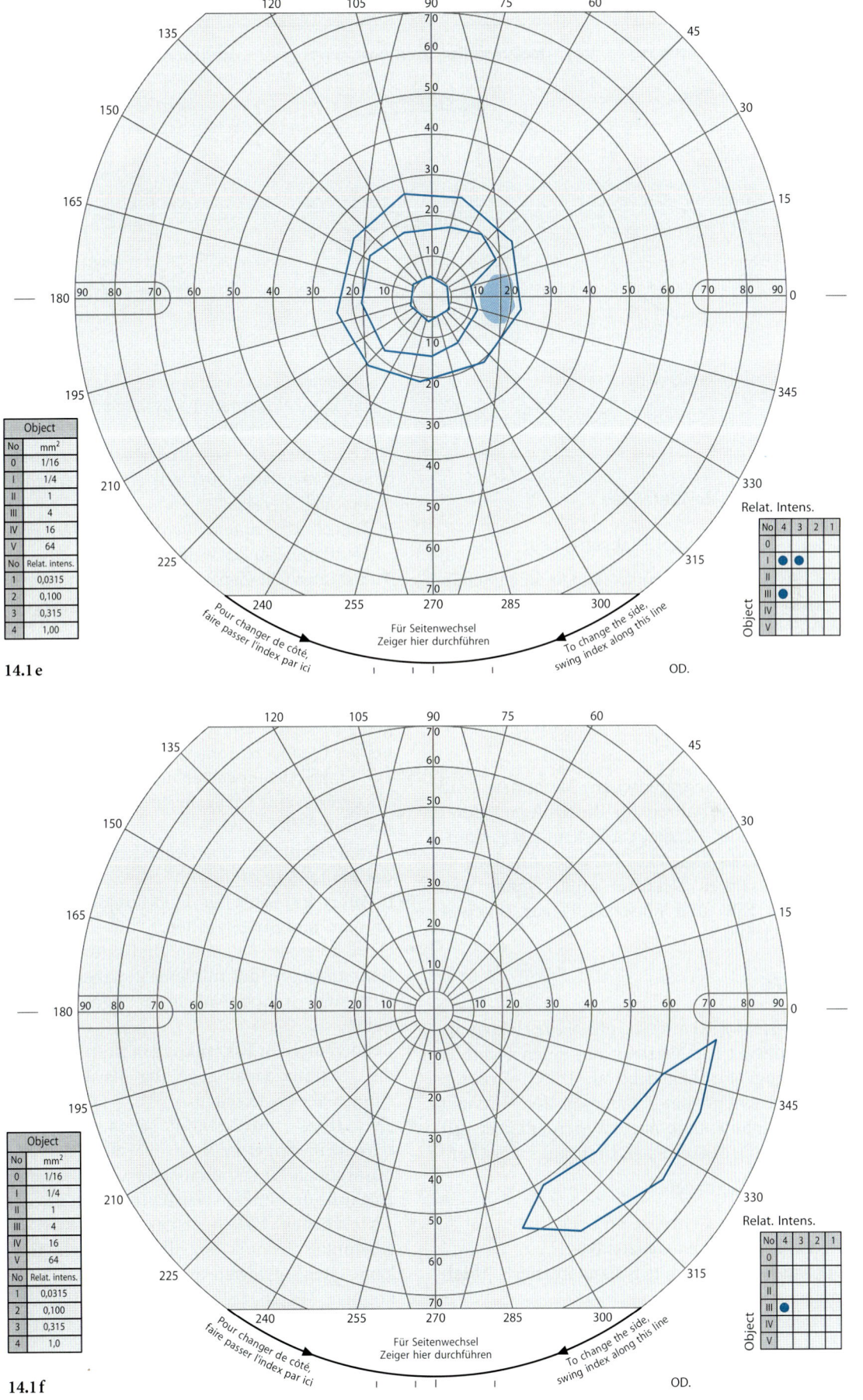

14.1 e

14.1 f

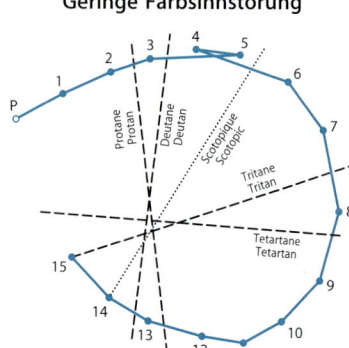 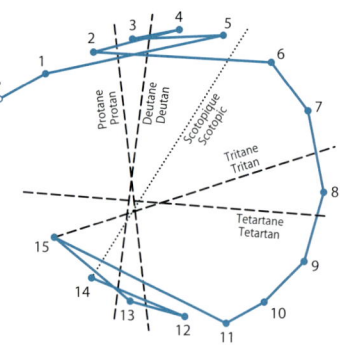 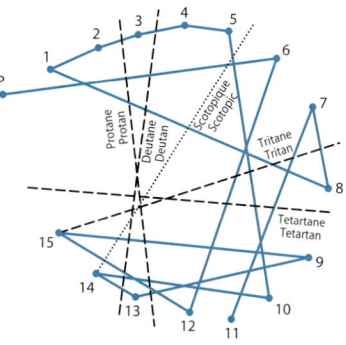

Abb. 14.2. Farbsinnstörungen: typische pathologische Befunde im Panel-D15-Test

5.2 Elektrophysiologische Methoden

■ Details werden in Kap. 35 abgehandelt.

■ Für die meisten elektrophysiologischen Methoden existieren Standards für die Durchführung und Bewertung von der International Society for Clinical Electrophysiology of Vision (ISCEV).

5.2.1 Elektroretinogramm (ERG)

■ Die elektroretinographischen Methoden sind die wichtigsten Verfahren für die Differentialdiagnose hereditärer Netzhaut-Aderhaut-Erkrankungen. Während das Ganzfeld-ERG eine Summenantwort der gesamten Netzhaut mißt, eignen sich multifokales ERG und Muster-ERG zur Untersuchung der Makula.

Ganzfeld-ERG

■ Das Ganzfeld-ERG mißt die phasische elektrische Summenantwort der Netzhaut auf einen Lichtreiz mit Hilfe einer Hornhautelektrode. Durch Variation des Lichtreizes und der Adaptation der Netzhaut sind Summenpotentiale mit unterschiedlicher Zusammensetzung des retinalen Ursprungs ableitbar.

■ Stimulusbedingungen:
- Darbietung der Lichtreize und der Hintergrundbeleuchtung in einer Ganzfeldkugel.
- Die Untersuchung sollte 5 standardisierte Ableitungen enthalten:
  ▼ Stäbchenantwort: Dunkeladaptation (= 20 min), schwacher weißer Lichtblitz.
  ▼ Stäbchen-Zapfen-Antwort (Maximalantwort bei Dunkeladaptation): Dunkeladaptation, heller weißer Lichtblitz.
  ▼ Oszillatorische Potentiale: wie Maximalantwort, aber abgeleitet mit einem veränderten Frequenzbereich.
  ▼ Einzelblitz-Zapfenantwort: Helladaptation (= 10 min), heller weißer Lichtblitz.
  ▼ Flimmerlicht-Zapfenantwort: Helladaptation, heller weißer Lichtblitz mit einer Blitzfrequenz von 30 Hz.

■ Auswertung (Abb. 14.3 a–c):
- Die Trennung der stäbchen- und zapfenabhängigen Antworten erlaubt die Unterscheidung der beiden Photorezeptorsysteme.
- Die Einzelblitzantworten auf einen hellen Lichtblitz zeigen eine korneanegative a-Welle und eine korneapositive b-Welle.
- a-Welle: Indikator vorwiegend für die Funktion der Photorezeptoren.
- b-Welle: Indikator für Funktionsstörungen der Bipolar- und Müller-Zellen.
- Oszillatorische Potentiale: Indikator für Funktionsstörungen der mittleren Netzhautschichten, Ursprung wahrscheinlich in den amakrinen Zellen.
- Bei den meisten Erkrankungen ist die Reduktion der Amplituden ausgeprägter als die Veränderungen der Gipfelzeiten.
- „Negatives" ERG: Konfiguration, bei der die b-Welle niedriger ist als die a-Welle (Hinweis auf intraretinale Transmissionsstörungen oder eine Ischämie der inneren Netzhautschichten).
- „Erloschenes" ERG bedeutet, daß mit der oben genannten Technik bei allen Reizbedingungen keine Reizantworten mehr abgeleitet werden können. Mit speziellen Reiz- und Ableitbedingungen lassen sich aber unter Umständen noch Netzhautpotentiale darstellen.

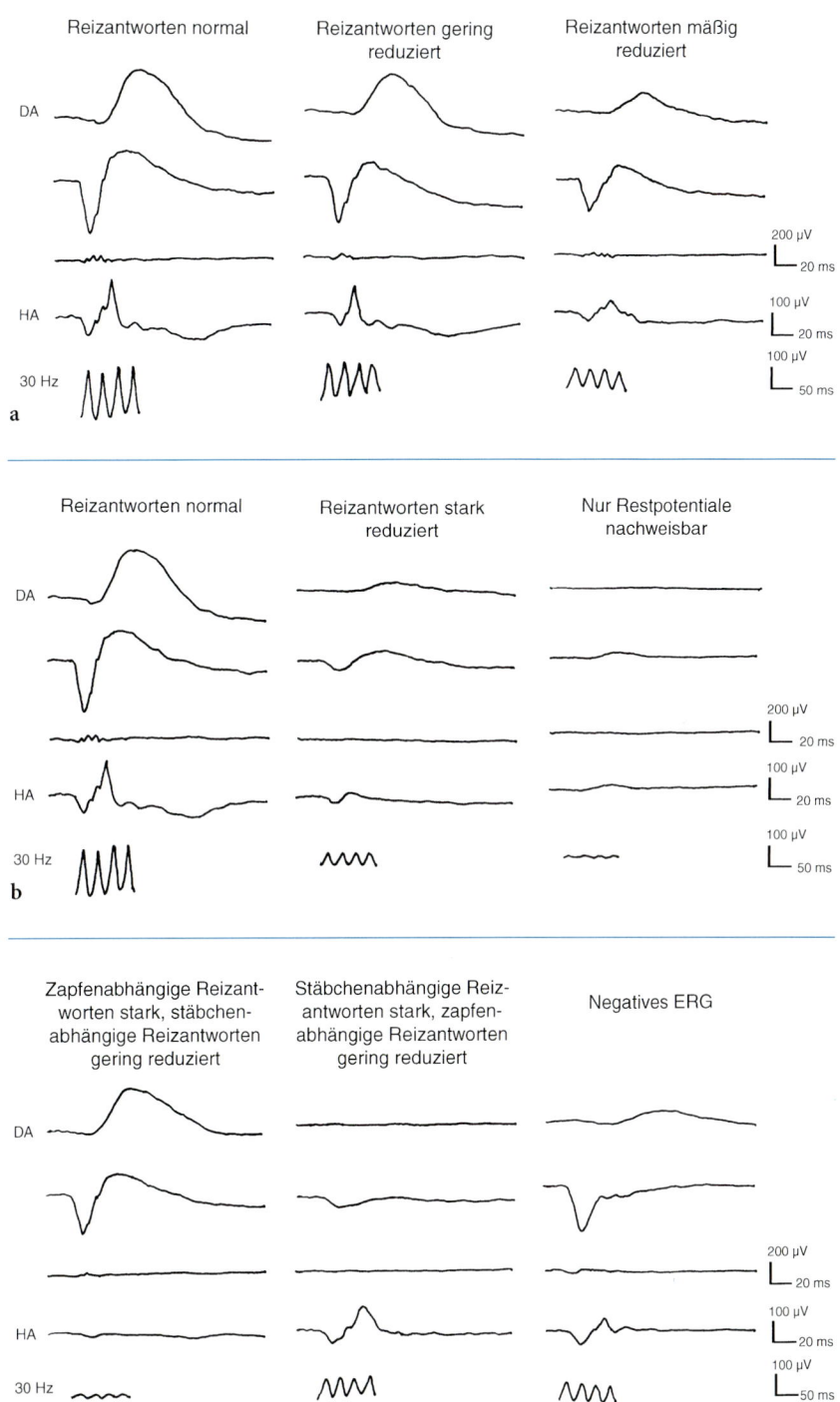

Abb. 14.3a–c. Ganzfeld-ERG: **a, b** Jeweils links ist eine Normalantwort dargestellt, daneben mögliche Ausmaße der Veränderung der Reizantworten (abhängig von der Funktionseinschränkung des Stäbchen- und Zapfensystems). **c** Darstellung typischer Krankheitsbilder.
DA Dunkeladaptation;
HA Helladaptation;
30Hz Flimmerlichtantwort

- Meßparameter:
- Amplituden [µV]: a- und b-Wellen, Flimmerlichtantwort.
- Gipfelzeiten [ms]: Zeit zwischen Stimulusbeginn und Gipfel des Potentials: a- und b- Wellen, Flimmerlichtantwort.

Multifokales ERG

- Das multifokale ERG mißt die Summenantwort der Netzhaut auf fokale Helligkeitsreize am hinteren Augenpol mit Hilfe einer Hornhautelektrode. Aus dem abgeleiteten Potential werden mit dem Computer regionale Summenantworten errechnet.

Abb. 14.4. Multifokales ERG: Normalbefund

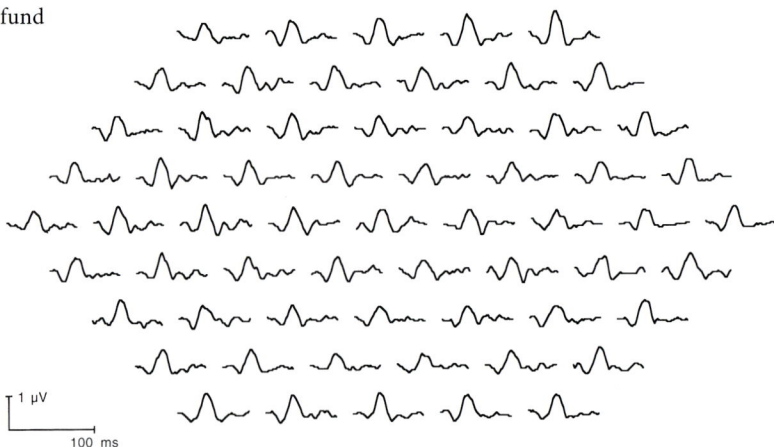

- Stimulusbedingungen:
- Darbietung eines Reizfeldes von üblicherweise 61 oder 103 aneinander grenzenden 6eckigen Feldern, die schnell in einem vorgegebenen Rhythmus (m-Sequenz) zwischen schwarz und weiß wechseln, ohne ein regelmäßiges Muster zu erzeugen.
- Aufteilung der Reizdarbietung in ca. 8 Sequenzen von 30–45 s Dauer.
- Die Auswertung ist in Abb. 14.4 dargestellt.
- Die regionalen ERG zeigen ebenso wie das Ganzfeld-ERG eine korneanegative und eine korneapositive Welle.
- Bewährt hat sich die Zusammenfassung regionaler Potentiale in Ringen um die Fovea bei der Beurteilung hereditärer Dystrophien.
- Die computergestützte Auswertung bietet verschiedene andere Darstellungsmöglichkeiten.
- Meßparameter:
- Amplituden [nV-µV]: negative und positive Komponenten.
- Gipfelzeiten [ms]: Zeit zwischen Stimulus und Gipfel der negativen und positiven Komponenten.

Muster-ERG

- Das Muster-ERG mißt die elektrische Summenantwort des stimulierten zentralen Netzhautbereiches (Makula) auf einen Musterreiz mit Hilfe einer Hornhautelektrode. Wie beim VEP ist eine Mittelung mehrerer Reizantworten erforderlich.

- Das Muster-ERG ist ein Maß für die Funktion der retinalen Ganglienzellen. Da diese bei chorioretinalen Dystrophien in der Regel nur sekundär betroffen sind, spielt das Muster-ERG eine untergeordnete diagnostische Rolle.

5.2.2
Elektrookulogramm (EOG)

- Messung der belichtungsabhängigen Änderung des okulären Bestandpotentials durch Induktion horizontaler Augenbewegungen mit Hautelektroden an den Lidwinkeln. Bei normaler Funktion der Photorezeptoren ist das EOG ein Maß für die Funktion des retinalen Pigmentepithels.

- Stimulusbedingungen:
- Dunkelphase: plötzliche oder langsame Absenkung der Helligkeit für 10–30 min.
- Hellphase: plötzlicher Anstieg der Helligkeit um ≥4 log Einheiten für 15 min.

- Auswertung (Abb. 14.5):

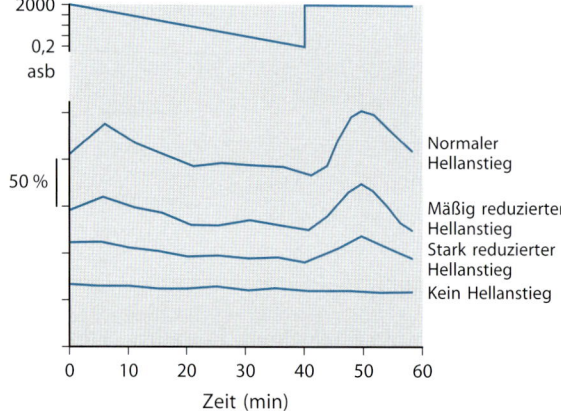

Abb. 14.5. EOG: Normalbefund und typische pathologische Befunde

- In der Dunkelphase sinkt das Bestandspotential, in der Hellphase kommt es dann nach ca. 8 min zu einem Hellgipfel.
- Das Verhältnis des Bestandpotentials am Ende der Dunkelphase zum Hellgipfel wird ausgewertet (normal: ca. 180%, laborabhängig).

■ Meßparameter:

- Amplituden [µV]: Dunkeltal und Hellgipfel.
- Gipfelzeiten [min]: Zeit zwischen Beginn der Hellphase und Hellgipfel.
- Quotient aus Amplitude des Hellanstiegs und Amplitude des Dunkeltals (Arden- Quotient [%]).

5.2.3
Visuell evozierte Potentiale (VEP)

■ Funktionsüberprüfung der gesamten Sehbahn bis zum visuellen Kortex durch Ableitung kortikaler Potentiale über der Sehrinde bei visueller Stimulierung. Sowohl Störungen der optischen Medien, der Makula, der Sehbahn oder des Gehirns können ein pathologisches VEP verursachen.

■ Stimulusbedingungen:

- Muster-VEP: Schachbrett-Wechselmuster (meist auf einem Monitor), schwarz-weiß, mittlere Helligkeit konstant, mindestens 2 verschiedene Mustergrößen, Mittelung erforderlich.
- Blitz-VEP: heller weißer Lichtblitz, Mittelung erforderlich, nur sinnvoll wenn Muster-VEP nicht möglich.

■ Auswertung (Abb. 14.6):

- Nach ca. 100 ms erscheint ein hohes positives Potential (P100-Komponente), das von allen VEP-Komponenten die geringste interindividuelle Variabilität zeigt.
- Die Latenz dieser Komponente ist von höherer Bedeutung als die Amplitude.

■ Meßparameter:

- Latenz [ms]: Zeit zwischen Stimulus und Gipfel der P100-Komponente.
- Amplituden [µV]: P100-Komponente.

6
Klassifikation

■ Es gibt zahllose Klassifikationen hereditärer Dystrophien, je nachdem, ob man den Erkrankungsbeginn, den Erbgang, die klinische Symptomatik oder die assoziierten Genmutationen als Hauptkriterium verwendet. Für unser Verständnis der Erkrankungsursachen ist eine genetische Differenzierung wünschenswert. Dagegen ist für den Umgang mit den Patienten im klinischen Alltag eine Klassifikation der Krankheitsbilder nach der klinischen Symptomatik sinnvoll, wie sie in diesem Buch verwendet wird. Die Natur zieht es vor sich nicht an starre Einteilungen zu halten. Daher ist diese Klassifikation wie jede andere als Hilfsmittel zu verstehen, im Zweifel muß die Klassifikation der Natur und nicht eine Erkrankung der Klassifikation angepaßt werden. Im vorliegenden Kapitel wird der folgenden Klassifikation gefolgt.

■ Generalisierte Netzhaut-Aderhaut-Dystrophien:

- Alle Regionen des Augenhintergrundes entwickeln während des Krankheitsverlaufs klinisch nachweisbare Funktionsstörungen.
- Die Erkrankungen können entweder peripher oder zentral beginnen.
- Verschiedene Netzhautareale können unterschiedlich stark betroffen sein.

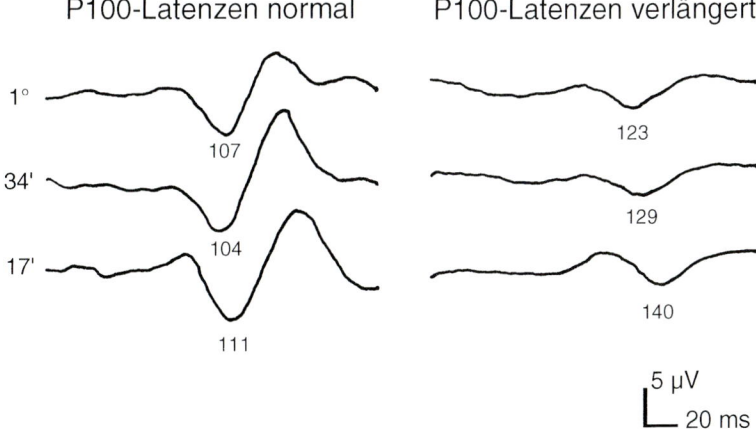

Abb. 14.6. Muster-VEP: Normalbefund und typischer pathologischer Befund. Die *Zahlen* geben die P100-Latenz in ms an

- Regional begrenzte Netzhaut-Aderhaut-Dystrophien:
  - Manifeste funktionelle Störungen bleiben im gesamten Krankheitsverlauf vorwiegend auf den hinteren Augenpol oder auf die periphere Netzhaut beschränkt.
  - Detaillierte Funktionsuntersuchungen können auch in anderen Netzhautarealen Funktionsdefizite ergeben.
- Syndrome mit Netzhaut-Aderhautdystrophien:
  - Zahlreiche häufigere und seltene Syndrome sind mit Netzhaut-Aderhautdystrophien assoziiert.
  - Insbesondere bei Kindern kann die okuläre Symptomatik das erste Zeichen eines Syndroms sein, eine weiterführende Diagnostik muß ggf. eingeleitet werden.
- Stationäre Netzhautfunktionsstörungen:
  - Wichtige Differentialdiagnose zu progressiven Dystrophien.
  - Mit Ausnahme der kongenitalen Farbsinnstörungen wesentlich seltener als progressive Dystrophien.
- Wichtige Differentialdiagnosen (Phänokopien):
  - Entzündliche, autoimmune, toxische und vaskuläre Netzhauterkrankungen.

Tabelle 14.3. Hereditäre Netzhautdystrophien mit überwiegend regionaler bzw. diffuser Ausdehnung, eingeteilt unter Berücksichtigung des primären Läsionsortes

Primärer Läsionsort	Ausdehnung	Erkrankung
Aderhaut		
Gesamte Aderhaut	Diffus	Choroideremie
		Atrophia gyrata
	Regional	Progressive bifokale chorioretinale Dystrophie
		Atrophia areata
Choriokapillaris	Diffus	Diffuse Choriokapillarisdystrophie
		Kristalline Bietti-Dystrophie
	Regional	Zentral areoläre Aderhautdystrophie
		Kristalline Bietti-Dystrophie (lokale Form)
Bruch-Membran	Diffus	Angioid streaks
		Sorsby-Fundusdystrophie
		Hereditäre Drusen
Pigmentepithel/Photorezeptoren	Diffus	Retinopathia Pigmentosa
		Kongenitale Leber-Amaurose
		Zapfendystrophie
		Zapfen-/Stäbchendystrophie
		Kongenitale stationäre Nachtblindheit
		Fundus albipunctatus
		M. Oguchi
		Achromatopsie
		Blauzapfenmonochromasie
		Fundus flavimaculatus
		M. Best
	Regional	M. Stargardt
		Okkulte Makuladystrophie
		Musterdystrophien
		Retikuläre Dystrophie-Sjögren
		Foveomakuläre adulte vitelliforme Makuladegeneration
		Schmetterlingsförmige Musterdystrophie
		Makuladystrophie mit gefenstertem Reflex
		North-Carolina-Makuladystrophie
		Konzentrisch annuläre Makuladystrophie
Innere Netzhautschichten/Glaskörper	Diffus	Familiäre exsudative Vitreoretinopathie
		Criswick-Schepens-Syndrom
		X-chromosomale Retinoschisis
		Goldmann-Favre-Syndrom
		M. Wagner
		M. Stickler
		Autosomal-dominante Vitreoretinochorioideopathie
		Erosive Vitreoretinopathie
	Lokal	Dominant zystoides Makulaödem

- Altersbedingte Makuladegeneration.
- Hereditäre Optikuserkrankungen.

■ Anmerkungen zur Befundbeschreibung:

- Bei seltenen Erkrankungen wurde die englische Begriffsbezeichnung beibehalten, um Verwechslungen zu vermeiden und die weitere Literatursuche zu vereinfachen.
- Genaue Angaben zur Häufigkeit einzelner Erkrankungen existieren außer bei Retinopathia pigmentosa nicht. Andererseits erscheint es für den Leser von Interesse zu wissen, wie häufig welche Erkrankungen vorkommen. Daher wurde folgende relative Skala zur Angabe der Häufigkeit angewandt: ein Augenarzt wird mit dieser Netzhaut-Aderhaut-Dystrophie in seinem Leben
  ▼ mehrere Patienten sehen = häufig,
  ▼ wahrscheinlich einen Patienten sehen = relativ häufig,
  ▼ nur in spezialisierten Zentren mehrere Patienten sehen = selten,
  ▼ nur in spezialisierten Zentren wahrscheinlich einen Patienten sehen = sehr selten,
  ▼ selbst in spezialisierten Zentren selten einen Patienten sehen = extrem selten.

7
Generalisierte Netzhaut-Aderhaut-Dystrophien

7.1
Generalisierte Netzhaut-Aderhaut-Dystrophien mit peripherem Beginn

■ Häufiger: Retinopathia pigmentosa, Chorioideremie.

■ Sehr selten: Sonderformen der Retinopathia pigmentosa, Atrophia gyrata, Enhanced S-Cone-Syndrom/Goldmann-Favre-Syndrom, Vitreoretinopathien.

■ Nachtsehstörungen sind häufig ein gemeinsames Frühsymptom. Sie sind gezielt zu erfragen, weil sie nur selten spontan angegeben werden und in einer urbanen Umgebung oft nur wenig stören.

■ Gesichtsfeldausfälle (konzentrische Einengungen, mittelperiphere Ringskotome) entwickeln sich im Verlauf.

■ Visus und Farbensehen sind in der Regel erst in fortgeschrittenen Stadien deutlich gestört.

■ ERG mit stark reduzierten bis fehlenden Reizantworten. Die stäbchenabhängigen Reizantworten sind in der Regel stärker betroffen als die zapfenabhängigen Reizantworten.

■ Das multifokale ERG weist nach peripher zunehmende Amplitudenverminderung auf.

■ Das EOG zeigt einen reduzierten bis fehlenden Hellanstieg.

7.1.1
Retinopathia pigmentosa

Die Retinopathia pigmentosa ist das bekannteste und häufigste Krankheitsbild der hereditären Netzhaut-Aderhaut-Dystrophien. Unter diesem Namen ist eine heterogene Gruppe von Erkrankungen mit verschiedenen Erbgängen und multiplen zugrundeliegenden Genmutationen in verschiedenen Genen zusammengefaßt.

Tabelle 14.4. Hereditäre Makulaerkrankungen: anatomische Lokalisation des primären Schadens; Erbgang (*ad* autosomal-dominant; *ar* autosomal-rezessiv)

Lokalisation	Erkrankungen (Erbgang)
Aderhaut	Zentrale areoläre Aderhautdystrophie (ad, ar) Peripapilläre Aderhautdystrophie (ar)
Bruch-Membran	Drusen (ad) Pseudoinflammatorische Makuladystrophie Sorsby (Hereditäre hämorrhagische Makuladystrophie; ad)
Retinales Pigmentepithel – Photorezeptoren	Morbus Best (vitelliforme Dystrophie; ad) Musterdystrophien (ad) Dominant vererbte, langsam progressive Makuladystrophie (ad) Gutartige konzentrische annuläre Makuladystrophie (ad) Zentrale areoläre Pigmentepitheldystrophie Foveomakuläre Dystrophie (ad)
Innere Netzhautschichten	Dominant vererbtes zystoides Makulaödem (ad) Familiäre foveoläre Retinoschisis, evtl. schwach ausgeprägte Form des Goldmann-Favre (ar)

- Häufigkeit: Prävalenz ca. 1:5000.
- Genetik:
  - Autosomal-dominant: Mutationen im Rhodopsin-, Peripherin-, CRX-, NRL- und RP1-Gen; weitere chromosomale Genlokalisationen: 6p12, 7p13-p14, 7q31.3, 8cen, 8p11-q21, 17p13.1, 17q22-q24, 19q13.4. In den meisten Familien ist die Ausprägung der Symptome in allen Generationen gleich. In manchen Familien ist die Ausprägung jedoch in jeder zweiten Generation weniger stark.
  - Autosomal rezessiv: Mutationen im ABCR-, Arrestin-, CNGC-, CRALBP-, PDE6A-, PDE6B-, Rhodopsin-, RPE65- und TULP1-Gen. Weitere chromosomale Genlokalisationen: 1q31-q32.1, 2p11-p15, 2q31-q33, 6p11.1-q14, 16p12.3-p12.1.
  - X-chromosomal: Mutationen im RPGR-Gen (RP3) und RP2-Gen (RP2). Weitere chromosomale Genlokalisationen: Xp21.3-21.2, Xp22.13-22.11.
  - Digenische Vererbung: Erkrankung nur beim gleichzeitigen Vorliegen von Mutationen im Peripherin-Gen und ROM1-Gen.
  - Existenz weiterer Genorte wahrscheinlich.
- Unterteilungen:
  - Verschiedene Begriffe werden bei der weiteren Differenzierung der Retinopathia pigmentosa verwendet. Als separate Krankheitsbilder abgegrenzt werden in der Regel die kongenitale Leber-Amaurose, Retinitis punctata albescens, Retinopathia pigmentosa mit erhaltenem parariolaren Pigmentepithel, die sektorförmige und die unilaterale Retinopathia pigmentosa (s. Abschn. 7.1.1).
  - Dagegen sind die Begriffe „Retinopathia pigmentosa sine pigmento" und „Retinopathia pigmentosa paucipigmenti" lediglich deskriptiv und bezeichnen keine eigenständigen Entitäten.
  - Regional begrenzte Formen (perizentrale und inverse Retinopathia pigmentosa) sind als eigene Krankheitsbilder umstritten. Sie lassen sich wahrscheinlich verschiedenen Formen der Zapfen-Stäbchen-Dystrophien oder Makuladystrophien zuordnen.
  - Neben der Differenzierung nach dem Erbgang und dem zugrundeliegenden genetischen Defekt sind auch Unterteilungen nach dem Beginn (kindlich, juvenil, adult, spät beginnend) in der Literatur zu finden.
  - Massof u. Finkelstein haben aufgrund psychophysischer Untersuchungen eine Differenzierung in einen Typ 1 (diffus, Stäbchenfunktion stärker als Zapfenfunktion reduziert, früher Beginn der Nachtblindheit) und einen Typ 2 (regional, Stäbchen- und Zapfenfunktion gleichermaßen gestört, späterer Beginn der Nachtblindheit) vorgenommen. Die Bedeutung dieser Einteilung ist umstritten.
- Symptomatik:
  - Das Alter bei Erstmanifestation und der zeitliche Verlauf sind sehr variabel und reichen von einer angeborenen Blindheit bis zur Diagnosestellung im hohen Alter.
  - Die Nachtblindheit ist ein Frühsymptom.
  - Zunächst oft unbemerkte, langsam progrediente Gesichtsfeldausfälle.
  - In fortgeschrittenen Stadien Farbsinnstörungen und Visusverlust.
  - Bei sehr langsamer Progression der Gesichtsfeldausfälle und fehlender familiärer Belastung kann die Erkrankung subjektiv lange unbemerkt bleiben.
  - Grobe Regeln: der Schweregrad des Verlaufs nimmt in der Reihenfolge autosomal-dominante, autosomal-rezessive, X-chromosomale Retinopathia pigmentosa zu. Je früher der Beginn, desto stärker ist die Progredienz und die Schwere des Funktionsverlusts.
- Klinische Befunde:
  - Refraktionsfehler (meist Myopie und Astigmatismus) sind häufig.
  - In frühen Stadien sind Verengungen der retinalen Gefäße und fleckige Alterationen des retinalen Pigmentepithels erkennbar (Abb. 14.7).
  - Klassische ophthalmoskopische Zeichen: verengte Gefäße, abgeblaßte, wachsgelbe Papillen und Knochenkörperchen (Abb. 14.8 und 14.9).
  - Die Ausbildung der Knochenkörperchen ist sehr variabel bis hin zu deren vollständigem Fehlen.

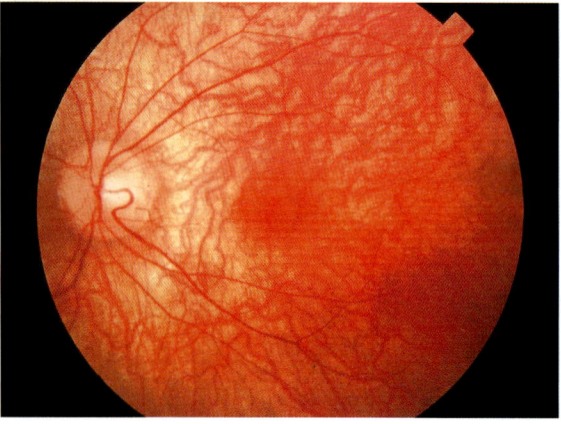

Abb. 14.7. Retinopathia pigmentosa: im Frühstadium nur Gefäßverengung am hinteren Pol erkennbar

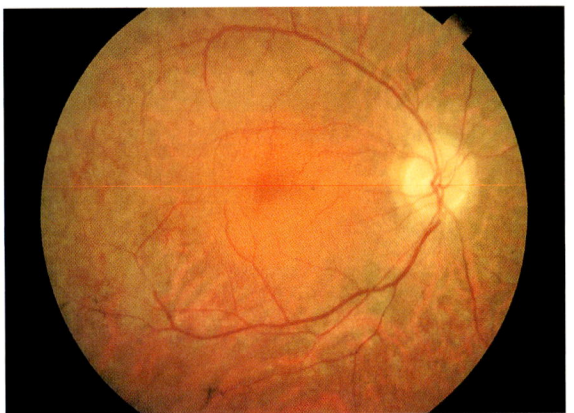

Abb. 14.8. Retinopathia pigmentosa: fortgeschrittenes Stadium mit wenig Knochenkörperchen und engen Gefäßen

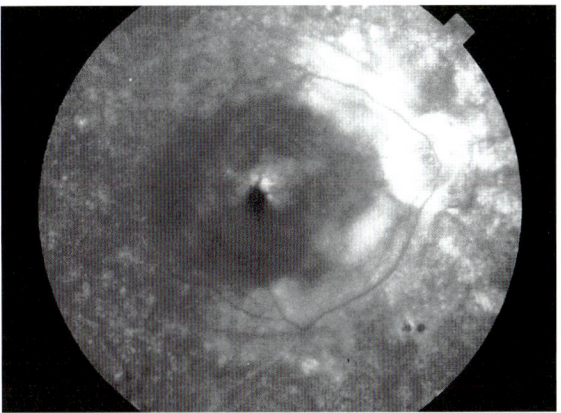

Abb. 14.10. Retinopathia pigmentosa: zystoides Makulaödem

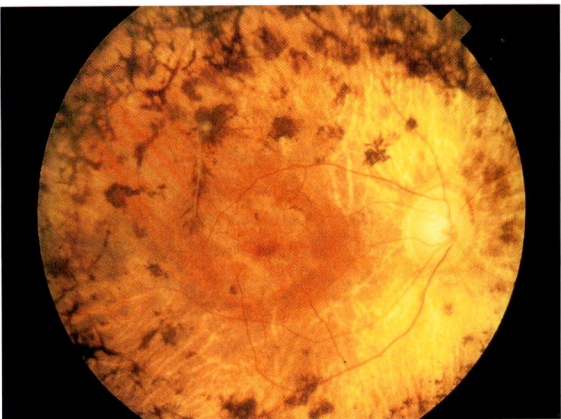

Abb. 14.9. Retinopathia pigmentosa: fortgeschrittenes Stadium mit vielen Knochenkörperchen, engen Gefäßen und Makulopathie

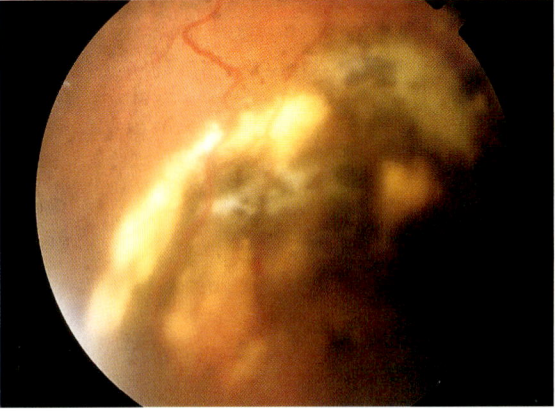

Abb. 14.11. Retinopathia pigmentosa: peripherer Coats-ähnlicher Pseudotumor mit partieller Vernarbung nach Koagulation und restlichen Exsudaten

- In späteren Stadien entwickeln sich nicht selten dystrophische Makulaveränderungen, manchmal in Schießscheibenform oder als scharf begrenzte Aderhautatrophie (s. Abb. 14.9).
- Makulopathie: epiretinale Gliose, Pigmentepithelatrophie, zystoides Makulaödem in bis zu 70% der Fälle. Die Störung der Blut-Retina-Schranke liegt meist im Bereich des retinalen Pigmentepithels. Das zystoide Makulaödem spricht manchmal gut auf eine systemische Gabe von Acetazolamid an (Abb. 14.10).
- Glaskörperveränderungen: häufigster Befund sind feine, pigmentierte Zellen. Außerdem zeigen sich oft eine hintere Glaskörperabhebung, Glaskörperkondensationen und Schlierenbildungen.
- Vorzeitige Kataraktentwicklung, meist als hintere subkapsuläre Trübung.
- Viele Patienten geben auf Befragen Photopsien an, einige Patienten fühlen sich durch diese Lichterscheinungen erheblich gestört.
- Weitere Befunde:
  - ▼ Im Frühstadium kann ein peripapillärer goldener Ring gesehen werden. Später kommt es in diesem Areal zu Pigmentverklumpungen und einer Atrophie des retinalen Pigmentepithels.
  - ▼ Drusen der Papille. Es handelt sich histopathologisch um typische Drusen, die vermutlich aufgrund eines gestörten axoplasmatischen Transportes entstehen. Die Annahme, daß es sich um astrozytische Hamartome handelt, hat sich als falsch herausgestellt.
  - ▼ Eine periphere retinale Vaskulopathie mit Lipidexsudationen kann zu Verwechslungen mit einem M. Coats führen (Abb. 14.11).
  - ▼ Offenwinkelglaukom (3% der Fälle).

- Veränderungen bei weiblichen Überträgern der X-chromosomal vererbten Form sind ein feiner metallischer goldgelber tapetoider Reflex des hinteren Pols oder der mittleren bzw. äußeren Peripherie (Tabelle 14.5) und fokale Pigmentveränderungen (knochenbälkchenartig) mit entsprechend assoziierten Gesichtsfelddefekten. Das Fundusbild beider Augen kann sehr asymmetrisch sein (Lyon-Hypothese).

■ Funktionelle Untersuchungen:
- Visus: meistens erst spät im Verlauf deutlich reduziert, in einer größeren Minderheit frühzeitigere Reduktion mit oder ohne Auftreten von Makulaveränderungen.
- Farbensehen: in der Regel erst spät ausgeprägte unspezifische Störungen.
- Gesichtsfeld: frühzeitig nachweisbare Sensitivitätsverluste in der mittleren Peripherie (30–50°), im Verlauf zunehmende konzentrische Einengung (Tunnel- oder Flintenrohrgesichtsfeld).
- ERG: stark reduziert oder erloschen. Die zapfenabhängigen Reizantworten sind in der Regel weniger betroffen bzw. länger nachweisbar als die stäbchenabhängigen Reizantworten.
- Multifokales ERG: ausgeprägte periphere Amplitudenreduktion bei noch erhaltenen zentralen Antworten sowie deutliche Verlängerung der Gipfelzeiten.
- EOG: im Verlauf reduzierter oder fehlender Hellanstieg.
- Adaptometrie: frühzeitig stark reduzierte oder fehlende Stäbchenadaptation.

■ Histopathologie:
- Bei allen Untersuchungen zeigen sich fokale oder diffuse Abnormitäten der Photorezeptoren. Die Außensegmente sind stärker als die Innensegmente betroffen. Die Stäbchen sind stärker als die Zapfen betroffen. Periphere Veränderungen sind ausgeprägter als zentrale Veränderungen.
- Das retinale Pigmentepithel weist zahlreiche unspezifische Veränderungen auf. Hier sind Atrophie, Hypertrophie, Abflachung, Desorganisation zu nennen. Man findet außerdem eine Abnahme oder Zunahme von Lipofuszin, Melanin und Phagosomen.
- Pigmenteinwanderung in die Netzhaut (Knochenbälkchen) in Form von freien Melaningranula, Melaningranula in den Müller-Zellen, Makrophagen und eingewanderten Pigmentepithelzellen.
- Die Choriokapillaris zeigt zunächst nur leichte Veränderungen. In fortgeschrittenen Stadien findet sich eine mehr oder weniger stark ausgeprägte Atrophie.

Tabelle 14.5. Differentialdiagnose des feinen metallischen goldgelben tapetoiden Reflexes am hinteren Augenpol

Erkrankung	Reflex
Morbus Oguchi	Fast immer
Weibliche Überträger der X-chromosal-rezessiv vererbten Retinopathia pigmentosa	Möglich
Progressive Zapfendystrophien (ad, Xr)	Möglich
Morbus Stargardt	Möglich
Makuladystrophie mit gefenstertem Reflex	Gefenstert („fenestrated sheen")

■ Besonderheiten:
- Eine Therapie mit Vitamin A ist in ihrer krankheitsverzögernden Wirkung umstritten.
- Konduktorinnen der X-chromosomalen Retinopathia pigmentosa zeigen in der Regel keine oder geringe subjektive Beschwerden, häufig aber bereits Veränderungen im ERG. Der Augenhintergrund ist dagegen meistens unauffällig, ein tapetoider Reflex und fokale Dystrophieareale können vorkommen. Damit unterscheiden sie sich deutlich von Konduktorinnen einer Chorioideremie.
- Selten findet sich eine Retinopathia pigmentosa mit „negativem ERG" als Hinweis auf eine intraretinale Transmissionsstörungen. Diese kann ihre Ursache in veränderten Photorezeptorsynapsen, Funktionsstörungen der Bipolar- und Müller-Zellen haben.
- Retinopathia-pigmentosa-ähnliche Netzhaut-Aderhaut-Dystrophien können mit zahlreichen anderen Organerkrankungen assoziiert sein (s. Abschn. 9).
- Insbesondere wenn sich bei funktioneller Symptomatik einer Retinopathia pigmentosa keine oder nur dezente Fundusveränderungen finden, müssen differentialdiagnostisch andere Ursachen einer Netzhautfunktionsstörung (z. B. postentzündliche oder medikamentös induzierte Netzhaut-Aderhaut-Degenerationen) ausgeschlossen werden (s. Abschn. 11).

Kongenitale Leber-Amaurose

Die kongenitale Leber-Amaurose umfaßt eine heterogene Gruppe von Netzhaut-Aderhaut-Dystrophien, bei denen bereits im ersten Lebensjahr eine schwere Sehbeeinträchtigung vorliegt. Funktionell lassen sich häufig Befunde wie bei einer Retinopathia pigmentosa finden.

- Häufigkeit: selten.
- Genetik:
  - Autosomal-dominant (selten): Mutationen im CRX-Gen.
  - Autosomal-rezessiv: Mutationen im CRX-, RET-GC1- und RPE65-Gen.
  - Existenz weiterer Genorte wahrscheinlich.
- Symptomatik:
  - Ausgeprägte Visusminderung oder Erblindung besteht bei Geburt oder tritt im ersten Lebensjahr ein.
  - Kind fällt durch Nystagmus und fehlende Reaktion auf visuelle Reize auf.
  - Teilweise okulodigitales Phänomen (Druck auf den Bulbus, um Lichtphänomene auszulösen).
- Klinische Befunde:
  - Nystagmus, Strabismus.
  - Geringe oder fehlende Pupillenreaktion.
  - Photophobie möglich.
  - Zu Beginn der Erkrankung kann der Augenhintergrund unauffällig sein.
  - Im Verlauf entwickeln sich in sehr variabler Ausprägung: Pigmentepitheldefekte, Knochenkörperchen, Gefäßverengung, Choriokapillarisatrophie, Optikusatrophie. Die Veränderungen können bevorzugt sowohl am hinteren Pol als auch in der Netzhautperipherie auftreten (Abb. 14.12).
  - Hyperopie häufig.
  - Keratokonus und frühe Kataraktentwicklung möglich.
  - Fluoreszeinangiographie: Pigmentepitheldefekte in variabler Ausprägung.

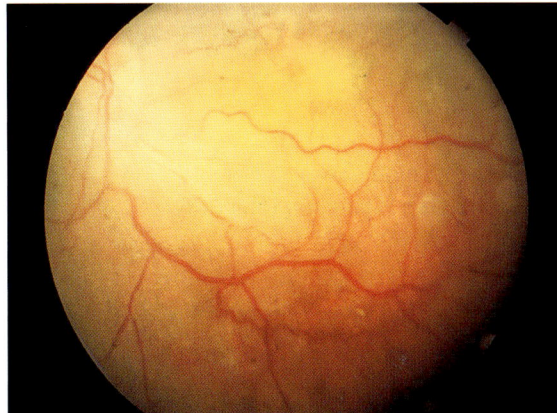

Abb. 14.12. Kongenitale Leber-Amaurose: Makuladystrophie und mittelperiphere Pigmentepithelalterationen

- Funktionelle Untersuchungen:
  - Visus: ausgeprägte Reduktion (Lichtwahrnehmung meist möglich).
  - Farbensehen: ausgeprägte unspezifische Störung.
  - Gesichtsfeld: meist nur kleine Gesichtsfeldrestinseln nachweisbar.
  - ERG: erloschen, seltener stark reduzierte Reizantworten nachweisbar.
- Besonderheiten:
  - Da frühkindliche Netzhaut-Aderhaut-Dystrophien im Rahmen verschiedener Syndrome auftreten können, ist ein Ausschluß anderer Organerkrankungen durch eine pädiatrische und neuropädiatrische Untersuchung erforderlich.
  - Insbesondere sollten Nierenfehlbildungen, neurologische Ausfälle (Epilepsie) und psychomotorische Retardierung ausgeschlossen werden.
  - Der vorhandene Sehrest bleibt oft für viele Jahre erhalten.
  - Solange ein Sehvermögen nachweisbar ist, sollte eine Refraktionskorrektur erfolgen, um zusätzliche Schäden durch eine Deprivationsamblyopie zu vermeiden, da das endgültige Ausmaß der Visusminderung bei den Kindern nicht beurteilt werden kann. Einige Kinder entwickeln ein orientierendes Sehvermögen und die Fähigkeit, mit Lesehilfen zu lesen.

Sektorförmige Retinopathia pigmentosa

- Häufigkeit: selten.
- Genetik: autosomal dominant; mit bestimmten Rhodopsin-Mutationen assoziiert.
- Symptomatik:
  - Insgesamt geringer ausgeprägt als bei klassischer Retinopathia pigmentosa.
  - Gesichtsfeldausfälle fallen subjektiv oft nicht auf.
  - Langsame Progredienz.
- Klinische Befunde:
  - Pigmentepitheldefekte, Knochenkörperchen und Gefäßverengung in regional begrenztem Areal, meist mittelperipher entlang des temporal unteren Gefäßbogens (Abb. 14.13).
  - Die übrige Netzhaut sieht ophthalmoskopisch normal aus.
- Funktionelle Untersuchungen:
  - Visus und Farbensehen: in der Regel lange normal.

Tabelle 14.6. Differentialdiagnose kongenitale Leber-Amaurose (*LCA*) und juvenile Retinopathia pigmentosa (*RP*)

	Typische LCA	Atypische LCA
Heredität	Autosomal-rezessiv	Meist autosomal rezessiv, abhängig vom Syndrom
Symptombeginn	<6 Monate	<6 Monate
Visus	<1/20	<1/20
Refraktion	Hohe Hyperopie	Milde Myopie bis milde Hyperopie
Nystagmus	Suchnystagmus Okulodigitales Zeichen	Suchnystagmus Okulodigitales Zeichen
Pupillenreaktion	Träge	Träge
ERG	Nicht mehr reproduzierbar, Restantworten	Nicht mehr reproduzierbar, Restantworten
Fundus	Regelrecht bzw. Pigmentretinopathie, enge Gefäße, Makulahypoplasie	Regelrecht bzw. Pigmentretinopathie, enge Gefäße, Makulahypoplasie
Sonderform	Makulakolobom	Optikushypoplasie
Syndrom	Nein	Ja Cerebrohepatorenales Syndrom Senior-Loken-Syndrom Spastische Hyperreflexie, Tetraparese, reduzierte Motorik Generalisierte Hypertonie, reduzierte geistige und motorische Entwicklung Bilaterale Optikushypoplasie Saldino-Mainzer-Syndrom Juvenile Nephronophthisis (Skelettdeformitäten, kongenitale retinale Dystrophie)
	Juvenile RP	**RP mit früher Manifestation**
Heredität	Autosomal-rezessiv	Autosomal-rezessiv, autosomal-dominant, X-chromosomal-rezessiv
Symptombeginn	>6 und <24 Monate, ab 6. Lebensjahr meist ausgeprägte Befunde	>4. Lebensjahr
Visus	>0,2	>0,3
Refraktion	Milde Myopie bis milde Hyperopie	Milde Hyperopie
Nystagmus	Latent möglich	Initial nicht
Pupillenreaktion	Normal	Normal
ERG	Bis 6. LJ wie Stäbchen-Zapfen-Dystrophie ab 6. LJ nicht mehr reproduzierbar	wie Stäbchen/Zapfendystrophie, später nicht mehr reproduzierbar
Fundus	Regelrecht bis Pfeffer-Salz-Fundus, Pigmentretinopathie, enge Gefäße, Knochenkörperchen	Typische Befunde wie bei RP
Sonderform	–	–
Syndrom	Nein	Nein

- Gesichtsfeld: umschriebenes Skotom entsprechend dem betroffenen Areal.
- ERG: entsprechend der Größe des betroffenen Areals reduziert.
- EOG: entsprechend der Größe des betroffenen Areals normal oder reduzierter Hellanstieg.
- Adaptometrie: teilweise verzögerte Dunkeladaptation.

Retinopathia pigmentosa mit erhaltenem parariolaren Pigmentepithel (RP12)

■ Häufigkeit: sehr selten.

■ Genetik: autosomal-rezessiv; Mutationen im CRB1-Gen.

■ Symptomatik:

- Visusminderung schon im Kindesalter.
- Rasche Progredienz.

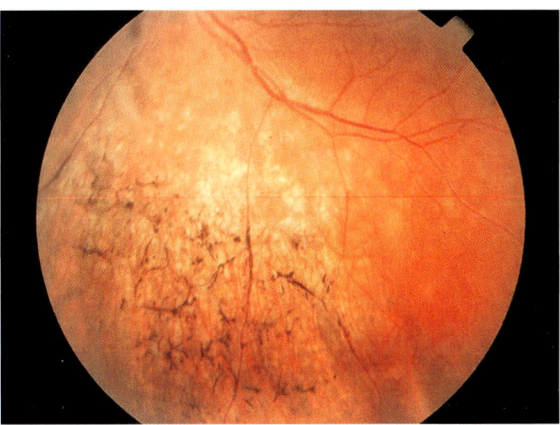

Abb. 14.13. Sektorförmige Retinopathia pigmentosa: Knochenkörperchen unterhalb von Papille und temporal unterem Gefäßbogen, nach temporal Übergang in normale Netzhaut

- Klinische Befunde:
- Ausgeprägte Choriokapillarisatrophie und Pigmentepitheldefekte mit zahlreichen groben Pigmentverklumpungen unter Einbeziehung des hinteren Pols.
- Entlang der Arterien findet sich ein Streifen ophthalmoskopisch normalen Pigmentepithels, der zur Peripherie hin an Breite zunimmt (Abb. 14.14).
- In der äußeren Peripherie zunächst ebenfalls ophthalmoskopisch normales Pigmentepithel.
- Im Verlauf auch Dystrophie in den zunächst nicht betroffenen Arealen.
- Funktionelle Untersuchungen:
- Visus: stark reduziert.
- Farbensehen: ausgeprägte unspezifische Störungen.

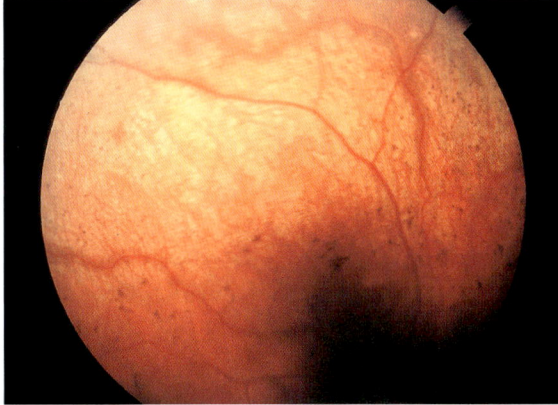

Abb. 14.14. Retinopathia pigmentosa (RP12): ausgeprägte Pigmentepitheldefekte, aber pararteriolar schmale Streifen mit erhaltenem retinalen Pigmentepithel

- Gesichtsfeld: ausgeprägte Ausfälle.
- ERG: stark reduziert bis erloschen.
- EOG: reduzierter oder fehlender Hellanstieg.

Retinitis punctata albescens

- Häufigkeit: sehr selten.
- Genetik:
- Autosomal-rezessiv: Mutationen im Rhodopsin-, Peripherin- und CRALBP-Gen, weitere chromosomale Genlokalisation: 1q42-qter.
- Symptomatik: wie bei Retinopathia pigmentosa.
- Klinische Befunde:
- Wie bei Retinopathia pigmentosa.
- Zusätzlich finden sich in unterschiedlicher Ausprägung kleine runde helle Flecken, meist radiär unter Aussparung der Makula.
- Funktionelle Untersuchungen: wie bei Retinopathia pigmentosa.
- Besonderheiten: Abgrenzung zum Fundus albipunctatus (nicht progrediente Nachtblindheit) erforderlich (s. Abschn. 10.1.3).

Unilaterale Retinopathia pigmentosa

- Häufigkeit: extrem selten.
- Genetik: es existieren nur Einzelfallberichte.
- Symptomatik: unilaterale Gesichtsfeldausfälle und Visusminderung.
- Klinische Befunde: wie bei klassischer Retinopathia pigmentosa, nur unilateral.
- Funktionelle Untersuchungen: Visus, Farbensehen, Gesichtsfeld, ERG und EOG am nicht betroffenen Auge normal, am betroffenen Auge wie bei klassischer Retinopathia pigmentosa.
- Besonderheiten:
- Nur die langjährige Beobachtung erlaubt festzustellen, ob eine unilaterale Retinopathia pigmentosa vorliegt oder die Manifestation an beiden Augen lediglich zeitlich versetzt erfolgt.
- Ein unilateraler Befund erfordert den sorgfältigen Ausschluß möglicherweise behandelbarer entzündlicher und traumatischer Ursachen einer Netzhautdegeneration (s. Abschn. 11.2).

Spät beginnende Netzhautdystrophie mit subretinalen Ablagerungen

- Synonym: Late-onset retinal degeneration (LORD).
- Häufigkeit: extrem selten.
- Genetik: Autosomal-dominant: chromosomale Genlokalisation nicht bekannt.
- Symptomatik:
  - Beginn in der 6. Lebensdekade mit Nachtblindheit.
  - Progrediente Visusminderung und Gesichtsfeldausfälle mit Erblindung in der 8. Lebensdekade.
- Klinische Befunde:
  - In frühen Stadien feine gelb-weiße Flecken mittelperipher.
  - In späteren Stadien Choriokapillarisatrophie, verengte Gefäße und Knochenkörperchen.
- Funktionelle Untersuchungen:
  - Visus: progrediente Reduktion bis auf Fingerzählen.
  - Farbensehen: zunächst Tritanstörung, in Spätstadien ausgeprägte Störungen.
  - Gesichtsfeld: perizentrale Skotome, progrediente konzentrische Einengung.
  - ERG: zunächst Reduktion der stäbchenabhängigen Reizantworten fortschreitend bis zu einem erloschenen ERG.
  - Adaptometrie: verzögerte und verminderte Stäbchenadaptation bereits in Frühstadien mit normalem Fundus.
- Histologie: Generalisierte Atrophie der Photorezeptoren, eine dicke Schicht extrazellulären Materials findet sich zwischen Pigmentepithel und Bruch-Membran.
- Besonderheiten: Molekulargenetisch wurde die Erkrankung gegen die teilweise ähnliche Sorsby Fundusdystrophie abgegrenzt.

7.1.2 Chorioideremie

- Häufigkeit: selten.
- Genetik: X-chromosomal: Mutationen im REP1-Gen.
- Symptomatik:
  - Beginn in den ersten beiden Lebensdekaden mit Nachtblindheit.

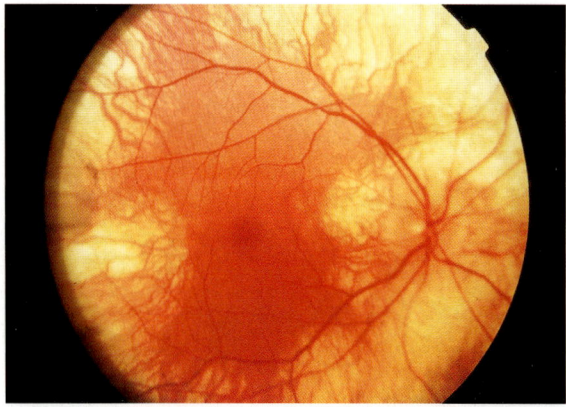

Abb. 14.15. Chorioideremie: mittelperiphere, unscharf begrenzte Choriokapillaris- und Aderhaut-Atrophie

  - Periphere Gesichtsfeldausfälle.
  - Progredient bis zur Erblindung.
- Klinische Befunde:
  - Geringgradige Myopie.
  - Feingranuläre Hyperpigmentierungen des retinalen Pigmentepithels.
  - Im Verlauf entstehen fleckförmige, unscharf begrenzte chorioatrophische Areale in der Peripherie und peripapillär (Abb. 14.15), die besonders früh angiographisch dargestellt werden können. Die chorioatrophischen Areale befinden sich typischerweise in unterschiedlichen Stadien.
  - Diese Areale konfluieren und schreiten nach zentral fort bis zur völligen Aderhautatrophie mit Erblindung im höheren Lebensalter.
- Funktionelle Untersuchungen:
  - Visus und Farbensehen erst in Spätstadien stark beeinträchtigt.
  - Gesichtsfeld: mittelperiphere Skotome, progrediente konzentrische Einengung.
  - ERG und EOG sind früh stark reduziert bis erloschen.
- Histologie: Atrophie von Aderhaut und Pigmentepithel.
- Besonderheiten:
  - Diagnostisch beim Mann Nachweis des Fehlens von REP1 in Lymphozyten möglich.
  - In Frühstadien Abgrenzung zur X-chromosomalen Retinopathia pigmentosa: bei Chorioideremie Fehlen von Knochenkörperchen und die Existenz fleckförmiger Atrophien der Choriokapillaris: hilfreich ist die Untersuchung der Mütter (s. Abschn. 7.1.1).

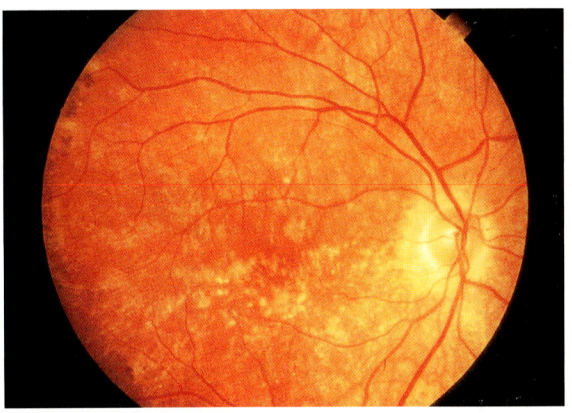

Abb. 14.16. Chorioideremie: feinfleckige Pigmentepitheldefekte bei einer Konduktorin mit normaler Funktion

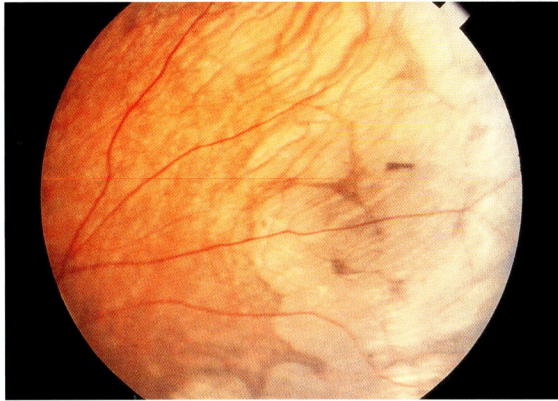

Abb. 14.17. Atrophia gyrata: scharf begrenzte, schollige Choriokapillaris- und Aderhaut-Atrophie

- In Spätstadium Abgrenzung zur Atrophia gyrata: bei Chorioideremie keine Hyperornithinämie (s. Abschn. 7.1.3).
- Weibliche Konduktorinnen zeigen deutliche feingranuläre Hyperpigmentierungen des retinalen Pigmentepithels (Abb. 14.16). Die Funktion ist bei ihnen in der Regel normal. Manifestierende Konduktorinnen (fokale Areale mit Aderhautatrophie und evtl. reduzierte Sehschärfe) mit ausgeprägten Funktionsstörungen werden nur selten beobachtet (Lyon-Hypothese).

7.1.3 Atrophia gyrata

■ Häufigkeit: sehr selten.

■ Genetik: autosomal-rezessiv: Mutationen im Ornithin-δ-aminotransferase-Gen.

■ Symptomatik:
- Beginn in den ersten beiden Lebensdekaden mit Nachtblindheit und peripheren Gesichtsfeldausfällen.
- Progredient bis zur Erblindung (Makula erst spät betroffen).

■ Klinische Befunde:
- Scharf begrenzte chorioatrophische Areale in der Peripherie (angiographisch gut darstellbar), die im Verlauf miteinander konfluieren und nach zentral bis hin zur kompletten Aderhautatrophie fortschreiten (Abb. 14.17).
- Hohe Myopie häufig (90%).
- Subkapsuläre posteriore Katarakt mit ca. 30 Lebensjahren (früher als bei Retinopathia pigmentosa).
- Hyperornithinämie.

■ Funktionelle Untersuchungen:
- Visus und Farbensehen erst in Spätstadien stark beeinträchtigt.
- Gesichtsfeld: progrediente konzentrische Einengung.
- ERG: früh stark reduziert bis erloschen, stäbchenabhängige Reizantworten stärker als zapfenabhängige Reizantworten betroffen.
- EOG: Hellanstieg früh stark reduziert bis fehlend.

■ Histologie: Scharfer Übergang zwischen atrophischen Zonen und Arealen mit normalem Pigmentepithel, Photorezeptoren und Aderhaut.

■ Besonderheiten:
- Systemische Befunde: Reizleitungsstörungen im EKG, subsarkolemmale Ablagerungen in der quergestreiften Muskulatur, EEG-Auffälligkeiten (50%).
- Diagnostik: Nachweis einer Hyperornithinämie, Nachweis einer reduzierten Ornithin-δ-aminotransferase-Enzymaktivität in einer Zellkultur aus einer Hautbiopsie.
- Therapie: strenge argininarme (proteinarme) Diät zur Reduktion des Ornithinspiegels.
- Therapieversuch: bei einigen Patienten Stimulation der Aktivität der verbliebenen Ornithin-δ-aminotransferase durch Vitamin B6 (Pyridoxin) möglich; Erhöhung der renalen Ausscheidung von Arginin (Lysin und α-Aminoisobuttersäure interferieren mit dem renalen Transport von Aminosäuren).

Atrophia-gyrata-ähnliche Aderhautdystrophie

■ Häufigkeit: sehr selten.

- Genetik:
  - Autosomal-dominant: chromosomale Genlokalisation nicht bekannt.
  - Einzelfälle.
- Symptomatik: ähnlich wie Atrophia gyrata, jedoch Beginn später und Verlauf langsamer.
- Klinische Befunde: Augenhintergrund wie bei Atrophia gyrata.
- Funktionelle Untersuchungen:
  - Visus und Farbensehen erst in Spätstadien stark beeinträchtigt.
  - Gesichtsfeld: progrediente konzentrische Einengung.
  - ERG und EOG sind reduziert bis erloschen.
- Besonderheiten:
  - Keine Myopie, keine frühzeitige Kataraktentwicklung.
  - Keine Hyperornithinämie.

7.1.4 Goldmann-Favre-Syndrom/ Enhanced-S-Cone-Syndrom

> Die Begriffe Enhanced-S-Cone-Syndrom (ESCS) und Goldmann-Favre-Syndrom bezeichnen wahrscheinlich verschieden schwere Manifestationen derselben Erkrankung. Beide Varianten sind in einer Familie beobachtet worden. Das Goldmann-Favre-Syndrom wird oft den Vitreoretinopathien zugerechnet, die neueren elektrophysiologischen Befunde sprechen für eine retinale Erkrankung.

- Häufigkeit: selten
- Genetik:
  - Autosomal-rezessiv: chromosomale Genlokalisation nicht bekannt.
  - Ein Defekt der Steuerung der Photorezeptordifferenzierung wurde als Ursache postuliert.
- Symptomatik:
  - Kongenitale Nachtblindheit.
  - Im Verlauf Visusminderung und Gesichtsfeldeinschränkung bis hin zur Erblindung.
  - Bei ESCS stationärer Verlauf oder geringe Progredienz.

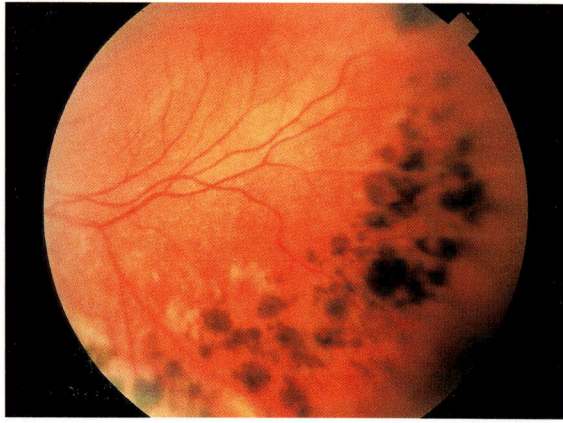

Abb. 14.18. Enhanced-S-Cone-Syndrom: mittelperiphere Pigmentverklumpungen

- Klinische Befunde:
  - Periphere retinochorioidale Dystrophie mit Pigmentklumpen (Abb. 14.18).
  - Zystoide Makulopathie (nicht obligat bei ESCS).
  - Periphere Retinoschisis in einigen Fällen.
- Funktionelle Untersuchungen:
  - Visus: abhängig von der Makulopathie (1,0 – 1/20).
  - Farbensehen: bei ESCS gut.
  - Gesichtsfeld: konzentrische Einengung oder Ringskotome. In Abhängigkeit vom peripheren Netzhautbefund (z. B. Retinoschisis) weitere Ausfälle.
  - ERG: ungewöhnliche Konfiguration: gleiche Potentialkonfiguration bei Dunkel- und Helladaptation, deutlich verlängerte B-Wellen-Gipfelzeiten, höhere Sensitivität für blaue als für grüne oder rote Reize.
  - Multifokales ERG: zentral normaler Kurvenverlauf, nach peripher stark verlängerte Gipfelzeiten.
  - EOG: stark reduzierter oder fehlender Hellanstieg.
  - Psychophysische Tests: gute Blauzapfenfunktion, fehlende Stäbchenfunktion, peripher verminderte Rot- und Grünzapfenfunktion.
- Besonderheiten: Aufgrund psychophysischer Tests ist anzunehmen, daß beim ESCS Blauzapfen 75mal häufiger vorkommen als in einer normalen Netzhaut. Eine mögliche Ursache ist eine atypische Differenzierung der Zapfen während der Netzhautentwicklung.

7.1.5 Kristalline Bietti-Dystrophie, diffuse Form

- Häufigkeit: extrem selten.

- Genetik:
  - Autosomal-rezessiv: chromosomale Genlokalisation nicht bekannt.
  - Autosomal-dominant (?).
- Symptomatik:
  - Nachtblindheit, periphere Gesichtsfeldausfälle.
  - Im Verlauf Visusverlust.
- Klinische Befunde:
  - Multiple kristalline Ablagerungen in der Netzhaut.
  - Im Verlauf generalisierte Atrophie der Choriokapillaris und des retinalen Pigmentepithels.
  - In Spätstadien fehlen die kristallinen Ablagerungen in den atrophischen Arealen.
  - Fluoreszeinangiographie: Aderhaut- und Pigmentepithelatrophie.
- Funktionelle Untersuchungen:
  - Visus: progrediente Reduktion.
  - Gesichtsfeld: progrediente periphere Ausfälle.
  - ERG: bereits in Frühstadien stark reduziert.
- Besonderheiten:
  - Kristalline Ablagerungen in der Hornhaut, Bindehaut und peripheren Lymphozyten möglich. Histopathologie der Hornhaut und der Bindehaut:
    - ▼ Komplexe Lipideinschlüsse, Einschlüsse aus Cholesterin und Cholesterinestern.
    - ▼ Man nimmt an, daß es sich bei dieser Erkrankung um eine systemische Störung des Fettstoffwechsels handelt.
  - Schlechtere Prognose als regionale Form (s. Abschn. 8.1.9).

7.1.6 Hereditäre Vitreoretinopathien

> Glaskörper: Mögliche Erscheinungsbilder sind optisch leerer Glaskörper oder Glaskörpertrübungen in Form von Strängen oder Schlieren. Periphere und/oder zentrale Retinoschisis. Pigmentveränderungen.
> Mögliche ERG-Veränderungen: elektronegative Antwort, mäßige Reduktion, ausgeprägte Reduktion oder ausgelöschtes ERG.

Wagner-Syndrom

- Häufigkeit: extrem selten.
- Genetik: autosomal-dominant; chromosomale Genlokalisation: 5q13-14 (gleiche Genregion wie erosive Vitreoretinopathie).
- Symptomatik:
  - Beginn um das 20. Lebensjahr.
  - Progressive Visusminderung und Gesichtsfeldausfälle.
- Klinische Befunde:
  - Myopie.
  - Frühe Kataraktbildung.
  - Optisch leerer Glaskörperraum.
  - Netzhaut-Aderhaut-Dystrophie mit Gefäßeinscheidung und perivaskulärer Pigmentierung peripher beginnend.
- Funktionelle Untersuchungen:
  - Visus: progrediente Reduktion.
  - Farbensehen: meist normal.
  - Gesichtsfeld: Ringskotome oder konzentrische Einengung.
  - ERG: progrediente Reduktion, stäbchenabhängige Reizantworten stärker als zapfenabhängige Reizantworten betroffen.
- Besonderheiten (Unterschiede zum Stickler-Syndrom):
  - Nur leichte bis mäßige Myopie.
  - Keine Gesichts- und Skelettfehlbildungen.
  - Seltener Netzhautablösungen.

Erosive Vitreoretinopathie

- Häufigkeit: extrem selten.
- Genetik: autosomal-dominant; chromosomale Genlokalisation: 5q13-14 (gleiche Genregion wie Wagner-Syndrom).
- Symptomatik:
  - Nachtsehstörungen und progressive Visusminderung.
  - Netzhautablösung.
- Klinische Befunde:
  - Ausgeprägte Glaskörperverdichtung.
  - Progressive Pigmentepithelatrophie.
  - Häufig (bis zu 50 %) traktiv-rhegmatogene Netzhautablösung mit erhöhtem Mißerfolgsrisiko bei Netzhautchirurgie.
- Funktionelle Untersuchungen:
  - Visus: progrediente Reduktion bis auf Lichtwahrnehmung bei Netzhautablösung.
  - Gesichtsfeld: Ringskotome, progrediente konzentrische Einengung.

- ERG: stark reduziert bis erloschen, stäbchenabhängige Reizantworten stärker als zapfenabhängige Reizantworten betroffen.
- Besonderheiten: keine Myopie, keine Gesichts- und Skelettfehlbildungen.

Stickler-Syndrom (hereditäre progressive Arthroophthalmopathie)

- Häufigkeit: selten.
- Genetik: autosomal-dominant: Mutationen im COL2A1-Gen (Typ 1) und COL11A1-Gen (Typ 2).
- Ursache: Man nimmt eine Bindegewebsdysplasie als Ursache an.
- Symptomatik:
  - Progressive Visusminderung und Gesichtsfeldausfälle.
  - Netzhautablösung in 25% (Typ 2) oder 50% (Typ 1), mit erhöhtem Mißerfolgrisiko bei Netzhautchirurgie.
- Klinische Befunde:
  - Hohe Myopie.
  - Frühe Kataraktbildung.
  - Glaukom mit Kammerwinkelanomalien ähnlich dem Marfan-Syndrom (10% der Fälle).
  - Optisch leerer Glaskörperraum.
  - Netzhaut-Aderhaut-Dystrophie mit variabler Pigmentierung, peripher beginnend.
- Funktionelle Untersuchungen:
  - Visus: progrediente Reduktion.
  - Farbensehen: meist normal.
  - Gesichtsfeld: periphere Ausfälle.
  - ERG: progrediente Reduktion, stäbchenabhängige Reizantworten stärker als zapfenabhängige Reizantworten betroffen.
- Besonderheiten:
  - Variable Gesichts- und Skelettfehlbildungen:
    - Befunde im Mund- und Gesichtsbereich: charakteristisches Erscheinungsbild mit Abflachung des Mittelgesichtes, Unterkieferhypoplasie, hohem Gaumenbogen, Gaumenspalte und Zahnabnormitäten.
    - Befunde am Skelett und an den Muskeln: progressive Arthropathie (abnorm vergrößerte und überstreckbare Gelenke, epiphyseale Dysplasie), marfanoider Habitus (Arachnodaktylie), Kyphose, Skoliose, Muskelhypotonie.
  - Innenohrschwerhörigkeit (häufig) und Mitralklappenprolaps.

Hereditäre vitreoretinale „Schneeflockendegeneration"

- Häufigkeit: extrem selten.
- Genetik: autosomal-dominant, variable Expression: chromosomale Genlokalisation nicht bekannt.
- Symptomatik:
  - Beginn in der 3. Lebensdekade.
  - Langsam progredient.
- Klinische Befunde:
  - Multiple, kleine weiß-gelbliche Flecken in der äquatorialen Peripherie („Schneeflocken").
  - Zunehmende Glaskörperverdichtung.
  - Vorzeitige Kataraktentstehung.
  - Periphere Gefäßneubildungen.
  - Netzhautablösung möglich.
  - Einteilung in 4 klinische Stadien:
    - Stadium 1: weiß mit Druck (stark ausgeprägt).
    - Stadium 2: Schneeflockendegeneration (multiple weiße Flecken).
    - Stadium 3: Gefäßeinscheidung und Funduspigmentierung.
    - Stadium 4: zunehmende Pigmentierung, periphere Gefäßatrophie.
- Funktionelle Untersuchungen:
  - Visus: normal
  - Gesichtsfeld: periphere Einschränkungen
  - ERG: Die Veränderungen verlaufen zu den Krankheitsstadien parallel. Progrediente B-Wellenreduktion v.a. bei stäbchenabhängigen Reizantworten, später auch Zapfenantwort betroffen.
  - EOG: normal oder subnormal.
- Besonderheiten: Wegen des hohen Risikos einer Netzhautablösung ist eine prophylaktische Behandlung auch asymptomatischer Netzhautforamina u. U. indiziert

Familiäre exsudative Vitreoretinopathie (Criswick-Schepens-Syndrom)

- Häufigkeit: selten.
- Genetik: Autosomal dominant mit inkompletter Penetranz. Mutation auf Chromosom 11q13.
- Symptomatik: Visusreduktion. Die Erkrankung kann symptomlos verlaufen. Bei vorliegender Symptomatik ist der Verlauf entweder langsam progre-

dient oder stationär; der Ausprägungsgrad kann zwischen den beiden Augen stark variieren.

■ Klinische Befunde:
● Stadium 1: hintere Glaskörperabhebung, Netzhautdegeneration, periphere zystoide Degeneratiom und weiß mit/ohne Druck.
● Stadium 2: Tortuositas der Gefäße, subretinale Exsudate, nicht perfundierte Netzhautareale, periphere Neovaskularisationen mit Glaskörperblutungen, fibrovaskuläre Narben, Makulaektopie.
● Stadium 3: Netzhautablösung, Cataracta complicata, Irisatrophie, Rubeosis iridis mit Neovaskularisationsglaukom.
● Die familiäre exsudative Vitreoretinopathie kann mit einer Frühgeborenenretinopathie verwechselt werden.
● Folgende Befunde ähneln der Frühgeborenenretinopathie (ROP):
  ▼ Avaskuläre Zonen, v. a. in der temporalen Netzhautperipherie.
  ▼ Periphere intraretinale Neovaskularisationen.
  ▼ Fibrovaskuläre Proliferationen, Traktionen.
  ▼ Lokalisierte, aber auch komplette traktive/rhegmatogene Netzhautablösung.
  ▼ Ektopie der Makula.
● Folgende Unterschiede zur ROP bestehen:
  ▼ Die Erkrankung tritt bei Neugeborenen mit normalem Geburtsgewicht und regelrechtem Geburtstermin ohne Sauerstoffbehandlung auf.
  ▼ Autosomal dominanter Erbgang.
  ▼ Nur selten findet sich eine Myopie, die jedoch in 80 % der Fälle bei ROP vorkommt.

■ Die primäre Behandlung besteht aus der Koagulation der nichtperfundierten Areale, weitergehende chirurgische Maßnahmen werden je nach Ausprägungsgrad und Befund durchzuführen sein.

7.2
Generalisierte Netzhaut-Aderhaut-Dystrophien mit zentralem Beginn

■ Häufiger: Zapfendystrophien, Zapfen-Stäbchen-Dystrophien.

■ Sehr selten: diffuse Choriokapillarisatrophie, Sorsby-Fundusdystrophie, progressive bifokale chorioretinale Atrophie.

■ Netzhaut-Aderhaut-Dystrophien mit zentralem Beginn werden in der Regel früher diagnostiziert als peripher beginnende Erkrankungen, weil frühzeitig im Krankheitsverlauf ein Visusverlust auftritt.

■ Parazentrale oder zentrale Skotome.

■ Farbsinnstörungen.

■ Mehr oder minder ausgeprägte Blendungsempfindlichkeit.

■ Das periphere Gesichtsfeld und damit die Orientierung bleibt dagegen länger erhalten.

■ ERG mit stark reduzierten bis fehlenden Reizantworten. Die zapfenabhängigen Reizantworten sind in der Regel stärker betroffen als die stäbchenabhängigen Reizantworten.

■ Im multifokalen ERG findet sich in den frühen Stadien eine zentral betonte Amplitudenreduktion.

■ Das EOG ist in den frühen Stadien oft normal oder gering reduziert, im weiteren Verlauf zeigt es einen reduzierten bis fehlenden Hellanstieg.

7.2.1
Zapfendystrophie

> Als Zapfendystrophie ist eine heterogene Gruppe von Erkrankungen zusammengefaßt, die vorwiegend mit einer Funktionsstörung der retinalen Zapfen einhergehen.

■ Häufigkeit: relativ häufig.

■ Genetik:
● Autosomal-dominant: Mutationen im Peripherin- und GCAP1-Gen, weitere chromosomale Genlokalisation: 6q25-q26, 17p13-p12.
● Autosomal-rezessiv: chromosomale Genlokalisation nicht bekannt.
● X-chromosomal: Deletion im Rot-Opsin-Gen, weitere chromosomale Genlokalisation Xp11.1-Xp21.1.
● Existenz weiterer Genorte wahrscheinlich.

■ Symptomatik:
● Eine Manifestation ist in allen Lebensaltern möglich, am häufigsten in den ersten beiden Lebensdekaden.
● Photophobie, progrediente Visusminderung, Zentralskotome und Farbsinnstörungen sind frühe Symptome.

■ Klinische Befunde:
● Der Augenhintergrund ist nicht selten unauffällig, kann aber auch zentrale Pigmentepitheldefekte, eine Schießscheibenmakulopathie (Abb.

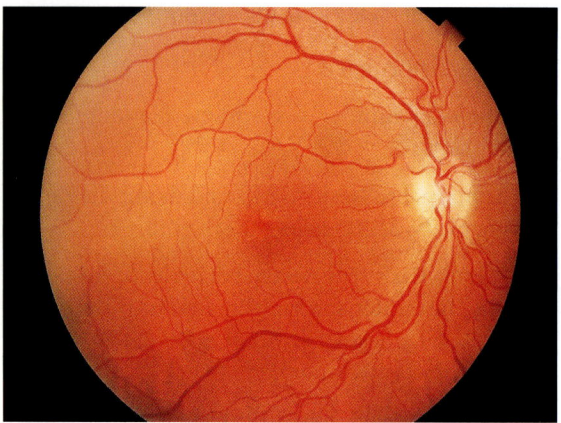

Abb. 14.19. Zapfendystrophie: feine zentrale Pigmentepitheldefekte

14.19) oder einen feinen metallischen goldgelben Reflex (s. Tabelle 14.5) zeigen.
- Temporale Papillenabblassung.

■ Funktionelle Untersuchungen:

- Visus: frühzeitig deutlich reduziert.
- Farbensehen: ausgeprägte unspezifische Störungen.
- Gesichtsfeld: zentrale Skotome.
- ERG: zeigt eine Reduktion oder ein Fehlen der zapfenabhängigen Reizantworten bei weitgehend normalen stäbchenabhängigen Reizantworten.
- Multifokales ERG: ausgeprägte Reduktion oder völliges Fehlen der Reizantworten am gesamten hinteren Pol.
- EOG: häufig normal.
- Muster-VEP: häufig pathologisch wegen der gestörten Mustererkennung.

■ Besonderheiten:

- Die temporale Papillenabblassung und ein pathologisches Muster-VEP können zu Verwechslungen mit hereditären Optikusatrophien führen. Differentialdiagnostisch entscheidend ist das ERG.

- Einige Autoren gehen davon aus, daß alle Zapfendystrophien im Verlauf in eine Zapfen-Stäbchen-Dystrophie übergehen. Es sind aber mehrere Familien beschrieben, bei denen die Funktionsstörung auch im höheren Lebensalter auf die Zapfen beschränkt bleibt. Im Einzelfall gelingt eine Abgrenzung gegen die häufigeren Zapfen-Stäbchen-Dystrophien nur im Verlauf durch den fehlenden Funktionsverlust der Stäbchen (s. Abschn. 7.2.2).
- Abgrenzung zu Monochromasien: zeigen eine kongenitale, nicht progrediente Visusminderung; s. Abschn. 10.2.
- Abgrenzung zu Makuladystrophien erfolgt durch das Ganzfeld-ERG.
- Abgrenzung zu M. Stargardt: Die Zapfenantworten im ERG sind schon in den Frühstadien der Erkrankung deutlich reduziert oder fehlen. Der M. Stargardt zeigt im Frühstadium der Erkrankung ein normales ERG.

■ Differentialdiagnose der Schießscheiben(bull's eye)-Makulopathie:

- Altersbedingte Makuladegeneration.
- Morbus Stargardt.
- Progressive Zapfendystrophie.
- Chronische Chloroquineinnahme.
- Gutartige konzentrische annuläre Makuladystrophie.
- Traumatische Veränderungen.

Zentrale Zapfendystrophie

■ Synonym: okkulte Makuladystrophie.

■ Häufigkeit: sehr selten.

■ Genetik: Einzelfälle, möglicherweise heterogen.

■ Symptomatik:

- Eine Manifestation ist in allen Lebensaltern möglich.

Tabelle 14.7. Klinische Befunde und Symptome bei Patienten mit Funktionsstörungen des Zapfensystems

Symptome	Ophthalmoskopische Zeichen
„Refraktionsrefraktäre" reduzierte Sehschärfe	Temporal betonte Papillenatrophie
Erhöhte Blendungsempfindlichkeit	Granuläre Pigmentverschiebungen
Beeinträchtigtes Farbunterscheidungsvermögen	Symmetrische Atrophie des Pigmentepithels
Schwierigkeiten, sich an veränderte Lichtverhältnisse anzupassen	Tapetoider Reflex (v. a. X-chromosomal-rezessive Formen)
Zentrale Gesichtsfeldausfälle	

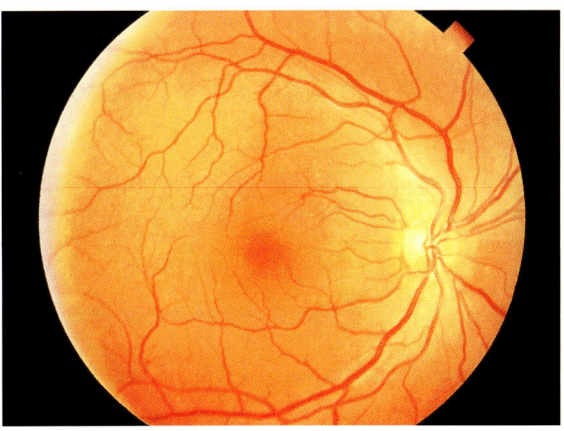

Abb. 14.20. Zentrale Zapfendystrophie: normaler Augenhintergrund

- Progrediente Visusminderung, Zentralskotome und Farbsinnstörungen sind frühe Symptome.

■ Klinische Befunde: Der Augenhintergrund ist in der Regel unauffällig, kann aber auch dezente zentrale Pigmentepitheldefekte zeigen (Abb. 14.20).

■ Funktionelle Untersuchungen:

- Visus: frühzeitig deutlich reduziert.
- Farbensehen: ausgeprägte unspezifische Störungen bei zentraler Testung.
- Gesichtsfeld: relative oder absolute zentrale Skotome.
- ERG: normal.
- Multifokales ERG: ausgeprägte Reduktion oder völliges Fehlen der Reizantworten aus der Fovea, nach peripher normale Reizantworten.
- EOG: normal.
- Muster-VEP: häufig pathologisch wegen der gestörten Mustererkennung.

■ Besonderheiten:

- Abgrenzung zur kongenitalen stationären Zapfenfunktionsstörung durch den Verlauf (s. Abschn. 10.2.2).
- Da die Diagnose nur im fokalen oder multifokalen ERG zu sichern ist, besteht bei diesen Patienten eine hohe Gefahr, daß sie entweder einer unnötigen ausgedehnten neurologischen und radiologischen Diagnostik unterworfen werden oder daß eine vermeintliche psychische Störung diagnostiziert und therapiert wird.

7.2.2
Zapfen-Stäbchen-Dystrophie

Zapfen-Stäbchen-Dystrophie ist der Oberbegriff für eine heterogene Gruppe von Erkrankungen mit einer stärkeren oder früheren Beeinträchtigung der Zapfenfunktion im Verhältnis zur Stäbchenfunktion.

■ Häufigkeit: relativ häufig (seltener als Stäbchen-Zapfen-Dystrophien).

■ Genetik:

- Autosomal-dominant, variable Penetranz möglich: Mutationen im Peripherin-, CRX- und RET-GC1-Gen, weitere chromosomale Genlokalisationen: 17p13-p12, 18q21.1.-21.3, 19q13.1-q13.2.
- Autosomal-rezessiv: Mutationen im ABCR-Gen.
- X-chromosomal: chromosomale Genlokalisation nicht bekannt.
- Existenz weiterer Genorte wahrscheinlich.

■ Symptomatik:

- Beginn meist in den ersten beiden Lebensdekaden, spätere Manifestation möglich.
- Blendungsempfindlichkeit, progrediente Visusminderung, Farbsinnstörungen und Zentralskotome.

■ Klinische Befunde:

- Ophthalmoskopisch kann sich ein völlig unauffälliger Befund zeigen.
- Meistens finden sich variabel ausgeprägte Pigmentepithelveränderungen am hinteren Pol (Abb. 14.21 und 14.22).

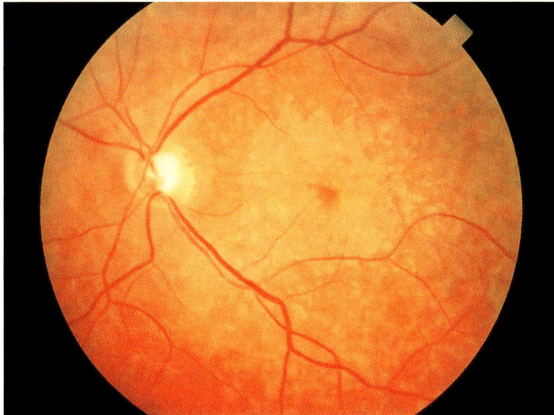

Abb. 14.21. Zapfen-Stäbchen-Dystrophie: ausgeprägte Pigmentepitheldefekte am hinteren Pol und verengte Gefäße

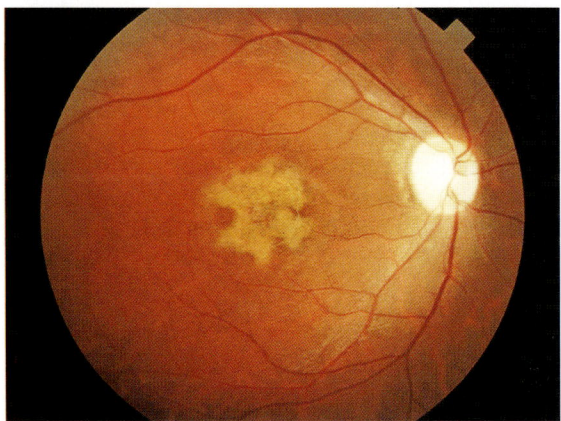

Abb. 14.22. Zapfen-Stäbchen-Dystrophie: ausgeprägte Pigmentepitheldefekte am hinteren Pol und Papillenabblassung

- Beim weiteren Fortschreiten der Erkrankung kann es zu peripheren Knochenkörperchen, Gefäßverengung und Papillenabblassung kommen.
- Bei X-chromosomalem Erbgang kann ein goldener tapedoider Reflex (s. Tabelle 14.5) auftreten.
- In seltenen Fällen wurden rötliche subretinale Flecken und faltenförmige subretinale Ablagerungen beschrieben.

■ Funktionelle Untersuchungen:

- Visus: frühzeitig deutlich reduziert.
- Farbensehen: frühzeitig ausgeprägte unspezifische Störungen.
- Gesichtsfeld: zunächst zentrale und parazentrale Skotome, in späteren Stadien Progression nach außen und periphere Gesichtsfeldausfälle.
- ERG: zunächst Verlust der zapfenabhängigen, später auch der stäbchenabhängigen Reizantworten bis hin zum erloschenen ERG.
- Multifokales ERG: in der Regel ausgeprägte Reduktion oder völliges Fehlen der Reizantworten am gesamten hinteren Pol.
- EOG: beim Fortschreiten der Erkrankung reduziert.

■ Besonderheiten:

- In Spätstadien ist eine morphologische Differenzierung zwischen Retinopathia pigmentosa und Zapfen-Stäbchen-Dystrophie oft nicht mehr möglich (s. Abschn. 7.1.1).
- Zapfen-Stäbchen-Dystrophien können mit verschiedenen anderen Organerkrankungen assoziiert sein (s. Abschn. 9).
- Die benigne konzentrische annuläre Makuladystrophie entspricht einer langsam progredienten Zapfen-Stäbchen-Dystrophie und ist kein eigenständiges Krankheitsbild.

- Die Differentialdiagnose zu Zapfen- und Makuladystrophien ergibt sich durch das ERG.
- Selten finden sich Zapfen-Stäbchen-Dystrophien mit „negativem ERG" als Hinweis auf eine intraretinale Transmissionsstörung. Diese kann ihre Ursache in veränderten Photorezeptorsynapsen und Funktionsstörungen der Bipolar- und Müller-Zellen haben.

Spät beginnende Zapfen-Stäbchen-Dystrophie

■ Häufigkeit: sehr selten.

■ Genetik: Einzelfälle, Erbgang und chromosomale Genlokalisation nicht bekannt.

■ Symptomatik:

- Beginn nach der 5. Lebensdekade.
- Blendungsempfindlichkeit, progrediente Visusminderung, Farbsinnstörungen und Zentralskotome.

■ Klinische Befunde:

- Ophthalmoskopisch kann sich ein völlig unauffälliger Befund zeigen.
- Meist bestehen unspezifische Pigmentepithelveränderungen in der Makula (Abb. 14.23).
- Beim Fortschreiten der Erkrankung kann es zur Gefäßverengung, Papillenabblassung und selten peripheren Knochenkörperchen kommen.

■ Funktionelle Untersuchungen:

- Visus: deutlich reduziert.
- Farbensehen: ausgeprägte unspezifische Störungen.

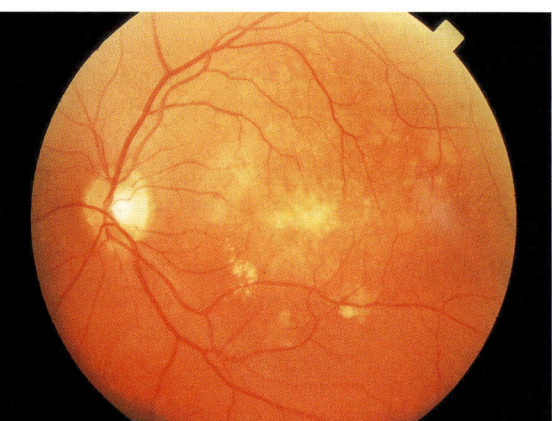

Abb. 14.23. Spät beginnende Zapfen-Stäbchen-Dystrophie: ausgeprägte Pigmentepitheldefekte am hinteren Pol, Beginn der Symptomatik mit 52 Jahren

- Gesichtsfeld: zunächst zentrale und parazentrale Skotome, in späteren Stadien Progression nach außen und periphere Gesichtsfeldausfälle.
- ERG: zunächst Verlust der zapfenabhängigen, später auch der stäbchenabhängigen Reizantworten bis hin zum erloschenen ERG.
- Multifokales ERG: in der Regel ausgeprägte Reduktion oder völliges Fehlen der Reizantworten am gesamten hinteren Pol.

■ Besonderheiten: Abgrenzung zur altersabhängigen Makuladegeneration durch das ERG.

7.2.3 Sorsby-Fundusdystrophie

■ Synonym: Pseudoinflammatorische Makuladystrophie nach Sorsby; hereditäre hämorrhagische Makuladystrophie.

■ Häufigkeit: sehr selten.

■ Genetik: autosomal-dominant: Mutationen im TIMP3-Gen.

■ Symptomatik:
- Rasch progrediente Visusminderung in der 5. Lebensdekade.
- Fortschreitend bis zur Erblindung.

■ Klinische Befunde:
- Im Frühstadium drusenähnliche Veränderungen und Atrophien des retinalen Pigmentepithels.
- Visusminderung bedingt durch Entwicklung chorioidaler Neovaskularisationen mit ausgedehnten Exsudaten und Blutungen und nachfolgender Fibrosierung wie bei disziformer Vernarbung (Abb. 14.24).
- Im Verlauf generalisierte chorioidale Atrophie sowie Pigmentepithelproliferationen.

■ Funktionelle Untersuchungen:
- Visus: rasche progrediente Reduktion nach Beginn der Symptomatik.
- Farbensehen: ausgeprägte unspezifische Störungen.
- Gesichtsfeld: zunächst Zentralskotom, später progrediente periphere Ausfälle.
- ERG: erst in der Spätphase reduziert.

■ Histopathologische Veränderungen:
- Sklerose und Atrophie der Aderhaut.
- Risse in der Bruch-Membran am hinteren Pol (hier Degeneration der elastischen Schicht).

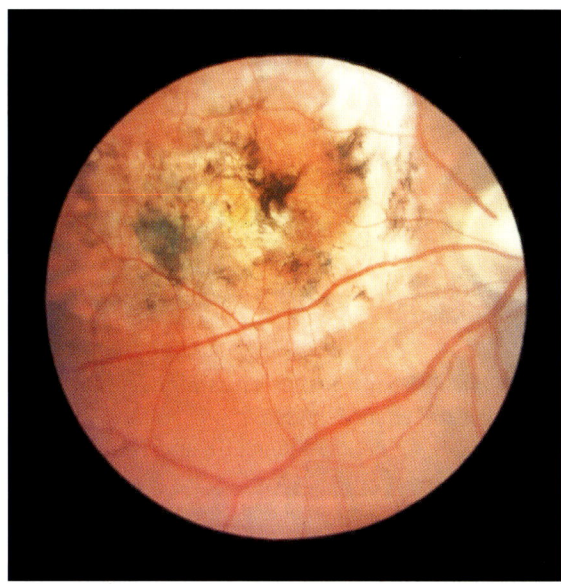

Abb. 14.24. Sorsby-Fundusdystrophie: zentrale Narbe nach chorioidaler Neovaskularisation (CNV)

- Die chorioidalen Neovaskularisationen stehen in Bezug zu den Rissen der Bruch-Membran.
- Störungen des Pigmentepithels.
- Elektronenmikroskopisch läßt sich eine Schicht flockiger Ablagerungen auf dem inneren Teil der Bruch-Membran darstellen. Außerdem finden sich lipidhaltige amorphe Ablagerungen zwischen Pigmentepithel, Bruch-Membran und innerer kollagenöser Schicht der Bruch-Membran. Die Veränderungen erstrecken sich in beiden Augen von der Papille zu Ora serrata.

■ Auftreten chorioidaler Neovaskularisationen bei hereditären Dystrophien:
- Vitelliforme Makuladystrophie (Morbus Best).
- Drusen der Makula.
- Pseudoinflammatorische Makuladystrophie (Sorsby).
- Fundus flavimaculatus.
- Musterdystrophien.
- Zentrale areoläre Pigmentepitheldystrophie (CAPE).
- Drusen des Sehnerven.
- Angioid streaks.
- Myopia permagna.
- Chorioideremie.

7.2.4
Diffuse Choriokapillarisatrophie

- Häufigkeit: sehr selten.
- Genetik:
  - Autosomal-dominant; chromosomale Genlokalisation nicht bekannt.
  - Autosomal-rezessiv (?).
- Symptomatik:
  - Beginn mit frühzeitiger Visusminderung in den mittleren Lebensdekaden.
  - Periphere Gesichtsfeldausfälle und Nachtsehstörungen in der Spätphase.
- Klinische Befunde: fleckförmige, unscharf begrenzte Atrophie der Choriokapillaris am hinteren Pol (Abb. 14.25), die sich später nach peripher ausdehnt.
- Funktionelle Untersuchungen:
  - Visus: abhängig von der Einbeziehung der Fovea in die Atrophieareale variabel reduziert.
  - Gesichtsfeld: Ausfälle korrespondierend zu den Atrophiearealen.
  - ERG und EOG früh pathologisch.
- Besonderheiten: Neben den wenigen Familien mit diffuser Choriokapillarisatrophie finden sich nicht selten Einzelfälle mit multiplen chorioatrophischen Arealen, bei denen eine eindeutige Zuordnung zur diffusen Choriokapillarisatrophie oder einer anderen generalisierten Netzhautdystrophie (z. B. Retinopathia pigmentosa) nicht möglich ist. Von manchen Autoren werden die publizierten Fallbeispiele als eine atypische Form der Retinopathia pigmentosa eingestuft. Zumindest wird heute gefordert, daß die Diagnose diffuse Choriokapillarisatrophie nur in funduskopisch und fluoreszeinangiographisch gesicherten Fällen gestellt werden darf.

7.2.5
Progressive bifokale chorioretinale Atrophie

- Häufigkeit: extrem selten.
- Genetik: autosomal-dominant, chromosomale Genlokalisation: 6q14-q16.2.
- Symptomatik:
  - Beginn in der ersten Lebensdekade.
  - Langsame Progression.
- Klinische Befunde:
  - In der 1. Lebensdekade von der Makula nach peripher fortschreitende chorioretinale Atrophie.
  - In der 2. Lebensdekade zweiter progredienter Atrophieherd nasal.
  - Zwischen beiden Atrophiezonen bleibt ein senkrechter Streifen intakter Netzhaut und Aderhaut erhalten.
  - Nystagmus, Strabismus.
  - Myopie häufig.
  - Fluoreszeinangiographie: fokale Areale mit fehlender Aderhautperfusion.
  - Netzhautablösung möglich.
- Funktionelle Untersuchungen:
  - Visus: stark reduziert (0,2 – Fingerzählen).
  - Farbensehen: ausgeprägte unspezifische Störungen.
  - ERG: stark reduziert (in Abhängigkeit von der Atrophiefläche).
  - EOG: kein Hellanstieg.

8
Regional begrenzte Netzhaut-Aderhaut-Dystrophien

8.1
Makuladystrophien

- Häufiger: M. Stargardt, M. Best, Musterdystrophien des retinalen Pigmentepithels, X-chromosomale Retinoschisis, zentrale areoläre Aderhautdystrophie.
- Selten: North-Carolina-Makuladystrophie, familiäre Drusen.

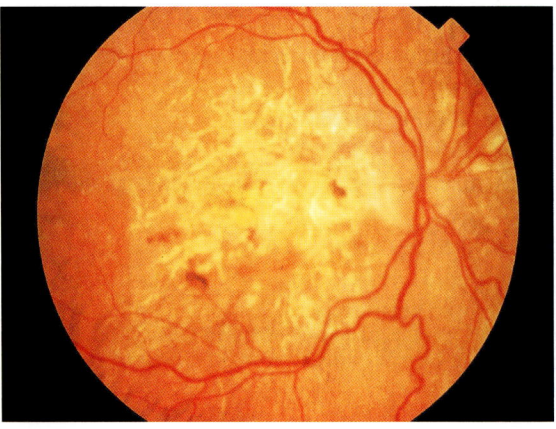

Abb. 14.25. Diffuse Choriokapillarisatrophie: Pigmentepitheldefekte und Choriokapillarisatrophie am hinteren Pol

- Extrem selten: kristalline Bietti-Dystrophie, dominante zystoide Makuladystrophie, Fenestrated-sheen-Makuladystrophie, helikoide peripapilläre chorioretinale Dystrophie, Müller-Zell-sheen-Dystrophie, retikuläre Dystrophie, familiäre foveale Retinoschisis.

- Makuladystrophien unklarer Zuordnung: Festlegung auf eine bestimmte Makuladystrophie nicht sicher möglich.

- Gemeinsame Symptomatik: Visusminderung, relatives oder absolutes Zentralskotom, Farbsinnstörungen.

- Blendungsempfindlichkeit bei Makuladystrophien seltener als bei Zapfendystrophie.

- Morphologisch zu Beginn oft nur unspezifische Veränderungen des retinalen Pigmentepithels, erst später zeigen sich die klassischen Symptome einer Erkrankung.

- In Spätstadien mit ausgeprägten atrophischen Veränderungen ist die Differentialdiagnose zwischen verschiedenen Makuladystrophien und eine Abgrenzung zur altersabhängigen Makuladegeneration schwierig.

- In Spätstadien kann bei den meisten Makuladystrophien eine chorioidale Neovaskularisation auftreten.

- Ganzfeld-ERG ist oft wenig verändert, im multifokalen ERG bereits früh Funktionsverlust erkennbar.

8.1.1
Makuladystrophie unklarer Zuordnung

- Heterogene Gruppe von Patienten, bei denen eine eindeutige Zuordnung zu einer spezifischen Makuladystrophie nicht möglich ist. Dies betrifft ungefähr ein Drittel aller Patienten mit Makuladystrophien (Abb. 14.26).

- Differentialdiagnose schwierig insbesondere in Frühstadien und bei Einzelfällen.

- Es ist empfehlenswert, alle nicht eindeutig zu klassifizierenden Krankheitsbilder als unklare Makuladystrophie zu bezeichnen, anstatt eine spezifische Verdachtsdiagnose zu stellen. Letztere hat eindeutige Konsequenzen für die Beratung über den Verlauf und den Erbgang.

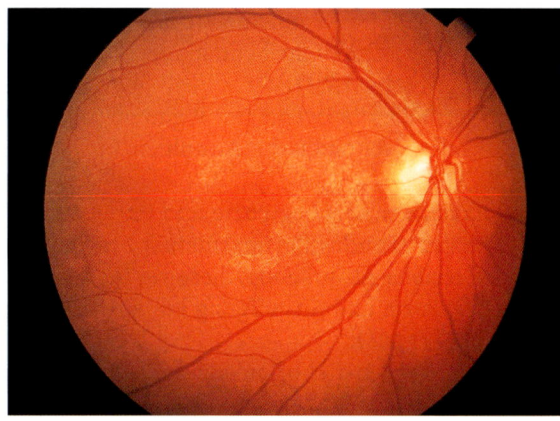

Abb. 14.26. Makuladystrophie unklarer Zuordnung: unspezifische zentrale Pigmentepitheldefekte

8.1.2
Morbus Stargardt/Fundus flavimaculatus

Einige Autoren grenzen vom Befundkomplex M. Stargardt mit Fundus flavimaculatus eine progressive atrophische Makuladystrophie (M. Stargardt ohne Fundus flavimaculatus) sowie einen Fundus flavimaculatus ohne Makuladystrophie ab. Diese Einteilung erscheint molekulargenetisch nicht sinnvoll, da es sich genetisch um die gleiche Entität handelt. Mindestens 50% der Stargardt-Patienten weisen einen Fundus flavimaculatus auf.

- Häufigkeit: häufig (häufigste hereditäre Makuladystrophie).

- Genetik:
  - Autosomal-rezessiv (häufig): Mutationen im ABCR-Gen.
  - Autosomal-dominant (sehr selten): chromosomale Genlokalisationen: 4p, 6q11-q15, 13q34.

- Symptomatik:
  - Beginn meist in den ersten 2 Lebensdekaden mit bilateralem, in einigen Fällen innerhalb weniger Monate rasch progredientem Visusverlust.
  - Nach initialer Visusminderung weiterer Verlauf in der Regel wenig progredient.
  - Spätere Manifestationen mit langsamerer Progression nicht selten.

- Klinische Befunde:
  - Im Frühstadium nur eine Veränderung der Foveolarreflexe.

- Im Verlauf zentrale Pigmentepitheldestruktionen bis hin zur Schießscheibenmakulopathie (Abb. 14.27; s. Abschn. 7.2.1).
- In Spätstadien ausgeprägte Pigmentepitheldefekte oder geographische Atrophien (s. Tabelle 14.8).
- Gelbliche, unscharf begrenzte und unregelmäßige Flecken (Fundus flavimaculatus) bestehen in sehr variabler Ausprägung, diese verändern sich in Lage, Form und Ausprägung im Verlauf (Abb. 14.27 und 14.28).
- Entwicklung einer chorioidalen Neovaskularisation in Spätstadien möglich.
- Fluoreszeinangiographie: früh zentrale Hyperfluoreszenzen und häufig fehlende Aderhautfluoreszenz am hinteren Pol (dark oder silent choroid). Die gelblichen Flecken zeigen entweder keine oder eine irreguläre Fluoreszenz (s. S. 939).

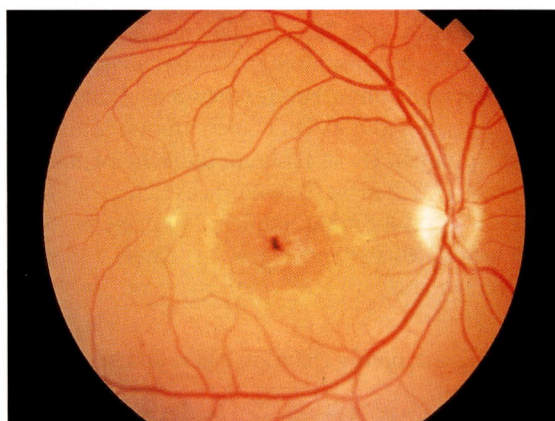

Abb. 14.27. M. Stargardt: Schießscheibenmakulopathie und Fundus flavimaculatus

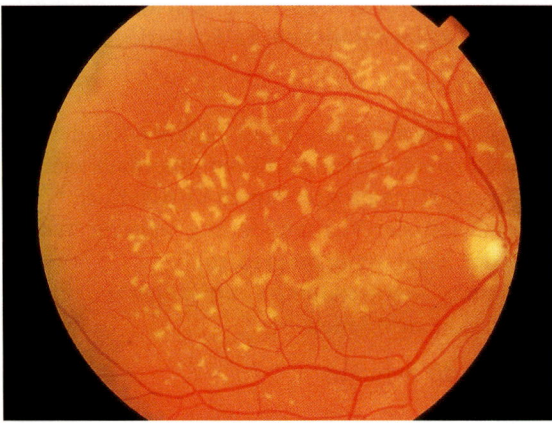

Abb. 14.28. M. Stargardt: Fundus flavimaculatus

■ Funktionelle Untersuchungen:

- Visus: progrediente Reduktion auf ca. 0,1.
- Farbensehen: ausgeprägte unspezifische Störungen.
- Gesichtsfeld: relative oder absolute zentrale Skotome, peripher normal.
- ERG: in der Regel normal oder nur gering verändert.
- Multifokales ERG: schon im Frühstadium zentrale Amplitudenreduktionen ohne wesentliche Gipfelzeitveränderungen. Dies ist von Bedeutung, weil bei Kindern ohne oder mit sehr geringen morphologischen Veränderungen die Gefahr besteht, eine psychogene Sehstörung zu diagnostizieren.
- EOG: normaler oder leicht reduzierter Hellanstieg.
- Adaptometrie: in der Regel normal.

■ Histologie: Lipofuszinakkumulation in retinalen Pigmentepithelzellen mit konsekutiver Hypertrophie (am hinteren Pol am ausgeprägtesten). Hiermit werden die gelblich-weißen Flecken und die fluoreszeinangiographisch reduzierte Hintergrundfluoreszenz erklärt. Zentraler Verlust von Pigmentepithelzellen und Photorezeptoren.

■ Besonderheiten:

- Es ist in der Literatur umstritten, ob der „dark (silent) choroid" Voraussetzung für die Diagnose eines M. Stargardt ist. Fehlende Aderhautfluoreszenz wurde auch bei anderen Netzhaut-Aderhaut-Dystrophien beschrieben. Diese Frage wird sich nur in großen klinisch-molekulargenetischen Analysen klären lassen.
- Ein Fundus flavimaculatus kann auch ohne Funktionsstörungen über viele Jahre sichtbar sein.
- Abhängig von der Art der Mutationen in den beiden Allelen des ABCR-Gens ist die Ausprägung der Funktionsstörung variabel, in schweren Fällen können klinische und funktionelle Veränderungen wie bei Zapfen-Stäbchen-Dystrophie oder Retinopathia pigmentosa auftreten. Heterozygote Träger bestimmter ABCR-Gen-Mutationen haben ein etwas erhöhtes Risiko für die Entwicklung einer altersabhängigen Makuladegeneration.
- Eine wichtige Differentialdiagnose mit vergleichbaren Fundusveränderungen und funktionellen Störungen ist der juvenile Typ der neuronalen Ceroidlipofuszinose (Spielmeyer-Vogt-Sjögren oder Batten-Mayou). Bei diesem Typ der neuronalen Ceroidlipofuszinosen gehen die okulären

Symptome im Alter von ca. 6 Jahren den neurologischen Veränderungen voraus. Das ERG ist reduziert im Gegensatz zum M. Stargardt.
- Differentialdiagnose der Flecken:
  ▼ Drusen auf Höhe der Bruch-Membran.
  ▼ Multiple vitelliforme Veränderungen.
  ▼ Musterdystrophien.
  ▼ Fundus albipunctatus.
  ▼ Retinitis punctata albescens.
  ▼ Gefleckte Retina nach Kandori.

8.1.3 Morbus Best (vitelliforme Makuladystrophie)

■ Häufigkeit: relativ häufig (zweithäufigste Makuladystrophie).

■ Genetik: autosomal-dominant, variable Penetranz: Mutationen im VMD2-Gen.

■ Symptomatik:
- Manifestation zwischen der 1. Lebenswoche und der 6. Lebensdekade möglich.
- Visusminderung in der Regel in den ersten beiden Lebensdekaden.

■ Klinische Befunde:
- Fundusveränderungen können unilateral, bilateral, einzeln oder multipel und makulär oder exzentrisch auftreten. Es werden 5 Stadien unterschieden:
  ▼ Prävitelliformes Stadium: asymptomatisch, keine Fundusveränderungen, EOG pathologisch.
  ▼ Vitelliformes Stadium: 0,5–3 PD große eidotter-(spiegelei-)ähnliche Veränderung. Eines der einprägsamsten Fundusbilder unter allen ophthalmologischen Erkrankungen. Diese typische Erscheinungsform ist jedoch weder pathognomonisch (siehe Differentialdiagnose pseudovitelliforme Degenerationen) noch ist sie ein häufiges Bild. Lokalisation und Natur des gelben Materials sind unbekannt. Es kann sich um eine Lipofuszinansammlung im retinalen Pigmentepithel handeln (s. Histopathologie). Die Sehschärfe bleibt normal oder geringfügig herabgesetzt. Fluoreszeinangiographisch besteht eine Blockade der Hintergrundfluoreszenz (Abb. 14.29; s. auch S. 942).
  ▼ Pseudohypopyonstadium: Verflüssigung oder Absorption der Ablagerung, so daß das Bild eines Hypopyons entsteht. Fluoreszeinangiographisch oben Hyperfluoreszenz, unten Hypofluoreszenz. Vollständige Resorption ohne bleibende Beeinflussung des Sehvermögens möglich.
  ▼ Vitelliruptives Stadium: Aussehen eines Rühreis, Sehschärfe reduziert.
  ▼ Narbenstadium: Sehschärfenreduktion, hypertrophe Makulanarbe, vaskularisierte fibröse Narbe mit möglicher Blutung, orange-rote atrophische Makulaveränderung hervorgerufen durch die sichtbare Aderhaut bei Pigmentepithelatrophie.
- Weitere mögliche Befunde:
  ▼ Multiple vitelliforme Läsionen (Abb. 14.30).
  ▼ Chorioidale (subretinale) Neovaskularisationen (s. Abschn. 7.2.3).
  ▼ Aderhautatrophie.
  ▼ Subretinale und intraretinale Gliose.
- Fluoreszeinangiographie: vitelliforme Läsionen blockieren vollständig die Aderhautfluoreszenz, vitelliruptive Läsionen zeigen eine frühe Hyperfluoreszenz in den Arealen, in denen das gelbliche Material fehlt.

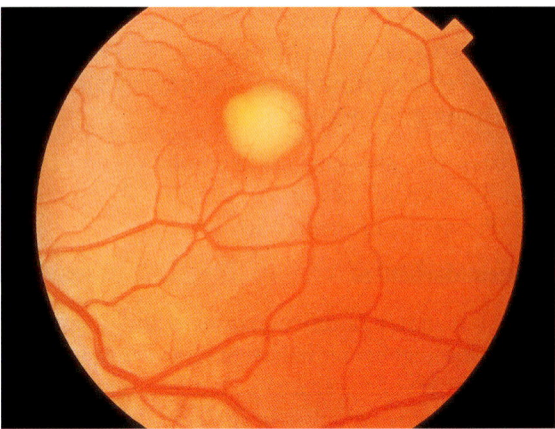

Abb. 14.29. M. Best: zentrale vitelliforme Läsion mit normalem Visus

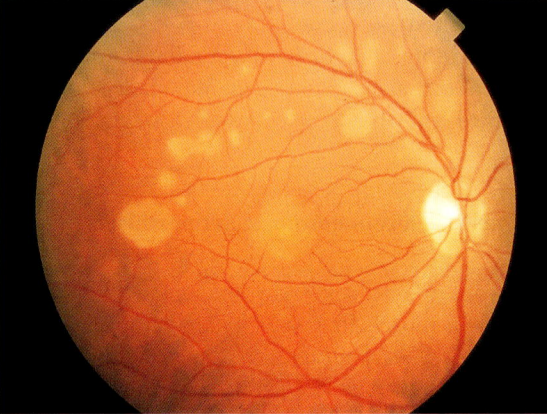

Abb. 14.30. M. Best: multiple vitelliforme Läsionen am hinteren Pol

- Funktionelle Untersuchungen:
  - Visus: normal oder variabel reduziert.
  - Farbensehen: mäßige unspezifische Störungen.
  - Gesichtsfeld: normal oder relative, später absolute zentrale Skotome, peripher normal.
  - ERG: normal.
  - Multifokales ERG: meist zentrale Amplitudenreduktionen, in Frühstadien manchmal normal.
  - EOG:
    - ▼ Deutlich reduzierter oder fehlender Hellanstieg.
    - ▼ Ein EOG sollte bei allen Familienmitgliedern durchgeführt werden. So können Risikopersonen identifiziert werden. Der dominante Erbgang wurde ebenfalls mit Hilfe des EOG aufgedeckt.
    - ▼ Das EOG ist auch bei nur einseitiger Veränderung beidseits pathologisch.
    - ▼ Bei betroffenen Personen mit normalem Fundusbild ist das EOG ebenfalls beidseits pathologisch („Überträger"-Status).
    - ▼ Sensitivität: Das pathologische EOG kann u. U. der einzige Hinweis auf einen Genträger sein.
  - Adaptometrie: normal.
- Histologie: Abnormale Akkumulation von Lipofuszingranula im gesamten retinalen Pigmentepithel (Pigmentepithelzellen atrophieren).
- Besonderheiten:
  - Bei bekannter Familienanamnese und normalem Fundus liegt bei reduziertem Hellanstieg im EOG ein M. Best ohne klinische Manifestation vor, wobei über einen möglichen späteren Erkrankungsbeginn keine Aussage getroffen werden kann.
  - Bei normalem Hellanstieg im EOG wurde bisher ein M. Best weitgehend ausgeschlossen (aufgrund neuerer genetischer Untersuchungen nicht unumstritten).
  - Bei atrophischen Spätstadien kann eine Abgrenzung zur altersabhängigen Makuladegeneration ohne Familienanamnese oder EOG schwierig sein.

8.1.4
Kongenitale X-chromosomale Retinoschisis

> Obwohl sich bei der X-chromosomalen kongenitalen Retinoschisis bei 50% der Patienten auch periphere Netzhautveränderungen finden, sind für die funktionelle Beeinträchtigung und die Differentialdiagnose die Makulaveränderungen von entscheidender Bedeutung.

- Häufigkeit: relativ häufig.
- Genetik: X-chromosomal: Mutationen im XLRS1-Gen.
- Symptomatik:
  - Beidseitige Visusminderung, zunächst nicht progredient.
  - Häufige Ursache für stationäre Visusminderung, die sich unter Okklusionsbehandlung nicht bessert.
  - Selten akute Verschlechterung durch Glaskörperblutungen.
  - Im höheren Alter kommt es zu einer langsamen weiteren Visusminderung.
- Klinische Befunde:
  - Hyperopie häufig.
  - Zentrale foveale Retinoschisis (in 100% der Fälle vorhanden) mit feinen radiären Falten (genaue Biomikroskopie erforderlich, da die Ausprägung teilweise sehr dezent ist) (Abb. 14.31).
  - Fluoreszeinangiographie: zystisches Erscheinungsbild, jedoch keine Leckage (Differentialdiagnose zum zystoiden Makulaödem).
  - Bei Erwachsenen (>30 Jahre) meist keine zentrale Retinoschisis mehr nachweisbar, nur unspezifische Pigmentepitheldefekte (Pigmentatrophie und Pigmentverklumpung mit entsprechendem fluoreszeinangiographischen Befund; Fensterdefekte).
  - Periphere Retinoschisis in 40–50% der Fälle, meist temporal unten, selten mit Einbeziehung der Fovea, selten progredient (Abb. 14.32).
  - Reste von rupturierten Schisislamellen täuschen vaskularisierte Glaskörpersegel vor.

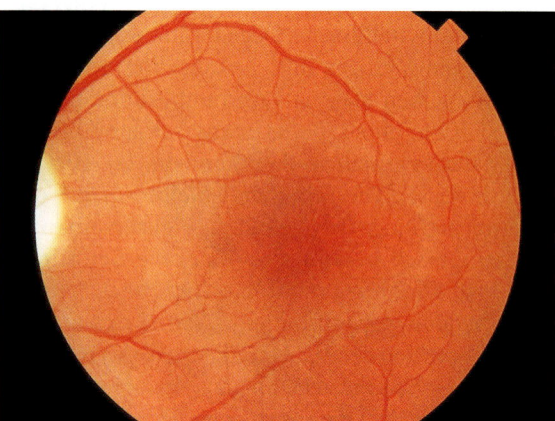

Abb. 14.31. X-chromosomale Retinoschisis: dezente foveale Retinoschisis

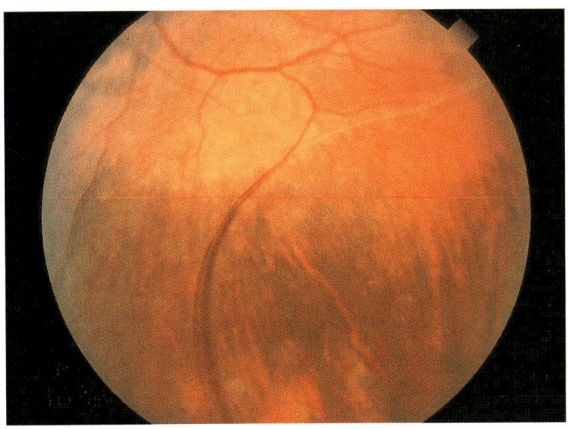

Abb. 14.32. X-chromosomale Retinoschisis: flache periphere Retinoschisis, erkennbar an dem Gefäßschatten, die zentrale Grenze der Retinoschisis entspricht der hellen Linie parallel und unterhalb des temporal unteren Gefäßbogens

- Bei ausgedehnten Innenschichtforamina freistehende Netzhautgefäße im Glaskörperraum. Dieser Zustand wird oft als Glaskörperschleier beschrieben.
- Sehr selten: Glaskörperblutung, Netzhautablösung, goldener Reflex mit Mizuo-Phänomen.

■ Funktionelle Untersuchungen:

- Visus: im Mittel auf 0,2 reduziert, kann in Einzelfällen normal sein.
- Farbensehen: mäßige unspezifische Störungen.
- Gesichtsfeld: relatives Zentralskotom, periphere Einschränkung korrelierend zur peripheren Retinoschisis.
- ERG: ausgeprägte B-Wellen-Reduktion (negatives ERG), reduzierte zapfenabhängige Reizantworten.
- EOG: in der Regel normal.
- Adaptometrie: normal oder gering verändert.

■ Histologie: Spaltung der Nervenfaserschicht (Erwachsenenform: äußere plexiforme Schicht). Bei der fovealen Schisis besteht eine sternförmige Spaltung im Bereich der Henle-Faserschicht.

■ Besonderheiten:

- Prophylaktische Laserkoagulationen der peripheren Retinoschisis sind kontraindiziert (Ablatiorisiko).
- Glaskörperblutungen (Auftreten in 4–40% der Fälle) resorbieren sich in der Regel spontan.
- Vitreoretinale Chirurgie bei Netzhautablösung oder lange persistierender Glaskörperblutung indiziert.
- Fehlende Nachtblindheit wichtig zur Abgrenzung von kongenitaler stationärer Nachtblindheit (wegen kongenitaler Visusminderung und Ähnlichkeit des ERG; s. Abschn. 10.1.1) und Goldmann-Favre-Syndrom (s. Abschn. 7.1.4).
- Weibliche Konduktorinnen können leichte ERG-Veränderungen zeigen; das ERG ist aber nicht zur eindeutigen Feststellung eines Konduktorinnenstatus geeignet.
- Autosomal rezessive und dominante Formen einer familiären Retinoschisis wurden nur in einzelnen Familien beschrieben (s. Abschn. 8.1.15). Bei diesen Formen ist das ERG normal.

8.1.5
Musterdystrophien des retinalen Pigmentepithels

Die Musterdystrophien des retinalen Pigmentepithels sind ophthalmoskopisch und genetisch eine heterogene Gruppe von Erkrankungen. Die häufigste Form einer Musterdystrophie ist die adulte vitelliforme Makuladystrophie (AVMD), seltener sind die schmetterlingsförmigen, makroretikulären oder multifokalen Musterdystrophien und der Fundus pulverulentus. Wegen der Ähnlichkeit des klinischen Verlaufs und weil verschiedene Formen innerhalb einer Familie beobachtet wurden, werden sie als Musterdystrophien zusammengefaßt.

■ Häufigkeit: häufig.

■ Genetik: autosomal-dominant, variable Expression: Mutationen im Peripherin-Gen; selten im VMD2-Gen (nur AVMD).

■ Symptomatik:
- Beginn meist in der 4. Lebensdekade.
- In der Regel langsame Progression, Arbeitsfähigkeit bleibt meist lange erhalten.
- Meist sehr geringe subjektive Beschwerden (Lesestörungen, Metamorphopsien).

■ Klinische Befunde:

- Adulte vitelliforme Makuladystrophie (häufig): in der Fovea kleine gelbliche Läsion (ca. ein Drittel Papillendurchmesser). Fluoreszeinangiographie: zentrale Blockade mit umgebender Hyperfluoreszenz (Abb. 14.33 und 14.34; s. auch S. 943, 944).
- Schmetterlingsförmige Musterdystrophie (relativ häufig): schmetterlingsförmige oder radspeichenartige Alterationen des retinalen Pigmentepithels. Fluoreszeinangiographie: Blockade im Bereich der musterförmigen Pigmentierungen, umgebende Hyperfluoreszenz (Abb. 14.35 und 14.36).

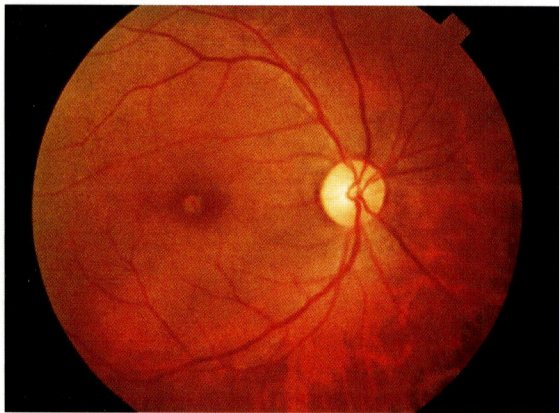

Abb. 14.33. Adulte vitelliforme Makuladystrophie: foveale gelbliche Läsion

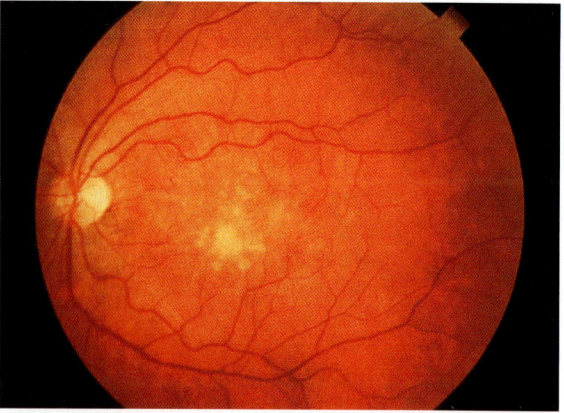

Abb. 14.35. Musterdystrophie: Pigmentepitheldefekte am hinteren Pol

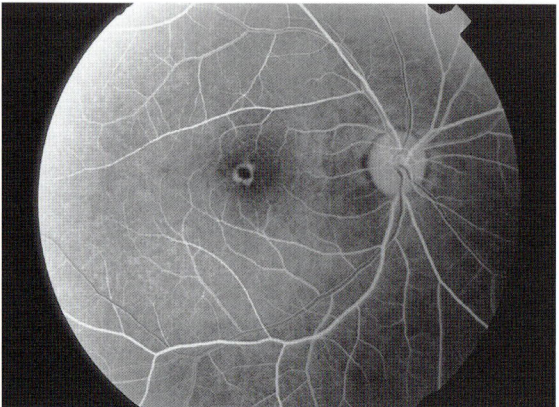

Abb. 14.34. Adulte vitelliforme Makuladystrophie; Fluoreszeinangiographie zu Abb. 14.33: zentrale Blockade mit umgebendem hyperfluoreszentem Ring

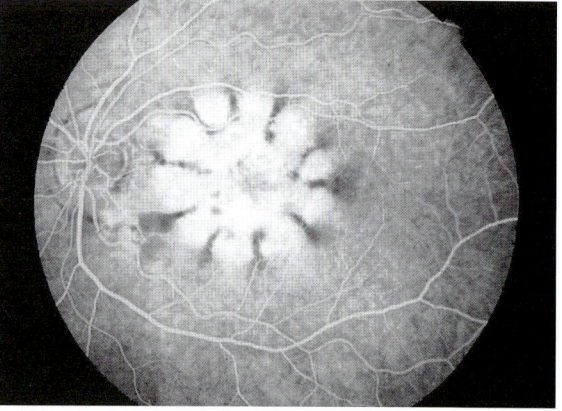

Abb. 14.36. Musterdystrophie; Fluoreszeinangiographie zu Abb. 14.35: radspeichenartiges Muster aus hyper- und hypofluoreszenten Arealen

- Makroretikuläre Dystrophie (extrem selten): netzartige Pigmentepithelalterationen von der Makula bis hin zur mittleren Peripherie.
- Fundus pulverulentus (extrem selten): feine Pigmentverklumpungen in der Makula.
- Entstehung chorioidaler Neovaskularisationen möglich.

▪ Funktionelle Untersuchungen:

- Visus: variabel reduziert.
- Farbensehen: variable unspezifische Störungen.
- Gesichtsfeld: relative Zentralskotome, peripher normal.
- ERG: in der Regel normal, selten subnormal.
- Multifokales ERG: zentrale Amplitudenreduktion.
- EOG: in der Regel normal, selten subnormal.
- Adaptometrie: normal.

▪ Histologie: fokaler fovealer Photorezeptor- und Pigmentepithelverlust mit Ansammlung von Pigment und eosinophilem, PAS-positivem Material (AVMD).

▪ Besonderheiten:

- Subjektive Beschwerden, ophthalmoskopische und funktionelle Befunde sind variabel und häufig asymmetrisch. Aufgrund variabler Ausprägung und geringer Beschwerden häufig normale Familienanamnese, zur Beratung Untersuchung von Familienmitgliedern sinnvoll.
- Bei schmetterlingsförmigen Musterdystrophien muß differentialdiagnostisch eine Makuladystrophie bei myotoner Dystrophie Steinert-Curshmann abgegrenzt werden.

8.1.6
Zentrale areoläre Aderhautdystrophie

Die zentrale areoläre Aderhautdystrophie ist eine um das 3. Lebensjahrzehnt auftretende Erkrankung mit folgenden Charakteristika: umschriebene Atrophie von retinalem Pigmentepithel und Aderhaut (insbesondere Aderhautkapillaren), beschränkt auf den Makulabereich, keine Assoziation mit Drusen oder Flecken, bilaterales und symmetrisches Auftreten.

■ Häufigkeit: relativ häufig.

■ Genetik: autosomal-dominant: Mutationen im Peripherin-Gen, weitere chromosomale Genlokalisation: 17p13.

■ Symptomatik: langsamer Visusverlust und Leseschwierigkeiten im 2.–4. Lebensjahrzehnt.

■ Klinische Befunde:

● Zunächst nur unspezifische Veränderungen des retinalen Pigmentepithels („Pigmentverschiebungen").
● Später progrediente scharf begrenzte Atrophie von retinalem Pigmentepithel, Choriokapillaris im Bereich des hinteren Pols und peripapillär (Abb. 14.37).
● Fluoreszeinangiographie: in Frühstadien Fensterdefekte des retinalen Pigmentepithels, später im Atrophiebereich Verlust der Aderhautfluoreszenz mit Hyperfluoreszenz an den Rändern.

■ Funktionelle Untersuchungen:

● Visus: wie bei vielen Makulaerkrankungen für Einzeloptotypen oft sehr gut, selbst wenn wegen der perifoveolären Läsionen keine Lesefähigkeit mehr besteht; in Spätstadien ausgeprägtere Verminderung der Sehschärfe.
● Farbensehen: unspezifische Störungen variabler Ausprägung.
● Gesichtsfeld: parazentrale oder zentrale Skotome, peripher normal.
● ERG und EOG meist normal oder gering reduziert.
● Adaptometrie: meist normal bzw. grenzwertig reduziert.

■ Histologie: Atrophie von Photorezeptoren, retinalem Pigmentepithel und Aderhaut nur im betroffenen Areal.

■ Pathogenese: „Abiotrophie der Aderhaut" (Nachlassen der Lebenskraft). Primäre Dystrophie des retinalen Pigmentepithels mit sekundärer Aderhautatrophie.

■ Besonderheiten:

● Vergleichbare atrophische Fundusveränderungen können auch in Spätstadien anderer Makuladystrophien und bei altersabhängiger Makuladegeneration auftreten.
● Vorkommen mit sensorineuralem progredienten Hörverlust, pseudoachondroplastischer spondylepiphysealer Dysplasie, akuter Poliomyelitis, Rheumatismus.

8.1.7
North-Carolina-Makuladystrophie

■ Oberbegriff für folgende Krankheitsbilder: Hereditäre Makuladegeneration und Aminoazidurie (dominant progressive foveoläre Dystrophie), North-Carolina-Dystrophie und makuläres Staphylom (Kolobom), zentrale areoläre Pigmentepitheldystrophie, autosomal-dominant vererbte zentrale Pigmentepithel- und Aderhautdegeneration, zentral areoläre Pigmentepithel (CAPE)-Dystrophie.

■ Häufigkeit: sehr selten.

■ Genetik: autosomal-dominant, variable Expression; chromosomale Genlokalisation: 6q14-q16.2.

■ Symptomatik:

● Visusminderung beginnt im frühen Kindesalter.
● Endstadium meist in der späten Pubertät erreicht.

■ Klinische Befunde:

● Fundusveränderungen sehr variabel.
  ▼ Milder Verlauf: feine Pigmentverschiebungen und drusenähnliche Ablagerungen (Abb. 14.38).

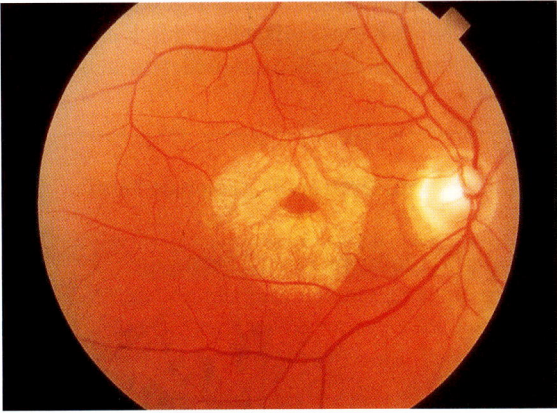

Abb. 14.37. Zentrale areoläre Aderhautdystrophie: perizentrale scharf begrenzte Choriokapillarisatrophie

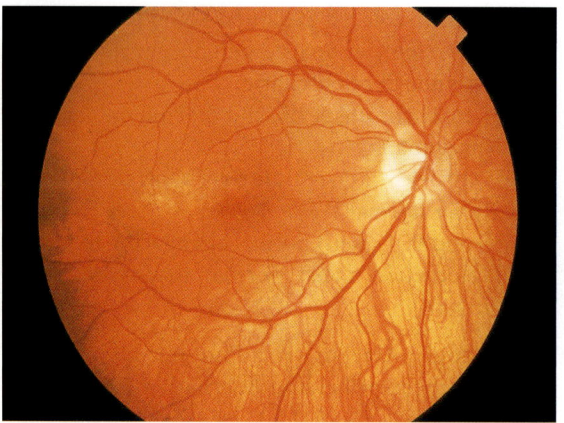

Abb. 14.38. North-Carolina-Makuladystrophie: geringe Pigmentepitheldefekte am hinteren Pol

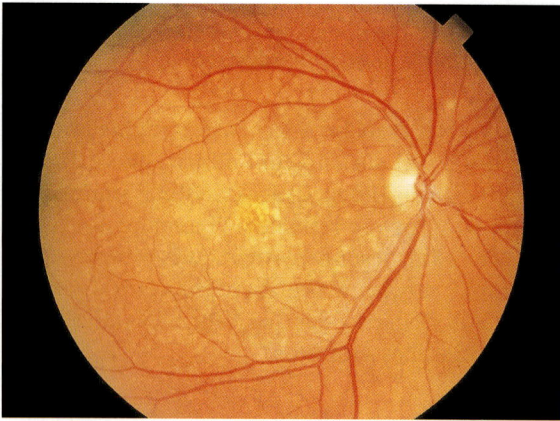

Abb. 14.39. Familiäre Drusen: multiple Drusen am hinteren Pol, auch nasal der Papille

▲ Schwerer Verlauf: partielle oder ausgedehnte kolobomartige chorioidale Atrophien am hinteren Pol.
● Auftreten von chorioidalen Neovakularisationen mit Entwicklung einer disziformen Narbe möglich.

■ Funktionelle Untersuchungen:

● Visus: sehr variabel reduziert (ca. 0,1 – 0,5).
● Farbensehen: in der Regel normal.
● Gesichtsfeld: relative bis absolute zentrale Skotome, peripher normal.
● ERG und EOG in der Regel normal.

■ Besonderheiten: Ursprünglich in einer großen Familie irischer Abstammung in North Carolina beschrieben, wurde aber auch in anderen europäischen Familien beobachtet.

8.1.8
Familiäre Drusen

■ Synonyme: Malattia leventinese, Doyne-honeycomb-Drusen, Doyne-Chorioidose, Hutchinson-Tay-Chorioiditis, Holthouse-Batten-Chorioretinitis.

■ Häufigkeit: sehr selten.

■ Genetik: autosomal-dominant, variable Expression: Mutationen im EFEMP1-Gen. Molekulargenetisch liegt bei allen bisher untersuchten Betroffenen die gleiche Mutation im EFEMP1-Gen vor.

■ Symptomatik:

● Langsame Visusminderung in der Regel nach dem 40. Lebensjahr.
● Selten schwere Visusminderungen schon im Kindesalter.

■ Klinische Befunde:

● Ab dem 3. Lebensjahrzehnt zahlreiche helle Drusen, teilweise in radiärer Anordnung am hinteren Augenpol (Abb. 14.39; s. auch S. 933 ff.).
● Entstehung chorioidaler Neovaskularisationen möglich.

■ Funktionelle Untersuchungen:

● Visus: lange normal, später variabel reduziert.
● Farbensehen: normal, später unspezifische Störungen variabler Ausprägung.
● Gesichtsfeld: relative oder absolute zentrale Skotome, peripher normal.
● ERG: normal, selten subnormal.
● EOG: normal, selten subnormal.
● Adaptometrie: in der Regel normal.

■ Histologie: noduläre Verdickung der Basalmembran des RPE.

■ Besonderheiten: Die Differentialdiagnose zu Drusen bei altersabhängiger Makuladegeneration bei älteren Patienten ist am einfachsten durch eine Untersuchung jüngerer Familienmitglieder zu stellen.

8.1.9
Kristalline Bietti-Dystrophie, regionale Form

Bei der kristallinen Bietti-Dystrophie wird zwischen einer regionalen und generalisierten Form unterschieden, ohne daß sicher ist, ob dies verschiedene Erkrankungen oder verschiedene Ausprägungen der gleichen Krankheit sind.

■ Häufigkeit: extrem selten.

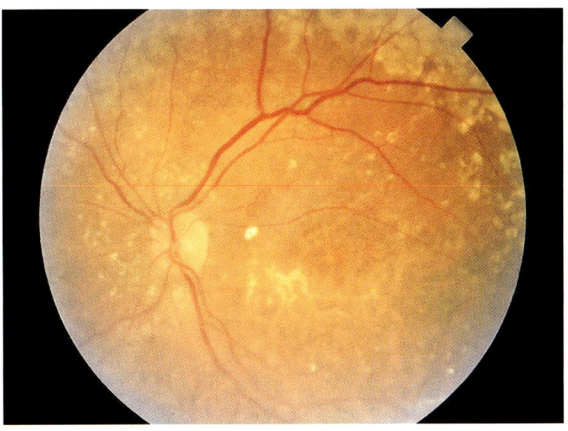

Abb. 14.40. Kristalline Bietti-Dystrophie: fortgeschrittenes Stadium mit weitgehender Rückbildung der Kristalle und Choriokapillarisatrophie

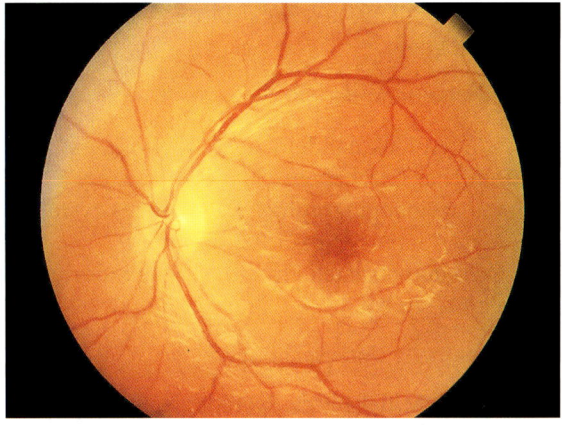

Abb. 14.41. Müller-Zell-sheen-Dystrophie: multiple Falten der M. limitans interna am hinteren Pol

- ■ Genetik: autosomal-rezessiv; chromosomale Genlokalisation nicht bekannt.
- ■ Symptomatik: Beginn in den mittleren Lebensdekaden mit Leseschwierigkeiten und einem progredienten Visusverlust.
- ■ Klinische Befunde:
- • Kristalline Ablagerungen insbesondere am hinteren Pol.
- • In Spätstadien Atrophie von Choriokapillaris und retinalem Pigmentepithel mit Rückbildung der kristallinen Ablagerungen (Abb. 14.40).
- • Fluoreszeinangiographie: Pigmentepithel- und Choriokapillarisatrophie am hinteren Pol.
- ■ Funktionelle Untersuchungen:
- • Visus: progrediente Reduktion.
- • Farbensehen: unspezifische Störungen variabler Ausprägung.
- • Gesichtsfeld: perizentrale und zentrale Skotome, peripher normal.
- • ERG und EOG normal bis subnormal.
- ■ Besonderheiten:
- • Kristalline Ablagerungen unklarer Zusammensetzung auch in der Hornhaut und in Leukozyten.
- • Bessere Prognose als diffuse Form (s. Abschn. 7.1.5).

- ■ Symptomatik:
- • Beginn nach dem 50. Lebensjahr.
- • Rasch progrediente Visusminderung beim Auftreten eines Makulaödems.
- ■ Klinische Befunde:
- • Ausgeprägte Faltenbildung der Membrana limitans interna insbesondere am hinteren Augenpol auch im asymptomatischen Stadium (Abb. 14.41).
- • Makulaödem infolge von vaskulären Leckagen.
- ■ Funktionelle Untersuchungen:
- • Visus: nach Beginn der Symptomatik rasche Reduktion auf ca. 0,1.
- • Farbensehen: nach Beginn der Symptomatik unspezifische Störungen.
- • Gesichtsfeld: relatives oder absolutes Zentralskotom.
- • ERG: bei fehlender Symptomatik normal, bei fortgeschrittener Erkrankung deutliche b-Wellen-Reduktion (negatives ERG).
- ■ Histologie: Verdickung der inneren Grenzmembran.
- ■ Besonderheiten: Die Vitrektomie mit Peeling der inneren Grenzmembran war funktionell nicht erfolgreich.

8.1.10 Müller-Zell-sheen-Dystrophie

- ■ Häufigkeit: extrem selten.
- ■ Genetik: autosomal-dominant; chromosomale Genlokalisation nicht bekannt.

8.1.11 Dominante zystoide Makuladystrophie

- ■ Häufigkeit: extrem selten.
- ■ Genetik: autosomal-dominant; chromosomale Genlokalisation: 7p15-p21.

- Symptomatik: Visusverlust in den ersten beiden Lebensdekaden.
- Klinische Befunde:
  - Zystoides Makulaödem ohne Hinweis auf entzündliches Geschehen.
  - Fluoreszeinangiographie: darstellbares zystoides Ödem (Abgrenzung zur Retinoschisis).
  - Im Verlauf entstehen atrophische Veränderungen am hinteren Pol.
- Funktionelle Untersuchungen:
  - Visus: im Mittel auf ca. 0,2 reduziert.
  - Farbensehen: unspezifische Störungen variabler Ausprägung.
  - Gesichtsfeld: relative oder absolute zentrale Skotome, peripher normal.
  - ERG: normal.
  - EOG: subnormal.
- Besonderheiten:
  - Abgrenzung zum zystoiden Makulaödem aufgrund behandelbarer Ursachen (z. B. Uveitis).
  - Zystoides Makulaödem bei Retinopathia pigmentosa erst in Spätstadien, daher keine Verwechslungsgefahr.

8.1.12
Fenestrated-sheen-Makuladystrophie

- Häufigkeit: extrem selten.
- Genetik: autosomal-dominant; chromosomale Genlokalisation nicht bekannt.
- Symptomatik: Visus meist normal bis zur 6. Lebensdekade.
- Klinische Befunde:
  - Gelblicher Schimmer mit kleinen rötlichen Fenestrierungen am hinteren Pol.
  - Im Verlauf langsame Entstehung einer Schießscheibenmakulopathie.
- Funktionelle Untersuchungen:
  - Visus: erst spät und dann nur mäßig reduziert.
  - Farbensehen: normal oder geringe unspezifische Störungen.
  - Gesichtsfeld: normal oder geringe Sensitivitätsminderung.
  - ERG: normal oder mäßig reduzierte stäbchen- und zapfenabhängige Reizantworten.
  - EOG: erst in höherem Alter subnormal.
- Besonderheiten: Als Ursache wurde eine Veränderung des makulären Xantophylls postuliert.

8.1.13
Helikoide peripapilläre chorioretinale Dystrophie

- Häufigkeit: extrem selten.
- Genetik: autosomal-dominant; chromosomale Genlokalisation: 11p15.
- Symptomatik:
  - Beginn in der 2. Lebensdekade.
  - Visusminderung, wenn Makula betroffen.
- Klinische Befunde:
  - Radiär von der Papille ausstrahlende Zonen vollständiger vaskulärer Aderhautatrophien.
  - Myopie und Astigmatismus häufig.
- Funktionelle Untersuchungen:
  - Visus: variabel abhängig von der Einbeziehung der Fovea in die Atrophiezone, in der Spätphase stark reduziert.
  - Gesichtsfeld: parazentrale oder zentrale Skotome, korrespondierend zum klinischen Bild.
  - ERG kann in Abhängigkeit von der Ausdehnung im Verlauf beeinträchtigt sein.
- Besonderheiten: keine Entzündungszeichen und kein Ödem, dadurch Abgrenzung zur Chorioiditis serpiginosa (diese ist wahrscheinlich häufiger).

8.1.14
Retikuläre Dystrophie (Sjögren)

- Häufigkeit: Extrem selten.
- Genetik: autosomal-rezessiv; chromosomale Genlokalisation nicht bekannt.
- Symptomatik:
  - Geringe Funktionsstörungen.
  - Stärkere Visusminderung bei Entwicklung chorioidaler Neovaskularisationen.
- Klinische Befunde:
  - Dunkle Pigmentierung im Bereich der Fovea.
  - Ausgeprägte netzartige Pigmentierung im Pigmentepithelniveau am hinteren Pol bis in die mittlere Peripherie.
  - Fluoreszeinangiographie: Blockade im Bereich der Pigmentierungen, sonst relative Hyperfluoreszenz.
  - Entwicklung chorioidaler Neovaskularisationen möglich.

- Funktionelle Untersuchungen:
- Visus: in der Regel nur wenig reduziert, außer bei Entstehung einer chorioidalen Neovaskularisation.
- Farbensehen, Gesichtsfeld und ERG sind normal.
- EOG: normal bis subnormal.

8.1.15
Familiäre foveale Retinoschisis

- Häufigkeit: extrem selten.

- Genetik: autosomal-rezessiv; chromosomale Genlokalisation nicht bekannt.

- Symptomatik:
- Mäßige Visusminderung.
- Geringe Progredienz.

- Klinische Befunde:
- Foveale Retinoschisis.
- Keine periphere Retinoschisis.

- Funktionelle Untersuchungen:
- Visus: ca. 0,5–0,8.
- Farbensehen: Tritanstörung.
- Gesichtsfeld: relative zentrale Skotome.
- ERG und EOG normal.
- Adaptometrie: subnormal.

- Besonderheiten: Abzugrenzen sind die wesentlich häufigere X-chromosomale Retinoschisis (s. Abschn. 8.1.4) sowie autosomal-dominant vererbte Formen mit vorwiegend peripherer Retinoschisis.

8.2
Periphere Netzhaut-Aderhaut-Dystrophien

Im Gegensatz zu den Makuladystrophien sind auf die periphere Netzhaut beschränkte Netzhaut-Aderhaut-Dystrophien extrem selten. Die am besten definierte Erkrankung ist die autosomal dominante Vitreoretinochorioideopathie.

8.2.1
Autosomal-dominante Vitreoretinochorioideopathie

- Häufigkeit: extrem selten.

- Genetik: autosomal-dominant; chromosomale Genlokalisation nicht bekannt.

- Symptomatik:
- Die Erkrankung beginnt in der frühen Kindheit, ist jedoch nicht progredient: daher oft keine subjektiven Beschwerden.
- Gesichtsfeldeinschränkungen können auffallen, wenn die Veränderungen weit nach zentral reichen.
- Visusminderung nur beim Auftreten exsudativer Veränderungen.

- Klinische Befunde:
- Zirkuläre periphere chorioretinale Dystrophien, nur selten zentral über den Äquator hinausreichend (Abb. 14.42).
- Scharfe Demarkation zwischen betroffener und nicht betroffener Netzhaut.
- Vor den betroffenen Netzhautarealen finden sich häufig vitreale Trübungen.
- Sekundäre exsudative Vaskulopathie am hinteren Pol möglich.

- Funktionelle Untersuchungen:
- Visus: normal bis mäßig reduziert.
- Farbensehen: normal oder mäßige unspezifische Störungen.
- Gesichtsfeld: konzentrische Einengung korrelierend zu den retinalen Veränderungen.
- ERG und EOG im unteren Normbereich oder pathologisch abhängig vom Ausmaß der retinalen Veränderungen.

- Histologie:
- Identische degenerative Veränderungen der betroffenen Netzhaut bei einer 26- und 88jährigen Patientin, die nicht betroffenen Netzhautareale waren in beiden Fällen altersentsprechend normal.

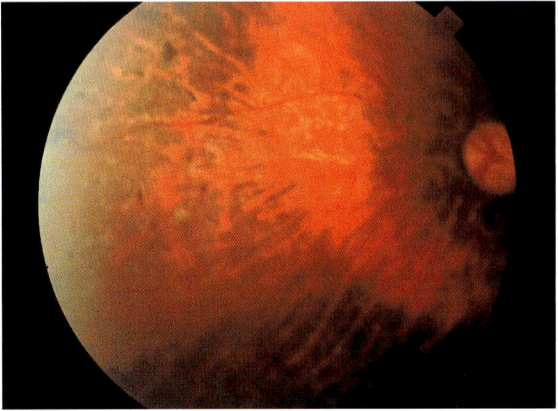

Abb. 14.42. Autosomal-dominante Vitreoretinochorioideopathie: scharfe Grenze zwischen zentraler normaler Netzhaut und peripherer Dystrophiezone mit Knochenkörperchen

9
Syndrome mit Netzhaut-Aderhaut-Dystrophien

■ Eine Vielzahl von Syndromen ist mit dystrophischen Veränderungen der Netzhaut assoziiert. Die ophthalmologische Untersuchung ist von Bedeutung, weil okuläre Symptome bei bestimmten Syndromen obligat oder als Frühzeichen vorkommen. Bei manchen Stoffwechselerkrankungen ist eine diätetische Therapie möglich (s. auch Kap. 16).

■ Häufiger: Usher-Syndrom, Kearns-Sayre-Syndrom, Laurence-Moon-Bardet-Biedl-Syndrom.

■ Sehr selten: Refsum-Syndrom, A-Betalipoproteinämie (Bassen-Kornzweig Syndrom).

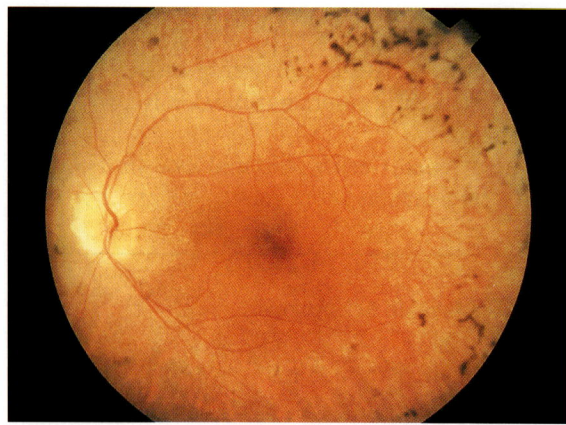

Abb. 14.43. Usher-Syndrom: Gefäßverengung, Knochenkörperchen und Choriokapillarisatrophie

9.1
Usher-Syndrom

> Der Begriff Usher-Syndrom bezeichnet eine genetisch und klinisch heterogene Gruppe von autosomal rezessiv vererbten Erkrankungen mit gleichzeitigem Auftreten von Hörstörungen und einer Retinopathia pigmentosa.

■ Häufigkeit: relativ häufig.

■ Genetik:

● Autosomal-rezessiv: Mutationen im MyosinVIIa-Gen (Typ 1b) und im USH2A-Gen (Typ 2a).
● Weitere chromosomale Genlokalisationen: Typ 1: 11p15.1-p14, 11q15-13, 14q32.
● Existenz weiterer nicht lokalisierter Gene für Typ 2.

■ Unterteilung:

● Anerkannt ist die Unterscheidung von Typ 1 und 2, beide unterteilen sich genetisch in mehrere Unterformen.
● Manche Autoren unterscheiden Typ 3. Diese Bezeichnung wurde einmal synonym für das Hallgren-Syndrom verwendet. In einer anderen Publikation bezeichnet Typ 3 eine Typ-2-Symptomatik mit progredienter Hörstörung.
● Ebenfalls wurde ein Typ 4 mit zusätzlicher mentaler Retardierung definiert.
● Inwieweit Typ 3 und 4 eigenständige Krankheitsbilder darstellen, wird kontrovers diskutiert; man muß die molekulargenetische Klärung abwarten.

■ Symptomatik:

● Typ 1: kongenitale schwere Taubheit, Sprachentwicklungsstörungen, vestibuläre Störungen, präpubertärer Beginn der Netzhaut-Aderhaut-Dystrophie.
● Typ 2: partielle Taubheit, keine vestibuläre Störungen, variabler Beginn der Netzhaut-Aderhaut-Dystrophie.

■ Klinische Befunde:

● Retinopathia-pigmentosa-ähnliche Netzhautveränderungen (Abb. 14.43).

■ Funktionelle Untersuchungen:

● Visus: relativ lange gut, möglicherweise bei Typ 1 eher reduziert als bei Typ 2.
● Farbensehen: in späten Stadien unspezifische Farbverwechslungen.
● Gesichtsfeld: mittelperiphere Ausfälle, progrediente konzentrische Einengung.
● ERG: Typ 1: erloschen; Typ 2: stark reduziert bis erloschen.

■ Besonderheiten:

● Differentialdiagnose: auch andere Syndrome können die Kombination von Hörstörungen und Retinopathia pigmentosa aufweisen (u. a. Refsum-Syndrom, Bardet-Biedl-Syndrom, Kearns-Sayre-Syndrom).
● Usher Typ 1 umfaßt ca. 5% aller Patienten mit kongenitaler schwerer Taubheit.

9.2
Kearns-Sayre-Syndrom

■ Häufigkeit: selten.

■ Genetik: mitochondriale Vererbung.

■ Symptomatik: Visusminderung mit variablem Beginn, seltener Nachtsehstörungen.

9 Syndrome mit Netzhaut-Aderhaut-Dystrophien

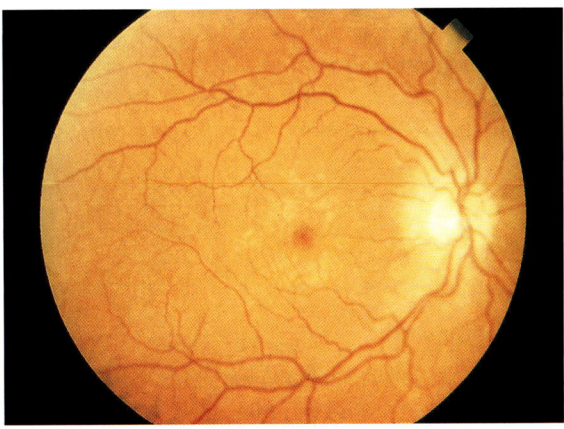

Abb. 14.44. Kearns-Sayre-Syndrom: unspezifische Pigmentepitheldefekte am hinteren Pol

■ Klinische Befunde:
- Es finden sich in variabler Ausprägung Netzhaut-Aderhaut-Dystrophie, externer Ophthalmoplegie, Ptosis, Reizleitungsstörungen des Herzens.
- Zahlreiche weitere Symptome (u. a. Muskeldystrophie, Hörstörungen, vestibuläre, zerebelläre und endokrine Dysfunktionen, Zwergwuchs) können auftreten.
- Ophthalmoskopisch finden sich Pigmentveränderungen, die allerdings meist feiner sind als klassische Knochenkörperchen (Salz- und Pfefferfundus). Die retinalen Veränderungen können sowohl in der Peripherie als auch in der Makula beginnen (Abb. 14.44).

■ Funktionelle Untersuchungen:
- Visus: variable Reduktion.
- Farbensehen: variable, unspezifische Störungen.
- Gesichtsfeld: variable Ausfälle.
- ERG: gering verändert bis erloschen, es können sowohl die zapfen- als auch die stäbchenabhängigen Reizantworten stärker reduziert sein.
- EOG: normaler bis fehlender Hellanstieg.

■ Besonderheiten:
- Das Kearns-Sayre-Syndrom gehört zu einer Gruppe mitochondrial vererbter Erkrankungen (mitochondriale Myopathien), die sich in ihrem Erscheinungsbild überschneiden. Dazu gehören die chronische progressive externe Ophthalmoplegie, das MELAS- und das MERRF-Syndrom. Spezifische Muskelfaserveränderungen („ragged red fibers") in der Muskelbiopsie.
- Bei Verdacht auf Kearns-Sayre-Syndrom muß eine pädiatrische und kardiologische Untersuchung erfolgen.

9.3 (Laurence-Moon-)Bardet-Biedl-Syndrom

Laurence und Moon beschrieben eine Assoziation zwischen einer Netzhaut-Aderhaut-Dystrophie, geistiger Retardierung, Hypogonadismus und spastischer Paraplegie. Bardet und Biedl beobachteten eine Assoziation zwischen einer Netzhaut-Aderhaut-Dystrophie, Polydaktylie, kongenitaler Fettsucht, geistiger Retardierung und Hypogonadismus. Beide Syndrome werden in der Literatur teils getrennt, teils gemeinsam betrachtet. Molekulargenetisch umfassen diese Syndrome eine heterogene Gruppe mit wahrscheinlich variabler Krankheitsausprägung. Erst die Identifizierung aller assoziierten Gene wird eine bessere Definition dieser Krankheitsgruppe ermöglichen.

■ Häufigkeit: relativ häufig.

■ Genetik: autosomal-rezessiv; chromosomale Genlokalisationen: 3p11-p13, 11q13, 15q22-23, 16q21, mindestens eine Weitere existiert aufgrund einer Ausschlußlokalisation.

■ Symptomatik:
- Sehr variable Ausprägung von Sehstörungen, wobei sowohl eine Visusminderung als auch Gesichtsfeldausfälle im Vordergrund stehen können.
- Die Polydaktylie wird in der Regel frühzeitig operativ korrigiert, bei Verdacht muß gezielt nach dieser Operation gefragt werden (Abb. 14.45).

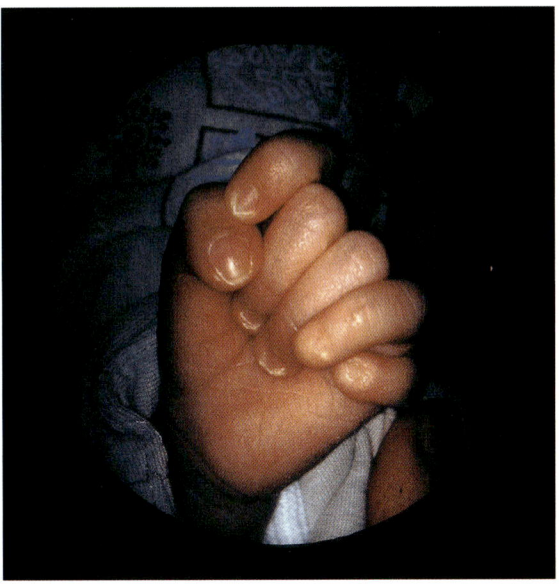

Abb. 14.45. Polydaktylie

- Klinische Befunde: Pigmentepitheldefekte, Knochenkörperchen, Gefäßverengung, Schießscheibenmakulopathie und Papillenabblassung in variabler Ausprägung und Verteilung.

- Funktionelle Untersuchungen:

  - Visus: normal oder variabel reduziert.
  - Farbensehen: variable unspezifische Störungen.
  - Gesichtsfeld: variable Ausfälle in Korrelation zur Verteilung der klinisch sichtbaren Veränderungen.
  - ERG: variable Amplitudenreduktion, wobei sowohl die stäbchen- als auch die zapfenabhängigen Reizantworten stärker betroffen sein können.
  - EOG: reduzierter bis fehlender Hellanstieg.

9.4 Refsum-Syndrom

- Synonym: Heredopathia atactica polyneuritiformis (s. auch S. 500).

- Häufigkeit: extrem selten.

- Genetik: autosomal-rezessiv; Mutationen im PAHX-Gen oder im PHYH-Gen (beide Proteine sind wichtig für den Phytansäurestoffwechsel).

- Symptomatik:

  - Beginn meist vor dem 20. Lebensjahr.
  - Retinopathia-pigmentosa-ähnlich, Nachtblindheit kann das Erstsymptom sein.
  - Visusminderung.

- Klinische Befunde:

  - Retinopathia-pigmentosa-ähnliche Netzhautveränderungen.
  - Periphere Neuropathien.
  - Zerebelläre Ataxie.
  - Schwerhörigkeit.
  - Kardiale Arrhythmien.

- Funktionelle Untersuchungen:

  - Visus: progrediente Reduktion.
  - Gesichtsfeld: Ringskotome und konzentrische Einengung.
  - ERG: stark reduziert bis erloschen.

- Besonderheiten:

  - Diagnostik: Phytansäurebestimmung im Blut.
  - Therapie: phytansäurearme Diät.
  - Weitere seltene Syndrome mit Netzhaut-Aderhaut-Dystrophie und Störungen im Phytansäurestoffwechsel wurden ebenfalls beschrieben.

9.5 A-Betalipoproteinämie

- Synonyme: Bassen-Kornzweig-Syndrom, hereditäre Akanthozytose.

- Häufigkeit: sehr selten.

- Genetik: autosomal rezessiv; Mutationen im Gen für ein mikrosomales Triglyceridtransportprotein.

- Symptomatik:

  - In der 1. Lebensdekade zunächst Nachtsehstörungen, später Visusminderung.
  - Retinopathia-pigmentosa-ähnliche Netzhaut-Aderhaut-Dystrophie.

- Klinische Befunde:

  - Wachsgelbe Papille, enge Gefäße, Knochenkörperchen.
  - Ptosis, Strabismus.
  - Spinozerebelläre Ataxie.
  - Progressive periphere Neuropathie.
  - Steatorrhoe durch intestinale Malabsorption aufgrund des Fehlens von beta(?)- Lipoprotein.
  - Akanthozytose.

- Funktionelle Untersuchungen:

  - Visus: stark reduziert.
  - Gesichtsfeld: Ringskotome.
  - ERG: stark reduziert bis erloschen.

- Besonderheiten:

  - Erniedrigte Serumspiegel für Fett, Cholesterin, Vitamin A, Vitamin E.
  - Therapie mit Vitamin-E-Gabe (evtl. auch Vitamin-A-Gabe) vermindert Ausbildung der Retinopathie.
  - Diagnose mit Jejunumbiopsie möglich.

9.6 Andere Syndrome

> Zahlreiche weitere Allgemeinerkrankungen sind mit einer Pigmentretinopathie assoziiert. Sie werden der Seltenheit wegen im folgenden in einer Übersicht aufgelistet.

- Metabolische Erkrankungen:

  - Störungen des Lipidstoffwechsels:
    - ▼ A-Betalipoproteinämie.
    - ▼ Familiäres Lipoproteinmangelsyndrom (Hooft-Syndrom).
    - ▼ Hydroxyl-CoA-Dehydrogenase-Mangel.

- Neuronale Ceroidlipofuszinose (Batten disease):
  - Haltia-Santavouri (infantile Form).
  - Jansky-Bielschowsky (spätinfantile Form).
  - Spielmeyer-Vogt (juvenile Form).
  - Kufs (adulte Form).
- Peroxysomopathien:
  - M. Refsum.
  - Infantile Refsum-Erkrankung.
  - Neonatale Adrenoleukodystrophie.
  - Infantile Phytansäurespeichererkrankung.
  - Zerebrohepatorenales Syndrom (Zellweger-Syndrom).
- Aminoacidurie:
  - Methylmalonsäure-Acidurie.
  - Sulphuraminosäure-Acidurie.
- Glykoproteinstoffwechselstörungen:
  Carbohydratmangel-Glykoprotein-Syndrom.
- Mukopolysaccharidosen (MPS):
  - MPS-I-H (Hurler).
  - MPS-I-S (Scheie).
  - MPS-I-H/S.
  - MPS-II (Hunter).
  - MPS-III (San Filippo).
  - MPS IV (selten; Morquio).
- Mukolipidosen:
  - Typ III.
  - Typ IV.
- Zystinose.
- Homozystinurie.
- Oxalose.
- Idiopathische infantile Hyperkalziurie.
- Atrophia gyrata.

■ Leberbeteiligung:
  Alagille-Syndrom.

■ Nierenbeteiligung:

- Alport-Syndrom.
- Alström-Syndrom.
- Saldini-Mainzer-Syndrom.
- Senior-Loken-Syndrom.
- Juvenile Nephronophthisis.
- Lignac-Fanconi-Syndrom.
- Renale Dysplasie und retinale Aplasie.
- Arima-Syndrom.

■ Innenohrbeteiligung:

- Usher-Syndrom.
- Hallgren-Syndrom.
- Kongenitale spondylepiphyseale Dysplasie.

■ Neurologische Beteiligung:

- Aicardi-Syndrom (nur Frauen betroffen).
- Pelizaeus-Merzbacher-Syndrom.
- Hallervorden-Spatz-Syndrom.
- Olivopontozerebelläre Atrophie.
- Flynn-Aird-Syndrom.
- Hereditäre motorische und sensorische Neuropathie.
- Bardet-Biedl-Syndrom.
- Laurence-Moon-Syndrom.
- Cockayne-Syndrom.
- Kearns-Sayre-Syndrom.
- Friedreich-Ataxie.
- Spastische Paraplegie.
- Nonne-Pierre-Marie-Syndrom.
- Pallidumdegeneration.
- Hallgren-Syndrom.
- Marinesco-Sjögren-Syndrom.
- Sjögren-Larsson-Syndrom.
- Chorioretinopathie-Hypophysendysfunktion-Syndrom (CPD-Syndrom).
- Joubert-Syndrom.

■ Beteiligung des Herzens:

- Syndrom aus infantiler retinaler Dystrophie, Kardiomyopathie, Obesitas, Kleinwuchs.
- Kardiofaziokutanes Syndrom.

■ Beteiligung des Pankreas:
  Werner-Syndrom.

■ Beteiligung der Lunge:
  Kartagener-Syndrom.

■ Beteiligung von Skelett und Muskel:

- Charcot-Marie-Tooth-Erkrankung.
- Hyperostosis corticalis deformans (juvenile Paget-Erkrankung).
- Myotone Dystrophie Curshmann-Steinert.
- Infantile Osteoporose.
- Osteopetrose.
- Jeune-Syndrom.
- Stickler-Syndrom.
- Waardenburg-Syndrom.
- Kniest-Syndrom.
- Mikrozephalie-Chorioretinopathie-Syndrom.
- Cohen-Syndrom.
- Albrechtsen-Syndrom.
- Zapfen-Stäbchen-Dystrophie mit Amelogenesis imperfecta.
- Kjellin-Syndrom.
- Knobloch-Syndrom.

■ Incontinentia pigmenti.

■ Retinopathia pigmentosa mit autoimmuner Polyendokrinopathie.

10
Stationäre Netzhautfunktionsstörungen

- Häufig: angeborene Farbsinnstörungen (Dichromasien und anomale Trichromasien).

- Selten: kongenitale stationäre Nachtblindheit, Fundus albipunctatus, M. Oguchi, kongenitale stationäre Zapfenfunktionsstörungen, Blauzapfen- und Stäbchenmonochromasie.

- Sie sind als Differentialdiagnose wichtig und wegen der besseren Prognose bei der Beratung der Patienten von Bedeutung.

- Stationäre Netzhautfunktionsstörungen können das Stäbchensystem (verschiedene Formen der Nachtblindheit) oder die Zapfensysteme (Dichromasien, Monochromasien, kongenitale stationäre Zapfenfunktionsstörungen) betreffen.

- In manchen Fällen ist eine sichere Differenzierung zwischen stationären und progressiven Erkrankungen nur durch eine längere Verlaufsbeobachtung möglich.

- Verschiedene Formen des Albinismus mit kombinierter Funktionsstörung der Fovea und der Sehbahn können u. U. zu Verwechslungen mit progressiven Netzhaut-Aderhaut-Dystrophien führen.

10.1
Nachtblindheit

- Nachtsehstörungen sind ein häufiges Symptom generalisierter Netzhaut-Aderhaut-Dystrophien. Als eigenständige stationäre Krankheitsbilder mit dem Leitsymptom Nachtblindheit bestehen die genetisch heterogene Gruppe der kongenitalen stationären Nachtblindheit, der M. Oguchi und der Fundus albipunctatus. Eine extrem seltene Form ist Kandori's flecked retina, die nur in Japan beobachtet wurde.

- Abzugrenzen ist die behandelbare erworbene Nachtblindheit bei Vitamin-A-Mangel (s. Abschn. 11.5).

10.1.1
Kongenitale stationäre Nachtblindheit

- Häufigkeit: relativ häufig.
- Genetik:
  - Autosomal-dominant (ad): Mutationen im Rhodopsin-Gen, im GNAT1-, PDE6A-, PDE6B- Gen.
  - Autosomal-rezessiv (ar): Mutationen in verschiedenen Genen (Rhodopsin-Gen, Gene für die eine nicht bekannte Untereinheit des Stäbchen-Transducins, eine bisher nicht bekannte Untereinheit der Stäbchen-cGMP-Phosphodiesterase).
  - X-chromosomal (X): Mutationen im RPGR-Gen und dem CANA1F-Gen (inkompletter Typ).
- Symptomatik:
  - Kongenitale stationäre Nachtsehstörung.
  - Stationäre Visusminderung (ar, X).
- Klinische Befunde:
  - Der Augenhintergrund ist in der Regel unauffällig.
  - Bei höherer Myopie können myope Degenerationen vorhanden sein.
- Funktionelle Untersuchungen:
  - Visus: normal (ad) oder mittelgradig bis stark reduziert (ar, X).
  - Farbensehen: meist normal, aber unspezifische Störungen möglich.
  - Gesichtsfeld: normal oder relativer Sensitivitätsverlust (inkompletter Typ)
  - Adaptometrie: fehlende bzw. reduzierte Stäbchenadaptation.
  - ERG: unterschieden werden:
    - ▼ Riggs-Typ: fehlende stäbchenabhängige und reduzierte zapfenabhängige Reizantworten.
    - ▼ Schubert-Bornschein-Typ: „negatives" skotopisches ERG und eine fehlende ON-Antwort. Dieser Typ wird unterteilt in einen kompletten Typ (Fehlen der stäbchenabhängigen bei normalen zapfenabhängigen Reizantworten) und einen inkompletten Typ (verminderte Stäbchenfunktion nachweisbar und reduzierte zapfenabhängigen Reizantworten).
- Besonderheiten:
- Der ERG-Befund in Kombination mit dem reduzierten Visus erfordert bei Jungen, eine X-chromosomale Retinoschisis abzugrenzen.
- Im 1. Lebensjahr Präsentation mit stark reduziertem Sehvermögen und sehr niedrigem ERG möglich: Gefahr der Verwechslung mit der kongenitalen Leber-Amaurose (s. Abschn. 7.1.1). Bei kongenitaler stationärer Nachtblindheit zeigt sich im Verlauf eine Funktionsbesserung.

10.1.2
M. Oguchi

- Häufigkeit: sehr selten.
- Genetik: autosomal-rezessiv; Mutationen im Arrestin- oder Rhodopsin-Kinase-Gen.

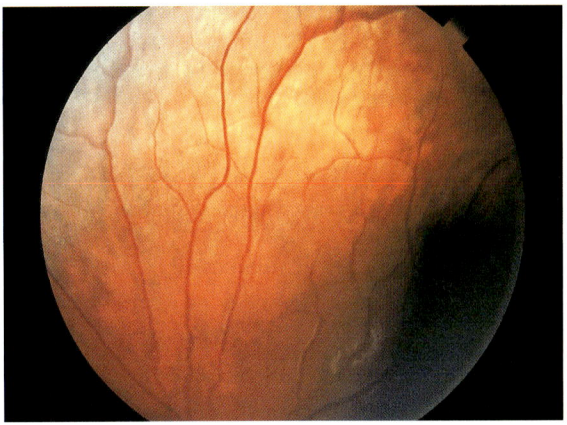

Abb. 14.46. M. Oguchi: mittelperipherer Reflex mit „herausstehenden" retinalen Gefäßen

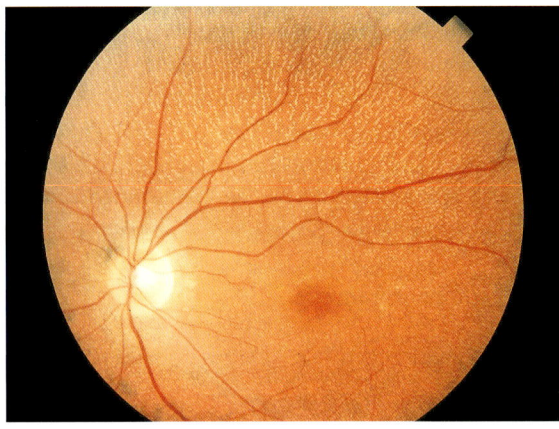

Abb. 14.47. Fundus albipunctatus: multiple kleine weiße Flecken

- Symptomatik: Kongenitale Nachtblindheit.
- Klinische Befunde:
- Goldgelber Fundusreflex, der nach langer Dunkeladaptation verschwindet (Mizuo-Phänomen) (Abb. 14.46).
- Fluoreszeinangiographie: normal.
- Funktionelle Untersuchungen:
- Visus, Farbensehen und Gesichtsfeld sind normal.
- ERG: „negatives" ERG.
- Adaptometrie: 2 Typen:
  ▼ Typ I: stark verzögerte Dunkeladaptation [eine Prüfung über mehrere (2–24) h kann eine normale Endschwelle der Stäbchenempfindlichkeit ergeben].
  ▼ Typ II: Fehlen der Stäbchenadaptation.
- Histologie: Abnormales Material (Fuszingranula) zwischen Photorezeptoraußensegmenten und Pigmentepithel.
- Besonderheiten: Ein goldener Reflex mit Mizuo-Phänomen wurde in Einzelfällen auch bei X-chromosomaler Retinoschisis und bei X-chromosomaler Zapfendystrophie beobachtet.

10.1.3
Fundus albipunctatus

- Häufigkeit: sehr selten.
- Genetik: autosomal-rezessiv; Mutationen im Gen der 11-cis Retinoldehydrogenase.
- Symptomatik:
- Kongenitale stationäre Nachtsehstörung.
- Subjektiv fällt manchmal Besserung bei längerer Dunkeladaptation auf.

- Klinische Befunde:
- Zahlreiche kleine helle runde Flecken in der mittleren und peripheren Netzhaut, die Makula ist meist ausgespart (Abb. 14.47).
- Fluoreszeinangiographie: fleckige Pigmentepithelalterationen.
- Funktionelle Untersuchungen:
- Visus, Farbensehen und Gesichtsfeld sind normal.
- ERG: reduziert bis normal, abhängig von der Dauer der Dunkeladaptation.
- EOG: subnormal bis normal, abhängig von der Dauer der Dunkeladaptation.
- Adaptometrie: stark verzögerte Dunkeladaptation, eine Prüfung über mehrere Stunden kann normale Endschwellen der Stäbchenempfindlichkeit ergeben.
- Besonderheiten:
- Abgrenzung zur progressiven Retinitis punctata albescens erforderlich (s. Abschn. 7.1.1).
- Fundus albipunctatus wurde in Einzelfällen im Zusammenhang mit einer Zapfendystrophie beobachtet.

10.2
Stationäre Zapfenfunktionsstörungen

- Stationäre Zapfenfunktionsstörungen können generalisiert (Monochromasien, kongenitale Farbsinnstörungen) oder seltener regional auftreten (kongenitale stationäre Zapfenfunktionsstörung).

10.2.1
Monochromasien

> Bei den Monochromasien sind alle drei Zapfensysteme (Stäbchenmonochromasie) oder die Rot-Grün Zapfensysteme (Blauzapfenmonochromasie) in der Funktion gestört.

Stäbchenmonochromasie

- Synonym: kongenitale Achromatopsie.
- Häufigkeit: sehr selten.
- Genetik: Autosomal-rezessiv: Mutationen im Gen der α-Untereinheit des zapfenspezifischen cGMP-regulierten Kationenkanals.
- Weitere assoziierte Gene wahrscheinlich.
- Symptomatik:
  - Visusminderung, Nystagmus, und Blendungsempfindlichkeit seit Geburt.
  - Komplette Form: keine Farbunterscheidung.
  - Inkomplette Form: ausgeprägte Farbsehstörung.
  - Keine Progredienz.
- Klinische Befunde:
  - Normaler Augenhintergrund.
  - Selten fehlender Foveolarreflex oder feine Pigmentepitheldefekte, sehr selten Schießscheibenmakulopathie.
- Funktionelle Untersuchungen:
  - Visus: ca. 0,1, bei der inkompletten Form manchmal etwas besser (0,3).
  - Farbensehen: Achromatopsie, am Anomaloskop Abgleich auf der Skotopisationsachse.
  - Gesichtsfeld: zentral relative Sensitivitätsminderung.
  - ERG: Fehlen der zapfenabhängigen Reizantworten, normale stäbchenabhängige Reizantworten. Beim inkompletten Typ können Restantworten des Zapfensystems vorhanden sein.
  - Adaptometrie: fehlende Zapfenadaptation, normale Stäbchenadaptation.
- Histologie: Stark reduzierte Zapfenzahl und abnorme Zapfenstruktur.

Blauzapfenmonochromasie

- Häufigkeit: extrem selten.
- Genetik: X-chromosomal; Mutationen in den Rot- und Grün-Opsin-Genen.
- Symptomatik:
  - Visusminderung, Blendungsempfindlichkeit und Farbsinnstörung seit Geburt.
  - Keine Progredienz.
  - Selten Nystagmus.
- Klinische Befunde: Normaler Augenhintergrund.
- Funktionelle Untersuchungen:
  - Visus ca. 0,2–0,3.
  - Farbensehen: nur Farben im Blaubereich richtig erkannt.
  - Gesichtsfeld: relative Sensitivitätsminderung.
  - ERG: Fehlen der zapfenabhängigen Reizantworten, normale stäbchenabhängige Reizantworten.
- Besonderheiten:
  - Sehverbesserung mit blauen Filtergläsern.
  - Konduktorinnen zeigen im ERG verlängerte Gipfelzeiten der zapfenabhängigen Reizantworten.
  - In einem Fall ist eine progrediente Makuladystrophie beschrieben worden.

10.2.2
Kongenitale stationäre Zapfenfunktionsstörung

- Häufigkeit: extrem selten.
- Genetik:
  - Einzelfälle, chromosomale Genlokalisation nicht bekannt.
- Symptomatik:
  - Kongenitale Visusminderung ohne Progression.
- Klinische Befunde:
  - Normaler Augenhintergrund.
- Funktionelle Untersuchungen:
  - Visus: variabel reduziert.
  - Farbensehen: normal oder mäßige unspezifische Störungen.
  - Gesichtsfeld: relatives oder absolutes zentrales Skotom.
  - ERG: normale zapfen- und stäbchenabhängige Reizantworten.
  - Multifokales ERG: zentrale Amplitudenreduktion.
- Besonderheiten: Differentialdiagnostisch ist zu beachten, daß auch progressive Zapfendystrophien regionale Unterschiede zeigen können.

10.2.3
Oligocone Trichromasie

■ Häufigkeit: extrem selten.

■ Genetik:

● Einzelfälle; Erbgang oder chromosomale Genlokalisation nicht bekannt.

■ Symptomatik:

● Stationäre Visusminderung bei gutem Farbensehen.
● Blendempfindlichkeit.
● Nystagmus.

■ Klinische Befunde: normaler Augenhintergrund.

■ Funktionelle Untersuchungen:

● Visus: ca. 0,1, manchmal besser.
● Farbensehen: normal oder fast normal.
● Gesichtsfeld: relatives zentrales Skotom.
● ERG: zapfenabhängige Reizantworten stark reduziert oder fehlend, normale stäbchenabhängige Reizantworten.
● EOG: normal.

■ Besonderheiten: Die Ursache ist möglicherweise eine gestörte Zapfenentwicklung, wobei nur eine geringe Zahl aller 3 Zapfentypen entsteht.

10.3
Kongenitale Farbsinnstörungen

> Anomale Trichromasien und Dichromasien sind die häufigsten stationären Zapfenfunktionsstörungen. Wegen der X-chromosomalen Vererbung, fehlender klinischer Beschwerden außer den Farbverwechslungen und den eindeutigen Ergebnissen der Farbsinnuntersuchung am Anomaloskop bestehen nur selten differentialdiagnostische Schwierigkeiten. Sehr selten finden sich bei Frauen kongenitale Farbsinnstörungen.

■ Häufigkeit: Deuteranomalie (5% der Männer), Protanomalie (1%), Deuteranopie (1%), Protanopie (1%), Tritanopie (0,2%).

■ Genetik:

● X-chromosomal (alle Deutan- und Protanstörungen): Mutationen und Rearrangements in den Rot- und Grün-Opsin-Genen (führen zu Funktionsverlust oder zur Verschiebung der maximalen spektralen Empfindlichkeit).

● Autosomal-dominant, variable Expression (Tritanstörung): Mutationen im Blau-Opsin-Gen.

■ Symptomatik:

● Kongenitale stationäre Farbsinnstörung.

■ Klinische Befunde:

● Normaler Augenhintergrund.

■ Funktionelle Untersuchungen:

● Visus, Gesichtsfeld, ERG und EOG normal.
● Farbensehen: entsprechende spezifische Befunde am Anomaloskop.

■ Besonderheiten:

● Die Kenntnis der Farbsinnstörung ist wichtig zur Abgrenzung von hereditären und erworbenen Netzhauterkrankungen sowie für Eignungsprüfungen.

10.4
Albinismus

■ Der Begriff Albinismus faßt eine genetisch heterogene Gruppe von Erkrankungen mit klinisch ähnlichem Erscheinungsbild zusammen: verschiedene Formen des okulokutanen Albinismus (autosomal rezessiv), Formen des okulären Albinismus (autosomal-rezessiv, X-chromosomal) sowie einige seltenere Syndrome. Mutationen in verschiedenen Genen mit Bedeutung für den Tyrosinasestoffwechsel (Tyrosinase-Gen, P-Gen) sowie in weiteren Genen (HPS-Gen, CHS1-Gen, OA1-Gen) wurden beschrieben.

■ Typische Symptome sind ein reduzierter Visus, Nystagmus und teilweise Photophobie. Insbesondere beim okulären Albinismus ist die Abgrenzung zu anderen kongenitalen Netzhaut-Aderhaut-Dystrophien wichtig.

■ Bei Konduktorinnen des X-chromosomalen okulären Albinismus besteht eine fleckige Funduspigmentierung, die u. U. zu Fehldiagnosen führen kann (Abb. 14.48).

■ Weitere Symptome bei allen Albinismusformen: Hypopigmentierung von Iris und Fundus, Foveahypoplasie und vermehrte Kreuzung der Nervenfasern im Chiasma opticum. Eine Differentialdiagnose ist daher mit getrennter Ableitung des Muster-VEP über beiden Hemisphären möglich.

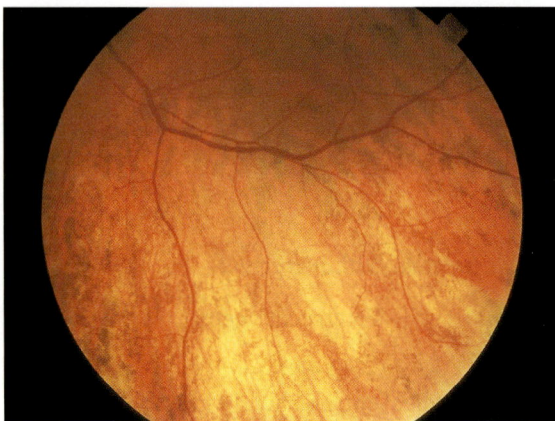

Abb. 14.48. Albinismus: fleckige Pigmentierung bei einer Konduktorin eines X-chromosomalen Albinismus

11
Differentialdiagnosen zu Netzhaut-Aderhaut-Dystrophien

Zahlreiche Differentialdiagnosen zu hereditären Netzhaut-Aderhaut-Dystrophien sind zu erwägen: hereditäre vaskuläre Netzhauterkrankungen, sekundäre Netzhaut-Aderhaut-Degenerationen, altersbedingte Makuladegeneration, hereditäre Optikusatrophien, Vitamin-A-Mangel (Tabelle 14.8).
Die Bedeutung der Differentialdiagnose liegt darin, potentiell behandelbare Augenerkrankungen nicht mit hereditären Erkrankungen zu verwechseln und in Bezug auf die Prognose und die Folgen für die persönlichen Lebensumstände und das soziale Umfeld richtig zu beraten.

11.1
Hereditäre vaskuläre Netzhauterkrankungen

■ Hereditäre vaskuläre Netzhauterkrankungen sind eine potentielle Differentialdiagnose zu hereditären Netzhaut-Aderhaut-Dystrophien. Zu dieser Gruppe gehören die exsudativen Vitreoretinopathien, das Norrie-Syndrom und die Incontinentia pigmenti.

■ Gemeinsam ist diesen Erkrankungen, daß durch sekundäre Veränderungen nach exsudativer Netzhautablösung ausgeprägte Pigmentveränderungen auftreten können. Bei frühzeitiger Erkennung peripherer Gefäßanomalien ist durch Laser- oder Kryokoagulation eine Stabilisierung und die Verhinderung der Progression zur Netzhautablösung möglich.

Vitreoretinale Chirurgie kann u. U. in fortgeschrittenen Fällen indiziert sein. Das Norrie-Syndrom ist allerdings in der Regel wegen der bereits bei Geburt stark ausgeprägten Veränderungen nicht behandelbar.

■ Die autosomal-dominante Form der exsudativen Vitreoretinopathien (chromosomale Genlokalisation: 11q13) zeigt eine sehr variable Ausprägung von dezenten, nur angiographisch erkennbaren Gefäßveränderungen, über periphere Gefäßveränderungen ähnlich einer Frühgeborenenretinopathie bis hin zur frühkindlichen beidseitigen totalen Netzhautablösung.

■ Die X-chromosomale Form der exsudativen Vitreoretinopathien (Mutationen im Norrie-Gen) ist in der Regel stärker ausgeprägt als die dominante Form (Abb. 14.49). Im Gegensatz zum Norrie-Syndrom keine extraokulären Veränderungen.

■ Das X-chromosomale vererbte Norrie-Syndrom (Mutationen im Norrie-Gen) ist gekennzeichnet durch frühkindliche beidseitige Netzhautablösung bei Jungen. Hörstörungen und mentale Retardierung sind nicht selten. Manifestierende Konduktorinnen mit degenerativen Netzhautveränderungen sind selten beschrieben.

■ Incontinentia pigmenti (Bloch-Sulzberger-Syndrom, chromosomale Genlokalisationen: Xp11, Xq28) ist wegen der hohen intrauterinen Letalität bei männlichen Feten nahezu nur bei Frauen zu beobachten. Nach Geburt treten Hauteffluoreszenzen auf, die im Narbenstadium Pigmentierungen zeigen. Diese können sich zurückbilden, so daß sie

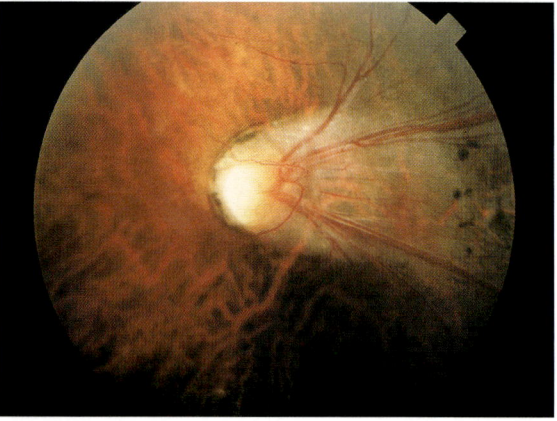

Abb. 14.49. X-chromosomale exsudative Vitreoretinopathie: ausgeprägte Gefäßverziehung nach temporal und sekundäre Pigmentverklumpungen

Tabelle 14.8. Differentialdiagnose der Pseudoretinopathia pigmentosa

Ursachen	Beispiele
Entzündungen	Lues
	Röteln
	Seltener Zytomegalievirusinfektion, Toxoplasmose und Herpesinfektion
Medikamente	Phenothiazine: Thioridazin, Chlorpromazin
	4-Aminoquinolone: Chloroquin, Hydroxychloroquin, Chinin
	Desferrioxamin
	Clofazamine
Zustand nach rhegmatogener Netzhautablösung	
Zustand nach nichtrhegmatogener Netzhautablösung	Vogt-Koyanagi-Harada-Syndrom
	Uveale Effusion
	Gestose
Hereditäre Netzhauterkrankungen	Fundus flavimaculatus
	Pigmentierte paravenöse chorioretinale Atrophie
	Lokalisierte Pigmentdystrophien
	Weibliche Überträger von Retinopathia pigmentosa und Chorioideremie
Erworbene Netzhautdegenerationen	Periphere retikuläre Pigmentdegeneration
	Periphere Pflastersteindegeneration
Einseitige Befunde:	
Zustand nach Trauma/perforierender Verletzung (evtl. mit intraokularem Fremdkörper)	
Zustand nach Arterienverschluß	
Zustand nach Entzündung	Chorioretinitis
	Diffuse unilaterale subakute Neuroretinitis
	Skleritis posterior
	Sympathische Ophthalmie

oft im späteren Leben nicht mehr eindeutig zu erkennen sind. Am Auge können periphere vaskuläre Veränderungen ähnlich einer Frühgeborenenretinopathie auftreten, die zur Netzhautablösung fortschreiten können (Abb. 14.50).

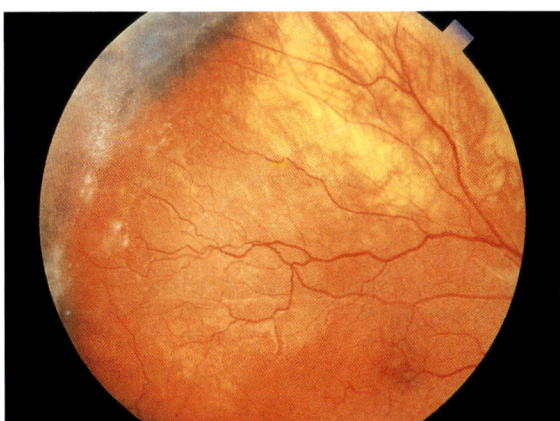

Abb. 14.50. Incontinentia pigmenti: periphere Gefäßanomalien mit Leistenbildung ähnlich einer Frühgeborenenretinopathie

11.2
Sekundäre Netzhaut-Aderhaut-Degenerationen

■ Sekundäre Netzhaut-Aderhaut-Degenerationen in einer Ausprägung, die zu einer Verwechslung mit hereditären Netzhaut-Aderhaut-Dystrophien führen kann, sind wahrscheinlich selten.

■ Mögliche Ursachen sind: chorioretinale Entzündungen (u.a. Lues, Masern, Borreliose), Autoimmunerkrankungen, Medikamentennebenwirkungen sowie andere Netzhauterkrankungen (u.a. spontan angelegte Netzhautablösung, regressive Stadien einer Frühgeborenenretinopathie).

■ Eine Seitenungleichheit der Befunde ist bei sekundären Netzhaut-Aderhaut-Degenerationen häufiger als bei Netzhaut-Aderhaut-Dystrophien, allerdings gibt es auch Fälle mit unilateraler Retinopathia pigmentosa oder eine variable Ausprägung bei Makuladystrophien.

■ In Verdachtsfällen ist eine serologische Abklärung und u.U. eine weitergehende internistische, pädiatrische oder neurologische Diagnostik erforderlich.

11.2.1
Postentzündliche Netzhaut-Aderhaut-Degenerationen

■ Eine Reihe von entzündlichen Erkrankungen können die Netzhaut und Aderhaut betreffen und nach Abklingen der akuten Phase eine ausgeprägte, Retinopathia-pigmentosa-ähnliche Pigmentbildung induzieren. Eine eindeutige Differenzierung ist nur bei Nachweis der Infektion oder Beobachtung des akuten Krankheitsverlaufs möglich. In Einzelfällen kann ein relativ guter funktioneller Befund bei ausgeprägten morphologischen Veränderungen den Verdacht auf eine sekundäre Netzhautdegeneration ergeben.

■ Wichtige Formen sind:

- Masernretinopathie: keine Therapiemöglichkeit (Abb. 14.51).
- Luesretinopathie: konnatal oder erworben. Antibiotische Therapie bei aktiven Stadien einer Lues unabdingbar (Abb. 14.52).

■ Andere entzündliche Erkrankungen, wie z.B. die diffuse unilaterale subakute Neuroretinitis (durch Helminthen), die akute posteriore multifokale plaquoide Pigmentepitheliopathie (APMPPE) oder die akute zonale okkulte äußere Retinopathie (AZOOR) können persistierende Pigmentveränderungen und Funktionsstörungen verursachen.

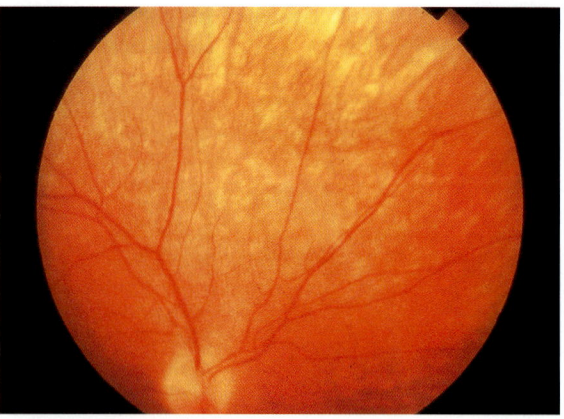

Abb. 14.52. Luesretinopathie: fleckförmige Aufhellungen in der mittleren Peripherie im frühen Stadium

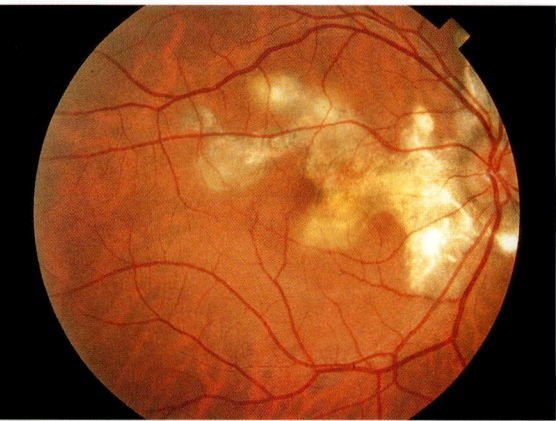

Abb. 14.53. Chorioiditis serpiginosa: schlangenförmige Narbenbildung am hinteren Pol, akute Entzündung im unscharfen Areal temporal oberhalb der Fovea

■ Die Choroiditis serpiginosa ist als Abgrenzung zur seltenen autosomal dominanten helikoiden peripapillären chorioretinalen Dystrophie von Bedeutung (Abb. 14.53). Bei fehlenden akuten entzündlichen Veränderungen und fehlender Möglichkeit einer Familienuntersuchung kann die Differenzierung unmöglich sein. Im akuten Stadium kann eine Therapie mit Kortikosteroiden versucht werden.

11.2.2
Autoimmunerkrankungen mit Netzhaut-Aderhaut-Degenerationen

■ Eine Reihe von Autoimmunerkrankungen betreffen auch die Netzhaut oder Aderhaut. Dabei kann es bezüglich der Symptomatik und der Funktionsdiagnostik zu Überschneidungen kommen. Die Ausprägung der Funktionsstörungen und die

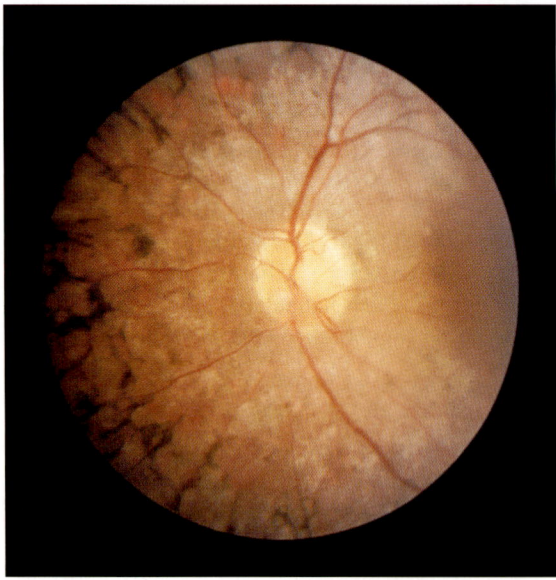

Abb. 14.51. Masernretinopathie: ausgeprägte Knochenkörperchenbildung und verengte Gefäße 16 Jahre nach dem akuten Stadium

klinischen und funktionellen Befunde bei Autoimmunerkrankungen ist sehr variabel.

■ Die Bird-shot-Retinopathie ist eine HLA-A29 assoziierte Erkrankung, die in der Regel durch die typischen radiär von der Papille ausstrahlenden ovalären chorioatrophischen Herde keine diagnostischen Schwierigkeiten bereitet. Das Gesichtsfeld kann variable Ausfälle (Ringskotome, konzentrische Einengungen) zeigen und das ERG teils sehr ausgeprägte Amplitudenreduktion aufweisen. In Einzelfällen kann es daher zu Verwechslungen mit einer hereditären generalisierten Netzhaut-Aderhaut-Dystrophie kommen. In der aktiven Phase kann eine antiinflammatorische Therapie erfolgreich sein (s. auch Kap. 11).

■ Die Ursachen der paravenösen pigmentierten retinochoroidalen Atrophie (PPRCA) sind nicht genau geklärt (Abb. 14.54). Da nicht eindeutig familiäre Fälle beschrieben wurden, geht man von einer postentzündlichen Erkrankung aus, wobei zahlreiche Ursachen (u. a. Lues, Tuberkulose, M. Behçet) angeführt wurden. Ein eindeutiger Zusammenhang ist jedoch nicht nachgewiesen, ebenso wie nur äußerst selten aktive Stadien oder die Progression einer PPRCA beobachtet wurden. Die Makula ist oft nicht betroffen, der Visus daher gut. Gesichtsfeld, ERG und EOG sind abhängig von Lage und Ausprägung der Degenerationen verändert.

■ Paraneoplastische Netzhautdegenerationen lassen sich in 2 Gruppen, die karzinomassoziierten Retinopathien (CAR) und die melanomassoziierten Retinopathien (MAR) unterscheiden. Ursache sind wahrscheinlich vom Tumor abgegebene Proteine, die retinalen Proteinen ähneln und dadurch eine Antigenreaktion gegen retinales Gewebe auslösen. Während bei CAR verschiedene Proteine zugrunde liegen und Antikörper gegen unterschiedliche okulare Gewebe nachgewiesen wurden, ist bei MAR stets eine Antikörperreaktion gegen retinale Bipolarzellen nachweisbar. CAR präsentiert sich mit einem progredienten Funktionsverlust ähnlich einer rasch progredienten Netzhaut-Aderhaut-Dystrophie, während bei MAR eine plötzliche erworbene Nachtblindheit mit Lichtsensationen im Vordergrund steht. Bei CAR ist eine völlige Erblindung möglich, bei MAR sehr unwahrscheinlich. Im ERG sind bei CAR alle Reizantworten reduziert bis fehlend, während bei MAR ein negatives ERG und eine fehlende ON-Antwort vorliegt. Die Bedeutung einer Therapie mit Kortikosteroiden ist umstritten. CAR-ähnliche Krankheitsbilder ohne Nachweis eines Primärtumors sind ebenfalls beschrieben.

11.2.3
Medikamentös induzierte Netzhaut-Aderhaut-Degenerationen

■ Zahlreiche Medikamente können toxische Nebenwirkungen an der Netzhaut induzieren. In der Regel läßt sich die Differentialdiagnose durch eine Medikamentenanamnese stellen.

■ Chloroquin hat eine hohe Bedeutung wegen des häufigen Einsatzes zur Therapie verschiedener Autoimmunerkrankungen. Zunächst entsteht eine perizentrale betonte Makulopathie (Abb. 14.55). In

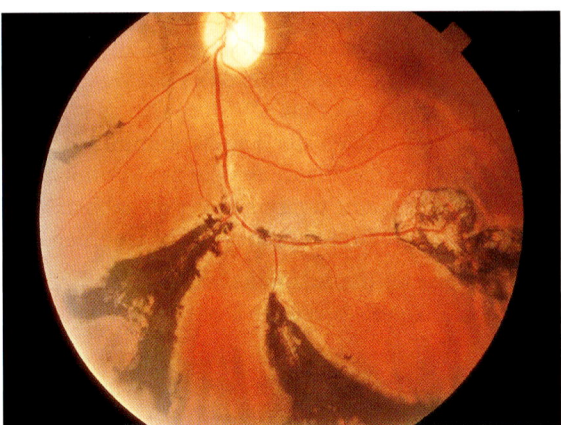

Abb. 14.54. Paravenöse pigmentierte retinochorioidale Atrophie: stark pigmentierte Areale entlang der großen Venen

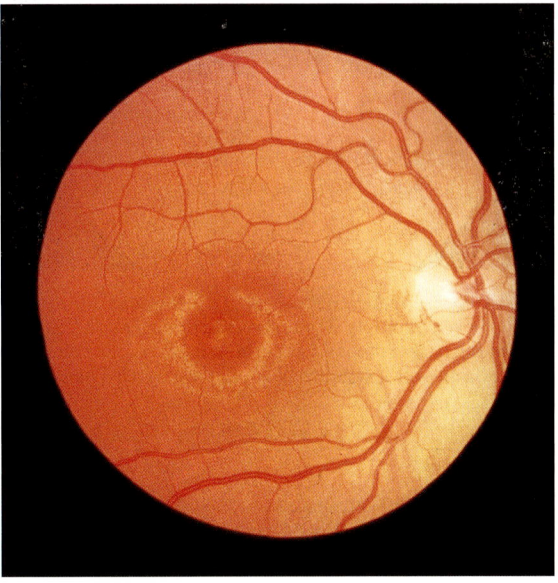

Abb. 14.55. Chloroquinretinopathie: schießscheibenförmige Pigmentepitheldefekte (s. auch S. 355 u. 937)

fortgeschrittenen Fällen kann nach Absetzen der Medikation eine progrediente Netzhautdegeneration auftreten. Aus diesen Gründen ist eine regelmäßige Kontrolle (Farbensehen, zentrale automatische Perimetrie) erforderlich. Hydroxychloroquin hat eine höhere therapeutische Sicherheit als Chloroquin.

11.2.4
Postexsudative Netzhaut-Aderhaut-Degeneration

■ Ausgedehnte Pigmentverklumpungen können selten bei spontan angelegter Netzhautablösung, nach Traumen (schweren Kontusionen) oder nach höhergradigen Stadien einer Retinopathia prämaturorum auftreten, dabei sind variable Funktionseinschränkungen mit Gesichtsfeldausfällen und ERG-Reduktion möglich (Abb. 14.56).

■ Die Differentialdiagnose ist nicht schwierig, wenn in der akuten Situation eine Netzhautablösung oder akute Traumafolge beobachtet wurde.

■ Insbesondere bei quadrantenförmig oder anderweitig regional begrenzten Pigmentverklumpungen verbleibt gelegentlich die Diagnose einer spontan angelegten Netzhautablösung nach Ausschluß anderer Differentialdiagnosen.

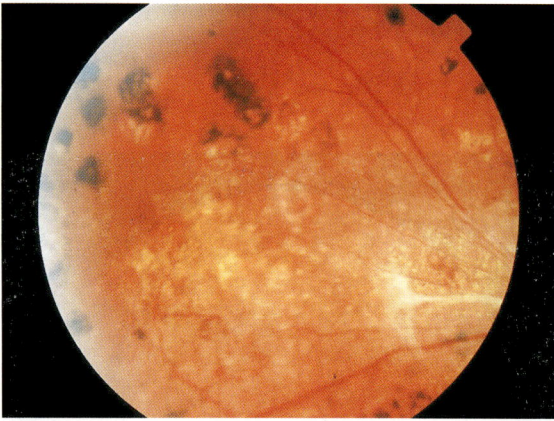

Abb. 14.56. Frühgeborenenretinopathie, Narbenstadium (Alter 12 Jahre): multiple Pigmentverklumpungen und Gefäßverziehung nach temporal bei Zustand nach exsudativer Netzhautablösung mit spontaner Wiederanlage (ohne Therapie)

11.3
Altersbedingte Makuladegeneration

■ Klinische Zeichen (Drusen, geographische Atrophien, Pigmentepitheldefekte) und funktionelle Störungen (Visusminderung, Farbsinnstörungen, zen-

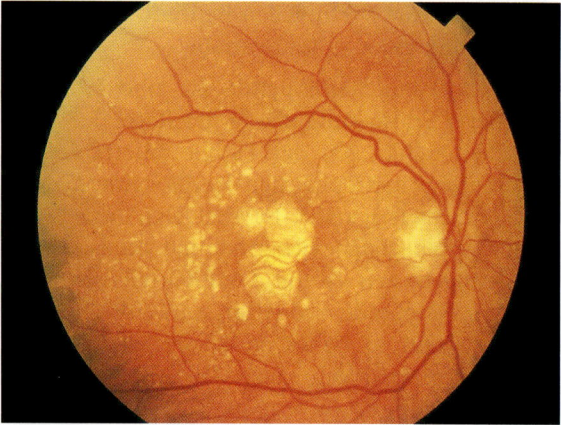

Abb. 14.57. Altersabhängige Makuladegeneration: Drusen und scharf begrenzte geographische Atrophie

trale Gesichtsfelddefekte) hat die altersabhängige Makuladegeneration mit verschiedenen hereditären Makuladystrophien gemeinsam.

■ Eine Verwechslungsgefahr besteht v. a. bei spät beginnenden Makuladystrophien und in atrophischen Spätstadien beider Erkrankungsformen (Abb. 14.57).

■ Das erhöhte Risiko für die Entwicklung einer altersabhängigen Makuladegeneration bei bestimmten Mutationen im ABCR-Gen auch im heterozygoten Status sowie epidemiologische Daten weisen darauf hin, daß bei altersabhängiger Makuladegeneration auch genetische Faktoren eine Rolle spielen. Die Bedeutung einer möglichen genetischen Überschneidung zwischen altersabhängiger Makuladegeneration und hereditären Makuladystrophien muß weiter analysiert werden.

11.4
Hereditäre Optikusatrophien

■ Hereditäre Optikusatrophien sind differentialdiagnostisch von Bedeutung, da es bei vielen hereditären Netzhaut-Aderhaut-Dystrophien zu atrophischen Veränderungen der Papille kommt. Typisch ist eine wachsgelbe, blasse Papille bei Retinopathia pigmentosa und eine temporale Papillenabblassung bei Zapfen- und Zapfen-Stäbchen-Dystrophien.

■ Hereditäre Optikusatrophien sind wesentlich seltener als Netzhaut-Aderhaut-Dystrophien.

■ Die häufigsten Formen sind die vorwiegend Männer betreffende mitochondrial vererbte hereditäre Leber-Optikusneuropathie (Abb. 14.58) und die mit sehr variabler Expression auftretende autosomal-dominante Optikusatrophie (Abb. 14.59). Opti-

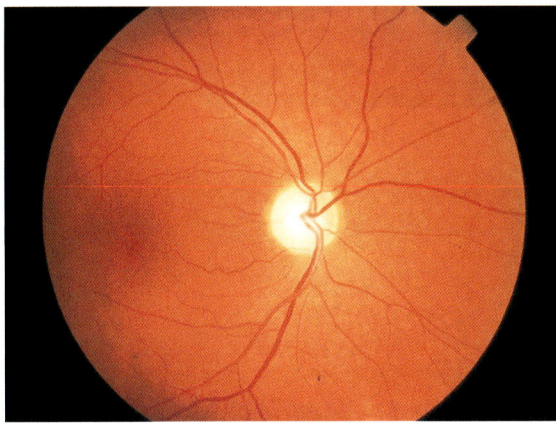

Abb. 14.58. Hereditäre Leber-Optikusneuropathie: Optikusatrophie im Spätstadium

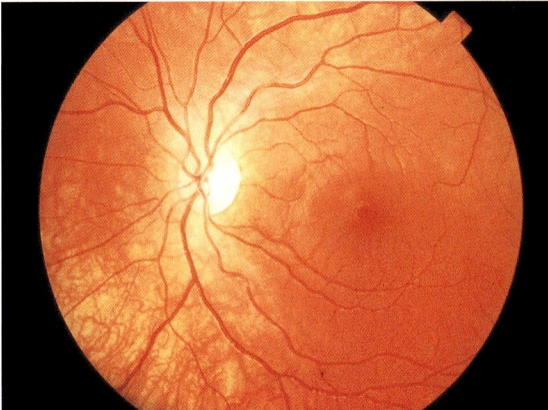

Abb. 14.59. Autosomal-dominante Optikusatrophie: temporal betonte Papillenabblassung

kusatrophien mit anderen Vererbungsmodi oder im Zusammenhang mit bestimmten Syndromen sind extrem selten.

11.5
Vitamin-A-Mangel

■ Am häufigsten ist Vitamin-A-Mangel aufgrund von Mangel- oder Fehlernährung, vorwiegend in Entwicklungsländern (Xerophthalmie).

■ Außer bei massiver Fehlernährung findet sich in Industrieländern ein Vitamin A-Mangel in Zusammenhang mit intestinaler Fettmalabsorption (z.B. bei exokriner Pankreasfunktionsstörung) oder bei Lebererkrankungen (z.B. bei zystischer Fibrose oder Leberzirrhose). In Frühstadien besteht eine reduzierte Dunkeladaptation. In fortgeschrittenen Stadien bestehen zusätzlich grau-weiße Flecken im retinalen Pigmentepithel, periphere Gesichtsfeldausfälle und reduzierte Reizantworten im ERG. Unter Therapie sind die retinalen Veränderungen in der Regel reversibel.

■ In diesen Fällen ist eine Vitamin-A-Substitution erforderlich.

WEITERFÜHRENDE LITERATUR

Bateman JB, Lang GE, Maumenee IH (1994) Multisystem genetic disorders associated with retinal dystrophies. In: Ryan SJ, Ogden TE (eds) Retina, 2nd edn. Mosby, St. Louis, p 467

Berson EL (1994) Retinitis pigmentosa and allied diseases. In: Albert DM, Jakobiec FA (eds) Principles and practice of ophthalmology, vol 2. Saunders, Philadelphia

Carr RE (1994) Abnormalities of cone and rod function. In: Ryan SJ, Ogden TE (eds) Retina, 2nd edn. Mosby, St. Louis, p 502

Cavender JC, Ai E, Lee S (1993) Hereditary macular dystrophies. In: Tasman W, Jaeger EA (eds) Duane's clinical ophthalmology, vol III. Lippincott-Raven, Philadelphia

Deutmann AF (1994) Macular dystrophies. In: Ryan SJ, Ogden TE (eds) Retina, 2nd edn. Mosby, St. Louis, p 1186

Fulton AB (1994) Delayed visual development, early retinal degenerations, and assesment of retinal function in children. In: Albert DM, Jakobiec FA (eds) Principles and practice of ophthalmology, vol 4. Saunders, Philadelphia

Gass JDM (1997) Stereoscopic atlas of macular diseases diagnosis and treatment, 4th edn. Mosby, St. Louis

Harding GFA, Odom JV, Spileers W et al. (1996) Standard for visual evoked potentials. Vision Res 36:3567

Hayasaka S, Shoji K, Kanno C-I et al. (1985) Differential diagnosis of diffuse choroidal atrophies. Retina 5:30

Heckenlively JR, Arden GB (eds) (1991) Principles and practice of clinical electrophysiology of vision. Mosby, St. Louis

Jurklies B, Zrenner E, Wessing A (1997) Retinitis pigmentosa – klinische, genetische und pathophysiologische Aspekte. Kl Monatsbl Augenheilkd 210:1

Jurklies B, Jurklies C, Schmidt U, Wessing A (1999) Bietti's crystalline dystrophy of the retina and cornea. Retina 19:169

Kellner U (1996) Die progressiven Zapfendystrophien. Enke, Stuttgart

Kellner U, Jandeck C, Kraus H, Foerster MH (1998) Hereditäre Makuladystrophien. Ophthalmologe 95:597

Kellner U, Ladewig M, Heinrich C (1999) Hereditäre Netzhautdystrophien. Enke, Stuttgart (CD-ROM)

Marmor MF, Zrenner E (1993) Standard for clinical electrooculography. Arch Ophthalmol 111:601

Marmor MF, Zrenner E (1995) Standard for clinical electroretinography (1994 update). Doc Ophthalmol 89:199

Reichel EL (1994) Hereditary cone dysfunction syndromes. In: Albert DM, Jakobiec FA (eds) Principles and practice of ophthalmology, vol 2. Saunders, Philadelphia

Reichel EL, Sandberg MA (1994) Hereditary macular degenerations. In: Albert DM, Jakobiec FA (eds) Principles and practice of ophthalmology, vol 2. Saunders, Philadelphia

Robertson JE, Westra I (1994) Hereditary vitreoretinal degenerations. In: Ryan SJ, Ogden TE (eds) Retina, 2nd edn. Mosby, St. Louis, p 515

Traboulsi EI (ed) (1998) Genetic diseases of the eye. Oxford Univ Press, Oxford

Weleber RG (1994) Retinitis pigmentosa and allied disorders. In: Ryan SJ, Ogden TE (eds) Retina, 2nd edn. Mosby, St. Louis, p 335

Weleber RG (1995) Degeneration and atrophy of the choroid. In: Tasman W, Jaeger EA (eds) Duane's clinical ophthalmology, vol IV. Lippincott-Raven, Philadelphia

KAPITEL 15

Intraokulare Tumoren 15

1 Tumoren der Iris 433
1.1 Melanom/Nävus 433
1.1.1 Symptome und Befunde 433
1.1.2 Ungünstige prognostische Faktoren 434
1.1.3 Histologische Gruppen 434
1.1.4 Ergänzende Untersuchungen 434
1.1.5 Prozedere/Therapie 434
1.2 Iriszysten 435
1.2.1 Primäre Zysten 435
1.2.2 Sekundäre Zysten 435
1.3 Metastasen in der Iris 435
1.3.1 Befunde 435
1.3.2 Ursprung 435
1.3.3 Prognose und Therapie 435
1.4 Differentialdiagnose – Raumforderungen der Iris 436

2 Tumoren des Ziliarkörpers 436
2.1 Ziliarkörpermelanome 436
2.2 Tumoren des Ziliarepithels 437
2.2.1 Adenom 437
2.2.2 Medulloepitheliom 437
2.2.3 Pseudoepitheliomatöse Hyperplasie 437

3 Netzhauttumoren 438
3.1 Kavernöses Hämangiom 438
3.2 Kapilläres Hämangiom – Angiomatosis retinae – von Hippel (Phakomatose) 438
3.3 Razemöses Hämangiom (Phakomatose) 439
3.4 Retinales Astrozytom (Phakomatose) 439
3.5 Glioneurom 439
3.6 Retinoblastom 440
3.7 Metastasen der Netzhaut 443
3.8 Retinopathie bei malignen Erkrankungen 443
3.8.1 Paraneoplastische Retinopathie oder tumorassoziierte Retinopathie 443
3.8.2 BDUMP – Bilaterale diffuse uveale melanozytäre Proliferation 443

4 Tumoren des retinalen Pigmentepithels 444
4.1 Hyperplasie des retinalen Pigmentepithels 444
4.2 Hyperplasie des retinalen Pigmentepithels bei familiärer adenomatöser Polyposis coli 444
4.3 Reaktive Pigmentepithelproliferation 444
4.4 Kombiniertes pigmentepitheliales und retinales Hamartom 445
4.5 Adenom und Adenokarzinom 445
4.6 Melanozytom 445

5 Aderhauttumoren 446
5.1 Aderhautnävus 446
5.2 Malignes Melanom der Aderhaut 446
5.3 Aderhautmetastasen 449
5.4 Osteom der Aderhaut 450
5.5 Aderhauthämangiom 450
5.5.1 Umschriebenes Aderhauthämangiom 450

5.5.2 Diffuses Aderhauthämangiom beim Sturge-Weber-Syndrom (Phakomatose) 451
5.6 Andere seltene Tumoren der Aderhaut und des Ziliarkörpers 452

6 Tumoren mit Beteiligung des Glaskörpers 452
6.1 Non-Hodgkin-Lymphom 452

1
Tumoren der Iris

1.1
Melanom/Nävus

Irisnävus und Irismelanom werden gemeinsam abgehandelt, da die Unterscheidung äußerst schwierig ist. Selbst histologisch/zytologisch gelingt die Diagnose oft nicht sicher, da fließende Übergänge zum Spindelzellmelanom bestehen. Grundsätzlich werden die Veränderungen zunächst unter Standardbedingungen (Pilocarpinmiosis) photodokumentiert. Im Falle eines Wachstums bzw. zunehmender Vaskularisation erfolgt die Exzision.

1.1.1
Symptome und Befunde

■ Nävus und Melanom sind in ca. 70% der Fälle asymptomatisch.

■ Glaukom.

■ Katarakt.

■ Uveitis.

■ Hyphäma.

■ Heterochromie.

1.1.2
Ungünstige prognostische Faktoren

- Erstmanifestation vor dem 20. Lebensjahr.
- Tumordurchmesser >3 mm.
- Tumorprominenz >1 mm.
- Zelltyp: epitheloid- oder gemischtzellig.
- Ausgeprägte bzw. zunehmende Vaskularisation.
- Ectropium uveae.
- Dokumentiertes Wachstum.
- Kammerwinkelpigmentierungen(Aussaat).
- Spontane Blutungen.

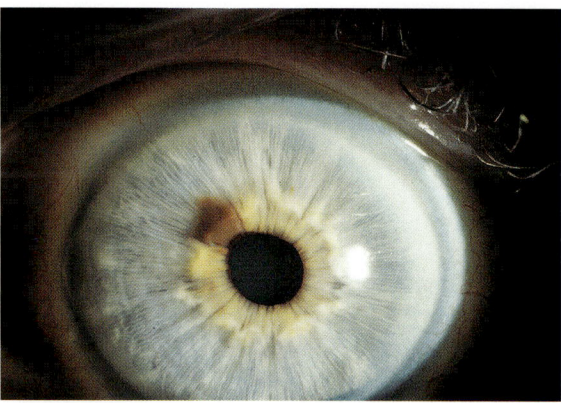

Abb. 15.1. Irisnävus. In der seitlichen Beleuchtung ist die leichte Tumorprominenz zu erkennen

1.1.3
Histologische Gruppen

- 1. Melanozytose.
- 2. Melanozytom.
- 3. Epitheloidzellnävus.
- 4. Intrastromaler Spindelzellnävus.
- 5. Spindelzellnävus.
- 6. „Borderline-Spindelzellnävus".
- 7. Spindelzellmelanom.
- 8. Gemischtzelliges Melanom.
- 9. Epitheloidzelliges Melanom.
- Diagnostische Hinweise:
  - Die Gruppen 1–4 sind benigne.
  - Die Gruppen 5 und 6 stellen mögliche Übergangsformen dar.
  - Die Gruppen 7–9 weisen maligne Verläufe auf.
- Die klinische Einschätzung läßt keine sicheren Rückschlüsse auf den Malignitätsgrad zu (Abb. 15.1 und 15.2).

1.1.4
Ergänzende Untersuchungen

- Fluoreszeinangiographie der Iris.
- Ultraschallbiomikroskopie (33–100 MHz).

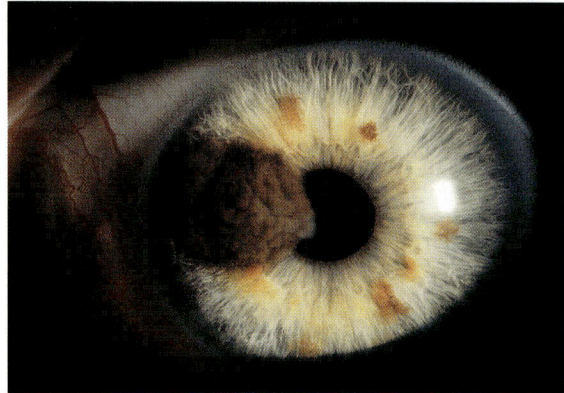

Abb. 15.2. Irismelanom

1.1.5
Prozedere/Therapie

- Photodokumentation zur Kontrolle eines Größenwachstums unter Standardbedingungen (Pilocarpinmiosis).
- Ultraschall(-biomikroskopie) zur Dokumentation der Tiefenausdehnung und zur Kontrolle eines Größenwachstums.
- Resektion bei dokumentiertem Wachstum oder starkem Verdacht einer malignen Tumorform. Alternativ steht die Strahlentherapie (Brachytherapie oder Protonentherapie) zur Verfügung.
- Die Prognose nach Exzision eines Irismelanoms ist relativ gut. Wichtige prognostische Faktoren sind Tumorgröße, Lokalisation (ungünstigere Prognose bei Ziliarkörperbeteiligung) und eine extrasklerale Ausbreitung.

- Patienten mit histologisch gesichertem, reseziertem Irismelanom werden in 6-Monats-Intervallen kontrolliert (Metastasen, Rezidive, Satellitenläsionen).

1.2 Iriszysten

> Bei Iriszysten werden primäre und sekundäre Formen unterschieden. Bei den primären Zysten wird zwischen stromalen und pupillären Zysten unterschieden.

1.2.1 Primäre Zysten

- Manifestation als pupilläre Zysten, Zysten des Irisstromas und am häufigsten als Zysten der Irisrückfläche im Bereich der Iriswurzel mit Vorwölbung des Stromas.
- Zysten des Irisstromas können angeboren oder erworben vorliegen.
- Primäre Iriszysten haben meist einen benignen Charakter.
- Beobachtung und Augeninnendruckkontrollen sind meist ausreichend.

1.2.2 Sekundäre Zysten

- Epithelial:
  - Medikamenteninduziert (z. B. Parasympathikomimetika).
- Als Folge intraokularer Tumoren können Iriszysten beim Medulloepitheliom oder Uveamelanom entstehen.
- Bei parasitären Erkrankungen können Iriszysten entstehen.
- Sekundäre Iriszysten haben meist einen progredienten Charakter mit nachfolgenden Komplikationen (Sekundärglaukom, Visusminderung usw.).
- Bei Komplikationen chirurgische Exzision (Sektoriridektomie).

1.3 Metastasen in der Iris

1.3.1 Befunde

- Visusabfall (80%).
- Sichtbare Raumforderung (72%).
- Rotes Auge (56%).
- Schmerzen (56%).
- Glaukom (56%).
- Iridozyklitis (44%).
- Hyphäma (24%).
- Rubeosis iridis.
- Irisatrophie.
- Pseudohypopyon.
- Gräulich weiße homogene Raumforderung mit deutlicher Vaskularisation (Fluoreszeinangiographie der Iris).

1.3.2 Ursprung

- Bronchialkarzinom (50%).
- Mammakarzinom (20%; Abb. 15.3).

1.3.3 Prognose und Therapie

- Die mittlere Lebenserwartung liegt bei ca. 6 Monaten.
- Eine externe Radiatio kann sinnvoll sein.

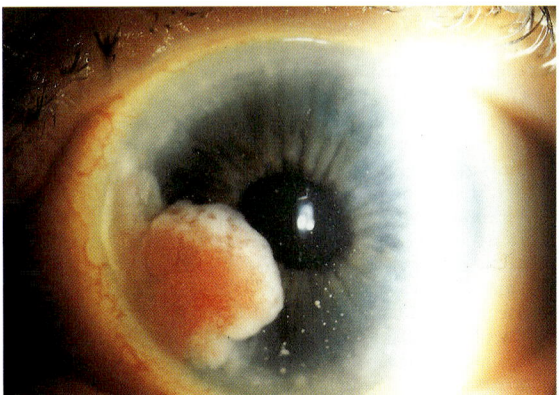

Abb. 15.3. Irismetastase eines Mammakarzinoms

1.4
Differentialdiagnose – Raumforderungen der Iris

- Irismelanom.
- Irisnävus.
- Iriszyste.
- Essentielle Irisatrophie.
- Fremdkörper der Iris.
- Irismetastase.
- Periphere anteriore Synechien.
- Leiomyom.
- Melanozytom.
- Reaktive lymphoide Hyperplasie.
- Xanthogranulom.
- Adenom der Iris.
- Pigmentepithelhyperplasie.
- Iridoschisis.
- Anteriores Staphylom.
- Entzündliche Raumforderung.
- Koeppe- oder Busacca-Knoten.
- Hornhaut- oder Skleraperforation.
- Epitheleinwachsung.
- Ectropium uveae.
- Segmentale Melanosis oculi.

WEITERFÜHRENDE LITERATUR

Dart JK, Marsh RI, Garner A, Cooling RJ (1988) Fluorescein angiography of anterior uveal melanocytic tumors. Br J Ophthalmol 72:326
Davidorf FH (1981) The melanoma controversy. A comparison of choroidal, cutaneous, and iris melanomas. Surv Ophthalmol 25:373
Demler U (1982) Fluorescence angiographical studies in the diagnosis and follow-up of tumors of the iris and ciliary body. Adv Ophthalmol 42:1
Egan KM, Seddon JM, Glynn RJ et al. (1988) Epidemiologic aspects of uveal melanoma. Surv Ophthalmol 32:239
Ferry AP (1965) Lesions mistaken for malignant melanoma of the iris. Arch Ophthalmol 74:9
Freeman TR, Friedman AH (1975) Metastatic carcinoma of the iris. Am J Ophthalmol 80:947
Geisse LJ, Robertson DM (1985) Iris melanomas. Am J Ophthalmol 99:638
Grutzmacher RD, Lindquist TD, Chittum ME, Bunt-Milam H, Kalina RE (1987) Congenital iris cysts. Br J Ophthalmol 71:227
Jakobiec FA, Silbert G (1981) Are most iris „melanomas" really nevi? A clinocopathological study of 189 lesions. Arch Ophthalmol 99:2117
Jakobiec FA, Depot MF, Henkind P, Spencer WH (1982) Fluorescein angiographic patterns of iris melanocytic tumors. Arch Ophthalmol 100:1288
Kersten RC, Tse DT, Anderson R (1985) Iris melanoma. Nevus or malignancy? Surv Ophthalmol 29:423
Naumann GOH, Rummelt V (1996) Blockexcision of tumors of the anterior uvea. Report on 68 consecutive patients. Ophthalmology 103:2017
Scholz R, Green WR, Baranano ED, Erozan YS, Montgomery BJ (1983) Metastatic carcinoma to the iris. Ophthalmology 90:1524
Shields JA, Sanborn GE, Augsburger JJ (1983) The differential diagnosis of malignant melanoma of the iris. A clinical study of 200 patients. Ophthalmology 90:716
Shields JA, Kline MW, Augsburger JJ (1984) Primary iris cysts: a review of the literatur and report of 62 cases. Br J Ophthalmol 68:152

2
Tumoren des Ziliarkörpers

Ziliarkörpertumoren können das Iris-Linsen-Diaphragma nach vorne verlagern, zu Linsenveränderungen (Astigmatismus, Katarakt) führen oder die Iris durchbrechen und in die Vorderkammer einwachsen (Abb. 15.4 und 15.5).

2.1
Ziliarkörpermelanome

- Ziliarkörpermelanome werden oft erst spät erkannt.

- Sehr große Tumoren können zu Sekundärglaukom, Rubeosis iridis und/oder serösen Netzhautabhebungen führen. Ein Melanom kann Ursache eines blinden Auges mit Rubeosis iridis sein.

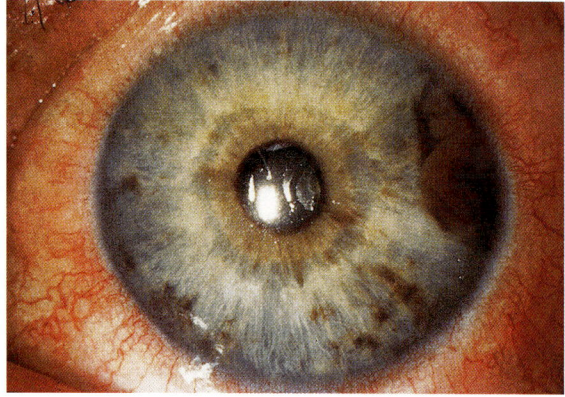

Abb. 15.4. Ziliarkörpermelanom mit Einbruch in die Vorderkammer

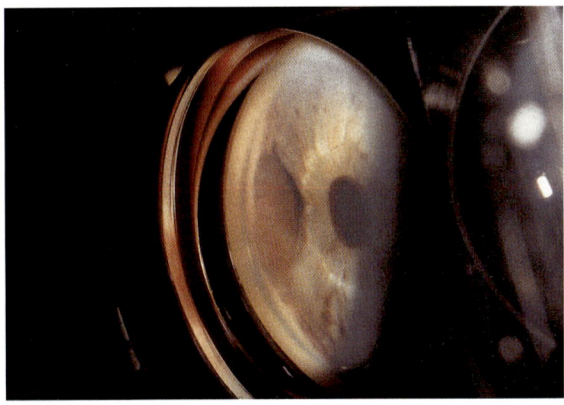

Abb. 15.5. Gonioskopisches Bild zu Abb. 15.4

- Ringmelanome sind diffus, den gesamten Ziliarkörper infiltrierende Melanome, häufig mit Kammerwinkeleinbruch.

- Klinische Zeichen sind erweiterte episklerale Gefäße und Schatten bei der Diaphanoskopie.

- Diagnose: klinisch und Spezialuntersuchungen (s. auch Aderhautmelanom).

- Therapie: Zusätzlich zur Iridozyklektomie stehen die für das Aderhautmelanom etablierten Therapieverfahren zur Verfügung (s. dort).

2.2
Tumoren des Ziliarepithels

- Ursprung in der pigmentierten Schicht:
- Adenom.
- Hyperplasie.
- Ursprung in der nichtpigmentierten Schicht:
- Angeboren:
  ▼ Medulloepitheliom.
  ▼ Glioneurom.
- Erworben:
  ▼ Pseudoepitheliomatäse Hyperplasie.
  ▼ Adenokarzinom.

2.2.1
Adenom

- Klinisch ist das Adenom von dem Ziliarkörpermelanom meist nicht zu unterscheiden.

- Meist fällt es durch langsames Wachstum auf.

- Histologisch ist es durch Stränge gut differenzierter Epithelzellen gekennzeichnet.

- Therapie: Zunächst empfiehlt man nur die Beobachtung; differentialdiagnostisch muß an ein Melanom gedacht werden.

2.2.2
Medulloepitheliom

- Benigner oder maligner Tumor des nichtpigmentierten Ziliarepithels.

- Auftreten zwischen dem 4.–12. Lebensjahr.

- Imponiert als Raumforderung im Ziliarkörperbereich; oft erfolgt ein Irisdurchbruch. Häufige Erstmanifestation ist ein Neovaskularisationsglaukom oder ein Winkelblockglaukom.

- Metastasen sind auch bei der malignen Form sehr selten.

- Histologisch durch primitive medulläre Pigmentepithelzellen des ZNS gekennzeichnet.

- Therapie: Lokale Resektion oder Enukleation.

2.2.3
Pseudoepitheliomatöse Hyperplasie

- Gutartige Proliferation des nichtpigmentierten Ziliarepithels.

- Reflektierende, weiße, unregelmäßige Raumforderung.

- Meist zufällig im Rahmen einer Autopsie diagnostiziert.

- Therapie: Keine, nur Beobachtung.

WEITERFÜHRENDE LITERATUR

Broughton WL, Zimmerman LE (1987) A clinicopathologic study of 56 cases of intraocular medulloepithelioma. Am J Ophthalmol 85:407
Gass JDM (1980) Observation of suspected choroidal and ciliary body melanomas for evidence of growth prior to enucleation. Ophthalmology 87:523
Green WR (1986) Uveal tract. In: Spencer WH (ed) Ophthalmic pathology, an atlas and textbook. Saunders, Philadelphia
Shields JA (1983) Diagnosis and management of intraocular tumors. Mosby, St. Louis
Shields JA, Engle EL, Shield CL, De Potter P (1996) Congenital neoplasms of the nonpigmented ciliary epithelium (medulloepithelioma). Ophthalmology 103:1997

3 Netzhauttumoren

3.1 Kavernöses Hämangiom

- Gutartige Veränderungen ortsständigen Gewebes (Hamartom), die in allen Bereichen der Netzhaut und auch des Sehnerven auftreten kann.
- Typisches Manifestationsalter ist das 2.–3. Lebensjahrzehnt.
- Häufiger findet man das kavernöse Hämangiom bei Frauen.
- Meist besteht eine asymptomatische Ansammlung sakkulärer Aneurysmata mit traubenartiger Anordnung in der Nähe einer Vene. Typisch ist die Plasma-Erythrozyten-Separation in den größeren Aussackungen.
- Familiär gehäuft mit Hämangiomen der Haut und im Bereich des Hirnstamms.
- Meist asymptomatisch, außer die Makula ist betroffen oder es entsteht eine Glaskörperblutung.
- Fluoreszeinangiographie: Hypofluoreszenz in der Frühphase und langsame Füllung (s. Kap. 33).
- Therapiert wird nur bei Komplikationen (Glaskörperblutung in ca. 10% der Fälle): Kryo- oder Laserkoagulation bzw. Vitrektomie.

3.2 Kapilläres Hämangiom – Angiomatosis retinae – von Hippel

- Kapilläre Hämangiome können als solitäre Angiome oder im Rahmen eines von Hippel-Lindau (vHL) Syndroms auftreten. Beide Formen lassen sich klinisch nicht unterscheiden. Eindeutige Klarheit bringt nur der Nachweis einer Mutation im vHL-Gen, Chromosom 3p25-26.
- Typisches Alter der Entdeckung: 15.–35. Lebensjahr.
- Beginn als kleine rötlich-graue Läsion, die zu einem roten Knoten anwächst und dann charakteristische „feeder-vessels" aufweist. Zur Identifikation der „feeder-vessels" ist die Fluoreszeinangiographie hilfreich.
- Gelbe subretinale Exsudate können sich an der Tumorbasis und auch tumorfern im Bereich der Makula ansammeln.

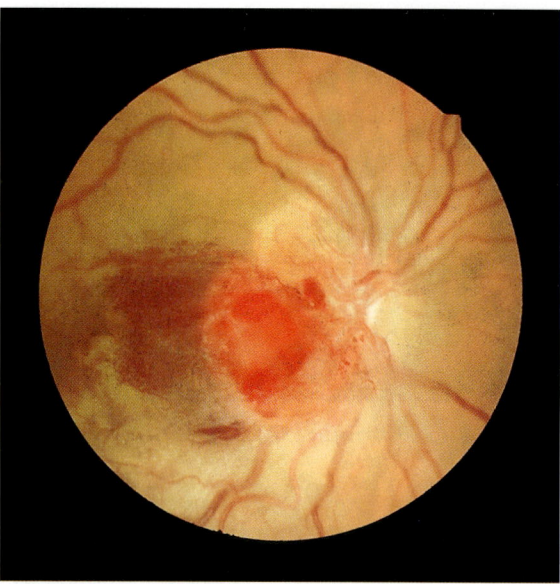

Abb. 15.6. Retinales kapilläres Hämangiom. Epipapilläre oder juxtapapilläre retinale Hämangiome erscheinen meist weniger gut abgegrenzt als peripher gelegene Angiome und besitzen oft keine sichtbaren zuführenden Gefäße. Massive subretinale Exsudationen und Blutungen bis in den Makulabereich sowie Perfusionsstörungen im Bereich des N. opticus führen frühzeitig zu ausgeprägtem Visusverlust

- Exsudative Netzhautabhebungen treten in fortgeschrittenen Fällen auf. Eine gefürchtete Komplikation ist die Entwicklung einer proliferativen Vitreoretinopathie mit traktiver Netzhautablösung.
- Ein beidseitiger Befall wird in 30–50% der Fälle beobachtet.
- Ein multipler, einseitiger Befall tritt in ca. 33% der Fälle auf.
- In 25% der Fälle ist das ZNS beteiligt. Eine systemische Beteiligung sollte immer ausgeschlossen werden.
- Diagnose: klinisch, Fluoreszeinangiographie, bildgebende Verfahren zum Ausschluß einer systemischen Erkrankung.
- Therapierichtlinien:
  - <2,5 PD und peripher des Äquators: Kryokoagulation.
  - <2,5 PD und zentral des Äquators: Laserkoagulation.
  - >2,5 PD und peripher des Äquators: Kryokoagulation.
  - Bei größeren Veränderungen hat sich die lokale Bestrahlung mittels Applikator bewährt; die Kryotherapie wird zunehmend verlassen.

- Vitrektomie kann erforderlich sein.
- Bisweilen ist bei blinden, schmerzhaften Augen eine Enukleation erforderlich.

3.3
Razemöses Hämangiom

■ Das razemöse Hämangiom ist eine gutartige Veränderung ortsständigen Gewebes (Hamartom).

■ Retinale anomale arteriovenöse Kommunikation oder arteriovenöse Aneurysmata (unmittelbare arteriovenöse Gefäßverbindung).

■ Das razemöse Hämangiom ist ein Befund des Wyburn-Mason-Syndroms (arteriovenöse Malformationen der Netzhaut und des ZNS).

■ Es handelt sich um eine gutartige, nichtprogrediente Veränderung.

■ Dilatierte Gefäße mit ausgeprägter Tortuositas sind typisch (s. auch Kap. 33).

■ Kein Tumor, keine Exsudate, keine Netzhautabhebung, keine Leckage in der Fluoreszeinangiographie.

■ Bei ausgeprägten Veränderungen bestehen oft ZNS-Veränderungen (Wyburn-Mason-Syndrom).

■ Therapie: Es erfolgt keine spezielle Therapie der Netzhautveränderungen; eine weiterführende Diagnostik ist bei ZNS-Beteiligung erforderlich.

3.4
Retinales Astrozytom

■ Gutartige Veränderung ortsständigen Gewebes; fast immer am hinteren Augenpol.

■ Häufig assoziiert mit tuberöser Sklerose (Morbus Bourneville-Pringle), seltener mit der Neurofibromatose (Morbus Recklinghausen).

■ Isolierte Astrozytome ohne Systemerkrankung können relativ groß werden und zu Komplikationen führen (Makulabeteiligung, subretinale Flüssigkeitsansammlung). Solche Veränderungen werden häufig mit amelanotischen Aderhautmelanomen verwechselt.

■ Eine oder mehrere gelblich-weiße, durchscheinende, glänzende Raumforderungen, die nach mehreren Jahren maulbeerartig aussehen (Abb. 15.7).

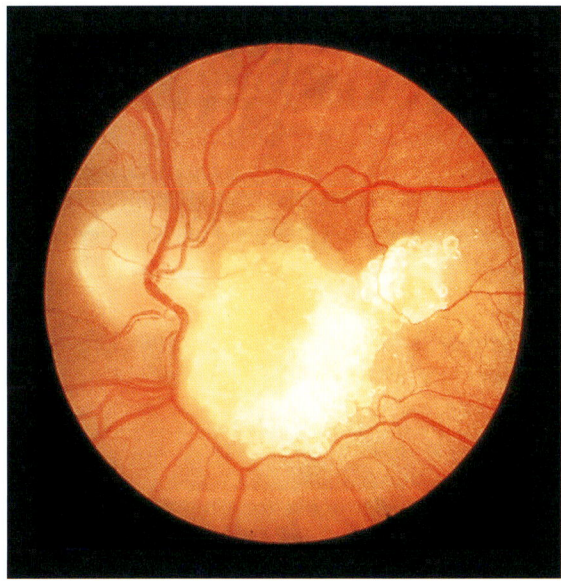

Abb. 15.7. Retinales Astrozytom bei Morbus Bourneville-Pringle

■ Keine Prädilektionsstellen, auch die Papille kann betroffen sein. Kleine Tumoren sind schwer von Drusen des Sehnerven zu unterscheiden.

■ Eine Kalzifikation ist möglich (Ultraschalluntersuchung, Röntgen des Schädels, Computertomographie).

■ In der Fluoreszeinangiographie ist ein feines Netzwerk undichter Gefäße zu erkennen.

■ Meist ist keine Therapie erforderlich.

3.5
Glioneurom

■ Das Glioneurom ist eine weiße oder gelb-rötlich erscheinende fleischige Raumforderung nicht ortsständigen Gewebes (Choristom).

■ Bereits bei der Geburt zu diagnostizieren.

■ Kann auch an der Iris auftreten.

■ Das Glioneurom ist extrem selten.

■ Therapie: Enukleation bzw. Iridektomie oder Iridozyklektomie.

3.6 Retinoblastom

> Das Retinoblastom ist der häufigste intraokulare maligne Tumor im Kindesalter. Es ist unbehandelt immer letal, mit den aktuellen Behandlungsstrategien jedoch in mehr als 95% der Fälle kurabel.

- Inzidenz: 1 Kind auf 17000 bis 23000 Lebendgeburten.

- Tritt in der Mehrzahl der Fälle vor dem 4. Lebensjahr auf.

- Unilaterales Retinoblastom bei $^2/_3$ der betroffenen Kinder, bilaterales Retinoblastom etwa in 30–40% der Fälle.

- Familiäres Retinoblastom in 10% der Fälle.

- Das Durchschnittsalter bei Diagnosestellung beträgt 12 Monate bei bilateralem und 23 Monate bei unilateralem Retinoblastom.

- Der Tumor entsteht aus primitiven Rezeptorzellen (Retinoblasten) durch Mutation des zweiten Allels im RB1-Gen.

- Histopathologie: undifferenzierter maligner neuroektodermaler Tumor mit einem großen hyperchromatischen Kern und wenig Zytoplasma sowie zahlreichen Mitosen. Differenzierte Tumoren weisen die typischen Flexner-Wintersteiner-Rosetten auf. Verkalkungen sind ebenfalls typisch.

- Die Erstsymptome/Erstbefunde sollten immer zu einer sofortigen ophthalmologischen Untersuchung führen:

- Leukokorie, mit >50% der Fälle am häufigsten.
- Strabismus, meist unilateral konstant, bei 20%.
- „Schmerzhaftes, rotes Auge", Sekundärglaukom bei 7%.
- Orbitale Zellulitis.
- Anisokorie im Sinne einer einseitigen Mydriasis.
- Selten Heterochromie, Hyphäma, Hypopyon, Uveitis, Nystagmus.

- Genetik:

- Das Retinoblastomgen (RB1) ist ein Tumor-Suppressor-Gen (Chromosom 13q14).
- Durch den Verlust des letzten intakten Allels infolge einer zweiten (somatischen) Mutation im RB1-Gen entsteht der Tumor.
- Die Mehrzahl der Fälle entsteht sporadisch durch eine Neumutation, nur 10–15% sind familiäre Retinoblastome.
- Die hereditäre Form des Retinoblastoms basiert auf einer germinalen Mutation, die nachfolgende somatische Mutation des zweiten Allels führt deshalb meist zu einem multifokalen, bilateralen Befund.
- Bei der nichthereditären Form ist auch die erste Mutation somatisch, so daß ein unifokales, unilaterales Retinoblastom resultiert.
- Die Vererbung erfolgt autosomal-dominant mit 90%iger Penetranz bei Vorliegen einer germinalen Mutation, so daß das Erkrankungsrisiko für Nachkommen 45% beträgt. In wenigen Familien findet sich eine verminderte Expressivität. Für Geschwister besteht ein erhöhtes Risiko mit 2%.
- Da etwa 20% der unilateralen Retinoblastome eine germinale Mutation zugrunde liegt, muß bis zum molekulargenetischen Ausschluß von einem erhöhten Risiko ausgegangen werden, von 1–7% für Nachkommen und 1% für Geschwister.
- Die Identifikation der onkogenen Mutation in den betroffenen Familien kann die Prognose verbessern und ermöglicht eine genaue Risikoprädiktion.

- Klinik

- Endophytisches Wachstum: Ausbreitung in Richtung Glaskörper (Abb. 15.8).
  - Lösen sich Tumorzellen von der Oberfläche ab, kommt es zur Glaskörperaussaat.
  - Retinale Absiedlungen täuschen ein multifokales Wachstum vor (Pseudomultilokalität).
  - Eine Ausdehnung in die Vorderkammer führt zum Bild eines Pseudohypopyons und der Entwicklung eines Sekundärglaukoms.

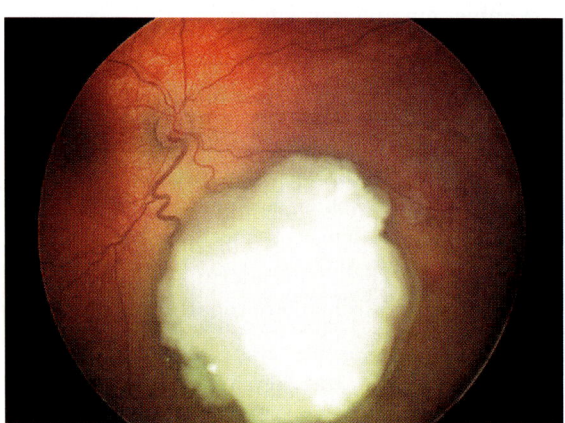

Abb. 15.8. Retinoblastom

- Exophytisches Wachstumsmuster: Ausdehnung in den subretinalen Raum in Richtung Aderhaut.
  - ▼ Häufig findet sich eine exsudative Ablatio retinae mit subretinaler Absiedlung.
  - ▼ Es besteht ein erhöhtes Risiko für eine Aderhautinfiltration.
  - ▼ Sehr selten kommt es zu einem transskleralen Wachstum mit Orbitabeteiligung.
- Diffus infiltrierendes Retinoblastom:
  - ▼ Erschwerte Diagnose, da sich kein solider Tumor darstellen läßt.
  - ▼ Selten.
- Metastasen treten meist innerhalb von 18 Monaten nach Therapie auf, selten auch noch 3 Jahre nach Behandlungsende. Es sind 4 Hauptwege zu unterscheiden:
  - ▼ Eine direkte Ausdehnung des Tumors in den N. opticus (juxtapapilläre Tumoren) führt zu einer zerebralen Ausbreitung und Infiltration des Liquorraumes durch Einbruch in den Subarachnoidalraum.
  - ▼ Transsklerales Wachstum führt zu einer Orbitabeteiligung.
  - ▼ Eine hämatogene Ausbreitung erfolgt durch den Einbruch in den Chorioidalkreislauf (großflächige Aderhautinfiltration) oder den Kammerwinkel (Sekundärglaukom). Bevorzugt ist ein Befall des Knochenmarks, terminal auch der Knochen, Lymphknoten und Leber. Ausgesprochen selten treten Lungenmetastasen auf.
  - ▼ Die regionalen Lymphknoten werden über eine Beteiligung des vorderen Augenabschnittes und der anterioren Orbita erreicht.
- Trilaterales Retinoblastom:
  - ▼ Ektopes intrakranielles Retinoblastom im Sinne eines Mittellinientumors in Assoziation mit einem hereditären Retinoblastom.
  - ▼ Bezeichnet primär ein Pinealoblastom.
- Nichtokuläre Zweittumoren: erhöhte Inzidenz bei germinaler Mutation. Am häufigsten kommen Osteosarkome und Weichteilsarkome vor.
- Retinom:
  - ▼ Nichtmaligne Manifestation einer RB1-Mutation.
  - ▼ Meist als Zufallsbefund in 1–2% der Fälle bei der Untersuchung nicht erkrankter Verwandter.
  - ▼ Gräulich prominente Raumforderung, Verkalkungen, umgebende RPE-Proliferation (wie nach Radiatio).
  - ▼ Eine maligne Veränderung ist auch nach Jahren möglich, regelmäßige Kontrollen sind erforderlich.
  - ▼ Die Bedeutung liegt in der genetischen Beratung.

■ Diagnostik:

- Anamnese bezüglich Schwangerschaft, Geburt, Infektionen, postpartale Entwicklung, Tierkontakt, Familie.
- Ophthalmoskopische Untersuchung beider Augen in Mydriasis unter Indentation in Narkose. Typische Befunde:
  - ▼ Weißer endophytisch/exophytisch wachsender Tumor mit irregulären Gefäßen, die in den Tumor „tauchen".
  - ▼ Oberflächliche Blutungen, Verkalkungen.
  - ▼ Multifokales Wachstum.
  - ▼ Ablatio retinae, subretinale Absiedlungen.
  - ▼ Zellen im Glaskörper.
- Die Diagnostik ist erschwert bei fehlender Visualisierung des Fundus, Sekundärglaukom, Uveitis, Hetrochromie.
- Bildgebende Verfahren:
  - ▼ Mittels Ultraschall werden Verkalkungen und die Tumorausdehnung dargestellt.
  - ▼ Die Kernspintomographie (MRT) dient zum Ausschluß einer Optikusinfiltration, eines extraokularen Wachstums und eines Mittellinientumors. Eine MRT ist obligat. Wegen der besseren Auflösung und der fehlenden Strahlenbelastung ist die MRT der Computertomographie vorzuziehen.
- Kontraindiziert ist eine Biopsie des Tumors wegen des enorm hohen Risikos für eine Tumorzellverschleppung.
- Eine Fundusuntersuchung der Eltern und Geschwister sollte durchgeführt werden.

■ Klassifikation: Die bisher übliche Klassifikation nach Reese-Ellsworth mit 5 Hauptgruppen war v. a. an der Prognose nach einer perkutanen Radiatio orientiert und hat mit den heute geänderten Therapieverfahren ihre Grundlage verloren. Neue Klassifikationssysteme werden diskutiert. Derzeit existiert jedoch keine verbindliche, allgemein anerkannte Einteilung. Die sonst übliche TNM-Klassifikation wird der Sondersituation des Retinoblastoms nicht gerecht und deshalb nicht angewandt.

■ Differentialdiagnose (in der Mehrzahl ophthalmoskopisch auszuschließen):

- Morbus Coats: in 90% der Fälle einseitig, bevorzugt bei Jungen. Exsudative Ablatio mit Teleangiektasien und Aneurysmata retinaler Gefäße, subretinale Lipidexsudate.

- PHPV (persistierender hyperplastischer primärer Vitreus): bereits bei Geburt auffällig, meist einseitig, Mikrophthalmus, Traktion der Ziliarkörperzotten, retrolentale, teils vaskularisierte Membran.
- Andere Entwicklungsanomalien: PHPV, kongenitale Katarakt, Kolobom, Morning-glory-Papille, Fibrae medullares.
- Retinopathia praematurorum/retrolentale Fibroplasie.
- Entzündliche Ursachen: Toxocariasis, Toxoplasmose, Vitritis, orbitale Zellulitis, endogene Endophthalmitis.
- Tumoren: astrozytäre Hamartome, Medulloepitheliom, chorioidales Hämangiom, kapilläres retinales Hämangiom, kombiniertes retinales Pigmentepithelhamartom, juveniles Xanthogranulom.
- Hereditär: retinale Dysplasie (Norrie, Warburg), Incontinentia pigmenti, dominante exsudative Vitreoretinopathie, juvenile X-chromosomale Retinoschisis.
- rhegmatogene Ablatio retinae.

■ Therapie: Grundsätzlich steht bei der Wahl der Therapieform der Erhalt des Lebens über dem Erhalt des Sehvermögens. Entscheidend ist die vollständige Zerstörung bzw. Entfernung des Tumors. Der Enukleation steht eine bulbuserhaltende Therapie gegenüber, die eine Inaktivierung des Tumorwachstums und einen Erhalt der Sehschärfe anstrebt, ohne ein vitales Risiko einzugehen.

- Enukleation: Indikationen sind funktionelle Erblindung, fortgeschrittenes unilaterales Retinoblastom, Sekundärglaukom und das Rezidiv nach Ausschöpfung bulbuserhaltender Maßnahmen. Es sind so außerdem eine Aussage über die Histologie des Tumors und der Gewinn von Tumorgewebe zur molekulargenetischen Untersuchung möglich.
- Lokale Therapieverfahren (primär und sekundär einsetzbar):
  ▼ Die Laserkoagulation wird bei kleineren Tumoren am hinteren Pol und in der peripheren Netzhaut eingesetzt. Es sind meist wiederholte Behandlungen notwendig. Die Laserbehandlung ist kontraindiziert bei Glaskörperaussaat und einer Ablatio retinae.
  ▼ Die Kryokoagulation eignet sich ebenfalls für kleine periphere Tumoren. Es wird eine wiederholte Behandlung als sog. „Triple-freeze-thaw-Technik" durchgeführt. Sie ist kontraindiziert bei Glaskörperaussaat.
  ▼ Die Brachytherapie mittels Applikator erreicht eine lokal hohe Strahlendosis unter Schonung des umliegenden Gewebes und führt bei richtiger Verwendung zu einer Umwandlung des strahlensensiblen Retinoblastoms in inaktives Narbengewebe. Die Brachytherapie ist indiziert bei mittelgroßen solitären Tumoren. Die fokale Glaskörperaussaat ist keine Kontraindikation im Gegensatz zur diffusen Glaskörperaussaat. Weitere Kontraindikationen sind Ablatio retinae und juxtapapilläre Tumoren. Es besteht ein erhöhtes Risiko für Katarakt, Strahlenretinopathie und Strahlenoptikopathie.
- Die systemische Polychemotherapie wird seit Jahrzehnten bei Vorliegen von extraokularem Wachstum und Metastasen eingesetzt. Eine adjuvante Anwendung ist bei histopathologisch nachgewiesener postlaminärer Optikusinfiltration und breitflächiger Aderhautinfiltration indiziert, da ein erhöhtes Metastasierungsrisiko besteht.
  ▼ Als Chemoreduktion wird sie zur Tumorverkleinerung vor Einleitung einer Lokaltherapie durchgeführt.
  ▼ Die Chemotherapie ist kontraindiziert bei Papilleninfiltration und sollte nur eingeschränkt bei Glaskörperaussaat angewendet werden.
  ▼ Im Rahmen einer Thermochemotherapie kleiner posteriorer Tumoren wird sie in Kombination mit einer Hyperthermie nach Gabe von Carboplatin angewandt, wodurch ein synergistisch zytotoxischer Effekt erreicht wird.
  ▼ Durch eine Anwendung in Kombination mit Ciclosporin A kann die Rezidivrate gesenkt werden (verminderte multidrug resistance).
  ▼ Für die Beherrschung einer Glaskörperaussaat kann eine maximal 24 h zuvor durchgeführte periphere Kryobehandlung der Netzhaut die zytotoxische Konzentration intraokular steigern.
- Die perkutane Bestrahlung ermöglicht eine vollständige Tumorkontrolle unter Erhalt des Bulbus. Sie ist auch bei diffuser Glaskörperaussaat einsetzbar. Die Routinetechnik erfolgt im seitlichen Bestrahlungsfeld unter Aussparung der Linse. Es wird eine Strahlendosis von 50 Gy fraktioniert appliziert.
  ▼ Als Nebenwirkung können ein vermindertes Knochenwachstum im Bestrahlungsfeld mit Mittelgesichtsdystrophien, eine Katarakt sowie Schädigungen der Tränendrüse mit dem Problem eines trockenen Auges auftreten.

▼ Mehr als 30 Jahre war die perkutane Bestrahlung die Standardtherapie fortgeschrittener bilateraler Retinoblastome. Da bei Vorliegen einer germinalen Mutation ein signifikant erhöhtes Risiko für die Entwicklung von nichtokulären Zweittumoren im Bestrahlungsfeld von bis zu 30 % bis zum 30. Lebensjahr besteht, hat sie ihren Stellenwert verloren und kommt heute meist nur noch als letzte Therapieoption in Frage.

- Therapierichtlinien bei unilateralem Retinoblastom: Da meist ein fortgeschrittener Befund mit faktischer Erblindung des Auges vorliegt, ist die Enukleation die Therapie der Wahl. Bei frühzeitiger Diagnose sind in ausgesuchten Fällen lokale Therapiemaßnahmen (s. oben) indiziert.
- Therapierichtlinien bei bilateralem Retinoblastom: Ziel ist die vollständige Regression aller Tumoren unter Erhalt einer brauchbaren Sehschärfe. Kleine solitäre Tumoren sollten lokal behandelt werden, ggf. mittels Thermochemotherapie. Bei größeren Tumoren kann zunächst eine Chemoreduktion notwendig sein. Häufig findet sich ein stärker betroffenes Auge. Ist bereits eine Erblindung, eine Glaskörperaussaat, Infiltration des vorderen Augenabschnittes oder des Sehnerven eingetreten, gibt es keine Alternative zur Enukleation. Besteht am letzten, besseren Auge eine Infiltration der Papille oder eine Glaskörperaussaat, bleibt als bulbuserhaltende Therapie nur die perkutane Radiatio.
- Nach abgeschlossener Primärtherapie sind langfristig engmaschige Tumorkontrollen erforderlich sowie eine pädiatrisch-onkologische Nachbetreuung. Ab dem 5. Lebensjahr ist fast immer eine Untersuchung ohne Narkose möglich.

3.7
Metastasen der Netzhaut

■ Insgesamt seltene Erscheinungsform einer systemischen hämatogenen Metastasierung.

■ Aufdeckung von Netzhautmetastasen meist erst im Rahmen einer Autopsie.

■ Diagnose selten auch vor Diagnosestellung des Primärtumors.

■ Visusminderung.

■ Mouches volantes.

■ Prognose: Die mittlere Lebenserwartung beträgt ca. 4 Monate.

■ Therapie: abhängig vom Gesamtzustand, in Zusammenarbeit mit der den Primärtumor betreuenden Fachdisziplin.

3.8
Retinopathie bei malignen Erkrankungen

3.8.1
Paraneoplastische Retinopathie oder tumorassoziierte Retinopathie

■ Beschrieben wurde diese Veränderung bei Bronchialkarzinom, Zervixkarzinom, Hautmelanom und intraduktalem Mammakarzinom.

■ Visusminderung bis hin zur Erblindung.

■ Photopsien.

■ Ringförmige Skotome.

■ Histopathologie:
- Ausgedehnte und ausgeprägte Degeneration der äußeren Körnerschicht.
- Zerstörung von Photorezeptoren.
- Makrophagen mit Anteilen des retinalen Pigmentepithels.
- Antikörper gegen Photorezeptoren und Netzhautgewebe wurden nachgewiesen.

■ Therapie: Die Plasmapherese ist nur von fraglichem Nutzen.

3.8.2
BDUMP – Bilaterale diffuse uveale melanozytäre Proliferation

■ Beschrieben bei Ovarialkarzinom, Pankreaskarzinom, Adenokarzinom des Kolon, Bronchialkarzinom, Zervixkarzinom und Gallenblasenkarzinom.

■ Charakteristika:
- Bilaterale Entstehung multipler, gering prominenter, pigmentierter und nicht pigmentierter uvealer melanozytärer Tumoren sowie diffuse Verdickung der Aderhaut.
- Multiple runde oder ovale rötliche Flecken auf dem Niveau des retinalen Pigmentepithels am hinteren Pol.
- Multifokale Leckage in der frühen Phase des Fluoreszeinangiogramms in diesen Bereichen.
- Exsudative Netzhautabhebung.
- Schnelle Progression einer Katarakt.

■ Eine Therapie ist nicht bekannt.

4
Tumoren des retinalen Pigmentepithels

Pigmentepithelzellen reagieren auf Reize mit Proliferation oder Metaplasie, eine neoplastische Entartung ist eher selten.

4.1
Hyperplasie des retinalen Pigmentepithels

- Kongenitale Veränderung.

- Meist asymptomatisch, stationär und solitär.

- Stark pigmentierte („jet-black"), flache Veränderung mit scharf demarkierten Grenzen. Der Durchmesser beträgt bis zu 6 mm. Gelegentlich finden sich lakunäre Depigmentierungen (Abb. 15.9).

- Keine Progredienz.

- Gelegentlich größere Anzahl (3–30) in gruppierter Anordnung („bear tracks" = Bärenspuren).

- Histologie: eine Schicht vergrößerter Pigmentepithelzellen.

- Differentialdiagnose: Nävus, reaktive Pigmentepithelhyperplasie, Melanom.

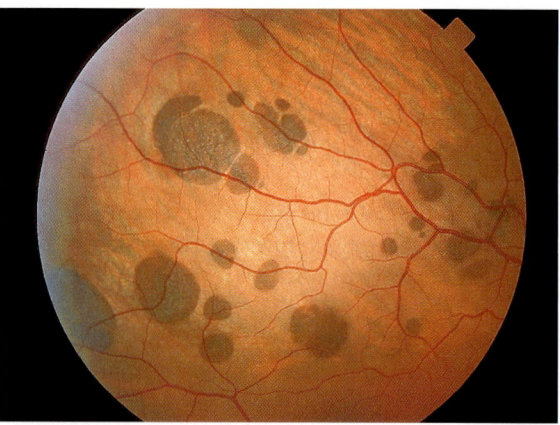

Abb. 15.10. Kongenitale Hyperplasie des retinalen Pigmentepithels, gruppiert zu „Bärentatzen". 52jähriger männlicher Patient mit familiärer Polyposis

4.2
Hyperplasie des retinalen Pigmentepithels bei familiärer adenomatöser Polyposis coli

- Inzidenz: ca. 1:100 000.

- In ca. 25% durch eine Spontanmutation verursacht.

- Gekennzeichnet durch das Auftreten multipler Polypen (oft >100) des Magen-Darm-Traktes mit früher maligner Entartung.

- Unbehandelt beträgt die Lebenserwartung 40–50 Jahre.

- Weitere Assoziationen: Weichteiltumore, Osteome, Zahnveränderungen, Dermoidtumore und andere (nicht Kolon) Karzinome.

- In ca. 80% der Fälle gehäuftes Auftreten (>4) kongenitaler Hypertrophien des retinalen Pigmentepithels („CHRPE"; Abb. 15.10).

- CHRPE können in der genetischen Beratung und der Früherkennung als Marker dienen.

4.3
Reaktive Pigmentepithelproliferation

- Tiefschwarze, scharf begrenzte Veränderung.

- Normalerweise als Folge eines Traumas oder einer Entzündung.

- Oft sektoriell angeordnet.

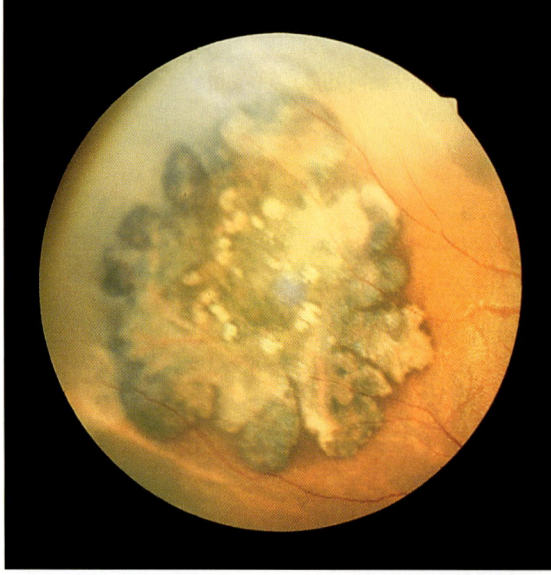

Abb. 15.9. Benigne Hyperplasie des RPE. Scharf begrenzte, flache Pigmentierungen mit bogenförmiger Kante und zentralen Aufhellungsherden infolge progredienter Atrophie finden sich meist in der Fundusperipherie. Die Läsionen erscheinen immer trocken und randständig hyperpigmentiert

4.4
Kombiniertes pigmentepitheliales und retinales Hamartom

- Unilateral bei Kindern.
- Assoziation mit der Neurofibromatose Typ 2 möglich (bilaterale Akustikusneurinome).
- Meist juxtapapillär oder im Bereich der Makula. Geringgradige bis starke Visusminderung möglich.
- Graue Farbe, leicht erhöht, juxtapapillär gelegen.
- Verziehung der größeren Gefäße zur Läsion.
- Differentialdiagnose: hinterer PHPV.
- Fluoreszeinangiographie: relative Hypofluoreszenz in der arteriellen Phase. Dilatierte multiple, zarte Gefäße mit Leckage in der frühen venösen Phase.
- Keine Entartungstendenz.
- Keine Therapie erforderlich.

4.5
Adenom und Adenokarzinom

- Klinisch nicht zu differenzierende Veränderungen.
- Fragliches Risiko der Metastasierung.
- Einseitig.
- In ca. 50 % der Fälle Beteiligung des Ziliarkörpers.
- Pigmentklumpen im Glaskörper oberhalb des Tumors.
- Meist tiefschwarz mit scharfen Grenzen (Ähnlichkeit zum Melanozytom).
- Therapie:
  - Wachstumskontrolle.
  - Lokale Resektion, wenn möglich.
  - Bei zu großen Tumoren und bei Visusverlust Enukleation.

4.6
Melanozytom

- Tiefschwarze („jet-black") Raumforderung im Bereich der Papille. Gilt als Sonderform des Aderhautnävus und besteht aus magnozellulären Nävuszellen (Abb. 15.11).

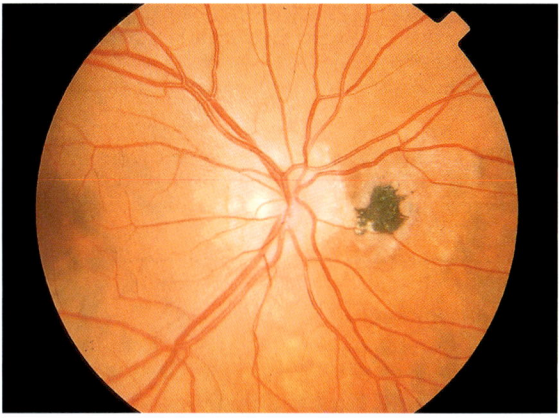

Abb. 15.11. Melanozytom einer 44jährigen Patientin ohne Visusbeeinträchtigung

- Vermutlich angeboren.
- Annähernd 50 % der Melanozytome treten bei Farbigen auf.
- Visus und Augeninnendruck sind nicht beeinträchtigt.
- Geringe Prominenz.
- Gefiederte Grenzen weisen auf eine direkte Ausdehnung in der Nervenfaserschicht hin.
- In ca. 50 % der Fälle besteht ein angrenzender Aderhautnävus.
- Therapie: zunächst nur Beobachtung; eine maligne Entartung ist eine extreme Rarität.

WEITERFÜHRENDE LITERATUR

Abramson DH (1988) The diagnosis of retinoblastoma. Bull NY Acad Med 64:283

Caspari R, Friedl W, Böker T et al. (1993) Predictive diagnosis in familial adenomatous polyposis (FAP): Evaluation of molecular genetic and ophthalmologic methods. Z Gastroenterol 31:646

Caspari R, Olschwang S, Friedl W et al. (1995) Familial adenomatous polyposis: Desmoid tumors and lack of ophthalmic lesions (CHROE) associated with APC mutations beyond codon 1444. Hum Mol Genetics 4:337

Gass JDM (1973) An unusual hamartoma of the pigment epithelium and retina simulating choroidal melanoma and retinoblastoma. Trans Am Ophthalmol Soc 71:171

Green WR (1985) Retina. In: Spencer WH (ed) Ophthalmic pathology. Saunders, Philadelphia

Ruhswurm J, Zehetmayer M, Till P et al. (1996) Kavernöses Hämangiom der Papille: Klinische und echographische Befunde. Klin Monatsbl Augenheilkd 209:380

Ryan SJ (ed) (1994) Retina. Mosby, St. Louis

Schachat AP, Shields JA, Fine SL et al. (1984) Combined hamartomas of the retina and retinal pigment epithelium. Ophthalmology 91:1609

Shields JA (1983) Diagnosis and management of intraocular tumors. Mosby, St. Louis

Shields JA, Shields CL, Ehya H et al. (1996) Atypal astrocytic hamartoma diagnosed by fine needle biopsy. Ophthalmology 103:949

Schüler AO, Bornfeld N (2000) Aktuelle Therapieaspekte intraokularer Tumoren. Ophthalmologe 97:207

Traboulsi EI, Maumenee IH, Krush M et al. (1987) Pigmented ocular fundus lesions in the inherited gastrointestinal polyposis syndromes and in hereditary nonpolyposis colorectal cancer. N Engl J Med 316:661

5 Aderhauttumoren

5.1 Aderhautnävus

■ Gutartige angeborene oder erworbene Tumoren der Neuralleiste.

■ Prävalenz:

- Etwa 10% der Gesamtbevölkerung (Diskrepanz zwischen Autopsiebefunden und klinischen Untersuchungen).
- Gehäuftes Vorkommen bei Morbus Recklinghausen und dem dysplastischen Nävus-Syndrom.
- Häufiger bei wenig pigmentierten Individuen.

■ Diagnose:

- In der Bruch-Membran über den Nävi findet man in ca. 25% der Fälle Drusen (Abb. 15.12).
- Flache, manchmal minimal prominente, ovale, dunkle, klar (nicht scharf) begrenzte Läsion.
- Selten Begleitabhebung der neurosensorischen Netzhaut.
- Gelegentlich Ausbildung chorioidaler Neovaskularisationen.
- Wichtige Untersuchungstechniken bei suspekten Veränderungen (s. unten) sind der Ultraschall (Dicke, Reflektivität, Ausdehnung) und mit Einschränkungen die Fluoreszeinangiographie (keine Tumoreigengefäße bei Nävi).

■ Sog. verdächtige Nävi mit dem Risiko der Entartung:

- Dicke > 1,5 mm.
- Begleitende Netzhautabhebung.
- Subjektive Symptome.
- Nähe zum Sehnerv.
- Orangefarbene Pigmentverklumpungen an der Nävusoberfläche.

■ Therapie: Wegen des Entartungsrisikos (ca. 1:4000–5000 in 10 Jahren) sollten Nävi photodokumentiert und nachuntersucht werden. Suspekte Läsionen müssen engmaschig kontrolliert werden (Intervalle von 1–3 Monaten). Eventuell ist eine Biopsie erforderlich. Im Falle einer serösen Makulaabhebung kann eine Laserkoagulation versucht werden; eine weitere Option ist das „Legen eines Feuerwalls" zwischen Nävus und Forea.

5.2 Malignes Melanom der Aderhaut

■ Inzidenz/Epidemiologie:

- Ca. 6 Fälle pro 1 000 000 Einwohner pro Jahr.
- Sehr selten bei Farbigen.
- Mittleres Alter zum Zeitpunkt der Diagnose: etwa 55 Jahre.
- Erhöhtes Risiko bei Melanosis oculi und Naevus Ota.

■ Genetik:

- Familiäre Häufungen sind beschrieben. Es ist jedoch kein Erbmodus bekannt.
- Im Tumormaterial wurden DNA-Veränderungen gefunden (Monosomie des Chromosom 3, partielle Deletion 9p, partielle Trisomie 8q und Veränderungen des Chromosom 6). Bei Patienten mit solchen Veränderungen ist die Metastasierungsrate erhöht.

■ Diagnose:

- Meist keine systemischen Symptome wie Schwäche oder Gewichtsverlust.
- In der Spaltlampenuntersuchung können dilatierte episklerale Venen auffallen. Sektorförmige Linsentrübungen, Glaskörperzellen sowie eine subluxierte Linse sind ebenfalls verdächtig.
- Ophthalmoskopie: meist kuppelförmige pigmentierte Raumforderung mit Begleitablösung

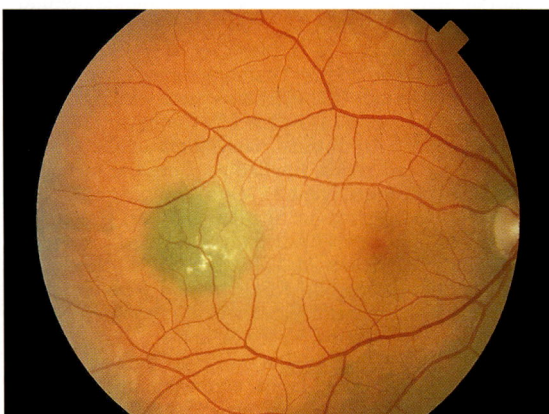

Abb. 15.12. Aderhautnävus mit aufgelagerten Drusen

der Netzhaut („shifting fluid"). Nach Durchbruch durch die Bruch-Membran besteht die typische Pilz- der Kragenknopfform. Selten Infiltration der Netzhaut mit Durchbruch des Tumors in den Glaskörperraum (Typ Knapp-Rönne). Chorioidale Neovaskularisationen, Glaukom und Glaskörperblutung können beobachtet werden.
- In 20–50% der Fälle findet man orangefarbene Pigmenteinlagerungen (Lipofuszin) an der Oberfläche (Abb. 15.13 a, b).
- Beachte:
  ▼ Selten schwarze Pigmentverklumpungen.
  ▼ Selten völliges Fehlen von Pigmentierungen.
  ▼ Selten massive Hämorrhagie.
  ▼ Selten starke entzündliche Aktivität.
- Die Diaphanoskopie ist von begrenztem Nutzen zur Differenzierung von anderen soliden Veränderungen. Sie ermöglicht eine genaue Darstellung der Tumorgrenzen.
- Die Fundusphotographie ist sehr hilfreich bei der Dokumentation von Wachstum oder Regression.

■ Ergänzende Untersuchungen:

- Die Fluoreszeinangiographie ist weder beweisend noch zum Tumorausschluß zu nutzen. Häufig ist die Darstellung tumoreigener Gefäße mittels Fluoreszeinangiographie möglich. Das tumoreigene Gefäßnetz färbt sich nach einer initialen Blockade im Tumorbereich parallel mit den retinalen Gefäßen an. Hauptzweck ist der Ausschluß einer disziformen Narbe und/oder eines rupturierten Makroaneurysmas.
- Größere Tumoreigengefäße lassen sich mittels Indocyaningrünangiographie besser als mit Fluoreszeinangiographie darstellen.
- Die Ultraschalluntersuchung (A- und B-Bild) hat zur Steigerung der Diagnosesicherheit beigetragen. Es kann ein klassischer Reflektivitätsabfall innerhalb des Tumors nachgewiesen werden. Die „Aderhautexkavation" ist ebenfalls typisch. Ein extraokulares Wachstum (Auftreten in 5% der Fälle) kann dokumentiert werden.
  ▼ B-Bild: Kragenknopfform, flache Netzhautabhebung, Aderhautexkavation.
  ▼ A-Bild (zur Beurteilung der Binnenreflektivität):
    Niedrig reflektiv (heterogen): Aderhautmelanom, Netzhautabhebung, Retinoschisis.
    Hoch reflektiv (homogen): Metastasen, disziforme Läsionen, vaskuläre Veränderungen.
- Die konventionelle Computertomographie und Kernspintomographie sind von fraglichem Nutzen. Die Kernspintomographie bietet besonders als hochauflösende Kernspintomographie mehr diagnostische Sicherheit als die Computertomographie.
- Der ^{32}Phosphor-Test ist aufgrund der vielen falschen positiven Resultate überholt.
- Die Feinnadelbiopsie ist aufgrund des Problems der repräsentativen Gewebegewinnung nur in Ausnahmefällen zu erwägen.

■ Die Diagnosesicherheit nach klinischen Parametern inkl. Fluoreszeinangiographie und Ultraschalluntersuchung beträgt 99% bei Veränderungen mit einer Prominenz von >4 mm.

■ Differentialdiagnose:

- Aderhautnävus.
- Retinopathia centralis serosa.
- Ektopische disziforme Narbe.

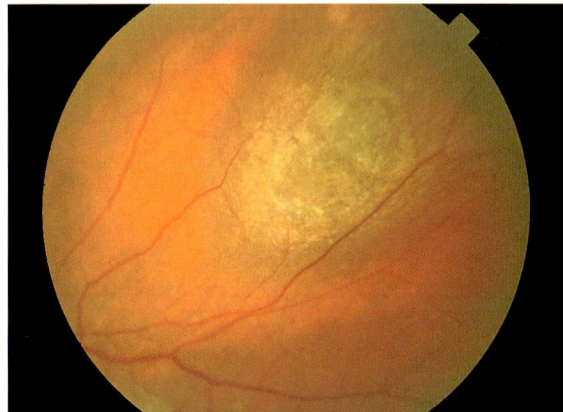

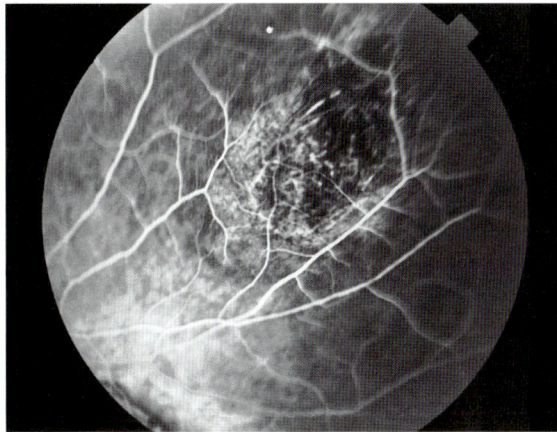

Abb. 15.13 a, b. Malignes Melanom der Aderhaut. Gelbliche Lipofuszineinlagerungen imponieren als „Orange-Pigment". Eine exsudative Begleitablatio fehlt hier. **b** Tumoreigene Gefäße des Aderhautmelanoms. Die Angiographie zeigt in der arteriovenösen Phase die zentrale Blockade der Aderhautfluoreszenz und punktförmige Farbstoffaustritte an der Tumoroberfläche

- Kongenitale Hyperplasie des retinalen Pigmentepithels.
- Subretinale oder subpigmentepitheliale Blutung.
- Aderhauthämangiom.
- Melanozytom.
- Aderhautmetastase.
- Osteom der Aderhaut.
- Kombiniertes Hamartom der Retina und des retinalen Pigmentepithels.
- Entzündliches Granulom der Aderhaut/Netzhaut.
- Aderhautabhebung.
- Netzhautabhebung.
- Retinoschisis.
- Glaskörperblutung.
- Skleritis posterior.

■ Prognostische Faktoren:

- Histologischer Typ gemäß der Callender-Klassifikation:
  - Spindel A: 10-Jahres-Mortalitätsrate: 10–20%.
  - Spindel B: 10-Jahres-Mortalitätsrate: 20–36%.
  - Gemischtzellig: 10-Jahres-Mortalitätsrate: 63–79%.
  - Epitheloidzellig: 10-Jahres-Mortalitätsrate: 72–100%.
- Extrasklerales Wachstum: 5-Jahres-Überlebensrate: 26%.
- Tumorgröße:
  - <10 mm Durchmesser: 6-Jahres-Überlebensrate: 87%.
  - >12 mm Durchmesser: <30%.
- Eine anteriore Tumorausdehnung ist ebenfalls mit einer schlechten Prognose verbunden.

■ Metastasierung:

- Eine Metastasierung sollte vor Beginn einer Therapie ausgeschlossen werden. Zu den Untersuchungen gehören Ultraschalluntersuchung des Abdomens (Leber), Bestimmung der Leberenzyme, Röntgenuntersuchung der Lunge, ggf. Kernspintomographie von Schädel und Abdomen. In ca. 96% ist der Befund negativ.
- Bevorzugte Metastasierungsgebiete.
  - Leber: 73%.
  - Lunge: 52%.
  - Knochen: 24%.
  - Lymphknoten: 36%.
  - Gastrointestinaltrakt: 27%.
  - Gehirn: 24%.

■ Therapie: Man unterscheidet 3 Größenkategorien:

- Kleine Melanome: Prominenz <3 mm; Basisdurchmesser <16 mm.
- Mittlere Melanome: Prominenz >2,5 mm und <10 mm; Basisdurchmesser <16 mm.
- Große Melanome: Prominenz >10 mm oder Basisdurchmesser >16 mm.
- Kleine Melanome werden meist hinsichtlich ihres Wachstums beobachtet. Selbst aktive Melanome wachsen meist langsam, solange sie die Bruch-Membran nicht durchbrechen.
- Bei mittleren Melanomen müssen die Risiken und Vorteile verschiedener Therapiemodalitäten wie nur Beobachtung, Enukleation, Radiatio oder Resektion mit dem Patienten diskutiert werden.
- Wird nur Beobachtung gewählt, so folgt meist in kurzer Zeit nach Dokumentation eines weiteren Wachstums die Therapie.
- Patienten mit großen Tumoren oder Hinweis auf extrasklerales Wachstum sollten möglichst schnell nach Diagnosestellung behandelt werden. Sind systemische Metastasen vorhanden, wird bisweilen aufgrund der kurzen Lebenserwartung auf eine Therapie des Primärtumors verzichtet.
- Die Wahl der Therapie gründet sich auf Tumorgröße, Tumorlage und die Visusprognose.

■ Therapiemodalitäten:

- Beobachtung/Photodokumentation: nur bei kleinen Tumoren oder Veränderungen mit fraglich maligner Natur.
- Photokoagulation: Diese Methode wurde ursprünglich bei vaskulären Tumoren eingesetzt. Heute wird die Photokoagulation auch bei Retinoblastomen und kleinen malignen Melanomen sowie bei bereits bestrahlten Tumoren mit Restaktivität genutzt. Es ist auf lokale Rezidive (oft mit Invasion der Sklera) zu achten. Zunächst „Umstellen" des Tumors mit 500 µm großen konfluierenden Herden (Argon-Grün). Anschließend Koagulation des Tumors. Die Behandlung sollte nicht bei Tumoren mit einer Höhe >3 mm angewandt werden.
- Kryokoagulation: wurde ursprünglich bei vaskulären Veränderungen eingesetzt. Heute wird die Kryokoagulation selten auch bei Retinoblastomen und kleinen malignen Melanomen genutzt.
- Eine weitere Therapieoption v. a. bei großen Tumoren ist die externe Bestrahlung. Sie wird jedoch bevorzugt bei Aderhautmetastasen und Retinoblastomen eingesetzt.
- Teletherapie mit Protonen: Therapieverfahren, das in spezialisierten Zentren angewandt wird. Es werden gute Erfolge in der Behandlung auch

größerer Melanome der Aderhaut erzielt. Nachteil ist eine hohe Strahlenbelastung für Lider, Hornhaut und Vorderabschnitt bei der Behandlung von Tumoren am hinteren Pol. Die Regression der Tumorprominenz kann nicht als sicheres Zeichen verwendet werden. Es besteht noch keine ausreichende Langzeiterfahrung.
- Applikator-Bestrahlung: Brachytherapie mit Ruthenium-106 oder Iod-125. Ruthenium-106 wird am häufigsten benutzt. Aufgrund der höheren Eindringtiefe wird ab Tumorhöhen >6,5 mm die Bestrahlung mit Jod-125 empfohlen. Die Liegedauer des Strahlenträgers richtet sich nach Tumorvolumen und aktueller Dosisleistung. Eine Applikatorbehandlung ist bei großen Melanomen nicht zu empfehlen. Dieses Verfahren kann auch bei Retinoblastomen und Metastasen der Aderhaut eingesetzt werden.
- Thermoradiotherapie: Kombination aus lokaler Hyperthermie und Bestrahlung. Ziel ist es, mit einer geringeren Strahlenbelastung zu einer geringeren okulären Morbidität zu gelangen.
- Transsklerale Resektion: wird an spezialisierten Zentren bei relativ anterior lokalisierten hochprominenten, schmalbasigen Tumoren durchgeführt. Die Operation wird bei kontrollierter Hypotonie und Hypothermie durchgeführt. Das Verfahren unterliegt z.Z. strengsten Auswahlkriterien.
- Endoresektion: neues, noch nicht in der Routine eingesetztes Verfahren bei juxtapapillären Melanomen. Nach Vitrektomie transretinale Resektion bzw. Resektion nach Umklappen der Netzhaut. Die Resektion erfolgt mit dem Ocutom. Es fehlen noch Langzeitergebnisse.
- Transpupilläre Thermotherapie: Erzeugung einer Hyperthermie im Tumor mittels Diodenlaserbestrahlung. Geeignet für Tumoren mit einer Prominenz ≤3 mm, die am hinteren Pol liegen und keine Begleitablatio aufweisen. Erste Ergebnisse sind bei strenger Indikationsstellung vielversprechend.
- Photodynamische Therapie: befindet sich bezüglich der Melanomtherapie noch im Experimentalstadium.
- Enukleation: bei sehr großen Tumoren und guter Funktion des Partnerauges bzw. bei schmerzhaftem blindem Auge. Beachte: Die Eviszeration ist bei malignen Prozessen kontraindiziert.
- Exenteration: bei massiver extraokularer Ausdehnung indiziert. Keine Verbesserung der Überlebensrate durch den Eingriff. Meist kombiniert mit prä- oder postoperativer Bestrahlung.

- Prognose und Richtlinien bei den unterschiedlichen Therapieformen:
- Die derzeit wichtigsten Verfahren werden von der Colloborate Ocular Melanoma Study (COMS) in mehreren Studien untersucht (Beobachtung bei kleinen Tumoren; Brachytherapie vs. Enukleation bei mittleren Tumoren; Enukleation mit/ohne Bestrahlung bei großen Tumoren). Es sollte immer auf die neuesten Ergebnisse dieser Studien in der aktuellen Literatr geachtet werden. Insgesamt besteht ein eindeutiger Trend zu bulbuserhaltenden Maßnahmen.

5.3 Aderhautmetastasen

- Vorkommen:
- In ca. 10% der an einer malignen Erkrankung verstorbenen Patienten findet man bei der Autopsie okuläre Metastasen (Uvea: 90%; Orbita: 9%; N. opticus: 1%).
- Aderhautmetastasen finden sich meist am hinteren Pol.
- Häufig multifokales Geschehen.
- In 25% bilateral.
- Das linke Auge ist 1,5mal häufiger betroffen.
- Mittleres Alter bei Diagnose: $52\frac{1}{2}$ Jahre.
- Die durchschnittliche Lebenserwartung hängt vom Primärtumor ab (Abb. 15.14).

- Primärtumoren:
- Mammakarzinom: 40% (77% der Frauen mit Aderhautmetastasen).
- Lunge: 29% (49% der Männer mit Aderhautmetastasen).

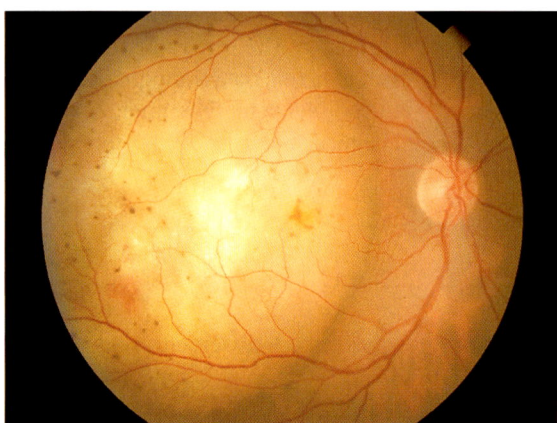

Abb. 15.14. Aderhautmetastase bei Bronchialkarzinom eines 53jährigen Mannes

- Niere: 4%.
- Hoden: 3%.
- Pankreas und Gastrointestinaltrakt: 1%.

■ Erstbefunde:

- Visusminderung.
- Metamorphopsien.
- Bei der Ophthalmoskopie findet man eine flache kuppelförmige, meist helle Raumforderung. Die Metastasen bestimmter Tumoren zeigen eine typische Färbung: Hautmelanom (bräunlich), Nierenkarzinom (rötlich-orange), Gastrointestinaltrakt- und Lungenkarzinom (pink-gelb-orange).
- Oft begleitende exsudative Netzhautabhebung.

■ Ergänzende Untersuchungen:

- Die Fluoreszeinangiographie ist selten hilfreich.
- Der Ultraschall (A- und B-Bild) zeigt eine mittlere bis hohe Reflektivität der Raumforderung.
- In seltenen Fällen kann eine Feinnadelbiopsie sinnvoll sein; insbesondere, wenn der Primärtumor nicht bekannt ist.

■ Therapie:

- Erfolgt grundsätzlich mit den den Primärtumor betreuenden Ärzten.
- Bei systemischer Metastasierung ist eine alleinige Chemotherapie dann sinnvoll, wenn der Visus nicht beeinträchtigt ist.
- Eine perkutane Strahlentherapie mit einer Gesamtdosis von 30 Gy in 5–10 Fraktionen sollte bei Visusminderung durchgeführt werden. Ein Ansprechen ist schon nach 4–6 Wochen zu erwarten.
- Eine Alternative bei kleinen bis mittelgroßen Tumoren ist die Applikatorbehandlung.
- Komplikationen der Therapie: Frühkomplikationen sind Keratitis und Sicca-Syndrom; Spätkomplikationen: Strahlenretinopathie, Cataracta complicata.

■ Prognose: ungünstig. Die Therapie der Metastasen ist dennoch sinnvoll, da die möglichen Komplikationen (bullöse Netzhautabhebung, malignes Glaukom) die Lebensqualität der Patienten massiv beeinträchtigen.

5.4
Osteom der Aderhaut

■ Bevorzugtes Auftreten bei weißen Frauen. Meist einseitig (70–80%).

■ Es handelt sich um einen benignen Tumor mit meist nur geringer Visusbeeinträchtigung (ca. 80% mit Visus >0,6).

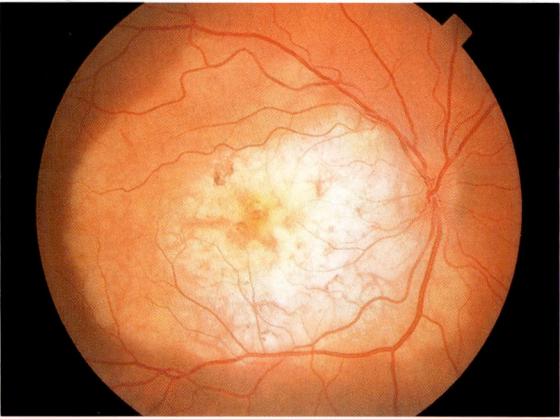

Abb. 15.15. Aderhautosteom einer 24jährigen Patientin. Sonographisch bestätigt durch ein hochreflektives (knochendichtes) Echo

■ Gelb-weiße bis orange-rötliche peripapilläre Veränderung (Abb. 15.15).

■ Fortschreitende Degeneration der über dem Osteom liegenden Netzhaut.

■ Chorioidale Neovaskularisationen können an den Tumorgrenzen auftreten.

■ In der Ultraschalluntersuchung zeigt sich typischerweise eine hohe (maximale) Reflektivität (Knochen). Diagnosesicherung mittels Computertomographie.

■ Die Therapie der chorioidalen Neovaskularisation mittels Laserkoagulation ist sinnvoll.

5.5
Aderhauthämangiom

5.5.1
Umschriebenes Aderhauthämangiom

■ Umschriebene orange-rötliche Prominenz am hinteren Pol, meist temporal des N. opticus (Abb. 15.16a–c).

■ Es kann zur Visusminderung bei Beteiligung der Makula durch den Tumor selbst oder durch exsudative Begleitamotio/Begleitödem kommen.

■ Typisches Bild in der Fluoreszeinangiographie ist die irreguläre Hyperfluoreszenz der chorioidalen Gefäße schon vor der Füllung der retinalen Arterien.

■ Die Ultraschalluntersuchung zeigt eine hohe Reflektivität der Innenechos.

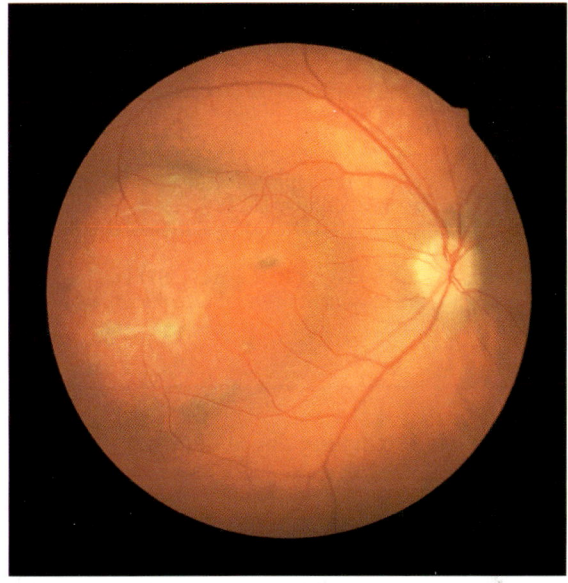
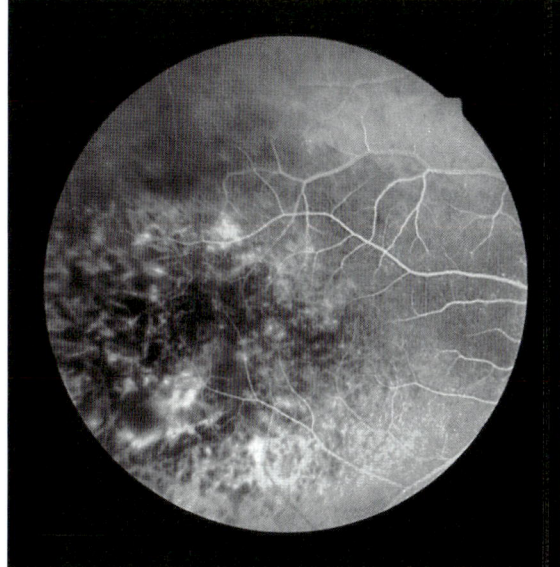
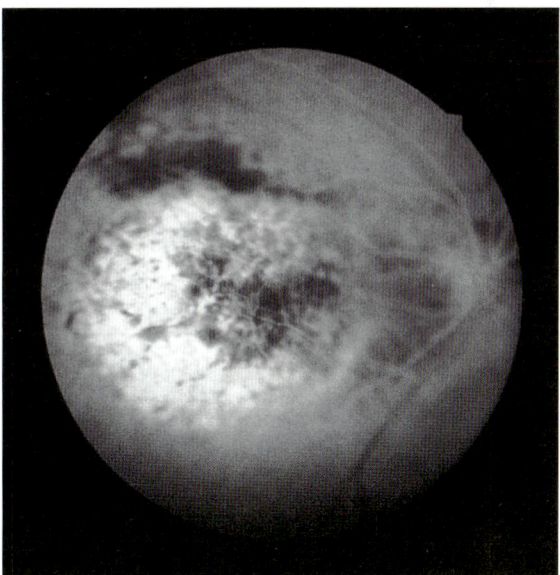

Abb. 15.16 a–c. Umschriebenes chorioidales Hämangiom. **a** Der Gefäßtumor imponiert als orange-rötliche subretinale Prominenz mit glatter Oberfläche. Weißliche Areale weisen auf eine häufige fibröse Metaplasie des RPE hin. Exsudative Begleitreaktionen besonders im unteren Netzhautbereich können vorkommen („shifting fluid"). **b** Fluoreszeinangiogramm, frühe Phase. Ein retikuläres Füllungsmuster zeigt sich in der frühen arteriellen Phase, in dem teilweise dilatierte chorioidale Gefäße abgrenzbar sind. Eine separate, neoplastische Gefäßversorgung ist nicht vorhanden. **c** Fluoreszeinangiogramm, späte Phase. Im Verlauf der Angiographie färbt sich das gesamte Tumorareal hyperfluoreszent an. Eine diffuse Leckage in die zystisch veränderte Netzhaut auf der Angiomoberfläche führt zur Darstellung punkt- oder fleckartiger „Pinpoint-Läsionen". (Abb. von U. Schmidt-Erfurth, Lübeck)

- Therapie (nur in ausgesuchten Fällen):
- Bestrahlung.
- Alternativ Laser(Kryo-)koagulation bei Visusminderung durch die exsudative Ablatio retinae.
- PDT als noch experimentelle Alternative.

5.5.2
Diffuses Aderhauthämangiom beim Sturge-Weber-Syndrom (Phakomatose)

- Es tritt in ca. 40% der Fälle des Sturge-Weber-Syndroms auf.

- Typisch für das Hämangiom der Aderhaut ist die „Tomatenketchupfärbung". Der Vergleich mit der Gegenseite ist hier wichtig.

- Exsudative Netzhautabhebungen kommen vor.

- Beachte: Es kann ein gleichseitiges intrakranielles Hämangiom bestehen.

- Infolge der Aderhautverdickung um die Papille kann diese glaukomatös aussehen. Es kann sich aber auch ein Sekundärglaukom entwickeln (erhöhter episkleraler oder orbitaler Venendruck).

- Therapie: s. Abschn. 5.5.1.

5.6
Andere seltene Tumoren der Aderhaut und des Ziliarkörpers

- Melanozytom.
- Neurilemmom.
- Neurofibrom.
- Leiomyom.
- Juveniles Xanthogranulom.
- Langerhans-Hystiozytose (Morbus Letterer-Siwe).
- Hämangioperizytom.
- Rhabdomyosarkom.

WEITERFÜHRENDE LITERATUR

Augsburger JJ (1988) Fine needle aspiration biopsy of suspected metastatic cancer of the posterior uvea. Trans Am Ophthalmol Soc 86:499
Augsburger JJ, Peyster RG, Markoe AM et al. (1987) Computed tomography of posterior uveal melanoma. Arch Ophthalmol 105:1512
Coleman DF, Lizzi F (1983) Computerized ultrasonic tissue characterization of ocular tumors. Am J Ophthalmol 96:165
Collaborative Ocular Melanoma Study Group (1998a) Randomized trial of pre-enucleation radiation of large choroidal melanoma. I: Characteristics of patients enrolled and not enrolled. COMS Report No. 9. Am J Ophthalmol 125:767
Collaborative Ocular Melanoma Study Group (1998b) Randomized trial of pre-enucleation radiation of large choroidal melanoma. II. Initial mortality findings. COMS Report No. 10. Am J Ophthalmol 125:779
Egan KM, Seddon JM, Glynn RJ et al. (1988) Epidemiologic aspects of uveal melanoma. Surv Ophthalmol 32:239
Finger PT, Packer S, Svitra PP et al. (1984) Hyperthermic treatment of intraocular tumors. Arch Ophthalmol 102:1477
Finger PT, Packer S, Svitra PP et al. (1985) Thermoradiotherapie for intraocular tumors. Arch Ophthalmol 103:1574
Freedman MI, Folk JC (1987) Metastatic tumors of the eye and orbit. Arch Ophthalmol 105:1215
Haik BG, Saint Louis L, Smith ME et al. (1987) Magnetic resonance imaging in choroidal tumors. Ann Ophthalmol 19:218
Kersten RC, Tse DT, Anderson RL et al. (1985) The role of orbital exenteration in choroidal melanoma with extrascleral extension. Ophthalmology 92:436
Meyer-Schwickerath G, Vogel M (1987) Treatment of malignant melanomas of the choroid by photo-coagulation. Trans Ophthalmol Soc UK 97:416
Murray TG (1997) Small choroidal melanoma. Arch Ophthalmol 115:1577
Packer S, Rotman M, Salanitro P (1982) Iodine-125 irradiation of choroidal melanoma, clinical experience. Ophthalmology 89:1201
Peyman GA, Juarez CP, Diamond JG et al. (1984) Ten years experience with eye wall resection for uveal malignant melanomas. Ophthalmology 91:1720
Rajpal S, Moore R, Karakousis CP (1983) Survival in metastatic ocular melanoma. Cancer 52:334
Ryan SJ (ed) (1994) Retina. Mosby, St. Louis
Sanborn GE, Augsburger JJ, Shields JA (1982) Treatment of circumscribed choroidal hemangiomas. Ophthalmology 89:1374
Scott IU, Murray TG, Hughes JR (1999) Issues in the diagnosis and management of small choroidol melanocytic lesions. Ocul Oncol 12:149
Schüler AO, Bornfeld N (2000) Aktuelle Therapieaspekte intraokulärer Tumoren. Ophthalmologe 97:207
Shields JA, Augsberger JJ, Brown GC et al. (1980) The differential diagnosis of posterior uveal melanoma. Ophthalmology 87:518
Shields CL, Shields JA, Potter P de et al. (1997) Plaque radiotherapy for the treatment of uveal metastasis. Arch Ophthalmol 115:203

6
Tumoren mit Beteiligung des Glaskörpers

6.1
Non-Hodgkin-Lymphom

- Der Begriff „Retikulumzellsarkom" sollte nicht mehr verwendet werden, da es sich um eine Form des Non-Hodgkin-Lymphoms handelt.
- Epidemiologie:
  - Erkankung im mittleren und höheren Lebensalter (im Mittel 60 Jahre).
  - Häufigkeit: Frauen und Männer sind im Verhältnis 2:1 betroffen.
  - Bilaterales Auftreten in 80% der Fälle.
- Verteilungsmuster:
  - Oft in Verbindung mit zerebraler Manifestation (Zwischenhirn) der Erkrankung.
  - Iris, Aderhaut, Netzhaut, Glaskörper und Sehnerv können beteiligt sein (Abb. 15.17). Man unterscheidet grundsätzlich zwei Verlaufsformen: chorioretinal und vitreal.
  - Okuläre und okulozerebrale Formen des Non-Hodgkin-Lymphoms gehen meist mit dem Befall von Glaskörper, Pigmentepithel und einem diffusen Befall der Aderhaut einher.
  - Eine Aderhautbeteiligung durch metastatische Ausbreitung tritt auch bei der viszeralen Form des Non-Hodgkin-Lymphoms auf.
  - Pseudochorioiditis und subretinale Pigmentepithelinfiltrate in 19% der Fälle.
  - Häufigste Fehldiagnose ist die Uveitis oder „Vitritis".
- Symptome:
  - Visusminderung.
  - Mouches volantes.
  - Diplopie.
  - Photophobie.

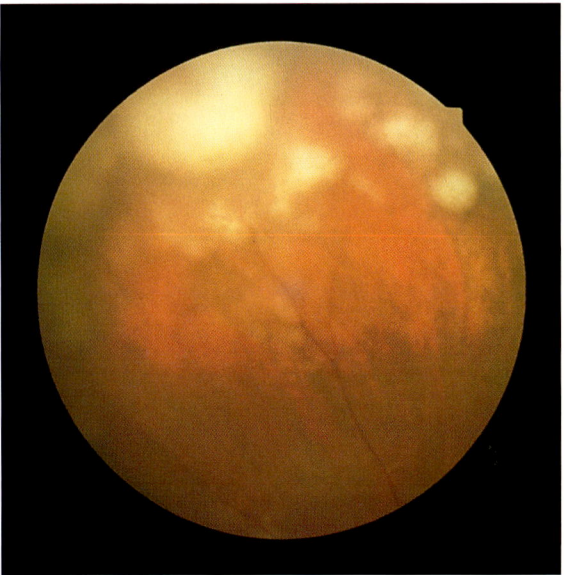

Abb. 15.17. Non-Hodgkin-Lymphom. Multiple, zunächst weißliche Infiltrate finden sich intra- und subretinal, teilweise mit Infiltration in den Glaskörperraum. (Abb. von U. Schmidt-Erfurth, Lübeck)

- Befunde:

- Visusminderung.
- Iritis.
- Hyphäma.
- Hypopyon und Pseudohypopyon.
- Iristumor.
- Neovaskularisationen der Iris.
- Sekundär-/Neovaskularisationsglaukom.
- Glaskörperinfiltrate.
- Fokale, multifokale oder diffuse Infiltrate von Aderhaut und/oder Netzhaut.
- Peripapillärer Tumor.
- Perivaskulitis.
- Retinaler Zentralarterien- oder Arterienastverschluß.
- Exsudative Netzhautabhebung.
- Akute Pigmentepitheliopathie.
- Akute Optikusneuropathie.
- Glaskörperblutung.

- Diagnose:

- Es handelt sich um eine Ausschlußdiagnose, die über die zytologische Untersuchung einer Glaskörperbiopsie gesichert werden sollte.
- Computertomographie und Kernspintomographie dienen dem Ausschluß einer zerebralen Beteiligung. Mittels Ultraschall, Computertomographie und Kernspintomographie des Abdomens wird eine viszerale Beteiligung ausgeschlossen.

- Therapie:

- Bestrahlung mit einer Gesamtdosis von 15–30 Gy in entsprechender Fraktionierung.
- Gegebenenfalls systemische und/oder intrathekale Chemotherapie, kombiniert mit einer Bestrahlung.

- Prognose:

- Die Lebenserwartung beträgt etwa 2–3 Jahre.
- Die Patienten versterben an wiederkehrendem und fortschreitendem zentralen Tumorbefall.

WEITERFÜHRENDE LITERATUR

Peterson K, Gordon UB, Heinemann MH, Angelis LM de (1993) The clinical spectrum of ocular lymphoma. Cancer 72:843

Ryan SJ (ed) (1994) Retina. Mosby, St. Louis

Valluri S, Moorthy RS, Khan A, Rao NA (1995) Combination treatment of intraocular lymphoma. Retina 15:125

Kapitel 16

Augenbeteiligung bei Allgemeinerkrankungen

1	Herzerkrankungen 456	7.5	Dysproteinämien 472
1.1	Myxome/Pseudomyxome 456	7.6	Leukämie 472
1.2	Kongenitale Herzerkrankungen 456	7.7	Plasmozytom (multiples Myelom) 473
1.3	Endokarditis 456	7.8	Polyzythämie/Polyglobulie 473
1.4	Mitralklappenprolaps 457	7.9	Sichelzellanämie 473
		7.10	Thrombozytopenie 474
2	Chromosomenerkrankungen 457		
2.1	Deletionssyndrome 457	8	Infektiöse und entzündliche Erkrankungen 474
2.2	Anomalien der Geschlechtschromosomen 459	8.1	Bakterielle Infektionen 474
2.3	Trisomien 459	8.2	Chlamydieninfektionen 476
		8.3	Wurmkrankheiten 476
3	Kollagenosen/rheumatische Erkrankungen 461	8.4	Erkrankungen durch Mykobakterien 479
3.1	Spondylitis ankylopoetika (Rheumatoide Spondylitis; Morbus Bechterew; Morbus Marie-Strümpell) 461	8.5	Pilzkrankheiten 479
		8.6	Erkrankungen durch Protozoen 480
3.2	Arteriitis temporalis (Morbus Horton; Riesenzellarteriitis) 461	8.7	Rickettsiosen (Fleckfieber; Q-Fieber) 482
		8.8	Erkrankungen durch Spirochäten 482
3.3	Panarteriitis nodosa (Periarteriitis nodosa) 461		
3.4	Polymyositis – Dermatomyositis 462	9	Entzündliche Erkrankungen unbekannter Ursache 484
3.5	Morbus Reiter 462	9.1	Morbus Behçet 484
3.6	Rezidivierende Polychondritis 463	9.2	Mukokutanes Lymphknotensyndrom (Kawasaki-Syndrom) 484
3.7	Rheumatisches Fieber 463		
3.8	Rheumatoide Arthritis: Erwachsene 463	9.3	Reye-Syndrom 484
3.9	Rheumatoide Arthritis: juvenile Form (Morbus Still) 464	9.4	Sarkoidose 485
		9.5	Vogt-Koyanagi-Harada-Syndrom 485
3.10	Sklerodermie (progressive systemische Sklerose, PSS) 464	10	Erkrankungen durch Viren 486
		10.1	AIDS 486
3.11	Sjögren-Syndrom 464	10.2	Zytomegalievirusinfektion 486
3.12	Systemischer Lupus erythematodes (SLE) 465	10.3	Epstein-Barr-Virus 486
3.13	Wegener-Granulomatose 465	10.4	Herpes zoster 487
		10.5	Herpes simplex 487
4	Endokrine Erkrankungen 465	10.6	Influenza 487
4.1	Morbus Addison 465	10.7	Masern 488
4.2	Morbus Cushing 466	10.8	Molluscum contagiosum 488
4.3	Diabetes mellitus 466	10.9	Mumps 488
4.4	Hyperparathyreoidismus 466	10.10	Pharyngokonjunktivales Fieber 488
4.5	Hypoparathyreoidismus 467	10.11	Röteln 489
4.6	Hyperthyreoidismus 467	10.12	Subakute sklerosierende Panenzephalitis 489
4.7	Hypothyreoidismus 468	10.13	Varizella zoster (Windpocken) 489
4.8	Phäochromozytom 468		
4.9	Hypophysenerkrankungen 468	11	Bösartige Erkrankungen 490
		11.1	Paraneoplastische Erscheinungen 490
5	Gastrointestinale Erkrankungen 469		
5.1	Gardner-Syndrom 469	12	Metabolische Erkrankungen 490
5.2	Leberversagen 469	12.1	Störungen des Aminosäuremetabolismus 490
5.3	Entzündliche Darmerkrankungen (Enteritis regionalis; Colitis ulcerosa) 469	12.2	Störungen des Kohlehydratmetabolismus 493
		12.3	Fettstoffwechselstörungen 493
5.4	Pankreatitis 469	12.4	Störungen der lysosomalen Enzyme 495
5.5	Morbus Whipple (intestinale Lipodystrophie) 470	12.5	Erkrankungen des Eisen- und Mineralhaushaltes 498
6	Hörstörungen 470	12.6	Andere metabolische Erkrankungen 499
6.1	Cogan-Syndrom 470	12.7	Störungen der Peroxysomen 500
6.2	Norrie-Syndrom 470		
6.3	Usher-Syndrom 470	13	Muskelerkrankungen 501
		13.1	Kearns-Sayre-Syndrom 501
7	Hämatologische Erkrankungen 471	13.2	Muskeldystrophien 501
7.1	Anämie 471	13.3	Myasthenia gravis 501
7.2	Perniziöse Anämie 471	13.4	Myotonische Dystrophie (Curschmann-Steinert) 502
7.3	Gerinnungsstörungen (z. B. Hämophilie) 471		
7.4	Disseminierte intravasale Gerinnung (DIC) 472		

14	Phakomatosen	502
14.1	Ataxia teleangiectatica (Louis-Bar-Syndrom)	502
14.2	Enzephalotrigeminale Angiomatose (Sturge-Weber-Syndrom)	502
14.3	Neurofibromatose (Morbus Recklinghausen)	503
14.4	Tuberöse Sklerose (Morbus Bourneville-Pringle)	504
14.5	Hippel-Lindau-Erkrankung (retinale Angiomatose; Angiomatosis retinae)	504
14.6	Wyburn-Mason-Syndrom	505
15	Lungenerkrankungen	505
15.1	Respiratorische Insuffizienz	505
15.2	Mukoviszidose (zystische Fibrose)	505
16	Nierenerkrankungen	506
16.1	Alport-Syndrom (familiäre Nephritis; hereditäre Nephritis)	506
16.2	Hereditäre idiopathische Nephronophthisis (hereditäre idiopathische juvenile Nephronophthisis)	506
16.3	Lowe-Syndrom (okulozerebrorenales Syndrom)	506
16.4	Nierenversagen	506
16.5	Nierentransplantation	507
16.6	Wilms-Tumor – Aniridie (Miller-Syndrom)	507
17	Skeletterkrankungen	507
17.1	Veränderungen des Gesichtsschädels	507
17.2	Mißbildungen des Gesichtsschädels	508
17.3	Generalisierte Skelettmißbildungen	510
18	Haut- und Schleimhauterkrankungen	513
18.1	Erkrankungen des Bindegewebes	513
18.2	Hyperkeratosen	514
18.3	Neoplastische Erkrankungen	515
18.4	Pigmenterkrankungen	516
18.5	Vesikulobullöse Erkrankungen	517
18.6	Weitere Hauterkrankungen	519
19	Vaskuläre Erkrankungen	521
19.1	Aortenbogensyndrom (Aortitissyndrom, Morbus Takayasu)	521
19.2	Arteriosklerose	521
19.3	Atherosklerose	522
19.4	Insuffizienz der A. carotis	522
19.5	Sinus-cavernosus-Fistel	522
19.6	Koarktation der Aorta (Aortenisthmusstenose)	523
19.7	Bluthochdruck	523
19.8	Hereditäre hämorrhagische Teleangiektasie (Morbus Weber-Osler-Rendu)	523
19.9	Lymphödem	523
19.10	Syndrom der Vena cava superior	524
19.11	Präeklampsie und Eklampsie	524
20	Störungen des Vitaminhaushalts	524
20.1	Hypovitaminosen	524
20.2	Hypervitaminosen	526

1
Herzerkrankungen

1.1
Myxome/Pseudomyxome

Ophthalmologische Befunde

- Zentralarterien- oder Arterienastverschlüsse.

Beziehung Systemerkrankung – Augenbefunde

- Arterielle Embolien durch Myxombestandteile.

1.2
Kongenitale Herzerkrankungen

Ophthalmologische Befunde

- Tortuositas und Dilatation der Bindehautgefäße.

- Tortuositas und Dilatation der Netzhautgefäße.

- Netzhautödem.

- Papillenödem.

Beziehung Systemerkrankung – Augenbefunde

- Die ophthalmologischen Befunde entstehen sekundär als Folge der durch den Herzfehler induzierten Hypoxie. Ähnliche Befunde findet man auch bei zahlreichen anderen Herzfehlern mit konsekutiver Hypoxie.

- Hyperkapnie und/oder erhöhter Hirndruck können zu ophthalmologischen Veränderungen beitragen und/oder diese sogar verstärken. Bei einer ausgeprägten Hypoxie sind allerdings weitere Veränderungen nicht zwingend erforderlich.

1.3
Endokarditis

Ophthalmologische Befunde

- Roth-Flecken (allg. Def.: Netzhautblutungen mit weißem Zentrum; spez. Def.: Bakterienstreuung in die Netzhaut mit Embolisation von Gefäßen und konsekutivem Blutaustritt).

- Petechiale Bindehautblutungen.

- Netzhautblutungen.

- Cotton-wool-spots.

- Zentralarterien- oder Arterienastverschlüsse.

- Endophthalmitis (metastatisch).

- Iridozyklitis.

- Papillenödem.

- Hirnnervenlähmungen.

Beziehung Systemerkrankung – Augenbefunde

- Die ophthalmologischen Befunde sind eine Folge der bakteriellen Embolisation okulärer Gefäße und von Gefäßen des zentralen Nervensystems.

■ Bei einer chronischen Endokarditis kann eine Immunkomplexvaskulitis für die Gefäßverschlüsse verantwortlich sein.

1.4
Mitralklappenprolaps

Ophthalmologische Befunde
- Zentralarterien- oder Arterienastverschlüsse.
- Amaurosis fugax.
- Verschlüsse hinterer Ziliararterien.
- Venenverschlüsse.

Beziehung Systemerkrankung – Augenbefunde
■ Ursprung der Embolie sind pathologisch veränderte Mitralklappen. Die Anlagerung von Thromben an die Mitralklappen wird durch eine reaktiv gesteigerte Gerinnung noch gefördert.

2
Chromosomenerkrankungen

2.1
Deletionssyndrome

Deletion am kurzen Arm des Chromosoms Nr. 4 (Wolf-Hirschhorn-Syndrom; 4p-)

Ophthalmologische Befunde
- Hypertelorismus.
- Schräg nach außen unten verlaufende Lidachsen (antimongoloid).
- Lidfaltenanomalien.
- Ptosis.
- Epikanthus.
- Exophthalmus.
- Strabismus.
- Katarakt.
- Iris- und Aderhautkolobome.

Beziehung Systemerkrankung – Augenbefunde
■ Das Wolf-Hirschhorn-Syndrom, auch als partielle Monosomie 4p bezeichnet, wurde erstmals 1965 beschrieben. Mädchen sind doppelt so häufig wie Knaben betroffen. Viele der Kinder sterben aufgrund der zahlreichen Begleitmißbildungen (Wachstumsretardierung, Mikrozephalie mit IQ meist < 20, Abnormitäten der Ohren, Mikrognathie, Gaumenspalte, fischmaulähnlicher Mund, Hypertonie, generalisiertes Auftreten von Hämangiomen, Nierenmißbildungen).

Deletion am kurzen Arm des Chromosoms Nr. 5 (Cri-du-Chat-Syndrom, Katzenschreisyndrom; 5p-)

Ophthalmologische Befunde
- Partielles Fehlen der Augenbrauen.
- Epikanthus.
- Telekanthus.
- Enge Lidspalten.
- Verminderte Tränenproduktion.
- Mikrophthalmus.
- Exotropie/Esotropie.
- Hohe Ametropie.
- Tortuositas der Netzhautgefäße.
- Optikusatrophie.

Beziehung Systemerkrankung – Augenbefunde
■ Dieses Syndrom wurde erstmals 1963 beschrieben. Das auffälligste Merkmal ist jedoch nicht der Phänotyp, sondern der charakteristische katzenähnliche Schrei, der etwa eine Oktav höher (880 Hz) liegt als der um den Kammerton a (440 Hz) liegende normale Säuglingston. Die Ursache ist eine Laryngomalazie.

■ Weitere Befunde sind Mikrozephalie, breiter Nasenrücken, tiefer Ohransatz, Malokklusion des Gebisses, Vierfingerfurche, kongenitale Herzfehler und eine geistige Retardierung mit einem IQ < 20.

■ Es besteht eine geringe Letalität, viele Patienten erreichen das Erwachsenenalter.

Deletion am langen Arm des Chromosoms Nr. 13 (13q-)

Ophthalmologische Befunde
- Hypertelorismus.
- Epikanthus.
- Ptosis.
- Mikrophthalmus.
- Retinoblastom.
- Aderhautkolobome.

Beziehung Systemerkrankung – Augenbefunde

■ Die ophthalmologischen Veränderungen bei dieser Erkrankung sind als Teil der zahlreichen Mißbildungen zu sehen, die Mikrozephalie, prominenten Nasenrücken, tiefen Ohransatz, Prognathie, fehlenden Daumen, Hypospadie, fehlende Anusöffnung und Herzfehler umfassen.

■ Bei Patienten mit Retinoblastom handelt es sich um eine spezielle Unterform des 13q⁻-Syndroms (insgesamt 2–3 % aller Retinoblastome). Mittels Genanalyse kann oft eine mehr oder minder stark ausgeprägte Deletion am langen Arm in Region 1 Band 4 (13q-1,4) des Chromosom 13 nachgewiesen werden. Die Veränderung kann auch submikroskopisch sein und ist dann lediglich indirekt nachweisbar. Einige der bei 13q⁻-Patienten relativ häufigen Mißbildungen finden sich nicht immer auch bei Retinoblastompatienten. Hierzu gehören Herzerkrankungen, Mikrozephalie mit geistiger Retardierung und Mißbildungen von Urogenitaltrakt und Skelett.

■ Liegt bei Patienten mit Retinoblastom eine Veränderung des „Retinoblastomgens" vor, ist eine Deletion nicht unbedingt zu fordern. Es kann sich auch um eine Inaktivierung der Allele handeln (s. Kap. 15).

Ringchromosom (D)

Ophthalmologische Befunde
- Hypertelorismus.
- Epikanthus.
- Enge Lidspalten.
- Strabismus.
- Mikrophthalmus.
- Aderhautkolobome.

Beziehung Systemerkrankung – Augenbefunde

■ Nach Chromosomenbruch mit nachfolgender Vereinigung der Bruchenden kommt es zur Ringbildung. Betroffen sind häufig Chromosom 13, seltener Chromosom 14 und 15.

■ Zu den systemischen Befunden gehören fehlender Daumen, Mikrozephalie, breiter Nasenrücken und auffallend große Ohren.

Deletion am langen Arm des Chromosoms 18 (18q-)

Ophthalmologische Befunde
- Hypertelorismus.
- Epikanthus.
- Ptosis.
- Strabismus.
- Nystagmus.
- Mikrophthalmus.
- Kongenitales Glaukom.
- Tapetoretinale Degeneration.
- Aderhautkolobome.
- Optikusatrophie.

Beziehung Systemerkrankung – Augenbefunde

■ Weitere Befunde bei diesem Syndrom sind Wachstumsretardierung, geistige Retardierung, Hypoplasie des Mittelgesichtes, Mikrozephalie, ein fischmaulähnlicher Mund, auffallend große Ohren, kongenitale Herzfehler, Genitalhypoplasie und IgA-Mangel mit entsprechenden Folgen.

Deletion am kurzen Arm des Chromosoms Nr. 18 (18 p-)

Ophthalmologische Befunde
- Hypertelorismus.
- Epikanthus.
- Ptosis.
- Strabismus.
- Katarakt.
- Zyklopie.

Beziehung Systemerkrankung – Augenbefunde

■ Weitere Befunde bei diesem Syndrom sind geistige Retardierung, Mikrozephalie, Mißbildungen der Ohren, Hypoplasie des Unterkiefers und eine autoimmunologisch bedingte Endokrinopathie.

Deletion am langen Arm des Chromosoms Nr. 21 (21q-; Antimongolismus)

Ophthalmologische Befunde
- Schräg nach außen unten verlaufende Lidachsen (antimongoloid).
- Blepharochalasis.

Beziehung Systemerkrankung – Augenbefunde

■ Weitere Befunde bei diesem Syndrom sind Wachstumsretardierung, geistige Retardierung, prominenter Nasenrücken, Mikrozephalie, Mißbildungen der Ohren, hoher Gaumenbogen und Lippen- und/oder Gaumenspalte.

2.2
Anomalien der Geschlechtschromosomen

Klinefelter-Syndrom (XXY)

Ophthalmologische Befunde
- Anophthalmus.
- Strabismus.
- Optikusatrophie.
- Diffuse Aderhautatrophie.
- Aderhautkolobome.

Beziehung Systemerkrankung – Augenbefunde
- Weitere Allgemeinbefunde beim Klinefelter-Syndrom sind Sterilität bei Hodenhypoplasie, Gynäkomastie, Fettsucht, Varikosis, Osteoporose, fehlender Bartwuchs und geistige Retardierung, wobei der IQ meist um Werte ≤ 90 liegt. Bei diesen Patienten besteht ein hohes Risiko eines Mammakarzinoms.
- In 20 % der Fälle findet man Abweichungen in der Zahl der X-Chromosomen und Mosaike.

Turner-Syndrom (XO)

Ophthalmologische Befunde
- Epikanthus.
- Schräg nach außen unten verlaufende Lidachsen (antimongoloid).
- Ptosis.
- Strabismus.
- Blaue Skleren.
- Hornhauttrübungen.
- Katarakt.
- Rot-grün-Schwäche.

Beziehung Systemerkrankung – Augenbefunde
- Der klassische Genotyp XO besteht nur bei etwa 60 % der Turner-Patienten. Bei den verbleibenden 40 % der Patienten finden sich Mosaike.
- Bei den phänotypisch weiblichen Patienten findet man außerdem eine starke Wachstumsretardierung, sexuellen Infantilismus, Fehlbildungen innerer Organe (Herz, Aorta, Nieren), Cubitus valgus, Osteoporose, Schildthorax, Lymphödeme im Hand- und Fußrückenbereich, tiefen Haaransatz im Nak-ken mit gegenläufigem Haarstrich und die typische Flügelfellbildung im Halsbereich.

2.3
Trisomien

Trisomie-13 (Pätau-Syndrom)

Ophthalmologische Befunde
- Mikrophthalmus.
- Hypertelorismus.
- Zyklopie.
- Persistierende Tunica vasculosa lentis.
- Katarakt.
- Dysembryogenese des vorderen Augenabschittes mit Entwicklungsstörungen von Hornhaut, Iris und Kammerwinkel, Hornhauttrübungen, kongenitalem Glaukom und Buphthalmus.
- Iris- und Aderhautkolobome mit intraokularer Knorpelbildung im Bereich der Kolobome.
- Netzhautdysplasie.
- Persistierender hyperplastischer primärer Vitreus.
- Optikusanomalien: Hyperplasie, Atrophie, Kolobom.

Beziehung Systemerkrankung – Augenbefunde
- Die erstmalige Beschreibung dieses schweren Mißbildungssyndroms erfolgte im Jahre 1960. Außer den ausgeprägten okulären Mißbildungen finden sich Gehirnanomalien (Arhinenzephalie) mit Krampfanfällen, kongenitale Herzfehler (Vorhof- und Ventrikelseptumdefekte) und Mißbildungen des Urogenitaltraktes.
- Die Lebensdauer dieser Patienten beträgt etwa 4 Monate.

Trisomie 18 (Edwards-Syndrom)

Ophthalmologische Befunde
- Hypertelorismus.
- Verkürzte Lidspalten.
- Ptosis.
- Orbitaanomalien.
- Nystagmus.
- Fehlende konjugierte Augenbewegungen.

- Mikrophthalmus.
- Epikanthus.
- Katarakt.
- Hornhauttrübungen.
- Verdickte Hornhaut und Sklera.
- Aderhautkolobome.
- Netzhautdysplasie.
- Veränderungen des retinalen Pigmentepithels.

Beziehung Systemerkrankung – Augenbefunde
- Das Edwards-Syndrom wurde erstmals im Jahre 1960 beschrieben. Weitere Mißbildungen sind Dysgenesie von Skelett, Gehirn, Herz und Nieren, sog. Faunenohren, prominentes Hinterhaupt und auffallend kurzer Nacken.
- Die mittlere Lebensdauer beträgt bei Knaben 2–3 Monate, bei Mädchen etwa 10 Monate.

Trisomie 21 (Mongolismus; Down-Syndrom)

Ophthalmologische Befunde
- Hypertelorismus.
- Epikanthus.
- Schräg nach außen oben verlaufende Lidachsen (mongoloide Lidachsen).
- Blepharitis.
- Ektropium.
- Spärliche und kurze Zilien.
- Hohe Myopie.
- Keratokonus.
- Irishypoplasie (besonders peripher); die Iris imponiert blau oder grau.
- Brushfield spots: Knötchen aus hyperzellulärem Irisgewebe (fokale Verdickung des Irisstromas), die als weiße Flecken in der Irisperipherie imponieren.
- Katarakt.
- Esotropie (meist kongenital).
- Nystagmus.
- Abnormer Verlauf der insgesamt vermehrten Netzhautgefäße; die Gefäße verlaufen radspeichenähnlich radiär zum Papillenrand.

Beziehung Systemerkrankung – Augenbefunde
- Wichtige Allgemeinbefunde sind eine stark variierende geistige Retardierung, kongenitale Herzfehler, Duodenalstenosen, Megakolon, Ohrmuscheldysplasien, Leukämie, Schilddrüsenunterfunktion und häufige Infektionen im Bereich des Respirationstraktes. Neugeborene Kinder sind hypoton und zeigen eine Überstreckbarkeit der Gelenke.
- Bei einem geringeren Teil der Patienten besteht keine freie Trisomie, also keine Nondisjunktion, sondern ein „Translokationsmongolismus" (das überzählige Chromosom 21 ist auf ein anderes Chromosom transloziert).

Trisomie 22

Ophthalmologische Befunde
- Schräg nach außen unten verlaufende Lidachsen (antimongoloid).
- Strabismus.

Beziehung Systemerkrankung – Augenbefunde
- Allgemeinbefunde sind Wachstumsretardierung, geistige Retardierung, kleiner Penis und/oder Maldeszensus testis, Mikrozephalie, Mißbildungen der Ohren und Hypoplasie des Unterkiefers.
- Die genetische Störung stellt eine partielle Trisomie des distalen Anteils am langen Arm des Chromosoms 22 dar, bzw. es besteht ein zusätzliches abnormes Chromosom 22.

Katzenaugensyndrom (Schmid-Fraccaro-Syndrom; partielle Trisomie 22)

Ophthalmologische Befunde
- Epikanthus.
- Schräg nach außen unten verlaufende Lidachsen (antimongoloid).
- Hypertelorismus.
- Mikrophthalmus.
- Strabismus.
- Katarakt.
- Kolobome des Uvealtraktes (Iris, Aderhaut).

Beziehung Systemerkrankung – Augenbefunde
- Genetisch findet man ein überzähliges Fragment des Chromosoms 22.

- Die aufgrund des Iriskoloboms abnorme katzenaugenähnliche, vertikal ovale Form der Pupille führte zur Bezeichnung dieser Erkrankung als Katzenaugen-Syndrom.

- Allgemeinbefunde sind Analatresie, geistige Retardierung, Wachstumsretardierung, präaurikuläre Hautanhängsel oder Fistelhöhlen, Mißbildungen der Ohren, Anomalien von Nieren, Skelett und Herz sowie eine Mikrozephalie.

3
Kollagenosen/rheumatische Erkrankungen

3.1
Spondylitis ankylopoetika
(Rheumatoide Spondylitis; Morbus Bechterew; Morbus Marie-Strümpell)

Ophthalmologische Befunde
- Bei 33% der Patienten rezidivierende Uveitis anterior.

- Spätfolgen der Uveitis: Synechien, Katarakt.

Beziehung Systemerkrankung – Augenbefunde
- Besonders bei männlichen Patienten mit Uveitis anterior unklarer Genese besteht eine erhöhte Inzidenz der ankylosierenden Spondylitis. Die Uveitis kann zwar Initialsymptom der Erkrankung sein, häufiger tritt sie jedoch bei länger dauernder Erkrankung auf.

- Mehr als 90% der Patienten sind HLA-B27-positiv.

3.2
Arteriitis temporalis
(Morbus Horton; Riesenzellarteriitis)

Ophthalmologische Befunde
- Am häufigsten tritt eine ischämische Optikusneuropathie mit meist dramatischem, schnellem und dauerhaftem Visusverlust auf. Manchmal gibt es Prodromalzeichen in Form transienter Sehstörungen.

- Amaurosis fugax.

- Zentralarterienverschluß.

- Hirnnervenlähmungen (evtl. Diplopie).

- Seltenere Komplikationen: Entzündung im Bereich des Vorderabschnittes (Episkleritis, Skleritis, Iritis); Neovaskularisationsglaukom; okuläre Hypotonie; Arterienastverschluß.

- Kortikale Blindheit.

Beziehung Systemerkrankung – Augenbefunde
- Die Arteriitis temporalis stellt einen ophthalmologischen Notfall dar.

- Meist (75%) sind ältere Frauen betroffen. Die okuläre Manifestation folgt meist nach Allgemeinsymptomen in Form von Fieber, Kopfschmerz, Schmerzen beim Kauen, Gewichtsverlust und Depressionen.

- Die Arteria temporalis kann verdickt, schmerzhaft und evtl. als pulsloses Gefäß tastbar sein.

- Okkulte Arteriitis temporalis: okuläre Manifestation ohne Allgemeinsymptome.

- Ursache der Komplikationen im ophthalmologischen Bereich sind Entzündungen von Ziliararterien, Zentralarterie und Arteria ophthalmica mit konsekutivem Verschluß.

- Im Falle einer Beteiligung der Gefäße des ZNS kommt es zu neuroophthalmologischen Komplikationen.

- Durch eine systemische (in der Regel lebenslang erforderliche) Steroidbehandlung kann das zweite Auge geschützt werden. Die Steroiddosis wird der Blutkörperchensenkungsgeschwindigkeit angepaßt. Ohne Behandlung kommt es häufig zu einem bilateralen Befall mit permanentem Visusverlust.

- Die Polymyalgia rheumatica ist in 20–40% der Fälle mit einer Arteriitis temporalis vergesellschaftet. Symptome sind heftige Schmerzen im Schulter- und/oder Beckengürtel, Druckempfindlichkeit und Morgensteifigkeit der Gelenke, Gewichtsverlust und depressive Verstimmung.

3.3
Panarteriitis nodosa (Periarteriitis nodosa)

Ophthalmologische Befunde
- Verschwommensehen.

- Konjunktivitis, subkonjunktivale Knötchen und Nekrosen, Keratokonjunktivitis sicca (Sjögren-Syndrom).

- Nekrotisierende Sklerokeratitis: verschiedene Ausprägungsgrade von Ulzerationen im Limbusbereich (häufig) bis zum Ringulkus mit möglicher Hornhautperforation. Außerdem kann eine Skleritis ähnlich einer Scleromalacia perforans auftreten.

- Noduläre Episkleritis.

- Cogan-Syndrom: Hör- und Gleichgewichtsstörung (Schwindel), vergesellschaftet mit nichtluetisch bedingter interstitieller Keratitis.

- Iridozyklitis.

- Chorioiditis (fleckförmige weißgelbe subretinale Läsionen).

- Retinopathie (am häufigsten): Perivaskulitis, retinale Blutungen (evtl. auch subhyaloidale Blutungen), Netzhautödem, harte Exsudate, Cotton-wool-spots, Kaliberschwankungen der Gefäße, retinale Gefäßverschlüsse, Netzhautablösung.

- Exophthalmus.

- Optikusneuropathie: Papillitis, Papillenödem.

- Weitere neuroophthalmologische Befunde: Hirnnervenlähmungen (evtl. mit Diplopie); Gesichtsfelddefekte; Horner-Syndrom.

Beziehung Systemerkrankung – Augenbefunde
- Systemerkrankung, die die kleinen und mittleren Arterien und Arteriolen der Waden- und Unterarmmuskeln und der inneren Organe betrifft. In den Gefäßwänden kommt es zur Medianekrose und Intimaproliferation. Allgemeinsymptome sind Abdominalschmerz, Myalgie, Bluthochdruck und Hautknötchen.

- Die Retinopathie kann sekundär als Folge des Bluthochdrucks oder vaskulitisch bedingt entstehen.

- Die Vaskulitis zentralnervöser Gefäße führt zu den neuroophthalmologischen Symptomen.

- Beziehung zwischen Panarteriitis nodosa und Cogan-Syndrom: s. oben.

3.4
Polymyositis – Dermatomyositis

Ophthalmologische Befunde
- Blauviolettes (heliotropes = dem Sonnenlicht zugewandtes) Erythem des Gesichts, v. a. im Bereich der Oberlider.

- Exophthalmus.

- Periorbitales Ödem.

- Strabismus.

- Nystagmus.

- Konjunktivitis: Chemosis; membranöse Konjunktivitis.

- Episkleritis.

- Uveitis anterior.

- Retinopathie: Cotton-wool-spots, Netzhautblutungen, Netzhautödem, Exsudate, Dilatation retinaler Venen.

- Optikusneuropathie, Optikusatrophie.

Beziehung Systemerkrankung – Augenbefunde
- Entzündliche Systemerkrankung der Skelettmuskulatur mit lymphozytärer Infiltration. 2 Hauptformen: kindliche und Erwachsenenform. Der Krankheitsgipfel im Kindesalter liegt zwischen dem 5. und 15. Lebensjahr. Die Erwachsenenform tritt in 10% der Fälle im Rahmen eines paraneoplastischen Syndroms auf.

- Das blauviolette Erythem findet man häufiger bei Jugendlichen.

- Die Retinopathie ist insgesamt häufiger bei Kindern, die besonders dazu tendieren, eine generalisierte Gefäßerkrankung zu entwickeln.

- Ursache der okulären Befunde und der progressiven (zunächst proximalen) Muskelschwäche soll eine immunkomplexvermittelte Vaskulopathie sein. Picorna- oder Retroviren werden als Triggermechanismen angenommen. Häufige HLA-Typen sind B8, DR3 und DRW52.

3.5
Morbus Reiter

Ophthalmologische Befunde
- Die Konjunktivitis ist mit etwa 60% die häufigste okuläre Manifestation des Morbus Reiter.

- Keratitis (selten): meist mit Konjunktivitis vergesellschaftet. Formen: Keratitis superficialis punctata, subepitheliale Trübungen, Bullae, Erosiones und Infiltrate.

- Uveitis anterior (nicht granulomatös): am häufigsten bei rezidivierender Allgemeinerkrankung; sie tritt in der Regel nicht bei Krankheitsbeginn auf.

Beziehung Systemerkrankung – Augenbefunde
- Klassische Trias: Urethritis, Arthritis, Konjunktivitis und/oder Iridozyklitis. Meist sind junge Männer betroffen. Eventuell kommt es zu ulzerösen Gaumenveränderungen und einer Balanitis.

- Kommt es bei Krankheitsausbruch bereits zur Augenbeteiligung, besteht eine hohe Rezidivneigung.

- Eine Uveitis anterior entwickelt sich häufiger bei Patienten mit Sakroiliitis.

- HLA-B27 ist bei 75–90% der Patienten positiv. Die Blutkörperchensenkungsgeschwindigkeit ist erhöht.

3.6
Rezidivierende Polychondritis

Ophthalmologische Befunde
- Am häufigsten vordere und hintere Skleritis.
- Konjunktivitis.
- Episkleritis.
- Keratitis.
- Keratokonjunktivitis sicca.
- Uveitis anterior.
- Ischämische Chorioretinopathie, die klinisch wie ein Morbus Coats aussehen kann; es kann zu einer bullösen Netzhautablösung kommen.
- Optikusneuropathie (Papillenödem).
- Exophthalmus.
- Augenmuskellähmung (M. rectus lateralis).

Beziehung Systemerkrankung – Augenbefunde
- Eine Augenbeteiligung ist relativ häufig und kann sogar Initialsymptom der Erkrankung sein.
- Man nimmt an, daß für das gleichzeitige Auftreten von Chondritis und Augenbeteiligung gewisse biochemische Ähnlichkeiten zwischen Knorpel und Sklerakollagen verantwortlich sind. Ein Teil der Augenbefunde entsteht allerdings als Folge einer Vaskulitis.

3.7
Rheumatisches Fieber

Ophthalmologische Befunde
- Bei akutem rheumatischem Fieber ist eine Augenbeteiligung eher selten. Mögliche Befunde sind akute Chorioiditis, Zentralarterienverschluß, Augenmuskellähmungen, Uveitis anterior und ein Pseudotumor cerebri.

- Die subakute bakterielle Endokarditis entsteht auf vorher geschädigten Herzklappen. Zur okulären Manifestation kommt es bei bakterieller Embolisation. Mögliche Befunde sind petechiale Bindehautblutungen, Netzhautblutungen, Roth-Flecken (s. Abschn. 1.3) und Papillenödem.

- Mögliche Befunde bei einer alten rheumatischen Herzerkrankung sind transiente Sehstörungen. Es kann zu Mikroembolisationen mit Netzhautgefäßverschlüssen durch Kalkemboli kommen.

Beziehung Systemerkrankung – Augenbefunde
- Das rheumatische Fieber ist eine streptokokkenallergische entzündliche Systemerkrankung, die sich an Herz, Gelenken, ZNS, Haut und Subkutangewebe manifestieren kann.

3.8
Rheumatoide Arthritis: Erwachsene

Ophthalmologische Befunde
- Die Keratokonjunktivitis sicca (Sjögren-Syndrom) ist der häufigste Augenbefund.
- Episkleritis.
- Skleritis: Es kann sich eine Scleromalacia perforans (nekrotisierende Skleritis ohne Entzündung) entwickeln.
- Sklerosierende Keratitis.
- Hornhautulzera im Limbusbereich (Furchen, Rinnen); es kann infolge einer Hornhauteinschmelzung (ohne wesentliche Entzündung) zur Hornhautperforation kommen.
- Eine Uveitis anterior findet sich nur selten als isolierter Befund, sondern ist häufig vergesellschaftet mit einer weiteren Entzündung im Augenbereich.
- Motilitätsstörungen.

Beziehung Systemerkrankung – Augenbefunde
- Systemerkrankung des Bindegewebes. Die Augenbeteiligung ist meist mit einer extraartikulären rheumatischen Erkrankung, einer schweren Polyarthropathie, einer Exazerbation der Allgemeinerkrankung und einer erhöhten Mortalität (besonders bei gleichzeitig bestehender Skleritis) vergesellschaftet.

3.9
Rheumatoide Arthritis: juvenile Form (Morbus Still)

Ophthalmologische Befunde
- Sjögren Syndrom.
- Uveitis anterior.
- Bandförmige Keratopathie.
- Katarakt.
- Synechien.
- Sekundärglaukom.

Beziehung Systemerkrankung – Augenbefunde
- Schwere und atypisch verlaufende Form der rheumatoiden Arthritis im Kindesalter mit Gelenkergüssen, Fieber, Milz-, Leber-, Lymphknotenschwellung, Exanthemen, Augenbeteiligung, Anämie, Leukozytose und typischerweise negativem Rheumafaktor.
- Die Patienten leiden an monoartikulärer oder pauciartikulärer Arthritis; es bestehen nur wenige extraartikuläre Manifestationen.
- Antinukleäre Antikörper (ANA) positiv.

3.10
Sklerodermie (progressive systemische Sklerose, PSS)

Ophthalmologische Befunde
- Augenlider: Verhärtung von Dermis, Subkutis und Muskeln mit verminderter Beweglichkeit der Lider, verkürzten Lidspalten, Verkürzung der Fornices, Teleangiektasien und Hyperpigmentierung der Haut.
- Bindehaut: Keratokonjunktivitis sicca, Konjunktivitis anderer Genese (evtl. Superinfektion).
- Ischämische Chorioretinopathie: Cotton-woolspots, Netzhautblutungen, Netzhautödem, umschriebene Netzhautablösung.
- Papillenödem.

Beziehung Systemerkrankung – Augenbefunde
- Systemerkrankung des Bindegewebes mit Fibrosklerose. Die Veränderungen im Lidbereich stellen eine Manifestation der generalisierten Hauterkrankung dar. Die häufigsten ophthalmologischen Befunde sind Veränderungen im Bereich der Augenlider und eine Keratokonjunktivitis sicca.
- Zur Entwicklung der Netzhautbefunde soll die oft vorkommende Nierenbeteiligung (multiple Infarkte) mit konsekutiver nephrogener Hypertonie beitragen. Die Gefäßbeteiligung im ophthalmologischen Fachgebiet ähnelt der allgemeinen Vaskulopathie bei Sklerodermie.

3.11
Sjögren-Syndrom

Ophthalmologische Befunde
- Trockene Augen mit den typischen Symptomen Brennen, Photophobie und Fremdkörpergefühl.
- Glanzlose, trockene Bindehaut; limbusparallele Bindehautfalten.
- Konjunktivale Hyperämie.
- Verkleinerter Tränenfilm.
- Vermehrt Detritus im Tränenfilm.
- Lange Schleimfäden auf der Bindehaut.
- Unregelmäßigkeiten des Hornhautepithels, Trübungen, Grubenbildung.
- Anfärbung der Defekte mit Fluoreszein/Bengalrosa.
- Filamentöse Keratitis.
- Verkürzte Benetzungslänge im Schirmer-Test.
- Hornhautvaskularisation, Vernarbung, Ulzeration, Perforation (selten).
- Hyperosmolarität der Tränen.
- Lysozymgehalt der Tränen erniedrigt.

Beziehung Systemerkrankung – Augenbefunde
- Die Keratokonjunktivitis sicca und die Xerostomie werden als Sicca-Komplex oder primäres Sjögren-Syndrom bezeichnet. Sicca-Komplex kombiniert mit einer Bindegewebserkrankung, bezeichnet man als sekundäres Sjögren-Syndrom.
- Vergesellschaftete Allgemeinkrankheiten sind:
  - Rheumatoide Arthritis (adulte und juvenile Form).
  - Systemischer Lupus erythematodes.
  - Polyarteriitis nodosa.
  - Polymyositis/Dermatomyositis.
  - Sklerodermie.
  - Arteriitis temporalis.
  - Psoriasisarthritis.
  - Hashimoto-Thyreoiditis.

- Dysproteinämische benigne Purpura (Hypergammaglobulinämie).
- Chronische Lebererkrankungen.

■ Bei Patienten mit Sjögren-Syndrom findet man gehäuft benigne und maligne lymphoproliferative Erkrankungen.

■ Die Veränderungen der entzündeten Tränendrüse entsprechen histopathologisch denen der Schweißdrüsen.

3.12
Systemischer Lupus erythematodes (SLE)

Ophthalmologische Befunde
■ Lupusretinopathie (am häufigsten): Cotton-wool-spots, Netzhautblutungen, Netzhautödem, Lipidexsudate, retinale Gefäßverschlüsse, Papillenödem.

■ Entzündungen des Vorderabschnittes: Konjunktivitis, Keratitis, Keratokonjunktivitis sicca (Sjögren), Episkleritis/Skleritis, Uveitis anterior.

■ Neuroophthalmologische Befunde: Optikusneuropathie, Hirnnervenlähmungen, Gesichtsfelddefekte, Visusverlust, Nystagmus, Blicklähmungen, Internukleäre Ophthalmoplegie, Ptosis, Pupillenstörungen.

■ Diskoider Lupus im Bereich der Augenlider: Erythem, Teleangiektasien, Vernarbung.

Beziehung Systemerkrankung – Augenbefunde
■ Systemerkrankung der Haut und des Gefäßbindegewebes zahlreicher Organe mit Vaskulitis/Perivaskulitis der kleinen Arterien und Arteriolen, verbunden mit Ablagerungen von Immunkomplexen, die aus DNA, Anti-DNA, Komplement und Fibrin bestehen.

■ Zu ophthalmologischen Komplikationen kommt es meist nur bei schwerkranken Patienten mit aktiver Allgemeinerkrankung [antinukleäre Antikörper (ANA) und Anti-DNA-Titer erhöht, gestörte Nierenfunktion].

■ Zu einer Lupusretinopathie kann es im Rahmen der Allgemeinerkrankung auch ohne Bluthochdruck kommen.

■ Die neuroophthalmologischen Befunde sind eine Folge der Vaskulitis im Zentralnervensystem.

■ Das Papillenödem kann die Folge eines Pseudotumors cerebri sein (mit systemischem Lupus erythematodes vergesellschaftet).

■ Eine Augenbeteiligung ist sowohl bei idiopathischem als auch bei medikamenteninduziertem Lupus erythematodes möglich.

■ Bei Gefäßverschlüssen findet man gehäuft Anti-Kardiolipin-Autoantikörper.

3.13
Wegener-Granulomatose

Ophthalmologische Befunde
■ Orbita: Exophthalmus, Expositionskeratitis, Motilitätsstörung (restriktiv), Papillenödem mit evtl. nachfolgender Optikusatrophie, venöse Prästase.

■ Abführende Tränenwege und Nase: Obstruktion des Ductus nasolacrimalis, Dakryozystitis, Fistelbildung.

■ Sklera/Hornhaut: nekrotisierende Skleritis, Keratitis (limbale Rinnenbildungen und Keratolyse), sklerosierende Keratitis.

■ Uveitis, granulomatöse Chorioiditis (kann ein malignes Melanom vortäuschen).

■ Netzhaut: Arteriolenverengung und -verschlüsse, Hämorrhagien, Periphlebitis, venöse Prästase.

■ Optikusneuropathie.

Beziehung Systemerkrankung – Augenbefunde
■ Vaskulitis mit ulzerierenden Granulomen im Respirationstrakt und Glomerulonephritis. Ophthalmologische Befunde finden sich bei 60 % der Patienten. Die Netzhautbefunde müssen nicht Folge eines Bluthochdruckes sein.

4
Endokrine Erkrankungen

4.1
Morbus Addison

Ophthalmologische Befunde
■ Hyperpigmentierung von Lidern und Bindehaut.

■ Papillenödem.

Beziehung Systemerkrankung – Augenbefunde
■ Nebennierenrindeninsuffizienz (primäre Form des Morbus Addison) mit Versiegen der Kortisolsekretion und reaktiver Steigerung der ACTH- und MSH-Sekretion. Dadurch kommt es zur intensiven

Pigmentierung des gesamten Integuments (auch Lider und Bindehaut betroffen).

- Bei sekundär gesteigertem Hirndruck kommt es zur Sehnervenbeteiligung.

4.2 Morbus Cushing

Ophthalmologische Befunde
- Exophthalmus.
- Erhöhter Augeninnendruck.
- Hypertensiv bedingte Netzhautveränderungen.
- Neuroophthalmologische Befunde: Visusverlust, Gesichtsfelddefekte, Hirnnervenlähmungen.

Beziehung Systemerkrankung – Augenbefunde
- Der Hyperkortisolismus kann verschiedene Ursachen haben. Am häufigsten ist das iatrogene Cushing-Syndrom.
- Der erhöhte Augeninnendruck kann Erkrankungsfolge sein oder im Rahmen der Steroidtherapie (Steroidresponder) entstehen.
- Neuroophthalmologische Störungen entstehen dann, wenn die Erkrankung durch ein Hypophysenadenom verursacht wurde. Die Kompressionen des Sehnerven und anderer Hirnnerven führen zu entsprechenden Gesichtsfelddefekten und Hirnnervenlähmungen.

4.3 Diabetes mellitus

Ophthalmologische Befunde
- Xanthelasmen und Ekzeme im Lidbereich.
- Hordeola.
- Chronische Blepharitis.
- Hirnnervenlähmungen (meist III. und VI. Hirnnerv).
- Orbitale Mukormykose.
- Nur langsame Abheilung von Hornhautepithelverletzungen (Keratopathie).
- Katarakt.
- Rubeosis iridis, evtl. Neovaskularisationsglaukom.
- Verdickung der Basalmembran, v.a. des Ziliarepithels.

- Diabetische Hintergrundsretinopathie:
  - Mikroaneurysmata und dilatierte Kapillaren.
  - Retinale Blutungen.
  - Makulaödem, harte Exsudate.

- Präproliferative diabetische Retinopathie:
  - Cotton-wool-spots.
  - Intraretinale mikrovaskuläre Anomalien (IRMA).
  - Nichtperfundierte Areale.
  - Dilatation und Tortuositas der häufig perlschnurförmigen Venen.

- Proliferative Retinopathie: Neovaskularisationen mit konsekutiver traktiver Netzhautablösung.

- Lipaemia retinalis.

- Optikusneuropathie (diabetische Papillopathie).

Beziehung Systemerkrankung – Augenbefunde
- Vor allem bei schlecht eingestelltem, langdauerndem Diabetes mellitus kommt es zur Augenbeteiligung.
- Xanthelasmen und Lipaemia retinalis sind eine Folge der erhöhten Serumlipidwerte.
- Plötzliche Blutzuckerveränderungen führen zu transitorischen Refraktionsanomalien; stark erhöhte Blutzuckerwerte führen zu einer Myopie; ein Abfall des Blutzuckers in den Normbereich hat eine Hyperopisierung zur Folge. Die Refraktionsänderungen sollen durch die Änderungen der blutzuckerabhängigen osmotischen Verhältnisse in der Linse verursacht sein.
- Die diabetische Retinopathie ist Teil der Mikroangiopathie, die im gesamten Organismus zu finden ist.
- Die neuroophthalmologischen Befunde sollen die Folge einer Mikroangiopathie von Gefäßen des zentralen Nervensystems (u.a. der Vasa nervorum) sein.
- Die intrazelluläre Produktion von Alkohol aus Zucker unter Katalyse des Enzyms Aldosereduktase soll in der Entwicklung von diabetischer Katarakt und Mikroangiopathie eine Schlüsselrolle spielen.

4.4 Hyperparathyreoidismus

Ophthalmologische Befunde
- Bandförmige Keratopathie (Hornhautverkalkung).

- Bindehautverkalkung.
- Skleraverkalkung.

Beziehung Systemerkrankung – Augenbefunde
- Primäre Erkrankung der Nebenschilddrüse mit vermehrter Parathormonbildung.
- Die Kalzifikation okulärer Gewebe findet im Zusammenhang mit einer Kalkablagerung in den Weichteilgeweben des Körpers statt. Ursachen sind ein erhöhter Serumkalziumspiegel und erniedrigter Serumphosphatspiegel. Weitere Befunde sind eine vermehrte Kalziumausscheidung im Urin, Nephrolithiasis und Skelettverkalkung.

4.5
Hypoparathyreoidismus

Ophthalmologische Befunde
- Die meist bilaterale Katarakt ist mit etwa 60 % der häufigste ophthalmologische Befund. Man findet in den kortikalen oder subkapsulären Linsenanteilen multiple, diskrete, polychromatische Trübungen.
- Konjunktivitis.
- Keratitis.
- Papillenödem.

Beziehung Systemerkrankung – Augenbefunde
- Am häufigsten tritt die Erkrankung postoperativ nach Halsoperationen auf, seltener als idiopathische Unterfunktion der Nebenschilddrüse. Ein sehr seltener Befund ist die Aplasie von Nebenschilddrüse und Thymus (Di-George-Syndrom).
- Ophthalmologische und Allgemeinbefunde sind eine Folge von Hypokalzämie und Hyperphosphatämie.
- Zu ähnlichen Augenbefunden kommt es beim Pseudohypoparathyreoidismus; hier besteht ein normaler Parathormonspiegel mit fehlendem Ansprechen des Erfolgsorgans.
- Das Papillenödem ist eine Ursache des erhöhten Hirndruckes.

4.6
Hyperthyreoidismus

Ophthalmologische Befunde
- Veränderungen der Lider:
  - Lidödem.
  - Lidspaltenerweiterung.
  - Lidretraktion (Dalrymple-Zeichen).
  - Verzögerte Abwärtsbewegung des Oberlides beim Blick nach unten (Graefe-Zeichen).
  - Seltener Lidschlag (Stellwag-Zeichen).
  - Konvergenzschwäche (Möbius-Zeichen).
  - Ängstlich erscheinender Blick des Patienten bei aufmerksamer Fixation (Kocher-Zeichen).
  - Oberlidödem (Enroth-Zeichen).
  - Pigmentierung des Oberlides (Jellinek-Zeichen).
  - Erschwertes Ektropionieren (Gifford-Zeichen).
  - Zunahme der Retraktion der Lider beim Fixieren (Kocher-Zeichen).
  - Horizontale Lidfurche (Pochin-Zeichen).
  - Fehlendes Stirnrunzeln bei Blickhebung (Joffroy-Zeichen).
  - Lidzittern bei geschlossenen Lidern (Rodenbach-Zeichen).
- Exophthalmus (in 25 % einseitig), evtl. Expositionskeratopathie.
- Beteiligung der Extraokularmuskeln mit Motilitätsstörungen.
- Bindehaut: Ödem, Hyperämie (besonders über den horizontalen Rektusmuskeln).
- Pseudoglaukom: Beim Aufwärtsblick steigt der Augeninnendruck an.
- Kompressionsbedingte Optikusneuropathie mit Papillenödem.
- Werner-Klassifikation:
  - 0 = keine Zeichen oder Symptome.
  - 1 = nur Zeichen, keine Symptome.
  - 2 = Weichteilgewebe betroffen (Symptome, okuläre Irritation, Bindehautödem, Bindehauthyperämie).
  - 3 = Exophthalmus.
  - 4 = Beteiligung der Extraokularmuskeln (Motilitätsstörungen).
  - 5 = Hornhautbeteiligung.
  - 6 = Visusreduktion.

Beziehung Systemerkrankung – Augenbefunde
- Die okulären Veränderungen sind unabhängig vom metabolischen Status (euthyreot, hypothyreot,

hyperthyreot) der Patienten. Ophthalmologische Befunde sind als Initialsymptom bzw. vor, während und nach einer Thyreotoxikose möglich.

■ Okuläre Komplikationen entstehen am häufigsten nach der Behandlung einer Hyperthyreose.

4.7
Hypothyreoidismus

Ophthalmologische Befunde
■ Lidödem.

■ Verlust des äußeren Drittels der Augenbrauen.

■ Linsentrübungen.

Beziehung Systemerkrankung – Augenbefunde
■ Das sog. Myxödem (schweres Stadium der Schilddrüsenunterfunktion) entsteht infolge der Akkumulation von Mukopolysacchariden in der Haut. Lidödeme entstehen bei Beteiligung der Augenlider.

4.8
Phäochromozytom

Ophthalmologische Befunde
■ Hypertensiv bedingte Retinopathie.

Beziehung Systemerkrankung – Augenbefunde
■ Okuläre Befunde entstehen sekundär als Folge des Bluthochdruckes, der wiederum durch den Katecholamine sezernierenden Tumor verursacht wird.

■ Nach Entfernung des Tumors ist eine Rückbildung der Netzhautveränderungen grundsätzlich möglich.

■ Das Phäochromozytom und andere Phakomatosen (besonders Neurofibromatose) haben gewisse Gemeinsamkeiten.

4.9
Hypophysenerkrankungen

Akromegalie

Ophthalmologische Befunde
■ Glaukom.

■ Gefäßähnliche Streifen („angioid streaks").

■ Gesichtsfelddefekte.

■ Vergrößerung der Orbitaränder und der knöchernen Brauenbögen.

Beziehung Systemerkrankung – Augenbefunde
■ Eine pathophysiologische Beziehung zwischen erhöhtem Wachstumshormonspiegel und den ophthalmologischen Befunden (außer spezifischen Gesichtsfelddefekten) ist nicht bekannt.

■ Das Wachstum des Auges selbst, insbesondere sein Längenwachstum (Achsenmyopie), werden nicht beeinflußt.

Hypophysenadenome

Ophthalmologische Befunde
■ Meist bitemporale Gesichtsfelddefekte; monokulare Gesichtsfelddefekte und homonyme Hemianopien sind möglich.

■ Optikusatrophie.

■ Paresen der Extraokularmuskeln (selten bei lateraler Tumorausdehnung).

Beziehung Systemerkrankung – Augenbefunde
■ Die Gesichtsfelddefekte sind eine Folge des Tumorwachstums in Richtung Chiasma opticum:

● Bitemporale Defekte: Druck auf das Chiasma mit Zerstörung der kreuzenden Fasern. Da zuerst die vordere Chiasmakante erreicht wird, sind die inferonasalen Fasern zuerst betroffen (zunächst Ausfall des oberen temporalen Gesichtsfeldes).
● Visusverlust und/oder monokulare Gesichtsfelddefekte: Kompression des N. opticus.
● Homonyme hemianopische Defekte: Kompression des Tractus opticus.

Chorioretinopathie
assoziiert mit Hypophysendysfunktion

Ophthalmologische Befunde
■ Chorioretinale Degeneration.

■ Trichomegalie (lange Wimpern).

■ Buschige Augenbrauen.

Beziehung Systemerkrankung – Augenbefunde
■ Diesem Krankheitsbild liegt eine Fehlfunktion des Regelkreises Hypothalamus-Hypophyse zugrunde. Mögliche Befunde sind Wachstumsretardierung, Infantilismus der Geschlechtsmerkmale und Hypothyreose.

■ Die gesamte Körperbehaarung einschließlich der Augenwimpern und Augenbrauen ist gestört (u. a. feines Haupthaar).

5 Gastrointestinale Erkrankungen

5.1 Gardner-Syndrom

Ophthalmologische Befunde
- Multipel vorkommende Hypertrophien des Pigmentepithels, sog. „Bärentatzen" (s. auch S. 946).
- Osteome in der Orbita mit Exophthalmus, Doppelbildern und Beeinträchtigung der Sehschärfe.
- Epidermoidzysten der Lider.
- Selten gefäßähnliche Streifen („angioid streaks").

Beziehung Systemerkrankung – Augenbefunde
- Das Gardner-Syndrom ist eine autosomal-dominant vererbte Erkrankung mit der klassischen Trias aus intestinaler Polyposis, Bindegewebstumoren und benignem Knochenwachstum.
- Unter Kenntnis des Krankheitsbildes (Haut-, Knochen- und Augenbefunde) ist eine frühzeitige Entdeckung der Dickdarmpolypen, die ein hohes Entartungsrisiko besitzen, möglich.

5.2 Leberversagen

Ophthalmologische Befunde
- Sklerenikterus.
- Farbsehstörungen.
- Lidretraktion.
- Verzögerte Abwärtsbewegung des Oberlides beim Blick nach unten (Graefe-Zeichen).
- Nachtblindheit (Spätstadium).
- Xerophthalmie (Spätstadium).

Beziehung Systemerkrankung – Augenbefunde
- Die Bilirubinansammlung in den oberflächlichen Augengeweben ist vor allem wegen des weißen skleralen Hintergrundes sehr auffällig.
- Verantwortlich für Nachtblindheit und Xerophthalmie ist der verminderte Vitamin-A-Spiegel.
- Die Störungen der Lidbeweglichkeit werden vermutlich durch einen gestörten Katecholaminmetabolismus verursacht.

5.3 Entzündliche Darmerkrankungen (Enteritis regionalis; Colitis ulcerosa)

Ophthalmologische Befunde
- Konjunktivitis.
- Episkleritis.
- Keratitis.
- Uveitis anterior.
- Optikusneuropathie.

Beziehung Systemerkrankung – Augenbefunde
- Bei Patienten mit entzündlichen Darmerkrankungen tritt eine Uveitis wesentlich häufiger bei gleichzeitiger Sakroiliitis auf; bei diesen Patienten ist häufig HLA-B27-positiv.
- Nach Kolektomie kann es zur Rückbildung der Uveitis kommen.
- Man vermutet, daß autoimmunologische Mechanismen ursächlich bei der entzündlichen Darm- und Augenerkrankung eine Rolle spielen.
- Ernährungsfaktoren sollen zusätzlich eine Rolle bei der Pathogenese der Augenerkrankungen spielen.
- Häufig findet man keine Beziehung zwischen dem Aktivitätsniveau von Augen- und Darmentzündung.

5.4 Pankreatitis

Ophthalmologische Befunde
- Verschlüsse kleinerer und größerer Netzhautgefäße mit Cotton-wool-spots (sehr häufig).
- Xerosis (Spätstadium).
- Nachtblindheit (Spätstadium).

Beziehung Systemerkrankung – Augenbefunde
- Die Malabsorption und ein verminderter Vitamin-A-Spiegel sind eine Folge der Steatorrhoe (Fettstühle); dies führt im Spätstadium zur Xerophthalmie und Nachtblindheit.
- Die zahlreichen Arterienastverschlüsse der Netzhaut sind eine Folge von Fettembolie und/oder der Embolisation durch Granulozytenaggregate, die wiederum durch die Aktivierung des Komplementsystems entstehen.

5.5
Morbus Whipple (intestinale Lipodystrophie)

Ophthalmologische Befunde
- Ptosis.
- Ophthalmoplegie.
- Blicklähmungen.
- Keratitis.
- Uveitis.
- Entzündliche Glaskörpertrübungen.
- Glaskörperblutungen.
- Vaskulitis von Netzhaut- und Aderhautgefäßen.
- Papillenödem.

Beziehung Systemerkrankung – Augenbefunde
- Ursache der Erkrankung sind Aktinobakterien (Tropheryma Whipple) der Dünndarmmukosa und -submukosa sowie der intestinalen und peripheren Lymphknoten.
- Okuläre und neuroophthalmologische Befunde stehen in direktem Zusammenhang mit der Vaskulitis der die betroffenen Gewebe versorgenden Gefäße.

6
Hörstörungen

6.1
Cogan-Syndrom

Ophthalmologische Befunde
- Nichtsyphilitisch bedingte interstitielle Keratitis.
- Episkleritis.
- Skleritis.
- Uveitis.
- Chorioretinitits.
- Papillitis.
- Entzündlich bedingter Pseudotumor orbitae.

Beziehung Systemerkrankung – Augenbefunde
- Die ophthalmologischen Befunde sind Teil einer immunvermittelten Multisystemerkrankung.
- Das Hauptsymptom ist eine vestibuloauditorische Dysfunktion.
- Bei Frühdiagnose und Behandlung des Cogan-Syndroms ist ein Erhalt des Hörvermögens möglich.
- Oft liegt eine generalisierte Vaskulitis vor.

6.2
Norrie-Syndrom

Ophthalmologische Befunde
- Rezidivierende Glaskörperblutungen.
- Rubeosis iridis.
- Neovaskularisationsglaukom.
- Retinale Dysplasie und Netzhautablösung.

Beziehung Systemerkrankung – Augenbefunde
- Ursachen der Augenbefunde sind ein Stillstand der Netzhautentwicklung und eine Malformation des primären und sekundären Glaskörpers.
- Bei einem Drittel der Patienten besteht ein Hörverlust und eine geistige Retardierung.
- Es liegt ein Gendefekt am kurzen Arm des X-Chromosoms vor.

6.3
Usher-Syndrom

Ophthalmologische Befunde
- Retinopathia pigmentosa.
- Linsentrübung.
- Drusenpapille.
- Schießscheibenmakulopathie und andere Makulaveränderungen.
- Epiretinale Membranen.
- Zystoides Makulaödem.

Beziehung Systemerkrankung – Augenbefunde
Beim Usher-Syndrom (autosomal-rezessiv vererbt) besteht eine atypische Retinopathia pigmentosa, zusammen mit einer kongenitalen Innenohrschwerhörigkeit.

7
Hämatologische Erkrankungen

7.1
Anämie

Ophthalmologische Befunde
- Blässe v. a. der palpebralen Bindehaut.
- Netzhaut: meist oberflächliche, flammenförmige präretinale Blutungen. Es können auch Hämorrhagien mit weißem Zentrum (vgl. Roth-Flecken) oder tiefere punkt- und fleckförmige retinale Blutungen vorkommen.
- Cotton-wool-spots.
- Dilatierte Venen.
- Ischämische Optikusneuropathie.

Beziehung Systemerkrankung – Augenbefunde
- Die ophthalmologischen Befunde sind unspezifisch und unabhängig von der Ursache der Anämie (Blutverlust, Zerstörung roter Blutkörperchen, verminderte Neubildung roter Blutkörperchen).
- Zu Komplikationen kommt es in der Regel nur bei schwerer Anämie mit Hämoglobinkonzentrationen von 8 g/100 ml oder weniger; ein höheres Risiko solcher Komplikationen besteht bei einer sich schnell entwickelnden Anämie und bei gleichzeitiger Thrombozytopenie bzw. Leukämie.
- Die Augenbefunde sind vermutlich eine Folge der Hypoxie von Netzhaut und/oder des Sehnerven.
- Eine evtl. bestehende diabetische Retinopathie schreitet schneller fort.

7.2
Perniziöse Anämie

Ophthalmologische Befunde
- Retrobulbärneuritis.
- Optikusatrophie.
- Netzhautblutungen.
- Cotton-wool-spots.
- Dyschromatopsie.

Beziehung Systemerkrankung – Augenbefunde
- Mangel an Vitamin B_{12} und Folsäure durch Mangel an „Intrinsic Factor" (Glykoprotein) bei Störungen der Magenschleimhaut (Atrophie, Gastrektomie, Malabsorption infolge bestimmter Erkrankungen); der Vitaminmangel hat eine Störung der DNA-Synthese zur Folge und führt zur megaloblastären Anämie.
- Die Optikusneuropathie ist Teil der generalisierten neurologischen Störungen, die sich in Form von Parästhesien, gestörtem Vibrationsempfinden und (seltener) motorischen Lähmungen und spastischer Ataxie als Folge einer funikulären Spinalerkrankung (Babinski positiv) äußern. Bei reinem Folsäuremangel fehlen die neurologischen Symptome, hypoxiebedingt sind okuläre Störungen dennoch möglich. Bei effektiver, rechtzeitiger Vitaminsubstitution ist eine Erholung der Sehschärfe möglich.

7.3
Gerinnungsstörungen (z.B. Hämophilie)

Ophthalmologische Befunde
- Subkonjunktivale Blutungen.
- Lidhämatome.
- Periorbitale/retrobulbäre Blutungen (ein Zentralarterienverschluß als Folge der retrobulbären Raumforderung ist möglich).
- Irisblutungen mit Hyphämata.
- Rezidivierende Netzhautblutungen.
- Subretinale Blutungen.
- Glaskörperblutungen.
- Expulsive Aderhautblutungen (selten).
- Erhöhtes Risiko intraokularer und periokularer Blutungen bei Augenoperationen.

Beziehung Systemerkrankung – Augenbefunde
- Die beschriebenen Blutungen entstehen infolge der Gerinnungsstörung. Blutungen können spontan oder sekundär nach Bagatelltraumata auftreten.
- Gerinnungsstörungen bei Antikoagulantientherapie können zu Glaskörperblutungen bei bestehenden retinalen Neovaskularisationen oder zu subretinalen Blutungen (und seltener zu expulsiven Aderhautblutungen) bei chorioidalen (subretinalen) Neovaskularisationen führen.

7.4
Disseminierte intravasale Gerinnung (DIC)

Ophthalmologische Befunde
- Seröse Netzhautabhebungen (meist im unteren Bereich).
- Aderhautblutungen.
- Histopathologische Befunde: Verschlüsse in Choriokapillaris, chorioidalen Arteriolen und Venolen mit Beteiligung der submakulären und peripapillären Aderhaut.
- Netzhautblutungen.
- Glaskörperblutungen.
- Hyphämata.

Beziehung Systemerkrankung – Augenbefunde
- Ausgelöst durch verschiedene Grundkrankheiten kann es zur intravasalen Aktivierung des Gerinnungssystems mit der Bildung disseminierter Mikrothromben in der Endstrombahn kommen. Es kommt zum Verbrauch von Thrombozyten und Gerinnungsfaktoren mit konsekutiver Hypokoagulation und nachfolgender Blutungsneigung.
- Im thrombotischen Stadium führen die chorioidalen Gefäßverschlüsse zur Flüssigkeitsleckage unter die Netzhaut und einer serösen Netzhautabhebung.
- Im hämorrhagischen Stadium kommt es zu Blutungen u. a. in okuläre Gewebe.

7.5
Dysproteinämien

Ophthalmologische Befunde
- Kristalloide Ablagerungen in Bindehaut und Hornhaut.
- Gestaute Bindehautgefäße (sichtbare Blutsäule, evtl. Sludge-Phänomen).
- Venöse Staseretinopathie: dilatierte, geschlängelte Venen (Tortuositas) mit dunkler Blutsäule, Netzhautblutungen, Exsudate, Cotton-wool-spots, Mikroaneurysmen, Zentralvenenverschlüsse.
- Glaskörperblutungen.
- Seröse Netzhautabhebungen.
- Retinale Neovaskularisationen.
- Rubeosis iridis und Neovaskularisationsglaukom.
- Papillenödem.

Beziehung Systemerkrankung – Augenbefunde
- Die okulären Manifestationen sind u. a. eine Folge der erhöhten Serumviskosität (Hyperviskositätssyndrom); am ausgeprägtesten sind die Befunde bei Morbus Waldenström (Makroglobulinämie), da hier die Viskositätssteigerung am höchsten ist. Ähnliche Veränderungen finden sich bei multiplem Myelom (Plasmozytom), Kryoglobulinämie und anderen Dysproteinämien.
- Die kristalloiden Ablagerungen in der Hornhaut können Erstsymptom der Allgemeinerkrankung sein.
- Nach Reduktion der Serumviskosität ist eine schnelle Rückbildung der okulären Befunde möglich.

7.6
Leukämie

Ophthalmologische Befunde
- Exophthalmus. Man findet eine tumorähnliche Raumforderung aus Myeloblasten in der Orbita (Chlorom).
- Bindehautblutungen.
- Konjunktivale leukämische Infiltrate: fokal, nodulär oder diffus.
- Leukämische Infiltrate der Iris, die ein Pseudohypopyon oder eine Hyphämabildung zur Folge haben können.
- Glaukom: entsteht sekundär, wenn leukämische Zellen die Abflußwege obstruieren.
- Leukämische Aderhautinfiltrate (häufig).
- Leukämische Retinopathie:
  - Dunkel erscheinende, dilatierte, geschlängelte Venen (Tortuositas).
  - Retinale Hämorrhagien: intraretinal, präretinal und/oder subretinal.
  - Roth-Flecken: Hämorrhagien mit weißem Zentrum (das weiße Zentrum stellt vermutlich leukämische Infiltrate dar). Beachte: Als Roth-Flecken werden eigentlich ähnlich aussehende Netzhautinfiltrate bei Sepsis bezeichnet.
  - Leukämische Netzhautinfiltrate.
- Periphere retinale Neovaskularisationen.

- Netzhautablösung.
- Papillenödem infolge leukämischer Infiltration des Sehnerven oder sekundär infolge eines erhöhten Hirndruckes.
- Hirnnervenlähmungen.

Beziehung Systemerkrankung – Augenbefunde
- Die okulären Komplikationen ähneln sich bei allen Leukämieformen, finden sich jedoch am häufigsten bei akuten Leukämien.
- Hyperviskosität des Blutes, Anämie und Thrombozytopenie sollen an der Pathogenese der leukämischen Retinopathie beteiligt sein. Der Schweregrad der Retinopathie korreliert mit dem Ausprägungsgrad dieser Befunde.
- Bei leukämischer Infiltration des ZNS kann es zu verschiedensten neuroophthalmologischen Befunden kommen. Beispiele sind Hirnnervenlähmungen und erhöhter Hirndruck mit Papillenödem.

7.7
Plasmozytom (multiples Myelom)

Ophthalmologische Befunde
- Veränderungen als Folge der Dysproteinämie.
- Beim Plasmozytom können Infiltrate in folgenden Strukturen auftreten:
  - Orbita (mögliche Folgen: Exophthalmus, Augenmuskellähmungen).
  - Iris.
  - Aderhaut.
  - Netzhaut.
  - Sklera.
  - Sehnerv.
- Weitere Befunde:
  - Kristalloide Ablagerungen in Bindehaut und Hornhaut.
  - Hornhauttrübungen.
  - Pars-plana-Zysten.

Beziehung Systemerkrankung – Augenbefunde
- Dysproteinämisch bedingte okuläre Komplikationen sind eine Folge der erhöhten Serumhyperviskosität.
- Die Pars-plana-Zysten und Ablagerungen in Hornhaut und Bindehaut enthalten abnormes Myelomprotein.
- Die proliferierenden Plasmozytomzellen können verschiedenste Gewebe befallen.

7.8
Polyzythämie/Polyglobulie

Ophthalmologische Befunde
- Stase der Gefäße von Bindehaut, Episklera und Sklera mit livider Verfärbung der Bindehaut und bläulicher Verfärbung der Sklera.
- Dunkle, dilatierte und geschlängelte Netzhautvenen.
- Netzhautblutungen.
- Zentralvenenverschluß.
- Papillenödem.
- Neuroophthalmologische Befunde:
  - Amaurosis fugax.
  - Gesichtsfelddefekte.
  - Visuelle Halluzinationen.

Beziehung Systemerkrankung – Augenbefunde
- Die okulären Komplikationen sind bei primärer (Polyzythämia vera) und sekundärer Polyzythämie ähnlich, sie treten jedoch häufiger auf und sind stärker ausgeprägt bei Polyzythämia vera. Nicht selten beträgt die Erythrozytenzahl über 6 Mio./cm^3.
- Die okulären Befunde sind eine Folge der erhöhten Blutviskosität. Es kommt auch zu generalisierten Gefäßveränderungen. Eine evtl. vergesellschaftete Leukozytose und Thrombozytose sind mitverantwortlich für die okulären Befunde.
- Die neuroophthalmologischen Veränderungen entstehen als Folge einer ZNS-Beteiligung.

7.9
Sichelzellanämie

Ophthalmologische Befunde
- Kommaförmige oder korkenzieherartige Gefäße der bulbären Bindehaut (v. a. untere Bindehauthälfte).
- Lokalisierte ischämische Irisatrophie (selten).
- Nach folgenden Maßnahmen/Veränderungen kann eine Ischämie/Nekrose des Vorderabschnittes entstehen:
  - Gehäuft nach eindellenden Maßnahmen bei Netzhautablösung.
  - Hyphäma.
  - Akuter Augeninnendruckanstieg.

- Hornhautödem (bei Augeninnendruckanstiegen).
- Katarakt.
- Phthisis bulbi.
- Netzhautarterienverschlüsse:
  - Meist sind periphere Arterienäste betroffen, makuläre Arterienverschlüsse können ebenfalls auftreten.
  - Zentralarterienverschluß (selten).
  - Verschlossene Gefäße können silberdrahtähnlich oder kalkweiß aussehen.
- Proliferative Retinopathie:
  - Auftreten in der Netzhautperipherie an der Grenze zwischen perfundierter (zentraler) und nichtperfundierter (peripherer) Netzhaut.
  - Zunächst Verschlüsse peripherer Arterien und Ausbildung arteriovenöser Anastomosen.
  - Die Proliferationen haben oft ein typisches seefarnähnliches Aussehen mit zuführenden Arteriolen und abführenden Venolen.
- Glaskörperblutungen.
- Netzhautablösung.
- Schlängelung der Venen; evtl. Venenverschlüsse.
- Retinale Blutungen, die meist in der Peripherie auftreten und intraretinal, präretinal und/oder subretinal gelegen sein können.
- Blutungen im Resorptionsstadium sehen lachsfarben aus und werden auch als lachsfarbene Flecken bezeichnet.
- Periphere Hämosiderinablagerungen in kleinen lokalisierten Schisisblasen nach lokaler Blutresorption.
- Intraretinale lichtbrechende Ablagerungen (Hämosiderin).
- Verschlüsse von Aderhautgefäßen (selten).
- Gefäßähnliche Streifen („angioid streaks").
- Optikusatrophie.

Beziehung Systemerkrankung – Augenbefunde
- Bei den Sichelzellhämoglobinopathien kommt es infolge abnormer Hämoglobine zu einer Verformung der Erythrozyten mit konsekutiver Änderung des Fließverhaltens der Zellen und dem Verschluß kleiner Gefäße mit nachfolgender Gewebshypoxie.
- Die okulären Komplikationen stellen eine lokale Manifestation dieser vasookklusiven Erkrankung dar. Die ausgeprägtesten Befunde finden sich bei den Formen SC und SThal.
- Die Erkrankung ist in Westeuropa selten; häufig bei Farbigen und bei Bewohnern des Mittelmeerraums.

7.10
Thrombozytopenie

Ophthalmologische Befunde
- Netzhautblutungen.
- Glaskörperblutungen.
- Hyphämata.
- Seröse Netzhautablösung.
- Hirnnervenlähmungen.
- Gesichtsfelddefekte.

Beziehung Systemerkrankung – Augenbefunde
- Eine isolierte Thrombozytopenie führt vermutlich nicht direkt zu ophthalmologischen Komplikationen.
- Ist mit der Thrombozytopenie eine Anämie vergesellschaftet (besonders thrombozytopenische Purpura), kommt es häufiger zu intraokularen Blutungen.
- Als Folge intrakranieller Blutungen entwickeln sich neuroophthalmologische Symptome.
- Die seröse Netzhautablösung bei thrombozytopenischer Purpura soll eine Folge von Gefäßverschlüssen der Choriokapillaris durch Mikrothromben sein.
- Es soll eine enge Beziehung zwischen den Krankheitsbildern Morbus Basedow und der idiopathischen thrombozytopenischen Purpura bestehen.

8
Infektiöse und entzündliche Erkrankungen

8.1
Bakterielle Infektionen

Botulismus

Ophthalmologische Befunde
- Ophthalmoplegia interna: Akkommodationslähmung, Pupillenlähmung.
- Augenmuskellähmungen.
- Nystagmus.

- Ptosis.
- Optikusneuropathie.
- Optikusatrophie.
- Störungen der Tränensekretion.

Beziehung Systemerkrankung – Augenbefunde
- Die okulären Komplikationen entstehen durch die neurotoxischen Effekte der Toxine des Bakteriums Clostridium botulinum; es handelt sich um ein anaerobes, sporenbildendes, grampositives Stäbchen. Die Toxine werden mit kontaminierten Speisen aufgenommen. Die Absorption der Toxine führt zur Blockade der cholinergen neuromuskulären Übertragung im gesamten Organismus.
- Nach Abklingen der lebensbedrohlichen Erkrankung bilden sich die ophthalmologischen Befunde nach einigen Wochen zurück.

Brucellose

Ophthalmologische Befunde
- Optikusneuropathie; bilateral; bei etwa 10 % der Patienten auftretend; insgesamt häufigster Augenbefund.
- Granulomatöse und nichtgranulomatöse Uveitis.
- Keratitis.
- Chorioiditis.
- Skleritis.
- Augenmuskellähmungen.
- Phlyktaenulose.

Beziehung Systemerkrankung – Augenbefunde
- Die Brucellose wird durch die 4 gramnegativen Brucellaarten (*melitensis* – Maltafieber; *abortus* – Bang; *suis* – Schweinebrucellose; *ovis* – Schafbrucellose) verursacht. Die Übertragung geschieht durch direkten Kontakt mit infizierten Tieren oder durch die Aufnahme brucellenhaltiger Milch. Es entsteht u.a. eine epitheloidzellige Granulomatose in den Gefäßwänden.
- Ein Teil der ophthalmologischen Befunde wird durch eine Immunkomplexerkrankung verursacht.

Diphtherie

Ophthalmologische Befunde
- Akkommodationslähmung.
- Hirnnervenlähmungen: meist VI. Hirnnerv, seltener III. oder IV. Hirnnerv betroffen; Folge: Konvergenz- oder Divergenzinsuffizienz.
- Optikusneuropathie.
- Membranöse oder pseudomembranöse Konjunktivitis.
- Blepharitis.
- Keratitis.

Beziehung Systemerkrankung – Augenbefunde
- Die Komplikationen am äußeren Auge stellen eine Folge der direkten Infektion mit dem Bakterium dar.
- Die neuroophthalmologischen Komplikationen haben ihre Ursache in der generalisierten Neurotoxizität des Exotoxins von Corynebacterium diphtheriae.
- Der Nachweis des Bakteriums im Abstrichpräparat ist wichtig, da auch andere Bakterien zur Ausbildung von Pseudomembranen führen können.

Gonorrhoe

Ophthalmologische Befunde
- Hyperakute, schwere, purulente Konjunktivitis.
- Lidödem.
- Keratitis, die von peripherer Hornhautverdünnung bis zum Hornhautulkus mit Hornhautperforation reichen kann.
- Uveitis anterior.

Beziehung Systemerkrankung – Augenbefunde
- Die okuläre Gonorrhoe des Erwachsenen stellt meist eine Sekundärinfektion, ausgehend von einer primären urogenitalen Infektion, dar.
- Die okuläre Gonorrhoe des Neugeborenen (Ophthalmia neonatorum) entsteht als Primärinfektion während des Geburtsvorgangs (Durchtritt durch den infizierten Geburtskanal).

Metastatische bakterielle Endophthalmitis

Ophthalmologische Befunde
- Konjunktivale petechiale Blutungen.
- Konjunktivitis.

- Uveitis anterior mit Hypopyon.
- Netzhautblutungen, evtl. mit weißem Zentrum (Roth-Flecken).
- Netzhautarterienverschluß.
- Chorioretinitis.

Beziehung Systemerkrankung – Augenbefunde
- Die okulären Befunde sind abhängig von der Virulenz des für die Septikämie verantwortlichen Organismus.
- Durch den Verschluß von konjunktivalen und retinalen Gefäßen durch septische Emboli entstehen die Hämorrhagien. Insgesamt findet man ein gehäuftes Auftreten bei Patienten mit subakuter bakterieller Endokarditis, die durch Organismen mit niedriger Virulenz verursacht wird.

Tularämie

Opthalmologische Befunde
- Häufigster Befund ist eine folliculäre Konjunktivitis. Man findet eine lokalisierte granulomatöse Läsion an der Eintrittsstelle des Organismus.
- Keratitis, die zum Hornhautulkus und letztlich zur Perforation führen kann.
- Dakryozystitis.
- Optikusatrophie.

Beziehung Systemerkrankung – Augenbefunde
- Der Erreger der Erkrankung ist Pasteurella tularensis. Die Erkrankung wird durch Nagetiere übertragen.
- Die okulären Komplikationen entstehen beim Eintritt des Organismus über die Bindehaut (okuloglanduläre Tularämie).
- Häufig kommt es zu einer schmerzhaften Schwellung der präaurikulären Lymphknoten.
- Später entstehen Allgemeinsymptome in Form von Fieber, Frösteln, Rücken- und Gliederschmerzen, die mit einem ausgeprägten Krankheitsgefühl einhergehen.

8.2 Chlamydieninfektionen

Einschlußkörperchenkonjunktivitis des Erwachsenen

Ophthalmologische Befunde
- Folliculäre Konjunktivitis; Hyperämie der tarsalen Bindehaut, Chemosis der bulbären Bindehaut, präaurikuläre Lymphknotenschwellung.
- Im weiteren Verlauf periphere Keratitis mit Epithelläsionen und Infiltraten; limbale Schwellung, Mikropannus und Gefäßeinsprossung möglich.

Beziehung Systemerkrankung – Augenbefunde
- Verantwortlicher Erreger: Chlamydia trachomatis Typ D-K.
- Sexuell übertragene Erkrankung.
- Nur selten Vernarbung der Bindehaut.

Lymphogranuloma venerum (Lymphogranuloma inguinale)

Ophthalmologische Befunde
- Folliculäre Konjunktivitis mit präaurikulärer Adenopathie (okuloglanduläres Syndrom nach Parinaud).
- Keratitis.
- Uveitis anterior.
- Geschlängelte Venen.
- Peripapilläres Ödem.

Beziehung Systemerkrankung – Augenbefunde
- Das Lymphogranuloma venerum wird durch eine Infektion mit Chlamydia trachomatis (Typ L1–3) verursacht.
- Die Uveitis anterior ist Teil des Reiter-Syndroms und entsteht sekundär als postinfektiöse Autoimmunerkrankung nach Exposition gegenüber Chlamydien.

8.3 Wurmkrankheiten

Zystizerkose

Ophthalmologische Befunde
- Chorioretinitis.
- Subretinale Zysten.

- Netzhautablösung.
- Uveitis anterior.
- Glaskörperblutung/Glaskörperentzündung.
- Augenmuskellähmungen.
- Stauungspapille, Optikusatrophie.
- Hemianopie.
- Eine Beteiligung von Orbita, Bindehaut (Subkonjunktivalraum) und Vorderkammer ist seltener.

Beziehung Systemerkrankung – Augenbefunde
- Die Zystizerkose tritt endemisch in Indien, Südamerika, Afrika und Asien auf.
- Die Invasion okulärer Gewebe durch Larven (Cysticercus cellulosae) von Taenia solium (Schweinebandwurm) führt zu den oben beschriebenen Komplikationen. Die Übertragung erfolgt auf fäkaloralem Wege. Der erwachsene Wurm verbleibt im Intestinaltrakt, während die Larven die Darmwand penetrieren und in den Organismus streuen. Die Zysten dieser Larven können eine Größe von etwa 1 cm im Durchmesser erreichen.
- Frei bewegliche Larven können sich subretinal, im Glaskörperraum oder seltener in der Vorderkammer finden; eine Invasion der Orbita oder subkonjunktivaler Gewebe ist ebenfalls möglich, jedoch seltener.
- Beim Absterben der Larven kommt es zur Entzündungsreaktion.

Echinococcus granulosus (Hydatidenzysten)

Ophthalmologische Befunde
- Exophthalmus; entsteht infolge orbitaler Zysten. Hydatidenzysten durch Echinococcus granulosus sind die häufigste Ursache eines Exophthalmus in Südamerika und im mittleren Osten.
- Als Folge einer rupturierten Orbitazyste kann sich eine orbitale Zellulitis entwickeln.
- Subretinale Zysten.
- Zysten im Glaskörperraum.
- Zysten in der Vorderkammer.
- Eventuell Entwicklung einer intraokularen Entzündung (Hypopyon).

Beziehung Systemerkrankung – Augenbefunde
- Der Mensch ist Fehl-Zwischenwirt des Hundebandwurms Echinococcus granulosus. Die Larven streuen im Körper und werden als infektiöse Zysten eingekapselt.
- Am häufigsten betroffen sind Leber, Gehirn, Lunge und Knochen.

Loiasis (Loa-Loa-Krankheit)

Ophthalmologische Befunde
- Bewegliche Filarien unter der Bindehaut oder in der Vorderkammer.
- Konjunktivitis.
- Keratitis.
- Uveitis anterior.
- Exophthalmus.
- Lidödem.
- Netzhautblutungen.

Beziehung Systemerkrankung – Augenbefunde
- Der Parasit wird auf den Menschen durch infizierte weibliche Chrysopsfliegen übertragen (Vorkommen: tropische Regenwälder Afrikas).
- Loa-Loa-Filarien können in das Auge eindringen und sich dort frei bewegen.
- Abgestorbene Filarien führen zu einer schweren Entzündungsreaktion.
- Der Wurm kann in den Glaskörperraum oder in Netzhaut- und Aderhautgefäße einwandern und dort zu Blutungen führen.

Onchozerkose (Flußblindheit)

Ophthalmologische Befunde
- Konjunktivitis.
- Die Keratitis kann sklerosierend sein (häufig), zu diskreten stromalen Trübungen führen oder als diffuse Keratitis mit Vaskularisationen auftreten. Sogenannte Pseudopterygien sind im Rahmen der Keratitis entstandene limbale Hornhautnarben.
- Parasiten in der Vorderkammer; beim Absterben kann sich ein Hypopyon entwickeln.
- Uveitis anterior.
- Sekundärglaukom.
- Katarakt.

- Parasiten im Glaskörperraum.

- Die insgesamt häufige Chorioretinitis entsteht selten als akute Entzündungsreaktion. Die häufigste Verlaufsform ist eine degenerative oder atrophische Erkrankung mit Pigmentepithelverlust, Verlust der Choriokapillaris und der mittelgroßen Aderhautgefäße; das klinische Bild ähnelt einer altersbedingten Makuladegeneration oder „Aderhautsklerose".

- Optikusatrophie.

Beziehung Systemerkrankung – Augenbefunde
- Der Nematode Onchocerca volvulus (Vorkommen: Afrika, Zentralamerika) wird durch die Simulium-Mücke übertragen und siedelt sich subkutan ab (schmerzlose subkutane Knötchen). Die weiblichen Würmer gebären Larven (Mikrofilarien), die u. a. zum Augenbefall führen.

- Die Befunde des vorderen Augenabschnittes entstehen vermutlich durch direkten Befall (der Wurm durchbohrt die Hornhaut), während die Befunde des hinteren Augenabschnittes vorwiegend toxisch-allergische Reaktionen darstellen sollen.

Schistosomiasis (Bilharziose)

Ophthalmologische Befunde
- Lidödeme (Urtikaria).

- Konjunktivale gelbe Knötchen.

- Chorioretinale Knötchen (granulomatöse Chorioretinitis)

- Okklusive Vaskulitis.

- Papillenödem.

Beziehung Systemerkrankung – Augenbefunde
- Die Erkrankung wird durch die Schistosoma-Arten haematobium, mansoni oder japonicum verursacht. Vorkommen: Afrika, Mittlerer und Ferner Osten, Südamerika.

- Das Lidödem tritt in der akuten Phase der Erkrankung auf, wenn nach Hautinvasion durch die Zerkarien eine entzündliche Reaktion mit Juckreiz verursacht wird (sog. Schwimmjucken).

- Die Augenbeteiligung ist in der Regel selten oder subklinisch.

- Konjunktivale und chorioretinale Knötchen sind eine Folge der Embolisation arterieller Gefäße durch die Eier.

Toxocara (viscerale larva migrans)

Ophthalmologische Befunde
- Nummuläre Keratitis.

- Granulomatöse Hypopyoniritis.

- Subretinale entzündliche granulomatöse Raumforderung in der akuten Phase.

- Im inaktiven Stadium subretinale fibrotische Schwellung am hinteren Pol. Es kann sich eine Leukokorie („Pseudoretinoblastom") zeigen. Ein Auftreten dieser Veränderung in der Fundusperipherie ist ebenfalls möglich. Eventuell kommt es zur sekundären Verziehung der Makula und/oder einer traktiven Netzhautablösung.

- Chronisch destruktive Endophthalmitis.

Beziehung Systemerkrankung – Augenbefunde
- Es kommt zur Aufnahme der Larven des Katzen- oder Hundebandwurms (Toxocara cati und Toxocara canis) durch die Ingestion von Schmutz bzw. den Verzehr von unzureichend gekochtem Fleisch. Die Larven penetrieren die Darmschleimhaut und führen zu einer entzündlichen Reaktion der befallenen Gewebe.

- Bevorzugt werden Gehirn, Leber und Lunge befallen, wo die Larven eine eosinophile granulomatöse Reaktion hervorrufen.

Trichinose

Ophthalmologische Befunde
- Lidödeme.

- Okuläre Myositis.

- Motilitätsstörungen.

- Protrusio bulbi.

- Bindehautchemosis.

- Netzhautblutungen.

- Papillenschwellungen.

Beziehung Systemerkrankung – Augenbefunde
- Nach Aufnahme von trichinenhaltigem Fleisch befallen die Larven von Trichinella spiralis die quergestreiften Muskeln im gesamten Körper, wo sie eingekapselt werden und lokale Entzündungsreaktionen hervorrufen.

- Häufig kommt es zu einer Invasion der Augenmuskeln (Myositis).

8.4
Erkrankungen durch Mykobakterien

Lepra (Morbus Hansen)

Ophthalmologische Befunde
- Lepromatöse Knötchen im Bereich von Augenbrauen und/oder Oberlidern (Facies leontina).
- Verlust von Wimpern und/oder Augenbrauen (temporal).
- Lagophthalmus bei Beteiligung des VII. Hirnervs mit Expositionskeratitis, Hornhautvernarbung und möglicher Erblindung.
- Bindehautknötchen.
- Noduläre Episkleritis.
- Verdickte perlschnurförmige Hornhautnerven.
- Reduzierte Hornhautsensibilität.
- Hornhautbeteiligung: Keratitis superficialis punctata; tiefere interstitielle Keratitis; korneale Leprome; Hornhautulzerationen; Hornhautvaskularisation/ Hornhautpannus.
- Uveitis anterior: meist chronisch; sie kann zu Katarakt oder Sekundärglaukom führen.
- Irisleprome.
- Knötchen in der Aderhaut.
- Knötchen am Sehnervenkopf.
- Frei flottierende Leprome in Vorderkammer, Hinterkammer, Glaskörperraum und auf der Netzhautoberfläche möglich.

Beziehung Systemerkrankung – Auge
- Bei Patienten mit intakter zellulärer Abwehr entwickelt sich die tuberkuloide Form mit nur lokalisierter Hautbeteiligung und dem Befall peripherer Nerven. Eine Augenbeteiligung bei der tuberkuloiden Form entsteht meist sekundär infolge einer Lähmung des VII. Hirnnerven mit Lagophthalmus und den entsprechenden Komplikationen. Der Organismus selbst befällt bei dieser Form der Erkrankung die Augen nicht. Bei der tuberkuloiden Form der Erkrankung findet man allerdings häufiger eine Orbitabeteiligung mit Granulombildung.
- Die lepromatöse Form der Erkrankung tritt bei Patienten mit gestörter zellulärer Abwehr auf. Bei dieser Form der Erkrankung ist eine okuläre Beteiligung sehr häufig. Das gesamte Spektrum der entzündlichen Komplikationen kann vorkommen.
- Hauptursachen einer Erblindung bei Lepra ist die Kombination aus reduzierter bis fehlender Hornhautsensibiliät und fehlendem Lidschluß.

Tuberkulose

Ophthalmologische Befunde
- Tuberkulöse Infektion der Lidhaut.
- Konjunktivitis.
- Phlyktänuläre Keratokonjunktivitis.
- Keratitis.
- Skleritis.
- Granulomatöse Uveitis anterior.
- Chorioiditis, entweder diffus oder in Form eines fokalen Granuloms („Tuberkulom").
- Retinitis.
- Granulomatöse Optikusneuropathie.
- Retinale Periphlebitis.

Beziehung Systemerkrankung – Augenbefunde
- Die retinale Periphlebitis und die Keratokonjunktivitis phlyktaenulosa sollen eine Hypersensitivitäts- oder allergische Reaktion auf das Tuberkelprotein darstellen. Sie entstehen nicht als Folge einer direkten Infektion der betroffenen Gewebe.
- Alle anderen Komplikationen stellen die Manifestation einer tuberkulösen granulomatösen Beteiligung der betroffenen okulären Gewebe dar.
- Isolierte chorioidale Tuberkulome können eine chorioidale maligne Erkrankung vortäuschen.
- Bei Patienten mit Aids tritt eine Tuberkuloseinfektion gehäuft auf.

8.5
Pilzkrankheiten

Histoplasmose

Ophthalmologische Befunde
- Presumed ocular histoplasmosis syndrome (POHS):
  - Multifokale atrophische chorioidale Veränderungen (Histoflecken).
  - Peripapilläre chorioretinale Atrophie.

- Makuladegeneration infolge chorioidaler (subretinaler) Neovaskularisation.
- In der Fundusperipherie geradlinig verlaufende Streifen chorioretinaler Atrophie.

■ Endophthalmitis (selten).

Beziehung Systemerkrankung – Augenbefunde
■ Die Beziehung zwischen einer Histoplasmoseinfektion und dem POHS ist nicht ausreichend gesichert.

■ Man vermutet, daß die atrophischen Narben das Ergebnis einer histoplasmosebedingten multifokalen Chorioiditis sind, wobei sich in den Läsionen der Erreger bisher nicht nachweisen lies.

■ Der Stimulus für die Entwicklung einer chorioidalen (subretinalen) Neovaskularisation im Makulabereich (meist in Verbindung mit einer vorher bestehenden peripapillären Narbe) ist nicht bekannt.

Metastatische Pilzendophthalmitis

Ophthalmologische Befunde
■ Uveitis anterior.

■ Vitritis mit Tyndall und Zellen sowie weißen flauschigen Glaskörperexsudaten.

■ Diffuse Endophthalmitis.

■ Fokale Retinitis: Manchmal findet man Blutungen mit weißem Zentrum (Roth-Flecken).

■ Chorioretinitis.

Beziehung Systemerkrankung – Augenbefunde
■ Eine metastatische Pilzendophthalmitis tritt v.a. bei immunsupprimierten Patienten, bei Patienten mit defektem Immunsystem und bei Drogenabhängigen (kontaminierte Spritzen) auf.

Mukormykose

Ophthalmologische Befunde
■ Hirnnervenlähmungen infolge eines Fissura-orbitalis-superior-Syndroms oder einer Sinus-cavernosus-Thrombose.

■ Einseitiger periorbitaler Schmerz.

■ Lidschwellung.

■ Ptosis.

■ Exophthalmus.

■ Schwarze Fistel nahe des medialen Kanthus.

Beziehung Systemerkrankung – Augenbefunde
■ Eine Mukormykose kann bei folgenden Allgemeinerkrankungen auftreten:

- Diabetes mellitus.
- Leukämie.
- Lymphom.
- AIDS.
- Zytostatikabehandlung.
- Längerfristige Steroid- und Antibiotikabehandlung.

■ Der Pilz hat eine starke Affinität zu den Gefäßen, wo es zu Pilzthromben kommt und Wandnekrosen und septische Infarkte hervorgerufen werden.

8.6
Erkrankungen durch Protozoen

Amöbiasis

Ophthalmologische Befunde
■ Keratitis.

■ Sklerokeratitis.

■ Iridozyklitis.

■ Chorioretinitis.

Beziehung Systemerkrankung – Augenbefunde
■ Im Rahmen einer Allgemeinerkrankung sind okuläre Befunde eher selten.

■ Am häufigsten kommt es zu einer Keratitis und Sklerokeratitis durch den direkten Befall der Hornhaut (Kontaktlinsen).

Leishmaniasis

Ophthalmologische Befunde
■ Lidbeteiligung in Form von Ulzera, Knötchen und Vernarbungen.

■ Bindehautknötchen.

■ Keratitis.

■ Uveitis.

Beziehung Systemerkrankung – Augenbefunde
■ Die Lidläsionen entstehen im Rahmen der generalisierten kutanen Leishmaniasis.

Malaria

Ophthalmologische Befunde
- Subkonjunktivale Blutungen.
- Gelbfärbung der Bindehaut (Hämolyse).
- Retinale Blutungen.
- Hirnnervenlähmungen.
- Herpes-simplex-Infektion der Hornhaut; manchmal Keratitis neuroparalytica.
- Chronische Iridozyklitis.
- Disseminierte Chorioiditis.
- Neuritis nervi optici; Optikusatrophie.

Beziehung Systemerkrankung – Augenbefunde
- Bei Malaria ist das Auge nur selten betroffen.
- Retinale Blutungen können sowohl als Folge einer Begleitanämie oder von Gefäßverschlüssen durch die Parasiten selbst entstehen.
- Hirnnervenlähmungen entstehen bei zentralnervöser Beteiligung.

Toxoplasmose

Ophthalmologische Befunde
- Retinochorioiditis, die meist im Makulabereich vorkommt, jedoch auch in der Peripherie auftreten kann. Klassisch ist die Retinochorioiditis juxtapapillaris (Jensen) mit einem sektorförmigen Gesichtsfeldausfall.
- Im Rahmen der Retinochorioiditis kann eine Vitritis mit Ausbildung vitreoretinaler Traktionen entstehen. Eine traktive Netzhautablösung ist möglich.
- Uveitis anterior (granulomatös).
- Skleritis.
- Papillenödem isoliert oder sekundär im Rahmen der Retinochorioiditis.
- Augenmuskellähmungen.
- Nystagmus.
- Neuritis nervi optici.

Beziehung Systemerkrankung – Augenbefunde
- Der Erreger Toxoplasma gondii neigt besonders bei kongenitaler Toxoplasmose zum Befall des zentralen Nervensystems. Das okuläre Pendant zur ZNS-Infektion ist die Retinitis, die eine Folge der direkten Invasion der Netzhaut durch die Parasiten darstellt. Man unterscheidet bei der kongenitalen Form 2 Unterformen:
  - Schwere Verlaufsform mit Befall des Zentralnervensystems und Krampfneigung, Hydrozephalus und Verkalkungen.
  - Mildere Verlaufsform mit den charakteristischen ophthalmologischen Befunden.
- Eine okuläre Toxoplasmose ist viel häufiger bei der kongenitalen als bei der erworbenen Form der Erkrankung.
- Eine Infektion des ZNS kann mit zahlreichen neuroophthalmologischen Komplikationen vergesellschaftet sein. Dies gilt besonders für AIDS-Patienten.

Trypanosomiasis

Ophthalmologische Befunde
- Lidschwellung.
- Konjunktivitis, Bindehautchemosis.
- Dakryozystitis.
- Interstitielle Keratitis.
- Iridozyklitis (Hypopyon und Hyphäma möglich).
- Retinale Vaskulitis.
- Netzhautblutungen.
- Chorioiditis.
- Neuritis nervi optici.
- Augenmuskellähmungen.

Beziehung Systemerkrankung – Augenbefunde
- Verantwortlicher Erreger ist Trypanosoma gambiense, der Verursacher der afrikanischen Schlafkrankheit, der durch die Tse-Tse-Fliege auf den Menschen übertragen wird.
- Die Trophozoiten durchdringen die Gefäßwände und führen so zu den typischen Befunden.
- Die Augenbefunde entstehen sowohl als Ergebnis einer direkten Infektion als auch als Immunantwort auf Protozoenantigene.

Giardiasis (Lambliasis)

Ophthalmologische Befunde
- Uveitis in Form einer nichtgranulomatösen Iridozyklitis.

- Retinale Vaskulitis.
- Chorioretinitis.

Beziehung Systemerkrankung – Augenbefunde
- Giardia lamblia wird über kontaminiertes Wasser übertragen und führt zu einer Gastrointestinalinfektion.
- Es ist nicht bekannt, ob der Erreger das Darmlumen verläßt und die betroffenen Gewebe befällt oder ob die Befunde eine allergische Reaktion darstellen.

Pneumocystis-carinii-Infektion

Ophthalmologische Befunde
- Multifokaler Befall der Aderhaut – subretinale gelblich-weiße Infiltrate (v.a. am hinteren Pol), deren Größe von 300–3000 µm reicht.
- Geringe begleitende Entzündungsreaktion im Glaskörperraum.

Beziehung Systemerkrankung – Augenbefunde
- Primärer Lungenbefall bei immunsupprimierten und AIDS-Patienten. Anschließend hämatogene Streuung.
- Die Pneumocystis-Chorioiditis ist insgesamt selten und wurde bisher nur bei AIDS-Patienten im fortgeschrittenen Stadium beschrieben.

8.7
Rickettsiosen (Fleckfieber; Q-Fieber)

Ophthalmologische Befunde
- Blutungen in die Lider; Lidgangrän.
- Pupillenstörungen.
- Motilitätsstörungen.
- Nystagmus.
- Konjunktivitis.
- Subkonjunktivale Blutungen.
- Keratitis.
- Prästase der retinalen Gefäße/Verschlüsse.
- Retinale Blutungen und Exsudate.
- Chorioretinitis.
- Uveitis anterior.
- Endophthalmitis.
- Neuritis nervi optici.

Beziehung Systemerkrankung – Augenbefunde
- Überträger der Erreger sind Läuse, Flöhe, Milben und Zecken.
- Die Rickettsien befallen die Endothelien der Blutgefäße und führen u.a. zu Vaskulitis, Gefäßverschlüssen und Blutungen.

8.8
Erkrankungen durch Spirochäten

Leptospirose

Ophthalmologische Befunde
- Konjunktivitis.
- Prästase der Bindehautgefäße; subkonjunktivale Blutungen.
- Uveitis (in 10% der Fälle); selten Hypopyon.
- Skleraler Ikterus.
- Neuritis nervi optici.

Beziehung Systemerkrankung – Augenbefunde
- Die konjunktivalen Gefäßveränderungen treten zum Zeitpunkt der akuten Leptospireninfektion auf; sie stellen die lokale Manifestation der systemischen Gefäßerkrankung dar.
- Der sklerale Ikterus tritt im Zusammenhang mit einem Ikterus bei Leberbefall auf.
- Uveitis und Neuritis nervi optici entstehen sekundär (immunvermittelt) im Spätstadium der Erkrankung. In diesem Stadium der Erkrankung steigen die Antikörper-Titer an und es kommt charakteristischerweise zu Entzündungszeichen und zentralnervösen Symptomen.
- Okuläre Komplikationen treten häufiger bei schwerer Leptospirose mit Azothämie, Hepatomegalie, Blutungen und Hypotension (Weil-Erkrankung) auf.

Borreliose

Ophthalmologische Befunde
- Bilaterale Konjunktivitis.
- Bilaterale stromale Keratitis.
- Bilaterale granulomatöse Iridozyklitis.
- Bilaterale diffuse Chorioiditis; retinale Vaskulitis; intermediäre Uveitis.
- Exsudative Netzhautabhebung.

- Optikusneuropathie mit Papillenödem.
- Hirnnervenlähmungen (v. a. VI. Hirnnerv).

Beziehung Systemerkrankung – Augenbefunde
- Die „Lyme-disease" wird durch die Spirochäte Borrelia burgdorferi und andere Borrelienspezies verursacht. Die Übertragung erfolgt durch Zecken (v. a. Schildzecken, Ixodes ricinus). An der Eintrittspforte tritt ein Erythema chronicum migrans auf. In den weiteren Stadien der Erkrankung kann es neben chronischer Arthritis und kardialen Komplikationen auch zum Augenbefall und zum Befall des ZNS kommen.

Rückfallfieber

Ophthalmologische Befunde
- Konjunktivitis.
- Ptosis.
- Hirnnervenlähmungen.
- Uveitis anterior.
- Chorioretinitis.
- Neuritis nervi optici.

Beziehung Systemerkrankung – Augenbefunde
- Die Erkrankung wird durch Borrelia-Arten verursacht. Vektoren sind Läuse. Das Rückfallfieber ist eine meldepflichtige Infektionskrankheit.
- Die Augenbeteiligung bei Rückfallfieber kann Wochen bis Monate nach dem Auftreten der Allgemeinerkrankung auftreten.
- Die neuroophthalmologischen Befunde resultieren aus einer Infektion des ZNS.

Lues

Ophthalmologische Befunde bei kongenitaler Lues
- Frühe kongenitale Lues:
  - Blepharitis.
  - Konjunktivitis.
  - Dakryozystitis.
  - Uveitis anterior.
  - Interstitielle Keratitis (selten).
  - Augenmuskellähmungen.
  - Chorioretinitis; Pfeffer- und Salzbild des Fundus. Die Pigmentveränderungen können stark variieren. Eine Variante ist das Bild einer Pseudoretinopathia pigmentosa.
  - Optikusatrophie.

- Späte kongenitale Lues:
  - Interstitielle Keratitis (häufig).
  - Uveitis anterior.
  - Gummen an Lidern, Bindehaut und in den Orbitae.
  - Dakryozystitis/Dakryoadenitis.
  - Sog. kongenitale Neurolues: Pupillenstörungen (meist keine klassische Argyll-Robertson-Pupille), Optikusatrophie, Augenmuskellähmungen.

Ophthalmologische Befunde bei erworbener Lues
- Primäre Lues: Geschwüre auf Lidern oder Bindehaut (Primäraffekte).

- Sekundäre Lues:
  - Hautbefall, einschließlich der Lider (makulöses oder papulöses Exanthem, knotige Papeln, selten Kondylome).
  - Ausfall der Wimpern und Augenbrauen.
  - Konjunktivitis.
  - Dakryozystitis/Dakryoadenitis.
  - Skleritis, Episkleritis.
  - Interstitielle Keratitis.
  - Roseolen/Knötchen der Iris.
  - Uveitis anterior.
  - Chorioretinitis.
  - Neuritis nervi optici mit Papillenschwellung.

- Spätstadium:
  - Syphilitische Gummen im Bereich von Orbita, Sklera, Iris und Ziliarkörper.
  - Uveitis anterior.
  - Neurolues: Pupillenstörungen (besonders Argyll-Robertson-Pupillen), Hirnnervenlähmungen mit Augenmuskellähmungen, Optikusatrophie und Gesichtsfelddefekte.
  - Katarakt als Cataracta complicata nach intraokularer Entzündung.
  - Linsendislokationen.

Beziehung Systemerkrankung – Augenbefunde
- Kongenitale Syphilis:
  - Okuläre Komplikationen bei früher kongenitaler Syphilis sind selten, oft nur schwach ausgeprägt und z. T. nur vorübergehend.
  - Bei später kongenitaler Syphilis ist eine okuläre Beteiligung häufiger.
  - Die interstitielle Keratitis ist ein Teil der klassischen Hutchinson-Trias (interstitielle Keratitis, Innenohrschwerhörigkeit, Zahnmißbildungen).

- Erworbene Syphilis: Ein syphilitischer Primäraffekt tritt bei direktem Befall des Auges und seiner Anhangsgebilde auf.

9
Entzündliche Erkrankungen unbekannter Ursache

9.1
Morbus Behçet

Ophthalmologische Befunde
- Konjunktivitis.
- Keratitis.
- Uveitis anterior (in 80% bilateral):
  - Kann mit einem Hypopyon assoziiert sein.
  - Häufig Hyphämata.
  - Die chronische Uveitis kann zu Katarakt und Sekundärglaukom (Synechien, Hyphäma) führen.
- Okklusive retinale Vaskulitis:
  - Es können Arterien und Venen betroffen sein.
  - Der Verschluß retinaler Gefäße kann zur Entwicklung von Neovaskularisationen mit traktiver Ablatio retinae führen.
- Chorioretinitis.
- Retinale Blutungen, Ödem (u. a. zystoides Makulaödem), Exsudate.
- Papillenödem, Optikusatrophie.
- Hirnnervenlähmungen.

Beziehung Systemerkrankung – Augenbefunde
- Autoimmunerkrankung unklarer Genese mit klassischer Trias: orale Ulzera (Stomatitis aphthosa), genitale Ulzera und Uveitis. Vornehmlich sind junge Männer betroffen.
- Ausgedehnte entzündliche Komplikationen im gesamten Organismus mit Hautläsionen (kutane Vaskulitis und Erythema nodosum), Arthritis, Meningoenzephalitis. Weniger häufig betroffen sind Gastrointestinaltrakt, Nieren, Lungen und das kardiovaskuläre System.
- Das Auge kann zwar das zuerst betroffene Organ sein, charakteristischer ist allerdings ein Auftreten der Uveitis etwa 1–3 Jahre nach den ersten Allgemeinsymptomen.

9.2
Mukokutanes Lymphknotensyndrom (Kawasaki-Syndrom)

Ophthalmologische Befunde
- Bilaterale Dilatation der Bindehautgefäße in 90% der Fälle.
- Nichtgranulomatöse Iridozyklitis.
- Superfizielle Keratitis punctata.
- Glaskörpertrübungen.
- Papillenödem.

Beziehung Systemerkrankung – Augenbefunde
- Häufigste systemische Vaskulitis im Kleinkindalter. Erstbeschreibung 1967 durch Kawasaki in Japan. Charakteristisch ist eine akute febrile Erkrankung bei Kleinkindern mit multiplem Organbefall.
- Die Erkrankung wird von der infantilen Form der Panarteriitis nodosa abgegrenzt. Hauptsächlich sind Kleinkinder betroffen. Die ophthalmologischen Befunde werden als Folge einer Infektionserkrankung bzw. der Arteriitis angesehen.
- Zu den Allgemeinbefunden gehören antibiotikaresistentes Fieber, Schleimhautentzündungen (hochrote Lippen; Enanthem; Himbeerzunge), Hauteffloreszenzen (Palmar- und Plantarerythem; polymorphes Exanthem; lamelläre Schuppung), Ödeme an Hand- und Fußrücken, schmerzhafte Lymphadenitis und eine generalisierte Vaskulitis. Eine Vaskulitis der Koronararterien soll für die Gesamtletalität von etwa 2% verantwortlich sein.

9.3
Reye-Syndrom

Ophthalmologische Befunde
- Pupillenerweiterung; gestörte Lichtreaktion.
- Papillenödem.
- Nystagmus.
- Hirnnervenlähmungen.
- Zentralvenenverschluß.

Beziehung Systemerkrankung – Augenbefunde
- Das Reye-Syndrom bezeichnet eine akute Enzephaloenteritis im Kindesalter mit feintropfiger Verfettung zahlreicher Organe, insbesondere der Leber

(Symptome: heftiges Erbrechen, Krämpfe, Koma, Dezerebration). Die Erkrankung verläuft häufig (25–50%) letal.

■ Die Ursache ist unbekannt; vermutet wird eine Schädigung der Mitochondrien auf der Grundlage einer Influenza-B-Infektion.

■ Die neuroophthalmologischen Befunde entstehen infolge der akuten Enzephalopathie.

9.4 Sarkoidose

Ophthalmologische Befunde
■ Granulomatöse Uveitis anterior mit Ausbildung von hinteren Synechien und speckigen Endothelbeschlägen. Sekundär kommt es zu Glaukom, Katarakt und einer bandförmigen Keratopathie.

■ Irisknötchen (35%):
- Koeppe-Knötchen am Pupillarrand.
- Busacca-Knötchen im oberflächlichen Irisstroma.

■ Granulome an der Lidhaut (Lupus pernio).

■ Dakryoadenitis, die zu einer Keratokonjunktivitis sicca führen kann.

■ Bindehautgranulome (33%; Biopsie zur Diagnosesicherung) und gelegentlich phlyktaenuläre Konjunktivitis.

■ Granulome im Kammerwinkel (42%).

■ Parenchymatöse Keratitis.

■ Ziliarkörperinfiltrate (40%).

■ Schneeballartige Trübungen im Glaskörper.

■ Chorioretinitis.

■ Retinale Periphlebitis und Vaskulitis (25%); typisch sind die Kerzenwachsexsudate.

■ Aderhautgranulome.

■ Granulomatöse Optikusneuropathie.

■ Papillenödem.

■ Hirnnervenlähmungen.

■ Gefäßneubildungen in der Netzhautperipherie und an der Papille.

Beziehung Systemerkrankung – Augenbefunde
■ Ätiologisch ungeklärte Allgemeinerkrankung. Es tritt eine Entzündung des mesenchymalen Gewebes mit bevorzugtem Befall von Lymphknoten, Lunge und Haut auf. Die Sarkoidose führt zu nicht verkäsenden Epitheloidzellgranulomen in verschiedenen Körpergeweben. Diese Granulome sind auch verantwortlich für einen Großteil der ophthalmologischen Komplikationen. 25–35% der Patienten entwickeln eine okuläre Beteiligung.

■ Die neuroophthalmologischen Befunde sind eine Folge des Befalls des zentralen Nervensystems.

■ Das Heerfordt-Syndrom (Febris uveoparotidea) als Sonderform der Sarkoidose bezeichnet das Vorliegen einer Uveitis mit Fieber, Lähmung des N. facialis und einer Parotisschwellung.

■ Das Löfgren-Syndrom ist eine Kombination aus Schwellung der Hiluslymphknoten, Erythema nodosum, Gelenkschmerzen und akuter Uveitis anterior.

■ Das Mikulicz-Syndrom besteht aus Schwellung der Tränen- und Speicheldrüsen. Es kann allerdings auch durch ein Lymphom oder eine Tuberkulose verursacht sein.

9.5 Vogt-Koyanagi-Harada-Syndrom

Ophthalmologische Befunde
■ Poliosis (Weißfärbung der Augenwimpern).

■ Vitiligo (auch Lidhaut betroffen).

■ Bilaterale granulomatöse Panuveitis, die zu Sekundärglaukom, Katarakt sowie exsudativer Netzhautablösung (ausgeprägte Pigmentepithelstörungen) führen kann. Häufig ist die Makula betroffen. Histopathologisch ist die Choriokapillaris mit Makrophagen, Lymphozyten und Plasmazellen infiltriert.

Beziehung Systemerkrankung – Augenbefunde
■ Häufig sind junge Erwachsene betroffen. Die ophthalmologischen Befunde sind oft von einer Entzündung des ZNS begleitet. Am häufigsten kommt es hierbei zu einer Meningitis; manchmal entsteht eine schwere Enzephalitis.

■ Typisch sind die vestibuloauditorischen Beschwerden mit Tinnitus, Dysakusis und Vertigo.

- Die Ätiologie der Erkrankung ist nicht gesichert. Diskutiert werden Autoimmunmechanismen und eine virale Genese.

10 Erkrankungen durch Viren

10.1 AIDS

Ophthalmologische Befunde
- Retinale Mikrovaskulopathie:
  - Cotton-wool-spots (am häufigsten).
  - Teleangiektasien.
  - Retinale Blutungen (streifig, petechial).
  - Retinale Mikroaneurysmata.
- Opportunistische Infektionen:
  - Zytomegalie: Retinitis (häufig).
  - Toxoplasma: Retinochorioiditis.
  - Histoplasma: Chorioiditis.
  - Pneumocystis carinii: Chorioiditis.
  - Weitere: Mykobakterien, Mykosen, Cryptococcus neoformans.
- Bösartige Erkrankungen:
  - Kaposi-Sarkome auf Lidern und Bindehaut (rot-violette Flecken oder Knötchen).
  - Lymphome in Orbita und Nasennebenhöhlen.
- Neuroophthalmologische Befunde:
  - Hirnnervenlähmungen.
  - Optikusneuritis.
  - Internukleäre Ophthalmoplegie.

Beziehung Systemerkrankung – Augenbefunde
- Die Infektion mit dem HIV-Virus führt zu einer Störung der T-Helfer-Zellen mit konsekutiver Störung des Immunsystems. Dies ermöglicht die opportunistischen Infektionen im gesamten Organismus.
- Die mikrovaskulären Störungen der Netzhaut sollen in Bezug zu zirkulierenden Immunkomplexen mit sekundären Kapillarschäden stehen.
- Die neuroophthalmologischen Befunde entstehen infolge opportunistischer Infektionen des ZNS durch Toxoplasma gondii, Cryptococcus, Aspergillus, Candida, Papovaviren, Zytomegalieviren etc. oder durch Tumoren (z.B. Lymphome im ZNS).

10.2 Zytomegalievirusinfektion

Ophthalmologische Befunde
- Uveitis anterior.
- Retinale okklusive Vaskulitis.
- Akute nekrotisierende Retinitis [nicht zu verwechseln mit akutem retinalem Nekrosesyndrom – (B)ARN].
- Netzhautablösung.
- Optikusneuritis.
- Optikusatrophie.

Beziehung Systemerkrankung – Augenbefunde
- Eine klinisch auffällige Erkrankung wird nur bei Patienten mit kongenitaler Infektion und solchen mit Defekten des Immunsystems (z.B. Zytostase, HIV-Infektion) beobachtet.

10.3 Epstein-Barr-Virus

Ophthalmologische Befunde
- Epitheliale Keratitis (Mikrodendritikafiguren).
- Stromale Keratitis (nummulär).
- Follikuläre oder membranöse Konjunktivitis.
- Iritis.
- Dakryoadenitis.
- Episkleritis.
- Ophthalmoplegie.
- Makulaödem.
- Retinitis.
- Retinale Blutungen.
- Multifokale Chorioretinitis und Panuveitis (MCP-Syndrom), die zu einer subretinalen Fibrose kombiniert mit Uveitis führen kann (SFU-Syndrom).
- Papillitis.
- Augenmuskellähmungen.
- Nystagmus.

Beziehung Systemerkrankung – Augenbefunde
- Das Epstein-Barr-Virus ist der Verursacher der sog. infektiösen Mononukleose. Die Augenbeteili-

gung kann im Rahmen der Erkrankung vorkommen.

10.4
Herpes zoster

Ophthalmologische Befunde
- Typischer Lidbefall; Lidgangrän wurde beschrieben.
- Konjunktivitis.
- Herabgesetzte Sensitivität von Haut und Hornhaut.
- Keratitis (in 40% der Fälle):
  - Keratitis superficialis punctata.
  - Subepitheliale Trübungen.
  - Disziforme Keratitis.
  - Hornhautulzerationen.
  - Atypische Dendritikafiguren.
  - In schweren Fällen Keratitis neuroparalytica.
- Uveitis anterior.
- Irisinfarkte.
- Retinitis.
- Akutes retinales Nekrosesyndrom.
- Neuritis nervi optici.
- Retinale Gefäßverschlüsse.
- Glaukom (sekundär); Hypotonie ebenfalls möglich.
- Tic douloureux.
- Ptosis, Ophthalmoplegia interna und externa.

Beziehung Systemerkrankung – Augenbefunde
- Der ursächliche Erreger ist das Varizella-zoster-Virus.
- Ein Herpes zoster ophthalmicus wird durch eine Infektion des N. ophthalmicus (V1) verursacht.
- Bei Keratitis und Uveitis findet sich meist ein Befall des N. nasociliaris. Oft findet man die typische Hautläsion an der Nasenspitze (Hutchinson-Zeichen).
- Die neuroophthalmologischen Symptome entstehen bei Enzephalitis oder Meningoenzephalitis.

10.5
Herpes simplex

Ophthalmologische Befunde
- Follikuläre Konjunktivitis.
- Epitheliale Keratitis:
  - Superficialis oder stellata (lokalisiert oder diffus).
  - Dendritica (lokalisiert).
  - Geographica (diffus).
  - Metaherpetisch (nicht infektiös).
- Stromale Keratitis:
  - Disziform.
  - Nekrotisierend.
  - Stromaler Immunring (Wessely).
- Keratitis neuroparalytica.
- Limbale Vaskulitis.
- Trabekulitis (evtl. Sekundärglaukom).
- Uveitis.
- Akutes retinales Nekrosesyndrom (s. Kap. 11).

Beziehung Systemerkrankung – Augenbefunde
- Die Herpes-simplex-Infektion stellt eine Erkrankung dar, die in der Regel am Eintrittsort des Erregers entsteht und rezidiviert.
- Akutes retinales Nekrosesyndrom.

10.6
Influenza

Ophthalmologische Befunde
- Konjunktivitis.
- Myositis der Augenmuskeln (evtl. Augenmuskellähmungen).
- Entzündliche Pseudotumoren der Orbita.
- Keratitis.
- Uveitis (anterior).
- Retinale Blutung, Netzhautödem.
- Retinopathia centralis serosa.
- Neuritis nervi optici.
- Optikomalazie.
- Zentralvenenverschluß.

Beziehung Systemerkrankung – Augenbefunde
- Die Influenza wird verursacht durch eine Infektion der Epithelien des Respirationstraktes mit dem Influenzavirus (Familie der Myxoviren). Häufigste okuläre Befunde sind eine Konjunktivitis und eine im Rahmen der generalisierten Myalgie auftretende Myalgie der Augenmuskeln. Weitergehende Veränderungen sind eher selten und erfordern bestimmte Begleitumstände.

- Die Influenzainfektion kann eine herpetische Infektion der Hornhaut begünstigen.

10.7 Masern

Ophthalmologische Befunde
- Konjunktivitis (gelegentlich Koplik-Flecken auf der Bindehaut).
- Keratitis.
- Uveitis mit Pseudogliom.
- Neuritis nervi optici.
- Augenmuskellähmungen.
- Akute Neuroretinitis mit Sehnervenbeteiligung (pseudopigmentosaartiges Bild).
- Gesichtsfelddefekte nach Netzhautbeteiligung.
- Erblindung.

Beziehung Systemerkrankung – Augenbefunde
- Typische Prodromi der Infektion sind Konjunktivitis und Photophobie.
- Die Beteiligung von Sehnerv, Netz- und Aderhaut sowie anderer Hirnnerven ist meist mit einer Masernenzephalitis vergesellschaftet.
- Eine Erblindung nach Masern tritt häufig bei Maserninfektion in Kombination mit Fehl-/Mangelernährung, Hypovitaminose A und herpetischen Infektionen der Hornhaut auf.

10.8 Molluscum contagiosum

Ophthalmologische Befunde
- Dellwarzen an Lidern.
- Konjunktivitis (chronisch follikulär).
- Keratitis superficialis mit Pannusbildung.

Beziehung Systemerkrankung – Augenbefunde
- Verantwortlich für diese Erkrankung ist die Infektion mit einem Pockenvirus, welches auf der gesamten Kutis die papulösen Veränderungen hervorrufen kann.

- Die Entzündung von Bindehaut und/oder Hornhaut ist meist mit einem typischen Lidbefall vergesellschaftet und verschwindet nach Entfernung der Lidläsion.

10.9 Mumps

Ophthalmologische Befunde
- Dakryoadenitis.
- Konjunktivitis.
- Skleritis, Episkleritis.
- Keratitis (interstitiell).
- Uveitis (selten).
- Retinitis.
- Neuritis nervi optici im Rahmen einer Begleitenzephalitis.

Beziehung Systemerkrankung – Augenbefunde
- Eine Infektion mit dem Mumpsvirus betrifft am häufigsten die Speicheldrüse; es können jedoch auch Infektionen anderer Drüsen, wie z.B. der Tränendrüse, vorkommen.

- Die Neuritis nervi optici ist eine von zahlreichen ungewöhnlichen neurologischen Komplikationen bei Mumps (z.B. Taubheit, Polyneuritis).

10.10 Pharyngokonjunktivales Fieber

Ophthalmologische Befunde
- Follikuläre Konjunktivitis.
- Keratitis superficialis (in 30% der Fälle).

Beziehung Systemerkrankung – Augenbefunde
- Es handelt sich um eine häufig epidemisch vorkommende Infektion mit einem Adenovirus (meist Typ 3 und 7).

- Weitere Befunde sind v.a. eine Lymphadenopathie der präaurikulären Lymphknoten und eine Pharyngitis.

10.11
Röteln

Ophthalmologische Befunde
- Konjunktivitis bei erworbener Rötelninfektion.
- Mikrophthalmus (15%).
- Dichte Katarakt mit auffälliger Kernsklerose (50%).
- Retinitis mit diffuser Pigmentverklumpung am gesamten Fundus (Pfeffer- und Salzmuster), sog. Pseudoretinopathia pigmentosa.
- Kongenitales Glaukom (10%).
- Uveitis anterior.
- Strabismus.
- Nystagmus.
- Irishypoplasie.
- Hornhauttrübung.
- Optikusatrophie.
- Extreme Refraktionsfehler.

Beziehung Systemerkrankung – Augenbefunde
- Der einzige ophthalmologische Befund bei nichtkongenitaler Rötelninfektion ist eine unspezifische Konjunktivitis.
- Alle weiteren okulären Befunde finden sich bei Kleinkindern mit kongenitalem Rötelnsyndrom. Schwere kongenitale Störungen treten bei Kindern auf, die die Infektion in der Frühschwangerschaft erworben haben. Die okulären Befunde sind ein Teil der zahlreichen Störungen aller 3 Keimblätter, die Taubheit, geistige Retardierung, Mikrozephalus und kongenitale Herzfehler zur Folge haben.

10.12
Subakute sklerosierende Panenzephalitis

Ophthalmologische Befunde
- Fokale Chorioretinitis im Bereich von Makula und papillomakulärem Bündel. Typisch ist eine fokal nekrotisierende Retinitis ohne begleitende Vitritis.
- Perivaskuläre knochenbälkchenartige Pigmentveränderungen.
- Nystagmus.
- Nichtwillkürliche abnorme Augenbewegungen.
- Stauungspapille.
- Papillenödem ohne Hirndruck.
- Optikusatrophie.
- Kortikale Erblindung.

Beziehung Systemerkrankung – Augenbefunde
- Ursache: Masernvirus. Seltene chronisch-entzündliche Erkrankung des ZNS, die nur bei Kindern und Jugendlichen auftritt.
- Die Chorioretinitis ist vermutlich die Folge einer direkten Infektion mit dem Masernvirus. Die Enzephalitis wird für die zahlreichen neuroophthalmologischen Befunde verantwortlich gemacht.

10.13
Varizella zoster (Windpocken)

Ophthalmologische Befunde
- Windpockeneffloreszenzen auf Lidern, Bindehaut oder im Limbusbereich.
- Phlyktaenenartige Varizellenläsionen in der Bindehaut und am Limbus.
- Keratitis (selten); bei Sekundärinfektion schweres Ulkus möglich.
- Uveitis.
- Retinitis.
- Akutes retinales Nekrosesyndrom [(B)ARN].
- Hirnnervenlähmungen.

Beziehung Systemerkrankung – Augenbefunde
- Erreger: Varizella-zoster-Virus.
- Die Läsionen der Lider sind bei Windpocken häufig. Die anderen okulären Komplikationen sind eher selten.
- Neuroophthalmologische Komplikationen entstehen als Folge einer Windpockenenzephalitis.

11
Bösartige Erkrankungen

11.1
Paraneoplastische Erscheinungen

Karzinomassoziierte Retinopathie (CAR)

Ophthalmologische Befunde
- Allmähliche Nachtblindheit.
- Vermindertes Farbensehen.
- Konzentrische Gesichtsfeldeinengung, Skotome.
- Netzhautdegeneration; Arterienverengung; Papillenabblassung; Retinopathia-pigmentosa-ähnliches Bild.
- Visusverlust.
- ERG: Stäbchen- und Zapfenantwort reduziert bis erloschen.

Beziehung Systemerkrankung – Augenbefunde
- Paraneoplastisches Syndrom unklarer Genese, das insbesondere mit einem kleinzelligen Bronchialkarzinom oder Zervixkarzinom assoziiert ist.
- Geht mit Autoantikörpern gegen ein Antigen mit einem Molekulargewicht von 23000 (Photorezeptor-Recoverin) einher.

Melanomassoziierte Retinopathie (MAR)

Ophthalmologische Befunde
- Plötzliche Nachtblindheit.
- Photopsien und Farbsensationen.
- Weitgehend normales Gesichtsfeld und unauffälliger Fundus.
- ERG: Verlängerte a-Welle, verlängerte Zapfenlatenz.

Beziehung Systemerkrankung – Augenbefunde
- Paraneoplastisches Syndrom unklarer Genese, das mit dem Hautmelanom assoziiert ist.
- Vermutlich bestehen Autoantikörper gegen die Oberfläche der Stäbchen-Bipolaren.
- Männer sind (bis jetzt) häufiger betroffen als Frauen.
- Beim Auftreten der melanomassoziierten Retinopathie liegen meist Metastasen vor.

Bilaterale diffuse melanozytische Uveatumoren (BDUMP)

Ophthalmologische Befunde
- Seröse Netzhautablösung.
- Progression (Größe und Zahl) pigmentierter Fundusläsionen.
- Irisheterochromie.
- Uveitis.
- Katarakt.

Beziehung Systemerkrankung – Augenbefunde
- Über eine Assoziation zwischen bilateraler diffuser melanozytärer Proliferation (BDUMP) und systemischen malignen Erkrankungen wurde in einigen Fällen berichtet. Eine genaue Ursache ist nicht bekannt.

12
Metabolische Erkrankungen

12.1
Störungen des Aminosäuremetabolismus

Albinismus

Ophthalmologische Befunde
- Photophobie.
- Ausgeprägte Ametropie (Hyperopie, Astigmatismus).
- Reduzierte Sehschärfe.
- Nystagmus.
- Hypopigmentierte, durchleuchtbare Iris.
- Hypopigmentierte Fundi.
- Strabismus.
- Makulahypoplasie mit fehlendem Foveolarreflex.
- Abnorme Kreuzung der Sehnervenfasern.

Beziehung Systemerkrankung – Augenbefunde
- Verantwortlich ist ein Defekt in der Melaninsynthese (Tyrosinasemangel); die Erkrankung kann generalisiert (okulokutaner Albinismus) oder lokalisiert (okulärer Albinismus) auftreten.
- Beim okulokutanen Albinismus wird eine tyrosinasenegative (das Enzym Tyrosinase fehlt – keine Melaninsynthese) und eine tyrosinasepositive (Me-

lanin kann in variablen Mengen synthetisiert werden) Form unterschieden. Die Diagnose erfolgt relativ einfach mittels einer Haarwurzel, die mit Tyrosinlösung inkubiert wird. Bei der positiven Form läßt sich eine Melaninsynthese nachweisen. Der okulokutane Albinismus wird autosomal-dominant oder -rezessiv vererbt; heterozygote Überträger haben eine leicht reduzierte Gewebspigmentierung.

- Tyrosinase-negativer okulokutaner Albinismus:

- Ausgeprägte generalisierte Hypopigmentierung; keine Veränderung im Laufe des Lebens.
- Die Iriden erscheinen grau-rosa und sind lichtdurchlässig.

- Tyrosinase-positiver okulokutaner Albinismus:

- Okuläre Manifestation: weniger stark ausgeprägt als beim Tyrosinase-negativen Albinismus. Die Pigmentierung der Augen und der Haut nimmt im Alter zu.

- Okulärer Albinismus:

- X-chromosomal-rezessiv vererbt.
- Normale Haut- und Haarfarbe.
- Die okulären Befunde ähneln dem okulokutanen Albinismus.
- Heterozygote Frauen können fleckförmige okuläre Hypopigmentierungen zeigen.

- Beim Chédiak-Higashi-Syndrom besteht ein okulokutaner Albinismus mit erhöhter Anfälligkeit für Infektionen. Ursache ist eine Fehlfunktion des retikuloendothelialen Systems.

- Beim Hermansky-Pudlak-Syndrom besteht ein okulokutaner Albinismus mit Gerinnungsstörungen infolge einer Thrombozytendysfunktion.

Alkaptonurie (Ochronose)

Ophthalmologische Befunde
- Schwärzliches Pigment in der Sklera, meist nahe der Ansätze der horizontalen Augenmuskeln.

- Schwärzliche Pigmentierung von Lidern, Hornhautrandgebieten und Uvea.

- Pigmentosaähnliche Funduspigmentierung.

Beziehung Systemerkrankung – Augenbefunde
- Ein Fehlen der Homogentisinsäureoxidase führt zu einer Akkumulation von Homogentisinsäure in Knorpel und anderen Bindegeweben. Dies führt zu einer generalisierten Pigmentierung der betroffenen Gewebe. Der Harn färbt sich nach Luftexposition schwärzlich.

Zystinose

Ophthalmologische Befunde
- Kristalle in Bindehaut, Hornhaut, Iris und Vorderkammer.

- Kristallablagerungen im Makulabereich.

- Pigmentverklumpungen in der Netzhautperipherie und im Makulabereich.

Beziehung Systemerkrankung – Augenbefunde
- Die ophthalmologischen Befunde sind im Zusammenhang mit einer generalisierten Ablagerung von Zystinkristallen in den Körpergeweben zu sehen.

- Bei der klassischen infantilen Form der Zystinose sind praktisch alle aufgeführten ophthalmologischen Befunde vorhanden. Die benigne Zystinose (Jugendliche, Erwachsene) hat v.a. Kristallablagerungen in Bindehaut und Hornhaut zur Folge. Veränderungen am Augenhintergrund finden sich hier nicht.

Hartnup-Krankheit

Ophthalmologische Befunde
- Nystagmus.

- Diplopie.

- Ptosis.

Beziehung Systemerkrankung – Augenbefunde
- Die Hartnup-Krankheit ist eine autosomal-rezessiv vererbte Störung der Resorption von Tryptophan im Darm und der tubulären Rückresorption neutraler Aminosäuren. Dadurch entsteht ein Tryptophanmangel mit verminderter Nikotinamidsynthese.

- Die ophthalmologischen Befunde sind im Zusammenhang mit der hier vorkommenden zerebellaren Ataxie zu sehen.

- Weitere Zeichen sind pellagraähnliche Hauterscheinungen und Psychosen.

Homozystinurie

Ophthalmologische Befunde
- Ektopia lentis (häufigster Befund, in praktisch 100% der Fälle vorhanden):
  - Linsensubluxation meist nach temporal unten.
  - Die Linse kann auch in die Vorderkammer oder den Glaskörperraum disloziert sein.
- Pupillarblockglaukom sekundär in Folge der dislozierten Linse.
- Myopie.
- Katarakt.
- Netzhautablösung.
- Strabismus.
- Zentralarterienverschluß als Folge des häufig erhöhten Augeninnendruckes.
- Optikusatrophie entweder sekundär nach Zentralarterienverschluß oder im Rahmen des Glaukoms.
- Pigmentverklumpungen in der Fundusperipherie.

Beziehung Systemerkrankung – Augenbefunde
- Bei dieser Erkrankung handelt es sich um eine autosomal-rezessiv vererbte Störung der Cystathioninsynthetase, vermutlich auch der N-Methylentetrahydrofolatreduktase und der N-Methyltetrahydrofolat-Methyltransferase. Folge ist eine Akkumulation von Homozystein (und Methionin) mit hohen Spiegeln in Blutplasma und Urin.
- Die Ektopia lentis ist die Folge einer Störung der Zonulafasern, die als Teil der generalisierten Bindegewebserkrankung zu sehen ist. Es kommt zu einem Akkommodationsverlust.
- Weitere Befunde sind Skelettanomalien, Osteoporose mit Frakturen, Thrombosen/Embolien infolge der Hyperkoagulabilität und eine geistige Retardierung.
- Es wurden weitere, noch seltenere Formen der Homozystinurie beschrieben. Hier wurde bisher keine Augenbeteiligung festgestellt.

Hyperornithinämie (Atrophia gyrata)

Ophthalmologische Befunde
- Störung des Dämmerungssehens.
- Progressive chorioretinale Atrophie, die im Äquatorbereich beginnt und sich nach posterior ausbreitet.
- Kristalline Ablagerungen und Ablagerungen von braunem Pigment am Augenhintergrund.
- Myopie.
- Katarakt.
- Gesichtsfelddefekte.
- Im Spätstadium Makulaödem oder Atrophie der Makula und enge Gefäße.

Beziehung Systemerkrankung – Augenbefunde
- Es liegt ein autosomal-dominant oder -rezessiv vererbter Mangel des Enzyms Ornithinaminotransferase vor.
- Wenige systemische Komplikationen sind gesichert. Die Pathophysiologie ist noch nicht ausreichend erforscht.
- Die Erkrankung ist mit Pyridoxin (Vitamin B_6) behandelbar. Eine argininarme Diät sollte durchgeführt werden.

Sulfitoxidasedefekt

Ophthalmologische Befunde
- Linsendislokation.
- Nystagmus.

Beziehung Systemerkrankung – Augenbefunde
- Tritt gemeinsam mit einem Xanthinoxidasedefekt auf und beruht auf der mangelnden Synthese des gemeinsamen Kofaktors Molybdopterin. Eine Molybdänsubstitution ist allerdings wirkungslos.
- Bei allen Patienten findet sich eine Linsendislokation. Die Beziehung zwischen dem Enzymdefekt und der Ektopia lentis ist unbekannt.

Ahornsirupkrankheit

Ophthalmologische Befunde
- Optikusatrophie.
- Nystagmus.
- Ophthalmoplegie.
- Ptosis.
- Linsentrübungen.

Beziehung Systemerkrankung – Augenbefunde
- Rezessiv vererbte Stoffwechselanomalie mit Fehlen des Enzymes „Verzweigtketten-Aminosäure-Decarboxylase" mit resultierender Abbaustörung der verzweigtkettigen Aminosäuren Leuzin, Isoleuzin und Valin. Es kommt zu einer Anreicherung dieser Aminosäuren sowie von toxischen Intermediärprodukten. Die Erkrankung beginnt ab dem 4.–6. Lebenstag und verläuft häufig tödlich.

Hypertyrosinämie (Richner-Harnhart-Syndrom)

Ophthalmologische Befunde
- Keratitis mit Pseudodendritikafiguren („herpetoide Hornhautdystrophie").
- Nystagmus.
- Strabismus.
- Katarakt.

Beziehung Systemerkrankung – Augenbefunde
- Ursache der autosomal-rezessiv vererbten Erkrankung ist ein mangelhafter Tyrosinabbau verschiedener Ursachen.
- Bei Tyrosinämie wird eine klassische Trias aus Keratitis mit Pseudodendritikafiguren, schmerzhafter Hyperkeratose von Fußsohlen und Handflächen und geistiger Retardierung beschrieben.

12.2 Störungen des Kohlehydratmetabolismus

Galaktosämie

Ophthalmologische Befunde
Katarakt (öltropfenförmige Trübung).

Beziehung Systemerkrankung – Augenbefunde
- Ursache der Erkrankung ist ein Defekt des Enzyms Galaktose-1-Phosphat-Uridyltransferase, welches die Umwandlung von Galaktose-1-Phosphat in Glukose-1-Phosphat katalysiert. Somit ist eine Verwertung exogen zugeführter Galaktose nicht möglich. Verantwortlich für das klinische Bild sind erhöhte Galaktosespiegel im Blut und anderen Geweben. Neben der Kataraktentwicklung leiden die Patienten an Erbrechen, Diarrhoe und geistiger Retardierung. Eine galaktose- und laktosefreie Diät (milchfreie Säuglingsnahrung) kann die Entwicklung der Erkrankung verhindern und zur Rückbildung von Frühmanifestationen führen.

- Liegt ein Defekt des Enzyms Galaktokinase vor, kommt es nur zur Kataraktbildung; weitere klinische Zeichen fehlen.
- Die Kataraktbildung entsteht infolge osmotischer Veränderungen in der Linse mit Schwellung, metabolischer Störung und letztlich daraus resultierender Eintrübung. Ursächlich verantwortlich für die veränderten osmotischen Verhältnisse ist die intrazelluläre Umwandlung von Galaktose in den entsprechenden Alkohol über die Katalyse der Aldosereduktase.

Glykogenspeicherkrankheiten

Ophthalmologische Befunde
- Multiple, diskrete, bilaterale, gelbliche Ablagerungen in der Makula.
- Trübungen im Bereich des Hornhautrandes.

Beziehung Systemerkrankung – Augenbefunde
- Nur bei Typ I (von Gierke) wurden klinisch okuläre Befunde beschrieben. Die Natur der Makulaablagerungen und die Beziehung zur Grunderkrankung sind unbekannt.
- Bei den Hornhauttrübungen soll es sich um Glykogenablagerungen handeln.

12.3 Fettstoffwechselstörungen

Hyperlipoproteinämie – Hypolipoproteinämie

Ophthalmologische Befunde
- Siehe Tabelle 16.1.

Beziehung Systemerkrankung – Augenbefunde (Hyperlipoproteinämien)
- Bei einer Lipaemia retinalis liegen erhöhte Triglyzeridspiegel im Serum vor. Die Werte liegen meist über 2500 mg/100 ml (Typ I, III, IV und V).
- Die Typen III, IV und V findet man häufig bei diabetischen Patienten. Die Hypertriglyzeridämie ist für die bei Diabetikern häufig vorliegende Lipaemia retinalis verantwortlich.
- Bei Patienten mit erhöhten Triglyzeridspiegeln finden sich palpebrale Xanthome (Typ I, III, IV und V).

Tabelle 16.1. Fettstoffwechselstörungen

Typ	Ophthalmologische Befunde	Systemischer Defekt
Hyperlipoproteinämien:		
I Exogene Hyperlipidämie (Hyperchylomikronämie)	Lipaemia retinalis Palpebrale Xanthome Irisxanthome (selten) Lipidkeratopathie (selten) Morbus Coats des Erwachsenen (selten)	Chylomikronämie
II Familiäre Xanthelasmen (Hyper-β-Lipoproteinämie)	Arcus lipoides (verfrüht) Palpebrale Xanthome (selten) Retinale Xanthome (selten) Chorioidale Xanthome (selten) Lipidkeratopathie	Hyper-β-Lipoproteinämie Hypercholesterinämie
III Familiäre Dys-β-Lipoproteinämie (β-VLDL oder breites β)	Xanthelasmen Palpebrale Xanthome Arcus lipoides Lipaemia retinalis	Hyper-β-Lipoproteinämie (abnormes β-Lipoprotein) Hypercholesterinämie Erhöhte Triglyzeridspiegel
IV Endogene Hyperlipämie	Lipaemia retinalis Palpebrale Xanthome	Erhöhte Serumtriglyzeride Hyperprä-β-Lipoproteinämie
V Gemischte Hyperlipämie	Lipaemia retinalis Palpebrale Xanthome	Hyperprä-β-Lipoproteinämie
Hypolipoproteinämien:		
A-β-Lipoproteinämie (Bassen-Kornzweig)	Atypische Retinopathia pigmentosa Katarakt Progressive Ophthalmoplegie Nystagmus Strabismus Ptosis	Fehlende β-Lipoproteine (fehlendes LDL-„low density lipoprotein") Fehlende Prä-β-Lipoproteine (fehlendes VLDL-„very low density lipoprotein") Fehlende Chylomikronen
Tangier-Erkrankung (α-Lipoproteindefekt)	Infiltrate des Hornhautstromas („Haze")	Ausgeprägter Mangel oder völliges Fehlen von HDL- („high density") Lipoproteinen
LCAT-Defekt (Lecithin-Cholesterin-Acyltransferase)	Hornhautablagerungen Netzhautblutungen Papillenödem Dilatation der Netzhautvenen Gefäßähnliche Streifen („angioid streaks")	Fehlende LCAT

■ Ein erhöhter Serumcholesterinspiegel führt zur Xanthelasmenbildung (Typ II und III).

Beziehung Systemerkrankung – Augenbefunde (Hypolipoproteinämien)

■ Ein gestörter Lipidtransport bei A-Betalipoproteinämie führt zu Vitamin-A- und Vitamin-E-Mangel. Dieser Vitaminmangel ist für die bei dieser Erkrankung auftretenden Störungen des retinalen Pigmentepithels verantwortlich.

■ Bei Morbus Tangier findet man aufgrund eines HDL-Mangels Ablagerungen von Cholesterinestern in den Körpergeweben. Ophthalmologisch zeigt sich dies in Form von Ablagerungen in der Hornhaut.

■ Ein Mangel an Lecithin-Cholesterin-Acyltransferase (LCAT) führt zu erhöhten Spiegeln an VLDL (VLDL oder Prä-β-Lipoproteine) und Chylomikronen. Klinisch wird ein Zusammenhang mit den Lipidablagerungen in der Hornhaut vermutet.

Lipoidproteinosen

Ophthalmologische Befunde

■ Kleine gelbliche Papeln an den Rändern von Ober- und Unterlid.

■ Papeln auf der Bindehaut (seltener).

■ In der Netzhautmitte drusenartige, gelbrötliche Ablagerungen.

Beziehung Systemerkrankung – Augenbefunde
- Bei den Lidbefunden handelt es sich um die Ablagerung von hyalinem Material, die generalisiert bei dieser Erkrankung in Haut und Schleimhaut zu finden ist.

Zeroidlipofuszinosen (Morbus Batten)

Ophthalmologische Befunde
- Retinale Degeneration:
  - Pseudoretinopathia pigmentosa.
  - Wenig pigmentierter Fundus.
  - Pigmentverklumpung im Makulabereich.
- Optikusatrophie.
- Katarakt (bei der infantilen Form).

Beziehung Systemerkrankung – Augenbefunde
- Ursächlich verantwortlich ist eine Zeroidlipofuszinspeicherung in neuronalen Geweben.
- Man unterscheidet 4 Formen dieser Erkrankung:
  - Infantile Form (Haltia-Santavuori).
  - Spätinfantile Form (Jansky-Bielschowky).
  - Juvenile Form (Spielmeyer-Vogt).
  - Erwachsenenform (Kuf).

12.4 Störungen der lysosomalen Enzyme

Morbus Fabry (Alphagalaktosidasemangel; Angiokeratoma corporis diffusum)

Ophthalmologische Befunde
- Spiralähnliche epitheliale Hornhauttrübungen (Cornea verticillata).
- Sternförmige Trübungen der hinteren Linsenrinde.
- Tortuositas, Aneurysmata und Kaliberunregelmäßigkeiten der konjunktivalen und retinalen Gefäße.
- Lidödem.
- Neuroophthalmologische Störungen.
- Lähmungen der Extraokularmuskeln.
- Gesichtsfelddefekte.
- Pupillenstörungen.

Beziehung Systemerkrankung – Augenbefunde
- Es handelt sich um ein X-chromosomal vererbtes Fehlen des Enzyms α-Galaktosidase mit konsekutiver Akkumulation von Glykosphingolipiden in den Körpergeweben.
- Die Ablagerungen im Hornhautepithel und in der Linse sind für die charakteristischen Befunde bei dieser Erkrankung verantwortlich.
- Die vaskulären Veränderungen der Bindehaut- und Netzhautgefäße sind im Rahmen der allgemeinen Gefäßveränderungen, hervorgerufen durch die Ablagerungen von Sphingolipiden in den Wänden der Blutgefäße, zu sehen.
- Die neuroophthalmologischen Befunde sind eine Folge der ZNS-Beteiligung.
- Heterozygote Frauen sind meist wesentlich weniger stark betroffen als Männer. Bei den betroffenen heterozygoten Frauen findet man meist die charakteristischen Hornhauttrübungen.

Farber-Erkrankung (disseminierte Lipogranulomatose)

Ophthalmologische Befunde
- Subtiler kirschroter Fleck der Makula.
- Noduläre Raumforderungen in der Bindehaut.
- Noduläre Hornhauttrübungen.

Beziehung Systemerkrankung – Augenbefunde
- Ursache der Erkrankung ist ein Ceramidasedefekt mit konsekutiver Speicherung von Ceramid in den Körpergeweben.
- Es finden sich Sphingolipideinschlüsse in den retinalen Ganglienzellen, der Hornhaut und der Bindehaut.

Gangliosidose GM1 Typ I [generalisierte Gangliosidose (infantil)]

Ophthalmologische Befunde
- Kirschroter Fleck der Makula (50%).
- Papillenödem.
- Papillenabblassung.
- Nystagmus.
- Esotropie.
- Hohe Myopie.
- Hornhauttrübungen.

- Tortuositas und Verengung der retinalen Arterien.

- Amaurose schon im Frühstadium der Erkrankung.

Beziehung Systemerkrankung – Augenbefunde
- Autosomal-rezessiv vererbter Mangel der Isoenzyme A, B und C der β-Galaktosidase mit Speicherung der Gangliosidе GM1 (und Mukopolysaccharide) im Gehirn und in den Eingeweiden. Folge sind Oligophrenie und Hepatosplenomegalie.

- Das Lipid in den Ganglienzellen führt zu einer Weißfärbung der Netzhaut, die in der Makula am ausgeprägtesten ist, da sich hier eine hohe Dichte an Ganglienzellen befindet. Die normale Hintergrundsfarbe der dünnen, transparenten, ganglienzellfreien Fovea führt zum typischen kirschroten Fleck innerhalb der weißlich erscheinenden makulären Netzhaut.

Gangliosidose GM1 Typ II (juvenile Gangliosidose)

Ophthalmologische Befunde
- Optikusatrophie.
- Pigmentstörungen der Netzhaut.
- Strabismus.

Beziehung Systemerkrankung – Augenbefunde
- Die Isoenzyme B und C der β-Galaktosidase fehlen.

- Gangliosidе lagern sich in Nervengewebe und Eingeweiden ab. Außerdem lagern sich Mukopolysaccharide in den Eingeweiden ab.

Gangliosidose GM2

- Typ 1: Tay-Sachs-Erkrankung.
- Typ 2: Sandhoff-Erkrankung.
- Typ 3: Spätinfantil, juvenil.
- Typ 4: Chronisch (adult).

Ophthalmologische Befunde
- Kirschroter Fleck der Makula (bei allen Formen).
- Optikusatrophie (Erblindung).
- Pigmentretinopathie (Typ 3 und 4).
- Motilitätsstörungen (Typ 3 und 4).

Beziehung Systemerkrankung – Augenbefunde
- Typ 1 (Tay-Sachs): Defekt der β-Hexosaminidase A (gehäuft bei Shkenasi-Juden mit einer Heterozygotenfrequenz von etwa 1:30).

- Typ 2 (Sandhoff): Defekt der β-Hexosaminidase A und B.

- Typ 3 und 4: Mangel an Hexosaminidase A. Ursächlich verantwortlich für die Erkrankung ist die Ansammlung von Glykosphingolipiden in den betroffenen Geweben.

Gaucher-Erkrankung (Glykosylzeramidlipidose)

Typ I: Chronische nicht neuronopathische (adulte) Gaucher-Erkrankung

Ophthalmologische Befunde
- Häufigster ophthalmologischer Befund sind gelb-braune keilförmige Pingueculae mit Basis am Limbus und Spitze in Richtung Kanthus.

- Perimakuläre, grau erscheinende Ablagerungen (leichter kirschroter Fleck).

Beziehung Systemerkrankung – Augenbefunde
- Ursächlich verantwortlich ist ein Mangel an β-Glukozerebrosidase (Restaktivität ca. 10–20%) mit Ansammlung von Glykosylzeramid (Glukozerebrosid) in den retikuloendothelialen Zellen (Gaucherzellen).

- In den pigmentierten Pingueculae hat man Gaucherzellen gefunden.

Typ II: Infantile maligne neuronopathische Gaucher-Erkrankung
Typ III: Juvenile neuronopathische Gaucher-Erkrankung

Ophthalmologische Befunde
- Supranukleäre Blicklähmungen.
- Augenmuskellähmungen.
- Kortikale Erblindung.
- Retinale weiße Flecken (Typ III).

Beziehung Systemerkrankung – Augenbefunde
- Die neuroophthalmologischen Befunde bei Typ II und III (neuronopathische Gaucher-Erkrankung) entstehen sekundär nach ZNS-Beteiligung, die bei Typ I eher selten ist.

- Der zugrundeliegende metabolische Defekt ist auch hier ein Mangel des Enzyms β-Glukozerebrosidase.

Krabbe-Erkrankung (Galaktosylzeramidlipidose, Globoidzellen-Leukodystrophie)

Ophthalmologische Befunde
- Kortikale Erblindung.
- Optikusatrophie.

Beziehung Systemerkrankung – Augenbefunde
- Mangel an Galaktozerebrosid-β-Galaktosidase mit Ansammlung von Galaktozerebrosiden im Nervensystem. Charakteristischerweise kommt es zu geschwollenen epitheloiden Zellen (globoide Zellen) in der weißen Hirnsubstanz.

Metachromatische Leukodystrophie (Sulfatidlipidose, Schilder-Erkrankung)

Ophthalmologische Befunde
- Kirschroter Fleck der Makula. Insgesamt ist der Befund subtiler als bei den Gangliosidosen.
- Optikusatrophie.
- Strabismus.
- Nystagmus.
- Hornhauttrübung.
- Atypische Retinopathia pigmentosa.

Beziehung Systemerkrankung – Augenbefunde
- Bei der spätinfantilen und adulten metachromatischen Leukodystrophie findet man einen Mangel des Enzyms Arylsulfatase A. Seltenere Varianten dieser Erkrankung entstehen in Folge eines Mangels der zahlreichen weiteren Sulfatasen. Die verminderte oder fehlende Enzymaktivität führt zur Speicherung von Sulfatiden in Nervensystem, Leber und Nieren.
- Lipidablagerungen wurden auch in retinalen Ganglienzellen (graue Farbe der Makula oder kirschroter Fleck) nachgewiesen.
- Nystagmus, Strabismus und Hirnnervenlähmungen sind eine Folge der ZNS-Beteiligung.

Mukolipidosen (ML)

Ophthalmologische Befunde
- ML I (Sialidose): Hornhauttrübung unterschiedlichen Ausmaßes, kirschroter Fleck der Makula.
- ML II (I-Zell-Erkrankung): Hornhauttrübung.
- ML III (Pseudo-Hurler-Polydystrophie): Hornhauttrübung.
- ML IV: Hornhauttrübung, atypische Retinopathia pigmentosa, enge Netzhautgefäße, Papillenabblassung.

Beziehung Systemerkrankung – Augenbefunde
- Der Begriff Mukolipidosen vereint die Phänotypen der Mukopolysaccharidosen und Sphingolipidosen. Es handelt sich hier um komplexe lysosomale Kohlenhydratstoffwechselstörungen. Die Enzymdefekte führen zu einer Speicherung der Ausgangsprodukte der zu katalysierenden Reaktion in den Körpergeweben. Die Speicherung in Netzhaut und Hornhaut führt zu den beschriebenen Netzhautveränderungen bzw. Hornhauttrübungen.

Mukopolysaccharidosen (MPS; Tabelle 16.2)

Ophthalmologische Befunde
- Hornhauttrübung.
- Atypische Retinopathia pigmentosa.
- Optikusatrophie.
- Papillenödem.
- Glaukom.

Beziehung Systemerkrankung – Augenbefunde
- Die Mukopolysaccharidosen werden durch Enzymdefekte verursacht, die zu einem gestörten Metabolismus der Mukopolysaccharide führen. Folge ist eine Speicherung in verschiedenen Körpergeweben, die zu den klinischen Veränderungen führt.
- Sekundär als Folge der Pigmentstörungen der Netzhaut und des häufig vorliegenden Papillenödems kann es zu einer Optikusatrophie kommen.

Niemann-Pick-Erkrankung (Sphingomyelinlipidose, Phosphatidspeicherkrankheit)

Ophthalmologische Befunde
- Kirschroter Fleck der Makula.
- Ophthalmoplegie.

Tabelle 16.2. Mukopolysaccharidosen (MPS)

Erkrankung	Enzymdefekt	Augenbefunde
1. MPS I H (Hurler) MPS I S (Scheie, früher MPS V)	α-L-Iduronidase	Hornhauttrübung Atypische Retinopathia pigmentosa Papillenödem Glaukom
2. MPS II (Hunter)	Sulfoiduronat-Sulfatase	Hornhauttrübung Atypische Retinopathia pigmentosa Papillenödem
3. MPS III (Sanfilippo A)	Heparansulfatase	Atypische Retinopathia pigmentosa
4. MPS IIIB (Sanfilippo B)	α-N-Acetyl-Glucosaminidase	Atypische Retinopathia pigmentosa
5. MPS IV (Morquio)	N-Acetyl-Galactosamin-6-Sulfatase	Hornhauttrübung Papillenödem
6. MPS VI (Maroteaux-Lamy)	N-Acetyl-Galactosamin-4-Sulfatase	Hornhauttrübung
7. MPS VII (Sly)	β-Glucuronidase	Hornhauttrübung

- Optikusatrophie (wachsgelbe Papille).
- Hornhauttrübung.
- Bräunliche Verfärbung der vorderen Linsenkapsel.

Beziehung Systemerkrankung – Augenbefunde

- Es existieren 5 bzw. 6 Subtypen der Niemann-Pick-Erkrankung, bei denen eine Ablagerung von Sphingomyelin in den Körpergeweben (Leber, Milz, seltener Gehirn und Netzhaut) stattfindet. Ursächlich verantwortlich ist ein Defekt des Enzyms Sphingomyelinase. Nur bei den Typen A, B und C kommt es zu okulären Manifestationen.

- Typ A (akute neuropathische Form): beginnt in der Kindheit, ist schnell fortschreitend und letal; es liegt ein ausgeprägter Defekt der Sphingomyelinase vor; relativ schnell im Verlauf der Erkrankung entsteht ein kirschroter Fleck der Makula.

- Typ C (juvenile Form): ähnlich Typ A; jedoch langsamerer Beginn und prolongierter Verlauf; die Sphingomyelinaseaktivität ist nahezu normal; ein kirschroter Fleck der Makula entsteht erst zu einem späteren Zeitpunkt.

12.5
Erkrankungen des Eisen- und Mineralhaushaltes

Hämochromatose

Ophthalmologische Befunde
- Hyperpigmentierung der Lider.
- Diabetische Retinopathie im Rahmen des Bronze-Diabetes (meist nur leichte Ausprägung im Sinne einer Hintergrundsretinopathie).
- Blau-graue parapapilläre Pigmentierung.
- Hyperpigmentierung der Bindehaut.

Beziehung Systemerkrankung – Augenbefunde

- Man unterscheidet zwischen einer perinatalen (selten, schon intrauterine Leberzirrhose, immer letaler Ausgang) und einer adulten Form (Manifestation zwischen 40. und 60. Lebensjahr). Das Verhältnis zwischen Männern und Frauen beträgt 10:1.

- Erhöhte Eisenresorption und Unfähigkeit des retikuloendothelialen Systems zur Bewältigung des erhöhten Eisenangebotes unklarer Genese bei idiopathischer Hämochromatose. Aufgrund der Hämosiderinablagerung kommt es zur klassischen Symptomtrias aus Hautpigmentation, Diabetes mellitus und Hepatomegalie („Bronze-Diabetes"). Außerdem finden sich Ablagerungen in Schleimhäuten und im retinalen Pigmentepithel. Die Hautpigmentierung beruht auf einer erhöhten Melaninablagerung.

Menkel-Syndrom („kinky hair syndrome")

Ophthalmologische Befunde
- Optikusatrophie.
- Träge Pupillenreaktionen.
- Verminderte ERG- und VEP-Antworten.

- Histopathologie:
  - Mikrozysten im Pigmentepithel der Iris.
  - Verminderte Anzahl retinaler Ganglienzellen.
  - Optikusatrophie.

Beziehung Systemerkrankung – Augenbefunde
- X-chromosomal-rezessiv vererbte Kupferstoffwechselstörung bei Knaben. Kupferspiegel und Zäruloplasminspiegel sind vermindert. Typischer Gesichtsausdruck, Minderwuchs, psychomotorische Entwicklungsstörungen, zunehmende Krampfneigung, letal in den ersten beiden Lebensjahren.

- Durch eine Kupfersubstitution lassen sich weder die Sehstörungen noch die anderen klinischen Zeichen beeinflussen.

Morbus Wilson (hepatolentikuläre Degeneration)

Ophthalmologische Befunde
- Kayser-Fleischer-Kornealring: brauner Ring in der Hornhautperipherie auf Höhe der Descemet-Membran.
- Sonnenblumenkatarakt: bräunliche, sternförmige vordere und hintere subkapsuläre Linsentrübung.

Beziehung Systemerkrankung – Augenbefunde
- Autosomal-rezessiv vererbter Zäruloplasminmangel und Kupfertransportstörung mit Ablagerung von Kupfer im gesamten Körper (Leber, extrapyramidales System – daher hepatolentikuläre Degeneration) vor. Die Kupferablagerung in Hornhaut und Linse führt zu den pathognomonischen ophthalmologischen Befunden.

- Die Erkrankung ist mit D-Penicillamin behandelbar.

12.6 Andere metabolische Erkrankungen

Amyloidose

Ophthalmologische Befunde
- Ekchymosen und Knötchen an den Lidern (häufigster Befund).
- Knötchen an Bindehaut, Tarsus und Augenmuskeln.
- Amyloidablagerungen in der Hornhaut ähnlich wie bei gittriger Hornhautdystrophie.
- Amyloidablagerungen (Fußpunkte) an der Linsenrückfläche (typisch).
- Amyloidablagerungen in der Aderhaut.
- Grau-weiße Glaskörpertrübungen.
- Augenmuskellähmungen.

Beziehung Systemerkrankung – Augenbefunde
- Die Ansammlung von Amyloid um die Blutgefäße führt zur erhöhten Gefäßfragilität.

- Die Augenmuskellähmungen sind die Folge einer progressiven Neuropathie, die als Meretoja-Syndrom bezeichnet wird (primäre neuropathische Amyloidose). Die erste Vitrektomie an einem Menschen wurde aufgrund einer Amyloidose durchgeführt.

Gicht

Ophthalmologische Befunde
- Konjunktivitis.
- Episkleritis.
- Skleritis: sklerale Tophi (selten).
- Akute Uveitis anterior (selten).
- Keratitis superficialis punctata (selten).

Beziehung Systemerkrankung – Augenbefunde
- Die Hyperurikämie führt zu (knotigen) Ablagerungen von Uratkristallen in verschiedenen Körpergeweben, u. a. im Bereich des vorderen Augenabschnittes, seltener in uvealen Geweben.

- Die Augensymptome treten meist anfallsartig auf.

- Die Entzündung ist reaktiv. Kommt es zu einer Uveitis, heilt diese nach wenigen Tagen ohne bleibende Schäden aus.

Porphyrien

Ophthalmologische Befunde
- Photophobie, Blepharospasmus.
- Rötung, Blasenbildung, später Vernarbungen der Lider.
- Bindehaut: Blasen, später Nekrosen und Vernarbungen (Symblepharon).
- Augenmuskellähmungen.

- Neuritis nervi optici mit Papillenschwellung.
- In schweren Fällen Einschmelzung von Hornhaut und Sklera.
- Retinale Blutungen.

Beziehung Systemerkrankung – Augenbefunde
- Die Porphyrien sind Stoffwechselerkrankungen mit exzessiver Ansammlung von Porphyrinen und deren Vorstufen. Die Haut- und Bindehautsymptome werden durch die lichtsensibilisierende Wirkung der Porphyrine erklärt.
- Die neuroophthalmologischen Befunde stellen einen Teil der generalisierten peripheren Neuropathie bei dieser Erkrankung (periphere Neuropathie, abdominaler Schmerz) dar.
- Bei der kongenitalen erythropoetischen Porphyrie und der Porphyria cutanea tarda kommt es zu Skleranekrosen und Lid- und Bindehautvernarbungen, während die akute intermittierende Porphyrie v.a. zu retinalen Blutungen, Optikusneuropathie und Augenmuskellähmungen führt.

12.7 Störungen der Peroxysomen

Adrenoleukodystrophie

Ophthalmologische Befunde
- Optikusatrophie.
- Gesichtsfelddefekte:
  - Zentrozökalskotom.
  - Homonyme Hemianopsie.
  - Nervenfaserschichtdefekte.

Beziehung Systemerkrankung – Augenbefunde
- Bei dieser Erkrankung kommt es aufgrund eines angeborenen Enzymdefektes (peroxysomale β-Oxidation) zu einer Degeneration der weißen Substanz (Markscheiden) des zentralen Nervensystems. Die Optikusatrophie ist im Rahmen dieses Prozesses zu sehen, der letztlich zur Demenz führt.
- Im Plasma findet man hohe Spiegel sehr langkettiger Fettsäuren (C24-C30 Fettsäuren).

Refsum-Syndrom des Erwachsenen (Heredopathia atactica polyneuritiformis)

Ophthalmologische Befunde
- Atypische Retinopathia pigmentosa mit „Pfeffer- und-Salz"-artiger Pigmentierung:
  - Nachtblindheit.
  - Enge Netzhautgefäße.
  - Reduzierte/fehlende Antworten im ERG.
- Hintere subkapsuläre Linsentrübung.
- Nystagmus.
- Ophthalmoplegie.
- Ptosis.
- Gestörte Pupillarreflexe.

Beziehung Systemerkrankung – Augenbefunde
- Autosomal-rezessiv vererbtes Fehlen des Enzyms Phytansäure-α-Hydrolase mit Ansammlung von Phytansäure in den Körpergeweben. Das Fortschreiten der Erkrankung kann mit phytol- und phytansäurefreier Kost (fett- und vegetabilienfreie Diät) verhindert werden.
- Die atypische Retinopathia pigmentosa („Pfeffer- und-Salz"-artige Pigmentierung anstatt Knochenbälkchen) entsteht als Folge der Degeneration von Photorezeptoren, die im Rahmen dieser Erkrankung auftritt.
- Die Phytansäureablagerung im Nervengewebe führt zu peripherer Polyneuropathie, zerebellärer Ataxie, erhöhtem Proteingehalt ohne Zellen im Liquor (typisch) und sensorischer Taubheit. Die neuroophthalmologischen Komplikationen sind im Zusammenhang mit den anderen neurologischen Befunden zu sehen.

Refsum-Syndrom (infantiler Typ)

Ophthalmologische Befunde
- Atypische Retinopathia pigmentosa.
- Optikusatrophie.
- Nystagmus.
- Strabismus.

Beziehung Systemerkrankung – Augenbefunde
- Die infantile Form des Refsum-Syndroms ist eine peroxysomale Erkrankung mit neurosensorischer Taubheit, zerebellärer Ataxie und peripherer Poly-

neuropathie. Die Erkrankung wird klinisch und biochemisch (gaschromatographischer Nachweis von Phytol und Phytansäure) von der Erwachsenenform unterschieden.

Zerebrohepatorenales Syndrom (Zellweger-Syndrom)

Ophthalmologische Befunde
- Vorstehende Augen.
- Nystagmus.
- Hornhauttrübung.
- Mikrophthalmus.
- Retinale Dystrophie.
- Katarakt.

Beziehung Systemerkrankung – Augenbefunde
- Autosomal-rezessiv vererbtes Mißbildungssyndrom mit Störung des Eisenstoffwechsels. Die Netzhautdystrophie ist die häufigste Ursache eines Visusverlustes bei dieser Erkrankung. Sie ist im Rahmen der zahlreichen neurologischen Störungen dieser Erkrankung zu sehen.
- Die Ergebnisse einer z. Z. durchgeführten Therapiestudie mit verminderter Zufuhr von sehr langkettigen Fettsäuren und Phytansäure sowie der Gabe von Alkylglycerin stehen noch aus.

13 Muskelerkrankungen

13.1 Kearns-Sayre-Syndrom

Ophthalmologische Befunde
- Chronisch progressive externe Ophthalmoplegie.
- Ptosis.
- Atypische Retinopathia pigmentosa mit leichter Symptomatik.

Beziehung Systemerkrankung – Augenbefunde
- Das Kearns-Sayre-Syndrom beschreibt die klassische Trias aus progressiver externer Ophthalmoplegie, atypischer Retinopathia pigmentosa und kardialen Erregungsleitungsstörungen, die bis zum Herzblock führen können.

- Als Ursache dieser Erkrankung nimmt man eine mitochondriale Zytopathie an.
- In der Muskelbiopsie findet man histopathologisch „ausgefranzte" rote Fasern.

13.2 Muskeldystrophien

Ophthalmologische Befunde
- Faszioskapulohumorale Muskeldystrophie (autosomal-dominant):
  - Unfähigkeit, die Augen zu schließen.
  - Ptosis.
  - Dystrophie der proximalen Arm- und Schultermuskulatur.

- Okulopharyngeale Muskeldystrophie:
  - Schwäche des M. orbicularis oculi.
  - Ptosis.
  - Progressive externe Ophthalmoplegie.
  - Dysphagie (Schwund der pharyngealen Muskeln).
  - Schwäche des M. temporalis.

- Okuläre Myopathie (chronisch progressive okuläre Muskeldystrophie von Graefe):
  - Ptosis.
  - Progressive externe Ophthalmoplegie.
  - Schwäche und Atrophie der Muskeln im oberen Gesichtsbereich, des Nackens, des Rumpfes und der Gliedmaßen.
  - Kann mit atypischer Retinopathia pigmentosa und Reizleitungsstörungen am Herzen (dann Kearns-Sayre-Syndrom) vergesellschaftet sein.

13.3 Myasthenia gravis

Ophthalmologische Befunde
- Als Folge der Muskelschwäche können folgende Befunde auftreten:
  - Diplopie (v. a. bei Anstrengung, oft vorübergehend).
  - Ptosis.
  - Akkommodationsschwäche.

Beziehung Systemerkrankung – Augenbefunde
- Generalisierte Störung der neuromuskulären Übertragung. Verschiedene Hypothesen: Autoanti-

körper gegen Acetylcholinrezeptoren, zu schneller Zerfall des Acetylcholins, Stoffwechselstörungen.

■ In 90% der Fälle findet sich eine Augenbeteiligung. Die Erkrankung kann zu bestimmten Zeiten auf die okulären Muskeln beschränkt sein.

13.4
Myotonische Dystrophie (Curschmann-Steinert)

Ophthalmologische Befunde
■ Cataracta myotonica: im Anfangsstadium feine, farbige oder weiße staubähnliche Trübungen der Linse. Zunächst keine Beeinträchtigung der Sehschärfe, jedoch Ausbildung einer hinteren subkapsulären sternförmigen Struktur (Christbaum-Figur) möglich.

■ Blepharitis.

■ Ektropium.

■ Ptosis.

■ Schwäche der Augenmuskeln (symmetrische externe Ophthalmoplegie).

■ Störungen der langsamen Folgebewegungen.

■ Orbikularisschwäche.

■ Myotonie des Lidschlusses.

■ Reflektorische Pupillenstarre.

■ Reduzierte Tränenproduktion mit Keratokonjunktivitis sicca.

■ Periphere Pigmentverklumpungen oder Pigmentverklumpungen im Makulabereich.

■ Erniedrigte ERG-Antwort der skotopischen b-Welle.

■ Okuläre Hypotonie.

Beziehung Systemerkrankung – Augenbefunde
■ Autosomal-dominant vererbte Störung, die durch eine überschießende Kontraktilität der Skelettmuskulatur mit gleichzeitig verzögerter Muskelerschlaffung und Muskelatrophie gekennzeichnet ist. Hierbei sind auch die Augenmuskeln betroffen (u. a. verzögerte Lidöffnung bei forciertem Lidschluß).

■ Neben der Muskelatrophie kommt es zu endokrinen Störungen mit Hodenatrophie, Nebennierenatrophie, Haarausfall (Stirnglatze), Katarakt, Skelettanomalien (myopathisches Maskengesicht), kardialen Störungen und psychischen Störungen (Oligophrenie).

14
Phakomatosen

14.1
Ataxia teleangiectatica (Louis-Bar-Syndrom)

Ophthalmologische Befunde
■ Teleangiektasien der Bindehautgefäße.

■ Motilitätsstörungen:

● Nystagmus.
● Blicklähmungen.
● Konvergenzschwäche.

Beziehung Systemerkrankung – Augenbefunde
■ Autosomal-rezessiv vererbte Störung der zellvermittelten Immunität mit IgA/IgE-Mangel bei etwa 80% der Patienten. Es finden sich außerdem Teleangiektasien der Haut und Schleimhäute (Gesicht und Streckseiten der Extremitäten am häufigsten betroffen), zerebelläre Ataxie, Dysarthrie, Hyporeflexie und Pigmentanomalien.

■ Infolge des Immundefektes kommt es zu rezidivierenden bakteriellen Infektionen der Atemwege und Tumoren des lymphoretikulären Systems, die häufig die Todesursache im 2. oder 3. Lebensjahrzehnt darstellen.

■ Die Motilitätsstörungen sind im Rahmen der neurologischen Veränderungen zu sehen.

14.2
Enzephalotrigeminale Angiomatose (Sturge-Weber-Syndrom)

Ophthalmologische Befunde
■ Kavernöses Hämangiom (Portweinfarbe, Naevus flammeus) der Gesichtshaut, u. U. Augenlid betroffen:

● Die Ausbreitung folgt meist einem oder mehreren Ästen des V. Hirnnerven.
● Die Mittellinie des Gesichtes ist meist die Begrenzungslinie des Tumors.
● Hypertrophie der oberen betroffenen Gesichtsabschnitte ist möglich.

■ Aderhauthämangiom (40%):

● Häufigster Augenbefund.
● Lokalisation: meist am hinteren Pol.

- Glaukom:
  - Auftreten in etwa 60–70% der Fälle.
  - Tritt ausschließlich auf der Seite des Gesichtsangioms auf.
  - Häufig kommt es dann zu einem Glaukom, wenn das Hämangiom das Oberlid erfaßt.
  - Bei Manifestation im Säuglingsalter kann sich ein Buphthalmus entwickeln.
  - Ursachen:
    - ▼ Sekundär als Folge einer Dysembryogenese des Kammerwinkels (ähnlich den kongenitalen Glaukomen).
    - ▼ Konjunktivale vaskuläre Veränderungen mit erhöhtem episkleralen Venendruck.
    - ▼ Durch das Aderhauthämangiom veränderte Kammerwasserdynamik.

- Die Gefäßveränderungen von Bindehaut und Episklera entsprechen den kutanen Gefäßveränderungen.

- Sekundäre Netzhautablösung infolge chronischer Exsudation im Bereich des chorioidalen Hämangioms.

- Irisheterochromie.

Beziehung Systemerkrankung – Augenbefunde

- Hämangiome im Augenbereich sind mit ipsilateralen Hämangiomen von Gehirn (parietookzipital) und Meningen vergesellschaftet.

- Bei zerebraler Beteiligung kann es zu Jackson-Epilepsie, Hemiparese und Hemianopsie kommen.

- Atrophie des benachbarten Kortex mit Intelligenzeinbuße. Häufig liegen Verkalkungen der Hirngefäße vor.

14.3 Neurofibromatose (Morbus Recklinghausen)

Ophthalmologische Befunde

- Neurofibrome und Neurinome im Lidbereich (v. a. Oberlid) mit eventueller Ausbildung einer Ptosis. Eine halbseitige Atrophie des Gesichtes ist möglich.

- Café-au-lait-Flecken der Lider.

- Exophthalmus:
  - Neurofibrome, Neurinome oder Meningiome; Optikusgliome.
  - Bei tumorbedingten Knochendefekten (Ala major des Os sphenoidale) kann es zu einer Enzephalozele mit Herniation von Gehirnanteilen in die Orbita kommen.

- Glaukom:
  - Kammerwasserabflußstörung durch Neurofibrome im Kammerwinkel.
  - Entwicklungsbedingte Kammerwinkelanomalie.
  - Kammerwinkelverschluß durch einen Ziliarkörpertumor.
  - Buphthalmus möglich.

- Verdickte konjunktivale und korneale Nerven.

- Neurinome der Bindehaut.

- Irisknötchen (Lisch-Knötchen); Hamartome; bei 92% der Patienten vorhanden.

- Fundusveränderungen (selten):
  - Uveatumoren; chorioidale Hamartome sind bei 51% der Patienten zu finden.
  - Hamartome der Netzhaut.
  - Aderhautnävi und hypopigmentierte Bezirke der Aderhaut und des Pigmentepithels.

- Optikusgliome und -neurinome; Optikusatrophie möglich.

- Gesichtsfelddefekte.

- Blicklähmungen.

Beziehung Systemerkrankung – Augenbefunde

- Die Erkrankung ist charakterisiert durch das Auftreten neuronaler Tumoren im gesamten Körper.

- Irreguläre hyperpigmentierte Hautareale (Café-au-lait-Flecken) können sich auf der Haut des gesamten Körpers entwickeln. Diese Veränderungen können die einzige Manifestation der Erkrankung darstellen.

- Lidbefunde sind häufig erster diagnostischer Hinweis auf die Erkrankung.

- Eine maligne Entartung der neuronalen Tumoren ist möglich.

- Die neuroophthalmologischen Befunde sind als Folge der ZNS-Tumoren zu sehen.

14.4
Tuberöse Sklerose (Morbus Bourneville-Pringle)

Ophthalmologische Befunde
- Adenoma sebaceum: noduläre Fibroangiome, die stark vaskularisiert sind und schmetterlingsförmig Nase und Wange betreffen; können mit Akne vulgaris verwechselt werden; daher der Name Adenoma sebaceum.

- Retinale Hamartome (Astrozytome) bei 50 % der Patienten (s. auch Kap. 15):
  - Erscheinungsbilder: flach oder lobulär-maulbeerförmig, bedingt durch multiple Kalkeinlagerungen.
  - Farbe: grau-weiß.
  - Am häufigsten im Papillenbereich (Erscheinungsbild wie riesige Drusen, die über die Papillenoberfläche vorstehen).
  - Häufig asymptomatisch; minimale Wachstumstendenz.
  - Differentialdiagnose während der ersten Lebensjahre: Retinoblastom.

- Papillenödem.

- Gering pigmentierte Flecken auf der Iris.

- Bei 50 % der Patienten finden sich blaß pigmentierte Fundusveränderungen.

Beziehung Systemerkrankung – Augenbefunde
- Neuroektomesodermale Dysplasie mit klassischer Trias aus geistiger Retardierung, Epilepsie und Adenoma sebaceum.

- Hautveränderungen:
  - Noduläre Fibroangiome (Adenoma sebaceum).
  - Lentiginöse Nävi an Extremitäten, Stamm und Kopf (pathognomonisch für tuberöse Sklerose), v.a. auch am Zahnfleisch und im Nagelbereich (Koenen-Tumoren).
  - Café-au-lait-Flecken.
  - Apfelsinenhautflecken.

- Zentralnervöse Veränderungen:
  - Astrozytome im Gehirn, häufig periventrikulär lokalisiert; langsames Wachstum; maligne Entartung möglich.
  - Erhöhung des Hirndruckes mit konsekutivem Papillenödem möglich.
  - Epilepsie.
  - Geistige Retardierung.

- Viszerale Veränderungen:
  - Viszerale Hamartome mit Nieren- und Herzbefall möglich.
  - Meist asymptomatisch.

14.5
Hippel-Lindau-Erkrankung (retinale Angiomatose; Angiomatosis retinae)

Ophthalmologische Befunde
- Retinale und vitreale Veränderungen (betreffen in 50 % der Fälle beide Augen):
  - Angiome (s. auch Kap. 15 und 33).
  - Netzhautablösung: entsteht sekundär infolge einer ausgeprägten subretinalen Lipidablagerung und/oder serösen Exsudation im Bereich des Tumors.
  - Netzhaut- und Glaskörperblutung.

- Winkelblockglaukom: entsteht sekundär bei länger dauernder Netzhautablösung mit flacher Vorderkammer, peripheren vorderen Synechien und im Rahmen einer proliferativen Retinopathie mit Rubeosis iridis.

Beziehung Systemerkrankung – Augenbefunde
- Autosomal-dominant vererbte sog. retinozerebellare Angiomatose mit inkompletter Penetranz und verzögerter Expressivität. Ein einseitig isoliert auftretendes Hämangiom ist in der Regel nicht erblich. Bei einseitig multipel oder doppelseitig auftretenden Hämangiomen bzw. positiver Familienanamnese muß ein Erbleiden angenommen werden. Es sollte eine internistische und neurologische Untersuchung veranlaßt werden.

- In Kleinhirn, Medulla, Pons und Rückenmark können sich ebenfalls Hämangioblastome entwickeln. Viszerale Veränderungen sind Zysten von Niere, Pankreas, Leber, Nebenhoden, Ovar und Lunge. Seltenere Befunde sind Nierenkarzinome, Phäochromozytome und eine Polyzythämie. In der Haut treten kavernöse Nävi auf.

- Das Auftreten retinaler Tumoren alleine wird als Hippel-Erkrankung bezeichnet; die Kombination aus retinalen und ZNS-Tumoren wird Hippel-Lindau-Erkrankung genannt.

14.6
Wyburn-Mason-Syndrom

Ophthalmologische Befunde
- Retinale Befunde (in der Regel einseitig, betreffen Netzhaut und Papille; s. auch Kap. 15):
  - Die Veränderungen reichen von kleinen peripheren arteriovenösen Mißbildungen bis zu riesigen vaskulären Mißbildungen (razemöse Hämangiome). Es handelt sich um arteriovenöse Verbindungen und nicht um Neoplasien vaskulärer Strukturen.
  - Komplikationen: Exsudationen (selten), Blutungen, Venenastverschlüsse, Zentralvenenverschlüsse.
- Exophthalmus:
  - Bei orbitalen arteriovenösen Mißbildungen (Pulsationen möglich).
  - Bei erhöhtem Venendruck im Bereich des Sinus cavernosus.
- Neuroophthalmologische Befunde:
  - Papillenödem.
  - Hirnnervenlähmungen (III, IV, VI).
  - Optikusatrophie.
  - Homonyme Hemianopsie.

Beziehung Systemerkrankung – Augenbefunde
- Hauptbefunde sind arteriovenöse Mißbildungen im Gehirn. Besonders häufig ist das Mittelhirn betroffen. Man bezeichnet dies als Wyburn-Mason-Syndrom. Die intrakraniellen arteriovenösen Mißbildungen findet man wesentlich häufiger bei ausgedehnten retinalen Gefäßmißbildungen.
- Es kann eine direkte Beziehung zwischen den intrakraniellen und den intraokularen arteriovenösen Mißbildungen über Tractus und N. opticus und die Orbita bestehen.
- Die neuroophthalmologischen Befunde sind als Folge von intrakraniellen Blutungen, Infarkten und/oder Nervenkompressionen zu sehen.
- Die Veränderungen betreffen gelegentlich Maxilla, Mandibula und Orbita.

15
Lungenerkrankungen

15.1
Respiratorische Insuffizienz

Ophthalmologische Befunde
- Dilatierte und geschlängelte Bindehaut- und Netzhautgefäße. Die Blutsäule erscheint dunkel.
- Netzhautblutung.
- Netzhautödem.
- Papillenödem.

Beziehung Systemerkrankung – Augenbefunde
- Durch pulmonale oder extrapulmonale Ursachen ist der Wirkungsgrad der Atmung so weit herabgesetzt, daß es zu Blutgasveränderungen (u. a. erhöhte CO_2-Werte = Hyperkapnie) kommt. Das Gefäßsystem der Netzhaut reagiert auf Hyperkapnie autoregulatorisch mit einer Vasodilatation.
- Man nimmt an, daß es bei einer längeren schweren Hyperkapnie zu einer Gefäßdekompensation kommt, die für die ophthalmologischen Komplikationen verantwortlich sein soll.
- Durch die Hyperkapnie kann es zu einem erhöhten Hirndruck kommen, der mit einem Papillenödem einhergehen kann.
- Die ophthalmologischen Komplikationen können durch die bei chronischen Lungenerkrankungen entstehende Polyzythämie noch verschlimmert werden.
- Die Netzhautbefunde ähneln denen einer Retinopathie, wie sie beim Aufenthalt in großen Höhen entsteht.

15.2
Mukoviszidose (zystische Fibrose)

Ophthalmologische Befunde
- Dilatation und Schlängelung retinaler Gefäße.
- Netzhautblutungen.
- Netzhautödem; Makulazysten.
- Papillenödem.
- Benetzungsstörungen.
- Optikusneuropathie.

Beziehung Systemerkrankung – Augenbefunde
- Bei dieser autosomal-rezessiv vererbten Erkrankung steht eine Dysfunktion der schleimproduzierenden exokrinen Drüsen (Pankreas, Bronchialdrüsen) im Mittelpunkt. Durch abnormes Sekret kommt es zur Verstopfung der Ausführungsgänge der Drüsen. Die Pathophysiologie der ophthalmologischen Komplikationen ist vergleichbar der einer respiratorischen Insuffizienz.

- Die Störungen des Tränenfilms sollen eine Folge der Dysfunktion von Talg- und Tränendrüsen sein.

- Die Optikusneuropathie kann als Folge der Einnahme von Chloramphenicol, das zur Infektionsprophylaxe gegeben wird, entstehen.

16
Nierenerkrankungen

16.1
Alport-Syndrom
(familiäre Nephritis; hereditäre Nephritis)

Ophthalmologische Befunde
- Ophthalmologische Veränderungen treten bei 10–15% der Patienten auf.
- Myopie.
- Vorderer Polstar.
- Vorderer Lentikonus.
- Mikrosphärophakie.
- Keratokonus.
- Hinterer Rindenstar.
- Fundusveränderung, ähnlich dem Fundus albipunctatus.
- Arcus juvenilis.

Beziehung Systemerkrankung – Augenbefunde
- Vermutlich autosomal-dominant vererbte Erkrankung mit chronischer Nephritis, die um das 3. Lebensjahrzehnt zur terminalen Niereninsuffizienz führt.
- Der Verlauf ist bei männlichen Patienten schwerer.
- In 50% der Fälle besteht eine Innenohrschwerhörigkeit.
- Die Ursache ist ein Stoffwechseldefekt der Basalmembran.

16.2
Hereditäre idiopathische Nephronophthisis
(hereditäre idiopathische juvenile Nephronophthisis)

Ophthalmologsiche Befunde
Atypische Retinopathia pigmentosa.

Beziehung Systemerkrankung – Augenbefunde
- Manifestation der Erkrankung bereits im 2.–7. Lebensjahr mit interstitieller Nephritis, die zu Schrumpfnieren führt. Die Nephronophthisis ist, wie andere renale Erkrankungen, mit einer tapetoretinalen Degeneration vergesellschaftet. Die Ätiologie ist unbekannt.

16.3
Lowe-Syndrom (okulozerebrorenales Syndrom)

Ophthalmologische Befunde
- Beidseitige kongenitale Katarakt in 100% der Fälle.
- Hinterer Lentikonus.
- Mikrosphärophakie.
- Kongenitales Glaukom in 50% der Fälle.
- Hornhautkeloid.
- Iris- und Aderhautkolobome.

Beziehung Systemerkrankung – Augenbefunde
- Weitere Symptome dieser X-chromosomal-rezessiv vererbten Erkrankung sind Aminoazidurie, Nierenversagen, renaler Zwergwuchs, geistige Retardierung, muskuläre Hypotonie, Areflexie, Osteomalazie und eine vorgewölbte Stirn.

16.4
Nierenversagen

Ophthalmologische Befunde
- Renal bedingte Retinopathie:
  - Retinale Blutungen.
  - Cotton-wool-spots.
  - Sklerose der Netzhautgefäße.
  - Netzhautödem.
  - Perlschnurförmige Venen.
- Exsudative Netzhautablösung.

- Papillenödem.

- Störungen des retinalen Pigmentepithels mit depigmentierten Arealen und Pigmentverklumpungen.

- Kalziumphosphatablagerungen in Bindehaut und Hornhaut.

- Bandförmige Keratopathie.

- Kortikale Erblindung.

Beziehung Systemerkrankung – Augenbefunde
- Die Retinopathie bei Nierenversagen ist zumindest teilweise durch den begleitenden Bluthochdruck verursacht; andere Faktoren wie Azotämie, Hypervolämie und metabolische Störungen wirken unterstützend.

- Bullöse Netzhautablösungen enstehen infolge eines Schadens des chorioidalen Gefäßsystems. Der pathophysiologische Mechanismus ist noch ungeklärt. Beteiligte Faktoren sollen Hyponatriämie, Hypervolämie und Bluthochdruck sein.

- Im Rahmen des Nierenversagens kommt es zu Störungen des Kalziummetabolismus mit Hyperkalzämie. Folgen sind Kalziumphosphatablagerungen in Bindehaut und Hornhaut (bandförmige Keratopathie).

16.5
Nierentransplantation

Ophthalmologische Befunde
- Hintere subkapsuläre Katarakt.

- Steroidinduziertes Glaukom.

- Zytomegalievirusretinitis.

- Metastatische Endophthalmitis durch Pilze oder Bakterien.

- Pigmentveränderungen der Netzhaut.

- Bandförmige Keratopathie.

Beziehung Systemerkrankung – Augenbefunde
- Die ophthalmologischen Komplikationen entstehen u.a. als Folge der Immunsuppression, die zur Verhinderung einer Transplantatabstoßung notwendig ist.

16.6
Wilms-Tumor – Aniridie (Miller-Syndrom)

Ophthalmologische Befunde
- Aniridie.

- Foveahypoplasie.

- Optikushypoplasie.

- Kongenitale Katarakt.

- Kongenitales Glaukom.

Beziehung Systemerkankung – Augenbefunde
- Unter Miller-Syndrom versteht man die Kombination von sporadisch auftretender Aniridie, Wilms-Tumor, geistiger Retardierung und Urogenitalfehlbildungen. Diesem Syndrom liegt eine Deletion des kurzen Arms des Chromosoms Nr. 11 (11p-) zugrunde.

17
Skeletterkrankungen

17.1
Veränderungen des Gesichtsschädels

Kraniostenosen

Ophthalmologische Befunde
- Pseudoexophthalmus aufgrund der engen Orbitae.

- Papillenödem.

- Optikusatrophie.

- Strabismus.

- Nystagmus.

- Kolobome.

Beziehung Systemerkrankung – Augenbefunde
- Die Störungen des knöchernen Schädels entstehen in der Regel durch einen vorzeitigen Verschluß der Knochennähte.

- Der Exophthalmus ist eine Folge des Mißverhältnisses von Orbitagröße und Bulbus.

- Ein erhöhter Hirndruck kann zu einem Papillenödem mit konsekutiver sekundärer Optikusatrophie führen.

- Eine primäre Optikusatrophie kann durch die Verlagerung des Gehirns mit Streckung des Sehnerven oder bei Optikuskompression im fehlentwickelten Canalis opticus entstehen.

Crouzon Syndrom (Dysostosis craniofacialis)

Ophthalmologische Befunde
- Optikusatrophie in 30% der Fälle.
- Exophthalmus (beidseitig).
- Hypertelorismus.
- Exotropie.
- Schräg nach außen unten verlaufende Lidachsen (antimongoloid).

Beziehung Systemerkrankung – Augenbefunde
- Autosomal-dominant vererbte Erkrankung, bei der häufig eine geistige Retardierung vorliegt. Erkrankungsmechanismen: s.o. (Kraniostenosen).

Platybasie (basilare Impression, Abplattung der Schädelbasis)

Ophthalmologische Befunde
- Chronisches Papillenödem.
- Sekundäre Optikusatrophie.
- Hirnnervenlähmungen.
- Nystagmus.
- Fehlender oder asymmetrischer optokinetischer Nystagmus.
- Vertikalschielen (skew deviation, see-saw-Nystagmus).

Beziehung Systemerkrankung – Augenbefunde
- Es kommt zu einer Invagination der Halswirbelsäule in die hintere Schädelgrube mit zentralnervösen Störungen unterschiedlichen Ausmaßes. Am häufigsten betroffen sind Strukturen wie Pons, Medulla, Zerebellum und oberes Rückenmark.
- Bei einer Liquorabflußstörung kommt es zu Hydrozephalus, Papillenödem und sekundärer Optikusatrophie.
- Die Streckung der Hirnnerven führt zu Hirnnervenlähmungen.
- Charakteristische neuroophthalmologische Befunde entstehen u.a. als Folge zerebellärer Dysfunktionen.

17.2 Mißbildungen des Gesichtsschädels

Progressive faciale Hemiatrophie (Parry-Romberg-Syndrom)

Ophthalmologische Befunde
- Horner-Syndrom mit Miosis, Ptosis und Enophthalmus.
- Irisheterochromie.
- Irisstromaatrophie.
- Augenmuskellähmungen.
- Nystagmus.
- Hypästhesie der Hornhaut.

Beziehung Systemerkrankung – Augenbefunde
- Die halbseitig fortschreitende Gesichtsatrophie entsteht wahrscheinlich auf dem Boden einer trophischen Innervationsstörung infolge Sympathikusschädigung. Es kommt zur Atrophie von Haut, Fettgewebe, evtl. auch von Muskeln und Knochen im Trigeminusbereich einer Gesichtshälfte. Sie kann selten auch Nacken, Schultern, Rumpf, Extremitäten und Gehirn betreffen und auf die andere Körperseite übergreifen.

Mandibulofaziale Dysostose (Treacher-Collins-Syndrom)

Ophthalmologische Befunde
- Kolobome im äußeren Drittel der Unterlider.
- Schräg nach außen unten verlaufende Lidachsen (antimongoloid).
- Fehlen, Rarefizierung oder irreguläres Wachstum der Wimpern des Unterlides.
- Mikrophthalmus.
- Iriskolobom.
- Gelegentlich Ptosis.

Beziehung Systemerkrankung – Augenbefunde
- Fehlbildung der Strukturen, die aus dem ersten Kiemenbogen entstehen (Unterkiefer, Jochbein, Ohr, Auge). Es handelt sich um eine Variante des Franceschetti-Syndroms mit wesentlich stärkerer Ausprägung.

- Weitere Befunde sind eine Hypoplasie von Unterkiefer- und Jochbein, verlagertes, kleines oder fehlendes äußeres Ohr und Hypoplasie oder Aplasie des Mittelohrs.

Okulo-aurikulo-vertebrale Dysplasie (Goldenhar-Gorlin-Syndrom)

Ophthalmologische Befunde
- Epibulbäre Dermoide und Lipodermoidtumoren an der Hornhaut-Limbus-Grenze.
- Kolobome des Oberlides.
- Anophthalmus.
- Mikrophthalmus.
- Dakryozystitis.
- Iriskolobom.
- Strabismus (Duane-Syndrom).
- Obstruktion des Ductus nasolacrimalis.
- Peripapilläre Atrophiezonen.

Beziehung Systemerkrankung – Augenbefunde
- Es handelt sich um Fehlbildungen von Strukturen, die aus dem ersten Kiemenbogen entstehen.
- Formstörungen des Außenohres und der präaurikulären Hautanhangsgebilde.
- Wirbelsäulendeformierungen (Skoliose).
- Ein- oder beidseitiges Auftreten.

Okulodentodigitale Dysplasie (Meyer-Schwickerath-Grüterich-Weyers-Syndrom)

Ophthalmologische Befunde
- Mikrophthalmus mit Glaukom.
- Mikrokornea.
- Hypotrichiasis.

Beziehung Systemerkrankung – Augenbefunde
- Es handelt sich um eine Differenzierungsstörung im Bereich des ersten Kiemenbogens. Weitere Befunde bei dieser Erkrankung: relativ kleine Nase mit ausgeprägtem Nasensteg, Schmelzdysplasien der Zähne, Syndaktylie, abnorm entwickelter 5. Finger.

Okulomandibulofaziale Dyszephalie (Hallermann-Streiff)

Ophthalmologische Befunde
- Kongenitale Katarakt (häufigster Befund).
- Mikrophthalmus.
- Kongenitales Glaukom.
- Blaue Skleren.
- Sklerokornea.
- Strabismus.
- Nystagmus.
- Schräg nach außen unten verlaufende Lidachsen (antimongoloid).
- Verkleinerte Orbitae.

Beziehung Systemerkrankung – Augenbefunde
- Es handelt sich um eine Differenzierungsstörung im Bereich des ersten Kiemenbogens. Es finden sich weitere Abnormitäten des Gesichtsschädels mit Zahnfehlstellungen, Mikrogenie und Nasenhypoplasie. Letztere ist für das charakteristische Aussehen verantwortlich (Vogelgesicht).

Okulovertebrale Dysplasie (Weyers-Thier)

Ophthalmologische Befunde
- Anophthalmus.
- Kryptophthalmus.
- Mikrophthalmus.
- Irisanomalien mit Entrundung der Pupille und hinteren Synechien.
- Glaukom.
- Hornhauttrübungen.

Beziehung Systemerkrankung – Augenbefunde
- Die Mißbildungen sind ähnlich der mandibulofazialen Dysostose (Treacher-Collins). Es finden sich Zahnbildungsstörungen (Oligodontie), Hypoplasie des Oberkiefers (Pseudoprogenie) und Störungen des Muskeltonus (Myotonie, Hypotrichose). Beim Weyers-Thier-Syndrom ist nur eine Gesichtshälfte betroffen. Es bestehen Beziehungen zum Rieger-Syndrom (Irisanomalien).

Pierre-Robin-Syndrom

Ophthalmologische Befunde
- Katarakt.
- Kongenitales Glaukom.
- Netzhautablösung.
- Vitreoretinale Degenerationen.
- Hohe Myopie.
- Neonatale Konjunktivitis.
- Pupillenstörungen.
- Mikrophthalmus.
- Esotropie.

Beziehung Systemerkrankung – Augenbefunde
Zusätzliche Befunde sind Mikrogenie, Glossoptosis (evtl. Mikroglossie) und Gaumenspalte.

Waardenburg-Klein-Syndrom (Dyszephalosyndaktylie)

Opthalmologische Befunde
- Nach außen verlagerte untere Tränenpünktchen bei verkürzter Lidspalte.
- Buschige, medial konfluierende Augenbrauen (Synophrys).
- Heterochromie der Iris.
- Irishypoplasie.
- Einseitige Hypopigmentation des Fundus.

Beziehung Systemerkrankung – Augenbefunde
- Ursächlich verantwortlich soll eine Störung der Entwicklung der Neuralleiste sein.
- Weitere Befunde sind eine prominente Nasenwurzel, weiß gelocktes Haar, frühzeitiges Ergrauen und Innenohrschwerhörigkeit.

17.3 Generalisierte Skelettmißbildungen

Apert-Syndrom (Akrozephalosyndaktylie)

Opthalmologische Befunde
- Exophthalmus.
- Expositionskeratopathie mit Gefahr der Hornhautulzeration.
- Papillenödem.
- Optikusatrophie.
- Schräg nach außen unten verlaufende Lidachsen (antimongoloid).
- Strabismus.

Beziehung Systemerkrankung – Augenbefunde
- Bei dieser Erkrankung fehlt die Ausbildung der frühkindlichen Suturen. Es besteht eine Entwicklungsstörung der Schädelbasis und Orbitae (Exophthalmus). Außerdem Fehldifferenzierung der Extremitäten-Strahlen und Mittelhand- bzw. Fußknochen (Syndaktylie, sog. Löffelhände).
- Die chronische Hirndruckerhöhung ist verantwortlich für die Optikusatrophie.
- Die Schädelkalotte gibt dem Wachstumsdruck des Gehirns nicht nach und es kommt röntgenologisch zum typischen Wolkenschädel.
- Das Aussehen der Patienten kann eine große Ähnlichkeit zum Morbus Crouzon aufweisen.

Conradi-Syndrom (Chondrodystrophia calcificans congenita; Syndrom der getüpfelten Epiphysen; Chondrodysplasia epiphysealis punctata)

Ophthalmologische Befunde
- Katarakt.
- Optikusatrophie.
- Hypertelorismus.
- Augenbrauen nur spärlich ausgebildet.

Beziehung Systemerkrankung – Augenbefunde
- Es handelt sich um ein erbliches Mißbildungssyndrom mit Störung der enchondralen Ossifikation und Verkalkungstörungen in allen knorpelig präformierten Skelett-Teilen.
- Bestehen zusätzlich Hautveränderungen, kommt es häufiger zur Kataraktentwicklung.
- Der Hypertelorismus ist eine Folge der Schädelmißbildungen.
- Die Atrophieerscheinungen im Bereich des Nervensystems sollen für die geistige Retardierung und die Optikusatrophie verantwortlich sein.

Fibröse Dysplasie (Albright-Syndrom)

Ophthalmologische Befunde
- Kongenitale Katarakt.
- Orbitale Raumforderung.
- Exophthalmus.
- Optikusatrophie.
- Motilitätsstörungen.

Beziehung Systemerkrankung – Augenbefunde
- Durch eine Überfunktion der Nebenschilddrüse kommt es zu einer Störung des Mineralstoffwechsels mit dem Auftreten von multiplen Knochenzysten. Bei regellosem Knochenabbau und gleichzeitiger Knochenneubildung findet man eine Hypophosphatämie und Hyperkalzämie. Man unterscheidet eine monostotische Form, bei der in der Regel nur der knöcherne Schädel betroffen ist, und eine polyostotische Form, bei der praktisch jeder Knochen betroffen sein kann. Die ophthalmologischen Befunde sind außer der Katarakt vermutlich eine Folge des abnormen Knochenwachstums mit Deformierungen.

Hyperphosphatasie

Ophthalmologische Befunde
- Blaue Skleren.
- Lidretraktion.
- Mißbildung der Orbita (Harlekin).
- Exophthalmus.
- Bindehautverkalkung.
- Hornhautverkalkung (bandförmige Keratopathie).
- Papillenödem.
- Optikusatrophie.
- Katarakt.
- Atypische Retinopathia pigmentosa.

Beziehung Systemerkrankung – Augenbefunde
- Bei dieser Erkrankung finden sich aufgrund eines Defektes der Knochenneubildung zahlreiche Skelettmißbildungen. Die alkalische Phosphatase im Serum ist erniedrigt. Manchmal besteht eine Hyperkalzämie.
- Verantwortlich für das Papillenödem, die Optikusatrophie und die Lidretraktion ist mit allergrößter Wahrscheinlichkeit die Kraniostenose mit erhöhtem intrakraniellem Druck.
- In Folge der Hyperkalzämie kommt es zur bandförmigen Keratopathie und Bindehautverkalkung.

Marfan-Syndrom

Ophthalmologische Befunde
- Meist bilaterale Subluxation der Linse nach oben (80 % der Fälle). Manchmal Sphärophakie.
- Myopie.
- Ptosis.
- Blaue Skleren.
- Megalokornea.
- Glaukom: entsteht entweder sekundär bei Subluxation der Linse oder infolge kongenitaler Kammerwinkelanomalien (75 % der Fälle).
- Vitreoretinale periphere Degenerationen.
- Netzhautablösung.
- Hypoplasie des M. dilatator pupillae.
- Katarakt.

Beziehung Systemerkrankung – Augenbefunde
- Beim Marfan-Syndrom handelt es sich um eine dominant vererbte, generalisierte Bindegewebserkrankung mit Beteiligung von kardiovaskulärem System, Skelett und Auge. Typisches Erscheinungsbild sind die unverhältnismäßig langen Extremitäten, die langen spinnenähnlichen Finger (Arachnodaktylie), Kyphoskoliose und Trichterbrust.
- Zu schweren Komplikationen kann es durch Aortenaneurysmata (Aneurysma dissecans) und Herzklappenerkrankungen kommen.

Osteogenesis imperfecta (van der Hoeve-Syndrom; Syndrom der brüchigen Knochen)

Ophthalmologische Befunde
- Blaue Skleren.
- Megalokornea, Keratokonus.
- Katarakt.
- Papillenödem.

- Optikusatrophie.
- Vorderes Embryotoxon.

Beziehung Systemerkrankung – Augenbefunde
- Ursächlich verantwortlich für die Erkrankung ist eine Störung der Osteoblastentätigkeit. Die Kollagenbildung ist gestört. Das Bild der blauen Skleren entsteht durch die dünne Sklera und die dadurch durchscheinende Aderhaut.
- Die gestörte Kollagenproduktion ist für die Megalokornea und/oder den Keratokonus verantwortlich.
- Im Rahmen der auftretenden Osteosklerose kann es zur Kompression des N. opticus mit Optikusatrophie kommen. Störungen im Schädelknochenbereich können zur Hirndrucksteigerung, Papillenödem und sekundärer Optikusatrophie führen.
- Im Verlauf kommt es aufgrund der Osteosklerose zur Taubheit (eigentliches van der Hoeve-Syndrom).

Osteopetrosis (Albers-Schönberg-Erkrankung; Marmorknochenkrankheit)

Ophthalmologische Befunde
- Augenmuskellähmungen und Strabismus divergens.
- Papillenödem.
- Optikusatrophie.
- Exophthalmus.
- Nystagmus.

Beziehung Systemerkrankung – Augenbefunde
- Angeborene Störung der Osteoklastentätigkeit. Die Knochenneubildung ist erhalten, der Knochenabbau ist eingeschränkt.
- Verantwortlich für die primäre Optikusatrophie und die Augenmuskellähmungen ist die knöcherne Kompression von Sehnerv und anderen Hirnnerven durch die Einengung der Kanäle.
- Die Störungen im Bereich der Schädelknochen können zu erhöhtem Hirndruck, Papillenödem und sekundärer Optikusatrophie führen.
- Ein Exophthalmus entsteht bei abnormer Verknöcherung im Bereich der Orbita. Man findet hochovale Orbitae mit Steilstellung des Orbitadaches.
- Bei den betroffenen Knochen kommt es häufig zu einer Osteomyelitis, die im Schädelbereich zu chronischer Meningitis mit Beteiligung des N. opticus führen kann.

Morbus Paget (Ostitis deformans)

Ophthalmologische Befunde
- Gefäßähnliche Streifen („angioid streaks"; in 8–15% der Fälle).
- Aderhautsklerose.
- Hirnnervenlähmungen mit Augenmuskellähmungen.
- Verformung der Orbita.
- Verengung des Canalis nervi optici.
- Optikuskompression.
- Optikusatrophie.
- Exophthalmus.
- Hypertelorismus.
- Obstruktion des Ductus nasolacrimalis.

Beziehung Systemerkrankung – Augenbefunde
- Es handelt sich um eine Knochenumbaustörung. Es sind mehr Männer (meist junge) als Frauen betroffen. Die Erkrankung kann auf einige wenige Knochen begrenzt sein, aber auch generalisiert auftreten. Die Deformierungen der Schädelknochen sind für die Sehnerven- und Augenmuskelbefunde verantwortlich.
- Die Beziehung zwischen Erkrankungsursache und gefäßähnlichen Streifen („angioid streaks") bzw. Aderhautsklerose ist unbekannt.

Stickler-Syndrom (hereditäre progressive Arthroophthalmopathie)

Ophthalmologische Befunde
- Vitreoretinale Degeneration.
- Neigung zu Riesenrissen mit Netzhautablösung.
- Hohe bis mittelgradige Myopie.
- Katarakt.
- Offenwinkelglaukom.
- Periphere, nicht fortschreitende Hornhauttrübungen.

Beziehung Systemerkrankung – Augenbefunde
- Es handelt sich um eine autosomal-dominant vererbte Bindegewebsdysplasie. Zusätzlich zu den ophthalmologischen Befunden findet man Abnormitäten des Gesichtsschädels (Abflachung des Mittelgesichtes und den sog. Pierre-Robin-Komplex mit Gaumenspalte, Mikrognathie und Glossoptosis), Überstreckbarkeit der Gelenke, epiphyseale Dysplasien mit Verlängerung der Röhrenknochen und eine juvenile Arthritis.

Weill-Marchesani-Syndrom

Ophthalmologische Befunde
- Dislokation der Linse nach unten.
- Mikrosphärophakie.
- Katarakt.
- Myopie.
- Kammerwinkelmißbildungen (mesodermale Dysgenesie).
- Glaukom infolge von Linsendislokation oder Kammerwinkelanomalien.

Beziehung Systemerkrankung – Augenbefunde
- Rezessiv vererbte Erkrankung mit Minderwuchs, kurzen, dicken Fingern und geistiger Retardierung. Der für den Minderwuchs verantwortliche pathophysiologische Mechanismus soll auch der abnormen Linsenentwicklung und der Myopie zugrunde liegen.

18 Haut- und Schleimhauterkrankungen

18.1 Erkrankungen des Bindegewebes

Ehlers-Danlos-Syndrom

Ophthalmologische Befunde
- Epikanthus.
- Myopie.
- Schon bei leichtem Trauma kann es, meist im Bereich der Hornhaut, zur Bulbusruptur kommen.
- Mikrokornea.
- Keratokonus.
- Ektopia lentis.
- Gefäßähnliche Streifen („angioid streaks").
- Netzhautablösung.
- Blaue Skleren.
- Strabismus.

Beziehung Systemerkrankung – Augenbefunde
- Hereditäre, genetische Bindegewebserkrankung, die in verschiedenen Typen (I–X) mit unterschiedlichen Charakteristika vorkommt. Allen gemeinsam sind folgende Kardinalsymptome: Überdehnbarkeit und Verletzlichkeit der Haut, Überstreckbarkeit der Gelenke. Es handelt sich um eine unzulängliche Kollagensynthese. Dadurch sind bindegewebsreiche Strukturen wie Haut, Knochen und Blutgefäße leicht verletzlich.

- Für die meisten ophthalmologischen Befunde soll ein Defekt der Bindegewebsproduktion im Bereich der okulären Strukturen verantwortlich sein:
  - Gefäßähnliche Streifen („angioid streaks"): Risse in der Bruch-Membran.
  - Myopie, blaue Skleren, Keratokonus, Gefahr der Bulbusruptur bei Bagatelltraumata: defektes Sklerakollagen.

- Bei einigen Formen des Ehlers-Danlos-Syndroms wurden spezifische Enzymdefekte beschrieben. Beim sog. okulären Typ (Typ VI) soll eine Mutation der Lysinhydroxylase vorliegen.

Pseudoxanthoma elasticum (Grönblad-Strandberg-Syndrom)

Ophthalmologische Befunde
- Gefäßähnliche Streifen („angioid streaks").
- Abnormitäten des retinalen Pigmentepithels (gesprenkeltes Bild, Orangenhautbild).
- Peripapilläre chorioretinale Atrophie.
- Drusenähnliche Fundusveränderungen.
- Drusenpapille.

Beziehung Systemerkrankung – Augenbefunde
- Beim Pseudoxanthoma elasticum handelt es sich um eine erbliche Systemerkrankung des elastischen Bindegewebes, die sich vorwiegend an der Haut, den Augen und dem kardiovaskulären System manifestiert. Dermatologische Kennzeichen sind gelb-

liche Hautpapeln und Hautfurchen, die am häufigsten in der Nackengegend, der Ellenbogenregion, in den Achselhöhlen und paraumbilikal gelegen sind.

■ Wegen der Gefahr der kardiovaskulären Beteiligung sollte eine internistische Untersuchung veranlaßt werden.

■ Die Risse der Bruch-Membran („angioid streaks") werden durch den Bindegewebsdefekt erklärt.

18.2 Hyperkeratosen

Ichthyosen

Ophthalmologische Befunde
■ Ichthyose im Bereich der Augenlider.

■ Narbenektropium (lamelläre Ichthyose): Sekundär kann es zu einer Expositionskeratitis kommen.

■ Hornhauttrübungen: Es handelt sich um diskrete Trübungen auf Höhe der Descemet-Membran oder tiefer stromal.

■ Punktförmige Erosionen des Hornhautepithels.

■ Fleckförmige paramakuläre Depigmentierungen (Sjögren-Larsson-Syndrom).

■ Glitzernde intraretinale Ablagerungen durch Degeneration retinaler Glia (Sjögren-Larsson-Syndrom).

Beziehung Systemerkrankung – Augenbefunde
■ Die Ichthyosen bilden eine heterogene Gruppe von Erkrankungen mit diffuser Verhornungsstörung und Schuppenbildung.

■ Ein Narbenektropium tritt nur bei der autosomal-rezessiv vererbten Form der Ichthyose auf. Schuppen auf Lidern oder Wimpern finden sich hingegen bei allen Erkrankungsformen.

■ Die meist symptomlosen Hornhauttrübungen finden sich nur bei X-chromosomal-rezessiv vererbter Ichthyosis vulgaris (50% der Fälle) und bei der autosomal-dominant vererbten Form der Ichthyosis vulgaris.

■ Unter Sjögren-Larsson-Syndrom versteht man eine lamelläre Ichthyose, die mit einer mentalen Retardierung und spastischen Diplegie vergesellschaftet ist.

Keratosis follicularis spinulosa decalvans (Siemens-Syndrom)

Ophthalmologische Befunde
■ Verdickung und Hyperkeratose der Lider.

■ Vernarbende Alopezie von Kopfhaut und Augenbrauen.

■ Verlust der Wimpern.

■ Hornhauttrübungen und Erosiones.

■ Lichtempfindlichkeit, Epiphora.

■ Sicca-Syndrom.

Beziehung Systemerkrankung – Augenbefunde
Es handelt sich um eine vernarbende folliculäre Keratose mit Augen- und Haarveränderungen. Es liegt eine X-chromosomal-dominante Vererbung vor. Häufig Augenbeteiligung.

Psoriasis

Ophthalmologische Befunde
■ Lidveränderungen: Psoriasisherde auf den Lidern, Ektropium.

■ Madarosis, Trichiasis.

■ Konjunktivitis.

■ Subepitheliale Hornhauttrübungen.

■ Periphere Keratitis, Hornhautulzeration möglich.

■ Uveitis anterior.

■ Episkleritis.

■ Chronische Blepharitis.

Beziehung Systemerkrankung – Augenbefunde
■ Erbliche entzündliche Hauterkrankung (Modus unbekannt). Sie kann mit einer Arthropathie vergesellschaftet sein. Eine Uveitis anterior soll nur bei gleichzeitigem Vorliegen einer Psoriasisarthropathie vorkommen.

■ Zu einer okulären Beteiligung kommt es in der Regel bei Exazerbation der Hautbefunde.

18.3 Neoplastische Erkrankungen

Basalzellnävussyndrom (Goltz-Gorlin-Syndrom)

Ophthalmologische Befunde
- Multiple Tumoren/Basaliome der Lider mit potentieller Ausbreitung in die Orbita.
- Strabismus.
- Hypertelorismus.
- Kongenitale Katarakt.
- Kongenitales Glaukom.
- Aderhautkolobom.
- Myelinisierte Nervenfasern.
- Dystopie des Kanthus.

Beziehung Systemerkrankung – Augenbefunde
- Autosomal-dominant (auf Chromosom 9) vererbte nävoide Systemerkrankung, die auch als fünfte Phakomatose bezeichnet wird. Die Erkrankung gliedert sich in eine nävoide und eine onkogene Phase.
- In der nävoiden Phase entwickeln sich bereits in der Kindheit oder Pubertät besonders am Stamm multiple breitbasige, bräunliche oder auch zystisch feste Tumoren. Der Gesichtsbereich kann auch betroffen sein. Um das 20. Lebensjahr erfolgt der Übergang in die onkogene Phase, in der die Basaliome klinisch und histologisch eindeutig werden.
- Die kongenitalen okulären und/oder Orbitaveränderungen stellen lokale Manifestationen einer generalisierten Erkrankung von Ektoderm und Mesoderm (ZNS, Knochen, Weichteilgewebe) dar. Typisch und diagnoseweisend sind die bei diesen Patienten zu findenden Kieferzysten mit Neigung zur malignen Entartung.

Vaskuläre Orbitatumoren/Hämangiome

Ophthalmologische Befunde
- Hämangiome im Bereich von Lidern und Orbita.
- Pseudoptosis.
- Strabismus.
- Amblyopie infolge von sensorischer Deprivation, Strabismus oder Anisometropie.
- Exophthalmus.
- Optikusatrophie.

Beziehung Systemerkrankung – Augenbefunde
- Man unterscheidet zwischen kapillären und kavernösen Hämangiomen. Bei Orbitabeteiligung ist das kapilläre Hämangiom typischerweise im vorderen Orbitaabschnitt gelegen. Kapilläre Hämangiome können auch an anderen Körperstellen auftreten. Das kavernöse Hämangiom führt zu einem langsam wachsenden, einseitigen Exophthalmus. Kavernöse Hämangiome können auch an der Orbitaspitze liegen und dann ohne deutlichen Exophthalmus zu einer Optikuskompression führen.

Juveniles Xanthogranulom

Ophthalmologische Befunde
- Xanthogranulome im Bereich von Iris und Ziliarkörper.
- Irisheterochromie bei diffuser Infiltration durch den Tumor.
- Hyphämata bei Blutungen aus den Iristumoren.
- Glaukom infolge einer Verlegung des trabekulären Abflusses.
- Uveitis.
- Xanthogranulome finden sich auch in Lidern, epibulbären Geweben, Hornhaut und Orbita.
- Seltener kommt es zu chorioidalen und retinalen Tumoren.
- Motilitätsstörungen bei orbitalen Tumoren mit Muskelbeteiligung.
- Exophthalmus.
- Affektionen des Sehnerven.

Beziehung Systemerkrankung – Augenbefunde
- Es handelt sich um eine benigne normolipämische Erkrankung der frühen Kindheit bei der einzelne oder zahlreiche kutane Knötchen/Knoten an Haut, Schleimhäuten, Augen, seltener auch an inneren Organen entstehen. Die Xanthogranulome bilden sich in der Regel spontan zurück.
- Eine Augenbeteiligung findet sich häufiger dann, wenn keine Hautbeteiligung vorliegt.

Kaposi-Sarkom

Ophthalmologische Befunde
- Bindehauttumoren.
- Lidtumoren.

Beziehung Systemerkrankung – Augenbefunde
- Es handelt sich um eine sekundäre bösartige Erkrankung, die häufig bei AIDS-Patienten vorkommt. Im Anfangsstadium finden sich rötliche bis livide Makulae, die im Spätstadium als infiltrierte Plaques oder Knoten imponieren.

Xeroderma pigmentosum

Ophthalmologische Befunde
- Photophobie.
- Plattenepithelkarzinome und Basaliome im Lidbereich.
- Deformierungen und Atrophieerscheinungen im Lidbereich. Es finden sich hierbei Ektropium, Entropium, Symblepharon und Ankyloblepharon.
- Bei einer Bindehautbeteiligung kann es zu Hyperämie, Konjunktivitis, Xerosis, Schrumpfung, benignen und malignen Tumoren, Pterygium, Pinguecula sowie Melanomen kommen. Bei 13% der Patienten finden sich Plattenepithelkarzinome.
- Mögliche Hornhautkomplikationen sind Expositionskeratopathie (bei Lid- und/oder Bindehautveränderungen) mit möglicher Vernarbung, Ulzeration und Perforation. Selten wurde von Plattenepithelkarzinomen der Hornhaut berichtet.

Beziehung Systemerkrankung – Augenbefunde
- Es handelt sich um eine Lichtdermatose bei autosomal-rezessiv vererbtem Mangel an Indonukleaseaktivität mit defekter DNS-Reparatur. In 40% der Fälle besteht eine Augenbeteiligung.
- Die Erkrankung kann mit einer großflächigen Hautatrophie, vorzeitigem Altern der Haut und malignen Hauttumoren wie Basaliomen, Spinaliomen und Melanomen vergesellschaftet sein.
- Häufig finden sich neurologische Symptome unterschiedlichen Ausmaßes.

18.4 Pigmenterkrankungen

Chédiak-Higashi-Syndrom

Ophthalmologische Befunde
- Okulokutaner Albinismus (verminderte Irispigmentierung und Depigmentation am Fundus).
- Verminderte Tränensekretion.
- Hornhauttrübungen.
- Subkapsuläre Linsentrübungen.
- Papillenödem.
- Periorbitale Zellulitis.
- Granulomatöse Chorioiditis (selten).

Beziehung Systemerkrankung – Augenbefunde
- Bei der Erkrankung besteht ein okulokutaner tyrosinasepositiver Albinismus. Lichtmikroskopisch liegen erkennbare Verklumpungen der Melaningranula in den Melanozyten vor. Das Melanin wird in sich abnorm vergrößernden Melanosomen gesammelt.
- Es besteht eine erhöhte Infektanfälligkeit, die auch die Ursache für die bekannte Prädisposition für eine periorbitale Zellulitis ist. Labor: Leukopenie, Thrombozytopenie. Außerdem findet sich eine periphere Neuropathie.
- Die Erkrankung kann schon im Kindesalter infolge von Infektionen oder der Entwicklung eines terminalen lymphoretikulären Malignoms letal verlaufen.

Incontinentia pigmenti (Bloch-Sulzberger-Syndrom)

Ophthalmologische Befunde
- Ptosis.
- Lidnävi.
- Bindehautpigmentierungen.
- Kongenitale Katarakt.
- Kongenitale Hornhauttrübung.
- Blaue Skleren.
- Mikrophthalmus.
- Retinale Gefäßveränderungen: Tortuositas, periphere arteriovenöse Anastomosen, nichtperfun-

dierte Areale in der Netzhautperipherie, Neovaskularisationen in der temporalen Peripherie.

■ Sog. retinales „Pseudogliom": Es handelt sich um eine retrolentale Verklumpung, die aus vollständig abgelöster, dysplastischer Netzhaut und Bindegewebe besteht. Sie kann mit einer retrolentalen Fibroplasie oder exsudativen Chorioretinitis verwechselt werden.

■ Retinale Pigmentverklumpungen und fleckförmige Depigmentierungen.

■ Optikusatrophie.

■ Strabismus.

■ Nystagmus.

Beziehung Systemerkrankung – Augenbefunde
■ Diese seltene Hauterkrankung mit vesikulobullösen Effloreszenzen und irregulären Hyperpigmentationen auf Rumpf und Extremitäten wird X-chromosomal-dominant vererbt. Sie verläuft beim männlichen Geschlecht letal. Daher sind meist (97%) Mädchen betroffen. Die Erkrankung findet sich entweder schon bei Neugeborenen oder sie entwickelt sich schubweise in den ersten Lebenswochen.

■ Die Pigmentstörungen im Augenbereich werden als lokale Manifestationen der generalisierten Pigmentstörung angesehen.

■ Weitere Veränderungen sind Zahndysplasien, Anomalien im ZNS, Mißbildungen im Skelettsystem und angeborene Herzfehler.

Naevus Ota (okulodermale Melanozytose)

Ophthalmologische Befunde
■ Blau-graue Pigmentierung (subepitheliale Melanose) von Lidern und periorbitaler Haut.

■ Sklerale Pigmentierung (häufig).

■ Hyperpigmentierung von Bindehaut, Iris, Aderhaut und Kammerwinkelbereich.

■ Maligne Melanome kommen häufiger in Augen vor, die eine subepitheliale Melanose zeigen.

Beziehung Systemerkrankung – Augenbefunde
■ Es handelt sich hier um eine okulodermale Melanosis. Es besteht eine ipsilaterale Hyperpigmentierung der Gesichtshaut im Versorgungsgebiet des 1. und 2. Trigeminusastes.

■ Die Erkrankung kommt häufig bei Angehörigen der mongolischen Rasse vor. Assoziierte Melanome finden sich jedoch hauptsächlich bei Patienten europäischer Abstammung.

Vitiligo

Opthalmologische Befunde
■ Stumme Uveitis.

■ Exsudative Uveitis mit Gefahr der Netzhautablösung (Vogt-Koyanagi-Harada-Syndrom).

■ Vitiliginöse Chorioiditis.

Beziehung Systemerkrankung – Augenbefunde
■ Relativ häufige, manchmal familiäre erworbene Depigmentierung der Haut, als Folge des Untergangs der Melanozyten, mit Neigung zur Progression.

■ Assoziiert mit der Vitiligo kommen Augenstörungen (in 5%; meist stumme Uveitis), Autoantikörper und Autoimmunerkrankungen vor.

18.5 Vesikulobullöse Erkrankungen

Akrodermatitis enteropathica

Ophthalmologische Befunde
■ Photophobie.

■ Blepharitis.

■ Verlust von Augenbrauen und Wimpern.

■ Punktumstenose.

■ Konjunktivitis.

■ Subepitheliale Hornhauttrübungen.

■ Prominente Hornhautnerven.

■ Katarakt.

Beziehung Systemerkrankung – Augenbefunde
■ Die Akrodermatisis enteropathica ist eine autosomal-rezessiv vererbte Zinkmangelerkrankung. Es handelt sich um eine gastrointestinale Zinkresorptionsstörung mit sekundärem Zinkmangel. Die ophthalmologischen Komplikationen sind im Zusammenhang mit der erythematösen, vesikulobullösen Dermatitis, die v.a. im Bereich von Köperöffnungen auftritt, zu sehen. Die Dermatitis

prädisponiert zu Superinfektionen durch Bakterien und Pilze.

- Häufig besteht eine generalisierte Alopezie, die auch die Augenbrauen und Wimpern betrifft.

Vernarbendes Pemphygoid (benignes Schleimhautpemphygoid)

Ophthalmologische Befunde
- Chronische Konjunktivitis.
- Narbige Schrumpfung der Bindehaut mit Obliteration der Fornices.
- Verlegung der Tränenausführungsgänge.
- Atrophie der Becherzellen und Austrocknung der Bindehaut mit Entwicklung einer Xerophthalmie.
- Symblepharon.
- Entropium.
- Trichiasis.
- Hornhautulzerationen, Vernarbung, Vaskularisation.

Beziehung Systemerkrankung – Augenbefunde
- Es handelt sich um eine chronische blasenbildende Erkrankung, die bevorzugt die Bindehaut und andere Schleimhäute betrifft. Im Verlauf der Erkrankung können sich Strikturen in Pharynx, Ösophagus, Vagina, Urethra oder Anus entwickeln.

- An den Augen beginnt die Erkrankung zunächst einseitig; 1–2 Jahre später ist auch das andere Auge zunächst mit dem Bild einer katarrhalischen Konjunktivitis betroffen. Pathophysiologisch sollen Autoimmunmechanismen eine Schlüsselrolle spielen. Es konnten in den Basalmembranen von Haut, oraler Schleimhaut und Bindehaut Immunglobulinablagerungen nachgewiesen werden. Außerdem wurden in der Basalmembran von Bindehaut und oraler Schleimhaut Komplementablagerungen gefunden. HLA-B12 ist bei diesen Patienten häufig positiv.

Epidermolysis bullosa

Ophthalmologische Befunde
- Blepharitis.
- Konjunktivitis.
- Blasenbildung der Bindehaut.
- Symblepharon.
- Narbenektropium.
- Hornhautveränderungen: Erosiones, Bullae, Ulzeration, Vaskularisation, Pseudomembranbildung, Vernarbung.
- Blasen im Bereich der Lidhaut.

Beziehung Systemerkrankung – Augenbefunde
- Bei allen Formen der Krankheitsgruppe der hereditären Epidermolysen kommt es zur Blasenbildung von Haut und Schleimhäuten mit entsprechenden Sekundärveränderungen.

Erythema exsudativum multiforme (Erythema multiforme; Stevens-Johnson-Syndrom)

Ophthalmologische Befunde
- Konjunktivitis, die von milder katarrhalischer bis zu schwerer pseudomembranöser Konjunktivitis reichen kann.
- Hornhautbullae und -erosiones.
- Hornhautperforation.
- Uveitis anterior.
- Spätfolgen sind Symblepharon, Trichiasis, Entropium, Keratokonjunktivitis sicca, Hornhautvernarbung und -vaskularisation.

Beziehung Systemerkrankung – Augenbefunde
- Akut auftretende Hauteruptionen können vermutlich auf polyätiologischer Grundlage stattfinden. Als ursächliche Auslöser kommen Infektionen (Viren, Bakterien, Pilze), Arzneimittel, maligne Tumoren und Autoimmunerkrankungen in Frage. Es handelt sich um eine generalisierte erythematöse blasenbildende Erkrankung von Haut und Schleimhäuten. Man unterscheidet eine Minor- und eine Majorform. Die Schleimhautbeteiligung ist bei der Majorform (Stevens-Johnson-Syndrom) sehr ausgeprägt.

- Eine Schleimhautbeteiligung (besonders im Augenbereich) findet sich am häufigsten bei Kindern und jungen Erwachsenen, besonders nach Herpessimplex-Infektion oder Arzneimitteleinnahme.

- Die Prognose der Erkrankung ist meistens gut. Allerdings wird die Letalität bei unbehandelten Patienten mit schwerer Verlaufsform mit 5–20% angegeben, so daß immer eine Krankenhauseinweisung in Betracht gezogen werden muß. Die ophthalmologischen Komplikationen, wie z. B. Entropium, Trichiasis, Keratoconjunctivitis sicca, sind meist die Folge sekundärer Veränderungen nach der akuten Phase.

Hydroa vacciniformia

Ophthalmologische Befunde
- Konjunktivitis.
- Hornhautveränderungen: Vesikel, Erosiones, Keratitis, Vaskularisation, Vernarbung.
- Bläschen auf den Lidern.
- Narbenektropium.

Beziehung Systemerkrankung – Augenbefunde
- Sehr seltene, akut auftretende Erkrankung; zahlreiche hämorrhagische Blasen im Gesicht und an den Händen, die narbig abheilen. Die Erkrankung wird durch UV-Strahlen ausgelöst.
- Die Erkrankung rezidiviert in jedem Frühjahr, um dann im Erwachsenenalter abzuklingen.

Pemphigus

Ophthalmologische Befunde
- Purulente und/oder pseudomembranöse Konjunktivitis.
- Selten Blasenbildung im Bereich der Bindehaut.
- Im Spätstadium Symblepharonbildung.
- Entropium (Pemphigus foliaceus).
- Trichiasis (Pemphigus foliaceus).
- Linsentrübungen (Pemphigus foliaceus).
- Noduläre Irisläsionen (Pemphigus foliaceus).

Beziehung Systemerkrankung – Augenbefunde
- Die Erkrankungen der Pemphigusgruppe sind primär durch akantholytische, zur Blasenbildung führende Kontinuitätstrennungen im Epidermisgefüge gekennzeichnet. Es kommt zur intraepidermalen Blasenbildung.
- Zwischen den Epidermiszellen wurde eine Ablagerung von Immunglobulinen (IgG und IgA) und Komplementspaltprodukten nachgewiesen. Im Bindehautepithel wurde IgG nachgewiesen.

Toxische epidermale Nekrolyse (Lyell-Syndrom)

Ophthalmologische Befunde
- Konjunktivitis im akuten Krankheitsstadium.
- Im Spätstadium Bindehautvernarbung mit Keratoconjunctivitis sicca, Symblepharon, Trichiasis, Hornhautvernarbung und Ulzeration.

Beziehung Systemerkrankung – Augenbefunde
- Das Lyell-Syndrom bezeichnet die akut verlaufende Maximalvariante eines Arzneimittelexanthems, das bei 20–40 % der Patienten tödlich verläuft. Pathogenetisch werden eine Idiosynkrasie und eine Typ-IV-Reaktion diskutiert. Vermutlich handelt es sich um die Maximalvariante eines multiformen Erythems.
- Das sog. staphylogene Lyell-Syndrom, auch Dermatitis exfoliativa neonatorum Ritter v. Ritterhain genannt, wird durch das Exotoxin vom Staphylococcus aureus, meist Phagentyp 71, verursacht. Eine Schleimhautbeteiligung ist eher selten; die Epithelialisierung der Haut erfolgt bei rechtzeitiger Therapie innerhalb einer Woche.

18.6 Weitere Hauterkrankungen

Akne rosacea

Ophthalmologische Befunde
- Blepharitis infolge Dysfunktion der Meibom-Drüsen.
- Chalazien.
- Konjunktivitis.
- Keratitis.
- Iritis (evtl. Hypopyon), Iridozyklitis.

Beziehung Systemerkrankung – Augenbefunde
- Rosazea ist eine relativ häufige Erkrankung, bei der sich auf einem lividen Erythem mit Teleangiektasien und großporiger Haut zentrofazial lokalisierte Papeln und Pustulopapeln entwickeln. Es kann zu einer Bindegewebs- und Talgdrüsenhyperplasie sowie gelegentlich zu einer Hypertrophie der Nase kommen.
- Die Augenkomplikationen sind nicht an die Schwere der Rosazea gebunden und können der Hautmanifestation vorausgehen. Die Rosazeakeratitis hat eine ungünstige Prognose.

Anhydrotische ektodermale Dysplasie

Ophthalmologische Befunde
- Fehlende Augenbrauen und Wimpern.
- Fehlende Öffnungen der Meibom-Drüsen.
- Punktumstenose.
- Fehlender Ductus nasolacrimalis.
- Keratokonjunktivitis sicca infolge verminderter Tränenproduktion.
- Hornhautvernarbung.
- Konjunktivitis.
- Kongenitale Katarakt.
- Chorioretinale Atrophie.
- Mikrophthalmus.

Beziehung Systemerkrankung – Augenbefunde
- Autosomal-dominant vererbte Erkrankung mit fehlender oder gestörter Zahnbildung, fehlenden Schweißdrüsen und charakteristischem Gesicht.
- Weiterhin finden sich Abnormitäten und/oder eine fehlende Entwicklung der Augenanhangsgebilde.

Atopische Dermatitis

Ophthalmologische Befunde
- Dermatitis im Lidbereich.
- Keratokonjunktivitis.
- Vordere subkapsuläre Linsentrübung bei 25% der Patienten.
- Keratokonus.
- Verstärkung der Infraorbitalfalte (Dennie-Morgan-Linie, Dennie-Morgan-Infraorbitalfalte). Sie wird auch als Atopiefalte bezeichnet und kommt bei 70% der Patienten mit atopischem Ekzem vor.

Beziehung Systemerkrankung – Augenbefunde
Chronische juckende, erythematöse Dermatitis, die mit Asthma und allergischer Rhinitis vergesellschaftet sein kann.

Fokale dermale Hypoplasie (Goltz-Syndrom)

Ophthalmologische Befunde
- Anophthalmus.
- Mikrophthalmus.
- Enophthalmus.
- Strabismus.
- Nystagmus.
- Kongenitale Kolobome von Iris, Aderhaut und Papille.
- Aniridie.
- Linsensubluxation.
- Retinale Pigmentveränderungen.

Beziehung Systemerkrankung – Augenbefunde
- Krankheitsbild mit ektodermalen und mesodermalen Fehlbildungen. Charakteristisch sind Fehlbildungen von Haut und Hautanhangsgebilden, Mißbildungen von Augen, Ohren, Skelett und inneren Oganen.
- Der Erbgang soll X-chromosomal- oder autosomal-dominant mit Elimination der männlichen Individuen sein.

Papulosis maligna atrophicans (Degos-Syndrom)

Ophthalmologische Befunde
- Atrophie der Lidhaut.
- Teleangiektasien und Mikroaneurysmata der Bindehaut.
- Fleckförmige atrophische Bindehautläsionen.
- Atrophische chorioretinale Narben.
- Papillenödem.

Beziehung Systemerkrankung – Augenbefunde
- Endangiitis der Haut mit Entwicklung von Papeln und nachfolgender Entwicklung einer porzellanartigen Atrophie. Der Gastrointestinaltrakt und andere innere Organe können ebenfalls betroffen sein.
- Es kann zu Gefäßverschlüssen mit konsekutiver Infarzierung und Atrophie der betroffenen Gewebe kommen. Schwere Darmläsionen führen häufig zum Tod.
- Chorioretinale Veränderungen und ein Papillenödem entstehen im Rahmen der Beteiligung von Netzhaut- und Aderhaut- bzw. zerebralen Gefäßen. Ein Papillenödem kann auch sekundär infolge eines Hirnödems entstehen.

Rothmund-Syndrom (kongenitale Poikilodermie)

Ophthalmologische Befunde
- Meist einseitige Katarakt, die etwa im 4.–6. Lebensjahr beginnt: Innerhalb weniger Wochen kommt es zur vollständigen Linsentrübung.
- Partieller Verlust von Wimpern und Augenbrauen.

Beziehung Systemerkrankung – Augenbefunde
- Der Terminus kongenitale Poikilodermie wird auch beim Thomson-Syndrom benutzt, das von manchen Autoren als Sonderform des Rothmund-Syndroms ohne Kataraktentwicklung angesehen wird.
- Die Erkrankung beginnt ab dem 6. Lebensmonat mit Erythemen zuerst im Gesicht, dann an den Extremitäten und am Gesäß.

Werner-Syndrom
[vorzeitiges Altern (Progerie) des Erwachsenen]

Ophthalmologische Befunde
Bereits im 2. oder 3. Lebensjahrzehnt kommt es zur Kataraktentwicklung.

Beziehung Systemerkrankung – Augenbefunde
Es handelt sich hier um ein autosomal-rezessiv vererbtes Syndrom mit vorzeitiger und beschleunigter Alterung, das nach der Pubertät beginnt. Neben einer vorzeitigen Hautalterung und einer frühzeitigen Arteriosklerose mit Verkalkung von Aorta und Herzklappen kommt es auch zur Kataraktbildung.

19
Vaskuläre Erkrankungen

19.1
Aortenbogensyndrom
(Aortitissyndrom, Morbus Takayasu)

Ophthalmologische Befunde
- Dilatierte Netzhautvenen (am ausgeprägtesten in der Netzhautperipherie).
- Cotton-wool-spots.
- Nichtperfundierte Areale, zunächst in der Netzhautperipherie, die sich zunehmend nach zentral ausweiten; am Rand der nichtperfundierten Netzhaut findet man arteriovenöse Shunts.
- Neovaskularisationen, die zu Glaskörperblutung und/oder traktiver Netzhautablösung führen können.
- Im Rahmen der retinalen Ischämie und der Ischämie des Vorderabschnittes kommt es zu Rubeosis iridis, Neovaskularisationsglaukom, Hornhautödem, Uveitis anterior und Katarakt.

Beziehung Systemerkrankung – Augenbefunde
- Meist bei jüngeren Frauen auftretende Riesenzellarteriitis, die zum Verschluß der vom Aortenbogen ausgehenden Gefäße führt. In der Folge kommt es zur okulären Ischämie. Neben den Sehstörungen treten auch neurologische Ausfälle und trophische Störungen im Kopfbereich auf.
- Neben zahlreichen spezifischen Ursachen (Arteriosklerose, Bindegewebserkrankungen, Lues) werden pathogenetisch auch autoimmunologische Mechanismen diskutiert, wobei ein durch Streptokokken ausgelöster Triggermechanismus beteiligt sein soll.

19.2
Arteriosklerose

Ophthalmologische Befunde
- Kupferdraht- und Silberdrahtarterien.
- Arteriovenöse Kreuzungszeichen.
- Kaliberschwankungen der Arterien, Gefäßunregelmäßigkeiten.
- Venenastverschlüsse an arteriovenösen Kreuzungsstellen.

Beziehung Systemerkrankung – Augenbefunde
- Bei der Arteriosklerose kommt es zunehmend zur Lumeneinengung der Gefäße und zum fortschreitenden Verlust der glatten Gefäßmuskulatur. Durch die Wandschwäche lassen sich u.a. die Kaliberunregelmäßigkeiten erklären. Das Kupfer- oder Silberdrahtbild wird durch eine zunehmende Kollagenablagerung erklärt.
- An den arteriovenösen Kreuzungsstellen teilen sich Arterie und Vene eine gemeinsame Adventitia, so daß es hier bei Arterienwandveränderungen zum Verschluß der Vene kommen kann.

19.3 Atherosklerose

Ophthalmologische Befunde
- Zentralarterienverschluß.
- Arterienastverschluß.

Beziehung Systemerkrankung – Augenbefunde
- Atheromatöse Emboli ausgehend von Plaques der Karotiden können zu retinalen Arterienverschlüssen führen.
- Ein primärer atherosklerotischer Verschluß retinaler Arterien tritt in der Regel nur innerhalb des N. opticus oder auf Höhe der Papille auf. Die Netzhautarterien selbst sind normalerweise nicht von einer Atherosklerose betroffen, da es sich um eine Erkrankung der großen und mittleren Arterien handelt.

19.4 Insuffizienz der A. carotis

Ophthalmologische Befunde
- Ipsilaterale Amaurosis fugax.
- Kontralaterale homonyme Hemianopsie.
- Zentralarterien- oder Arterienastverschluß. Hierbei sind manchmal Emboli in den retinalen Gefäßen sichtbar.
- Hypoxisch bedingte asymmetrisch ausgeprägte Retinopathie („venöse Stase-Retinopathie") mit dunklen, dilatierten Netzhautvenen, Cotton-wool-spots, Netzhautblutungen, Netzhautödem und der Entwicklung von Rubeosis iridis und Neovaskularisationen im Netzhautbereich.
- Aufgrund der Netzhautischämie und der ipsilateralen Ischämie des Vorderabschnittes kommt es zu Rubeosis iridis, Neovaskularisationsglaukom, Hornhautödem, Uveitis anterior und einer Kataraktentwicklung.
- Bei diesen Patienten findet sich gehäuft ein Normaldruckglaukom.
- Ein weiterer möglicher Befund ist eine embolisch verursachte anteriore ischämische Optikusneuropathie.

Beziehung Systemerkrankung – Augenbefunde
- Eine Embolisation, ausgehend von Thromben oder atherosklerotischen Plaques der ipsilateralen A. carotis, erklärt den Visusverlust und die Arterienverschlüsse. Der verminderte retinale arterielle Perfusionsdruck prädisponiert besonders dann zu retinalen Arterienverschlüssen, wenn schon ein hypoxieinduziertes Neovaskularisationsglaukom vorliegt.
- Die hypoxisch bedingte Retinopathie und die Ischämie des Vorderabschnittes sind die Folgen einer chronischen okulären Hypoperfusion und Hypoxie infolge einer Stenose der A. carotis.
- Die hypertensiv bedingte Retinopathie stellt eine lokale vaskuläre Antwort der Netzhaut im Sinne einer Autoregulation dar. Die Karotisinsuffizienz führt zur Druckreduktion in den ipsilateralen Netzhautvenen, was wiederum zu einer asymmetrisch ausgeprägten hypertensiven Retinopathie führt.
- Auch bei normalem Augeninnendruck führt die reduzierte Perfusion des Sehnerven zu glaukomatösen Papillenbefunden und Gesichtsfeldveränderungen (Normaldruckglaukom).

19.5 Sinus-cavernosus-Fistel

Ophthalmologische Befunde
- Mydriasis (Verschwommensehen).
- Protrusio bulbi.
- Pulsationen.
- Orbitale Schmerzen.
- Orbitageräusche.
- Perlschnurförmige episklerale und konjunktivale Gefäße, Bindehautchemosis.
- Lidödem.
- Ptosis mit dilatierten oberflächlichen Venen.
- Augenmuskellähmungen (Diplopie).
- Augeninnendruckanstieg (erhöhter episkleraler Venendruck).
- Optikusneuropathie.
- Dilatation der Netzhautvenen, Zentralvenenverschluß, Netzhautblutungen.

Beziehung Systemerkrankung – Augenbefunde
- Eine Sinus-cavernosus-Fistel stellt eine direkte Verbindung zwischen A. carotis interna und dem umgebenden Sinus cavernosus dar. Eine solche

Fistel kann sich zwar spontan bei bestimmten Grunderkrankungen entwickeln, ist allerdings in 80 % der Fälle traumatischer Genese.

19.6
Koarktation der Aorta (Aortenisthmusstenose)

Ophthalmologische Befunde
- Tortuositas der Netzhautvenen (am häufigsten).
- Retinale Gefäßveränderungen wie bei Bluthochdruck.

Beziehung Systemerkrankung – Augenbefunde
- Bei der Erwachsenenform (postduktal) kommt es zu einer Stenose der Aorta im Isthmusbereich mit konsekutivem Bluthochdruck im prästenotischen Bezirk (Hypertonie der oberen Körperhälfte bei Hypotonie der unteren Körperhälfte). Hierdurch erklären sich die ophthalmologischen Befunde.

19.7
Bluthochdruck

Ophthalmologische Befunde
- Enge Netzhautarterien mit Kaliberunregelmäßigkeiten.
- Arteriosklerose der Netzhautarterien (s. Arteriosklerose).
- Meist oberflächliche Netzhautblutungen.
- Netzhautödem.
- Cotton-wool-spots.
- Exsudate, evtl. Sternfigur der Makula.
- Bei maligner Hypertonie kommt es zum Papillenödem und zu fokalen intraretinalen periarteriolären Transsudaten.
- Folgen der hypertensiven Chorioideopathie sind seröse Netzhautabhebung, Elschnig-Flecken (fokale Infarkte des Pigmentepithels) und Siegrist-Streifen (lineare Hyperpigmentierungen über Chorioidalarterien).
- Die hypertensive Optikusneuropathie ist ähnlich der ischämischen Optikusneuropathie.

Beziehung Systemerkrankung – Augenbefunde
- Die retinalen Arterien reagieren auf den systemischen Bluthochdruck autoregulatorisch mit einer Vasokonstriktion.

19.8
Hereditäre hämorrhagische Teleangiektasie (Morbus Weber-Osler-Rendu)

Ophthalmologische Befunde
- Dilatation von Bindehautgefäßen (häufig Stern- oder Blütenblattform). Die palpebrale Bindehaut ist häufiger betroffen.
- Netzhautveränderungen: Dilatation retinaler Gefäße und Teleangiektasien, retinale Blutungen, arteriovenöse Shunts, Neovaskularisation, Glaskörperblutungen.
- Blutige Tränen.
- Augenmuskellähmungen.
- Gesichtsfelddefekte.

Beziehung Systemerkrankung – Augenbefunde
- Autosomal-dominant vererbte Entwicklungsstörung von Muskel- und Bindegewebe der Gefäßwände. Die Erkrankung tritt generalisiert auf. Leitsymptom ist das häufige Nasenbluten. Betroffen sind häufig auch der Gastrointestinaltrakt und die Bronchien. Es kann sich eine Eisenmangelanämie entwickeln. Die ophthalmologischen Befunde erklären sich durch die Gefäßveränderungen selbst bzw. durch die Hypoxie infolge des Blutverlustes.

19.9
Lymphödem

Ophthalmologische Befunde
- Bindehautchemosis.
- Falls-Kerthesz-Syndrom:
  - Distichiasis.
  - Ektropium.
  - Ptosis.
  - Strabismus.
  - Hyperpigmentierung der Lider.

Beziehung Systemerkrankung – Augenbefunde
- Eine Bindehautchemosis kann durch eine gestörte Lymphdrainage (primär oder sekundär) verursacht werden.
- Das Falls-Kerthesz-Sydrom wurde beim hereditären kongenitalen Lymphödem Typ II (Meige) beschrieben; das hereditäre kongenitale Lymphödem Typ I (Nonne-Milroy) betrifft in der Hauptsache den unteren Körperabschnitt.

- Das Turner-Syndrom ist mit einem kongenitalen Lymphödem vergesellschaftet, das sich im frühen Erwachsenenalter zurückbildet.

19.10
Syndrom der Vena cava superior

Ophthalmologische Befunde
- Perlschnurform der Gefäße von Bindehaut und Episklera.
- Lidödem.
- Chemosis.
- Protrusio.
- Perlschnurförmige retinale Venen.
- Papillenödem.
- Erhöhter Augeninnendruck im Liegen.

Beziehung Systemerkrankung – Augenbefunde
- Die Obstruktion der Vena cava superior führt zu einem erhöhten Venendruck distal der Obstruktion. Die perlschnurförmigen Venen und die allgemeine Gefäßdekompensation findet sich nicht nur in den okulären und orbitalen Geweben, sondern auch im Kopf- und Nackenbereich und im oberen Thorax.
- Fehlt im Liegen die Gravitationskraft für die venöse Drainage, führt dies zu einem deutlichen Anstieg des Episkleralvenendruckes und einem konsekutiven Anstieg des Augeninnendruckes.

19.11
Präeklampsie und Eklampsie

Ophthalmologische Befunde
- Verengte retinale Arterien.
- Gefäßverschlüsse.
- Cotton-wool-spots.
- Oberflächliche retinale Blutungen.
- Netzhautödem, retinale Exsudate.
- Exsudative Netzhautablösung.
- Papillenödem.
- Retinopathia centralis serosa.
- Disseminierte intravasale Gerinnung.
- Thrombozytopenische Purpura.
- Uveamelanome (gehäuft in der Schwangerschaft).

Beziehung Systemerkrankung – Augenbefunde
- Es wird angenommen, daß die ophthalmologischen Befunde bei Präeklampsie und Eklampsie eine Folge des gleichzeitig bestehenden Bluthochdruckes darstellen.
- Nichtrhegmatogene Netzhautablösungen werden durch Flüssigkeitsleckage unter die Netzhaut verursacht; die Flüssigkeit stammt aus geschädigten chorioidalen Gefäßen.
- Die Blutdruckeinstellung oder Beendigung der Schwangerschaft führen in der Regel zu einer Rückbildung der Veränderungen.
- Die Zahl von Uveamelanomen soll in der Schwangerschaft vermehrt sein. Ein Grund hierfür könnten die erhöhten Spiegel an melanozytenstimulierendem Hormon sein. Präexistente Melanome wachsen während der Schwangerschaft schneller. Es gibt keine Hinweise, daß ein Schwangerschaftsabbruch die Wachstumstendenz reduzieren kann.

20
Störungen des Vitaminhaushalts

20.1
Hypovitaminosen

Vitamin-A-Mangel

Ophthalmologische Befunde
- Nachtblindheit.
- Degeneration der Photorezeptoraußensegmente.
- Bitot-Flecken.
- Xerophthalmie. Es kann sich eine Keratomalazie entwickeln.
- Kleine weißlich-gelbe Flecken am Fundus. Das Bild kann ähnlich dem Fundus albipunctatus sein.

Beziehung Systemerkrankung – Augenbefunde
- Das Vitamin A ist eine der Hauptkomponenten beim photochemischen Sehvorgang. Eine Reduktion des Vitamin-A-Spiegels führt zu einer progredienten Störung der Stäbchenfunktion.
- Die Rolle des Vitamin A bei der Aufrechterhaltung der Epithelfunktion ist bisher nicht ausreichend erforscht. Vitamin-A-Mangel führt zur Atrophie und Keratinisierung der Epithelien.

- Bei einer Hypovitaminose besteht eine erhöhte Mortalität.

Thiamin (Vitamin-B_1)-Mangel; (Beri Beri)

Ophthalmologische Befunde
- Zentralskotom.
- Nystagmus.
- Hornhautepithelveränderungen.
- Optikusatrophie.
- Selten kommt es zu Augenmuskellähmungen (III. und VI. Hirnnerv).

Beziehung Systemerkrankung – Augenbefunde
- Das Thiamin spielt eine wichtige Rolle im Stoffwechsel des ZNS. Ein Mangel an Vitamin B_1 führt zu vielgestaltigen ZNS-Veränderungen, einschließlich einer Wernicke-Enzephalopathie und dem Korsakoff-Syndrom. Vitamin B_1 soll eine Rolle bei der Tabak-Alkohol-Amblyopie spielen.
- Die ophthalmologischen Befunde stellen Manifestationen einer generalisierten neurologischen Erkrankung dar.

Riboflavin (Vitamin-B_2)-Mangel

Ophthalmologische Befunde
- Blepharitis.
- Katarakt.
- Konjunktivitis mit Vaskularisation zunächst des perilimbalen Gebietes, wobei die Gefäße in das Stroma einwachsen können.
- Retrobulbärneuritis.
- Optikusatrophie.

Beziehungen Systemerkrankungen – Augenbefunde
- Riboflavin ist Bestandteil der Koenzyme FMN und FAD. Die Funktion wasserstoffübertragender Enzyme (z. B. Glutathion) ist beeinträchtigt.

Pellagra (Nikotinsäureamidmangel)

Ophthalmologische Befunde
- Blepharitis.
- Hyperämie der Bindehaut.
- Oberflächliche Keratopathie.
- Hornhautstromatrübungen, seltener Keratomalazie.
- Augenmuskellähmungen.
- Optikusneuropathie.

Beziehung Systemerkrankung – Augenbefunde
- Die Blepharitis entsteht im Rahmen einer generalisierten Dermatitis, die bei dieser Erkrankung vorkommt. Lichtexponierte Areale sind am stärksten betroffen.
- Die bei Pellagra auftretende Polyneuropathie kann auch zu Hirnnervenlähmungen führen.

Vitamin-B_{12}-Mangel

Ophthalmologische Befunde
- Retrobulbärneuritis, Optikusatrophie.
- Anämiebedingte Netzhautveränderungen wie Blutungen, Cotton-wool-spots und Dilatation der retinalen Venen.

Beziehung Systemerkrankung – Augenbefunde
- Ein Vitamin-B_{12}-Mangel führt zu einer megaloblastischen Anämie, die bei entsprechendem Ausprägungsgrad die Netzhautveränderungen zur Folge hat (s. auch Anämie).
- Die Retrobulbärneuritis ist im Rahmen der bei Vitamin-B_{12}-Mangel bestehenden neurologischen Veränderungen (Polyneuropathie, funikuläre Spinalerkrankung) zu sehen.

Vitamin-C-Mangel (Skorbut)

Ophthalmologische Befunde
- Subkonjunktivale Blutungen.
- Hyphämata.
- Retinale Blutungen.
- Orbitale Blutungen mit Exopthalmus, besonders bei Kindern.

Beziehung Systemerkrankung – Augenbefunde
- Vitamin C spielt eine wichtige Rolle bei der Kollagensynthese. Ein Vitaminmangel führt zu erhöhter Kapillarfragilität mit Blutungsneigung in allen Körpergeweben.

20.2
Hypervitaminosen

Hypervitaminose A

Ophthalmologische Befunde
- Papillenödem.
- Diplopie.

Beziehung Systemerkrankung – Augenbefunde
- Papillenödem und Diplopie sind eine Folge des bei Hypervitaminose A vorkommenden erhöhten Hirndrucks.

Hypervitaminose D

Ophthalmologische Befunde
- Konjunktivale Kalziumablagerungen.
- Bandförmige Keratopathie.

Beziehung Systemerkrankung – Augenbefunde
- Hohe Vitamin-D-Dosen führen zu einer Hyperkalzämie mit Kalziumablagerungen in zahlreichen Körpergeweben. Hiervon ist auch das Auge betroffen.

Nikotinsäureamidüberdosis

Ophthalmologische Befunde
Zystoide Makulopathie.

Beziehung Systemerkrankung – Augenbefunde
- Die Gabe von hohen Dosen an Nikotinsäureamid führt zu einer zystoiden Makulopathie ohne nachweisbare Flüssigkeitsleckage im Fluoreszeinangiogramm. Die Makulopathie bildet sich zurück, wenn die Nikotinsäureamidgabe beendet wird.

WEITERFÜHRENDE LITERATUR

Axenfeld T, Pau H (1992) Lehrbuch der Augenheilkunde. Fischer, Stuttgart
Braun-Falco O, Plewig G, Wolf HH (1995) Dermatologie und Venerologie. Springer, Berlin Heidelberg New York Tokyo
Duane T (1987) Clinical ophthalmology. Lippincott, Philadelphia
Gass DJ (1987) Stereoscopic atlas of macular diseases. Mosby, St. Louis
Gold D, Weingeist T (eds) (1990) The eye in systemic disease. Lippincott, Philadelphia
Hammerstein W, Lisch W (Hrsg) (1985) Ophthalmologische Genetik. Enke, Stuttgart
Kupersmith MJ (1993) Neurovascular neuroophthalmology. Springer, Berlin Heidelberg New York Toyko
Lund O-E, Waubke TN (Hrsg) (1985) Die Augenerkrankungen im Kindesalter. Enke, Stuttgart
Murken J, Cleve H (Hrsg) (1984) Humangenetik. Enke, Stuttgart
Pfeiffer J, Schröder JM (Hrsg) (1995) Neuropathologie. Springer, Berlin Heidelberg New York Toyko
Reinhardt D (Hrsg) (1994) Therapie der Krankheiten des Kindesalters. Springer, Berlin Heidelberg New York Tokyo
Rootman J (1988) Diseases of the orbit. Lippincott, Philadelphia
Roy FH (1989) Ocular syndromes and systemic diseases. Saunders, Philadelphia
Shields MB, Krieglstein GK (1993) Glaukom. Springer, Berlin Heidelberg New York Tokyo
Tso M (1987) Retinal diseases: Biomedical foundations and clinical management. Lippincott, Philadelphia
Yanoff M, Fine B (1989) Ocular pathology: A text and atlas. Lippincott, Philadelphia
Yanoff M, Duker JS (1998) Ophthalmology. Mosby, London Philadelphia St. Louis Sidney Tokyo

Pädiatrische Ophthalmologie (ohne Strabologie)   17

1	Untersuchung von Kindern 527	13.1	Genetische Erkrankungen 541
1.1	Beurteilung von Visus und Fixation 528	13.1.1	Ectopia lentis 541
1.2	Spezielle Techniken 528	13.1.2	Phakomatosen 541
		13.1.3	Goldenhar-Syndrom 542
2	Angeborene Fehlbildungen 529	13.2	Stoffwechselkrankheiten 542
2.1	Fehlbildungen der Lider 529	13.3	Neurologische Erkrankungen 543
2.2	Fehlbildungen des Bulbus 529	13.4	Kopfschmerzen 543
2.3	Umschriebene Fehlbildungen des Bulbus 529	13.5	Augenbefunde bei Kindesmißhandlung (Shaken-baby-Syndrome) 544
3	Infektionen 530		
3.1	Kongenital 530	14	Kopffehlhaltungen 544
3.2	Erworben 531	14.1	Verbesserung der Sehschärfe 544
3.3	Andere Infektionen 532	14.2	Erhaltung des Binokularsehens 545
4	Kongenitaler Nystagmus 532	15	Untersuchung eines Kindes mit Verdacht auf Blindheit 545
4.1	Okulärer Nystagmus 533		
4.2	Nystagmus ohne okuläre Ursache 534	15.1	Nystagmus vorhanden 546
		15.2	Nystagmus nicht vorhanden 546
5	Erkrankungen der Orbita und der Tränenwege 534	16	Differentialdiagnose der Leukokorie 546
5.1	Verschluß der ableitenden Tränenwege 534	16.1	Retinoblastom 546
5.2	Kongenitale Dakryozele 534	16.2	Medientrübung (Sklerokornea, Katarakt, PHPV) 547
5.3	Entzündungen der Orbita 534		
6	Ptosis 535	16.3	Kolobom 547
6.1	Sekundäre Ptosis 535	16.4	Retinale Dysplasie 547
6.2	Kongenitale Ptosis 535	16.5	Markhaltige Nervenfasern (Fibrae medullares, Papilla leporina) 547
6.3	Indikationen für eine Behandlung 535		
6.4	Behandlung 536	16.6	Astrozytisches Hamartom 547
		16.7	Leukokorie als Folge einer Ablatio retinae 547
7	Erkrankungen der Linse und des Glaskörpers 536		
7.1	Kongenitale Katarakt 536		
7.2	Persistierender hyperplastischer primärer Vitreus (PHPV) 537		
8	Kongenitales Glaukom 537		
9	Maligne Tumoren 538		
9.1	Retinoblastom 538		
9.2	Orbitales Rhabdomyosarkom 538		
10	Refraktionsfehler 538		
10.1	Zykloplegika 538		
10.2	Physiologische Refraktionsänderung 539		
10.3	Indikationen für eine Brillenverordnung im Kindesalter 539		
11	Netzhauterkrankungen 539		
11.1	Frühgeborenenretinopathie (Retinopathia prämaturorum; ROP) 539		
11.2	Kongenitale Leber-Amaurose 540		
11.3	Uveakolobom 540		
11.4	Retinoblastom 540		
11.5	Markhaltige Nervenfasern (Papilla leporina, Fibrae medullares) 540		
12	Uveitis 540		
12.1	Juvenile rheumatoide Arthritis (M. Still) 541		
12.2	Sarkoidose 541		
13	Ophthalmologische Manifestation pädiatrischer Erkrankungen 541		

In diesem Kapitel werden Augenerkrankungen zusammengefaßt, die typischerweise im Kindesalter auftreten. Für die ausführliche Besprechung wird auf die entsprechenden Kapitel verwiesen.

1
Untersuchung von Kindern

■ Entscheidend ist ein ruhiges und vertrauenerweckendes Verhalten. Neugeborene und Kleinkinder sind besonders dann, wenn sie hungrig und/oder müde sind, nicht sonderlich kooperativ. Relativ gute Untersuchungsbedingungen bestehen oft beim Trinken (Flasche) bzw. kurz vor dem Einschlafen.

■ Kleinkinder sollten nicht direkt angesprochen werden. Es ist besser, sich in ihrer Gegenwart mit den Eltern zu unterhalten; die Untersuchungen sollten ohne größere Ankündigungen begonnen werden.

- Man kann die natürliche Skepsis des Kindes abschwächen und sein Vertrauen gewinnen, indem man ihm spielerisch die Umgebung zeigt. Dem Augenarzt stehen hierfür beispielsweise der bewegliche Untersuchungsstuhl (Auf- und Abfahren), Lampen und Spielzeuge zur Verfügung.

1.1
Beurteilung von Visus und Fixation

- Visus: Das Prüfverfahren ist abhängig vom Alter des Kindes. Wie bei Erwachsenen, ist man auch beim Kind auf Mitarbeit angewiesen. Daher sind die Ergebnisse nur von begrenztem Wert. Durch Üben zuhause (Kopie eines E-Haken) und häufige Visuskontrollen sind brauchbare Ergebnisse zu erzielen.

- Fixation bei Kindern, die noch nicht sprechen: Beurteilung als zentral oder exzentrisch, stetig oder alternierend. Bei schielenden Kindern wird geprüft, ob die Fixation nach Aufdecken des Führungsauges gehalten wird. Normalbefund: zentral, stetig, gehalten. Bei Kindern ohne Strabismus kann die Fixation unter einem vertikalen Prisma beurteilt werden. Die Prüfung erfolgt monokular und binokular.

Neugeborene

- Wache Neugeborene fixieren Gesichter und große bunte Objekte. Sie verfolgen solche Objekte ruckartig und nicht mit langsamen Folgebewegungen, die sich erst in den ersten Lebensmonaten entwickeln.

Kleinkinder

- Zur Beurteilung von Stellung, Motilität und Fixation werden kleine, konturierte und farbige Spielsachen verwendet. Im allgemeinen gilt die Regel „ein Spielzeug, ein Blick".

Ältere, sprechende Kinder

- Diese Kinder können oft bereits im Alter von 2 Jahren mit Kinderbildtafeln (Ente, Haus, Stern, Stuhl usw.) untersucht werden. Ein Assistent sollte das angesprochene Bild auf der Projektionstafel zeigen (Fixationshilfe). Kinderbilder werden zunehmend weniger benutzt, da sie als wenig zuverlässig gelten. Besser ist die Untersuchung mit E-Haken, die auch ab dem 2.–3. Lebensjahr durchgeführt werden kann.

1.2
Spezielle Techniken

- Manchmal (z. B. bei Verdacht auf hochgradige Sehbehinderung) ist die Beurteilung des Fixationsverhaltens unzureichend. Dann sind neben der einfach durchführbaren Pupillenreaktion (direkt/indirekt) weitere Untersuchungen notwendig.

Gittersehschärfe (Preferential looking)

- Es handelt sich hier um eine Technik zur Visusprüfung bei Kleinkindern und Säuglingen, z.B. mit den Teller-acuity-cards. Vor einem neutralen Hintergrund werden 2 unterschiedliche Streifenmuster präsentiert. Ausgewertet wird die Häufigkeit der Blickwendung zu dem immer kleiner werdenden Streifenmuster. Das kleinste Muster mit entsprechend häufigen Blickwendungen gibt die beste Sehschärfe an. Die Gittersehschärfe entspricht nicht der angulären Sehschärfe.

Visuell evozierte Potentiale

- Minimal invasive Technik: Ein großer Vorteil dieser Technik ist es, daß die Ergebnisse durch eine evtl. erforderliche Sedation nicht wesentlich verändert werden. Die Aussagekraft ist allerdings begrenzt und hat lediglich qualitativen Charakter.

Elektroretinographie

- Besteht keine Sachkenntnis bei der Verwendung von kutanen Goldfolienelektroden, muß das Elektroretinogramm über Kontaktlinsen abgeleitet werden. Dies wiederum ist bei Kindern sehr problematisch. Die Untersuchungstechnik ist v.a. bei der Verdachtsdiagnose einer kongenitalen Leber-Amaurose sehr hilfreich (Form der Retinopathia pigmentosa, Stäbchen und Zapfen fehlen bzw. sind stark vermindert, ERG erloschen oder abnormal). Die Untersuchungstechnik ist auch bei allen „blinden" Kindern mit normalem Fundusbild nützlich.

WEITERFÜHRENDE LITERATUR

Küchle HJ, Busse H (1985) Augenerkrankungen im Kindesalter. Thieme, Stuttgart

Stehr K, Mayer U, Harms D (1987) Erkrankungen der Augen im Kindesalter. Perimed, Erlangen

Wright KW, Edelman PM, Walonker F et al. (1986) Reliability of fixation preference testing in diagnosing amblyopia. Arch Ophthalmol 104:549

2 Angeborene Fehlbildungen

■ Die im folgenden beschriebenen Fehlbildungen sind in ihrer Aufzählung unvollständig. Häufig finden sich weitere Fehlbildungen, die gemeinsam mit einem Pädiater klassifiziert werden sollten.

2.1 Fehlbildungen der Lider

Kryptophthalmus

■ Hierbei handelt es sich um eine kutane Membran anstelle des Ober- und Unterlides, die mit der darunterliegenden Hornhaut eines Mikrophthalmus verwachsen sein kann. Vor dem Versuch einer chirurgischen Rekonstruktion (geringe Erfolgsaussichten) sollte mittels Computertomographie/Kernspintomographie beurteilt werden, ob ein anatomisch intakter Bulbus vorliegt. Ist dies der Fall, kann u. U. mit einem Blitz-VEP das Vorhandensein einer visuellen Funktion abgeschätzt werden.

Lidkolobom

■ Wie beim typischen Uveakolobom (Aderhaut, Iris) handelt es sich auch hier um einen Fusionsdefekt, der den Lidrand miteinbezieht; das Ausmaß reicht von einer Grube bis zum völligen Fehlen des Lides. Besonderes Augenmerk gilt der Hornhaut (Gefahr der Expositionskeratitis; regelmäßige augenärztliche Kontrollen); erstaunlicherweise erweist sich die kindliche und jugendliche Hornhaut als besonders widerstandsfähig.

Kongenitales Entropium

■ Das Entropium muß praktisch nie operativ behandelt werden. Die Wimpern sind weich und Hornhautschäden bleiben die Ausnahme. In extremen Fällen hilft ein Zügelpflaster, da sich das Entropium in der Regel spontan zurückbildet.

2.2 Fehlbildungen des Bulbus

Anophthalmus (vollständiges Fehlen des Bulbus)

■ Der echte Anophthalmus ist eine Diagnose, die nur nach Anfertigung eines Computertomogramms oder (besser) MRT gestellt werden kann. Bei stark ausgeprägtem Mikrophthalmus spricht man bereits klinisch vom Anophthalmus.

Mikrophthalmus

■ Hierbei handelt es sich um eine ein- oder beidseitige Fehlbildung mit verkleinertem Bulbus, die von einer Mikrokornea mit normaler Bulbusgröße unterschieden werden muß. Häufig mit Spaltbildungen vergesellschaftet. Es ist sowohl eine autosomal-dominante als auch -rezessive Vererbung möglich.

■ Anisometropie (einseitig) und/oder hohe Ametropie (beidseitige Fälle) müssen ausgeschlossen und, falls vorhanden, korrigiert werden. Die betroffenen Augen sollten außerdem auf einen primären hyperplastischen persistierenden Vitreus (PHPV) untersucht werden.

2.3 Umschriebene Fehlbildungen des Bulbus

Mesodermale Dysgenesien

■ Abnorme Entwicklung des Vorderabschnitts in verschiedenen Varianten, wobei die einzelnen Krankheitsbilder ähnliche Befunde aufweisen. Bei der Axenfeld-Rieger-Anomalie (Embryotoxon posterior) handelt es sich um eine anteriore Verlagerung der Schwalbe-Linie in die klare Hornhaut (wird dadurch sichtbar). Periphere Irisfasern überspannen den Kammerwinkel. In 50% entwickelt sich ein frühkindliches Glaukom.

■ Beim Rieger-Syndrom handelt es sich um die oben beschriebenen Anomalien in Verbindung mit zusätzlicher Pupillenfehlbildung (Korektopie, Dystonie), Irisstromahypoplasie, Maxillahypoplasie und Zahnanomalien. Vererbung: häufig autosomal-dominant.

■ Die Peter-Anomalie ist eine sporadische Mißbildung mit Leukom der Hornhaut (Trübung mit Defekt des Endothels und der Descemet-Membran) mit zu den Rändern des Leukoms ziehenden Irissträngen, vorderem Polstar und Korektopie. Weitere Fehlbildungen (ZNS, Herz-Kreislaufsystem) kommen vor.

Optikusaplasie

■ Der Sklerakanal für den Durchtritt des N. opticus ist nicht entwickelt; der Sehnerv und die retinalen

Blutgefäße, die normalerweise durch diese Öffnung in den Bulbus eintreten, fehlen ebenfalls. Die Erkrankung wird von schweren Hirnfehlbildungen begleitet.

Optikushypoplasie, Mikropapille

■ Ist der N. opticus kleiner als normal, kann dies am „Doppelring-Zeichen" diagnostiziert werden. Der äußere Ring entspricht dem Rand des Sklerakanals, während der innere Ring den Rand des kleinen N. opticus markiert.

■ Die Mikropapille kann mit anderen okulären Fehlbildungen wie Albinismus, Mikrophthalmus und Aderhautkolobom einhergehen. Die retinalen Gefäße sind vermehrt geschlängelt.

■ Eine Hypoplasie des Sehnerven kann außerdem mit zahlreichen Anomalien des ZNS (basale Enzephalozele, Holoprosenzephalie, Neuralrohrdefekte, Mikrozephalie und fehlendes Septum pellucidum mit Hypopituitarismus (de Morsier-Syndrom) vergesellschaftet sein; ein Hypopituitarismus kann auch ohne die strukturellen Defekte auftreten; daher sollten alle betroffenen Kinder zumindest endokrinologisch untersucht werden. Bei einseitigen Fällen kann es zur Amblyopie kommen.

Uveakolobom

■ Beim inkompletten Verschluß der Augenbecherspalte entsteht ein typisches Kolobom der Uvea. Der Verschluß der inferonasal gelegenen Augenbecherspalte beginnt etwa 5 Wochen post conceptionem in der mittleren Peripherie und verläuft gleichzeitig in anteriorer und posteriorer Richtung.

■ Das Kolobom kann Iris und/oder Aderhaut betreffen. Ist die Iris betroffen, führt das Kolobom zu einer Einkerbung der Iris (nasal unten gelegen) oder zu einer „Schlüssellochpupille". Irisdefekte, die nicht in diesem Quadranten liegen, sind keine typischen Kolobome, so daß andere Ursachen in Betracht gezogen werden müssen (z.B. Trauma, andere Mißbildungen).

■ Aderhautkolobome variieren in ihrer Größe zwischen einer kleinen, ca. 1 PD Durchmesser großen, weißlichen Veränderung direkt unterhalb der Papille (Fuchs-Kolobom) bis zur völlig fehlenden Aderhaut in einem Quadranten.

■ Da die normale Netzhautentwicklung von einem intakten retinalen Pigmentepithel abhängt, ist die Netzhaut über dem Aderhautkolobom, obwohl sie vorhanden ist, nicht funktionsfähig (absoluter Gesichtsfelddefekt). Im Bereich der Ränder des Defektes besteht eine hohe Tendenz zu Netzhautrissen (Gefahr der Netzhautablösung). Ist die Makula vom Kolobom ausgespart, so entwickelt sich die zentrale Sehschärfe normal.

■ Ein isoliertes, typisches okuläres Kolobom kann Teil einer autosomal-dominant vererbten Erkrankung sein bzw. im Rahmen einer Trisomie 13 beim Pätau-Syndrom vorkommen. Außerdem kann ein solches Kolobom mit dem Mikrophthalmus-Syndrom nach Lenz, der fokalen dermalen Hypoplasie nach Goltz, dem Meckel-Syndrom, dem Warburg-Syndrom, dem Aicardi-Syndrom, dem CHARGE-Syndrom (Kolobom, Herzdefekte, Choanalatresie, Retardierung, Genitalanomalien, Ohranomalien), dem Rubinstein-Taybi-Syndrom und dem Goldenhar-Syndrom vergesellschaftet sein. Es besteht auch hier eine erhöhte Inzidenz für rhegmatogene Netzhautablösungen, die im Randbereich eines Aderhautkoloboms beginnen.

WEITERFÜHRENDE LITERATUR

Lorenz B (1994) Hereditäre Optikusatrophien. Ophthalmologe 91:831
Nelson M, Lessell S, Sadun AA (1986) Optic nerve hypoplasia and maternal diabetes mellitus. Arch Neurol 43:20
Pagon RA (1981) Ocular coloboma. Surv Ophthalmol 25:223
Petersen RA, Walton DS (1977) Optic nerve hypoplasia with good visual acuity and visual field defects. Arch Ophthalmol 95:254
Schrader W, Witschel H (1994) Behandlungsmöglichkeiten bei kongenitaler und frühkindlicher Katarakt. Ophthalmologe 91:553
Skarf B, Hoyt CS (1984) Optic nerve hypoplasia in children. Arch Ophthalmol 102:62
Waring GO, Rodriques MM, Laibson PR (1975) Anterior chamber cleavage syndrome. A stepladder classification. Surv Ophthalmol 20:3

3
Infektionen

3.1
Kongenital

Toxoplasmose

■ Erreger: Toxoplasma gondii; die Infektion wird meist im 1. Trimenon von der frisch infizierten (meist asymptomatischen) Mutter auf den Fetus übertragen. Der Erreger wird durch infizierte Nahrungsmittel oder im Umgang mit Haustieren (infizierte Fäzes) erworben.

- Klinische Manifestation einer kongenitalen Toxoplasmose: Ausschlag, Hepatosplenomegalie, Thrombozytopenie, Anämie, Ikterus, zerebrale Verkalkungen; in schweren Fällen kommt es zu Mikrozephalie und geistiger Retardierung.

- Die klassische ophthalmologische Manifestation sind retinochorioidale Narben in der Makula; Katarakt und Mikrophthalmus wurden ebenfalls beschrieben. Zur schnellen Diagnose sind ophthalmologische Konsiliaruntersuchungen bei Kindern mit Verdacht auf kongenitale Toxoplasmose dringend erforderlich.

Röteln (Gregg-Syndrom)

- Eine mütterliche Infektion mit Röteln, besonders im 1. Trimenon, ruft das typische Syndrom mit niedrigem Geburtsgewicht, kongenitalen Herzfehlern, Taubheit, psychomotorischer Retardierung und verminderter Körpergröße hervor.

- Zu den ophthalmologischen Befunden gehören Katarakt, Glaukom, Mikrophthalmus und der klassische „Pfeffer- und Salz-Fundus" (sich abwechselnde Bereiche mit Hypo- und Hyperpigmentation des retinalen Pigmentepithels). Diese Form der irregulären Pigmentierung kann auch bei anderen kongenitalen Infektionen vorkommen.

- Bei einer Kataraktoperation im 1. Lebensjahr ist darauf zu achten, daß bei Eröffnung der Linsenkapsel Viren freigesetzt werden können. Es kann eine schwere Uveitis resultieren.

Zytomegalie (Wyatt-Syndrom)

- Ähnlich der Toxoplasmose führt eine Zytomegalievirusinfektion zu Hepatosplenomegalie, Anämie, Thrombozytopenie, intrakraniellen Verkalkungen, Krampfanfällen und niedrigem Geburtsgewicht. Manchmal gelingt es, das Virus aus dem Urin zu kultivieren.

- Befunde: nekrotisierende Chorioretinitis mit weißen Flecken, die sich entlang der Gefäßbögen ausbreiten. Zirkulär der gräulichen Netzhautareale kann es zu Blutungen kommen („Steppenbrand"-Konfiguration). Häufig bei HIV-Infizierten.

Herpes simplex

- Kommt als Retinitis bei Neugeborenen vor. Das ophthalmologische Bild ähnelt zwar sehr der Zytomegalievirusinfektion; die Veränderungen schreiten jedoch wesentlich schneller fort. Die Infektion führt unbehandelt innerhalb weniger Tage zur Erblindung.

Lues congenita

- Trotz aller Präventivmaßnahmen ist die kongenitale Lues nicht völlig ausgerottet. Das klinische Bild dieser Infektion umfaßt: Sattelnase, Fieber, Anämie/Thrombozytopenie, Hepatosplenomegalie, Zahnveränderungen und Taubheit. Die meisten okulären Zeichen treten zu einem späteren Zeitpunkt auf: tiefe, interstitielle Keratitis (typisch), die zu einer vollständigen Hornhautvaskularisation führen kann; „Pfeffer- und Salz-Fundus", tabische Optikusatrophie.

- Betroffene Kinder werden meist erst nach dem 5. Lebensjahr symptomatisch (massive Photophobie).

HIV

- Wie beim Erwachsenen existieren bei Kindern keine spezifischen Augenveränderungen bei dieser Erkrankung; man findet entweder unspezifische Läsionen (z. B. Cotton-wool-spots) oder Augenbefunde, die charakteristisch für eine gerade ablaufende Infektion (z. B. Zytomegalievirus, s. Kap. 11) sind.

3.2 Erworben

Ophthalmia neonatorum

Gonorrhoe (Gonoblenorrhoe)

- Häufigster Erreger der Ophthalmia neonatorum war früher Neisseria gonorrhoeae; die Infektion erfolgte im Geburtskanal. Die perinatale Gonokokkenkonjunktivitis ist meist eine „hyperakute" Infektion mit massiver purulenter Sekretion und einer Einschmelzung der Hornhaut (Notfall).

- Behandlung: topische und systemische Antibiotika.

Chlamydien

- Heutzutage häufigste Ursache der Konjunktivitis bei Neugeborenen. Sie wird durch die Credé-Prophylaxe nicht verhindert und während des Durchtrittes durch den Geburtskanal erworben; die Infektion kann zu einer Pneumonie führen. Die Diagnose wird mittels kommerziell erhältlicher Testsets gestellt (IgM-Antikörper; leicht zu interpretieren).

- Behandlung: systemische Erythromycingabe (mit/ohne topische Erythromycingabe), die den Vorteil hat, daß eine eventuell vorliegende Lungeninfektion mitbehandelt wird. Beachte: Bei 50% der von einer Pneumonie betroffenen Kinder besteht eine Einschlußköperchenkonjunktivitis.

Chemisch

- Auf die Credé-Prophylaxe (Silbernitrat) können manche Kinder sehr empfindlich reagieren. Zeichen: Hyperämie; Chemosis; in der Regel spontane Rückbildung.

Bakteriell

- Nichtgonokokken- oder nichtchlamydienbedingte, infektiöse Konjunktividen, die in der Regel im Geburtskanal erworben wurden. Typisch ist meist eine purulente Absonderung. Behandlung: wie jede andere bakterielle Konjunktivitis (Abstrich, Kultur, entsprechendes Antibiotikum).

3.3
Andere Infektionen

Lidabszeß

- Erworbene, präseptale kutane Infektion, z.B. durch einen Insektenstich. Zeichen: diffuses orbitales Erythem mit Schwellung und Motilitätseinschränkung der Lider (meist Oberlid); Fieber möglich, jedoch nicht zwingend.

- Die Erkrankung spricht gut auf systemische Antibiotika (gegen Staphylokokken) an. Bei Abszedierung sollte eine lidrandparallele Spaltung durchgeführt werden.

Orbitaphlegmone

- Geht oft von einer angrenzenden Sinusitis ethmoidalis aus (seltene Ursache: Zahnkeiminfektion). Altersgruppe: meist Kinder im Alter von 2–10 Jahren. Zeichen: Fieber, Symptome einer vorangegangenen Sinusitis (Schnupfen, verstopfte Nase und lokale Klopfempfindlichkeit), Lidschwellung, Exophthalmus, konjunktivale Injektion/Chemosis und eingeschränkte Motilität. Beachte: Die Ausbreitung einer Infektion durch das Septum orbitale führt fast immer zur Motilitätseinschränkung (diagnostisches Kriterium).

- Behandlung bei Erstvorstellung (normale Sehschärfe): stationäre Aufnahme; häufige, regelmäßige Überprüfung der Sehschärfe; zweigleisige, intravenöse Therapie (z.B. Nafzillin und Chloramphenicol), Computertomographie der Orbita (Abszeßsuche) und HNO-ärztliche Vorstellung.

- Behandlung bei initial reduzierter Sehschärfe (Abszeß!): sofortige chirurgische Drainage und systemische Antibiose.

- Eine chirurgische Behandlung ist erforderlich, wenn die zugrundeliegende Sinusitis nicht auf eine Therapie anspricht.

- Differentialdiagnostisch muß an das Rhabdomyosarkom gedacht werden. Beachte: Wie bei Erwachsenen kann auch bei Kindern jede orbitale Entzündung das Zeichen einer malignen Erkrankung sein.

WEITERFÜHRENDE LITERATUR

Charles H (1987) Retinal vasculitis. In: Duane TD, Jaeger EA (eds) Clinical ophthalmology. Harper & Row, Philadelphia

Martyn LF (1983) Pediatric neuro-ophthalmology. In: Harley RD (ed) Pediatric ophthalmology. Saunders, Philadelphia

Naumann GOH (1980) Pathologie des Auges. Springer, Berlin Heidelberg New York

Rubin SE, Rubin LG, Zito J et al. (1989) Medical management of orbital subperiosteal abscess in children. J Pediatr Ophthalmol Strabismus 26:21

4
Kongenitaler Nystagmus

- Siehe auch Kap. 4, Abschn. 3.2.

- Unter Nystagmus versteht man meist eine rhythmische Oszillation der Augen. Ein Nystagmus kann horizontal, vertikal oder rotatorisch sein. Mit Ausnahme des Spasmus nutans ist der erworbene Nystagmus in der Regel kennzeichnend für eine neurologische Erkrankung. Einen echten „kongenitalen" Nystagmus gibt es vermutlich nicht; der „kongenitale" Nystagmus beginnt innerhalb der ersten 6 Lebensmonate. Die Sehschärfe in der Nähe ist oft besser als in der Ferne, da der Nystagmus durch Konvergenz blockiert wird. Bei einem „kongenitalen" Nystagmus existiert häufig eine sog. Neutralzone; man versteht darunter die Blickposition, bei der die Amplitude des Nystagmus am geringsten ist. Befindet sich die Neutralzone beim Blick zur Seite, so wird eine kompensatorische Kopfhaltung eingenommen (Kopfzwangshaltung).

4.1
Okulärer Nystagmus

■ Okuläre Erkrankungen, die während des ersten (oder während der ersten beiden) Lebensjahre zu einer schlechten zentralen oder peripheren Sehschärfe in beiden Augen führen, können einen Nystagmus induzieren. Zu diesen Erkrankungen gehören kongenitale Hornhauttrübung (z.B. Peter-Anomalie, Sklerokornea etc.), kongenitale Katarakte, Hypoplasien des Sehnerven und Netzhautveränderungen. Weiterhin können Aniridie und Albinismus einen okulären Nystagmus verursachen.

Aniridie

■ Hierbei handelt es sich nicht um ein völliges Fehlen der Iris, da immer Residuen der Iris im Wurzelbereich vorhanden sind; die Aniridie kann sporadisch (ein geringer Teil stellt Neumutationen dar) oder vererbt als autosomal-dominante Erkrankung auftreten. Bei sporadischem Auftreten der Aniridie entwickeln sich bei diesen Kindern gehäuft Wilms-Tumoren und seltener auch Hodentumoren; daher müssen diese Kinder regelmäßig vom Pädiater untersucht werden.

■ Zu den okulären Befunden bei der Aniridie gehören periphere Hornhautvaskularisationen, Katarakt, Glaukom, Makulahypoplasie und Nystagmus. Die Sehschärfe beträgt meist um 0,1. Besonders wichtig ist die regelmäßige Kontrolle des Augeninnendrucks; einige Autoren halten die Glaukomentwicklung für zwingend, da die stark hypoplastische Iris das trabekuläre Maschenwerk verlegt. Wie bei jeder hereditären Erkrankung sollten sich Patienten mit Aniridie bei Kinderwunsch einer genetischen Beratung unterziehen.

Albinismus

■ Zu allen Formen des Albinismus gehören Nystagmus, Makulahypoplasie und die typische Durchleuchtbarkeit der Iris (in der mittleren Peripherie sichtbar, die Pupille wird mit einem schmalen Spalt regredient beleuchtet). Typischer VEP-Befund: Maximalantwort kontralateral aufgrund vermehrt kreuzender Fasern.

■ Der Albinismus ist die wichtigste Differentialdiagnose des kongenitalen Nystagmus.

Okulokutaner Albinismus
■ In der Regel autosomal-rezessiv vererbt; Haut und Auge sind betroffen. Man kennt 2 Formen, die sich durch die Aktivität eines Enzyms im Melaninsynthesestoffwechsel unterscheiden (Tyrosinase). Früher erfolgte die Differenzierung durch die Tyrosinasebestimmung in den Haarwurzeln, heute wird die Klassifikation genetisch vorgenommen.

Tyrosinase-positive Form
■ Im allgemeinen mildere Form, bei der sich die Haut- und Haarpigmentierung der betroffenen Kinder nur leicht oder überhaupt nicht von der der Eltern und Geschwister unterscheidet. Die Iriden können blau oder sogar braun sein. Iris, Haut und Haare können nachdunkeln. Die Sehschärfe der betroffenen Kinder liegt häufig im Bereich von 0,2 – 0,4.

Tyrosinase-negative Form
■ Schwere Verlaufsform; Haut und Iris betroffener Kinder sind nur wenig oder überhaupt nicht pigmentiert. Das Haar erscheint strohfarben, die Iris leuchtet bei regredienter Beleuchtung rot auf. Visusreduktion und Nystagmus sind stärker ausgeprägt (Sehschärfe meist nicht besser als 0,1).

■ Haben Patienten mit okulokutanem Albinismus anamnestisch eine erhöhte Blutungsneigung (Hämatome bei Bagatelltraumata, gehäuft Nasenbluten), sollte nach dem Hermansky-Pudlak-Syndrom (potentiell letale Thrombozytenerkrankung) gefahndet werden. Die Erkrankung ist endemisch in Puerto Rico und in der Schweiz.

X-chromosomal vererbter okulärer Albinismus
■ Es bestehen keine klinisch manifesten Hautbefunde; untersucht man allerdings die Haarwurzeln mikroskopisch, findet man Makromelanosomen. Visusreduktion und Nystagmus sind meist weniger stark ausgeprägt als beim tyrosinase-positiven, okulokutanen Albinismus.

■ Typisch für die X-chromosomal-rezessiv vererbte Erkrankung ist, daß heterozygote Frauen (Konduktorinnen) fleckige Depigmentierungen am Fundus zeigen. Nach der Lyon-Hypothese existiert ein genetisches Mosaik; einige Zellen haben ein „normales" X-Chromosom, während andere ein „betroffenes" X-Chromosom enthalten. Zellen mit dem betroffenen X-Chromosom entwickeln eine Depigmentierung des Pigmentepithels.

Steinbrinck-Chediak-Higashi Syndrom
■ Autosomal-rezessiv vererbte Form des Albinismus mit vorwiegend okulären Manifestationen. Wegen einer gestörten Leukozytenfunktion kommt

es gehäuft zu Infektionen. Die Erkrankung endet häufig bereits im Kindesalter durch Infektionen oder Non-Hodgkin-Tumoren letal.

4.2
Nystagmus ohne okuläre Ursache

■ Siehe auch Kap. 4, Abschn. 3.2.4.

■ Leiden Kinder an einem sich früh manifestierenden Nystagmus (innerhalb der ersten 3 Lebensmonate) und haben diese sonst keine okulären Störungen, wird von einer primär okulomotorischen Erkrankung ausgegangen. Ursache für die reduzierte Sehschärfe ist die permanente Bewegung des Auges. Diese Form des kongenitalen Nystagmus tritt sporadisch auf, kann jedoch auch autosomal-dominant vererbt werden.

Spasmus nutans

■ Siehe auch Kap. 4, Abschn. 3.2.6.

■ Diese seltene, gutartige Erkrankung bildet sich oft zurück. Sie besteht klassischerweise aus einer Trias von Nystagmus, Kopfnicken und abnormer Kopfhaltung (Halsmuskelkrämpfe). Bei vielen Kindern sind nicht alle 3 Symptome vorhanden.

WEITERFÜHRENDE LITERATUR

Kaufmann H (Hrsg) (1995) Strabismus. Enke, Stuttgart
Kinnear PE, Jay B, Witkop CP (1985) Albinism. Surv Ophthalmol 30:75–101
Lavery MA, O'Neill JF, Chu FC et al. (1984) Acquired nystagmus in early childhood: A presenting sign of intracranial tumor. Ophthalmology 91:425
Miller NR (ed) (1988) Walsh and Hoyt's clinical neuro-ophthalmology. Williams & Wilkins, Baltimore
Nelson LB, Spaeth GL, Nowinski TS et al. (1984) Aniridia. A review. Surv Ophthalmol 28:621
O'Donnell FE, Green WR (1987) The eye in albinism. In: Duane TD, Jaeger EA (eds) Clinical ophthalmology. Harper & Row, Philadelphia

5
Erkrankungen der Orbita und der Tränenwege

5.1
Verschluß der ableitenden Tränenwege

■ Bei etwa 5% aller Neugeborenen kommt ein Verschluß eines oder beider Tränenwege auf Höhe der Hasner-Klappe während der frühen Kindheit vor. Zeichen sind Epiphora, morgendlich verklebte Lider und eine permanente oder rezidivierend auftretende purulente Sekretion. Die Bindehaut ist in der Regel reizfrei. Eine Behandlungsmöglichkeit ist bei Säuglingen (Alter bis 6 Monate) die Sondierung und/oder Spülung ohne Sedation in der Praxis. Oft kommt es aber auch unter folgender Behandlung zur Rückbildung der Symptome: topische Antibiotika (Tropfen, zeitlich eng begrenzt, höchstens 4 Wochen), Nasentropfen (Otriven® 0,025%) und Massage des betroffenen Tränensackes. Tritt unter dieser Therapie keine Besserung ein, sollte eine Überdruckspülung oder Sondierung (in Anästhesie/Sedation) durchgeführt werden (Erfolgsrate bei Kindern nach dem 1. Lebensjahr niedrig).

5.2
Kongenitale Dakryozele

■ Unterform des Tränennasenwegverschlusses; eine Dakryozele entsteht, wenn Amnionflüssigkeit im Tränensack aufgrund einer Obstruktion im Ductus nasolacrimalis (unterhalb) und im Canaliculus (oberhalb) nicht abfließen kann. Nach der Geburt besteht eine Raumforderung, die unterhalb des medialen Kanthus beginnt, gerötet und/oder druckschmerzhaft ist. Läßt sich die Flüssigkeit nicht durch direkten Druck via naturalis exprimieren, ist eine Sondierung erforderlich.

5.3
Entzündungen der Orbita

Pseudotumor orbitae

■ Nichtgranulomatöse Entzündung des orbitalen Fettgewebes und der Muskeln, die zu Schmerzen, Protrusio bulbi und eingeschränkter Motilität führt. Der Bulbus ist oft nach unten verlagert. Eine Reduktion der Sehschärfe ist möglich. Allgemeinmedizinische Untersuchung (Lymphome, Kollagenosen) erforderlich. Computertomographisch sieht man eine diffuse Verdickung der Augenmuskeln. Ein Pseudotumor orbitae spricht meist schon auf geringe Steroiddosen gut an.

Dakryoadenitis

■ Ein- oder beidseitige Entzündung. In der akuten Form ist die Tränendrüse druckschmerzhaft mit einer Rötung, Schwellung, Fieber und der typischen Paragraphenform der Lidspalte. Metastatisch bei Mumps, Masern, Influenza sowie Mononukleose. Eine bakterielle Infektion ist meist durch Staphylokokken verursacht. Bei einer chronischen Verlaufsform sollten Sarkoidose, Tuberkulose und Lues ausgeschlossen werden.

Orbitaphlegmone

- Siehe Abschn. 3.3.

WEITERFÜHRENDE LITERATUR

Jakobiec FA, Jones IS (1987) Orbital inflammations. In: Duane TD, Jaeger EA (eds) Clinical ophthalmology. Harper & Row, Philadelphia

Lieb WE (1994) Tumoren der Orbita. Ophthalmologe 91:701

Nelson LB, Calhoun JH, Menduke H (1985) Medical management of congenital nasolacrimal duct obstruction. Pediatrics 76:172

6 Ptosis

- Eine Ptosis kann sowohl primär als auch sekundär auftreten. Zunächst muß bei betroffenen Kleinkindern/Kindern geklärt werden, ob eine solche Ptosis Teil einer Erkrankung ist (sekundäre Ptosis) oder ob es sich um eine primäre Form handelt (isolierte Fehlentwicklung des M. levator palpebrae).

6.1 Sekundäre Ptosis

Lähmung des III. Hirnnerven

- Eine kongenitale Lähmung des III. Hirnnerven führt zu Ptosis kombiniert mit Pupillen- und anderen Motilitätsstörungen (Exotropie, Hypotropie, reduzierte oder fehlende Hebung, Adduktion und Senkung). Kongenitale Lähmungen des III. Hirnnerven sind als „gutartig" anzusehen, da sie im Gegensatz zum Erwachsenen nicht als Folge eines Aneurysmas oder eines Tumors entstehen.

Horner-Syndrom

- Befunde: Miosis, Anhydrose, Ptosis und Irisheterochromie. Zunächst Lokalisation der Läsion beim Horner-Syndrom (pharmakologisch); besonders bei präganglionären Läsionen sind viele der erworbenen Fälle neoplastischer Genese. Die meisten Fälle mit kongenitalem Horner-Syndrom sind allerdings nicht mit malignen Erkrankungen (Neuroblastom) assoziiert, sondern entstehen als Folge einer geburtshilflich induzierten Verletzung des Plexus brachialis.

Myasthenia gravis

- Die Erkrankung ist bei Kleinkindern und Kindern extrem selten; beide Geschlechter können allerdings in jedem Lebensalter betroffen sein. Initialsymptom ist eine Ptosis (und evtl. Augenmuskelstörungen), die sich wegen ihrer unterschiedlichen Ausprägung im Tagesverlauf von der primären kongenitalen Ptosis unterscheiden läßt.

Weitere Ursachen

- Eine Ptosis entsteht auch durch Haut oder Bindehautentzündungen oder als Folge eines Lidtumors. Selten wird sie durch eine Fehlinnervation (Marcus-Gunn-Phänomen) verursacht.

6.2 Kongenitale Ptosis

Beurteilung

- Beachte: Es handelt sich bei Kleinkindern nicht nur um ein kosmetisches Problem, da das herabhängende Lid zu einer schweren Amblyopie führt.

- Untersuchung: Levatormuskelfunktion unter Blockierung der Braue (M. frontalis), Bell-Phänomen, Hornhautsensibilität. Das chirurgische Vorgehen hängt von diesen Befunden ab.

- Bei kongenitaler Ptosis werden gehäuft Herzfehler bei sonst gesunden Kindern gefunden. Die weitere Diagnostik der betroffenen Kinder sollte in Rücksprache mit dem Pädiater/Hausarzt durchgeführt werden.

- Ziel der Behandlung ist es, eine normale Visusentwicklung soweit wie möglich sicherzustellen; kosmetische Aspekte spielen nach abgeschlossener Amblyopiebehandlung zusätzlich eine Rolle.

6.3 Indikationen für eine Behandlung

Verlegung der Sehachsen

- Bei Verlegung der Sehachse entsteht binnen einiger Tage eine tiefe Okklusionsamblyopie. Eine Amblyopiebehandlung muß sofort begonnen werden (bis zur Behebung u. U. stundenweise Okklusion). Unter Umständen muß umgehend operiert werden.

Induzierte Refraktionsfehler

■ Das herabhängende Augenlid kann einen Astigmatismus mit der Regel induzieren, der wiederum zu einer Amblyopie führen kann. Gelingt es nicht, die Amblyopie konservativ zu behandeln, ist ein chirurgisches Vorgehen indiziert.

Schiefhals

■ Hängt das Lid bis zur Pupillenmitte herab, können die Kinder oft nur durch Kinnhebung und bei Blick nach unten binokular fixieren. Der so entstehende Schiefhals stellt ebenfalls eine Indikation für die chirurgische Behandlung der Ptosis dar.

6.4 Behandlung

■ Die kongenitale Ptosis wird abhängig von der Levatorfunktion (Patient blickt nach unten, der M. frontalis wird so blockiert; Patient blickt nach oben, die Levatorfunktion wird anhand der Exkursion der Oberlidkante gemessen) behandelt (Tabelle 17.1). Die Angaben in Tabelle 17.1 sind nur grobe Richtlinien. Es gilt: gute Levatorfunktion: eher Resektion; schlechte Levatorfunktion: eher Suspension.

■ Die vorgeschlagenen Resektionsstrecken sind Richtwerte und nach individueller chirurgischer Technik und Erfahrung zu modifizieren.

Tabelle 17.1. Levatorfunktion und Vorgehen

Levatorfunktion	Vorgehen
0– 4 mm	Frontalissuspension
4– 6 mm	Levatorresektion 19–25 mm
6– 8 mm	Levatorresektion 16–18 mm
8–10 mm	Levatorresektion 13–15 mm

WEITERFÜHRENDE LITERATUR

Kaufmann H (Hrsg) (1995) Strabismus. Enke, Stuttgart
Larned DC, Flanagan JC, Nelson LB et al. (1986) The association of congenital ptosis and congenital heart disease. Ophthalmology 93:492
Miller NR (1985) Topical diagnosis of neuropathic ocular motility disorders. In: Walsh and Hoyt's clinical neuro-ophthalmology. Williams & Wilkins, Baltimore
Miller NR (1985) Disorders of pupillary function, accommodation, and lacrimation. In: Walsh and Hoyt's clinical neuro-ophthalmology. Williams & Wilkins, Baltimore

7 Erkrankungen der Linse und des Glaskörpers

7.1 Kongenitale Katarakt

■ Die angeborene Linsentrübung ist die häufigste Ursache einer schweren Amblyopie oder sogar Erblindung. Diese Amblyopie entsteht bereits in den ersten 2 Monaten und ist irreversibel. Daher sollte im Rahmen der U2 (5.–7. Lebenstag) bei allen Neugeborenen eine Fundusuntersuchung durch den Pädiater oder Geburtshelfer zumindest versucht werden. Bei abgeschwächtem Rotreflex ist sofort ein Augenarzt hinzuzuziehen. Beachte: Zunehmend ist schon eine pränatale Diagnose möglich (Ultraschall).

■ Einseitige Linsentrübungen sind durch lokale Störungen während der Embryogenese verursacht und im Gegensatz zu beidseitigen Katarakten nie vererbt oder Folge einer Systemerkrankung.

■ Am häufigsten ist ein autosomal-dominanter Erbgang, wobei 25% der Fälle spontane Neumutationen darstellen. Autosomal-rezessive Formen sind selten, X-chromosomale Vererbungsmuster sind Raritäten.

■ Es gibt sehr verschiedene Erscheinungsformen einer Linsentrübung mit unterschiedlicher Prognose für den Visus. Ein vorderer Polstar und eine Kerntrübung verändern sich eher wenig.

■ Ob eine Linsentrübung visusrelevant ist, läßt sich meist nur schwer entscheiden. Als Faustregel gilt: Eine zentrale Trübung von 3 mm ist relevant. Neben der Beurteilung des Rotreflexes (Skiaskop) und der Fixation kann ein VEP oder eine Visusbestimmung mit dem „preferential looking" (s. dort) hilfreich sein. Das klinische Bild als Gesamtes ist hier ausschlaggebend und nicht ein einzelner Test.

Beidseitige Katarakt

■ Eine beidseitige Katarakt sollte so früh wie möglich operiert werden, am besten vor dem 3. Lebensmonat. Besteht bereits ein Nystagmus, so ist die Visusprognose schlecht.

■ Beidseitige Linsentrübungen treten beispielsweise nach intrauterinen Infektionen („TORCHS" für TO = Toxoplasmose, R = Röteln, C = Zytomegalie, H = Herpes und S = Syphilis), Chromosomenaberrationen (Trisomie 21, Trisomie 13, Trisomie 18), Stoffwechselerkrankungen (Galaktosämie, Diabetes mellitus, Morbus Fabry, Hypoparathyreodismus usw.) und bei primären Augenveränderungen (Aniridie, Mikrophthalmie, Dysgenesien des Vorderabschnitts) auf.

■ Zahlreiche Syndrome beinhalten ebenfalls eine beidseitige Linsentrübung. Es wird auf die pädiatrische Spezialliteratur verwiesen.

■ Bei Kindern mit partiellen Linsentrübungen besteht oft noch eine erstaunliche Sehschärfe. Hier darf die Entscheidung zur Operation nicht allein vom Visus abhängig gemacht werden, sondern auch unter Berücksichtigung der schulischen Leistungen. Man sollte immer bedenken, daß auch eine getrübte Linse akkommodieren kann und die Kinder kleinere Schrift mit einer entsprechend kurzen Leseentfernung entziffern können.

Einseitige Katarakt

■ Die Prognose ist gut, wenn die Operation mit optischer Versorgung in den ersten beiden Lebensmonaten erfolgt.

■ Eine engmaschige Amblyopiebehandlung (Okklusion) ist essentiell (1.–2. Lebensmonat (LM) = 1–2 h/Tag, 2.–4. LM = 2–3 h/Tag, 4.–6. LM = halbe Wachzeit, 6.–12. LM = 80% der Wachzeit).

■ Die Prognose hinsichtlich der Sehschärfe ist schlecht (Amblyopie).

■ Eine späte Operation kann u. U. dann zu guten Ergebnissen führen, wenn ein posteriorer Lentikonus oder ein persistierender hyperplastischer primärer Vitreus (PHPV) bei fehlendem Schielen vorliegt.

7.2
Persistierender hyperplastischer primärer Vitreus (PHPV)

■ Man unterscheidet einen anterioren und posterioren PHPV (s. Kap. 13).

■ Die Entwicklung des Auges im 8. Embryonalmonat ist gestört. Es resultiert ein kleineres Auge (Mikrophthalmus) mit einem nie vollständig atrophierten primären Glaskörper. Die Ausprägung ist sehr unterschiedlich. Sie reicht von einem Fleck auf der hinteren Linsenkapsel (Mittendorf-Fleck), einer hinteren kapsulären Linsentrübung, fibrovaskulären Membranen zwischen Linse und Ziliarkörper bis hin zu Membranen, die den Ziliarkörper nach vorne ziehen und dadurch das Vordersegment abflachen.

■ Ein PHPV ist nur in 10% der Fälle beidseits vorhanden. In seltenen Fällen kommt es zu traktiven Netzhautfalten (Ablatio falciformis).

■ Die Behandlung ist schwierig. Eine Amblyopietherapie ist meist wirkungslos, da irreguläre Linsenveränderungen vorliegen. Entsteht ein Winkelblock, so muß die Linse entfernt werden. Ansonsten kann es zum Glaukom mit der Gefahr einer Phthisis bulbi kommen.

WEITERFÜHRENDE LITERATUR

Beller R, Hoyt CT, Marg E, Odom JV (1981) Good visual function after neonatal surgery for congenital monocular cataracts. Am J Ophthalmol 91:559

Schrader W, Witschel H (1994) Behandlungsmöglichkeiten bei kongenitaler und frühkindlicher Katarakt. Ophthalmologe 91:553

8
Kongenitales Glaukom

■ Die Inzidenz des kongenitalen, infantilen oder juvenilen Glaukoms beträgt etwa 1:10000. Bei dieser niedrigen Inzidenz ist es schwierig festzustellen, ob es sich um eine sporadisch auftretende oder autosomal-rezessiv vererbte Erkrankung handelt. Jungen sind etwas häufiger als Mädchen betroffen; die Erkrankung tritt meist beidseitig auf.

Klinisches Bild

■ Klassische Zeichen und Symptome eines kongenitalen Glaukoms: Buphthalmus, Epiphora, Photophobie, trübe Hornhaut, Haab-Linien (nicht alle Zeichen sind zur Diagnose notwendig und vorhanden). Bei jedem Kind mit ein- oder beidseitig vergrößerter Hornhaut bzw. jedem Patienten mit erworbener Epiphora (d. h. nicht bereits seit Geburt bestehendem Ductus nasolacrimalis) besteht der Verdacht auf ein kongenitales Glaukom; entsprechende Untersuchungen sind zu veranlassen.

■ Kann die Erkrankung mit einer sorgfältigen klinischen Untersuchung nicht ausgeschlossen werden, muß eine Narkoseuntersuchung veranlaßt werden (Messung des Hornhautdurchmessers, Gonioskopie, Tonometrie, Spaltlampenuntersuchung, Bulbuslängenmessung und Ophthalmoskopie (evtl. mit Fotos).

■ Wichtige Differentialdiagnose des vergrößerten Hornhautdurchmessers (Neugeborene: max.

10,5 mm): Megalokornea (X-chromosomal-rezessiv, nur Jungen betroffen).

Behandlung

■ Im Gegensatz zu den meisten Glaukomformen des Erwachsenen, die gut auf eine medikamentöse Therapie ansprechen, ist hier eine chirurgische Behandlung erforderlich. Bei klarer Hornhaut wird eine Goniotomie durchgeführt (spezielle Goniskopiegläser und Messer erforderlich).

■ Bei trüber Hornhaut oder als Alternative zur Goniotomie kann eine Trabekulotomie ab externo durchgeführt werden. Der Schlemm-Kanal wird von außen eingeschnitten; eine Sonde wird in den Kanal vorgeschoben und in die Vorderkammer nach rechts bzw. links rotiert. Nach diesem Eingriff kommt es oft zu einem passageren Hyphäma und Hornhauttrübungen. Postoperativ sollten Miotika gegeben werden, um die anatomischen Voraussetzungen für den Kammerwasserabfluß zu verbessern. In 80% der Fälle kann damit der Augeninnendruck reguliert werden.

WEITERFÜHRENDE LITERATUR

Baez KA, Ulbig MW, Rice NSC (1994) Diagnostik und Therapie der frühkindlichen Glaukome. Ophthalmologe 91:408
Deluise VP, Anderson DR (1983) Primary infantile glaucoma (congenital glaucoma). Surv Ophthalmol 28:1

9
Maligne Tumoren

■ Maligne Tumoren des Auges sind insgesamt selten. Es werden hier nur die beiden häufigsten Tumoren des Kindesalters aufgeführt (s. auch Kap. 15).

9.1
Retinoblastom

■ Das Retinoblastom ist der häufigste maligne Tumor des Auges im Kindesalter. Häufigstes Symptom ist die Leukokorie, die meist zufällig von den Eltern bemerkt wird (oft auf Photos). Zweithäufigstes Symptom ist ein plötzlich auftretender Strabismus infolge einer Visusminderung; bei jedem schielenden Kind ist daher auch aus diesem Grund eine Fundusuntersuchung erforderlich.

9.2
Orbitales Rhabdomyosarkom

■ Häufigster primärer maligner Tumor der Orbita im Kindesalter.

■ Tumor der Skelettmuskulatur; tritt in der Regel vor dem 16. Lebensjahr auf (90%). Klinische Zeichen sind Ptosis des Oberlides (30%), subkonjunktivale Raumforderung oder Lidschwellung. Charakteristisch ist ein rasches Wachstum. Manchmal besteht eine begleitende Entzündungsreaktion, die die Diagnose erschwert. Bei perakutem Verlauf kann das Krankheitsbild als Orbitaphlegmone fehlgedeutet werden.

■ Drei histologische Typen: embryonal, alveolär (schlechteste Prognose) und pleomorph (selten, beste Prognose).

■ Behandlung: kombinierte Strahlen- und Chemotherapie. Eine Orbitaexenteration ist selten notwendig.

WEITERFÜHRENDE LITERATUR

Lieb WE (1994) Tumoren der Orbita. Ophthalmologe 91:701
Naumann GOH (1997) Pathologie des Auges. Springer, Berlin Heidelberg New York Tokyo
Shields JA, Augsburger JJ (1981) Current approaches to the diagnosis and management of retinoblastoma. Surv Ophthalmol 25:347

10
Refraktionsfehler

10.1
Zykloplegika

■ Wegen der starken Akkommodationsfähigkeit der Kinder ist zur objektiven Refraktion eine Zykloplegie erforderlich.

■ Die Zykloplegika sind Parasympathikolytika, die bei entsprechender Dosierung nur selten zu systemischen Nebenwirkungen führen. Diese Nebenwirkungen findet man häufig bei Atropin; es kann zu Fieber, Hautrötung, verminderter Schweißsekretion, Verwirrtheitszuständen, Desorientierung und (bei kleinen Kindern) zum paralytischen Ileus kommen. Berechnet man die Dosis pro Kilogramm Körpergewicht, treten diese Reaktionen häufiger bei kleineren, jüngeren Kindern und besonders bei Frühgeborenen auf; daher sollten hier niedrigere Konzentrationen verwendet werden. Wegen der zentral erregenden Wirkung sollten Atropin/Cyclopentolat nicht bei Kindern mit Fieberkrämpfen in der Anamnese verwendet werden.

■ Es gibt eine kommerziell verfügbare Kombination aus Cyclopentolat (0,2%) und Phenylephrin (1%), die bei Kindern bis zu einem halben Jahr empfohlen wird.

10.2
Physiologische Refraktionsänderung

■ Die reif geborenen Kinder sind meist hyperop und haben keine Anisometropie. Die Hyperopie nimmt während der frühen Kindheit zu und erreicht ihren Gipfel mit dem 7. Lebensjahr; von da nimmt die Gesamtbrechkraft bis zur Mitte bzw. zum Ende des 3. Lebensjahrzehntes ab; in diesem Zeitraum stabilisieren sich Refraktionsfehler.

10.3
Indikationen für eine Brillenverordnung im Kindesalter

■ Vermeidung bzw. Behandlung einer Amblyopie (ein- oder beidseitig). Im sog. „Amblyopiealter" (6 Jahre und jünger) sollte jede Ametropie zur Verhinderung einer suboptimalen Visusentwicklung korrigiert werden. Eine Unterkorrektion ist nicht sinnvoll. Ein Astigmatismus von mehr als 1 dpt sollte voll korrigiert werden. Anisometropien werden voll ausgeglichen, da sie fast immer auf einer Achsenlängendifferenz beruhen. Eine Korrektur führt dann nicht zur Aniseikonie.

■ Unterstützung des normalen Binokularsehens. Eckpfeiler der Behandlung eines akkommodativ bedingten Einwärtsschielens ist die Hyperopiekorrektur. Heterophorien mit asthenopischen Beschwerden sollten ebenfalls voll korrigiert werden. Eine ausführlichere Besprechung der Verschreibung von Brillengläsern unter diesen Bedingungen erfolgt in Kap. 3.

■ Verbesserung des Visus. Die visuellen Anforderungen des Kindes können für eine adäquate Behandlung mit in Betracht gezogen werden. Beispielsweise profitiert ein Kleinkind mit einer Myopie von –2,0 dpt wesentlich weniger von seiner optischen Korrektur als ein Kind im 3. Schuljahr.

WEITERFÜHRENDE LITERATUR

Baker CR, Trottier MCT, Stern L (1973) Systemic cyclopentolate toxicity in the newborn infant. J Pediatr 82:501
Banks MS (1980) Infant refraction and accommodation. Int Ophthalmol Clin 2:205
Kaufmann H (Hrsg) (1995) Strabismus. Enke, Stuttgart
Michaels DD (1981) Indications for prescribing spectacles. Surv Ophthalmol 26:55

11
Netzhauterkrankungen

11.1
Frühgeborenenretinopathie (Retinopathia prämaturorum; ROP)

■ Diese Erkrankung wurde früher aufgrund des Stadiums V als retrolentale Fibroplasie bezeichnet; heute spricht man im deutschsprachigen Raum von Frühgeborenenretinopathie oder Retinopathia prämaturorum – RPM (engl.: Retinopathy of prematurity, ROP). Erstmals von Terry (1942) beschrieben; primär betroffen sind unreife Frühgeborene mit niedrigem Geburtsgewicht. In Deutschland erblinden an dieser Erkrankung ungefähr 150 Kinder pro Jahr. Außer dem niedrigen Geburtsgewicht sind Gestationsalter, Beatmungsdauer mit einem $FiO_2 > 30\%$ und Transfusionen weitere Risikofaktoren für die Entwicklung einer RPM. Durch eine Störung der Vaskularisation der Netzhaut kommt es zu extraretinalen Proliferationen. Infolge Schrumpfung kann daraus eine traktive Netzhautablösung entstehen. In milden Stadien wird bei 9 von 10 Betroffenen eine Spontanremission beobachtet.

■ Kriterien zur Untersuchung von Frühgeborenen auf RPM sind u.a. Geburtsgewicht <1500 g bzw. zwischen 1500 und 1750 g und eine länger als 24 h dauernde Sauerstoffgabe mit $FiO_2 > 30\%$.

Stadieneinteilung (s. Kap. 13, S. 353)

■ Die internationale Klassifikation berücksichtigt Ausdehnung und Erscheinungsbild der Erkrankung. Die Ausdehnung wird in 3 Zonen unterschieden.

- Zone I: Kreis um den Sehnerv, der die Makula einschließt.
- Zone II: Kreis um den Sehnerv, der nasal bis an die Ora reicht.
- Zone III: verbleibendes sichelförmiges temporales Netzhautareal bis zur Ora serrata.

■ Man unterscheidet 5 Erkrankungsstadien:

- Stadium I: flache Demarkationslinie zwischen vaskularisierter und nichtvaskularisierter Netzhaut.
- Stadium II: die Demarkationslinie (Stadium I) wird prominent (graue Leiste).
- Stadium III: Neovaskularisationsknospen an der Leiste, die in den Glaskörper ziehen.
- Stadium IV: partielle Netzhautablösung (4a: extrafoveal; 4b: foveal).
- Stadium V: vollständige Netzhautablösung.

- „Plus-disease": Das Gefäßsystem am hinteren Pol ist dilatiert und vermehrt geschlängelt. Andere Zeichen der „Plus-disease" haben sich klinisch nicht durchgesetzt.

Untersuchung

- Die Indikation zur Untersuchung wird nach wie vor kontrovers diskutiert. Alle Frühgeborenen unter 1500 g Geburtsgewicht, bzw. >1500 g mit Problemen (O_2-Therapie, Sepsis, Operationen etc.) müssen untersucht werden.

- Technik: indirekte Ophthalmoskopie, medikamentöse Mydriasis (Neosynephrin 2,5%, Tropicamid im Wechsel alle 15 min, je 2mal; Überstand abtupfen), Lidsperrer. Beurteilung der Peripherie ggf. durch Indentation.

- Zeitpunkt: 4.–5. Lebenswoche bzw. ab 32. Woche post conceptionem, dann in der Regel zweiwöchentlich oder häufiger (z.B. Vaskularisation Zone I, Stadium III, „Plus-disease") bis zur vollständigen Vaskularisation oder Regression.

Behandlung

- Die Kryopexie oder Laserkoagulation der avaskulären Netzhaut ist die Behandlung der Wahl, wenn extraretinale Proliferationen (Stadium III) über 5 zusammenhängende oder 8 kumulative Uhrzeiten vorliegen.

- Die vitreoretinale Chirurgie bereits abgelöster Netzhaut kann zwar zu anatomisch guten, funktionell aber deprimierenden Ergebnissen führen.

- Kontrollierte Gabe von O_2 und transkutane pCO_2-Messungen konnten die Inzidenz nicht senken.

- Eine wirkungsvolle Prophylaxe gibt es bisher nicht.

- Die Gabe von Vitamin E als Antioxidans war klinisch nicht wirksam.

11.2
Kongenitale Leber-Amaurose

- Einzelheiten sind unter Abschn. 15.1 zu finden. Siehe auch Kap. 14.

11.3
Uveakolobom

- Einzelheiten sind unter Abschn. 2.3 zu finden.

11.4
Retinoblastom

- Einzelheiten sind in Kap. 15 und unter Abschn. 16.1 zu finden.

11.5
Markhaltige Nervenfasern
(Papilla leporina, Fibrae medullares)

- Bei dieser Veränderung sind intraretinale papillennahe Fasern des Sehnerven myelinisiert. Sie erscheinen als weiße, flauschige Trübung mit aufgezogenen Rändern, die der Konfiguration der jeweiligen Nervenfasern, die von ihnen eingescheidet werden, entspricht.

- Bei einigen Patienten sind markhaltige Nervenfasern innerhalb der Gefäßbögen mit einseitiger hoher Myopie und Amblyopie assoziiert. Eine Okklusionstherapie bleibt dann oft wirkungslos.

WEITERFÜHRENDE LITERATUR

Ben Sira I, Nissenkorn I, Kremer I (1988) Retinopathy of prematurity. Surv Ophthalmol 33:1

Cryotherapy for retinopathy of prematurity cooperative group (1988) Multicenter trial of cryotherapy for retinopathy of prematurity. Arch Ophthalmol 106: 471

Ellis GS Jr, Frey T, Gouterman RZ (1987) Myelinated nerve fibers, axial myopia, and refractory amblyopia: an organic disease. J Pediatr Ophthalmol Strab 24:111

Gerding H, Wicharz H, Paulmann H, Busse H (1991) Empfehlungen zur augenärztlichen Betreuung Frühgeborener. Augenarzt 26:203

Glass P, Avery GB, Subramanian KN (1985) Effect of bright light in the hospital nursery on the incidence of retinopathy of prematurity. N Engl J Med 313:401

Kellner U, Jandeck C, Helbig H, Versmold H, Bossi E, Körner F, Förster MH (1995) Überprüfung publizierter Empfehlungen für Screening-Untersuchungen bei Retinopathia praematurorum. Ophthalmologe 92:681

Pagon RA (1981) Ocular coloboma. Surv Ophthalmol 25:223

Straatsma BR, Ross RY, Heckenlively JR, Taylor GN (1981) Myelinated retinal nerve fibers. Am J Ophthalmol 91:25

The committee for the classification of retinopathy of prematurity (1984) An international classification of retinopathy of prematurity. Arch Ophthalmol 102: 1130

12
Uveitis

- Anteriore oder posteriore Uveitiden sind bei Kindern selten. Es werden hier nur die Krankheitsbilder mit klinischer Bedeutung besprochen (s. Kap. 11).

12.1
Juvenile rheumatoide Arthritis (M. Still)

■ Die juvenile rheumatoide Arthritis ist die häufigste Ursache einer anterioren Uveitis bei Kindern. Häufig geht die Uveitis den Gelenkbeschwerden voraus. Die Bindehaut ist in der Regel nicht injiziert, der Visus nicht reduziert. Die Überweisung der Kinder erfolgt meist wegen Pupillenveränderungen (Synechien).

■ Das höchste Uveitisrisiko tragen Mädchen mit positiven antinukleären Antikörpern (ANA) und einer pauciartikulären Arthritis. Die Iritis (Zellen: vereinzelt bis ++) scheint auf die topische Steroidgabe kaum anzusprechen. Diskrete Entzündungszeichen müssen daher für eine bestimmte Zeitspanne akzeptiert werden.

■ Eine evtl. erforderliche Kataraktoperation sollte solange aufgeschoben werden, bis die zelluläre Reaktion nur noch minimal ist. Der Tyndalleffekt verschwindet möglicherweise nicht vollständig; falls Zellen fehlen, darf dies nicht als aktive Entzündung gedeutet werden. Die Hälfte der Kinder entwickelt später eine bandförmige Keratopathie.

12.2
Sarkoidose

■ Bei Kleinkindern ist diese Erkrankung eher ungewöhnlich; sie muß jedoch bei Kindern ab dem 8. Lebensjahr, die an einer Uveitis leiden und keine Anzeichen einer juvenilen rheumatoiden Arthritis haben, in Betracht gezogen werden.

■ Die Sarkoidose führt klassischerweise zu einer granulomatösen Uveitis mit fettigen Hornhautpräzipitaten und Irisknötchen; eine nichtgranulomatöse Entzündung ist ebenfalls möglich.

■ Eine Uveitis bei Sarkoidose ist nicht auf den Vorderabschnitt beschränkt; zu den Befunden am Hinterabschnitt gehören Glaskörperinfiltrate („Vitritis"). Kerzenwachsexsudate als Zeichen einer Periphlebitis sind typisch bei Erwachsenen, nicht jedoch bei Kindern.

13
Ophthalmologische Manifestation pädiatrischer Erkrankungen

13.1
Genetische Erkrankungen

13.1.1
Ectopia lentis

■ Kann auftreten bei Marfan-Syndrom, Homozystinurie, Hyperlysinämie, Weill-Marchesani-Syndrom und Sulfitoxidasemangel (s. auch Kap. 16).

■ Die häufigste Erkrankung in diesem Zusammenhang ist das Marfan-Syndrom (autosomal-dominant vererbte Multisystemerkrankung des Bindegewebes). Zeichen des Marfan-Syndroms sind Arachnodaktylie, Skoliose, hoher Gaumenbogen und die im Verhältnis zur Körpergröße sehr langen Arme. Die Iris betroffener Patienten wirkt samtartig, weil die typischen Krypten fehlen. Bei dieser Erkrankung besteht eine erhöhte Mortalität im frühen Erwachsenenalter durch kardiovaskuläre Erkrankungen (Aortenaneurysmata, Herzklappeninsuffizienz). Daher unbedingt Diagnose sichern.

■ Kinder mit einer Ectopia lentis und typischen Irisveränderungen sollten echokardiographisch untersucht werden (Ausschluß der kardiovaskulären Mißbildungen bzw. entsprechende Beratung).

13.1.2
Phakomatosen

> Gruppe von Erkrankungen, die verschiedene Hamartome (kongenitale Tumoren aus ortsständigem Gewebe) als gemeinsamen Befund aufweisen. Sie werden mit Ausnahme des Sturge-Weber-Syndroms autosomal-dominant vererbt.

Neurofibromatose

■ Synonym: Morbus Recklinghausen; die Neurofibromatose ist eine Erkrankung mit variabler Penetranz und hoher Expressivität.

■ Zur sicheren klinischen Diagnose sind wenigstens sechs „Cafe-au-lait"-Flecken, die größer als 1,5 cm sind, erforderlich. Sommersprossen in der Axilla können ebenfalls vorliegen. Zusätzlich können kosmetisch entstellende (multiple) kutane Neurofibrome (Hamartome) vorhanden sein.

- Okuläre Befunde bei Neurofibromatose: Am häufigsten sind nichtpigmentierte Irisknötchen (Lisch-Knötchen), Neurofibrome des Oberlids, verdickte Hornhautnarben und Gliome des N. opticus. Seltener sind ein pulsierender Exophthalmus bei fehlendem Keilbeinflügel, ein kongenitales Glaukom, multifokale Hypertrophien des RPE (Bärentatzen) und markhaltige Nervenfasern.

- Bei allen Patienten mit Verdacht auf Neurofibromatose wird zum Ausschluß von Gliomen (Sehnerv) und Meningiomen eine computertomographische und/oder kernspintomographische Untersuchung empfohlen.

Tuberöse Sklerose

- Synonym: Bourneville-Pringle-Syndrom.

- Zentralnervöse, kutane und systemische Manifestationen von Astrozytomen.

- Hautveränderungen: Adenoma sebaceum, Nester von Angiofibromen in Schmetterlingsform auf dem Gesicht und Eschenblattflecken; trockene, depigmentierte Areale auf der Hautoberfläche.

- Neurologische Zeichen: Krampfanfälle, geistige Retardierung. Im Bereich des Sehnerven oder der Retina entstehen Astrozytome bei etwa der Hälfte der Patienten. Stauungspapille und/oder Optikusatrophie infolge des erhöhten intrakonalen Drucks möglich.

Sturge-Weber-Syndrom

- Einzige Phakomatose ohne sicheren Beweis einer Vererbung. Im ZNS findet man meningeale kavernöse Hämangiome (Auslöser für generalisierte Krampfanfälle).

- Das sog. „Eisenbahnschienenzeichen" auf Röntgenaufnahmen des Schädels entsteht durch intrakranielle Verkalkungen. Die typische Hautveränderung ist der sog. Naevus flammeus (kavernöses Hämangiom) bzw. die Portweinfärbung der Haut im Ausbreitungsgebiet des Nervus trigeminus.

- Die Augenbeteiligung ist sehr unterschiedlich. Sind die Lider betroffen, entwickelt sich vermutlich ein Glaukom (ca. 35%). Bei einem chorioidalen Hämangiom (40%) fällt die hier typische tiefrote Farbe des Fundus auf. Vaskuläre Veränderungen im ZNS können gelegentlich Hemianopsien verursachen. Dies kann bei gleichzeitig erhöhtem Augendruck als Glaukomschaden fehlgedeutet werden.

Hippel-Lindau-Erkrankung

- Ein Zeichen dieser Erkrankung ist ein retinales Hämangiom mit dem typischen „feeder vessel" (dilatiertes, zu- und abführendes Gefäß), das sich als rötliche, vaskuläre Raumforderung meist in der mittleren Peripherie bei sonst asymptomatischem Patienten zeigt; außerdem können zerebellare Hämangioblastome und Phäochromozytome vorliegen. Zum Ausschluß dieser lebensbedrohenden Tumoren ist eine eingehende internistische Untersuchung unter Zuhilfenahme spezieller Techniken unbedingt erforderlich.

- Abhängig von der Lokalisation kommt es zur entsprechenden Symptomatik. Hämangiome treten im Kleinhirn und Spinalkanal auf. Gelegentlich sind sie assoziiert mit Pankreas- und Nierenzysten, einem Phäochromozytom oder Hypernephrom.

13.1.3
Goldenhar-Syndrom

- Synonyme: okuloaurikulovertebrales Syndrom, hemifaziale Atrophie; vermutlich Defekt der Kiemenbogenentwicklung während der Embryogenese.

- Klassische Befunde: epibulbäres Dermoid, Wirbelfehlbildungen und präaurikuläre Hautfalte. Eine Exzision des Dermoids in den ersten Lebensjahren sollte nur dann vorgenommen werden, wenn der Visus bedroht ist und durch den Eingriff die Visusentwicklung verbessert werden kann.

- Zusätzliche Befunde: Schielen, Uveakolobom, Hornhautsensibilitätsstörung, Iriskolobom, Optikushypoplasie.

13.2
Stoffwechselkrankheiten (s. auch Kap. 16)

Lipidosen (Tay-Sachs, Niemann-Pick, Gaucher)

- Es liegt eine Störung des Lipidstoffwechsels vor (Gangliosidose = Tay-Sachs u. a.; Sphingomyelinose = Niemann-Pick; Zerebrosidose = Gaucher). Diese Krankheiten sind durch einen kirschroten Fleck der Makula gekennzeichnet. Er beruht auf Veränderungen der Ganglienzellschicht, die in der Fovea fehlt (Anmerkung: Der kirschrote Fleck bei Zentralarterienverschluß entsteht durch die ischämisch bedingte Schwellung der Nervenfaserschicht („weiß"), die in der Fovea fehlt („rot"). Im Verlauf der Erkrankung tritt Erblindung, Epilepsie und Schwachsinn auf (amaurotische Idiotie).

Albinismus

■ Die Erkrankung ist durch eine Störung des Melaninmetabolismus gekennzeichnet. Unterschieden wird der okuläre vom okulokutanen Albinismus; typisch ist ein kongenitaler Nystagmus. Neben einem Pigmentmangel besteht oftmals eine Makulahypoplasie und ein Nystagmus. Siehe auch Abschn. 4.1.

Morbus Fabry (Glykolipid-Lipidose)

■ Betroffene Patienten leiden an unerträglichen Schmerzen und Brennen der Zehen und Finger; die Erkrankung verläuft frühzeitig letal. Klassische Augenbefunde: tiefepitheliale, pigmentierte, spiralförmige Hornhauttrübung unterhalb des Zentrums („cornea verticillata"), speichenartige Linsentrübungen.

Mukopolysaccharidosen (Hurler-Scheie, Sanfilipo, Hunter, Morquio, Maroteaux-Lang)

■ Bei diesen autosomal-rezessiven Erkrankungen (außer Hunter – X-chromosomal vererbt) sind in der Regel die Bindegewebe betroffen und es kommt zu Skelettdeformitäten. Diagnose: Urinuntersuchung auf Mukopolysaccharide. Die Augenbefunde hängen von der spezifischen Mukopolysaccharidosestörung ab (bis auf Typ 2 und 3 gehen alle mit Hornhauttrübungen einher). Siehe Anhang C und Kap. 16.

13.3 Neurologische Erkrankungen

■ Es wird auf die Kap. 4, 14, 16 und auf Teil III des Buches verwiesen.

Aicardi-Syndrom

■ Die meisten Fälle treten nicht familiär, sondern sporadisch auf; es wird allerdings ein X-chromosomal-dominanter Erbgang (männliche Patienten letal) angenommen. Betroffene Kinder zeigen BNS-Krämpfe, eine Chorioretinopathie sowie eine Dysplasie des Corpus callosum.

■ Pathognomonisch sind sog. „chorioidale Lakunen" (Areale mit Aderhautatrophie verschiedener Größe), die als weiße Veränderungen um die Papille auftreten. Solche Areale bei Kindern mit BNS-Krämpfen sind diagnostisch wegweisend. Zahlreiche weitere Augenveränderungen kommen vor.

13.4 Kopfschmerzen

Hilfreich ist folgende Klassifizierung des Kopfschmerzes: (1) akute, einzelne Attacke, (2) akute, rezidivierende Anfälle, (3) subakuter Kopfschmerz, (4) chronischer Kopfschmerz.

■ Akuter starker Kopfschmerz: intrakranieller Druckanstieg (Meningitis, Tumor, Blutung), Sinusitis, Kopftrauma, hypertensive Krise, Hypoxie, Hypoglykämie, Medikamentenintoxikation. Meistens ist zur weiteren Diagnostik eine Vorstellung beim Pädiater oder Neurologen erforderlich.

■ Subakuter Kopfschmerz: Dieser läßt an wachsende intrakranielle Tumoren, subdurale Hämatome oder einen Pseudotumor cerebri denken. Dieser Kopfschmerz verschlimmert sich mit körperlicher Anstrengung. Kinder mit Tumorkopfschmerz erwachen aus dem Schlaf; oft tritt zusätzlich Übelkeit oder Erbrechen auf.

■ Chronischer Kopfschmerz: Spannungskopfschmerz, funktionell, Abneigung gegen Schule. Hier lassen sich oft Probleme mit Lehrern, Unterrichtsstoff oder Mitschülern aufdecken und entsprechend beheben.

■ Migräne ist bei Kindern nicht ungewöhnlich; allerdings findet man nur selten den klassischen Verlauf mit visueller Aura. Kinder leiden eher unter gastrointestinalen Beschwerden oder Übelkeit nach einer Migräneattacke; während des Anfalls suchen sie in der Regel einen dunklen Raum auf und schlafen anschließend kurz.

■ Kopfschmerzen infolge okulärer Probleme sind bei Kindern ungewöhnlich. Nur sehr selten kommt es bei unkorrigierter, starker Hyperopie, Anisometropie, Heterophorie oder Konvergenzinsuffizienz zu Kopfschmerzen. Die Kinder beschreiben eher Beschwerden zwischen den Augen bzw. im Frontalbereich über dem Nasenrücken. Es besteht eine typische Tagesrhythmik und Besserung am Wochenende.

■ Kinder mit Sinusitis können an periokulären Beschwerden und/oder Druckschmerzhaftigkeit leiden, die sie als „Kopfschmerz" interpretieren.

13.5
Augenbefunde bei Kindesmißhandlung (Shaken-baby-Syndrome)

■ Immer häufiger werden Augenärzte aufgefordert, Kleinkinder und Kinder im Hinblick auf Mißhandlung zu untersuchen. Bei ca. 40 % der mißhandelten Kinder finden sich Veränderungen an den Augen. Meistens sind die Kinder jünger als 4 Jahre. Typische Befunde sind Netzhautblutungen (am häufigsten), Cotton-wool-spots, Papillenschwellung, Glaskörperblutungen oder sogar Netzhautablösungen. Gleichzeitig sind oft intrakranielle Blutungen im CT/MRT nachweisbar.

■ Blutungen in der Netzhaut entstehen bei erhöhtem venösen Druck, z. B. Thorax-Kompression (Morbus Purtscher) oder Akzeleration/Dezelerationstrauma (Peitschenschlag). Es kann auch zu einem Terson-Syndrom kommen.

WEITERFÜHRENDE LITERATUR

Bloch RS, Henkind P (1987) Ocular manifestations of endocrine and metabolic diseases. In: Duane TD, Jaeger EA (eds) Clinical ophthalmology. Harper & Row, Philadelphia
Gaynon MW, Koh K, Marmor MF et al. (1988) Retinal folds in the shaken baby syndrome. Am J Ophthalmol 106:423
Giangiacoma J, Barkett KJ (1985) Ophthalmoscopic findings in occult child abuse. J Pediatr Ophthalmol Strab 22:234
Greewald MJ, Weiss A, Oesterle CS et al. (1986) Traumatic retinoschisis in battered babies. Ophthalmology 93:618
Lewis RA, Gerson LP, Axelson KA et al. (1984) Von Recklinghausen neurofibromatosis. II. Incidence of optic gliomata. Ophthalmology 91:929
Naumann GOH (1997) Pathologie des Auges. Springer, Berlin Heidelberg New York Tokyo
Nelson LB, Maumenee IH (1982) Ectopia Lentis. Surv Ophthalmol 27:143
Rothner AD (1978) Headaches in children: A review. Headache 18:169

14
Kopffehlhaltungen

■ Liegt eine okulär bedingte Fehlhaltung des Kopfes vor, müssen Bewegungsstörungen des Halses ausgeschlossen werden. Dazu bewegt man den Kopf des Kindes passiv, nachdem dieses die Augen geschlossen hat. Hauptsächlich 2 Gründe führen zu einer Kopffehlhaltung: (1) Verbesserung der Sehschärfe, u. a. durch Dämpfung eines Nystagmus, und (2) Vermeidung von Doppelbildern bzw. Erhalt des binokularen Einfachsehens. Die Fehlhaltungen werden unterschieden nach Hebung und Senkung, nach Drehung und Neigung.

14.1
Verbesserung der Sehschärfe

Nystagmus

■ Bei einigen Patienten mit Nystagmus existiert eine sog. Neutralzone. Es handelt sich hier um die Blickposition mit der geringsten Intensität des Nystagmus. Ist diese Blickposition exzentrisch, werden die Augen in diese exzentrische Position gedreht und der Kopf kompensatorisch gehalten, so daß der Geradeausblick möglich ist.

■ Chirurgische Behandlung: Je nach Befund Operation nach Kestenbaum oder artefizielle Divergenz (s. Nystagmusblockierungssyndrom). Bei der Operation nach Kestenbaum wird die Neutralzone in den Geradeausblick verlagert. Dazu wird an beiden Augen je eine Rücklagerung bzw. Resektion im Sinne einer Parallelverschiebung vorgenommen.

Nystagmus-Blockierungssyndrom (blockierter Nystagmus)

■ Der Nystagmus nimmt bei Blick in die Nähe ab; es entsteht ein intermittierendes Schielen. Die Kopfdrehung erfolgt in Richtung des Führungsauges.

■ Chirurgische Behandlung: Operation nach Cüppers. Durch beidseitige M.-rectus-medialis-Rücklagerung entsteht eine artifizielle Divergenz. Dadurch besteht bereits bei Blick in die Ferne eine Nystagmusberuhigung.

Spasmus nutans

■ Hier kommt es gelegentlich zur Kopfdrehung oder -neigung. Es ist keine Behandlung erforderlich; s. S. 162.

Okulomotorische Apraxie (Cogan-Syndrom)

■ Die ruckartigen Kopfbewegungen (Teil dieses Syndroms) kann man allgemein als abnorme Kopfhaltung bezeichnen. Betroffene Kinder sind unfähig zu einer willentlichen horizontalen Blickbewegung. Sie benutzen ruckartige Schleuderbewegungen des Kopfes zur Erzeugung vestibulookulärer Reflexe, durch die die Augenbewegungen in die gewünschten Blickrichtungen gebracht werden.

Refraktionsfehler

■ Kinder mit subluxierten Linsen oder hohem Astigmatismus können eine Kopffehlhaltung entwickeln.

Ptosis

- Eine Ptosis (in der Regel schlechte oder fehlende Levatorfunktion) hat eine Kinnhebung zur Folge, die eine beidäugige Fixation trotz herabhängender Lider erlaubt. Allerdings wird bei einseitiger Ptosis selten eine Kopffehlhaltung eingenommen (Amblyopie). Die Indikation zur chirurgischen Behandlung der Ptosis besteht bei verdeckten Pupillen (dann Frühoperation).

14.2
Erhaltung des Binokularsehens

Parese des IV. Hirnnerven

- Kinder mit einer Trochlearisparese bevorzugen die Kopfneigung zur Gegenseite. Bei Kopfneigung zur betroffen Seite kommt es zu einem Höherstand (Bielschowsky-Kopfneigungsphänomen). Durch eine zusätzliche Kopfsenkung und die fehlende einwärtsrollende Wirkung kann dies kompensiert werden.

Parese des VI. Hirnnerven

- Bei einer Abduzensparese stören Doppelbilder beim Blick in Richtung des gelähmten Muskels (bei Kindern sofortige Suppression). Der Patient kann dies durch eine Drehung des Kopfes zur betroffenen Seite vermeiden.

Retraktionssyndrom (Stilling-Türk-Duane-Syndrom)

- Die Einschränkung von Abduktion/Adduktion induziert ein Schielen (Esotropie bei Typ I, Exotropie bei Typ II) in die Mitte des Blickfeldes. Dies erfordert eine kompensatorische Kopfhaltung (s. S. 136).

Brown-Syndrom (Obliquus-superior-Sehnenscheiden-Syndrom)

- Falls es nicht möglich ist, das Auge in Adduktion zu heben, handelt es sich entweder um eine Lähmung des M. obliquus inferior (negativer Traktionstest) oder um ein Brown-Syndrom („feste" Sehne des M. obliquus superior mit positivem Traktionstest). Besteht eine kompensatorische Kinnhebung bereits im mittleren Blickfeld, so ist eine Operation zu erwägen.

Doppelte Heberparese

- Sind beide Heber paretisch, kommt es oft zu einer Hypotropie in Primärposition mit Vortäuschung einer Ptosis. Es wird eine kompensatorische Kopfhaltung mit angehobenem Kinn eingenommen. Eine operative Korrektur ist möglich.

Blow-out-Fraktur

- Engl.: blow out, platzen.

- Entsteht infolge einer Orbitabodenfraktur eine Motilitätsstörung mit Hypotropie in Primärposition, wird eine Kopfhaltung mit angehobenem Kinn eingenommen (Fusion möglich); dies macht eine chirurgische Behandlung der Fraktur und eine Befreiung der eingeklemmten Bindegewebshüllen des M. rectus inferior erforderlich (nicht unumstritten).

Fibrosesyndrom

- Im Rahmen dieser autosomal-dominanten Erkrankung sind die geraden Muskeln durch fibröse Bänder ersetzt. Dies verhindert eine normale Motilität. Eine Ptosis ist ebenfalls vorhanden. Eine operative Behandlung sollte geeigneten Zentren vorbehalten bleiben.

WEITERFÜHRENDE LITERATUR

Kaufmann H (Hrsg) (1995) Strabismus. Enke, Stuttgart
Rubin SE, Wagner RS (1986) Ocular torticollis. Surv Ophthalmol 30:366

15
Untersuchung eines Kindes mit Verdacht auf Blindheit

- Gelegentlich sind sich Eltern und/oder behandelnde Ärzte nicht sicher, ob ein Kind auf visuelle Stimuli reagiert. Folgen die Augen eines Kindes einem Objekt bzw. zeigt das Kind mimische Reaktionen (z.B. Lächeln beim Gesicht der Mutter), so ist anzunehmen, daß das Kind sehen kann. Entwickelt sich ein solches Verhalten nicht innerhalb von 12–16 Wochen, sollte das Kind einem Ophthalmologen vorgestellt werden. Finden sich bei einer Untersuchung keine pathologischen Veränderungen der brechenden Medien oder der Netzhaut und des Sehnerven, so ist auf einen Nystagmus zu achten. Ein evtl. vorhandener Nystagmus dient zur weiteren Unterteilung der verschiedenen Ursachen, die bei der Beurteilung eines Kindes mit Verdacht auf reduzierte Sehschärfe in Betracht kommen. Wie bereits oben (Nystagmus) besprochen, sind die Augenfolgebewegungen bei Geburt nicht vorhanden, entwickeln sich in der Regel jedoch während der ersten 6 Lebensmonate.

15.1
Nystagmus vorhanden

Kongenitale Leber-Amaurose

■ Bei einem kongenital blinden Kind mit „normalem" Fundus kommt differentialdiagnostisch die kongenitale Leber-Amaurose in Betracht. Diese Erkrankung wird (s. S. 394) als eine Unterform der Retinopathia pigmentosa betrachtet.

■ Im Frühstadium der Erkrankung kann der Fundus normal aussehen. Im ERG fehlen skotopische und photopische Antworten. Zusätzlich besteht oft eine starke Hyperopie (siehe Hyperopie). Typisch ist bei diesen Kindern ein okulodigitales Phänomen (die Finger werden in die Orbita gebohrt), das zu einer Atrophie des periorbitalen Fettes führt.

Achromatopsie (Stäbchenmonochromasie)

■ Autosomal-rezessiv vererbte Erkrankung mit reduzierter Sehschärfe. Es liegt ein vollständiger Ausfall der Zapfen bzw. einzelner Typen vor. Typisch sind extreme Lichtempfindlichkeit, Nystagmus (nimmt später ab) und eine paradoxe Pupillenreaktion (Verengung im Dunkeln). Das photopische ERG fehlt, das skotopische ist normal. Die meisten betroffenen Patienten tragen dunkle Brillengläser (Beschwerden), ohne die sie das Haus nicht verlassen.

Albinismus

■ Einzelheiten sind unter Abschn. 4.1 zu finden.

Aniridie

■ Einzelheiten sind unter Abschn. 4.1 zu finden.

Optikushypoplasie

■ Einzelheiten sind unter Abschn. 2.3 zu finden.

Nystagmus

■ Einzelheiten sind unter Abschn. 4 zu finden.

15.2
Nystagmus nicht vorhanden

Kortikale Blindheit

■ Eine Schädigung der Sehbahn oder des visuellen (okzipitalen) Kortex führt nicht zu einem Nystagmus. Ursachen: prä-, peri- sowie postnatale Hypoxie oder Anoxie (z.B. Asphyxie, Schock) bei metabolischen Erkrankungen (z.B. Bleivergiftung) oder anatomische Veränderungen (porenzephalische Zyste). Visuell evozierte Potentiale sind zur Diagnosestellung nicht verläßlich; meist sind bildgebende Untersuchungen erforderlich. Eine Visusprognose ist nicht möglich.

■ Auch bei fehlender kortikaler Funktion entwickeln einige der Kinder über extragenikuläre Bahnen eine gewisse visuelle Funktion.

Verzögerte visuelle Entwicklung

■ Eine verzögerte visuelle Reifung kann entweder isoliert oder mit anderen neurologischen Störungen vorkommen. Die Kinder entwickeln kein altersgerechtes visuell gerichtetes Verhalten. VEP und ERG (Blitz) sind normal, eine ophthalmologische Untersuchung unauffällig. Lediglich die Fixation fehlt. Normale Entwicklung zu einem späteren Zeitpunkt, keine bleibenden Schäden.

■ Die Patienten sollten nur dann mit bildgebenden Verfahren untersucht werden, wenn Hinweise auf eine Asphyxie bestehen.

■ In Zweifelsfällen sollte eine Frühförderung eingeleitet werden.

WEITERFÜHRENDE LITERATUR

Hoyt CS (1987) Assessment of visual impaired infants. Focal points: clinical and modules for ophthalmologists. Am Acad Ophthalmol. San Francisco ICA

Wagner RS, Caputo AR, Nelson LB et al. (1985) High hyperopia in Leber's congenital amaurosis. Arch Ophthalmol 103:1507

16
Differentialdiagnose der Leukokorie

16.1
Retinoblastom

■ Eine sofortige Untersuchung zum Ausschluß eines Retinoblastoms ist dann erforderlich, wenn behandelnde Ärzte und/oder Familienmitglieder einen weißen Pupillenreflex bemerken.

16.2
Medientrübung (Sklerokornea, Katarakt, PHPV)

■ Für eine normale Visusentwicklung ist eine sofortige Diagnose und Behandlung einer Katarakt erforderlich.

16.3
Kolobom

■ Ist der Aderhautdefekt genügend groß und liegt ein größerer Teil der Sklera frei, kann die Sklera durch die Pupille sichtbar werden, was einen entsprechenden weißen Reflex zur Folge hat.

16.4
Retinale Dysplasie

■ Es liegt eine Fehlentwicklung der Netzhaut (Dysplasie) vor, beidseits im Rahmen einer Systemerkrankung (Trisomie 13) oder einseitig als isoliertes Krankheitsbild; sie kann eine Leukokorie verursachen. Eine normale Netzhautarchitektur ist erforderlich, damit das Gewebe seine Transparenz erhält. Bei Fehlentwicklungen verursachen gliale Elemente eine grau-weiße Farbe.

16.5
Markhaltige Nervenfasern
(Fibrae medullares, Papilla leporina)

■ Liegt in der Nervenfaserschicht genug (weißes) Myelin vor und blickt das Auge in die entsprechende Richtung, kann es zu einem weißen Pupillenreflex kommen.

16.6
Astrozytisches Hamartom

■ Falls dieser Tumor des Sehnervenkopfs, der bei Neurofibromatose und tuberöser Sklerose vorkommt, groß genug ist, kann er einen weiß-grauen Pupillenreflex erzeugen.

16.7
Leukokorie als Folge einer Ablatio retinae

Retinopathia prämaturorum (RPM)

■ Schreitet eine solche Erkrankung bis zur völligen Netzhautablösung fort, bildet sich in der Folge eine fibrotische retrolentale Membran (enthält typischerweise Gefäße), die zu einem weißen Pupillenreflex führt.

Norrie-Syndrom

■ X-chromosomal-rezessiv vererbte Erkrankung (nur Männer betroffen), die zu einer beidseitigen totalen Netzhautablösung führt und einen weißen Pupillenreflex (wie bei RPM) zur Folge hat. Betroffene Kinder sind taub und retardiert.

Morbus Coats

■ Zahlreiche Makroaneurysmata und Teleangiektasien können bei dieser Erkrankung eine große exsudative Netzhautablösung zur Folge haben, die durch die Pupille als Leukokorie sichtbar sein kann. Jungen sind häufiger betroffen; übliches Manifestationsalter ist das Ende des 1. Lebensjahrzehnts. Selten tritt die Erkrankung bilateral auf. Der Morbus Coats kann alleine durch seine Exsudate (ohne Netzhautablösung) zur Leukokorie führen.

Incontinentia pigmenti

■ Nur bei Mädchen. Leukokorie infolge einer totalen Netzhautablösung. Betroffene Kinder können einen makulären Hautausschlag haben, leiden oft an Krampfanfällen und sind mental retardiert. Man nimmt an, daß die Incontinentia pigmenti (auch bekannt als Bloch-Sulzberger-Syndrom) eine X-chromosomal-dominant vererbte Erkrankung ist, die bei männlichen Patienten bereits intrauterin letal verläuft, so daß diese wegen eines Spontanaborts nicht geboren werden.

WEITERFÜHRENDE LITERATUR

Lund O-E, Waubke ThN (Hrsg) (1985) Die Augenerkrankungen im Kindesalter. Enke, Stuttgart
Naumann GOH (1997) Pathologie des Auges. Springer, Berlin Heidelberg New York Tokyo
Shields JA, Stephens RF, Sarin LK (1983) The differential diagnosis of retinoblastoma. In Harley RD (ed) Pediatric ophthalmology. Saunders, Philadelphia
Shields MB, Krieglstein GK (1993) Glaukom. Springer, Berlin Heidelberg New York Tokyo
Yanoff M, Fine BS (1982) Ocular pathology. Harper & Row, Philadelphia

KAPITEL 18

Klinische Refraktion   18

1	Anamnese	549
2	Sehschärfe und Visus	549
2.1	Abhängigkeit des Visus von einer Fehlsichtigkeit (Ametropie)	550
2.2	DIN-Norm 58220 „Sehschärfenprüfung"	550
2.3	Prüfung des Fernvisus	551
2.4	Prüfung des Nahvisus bzw. Lesevisus	551
2.5	Prüfung des Visus bei Kindern	552
2.6	Komplementäre visusabhängige Funktionsprüfungen	552
3	Untersuchung des Binokularsehens	553
4	Objektive Refraktion	554
4.1	Keratometrie (z. B. Zeiss-Ophthalmometer, Keratometer nach Javal)	554
4.2	Automatische Refraktometer	554
4.3	Strichskiaskopie	555
4.3.1	Technik der Skiaskopie	555
4.4	Objektive Refraktion in Zykloplegie	558
5	Subjektive Refraktion	559
6	Nahrefraktion	561
7	Binokularvisus (Heterophorien, Paresen und Akkommodationsstörungen)	561
8	Praktische Brillenverordnung	562
8.1	Korrektur der Ametropie	562
8.1.1	Myopie	562
8.1.2	Hyperopie	562
8.1.3	Astigmatismus	563
8.1.4	Anisometropie	563
8.1.5	Presbyopie	563
8.1.6	Arbeitsbrillen	565
8.1.7	Überlegungen bezüglich des Materials	565
8.1.8	Aphakie	565
8.1.9	Prismenverordnung	565
8.1.10	Vergrößernde Sehhilfen	565
8.1.11	Heil- und Hilfsmittelrichtlinien	567

1
Anamnese

■ Die Anamnese läßt oft bereits Rückschlüsse auf den zugrundeliegenden Refraktionsfehler zu. Sie ist außerdem wichtig, damit eine erfolgreiche individuelle Brillenverordnung erfolgen kann. Folgende Faktoren sind zu berücksichtigen:

- Alter des Patienten.
- Sehanforderungen des Patienten (Art der Beschäftigung, spezifische Arbeitsabstände).
- Beschwerden des Patienten: Asthenopie, Kopfschmerzen, Diplopie, Photophobie, Augenstellung, Gesichtsfeldstörung oder Gesichtsfeldeinschränkung.
- Subjektive Angaben des Patienten zu Nah- und Fernvisus.
- Bisherige Refraktion, ophthalmologische und Allgemeinerkrankungen, Strabismus.

2
Sehschärfe und Visus

Allgemeines

■ Unter Sehschärfe versteht man üblicherweise das Auflösungsvermögen des Auges für kleine Objekte oder kleine Details bei hohem Kontrast. Aus praktischer Sicht ist nur die anguläre Sehschärfe relevant. Sie ist definiert als der kleinste Winkel (in Minuten), unter dem 2 Punkte dem Auge erscheinen dürfen, damit sie gerade noch getrennt wahrgenommen werden (Minimum separabile oder Auflösungsvermögen des Auges). Der Kehrwert der in Bogenminuten gemessenen angulären Sehschärfe ergibt den Visus.

■ Die Prüfung des Visus erfolgt mittels Sehzeichen oder Optotypen (Landoltringe, E-Haken, Buchstaben, Zahlen, Snellen-Haken). Es gibt 2 Möglichkeiten, Visus/Sehschärfe zu bestimmen:

- Bei konstantem Punktabstand d (z.B. Öffnung eines Landoltringes) verändert man die Prüfentfernung. Aus der größten Entfernung, in der die beiden Punkte noch getrennt erkannt werden, läßt sich der erreichte Visus berechnen.
- Man hält die Prüfentfernung konstant und benutzt Sehzeichen mit verschiedenen Punktabständen. Hier ist dann der kleinste noch erkennbare Punktabstand für die Visusbestimmung maßgebend.

■ In der Praxis wird möglichst das letztere Verfahren (Sehzeichen abgestufter Größe bei konstanter

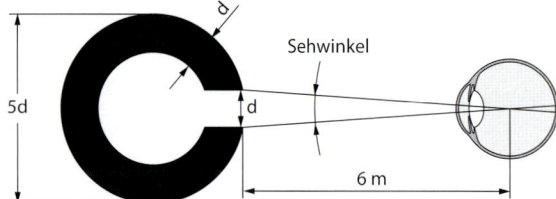

Abb. 18.1. Bei konstanter Prüfentfernung ist die Größe des Punktabstandes (d, hier Öffnung eines Landoltringes) für die Visusbestimmung ausschlaggebend. Bei einem Visus von 1,0 (entspricht einer angulären Sehschärfe von 1 Winkelminute) beträgt d in 6 m Prüfentfernung etwa 1,5 mm

Tabelle 18.2a. Zusammenhang zwischen unkorrigiertem Visus und Fehlsichtigkeit am akkommodationslosen Auge: Angabe der Fehlsichtigkeit als sphärisches Äquivalent (= 1/2 des entsprechenden Zylinderwertes)

Visus	1,0	0,8	0,5	0,25	0,16	0,08
Ametropie	±0	±0,25	±0,5	±1,0	±1,5	±2,0

Tabelle 18.2b. Empfehlungen zur zweckmäßigen Abstufung der Vorschaltgläser bei der Refraktionsbestimmung: Angabe der Fehlsichtigkeit als sphärisches Äquivalent

Visus	>0,5	0,5–0,2	0,2–0,1	≤0,1
Glasabstufung (dpt)	0,25	0,5	1,0	2,0

Prüfentfernung) angewandt. Beispiel: Ein Proband hat den Visus 1,0 erreicht, wenn er in 6 m Entfernung einen Landoltring erkennen kann, dessen Öffnung 1 Winkelminute (1′) beträgt (Abb. 18.1). Wird ein Detail von 2 Bogenminuten aufgelöst, entspricht dies einem Visus von $^1/_2 = 0,5$.

■ Die Abstufung der Sehzeichen erfolgt in logarithmischen Abständen (Tabelle 18.1). Die Visusstufen werden in Europa meist als Dezimalzahl angegeben. Besonders in angelsächsischen Ländern ist die Snellen-Schreibweise sehr verbreitet: dabei wird ein Quotient aus Prüfentfernung und Sollentfernung in Fuß (1 Fuß = 30,48 cm) gebildet. Die Sollentfernung ist die Entfernung, aus der ein Proband mit einem Visus von 1,0 das entsprechende Sehzeichen erkennen sollte.

Tabelle 18.1. Die logarithmische Abstufung der Sehzeichen entsprechend der DIN-Norm 58 220

Dezimalwert	Snellen-Schreibweise	Sehwinkel (min)
0,02	20/1000	50
0,025	20/800	40
0,032	20/630	32
0,04	20/500	25
0,05	20/400	20
0,063	20/320	16
0,08	20/250	12,5
0,1	20/200	10,0
0,125	20/160	8,0
0,16	20/125	6,3
0,2	20/100	5,0
0,25	20/80	4,0
0,32	20/63	3,2
0,4	20/50	2,5
0,5	20/40	2,0
0,63	20/32	1,6
0,8	20/25	1,25
1,0	20/20	1,0
1,25	20/16	0,8
1,6	20/12,5	0,63
2,0	20/10	0,5
2,5	20/8	0,4

2.1
Abhängigkeit des Visus von einer Fehlsichtigkeit (Ametropie)

■ Eine Grundregel besteht: Die Zunahme einer Fehlsichtigkeit um ± 0,5 dpt (sphärisches Äquivalent) hat einen Visusabfall um etwa die Hälfte des vorher vorhandenen Wertes zur Folge, sofern kein Ausgleich durch Akkommodation stattfindet (Tabelle 18.2 a und b).

■ Die Kenntnis dieses Zusammenhanges ermöglicht insbesondere bei Myopie eine wesentlich raschere Brillenglasbestimmung. Der Hyperope kann seine Ametropie ganz oder teilweise durch Akkommodation neutralisieren, so daß hier der praktische Wert der obigen Regel gering ist. Beim Astigmatismus läßt sich die zylindrische Korrektur nur dann vom Visus abschätzen, wenn zuvor das beste sphärische Glas bestimmt wurde.

2.2
DIN-Norm 58220 „Sehschärfenprüfung"

■ Die Visusbestimmung ist ein komplexer Vorgang, dessen Ergebnis sehr von den Prüfbedingungen abhängt. In umfangreichen Studien wurde gezeigt, daß verschiedene Zahlen oder Buchstaben unterschiedliche Erkennbarkeiten aufweisen. Um eine Vergleichbarkeit der Prüfergebnisse zu erreichen, wurde die DIN-Norm 58 220 geschaffen. Auf internationaler Ebene wurde die von dieser Norm nur geringe Abweichungen aufweisende Norm ISO/DIN-8596 festgelegt. Eine europäische CEN-Norm ist in Vorbereitung. Im folgenden werden die wichtigsten Bestimmungen aufgeführt:

● Das Standardsehzeichen ist der Landoltring. Es handelt sich um einen Kreis mit quadratischer

Öffnung, die in 8 Richtungen dargeboten werden kann (Abb. 18.1).
- Bei der Begutachtung ist ausschließlich der Landoltring als Sehzeichen zulässig. Für die übrige Diagnostik können beliebige andere Sehzeichen verwandt werden, deren Äquivalenz mit dem Landoltring über ein kompliziertes „Anschlußverfahren" (Teil 2 der DIN-Norm) bestimmt wird.
- Die Norm legt auch die logarithmische Stufung der Sehzeichen fest (Tabelle 18.1).
- Die DIN-58220 legt fest, wie viele Optotypen bei jeder verwendeten Visusstufe dargeboten und geprüft werden müssen. Die Visusstufe gilt als erkannt, wenn wenigstens 3 von 5 oder 6 von 10 Landoltringen richtig erkannt wurden.
- Die Leuchtdichte des Prüffeldes beträgt 160–320 cd/m^2.
- Die Leuchtdichte des Sehzeichens darf 15% der Leuchtdichte des Prüffeldes nicht überschreiten.
- Der Mindestabstand der Landoltringe untereinander muß 20 Winkelminuten bei gleichzeitiger Darbietung mehrerer Optotypen betragen.
- Die Prüfentfernung soll für den Fernvisus mindestens 4 Meter betragen, gebräuchlich sind 5 oder 6 Meter.

2.3
Prüfung des Fernvisus

■ Bevor man den Visus prüft, sollten keine Untersuchungen durchgeführt werden, die zu einer vorübergehenden Visusminderung durch Blendung oder vermehrtem Tränenfluß führen können (Augeninnendruckmessung, Ophthalmoskopie). Vor der Visusprüfung ist eine Spaltlampenuntersuchung mit geringer Lichtintensität sinnvoll, damit störende Trübungen der brechenden Medien erkannt werden und die Visusprüfung in diesen Fällen nicht unnötig in die Länge gezogen wird.

■ Die Sehzeichen werden (meist) über einen Sehzeichenprojektor dargeboten. Der Untersuchungsraum sollte eine konstante mittlere Helligkeit aufweisen (Leuchtdichte: 10 cd/m^2). Helligkeitsschwankungen (z. B. durch Türöffnen) und Lärm sind zu vermeiden.

■ Die Visusprüfung muß dem Patienten speziell bei der Verwendung von Landoltringen erklärt werden, da es sich hier um ein relativ abstraktes Testprinzip handelt. Es ist zu klären, ob andere Bedingungen vorliegen, die die Visusprüfung beeinträchtigen (Analphabetismus, geistige Behinderung, unzureichende Beherrschung der Landessprache, Übermüdung, Alkohol- und Medikamenteneinfluß).

■ Die Visusprüfung darf nicht durch Suggestivfragen oder Hilfestellung durch den Untersucher verfälscht werden. Die Darbietungszeit für die Sehzeichen sollte gleichmäßig kurz sein, jedoch mindestens 1 s pro Sehzeichen betragen. Längeres „Rätseln" oder Nachfragen ist nicht erlaubt. Die Gefahr der Manipulation während der Visusprüfung ist in folgenden Situationen besonders groß:

- Unerfahrener Untersucher.
- Erwartung eines Therapieeffektes (z. B. nach einer Operation, klinische Studien).
- Begutachtung (insbesondere Fahrtauglichkeit).

■ Der Visus wird zunächst ohne Korrektur (s.c. = sine correctione, Rohvisus) unter monokularen und binokularen Bedingungen bestimmt. Danach folgt die Prüfung mit Korrektur (c.c. = cum correctione, korrigierter Visus).

■ Kann der Patient im Abstand von 5 m das größte Sehzeichen nicht erkennen, so läßt man ihn dichter an den Projektionsschirm herangehen, bis er dieses größte Sehzeichen erkennt, und rechnet den Visus aus.

- *Beispiel*: Das Testzeichen der Visusstufe 0,05 wird nicht in 5 m, sondern nur in 3 m Abstand erkannt. Visus = Prüfentfernung/5 m Visusstufe, d.h. 3 m/5 m 0,05 = 0,03.
- Eine gute Alternative zum Annähern an den Projektionsschirm ist die Verwendung von Sehprobentafeln (Auflichttafeln). Diese kommen besonders dann zum Einsatz, wenn der Visus bei 0,02 (1/50) oder weniger liegt. Der Untersucher nähert dem Patienten die Tafel an, bis die entsprechenden Sehzeichen gelesen werden können. Die Prüfung mit speziellen Auflichttafeln für Sehschwache ist bis zu einem Visus von 0,025 in 12,5 cm Abstand möglich.
- Ist der Visus noch geringer, wird die Wahrnehmung von Handbewegungen („HBW"), die korrekte Lichtprojektion („LP") und die Wahrnehmung von Lichtschein („LS") untersucht.
- Die fehlende Wahrnehmung von Lichtschein wird als Amaurose oder „nulla lux" („NL") bezeichnet.

2.4
Prüfung des Nahvisus bzw. Lesevisus

■ Eine Bestimmung des Nahvisus ist wichtig bei der Untersuchung von Patienten mit Alterssichtigkeit (Presbyopie) sowie bei Störungen der brechenden Medien (z. B. Katarakt, Keratokonus).

■ Für Gutachtenzwecke ist der Nahvisus stets mit verkleinerten Landoltringen zu prüfen. Im klinischen Alltag werden häufig Birkhäuser-, Snellen-, Jäger- oder Nieden-Tafeln benutzt. Dabei handelt es sich um Lesetexte, bei denen die einzelnen Visusstufen sehr unterschiedliche, willkürliche Abstufungen haben. Mit diesen Texten wird nicht (nur) der Visus bestimmt, sondern die Lesefähigkeit, d. h. eine wesentlich komplexere neurophysiologische Leistung.

■ Man untersucht in einem Abstand von 40 cm bzw. im gewöhnlichen Lese/Arbeitsabstand des Patienten. Nur Nahvisusbestimmungen im gleichen Prüfabstand und mit der gleichen Nahsehprobe sind vergleichbar. Es ist wichtig, daß bei der Nahvisusprüfung die physiologische Kopf- und Körperhaltung eingenommen wird (vorgebeugter Oberkörper, ca. 30° Kopfneigung).

2.5
Prüfung des Visus bei Kindern

■ Bei Schulkindern (ca. ab 6. Lebensjahr) kann die Visusprüfung mit den gleichen Testanordnungen wie bei Erwachsenen erfolgen. Handelt es sich um jüngere Kinder, sind besondere Methoden nötig:

- Zwischen dem 6. und 16. Lebensmonat wird die Preferential-looking(PL)-Methode angewendet (z. B. Teller-acuity-cards): Es werden gleichzeitig 2 Testflächen gezeigt, die sich in ihrem Grauwert entsprechen; das eine Feld ist gleichmäßig grau, das andere Feld besteht aus einem Streifenmuster. Der Säugling tendiert dazu, das interessantere, strukturierte Gittermuster anzublicken, falls er es als solches erkennt. Es werden nun Testkarten mit verschiedener Liniendichte angeboten, d. h. die Anzahl der Streifen pro Grad (Ortsfrequenz) wird variiert. Je nach Auflösungsvermögen des visuellen Systems (Visus) können unterschiedlich hohe Liniendichten erkannt werden: ein Auge mit geringem Visus erkennt nur grobe Streifenmuster und nimmt feinere Streifenmuster als homogene Graufläche dar. Die Methode ist gut geeignet, die physiologische Sehschärfenentwicklung zu verfolgen sowie organisch bedingte Visusminderungen und Deprivationsamblyopien zu erkennen. Bei Schielamblyopien ist die Aussagefähigkeit des Gittervisus schlecht, da die viel zu gute Gittersehschärfe hier seit langem bekannt ist.

- Bei Kindern zwischen dem 16. Lebensmonat und dem 3.–4. Lebensjahr versagt die PL-Methode, da die Gittermuster in dieser Altersgruppe als Objekt der Aufmerksamkeit zu wenig attraktiv sind. Hier muß über die Kontrolle der Augenstellung, die Fixationsprüfung und die objektive Refraktion auf mögliche Visusminderungen geschlossen werden.

- Ab dem 3.–4. Lebensjahr kann mit Tests, die auf dem Erkennen von Symbolen basieren, eine sehr zuverlässige Visusprüfung erfolgen (H-Test, Kolt-Test). Bei diesen Tests werden einfache Symbole benutzt (Kreuz, Dreieck, Kreis, E-Haken), die von der speziellen Umwelterfahrung des Kindes unabhängig sind. Dies ist ein wesentlicher Vorteil im Vergleich zur Verwendung von sog. „Kinderbildern" (meist Darstellung von Tieren und Spielsachen), deren richtige Benennung erfahrungsabhängig ist. Kinderbilder sollten nicht mehr verwendet werden.

■ Wenn der Verdacht auf eine Amblyopie besteht, sollte eine Prüfung auf Trennschwierigkeiten („crowding") Bestandteil der Visusbestimmung sein. Mit Hilfe des C-Tests nach Haase läßt sich sehr gut nachweisen, daß die Reihenoptotypensehschärfe bei Amblyopien oft wesentlich schlechter als die Einzeloptotypensehschärfe ist. Zur Therapiekontrolle bei Amblyopiebehandlung sollte insbesondere die Reihenoptotypensehschärfe herangezogen werden, da das Ausmaß der Amblyopie sonst nur unzureichend eingeschätzt werden kann.

2.6
Komplementäre visusabhängige Funktionsprüfungen

■ Die folgenden Funktionsprüfungen lassen indirekt Rückschlüsse auf den Visus zu. Sie sind daher wertvoll bei der Abschätzung des möglichen Visusgewinns durch eine Operation oder auch dann, wenn der Patient bei der üblichen Visusprüfung nicht ausreichend mitarbeitet (z. B. Begutachtung, Kinder):

- *Laser-Interferenztest-Interferometer (Retinometersehschärfe)*: Mit Hilfe eines Lasers werden 2 punktförmige Lichtquellen in der Knotenebene des Auges abgebildet. Von beiden Lichtquellen gehen divergente Strahlenbündel aus, in deren Überlappungsbereich durch Interferenz ein Muster von abwechselnd hellen und dunklen Streifen entsteht. Mit dem Retinometer lassen sich Gitter verschiedener Ortsfrequenz auch bei dichten Trübungen der optischen Medien auf den Fundus projizieren.

Der Patient gibt an, ob ein Gitter wahrgenommen wird und welche Orientierung die Streifen haben (vertikal, horizontal, schräg). Je nachdem, welche Liniendichte maximal erkannt wird, kann ein Optotypenvisus zugeordnet werden. Das Meßergebniss ist von evtl. vorhandenen Refraktionsfehlern unabhängig. Falsch positive und falsch negative Visuswerte sind häufig, so daß der Retinometervisus nur im Zusammenhang mit dem ophthalmologischen Befund interpretiert werden sollte.

- *Aderfigur nach Purkinje:* Die Aderfigur nach Purkinje ist das klinisch wichtigste entoptische Phänomen. Sie wird am besten durch die limbusparallele Bewegung einer hellen Lichtquelle auf der temporalen limbusnahen Sklera beim Blick nach nasal aufgelöst (z. B. Augenspiegel, Frequenz 2–4 Hz). Durch den Schattenwurf der eigenen Netzhautgefäße bei diaskleraler Beleuchtung nimmt der Patient ein Adergeflecht („Zweige", „Äste", „Adern" usw.) wahr. Sobald die Lichtquelle nicht mehr bewegt wird, verschwindet die Aderfigur aufgrund der Lokaladaptation. Die Untersuchung gelingt noch bei völlig eingetrübten Medien, jedoch nicht bei massiven Glaskörpertrübungen und -blutungen, die zu einer starken Lichtbrechung führen. Zunächst wird dem Patienten das Phänomen am besseren Auge erklärt, dann erfolgt die Prüfung am erkrankten Partnerauge. Wird die Aderfigur erkannt, spricht dies für einen Visus von 0,1 oder besser. Nimmt der Patient bei der gleichen Untersuchung in der zentralen gefäßfreien Zone der Aderfigur feine glitzernde Punkte wahr, die sich zu dieser entgegengesetzt bewegen, so spricht man von Makulachagrin, das für einen Visus von 0,4 oder besser spricht.
- *Fixationsprüfung*: Wenn bei der Fixationsprüfung mit dem direkten Augenspiegel/Visuskop eine stetige foveolare Fixation festgestellt wird, spricht dies für einen Visus von 0,1 oder besser. Die Einstellbewegung auf die Testmarke (Fixationssakkade) erfolgt unwillkürlich, d.h. die Prüfung ist auch bei Kleinkindern und Simulanten möglich.
- *Stellung:* Eine erfolgreiche Amblyopiebehandlung ist u. a. daran erkennbar, daß ein monolaterales Schielen in ein alternierendes Schielen übergeht, d. h. beim Covertest wird die Fixation wechselseitig aufgenommen und gehalten. Ist die Amblyopie weitgehend behoben worden, tritt manchmal ein spontaner Fixationswechsel nach dem Lidschlag auf (sog. freies Alternieren). Kommt es bei der Amblyopiebehandlung zu einem alternierenden Schielen, so spricht dies für einen Visusanstieg des amblyopen Auges.
- *Simultansehen*: Simultansehen ist mit dem Test nach Bagolini nur nachweisbar, wenn der Visus jeden Auges mindestens 0,05 beträgt.
- Die Untersuchung der *Stereopsis (Tiefensehen)* läßt nur einen groben Rückschluß auf den Visus zu. Die Stereofunktion ist bei reduziertem Visus individuell in sehr unterschiedlichem Ausmaß beeinträchtigt. Zumindest ist volles Stereosehen immer mit einem Visus > 0,1 verbunden.
- Zwischen der Auslösungsschwelle eines *optokinetischen Nystagmus* und dem Visus besteht eine Korrelation, die mit speziellen apparativen Anordnungen für die Visusbestimmung benutzt werden kann. Das Ergebnis ist allerdings von der Mitarbeit des Probanden abhängig.
- Mittels Ableitung der *visuell evozierten Potentiale (VEP)* ist eine exakte objektive Visusprüfung nicht möglich, es läßt sich jedoch eindeutig nachweisen, ob der Visus besser oder schlechter als 0,02 ist (Darbietung von Schachbrettmustern verschiedener Mustergröße).

3
Untersuchung des Binokularsehens

■ Asthenopische Beschwerden eines Patienten mit (latentem) Schielfehler können den Beschwerden bei nicht auskorrigierten Refraktionsfehlern gleichen. Außerdem besteht über den Synergismus von Konvergenz und Akkommodation ein enger Zusammenhang zwischen Refraktionszustand und Augenstellung; einige Refraktionsfehler sind mit besonderen Schielformen assoziiert. Bei allen Patienten mit Asthenopie ist daher neben Visusbestimmung und Refraktion eine Untersuchung des Binokularsehens erforderlich. Hinzu kommt, daß übersehene Schielamblyopien eine wichtige Ursache diagnostischer Irrtümer und Umwege sind. Folgendes Grundprogramm gehört zu den Routinemaßnahmen bei Asthenopie/Amblyopie:

- Genaue Anamnese von Doppelbildern.
- Beurteilung der Augenstellung nach Hornhautreflexbildern.
- Einseitiger und wechselseitiger Aufdeck- und Abdecktest (Covertest).
- Fixationsprüfung und 4-Prismen-Basis-außen-Test zum Nachweis eines (Identitäts-)Mikrostrabismus.
- Prüfung der okulären Motilität nach Führungsbewegungen.

- Bestimmung des Konvergenznahpunktes (ein vergrößerter Abstand des Konvergenznahpunktes kann auf eine Konvergenzinsuffizienz, Presbyopie oder unkorrigierte Hyperopie hinweisen; ein Wert > 10–12 cm ist pathologisch).

4
Objektive Refraktion

Allgemeines

■ Objektive Refraktion heißt, daß der Brechzustand des Auges unabhängig von subjektiven Angaben des Patienten gemessen wird. Das Meßergebnis ist nur von den Eigenschaften der Meßinstrumente und vom Untersucher abhängig. Hier kommen die Keratometrie oder Ophthalmometrie, die Refraktiometrie (automatisch oder visuell-manuell) und die Skiaskopie (Fleck- und Strichskiaskopie) zum Einsatz. Die gängigen Verfahren werden erläutert.

■ In der Regel geht jeder Brillenglasbestimmung mittels subjektiver Refraktion eine objektive Messung voraus, da sich so die subjektive Prüfung erheblich verkürzen läßt. Eine zeitlich optimierte Refraktion ist nicht nur aus ökonomischen Gründen sinnvoll; bei vielen Patienten führt eine langwierige subjektive Refraktion wegen Überforderung und Ermüdung zu schlechten Ergebnissen.

■ Handelt es sich um einen nicht kooperationsfähigen Patienten (z. B. Kleinkind), ist die objektive Refraktion die einzige Möglichkeit, eine Brillenglasbestimmung durchzuführen.

■ Neben der objektiven Refraktion kann auch das Studium der Krankenakte und das Ausmessen der bisherigen Brille Informationen über den mutmaßlichen Refraktionsfehler liefern.

■ Beachte: Das Ausmessen der getragenen Brille kann nicht dadurch ersetzt werden, daß die Werte aus einem „Brillenpaß" übernommen werden. Besonders Sehbehinderte und unzufriedene Patienten mit chronischen Affektionen (z. B. Sicca-Syndrom) neigen dazu, sich zahlreiche Brillen verordnen bzw. anpassen zu lassen. In diesen Fällen ist die Zuordnung der getragenen Brille zu dem vorgelegten Brillenpaß oft nicht gegeben.

4.1
Keratometrie (z.B. Zeiss-Ophthalmometer, Keratometer nach Javal)

■ Unter Keratometrie versteht man die Messung der Krümmungsradien der Hornhaut in verschiedenen Meridianen mit Hilfe von Hornhautspiegelbildchen. Eine exakte Messung erfordert bei allen Geräten, daß der Patient ruhig geradeaus blickt oder eine Testmarke fixiert. Gemessen werden Stärke und Achse des zentralen Hornhautastigmatismus.

■ Die Keratometrie ist besonders für die Diagnose eines Keratokonus, für die Kontaktlinsenanpassung und die Berechnung einer Intraokularlinse (Biometrie) wichtig. Bei der Brillenglasbestimmung ist die Keratometrie entbehrlich, da die sphärische Komponente der Fehlsichtigkeit nicht erfaßt wird. Falls kein automatisches Refraktometer vorhanden ist, kann die Keratometrie in der Lernphase der Skiaskopie zur Kontrolle der zylindrischen Refraktion benutzt werden.

■ Mittlerweile sind kleine Handkeratometer verfügbar, die die Messung am liegenden Patienten ermöglichen und die Keratometrie bei Rollstuhlfahrern vereinfachen.

4.2
Automatische Refraktometer

■ Der Einsatz von Autorefraktoren (AR) zur objektiven Refraktionsbestimmung ist in den letzten 15 Jahren immer populärer geworden und hat in manchen Kliniken und Praxen die Skiaskopie – zu unrecht – fast vollständig verdrängt.

■ Arbeitsweise eines AR: Eine Testfigur wird auf die Netzhaut im Makulabereich projiziert. Das Gerät analysiert die Abbildungsqualität der Testfigur. Weicht diese von einem Sollwert ab, wird über Korrekturlinsen nachreguliert, bis der Sollwert der Abbildung erreicht ist. Die Messung erfolgt in wenigen Sekunden. Aus mehreren Messungen wird ein Mittelwert gebildet. Die Refraktionswerte werden ausgedruckt.

■ Vorteile eines AR:

- Das Gerät ist einfach zu bedienen, eine persönliche Erfahrung ist praktisch nicht erforderlich. Daher kann die Untersuchung an Hilfspersonal delegiert werden.
- Der Ausdruck der Refraktionswerte (mit Datum) ist für Dokumentationszwecke gut geeignet.

■ Nachteile eines AR:

- Die „Objektivität" des Meßergebnisses wird oft überbewertet. Beachte: Jede Störung der brechenden Medien kann zu falschen Resultaten führen (Hornhautnarben, irreguläre Astigmatismen bei

Keratokonus, nach refraktiver Hornhautchirurgie, Keratoplastik und kurz zurückliegender Kataraktoperation).
- Anders als die Skiaskopie liefert der AR keine Information über die Beschaffenheit der optischen Medien und über den Akkommodationszustand.
- Die Mitarbeit des Patienten ist erforderlich (Fixieren einer Testmarke, ruhige sitzende Position). Daher ist der Einsatz bei Säuglingen, Kleinkindern und Behinderten nicht möglich.
- Ein AR ist in der Regel nicht Bestandteil der Untersuchungseinheit, sondern steht an einem anderen Ort der Praxis oder Klinik. Einerseits ist diese Trennung nötig, damit die AR-Untersuchung organisatorisch sinnvoll vom Arzt delegiert werden kann. Andererseits führt der Ortswechsel für gebrechliche Patienten zu einer erheblichen Belastung und bedeutet für den Arzt immer hohen Zeitaufwand, wenn er die Untersuchung selbst durchführen muß.
- Die Anschaffungskosten sind im Vergleich zum Skiaskop hoch.

4.3
Strichskiaskopie

Allgemeines

■ Mit Hilfe der Skiaskopie (SK) kann der Refraktionszustand des Auges sehr rasch ermittelt werden. Das Kriterium der Messung ist die Beobachtung von Licht-Schatten-Phänomenen in der Prüflingspupille. Diese Phänomene entstehen bei Projektion eines Lichtbandes auf die Netzhaut des Patienten.

■ Die theoretische Ableitung der SK aus den Prinzipien der Optik (Foucault-Schneide) und die zahlreichen verschiedenen SK-Techniken sind der angegebenen Literatur zu entnehmen. Hier soll die praktische Durchführung einer einfachen Technik erläutert werden, die speziell für den Anfänger geeignet ist.

■ Vorteile der SK:
- Einzige Möglichkeit, Säuglinge und Kleinkinder zu refraktionieren und damit Basis jeder strabologischen Behandlung in diesem Lebensalter.
- Trübungen der optischen Medien sind erkennbar. Hintere Schalentrübung, Kernsklerose und Rindentrübungen mit Wasserspalten sind unterscheidbar. In Zweifelsfällen ist die optisch störende Wirkung von Linsentrübungen mit dem Skiaskop sogar oft besser abzuschätzen als an der Spaltlampe. Ein ausgeprägter Keratokonus ist in der Regel sichtbar (als gräuliche Trübung des Rotreflexes im Bereich des Kegels oder – besonders in Anfangsstadien – als irregulärer Astigmatismus).
- Während der irreguläre Astigmatismus am Autorefraktometer oft zu Fehlmessungen führt (keine Messung möglich oder stark unterschiedliche Einzelmessungen mit sinnlosem Mittelwert), ist dieser mit dem Skiaskop klar erkennbar. Besonders beim Keratokonus und in der postoperativen Kontrolle nach Keratoplastik ist die SK daher ein wertvolles Verfahren, das die Keratometrie stets ergänzen sollte und manche computergestützte Hornhauttopographie überflüssig macht.
- Eine korrekt durchgeführte SK hat die gleiche Genauigkeit wie der Autorefraktometer und dauert ähnlich lange (15–30 s).
- Geringe Anschaffungskosten eines Skiaskops.
- Die SK kann auf dem Untersuchungsstuhl bzw. an jedem anderen Ort durchgeführt werden (günstig bei immobilen Patienten).

■ Nachteile der SK:
- Eine sichere Beherrschung der Technik erfordert viel Übung. Die Anleitung durch einen erfahrenen Kollegen ist essentiell; autodidaktisches Erlernen ist schwierig.
- Die SK ist keine automatisierte, untersucherunabhängige Methode.

4.3.1
Technik der Skiaskopie

Die SK sollte am erwachsenen Patienten mit klaren optischen Medien unter Verwendung eines Phoropters erlernt werden. Die Untersuchung von Kindern (mit einzelnen Vorschaltgläsern, Vorschaltgläsern in sog. Skiaskopie-Leisten und Schätzung der Refraktion ohne Korrekturgläser) ist rascher erfolgreich, wenn die SK im Grundsatz bereits beherrscht wird.

Durchführung am Phoropter

■ Die SK kann in Miosis und in Mydriasis (Zykloplegie) erfolgen. Für die skiaskopische Messung sind die Bewegungsphänomene in der Mitte der Pupille ausschlaggebend. Besonders dem Anfänger fällt es in Miosis leichter, sich auf die Pupillenmitte zu konzentrieren, da die störende Randstrahlung durch die Iris ausgeblendet wird.

■ Folgende Untersuchungsanordnung hat sich bewährt, um die Akkommodation des Patienten zu minimieren: Im abgedunkelten Untersuchungsraum schaut der Patient durch die Sichtöffnungen des Phoropters. Beide Augen sind geöffnet. Das nicht untersuchte Auge fixiert ein großes Sehzeichen (Visusstufe 0,05 oder 0,1) in mindestens 5 m Entfernung. Der vor dem Patienten sitzende Untersucher muß darauf achten, daß er dem Prüfling nicht die Sicht auf das Sehzeichen versperrt. Dies gelingt am besten, wenn der Untersucher bei der SK des rechten Auges den Phoropter mit der linken Hand bedient und mit seinem rechten Auge durch das Skiaskop auf die Patientenpupille schaut; bei der SK des linken Auges nimmt der Untersucher dann das Skiaskop in die linke Hand und beobachtet die Patientenpupille mit seinem linken Auge, während die rechte Hand den Phoropter einstellt.

■ Der Abstand des Patienten von den Korrekturgläsern im Phoropter entspricht dem späteren Hornhautscheitelabstand in der Brille (Standard: 12 mm). Der Abstand des Untersuchers vom Phoropter beträgt meist 50–70 cm (abhängig von der Armlänge). Die Bedienungselemente des Phoropters müssen mit leicht angewinkeltem Arm bequem erreicht werden. Das Ergebnis der skiaskopischen Messung ändert sich mit dem Untersuchungsabstand:

$K = S' - A$

K = Korrekturwert für die Fernrefraktion
S' = Scheitelbrechwert des (im Phoropter vorgesetzten) sphärischen Testglases
A = Kehrwert des in Metern gemessenen Skiaskopieabstandes

■ Jeder Untersucher wird rasch feststellen, ob er am Ende der SK +1,5 dpt (70 cm) oder +2,0 dpt (50 cm) von der Phoroptereinstellung abziehen muß, um die Fernkorrektur zu erhalten. In die meisten Phoropter ist eine gesonderte Skiaskopielinse von +2,0 dpt eingebaut. Diese wird am Anfang der SK in den Strahlengang vor das zu untersuchende Auge gedreht und am Ende der SK wieder herausgeklappt.

■ Am Skiaskop wird ein leicht divergenter Strahlengang eingestellt. Der Patient wird weniger geblendet, wenn man eine möglichst geringe Helligkeit wählt. Gelegentlich ist die Abbildungsqualität des Skiaskops zu prüfen: Das Gerät soll einen Lichtbalken erzeugen, dessen lange Kanten bei Projektion auf die Wand des Untersuchungsraum gerade sind.

■ Man arbeitet mit dem Skiaskop möglichst nahe an der Blicklinie des Patienten. Störende Reflexe an den Phoroptergläsern oder an einer intraokularen Kunstlinse lassen sich durch seitliche Veränderungen der eigenen Position verringern, jedoch nicht ganz beseitigen.

■ Der Lichtstrich des Skiaskops wird mit kleinen, langsamen Bewegungen über die Pupille geführt. Dabei sind 3 Hauptphänomene zu beobachten:

● *Mitläufigkeit* (Abb. 18.2a und b): Das in der Pupille sichtbare Lichtband bewegt sich in der gleichen Richtung, in der das Skiaskop geschwenkt wird. Mitläufigkeit ist stets einfacher zu erkennen als Gegenläufigkeit. Mitläufigkeit tritt auf, wenn das Auge hyperop ist. Bei geringen

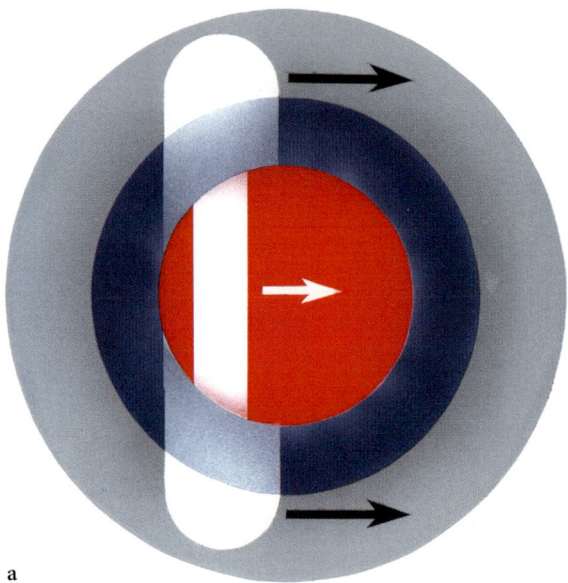

a

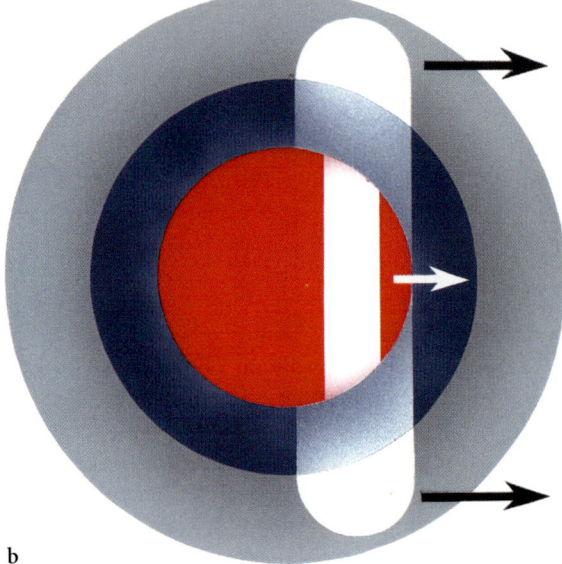

b

Abb. 18.2 a, b. Mitläufigkeit. Der Lichtbalken in der Pupille bewegt sich in Richtung der Schwenkrichtung des Skiaskops

Hyperopien (< +1,0 dpt) ist das mitläufige Band breit, unscharf und lichtschwach, bei Hyperopien zwischen +1,0 und etwa +7,0 dpt ist ein heller, scharf begrenzter Lichtbalken zu sehen. Bei sehr hohen Hyperopien wird der mitläufige Balken wieder unschärfer und ist schwieriger zu erkennen.

- *Gegenläufigkeit* heißt, daß sich das in der Pupille sichtbare Lichtband entgegengesetzt zur Schwenkrichtung des Skiaskops bewegt. Gegenläufigkeit ist schwieriger zu erkennen als Mitläufigkeit. Ein deutlicher, scharf begrenzter Lichtbalken tritt praktisch nicht auf. Gegenläufigkeit zeigt an, daß eine Myopie vorliegt.
- *Flackerpunkt (Neutralisationspunkt;* Abb. 18.3): Bei der Schwenkbewegung des Skiaskops leuchtet die Pupille gleichmäßig rot auf; ein bewegliches Lichtband ist nicht zu sehen. Flackern ist sichtbar, wenn Emmetropie vorliegt oder wenn eine Fehlsichtigkeit durch vorgeschaltete Gläser ausgeglichen wurde.

■ Am Beginn der skiaskopischen Messung befindet sich der Phoropter in Nullstellung, es ist lediglich die Skiaskopielinse (+2,0 dpt bei einem Untersuchungsabstand von 50 cm) vorgeschaltet. Man prüft, ob eines der 3 Hauptphänomene vorliegt. Ziel ist es, durch Vorschalten von Korrekturgläsern den Flackerpunkt zu erreichen. Es wird bereits am Anfang der Messung geprüft, ob das Lichtband in der Pupille in allen Achsen gleich aussieht. Dazu wird die Achse des Lichtbandes am Skiaskop langsam im Uhrzeigersinn gedreht. Es reicht zunächst aus, das Lichtband in vier Achsenlagen über die Pupille zu schwenken und die Licht-Schatten-Bewegung zu analysieren (0°, 90°, 45°, 135°). Bei rein sphärischen Refraktionsfehlern sehen die Bewegungsphänomene in allen Achsenlagen gleich aus, bei zylindrischen Fehlern unterscheiden sie sich je nach Achse. Hierbei sollte beachtet werden, daß schwache zylindrische Fehler um so besser zu entdecken sind, je näher die Messung sich am Flackerpunkt befindet.

■ Liegt bereits in Nullstellung eine gut erkennbare Mitläufigkeit vor, werden zunehmend Plusgläser vorgeschaltet, bis der Flackerpunkt erreicht ist. Wenn man sich dem Flackerpunkt nähert, d. h. wenn das mitläufige Lichtband langsam verwaschen erscheint, muß immer wieder durch Drehen des Lichtbandes und des Skiaskops in verschieden Achsen geklärt werden, ob ein Astigmatismus vorliegt.

■ Liegt in Nullstellung Gegenläufigkeit (oder keinerlei eindeutige Lichtbewegung) vor, muß man zunächst Mitläufigkeit erzeugen. Es ist nicht sinnvoll, den Flackerpunkt aus der Gegenläufigkeit heraus aufzusuchen. Vor Beginn der eigentlichen Messung schaltet man in Schritten von –3,0 dpt solange Minusgläser vor, bis eine eindeutige Mitläufigkeit erkennbar ist. Dann wird der Flackerpunkt aufgesucht, in dem die Minuseinstellung in kleinen Schritten langsam abgeschwächt wird.

■ *Skiaskopie bei Astigmatismus.* Ein Astigmatismus liegt vor, wenn in unterschiedlichen Achsenlagen unterschiedliche Bewegungsphänomene festgestellt werden. Bei einem regulären Astigmatismus stehen die beiden Hauptschnitte senkrecht aufeinander.

- *Bestimmung der Achse des hyperopen Hauptschnitts:* Man sucht durch Drehen des Lichtbandes die Achsenposition, in der die stärkste, am schärfsten begrenzte Mitläufigkeit vorhanden ist. Wichtig ist der Verdrehungseffekt: Befindet sich die Projektionsrichtung des skiaskopischen Lichtbandes in der Nähe des gesuchten hyperopen Hauptschnittes, ist aber noch nicht mit ihm identisch, so kommt es in der Pupille zu einer Verdrehung des Lichtbalkens relativ zu der Projektionsrichtung des Beleuchtungsstrahlenganges. Die Projektionsrichtung ist an den Anteilen des Lichtbalkens erkennbar, die auf dem äußeren Auge (Iris) liegen (Abb. 18.4). Der gesuchte Hauptschnitt entspricht nun der Ausrichtung des Lichtbandes *in* der Pupille.

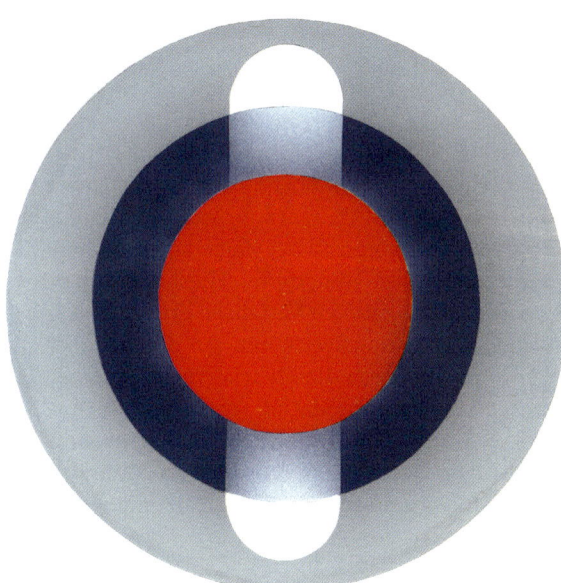

Abb. 18.3. Flackerpunkt. Die Pupille leuchtet bei Schwenkbewegung des Skiaskops gleichmäßig rot auf

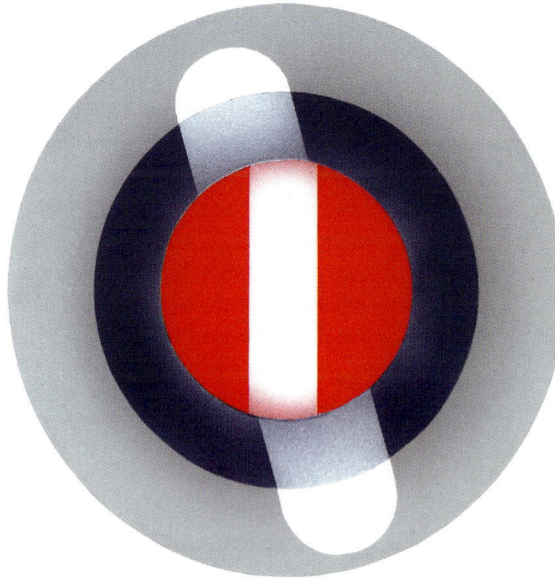

Abb. 18.4. Der Verdrehungseffekt

- *Bestimmung der sphärischen Refraktion und der Zylinderstärke:* Die Achse des stärker hyperopen Hauptschnitts wird aufgesucht. Die Achse des korrigierenden Minuszylinders befindet sich in 90°-Position dazu und wird mit dem Zylinderdrehknopf des Phoropters eingestellt. Bei vielen Phoroptermodellen befindet sich an der Ausblicksöffnung eine Markierung (Doppelstrich), die einfach durch Einstellen des Zylinderdrehkopfes mit dem skiaskopischen Lichtband in Übereinstimmung zu bringen ist. Die Achse des zylindrischen Korrekturglases ist dann automatisch richtig gewählt (in 90°-Position zum Doppelstrich). Nach Einstellung der Zylinderachse wird in der Achse des hyperopen (= stärker mitläufigen) Hauptschnittes durch Vorschalten von sphärischen Plusgläsern der Flackerpunkt aufgesucht. Nun dreht man das skiaskopische Lichtband um 90° in die Zylinderachse. Man schaltet zylindrische Minusgläser vor, bis deutliche Mitläufigkeit sichtbar wird und schwächt die Minusgläser dann wieder ab, bis der Flackerpunkt gefunden ist. Die Messung ist beendet. Die Skiaskopielinse wird herausgedreht (bzw. von der sphärischen Refraktion werden 1,5–2,0 dpt abgezogen).

Skiaskopie mit Leisten und Einzelgläsern

■ Grundsätzlich gilt, daß die SK am Phoropter die genauesten Werte liefert, insbesondere bei der Bestimmung des Astigmatismus. Der Phoropter kann meist ab dem 2.–4. Lebensjahr eingesetzt werden. Bei jüngeren Kindern und anderen nichtkooperativen Patienten werden zum Aufsuchen des Flackerpunktes sphärische Gläser benutzt, die in eine Leiste montiert sind (je eine Leiste für Plus- und Minusgläser). Bei einem Astigmatismus werden wie am Phoropter die Hauptschnitte aufgesucht. Da keine zylindrischen Korrekturgläser benutzt werden können, muß man in beiden Hauptschnitten mit den sphärischen Gläsern den Flackerpunkt ermitteln. Die Berechnung der Refraktion geschieht wie folgt: Vom stärker hyperopen Wert werden +1,5 bis +2,0 dpt abgezogen (entsprechend der Skiaskopierlinse am Phoropter). Der erhaltene Wert entspricht dem *sphärischen* Korrekturglas. Die Differenz zwischen dem stärker hyperopen und dem schwächer hyperopen Wert entspricht der *Zylinderstärke.* Die *Achse* des korrigierenden Minuszylinders liegt in 90°-Position zum stärker hyperopen Hauptschnitt.
Beispiel: Als Skiaskopie-Werte wurden +7,5 dpt in Achse 45° und +4,0 dpt in Achse 135° bestimmt. Die objektive Refraktion ist damit +7,5 dpt –3,5 dpt/135°.

■ Falls Skiaskopieleisten von sehr unruhigen Patienten abgewehrt werden, hält man bei sonst unveränderter Technik und Berechnung der Refraktion einzelne Gläser aus dem Brillenkasten vor das Auge.

■ Sehr geübten Untersuchern gelingt es in Einzelfällen, (mittelgradige) Refraktionsfehler grob abzuschätzen, ohne daß beim Skiaskopieren Gläser vorgesetzt werden.

4.4
Objektive Refraktion in Zykloplegie

■ Um die Akkommodation auszuschalten, muß in vielen Fällen eine Zykloplegie durchgeführt werden (z. B. bei allen Kleinkindern im Rahmen der strabologischen Therapie und bei vielen Jugendlichen und Erwachsenen mit Hyperopie). Hierbei empfiehlt es sich, die mit objektiven Verfahren ermittelten sphärischen Refraktionswerte um 0,5 dpt abzuschwächen, was der durch die Mydriatika ausgeschalteten tonischen Akkommodation entspricht. Insbesondere wegen der sehr weitgehenden Schadensersatzpflicht des Arztes bei der Brillenverordnung sollte man von der Zykloplegie eher großzügig Gebrauch machen.

■ Wenn es nicht darum geht, eine möglichst vollständige Akkommodationslähmung zu erzielen, sondern bei Patienten mit sehr enger Pupille den

Rotreflex für die Skiaskopie besser sichtbar zu machen, reicht die Verwendung eines kurz wirksamen Mydriatikums aus (z. B. Tropicamid).

5
Subjektive Refraktion

■ Subjektive Refraktion bedeutet, daß man durch Vorgeben verschiedener Gläser und Patientenbefragung versucht, die bestmögliche optische Korrektur eines Refraktionsfehlers zu finden. Nur bei nicht kooperativen Patienten erfolgt die Brillenverordnung allein aufgrund der objektiven Refraktion; sonst ist die subjektive Refraktion für eine gute Verträglichkeit der Brille zwingende Voraussetzung. Dies bedeutet allerdings nicht, daß man das Ergebnis der subjektiven Refraktion als Brillenwert in das Rezept übernehmen sollte; die unter Punkt 8 genannten praktischen Grundsätze sind bei der Verordnung einer Brille unbedingt zu beachten.

■ Der Untersucher muß ein Gefühl dafür bekommen, in welchem Ausmaß die subjektive Refraktion bei jedem individuellen Patienten zu verfeinern ist. Eine ausgiebige subjektive Refraktion (mit Rotgrün-Abgleich, Kreuzzylindertest usw.) ist nur dann zweckmäßig, wenn der Patient ausreichend aufmerksam ist und seine Auffassungsgabe die Tests zuläßt.

■ Nach Bestimmung des unkorrigierten Visus und der objektiven Refraktion besteht die subjektive Refraktion aus folgenden Schritten:

- 1. Abgleich der Sphäre.
- 2. Bestimmung von Zylinderachse und -stärke.
- 3. Erneuter Feinabgleich der Sphäre.
- 4. Binokularabgleich.
- 5. Evtl. Trageversuch mit Probierbrille.

■ *Abgleich der Sphäre.* Die Werte der objektiven Refraktion werden in Phoropter bzw. Probierbrille eingestellt. Das sphärische Glas wird um 0,5–1,0 dpt stärker positiv gewählt als die objektive Refraktion („Vernebelung"). Das Vorgeben stärkerer positiver Gläser ist zur Kontrolle der Akkommodation wichtig: Werden positive Gläser vorgesetzt, erhält der Patient das schärfste Bild bei entspannter Akkommodation. Setzt man dagegen Minusgläser vor, versucht der Patient durch zunehmende Akkommodation scharf zu stellen. Aus dem Plusbereich werden die Gläser abgeschwächt, bis der maximale Fernvisus erreicht ist. In welchen Stufungen man die Korrekturgläser wechselt, ergibt sich aus dem unkorrigierten Visus (Tabelle 18.2). Man sucht bei Hyperopie nach dem stärksten Plusglas und bei Myopie nach dem schwächsten Minusglas, mit dem der maximale Visus erzielt wird. Diese Gläser entsprechen jeweils der geringsten Akkommodation. Besonders Jugendliche, aber auch bisher unkorrigierte hyperope Patienten praktisch jeden Alters tendieren dazu, wegen ihrer Akkommodationsneigung stärkere Minusgläser anzunehmen. Das Bild wird dann subjektiv als „schwärzer" oder „schärfer" angegeben, ohne daß ein weiterer Visusanstieg erfolgt. Beachte: Bei vielen (jüngeren) Personen liegt der Visus über 1,0. Dies ist beim subjektiven Abgleich zu berücksichtigen, da ein auf Visus 1,0 korrigierter Patient, dessen erzielbarer Visus eigentlich bei 1,4 oder besser liegt, das noch bestehende Refraktionsdefizit manchmal als „schlechtes Sehen" wahrnimmt (besonders beim Autofahren, Schießsport usw.).

- *Rot-grün-Abgleich*: Geeignet zum sphärischen Feinabgleich. Die optischen Medien unterliegen einer chromatischen Aberration. Grün wird stärker gebrochen als rot. Licht einer kürzeren Wellenlänge (grün) wird stärker gebrochen als Licht einer längeren Wellenlänge (rot). Wenn dem Auge auf einer geteilten Prüftafel simultan schwarze Optotypen auf rotem und grünem Untergrund angeboten werden, dann wird bei Emmetropie oder richtiger Korrektur der grüne Brennpunkt so weit vor der Netzhaut liegen wie der rote hinter ihr (rotes und grünes Bild subjektiv gleich gut). Bei vorhandenen Fehlsichtigkeiten oder solchen, die nicht ideal korrigiert sind, wird der Prüfling die eine oder andere Hälfte besser (schärfer) sehen. Werden die Sehzeichen auf dem grünen Feld besser gesehen, läßt sich mit Plusgläsern eine gleiche Erkennbarkeit der Testzeichen erreichen, während bei Bevorzugung der roten Zeichen in Minusrichtung korrigiert werden sollte. Bei akkommodationsfreudigen (jungen, oft hyperopen) Patienten wirkt der Test selbst als Akkommodationsanreiz und es kommt trotz idealer Korrektur zu einer Bevorzugung des roten Feldes. Man kann den Prüfling auffordern, sich auf das grüne Feld zu konzentrieren und nur zum Vergleich kurzzeitig auf das rote Feld zu blicken. Da der Rot-grün-Abgleich Wellenlängen und geometrisch-optischen Prinzipien folgt und die Kontraständerungen von der Farbwahrnehmung unabhängig sind, kann der Test auch bei farbuntüchtigen Patienten angewandt werden.

■ *Bestimmung von Zylinderachse und -stärke*: Vor dem Zylinderabgleich muß immer der optimale

Visus mit sphärischen Gläsern ermittelt werden. Man geht von dem Zylinderwert der objektiven Refraktion aus. Vor dem Feinabgleich der Zylinderstärke wird die Zylinder*achse* bestimmt. In vielen Fällen reicht es aus, einfach die Achse um jeweils 10° in beide Richtungen zu verdrehen, das zylindrische Glas um ±0,25–0,5 dpt zu ändern und nach der subjektiv besseren Einstellung zu fragen. Am besten läßt sich der zylindrische Feinabgleich vornehmen, indem man nach Erreichen des optimalen Visus als Testfigur Optotypen wählt, die 1–2 Visusstufen unter der höchsten erkennbaren Visusstufe liegen. Es wird gefragt, wann die Optotypen maximal scharf und schwarz wahrgenommen werden. Manchmal ist es sinnvoll, den Patienten selbst die optimale Zylinderachse einstellen zu lassen (besonders bei Verwendung einer Probierbrille gut möglich). Beachte: Fehlbestimmung und -verordnung der zylindrischen Korrektur sind typische Anfängerfehler, die besonders oft zu unverträglichen Brillen und ggf. zu Schadenersatzforderungen führen.

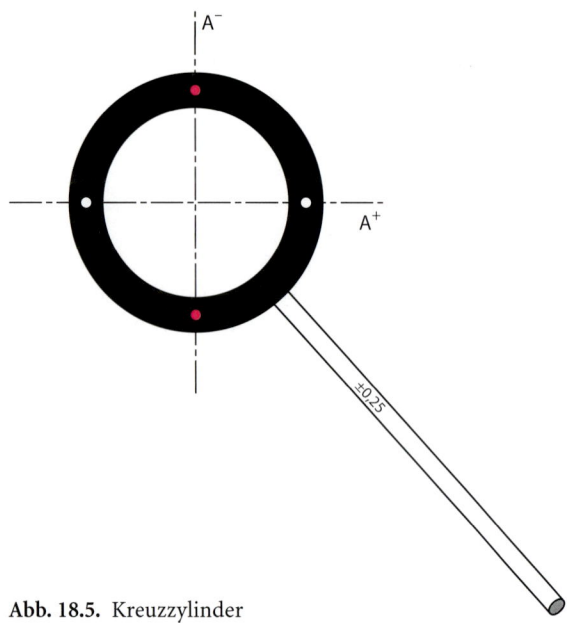

Abb. 18.5. Kreuzzylinder

- Der *Kreuzzylindertest* dient einem besonders präzisen Abgleich des Astigmatismus, ist jedoch sehr von verläßlichen subjektiven Angaben des Patienten abhängig. Der Kreuzzylinder ist ein Testglas, in dem ein Plus- und ein Minuszylinder gleicher Stärke eingearbeitet sind, deren Achsen senkrecht aufeinander stehen. Entweder ist das Glas an einem Stiel befestigt und wird vor die Probierbrille gehalten (Stielkreuzzylinder), oder man benutzt den vorschaltbaren Kreuzzylinderzusatz am Phoropter. Es werden Kreuzzylinder mit geringer optischer Wirkung (±0,25) und solche mit großer optischer Wirkung (±0,5) unterschieden. Die astigmatische Differenz beträgt bei ersterem 0,5 dpt und bei letzterem 1 dpt. Einen Kreuzzylinder kann man sich behelfsmäßig in der Probierbrille auch aus einer sphärozylindrischen Kombination von +0,25 sph. komb. −0,5 cyl. bzw. −0,25 sph. komb. +0,5 cyl. (für Kreuzzylinder mit geringer optischer Wirkung) zusammenstellen. Für Kreuzzylinder mit großer (±0,5) optischer Wirkung folgt, daß sie aus einer sphärozylindrischen Kombination von +0,5 sph. komb. −1,0 cyl. bzw. −0,5 sph. komb. +1,0 cyl. zusammengestellt werden können.
    - ▽ *Zylinderachse:* Der Stiel des Kreuzzylinders (Krz.) wird mit der Achse des vorgegebenen Korrekturglases in die gleiche Richtung gelegt. Nun wird der Krz. um den Stiel um 180° gedreht. Hatte der Zylinder des Probierglases die richtige Achse, sind beide Einstellungen des Krz. gleich schlecht. Gibt der Patient an, in einer der beiden Wendelagen des Krz. besser zu sehen, so muß die Achse des Korrekturzylinders so lange in Richtung der „besseren" Krz.-Achse gedreht werden, bis beide Wendelagen als gleich schlecht beurteilt werden.
    - ▽ *Zylinderstärke:* Der Stiel des Krz. befindet sich im 45°-Winkel zur Achse des aktuellen Korrekturzylinders, d.h. eine der beiden Achsen des Krz. liegt in Richtung der Achse des Korrekturzylinders. Der Krz. wird nun wieder um den Stiel um 180° gedreht. Werden beide Wendelagen als gleich schlecht beurteilt, so hatte der Korrekturzylinder bereits die optimale Stärke. Ist eine Variante besser, muß das Glas geändert werden.
    - ▽ Ist in der besseren Wendelage der rote Punkt des Stiels auf der Achse des Korrekturzylinders gelegen, muß mehr Minuszylinder dazugegeben werden.
    - ▽ Ist in der besseren Wendelage der weiße Punkt des Stiels auf der Achse des Korrekturzylinders gelegen, muß der Minuszylinder abgeschwächt werden.
    - ▽ Spricht der Patient auf den ±0,25 dpt Krz. nicht an, benutzt man einen ±0,5 dpt Krz. Beachte: Ist der Visus auf unter 0,4 reduziert, kann der Krz.-Test meist nicht erfolgreich angewendet werden.
- Theoretisch muß für jede Änderung der Zylinderstärke um ±0,5 dpt eine sphärische Glasstärke von ±0,25 dpt mit umgekehrtem Vorzeichen

zugegeben werden. Jedenfalls sollte nach der zylindrischen Feinkorrektur ein erneuter sphärischer Feinabgleich erfolgen.

- *Binokularabgleich:* Binokularabgleich bedeutet, daß man nach monokularer Refraktionsbestimmung beider Augen prüft, ob diese Refraktionswerte subjektiv angenommen werden, wenn man sie unter den Bedingungen des beidäugigen Sehens überprüft. Ein Binokularabgleich ist nicht erforderlich, falls aufgrund einer bekannten Amblyopie kein Binokularsehen vorhanden ist (Fehlen von Simultansehen im Bagolini-Schweiftest) oder falls der Visus eines Auges aus anderen Gründen auf unter 0,1 herabgesetzt ist. Ansonsten ist der Binokularabgleich obligat, sofern das Ziel der Refraktionsbestimmung eine Brillenverordnung ist. Der monokulare Abgleich reicht alleine nicht aus, da sich während der Refraktion der Akkommodationszustand des Auges häufig ändert. Ziel des Binokularabgleiches ist es, eine Refraktion zu finden, in der ein Akkommodationsgleichgewicht beider Augen besteht. Die wichtigste Prüfung ist neben dem Trageversuch der Polarisationstest.

- *Polarisationstest*: Eine Dissoziation des Seheindrucks beider Augen wird durch einen Polarisationsfilter erreicht. Ein Auge kann dann ausschließlich die Sehzeichen in der oberen Hälfte des Prüffeldes sehen, das andere die Sehzeichen in der unteren Hälfte. Ein Refraktionsgleichgewicht liegt dann vor, wenn beide Hälften gleich scharf und kontrastreich gesehen werden. Wurde zuvor sorgfältig monokular refraktioniert, sind nur geringe Änderungen der Sphäre (±0,25–±0,5 dpt) nötig.

- *Trageversuch*: Bei Erstverordnung von (schrägen) Zylindern im Erwachsenenalter, bei größeren Änderungen der Refraktion im Vergleich zur bisherigen Brille und bei allen Anisometropien ≥0,75 dpt (!) ist der Trageversuch die sicherste Möglichkeit, die subjektive Verträglichkeit der Brillenverordnung zu prüfen. Dabei wird die neue Refraktion in eine Probierbrille eingesetzt und der Patient prüft über ca. 15 min seinen Seheindruck im freien Raum.

Dabei sollte der Patient auch umhergehen und weiter als 5 m entfernte Objekte anblicken. Beachte: Ein sorgfältiger Binokularabgleich am Phoropter garantiert nicht, daß die ermittelte Refraktion im freien Raum wirklich vertragen wird. Ein Brillentrageversuch kostet nur Zeit; ein Schadensersatzfall kostet Zeit, Geduld, Geld und schadet dem (eigenen) ärztlichen Ansehen!

6
Nahrefraktion

- Die Nahrefraktion wird immer *nach* der Fernrefraktion durchgeführt.

- Tabelle 18.3a und b kann als Grundlage zur Bestimmung der Nahaddition verwendet werden. Weitere Gundsätze der Nahbrillenverordnung werden unter Punkt 8 abgehandelt.

7
Binokularvisus (Heterophorien, Paresen und Akkommodationsstörungen)

- Die Verordnung eines Prismas ist nur gerechtfertigt, wenn eine eingehende strabologische Untersuchung nachweist, daß die subjektiven Beschwerden des Patienten auf einer binokularen Störung beruhen, die möglicherweise mit Prismen behandelbar ist.

- Beachte: Asthenopische Beschwerden sind viel häufiger durch die unzureichende Korrektur eines Refraktionsfehlers oder andere Störungen (z. B. Sicca-Syndrom) bedingt als durch eine Heterophorie. Der Nachweis einer Phorie ohne Krankheitswert ist bei fast allen Normalpersonen möglich (Maddox-Probe, Graefe-Verfahren, Schober-Test, Worth-Test usw.). Selbst Phorien mit großem Winkel und kleiner Fusionsbreite sind oft völlig symptomlos. Die Verordnung von medizinisch nicht indizierten Prismen ist gefährlich und kann dazu

Tabelle 18.3a. Ungefähre Akkommodationsbreite in Abhängigkeit vom Lebensalter (hohe Streubreite)

Alter (Jahre)	10	20	30	40	45	50	55	60	65	70
Amplitude (dpt)	13,5	10	7,5	4,5	3,5	2,5	1,5	1,0	0,5	0,25

Tabelle 18.3b Erwarteter Nahzusatz in Abhängigkeit vom Lebensalter (Richtwerte!)

Alter (Jahre)	45	50	55	≥60
dpt	0,75–1,0	1,5–2,0	2,25	2,25–3,0

führen, daß eine Heterophorie bis zu einem operationspflichtigen Grad dekompensiert.

8
Praktische Brillenverordnung

Allgemeines

■ Das Hauptziel besteht darin, dem Patienten eine *individuell* optimal verträgliche Sehhilfe zu verordnen. Die speziellen visuellen Anforderungen während der Arbeit und in der Freizeit sollten berücksichtigt werden. Grundlage der Verordnung ist in der Regel der subjektive Abgleich. Zur Vermeidung von Fehlverordnungen und Schadensersatzfällen sollten zusätzlich folgende Aspekte berücksichtigt werden:

- Der Satz „Ich brauche eine neue Brille" ist die häufigste Antwort des Patienten auf die Frage nach seinen Beschwerden, da viele Laien glauben, daß praktisch alle Sehstörungen durch eine Brille zu beheben sind. Oft ist der Brillenwunsch auch von modischen Aspekten motiviert („Ich möchte ein schöneres Gestell haben").
- Vor Verordnung einer neuen Brille sollte immer der Scheitelbrechwert der alten Brille bestimmt werden. Der Visus mit der alten Brille ist stets zu prüfen und mit der neuen Refraktion zu vergleichen.
- Jede Änderung der bisherigen Brillenwerte kann dazu führen, daß eine subjektive Brillenunverträglichkeit auftritt. Daher kommt eine Neuverordnung nur in Frage, wenn mit der neuen Refraktion ein Visusanstieg um mindestens eine Stufe erzielt wird.
- Änderungen der sphärischen Refraktion werden im Vergleich zu Änderungen des Zylinders relativ problemlos vertragen. Im Zweifelsfall sollte stets der alte Zylinder in die neue Brille übernommen werden. Besondere Vorsicht ist bei der Neuverordnung von Zylindern mit schrägen Achsen im Erwachsenenalter geboten. Oft wird man in diesen Fällen sogar auf den Refraktionausgleich ganz verzichten, wenn die visuellen Anforderungen des Patienten dies erlauben und durch den Zylinder nur ein mäßiger Visusanstieg um 1–2 Stufen erreicht wird.
- Brillenänderungen der sphärischen Refraktion führen häufig zu Problemen, wenn langjährig gewohnte Minusgläser abgeschwächt werden, da dann in der Ferne kontrastärmer und unschärfer gesehen wird (z. B. beim Autofahren, insbesondere nachts). Subjektiv wird oft schon eine Änderung um +0,25 dpt als unangenehm bemerkt. Vor derartigen Änderungen sollte sichergestellt sein, daß entweder ein Visusanstieg resultiert oder bei der Fernsicht mit der derzeitigen Korrektur asthenopische Beschwerden vorliegen.
- Auch Änderungen des Refraktionsgleichgewichts (Verstärkung oder Verminderung der gewohnten Anisometropie) können unangenehm sein. Entgegen einer verbreiteten Lehrmeinung werden auch Anisometropien unter 3,0 dpt oft *nicht* toleriert. Der Trageversuch mit einer Probierbrille ist hier besonders hilfreich.
- Der häufigste Fehler bei der Nahrefraktion ist die Verordnung einer zu starken Nahaddition, das Problem eines zu schwachen Nahzusatzes tritt selten auf. Ein weiterer typischer Fehler ist die Verordnung einer Gleitsichtbrille in ungeeigneten Fällen.
- Von Kindern (bis ca. 10.–12. Lebensjahr) wird die Verordnung einer neuen Refraktion, die nach den obigen Grundsätzen für Erwachsene problematisch wäre, in der Regel sehr gut vertragen.
- Ist es absehbar, daß mit der Neuverordnung Verträglichkeitsprobleme entstehen können, sollte man den Patienten darauf hinweisen und ihn ermuntern, sich ggf. wieder vorzustellen. Man sollte auch sagen, daß eine Gewöhnungsphase von ca. 3 Wochen durchaus normal sein kann.
- Falls eine echte Fehlverordnung erfolgt ist, sollte das Problem im guten Einvernehmen mit Patient und Augenoptiker gelöst werden.

8.1
Korrektur der Ametropie

8.1.1
Myopie

■ Ein akkommodativer Spasmus muß durch sorgfältige Refraktion, ggf. mit Zykloplegie, ausgeschlossen werden.

■ Besonders bei jungen Patienten ist es sehr oft sinnvoll, das schwächste Minusglas zu verordnen, mit dem der beste Visus erzielt wird.

■ Eine Abschwächung der myopen Refraktion im presbyopen Alter sollte sehr behutsam erfolgen.

8.1.2
Hyperopie

■ Das Ausmaß der notwendigen Korrektur hängt von den Beschwerden ab. Die Hyperopie ist der häufigste Refraktionsfehler, der eine Zykloplegie erfordert.

- Beim akkommodativem Strabismus sollte eine möglichst vollständige Korrektur der latenten Hyperopie erfolgen. Bei anderen beschwerdefreien Patienten wird nur der manifeste Anteil der Hyperopie korrigiert.

- Hohe manifeste Hyperopien (>+4,0 dpt) lassen sich problemloser korrigieren, wenn man nicht schon bei der Erstverordnung die Vollkorrektion verschreibt.

8.1.3
Astigmatismus

- Hohe initiale Zylinderkorrekturen sowie Veränderungen der Zylinderstärke oder -achse (insbesondere bei schrägen Achsen) können zur Desorientierung, prismatischen Effekten und Fusionsunterbrechung führen. Daher sollte man die zylindrische Korrektur bei Erwachsenen vorsichtig (evtl. in mehreren Schritten) verordnen.

- Beim irregulären Astigmatismus im Rahmen eines Keratokonus sollte man rechtzeitig an eine Korrektur mit Kontaktlinsen denken.

8.1.4
Anisometropie

- Unterschiedliche Refraktionen beider Augen können zu ungleicher Bildgröße führen, die Asthenopie und Fusionsprobleme verursachen.

- Bei Kindern können auch große Anisometropien als Brille verordnet werden. Wenn Erwachsene eine Anisometropie als Brillenkorrektur nicht vertragen, kann die Kontaktlinsenkorrektur oft Abhilfe schaffen.

8.1.5
Presbyopie

- Die normale Abnahme der Akkommodationsfähigkeit im Alter führt zu einem langsamen Verlust des klaren komfortablen Nahsehens.

- Wenn Beschwerden im Sinne einer Presbyopie auftreten, sollte zunächst überprüft werden, ob die korrekte Fernrefraktion getragen wird (Hyperopie?).

- Man sollte stets die schwächste Nahaddition verordnen, die ein angenehmes Nahsehen ermöglicht.

- In der Regel werden die Folgebrillen jeweils um +0,5 dpt verstärkt (stets erneute Fernrefraktion!).

- Die Stärke einer Nahaddition richtet sich nach der Tätigkeit, die mit der Nahbrille überwiegend ausgeübt wird. Je höher die Nahaddition, desto geringer der Tiefenschärfebereich.

- Der durchschnittliche Leseabstand beträgt 40 cm, d.h. eine Addition von +2,5 dpt sollte nur in Ausnahmefällen überschritten werden. Beispiele für verschiedene Nahzusätze:

  - Für Zeitunglesen im Sitzen reicht eine Addition von +2,0 dpt.
  - Beim Lesen im Liegen wird das Schriftstück meist näher an die Augen herangehalten (Nahaddition: +2,5 bis +3,0 dpt).
  - Bei handwerklichen Arbeiten (z.B. Tischler, Fliesenleger usw.) ist eine eher schwache Nahaddition (+1,5 bis +2,25 dpt) zu verordnen.
  - Für Schreibtischarbeiten mit Bildschirmbedienung hat sich eine Nahaddition von +2,0 dpt bewährt.
  - Bei Patienten mit herabgesetztem Visus (0,2–0,4) kann eine überstarke Nahaddition von +3,5 bis +5,0 dpt sinnvoll sein. Eine zusätzliche Prismenverordnung zur Unterstützung der Konvergenz ist fast nie nötig.

- Der Patient muß lernen, mit der eingeschränkten Tiefenschärfe bei zunehmender Nahaddition umzugehen, d.h. der Oberkörper muß bewegt werden. Eine Nahbrille, die in allen Arbeitsabständen ein komfortables Nahsehen ermöglicht, gibt es nicht.

- Die Verordnung der Nahaddition erfolgt ganz überwiegend aufgrund der Anamnese (welche Tätigkeit?, Stärke der bisherigen Nahbrille?, Lebensalter?) und der Fernrefraktion. Die Prüfung von Nahrefraktion/Nahvisus hat eine untergeordnete Bedeutung: Auch presbyope Patienten erreichen oft *kurzfristig* ohne Korrektur einen Nahvisus von 1,0. Dies sagt jedoch nichts über die „Ausdauerleistung" im Nahbereich aus (stundenlanges Lesen stellt wesentlich höhere Anforderungen als eine Visusprüfung).

- Wenn es um die Verordnung einer Nahbrille für die Bildschirmarbeit geht, sollte man nach der Beschaffenheit des Bildschirmarbeitsplatzes fragen. Es ist insbesondere empfehlenswert, daß der Bildschirm deutlich unterhalb der Augenhöhe steht, so daß der physiologische Abblick im Nahbereich möglich ist. Ist dies gegeben, kann in der Regel auf eine spezielle „Bildschirmbrille" verzichtet werden; eine einfache halbe Nahbrille bzw. eine Bifokalbrille mit hoch angesetztem Nahteil reicht dann normalerweise aus.

Einfachgläser

■ Einfachgläser liefern ein großes Gesichtsfeld im Nahbereich. Sie sind geeignet für Patienten, die überwiegend konzentriert im Nahbereich arbeiten und auf eine klare Fernsicht in diesem Zusammenhang keinen Wert legen (Lesen ohne Bildschirmtätigkeit oder Publikumsverkehr).

■ Eine sog. Halbbrille ist sehr vorteilhaft, da der Patient für die Fernsicht über den oberen Brillenrand blicken kann. Dieser Brillentyp ist ideal für Patienten, die keine Fernkorrektur brauchen. Halbbrillen werden jedoch vom Patienten aus kosmetischen Gründen oft abgelehnt.

■ Eine Nahbrille mit ganzen Gläsern hat den Nachteil, daß sie für die Fernsicht wegen Verschwommensehen abgesetzt werden muß. Der Brillentyp ist für Tätigkeiten mit Publikumsverkehr (Bankangestellte, Verkäufer, Sekretärinnen) daher ungeeignet.

■ Einfachgläser sind zu verordnen, wenn Bifokalbrillen nicht vertragen werden. Beachte: Nur in seltenen Ausnahmefällen wird eine Gleitsichtbrille besser vertragen als eine Bifokalbrille.

Bifokalbrillen

■ Am häufigsten werden Bifokalbrillen für die optische Korrektur bei presbyopen Patienten verwendet. Die Brille hat ein großes Fernteil und (nasal) unten ohne Übergangszone ein Nahteil. Größe und Höhe des Nahteils können variiert werden.

■ Wenn sich die Fixierlinie des Auges über die Trennlinie in den Nahteil bewegt, tritt ein gewöhnungsbedürftiger Bildsprung auf. Außerdem ist bei Blick auf den Boden (z. B. Treppensteigen) eine Kopfneigung erforderlich, da sonst durch das Nahteil unscharf gesehen wird.

Multifokalbrillen

Trifokalbrillen

■ Trifokalbrillen werden verwendet, wenn eine intermediäre Zone zum Scharfsehen in mittlerem Sehabstand erforderlich ist. Das intermediäre Segment hat in der Regel gegenüber der Fernkorrektur eine Addition von 50 % der Nahaddition.

Gleitsichtbrillen

■ Es handelt sich um Gläser, bei denen etwa von der Mitte des Glases bis zum unteren Rand eine graduelle Zunahme der Brechkraft ohne Trennlinien erfolgt.

■ Vorteile:

● Gute kosmetische Wirkung.
● Es wird oft behauptet, daß mit Gleitsichtgläsern in allen Entfernungen eine „stufenlose" Nahsicht gegeben sei, die den Verhältnissen am akkommodationsfähigen Auge entspräche. Bei diesen und anderen vermeintlichen funktionellen Vorteilen der Gleitsichtgläser handelt es sich ganz überwiegend um Verkaufsargumente der optischen Industrie, die objektiv nicht nachvollziehbar sind.

■ Nachteile:

● Gleitsichtbrillen führen von allen Brillen am häufigsten zu Verträglichkeitsproblemen.
● Die Gläser sind wesentlich teurer im Vergleich zu Bifokalbrillen.
● Im Übergangsbereich treten bei Links- und Rechtsblick astigmatische Verzerrungen auf, die vom Patienten, z.B. beim Treppensteigen, als störend bemerkt werden. Daher sind Gleitsichtbrillen für Tätigkeiten, bei denen es auf die Beurteilung gerader Linien ankommt, ungeeignet (Handwerker, Graphiker, Modellbau).
● Das Gesichtsfeld im Nahbereich ist deutlich kleiner als bei Einfachgläsern oder Bifokalbrillen, d.h. es ist schlechter möglich, Texte „zu überfliegen". Erfahrungsgemäß werden Gleitsichtgläser von Personen, die überwiegend lesen, nicht gerne benutzt (meist nur als kosmetisch ansprechende Alternative für den „Außer-Haus-Gebrauch").

■ Eine Überprüfung der Zentrierung einer Gleitsichtbrille ist notwendig. Gleitsichtbrillen müssen besonders präzise angepaßt werden. Liegt auf beiden Seiten eine ungenaue Zentrierung vor, kommt es häufig zu Sehstörungen und einer Brillenunverträglichkeit. Monokular muß mit beiden Augen bei gerader Kopfhaltung der beste Visus erzielt werden. Man läßt den Patienten zunächst in der Ferne ein kleines Sehzeichen monokular fixieren. Dann wird dieses Auge abgedeckt und der Patient aufgefordert, das gleiche Sehzeichen mit dem anderen Auge zu fixieren. Falls dabei eine Kopfbewegung erfolgt, ist eine falsche Zentrierung bewiesen. Der gleiche Test wird für die Nähe durchgeführt.

8.1.6
Arbeitsbrillen

■ In Deutschland dürfen Brillen, die für die berufliche Tätigkeit notwendig sind – meist sog. „Bildschirmbrillen" –, zu Lasten der gesetzlichen Krankenkassen verordnet werden, wenn die Verwendung der bisher im Alltag getragenen Brille aus medizinischen Gründen nicht möglich ist.

8.1.7
Überlegungen bezüglich des Materials

■ Kunststoff ist leichter und bruchfester als Glas (diese Verordnung ist bei Kindern empfehlenswert; Indikationsliste beachten). Glas ist haltbarer und auf Dauer wesentlich kratzfester als Kunststoff, auch wenn dieser beschichtet ist.

■ Ein hochbrechendes Glas wird wegen der dünneren Glasränder bei hoher Myopie oft bevorzugt. Aufgrund der höheren Dichte sind die hochbrechenden Gläser allerdings nicht wesentlich leichter als konventionelles Glasmaterial. Auch hochbrechende Kunststoffgläser (deutliche Gewichtsersparnis) sind verfügbar.

8.1.8
Aphakie

■ Wichtig ist es, die Refraktion bei präzise bestimmtem Hornhautscheitelabstand durchzuführen.

■ Eine einseitige Aphakie ist wegen des Bildgrößenunterschiedes mit einer Kontaktlinse zu korrigieren.

8.1.9
Prismenverordnung

■ Indikationen und Verordnungsgrundsätze sind in Kap. 3 zu finden.

8.1.10
Vergrößernde Sehhilfen

■ Eine Schwachsichtigkeit kann so ausgeprägt sein, daß sich durch Verordnung „normaler" Brillengläser nur ein unzureichendes Sehvermögen erreichen läßt, das den Patienten bei seinen Alltagsverrichtungen immer noch stark behindert. Oft kann in solchen Fällen das Sehvermögen des Patienten durch die Verordnung von speziellen optischen oder elektronischen Sehhilfen in wichtigen Bereichen verbessert werden.

■ Folgende Parameter sind für den Nutzen von vergrößernden Sehhilfen wichtig:

- Vergrößerung.
- Einfache Anwendung, ergonomische Gesichtspunkte wie Arbeitsabstand usw.
- Objektfeldgröße.

■ Durch vergrößernde Sehhilfen wird ein vergrößertes Bild auf der Netzhaut des Patienten erzeugt, so daß Details der betrachteten Objekte auch für den sehschwachen Patienten wieder erkennbar sind. Mit zunehmender Vergrößerung sind zum Erfassen des gesamten Objekts größere Blickbewegungen erforderlich, d.h. der Winkel zwischen den Blickrichtungen beim Betrachten von linker bzw. rechter Objektbegrenzung wird immer größer. Der überschaubare Objektfelddurchmesser wird mit zunehmender Vergrößerung immer kleiner. Bei Verwendung einer Lupe wird z.B. mit zunehmender Vergrößerung der Arbeitsabstand immer geringer. Eine vergrößernde Sehhilfe erzeugt zudem große periphere Gesichtsfeldausfälle. Letztlich definieren diese Gesichtspunkte eine physiologische Begrenzung, jenseits der eine Steigerung der Vergrößerung nicht mehr sinnvoll ist.

■ Als Ausgangspunkt für die Anpassung der Sehhilfe können dabei die folgenden Gleichungen dienen (Methling 1992):

- In der Ferne: Vergrößerung = 0,3/Visus.
- In der Nähe: Vergrößerung = 0,8/Visus.

■ Die entsprechenden Vergrößerungen reichen für die meisten Verrichtungen des täglichen Lebens aus. Mit Einschränkungen reicht für das Lesesehvermögen auch die sich aus dem Faktor 0,5 anstelle des Faktors 0,8 ergebende Vergrößerung aus.

■ Gerade bei Sehschwachen ist auf eine geeignete Beleuchtungsstärke zu achten. In Abhängigkeit von der zugrundeliegenden Erkrankung ergeben sich dabei verschiedene Bereiche der optimalen Beleuchtungsstärke.

■ Die Lupe ist ein einfaches Hilfsmittel, das bei einem Visus von zumindest noch 0,1 (besser: $\geq 0{,}2$) hilfreich ist. Je nach Ausführung werden bei normalem Arbeitsabstand Vergrößerungen zwischen 2 und 4 erreicht. Bei Lupen mit kleinerem Durchmesser und damit kleinerem Sehfeld sind auch Vergrößerungen von 8- bis 15fach erhältlich.

- Vergrößernde Sehhilfen mit höheren Vergrößerungen haben eine relativ geringe Schärfentiefe. Die hinreichend genaue Einhaltung des Arbeitsabstandes ist deshalb notwendig, aber für viele Patienten schwierig. Entsprechend wurden spezielle Geräte entwickelt, die durch die Verwendung eines Stativs den Arbeitsabstand fixieren und trotz höheren Gewichts Linsen mit größerem Durchmesser verwenden.

- Nahbrillen mit erhöhter Addition bedingen einen gegenüber Normalsichtigen verringerten Leseabstand und ermöglichen eine Vergrößerung v, die sich näherungsweise berechnen läßt als:

  - v = (Nahzusatz + Akkommodationserfolg)/4 dpt.
  - Bei einem Nahzusatz von 8 dpt wäre im Falle eines älteren Patienten die Vergrößerung etwa 2fach und der Leseabstand etwa 14 cm bei einem überschaubaren Objektfelddurchmesser von 12 cm.

- Fernrohrbrillen werden sowohl als Galilei- als auch als Kepler-Fernrohr angeboten. Letzteres ist in der Konstruktion aufwendiger (Länge, Umkehrprismen), bietet jedoch optische Vorteile, z. B. hinsichtlich des damit möglichen, relativ großen Arbeitsabstandes und anderer Eigenschaften. Um mit der Fernrohrbrille ein nichtverwackeltes Bild zu erhalten, muß der Patient aufgrund der Vergrößerung den Kopf möglichst ruhig halten. Dies ist gerade für ältere Patienten oft erschwert.

- Besonders mit einer Kepler-Fernrohrbrille lassen sich bei noch komfortablem Arbeitsabstand zwischen 15 und 45 cm deutlich höhere Vergrößerungen realisieren als mit einer Lupe.

- Bildschirmlesegeräte sind für hochgradig Sehschwache mit einem Visus ≤ 0,1 gut geeignet. Eine Textvorlage wird mit einer Kamera aufgenommen und auf einem Bildschirm in wählbarer Vergrößerung dargestellt. Bei manchen Geräten ist die Farbe von Schrift- und Hintergrunddarstellung einzeln wählbar. Kontrast und Helligkeit sind einstellbar. Elektronische Hilfsmittel für Sehschwache sind jedoch oft relativ teuer.

- Für Arbeiten an Computerbildschirmen sind spezielle Geräte verfügbar, die Ausschnitte des Bildschirms vergrößert darstellen. Bei anderen Geräten ist die Datenausgabe in Braille-Schrift über eine Tastzeile möglich. Auch die Sprachausgabe ist teilweise vorgesehen. Die Ausgabe kann ebenfalls über spezielle Drucker erfolgen, die erhabene Braille-Zeichen anstelle von Schwarzschrift drucken.

- Elektronische Textlesesysteme ermöglichen es, mittels Kamera bzw. Scanner beliebige Texte zu erfassen, diese Bilder im PC durch ein Schrifterkennungsprogramm (OCR = optical character recognition) zu verarbeiten und über den Lautsprecher des PC als gesprochenen Text wiederzugeben. Bei Büchern gelingt dies recht gut. Bei mehrspaltigen Zeitungstexten mit verschiedenen Schriftgrößen im selben Text haben die Systeme allerdings manchmal Schwierigkeiten. In Zukunft sind hier sicherlich deutliche Verbesserungen zu erwarten.

- Im Vergleich zum Lesevermögen des Normalsichtigen ist für den Sehschwachen das Lesen unter Verwendung einer vergrößernden Sehhilfe mühsam und umständlich. Die Verordnung einer vergrößernden Sehhilfe ist deshalb auch davon abhängig, ob die Motivation des sehbehinderten Patienten stark genug ist. Wer z. B. zeitlebens wenig gelesen hat, wird oft nicht bereit sein, die Schwierigkeiten zu tolerieren, die beim Gebrauch vergrößernder Sehhilfen auftreten. Deshalb sollte der Patient verschiedene Systeme testen, bevor er seine Entscheidung für oder gegen die Anschaffung der in der Regel sehr teuren vergrößernden Sehhilfe trifft.

- Weitere Informationen sind z. B. bei den folgenden Institutionen erhältlich:

  - Berufsverband der Augenärzte, Postfach 30 01 55, 40501 Düsseldorf, Tel. 02 11 – 4 30 37 00, Fax: 4 30 37 20
  - Arbeitskreis vergrößernde Sehhilfen; Arbeitsgruppe bestehend aus ca. 20 Optikern; für Informationen Tel. 0 30-3 13 98 81
  - Berufsbildungswerk Soest, Hattroper Weg 70, 59494 Soest, Tel. 0 29 21 – 6 84 – 0, Fax: 6 84 109
  - Berufsbildungswerk Düren, Karl-Arnold-Str. 132 – 134, 52349 Düren, Tel. 0 24 21 – 5 98 – 0, Fax: 5 98 190
  - Deutsche Blindenstudienanstalt e.V., Am Schlag 8, 35037 Marburg, Tel. 0 64 21 – 6 06 – 0
  - Pro Retina Deutschland e.V.; Geschäftsbereich Hilfsmittel: Kreuzberger Str. 14, 33619 Bielefeld, Tel. 05 21 – 10 54 53; Geschäftsstelle: Vaalser Straße 109, 52074 Aachen, Tel. 02 41 – 8 70 0 18; Fax: 8 73 9 61; E-Mail: Pro-Retina@t-online.de (Pro Retina gibt eine Informationsschrift heraus über die verschiedenen Hilfsmittel für hochgradig Sehbehinderte).
  - Verein zur Förderung der Blindenbildung e.V., Bleckstraße 26, 30559 Hannover, Tel. 05 11-9 54 65-0, Fax: 9 54 65 80

8.1.11
Heil- und Hilfsmittelrichtlinien

■ Entsprechend den Heil- und Hilfsmittelrichtlinien, veröffentlicht im Bundesanzeiger Nr. 66 vom 9.4.1997 sollen Sehhilfen nur dann verordnet werden, wenn sie der Verbesserung der Sehschärfe oder der Behebung bzw. Linderung eines anderen Krankheitsbildes dienen.

■ In Frage kommen Brillen, Kontaktlinsen und sonstige Sehhilfen wie Lupen, Fernrohrbrillen, Bildschirmlesegeräte usw.

■ Prinzipiell sind zunächst Brillengläser zu verordnen. Die Erstversorgung soll nur aufgrund einer ärztlichen Untersuchung erfolgen.

■ Bei gesetzlich versicherten Patienten, älter als 14 Jahre, können Folgegläser nur bei Änderung der Gläserstärke um ≥0,5 dpt oder bei einer möglichen Visusverbesserung um mindestens 20% verordnet werden.

■ Zweitbrillen mit identischen Gläsern dürfen nicht zu Lasten der gesetzlichen Kassen verordnet werden.

■ Brillengläser für Sportbrillen sind nur für die Teilnahme am Schulsport im Rahmen der Schulpflicht verordnungsfähig.

■ Lichtschutzgläser sind in folgenden Fällen verordnungsfähig:
- Umschriebene Transparenzverluste im Bereich der brechenden Medien, die zu Lichtstreuung führen.
- Krankhafte, andauernde Pupillenerweiterung sowie Substanzverluste der Iris.
- Fortfall der Pupillenverengung.
- Chronische, rezidivierende Reizzustände der vorderen und mittleren Augenabschnitte, die medikamentös nicht behebbar sind.
- Entstellende Veränderungen im Bereich der Lider und ihrer Umgebung.
- Ziliarneuralgie.
- Blendung bedingende entzündliche oder degenerative Erkrankungen von Netzhaut, Aderhaut und/oder Sehnerv.
- Totale Farbenblindheit.
- Albinismus.
- Unerträgliche Blendung bei praktischer Blindheit.
- Intrakranielle Erkrankung mit pathologischer Lichtempfindlichkeit.
- Gläser ab +10 dpt wegen Vergrößerung der Eintrittspupille.
- Kantenfiltergläser (400 nm) bei Photochemotherapie, als UV-Schutz nach Kataraktoperation.
- Kantenfiltergläser (540 nm, 560 nm, 580 nm, 600 nm) bei dystrophischen Netzhauterkrankungen.

■ Kunststoffgläser sind verordnungsfähig bei:
- Kindern im Vorschulalter.
- Kindern bis zum 14. Lebensjahr ab ±5,0 dpt.
- Gläserstärken ab +6,0/-8,0 dpt aus Gewichtsgründen.
- Brechkraftunterschieden ab 3,0 dpt.
- Patienten mit chronischem Druckekzem der Nase oder Mißbildungen im Gesichtsbereich.
- Spastikern und Epileptikern.
- Einäugigen.
- Sportbrillen für Schulsport bei schulpflichtigen Kindern.

■ Kontaktlinsen sind nur verordnungsfähig bei/als:
- Myopie ab -8,0 dpt.
- Hyperopie ab +8,0 dpt.
- Irregulärem Astigmatismus, wenn damit ein um 20% besserer Visus gegenüber der Brille erreicht wird.
- Astigmatismus rectus und inversus ab 3,0 dpt.
- Astigmatismus obliquus (Achsenlage 45° ± 30° bis 135° ± 30°) ab 2,0 dpt.
- Keratokonus.
- Aphakie.
- Anisokorie (bei geringer Anisometropie muß die Aniseikonie nach einer reproduzierbaren, anerkannten Methode bestimmt werden).
- Anisometropie ab 2 dpt.
- Verbandlinse bei schwerer Hornhauterkrankung, durchbohrender Verletzung oder als Medikamententräger.
- Okklusionslinse in der Schielbehandlung, sofern andere Maßnahmen nicht durchführbar sind.
- Irislinse bei Substanzverlust der Iris.
- In der Regel ist die Verordnung formstabiler, gasdruchlässiger Linsen angezeigt; die Verordnung flexibler Linsen bedarf einer besonderen Begründung, wobei ein ausreichender Trageversuch mit formstabilen Linsen druchgeführt sein soll.
- Austauschsysteme (7–14 Tage) sind nur verordnungsfähig, wenn formstabile Linsen nicht getragen werden können und konventionelle Weichlinsen wegen Eiweißabscheidungen in hoher Frequenz verworfen werden müssen.

■ Vergrößernde Sehhilfen wie Lupe, Leselupe, Fernrohrbrillen, Fernrohrlupenbrille, Bildschirmlesegerät u.ä. sind verordnungsfähig, wenn durch Brillen oder Kontaktlinsen das Lesen normaler Zeitungsschrift nicht erreicht werden kann.

WEITERFÜHRENDE LITERATUR

Abrams D (1993) Duke-Elder's practice of refraction. Churchill Livingstone, London

Friedburg D (1995) Physiologische Optik. In: Kaufmann H (Hrsg) Strabismus. Enke, Stuttgart

Grimm W, Ucke C, Friedburg D (1986) Strichskiaskopie. Enke, Stuttgart

Hartmann E, Scheffzyk-Hagel A, Lachenmayr B (1985) Arbeitsplatzgestaltung – Sehbehinderte/Forschungsbericht „Arbeitswissenschaftliche Erkenntnisse Nr. 17". Bundesanstalt für Arbeitsschutz, Dortmund

Kampik A (Hrsg) (1995) Jahrbuch der Augenheilkunde. Optik und Refraktion. Biermann, München

Kommerell G (1993) Strichskiaskopie. Klin Monatsbl Augenheilkd 203:10

Krause K (1995) Refraktion. In: Straub W, Kroll P, Küchle J (Hrsg) Augenärztliche Untersuchungsmethoden. Enke, Stuttgart

Lachenmayr B (1993) Potentielle Sehschärfe bei Störungen der brechenden Medien. Quintessenz, München

Methling D (1992) Bestimmung von Sehhilfen. Enke, Stuttgart

Rassow B, Haase W (1995). Sehschärfe. In: Straub W, Kroll P, Küchle J (Hrsg) Augenärztliche Untersuchungsmethoden. Enke, Stuttgart

KAPITEL 19

Kontaktlinsen 19

1 Kontaktlinsenmaterialien 569
1.1 Formstabile Kontaktlinsen 569
1.1.1 Harte Kontaktlinsen 569
1.1.2 Gasdurchlässige Kontaktlinsen 569
1.2 Flexible (weiche) Kontaktlinsen 570
1.3 Kontaktlinsenformen 570
1.4 Geometrische Konstruktion einer Kontaktlinse 570
1.5 Physikalische Kenngrößen einer Kontaktlinse 571
1.6 Kontaktlinsenoptik 571
1.6.1 Scheitelbrechwerte von Brille und Kontaktlinse 571
1.6.2 Sonstige funktionelle Unterschiede zwischen Brille und Kontaktlinse 571
1.7 Physiologie der Kontaktlinsenbeweglichkeit 571
2 Indikationen 572
2.1 Kosmetische Indikation 572
2.2 Medizinisch-optische Indikation 572
2.3 Therapeutische Indikation (Verbandlinsen) 572
2.4 Sonstige Indikationen 572
3 Kontraindikationen 572
4 Verschiedene Kontaktlinsentypen 573
4.1 Formstabile Kontaktlinsen 573
4.2 Weiche Kontaktlinsen 574
5 Speziallinsen 574
5.1 Linsen für eine verlängerte Tragedauer (vT-Linsen) 574
5.2 Einmallinsen 575
5.3 Verbandlinsen 575
5.4 Torische Kontaktlinsen 575
5.5 Bifokallinsen/Multifokallinsen 576
5.6 Printlinsen, motivtragende weiche Kontaktlinsen 577
6 Pflegesysteme für Kontaktlinsen 577
6.1 Harte/gasdurchlässige Linsen 577
6.2 Weiche Kontaktlinsen 577

Kontaktlinsen (KL) sind Sehhilfen, die in unmittelbarem Kontakt mit dem vorderen Augenabschnitt stehen (Definition der Deutschen Industrienorm 58222).

1
Kontaktlinsenmaterialien

1.1
Formstabile Kontaktlinsen

Zu den formstabilen Kontaktlinsen zählen die harten und die gasdurchlässigen Kontaktlinsen.

1.1.1
Harte Kontaktlinsen

■ Harte Kontaktlinsen bestehen aus Plexiglas (PMMA, Polymethylmethakrylat). PMMA ist das bisher am längsten verwendete Kontaktlinsenmaterial (Einführung der PMMA-Skleralinse 1938, der PMMA-Hornhautlinse 1948).

■ Materialeigenschaften:

● Vorteile:
  ▼ Bruchsicher, hohe Formstabilität, gute Benetzbarkeit.
  ▼ Geringe Hygieneprobleme, geringer Verschleiß, preisgünstiger als alle anderen Materialien.
● Nachteil: völlige Gasundurchlässigkeit für O_2 und CO_2.

■ Seit Einführung der formstabilen gasdurchlässigen Kontaktlinsen werden harte Kontaktlinsen bei der Erstanpassung immer seltener verwendet.

1.1.2
Gasdurchlässige Kontaktlinsen

■ Gasdurchlässige Kontaktlinsen werden aus CAB (Zelluloseazetobutyrat), Silikonakrylaten, Fluor-Silikonakrylaten oder Fluorkarbonen hergestellt.

■ Materialeigenschaften:

● Vorteile: wesentlich besser verträglich als harte Kontaktlinsen.

- Nachteile: im Vergleich zu PMMA-Linsen etwas größere Verschmutzungstendenz, teurer.

1.2
Flexible (weiche) Kontaktlinsen

■ Weiche Kontaktlinsen sind Kopolymere mit einem Wassergehalt von 30–80%, sog. Hydrogele. Die Materialen sind so vielfältig, daß der Markt nahezu unübersichtlich ist. Grundsätzlich unterscheidet man HEMA-Kopolymere (Hydroxyethylmethakrylat, Wassergehalt ca. 38%, geringere Ablagerungstendenz, relativ geringe Gasdurchlässigkeit) und HEMA-freie Materialien (Wassergehalt 50–80%, gute Gasdurchlässigkeit, jedoch sehr starke Ablagerungstendenz).

■ Materialeigenschaften im Vergleich zu formstabilen Kontaktlinsen:

- Vorteile: Besser verträglich und – in der Regel – einfacher anzupassen als formstabile Kontaktlinsen.
- Nachteile:
  ▼ Hohe Ablagerungstendenz (Hygieneprobleme).
  ▼ Hohe Verschleißrate (Alterung), damit begrenzte Haltbarkeit.
  ▼ Relativ teuer.

1.3
Kontaktlinsenformen

■ Sphärisch: gleiche Krümmung der Kontaktlinsen in allen Meridianen (die optische Zone der Kontaktlinsen ist ein Kugelausschnitt).

■ Torisch: Kontaktlinsen mit 2 verschiedenen Krümmungen der Vorder- oder Rückfläche in unterschiedlichen Meridianen:

- Vordertorisch/fronttorisch: zylindrischer Schliff der Kontaktlinsenvorderfläche.
- Rücktorisch/innentorisch: zylindrischer Schliff der Kontaktlinsenhinterfläche.
- Bitorisch: zylindrischer Schliff von Vorder- und Rückfläche der Kontaktlinse.

■ Bifokal: Kontaktlinsen haben einen Krümmungsbereich für die Fernkorrektur und einen Krümmungsbereich für die Nahkorrektur.

■ Multifokal: Kontaktlinsen haben unendlich viele konzentrische Ringzonen unterschiedlicher Krümmung, die ohne Bildsprung vom zentralen Teil zum peripheren Teil hin verlaufen, wobei der zentrale Teil je nach Ausführung entwder Fern- oder Nahteil beinhaltet.

1.4
Geometrische Konstruktion einer Kontaktlinse

■ Basiskurve (Innenkurve): Krümmungsradius des zentralen Teils der Rückfläche einer Kontaktlinse in Millimeter (s. Abb. 19.1).

■ Brechkraft: Die rückwärtige Scheitelpunktbrechkraft ist die effektive Brechkraft der Kontaktlinse und wird in Dioptrien angegeben.

■ Linsendurchmesser: Gesamtdurchmesser der Kontaktlinse in Millimeter.

■ Optische Zone: zentraler Bereich der Kontaktlinse, der die zur Korrektur benötigte optische Wirkung aufweist.

■ Randzone (Linsenrand): Übergangszone zwischen Vorder- und Rückfläche der Kontaktlinse.

■ Mittendicke: Dicke der Kontaktlinse im Linsenzentrum in Millimeter.

■ Kürzung (Abtrennung, Stutzkante): abgetrennter unterer Linsenrand, gelegentlich bei Kontaktlinsen mit Prismenballast (insbesondere bei einigen Bifokallinsen).

■ Prismenballast: Zugabe eines Prismenteils mit Basis unten zur Beschwerung des unteren Linsenbereichs zur Stabilisierung des Linsensitzes.

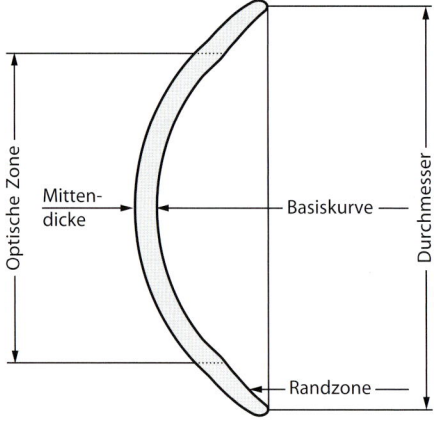

Abb. 19.1. Wichtige Parameter einer Kontaktlinse

1.5
Physikalische Kenngrößen einer Kontaktlinse

■ Wassergehalt: Prozentanteil des Wassers einer völlig hydratisierten Linse (unter 50 % = niedrig, über 50 % = hoch).

■ DK-Wert: Maß für die Sauerstoffpermeabilität. Der DK-Wert ist eine charakteristische Größe für ein Kontaktlinsenmaterial und ist mitbestimmend für die Länge der Tragedauer (DK 80–120 = sehr hohe, DK um 50 = hohe, DK um 20 = mäßige, DK um 10 = geringe Sauerstoffpermeabilität).

- Der DK-Wert eines Weichlinsenmaterials steigt mit dessen Wassergehalt.
- Die Sauerstoffpermeabilität einer Kontaktlinse ist umgekehrt proportional zur Linsendicke.
- Der DK-Wert ist proportional zur Temperatur.

1.6
Kontaktlinsenoptik

1.6.1
Scheitelbrechwerte von Brille und Kontaktlinse

■ Bei Myopie ist die Kontaktlinse schwächer als das entsprechende Minusglas in der Brille.

■ Bei Hyperopie ist die Kontaktlinse stärker als das entsprechende Plusglas in der Brille.

■ Die Umrechnung der Brillenrefraktion auf die Kontaktlinsenrefraktion erfolgt mit der Formel:

$$S(KL) = \frac{S(BR)}{1 - \delta \cdot (BR)} \quad \text{(Gl. 1)}$$

[S (KL) = Scheitelbrechwert der Kontaktlinse, S (BR) = Scheitelbrechwert der Brille, δ = Hornhautscheitelabstand in Meter].

■ Je nach Art der Anpassung hat die sog. „Tränenlinse" (Tränenschicht zwischen Kontaktlinse und Hornhaut) eine unterschiedliche optische Wirkung. Eine exakte Parallelanpassung führt zu einer optisch neutralen Tränenlinse. Eine Steilanpassung mit positiver Tränenlinse hat zur Folge, daß der Scheitelbrechwert der Kontaktlinse in Richtung „Minus" abzuschwächen ist; bei einer flachen Anpassung mit negativer Tränenlinse verschiebt sich die erforderliche Brechkraft der Kontaktlinse in Richtung „Plus".

■ Die Brillenglasrefraktion darf nicht als Kontaktlinsenrefraktion übernommen werden. In jedem Fall ist ein sorgfältiger subjektiver Refraktionsabgleich durch Vorhalten von Gläsern nötig, nachdem die Kontaktlinse mit optimalem Sitz ermittelt wurde. Der Unterschied zwischen Brillenrefraktion und Kontaktlinsenrefraktion fällt um so mehr ins Gewicht, je größer die zu korrigierende Ametropie ist. Beispiel: Ein Brillenglas der Stärke –2,0 dpt entspricht bei einem Hornhautscheitelabstand von 12 mm einer Kontaktlinse der Stärke –1,95 dpt, während ein Glas der Stärke –20,0 dpt rein rechnerisch einer Kontaktlinse der Stärke –16,13 dpt entspricht. Diese Refraktionswerte lassen sich mit der oben angegebenen Formel erhalten oder einer entsprechenden Tabelle entnehmen. Die Wirkung der individuellen „Tränenlinse" hat noch einen zusätzlichen Einfluß, der sich kaum rechnerisch bestimmen läßt.

1.6.2
Sonstige funktionelle Unterschiede zwischen Brille und Kontaktlinse

■ Hyperopie: Insbesondere beim Aphaken ist das Gesichtsfeld mit Kontaktlinsen größer als mit Brille; das Netzhautbild wird allerdings verkleinert, was zu einer Verminderung der Sehschärfe führen kann.

■ Myopie: Mit Kontaktlinsen ist das Gesichtsfeld vernachlässigbar kleiner; der Seheindruck ist jedoch angenehmer, da die Zone der peripheren Bildverdoppelung (gleichzeitiges Sehen durch Brillenglasrand und am Brillenrand vorbei) wegfällt. Das Netzhautbild wird durch die Kontaktlinsen im Vergleich zur Brille vergrößert, was bei einer höheren Myopie zu einem deutlichen Anstieg der Sehschärfe führen kann.

1.7
Physiologie der Kontaktlinsenbeweglichkeit

■ Eine gewisse Kontaktlinsenbeweglichkeit ist Voraussetzung für die ausreichende Versorgung der Hornhaut mit Sauerstoff über den Tränenfilm. Eine zu stark bewegliche Kontaktlinse führt jedoch durch dauernde Dezentrierung der Kontaktlinse zu einer mangelhaften optischen Korrektur. Beim Lidschluß gleitet das Oberlid auf einer relativ langen Strecke über die Kontaktlinse. Dadurch kommt es zu einer Längsbewegung der Kontaktlinse. Zusätzlich kommt es durch den Lidschluß zu einer Drehbewegung der Kontaktlinse, die bis zu 90° betragen kann.

- Das Ausmaß der Kontaktlinsenbewegung bei Lidbewegungen hängt von zahlreichen Kräften ab:
  - Der *Liddruck* hat einen wesentlichen Anteil am Zentrieren einer Kontaktlinse. Bei starken Pluslinsen kann der Druck des Oberlides zu einer Verlagerung der Kontaktlinse nach unten führen (Kontaktlinse im Zentrum wesentlich dicker als in der Peripherie, gleitet nicht unter das Oberlid). Starke Minuslinsen werden durch das Oberlid nach oben gezogen (Kontaktlinse in der Peripherie dicker als im Zentrum, „klemmt" sich unter das Oberlid).
  - Die *Schwerkraft* führt zu einer Abwärtsbewegung der Kontaktlinse, die beendet wird, wenn die Linse am Limbus oder am Rand des Unterlides anstößt.
  - Die *Kapillarkraft* führt dazu, daß die Kontaktlinse über den Tränenmeniskus auf der Hornhaut angesaugt wird.
- In dem Tränenvolumen, das im Kompartiment zwischen Kontaktlinse und Hornhaut eingeschlossen ist, entsteht aufgrund der unterschiedlichen Krümmungsradien von Augenoberfläche und Kontaktlinse bei dezentrierenden Bewegungen kurzzeitig ein *Unterdruck*, der die Kontaktlinse in die zentrierte Lage zurückdrückt.
- Schießlich ist das Ausmaß der Kontaktlinsenbeweglichkeit vom *Reibungswiderstand* zwischen Hornhaut und Linse abhängig.

2
Indikationen

Allgemeines
- Im folgenden werden Gründe genannt, die das Tragen von Kontaktlinsen aus der Sicht des Arztes und des Patienten wünschenswert erscheinen lassen. Zusätzlich ist stets zu prüfen,
  - inwieweit nach den Richtlinien des Bundesausschusses der Ärzte und Krankenkassen über die Hilfsmittelverordnung eine Kontaktlinsenindikation vorliegt, die zu einer Kostenerstattung durch die gesetzliche Krankenkasse führt (Informationspflicht des Vertragsarztes);
  - ob im Falle der privaten Krankenkassen anspruchbegründende vertragliche Abmachungen bestehen (Aufgabe des Patienten).
- Der Patient erwartet bei der Beratung vor einer erstmaligen Kontaktlinsenanpassung, daß ihn der Augenarzt über die Möglichkeiten der Kostenerstattung kompetent berät.

2.1
Kosmetische Indikation

- Dies ist in der Praxis der häufigste Anlaß für eine Kontaktlinsenanpassung. Aus persönlichen Gründen möchte der Patient das Tragen einer Brille vermeiden oder die Irisfarbe ändern.

2.2
Medizinisch-optische Indikation

- Hohe Anisometropien (z.B. einseitige Aphakie) sind auszugleichen, da sonst kein Binokularsehen möglich ist.
- Eine weitere Indikation ist der irreguläre Astigmatismus, der durch Brillengläser nicht korrigierbar ist (z.B. Keratokonus, Narbenastigmatismus nach Verletzungen, Zustand nach Keratoplastik, Zustand nach refraktiven hornhautchirurgischen Eingriffen).
- Außerdem fallen hohe Ametropien (Myopie und Hyperopie von mehr als 8,0 dpt) darunter.

2.3
Therapeutische Indikation (Verbandlinsen)

- Erstversorgung bei perforierenden Schnittverletzungen der Hornhaut. Manchmal kann eine Hornhautnaht sogar überflüssig werden (kleine Schnittverletzung ohne Inkarzeration der Iris).
- Rezidivierende Hornhauterosionen, die mit Salben nicht ausreichend behandelbar sind (z.B. nach Trauma, bei bullöser Keratopathie, metaherpetischer Epithelhaftungsstörung).
- Keratitis filiformis.

2.4
Sonstige Indikationen

- Tätigkeiten, bei denen ein Beschlagen der Brille stört (Polizei, Feuerwehr, Gaststättengewerbe).
- Sport (z.B. Tauchen, Kampfsportarten).

3
Kontraindikationen

- Bestimmte Persönlichkeitsmerkmale des Patienten (Mangel an Sauberkeit, Zuverlässigkeit, Motivation, Geschicklichkeit).

- Chronische Infektionen (z. B. Blepharitis, Keratitis).
- Lidfehlstellungen (Entropium, Ektropium).
- Sicca-Syndrom.
- Großes Sickerkissen nach filtrierender Glaukomoperation.
- Pterygium.
- Umweltfaktoren (staubreiche Luft).
- Einäugige Patienten sollten in der Regel keine Kontaktlinsen tragen (relative Kontraindikation).

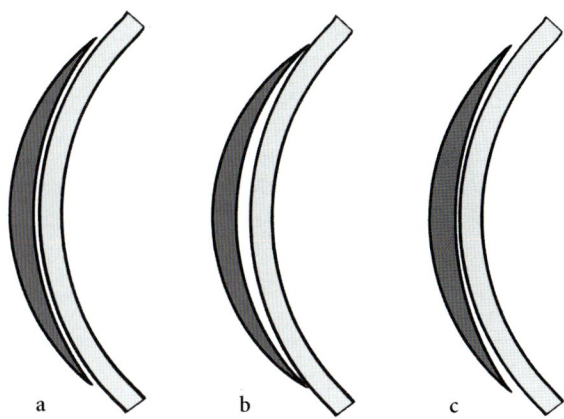

Abb. 19.2 a–c. Linsensitz; **a** parallel, **b** steil, **c** flach

4
Verschiedene Kontaktlinsentypen

4.1
Formstabile Kontaktlinsen

Indikationen
- Hornhautastigmatismus >1–2 dpt (mit sphärischen weichen Kontaktlinsen nicht korrigierbar).
- Keratokonus.
- Langzeitkomplikationen (z. B. gigantopapilläre Konjunktivitis) beim Tragen weicher Kontaktlinsen.
- Der Patient wünscht preisgünstige Kontaktlinsen mit langer Lebensdauer.
- Kleiner Hornhautdurchmesser, enge Lidspalte.

Kontraindikationen
- Einzelheiten s. Abschn. 3.

Beurteilung des Linsensitzes
- Der Sitz harter Kontaktlinsen wird an der Spaltlampe mit Hilfe des Fluoreszeinbildes beurteilt. Man unterscheidet eine steile, flache und parallele Anpassung. Im Normalfall ist eine parallele Anpassung erstrebenswert (Abb. 19.2 a–c, Abb. 19.3 a–c).
- Beim Geradeausblick sollte die Kontaktlinse gut zentriert auf der Hornhaut sitzen; geringe Dezentrierungen nach oben oder unten sind erlaubt.
- Der Linsenrand sollte den Limbus in keiner Blickrichtung überschreiten.
- Optimal ist eine Linsenbeweglichkeit von 1–1,5 mm beim Lidschlag.
- Nach Entfernen der Kontaktlinse ist das Hornhautepithel im Idealfall auch nach längerem Tragen

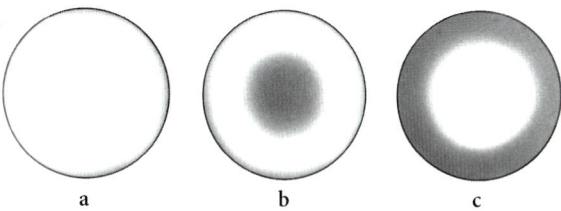

Abb. 19.3 a–c. Fluoreszeinbild; **a** paralleler, **b** steiler, **c** flacher Linsensitz

intakt und läßt sich mit Fluoreszein nicht anfärben. Ein Hornhautödem darf nicht auftreten; nach dem Tragen von Kontaktlinsen sollte die Änderung der Hornhautradien nicht mehr als 0,10 mm betragen.

Hinweise zur Anpassung harter Kontaktlinsen
- Besonders für den Anfänger ist es wichtig, aus der Vielzahl der Kontaktlinsenanbieter eine Auswahl zu treffen und sich auf 1–2 Anbieter zu beschränken. Es ist von nicht zu unterschätzender praktischer Bedeutung, wenn ein guter Service durch den Kontaktlinsenhersteller angeboten wird (rasche Lieferzeiten, unkomplizierter Linsenumtausch, kompetente Beratung bei Problemfällen).
- Vor der Anpassung ist ein eingehendes Informationsgespräch mit dem Patienten zu führen. Auf den gelegentlich erheblichen Zeitaufwand einer Kontaktlinsenanpassung, Kosten usw. ist hinzuweisen. Es muß geklärt werden, was den Patienten zum Kontaktlinsentragen bewegt.
- Eine Reihe verschiedener Probelinsen (Anpaßsatz) muß verfügbar sein, um die für den individuellen Patienten richtige Kontaktlinse zu finden. Die Probelinsen unterscheiden sich in ihrem Gesamtdurchmesser und der Basiskurve.

■ Neben der üblichen Untersuchung der vorderen und hinteren Augenabschnitte und der Refraktionsbestimmung sind Hornhautdurchmesser und Hornhautradien zu ermitteln. Die Hornhautradien bestimmen die Basiskurve der auszuwählenden Kontaktlinsen. Oft wird vom Hersteller eine Korrekturformel, über die sich eine optimale Basiskurve aus den Hornhautradien berechnen läßt, angegeben.

4.2
Weiche Kontaktlinsen

Indikationen
■ Wenn harte Kontaktlinsen wegen Fremdkörpergefühl, vermehrtem Tränenfluß und Rötung der Konjunktiva nicht vertragen werden, sollte man weiche Kontaktlinsen probieren. Diese zeichnen sich durch einen sehr guten Tragekomfort mit Spontanverträglichkeit (!) oder rascher Gewöhnung aus.

■ Weiche Kontaktlinsen fallen weniger leicht aus dem Auge als harte Kontaktlinsen. Dies kann beim Sport vorteilhaft sein. Deshalb sind weiche Kontaktlinsen auch für (Klein)kinder geeignet (Aphakiekorrektur nach Operation einer kongenitalen Katarakt oder Trauma mit weichen Dauertragekontaktlinsen).

Kontraindikationen
■ Der Patient hat kein ausreichendes Verständnis für die bei weichen Kontaktlinsen besonders wichtige Pflege und Hygiene.

■ Weitere Einzelheiten finden sich in den Abschn. 1.2 und 3.

Beurteilung des Linsensitzes
■ Im Gegensatz zu harten Kontaktlinsen wird der Sitz einer weichen Kontaktlinse niemals mit Hilfe des Fluoreszeinbildes beurteilt. Der Farbstoff lagert sich im Linsenmaterial ein und führt zum Materialversagen.

■ Im Idealfall sollte die Kontaktlinse bei Geradeausblick 1–2 mm über den Limbus reichen, eine leichte Dezentrierung nach unten ist akzeptabel, sofern der Limbus überall von der Kontaktlinse bedeckt bleibt. Die Kontaktlinse sollte sich beim Blick zur Seite nicht verschieben.

■ Eine gut sitzende weiche Kontaktlinse wird beim Lidschlag ca. 1–2 mm vertikal bewegt. Eine zu geringe Beweglichkeit spricht für eine zu steile, eine starke Beweglichkeit für eine zu flache Anpassung.

Hinweise zur Anpassung weicher Kontaktlinsen
■ Die allgemeinen Hinweise unter Abschn. 4.1 gelten auch für weiche Kontaktlinsen. Wichtige Parameter zur Auswahl der passenden Linse sind Hornhautdurchmesser und -radien. Die meisten Hersteller bieten weiche Kontaktlinsen mit sehr einfachen Anpaßregeln an. Auch bei spontan gut verträglicher Linse und gutem Visus muß sorgsam nach der optimal sitzenden Kontaktlinse gesucht werden, da weiche Kontaktlinsen mit unkorrektem Sitz zu schweren Langzeitkomplikationen führen können.

■ Während es bei harten Kontaktlinsen ausreicht, vor Verordnung der definitiven Linse einen etwa halbstündigen abschließenden Trageversuch zu machen, sollte eine weiche Kontaktlinse in diesem Toleranztest ca. 1–2 h getragen werden. Erst nach dieser Zeit hat sich ein Hydratationsgleichgewicht zwischen weicher Kontaktlinse und Tränenfilm eingestellt (erneute Refraktion und Kontrolle des Linsensitzes am Ende des Versuches!).

5
Speziallinsen

5.1
Linsen für eine verlängerte Tragedauer (vT-Linsen)

■ Diese Art von Linse ist als weiche und als gasdurchlässige Linse verfügbar.

■ Alle vT-Linsen haben hohe DK-Werte. Damit soll eine ausreichende Versorgung der Hornhaut mit Sauerstoff über den Tränenfilm sichergestellt werden. Problematisch ist die Stoffwechselsituation der Kornea, insbesondere nachts während des Schlafes, da bei geschlossenen Lidern der Sauerstoffpartialdruck im Tränenfilm drastisch auf 55 mm Hg absinkt (tagsüber 155 mm Hg). Auch wenn vT-Linsen theoretisch eine gute Sauerstoffpermeabilität haben, sind schwere Komplikationen möglich, die durch eine hypoxische Schädigung, insbesondere des Hornhautepithels, bedingt sind. Ist die Barrierefunktion des Hornhautepithels gestört, werden Ulkusbildung und Infektionen gefördert.

■ Die maximale Tragezeit bis zum Entfernen sollte 2 Wochen nicht überschreiten.

■ Die Indikationen für diese Kontaktlinsen sind sehr sorgfältig zu prüfen:

- Korrektur einer einseitigen kongenitalen oder traumatischen Aphakie bei Säuglingen und Kleinkindern.

- Korrektur einer einseitigen Aphakie bei gebrechlichen Patienten, wenn die Linsenhandhabung erschwert ist (Morbus Parkinson, Demenz).
- Berufe mit Schichtdienst.

■ Nach Erstanpassung einer vT-Linse müssen regelmäßige engmaschige Nachkontrollen unbedingt erfolgen (nach 24 h, 72 h, 1 Woche, 2 Wochen, 1 Monat). Falls keine Probleme auftreten, können die Kontrollintervalle langsam verlängert werden.

■ Mangelhafte Aufklärung ist ein häufiger Fehler bei der Anpassung von vT-Linsen. Der Patient ist über typische Warnsymptome zu beraten (Rötung, Fremdkörpergefühl, Sehverschlechterung, farbige Ringe um Lichtquellen, erhöhtes Blendungsgefühl, gesteigerter Tränenfluß, Sekretabsonderung).

■ Besonders vT-Linsen führen zu einer Hypästhesie der Hornhaut. Auch wenn diskrete Warnsymptome auftreten, sollte der Patient die Kontaktlinse sofort aus dem Auge entfernen und den Augenarzt rasch aufsuchen.

■ Folgende Komplikationen sind für vT-Linsen typisch:
- Chronisches Hornhautödem.
- Gigantopapilläre Konjunktivitis.
- Pannusbildung mit limbaler Neovaskularisation.
- Trophisches/infektiöses Hornhautulkus (u.a. Akanthamöben, Pseudomonas).
- Tight-lens-Syndrom: schmerzhaftes rotes Auge; akute Beschwerden, die meist nach dem Aufwachen bemerkt werden. Die Kontaktlinse sitzt dem Auge fest und unbeweglich auf. In unterschiedlichem Maße treten Hornhautödem, Bindehautchemosis und Vorderkammerreiz hinzu.
- Verschmutzung der Linse durch feste Proteinauflagerungen.

5.2
Einmallinsen

■ Hierunter versteht man weiche Kontaktlinsen für eine verlängerte Tragedauer, die nach einer gewissen Tragezeit gegen neue Linsen ersetzt werden. Zur Zeit sind Eintages- und Wochenlinsen erhältlich. Es sollen so die typischen Hygieneprobleme der vT-Linsen und die dadurch bedingten infektiösen Komplikationen vermieden werden. Es gibt auch Austauschsysteme, bei denen es möglich ist, die Kontaktlinsen alle 4 Wochen oder alle 3 Monate zu ersetzen. Diese sollten jedoch nicht als vT-Linsen getragen, sondern täglich entfernt und gereinigt werden.

■ Wie bei allen anderen vT-Linsen sind regelmäßige Kontrolluntersuchungen nötig.

■ Einmallinsen können bei manchen Patienten mit gigantopapillärer Konjunktivitis ein weiteres Kontaktlinsentragen ermöglichen.

5.3
Verbandlinsen

■ Dünne weiche Kontaktlinsen für eine verlängerte Tragezeit, mit denen keine optische Korrektur, sondern ein mechanischer Schutz des Hornhautepithels bezweckt wird.

■ Wichtige Indikationen:
- Chronisches Hornhautödem/bullöse Keratopathie.
- Epithelabrasio, Erosiones (auch im Rahmen hereditärer Dystrophien).
- Lamelläre und kleine perforierende Hornhautverletzungen (nur Verletzungen ohne Iriseinklemmung und ohne Sklerabeteiligung).
- Keratitis filamentosa oder filiformis.
- Lidveränderungen mit Trichiasis (z. B. Entropium).
- Trockenes Auge, sofern Hornhautepithelstörungen vorliegen.

■ Wenn ultradünne Verbandlinsen verwendet werden, reicht eine geringe Kontaktlinsenbeweglichkeit aus. Die Limbusgefäße dürfen jedoch nicht komprimiert werden (Gefahr des Tight-lens-Syndroms).

■ Auch eine sauber und intakt aussehende Verbandlinse sollte nach ca. 3 Monaten ersetzt werden, damit möglichen Komplikationen durch Mikroablagerungen vorgebeugt wird. Da die Linse auf ein erheblich vorgeschädigtes Auge gesetzt wird, sind zahlreiche gravierende Komplikationen häufiger beobachtet worden als bei normalen weichen Kontaktlinsen (Hornhautneovaskularisationen, Hornhautödem, Infektionen).

5.4
Torische Kontaktlinsen

■ Bei Patienten mit (höherem) Astigmatismus kann eine torische Kontaktlinse indiziert sein, wenn Anpaßversuche mit (harten) sphärischen Kontaktlinsen kein befriedigendes Resultat ergeben. Es gibt keinen „Grenzwert", der die Verwendung einer torischen Kontaktlinse erzwingt. Meistens können jedoch Astigmatismen über 2,0 bis 3,5 dpt mit sphärischen Kontaktlinsen nicht ausreichend korrigiert werden. Die Anpassung torischer Kontaktlinsen ist sehr von der Erfahrung des Anpassers abhängig. Ein wichtiges Problem ist das Erzielen einer stabilen Achsenlage, da die unbeabsichtigte Drehung der Kontaktlinse zur mangelhaften optischen Korrektur führt. Oft sind spezielle Kontaktlinsenkonstruktionen nötig (abgetrennter Unterrand, Prismenballast, verdünnte untere Randzone), um den Sitz der Kontaktlinse zu stabilisieren.

5.5
Bifokallinsen/Multifokallinsen

Allgemeines

■ Bifokale oder multifokale Kontaktlinsen zur Korrektur einer Altersweitsichtigkeit werden nur selten angepaßt.
Von 50 Mio. Kontaktlinsenträgern auf der Welt tragen 0,5 % (250 000) Bifokal- oder Multifokallinsen. Man nimmt an, daß dafür 2 Hauptgründe verantwortlich sind:

- Bis heute wird dieser Gruppe zu wenig Aufmerksamkeit geschenkt.
- Die Mißerfolgsrate bei der Anpassung ist immer noch zu hoch.

■ Folgende Menschen sind potentielle Bifokal/Multifokallinsenträger:

- Presbyope mit einer negativen Einstellung zu Brillen („Brille = Alptraum; Verlust an Attraktivität; noch zu jung für Brille").
- Presbyope ohne Probleme (begeistern sich sehr leicht für Neues).
- Träger von Bifokal- oder Multifokalbrillen, die Gewöhnungsprobleme haben.

■ Nur wenige Menschen sind also für einen Anpaßversuch mit bifokalen/multifokalen Kontaktlinsen geeignet. Am besten funktioniert die Anpassung bei einem langjährigen Kontaktlinsenträger, der sehr stark motiviert ist. Es ist sehr wichtig, eine gründliche Anamnese zu erheben und eine sorgfältige Untersuchung durchzuführen.

- Die Position der Lider im Verhältnis zum unteren Limbus und oberen Lidrand ist von entscheidender Bedeutung. Wenn sich ein Unterlid mehr als 2 mm unter dem Limbus befindet, ist die Anpassung alternierender (s. unten) Bifokallinsen nahezu unmöglich.
- Ist der Pupillendurchmesser größer als 6,5 mm, kann dies zu Bildaufspaltung und Streulicht beim Blick in die Ferne führen. Man sollte nicht zögern, eine Hornhauttopographie durchzuführen, um die genaue Position des Hornhautscheitels und dessen Relation zur Pupillenmitte zu ermitteln.

■ Falls der presbyope Patient einen ausgeprägten Wunsch nach Kontaktlinsenkorrektur hat, jedoch eine Anpassung von bifokalen Kontaktlinsen definitiv gescheitert ist, kann in manchen Fällen die „Monovisionstechnik" angewendet werden: Das dominierende Auge wird mit einer monofokalen Kontaktlinse für die Ferne korrigiert, das Partnerauge mit einer monofokalen Kontaktlinse für die Nähe. Dieses Vorgehen hat den Nachteil, daß es mit zunehmender Stärke der Nahkorrektur zu einer Einschränkung des Binokularsehens mit entsprechenden möglichen Gefahren kommt. Speziell bei Patienten mit latenten Schielformen ist es kontraindiziert, auf diese Weise vorzugehen, da die Bildunschärfe den Fusionsreiz vermindert und eine Heterophorie zum manifesten Strabismus mit Doppelbildwahrnehmung dekompensieren kann. Viele Patienten, die mit einer Monovisionstechnik korrigiert werden, berichten insbesondere über Unsicherheit beim (nächtlichen) Autofahren. Der Augenarzt sollte stets bedenken, daß der Patient mit dieser Art der Korrektur u. U. die vorgeschriebenen Mindestanforderungen an das Sehvermögen im Staßenverkehr nicht mehr erfüllt; er sollte immer von der Monovisionstechnik Abstand nehmen, wenn auf dem fernkorrigierten Auge nicht die volle Sehschärfe erreicht wird oder eine regelrechte Binokularfunktion gefordert wird (z.B. Führerschein für Personenbeförderung, Fahr-, Steuer- und Überwachungstätigkeiten entsprechend dem berufsgenossenschaftlichen G 25 usw.).

■ Grundsätzlich werden folgende optische Konstruktionen angeboten:

- Kontaktlinsen vom konzentrischen Typ (= simultaner, bivisueller, anulärer Typ): Der Fernteil ist zentral gelegen und wird von einem ringförmigen Nahteil umgeben. Bilder aus Fern- und Nahteil treffen gleichzeitig auf die Makula. Der Patient muß lernen, sich auf das jeweils scharfe Bild zu konzentrieren und das unscharfe Bild zu supprimieren. In der Regel kommen für diesen Typ nur weiche Kontaktlinsen in Frage, da die Kontaktlinsenbeweglichkeit nur gering sein darf. Bildkontrast und Sehschärfe sind wegen der teilweisen Überlagerung von scharfem und unscharfem Bild oft vermindert (wichtig bei Patienten, die einen optimalen Nahvisus wünschen). Außerdem variiert die optisch verfügbare Fläche der Nahzone mit dem Pupillendurchmesser (d.h. bei sehr enger Pupille kann das Nahsehen u. U. unmöglich sein, da die Lichtstrahlen nur durch den zentralen Fernteil abgebildet werden). Die Anpassung konzentrischer Kontaktlinsen ist im Vergleich zu segmentförmigen Kontaktlinsen einfach; eine Stabilisation der Kontaktlinsen durch eine Stützkante oder Prismenballast ist nicht erforderlich.

- Kontaktlinsen vom segmentförmigen Typ (= alternierender Typ): Analog zur Bifokalbrille ist im oberen Teil der Kontaktlinse eine Fernzone gelegen und im unteren Bereich eine Nahzone. Es wird angestrebt, daß entweder der Fernteil oder der Nahteil vor der Pupille liegt. Dies setzt eine gute vertikale Verschiebbarkeit der Kontaktlinse voraus, die flach angepaßt werden muß. Eine unerwünschte Linsenrotation wird durch Prismenballast oder Stützkanten verringert. Durch das erhöhte Gewicht bei Prismenballast wird zusätzlich erreicht, daß die Linse schneller nach unten absinkt. Dies ist eine willkommene Eigenschaft beim Tragen von bifokalen Kontaktlinsen. Eine Stützkante wird im Bereich der Linsenbasis angebracht. Durch das Aufliegen der Linse auf dem Unterlid oder Kontakt der Linse mit dem Unterlid beim Lidschlag wird eine zusätzliche Stabilisierung erreicht. Es werden fast ausschließlich formstabile gasdurchlässige Kontaktlinsen verwendet.
- Multifokallinsen: Ähnlich dem konzentrischen Typ der Bifokallinsen findet sich eine ringförmige Anordnung der multiplen, optischen Zonen um eine zentrale Fern- oder Nahzone herum. Es gibt weltweit über 30 verschiedene Multifokallinsenausführungen (formstabile und weiche Kontaktlinsen). Ein kombiniertes simultanes und alternierendes System wird in Holland hergestellt. Charakteristisch für diese Kontaktlinsen sind die unterschiedlichen Durchmesser der zentralen, optischen Zone (Linsenvorderfläche > Linsenrückfläche), so daß sich eine trifokale Zwischenzone ergibt. Die optische Wirkung besteht aus der Summe der Brechkräfte der zentralen optischen Zone und der Wirkung der Tränenlinse, die sich in Höhe der Hohlkehle der Kontaktlinsenrückfläche bildet.

5.6
Printlinsen, motivtragende weiche Kontaktlinsen

■ Printlinsen werden sowohl zu medizinischen, als auch zu kosmetischen Zwecken als motivtragende Kontaktlinsen hergestellt.

■ In den Bereich der medizinischen Versorgung fallen Patienten mit Albinismus, Aniridie, Hornhautnarben, Heterochromie, traumatischen oder neurologischen Pupillenstörungen, Irisdefekten, Mikrophthalmus und inoperabler Katarakt. In den meisten Fällen werden weiche Linsen bearbeitet. In jüngster Zeit werden Printlinsen zunehmend aus rein kosmetischen Gründen getragen.

■ Dämmerungssehen und Kontrastsehen werden durch das Tragen dieser Kontaktlinsen jedoch negativ beeinflußt. Insbesondere bei Nacht kann eine Reduktion der Sehschärfe die Folge sein, was beim Führen von Fahrzeugen beachtet werden sollte.

6
Pflegesysteme für Kontaktlinsen

6.1
Harte/gasdurchlässige Linsen

■ Da sich wenig Ablagerungen bilden, ist die Reinigung und Desinfektion formstabiler Kontaktlinsen relativ unproblematisch. Täglich wird ein Oberflächenreiniger verwendet. Die Kontaktlinse wird mit dem Reiniger benetzt und dann zwischen Daumen und Zeigefinger gerieben. Eine Aufbewahrungslösung ist für die Zeit nötig, in der die Kontaktlinse nicht getragen wird. Wichtig ist es, einen Kontaktlinsenbehälter ohne Ecken und Kanten zu verwenden, der sich leicht säubern läßt. Entsprechend den Angaben des Herstellers muß man – meist wöchentlich – eine enzymatische Intensivreinigung durchführen. Bei Bedarf können Befeuchtungstropfen für das Auge verwendet werden (Tränenersatzmittel).

6.2
Weiche Kontaktlinsen

■ Vor allem auf weichen Kontaktlinsen kommt es zur Bildung von Ablagerungen, die die Hauptursache schwerer Komplikationen sind. Die aus organischen und anorganischen Bestandteilen bestehenden Ablagerungen auf weichen Kontaktlinsen sind sehr hartnäckig. Es ist daher eine besonders konsequente Linsenpflege erforderlich. Neben der täglichen Reinigung mit einem Oberflächenreiniger können auch Oxidationsmittel auf der Basis von Wasserstoffperoxid verwendet werden. Bei Patienten, die wegen Überempfindlichkeit Reinigungsmittel schlecht vertragen, kann die weiche Kontaktlinse autoklaviert werden. Starke Ablagerungen können durch Reiben oder mit einem Ultraschallgerät entfernt werden. Je nach Stärke der Ablagerungen ist in bestimmten Abständen eine Enzymreinigung erforderlich (meist wöchentlich). Auch die Verwendung von Befeuchtungstropfen kann in Einzelfällen die Ablagerungen auf weichen Kontaktlinsen reduzieren.

WEITERFÜHRENDE LITERATUR

Bach P (1995) Die Anpassung von Mehrstärkenkontaktlinsen. Kontaktlinse 11
Baron H (1991) Kontaklinsen. Verlag optischer Fachveröffentlichung, Heidelberg
Berufsverband der Augenärzte Deutschlands e.V. (1994). Richtlinien und Untersuchungsanleitungen. Meyer-Wagenfeld, Espelkamp
Bürki E (1991) Augenärztliche Kontaktlinsenanpassung. Enke, Stuttgart
Geyer HU (1994) Presbylux-Presbyopie-Korrektur der Luxusklasse. Kontaktlinse 7/8
Kolbe G (1996) Die Versorgung von Presbyopen mit Kontaktlinsen. DOZ 1 Kontaktlinse
Spraul CW, Roth HJG (1999) Motivtragende, weiche Printlinsen. Ophthalmologe 96:30
Weinstock FJ (1990) Kontaktlinsenanpassung in Klinik und Praxis. Fischer, Stuttgart
Wolf T (1996) Sehvergnügen für Presbyope: C2H Evolution-Multifokallinse nach simultanem Funktionsprinzip. DOZ 9

Tabelle 19.1. Kontaktlinsenprobleme, Ursachen und Abhilfe (Überblick)

Subjektive Beschwerden	Objektive Befunde	Wahrscheinliche Ursache	Abhilfe
Blendempfindlichkeit (Photophobie)	• Hornhautödem • Schmutzige Linse • Beschädigte Linse	• Overwear • Zu steil angepaßte Linse • Schlechte Hygiene • Mechanische Irritation	• Tragezeit reduzieren • Abflachung • Bessere Reinigung • Linsenersatz
Epiphora	• Wäßrige Augen • Schmutzige Linsen • Fremdkörper • Injektion	• Adaptation • Schlechte Hygiene • Make-up usw. • Allergische Reaktion • Infektion	• Keine • Bessere Reinigung • Bessere Reinigung • Pflegesystem wechseln • Behandeln
„Geisterbilder"	• Schmutzige Linse • Schlechte Zentrierung • Optische Zone kleiner als Pupillengröße	• Schlechte Hygiene • Falsche Basiskurve • Linse zu klein	• Bessere Reinigung • Linse wechseln • Größere Linse anpassen
Reduzierte Sehschärfe	• Refraktionsänderung • Hornhautödem • Verzogene Linse • Schmutzige Linse • Schlechte Zentrierung • Unkorrigierter Astigmatismus	• „Physiologisch" • Steile Anpassung • Defekte Linse • Schlechte Hygiene • Hornhautirregularität • Astigmatismus	• Refraktion ändern • Basiskurve abflachen • Linse ersetzen • Bessere Reinigung • Größere Linse anpassen • Anpassung torischer oder harter Linsen
Linse nach oben verlagert	• Linse oben positioniert • Verschmutzte Linse und gigantopapilläre Konjunktivitis	• Basiskurve zu flach • Falsche Hygiene	• Basiskurve steiler • Hygienevorschriften einhalten
Halos, Nebelsehen	• Schmutzige Linse • Hornhautödem • Störung der Tränensekretion	• Schlechte Hygiene • Linse zu steil angepaßt • Overwear • Altersveränderungen	• Bessere Reinigung • Basiskurve abflachen • Tragezeit verringern • Künstliche Tränen
Fluktuierende Sehschärfe	• Massives Tränen • Schmutzige Linse • Refraktionsänderungen • Linse zu beweglich	• Beschädigte Linse • Schlechte Hygiene • u.U. physiologisch • Schlechte Anpassung	• Linse ersetzen • Bessere Reinigung • Erneute Refraktion • Erneute Anpassung mit steilerer Linse
Verschwommensehen in der Nähe	• Refraktionsproblem • Schlechte Zentrierung • Presbyopie	• Zuviel Minus-Dioptrien • Linse sitzt zu hoch • Normaler Verlauf einer Presbyopie	• Erneute Refraktion • Linse steiler anpassen • Brille für die Nähe
Rötung (Injektion)	• Konjunktivitis • Hornhauterosion	• Schlechte Hygiene • Allergische Infektionen • Fremdkörper • Beschädigte Linse	• Bessere Reinigung • Pflegesystem wechseln/ unterstützende Therapie • Fremdkörper entfernen • Beschädigte Linse ersetzen

Tabelle 19.1 (Fortsetzung)

Subjektive Beschwerden	Objektive Befunde	Wahrscheinliche Ursache	Abhilfe
Rötung (Injektion)	• Steile Linse	• Zu steile Linse/Overwear	• Linse abflachen/ Tragezeit reduzieren
	• Trockenes Auge	• Alter- bzw. Bindegewebserkrankung	• Künstliche Tränen/ Benetzungsmittel
• Sensitivität gegenüber Lösungen	• Geschwollene Lider	• Allergie • Overwear	• Pflegesystem ändern und andere Ursachen behandeln • Tragezeit reduzieren
• Jucken	• Rote, wäßrige Augen und papilläre Reaktion	• Allergie und gigantopapilläre Konjunktivitis	• Pflegesystem wechseln, evtl. andere Ursachen behandeln • Anpassung gasdurchlässiger Linsen
• Brennen • Schmerz	• Injektion • Schmutzige Linse • Beschädigte Linse • Fremdkörper	• Chemische Reaktion • Schlechte Hygiene • Risse/Schläge/Kanten • Make-up usw.	• Pflegesystem ändern • Bessere Reinigung • Linsen ersetzen • Reinigung/Entfernung evtl. Fremdkörper
	• Hornhautabrasio	• Fremdkörper	• Fremdkörper entfernen
	• Zu steile Linse	• Steile Basiskurve	• Anpassung einer flacheren Linse
• Schmerzen nach der Entfernung	• Hornhautödem	• Overwear • Steile Linse	• Tragezeit reduzieren • Basiskurve abflachen

**Teil II
Ophthalmochirurgie**

KAPITEL 20

Anästhesiologische Verfahren in der Ophthalmologie 20

1	Zusammenarbeit zwischen Ophthalmologen und Anästhesiologen	584
1.1	Auswahl des Anästhesieverfahrens	584
1.2	Zuständigkeit für die intraoperative Lagerung	585
1.3	Anästhesiologische Aspekte und organisatorische Voraussetzungen für ambulante Eingriffe	585
2	Vorbereitung des Patienten	586
2.1	Präanästhesiologische Visite	587
2.2	Präoperative Untersuchungen	587
2.3	Präoperative Vorbehandlung	589
2.4	Präoperative Medikation	589
2.5	Präoperative Nahrungskarenz	590
3	Monitored anesthesia care/Analgosedierung und Stand by	591
3.1	Überwachung und Maßnahmen bei Eingriffen in Lokal- und Leitungsanästhesie	591
3.2	Stand by	591
3.3	Monitored anesthesia car/Analgosedierung	591
4	Allgemeinanästhesie	593
4.1	Einleitung der Allgemeinanästhesie	593
4.2	Aufrechterhaltung der Allgemeinanästhesie	593
4.3	Ausleitung der Allgemeinanästhesie	594
4.4	Medikamente	594
4.5	Spezielle Probleme und Verfahren der ophthalmologischen Anästhesie	596
4.6	Postoperative Phase	596
4.6.1	Postoperative Schmerztherapie	598
5	Lokalanästhesie	598
5.1	Pharmakologie der Lokalanästhetika	599
5.2	Verfahren und Techniken	600
5.2.1	Oberflächenanästhesie	601
5.2.2	Kombinationsverfahren	601
5.2.3	Retrobulbäranästhesie	601
5.2.4	Parabulbäranästhesie	603
5.2.5	Blockaden von Gesichtsnerven	603
6	Behandlung von Zwischenfällen	604
6.1	Anaphylaxie	604
6.2	Herz-Kreislauf-Stillstand	606

Die Betreuung ophthalmochirurgischer Patienten stellt aus anästhesiologischer Sicht in vielfältiger Weise hohe Ansprüche an die Qualität der perioperativen medizinischen Versorgung. Häufig handelt es sich um Patienten an den Extremen der Altersskala und nicht selten um polymorbide Risikopatienten. Die Bedeutung der Erhaltung oder Wiederherstellung der Sehfähigkeit hat für die Patienten einen sehr hohen Stellenwert, so daß die Bereitschaft, das Risiko schwerwiegender perioperativer Komplikationen auf sich zu nehmen, ausgeprägt erscheint. Bei vielen kürzeren Eingriffen stehen Lokal- und Allgemeinanästhesie alternativ zur Verfügung und erfordern im Einzelfall ein sorgfältiges Abwägen der speziellen Risiken. Bei kurzen Eingriffen sowie in ambulanten oder tageschirurgischen Einrichtungen werden in der Regel aus zeitlichen und organisatorischen Gründen örtliche Betäubungsverfahren bevorzugt. Aus operativer Sicht und seitens der Patienten wird aus unterschiedlichen Gründen eine systemische Schmerz- und Bewußtseinsausschaltung zunehmend gewünscht. Insofern ist das quantitative Verhältnis von Lokal- und Allgemeinanästhesie in der Ophthalmochirurgie im Laufe der letzten Jahre einem gewissen Wandel unterzogen, bei dem die Aspekte der beiden Fachgebiete, aber auch der Wunsch des Patienten, ausreichende gegenseitige Berücksichtigung finden müssen. Während operationsfeldnahe Techniken der Schmerzausschaltung in der Regel in die Zuständigkeit des Operators fallen, übernehmen, je nach den lokalen Gegebenheiten und Vereinbarungen, häufig Anästhesisten mindestenfalls die Überwachung der Vitalfunktionen der Patienten und stehen für die Behandlung von Zwischenfällen zur Verfügung. Darüber hinaus stellt das Fachgebiet Anästhesiologie im Sinne der Entwicklung zur „Perioperativen Medizin" medizinische Kompetenz für die gesamte perioperative Phase zur Verfügung, angefangen von der zielorientierten präoperativen Untersuchung und Vorbehandlung unter dem Gesichtspunkt der Risikominimierung über die intraoperative Betreuung bis hinein in die postoperative Überwachung und Behandlung, die eine Therapie postoperativer Schmerzen einschließt.

1
Zusammenarbeit zwischen Ophthalmologen und Anästhesiologen

■ Auf der Grundlage der Vereinbarung der beiden Fachgesellschaften werden folgende Empfehlungen für die Zusammenarbeit zwischen operativ tätigen Ophthalmologen und Anästhesisten gegeben:

- Die fachliche Zuständigkeit für die Überwachung und Aufrechterhaltung der Vitalfunktionen bei einer durch den Ophthalmologen angelegten Lokal- oder Leitungsanästhesie liegt beim Operator.
- Ergeben sich aufgrund des Zustandes des Patienten, beispielsweise wegen der bestehenden Begleiterkrankungen, der Art oder Dauer des Eingriffs, vorab Zweifel oder Bedenken gegen das geplante Verfahren, empfiehlt es sich rechtzeitig ein anästhesiologisches Konsil einzuholen.
- Entsprechend sollte intraoperativ bei erkennbaren, durch den Ophthalmologen nicht beherrschbaren Vitalfunktionsstörungen, ein Anästhesist hinzugezogen werden.
- Wird die Zuständigkeit für die perioperative Phase gemeinsam getragen, sollten die notwendigen Maßnahmen zur Vorbereitung und intra- und postoperativen Betreuung koordiniert und die Verantwortlichkeiten klar definiert werden. Mängel in der Organisation und Abstimmung können zu medizinischen und ökonomischen Fallstricken werden und nicht zuletzt auch Ursache für medikolegale Verwicklungen sein.

1.1
Auswahl des Anästhesieverfahrens

■ Liegen präoperativ erkennbare Umstände vor, die eine anästhesiologische Mitbetreuung des Patienten erfordern, kann die Überwachung, Aufrechterhaltung und ggf. Wiederherstellung der Vitalfunktionen in die Zuständigkeit des Anästhesisten übertragen werden. Dies setzt eine rechtzeitige Anamnese, Voruntersuchung, ggf. auch Vorbehandlung und Aufklärung über die allgemeinen und speziellen Risiken sowie Komplikationsmöglichkeiten durch den Anästhesisten voraus.

■ Die Wahl des geeigneten Betäubungsverfahrens sollte zwischen Operateur und Anästhesist einvernehmlich getroffen werden und die Erfordernisse des operativen Eingriffs vollständig berücksichtigen. In konkreter Absprache kann vereinbart werden,

- daß der Anästhesist sich für die Behandlung von Komplikationen während einer durch den Operateur angelegten örtlichen Betäubung unmittelbar verfügbar hält (Rufbereitschaft),
- unmittelbar den Patienten überwacht (Stand by) oder
- weitergehend das gewählte Verfahren, beispielsweise durch Gabe von Analgetika und Sedativa, supplementiert (Monitored anesthesia care).

■ Wird das Betäubungsverfahren durch den Anästhesisten durchgeführt, trägt dieser die ärztliche und rechtliche Verantwortung für die Anästhesie, einschließlich der Sorge für die Vitalfunktionen.

■ Bei objektiv bestehenden Behandlungsalternativen für die Betäubungsverfahren ist hinsichtlich der Aufklärung zu beachten, daß der Patient ausreichend Gelegenheit hat, Vor- und Nachteile der einzelnen Methoden für sich abzuwägen.

■ Die Vorteile einer Regionalanästhesie liegen in der geringeren Inzidenz hämodynamischer Abweichungen, intraoperativer Abfälle der Sauerstoffsättigung und dem selteneren Auftreten von postoperativer Übelkeit und Erbrechen. Weiterhin ist die die Operation überdauernde Ausschaltung von Wundschmerzen bei Verwendung langwirkender Lokalanästhetika vorteilhaft.

■ Hinsichtlich des Auftretens schwerer Komplikationen und der Mortalität ist bislang für keine der beiden Alternativen ein Vorteil belegt.

■ Einer Allgemeinanästhesie wird in der Regel der Vorzug gegeben, wenn

- der Patient oder der Operateur dies ausdrücklich wünscht,
- die Kooperationsfähigkeit des Patienten eingeschränkt ist (z.B. Kinder, psychomotorische Retardierung, starker Tremor),
- der Patient nicht in flacher Rückenlage liegen kann,
- der Patient unter der OP-Abdeckung klaustrophobische Zustände entwickelt,
- die Operation eine komplette Akinesie erfordert,
- Kontraindikationen gegen eine Regionalanästhesie vorliegen (z.B. Gerinnungsstörungen, starke Myopie),
- ernsthafte Komplikationen bei einer zunächst geplanten Regionalanästhesie aufgetreten sind oder
- die Operationsdauer 2–3 h übersteigt.

1.2
Zuständigkeit für die intraoperative Lagerung

- Die Verantwortlichkeiten für die Lagerung eines Patienten für einen operativen Eingriff sind in einer Vereinbarung der Berufsverbände Deutscher Anästhesisten und der Deutschen Chirurgen festgelegt.

- Während der Einleitung der Anästhesie ist der Anästhesist solange für die Lagerung und deren Überwachung verantwortlich, bis der Patient die Operationslagerung einnimmt.

- Die Lagerung zur Operation wird nach den Erfordernissen des Eingriffs ausgerichtet und infolgedessen vom Operateur festgelegt, dokumentiert und überwacht.

- Der Anästhesist ist für die Lagerung der Extremitäten zuständig, die er für die Medikamentenapplikation und die laufende Überwachung benötigt. Die Kontrolle auf intraoperative Lageveränderung und der sich daraus ergebenden Gefahren obliegt dem Operateur. Der Anästhesist hat aber auf Lageveränderungen und die sich ergebenden Risiken hinzuweisen. Er hat weiterhin auch sein Augenmerk darauf zu richten, ob die Operationsbeteiligten die Extremitäten gegen den Tisch drücken.

- In der postoperativen Phase überwacht der Anästhesist den Patienten bis zum Wiedereintreten der Vitalfunktionen und ist auch infolgedessen für die Lagerung und Umlagerung des Patienten verantwortlich.

- Als für die Rückenlage typische Komplikationen sind abhängig von einer Reihe weiterer Variablen des Anästhesie- und Operationsverlaufes, Läsionen des Plexus brachialis sowie Gefäß- und Nervenschäden an den Armen (Nn. radialis, ulnaris, medianus) beschrieben:
  - Der Plexus brachialis ist aufgrund seiner anatomischen Lage im Vergleich zu allen anderen neuralen Strukturen gegenüber lagerungsbedingten Einflüssen besonders gefährdet.
  - Die wesentlichsten Schädigungsmechanismen bestehen zum einen in der Drehung des Kopfes bei fixiertem Unterarm und dem damit verbundenen Zug an den Nervensträngen, zum anderen in einer Kompression zwischen erster Rippe und Clavicula durch eine Dorsalbewegung der Schulter.
  - Weiterhin kann, v. a. bei ausgelagertem Arm, der Humeruskopf durch zu starke Abduktion das neurovaskuläre Bündel der Axilla schädigen. Aus diesem Grund sollte eine Abduktion des Armes nicht über 90° hinaus erfolgen. Weiterhin gilt die Supinationsstellung des Unterarms oder der Hand selbst bei nur geringgradig (30°) abduziertem Arm als Risiko für eine Zugbelastung. Eine starke Abduktion kann jedoch unbeabsichtigt beispielsweise durch ein Herabfallen des Armes oder durch das Aufstützen eines Operationsbeteiligten geschehen. Typischerweise sind dabei die oberen Plexusanteile betroffen.

1.3
Anästhesiologische Aspekte und organisatorische Voraussetzungen für ambulante Eingriffe

- Ambulante Eingriffe stellen erhebliche Anforderungen an die Eigenverantwortung der Patienten, bzw. bei Kindern an die betreuenden Eltern.

- Bereits während des Aufklärungsgespräches sollte das Umfeld dahingehend beurteilt werden, ob eine angemessene Versorgung im Sinne einer mindestens 24stündigen, kontinuierlichen postoperativen Betreuung durch einen zuverlässigen und verantwortungsbewußten Erwachsenen sichergestellt werden kann.

- Die Person, die diese Betreuung durchführt, muß physisch und mental in der Lage sein, wenn notwendig, Entscheidungen zum Wohle des Patienten zu treffen. Dazu muß ihr auch die, am besten schriftliche, Instruktion über Verhaltensweisen bei auftretenden Problemen vorliegen sowie Telefonnummern, unter denen sich die Betreuenden jederzeit Rat einholen können.

- Die Aufklärung und die Instruktion über Verhaltensweisen sind entsprechend zu dokumentieren. Weitere wesentliche organisatorische Voraussetzungen sind nach den Leitlinien der DGAI das Vorhandensein einer telefonischen Verbindung und einer Wohnung mit Minimalstandard.

- Der Patient sollte sich körperlich und physisch in einem stabilen Zustand befinden.

- Bei Vorliegen chronischer Begleiterkrankungen müssen die Risiken besonders sorgfältig abgewogen werden.

- Kinder mit normalem Geburtstermin sollten älter als 3 Monate sein. Ambulante Anästhesien bei ehemaligen Frühgeborenen sollten frühestens jenseits der 60. postpartalen Woche durchgeführt werden, wobei die Risiken vom Anästhesisten besonders sorgfältig abgewogen werden müssen.

- Die Häufigkeit ernsthafter Komplikationen innerhalb des ersten Monats bei ambulant operierten Patienten liegt nach prospektiven Untersuchungen bei 0,8‰, die Letalität bei 0,04‰. Über 60% der erfaßten Komplikationen traten in den ersten 48 h nach der Entlassung aus der unmittelbaren ärztlichen Betreuung auf. Die ungeplanten Wiedervorstellungen waren allerdings nicht durch anästhesiologische oder internistische Ursachen, sondern aufgrund operativer Frühkomplikationen, insbesondere Nachblutungen, veranlaßt. Dies unterstreicht die Bedeutung der Instruktion für das Verhalten bei postoperativen Komplikationen auch durch den Operateur.

- Spezielle Aufklärungsinhalte betreffen den Hinweis, daß die mentale Leistungsfähigkeit bis zu 48 h nach der Anästhesie eingeschränkt sein kann und somit eine Teilnahme am Straßenverkehr für mindestens 24, besser 48 h, unterbleiben muß. Weiterhin sollten keine komplizierten Maschinen bedient und Entscheidungen von größerer Tragweite auf einen späteren Zeitpunkt verschoben werden. Darüber hinaus sollten Anweisungen für das Verhalten hinsichtlich der absehbaren Besonderheiten des postoperativen Verlaufs gegeben werden.

- Grundsätzlich werden Empfehlungen für eine Analgetikatherapie am ersten postoperativen Tag sowie für die Einnahme einer eventuellen Dauermedikation vorgeschlagen.

- Bei Kindern sind die Eltern anzuhalten, auf eine ausreichende Flüssigkeitsaufnahme und Miktion zu achten und ggf. unverzüglich ärztlichen Rat einzuholen, wenn das Kind die Flüssigkeitsaufnahme über einen längeren Zeitraum verweigert oder häufig erbricht.

- Die Wiederherstellung und Stabilisierung der Vitalfunktionen erfolgt unter unmittelbarer anästhesiologischer Betreuung in einem Aufwachraum. Dies schließt auch in der Regel die Behandlung frühpostoperativer Schmerzen mit ein. In der Folgezeit steht die Erholung der mentalen Leistungsfähigkeit und der sensomotorischen Koordination an. Nach der Entlassung aus dem Aufwachraum verfügt der Patient über stabile Vitalfunktionen und ein Vigilanzniveau, das mindestens mit einer leichten Erweckbarkeit beschrieben werden kann. Er sollte zur Person, Ort und Zeit orientiert sein.

- Für die Entlassung aus der unmittelbar ärztlichen Betreuung sollte der Patient, entsprechend dem präoperativen Zustand, gehfähig und in der Lage sein, sich anzukleiden. Postoperative Übelkeit oder Erbrechen sollten mindestens seit einer halben Stunde sistieren und die postoperativen Schmerzen durch periphere Analgetika beherrschbar sein. Kinder sollten eine Flüssigkeits- und möglichst auch eine Nahrungsaufnahme durchgeführt haben. Die problemlose Blasenentleerung ist kein obligates, aber wünschenswertes Kriterium nach Allgemeinanästhesie. Die Verluste über eventuelle Wunddrainagen sollten minimal sein.

- Hinsichtlich der gesamten Überwachungsdauer ist ein Zeitraum von insgesamt 4–6 h nach dem Eingriff vorzusehen. Auf eine mögliche Verlängerung durch evtl. auftretende Komplikationen ist bereits im Aufklärungsgespräch hinzuweisen.

- Die Entlassung erfolgt grundsätzlich durch den Operateur und den Anästhesisten. Die betreuende Person zur Begleitung nach Hause sollte feststehen. Ihr und dem Patienten werden schriftliche und mündliche Instruktionen über alle relevanten Aspekte der postnarkotischen und postoperativen Nachsorge mitgegeben. Es sollte am ersten postoperativen Tag eine telefonische Nachfrage über den Zustand und Verlauf erfolgen.

2 Vorbereitung des Patienten

- Die adäquate und effizient organisierte Vorbereitung eines Patienten trägt entscheidend zu einem reibungslosen Ablauf des operativen Eingriffs bei. Dies gilt sowohl in medizinischer als auch in ökonomischer Hinsicht.

- Zweck der Vorbereitung ist die Erfassung und, wenn möglich, Reduktion anästhesiologisch relevanter Risiken mit dem Ziel, die operationsbedingte Morbidität und die damit verbundenen Kosten zu senken. Unter Effizienzkriterien sollte dies mit einem möglichst geringen Aufwand an Zeit und zusätzlichen Kosten durchgeführt werden.

- Unter qualitativen Gesichtspunkten orientiert sich die präoperative Vorbereitung an unserem heutigen hohen und damit auch kostspieligen medizinischen Standard, so daß in einem zunehmend restriktiven gesundheitsökonomischen Umfeld mit fallpauschalierten Entgeltsystemen alle Anstrengungen unternommen werden müssen, den Ablauf der Vorbereitung zu optimieren.

- In vielen Kliniken hat sich dazu die Einrichtung einer „Anästhesiesprechstunde" bewährt. Dort können die Patienten noch vor ihrer stationären Aufnahme beurteilt und notwendige Voruntersuchungen und -behandlungen veranlaßt oder bereits vorliegende Befunde zur Vermeidung von Mehrfachuntersuchungen besorgt werden. Bei entsprechender Nutzung gelingt somit eine Reduktion der stationären Verweildauer und die Optimierung der zeitlichen Operationsplanung.

■ Auch die Vereinbarung zwischen Operateur und Anästhesist zur routinemäßigen Durchführung sinnvoller Standard- und Screening-Untersuchungen kann den reibungslosen Ablauf unterstützen.

2.1
Präanästhesiologische Visite

■ Die Aufgabe der „Prämedikation" oder treffender der „präanästhesiologischen Visite" ist die anästhesiologische Vorbereitung eines Patienten für einen Wahleingriff und umfaßt folgende, unter fachlichen und medikolegalen Gesichtspunkten wesentliche Bestandteile:

- Die Erfassung des Gesundheitszustandes sowie der anästhesiologischen Risikofaktoren durch eine sorgfältige Anamnese und körperliche Untersuchung.
- Die Objektivierung und Reduktion der klinisch oder anamnestisch erhobenen Risiken durch die Planung notwendiger zusätzlicher Untersuchungen und Vorbehandlungen.
- Die Planung der anästhesiologischen Vorbereitung (z. B. anxiolytische Prämedikation, chronische Medikation), Auswahl des oder der möglichen Anästhesieverfahren, zusätzlicher invasiver Überwachungsmethoden, der postoperativen Nachbetreuung, beispielsweise auf einer Intermediate Care oder Intensivstation und der perioperativen Schmerztherapie unter Berücksichtigung der Erfordernisse des operativen Eingriffs.
- Die Aufklärung und Einwilligung des Patienten.
- Die Aufnahme und Minderung von Besorgnissen und Ängsten des Patienten durch Aufbau eines vertrauensvollen und tragfähigen Arzt-Patienten-Verhältnisses.

■ Die Anamneseerhebung kann vorab anhand von Fragebögen zeitlich optimiert und im persönlichen Anamnesegespräch problemorientiert vertieft werden. Allerdings ist das Ausfüllen von Fragebögen bei Patienten mit eingeschränktem Visus häufig nicht möglich. Insofern hat es sich bewährt, solche Unterlagen bereits rechtzeitig vor dem Operationstermin auszuhändigen, damit der Patient mit Hilfe von Angehörigen den Anamnesebogen ausfüllen oder eine nicht selten unpräzise Medikamentenanamnese zusammen mit dem Hausarzt vervollständigen kann.

■ Die klinische Untersuchung und Anamnese umfaßt die Funktion vitaler Organsysteme, wie Herz und Kreislauf, Lunge und Atemwege, Stoffwechselorgane, Leber, Niere und einen orientierenden Neurostatus. Eine ausführliche Befragung nach vorhandenen Allergien, Komplikationen, dem Verlauf vorangegangener Operationen und Anästhesien sowie eine detaillierte Medikamentenanamnese liefern wesentliche Informationen für die Planung der Anästhesie.

■ Zur Erkennung möglicher Intubationsschwierigkeiten sollte im Rahmen einer Inspektion der Mundhöhle ein Zahnstatus erhoben und die Beweglichkeit der Halswirbelsäule geprüft werden. Eine Objektivierung von Intubationshindernissen kann durch Messung des Kinnspitzen-Kehlkopf-Abstandes, der bei Distanzen unter 6,5 cm Intubationsschwierigkeiten erwarten läßt und der Einschätzung nach Mallampati, bei der die Sichtbarkeit des harten bzw. weichen Gaumens und die Größe der Zunge wesentliche Kriterien sind, erfolgen.

■ Neben der Verbesserung des physischen Zustands sollten auch Anstrengungen in die Verminderung der psychischen Belastung des Patienten investiert werden. Keineswegs sollte man sich alleine auf die anxiolytische Prämedikation verlassen. Neben den juristischen Aspekten kann die Aufklärung über den Ablauf der Maßnahmen am nächsten Tag, die verständliche Beantwortung der aus der medizinisch-laienhaften Sicht des Patienten sich stellenden Fragen und das ausführliche Eingehen auf die begründeten und unbegründeten Befürchtungen die postoperative Erholung günstig beeinflussen.

2.2
Präoperative Untersuchungen

■ Bei asymptomatischen jungen Patienten können weitere Voruntersuchungen entfallen oder sich auf wenige Screeninguntersuchungen (Hämoglobin/Hämatokrit) beschränken. Abhängig vom Ergebnis der körperlichen Untersuchung und der Anamnese können ergänzende diagnostische Schritte erforderlich sein.

■ Der Umfang der Routineuntersuchungen sollte unter Kosten und Effizienzgesichtspunkten grundsätzlich zwischen Anästhesist und Operateur festgelegt werden. Einerseits sollen unnötige Untersuchungen vermieden, andererseits eine ebenfalls kostspielige Verzögerung des Organisationsablaufes durch fehlende oder falsch positive Befunde verhindert werden.

■ Vorhandene Vorbefunde sollten im Interesse der Wirtschaftlichkeit berücksichtigt werden, sofern nicht in der Zwischenzeit Umstände im Gesundheitszustand des Patienten eingetreten sind, die an deren Aktualität begründete Zweifel entstehen lassen. Als aktuell gelten Laborwerte innerhalb von 4–6 Wochen bei ansonsten gesunden Patienten. Bei Vorerkrankungen sollten die Werte nicht älter als 2 Wochen sein. Im Einzelfall kann nach Rücksprache allerdings hiervon abgewichen werden.

■ Invasive, risikobehaftete und teure Untersuchungen sollten stets abhängig von einer körperlichen Untersuchung indiziert und nicht routinemäßig angeordnet werden. Eine „Indikation", die sich alleine auf das Lebensalter der anamnestisch gesund erscheinenden Patienten bezieht, läßt sich mit der steigenden Prävalenz anästhesierelevanter Vorerkrankungen mit zunehmendem Alter begründen.

■ Bei erwachsenen Patienten unterhalb des 40. Lebensjahres und ohne wesentlichen Vorerkrankungen wird die präoperative Bestimmung von Hämoglobin oder Hämatokrit ausreichen. Im Hinblick auf bei der Anamneseerhebung nicht selten verschwiegene oder vergessene Einnahme von Laxanzien und Diuretika kann die Bestimmung von Elektrolyten (Kalium) indiziert sein.

■ Die routinemäßige Anfertigung eines Ruhe-EKG wird bei Männern ab dem 40. Lebensjahr, bei Frauen ab dem 55. Lebensjahr, empfohlen.

■ Ab der 6. Lebensdekade gelten zusätzlich die Röntgenaufnahme des Thorax sowie eine Erweiterung der Laboruntersuchungen (Harnstoff, Kreatinin, Blutglukose, Elektrolyte) als akzeptierte Screeninguntersuchungen, insbesondere bei größeren Eingriffen. Vorerkrankungen, bei denen eine weitergehende Diagnostik indiziert ist, sind in Tabelle 20.1 zusammengestellt.

■ Für die Klassifizierung der individuellen anästhesiologischen Risikokonstellation wurden eine Reihe von Systematiken entwickelt, von denen die Einteilung der Patienten in 5 Kategorien nach den Definitionen der American Society of Anesthesiologists die weiteste Verbreitung gefunden hat. Die ASA-Klassifikation stellt zunächst keine Risikoeinschätzung, sondern nur die Beschreibung des „physischen Status" der Patienten dar (Tabelle 20.2).

■ Obwohl die Zuordnung eines Patienten in eine ASA-Klasse gewissen subjektiven Spielraum zuläßt, konnte der Zusammenhang der ASA-Klassifikation mit der peri- und postoperativen Morbidität und Mortalität in einer Vielzahl von Untersuchungen gesichert werden.

■ Validierte und gegenüber der relativ groben ASA-Klassifikation differenzierte Skalen existieren für die Quantifizierung des kardialen Risikos (Goldman-Index, Cardiac-Risk-Index nach Jeffrey) als auch weiterhin multifaktorielle Risikoskalen wie der multifaktorielle klinische Risikoindex (Detksy) und die Mannheim-Münchener Risikocheckliste.

Tabelle 20.1. Vorerkrankungen bei denen eine weiterführende Diagnostik erforderlich ist

Kardiale Diagnostik (EKG, ggf. Belastungs-EKG, UKG)	Pulmonale Diagnostik (z. B. Röntgen Thorax, ggf. Lungenfunktion)
Herzinsuffizienz NYHA II–IV[a]	Dyspnoe/Tachypnoe
Koronare Herzkrankheit	Zyanose
Zustand nach Myokardinfarkt	Asthma bronchiale
Arrhythmie	COPD
Vitium cordis/Kardiomyopathie	Obstruktive/restriktive Ventilationsstörungen
Herzschrittmacher	Pathologischer Auskultationsbefund
Tachykardie <100/min	Tbc in der Anamnese
Bradykardie <60/min	Starkes Rauchen
Hypertonie	Thoraxdeformitäten
Ödeme	Tumorerkrankungen
Arterielle Verschlußkrankheit	Exposition mit lungentoxischen Substanzen
Unklare Synkopen	

[a] Klassifikation der Herzinsuffizienz nach den Kriterien der New York Heart Association (NYHA): *I* keine Einschränkung der körperlichen Leistungsfähigkeit durch eine vorliegende Herzerkrankung; *II* Einschränkung bei stärkerer körperlicher Belastung; *III* Einschränkung bei leichter körperlicher Belastung; *IV* Ruheinsuffizienz.

Tabelle 20.2. Kriterien der Einschätzung des physischen Status nach der Klassifikation der American Society of Anesthesiology (ASA)

ASA Status	Kriterien
I	Der Patient ist bis auf das operative Grundleiden gesund.
II	Der Patient leidet an einer oder mehreren Grunderkrankungen, die medizinisch kontrolliert sind und zu keiner körperlichen Leistungseinschränkung führen
III	Der Patient leidet an einer oder mehreren Grunderkrankungen in kompensiertem Zustand, die zu einer körperlichen Leistungsminderung führen.
IV	Der Patient leidet an einer schweren nicht kompensierten Grunderkrankung mit lebensbedrohlichem Charakter, die seine physische Handlungsfähigkeit erheblich einschränkt.
V	Der Patient ist moribund.

2.3
Präoperative Vorbehandlung

■ Von dringlichen Fällen abgesehen sollte sich ein Patient hinsichtlich seiner Begleiterkrankungen in einem bestmöglichen Zustand befinden. Dies erfordert im Einzelfall eine spezifische Vorbehandlung, insbesondere wenn der Patient durch seine Vorerkrankung bereits bei alltäglichen Belastungen Einschränkungen erfährt und somit zu erwarten ist, daß die zusätzliche operationsbedingte Störung der Homöostase seine Kompensationsfähigkeit überfordert.

■ In der Regel erfolgt dies in enger interdisziplinärer Zusammenarbeit von Anästhesist, Operateur und internistischen Fachkollegen.

2.4
Präoperative Medikation

■ Die v.a. bei der älteren Bevölkerung vorliegende Polymorbidität erfordert im Hinblick auf die damit häufig verbundene Dauermedikation eine gute Abstimmung des perioperativen Managements.

■ Absehbare Interaktionen mit der eingesetzten Anästhesietechnik oder unerwünschte Arzneimittelwirkungen in der perioperativen Phase können in einer Reihe von Fällen durch Absetzen oder Unterbrechen der Dauermedikation verhindert werden. Dagegen kann z.T. das plötzliche Absetzen der chronischen Therapie die perioperative Phase komplizieren.

■ Kardiovaskuläre Dauermedikation:

● Antihypertensiva stellen die am häufigsten vorzufindende Substanzklasse in der Dauermedikation dar.
  ▼ Mit Ausnahme der ACE-Hemmer, für die ein Absetzen vor Operationen mit erwartetem großem Blutverlust diskutiert wird, sollte eine antihypertensive Therapie fortgesetzt werden.
  ▼ Insbesondere bei der Einnahme von Betarezeptorenblocker würde eine abrupte Unterbrechung über einen Reboundeffekt die kardivaskuläre Instabilität erhöhen.
  ▼ Diuretika dagegen können in der Regel gefahrlos abgesetzt werden. Während der Anästhesie müssen ggf. die Vasodilatation, ein negativer Einfluß auf die Inotropie sowie Effekte auf die Erregungsbildung und -leitung entsprechend korrigiert werden.
  ▼ Betablocker können, auch topisch beispielsweise zur Glaukombehandlung appliziert, schwere Bradykardien auslösen.
  ▼ Zentral angreifende Substanzen (Clonidin, Methyldopa) und Reserpin haben sedierende Begleiteffekte und senken den Bedarf an Anästhetika bzw. können die Ausleitung einer Anästhesie erheblich verlängern, wenn diese Wirkung nicht entsprechend berücksichtigt wird.
  ▼ Kalziumantagonisten vom Verapamiltyp können die kardiotoxischen Effekte von Bupivacain potenzieren, so daß bei entsprechend vorbehandelten Patienten ein anderes Lokalanästhetikum empfohlen wird.
● Obwohl die meisten Antiarrhythmika kardiodepressive Eigenschaften besitzen, ist eine Therapieunterbrechung mit Rücksicht auf die Grunderkrankung nicht anzuraten.
  ▼ Das Absetzen von Digitalispräparaten kurz vor dem Operationstermin ist wegen der ohnehin sehr langen Halbwertszeit nicht sinnvoll. Vielmehr sollte wegen der engen therapeutischen Breite ein Digitalisspiegel bestimmt werden, um ggf. eine Optimierung der Einstellung durchzuführen.
● Nitrate werden zur Vermeidung von perioperativen Myokardischämien weiter gegeben, wenn auch aufgrund der vasodilatierenden Wirkung mit Blutdruckabfällen gerechnet werden muß.

■ Dauermedikation zur Behandlung obstruktiver Lungenerkrankungen:

● Inhalativ verabreichte Betamimetika zeichnen sich im üblichen Dosierungsbereich durch gerin-

ge systemische Nebenwirkungen aus und werden perioperativ weiter verabreicht. In der Praxis hat es sich bewährt, die Sprays dem Patienten mit in den Operationssaal zu geben, damit ein evtl. auftretender Brochospasmus mit dem „gewohnten" Medikament therapiert werden kann.
- Bei einer Dauermedikation mit Theophyllin sollte wegen der engen therapeutischen Breite präoperativ ein Theophyllinspiegel bestimmt und in den therapeutischen Bereich gebracht werden.
- Eine längerfristige systemische Kortikoidtherapie kann wegen der im Zusammenhang mit einer Operation auftretenden erhöhten Streßbelastung zu einer akuten lebensbedrohlichen Nebennierenrindeninsuffizienz (Addison-Krise) führen. Der durch die Suppression des hypothalamoadrenalen Regelkreises ausgelöste sekundäre Nebennierenrindeninsuffizienz kann bei größeren Eingriffen durch perioperative Abdeckung des Kortisolbedarfs vorgebeugt werden. In den ersten 24 h werden insgesamt 300 mg Hydrokortison intravenös gegeben. Die erste Dosis sollte der Patient unmittelbar vor der Operation erhalten. Darauf erfolgt bei einem komplikationslosen Verlauf eine schrittweise Reduktion auf die gewohnte Erhaltungsdosis über 200 mg am 1. und 100 mg/Tag am 2. postoperativen Tag. Bei kleineren Eingriffen kann die einmalige perioperative Gabe von 100 mg Hydrokortison ausreichen, wenn die Erhaltungstherapie nicht unterbrochen wird.

■ Antidiabetika:
- Die Therapie des Diabetes mellitus Typ II mit oralen Antidiabetika sollten wegen der Gefahr der Hyopglykämie und der Laktatazidose präoperativ nicht fortgeführt werden. Aufgrund der langen Wirkzeit der Sulfonylharnstoffe Glibenclamid und Glimepirid sollten diese bereits 24 h vorher nicht mehr eingenommen werden und der Blutzuckerspiegel perioperativ engmaschig kontrolliert werden. Dabei werden mäßig erhöhte Werte bis 250 mg/dl toleriert, um eine Hypoglykämie perioperativ auszuschließen.
- Bei insulinpflichtigen Diabetikern mit stabiler Stoffwechsellage sollte die Insulingabe am Vorabend der Operation um ein Viertel reduziert werden, wenn keine Spätmahlzeit eingenommen wird. Am Operationsmorgen sollte auf die Gabe von Langzeitinsulin verzichtet und, wenn notwendig, die Hälfte der üblichen morgendlichen Dosis Altinsulin gegeben werden. Dazu sind die Anlage eines sicheren venösen Zugangs, über den 100–150 ml einer 5%igen Glukoselösung mit 10 mmol/l Kaliumchloridzusatz infundiert wird, sowie in 4stündigem Abstand Blutzuckerkontrollen zu empfehlen. Insulinpflichtige Diabetiker sollten möglichst früh im Operationsprogramm berücksichtigt werden, da Stoffwechselentgleisungen mit der Dauer der Fastenperiode wahrscheinlicher werden.

■ Dauermedikation bei Morbus Parkinson: Ophthalmologische Patienten mit Morbus Parkinson werden bevorzugt in Allgemeinanästhesie operiert, um den krankheitsbedingten Tremor auszuschalten.
- Die spezifische Therapie besteht nicht selten in einer Polymedikation aus Dopamindekarboxylasehemmstoffen, L-Dopa, Dopaminagonisten und Monoaminoxydasehemmern.
- Obwohl diese Substanzen mit Anästhetika kreislaufwirksam interagieren können, wird die Dauermedikation zur Vermeidung einer akinetischen Krise fortgeführt.
- Das nur oral applizierbare L-Dopa sollte wegen seiner kurzen Wirkzeit unmittelbar präoperativ und schnellstmöglich postoperativ gegeben werden. Bei längerdauernden Eingriffen kann man L-Dopa über eine Magensonde und Amantadin intravenös applizieren.

2.5
Präoperative Nahrungskarenz

■ Patienten, die für einen elektiven Eingriff vorgesehen sind, sollten am Operationstag nüchtern sein.

■ Die Entleerung des Magens von soliden Stoffen kann durch perioperative Umstände (Streß, Angst, Aufregung, Begleitmedikation usw.) erheblich verlängert sein. Das Trinken begrenzter Mengen (200 ml) klarer Flüssigkeiten (Wasser, Apfelsaft) bis eine Stunde vor der Operation scheint dagegen das Magensaftvolumen und den pH-Wert nicht negativ zu beeinflussen.

■ Vermehrte Magensaftsekretion und verzögerte Entleerung erhöhen das Risiko einer Aspiration. Neben der mechanischen Verlegung der großen und kleinen Atemwege kann die Aspiration einer genügend großen Menge (>25 ml) sauren Magensafts (pH <2,5) eine schwere Pneumonie mit auch heute noch signifikanter Letalität auslösen.

■ Ein Patient gilt in der Regel als nüchtern, wenn die letzte feste Nahrungsaufnahme mehr als 6 h zurückliegt. Diese Karenz sollte auch bei dringlichen

Eingriffen möglichst eingehalten werden, wenn dies aus chirurgischer Sicht vertretbar ist. Bei Wahleingriffen kann der Patient am Vortag der Operation eine (leichte) Abendmahlzeit zu sich nehmen.

■ Im Hinblick auf die Flüssigkeitsaufnahme wurde in den letzten Jahren das ehemals eiserne Nüchternheitsgebot gelockert. Bei Fehlen sonstiger Risiken für eine Aspiration sollte eine Trinkkarenz 2 h vor dem Eingriff eingehalten werden. Die Einnahme der morgendlichen Begleit- und Prämedikation kann ebenfalls mit etwa 150 ml klarer Flüssigkeit erfolgen.

■ Die Anhebung des Magensaft-pH verhindert zwar keine Aspiration zuverlässig, mildert aber deren Folgen auf die Schleimhaut des Bronchialsystems. Insofern ist die präoperative Gabe eines H_2-Rezeptor-Antagonisten (Ranitidin, Cimetidin) oder eines oralen Antazidums (Trinatriumzitrat 20–30 ml per os) bei erhöhtem Aspirationsrisiko anzuraten.

3
Monitored anesthesia care/Analgosedierung und Stand by

■ Die Vermeidung streß- und schmerzbedingter sympathikotoner Reaktionen, insbesondere Tachykardie und Hypertension durch die Sicherstellung einer adäquaten Sedierung, Anxiolyse und Analgesie bei besonders schmerzhaften und unangenehmen Eingriffen, wie beispielsweise beim Anlegen einer Lokalanästhesie am Auge, erhöhen nicht nur den Komfort des Patienten sondern beeinflussen auch die perioperative Morbidität und Mortalität günstig.

■ Während sich der Begriff „Stand by" im engeren Sinne nur auf die Überwachung und Aufrechterhaltung der Vitalfunktionen bei einem Eingriff in Lokalanästhesie bezieht, wird unter „Monitored anesthesia care" (MAC) neben den Überwachungsaufgaben zusätzlich die Sorge für eine adäquate Amnesie, Analgesie und Sedierung durch den Anästhesisten wahrgenommen.

3.1
Überwachung und Maßnahmen bei Eingriffen in Lokal- und Leitungsanästhesie

■ Die Überwachung während der Lokalanästhesie mit und ohne Analgosedierung orientiert sich an den Erfordernissen des Patienten und umfaßt in der Regel klinische Kontrollen des Bewußtseinszustandes, der Atmung sowie nichtinvasive Blutdruckmessung, kontinuierliches Elektrokardiogramm und Pulsoximetrie.

■ Einer möglichen Hypoxie durch eine Verlegung der Atemwege und Atemdepression sollte durch Sauerstoffapplikation vorgebeugt werden. Gegebenenfalls werden die Atemwege mit Hilfsmitteln (z. B. Wendl-Tubus) freigehalten.

■ Zur unverzüglichen Behandlung von Vitalfunktionsstörungen sollte eine entsprechende Ausstattung an Notfallmedikamenten und Equipment bereitstehen.

3.2
Stand by

■ Beim Stand by übernimmt der Anästhesist unmittelbar die Verantwortung für die Überwachung und Aufrechterhaltung der Vitalfunktionen des in Lokalanästhesie operierten Patienten.

■ Dazu sollte der Patient ausreichend lange vorher untersucht und eine Anamnese hinsichtlich der individuellen Risikokonstellation erhoben werden.

3.3
Monitored anesthesia care/Analgosedierung

■ Für die Durchführung der Analgosedierung eignen sich besonders kurzwirksame und gut steuerbare Medikamente, die ein Herantitrieren an den gewünschten Effekt erlauben. Eine zu starke Sedierung sollte vermieden werden und die Kooperationsfähigkeit des Patienten erhalten bleiben („conscious sedation"), da ansonsten plötzliche unwillkürliche Bewegungen, Aufschrecken, Unruhe, Gähnen und Verlegung der Atemwege den Operationserfolg in Frage stellen oder den Patienten vital gefährden können. Die Auswahl der Medikamente sollte eine sofortige Entlassungsfähigkeit nach dem Eingriff sicherstellen (s. auch Tabelle 20.3).

■ Benzodiazepine erzeugen dosisabhängig eine Sedierung, Anxiolyse und anterograde Amnesie und nur relativ geringe Rückwirkungen auf die Hämodynamik.

● Der Atemantrieb wird bei langsamer Injektion nur geringfügig gedämpft, eine Verlegung der Atemwege durch Erschlaffung der Schlundmuskulatur als Ausdruck einer zentral ausgelösten Muskelrelaxation jedoch häufiger gesehen.

- Nachteilig ist die Möglichkeit paradoxer Reaktionen mit Agitiertheit, die bei Kindern und älteren Patienten gehäuft auftreten.
- Auch die heute verfügbaren kurzwirksamen Benzodiazepine (Midazolam) haben im Verhältnis zu den meist kurzen Eingriffszeiten relativ lange Halbwertszeiten (1–4 h).
- Für die Behandlung von Überdosierungen steht ein Antagonist (Flumazenil) zur Verfügung, der jedoch im Einzelfall für den Patienten unangenehme Begleitreaktionen, wie Angstzustände und Agitiertheit, auslösen kann. Bei Bedarf werden in minütlichem Abstand Dosen von 0,2 mg bis zu einer Gesamtdosis von 1 mg oder dem Eintritt des erwünschten Effekts repetiert.
- Benzodiazepine werden häufig mit einem Analgetikum kombiniert.

■ Propofol eignet sich als kurzwirkendes Hypnotikum aufgrund seiner sehr guten Steuerbarkeit zur kurzzeitigen Sedierung z. B. bei der Anlage einer Lokalanästhesie am Auge. Aufgrund der kurzen Eliminationshalbwertszeit empfiehlt sich für längerfristige Sedierungen anstelle repetitiver Bolusgaben die kontinuierliche Infusion.

- Der antiemetische Effekt wirkt der emetischen Potenz der meist in Kombination verabreichten Opiate entgegen.
- Zusätzlich wird die leicht euphorisierende Wirkung auf die Stimmungslage von den Patienten postoperativ als sehr angenehm empfunden.
- Der unangenehme Injektionsschmerz kann durch Zusatz von Lidocain und entsprechend langsame Injektionsgeschwindigkeit vermindert werden.
- Propofol senkt den Augeninnendruck.
- Die Kombination mit einem Opiat oder Ketamin vermindert die oft störende motorische Unruhe.
- Bislang ungeklärt ist die Ursache für das Auftreten epileptiformer Phänomene nach Injektion von Propofol.
- Die Rückwirkungen von Propofol auf die Hämodynamik sind durch eine negative Inotropie und eine Vasodilatation mit entsprechendem Blutdruckabfall gekennzeichnet. Vor allem in Kombination mit Opiaten können schwere Bradykardien ausgelöst werden.
- In höheren Dosen erzeugt Propofol eine ausgeprägte Atemdepression.

■ Ketamin erzeugt eine sog. „dissoziative Anästhesie" mit Amnesie, Analgesie und einer Veränderung des Bewußtseinszustandes, der an einen tranceartigen Zustand erinnert. Das S-Enantiomer zeichnet sich gegenüber dem Razemat durch eine etwa doppelte Potenz bei geringerer Ausprägung v. a. der unangenehmen psychomimetischen Nebenwirkungen aus.

- Bereits in niedrigen Dosen (0,5 mg/kg KG) besitzt es gute analgetische Eigenschaften und hat sich in Kombination mit Midazolam oder Propofol für die Schmerzausschaltung bei Anlage der Retrobulbäranästhesie zuverlässig bewährt.
- Unter Ketamin tritt nur eine geringe Atemdepression auf. Auch die Schutzreflexe bleiben weitgehend erhalten. Dies wird als wesentlicher Vorteil gegenüber einer Analgesie mit Opiaten angeführt.
- Günstig für Patienten mit obstruktiven Atemwegserkrankungen ist die bronchodilatatorische Wirkung, die aufgrund einer indirekt sympathomimetischen Wirkung zustande kommt.
- Ketamin wirkt auf die Herz-Kreislauf-Funktion sympathomimetisch. Tachykardie und Blutdruckanstieg können bei Patienten mit eingeschränkter Koronarreserve sowie bei Hypertonikern ernsthafte Komplikationen verursachen.
- Unangenehmer Begleiteffekt von Ketamin ist die psychomimetische Stimulation, die von den Patienten als albtraumartiges Erleben geschildert wird. Durch die gleichzeitige Gabe eines Benzodiazepins werden die Effekte in der Regel zuverlässig unterdrückt.

■ Aus der Substanzklasse der Opioide stehen zur kurzfristigen Analgesie sehr potente, kurzwirksame μ-Rezeptor-Agonisten (Fentanyl, Alfentanil, Remifentanil) zur Verfügung, die in verschiedenen Kombinationen mit Sedativa eingesetzt werden.

- Opiate wirken dosisabhängig atemdepressiv. Diese Wirkung wird über den μ-Rezeptor vermittelt, über den auch eine supraspinale Analgesie erreicht wird. Insofern sind erwünschte und unerwünschte Wirkung bei den bislang verfügbaren Agonisten untrennbar verbunden. Dies sollte bei der Kombination mit den in unterschiedlichem Maße ebenfalls atemdepressiv wirkenden Sedativa in jedem Falle beachtet werden.
- Die Wirkungen auf das Herz-Kreislauf-System, auch bei kardiovaskulär vorgeschädigten Patienten, sind gering. Eine mäßige Sympatholyse und Bradykardie können zu einer geringgradigen Blutdrucksenkung führen.
- Die Opiate führen am Auge zu einer Miosis.
- Auch in geringen Dosen können Opiate Übelkeit und Erbrechen auslösen. Gegebenenfalls sollte ein potentes Antiemetikum (z. B. Metoclopramid,

Tabelle 20.3. Richtwerte für die Dosierung häufig für die Analgosedierung eingesetzter Substanzen

	i.v.-Dosis/kg KG[a]
Sedativa	
Diazepam	0,03–0,04 mg
Midazolam	0,015–0,03 mg
Propofol	0,2–1 mg
Analgetika	
Ketamin	0,1–0,5 mg
Fentanyl	0,1 µg
Alfentanil	5–10 µg
Remifentanil – Bolus	0,1 µg
– Infusion	0,05–0,1 µg/min

[a] Die angegebenen Dosisbereiche sind Anhaltswerte. Bei einer Kombination müssen die Verstärkung ggf. auch die Potenzierung von erwünschten und unerwünschten Wirkungen beachtet werden. Der Effekt sollte vorsichtig titriert und im höherem Lebensalter die Dosis reduziert werden.

Dehydrobenzperidol, Odansetron) bereitgehalten werden. Die Kombination mit Propofol, das antiemetische Eigenschaften besitzt, ist aus diesem Blickwinkel sinnvoll.

4 Allgemeinanästhesie

■ Eine Allgemeinanästhesie besteht aus 4 Komponenten:

- Durch die Gabe von Hypnotika wird das Bewußtsein und die Wahrnehmung während des operativen Eingriffs ausgeschaltet.
- Mit potenten Analgetika, in der Regel vom Opiattyp, wird die Wahrnehmung operationsbedingter Schmerzen unterdrückt.
- Eine Muskelrelaxation erleichtert die endotracheale Intubation und verhindert unerwünschte Muskelbewegungen.
- Im Sinne einer vegetativen Dämpfung werden unerwünschte Reflexe (z.B. okulokardialer Reflex) und hämodynamische Fluktuationen unterdrückt.

■ Die speziellen Anforderungen an eine Allgemeinanästhesie in der Opthalmochirurgie ergeben sich in der Berücksichtigung der Auswirkung anästhesiologischer Maßnahmen und der verwendeten Medikamente auf den intraokularen Druck (IOD).

- Vermeidung von Anstiegen des intraokularen Drucks durch Husten und Pressen bei der Narkoseein- bzw. ausleitung.
- Aufrechterhaltung stabiler hämodynamischer Verhältnisse um Schwankungen des IOD zu verhindern.
- Verhinderung von Bewegungen bei intraokularer Mikrochirurgie durch Gabe von Muskelrelaxanzien.
- Vermeidung postoperativen Erbrechens.

4.1 Einleitung der Allgemeinanästhesie

■ Die Einleitung einer Allgemeinanästhesie erfolgt in der Regel intravenös. Der Vorteil der intravenösen Einleitung liegt in der schnelleren und zuverlässigen Transition vom Wachzustand in eine tiefe Narkose unter Verkürzung des gefährlichen Exzitationsstadiums. In der Regel werden Induktionshypnotika mit Opiaten kombiniert und zur Erleichterung der endotrachealen Intubation Muskelrelaxanzien eingesetzt.

■ Anstelle der endotrachealen Intubation wird v.a. bei kurzen Eingriffen ohne besondere Operationslagerung die Larynxmaske zunehmend eingesetzt. Sie kann meist ohne Muskelrelaxation in tiefer Narkose eingeführt werden. Wegen des geringer ausgeprägten laryngealen Reizes tritt Husten und Pressen in der Ausleitungsphase bei Verwendung der Larynxmaske im Vergleich zur Intubation weniger auf. In der Praxis nachteilig kann sich die schlechtere Fixierbarkeit der Larynxmaske auswirken, so daß durch Bewegung oder Zug die Kehlkopfmaske leichter dislozieren kann. Die sichere Lagekorrektur ist dann meist nur durch Abdecken des OP-Feldes möglich.

■ Eine Induktion per inhalationem kann alternativ durchgeführt werden, wenn beispielsweise bei kleinen Kindern die mangelnde Kooperationsfähigkeit das Legen eines venösen Zugangs erschwert. Unter Verwendung des neueren Inhalationsanästhetikums Sevofluran, das sich durch einen vergleichsweise angenehmen Geruch und schnellen Wirkungseintritt auszeichnet, hat auch die Inhalationseinleitung beim Erwachsenen eine gewisse Renaissance erfahren.

4.2 Aufrechterhaltung der Allgemeinanästhesie

■ Zur Aufrechterhaltung der Anästhesie können volatile Anästhetika alleine oder in Kombination mit Stickoxydul, Opiaten und Muskelrelaxanzien („balanzierte Anästhesie") eingesetzt werden. Der Vorteil der Inhalationsanästhesie, v.a. bei Verwendung der neueren Substanzen, liegt in der guten

Steuerbarkeit, insbesondere auch im Hinblick auf die Beendigung der Narkose. Hauptsächlich wird die Elimination nicht von den im Einzelfall unsicher vorhersagbaren Metabolisierungsprozesse bestimmt, sondern erfolgt durch Abatmen über die Lunge.

■ Alternativ dazu kann die Anästhesie vollständig über die intravenöse Zufuhr eines Hypnotikums (Propofol), eines Opiatanalgetikums (Alfenanil, Sufentanil, Remifentanil) und eines Muskelrelaxans (Mivacurium) als Total Intravenöse Anästhesie (TIVA) eingeleitet und aufrechterhalten werden.

4.3
Ausleitung der Allgemeinanästhesie

■ Die Extubation sollte erst bei stabiler Spontanatmung und vollständiger Rückkehr der Schutzreflexe durchgeführt werden.

■ Um die mit Husten und Pressen verbundenen Anstiege des Augeninnendrucks zu vermeiden, kann eine „deep extubation", eine Extubation in tiefer Narkose durchgeführt werden. Damit ist jedoch das Risiko verbunden, daß der Patient die Atemwege noch nicht selbständig freihalten und eine Aspiration stattfinden kann.

4.4
Medikamente

■ Hypnotika:
● Barbiturate (Thiopental, Methohexital) haben breite Verwendung als Induktionshypnotika. Nachteilig sind ihre negativen Effekte auf das Herz-Kreislauf-System, v. a. ihre negativ inotrope Wirkung, die bei entsprechend vorgeschädigten Patienten schwere Blutdruckabfälle hervorrufen können. Barbiturate können über eine Histaminliberation schwere Bronchospasmen auslösen und sind bei Patienten mit hepatischer Porphyrie kontraindiziert. Wegen des hohen pH-Wertes kann es bei paravenöser oder versehentlich intraarterieller Injektion zu schweren Gewebeschäden kommen.
● Etomidat zeichnet sich durch eine nur geringe Kreislaufdepression aus, weswegen es bei Patienten mit eingeschränkter kardialer Reserve gegenüber Barbituraten bevorzugt wird. Bereits bei einmaliger Anwendung und insbesondere bei kontinuierlicher Zufuhr ist eine Suppression der Kortisolsynthese der Nebennierenrinde nachweisbar. In ihrem Ursprung bislang nicht aufgeklärt ist das häufige Auftreten von Myoklonien und Dyskinesien, das durch Koinduktion mit einem Benzodiazepin deutlich vermindert werden kann.
● Propofol zeichnet sich durch seine kurze Wirkdauer (6–8 min) und damit gute Steuerbarkeit v. a. für die kontinuierliche Applikation im Rahmen einer TIVA aus. Die Atem- und Kreislaufdepression ist ähnlich ausgeprägt wie bei den Barbituraten. Bei älteren und kardial vorgeschädigten Patienten muß die Injektionsgeschwindigkeit entsprechend herabgesetzt werden. Propofol eignet sich, wie auch Etomidat, zur Einleitung von Patienten mit Asthma, da keine Brochokonstriktion ausgelöst wird. Für Kinder unter 3 Jahren besitzt Propofol in Deutschland keine arzneimittelrechtliche Zulassung. Auf der Basis umfangreicher pharmakokinetischer Daten kann Propofol für eine „target-controlled-infusion" (TCI) eingesetzt werden, bei der eine spezielle mikrochipgesteuerte Infusionspumpe die aus den pharmakokinetischen Daten der Substanz für einen Patienten berechnete Bolus- und Erhaltungsrate appliziert.

■ Inhalationsanästhetika:
● Lachgas (Stickoxidul) wird in analgetischer Dosis zur Supplementierung einer Anästhesie eingesetzt. Stickoxidul diffundiert in gasgefüllte Höhlen und führt dort, wenn keine Drainage erfolgt, über eine Volumenexpansion zu einer Erhöhung des Binnendrucks (Ohr, Auge, Schädel, Pneumothorax). Lachgas erfährt zwar keine relevante Metabolisierung, kann aber bei längerer Exposition über eine Störung des Vitamin-B_{12}-Stoffwechsels zur Knochenmarkdepression führen.
● Halothan hat wie alle volatilen Anästhetika sowohl eine hypnotische, analgetische und muskelrelaxierende Wirkung. Wegen seines bronchodilatatorischen Effekts wurde es zur Anästhesie bei Asthmatikern gerne eingesetzt. Die Sensibilisierung des Myokards gegen Katecholaminwirkungen kann, beispielsweise wenn gleichzeitig Lokalanästhetika mit Katecholaminzusatz verwendet werden, zu schweren Arrhythmien führen. Wiederholte Expositionen mit Halothan können in seltenen Fällen eine schwere allergische „Halothanhepatitis" hervorrufen, so daß kurzfristig aufeinanderfolgende Expositionen vermieden werden sollten.
● Enfluran ist etwas weniger potent als Halothan und muß demnach in höherer Konzentration

zugeführt werden. Es hat eine negativ inotrope Wirkung und senkt den peripheren Widerstand mit der Folge eines Blutdruckabfalls. Enfluran kann zu epileptogenen EEG-Veränderungen führen. Eine Sensibilisierung des Myokards gegen Katecholamine tritt unter Enfluran nicht auf.
- Isofluran ist chemisch ein Isomer des Enfluranmoleküls mit einer sehr geringen Metabolisierungsrate. Insofern wird dessen Anwendung bei Vorliegen von Nieren- und Leberschäden bevorzugt. Durch seinen leicht stechenden Geruch führt es zu Reizungen der Atemwege, weswegen es sich zur inhalativen Narkoseeinleitung wenig eignet. Das günstigere pharmakokinetische Profil der Substanz gestattet im Vergleich zu Enfluran eine schnellere Änderung der Anästhesietiefe.
- Desfluran gehört zu der neueren Generation volatiler Anästhetika und ist hinsichtlich der Wirkungen dem Isofluran vergleichbar, jedoch hinsichtlich der anästhetischen Potenz wesentlich schwächer. Ähnlich wie Isofluran erzeugen Desfluran und Sevofluran über einen negativ inotropen Effekt und eine Senkung des peripheren Widerstandes dosisabhängig eine Kreislaufdepression.
- Sevofluran und Desfluran zeichnen sich durch günstige pharmakokinetische Eigenschaften aus, die ein sehr schnelles An- und Abfluten ermöglichen. Da es keine Irritation der Schleimhäute hervorruft, eignet sich Sevofluran zur inhalativen Induktion. Wegen der im Vergleich zu Enfluran noch höheren Freisetzung von Flouridionen wird eine Nephrotoxizität der Substanz diskutiert.

■ Von den Opioiden kommen im Rahmen der Allgemeinanästhesie v.a. die potenten kurzwirksamen Agonisten zur Supplementierung der analgetischen Komponente volatiler Anästhetika oder als alleiniges Analgetikum bei der TIVA zum Einsatz.

- Fentanyl hat gegenüber Morphin eine ca. 100fach höhere analgetische Potenz. Die klinische Wirkungsdauer beträgt ca. 30–40 min. Nachteilige pharmakokinetische Eigenschaft der Substanz ist die mögliche Kumulation im Muskelgewebe, die postoperativ zu einer Remorphinisierung führen kann.
- Alfentanil zeichnet sich gegenüber Fentanyl durch eine 5- bis 10fach geringere analgetische Potenz und kürzere Wirkungsdauer aus.
- Sufentanil hat neben dem analgetischen auch einen hypnotischen Effekt. Im Vergleich zu Fentanyl ist es 10- bis 20fach potenter.
- Remifentanil ist ein hochpotentes, ultrakurz wirkendes Opiat, das durch unspezifische Esterasen im Blut und Gewebe abgebaut wird. Aufgrund seiner günstigen Pharmakokinetik kann der analgetische Effekt im Bereich von wenigen Minuten variiert werden. Außer bei sehr kurzen Eingriffen ist eine kontinuierliche Infusion notwendig.

■ Muskelrelaxanzien:

- Succinylcholin führt zunächst zu einer Depolarisation der postsynaptischen Membran und dann zu einer kurzzeitigen Muskelrelaxation. Die Inaktivierung erfolgt über die Pseudocholinesterase, was bei Zuständen, die mit einem Cholinesterasemangel einhergehen (Lebererkrankungen, Schwangerschaft, Cholinesterasemangel) zu einer erheblichen Wirkungsverlängerung führen kann. Am Herzen kann Succinylcholin Arrhythmien und Bradykardien bis hin zu einer Asystolie auslösen. Unter bestimmten Umständen (Immobilisation, Verbrennungen) und bei wiederholter Gabe kann eine schwere Hyperkaliämie hervorgerufen werden. Die Anwendung von Succinylcholin ist gegenwärtig auf die Notfallintubation und die Einleitung nicht nüchterner Patienten (Crush-Einleitung) beschränkt. Im Zusammenhang mit ophthalmologischen Eingriffen ist die Erhöhung des Augeninnendrucks von Nachteil.
- Nichtdepolarisierende Muskelrelaxanzien unterscheiden sich in klinischer Hinsicht hauptsächlich in ihrer Anschlagszeit und Wirkdauer.
  ▼ Pancuronium wird hauptsächlich zur längerfristigen Relaxierung eingesetzt. Eine parasympatholytische Begleitwirkung führt u.U. zu einer unerwünschten Kreislaufstimulation.
  ▼ Vecuronium, Rocuronium und Atracurium sind mittellang wirksame Muskelrelaxanzien. Rocuronium zeichnet sich durch seine schnelle Anschlagszeit aus und kann bei der Crush-Einleitung als Alternative zu Succinylcholin verwendet werden, um beispielsweise die Steigerung des Augeninnendrucks zu vermeiden. Atracurium wird organunabhängig eliminiert und hat somit auch bei Organinsuffizienzen eine gut vorhersagbare Wirkdauer.
  ▼ Mivacurium wird ebenfalls wie Succinylcholin durch die Pseudocholinesterase schnell abgebaut und eignet sich besonders für kurzdauernde Eingriffe und zur kontinuierlichen Infusion.

4.5
Spezielle Probleme und Verfahren der ophthalmologischen Anästhesie

■ Die Beeinflussung des intraokularen Drucks durch anästhesiologische Maßnahmen ist in beide Richtungen möglich.

● Zu einer Steigerung tragen eine Behinderung des venösen Abstromes durch eine ungünstige Lagerung, Hyperkapnie, Husten, Pressen, Würgen sowie durch intensive Stimulation (endotracheale Intubation, chirurgische Schmerzreize) ausgelöste Kreislaufreaktionen bei.
● Succinylcholin führt zu einem wenige Minuten andauernden Anstieg des IOD, der nur z. T. durch die Kontraktion der äußeren Augenmuskel erklärt werden kann. Maßnahmen wie Präkurarisierung, gleichzeitige Gabe von Benzodiazepinen oder Lidocain können diesen Effekt von Succinylcholin auf das Auge nicht vollständig unterdrücken, so daß diese Substanz bei kritischer Augeninnendruckerhöhung oder offenem Bulbus vermieden werden sollte.
● Die meisten Anästhetika, insbesondere Inhalationsanästhetika, Barbiturate und Propofol senken den IOD dosisabhängig. Eine entsprechend tiefe Allgemeinanästhesie kann den IOD um ca. 30–40 % vermindern.
● Ketamin führt zu einer Steigerung des IOD, die z. T. mit der sympathomimetischen Kreislaufwirkung der Substanz in Zusammenhang gebracht wird.

■ Okulokardialer Reflex (OCR):

● Der OCR wird am häufigsten durch Zug an den äußeren Augenmuskeln ausgelöst. Durch plötzliche Erhöhung des IOD, Manipulation am Bulbus sowie während der Anlage eines Retrobulbärblocks kann der OCR getriggert werden.
● Meist sind bradykarde Herzrhythmusstörungen bis hin zur Asystolie aber auch seltener ventrikuläre und supraventrikuläre Extrasystolen, Bigemini sowie Tachykardien und Kammerflimmern zu beobachten.
● Bei Auftreten des OCR sollte die Manipulation am Auge ausgesetzt werden bis wieder stabile hämodynamische Verhältnisse hergestellt sind.
● Ein Unterbrechung des vagalen Reflexbogens muß ggf. durch Atropinapplikation erfolgen.

■ Offene Bulbusverletzung – Nicht nüchterner Patient:

● Die aus ophthalmologischer Sicht gebotene Dringlichkeit der Versorgung einer offenen Bulbusverletzung verlangt vom Anästhesisten häufig die Narkoseeinleitung bei einem nicht nüchternen und nur wenig vorbereiteten Patienten.
● Nicht selten ist durch den perforierenden Fremdkörper, großzügig aufgelegte Verbände und möglicherweise vorliegende Begleitverletzungen im Gesicht eine übliche Präoxigenation und Maskenbeatmung erschwert.
● Das ansonsten zur Einleitung nicht nüchterner Patienten bewährte Succinylcholin sollte aufgrund seiner den Augendruck steigernden Wirkung nicht verwendet werden. Das nichtdepolarisierende Muskelrelaxans Rocuronium kann in etwas höherer Dosierung (0,6–1,2 mg/kg KG) die Intubationsfähigkeit innerhalb von 60 s herstellen, so daß diesbezüglich eine Alternative zu Succinylcholin besteht. Bei absehbaren Intubationshindernissen ist aber abzuwägen, ob angesichts der langen Wirkungsdauer nicht anderen Verfahren, wie der wachen fiberoptischen Intubation, der Vorzug gegeben werden sollte.

4.6
Postoperative Phase

■ Überwachung:

● Der Zeitraum unmittelbar postoperativ gehört mit zu den kritischsten Phasen. Über die Hälfte anästhesiebedingter Todesfälle ereignen sich erst im Anschluß an eine Anästhesie.
● Bis zum Erreichen stabiler Vitalfunktionen sollte ein Patient in einem Aufwachraum anästhesiologisch überwacht werden.
● Die Überwachung schließt klinische Kontrollen des Bewußtseinszustandes, der Atmung, Hautfarbe, des Hautturgors sowie apparatives Basismonitoring (EKG, Blutdruck, Pulsoximetrie), das im Einzelfall durch invasivere Maßnahmen (z. B. Zentralvenendruck, invasive Blutdruckmessung) erweitert werden kann, ein.
● Laborchemische und andere apparative Untersuchungen sollten kurzfristig verfügbar sein, um im Einzelfall therapeutische Entscheidungen schnell treffen zu können. Zu den am häufigsten durchgeführten Maßnahmen gehören Blutzuckerkontrollen, Messung der Hämoglobinkonzentration und des Elektrolytstatus sowie Gerinnungskontrollen und Blutgasanalyse.
● Nach der Entlassung aus dem Aufwachraum geht die Verantwortung und Zuständigkeit für die weitere Betreuung in ärztlicher und pflegerischer Hinsicht auf die übernehmende Station

über. Durch eine genaue Übergabe, die auch weitere Empfehlungen für die postoperative Phase (Schmerztherapie, Flüssigkeitsersatz, ggf. weitere Untersuchungen und Überwachungsmaßnahmen) einschließt, werden der Anästhesieverlauf, Besonderheiten des Einzelfalls, möglicherweise eingetretene oder zu erwartende Komplikationen und die sich daraus ergebenden Konsequenzen am besten in einer kurzen schriftlichen Form dokumentiert.

- Postoperative Übelkeit und Erbrechen:

- Postoperatives Erbrechen ist nicht nur unangenehm für den Patienten, sondern kann durch die intraokulare Druckerhöhung am frisch operierten Auge Schaden anrichten.
- Die Inzidenz postoperativer Übelkeit bzw. Erbrechens (PONV = postoperative nausea and vomiting) nach Allgemeinanästhesie liegt bei etwa 20–25 % und wird gerne als „little big problem" der Anästhesie bezeichnet.
- Die Ursachen, die zu einer Stimulation der in der Medulla oblongata gelegenen chemorezeptiven Triggerzone (Brechzentrum) führen, sind vielschichtig. Sowohl cholinerge Rezeptoren vom Muskarintyp, Dopaminrezeptoren, Histaminrezeptoren und 5-Hydroxytryptaminrezeptoren als auch afferente neuronale Impulse spielen eine Rolle.
- Vielfältige Faktoren beeinflussen die Inzidenz des Auftretens von PONV.
  - ▼ Im Säuglingsalter tritt PONV selten auf (< 5 %). Bei Schulkindern und jungen Erwachsenen tritt es in bis zu 40 % der Fälle auf, während im Senium die Inzidenz deutlich erniedrigt ist.
  - ▼ Frauen sind gegenüber Männern 2- bis 3mal häufiger betroffen
  - ▼ Anamnestisch bekannte Kinetosen und das Auftreten von PONV bei Voroperationen erhöhen ebenfalls die Wahrscheinlichkeit von PONV.
  - ▼ Bei Übergewichtigen tritt PONV häufiger auf.
  - ▼ Eingriffe am Auge und Ohr sowie einige intraabdominelle Operationen disponieren zu postoperativer Übelkeit und Erbrechen.
  - ▼ Zu vermehrt auftretendem PONV tragen auch Opiate und Stickoxidul (Lachgas) bei. Propofol hingegen hat eine antiemetische Potenz.
- Zur Prophylaxe und Therapie kommen v. a. spezifische Rezeptorantagonisten zu Einsatz.
  - ▼ Als Dopaminantagonisten haben sich v.a. Neuroleptika, wie Phenothiazine (Triflupromazin) und Butyrophenone (Dehydrobenzperidol 30–70 µg/kg KG), als wirksam erwiesen.

Die gleichzeitige sedierende Wirkung und eine durch die Blockade von adrenergen Alpharezeptoren ausgelöste Hypotension sind in der postoperativen Phase allerdings meist unerwünscht.
  - ▼ Antihistaminika (Dimenhydrinat) können v.a. bei vestibulär ausgelöstem Erbrechen, beispielsweise nach Operationen am Ohr, erfolgreich eingesetzt werden.
  - ▼ Das Antiemetikum Metoclopramid (0,3 mg/kg KG) ist prophylaktisch nicht sicher wirksam, kann aber zur Therapie bei PONV appliziert werden. In höherer Dosierung und bei jungen Patienten muß mit extrapyramidalen Symptomen gerechnet werden.
  - ▼ Zunehmend werden 5-Hydroxytryptamin-Antagonisten (Ondansetron, Dolasetron, Tropisetron, Granisetron, Ramosetron) zur Prophylaxe und Therapie des PONV eingesetzt. Sie können präoperativ bei Vorliegen der genannten Risikofaktoren oral mit der Prämedikation eingenommen werden.

- Postoperatives Delir:

- Gerade bei Patienten höheren Lebensalters treten delirante Zustände nach einer Allgemeinanästhesie gehäuft auf. Unter einem Delir versteht man eine rasch verlaufende geistige Störung mit traumartiger Trübung des Bewußtseins, Halluzinationen und Agitiertheit.
- Entscheidend ist der differentialdiagnostische Ausschluß anderer Ursachen von Verwirrtheitszuständen oder Bewußtseinsstörungen, die entweder einer kausalen Therapie zuführbar sind und im Einzelfall auch vital bedrohliche Störungen darstellen:
  - ▼ Störungen der Atmung und des Gasaustausches, Hypoxie, Hyper-/Hypokarbie.
  - ▼ Störungen des Wasser- und Elektrolythaushaltes.
  - ▼ Strukturelle und funktionelle neurologische Defizite (z.B. Schädel-Hirn-Trauma, hirnorganisches Psychosyndrom, zerebrale Durchblutungsstörungen, intrakranielle Blutung, erhöhter intrakranieller Druck).
  - ▼ Psychiatrische Krankheitsbilder (präexistente Störung mit akuter Exazerbation, bei entsprechender Anamnese).
  - ▼ Psychotrope Medikamenteneffekte.
  - ▼ Störungen der hormonellen Homöostase, z.B. bei chronischer Kortikoidtherapie,
  - ▼ Entzugsproblematik (Alkohol, Drogen).
  - ▼ Zentral-anticholinerges Syndrom (ZAS).

4.6.1
Postoperative Schmerztherapie

■ Die effektive Behandlung operationsbedingter Schmerzen kann bereits intraoperativ begonnen werden (präemptive Analgesie).

■ Spätestens nach Beendigung der Narkose sollte eine adäquate Schmerzbekämpfung nicht nur aus Gründen der Patientenzufriedenheit einsetzen, sondern auch um schmerzbedingte vegetative Reaktionen (endokrine Streßantwort, Hypertonie, Tachykardie) zuverlässig zu unterdrücken, da diese die Morbidität und die Krankenhausverweildauer ungünstig beeinflussen können.

■ Es bestehen große interindividuelle Unterschiede im Schmerzerleben, die eine große Variationsbreite des Analgetikabedarfs selbst bei vergleichbaren Eingriffen bedingt. Deshalb ist einer individuellen Dosisfindung gegenüber einer schematischen postoperativen Schmerzmedikation der Vorzug zu geben.

■ Eine Kombination von systemischer Therapie mit Opioiden und peripher wirksamen Analgetika und einer lokalen Analgesie durch Infiltration der Operationswunde oder eine Nervenblockade unterbricht auf der Ebene der Schmerzentstehung durch Freisetzung von Mediatoren, der Schmerzleitung und der Schmerzwahrnehmung nozizeptive Prozesse.

- Periphere Analgetika greifen in die Prostaglandinsynthese hemmend ein und verhindern die lokale Ausbildung von nozizeptiven Aktionspotentialen. Sie können bei leichten Schmerzen ausreichen oder im Bedarfsfall mit zentral angreifenden Analgetika kombiniert werden.
  - Azetylsalizylsäure: Einzeldosis 500 mg – 1 g (i.v.), maximale Tagesdosis 5 g. Störung der Thrombozytenaggregation mit Nachblutungsgefahr sind zu erwarten.
  - Diclofenac: Einzeldosis 50 – 100 mg oral/rektal, maximale Tagesdosis 200 mg.
  - Paracetamol: Einzeldosis 500 mg – 1 g rektal, maximale Tagesdosis 4 g. Es kann zu Leberfunktionsstörungen und Glucose-6-Phosphatdehydrogenase-Mangel kommen.
  - Metamizol: Einzeldosis 500 mg – 1 g (Kurzinfusion), maximale Tagesdosis 7 g. Nebenwirkungen: Anaphylaxie, Agranulozytose.
- Opiatanalgetika/zentral wirksame Analgetika sind entweder reine Agonisten oder sog. Agonisten-Antagonisten an den Morphinrezeptoren. Bei Überdosierung ist v.a. die Atemdepression ein ernsthaftes Problem, so daß entsprechende Überwachungsmaßnahmen anzuraten sind.
  - Tramadol: Einzeldosis 50 – 100 mg, Wirkdauer ca. 3 – 5 h.
  - Pentazocin: Einzeldosis 30 – 60 mg, Wirkdauer ca. 4 h.
  - Piritramid: Einzeldosis 3,75 – 7,5 mg, Wirkdauer 6 – 8 h.

5
Lokalanästhesie

■ Durch Anwendung und Kombination der verschiedenen Lokalanästhesieverfahren können am Auge geeignete Operationsbedingungen hergestellt werden:

- Durch eine Oberflächenanästhesie kann eine Analgesie der Kornea und Konjunktiva hergestellt werden.
- Bei der Infiltrationsanästhesie wird die Blockade der Nozizeption durch operationsfeldnahe Injektion und anschließende Diffusion des Lokalanästhetikums zu den sensiblen nervalen Strukturen erreicht.
- Eine motorische (Akinesie) und sensible (Analgesie) Blockade kann durch Injektion von Lokalanästhetika direkt in die Nähe peripherer Nerven erzielt werden (Leitungsanästhesie).

■ Eine Lokalanästhesie erfordert die Kooperation des Patienten. Eine Supplementierung kann durch eine anxiolytische und leicht sedierende Begleit- oder Prämedikation erfolgen.

■ Im Vergleich zur Allgemeinanästhesie ist der Eingriff in die Homöostase des Körpers wesentlich geringfügiger, die Mortalität und die Inzidenz operativer Komplikationen jedoch vergleichbar.

■ Aufgrund der möglichen vital bedrohlichen Komplikationen (okulokardialer Reflex, intravasale Injektion, Anaphylaxie usw.) sollte der Patient hinsichtlich der Vitalparameter (Bewußtseinslage, Blutdruck, EKG und Pulsoxymetrie) kontinuierlich überwacht und ein sicherer venöser Zugang angelegt werden. Zusätzlich kann Sauerstoff über eine Nasensonde appliziert werden.

■ Als Kontraindikationen für eine Lokalanästhesie gelten:

- absehbar fehlende Kooperationsfähigkeit des Patienten (z.B. geistige Retardierung, hirnorganisches Psychosyndrom, Klaustrophobie, extreme Ängstlichkeit),

- Ablehnung durch den Patienten,
- Tremor,
- unkontrollierte Bewegungen (z. B. starker Husten, Singultus),
- Krampfleiden,
- Gerinnungsstörungen.

5.1
Pharmakologie der Lokalanästhetika

■ Die Wirkungsweise der Lokalanästhetika beruht auf einer Hemmung des Natriumeinstroms an der Nervenzellmembran und führt zu einer reversiblen Blockade der Fortleitung von Aktionspotentialen an Nervenfasern.

■ Sowohl die physicochemischen Eigenschaften der verschiedenen Lokalanästhetika als auch die Gegebenheiten des Gewebes beeinflussen die Anschlagszeit, Dauer und Ausbreitung der Wirkung auf erregbare Strukturen.

- Abhängig von dem Myelinierungsgrad und der Dicke der Fasern, aus denen sich ein peripherer Nerv zusammensetzt, kommen u. U. differenzierte Wirkungen zustande:
  ▼ Dünnere Fasern, wie die für die Nozizeption zuständigen unmyelinisierten C- und die myelinisierten A-delta-Fasern, werden schnell blockiert. Deren Blockade verursacht eine Analgesie.
  ▼ Die Berührungsempfindung wird über die dickeren A-beta-Fasern geleitet. Ebenso wie die für die motorische Erregung verantwortlichen dicken A-alpha-Fasern werden diese langsamer penetriert. Eine vollständige Berührungsunempfindlichkeit (Anästhesie) und eine Akinesie wird somit erst durch höhere Konzentrationen an Lokalanästhetikum erreicht.
- Da das Lokalanästhetikum nur durch Diffusion vom Injektionsort an den Nerv gelangen kann, bestimmt die Diffusionsstrecke sowie die Konzentration der eingesetzten Lösung entscheidend den Wirkungsverlauf und die Wirkung.
- Lokalanästhetika sind meist schwache Basen. Die Diffusion durch biologische Membranen gelingt nur als freie Base, während die anästhetische Wirkung durch das Kation hervorgerufen wird. Entscheidend für das Verhältnis von Kation zu freier Base ist der pH-Wert der Lösung und der des umgebenden Milieus. Bei entzündetem Gewebe mit erniedrigtem pH-Wert liegt der überwiegende Teil des Lokalanästhetikums in ionisierter Form vor und kann das Nervengewebe nicht penetrieren.
- Bis auf Kokain führen alle Lokalanästhetika in unterschiedlicher Ausprägung zu einer Vasodilatation. Durch die Erhöhung der Gewebsperfusion wird das Lokalanästhetikum am Wirkort ausgewaschen und kann durch weitere Resorption unerwünschte systemische Wirkungen hervorrufen. Ein Vasokonstriktorenzusatz (z. B. Epinephrin 1:200000) wirkt diesem Effekt entgegen, ist aber bei einer Lokalanästhesie v. a. in Endstromgebieten wegen der möglichen Auslösung von Gewebsischämien problematisch.
- Die Lipidlöslichkeit eines Lokalanästhetikums bestimmt dessen lokalanästhetische Potenz. Eine hohe Löslichkeit ist für ein schnelleres Penetrieren der Nervenmembran und das Erreichen höherer Konzentrationen verantwortlich. Weiterhin korreliert die Lipidlöslichkeit eng mit der zentralnervösen und kardiovaskulären Toxizität.

■ Je nachdem, ob der lipophile aromatische Ring und die hydrophile Aminogruppe in der intermediären Kette durch eine Ester- oder eine Amidbrücke verbunden sind, werden Lokalanästhetika aufgrund ihrer chemischen Struktur in Amid- bzw. Estertypen eingeteilt. Die Ester-Lokalanästhetika Procain, Chlorprocain und Tetracain werden relativ schnell im Plasma von der Pseudocholinesterase abgebaut, während die Amide fast ausschließlich hepatisch eliminiert werden.

■ Hinsichtlich der Wirkdauer wird in kurz-, mittel- und langwirkende Lokalanästhetika unterteilt:

- Kurzwirksam (ca. 30–60 min): Procain, Chlorprocain.
- Mittellang wirkende (30–120 min): Lidocain, Mepivacain, Prilocain, Carticain.
- Langwirkende (mehrere Stunden): Bupivacain, Etidocain, Ropivacain, Tetracain.

■ Toxische Reaktionen auf Lokalanästhetika betreffen im wesentlichen das Herz-Kreislauf-System und das Zentralnervensystem. Weiterhin können Lokalanästhetika anaphylaktische Reaktionen auslösen. Prilocain kann als einzige Substanz in Dosen über 10 mg/kg KG eine Methämoglobinämie hervorrufen. In Tabelle 20.4 sind die empfohlenen Höchstdosen für einige Lokalanästhetika aufgeführt.

- Mit Ausnahme der Anaphylaxie ist die Ursache toxischer Reaktionen eine relative oder absolute

Überdosierung. Wesentliche Determinanten dafür sind:

▼ Die absolute Menge an Lokalanästhetikum.
▼ Die Resorption an der Injektionsstelle, die durch Zugabe von Vasokonstriktoren vermindert werden kann. Bei Injektion in gut vaskularisierte Gewebe treten wesentlich höhere Blutspiegel auf, als in schlecht durchbluteten Arealen.
▼ Die durch das Lokalanästhetikum ausgelöste Vasodilatation begünstigt die Resorption.
▼ Art und Geschwindigkeit der Metabolisierung. Dabei sind auch Arzneimittelinteraktionen von Bedeutung, beispielsweise die verminderte hepatische Clearance für Lokalanästhetika bei gleichzeitiger Gabe von Cimetidin oder Propranolol.
▼ Patientenseitige Faktoren, wie beispielsweise Hypoproteinämie, die eine erhöhte Konzentration an freiem Lokalanästhetikum im Blut, insbesondere bei wiederholter Injektion, zur Folge haben kann. Hyperkapnie und Hypoxie verstärken die toxische Wirkung auf das Myokard und das Zentralnervensystem.

● Kardiovaskuläre Toxizität: Lokalanästhetika wirken über eine Blockade der Natriumkanäle am Myokard negativ inotrop und stören die Erregungsleitung und -bildung. Durch Bindung an die Natriumionenkanäle wird die Repolarisationsphase beeinflußt und die Refraktärzeit verkürzt. Neben bradykarden Rhythmusstörungen können auf diese Weise Re-entry-Tachykardien ausgelöst werden.
● Zentralnervöse Toxizität: Zerebrale Symptome gelten als Frühzeichen einer systemischen Reaktion auf Lokalanästhetika. Für die hochpotenten Amide Etidocain und Bupivacain gilt dies nicht in gleichem Maße, da schwere kardiovaskuläre Zwischenfälle ohne Vorwarnung durch zentralnervöse Prodromi berichtet worden sind. Die Wirkung der Lokalanästhetika auf das ZNS ist biphasisch. Bei leichteren Formen der Intoxikation dominieren exzitatorische Phänomene, wie metallischer Geschmack, Ohrgeräusche, periorales Taubheitsgefühl, Dysarthrie, Kribbeln und Tremor bis hin zu tonisch-klonischen Krämpfen. Bei schweren Formen treten Atemlähmung und Koma ein.
● Anaphylaktische Reaktionen: Allergische Reaktionen können bei Zweitexposition und entsprechender Sensibilisierung entweder durch die Substanz selbst, durch deren Abbauprodukte oder Konservierungsstoffe ausgelöst werden. Der aromatische Ring bei den Substanzen vom Estertyp entspricht dem der Paraaminobenzoesäure, die ein weit verbreitetes Allergen (Kosmetika, Konservierungsstoffe) darstellt.

Tabelle 20.4. Empfohlene Höchstdosen für Lokalanästhetika

Substanz	Ohne Adrenalinzusatz	Mit Adrenalinzusatz
Procain	500 mg	750 mg
Prilocain	400 mg	600 mg
Lidocain	200 mg	500 mg
Mepivacain	300 mg	500 mg
Carticain	500 mg	–
Etidocain	300 mg	300 mg
Tetracain	100 mg	–
Bupivacain	150 mg (2 mg/kg)	150 mg

■ Zusätze zu Lokalanästhetika sowie die Mischung zweier Substanzen, von denen die eine eine kurze Anschlagszeit und die andere eine lange Wirkdauer besitzt, erleichtern die Anpassung des Anästhesieverfahrens an die operativen Anforderungen.

● Das Enzym Hyaluronidase hydrolysiert Hyaluronsäure und wird zur Erleichterung der Diffusion eingesetzt. Dadurch wird die Anschlagzeit verkürzt, die Wirkdauer allerdings auch herabgesetzt.
● Ein Vasokonstriktorenzusatz (Adrenalin, Noradrenalin) wirkt der Vasodilatation entgegen und verzögert so die systemische Resorption. Die Dauer der Blockade wird verlängert und das Risiko der systemischen Toxizität herabgesetzt. Deshalb können die meisten Lokalanästhetika mit Vasokonstriktorenzusatz in höheren Gesamtmengen appliziert werden. Allerdings können die Vasokonstriktoren ebenfalls systemische Wirkungen auf das Herz-Kreislauf-System hervorrufen und sollten bei vorgeschädigten Patienten überlegt eingesetzt werden. Durch eine Reduktion des Blutflusses kann der N. opticus bei kritischer Versorgungssituation oder entsprechender Vorschädigung einer Ischämie ausgesetzt werden.

5.2
Verfahren und Techniken

■ Für die Herstellung adäquater Operationsbedingungen haben sich unter Verwendung von Lokalanästhetika, spezieller Injektionsnadeln und -techniken eine Vielzahl von Verfahren etabliert, die die Ausbildung sehr differenzierter Anästhesiequalitäten erlauben. Während Tropfanästhesie und Infiltration eine sichere Analgesie erreichen, kann das Temperatur- oder das Berührungsempfinden sowie Bewegungen nur durch eine Nervenblockade sicher ausgeschaltet werden. Insofern muß die Eignung eines Verfahrens nicht nur an die Operationsbedingungen sondern auch an den einzelnen Patienten adaptiert werden.

5.2.1
Oberflächenanästhesie

■ Die Oberflächenanästhesie oder Tropfanästhesie führt zur einer Analgesie der Kornea und der Konjunktiven und reduziert störende reflektorische Bewegungen. Sie eignet sich für kleinere und kurze Eingriffe, bei denen eine Akinesie des Auges nicht notwendig ist. Typische Verwendung findet die Tropfanästhesie bei diagnostischen Eingriffen, Fremdkörperextraktionen, Fadenentfernungen, Laserbehandlungen und zunehmend auch bei der Kataraktchirurgie (clear-cornea).

■ Die zur Tropfanästhesie verwendeten Substanzen haben eine kurze Anschlagzeit von ca. 30–60 s und eine Wirkdauer von etwa 10–20 min. Eine Oberflächenanästhesie wird entweder durch Einträufeln in den oberen und unteren Fornix oder durch Auflage eines mit dem Lokalanästhetikum gesättigten Trägers (Ring, Watte) hergestellt.

- Die Substanzen Tetracain (0,5%), Oxybuprocain, Proparacain (0,5%), Lidocain (4%) und Bupivacain (0,75%) können eingesetzt werden. Sie führen über eine Vasodilatation zu einer starken Hyperämie der Konjunktiven.
- Kokain, das älteste Lokalanästhetikum, führt zu einer Vasokonstriktion und Pupillenerweiterung. Bei Eingriffen an den Tränenwegen ist weiterhin der abschwellende Effekt auf die Nasenschleimhaut günstig.

■ Systemische Nebenwirkungen sind äußerst selten. Bei Verwendung von Kokain können sympathomimetische Wirkungen (Hypertension, Tachykardie) bereits bei relativ kleinen Mengen (20 mg) auftreten.

■ Am Auge können die Lokalanästhetika, insbesondere Kokain, v.a. bei wiederholter Anwendung epithelschädigend wirken.

5.2.2
Kombinationsverfahren

■ Oberflächenanästhesie und intraokulare Anästhesie. Prinzip: Verstärkung einer Tropfanästhesie durch eine intraokulare Injektion von 0,5 ml lösungsmittelfreiem 1%igem Lidocain über eine kleine (1 mm) korneale Inzision. Diese Methode eignet sich für die Kataraktchirurgie ebenso, wie für kombinierte Katarakt-Glaukom-Operationen.

■ Oberflächenanästhesie und Parabulbäranästhesie:
- Kombination einer Oberflächenanästhesie mit einer über einen limbalen Schnitt über den Sub-Tenon-Raum mit einer stumpfen Nadel injizierten Parabulbäranästhesie mit je 2,5 ml 0,75%igem Bupivacain und 2%igem Lidocain.
- In einer Modifikation dieser Methode wird im inferonasalen oder inferotemporalen Quadranten eine postlimbale Inzision durchgeführt und über eine spezielle Kunststoffkanüle je 1,25 ml 0,75%iges Bupivacain und 2- bzw. 4%iges Lidocain subtenonal eingespritzt.

5.2.3
Retrobulbäranästhesie

■ Die retrobulbäre Injektion, bei der Lokalanästhetikum hinter den Äquator des Bulbus in den muskulären Konus injiziert wird, erzeugt sowohl eine Anästhesie der Kornea, Uvea und der Konjunktiven als auch eine Akinesie des Auges durch Blockade des III., IV. und VI. Hirnnerven.

■ Die Injektion ist meist schmerzhaft, so daß bei der Anlage häufig eine Analgosedierung durchgeführt wird.

■ Injektionstechnik:
- Unter dem Gesichtspunkt, möglichst geringe Gewebeschädigungen durch die eingeführte Nadel zu verursachen, werden neben der 25 G- bzw. 26 G-Standardnadel eine Vielzahl verschiedener Typen, die sich hinsichtlich des Durchmessers, der Länge, der Form und des Schliffs unterscheiden (Atkinson, Strauss, Thornton, Galindo Pinpoint u.a.), verwendet. Einerseits soll eine gute Penetrationsfähigkeit der Haut gegeben sein und andererseits, durch entsprechend stumpfen Schliff, die Verletzung von Sklera, Gefäßen und Nerven im Bereich der Orbita weitgehend ausgeschlossen werden. Die Kraft, die notwendig ist,

um die Haut zu durchdringen, ist unabhängig von der verwendeten Nadel die gleiche, mit der die Sklera perforiert werden kann.
- Hinsichtlich der idealen Augenstellung bei der Punktion wird in der traditionellen retrobulbären Technik gewöhnlich der Blick des Patienten nach oben und weg von der Nadel gerichtet. Computertomographische Untersuchungen haben allerdings gezeigt, daß bei dieser Position der Sehnerv, die A. ophthalmica und der hintere Pol des Bulbus sich der retrobulbär eingeführten Nadel nähern und somit die Verletzungsgefahr steigt. Insofern besteht für einige Techniken auch die Empfehlung, den Patienten eine streng gerade Bulbusstellung einnehmen zu lassen.
- Zur Erleichterung der schmerzhaften Anlage der Retrobulbäranästhesie wird am Übergang vom mittleren zum temporalen Drittel der unteren Orbitakante ein kleines intradermales Depot gesetzt.
- Eine stumpfe Nadel (23 G oder 25 G) wird senkrecht zur Hautoberfläche zwischen Bulbus und Orbitaboden nach hinten geführt, bis mit einem kleinen Ruck das Septum orbitale perforiert wird. Nach der Passage des Bulbusäquators wird auch ein leichtes Absenken der Nadel in Richtung auf den unteren Teil der Fissura orbitalis superior empfohlen (Abb. 20.1).

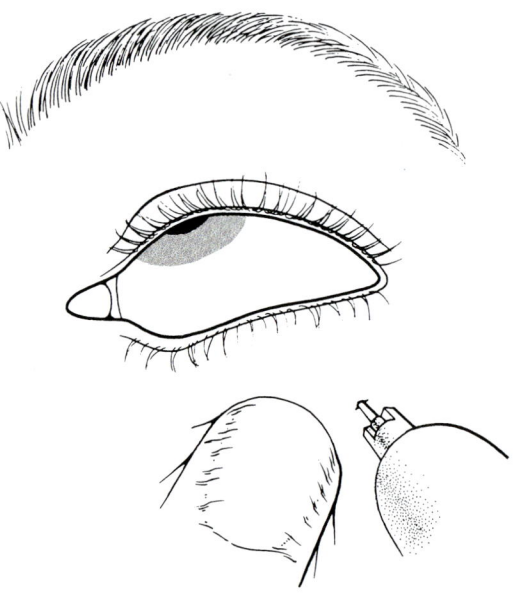

Abb. 20.1. Retrobulbäranästhesie und -akinesie. Blickwendung des Patienten nach nasal oben, Infiltration des Retrobulbärraums von einer Einstichstelle unterhalb des äußeren Lidwinkels und dicht an der temporal unteren Orbitakante. (Aus Ullerich 1988)

- Nach Ausschluß einer Gefäßpunktion durch sorgfältige Aspiration werden 1,5–3 ml des Lokalanästhetikums unter langsamem Zurückziehen der Nadel in den Konus injiziert. Es werden allerdings auch größere Volumina (4–5 ml) empfohlen.
- Durch leichten Druck für wenige Minuten auf das Auge wird das Lokalanästhetikum verteilt. Daran anschließend kann eine Okulopression angelegt werden.
- Bei der Ausübung von Druck auf das Auge, während und nach der Injektion, muß mit dem Auslösen des okulokardialen Reflexes gerechnet werden.
- Bei unvollständiger Ausbreitung oder Akinesie können kleinere Volumina nachgegeben werden.
- Verwendete Lokalanästhetika:
  ▼ 1,5 ml Bupivacain 0,75 % + 1,5 ml Lidocain 2 % mit Hyaluronidase (5 µ/ml).
  ▼ Lidocain 2 % mit Adrenalin, ggf. zur Vertiefung der Anästhesie auch 4 %ig mit und ohne Hyaluronidase.

■ Aufgrund der engen räumlichen Beziehungen von wichtigen anatomischen und funktionellen Strukturen in der Orbita ist die Punktion und eine retrobulbäre Injektion mit dem Risiko einer Reihe von Komplikationen verbunden, die sowohl den Visus der Patienten bedrohen als auch vital gefährdende Ausmaße annehmen können.

- Durch Gefäßverletzungen (A. ophthalmica) können, im Extremfall raumfordernde, retrobulbäre Hämatome ausgelöst werden, die zu einer erheblichen Zunahme des Augeninnendrucks führen können. Bei Auftreten einer ernsthaften Blutung sollte der operative Eingriff besser verschoben und der Patient einige Stunden überwacht werden, um einen Zentralarterienverschluß auszuschließen. Gegebenenfalls sollte bei stark raumfordernder Blutung ein entlastender operativer Eingriff vorgenommen werden.
- Durch die Punktion kann eine Perforation des Bulbus mit Netzhautablösung und Glaskörperblutung eintreten. Die Größenordnung des statistischen Risikos einer Bulbusverletzung wird mit 1:1000 bis 1:10000 angegeben. Das Risiko einer Bulbusperforation ist bei Vorliegen einer starken Myopie und eines hinteren Staphyloms sowie bei wiederholten Injektionen erhöht. Die typischen Symptome bestehen in dem sofortigem Auftreten von starken Schmerzen im betroffenen Auge und entsprechender Unruhe des Patienten.

- Verletzung des N. opticus durch die Injektion in den Sehnerv mit ggf. subarachnoidaler Ausbreitung des Medikaments und Obstruktion der Zentralgefäße.
- Bei Auftreten systemischer Reaktion durch eine versehentlich intravasale Injektion des Lokalanästhetikums sollte die Injektion sofort abgebrochen und die entsprechenden Notfallmaßnahmen ergriffen werden.
- Die Ausbreitung der Retrobulbäranästhesie in den Hirnstamm ist bei Injektion in den Liquorraum möglich und ist zwar eine sehr seltene aber häufig letale Komplikation. Die Ausbildung einer Bulbärhirnsymptomatik mit Atem- und Kreislauf-Stillstand erfordert rasches Handeln.

5.2.4
Parabulbäranästhesie

■ Wegen der möglichen schweren und lebensbedrohlichen Komplikationen der Retrobulbärblocks hat seit den 80er Jahren der Peribulbärblock Verbreitung gefunden. Durch das im Vergleich zum Retrobulbärblock größere Injektionsvolumen kann bei diesem Verfahren durch Diffusion gleichzeitig eine Lidakinesie erreicht werden.

■ Die Wirkung tritt nach etwa 10–20 min ein.

■ Injektionstechnik:

- In der Beschreibung der Parabulbäranästhesie nach Davis u. Mandel werden insgesamt 3 Injektionsorte an der Orbita benannt. Zunächst wird mit der Injektionsnadel temporal eingegangen und nach Setzen eines kleinen Depots (2 ml Lidocain 2%) tangential am Bulbus vorbei vorgeschoben (Abb. 20.2). Von einem zweiten Punktionsort, am Übergang vom mittleren zum inneren Drittel des Unterlides, wird das Lokalanästhetikum im Bereich des inneren Äquators deponiert.
- Dazu werden jeweils 4–5 ml einer Mischung aus 6 ml Bupivacain 0,75% und 3 ml Lidocain 1% mit Hyaluronidase injiziert und eine kurze Kompressionsphase angeschlossen.

■ Bisher wurden keine der für die Retrobulbäranästhesie geschilderten ernsthaften Komplikationen berichtet.

5.2.5
Blockaden von Gesichtsnerven

■ Die Leitungsanästhesie der Trigeminusäste kann bei kosmetischen Operationen die durch eine operationsfeldnahe Injektion verursachte Verziehung anatomischer Strukturen vermeiden (Abb. 20.3–20.5).

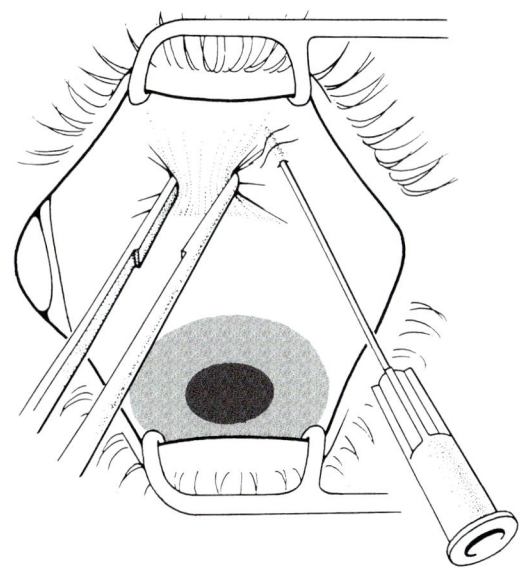

Abb. 20.2. Beispiel einer Parabulbärakinesie und -anästhesie. Darstellung des M. rectus sup. mit einer Faßpinzette, Injektion in den Tenon-Raum temporal des temporalen Muskelrands. (Aus Ullerich 1988)

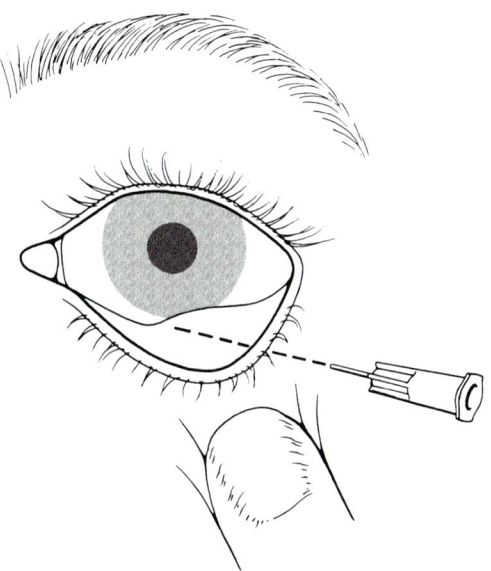

Abb. 20.3. Infiltrationsanästhesie des Unterlids. Einstich unterhalb des äußeren Lidwinkels, Infiltration des Subkutangewebes. Dann wird die Nadel zurückgezogen und das Lid ektropioniert. Schließlich wird die Nadel sukonjunktival unter fortlaufender Injektion bis nahe an den inneren Lidwinkel vorgeschoben. (Aus Ullerich 1988)

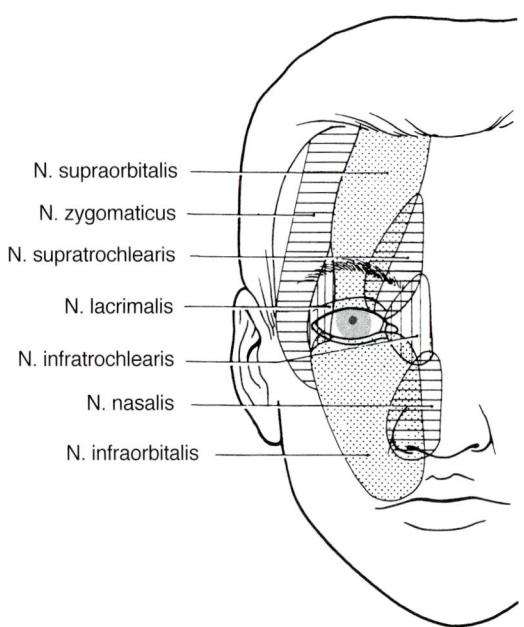

Abb. 20.4. Die oberflächlichen Innervationszonen der Trigeminusäste (V. Hirnnerv) im Bereich des Auges und seiner Umgebung. (Aus Ullerich 1988)

- Zur Ausschaltung motorischer Reaktionen der Lider und Sicherstellung einer kompletten Akinesie des Auges und seiner Umgebung bei bulbuseröffnenden Eingriffen können zusätzlich motorische Blockaden der Hirnnerven III, IV, VI und VII durchgeführt werden.

- Für die Akinesie des Augenlides durch Blockade der Innervation des M. orbicularis oculi über den N. facialis stehen mehrere Techniken zur Verfügung:

- Van-Lint-Methode: Injektion von 2–4 ml einer Mischung aus Bupivacain 0,75 % und Lidocain 2 % (Abb. 20.6).
- Die Technik nach O'Brien erzeugt eine komplette Fazialisakinesie, die auch den Mundast betrifft (Abb. 20.7).
- Bei der Atkinson-Methode werden die beiden Jochbeinäste des Fazialis ausgeschaltet (Abb. 20.8).

6
Behandlung von Zwischenfällen

6.1
Anaphylaxie

- Allergische Diathesen sind in der Bevölkerung zunehmend anzutreffen. Die Inzidenz beträgt bei

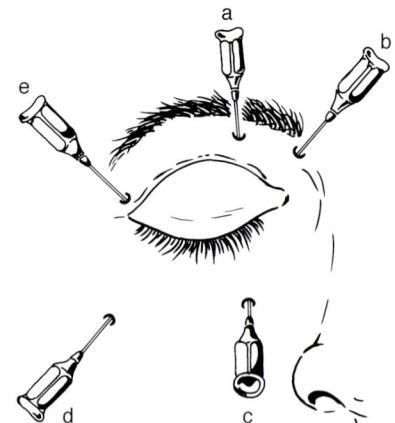

Abb. 20.5 a–e. Sensorische Nervenblockade der Lider und der Umgebung. **a** N. supraorbitalis: Man palpiert das Foramen supraorbitale am Übergang vom nasalen zum mittleren Drittel der oberen Orbitakante und injiziert 2–3 ml des Anästhetikums unterhalb der Kante. **b** N. supra- und infratrochlearis: Man palpiert die nasal und posterior des Foramen supraorbitale gelegene Trochlea an der medialen Orbitakante, hebt dann eine Hautfalte an, plaziert die Nadel und schiebt sie entlang der medialen Orbitawand ca. 3 cm weit nach hinten und injiziert 2–3 ml des Anästhetikums. Danach richtet man die Nadel leicht nach unten, um dann eine Blockade des infratrochlearen Nervenastes durchzuführen. **c** N. infraorbitalis: Man palpiert das Foramen infraorbitale (auf einer Linie senkrecht zum Foramen supraorbitale unterhalb der unteren Orbitakante gelegen), hebt dann die Haut an, setzt eine feine Nadel an und injiziert 1–2 ml des Anästhetikums in das Foramen. **d** N. zygomaticus (Ramus zygomaticofacialis): Man palpiert das Foramen zygomaticofaciale (knapp inferotemporal zur Verbindung der unteren und lateralen Orbitakante gelegen), hebt eine Hautfalte an, setzt eine feine Nadel und injiziert 1–2 ml des Anästhetikums. **e** N. lacrimalis: Man setzt die Nadel unter der oberen Orbitakante im temporal oberen Quadranten an, schiebt sie um ca. 2,5 cm entlang der Orbitakante vor und injiziert 1–2 ml des Anästhetikums

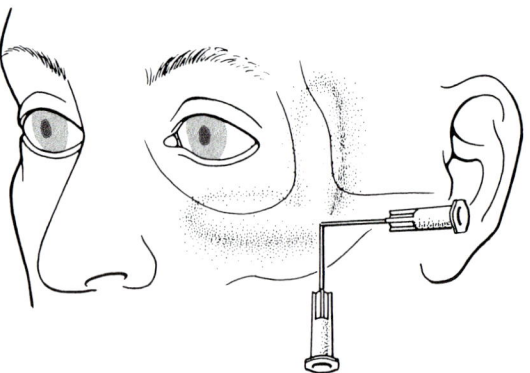

Abb. 20.6. Lidakinesie nach van Lint: Mehrere Milliliter des Anästhetikums werden über eine lange, feine Nadel ca. 1 cm seitlich und unterhalb des lateral unteren Orbitarandes injiziert; die Nadel wird dann Richtung oberer und unterer Orbitakante geführt und die Injektionen werden dort jeweils fortgesetzt, ohne daß exzessive Lidschwellungen entstehen. (Aus Ullerich 1988)

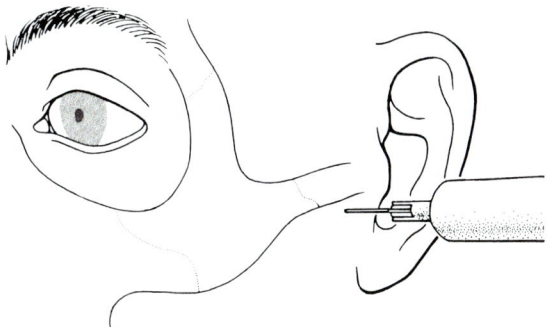

Abb. 20.7. Fazialisakinesie nach O'Brien: Man palpiert den Kondylus der Mandibula unmittelbar vor dem Tragus des Ohres (der Kondylus bewegt sich bei Mundöffnung etwas nach vorne) und injiziert mehrere Milliliter des Anästhetikums über eine feine Nadel direkt über dem Processus condyloideus des Unterkiefers bzw. 1 cm vor und unterhalb des äußeren Gehörganges; hierbei darf man die Nadel während der Injektion in mehrere Richtungen führen, um die verschiedenen Nervenfaseraufzweigungen des N. facialis zu erfassen. (Aus Ullerich 1988)

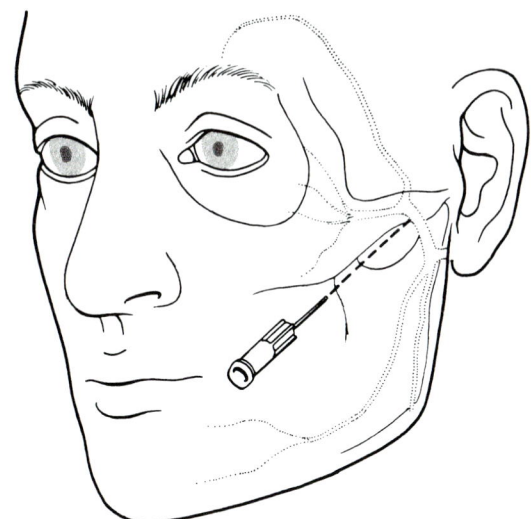

Abb. 20.8. Blockanästhesie nach Atkinson: Eine lange dünne Nadel wird entlang der Untergrenze des Jochbeinbogens in Verlängerung des lateralen Kanthus nach unten in die Haut eingestochen und in Richtung auf die obere Ohrspitze geführt; die Nadel wird während der Injektion über den Jochbeinbogen bis kurz vor das Ohr vorgeschoben. (Aus Ullerich 1988)

hospitalisierten Patienten 1:2700. Häufig sind die Allergene anamnestisch eruierbar (Allergiepaß!).

■ Eine anaphylaktische Reaktion wird bei einer bestehenden Sensibilisierung durch einen erneuten Kontakt mit dem Antigen über IgE eine Sofortreaktion auf Mastzellen und basophile Granulozyten mit einer Ausschüttung vasoaktiver Substanzen [Histamin, Serotonin, Bradykinin, slow-reacting-substance of anaphylaxis (SRS-A)] ausgelöst.

- Histamin bewirkt über Subtypen des Histaminrezeptors über eine Kontraktion der glatten Muskulatur einen Bronchospasmus, eine Auslösung von Arrhythmien und die Erhöhung der Schleimproduktion und der Gefäßpermeabilität mit Ödembildung und Volumenmangel.
- Bradykinin führt zu einer Bronchokonstriktion und zu einer Erhöhung des pulmonalarteriellen Drucks.
- SRS-A und Serotonin lösen eine Vasodilatation aus, die zu einem schweren relativen Volumenmangel führen kann.
- Prostaglandine führen zu einer Bronchokonstriktion und erhöhen die Gefäßpermeabilität, die einen Volumenmangelschock zu Folge haben kann.
- Der plättchenaktivierende Faktor (PAF) erhöht ebenfalls die Gefäßpermeabilität und löst eine Thrombozytenaggregation aus.

■ Anaphylaktoide Reaktionen werden direkt durch Aktivierung des Komplementsystems in Gang gesetzt. Häufig sind die physikochemischen Eigenschaften der eingesetzten Medikamente für diesen Reaktionstyp verantwortlich. Eine Sensibilisierung ist hierfür nicht notwendig, so daß eine anaphylaktoide Reaktion bereits beim Erstkontakt ausgelöst werden kann.

■ Bei Eintritt allergischer Symptome sollte die Antigenzufuhr sofort gestoppt werden. Die weitere Therapie einer anaphylaktischen oder anaphylaktoiden Reaktion orientiert sich an den klinischen Schweregraden:

- Schweregrad 0:
  ▼ Symptome: lokale begrenzte kutane Reaktion.
  ▼ Therapie: Antigenzufuhr stoppen, Patient unter Beobachtung halten, da die Symptome fortschreiten können.
- Schweregrad I:
  ▼ Symptome: generalisierte Reaktionen, wie Quaddelbildung, Erythem, Flush, Juckreiz und Schleimhautreaktionen (Nase, Konjunktiven).
  ▼ Therapie: intravenösen Zugang anlegen, Gabe von Histaminrezeptorantagonisten (z. B. Dimentiden, Clemastin) als Kurzinfusion.
- Schweregrad II:
  ▼ Symptome: Blutdruckabfall, Tachykardie, leichte Dyspnoe, Übelkeit und Erbrechen.
  ▼ Therapie: zusätzlich zu Stufe I: Volumensubstitution mit Kristalloiden (z. B. Ringer-Lösung) oder Kolloiden (z. B. Hydroxyethylstärke-Lösung), ggf. Adrenalin 1 mg verdünnt mit 9 ml NaCl 0,9%, 0,5–2 ml Glukokortikoide (z. B. Prednisolon 250 mg).

- Schweregrad III (Anaphylaktischer Schock):
  - Symptome: schwerer Blutdruckabfall, Bronchospasmus, Ödem der Schleimhäute (Larynxödem mit erschwerter Intubation), Bewußtseinsstörung, generalisierte Krämpfe.
  - Therapie: Adrenalin 1:10 verdünnt schrittweise geben, großzügige Volumensubstitution, Theophyllin (6 mg/kg als Bolus i.v., weitere 0,5–1 mg/kg/h als Infusion), Sedierung bzw. Krampfdurchbrechung mit Benzodiazepinen (Midazolam, Diazepam), ggf. endotracheale Intubation und Beatmung.
- Schweregrad IV:
  - Symptome: Atemstillstand, Herz-Kreislauf-Stillstand.
  - Therapie: kardiopulmonale Reanimation.

■ Bei Patienten mit anamnestisch bekannter anaphylaktischer Reaktion empfiehlt sich eine Prophylaxe, die sich an dem Grad der stattgefundenen Reaktion orientiert:

- Schweregrad I: Kurzinfusion einer Kombination von H_1- und H_2-Rezeptor-Antagonisten, z. B. Dimentiden 0,1 mg/kg + Cimetidin 5 mg/kg oder Ranitidin 1 mg/kg KG.
- Schweregrad II: zusätzlich zu Stufe I: 250 mg Prednisolon mindestens 30 min vor der Exposition.
- Schweregrad III: wie Stufe II, jedoch 500 mg Prednisolon.
- Schweregrad IV: wie Stufe III, jedoch 1 g Prednisolon.

6.2
Herz-Kreislauf-Stillstand

■ Die Möglichkeit des Auftretens schwerer Zwischenfälle im Zusammenhang mit Anästhesie und Operation erfordert die Schaffung personeller und materieller Voraussetzungen zu deren sofortigen Behandlung. Die Bereitstellung des Notfallinstrumentariums sowie die Befähigung zur Durchführung der erweiterten Sofortmaßnahmen sollte an jedem operativen Arbeitsplatz organisatorisch und personell gesichert sein. Nicht in jedem Fall ist davon auszugehen, daß sofort nach Eintritt eines Herz-Kreislauf-Stillstandes ein Anästhesist zur Verfügung steht. Insofern sollte auch der Operateur mit der Akutbehandlung von schweren Vitalfunktionsstörungen als mögliche Komplikation seiner Maßnahmen vertraut sein.

■ Irreversible Schädigungen von vitalen Organsystemen, insbesondere des Zentralnervensystems, treten bei einem Herz-Kreislauf-Stillstand innerhalb weniger Minuten auf. Deshalb ist es in dieser Situation besonders wichtig, daß die geeigneten Maßnahmen schnell und zielgerichtet ergriffen werden. Wegen der geringen Häufigkeit solcher Ereignisse stellt die mangelnde Vertrautheit mit den Erstmaßnahmen den Nichtanästhesisten in der Regel vor große Probleme. Es ist deshalb empfehlenswert, die Aus- und Weiterbildung in dieser Hinsicht kontinuierlich fortzuführen und in regelmäßigen Abständen aufzufrischen.

■ Auf europäischer Ebene können die seit 1989 von einer multidisziplinären Arbeitsgruppe erstellten Richtlinien des European Resucitation Council als wissenschaftlich abgesicherter Standard für Ausbildungsrichtlinien für die im Gesundheitswesen Tätigen angesehen werden. Durch die Festlegung von Algorithmen für die einfachen und erweiterten Sofortmaßnahmen wird für diese Situationen den Handelnden ein schematischer Ablauf an die Hand gegeben, der eine wesentliche klinische Entscheidungshilfe darstellt.

■ Die klinischen Zeichen des Herz-Kreislauf-Stillstandes sind:

- Kein tastbarer Puls an den zentralen Arterien (A. carotis, A. femoralis).
- Generalisierte Krämpfe, Bewußtseinsverlust (Eintritt nach 10–15 s).
- Schnappatmung/Atemstillstand (Eintritt nach 15–60 s).
- Mydriasis (Eintritt nach 10–60 s; Cave Miotika/Mydriadrika).
- Verlust des Muskeltonus (Eintritt nach 10–15 s).

■ Die Basismaßnahmen („A-B-C-Schema") müssen innerhalb der ersten Minuten nach Eintritt des Kreislaufstillstandes ergriffen werden, da andernfalls eine irreversible Schädigung des ZNS eintritt. Der Erfolg der Maßnahmen sollte durch kurzfristige klinische Kontrollen überprüft, die Reanimation jedoch nicht unterbrochen werden.

- A: Freimachen der Atemwege:
  - Inspektion der Mundhöhle, ggf. Entfernen von Fremdkörpern.
  - Überstrecken des Kopfes und Vorziehen des Unterkiefers (Esmarch-Handgriff).
  - Verwendung von Hilfsmitteln zum Freihalten der Atemwege, sofern vorhanden (Guedel- oder Wendl-Tubus), endotracheale Intubation.
- B: Durchführung der Beatmung
  - Mund-zu-Mund oder Nase.
  - Maskenbeatmung mit Beatmungsbeutel, sofern vorhanden mit 100%igem Sauerstoff.

▼ Atemzugvolumen beim Erwachsenen 800–1000 ml.
▼ Atemfrequenz beim Erwachsenen 10–14/min.
▼ Beobachtung der Thoraxexkursionen und des Epigastriums, um eine Mageninsufflation zu vermeiden, ggf. Verbesserung der Maßnahmen zum Freimachen der Atemwege.
▼ Vor einer neuen Beatmung sollte die passive Ausatmung, kenntlich an der vollständigen Senkung des Brustkorbes, abgewartet werden.
- C: Herstellen einer Minimalzirkulation durch externe „Herzdruckmassage":
  ▼ Aufsuchen des Druckpunktes am Übergang vom unteren zum mittleren Sternumdrittel.
  ▼ Auflage der Handinnenfläche, die andere Hand wird auf den Handrücken gelegt und die Finger verschränkt, um ein Abrutschen zu vermeiden.
  ▼ Kompression des Sternums mit etwa 4–5 cm Tiefe. Dabei muß darauf geachtet werden, daß der Patient auf einer festen Unterlage liegt und die Kompressionsrichtung vertikal auf die Wirbelsäule zu erfolgt.
  ▼ Die Kompressionsfrequenz bei Erwachsenen sollte 80–100/min betragen.
  ▼ Das Verhältnis von Beatmung zu Thoraxkompression beträgt bei der Ein-Helfer-Methode 15:2, bei der Zwei-Helfer-Methode 5:1.
  ▼ Beim nichtintubierten Patienten sollte die Thoraxkompression während eines Beatmungszyklus wegen der möglichen Aspirationsgefahr unterbrochen werden.

■ Die Überlebenschancen eines Herz-Kreislauf-Stillstandes sinken trotz effektiver Basismaßnahmen um ca. 5% pro Minute. Deshalb sollten die erweiterten lebensrettenden Sofortmaßnahmen schnellstmöglichst nach Einleiten der Basismaßnahmen begonnen werden. Sie beziehen sich beim Erwachsenen auf 4 mögliche EKG-Rhythmen, die einen funktionellen Herz-Kreislauf-Stillstand zur Folge haben:

- Das Kammerflimmern, dem beim Erwachsenen eine ischämische Herzerkrankung als häufigste Ursache zugrunde liegt.
- Die pulslose ventrikuläre Tachykardie als Folge einer elektrischen Instabilität des Herzens, die schnell in ein Kammerflimmern übergeht.
- Die Asystolie, die meist als Folge eines nicht effektiv behandelten Kammerflimmerns auftritt.
- Eine elektromechanische Dissoziation liegt vor, wenn eine elektrische Aktivität des Herzens im EKG ableitbar ist, ohne daß eine mechanische Aktion (Puls) erfolgt.

■ Maßnahmen bei Kammerflimmern und pulsloser ventrikulärer Tachykardie:

- Präkordialer Faustschlag: sollte nur beim beobachteten Kollaps angewendet werden, wenn kein Defibrillator schnell zur Verfügung steht.
- Sofortige Defibrillation: zunächst mit 200 J; wenn erfolglos, sofort ein weiterer Versuch mit 200 J, bei erneuter Erfolglosigkeit 360 J. Damit die Schocks im Bedarfsfalle schnell hintereinander abgegeben werden können, werden die Basismaßnahmen unterbrochen. Die Defibrillation ist das einzig effektive Manöver, um Kammerflimmern zu durchbrechen und hat somit vor allen anderen Maßnahmen Priorität.
- Endotracheale Intubation/intravenöser Zugang möglichst ohne Unterbrechung der Basismaßnahmen.
- Adrenalin 1 mg intravenös; sollte kein i.v.-Zugang verfügbar sein, kann Adrenalin in 2- bis 3fach höherer Dosis auch endotracheal appliziert werden. Die Dosis wird alle 2–3 min wiederholt.
- 10 Sequenzen Basismaßnahmen mit je 5 Kompressionen und einer Beatmung.
- Defibrillation mit 360 J, die bei Erfolglosigkeit 2mal wiederholt wird.
- Intermittierend klinische Kontrollen des Reanimationserfolges (Puls, Atmung, Pupillen, Bewußtsein). Bei fehlendem Erfolg erneuter Zyklus.
- Nach erfolglosem Durchlaufen dreier Zyklen kann die Applikation von 50 mval Natriumbikarbonat und eines Antiarrhythmikums (Lidocain 1 mg/kg KG) erwogen werden.

■ Maßnahmen bei Asystolie:

- Wenn Kammerflimmern nicht sicher ausgeschlossen werden kann, Defibrillation (s. Maßnahmen bei Kammerflimmern).
- Intubation/intravenöser Zugang.
- Adrenalin 1 mg i.v.
- 10 Sequenzen Basismaßnahmen mit je 5 Kompressionen und einer Beatmung.
- (Atropin 3 mg einmalig.)
- Wenn keine elektrische Aktivität vorhanden, erneuten Zyklus mit Adrenalin beginnen; bei 3 erfolglosen Zyklen Adrenalindosis auf 5 mg erhöhen.
- Bei elektrischer Aktivität: Schrittmacher anlegen.

■ Maßnahmen bei elektromechanischer Dissoziation:

- Verfahren wie bei Asystolie. Bei Indikation hat eine spezifische Therapie folgender Zustände Priorität:

- ▼ Hypovolämie.
- ▼ Spannungspneumothorax.
- ▼ Perikardtamponade.
- ▼ Lungenembolie.
- ▼ Intoxikation.
- ▼ Hypothermie.
- ▼ Elektrolytverschiebung.

WEITERFÜHRENDE LITERATUR

Ates Y, Alanoglu Z, Uysalel A (1998) Use of the laryngeal mask airway during ophthalmic surgery results in stable circulation and few complications: a prospective audit. Acta Anaesthesiol Scand 42:1180

Backlund M, Kirvela M, Lindgren L (1996) Cardiac failure aggravated by timolol eye drops: preoperative improvement by changing to pilocarpine. Acta Anaesthesiol Scand 40:379

Bell RW, Butt ZA (1995) Warming lignocaine reduces the pain of injection during peribulbar local anaesthesia for cataract surgery. Br J Ophthalmol 79:1015

Bernard JM, Hommeril JL (1997) Prolonged peribulbar anaesthesia with indwelling catheter: a preliminary report of 217 cases. Br J Anaesth 78:81

Bowman RJ, Newman DK, Richardson EC, Callear AB, Flanagan DW (1997) Is hyaluronidase helpful for peribulbar anaesthesia? Eye 11:385

Briggs M, Wong D, Groenewald C, McGalliard J, Kelly J, Harper J (1997) The effect of anaesthesia on the intraocular volume of the C3F8 gas bubble. Eye 11:47

Chiu CL, Lang CC, Wong PK, Delilkan AE, Wang CY (1998) The effect of mivacurium pretreatment on intra-ocular pressure changes induced by suxamethonium. Anaesthesia 53:501

Crawford M, Kerr WJ (1994) The effect of hyaluronidase on peribulbar block. Anaesthesia 49:907

De la Coussaye JE, Brugada J, Allessie MA (1992) Electrophysiologic and arrythmogenic effects of bupivacaine. Anesthesiology 77:132

Deutsche Gesellschaft für Anästhesiologie und Intensivmedizin (1983) Leitlinie für ambulantes Operieren bzw. Tageschirurgie, Voraussetzungen zur Durchführung ambulanter Anästhesieverfahren. Entschließung der Deutschen Gesellschaft für Anästhesiologie und Intensivmedizin. Anästh Intensivmed 12:414

Edge KR, Davis A (1995) Brainstem anaesthesia following a peribulbar block for eye surgery. Anaesth Intensive Care 23:219

Eke T, Thompson JR (1999) The National Survey of Local Anaesthesia for Ocular Surgery. II. Safety profiles of local anaesthesia techniques. Eye 13:196

Eke T, Thompson JR (1999) The National Survey of Local Anaesthesia for Ocular Surgery. I. Survey methodology and current practice. Eye 13:189

Felleiter P, Lierz P, Hörauf K, Kress HG (1998) Einsparpotential bei der präoperativen anästhesiologischen Visite am Beispiel einer Pränästhesieambulanz. Anästh Intensivmed 5:392

Gao F, Budd AJ (1996) Venous levels of lignocaine and bupivacaine after peribulbar block. Anaesthesia 51:1109

Gozal Y, Drenger B, Robertson JE, Davis RF (1998) ST segment changes following retinal surgery. J Clin Anesth 10:297

Hampl KF, Marsch SC, Erb T, Drewe J, Schneider MC (1996) Intravenous sedation for retrobulbar injection and eye surgery: diazepam and/or propofol? Acta Anaesthesiol Scand 40:53

Hasselstrom LJ, Mogensen T, Kehlet H, Christensen NJ (1984) Effects of intravenous bupivacaine on cardiovascular function and plasma catecholamine levels in humans. Anesth Analg 63:1053

Holas A, Faulborn J (1993): Propofol versus Diazepam. Sedierung bei ophthalmologischen Operationen in Lokalanästhesie. Anaesthesist. 42:766

Holas A, Krafft P, Marcovic M, Quehenberger F (1999) Remifentanil, propofol or both for conscious sedation during eye surgery under regional anaesthesia. Eur J Anaesthesiol 16:741

Huha T, Ala KT, Salomaki T, Alahuhta S (1999) Clinical efficacy and pharmacokinetics of 1% ropivacaine and 0.75% bupivacaine in peribulbar anaesthesia for cataract surgery. Anaesthesia 54:137

Jayamanne DG, Gillie RF (1996) The effectiveness of perioperative cardiac monitoring and pulse oximetry. Eye 10:130

Jolliffe DM, Abdel KM, Norton AC (1997) A comparison of topical anaesthesia and retrobulbar block for cataract surgery. Eye 11:858

Mawer RJ, Coombes AG (1998) Current practice of local anaesthesia for routine ocular surgery. Br J Anaesth 80:241

Morgan JE, Chandna A (1995) Intraocular pressure after peribulbar anaesthesia: is the Honan balloon necessary? Br J Ophthalmol 79:46

Mount AM, Seward HC (1993) Scleral perforations during peribulbar anaesthesia. Eye 7:766

O'Donoghue E, Batterbury M, Lavy T (1994) Effect on intraocular pressure of local anaesthesia in eyes undergoing intraocular surgery. Br J Ophthalmol 78:605

Pirttikangas CO, Salo M, Peltola O (1996) Propofol infusion anaesthesia and the immune response in elderly patients undergoing ophthalmic surgery. Anaesthesia 51:318

Reimer EJ, Montgomery CJ, Bevan JC, Merrick PM, Blackstock D, Popovic V (1993) Propofol anaesthesia reduces early postoperative emesis after paediatric strabismus surgery. Can J Anaesth 40:927

Rosen E (1993) Anaesthesia for ophthalmic surgery [editorial]. Br J Ophthalmol 77:542

Rubin AP (1995) Complications of local anaesthesia for ophthalmic surgery. Br J Anaesth 75:93

Ruusuvaara P, Setala K, Pajari S, Ropo A, Paloheim M (1995) Comparison of etidocaine and bupivacaine + lidocaine in retrobulbar anaesthesia. Acta Ophthalmol Scand 73:563

Sator S, Wildling E, Schabernig C, Akramian J, Zulus E, Winkler M (1998) Desflurane maintains intraocular pressure at an equivalent level to isoflurane and propofol during unstressed non-ophthalmic surgery. Br J Anaesth 80:243

Schlager A (1999) Accumulation of carbon dioxide under ophthalmic drapes during eye surgery: a comparison of three different drapes. Anaesthesia 54:690

Singleton RJ, Ludbrook GL, Webb RK, Fox MA (1993) The Australian Incident Monitoring Study. Physical injuries and environmental safety in anaesthesia: an analysis of 2000 incident reports. Anaesth Intensive Care 21:659

Tarnow J (1996) Nutzen und Kosten präoperativer „Screening"-Untersuchungen aus anästhesiologischer Sicht. Anästh Intensivmed 37:268

Ullerich K (1988) Grundregeln, Vorbereitung, Lokalanästhesie, Nachbehandlung. In: Mackensen G, Neubauer H (Hrsg) Kirschners allgemeine und spezielle Operationslehre. Augenärztliche Operationen Bd. 1. Springer, Berlin Heidelberg New York

Van-den Berg AA, Savva D, Honjol NM (1997) Attenuation of the haemodynamic responses to noxious stimuli in patients undergoing cataract surgery. A comparison of magnesium sulphate, esmolol, lignocaine, nitroglycerine and placebo given i.v. with induction of anaesthesia. Eur J Anaesthesiol 14:134

Verghese I, Sivaraj R, Lai YK (1996) The effectiveness of sub-Tenon's infiltration of local anaesthesia for cataract surgery. Aust N Z J Ophthalmol 24:117

Walters G, McKibbin M (1997) The value of pre-operative investigations in local anaesthetic ophthalmic surgery. Eye 11:847

Warner MA, Shields SE, Chute CG (1993) Major morbidity and mortality within 1 month af ambulatory surgery and anesthesia. JAMA 270:1437

Wilhelm W, Larsen R (1997) Präoperative Einschätzung für Narkosen. Anaesthesist 46:629

Wolters U, Wolf T, Stützer H, Schröder T (1996) ASA classification and perioperative variables as predictors of postoperative outcome. Br J Anaesth 77:217

Wong DH (1993) Regional anaesthesia for intraocular surgery. Can J Anaesth 40:635

Chirurgie der Tränenorgane

1 Mißbildungen 611
1.1 Atresie der Tränenpünktchen 611
1.2 Aplasie oder Atresie der Tränenröhrchen 612
1.3 Angeborene Aplasie oder Atresie des Tränennasengangs 612

2 Tränendrüse 612
2.1 Dakryoadenitis 612
2.2 Tumoren der Tränendrüse 612
2.3 Tränenhypersekretion 612

3 Funktionelle Tränenabflußstörungen 613

4 Tränenpünktchen 613
4.1 Verengungen 613
4.2 Eversion 614
4.3 Tumoren im Bereich der Tränenpünktchen 614
4.4 Relative Erweiterung 614

5 Tränenkanälchen 614
5.1 Relative Stenosen 614
5.2 Absolute Stenosen 614
5.3 Verletzungen 615

6 Tränensack 615
6.1 Dakryolithen 615
6.2 Entzündungen 616
6.3 Tumoren 616

7 Tränennasengang 616
7.1 Angeborene Stenose 616
7.2 Sekundär erworbene Stenose 617

Zur Unterscheidung einer Hypersekretion, eines Verschlusses der Tränenwege oder einer Kombination aus beiden ist eine eingehende präoperative Diagnostik erforderlich (s. Kap. 41).
Vor der operativen Sanierung einer Obstruktion sollte immer erst die Ursache einer eventuellen Hypersekretion (z. B. Blepharitis) behandelt werden.
Die Lage der Obstruktion wird mittels spezieller Untersuchungen festgelegt. Vor allem bei Aplasien, aber auch bei Stenosen liefern die Tests nicht immer ausreichende Informationen über proximal der Stenose gelegene Areale.
Vor der Operation sollte der Patient über die postoperative Nachsorge (z. B. längere Tränenwegsschienungen) und die möglichen Komplikationen aufgeklärt sein. Leichtere Befindlichkeitsstörungen sollten nicht operativ angegangen werden.
Symptome und konservative Therapie von Stenosen, Entzündungen und Tumoren des Tränenapparates werden in den entsprechenden Kapiteln besprochen.
Zur präoperativen Diagnostik der Tränendrüse und der ableitenden Tränenwege sind funktionelle und bildgebende Verfahren notwendig. Im Bereich der ableitenden Tränenwege gewinnt neben den schon länger bekannten bildgebenden Verfahren (Dakryozystographie, digitale Subtraktionsdakryozystographie, Radionukliddakryozystographie) die Endoskopie zunehmende Bedeutung. Sie ist das einzige Verfahren, das eine direkte Beurteilung der Schleimhautverhältnisse erlaubt. Durch die gleichzeitig mögliche Anwendbarkeit der Laserdakryoplastik können umschriebene Veränderungen (Sakkusausgangsstenosen, punktförmige Kanalikulusstenosen, membranöse Reststenosen nach Dakryozystorhinostomie) sofort therapiert und größere Eingriffe (externe Dakryozystorhinostomie) so teilweise vermieden werden. Auch Revisionsoperationen können besser geplant und teilweise transkanalikulär durchgeführt werden. Erfolg und Gründe für einen Mißerfolg von bereits durchgeführten Eingriffen können nicht nur funktionell sondern auch optisch kontrolliert werden.

1 Mißbildungen

1.1 Atresie der Tränenpünktchen

■ Zunächst wird der Versuch unternommen, mit einer spitzen konischen Sonde eine Öffnung zu erreichen. Falls dies nicht gelingt, wird nasal dieser Stelle

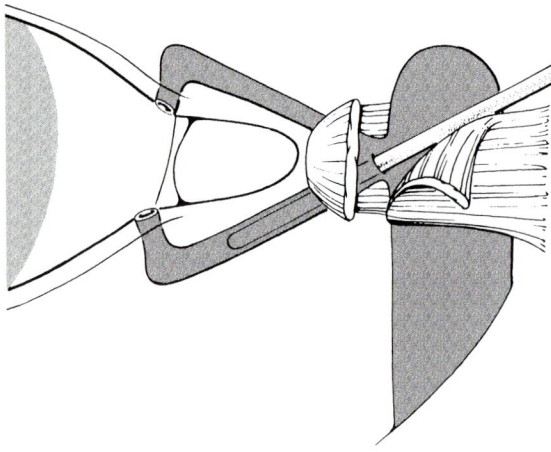

Abb. 21.1. Retrograde Sondierung. Nach Durchtrennung des Lidbändchens wird es angeschlungen, der Ductus communis wird mikrochirurgisch aufgesucht und retrograd sondiert. (Aus Mackensen u. Neubauer 1988)

von der Lidinnenseite aus ein senkrechter Schnitt durchgeführt. So kann festgestellt werden, ob Tränenkanälchen vorhanden sind. Ist dies der Fall, wird retrograd sondiert. Alternativ retrograde Sondierung des Canaliculus communis: Hautschnitt, Absetzen des Lidbändchens, Inzision des Canaliculus, Sondierung und anschließende Schienung (Abb. 21.1).

1.2
Aplasie oder Atresie der Tränenröhrchen

■ Die Behandlung erfolgt durch die Einpflanzung von Venen- oder Schleimhauttransplantaten oder die Konjunktivorhinostomie nach Jones. Hierbei handelt es sich im Prinzip um eine Dakryozystorhinostomie (s. Abschn. 7.2) bei der statt der Silikonschlauchintubation mittels einer Injektionsnadel ein Gang zwischen Fornix im Karunkelbereich und Tränensack gebohrt wird, der mindestens ein Jahr oder sogar dauerhaft mittels eines Kunststoffröhrchens offen gehalten wird.

1.3
Angeborene Aplasie oder Atresie des Tränennasengangs

■ Behandelt wird diese Form der Fehlbildung mittels Sondierung oder Dakryozystorhinostomie.

2
Tränendrüse

2.1
Dakryoadenitis

■ Selten kommt es zur Einschmelzung der Tränendrüse; dann ist folgendes Vorgehen erforderlich (Dakryoadenotomie): Hautschnitt, Spreizen des M. orbicularis, Spreizung des Septums bis zur Eiterentleerung, anschließend Drainage (Mini-Drain).

■ Differentialdiagnostisch muß an einen subkutanen Abszeß, eine infizierte Dermoidzyste oder einen Orbitaabszeß gedacht werden. Eine präoperative Abgrenzung ist oft sonographisch nicht möglich.

2.2
Tumoren der Tränendrüse

■ Bei chronischen, d.h. länger als 2–3 Wochen andauernden, bisher konservativ behandelten (Antibiotika, Kortikoide), therapieresistenten Prozessen der Tränendrüse sollte eine transkutane Biopsie unter Schonung der Ausführungsgänge durchgeführt werden. Zur Abklärung der Ausdehnung der Raumforderung veranlaßt man präoperativ eine Ultraschalluntersuchung und eine Computertomographie. Bei Verdacht auf einen malignen Prozeß sollte eine Biopsie evtl. vergrößerter Halslymphknoten durchgeführt werden.

■ Die Indikation zur Dakryoadenektomie muß sehr streng gestellt werden, da hieraus Folgezustände (z. B. Keratoconjunctivitis sicca) mit evtl. resultierenden Dauerschäden entstehen können.

■ Unterschieden wird die partielle und totale Dakryoadenektomie. Bei der partiellen Dakryoadenektomie wird nur der palpebrale Anteil über einen konjunktivalen Zugang am temporal oberen Fornix entfernt. Die totale Dakryoadenektomie wird über einen kutanen Zugang durchgeführt (Abb. 21.2). Hier besteht ein hohes Blutungsrisiko (massive Blutungen bis zum Retrobulbärhämatom), da die A. lacrimalis durchtrennt werden muß. Das Gefäß muß unbedingt ligiert werden.

2.3
Tränenhypersekretion

■ Unter Tränenhypersekretion versteht man die relativ zur Kapazität des funktionell intakten Abflußsystems zu hohe Tränenproduktion.

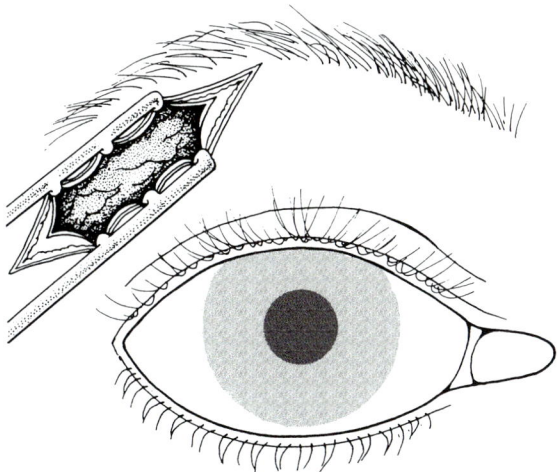

Abb. 21.2. Totale Dakryoadenektomie. (Aus Mackensen u. Neubauer 1988)

- Zunächst gilt es, die Ursachen für eine reflektorische Hypersekretion der Tränen (z. B. Blepharokonjunktivitis, Oberflächenschäden, Allergien, Psyche) auszuschließen bzw. zu behandeln.

- Bei ungeklärter Ursache Versuch der konservativen Behandlung mit ephedrin-, privin- oder dihydroergotaminhaltigen Präparaten.

- Operative Maßnahmen sollten nur in Ausnahmefällen durchgeführt werden. Es besteht ein hohes Risiko von gravierenden Folgekomplikationen, die bis zur Erblindung durch Hornhautschäden führen können.

- In Frage kommt die Ausschaltung des Ganglion sphenopalatinum am hinteren Ende der mittleren Nasenmuschel zur Minderung der Reflexsekretion, die subkonjunktivale Durchschneidung der Tränendrüsenausführungsgänge, die Alkoholinjektion in den palpebralen Drüsenanteil oder die Durchtrennung des R. lacrimalis des N. zygomaticus. Auch das Legen von Tränenwegsröhrchen nach Jones kann versucht werden. Von einer (auch nur teilweisen) Entfernung der Tränendrüse raten die meisten Autoren ab.

3
Funktionelle Tränenabflußstörungen

- Definition: Abflußstörungen trotz durchgängiger Tränenwege.

- Durch das Fehlen der Karunkel oder der Plica semilunaris (angeboren oder postoperativ) kann es zu Erweiterungen des Tränensees mit irregulärem Abfluß der Tränen über die Wange kommen. Thera-

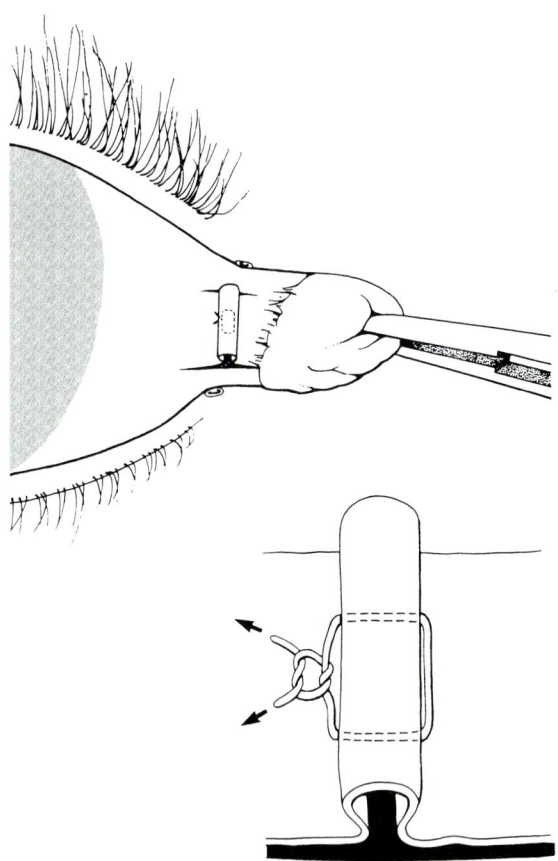

Abb. 21.3. Rekonstruktion der Plica semilunaris nach Fazakas (1959). Nach dem Einschneiden der Bindehaut erfolgt ihre Raffung, so daß im Bereich der ursprünglich gelegenen Plica eine Falte gebildet wird. (Nach Mackensen u. Neubauer 1988)

peutisch kommt eine operative Rekonstruktion dieser Strukturen in Frage (Abb. 21.3).

- Postoperative Fehlstellung der Lider, senile Veränderungen (Ektropium), Narbenbildungen oder übermäßiger Nasenwuchs, können zu einer Eversio puncti lacrimalis oder aber zu einer Insuffizienz der Tränenpumpe (fehlende Drucksteigerung im inneren Lidwinkel beim Lidschlag) führen. Therapeutisch ist eine Reposition des medialen Lidbändchens, eine Reposition des medialen Lidwinkels oder eine plastische Lidoperation indiziert.

4
Tränenpünktchen

4.1
Verengungen

- Verengungen werden durch Dilatation (Sonde oder zeitweise Schienung) bzw. dauerhafter durch

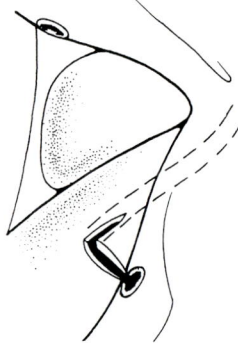

Abb. 21.4. Zweischnittoperation. Falls mit der Einschnittoperation keine befriedigende Öffnung erreicht worden ist, erfolgt einige Wochen später eine Wiederholung des ersten Schnitts und ein zweiter Schnitt in der Pars horizontalis des Tränenkanälchens. (Nach Mackensen u. Neubauer 1988)

die sog. Ein-, Zwei- oder Dreischnittoperationen (Abb. 21.4) behoben. In der ersten Woche postoperativ sollte durch regelmäßigen Zug des Lides nach lateral durch den Patienten bzw. mehrfaches Nachdilatieren für eine „offene" Heilung gesorgt werden.

4.2
Eversion

- Die Eversion kann durch eine bindehautseitige Kauterisation, Entfernung einer tarsokonjunktivalen Raute oder die Operation nach Lee (Abb. 21.5) behoben werden. Möglich ist auch eine Faltung des hinteren Schenkels des medialen Lidbändchens. Ausgeprägte Formen können häufig nur teilweise reponiert werden.

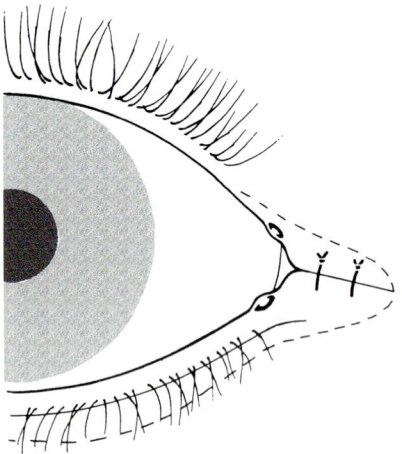

Abb. 21.5. Operation nach Lee (1951). Nach Anfrischung der Hautkanten im inneren Lidwinkel erfolgt die Vernähung in der Vertikalen. So wird eine Einwärtswendung der zuvor evertierten Tränenpünktchen bewirkt. (Nach Mackensen u. Neubauer 1988)

4.3
Tumoren im Bereich der Tränenpünktchen

- Am häufigsten sind Basaliome, am zweithäufigsten Papillome.

- Basaliome müssen mit mindestens 2 mm Sicherheitsabstand und histologischer Kontrolle (Ergebnis vor plastischer Versorgung) exzidiert werden.

- Die Papillome werden flach abgetragen. Eventuell wird die Basis noch zusätzlich gekautert oder kryokoaguliert.

- Vor Exzisionen wird eine Intubation (Ring oder Schlinge) der Tränenwege durchgeführt. Später evtl. Durchführung einer Tränenwegsplastik.

4.4
Relative Erweiterung

- Bei verminderter Tränenproduktion bzw. therapierefraktärem Sicca-Syndrom kann eine temporäre oder dauerhafte Verödung oder Verengung der Tränenpünktchen erwogen werden.

- Temporär ist eine Behandlung mittels Gewebekleber, „punctum plugs", „lacrimal plugs" oder Diathermie nur des Pünktchens (spontane Rekanalisation innerhalb weniger Wochen) möglich; dauerhaft mittels Diathermie bis in das Lumen des Kanals.

5
Tränenkanälchen

5.1
Relative Stenosen

- Sie werden meist iatrogen (fehlerhafte Sondierungen, Via-falsa-Sondierungen) oder durch chronische Entzündungen verursacht. Seltenere Ursachen sind Dakryolithen oder Aktinomyzeten.

- Therapie: Freispülen bzw. Ausräumen und anschließendes Sondieren. Alternativ oder ergänzend Dakryoplastik mit dem Laser. Danach für 1–2 Monate Ringintubation. Postoperativ gibt man zusätzlich gezielt Antibiotika (bei aktiver Entzündung) und abschwellende Augentropfen.

5.2
Absolute Stenosen

- Solange nur einer der beiden Canaliculi betroffen ist, ist keine weitere Therapie notwendig.

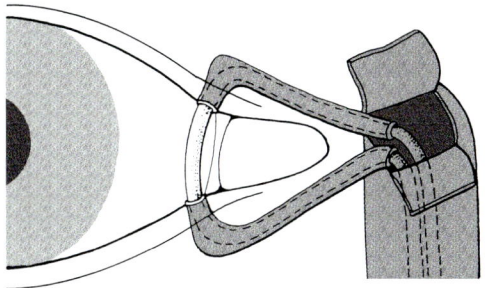

Abb. 21.6. Kanalikulodakryozystostomie nach Jones (1962). Nach Mobilisierung des Tränensacks wird an seiner Kuppel eine türflügelartige Öffnung gebildet. Die mit Silikonröhrchen geschienten Tränenkanälchen werden beim Verschluß des Tränensacks eingenäht. (Nach Mackensen u. Neubauer 1988)

- Zunächst sollte immer mit spitzen Sonden die Rekanalisation und anschließende Ringintubation angestrebt werden.

- Bei punktförmigen Canaliculusstenosen kann im Rahmen einer diagnostischen Dakryoendoskopie eine Rekanalisierung mittels Laserdakryoplastik (Erbium : YAG-Laser) durchgeführt werden.

- Erst bei Mißerfolg wird eine Kanalikuloplastik durch Verlagerung des Tränensackes (wenn das mediale Drittel des Canaliculus stenosiert ist) in Form der Kanalikulodakryozystostomie durchgeführt (Abb. 21.6). Alternativ können Tränensackkuppel, oberer Canaliculus bzw. Venen als Interponat benutzt werden.

- Bei längeren Stenosen kann die Konjunktivodakryozystostomie nach Stallard durchgeführt werden. Mobilisierung des Tränensackes, anschließende Eröffnung und Vernähung im Fornix (Abb. 21.7).

- Die Implantation von Tränenwegsprothesen aus hydrophilisiertem Silikon zeigte deutliche Vorteile gegenüber der funktionell zwar häufig erfolgreichen, aber für den Patienten meist nicht zufriedenstellenden Konjunktivodakryozystorhinostomie nach Jones.

- Bei sekundären Stenosen des Canaliculus communis (in $^2/_3$ der Fälle ist eine chronische Dakryozystitis die Ursache) hilft auch eine explorative Operation nach Toti (s. unten) und eine vorsichtige Lösung der Adhäsionen rund um die Öffnung des Canaliculus communis.

- Prinzipiell gilt, daß bei allen operativen Verfahren zunächst versucht werden sollte, nach Eröffnung des Tränensackes die Kanäle retrograd zu intubieren, bevor invasivere Verfahren angewendet werden.

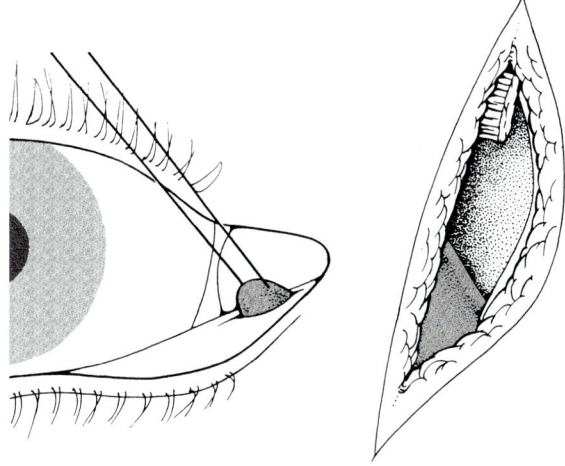

Abb. 21.7. Konjunktivodakryozystostomie nach Stallard (1975). Mit einem Führungsfaden, der in der Kuppel des Tränensacks eingebracht worden ist, wird der Tränensack in den Fornix gezogen. Danach Öffnung der Kuppel des Sacks und Vernähung mit der Bindehaut

5.3
Verletzungen

- Der Versuch einer Readaptation sollte noch am Tag nach der Verletzung unternommen werden.

- Die Versorgung erfolgt unter dem Operationsmikroskop und in Allgemeinnarkose, da eine lokale Infiltrationsanästhesie das Gewebe zu sehr deformiert. Silikonröhrchen dienen zur Schienung; die Enden des Canaliculus werden mit 3 End-zu-End-Nähten (z. B. 9-0-Nylon) readaptiert. Einfacher und mit ähnlicher Erfolgsrate ist die Adaptierung des umgebenden Gewebes mit resorbierbaren 7-0-Nähten. Anschließend nimmt man einen schichtweisen Wundverschluß vor. Die Ringintubation sollte für mindestens 3 Monate belassen werden (Abb. 21.8). Siehe auch Kap. 1.

6
Tränensack

6.1
Dakryolithen

- Bei unterschiedlich guter Spülbarkeit der Tränenwege kann ein Dakryolith vorliegen. Durch Spülungen und Massagen kann dieser meist entfernt werden. Gelingt dies nicht, wird eine Dakryozystorhinostomie durchgeführt.

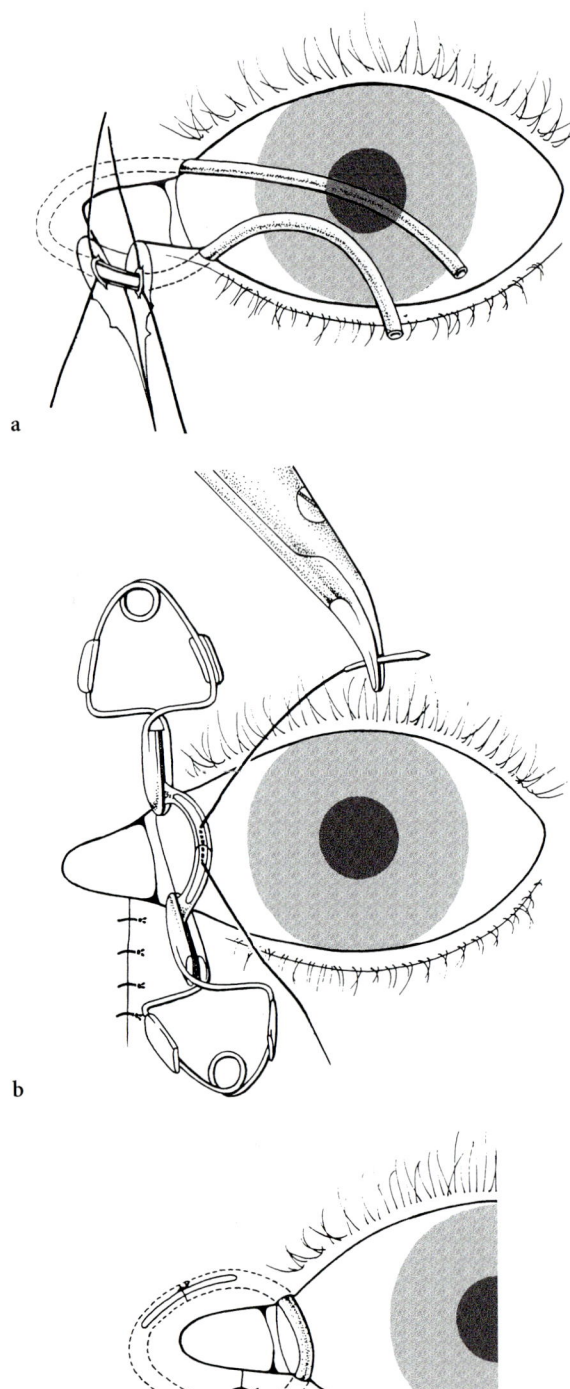

Abb. 21.8 a–c. Ringintubation. (Nach Mackensen u. Neubauer 1988)

6.2
Entzündungen

- Solange der Allgemeinzustand nicht durch Fieber und Schüttelfrost beeinträchtigt ist, wird konservativ behandelt: regelmäßige Spülung alle 8 h (ist umstritten und wird von manchen Zentren abgelehnt), lokale Tropfantibiose, abschwellende Medikamente in Form von Etheridinlaktat (z.B. Rivanol®), Massage, systemische Antibiose in oraler Form.

- Anderenfalls sollte eine Inzision von außen, Einlegen von Gazestreifen, Spülen der Wunde mit Polyvidonjodid und Einlegen von Leukasekegeln vorgenommen werden. Kommt es nach der Ausheilung zu einer Stenose, wird eine Dakryozystorhinostomie durchgeführt.

- Bei älteren Patienten mit Dakryozystitis und fehlender Epiphora bei geringer Tränensekretion kann als einfacheres Vorgehen auch die Dakryozystektomie gewählt werden.

6.3
Tumoren

- Klinisch als nichtentzündlicher Tumor unterhalb oder über dem medialen Lidbändchen gelegen, mit blutigen Tränen oder blutigem Reflux beim Spülversuch (Differentialdiagnose: Via-falsa-Sondierung).

- Bei epithelialen Tumoren des Tränensackes muß der komplette Tränensack mit dem Tränennasengang exzidiert werden. Der Zugangsweg erfolgt von außen wie bei der Dakryozystorhinostomie.

7
Tränennasengang

7.1
Angeborene Stenose

- Besteht bei 2–4% der Neugeborenen und wird klinisch meist in Form mukopurulenter Tränen ab der zweiten Lebenswoche bzw. als Dakryozystitis auffällig. Zunächst versucht man eine konservative Behandlung mit regelmäßiger Tränenwegsmassage, lokaler Tropfantibiose und abschwellenden Nasen- und Augentropfen. In den meisten Fällen (80–90%) kommt es zur spontanen Eröffnung.

- Bei Erfolglosigkeit und Beschwerdepersistenz über den 6. Lebensmonat hinaus, spült man unter

Druck oder sondiert und durchstößt die Hasner-Klappe (Abb. 21.9) in Kurznarkose. Bei akuter Dakryozystitis gibt man vorher systemisch Antibiotika für mindestens 24 h.

■ Bei erfolgloser Sondierung auch im zweiten Versuch wird die Intubation mit einem Silikonschlauch in die Nase (möglichst vor dem 18. Lebensmonat wegen höherer Erfolgsquote) durchgeführt.

7.2
Sekundär erworbene Stenose

■ Meist nach akuten oder chronischen (Dakryozystitis) Entzündungen, aber auch nach Verletzungen. Selbst bei Beschwerdefreiheit sollte die operative Lösung nach dem ersten entzündlichen Rezidiv empfohlen werden, da ein großes Keimreservoir mit der Gefahr der Exazerbation besteht. Dies gilt v.a. bei weiteren Indikationen (z.B. bestehendes Sickerkissen, geplante Keratoplastik).

■ Bei kurzstreckigen relativen Stenosen kann eine Ballondilatation versucht werden. Neuerdings ist auch eine Rekanalisierung mit dem Erbium:YAG-Laser, die sog. Laserdakryoplastik möglich.

■ Bei durchgängigen Tränenkanälchen mit einer Stenose proximal des Canaliculus communis ist die externe Dakryozystorhinostomie nach Toti in ihren zahlreichen Varianten die Operation mit der höchsten Erfolgsrate. Das Prinzip ist die Verbindung der Tränenkanäle bzw. des Tränensackes direkt mit der Nasenhöhle durch Schaffung eines Knochenfensters medial des Tränensackes und Vernähung der Nasenschleimhaut mit dem Tränensack (Abb. 21.10 a–g). Zur Schienung wird für mindestens 3 Monate eine Schlingenintubation bis in die Nasenhöhle durchgeführt. Die Operation erfolgt in Intubationsnarkose.

■ Dem Ophthalmologen vom Operationsweg her ungewohnt und aufgrund des speziellen Instrumentariums teilweise auch technisch nicht möglich, ist das endonasale Vorgehen bei der Dakryozystoskopie. Unter mikroskopischer Kontrolle ist es sowohl mit klassischem Instrumentarium als auch neuerdings komplett mittels Laser möglich. Während transkanalikulär die Laserenergien zur Herstellung eines knöchernen Ostiums noch nicht ausreichen, gelingt dies inzwischen endonasal. Vorteile des endonasalen Vorgehens sind die geringere Gewebszerstörung, die fehlende äußere Narbe, die nicht notwendige Durchtrennung des medialen Lidbandapparates und der angulären Gefäße und somit ein

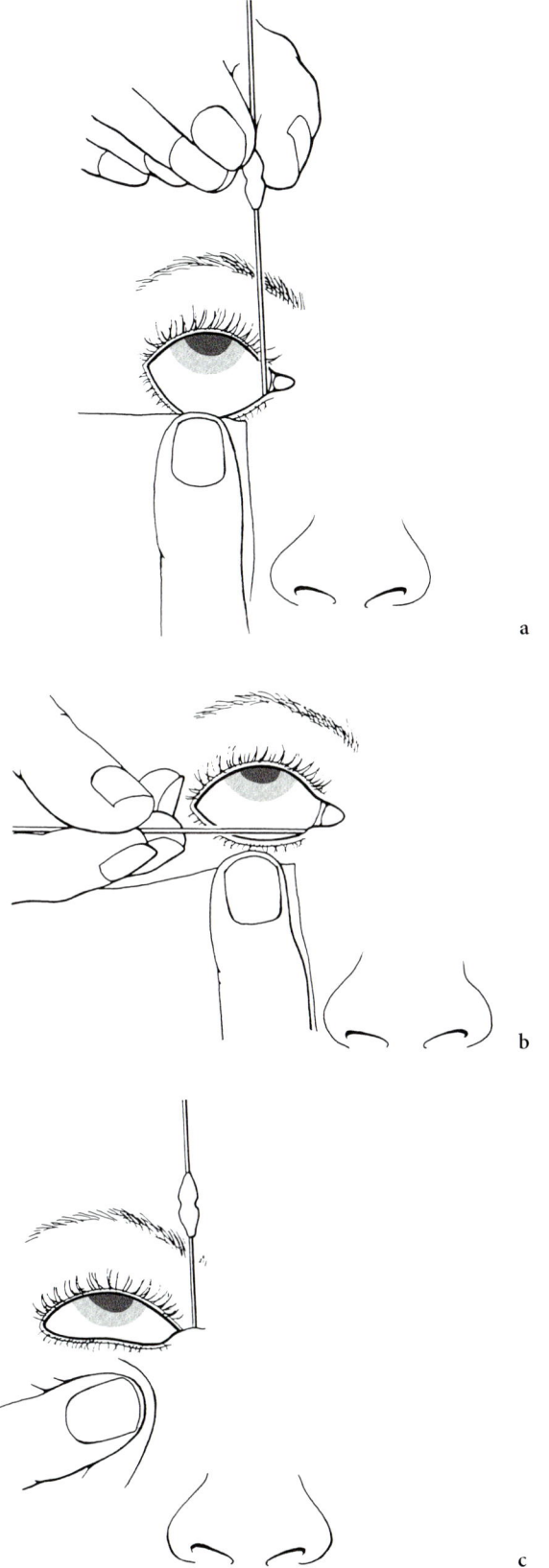

Abb. 21.9 a–c. Sondierung mit der Bowman-Sonde

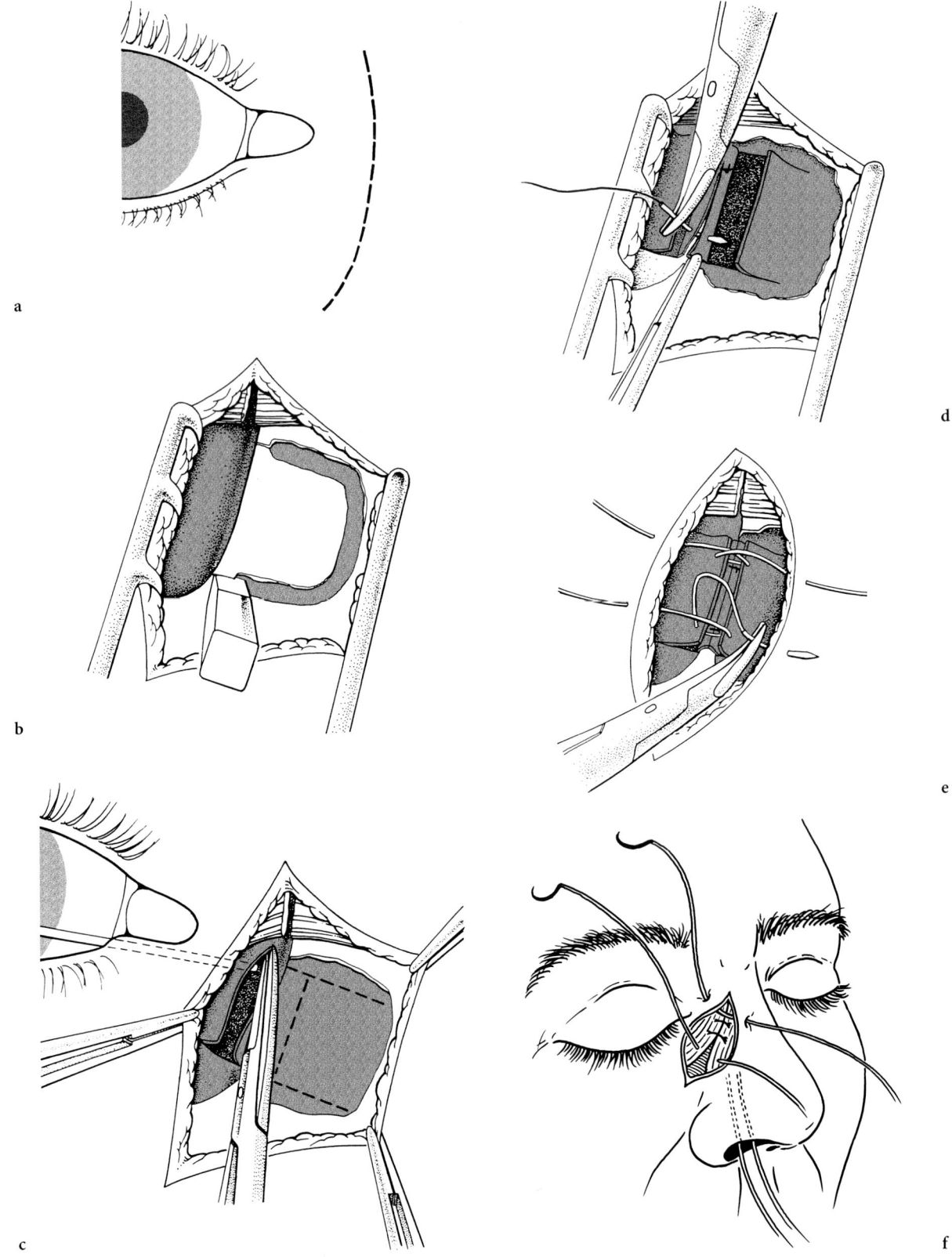

Abb. 21.10 a–g. Dakryozystorhinostomie. **a** Hautschnitt, **b** Anlegen des Knochenfensters (verändert nach Mackensen u. Neubauer 1988), **c** Inzision der Nasenschleimhaut und des Tränensackes, **d** Naht der hinteren Lamelle, **e** Naht der vorderen Lamelle nach Legen des Silikonschlauches von den Tränenpünktchen bis in die Nase, **f** Haut- und Muskelnaht. **g** s. S. 619

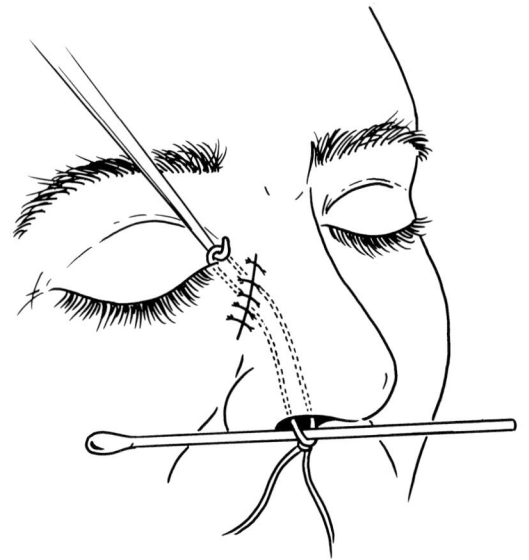

Abb. 21.10 *(Fortsetzung).* **g** Lage des Silikonschlauches vor Fixation in der Nase

Erhalt der Tränenpumpe. Erkauft wird dies mit einem höheren technischen Aufwand und einer geringeren Erfolgsrate. Während beim externen Vorgehen in 85–98% der Fälle ein dauerhafter Erfolg erzielt wird, erreichen die Ergebnisse mit der endonasalen Laserdakryozystorhinostomie je nach Autor nur 68–85%.

WEITERFÜHRENDE LITERATUR

Busse H, Hollwich F (1978) Erkrankungen der ableitenden Tränenwege und ihre Behandlung. Enke, Stuttgart (Bücherei des Augenarztes, Heft 74)
Busse H (1979) Erste Ergebnisse mit hydrophilen Tränenwegsprothesen. Klin Monatsbl Augenheilkd 174:215
Collin JRO (1991) Lidchirurgie. Thieme, Stuttgart New York
Eloy P (1995) Endonasal dacryocystorhinostomy: indications, technique and results. Rhinology 33:229
Emmerich KH (1997) Dakryoendoskopie und Laserdacryoplastik: Technik und Ergebnisse. Klin Monatsbl Augenheilkd 211:375
Emmerich KH, Meyer-Rüsenberg HW, Simko P (1997) Endoskopie der Tränenwege. Ophthalmologe 94:732
Fazakas S (1959) Wiederherstellende Operationen an der abnorm ausgebildeten oder verlagerten Plica semilunaris zur Verbesserung der Tränenableitung. Klin Monatsbl Augenheilkd 135:549
Fechner PU, Teichmann KD (1991) Medikamentöse Augentherapie. Enke, Stuttgart, S 176
Hanselmeyer H (1981) Neue Erkenntnisse über Erkrankungen der Tränenwege. Enke, Stuttgart (Bücherei des Augenarztes, Heft 84)
Hartikainen J (1998) Prospective randomized comparison of external dacryocystorhinostomy and endonasal laser dacryocystorhinostomy. Ophthalmology 105:1106
Hofmann H, Hanselmayer H (1988) Chirurgie der Tränenorgane. In: Mackensen G, Neubauer H (Hrsg) Augenärztliche Operationen, Bd 1. Springer, Berlin Heidelberg New York Tokyo, S 271
Jones LT (1962) The cure of epiphora due to canalicular disorders, trauma and surgical failure on the lacrimal passage. Trans Am Acad Ophthalmol Otolaryngol 66:506
Jones LT (1965) Conjunctivodacryocystorhinostomy. Am J Ophthalmol 59:733
Kao SCS (1997) Dacryocystorhinostomy with intraoperative Mitomycin C. Ophthalmology 104:86
Kuchar A (1997) Neuere Entwicklungen der Tränenwegsendoskopie. Klin Monatsbl Augenheilkd 210:23
Lee OS (1951) Operation for correction of everted lacrimal puncta. Am J Ophthalmol 34:575
Mackensen G, Neubauer H (1998) Augenärztliche Operationen. Springer, Berlin Heidelberg New York Tokyo
Müllner K (1997) Tränenwegsendoskopie: Erster Erfahrungsbericht. Ophthalmologe 94:736
Patel BCK (1997) Transcanalicular neodymium:YAG laser for revision of dacryocystorhinostomy. Ophthalmology 104:1191
Sadiq SA (1996) Endoscopic holmium:YAG laser dacryocystorhinostomy. Eye 10:43
Stallard HB (1975) Eye surgery. Wright, Bristol
Tanenbaum M (1995) Lacrimal drainage system disorders: diagnosis and treatment. In: McCord CD, Tanenbaum M, Nunery WR (eds) Oculoplastic surgery. Raven, New York
Tse DT (1992) Color atlas of ophthalmic surgery: oculoplastic surgery. Lippincott, Philadelphia
Yung MW, Hardman-Lea S (1998) Endoscopic inferior dacryocystorhinostomy. Clin Otolaryngol 23:152

Kapitel 22

Lidchirurgie und Grundzüge der plastischen Chirurgie

1	Grundlagen	621
1.1	Zielvorstellungen	621
1.2	Schnittführung und Nahttechniken	621
1.2.1	Schnittführung	621
1.2.2	Schnittwinkel	623
1.2.3	Nahtmaterial und Wundverschluß	623
1.2.4	Alternative Schneideverfahren	624
1.3	Transplantate zur Defektdeckung	624
1.3.1	Freie Gewebetransplantation	625
1.3.2	Gestielte Transplantate	626
2	Operationen	628
2.1	Kleinere Eingriffe	628
2.1.1	Chalazion	628
2.1.2	Kleinere gutartige Hauttumoren	630
2.1.3	Zysten	631
2.1.4	Xanthelasmen	631
2.1.5	Sternchenangiome (Spider-Nävi)	631
2.1.6	Inzision von Abszessen	631
2.2	Altersveränderungen der Lider	631
2.2.1	Blepharoplastik	632
2.3	Entropium und Trichiasis	634
2.3.1	Ursachen	634
2.3.2	Chirurgische Verfahren	634
2.4	Ektropium	636
2.4.1	Ursachen	637
2.4.2	Chirurgische Verfahren	637
2.5	Ptosis	640
2.5.1	Kongenitale Ptosis	640
2.5.2	Erworbene Ptosis	640
2.5.3	Pseudoptosis	640
2.6	Fazialisparese	644
2.6.1	Tarsorrhaphie	645
2.6.2	Goldimplantation bei fehlendem Lidschluß	646
2.7	Tumorbehandlung und Lidrekonstruktion	647
2.7.1	Tumoren	647
2.7.2	Techniken der Lidrekonstruktion	647

1 Grundlagen

1.1 Zielvorstellungen

■ Schutz des Auges und der Sehfunktion.

■ Erhalt oder Wiederherstellung der anatomischen und funktionellen Integrität der Lider und der für ihre Funktion wichtigen umgebenden Strukturen.

■ Erhalt oder Wiederherstellung eines kosmetisch ansprechenden Zustandes unter Berücksichtigung der Gesichtssymmetrie.

1.2 Schnittführung und Nahttechniken

1.2.1 Schnittführung

■ Im Gegensatz zur Versorgung von Unfallverletzungen kann der Chirurg bei der geplanten Exzision von Tumoren oder bei plastischen Eingriffen Einfluß auf die Schnittführung nehmen. Bei der Wahl des Zugangsweges sind in erster Linie anatomische Gesichtspunkte zu berücksichtigen, um bestimmte Strukturen (Gefäße, Lidbändchen, Tränenwege usw.) zu schonen oder direkt erreichen zu können. Folgende, im Einzelfall in ihrer Priorität abzuwägende Kriterien, sind in die Überlegung miteinzubeziehen:

- Spannungslinien („relaxed skin tension lines", Abb. 22.1) der Haut: Die unauffälligsten Narben entstehen bei Hautschnitten entlang dieser Linien. Da sie über eine konstante Spannung verfügen, ist hier die Zugbeanspruchung der Narbe gering. Vor allem bei jüngeren Patienten ohne Falten ist dies die empfehlenswerteste Hautschnittechnik für den Zugang zu tieferen Regionen.
- Faltenlinien („wrinkle lines", Abb. 22.2) der Haut: Im rechten Winkel zu diesen Linien besteht Gewebsüberschuß (Hautmobilisation). Weiterhin werden feine Narben bei Schnitten entlang dieser Falten gut kaschiert. Insbesondere bei älteren Patienten sollte diesen Linien, falls sie von den Spannungslinien abweichen, der Vorzug gegeben werden.
- Muskelzug: Schnitte, die im rechten Winkel zum Muskelzug liegen, bilden weniger hypertrophe (Kollagenüberschuß) Narben. Der Grund dafür ist, daß es eher in der Längsrichtung einer Narbe

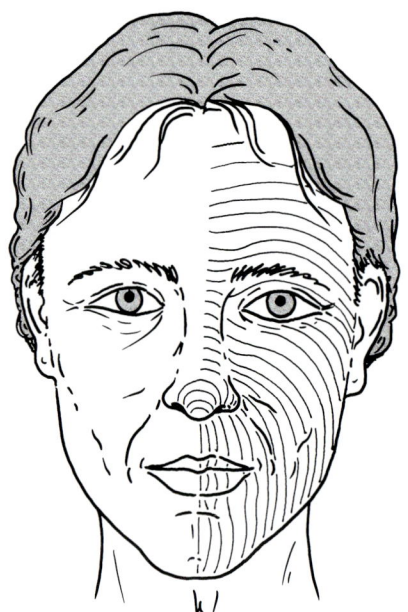
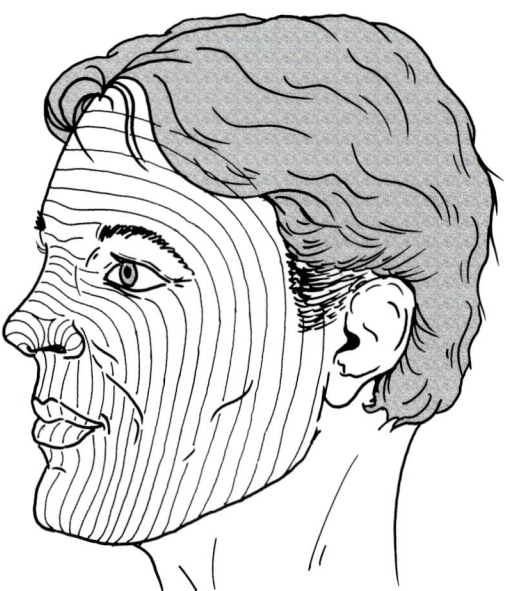

Abb. 22.1. Spannungslinien der Haut

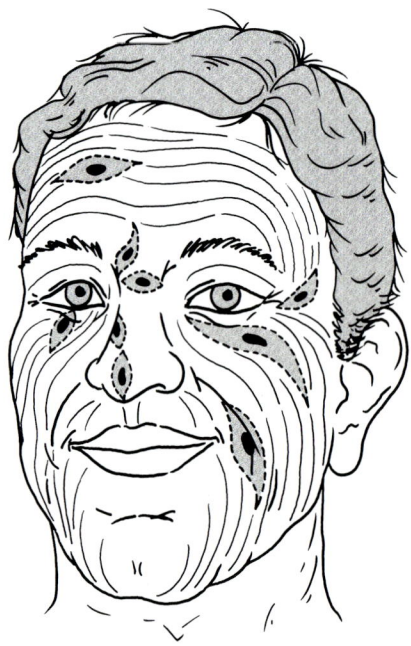

Abb. 22.2. Älterer Patient mit Faltenlinien und Beispielen für die Schnittführung bei Exzisionen

zur Kontraktur kommt. Liegt diese Verkürzung entlang des Muskelzuges, kommt es zur Überdehnung der Narbe und zur reaktiven Kollagenbildung. Diese Problematik ist im Bereich der Augenlider allerdings nur von untergeordneter Bedeutung.

- Hauterschlaffung: Die Richtung des maximalen erschlaffungsbedingten Hautüberschusses im Verhältnis zum Gewebsdefekt (z. B. bei Dermatochalasis) gibt die Mobilisationsrichtung an.

■ Im Lidbereich sind aufgrund der besonders guten Dehnbarkeit der Haut nicht alle der oben erwähnten Prinzipien von so großer Bedeutung wie an anderen Stellen des Körpers. Wenn möglich, sollte ein Subziliarschnitt im Bereich des Unterlides bzw. ein Schnitt entlang der „idealen Lidfalte" am Oberlid gewählt werden (vgl. Abb. 22.19).

■ Unter allen Umständen ist im Bereich der Lider eine vertikale Spannung (Ektropiumgefahr – Unterlid, Gefahr des inkompletten Lidschlusses – Oberlid) zu vermeiden. Am Unterlid sollte daher bei größeren elliptischen Exzisionen senkrecht zur Lidkante geschnitten werden, obwohl dies sowohl dem Faltenverlauf als auch den Spannungslinien widerspricht.

■ Die Inzision sollte in dem am tiefsten gelegenen Wundabschnitt beginnen, um einen Blutfluß in das Präparationsfeld während der Präparation und damit eine eingeschränkte optische Kontrolle zu vermeiden.

■ Bei Verwendung eines Skalpells muß die Haut unter Spannung gehalten werden, um eine sichere Schnittführung zu gewährleisten. Manche Operateure bevorzugen eine auf kurzen Strecken besser steuerbare feine, gerade Schere.

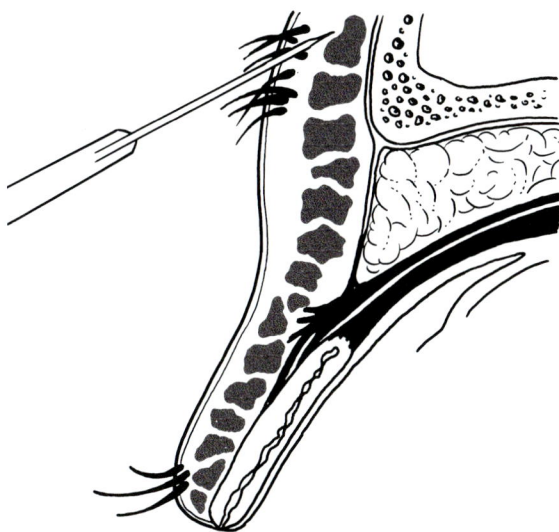

Abb. 22.3. Inzisionsrichtung im Brauenbereich

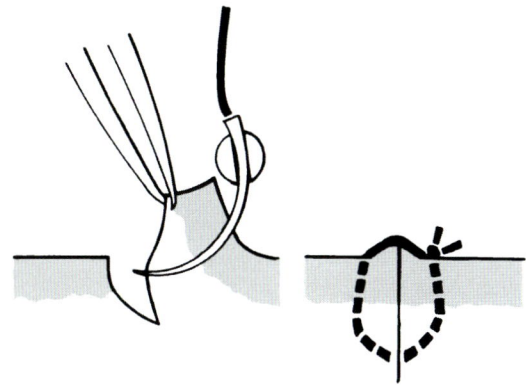

Abb. 22.4. Anheben der Wundkante beim Aus- und Einstich erleichtert die korrekte Führung und erzielt die ideale (leicht evertierte) Adaptation. (Aus Mackensen u. Neubauer 1988)

1.2.2
Schnittwinkel

■ Im Bereich der behaarten Haut (Augenbraue, Stirn/Haargrenze usw.) erfolgt die Inzision schräg zur Oberfläche (Abb. 22.3), um die Haarwurzeln zu schonen.

■ Im Bereich der unbehaarten Haut wird senkrecht zur Oberfläche inzidiert, um später eine möglichst glatte Readaptation erreichen zu können.

1.2.3
Nahtmaterial und Wundverschluß

■ Bezüglich des Nahtmaterials werden heutzutage nur noch atraumatische Fäden mit stufenlosem Übergang zwischen Nadel und Faden verwendet.

■ Geflochtene Fäden sind zwar besser knüpfbar, jedoch führen monofile Fäden zur geringsten Gewebstraumatisierung und zur reizärmsten Heilung. Sie sind daher im Gesicht vorzuziehen.

■ Unterschieden werden resorbierbare Fäden, wie z. B. Monocryl® und Vicryl® (vollsynthetisch, hochreißfest), PDS® (langsamere Resorption als andere) und chromiertes Catgut, von nichtresorbierbaren Fäden wie Seide (reißfest und sehr gut knüpfbar) und synthetischen Kunststofffäden (sehr gewebefreundlich und zugfest, jedoch wenig knotensicher; eine korrekte Knotentechnik ist hier sehr wichtig; Beispiele: Nylon, Dacron® und Prolene®).

■ Beim Wundverschluß ist eine gute Adaptation anzustreben. Zu achten ist auf die gleiche Stichtiefe auf beiden Seiten der Wunde (Abb. 22.4), da es sonst zu Stufenbildungen kommt. Eine leichte Eversion der Wundränder ist sinnvoll, da die Narbenbildung dies durch Retraktion wieder ausgleicht. Zu viel Gewebsspannung muß jedoch vermieden werden, da sonst die Nähte die Haut durchschneiden und es zu zusätzlichen queren Narben und Sekundärheilung kommt (Regel: „adaptieren, nicht strangulieren"). Auch eine Minderdurchblutung mit erhöhter Infektionsneigung kann aus einer zu hohen Gewebsspannung resultieren.

■ Grundsätze: schichtweiser Wundverschluß mit optimaler Hämostase und Verschluß von Hohlräumen; vorsichtiger Umgang mit dem Gewebe, Einsatz von atraumatischen Instrumenten und sorgfältiger Umgang mit den Wundrändern, insbesondere bei Transplantaten.

■ Einsatz von möglichst feinem, ausreichend starkem Nahtmaterial zur adäquaten Adaptation der Wundenden. Beim Hautverschluß wird nichtresorbierbares Material (z. B. Seide, Prolene®, Nylon) der Fadenstärke 6–0 bis 7–0 zur Adaptation dünner Lidhaut bzw. 5–0 bis 6–0 zur Adaptation von Geweben im Bereich der dickeren Augenbrauenhaut oder der Haut auf dem Nasenrücken verwendet. Subkutan sollte möglichst wenig an resorbierbarem Material (z. B. Vicryl®, PDS®) mit geringer Gewebsreaktion verwendet werden. Ausnahmen sind bewußt dauerhaft geplante Haltenähte aus nichtresorbierbaren Materialien in Form von Fäden oder Draht bzw. intrakutane Nähte, die später gezogen werden.

■ Nahtverläufe: Einzelknüpfnähte bei Spannung, ansonsten können fortlaufende Nähte verwendet werden. Intrakutane Nähte sind bei der dünnen Lidhaut nicht von Vorteil.

- Die Entfernung des Nahtmaterials im Bereich der Haut wird am 5.–7. postoperativen Tag durchgeführt, um ein Epithelialisieren der Stichkanäle zu vermeiden. Ausnahmen sind Nähte, die bewußt Fibrosierungen induzieren sollen (z. B. evertierende Nähte).

- Eventuell verwendet man Klebestreifen zur Zugentlastung, ergänzenden Wundrandadaptation und sterilen Abdeckung des Schnittes.

- Eventuell Einsatz von Traktionsnähten zur Immobilisation des Lidgewebes während der frühen Heilphase, besonders bei Verwendung von Transplantaten. Hierzu wird eine Matratzennaht oder U-förmig verlaufende Naht vom betroffenen Lid zum gegenüberliegenden Lid, zur Augenbraue oder zur Stirn geführt und dort mit Klebestreifen befestigt oder angenäht.

1.2.4
Alternative Schneideverfahren

Radiochirurgiehochfrequenzgerät

- Eine der Alternativen zum Skalpell als schneidendes Instrument ist das sog. Radiochirurgiegerät. Mit einer Frequenz von 3,5–3,8 Mio. Schwingungen pro Sekunde durchtrennen mikrofeine Sonden wasserhaltiges Gewebe (Haut, Muskel, Fett) bei exakter Einstellung weitgehend karbonisationsfrei. Dabei ist das Schneiden und Präparieren der Lidweichteile präziser als mit dem Skalpell und aufgrund der gleichzeitig möglichen Koagulation feinster Gefäße übersichtlicher, da sehr blutungsarm. Diese Schneidetechnologie ist aufgrund ihrer hohen Effizienz nicht ganz ungefährlich und muß trainiert werden. Bei bulbusnahem Einsatz des Hochfrequenzschnittgerätes empfiehlt sich das Einlegen einer Lidplatte zum Schutz des Augapfels.

CO_2-Laser

- Die zweite deutlich teurere und organisatorisch aufwendigere (notwendige Schutzmaßnahmen) Alternative ist der CO_2-Laser. Auch hier wird aufgrund der Absorption des Laserstrahles im wasserhaltigen Gewebe im Prinzip eine Verdampfung der bestrahlten Strukturen durchgeführt. Als schneidendes Instrument im Dauerpulsbetrieb ist der CO_2-Laser etwas weniger präzise hinsichtlich der Schnittkontur, erweist sich aber durch seinen höheren thermischen Begleiteffekt als das Instrument mit der besseren Gefäßversiegelung. Letzteres führt zu kürzeren Operationszeiten und schnellerer Abheilung.

- Bei Einstellung auf gepulsten Betrieb, bei dem durch die Dauer des Impulses unterhalb der thermischen Relaxationszeit des Gewebes eine thermische Schädigung der umgebenden Strukturen weitgehend vermieden wird, ist eine präzise Abtragung von Gewebsschichten möglich. Der bei Abtragung der obersten Hautschichten auftretende „Collagen-shrinking-Effekt" führt zu einer deutlichen Glättung und Faltenverminderung. Man spricht daher von „CO_2-Skinresurfacing". Dies kann sowohl periorbital als auch im ganzen Gesicht angewendet werden. Zu beachten sind hierbei aber postoperativ mögliche Infektionen und hauttypabhängige Hyperpigmentierungen, die eine ausreichende dermatologische Erfahrung voraussetzen. Auch subkutan kann die präzise Abtragung von Gewebsschichten zu ganz neuen Vorgehensweisen in der Lidchirurgie genutzt werden.

1.3
Transplantate zur Defektdeckung

Definitionen
- Freies Transplantat: Gewebe, das aus seiner Ursprungsposition in eine neue Position transplantiert wird. Dies gilt sowohl bei der gleichen Person (autolog) als auch bei Transplantation auf eine andere Person. In der Lidchirurgie verwendete Materialien sind Haut, Knorpel (Ohrknorpel), Schleimhaut (bulbär oder oral) und Fascia lata.

- Gestieltes Transplantat (Lappen): Transplantat, bei dem die vaskuläre und anatomische Verbindung zur Spenderzone erhalten bleibt. Unterschieden werden reine Haut- und Haut-/Muskellappen. Aufgrund des geringen Subkutangewebes ist ein gestielter Hautlappen im Lidbereich „einheilungsphysiologisch" eher als freies Transplantat zu betrachten, da seine subkutane Gefäßversorgung verlorengeht.

- Das sog. „composite graft" ist ein zusammengesetztes, meist freies Transplantat aus mehreren Gewebsschichten. Im Augenbereich kommen v.a. Chondromukosatransplantate aus der Nase und Tarsokonjunktivaltransplantate aus dem Oberlid zum Tarsus-/Konjunktivaersatz zur Anwendung. Seltener verwendet werden Dermis-Fett-Transplantate (Orbitachirurgie).

1.3.1
Freie Gewebetransplantation

Vollhauttransplantat

■ Umfaßt alle Hautschichten; bessere kosmetische Ergebnisse; kaum Schrumpfung.

■ Spenderquelle: Oberlid, retroaurikuläre Haut, Haut der Oberarminnenseite und von supraklavikulär (Abb. 22.5). Am besten geeignet für Transplantationen im Bereich der Augenlider ist die Haut des Augenlides selbst; alle anderen Entnahmestellen sind kosmetisch und funktionell nur 2. Wahl. Bis zu 2 cm können beim älteren Patienten vom Oberlid entnommen werden. Im Prinzip wird zur Hautentnahme, hinsichtlich Schnittführung und operativem Vorgehen, eine Dermatochalasisoperation des Oberlides ohne Fettentfernung durchgeführt.

■ Wichtig ist die komplette Befreiung des Transplantates von subkutanen Strukturen, um die Ernährung, die in den ersten 24–48 h durch das aus den Kapillaren des Wirtsgewebes austretende Serum erfolgt, nicht zu behindern. Auch Sekret- und Blutansammlungen unter dem Transplantat müssen vermieden werden. Bei größeren Transplantaten sollten daher Einschnitte in der Mitte vorgenommen werden, die einen Flüssigkeitsaustritt ermöglichen. Durch einen leichten feuchten, aber saugfähigen Druckverband wird dafür gesorgt, daß der Kontakt des Transplantates zum Wundbett gewährleistet ist. Ein Wundbett, das schon Proliferation zeigt (sekundäre Deckung), ist hier günstiger als ein frischer Defekt.

■ Die Verwendung einer dünnen Schicht Fibrinkleber (z.B. Tissucol®) zur sicheren Adaptation im Wundbett stellt eine weitere Anwendungsmöglichkeit dar (Abb. 22.6 a, b).

Spalthauttransplantate

■ Entnahme mit dem Dermatom (eine Art Hobel mit vorwählbarer „Span-", d.h. Hautdicke); dünne Spalthaut (0,5 mm) gilt als ideal.

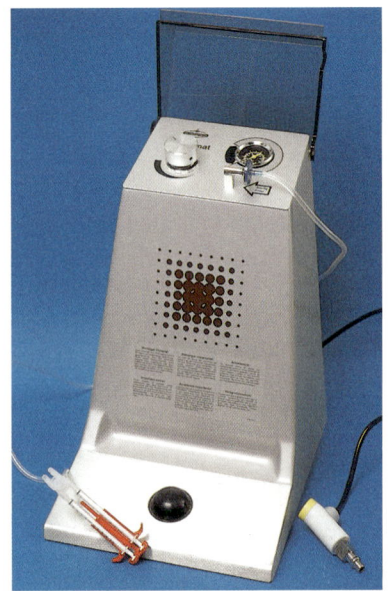

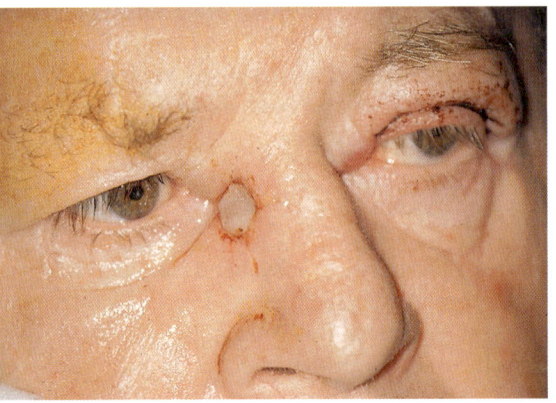

Abb. 22.6. a Druckluftapplikator für eine gleichmäßige, feine Tröpfchenaufbringung des Fibrinklebers auf das Wundbett. **b** Unmittelbar postoperativer Befund nach Fixation eines freien Transplantats vom linken Oberlid mittels Fibrinkleber. Eine Nahtfixation ist nicht erforderlich, jedoch empfiehlt sich das Anlegen eines Druckverbandes unmittelbar postoperativ

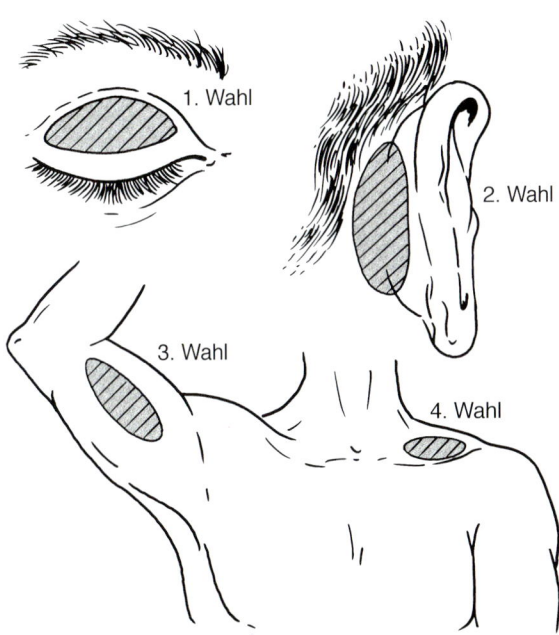

Abb. 22.5. Wichtigste Entnahmeorte für Vollhauttransplantate im Lidbereich in qualitativer Reihenfolge

- Spalthaut ist weniger infektionsanfällig, toleriert eine schlechtere Perfusion besser, führt zu einer geringeren Entstellung der Entnahmestelle und ist gut geeignet zur Deckung großer Areale.

- Spalthaut schrumpft immer; daher sollte man das Transplantat 2–3 mm größer als den zu deckenden Defekt wählen.

- Entnahmestellen: nichtbehaarte Hautareale (Innenseite der Oberschenkel und Arme, Gesäß, Abdomen); für ophthalmologische Zwecke ist meist nur die Oberarminnenseite geeignet.

- Im Gesicht ist Spalthaut aufgrund des kosmetischen Aspektes (Farbe und Struktur) meist nicht akzeptabel; Spalthaut wird hauptsächlich zur Auskleidung von Enukleationshöhlen verwendet.

1.3.2
Gestielte Transplantate

Mobilisationstransplantate (Gleitlappen)

- Das Gewebe wird zu beiden Seiten des Defektes unterminiert und dann spannungsfrei über dem zu deckenden Areal verschlossen.

- Ideal für kleine elliptische Defekte.

Verschiebelappen

- Im Bereich des Lappenanfangs werden triangelförmig Entlastungsschnitte („Burow-Dreiecke", vgl. Abb. 22.7a,b) angelegt, das Transplantat kann dann verlagert werden. Richtlinie: Die Transplantatlänge darf nicht größer als das 1,5fache seiner Breite sein, damit das distale Ende vital bleibt. Im gut vaskularisierten Lidbereich kann jedoch auch ein Verhältnis von 2:1 akzeptiert werden.

Rotationslappen

- Das Gewebe wird ausgehend von der Lappenbasis bogenförmig inzidiert und in das Transplantationsgebiet rotiert. Das Ausgangsgebiet wird dann verschlossen. Eigentlich handelt es sich auch um Verschiebelappen, denen man durch entsprechende Inzisionen eine passende Drehung ermöglicht. Ein typisches ophthalmologisches Beispiel ist der Semizirkularschnitt nach Tenzel (Abb. 22.8).

- Eine Variante des Rotationslappens ist der rhomboide Lappen (Abb. 22.9).

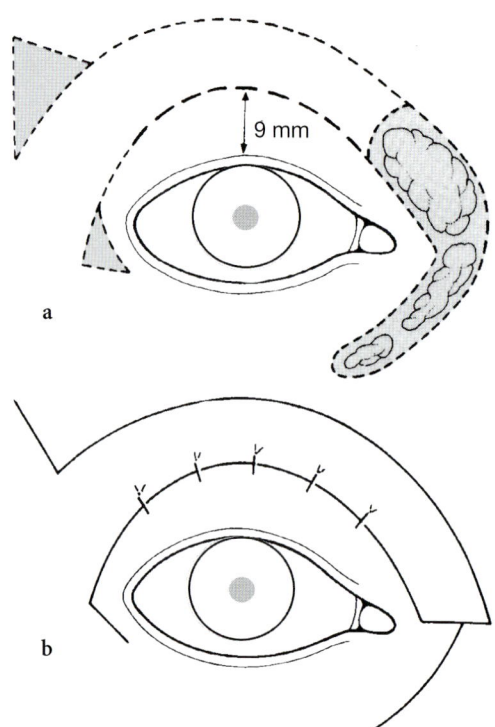

Abb. 22.7a, b. Kombination aus Verschiebelappen (*oben*) und Gleitlappen (*unten*) bei Exzision von Xanthelasmen über dem medialen Lidbändchen. Die untere Schnittlinie am Oberlid entspricht der Lidfalte. Die Burow-Dreiecke bemessen sich nach der Länge des oberhalb des Lidbändchens zu deckenden Defekts. Am Unterlid besteht hier keine Ektropiumgefahr; ein Subziliarschnitt ist nicht notwendig. **a** Schnittführung, **b** postoperativer Situs. (Aus Mackensen u. Neubauer 1988)

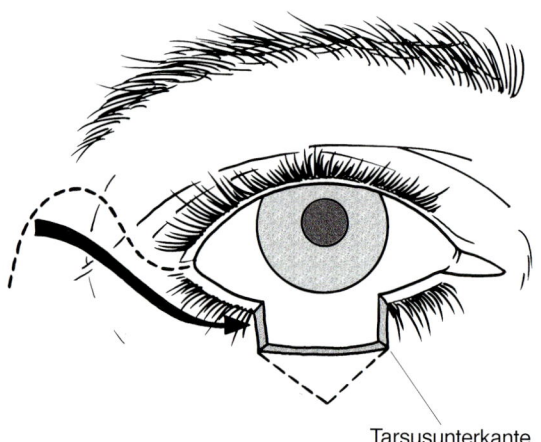

Abb. 22.8. Rotationslappen: Semizirkularschnitt nach Tenzel, hier zur Deckung eines medialen Unterliddefektes

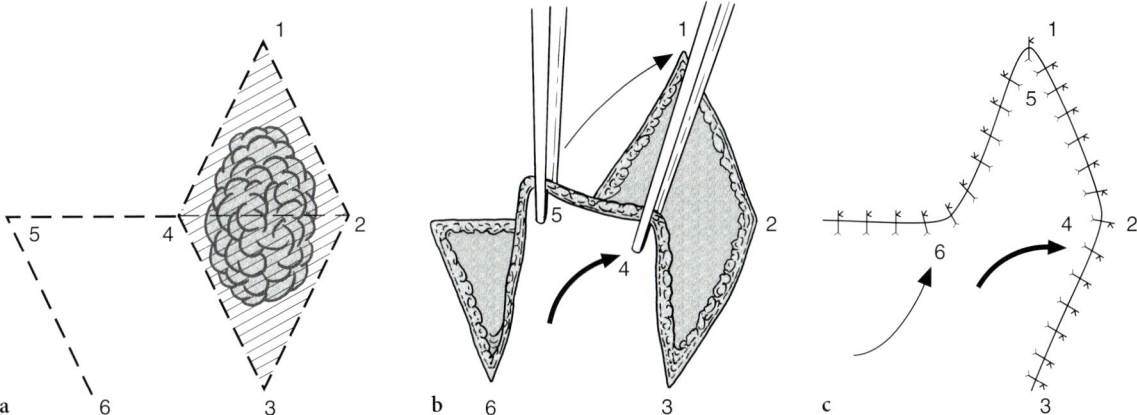

Abb. 22.9 a–c. Rhomboider Lappen. **a** Lappenplanung: Länge von *4* nach *5* entspricht *2* nach *1*; *5* nach *6* verläuft parallel zu *4* nach *3*; **b** Schwenken; **c** Zustand nach Nahtadaptation

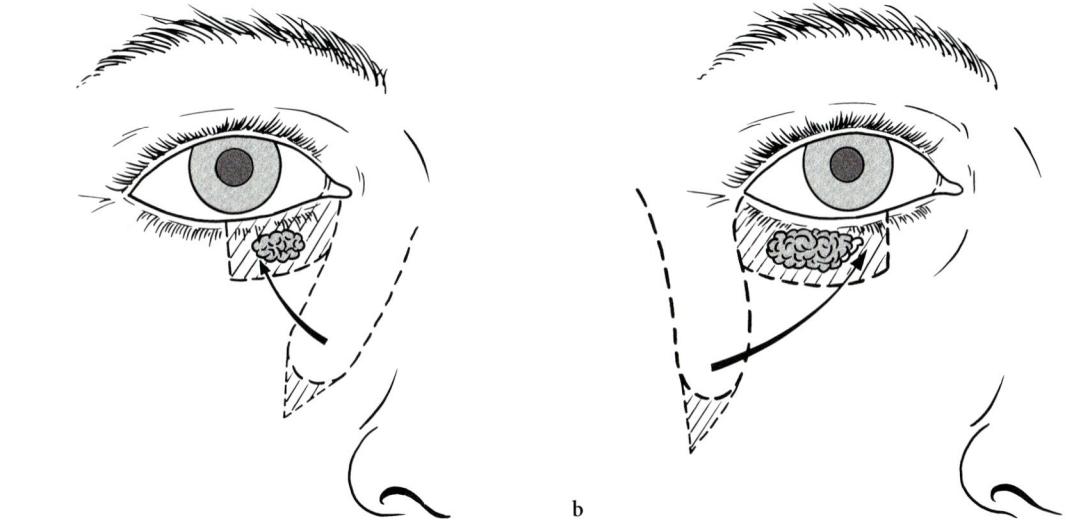

Abb. 22.10 a, b. Transpositionslappen zur Deckung von Defekten der vorderen Lamelle (Haut und/oder Muskel) im Unterlidbereich. **a** Medial; **b** lateral

Transpositionstransplantate

■ Ein gestieltes Transplantat wird parallel verschoben oder über unbetroffenes Gebiet, unter Erhalt der Stiele entweder an beiden oder nur an einer Seite, geschwenkt (Beispiele für Unterliddefekte s. Abb. 22.10a, b). Bleibt dabei der Gefäßstiel erhalten (axialer Transpositionslappen) ermöglicht er ein Breiten/Längenverhältnis von bis zu 1:8. Ein Beispiel ist der Glabellalappen (Abb. 22.11a und b). Weitere Gefäßanschlüsse sind in Abb. 22.12 zu sehen.

■ Ist der Transpositions- oder Rotationslappen zu kurz gewählt worden, kann er durch einen entlastenden Einschnitt an der Basis verlängert werden (vgl. Abb. 22.13a–d). Die Lappenbasis darf dabei jedoch nicht zu klein gewählt werden, da sonst Lappennekrosen möglich sind.

■ Eine Sonderform ist der 2zipflige Lappen, der dann zur Anwendung kommt, wenn in der direkten Defektumgebung nicht genügend Haut zur Verfügung steht (Abb. 22.14a–d). Dabei ist der Lappen A um etwa $^2/_3$ kleiner als der Defekt, der Lappen B beträgt wiederum $^2/_3$ der Größe von Lappen A. Der Rest wird durch Verschiebung gedeckt.

Z-Plastik

■ Unter Z-Plastik versteht man spezielle Kombinationen aus Rotations- und Schiebeplastik, die im Einzelfall modifiziert werden können, um sich an die

Abb. 22.11 a, b. Kutaner oder myokutaner axialer Transpositionslappen (Glabellalappen).
a Defekt und Lappenplanung;
b Zustand nach der Naht

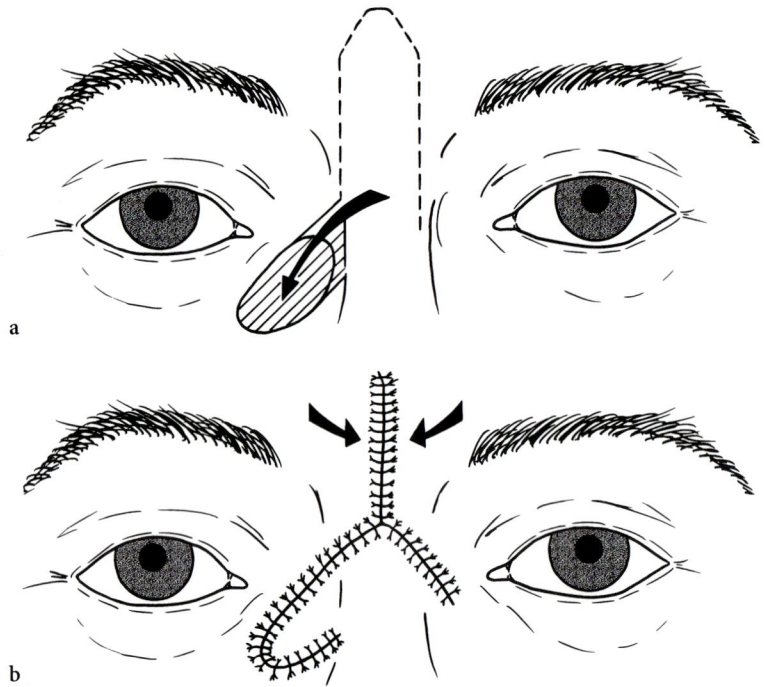

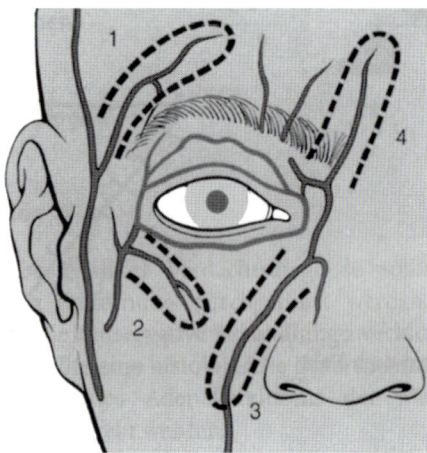

Abb. 22.12. Möglichkeiten für axiale Transpositionslappen in der Periorbitalzone. Die Möglichkeiten zur Gewinnung ausreichend langer und sinnvoll beweglicher Lappen sind beschränkt. Mit Ausnahme des Glabellalappens kommen sie nur in besonderen Notlagen in Betracht; *1* A. temporalis superficialis; *2* A. zygomaticotemporalis; *3* A. facialis; *4* A. nasofrontalis, wechselnd Aa. supraorbitales. (Aus Mackensen u. Neubauer 1988)

besonderen Anforderungen der Gewebekonturen anzupassen.

- Indikationen:
- Änderung der Verlaufsrichtung einer Narbe; maximaler Zug wird bei senkrecht zur Hautspannungslinie verlaufender Narbe in Richtung Hautspannungslinie gebracht.
- Gewebsverlängerung in ursprünglicher Narbenrichtung, um Narbenzug zu vermindern.
- Durchbrechung von Narbenzuglinien.

- Das Prinzip ist der Austausch von 2 beiderseits einer Schnittlinie gebildeten gleichschenkligen Hautdreiecken, deren Schenkellänge maximal 3 cm betragen kann. Die 60°-Winkel ergeben das Maximum an Gewebsverlängerung (Abb. 22.15 a–c).

V-Y-Plastik

- Spezielle Form des Verschiebelappens, die durch lineare Hautverschiebung eine reine Narbenverlängerung ohne Verlagerung bewirkt (Abb. 22.16 a und b).

2 Operationen

2.1 Kleinere Eingriffe

2.1.1 Chalazion

- Bei bestehender Verdachtsdiagnose sollte eine operative Entfernung durchgeführt werden. Zum einen ist die konservative Behandlung zwecklos, zum

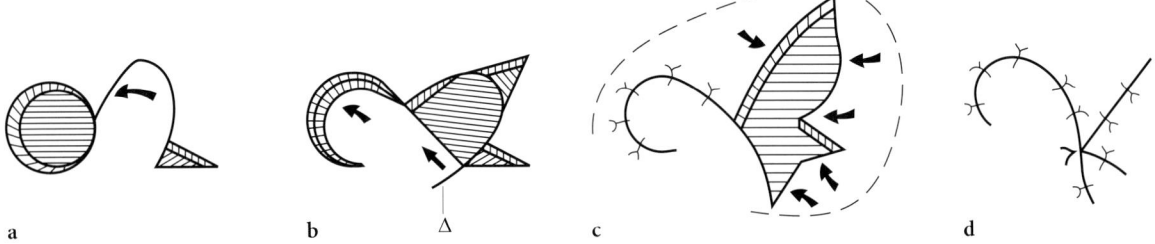

Abb. 22.13a–d. Transposition mit entlastendem Einschnitt an der Basis (Δ). **a** Zu kurzer Transpositionslappen; **b** Einschnitt zur Lappenverlängerung; **c** Deckung des Defektes und Mobilisation der Defektumgebung (*gestrichelte Linie* = unterminiertes Gebiet); **d** Endzustand

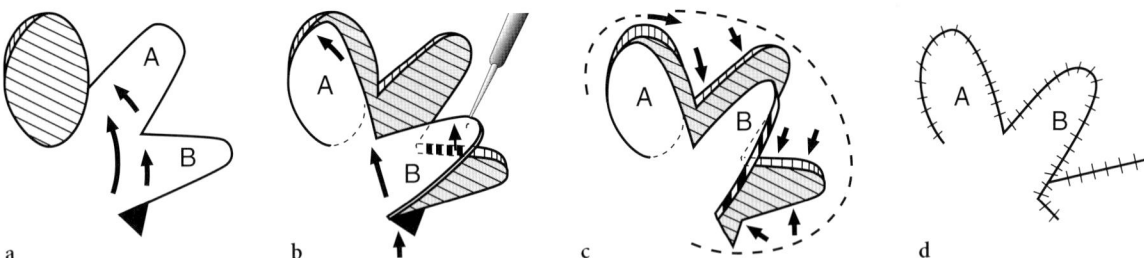

Abb. 22.14a–d. Zweizipfliger Lappen: *A* erster Lappen; *B* zweiter Lappen. **a** Schnittführung; **b** probatorischer Schwenk; **c** Mobilisation (*gestrichelte Linie* unterminiertes Gebiet); **d** Endzustand

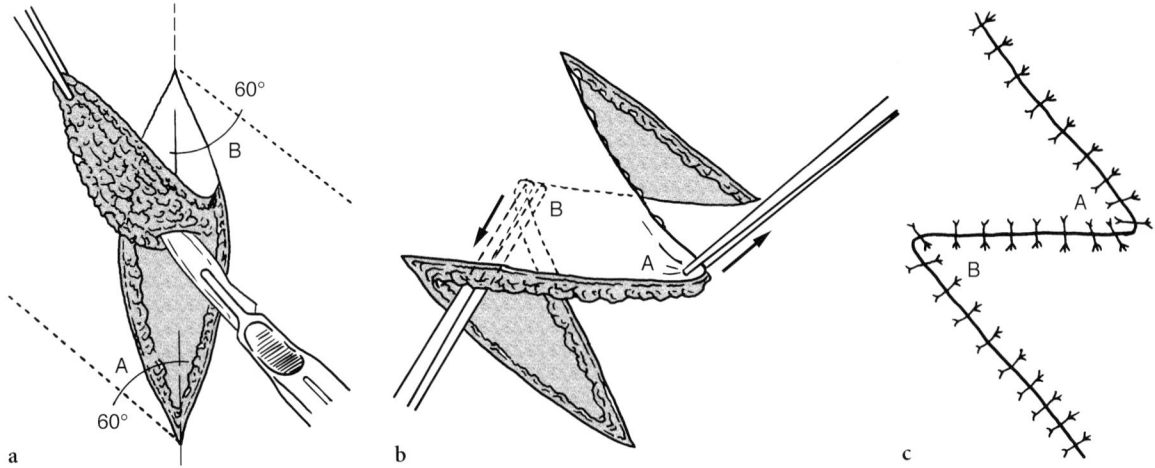

Abb. 22.15a–c. Z-Plastik. **a** Lappenplanung; **b** Verschiebung; **c** Zustand nach Naht

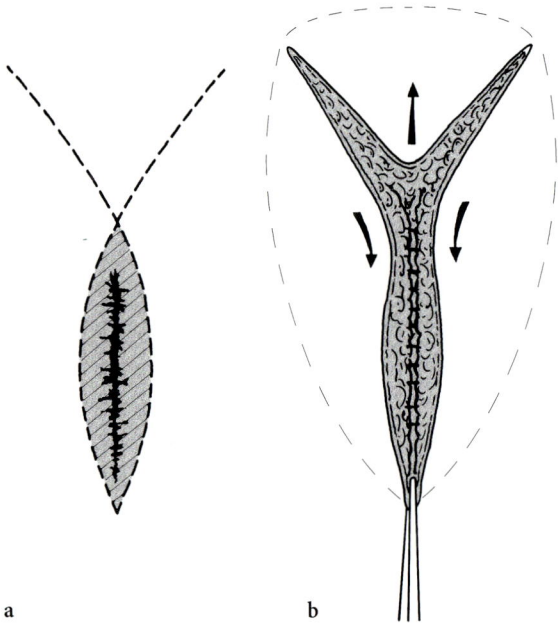

Abb. 22.16a, b. V-Y-Plastik. **a** Ovaläres Umschneiden der Narbe, V-förmige Inzision an einem Wundende; **b** Wundverschluß in Y-Form nach Hautunterminierung mittels Naht unter Anspannung des unteren Wundendes

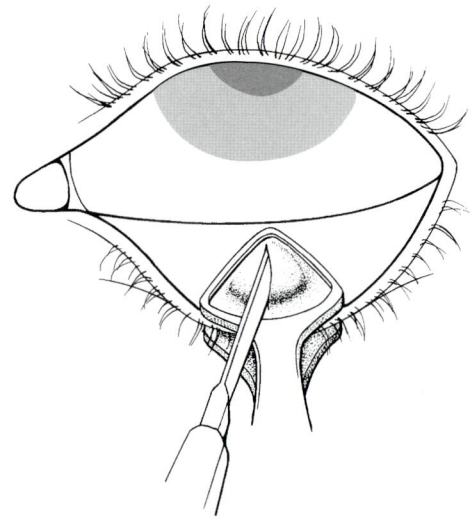

Abb. 22.17. Transkonjunktivale Entfernung eines Chalazion internum nach Anlegen einer Chalazionklemme. (Aus Mackensen u. Neubauer 1988)

anderen sollte eine histologische Untersuchung zum Ausschluß eines Adenokarzinoms der Meibom-Drüsen angestrebt werden.

■ Anhand der Lokalisation unterscheidet man ein Chalazion internum (Durchbruch nach innen vom Tarsus aus gesehen) von einem Chalazion externum und einem Chalazion marginale (Lidkante).

■ Beim Chalazion internum, der häufigsten Form, erfolgt nach Anlegen der Chalazionklemme die Inzision von der Bindehautseite senkrecht zur Lidkante (Abb. 22.17), um nicht unnötig viele Meibom-Drüsen zu zerstören. Anschließend auskratzen mit dem scharfen Löffel und unbedingt Entfernung von zumindest Teilen der Kapsel, da sonst Rezidivgefahr besteht. Abschließend Anlegen eines Salbenverbandes ohne Naht. Eventuell reaktiv entstandene papillomatöse Bindehautveränderungen bei chronischen Formen werden abgetragen.

■ Beim Chalazion externum erfolgt ein horizontaler Hautschnitt von außen (horizontal aus kosmetischen Gründen und, um den M. orbicularis oculi nur spreizen zu können und nicht zu durchtrennen). Lockere Adaptation der Haut und Druckverband bei sekundär infizierten Chalazionausprägungen, ansonsten Hautnaht.

■ Das Chalazion marginale wird durch Spalten des Lides entlang der grauen Linie (zwischen Tarsus und M. orbicularis) angegangen.

■ Vor allem bei kleinen Chalazien sollte die Lokalisation vor der Infiltrationsanästhesie markiert werden, da sonst das Auffinden anschließend problematisch sein kann.

2.1.2
Kleinere gutartige Hauttumoren

■ Bei gestielten Veränderungen reicht evtl. ein „Scherenschlag" oder das Abtragen mit dem Hochfrequenzkauter.

■ Auch bei Lidkantenveränderungen hat sich die Schlinge des Hochfrequenzkauters bewährt. Es erfolgt praktisch ein „Abschälen" auf die ursprüngliche Form. Alternativ kann mit dem Skalpell die Lidkante geglättet werden. Falls es sich um einen infiltrierenden Tumor im Bereich der Lidkante handelt, muß eine pentagonale Exzision durchgeführt werden (Abb. 22.18).

■ Peribulbäre Hauttumoren werden elliptisch umschnitten, und die Haut anschließend adaptiert. Die Ausrichtung der Ellipse orientiert sich an den unter Abschn. 1.2.1 aufgeführten Kriterien bzw. an der Tatsache, ob genügend mobilisierbare Haut vorhanden ist. Sollte dies nicht der Fall sein, muß eine Deckung des Defektes gemäß Abschn. 1.3 erfolgen.

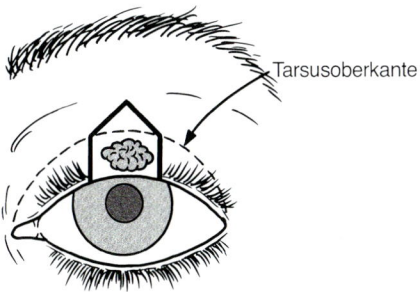

Abb. 22.18. Pentagonale Lidkantenexzision: paralleler Schnitt annähernd senkrecht zur Lidkante im Bereich des Tarsus, sodann angewinkelte Schnittführung zur Vervollständigung des Pentagons

■ Da selbst der Geübte aufgrund des klinischen Eindrucks diagnostischen Fehleinschätzungen unterliegen kann, sollte immer eine histologische Untersuchung stattfinden.

2.1.3
Zysten

■ Zysten liegen meist wimpernnah und sollten von einem lidkantenparallelen Hautschnitt aus subkutan präpariert und entfernt werden. Häufig gelingt die Exzision nicht in toto, da sich im Laufe der Präparation die Zyste eröffnet. Dann muß versucht werden, den Rest in Teilen zu entfernen. Bei Zweifeln über noch verbliebene Zystenwandteile sollte der Wundgrund mit dem Glühkauter oder der Diathermie behandelt werden. Abschließend erfolgt die Hautnaht.

2.1.4
Xanthelasmen

■ Exzision durch Umschneidung und Readaptation der Haut enstprechend der Spannungslinien oder vorhandener Hautfalten. Eventuell sind Hautverschiebungen entlang subziliarer Schnitte oder Schnitte entlang der Oberlidfalte notwendig (vgl. Abb. 22.7). Insbesondere am Unterlid muß bei größeren Veränderungen vor der Exzision mittels Pinzettenprobe sichergestellt werden, daß keine vertikale Traktion mit der Gefahr eines Ektropiums besteht. Falls dies nur durch plastisch-chirurgische Maßnahmen vermeidbar ist, stellt sich die Frage, ob kosmetisch wirklich ein besseres Ergebnis zu erzielen ist als bei Belassen des benignen Xanthelasmas.

■ Alternativ zur Exzision wurde der Xenon- und der Argonlaser mit akzeptablen Ergebnissen eingesetzt.

2.1.5
Sternchenangiome (Spider-Nävi)

■ Spider-Nävi lassen sich gut mittels der isolierten Nadel eines Hochfrequenzkauters im Bereich des zuführenden Gefäßes subkutan veröden.

2.1.6
Inzision von Abszessen

■ Inzision mit dem spitzen Skalpell entlang der üblichen Linien; Entleeren; Ausspülen mit Wasserstoffperoxid und Polyvinylpyrrolidonjod (Betaisodona®) sowie Einlegen von Leukasekegeln. Bei größeren Abszessen wird eine Lasche eingelegt.

2.2
Altersveränderungen der Lider

■ Im Rahmen eines allgemeinen Elastizitätsverlustes der Haut und aller weiteren Haltestrukturen der Lider kommt es zu folgenden Veränderungen:

- Hautüberschuß und Faltenbildung am Ober- und Unterlid durch Alteration der elastischen Bindegewebsstrukturen (Alterungsprozesse, häufige Flüssigkeitsretention bei Allgemeinerkrankungen, UV-Exposition).
- Degenerationen des Verbindungsapparates zwischen Lidheber und Haut (Absinken der oberen Lidfalte mit erschlaffter und überschüssiger Lidhaut, eigentliche „Dermatochalasis").
- Elastizitätsverlust des Septum orbitale und des präseptalen M. orbicularis mit der Ausbildung eines Prolaps von orbitalem Fett in Form der umgangssprachlich so bezeichneten „Tränensäcke" am Unterlid und „Wülsten" am Oberlid unter der Braue.
- Absinken v. a. der lateralen Braue (Brauenptosis) und konsekutiv notwendige Kompensation durch eine ständige Innervation des M. frontalis (Stirnfalten).
- Erschlaffung der Lidbändchen, Atrophie des Tarsus (Erschlaffung der tarsoligamentären Schlinge) und Erschlaffung der Unterlidretraktoren mit Disposition zum senilen Ek- bzw. Entropium (s. Abschn. 2.3 und 2.4).
- Dehiszenz des M. levator palpebrae mit konsekutiver seniler Ptosis.

■ Die eingeschränkte Lidfunktion führt meist sekundär zur Verstärkung oder Entstehung von Benetzungsstörungen.

- Eine „medizinische Indikation" zur Operation besteht eigentlich nur bei der meist lateralen Gesichtsfeldeinengung durch den Gewebsüberschuß am Oberlid (Dermatochalasis) bzw. Fehlstellungen des Unterlides (Ektropium, Entropium). Je nach persönlicher Empfindlichkeit des Patienten können jedoch auch die Notwendigkeit der ständigen Brauenhebung, Brennen, Schweregefühl, Tränenträufeln und kosmetische Aspekte das subjektive Wohlbefinden stark beeinträchtigen.

- Behandlung der Dermatochalasis: zunächst Therapie einer evtl. bestehenden Benetzungsstörung und Blepharitis. Bei reizfreiem Auge und weiter bestehendem Wunsch des Patienten nach Korrektur sollte eine ausführliche Aufklärung über Möglichkeiten und Grenzen der Blepharoplastik erfolgen. Zu den präoperativen Untersuchungen gehören Perimetrie, Tränenfunktionstests (postoperativ kommt es zunächst immer zu einer Verschlechterung der mechanischen Lidfunktion; daher ist v.a. bei Sicca-Patienten Vorsicht geboten) und eine ausführliche Analyse des Ausmaßes der Erschlaffung der einzelnen Lidstrukturen. Zur Vermeidung von Komplikationen (z.B. sekundäres Ektropium des Unterlides, Lidschlußinsuffizienz des Oberlides) und zur Sicherstellung eines guten kosmetischen Ergebnisses ist eine genaue Kenntnis von Anatomie und chirurgischen Vorgehensweisen notwendig. Im Prinzip wird bei allen Varianten versucht, den ursprünglichen Zustand durch Entfernung von überschüssigem Gewebe (Haut, Muskel, Fett, Lidkante) und Refixation (Lidbändchen, Haut und Muskel) kosmetisch zufriedenstellend (Schnittführung entlang von Hautfalten oder transkonjunktival) wiederherzustellen.

2.2.1
Blepharoplastik

Patienteneinschätzung

- Die Einschätzung erfolgt unter Berücksichtigung medizinischer und psychologischer Aspekte. Assoziierte Systemerkrankungen (endokrin, renal, Blutbildstörungen, Keloidformationen, Dermatitis) müssen berücksichtigt werden. Sorgfalt muß vor allen Dingen bei der Aufklärung walten; Photographien und Spiegel sind hier wichtige Hilfsmittel.

Körperliche Untersuchung

- Einschätzen der Gesichtssymmetrie.
- Umfang und Art der Hauterschlaffung.
- Umfang und Lokalisation von prolabiertem Fett.
- Gleichzeitig vorhandene Lidveränderungen wie Ptosis, Ektropium, Entropium und Liderschlaffung sollten berücksichtigt werden.
- Ophthalmologische Untersuchung einschließlich Perimetrie und Untersuchung des Tränenfilms.

Technik der Blepharoplastik

- Es existieren verschiedene Möglichkeiten, sich den jeweiligen individuellen Gegebenheiten und der Hautsituation anzupassen; allgemein gilt für die Korrektur der Oberlider ein „aggressiveres" Vorgehen als für die der Unterlider; alle Nähte sollten im Zeitraum von 5 Tagen entfernt werden; falls erforderlich, müssen die Wundkanten neu adaptiert werden.

Oberlider

- Markierung der Inzisionlinien mit einem Stift oder mit Methylenblau bei sitzendem Patienten vor der Injektion des Lokalanästhetikums (durchgezogene Linien in Abb. 22.19).

- Die Unterkante der Inzision sollte innerhalb oder parallel zur Oberlidfalte, bzw. mindestens 9 mm oberhalb der Lidkante (Abb. 22.19) bei leicht gestraffter Haut verlaufen. Liegt keine komplette Dehiszenz der aus der Levatoraponeurose ausstrahlenden faltenbildenden Fasern vor, sollte die alte Lidfalte als Schnittlinie benutzt werden, da sich hier immer – auch bei anderer Schnittführung – wieder die Falte bilden wird. Bei bewußt höherer Schnittführung oder bei Dehiszenz im oben beschriebenen Sinne müssen deckfaltenbildende Nähte (s. Abb. 22.35) gelegt werden.

- Durch vorsichtiges Raffen der Haut mit Pinzetten zur Bestimmung des Umfangs der überschüssigen Hautanteile wird die obere Inzisionlinie festgelegt (Abb. 22.20).

- Lateral wird die Inzision S-förmig oder triangelförmig nach oben geführt.

- Die markierte Haut wird mitunter inklusive des darunter befindlichen M. orbicularis exzidiert. Vor allem bei kräftigem Muskelgewebe sollte eine Exzision desselben vorgenommen werden.

- Wichtig ist eine optimale Blutstillung.

- Ein sanfter Druck auf den Bulbus zeigt evtl. vorhandene Gebiete von Fettprotrusionen.

■ Falls ein Prolaps von Orbitafett vorliegt (d.h. keinesfalls immer, wie von einigen Autoren gefordert), wird das Septum orbitale horizontal in diesen Gebieten eröffnet. Dies geschieht unter Berücksichtigung der 3 Kompartimente (lateral, zentral und medial).

■ Das Fett prolabiert dann spontan oder nach leichtem Druck auf den Bulbus. Zug nach außen ist streng zu vermeiden, da die in den Septen befindlichen Gefäße dadurch para- oder retrobulbär einreißen können und die gefährlichste Komplikation, eine Retrobulbärblutung, provoziert werden kann. Das prolabierte Fett wird an der Basis abgeklemmt und distal der Klemme abgetrennt; das in der Klemme verbleibende Gewebe wird elektrisch oder thermisch kauterisiert.

■ Die Hautwunde wird mit 6-0- bis 7-0-Nähten verschlossen. Eine exakte Adaptation der Haut mit durchgreifenden Einzelknüpf- oder fortlaufenden Nähten ist ausreichend. Teilweise wird dabei der M. orbicularis oculi mit erfaßt. Eine separate subkutane Adaptation des letzteren ist nicht notwendig. Bei Schaffung einer neuen Lidfaltenlage müssen auch Levatorstrukturen von 3 einzelnen Nähten (deckfaltende Nähte, s. Abb. 22.35) mit erfaßt werden. Das Septum orbitale wird nicht verschlossen.

Brauenhebung

■ Ergänzend zur Blepharoplastik oder manchmal auch alleine ausreichend zur Behebung besonders der lateralen Brauenptosis kann eine operative Brauenhebung durchgeführt werden (Abb. 22.21). Diese erfolgt bei Männern entweder unmittelbar oberhalb der Braue (schräge Schnittführung) oder im Bereich ausgeprägter Stirnfalten. Bei Frauen, bei denen die Gefahr einer Glatzenbildung und damit sekundären Entblößung der Narbe nicht so häufig wie bei Männern gegeben ist, kann man den Schnitt am Haaransatz oder koronar (jeweils schräge Schnittführung) in den Haaren wählen. Bei hohem Haaransatz sollte man eher koronar straffen.

Unterlider

■ Auch hier erfolgt vor der Gabe des Anästhetikums die Markierung der Inzision knapp unter-

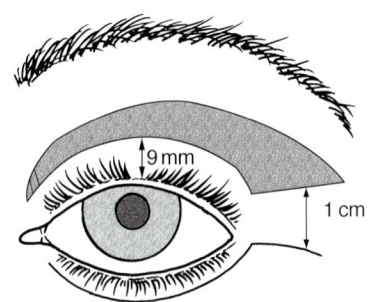

Abb. 22.19. Lage der Hautinzisionen bei der kosmetischen Straffung der Ober- und Unterlider mit Minimalabständen

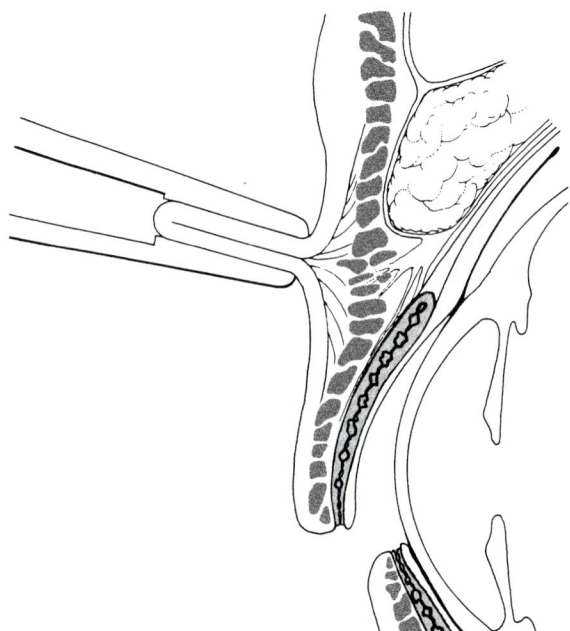

Abb. 22.20. Abschätzen des Hautüberschusses im Oberlidbereich mit der Pinzette. (Aus Mackensen u. Neubauer 1988)

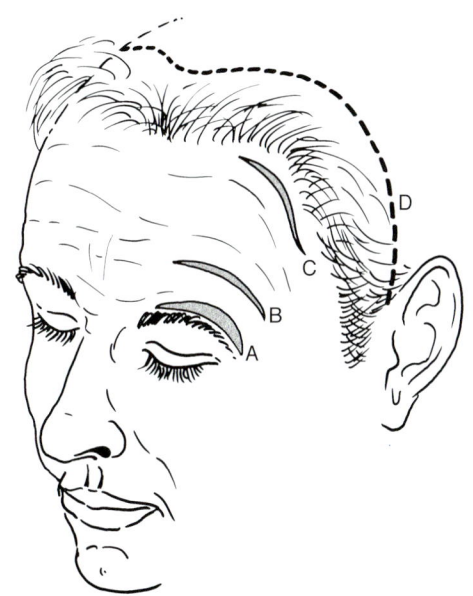

Abb. 22.21. Brauenhebung: direkt (*A*), in einer Stirnfalte (*B*), am Haaransatz (*C*) und mittels koronarer Schnittführung (*D*)

halb der Wimpernreihe und eine Verlängerung nach lateral über den Lidwinkel hinaus (vgl. Abb. 22.19). Man sollte die natürliche Faltenbildung berücksichtigen.

- Vorzugsweise feine Inzisionsschnittführung mit dem Skalpell.

- Die Gewebespaltung kann subkutan (Hautlappen) oder unter dem M. orbicularis (Haut-Muskel-Lappen) mittels einer Schere durchgeführt werden.

- Unterminierung des Lappens bis zum tiefsten Punkt der Protrusio, jedoch nicht tiefer als bis zur unteren Orbitakante.

- Eine optimale Blutstillung ist notwendig.

- Lokalisation von prolabierendem Fett und Exzision wie bei den Eingriffen am Oberlid.

- Der Gewebelappen wird nun nach lateral oben über die Unterlidkante gehalten; anschließend wird lateral und oben sehr zurückhaltend Haut exziiert, um nur das wirklich überschüssige Gewebe zu entfernen. Jeglicher Zug sollte hierbei vermieden werden; der Patient sollte dabei am besten nach oben schauen und seinen Mund öffnen, um eine zu starke vertikale Hautverkürzung zu vermeiden (sonst besteht ein hohes Risiko des postoperativen Ektropiums durch Schrumpfungsprozesse). Zug sollte postoperativ allenfalls nach lateral bestehen.

- Die Wunde wird mit Einzelknüpfnähten verschlossen.

- Ein leichter druckfreier Verband (evtl. ergänzt durch Zug nach oben ausübende Klebestreifen) kann angelegt werden; Entfernung des Verbands nach 1–2 h, danach Eiskompressen für einen Zeitraum von 24–48 h.

- Bei begleitender Lidkantenerschlaffung sollte die Operation mit einer Straffung derselben in Form einer Lidverkürzung verbunden werden, da so die Gefahr eines postoperativen Ektropiums minimiert werden kann.

- Eine Alternative zum geschilderten Vorgehen von außen ist beim jungen Patienten mit geringen Hautveränderungen (Erschlaffung, Faltenbildung), aber ausgeprägter Protrusio des Fettes, das transkonjunktivale Vorgehen (s. weiterführende Literatur).

- Ergänzend zur transkonjunktivalen Fettentfernung oder bei fehlendem Fettprolaps auch allein kann bei kleineren Falten und mäßigem Hautüberschuß ein sog. „skin resurfacing" mit dem CO_2-Laser durchgeführt werden. Hierdurch erfolgt eine leichte Hautstraffung. Man erspart sich die Narben und Risiken des subziliaren Schnittes, erkauft dies jedoch mit einer recht langen Heilungsphase (bis zu 6 Monate Hautrötungen).

2.3
Entropium und Trichiasis

- Einwärtswendung des Lidrandes; tritt häufig gemeinsam mit Fremdkörpergefühl, Epiphora und Hornhautulzera infolge von Epithelverletzungen (Trichiasis) auf.

2.3.1
Ursachen

- Kongenitale Veränderungen reichen vom Epiblepharon, bei dem lediglich eine zusätzliche beschwerdefreie Hautfalte besteht, bis zum behandlungsbedürftigen Entropium mit Trichiasis.

- Senile (degenerative) Erschlaffung der tarsoligamentären Schlinge und der Retraktoren im Bereich des Unterlides bei relativem Enophthalmus (Fettschwund im Alter), die zu einer Einwärtsdrehung des oberen Randes der Tarsalplatte und einem „Darübergleiten" des M. orbicularis führt.

- Das sekundär spastische Entropium sollte zunächst ursächlich behandelt werden (Blepharitis behandeln oder idiopathischen Blepharospasmus mit Injektion von Botulinumtoxin lösen); verbleibende Fehlstellungen sind dann meist aufgrund einer senilen Erschlaffung operativ anzugehen.

- Narbenbedingte Schrumpfung bzw. Vernarbung der inneren Lidlamelle (Ursachen: Verbrennung, Trachom, blasenbildende Erkrankungen mit Bindehautbefall u. a.).

2.3.2
Chirurgische Verfahren

- Es existieren zahlreiche Möglichkeiten, der individuellen Problematik gerecht zu werden („kein Lid ist wie das andere"). Eine genaue präoperative Diagnostik ist immer notwendig, um gute Ergebnisse zu erzielen. Im folgenden wird die Vorgehensweise beim häufiger betroffenen Unterlid dargestellt. Operationen am Oberlid sind technisch schwieriger (s. weiterführende Literatur).

Abb. 22.22 a–c. Operation des angeborenen Entropiums. **a** Subziliarschnitt; **b** Exzision eines Hautmuskelstreifens; **c** evtl. Ergänzung durch evertierende Nähte. (Aus Mackensen u. Neubauer 1988)

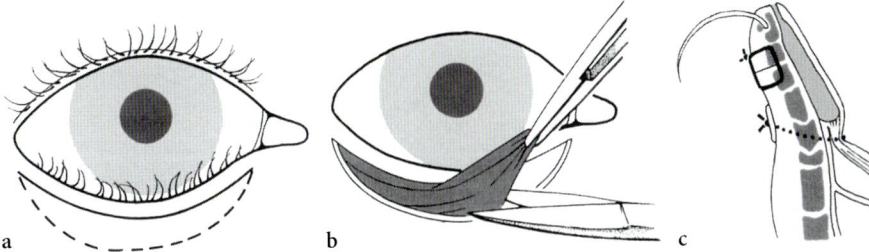

Kongenitales Entropium

■ Nur bei deutlichen Beschwerden (Rückbildungstendenz durch Wachstum) wird ein elliptisches Areal von Haut und Muskel unterhalb der Tarsusunterkante entfernt und bei der Naht eine Tarsusfixation von Muskel und Haut durchgeführt. Alternativ kann auch die Tarsusfixation unterbleiben, und es werden evertierende Matratzennähte zu einer Hautmuskelnaht ergänzt (Abb. 22.22).

Seniles Entropium

■ Zunächst sollten präoperative Tests zur Entscheidung über die anzuwendende Technik erfolgen. Folgende Faktoren werden überprüft:

- Retraktorenfunktion: Messen der Bewegung der Unterlidkante vom Geradeausblick bis zum maximalen Abblick. Normal sind mindestens 4 mm; bei Erschlaffung oder Desinsertion häufig deutlich weniger.
- Tarsoligamentäre Schlinge: Gelingt es, die Lidkante um mehr als 8 mm vom Bulbus nach unten wegzuziehen, deutet dies auf einen erschlafften Lidrand hin.
- Lidbändchen: Das Unterlid vor dem Lidwinkel (unter dem Tränenpunkt oder entsprechend lateral) wird gefaßt und nach zentral gezogen. Wenn sich das Tränenpünktchen deutlich in Richtung Pupillenmitte bewegt, ist das mediale Lidbändchen schwach. Entsprechendes gilt für das laterale Lidbändchen.

■ Bei Patienten mit eingeschränkter Mitarbeit oder schlechtem Allgemeinzustand werden durchgreifende Nähte zur Evertierung durch Narbenbildung angewendet (Abb. 22.23 a, b). Der Effekt ist jedoch nicht von Dauer und schwer dosierbar. Bei ausgeprägter fibrotischer Reaktion ist die unmittelbar postoperativ notwendige Überkorrektur (1–2 mm) evtl. von Dauer und endet ungünstigenfalls in einem sekundären (jetzt iatrogenen) Ektropium.

■ Bei erschlafften Retraktoren ohne Erschlaffung des Lidrandes bietet sich zum Beispiel eine Faltung der Unterlidretraktoren nach Jones (Abb. 22.24 a–d),

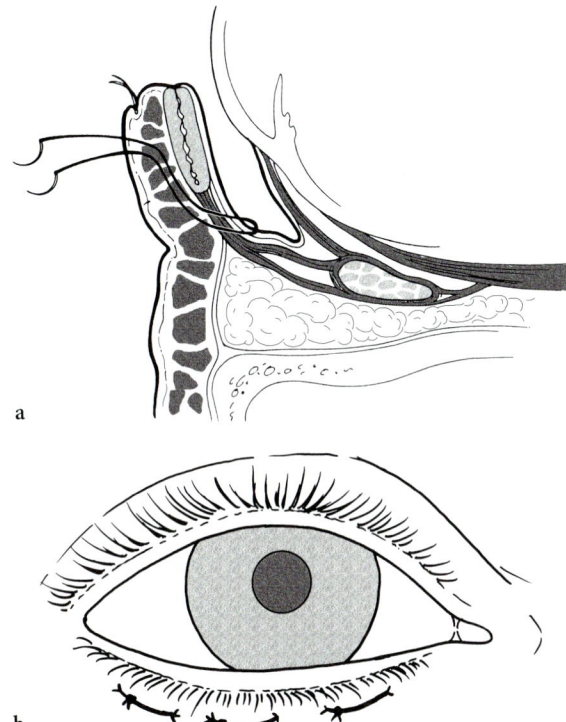

Abb. 22.23 a, b. Evertierende Nähte bei Entropium. **a** U-Naht unter dem Tarsus durch den Fornix bis fast an die Lidoberkante legen (Seitenansicht); **b** drei U-Nähte über die Lidkante verteilen und anziehen (Frontalansicht)

evtl. kombiniert mit evertierenden Nähten (transversale Lidspaltung mit evertierenden Nähten nach Wies), an.

■ Bei erschlafftem Lidrand mit oder ohne erschlaffte Retraktoren sollte primär eine Unterlidstraffung im Sinne einer Verkürzung erfolgen. Dies kann, wie nachfolgend beschrieben, mittels Tarsuszungenplastik durchgeführt werden. Alternativ kann eine pentagonale Exzision der Lidkante erwogen werden. Hierbei ist lidkantenfern eine etwas großzügigere Exzision möglich, um eine stärkere ektropionierende Wirkung zu erzielen. Ergänzt werden müssen beide Verfahren durch eine Haut- und Orbikularisteilresektion (der sich über den Tarsus schiebende

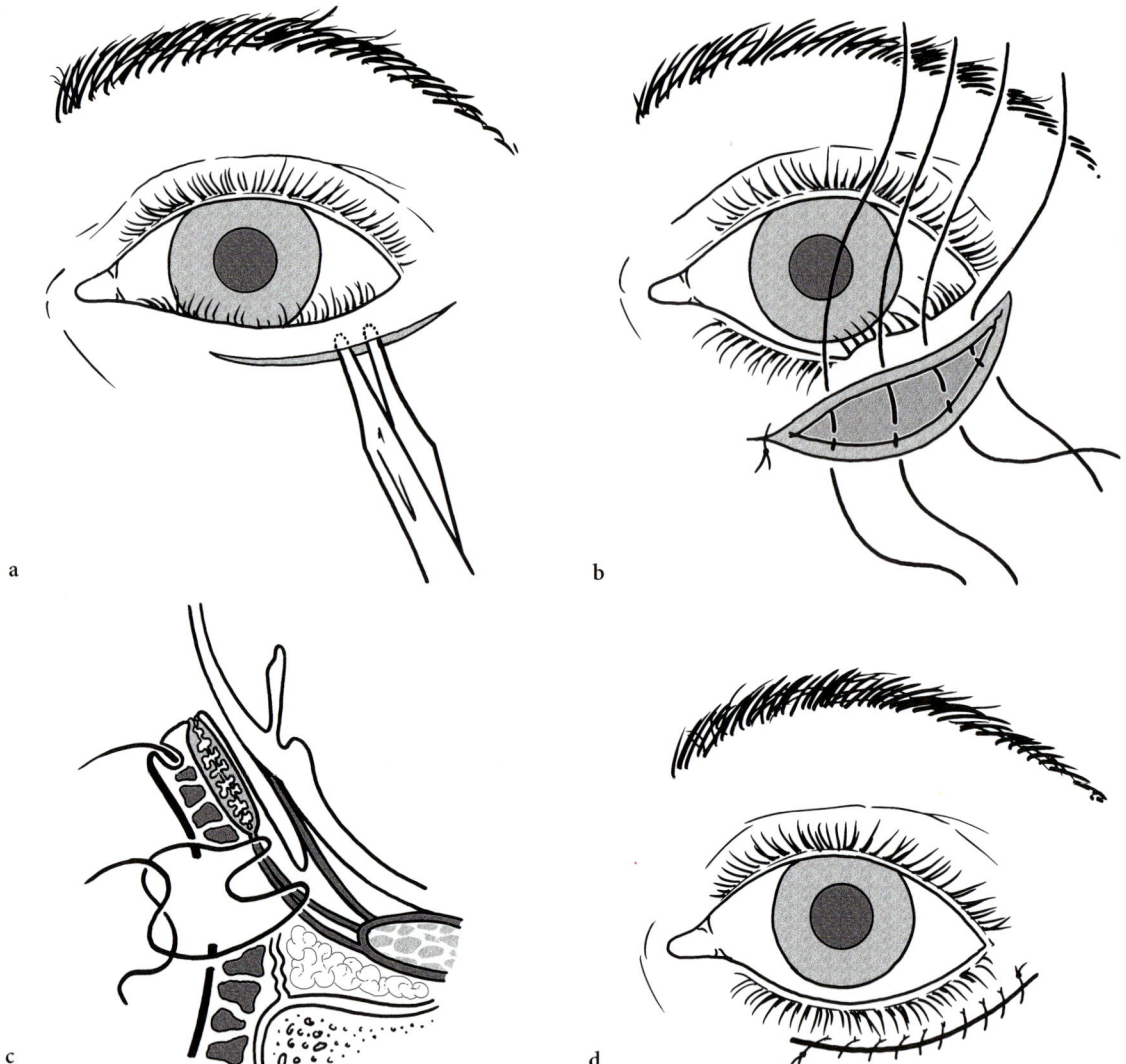

Abb. 22.24 a–d. Unterlidretraktorenstraffung nach Jones. **a** Hautschnitt 5 mm unter Lidkante; **b** Erfassen von Haut, Muskel und Retraktoren 8 mm tiefer; **c** Seitenansicht der angeschlungenen Retraktoren; **d** Zustand nach Raffung und Hautnaht

Anteil; Abb. 22.25). Wenn letztere nicht ausreichend in der Wirkung ist, kann eine zusätzliche Retraktorenstraffung (vgl. Abb. 22.24) bzw. eine Stabilisierung durch transversale Liddurchtrennung (z.B. Wies-Quickert-Operation, Abb. 22.26) vorgenommen werden.

Narbenentropium

- Bei Retraktion von bis zu 1,5 mm unterhalb des Limbus bei 6 Uhr wird der Tarsus in seiner Mitte horizontal gespalten und durch evertierende Nähte in eine leicht überkorrigierende Stellung gebracht.

- Bei ausgeprägteren Formen wird die Tarsokonjunktiva mittels eines lidrandnahen Transplantates verlängert (Abb. 22.27).

2.4 Ektropium

- Auswärtskehrung des Lidrandes, die assoziiert mit Infektionen und chronischen Veränderungen der Bindehaut (z.B. Metaplasie) auftreten kann. Grund für letzteres ist die Exposition der Lidinnenseite. Weiterhin kann es langfristig zur Tarsusverformung im Sinne einer Knickung (rotatorische Komponente, sog. tarsales Ektropium) aufgrund seiner zunehmenden Atrophie und entzündlicher Veränderungen kommen. Eine weitere Begleiterscheinung ist der Tränenfluß über die Wange aufgrund der Eversion des Punctum lacrimale bzw. der Unmöglichkeit des Aufbaus eines Tränenmeniskus.

2 Operationen

2.4.1
Ursachen

- Senil infolge horizontaler Liderschlaffung.

- Narbenbedingt durch vertikale Verkürzung äußerer Schichten des Lides (Narben infolge Verbrennungen, Traumata, Hauterkrankungen).

- Paralytisch infolge Fazialisparese.

2.4.2
Chirurgische Verfahren

- Analog dem Entropium existieren auch hier zahlreiche Möglichkeiten. Eine präoperative Abklärung der Genese, der anatomischen Folgen und ihrer operativen Korrekturmöglichkeiten ist notwendig.

Seniles Ektropium
- Beim Ektropium über die gesamte Lidlänge wird eine horizontale Lidverkürzung vorgenommen:

- Durchgreifende Inzision durch Tarsus und Lidrand entweder im medialen oder lateralen Drittel des Lides (je nach Ausprägungsschwerpunkt des Ektropiums) bis an die Tarsusuntergrenze; man läßt zunächst die beiden Schnittenden überlappen, um abzuschätzen, in welchem Umfang das Lid reseziert werden soll; danach erfolgt eine adäquate zweite, senkrechte, durchgreifende Inzision des Lides und eine Verbindung der Schnitte in Form eines umgekehrten Pentagons; der Verschluß der Wunde erfolgt wie bei der Lidkantenresektion.

- Zur Erzielung eines besseren kosmetischen Ergebnisses besteht auch die Möglichkeit der Präparation unterhalb eines Blepharoplastik-Hautlappens (Abb. 22.28 a – c). Letzterer wird nach der Lidkantennaht durch Zug nach temporal oben evtl. unter Resektion überschüssiger Hautanteile mit Einzelknüpfnähten befestigt. Wegen der Re-Ektropiumgefahr ist zu beachten, daß eine allenfalls sparsame Hautresektion erfolgt.

- Die Erschlaffung der Lidbändchen wurde bei der ersten Technik nicht berücksichtigt. Der operativ verkürzte Tarsus bleibt weiterhin an den unbeeinflußten Lidbändchen befestigt. Lateral kann dies durch eine Kanthussuspension ausgeglichen werden:

- Tarsuszungenplastik: Die laterale Kanthotomie wird durch ein temporäres Ansetzen von Klemmen und dann durch einen Scherenschnitt durch-

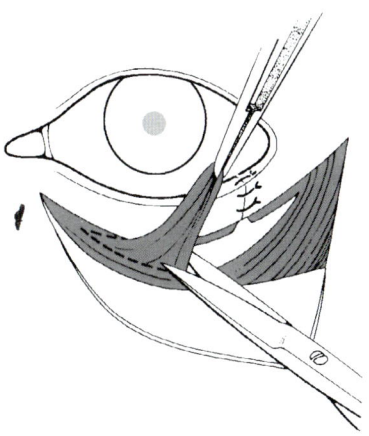

Abb. 22.25. Pentagonale Lidkürzung zur Lidstraffung, verbunden mit Haut- und Orbikularisüberschußresektion bei senilem Entropium. (Aus Mackensen u. Neubauer 1988)

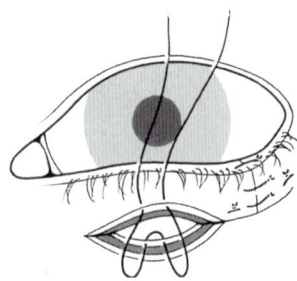

Abb. 22.26. Transversale Liddurchtrennung und Lidstraffung nach Wies-Quickert bei Entropium. (Aus Mackensen u. Neubauer 1988)

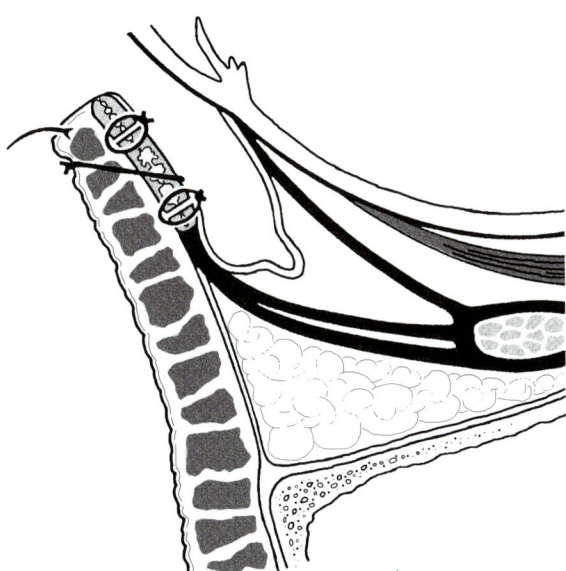

Abb. 22.27. Verlängerung der Tarsokonjunktiva durch Transplantat bei Narbenentropium

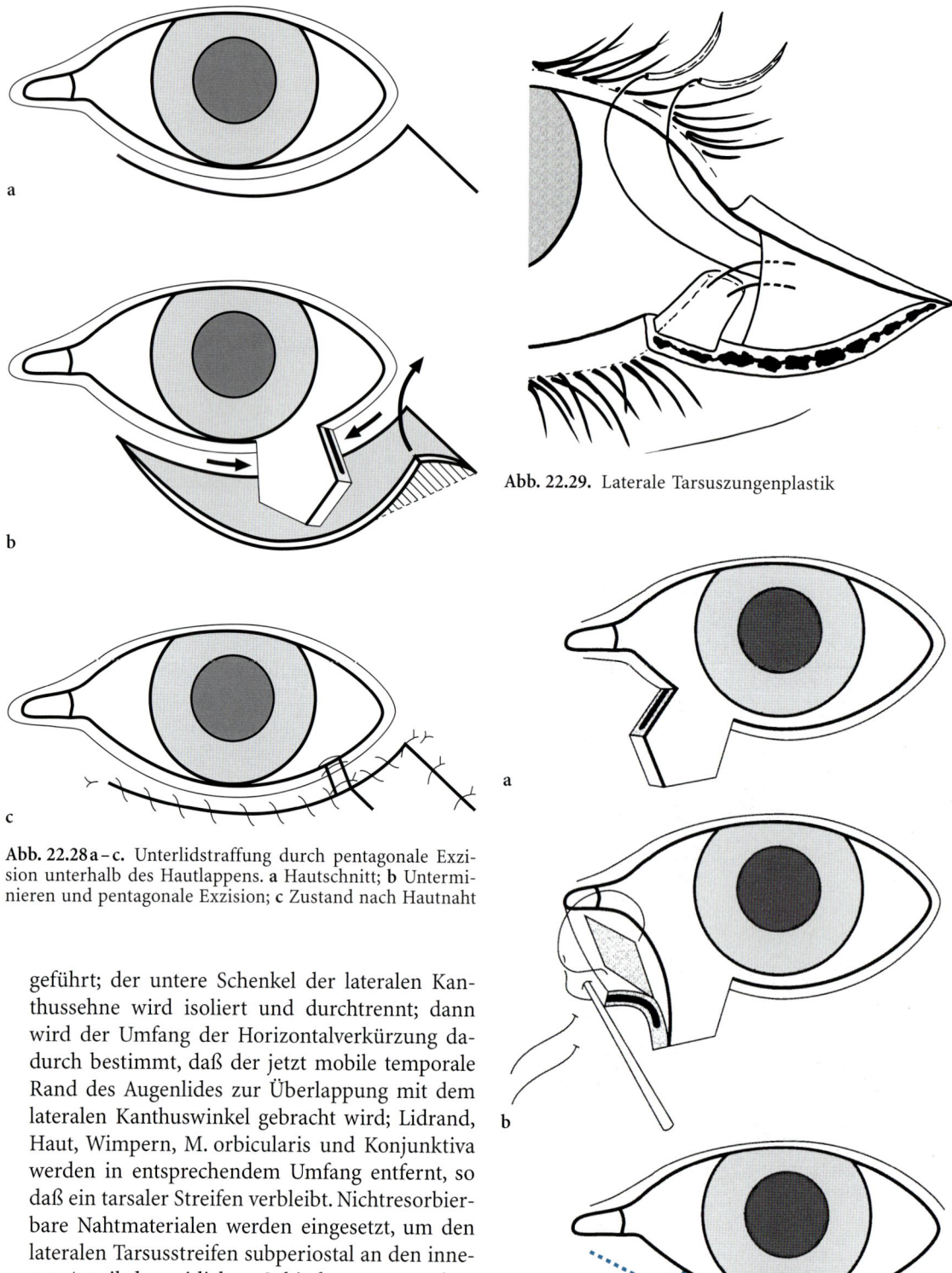

Abb. 22.28 a–c. Unterlidstraffung durch pentagonale Exzision unterhalb des Hautlappens. **a** Hautschnitt; **b** Unterminieren und pentagonale Exzision; **c** Zustand nach Hautnaht

Abb. 22.29. Laterale Tarsuszungenplastik

Abb. 22.30 a–c. „Lazy-T-Technik". **a** Nasale Lidexision; **b** Exzision einer tarsokonjunktivalen Raute, nach Tränenwegsintubation; Legen von invertierenden Nähten nasal; **c** Naht mit Abpolsterung der invertierenden Naht

geführt; der untere Schenkel der lateralen Kanthussehne wird isoliert und durchtrennt; dann wird der Umfang der Horizontalverkürzung dadurch bestimmt, daß der jetzt mobile temporale Rand des Augenlides zur Überlappung mit dem lateralen Kanthuswinkel gebracht wird; Lidrand, Haut, Wimpern, M. orbicularis und Konjunktiva werden in entsprechendem Umfang entfernt, so daß ein tarsaler Streifen verbleibt. Nichtresorbierbare Nahtmaterialen werden eingesetzt, um den lateralen Tarsusstreifen subperiostal an den inneren Anteil der seitlichen Orbitakante anzunähen (Abb. 22.29); überschüssige Haut wird an das Wundbett angepaßt.

■ Liegt ein hauptsächlich mediales Ektropium ohne Liderschlaffung vor, kann eine tarsokonjunktivale Raute (Abb. 22.30b) entfernt und evtl. mit evertierenden Nähten verknüpft werden. Alternativ kann eine mediale Kanthoplastik mit Hautstraffung nach Lee (1951) durchgeführt werden.

■ Bei erschlafftem Lidrand und medial betontem Ektropium bietet sich die „Lazy-T-Technik" (Abb. 22.30 a–c) an, bei der ein nasales Lid-Pentagon entfernt wird, und zusätzlich ein rautenförmiges Stück tarsokonjunktivalen Gewebes nasal exzidiert wird. Die Lidstraffungskomponente kann auch lateral zum Einsatz gebracht werden, indem das Pentagon dort entfernt wird.

■ Bei einer rotatorischen Komponente des Tarsus (marginales Ektropium) sollte eine Retraktorenstraffung von innen stattfinden (Abb. 22.31). Dabei werden 2–3 mm Konjunktiva zwischen Tarsusunterkante und desinsertiertem Retraktor gefaßt und reseziert (Abb. 22.31 a). Die Naht erfolgt entweder fortlaufend unter Erfassung von kapsulopalpebraler Faszie und Konjunktiva (Abb. 22.31 b) oder analog dem Vorgehen bei der Entfernung einer tarsokonjunktivalen Raute mit evertierenden Nähten.

Narbenektropium

■ Therapeutische Möglichkeiten sind die vertikale Hautverlängerung durch ein freies Transplantat (Abb. 22.32), einen gestielten Lappen oder eine Z-Plastik. Fast immer ist zusätzlich eine horizontale Lidverkürzung notwendig. Postoperativ ist für die ersten Tage eine Zugnaht (Seide) oder eine Tarsorrhaphie sinnvoll, um einer Transplantatretraktion vorzubeugen.

Paralytisches Ektropium

■ Die Therapie besteht aus Benetzungsmittel, Salbenverband, Tarsorrhaphie oder medialer Kanthoplastik bzw. lateraler Zügelplastik sowie Implantation von Lidgewichten. Näheres hierzu ist in Abschn. 2.6 (Fazialisparese) beschrieben.

Trichiasis

■ Therapeutische Alternativen sind die operative Therapie des zugrundeliegenden Entropiums bzw. der narbigen Verziehungen, die Elektroepilation (muß häufiger wiederholt werden wegen erneuten Wachstums von ca. 50 % der Zilien; außerdem Gefahr der Lidkantenverformung) oder die Kryoepilation (bei größeren Strecken Gefahr der Depigmentierung der Haut) nach Lidspaltung.

■ Vorübergehend können Verbandlinsen zum Hornhautschutz angewendet werden.

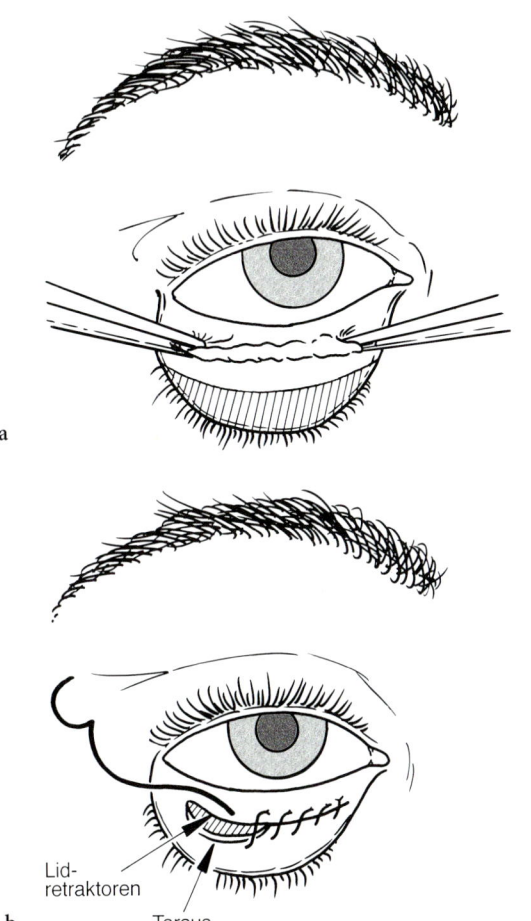

Abb. 22.31a, b. Retraktorenstraffung von innen bei marginalem Ektropium

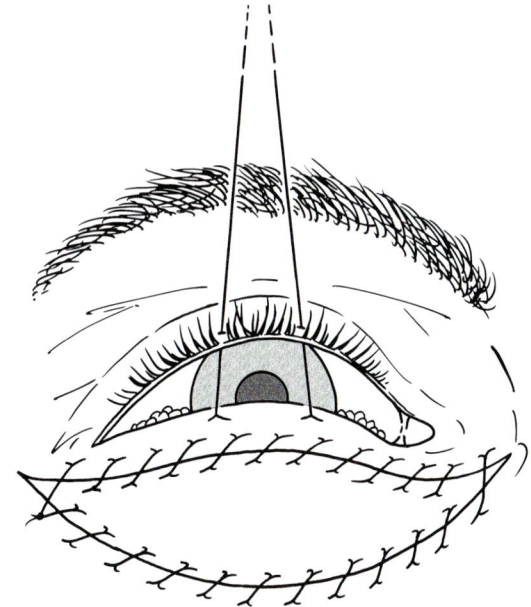

Abb. 22.32. Freies Hauttransplantat und Zugnaht bei Narbenektropium

2.5
Ptosis

Klassifikation
- Siehe Kap. 4 und Kap. 17.

2.5.1
Kongenitale Ptosis

- Einfache kongenitale Ptosis: Normale Funktion des M. rectus superior; „lid lag", d. h. Zurückbleiben des Lides beim Abblick.

- Mit Schwäche des M. rectus superior: Eine vorsichtige Dosierung der operativen Korrektur ist wegen des kaum ausgeprägten Bell-Phänomens erforderlich.

- Mit Blepharophimosesyndrom: Die operativen Ergebnisse sind durch die kleinen Lider stark eingeschränkt.

- Synkinetische Ptosis:
  - Marcus-Gunn-Ptosis (paradoxe Innervation, Lidhebung beim Kauen).
  - Ptosis durch Fehlinnervation des III. Hirnnerven.

- Fibrosesyndrom: Kombination von Ptosis mit schweren mechanischen Motilitätsstörungen, daher meist Kopfzwangshaltung.

2.5.2
Erworbene Ptosis

- Eine genaue präoperative Diagnostik zur Entscheidung über das operative Vorgehen ist besonders wichtig. Man unterscheidet folgende Ursachen der Ptosis:
  - Neurogen.
  - Myogen.
  - Traumatisch.
  - Mechanisch.

2.5.3
Pseudoptosis

- Die Pseudoptosis muß unbedingt von der echten Ptosis abgegrenzt werden, da sie nicht bzw. auf eine andere Weise als die echte Ptosis operativ behandelt wird.

- Eine Pseudoptosis kann vorliegen bei:
  - Lage- oder Größenanomalien des Bulbus: Mikrophthalmus, Anophthalmus, Phtisis, Enophthalmus, Hypotropie.
  - Lidveränderungen: Dermatochalasis, Lidödeme, Blepharospasmus.
  - Brauenptosis: involutiv, Fazialisparese.

Befunderhebung

- Anamnese: angeboren, familiär, traumatisch, assoziiert mit systemischen oder neurologischen Erkrankungen; der Vergleich alter Aufnahmen mit dem jetzigen Befund ist sehr hilfreich.

- Ausmaß der Ptosis in Primärposition: Vergleich beider Seiten, senkrecht auf den oberen Hornhautapex bezogen; Zeichnungen bzw. Photographien sollten angefertigt werden. Folgende Kriterien gelten:
  - Die Oberlidkante überdeckt in Primärposition den oberen Limbus bei 12 Uhr um 2 mm.
  - Der gesamte Tieferstand zu diesem Standardwert ergibt nach Beard (1981) den Schweregrad der Ptosis: bis 2 mm leichte, 3 mm mittlere, 4 mm und mehr schwere Ptosis.

- Umfang der Levatorfunktion nach Beard (1981): Messung der Oberlidexkursionen beim Blick von maximal unten nach maximal oben unter Immobilisation der Braue durch den Daumen (Ausschaltung M. frontalis):
  - 12–17 mm: normal.
  - 8–12 mm: gut.
  - 5–7 mm: mäßig.
  - 4 mm und weniger: schlecht.

- Motilitätsuntersuchung zum Ausschluß neurologischer Syndrome.

- Paradoxe Mitbewegungen und Bell-Phänomen beachten.

- Äußere Untersuchung: Symmetrie, Enophthalmus, Zurückbleiben des Lides („lid lag") beim Blick nach unten (Hinweis auf kongenitale Ptosis wegen verminderter Dehnbarkeit des M. levator), Lage der Lidfurche (Abrutschen nach unten bei senil-involutiver Ptosis).

- Tränenfunktionstests (Erwachsene).

- Bei Verdacht auf Myasthenie sollte bei Erwachsenen ein Tensilontest durchgeführt werden.

Chirurgisches Vorgehen

- Die Wahl des Vorgehens hängt von Genese und Ausmaß der Ptosis, von der Levatorfunktion und auch von der Erfahrung des Chirurgen ab.

Levatorresektion

- Verfahren der 1. Wahl für mittlere bis schwere Formen der Ptosis, vor allem für angeborene Formen, solange eine Levatorrestfunktion (5–7 mm) erhalten ist; erfordert genaue Kenntnisse der Anatomie des Oberlides; Vorsicht mit Überkorrekturen ist bei erworbener Ptosis generell und bei seniler Ptosis im besonderen geboten; es kann über einen vorderen oder hinteren Zugang vorgegangen werden (vorderer Zugang ermöglicht ausgedehntere Resektionen, ist übersichtlicher und schont Tarsus und Bindehaut); Ziel ist es, das Oberlid auf Höhe der Limbusoberkante im Falle der kongenitalen Ptosis zu adjustieren; bei erworbener Ptosis wird hingegen 1–2 mm unterhalb des Limbus adjustiert.

- Resektionsstrecken: s. Kap. 17, S. 536.

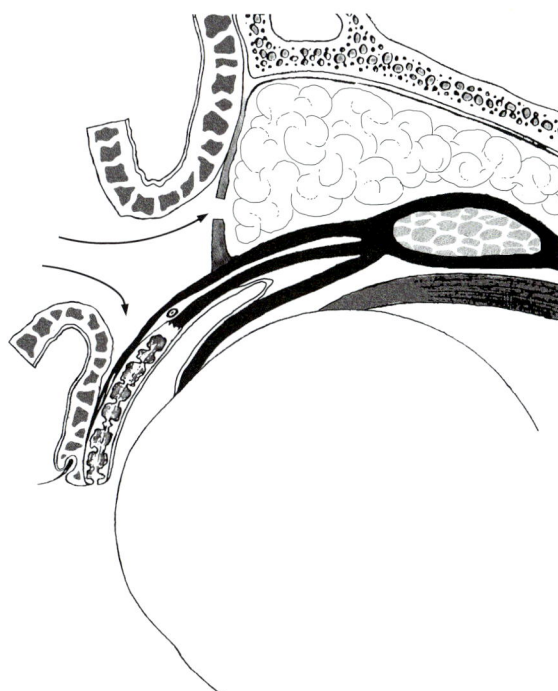

Abb. 22.33. Zugangswege bei der Levatorresektion

Technik der äußeren transkutanen Levatorresektion (Vorgehen nach Boergen)

- Der Eingriff sollte unbedingt in Lokalanästhesie durchgeführt, da nur so die Funktion intraoperativ überprüft werden kann. Eine Verwendung von Adrenalin stimuliert den Müller-Muskel und sollte daher unterbleiben. Empfohlen wird die Supraorbitalanästhesie nach Hildreth und Silver (0,5–1 ml Anästhetikum in 4 cm Tiefe unter das Orbitadach).

- Hautinzision entlang der Lidfalte (wenn diese durch senile Veränderungen nach unten verschoben ist oder fehlt, ca. 8 mm supraziliar); Spaltung des M. orbicularis; Unterminierung nach oben (8–10 mm supratarsal) und nach unten (2–3 mm), ohne die Zilien zu verletzen.

- Durchtrennung des Septum orbitale 3 mm oberhalb seiner distalen Insertion (Abb. 22.33). Anlegen von kleinen vertikalen zentralen Knopflöchern bis etwas orbitales Fett hervorquillt, dann Erweitern der Inzision.

- Durchtrennung der Aponeurose 2 mm unterhalb des oberen Tarsusrandes sowie vertikale Durchtrennung der Seitenhörner. Die Breite des isolierten Muskels beträgt 12–13 mm.

- Stumpfe Ablösung der Aponeurose vom Müller-Muskel; 4 mm supratarsal beginnend wird der Müller-Muskel von der Bindehaut abgelöst (Abb. 22.34).

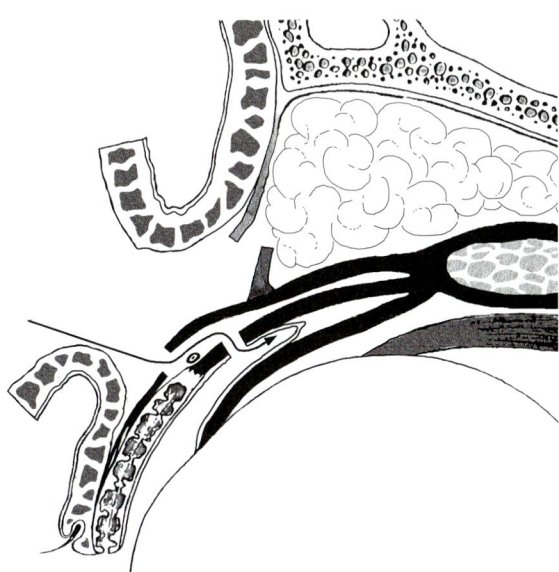

Abb. 22.34. Durchtrennung von Levatormuskel und Müller-Muskel bei der Levatorresektion

- Seitliche Durchtrennung des Ligamentum transversum und der Bindegewebszüge zur medialen und lateralen Orbitawand; weitere Ablösung der Muskelplatte von der Bindehaut des oberen Fornix und vom M. rectus superior.

- Abmessen und Markieren der Resektionsstrecke. Dabei zeigt sich die Schwierigkeit, Strecken bei dehnbarem Gewebe zu beurteilen. Die von Beard (1981) für die Levatorresektion bei kongenitaler Ptosis vorgeschlagenen Resektionsstrecken müssen daher individuell angepaßt werden.

- Einstechen von 3 doppeltarmierten 6-0-Vicryl-Nähten im Bereich der vorderen Oberfläche des oberen Tarsusdrittels und an der Stelle der geplanten Exzision.

- Zuziehen mit passagerem Knoten; das Ergebnis wird in Hinblick auf die Lidposition inspiziert; Adjustierung nach oben oder unten, falls erforderlich durch Repositionierung der Naht; erst wenn das Ergebnis befriedigend ist, verschließt man die Nähte.

- Nasal und temporal werden durch den Levatormuskel Matratzennähte in der Weise geführt, daß ein glatter Lidbogen erzielt wird.

- Der überschüssige Levatoranteil wird reseziert.

- Resektion der überschüssigen Haut, falls erforderlich (eher bei senilen Formen notwendig). Wiederherstellung der Lidfalten und Verschluß der Wunde mit 3 doppeltarmierten 6-0-Vicryl-Nähten, die durchgreifend durch Haut, M. orbicularis und den Levatorstumpf geführt werden (deckfaltenbildende Nähte, Abb. 22.35). Weitere Nähte adaptieren nur die Haut.

- Abschließend wird zum Hornhautschutz eine 4-0-Seidennaht nach Frost vom Unterlid zur (Befestigung mit Klebestreifen; Abb. 22.36) oder durch die Braue geführt.

Raffung der Levatoraponeurose
- Indikation:
- Bei Verdünnung und Dehnung sowie Desinsertion der Aponeurose.

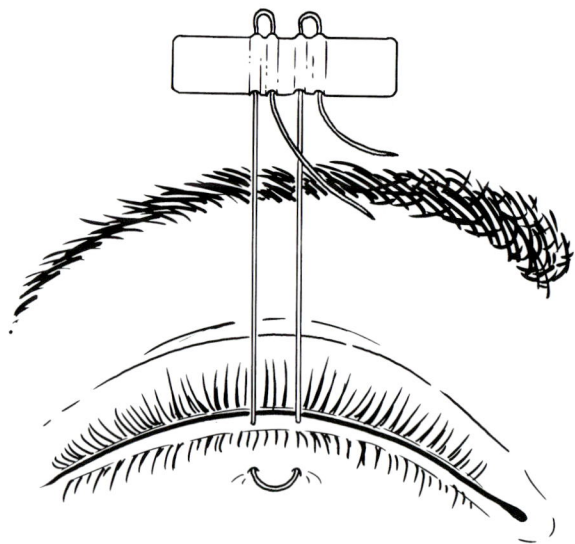

Abb. 22.36. Modifizierte Zugnaht nach Frost

- Mittlere bis schwere Ptosis und hoch verlagerte Oberlidfurche bei normaler Levatorfunktion.

- Der präaponeurotische Raum wird nicht eröffnet, es werden nur die Levatorstrukturen freipräpariert und angeschlungen (Abb. 22.37a und b).

- Eventuell wird zusätzlich Gewebe analog der Dermatocholasisoperation entfernt.

Technik der inneren tarsokonjunktivalen Müllerektomie (Fasanella-Servat)

- Technik zur Korrektur einer leichten (kongenital) bis mittleren Ptosis (erworbene myogene, Horner) mit guter Levatorfunktion; sie umfaßt die Resektion von Tarsus, Bindehaut und Müller-Muskel. Aufgrund der Tatsache, daß zwischen M. tarsalis superior und der Levatoraponeurose nur lockere Verbindungen bestehen, ist es möglich – und auch unabdingbar – letztere zu schonen. Der Zugang von innen wird ähnlich wie die Levatorresektion von zahlreichen Autoren inzwischen abgelehnt, da wichtige funktionelle Bestandteile des Lides beschädigt werden, und das Risiko von Hornhautläsionen aufgrund der innenliegenden Nähte besteht.

- Zwei gebogene Klemmen werden bei evertiertem Oberlid über den oberen Tarsusanteil und den unteren Teil des Müller-Muskels mit darüberliegender Konjunktiva gelegt, so daß sich ihre Spitzen in der Mitte treffen; die Lidaußenseite darf sich dabei nicht nach innen wölben, da sonst die Levatorapo-

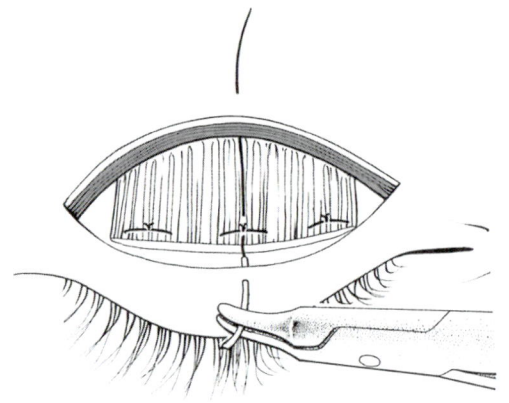

Abb. 22.35. Führung einer deckfaltenbildenden Naht. (Aus Mackensen u. Neubauer 1988)

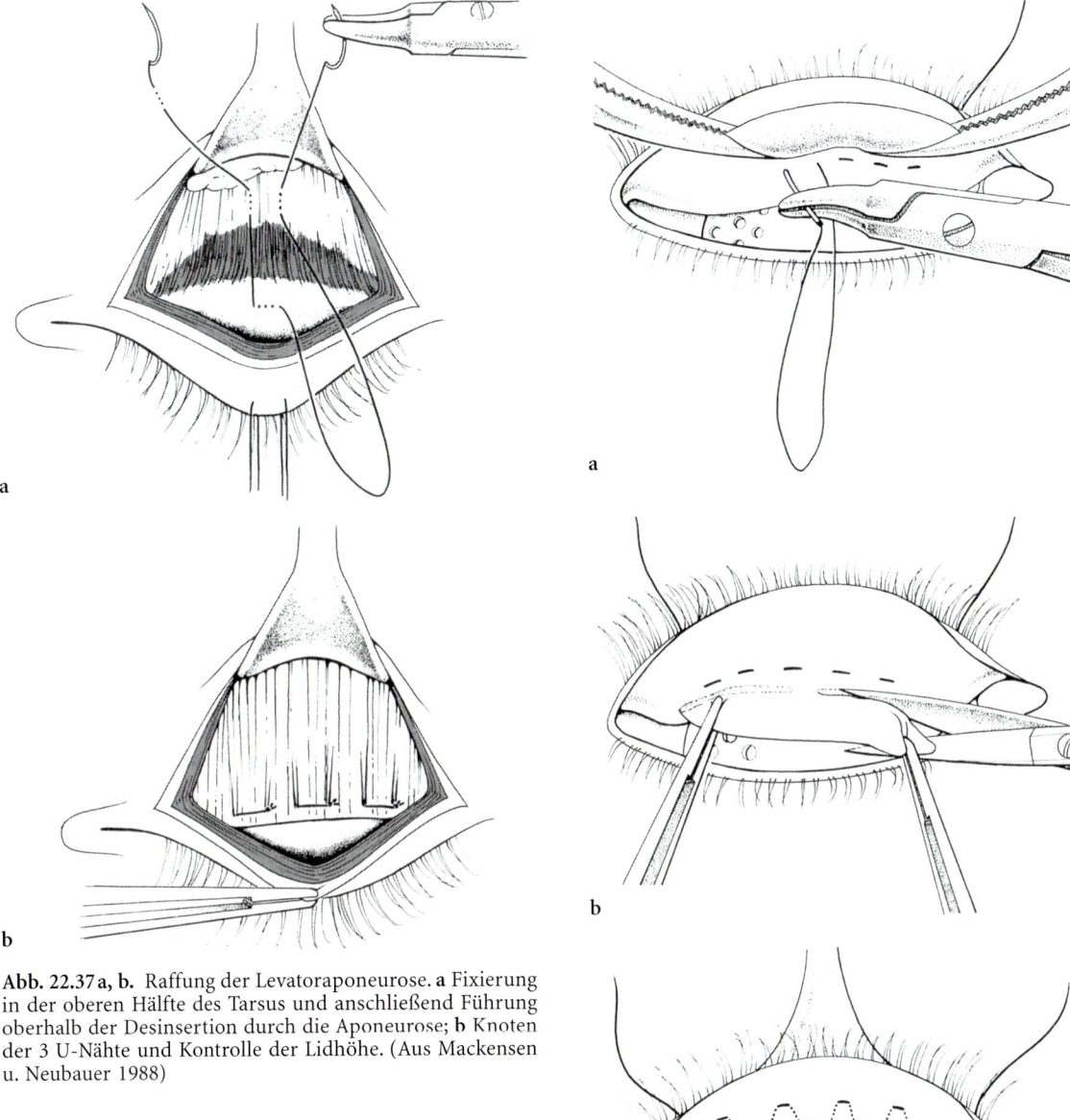

Abb. 22.37 a, b. Raffung der Levatoraponeurose. **a** Fixierung in der oberen Hälfte des Tarsus und anschließend Führung oberhalb der Desinsertion durch die Aponeurose; **b** Knoten der 3 U-Nähte und Kontrolle der Lidhöhe. (Aus Mackensen u. Neubauer 1988)

neurose bzw. das gesamte Lid durchtrennt wird. Die zu exzidierende „Gewebemenge" hängt vom Ausmaß der Ptosis und der erforderlichen Korrektur ab; eine fortlaufende 5-0-Nylonnaht kann zur Sicherung des Gewebes eingesetzt werden.

■ Legen einer Naht von der temporal äußeren Seite durch die Bindehaut in den oberen Fornix; die Naht wird fortlaufend vor und zurück durch alle Gewebeschichten, die von der Klemme erfaßt sind, durchgeführt; 4–6 Stiche sind gewöhnlich als fortlaufende Matratzennaht erforderlich (Abb. 22.38 a); die Naht tritt auf der Bindehautoberfläche nasal neben den Klemmen aus und wird dann durch die Haut in der nasalen Lidfalte nach außen herausgeführt.

Abb. 22.38 a–c. Fasanella-Servat-Operation. **a** Fassen von oberem Tarsus- und unterem Mülleranteil und Legen der Naht; **b** Abtrennen des Gewebes; **c** Adaptation durch Zug am vorgelegten Faden. (Aus Mackensen u. Neubauer 1988)

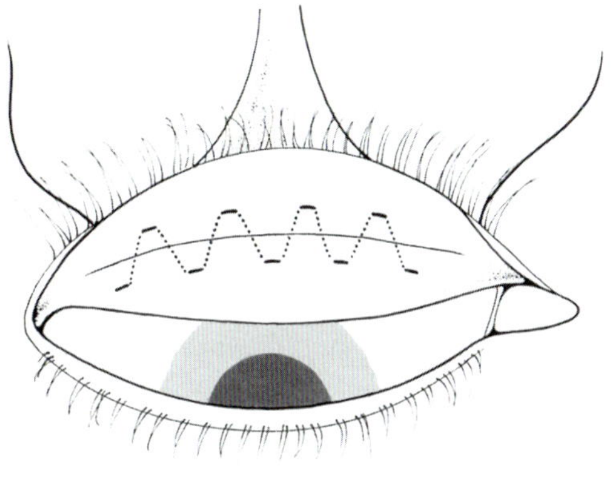

- Entfernen der Klemmen und Exzision des Gewebes durch vorsichtiges Schneiden entlang der Quetschmarken (Abb. 22.38b).

- Loslassen des Lides und lockeres Verknüpfen der Nylonnaht, die sich dann in den oberen Lidfalten verbergen soll (Abb. 22.38c).

- Die Nylonnaht bleibt eine Woche am Ort und wird nach Durchtrennen der vorderen Schlinge herausgezogen.

Frontalisfixation

- Mechanisches Suspensionsverfahren, bei dem die Brauenhebung durch den M. frontalis mittels einer subkutanen Schlinge auf die Bewegung des Oberlides übertragen wird. Die Frontalisfixation ist dann angezeigt, wenn keine oder eine reduzierte (weniger als 5 mm) Levatorfunktion vorliegt. Die Frontalisfixation ist ebenso bei kleinen Kindern indiziert, bei denen das Lid angehoben werden muß, um einer Amblyopie oder einer Kopfzwangshaltung vorzubeugen.

- Die Verwendung einer einseitigen Schlinge führt immer zur Asymmetrie beim Blick nach unten. Bei kosmetisch indizierten Eingriffen sollte ein bilaterales Vorgehen bevorzugt werden, evtl. mit Schwächung des gesunden Levatormuskels.

- Autologe (vom Oberschenkel) oder konservierte Fascia lata bzw. nichtresorbierbare Nähte (z. B. 4–0-Prolene oder Supramid) können verwendet werden; es existieren zahlreiche Operationsvarianten. Die populärsten sind die Crawford-Technik (v. a. bei Verwendung von Fascia lata) und das Fox-Pentagon (meist bei nichtautologem Material). Erstere wird im folgenden skizziert.

Technik nach Crawford

- Das Suspensionmaterial wird über 20 min in antibiotikahaltiger Lösung getränkt.

- Drei Horizontalinzisionen werden 3 mm von der Lidkante in der Mitte, der lateralen und nasalen Hälfte angelegt. Dies wird der Bereich der zukünftigen Lidfurche.

- Entsprechend werden 3 Inzisionen oberhalb der Braue in Richtung Periost durchgeführt. Sie befinden sich in der Mittellinie deutlich oberhalb der Braue und an der nasalen und lateralen Seite knapp oberhalb der Braue. In Abb. 22.39 ist die Lage der Inzisionen und der Verlauf des Suspensionsmaterials dargestellt.

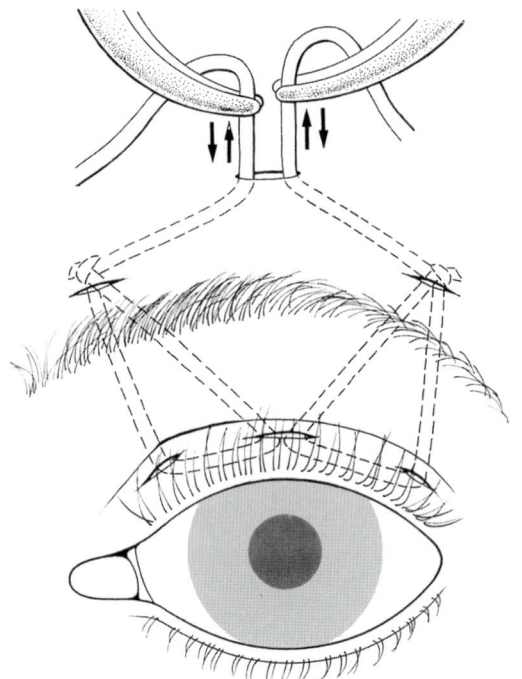

Abb. 22.39. Darstellung der submuskulären Schlingenführung bei der Suspension des Oberlides am M. frontalis nach der Crawford-Technik. (Aus Mackensen u. Neubauer 1988)

- Unter Einsatz einer Fasziennadel nach Wright wird das Material unter dem M. orbicularis, über dem Tarsus und über dem Orbitaseptum (wichtig, da sonst Behinderung der Hebung) durchgezogen.

- Die beiden Fasziendreiecke werden hochgezogen und verknüpft, um den Lidrand in Richtung obere Limbusgrenze möglichst symmetrisch hochzuziehen; jeweils ein Faszienstreifen der Braueninzisionen wird nach oben zur oberen Stirninzision gezogen, dort verknüpft und mit einer resorbierbaren 6–0-Naht an der Haut subkutan gesichert. Der Grund hierfür ist das Einstrahlen des M. frontalis in die Haut.

- Die Hautinzisionen werden mit feinen resorbierbaren Nähten verschlossen.

- Eine 4–0-Seidennaht nach Frost wird gelegt, um das Unterlid nach oben zu ziehen und wird dann auf der Stirn für 1–2 Tage nach der Operation festgeklebt.

- Die Hautnähte werden nach 5 Tagen gezogen.

2.6 Fazialisparese

- Fazialisparesen mit unvollständigem oder fehlendem Lidschluß sind nicht selten. Die Behandlungsmöglichkeiten sind vielfältig, jedoch je nach Dauer der Parese nicht immer befriedigend. Salbenverband bzw. Uhrglasverband sind aufgrund von Hautreaktionen und visuellen Behinderungen vor allem bei neurologisch erkrankten Patienten (Behinderung der Orientierung bei begleitender Ataxie usw.) nur vorübergehend akzeptabel. Muskel- und Nervenverpflanzungen sind heikel und nicht immer erfolgreich. Die einfachsten und effektivsten Methoden sind die Tarsorrhaphie und der Einsatz von implantierbaren Goldgewichten.

2.6.1
Tarsorrhaphie

■ Adaptation eines je nach gewünschtem Effekt unterschiedlich weiten Teils der beiden gegenüberliegenden lateralen Lidkanten.

Ziel
■ Schutz der Hornhaut und/oder des Augapfels.

■ Immobilisation von Teilen der Lider, um eine Wundheilung von Hornhaut oder Lidern nach lidchirurgischen Eingriffen zu ermöglichen.

■ Prophylaktische Lidannäherung zum Hornhautschutz bei Lagophthalmus.

Verfahren
■ Temporär (bis 2 Wochen, z.B. bei Reepithelialisierungsstörungen der Hornhaut) ohne Lidrandanfrischung: 4–0 oder 5–0 nichtresorbierbares Nahtmaterial (z.B. Dacron, Seide), das in Form einer vertikal verlaufenden Matratzennaht durch Lidhaut und Gewebe der einander gegenüberliegenden Lider geführt wird. Ein Zusammenziehen der Nähte ist z.B. über Holzperlen oder anderes Kunstmaterial möglich.

■ Mittelfristige Verweildauer (Monate bis 1 Jahr, z.B. Zeitspanne bis zur Wiederkehr der Fazialisfunktion) mit Lidrandanfrischung (reversibel): Spaltung des Lids entlang der „grauen Linie" und Abtrennen des Epithels im Bereich des hinteren Lidrandes (Abb. 22.40), wo später eine Adhäsion erzielt werden soll; üblicherweise soll der Bereich der Pupillenöffnung frei bleiben; analog zum ersten Verfahren werden senkrechte Matratzennähte durch die Haut und den gegenüberliegenden Tarsalrand gelegt und evtl. über Polstermaterial verschlossen (Abb. 22.40); sind längere Areale zu verschließen, kann eine kontinuierliche 5–0-Nylonmatratzennaht durch die gegenüberliegenden Tarsalränder gelegt werden. Die Nähte können nach 2–3 Wochen wieder entfernt werden. Bei auftretenden Dehiszenzen und deshalb notwendiger Revisionsoperation oder bei von vornherein bekannter schlechter Wundheilung kann die innere Lamelle zusätzlich mit resorbierbaren Nähten adaptiert werden. Dabei sollte nicht durchgreifend, d.h. nicht durch die Bindehaut (Abb. 22.41) genäht werden, da

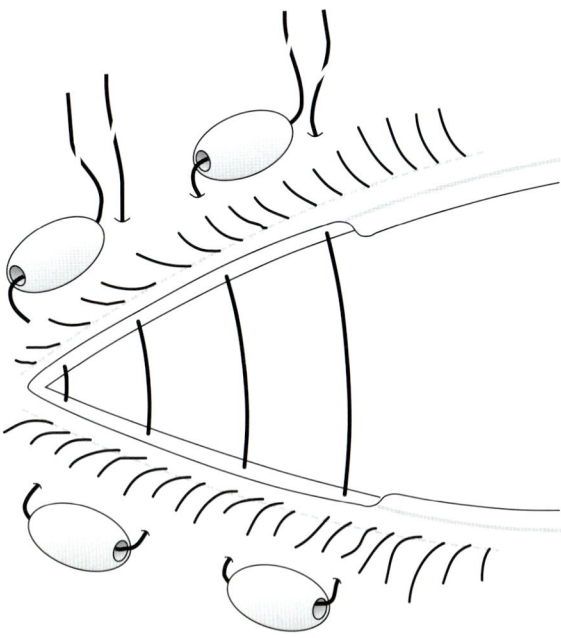

Abb. 22.40. Temporäre Tarsorrhaphie mit Lidrandanfrischung

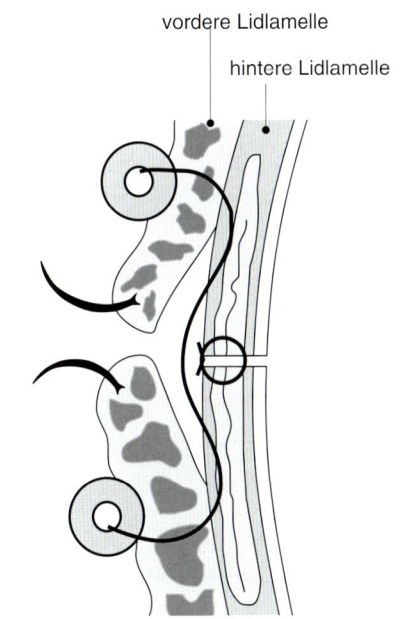

Abb. 22.41. Zweischichtige Naht bei der temporären Tarsorrhaphie

sonst Hornhautschädigungen drohen. Bei wiederkehrender Orbikularisfunktion kann die Lidspalte „nach Maß" an der Spaltlampe mit einer Schere ohne Lokalanästhesie schrittweise wieder eröffnet werden.

■ Dauerhaft: erfordert im zu adaptierenden Bereich die Exzision eines triangelförmigen Haut-Muskel-Stückes (äußere Lamelle) aus dem Unterlid und eines entsprechenden Tarsus-Bindehaut-Stückes (innere Lamelle) aus dem Oberlid (Abb. 22.42a), jeweils mit kompletter Lidkante. Der Hautmuskellappen wird zum gegenüberliegenden Lid heruntergezogen; der Tarsokonjunktivallappen wird entsprechend hochgezogen und dort mit Matratzennähten verankert (Abb. 22.42b). Zusätzlich wird der Oberlidrand mit dem Schnittrand der Unterlidhaut vernäht (Abb. 22.42c).

2.6.2
Goldimplantation bei fehlendem Lidschluß

■ Die Implantation von Edelmetallgewichten zum Ausgleich des fehlenden Tonus des M. orbicularis bei erhaltener Levatorfunktion stellt ein effektives, einfaches, kosmetisch ansprechendes und reversibles Verfahren dar, das den willkürlichen dynamischen Lidschluß wiederherstellt.

Vorgehensweise

■ Zunächst wird durch Aufkleben von Probegewichten das optimale Gewicht bestimmt. Anschließend Einnähung des Gewichts zwischen M. orbicularis und Levatoraponeurose auf dem Tarsus mit nichtresorbierbarem Nahtmaterial (Abb. 22.43).

■ Bei irreversiblen Fazialisparesen mit entsprechender Erschlaffung der gesamten periorbitalen Strukturen ist meist eine ergänzende temporale und nasale Blepharorrhaphie, eine Unterlidektropiumoperation (mediale Kanthoplastik, laterale Zügelplastik) und eine Brauenhebung zur Optimierung des Gesamt-

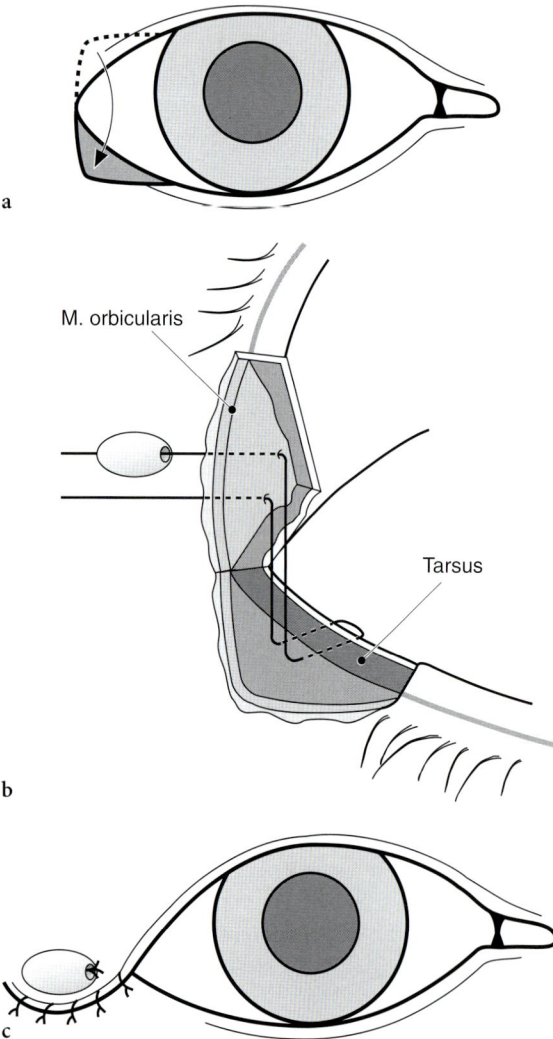

Abb. 22.42a–c. Dauerhafte Tarsorrhaphie. a Zu lamellierende Areale; b Führung der Matratzennaht; c postoperativ mit liegender Nahtpolsterung

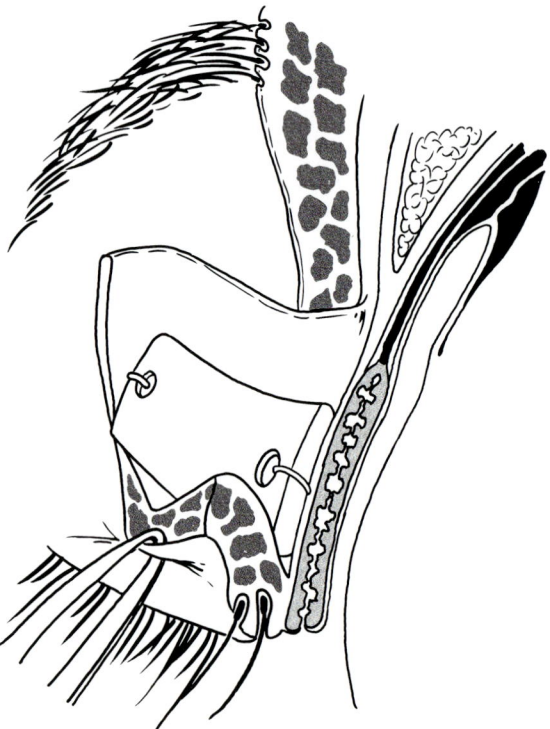

Abb. 22.43. Implantation eines Goldgewichtes

resultates notwendig. Dies ist in solchen Fällen bei der Tarsorrhaphie ebenfalls nicht vermeidbar.

- Abstoßungen und Infektionen wurden bisher nicht beschrieben. Lediglich eine leichte Dezentrierung und Buckelbildung kam vor. Zu bedenken ist weiterhin, daß aufgrund der Schwerkraftabhängigkeit des Verfahrens eine abendliche Salbenapplikation und eine erhöhte Kopflage über Nacht sinnvoll sind.

- Eine neue interessante Alternative stellt die Implantation von flexiblen Platinkettchen („lid chains") dar.

2.7
Tumorbehandlung und Lidrekonstruktion

Allgemeine Aspekte
- Lidläsionen sollten in Hinblick auf Größe, Pigmentierungsveränderungen, Ulzerationen, Blutungen, den Verlust von Wimpern aber auch unter Berücksichtigung der umgebenden anatomischen Strukturen (z. B. Beteiligung der Tränenwege, Septumdurchbruch) des Lides untersucht werden.

- Alle exzidierten Gewebsanteile sollten zur histopathologischen Verifikation weitergeleitet werden. Klinischer Eindruck und histologische Diagnose können auch beim versierten Kliniker mitunter Diskrepanzen aufweisen.

- Bei allen Veränderungen mit zweifelhafter Dignität ist vor der Lidrekonstruktion eine histologische Diagnose anzustreben (Exzision im Gesunden?). Die kosmetisch perfekte plastische Deckung von noch vorhandenem Tumorgewebe kann äußerst unerwünschte Folgen nach sich ziehen.

2.7.1
Tumoren

Gutartige Läsionen
- Können mit Elektrokauter, Kältetherapie, lokaler Exzision oder Abtragung (Skalpell, Hochfrequenzchirurgie, CO_2-Laser) behandelt werden; am Lidrand sollten die Läsionen so entfernt werden, daß keine Stufen im Lidrand („Shaving-Technik") entstehen.

Bösartige Tumoren
- Zeichen der Malignität sind: Tumorrandwall, Zilienverlust, Tumorulkus und fehlende Verschieblichkeit.

- Eine wichtige Grundregel ist die „En-bloc-Entfernung" des gesamten bösartigen Tumors, einschließlich der Grenzen zum normalen Gewebe. Dem Pathologen sollten eine Zeichnung und klare Fadenmarkierungen vorliegen, um Aussagen über die Lokalisation evtl. noch vorhandener Ausläufer machen zu können.

- Die Vorgehensweise beim Wundverschluß kann erst dann entschieden werden, wenn sichergestellt ist, daß der Tumor komplett entfernt wurde und damit das Ausmaß des zu rekonstruierenden Defektes abgeschätzt werden kann.

- Insbesondere bei soliden Basaliomen hat sich ein mehrzeitiges Vorgehen bewährt. Hierdurch sind auch kleinere Sicherheitsabstände (ca. 2–3 mm) möglich. Am 1. Tag erfolgt die Exzision, am 2. Tag – nach Erhalt des histologischen Ergebnisses – der Nachschnitt oder die sekundäre Deckung. Auch wenn dieses Verfahren aufgrund evtl. notwendiger Nachresektionen für den Patienten belastend sein kann, erreicht man doch aufgrund der kleineren Defekte bessere kosmetische Ergebnisse als bei früheren Vorgehensweisen mit großen Sicherheitsabständen.

- Beim sklerodermiformen, leider früh spreitendem Basaliom, sowie beim Plattenepithelkarzinom und anderen selteneren bösartigen Tumoren der Lider sind primär größere Sicherheitsabstände von 3–6 mm unabdinglich. Hier werden allerdings in der Literatur sehr unterschiedliche Maße genannt. Um möglichst kleine Resektionsareale zu erzielen, bietet sich auch die allerdings sehr aufwendige Technik nach Mohs an (knappe Resektion unter intraoperativer histologischer Kontrolle mittels Gefrierschnitten).

2.7.2
Techniken der Lidrekonstruktion

Verletzungen
- Nach ausführlicher Inspektion und Funktionsüberprüfung des Bulbus sowie der Klärung (Röntgen usw.), ob die Intervention anderer Fachgebiete evtl. vorrangig ist bzw., ob andere Fachspezialisten bei der Operation hinzugezogen werden müssen, erfolgt die Inspektion der Lider und Tränenwege.

- Bei multiplen Verletzungen ist zu bedenken, daß bei reinen Lid- und Tränenwegsverletzungen auch noch bis 48 h nach dem Unfall gute Ergebnisse erzielt werden können.

- Nach der Wundreinigung und der Abtragung von Nekrosen erfolgt der Versuch der Readaptation. Eine Wundrandanfrischung sollte im Lidbereich aufgrund des knappen Gewebes möglichst vermieden werden. Es wird immer schichtweise (Tarsus, Muskel, Haut) rekonstruiert. Haltestrukturen (Lidbändchen) und andere funktionell bedeutsame Strukturen sind sorgsam zu rekonstruieren bzw. im Fall der Tränenwege zusätzlich zu schienen.

- Oberstes Motto sollte sein: Eine anatomisch und chirurgisch gute Erstversorgung ist im Ergebnis immer besser als Dutzende von Nachoperationen.

- Revisionsoperationen (Z-Plastik usw.) sollten erst nach Abschluß der Narbenbildung (6–12 Monate postoperativ) erfolgen. Bis zu diesem Zeitpunkt finden noch Umbauvorgänge im Gewebe statt; sowohl das Ausmaß der notwendigen Nachschnitte als auch die prinzipielle Indikation kann sich noch spät ändern. Erfahrene Lidchirurgen sprechen gerne von der „Tinktur der Zeit", die manchen zunächst als dringend indiziert erscheinenden Revisionseingriff überflüssig macht. Weiterhin können durch zu frühe Nachschnitte zusätzliche Fibrosierungen angeregt werden.

Verletzungen des Lidrandes

- Die Rekonstruktion der Lidkante kann nach Tumorexzision oder im Rahmen der Versorgung von Verletzungen mit Beteiligung der Lidkante indiziert sein.

- Die wichtigste Aufgabe des Operateurs ist die exakte Adaptation der Enden der Tarsalplatte, um Lidkantensprünge oder Deformitäten zu vermeiden.

- Es sind zahlreiche Varianten beschrieben worden. Das prinzipielle Vorgehen besteht aus schichtweiser Rekonstruktion (Abb. 22.44).

- Zunächst Adaptation von Tarsus und Lidkante. Möglich ist eine versenkte resorbierbare Adaptation des Tarsus und/oder das Legen von 2–3 nichtresorbierbaren Nähten (Seide oder Nylon) durch die Lidkante (Marginalnähte). Posterior im Bereich des Tarsus (Austritt des Meibom-Drüsenkanals), in der Mitte im Bereich der „grauen Linie" und anteriorim Bereich der Wimpernaustritte. Durchgeführt wird meist eine Einzelknüpfnaht, es ist jedoch auch eine Rückstichnaht wie in Abb. 22.44 möglich.

- Zusammenziehen zunächst der versenkten Tarsusnaht, dann der Lidkantennähte, bis die Lidkanten exakt adaptiert sind.

- Die Fäden werden verknotet und die Knoten zu einer Seite verlagert.

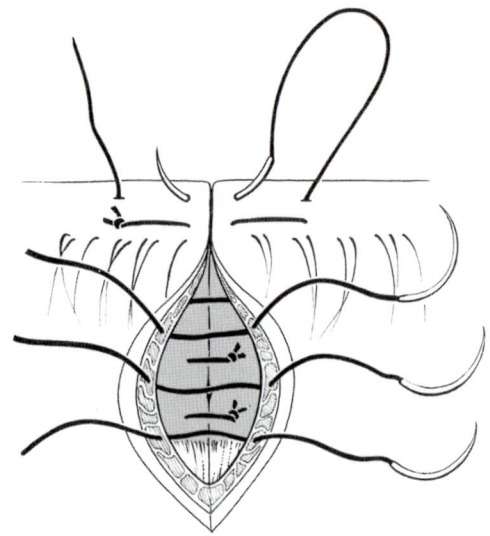

Abb. 22.44. Schichtweise Lidkantennaht mit 2 Marginalnähten, Tarsus- und Muskelnähten, vor der Hautnaht. (Aus Mackensen u. Neubauer 1988)

- Fadenenden lang lassen und mit Hilfe der Fadenenden der vorne im Bereich der Wimpernaustritte liegenden Naht absichern, so daß die Fäden nach außen zeigen und eine Hornhauterosio vermieden werden kann.

- Alternativ kann eine sog. „Frost-Zugnaht" (vgl. Abb. 22.36) gelegt werden. Da durch die Narbenbildung eher eine Einziehung der Narbe und damit des Lidrandes bewirkt wird, führt man mittels lidkantenfernem Zug für einige Tage zunächst das Gegenteil herbei, um mittelfristig eine gerade Lidkante zu erreichen. Hierbei müssen jedoch die Marginalnähte mit Einzelknüpfnähten und dem Knoten in der Mitte gelegt werden. Es sollte nicht, wie in Abb. 22.44 dargestellt, eine Rückstichnaht durchgeführt werden.

- Adaptation des prätarsal gelegenen Gewebes mit versenkten resorbierbaren Muskelnähten (z.B. Vicryl® 6-0) und abschließend Hautnähte.

- Die Hautnähte werden nach 5 Tagen, die Marginalnähte im Lidkantenbereich nach 10–14 Tagen entfernt.

Rekonstruktion oberflächlicher Defekte

- Indiziert hauptsächlich nach Tumorchirurgie. Bei frischen, möglicherweise kontaminierten Wunden sollte man von plastischen Maßnahmen Abstand nehmen und zunächst nur eine Readaptation des noch vorhandenen Gewebes sowie eine reguläre Wundbehandlung durchführen.

Deckung von durchgreifenden Liddefekten

■ Das Vorgehen ist abhängig von horizontalem und vertikalem Ausmaß des Defektes sowie der Dehnbarkeit der Strukturen. Die Einteilung erfolgt in Anlehnung an Collin (1991). Im Einzelfall ist das Vorgehen natürlich vom Befund der umgebenden Strukturen (Dehnbarkeit, Beschaffenheit) abhängig.

■ Bei Defekten, die kleiner als $^1/_3$ der horizontalen Lidlänge sind, ist insbesondere bei älteren Patienten die sofortige Deckung mit vorhandenem Gewebe möglich. Entweder wird ein direkter Verschluß, d.h. eine Lidkantennaht, wie in Abb. 22.44 dargestellt, gewählt, oder es werden, falls dadurch zuviel Spannung entsteht, zusätzlich eine laterale Kanthotomie und Kantholyse (ermöglicht eine zusätzliche Relaxation von bis zu 4–5 mm) durchgeführt. Hierbei wird zur weiteren Mobilisation eine Durchtrennung des jeweiligen Schenkels des lateralen Lidbändchens vorgenommen. Die Adaptation von Tarsus und Lidkante ist besonders wichtig für die Stabilität und die Lidfunktion. Die Hautnähte können nach 5–7 Tagen gezogen werden.

■ Defekte, die mehr als ein $^1/_3$ der Lidkante betreffen, müssen mit zusätzlichem Gewebe gedeckt werden. Sind sie kleiner als 50% der Lidkante, kommt v.a. der Bogenlappen nach Tenzel (vgl. Abb. 22.8) in Frage. Prinzip:

- Kantholyse des jeweiligen Schenkels des lateralen Lidbändchens.
- Präparieren eines bogenförmigen Haut-Muskel-Lappens innerhalb der Periorbitalhaut, ohne die laterale Brauengrenze zu überschreiten.
- Vorschieben des intakten lateralen Defektrandes nach medial und Verschluß des Lidrandes wie beim Primärverschluß.
- Der neue laterale Lidwinkel wird durch Annähen des Hautmuskellappens an die tiefer gelegenen Strukturen (oberer Schenkel des lateralen Lidbändchens oder Periost) mit versenkten 6-0-Seide- oder Nylon-Matratzennähten wieder hergestellt.
- Triangelförmig wird die überschüssige Haut im Bereich der lateralen Basis des semizirkulär verlaufenden Lappens exzidiert.
- Hautverschluß mit Einzelknüpfnähten oder fortlaufender 6-0- bzw. 7-0-Prolene- bzw. Nylonnaht.

■ Bei Defekten über 50% des horizontalen Liddurchmessers ist das Vorgehen vom vertikalen Ausmaß des Defektes abhängig. Für ein funktionell und kosmetisch gutes Endergebnis müssen immer die beiden Hauptschichten des Lides (vordere Lamelle: Haut/Muskel, hintere Lamelle: Tarsus/Konjunktiva) wiederhergestellt werden. Zu bedenken ist, daß nie zwei nichtvaskularisierte Schichten, also zwei freie Transplantate, übereinander gelegt werden dürfen, da immer eine Lamelle über Gefäße verfügen muß, die das Transplantat ernähren und vaskularisieren. Lidtransplantationen in kompletter Dicke sind daher meist nicht von Erfolg gekrönt. Zunächst erfolgt immer eine Rekonstruktion der hinteren Lamelle entweder durch einen freien (Tarsomarginaltransplantat nach Hübner) oder gestielten (Technik nach Hughes) Tarsokonjunktivallappen aus dem Oberlid oder durch ein freies Chondromukosatransplantat aus der Nase. Bei Entnahme von Tarsusgewebe aus dem Oberlid müssen mindestens 3 mm des Tarsus zur Lidkante erhalten bleiben. Abschließend erfolgt die Deckung durch Verschiebung eines Hautmuskellappens (vaskularisierte Lamelle) von vorne und die Herstellung des Lidrandes durch eine fortlaufende Schlingennaht von Konjunktivasaum und Haut.

- Bei 5–10 mm vertikalem Defekt: Hautmobilisation. Dies ist v.a. gut möglich bei erschlaffter Haut.
- Bei 10–15 mm vertikalem Defekt: Hautlappen und Transpositionslappen (s. Abb. 22.10).
- Bei mehr als 15 mm vertikalem Defekt: Rotationslappen nach „Mustardé" (Abb. 22.45). Dabei wird das Oberlid nicht tangiert; die hintere Lamelle wird aus Chondromukosatransplantat gebildet.

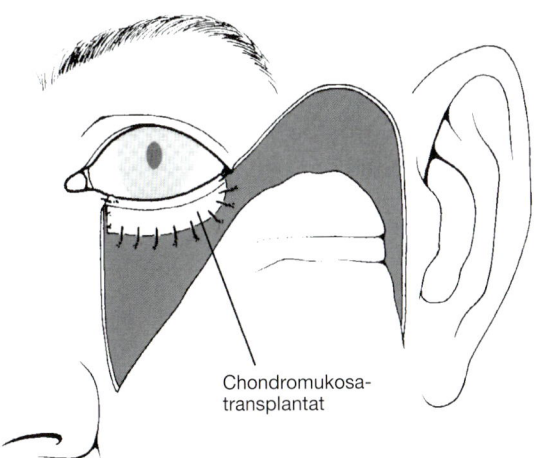

Abb. 22.45. Rotationslappen nach Mustardé. (Aus Mackensen u. Neubauer 1988)

- **Vorgehen bei Rotationsplastik zum Totalersatz des Unterlides nach Mustardé:**

- Senkrecht unter dem Liddefekt Hautschnitt medial herabziehen und dreieckig nach temporal erweitern; Haut entfernen.
- Einnähen des (Chondromukosa-)Transplantats mit 6–0-Vicryl®-Nähten an den verbliebenen Lidstrukturen mit Lage der Knoten nach vorne.
- Hautinzision von lateralem Lidwinkel, hochbogig bis auf das Niveau der Augenbraue, dann rund (entgegengesetzt zur Kurvatur des Unterlides) bis vor den Ohransatz und dort bis zum Ohrläppchenansatz herunter.
- Bis maximal laterale Orbitakante inklusive M. orbicularis, dann zur Fazialisschonung nur maximal bis zur Subkutis unterminieren.
- Sinnvoll zur Mobilisation ist die Durchtrennung des unteren Schenkels des lateralen Lidbändchens sowie des lateralen Septums.
- Die Hautspitze, die der äußeren Defektgrenze entsprach, wird jetzt mit der inneren Defektkante verbunden. Dann fixiert man den Lappen an der lateralen Orbitakante, um ein Absinken und ein konsekutives Ektropium zu vermeiden. Schließlich Naht medial beginnend.
- Die Lidkante wird mit einer fortlaufenden Schlingennaht versorgt.

WEITERFÜHRENDE LITERATUR

Anderson RL, Gordy DD (1979) The tarsal strip procedure. Arch Ophthalmol 97:2192

Bandieramonte G, Lepera P, Moglia D et al. (1997) Laser microsurgery for superficial T1–T2 basal cell carcinoma of the eyelid margins. Ophthalmology 104:1179

Baylis HI, Long JA, Groth MJ (1989) Transconjunctival lower eyelid blepharoplasty. Ophthalmology 96:1027

Beard C (1981) Ptosis. Mosby, St. Louis

Beyer-Machule CK (1983) Plastic and reconstructive surgery of the eyelids. Thieme, Stuttgart

Boergen KP, Scherz W (1993) Ptosis: Chirurgische Behandlung. Quintessenz, München

Borges AF, Alexander JE (1962) Relaxed skin tension lines. Z-plasties on scars, and fusiform excision of lesions. Br J Plast Surg 15:242

Brown DM, Barton BR, Young VL et al. (1992) Decreased wound contraction with fibrin glue-treated skin drafts. Arch Surg 127:404

Collin JRO (1991) Lidchirurgie. Thieme, Stuttgart

Dortzbach RK (ed) (1994) Ophthalmic plastic surgery: Prevention and management of complications. Raven, New York

Doxanas MT (1994) Minimally invasive lower eyelid blepharoplasty. Ophthalmology 101:1327

Dutton J, Slamovitis T (1993) Management of periocular basal cell carcinoma: Mohs micrographic surgery versus radiotherapy. Surv Ophthalmol 38:193

Eisenmann D, Jacobi KW (1994) Einsatz des Ellman-Surgitron in der Lid- und plastischen Chirurgie. Ophthalmologe 91:540

Fasanella RM, Servat J (1961) Levator resection for minimal ptosis: another simplified operation. Arch Ophthalmol 65:493

Goldbaum AM, Woog JJ (1997) The CO_2-Laser in oculoplastic surgery. Surv Ophthalmol 42:255

Hildreth HR, Silver B (1967) Sensory block of the upper eyelid. Arch Ophthalmol 77:230

Hintschich CR (1997) „Reposition der vorderen Lidlamelle" zur Korrektur des Oberlidentropiums. Ophthalmologe 94:436

Hübner H (1976) Kolobomverschluß mittels freier Tarsus-Lidrandüberpflanzung. Klin Monatsbl Augenheilkd 168:677

Kuchar A, Ofluoglu A, Novak P et al. (1997) Frontalissuspension mittels „expanded-Polytetrafluoroethylene (ePTFE)-Streifen" bei kongenitaler Ptose. Klin Monatsbl Augenheilkd 211:37

Lee OS (1951) An operation for the correction of everted lacrimal puncta. Am J Ophthalmol 34:575

Mackensen G, Neubauer H (1988) Augenärztliche Operationen. Springer, Berlin Heidelberg New York Tokyo

McCord CD, Tanenbaum M, Nunery WR (eds) (1995) Oculoplastic surgery. Raven, New York

McKinney P, Cunningham B, Knote G (1990) Plastische Chirurgie: Grundzüge und Methoden. Urban & Schwarzenberg, München

Mele JA, Kulick MI, Lee D (1998) Laser blepharoplasty: Is it safe? Aesth Plast Surg 22:9

Müller-Jensen K, Liesegang J (1992) Goldimplantation bei fehlendem Lidschluß. Ophthalmologe 89:243

Müller-Jensen K, Müller-Jensen G (1993) Zur operativen und konservativen Behandlung des Lagophthalmus (Fazialisparese). Ophthalmologe 90:27

Neubauer H (1988) Chirurgie der Lider. In: Mackensen G, Neubauer H (Hrsg) Kirschners allgemeine und spezielle Operationslehre: Augenärztliche Operationen, Bd I. Springer, Berlin Heidelberg New York Tokyo

Reinhart B, Hatt M (1992) Kosmetische Unterlidblepharoplastiken. Klin Monatsbl Augenheilkd 201:240

Roberts TL (1998) Laser blepharoplasty and laser resurfacing of the periorbital area. Clinic Plast Surg 25:95

Tenzel RR, Steward WB (1978) Eyelid reconstruction by semi-circular flap technique. Trans Am Soc Ophthalmol Otolaryngol 85:1164

Tucker SM, Linberg JV (1994) Vascular anatomy of the eyelids. Ophthalmology 101:1118

KAPITEL 23

Orbitachirurgie

23

1	Chirurgischer Zugang zur Orbita von vorne	652
1.1	Zugang von oben temporal	652
1.2	Zugang von oben medial (transperiostaler Zugang)	653
1.3	Oberflächlicher Zugang von vorne	654
1.3.1	Transkonjunktivaler Zugang	654
1.3.2	Transseptaler Zugang	654
2	Chirurgischer Orbitazugang von medial	655
3	Chirurgischer Zugang (zur tiefen Orbitachirurgie) von unten	655
4	Chirurgischer Orbitazugang von lateral	657
4.1	Modifikationen des Zugangs nach Krönlein	657
4.1.1	Chirurgisches Vorgehen zum lateralen Orbitazugang nach Krönlein-Reese-Berke	657
4.1.2	Intraorbitales Vorgehen	659
5	Transpalpebrale Dekompression der Orbita bei endokriner Orbitopathie nach Olivari	659
6	Knöcherne Dekompression der Orbita	661
7	Operation der Blow-out-Fraktur	661
8	Allgemeine Komplikationen der Orbitachirurgie	661
9	Exenteratio orbitae	662
9.1	Verschiedene Arten der Exenteratio orbitae	662
9.2	Totale Exenteratio orbitae	662
10	Enukleation und Eviszeration des Bulbus	663
10.1	Eviszeration	663
10.2	Enukleation	663
10.3	Prothetische Versorgung nach Enukleation	664

Vor jedem operativen Eingriff im Bereich der Orbita sind alle diagnostischen Möglichkeiten auszuschöpfen, um zumindest zu einer Arbeitsdiagnose zu gelangen. Hierzu gehören nicht nur bildgebende Verfahren, sondern auch Laboruntersuchungen. Erleichternd bei der Eingrenzung der Untersuchungen ist der Versuch der Einordnung der Veränderung in eine Krankheitsgruppe (tumorös, entzündlich, vaskulär, endokrin). Häufig ist ein fachübergreifendes (Neurochirurg, Hals-Nasen-Ohren-Arzt, Neurologe, Endokrinologe usw.) Vorgehen, insbesondere bei Verdacht auf eine systemische oder maligne Erkrankung, notwendig. Erst mit diesem Wissen über die vorliegende Veränderung kann eine Operationsplanung begonnen werden. Voreilige Biopsien bei möglicherweise malignen oder zur Entartung neigenden Veränderungen (z. B. gutartige Mischtumoren der Tränendrüse) sind unbedingt zu vermeiden.

Für eine erfolgreiche Operation im Bereich der Orbita sind dezidierte Kenntnisse der Anatomie unbedingte Voraussetzung. Abgesehen von leicht zugänglichen Veränderungen im vorderen Teil der Orbita sollten größere Eingriffe spezialisierten Zentren vorbehalten werden.

■ Der Zugang von vorne bei kleineren Biopsien im prä- und unmittelbar retroseptalen Bereich kann bei gesunden Patienten auch ambulant und in Lokalanästhesie durchgeführt werden.

■ Ansonsten sollte die sog. tiefe Orbitachirurgie nur unter stationären Bedingungen und in Vollnarkose durchgeführt werden. Hierbei ergibt sich auch die Möglichkeit einer kontrollierten Hypotension zur Erzielung eines relativ blutarmen Operationsgebietes, insbesondere bei stark vaskularisierten Veränderungen.

■ Bei älteren Patienten mit systemischen Erkrankungen und geplantem Eingriff in Intubationsnarkose ist ein ausführlicher allgemeinmedizinischer Status vor der Durchführung chirurgischer Maßnahmen in der tiefen Orbita erforderlich.

■ Blutersatzmittel sollten bei größeren Orbitaeingriffen, insbesondere wenn mit vaskularisierten Tumoren oder Gefäßanomalien zu rechnen bzw. wenn eine Exenteration geplant ist, bereitstehen. Die Möglichkeit der Eigenblutspende kann bei geplanten Eingriffen geprüft werden.

■ Orbitatumoren sollten präoperativ zur genauen Planung des operativen Zugangs ausreichend im Hinblick auf Lage und Ausdehnung untersucht werden. Zur Orientierung sind Ultraschallunterschungen hilfreich. Zur Beurteilung der Orbitaspitze sind jedoch zusätzlich Aufnahmen mittels Dünnschicht-Computertomographie (CT) in axialer und koronarer Schichtung sowie evtl. eine Kontrastmittelgabe erforderlich. Vor allem bei sekundären Knochenveränderungen und Verkalkungen (Tumordiagnostik) sowie bei Frakturen ist das CT die Methode der Wahl. Der Nachteil des CT ist die Unmöglichkeit, entzündliches Gewebe von Neoplasien zu differenzieren. Die Kernspintomographie kann je nach vorliegender Veränderung ergänzende Informationen liefern. Vorteilhaft ist ihr Einsatz im Bereich des Orbitatrichters, da keine Artefakte durch den röntgendichten, aber wasserstoffarmen Knochen entstehen. Weiterhin gelingt mit dieser Technik eine sichere Unterscheidung von Tumor und Muskelgewebe. Alle Aufnahmen sollten während der Operation zur Verfügung stehen.

■ Bei Tumoren, die in die Nasennebenhöhle oder in die Schädelhöhle reichen, sollte die Planung und Durchführung der Operation zusammen mit Spezialisten der entsprechenden Fachgebiete vorgenommen werden.

1
Chirurgischer Zugang zur Orbita von vorne

1.1
Zugang von oben temporal

Indikationen
■ Oberflächliche, gut palpierbare Veränderungen im temporal oberen Quadranten, wie z. B. Dermoidzysten:
- Infizierte Zysten (nach präoperativer antibiotischer Behandlung des Infekts).
- Kosmetisch störende Veränderungen (elektiver Eingriff).

Chirurgisches Vorgehen
■ Bei Kindern ist eine Vollnarkose erforderlich. Ansonsten kann der Eingriff bei sicherer Kenntnis über die Ausbreitungstiefe (präoperative Ultraschalluntersuchung, CT) evtl. in Lokalanästhesie durchgeführt werden.

■ Die Anzeichnung der Inzisionslinien erfolgt je nach Lokalisation unmittelbar über der Läsion oder unter der Augenbraue verlaufend und evtl. nach lateral in Verlängerung derselben reichend.

■ Eine Mischung aus kurz- und langwirkendem Lokalanästhetikum (z. B. Lidocain mit Bupivacain) mit einem Zusatz von Adrenalin 1:200000 wird injiziert.

■ Nun werden Haut und Muskel inzidiert und damit die Tumoroberfläche freigelegt.

■ Eine versehentliche Eröffnung der Zyste ist zu vermeiden.

■ Die Geweberetraktion kann mit Hilfe von 4–0-Seidennähten, die durch den Muskel geführt werden, oder durch den Einsatz von scharfen Haken erzielt werden.

■ Die Zyste wird nun mittels scharfer Dissektion freigelegt und an ihrer Periostbasis exzidiert. Zu bedenken ist, daß bei Dermoidzysten zystische Verbindungen zu den Meningen vorkommen. Hier muß vorsichtig präpariert und nötigenfalls ein Spezialist hinzugezogen werden.

■ Das Periost in diesem Abschnitt wird sicherheitshalber kauterisiert.

■ Das Septum orbitale muß ggf. eröffnet werden, um die Basis der Läsion zu erreichen.

■ Sollte die Zyste unabsichlich eröffnet worden sein, muß ihr Inhalt sorgfältig entfernt werden. Es sollte darauf geachtet werden, daß sich kein Zysteninhalt in der Orbita verteilt. Die Zystenwände werden mit Klemmen markiert, so daß leichter nach hinten zur Basis der Zyste vorgegangen werden kann.

■ Reinigung des Wundbetts mit Kochsalzlösung.

■ Tiefe Gewebsadaptation mit absorbierbaren Nähten der Stärke 5–0.

■ Die Haut kann abschließend mit 6–0-Nylon (fortlaufende Hautnaht) oder 5–0-Nylon (fortlaufende Intrakutannaht) verschlossen werden.

■ Ein Verband oder Wundnahtklebestreifen werden angelegt.

■ Nahtentfernung 5–7 Tage postoperativ.

Alternatives chirurgisches Vorgehen
■ Aufgrund kosmetischer Überlegungen kann der Schnitt in der Lidfalte vorgenommen werden.

■ Der Hautmuskellappen wird vom Septum orbitale abpräpariert und bis hoch zur Orbitakante abgehoben.

■ Ein Lidretraktor wird eingesetzt, um den Haut-Muskel-Lappen zurückzuhalten.

■ Die Zyste wird wie zuvor beschrieben entfernt.

1.2
Zugang von oben medial
(transperiostaler Zugang; Abb. 23.1a, b)

Indikationen

■ Neubildungen im Bereich des nasal oberen Quadranten, der medialen Orbitawand und innerhalb des Sinus frontalis oder ethmoidalis:

- Subperiostale Hämatome oder Abszesse.
- Medial oder medial oben gelegene Dermoide und Hämangiome.
- Mukozelen des Sinus frontalis.
- Tumoren des Sinus frontalis oder ethmoidalis.

■ Präoperativ sollte geprüft werden, ob bei einem endonasalen Zugang bei gleicher Darstellbarkeit des Operationsfeldes eine bessere Schonung kritischer Strukturen (Trochlea, Ethmoidalgefäße, N. supraorbitalis) gewährleistet ist.

Chirurgisches Vorgehen

■ Der Eingriff wird in Vollnarkose durchgeführt.

■ Die Inzisionslinie wird entlang der Orbitakante unterhalb der Augenbraue, über die Trochlea bis zur oberen Kante des medialen Lidbändchens oder sogar bis zum Nasenflügel angezeichnet.

■ Zusätzliche Injektion von Vasokonstriktiva zur Erzielung eines blutungsarmen Operationsfeldes.

■ Der Schnitt erfolgt durch Haut und Muskel bis auf das Periost.

■ Um das Gewebe auseinanderziehen zu können, werden 4–0-Seidennähte gelegt.

■ Inzision des Periosts mit einem runden Skalpell unter Schonung des N. supraorbitalis und der Gefäße.

■ Das Periost wird vom Knochen mittels eines Freer-Elevatoriums abgelöst.

■ Bis zur Darstellbarkeit der Veränderung wird die Präparation innerhalb des subperiostalen Raumes in die Orbitatiefe fortgesetzt.

■ Falls erforderlich, kann bei Vorliegen von großen Ethmoidaltumoren das mediale Lidbändchen am Periostansatz abgetrennt werden.

■ Sogar die Trochlea mit ihren Periostanhaftungen kann zur besseren Übersicht abgelöst werden. Generell sind jedoch unnötige Schädigungen von M. obliquus superior und Trochlea zu vermeiden.

■ Sobald die intraorbitale Veränderung getastet werden kann, wird die Periorbita durch einen Längsschnitt eröffnet und entweder eine Biopsie oder, falls möglich, eine Entfernung in toto vorgenommen. Bei eingekapselten Tumoren hilft die stumpfe Präparation unter Zug mit einer Kryosonde.

■ Bei extraperiostalen Veränderungen sollte die Periorbita als Schutz für den Orbitainhalt (z. B. vor Infektionen) unbedingt erhalten bleiben.

■ Eine Abszeßhöhle stellt sich typischerweise tief in der Orbita auf dem Ethmoidalknochen dar.

■ Falls eine Mukozele vorliegt, findet man diese bereits bei der Präparation im subperiostalen Raum.

- Der Hals-Nasen-Ohren-Arzt sucht dann die Ethmoidalzellen durch die Nase hindurch auf. Bei Vorliegen eines Abszesses werden die Ethmoidalzellen von nasal drainiert. Mukozelen können sowohl von außen wie von innen drainiert werden. Eine große Öffnung wird zwischen Ethmoidalzellen und Nase angelegt.

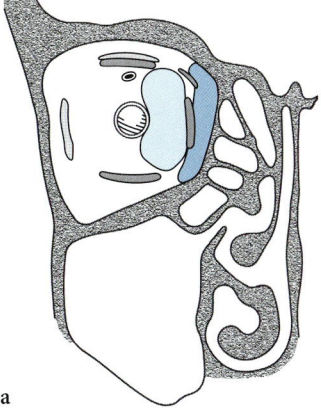
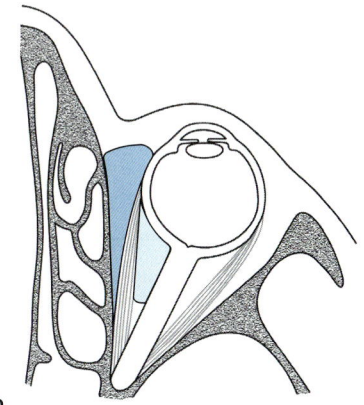

Abb. 23.1a, b. Bereiche, die über eine mediale (*hellblau*) bzw. eine mediale transkonjunktivale (*dunkelblau*) Orbitotomie gut zugänglich sind

- Die Behandlung von Mukozelen beinhaltet immer die Entleerung des mukösen Inhaltes und der sezernierenden Auskleidung. Weiterhin muß eine Drainage der betroffenen Nebenhöhle in die Nasenhöhle geschaffen werden, da die Entstehung der Mukozele auf einem obstruktiven Nebenhöhlenprozeß beruht. Bereits präoperativ muß geklärt sein, ob eine Beteiligung der hinteren Wand oder der Stirnhöhle vorliegt und, ob dann evtl. ein Neurochirurg hinzugezogen werden muß.

Verschluß

- Eine Drainage wird in den subperiostalen Raum eingeführt.
- Das Periost wird mit 4-0-Vicryl® verschlossen.
- Falls das mediale Lidbändchen oder die Trochlea losgelöst werden mußten, werden sie nun im Rahmen der Periostnaht refixiert.
- Resorbierbare Nähte der Stärke 5-0 werden zum Verschluß der Muskulatur und des subkutanen Gewebes verwendet.
- Die Haut kann mit Einzelknüpfnähten oder einer fortlaufenden 6-0-Nylonnaht verschlossen werden.
- Die Drainage wird positioniert, festgenäht und alle 24 h weiterbewegt, um ein Festwachsen zu verhindern.
- Falls die Drainage nicht mehr fördert (gewöhnlich nach 2-3 Tagen), kann sie entfernt werden.
- Die Hautnähte werden nach 5-6 Tagen entfernt.

1.3
Oberflächlicher Zugang von vorne

1.3.1
Transkonjunktivaler Zugang

Indikationen
- Subkonjunktivale oder intrakonal gelegene Veränderungen: lymphatische Tumoren, Pseudotumoren, kongenitale Dermoide, Dermolipome, Prolaps von Orbitafett oder von Teilen der Tränendrüse.

Chirurgisches Vorgehen (Abb. 23.2)
- Der Eingriff sollte in Vollnarkose erfolgen.
- Ein geeignetes Operationsmikroskop (wie in der Neurochirurgie üblich) und arretierbare Retraktoren in ausreichender Zahl sind erforderlich; außerdem werden Instrumente benötigt, die ein Arbeiten in der Tiefe erlauben.

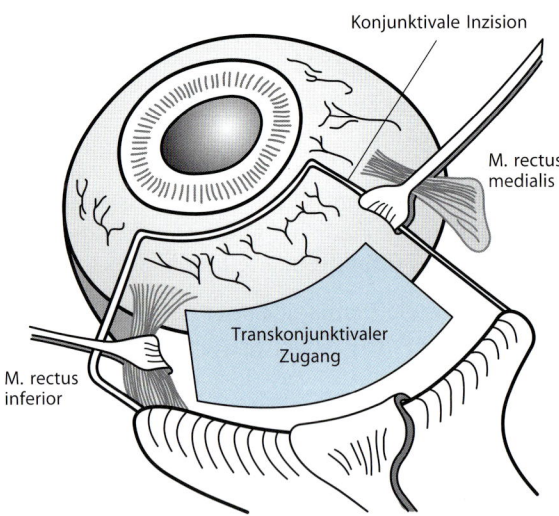

Abb. 23.2. Transkonjunktivaler Zugang über den nasal unteren Quadranten

- Limbusparalleles Eröffnen der Bindehaut über die untere Zirkumferenz.
- Anschlingen der Mm. rectus lateralis und inferior je nach Tumorlokalisation zur besseren Exposition; Schonung des M. obliquus inferior.
- Mikroskopische Darstellung und sukzessive Exzision des Tumors unter fraktionierter Kauterisation.
- Refixation des Muskels und Bindehautnaht mit z.B. 7-0-Vicryl®.

1.3.2
Transseptaler Zugang

Indikationen
- Oberflächliche Tumoren, die durch die Lider hindurch getastet werden können, jedoch nicht unmittelbar unter der Konjunktiva liegen (Lymphome, Pseudotumoren, Varizen, Hämangiome).

Chirurgisches Vorgehen (Abb. 23.3)
- Lokalanästhesie unter anästhesiologischer Kontrolle.
- Die Läsion wird palpiert, eine horizontal über die Veränderung verlaufende Linie (am besten in einer bereits vorhandenen Lidfalte bzw. am Unterlid mit einer subziliaren Schnittführung) wird markiert.
- Die Inzision wird durch die Haut und den Muskel bis auf das Orbitaseptum durchgeführt.

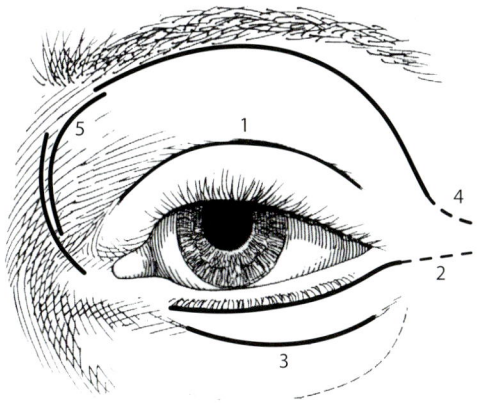

Abb. 23.3. Verschiedene Hautinzisionen bei Orbitaeingriffen. *1* Lidfaltenschnitt; *2* subziliarer Schnitt, ggf. Verlängerung nach temporal möglich; *3* am Unterlid in natürlicher Hautfalte; *4* unterhalb der Augenbraue, auslaufend in temporaler Mimikfalte; *5* Schnitt entlang der Nasenwurzel (2 Alternativen)

- Das Orbitaseptum wird eröffnet, der Tumor wird inspiziert.

- Zu achten ist auf eine Eröffnung des Septums oberhalb der Levatoraponeurose und auf eine Schonung der Aponeurose; in der unteren Orbita Verlauf des M. obliquus inferior beachten.

- Kann die Läsion nicht in toto exzidiert werden, wird eine Biopsie entnommen.

- Haut und Muskel werden z. B. mittels 6–0-Nylonnähten verschlossen. Das Septum orbitale wird nicht gesondert adaptiert.

2
Chirurgischer Orbitazugang von medial

Indikationen
- Tumoren medial des N. opticus.
- Tumoren des N. opticus (Gliome, Meningiome).
- Optikusscheidendekompression.

Chirurgisches Vorgehen
- Die Operation wird in Intubationsnarkose durchgeführt.
- Ein Lidsperrer wird eingesetzt und eine 180° umfassende mediale Peritomie wird durchgeführt.
- Mm. recti superior und inferior werden mit 4–0-Seidennähten angeschlungen.
- Der M. rectus medialis wird dargestellt und mit einer 5–0 doppeltarmierten resorbierbaren Naht mit spitzer atraumatischer Nadel angeschlungen. Anschließend wird der Muskel am Ansatz abgetrennt.

- Der Ansatz des M. rectus medialis wird mit einer 4–0-Seidennaht „markiert". Der Bulbus wird anschließend mit Hilfe dieser Naht nach lateral gezogen, während der M. rectus medialis selbst nach medial verlagert wird.

- Da die Verlagerungsmöglichkeit des Bulbus bei intakter lateraler Orbitawand nur gering ist, kann auch eine Kombination mit einer lateralen Orbitotomie, die sog. mediolaterale Orbitotomie, vorgenommen werden.

- Spatel werden zwischen dem M. rectus medialis und dem Augapfel in der Orbita plaziert. Mit Wattestäbchen wird das Fett zurückgehalten.

- Der N. opticus und jegliches Tumorgewebe medial des N. opticus werden dargestellt.

- Eine Biopsie kann entnommen werden.

- Zur Dekompression der Optikusscheiden wird ein 3 × 5 mm großes rechtwinkliges Fenster 2 mm hinter dem Bulbus in die Optikusscheiden geschnitten. Im Moment der Nervenscheideneröffnung kommt es zu einem Flüssigkeitsaustritt. Falls möglich, sollte ein Mikroskop eingesetzt werden.

Wundverschluß
- Alle Haltefäden werden entfernt.
- Der M. rectus medialis wird readaptiert.
- Die Konjunktiva kann mit resorbierbaren Nähten der Stärke 7–0 verschlossen werden.
- Präoperative Medikationen (Azetazolamid/Steroide) werden über einen Zeitraum von 10–14 Tagen fortgeführt.

3
Chirurgischer Zugang (zur tiefen Orbitachirurgie) von unten

Indikationen
- Posteriore oder inferiore Orbitatumoren.
- Orbitabodenfrakturen.
- Dekompression der medialen und unteren Wand bei endokriner Orbitopathie.

Chirurgisches Vorgehen
- Es kann sowohl ein transkutaner Zugang über eine subziliare Hautinzision als auch ein transkon-

junktivaler Zugang, verbunden mit einer Kanthotomie, gewählt werden.

Kanthus-Fornix-Zugang

▪ Der Eingriff wird in Vollnarkose durchgeführt.

▪ Zusätzliche Injektion von Vasokonstriktiva für ein blutarmes Operationsfeld und evtl. Lokalanästhetika (je nach Narkosetiefe) im Bereich des lateralen Kanthus sowie über das gesamte Unterlid verteilt in den unteren Fornix.

▪ 4–0-Seidennähte werden als Traktionsnähte am Unterlid befestigt; zusätzlich wird der M. rectus inferior stumpf angeschlungen.

▪ Eine Kanthotomie wird unter Einsatz von geraden Stevens-Scheren in Richtung lateraler Orbitakante angelegt.

▪ Der untere Schenkel des lateralen Lidbändchens wird mit einem Raspatorium von seinem Ansatz losgelöst.

▪ Die Konjunktiva wird im Fornix mit einer Westcott-Schere inzidiert.

▪ Nach Einsetzen von Spateln zum Bulbusschutz wird unter Palpation der Orbitakante eine Inzision entlang des Fornix in Richtung der Orbitakante durchgeführt.

▪ Das Unterlid wird zurückgezogen und das Periost entlang der Orbitakante inzidiert.

▪ Das Periost wird von der Orbitakante und dem Orbitaboden abgehoben, so daß der subperiostale Raum der unteren Orbita freigelegt wird.

▪ Bei Orbitatumoren wird das Periost im Bereich des Tumors von unten eröffnet, um eine Biopsie zu ermöglichen.

▪ Bei Orbitafrakturen werden die Enden der Fraktur aufgesucht, der Muskel und das Fett in die Orbita zurückverlagert und z.B. eine Supramidplatte über der Fraktur angebracht (vgl. Operation der Blowout-Fraktur).

▪ Bei der Orbitadekompression werden mediale Orbitawand und Orbitaboden entfernt. Wichtige äußere Resektionsgrenzen sind:

- Der hintere Rand der Fossa sacci lacrimalis bzw. der intakt zu belassende Tränensack als vordere mediale Grenze.
- Obere mediale Grenze: Naht zwischen Stirnbein und Siebbein bzw. die Ethmoidalgefäße. Die Knochenresektion sollte daher zum Schutz der letzteren 2 mm unterhalb des vorderen und hinteren Foramen ethmoidale stoppen.
- Laterale Grenze: Fissura orbitalis inferior.

▪ Chirurgisches Vorgehen bei Orbitadekompression:

- Zuerst werden, wie oben beschrieben, Orbitaboden und mediale Orbitawand hinter dem Tränensack freigelegt.
- Unter Einsatz des scharfen Endes eines Freer-Elevators wird im medialen Teil des Orbitabodens eine kleine Öffnung geschabt. Wenn möglich, sollte die Kieferhöhlenschleimhaut dabei zur Vermeidung einer bakteriellen Kontamination der Orbita intakt gelassen werden.
- Unter Einsatz von Knochenzangen wird der Orbitaboden stückweise herausgebrochen. Hintergrenze der Resektion ist die hintere Wand der Kieferhöhle. Das infraorbitale Gefäßnervenbündel ist unbedingt zu schonen.
- Im Bereich der Lamina papyracea wird die mediale Orbitawand durchbrochen. Intensive Blutungen aus den Ethmoidalzellen werden am besten durch Exenteration (Ausräumung) der Schleimhaut gestillt.
- Die Grenzen der Knochenentfernung im medialen Bereich sind vorne die Hinterwand des Tränensackes, oben endet die Resektion 2 mm unterhalb der vorderen und hinteren Ethmoidalgefäße sowie hinten in dem Bereich, an dem sich der Knochen vor dem Kanal des N. opticus zu verdicken beginnt. Maximal 4 cm hinter der Orbitakante sollte die Resektion enden.
- Die Periorbita wird jetzt durch Inzisionen von vorne nach hinten so weit eröffnet, daß das orbitale Fett in die Nebenhöhlen prolabieren kann.

Verschluß

▪ Konjunktiva und Unterlidretraktoren werden mit einer fortlaufenden 6–0-Vicryl®-Naht von medial nach lateral vernäht.

▪ Der untere Schenkel des lateralen Lidbändchens wird knapp oberhalb der Mittellinie und hinter der Orbitakante am Periost mittels einer doppeltarmierten, nichtabsorbierbaren 4–0-Naht festgenäht.

▪ Der laterale Lidwinkel wird mit einer doppeltarmierten 6–0-Seidennaht wiederhergestellt.

▪ 6–0-Seiden- oder Nylonnähte in Einzelknüpftechnik werden zum lateralen Hautverschluß eingesetzt.

▪ Steroide und Antibiotika werden intra- und postoperativ gegeben.

- Antibiotika und steroidhaltige Salben werden appliziert und ein leichter Verband angelegt.
- Die Hautnähte werden nach 5, die Kanthusnaht nach 10 Tagen entfernt.

4
Chirurgischer Orbitazugang von lateral
(Abb. 23.4a, b)

4.1
Modifikationen des Zugangs nach Krönlein

Indikationen
- Die laterale Orbitotomie sichert einen guten Zugang und eine gute intraoperative Übersicht über den retrobulbären Raum ohne eine ausgeprägte postoperative kosmetische Beeinträchtigung. Der Zugang ist für folgende Veränderungen geeignet:

- Hintere laterale Tumoren.
- Tränendrüsentumoren.
- Tumoren im Muskelkonus.
- Als kombinierter Zugang für medial gelegene Orbitatumoren (mediolaterale Orbitotomie).

Modifikationen
- Die ursprüngliche Schnittführung nach Krönlein, dem Namensgeber des lateralen Zugangs, wird heute nicht mehr durchgeführt.

- Unter den transkutanen Verfahren werden heute die Modifikationen nach Wright angewandt (s. Abb. 23.5).

4.1.1
Chirurgisches Vorgehen zum lateralen Orbitazugang nach Krönlein-Reese-Berke (Abb. 23.5)

- Die Operation wird in Vollnarkose durchgeführt.

- Zusätzlich werden der laterale Lidwinkel und die temporalen Hautabschnitte mit einer Kombination aus Vasokonstriktiva (bessere Übersicht) und evtl. Lokalanästhetika (ergänzend zur Narkose) unterspritzt.

- Anschlingen des M. rectus lateralis, um im weiteren Operationsverlauf z. B. intrakonale Raumforderungen besser darstellen zu können.

- Hauteröffnung bis auf das Periost.

- Die Haut wird von der darunterliegenden Fascia temporalis losgelöst und durch 4–0-Seidennähte gehalten.

- Zwei horizontal verlaufende Entlastungsschnitte werden durch das Periost der äußeren Orbitawand gelegt und mit einer vertikalen Inzision entlang dem vorderen Rand der seitlichen Orbitawand verbunden.

- Abheben des Periosts vom Os zygomaticum bis in die Fossa temporalis.

- Die Periorbita wird von der lateralen Orbitawand nach hinten vom Knochen vorsichtig abgelöst.

- Ein Spatel wird zwischen Periost und knöcherner Orbitawand zum Bulbusschutz eingesetzt.

- Die geplante Knochendurchtrennung wird durch je 2 Bohrlöcher ober- und unterhalb markiert. Diese dienen der späteren Refixation des Knochenfragmentes mit Edelstahldrähten oder Vicryl®. Die obe-

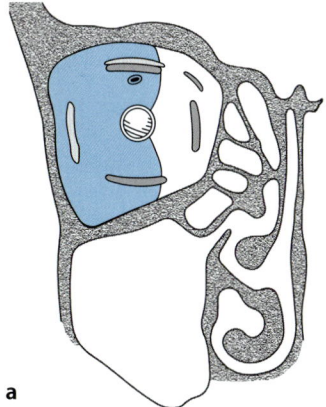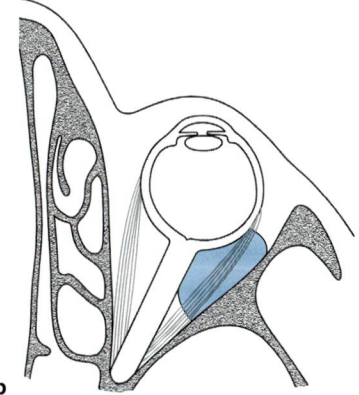

Abb. 23.4a, b. Bereiche, die über eine laterale Orbitotomie gut zugänglich sind

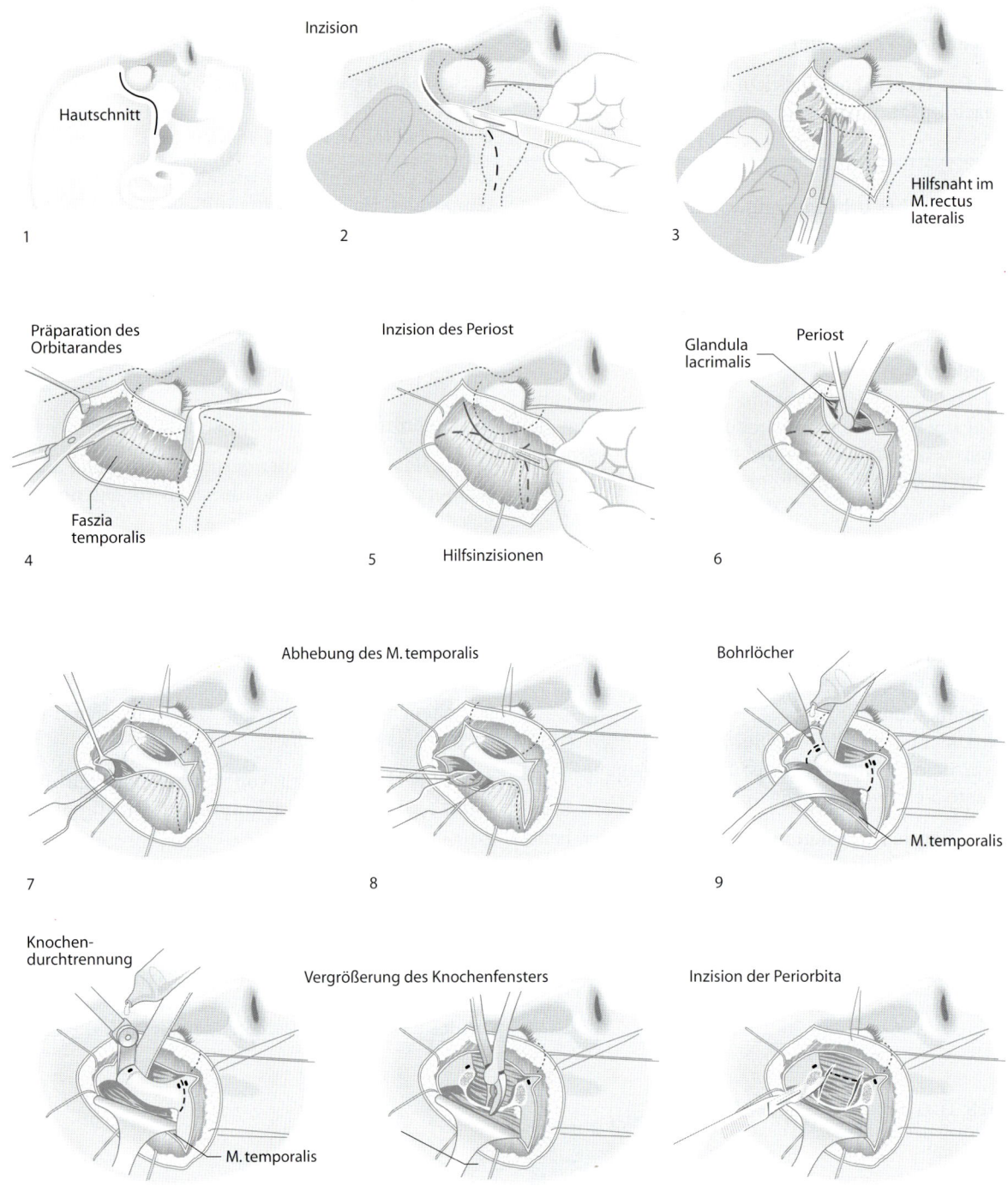

Abb. 23.5. Laterale Orbitotomie, chirurgisches Vorgehen (*1–12*) bis zur Eröffnung der Periorbita. (Mod. nach Rootman, 1988)

re Durchtrennung der lateralen Orbitakante liegt oberhalb der Sutura zygomaticofrontalis, die untere entlang des oberen Randes des Jochbeinbogens.

- Mit einer Oszillationssäge wird an diesen beiden Stellen die laterale Orbitakante durchsägt. Sie wird dann mit einer langen Knochenfaßzange gepackt und durch seitliche Bewegungen im Bereich des großen Keilbeinflügels nach außen frakturiert.

- Der dicke Anteil des Knochens bricht gewöhnlich über eine Strecke von 12 mm aus. Das Knochenfragment wird bis zur Reimplantation in Antibiotikalösung aufbewahrt.

- Der dünne Knochen kann ggf. nach hinten mit einer Knochenzange nach Lüer stückweise bis zum Beginn des dickeren spongiösen Knochen des Keilbeins entfernt werden.

- Die innere Schicht des Periosts (Periorbita) wird horizontal oberhalb oder unterhalb des M. rectus lateralis und anschließend vorne im rechten Winkel dazu inzidiert, so daß ein T-Schnitt entsteht. Die Gewebsenden können mit Seidennähten angeschlungen werden.

- Der M. rectus lateralis und das Orbitagewebe werden mit Spateln zurückgehalten.

- Der Tumor kann jetzt meist palpiert werden.

4.1.2
Intraorbitales Vorgehen

- Ein Spatel nach Freer oder ein Watteträger werden benutzt, um das den Tumor umgebende Gewebe vorsichtig stumpf abzulösen. Nie sollten „blinde" Scherenschläge erfolgen.

- Falls die Veränderung vollständig eingekapselt und gut abgegrenzt von umgebenden Strukturen ist (z. B. Hämangiom), kann der Tumor in toto entfernt werden.

- Falls die Läsion infiltrierend wächst oder fest mit den umgebenden Strukturen verhaftet ist, sollte zunächst eine Biopsie durchgeführt werden.

- Sorgfältigste Blutstillung mit bipolarer Kauterisation ist unverzichtbar.

Verschluß

- Für den Verschluß der Periorbita werden absorbierbare Nähte der Stärke 5–0 benutzt.

- Das Knochenfragment kann entfernt bleiben, um eine Dekompression im Falle des Vorliegens großer Tumoren (oder bei endokriner Orbitopathie) zu ermöglichen. Andernfalls wird das Knochenfragment entlang der Orbitakante wieder in seine Originalposition eingesetzt und unter Benutzung der vorgebohrten Löcher mit einem 28er Edelstahldraht oder 2–0-Vicryl®-Fäden refixiert.

- Eine kleine Saugdrainage wird in die Grube des M. temporalis eingelegt und unterhalb des Jochbeinbogens durch die Haut ausgeleitet.

- Die innere und äußere Schicht des Periosts werden entlang der Orbitakante vernäht.

- Der laterale Lidwinkel wird mit einer 6–0-Seidennaht wiederhergestellt.

- Die Haut wird mit 5–0-Nylon-Matratzennähten verschlossen.

- Postoperativ wird eine antibiotische Salbe aufgetragen. Bei Patienten mit entzündlichen Veränderungen oder rupturierten Dermoidzysten erfolgt eine systemische Steroidgabe.

- Bei Eingriffen am N. opticus erfolgt intraoperativ und für 5 Tage postoperativ die Gabe hoher Steroiddosen.

- Die Drainage wird täglich etwas vorgezogen, bis kein Abfluß mehr erfolgt, und anschließend entfernt.

5
Transpalpebrale Dekompression der Orbita bei endokriner Orbitopathie nach Olivari

Indikation

- Ausgeprägte, kosmetisch entstellende Protrusio im Rahmen einer endokrinen Orbitopathie. Der Schwerpunkt muß auf dem Fettgewebsbefall liegen. Bei sehr starker Muskelverdickung und nach vorausgegangenen Bestrahlungen ist dieses Vorgehen manchmal weniger erfolgreich. Auch eine muskulär bedingte Optikuskompression im Bereich der Orbitaspitze wird nicht ausreichend entlastet. In diesen Fällen muß eine knöcherne Dekompression vorgenommen werden.

- Insbesondere der hauptsächlich in kosmetischen Kategorien denkende Patient sollte darauf hingewiesen werden, daß sich die Stabilisierung des Befundes postoperativ über einen längeren Zeitraum (ca. 6 Monate) erstreckt. Restschwellungen und Doppelbilder infolge von Motilitätsstörungen können in diesem Zeitraum sehr ausgeprägt sein.

Operatives Vorgehen

- Die Operation wird wegen des grundsätzlichen Risikos der Nachblutung (Gefahr der Erblindung) in 2 Sitzungen (eine pro Auge) in Vollnarkose durchgeführt.

- Anlegen eines passageren Lidverschlusses (evtl. verzichtbar) mit 2 Einzelknüpfnähten und Zugfaden nach unten.

- Die Schnittführung wird mit Methylenblau am Ober- und Unterlid angezeichnet:
  - Am Oberlid erfolgt die Markierung entsprechend einer Blepharoplastik entlang der Lidfalte.
  - Am Unterlid wird knapp subziliar markiert.

- Zunächst wird eine Inzision am Oberlid bis auf das Septum und dann die Exzision eines Hautmuskelstreifens entsprechend dem Vorgehen bei einer Blepharoplastik durchgeführt. Ausgiebiges Kautern ist notwendig, um eine gute Sicht zu ermöglichen.

- Die Haut wird mit scharfem Haken gespreizt; das Septum orbitale wird über die gesamte Breite eröffnet.

- Jetzt wird auf stumpfe Haken gewechselt; das aus dem mittleren Kompartiment hervorquellende Fett wird mit einer Pinzette festgehalten; unter leichtem Zug wird mit einer spitzen Schere in die Tiefe präpariert.

- Blutungen werden sofort und ausgiebig kautert. Die prinzipielle Vorgehensweise ist im Ablauf immer gleich: Zunächst spreizt man mit einer stumpfen Schere das Gewebe, dann kautert man die Septen und Gefäße bipolar und anschließend schneidet man im gekauterten Bereich. Das einmal gefaßte Gewebe wird nie losgelassen.

- Beim weiteren Präparieren in die Tiefe wird der Bulbus mit einem tennisschlägerartigen Haken geschützt und leicht verschoben.

- Es ist immer die Entfernung in einem Stück (Septen mit Fettgewebe) je Kompartiment anzustreben, da man so leichter in die Tiefe gelangt. Wenn einmal das Gewebe komplett abgetrennt wurde, fällt es schwer, gut nachzufassen, da die gekauterten Septen sich weit nach hinten retrahieren. Gleichzeitig muß unbedingt zu starker Zug vermieden werden, da es sonst zu einem Reißen von Gefäßen im evtl. nicht zugänglichen hinteren Bereich der Orbita kommt.

- Die Präparation zum Orbitadach sollte eher zaghaft erfolgen, um den N. supraorbitalis zu schonen. Nach unten hin muß auf den M. levator palpebrae und seine Aponeurose geachtet werden.

- Das entfernte Gewebe wird sorgfältig gesammelt; das Volumen wird bestimmt, um bei der Operation des 2. Auges einige Tage später einen identischen Befund erzielen zu können. Im Mittel erfolgt eine Entfernung von 6 ml Fett pro Orbita.

- Bei der jetzt folgenden Präparation des medialen Kompartiments kann deutlich mehr Gewebe entfernt und weiter nach hinten vorgedrungen werden. Zu achten ist hier auf die Trochlea und den M. obliquus superior.

- Aus dem lateralen Kompartiment ist meist deutlich weniger Gewebe entfernbar. Hier sind die Tränendrüse sowie die Levatoraponeurose zu schonen.

- Nun wird die obere Wunde feucht abgedeckt und anschließend die Präparation des Unterlides vorgenommen. Die Zugnaht wird jetzt im Bereich der Augenbraue am Abdecktuch befestigt. Am Unterlid erfolgt der Schnitt ohne Hautentfernung. Der M. orbicularis wird knapp unterhalb des Tarsus gespreizt.

- Unten wird das mittlere Kompartiment zuerst unter Schonung des M. rectus inferior präpariert. Auch unten wird medial wieder mehr Gewebe entnommen als lateral. Dabei ist auf den M. obliquus inferior zu achten. Die Präparation des lateralen Kompartimentes wird am Ende durchgeführt.

- Häufig besteht bei endokriner Orbitopathie ein Prolaps der Tränendrüse. Deshalb ist der kosmetische Effekt der Fettgewebsresektion temporal oben besonders günstig, wenn man die Tränendrüse am Periost der Orbitakante refixiert (sonst scheinbare Persistenz des Fettgewebsprolapses).

- Jetzt erfolgt oben und unten die Inspektion der tiefen Orbita (Blutstillung ausreichend?).

- Das Septum orbitale wird nicht adaptiert; es erfolgt nur eine Naht des M. orbicularis mit z.B. Vicryl®-Einzelknüpfnähten (2–3) oben und unten.

- Zur Hautnaht wird beispielsweise Prolene® der Stärke 6–0 intradermal gelegt, gespannt und außen mittels Pflaster befestigt. Eventuell erfolgen einige zusätzliche Einzelknüpfnähte zur Sicherung bzw. bei nicht idealer Adaptation der Haut.

- Es wird kein Verband angelegt, um eine mögliche Hämatomentwicklung frühzeitig erkennen zu können (stündliche Kontrollen). Die Fäden werden nach 4 Tagen gezogen.

- Bei ausgeprägter Lidretraktion oben erfolgt zusätzlich eine Faszia-lata- oder GoreTex®-Interposition zwischen abgetrennter Levatoraponeurose und ihrem ehemaligen Ansatz (doppelt so lang wie Retraktion). Unten kann eine Spaltung der Retraktoren vorgenommen werden.

6
Knöcherne Dekompression der Orbita

■ Die Hauptindikation für eine knöcherne Dekompression der Orbita ist eine drohende Optikusschädigung bei endokriner Orbitopathie trotz konservativer immunsupressiver Therapie. Selten sind massive intraorbitale Blutungen und Hämatome nach Verletzungen Anlaß zu einem solchen Vorgehen.

■ Im Prinzip sind alle Orbitawände entfernbar. Die Resektion nur der lateralen oder unteren Wand ergibt jedoch keine ausreichende Druckentlastung in der Orbitaspitze. Die Entfernung des Orbitadaches ist effektiv, aber sehr risikoreich. Durchgesetzt hat sich eine Entfernung der unteren und medialen Wand. Das Vorgehen bei Verwendung des konjunktivalen Zugangs wird unter Abschn. 3 beschrieben. Alternativen sind der transantrale Zugang nach Caldwell-Luc oder das transpalpebrale Vorgehen.

7
Operation der Blow-out-Fraktur

Verletzungsmechanismus: Durch einen plötzlichen Anstieg des intraorbitalen Druckes aufgrund einer axialen Gewalteinwirkung (Faustschlag, Ballaufschlag) in Richtung Orbitaspitze kommt es zum Bruch (blow out = platzen) der dünnsten Orbitaknochen (Os maxillare im hinteren mittleren Bereich des Orbitabodens, Os ethmoidale an der nasalen Wand).

■ Die reine Blow-out-Fraktur wird häufig kompliziert durch zusätzliche knöcherne Verletzungen (Jochbein) und Bulbusverletzungen (30%). Eine genaue präoperative Diagnostik ist daher dringend notwendig.

■ Diagnostik:
- Klinische Untersuchung des Auges einschließlich Motilitätsprüfung.
- Bei Hebungsdefizit Traktionstest zur Differentialdiagnose von Verletzungen motorischer Nerven bzw. Einklemmung von Bindegewebe (Einschränkung der passiven Hebung).
- Sensibilitätsprüfung im Wangenbereich unterhalb des Auges zur Überprüfung einer Beteiligung des N. infraorbitalis.
- Röntgen (Aufnahme nach Waters) und Dünnschicht-CT (Ausmaß des prolabierten Gewebes meßbar). Das NMR ist wegen der fehlenden Knochendarstellung ungeeignet.

■ Weniger als 50% der Blow-out-Frakturen erfordern eine chirurgische Intervention. Im allgemeinen wird unter 2- bis 3tägiger Kontrolle 10–14 Tage abgewartet, bis das Ödem und die Gefäßstauung in der Orbita zurückgehen und eine genauere Beurteilung des Zustandes möglich wird.

■ Zwei Gruppen von Blow-out-Frakturen erfordern normalerweise eine chirurgische Intervention:
- Kleine Frakturen, die eher zur Gewebseinklemmung führen (positiver Traktionstest bessert sich in 2 Wochen nicht) und daher persistierende Doppelbilder zur Folge haben.
- Große Frakturen mit konsekutivem Enophthalmus und Tieferstand des Bulbus aufgrund der Verlagerung von Orbitagewebe in die Nasennebenhöhlen (anfänglich kann dies noch durch das Ödem maskiert sein).

■ Im Prinzip gibt es 2 Vorgehensweisen zur operativen Korrektur:
- Revision von den Nebenhöhlen aus oder, bei nur geringer Knochenfragmentdislokation, Anhebung mittels vorübergehendem Kieferhöhlenballon (HNO).
- Zugang über die Orbita mit Reposition, Beseitigung der Einklemmung oder (bei größeren Defekten) Deckung des Foramens mit einer implantierbaren Platte (Supramid, Teflon, Knochen etc.).

8
Allgemeine Komplikationen der Orbitachirurgie

■ Doppelbilder oder Ptosis durch Muskelödem und -blutung (meist passager).

■ Verletzung senibler oder motorischer Nerven.

■ Infektion der Orbita.

■ Intraorbitale Hämatome oder Blutungen durch Gefäßschädigung und unzureichende Kauterisation.

■ Visusverlust oder -reduktion infolge exzessiven Zuges oder Ausübung von Druck auf Auge oder N. opticus.

■ Verletzung des Auges beim Sägen und Bohren; nicht erkannte Rupturen im Limbusbereich durch gewaltsames Ziehen am Bulbus.

9
Exenteratio orbitae

Indikationen
- Maligne Orbitatumoren, die durch Bestrahlung oder Chemotherapie nicht behandelbar sind.
- Maligne Tumoren der Lider, der Nasennebenhöhlen und des Bulbus mit Invasion in die Orbita.
- Maligne Tränendrüsentumoren oder nichtresezierbares Rezidiv eines gutartigen Tränendrüsenmischtumors.
- Eine Mukormykose mit Orbitabeteiligung oder andere nicht mehr beherrschbare Orbitainfektionen.
- Sklerosierende Pseudotumoren im Endstadium, die das Auge miteinbeziehen und zur Amaurosis geführt haben bzw. schmerzhaft sind.

Vorbereitung des Patienten
- Der Patient sollte die Deformierung und Verunstaltung durch diesen Eingriff bzw. die möglichen prothetischen Versorgungsmöglichkeiten nach dem Eingriff kennen.

9.1
Verschiedene Arten der Exenteratio orbitae

- Totale Exenteratio orbitae unter Einbeziehung des gesamten Inhaltes der Orbita bis zu den Orbitaknochen (inklusive Periorbita).
- Subtotale Exenteratio unter Zurücklassung bestimmter Gewebe (Lider, Lidhaut oder retrobulbärer Anteil).
- Ausgedehnte Exenteratio unter Entfernung knöcherner Orbitawandanteile und bisweilen auch unter Einbeziehung von benachbarten Nasennebenhöhlenstrukturen.
- Bei malignen Orbitatumoren kann die Inzision so durchgeführt werden, daß die Lidhaut verschont wird; hierbei beginnt die Inzision knapp oberhalb bzw. unterhalb der Lidkantenränder. Die Haut kann benutzt werden, um die Augenhöhle zumindest teilweise zu decken.
- Bei einem bösartigen Lidtumor, der in die Orbita eingedrungen ist, sollte die Inzision entlang der knöchernen Orbitakante unter Einbeziehung der Augenlider durchgeführt werden.
- Falls nur ein Augenlid oder nur ein Kanthus betroffen ist, kann die Haut im nichtbetroffenen Areal verschont werden. Es sollte allerdings sichergestellt sein, daß ein breiter Rand um den Tumor mitentfernt wird (Histologie).

9.2
Totale Exenteratio orbitae

- Der Eingriff wird in Vollnarkose unter Bereitstellung von Blutkonserven durchgeführt.
- Ein Markierungsstift wird benutzt, um die Orbitakante anzuzeichnen.
- Eine subkutane Injektion von Vasokonstriktiva und Lokalanästhetika wird über der Orbitakante vorgenommen.
- Die Hautinzision erfolgt mit einem Skalpell.
- Muskel und Subkutangewebe werden unter Einsatz der Schneidefunktion eines Elektrokauters bis zur Orbitakante abgetrennt.
- Das Periost wird inzidiert und von der Orbitakante mit Hilfe von Elevatoren abgehoben.
- Die supraorbitalen Gefäße sollten kauterisiert oder unterbunden werden.
- Das Periost wird bis hin zum Apex der Orbita separiert. Zu achten ist dabei insbesondere auf die Lamina papyracea und das Orbitadach, da hier besonders leicht knöcherne Perforationen auftreten.
  - Perforationen im Bereich der Nasennebenhöhlen bergen die Gefahr einer späteren Fistelbildung.
  - Bei versehentlicher Eröffnung der Schädelhöhle entsteht eine Liquorfistel.
- Der Inhalt der Orbitaspitze wird mit einer großen rechtwinkligen Klemme gefaßt und dann mit einer kräftigen Schere abgetrennt. Eine Blutung aus dem apikalen Gewebestumpf wird durch Kautern unter Kontrolle gebracht.
- Der Orbitainhalt wird aus der Orbita entfernt.
- Bei einem malignen Orbitatumor werden Gefrierschnitte vom zurückbleibenden weichen Gewebe in der Orbitaspitze durchgeführt, um evtl. Tumorreste identifizieren zu können.
- Ein Spalthauttransplantat wird mit dem Dermatom vom Oberschenkel entnommen.
- Wundgaze wird auf das Spenderareal gelegt.
- Nach erfolgreicher Blutstillung wird das Transplantat in der Orbita plaziert und an der Haut des

verbleibenden Augenlids oder an der Orbitakante mit einer 5–0 absorbierbaren fortlaufenden Naht befestigt.

■ In das Transplantat werden zu Drainagezwecken Löcher geschnitten.

■ Ein steriles Abdecknetz (z.B. Branolind®) wird auf den Hautlappen gelegt; antibiotikahaltige Tupfer werden zur Auspolsterung der Orbita verwendet, um das Transplantat gegen die Orbitawände zu drücken.

■ Ein Druckverband wird angelegt.

■ Alternativ zu einem Transplantat kann eine spontane Granulierung und Epithelialisierung der Augenhöhle abgewartet werden. Der Nachteil der Methode ist die längere Heilungsdauer.

Postoperative Versorgung

■ Eine systemische Antibose wird über 10 Tage durchgeführt.

■ Der Wechsel des Druckverbandes erfolgt nach 3 Tagen.

■ Die Wundgaze wird nach 1 Woche entfernt, die Orbita mit Kochsalzlösung gespült, die Verkrustungen mit Wasserstoffperoxid entfernt und frische Gaze eingelegt. Dies wird nach 1 Woche wiederholt.

■ Die Wundgaze auf dem Spenderareal fällt von alleine ab, nachdem es zur Reepithelialisierung gekommen ist.

■ Nach etwa 3–6 Monaten kann dem Patienten eine Orbita-Gesichtsprothese (Epithese) angepaßt werden, bis dahin hilft eine Augenklappe.

Komplikationen
■ Sino-orbitale Fisteln.

■ Transplantatnekrosen.

■ Tumorrezidiv (jede verdächtige Läsion sollte biopsiert werden).

10 Enukleation und Eviszeration des Bulbus

10.1 Eviszeration

Indikation, Vorteile und Nachteile
■ Indikation für ein operatives Vorgehen: Entfernung sicher intraokularer Prozesse ohne Beteiligung der Sklera, die zu einer Zerstörung des Auges geführt haben oder deren extraokulare Ausdehnung aufgehalten werden muß.

■ Vorteil gegenüber der Enukleation ist der geringere postoperative Fettschwund, die kürzere Dauer des Eingriffs und die nahezu physiologische Beweglichkeit des Implantates.

■ Nachteilig sind die längeren postoperativen Beschwerden und insbesondere 2 Gründe, die bisher zu einem sehr zurückhaltenden Gebrauch dieser Methode geführt haben: das nur schwer aufzuarbeitende histologische Material und die weiter bestehende Gefahr einer sympathischen Ophthalmie.

Chirurgisches Vorgehen
■ Die Eviszeration des Bulbus ist die Entfernung des kompletten Bulbusinhaltes unter Belassung der Sklera und der ihr anhaftenden Muskeln.

■ Sie kann unter Belassung der Hornhaut durchgeführt werden. Wegen des Risikos bleibender Schmerzhaftigkeit, sekundärer Atrophie und Perforation der Hornhaut wird diese jedoch meist entfernt.

■ Nach Hornhautexzision wird mit einem Eviszerationslöffel eine Zyklodialyse gesetzt und durch Mobilisation im suprachorioidalen Raum der ganze Augeninhalt aus der Sklerakapsel entleert. Mit Mull umwickelte und in Alkohol getränkte Pinzetten werden verwendet, um die Sklerahülle von allen Uvearesten zu reinigen.

■ Anschließend wird eine Silikonkugel in die Höhle eingebracht und die Sklera darüber vernäht.

10.2 Enukleation

Indikationen
■ Maligne intraokulare Tumoren (Eviszeration kontraindiziert), die durch andere Verfahren (Applikatoren, Bestrahlung usw.) nicht behandelt werden können und die eine sichere histologische Diagnose erfordern.

■ Schmerzhafte Augen mit irreversibler schwerer Sehschädigung bis zur Blindheit.

■ Starke Zerstörung des Auges mit fehlender Möglichkeit der Rekonstruktion (primäre Enukleation).

■ Starke kosmetische Entstellung bei Phtisis bulbi.

Generelle Überlegungen

■ Bei kosmetischen Überlegungen hinsichtlich der Indikationsstellung ist immer zu bedenken, daß die beste Beweglichkeit mit dem eigenen lebenden Auge zu erzielen ist. Dies gilt nicht bei Phtisis bulbi.

- Durch Skleraschalen oder bemalte Kontaktlinsen wird ein optisch entstellter Bulbus kaschiert. Eine hinderliche Hornhautschmerzhaftigkeit kann durch eine Bindehautdeckung nach Gundersen behoben werden.
- Vor allem bei Kindern sollte man mit einer Enukleation sehr restriktiv sein, da der Bulbus für die Stimulation des orbitalen Wachstums unentbehrlich ist.
- Bei einseitiger prothetischer Versorgung kann eine Seitengleichheit, insbesondere im längeren Verlauf (Atrophien), nicht gewährleistet werden.

■ Vorteile der Enukleation gegenüber der Eviszeration:

- Vermeidung einer sympathischen Ophthalmie.
- Vorhandensein eines anatomisch intakten Präparates inklusive möglicherweise tumorös infiltrierter Sklera zur exakten histologischen Gewebsuntersuchung.
- Geringere postoperative Beschwerden.
- Weiterhin setzt die Enukleation keine intakte Sklerahülle voraus, die bei Staphylomen und Zustand nach eindellenden Operationen sowie Verletzungen und Phtisis nicht mehr vorliegt.

■ Nachteile der Enukleation:

- Stärkerer Fettgewebsschwund.
- Notwendigkeit aufwendigerer rekonstruktiver Maßnahmen.

■ Da die zu entfernenden Augen meist einen malignen Tumor enthalten oder eine schmerzhafte Phtisis als Indikation zugrunde liegt, wird in den meisten Fällen eine Enukleation und keine Eviszeration durchgeführt.

Chirurgisches Vorgehen

■ Bei der Enukleation wird der komplette Bulbus entfernt.

■ Nach einer Peritomie von Bindehaut und Tenon-Kapsel werden die geraden Augenmuskeln angeschlungen und dann abgesetzt. Die schrägen Muskeln werden abgetrennt, der N. opticus kann mit einer Klemme komprimiert werden. Durch Scherenschlag wird der N. opticus mindestens 1 cm hinter dem Bulbus durchtrennt. Bei der Enukleation von „Tumoraugen" sollte dabei der Bulbus möglichst wenig traumatisiert werden („No-touch-Technik"). Blutstillung durch Kompression (ggf. mit in Vasokonstringenzien getränktem Tupfer) über mindestens 5 min. Anschließend Vernähen der geraden Augenmuskeln an dem Transplantat (s. unten). Sorgfältiger Verschluß der Tenon-Kapsel (6–0-Vicryl®), separater Bindehautverschluß (8–0-Vicryl®).

10.3
Prothetische Versorgung nach Enukleation

■ Aufgrund der heutigen bildgebenden Verfahren ist die direkte Versorgung der Orbita mit einem Implantat auch im Anschluß an die Entfernung eines Auges (mit einem malignen intraokularen Tumor) ohne Einschränkung der Rezidivdiagnostik möglich.

■ Sowohl ästhetisch als auch funktionell ist die Versorgung mit einem Implantat besser, da sonst durch das fehlende Widerlager die allgemeine Atrophie im Bereich der Orbita und insbesondere der Augenanhangsgebilde (Lider, Fornices etc.) schnell fortschreitet und zu einem späteren Zeitpunkt keine befriedigende Prothesenversorgung mehr möglich ist.

■ Aus der Vielzahl der verfügbaren Materialien seien exemplarisch Silikonkugelplomben, Hydroxylapatitplomben und Fett-Dermis-Implantate genannt. Grundsätzlich gilt für alle Materialien, daß eine sichere Fixierung mindestens der 4 geraden Augenmuskeln sowohl für den dauerhaften Implantatsitz als auch für die möglichst gute Mitbewegung der Glasprothese bei Blickbewegung des Partnerauges unerläßlich ist.

■ Silikonplomben haben üblicherweise einen Durchmesser von 16–18 mm und bieten sehr einfache Befestigungsmöglichkeiten für die extraokularen Muskeln.

■ Unter der Überlegung, ein biologisch kompatibles und voll integrierbares Material als Bulbusersatz zu finden, wurde das aus der Kieferchirurgie seit 20 Jahren bekannte Hydroxylapatit (z.B. Bioeye®) in die Orbitachirurgie eingeführt (Abb. 23.6). Aufgrund seiner porösen Struktur und den miteinander verbundenen Kanälen wird das chemisch der menschlichen Knochengrundsubstanz entsprechende Implantat komplett fibrovaskulär durchwachsen und dadurch vor Extrusion geschützt. Diese innige Verbindung kann allerdings für den Fall späterer Revisionen (Infektion, Bindehautnekrosen) äußerst

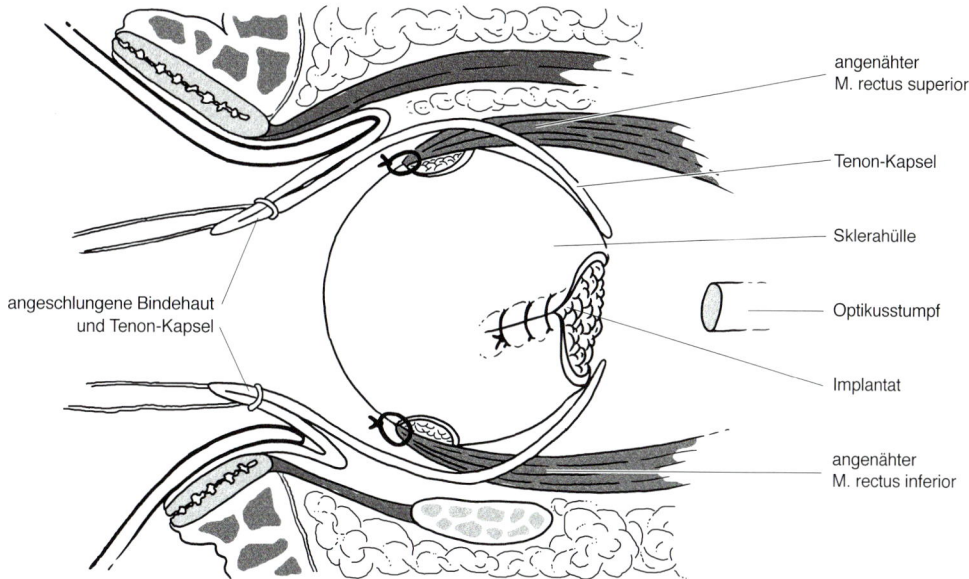

Abb. 23.6. In Sklera gehülltes Hydroxylapatitimplantat, bereits an den Muskeln befestigt, aber noch vor der Naht der Tenon-Kapsel und der Bindehaut

problematisch sein. Die anfänglich sehr euphorisch begrüßte Möglichkeit einer Stiftimplantation in das Transplantat zur besseren Beweglichkeit der Glasprothese ist heute wegen fortgeleiteter Infektionen umstritten.

■ Das Dermis-Fett-Implantat hat als Implantatmaterial nach Enukleation, bei sekundärer Revision einer eingesunkenen Enukleationshöhle (contractet socket syndrome) und bei geschrumpftem Bindehautsack eine Renaissance erlebt (Abb. 23.7 a, b). Das Implantat wird als Zylinder aus der Glutäalregion entnommen und bei primären Eingriffen analog anderen Implantaten behandelt.

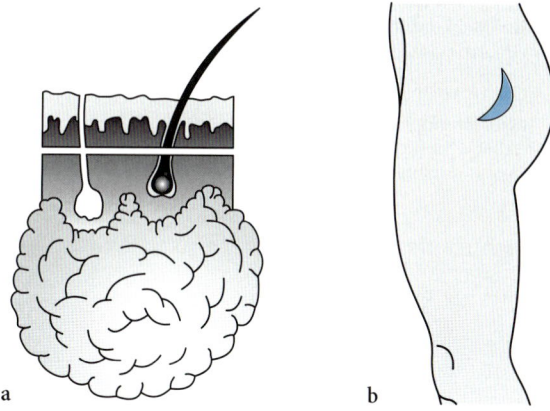

Abb. 23.7. Dermis-Fett-Implantat (**a**) und Entnahmestelle (**b**)

- Entnahme eines Zylinders von 25 mm Durchmesser und Länge aus dem oberen äußeren Quadranten der Glutäalregion (ggf. auch sichelförmiger Schnitt). Tiefe Adaptation mit 2–0-Vicryl®-, Hautnaht mit 2–0-Seide-Einzelknüpfnähten (mindestens 14 Tage, besser 3 Wochen belassen, bis zur Fadenentfernung keine Vollbäder).
- Durch oberflächliches Unterspritzen mit NaCl-Lösung die Epidermis ballonieren („Apfelsinenhaut") und mit dem Skalpell sorgfältig deepithelialisieren.
- Die Implantation unterscheidet sich nicht wesentlich von anderen Materialien, allerdings muß ein gewisser Druck auf das (voluminöse) Transplantat ausgeübt werden. Fixation der Muskeln am Dermisrand mit 6–0-Vicryl®-Nähten; zirkuläre, schichtweise Adaptation von Tenon und Konjunktiva mit 6–0- bzw. 8–0-Vicryl®-Nähten. Die deepithelialisierte Dermisoberfläche wird der Epithelialisierung durch die Konjunktiva überlassen. Nach Operationsende Einlegen einer Kunststoffschale (conformer) und Anlegen eines Kompressionsverbandes (Abb. 23.8).
- Nachbehandlung: Bis zum überwiegenden Epithelschluß (nach ca. 4–6 Wochen) empfiehlt sich eine Lochprothese (Kunststoff oder Keramik). Bei unvollständiger Epithelentfernung besteht die Gefahr der chronischen Sekretion (unangenehme Geruchsentwicklung). Bei Verwendung von anderen Implantaten kann die endgültige Glasprothese deutlich früher, meist nach 1–2 Wochen, angepaßt werden.

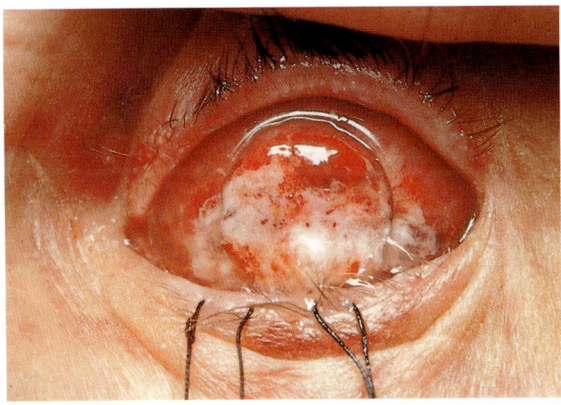

Abb. 23.8. Sekundäre Orbitarevision bei zurückgesunkener Enukleationshöhle (Zustand nach Extrusion einer Silikonplombe bei Plombeninfektion). Befund am 3. postoperativen Tag mit eingelegtem Kunststoff-Conformer (Illig-Schale) und eröffneten Traktionsfäden bei verkürztem unterem Fornix

WEITERFÜHRENDE LITERATUR

Berke, RM (1954) A modified Kronlein operation. Arch Ophthalmol 51:6096

Blodi FC, Tse DT, Anderson RL (1989) Chirurgie der Orbita. In: Mackensen G, Neubauer H (Hrsg) Augenärztliche Operationen, Bd 2. Springer, Berlin Heidelberg New York Tokyo

Dolphin KW (1998) Complications of postenucleation/evisceration implants. Curr Op Ophthalmol 9:75

Dortzbach RK (ed) (1994) Ophthalmic plastic surgery: Prevention and management of complications. Raven, New York

Dutton JJ, Manson PN, Illiff N, Putterman AM (1991) Management of blow-out fractures of the orbital floor. Surv Ophthalmol 35:279

Edelstein C, Shields CL, Potter P de, Shields JA (1997) Complications of motility peg placement for the hydroxyapatit orbital implant. Ophthalmology 104:1616

Galbraith JEK, Sullivan JK (1973) Decompression of the perioptic meninges for relief of papilledema. Am J Ophthalmol 76:687

Hejazi N, Hassler W, Faryhaly F (1996) Mikrochirurgischer transkonjunktivaler Zugang zur Orbita. Ophthalmologe 93:623

Henderson JW (1982) Orbital tumors. Saunders, Philadelphia

Hintschich CR, Beyer-Machule CK (1996) Dermis-Fett-Transplantat als autologes Orbitaimplantat. Klin Monatsbl Augenheilkd 208:135

Koornneef L (1979) Orbital septa: Anatomy and function. Ophthalmology 87:876

McCord CD Jr, Tanenbaum M, Nunery WR (eds) (1995) Oculoplastic surgery. Raven, New York

Olivari N (1991) Transpalpebral decompression of endocrine ophthalmopathy by removal of intraorbital fat: experience with 147 operations over 5 years. Plast Reconstruct Surg 87:627

Oestreicher JH, Liu E, Berkowitz M (1997) Complications of hydroxyapatite orbital implants. Ophthalmology 104:324

Putterman AM, Stevens T, Urist MJ (1974) Nonsurgical management of blow-out fractures of the orbital floor. Am J Ophthalmol 77:232

Rootman J (1988) Diseases of the orbit. Lippincott, Philadelphia

Rootman J, Stewart B, Goldberg RA (1995) Orbital surgery. Lippincott-Raven, Hagerstown

Shields CL, Shields JA, DePotter T (1992) Hydroxyapatite orbital implant after enucleation. Arch Ophthalmol 110:333

Tse DT (1992) Oculoplastic surgery. Lippincott, Philadelphia

Hornhautchirurgie

1 Indikationen 667
2 Prognose 668
3 Kontraindikationen 668
4 Spendermaterial 668
4.1 Allgemeine Auswahlkriterien 668
4.2 Beurteilung der Spenderhornhaut 669
4.3 Ausschlußkriterien bei der Auswahl des Spendermaterials 669
4.4 Aufbewahrungstechniken 670
4.5 HLA-Typisierung 670
5 Präoperative Patientenbeurteilung und Vorbereitung 670
5.1 Allgemeinbefunde 670
5.2 Okuläre Befunderhebung 670
5.3 Präoperative Maßnahmen 671
6 Standardtechnik 671
7 Postoperative Nachsorge 673
7.1 Therapie 673
7.2 Entfernung von Nähten 674
7.3 Visusverlauf 674
8 Komplikationen 674
9 Besondere Umstände 677
9.1 Gleichzeitige Keratoplastik und Kataraktextraktion 677
9.2 Gleichzeitige Keratoplastik und Vitrektomie 677
9.3 Re-Keratoplastik 677
9.4 Perforierende Keratoplastik bei Kindern 678
9.5 Perforierende Keratoplastik bei kompromittierter okulärer Oberfläche 678
9.6 Autorotationskeratoplastik 678
10 Lamelläre Keratoplastik 678
11 Limbusstammzelltransplantation 680
12 Pterygium (Flügelfell) 680
12.1 Exzisionstechniken 680
12.2 Rezidiv und adjuvante Therapie 681
13 Keratoprothetik 681

1
Indikationen

■ Optisch: häufigste Indikation zu einer perforierenden Keratoplastik (KPL), bei der eine Wiederherstellung des Sehvermögens angestrebt wird.

■ Tektonisch: Wiederherstellung einer veränderten Hornhautstruktur (Verdünnung, Perforation, Epithelinvasion, im Rahmen der Vorderabschnittsrekonstruktion usw.).

■ Therapeutisch (kurativ): Entfernung und Ersatz eines aktiv erkrankten Gewebes zur Verhinderung der Ausbreitung des Erkrankungsprozesses.

■ Kosmetisch: extrem seltene Indikation zum Hornhautersatz ohne Hoffnung auf eine Verbesserung des Sehvermögens.

■ Bei beidseitiger Hornhauterkrankung, insbesondere mit progressivem Verlauf, besteht eine einwandfreie Indikation zum Eingriff, wenn das Sehvermögen nicht den Bedürfnissen des Patienten entspricht. Zum Keratokonus ist zu beachten, daß bei rezidivierender Erosio corneae und einer daraus resultierenden Kontaktlinsenunverträglichkeit in einigen Fällen durch Stichelung oder Excimerlaser-PTK eine ausreichende Epithelstabilität erreicht werden und so eine KPL aufgeschoben werden kann.

■ Die Indikationsstellung bei streng einseitiger Hornhauterkrankung und unauffälligem Partnerauge wird kontrovers diskutiert. Dennoch darf die Bedeutung der Stereopsis bei Binokularfunktion nicht außer acht gelassen werden. Situationen, bei denen der chirurgische Eingriff auch bei einseitigem Befall unabdingbar ist, umfassen chronische Geschwüre, drohende Perforationen, Schmerzen u. ä.

■ Semitransparente Narben und posttraumatische Leukome können u. a. aufgrund eines irregulären Astigmatismus zur Herabsetzung des Sehvermögens führen. Außerdem ist bei relativ frischen Narbenbildungen möglicherweise eine spätere Sehverbesserung zu erwarten. Daher empfiehlt es sich, zumindest probeweise eine Kontaktlinsenanpassung durchzuführen, bevor an ein invasives Vorgehen gedacht wird.

■ Liegt eine derartige Hornhautvernarbung vor, daß der Linsenzustand nicht beurteilbar ist und eine fortgeschrittene Katarakt vermutet wird, so sollte die Einverständniserklärung eine mögliche Kataraktextraktion und Kunststofflinsenimplantation umfassen (sog. „triple-procedure").

2
Prognose

▪ Von Erfolg spricht man dann, wenn ein klares Transplantat mindestens 6 Monate postoperativ klar bleibt und gut adaptiert ist.

▪ Die Prognose für das Erreichen und Erhalten eines klaren Transplantats hängt von dem zugrundeliegenden Erkrankungsprozeß ab.

▪ Voraussetzungen mit mehr als 90%iger Erfolgsaussicht: Die pathologischen Veränderungen befinden sich in der Hornhautmitte und sind inaktiv und nicht vaskularisiert. Die Hornhautperipherie ist morphologisch unauffällig. Beispiele: Fuchs-Endotheldystrophie mit zentraler Lokalisation, Keratokonus, erbliche Hornhautdystrophien, zentrale oder parazentrale inaktive Narbenbildung.

▪ Voraussetzungen mit einer Erfolgsrate zwischen 75 und 85%: Hierbei handelt es sich um pathologische Prozesse, die teilweise oder komplett bis zur Hornhautperipherie reichen, jedoch eine adäquate Hornhautoberfläche aufweisen und ggf. eine leichte bis mäßige Neovaskularisation zeigen (oberflächliche Neovaskularisationen sind weniger problematisch als tiefe intrastromale Neovaskularisationen). Beispiele: fortgeschrittene Fuchs-Endotheldystrophie, großer Keratokonus, bullöse Keratopathie bei Pseudophakie oder inaktiver herpetischer Prozeß mit gut erhaltener peripherer Hornhautsensibilität.

▪ Voraussetzungen mit einer Erfolgsrate zwischen 50% und 75%: Meist bei tektonischen und therapeutischen Indikationen unter Einbeziehung aktiver Geschwüre mit Substanzverlust bis hin zu einer Descemetozele oder Perforation. Diese Gruppe umfaßt auch Erkrankungen mit nur mäßig reduzierter Hornhautsensibilität, neurotrophischen Störungen oder gering bis mittelgradig ausgeprägtem Sicca-Syndrom. Beispiele: aktive stromale Herpeskeratitis, herpetisches Ulkus. Begleitende therapieresistente oder rezidivierende Uveitiden verschlechtern die Prognose einer erfolgreich durchgeführten Hornhauttransplantation deutlich.

▪ Voraussetzungen mit einer Erfolgsrate unter 50%:
• Verätzungen (Prognose hängt von der Ausdehnung ab).

• Posttraumatische und postherpetische Zerstörung anatomischer Strukturen am vorderen Augenabschnitt.

3
Kontraindikationen

▪ Neuroparalytische Keratitis: Trigeminuslähmung mit schlechter Heilungstendenz.

▪ Expositionskeratitis: Fazialisparesen ohne Besserungstendenz; nichtkorrigierte Liddeformitäten. Bei einer medikamentös nicht kontrollierbaren paralytischen oder Expositionskeratitis ist eine Bindehautdeckung indiziert. Ein brauchbares Sehvermögen (bis zu 0,1) kann erzielt werden. Eine Anpassung gasdurchlässiger Kontaktlinsen kann zusätzlich zur Schutzfunktion eine Visusverbesserung herbeiführen.

▪ Medikamentös nicht kontrollierbare sekundäre Glaukome.

▪ Relative Kontraindikationen:

• Vernarbendes okuläres Pemphigoid, Stevens-Johnson-Syndrom oder ähnliche Erkrankungen; Verätzungen. Eine chirurgische Intervention wird bei den genannten Erkrankungskreisen kontrovers diskutiert. Eine zuvor durchgeführte Nasen- oder Mundschleimhautplastik kann die zu erwartende Oberflächenproblematik reduzieren. Trotz systemischer Immunsuppression mit Ciclosporin und Steroiden werden die erforderlichen übergroßen Transplantate (ggf. mit einer Tenonplastik kombiniert) in bis zu 80% der Fälle abgestoßen. Eine Keratoprothese ist eine weitere Möglichkeit für die Visusrehabilitation, wobei auch hier die Prognose schlecht ist.
• Eine retrokorneale Epitheleinwachsung bei Zustand nach perforierenden Verletzungen stellt ebenfalls eine relative Kontraindikation dar.

4
Spendermaterial

4.1
Allgemeine Auswahlkriterien

▪ Zur Vermeidung einer Myopisierung des Empfängers sollte das Alter des Spenders nicht unter 2 Jahren liegen. Außerdem besteht bei jungen Spenderhornhäuten die Gefahr einer unterschiedlichen Hornhautdicke im Vergleich zum Empfänger sowie ein Mangel an mechanischer Stabilität (insbesondere bei der Bowman-Lamelle zur Fadenverankerung). Daher sollte der Altersunterschied zwischen Spender und Empfänger nicht größer als 30 Jahre sein.

■ Die obere Altersgrenze wird vom Endothelzellbefund abhängig gemacht und liegt oft bei etwa 65 Jahren. Jüngere Spenderhornhäute weisen eine bessere Qualität und eine höhere Endothelzellzahl auf.

■ Ein Intervall von 50 h zwischen Herz-Kreislauf-Stillstand und Enukleation sollte möglichst nicht überschritten werden, jedoch sind bei kühler Leichenlagerung post mortem Zeiten bis zu 72 h mit einer erfolgreichen Organkultur noch vereinbar. Erfolgt die Transplantation unmittelbar vom Spenderbulbus, sollte innerhalb von 24 h nach dem Tod transplantiert werden. Tabelle 24.2 gibt einen Überblick über die längstmöglichen Aufbewahrungszeiten.

■ Spender, die langzeitbeatmet waren, sollen nach Möglichkeit vermieden werden.

4.2
Beurteilung der Spenderhornhaut

Die exakte Beurteilung des Endothelbefundes erfolgt mit einem inversen Phasenkontrastmikroskop. Die Mindestdichte an Endothelzellen beträgt $2500/mm^2$. Steht nur ein Lichtmikroskop zur Verfügung, empfiehlt sich eine Vitalfärbung des Endothels mit Trypanblau. Besitzt man nur eine Spaltlampe, so kann man den Spenderbulbus auch damit betrachten. Wichtige Eigenschaften sind: Endothelzellzahl, Zahl und Ausprägung der Descemet-Falten, Guttae, Hornhautdicke und Transparenz, Epitheldefekte, retrokorneale Präzipitate, vorangegangene intraokulare Eingriffe (z. B. Iridotomie).

4.3
Ausschlußkriterien bei der Auswahl des Spendermaterials

■ Die Ausschlußkriterien sind in Tabelle 24.1 zusammengefaßt.

Tabelle 24.1. Zusammenfassung der wichtigsten Kontraindikationen für Spenderhornhäute. (Nach Dunker 1995)

1. Erkrankungen, die bereits das Personal der Hornhautbank gefährden können
- Aktive Virushepatitis
- AIDS oder HIV-Seropositivität
- Aktive virale Enzephalitis oder Enzephalitiden unklarer Genese
- Jakob-Creutzfeld-Erkrankung
- Tollwut

2. Erkrankungen, die den Empfänger des Hornhauttransplantats gefährden können
- ZNS-Erkrankungen unklarer Ätiologie
  (MS, amyotrophe Lateralsklerose, Morbus Alzheimer)
- Jakob-Creutzfeld-Erkrankung
- Subakute sklerosierende Panenzephalitis
- Kongenitale Röteln
- Reye-Syndrom
- Tod infolge jedweder Septikämie
- Aktive Virushepatitis
- Tollwut
- Retinoblastom
- Leukämie
- Generalisierte Lymphome
- Manifeste AIDS-Erkrankung oder HIV-Nachweis im Serum
- Hepatits-B- und C-Seropositivität
- Ikterus unklarer Genese
- Lues

3. Ausschlußgründe aufgrund der Beschaffenheit der Spenderhornhaut
- Maligne Tumoren des Augenvorderabschnitts
- Retinoblastome
- Aktive okuläre Entzündungen, insbesondere Skleritiden, Uveitiden
- Zentrale Hornhautvernarbungen, Keratokonus, Keratoglobus, zentrale Pterygien
- Vorausgegangene refraktive chirurgische Eingriffe
  (Excimer-Ablation, radiäre Keratotomie)
- Vorausgegangene intraokulare Eingriffe
  (Kataraktchirurgie, filtrierende Operationen; wird jedoch unterschiedlich gehandhabt)
- Vorliegen eines primären Endothelzellschadens

Tabelle 24.2. Überblick über unterschiedliche Konservierungsmethoden. (Nach Dunker 1995)

Medium	Maximale Konservierungszeit	Temperatur °C	Kolloid-osmotisches Dextran	Agens Chondroitinsulfat
Feuchte Kammer	48 h	+4	–	–
MK-Medium	< 4 Tage	+4	5% T40	–
K-Sol	< 10 Tage	+4	–	2,50%
Dexsol	< 10 Tage	+4	1,0% T40	1,35%
Optisol	< 10 Tage	+4	2,5% T40	2,50%
Organkultur	< 35 Tage	+32–37	6% T500	–
Kryokonservierung	unbegrenzt	−196	–	–

4.4 Aufbewahrungstechniken

■ Weltweit wird eine recht simple Kühlschranklagerung in einem entsprechenden Medium praktiziert. Im Gegensatz zu den USA besteht in Europa kein Überangebot an Spenderhornhäuten, so daß die europäischen Hornhautbanken zumeist die Organkultur verwenden, die eine 3- bis 4wöchige Konservierung mit mehreren mikrobiologischen Kontrollen und Kontrollen der Endothelqualität erlaubt (Tabelle 24.2).

■ Bei der Kryokonservierung ist die Lagerungsdauer unbegrenzt. Es handelt sich jedoch um Gewebe mit unkalkulierbarem Endothelzellverlust. Dieses Material sollte ausschließlich den lamellären Keratoplastiken oder tektonischen Maßnahmen vorbehalten bleiben.

4.5 HLA-Typisierung

■ Eine HLA-Typisierung des Spendermaterials soll die Abstoßungsrate gefährdeter Transplantate verringern. Dabei scheint eine Übereinstimmung bezüglich des HLA-A, B-Antigens (Class I) wichtiger als die des HLA-DR-Antigens (Class II). Allerdings ist der Grad der Übereinstimmung der HLA-Antigene gegenwärtig verfügbarer Spenderhornhäute relativ niedrig, da ihre Anzahl gering ist. Doch auch bei einer vollständigen Übereinstimmung der HLA-Antigene werden 30–50% der Transplantate abgestoßen. Der Grund hierfür ist die Inkompatibilität bezüglich der „Minor-Histokompatibilitäts-Antigene", die für den Menschen noch nicht ausreichend charakterisiert sind.

■ HLA-typisierte Hornhäute werden gegenwärtig nur bei Hochrisikokeratoplastiken eingesetzt, da das allgemeine Kosten-Nutzen-Verhältnis durch die Collaborative Corneal Transplantation Studies (CCTS) angezweifelt wurde.

5 Präoperative Patientenbeurteilung und Vorbereitung

5.1 Allgemeinbefunde

■ Die allgemeinmedizinische Vorbereitung hängt entscheidend vom Narkoseverfahren ab. Wird eine Intubationsnarkose geplant, sollten präoperativ EKG, Röntgenuntersuchungsbefund des Thorax, Blutbild und Elektrolyte vorliegen. Medikamentenallergien, Antikoagulantieneinnahme sowie systemisch wirksame Medikamente (v.a. orale Antidiabetika oder Insulin, Antihypertensiva und Antiarrhythmika u.ä.) sind ein wichtiger Bestandteil der Anamnese.

5.2 Okuläre Befunderhebung

■ Visus.

■ Spaltlampenuntersuchung: Hier ist auf Entzündungs- und Infektionszeichen im Augeninnern und im Bereich der Adnexe zu achten. Die Hornhautpathologie ist von besonderer Wichtigkeit, da bei Risikokeratoplastiken bereits prä- oder intraoperativ mit einer Immunsuppression begonnen werden muß.

■ Tonometrie.

■ Fundusbeurteilung: Sollte dies nicht möglich sein (fehlender Einblick), sind weitere Tests zur Überprüfung der Netzhaut- und Sehnervenfunktion notwendig (z.B. Sonographie, visuell evozierte Potentiale usw.).

■ Biometrie, falls eine kombinierte Kataraktextraktion vorgesehen ist („triple-procedure"). Eine genaue Linsenstärkenkalkulation ist nicht möglich. Annähernd liegen die postoperativen Keratometriewerte um 46 dpt, wenn der Transplantatdurchmesser 0,25 mm größer als das Transplantatbett ist. Generell führt ein 0,2 mm größeres Transplantat zu einer Hyperopisierung, das 0,5 mm größere Transplantat eher zu einer Myopisierung im Vergleich zur Ausgangsrefraktion.

5.3
Präoperative Maßnahmen

■ Bindehautabstrich und/oder prophylaktisch lokale Gabe von Antibiotika.

■ Miotika zum Schutz der Linse und leichterer Transplantatzentrierung.

■ Mydriatika werden bei geplanter „Triple-procedure" oder vorderer Vitrektomie bei Aphakie gegeben.

■ Eine leichte präoperative Sedierung kann bei Lokalanästhesie sinnvoll sein.

■ Bei KPL nach Herpeskeratitis ist eine präoperative Virustatikaprophylaxe sinnvoll (s. Kap. 8).

6
Standardtechnik

■ Anästhesie: Bei Erwachsenen kann der Eingriff in Lokalanästhesie mit lang wirksamen Anästhetika (z. B. Bupivacain) durchgeführt werden, bei Kindern ist eine Vollnarkose notwendig. Grundsätzlich ist jedoch einer Vollnarkose Vorzug zu geben, solange keine allgemeinmedizinische Kontraindikationen vorliegen (entspannter Patient, keine Bulbusverformung).

■ Der Intraokulardruck (IOD) sollte unter 17 mmHg liegen. Bei höheren Werten empfiehlt sich eine Okulopression oder die präoperative intravenöse Gabe von Osmotika. Bei einem IOD unter 8 mmHg kann es zu einem Sklerakollaps und einer Distorsion der Augenwand während der Trepanation und der Transplantateinnähung kommen.

■ Zur Vermeidung einer Bulbusverformung sollte ein feiner Lidsperrer benutzt werden, beispielsweise ein modifizierter Lidsperrer nach Maumenee.

■ Für weniger erfahrene Operateure sowie grundsätzlich bei jungen oder aphaken/pseudophaken Patienten ist ein skleraler Stützring empfehlenswert. Bei phaken Erwachsenen kann die Plazierung eines solchen Flieringa-Ringes zur Verziehung der korneoskleralen Architektur und einem hohen postoperativen Astigmatismus führen. Die Ringgröße richtet sich nach der Ebene der Iriswurzel. Der Ring wird mit 8–0-Seide-Einzelknüpfnähten in der oberflächlichen Sklera gesichert.

■ Der Transplantatdurchmesser beträgt gewöhnlich zwischen 7 und 8 mm, abhängig vom Hornhautdurchmesser und vom Ausmaß des Erkrankungsprozesses. Bei kleineren Durchmessern entstehen Zentrierungs- und Fixationsschwierigkeiten, die einen hohen Astigmatismus zur Folge haben. Bei größeren Durchmessern besteht aufgrund der Nähe zum Limbus eine erhöhte Abstoßungsgefahr. Gelegentlich ist eine Dezentrierung erforderlich, um die jeweils involvierten Hornhautabschnitte zu berücksichtigen (z. B. Keratokonus). Als eine Richtlinie zur Bestimmung des Transplantatsdurchmessers gilt, von dem gemessenen horizontalen „Weiß-zu-weiß-Abstand" 4 mm abzuziehen. Dadurch verbleiben 2 mm Empfängerhornhaut um die Transplantatöffnung.

■ Spender: Bei korneoskleralen Präparaten wird mit Hilfe eines Stanzgerätes von der Endothelseite gestanzt; Vacuum-Trepane haben hierfür eine Ansaugvorrichtung zur Fixation des Spenderscheibchens von der epithelialen Seite. Bei einem ganzen Spenderbulbus sollte durch eine Injektion von Kochsalzlösung oder Viskoelastika durch den N. opticus oder die pars plana der IOD erhöht werden. Der Bulbus wird mit Gaze umwickelt und so gehalten. Die Trepanation kann dann mit einem Hessburg-Barron- bzw. Hanna-Saugtrepan oder einem Motortrepan von epithelialer Seite erfolgen. Auf eine rechtwinkelige Ausrichtung ist in jedem Falle zu achten. Das von Krumeich entwickelte geführte Trepan-System (GTS) ermöglicht eine sehr kongruente Trepanation der Spenderhornhaut auf der Vorderkammerbank.

■ Zur Trepanation des Empfängerauges wird ein Saugtrepan (Hessburg-Barron, Hanna, GTS) oder ein Motortrepan benutzt. Beim Motor- und Handtrepan ist eine Bulbusfixierung (mit Pinzette am Bulbus oder am Flieringa-Ring) notwendig. Nun wird über 360° ca. 90% der gesamten Hornhautdicke trepaniert und erst dann die Vorderkammer über den oberen rechten Quadranten (bei Rechtshändern) mit einem scharfen Messer eröffnet. Beim Durchtritt durch die gesamte Hornhautdicke flacht die Vorderkammer durch den Kammerwasseraustritt ab. Die Vorderkammer und der Rand der Empfängerhornhaut wird mit viskoelastischen Substanzen zum Schutz von Iris, Linsenkapsel bzw. IOL oder Glaskörperoberfläche bedeckt. Die Exzision des Empfängerscheibchens wird mit einer lotrecht gehaltenen Rundschere oder einem Diamantmesser vervollständigt. Eine exakte Trepanation von Empfänger und Spender kann auch mit einem Excimerlaser durchgeführt werden: Die Orientierungszähnchen ermöglichen eine präzise Transplantatadaption. Außerdem ermöglicht die Lasertrepanation die Übertragung von elliptischen Transplantaten.

■ Eine periphere Iridektomie, möglichst bei 12.00 Uhr, wird zur Vorbeugung eines Pupillarblocks bei Keratoplastiken angelegt, bei denen mit einer Fibrinexsudation in die Vorderkammer zu rechnen ist. Empfohlen wird sie bei Transplantaten mit einem Durchmesser von mehr als 8 mm und bei Re-Keratoplastiken. Einige Chirurgen führen eine Iridektomie grundsätzlich bei allen perforierenden Keratoplastiken durch, um einen akuten Pupillarblock (Winkelblockglaukom) mit persistierender weiter Pupille vorzubeugen (sog. Urrets-Zavalia-Syndrom).

■ Die Spenderhornhaut wird nun mittels Spülung sorgfältig von möglichen Fasern und Partikeln gereinigt, mit einer Spezialpinzette (nach Sautter oder Pollack) unter Endothelschonung gefaßt und nach anatomischen Gesichtspunkten ins Transplantationsbett plaziert.

■ Die exakt gegenüberliegende Lokalisation der ersten zwei Situationsnähte bei 12.00 Uhr und 6.00 Uhr hat aufgrund einer möglichen Torsion einen entscheidenden Einfluß auf den postoperativen Astigmatismus. Die weiteren Situationsnähte werden bei 9 und 3 Uhr mit 8–0-Seide oder 10–0-Nylon plaziert. Eine gute Adaptation der Gewebsränder scheint vorzuliegen, wenn die Naht etwa durch die Hälfte des Hornhautstromas zieht. Die Vorderkammer wird partiell mit Kochsalzlösung aufgefüllt, um die Lage des Transplantates zu überprüfen und ggf. die Situationsnähte zu repositionieren. Für einen weniger erfahrenen Hornhautchirurgen eignet sich die Einzelknüpftechnik. Hierbei erfolgt die endgültige Adaptation mit 16–18 10–0-Nylon-Einzelknüpfnähten unter Versenkung der Knoten in der Empfänger- oder ggf. Spenderhornhaut (Abb. 24.1). Die gleiche Technik bewährt sich bei stark vaskularisierten Empfängerhornhäuten, da hier im Bedarfsfall frühzeitig selektiv einzelne Nähte entfernt werden können.

■ Die erfahrenen Chirurgen verwenden eine Kombination von Einzelknüpfnähten und einer fortlaufenden Naht bzw. eine einfache oder eine doppelt fortlaufende Naht (Abb. 24.2), zunehmend als Anti-

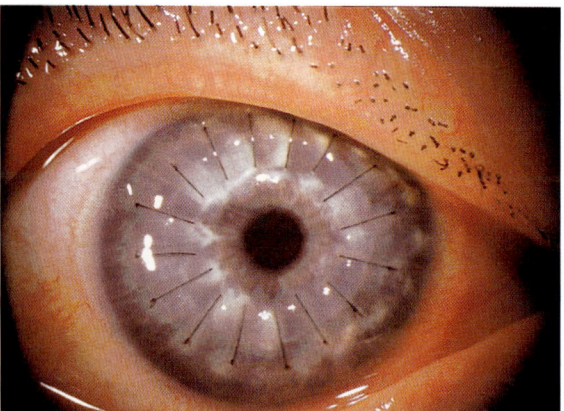

Abb. 24.1. Perforierende KPL (6 Wochen postoperativ) mit 16 Einzelknüpfnähten adaptiert. Klares Transplantat. Man sieht eine leichte Wulstbildung im Randbereich des Transplantats. (Universitäts-Augenklinik, Bonn)

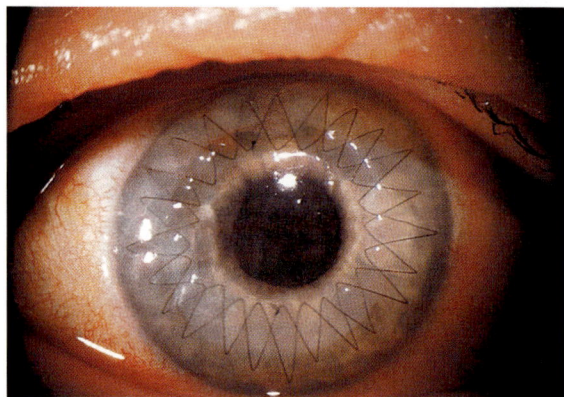

Abb. 24.2. Perforierende KPL (4 Wochen postoperativ) mit doppelt fortlaufender Naht. Relativ klares Transplantat mit einzelnen Descemet-Falten. (Universitäts-Augenklinik, Bonn)

torque-Naht nach Hofmann. Die Vorteile einer fortlaufenden Naht bestehen in kürzerer Operationsdauer, einer einfacheren postoperativen Nachsorge und einer schnelleren und günstigeren optischen Rehabilitation (Astigmatismus).

■ Die intraoperative Nahtkorrektur bei fortlaufendem Faden sollte insbesondere in den ersten 6 Monaten eine deutliche Reduktion des Astigmatismus ermöglichen.

■ Nach Abschluß des Nahtvorganges wird die Luft bzw. die viskoelastische Substanz durch isotone Kochsalzlösung ersetzt und die Wunde auf Dichtigkeit überprüft.

■ Das Auge wird mit einer antibiotischen Salbe (ggf. mit einem lokalen Steroid kombiniert) und einem (Druck-)Verband versorgt. Subkonjunktivale Steroid-Antibiotika-Injektion, getränkte Kollagenschalen, Zykloplegika (bei entzündetem Auge) und Miotika (bei „Triple-procedure") sind weitere Optionen.

7
Postoperative Nachsorge

Allgemeines

■ Die Hospitalisierungsdauer beträgt 2–5 Tage (je nach zugrundeliegender Hornhautpathologie). Im Regelfall wird bis zur vollständigen Reepithelialisierung ein Verband benötigt. Schreitet die Reepithelialisierung nur langsam voran, kann eine Verbandlinse angepaßt werden. Beim Verzicht auf einen Verband sollte sichergestellt sein, daß der Patient in der Nacht keinen latenten Lagophthalmus hat. Neuere Studien zeigen mit und ohne Verband keine signifikanten Unterschiede in der Epithelialisierungsrate.

■ Weder im Krankenhaus noch in der nachstationären Behandlung ist eine strenge Bettruhe erforderlich. Getönte Gläser (mit Seitenschutz) sind bei Blendempfindlichkeit oft vorteilhaft.

7.1
Therapie

■ Im Regelfall besteht die unmittelbare postoperative Therapie aus einer Kombination von topischen Steroiden und Antibiotika. Die gebräuchlichsten Kombinationen bestehen, je nach Prognosegruppe, aus Tobramycin (z. B. Tobraxin®) oder Gentamycin (z. B. Refobacin®) 4mal tgl. und Dexamethason 0,1% (z. B. Dexa-sine®) oder Prednisolonacetat 1% (Inflanefran forte®) 6–12mal tgl. Bei hoher Tropffrequenz ist die Verwendung konservierungsmittelfreier Präparate vorteilhaft.

■ Besonders bei gefährdeten Transplantaten ist eine subkonjunktivale Depotinjektion von Kortikosteroiden mit oder ohne Antibiotika am Operationsende erforderlich. Zur Prophylaxe von Synechien kann ein Zykloplegikum (z. B. Boroscopol®) 2mal tgl. gegeben werden. Die prophylaktische Gabe von Glaukommedikamenten wird von einigen Autoren befürwortet.

■ Bei einem normalen Heilungsverlauf kann man nach 1–3 Wochen auf Antibiotika verzichten. Steroidhaltige Augentropfen werden innerhalb von 6 Monaten auf 1 Tropfen/tgl. reduziert und ggf. zunehmend durch Hornhautpflegemittel (z. B. Oculotect®, Corneregel®, Vitamin A-POS®) ersetzt. Bei persistierenden Oberflächenproblemen kann das dauerhafte Tragen einer Verbandlinse von Nutzen sein.

■ Bei der sog. „High-risk-Keratoplastik" (Vaskularisation von 1–2 Quadranten bzw. 1–15 Gefäße) und der „Very-high-risk-Keratoplastik" (Vaskularisation von 3 Quadranten bzw. ab 16 Gefäße) ist eine adjuvante systemische immunsupprimierende Therapie notwendig. Die erste Steroiddosis kann entweder intraoperativ i. v. (z. B. 100 mg Methylprednisolon) oder unmittelbar postoperativ oral (100 mg bzw. 1 mg/kg KG) gegeben werden. Je nach Verlauf wird die orale Medikation ausgeschlichen (im 3-Tage-Rhythmus um jeweils 10 mg oder schneller). Systemische Nebenwirkungen dieser Therapie sind bekannt; die prophylaktische Gabe von H_2-Blockern ist sinnvoll.

■ Eine Verringerung der Abstoßungsrate um rund die Hälfte bei den „Very-high-risk-Keratoplastiken" scheint eine einjährige Therapie mit Ciclosporin A (CSA; z. B. Sandimmun®) zu rechtfertigen. Die Aufsättigungsdosis besteht aus 15 mg/kg KG tgl. (erste Dosis intraoperativ i. v.) für 2 Tage, dann 7,5 mg/kg KG tgl. für 2 Tage. Anschließend erfolgt die Dosierung anhand des therapeutischen Serumspiegels (130–250 mg/ml, laborabhängig). Vor und während der Therapie mit CSA sollte eine internistische Betreuung und Nachsorge hinsichtlich der Allgemeinkomplikationen (Nephro- und Hepatotoxizität, Hypertonus usw.) stattfinden. Der therapeutische Wirkspiegel wird erst nach Tagen bis Wochen erreicht. In der Interimszeit soll eine systemische Steroidtherapie erfolgen. Die wichtigsten Indikationen zur CSA-Therapie sind in der Tabelle 24.3 zusammengefaßt.

Tabelle 24.3. Indikationen zur systemischen Ciclosporin-A-Therapie. (Aus Pleyer et al. 1998)

Hohes Risiko einer Immunreaktion
- Vaskularisierte Empfängerhornhaut (>2 Quadranten, tief vaskularisiert)
- Limbusnahes Transplantat
- ≥3 Transplantate eines Auges (oder 4 Transplantate beidseits)

Ausgeprägt „Trockenes Auge"
- Ausgeprägt trockenes Auge jeglicher Ätiologie
- Limbus-Stammzelldefizienz mit labilem Oberflächenepithel der Kornea
- Genetisch verändertes Konjunktiva- und Hornhautepithel mit Immundefizienz und hohem Superinfektionsrisiko (z. B. „endogenes Ekzem")

Systemische (Auto)immunerkrankungen
- Schwere rheumatoide Arthritis
- Ausgeprägtes endogenes Ekzem

7.2
Entfernung von Nähten

Die Heilungsrate variiert abhängig von Grunderkrankung und Alter. Im Regelfall kann eine fortlaufende 10-0-Naht nach ca. 1 bis maximal 1,5 Jahren entfernt werden. Eine Steroidfreiheit zumindest innerhalb der letzten 3 Monate wird vorausgesetzt. Bei Einzelknüpfnähten und bei kombinierter Nahttechnik (einzeln-fortlaufend oder doppelt-fortlaufend) kann die Hälfte des Fadenmaterials bereits nach 3–6 Monaten entfernt werden.

7.3
Visusverlauf

■ Ein ausreichender Visusanstieg findet sich selten vor Ende des dritten Monats. Bei $2/3$ der Patienten kann die Korrektur mit Gläsern erfolgen, während $1/3$ auf Kontaktlinsen angewiesen ist, die häufig jedoch nur schwer anpaßbar sind.

■ Eine Verringerung des postoperativen Astigmatismus kann bei der Einzelknüpfnahttechnik sowie bei der kombinierten Technik durch eine selektive Entfernung von Fäden im steilen Hemimeridian erfolgen. Bei fortlaufenden Nähten bietet sich eine intra- und/oder postoperative Fadenjustierung an.

■ Nach Entfernung aller Nähte verbessert sich aufgrund der glatteren Oberfläche und besseren Tränenfilmstabilität die Sehkraft in der Mehrzahl der Fälle. Eine Visusabnahme durch Astigmatismuszunahme bzw. Achsenänderung ist allerdings auch möglich.

■ Der postoperative Astigmatismus ist ein häufiger Grund für einen geringen Visus trotz eines klaren Transplantats. Zur Astigmatismuskorrektur nach Fadenentfernung eignen sich im Prinzip alle refraktiven Verfahren; bei sehr hohen Zylinderbeträgen kann die Wunde eröffnet und neu genäht werden. Auch die Keilresektion kann eine hohe Korrektur herbeiführen. Astigmatische Keratotomie wird entweder im Spender/Empfänger-Narbenbereich oder im Transplantat nahe der Narbe durchgeführt. Eine photoastigmatische Keratektomie (PARK) oder Laser in situ keratomileusis (LASIK) werden bei mittelgradigem myopischen Astigmatismus eingesetzt. Im Vergleich zur Korrektur von Astigmatismen anderer Genese ist die Vorhersagbarkeit limitiert. Die Gefahr einer Wunddehiszenz, Perforation und Triggerung der Abstoßung darf nicht außer Acht gelassen werden. Weitere Einzelheiten s. Kap. 29.

8
Komplikationen

■ Primäres Transplantatversagen kommt bei schlechtem Spendermaterial, falscher Aufbewahrung oder exzessiver intraoperativer Traumatisierung vor. Eine Re-Keratoplastik wird innerhalb weniger Wochen erforderlich.

■ Eine Endophthalmitis kommt sehr selten vor und muß wie eine therapieresistente Uveitis und Infektion behandelt werden. Eine Vorderkammer- und Glaskörperpunktion zur Keimbestimmung (Antibiogramm) ist hier oft erforderlich.

■ Wundleckagen: Gelingt trotz Druckverband, Verbandlinse oder Verklebung mit Gewebekleber kein dichter Wundverschluß, sollte eine Fadennachlegung erfolgen.

■ Ein Iris- bzw. Glaskörperprolaps erfordert eine Revision, gewöhnlich mit peripherer Iridektomie und vorderer Vitrektomie.

■ Blutungen sind recht selten und gewöhnlich eine Folge von Synechiolysen oder anderen Rekonstruktionsmaßnahmen im vorderen Augenabschnitt. In den meisten Fällen kommt es zu einer Spontanresorption. Vorderkammerspülungen sind selten indiziert.

■ Pupillarblock: Hier sollte eine periphere Laseriridotomie oder chirurgische Iridektomie durchgeführt werden.

■ Persistierender Epitheldefekt: Falls kein Ansprechen auf (konservierungsmittelfreie) Tränenersatzmittel erfolgt, sollte eine weiche Kontaktlinse (Gefahr der Superinfektion) oder Kollagenschale angepaßt werden. Die botulinuminduzierte Ptosis ist eine weitere Option.

■ Nahtprobleme: Unmittelbar postoperativ gerissene oder lockere Einzelknüpfnähte können zunächst beobachtet werden. Es ist zu beachten, daß besonders ein lockerer Faden eine immunologische Reaktion vom fokalen Typ triggern kann. Eine Fadennachlegung ist bei jedweder Befundverschlechterung notwendig. Eine gerissene oder nicht geknüpfte, fortlaufende Naht muß sofort repariert werden. Zum späteren Zeitpunkt entstandene Fadenlockerungen sollten nach Möglichkeit durch eine Fadenentfernung korrigiert werden.

■ Bei Neovaskularisationen des Transplantats entlang eines Fadens sollte die betroffene Einzelknüpfnaht bzw. eine fortlaufende Naht (bei 2 fortlaufenden

Fäden) entfernt werden. Eine Erhöhung der Tropffrequenz topischer Steroide kann erfolgreich sein.

■ Vordere Synechien kleineren Ausmaßes in den Randzonen des Transplantats können zunächst mit Miotika behandelt werden. Zeigt sich jedoch ein Hornhautödem und eine Zunahme der Synechien (v. a. bei Gefahr des reißverschlußartigen Kammerwinkelverschlusses), ist eine operative Synechiolyse indiziert.

■ Eine Transplantatabstoßung kommt am häufigsten innerhalb des 1. Jahres vor; gleichwohl sind Abstoßungsepisoden 20 Jahre später auch bekannt. Man unterscheidet vier Formen:

● Epithelial: 10% der Keratoplastiken nach durchschnittlich 3 Monaten (Abb. 24.3).
● Subepithelial: 15% nach ca. 10 Monaten.
● Stromal: extrem selten.
● Endothelial: 0–60%, je nach Risikogruppe und Nachbeobachtungszeitraum (Abb. 24.4).

■ Während die ersteren beiden Abstoßungsformen bisweilen subklinisch verlaufen, gefährdet v. a. die endotheliale Abstoßung den Operationserfolg. Doch auch eine rein epitheliale Abstoßung kann Vorbote einer größeren Reaktion sein. Bei der epithelialen Abstoßung wird die topische Steroidtherapie auf 6mal tgl. erhöht und dann über 3–5 Wochen langsam ausgeschlichen. Bei endothelialer Reaktion erhält der Patient systemisch 60–100 mg Methylprednisolon (z. B. Ultralan®) per os, das im 3-Tage-Rhythmus über 1–3 Wochen ausgeschlichen wird. Die topischen Steroidtropfen werden zunächst tags-

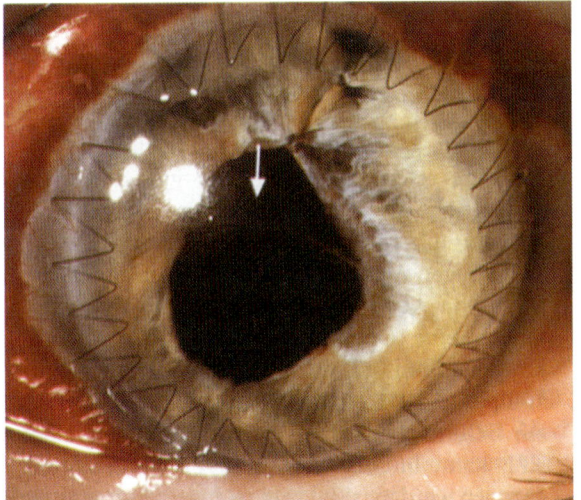
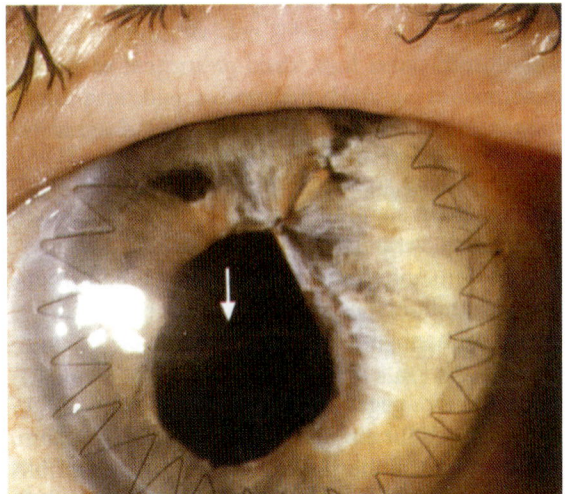
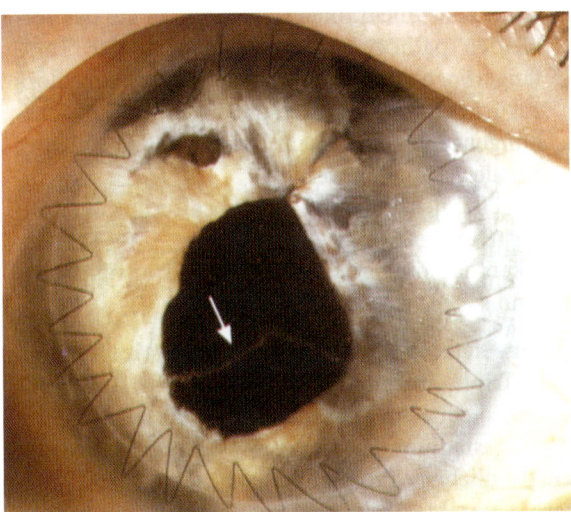
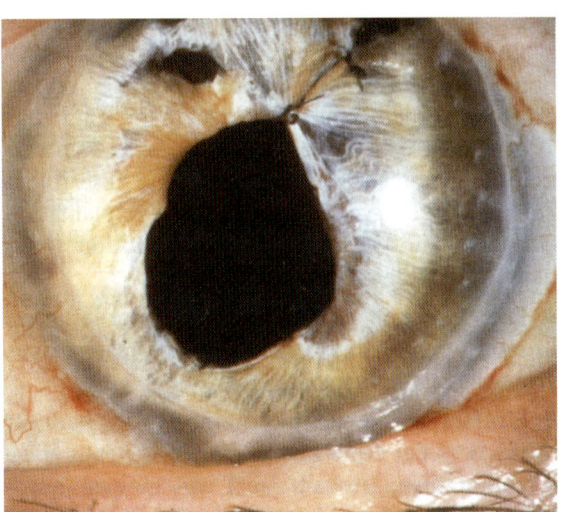

Abb. 24.3. Typische epitheliale Abstoßungslinie (*Pfeil*). Beachte: Das Transplantat im Bereich des abgestoßenen Epithels in den oberen ²/₃ erscheint relativ klar. (Aus Severin 1994)

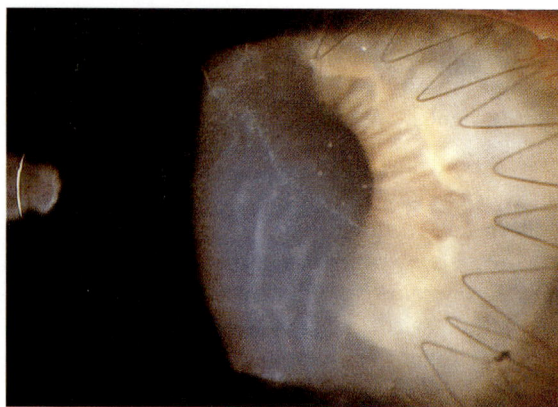

Abb. 24.4. Typische fokal-progressive endotheliale Abstoßungsreaktion mit Khodadoust-Linie (zytotoxische Lymphozyten). Diese Linie trennt den Bereich endothelialer Dekompensation mit folgendem Stromaödem von dem Bereich noch funktionierenden Endothels mit klarer Hornhaut. (Aus Severin 1994)

über stündlich gegeben, nachts benutzt man die Salbenzubereitung. Auch hier ist die Reduktion nach jeweils 3 Tagen (alle 2 h, 6mal tgl., 4mal tgl.) eine grobe Richtlinie. Unterstützend können in der Akutphase Zykloplegika, Kollagenschalen und subkonjunktivale Injektionen eingesetzt werden. In schweren Fällen kann eine Cyclosporingabe notwendig sein. Nach einer erfolgreich abgewehrten Episode soll über die Frequenz und Applikationsdauer topischer Steroide individuell entschieden werden.

■ Augeninnendruckerhöhungen in den ersten postoperativen Wochen sind entweder entzündlich bedingt oder steroidinduziert. Außerdem können chirurgisch veränderte Verhältnisse im Kammerwinkel den Abfluß erschweren. Eine medikamentöse Behandlung besteht zumeist aus Betablockern und Karboanhydrasehemmern. Tritt keine adäquate Reaktion ein, können zusätzlich versuchsweise Miotika gegeben werden. Prostaglandinabkömmlinge (z.B. Xalatan®) eignen sich nicht während des entzündlichen Geschehens. Das gleiche Vorgehen gilt auch für ein manifestes Sekundärglaukom. Ist der Augeninnendruckanstieg therapierefraktär und eine kausale Therapie nicht möglich (z.B. Synechien, vitreokornealer Kontakt), sollte den nicht voll fistulierenden Eingriffen, wie tiefe Sklerektomie oder externe Trabekelexzision, der Vorzug gegeben werden. Eine Trabekulektomie hat eine niedrige Erfolgsrate und kann das Transplantat gefährden. Doch auch die zyklodestruktiven Operationen können – trotz ihrer drucksenkenden Wirkung – der Ernährung des Transplantatendothels durch Stagnation des Kammerwassers im Wege stehen. Eine Lasertrabekuloplastik kann versucht werden. Die Implantation eines Molteno-Ventils ist die letzte Option (Ausnahme: Aphakie).

■ Eine Infektion ist aufgrund der erforderlichen Immunsuppression relativ häufig die Ursache eines Transplantatversagens:

- Ein Herpes-simplex-Rezidiv nach KPL kann in 10–18% der Fälle innerhalb der ersten 3 Jahre vorkommen. Deshalb wird von einigen Autoren eine prä- und postoperative kombinierte Gabe topischer Virustatika und Steroide empfohlen. Da topische Virustatika epiteltoxisch sind, ist ihre Frequenz gering zu halten. Deshalb setzt sich zunehmend die systemische Prophylaxe durch. Bei akuter Indikation wird mit bis zu 5mal 400 mg/Tag, bei geplanten Eingriffen mit 5mal 200 mg/Tag Aciclovir behandelt. Neuere Präparate, wie z.B. Famciclovir und Valaciclovir, sind derzeit in klinischen Studien. Die Behandlungsdauer beträgt 2–3 Monate. Um den Entzündungsreiz postoperativ zu senken, kann eine sofortige systemische Steroidgabe erforderlich sein, die durch die systemische Gabe von Aciclovir unterstützt wird. Wichtig ist jedoch eine Operation im inaktiven Erkrankungsstadium (gilt auch für Herpes zoster). Eine komplette oder partielle Bindehautdeckung bis zur Befundberuhigung vor Durchführung einer KPL kann in schwierigen Fällen in Erwägung gezogen werden.
- Bakterielle Infektionen sind entweder auf das Verbleiben pathogener Organismen in der Empfängerhornhaut oder auf die Umgebungsflora zurückzuführen. Hornhautabstriche und Abschabungen sollen mit einem Debridement befallener Areale verbunden werden.
- Bei Pilzinfektionen ist Candida albicans der häufigste Erreger.
- Akanthamöbeninfektionen von Transplantaten sind selten.

■ Eine Katarakt, falls diese nicht bereits im Rahmen der „Triple-procedure" entfernt wurde, sollte zunächst beobachtet werden. Eine Entfernung im Anfangsstadium ist nur bei mechanischen oder entzündlichen Problemen angezeigt. Eine spätere Kataraktextraktion ist möglich, kann jedoch durch Endothelverlust zum Transplantatversagen führen.

9
Besondere Umstände

9.1
Gleichzeitige Keratoplastik und Kataraktextraktion

■ Das häufigste Verfahren ist die sog. Triple-procedure, bei der eine perforierende Keratoplastik mit einer extrakapsulären Kataraktextraktion und Implantation einer Intraokularlinse kombiniert wird. Diese Vorgehensweise bewährt sich bei Patienten nach dem 50. Lebensjahr, da hier eine baldige Kataraktoperation mit konsekutivem Endothelzellverlust zu einer Transplantatdekompensation führen kann. Dies gilt besonders für Patienten mit einer Fuchs-Endotheldystrophie oder frühen präoperativen Linsentrübungen. Weibliches Geschlecht wird ebenfalls mit der Entstehung fortgeschrittenerer Kataraktformen in Zusammenhang gebracht.

■ Technik: Zunächst wird das Empfängerscheibchen entfernt. Anschließend erfolgt die Kapsulorhexis und die Entfernung des Linsenkerns. Die Linsenrinde wird mittels Irrigation und Aspiration entfernt. Nach Stellung des Kapselsacks mit Viskoelastika erfolgt eine endokapsuläre Hinterkammerlinsenimplantation. Die weitere Vorgehensweise entspricht der Standardkeratoplastik. Bei einer genügenden Transparenz der Empfängerhornhaut kann zunächst eine Phakoemulsifikation mit IOL-Implantation in Kleinschnitt-Technik durchgeführt werden, um möglichst lange ein geschlossenes System zu unterhalten. Anschließend erfolgt eine Standard-KPL.

■ Die Problematik der „Triple-procedure" liegt in der schlechten Vorhersagbarkeit der endgültigen Refraktion.

■ Bei Verwendung einer Vorderkammerlinse (VKL) sollte diese im horizontalen oder vertikalen Meridian zu liegen kommen, um einen induzierten Astigmatismus obliquus zu vermeiden.

9.2
Gleichzeitige Keratoplastik und Vitrektomie

■ Die Entwicklung von temporären Keratoprothesen (z. B. nach Eckardt oder nach Landers-Foulks) erlaubt Eingriffe am hinteren Augenabschnitt mit nachfolgender Keratoplastik, deren Prognose jedoch eingeschränkt bleibt. Besonders häufig tritt ein Transplantatversagen bei Verwendung von Silikonöl auf (Silikonölkeratopathie, Sekundärglaukom).

9.3
Re-Keratoplastik

■ Bei Verschlechterung des Sehvermögens nach perforierender Keratoplastik sollte eine komplette Neuerhebung des ophthalmologischen Status stattfinden, um festzustellen, ob die Beschwerden alleinig auf den Transplantatzustand zurückzuführen sind. Eine zeitweilige Transparenzbesserung zur Netzhautbeurteilung kann durch hyperosmolare Substanzen (z. B. Adsorbonac® AT, Glukose-Lösung 20–24%, Glyzerin) und/oder harte sauerstoffdurchlässige Kontaktlinsen erreicht werden. Eine Visusbestimmung kann mit Hilfe einer stenopäischen Lücke optimiert werden. Bei Augen mit kompletter Hornhauttrübung kann die Netzhautfunktion mit Hilfe von einfachen funktionellen Tests durchgeführt werden (z. B. Lichtwahrnehmung und -projektion, Diskrimination von 2 Lichtern). Alle Augen mit deutlichen Medientrübungen bedürfen einer Ultraschalluntersuchung zum Ausschluß einer Netzhautablösung oder eines Tumors.

■ Indikation: Ein eingetrübtes Transplantat kann jederzeit ersetzt werden, sobald das Auge mindestens 3 Monate lang ruhig bleibt und keine chronischen Heilungsprobleme bestehen. Häufige Indikationen umfassen beispielsweise ein primäres Transplantatversagen, Trübungen nach Abstoßungsreaktionen sowie ein Rezidiv der Grunderkrankung im Spendergewebe.

■ Kontraindikationen: Expositionskeratitis (z. B. bei Lagophthalmus), Sicca-Syndrom oder siccaassoziierte Augenerkrankungen, veränderte Lidränder (z. B. Blepharitis, Trichiasis), nicht eingestelltes Glaukom, aktive Entzündung.

■ Eine HLA-Typisierung und der Einsatz von Immunsuppressiva können bei Risikokeratoplastiken in Erwägung gezogen werden (s. oben).

■ Die Größenanpassung der neuen Spenderhornhaut an das Empfängerbett hängt von der Größe des zuvor verwendeten Transplantats, der Ursache des Transplantatversagens und dem Zustand des vorherigen Gewebes ab. Bei dem üblichen, ca. 0,5 mm größeren, neuen Transplantat besteht keine erhöhte Fistelbildung. Hingegen kann die Nähe zum Limbus eine Immunreaktion triggern. Eine Befestigung des neuen Spenderscheibchens im alten Wundbett ist zwar technisch schwierig, jedoch grundsätzlich möglich. Alternativ kann zur Wahrung des Abstandes vom Limbus eine Re-Keratoplastik mit kleinerem Durchmesser, also im Erstspenderbereich, durchgeführt werden, vorausgesetzt, das alte periphere Spendergewebe ist straff genug und vital.

9.4
Perforierende Keratoplastik bei Kindern

■ Die perforierende Keratoplastik bei Kindern hat eine hohe Versagerquote von 40–70%. Die wichtigsten Gründe seien hier kurz erwähnt:

- Intraoperativ besteht oft eine vermehrte Fibrinexsudation.
- Form- und Dickendifferenz zwischen der meist von Erwachsenen stammenden Spenderhornhaut und der leicht verformbaren, steilen Empfängerhornhaut.
- Hohe Abstoßungsrate.
- Häufige Assoziationen mit anderen Mißbildungen im Bereich des vorderen Augenabschnittes.
- Häufig therapieresistentes Sekundärglaukom.
- Problem der kataraktogenen Wirkung topischer Steroide.

■ Perioperativ sollten folgende Überlegungen berücksichtigt werden:

- Je nach Lokalisation des pathologischen Prozesses sollte eine autologe Rotationskeratoplastik erwogen werden.
- Besteht zumindest ein klares Hornhautsegment, so kann eine optische Sektoriridektomie eine weniger gefährliche Alternative darstellen.
- Bei oberflächlichen Prozessen eignet sich eine lamelläre Keratoplastik besser als eine perforierende Keratoplastik.
- Bei einer perforierenden Keratoplastik ist eine Iridotomie obligat.
- Die präoperative prophylaktische Gabe von Prostaglandinsynthesehemmern wird von einigen Autoren wegen der Irishyperämie empfohlen.
- Ein kleiner Transplantatdurchmesser (6–7 mm) hat eine bessere Prognose.

■ Die Fadenentfernung sollte wesentlich früher als bei Erwachsenen erfolgen (nach ca. 3 Monaten oder früher; altersabhängig).

■ Häufige Kontrolluntersuchungen sind (evtl. in Narkose) erforderlich.

■ Bei einem grenzwertigen Visus sollte eine Abwägung der Risiken einer Deprivationsamblyopie mit denen eines Transplantatverlustes und einer Phtisis bulbi stattfinden.

9.5
Perforierende Keratoplastik bei kompromittierter okulärer Oberfläche

■ Beim Vorliegen einer Stammzellinsuffizienz ist die Prognose einer einfachen Keratoplastik infaust. Die Inkaufnahme einer dauerhaften systemischen Immunsuppression hat die Prognose deutlich verbessert. Dennoch müssen gesunde Limbuszellen mittransplantiert werden. Die 3 grundsätzlichen Techniken sind:

- Übergroße (sklero-)korneale Transplantate (meist nur bei schwerverletzten Augen).
- Kombinierte Stammzelltransplantation (s. unten) und perforierende Keratoplastik (ein- oder zweizeitig).
- Exzentrische Limbokeratoplastik nach Sundmacher.

9.6
Autorotationskeratoplastik

■ Dieses Verfahren eignet sich für seltene Fälle einer parazentralen Hornhautveränderung, bei denen durch eine (oft exzentrische) Trepanation und Rotation die entsprechende Veränderung (z.B. Narbe) in die weitere Peripherie rückt oder idealerweise gar unter dem Oberlid verschwindet. Eine Abstoßungsgefahr liegt nicht vor. In vielen Fällen besteht jedoch ein beträchtlicher (irregulärer) Astigmatismus.

10
Lamelläre Keratoplastik

Allgemeines
■ Definition: Ersatz einer pathologisch veränderten oberflächlichen Lamelle der Empfängerhornhaut durch eine Lamelle aus Spendergewebe.

■ In den letzten Jahrzehnten hat die Zahl der lamellären Transplantate zur optischen Korrektur massiv abgenommen. Die Gründe sind schlecht vorhersagbare Visusergebnisse bei der lamellären Keratoplastik im Gegensatz zu einer gestiegenen Erfolgsrate der perforierenden Keratoplastik (besseres Spendermaterial, modernere Immunsuppressiva).

■ Bei der tiefen lamellären Keratoplastik wird ein komplettes, vom Endothel befreites Spenderscheibchen in das Empfängerbett eingenäht. Die Technik liefert in sehr erfahrenen Händen gute Ergebnisse.

■ Die sog. hintere lamelläre Keratoplastik wurde bisher weltweit an einer geringen Anzahl von Augen durchgeführt. Dabei wird bei endothelialen Hornhauterkrankungen (Fuchs-Dystrophie; Endotheldekompensation bei Pseudophakie) nur die Descemet-Membran und das Endothel transplantiert. Die eine Methode ab interno erfolgt über einen sklerokornealen Tunnel, während bei der anderen Methode nach Schaffung eines dicken Flaps (ähnlich wie bei LASIK) die tiefen Schichten exzidiert und durch Spendergewebe ersetzt werden.

■ Epikeratophakie und Keratomileusis als Abkömmlinge der lamellären Technik werden nur noch selten zur optischen Korrektur eingesetzt.

■ Die lamelläre Technik wird am häufigsten bei der tektonischen und der therapeutischen Indikation angewendet. Besonders bei Erkrankungen, die zur Hornhautverdünnung und -perforation kleineren Durchmessers führen, hat eine lamelläre Keratoplastik im Akutstadium einige Vorteile.

■ Gebräuchlich sind lamelläre Techniken bei der Wiederherstellung peripherer bzw. parazentraler Descemetozelen und bei nichtinfektiösen Hornhautperforationen, die für eine Verklebung zu groß sind. Das sog. lamelläre „Blow-out-patch" besteht aus durchgreifendem oder partiellem homoplastischem Gewebe, das der Defektform und der Dicke angepaßt wird. Diese Patch-Transplantate können bei Perforationen mit signifikantem Gewebsverlust eingesetzt werden, vorausgesetzt, der Defekt ist von gesunden Rändern umgeben.

■ Eine seltenere Indikation besteht bei Defektdeckung nach der Exzision von parazentralen oder peripheren Tumoren und ausgedehnten Pterygien.

■ Die Vorteile der lamellären Patchtechnik, verglichen mit dem durchgreifenden Transplantationsverfahren, umfassen eine größere Kontaktzone zwischen Empfänger und Spender, die den wasserdichten Verschluß und die dadurch bedingte schnellere Heilung ermöglichen. Außerdem sind die Qualitätsanforderungen an das Spendermaterial nicht so hoch wie bei der perforierenden Keratoplastik, da kein Endothel verpflanzt wird. Rehydriertes oder glyzerinkonserviertes Spendermaterial kann eingesetzt werden.

Technik

■ Bei Hornhautperforationen wird die Vorderkammer mit Luft bzw. viskoelastischen Substanzen gestellt.

■ Die Oberfläche der Empfängerhornhaut wird mit einem Handtrepan markiert. Der Trepandurchmesser soll außer dem pathologischen Bereich (z. B. Perforation) einen adäquaten gesunden Rand umfassen.

■ Mit einer scharfen Klinge wird die Inzision möglichst tief an der Descemet-Membran zirkulär vertieft. Die Mindesttiefe liegt bei 30% der Hornhautdicke.

■ Die lamelläre Präparation des Empfängerbetts mit geeigneten Instrumenten (z. B. Paufique- oder Desmarres-Dissektor) erfolgt in der horizontalen Lage unter leichtem Zug der oberflächlichen Lamelle. Der periphere Exzisionsrand wird um 1 mm unterminiert.

■ Zur Gewinnung des Spenderscheibchens wird ein kompletter Bulbus bevorzugt. Ist nur korneoskleales Material verfügbar, kann eine künstliche Vorderkammer das Ausschneiden des Transplantates erleichtern.

■ Der Präparationsvorgang ist wie bei der Wirtshornhaut. Wichtig ist eine möglichst flache Kontaktfläche zwischen Empfänger und Spenderhornhaut.

■ Nach einer gründlichen Spülung zur Vermeidung einer Epithelimplantation wird das Transplantat positioniert und mit 10–0-Nylon-Einzelknüpfnähten oder einer fortlaufenden Naht befestigt. Die Knoten werden auf der Empfängerseite versenkt. Liegt dort keine intakte Bowman-Lamelle vor, können die Knoten alternativ im Spendergewebe versenkt werden.

■ Die Sehachse bedrohende Nähte sind entweder kurz oder in einem solchen Winkel zu legen, daß die Sehachse möglichst gemieden wird.

■ Sollte ein irregulärer, nichtzirkulärer peripherer Defekt formgerecht korrigiert werden, ist ein schwieriges freihändiges Präparieren des Empfängerbetts und des Spendergewebes erforderlich.

■ Manchmal kann ein partieller oder kompletter dünner therapeutischer Bindehautlappen zur Patchdeckung präpariert werden, um den Heilungsprozeß zu fördern.

11
Limbusstammzelltransplantation

- Der Eingriff dient der Wiederherstellung der okulären Oberfläche, also eines intakten Epithels. Die häufigsten Indikationen sind Zustände nach Verätzungen, vorangegangenen chirurgischen Interventionen sowie bei Erkrankungen, die mit einer Stammzellinsuffizienz einhergehen (z. B. Stevens-Johnson-Syndrom, primäre Limbusinsuffizienz).

- Bei einem intakten Partnerauge bietet ein Autotransplantat im Regelfall ein exzellentes Ergebnis. Dabei werden vom Partnerauge 2 halbmondförmige Transplantate von maximal je 4 Uhrzeiten Bogenlänge entnommen. Die lamelläre oberfläche Präparation in die klare Hornhaut beträgt 0,5 mm; der konjunktivale Anteil ist 2 mm breit. Korrespondierende Entnahmen werden am erkrankten Auge durchgeführt und durch gesundes Transplantatmaterial ersetzt. Die Verankerung auf der kornealen Seite erfolgt mit 10–0-Nylon und auf der konjunktivalen Seite mit 8–0 Polyglactin (Vicryl®)-Einzelknüpfnähten.

- Bei beidseitiger Problematik kann auf Fremdmaterial nicht verzichtet werden. Limbale Allotransplantate werden vom Leichenauge gewonnen. Die Technik ist identisch zu der oben beschriebenen, jedoch kann die Gesamtzirkumferenz bis zu 12 Uhrzeiten transplantiert werden. Diese Form der Transplantation erfordert eine dauerhafte systemische Immunsuppression.

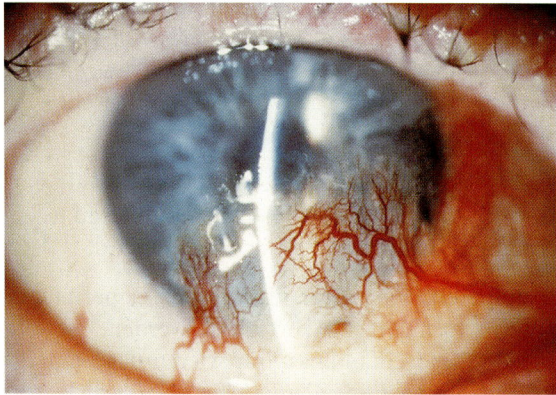

Abb. 24.5. Partielle Bindehautdeckung bei trophischem Prozeß mit chronischem Epitheldefekt. Beruhigung der Entzündungsaktivität bei einem Visus von 0,1

- Die Epithelialisierung kann durch eine Amnionmembranübertragung unterstützt werden.

- Ist eine langdauernde Immunsuppression nicht möglich oder nicht erwünscht (präoperative Abklärung!), soll auf alternative Verfahren der Bindehautdeckung (komplett, partiell; Abb. 24.5) und Nasen- bzw. Mundschleimhautplastik zurückgegriffen werden. Eine sorgfältige Epithelentfernung im zu deckenden Areal ist wichtig, um ein Anwachsen zu ermöglichen und Epithelimplantation zu vermeiden. Bei schweren Verätzungen kann eine Tenonplastik nach Reim erfolgen.

12
Pterygium (Flügelfell)

- Allgemeines: Eine zwingende Operationsindikation liegt dann vor, wenn das Pterygium die Sehachse bedroht.

- Relative Operationsindikationen sind Visusschwankungen durch Beeinträchtigung des Tränenfilms oder durch rezidivierende Entzündungszustände im betroffenen Bereich bzw. Induktion eines irregulären Astigmatismus. Die Pterygiumexzision aus kosmetischen Gründen ist ein rein elektiver Eingriff.

- Die ophthalmologische Untersuchung schließt einen kompletten ophthalmologischen Status unter besonderer Berücksichtigung des Zustandes der Bindehaut und der Refraktion (inklusive Keratometrie) ein. Eine Photodokumentation wird empfohlen.

12.1
Exzisionstechniken

- Für kleine primäre Pterygien scheint eine einfache Exzision ohne Deckung („bare sclera") oder mit einer Plastik der angrenzenden Konjunktiva („sliding flap") ausreichend.

- Für größere oder rezidivierende Pterygien ohne Einschränkung der Bulbusmotilität eignet sich eine Deckung mit einem freien dünnen Transplantat aus der oberen temporalen Conjunctiva bulbi mit oder ohne adjuvante Therapie.

- Wichtig ist eine großzügige Resektion unter Einschluß der Tenon-Kapsel. Falls vorhanden, soll das Narbengewebe exzidiert und die Motilität im Bereich des M. rectus medialis überprüft werden.

- Bei der Hämostase mittels Kauterisation sollte der Limbus möglichst geschont werden.

- Ein Bindehautdecklappen wird durch die Unterspritzung und eine halbstumpfe Schichtpräparation gewonnen.

- Besonders bei einem freien Bindehautlappen sollte man auf die genaue Orientierung achten, da sonst eine Epithelimplantation unvermeidbar ist. Die Lappengröße sollte ausreichend sein, um die Bulbusmotilität nicht zu gefährden. Die Verankerung erfolgt mittels 8–0-Vicryl- oder Prolene-Einzelknüpfnähten.

- Reicht die vorhandene Bindehaut zur Deckung nicht aus, kann autologe Mundschleimhaut verwendet werden.

- Eine lamelläre Keratoplastik kann in den Fällen mit einer Keratektomie von über der Hälfte der Hornhautdicke notwendig sein.

12.2
Rezidiv und adjuvante Therapie

- Die „Bare-sclera-Technik" hat eine Rezidivrate von 5–60%. Bei konjunktivaler Autotransplantation liegt die Rezidivrate zwischen 5,3–21%.

- Nach Bestrahlung mit einem Betastrahler (Sr90-Applikator; 100–200 Gy auf die „bare sclera") wird von Rezidiven in 0,5–33% der Fälle berichtet. Komplikationen, wie z.B. Skleranekrosen, sind gut bekannt.

- Mitomycin C, ein DNA-, RNA- und Proteininhibitor, reduziert die Rezidivrate auf 1–11%, wobei in den meisten Studien von 2–6% berichtet wird. Die einfache Handhabung sorgte für eine weltweite Popularität; besonders bei Rezidiven ist Mitomycin C das Mittel der Wahl. Die Komplikationsrate (Epitheltoxizität) hängt entscheidend von der Konzentration ab. Eine intraoperative Applikation mittels eines in 0,2 mg/ml (0,02%) Mitomycin-C-getränkten Schwammtupfers über 3 min soll besser als die Gabe von Mitomycin-C-Tropfen sein, da weniger Applikationsfehler zu erwarten sind. Sollte der Tropfenapplikation der Vorzug gegeben werden, scheint sogar eine Konzentration von 0,01% 2mal tgl. für 5 Tage ausreichend zu sein. Eine präventive Mitomycin-C-Applikation bei primären Pterygien setzt sich v. a. in sonnenreichen Ländern durch.

13
Keratoprothetik

- Keratoprothesen sind Kunststoffzylinder (Polymethylmetacrylat), die bei Patienten mit anderweitig nicht behandelbaren Erkrankungen der Hornhautoberfläche (okuläres Pemphigoid, schwere Verätzungen u. ä.) zur Erzielung einer klaren optischen Achse eingesetzt werden (Abb. 24.6).

- Keratoprothesenmodelle und ihre Befestigung:
- Implantiert wird ein optischer Zylinder von 2–4,5 mm Durchmesser mit einer Länge zwischen 4 und 5 mm. Die Verankerung erfolgt entweder intrakorneal durch eine krempenartige Vorrichtung (PMMA, Nylon, Teflon, Biokeramik), epiretrokorneal (Niet-Nut-Befestigung) oder epikorneal in einem transplantierten Gewebe (Zahnknochen, Sklera usw.). In der letzteren Gruppe ist die Osteodontokeratoprothese nach Strampelli am bekanntesten.
- Der optische Zylinder ragt durch die interlamelläre Platte in die Vorderkammer hinein, während das äußere Ende türspionartig durch das Oberlid getunnelt wird. Die meisten Prothesetypen erfordern eine Aphakie. Um Zug auf die Prothese zu vermeiden, sollte eine Tenektomie im Bereich der Mm. rectus medialis, lateralis und levator palpebrae durchgeführt werden.

- Komplikationen und Ergebnisse:
- Eine Sehverbesserung von rund 50% und mehr kann kurzfristig erzielt werden. Die Erfolgsrate nach 5 Jahren liegt bei 5–10% und sinkt weiter im Laufe der Zeit.

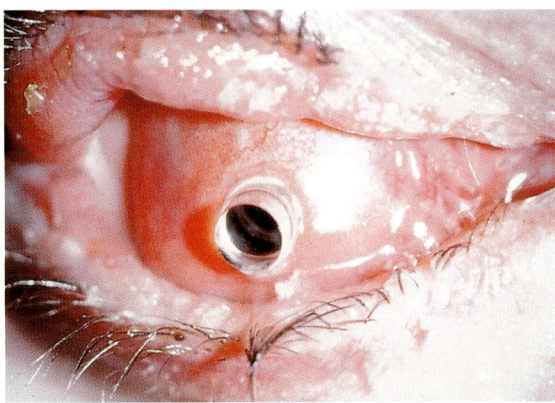

Abb. 24.6. Beispiel einer Keratoprothese mit einem verstärkt exponierten optischen Zylinder

- Die Komplikationen sind mannigfaltig und schwer: Glaskörperblutung, Ablatio retinae, Sekundärglaukom, Endophthalmitis, Epithelinvasion mit Prothesenlockerung und Extrusio, Bildung retroprothetischer Membranen etc. Deshalb bleibt eine Keratoprothese nur den beidseitigen Fällen ohne Orientierungsvisus vorbehalten. Die Patienten müssen ausführlich über die Prognose aufgeklärt werden.
- Eine Augeninnendruckkontrolle ist nicht möglich. Daher soll die Papille genaustens funduskopisch beurteilt werden. Eine prophylaktische Gabe von Karbonanhydrasehemmern wird diskutiert.

■ Angesichts der großen Limitationen der Keratoprothetik geht die Suche nach einem biologischen Hornhautersatz weiter. Als Beispiel seien Knorpelscheibchen aus dem Rindersternum erwähnt. Alle Arbeiten dieser Art befinden sich jedoch im tierexperimentellen Stadium.

WEITERFÜHRENDE LITERATUR

Althaus C, Sundmacher R (1996) Keratoplasty in newborns with Peters' anomaly. German J Ophthalmol 5:31

Busin M, Mönks T, Al-Nawaiseh I (1998) Different suturing techniques variously affect the regularity of postkeratoplasty astigmatism. Ophthalmology 105:1200

Cardillo JA, Alves MR, Ambrosio LE et al. (1995) Single intraoperative application versus postoperative mitomycin C eye drops in pterygium surgery. Ophthalmology 102:1949

CCTS (1992) The collaborative corneal transplantation studies (CCTS). Arch Ophthalmol 110:1392

Dunker GIW (1995) Keratoplastik und Hornhautbank. Ophthalmologe 92:366

Frucht-Pery J, Ilsar M (1994) The use of low-dose mitomycin C for prevention of recurrent pterygium. Ophthalmology 101:759

Hersh PG (1988) Ophthalmic surgical procedures. Little, Brown, Boston

Hill JC (1994) Systemic cyclosporin in high-risk keratoplasty. Ophthalmology 101:128

Kaufman HE, Barron BA, McDonald MB, Waltman SR (eds)(1988) The cornea. Churchill Livingstone, New York

Kenyon KR, Tseng SC (1989) Limbal autograft transplantation for ocular surface disorders. Ophthalmology 96:709

Koch DD, Spaeth GL (eds)(1987) Cornea, glaucoma, lens. In: Heilmann K, Paton D (eds) Atlas of ophthalmic surgery techniques-complications, vol. 2. Thieme, Stuttgart

Krumeich JH, Daniel J, Winter M (1998) Tiefe lamelläre Keratoplastik mit dem geführten Trepansystem zur Übertragung von Spenderscheiben in ganzer Dicke. Ophthalmologe 95:748

Kruse FE (1994) Stem cells and corneal epithelial regeneration. Eye 8:170

Kuckelkorn R, Redbrake C, Kottek A et al. (1995) Tenon-Plastik und Frühkeratoplastik bei schwerstverätzten Augen. Ophthalmologe 92:439

Langston RHS (1995) Techniken der Hornhautverpflanzung. In: Jaffe NS (ed) Atlas der ophthalmologischen Operationen. Thieme, Stuttgart

Lund O-E (1988) Keratoprothetik. In: Mackensen G, Neubauer H (Hrsg) Augenärztliche Operationen. Springer, Berlin Heidelberg New York Tokyo

Martin TP, Reed JW, Legault C et al. (1994) Cataract formation and cataract extraction after penetrating keratoplasty. Ophthalmology 101:113

Naumann GOH (1995) Corneal transplantations in anterior segment diseases. The Bowman lecture. Eye 9:395

Naumann GOH, Sautter H (1988) Chirurgie der Kornea. In: Mackensen G, Neubauer H (Hrsg) Augenärztliche Operationen. Springer, Berlin Heidelberg New York Tokyo

Pleyer U, Rieck P, Ritter T, Hartmann C (1998) Immunreaktion nach perforierender Keratoplastik. Ophthalmologe 95:444

Riddle HK, Parker S, Price FW (1998) Management of postkeratoplasty astigmatism. Curr Opin Ophthalmol 9:15

Rohrbach M, Wohlrab T-M, Sadowski B, Thiel H-J (1995) Biologischer Hornhautersatz -Alternative zu Keratoplastik und Keratoprothese? Klin Monatsbl Augenheilkd 207:191

Serdarevic ON, Renard GJ, Pouliquen Y (1995) Randomized clinical trial of penetrating keratoplasty before and after suture removal. Comparison of intraoperative and postoperative suture adjustment. Ophthalmology 102:1497

Severin M (1994) Perforierende Keratoplastik. Springer, Berlin Heidelberg New York Tokyo

Smolin G, Thoft RA (eds) (1983) The cornea, scientific foundations and clinical practice. Little, Brown, Boston

Tsubota K, Toda I, Saito H et al. (1995) Reconstruction of the corneal epithelium by limbal allograft transplantation for severe ocular surface disorders. Ophthalmology 102:1486

Wagoner M (1997) Chemical injuries of the eye: current concepts in pathophysiology and therapy. Surv Ophthalmol 41:275

Wilson SE, Kaufman HE (1990) Graft failure after penetrating keratoplasty. Surv Ophthalmol 34:325

Kataraktchirurgie

1	Entscheidung zur Operation 683
2	Information des Patienten und Einverständnis 684
3	Präoperative ophthalmologische und allgemeinmedizinische Untersuchungen 685
3.1	Anamnese 685
3.2	Untersuchung 685
3.3	Weitere relevante Tests zur Funktion des Sehorgans (optional) 685
4	Präoperative Vorbereitung der Patienten 686
4.1	Psychische Vorbereitung 686
4.2	Körperliche Vorbereitung 686
4.3	Ophthalmologische Vorbereitung 686
5	Chirurgische Verfahren 687
5.1	Methoden der Kataraktextraktion 688
5.1.1	Intrakapsuläre Kataraktextraktion (ICCE) 688
5.1.2	Extrakapsuläre Kataraktextraktion (ECCE) mit Kernexpression 688
5.1.3	Phakoemulsifikation, Kleinschnittechnik und selbstdichtende Inzisionen 689
5.2	Beschreibung der einzelnen Operationsverfahren 689
5.2.1	Extrakapsuläre Kataraktextraktion (ECCE) 689
5.2.2	Phakoemulsifikation 692
5.2.3	Kombinierte Verfahren 698
5.2.4	Kataraktextraktion unter besonderen Umständen 699
5.2.5	Komplikationen bei der Kataraktchirurgie 701
5.3	Postoperative Versorgung 709

> Von allen chirurgischen Verfahren in der Augenheilkunde unterliegt die Kataraktchirurgie neben der refraktiven Chirurgie den schnellsten Veränderungen. Dies betrifft sowohl die Operationstechniken (Einführung der Laserphakoemulsifikation), die Verwendung der Materialien (Faltlinsen, chemische und mechanische Eigenschaften der Linsen, Kapselspann- und -knickring, Viskoelastika) als auch die Indikationsstellung (Kombination mit refraktiv chirurgischen Maßnahmen bzw. fließende Übergänge zur refraktiven Chirurgie).

1 Entscheidung zur Operation

■ Abgesehen von einigen klaren Indikationen (z.B. Phakolyse, Intumeszenz der Linse mit Kammerwinkelverschluß, Linsenluxation, nach Trauma) existieren keine konkreten Richtlinien zur Indikationsstellung einer Kataraktextraktion.

■ Bei den meisten Katarakten kann erst dann eine Entscheidung zur Operation gefällt werden, nachdem Arzt und Patient sorgfältig eine Vielzahl von Faktoren abgewogen haben und sich insbesondere mit dem relativen Risiko in Anbetracht des möglichen Nutzens für den Patienten auseinandergesetzt haben.

■ Grundsätzliche Fragen, die bei der Planung des Eingriffes zu berücksichtigen sind:

- Welche Auswirkungen hat die Katarakt auf das tägliche Leben des Patienten (z.B. Orientierungsfähigkeit, Lesefähigkeit)?
- Bestehen weitere Erkrankungen (z.B. enger Kammerwinkel mit drohendem akuten Winkelblockglaukom, Hornhauterkrankung, diabetische Retinopathie)?
- Zustand des Partnerauges (z.B. Anisometropie)?
- Ist davon auszugehen, daß der chirurgische Eingriff dem Patienten tatsächlich nützen wird?

■ Mögliche Richtlinien:

- Besondere Vorsichtsmaßnahmen bei Patienten mit letztem Auge (anatomisch bzw. funktionell), z.B. Laser- oder Kryokoagulation von Netzhautdegenerationen.
- Fraglich ist die Indikation zur Kataraktextraktion bei amblyopen Augen, es sei denn, die Diagnose ist nicht klar und am Partnerauge bestehen noch andere Erkrankungen.
- Gemeinsames Auftreten eines Strabismus und einer Katarakt erfordert ein besonderes Abwägen; u.a. ist festzustellen, ob die Katarakt zum

Strabismus geführt hat (bei Erwachsenen meist Schielabweichung nach außen), oder ob eine eventuelle Schielabweichung der Katarakt vorangegangen ist (Amblyopie).
- Wenn nach der Kataraktoperation des ersten Auges das Ergebnis unbefriedigend ist, sollten die Ursachen hierfür genauestens eruiert werden. Besondere Vorsichtsmaßnahmen sollten getroffen werden, um ähnliche Komplikationen am zweiten Auge zu vermeiden.
- Ein allgemein schlechter Gesundheitszustand ist in den meisten Fällen kein Hinderungsgrund für eine Kataraktoperation, da moderne Techniken mit einer relativ geringen Belastung für den Patienten einhergehen.
- Patienten mit Glaukom, diabetischer Retinopathie und anderen Erkrankungen, die einen guten Einblick auf den Augenhintergrund erforderlich machen (Verlaufskontrolle bzw. Behandlung), sind u. U. früher zu operieren, als es die Einschränkung des Sehvermögens im Rahmen der Katarakt nahelegen würde. Zugleich verpflichtet die Kataraktoperation beim Vorliegen einer diabetischen Retinopathie zu einer intensivierten postoperativen Netzhautkontrolle.
- Viele Patienten mit einer Katarakt und einer fortgeschrittenen Makuladegeneration können dennoch enorm von der Kataraktoperation profitieren, auch wenn das Ergebnis der Retinometervisusprüfung nicht sehr ermutigend ist. Dies läßt sich u. a. durch mögliche Gesichtsfeldgewinne erklären.
- Viele Trübungen der Rinde oder auch im hinteren Schalenbereich ermöglichen häufig noch eine relativ gute Sehschärfe (Untersuchung bei Dämmerung), reduzieren aber das Sehvermögen bei Tages- und Gegenlicht erheblich. Eine Untersuchung der Blendungsempfindlichkeit und der Kontrastwahrnehmung ist daher wichtig zur Beurteilung der tatsächlichen Beeinträchtigung der Sehleistung des Patienten. Diese Untersuchungstechniken sind auch versicherungstechnisch zunehmend von Relevanz. Zentral betonte Trübungen stören besonders beim Lesen, da sich in Folge der Naheinstellung (Trias: Miosis, Akkommodation, Konvergenz) die Pupille verengt.
- Viele ältere Patienten mit deutlicher Kernsklerose (besonders solche, die nicht Auto fahren) kommen sehr lange ohne Operation zurecht, da das Sehvermögen zum Lesen und für andere Tätigkeiten im Nahbereich subjektiv zufriedenstellend ist. Meist wirkt auch die Kernsklerose myopisierend.

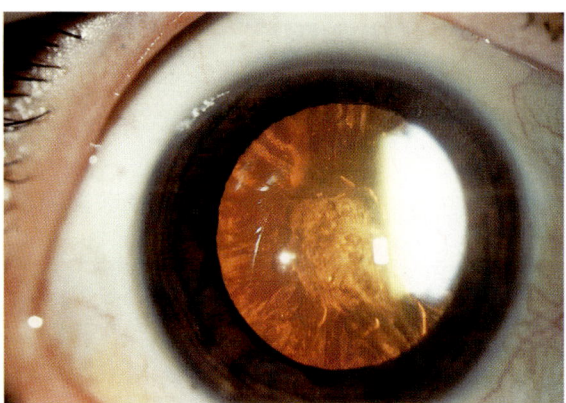

Abb. 25.1. Zentral betonte Linsentrübung bei regredienter Beleuchtung. In derartigen Fällen kann durch die Gabe pupillenerweiternder Medikamente gelegentliche die Sehschärfe deutlich gebessert werden

- Schwach wirksame Mydriatika (z. B. Phenylephrin 2,5%) können, falls sie nicht aus medizinischen oder okulären Gründen kontraindiziert sind, eine Zeitlang eingesetzt werden, um das Sehvermögen des Patienten in Frühstadien der zentral betonten hinteren Schalentrübung zu verbessern; dies gilt v. a. dann, wenn der Patient die Operation aufschieben möchte oder Kontraindikationen bestehen (Abb. 25.1).

2
Information des Patienten und Einverständnis

■ Die Einverständniserklärung des Patienten nach sorgfältiger mündlicher Aufklärung (unterstützt durch Videoaufzeichnungen, Fotos, Schemata und Texte) durch sorgfältig ausgebildete Mitarbeiter ist Bestandteil einer guten Patientenversorgung, ein solider Rechtsschutz für den Chirurgen und auch Grundlage einer guten Arzt-Patienten-Beziehung.

■ Der Chirurg sollte den Patienten bzw. dessen Angehörige klar über Zweck, Art und Risiken (die relativ häufig vorkommende Cornea guttata sollte immer explizit mit möglichen Operationsrisiken besprochen werden) sowie die Vorteile des geplanten Eingriffes aufklären. Nur so kann sichergestellt werden, daß das Einverständnis angemessen eingeholt wurde.

■ Ein Vormund muß vollständig aufgeklärt werden und das Einwilligungsschreiben für die ihm anvertrauten Personen unterschreiben.

■ Kein operativer Eingriff sollte trivialisiert oder „erfolgsgarantiert" werden. Auf der anderen Seite sollten auch allzu pessimistische Beschreibungen aller möglichen Komplikationen vermieden werden.

- Besondere Sorgfalt sollte dann walten, wenn es sich um komplizierte Fälle handelt oder solche, bei denen zugleich andere Augenerkrankungen bestehen, wie Hornhautdystrophie, Glaukom, diabetische Retinopathie oder bestimmte Voraussetzungen (z. B. hohe Myopie), die mit einer erhöhten Komplikationsrate einhergehen (z. B. Ablatio retinae).

- Das Formblatt mit Informationen zur Operation und der Einverständniserklärung des Patienten ist bei der Aufklärung durch handschriftliche, patientenbezogene, individuelle Anmerkungen zu ergänzen.

3 Präoperative ophthalmologische und allgemeinmedizinische Untersuchungen

- Bei der Erhebung von Allgemeinanamnese und ophthalmologischer Anamnese empfiehlt sich ein schematisiertes Vorgehen. Eine kompetente Einschätzung ist besonders wichtig, da die meist alten Patienten häufig Vorerkrankungen haben.

- Die Möglichkeit ernster allgemeinmedizinischer Komplikationen durch eine Retrobulbäranästhesie oder durch eine intravenöse Sedation sollte in Betracht gezogen werden.

- Der Verzicht auf eine Untersuchung beider Augen und auf eine sorgfältige Erhebung des Allgemeinzustands des Patienten vor dem Eingriff beschwört ernste Probleme für Patient und Chirurg gewissermaßen herauf.

- Im folgenden ist der Rahmen für eine präoperative Augenuntersuchung abgesteckt.

3.1 Anamnese

- Gegenwärtiger Zustand: Beginn, Verlauf, Auswirkung der Katarakt auf tägliche Aktivitäten.

- Zuletzt durchgeführte Augenuntersuchung: Datum, Untersuchungsbefunde usw.

- Vorangegangene oder begleitende Augenerkrankungen und Behandlungsmaßnahmen.

- Gegenwärtiger allgemeinmedizinischer Status sowie Angaben zu allgemeinmedizinischen Erkrankungen, vorangegangenen chirurgischen Eingriffen, allgemeiner Medikation und Allergien.

- Kurze soziale, berufliche und Familienanamnese, soweit diese für den geplanten chirurgischen Eingriff relevant ist (z. B. Zielrefraktion).

3.2 Untersuchung

- Es werden beide Augen sorgfältig untersucht.

- Sorgfältige Refraktionsbestimmung einschließlich Keratometrie mit Bestimmung der korrigierten Sehschärfe (= Visus) für Ferne und Nähe.

- Abschätzung des zu erwartenden Visus, wenn möglich durch Retinometervisusbestimmung; ggf. kann auch eine Prüfung der Wahrnehmung der Aderfigur weiterhelfen (transsklerale Beleuchtung des Augenhintergrundes führt zur entoptischen Wahrnehmung der Netzhautgefäße).

- Gegebenenfalls Kontrastwahrnehmung und Blendungsempfinden.

- Untersuchung der Augenanhangsgebilde (z. B. chronische Blepharitis, Dakryozystitis, Lidfehlstellung).

- Motilität, Stereotest (Titmus, Lang, Bagolini).

- Spaltlampenuntersuchung: Man achte hierbei auf Konjunktivitis, Keratitis, Hornhautdegeneration oder -dystrophie, Konfiguration der Vorderkammer, Iritis, Irisanomalien, wie z. B. Irisatrophie und Rubeosis, Typ und Ausmaß der Katarakt, Kapselzustand bei dilatierter Pupille, maximal mögliche Erweiterung der Pupille.

- Tonometrie.

- Fundusuntersuchung: Bei dilatierter Pupille erfolgt die Beurteilung von Glaskörper, Papille, Makula, Gefäßen und Netzhautperipherie.

- Ultraschall (A-Bild) zur Bestimmung der Achsenlänge bzw. Berechnung der Stärke der Intraokularlinse bzw. Verwendung des IOL-Master (Biometrie).

- Gegebenenfalls Endothelzellzahl (Hornhautendotheldystrophie).

- Ultraschall (B-Bild), wenn indiziert (bei fehlendem Einblick auf Fundus).

3.3 Weitere relevante Tests zur Funktion des Sehorgans (optional)

- Gesichtsfeld (bei Glaukom, neuroophthalmologischen Störungen usw.).

- Amslernetz zur Aufdeckung von Zentralskotomen und Metamorphopsien bei Makulaerkrankungen und/oder neuroophthalmologischen Störungen.
- Lichtprojektion.
- Entoptische Phänomene (s. Abschn. 3.2).
- Farbwahrnehmung.

4
Präoperative Vorbereitung der Patienten

Im Rahmen der präoperativen Vorbereitung der Patienten müssen emotionale, physische und okuläre Faktoren berücksichtigt werden.

4.1
Psychische Vorbereitung

- Allgemeiner Besorgnis oder Angstzuständen begegnet man am besten durch ein ausführliches Gespräch und eine entsprechende Aufklärung. Zur besseren Aufklärung des Patienten kann man sich auch weiterer Hilfsmittel wie Videoaufzeichnungen, Modelle, Zeichnungen und Aufklärungsschriften bedienen.

- Gewöhnlich wird die Minimaldosis eines Benzodiazepins zur Beruhigung besonders ängstlicher Patienten vor Katarakteingriffen unter Lokalanästhesie eingesetzt. Zu hoch dosierte Sedativa können zu einer paradoxen Reaktion mit Verwirrtheitszuständen, unkooperativem Verhalten der Patienten und zu einer Atemdepression führen, wodurch das Risiko für Komplikationen noch steigt.

- Häufig wird in der modernen Kataraktchirurgie der Eingriff ambulant durchgeführt oder der Patient wird als Tagespatient betreut. Der Wegfall der Hospitalisierung hat viele der Probleme, die mit einem Krankenhausaufenthalt verbunden sind, eliminiert. Andererseits kann ein kurzzeitiger stationärer Aufenthalt für Patienten mit reduziertem Allgemeinzustand oder mangelnder familiärer bzw. sozialer Fürsorge von großem Vorteil sein. Sollte aus anderen Gründen eine Intubationsnarkose erforderlich werden (z. B. bei geistiger Retardierung etc.), teilt der Anästhesist mit dem Operateur die Verantwortung für die Vorbereitung des Patienten.

4.2
Körperliche Vorbereitung

- Die Kataraktoperation unter Lokalanästhesie gilt i. allg. als „weniger invasiv" als eine Allgemeinanästhesie und wird gewöhnlich unabhängig vom Alter des Patienten sehr gut vertragen.

- Patienten, die aufgrund medizinischer Probleme Mühe haben, flach auf dem Rücken zu liegen (Herzinsuffizienz, Atemnot usw.), sollten optimal gelagert werden.

- Hämatologische Erkrankungen sollten ggf. vor dem Eingriff untersucht werden. Eine Kataraktoperation mit einem Clear-cornea-Zugang unter topischer Anästhesie bietet allerdings bei unkompliziertem Verlauf keine Blutungsrisiken.

- Patienten mit chronischem Husten oder extremen Atemexkursionen sollten präoperativ optimal eingestellt werden (Vorstellung beim Pulmologen), um Komplikationen, die in diesem Zusammenhang entstehen könnten, zu vermeiden.

- Grundsätzlich sollte jeder die Operation potentiell beeinflussende Befund (z. B. Gerinnungsstörung, EKG-Veränderungen) vor dem Eingriff sorgfältig untersucht und behandelt werden.

- Diabetiker müssen unter besonderer Beobachtung und Kontrolle stehen; dabei sollten die Empfehlungen des Internisten bezüglich einer Insulindosierung in Abhängigkeit vom Nüchternzustand bzw. der Einnahme eines leichtes Frühstücks berücksichtigt werden.

- Medikamente, die den Eingriff potentiell komplizieren könnten (Antikoagulanzien, wie z. B. ASS oder Cumarine), werden präoperativ abgesetzt oder entsprechend (unter internistischer Kontrolle) geändert.

- Der Einsatz von Epinephrin in der Lokalanästhesie ist nicht zwingend erforderlich. Dies gilt besonders bei Bluthochdruck (Entscheidung mit Anästhesist oder Hausarzt).

- Es sollte immer ein intravenöser Zugang gelegt werden.

4.3
Ophthalmologische Vorbereitung

- Präoperativ können lokal Antibiotika gegeben werden, da sie das Risiko einer ernsten Infektion reduzieren.

- Miotika sollten präoperativ rechtzeitig abgesetzt werden, um eine gute Pupillendilatation zu ermöglichen.
- Augeninnendruck und Glaskörperdruck können präoperativ durch Okulopression gesenkt werden. Gegebenenfalls müssen sogar Osmotika gegeben werden, um den Augeninnendruck zu senken.
- Die Pupille sollte mit Hilfe von sympathomimetischen und parasympatholytischen Mydriatika erweitert werden. Der Aufrechterhaltung der Mydriasis dient auch der Zusatz von Epinephrin zur Spüllösung.
- Die präoperative Gabe von Prostaglandinsynthesehemmern (z. B. Indometacin) hilft, die Mydriasis intraoperativ aufrechtzuerhalten und eine Reizmiosis zu verhindern.
- Vor Beginn des sterilen Abdeckens werden die Lider gesäubert und desinfiziert.
- Die vom Augenarzt durchgeführte Analgesierung hat in den vergangenen Jahren eine Diversifikation erfahren. Früher wurde überwiegend die Retrobulbäranästhesie durchgeführt. Dabei wird das Analgetikum mit einer stumpfen, meist 35 mm langen Kanüle im Muskelkonus in der Nähe des Ganglion ciliare retrobulbär injiziert, wobei häufig Hyaluronidase beigemischt wird. Die Kanüle wird dabei oberhalb des temporalen unteren Orbitarandes unter dem Bulbus entlanggeführt. Von einigen Chirurgen wird die Retrobulbäranästhesie mit einer weiteren Injektion verbunden, die durch Ausschaltung des M. orbicularis oculi den intendierten Lidschluß verhindern soll (Akinese). Zur Erlangung der Akinesie ist überwiegend eine Infiltration entlang des Orbitarandes oder auch eine Blockade von Fazialisästen üblich. Zur Vermeidung von Schäden des Nervus opticus im Rahmen der Retrobulbäranästhesie (z. B. plötzliche Erblindung durch ein sog. „wipe-out"), aber auch von Bulbusperforationen oder subarachnoidaler Injektion hat in den vergangenen Jahren die Parabulbär- oder Peribulbäranästhesie weite Verbreitung gefunden. Dabei wird das Anästhetikum außerhalb des Muskelkonus appliziert. Darüber hinaus wird auch die sog. topische Anästhesie durchgeführt, bei der auf jegliche Injektion verzichtet wird. Es werden lediglich analgesierende Augentropfen (z. B. 3malige Gabe von Lidocain-Augentropfen) angewendet, um eine meist nur oberflächlich wirksame Analgesie zu erzielen. Gegebenenfalls wird die topische Anästhesie mit der intrakammeralen Gabe von Anästhetika kombiniert.

5 Chirurgische Verfahren

Im letzten Jahrzehnt wurden wesentliche Fortschritte in der Kataraktchirurgie erzielt. Insbesondere die Einführung neuer faltbarer Linsenmaterialien ermöglichte die Phakoemulsifikation mit Kleinschnitttechniken. Durch insgesamt verbesserte Techniken wird die Mehrzahl der Linsentrübungen heute extrakapsulär unter Verwendung eines Phakoemulsifikationsgerätes operiert. Des weiteren befindet sich eine völlig neue Technik, die Phakoemulsifikation mittels Er:YAG-Laser in der Erprobung. Extrakapsuläre Operationstechniken mit Kernexpression sind nur noch selten erforderlich (z. B. bei sehr harten Linsenkernen). Sie sollten nach Möglichkeit vermieden werden, da wesentlich größere Inzisionen erforderlich sind. Intrakapsuläre Kataraktextraktionen (ICCE) sind nur noch seltenen Ausnahmefällen (z. B. subluxierte natürliche Linse) vorbehalten. Andererseits werden in Entwicklungsländern weiterhin viele ICCE-Operationen durchgeführt, da sie technisch einfacher und mit einem wesentlich geringeren apparativen Aufwand verbunden sind.

- Die Phakoemulsifikation wurde 1967 von Charles Kelman eingeführt. Für die Implantation von „starren" Polymethylmetacrylat-(PMMA-)Linsen muß eine Inzision je nach Linsentyp von 5 mm bis höchstens 7 mm erweitert werden, während faltbare Linsen auch bei kleineren Inzisionen (ca. 3 mm) implantiert werden können. Zur Herstellung faltbarer Intraokularlinsen werden verschiedene Materialien verwendet, wobei faltbare Acrylate und Silikone verbreitet sind. In Deutschland werden mittlerweile über 80 % der Kataraktoperationen mittels Phakoemulsifikation durchgeführt.
- Je kleiner die Inzision, um so schneller ist in der Regel die Visusrehabilitation, da ein geringer Astigmatismus induziert wird.
- Nach Kernexpression (Schnitt 120°) ist ein höherer Astigmatismus zu erwarten, der erst Monate nach der Operation stabil ist.
- Nach Phakoemulsifikation mit selbstabdichtendem Tunnelschnitt ist ein chirurgisch induzierter Astigmatismus über 1 dpt eher die Ausnahme; eine erste Brille kann schon nach 1–2 Wochen angepaßt werden.
- Nahtlose Tunnelschnitte und Kleinschnitttechniken erlauben eine Operation im geschlossenen

System. Dadurch ist eine sehr gute Kontrolle der Linsenfragmente möglich.
- Wesentliche Nachteile der Phakoemulsifikation sind die höheren Anforderungen an Technik und Operateur.

■ Eine der wichtigsten Entwicklungen im Rahmen der modernen Kataraktchirurgie war die Einführung von Intraokularlinsen (IOL). Vor der Entwicklung solcher Linsen wurde eine Aphakie in der Regel durch Brillen korrigiert, wobei es jeweils zu einer Bildvergrößerung um ca. 20% und zu einer Einschränkung des peripheren Gesichtsfeldes kam, da durch die starke Sammelwirkung der Stargläser mit hohem positiven Doptrienwerten ein ringförmiges Brillenskotom resultierte. Kontaktlinsen waren lange Zeit die einzige Alternative zum sog. Starglas; sie erzeugen nur eine 7- bis 10%ige Bildvergrößerung, so daß die induzierte Aniseikonie gewöhnlich toleriert werden kann, wenn nur ein Auge aphak ist. Jedoch sind die meisten Patienten mit Katarakt älter und nicht für Kontaktlinsen geeignet. Bei vielen Patienten bestehen auch Probleme mit trockenen Augen und chronischer Blepharitis. Kontaktlinsen mit verlängerter Tragezeit sind nicht unumstritten, da sie zu Komplikationen (z.B. Hornhautulzera) führen können.

■ Die Intraokularlinsenimplantation hat die Visusrehabilitation aphaker Patienten geradezu revolutioniert. Die Geschichte von Intraokularlinsen reicht über 5 Jahrzehnte bis zu Ridley zurück, der die ersten dieser Linsen implantierte; seitdem sind große Fortschritte bei Design und Produktionsverfahren von IOL erzielt worden. Heute werden beispielsweise in Deutschland jährlich über 400000 IOL implantiert. Die Entwicklung und der Einsatz von sicheren und gut faltbaren IOL wird weiter perfektioniert und verspricht eine weitere Verbreitung der sog. Kleinschnittechniken (vgl. Abschn. 5.2.2).

5.1
Methoden der Kataraktextraktion

5.1.1
Intrakapsuläre Kataraktextraktion (ICCE)

Vorteile

■ Kann u.a. lupenkontrolliert durchgeführt werden (Kataraktchirurgie in Entwicklungsländern).

■ Technisch einfacher als extrakapsuläre Verfahren.

■ Erfordert kein spezielles Instrumentarium (Irrigations-/Aspirationsvorrichtung usw.).

■ Hohe Erfolgsrate; erfordert meist keinen Zweiteingriff.

■ Klare Medien postoperativ, kein Nachstar.

Nachteile

■ Häufig Glaskörperverlust.

■ Großer Wundspalt (ca. 180°) mit entsprechend langer postoperativer Rehabilitationsphase.

■ Schwieriger bei jungen Patienten wegen der starken Adhäsionskräfte zwischen Linse und Zonulafasern.

■ Erschwerte Implantation von Intraokularlinsen.

■ Höhere Inzidenz von zystoidem Makulaödem und Netzhautablösung im Vergleich zu ECCE-Verfahren.

5.1.2
Extrakapsuläre Kataraktextraktion (ECCE) mit Kernexpression

Vorteile (gegenüber ICCE)

■ Seltener Glaskörperverlust, zystoides Makulaödem und Netzhautablösung.

■ Kleinere Schnittführung möglich (<160°); postoperative Rehabilitationsphasen kürzer als bei ICCE.

■ Bei intakter Hinterkapsel sind Anschlußoperationen (z.B. Filteroperationen, perforierende Keratoplastik, sekundäre IOL-Implantation etc.) leichter möglich und sicherer durchzuführen.

■ Erlaubt die Implantation von Hinterkammerlinsen.

Nachteile

■ Technisch schwieriger durchzuführen, höherer apparativer Aufwand, erfordert längere Ausbildung des Chirurgen als bei ICCE.

■ Nachstar (regenerativ: Elschnig-Perlen; Kapselfibrose).

5.1.3
Phakoemulsifikation, Kleinschnitttechnik und selbstdichtende Inzisionen

Vorteile

- Wie bei geplanter ECCE mit Kernexpression besteht auch hier der Vorteil der intakten Hinterkapsel und die Möglichkeit, eine Hinterkammerlinse einzusetzen.

- Das Verfahren kann dank des geschlossenen Systems an einem gleichmäßig tonisierten Auge durchgeführt werden (geringere Inzidenz eines intraoperativen Irisprolapses, eines Druckanstiegs im Glaskörperraum oder einer expulsiven chorioidalen Blutung).

- Faltbare Intraokularlinsen ermöglichen Kleinschnittechniken.

- Kleinere Inzisionen (3–7 mm) als bei ICCE oder ECCE mit Kernexpression erforderlich, daher geringere Gefahr von Wundleckagen, Irisprolaps, Filterkissenausbildung und Wunddehiszenzen sowie entsprechend kürzere und sichere postoperative Heilphase.

- Schnelle Visusrehabilitation innerhalb von Stunden oder Tagen.

- Geringerer chirurgisch induzierter Astigmatismus.

- Eingriff schneller durchführbar als konventionelle ECCE.

Nachteile

- Nachstar wie bei geplanter ECCE.
- Technisch schwieriger als ECCE.
- Ausrüstung und Instrumente teuer und technisch aufwendig.
- Größere Gefahr des Endothelzellschadens beim Anfänger; kein klinisch bedeutsamer Unterschied zu geplanter ECCE beim erfahrenen Chirurgen.

5.2
Beschreibung der einzelnen Operationsverfahren

5.2.1
Extrakapsuläre Kataraktextraktion (ECCE)

Lagerung des Patienten, Operationsfeld

- Die optimale Positionierung des Patientenkopfes und Exposition des Bulbus sind von großer Wichtigkeit und mit entscheidend für den Schwierigkeitsgrad des Eingriffs.

- Der Kopf sollte nie tiefer zu liegen kommen als das Herz. So wird ein Anstieg des Venendrucks vermieden.

- Der Patient selbst sollte sich dabei körperlich wohl fühlen, über ausreichend Luft verfügen und in einer günstigen Position vor dem Chirurgen liegen.

- Das Auge sollte steril abgedeckt und trotzdem leicht zugänglich sein.

- Sorgfältig sollte jeder zusätzliche Druckanstieg (z. B. Lidsperrer) registriert werden. Eventuell ist zur Druckreduktion sogar eine laterale Kanthotomie erforderlich.

- Die Wimpern des Oberlides müssen steril abgedeckt sein, damit eine Kontamination der Instrumente, die in das Auge geführt werden, vermieden wird.

- Ein „Auffangsack" für die Irrigationsflüssigkeit hilft sowohl die Sterilität zu wahren als auch den Patienten vor Feuchtigkeit zu schützen.

- Lichtschutz der Makula: Hierfür existieren verschiedene Vorrichtungen (Filter im Mikroskop, Zelluloseschwämmchen auf der Hornhaut usw.).

- Die Hornhaut sollte ständig feucht gehalten werden.

- Bei Bedarf kann man ein in Lokalanästhetikum-Lösung getränktes Schwämmchen zwischen Lid und oberen Bulbusabschnitt für 30–60 s einlegen, um dieses Gebiet zu anästhesieren, bevor man den M. rectus superior anschlingt.

- Die Zügelnaht sollte sorgfältig unter der Muskelsehne tangential zum Bulbus durchgeführt werden. Ein zu flacher Stich kann dazu führen, daß der Bulbus nicht gut geführt werden kann, ein zu tiefer Stich kann zur Perforation des Bulbus führen. Bei ausreichend exponierten Augen kann der erfahrene Chirurg auf eine Zügelnaht verzichten.

Bindehauteröffnung

- Bindehaut und Tenon-Kapsel sollten im Bereich des oberen Limbus losgelöst und zurückgeschoben werden, um das Operationsfeld darzustellen.

- Die Bindehauteröffnung sollte ausreichend groß, aber nicht größer als nötig gewählt werden.

- Man sollte weder zu weit nach hinten noch nach unten präparieren; so können unnötige Blutungen vermieden werden.

- Ein Naßfeldkauter kann verwandt werden, um Blutungen zu stillen. Ein übermäßiges Kautern mit der Gefahr eines sekundären Schrumpfens der Sklera sollte vermieden werden.

- Die Blutstillung sollte nicht am Limbus, sondern 1–2 mm skleral davon bzw. weiter hinten durchgeführt werden; so kann der postoperative Astigmatismus reduziert werden.

Zugang zur Vorderkammer

- Viele Techniken für einen Zugang in die Vorderkammer sind bekannt (z. B. sklerokornealer Stufenschnitt). Die Sklerapräparation erfolgt unter Einsatz von Klingen oder speziellen Messern mit oder ohne anschließende Nahtversorgung des unterschiedlich großen Wundspalts.

Viskoelastische Substanzen

- Siehe S. 698.

Kapsulotomie

- Die „sanfte Zugkapsulotomie", auch Kapsulorhexis genannt, ist heute Standard zur Eröffnung der Vorderkapsel, obwohl die Expression des Kerns bei der ECCE eine große Kapsulorhexis voraussetzt und diese technisch anspruchsvoller als eine kleine Kapsulorhexis ist. Wird die Kapsulorhexis bei ECCE mit Kernausleitung zu klein (<6 mm) gewählt, so besteht bei der Expression eines großen und harten Kerns das Risiko einer Zonulolyse. Unumstritten sind die Vorteile der sicheren Implantation der IOL in den Kapselsack nach Kapsulorhexis: Hierher gehören eine langfristige Zentrierung der Linse durch symmetrische Fibrosierung und die Vermeidung von Schwierigkeiten durch Kapsellefzen oder -lappen, die bei der Kapseleröffnung durch Stichelung („Can-opener-Technik") entstehen können.

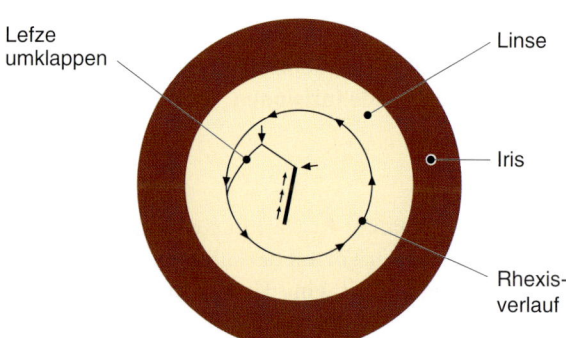

Abb 25.2. Kapsulorhexis: Eröffnung der Vorderkapsel immer zentral. Bei initial zu kleiner Öffnung wird die Kapsulorhexis spiralförmig erweitert

- Eingehen in die Vorderkammer bei 12 Uhr (Korneoskleralschnitt) oder außerhalb des Tunnels über eine Parazentese mit einer Einmalkanüle (ggf. gebogene Spitze, Zufluß, Viscoelastica), zentrale Kapselpunktion, Umklappen der Kapsel und kreis- bzw. spiralförmige Rhexis ohne Druck auf die Linse (Abb. 25.2).
- Alternativ Eingabe von Viskoelastika in die Vorderkammer, Punktion und Rhexis mit der Pinzette oder Kapseleröffnung mittels Diathermie (Klöti-HF-Kapsulotomie, Abb. 25.3).
- In jedem Fall sollte die Vorderkammer während der Rhexis tief sein (Zufluß, Viskoelastika), um eine Linsenverlagerung nach vorne mit konsekutivem Zug der Zonulafasern zu vermeiden; bei tiefer Vorderkammer ist auch die Gefahr eines Einreißens der Rhexisöffnung in Richtung Äquator und über den Äquator hinaus in die Hinterkapsel (Kernabgang in den Glaskörperraum) vermindert.

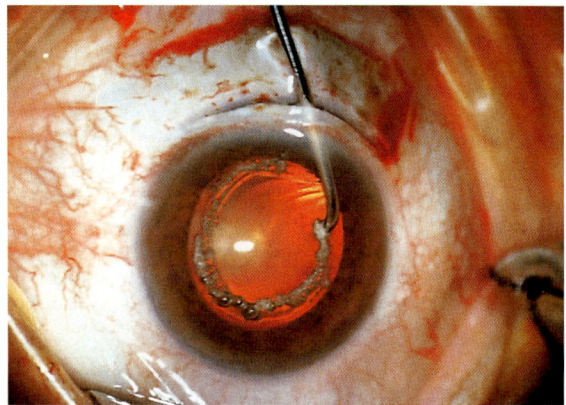

Abb. 25.3. HF-Kapsulotomie nach Klöti. (Fa. Oertli, Berneck/Schweiz)

- Vorausgesetzt, sie wird sorgfältig ausgeführt, ist die sog. „Can-opener"- oder „Sägezahn-Kapsulotomie" eine brauchbare Alternative zur Kapsulorhexis. Man sollte allerdings Kapsellefzen oder -lappen vermeiden (kleine Abstände zwischen den Punktionen einhalten). Auch sollte während der Sägezahneröffnung jeder Druck auf die Linse vermieden werden, um eine Ruptur von Zonulafasern zu vermeiden. Eine exzentrische Kapsulotomie ist ggf. indiziert, um einen leichteren Zugang zum 12-Uhr-Bereich bei der Rindenabsaugung zu haben oder auch, um den Kern leichter entbinden zu können. Man sollte sich vor Augen halten, daß die Vorderkapsel, z. B. bei Rotation des Kerns, durch die präformierten radiären Einrisse über den Äquator hinaus in die hintere Kapsel einreißen kann und es so zum Kernverlust in den Glaskörper kommen kann.

Erweiterung der Inzision

- Korneoskleralscheren, -klingen oder Diamantmesser werden zur Erweiterung des Schnittes verwendet.

- Die Schnitterweiterung muß ausreichend groß sein. Sollte über einen Korneoskleraltunnel operiert werden, muß die Ebene des Tunnels auch bei der Schnitterweiterung eingehalten werden.

- Äußerste Vorsicht muß walten, um die Iriswurzel zu schonen (Blutungsrisiko u. a.).

Entbindung des Kerns

- Initial sollte versucht werden, den Kern von supranukleären Schichten (Epinucleus) zu separieren. Dies kann durch Einspritzen von z. B. BSS® in die Linse (Hydrodissektion) und durch die Mobilisation mit Instrumenten erfolgen.

- Bimanuell kann durch Ansetzen sowohl am unteren Limbus wie auch an der oben gelegenen Sklera hinter der Wundöffnung der Kern mit Hilfe von sanften an- und abschwellenden Druckbewegungen entbunden werden. Es ist wichtig darauf zu achten, daß sich der Kern aufstellt und der Kernäquator bei 12 Uhr liegt.

- Alternativ werden bei der sog. „Viscocat-Operation" nach Anlegen einer 8 mm langen, invers bogenförmig verlaufenden Tunnelinzision („frown incision" in ca. 2 mm Limbusabstand) Kern und Rinde hydrodelaminiert und dann mit einem Viscoelastikum aus der Kapsel luxiert und über den Tunnel „viskohydraulisch" exprimiert.

- Eine evtl. prolabierte Iris wird vorsichtig in die Vorderkammer reponiert (Irisspatel).

Verschluß der Wunde (temporär)

- Gewöhnlich wird eine passagere Seidennaht (12 Uhr) gelegt und die Wunde mit Einzelknüpfnähten (10–0-Nylon) zu beiden Seiten verschlossen. Hierdurch ist ein geschlossenes System „auf Lücke" geschaffen, das die Absaugung der Rindenreste ermöglicht.

- Es gibt viele alternative Verschlußmethoden (z. B. mit fortlaufenden Nähten etc.).

Irrigation/Aspiration (I/A) der Rinde

- Die Entfernung der Rindenreste erfolgt manuell oder maschinell mit einem I/A-Tip von 12 Uhr oder bimanuell.

- Vorsicht ist angezeigt, um eine Aspiration der Hinterkapsel zu vermeiden (fällt durch sternförmige Faltenbildung auf, ausstrahlend von der Stelle der Aspiration/Inkarzeration) – in dem Moment muß der Sog unmittelbar gestoppt werden, um die Hinterkapsel durch Irrigation wieder aus der Ansaugöffnung zu befreien. Grundsätzlich sollte die Ansaugöffnung mehr in Richtung Hornhaut oder zur Seite gerichtet werden. Eine versehentliche Aspiration der Iris ist zu vermeiden.

- Falls die Iris während des Absaugens durch den Wundspalt nach außen prolabiert, wird die Infusionsflasche tiefer gehängt und/oder ein engerer Wundverschluß durchgeführt.

- Falls notwendig, kann bei 12 Uhr die Rinde mit einem gebogenen Saugspülhandgriff abgesaugt oder die oben gelegene Iris mit einem kleinen Irishaken zurückgehalten werden.

- Die Hinterkapsel wird unter reduzierter Ansaugkraft poliert. Die Politur (ggf. auch die der Vorderkapselrückfläche) sollte sorgfältig und so komplett wie möglich erfolgen, um verbliebene Linsenepithelzellen, die zur Proliferation neigen, zu entfernen; so können Rate und Ausmaß der Linsenkapseltrübungen (Nachstar) reduziert werden.

Implantation der Intraokularlinse

- Meist wird eine viskoelastische Substanz in die Vorderkammer eingegeben und der Kapselsack behutsam entfaltet (kein overfill). Die Menge ist so zu dosieren, daß die Vorderkammer gestellt ist; je mehr viskoelastische Substanz sich im Kapselsack und in der Hinterkammer befindet, um so häufiger kommt es zum Irisprolaps, um so schwieriger ist die Entfernung des Viskoelastikums und um so häufiger kommt es postoperativ zu Druckanstiegen.

- Alternativ kann Luft mit dem Nachteil der schlechteren optischen Kontrolle eingesetzt werden.

- Eine zuvor gelegte temporäre Naht bei 12 Uhr wird entfernt.

- Die IOL wird mit feinen Pinzetten oder einem Linsenimplantationsbesteck aus der Verpackung entnommen. Sie sollte möglichst nicht mit Handschuhen angefaßt werden, um eine Kontamination der Linse mit Puderpartikeln zu vermeiden. Auch sollte sie nicht auf die Bindehaut, ein Tuch oder andere Oberflächen abgelegt werden, da Verschmutzungen oder Fasern des Tuches an der Linse haften bleiben könnten und dann mit in das Auge implantiert werden.

- Die Intraokularlinse wird sorgfältig auf Defekte untersucht und gut auf beiden Seiten abgespült, bevor sie in die Vorderkammer geschoben wird. Hierbei sollte man jeden Kontakt der Linse mit den Wimpern vermeiden, da diese kontaminiert sein können (vergleiche Patientenpositionierung und Exposition des Auges).

- Meist wird die Hinterkammerlinse am Rand der Optik gefaßt und die untere Haptik neben die Iris in den unteren Kapselsackanteil geschoben. Die Optik wird dann vorsichtig durch die Pupille geführt. Die obere Haptik wird mit einer Pinzette in der Nähe des Ansatzes an der Linse gegriffen und dann hinter die Iris in den oberen Kapselsack unter leichtem Druck nach unten implantiert. Alternativ können die Iris und ggf. Anteile der vorderen Kapsel mit speziell hierfür entwickelten Instrumenten retrahiert werden, um eine direkte Sichtkontrolle zu haben und somit eine gezielte Implantation in den Kapselsack zu erleichtern. Gelegentlich müssen die Haptiken in den Kapselsack gedreht werden.

- Gewöhnlich wird die Linse mit ihren Bügeln horizontale ausgerichtet, da die Haptiken bei der Bulbusdeformierung durch den Lidschluß weniger verformt werden.

- Alternativ kommt eine Sulkusfixation, z.B. bei bestehenden Hinterkapseldefekten, in Frage. Größere Defekte der Hinterkapsel mit Glaskörperverlust erfordern zunächst eine ausführliche vordere Vitrektomie und manchmal sogar die Implantation von Vorderkammerlinsen (nach Pupillenver-

engung) bzw. eine Nahtfixation der Hinterkammerlinse. Eine periphere Iridektomie ist erforderlich, falls es zum Glaskörperverlust gekommen ist und eine Vorderkammerlinse implantiert wurde. Dies reduziert die Gefahr des Pupillarblocks. Nur die Rhexis mit intaktem Vorderkapselrand gestattet auch bei größeren Hinterkapseldefekten und Zustand nach Glaskörperverlust eine unkomplizierte Hinterkammerlinsenimplantation in den Sulcus ciliaris (einer der Hauptvorteile der Rhexis gegenüber der Sägezahneröffnung), vorausgesetzt, es befindet sich keinerlei Glaskörper in der Pupillarebene oder gar in der Vorderkammer.

Verschluß der Wunde

- Nach Entfernung etwaiger viskoelastischer Substanzen durch Aspiration und nach medikamentöser Pupillenverengung wird der Wundspalt mit 10–0-Nylonnähten mit versenkten Knoten verschlossen. Dann wird überprüft, ob die Wunde dicht ist; anschließend wird der Haltefaden des M. rectus superior entfernt und der Bindehautlappen nach vorne zum Limbus gezogen. Nähte zur Adaptation der Bindehaut sind in der Regel notwendig.

- Der Lidsperrer wird jetzt entfernt und es werden Antibiotika und Kortikosteroide subkonjunktival oder in den Tenon-Spalt injiziert (nicht unumstritten). Abschließend werden Antibiotika-/Steroidsalben in den Bindehautsack appliziert, das Auge dann sorgfältig mit einem sterilen Verband abgedeckt und mit einer Hartplastikklappe geschützt.

5.2.2
Phakoemulsifikation

Patientenauswahl (ideale Voraussetzung)

> In der Regel sollte der Phakoemulsifikation gegenüber der ECCE mit Kernausleitung der Vorzug gegeben werden. Bei extrem harten Kern kann die Kernausleitung schonender sein. Sehr weiche Kerne (z.B. kongenitale Katarakt) lassen sich absaugen.

Positionierung des Patienten
und chirurgischer Zugang (korneoskleral, Tunnel)

- Siehe Abschn. 5.2.1.

- Ein Enophthalmus kann durch eine größere Menge an Anästhetikum bei der Retrobulbärinjektion gemindert werden, das Kinn sollte mehr angehoben und der Kopf insgesamt mehr rekliniert werden; ggf. kann der Eingriff einfacher von temporal durchgeführt werden.

■ Empfohlen wird der Einsatz von wenig raumfordernden, nicht den Druck auf das Auge erhöhenden Lidsperrern (z. B. Kratz-Barraquer-Lidsperrer), die die freie Bewegung der Instrumente im Bereich über dem Oberlidrand nicht behindern.

■ Anders als der sklerokorneale Stufenschnitt bei der ECCE mit Kernausleitung werden bei der Phakoemulsifikation praktisch ausschließlich selbstabdichtende Tunnelschnitte angelegt. Der intraokulare Druck preßt die innere Hornhautlamelle gegen die äußere (Abb. 25.4). Es wird zunächst ein bogenförmiger Schnitt angelegt, der an beiden Enden ca. 3 mm vom Limbus entfernt verläuft und von dort zur Mitte (Apex) bis ca. 1 mm an den Limbus herangeführt wird. Nach dem Bogenschnitt (Einmalmesser, Diamantmesser) wird der Tunnel mit einem Rundschneidemesser in mittlerer Skleratiefe in die Hornhaut hinein präpariert. Dies erfolgt immer parallel zur Sklera- bzw. Hornhautkurvatur (steiler als Sklerakurvatur; Abb. 25.5). Das korneale Ende des Tunnels ist breiter als der sklerale Anfang. Bei der Anwendung von Faltlinsen kann der sklerokorneale Tunnelschnitt kleiner dimensioniert werden (Abb. 25.6). Zur weiteren Eröffnung der Vorderkammer wird eine Lanze dann glatt in den Tunnel bis zum Ende der vorpräparierten Öffnung eingeführt und die Lanzenspitze dann abgesenkt, bis sich an der Spitze der Lanze eine kleine Delle mit Descemet-Falten bildet, die dann perforiert wird.

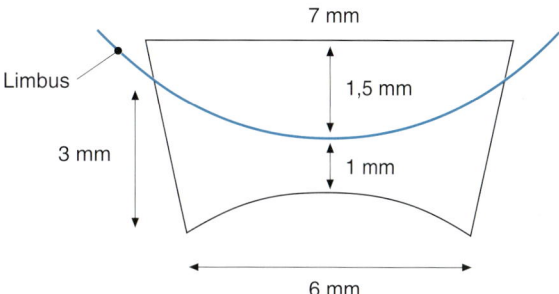

Abb. 25.5. Inverser Tunnelschnitt („frown incision"), Aufsicht. Die eingetragenen Maße sind abgestimmt auf eine Intraokularlinse mit einem optischen Durchmesser von 7 mm

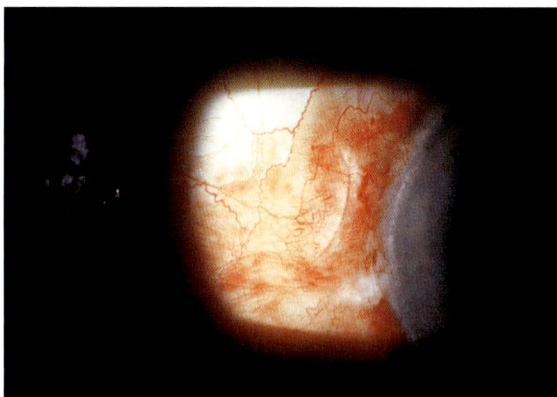

Abb. 25.6. Sklerokornealer, invers gekrümmter Kleinschnitt zur Implantation einer faltbaren Intraokularlinse (hier: temporaler Zugang)

■ Eine weitere Zugangsvariante ist die „Clear-cornea-Inzision". Ab einer Schnittbreite mehr als 4 mm ist eine Naht zum Wundverschluß erforderlich (Abb. 25.7). Die Schnittführung in der Hornhaut bewirkt eine geringfügige Abflachung im betroffenen Meridian (geringere Krümmung → kleinere Brechkraft), sodaß die refraktive Komponente

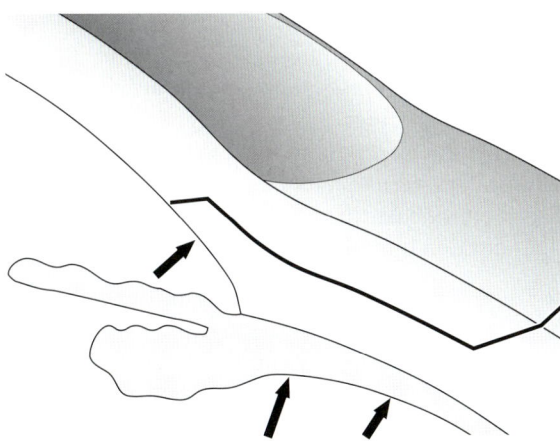

Abb. 25.4. Inverser Tunnelschnitt („frown incision"), Seitenansicht. Der Verschluß des Schnitts erfolgt durch den Augeninnendruck (*Pfeile*), der beide Hornhautlamellen aufeinander preßt

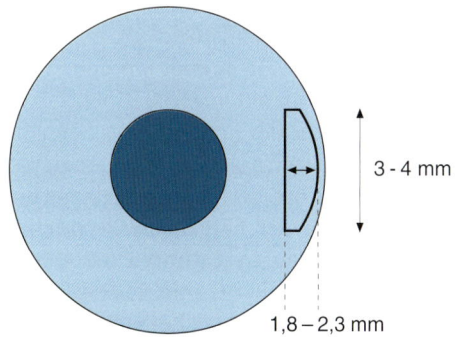

Abb. 25.7. „Clear-cornea-Inzision". Verlauf des äußeren Schnitts bogenförmig, limbusparallel. Verlauf des inneren Schnitts gerade. Die maximale Schnittbreite, die keiner Naht bedarf, beträgt 4 mm

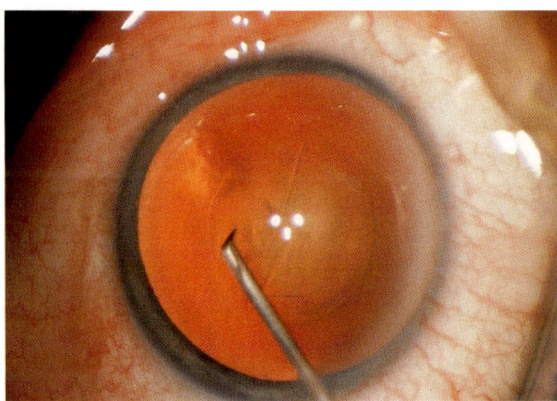

Abb. 25.8. Durchführung einer Kapsulorhexis vor Phakoemulsifikation über eine Parazentese. Die vordere Linsenkapsel ist umgeschlagen und wird zentrisch und kreisrund eröffnet

gezielt zur Astigmatismus-„Korrektur" benutzt werden kann.

Vordere Kapsulotomie

■ Der Kern sollte während der Kapsulotomie weder disloziert noch von den Rindenanhaftungen separiert werden.

■ Die vordere Kapseleröffnung sollte in Form einer zentrierten, kreisrunden 5–6 mm großen Kapsulorhexis erfolgen (Abb. 25.8).

Drehpunkt des Phakohandstücks

Um die Bewegung des Bulbus zu minimieren und um eine Dehnung des kornealen Wundspaltes zu vermeiden, sollte der Rotationsmittelpunkt für das Phako-Handstück in der Inzision liegen.

Sicherheitszone

Nach Einführen in die Vorderkammer sollte das Phakoemulsifikationshandstück grundsätzlich in keine Richtung zu weit bewegt werden. Vor allen Dingen sollte der Kontakt mit Iris, Hinterkapsel und Endothel ebenso wie der Kontakt zwischen 2 Instrumenten (bimanuelles Vorgehen) vermieden werden. Dies erreicht man am besten durch Plazierung des Phakotips in Nähe der Eingangsstelle oder in der Pupillenmitte und durch Zuführen des Kernmaterials in Richtung Phakotip mittels Sog und eines zweiten Instrumentes (Spatel, Kernrotator usw.).

Viskoelastische Substanzen

■ Siehe S. 698.

Die 3 Methoden der Phakoemulsifikation

Terminologie

■ Die Kernschale entspricht jenen Kernanteilen, die nach Entfernung des vorderen und zentralen Kernabschnittes stehenbleibt. Als Kernrand bezeichnet man den Äquator des Kerns.

■ Die Kernplatte entspricht jenem Kernabschnitt, der nach Entfernung des gesamten Randes (360°) der Kernschale zurückbleibt (nur der Boden der Schale).

Methode 1:
Phakoemulsifikation in der Vorderkammer

■ Der Kern wird in die Vorderkammer luxiert, bevor die eigentliche Phakoemulsifikation durchgeführt wird.

■ Die Phakoemulsifikation kann einhändig durchgeführt werden.

■ Diese Technik geht mit einer höheren Rate an Endothelzellverlust einher, auch wenn eine Chondroitinsulfat-Hyaluronsäurekombination (z. B. Viscoat®) eingesetzt wird. Das Heben des Kerns kann sich, besonders bei weichen Kernen, als schwierig erweisen.

■ Der Kernprolaps führt unweigerlich zur Dehnung der Vorderkapselränder in Richtung Linsenkapseläquator in einem oder mehreren Meridianen mit der Gefahr eines radiären Kapselrisses.

Methode 2:
Phakoemulsifikation in der Irisebene/Hinterkammer

■ Die Abfolge der Phakoemulsifikation umfaßt die Hydrodissektion von Kern-/Rindenanteilen und die Zerlegung des zentralen Kernabschnitts mit anschließender beidhändiger Elevation und Entfernung des oberen Linsenäquators (Einsatz eines Kernrotators oder eines Spatels). Der Kern wird anschließend rotiert, um sukzessive einzelne Abschnitte des Kernäquators zur 12-Uhr-Position und damit zum Phakotip zu führen. Am Schluß werden die zentralen hinteren Kernanteile entfernt.

■ Die Phakoemulsifikation wird in der Irisebene oder der Hinterkammer durchgeführt, so daß der Endothelzellverlust bei richtiger Durchführung der Technik deutlich geringer ausfällt als bei einer Phakoemulsifikation in der Vorderkammer.

■ Die vordere Kapsulotomie wird u. U. auch hier durch den Linsenäquator gedehnt (ähnlich wie bei der Phakoemulsifikation in der Vorderkammer).

- Für die Kernmobilisation ist ein bimanuelles Vorgehen erforderlich.

Methode 3:
Phakoemulsifikation in der Hinterkammer
- Der Kern wird ausschließlich in der Hinterkammer zerlegt.

- Folgende Abfolge gilt hier für die Phakoemulsifikation: Sorgfältige Hydrodissektion vor der Kernzerlegung, Erzeugen einer Kernschale, Entfernung des unteren Kernäquators. Dann erfolgt die Kernrotation mit einem stumpfen Spatel (z. B. Barraquer-Spatel), um so alle Abschnitte des Kernäquators hintereinander in die 6-Uhr-Position zu bringen und dort zu entfernen. Die Kernplatte wird dann ggf. in 2 Hälften zerbrochen bzw. umfangreich frakturiert oder leicht angehoben (ebenfalls mit bimanueller Technik) und dann in der Hinterkammer entfernt. Auf diese Weise wird die unerwünschte Dehnung der vorderen Kapsulorhexis vermieden, da der Kern nicht in die Vorderkammer gehebelt werden muß.

- Erfahrung im bimanuellen Arbeiten ist erforderlich, um den Kern sicher zu rotieren und so die sukzessive Entfernung des Kernäquators in der 6-Uhr-Position durchzuführen.

Modifizierte Phakoemulsifikation in der Hinterkammer („Divide-and-conquer-Technik")
- Kapsulorhexis, anschließend Hydrodissektion.

- Zunächst wird ein tiefer zentraler Graben in der Vertikalen, ausgehend vom oberen Ende der Pupille bis knapp unter die untere Iris, erzeugt. Der Graben sollte so breit sein, daß Phakotip und Infusionssleeve aufgenommen werden, ohne daß der Kern disloziert und die Zonulafasern überlastet werden. Der Kern muß zunächst um 180° rotiert werden, damit der Graben ausreichend verlängert werden kann.

- Dann erfolgt die Rotation des Kerns um 90°.

- Zweiter tiefer Graben senkrecht zum ersten; zum Brechen des Kerns in 4 Teile muß mit beiden Instrumenten (z.B. Phakotip und Häkchen) in den tiefsten Punkt des Grabens eingegangen werden (Abb. 25.9).

- Die 4 Linsenquadranten werden nun im Kapselsack emulsifiziert. Dazu wird die zentrale Spitze des linken unteren Viertels (bei Rechtshändern) mit dem Spatel angehoben und mit dem Phakotip in die Mitte gezogen. Dort wird das Viertel aufgearbeitet.

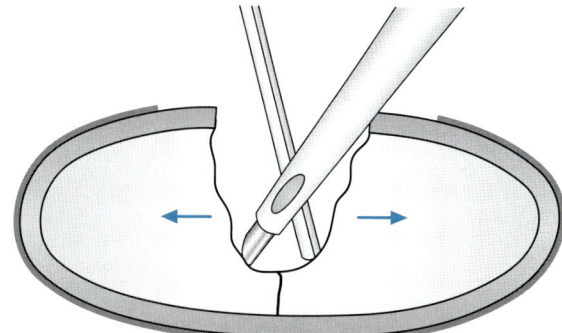

Abb. 25.9. Einführen beider Instrumente am tiefsten Punkt des Grabens. Bruch des Kerns durch Auseinanderführen der beiden Instrumente

Die verbliebenen Viertel werden entsprechend in die Position nach links unten rotiert und in gleicher Weise aufgearbeitet.

Spezielle Techniken

Der weiche Kern (Chip & Flip)
- Ein weicher Kern eignet sich nicht besonders gut zum Manövrieren, da das Drehen oder Anheben des Kerns meist nicht gelingt.

- Daher wird ein solcher Kern in der Hinterkammer emulsifiziert. Anders als bei „divide and conquer" wird der zentrale Graben zu allen Seiten erweitert, bis lediglich eine äußere Schale („Chip") vorhanden ist. Mit einem Häkchen wird nun der „Chip" in Äquatorrichtung nach 6 Uhr geschoben und entlang der Vorderkapselrückfläche in Richtung Kapsulorhexisöffnung gewendet („Flip"). Dort kann er mittels Phako- oder I/A-Tip entfernt werden (Abb. 25.10 a–e).

Der harte Kern
- Hier kommt die Phakoemulsifikation in der Irisebene oder die Entfernung des Kerns nach Zerlegen in 4 Einzelstücke in Frage.

- Der Chirurg muß sich vergegenwärtigen, daß bei harten Kernen durch scharfe Kanten Rupturen der Hinterkapsel auftreten können. Es muß der Kern entsprechend sorgsam bewegt werden.

Phaco-chop
- Die konsequente Weiterentwicklung der „Divide-and-conquer-Technik" mündet in der „Phaco-chop-Technik". Der Phakotip wird bei 12 Uhr schonend (kein „Die-Linse-vor-sich-her-Schieben") in die Linse „eingegraben", der „chopper" (z.B. ein Häkchen)

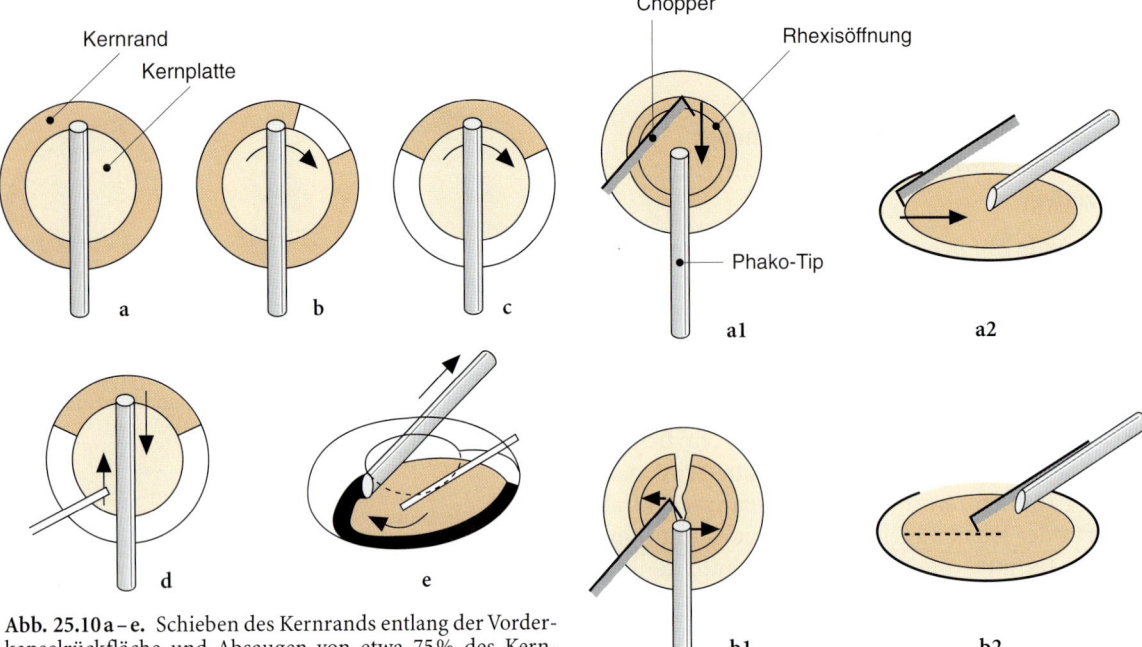

Abb. 25.10a–e. Schieben des Kernrands entlang der Vorderkapselrückfläche und Absaugen von etwa 75% des Kernrands mit dem Phako- oder I/A-Tip (**a–c**), anschließend „Umstülpen" von Kernplatte und restlichem Kernrand entlang der Vorderkapselrückfläche in Richtung Kapsulorhexis („Flip") und Absaugen mit dem Phako- oder I/A-Tip (**d–e**)

Abb. 25.11a, b. Phaco-chop. Der Tip ist tief im Kern eingegraben, das Häckchen wird peripher des Kernrands eingesetzt (**a1, 2**) und bewegt sich auf den Kern zu (**b1, 2**)

wird zwischen Vorderkapsel und Linse bei 6 Uhr peripher vom Kernrand plaziert und unter leichtem Druck auf den Kern in Richtung Phakotip gezogen (Abb. 25.11a, b). Der Kern wird durch den Phakotip stabilisiert und mit dem „chopper" geschnitten, ohne daß er sich nennenswert bewegt. Der „Schnitt" kann an der gleichen Stelle wiederholt werden (zunehmende Tiefe); Tip und Häckchen werden unmittelbar danach nach links und rechts auseinandergeführt, so daß der Kern zerlegt wird. Dieser Vorgang wird dann nach Kerndrehung (90°) je nach Bedarf wiederholt.

■ Insbesondere bei der Phaco-chop-Technik verbleibt der Phakotip ruhig in der Linsenmitte, während ihm das zweite Instrument zuarbeitet.

Umwandlung der Phakoemulsifikation in eine Kernexpression

■ Wenn bei der Phakoemulsifikation eine Komplikation (z.B. Kapselruptur) auftritt bzw. wenn sich der Linsenkern als zu hart erweist, ist es wichtig, die Phakoemulsifikation in eine Kernexpression umzuwandeln. Zunächst wird vorsichtig eine viskoelastische Substanz in die Vorderkammer und möglichst auch hinter den Kern eingegeben, um die Situation zu stabilisieren und im Falle einer Kapselruptur ein Abgleiten des Kerns in den Glaskörperraum zu verhindern. Dann kann der Sklerokornealschnitt, aber auch ein Tunnelzugang (erst zum Limbus hin und dann limbusparallel zu den Seiten) erweitert werden. Bei einer „Clear-cornea-Inzision" sollte ein zweiter, dann sklerokornealer, Schnitt angelegt werden. Alternativ zu einer vollen Schnitterweiterung (160°) mit Kernexpression in toto kann im Falle einer Umwandlung nach Zerteilen des Kerns die Schnitterweiterung umschrieben bleiben. Anschließend werden die Kernfragmente mit einer Kernextraktionspinzette entfernt oder durch Injektion viskoelastischer Substanzen exprimiert.

Abschließende Vorgehensweise bei der Phakoemulsifikation

■ Nach Beendigung der Kernemulsifikation muß darauf geachtet werden, daß keine Kernreste in der Vorder- oder Hinterkammer verbleiben.

■ Die Absaugung der Linsenrinde wird entsprechend der individuellen Vorgehensweise der verschiedenen Chirurgen durchgeführt (Absaugung wie bei ECCE; Abb. 25.12).

■ Unter bestimmten Umständen kann es erforderlich sein, eine primäre hintere Kapsulorhexis anzulegen. Diese bietet sich zur kontrollierten, stabilisierenden Erweiterung einer begrenzten, spontanen

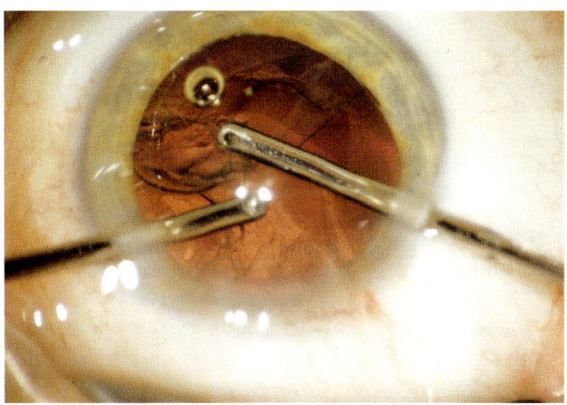

Abb. 25.12. Entfernung der Linsenrindenreste, hier bimanuell, über getrenntes Irrigations- und Aspirationshandstück

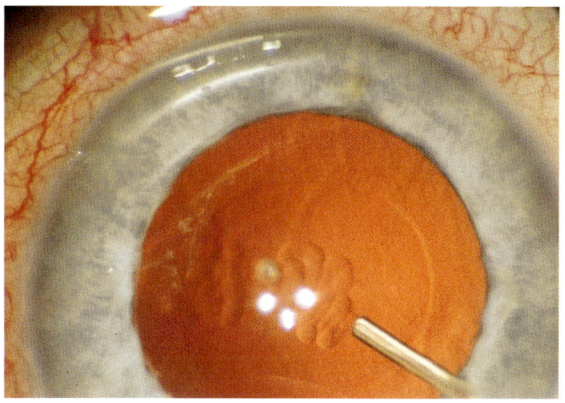

Abb. 25.13. Vor der Implantation der Hinterkammerlinse wird die Vorderkammer mit Viskoelastikum gestellt und der Kapselsack gefüllt („eröffnet")

Kapselruptur mit evtl. sich anschließender vorderer Vitrektomie, bei Zustand nach Vitrektomie mit Silikonölinstallation und der Kombination von Kataraktoperation und Silikonölablassung durch die Hinterkapseleröffnung, bei einzeitig durchgeführter Phakoemulsifikation und Vitrektomie oder bei Linsenabsaugung bei Säuglingen und Kleinkindern an. In all diesen Fällen ist eine Kapselfibrose für eine YAG-Kapsulotomie relativ schlecht geeignet. In den oben genannten Situationen wird die Hinterkapseleröffnung als Rhexis vor der Linsenimplantation durchgeführt. Sollte der Glaskörperraum mit Silikonöl gefüllt sein und bleiben müssen, bietet es sich an, erst die Linse zu implantieren und dann mit einem Glaskörperschneidegerät oder einem Satomesser die Hinterkapsel einzureißen. Erfolgt im ölgefüllten Auge keine primäre chirurgische Kapseleröffnung, kommt es bei der dann erforderlichen YAG-Kapsulotomie fast immer zu Defekten in der Kunstlinse (sog. „pits").

■ Viskoelastische Substanzen werden in die Vorderkammer und den Kapselsack eingegeben (Abb. 25.13). Der Wundspalt wird entsprechend der Linsengröße erweitert. Das korneale Ende eines erweiterten Tunnelschnitts darf niemals über den Limbus hinauslaufen (Schnitterweiterung immer durch Vorwärtsbewegungen in Richtung Kammer und nie beim Zurückziehen der Klinge, s. Abb. 25.5).

■ Der zunehmend häufigere Gebrauch von faltbaren Linsen erlaubt eine Reduktion der Schnittgröße, die bei der Phakoemulsifikation durch die zu implantierende Intraokularlinse bestimmt wird. Zur Zeit werden derartige Linsen vor allem aus Silikon, Hydrogel oder Acrylaten hergestellt. Spezielle Linsen berücksichtigen Fern- und Nahbereich (Multifokallinsen, Abb. 25.14) sowie das erhöhte Risiko einer postoperativen Entzündung (z.B. heparinbeschichtete Linsen bei Uveitis, Diabetes). Faltbare Linsen erfordern die Anschaffung von speziellen Halte- und Faltpinzetten mit glatten Branchen (Abb. 25.15). Diese sind unbedingt notwendig, um Beschädigungen der IOL-Optiken zu vermeiden, die sowohl beim Falten entweder quer zur Haptik (Paket aus Optik und Haptiken) als auch beim Falten in Längsrichtung in der Achse der Haptiken entstehen können.

■ Nach Implantation der Hinterkammerlinse werden die viskoelastischen Substanzen entfernt.

■ Die Wunde ist in der Regel selbstabdichtend, so daß auf das Legen jeglicher Nähte verzichtet werden kann, vorausgesetzt, der Tunnel ist nach Stellen der Vorderkammer über die Parazentese sicher dicht (Vorderkammer vertieft sich und bleibt auch nach Zurückziehen der Kanüle aus der Parazentese tief).

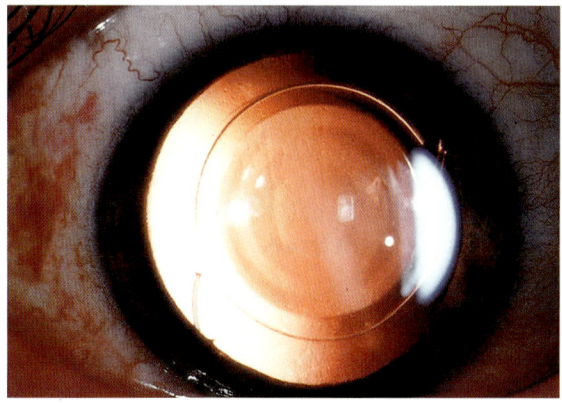

Abb. 25.14. Multifokale Intraokularlinse im regredienten Licht

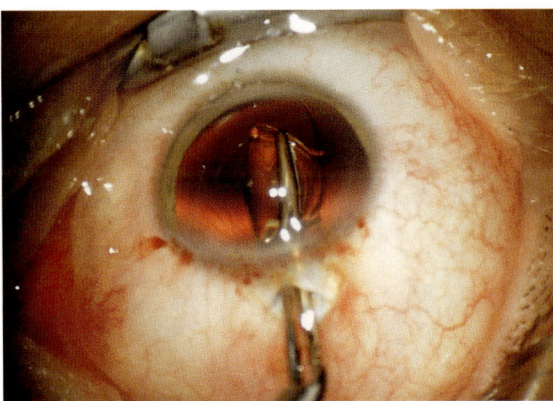

Abb. 25.15. Implantation einer faltbaren Intraokularlinse mit speziellen Faltinstrumenten

Der Augeninnendruck sollte palpatorisch im Normbereich sein.

▪ Abschließend wird die Bindehaut nach Entfernung des Muskelhaltefadens über den Wundspalt gezogen und kann bei Bedarf mit dem Kauter adaptiert werden. Danach Antibiotika- und Steroidgabe je nach Bedarf.

Viskoelastische Substanzen

▪ Viele Schritte der Kataraktoperation werden durch die Anwendung sog. viskoelastischer Substanzen erleichtert (s. Abb. 25.13).

▪ Der Chirurg kann zwischen viskoelastischen Substanzen aus Hyaluronsäure (z.B. Healon®, Amvisc®Plus, Provisc®), Methylzellulose (z.B. Adatocel®) und einer Chondroitinsulfat-Hyaluronsäurekombination (Viscoat®) wählen. Hierbei spielen Viskosität, Elastizität, Pseudoplastizität, Plastizität, Kohäsion und Kontaktwinkel eine Rolle.

▪ Im allgemeinen haften methylzellulosehaltige Substanzen und Viscoat® besser am Endothel (Schutz) als Hyaluronate und werden daher von einigen Chirurgen bevorzugt. Aus den gleichen Gründen lassen sie sich allerdings nach Linsenimplantation schlechter als Hyaluronate aus der Vorderkammer entfernen, und es kann postoperativ zu einem passageren Druckanstieg kommen.

▪ Das Präparat wird in die Vorderkammer gegeben, ohne diese zu überfüllen (Gefahr des Irisprolaps). Alternativ kann auf Viskoelastika ganz oder teilweise verzichtet werden und der Eingriff oder Teile des Eingriffs können unter Luft (Hinterkammerlinsenimplantation) oder unter Flüssigkeit (Stellen der Vorderkammer vor/während der Kaspsulotomie) durchgeführt werden.

5.2.3 Kombinierte Verfahren

Kataraktextraktion und perforierende Keratoplastik

▪ Möglichkeiten: Perforierende Keratoplastik mit zweizeitig durchgeführter anschließender Kataraktextraktion nach mehreren Monaten vs. kombiniert mit Kataraktextraktion.

▪ Schnellere Visusrehabilitation bei einzeitiger Vorgehensweise.

▪ „Triple-procedure": Perforierende Keratoplastik, Kataraktextraktion mit Implantation einer IOL. Hierbei handelt es sich um das Verfahren der Wahl bei gleichzeitig bestehender Hornhauterkrankung und ausgeprägter Katarakt. Die ECCE schützt hierbei vor Glaskörperkomplikationen und sorgt für eine optimale Verankerung der Intraokularlinse.

▪ Besondere Gesichtspunkte bei der „Triple-procedure":

- Ein weiches Auge ist vorteilhaft.
- Der Einsatz von Skleraexpandern (z.B. Flieringa-Ring).
- Nach Möglichkeit sollte die Kataraktoperation im geschlossenen System durchgeführt werden.
- Eine vordere Vitrektomie ist erforderlich, falls es zum Glaskörpervorfall kommt.

Katarakt- und Glaukomeingriff

▪ Eine Entscheidung über die chirurgische Vorgehensweise hängt vom Ausprägungsgrad des Glaukoms, von der Qualität der Glaukomeinstellung, der Art der medikamentösen Therapie und den zugrundeliegenden anatomischen Besonderheiten ab. Chirurgische Möglichkeiten:

- Einfache Kataraktextraktion (z.B. bei Winkelblockglaukom).
- Kataraktextraktion im Anschluß an die Glaukomchirurgie (zweizeitig).
- Kombinierte Glaukom- und Kataraktoperation (einzeitig).

Einfache Kataraktextraktion

▪ Die Glaukomtherapie ist möglicherweise nach der Kataraktextraktion nicht mehr erforderlich (Zu-

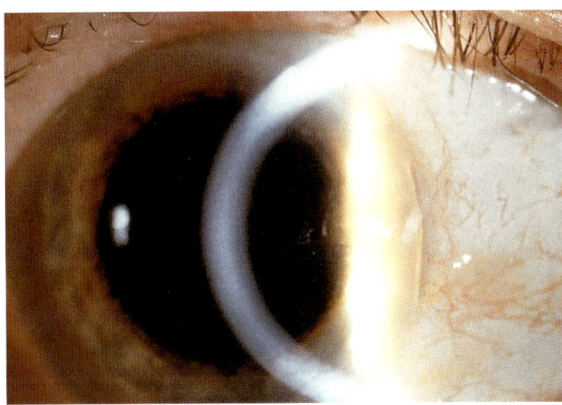

Abb. 25.16. Zustand nach Kataraktoperation mit Clear-cornea-Inzision. Die Inzision ist limbusnah zu erkennen. Bindehaut und Sklera wurden durch die Inzision nicht alteriert

stand nach Entfernen einer dicken Linse bzw. Entfernung von das Trabekelwerk verstopfenden Materialien durch die Spülung).

■ Erscheint zum Zeitpunkt einer alleinigen Kataraktoperation die Notwendigkeit einer späteren Glaukomoperation nicht ausgeschlossen, sollte die Katarakt über eine Clear-cornea-Inzision durchgeführt werden, um die Bindehaut und die Lederhaut nicht zu alterieren und dadurch die Prognose eines späteren fistulierenden Eingriffs zu reduzieren (Abb. 25.16).

Kataraktextraktion nach Glaukomchirurgie (zweizeitig)

■ Ein zweizeitiges Vorgehen ist dann indiziert, wenn der Augeninnendruck trotz maximal tolerierbarer Medikation und/oder bei klinisch signifikantem Gesichtsfeldverlust/Sehnervenschaden nur schwer einzustellen ist.

■ Ein Filterkissen erfordert die Modifizierung der Kataraktchirurgietechnik.

■ Der Zugang kann von temporal oder korneal vor dem Filterkissen in der klaren Hornhaut erfolgen.

■ Die Phakoemulsifikation hilft hier, einige der Probleme, die bei großen Inzisionen auftraten, zu vermeiden.

Kombinierte Glaukom- und Kataraktchirurgie (einzeitig)

■ Derzeit konkurieren zahlreiche Verfahren miteinander: Phakoemulsifikation über einen Clear-cornea-Schnitt kombiniert mit Trabekulektomie, Trabekulotomie oder tiefer Sklerektomie in üblicher Weise oder Phakoemulsifikation mit Kleinschnitttechnik über einen gemeinsamen präparativen Zugang kombiniert mit dem glaukomchirurgischen Eingriff. Bei Kataraktoperation und Pseudoexfoliationsglaukom hat sich die Kombination von Phakoemulsifikation und Trabekelaspiration bewährt. Bei Vorliegen einer Pseudoexfoliation sollte auf die Implantation faltbarer Intraokularlinsen mit Plattenhaptik verzichtet werden, da hier ausgeprägte Fibrosierungen der vorderen Linsenkapsel häufiger auftreten.

■ Die Kataraktoperation gestaltet sich bei einzeitigem Vorgehen einfacher. Nach Anlegen eines Filterkissens ist ein technisch anspruchsvollerer Zugang zur Linsenentfernung erforderlich.

■ Häufigkeit und Ausmaß postoperativer Druckerhöhungen sind bei kombinierten Verfahren geringer.

Kombinierte Kataraktchirurgie und Vitrektomie

■ Eine Vitrektomie bei getrübter Linse ist schwierig. Bei Kombination mit einer Lensektomie über die Pars-plana-Eingangsstellen ist der Erhalt der Kapsel und die reguläre Implantation einer Hinterkammerlinse gefährdet. Die Kombination einer Vitrektomie mit einer Phakoemulsifikation führt zu einem größeren Trauma (Addition der Inzisionen in der Bulbuswand). Inzwischen überwiegt jedoch die Meinung, daß die zahlreichen Vorteile bei Kombination von Vitrektomie und Phakoemulsifikation (guter Einblick in die Peripherie, komplettes und sicheres Vitrektomieren, guter postoperativer Funduseinblick, schnellste Visusrehabilitation, kein zweiter Eingriff) von größerer Relevanz sind als das Risiko des „größeren Traumas". Besondere Vorsicht bei einem kombinierten Vorgehen sollte walten bei chronischen Reizzuständen (Uveitis) und bei unzureichender präoperativer Behandlung der endothelialen Aktivität bei proliferativer diabetischer Retinopathie (zu wenig Laser-/Kryokoagulation). In diesen Fällen sollte man sich auf die Notwendigkeit einer intensivierten postoperativen Therapie mit Steroiden und nichtsteroidalen Antiphlogistika einstellen und diese unverzüglich beginnen.

5.2.4
Kataraktextraktion unter besonderen Umständen

Vorbestehen eines Filterkissens

■ Mögliche Zugänge: von temporal und korneal vor dem Filterkissen.

■ Der Zugang durch das Filterkissen zerstört in der Regel die Funktion des Filterkissens.

Zustand nach perforierender Keratoplastik

■ Der Schlüssel zum Erfolg nach vorangegangener perforierender Keratoplastik ist der Schutz des Endothels des Hornhauttransplantates während der Kataraktoperation.

■ Das Auge sollte weich sein (präoperative Osmotikagabe/Okulopression).

■ Zum Schutz des Endothels sollten viskoelastische Substanzen verwendet werden.

■ Die Phakoemulsifikation sollte ausschließlich in der Hinterkammer durchgeführt werden.

■ Die postoperative Nachsorge sollte besonders sorgfältig durchgeführt werden, um Entzündungszustände, die die Transparenz des Transplantats beeinträchtigen können, rechtzeitig zu entdecken.

Dislozierte kristalline Linse

■ Grundregeln:
- Bei vollständiger Dislokation der Linse in die Vorderkammer muß die Linse entfernt werden.
- Eine komplette Dislokation in den Glaskörperraum wird nur bei hypermaturer Linse notfallmäßig versorgt. Eine Entfernung der Linse ist vor allem dann notwendig, wenn Entzündung, Glaukom oder Netzhautkomplikationen auftreten. Auch wenn Einzelbeobachtungen von mittel- oder gar langfristig komplikationslosen Verläufen berichten, ist davon auszugehen, daß eine in den Glaskörperraum luxierte Linse nach Verflüssigung des Glaskörpers über kurz oder lang Kontakt mit der Netzhaut bekommt und sich lageabhängig auf der Netzhaut, auch im Bereich des hinteren Pols, hin und her bewegt (Makulaschäden). Die Linse sollte also vorher extrahiert werden (Vitrektomie und Endophakoemulsifikation).
- Eine Subluxation der Linse in die Pupillarebene ohne signifikante Auswirkungen auf den Visus bzw. ohne Erzeugung eines Pupillarblocks sollte zunächst nur beobachtet werden.
- Eine Subluxation in die Pupillarebene mit Pupillarblockkomponente kann zunächst mit Hilfe einer Iridotomie (Laser) behandelt werden.

Morgagni-Katarakt

■ Hierbei handelt es sich um eine Linse mit verflüssigter Rinde und dichtem Kern, der sich nach unten

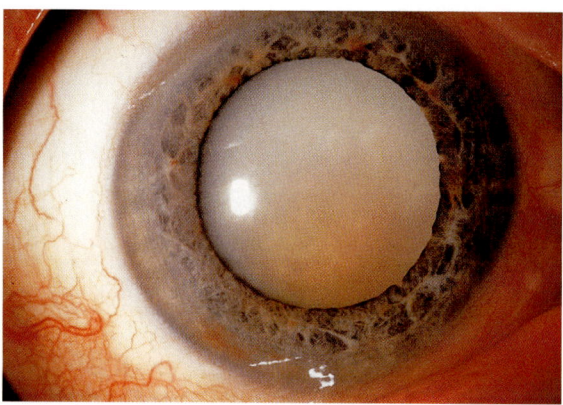

Abb. 25.17. Bei der Morgagni-Katarakt kommt es durch Verflüssigung der Linsenrinde zu einem Absinken des getrübten Linsenkernes in die 6-Uhr-Position

in den Kapselsack verlagert hat (Patient in aufrechter Körperhaltung, Abb. 25.17). Die Zonulae können gelockert sein.

■ Phakoemulsifikation: Nach Präparation eines Tunnels wird mit der Phakolanze die Kapsel eröffnet. Man geht mit dem Phakotip ein und saugt die flüssige Rinde ab. Der Kapselsack wird mit einer viskoelastischen Substanz aufgefüllt; anschließend vollständige Eröffnung der vorderen Kapsel. Danach erfolgt die Emulsifikation des Kerns.

■ Bei geplanter intrakapsulärer Kataraktextraktion wird die Linse ohne Kapseleröffnung in toto entfernt. Trotz der nur geringgradigen Zonulaverankerung sollte Chymotrypsin vor der ICCE eingesetzt werden. Mit leichtem Druck unten wird dann der obere Anteil der Linse exponiert. Eine Kryosonde wird so aufgesetzt, daß die Linse und nicht die Iris anfriert. So gelingt die Extraktion meist in toto.

Traumatische Katarakt mit Fremdkörper

■ Ca. 10% der intraokularen Fremdkörper kommen in der Linse zum Liegen. Dort sind sie meist leicht auffindbar. Die Prognose ist besser als bei Fremdkörpern im Glaskörperraum. Auch wenn sich der Fremdkörper entfernen läßt (z.B. mit einem Magneten), bleibt eine Linseneintrübung und damit die Notwendigkeit einer kurz- oder mittelfristigen Kataraktoperation meist nicht aus. Prinzipiell können solche Linsen gemeinsam mit dem Fremdkörper im Rahmen einer routinemäßigen Kataraktoperation extrahiert werden. Zu berücksichtigen ist lediglich, daß fast immer die Vorderkapsel und weniger häufig die Hinterkapsel durch das Ein- und ggf. partielle Durchtreten des Fremdkörpers durch die Kapsel geschädigt sind und so z. B. die Durchführung einer Kapsulorhexis erschwert ist. Iridodialysen, Zonulolysen oder Hyphämata können den Eingriff zusätzlich komplizieren. Postoperativ sollte man sich auf einen erhöhten Reizzustand einstellen und nicht zögern, diesen mit entsprechend hoch dosierten Steroidgaben zu behandeln.

Kataraktchirurgie mit Implantation von Irisblenden oder Intraokularlinsen mit Iriszeichnung

■ Bei Fehlen oder Defekten der Regenbogenhaut (Kolobome, Trauma, Aninidie) kann durch die Verwendung von speziellen Intraokularlinsen mit Iriszeichnung oder durch die Implantation von Kapselspannringen mit sektorförmigen irisfarbenen Blenden der bestehende Irisdefekt optisch geschlossen werden.

5.2.5
Komplikationen bei der Kataraktchirurgie

Präoperative Komplikationen

Lokalanästhesie
■ Obwohl medikamentenspezifische und allergische Reaktionen auf die gewöhnlich eingesetzten Lokalanästhetika selten sind, sollte man darauf eingestellt sein.

■ Normalerweise liegt die adäquat applizierte Menge an Retrobulbäranästhetikum außerhalb des Toxizitätsbereichs; dennoch kann die versehentliche intravasale oder intrathekale Injektion zu Krampfanfällen und zu Herz- und Atemstillstand führen.

■ Sollte es über die Optikusscheiden oder über posttraumatische knöcherne Defekte zu einer Penetration des Anästhetikums in das ZNS kommen, können sich Hirnstammaffektionen entwickeln.

■ Sollte Epinephrin verwendet werden, sind Tachykardien, Blutdruckerhöhung, Agitation und Tremor möglich. Die Anwendung von Epinephrin bei der Retrobulbärinfektion kann jedoch auch deshalb nicht empfohlen werden, da hierdurch die Perfusion der Zentralarterie verschlechtert wird.

■ Selbst bei unkompliziert verlaufender Retrobulbärinjektion kann es zu, wenn auch verlängerten, okulokardialen Reflexen (Bradykardie, Arrhythmie und möglicherweise Asystolie) bei Muskelzug kommen.

Retrobulbärhämatom
■ Symptome: Proptosis, Lidverhärtung, Ecchymosis, Chemosis, subkonjunktivale Blutungen und fehlende passive Beweglichkeit des Bulbus.

■ Wichtiges Frühzeichen: unmittelbar eintretende Akinesie unter Einbeziehung der Bulbusrotation (M. obliquus superior).

■ Wichtig ist es, bei ausgeprägtem Befund mit Gefährdung der okulären Perfusion den Druck auf und im Augapfel durch die Durchführung einer lateralen Kanthotomie bis auf den seitlichen knöchernen Orbitarand unter Durchtrennung des lateralen Lidbändchens zu reduzieren. Eine Parazentese kann erforderlich sein.

■ Sollte es zu einem ausgeprägten Retrobulbärhämatom gekommen sein, ist von einem intraokularen Eingriff abzuraten, solange noch eine deutliche Liddruckerhöhung zu verzeichnen ist und die Orbitakanten nicht palpiert werden können bzw. der Bulbus nicht nach hinten verlagert werden kann (fehlende Redressierbarkeit).

■ Unmittelbare Drucksteigerungen in Bulbus und Orbita bei Retrobulbärinjektion können im gleichen Moment eine Retrobulbärblutung stoppen.

■ Wird die Operation verschoben, sollte u. a. aus psychologischen Gründen später in Intubationsnarkose operiert werden.

Perforation des Augapfels mit der Injektionsnadel
■ Ein erhöhtes Risiko besteht bei langen, myopen Bulbi.

■ Das Risiko ist beim Einsatz von abgerundeten Nadeln niedriger.

■ Ein Abgleiten der Nadel nach oben ist gefährlich.

■ Sollte es zur Perforation gekommen sein, muß sofort ophthalmoskopiert und auf weitere mögliche Komplikationen (Netzhaut) geachtet werden.

■ Die Peribulbäranästhesie oder auch Parabulbäranästhesie ist weniger risikobehaftet. Es wird allerdings eine größere Menge an Anästhetikum erforderlich und es dauert länger, bis Anästhesie und Akinesie einsetzen.

Intraoperative Komplikationen

Perforation des Augapfels beim Anschlingen des M. rectus superior
■ Diese Komplikation kann vermieden werden, wenn der Chirurg sorgfältig die Sehne des M. rectus

superior faßt und die Nadel tangential zum Augapfel unter der Sehne durchsticht.

Blutungen aus dem Wundspalt

■ Blutungen entstammen in der Regel episkleralen Gefäßen. Sie kommen meist spontan zum Stillstand.

■ Gewöhnlich ist die Blutung mit dem Kauter zu stillen. Ein ausgiebiges Kautern führt allerdings zu Gewebsschrumpfungen und -nekrosen. Das Kautern der Sklera im 12-Uhr-Bereich zu nah am Limbus führt zum Astigmatismus.

Iridodialyse

■ Bei Verletzung der Iriswurzel kann es zu einer Iridodialyse kommen.

■ Iatrogen kann bei der Kataraktextraktion, bei Durchführung einer Iridektomie oder beim Einführen eines Instrumentes in die Vorderkammer eine Iridodialyse entstehen.

■ Eine Iridodialyse kann auch dann auftreten, wenn die Iris versehentlich aspiriert wird.

■ Bei ausgedehnten Dialysen ist eine Reposition und Fixation der Iris mittels Nähten erforderlich.

Irisprolaps

■ Das Auftreten eines Irisprolapses kann durch die Präparation einer ausreichend langen kornealen Lefze zuverlässig vermieden werden. Das Risiko einer akzidentellen, kammerwinkelnahen Vorderkammereröffnung kann bei der lamellären Präparation des Tunnelschnittes reduziert werden, wenn am Limbus bewußt die Richtung der Präparation nach oben in Richtung Apex corneae geändert wird. Wann immer es während der extrakapsulären Kataraktextraktion zum Irisprolaps durch den Wundspalt kommt, kann der Eingriff sicherer und schneller nach Einführen einer Gleitschiene in die Vorderkammer fortgesetzt werden (Abb. 25.18a, b). Die Inzision (meist Tunnel) wird mit Hilfe einer oder mehrere Nähte (9–0-Vicryl®) auf die erforderliche Breite reduziert, damit z. B. die Phakoemulsifikation der Linse, die Aspiration von Rindenresten und die Linsenimplantation (Sulkus oder Kapselsack) fortgesetzt werden können.

Sphinkterverletzungen

■ Sie können entstehen, wenn der Kern durch eine enge oder starre Pupille entbunden wird. Häufig findet man solche Pupillen bei Patienten nach Miotikatherapie.

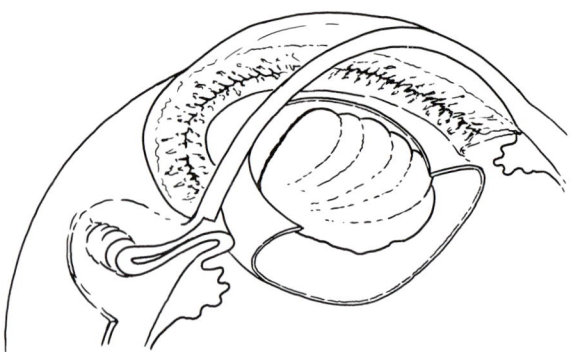

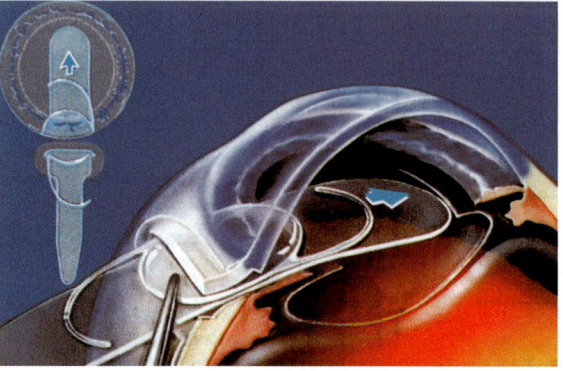

Abb. 25.18a, b. Irisprolaps während Phakoemulsifikation vor (**a**) Einbringen einer Gleitschiene und danach (**b**); die Schiene stabilisiert die Iris in der Vorderkammer und dient z. B. der IOL als „Rutsche"

■ Auch beim Einsatz von Irishäkchen oder nach Aufspreizen der Pupille mit Häkchen/Pinzetten (Pupillenstretching) können Sphinkterdefekte verbleiben.

Hinterkapselruptur

■ Sollte die Eröffnung der Hinterkapsel klein sein und der Glaskörper nicht durch die Kapsel hindurchtreten, hat die Ruptur keine Konsequenzen für das weitere Vorgehen.

■ Bei größeren Defekten der Hinterkapsel bietet die Implantation einer Hinterkammerlinse in den Sulkus mehr Sicherheit als die Plazierung im Kapselsack.

■ Bei großen Verletzungen der Hinterkapsel und fehlender Unterstützung für die Hinterkammerlinse (kein stabiler Rhexisrand, große Zonulolyse) muß entweder eine Vorderkammerlinse implantiert oder die Hinterkammerlinse mit speziellen Nähten in der Sklera verankert werden. Bei Verzicht auf eine Linsenimplantation verbleibt die Möglichkeit der Kontaktlinsen-/Brillenkorrektur. Größere Rupturen der Hinterkapsel können auch zum Kernverlust in den Glaskörperraum führen.

Glaskörperverlust

- Verschiedene Vorsichtsmaßnahmen minimieren das Risiko dieser Komplikation: Arbeit im geschlossenen System mit selbstabdichtenden Zugängen, ausreichende Anästhesie und Akinesie, weicher Augapfel, keine unnötigen Drucksteigerungen über Lider, Lidsperrer, Nähte oder die Hand des Chirurgen. Gegebenenfalls ist die präoperative Gabe von Osmotika bei entsprechender Konstitution der Patienten und bei jungen Patienten (elastische Sklera) indiziert.

- Potentielle Komplikationen bei Glaskörperverlust: bullöse Keratopathie, verzögerte Wundheilung, Verziehung der Pupille, chronische Entzündungszustände, zystoides Makulaödem, Epitheleinwachsung, Bindegewebseinwachsung, Netzhautablösung.

- Es ist eine partielle vordere Vitrektomie mit sorgfältiger Entfernung des Glaskörpers aus dem vorderen Augenabschnitt und aus dem Wundbereich erforderlich. Dies geschieht vorzugsweise mit Hilfe einer separaten Irrigation über die Vorderkammer, die im Bereich des Limbus zugeführt wird und zu einer besseren Stabilisation führt als ein Infusionssleeve über dem Vitrektomiegerät (bimanuelle Technik). Auf diese Weise werden Vergrößerungen der Kapselruptur und eine Hydratation des Glaskörpers vermieden und es kommt nicht zu einem unnötig großen Glaskörperverlust.

- Im Falle eines Glaskörperverlustes sollte eine periphere Iridektomie angelegt werden, wenn ein späterer Pupillarblock nicht ausgeschlossen erscheint.

Ablösung der Descemet-Membran

- Kleine Ablösungen der Descemet-Membran werden gelegentlich im Bereich der Eingangsstelle wahrgenommen, führen aber in der Regel nicht zu Komplikationen. Sollte es jedoch zu großflächigen Ablösungen kommen, kann dies ein Hornhautödem hervorrufen.

- Meist erzeugt man eine Ablösung der Descemet-Membran durch eine inkomplette Penetration mit stumpfen Instrumenten.

- Sollte nur ein relativ kleines Gebiet abgelöst sein, hilft die Eingabe von Luft in die Vorderkammer zur Readaption.

- Falls eine derartige Ablösung erst postoperativ bemerkt wird und der Zustand der Hornhaut sich dabei verschlechtert, ist eine chirurgische Revision erforderlich.

- Die chirurgische Versorgung umfaßt ein Ausbreiten der Membran mit Hilfe von viskoelastischen Substanzen, anschließend erfolgen die Refixation mit Nähten und die Injektion von Luft in die Vorderkammer am Ende des Eingriffes.

Kerndislokation in den Glaskörperraum

- Ernste Komplikation, bei der die Versorgung durch einen erfahrenen Glaskörperchirurgen erfolgen muß.

- Der Kern sollte kurzfristig, am besten über einen Pars-plana-Zugang (Vitrektomie, Fragmatom) entfernt werden.

Expulsive Chorioidalblutung

- Die expulsive Blutung ist eine seltene, aber schwerwiegende Komplikation bei Kataraktoperationen.

- Häufigkeit: ca. 0,2% aller Kataraktoperationen. Sie ist v.a. durch drucktrennende Schnittechniken seltener geworden.

- Die Quelle der Blutung ist eine der zahlreichen Ziliararterien, die den Uvealtrakt versorgen. Die genaue Pathogenese ist unklar.

- Ein Auftreten ist schwer vorherzusagen. Man kennt keine prädisponierenden Faktoren, obwohl bekannt ist, daß im Falle des Auftretens einer expulsiven Blutung in einem Auge das Nachbarauge einem erhöhten Risiko ausgesetzt ist.

- Eine expulsive Blutung kann sich ankündigen als stark zunehmender Augeninnendruck mit spontaner Expression der Linse oder des Linsenkerns und anschließendem Glaskörperverlust. Bisweilen stellt sich die Blutung auch als dunkle Masse in der Pupillenebene dar, nachdem die Katarakt entfernt worden ist. In diesem Fall ähnelt die Blutung einer exsudativen Chorioidalabhebung.

- Erstmaßnahme ist der sofortige Verschluß der Vorderkammer. Die weitere Behandlung sollte innerhalb von 10 Tagen erfolgen. Zur Behandlung eignet sich die Sklerafensterung mit Eröffnung des Suprachorioidalraums und die Expression von Blut und Blutkoageln unter gleichzeitiger Tonisierung des Bulbus über die Vorderkammer.

Komplikationen während der Phakoemulsifikation

Intraoperativer Irisprolaps

- Ein Irisprolaps entsteht am häufigsten bei sehr großen, sehr weit skleral gelegenen Inzisionen und auch bei Tunnelinzisionen, die zu steil angelegt bzw. zu kurz sind.

- Es empfiehlt sich, einen derartigen Tunnel zu verschließen und an einer anderen Stelle einen neuen Tunnel zu präparieren.

Abflachen der Vorderkammer [weiches Auge/niedriger Intraokulardruck (IOD)]

- Grund hierfür kann eine zu große Inzision oder ein Ungleichgewicht zwischen Infusion und Aspiration sein (Infusionsflasche hängt zu niedrig, Schläuche im Infusionssystem sind abgeknickt). Auch ein zu steiler Tunnel kann mit einem Druckabfall einhergehen.

- Die Inzision sollte partiell verschlossen oder das Infusions-/Aspirationsverhältnis ausgeglichen werden (Anheben der Infusionsflasche, Reduktion des maximalen Flows usw.).

Abflachen der Vorderkammer (normaler oder erhöhter IOD)

- Hierzu kommt es meist bei einem Loch in der Hinterkapsel, da sich so die Infusionsflüssigkeit hinter der Hinterkapsel ansammeln kann. Hieraus resultiert eine Verlagerung von verbliebener Hinterkapsel und Iris nach vorne.

- Ein Absenken der Infusionsflasche kann zur spontanen Vertiefung der Vorderkammer führen. Die Umwandlung in eine ECCE kann notwendig werden.

- Eine Vorderkammerabflachung bei normalem oder erhöhtem Intraokulardruck kann auch bei subchorioidaler Blutung, uvealer Effusion oder Retrobulbärblutung auftreten.

Pupillenverengung (intraoperativ)

- Nach Iristrauma kommt es oft zu einer Pupillenverengung. Diese Komplikation kann vermieden werden durch „Tiefhalten" der Vorderkammer, indem der Kontakt zwischen Iris und Instrument vermieden wird, und indem Epinephrin der Infusionslösung zugesetzt wird. Die präoperative Gabe nichtsteroidaler Antiphlogistika wirkt ebenfalls der intraoperativen Pupillenverengung entgegen.

Zurückgebliebene Kern-/Rindenreste (postoperativ)

- Es handelt sich meist um schmale Fragmente (1 mm); eine Spontanresorption ist häufig und verläuft komplikationslos; jedoch sollte bei starken intraokularen Entzündungszuständen, nicht kontrollierbarer Augeninnendruckerhöhung oder der Entwicklung eines Hornhautödems in der Nähe des Fragments die sofortige Entfernung vorgenommen werden.

Postoperative Komplikationen

Pupillarblock bei Aphakie

- Ein Pupillarblock tritt dann auf, wenn das Kammerwasser nicht mehr von der Hinterkammer in die Vorderkammer abfließen kann.

- Kann sich nach Implantation von Vorderkammerlinsen ohne Anlage einer peripheren Iridektomie oder bei Glaskörperinkarzeration in der Pupillarebene ereignen.

- Die medikamentöse Therapie besteht aus Pupillenerweiterung mit Parasympatholytika und Sympathomimetika.

- Eine periphere Iridotomie (Laser) ist das chirurgische Vorgehen der Wahl.

- Falls die Glaskörperinkarzeration die Ursache für den Pupillarblock ist, muß zusätzlich zur peripheren Iridektomie eine Vitrektomie durchgeführt werden.

Wundleckagen

- Eine abgeflachte bzw. flache Vorderkammer bei niedrigem Intraokulardruck und ein positiver Seideltest zeigen eine Leckage an.

- Pupillenerweiternde Tropfen können eingesetzt werden, um einen begleitend auftretenden partiellen Pupillenblock zu behandeln.

- Es kann zur Ausbildung von vorderen Synechien und einem konsekutiven Kammerwinkelverschluß kommen, insbesondere dann, wenn die Vorderkammer zu lange flach bleibt.

- Die topische Applikation von Antibiotika ist zur Infektionsprophylaxe angezeigt.

- Eine topische Applikation von Steroiden sollte zur Vermeidung von Entzündungen eingesetzt werden.

- Ein Druckverband über 24 h reicht oft aus, um die Wundleckage zu schließen.

- Falls nach bis zu 3 Tagen konservativer Therapie nach wie vor eine flache Vorderkammer besteht, sollte der Wundspalt chirurgisch revidiert werden.

Aderhautabhebung

- Ein erniedrigter Intraokulardruck und eine abgeflachte/flache Vorderkammer können auch auf eine Aderhautabhebung hinweisen.

- Wundleckage und Aderhautabhebung können auch gemeinsam auftreten.

- Eine exsudative Aderhautabhebung bildet sich meist spontan innerhalb weniger Wochen zurück.

- Eine systemische Steroidgabe führt häufig zu einer schnelleren Rückbildung der Aderhautamotio, insbesondere, wenn eine Entzündungsreaktion besteht.

- Falls eine Aderhautabhebung mit anhaltender Abflachung der Vorderkammer bestehen bleibt, oder falls 2 „Chorioidalbuckel" einander berühren („kissing buckles"), ist eine Drainage der suprachorioidalen Flüssigkeit zur Wiederherstellung der Vorderkammer indiziert.

- Hierzu wird eine Sklerotomie etwa 4 mm hinter dem Limbus in den Arealen mit ausgeprägtester Aderhautschwellung angelegt und die Flüssigkeit abgelassen.

- Das Verhalten der Aderhaut während des Abschwellens ist engmaschig zu kontrollieren. Eine etwaige Netzhautablösung macht bei einer Progression über mehrere Tage eine Pars-plana-Vitrektomie erforderlich.

Hyphäma

- Ein Hyphäma entsteht häufig durch Blutreste, die in der Vorderkammer am Ende des Eingriffes verblieben sind oder durch Blutungen aus dem Tunnelschnitt.

- Ein Hyphäma kann auch 3–5 Tage postoperativ im Rahmen der Wundheilung und bei gleichzeitiger Proliferation feiner neuer Blutgefäße auftreten.

- In der Regel spontane Rückbildung innerhalb einer Woche.

- Augeninnendruckerhöhung möglich.

- Falls wiederholt Hyphämata entstehen, ist eine Gonioskopie erforderlich, um die Blutungsquelle zu lokalisieren. Entweder kann eine Photokoagulation ursächlich verantwortlicher Gefäße oder eine direkte chirurgische Versorgung durchgeführt werden.

- Eine Hämatokornea kann die Folge wiederholter Einblutungen in die Vorderkammer mit erhöhtem Intraokulardruck sein. Die rechtzeitige chirurgische Entfernung des Blutes ist zur Vermeidung dieser Komplikation erforderlich.

- Spät auftretende Vaskularisationen im Bereich der Wunde können selbst viele Jahre nach dem chirurgischen Eingriff zu Mikrohyphämata führen. Wiederholte Episoden solcher kleinen Blutungen erzeugen periphere vordere Synechien und können zum sekundären Kammerwinkelverschluß führen. Zur Behandlung können eine Kryotherapie am Limbus oder eine chirurgische Exzision durchgeführt werden.

Endophthalmitis

- Siehe auch Kap. 1 (S. 68 ff.).

Endophthalmitis durch Propionibacterium acnes

- 1986 wurde erstmals der Zusammenhang zwischen Propionibacterium sp. und einem länger anhaltenden „Low-grade-Reizzustand" bzw. persistierenden, postoperativen Entzündungszuständen nach Kataraktoperation beschrieben. Bis dahin wurden nichtinfektiöse Ursachen angeschuldigt. Hierher gehören Autoimmunreaktionen auf das Linsenprotein, Reaktionen auf Substanzen, die während des chirurgischen Eingriffes eingesetzt wurden und die mechanische Irritation durch die Intraokularlinse.

- Das Krankheitsbild der sog. „Low-grade-Endophthalmitis" wird durch niedrig virulente, anaerobe grampositive Stäbchen verursacht.

- Klinisch stellt sich dieses Bild sehr variabel dar und wird häufig mit der phakoanaphylaktischen Uveitis verwechselt.

- Eine mikrobiologische Untersuchung auf Anaerobier ist erforderlich (7–14 Tage Kultivierung notwendig).

- Eine sterile Endophthalmitis sollte differentialdiagostisch ausgeschlossen werden.

Schwere postoperative Entzündungszustände

- Sie müssen von anderen Endophthalmitisformen unterschieden werden.

- Komplikationen: Pupillarblockglaukom, Sekundärglaukom bei Kammerwinkelverschluß durch Linsenfragmente, periphere anteriore Synechien, zystoides Makulaödem, Hornhautdekompensation, Netzhautablösung.

- Die medikamentöse Therapie besteht aus der Gabe von Kortikosteroiden (lokal, parabulbär oder systemisch). Mydriatika/Zykloplegika sorgen dafür, daß die Pupillenbeweglichkeit erhalten bleibt und entspannen den Ziliarkörper. Prostaglandinsynthesehemmer werden heute zur Therapie des zystoiden Makulaödems eingesetzt.

Irisprolaps

- Bei fehlerhaftem Wundverschluß oder sekundär nach massivem Druckanstieg kann es zum Irisprolaps kommen. Mögliche Folgen sind die Ausbildung eines Filterkissens, zunehmender Astigmatismus, Entzündung oder die Entstehung einer Wachstumsschiene für fibröses oder Epithelgewebe.

- Falls ein ausgedehnter Prolaps vorliegt, ist eine Reposition indiziert. Mit einem Zyklodialysespatel wird über eine Hornhautinzision gegenüber dem Prolaps das Irisgewebe befreit und reponiert. Miotika (topisch und intraokular) können zusätzlich gegeben werden.

- Falls die Iris superinfiziert erscheint, sollte keine Reponierung durchgeführt werden.

Zystoides Makulaödem (ZMÖ, Irvine-Gass-Syndrom)

- Obwohl das Auftreten seit Einführung extrakapsulärer Techniken vermindert ist, bleibt das zystoide Makulaödem eine gefürchtete Komplikation der Kataraktoperation.

- Irvine hat 1953 das Syndrom der Glaskörperadhäsion im Wundspalt, Makulaveränderungen und eine Visusabnahme nach unkomplizierter ICCE beschrieben.

- Ein Jahrzehnt später haben Gass und Norton angiographisch die charakteristischen perifovolären Kapillarleckagen dargestellt. Die Arbeiten von Irvine und Gass gaben der Erkrankung den Namen Irvine-Gass-Syndrom.

- Die Pathogenese des Irvine-Gass-Syndroms kann im Zusammenhang mit einem Entzündungszustand und konsekutiver Erhöhung der Gefäßpermeabilität verstanden werden. Die Rolle vitreomakulärer Traktionen wird zunehmend diskutiert; toxische Lichteffekte, hervorgerufen durch das Operationsmikroskop sind ebenfalls denkbar.

- Entzündungsmediatoren sind Prostaglandine und andere Derivate des Arachidonsäurestoffwechsels.

- Das nicht immer klinisch signifikante ZMÖ läßt sich fluoreszeinangiographisch darstellen. Ungefähr 60% aller Patienten nach ICCE-Kataraktoperation zeigen angiographisch ein zystoides Makulaödem. Nur bei 10% manifestiert sich dieses ZMÖ klinisch (Visus schlechter als 0,5) über 6 Wochen postoperativ.

- Bei extrakapsulären Techniken ist die Inzidenz des ZMÖ deutlich geringer als bei ICCE.

- Der Effekt topisch, periokulär bzw. systemisch applizierter Steroide variiert sehr stark.

- Die topische oder systemische Applikation von nichtsteroidalen Antiphlogistika soll die Inzidenz des ZMÖ (besonders bei Aphakie und Pseudophakie) senken.

- Obwohl die Kataraktextraktion die häufigste Assoziation mit einem ZMÖ darstellt, gibt es auch noch andere Erkrankungen, wie z.B. Diabetes mellitus, Hypertension, retinale Venenverschlüsse, Uveitiden, paramakuläre Gliosen, Retinopathia pigmentosa, Aderhautmelanom u.a., die mit einem ZMÖ vergesellschaftet sein können.

- Die Pars-plana-Vitrektomie zur Traktionsentlastung der Netzhautoberfläche ist Gegenstand klinischer Untersuchungen.

Netzhautablösung

- Der Kausalzusammenhang zwischen Kataraktextraktion und nachfolgender Netzhautablösung wird durch vitreoretinale Anheftungen erklärt.

- Die Inzidenz beträgt 0,4–7% bei Aphakie; 50% aller Aphakieamotiones treten innerhalb eines Jahres nach der Kataraktoperation auf.

- Zu den Risikofaktoren gehören Achsenmyopie, Netzhautablösung am Partnerauge nach Kataraktoperation, postoperative Entzündungszustände und Glaskörperverlust.

- Die erfolgreiche anatomische Wiederanlegungsrate beträgt ungefähr 85% bei Aphakieablationes, während bei phaken Augen 89% erreicht werden. Die Wiederanlegerate beträgt ca. 90% im Falle von Ablösungen nach ECCE mit IOL-Implantation.

Sekundärmembran/Nachstar

- Die häufigste Ursache für eine postoperative Visusreduktion nach ECCE ist die Hinterkapseleintrübung, die in etwa 30% der Fälle innerhalb der ersten 5 Jahre auftritt.

- Die Behandlung besteht aus einer Kapsulotomie mit dem Nd:YAG-Laser. Die Fokussierung des Laserstrahls sollte weit genug hinter der Kapsel erfolgen, da das Energieplasma sich mehr rückwärtig als nach vorn in den Glaskörperraum ausbreitet und so zur Schädigung einer Kunstlinse führen kann (sog. „pits", Abb. 25.19). Ein fibrotischer Nachstar mit gespannter Kapsel bedarf u.U. nur eines einzelnen Laserschusses im Bereich der höchsten Spannung oder einer „T-" bzw. kreuz- oder klappenförmigen

mit Vitrektomiecutter oder Satomesser, während der Kataraktentfernung).

- Seltene Komplikationen:
- Permanente Erhöhung des intraokularen Drucks.
- Hornhautendothelschäden.
- Netzhautablösung.
- ZMÖ.
- Ruptur der vorderen Glaskörpergrenzmembran (mit konsekutiver Netzhautablösung).

Fibrose der vorderen Linsenkapsel

- Eine Fibrose der vorderen Linsenkapsel nach Kataraktoperation ist häufig (Abb. 25.20). Ist die Fibrose parazentral, stört sie den Kunstlinsenträger meist nicht, kann aber die Beurteilbarkeit der Netzhautperipherie erschweren. Sehr ausgeprägte Fibrosierungen, meist nach zu kleiner Kapsulorhexis können zu einer Kapselphimose (Abb. 25.21) führen.

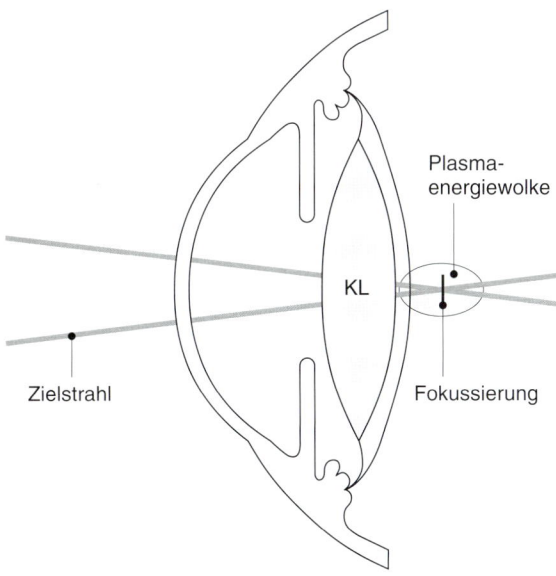

Abb. 25.19. Fokussierung des Zielstrahls bei YAG-Laser-Diszision eines Nachstars hinter die Linsenkapsel. Das Energieplasma breitet sich weiter nach hinten als nach vorne aus und kann so die Kunstlinse (*KL*) beschädigen („pits")

Eröffnung mit ca. 8 Herden. Die Kapsel wird sich dann im Laufe von Tagen/Wochen spontan weiter öffnen. Ein regeneratorischer Nachstar eignet sich weniger für den Einsatz des YAG-Lasers und sollte ggf. über die Vorderkammer hinter der Linse abgesaugt werden. Bei dieser Gelegenheit kann die eigentliche Kapsel dann z.B. mit einem Satomesser eröffnet werden.

YAG-Laser-Kapsulotomie

Vorteile:
- Verhinderung eines zweiten intraokularen Eingriffes (chirurgische Nachstardissektion) bei relativ geringem Komplikationsrisiko.

- Hohe Erfolgsrate im Sinne einer Visusverbesserung.

- Geringere Inzidenz eines ZMÖ im Vergleich zur chirurgischen Diszision.

Nachteile:
- Vorübergehender Anstieg des Augeninnendrucks nach YAG-Laser-Kapsulotomie.

- Potentiell ist eine Verletzung der IOL durch den Laser möglich (gewöhnlich ohne optische Folgen). Schwierig bei Silikonölfüllung des Glaskörperraums (hier empfiehlt sich die chirurgische Eröffnung, z.B.

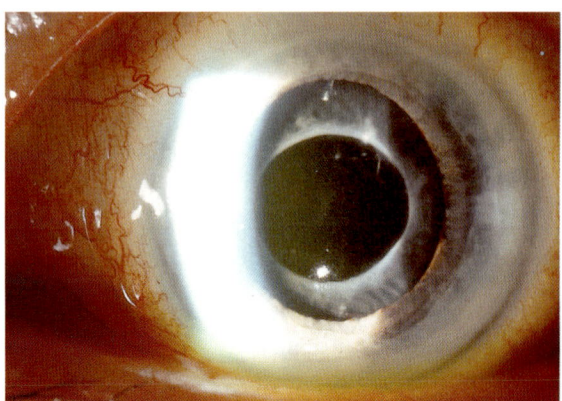

Abb. 25.20. Typische Fibrosierung der vorderen Linsenkapsel nach Kataraktoperation

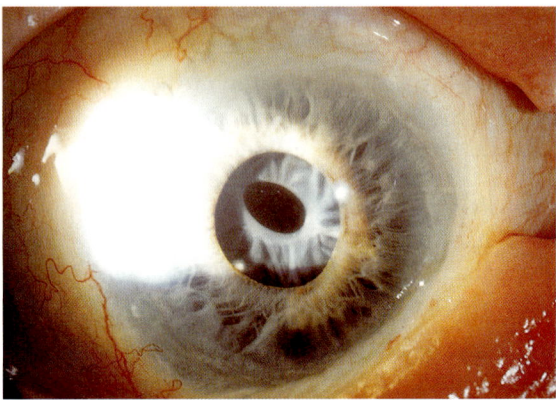

Abb. 25.21. Kapselphimose durch Schrumpfung der vorderen Linsenkapsel bei Zustand nach kleiner Kapsulorhexis

Ungewolltes Filterkissen
- Entsteht an Stellen kleiner Wunddehiszensen bzw. in Bereichen unzureichender Nahtversorgung.
- Die meisten Filterkissen verschwinden spontan innerhalb von wenigen Monaten.
- Sollte ein Filterkissen persistieren und eine klinisch relevante Bulbushypotonie vorliegen, ist eine chirurgische Revision angezeigt.
- Behandelt werden kann mit Kryokoagulation des betroffenen Areals oder Übernähung der Schnittdehiszenz.

Hypotonie
- Mögliche Ursachen sind innere (Zyklodialyse) und äußere (Fistel).

Vaskuläre Optikusneuropathie
- Die vaskuläre Optikusneuropathie tritt besonders häufig bei multimorbiden Patienten auf.
- Vermutlich ist die Ursache einer anterioren ischämischen Optikusneuropathie (AION) durch die Belastung im Umfeld der Kataraktoperation zu suchen. Ursachen:
  - Aufregung des Patienten.
  - Retrobulbäranästhesie mit Okulopression.
  - Intraokulare Druckanstiege mit nachfolgenden Gesichtsfeldeinbrüchen.
- Therapie: Zur Zeit werden die Möglichkeiten einer Langzeittherapie mit Cumarinen überprüft.

Bindegewebseinwachsungen
- Der Ort der Bindegewebseinwachsung befindet sich meist an nicht optimal readaptierten, von Gewebsinkarzerationen nicht befreiten Wundenden. Inkarzeriertes Irisgewebe, Glaskörperstränge oder Linsenkapselstücke können als Leitschiene für das Einwachsen von Bindegewebe dienen. Die Erkrankung ist selbstlimitierend.
- Nur in Ausnahmefällen (exzessives Wachstum, Blutungen u.a.) ist eine radikale Exzision des eingewachsenen Gewebes erforderlich.

Epitheleinwachsungen
- Es handelt sich hier um eine der gefürchtetsten Komplikationen nach Kataraktoperation (heutzutage extrem selten).
- Das Auge ist entzündet, schmerzhaft und lichtempfindlich.
- Man findet feine grau-weiße Membranen, die auf der vorderen Irisoberfläche wachsen.
- Ein Sekundärglaukom durch Kammerwinkelverlegung tritt häufig auf. Auch ein Pupillarblock kann entstehen.
- Das Epithelblatt kann sich entlang der Pupillarebene ausbreiten und auch hintere Strukturen einschließen.
- Die Photokoagulation der Membran markiert das Epithelgewebe (Weißfärbung) und läßt so besser das Ausmaß der Epitheleinwachsung erkennen.
- Um das Sehvermögen zu retten, muß das Gewebe unter Einbeziehung aller angrenzenden Strukturen radikal entfernt werden; dies ist meist ein erfolgloses Unterfangen.

Hinterkammerlinsenluxation oder Fehlpositionierung
- Die Linsenluxation ist eines der häufigsten und immer wieder auftretenden Probleme nach Implantation einer Hinterkammerlinse. Die Luxation in die Vorderkammer ist bei Implantation in den Kapselsack und auf die Linsenoptik abgestimmten Rhexisdurchmesser unwahrscheinlich. Die häufigsten Fehlpositionierungen/Dislokationen sind:

Iris-capture-Syndrom
- Beim Iris-capture-Syndrom kommt es zur Verlagerung von Anteilen der Linsenoptik in die Vorderkammer. Man unterscheidet ein partielles oder komplettes Iris-capture-Syndrom.
- Zuerst berichtet für Hinterkammerlinsen mit nicht angewinkelter Haptik (Angulation).
- Selten bei angewinkelter Haptik und bei Implantation in den Kapselsack.
- Insgesamt relativ selten (0,6–2,6%).
- Symptome/Zeichen sind Irisabreibungen, Pigmentdispersion, Synechien, Mikrohyphämata und Entzündungen. Ein Pupillarblockglaukom bei Augen ohne Iridektomie wurde beschrieben.
- Behandlungsmöglichkeiten: Pupillendilatation; chirurgische Intervention.

Sonnenuntergangssyndrom
- Dezentrierung oder Subluxation der IOL nach unten.
- Das obere Ende der Optik wird in der Pupille sichtbar (aphake und pseudophake Pupillenzonen).
- Entsteht sekundär nach Kapselruptur oder Zonulolyse (häufiger bei Pseudoexfoliationssyndrom).

- Symptome: Blendung und Verzerrtsehen.

- Behandlungsmöglichkeiten: Repositionierung der IOL in die Pupille nach oben, Fixation der Haptik an die Iris (z. B. mit McCannel-Nähten) oder transskleral; Austausch der Hinterkammerlinse oder Ersatz durch eine Vorderkammerlinse; bei dislozierter IOL in den Glaskörperraum ist eine Parsplana-Vitrektomie mit Hinterkammerlinsenpositionierung im Sulcus ciliaris erforderlich (Sulkusfixation).

Scheibenwischersyndrom
- Tritt sekundär bei zu locker sitzender Hinterkammerlinse auf; gewöhnlich bei Implantation von Kunstlinsen mit einem für das Auge zu kleinen Durchmesser.

- Die IOL bewegt sich bei Augen- oder Kopfbewegung mit. Die Folgen sind funktionelle Sehprobleme.

- Es kommt zu Irisabreibungen, Entzündungen oder Hyphämata.

- Behandlungsmöglichkeiten: Entfernung der IOL und Ersatz durch IOL mit ausreichender Größe; Nahtfixation der IOL-Haptik in der Iris.

Dezentrierung der Optik
- Die Optik kann horizontal, schräg oder vertikal dezentriert sein.

- Eine Dezentrierung tritt meistens dann auf, wenn sich eine Haptik (gewöhnlich unten) im Kapselsack und die andere (gewöhnlich oben) im Sulcus ciliaris befindet. Dies wurde bei bis zu 57 % der Patienten festgestellt.

- Sonnenaufgangssyndrom: Dislokation der Optik nach oben; gewöhnlich bei Dehiszenz der unteren Zonulae mit Fibrose des unteren Kapselsacks und konsekutiver Verschiebung der Optik nach oben.

- Falls das Ausmaß der Dezentrierung nicht zu groß ist, sollte konservativ vorgegangen werden: Es sollten Miotika zur Pupillenverengung appliziert werden, um den Linsenrand, die Optik-Bügel-Verbindung oder das Positionierungsloch, die die Sehstörung hervorrufen, abzudecken.

- Falls konservative Maßnahmen nicht zum Erfolg führen, muß chirurgisch repositioniert werden.

- Bei Hinterkammerlinsen, die sich nicht aus dem fibrösen Tunnel herausrotieren lassen, sollte die Optik von der Haptik abgetrennt werden.

- Die dreiteilige Hinterkammerlinse wird dann durch eine einteilige Hinterkammerlinse mit größerer Optik ersetzt.

Hinterkammerlinse im Glaskörperraum
- Eine Luxation der Hinterkammerlinse in den Glaskörperraum kann während des Eingriffs oder postoperativ entstehen (z. B. Silikonlinsen mit Plattenhaptik nach YAG-Laser-Kapsulotomie). In jedem Fall erfordert diese Komplikation den Einsatz eines erfahrenen Glaskörperchirurgen. Die Korrektur der Aphakie sollte mit nahtfixierter Hinterkammerlinse erfolgen.

5.3
Postoperative Versorgung

- Sofort nach der Operation sollten Antibiotika und Kortikosteroide (z. B. Gentamycin und Prednisolon) gegeben werden.

- Falls die Iris schlottert oder die Pupille entrundet ist, sollten Miotika zur Verengung der Pupille gegeben werden.

- Das Auge sollte mit einer starren Plastikklappe geschützt werden.

- In Abhängigkeit vom Konzept (ambulant, stationär) kann der Patient, falls sein Zustand stabil ist, nach weniger als 30–45 min entlassen werden, sollte aber in jedem Fall nach Hause begleitet werden. Sorgfältige Instruktionen müssen erteilt werden (z. B. das Vermeiden von acetylsalicylsäurehaltigen Analgetika).

- Es ist ratsam, den nicht hospitalisierten Patienten am nächsten Tag ambulant zu kontrollieren. Dies erfolgt durch einen in der postoperativen Nachsorge erfahrenen Kollegen. Beispielsweise können sich Druckspitzen, Irisprolaps, Hyphäma und ein Hornhautödem innerhalb der ersten 24 h entwickeln und zu ernsten Konsequenzen führen, falls keine adäquate Behandlung erfolgt.

- Beim ersten Besuch sollte die Untersuchung folgendes bei entsprechender Dokumentation berücksichtigen:

- Bestimmung der Sehschärfe (u. U. mit stenopäischer Lücke) mit bester Refraktion.
- Untersuchung auf Ptosis, Ecchymosis, Lidödem usw.
- Spaltlampenuntersuchung: man achte auf konjunktivale Injektion, den Zustand von Hornhaut und Wundspalt, Nähte, Vorderkammertiefe,

Trübungszustand/Reizzustand der Vorderkammer, Pupillenzustand, IOL-Sitz und Zustand der Hinterkapsel bzw. des Glaskörpers.
- Augeninnendruck.

■ Dem Patienten werden detaillierte Instruktionen über mögliche Aktivitäten gegeben. Zum Beispiel sollte vermieden werden, das Auge zu reiben. Die Medikation und deren Applikationsform wird erläutert; das Tragen von dunklen Gläsern kann empfohlen werden; nachts sollte das Auge abgedeckt werden.

■ Gewöhnlich wird postoperativ mit Antibiotika und Kortikosteroiden therapiert – vorzugsweise mit Gentamicin-Neomycin-Polymyxin-B-haltigen Augentropfen 4- bis 6mal tgl. und Prednisolonacetat ebenso häufig. Es bieten sich Kombinationspräparate an (z.B. Isopto-Max®-Tropfen/Salbe, Inflanegent® Tropfen/Salbe und Mycinopred®). Vor der Operation applizierte Medikamente, z. B. zur Einstellung des Augeninnendruckes, werden, falls notwendig (häufig Drucksenkung durch Entfernung einer dicken Linse und das Trabekelwerk verstopfende Materialien), weiterhin angewendet.

■ Die Antibiotika werden gewöhnlich ca. 5 Tage postoperativ appliziert. Jedoch sollte die Steroidtherapie bis zu 4 Wochen (bei komplikationsloser Operation sind 2 Wochen ausreichend) fortgesetzt und langsam in der Dosis reduziert werden. Dabei ist sorgfältig auf den Augeninnendruck zu achten (Steroidresponder).

■ Falls der Intraokulardruck zu hoch ist, sollten vorzugsweise lokal applizierbare Betablocker und/oder lokal/systemisch einsetzbare Karboanhydrasehemmer angewandt werden.

■ Innerhalb der ersten Woche ist die tägliche Kontrolle des Auges durch einen in der postoperativen Nachsorge erfahrenen Kollegen nötig. Danach können die Kontrollabstände je nach Reizzustand verlängert werden.

■ Die Nachfolgeuntersuchungen bei ECCE mit einem größeren (nicht selbstabdichtenden) Wundspalt sollten häufiger erfolgen als nach Kleinschnitt- oder Tunnelverfahren (Dichtigkeit, Infektionsrisiko, Astigmatismus). Wurde der Wundspalt genäht, ist bei höherem Astigmatismus manchmal die sukzessive Durchtrennung einer oder mehrerer Nähte erforderlich. Dies sollte jedoch nicht vor der 3. Woche nach dem Eingriff erfolgen, wobei der Zeitpunkt vom Alter des Patienten, seinem Allgemeinzustand, der Nahttechnik und der Wundsituation abhängt.

■ Die endgültige Verschreibung einer Brille kann 1–2 Wochen postoperativ nach Kleinschnittchirurgie und 3 Monate nach Anlegen größerer Schnitte erfolgen.

WEITERFÜHRENDE LITERATUR

Allarakhia L, Knoll R, Lindstrom R (1987) Soft intraocular lenses. J Cat Refract Surg 13:607

Apple DJ, Park SB, Merkler KH et al. (1986) Posterior chamber intraocular lenses in a series of 75 autopsy eyes. Part I: loop location. J Cat Refract Surg 12:358

Apple DJ, Price FW, Gwin T et al. (1989) Sutured retropupillary posterior chamber intraocular lenses for exchange or secondary implantation. Ophthalmology 96:1241

Auffarth GU, Wesendahl TA, Newland TJ, Apple DJ (1994) Kapsulorhexistechnik bei kindlicher Katarakt. Dargestellt am Kaninchenmodell. Ophthalmologe 91:518

Binkhorst CD, Kato A, Tjan TT (1976) Retinal accidents in pseudophakia. Intracapsular versus extracapsular surgery. Trans Am Acad Ophthalmol Otolaryngol 81:120

Bloomberg LB (1986) Administration of periocular anesthesia. J Cat Refract Surg 12:677

Brauweiler P (1996) Bimanual irrigation/aspiration. J Cat Ref Surg 22:1013

Brown SI (1979) Excision of advanced epithelial downgrowth. Ophthalmology 86:321

Buxton JN, Jaffe MS (1978) Combined keratoplasty, cataract extraction and intraocular lens implantation. Am Intraocular Implant Soc J 4:110

Carr M (1988) Cataract, intraocular lens, and refractive surgery in 1987 with a forecast to 1995. J Cat Refract Surg 14:664

Chambless WS (1988) Neodymium:YAG laser phacofracture: an aid to phacoemulsification. J Cat Refract Surg 14:180

Chambliss WS (1979) Phacoemulsification and the retina: cystoid macular edema. Ophthalmology 86:2019

Cohen JS, Osher RH, Weber P et al. (1984) Complications of extracapsular cataract surgery: the indications and risks of peripheral iridectomy. Ophthalmology 91:826

Davis DB, Mandel MR (1986) Posterior peribulbar anesthesia: an alternative to retrobulbar anesthesia. J Cat Refract Surg 12:182

Davision JA (1988) Minimal lift-multiple rotation technique for capsular bag phacoemulsification and intraocular lens fixation. J Cat Refract Surg 14:25

Deutman AF, Pinckers AJLG, Dekerk ALA (1976) Dominantly inherited cystoid macular edema. Am J Ophthalmol 82:540

Dick HB, Schwenn O, Pfeiffer N (1999) Einteilung der viskoelastischen Substanzen für die Ophthalmochirurgie. Ophthalmologe 96:193

Dick HB, Schwenn O, Krummenauer F et al. (2000) Inflammation after sclerocorneal versus clear corneal tunnel phacoemulsification. Ophthalmology 107:241

Douvas NG (1972) Cystoid bleb cryotherapy. Am J Ophthalmol 74:69

Dowling JL Jr, Bahr RL (1985) A survey of current cataract surgical techniques. Am J Ophthalmol 99:35

Drosch S, Pham DT, Wollensak J (1994) 1-Jahres-Ergebnisse des Astigmatismus nach Kataraktoperation. Wundverschluß mit Kreuzstichnaht vs. No-stich-Technik. Ophthalmologe 91:434

Emery JM, Wilhelmus KR, Rosenberg S (1978) Complications of phacoemulsification. Ophthalmology 85:141

Fava GE, Kline OR (1982) Decentration of posterior chamber lenses. Am Intraocular Implant Soc J 8:247

Fine IH (1991) The chip and flip phacoemulsification technique. J Cat Refract Surg 17:366
Flach AJ, Dolan BJ, Irvine AR (1987) Effectiveness of ketorolac trimethamine 0,5% ophthalmic solution for chronic aphakic and pseudophakic cystoid macular edema. Am J Ophthalmol 103:479
Flach AJ, Graham J, Kruger L et al. (1988) Quantitative assessment of postsurgical break down of the blood-aqueous barrier following administration of 0,5% ketorolac trimethamine solution: a double-masked, paired comparison with vehicle-placebo solution-study. Arch Ophthalmol 106:344
Flach AJ, Kraff MC, Sanders DR et al. (1988) The quantitative effect of 0,5% ketorolac trimethamine solution and 0,1 % dexamethasone sodium phosphate solution on postsurgical blood-aqueous barrier. Arch Ophthalmol 106:480
Friedburg D (1996) Die Viscocat-Operation. Ophthalmo-Chirurgie 8:11
Gabel VP, Birngruber R, Gunther-Koszka H et al. (1989) Nd:YAG laser photodisruption of hemorrhagic detachment of the internal limiting membrane. Am J Ophthalmol 107:33
Galin MA, Hung PT, Obstbaum SA (1979) Cataract extraction in glaucoma. Am J Ophthalmol 87:124
Gass JDM (1977) Steroscopic atlas of macular disease: diagnosis and treatment. Mosby, St. Louis
Gass JDM, Norton EWD (1966) Cystoid macular edema and papilledema following cataract extraction. Arch Ophthalmol 76:646
Gimbel HV (1991) Divide and conquer nucleofractis phacoemulsification: development and variations. J Cat Refract Surg 17:281
Gould HL (1980) Keratoplasty and intraocular lenses. Am Intraocular Implant Soc J 6:42
Hunkeler JD, Hyde LL (1979) The triple procedure: combined penetrating keratoplasty, cataract extraction and lens implantation. Am Intraocular Implant Soc J 5:222
Hurite F, Sorr EM Everett WG (1979) The incidence of retinal detachment following phacoemulsification. Ophthalmology 86:2004
Irvine SR (1953) A newly defined vitreous syndrome following cataract surgery. Am J Ophthalmol 36:599
Jaffe GJ, Whitcher JP, Biswell R et al. (1986) Propionibacterium acnes endophthalmitis seven months after extracapsular cataract extraction and intraocular lens implantation. Ophthalmic Surg 17:791
Jaffe NS, Clayman HM, Jaffe MS (1982) Cystoid macular edema after intracapsular and extracapsular cataract extraction with and without an intraocular lens. Ophthalmology 89:25
Jaffe NS, Luscombe SM, Clayman HM et al. (1981) A fluorescein angiographic study of cystoid macular edema. Am J Ophthalmol 92:775
Johns GE, Layden WE (1979) Combined trabeculectomy and cataract extraction. Am J Ophthalmol 88:973
Kammann J, Dornbach G, Allmers R (1994) Nahtlose Wundadaptation. Vergleich zwischen Korneal- und Korneoskleralschnitt. Ophthalmologe 91:442
Kaufman HE (1974) Combined keratoplasty and cataract extracation. Am J Ophthalmol 77:824
Kirk HO (1973) Cauterization of filtering blebs following cataract extraction. Trans Am Acad Ophthalmol Otolaryngol 77:573
Knorz MC (1995) Phakoemulsifikation und Introkularlinsen-Implantation. Kaden, Heidelberg
Koch PS, Katzen LE (1994) Stop and chop phacoemulsification. J Cat Refract Surg 20:566
Kraff MC, Sanders DR, Jampol LM et al. (1984) Effect of primary capsulotomy with extracapsular surgery on the incidence of pseudophakic cystoid macular edema. Am J Ophthalmol 98:166

Krupin T, Feiti ME, Bishop KI (1989) Postoperative intraocular pressure rise in open-angle glaucoma patients after cataract or combined cataract-filtration surgery. Ophthalmology 96:579
Küllenberg C, Hermeking H, Willwerth AE, Gerke E (1994) Induzierter Astigmatismus in der Kataraktchirurgie. Skleale Tunnelinzisionen von 5,5 mm und 6,5 mm nach 1jähriger Verlaufskontrolle. Ophthalmologe 91:421
Mc Donnell PJ, Champion R, Green WR (1987) Location and composition of haptics of posterior chamber intraocular lenses: histopathological study of post mortem eyes. Ophthalmology 94:136
Meisler DM, Palestine AG, Vastine DW et al. (1986) Propionibacterium endophthalmitis after extracapsular cataract extraction and intraocular lens implantation. Am J Ophthalmol 102:733
Meredith TA, Kenyon KR, Singerman LJ et al. (1976) Perifoveal vascular leakage and macular edema after intracapsular cataract extraction. Br J Ophthalmol 60:765
Michels RG, Green WR, Maumenee AE (1971) Cystoid macular edema following cataract extraction. Ophthalmic Surg 2:217
Michels RG, Maumenee AE (1975) Cystoid macular edema associated with topically applied epinephrine in aphakic eyes. Am J Ophthalmol 80:379
Miyake K, Sakamura S, Miura H (1980) Long-term follow-up study on prevention of aphakic cystoid macular oedema by topical indomethacin. Br J Ophthalmol 64:324
Moses L (1979) Cystoid macular edema and retinal detachment following cataract surgery. Am Intraocular Implant Soc J 5:326
Müller-Jensen K, Barlinn B (1994) PMMA-Linsen-Implantation in der nahtfreien kornealen Kataraktchirurgie. Ophthalmologe 91:446
Naveh-Floman N, Rosner M, Blumenthal M (1985) Pseudophakic pupillary block glaucoma with posterior chamber intraocular lens. Glaucoma 7:262
Neuhann T (1987) Theorie und Operationstechnik der Kapsulorhexis. Klin Monatsbl Augenheilkd 190:542
Nielsen PJ (1985) Prospective evaluation of surgically induced astigmatism and astigmatic effects of various self sealing small incisions. J Cat Ref Surg 21:43
Nussenblatt RB (1986) Macular alterations seondary to intraocular inflammatory disease. Ophthalmology 93:984
Obstbaum SA, Galin MA (1979) Cystoid macular edema and ocular inflammation: the corneo-retinal inflammatory syndrome. Trans Ophthalmol Soc UK 99:187
Pham DT, Wollensak J, Seiler T (1994) Standardisierte Wundkonstruktion für No-stich-Kataraktchirurgie mit maximaler Inzision bis 11 mm. Experimentelle und klinische Ergebnisse. Ophthalmologe 91:429
Price FW, Whitson WE (1989) Visual results of suture-fixated posterior chamber lenses during penetrating keratoplasty. Ophthalmology 96:1234
Randolph ME, Maumenee AJ, Iliff CE (1971) Cataract extraction in glaucomatous eyes. Am J Ophthalmol 71:328
Rich W (1974) Cataract extraction with trabeculectomy. Trans Ophthalmol Soc UK 94:458
Rose GE (1992) Fibrinous uveitis and IOL implantation. Surface modification of polymethyl methacrylate during extracapsular cataract extraction. Ophthalmology 99:242
Rosen E (1993) Editorial review: Anesthesia for cataract surgery. Eur J Implant Ref Surg 5:29
Roy FH (1995) Master techniques in ophthalmic surgery. Williams & Wilkins, Baltimore
Ryan EH, Logani S (1987) Nd:YAG laser photodisruption of the lens nucleus before phacoemulsification. Am J Ophthalmol 104:382
Samples JR, Bellows R, Rosenquist RE et al. (1987) Pupillary block with posterior chamber intraocular lenses. Arch Ophthalmol 105:335

Scheie HG, Morse PH, Aminlari A (1973) Incidence of retinal detachment following cataract extraction. Arch Ophthalmol 89:293

Sears ML (1984) Aphakic cystoid macular edema. Surv Ophthalmol 28:525

Shaffer RN (1966) Posterior sclerotomy with scleral cautery in the treatment of expulsive hemorrhage. Am J Ophthalmol 61:1307

Shields MB, Simmons RJ (1976) Combined cyclodialysis and cataract extraction. Ophthalmic Surg 7:62

Stark WJ, Goodman G, Goodman D et al. (1988) Posterior chamber intraocular lens implantation in the absence of posterior capsular support. Ophthalmic Surg 19:240

Stark WJ, Maumenee AD (1973) Cataract extraction after successful penetrating keratoplasty. Am J Ophthalmol 75:751

Sternberg P Jr, Michels RG (1986) Treatment of dislocated posterior chamber intraocular lens. Arch Ophthalmol 104:1391

Sugar HS (1967) Prognosis of stripping of Descemet's membrane in cataract extraction. Am J Ophthalmol 63:140

Swan K (1973) Hyphema due to wound vascularization after cataract extraction. Arch Ophthalmol 89:87

Tchah H, Larson RS, Nichols BD et al. (1989) Neodymium: YAG laser zonulysis for treatment of lens subluxation. Ophthalmology 96:230

The Miami Study Group (1979) Cystoid macular edema in aphakic and pseudophakic eyes. Am J Ophthalmol 88:45

Vail D (1965) After-results of vitreous loss. Am J Ophthalmol 59:573

Watzke RC (1980) Intraocular hemorrhage from vascularization of the cataract incision. Ophthalmology 87:19

Wetzig PC, Thatcher DB, Christiansen JM et al. (1979) The intracapsular versus the extracapsular technique in relationship to retinal problems. Trans Am Ophthalmol Soc 77:339

Wiemer C, Pham DT, Wollensak J (1994) Kann die diffraktive multifokale Hinterkammerlinse als Routinelinse implantiert werden? Ophthalmologe 91:450

Wilkinson CP (1981) Retinal detachments following intraocular lens implantation. Ophthalmology 88:410

Willis DA, Stewart RH, Kimbrough RL (1985) Pupillary block associated with posterior chamber lenses. Ophthalmic Surg 16:108

Wollensak J, Pham DT, Kraffel D (1994) Postoperative Komplikationen der Kataraktchirurgie. Ergebnisse einer prospektiven Studie von 3429 Operationen mit unterschiedlichen Wundverschlüssen. Ophthalmologe 91:425

Wollensak J, Pham DT, Seiler T (1994) Der Einfluß von Inzisionsform und Tunnellänge auf den induzierten Astigmatismus bei der No-stich-Technik. Ophthalmologe 91:439

Yannuzzi LA, Klein RM, Wallyn RH et al. (1977) Ineffectiveness of indomethacin in the treatment of chronic cystoid macular edema. Am J Ophthalmol 84:517

Yannuzzi LA, Landau AN, Turtz AI (1981) Incidence of aphakic cystoid macular edema with the use of topical indomethacin. Ophthalmology 88:947

Zelman J (1987) Photophaco fragmentation. J Cat Refract Surg 13:287

Glaukomchirurgie

1	Allgemeine Überlegungen 713	
2	Filtrierende Eingriffe 714	
2.1	Nichtgedeckte vs. gedeckte Trepanation 714	
2.2	Vorbereitung des Patienten 714	
2.3	Anästhesie 714	
2.4	Bindehautlappen 715	
2.4.1	Chirurgische Technik der Trabekulektomie 715	
2.5	Intraoperative Komplikationen 719	
2.5.1	Knopflöcher in der Bindehaut 719	
2.5.2	Skleralappenabriß 719	
2.5.3	Blutungen aus der Irisbasis oder aus dem Ziliarkörper 719	
2.5.4	Expulsive Aderhautblutung (hartes Auge, flache Vorderkammer, dunkle Massen in der Pupillenebene, massiver Druckanstieg) 719	
2.5.5	Glaskörperverlust 720	
2.5.6	Kammerwasserfehlleitung 720	
2.6	Postoperative Komplikationen 720	
2.6.1	Vorderkammertiefe 720	
2.6.2	Aderhautblutungen (Druckanstieg) 723	
2.6.3	Endophthalmitis 723	
2.6.4	Katarakt 723	
2.6.5	Vorübergehender Druckanstieg 723	
2.6.6	Übergroße Filterkissen mit Dellen 723	
2.6.7	Verlust der Fixation und progressive Gesichtsfeldverluste 723	
2.6.8	Tenon-Zysten 723	
2.6.9	Postoperative Hypotonie 724	
2.7	Filtrationschirurgie – spezielle Aspekte 725	
2.7.1	Aphake oder pseudophake Patienten 725	
2.7.2	Einsatz von Antimetaboliten (5-Fluorouracil = 5-FU; Mitomycin C = MMC) 725	
2.7.3	Naht-Revision („suture lysis") 726	
3	Weitere chirurgische Techniken zur Behandlung des Glaucoma chronicum simplex 727	
3.1	Nichtbulbuseröffnende Eingriffe 727	
3.1.1	Trabekulotomie 727	
3.1.2	Tiefe Sklerektomie und Viskokanalostomie 727	
3.2	Moderne kammerwinkelchirurgische Operationstechniken 728	
4	Vorgehensweise bei gleichzeitigem Auftreten von Glaukom und Katarakt 728	
4.1	Kataraktoperation bei Glaukompatienten 729	
4.1.1	Chirurgische Modifikation der extrakapsulären Kataraktextraktion bei Glaukompatienten 729	
5	Periphere Iridektomie (chirurgisch) 730	
6	Shunt-Techniken 730	
7	Goniotomie zur Behandlung des kindlichen Glaukoms 731	
8	Koagulation des Ziliarkörpers 732	
8.1	Zyklokryokoagulation 732	
8.2	Zyklophotokoagulation 733	
9	Aderhautpunktion – Wiederherstellung der Vorderkammertiefe 733	
10	Lasertrabekuloplastik (LTP) 734	
11	Laseriridotomie 736	
11.1	Argonlaseriridotomie 736	
11.2	Nd:YAG-Laser-Iridotomie 737	
12	Periphere Iridoplastik 738	
13	Laserpupilloplastik 739	
14	Eröffnung einer blockierten Trabekulektomie 739	

1
Allgemeine Überlegungen

> Indikationen zum chirurgischen Eingriff (einschließlich Laserbehandlung): medikamentös nicht regulierbarer Augeninnendruck, nachweisbarer Glaukomschaden des N. opticus mit entsprechender Einschränkung des Gesichtsfeldes, Progression des Glaukomschadens, fehlende Compliance (relative Indikation).
> Ebenso wie für die medikamentöse Einstellung des Glaukoms gilt auch für die operative Vorgehensweise: Je schlechter der Sehnervenstatus ist, desto niedriger sollte der anzustrebende Augeninnendruck sein.

■ Der Patient sollte über die Risiken eines solchen Eingriffs, wie Blutungen, Infektion, Katarakt, Visusverlust (besonders bei Patienten mit zentralem Restgesichtsfeld oder Gesichtsfeldinseln), aufgeklärt werden. Hierbei sollte betont werden, daß der glaukomchirurgische Eingriff nicht der Visusverbesserung, sondern vielmehr dazu dient, eine weitere Gesichtsfeld- bzw. Visuseinbuße zu verhindern. Auch sollte erwähnt werden, daß Reoperationen erforderlich werden können, um z. B. Wundleckagen, eine abgeflachte oder aufgehobene Vorderkammer bzw. eine Aderhautamotio zu revidieren. Das Risiko der Operation sollte sorgfältig dem Risiko eines Visusverlustes bei Fortsetung der medikamentösen Therapie gegenübergestellt werden.

■ Das Alter des Patienten und der Zustand des Partnerauges sollte berücksichtigt werden. Beispiel: Bei einem einäugigen älteren, aphaken Patienten werden höhere Augeninnendruckwerte eher akzeptiert, da die Wahrscheinlichkeit eines erfolgreichen chirurgischen Eingriffs geringer ist als bei phaken, nicht voroperierten Patienten und außerdem das Risiko einer akuten Erblindung durch die Operation besteht.

2
Filtrierende Eingriffe

■ Filtrierende Operationen sind Standardverfahren zur chirurgischen Behandlung des Glaucoma chronicum simplex, des Pseudoexfoliationsglaukoms und des Pigmentdispersionsglaukoms.

■ Filtrierende Eingriffe ermöglichen es dem Kammerwasser, in den Subkonjunktivalraum und/oder den Tenon-Spalt abzufließen. Die beiden wesentlichen Kategorien einer filtrierenden Operation sind:

- Durchgreifende Eingriffe (nichtgedeckte Maßnahmen), bei denen der direkte Durchtritt vom Augeninneren in den Subkonjunktivalraum über ein Loch in der Sklera ermöglicht wird (Elliot-Trepanation, Verfahren nach Scheie).
- Eingriffe mit Skleradeckel oder gedeckte Verfahren, bei denen die Öffnung in der Sklera durch einen Skleradeckel abgesichert wird, um den Durchfluß zu reduzieren und Komplikationen wie Abflachung oder Aufhebung der Vorderkammer, Hypotonie, Aderhautamotio oder Ausbildung einer Katarakt zu vermeiden und das Infektionsrisiko zu reduzieren. Die sog. Trabekulektomie hat die anderen Techniken als Verfahren erster Wahl heutzutage abgelöst. Auf die gedeckte Goniotrepanation (nach Fronimopoulos) wird später eingegangen.

2.1
Nichtgedeckte vs. gedeckte Trepanation

■ Nichtgedeckte Eingriffe führen zu dünneren, mehr lokalisierten zystischen Filterkissen und bieten daher Bakterien einen direkten Zugang in die Vorderkammer. Filterkissenleckagen und Endophthalmitiden treten in diesem Zusammenhang daher häufiger auf als bei gedeckten Trepanationen. Da auch die postoperativen Komplikationen durch Hypotonie infolge von Überfiltration gravierender sind als bei gedeckten filtrierenden Eingriffen, können ungedeckte Verfahren, wie die Elliot-Trepanation, nicht mehr empfohlen werden.

■ Gedeckte Trepanationsmaßnahmen reduzieren das Risiko postoperativer Komplikationen.

■ Die Erfolgsrate für Trabekulektomie und Goniotrepanation liegt bei ungefähr 80–90% für die Behandlung des Offenwinkelglaukoms. Die Erfolgsrate ist bei Zweiteingriffen und bei bestehenden Risikofaktoren für eine Sickerkissenvernarbung deutlich niedriger.

2.2
Vorbereitung des Patienten

■ Abhängig vom Augeninnendruck und vom Ausmaß des Sehnervenschadens sollten lokale Antiglaukomatosa, insbesondere Epinephrinderivate und Miotika, aufgrund ihrer unerwünschten Wirkung auf die konjunktivalen Gefäße und die Blut-Kammerwasser-Schranke idealerweise vor dem Eingriff abgesetzt werden. Betablocker und Karbonanhydrasehemmer gelten als die zuverlässigste und effektivste Druckmedikation vor Durchführung des Eingriffes.

■ Bei ausgeprägter Alteration der Bindehaut mit chronischer Entzündung und Hyperämie hat sich eine mehrwöchige Vorbehandlung mit lokalen Steroiden (z. B. Fluorometholon 1% 4mal tgl.) als Vernarbungsprophylaxe bewährt. Selbstverständlich ist eine solche Vorbehandlung im Falle von „Steroidrespondern" (Anstieg des Augeninnendruckes nach Steroidgabe) kontraindiziert und muß deshalb engmaschig bis spätestens eine Woche nach Beginn der Steroidgabe kontrolliert werden.

■ Falls präoperativ eine Antibiotikagabe erwünscht ist, sollten Medikamente mit nur geringer Reizwirkung auf die Bindehaut appliziert werden. Am besten werden Tobramycin- und Erythromycinsalben toleriert.

■ Das Schneiden oder das sorgfältige Abdecken der Wimpern, besonders bei geplanten Filterkissen mit Basis am Limbus, reduziert die Kontaminationsgefahr von Nähten und Instrumenten.

2.3
Anästhesie

■ Die Lokalanästhesie ist die Methode der Wahl. Falls in Retrobulbäranästhesie operiert wird, sollte Epinephrin als Zusatz (Vasokonstriktion) besonders bei Augen mit fortgeschrittener Papillenexkavation vermieden werden. Bei peribulbärer Anästhesie sollten Blutungen in die bulbäre Bindehaut vermieden werden. Eine Vollnarkose ist bei sehr ängstlichen Patienten und Patienten mit fortgeschrittenen Sehnervenschäden oder ausgeprägten Gesichtsfelddefekten, die die Fixation bedrohen, indiziert, da wahrscheinlich „Wipe-out-Phänomene" (plötzlicher Visusverlust) seltener als bei Retrobulbäranästhesie eintreten. Auch eine subkonjunktivale oder eine topische Anästhesie mit analgesierenden Augentropfen sind möglich.

2.4
Bindehautlappen

■ Die Präparation des Bindehautlappens kann entweder durch Eröffnung der Bindehaut am Limbus (fornixständiger Bindehautlappen) oder durch Eröffnung limbusfern (limbusständiger Bindehautlappen) erfolgen. In beiden Fällen muß am Ende der Operation durch eine Naht eine zuverlässige Readaptation der Bindehaut erfolgen, um eine Leckage (Fistulaton nach außen) zu vermeiden. Bindehautlappen mit Basis am Fornix sind einfacher zu präparieren und erlauben eine optimale Darstellung des Limbus; die postoperative Inzidenz eines (vorübergehend) zu hohen Abflusses ist jedoch höher.

■ Obwohl die meisten Chirurgen ihr Filterkissen bei 12 Uhr positionieren, sprechen auch einige Argumente dafür, das Filterkissen in einem der beiden oberen Quadranten anzulegen. Bei Primäreingriffen bietet sich der nasal obere Quadrant an. Hierdurch ist gewährleistet, daß bei einem ggf. erforderlichen zweiten Eingriff der temporal obere Quadrant chirurgisch unversehrt ist. Allerdings kann sich gelegentlich nach fistulierenden Eingriffen auch ein größeres Sickerkissen ausbilden, das eher unter dem Oberlid in der Lidspalte nasal oder temporal erscheint, wenn der filtrierende Eingriff nicht bei 12 Uhr durchgeführt wurde. Bei späterer Kataraktoperation wird ein kornealer Zugang von temporal angelegt, um die Funktionstüchtigkeit des Sickerkissens durch die chirurgische Manipulation nicht zu gefährden (vgl. Kap. 25).

■ Bindehaut und Tenon-Kapsel sollten nicht gekautert werden, um möglichst wenig Vernarbung zu induzieren.

2.4.1
Chirurgische Technik der Trabekulektomie

Bulbusexposition durch Anschlingen des M. rectus superior oder Hornhautnaht am Limbus

■ Zum Anschlingen des M. rectus superior wird 4–0-Seide verwendet.

■ Die Plazierung des Fadens sollte durch den sehnigen Ansatz des M. rectus superior erfolgen.

■ Alternativ besteht die Möglichkeit einer Zugnaht in der Hornhaut (7–0-Vicryl®), die so plaziert werden sollte, daß sie die nachfolgende Präparation nicht behindert (z. B. 12 Uhr bei geplantem Filterkissen im nasal oder temporal oberen Quadranten). Der Vorteil der kornealen Naht besteht v. a. darin, Einblutungen in Bindehaut/Tenon-Kapsel beim Anschlingen zu vermeiden (Gefahr einer Verklebung des Filterkissens).

Limbusbasaler Bindehautlappen

■ Die Bindehaut wird mit anatomischen Pinzetten 8–10 mm hinter dem Limbus in unmittelbarer Nähe des Ansatzes des M. rectus superior gegriffen.

■ Sie wird dann mit scharfen Westkott-Scheren inzidiert; die Inzision wird bogenförmig etwa über eine Länge von 3 Stunden erweitert. Insgesamt müssen ca. 5 mm Sklera am Limbus freigelegt werden.

■ Die Tenon-Kapsel wird dann in ähnlicher Weise mit stumpfen Westkott-Scheren parallel zum Bindehautschnitt inzidiert. Dadurch läßt sich der Lappen leichter mobilisieren.

■ Nun werden die Blutungsquellen zwischen Tenon-Kapsel und Sklera gekautert.

■ Mit Hilfe einer Klinge wird die Tenon-Kapsel an der Oberfläche der Sklera vom Limbus separiert. Der Bindehautansatz bleibt unversehrt.

Fornixbasaler Bindehautlappen

■ Die Bindehaut wird mit einer Klinge entlang des Limbus über 2–3 h inzidiert.

■ Danach wird zwischen Tenon-Kapsel und Sklera stumpf eingegangen.

■ In Limbusnähe sollte ein Quadrat von 4 × 4 mm Durchmesser freigelegt werden.

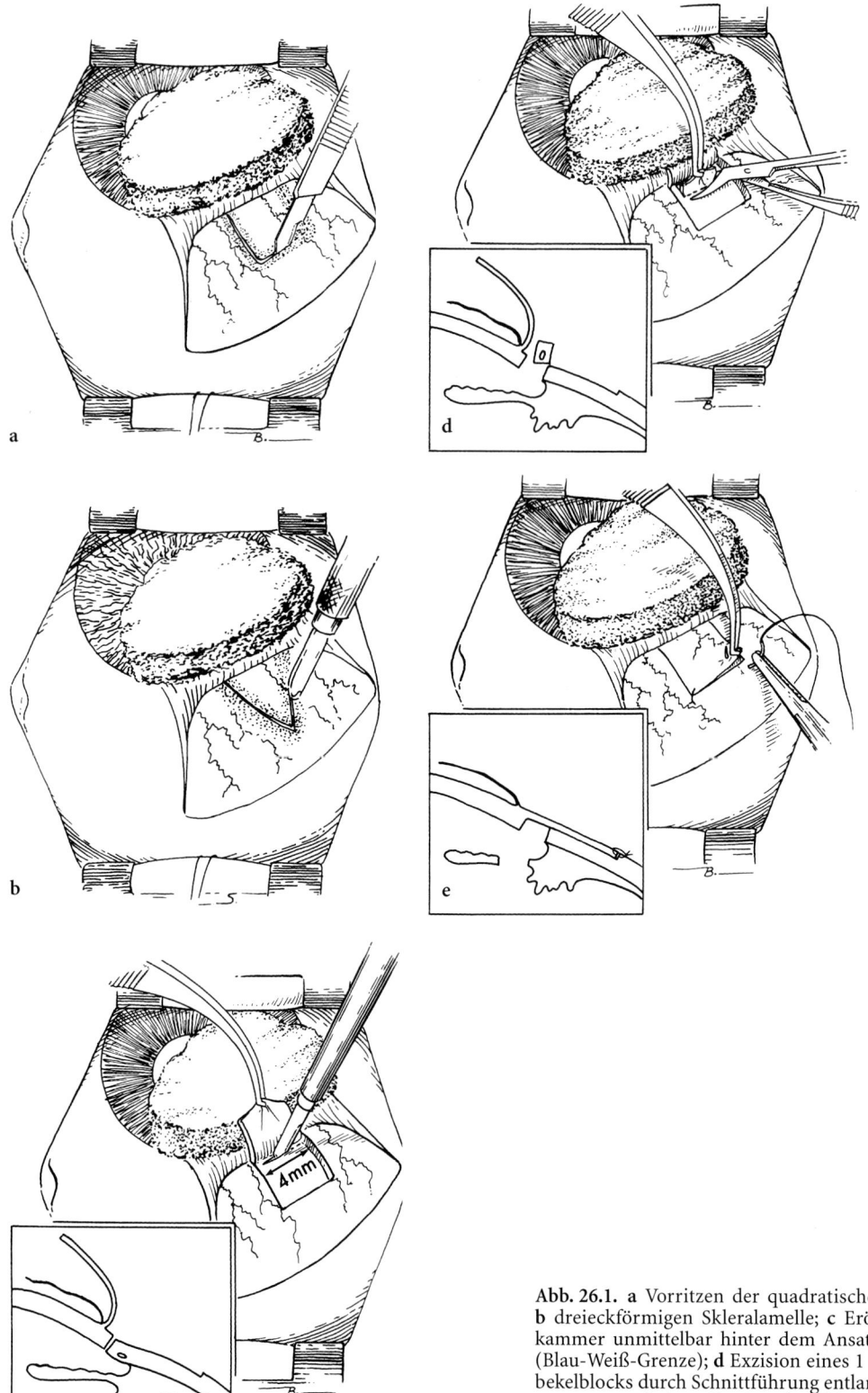

Abb. 26.1. a Vorritzen der quadratischen (4 × 4 mm) oder **b** dreieckförmigen Skleralamelle; **c** Eröffnung der Vorderkammer unmittelbar hinter dem Ansatz des Skleradeckels (Blau-Weiß-Grenze); **d** Exzision eines 1 × 2 mm langen Trabekelblocks durch Schnittführung entlang des Sklerasporns; **e** spannungsfreie Refixation des Skleradeckels. (Mod. nach Shields u. Krieglstein 1993)

Trabekulektomielappen

- Größe, Form und Dicke werden kontrovers diskutiert (3–5 mm; drei- oder rechteckig; ca. 30–50% der Skleradicke).

- Über dem Deckelbereich wird sorgfältig gekautert.

- Die Sklera wird mit einem Diamantmesser oder einer Klinge inzidiert (Abb. 26.1 a, b).

- Der Lappen wird dann unter hoher Vergrößerung präpariert.

- Dabei wird weit in die klare Hornhaut vorpräpariert. Ein flacher Irisspatel wird in das Bett des Skleradeckels eingeführt. Der Deckel wird dann in seine ursprüngliche Position zurückgeschlagen und die Bindehaut über den Spatel gelegt, um abschätzen zu können, wie weit das vordere Ende des Deckels reicht.

- Sobald die Hornhaut erreicht ist, muß die Klingenführung die Kurvatur der Hornhaut berücksichtigen (vgl. Tunnelschnitt bei Kataraktoperationen), um eine seitliche Desinsertion an der Deckelbasis zu vermeiden.

Parazentese

- Knapp vor dem Limbus wird in der klaren Hornhaut mit einer Parazentesenadel parallel zur Iris eine schmale Inzision durchgeführt (etwa 9-Uhr-Position bei rechten bzw. 3-Uhr-Position bei linken Augen). Dieser Schritt ist nötig, um die Vorderkammer nach der Adaptation des Skleradeckels zu tonisieren und damit den Durchfluß von Kammerwasser durch den neu angelegten Abfluß kontrollieren zu können.

- Die Parazentese sollte erst nach Präparation des Trabekulektomiedeckels angelegt werden, da es schwieriger ist, den Deckel zu präparieren, wenn das Auge weich ist.

- Bei erhöhtem Augeninnendruck sollte die Parazentese zu Beginn des Eingriffs angelegt werden. Beim Zurückziehen der Klinge läßt man in kleinen Schritten Flüssigkeit aus der Vorderkammer ab, so daß ein zu rascher Abfall des intraokularen Druckes vermieden wird, um das Risiko einer chorioidalen Blutung zu reduzieren.

- Die Parazentese sollte durch die Probeinjektion von Flüssigkeit (30-Gauge-Kanüle) überprüft werden, da ein späteres Vergrößern der Parazentese bzw. das Anlegen einer neuen Parazentese bei abgeflachter Vorderkammer und hypotonem Auge schwierig ist.

Entfernen des Trabekelblocks

- Parallel und nahe des Ansatzes des Skleralappens schneidet man senkrecht in die Vorderkammer (scharfe Klinge, z.B. Rasierklinge oder Diamantklinge, vgl. Abb. 26.1 c).

- Die Inzision sollte mindestens 0,5 mm vor den jeweiligen Rändern des Skleralappens enden.

- Von den Rändern wird radiär 1 mm nach posterior inzidiert (entweder mit einer Klinge oder mit Vannas-Scheren).

- Der Gewebeblock wird mit einer kleinen Pinzette gegriffen, hochgehoben und mit einer Vannas-Schere durch limbusparallele Schnittführung von den posterioren Enden der radiären Einschnitte ausgehend vollständig exzidiert (Abb. 26.1 d).

- Besondere Sorgfalt sollte walten, um Verletzungen von Iris oder Ziliarkörper zu vermeiden.

- Alternativ kann nach Anlegen der vorderen Inzision eine Exzision (z.B. mit Walser-Stanze, Kelly-Punch) zur Entfernung des Trabekelblocks durchgeführt werden. Bei der Goniotrepanation nach Fronimopoulos wird mit einem 1,5-mm-Trepan der Gewebeblock so trepaniert, daß $2/3$ des Durchmessers in der klaren Hornhaut liegen. Vollendet wird die Entfernung des Blocks mit Vannas-Scheren.

- Blutungen aus Sklera, Ziliarkörper oder Irisgefäßen müssen sparsam kauterisiert werden.

Iridektomie

- Die Basis der Iridektomie sollte die Breite des entfernten Trabekelblocks überschreiten; wird sie jedoch zu klein oder nicht komplett durchgeführt, können die Irisreste die Trabekulektomieöffnung verlegen (Gefahr des postoperativen Druckanstiegs).

- Die Iris wird mit einer feinen chirurgischen Pinzette gegriffen.

- Die Vannas-Schere wird dann so geführt, daß die Schnittbewegung tangential zum Limbus bzw. zur Trabekulektomie erfolgen kann; hierzu wird die Iris im Zentrum der Trabekulektomie gegriffen und zwischen die geöffneten Branchen der Pinzette gezogen.

- Nach Iridektomie durch Scherenschlag gleitet die Iris in das Auge zurück. Die Vorderkammer wird über die Parazentese gestellt und die Iridektomie inspiziert.

- Irisblutungen kommen normalerweise spontan zum Stillstand.

- Eine Kauterisation im Auge sollte nur mit äußerster Vorsicht vorgenommen und erst bei länger (>5 min) anhaltenden Irisblutungen überhaupt in Erwägung gezogen werden.

Verschluß des Skleralappens

- Zum Verschluß des Skleralappens werden 10–0-Nylonnähte verwendet. Versenkte Knoten können bei dünner Bindehaut vorteilhaft sein.

- Falls ein rechteckiger Lappen präpariert wurde, werden die Nähte jeweils in den Ecken plaziert und locker angezogen (Abb. 26.1e). Bei Fadenführung mit versenkten Knoten ist die Fadenspannung ohnehin eher locker.

- Sollte ein dreieckiger Lappen gewählt worden sein, wird eine Einzelnaht an der Lappenspitze des Dreiecks angelegt und ebenfalls nur locker adaptiert.

- Die Vorderkammer wird über die Parazentese mit Flüssigkeit gestellt.

- Eine ausreichende Deckeladaptation besteht dann, wenn die Vorderkammer steht und es zu einem langsamen Flüssigkeitsausstrom kommt.

- Zusätzliche Nähte sind nur dann erforderlich, wenn die Vorderkammer abflacht oder der Augeninnendruck niedrig (<4 mmHg) bleibt.

- Besonders bei Sekundärglaukomen, bei intraoperativ auftretendem, massiven Kammerwasserabfluß, bei irisgetragener Linse, beim Auftreten einer Aderhautschwellung in der Anamnese oder, um vorübergehend einen überaus dichten Wundverschluß zu erzielen, können auch zusätzliche „passagere" Nähte gelegt werden.

Tenonektomie

- Eine Tenonektomie ist bei Patienten mit erhöhtem Vernarbungsrisiko (farbige Patienten, junge Patienten, Re-Operationen) von Vorteil, da die Tenon-Kapsel hier besonders dick ist, stärker vernarbt und es gehäuft zu Entzündungsreaktionen kommt.

- Mit stumpfen Westkott-Scheren wird in die Ebene zwischen Bindehaut und Tenon-Kapsel eingegangen. Am besten erfolgt dies gemeinsam mit einem erfahrenen Assistenten, der die Bindehaut mit 2 stumpfen Pinzetten darstellt.

- Eine Tenonektomie sollte vorsichtig dosiert bzw. bei dünner Bindehaut vermieden werden (besonders, wenn 5-Fluorouracil = 5-FU gegeben wird); ansonsten entwickeln sich ein vermehrter Abfluß und eine nur schwer kontrollierbare Hypotonie.

Bindehautverschluß – Basis am Limbus

Hierzu werden 10–0-Nylon- oder absorbierbare Nähte (Einzelknüpfnähte oder fortlaufend) eingesetzt. Man vernäht Tenon und Bindehaut schichtweise, um eine sichere Verankerung im Fornix zu ermöglichen.

Bindehautverschluß – Basis im Fornix

- Der Rand des Bindehautlappens wird mit anatomischen Pinzetten gegriffen und über den Skleradeckel bis über den Hornhautrand hinausgezogen.

- Das Hornhautepithel kann unter dem Bindehautlappen kann ein wenig aufgerauht werden (Zellulosetupfer), um eine bessere Adhäsion zu ermöglichen.

- Zur Fixation werden 9–0- oder 10–0-Nylonnähte verwendet.

- An einem Ende des Bindehautlappens wird die Naht durch das korneosklerale Gewebe unmittelbar am Limbus, danach durch die Bindehaut geführt und geknüpft.

- Dieser Vorgang wird an der gegenüberliegenden Seite des Bindehautlappens in gleicher Weise durchgeführt, so daß dieser straff über den Limbus gezogen werden kann, um dann eine wasserdichte Kante zu bilden.

- Alternative: mäanderförmige Naht von Bindehaut und Hornhaut durch eine oberflächliche korneale Inzision unmittelbar im Bereich des Bindehautansatzes.

Stellen der Vorderkammer

- Hierzu wird Flüssigkeit (z.B. BSS®) in die Vorderkammer injiziert.

- Die Bindehaut sollte hierdurch angehoben werden, ohne daß es zur Leckage nach außen kommt.

- Falls Undichtigkeiten auftreten, müssen diese Stellen mit Einzelknüpfnähten abgedichtet werden.

Perioperative Versorgung

- Am Ende der Operation wird Atropin (1%) topisch appliziert (bei Aphakie oder Pseudophakie umstritten). Ziel der Zykloplegie ist es, ein malignes Glaukom postoperativ zuverlässig zu vermeiden.

- Subkonjunktivale Steroide werden mit einer 30-Gauge-Nadel gegenüber vom Filterkissen appliziert.

- Topisch werden Antibiotika (z.B. Gentamycin; Refocacin-AS®) gegeben.

- „Leichter" Verband mit Hartschalenklappe.

Postoperative Nachsorge

- Atropin 1% alle 12 h bei phaken Augen (bei Aphakie oder Pseudophakie umstritten).

- Applikation von Antibiotika.

- Steroide tagsüber alle 2 h.

- Steroidhaltige Salbe zur Nacht.

- Man sollte die Patienten darauf hinweisen, daß jegliche Art von Valsalvamanövern (Husten, Schneuzen oder Pressen usw.) vermieden werden sollten (hypotone Augen neigen hierbei eher zu chorioidalen Blutungen). Die Gabe von Laxanzien, Antiemetika und schwächeren Analgetika (kein Aspirin®) ist daher evtl. angezeigt.

Nichtgedeckte Verfahren (veraltet)

- Die Bedeutung der Kenntnis nichtgedeckter Verfahren besteht heutzutage v.a. darin, die Situation zahlreicher Augen, die in der Vergangenheit entsprechend operiert wurden, richtig einzuschätzen.

- Bedeutungsvoll in der postoperativen Verlaufskontrolle ist insbesondere die Tatsache, daß diese Sickerkissen häufig sehr dünnwandig sind und eine diffuse Leckage mit resultierender Bulbushypotonie aufweisen können.

2.5
Intraoperative Komplikationen

2.5.1
Knopflöcher in der Bindehaut

- Knopflöcher entstehen dann, wenn die Bindehaut nicht ausreichend behutsam behandelt wird. Knopflöcher müssen für eine erfolgreiche Operation unbedingt vermieden werden.

- Bei auftretenden Knopflöchern sollte versucht werden, diese zu verschließen. Wenn das nicht gelingt, muß evtl. ein neuer operativer Zugang gewählt werden.

- Ein Verschluß der Knopflöcher wird mit feinen Nähten (z.B. 10–0- oder 11–0-Nylon bzw. mit 9–0-Vicryl®, atraumatische Nadel) versucht.

- Falls die Knopflöcher nahe der Nahtlinie liegen, sollten sie exzidiert und in den Wundverschluß mit einbezogen werden.

- Wenn beim Bindehautlappen mit Basis am Limbus Knopflöcher nahe dem Bindehautansatz am Limbus auftreten, müssen sie, wie bei einem Bindehautlappen mit Basis im Fornix verschlossen werden.

2.5.2
Skleralappenabriß

- Ein Skleralappenabriß entsteht entweder durch unsachgemäße Präparation oder durch zu starken Zug am Lappen. In jedem Fall sollte ein Wiederannähen des Lappens mit 10–0-Nylon versucht werden.

2.5.3
Blutungen aus der Irisbasis oder aus dem Ziliarkörper

- Es besteht die Gefahr der Verlegung der inneren Öffnung des Filterkissens und postoperativer Druckanstiege. Hier sollte Druck von außen mit Zellulosetupfern oder Druck von innen durch die Injektion von Luft in die Vorderkammer erzeugt werden.

- Epinephrin in einer Verdünnung von 1:1000 (aus der Ampulle, ohne Konservierungsmittel) kann durch die Trabekulektomie injiziert werden.

- Ein unipolarer Kauter kann bei Bedarf eingesetzt werden.

2.5.4
Expulsive Aderhautblutung
(hartes Auge, flache Vorderkammer, dunkle Massen in der Pupillenebene, massiver Druckanstieg)

- Erstes Gebot ist ein sofortiger, dichter Verschluß des Skleralappens.

- In der Regel muß die Operation abgebrochen werden.

- Tritt besonders bei Augen mit erhöhtem episkleralen Venendruck (z.B. bei Sturge-Weber-Syndrom) auf.
- Eine chorioidale Schwellung führt zu einer flachen Vorderkammer mit Rotation der Ziliarfortsätze nach vorne.
- Kortikosteroidgaben und Sklerotomien können erforderlich werden (wie bei Blutung); beim Ablassen der chorioidalen Flüssigkeit muß gleichzeitig die Vorderkammer gestellt (z.B. BSS®) werden.

2.5.5
Glaskörperverlust

- Glaskörper, der die Trabekulektomie verlegt, sollte mit Zellulosetupfern, besser aber mit Vitrektomieschneidegeräten komplett entfernt werden. Meist handelt es sich um voroperierte Augen mit bereits defekter Glaskörpergrenzmembran. Ein intraoperativer Glaskörperverlust kann dadurch entstehen, daß bei hypotonem Auge mit nach vorne drängendem Iris-Linsen-Diaphragma bei der Iridektomie mit der Pinzette nicht nur Irisgewebe gegriffen wird.

2.5.6
Kammerwasserfehlleitung

- Ursache ist entweder ein ziliolentikulärer Block oder eine Tamponade der Iridektomie bei gleichzeitigem Pupillarblock. Es kommt dadurch zum Kammerwasserabfluß und -stau in den Glaskörperraum. Das Iris-Linsen-Diaphragma wird nach vorne verlagert.
- Miotika verschlechtern die Situation.
- Indiziert ist die Therapie mit Atropin und Karboanhydrasehemmern, um den ziliolentikulären Block zu durchbrechen. Ist die Iridektomie verlegt, muß diese laserchirurgisch (Nd:YAG-Laser) oder chirurgisch durchgängig gemacht werden. Selten kann, insbesondere bei hyperopen Augen, eine operative Therapie mit Pars-plana-Vitrektomie und Linsenentfernung erforderlich werden (Abb. 26.2a, b).

2.6
Postoperative Komplikationen

2.6.1
Vorderkammertiefe

> In diesem Abschnitt wird dann von „normaler" Tiefe gesprochen, wenn die Vorderkammertiefe nicht mindestens 4 Hornhautmitteldicken entspricht.
> Eine „aufgehobene" Vorderkammer bedeutet, daß es zum Kontakt zwischen Iris und Hornhaut, Linse (oder Kunstlinse) und Hornhaut oder zum Kontakt zwischen Glaskörper und Hornhaut bei Aphakie kommt.
> Alle Vorderkammertiefen zwischen diesen beiden Extremen werden als „flach" oder „abgeflacht" bezeichnet.

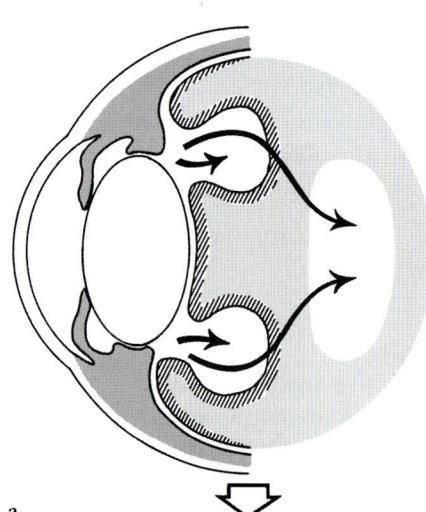 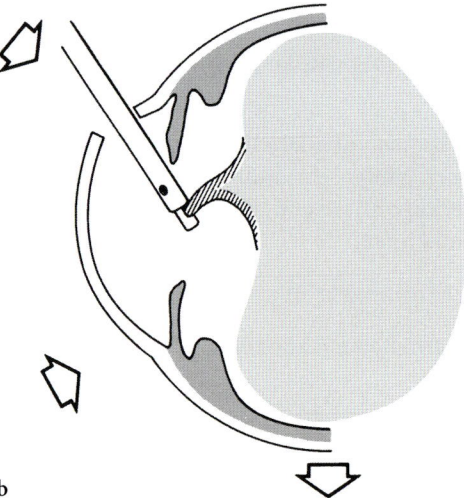

Abb. 26.2a, b. Bei Verhinderung der Zirkulation des Kammerwassers in die Vorderkammer durch eine zu dicke Linse oder Glaskörpertamponade (a) müssen Linse und vorderer Glaskörper (b) entfernt werden. Wenn möglich, kann zunächst eine Parsplana-Vitrektomie und anschließend eine Kataraktoperation in üblicher Weise erfolgen. (Aus Mackensen u. Neubauer 1989)

- Abgeflachte Vorderkammer, Sickerkissen vorhanden, Hypotonie:

  - In der postoperativen Phase übliche Erscheinungsform bei nichtgedeckten Verfahren.
  - Ursachen: Überfiltration. In Abb. 26.3 ist ein Zustand frühpostoperativ gezeigt, bei dem die Überfiltration anhand des sehr groß ausladenden Sickerkissens zu erkennen ist. Es kann durch die bei Hypotonie eintretende Ziliarkörperabhebung auch die Kammerwasserproduktion reduziert sein.
  - Es kann eine Aderhautabhebung (keine Blutung) auftreten.
  - Wundleckagen können vorhanden sein. Deshalb sollte eine mögliche Wundleckage mit Fluoreszein 2% geprüft werden (unter Beobachtung der Nahtlinien und der leckageverdächtigen Gebiete). Leckagen sind daran zu erkennen, daß sich innerhalb des bei Kobaldblau-Licht grün aufleuchtenden Fluoreszeins kleine, dunkle „Quellareale" durch Austritt ungefärbten Kammerwassers zeigen (Seidelprobe, Abb. 26.4).
  - Die Vorderkammer sollte gestellt werden bei:
    - ▼ Kontakt zwischen Linse und Hornhautendothel.
    - ▼ „Kissing buckles" (gegenüberliegende Aderhautschwellungsbereiche, die einander berühren).
    - ▼ Chronisch anhaltender Aderhautschwellung.
  - Dazu wird zunächst erneut untersucht, ob im Bereich der Filtrationsöffnung eine chirurgische Revision erforderlich ist (z. B. bei äußerer Fistulation). Läßt sich das Auge durch Injektion von z. B. BSS® in die Vorderkammer nicht tonisieren und fließt erneut Flüssigkeit in den Sickerkissenbereich ab, müssen evtl. weitere Deckelnähte gelegt werden. Auch die Injektion viskoelastischer Substanzen in die Vorderkammer hat sich bewährt.
  - Beachte: Ein anhaltender Kontakt zwischen Iris und Hornhaut kann trotz Steroidgabe zur Ausbildung von vorderen Synechien führen.
  - Normalerweise läßt man 3 Tage verstreichen, um eine spontane Vertiefung der Vorderkammer abzuwarten. Im Verlauf kann die Vorderkammerabflachung gut beurteilt werden, wenn die zentrale Vorderkammertiefe bei spaltlampenmikroskopischer Beurteilung in Relation zur Hornhautdicke abgeschätzt wird (z. B. eine Hornhautdicke in Abb. 26.5).

- Abgeflachte Vorderkammer, kein Filterkissen, Hypotonie:

  - Hier besteht der Verdacht auf eine Wundleckage (Fluoreszeintest).

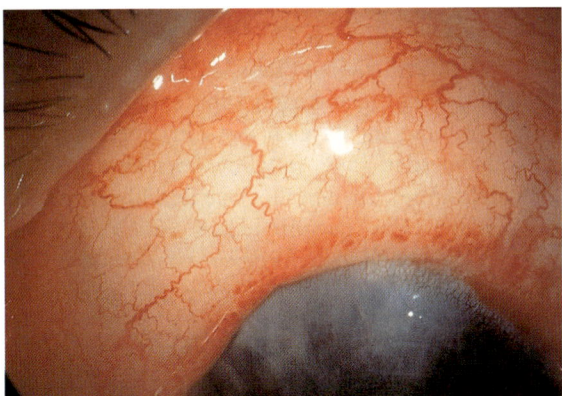

Abb. 26.3. Überfiltration nach fistulierendem Eingriff mit prominentem und weitausladendem Sickerkissen

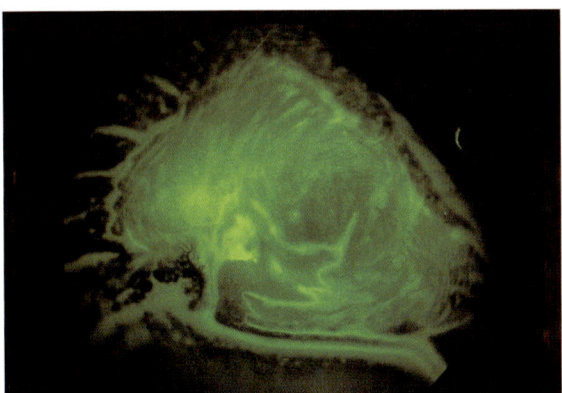

Abb. 26.4. Positive Seidelprobe: Der mit Fluoreszein eingefärbte Tränenfilm zeigt im Bereich der Leckage ein dunkles Quellareal

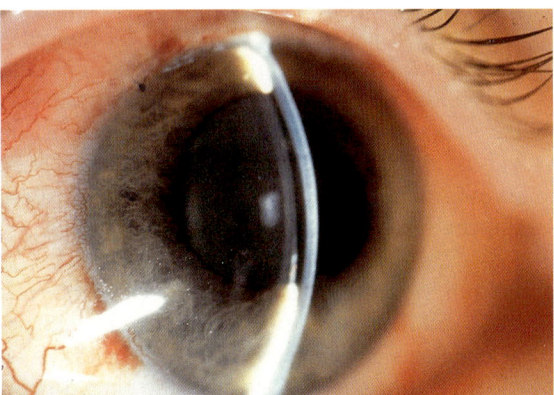

Abb. 26.5. Abgeflachte Vorderkammer nach fistulierendem Eingriff. Bei spaltförmiger, schräger Beleuchtung läßt sich die zentrale Vorderkammertiefe in Hornhautdicken abschätzen

- Behandlung:
  - ▼ Verzicht auf Steroide.
  - ▼ Druckverband (gezielter Verband mit Druck über den Lidern, um Druck auf die Sickerkissenregion auszuüben).
  - ▼ Die Gabe von Betablockern und Karboanhydrasehemmern sollte in Erwägung gezogen werden, da so der Abfluß über die Leckagestelle reduziert und der Wundverschluß begünstigt werden kann.
  - ▼ Untersuchung u. U. mehrmals täglich.
  - ▼ Falls sich die Vorderkammer wieder vertieft, sollte der Druckverband über 1–2 Tage fortgesetzt werden.
  - ▼ Gewebekleber (kann zu Irritationen des Auges führen).
  - ▼ Verbandlinse, falls der Leckagebereich limbusnah liegt.
  - ▼ Falls andere Methoden nicht erfolgreich sind, sollte eine chirurgische Revision erfolgen (vgl. Versorgung von Knopflöchern in der Bindehaut).

■ Normale Vorderkammer, flaches oder fehlendes Filterkissen, erhöhter Intraokulardruck:

- Möglicherweise durch Verlegung der Trabekulektomie hervorgerufen [Blut, Iris, Linse, Glaskörper oder Fibrin (Gonioskopie)].
- Falls die innere Öffnung offen ist, sollte eine vorsichtige Bulbusmassage durchgeführt werden, wodurch sich der Intraokulardruck senken und das Filterkissen stellen wird.
- Der Patient wird nach einigen Stunden kontrolliert. Bei gleicher Problematik sollte eine teilweise Eröffnung der Nähte mit dem Argonlaser in Erwägung gezogen werden. Nach Lokalanästhesie setzt man hierzu ein Kontaktglas (z. B. Sussmann-Kontaktglas (Fa. Zeiss), Mandelkern-Kontaktglas) ein, übt leichten Druck auf die Konjunktiven aus („bleichen") und durchtrennt mit dem Argonlaser eine Naht. Der Augeninnendruck fällt dann spontan oder nach Bulbusmassage ab; ggf. ist die Durchtrennung einer weiteren Naht erforderlich. Gelegentlich läßt sich durch diese „suture-lysis" der Kammerwasserdurchfluß erfolgreich „titrieren".
- Führen weder Bulbusmassage noch Nahteröffnung mit dem Laser zum Erfolg, ist eine chirurgische Revision erforderlich. Eine Möglichkeit ist die Eröffnung des Deckels mit Hilfe eines Spatels in der Vorderkammer (von innen). Hierbei können viskoelastische Substanzen eingesetzt werden. Alternativ kann der Spatel durch die konjunktivale Naht (von außen) bis unter den Skleralappen geführt werden und ein Anheben des Lappens versucht werden (s. Tabelle 26.1).

■ Extrem flache oder aufgehobene Vorderkammer, hoher Intraokulardruck, Filterkissen steht oder ist flach:

- Pupillarblock: Falls die periphere Iridektomie verschlossen ist, sollte sie mittels Laser oder chirurgisch eröffnet werden.
- Möglicherweise wird das Kammerwasser fehlgeleitet (Ziliarblock); eine Tendenz hierzu besteht besonders bei kurzen Augen. Die Behandlung des Ziliarblocks erfolgt mit intensiver Medikamentengabe in Form von topischem Atropin, da so eine Verlagerung der Linse nach hinten erfolgt; Osmotika dienen der Dehydrierung des Glaskörpers und erleichtern es der Linse, sich nach hinten zu verlagern.
- Läßt sich der Intraokulardruck einstellen und ist die Vorderkammer nicht aufgehoben, sollte man 3 Tage kontrollieren; falls die Vorderkammer tiefer wird, wird die Therapie über ein längeres Intervall beibehalten (Tabelle 26.1).
- Bei linsenhaltigen Augen kann eine Argonlaserbehandlung im Bereich der Ziliarfortsätze versucht werden (falls möglich über eine größere Iridektomie), um den Block zu durchbrechen. Bei aphaken oder pseudophaken Patienten sollte eine Eröffnung der vorderen Glaskörpergrenzmembran mit dem YAG-Laser in Erwägung gezogen werden.

Tabelle 26.1. Ursachen für einen postoperativen Druckanstieg (F frühzeitig auftretend; S = spät auftretend)

Wundverschluß zu fest (F)

Verlagerung des Linsen-Iris-Diaphragmas nach vorne:
Supra-/subchorioidale Blutung (F)
Pupillarblock (F/S)
Ziliolentikuärer Block (F)

Mechanischer Verschluß der inneren Öffnung des Filters:
Descemet-Membran (F)
Überhang viskoelastischer Substanzen (F)
Blutkoagel (F)
Fibrin (F)
Iris (F)
Linse, Glaskörper (S)
Gewebsproliferationen (S)

Mechanischer Verschluß der äußeren Öffnung des Filters:
Blut (F/S)
Narbenbildung (S)
Tenon-Zysten (eingekapseltes Filterkissen) (S)

Medikamenteninduziert:
Steroidresponder (S)

- Bleibt die medikamentöse Therapie erfolglos, muß chirurgisch revidiert werden (vordere Vitrektomie über die Pars plana, ggf. Lentektomie).
- Falls Zweifel bestehen, ob die periphere Iridektomie offen ist, muß eine neue angelegt werden.

2.6.2
Aderhautblutungen (Druckanstieg)

- Charakteristisch sind plötzlich einsetzende Schmerzen, häufig im Zusammenhang mit Valsalva-Manövern.

- Die Vorderkammer ist abgeflacht oder aufgehoben.

- Die Aderhautabhebung erscheint rotbraun.

- Es besteht eine verstärkte Hyperämie des Vorderabschnitts.

- Es kommt zu geringgradigen bis extrem hohen Druckanstiegen bei massiver Blutung.

- Eine transsklerale Ablassung der hämorrhagischen Chorioidalamotio kann den weiteren Verlauf günstig beeinflussen.

2.6.3
Endophthalmitis

- Unmittelbar postoperativ gelten die gleichen Kriterien wie für jeden anderen intraokularen Eingriff (s. Kap. 1).

- Bei infiziertem Filterkissen kann eine Endopthalmitis auch später auftreten; man findet sie häufiger bei dünnen, zystischen Filterkissen, wie sie insbesondere nach ungedeckten fistulierenden Eingriffen oder nach der Anwendung von Antimetaboliten auftreten können (s. Abschn. 2.7.2).

- Die prophylaktische Gabe von Antibiotika wird kontrovers diskutiert.

2.6.4
Katarakt

- Unmittelbar postoperativ ist die Katarakt gewöhnlich Folge des chirurgischen Traumas.

- 30–40% der Augen entwickeln nach dem filtrierenden Eingriff eine Katarakt. Als Ursachen werden u. a. die Hypotonie und Abflachung der Vorderkammer diskutiert.

2.6.5
Vorübergehender Druckanstieg

- Ein vorübergehender Druckanstieg tritt häufig nach einer Trabekulektomie (gewöhnlich 3–4 Wochen postoperativ) auf.

- Das Filterkissen ist funktionstüchtig.

- Eine Standardglaukommedikation sollte bei morphologisch gutem Sickerkissen in der Regel nicht wieder angesetzt werden, da aufgrund der antiproliferativen Wirkung des Kammerwassers eine gute Durchströmung des Sickerkissens wünschenswert ist und der Augeninnendruck häufig spontan wieder absinkt.

- Ein möglicher Zusammenhang mit der Kortikosteroidgabe (Steroidresponder) sollte überprüft werden.

2.6.6
Übergroße Filterkissen mit Dellen

- Dellen werden mit Tränenersatzmitteln behandelt.

- Normalerweise verschwinden die Dellen, wenn sich das Filterkissen stabilisiert.

- Falls die Dellen dauerhaft bestehen (z. B. nach 3–4 Monaten immer noch vorhanden) und/oder Symptome hervorrufen, ist eine chirurgische Revision des Sickerkissens erforderlich. Meist handelt es sich ohnehin um monozystische, schlecht funktionierende Sickerkissen, so daß eine Revision auch zur Regulierung des Augeninnendruckes sinnvoll ist. Methode der Wahl ist meist ein sog. Needling (s. Abschn. 2.6.8) und eine Nachbehandlung mit Antimetaboliten (s. Abschn. 2.7.2).

2.6.7
Verlust der Fixation
und progressive Gesichtsfeldverluste

- Können trotz erfolgreicher Operation (reduzierter Augeninnendruck) auftreten.

- Prädisponiert sind Patienten mit vorbestehenden Schäden im Bereich des zentralen Gesichtsfelds.

2.6.8
Tenon-Zysten

- Tenon-Zysten treten gewöhnlich 4–8 Wochen postoperativ auf.

- Zwar ist das Filterkissen prominent; es besteht jedoch aus einer sehr dicken Wand und ist stark vaskularisiert.

- Der Intraokulardruck ist erhöht.

- Die meisten dieser Zysten bilden sich nach 2–4 Monaten spontan zurück.

- Nach Ausbildung einer Tenonzyste ist häufig auch durch Bulbusmanage kein funktionstüchtiges Sickerkissen mehr zu erzielen. Zunächst kann jedoch zugewartet werden, da auch noch 3 Monate postoperativ eine Augeninnendruckregulierung möglich ist.

- Eine „Nadelrevision" (Needling; Abb. 26.6) kommt dann in Frage, wenn sich der Intraokulardruck nicht reguliert. Mit z.B. BSS® (Tuberkulinspritze) wird die Bindehaut außerhalb des Filterkissens aufgestellt. Dann schwenkt man die Nadel von einer Seite in das Filterkissen und dort unmittelbar auf der Skleraoberfläche hin und her – dabei wird die Wandung der Monozyste mit dem seitlichen Anschliff der Kanüle geschlitzt (s. Abb. 26.6; – bis sich das Filterkissen stellt und der Druck sinkt. Um die Funktionstüchtigkeit des Sickerkissens zu erhalten, ist dann in der Regel eine Nachbehandlung mit subkonjunktivalen 5-Fluorouracil-Injektionen erforderlich. Sollte auch so keine Druckregulation erzielt werden, muß die Zyste chirurgisch entfernt werden.

2.6.9
Postoperative Hypotonie

- Eine andauernde postoperative Bulbushypotonie kann schlußendlich zu einer Sehschärfenminde-

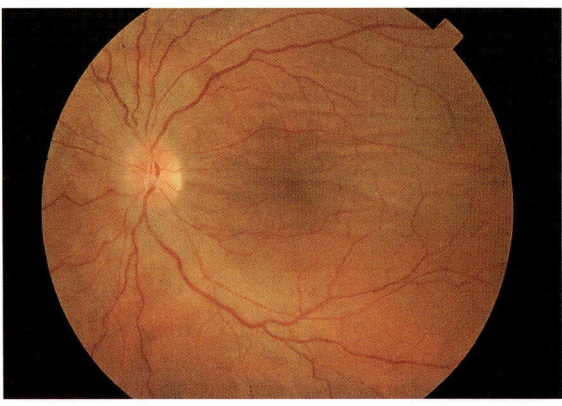

Abb. 26.7. Ausgeprägte Hypotoniemakulopathie und Papillenschwellung e vacuo (der Glaukomschaden der Papille ist durch die Papillenschwellung nicht mehr zu erkennen) bei persistierender postoperativer Bulbushypotonie

rung durch Ausbildung einer Hypotoniemakulopathie (Abb. 26.7) führen. Insbesondere durch den Einsatz von Antimetaboliten (s. Abschn. 2.7.2) sind postoperative Bulbushypotonien wieder von vermehrtem klinischen Interesse.

- Üblicherweise kommt es postoperativ zunächst zu einer leichten chorioidalen Schwellung (Abb. 26.8), später zu einer zunehmenden Aderhautamotio (Abb. 26.9).

- Eine persistierende Bulbushypotonie erfordert ggf. auch eine chirurgische Intervention, um eine bleibende Visusminderung zu verhindern.

- Erstmaßnahme bei Überfiltration kann die Versorgung mit einer weichen Kontaktlinse großen Durchmessers sein, die durch leichten Anpreßdruck

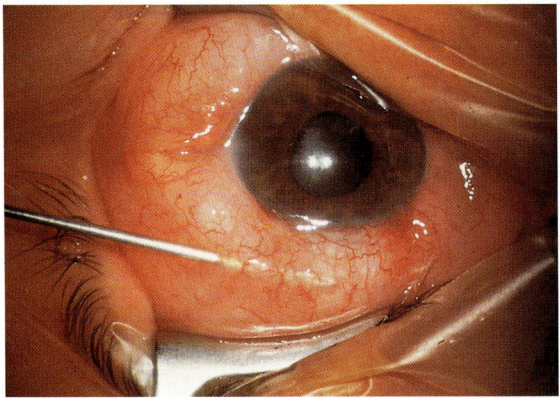

Abb. 26.6. Revision bei Ausbildung einer Tenonzyste nach fistulierendem Eingriff. Mit einer Kanüle wird in den Sickerkissenbereich eingegangen und die Wandung der Tenonzyste mit dem seitlichen Anschliff der Kanüle geschlitzt (Needling procedure)

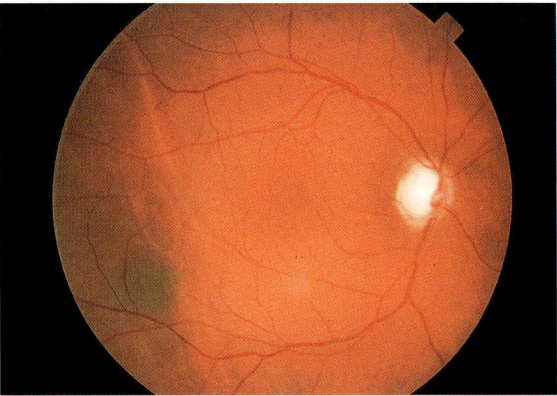

Abb. 26.8. Beginnende chorioidale Schwellungen bei postoperativer Bulbushypotonie nach fistulierendem Eingriff bei ausgeprägtem Glaukomschaden. Nebenbefund: Aderhautnävus

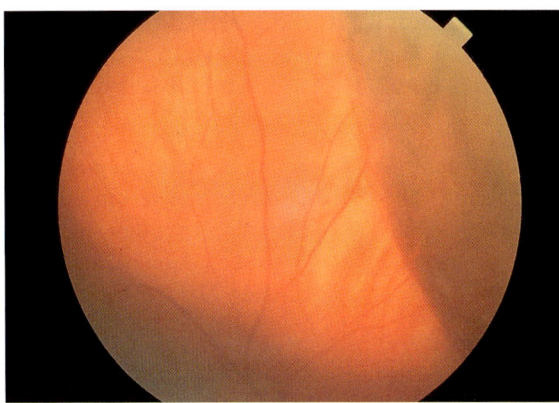

Abb. 26.9. Aderhautamotio bei Hypotonie nach fistulierendem Eingriff

im Bereich des Sickerkissens die Filtration reduzieren soll. Durch das Absetzen antiproliferativer Substanzen (Steroide und Antimetaboliten) soll eine vermehrte Vernarbung der Fistel begünstigt werden. Da auch das Kammerwasser antiproliferativ wirkt, kann durch kammerwassersekretionsmindernde Antiglaukomatosa versucht werden, den Durchfluß durch die Fistel zu reduzieren.

■ Bei persistierender Überfiltration ist der Versuch einer Eigenblutunterspritzung im Sickerkissenbereich indiziert.

■ Persistierende Bulbushypotonien erfordern schließlich eine chirurgische Revision des Sickerkissenareales.

2.7
Filtrationschirurgie – spezielle Aspekte

2.7.1
Aphake oder pseudophake Patienten

■ Insgesamt besteht hier eine niedrigere Erfolgsrate aufgrund der vorbestehenden Bindehautnarben. Eine vorangegangene, rein korneal durchgeführte Kataraktoperation hat dagegen keine nachteiligen Auswirkungen auf die Prognose des filtrierenden Eingriffs.

■ Die Gabe von Antimetaboliten sollte in Erwägung gezogen werden (s. unten).

■ Es besteht ein höheres Risiko für Chorioidalblutungen und ein geringeres Risiko, daß die Vorderkammer bei Hypotonie abflacht.

2.7.2
Einsatz von Antimetaboliten
(5-Fluorouracil = 5-FU; Mitomycin C = MMC)

■ Der Antimetabolit 5-FU wird bei Filteroperationen dann eingesetzt, wenn das Risiko für einen Verschluß des Filterkissens erhöht ist. Multizentrische Untersuchungen bestätigten die günstigen Auswirkungen von 5-FU bei Rezidivoperationen. Obwohl der Nachweis noch aussteht, soll 5-FU auch zu besseren Ergebnissen bei Uveitis und Neovaskularisationsglaukomen (auch wenn hier die Erfolgsrate immer noch gering ist) führen.

■ 5-FU hemmt die Fibroblastenproliferation und damit die Narbenbildung. In den Primärstudien wurden 5 mg subkonjunktival unten 2mal tgl. für eine Woche appliziert, danach 1mal tgl. für eine weitere Woche. Zur Zeit besteht die Tendenz, eine geringere Gesamtdosis anzustreben.

■ Die Wunde muß wasserdicht verschlossen werden; verwendet wird ein Nylon- oder Vicryl®-Faden mit atraumatischer Nadel; ansonsten ist mit Leckagen aus dem Nahtkanal zu rechnen.

■ Wundleckagen, die üblicherweise postoperativ spontan verheilen, tun dies bei Einsatz von 5-FU nicht, so daß bei größeren Bindehautdefekten auf 5-FU verzichtet werden muß.

■ Mögliche toxische Nebeneffekte beschränken sich auf die Hornhaut. Zum Beispiel kommt es zur Keratitis superficialis punctata in milder bis stärkerer Ausprägung (Abb. 26.10). Deshalb sollten prophylaktisch benetzende Substanzen angewendet werden. Stärker ausgeprägte Epitheldefekte sind

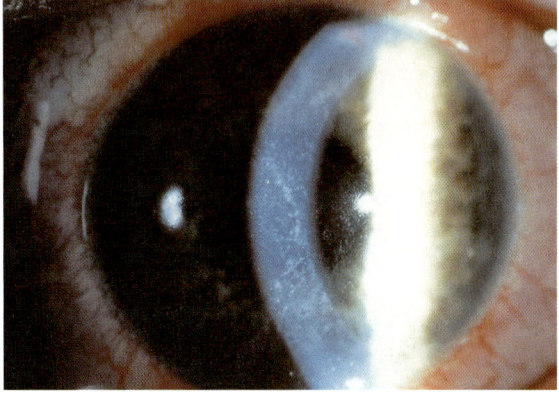

Abb. 26.10. Keratitis superficialis punctata bei Zustand nach Nachbehandlung mit subkonjunktivalen 5-Fluorouracil-Injektionen

meist überraschend asymptomatisch. Bei sorgfältiger Kontrolle des Patienten kann trotzdem 5-FU weiter gegeben werden. Während der Therapie ist allerdings nicht mit einer Abheilung des Epitheldefekts zu rechnen.

- 5-FU wirkt innerhalb der ersten 2 Wochen postoperativ, wird mehrfach appliziert und kann daher entsprechend der Druckentwicklung dosiert werden („Drucktitration").

- Bei hochgradigem Risiko eines Mißerfolges des geplanten filtrierenden Eingriffs steht alternativ Mitomycin C (MMC) zu Verfügung. MMC wird einmalig intraoperativ appliziert. Das Medikament hemmt die Fibroblastenproliferation wesentlich effektiver als 5-FU. Es darf ausschießlich vor Eröffnung der Vorderkammer (0,2–0,5 mg/ml) mit Hilfe eines Zellulosetupfers zwischen Bindehaut und Sklera für 1–5 min aufgebracht werden; hierbei sollte die Bindehautkante, die später vernäht wird, nicht mit MMC benetzt werden. Reichlich NaCl 0,9% oder BSS® sind vor Eröffnung der Vorderkammer erforderlich, um MMC sorgfältig auszuspülen (Toxizität, Chorioidalamotio, Hypotonie bei Überfiltration, Hypotonie-Makulopathie). Nach erfolgreicher fistulierender Operation bilden sich relativ dünnwandige avaskuläre Sickerkissen (Abb. 26.11) aus. Es besteht ein höheres Risiko für Leckagen, Sickerkisseninfektionen und Endophthalmitiden.

2.7.3
Naht-Revision („suture lysis")

- Die Eröffnung von Nylonnähten wurde gewöhnlich zur Steuerung eines Astigmatismus nach Kataraktoperation mit Naht eingesetzt. Man kann diese Möglichkeit auch nach Filteroperationen verwenden, um den Abfluß des Kammerwassers durch das Filterkissen zu regulieren.

- Bei Situationen, bei denen eine Abflachung oder Aufhebung der Vorderkammer sowie ein Augeninnendruckabfall unbedingt zu vermeiden sind (z. B. bei Aphakie oder pseudophaken Augen), kann der Skleralappen mit zusätzlichen Nähten festgezogen werden.

- In den ersten Tagen nach dem Eingriff sollten bei Druckanstieg oder nicht funktionierendem Filterkissen die Nähte sukzessive aufgetrennt werden, um den Abfluß aus der Vorderkammer in den Subkonjunktivalraum zu erleichtern.

Technik
- Es können z. B. eine Mandelkorn-Kontaktlinse (Abb. 26.12) oder der flache Spiegel einer Zeiss-Gonioskopielinse bzw. eine Hoskins-Linse verwendet werden. Man benutzt in der Regel ein Argonlaser.

- Dabei wird das Filterkissen zur Darstellung der Naht und zur Abblassung der darunterliegenden Bindehaut komprimiert.

- Parameter: 50 µm, 0,1 s, 300–400 mW.

Komplikationen
- Verstärkter Kammerwasserabfluß und Abflachung der Vorderkammer mit Hypotonie. Dies ist meist nur vorübergehend und die Folge eines bolusartigen Abgangs der Flüssigkeit. „Normale" Abflußverhältnisse stellen sich in der Regel in kürzester

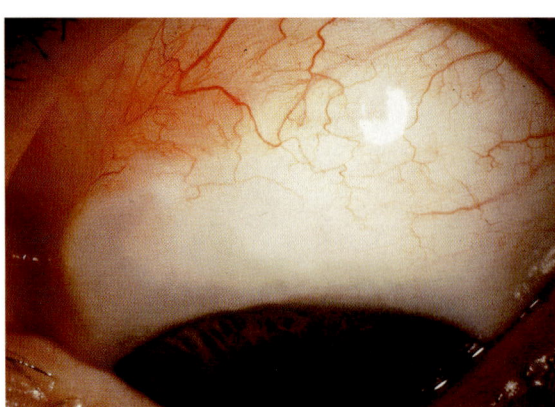

Abb. 26.11. Großes, avaskuläres, dünnwandiges Sickerkissen nach intraoperativer Anwendung von Mitomycin C

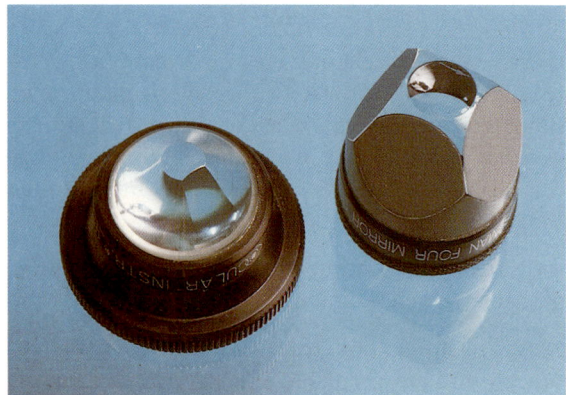

Abb. 26.12. Mandelkorn-Kontaktglas (*links*) und Sussmann-Kontaktglas (Fa. Zeiss, Oberkochen) zur Durchführung einer „suture lysis"

Zeit ohne Therapie ein. Falls ein anhaltender verstärkter Abfluß besteht, sollte dieser wie jede Vorderkammerabflachung oder -aufhebung nach Filteroperationen behandelt werden.

- Bindehautleckagen durch Hitzeabsorption des Lasers bilden sich meist spontan zurück. Sie entstehen meist durch Koagulation unterbluteter Bindehaut.

3 Weitere chirurgische Techniken zur Behandlung des Glaucoma chronicum simplex

3.1 Nichtbulbuseröffnende Eingriffe

3.1.1 Trabekulotomie

- Die Trabekulotomie hat sich frühzeitig in der Therapie des kongenitalem Glaukoms etabliert. Sie hat dieselben Erfolge wie die Goniotomie, muß jedoch insgesamt zur Erlangung des Therapiezieles weniger häufig angewendet werden als diese.

- Vorteil der Trabekulotomie gegenüber der Goniotomie ist die Tatsache, daß bei dieser Technik keine korneale Transparenz erforderlich ist. Grundprinzip ist, daß nach Bindehauteröffnung und Präparation eines Skleralappens durch eine radiäre oder limbusparallele Inzision der Schlemm-Kanal aufgesucht wird. Ist dieser eindeutig identifiziert, so werden spezielle Sonden in das Lumen eingeführt. Durch Einschwenken dieser Sonden in die vordere Augenkammer werden dann kontrolliert das Trabekelmaschenwerk und das den Kammelwinkel auskleidende Gewebe aufgerissen.

- Auch wenn die Trabekulotomie beim Erwachsenen, im Vergleich zu filtrierenden Eingriffen, zu einer geringeren Augeninnendrucksenkung führt, hat sie sich insbesondere in Kombination mit der Kataraktoperationen bewährt.

- Eine dem Verfahren immanente Begleiterscheinigung ist die Refluxblutung in die vordere Augenkammer. Hypotoniekomplikationen treten jedoch seltener auf als bei filtrierenden Eingriffen.

3.1.2 Tiefe Sklerektomie und Viskokanalostomie

- Diese beiden Verfahren erfreuen sich insbesondere in den vergangenen Jahren einer zunehmenden Verbreitung. Die Indikation wird bereits relativ weit gefaßt. Insbesondere sind diese Verfahren geeignet zur Behandlung des Glaucoma chronicum simplex, wobei sie im Vergleich zu filtrierenden Eingriffen bei schwarzhäutigen Patienten deutlich bessere Erfolge gezeigt haben. Jedoch auch in der Therapie des Pseudoexfoliations-, des Pigmentdispersions- und des chronischen Winkelblockglaukoms hat sich die tiefe Sklerektomie bewährt.

- Operativ wird zunächst ein größerer (5 × 5 mm) Skleralappen präpariert. Nach Beendigung der Präparation wird unter diesem Lappen ein etwas kleinerer, tiefer gelegener zweiter Lappen umschnitten und so tief präpariert, daß lediglich eine dünne Skleralamelle den Supraziliarraum bedeckt. Bei Präparation zum Limbus wird in der Regel bereits der Schlemm-Kanal entdacht. Die Präparation wird dann nach zentral fortgeführt, so daß zentral des Schlemm-Kanales das Trabekelmaschenwerk und schließlich die Descemet-Membran skelettiert werden. Der tiefere Deckel wird sodann komplett exzidiert. Es resultiert ein externalisierter Schlemm-Kanal, der mit einem intraskleralen Kammerwassersee kommuniziert (Abb. 26.13 und 26.14). Zentral des freigelegten Trabekelmaschenwerkes befindet sich ein Descemet-Fenster: Hier ist die Descemet-Membran als Basalmembran des Hornhautendothels freiliegend.

- Modifikationen des Verfahrens betreffen eine weitere Ausdünnung des Trabekelmaschenwerkes (durch Tupfer oder manuell mittels feiner endgreifender Pinzetten) sowie das Einbringen von Implan-

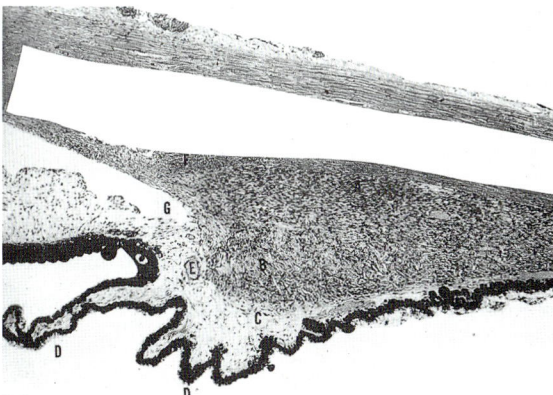

Abb. 26.13. In dieser lichtmikroskopischen Darstellung ist schematisierend derjenige sklerokorneale Anteil nicht dargestellt, der bei der tiefen Sklerektomie entfernt wird. Das tiefe korneale Stroma ist in der Limbusregion bis auf die Descemet-Membran entfernt, das Trabekelmaschenwerk und der Schlemm-Kanal sind entdacht. Der supraziliare Raum ist nur noch durch eine dünne sklerale Lamelle bedeckt

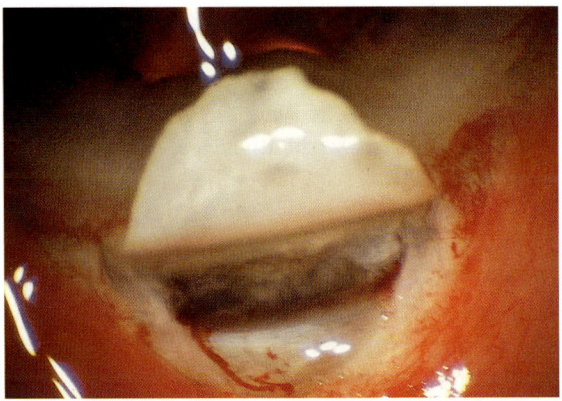

Abb. 26.14. Zustand nach Resektion des tiefen Skleradeckels bei tiefer Sklerektomie. Der Schlemm-Kanal ist entdacht, die Descemet-Membran skelettiert, die Vorderkammern aber nicht eröffnet

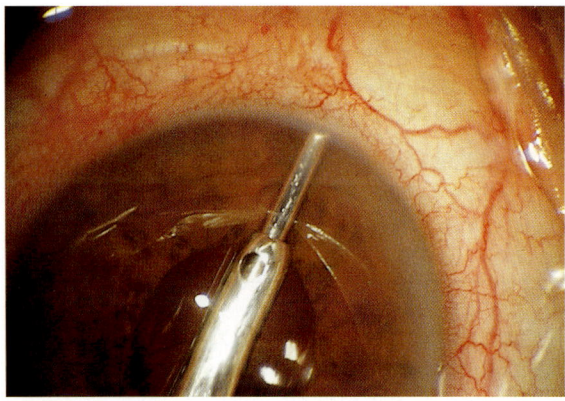

Abb. 26.15. Irrigations-Aspirations-Handstück zur Durchführung einer Trabekelaspiration bei einem Auge mit Pseudoexfoliationsglaukom und koexistenter Katarakt. Die Phakoemulsifikation und Hinterkammerlinsenimplantation sind bereits durchgeführt

taten in den intraskleralen Kammerwassersee, z. B. aus quervernetztem Hyaluronat (SKGEL®) oder porcinem Kollagen (CGDD10®).

■ Bei der Viskokanalostomie wird hochviskoses Viskoelastikum vom entdachten Schlemm-Kanal aus nach nasal und temporal in den Schlemm-Kanal injiziert.

■ Die Komplikationen dieser chirurgischen Technik ähneln denjenigen der Trabekulotomie. Insbesondere eine Vorderkammerabflachung durch Überfiltration und hypotoniebedingte Komplikationen sind seltener als nach filtrierenden Eingriffen.

3.2
Moderne kammerwinkelchirurgische Operationstechniken

■ Zur Behandlung des Pseudoexfoliationsglaukoms hat sich die Trabekelaspiration (Abb. 26.15) bewährt. Dabei wird über einen speziell entwickelten Aspirationsansatz mit niedrigem Vakuum (bis 200 mg Hg) im Bereich des Trabekelmaschenwerkes aspiriert, um die Abflußfazilität zu verbessern.

■ Dieses Verfahren ist relativ einfach über erweiterte Parazentesen durchführbar und kann deshalb mit geringem Aufwand auch mit der Phakoemulsifikation kombiniert werden, wenn eine operationsbedürftige Katarakt bei Pseudoexfoliationsglaukom besteht.

■ Auch die Goniokürettage ist eine mikrochirurgische Technik, die gezielt den trabekulären Abfluß verbessern soll. Hierbei werden mechanisch unter Sichtkontrolle Anteile des Trabekelmaschenwerkes durch Schaben entfernt.

4
Vorgehensweise bei gleichzeitigem Auftreten von Glaukom und Katarakt

■ Solange das Glaukom medikamentös eingestellt ist, sollte die Kataraktextraktion ohne Kombination mit einem glaukomchirurgischen Eingriff durchgeführt werden. Um die Bindehaut für alle evtl. später noch erforderlichen Eingriffe zu schonen, sollte die Kataraktoperation über eine korneale Inzision, am besten mit „Clear-cornea-no-stitch-Zugang" und Faltlinsenimplantation erfolgen. Die alleinige Kataraktoperation senkt häufig schon den Augeninnendruck.

■ Dabei ist zu beachten, daß der Intraokulardruck des Patienten möglichst ohne epinephrinhaltige Präparate therapiert wird, da sonst die Inzidenz des zystoiden Makulaödems nach Kataraktoperation erhöht ist.

■ Bei Patienten, deren Intraokulardruck trotz maximaler medikamentöser Therapie nicht einstellbar ist (selbst nach Trabekuloplastik), sollten Filteroperationen zweizeitig vor der Kataraktentfernung im Abstand von 4–6 Monaten oder kombinierte Katarakt-Glaukom-Operationen vorgenommen werden (kurzfristige Druckanstiege bei Kataraktoperation können zu dauerhaften Gesichtsfeldeinbußen führen).

■ Bei vielen Patienten mit gleichzeitigem Auftreten von Glaukom und Katarakt ist die Entscheidung, kombiniert vorzugehen oder erst eine Filteroperation und später eine Kataraktextraktion durchzuführen, schwierig und sollte vom jeweiligen Zustand des Auges abhängig gemacht werden.

■ Einige Aspekte, die das kombinierte Verfahren favorisieren, sind höheres Alter, leichtere Tolerierbarkeit eines einzigen chirurgischen Eingriffes oder die Dringlichkeit der Visusverbesserung (hierbei sollte der Visus des Partnerauges berücksichtigt werden).

4.1
Kataraktoperation bei Glaukompatienten

■ Die Indikationen gleichen denen bei Katarakt ohne Glaukom (z. B. deutliche Reduktion der Sehschärfe).

■ Der Patient sollte ausführlich darüber aufgeklärt werden, daß die Kataraktoperation technisch komplizierter und komplikationsträchtiger ist. Die Indikationsstellung sollte daher mit größerer Zurückhaltung vorgenommen werden.

4.1.1
Chirurgische Modifikation der extrakapsulären Kataraktextraktion bei Glaukompatienten

■ Der Zugang ist wie bei den Standardverfahren zu wählen: Es sollte eine „Clear-cornea-Inzision" mit temporalem Zugang durchgeführt werden, um die oben gelegene Bindehaut für eine möglicherweise anstehende Filteroperationen zu schonen.

■ Durch die Injektion einer viskoelastischen Substanz kann versucht werden, eine enge Pupille zu erweitern (Viskomydriasis). Gegebenenfalls kann unter Schutz von Viskoelastika die Pupille instrumentell erweitert werden („Pupillenstretching").

■ Bei der Phakoemulsifikation ist ein besonders vorsichtiges Vorgehen bei der Mobilisation des Kerns, insbesondere bei Patienten mit Pseudoexfoliationssyndrom (schwache Zonulafasern, Zonulolyse), erforderlich.

■ Auch die Irrigation und Aspiration der Rindenreste sollte vorsichtig durchgeführt werden, um eine Zonulolyse zu vermeiden.

■ Dann folgt die Implantation einer Hinterkammerlinse in den Kapselsack.

■ Insbesondere bei einem glaukomatösen Vorschaden ist unbedingt auf eine vollständige Entfernung von Viskoelastika zu achten, um früh postoperative Augeninnendruckanstiege (innerhalb der ersten 24 Stunden) zu vermeiden.

■ Die Applikation von Steroiden und Antibiotika erfolgt subkonjunktival.

■ Der Intraokulardruck sollte postoperativ sorgfältig überwacht werden. Gegebenenfalls sollte bei ausgeprägtem Vorschaden eine prophylaktische medikamentöse Augeninnendrucksenkung erfolgen.

■ Augeninnendruckspitzen sollten in der üblichen Weise behandelt werden (Betablocker, Karboanhydrasehemmer, Miotika).

Kataraktentfernung bei bestehendem Filterkissen

■ Es existieren 2 Möglichkeiten: Inzision in der klaren Hornhaut oder am Limbus außerhalb des Filterkissens.

■ Die Inzision in der klaren Hornhaut sollte in der Regel von temporal mit Kleinschnittechnik und Faltlinsenimplantation erfolgen („Clear-cornea-no-Stitch"). Bei sklerokornealem Zugang ist das Sickerkissenareal zu meiden. Auch wenn der sklerokorneale Zugang als Kleinschnitt durchgeführt wurde, hat er gegenüber dem Clear-cornea-Zugang den Nachteil, daß er durch die induzierte Narbenbildung die Durchströmung des Sickerkissens eher nachteilig beeinflußt.

Kombinierte Verfahren

■ Die Phakoemulsifikation mit Kleinschnitt ist praktisch mit allen glaukomchirurgischen Verfahren kombinierbar. Voraussetzung ist allerdings die Implantation von faltbaren Intraokularlinsen.

■ Die Kombination mit der Trabekulektomie ist auf zweierlei Weise möglich:

● Die Präparation des Skleralappens im Sinne eines sklerokornealen Tunnels wird in die klare Hornhaut verlängert. Anschließend Eröffnung der Vorderkammer und Phakoemulsifikation/Hinterkammerlinsenimplantation in üblicher Weise.
● Durchführung der Kataraktoperation separat von temporal über einen Clear-cornea-Zugang.

5
Periphere Iridektomie (chirurgisch)

- Die periphere Iridektomie ist ein chirurgisches Verfahren zur Therapie oder Prophylaxe eines Winkelblockglaukoms.

Indikationen
- Eine Laseriridotomie ist nicht möglich (Hornhauttrübung, unkooperativer Patient, aufgehobene Vorderkammer).

- Beim akuten Winkelblockglaukom kann die chirurgische Iridektomie mit dem Tonisieren und Stellen der Vorderkammer („anterior chamber depening procedure") kombiniert werden, um frisch entstandene Goniosynechien zu lösen.

Technik
- Es wird eine kleine Bindehautinzision mit Basis am Limbus oder Fornix durchgeführt.

- Die Skleraeinzision verläuft senkrecht zur Oberfläche mit einer Länge von etwa 3–4 mm am Limbus.

- Die Iris wird an der Basis gefaßt, nach außen gezogen und z.B. mit einer Vannas-Schere geschnitten.

- Eine leichte Massage der Hornhaut im Bereich der zentralen Wundlippe führt dazu, daß sich die Iris spontan zurückzieht.

- Es sollte eine Pigmentausschwemmung beobachtet werden; so ist sichergestellt, daß das Pigmentblatt der Iris mit eröffnet worden ist. Bei stehendem Pigmentblatt kann dieses mit einer Spülkanüle über die Inzision aspiriert werden.

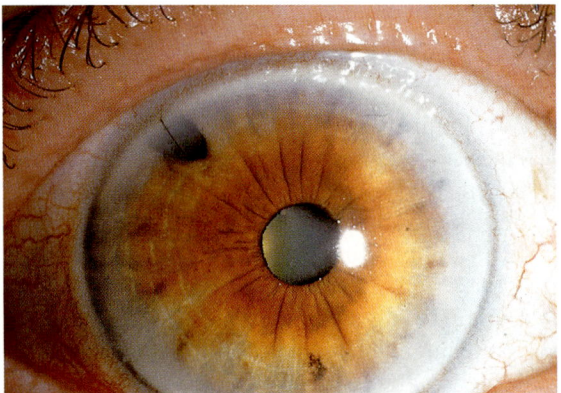

Abb. 26.16. Zustand nach chirurgischer Iridektomie über eine inverse korneale Inzision. Hier wurde zur Sicherheit eine Einzelknüpfnaht mit 10–0-Nylon durchgeführt

- Dann werden Hornhaut-Sklera-Wundspalt und Bindehaut verschlossen.

- Eine Alternative ist der Zugang über die klare Hornhaut, wenn die Bindehaut im Hinblick auf zukünftige Filtereingriffe geschont werden soll. Dabei hat sich eine etwas von zentral zum Kammerwinkel hin gerichtete Schnittführung (inverser Kornealschnitt) bewährt, da so auch bei lichtstarrer, weiter Pupille die Irisbasis leicht zugänglich und meist der Schnitt auch ohne Naht dicht ist (Abb. 26.16).

- Eine gleichzeitig geplante Vorderkammervertiefung muß über eine separate Parazentese erfolgen.

Komplikationen
- Intraoperativ kann eine Blutung (besonders wenn der Ziliarkörper verletzt wurde) auftreten: Die Blutung kann mit Hilfe einer kleinen Luftblase gestoppt werden.

- Photophobie und Doppelbilder lassen sich vermeiden durch Anlegen der peripheren Iridektomie in einem Bereich, wo es zur Abdeckung durch das Lid kommt (z.B. 11–1 Uhr).

- Ausbildung einer Katarakt: Bis zu $1/3$ der Patienten mit prophylaktischer Iridektomie und annähernd 50% der Patienten mit durchgemachten Glaukomanfällen entwickeln eine Katarakt.

- Eine flache Vorderkammer kann auch sekundär bei einer Fistel auftreten.

- Ein malignes Glaukom (Kammerwasserfehlleistung) kann entstehen, wenn bei kurzem Auge und voluminöser Linse ein ziliolentikulärer Block entsteht.

6
Shunt-Techniken

- Moderne Implantate (Molteno-Implantat, Krupin-Denver-Klappen-Implantat u.a.) sind von ihrer Konstruktion her und auch im Hinblick auf die Verträglichkeit des Materials grundsätzlich geeignet, bei Augen mit hochgradigem Vernarbungsrisiko oder ICE-Syndrom langfristig den Augeninnendruck zu regulieren.

- Meistens kommen Implantate dann zum Einsatz, wenn Standardverfahren erfolglos waren.

- Allen Verfahren gemeinsam ist ein Röhrchen, welches vom Augeninneren, gewöhnlich der Vorderkammer, in ein sog. „Reservoir" außerhalb des Auges führt. Eine druckkontrollierende Klappe ist möglich. Es kommen Molteno-Implantate mit einem

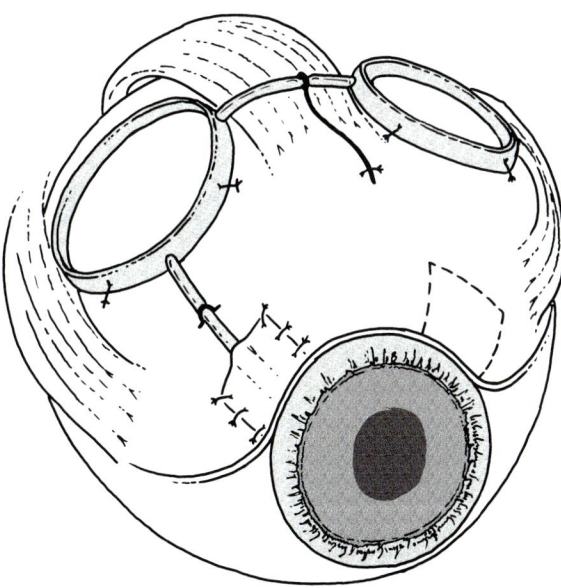

Abb. 26.17. Doppelplatten Molteno-Implantat in situ: die Verbindungsröhrchen zur Vorderkammer (Skleratunnelzuführung) und zwischen den beiden Platten sind jeweils mit passager wirksamen Knoten angeschlungen, um einen zu starken Kammerwasserabfluß und eine Hypotonie in der akuten postoperativen Phase zu vermeiden

Reservoir, bevorzugt aber mit zwei drainierenden Platten (Abb. 26.17) zum Einsatz, die auch problemlos mit netzhaut- und glaskörperchirurgischen Verfahren (Cerclage und Pars-plana-Vitrektomie) kombiniert werden können.

■ Indikation zur Primärversorgung: ICE-Syndrom.

■ Möglicherweise lassen sich bessere Erfolgsraten erzielen, wenn es in Zukunft zu etwas großzügigeren Indikationsstellungen kommt und mehr Erfahrungen im Umgang mit diesen Verfahren vorhanden sind.

7
Goniotomie zur Behandlung des kindlichen Glaukoms

■ Die Goniotomie wird auch als interne Trabekulotomie bezeichnet und ist beim kongenitalen Glaukom genauso erfolgreich wie die Trabekulotomie (s. Abschn. 3.1). Allerdings sind Wiederholungseingriffe häufiger notwendig als bei der Trabekulotomie.

■ Voraussetzung ist eine ausreichend klare Hornhaut (medikamentöse Drucksenkung), um einen sehr guten gonioskopischen Einblick zu erhalten. Gegebenenfalls muß das Hornhautepithel abradiert werden.

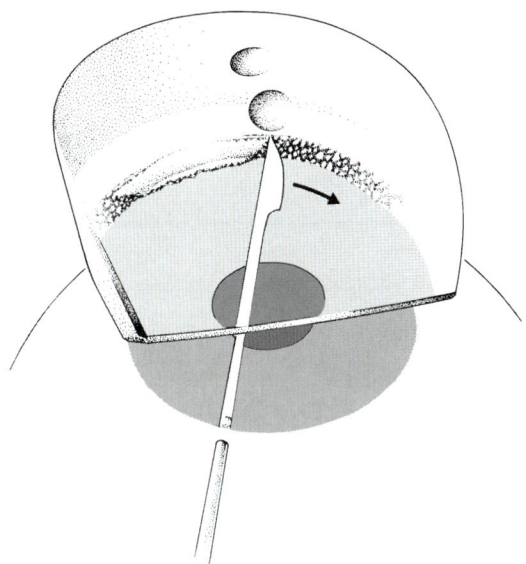

Abb. 26.18. Goniotomie mit Barkan-Kontaktglas und Goniotomiemesser. (Aus Mackensen u. Neubauer 1989)

■ Pilocarpin und Apraclonidin (Iopidine®), präoperativ appliziert, helfen, die Linse zu schützen und eine Hypotonieblutung in die Vorderkammer (tritt besonders häufig beim Entfernen des Goniotomiemessers auf) zu vermeiden.

■ Nach optimaler Fixation des Auges durch den Assistenten (2 Pinzetten zu beiden Seiten der geplanten Eingangsstelle) wird die Linse auf die Hornhaut gesetzt und ein Goniotomiemesser am chirurgischen Limbus durch die klare Hornhaut flach über die Irisebene zum gegenüberliegenden Trabekelwerk vorgeführt. Das Goniotomiemesser wird dann im Übergangsbereich des mittleren Drittels zum vorderen Drittel des Trabekelwerks zu beiden Seiten geschwenkt, und zwar so tief, daß die Sklera selbst intakt bleibt. Ein Kontakt mit der Sklera vermittelt das Gefühl, mit dem Messer auf einer rauhen Oberfläche zu kratzen (Abb. 26.18).

■ Danach wird das Messer entfernt und die Vorderkammer gestellt.

■ Jüngere Kinder benötigen keinen festen Verband (geringere Manipulationsgefahr); ältere Kinder werden am besten mit einer Hartschale versorgt.

■ Ältere Kinder neigen häufig zu Nachblutungen, die nur bei schwersten, unkontrollierbaren Druckanstiegen ausgespült werden müssen.

■ Postoperativ werden topisch Miotika, Antibiotika und Steroide appliziert.

- Die Prognose ist bei primärem oder juvenilem Offenwinkelglaukom erheblich besser (75%) als bei Fehlbildungen mit Glaukom, wie z.B. bei Axenfeld-Anomalie (50%), beim Sturge-Weber-Syndrom, bzw. bei ausgeprägten Irisanomalien (<25%).

8
Koagulation des Ziliarkörpers

8.1
Zyklokryokoagulation

- Das Prinzip ist die dosierte Zerstörung des Ziliarkörpers durch Applikation von Kälte von außen; dadurch soll eine Reduktion der Kammerwasserproduktion erzielt werden (Abb. 26.19).

Indikationen
- Klassische Indikation: Neovaskularisationsglaukom. Bei Proliferationen an der Iris (Rubeosis iridis) sollte die Koagulationsbehandlung der Netzhaut komplettiert werden, um den Proliferationsstimulus durch nicht perfundierte Netzhautareale auszuschalten.

- Patienten, bei denen Standardfilterverfahren (gewöhnlich mehrere) nicht erfolgreich waren.

- Ausgedehnte Bindehautvernarbungen, die keinen brauchbaren Zugang für einen Filtereingriff ermöglichen; dies gilt besonders für Augen mit schlechter Visusprognose. Augen mit brauchbarem Sehvermögen sollten ggf. primär einer Shunt-Operation unterzogen werden.

Technik der Zyklokryokoagulation
- Ausrüstung: Stickstoffflasche (Kühlung auf –80 °C); Kryostab mit einem ca. 3,5 mm großen Glaukomtip.

- Retrobulbäranästhesie.

- Der Stab wird so plaziert, daß das vordere Ende ca. 2,5 mm hinter dem Limbus angesetzt wird. Bei Augen mit veränderter Anatomie (Narbenbildung) kann eine Transillumination hilfreich sein, um das Ziliarkörperband zu lokalisieren.

- Gewöhnlich werden 4–6 Kryoherde in eine Hälfte (1 min; –80 °C; Bulbus primär etwas eindellen) appliziert. Eine Dokumentation des behandelten Areals ist erforderlich.

- Applikation von Atropin 1% zur Entspannung des Ziliarkörpers.

- Eventuell subkonjunktivale Injektion von Steroiden.

- Fortsetzen der Glaukommedikation.

- Primär postoperative Applikation von Analgetika.

- Da es während der Behandlung zu einem beträchtlichen Anstieg des Augeninnendrucks kommen kann, muß ggf. eine Parazentese durchgeführt werden, falls ein brauchbares Sehvermögen vorhanden ist und sich ein Sehverlust durch Augeninnendruckspitzen ergeben kann.

- Der maximale Effekt ist nicht eher als 10–14 Tage nach dem Eingriff zu erwarten; dies bedeutet, daß eine Wiederholung des Eingriffs nicht früher als nach 2–3 Wochen erfolgen sollte.

- Bei Wiederholung werden 6 Herde so verteilt, daß einer der Quadranten wiederholt behandelt und zusätzlich ein neuer Quadrant, der zuvor nicht behandelt wurde, mit 3 Herden behandelt wird.

- Falls mehrere Behandlungen erforderlich sind, sollten insgesamt maximal 300° erfaßt werden und die verbleibenden 60° verschont bleiben (Reduktion der Phthisisrate).

- Augen mit Neovaskularisationsglaukom haben ein ohnehin erhöhtes Phthisisrisiko (auch ohne Zyklokryotherapie) und in Abhängigkeit vom Ausgangsdruck sollte die Initialbehandlung u.U. auf 4 Herde reduziert werden.

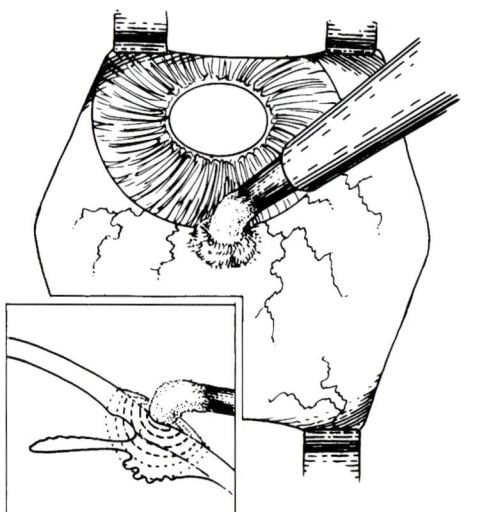

Abb. 26.19. Lokalisation der Kryosonde bzw. des Eisballs bei Kühlung auf –80 °C (Stickstoff) über 60 s. (Aus Shields u. Krieglstein 1993)

Komplikationen
- Grundsätzlich ist bei Augen mit Neovaskularisationen und Rubeosis iridis mit einer therapieinduzierten, massiven Fibrinreaktion zu rechnen, die sich allerdings spontan (oder unter üblicher niedrigdosierter Steroidtherapie) wieder schnell zurückbildet.

- Phthisis bulbi, besonders bei Neovaskularisationsglaukom (8–12 %, unabhängig vom Verfahren).

- Ein postoperativer Druckanstieg sollte entsprechend behandelt werden.

- Schmerzen.

- Hyphäma.

- „Vitritis".

- Anhaltender Tyndall-Effekt.

- Augeninnendruckanstieg.

- Zystoides Makulaödem.

- Katarakt.

8.2
Zyklophotokoagulation

- Auch laserchirurgische Verfahren werden zur Koagulation des Ziliarkörpers angewendet. Insbesondere der Diodenlaser hat sich zur transskleralen Kontaktzyklophotokoagulation bewährt. Die Ankopplung an die Sklera erfolgt über eine Glasfaser. Durch Kompression des Skleragewebes wird die Transmission des Lasers verbessert. Eine Absorption findet überwiegend im Ziliarkörper statt. Expositionszeiten, Leistung, und Anzahl der Effekte werden z. Z. noch unterschiedlich gewählt.

- Kürzlich wurde ein Laser zugelassen, bei dem über einen Detektor die Transmission gemessen wird (kontrollierte Zyklophotokoagulation). Ein sog. Pop-Effekt, der akustisch eine Gewebsaussprengung durch Siedeverzug anzeigt, kann durch die Erfassung charakteristischer Transmissionskurven bei entsprechender Programmierung eines angekoppelten Computers verhindert werden.

- Die Zyklophotokoagulation hat sich in der Zwischenzeit als weniger schmerzhaftes Verfahren mit geringeren entzündlichen Begleiterscheinungen im Vergleich zur Zyklokryokoagulation bewährt.

9
Aderhautpunktion – Wiederherstellung der Vorderkammertiefe

- Eine überdosierte Filtrationsmaßnahme bzw. eine herabgesetzte Kammerwasserproduktion nach Filtereingriffen kann zur Aderhautabhebung (s. Abb. 26.9) oder zur Abflachung der Vorderkammer führen (s. Abschn. 2.6.1).

- Der Suprachorioidalspalt ist mit seröser oder hämorrhagischer Flüssigkeit angefüllt.

- Die Drainage der Flüssigkeit führt zur Verlagerung der Linse nach hinten und zur Vertiefung der Vorderkammer.

- Das Wiederanlegen von Aderhaut und Ziliarkörper führt vermutlich zum Anstieg der Kammerwasserproduktion und hilft somit den Teufelskreis der exzessiven Filtration, der zur Aderhaut-/Ziliarkörperabhebung und zur erniedrigten Kammerwasserproduktion geführt hat, zu durchbrechen.

Indikationen
- Flache Vorderkammer mit Annäherung der Linse (oder Kunstlinse) an die Hornhaut.

- Verdacht auf eine Suprachorioidalblutung.

- Lang anhaltende Aderhautabhebung aufgrund einer reduzierten Kammerwasserproduktion oder einer Überfiltration.

Technik
- Man sollte sicherstellen, daß die zuvor durchgeführte Parazentese (von der primären Filteroperation) noch offen ist bzw. eine neue Parazentese anlegen.

- Die Sklerotomiezugänge sollten möglichst weit entfernt vom Filterkissen gewählt werden (gewöhnlich nasal oder temporal unten bei oben gelegenen Filterkissen).

- Radiäre Inzisionen in Bindehaut und Tenon-Kapsel bis auf die Sklera (3,5 mm vom Limbus entfernt); groß genug, um dann eine 3 mm lange, radiär verlaufende Sklerotomie im Abstand von 2–5 mm zum Limbus anzulegen.

- Gewöhnlich zeigt sich spontan suprachorioidale Flüssigkeit, wenn die Aderhaut erreicht ist. Falls dies nicht der Fall ist, sollte vorsichtig ein Zyklodialysespatel in den Suprachorioidalspalt eingeführt, zu beiden Seiten geschwenkt (die Flüssigkeit kann gekammert sein) und dann ein Sklerasegment ausgestanzt werden.

- Falls sich der Flüssigkeitsstrom einstellt und langsam nachläßt, kann die Vorderkammer über die Parazentese gestellt und der Bulbus auf diese Weise tonisiert werden. Wenn man dann zur Sklerotomieseite zurückkehrt, kann man erneut drainieren. Dies sollte solange wiederholt werden, bis keine Flüssigkeit mehr abgelassen werden kann und die Vorderkammertiefe stabilisiert ist.

- Grundsätzlich muß das Filterkissen auf Leckagen hin untersucht werden (selbst wenn zuvor keine entdeckt wurden, Fluoreszeintest). Im Bedarfsfall muß genäht werden.

- Nähte können vorübergehend durch den Rand der Sklerotomie geführt werden (7–0-Vicryl® oder 8–0-Seide), um die Sklerotomie offenzuhalten; diese müssen am Ende des Eingriffs entfernt werden. Die Sklerotomien bleiben offen, um eine fortgesetzte Drainagemöglichkeit zu gewährleisten.

- Die Bindehautinzisionen über der Sklerotomie werden genäht.

- Abschließend werden Steroide und Antibiotika subkonjunktival appliziert.

- Die postoperative Behandlung besteht aus der topischen Gabe von Atropin und Steroiden.

10
Lasertrabekuloplastik (LTP)

- Die LTP wird bevorzugt zur Behandlung des Offenwinkelglaukoms eingesetzt.

- Laserkoagulationen im Bereich des Trabekelwerks führen nachweislich bei einer Vielzahl von Patienten zur mittelfristigen Senkung des Augeninnendrucks.

- Als Mechanismen werden eine Wiedereröffnung des Abflußsystems durch Schrumpfung des Trabekelwerks bzw. eine Aktivierung der Endothelzellen im Trabekelwerk mit konsekutiv erhöhtem Abfluß diskutiert.

- Die Erfolgsrate ist in Abhängigkeit von Diagnose und Alter des Patienten unterschiedlich. Initial werden die besten Ergebnisse beim primären Offenwinkelglaukom (POWG), beim Pseudoexfoliationsglaukom (PEX-Glaukom) und beim Pigmentglaukom (PGL) gefunden.

- Der Effekt einer LTP verschwindet nach einiger Zeit; durchschnittlich steigt der Augeninnendruck wieder um 1 mm Hg/Jahr.

- Patienten, die jünger als 40 Jahre alt sind, aphake oder pseudophake Patienten sowie Patienten mit einer Kammerwinkelrezession reagieren meist weniger gut.

- Juvenile und kongenitale Glaukome sowie Glaukome bei Uveitis reagieren ebenfalls schlechter auf eine LTP.

- Eine vorherige LTP wirkt sich nicht negativ auf spätere Filteroperationen aus. Ein nachteiliger Effekt auf das Ergebnis nicht penetrierender Glaukomoperationen wird jedoch diskutiert.

- Die Indikation für das Verfahren ist ein unter medikamentöser Therapie nicht befriedigend eingestellter Augeninnendruck.

Technik (Abb. 26.20 a–e)

- Ausführliche Aufklärung und Einwilligung.

- Fortsetzung der Glaukomtherapie.

- Neue Erkenntnisse zur Physiologie des Kammerwasserabflusses (kontraktile Elemente des Trabekelmaschenwerks) sowie die schlechten Langzeitergebnisse der LTP haben dazu geführt, daß der Stellenwert der LTP in der Therapie des Glaukoms zunehmend kritisch beurteilt wird.

- Da die LTP zu vorübergehendem Ansteigen des Augeninnendrucks führen kann, ist eine Vorbehandlung 1 h vor LTP mit einem Tropfen Apraclonidin 1% (Iopidine®) sinnvoll; ein 2. Tropfen wird unmittelbar postoperativ gegeben. Alternativ können nach dem Eingriff Karboanhydrasehemmer (z.B. systemisch Diamox®, lokal Trusopt®) gegeben werden.

- Tropfanästhesie.

- Kontaktglas (z.B. Ritch-Trabekuloplastiklinse, Goldmann-Dreispiegelglas).

- Die Behandlung umfaßt die halbe Zirkumferenz (180°), da so das Auftreten von Druckspitzen reduziert wird.

- Im Übergang vom pigmentierten zum nichtpigmentierten Trabekelwerk werden 50 Herde gesetzt.

- Bei engem Kammerwinkel können eine zuvor durchgeführte periphere Iridektomie, eine Nd:YAG-Laser-Iridotomie oder eine periphere Iridoplastik die Einsehbarkeit des Trabekelmaschenwerkes verbessern.

- Prinzipiell wird mit 50 μm großen Herden, 0,1 s Expositionszeit und einer initialen Energie von

Abb. 26.20 a–e. 50 Herde werden über 180° Zirkumferenz am Übergang vom pigmentierten zum nichtpigmentierten Trabekelwerk appliziert (**a**). Eine adäquate Energie führt zu einer Bleichung und/oder dem Auftreten einer kleinen Gasblase (**b, c**). Eine Weißfärbung oder große Gasblasen entsprechen zu hohen Energien (**d, e**). (Aus Blodi et al. 1992)

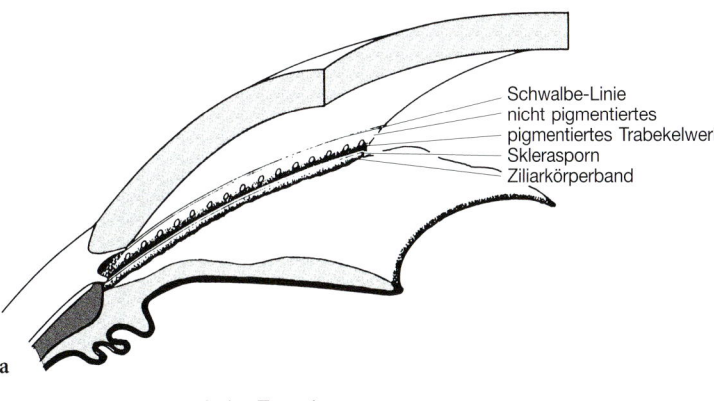

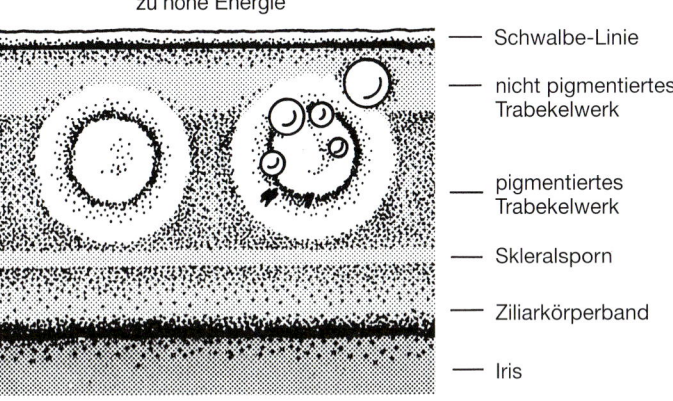

600–1000 mW (Argon Blau/Grün) gearbeitet; zunächst werden sog. Testherde gesetzt; entsprechend der Reaktion wird die Energie entweder nach oben oder nach unten korrigiert, bis der Übergang zwischen maximaler Pigmentbleichung und energetisch bedingten Luftbläschen erreicht ist. Man sollte auf keinen Fall eine Energie von 1200 mW überschreiten (je stärker die Pigmentation des Trabekelwerks, desto weniger Energie ist erforderlich).

■ Der Intraokulardruck sollte nach der Behandlung über 3 Stunden gemessen werden; die Glaukommedikation wird postoperativ fortgesetzt.

■ Der Augeninnendruck sollte am nächsten Tag überprüft werden.

■ Als Begleittherapie können Steroide lokal (4mal tgl. über 3 Tage) oder nichtsteroidale Antiphlogistika eingesetzt werden.

■ Das endgültige Ergebnis läßt sich am besten 4 Wochen nach dem Eingriff beurteilen.

■ Falls der anvisierte Druckwert erreicht ist, sollte man mit der Behandlung der zweiten Zirkumferenz zurückhaltend sein, bis der Intraokulardruck erneut außer Kontrolle gerät.

■ Die Erfolgsrate bei einem weiteren Behandlungszyklus ist erheblich schlechter als bei der primären LTP (2 Sitzungen). Untersuchungen weisen darauf hin, daß im Falle einer Zweitbehandlung die Reaktion dann am besten ist, wenn bei der Erstbehandlung mit niedrigen Energien vorgegangen wurde.

Komplikationen

■ Druckspitzen (klinisch in ca. 10–15 %) entstehen gewöhnlich innerhalb von 2 Stunden nach Behandlung und sprechen gut auf Karboanhydrasehemmer an.

■ Ein Reizzustand der Vorderkammer tritt gewöhnlich nur vorübergehend auf (Einsatz von lokalen Steroiden 4mal tgl. über 3 Tage).

■ Blutungen beim Eingriff stoppen gewöhnlich nach Druckerhöhung mit Hilfe des Kontaktglases.

■ Bei ca. 3 % aller Patienten führt die Lasertrabekuloplastik zu Augeninnendruckwerten, die höher sind als vor der Laserbehandlung. Bei mehr als zwei Behandlungen pro Auge ist ein augeninnendrucksteigernder Effekt zunehmend häufiger.

11
Laseriridotomie

■ Der Einsatz eines Lasers zur Eröffnung der Regenbogenhaut bei Pupillarblock hat die chirurgische Iridektomie in vielen Fällen ersetzt.

Indikationen und Kontraindikationen

■ Akuter Kammerwinkelverschluß: Hier ist die Laseriridotomie in den meisten Fällen nur dann durchführbar, wenn die medikamentöse Therapie zu einer Senkung des Intraokulardrucks und zu einer Verbesserung der Hornhauttransparenz geführt hat.

■ Behandlung des Partnerauges bei Zustand nach einseitigem Winkelblock.

■ Anatomisch enger Kammerwinkel (bei ausgewählten Patienten); Voraussetzung: Winkelblocksymptomatik, d.h. Augeninnendruckanstieg in Mydriasis oder drohender Winkelblock.

■ Kontraindikationen:

● Hornhautödem.
● Unkooperative Patienten.
● Kammerwinkelverschluß nicht durch Pupillarblock bedingt (z.B. Neovaskularisationsglaukom).

11.1
Argonlaseriridotomie

■ Die Argonlaseriridotomie war früher verbreiteter, da Nd:YAG-Laser nur in geringer Zahl zur Verfügung standen. Heute ist sie weitgehend von der Nd:YAG-Laser-Iridotomie verdrängt worden.

Vorbereitung des Patienten

■ Pilocarpin 1% 2mal/h (maximal 4mal) bis zur maximalen Pupillenverengung.

■ Apraclonidin 1% (Iopidine®) wird 1 h vor der Laserbehandlung und unmittelbar nach dem Eingriff appliziert.

Allgemeine Technik

■ Die Iridotomie wird vorzugsweise in einem Bereich zwischen 10.30 Uhr und 1.30 Uhr und im limbusnahen Drittel der Iris durchgeführt.

■ Ein Arcus lipoides kann den Eingriff erschweren.

■ Die Iridotomie wird am Boden einer Iriskrypte angelegt.

■ Es sind modifizierte Kontaktgläser verfügbar (z.B. die Abraham-Iridotomielinse).

Spezielle Techniken

■ Farbe und Oberflächenbeschaffenheit der Iris: Am einfachsten durchzuführen ist der Eingriff bei mittelbrauner Iris, am schwierigsten bei dunkelbrauner oder bei hellblauer Iris.

■ Art der Herde:

● Kontraktion: Hitzeeffekte führen zum Zusammenziehen der Regenbogenhaut in Richtung Zentrum der Verbrennung und zur Verdünnung der angrenzenden Stromaanteile, ohne daß das Irisgewebe perforiert wird (Einstellung: 500 µm, 0,5 s, 200–400 mW – mehr Energie bei blasser Iris, weniger Energie bei dunkler Iris).

● Perforation: Hier ist es das Ziel, Irisgewebe durch partielle Destruktion zur Seite zu drängen (Einstellung: 50 µm, 0,1–0,2 s, 400–1200 mW).

● Disruptionsherde: Hierbei wird vornehmlich mechanisch und weniger thermisch eine direkte Versprengung des Irisgewebes angestrebt (Einstellung: 50 µm, 0,02–0,05 s, 1000–1500 mW). Alternativ kann die Disruption mit dem Nd:YAG-Laser erfolgen (Energie: 1,5–3,0 mJ).

■ Für alle Techniken gilt:

● Ein Erfolg wird ersichtlich durch eine langsam zunehmende Tiefe des Kraters und den schrittweisen Austritt von kleinen Mengen an Zelltrümmern in die Vorderkammer.

● Die Behandlung wird so lange fortgesetzt, bis es zur Perforation des Pigmentepithels kommt. Dabei werden die Herde exakt übereinander gelegt, um die Penetrationsstelle so klein wie möglich zu halten, bis die Perforation erreicht wird. Danach kann der Krater vergrößert werden.

● Wenn das Pigmentepithel penetriert ist, entstehen „Rauchsignale" in der Vorderkammer, danach sollte die Energie reduziert werden; es sollte besonders beachtet werden, daß der Patient nicht mit der Fovea in Richtung Laser fixiert.

● Das Ziel ist eine eindeutige Perforation von mindestens 200 µm (es reicht nicht etwa eine Transillumination).

Postoperative Behandlung

■ Apraclonidin 1% (Iopidine®).

■ Lokale Steroide über 3–4 Tage.

■ Der Intraokulardruck sollte an den folgenden beiden Tagen nach dem Eingriff kontrolliert werden.

■ Die medikamentöse Glaukomtherapie sollte zunächst fortgesetzt werden.

Intraoperative Komplikationen

■ Hornhautepithel und -endothel können thermisch geschädigt werden (Ödem); ggf. ist das Aufsuchen einer neuen Iridektomiestelle erforderlich.

■ Hyphämata treten selten auf. Dann sollte der Augeninnendruck über das Kontaktglas erhöht werden.

■ Retinale Verbrennungen: Diese ereignen sich gewöhnlich in der Peripherie der Netzhaut und sind klinisch unbedeutend. Jedoch ist über Makulaverbrennungen berichtet worden. Falls sich andeutet, daß es zur Penetration der Iris kommt, sollte vor dem Fortsetzen der Laserbehandlung auf jeden Fall die Blickrichtung des Patienten überprüft werden, damit die Makula verschont wird.

■ Lokale Linsentrübungen (nicht progressiv).

Postoperative Komplikationen

■ Pupillenverziehung.

■ Monokulare Doppelbilder: selten und nur dann relevant, wenn große (falsch positionierte) Iridotomien durchgeführt wurden. Im Idealfall sollte sich die Iridotomie unter das Lid projizieren.

■ Vorderkammerreizzustand.

■ Verschluß der Iridotomie durch Pigmentproliferation (nach 4–6 Wochen, selten): Eine Wiedereröffnung ist dann notwendig.

11.2
Nd:YAG-Laser-Iridotomie

■ Nd:YAG-Laser wandeln via Photodisruption Gewebe in Plasma um. Die dabei auftretenden Schock-

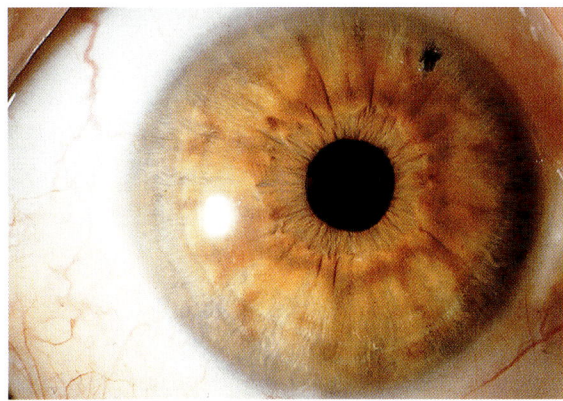

Abb. 26.21. Zustand nach Iridotomie mit Nd:YAG-Laser: die ausreichend große Iridotomie ist basal bei 1 Uhr zu erkennen

wellen führen zur Auseinandersprengung des angrenzenden Gewebes (Abb. 26.21).

■ Nd:YAG-Laser-Iridotomien gewinnen zunehmend an Popularität, da u.a. der zeitliche Aufwand gering, die Durchführung einfach und komplikationsarm ist.

■ Typischerweise sind Nd:YAG-Laser-Iridotomien kleiner als Argonlaseriridotomien und weisen weniger klar sichtbare Schädigungen des benachbarten Gewebes auf.

■ Eine Kombination von Argon- und Nd:YAG-Laser zur komplikationslosen und dauerhaften Anlage einer Iridotomie ist möglich. Durch die Koagulation der Peripherie des Zielareals mit dem Argonlaser

Abb. 26.22 a–b. Laseriridotomie oben, axialer Strahlengang bei Blick nach unten (a). Zirkuläre Applikation von thermischen Laserherden zur Dehnung des geplanten Iridotomie-Areals (b1, b2), welches dann photodisruptiv (Nd:YAG-Laser) eröffnet wird (b3, b4). (Aus Mackensen u. Neubauer 1989)

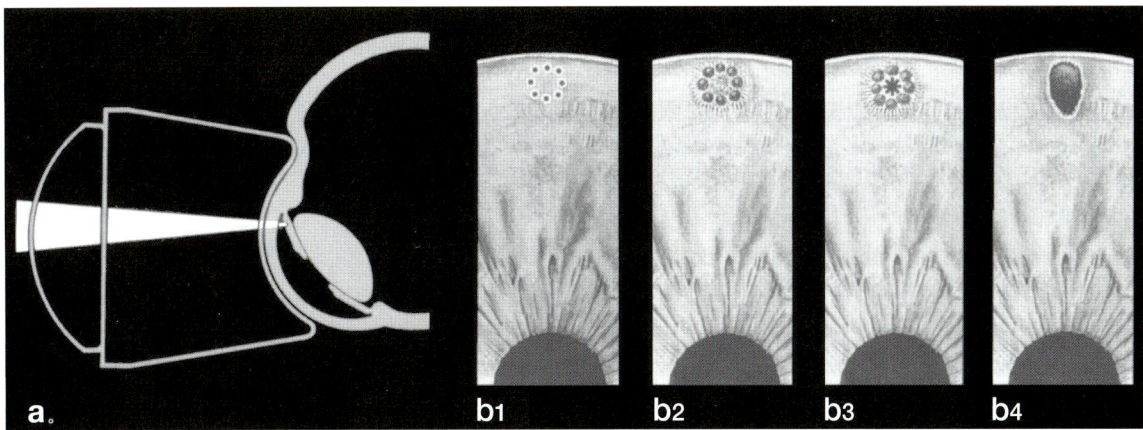

wird das Blutungsrisiko minimiert und das Zentrum für die Eröffnung mit dem Nd:YAG-Laser vorbereitet (Abb. 26.22).

Technik
- Pilocarpin zur Vorspannung der basalen Iris, Apraclonidin 1% (Iopidine®) 1 h vor der Laserbehandlung und unmittelbar danach.
- Es sollte ein YAG-Kontaktglas verwendet werden.
- Lokalisation zwischen 10.30 Uhr und 1.30 Uhr; soweit peripher wie möglich bei phaken Patienten (limbusnahes Drittel).
- Die erforderliche Energie kann zwischen 1,5 und 3 mJ liegen, wobei entweder Einzel-, Zweier- oder Dreierimpulse verwendet werden. Früher wurden auch höhere Energien (bis 10 mJ) angewendet.
- Falls die Penetration nicht in einer Sitzung erreicht wird, weil es z.B. zu einer Blutung gekommen ist, sollte die Behandlung in einer weiteren Sitzung komplettiert werden.

Postoperative Behandlung
- Apraclonidin 1% (Iopidine®).
- Lokale Steroide über 4 Tage.
- Der Intraokulardruck sollte 1 und 2 h postoperativ gemessen werden.

Intraoperative Komplikationen
- Eine Irisblutung ist häufig, kommt gewöhnlich spontan zum Stillstand. Der Druck auf das Auge sollte mit Hilfe des Kontaktglases erhöht werden. Nach Vorbehandlung mit dem Argonlaser treten weniger Blutungen auf.

Postoperative Komplikationen
- Ähnlich der Argonlaseriridotomie.
- Akute Druckanstiege:
  - Treten gewöhnlich innerhalb von 1–2 h auf.
  - Mittels Gonioskopie sollte überprüft werden, ob der Kammerwinkel offen ist.
  - Medikamentös sollte mit Betablockern, Karboanhydrasehemmern und Miotika behandelt werden.
- Spät auftretende Verschlüsse kommen bei Iridotomien größer als 200 µm (Abb. 26.21) gewöhnlich nicht vor.
- Seltene Komplikationen sind das zystoide Makulaödem und das maligne Glaukom.

12
Periphere Iridoplastik

- Die periphere Iridoplastik besteht aus Kontraktionsherden im Bereich der peripheren Iris (Abb. 26.23 rechts).
- Es soll ein Abflachen der peripheren Iris bewirkt werden.

Indikationen
- Vor der Lasertrabekuloplastik (falls eine Laseriridotomie keinen sicheren Einblick zu einem offenen, aber engen Kammerwinkel ermöglicht).
- Nanophthalmus.
- Möglich bei Plateauiris.

Technik
- Applikation von Pilocarpin. Pilocarpin kann als Dauertherapie kontraindiziert sein, grundsätzlich aber erhöht Pilocarpin die Erfolgsrate einer Laser-Iridoplastik.
- Die Verwendung einer Abraham-Linse ist empfehlenswert.
- Einstellung: 500 µm, 0,5 s, 200–500 mW (weniger Energie bei dunkler Iris, mehr bei heller Iris). Die Herde werden soweit wie möglich in der Irisperipherie appliziert.
- Ziel der Behandlung ist die Kontraktion der Iris in Richtung Laserherd.
- Appliziert werden sollen 6–8 Herde pro Quadrant. Größere Gefäße sollten gemieden werden.
- Ein extrem enger Kammerwinkel und ein Hornhautödem können eine periphere Iridotomie, nicht aber die Durchführung einer Iridoplastik unmöglich machen.
- Falls das Irisstroma eröffnet ist und Pigment austritt, kann die Energie reduziert werden.

Postoperative Nachsorge
Die Behandlung erfolgt mit Steroiden und Glaukommedikamenten.

Komplikationen
- Hornhautverbrennung: meist nur vorübergehend (Langzeitfolgen?).
- Vorderkammerreizzustand.
- Postoperativer Druckanstieg (vgl. Argonlaseriridotomie).

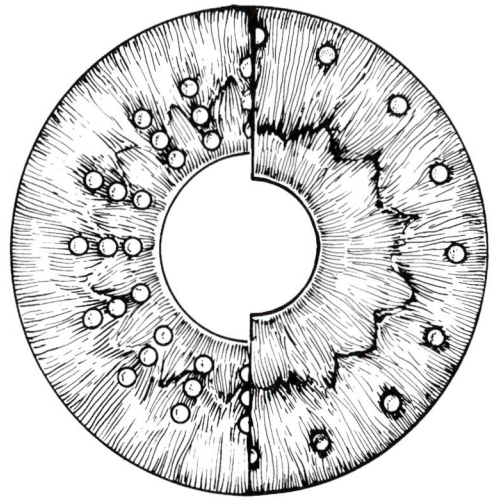

Abb. 26.23. Laserpupilloplastik (*linker Bildteil*), dilatiert die Pupille durch Iriskontraktion in der zentralen Irishälfte. Periphere Iridoplastik (*rechter Bildteil*) führt zur Vertiefung der Kammerwinkelbucht. Bei beiden Maßnahmen werden geringe Laserenergien eingesetzt. (Aus Shields u. Krieglstein 1993)

13
Laserpupilloplastik

Es werden Laserapplikationen (Argon) im Bereich des M. sphincter pupillae („Stichelung" der Iris) durchgeführt (Abb. 26.23 links).

Indikationen
Akuter Kammerwinkelverschluß, bei dem eine periphere Laseriridektomie nicht möglich ist (das Stichlen der Iris kann einen Pupillarblock lösen; trotzdem ist meist anschließend zusätzlich eine periphere Laseriridotomie erforderlich).

Technik (mit Kontaktglas)
- Parameter: 200–500 µm, 0,2–0,5 s, 200–500 mW.

- Der Applikationsring beginnt im Bereich der Pupille in einem Quadranten und setzt sich nach peripher fort. Endziel ist das Stichlen der Iris mit konsekutiver Vertiefung der Vorderkammer.

- Der Eingriff kann mit einer peripheren Iridoplastik im gleichen Quadranten kombiniert werden.

Komplikationen
- Augeninnendruckspitzen.

- Bei der Laserbehandlung im Bereich des Pupillarsaums ist besonders darauf zu achten, daß keine versehentliche Verbrennung der Makula erfolgt.

14
Eröffnung einer blockierten Trabekulektomie

- Bei vollständig narbig verändertem Filterkissen (Verklebung von Bindehaut und Sklera) besteht wenig Aussicht auf Erfolg.

- Die Gonioskopie wird den Verschluß der Trabekulektomie bestätigen. Falls eine pigmentierte Membran oder Irisgewebe die Ursache für die Blockade der Sklerotomie ist, kann der Argonlaser eingesetzt werden; andernfalls sollte dem Nd:YAG-Laser der Vorzug gegeben werden.

Technik
- Gonioskopielinse.

- Parameter:
  - Argonlaser: 50 µm, 0,1–0,2 s, 700–1500 mW.
  - YAG-Laser: 3,5–8 µJ.

- Bei Verwendung des Argonlasers können bis zu 400 Herde erforderlich sein.

- Zur Verbesserung des Abflusses kann eine Bulbusmassage erforderlich werden.

Postoperative Nachsorge
- Bulbusmassage.
- Lokale Applikation von Steroiden.

Komplikationen
- Erhöhter Intraokulardruck.
- Vorderkammerreizzustand.
- Blutungen.

WEITERFÜHRENDE LITERATUR

Barkan (1949) technique of goniotomy for congenital glaucoma. Arch Ophthalmol 43:65

Blodi FC, Mackensen G, Neubauer H (eds) (1992) Surgical ophthalmology, vol 2. Springer, Berlin Heidelberg New York Tokyo

Chiou AG-Y, Mermoud A, Hédiguer S-EA et al. (1996) Ultrasound biomicroscopy of eyes under going deep sclerectomy with collagen implant. Br J Ophthalmol 80:541

Chiou AG-Y, Mermound A, Jewelewicz DA (1998) Postoperative inflammation following deep sclerectomy with collagen implant versus standard trabeculectomy. Graefes Arch Clin Exp Ophthalmol 236:593

Epstein DL (1986) Chandler and Grant' glaucoma. Lea & Febiger, Philadelphia

Gloor B (Hrsg) (1994) Glaukomchirurgie im Detail. Enke, Stuttgart

Jakobi PC, Krieglstein GK (1995) Trabecular aspiration. A new mode to treat pseudoexfoliation glaucoma. Invest Ophthalmol Vis Sci 3:2270

Kolker AE, Heterington J (1983) Becker-Schaffer's diagnosis and therapy of the glaucoma. Mosby, St. Louis

Krupin T (1988) Manual of glaucoma. Churchill Livingstone, New York

Lloyd MA, Heuer DK, Baerveldt G et al. (1991) Combined Molteno implantation and pars plana vitrectomy for neovascular glaucomas. Ophthalmology 98:1401

Mackensen G, Neubauer H (Hrsg) (1989) Augenärztliche Operationen, Bd 2. Springer, Berlin Heidelberg New York Tokyo

Mermoud A, Schnyder CC, Sickenberg M (1999) Comparison of deep sclerectomy with collagen implant and trabeculectomy in open-angle glaucoma. J Cat Ref Surg 25:323

Meyer G, Schwenn O, Grehn F (2000) Trabekulektomie beim kongenitalen Glaukom. Ophthalmologe 97:623

Preferred practice pattern: primary open-angle glaucoma (1989) American Academy of Ophthalmology, San Francisco

Preußner PR, Boos N, Faßbender K, Schwenn O, Pfeiffer N (1997) Real-time control for transscleral cyclophotocoagulation. Greafes Arch Clin Exp Ophthalmol 235:794

Reiss GR, Wilensky JT, Higginbotham EJ (1991) Laser trabeculoplasty. Surv Ophthalmol 35:407

Ritch R, Shields MB (1989) The secondary glaucomas. Mosby, St. Louis

Ritch R, Shields MB, Krupin T (1989) The glaucomas. Mosby, St. Louis

Roy FH (1995) Master techniques in ophthalmic surgery. Williams & Wilkins, Baltimore

Schwenn O, Grehn F (1995) Cataract extraction combined with trabeculotomy. Germ J Ophthalmol 4:16

Schwenn O, Dick B, Pfeiffer N (1998) Trabekulotomie, tiefe Sklerektomie und Viskokanalostomie. Ophthalmologe 95:835

Senn P, Thomann U, Schipper I (1991) Pars-plana-Vitrektomie und Cerclage nach erfolgreicher Glaukomoperation mit Molteno-Implantat. Klin Monatsbl Augenheilkd 199:333

Shields MB (1987) Textbook of glaucoma. Williams & Wilkins, Baltimore

Shields MB, Krieglstein GK (1993) Glaukom. Grundlagen. Differentialdiagnose. Therapie. Springer, Berlin Heidelberg New York Tokyo

Skuta GC, Beeson CC, Higginbotham EJ et al. (1992) Intraoperative mitomycin versus postoperative 5-fluorouracil in high risk surgery. Ophthalmology 99:438

Stegmann R, Pienarr A, Totan Y (1999) Viscocanalostomy for open angle glaucoma in black patients. J Cat Ref Surg 25:316

Walton DS (1992) Goniotomy. In: Thomas JV (ed) Glaucoma Surgery. Mosby Year Book, St Louis

Netzhaut- und Glaskörperchirurgie

1	Vorbemerkungen zur Anatomie von Netzhaut und Glaskörper 741	4.5.13	Entfernung intraokularer Fremdkörper 770
1.1	Netzhaut 741	5	Vitrektomie: Vermeidung der häufigsten Komplikationen 770
1.2	Glaskörper 742		
2	Untersuchung von Netzhaut und Glaskörper 742	6	Postoperative Endophthalmitis (POE) 770
2.1	Indirekte Ophthalmoskopie 742	6.1	Inzidenz 770
2.2	Direkte Ophthalmoskopie 742	6.2	Prädisponierende Faktoren 771
2.3	Spaltlampenuntersuchung 743	6.2.1	Systemische Ursachen 771
2.4	Ultraschalluntersuchung 743	6.2.2	Lokale Ursachen 771
		6.2.3	Operative Faktoren 772
3	Netzhautablösung 743	6.3	Differentialdiagnose der postoperativen Endophthalmitis 772
3.1	Rhegmatogene Netzhautablösung (Netzhautrisse, -löcher oder Dialysen) 743	6.4	Diagnose der postoperativen Endophthalmitis 772
3.1.1	Periphere Netzhautdegenerationen mit Gefahr einer Netzhautablösung 743	6.4.1	Klinische Befunde 772
3.1.2	Andere zu einer Netzhautablösung prädisponierende Faktoren 745	6.4.2	Kulturen 772
3.1.3	Symptome und Zeichen einer Netzhautablösung 745	6.4.3	Epidemiologische Bewertungsansätze 773
3.1.4	Behandlung der rhegmatogenen Netzhautablösung 746	6.5	Behandlung 773
3.2	Exsudative Netzhautablösung 753	6.5.1	„Mögliche" Endophthalmitis 773
3.3	Traktive Netzhautablösung 754	6.5.2	„Wahrscheinliche" oder angenommene bakterielle Endophthalmitis 773
3.4	Differentialdiagnose der Netzhautablösung und entsprechende Therapie 754	6.5.3	Vitrektomie bei Endophthalmitis 774
3.4.1	Senile Retinoschisis 754		
3.4.2	Juvenile Retinoschisis 754		
3.4.3	Therapie der verschiedenen Schisisformen 754		
3.4.4	Aderhautabhebung 755		
3.4.5	Glaskörpermembranen und -blutungen 755		
4	Erkrankungen des Glaskörpers 755		
4.1	Hintere Glaskörperabhebung 755		
4.2	Glaskörperblutung 755		
4.3	Proliferative Vitreoretinopathie (PVR) 756		
4.4	Netzhautriesenrisse 757		
4.5	Operative Behandlung des Glaskörpers (Glaskörperchirurgie) 757		
4.5.1	Therapie des persistierenden hyperplastischen primären Glaskörpers (PHPV) 761		
4.5.2	Frühgeborenenretinopathie 762		
4.5.3	Diabetische Retinopathie 762		
4.5.4	Glaskörperblutungen und -komplikationen nach Venen(ast)verschlüssen 765		
4.5.5	Chronische Uveitis 765		
4.5.6	Zystoides Makulaödem 766		
4.5.7	Proliferative Vitreoretinopathie (PVR) 766		
4.5.8	Netzhautriesenrisse 767		
4.5.9	Epiretinale Makulachirurgie (epiretinale Gliose, „macular pucker", „surface wrinkling") 767		
4.5.10	Glaskörperchirurgie bei Makulaforamen 768		
4.5.11	Subretinale Makulachirurgie und Netzhautrotation bei altersbedingter Makuladegeneration (AMD) 769		
4.5.12	Einsatz von t-PA bei altersbedingter Makuladegeneration 769		

1
Vorbemerkungen zur Anatomie von Netzhaut und Glaskörper (s. Kap. 43)

1.1
Netzhaut

■ Bei der neurosensorischen Netzhaut handelt es sich um einen Gewebekomplex, der Lichtreize in Nervenimpulse überführen kann, die dann über den Sehnerv an das Sehzentrum weitergeleitet werden.

■ Die Dicke der Netzhaut nimmt von der Papille (ca. 0,56 mm) bis zur Ora serrata kontinuierlich ab (ca. 0,2 mm).

■ Die Ora serrata ist die vordere Begrenzung der Netzhaut und projiziert sich annähernd auf jenen Abschnitt der Augenwand, an dem die geraden Augenmuskeln ansetzen. Während die Ora serrata nasal ca. 6 mm hinter dem Limbus liegt, beträgt ihr Abstand zum Limbus temporal etwa 7 mm.

■ Der Äquator der Netzhaut befindet sich ca. 6–8 mm hinter der Ora serrata.

- Am hinteren Pol der Netzhaut liegt die Makula. Innerhalb der Makula beginnt ca. 3 mm temporal vom Rand der Papille eine kapillarfreie Zone, die das eigentliche Netzhautzentrum, die Foveola, umgibt.

- Das einschichtige retinale Pigmentepithel (RPE) reicht von der Papille bis zur Ora serrata. Die Basis der retinalen Pigmentepithelzellen (außen) ist fest mit der Bruch-Membran verbunden und beteiligt sich mit ihrer Basallamina an dem Fünfschichtenaufbau der Bruch-Membran. Die innere Oberfläche der retinalen Pigmentepithelzellen liegt locker den Außensegmenten der Stäbchen und Zapfen auf. Im Falle einer Ablösung der neurosensorischen Netzhaut sammelt sich Flüssigkeit in diesem aus embryologischer Sicht „präformierten Hohlraum" zwischen Pigmentepithelzellen und Photorezeptoraußensegmenten. Zu den Funktionen des RPE gehören der Stofftransport von den Aderhautkapillaren in die äußeren Netzhautschichten sowie eine Beteiligung an Abbau und Regeneration der Photorezeptoraußensegmente.

1.2
Glaskörper

- Der Glaskörper ist transparent und grenzt an die Linsenhinterkapsel, den Ziliarkörper, die Netzhaut und den Sehnerv.

- Der adulte Glaskörper hat ein Gesamtvolumen von ca. 4 ml.

- Als Glaskörperrinde bezeichnet man den äußeren Abschnitt des Glaskörpers, der eine Dicke von ca. 100 μm aufweist.

- Die äußere Oberfläche der Glaskörperrinde wird Glaskörpergrenzmembran genannt. Die vordere Glaskörpergrenzmembran liegt vor der Ora serrata.

- Die Glaskörperbasis ist die Zone, die die Ora serrata kreuzt und etwa 2 mm in Richtung Pars plana und 3 mm in die periphere Netzhaut reicht.

- Zeitlebens feste Anhaftungen des Glaskörpers an der Netzhaut kennzeichnen die Glaskörperbasis. Diese Anhaftungen spielen eine Rolle bei der Entstehung von Netzhautlöchern, die bevorzugt entlang oder in unmittelbarer Nähe der Glaskörperbasis und auch beim Einführen von Instrumenten in den Glaskörperraum (Vitrektomie) auftreten können.

- Auch die Anhaftungen der hinteren Grenzmembran mit der Papille sind sehr fest, schwächen sich aber im Laufe des Lebens ab. Dies führt zur Abhebung der hinteren Glaskörpergrenzmembran (hintere Glaskörperabhebung) in Form einer Ringstruktur (Weiß- oder Martegiani-Ring). Diese Kondensation wird häufig mitten im abgelösten Glaskörper gefunden und kann dann Symptome (Schatteneffekte; sog. Mouches volantes) hervorrufen.

- Der Glaskörper setzt sich aus flüssigen und festen Bestandteilen zusammen. Die flüssigen Bestandteile (99%) bestehen in erster Linie aus Wasser. Ein gewaltiger Wasserumsatz ist vermutlich die Grundlage für den Stoffaustausch zwischen Flüssigkeit und angrenzenden Strukturen. Zu den übrigen „flüssigen" Bestandteilen zählen lösliche Proteine, Hyaluronsäure, anorganische Salze und Ascorbinsäure. Solide Bestandteile sind Kollagenfibrillen und Hyalozyten.

2
Untersuchung von Netzhaut und Glaskörper

2.1
Indirekte Ophthalmoskopie

- Diese Technik liefert ein umgekehrtes und, bei entsprechendem Ophthalmoskop stereoskopisches Bild von Netzhaut und Glaskörper.

- Die Vergrößerung ist variabel und abhängig von der jeweils verwendeten Ophthalmoskopielinse: Wird eine 14-dpt-Linse eingesetzt, ist die Vergrößerung 3,6fach, bei einer 20-dpt-Linse 2,3fach, bei einer 30-dpt-Linse 1,5fach. Bei zunehmender Dioptrienzahl der Linse vergrößert sich entsprechend der Bildausschnitt.

- Der Einblick auf die peripheren Netzhautanteile wird durch Skleraeindellung erleichtert und ist besonders bei der Suche nach Netzhautlöchern hilfreich.

- Die intensive fokussierbare Beleuchtung (Hutophthalmoskop und Brillenophthalmoskop) erlauben eine Fundusuntersuchung auch bei ausgeprägten Medientrübungen (Lichttoxizitätsrisiko). In das Hutophthalmoskop kann auch ein Laser integriert werden.

2.2
Direkte Ophthalmoskopie

- Liefert ein aufrechtes monokulares Bild mit 14facher Vergrößerung.

■ Sinnvoll für die Untersuchung kleiner Ausschnitte am hinteren Netzhautpol (Papille, Makula), ersetzt aber *auf keinen Fall* die indirekte Ophthalmoskopie.

2.3 Spaltlampenuntersuchung

■ Das erzielte Bild hängt vom verwendeten Linsentyp ab. Man unterscheidet Kontakt- (Dreispiegelglas, Panfunduskop, Mainster-Linsen) und Nichtkontaktverfahren (z. B. 60-dpt-/90-dpt-Linsen) zur Untersuchung von Glaskörper und Netzhaut.

■ Möglich ist eine stereoskopische Untersuchung von Glaskörper und Netzhaut unter verschiedenen Vergrößerungen. Dieses Verfahren ist besonders dann sinnvoll, wenn Details von Glaskörper-/Netzhautgrenzschichten und Makula dargestellt werden sollen. Bei Linsen mit eingebauten Spiegeln (z. B. Dreispiegelglas) ist auch die Darstellung kleinster Netzhautlöcher in der Peripherie möglich.

2.4 Ultraschalluntersuchung

Die Ultraschalluntersuchung erlaubt die Darstellung von Glaskörper-, Netzhaut- und Aderhautgrenzschichten. Das Verfahren ist dann erforderlich, wenn eine Netzhaut- oder eine Aderhautablösung bzw. Schwellung vermutet wird und die direkte Betrachtung aufgrund einer Linsentrübung, einer Einblutung in den Glaskörperraum oder aufgrund anderer Medientrübungen nur eingeschränkt oder nicht möglich ist.

3 Netzhautablösung

3.1 Rhegmatogene Netzhautablösung (Netzhautrisse, -löcher oder Dialysen)

3.1.1 Periphere Netzhautdegenerationen mit Gefahr einer Netzhautablösung

Retinale, zystische Komplexe

■ Zystenartiger Netzhautfortsatz („Tuft") in oder hinter der Glaskörperbasis, verbunden mit einem Glaskörperstrang.

■ Bereits bei der Geburt vorhanden, bei ca. 5% der Normalpopulation.

■ Kann durch Glaskörperzug umklappen und zu einem (in)kompletten Netzhautriß führen.

■ Eine prophylaktische Behandlung ist nicht indiziert.

Retinale, zystische Komplexe mit Zonulatraktion

■ Diese Form der Komplexbildung ist größer als die oben genannte, liegt vorzugsweise *in* der Glaskörperbasis und steht mit Zonulafasern in Verbindung.

■ Bei Geburt vorhanden, findet sich bei 15% der Normalpopulation.

■ Kann periphere Netzhautrundlöcher hervorrufen.

■ Eine prophylaktische Behandlung ist nicht indiziert.

■ Anmerkung: Bei genauer Betrachtung lassen sich zystische, nicht-zystische und traktive Tufts unterscheiden. Eine Therapie ist bei keiner der Läsionen indiziert.

Gittrige Degenerationen

■ Degenerative Veränderung, charakterisiert durch eine Ausdünnung der inneren Netzhautschichten und Verflüssigung des darüberliegenden Glaskörpers. Ein oder mehrere der im folgenden aufgeführten Aspekte können vorliegen:

- Oval, rund oder linear konfigurierte Netzhautverdünnung.
- Oval, rund oder strichförmig imponierende weiße Flecken.
- Oberflächliche weiß-gelbe Netzhautflecken.
- Weiße Linien, verzweigt.
- Netzhautpigmentierung.
- Atrophische Netzhautlöcher in gittriger Degeneration.
- Traktionsrisse entlang des Randes einer gittrigen Degeneration.

■ Vorzugsweises treten sie zwischen 11 und 1 bzw. 5 und 7 Uhr auf.

■ Die gittrige Degeneration ist die häufigste periphere Netzhautdegeneration; sie tritt bei 6–8% der Normalbevölkerung auf.

■ Gittrige Degenerationen sind bei 30–45% aller Patienten mit Netzhautablösung vorhanden; jedoch entwickeln nur 1–2% der Personen mit gittriger Degeneration auch eine Netzhautablösung. Die Netzhautablösung kann von atrophischen Netzhautlöchern ohne gleichzeitig stattfindende Glaskörperabhebung oder von Traktionsrissen der Netzhaut im Zusammenspiel mit einer Glaskörperabhebung ausgehen.

■ Das moderne Behandlungskonzept von Patienten mit gittriger Degeneration sieht wie folgt aus:

● Eine routinemäßige prophylaktische Behandlung aller Augen mit gittrigen Degenerationen ist nicht indiziert.
● Prophylaktisch behandelt werden sollte bei gleichzeitigem Vorhandensein von frischen symptomatischen Netzhautrissen oder bei progredienter Begleitamotio in der Umgebung eines atrophischen Netzhautloches.
● Bei gittriger Degeneration ist auch ohne Erfüllung der oben genannten Kriterien eine prophylaktische Behandlung in Betracht zu ziehen, wenn in der Anamnese eine Netzhautablösung des Partnerauges, eine Netzhautablösung in der Familienanamnese besteht oder eine mittel- bis höhergradige Myopie vorliegt (nicht unumstritten).
● Falls nötig, kann eine Behandlung mit Laserkoagulation oder mit Kryoretinopexie durchgeführt werden (Abb 27.1a). Dies erfolgt unter Einbeziehung der unmittelbaren Umgebung der gittrigen Degeneration und einer etwaigen, auf den unmittelbaren Rand des Lochs begrenzten Begleitamotio (Abb. 27.1b).

Atrophische Netzhautlöcher

■ Erscheinen als runde durchgreifende Netzhautlöcher ohne Deckel oder Operculum, auch ohne begleitende gittrige oder sonstige Degeneration.

■ Gewöhnlich im Bereich der Glaskörperbasis.

■ Bei 0,4% der Normalpopulation.

■ Es entwickelt sich meist keine Netzhautablösung, so daß eine Prophylaxe in der Regel nicht indiziert ist (Ausnahme: Auftreten von Symptomen, Vorhandensein einer mittel- bzw. höhergradigen Myopie, progrediente Begleitamotio).

Durchgreifende traktive Netzhautrisse

■ Die Risse sind üblicherweise hufeisenförmig mit Basis anterior und glaskörperfixiertem Deckel posterior in den Glaskörperraum hineinreichend.

■ Der Deckel des Risses kann ausgerissen sein und im Glaskörperraum als Operculum erscheinen.

■ Die Risse stehen unter Traktion, ausgehend von den Zonulafasern oder vom Glaskörper.

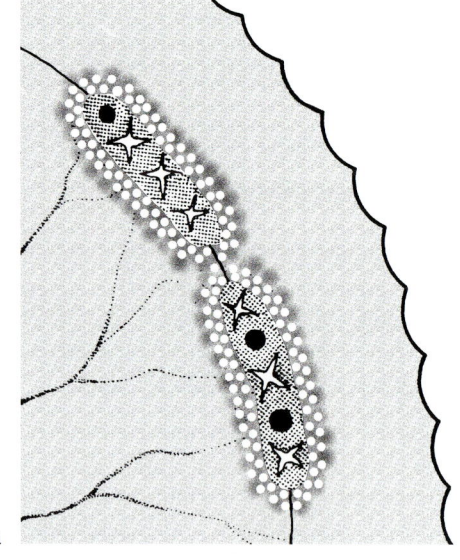

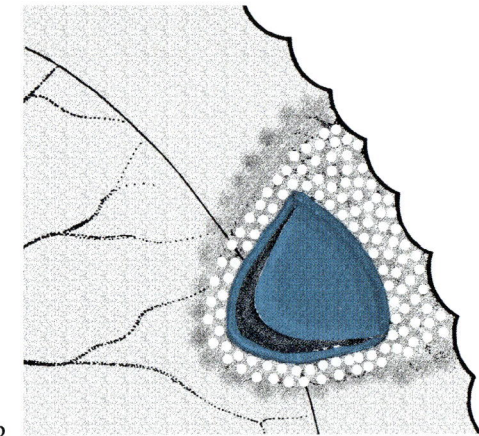

Abb. 27.1a, b. Zweireihige, zirkuläre Argonlaserkoagulation von äquatorialen Degenerationen (**a**). Die Laserherde werden in der gesunden Retina appliziert. Sollte eine Laserung peripher nicht möglich sein, so müssen zumindest alle 2–3 h radiäre Stege so weit wie möglich zur Ora serrata gelasert werden oder die Maßnahme durch eine Kryokoagulation ergänzt werden. Dies gilt v.a. auch bei Koagulation eines Foramens mit Begleitamotio (**b**, Deckel des Foramens und Begleitamotio blau). (Aus Mackensen u. Neubauer 1989)

■ Asymptomatische Netzhautrisse finden sich bei 5,8% der Gesamtbevölkerung (älter als 10 Jahre); es besteht eine geringe Wahrscheinlichkeit der Entwicklung einer Netzhautablösung.

■ Die Behandlung von Augen mit asymptomatischen Netzhautrissen ist umstritten. Jedoch gilt prinzipiell: Eine prophylaktische Behandlung (Laser, Kryo; s. oben) asymptomatischer Risse wird derzeit meist durchgeführt bei Augen, die zusätzliche Risikofaktoren aufweisen (große Risse, Risse mit Begleitamotio, Aphakie bzw. anstehende Aphakie,

Anamnese mit Netzhautablösung im Partnerauge, Patienten mit hoher Myopie, Marfan-Syndrom, Ehlers-Danlos-Syndrom, Netzhautablösung in der Familienanamnese).

■ Symptomatische Netzhautrisse, z. B. Risse bei akuter hinterer Glaskörperabhebung oder deutlichem Glaskörperzug (Schattengebilde, sog. Floaters oder Mouches volantes; helle Lichtblitze), und Risse, die bei der klinischen Untersuchung den Eindruck vermitteln, frisch entstanden zu sein, weisen grundsätzlich ein höheres Risiko auf, sich zu einer Netzhautablösung zu entwickeln, und fordern daher gewöhnlich eine entsprechende Behandlung.

Netzhautriesenrisse

Netzhautriesenrisse sind definiert als Löcher, die größer als 3 Stunden oder 90° eines Kreisbogens sind. Meist besteht eine Glaskörperanhaftung entlang der vorderen Rißkante. Therapie: eindellende Verfahren oder Vitrektomie.

3.1.2
Andere zu einer Netzhautablösung prädisponierende Faktoren

Das Risiko der Netzhautablösung ist erhöht bei Myopie, kataraktoperierten Augen (ECCE, Phakoemulsifikation), bei Zustand nach ICCE, nichtgeplanter, chirurgischer Kapsulotomie, YAG-Kapsulotomie (Pseudophakie) und nach Glaskörperverlust. Zug an der Netzhaut, bedingt durch Glaskörpervorfall oder Veränderungen der Mobilität des Linsen-Iris-Diaphragmas, werden verantwortlich gemacht. Etwa 1 % aller kataraktoperierten Augen ohne Kapsulotomie entwickeln eine Ablatio retinae, während die Rate nach Kataraktoperation mit Kapsulotomie ca. 3 % beträgt.

Myopie

■ Kurzsichtige Augen neigen schneller zur hinteren Glaskörperabhebung und zur Netzhautablösung.

■ Das Risiko der Netzhautablösung wächst mit dem Grad der Myopie.

■ Das Risiko der Netzhautablösung wächst bei myopen Augen, die pseudophak werden.

Aphakie

0,4–7 % aller aphaken Augen entwickeln eine Netzhautablösung, wobei die Hälfte innerhalb eines Jahres nach Kataraktoperation auftritt.

Pseudophakie

Die Angaben zur Ablatiorate bei pseudophaken Augen unterscheidet zwischen Komplikationen mit Glaskörperverlust (8–9 %), Zustand nach ICCE. Entsteht bei/nach ECCE/Phakoemulsifikation eine hintere Kapsulotomie, liegt die Rate bei 2–3 %, bei intakter Hinterkapsel finden sich Angaben von ≤1 % bis ≤0,5 %. Die durchschnittliche Ablatiorate nach ECCE-Verfahren dürfte nach neueren Angaben etwa bei 1,5 % liegen.

Bulbustrauma

■ Ein stumpfes Trauma kann einen Netzhautriß oder eine Dialyse bedingen.

■ Dialysen treten vorzugsweise nasal oben bzw. temporal unten auf.

■ Einfach perforierende Bulbusverletzungen bergen das Risiko einer Netzhautablösung in sich. Doppelt perforierende Verletzungen gehen mit einem noch höheren Risiko einer Netzhautablösung einher.

Andere okuläre und systemische Erkrankungen mit erhöhtem Risiko einer Netzhautablösung

■ Glaskörperblutung (Glaskörperkondensation, Zug an der Netzhaut).

■ Uveitis (Netzhautatrophie, Glaskörperzug).

■ Proliferative Retinopathien (gewöhnlich Auslöser für traktive Ablösung).

■ Senile Retinoschisis.

■ Kongenitale Retinoschisis.

■ Wagner-Erkrankung.

■ Ehlers-Danlos-Syndrom.

■ Goldmann-Favre-Syndrom.

■ Marfan-Syndrom.

3.1.3
Symptome und Zeichen einer Netzhautablösung

■ Lichtblitze (Photopsien); dunkle, „von oben herabfallende Gardinen", „von unten aufsteigende Mauern", „von der Seite eintretende Scheuklappen"; zunehmender Gesichtsfeldverlust.

■ Der Augeninnendruck ist am betroffenen Auge i. allg. niedriger.

- Gewöhnlich treten im Glaskörperraum pigmentierte Zellen („Tabakstaub", biomikroskopisch sichtbar) auf.

- Netzhautloch/-löcher.

- Subretinale Flüssigkeit (SRF) reicht bis zur Ora serrata und ist klar. Keine lageabhängige Umverteilung („shift").

- Eine Netzhautablösung verhält sich bei Augenbewegungen wellenartig.

3.1.4 Behandlung der rhegmatogenen Netzhautablösung

Präoperative Maßnahmen

Untersuchung von Netzhaut und Glaskörper
- Indirekte Ophthalmoskopie, u. U. mit Skleraeindellung; Anfertigung einer Fundusskizze.

- Gegebenenfalls Kontaktglasuntersuchung von Glaskörper und Netzhaut, besonders zur Überprüfung lochverdächtiger Bezirke.

- Visusüberprüfung zur Bestimmung des Ausmaßes der Makulabeteiligung (eine fehlende Lichtscheinangabe ist häufig nicht endgültig).

- Ultraschalluntersuchung bei Medientrübungen (z. B. Katarakt und Glaskörperblutung).

- Ein Blitz-ERG kann zur groben Bestimmung der Netzhautfunktion bei dichter Glaskörperblutung dienen.

Vorbereitung der operativen Behandlung
- Bettruhe und entsprechende Lagerung bis zur Operation: Bei adäquater Kopflagerung zum Loch hin wird ein zusätzlicher Eintritt von Flüssigkeit aus dem Glaskörperraum und eine Ausdehnung der Netzhautablösung verhindert. Bisweilen kommt es sogar zur Teilresorption der Flüssigkeit über die Aderhaut, wodurch die Durchführung bestimmter Versorgungsverfahren (z. B. pneumatische Retinopexie, skleraler Buckel ohne Punktion) erleichtert wird. Weitere Vorteile sind kürzere Frierzeiten und eine einfachere Buckelpositionierung.

- Prophylaktisch topische Gabe von Antibiotika und Wimpernschneiden, wenn ein intraokularer Eingriff abzusehen ist (z. B. pneumatische Retinopexie, Punktion der subretinalen Flüssigkeit, Aspiration von Glaskörperflüssigkeit).

- Pupillenerweiterung.

Operative Behandlung

Grundsätzliches Vorgehen
- Lokalisation aller Netzhautlöcher: Hierbei sind die von Schepens, Lincoff und Kreissig (Abb. 27.2 a–h) und anderen aufgestellten Beobachtungen und Regeln zu berücksichtigen. In Abhängigkeit

Abb. 27.2a–h. Lokalisation der Netzhautlöcher, Erläuterungen im Text

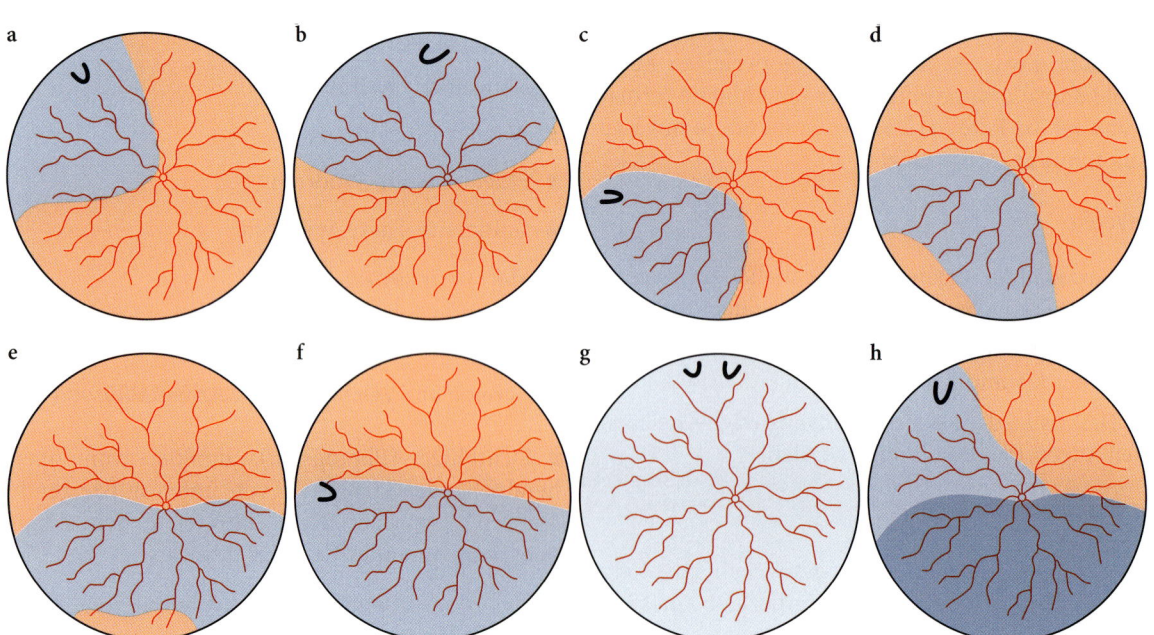

von der Ausdehnung der Netzhautablösung sucht man nach dem Loch:

- Bei Ablösung eines der beiden oberen Quadranten: am oberen Ende der Ablatio retinae (a).
- Bei Ablösung der oberen Netzhauthälfte: ca. bei 12 Uhr (b).
- Bei Ablösung eines der unteren Quadranten: am oberen Ende der Ablatio retinae (c) oder im Meridian der die Ablatio retinae in 2 Hälften aufteilt (d).
- Bei einer Ablatio der unteren Netzhauthälfte: ca. bei 6 Uhr (e) oder ggf. an dem Ende der Ablatio, das am weitesten nach oben reicht (f).
- Bei totaler Ablatio: von 10 Uhr über 12 Uhr nach 2 Uhr (g).
- Bei Ausbildung von unten gelegenen Blasen: oberhalb der horizontalen Meridiane (z. B am oberen Ende einer 3-Quadranten-Ablatio; h).

■ Ferner geben die Gesichtsfeldausfälle zu Beginn der Netzhautablösung sowie die Geschwindigkeit, mit der sich die Ablatio retinae ausbreitet, Hinweise auf das Primärforamen: Je schneller die Ausbreitung der Ablösung erfolgt, um so wahrscheinlicher ist es, daß das Loch groß ist und relativ posterior liegt. In den Meridianen, in denen die geraden Augenmuskeln ansetzen, können Netzhautlöcher auf Grund der mechanischen Belastung auftreten.

■ Behandlung von Netzhautlöchern durch Erzeugen einer chorioretinalen Adhäsion (s. Abb. 27.1):

- Laserbehandlung von Netzhautlöchern ohne Ablösung.
- Kältebehandlung (Kryoretinopexie) von Netzhautlöchern mit und ohne begleitende Netzhautablösung.
- Bindehauteröffnung nicht erforderlich.
- Risiko der Ausschwemmung von retinalen Pigmentepithel(RPE)-Zellen und der Entwicklung einer proliferativen Vitreoretinopathie (PVR).

■ Schematische Fundusdokumentation (Abb. 27.3 a–c).

■ Verschluß von Netzhautlöchern durch externe Tamponade (Buckelung): radiäre (Abb. 27.4 a–d)

Abb. 27.3 a–c. Fundusschema. (Mod. nach Dr. Mann Pharma, Berlin)

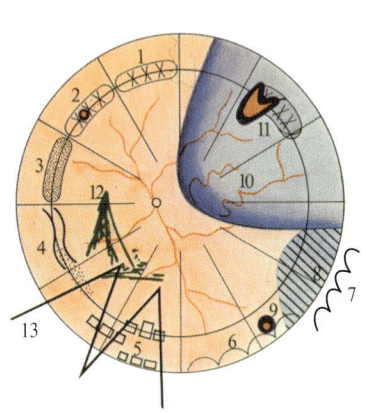
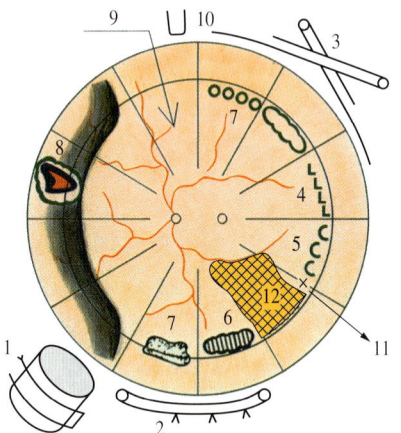
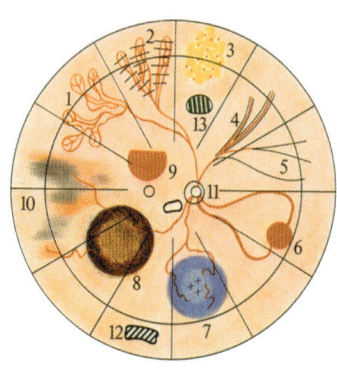

a Präoperativ
1 Äquatoriale Degeneration mit Gitterlinien
2 Äquatoriale Degeneration mit Erosionen und Rundloch
3 Äquatoriale Degeneration mit Glitzerpunkten
4 Glaskörperanheftungslinien und Glitzerpunktzone
5 Pflastersteine
6 Ora serrata, sichtbar ohne Eindellen
7 Ora serrata, sichtbar mit Eindellen
8 Retinoschisis
9 Anliegendes Rundloch, oranah
10 Netzhautablösung
11 Hufeisenloch mit äquatorialer Degeneration
12 Glaskörperstränge und -trübungen
13 Behinderter Einblick durch Hornhaut- oder Linsentrübungen

b Postoperativ
1 Plombe radiär
2 Plombe limbusparallel
3 Cerclage
4 Laserkoagulation
5 Kryokoagulation
6 Postkoagulative Narbe
7 Spontanpigmentation
8 Eindellungsbuckel mit koaguliertem Netzhautloch (bei Bedarf radiär oder zirkulär = Cerclage)
9 Intravitreale Injektion
10 Ankerfaden – Haltefaden
11 Exodrainage
12 Narbe nach Retinitis

c Gefäßerkrankungen – Tumoren
1 Intraretinale Gefäßneubildungen „Wundernetze"
2 Präretinale Gefäßproliferationen
3 Aneurysmen und Lipoidablagerungen – harte Exsudate
4 Gefäßeinscheidungen
5 Obliterierte Gefäße
6 Angiomatosis retinae
7 Retinoblastom mit Kalkeinlagerungen
8 Aderhauttumor mit Begleitablatio
9 Präretinale Blutung
10 Glaskörperblutung und -trübung
11 Myopischer Konus und Dehnungsveränderungen
12 Chorioatrophische Narbe
13 Aderhautnävus

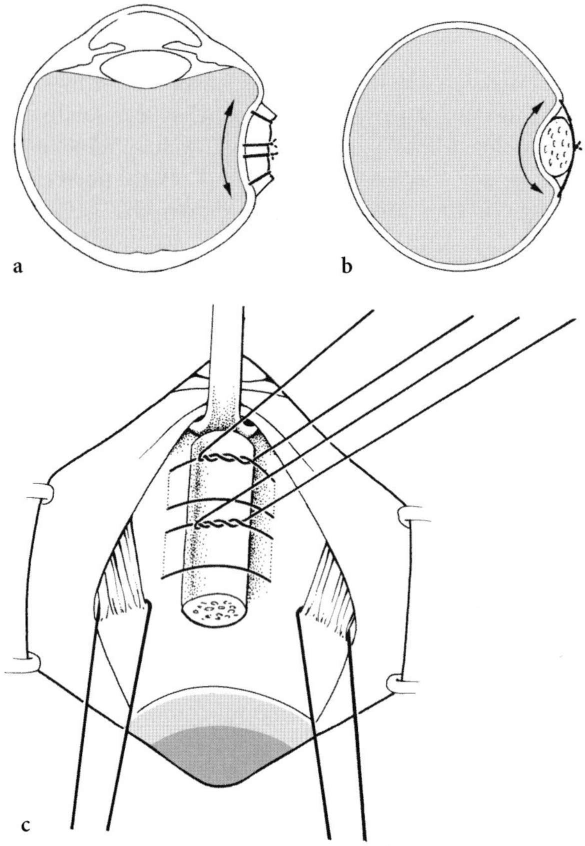

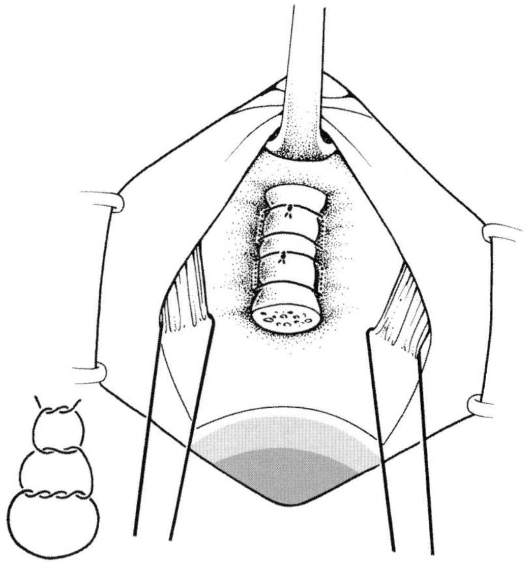

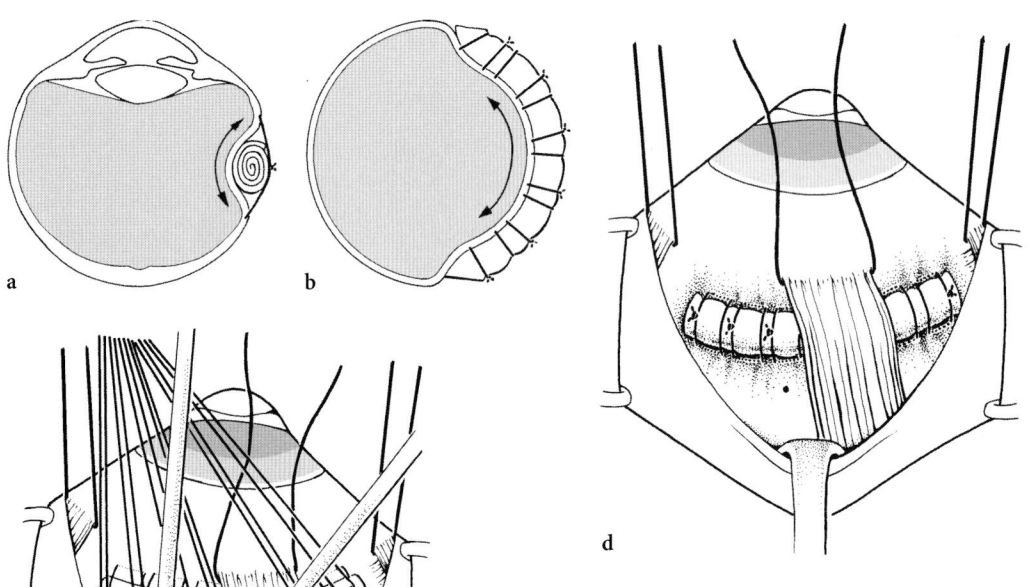

Abb. 27.4 a–d. Radiäre Plombe mit konvexem Delleffekt bei Blick von oben (**a**) und von vorn auf das Auge (**b**). Position der Matratzennähte zur Fixation der radiären Plombe, vor (**c**) und nach (**d**) Anziehen der Nähte (Delleffekt). (Aus Mackensen u. Neubauer 1989)

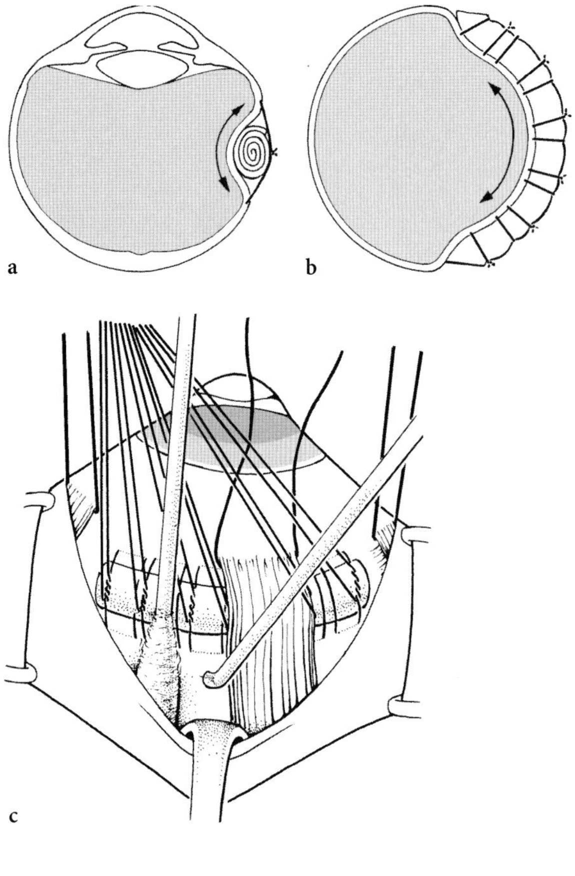

Abb. 27.5 a–d. Konvex-konkaver Delleffekt einer limbusparallelen Plombe bei Blick von oben (**a**) und von vorne (**b**) auf das Auge; passageres Anziehen der Matratzennähte zur Fixation der Plombe und Punktion der subretinalen Flüssigkeit; Exodrainage (optional) (**c**); die Punktionsstelle sollte in deutlichem Abstand zur Plombe (Gefahr der Netzhautnähe) und außerhalb von Vortexvenen gewählt werden. Nach Punktion und Verknoten wird ein deutlicher Delleffekt sichtbar (**d**). (Aus Mackensen u. Neubauer 1989)

oder limbusparallele (Abb. 27.5a–d) Plombe (z.B. Silikon, Silikonschaumstoff, Miragel), Cerclage (z.B. 2 mm, flach oder rund bzw. 4 mm, flach, Abb. 27.6a–d).

- Bulbuspräparation und Lokalisation des Foramens:
  Die Bindehaut wird nur dort eröffnet, wo die Sklera zum Aufnähen des jeweiligen Buckels zugänglich sein soll (1 Quadrant für radiäre Plombe, 1–2 Quadranten für limbusparallele Plombe, 4 Quadranten für Cerclage). Grundsätzlich erlaubt die limbusnahe (anders als die limbusferne) Bindehauteröffnung einen leichteren Verschluß und eine zuverlässigere Abeckung des Implantats. Zur Steuerung des Bulbus werden unter 2 oder mehr geraden Augenmuskeln Haltefäden durchgeführt, mit deren Hilfe der Bulbus rotiert werden kann. Es folgt nun die Inspektion des (der) Quadranten mit besonderer Berücksichtigung der Lage von Vortex-Venen (Punktion, Blutungsgefahr) und etwaiger Skleraverdünnungen (radiär oder flächige Blau-grau-Färbung; Vorsicht ist geboten bei der Nahtverankerung (Blu-

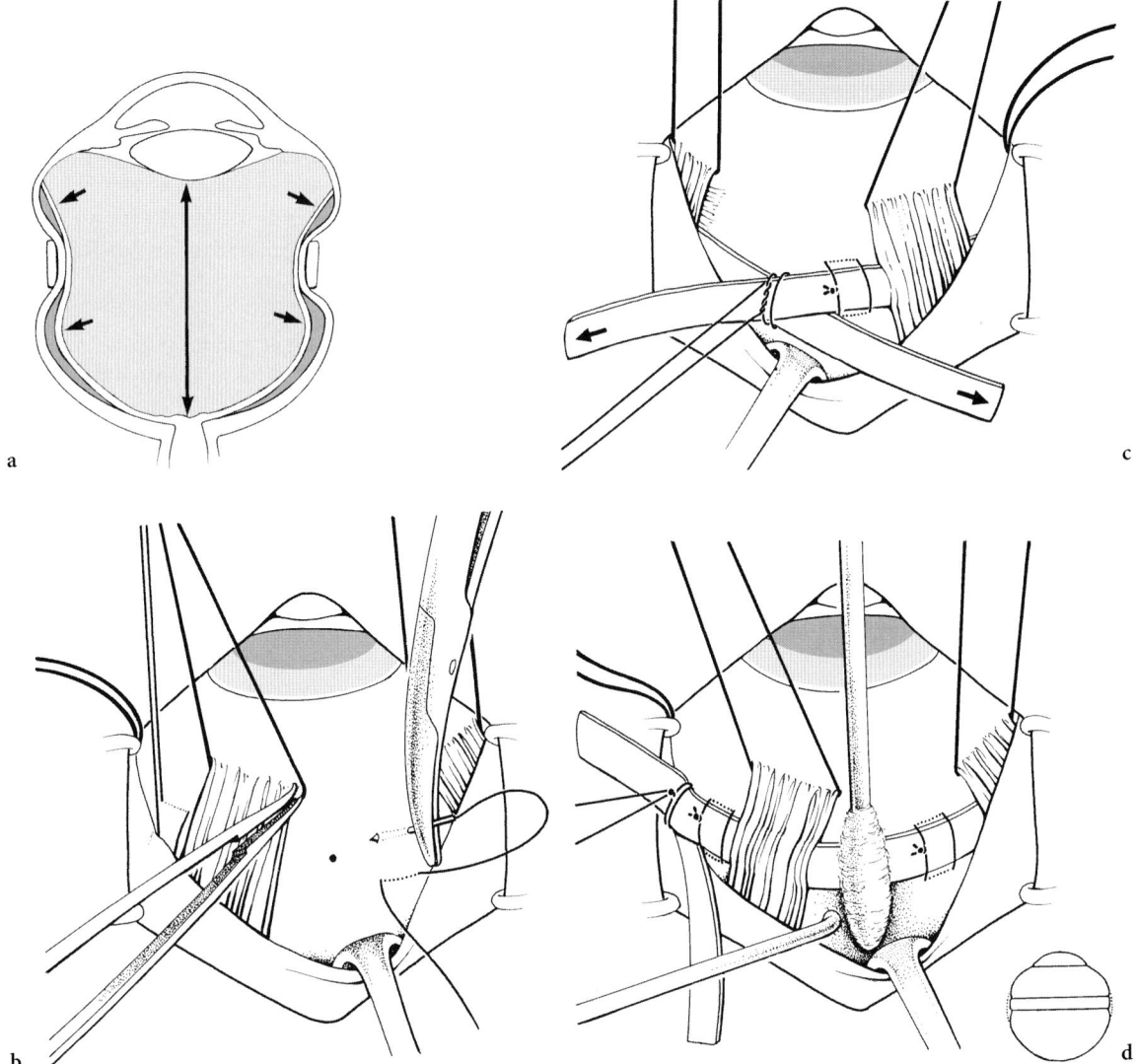

Abb. 27.6a–d. Sanduhrdelleffekt einer Cerclage, axiale Verlängerung des Bulbus (**a**), limbusparallel verlaufende Matratzennaht zur Fixation der Cerclage jeweils einmal pro Quadrant (**b**), Verschluß der Cerclage mit Knoten (**c**) oder Silikonsleeve, lockeres Anziehen der Cerclage erhöht den Augeninnendruck vor Exodrainage der subretinalen Flüssigkeit (**d**). Auch hier ist wegen der Nähe zur Netzhaut ein deutlicher Abstand zur Cerclage einzuhalten; der Augeninnendruck kann zur Verbesserung der Drainage durch Druck auf den Bulbus (z.B. mit Q-Tip) vorübergehend erhöht werden. (Aus Mackensen u. Neubauer 1989)

tung, Perforationsgefahr). Nun werden das Loch bzw. die Löcher lokalisiert. Hierfür stehen verschiedene Instrumente (z.B. Lokalisator nach Laqua oder Meyer-Schwickerath) zur Verfügung. Sollte (in Ausnahmefällen) präoperativ keine suffiziente Lochlokalistion möglich gewesen sein, kann dies durch diagnostisches Dellen mit einem Lokalisator erfolgen.

- Koagulation und segmentale Buckelung:
Gelingt es, durch Dellen die neurosensorische Netzhaut und das Pigmentepithel miteinander in Kontakt zu bringen, kann die Lochumgebung sofort gefroren werden. Zu viel Druck oder zu häufige Annäherung an das Loch ebenso wie ein überflüssiges Frieren der blanken Aderhaut (Lochzentrum) erhöhen das Risiko, Pigmentzellen aus dem subretinalen Raum in den Glaskörperraum auszuschwemmen und bereiten so einer PVR den Weg. Auch erhöhen eine lange Kryoexpositionszeit und eine große Zahl an Kryoherden (neben hohem Alter und großer Buckelausdehnung) das Risiko der Entwicklung einer Aderhautamotio. Bei einem einzigen Foramen oder bei einer Foramengruppe (in einem Quadranten), innerhalb derer alle Foramina gleich weit von der Ora serrata entfernt liegen (gleiche Zentralität), können zur Bucklung des Bereiches je nach Situation eine radiäre (meridionale) oder eine limbusparalle Plombe so aufgenäht werden, daß die Lochränder zu allen Seiten ausreichend (ca. 2 mm) gedellt sind. Dies wird durch Legen von mindestens zwei U-förmig verlaufenden Nähten (sog. Matratzennähten) bewirkt, deren Schenkel bei einer z.B. 5 (7) mm breiten Silikonschaumstoffplombe mindestens 7 (9) mm auseinander liegen müssen. Wählt man einen größeren Abstand, steigt der Delleffekt beim Zuziehen und Verknoten der Nähte. Als konservative Vorgehensweise gilt, das Appositionsverhalten der Netzhaut zur darunter liegenden Plombe abzuschätzen und eine Spontanresorption der subretinalen Flüssigkeit (Stunden bis Tage) abzuwarten.

- Punktion der subretinalen Flüssigkeit:
Möchte man diesen Vorgang abkürzen (z.B. um die zentrale Netzhaut so schnell wie möglich auf die ernährende Unterlage anzulegen und somit die Möglichkeit auf volle Visuswiederherstellung zu unterstützen), kann die subretinale Flüssigkeit nach außen abpunktiert werden (Elektrolyse, Nadel, Sklerainzision, s. Abb. 27.5c und Abb. 27.6d). Dadurch nimmt man das Risiko einer möglichen Blutung aus der Aderhaut (oder sogar der Netzhaut) in Kauf und das Infektionsrisiko, das bei einem intraokularen Eingriff mit Minimalpunktion (Elektrolysenadel) allerdings sehr klein ist (s. pneumatische Retinopexie). Das Blutungsrisiko läßt sich minimieren. Blutungen lassen sich unter Kontrolle bringen. Vorraussetzung ist zum einen die richtige Wahl des Punktionsorts (Fehlen großer Aderhautgefäße, Mindestabstand zur Buckelkante 2 mm) und zum anderen die ständige Gewährleistung eines stabilen Augendrucks (palpatorische Kontrolle, Anziehen des Buckels, intraokulare Flüssigkeits-/Luft-/Gasapplikation). Die Vernarbung der Lochränder nach Koagulation erfolgt innerhalb weniger Wochen; das Intervall ist jedoch von untergeordneter Bedeutung, da die Plombe verbleibt (Abstoßungsreaktionen wegen Infektion oder Materialunverträglichkeit sind die Ausnahme) und ihr Delleffekt ca. 6 Monate anhält (Ausnahme: z.B. Dura-Plomben; Material löst sich innerhalb von Jahren auf). Der langanhaltende Delleffekt ist v.a. dann notwendig, wenn Glaskörperzug an der Netzhaut besteht.

- Cerclage:
Sollten nach sorgfältiger präoperativer Untersuchung (binokulare, indirekte Ophthalmoskopie, Kontaktglasuntersuchung, Eindellen der Peripherie) Zweifel bei der Planung aufkommen, alle vorhandenen – gefundenen bzw. vermuteten – Löcher auf die oben beschriebene Weise buckeln zu können, bietet sich als Alternative das Legen einer Cerclage an. Diese kommt bevorzugt zum Einsatz bei äquatorial gelegenen Löchern, kann aber auch je nach Bedarf in 1 oder 2 Quadranten exzentrisch (peripherer oder zentraler als der Äquator) gelegt werden. Zwei oder 3/4 mm breite Silikonbänder werden in jedem Quadranten mit einer kleinen, limbusparallel angelegten, knapp neben der Cerclage plazierten U-förmigen Naht verankert und dann mit einem Silikonsleeve oder einem Knoten (nichtresorbierbaren Faden) verschlossen. Dabei sollte dieser Ringschluß so eng wie nötig (Entlastung des Glaskörperzugs), aber so wenig eng wie möglich bleiben (Achsenlängenzunahme, Anisometropie, Durchblutungsunterbindung des vorderen Augenabschnitts = String-Syndrom).

- Grenzfälle, eindellende Maßnahmen vs. Vitrektomie:
Die Lageabweichung einzelner Löcher oder deren Ausdehnung kann unterstützt werden durch limbusparallele Verbreiterung der Cerclage (Unterlegen einer breiten Silikonplatte mit entsprechen-

der Aussparung für die Cerclage) oder durch radiäre Verlängerung (Unterschieben eines Pruett-Wedge). Letztgenannter Zweck wird auch bei Kombination einer Cerclage mit einer radiären Plombe (Abb. 27.7 a, b) erreicht. Die Notwendigkeit, zur ausreichenden Buckelung aller Foramina die Cerclage sehr eng anziehen oder mehr als 1–2 oder gar 3 Wedges/Plomben hinzufügen zu müssen, um dieses Ziel zu erreichen, läßt Zweifel an der Entscheidung für dieses Vorgehen aufkommen. Wahrscheinlich besteht ein zu großer Glaskörperzug an der Netzhaut (kein Absinken der Netzhaut auf die eindellende Maßnahme, auch nicht nach Punktion), der die Durchführung einer Vitrektomie erfordert. Inwieweit welche Übergangsformen der primären Ablatio retinae zur PVR-Amotio Zielgruppe einer primären Vitrektomie sein sollten, ist Gegenstand laufender Studien. Bislang zeichnet sich ab, daß bei Pseudophatieablationes die „primäre Vitrektomie" (mit und ohne eindellende Maßnahmen) anderen Techniken überlegen ist.

■ Verschluß von Netzhautlöchern durch Kurzzeittamponaden: Das Spektrum der Versorgungsmöglichkeiten ist durch 2 weitere Verfahren erweitert worden, die in ausgewählten Fällen alternativ zu den obengenannten, aber auch in Kombination mit diesen durchgeführt werden können:

1. Die Ballon-(plomben)-Tamponade (Abb. 27.8 a, b)
2. Die pneumatische Retinopexie (s. interne Tamponade; Abb. 27.9 a–c).

- Bei der Ballontamponade wird nach Frieren des Foramens über einen kleinen Bindehaut-Tenon-Schnitt der Ballon im Bereich des Lochs unter die Tenon-Kapsel eingeführt. Der Ballon wird mit Flüssigkeit gefüllt (ca. 0,8–1,6 ml), bis sich die Lochränder sicher auf den Buckel projizieren. Eine Punktion ist nicht vorgesehen. Nach etwa 7–10 Tagen (Netzhaut anliegend) wird der Ballon wieder entfernt, und bei richtiger Indikationsstellung (Einzelforamen, kein nennenswerter Glaskörperzug) besteht die Möglichkeit der langfristigen Netzhautwiederanlage.

- Bei der pneumatischen Retinopexie (Abb. 27.9 a–c) werden Luft oder inerte, expansible Gase – z.B. SF_6 ($0,4–0,6$ cm^3) – in den mittleren Glaskörperraum möglichst unmittelbar vor die abgelöste Netzhaut injiziert. Bei einer adäquaten Kopfpositionierung über ca. 7–10 Tage in Kombination mit Kryoretinopexie oder retinaler Laserkoagulation kommt es zum Verschluß von Netzhautlöchern und zur Resorption der subretinalen Flüssigkeit. Das Loch oder die Löcher (maximale Entfernung ≤3 h) sollten oberhalb von 4 Uhr und 8 Uhr liegen, um mindestens 16–24 h lang tamponiert werden zu können. Der Druckerhöhung im Auge kann durch Aspiration verflüssigten Glaskörpers oder durch Ablassen von Kammerwasser entgegengewirkt werden; dies wird nur dann notwendig, wenn nicht bereits prä- (Osmotika, Okulopression digital oder durch Gewicht) oder intraoperativ (Okulopression durch Kryosonde) eine ausreichende

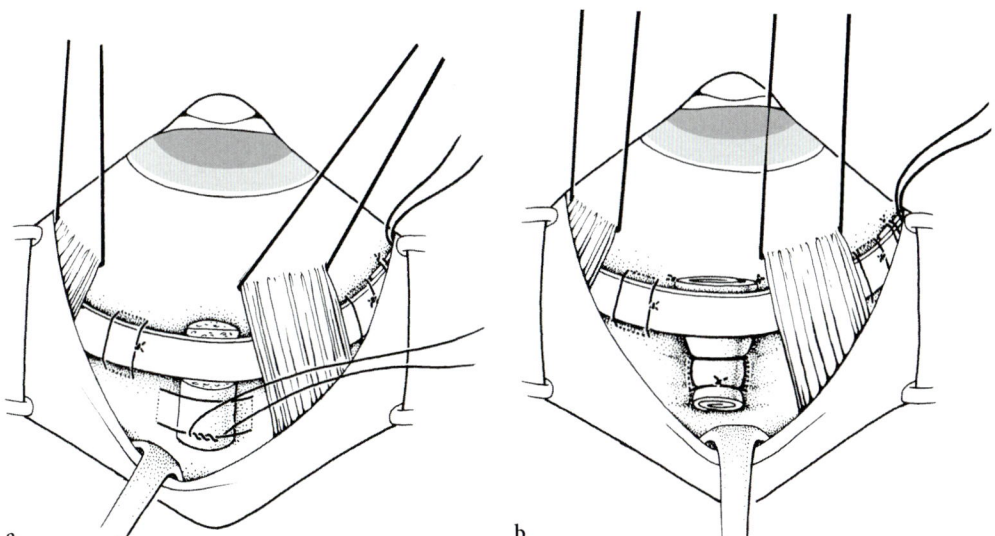

Abb. 27.7 a, b. Das periphere Ende der radiären Plombe wird durch die Cerclage positioniert (a), das zentrale Ende muß mit einer Matratzennaht verankert werden (a, b). (Aus Mackensen u. Neubauer 1989)

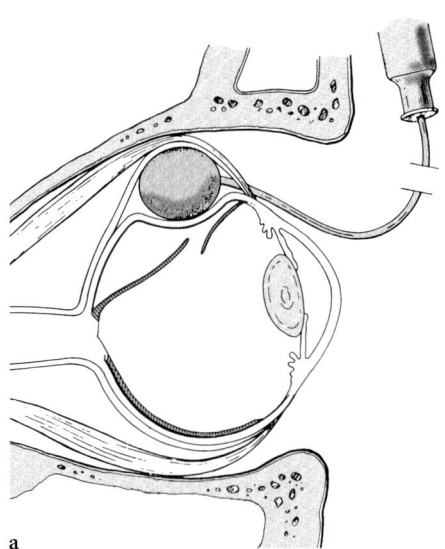
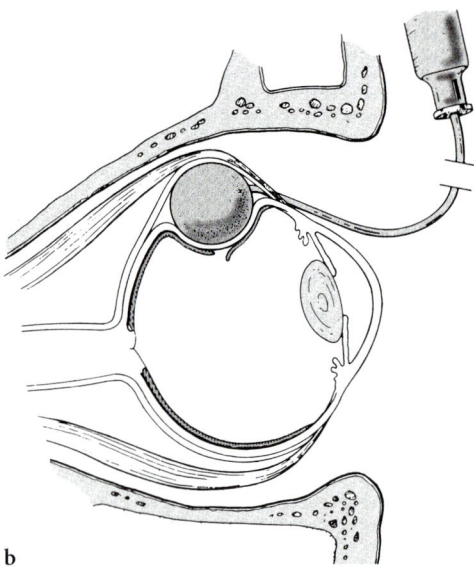

Abb. 27.8a, b. Ballonplombe. Minimalinzision von Bindehaut und Tenon-Kapsel hinter dem Limbus ermöglicht es, den Ballon unter die Tenon-Kapsel einzuführen (**a**). Dann wird der Ballon gerade so stark gefüllt, daß das Loch verschlossen ist und die Ränder „trocken anliegen" (**b**)

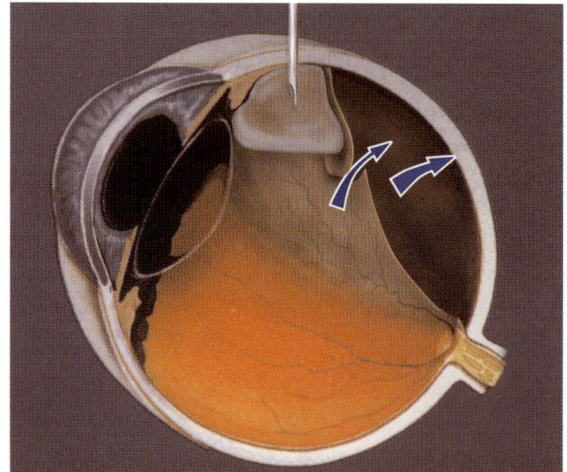
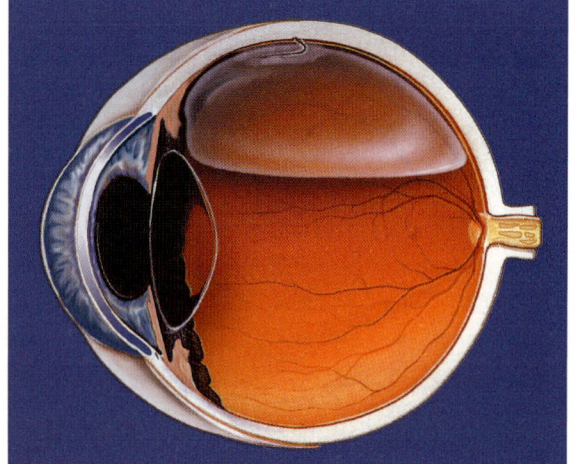
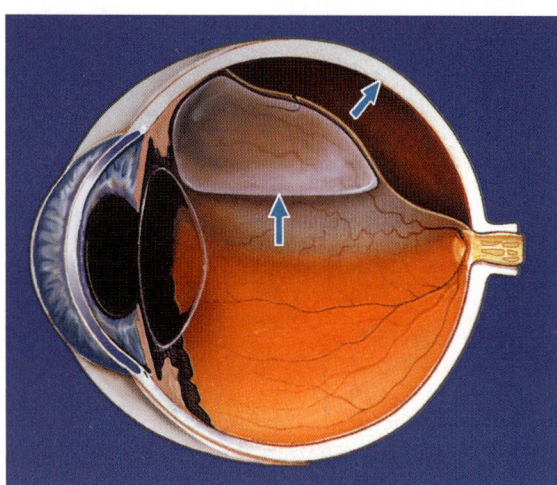

Abb. 27.9a–c. Pneumatische Retinopexie. Rasches Injizieren von 0,4–0,6 cc Gas über die Pars plana (3,0–4,0 mm hinter dem Limbus) erzeugt in der Regel eine einzelne Gasblase (**a**), die im Laufe der Tage expandiert (**b, c**) und nach Verschluß des Lochs und Resorption der subretinalen Flüssigkeit die Netzhaut anlegt. Entweder unmittelbar vor der Gasinjektion (Kryokoagulation) oder in den Tagen danach (Laser- oder Kryokoagulation) wird die Lochumgebung koaguliert. Die Gasblase ist nach ca. 10 Tagen wieder resorbiert, die Koagulationsherde führen zu einem dauerhaften Wiederanlegen der Netzhaut

Drucksenkung erzielt wurde. Bei hochbullöser Ablatio trotz präoperativ adäquater Lagerung (Loch nach unten positionieren, beide Augen immobilisieren) kann zunächst die Luft-/Gasfüllung und am nächsten Tag die Kryokoagulation, bei anliegender Netzhaut auch eine Laserkoagulation (schwierig wegen der Gasblase), durchgeführt werden. Im Falle der Notwendigkeit einer Gasnachfüllung läßt sich der Druckausgleich häufig leicht durch Aspiration von jetzt verflüsigtem Glaskörper erzielen. Trotz Erfahrungen mit der Entwicklung einer Katarakt nach Gastamponade (100% Glaskörperraumfüllung) bei Vitrektomie gilt die Entwicklung einer Katarakt nach pneumatischer Retinopexie (partielle Glaskörperraumfüllung) nahezu als ausgeschlossen. Die Beteiligung dieses Verfahrens an der sekundären Entwicklung einer PVR ist prinzipiell denkbar und die Entwicklung einer Endophthalmitis ist möglich (selten). Die höchste Erfolgsrate beim Wiederanlegen der Netzhaut (> 96 %) sowie anderen Verfahren überlegene funktionelle Ergebnisse zeichnen sich für Netzhautablösungen ab, die die Fovea noch nicht erfaßt haben und die sich auf einen Quadranten beschränken.

Komplizierte Fälle
- Netzhautablösung und Aderhautablösung: Sie erfordern u. U. die präoperative Behandlung mit systemischen Kortikosteroiden und/oder Aderhautdrainage vor Behandlung der Netzhautlöcher.

- Netzhautriesenriß (≥ 90°) mit umgeschlagenem Netzhautdeckel: Erfordert entweder einen adäquaten limbusparallelen Buckel, oder häufig auch die Vitrektomie zur Repositionierung der Rißränder, kombiniert mit einem Buckel und/oder einer temporären oder permanenten Tamponade (Gas/Öl).

- Proliferative Vitreoretinopathie (PVR): Metaplastische RPE-Zellen, Gliazellen und Glaskörperhyalozyten formen epiretinale Membranen, die zur Ausbildung von Netzhautfalten und über Immobilisierung bis hin zur Verkürzung und Zerstörung der Netzhaut führen. Die Behandlung erfordert glaskörperchirurgische Maßnahmen in Kombination mit einer eindellenden Maßnahme und/oder einer temporären oder permanenten Tamponade (Gas/Öl).

3.2
Exsudative Netzhautablösung

- Subretinale Veränderungen (z. B. Tumor, Granulom, Uveitis) können zur Schädigung des RPE führen und ermöglichen es der chorioidalen Flüssigkeit, in den subretinalen Raum einzutreten.

- Retinale Gefäßabnormitäten können ebenfalls zur Exsudation von Flüssigkeit in den Subretinalraum führen.

Ätiologie
- Malignes Melanom, Karzinommetastasen, chorioidales Hämangiom, Angiomatosis retinae (Hippel-Lindau), Leukämie.

- Entzündliche Erkrankungen: Morbus Harada (Vogt-Koyanagi-Harada-Syndrom), Skleritis posterior, Chorioiditis, Retinopathia centralis serosa, uveales Effusionssyndrom.

- Netzhautgefäßerkrankungen: Zentral- oder Venenastverschluß, retinale Teleangiektasien (Coats-Erkrankung), Eales-Erkrankung, diabetische Retinopathie.

- Strahlentherapie.

- Systemische Erkrankungen: Gestose, Urämie, maligne Hypertonie.

Charakteristika
- Flache Netzhautablösung.

- Keine Netzhautlöcher.

- Flüssigkeitsshift: Die subretinale Flüssigkeit (SRF) löst den am tiefsten gelegenen Netzhautabschnitt bevorzugt ab.

- Die Ablösung bewegt sich nicht synchron mit den Augenbewegungen, sondern shiftet langsam und lageabhängig.

Behandlung
- Behandlung der auslösenden Faktoren.

- Kapilläres Hämangiom: Mittels Laser- und/oder Kryokoagulation werden die pathologischen Gefäße zur Rückbildung gebracht und es kommt zur Flüssigkeitsresorption. Von eindellenden Maßnahmen und glaskörperchirurgischen Verfahren wird abgeraten (gestörte Sauerstoffversorgung).

- Retinoblastom: s. Kap. 15.

- Morbus Coats: Die zentral im Bereich der Makula und peripher gelegenen retinalen Teleangiektasien neigen zur Blutung und Exsudation, wechseln aber auch mit nichtperfundierten Arealen ab. In Gebieten mit wenig Perfusion und wenig Exsudaten ist eine intensive Laserflächenkoagulation (im Zentrum fokaler Laser) angezeigt; dort, wo sich Exsudate und Blut befinden, wird wiederholt mit Exokryokoagulation behandelt (s. Kap. 28). Wird die Therapie nicht rechtzeitig durchgeführt, entwickeln sich irreversible, kristalline Ablagerungen, Gliosen, Pigmentepithelproliferationen, subretinale Fibrosen und Netzhautablösungen. Im Spätstadium können sich eine Katarakt, ein Glaukom und eine Amaurose des betroffenen Auges entwickeln. Die Prognose gilt solange als gut, wie nicht mehr als 2 Netzhautquadranten von der Erkrankung betroffen sind.

3.3
Traktive Netzhautablösung

- Mechanismus: Die Kontraktion fibröser Stränge/fibrovaskulärer Membranen im Glaskörperraum führt zur Abhebung der neurosensorischen Netzhaut.

Ätiologie
- Proliferative Retinopathien (u. a. diabetische Retinopathie, Sichelzellretinopathie, Frühgeborenenretinopathie).
- Perforierende Verletzungen (einfache, doppelte Perforation).
- Periphere Uveitis (Pars planitis).

Charakteristika
- Flache, zur Vorderseite des Auges konkav geformte Oberfläche.
- Immobil.
- Kombinierte Traktion: Eine rhegmatogene Netzhautablösung kann von traktiv entstandenen Löchern ausgehen.

Behandlung
- Gegebenenfalls eindellende Maßnahmen (Gefahr der Bulbusischämie bei Sichelzellretinopathie und diabetischer Retinopathie) und/oder Vitrektomie erforderlich.

3.4
Differentialdiagnose der Netzhautablösung und entsprechende Therapie

3.4.1
Senile Retinoschisis

- Die Netzhaut spaltet sich im Bereich der äußeren plexiformen Schicht; der Spaltraum ist vermutlich mit Hyaluronsäure angefüllt.

- 70% der Augen sind hyperop.
- Die typische Lokalisation ist temporal unten bei 70%, temporal oben bei 25% der Patienten.
- Bei 50–80% der Patienten bilaterales Auftreten.
- Kennzeichnend: asymptomatisch, kein Tabakstaub, keine Blutung.
- Die Schisishöhle ist flach und kuppelförmig. Charakterisitika:
  - Die äußere Wand erscheint getüpfelt.
  - Netzhautgefäße weisen häufig Einscheidungen auf.
  - Keine pigmentierte „Hochwasserlinie" am posterioren Ende der Blase.
- Absolutes Skotom (relatives Skotom bei Ablatio retinae) in der Perimetrie.
- Erzeugt eine Retinoschisis Symptome, ist es wahrscheinlich, daß eine Schisisamotio entstanden ist.

3.4.2
Juvenile Retinoschisis

- Kongenital; X-chromosomal-rezessiver Erbgang.
- Die Augen sind in der Regel hyperop.
- Es kommt zur Spaltung der Nervenfaserschichten mit Beteiligung der Fovea („zystoides" Erscheinungsbild, Radspeichenmuster).
- 50% der Augen haben eine periphere Retinoschisis (meisten temporal unten) mit großen Innenschichtforamina.

3.4.3
Therapie der verschiedenen Schisisformen

- Bei fraglicher Progression sollte zunächst eine Verlaufsbeobachtung mit Dokumentation mittels Perimetrie durchgeführt werden.
- Bei nachgewiesener Progression und Bedrohung der Makula Abriegelung der Schisisblase an ihrer Basis (Laser, Kryo) – veraltetes Verfahren.
- Chirurgische Versorgung bei
  - Schisisprogression in Richtung Makula mit Überschreiten der großen Gefäßbögen,
  - gleichzeitigem Vorliegen eines Innen(glaskörperseitigem)- und Außen(pigmentepithelseitigem)-schichtforamens (entspricht Ablatio retinae),

- Innenschichtforamen mit Glaskörperblutung:
  - ▼ Bettruhe und Binokulus; evtl. temporärer Buckel (z.B. Ballon), bei Wiederanlage der äußeren Schicht Koagulation der Ränder der Außenschichtforamina.
  - ▼ Plombe/Cerclage mit oder ohne Drainage der Flüssigkeit hinter dem äußeren Schisisblatt, pneumatische Retinopexie bei Löchern in der oberen Bulbushälfte. Koagulation der Lochränder.

3.4.4 Aderhautabhebung

- Sie wird auch als uveales Effusionssyndrom bezeichnet. Es kommt zur Schwellung der Uvea.

- Typisch ist die orange-braune Farbe und eine solide imponierende Schwellung.

- Die Bulbushypotonie ist ausgeprägter als bei der Ablatio retinae.

3.4.5 Glaskörpermembranen und -blutungen

Differentialdiagnostische Abgrenzung zur Netzhautablösung bei unzureichendem Einblick in den Glaskörperraum erfolgt durch Ultraschall, seltener durch ERG.

4 Erkrankungen des Glaskörpers

4.1 Hintere Glaskörperabhebung

Epidemiologie
- 50% der Patienten sind 50 Jahre und älter; 75% der Patienten sind 65 Jahre und älter.

- Bei 65jährigen und älteren Patienten findet man eine hintere Glaskörperabhebung in 80% der aphaken und in 30% der phaken Augen.

Symptome
(nicht pathognomonisch für ein Netzhautloch)
- Floaters: repräsentieren verdichtete Glaskörperfibrillen, ausgerissene Teile der oberflächlichen Netzhaut oder eine Blutung in den Glaskörperraum.

- Photopsien (Lichtblitze): korrelieren mit retinaler Stimulation, hervorgerufen durch vitreoretinale Traktionen.

- Metamorphopsien.

- Verschwommensehen.

Komplikationen der hinteren Glaskörperabhebung
- Netzhautlöcher treten bei 10–15% der symptomatischen hinteren Glaskörperabhebung auf.

- Glaskörperblutung: Bei hinterer Glaskörperabhebung mit Blutung besteht in bis zu 70% der Fälle ein Netzhautloch.

- Netzhautablösung: 50% der Patienten mit Netzhautablösung nehmen zu keinem Zeitpunkt Photopsien oder Floaters wahr. Die meisten Patienten mit Netzhautablösung erfahren jedoch zur gleichen Zeit eine Abhebung des hinteren Glaskörpers.

- Epiretinale Gliose (Syn.: „macular pucker", „surface wrinkling").

Untersuchung und Behandlung
- Sofortige Untersuchung aller Patienten mit symptomatischer Glaskörperabhebung:
  - Indirekte Ophthalmoskopie (evtl. mit Skleraeindellung).
  - Kontaktglasuntersuchung (Überprüfung verdächtiger Stellen).

- Entsprechende Behandlung der Netzhautlöcher und der Netzhautablösung.

- Regelmäßige Kontrolluntersuchungen, auch wenn keine Löcher gefunden wurden.

4.2 Glaskörperblutung

Ursachen
- Akute hintere Glaskörperabhebung mit oder ohne Netzhautlöcher.

- Proliferative diabetische Retinopathie.

- Andere proliferative Retinopathien:
  - Zentralvenenverschluß.
  - Venenastverschluß.
  - Frühgeborenenretinopathie.
  - Morbus Eales.
  - Sichelzellretinopathie.
  - Sarkoidose.

- Blutdurchbruch ausgehend von chorioidalen Neovaskularisationen bei altersbedingter Makuladegeneration (AMD).

- Blutung nach Trauma.
- Blutungen bei Hypertonie oder Gerinnungsstörungen.
- Ursachen im Bereich des vorderen Augenabschnitts:
  - Vaskularisation einer Wunde nach Kataraktoperation.
  - Blutungen aus Irisgefäßen bei Aphakie.
  - Blutung während/nach operativen Eingriffen am Vorderabschnitt (Katarakt, Glaukom).

Behandlung
- Netzhautuntersuchung, besonders Peripherie. Gelegentlich ermöglicht eine dichte Glaskörperblutung, die den Blick auf den hinteren Pol verdeckt, trotzdem den Einblick auf die äußere Peripherie, wenn eine Skleraeindellung (z. B. mit Kryokoagulationssonde) durchgeführt wird.
- Überprüfung der Lichtscheinwahrnehmung (Projektionsangaben): Falls eine positive Projektion angegeben wird, ist die Netzhaut wahrscheinlich anliegend.
- Ultraschalluntersuchung.
- Elektroretinographie (Blitz-ERG).
- Untersuchung des Partnerauges.
- Gegebenenfalls allgemeinmedizinische Untersuchung (Gerinnung, großes Blutbild, Blutdruck).
- Kopfhochlage (Schlafen mit Kopfkissen), so daß das Blut nach unten absinkt.
- Häufige Kontrolluntersuchungen, wöchentlich über insgesamt 6 Wochen.
- Eventuell Pars-plana-Vitrektomie (s. Abschn. 4.5).

4.3
Proliferative Vitreoretinopathie (PVR)

- Die PVR ist die Hauptursache dafür, daß ein Wiederanlegen der Netzhaut nicht möglich ist; die PVR tritt in 5–10% aller rhegmatogenen Netzhautablösungen auf (auch ohne Netzhautchirurgie). Serienuntersuchungen an PVR-erkrankten (C-1, Tabelle 27.1) Augen zeigen, daß mit und ohne Vorbehandlung durch Kryokoagulation die Hauptlokalisation der PVR schwerkraftabhängig unten auftritt.

- Frühere Bezeichnungen waren „massive periretinale Proliferation" (MPP) und „massive vitreale Retraktion" (MVR).

- Wachstum von Membranen sowohl auf der Innen-, wie auf der Außenfläche der abgelösten Netzhaut sowie der Rückfläche der abgelösten Glaskörpergrenzmembran.
  - Das Schrumpfen der Membranen führt zur progredienten Netzhautabhebung und u. U. zu zusätzlichen Netzhautlöchern.
  - Der floride Prozeß der PVR verläuft über mehrere Wochen.

- Die klassische und weitverbreitetste Klassifikation der PVR (Retina Society 1983) ist in Tabelle 27.1 wiedergegeben.

- Eine mehrfache Überarbeitung dieser Klassifikation (Wiedemann u. Heimann 1992) zielte darauf ab, die Entwicklung der PVR genauer zu erfassen. So bietet sich heute die Möglichkeit, statt der in Tabelle 27.1 aufgeführten Klassifikation in Grad C + D den Grad CP 1–12 und Grad CA 1–12 zu definieren:

Tabelle 27.1. Klassifikation der PVR. (Nach Retina Society 1983)

Grad	Bezeichnung	Klinische Zeichen
A	Minimal	Glaskörpertrübung, Pigmentklumpen im Glaskörperraum
B	Wenig ausgeprägt	Schrumpfen der inneren Netzhautoberfläche, eingerollte Netzhautlochränder, Steifigkeit der Netzhaut, Tortuositas der Gefäße
C	Ausgeprägt	Fixierte, die ganze Netzhautdicke erfassende Faltenbildung
C-1		1 Quadrant
C-2		2 Quadranten
C-3		3 Quadranten
D	Massiv	Fixierte Netzhautfalten in 4 Quadranten
D-1		Offener Tunnel
D-2		Enger Tunnel[a]
D-3		Geschlossener Tunnel (Papille nicht sichtbar)

[a] Man spricht von einem engen Tunnel, wenn nur das vordere Ende des Tunnels mittels indirekter Ophthalmoskopie (in einem 45°-Feld einer +20-dpt-Ophthalmoskopielinse) eingesehen werden kann.

- CP 1–12: PVR-Veränderungen *hinter* dem Äquator; fokal, diffus oder zirkulär verlaufende Falten, die die ganze Netzhautdicke erfassen; subretinale Stränge.
- CA 1–12: zunehmend ausgeprägte PVR-Veränderungen *vor* dem Äquator; fokal, diffus oder zirkulär verlaufende Falten, die die ganze Netzhautdicke erfassen; subretinale Stränge; Glaskörperkondensationen mit Strangbildung erzeugen eine Verlagerung der Netzhaut nach vorne.

■ In Anlehnung an die genannte PVR-Klassifizierung wurden von Kroll (1987) Vorschläge zur Stadieneinteilung der proliferativen diabetischen Retinopathie erarbeitet (s. Abschn. 4.5.3).

■ Prädisponierende Faktoren für eine PVR:

- Große Löcher, besonders Riesenrisse.
- Begleitende Entzündung.
- Wiederholte operative Eingriffe.

■ Therapie: s. Abschn. 4.5.

4.4 Netzhautriesenrisse

Siehe Abschn. 3.1.1.

4.5 Operative Behandlung des Glaskörpers (Glaskörperchirurgie)

■ Indikationen im Bereich des vorderen Augenabschnitts:

- Glaskörperverlust während der Kataraktoperation oder Spätkomplikationen infolge von Glaskörperverlust bei Kataraktoperation:
    ▼ Glaskörperinkarzeration im Wundspalt.
    ▼ Glaskörper steht in Berührung mit der Hornhaut; konsekutive Hornhautdekompensation möglich.
    ▼ Pupillarblock durch Glaskörper.
- Verletzungen des vorderen Augenabschnitts:
    ▼ Traumatische Katarakt (mit Verletzung der Glaskörpergrenzmembran).
    ▼ Membranen (z. B. postzyklitisch) in der Pupillarebene.
- Pädiatrische Chirurgie:
    ▼ Operation einer angeborenen oder juvenilen Katarakt.
    ▼ Persistierender hyperplastischer primärer Vitreus (PHPV, s. Abschn. 4.5.1).

■ Indikationen im Bereich des hinteren Augenabschnitts:

- Frühgeborenenretinopathie.
- Diabetische Retinopathie (Membranen, Blutungen).
- Venen(ast)verschlüsse (Membranen, Blutungen).
- Uveitis.
- Zystoides Makulaödem (nur bei nachgewiesener Glaskörpertraktion).
- Komplizierte Netzhautablösungen (PVR, Riesenrisse).
- Makulachirurgie (epiretinale Membranen, Makulaforamina, subretinale Membranen).

■ Zugänge in den Glaskörperraum:

- Korneoskleraler Zugang:
    ▼ „Open-sky-Technik":
        – Korneosklerale Eröffnung mit Zurückklappen der Hornhaut und Extraktion der Augenlinse.
        – Gefahr: Bulbushypotonie, verstärkte Blutungsneigung, erschwerte optische Kontrolle.
        – Dieses Verfahren kommt heute nur noch in ausgesuchten Einzelfällen zur Anwendung.
    ▼ „Korneosklerale" Zwei-(Drei-)Punkt-Inzisionen (ca. 0,5 mm hinter dem Limbus, Pars-plicata-Zugang):
        – Beispielsweise indiziert bei der chirurgischen Behandlung der Frühgeborenenretinopathie (s. Abschn. 4.5.2).
        – Operation im geschlossenen System: Vorteil der konstanten Bulbustonisierung.
        – Die Entfernung der Linse wird im Stadium V erforderlich, um einen optimalen Zugang in die sog. periphere Rinne bei fortgeschrittener Frühgeborenenretinopathie zu bekommen.
- Pars-plana-Vitrektomie:
    ▼ Eingeführt von Machemer und Mitarbeitern Anfang der 70er Jahre.
    ▼ Geschlossene intraokulare Mikrochirurgie; Methode der Wahl.
    ▼ Eingehen über die Pars plana in den Glaskörperraum:
        – Bei phaken Augen 3,5–4,0 mm hinter dem Limbus.
        – Bei aphaken oder pseudophaken Augen 3,0–3,5 mm hinter dem Limbus.
        – Wichtig ist, daß die Stichrichtung senkrecht (perpendikulär) zur Wölbung der Augenwand verläuft.

- Insgesamt sind 2–3 (Standard)Inzisionen erforderlich (Abb. 27.10 a, b).
▼ Aufteilung der Zugänge in Infusion und 2 Arbeitskanäle: Hierdurch ist der Durchmesser der Einzelinzisionen reduzierbar.
▼ Das effektive Trauma bei Anlegung mehrerer kleinerer Sklerotomien ist geringer als bei einer großen Sklerotomie.
▼ Die Trennung der Infusion von den Arbeitskanälen erlaubt den Instrumentenwechsel ohne Gefahr größerer Druckschwankungen im Auge.
▼ Die Option der Schienung der Augenwand durch Implantation von Führungskanülen in die Pars plana bietet den Vorteil des Augenwandschutzes beim Ein- und Ausführen verschieden geformter Instrumente (scharfe, stumpfe, gewinkelte Instrumentenspitze). Damit besteht ein Schutz für die Glaskörperbasis, weniger Zug, Vermeidung traktiver Netzhautforamina bzw. einer fortgeleiteten Netzhautablösung.
▼ Klöti (1974) entwickelte eine Führungskanüle.
▼ Machemer und Hickenbotham (1985) entwickelten das Drei-Port-Mikrokanülen-System mit der Möglichkeit, die Flüssigkeitszufuhr an die jeweiligen Führungsröhrchen anzuschließen (vgl. Abb. 27.10 b).
▼ Maguire und Trese (1992) propagierten das Zwei-Port-Verfahren zur Behandlung der Frühgeborenenretinopathie unter Erhalt der Augenlinse.
▼ Koch et al. (1992) entwickelten das multiportale Illuminationssystem (MIS) mit Koppelung von Lichtfasern an die Führungsröhrchen (Abb. 27.11 a–c). Eine aktive bimanuelle Glaskörperchirurgie unter voller Weitwinkelbeobachtung wird dadurch ermöglicht, daß Instrumente < 19 gg. (< 1,0 mm) durch beleuchtete Kanülen ins Auge eingeführt werden, ohne daß eine zusätzliche Beleuchtung (z. B. handgehaltene Lichtleiter) erforderlich ist.
▼ Eine Alternative, die ebenfalls bimanuelles Arbeiten ermöglicht, ist die Verwendung einer zusätzlichen Lichtquelle über eine 4. Inzision.

■ Beobachtungssysteme in der Glaskörperchirurgie:

● Prinzipiell werden zur Fokussierung im hinteren Glaskörperraum zwischen Mikroskop und Hornhaut Linsen eingesetzt.
● Hierzu können Hornhautkontaktlinsen verwendet werden. Ihre Positionierung erfolgt durch Assistenten oder mittels eines Halteringes auf der Hornhaut. Gegebenenfalls lassen sich diese Linsen

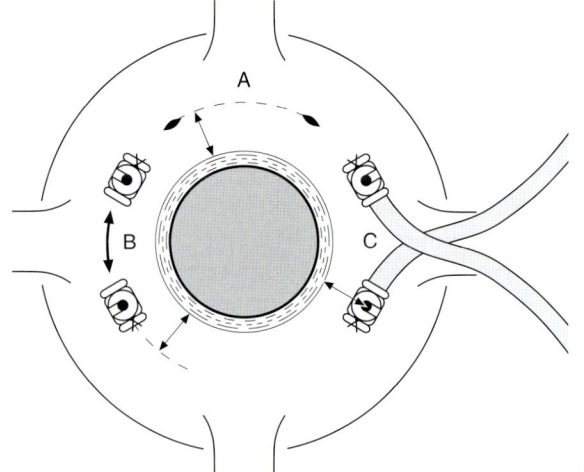

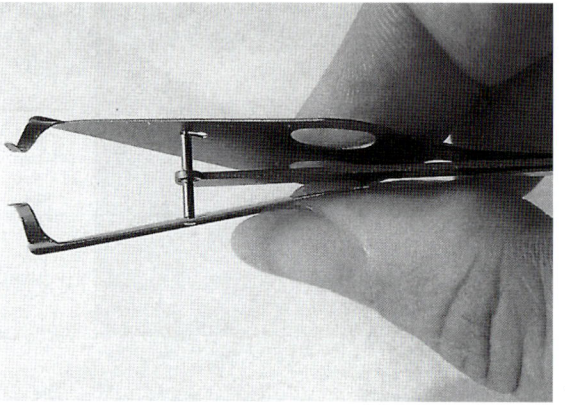

Abb. 27.10. a Abstand der Sklerotomien zum Limbus 3,0–3,5 mm bei aphaken/pseudophaken Augen und 3,5–4,0 mm bei phaken Augen. *A* Inzisionsbreite zum Einführen von 20/19-Gauge-Instrumenten ca. 1,2–1,6 mm (auch bei Verwenden von Führungskanülen). *B* Gleiche Parameter wie *A*, Verankerung von unbeleuchteten Führungsröhrchen. *C* gleiche Parameter wie *A* und *B*, Verankerung von beleuchteten Führungsröhrchen (M.I.S.). (Mod. nach Mackensen u. Neubauer 1989) **b** Führungsröhrchen werden am schonungsvollsten mit Hilfe eines Sklerotomie-Spreizers implantiert

mit einem Spülsystem koppeln, um einen Flüssigkeitsfilm zwischen Linse und Hornhaut kontinuierlich aufrechtzuerhalten. Je nach Gestaltung der Vorder- oder Rückfläche der Kontaktlinsen ergeben sich unterschiedliche Vergrößerungen im Glaskörperraum, kleinere oder größere Beobachtungsfelder bis zu 40° mit Einsicht auf zentral oder peripher des Äquators liegende Augenabschnitte.
● Beobachtungsfelder zwischen 60° und 150° (seit den 80er Jahren, Prinzip der binokularen indirekten Ophthalmoskopie mit Erzeugung einer seitenverkehrten, auf dem Kopf stehenden Abbildung). Das Beobachtungsfeld bleibt auch bei enger Pupille erhalten:

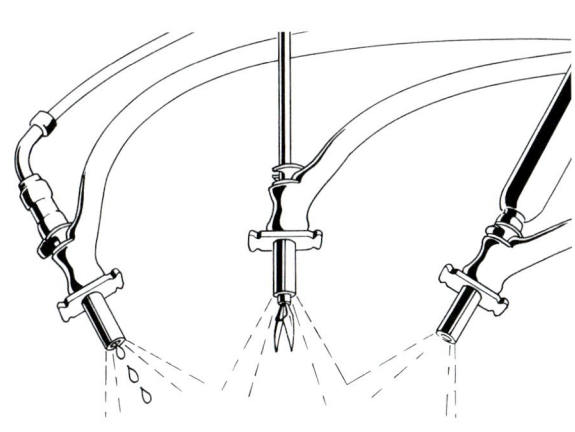
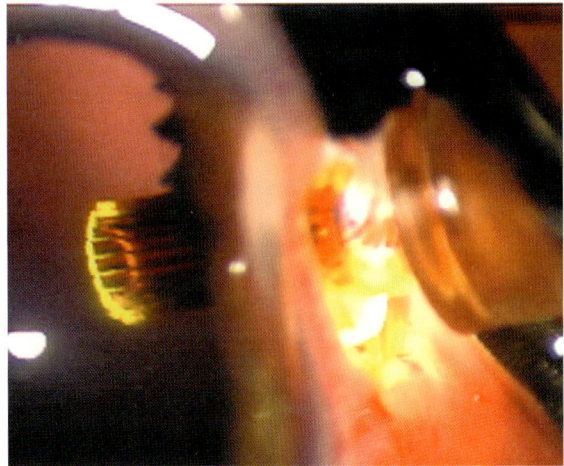
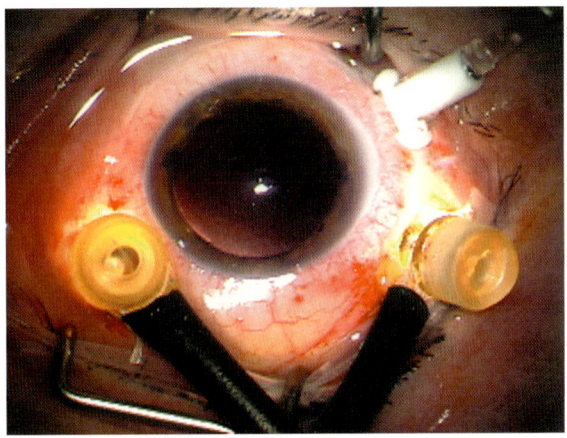

Abb. 27.11 a–c. Multiportales Illuminationssystem (MIS). **a** Neben der Miniinfusion können verschiedene, nichtbeleuchtete Standardinstumente durch die selbstleuchtenden Kanülen in den Glaskörperraum eingeführt werden und stehen dort den bimanuellen Glaskörperchirurgietechniken zur Verfügung. Hierbei werden Weitwinkelbeobachtungssysteme voll unterstützt und gleichzeitig die retinale Bestrahlungsstärke und damit die Lichttoxizität für die Netzhaut reduziert. **b** Operationssitus des MIS mit jeweils einem beleuchteten Kanülchen im temporal bzw. nasal oberen Quadranten. Nicht beleuchtete Standard-Mininfusionskanüle im temporal unteren Quadranten. **c** Die MIS-Kanüle mit 16–20 Lichtfasern reicht 4 mm über die Pars plana hinaus in den Glaskörperinnenraum

- ▼ Kontaktsysteme: Kontaktlinsen, wie VPFS (Glaskörperpanfunduskop, 1985), AVI-Kontaktlinsen (1993), CWF (Kontaktweitwinkellinse, 1994, Abb. 27.12a).
- ▼ Nichtkontaktsysteme: BIOM (Binokulares indirektes Ophthalmomikroskop, Spitznas 1987, Abb. 27.12b); Eibos, (Missotten 1994).
- ▼ SDI (Stereo-diagonal-inverter, Spitznas 1987, Abb. 27.12b) und AVI-Umkehrer (1993) richten das primär seitenverkehrte, auf dem Kopf stehende Bild wieder auf.
- Binokulare indirekte Hutophthalmoskopie: Das Bild läßt sich nicht aufrichten; der Eingriff erfolgt bei seitenverkehrtem, auf dem Kopf stehenden Bild. Eine Hand des Operateurs ist durch das Halten der Ophthalmoskopielupe blockiert (kein bimanuelles Vorgehen möglich).

■ Weitwinkelbeleuchtungsvorrichtungen:

- Handgehaltene Lichtfasersonde, weitgehende Ausleuchtung des Arbeitsfelds bzw. Glaskörperraums nur dann, wenn die Sondenspitze im Bereich der Pars-plana-Eingangsstelle positioniert ist. Nachteil: blockiert eine Hand des Operateurs, aktives beidhändiges Operieren ist nicht möglich.
- Beleuchtung durch das Operationsmikroskop: Nachteil, daß zahlreiche Reflexe in Abhängigkeit von der Situation im vorderen Augenabschnitt mehr oder weniger die Beobachtung stören; kann durch koaxialen Spaltzusatz am Mikroskop verbessert werden, der Spalt beschränkt jedoch die Weitwinkelbeobachtung. Beidhändiges Operieren eingeschränkt möglich.
- Beleuchtete Instrumente: Durch Beleuchtung von 2 Arbeitsinstrumenten ist bimanuelles Operieren möglich. Jedoch keine gleichmäßige Ausleuchtung eines großen Beobachtungsfeldes, sondern lediglich fokale Beleuchtung in unmittelbarer Umgebung der Instrumentenspitze (erhöhte Lichttoxizität).
- Vier-Port-Chirurgie: zusätzliche 4. Inzision mit der Möglichkeit, einen Lichtleiter zu verankern. Zwei Kanäle stehen für bimanuelles Arbeiten zur Verfügung. Nachteil: Die verankerte Beleuchtung

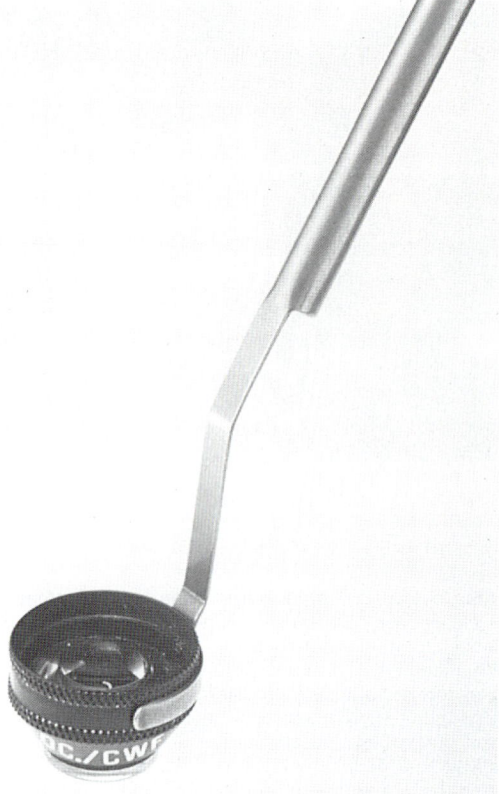
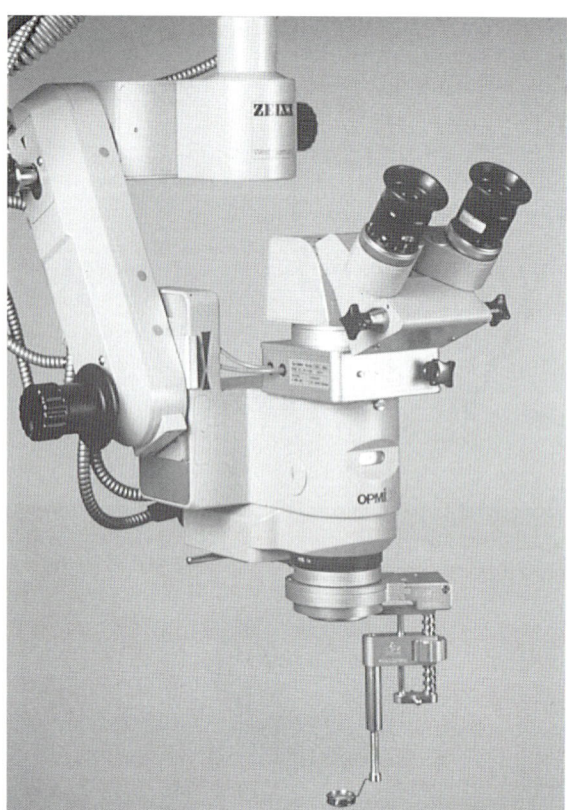

Abb. 27.12. a Kontaktweitwinkellinse (CWF) mit Beobachtungsfeld von ca. 130°; **b** Mikroskopaufbau mit Stereodiagonal-inverter (SDI) und binokularem indirekten Ophthalmomikroskop (BIOM)

muß durch den Assistenten in das Arbeitsfeld gerichtet werden.
- Koppelung der Miniinfusion mit Lichtleiter. Vorteil: Zwei Kanäle stehen für das bimanuelle Arbeiten zur Verfügung. Nachteil: Das Miniinfusionslicht muß durch den Assistenten in das Arbeitsfeld gerichtet werden.
- Sleeves, die den Instrumentenschaften übergestülpt werden, beleuchten die jeweiligen Instrumente. Vorteil: Freistellung von 2 Arbeitskanälen zur aktiven bimanuellen Glaskörperchirurgie. Nachteil: Zunahme des Instrumentendurchmessers, keine optimale großflächige Ausleuchtung des Arbeitsfeldes.
- MIS (multiportales Illuminationssystem, s. Abb. 27.11 a–c): Wahlweise 1, 2 oder 3 beleuchtete, in die Pars plana implantierte Kanülen mit innerer Öffnung < 1,0 mm. Vorteil: Es erlaubt neben Beleuchtung der Miniinfusion die aktive bimanuelle Glaskörper- und Netzhautchirurgie durch Einführen verschiedener Standardinstrumente über 2 Ports sowie eine großflächige Maximalausleuchtung des Arbeitsfeldes (Abb. 27.13) bei geringer Lichttoxizität aufgrund des hohen Abstandes zwischen Lichtaustritt und Netzhautoberfläche am hinteren Pol. Vorteil: Schutz der

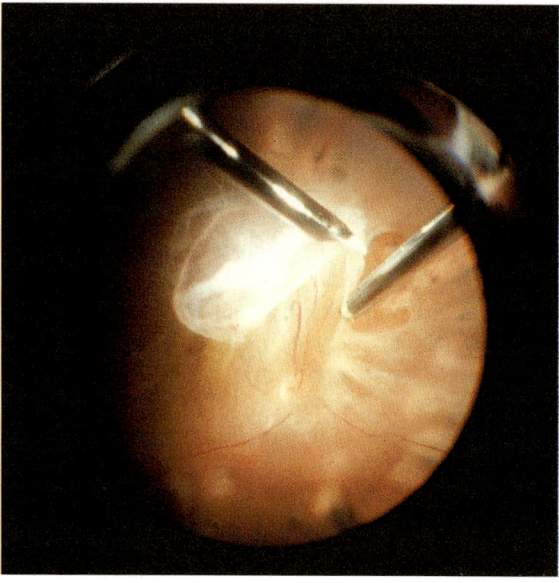

Abb. 27.13. Operationsszene mit Maximalausleuchtung des Arbeitsfeldes

Glaskörperbasis, bimanuelles Arbeiten möglich. Nachteil: Beschränkung auf „vertikale" Instrumente (Außendurchmesser < 1,0 mm).
- Das Licht einer einzigen „aktiv" beleuchteten Kanüle ist ausreichend, so daß bei Bedarf Platz bleibt für die Einführung nichtkanülengängiger Instrumente durch eine „freie" Sklerotomie (z. B. bei subretinaler Chirurgie) oder für die Extraktion eines Fremdkörpers, der aufgrund seiner Größe nicht durch eine Kanüle hindurch entfernt werden kann.
- Glaskörperendoskopie:
  ▼ Glasfaserendoskope: Außendurchmesser üblicherweise 0,9–1,0 mm, flexibel oder durch Führungsrohr stabilisiert, lassen sich wie 0,9/1,0 mm (20/19-Gauge)-Standard-Instrumente einsetzen, auch bei Verwendung von Führungskanülen. Vorteil: Ermöglicht Übersicht über peripher des Äquators liegende Strukturen wie Pars plana, Pars plicata, Fremdkörper und Proliferationen im Bereich der Glaskörperbasis (Abb. 27.14). Nachteil: Auflösung geringer als beim Mikroskop.
  ▼ Glasstabendoskope: Außendurchmesser zwischen 0,9 und 1,7 mm und größer; ausschließlich die Gradienten-Index-Technologie (GRIN) erlaubt es, ein hochauflösendes 20-Gauge-Endoskop einzusetzen, das neben Optik und Beleuchtung einen Infusionskanal und einen Laserkanal beinhaltet. Das GRIN-Endoskop bietet eine optimale Fokussierung auch auf engstem (z. B. subretinalem) Raum.

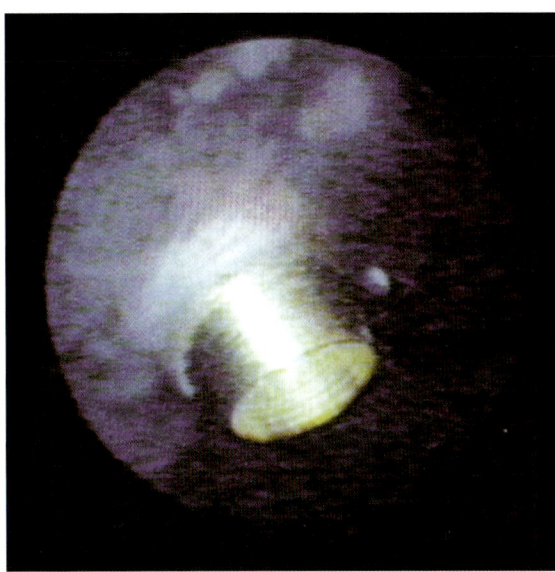

Abb. 27.14. Operationsszene durch ein Stabendoskop beobachtet; Darstellung von Pars-plicata-Zotten und Führungsröhrchen in die Pars plana

4.5.1
Therapie des persistierenden hyperplastischen primären Glaskörpers (PHPV)

■ Die Diagnose wird meist in den ersten 3 Lebensmonaten gestellt. Zeichen sind Leukokorie (40–46%), Mikrophthalmus (25–35%) und Strabismus (8–23%). Der PHPV besteht aus einer progressiven, fibrovaskulären Proliferation von Resten der Tunica vasculosa lentis und hyaloidaler Gefäße. Es besteht ein hohes Blutungspotential, häufig eine periphere Ablatio retinae; über die Zerstörung der Linsenhinterkapsel und Linsenquellung kommt es zur Abflachung der Vorderkammer. Man unterscheidet je nach Morphologie den vorderen (25%), intermediären (58%) und hinteren (17%) PHPV.

■ Chirurgisches Vorgehen:
- „Open-sky-Technik" wird nur in Ausnahmefällen (z. B. bei extrem dicken Membranen) angewendet.
- Ein anteriorer limbaler Zugang bei vorwiegend anterioren Veränderungen mit pathologisch veränderten Irisgefäßen, Hornhautdurchmesser < 10 mm, dichter retrolentaler Membran mit elongierten Ziliarkörperfortsätzen wird dann gewählt, wenn die Vorderkammer nicht zu flach ist.
- Eine weitere Möglichkeit ist der posteriore Parsplicata/plana-Zugang 1–2 mm hinter dem Limbus: Der Zugang sollte unbedingt *vor* der Glaskörperbasis liegen. Bestmöglicher Schutz von Hornhaut und Iris ist gewährleistet; geeignet bei extrem flacher Vorderkammer; notwendig, wenn umfangreiche Arbeiten im Glaskörperraum anstehen. Pupillen sind bei Bedarf mit flexiblen Irishäkchen, mit Irisspreizern oder durch Sphinkterdehnung/Sphinkterinzision erweiterbar.
- Besonderheiten: Der Schlüssel zum Erfolg ist die sorgfältige Trennung von Linsenkapsel und Pars plicata. Die Vermeidung von Zug, Blutungen und Netzhauttraktion ist essentiell. In Abb. 27.15 ist ein postoperativer Zustand nach PHPV dargestellt.

■ Die besten Ergebnisse werden erzielt, wenn der Eingriff innerhalb der ersten 2–3 Lebensmonate erfolgt, eine Amblyopietherapie innerhalb von 2 Wochen nach dem chirurgischen Eingriff begonnen wird und der gleichzeitig bestehende Netzhaut- und Sehnervenschaden gering ist. Trotzdem werden in nur ca. 20% der Fälle Visusergebnisse >0,1 erreicht. Die Kontaktlinsenversorgung (Linsen mit verlängerter Tragezeit oder harte gasdurchlässige

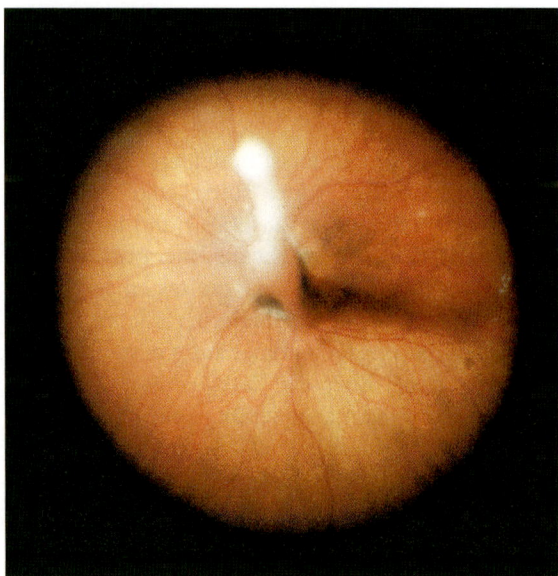

Abb. 27.15. Ergebnis 8 Wochen nach chirurgischer Versorgung eines intermediären PHPV im 3. Lebensmonat

Linsen) ist Standard; die Intraokularlinsenimplantation wird kontrovers diskutiert.

4.5.2
Frühgeborenenretinopathie

■ Stadieneinteilung: Einzelheiten sind in Kap. 13 bzw. 17 zu finden.

■ Die Erfolgsaussichten im Sinne des Erhalts eines funktionstüchtigen Auges hängen *ganz wesentlich* ab von der rechtzeitigen Erfassung früher Stadien dieses Erkrankungsbilds und von einer akkuraten Behandlung der nichtvaskularisierten Netzhautareale im Stadium III (fehlende Perfusion der Retina und Proliferation von Gefäßen in den Glaskörperraum über 5 h kontinuierlich oder 8 h kumulativ, mit „Plus-Symptomatik") durch Laser- oder Exokryokoagulation. Die Möglichkeiten und Erfolge durch Buckelung der Netzhaut und durch die Vitrektomie bei einer Ablatio retinae sind äußerst begrenzt.

■ Ist eine Vitrektomie trotz Koagulation und Buckel erforderlich, ist bei Stadium IV (partielle Netzhautablösung) ein linsenerhaltendes Vorgehen mit Eingehen in den Glaskörperraum über die Pars plicata (2 Ports, Infusion instrumentengekoppelt) möglich. *Jegliche* Traktion muß beseitigt werden, ohne ein Loch in der Netzhaut zu erzeugen. Die subretinale Flüssigkeit kann sich postoperativ spontan resorbieren, das Auge wird mit Gas gefüllt. Bei Stadium V (totale Amotio retinae) muß auf den Erhalt der Linse (meist in Kontakt mit Netzhaut/Proliferationen) verzichtet werden, um überhaupt das Primärziel, die Eröffnung der anterioren Traktionen (peripherer Graben), zu erreichen.

■ Wiederanlegeraten der Netzhaut in 30–50% der Fälle und der Erhalt eines „Restvisus" in 10–30% der Fälle zeigen, warum den Screening-Untersuchungen von Frühgeborenen ein so hoher Stellenwert eingeräumt werden muß.

4.5.3
Diabetische Retinopathie

Diabetische Glaskörperblutung

■ Indikationen zur Operation:
● Begleitende Makulaabhebung.
● Frühzeitiges Auftreten einer Rubeosis iridis mit oder ohne Abhebung der Netzhaut außerhalb der Makula. Eine gleichzeitige, besser sogar eine vorherige Reduktion der endothelialen Aktivität durch Laser- oder Retinokryokoagulation bei ausreichendem Einblick auf die periphere Netzhaut (Sichtbarwerden der Kryoreaktionen) reduziert das Blutungsrisiko.
● Erythroklastisches oder Geisterzellglaukom.
● Nicht aufklarende Blutung bzw. rezidivierende Blutungen mit zunehmend klinisch relevanter Verlegung der optischen Achse. Im allgemeinen sollte auch ohne Berücksichtigung der oben genannten Kriterien bei ausbleibendem Aufklaren spätestens nach 6 Wochen vitrektomiert werden.

Traktive Netzhautablösung (TRD) bei proliferativer diabetischer (Vitreo-)Retinopathie (PDR, PDVR)

■ Charakteristika:
● Netzhautproblematik, v. a. im Bereich des hinteren Pols.
● Gespannte Netzhaut mit glänzender oder weißgrauer Oberfläche.
● Fehlende Netzhautmobilität, keine lageabhängige Umverteilung der subretinalen Flüssigkeit.

■ Klassifikation: Die proliferative diabetische (Vitreo-)Retinopathie (PDR, PDVR) kann nach Kroll (1987, 1999) folgendermaßen eingeteilt werden:
● Stadium A: Proliferation in die hintere Glaskörpergrenzmembran (Ursprung: Papille, große Gefäßbögen).

- Stadium B_n: Traktionsabhebung nasal der Papille.
- Stadium B_t: Traktionsabhebung temporal der Papille.
- Stadium C_{1-4}: Makulaabhebung (Anzahl der Quadranten berücksichtigt).

■ Spontanverlauf: Haben sich extramakuläre Traktionen ausgebildet, ist in ca. 15% der Fälle damit zu rechnen, daß es zum Fortschreiten in Richtung Makula mit einer Traktionsabhebung kommt. Auch ohne Makulaabhebung sorgen rezidivierende kleinere oder größere Blutungen in den Glaskörperraum für eine anhaltende Verlegung der optischen Achse.

■ Indikationen zur Chirurgie:

- Makulaabhebung.
- TRD mit rhegmatogener Komponente.
- TRD mit frühzeitig auftretenden Neovaskularisationen der Iris, anhaltender Verlegung der optischen Achse durch rezidivierende Blutungen oder einer „Table-top-Membran" über der Makula (Abb. 27.16a, b).
- Weitere Aspekte sind die Lebenserwartung, das große Risiko postoperativer medizinischer und okulärer Komplikationen sowie der Zustand des Partnerauges.

■ Ergebnisse der Chirurgie:

- Grundsätzliches Ziel der Vitrektomie muß die Verhinderung einer Erblindung sein. Da die proliferative Verlaufsform der diabetischen Retinopathie meist mit einer Reduktion gesunder Gefäße einhergeht, sind die Visusaussichten limitiert und wesentlich abhängig von der erfolgreichen Zusammenarbeit zwischen Internisten, Gynäkologen, Pädiatern und Ophthalmologen (Blutzuckereinstellung, HbA_{1c}-Wert).
- Zur Zeit werden Visusverbesserungen bzw. -stabilisierungen in 60–80% angegeben. Eine ausbleibende Verbesserung oder ein Visusabfall trotz funduskopisch befriedigendem Ergebnis stehen in der Regel mit einem Perfusionsausfall in der Makula oder mit einer Schisis der Netzhaut im Zentrum im Zusammenhang.

TRD mit rhegmatogener Komponente

■ Charakteristika:

- Die TRD mit rhegmatogener Komponente reicht bis hin zur Ora serrata.
- Netzhautoberfläche stumpf und gräulich.
- Netzhautmobilität wellenartig.
- Shiften der subretinalen Flüssigkeit.
- Löcher sind gewöhnlich posterior gelegen, oval geformt und in der Nähe fibrovaskulärer Proliferationen [besonders in der Nähe von Neovaskularisationen (NVE, neovascularisation elsewhere; zu unterscheiden von NVD, neovascularistion at the disk)].

Abb. 27.16a, b. Bimanuelle Präparation einer Membran bei proliferativer diabetischer Retinopathie

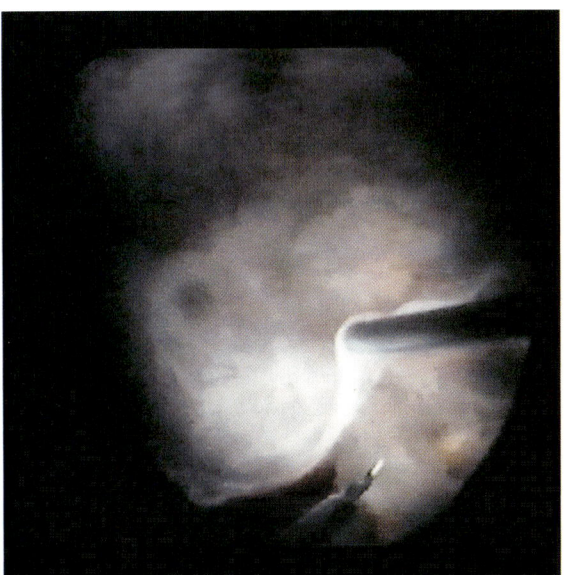
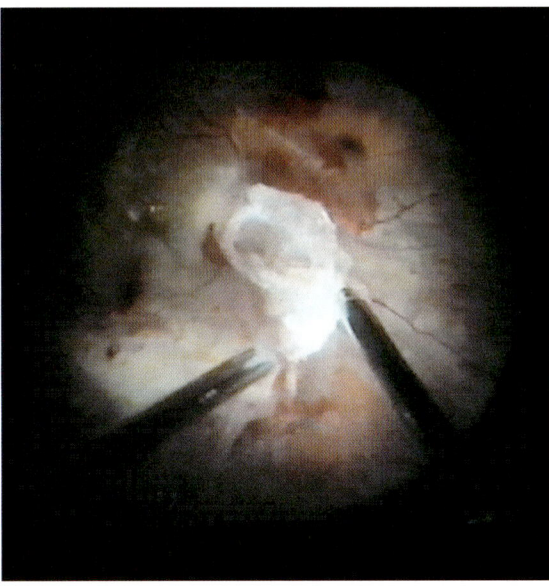

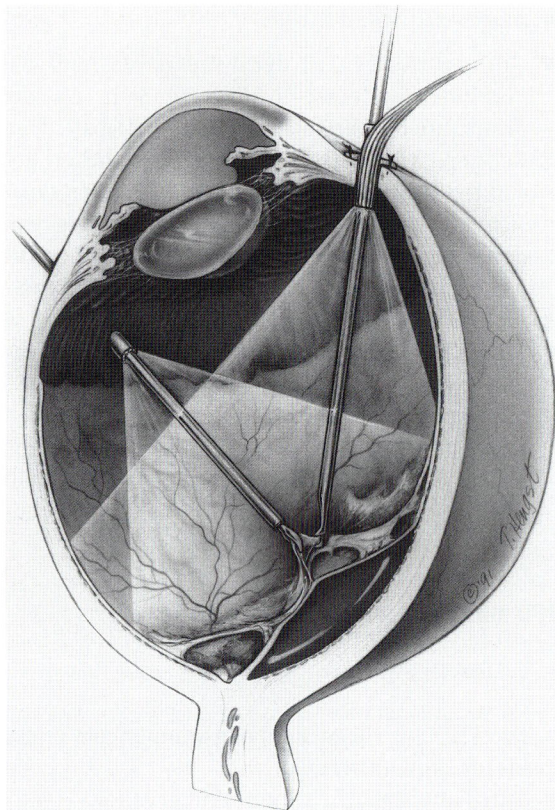

Abb. 27.17. Schema zur bimanuellen Vorgehensweise bei proliferativer, diabetischer Retinopathie

- Die TRD mit rhegmatogener Komponente trifft zu auf mehr als 20% aller diabetischen Netzhautablösungen.

- Ergebnisse der Chirurgie: Die Prognose ist schlechter als bei TRD ohne rhegmatogene Komponente. Durch Einsatz moderner, bimanueller Präparationstechniken wird die Mobilisation des Glaskörpers von der atrophischen „löchrigen" Netzhaut risikoärmer (Abb. 27.17).

Intraoperative Komplikationen der Glaskörperchirurgie bei diabetischer Retinopathie

- Hornhautepitheldefekte (28%), Linsentrübungen (25%), iatrogene Netzhautforamina (24%), v.a. äquatorial oder in Nähe der Sklerotomien und anhaltende Blutungen sind die häufigsten Komplikationen. Viskoelastika können zum Schutz der Hornhaut eingesetzt werden. Die Epithelheilung ist bei Diabetikern erschwert. Die Häufigkeit von Löchern in der Umgebung der Sklerotomien läßt sich möglicherweise reduzieren, indem die Eingangsstellen mit Kanülen geschient werden: Blutungen werden am besten durch Erhöhung des hydrostatischen Drucks angegangen; der Einsatz der Diathermie ist aufgrund möglicher Sehnervenschäden und wegen nachteiliger Gewebsschrumpfungen möglichst zu vermeiden.

Postoperative Komplikationen der Glaskörperchirurgie bei diabetischer Retinopathie

- Ausbleiben einer Verbesserung des Sehvermögens: Verschiedene Studien sprechen von durchschnittlich nur 65% aller operierten Augen, bei denen das Ergebnis der Sehkraft 1/40 oder besser beträgt.

- Neuentwicklung oder Zunahme einer Rubeosis iridis: Hier wird eine Rate von 13% bei phaken und 32% bei aphaken Augen angegeben.

- Glaskörperblutung: Genannt werden frühe postoperative Blutungen in bis zu 75% (Aufklaren innerhalb eines Intervalls von 6 Wochen) und wiederholt auftretende Glaskörperblutungen in bis zu 30% aller Eingriffe (anhaltende endotheliale Aktivität, Blutungen aus dem Bereich der chirurgischen Zugänge).

- Die Frequenz der Glaskörperblutung und der postoperativ entstehenden oder exazerbierenden Rubeosis iridis ist abhängig von der Behandlung der endothelialen Aktivität (Laser, Kryo). Je ausführlicher vor der Vitrektomie koaguliert wurde, um so geringer ist die Komplikationsrate (Glaskörperblutungen, Rubeosis iridis). Andererseits darf nicht zu lange mit der Operation gewartet werden, da sonst traktive Netzhautabhebungen am hinteren Pol entstehen und die Ursache für eine später ausbleibende Visusverbesserung sein können. Die intraoperative Koagulation im Vergleich zur präoperativen Koagulation ist das Verfahren der 2. Wahl.

- Reablatiokomplikationen werden in ca. 16% der Eingriffe beobachtet. Davon werden bis zu 40% erfolgreich wiederangelegt.

- Die Phthisis-bulbi-Rate liegt bei bis zu 3%.

Wichtige Entwicklungen für die operative Versorgung der diabetischen Retinopathie

- Krypton-rot-Laser:
- Höhere Wellenlängen streuen weniger bei Medientrübungen (Kernkatarakt, Glaskörperblutung, Glaskörpertrübungen, Glaskörperzellen).

- Es besteht eine geringere Gefahr der Exazerbation einer anterior-posterioren vitreoretinalen Traktion – rotes Licht wird weniger im Glaskörper absorbiert (geringere Schrumpfungsgefahr).
- Eine geringere Gefahr der Exazerbation tangentialer oder quer von Retina zu Retina verlaufender Traktionen wird ebenfalls vermutet. Der Laserbrennpunkt spart die vitreoretinale Grenzfläche und die oberflächliche Netzhaut aus (roter Strahl wird nicht durch Blut in Gefäßen absorbiert).
- Im Falle einer intraokularen Luftblase ist eine geringere Laserleistung erforderlich.

■ Laserophthalmoskop (Argon-, Diodenlaser).

■ Automatische, vertikal und horizontal schneidende Scheren.

■ Automatischer Gas-Öl-Applikator.

■ Endolaser: panretinale Koagulation im Rahmen einer Vitrektomie.

■ Langwirkende inerte Gase (SF_6, C_3F_8): ermöglichen eine Langzeittamponade von Netzhautlöchern bis hin zur laser- oder kryoinduzierten Narbenbildung.

■ „Schwere" Flüssigkeiten (Perfluorocarbone) zur temporären Stabilisierung, besonders des hinteren Netzhautpols bei Vitrektomie.

■ Silikonöl als Kurzzeittamponade bei atrophischer Netzhaut oder als Langzeittamponade bei Hypotoniesyndrom bzw. bei beginnender Phthisis bulbi.

■ Kombination von Arbeitsinstrumenten und intraokularen Lichtquellen in Form von beleuchteten Instrumenten, „passiven" Deckenleuchten (Vier-Port-System, Chandelier, beleuchtete Miniinfusionen) und „aktiven" Deckenleuchten (beleuchtete Instrumentationskanülen, multiportales Illuminationssystem MIS).

4.5.4
Glaskörperblutungen und -komplikationen nach Venen(ast)verschlüssen

■ Wie bei der diabetischen Retinopathie kommt es nach sog. ischämischen Venen(ast)verschlüssen – anders als bei hämorrhagischen Verschlüssen (voll rückbildungsfähig) – zum Ausfall von Gefäßen. Hierdurch wird die gleiche Abfolge von Ereignissen, beginnend mit Gefäßproliferationen an der Papille (NVD) und anderen Netzhautbereichen (NVE) in Gang gesetzt. Entsprechend können sich therapeutische Konsequenzen (Laser-/Kryokoagulation bis hin zur Vitrektomie) ergeben.

■ Bei einem Visus < 0,5 und einem Makulaödem, das länger als 3 Monate anhält, ist dann eine zentrale Laserkoagulation zu erwägen, wenn kein Blut das Ödem begleitet. Bei Kapillarausfällen im Bereich der Fovea (ischämische Makulopathie) ist die zentrale Laserkoagulation umstritten (Gefahr der Visusverschlechterung). Die Koagulationserfolge sind nach Venenastverschluß aussichtsreicher als nach Zentralvenenverschluß.

■ Nichtperfundierte Areale in der Netzhautperipherie geben unverzüglich Anlaß zu einer Laserflächenkoagulation, wenn sich NVE und/oder NVD entwickeln; es ist eine umfassende Laserkoagulation, ggf. auch eine Exokryokoagulation angezeigt, da es sprunghaft zum Übergriff der endothelialen Aktivität auf den vorderen Augenabschnitt (Sekundärkomplikationen: Rubeosis iridis, Neovaskularisationsglaukom, Phthisis bulbi) kommen kann. Bestehen die geringsten Zweifel, daß eine engmaschige Kontrolle (zunächst wöchentlich, nach 6 Wochen alle 3 Monate, später jährlich) gewährleistet ist, sollten nichtperfundierte Areale koaguliert werden, ohne die Entwicklung von Proliferationen abzuwarten. Eine anhaltende Verlegung der optischen Achse bzw. die Makula gefährdende fibrovaskuläre Proliferationen sind, wie bei der diabetischen Retinopathie, Indikationen für die Planung einer Vitrektomie. Da das verbleibende Sehvermögen nach Gefäßverschlüssen weitgehend durch das Ausmaß der unmittelbar auftretenden Ischämie bestimmt ist, dient das Therapieschema im wesentlichen der Vermeidung von Sekundärkomplikationen.

4.5.5
Chronische Uveitis

■ Der zunehmende Visusverlust bei diesem Krankheitsbild ist vermutlich Folge von Autoimmunreaktionen. Findet man keine Ursache, ist die Therapie der Wahl die alleinige Applikation von Kortikosteroiden (lokal, parabulbär und/oder systemisch) bzw. die Gabe von nichtsteroidalen Antiphlogistika in Kombination mit Kortikosteroiden. Die medikamentöse Therapie sollte beibehalten werden, auch wenn bei unzureichendem Ansprechen der Entzündungsaktivität zusätzlich eine Kryokoagulation (360°) der peripheren Netzhaut (Rückgang der Entzündungszellen) durchgeführt wird. Neben der möglichen Eindämmung des Entzündungsprozesses wird die meist dünne, atrophische Netzhaut stabilisiert (Ablatioprophylaxe).

- Wenn eine Dauertherapie mit Steroiden den Visusverfall nicht stoppt, kann statt einer alleinigen Kryotherapie auch eine Vitrektomie (in Kombination mit peripherer Kryo- oder Laserkoagulation) erwogen werden. Ziel ist es, den Glaskörper als Reservoir für Prostaglandine, Zytokine und sauerstoffzentrierte Radikale zu entfernen.

4.5.6
Zystoides Makulaödem

- Ursächliche Krankheitsbilder:
  - Nach Kataraktoperation (Irvine-Gass-Syndrom), nach Ablatiooperation (Buckel), bei Uveitis (chronische Entzündung).
  - Nach Venenverschluß, bei Diabetes mellitus und Morbus Coats (transsudativ).
  - Hypoxisch bedingt bei Aderhauttumoren oder bei AMD.
  - Bei seröser Abhebung der Netzhaut (AMD, traktive Gliose).
  - Zusammenbruch der Pumpaktivität des retinalen Pigmentepithels bei Retinopathia pigmentosa.
  - Toxisch nach Nikotinabusus.

- Der primäre Therapieansatz ist medikamentös: lokale/systemische Steroid-, Antiphlogistika-, Acetazolamidgabe. Eine Laserbehandlung (fokal, Grid) sollte ins Auge gefaßt werden, wenn sich am peripheren Ende des Makulaödems intraretinale Exsudate sammeln, spätestens aber nach 3 Monaten erfolgloser medikamentöser Therapie. Eine Vitrektomie ist indiziert (Visusgrenze bei etwa 0,3) bei Glaskörperinkarzeration im Bereich des vorderen Augenabschnittes (rasches Vorgehen erforderlich), bei Glaskörperzug an der Makula („macular pucker", Diabetes mellitus) und bei chronischer posteriorer Uveitis (Entfernung von Prostaglandinen und Radikalen, die im Rahmen der Autoimmunreaktion entstehen). Vereinzelt wurde über Erfolge nach ILM-Peeling berichtet.

4.5.7
Proliferative Vitreoretinopathie (PVR)

- Bei Reablationes der Netzhaut sollte vor Durchführung einer Vitrektomie bei PVR-Stadien <C1 die Möglichkeit der Verlegung, Verlagerung einer vorhandenen oder der Applikation einer zusätzlichen eindellenden Maßnahme sowie die suffiziente Koagulation noch offenstehender Foramina überprüft werden. Ist eine Vitrektomie erforderlich, kann das zusätzliche Legen einer Cerclage nötig sein, um eine verkürzte Netzhaut zu entlasten (und nicht entfernen zu müssen). Die Applikation einer expandierenden Gasblase ohne vorangegangene Vitrektomie (Behandlung der Stadien A-C1) ist nicht empfehlenswert. Ein zusätzlicher Schaden der Blut-Kammerwasser-Schranke, die Verformung des Hyaluronsäuregerüstes und die Verlagerung von subretinaler Flüssigkeit in den Glaskörperraum können die PVR-Intensität noch verstärken. Im Rahmen der Vitrektomie kommen grundsätzlich in Frage:

  - Die Glaskörperchirurgie mit/ohne Cerclage und Flüssigkeitstamponade.
  - Die Glaskörperchirugie mit/ohne Cerclage und Luft/Gas oder Silikonöltamponade. Die Ölauffüllung des Glaskörperraums kann nur dann von Erfolg gekrönt sein, wenn alle Traktionen einschließlich derer im Bereich der Glaskörperbasis und derer im subretinalen Raum völlig beseitigt oder entlastet (Retinotomie, Retinektomie) worden sind.
  - Bei Silikonöltamponade und gleichzeitig bestehender Aphakie (ohne Kapseldiaphragma) erhöht das Anlegen einer basalen Iridektomie bei 6 Uhr (nach Ando) die Wahrscheinlichkeit, daß das Öl nicht aus dem Glaskörperraum in die Vorderkammer eindringt. Fehlt außerdem das Irisdiaphragma kann ein künstliches Diaphragma (nach Heimann) transplantiert werden.

- Anmerkungen zur Laserkoagulation und Retinokryokoagulation: Die einzeitige Koagulation einer präoperativ abgelösten und intraoperativ wiederangelegten Netzhaut erhöht das Risiko der postoperativen Fibrinbildung. Alternative: Koagulation postoperativ durchführen.

- Solange die Makula anliegt, sollte ein glaskörperchirurgisches Eingreifen im Stadium der floriden PVR (verläuft über ca. 8 Wochen) verschoben werden, da der PVR-bedingte Schrumpfungsprozeß in der Retina ungeachtet der Glaskörperentfernung fortschreiten kann und damit eine Reoperation vorprogrammiert ist.

- Intravitreale Antimetaboliten- und Steroidapplikation. Die Studienergebnisse zu diesem Ansatz sind inkonsistent. Eine Reduzierung der Fibrinbildung ist nach Zufuhr von niedermolekularem Heparin möglich.

4.5.8
Netzhautriesenrisse

■ Bei mäßig ausgeprägter PVR sollten Netzhautriesenrisse mit Buckel, bei starker PVR durch Vitrektomie mit/ohne Buckel und Gas- oder Ölfüllung versorgt werden. Eventuell wird eine Retinektomie erforderlich. Netzhautnägel werden heute nicht mehr angewandt.

■ Anstelle von Rotationsmaßnahmen mit Hilfe spezieller Tische zur Ausbreitung des (umgeklappten) Netzhautlappens (veraltet) werden heute intraoperativ schwere Flüssigkeiten eingesetzt und abschließend gegen Luft-Gas-Gemische oder Silikonöl ausgetauscht. Außerdem können Pinzetten und Hohlkörpernadeln („Gummistaubsauger") zur Unterstützung der Netzhautausbreitung hilfreich sein.

■ Glaskörperseparation von der Rißkante mit hohen Schnittraten (600/min) und niedrigem Sog.

■ Bei Kombination von Vitrektomie und Cerclage ist mit dem Verrutschen der Netzhaut auf der Buckelkante („slippage") zu rechnen.

■ Bei temporärer Gastamponade ist der Erfolg abhängig von der Kopfhaltung. Bei zu erwartender schlechter Kooperation des Patienten empfiehlt es sich, die Indikation zur temporären Silikonölfüllung großzügig zu stellen (Laser intra-/postoperativ; das Öl kann nach 4–8 Wochen entfernt werden).

■ Das Partnerauge wurde früher mit einer 360°-Koagulation (limbusparallel, radiäre Entlastungsstege) der Retina (Prophylaxe) versorgt. Heutzutage wird eine Beobachtung über mind. 5 Jahre empfohlen.

■ Bei hoher Myopie, Verdichtungen im Bereich der Glaskörperbasis und „Weiß-mit-Druck-Phänomen" wird von einigen Autoren eine prophylaktische eindellende Maßnahme vorgeschlagen.

4.5.9
Epiretinale Makulachirurgie
(epiretinale Gliose, „macular pucker", „surface wrinkling"; Abb. 27.18 a – d)

■ Bei fokaler Beleuchtung eines der beiden Instrumente im Bereich der Instrumentenspitze ist das

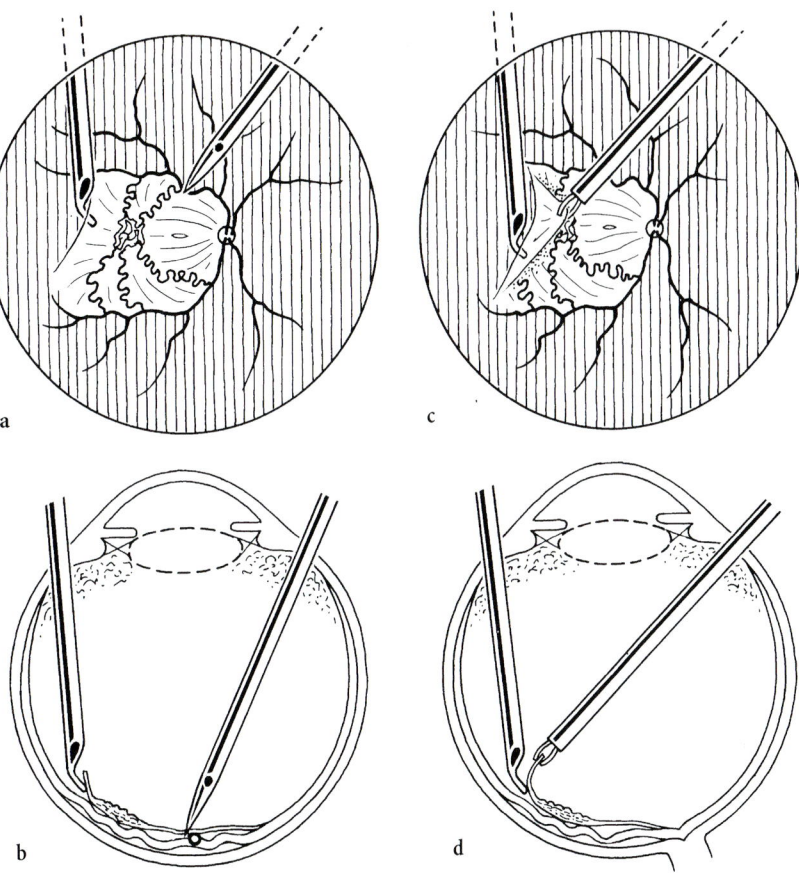

Abb. 27.18 a – d. Vorgehensweise bei der kontrollierten, bimanuellen Abtragung einer epiretinalen Membran vom hinteren Netzhautpol. Ziel ist, sämtliche Anheftungen zwischen Membran und Netzhaut unter Sichtkontrolle, d.h. nach Anheben (**a, b**) und Umklappen (**c, d**) der Membran, ohne Netzhautbeschädigung zu lösen. (Aus Mackensen u. Neubauer 1989)

Kontrastsehen hervorragend und die Lichttoxizität enorm hoch. Bei Einführen nichtbeleuchteter Instrumente durch ein beleuchtetes Kanülensystem (Nachteil: limitierte Auswahl an Instrumenten) sinkt die Kontrastwahrnehmung; zugleich ist die Lichttoxizität erheblich reduziert. Eine Kombination des Einsatzes beleuchteter Kanülen und des zeitlich begrenzten Einsatzes eines schwach an seiner Spitze beleuchteten Instruments ist sinnvoll.

- Zentrale Glaskörper- und Glaskörpergrenzmembranentfernung (phake Augen) oder (sub)totale Glaskörperentfernung (aphake, pseudophake Augen; Abb. 27.18a–d).

- Die Membrankanten werden mit Gummistaubsauger, Häkchen oder Pinzette aufgesucht.

- Man sollte auf Striae als Markierungshilfe von Membranenden achten. Vergrößernde Kontaktlinsen erleichtern das Aufsuchen von Membranen. Weitwinkelsysteme erlauben die Kontrolle der Membranausläufer in der Netzhautperipherie.

- Etwaige Löcher koagulieren (Laser, Kryo), ggf. Netzhaut buckeln, Gasfüllung. Postoperativ ist mit Kataraktentwicklung (34–57%) und einer Ablatio retinae (6%) zu rechnen. Membranrezidive treten in bis zu 5% der Fälle auf. Nach entsprechender Behandlung zeigt sich in 49–88% der Fälle eine Visusverbesserung um 2 Stufen. In 20% der Fälle bleibt der Visus gleich. Beste Ergebnisse werden erzielt, wenn eine Ausgangssituation mit einem Visus von mindestens 0,3 sowie eine kurze Metamorphopsieanamnese besteht und keine Traktion mit Makulaödem vorliegt.

4.5.10
Glaskörperchirurgie bei Makulaforamen

Locheinteilung (s. Kap. 13, S. 336)

- Stadium 1: drohendes Foramen (a: mit Abhebung der Foveola; b: mit Abhebung der Fovea).

- Stadium 2: kleines, durchgreifendes Loch oder Defekt in der Netzhaut (<400 µm).

- Stadium 3: durchgreifendes Loch und freischwebender Deckel (>400 µm).

- Stadium 4: Lochgröße zunehmend (>430 µm), häufig gelbliche Granula im Lochgrund, meist hintere Glaskörperabhebung komplett, angehobene Lochränder, Glitzern der Netzhautoberfläche um das Loch herum wie bei epiretinaler Gliose.

Chirurgische Versorgung

- Stadium 1/2: Hier besteht die Chance der spontanen Regression; es ist eher Zurückhaltung mit der Entfernung der hinteren Glaskörpergrenzmembran geboten.

- Stadium 3/4: Die Entfernung der hinteren Glaskörpergrenzmembran und aller übrigen epiretinalen Membranen, evtl. einschließlich der Membrana limitans interna, ist die Methode der Wahl.

- Vorgehen: Entfernung des Glaskörpers (partiell oder subtotal), Anhebung der hinteren Glaskörpergrenzmembran (Stadium 1–3), z.B. mit Gummistaubsauger oder Stripper, Aspiration mit Stripper (100–150 mm HG); bei Stadium 1/2 Erzeugung eines Deckels vermeiden. Bei Stadium 4 Vorgehen mit Häkchen, Einmalkanülen und Pizetten usw. wie bei der epiretinalen Gliose (in 75% wird die Membrana limitans interna mitentfernt). Dann Flüssigkeits-Luft-Gas-Austausch; postoperativ ist strengste „Nase-nach-unten-Lage" über mindestens 10 Tage einzuhalten.

- Die Notwendigkeit der Applikation von Blut, Serum, Plasma, Wachstumsfaktoren u.a. ist umstritten.

- Ergebnisse: Ursprüngliche anatomische Erfolgsraten (anliegende Lochränder) liegen bei >73% und sollen bei konsequenter Kopfpositionierung nach Entfernung von Membranen des Typs „limitans interna" höher (>90%) sein. Die Angaben zur Visusverbesserung (2 Visusstufen) liegen zwischen 55% und >80%.

- Komplikationen: Es können die allgemeinen Komplikationen der Glaskörperchirurgie auftreten. Beispiele sind periphere Löcher und eine Ablatio retinae. Das Anlegen der Makulalochränder kann ausbleiben. Ein Wiederablösen der einmal erfolgreich wiederangelegten Makulalochränder ist selten. Postoperativ kann es zu einem zystoiden Makulaödem kommen.

4.5.11
Subretinale Makulachirurgie und Netzhautrotation bei altersbedingter Makuladegeneration (AMD)

Bei Personen, die 65 Jahre oder älter sind, ist die altersbedingte Makuladegeneration in westlichen Industrienationen die häufigste Ursache für den Verlust des Lese-Seh-Vermögens. Jährlich bildet sich bei ca. 100 000 US-Bürgern zumindest in einem Auge auf dem Boden einer AMD eine chorioidale Neovaskularisation aus. Die verschiedenen Laserverfahren, einschließlich photodynamischer Therapie, sowie die Ergebnisse der Strahlentherapie sind in Kap. 13 besprochen.

■ Vor allem bei subfoveolär gelegenen „frischen" (Symptomatik nicht länger als 8 Wochen) Neovaskularisationen kann eine Entfernung der Gefäße mittels Vitrektomie in Erwägung gezogen werden. Diese kann nur dann erfolgreich sein, wenn durch dieses Vorgehen entweder ein – verglichen mit der Laserkoagulation – geringeres Trauma erzeugt wird, oder wenn bestimmte Neovaskularisationskonstellationen (z. B. subfoveoläre, blutende Neovaskularisationen) nicht auf andere Weise angegangen werden können und die chirurgische Entfernung die einzige Behandlungsmöglichkeit darstellt. Erst Verlaufskontrollen der nächsten Jahre werden zeigen, ob die subretinale Chirurgie der Neovaskularisationen Vor- oder Nachteile gegenüber dem Spontanverlauf (keine Therapie) bietet.

■ Transretinaler Zugang über „Kleinschnitt" in der horizontalen Raphe: Vorgehen unter Einsatz langbranchiger, gewinkelter Pinzetten, Scheren und Spülkanülen (passiv, aktiv, „anblasen"). Abschneiden der Neovaskularisation und Extraktion. Beachte bei der Extraktion durch den Netzhautschnitt: Die Neovaskularisation ist etwa 20% größer als die angiographische Darstellung. Das Pigmentblatt geht verloren; Pigmentepithelzellen sind transplantierbar, jedoch vermutlich nur dann überlebensfähig, wenn die vorher entnommenen Irispigmentepithelzellen des betroffenen Patienten erfolgreich kultiviert wurden und so eine autologe Transplantation möglich ist.

■ Subretinaler Zugang nach Retinotomie >180 und Umklappen der Netzhaut unter Einsatz „schwerer" Flüssigkeiten. Das Pigmentblatt geht verloren (s. oben). Retinotomien dieses Ausmaßes bergen ein Höchstrisiko für die Entstehung einer PVR.

■ Iatrogene Ablösung der neurosensorischen Netzhaut mit einer Mikronadel (40 Gauge)-Voraussetzung: Keine Narben und „passive" Translokation (max. 8°–12°) nach Anlegen einer limbusparallelen Skleraraffung. Alternativ: 360°-Retinektomie mit iatrogener Netzhautablösung und „aktiver" Rotation (größerer Rotationsumfang, erfordert Muskelchirurgie, hohes PVR-Risiko).

■ Subretinaler Zugang von außen über eine äquatoriale Sklerotomie; weiteres Vorgehen unter endoskopischer (und gleichzeitig mikroskopischer) Kontrolle. Das Netzhauttrauma ist nicht nur zentral, sondern auch peripher gering. Die Technik der Mikroendoskopie muß zunächst optimiert werden, um diesen chirurgischen Weg erfolgreich zu gehen.

■ Möglicherweise sind gute Ergebnisse derzeit (angesichts der bis heute ausstehenden Ergebnisse der Transplantationsversuche von Pigmentepithelzellen) nur dann zu erzielen, wenn eine kleine chorioidale Neovaskularisation frühzeitig entfernt wird (noch bevor diese zu Sekundärveränderungen geführt hat). Hierbei muß eine Komplikationsrate von ca. 10% Netzhautdefekten mit oder ohne Ablatio retinae und PVR (>1%) berücksichtigt werden sowie eine viel größere, noch nicht näher bezifferbare Rate an Rezidiven (ausgehend von Neovaskarisatonsresten oder einer Neubildung als Folge eines Proliferationsreizes durch die chirurgische Entfernung). Man sollte z. Z. keine Euphorie aufkommen lassen und sich die auch heute noch gültige Einstellung führender Zentren vom Anfang der 90er Jahre vergegenwärtigen: *„Hopefully, with the support of all ophthalmologists to recruit these patients, ..., by the end of this century ophthalmologists will know the role, if any, of surgery in the management of CNV".*

4.5.12
Einsatz von t-PA bei altersbedingter Makuladegeneration

■ Hat eine chorioidale Neovaskularisation zu einer subretinalen Blutung geführt, kann die Applikation von t-PA (Tissue-Type-Plasminogenaktivator) in Kombination mit einer intraokularen Gasblase zu einer Verdrängung des Blutes führen.

■ Es werden etwa 30 µg t-PA und 0,4 ml SF_6 (100%) über einen Pars-plana-Zugang in den Glaskörperraum gegeben. Bei entsprechender Kopfposition besteht meist nach einigen Tagen die Möglichkeit der Darstellung der Neovaskularisation mittels Fluoreszeinangiographie. Neben erstaunlichen Visusverbesserungen kann auch die Neovaskularisation oft behandelt werden (z.B. Laser- oder photodynamische Therapie).

4.5.13
Entfernung intraokularer Fremdkörper

▪ 8–10% aller ins Krankenhaus eingewiesenen Augenverletzungen gehen mit einem intraokularen Fremdkörper (FK) einher. 56–80% der Unfälle ereignen sich bei der Arbeit mit einem Hammer. Der FK dringt nach Durchtritt durch Kornea/Iris/Linse tiefer als nach Durchtritt durch die Sklera ins Augeninnere ein. Meist wird der hintere Augenabschnitt erreicht. Makulaverletzung, FK-Kontamination und Ausbildungsstand des Chirurgen entscheiden über die Prognose.

▪ Zeitliches Vorgehen:

- Fremdkörper aus reinem Kupfer oder organische Substanzen sollten sofort entfernt werden.
- Sonstige Fremdkörper (auch Kupferverbindungen) werden im Intervall operiert (rasches Vorgehen senkt nicht die Endophthalmitisrate).
- Sofort ERG durchführen und alle 48 h wiederholen, um die mögliche Entwicklung einer Netzhautsiderose zu erfassen.
- 7–10 Tage nach Eindringen des FK ins Auge bestehen bessere operative Voraussetzungen: weniger Blut, klarere Hornhaut, hintere Glaskörperabhebung; die Darstellung des FK mittels Computertomographie gilt als sicherer als die Röntgenuntersuchung (Comberg) oder die Lokalisation mittels Ultraschall. Beachte: Kein MRT durchführen (Metallischer FK bewegt sich im Magnetfeld).
- Doppelt perforiertes Auge: Wenn möglich (Netzhaut anliegend?, Ultraschall!) sollte man 14 Tage zuwarten, bis die Austrittsstelle abgeheilt ist.

▪ Technisches Vorgehen: Bevorzugt wird die Vitrektomie im geschlossenen System (Pars-plana-Vitrektomie = ppV) durchgeführt. Die Extraktion des FK kann je nach Größe über eine erweiterte ppV-Eingangsstelle erfolgen.

- Beurteilung der FK-Größe an Hand der Papille (Durchmesser: ca. 1,5 mm) oder durch Vergleich mit dem Instrumentenschaft (z.B. 20 gg. = 0,89 mm).
- Alternativ Extraktion über Limbus oder bei fehlender Hornhauttransparenz über den „Open sky-Zugang" (s. Abschn. 4.5.1) und anschließend Einbau einer temporären Keratoprothese.
- Die Entfernung des Glaskörpers sollte partiell (Tunnel) oder besser (sub)total mit Glaskörperschneide-/Aspirationsgeräten erfolgen. *Wichtig* ist die Entfernung der hinteren Glaskörpergrenzmembran (reduziert postoperatives Ablatiorisiko).
- Eine evtl. vorhandene Fremdkörperkapsel sollte eröffnet werden.
- Ein nichtmagnetischer FK sollte möglichst bimanuell mit Pinzetten usw. entfernt werden.
- Magnetischen FK mit Elektromagneten (viel Kraft erforderlich, weit entfernt, da extraokularer Magnet; Gefahr der Richtungsablenkung, veraltet) oder besser mit permanentem, intraokularen Magneten (wenig Kraftaufwand, Magnet an Instrumentenspitze) bzw. wie nichtmagnetischen FK mit Pinzetten usw. entfernen.
- Zum Schutz von Netzhaut/Hornhaut bei Extraktion sollten ggf. „schwere" Flüssigkeiten/viskose Substanzen als temporäres „Polster" eingesetzt werden.
- Netzhautdefekte sollten koaguliert werden; vorhandene Narben sollten wegen erhöhter Blutungsgefahr nicht angegangen werden.
- Beim Verschluß des Wundspalts sind alle Schichten zu erfassen.

▪ Ergebnisse: Ablatio-/Enukleationsraten sind heute auf weniger als 10% abgesunken. 70% der in den USA zentral erfaßten Augenperforationen mit intraokularen Fremkörpern haben ein Visusergebnis von 0,1 und besser; weltweit schwanken die Angaben hierfür zwischen 27% und 75%.

5
Vitrektomie:
Vermeidung der häufigsten Komplikationen

▪ Die wichtigsten Komplikationen sind in Abb. 27.19a–e dargestellt.

6
Postoperative Endophthalmitis (POE)

6.1
Inzidenz

▪ 10% vor Einführung steriler Operationstechniken.

▪ 1% unter aseptischen Bedingungen.

▪ 0,3% im Zeitraum nach 1950.

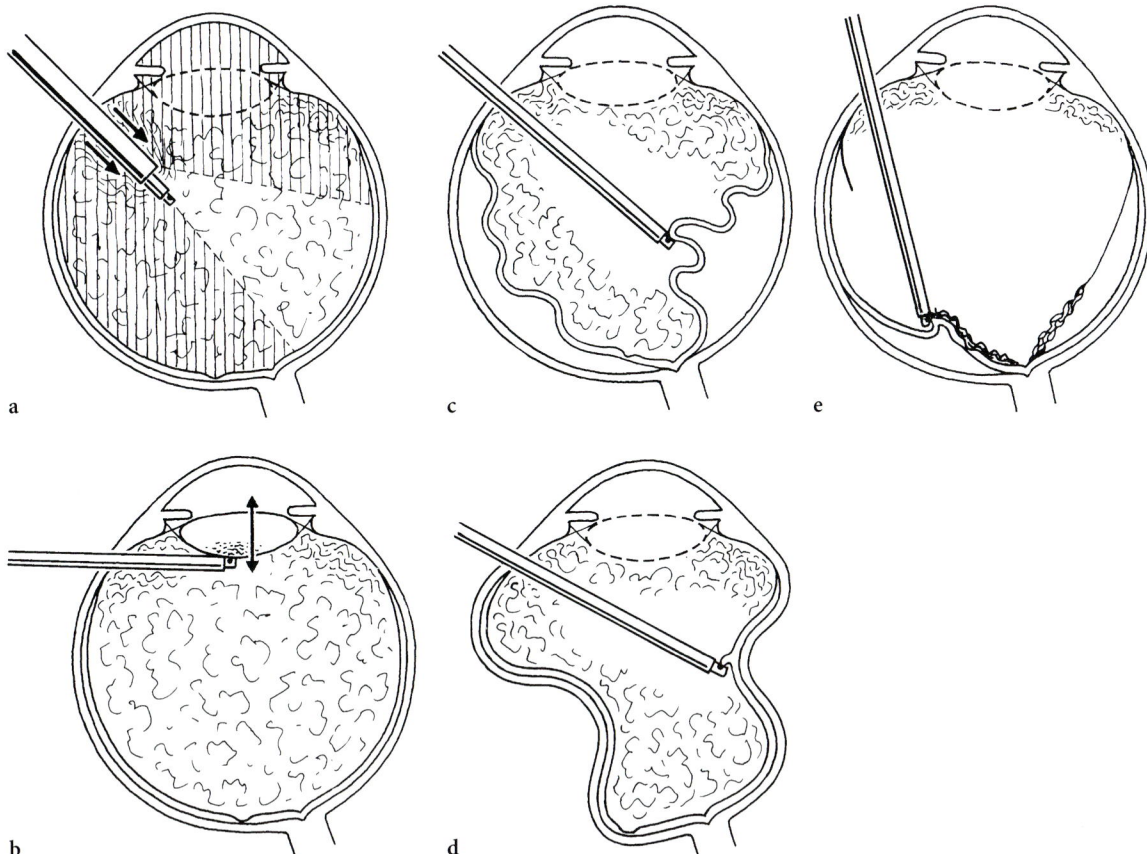

Abb. 27.19 a–e. Erzeugung von Netzhautforamina durch Zug an der Glaskörperbasis (Ein- und Ausführen von Instrumenten). **a** Das Risiko ist beim Einsatz von Kanülen reduziert. **b** Linsenschädigung mit Instrumenten. Die Linse wird durch Berühren oder direkte Verletzung mit dem Saug-Schneide-Gerät beschädigt. Das Risiko wird reduziert, wenn man unmittelbar vor dem Einführen der Instrumente am Mikroskop vorbeischaut und kontrolliert, daß die Instrumente senkrecht zur Augenwand geführt werden. **c** Versehentliche Aspiration der abgelösten, mobilen Netzhaut. Eine bimanuelle Vorgehensweise erlaubt, die sich bewegende Netzhaut daran zu hindern, in die Instrumentenöffnung zu inkarzerieren. **d** Versehentliche Aspiration der anliegenden Netzhaut bei Hypotonie. Eine zu starke Aspiration, v. a. bei überwiegend flüssigem Glaskörper, mit konsekutiver Hypotonie wird beim Einsatz von Weitwinkelsystemen schnell erkannt, kann aber auch palpatorisch bemerkt werden oder wenn sich der Bulbus mit Hilfe der Instrumente in den Skleren leicht verformen läßt. **e** Blutungen beim Separieren und „Zurücktrimmen" von Glaskörpermembranen. Hier muß 1. der hydrostatische Druck sofort erhöht werden (Flasche höher positionieren), 2. eine Inkarzeration der Netzhaut (bei durch Blutung erschwerter Sicht) vermieden und 3. in Nähe der Papille auf eine Diathermisierung der Blutungsquelle unbedingt verzichtet werden (thermischer Nervenfaserschaden). (Aus Mackensen u. Neubauer 1989)

6.2 Prädisponierende Faktoren

6.2.1 Systemische Ursachen

- Immundefekte (HIV, medikamentös, Erkrankungen des blutbildenden Systems).
- Kindheit und hohes Lebensalter.
- Medikamentenabusus.
- Schwere Ernährungsmangelzustände.
- Alkoholabusus.
- Schwangerschaft (besonders im 3. Trimester).
- Verbrennung.
- Chronische Krankheiten (z. B. Diabetes mellitus).
- Infektionen außerhalb des Auges.

6.2.2 Lokale Ursachen

- Topische Anästhetika.
- Okuläre Verbrennungen.
- Zustand nach Kauterisation (Nekrose).

- Topische Steroidgabe.
- Kontaminierte Kontaktlinsen.
- Periokuläre Infektionen: Lider, Zilien, Konjunktiva, Tränenapparat, Nasopharynx.

6.2.3
Operative Faktoren

- Wiederholte Operationen.
- Inkarzerationen von Linse, Iris oder Glaskörper in den Wundspalt.
- Intraokulare Fremdkörper: Talkum, Stärke, Zilien usw.
- Kontaminierte Lösung, Luft, Instrumente, Intraokularlinse.
- Infektionen im Operationssaal (Personal, Chirurg).
- Filterkissen, Fisteln:
  - Das Risiko bei unten plazierten Kissen ist 4mal höher als bei oben plazierten Kissen.
  - Das Risiko ist erhöht bei avaskulären Kissen (z. B. nach Mitomycingabe).
- Nahtversorgung mit Wandperforation.
- Wundleckagen.
- Stark traumatisierender Eingriff.
- Extrem lange dauernder Eingriff.
- Glaskörperverlust.

6.3
Differentialdiagnose der postoperativen Endophthalmitis

- Sterile Uveitis:
  - Fremdkörper wird während des Eingriffes „eingeschleppt" (steril).
  - Inkarzeration von Linse, Iris oder Glaskörper in den Wundspalt.
  - Linseninduzierte Uveitis.
  - Späte Ruptur der vorderen Glaskörpergrenzmembran.
  - Neovaskularisationen im Bereich des Wundspaltes bei Kataraktoperation.
  - Ischämie im vorderen Augenabschnitt.
- Mykotische postoperative Endophthalmitis:
  - Normaler, postoperativer Heilverlauf bis ca. 2–4 Wochen nach dem Eingriff.
  - Schmerz, Injektion, zelluläre Reaktion.
  - Schneeflockenartige Veränderungen im Glaskörper oder auf der Irisoberfläche.
  - Satellitenläsionen.
- Übersehene Neoplasmen.
- Endogene oder metastatische Endophthalmitis.

6.4
Diagnose der postoperativen Endophthalmitis

6.4.1
Klinische Befunde

- Entzündliche Reaktion über das postoperativ zu erwartende Zeitintervall hinaus.
- Symptome:
  - Zunehmende Schmerzen.
  - Verlust des Sehvermögens.
- Objektive Befunde:
  - Lidödem.
  - Bindehautchemosis und -hyperämie.
  - Ausgeprägtes Hornhautödem.
  - In der Vorderkammer sowie im Glaskörper tritt eine entzündliche Reaktion auf.

6.4.2
Kulturen

- Gewebe für die Kultur:
  - Lider, Konjunktiva, Wunde.
  - Kammerwasser.
  - Glaskörper (wichtigstes Reservoir für positive Kulturen).
- Medien:
  - Blutagar (25 °C und 37 °C).
  - Hirn-, Herzbouillon (37 °C).
  - Hirn-, Herzbouillon mit Gentamicin (25 °C).
  - Schokoladenagar (37 °C).
  - Sabouraud (25 °C).
- Abstriche:
  - Gram.
  - Giemsa.

6.4.3
Epidemiologische Bewertungsansätze

Eine kritische Inspektion der Operationsumgebung, der Intraokularlinse und anderer chirurgischer Materialien ist erforderlich.

6.5
Behandlung

6.5.1
„Mögliche" Endophthalmitis

- Milde „Vitritis": Netzhaut gut sichtbar.
- Milde Reaktionen in der Vorderkammer mit kleinem Hypopyon.
- Rotreflex noch vorhanden.
- Empfohlene Therapie:
- Subkonjunktival, systemisch und/oder topisch applizierbare Antibiotika.
- Engmaschige Kontrolle (2- bis 4stündlich):
  - ▼ Stabilisierung oder Verbesserung – Vorgehensweise fortsetzen.
  - ▼ Wenn der Glaskörperreiz zunimmt und der Einblick auf die Netzhaut schlechter wird, sollte wie unten beschrieben fortgefahren werden.

6.5.2
„Wahrscheinliche" oder angenommene bakterielle Endophthalmitis

- Mäßige Vorderkammerreaktion mit Hypopyon und Fibrinexsudationen.
- Mäßige Glaskörperreaktion mit deutlicher Einschränkung der Beurteilung von Netzhautdetails mit dem indirekten Ophthalmoskop.
- Fehlender Rotreflex.
- Das Ultraschall-B-Bild zeigt dichte Glaskörpertrübungen und/oder eine diffuse Verdickung der Chorioidea.
- Empfohlene Therapie:
- Sofortige Vitrektomie (sollte in jedem Fall innerhalb von 12–24 h eingeleitet werden).
- Vorweg evtl. Vorderkammer- und Glaskörperpunktion für die mikrobiologische Untersuchung (z.B. mit Spritze und Einmalkanüle). Dann wird die Vitrektomie unter Berücksichtigung folgender Gesichtspunkte durchgeführt:
  - ▼ Fehlende hintere Glaskörperabhebung: Die Trennung von Glaskörper und Netzhaut ist schwierig, da Entzündungszellen zu einer Adhäsion zwischen hinterer Glaskörpergrenzmembran und oberflächlichen inneren Netzhautschichten geführt haben.
  - ▼ Die Netzhaut ist bezüglich ihrer Konsistenz mit einem *nassen Papier* vergleichbar, weil sie partiell durch Bakterientoxin und Lysozyme der Entzündungszellen geschädigt ist (Siebstruktur, Schneegestöber).
  - ▼ Beachte: Die Aspiration solider Glaskörpermassen erzeugt Glaskörper-/Netzhauttraktion und führt leicht zu Netzhautlöchern und/oder Blutungen.
- Wenn der kortikale oder hintere Glaskörper mit der Netzhautoberfläche adhärent ist, sollten ausschließlich soviel Glaskörperanteile bis zu den Netzhautgefäßen entfernt werden, wie optisch gut kontrolliert entfernt werden können – „versuche nicht, die Oberfläche der Netzhaut freizupeelen!"
- Antibiotika (intravitreal, periokulär, topisch, systemisch).
- Steroide (intravitreal, periokulär, topisch, systemisch).

- Medikation:

- Breitspektrumantibiose bis zur Keimidentifikation.
- Intravitreal (Kombination von 2 Präparaten entsprechend des Kleinspektrums):
  - ▼ Gentamicin (< 100 µg).
  - ▼ Imipenem (500 µg).
  - ▼ Ciprofloxacin (100 µg).
  - ▼ Vancomycin (1 mg).
  - ▼ Ceftazidim (2 mg).
  - ▼ Andere (Steroide, Pilzmedikamente):
    - Dexamethason (< 400 µg).
    - Amphotericin B (< 5 µg).
- Periokulär:
  - ▼ Gentamicin 40 mg.
  - ▼ Cephazolin 100 mg.
- Topisch:
  - ▼ Hochkonzentriertes Gentamicin (Herstellung: s. Kap. 1, S. 66).
  - ▼ Hochkonzentriertes Bacitracin (Herstellung: s. Kap. 1, S. 66).
  - ▼ Cephazolin 100 mg/ml.
  - ▼ Zykloplegika.
- Systemisch (sorgfältige Kontrolle von Blutharnstoff und Kreatinin):

- ▼ Gentamicin (z.B. Refobacin®) 1,75 mg/kg KG alle 6–8 h.
  - ▼ Cephazolin (z.B. Gramaxin®) 1 g alle 6–8 h.
  - ▼ Imipenem (Zienam®) 3mal 500 mg/Tag i.v. kombiniert mit Ciprofloxazin (Ciprobay®, 1mal 750 mg/Tag oral.
  - ▼ Fluconaazol (z.B. Diflucan®, 300 mg/Tag, bei Verdacht auf Kandidainfektionen).
- Weitere Maßnahmen:
  - ▼ Evtl. Karboanhydrasehemmer (z.B. Diamox®, Trusopt®) und Betablocker (z.B. Betoptima®) zur Augeninnendrucksenkung,
  - ▼ Probenicid 500 mg (z.B. Probenicid®) oral 4mal/Tag. Dies führt zur Verlängerung der okulären Retention von Medikamenten.
- Steroide sind zum Zeitpunkt der Operation zu applizieren, spätestens nach 12–24 h, um die Propagation der Immunantwort zu supprimieren.

6.5.3
Vitrektomie bei Endophthalmitis

Grundlagen
- Prinzip: Lebende Bakterien und bakterielle Enzyme, die Hornhaut, Netzhaut oder Uvea weiter schädigen können, sollen entfernt werden.
- Die enzymatische Schädigung okulären Gewebes durch toxische Produkte, ausgehend von degenerierenden polymorphkernigen Leukozyten, soll reduziert werden.
- Entfernung von nekrotischem entzündlichen Gewebe.
- Materialgewinnung für Kulturen und Ausstrichpräparate.
- Verbesserung der Verteilung und Penetration von Antibiotika.
- Vermindertes Risiko einer späteren intravitrealen Organisation und einer daraus resultierenden traktiven Netzhautabhebung.

Indikation
- Schwere Verlaufsformen: Glaskörperabszeß, Eiter, organisierte Veränderungen.
- Intraokulare FK (außer Intraokularlinse).
- Mykotische Endophthalmitis.
- Virulente Organismen.
- Verzögerter Einsatz der konservativen Behandlung.
- Visusreduktion auf Lichtschein.

Ätiologie
- Staphylococcus epidermidis: 50% der Fälle.
- Gramnegative Keime: 25% der Fälle.

Prognostische Faktoren
- Virulenz des Organismus.
- Verspätet einsetzende Diagnose und Behandlung.
- Intensität des Entzündungsprozesses.
- Ausmaß der Antibiotikapenetration zum Ort der bakteriellen Entzündung.
- Schlechte Prognose, wenn ausschließlich mit systemischen Antibiotika behandelt wird: 60% der Patienten bekommt eine Phthisis bulbi, weniger als 30% der Patienten erreichen ein Sehvermögen von 1/20 oder besser.

Schlußfolgerungen
- Bei prädisponierten Patienten muß besondere Vorsicht walten.
- Ein frühzeitiges Erkennen ist erforderlich.
- Eine aggressive Therapie ist notwendig.
- Vorsorge ist besser als Behandlung:
- Erfassen von prädisponierten Patienten.
- Kontrolle der Umgebung.
- Filter für alle intraokularen Injektionen (sogar Luft) verwenden.
- Präoperatives Anlegen von Kulturen – bei vermuteten periokulären Infektionen.
- Prophylaktische Antibiotikagabe (Kurzzeittherapie) gegen lokale oder anderweitige Infektionen:
  - ▼ Präoperativ topische Applikation.
  - ▼ Periokuläre Applikation zu Beginn bzw. am Ende des chirurgischen Eingriffes.
  - ▼ Systemische Gabe (keine Routine).
  - ▼ Intraoperative Applikation.
- Engmaschige Verlaufskontrolle in der Frühphase nach der Operation.

WEITERFÜHRENDE LITERATUR

Berg P, Kroll P (1992) Cryotherapy in uveitis. Dev Ophthalmol 23:219

Böker T, Augustin AJ, Schmidt HP, Koch FHJ (1995) Größere Sklerotomien für den Einsatz des multiportalen Illuminationssystems erhöhen nicht das Komplikationsrisiko einer Vitrektomie. Klin Monatsbl Augenheilkd 206:78

Byer NE (1982) The natural history of asymptomatic retinal breaks. Ophthalmology 89:1033

Byer NE (2000) Kann die rhegmatogene Netzhautablösung verhindert werden? Ophthalmologe 97:696

Diabetic Retinopathy Vitrectomy Study Report Number 5 (1990) Early vitrectomy for severe vitreous hemorrhage in diabetic retinopathy. Four year results of a randomized trial. Arch Ophthalmol 108:958

Eckardt C (1987) Staphylococcus epidermidis endophthalmitis after pneumatic retinopexy [letter]. Am J Ophthalmol 103:720

Eckardt C, Eckardt U, Groos S et al. (1997) Entfernung der Membrana limitans interna bei Makulalöchern. Klinische und morphologische Befunde. Ophthalmologe 94:545

Endophthalmitis Vitrectomy Study Group (1995) Results of the Endophthalmitis Vitrectomy Study. A randomized trial of immediate vitrectomy and of intravenous antibiotics for the treatment of postoperative bacterial endophthalmitis. Arch Ophthalmol 113:1479

Faude F, Wiedemann P (1999) Intraokulare Gase in der Netzhaut- und Glaskörperchirugie. Teil 1 und 2. Ophthalmologe 96:349 und 413

Gass JD (1998) Idiopathic senile macular hole. Its early stage and pathogenesis. Arch Ophthalmol 106:629

Gass JDM, Johnson RN (1988) Idiopathic macular holes. Observations, stages of formation, and implication for surgical intervention. Ophthalmology 95:912

Guyer DR, Yannuzzi LA, Chang S et al. (1999) Retina, vitreous, macula. Saunders, Philadelphia

Heimann K, Konen W (1990) Artificial iris diaphragm in silicone-oil surgery. Fortschr Ophthalmol 87:329

Koch F, Spitznas M (1990) Video-Endoskopie in der Glaskörperchirurgie. Ophthalmo-Chirurgie 2:70

Koch F, Pawlowski DO, Spitznas M (1991) Multiport illumination system (MIS) for panoramic bi-manual vitreous surgery. Graefes Arch Clin Exp Ophthalmol. 229:425

Lewis H (1994) Intraoperative fibrinolysis of submacular hemorrhage with tissue plasminogen activator and surgical drainage. Am J Ophthalmol 118:559

Lewis H, Aaberg T, Abrams GW (1991) Causes of failure after initial vitreoretinal surgery for severe proliferative vitreoretinopathy. Am J Ophthalmol 111:8

Luther TT, Bartz-Schmidt KU (1999) Endophthalmitis. Ophthalmologe 96:758

Mackensen G, Neubauer H (Hrsg) (1989) Augenärztliche Operationen, Bd 2. Springer, Berlin Heidelberg New York Tokyo

Maguire AM, Trese MT (1992) Lens-sparing vitreoretinal surgery in infants. Arch Ophthalmol 110:184

Mandai M, Takanashi T, Ogura Y, Honda Y (1990) Proliferative vitreoretinopathy shows predilection for the inferior fundus. Graefes Arch Clin Exp Ophthalmol 228:335

Paris C, Peyman G, Gremillion C, Binder K (1991) Intravitreal dexamethasone following vitreous surgery. Int Opthahlmol 15:173

Pauleikhoff D (1992) Drusen in der Bruchschen Membran. Ophthalmologe 89:363

Pollard ZF (1991) Results of treatment of persistent hyperplastic primary vitreous. Ophthalmol Surg 22:48

The Retina Society Terminology Commitee (1983) The classification of retinal detachment with proliferative vitreoretinopathy. Ophthalmology 90:121

Roy FH (ed) (1995) Master techniques of ophthalmic surgery. Williams & Wilkins, Baltimore

Ryan SJ (ed) (2000) Retina. Mosby, St. Louis

Spitznas M (1987) A binocular indirect ophthalmomicroscope (BIOM) for non-contact wide-angle vitreous surgery. Graefes Arch Clin Exp Ophthalmol 225:13

Spitznas M, Reiner J (1987) A stereodiagonal inverter (SDI). Graefes Arch Clin Exp Ophthalmol 225:9

Thomas MA, Dickinson JD, Melberg NS et al. (1994) Visual results after surgical removal of subfoveal choroidal neovascular membranes. Ophthalmology 101:1384

Laserchirurgie (ohne refraktive Chirurgie)   28

1	Prinzipien von Licht und Laser	777
2	Laser im allgemeinen Einsatz	778
2.1	Argonlaser-Blau (488 nm, ALB) und Argonlaser-Grün (514 nm, ALG)	778
2.2	Kryptonlaser-Rot (647 nm)	778
2.3	Farbstofflaser (577–630 nm)	778
2.4	Neodym-(Nd:)YAG-Laser-Infrarot (1064 nm)	779
2.5	Diodenlaser	779
3	Vorgehensweise und Behandlungstechniken (Argon- bzw. Kryptonlaser)	780
4	Laserbehandlung spezieller Erkrankungen	781
4.1	Erkrankungen des Vorderabschnittes	781
4.1.1	Iridotomie	781
4.1.2	Trabekuloplastik	781
4.1.3	Gonioplastik	782
4.1.4	Goniophotokoagulation	782
4.1.5	Photomydriasis	782
4.1.6	Argonlaserphotokoagulation von Iris- und Ziliarkörperzysten	782
4.2	Erkrankungen des hinteren Augenabschnittes	782
4.2.1	Netzhautlöcher und -risse	782
4.2.2	Retinoschisis	783
4.2.3	Retinale Teleangiektasien	783
4.2.4	Vaskuläre Tumoren der Netzhaut	783
4.2.5	Chorioidale Tumoren	783
4.2.6	Diabetische Retinopathie	784
4.2.7	Zentralvenenverschluß	785
4.2.8	Venenastverschluß	785
4.2.9	Makulaerkrankungen	786
5	YAG-Laser-Verfahren	787
5.1	Iridotomie	787
5.2	Hinterkapseleröffnung	787

1
Prinzipien von Licht und Laser

■ Licht ist nur ein kleiner Teil des gesamten elektromagnetischen Spektrums.

- Der Wellenlängenbereich des sichtbaren Lichts erstreckt sich von 400–700 nm.
- Zu beiden Seiten wird dieses Spektrum eingerahmt von langwelligem Infrarotlicht und kurzwelligem Ultraviolettlicht.
- Röntgenstrahlen sind durch noch kürzere Wellenlängen gekennzeichnet, während Radio- und Mikrowellen sich am langwelligen Ende des Spektrums befinden.

■ Das Wort *Laser* ist die Abkürzung für „light amplification by stimulated emission of radiation".

■ Es handelt sich bei Laserlicht um kohärente Strahlung, d.h. um Strahlung einer bestimmten Wellenlänge (monochromatisches Licht) gleicher Richtung und mit fester Phasenbeziehung der einzelnen Wellenzüge. Laserlicht ist potentiell extrem energiereich und läßt sich sehr gut fokussieren (Herdgrößen < 500 µm).

■ Ein Lasersystem besteht aus 3 Komponenten:

- Einem Lasermedium.
- Einer Energie- bzw. Pumpquelle.
- Einem Resonator, aus dem ein bestimmter Anteil der verstärkten Energie in dosierter Form abgegeben werden kann.

■ Das Lasermedium kann bestehen aus:

- Einem Festkörper (Neodymium-Ionen in einem Yttrium-Aluminum-Granat-Kristall = Nd:YAG-Laser (Nd:$Y_3Al_5O_3$); Halbleiter beim Diodenlaser).
- Einer Flüssigkeit (z.B. Rhodamin in einem flüssigen Lösungsmittel, Farbstofflaser).
- Einem Gas (z.B. Argon, Krypton, CO_2).

■ Die Energiequelle kann sein:

- Eine elektrische Entladungsquelle (z.B. bei einem Gaslaser).
- Ein anderer Laser (z.B. bei einem Farbstofflaser).
- Eine inkohärente Lichtquelle (z.B. bei einem Nd:YAG-Laser zur Beseitigung eines Nachstars, Holmium-YAG-Laser oder Erbium-YAG-Laser zur Therapie epiretinaler Membranen (Forschungsgegenstand).
- Elektronen des Stroms (Diodenlaser).

■ Die Energiequelle sorgt für eine Anhebung der Elektronen (Lasermedium) auf ein höheres Energieniveau.

- Das unaufhörliche „Pumpen" des Mediums durch Energiezufuhr führt zu einer „Besetzungsinversion", bei der die meisten der Atome des Lasermediums sich in einem angeregten und nicht im Grundzustand befinden.

- Die Laserröhre bzw. der Resonator wird zu beiden Seiten von Spiegeln begrenzt. Einer der Spiegel ist vollständig reflektierend, während der andere nur teilweise reflektiert. Dieser zweite Spiegel läßt einen bestimmten Anteil des Laserlichts aus dem Resonator austreten.

- Kontinuierliche Laser (cw = continuous wave), wie ein Argon- oder Kryptonlaser, erzielen ihre Effekte durch Aufheizen des Gewebes (Photokoagulation, thermischer Effekt). Dieser Effekt ist abhängig von der Absorption der Lichtenergie in den pigmentierten Geweben (melaninhaltig, hämoglobinhaltig, xanthophyllhaltig) und von der Umwandlung dieser Energie in Hitze, die den gewünschten thermischen Effekt am Zielgewebe erzeugt.

- Ein (meist) gepulst betriebener Laser wie der Nd:YAG-Laser erzeugt seine Effekte im wesentlichen durch Stoß- und Schockwellen (Photodisruption) – dieser Effekt hängt weniger von der Pigmentation des Zielgewebes ab als im Falle des im cw-Mode betriebenen Argonlasers.

- Neuere, in der Erprobung befindliche Laser sind die sog. kurzgepulsten bzw. ultrakurzgepulsten Laser (Pulsdauer im Bereich von Femtosekunden = 10^{-15} s). Hiermit sollen unspezifische bzw. unerwünschte thermische Effekte minimiert werden.

2
Laser im allgemeinen Einsatz

2.1
Argonlaser-Blau (488 nm, ALB) und Argonlaser-Grün (514 nm, ALG)

- Der Argonlaser ist heute der in der Augenheilkunde am häufigsten eingesetzte Laser.

- ALB und ALG: Laser der ersten Wahl für die panretinale Photokoagulation, die indirekte Koagulation chorioidaler Gefäßneubildungen, die fokale Netzhautbehandlung und auch für Behandlungen im Bereich des vorderen Augenabschnittes (z. B. Lasertrabekuloplastik).

- ALG: eignet sich besser als der ALB für die Behandlung innerhalb der Makula, da ALG-Wellenlängen, anders als ALB-Wellenlängen, durch Xanthophyll nicht absorbiert werden.

- Verglichen mit der Kryoretinopexie soll die Laserkoagulation bei der Frühgeborenenretinopathie einen günstigeren Einfluß auf das Längenwachstum des Bulbus haben (weniger Myopie). Dioden- und Argonlaserergebnisse unterscheiden sich bei Behandlung der peripheren Netzhaut vermutlich nicht voneinander.

2.2
Kryptonlaser-Rot (647 nm)

- Das Schädigungspotential beschränkt sich auf die Aderhaut und die äußeren Netzhautschichten.

- Methode der Wahl für die Behandlung von chorioidalen Neovaskularisationen im Bereich der Makula.

- Keine Absorption durch das gelbe Pigment in der Makula, so daß 85 % der Kryptonenergie bis in die Chorioidea gelangt.

- Wenig Energie wird durch Hämoglobin absorbiert; daher sicheres Koagulationsverfahren in unmittelbarer Nähe von parafoveolären Blutgefäßen.

- Postoperativ keine intraretinale Fibrose.

- Erlaubt die Behandlung chorioidaler Neovaskularisationen sogar im Bereich der foveolären avaskulären Zone (alternativ zu ALG).

2.3
Farbstofflaser (577–630 nm)

- Rhodamin 6G stimuliert durch hochenergetischen Argonlaser (andere: N_2; Natriumfluorezein).

- Kann selektiv auf ein individuelles Zielgewebe im Auge abgestimmt werden.

- Gewöhnlich werden folgende Wellenlängen eingesetzt:
  - 577 nm: wegen adäquater Absorption bevorzugt bei der Photokoagulation von Blutgefäßen (vorsichtiges Vorgehen wegen Blutungsrisiko) und Melanin. Geringere Linsenstreuung als beim Argon- oder Kryptonlaser.
  - 630 nm: primäre Absorption durch Melanin Aderhaut und Pigmentepithel, weniger im Hämoglobin; eignet sich v. a. zur panretinalen Photokoagulation bei Glaskörperblutung wegen der besseren Transmission im Glaskörper.

- Chorioidale Neovaskularisationen werden mit einem Farbstofflaser am besten im kombinierten Wellenlängenbereich von 630 nm und 577 nm behandelt (alternativ zu ALG).

2.4
Neodym-(Nd:)YAG-Laser-Infrarot (1064 nm)

- Klinische Anwendungsformen:
  - Eröffnung der Linsenhinterkapsel bei Nachstar (s. Abb. 25.19).
  - Iridektomie: unabhängig vom Pigment, also auch bei blauen Iriden sichere Eröffnung der Iris.
  - Membrandurchtrennung im Glaskörperraum (umstritten): erfordert oft wiederholte Sitzungen. Unterschiedliche Angaben zum Risiko der Erzeugung einer Ablatio retinae.

- Herdgröße: 50 µm.

- HeNe (Helium-Neon) ist der koaxiale Ziellaserstrahl, der geringfügig vor dem eigentlichen YAG-Strahl zentriert wird.

- Optischer Durchbruch: Mikroexplosionen werden durch höchste Energiedichten erzeugt.

- Es wird eine Plasmawolke erzeugt, indem Elektronen von ihren Atomen getrennt werden [Plasma breitet sich mit seiner entstehenden Druckwelle zu $1/3$ vor und $2/3$ hinter (rückwärtig) der Laserfokusebene aus. Daher besteht das Risiko der Erzeugung von „pits" in einer Kunstlinse].

- Die Photodisruption wirkt durch Erzeugung von Schockwellen (Gewebezerreißung) und nicht durch thermische Effekte.

- Q-Switch-Modus (Dauer des Einzelpulses: 10^{-7}–10^{-8} s): Bei dieser Betriebsart des Lasers wird eine sog. Gütemodulation verwendet. Das Prinzip besteht darin, im Lasermedium Anregungsenergie zu speichern und diese durch eine plötzliche Erhöhung der Resonatorgüte als Laserlicht zur Entladung zu bringen. Am einfachsten wird die Güte Q dadurch herabgesetzt, daß im Resonator eine undurchsichtige Blende in den Strahlengang gebracht wird. Dadurch wird die Reflektion am Resonatorspiegel und damit die Rückkopplung unterbrochen, so daß dem Lasermedium dauernd Energie zugeführt wird, aber keine in Form des Laserlichtes verlorengeht. Durch „Wegnehmen" (Schaltzeit: $< 10^{-7}$ s) der Blende wird die Güte erhöht und es entsteht eine starke Emission in Form eines kurzen Laserpulses.

- Im Mode-lock-Modus sind noch kürzere Pulsdauern erreichbar (Dauer des Einzelpulses: 10^{-9}–$3 \cdot 10^{-14}$ s). Dieses Verfahren beruht auf der phasenrichtigen Überlagerung von Wellenformen leicht unterschiedlicher Wellenlänge, die aber alle der Resonanzbedingung genügen. Durch die Beeinflussung der Laseremission im Resonator gelingt die phasenrichtige Überlagerung. Mathematisch entspricht das Verfahren einer Schwebung von n = 2 (oder möglichst mehr als 2) leicht verschiedenen Tönen, deren Mischung eine an- und abschwellende Lautstärke ergibt. Der zeitliche Abstand vom An- zum Abschwellen entspricht in dem vereinfachten Fall n = 2 der „Pulslänge" beim Laser. Da Licht sehr viel höhere Frequenzen hat als akustische Schwingungen, bedeutet dies sehr kurze Zeiten von 10^{-9}–$3 \cdot 10^{-14}$ s. Da der Wert für n in der Praxis deutlich größer als 2 ist, entstehen kurze Pulse mit relativ langen Pulspausen.

- Da der Holmium-YAG-Laser und der Erbium-YAG-Laser (z.B. bei der Phakoemulsifikation, der Vitrektomie und der Therapie epiretinaler Membranen) Gegenstand laufender klinischer Untersuchungen sind, kann z.Z. noch nicht auf ihre allgemeine klinische Anwendbarkeit eingegangen werden.

2.5
Diodenlaser

- Der Diodenlaser wird in der Augenheilkunde v.a. dort eingesetzt, wo ein niedriger Preis und eine große Mobilität eine übergeordnete Rolle spielen. Da das Prinzip des Diodenlasers auf der in zahlreichen anderen (nichtmedizinischen) Sparten gebräuchlichen Halbleitertechnologie aufbaut, sind die Herstellungskosten niedrig. Außerdem sind Diodenlaser, verglichen mit anderen Lasern, kleiner, optimal transportabel und wartungsärmer.

- Der Diodenlaser wird z.Z. vorzugsweise zur Koagulation der Netzhaut eingesetzt, z.B. bei diabetischer Retinopathie oder Frühgeborenenretinopathie. Die Behandlung chorioidaler Neovaskularisationen ist aus physikalischen Gründen nicht sinnvoll.

- Im Vergleich zu einem Argon-/Kryptonlaser ist die Vorhersagbarkeit der Laserreaktion im Gewebe beim Diodenlaser weniger zuverlässig. Die Fokussierung des Laserstrahls muß sehr sorgfältig erfolgen, sonst bleibt die Reaktion aus oder es kommt zu Überreaktionen (bis hin zu Blutungen aus der Aderhaut). Überlagerungen neuer und alter Herde sind unbedingt zu vermeiden (Aderhautblutung). Auch wird nach wie vor diskutiert, daß der Diodenlaser mehr Schmerzen verursacht als ein Argon-/Kryptonlaser.

■ Neuere Einsatzgebiete sind die photodynamische Therapie (s. Kap. 13) und die transpupilläre Thermotherapie von malignen Melanomen (s. Kap. 15).

■ Vor allem, wenn stärkere Lasereffekte mit dem Diodenlaser erzielt werden sollen, ist die Koagulation in Kombination mit einer Indocyaningrün-Farbstoffgabe (i.v.) möglich (mittlerweile umstritten).

3
Vorgehensweise und Behandlungstechniken (Argon- bzw. Kryptonlaser)

Behandlungsprinzipien
■ Die Photokoagulation behandelt zahlreiche Augenerkrankungen auf unterschiedlichen Wegen erfolgreich:
- Erzeugung einer Gewebsadhäsion (z. B. Netzhautbehandlung zur Abriegelung von Löchern).
- Koagulation von Blutgefäßen (z. B. Laserbehandlung von chorioidalen Neovaskularisationen).

■ In der Regel wird der Laser über eine Spaltlampenvorrichtung und ein spezielles Kontaktglas in das Auge fokussiert.

■ Folgende Parameter sind grundsätzlich zu berücksichtigen:
- Herdgröße.
- Expositionszeit.
- Energie.

Einverständniserklärung
■ Patienten (und Angehörige) sollten über die zugrundeliegende Erkrankung, ihre Prognose und mögliche Komplikationen (Blutungen der Netzhaut, Entzündungen der Iris u.a.) nach der Behandlung sorgfältig aufgeklärt werden. Eine Einverständniserklärung ist, wie bei jedem operativen Eingriff, einzuholen.

Präoperative Befunderhebung
■ Anamnese (allgemein, Medikamente).

■ Visus und Augeninnendruck.

■ Spaltlampenuntersuchung.

■ Untersuchung von Glaskörper und Netzhaut vor der Koagulation der Netzhaut mit Hilfe von Spaltlampenbiomikroskopie und indirekter Ophthalmoskopie.

■ Eventuell Angiographie.

Betäubung
■ In der Regel genügt eine Tropfanästhesie.

■ Retrobulbärinjektion: kann bei der Behandlung von chorioidalen Neovaskularisationen in der Fovea eingesetzt werden. Sie wird v.a. dann angewandt, wenn längere Expositionszeiten bei der Koagulation erforderlich sind und evtl. auch, wenn eine ausgedehnte Behandlung (z.B. panretinale Photokoagulation) geplant ist. Vorteile sind fehlende Schmerzwahrnehmung und durch Angst oder Schmerzen ausgelöstes unruhiges Verhalten sowie die eingeschränkte Bulbusbeweglichkeit.

Vorbereitung
■ Pupillenerweiterung oder -verengung.

■ Der Patient wird bequem vor die Spaltlampe gesetzt, gute Stirn- und Kinnauflage, ggf. wird der Kopf durch ein Band oder die Hand eines Assistenten stabilisiert.

■ Verwendung eines geeigneten Kontaktglases.

Einstellung der Parameter
■ Herdgröße (50–500, selten 1000 μm) in Abhängigkeit vom Anwendungsort.

■ Expositionszeit (0,05–0,5 s).

■ Energie: so niedrig wie möglich, so viel wie nötig, um einen erwünschten Effekt zu erzielen (Grau-/Weißfärbung, Ruptur der Bruch-Membran vermeiden).

■ Fokussierung (muß wiederholt nachreguliert werden).

■ Befunddokumentation aller Parameter (inklusive der Gesamtzahl der Laserherde) bei jeder Behandlung.

Postoperative Nachsorge und Patienteninstruktion
■ Postoperativ sollten ein vermehrtes Vornüberbeugen, schweres Heben oder andere außergewöhnliche Tätigkeiten für einige Tage vermieden werden (z.B. nach Photokoagulation von Netzhautlöchern).

■ Nach Retrobulbäranästhesie sollte bei fehlendem Lidschluß das Auge mit einem Verband versorgt werden, bis die Wirkung der Anästhesie nachgelassen hat.

- Bisweilen sind Medikamente zur Drucksenkung nach der Laserbehandlung erforderlich (z. B. nach Lasertrabekuloplastik; LTP/ALT).

- Behandlungsformen im Bereich des Vorderabschnitts erzeugen leicht eine Iritis und erfordern eine lokale Behandlung mit Steroiden über mehrere Tage.

4 Laserbehandlung spezieller Erkrankungen

4.1 Erkrankungen des Vorderabschnittes

4.1.1 Iridotomie

- Seit Einführung der Argon- oder YAG-Laser-Iridotomie muß eine chirurgische Iridektomie bei Engwinkelglaukom nur noch selten durchführt werden.

- Die Iridotomie kann bei Pupillarblock, primärem Engwinkelglaukom und bei kombinierten Glaukomformen indiziert sein.

- Die Vorbereitung umfaßt:
  - Pupillenverengung (Pilocarpin 2–4%).
  - Lokalanästhesie.
  - Kontaktglas (optional), z. B. Abraham-Goldmann-Linse (erhöht die Energiedichte).
  - Eventuell muß medikamentös einem Hornhautödem entgegengewirkt werden.

- Kontraktionsherde (meist vorläufige Herde, um das Irisstroma kompakt werden zu lassen): 500 μm, 0,05 s, 200–500 mW.

- Penetrationsherde:
  - Einstellung: 50 μm, 0,1 s, 400–1200 mW.
  - Die Herde sollen konfluieren.

- Disruptionsherde: Einstellung: 50 μm, 0,05 s, 1000–1500 mW.

- Eine Disruption kann im Anschluß an die Kontraktion (Argonlaser) auch mit dem YAG-Laser erzeugt werden.

- Die Iridotomie sollte so peripher wie möglich, am besten in einer Iriskrypte, zu liegen kommen, vorzugsweise bei 10.30 Uhr oder bei 1.30 Uhr.

- Postoperativ werden Steroide lokal gegeben, da sich die Iridotomie sonst leicht verschließt.

- Bei Druckanstieg sind meist kurzzeitig Azetazolamid-Derivate (z. B. Diamox®, Trusopt®, Azopt®) zu applizieren.

4.1.2 Trabekuloplastik

- Die Argonlasertrabekuloplastik spielt eine Rolle an der Schwelle zwischen medikamentöser und chirurgischer Behandlung des primären und sekundären Offenwinkelglaukoms.

- Wird dann notwendig, wenn eine medikamentöse Therapie nicht mehr ausreicht oder aufgrund der unzureichenden Mitarbeit der Patienten nicht befriedigend durchgeführt werden kann.

- Die Laserapplikation führt zum Zusammenziehen des trabekulären Maschenwerkes im Kammerwinkel und eröffnet benachbarte „Kanäle" für den Ausfluß von Kammerwasser (theoretischer Mechanismus).

- Lokalanästhesie.

- Gonioskopielinse oder Dreispiegelglas.

- Parameter und Behandlungsprinzipien:
  - Initial sollte die Hälfte des Kammerwinkels (180°) behandelt werden.
  - 50–100 Herde werden am Übergang zwischen pigmentiertem und nicht pigmentiertem Trabekelwerk (pigmentiertes Band) appliziert. Falls die ersten 50 Herde nicht zu der gewünschten Drucksenkung führen, können weitere 50 Herde in einer zweiten Sitzung im zuvor nicht behandelten Winkelbereich gesetzt werden.
  - Herdgröße: 50 μm.
  - Expositionszeit: 0,1 s.
  - Energie: 600–1200 mW.
  - Es sollte ein leichtes Bleichen im Behandlungsbereich bzw. die Ausbildung von kleinen Luftblasen sichtbar werden (s. Kap. 26, Abb. 26.20 a–c).

- Kammerwinkelgefäße sollten geschont werden.

- Postoperativ sollte der häufig auftretende Druckanstieg, der mit einem Reizzustand einhergehen kann, behandelt werden (z. B. Diamox®, Trusopt®, Azopt®, evtl. Kortikosteroide).

- Häufig hält eine initial erfolgreiche Drucksenkung nach Behandlung des gesamten Kammerwinkels (2 Sitzungen) nur 1–2 Jahre an. Eine Wiederholung des Eingriffs ist umstritten, da es zu einer Verschlechterung der Drucksituation kommen kann.

4.1.3
Gonioplastik

■ Die Argonlasergonioplastik zielt darauf ab, einen engen Kammerwinkel zu öffnen.

■ Zu den Indikationen zählen ausgewählte Fälle von Winkelblock, Plateauiris, und Neovaskularisationsglaukom mit frischen Synechien, die den Kammerwinkel zu verschließen drohen.

■ Die Behandlung wird unter Tropfanästhesie mit Zuhilfenahme einer Gonioskopielinse oder eines Dreispiegelglases durchgeführt.

■ Parameter:
- Etwa 6–8 Herde pro Quadrant in die Kammerwinkelperipherie.
- Herdgröße: 500 μm.
- Expositionszeit: 0,2–0,5 s.
- Energie: 200–500 mW.

4.1.4
Goniophotokoagulation

■ Die Argonlasergoniophotokoagulation ist eine Behandlungsform des Neovaskularisationsglaukoms. Die direkte Photokoagulation neuer Gefäße im Kammerwinkel kann kombiniert mit einer suffizienten panretinalen Photokoagulation/Retinokryokoagulation dazu beitragen, die zusätzliche Neubildung von Neovaskularisationen und einen evtl. Kammerwinkelverschluß zu verhindern.

■ Die Behandlung wird unter Tropfanästhesie mit Zuhilfenahme eines Dreispiegelglases durchgeführt.

■ Parameter:
- Herdgröße: 100 μm.
- Expositionszeit: 0,1–0,2 s.
- Energie: 200–400 mW.

4.1.5
Photomydriasis

■ Die Argonlaserphotokoagulation des Pupillarrandes kann bei verengter Pupille zur Pupillenerweiterung führen.

■ Es handelt sich um eine mögliche Behandlungsform bei Pupillarblock und Glaukom durch Blockade des Abflusses durch Glaskörper.

■ Vorteile sind eine Verbesserung des Einblicks auf den Fundus und eine mögliche Verbesserung des Sehvermögens bei vorher dauerhaft verengter Pupille.

■ Der Eingriff kann unter Tropfanästhesie durchgeführt werden.

■ Eine doppelte Reihe von Laserherden wird auf den Pupillarrand appliziert.

■ Parameter:
- Herdgröße: 200–500 μm.
- Expositionszeit: 0,1–0,5 s.
- Energie: 200–400 mW.

4.1.6
Argonlaserphotokoagulation von Iris- und Ziliarkörperzysten

■ Die Behandlung kann den Verschluß des Kammerwinkels verhindern.

■ Die direkte Behandlung führt zum Kollaps der Zyste.

■ Der Eingriff kann unter Tropfanästhesie durchgeführt werden.

■ Parameter:
- 8–10 Applikationen.
- Herdgröße: 50 μm.
- Expositionszeit: 0,2 s.
- Energie: 300 mW.

4.2
Erkrankungen des hinteren Augenabschnittes

4.2.1
Netzhautlöcher und -risse

■ Die Argonlaserphotokoagulationen zur Abriegelung von Rissen/Löchern wird in Gebieten durchgeführt, wo die Netzhaut im Kontakt mit dem Pigmentepithel steht. So kommt es zur chorioretinalen „Verschweißung" und zur Verhinderung eines weiteren Eindringens von Flüssigkeit aus dem Glaskörperraum unter die Netzhaut mit konsekutiver Netzhautablösung.

■ Es werden 2 und mehr Reihen von Laserherden um die Löcher (konfluierend oder auf Lücke gesetzt) appliziert.

■ Dreispiegelglas, Panfunduskop, Mainster-Wide-Field/Standard-Linse.

■ Die Behandlung wird unter Tropfanästhesie durchgeführt.

■ Parameter:
- Herdgröße: 100–500 μm.
- Expositionszeit: 0,1–0,2 s.
- Energie zur Erzeugung einer mittelgradigen Reaktion (300–600 mW), stark abhängig vom verwendeten Kontaktglas.
- Eine direkte Behandlung des Lochdeckels sollte vermieden werden. Dieser kann sich sonst retrahieren und durch Traktion zu einer Ablatio retinae führen.

4.2.2
Retinoschisis

■ Falls eine Retinoschisis das zentrale Sehvermögen bedrohen sollte, ist eine Argonlaserphotokoagulation an den Schisisgrenzen möglich.

■ Die Schisis sollte dann behandelt werden, wenn sie voranschreitet (Objektivierung des Verlaufs mittels Perimetrie) oder, wenn ihr zentrales Ende nicht mehr als 2–3 Papillendurchmesser von der Makula entfernt ist (am besten vor Überschreiten der großen Gefäßbögen).

■ Die Behandlung wird unter Tropfanästhesie durchgeführt.

■ Dreispiegelglas, Panfunduskop, Mainster-Wide-Field/Standard-Linse.

■ Parameter:
- Herdgröße: 500 μm.
- Expositionszeit: 0,1 s.
- Energie: 500–700 mW.

4.2.3
Retinale Teleangiektasien

■ Eine Argonlaserphotokoagulation bei Morbus Coats kann verhindern, daß es zur Zunahme von Leckagen kommt. Dies erfolgt durch direkte Behandlung der Gefäßabnormitäten. Wo massive Exsudationen neben den dilatierten Gefäßen eine effektive Laserkoagulation erschweren oder unmöglich machen, bietet sich die Retinokryokoagulation an.

■ Die Behandlung wird unter Tropfanästhesie durchgeführt.

■ Dreispiegelglas, Panfunduskop, Mainster-Wide-Field/Standard-Linse.

■ Parameter:
- Herdgröße: 500 μm.
- Expositionszeit: 0,5 s.
- Energie: 500 mW.

■ Eine Behandlung in mehreren Sitzungen ist erforderlich.

4.2.4
Vaskuläre Tumoren der Netzhaut

■ Mittels Argonlaserphotokoagulation kann ein Verschluß von Angiomen der Netzhaut erzeugt werden.

■ Das Angiom muß direkt behandelt werden; die vorherige Koagulation der zuführenden Arterie und der abführenden Vene ist umstritten, da sich die Gefäße nach erfolgreicher Behandlung des Tumors spontan verschließen.

■ Die Behandlung wird unter Tropfanästhesie mit Zuhilfenahme eines Dreispiegelglases durchgeführt.

■ Parameter:
- Herdgröße: 500 μm.
- Expositionszeit: 0,5–1 s.
- Energie: 600–800 mW.

■ Ein völlig neuer Therapieansatz ist die photodynamische Therapie von Angiomen. Erste Ergebnisse sind vielversprechend.

4.2.5
Chorioidale Tumoren

Malignes Melanom

■ Mittels Kryptonlaserphotokoagulation können kleine Melanome zerstört werden. In Frage kommen Tumoren, die weniger als 5 Papillendurchmesser groß und nicht höher als 5 mm sind und vor der Gefäßarkade liegen.

■ Die zuführenden Gefäße können mit 2 Reihen Laserherden rund um den Tumor verschlossen werden. Dies erfolgt im nichttumorösen Gewebe.

■ Der Tumor wird alle 4 Wochen mit steigenden Intensitäten behandelt, bis ein Schrumpfungsprozeß eingeleitet ist.

■ Die Behandlung wird unter Tropfanästhesie durchgeführt.

- Dreispiegelglas, Panfunduskop, Mainster-Wide-Field/Standard-Linse.
- Parameter:
  - Herdgröße: 500–1000 µm.
  - Expositionszeit: sehr lang (5–15 s).
  - Energie so wählen, daß eine deutliche Weißfärbung des Gewebes sichtbar wird.
- Ein neues Therapieverfahren ist die transpupilläre Thermotherapie (TTT). Das Verfahren bedient sich der infraroten Strahlung eines Diodenlasers mit dem Ziel der Aufheizung des Tumors und konsekutiver Tumornekrose. Langzeitergebnisse stehen noch aus.

Aderhauthämangiome

- Eine Argonlaserphotokoagulation von chorioidalen Hämangiomen ist dann indiziert, wenn diese zu Netzhautödemen und Exsudaten in der Netzhaut führen.
- In der Regel ist eine derartige Behandlung nicht erforderlich.
- Die Behandlung wird unter Tropfanästhesie durchgeführt.
- Dreispiegelglas, Panfunduskop, Mainster-Wide-Field/Standard-Linse.
- Parameter:
  - Herdgröße: 500 µm.
  - Expositionszeit: 0,2 s.
  - Energie so wählen, daß eine mäßige Herdreaktion entsteht.
- Ein völlig neuer Therapieansatz ist die photodynamische Therapie. Erste Ergebnisse sind vielversprechend.

4.2.6
Diabetische Retinopathie

Nichtproliferative diabetische Retinopathie

- Argonlaserphotokoagulation zur Behandlung des diabetischen Makulaödems (s. Kap. 13, Abb. 23.26).
  - Fokal: direkte Laserbehandlung von Exsudaten in der Umgebung leckender Mikroaneurysmata.
  - Grid: Behandlung des diffusen Makulaödems (Theorie: Laserherde verändern die äußere Blut-Retina-Schranke und sorgen für einen gesteigerten Stofftransport durch das retinale Pigmentepithel: Abtransport von Fetten usw. und Antransport von Nährstoffen).
- Indikationen: klinisch signifikantes Makulaödem, definiert in der „Early Treatment Diabetic Retinopathy Study" (ETDRS, 1987) als:
  - Verdickung der Retina in oder innerhalb von 500 µm um das Zentrum der Makula.
  - Harte Exsudate in oder innerhalb von 500 µm um das Zentrum der Makula, falls assoziiert mit einer Verdickung der angrenzenden Netzhaut (nicht aber bei verbliebenen harten Exsudaten *nach* Verschwinden der retinalen Verdickung).
  - Verdickung der Netzhaut über mehr als eine Papillenfläche innerhalb eines Umkreises von weniger als einem Papillendurchmesser von der FAZ.
- Gute Prognose bei mäßiggradigem zystoiden Makulaödem.
- Argonlasergrün (ALG) ist hierfür besser geeignet, da keine Absorption durch das Makulapigment erfolgt.
- Die Behandlung wird unter Tropfanästhesie durchgeführt.
- Dreispiegelglas, Panfunduskop, Mainster-Wide-Field/Standard-Linse.
- Parameter:
  - Herdgröße: 50–200 µm.
  - Expositionszeit: 0,1 s.
  - Energie so wählen, daß eine geringe Reaktion erzeugt wird.
- Es kann u. U. Monate dauern, bis das Ödem und die Exsudate absorbiert werden.

Proliferative diabetische Retinopathie (PDR)

- Eine panretinale Photokoagulation (PRP) verhindert die Ausbildung von Neovaskularisationen im Bereich der Papille (NVD) und in papillenfernen Gebieten (meist entlang der Gefäßbögen; NVE).
- Reduziertes Risiko eines massiven Sehverlustes (unbehandelt beträgt das Erblindungsrisiko in einem Vierjahresbeobachtungszeitraum 28%, nach Behandlung nur 12%).
- Indikationen („Diabetic Retinopathy Study", DRS 1987): PDR mit hohem Risiko (NVD größer als $^1/_4$–$^1/_3$ des Papillendurchmessers, Glaskörper- oder präretinale Blutungen mit weniger ausgeprägten

NVD oder mit NVE mindestens $1/2$ Papillendurchmesser groß.

■ Bisherige Theorie: Die PRP funktioniert durch Umbildung einer hypoxischen Retina zu bradytrophem Narbengewebe. Es entfällt der Neovaskularisationsstimulus.

■ Aktuelle Theorien: (1) Zerstörung von Photorezeptoren, die eine hohe Sauerstoffkonsumierung aufweisen; auf diese Weise kann der chorioidale Sauerstoff leichter in die inneren retinalen Schichten eindringen; (2) RPE-Zellen geben nach Laserkoagulation einen Neovaskularisationshemmstoff ab.

■ Präproliferative Retinopathieformen mit großen, nichtperfundierten Netzhautabschnitten werden ebenfalls mittels PRP behandelt.

■ Die Behandlung erfolgt in 2 oder mehr Sitzungen zwischen Papille (Minimalabstand 1 PD) und Äquator/Ora serrata. Ein dichtes Lasermuster ($1/2$–1 Laserherddurchmesser Abstand zwischen den Herden) wird empfohlen; lediglich Makula und papillomakuläres Bündel werden ausgespart (s. Kap. 13, Abb. 23.29).

■ Im Idealfall lassen sich ausreichend viele Herde in der Netzhautperipherie applizieren (Beendigung der endothelialen Aktivität und Erzeugung einer fibrotischen Umwandlung), so daß die Koagulation zunächst mit Distanz (1 Papillendurchmesser) zu den großen Gefäßbögen erfolgen kann. Diese Vorgehensweise reduziert die Gefahr eines Makulaödems.

■ Die Behandlung wird unter Tropfanästhesie durchgeführt.

■ Dreispiegelglas, Panfunduskop, Mainster-Wide-Field/Standard-Linse.

■ Parameter (Argon):
● 1500–2500 Applikationen insgesamt (auf mehrere Sitzungen verteilt).
● Herdgröße: 200–500 µm.
● Expositionszeit: 0,1–0,2 s.
● Energie zur Erzeugung von mittelstarken Reaktionen (400–700 mW).

■ Die Vorzüge des Kryptonlasers gegenüber einem Argonlaser bei der panretinalen Photokoagulation (proliferative diabetische Retinopathie) werden deutlich, wenn gleichzeitig eine Blutung im Glaskörperraum (bessere Transmission, Hämoglobin absorbiert kein Licht der Wellenlänge 647 nm) besteht.

■ Gründe für eine Visusreduktion nach PRP:
● Zystoides Makulaödem (häufiger, besonders bei zu zentralem Flächenlaser).
● Glaskörperblutung (trotz PRP): Retinokryokoagulation indiziert, falls der Einblick die Beurteilung der Kryoreaktion ermöglicht.
● Traktionsablatio (übermäßige Fibrose nach Ende der endothelialen Aktivität): Vitrektomie indiziert.
● Einengung des Gesichtsfeldes (weniger subjektiv als vielmehr versicherungstechnisch relevant).

4.2.7
Zentralvenenverschluß

■ Die Argonlaserphotokoagulation wird zur Behandlung des Zentralvenenverschlusses eingesetzt, wenn es zur Ausbildung von umfangreichen, nichtperfundierten Arealen sowie von NVD und/oder NVE kommt.

■ Auf diese Weise wird das Risiko der Ausbildung eines Sekundärglaukoms und einer Glaskörperblutung verringert.

■ Die Technik der panretinalen Photokoagulation entspricht der der diabetischen Retinopathie.

■ Die Behandlung wird unter Tropfanästhesie durchgeführt.

■ Dreispiegelglas, Panfunduskop, Mainster-Wide-Field/Standard-Linse.

■ Parameter:
● 1500–2500 Applikationen.
● Herdgröße: 200–500 µm.
● Expositionszeit: 0,1–0,2 s.
● Energie so wählen, daß ein mäßig intensiver Herd (grau-weiß) erzeugt wird (400–700 mW).

4.2.8
Venenastverschluß

■ Die Argonlaserphotokoagulation wird bei Makulaödemen, die länger als 3 Monate persistieren, und bei einer Sehkraft von 0,5 oder weniger empfohlen.

■ Die fokale/areoläre Behandlung beschränkt sich auf lokal nichtperfundierte Areale, ggf. mit intraretinalen mikrovaskulären Anomalien (IRMA) oder NVE zur Vermeidung von Komplikationen wie Glaskörperblutungen, Rubeosis iridis, Neovaskularisationsglaukom etc.

- Die Behandlung wird unter Tropfanästhesie durchgeführt.
- Panfunduskop, Mainster-Wide-Field/Standard-Linse, in der Peripherie Dreispiegelglas.
- Parameter:
  - Herdgröße: 50–100 µm für die fokale Koagulation.
  - Herdgröße: 200–500 µm für die panretinale Koagulation.
  - Expositionszeit: 0,1–0,2 s.
  - Energie so wählen, daß ein mäßig intensiver Herd (grau-weiß) erzeugt wird (400–700 mW, für PRP).

4.2.9 Makulaerkrankungen

Retinopathia centralis serosa

- Die Argonlaser- oder Kryptonlaserphotokoagulation dient der Behandlung einer zentralen serösen Chorioretinopathie (Retinopathia centralis serosa), die nicht spontan besser wird, bzw. der Behandlung eines Quellpunktes außerhalb der Fovea, mit dem Ziel, die Rezidivrate von ca. 40% auf ca. 10% zu senken.
- Verwendet wird die Krypton- oder Argon-Grün-Laserbehandlung.
- Der retinale Leckageherd/Pigmentepitheldefekt wird fokal behandelt.
- Sehr kurze Expositionszeiten und sehr kleine Herddurchmesser sollten vermieden werden, da die Gefahr einer Ruptur der Bruch-Membran besteht.
- Die Behandlung wird unter Tropfanästhesie mit Zuhilfenahme eines Dreispiegelglases oder einer Mainster-Linse zur zentralen Koagulation durchgeführt.
- Parameter:
  - Herdgröße: Argon: 100–200 µm; Krypton: 200 µm.
  - Expositionszeit: Argon: 0,1 s; Krypton: 0,2 s.
  - Die Energie sollte so gewählt werden, daß eine schwache Reaktion erzeugt wird; bei Argon: 100–300 mW; bei Krypton: 100–200 mW.

Chorioidale Neovaskularisationen

- Photodynamische Therapie: s. Kap. 13.
- Argon-, Krypton- und Farbstofflaser können zur Therapie chorioidaler Neovaskularisationen eingesetzt werden.
- Theorien:
  - Herkömmliche Theorie: Gefäßverschluß durch thermische Lasereffekte.
  - Aktuelle Theorie: Der Laser stimuliert das RPE zur Abgabe von Neovaskularisationshemmstoffen.
- Argonlaser-Grün besser geeignet als Argonlaser-Blau, da weniger bzw. keine Absorption durch das gelbe Makulapigment.
- Der Kryptonlaser ist besser geeignet zur Behandlung von chorioidalen Neovaskularisationen innerhalb der foveolären avaskulären Zone.
- Der Farbstofflaser ist sinnvoll, wenn Wellenlängen von 630 nm und 577 nm kombiniert/konsekutiv eingesetzt werden sollen.
- Der Einsatz des Diodenlasers ist bei chorioidalen Neovaskularisationen aus physikalischen Gründen nicht sinnvoll.
- Argonlaserherde sollten möglichst nicht näher als 125 µm an das Ende der foveolären avaskulären Zone appliziert werden.
- Die Verfügbarkeit von Krypton- und Farbstofflasern erleichtert die Entscheidung zur Behandlung von Neovaskularisationen innerhalb der foveolären avaskulären Zone.
- Die Behandlung wird unter Tropfanästhesie durchgeführt.
- Dreispiegelglas, Panfunduskop, Mainster-Wide-Field/Standard-Linse.
- Parameter:
  - Herdgröße:
    - Argon: 100–200 µm.
    - Krypton: 200–500 µm.
    - Farbstofflaser: 200–500 µm.
  - Expositionszeit:
    - Argon: 0,2–0,5 s.
    - Krypton: 0,5 s.
    - Farbstoff: 0,5 s.
  - Energie:
    - Argon: intensive weiße Herde (500–800 mW).
    - Krypton: mäßig intensive Herde (200–500 mW).
    - Farbstoff: mäßig intensive Herde (190–400 mW).
- Indirekte Methoden können versucht werden, um eine chorioidale Neovaskularisation im subfoveolären Bereich zu behandeln:

- Grid-Muster unter Vermeidung der direkten Behandlung der Neovaskularisation (umstritten).
- Etwa 250 Herde.
- Herdgröße: 200 μm.
- Expositionszeit: 0,1–0,2 s.
- Wellenlänge: 577 nm.
- Das RPE gibt Neovaskularisationshemmstoffe ab und hilft, die Ausbildung einer disziformen Narbe zu vermeiden.
- Es besteht eine 50%ige Rezidivrate innerhalb von 2 Jahren; eine Kombination der direkten Photokoagulation mit der indirekten Behandlung kann evtl. die Rezidivrate senken.

5 YAG-Laser-Verfahren

5.1 Iridotomie

■ Eventuell ist es vor der Laserbehandlung erforderlich, medikamentös ein Aufklaren der Hornhaut herbeizuführen.

■ Eine Pupillenverengung kann mit Pilocarpin 2–4% durchgeführt werden.

■ Das Auge kann mit drucksenkenden Medikamenten (z. B. Betablocker, Karboanhydrasehemmer) vorbehandelt werden.

■ Die Behandlung erfolgt in der peripheren Iris, zwischen 10.30 Uhr und 1.30 Uhr, möglichst in einer Iriskrypte und außerhalb von sichtbar radiär verlaufenden Gefäßen (YAG verbrennt nicht wie Argon und führt leichter zu Blutungen; daher ist die Kombination der Verfahren empfehlenswert).

■ Energie: 3–8 mJ (beim Einsatz eines Kontaktglases ist weniger Energie erforderlich als ohne), wobei Einfach-, Zweifach- oder Dreifachimpulse pro Exposition gewählt werden können.

■ Man braucht insgesamt 1–3 (selten mehr) Herde, um eine Perforation zu erzeugen.

■ Falls keine Perforation erzielt werden konnte, sollte eine neue Stelle aufgesucht werden – in jedem Fall sollte ein Übereinanderlagern mehrerer Applikationen an gleicher Stelle mit dem YAG-Laser (anders als beim Argonlaser) vermieden werden.

■ Postoperativ werden drucksenkende Augentropfen und lokale Steroide gegeben.

5.2 Hinterkapseleröffnung (vgl. Kap. 25, Abb. 25.19)

■ Vorbehandlung mit lokalen Steroiden, Betablockern u. a.

■ Die trübungsintensiven Stellen in der Hinterkapsel sollten registriert und vermerkt werden, bevor die Pupillenerweiterung durchgeführt wird.

■ Nur eine mäßige Pupillenerweiterung ist erforderlich (Mydriatika); beachtet werden sollte auch, daß das geometrische Zentrum der dilatierten Pupille u. U. nicht mit der Sehachse, insbesondere nicht bei exzentrischer Pupille, korrespondiert.

■ Ein einzelner Markierungsschuß wird vor der Pupillenerweiterung empfohlen.

■ Lokalanästhetika sind nur dann nötig, wenn ein Kontaktglas eingesetzt wird (optional).

■ Es wird gerade so viel Energie verwendet, wie nötig ist, um eine Kapseleröffnung zu ermöglichen: 1–3 mJ reichen meist zur Kapseleröffnung aus.

■ Verschiedene Strategien sind möglich: Im allgemeinen sollte eine initiale Eröffnung im Pupillenzentrum vermieden werden; eher ist es empfehlenswert, etwas oberhalb oder unterhalb zu beginnen, sich dann in den horizontalen Meridian vorzuarbeiten, um letztlich eine kreuzförmig verlaufende Kapsulotomie zu erzielen.

■ Die Vorgehensweise kann bei eindeutigen Spannungslinien in der Kapsel modifiziert werden. Es wird entlang der Linien behandelt, da so ein spontanes Einreißen/Weiterreißen der Kapsel erzielt werden kann.

■ Der Zielstrahl muß leicht hinter die Ebene der Hinterkapsel fokussiert werden, um eine Beschädigung der Intraokularlinse durch die größtenteils rückwärtig sich ausbreitende Druckwelle, die durch die Elektronenplasmawolke entstanden ist, zu vermeiden („pits" in der Linse, Gefahr des Austritts von Linsensubstanzen in das Auge). Schüsse in die Kunstlinse führen gewöhnlich nicht zu einer Eintrübung und auch nicht zu einer sichtbaren Einbuße an Sehkraft, es sei denn, sie sind sehr ausgedehnt und genau zentral lokalisiert.

■ Die Kapsulotomiegröße sollte entweder genau dem Pupillendurchmesser bei Raumlichtbedingungen entsprechen oder etwas kleiner sein. Zu kleine Kapsulotomien erzeugen eine Blendung („glare"), zu große sind unnötig. Sie gefährden den Linsensitz.

- Die Zahl der Expositionen hängt u.a. von der Dichte und dem Ausmaß der Trübungen ab. Regeneratorische Nachstare oder Silikonöl im Glaskörperraum erschweren die YAG-Behandlung erheblich.

- Postoperative Nachsorgemaßnahmen umfassen lokale Steroidgaben und die Applikation von drucksenkenden Medikamenten bei Bedarf.

- Der Intraokulardruck sollte postoperativ sorgfältig und engmaschig kontrolliert werden.

WEITERFÜHRENDE LITERATUR

Algawi K, Goggin M, O'Keefe M (1994) Refractive outcome following diode laser versus cryotherapy for eyes with retinopathy of prematurity. Br J Opthalmol 78:612

Bird AC, Grey RH (1979) Photocoagulation of disciform macular lesions with krypton laser. Br J Ophthalmol 63:669

Diabetic Retinopathy Study Research Group (1978) Photocoagulation treatment of proliferative diabetic retinopathy: the second report of diabetic retinopathy study findings. Ophthalmology 85:82

Diabetic Retinopathy Study Research Group (1987) Indications for photocoagulation treatment of diabetic retinopathy, DRS Report No 14. Int Ophthalmol Clin 27:239

Early Treatment Diabetic Retinopathy Study Research Group (1985). Photocoagulation for diabetic macular edema, ETDRS Report No 1. Arch Ophthalmol 103:1796

Early Treatment Diabetic Retinopathy Study Research Group (1987). Techniques for scatter and local photocoagulation treatment of diabetic retinopathy. ETDRS Report No 3. Int Ophthalmol Clin 27(4):254

Glaser BM, Campochiaro PA, Davis JL Jr, Sato M (1985) Retinal pigment epithelial cells release an inhibitor of neovascularization. Arch Ophthalmol 103:1870

Macular Photocoagulation Study Group (1982) Argon laser photocoagulation for senile macular degeneration. Results of a randomized clinical trial. Arch Ophthalmol 100:912

Macular Photocoagulation Study Group (1996) Occult choroidal neovascularization. Influence on visual outcome in patients with age-related macular degeneration. Arch Ophthalmol 114:400

Mainster MA (1986) Wavelength selection in macular photocoagulation. Tissue optics, thermal effects and laser systems. Ophthalmology 93:952

McDonald HR, Schatz H (1985) Grid photocoagulation for diffuse macular edema. Retina 5:65

Meyer-Schwickerath G (1961) The preservation of vision by treatment of intraocular tumours with light coagulation. Arch Ophthalmol 66:458

Moorfields Macular Study Group (1982) Treatment of senile disciform macular degeneration: a single-blind randomized trial by argon laser photocoagulation. Br J Ophthalmol 66:745

Oosterhuis JA, Journee-de Korrer HG, Kakebeeke-Kemme HM, Bleeker JC (1995) Transpupillary thermotherapy in choroidal melanomas. Arch Ophthalmol 113:315

Patz A, Fine SL (1976) Diabetic macular edema. Int Ophthalmol Clin 16:105

Reichel E, Puliafito CA, Duker JS, Guyer DR (1994) Indocyanine green dye-enhanced diode laser photocoagulation of poorly defined subfoveal choroidal neovascularization. Ophthalmic Surg 25:195

Singerman LJ (1982) Red krypton laser therapy of macular and retinal vascular diseases. Retina 2:15

Steinert RF, Puliafito CA (1985) The Nd-YAG laser in ophthalmogy. Principles and clinical application of photodisruption. Saunders, Philadelphia

Ulbig MW, Kampik A (1993) Stadienbezogene Therapie der diabetischen Retinopathie. Ophthalmologe 90:395

Weiter JJ, Zuckerman R (1980) The influence of the photoreceptor-RPE complex on the inner retina. An explanation for the beneficial effect of photocoagulation. Ophthalmology 87:1133

Zweng HC, Little HL (1977) Argon laser photocoagulation. Mosby, St. Louis

KAPITEL 29

Refraktive Chirurgie 29

1	Entwicklung der refraktiven Chirurgie 789		9.3.1	Technik 803
1.1	Astigmatische Brechungsfehler 789		9.3.2	Klinische Ergebnisse 803
1.2	Sphärische Brechungsfehler 790		9.4	Keilresektion bei Astigmatismus 803
1.2.1	Radiäre Keratotomie 790		9.4.1	Technik 803
1.2.2	Lamelläre Techniken und intrakorneale Implantate 790		9.4.2	Klinische Ergebnisse 803
1.2.3	Intraokulare Refraktionsimplantate 791		10	Radiäre Keratotomie (RK) 804
1.2.4	Linsenentfernung 791		10.1	Technik 804
1.2.5	Thermische Verfahren 791		10.2	Klinische Ergebnisse 804
			10.3	Komplikationen 805
2	Indikationen zur refraktiven Chirurgie 791			
2.1	Astigmatismus 791		11	Intrastromale korneale Ringsegmente (Intacs^{TM}) 805
2.2	Myopie 792		11.1	Technik 806
2.3	Hyperopie/Aphakie 792		11.2	Klinische Ergebnisse 806
3	Kontraindikationen der refraktiven Chirurgie 792		11.3	Komplikationen 806
3.1	Allgemeine Kontraindikationen 792		12	Epikeratophakie 807
3.2	Kontraindikationen von Laserverfahren 792		12.1	Technik 807
3.3	Kontraindikationen von chirurgischen Verfahren 792		12.2	Klinische Ergebnisse 807
			12.3	Komplikationen 807
4	Präoperative Maßnahmen 792		13	Intraokulare Refraktionsimplantate 807
5	Photorefraktive Keratektomie (PRK) 793			
5.1	Physikalische Grundlagen 793			
5.2	Excimerlasertypen 793			
5.3	Operative Vorgehensweise bei PRK 794			
5.4	Klinische Ergebnisse 794			
5.5	Komplikationen 794			
6	Excimerlaser-in-situ-Keratomileusis (LASIK) 795			
6.1	Operative Vorgehensweise bei LASIK 795			
6.2	Klinische Ergebnisse 797			
6.3	Komplikationen 797			
7	Astigmatismuskorrektur mittels Excimerlaser 799			
7.1	Techniken 799			
7.2	Klinische Ergebnisse 799			
8	Phototherapeutische Keratektomie (PTK) 799			
8.1	Indikationen 799			
8.2	Komplikationen 800			
8.3	Operatives Vorgehen 800			
8.4	Klinische Ergebnisse 801			
9	Inzisionale Astigmatismuskorrektur 801			
9.1	Transverse/bogenförmige Keratotomie bei Astigmatismus 801			
9.1.1	Technik 801			
9.1.2	Klinische Ergebnisse der transversen Keratotomie 801			
9.1.3	Klinische Ergebnisse der bogenförmigen Keratotomie 801			
9.2	Bogenförmige lamellierende Keratotomie bei Astigmatismus 803			
9.2.1	Technik 803			
9.2.2	Klinische Ergebnisse 803			
9.3	Astigmatische trapezförmige Keratotomie nach Ruiz 803			

1
Entwicklung der refraktiven Chirurgie

1.1
Astigmatische Brechungsfehler

■ Bereits 1869 schlug Snellen vor, den nach Katarakteingriffen entstandenen Astigmatismus gegen die Regel chirurgisch zu korrigieren. Etwa 30 Jahre später berichteten Lans, Bates u.a. über die Durchführung von Entlastungsschnitten und Keilresektionen.

■ Der bereits Anfang des 20. Jahrhunderts diskutierte Einsatz von thermischer Energie wurde in den 80er Jahren von Rowsey, Fjodorow u. a. erneut an das Tageslicht gebracht.

■ Einen erneuten Popularitätsschub erhielt die chirurgische Astigmatismuskorrektur durch Arbeiten von Sato (Entlastungsschnitte), Barraquer (semilunare Resektion), Troutman (Keilresektion und tangentiale bogenförmige Keratotomie bei postoperativem Astigmatismus nach Keratoplastik) und Ruiz (astigmatische trapezförmige Keratotomie bei kongenitalem Astigmatismus).

■ Photoastigmatische refraktive Keratektomie (PARK) sowie Astigmatismuskorrektur mittels Excimerlaser im Rahmen einer LASIK ist v.a. bei gleichzeitiger Myopie einsetzbar. Der Betrag der astigmatischen (torischen) Ablation soll den Betrag des myopischen Anteils nicht übersteigen. Die Obergrenze liegt bei etwa 5–6 Zylinderdioptrien. Die Behandlung eines hyperopen Astigmatismus hat größere Limitationen und eine geringere Vorhersagbarkeit als bei kurzsichtigen Augen. Bei Astigmatismus mixtus kann nach der Kreuzzylindermethode gelasert werden, die Erfahrungen mit diesem Verfahren sind jedoch gering.

1.2
Sphärische Brechungsfehler

1.2.1
Radiäre Keratotomie

■ Die *radiäre Keratotomie (RK)* wurde erstmals von Sato 1953 publiziert. Die Technik bestand aus 40–45 von innen aus der Vorderkammer angelegten Inzisionen in der hinteren Hornhaut, gefolgt durch eine Serie vorderer Inzisionen. Aufgrund des Endothelschadens entwickelten viele Patienten eine Keratopathia bullosa.

■ Die RK mit ausschließlich vorderen Inzisionen wurde erstmals in der Sowjetunion durch Jenaliew praktiziert. Den Weg zur weltweiten Verbreitung ebnete Fjodorow, indem er die Technik seit 1972 weiterentwickelte und 1000fach erfolgreich einsetzte. Er verwendete eine 3 mm kleine optische Zone ohne gravierende störende Nebeneffekte.

■ Seit der Einführung der RK in den Vereinigten Staaten durch Bores im Jahre 1978 (16 Inzisionen von peripher in Richtung Hornhautzentrum) wurde die Technik ständig verfeinert. So führte Buzard die Zweistufentechnik ein, bei der zunächst ein etwas oberflächlicher zentrifugaler (vom Zentrum zum Limbus) Einschnitt durch einen zweiten zentripetalen Schnitt vertieft wurde. Der Einsatz moderner Diamantklingen erleichterte die Einführung der sog. mehrzeitigen RK, bei der bewußt unterkorrigiert wird und, falls notwendig, in weiteren Eingriffen Inzisionstiefe- und/oder -länge modifiziert werden können.

■ Zur Vermeidung der progressiven postoperativen Hyperopisierung schlug Lindstrom die sog. Kleininzision-RK (Mini-RK) vor, bei der die Einschnitte von der zentralen klaren Zone ausgehend nicht über die inneren 7–8 mm Durchmesser reichen.

■ Die progressive Hyperopie, tageszeitliche Refraktionsschwankungen und eine relative Treffungenauigkeit bewegten die Deutsche Ophthalmologische Gesellschaft (DOG) dazu, die RK als obsolet zu betrachten.

■ Außerhalb der westlichen Welt wird die RK – als eine im Vergleich zur kostenintensiven Lasertechnologie günstige und bezüglich des Endergebnisses relativ gut vorhersagbare Operationstechnik – ihre Berechtigung behalten.

1.2.2
Lamelläre Techniken und intrakorneale Implantate

■ Verfahren nach Barraquer: In den 50er Jahren entwickelte Barraquer ein Konzept zur Korrektur hoher Refraktionsfehler. Ein Teil des refraktiven Körpers, also der Kornea, wurde entfernt, chirurgisch modifiziert und anschließend replaziert. Der Einsatzbereich wurde zunehmend erweitert:

● Keratomileusis bei Myopie (1964).
● Keratophakie (1965).
● Keratomileusis bei Hyperopie (1981).

■ Die *automatisierte lamelläre Keratoplastik (ALK)* oder *Keratomileusis-in-situ* wurde vor allem von Ruiz erfolgreich praktiziert. Der wichtigste Unterschied zur klassischen Keratomileusis nach Barraquer besteht in der Entfernung von 2 dünneren Hornhautscheibchen, wobei nur das oberflächliche Gewebescheibchen replaziert wird. Seit Einführung der LASIK wird die ALK kaum noch praktiziert.

■ Die *Laser-in-situ-Keratomileusis (LASIK)* stellt die moderne Weiterentwicklung der ALK dar. Hier wird nach Teilentfernung eines oberflächlichen Scheibchens eine intrastromale Dickenreduktion mittels Excimerlaser durchgeführt. Burrato und Pallikaris gelten als Pioniere dieser Technik. Die LASIK erfreut sich einer zunehmenden Verbreitung. Der empfohlene Anwendungsbereich liegt bei Myopie zw. −1,0 und −10 dpt. Bei höheren Korrekturen muß eine Restlamelle von 250 μm verbleiben. Die ersten Ergebnisse der hyperopen LASIK sind besser als die der alternativen Verfahren, jedoch ist die Komplikationsrate, Vorhersagbarkeit und Stabilität schlechter als bei der myopen LASIK.

■ *Epikeratophakie*: 1980 vereinfachten Kaufmann und Werblin die Methode nach Barraquer unter Einsatz vorgefertiger Lentikel, die auf die Oberfläche der Hornhaut aufgenäht werden. Auf ein Mikrokeratom konnte verzichtet werden. Die ursprünglichen Indikationen umfaßten Myopie, Hyperopie, Aphakie und einen (nicht sehr fortgeschrittenen) Keratokonus. Wenngleich anfänglich mit großem Enthusiasmus begrüßt, hat das Verfahren ernsthafte Einschränkungen, insbesondere bei Myopie.

■ Die *photorefraktive Keratektomie (PRK)* gilt heutzutage als ein wissenschaftlich anerkanntes Verfahren zur Myopiekorrektur bis 6 dpt. Trokel, Srinivasan und Braren entdeckten bereits 1983 die Hornhaut als potentielles Gewebe zur Photoablation. Die weltweite Verbreitung und zunehmende Akzeptanz des Verfahrens fand allerdings erst in den letzten 10 Jahren statt. Das Grundprinzip dieser Technik bei der Myopiekorrektur ist die Abflachung der Hornhautkrümmung durch die Abtragung eines oberflächlichen Hornhautscheibchens mittels Laser. Dabei geht das bestrahlte Gewebe innerhalb weniger Nano- bis Mikrosekunden in den gasförmigen Zustand über.

■ „Intrastromale korneale Ringsegmente" (Intacs™) eignen sich zur Korrektur niedriger und mittlerer Myopien ohne wesentlichen Astigmatismus. Obwohl das Konzept der zentralen Hornhautabflachung durch intrastromale periphere Implantation eines PMMA-Ringes von Reynolds bereits 1978 vorgeschlagen wurde, wurde die erste Implantation an sehenden humanen Augen erst 1991 durchgeführt. Derzeitige Multicenterstudien in den USA und Europa berichten von Komplikationsraten, die mit dem Excimerlaserverfahren vergleichbar sind. Die potentielle Reversibilität dieses Verfahrens im Bezug auf die Ausgangsrefraktion wurde an einigen Augen gezeigt (maximale Schwankungsbreite ±0,75 dpt). Hingegen ist eine vollständige Restitutio ad integrum der peripheren Hornhaut nicht gegeben.

1.2.3
Intraokulare Refraktionsimplantate

■ Die Implantation von Minus-Intraokular-Linsen in phake Augen kann zur Korrektur von extremen Myopien eingesetzt werden. Im Vergleich zur „Clear-lens-Extraktion" ist die Akkomodation erhalten. Bei älteren Modellen, ob kammerwinkelgestützt oder irisfixiert, handelt es sich um starre Vorderkammerlinsen mit entsprechenden langfristigen Risiken, wie beispielsweise Endothelzellverlust oder Sekundärglaukom. Neuere Implantate sind Faltlinsen zur Sulkusimplantation: in der ersten Generation aus Silikon und später aus Kollagen/HEMA Kopolymer. Über induzierte Kataraktentwicklung wurde berichtet. Das Verfahren befindet sich im Stadium der klinischen Erprobung.

1.2.4
Linsenentfernung

■ Die Entfernung der klaren kristallinen Linse zur Reduktion einer hohen Myopie ist bereits seit dem 19. Jahrhundert bekannt. Heutzutage soll immer eine IOL implantiert werden (geringere Nachstarrate. Erhaltung eines Iris-Linsen (IOL)-Diaphragmas). Die „Clear-lens-extraction" stellt trotz hoher Präzision insbesondere bei Hochmyopen ein Verfahren mit einer langfristigen Ablationsrate bis zu 8% dar.

1.2.5
Thermische Verfahren

■ Eine Veränderung der Hornhautkrümmung durch Kauterisation (z.B. bei einem Keratokonus) wurde bereits im 19. Jahrhundert praktiziert. Derzeitig kann eine Laserthermokeratoplastik (LTK) beispielsweise mit einem Holmium-YAG-Laser oder cw-Diodenlaser durchgeführt werden. Große Studien sind nicht vorhanden. Eine beträchtliche Regression der erreichten Effekte ist beim Holmium-YAG-Laser bekannt.

2
Indikationen zur refraktiven Chirurgie

2.1
Astigmatismus

■ Unbefriedigender Visus trotz Brillenkorrektur oder Brillenintoleranz, wie beispielsweise bei einer meridionalen Aniseikonie.

■ Unverträglichkeit von Kontaktlinsen, entweder aufgrund der Anpassungsschwierigkeiten bei zu hohem Astigmatismus oder bei subjektiven Beschwerden, z.B. bei Sicca-Syndrom.

■ Wunsch oder Notwendigkeit eines brauchbaren unkorrigierten Sehvermögens (Polizisten, Piloten u.ä.).

2.2
Myopie

■ Eine mit anderen Mitteln nicht korrigierbare Anisometropie.

■ Myopia magna mit suboptimalem Visus, der nicht auf pathologischen Netzhautveränderungen beruht, bei gleichzeitiger Kontaktlinsenunverträglichkeit.

■ Pathologische Veränderungen der vorderen Hornhautschichten bei gleichzeitiger Achsenmyopie. Die Prognostizierbarkeit des refraktiven Effektes ist hier erschwert.

■ Vorangegangener refraktiver Eingriff mit unbefriedigendem Ergebnis.

■ Wunsch oder Notwendigkeit eines brauchbaren unkorrigierten Sehvermögens (Polizisten, Piloten u. ä.).

■ Signifikante Myopie aufgrund einer Überkorrektur bei Pseudophakie als mögliche Alternative zum Austausch der Intraokularlinse.

2.3
Hyperopie/Aphakie

■ Eine mit anderen Mitteln nicht korrigierbare Anisometropie.

■ Vorangegangener refraktiver Eingriff mit unbefriedigendem Ergebnis, z.B. eine Hyperopisierung nach radiärer Keratotomie.

■ Beidseitige Aphakie bei Unverträglichkeit von Brillen oder Kontaktlinsen und Nichteignung bzw. Ablehnung einer sekundären IOL-Implantation.

■ Pathologische Veränderungen der vorderen Hornhautschichten bei gleichzeitiger Achsenhyperopie.

■ Wunsch oder Notwendigkeit eines brauchbaren unkorrigierten Sehvermögens.

■ In Ausnahmefällen Katarakt oder Aphakie bei Kindern (kann mit kataraktchirurgischem Eingriff kombiniert werden).

3
Kontraindikationen der refraktiven Chirurgie

3.1
Allgemeine Kontraindikationen

■ Das Operationsverfahren ist ungeeignet, die überhöhten Erwartungen zu erfüllen.

■ Instabiler Refraktionsfehler.

■ Infektiöse Erkrankung am äußeren Auge.

■ Bei manifestem Sicca-Syndrom, insbesondere bei hohen Brechungsanomalien (Reepithelialisierungsstörungen, postoperative Tränenfilminstabilität u. ä.).

3.2
Kontraindikationen von Laserverfahren

■ Kollagenosen wegen der Gefahr steriler Ulzera.

■ Chorioidale Neovaskularisationen mit der Gefahr einer subretinalen Blutung.

■ Mangelhafte Kooperation seitens des Patienten (z. B. Fixationsprobleme).

■ Myopien über 6–7 dpt stellen eine relative Kontraindikation für die PRK und über 12–15 dpt für die LASIK dar. Die verbliebene hintere Hornhautlamelle darf 250 µm nicht unterschreiten (Gefahr der Hornhautektasie).

■ Unbehandelte Netzhautdefekte und Dystrophien (umstritten) wegen einer erhöhten Gefahr der Netzhautablösung bei LASIK.

■ Pathologische Veränderung tiefer Hornhautschichten.

3.3
Kontraindikationen von chirurgischen Verfahren

■ Bei pathologischen Hornhautveränderungen, wie z.B. bei Narbenprozessen, schweren Endothelerkrankungen, Vaskularisationen oder Keratokonus (Ausnahme: Epikeratophakie, Intacs™).

■ Schlecht einstellbares Glaukom.

4
Präoperative Maßnahmen

■ Komplette ophthalmologische Untersuchung einschließlich Keratometrie und Hornhauttopographie, Ultraschallpachymetrie, subjektive und objektive Refraktion mit und ohne Zykloplegie unter Berücksichtigung des Hornhaut-Scheitel-Abstandes der Korrektur, Beurteilung des Tränenfilms, der Hornhautoberfläche und indirekter Ophthalmoskopie in Mydriasis. Nach Kontaktlinsenentfernung ist vor der Untersuchung auf ein angemessenes kontaktlinsenfreies Intervall zu achten (weiche Kontaktlinsen – 2 Wochen, gasdurchlässige – 4 Wochen, harte – 6 Wochen).

■ Mögliche Zusatzuntersuchungen: Tests zur Untersuchung des Tränenfilms, Bestimmung der Achsenlänge (Biometrie), Endotheluntersuchung (qualitative und quantitative Auswertung), Interferenzvisus, Dämmerungssehvermögen).

■ Die präoperativen Maßnahmen werden mit einer detaillierten Aufklärung über die Art, mögliche Komplikationen, Vor- und Nachteile des vorgeschlagenen Verfahrens und möglichen Alternativen abgeschlossen. Einer besonderen Erläuterung bedarf die Schilderung des postoperativen Verlaufs, insbesondere der Morbidität, und die vorsichtige Abschätzung des zu erzielenden Ergebnisses. Diese Punkte sind wichtig, da die Patienten z.T. unrealistische Vorstellungen haben. Am Ende des Aufklärungsgesprächs erfolgt eine schriftliche Einverständniserklärung des Patienten.

5
Photorefraktive Keratektomie (PRK)

5.1
Physikalische Grundlagen

■ Der Excimerlaser ist ein Gaslaser (Argonfluorid), dessen ophthalmologische Anwendung im Wellenlängenbereich von 193 nm stattfindet. Es handelt sich um Stoßwellen mit einer Pulslänge von ca. 20 ns. Die pro Puls übertragene Energiedichte nennt man Fluence (eigentlich physikalisch falsche Bezeichnung). Die heutigen Excimerlaser haben eine Fluence von 100–250 mJ/cm^2/Puls. Damit beträgt ihre Ablationsrate 0,1–0,5 µm/Puls. Die Substanzabtragung ist am ehesten auf eine Kombination aus photochemischer (Degradierung der Molekülverbindungen) und photothermischer Wirkung zurückzuführen. Während die Primärstrahlung keine Mutationen bewirken soll (Eindringtiefe 1 µm), kann die bei der Photoablation entstehende Sekundärstrahlung einer höheren Wellenlänge den Zellkern erreichen; bisher wurde jedoch kein Fall einer Hornhautneoplasie bekannt. Unter Standardbedingungen beträgt die Temperaturerhöhung am Keratektomierand etwa 5 °C, so daß die Wärmeleitung in das benachbarte Gewebe vernachlässigbar ist.

5.2
Excimerlasertypen

■ Zur Zeit werden auf dem Markt 3 verschiedene Excimerlasertypen zur PRK angeboten: das Ganzfeldverfahren, das Scanning-Verfahren und das Flying-spot-Verfahren (Abb. 29.1). Weitere Modifikationen sind über die Gerätesoftware möglich. Ein Beispiel ist das sog. „Multizone/Multipass-System", bei dem ein Laserstrahl die Hornhaut mehrmals „abfährt" und unterschiedliche Ablationszonen abträgt. Das Flying-spot-Verfahren, bei dem ein 1 mm großer Laserstrahl mit 100 Hz oder mehr repetiert wird, kann über ein computergesteuertes Spiegelsystem ein beliebiges Ablationsprofil erstellen. Unter Zugrundelegung der Hornhauttopographie kann in vielen Fällen eine reguläre Hornhaut auch bei irregulären Oberflächen geschaffen werden.

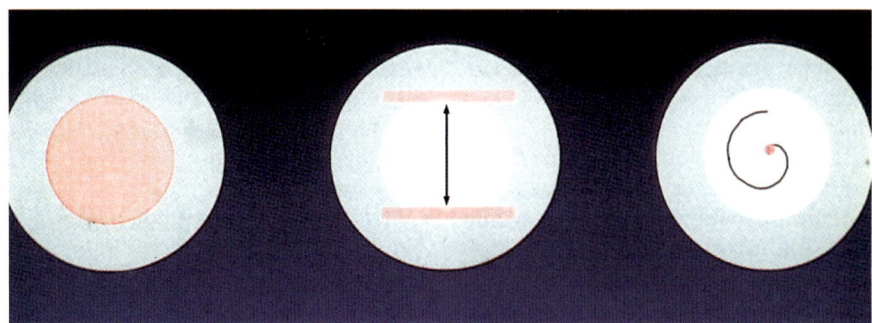

Abb. 29.1. Verschiedene technische Verfahren der photorefraktiven Keratektomie. Bei der Ganzfeldmethode wird mit aufeinanderfolgenden Excimerlaserpulsen jeweils eine zunehmend große runde oder elliptische Fläche im Zentrum der Hornhaut behandelt. Beim Scanning-Verfahren überstreicht ein Laserlichtspalt die Hornhaut. Die so erzeugte homogene Bestrahlung der Hornhaut wird noch mit einer (meist augenseitigen) Irisblende moduliert. Beim Flying-spot-Verfahren wird ein ca. 1 mm breiter Laserstrahl über die Hornhaut gelenkt und durch eine hohe Repetitionsfrequenz ein Photoablationsprofil erzeugt. (Aus Seiler 1995)

5.3
Operative Vorgehensweise bei PRK

■ Folgende Parameter sind gerätespezifisch und hängen vom Lasertyp ab: Fluence, Repetitionsrate der Laserpulse und Verfahrenstyp (s. oben). Je nach Hersteller sind die Algorithmen modifizierbar oder stehen fest.

■ Die Operationsdauer beträgt im Durchschnitt nur wenige Minuten, wobei die Ablation in der Regel innerhalb 1 min vollzogen ist.

■ Eine Abrasio unter topischen Anästhetika [z. B. Cocainhydrochlorid 2,5 % und Oxybuprocain 0,4 % (Novesine®)], sei es auf mechanischem Wege (z. B. mit Hockey-Messer, Zigarrentupfer, Spatel, Klinge oder Wattestäbchen) oder chemisch (z. B. mit 18 %igem Äthylalkohol für 20 s), wird von den meisten Chirurgen praktiziert. Eine transepitheliale Ablation ist jedoch auch möglich.

■ Ein möglichst feiner Lidsperrer wird empfohlen.

■ Der Durchmesser der Ablationszone wird seit Ende der 80er Jahre stetig vergrößert. Da es bei einem kleinen Durchmesser vermehrt zu symptomatischen „Halos" kommt, wird heutzutage die Größe der Ablationszone von 6 mm, seltener von 6,5 mm, gewählt.

■ Die exakte Zentrierung der Photoablationszone ist einer der wichtigsten Faktoren bei der PRK. Ein gutes Operationsmikroskop sollte daher eine Fixationsleuchte besitzen, die koaxial mit der Sehachse des Chirurgen, des Patienten und mit dem Laserstrahl verläuft. Die Fixationsmethode hängt v. a. vom Lasertyp ab. Bei Ganzfeldgeräten mit einer hohen Fluence fixiert der Patient zumeist selbst. Ansaugringe, die hierbei unterstützend einsetzbar sind, sind bei beweglichem Laserstrahl (Scanning-, Flyingspot-Typ) notwendig, falls kein „Eye-tracking-System" vorhanden ist. Die neueren „Flying-spot-Laser" besitzen schnelle „eye-tracker" mit einer Frequenz bis zu 200 Hz.

■ Unsere postoperative Behandlung besteht aus einem Salben-Druck-Verband oder einer Verbandslinse (nur bei besonders schmerzempfindlichen Patienten) für 2 Tage, einem topischen nichtsteroidalen Antiphlogistikum (NSAID), wie z. B. Diclofenac (Voltaren ophta®), Ketorolac (Acular®) u. a. 3mal täglich für 2 Tage, einem topischen Breitspektrumantibiotikum, z. B. Norfloxacin (Chibroxin®), Ciprofloxacin (Ciloxan®) oder Chloramphenicol (Aquamycetin®) 4mal täglich und einem topischen Steroid, z. B. 0,1 %iges Fluorometholon (Efflumidex®), ebenfalls 4mal täglich für insgesamt 2 Wochen. Je nach Autor werden auch stärkere topische Steroide, z. B. 0,1 %iges Dexamethason (Dexa-sine®), appliziert, deren Anwendungsdauer absteigend bis zu 3 Monaten beträgt. Wir setzen diese intensivierte Steroidtherapie lediglich bei bekannter verstärkter Haze-Bildung ein. Vereinzelte Studien zum Vergleich von topischen Steroiden, NSAID und Tränenersatzmittel weisen für die letztere Gruppe den günstigsten Effekt auf. Bei prädisponierten Patienten sollten konservierungsmittelfreie Präparate, balanced salt solution (BSS®) oder niedrig konzentrierte Hyaloronsäure benutzt werden.

5.4
Klinische Ergebnisse

■ Ein refraktiver Eingriff wird als erfolgreich bezeichnet, wenn sich die manifeste Refraktion nach einem bestimmten Zeitraum in der Größenordnung von ≥1 dpt um den angestrebten Wert befindet. In den neueren Studien wird von einer refraktiven Erfolgsrate zwischen 71 % und 92 % berichtet. Ein anderes Kriterium ist ein unkorrigierter Visus von ≥0,5. Dieses Kriterium wird in bis zu 100 % der Fälle erreicht, solange es sich um Kurzsichtigkeiten bis −6,0 dpt handelt. Die Stabilität der Refraktion nach 3 Jahren ist in der Gruppe der geringen oder mittleren Myopien mit ca. 0,5 dpt Differenz sehr hoch. Bei höheren Myopien (>9 dpt) nimmt die myopische Regression erheblich zu. Die Erfolgsrate in dieser Gruppe liegt bei etwa 50 %. Daher hört der sichere Anwendungsbereich von PRK bei −6 dpt auf. Eine progressive Hyperopisierung wie bei der RK ist bei der PRK nicht bekannt.

■ Die subjektive Zufriedenheit mit den Behandlungsergebnissen seitens der Patienten ist hoch. In einer von uns durchgeführten Studie waren nach durchschnittlich 3,5 Jahren 84 % der Patienten ausgesprochen zufrieden, während die restlichen 16 % zufrieden waren.

5.5
Komplikationen

■ Ein Visusverlust von einer Snellen-Linie oder mehr wird als Mißerfolg gewertet. Bei moderaten Myopien wird demnach von einer Komplikationsrate von 0,5 bis 1,5 % berichtet, wobei mit der Dauer des Nachbeobachtungszeitraumes auch diese Rate

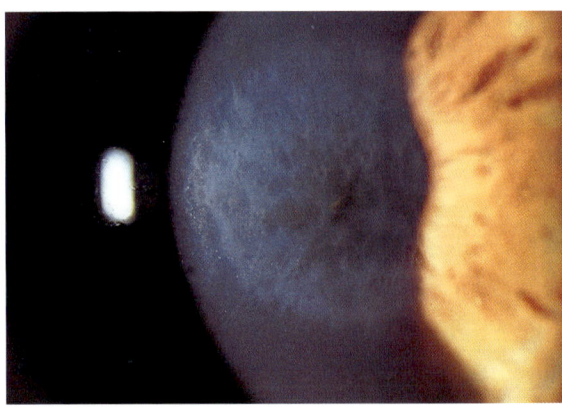

Abb. 29.2. Zentrale diffuse Hornhautnarbe nach PRK bei Myopia magna

sinkt (in einer Studie 0,06% nach 2 Jahren). Die häufigsten Ursachen der Visusreduktion sind manifeste subepitheliale Narbenbildungen (Abb. 29.2) oder exzentrische Ablationes mit induziertem irregulären Astigmatismus. Exzentrische Ablationes können z.T. durch eine diametrale Reablation oder durch Vergrößerung der Ablationszone behandelt werden (Abb. 29.3). Der sog. Haze ist selten symptomatisch und ist im Bereich von bis zu –6,0 oder –7,0 dpt kein ernsthaftes Problem mehr. Stärkere Narben (meistens nach hochgradigen Myopien) und exzentrische Ablationes können z.T. durch eine zweite PRK/PTK korrigiert werden.

■ Die Kontrastempfindlichkeit ist unmittelbar nach der PRK reduziert, kehrt jedoch in vielen Fällen nach 6–12 Monaten auf das Ausgangsniveau zurück. Diese Normalisierung kommt häufiger bei der statischen als bei der dynamischen Kontrastempfindlichkeit vor und hängt nicht mit dem Haze zusammen. Es wird vermutet, daß der Verlust der sphärischen Oberfläche im Hornhautzentrum zur Entstehung von Schattenbildern auf der Netzhaut führt.

■ Das Halo-Sehen tritt v.a. bei jungen Patienten mit einer Pupillenweite von 5 mm und mehr bei reduzierten Lichtverhältnissen auf. Eine präoperative Beurteilung der maximalen spontanen Pupillenweite ist deshalb wichtig. In besonderen Fällen sollte die primäre Abtragung mit einem Durchmesser von 6,5 oder 7 mm erfolgen. Bei bereits bestehenden Halo-Beschwerden kann eine Vergrößerung der Ablationszone mit dem Excimerlaser versucht werden.

■ Reepithelialisierungsprobleme können bei Sicca-Syndrom, unglattem Ablationsbett, Medikamententoxizität (oft durch Konservierungsmittel), zu festem Kontaktlinsensitz oder einer zu großen Abrasio entstehen. Bei kausaler Behandlung sind die Beschwerden langfristig gut in den Griff zu bekommen.

■ Postoperativ ist die Hornhautsensibilität reduziert. Eine Regeneration setzt im Regelfall nach 2–3 Wochen ein.

■ Sterile Hornhautinfiltrate gelten als sehr selten, waren jedoch in einer Studie bei bis zu 9% der Patienten zu sehen. Vermutet wird ein Zusammenhang mit Verbandlinsen. Gewöhnlicherweise heilen diese Infiltrate nach 2 Wochen topischer Steroidtherapie, evtl. zusammen mit Antibiotika, ab.

■ Die sog. „central islands" sind steilere Bezirke der apikalen Hornhaut, v.a. nach einer Ganzfeld-PRK mit großem Ablationsdurchmesser. Bereits nach 6 Monaten verschwinden die meisten „central islands". In hartnäckigen Fällen ist eine erneute zentrale Ablation Mittel der Wahl. Bei dem „Multizone/Multipaß-Verfahren" sind „central islands" seltener, bei „flying spot" praktisch nicht vorhanden.

■ Eine steroidinduzierte Erhöhung des Intraokulardruckes (IOD) kommt bei 11–25% der Patienten vor. Seit Verkürzung der Behandlungszeit auf rund 2–3 Wochen sowie Verwendung von Fluorometholon haben wir diese Komplikation praktisch nicht mehr gesehen.

■ Andere sehr seltene Komplikationen sind subretinale Blutungen bei vorbestehenden pathologischen Veränderungen am hinteren Pol (z.B. Lacksprünge oder chorioidale Neovaskularisationen bei Myopia magna), transiente Ptosis und Anisokorie.

6
Excimerlaser-in-situ-Keratomileusis (LASIK)

6.1
Operative Vorgehensweise bei LASIK

■ In den letzten 3–4 Jahren, insbesondere jedoch seit der Genehmigung dieser Operationsmethode durch die amerikanische Food and Drug Administration gewinnt die LASIK stetig an Popularität. Während der ursprüngliche Bereich zwischen –6 und –12 dpt lag, nutzen viele refraktive Chirurgen die Vorteile dieser Methode bereits bei Myopien ab –4 dpt, einige haben die reine PRK zugunsten der LASIK völlig aufgegeben. Die Vorteile der LASIK, wie kaum Haze, schnelle Rehabilitation, bessere Stabilität, einfachere Nachbehandlung und ein wesentlich größerer Korrekturbereich als bei der PRK,

Abb. 29.3a–c. Verlauf der cornealen Topographie nach Rezentrierung einer exzentrischen Alation (**a**) durch diametrale Ablation. Nach einer Verlagerung der abgeflachten Zone entgegengesetzt zur primären PRK. (**b**) 1 Monat nach Re-OP verschiebt sich die behandelte Zone durch Heilungsvorgänge in Richtung Zentrum. (**c**) 18 Monate nach Re-OP. (Aus Quurke et al. 1998)

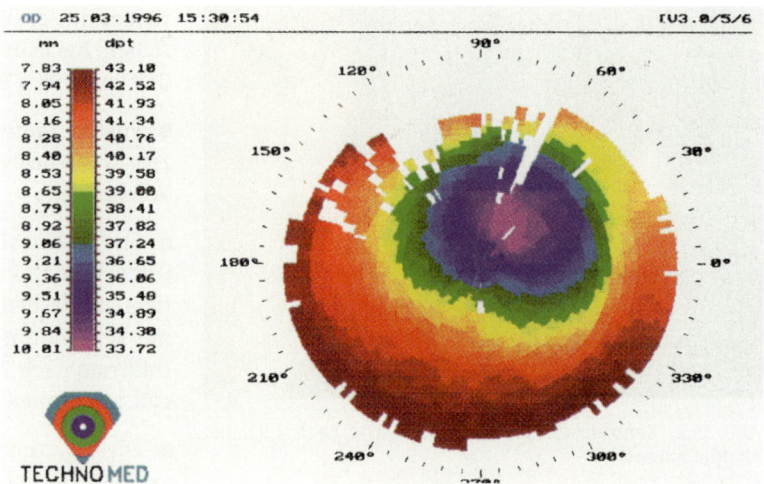

a

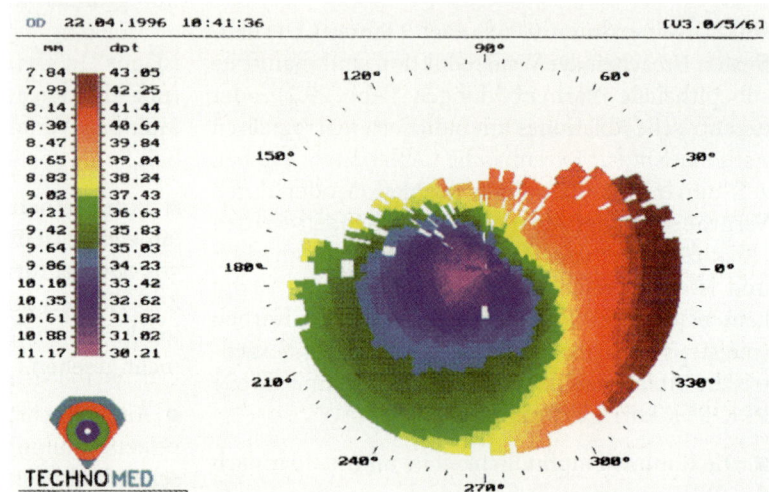

b

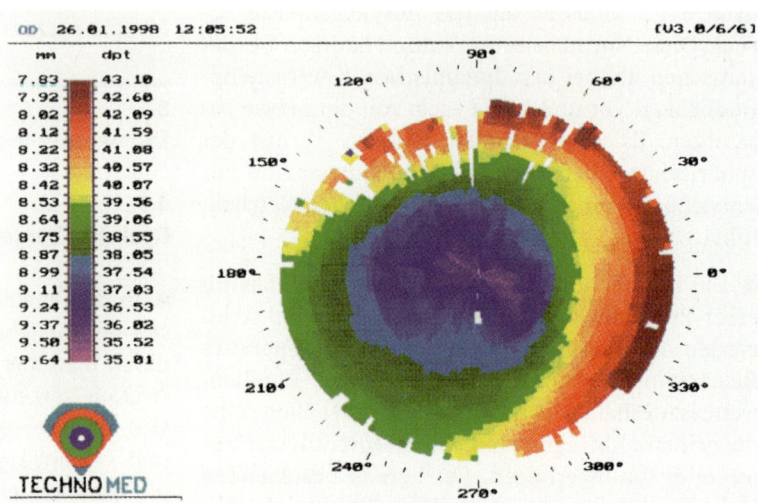

c

werden allerdings durch ein höheres Risikopotential erkauft. Neuere technische Entwicklungen, v.a. im Mikrokeratombereich, tragen zur Minimierung der möglichen Komplikationen bei.

■ Die Technik ist im Prinzip eine Kombination aus PRK und seit Jahrzehnten bekannter Keratomileusis-in-situ. Im Gegensatz zu PRK handelt es sich hierbei um einen eindeutig invasiven Eingriff. Der Erfolgt der Operation hängt wesentlich stärker von den chirurgischen Fertigkeiten und der Erfahrung des Operateurs ab als bei der PRK. Eine prä- oder intraoperative Pachymetrie ist essentiell. Die Operation verläuft unter sterilen Kautelen in topischer Anästhesie (Vorbereitung wie bei einer Kataraktoperation). Ein feiner einstellbarer Lidsperrer wird empfohlen. Eine Hornhautmarkierung wird zur einfacheren späteren Readaptation durchgeführt. Der Saugring des Mikrokeratoms wird zentriert aufgesetzt. Für einen glatten Schnitt muß der IOD über 60 mm Hg liegen; der IOD wird mit dem Barraquer-Tonometer überprüft. Mit dem Mikrokeratom wird eine 130, 160 oder 180 μm dicke äußere Hornhautlamelle („Flap") bis auf einen minimalen Rand („Hinge") entfernt. Bei älteren Mikrokeratomen befindet sich der Hinge nasal und der Durchmesser beträgt 7–8,5 mm. Bei neueren Geräten (z.B. „Hansatome", Fa. Bausch & Lomb oder Mikrokeratom der Fa. Moria bzw. Fa. Schwind) befindet sich der Hinge zumeist oben und der maximale Flap-Durchmesser beträgt 10 mm. Nach Umklappen der Lamelle folgt eine Excimerlaser-Ablation im Stroma. Insbesondere bei kleinen Lentikeln soll die Flap-Innenfläche abgeschirmt werden. Bei hohen Myopien ist eine entsprechende Unterkorrektur (10–15%) der PRK-Parameter notwendig. Der Flap wird unter Spülung zurückgeklappt und sitzt nach 1–2 min fest, wir warten jedoch immer 5 min, um eine sichere Adaptation zu gewährleisten. Eine gleichzeitige Beschleunigung und Adaptationsüberprüfung erfolgt durch sanftes Drücken der peripheren Hornhaut unmittelbar unterhalb des Flaprandes mit einem Merocel™-Tupfer. Je ein Tropfen Antibiotikum und NSAID (s. Abschn. 5.3) wird verabreicht und das Auge durch eine feste Fox-Schale (harte Lochklappe wie bei Kataraktoperation) geschützt. Einige Operateure benutzen zusätzlich eine Verbandlinse (z.B. Soflens 66 von Bausch & Lomb). Wir kontrollieren den Flap nach 1 und nach 24 h. Die Fox-Schale wird in den ersten 24 h sowie im Laufe der 1. Woche während des Schlafes getragen. Die Tropfbehandlung (Antibiotika/Steroid) erfolgt wie bei der PRK.

6.2
Klinische Ergebnisse

■ Bei der myopen LASIK liegt die Erfolgsrate zwischen 70 und 90%, solange im empfohlenen Bereich, also bis –10 dpt (bzw. innere Restlamelle >250 μm) behandelt wird. Bei höheren Korrekturen sinkt die Erfolgsrate (Definition: ±1 dpt um Emmetropie, bzw. Rohvisus von mindestens 0,5) auf rund 50%; auch der Anteil von Augen mit einem Verlust des bestkorrigierten Visus von mehr als 2 Snellen-Linien steigt von rund 1,5% bis auf 15% mit zunehmender Myopiekorrektur.

■ Die hyperope LASIK ist weniger erfolgreich als die Myopiekorrektur. Bei einer Korrektur bis zu +5 dpt liegt die Erfolgsrate bei 75%, sie sinkt dann bei höheren Korrekturen weiter ab. In 15–20% der Fälle zeigte sich ein Verlust des bestkorrigierten Visus, der in einigen Studien noch drastischer ausfiel. Aufgrund eines geringen Flap-Durchmessers wurden in diesen Studien relativ kleine Behandlungszonen benutzt. Bessere Ergebnisse sind bei der Verwendung der 9-mm-Behandlungszone unter 10-mm-Flap zu erwarten.

■ Eine Weiterentwicklung der LASIK-Technologie stellt die wellenfrontgeführte LASIK dar. Dabei werden die okulären Aberrationen mit Hilfe eines Aberrometers vermessen und daraus ein Ablationsprofil erstellt. Durch dieses Verfahren ist theoretisch eine postoperative Steigerung des bestkorrigierten Visus auf Werte um 2,0 möglich. Die ersten Studien an normalen Augen zeigen im Gegensatz zu einer herkömmlichen LASIK keine Verschlechterung des Dämmerungssehvermögens. Weitere Ergebnisse sind abzuwarten.

6.3
Komplikationen

■ Lentikel („Flap")-assoziierte Komplikationen können in 1–3% intraoperativ und bis zu 4% postoperativ entstehen. Die größte Gefahr stellt eine Perforation mit Verletzung intraokularer Strukturen dar. Diese Komplikation tritt bei neuen Mikrokeratomen mit fest eingebautem Schnittiefenplättchen nicht auf.

■ Bei Vakuumverlust während des Schnittvorganges können zu dünne oder zu kleine Flaps, Knopfloch(„donut")-Flaps, Flaps mit irregulärer Schnittfläche und vollständig abgeschnittene Flaps („free cap") entstehen. Während bei freiem Lentikel – falls nicht verloren – eine Laserbehandlung problemlos erfolgt und der Flap anhand der Markierung readaptiert wird, soll bei anderen Flap-Problemen auf eine Laserung verzichtet werden. Der Eingriff kann nach frühestens 3 Monaten wiederholt werden. Zeichnet sich eine Entstehung von Narben aus, soll nicht lange gewartet werden. Bereits nach 2 Wochen kann dann eine transepitheliale myope PRK erfolgen. Eine Hinauszögerung der Behandlung kann eine gleichmäßige Ablation, wegen unterschiedlicher Ablationsraten von Narbengewebe im Vergleich zur normalen Kornea, unmöglich machen.

■ Faltenbildung im Interface zwischen Lentikel und der restlichen Kornea erkennt man bei sorgfältiger Beobachtung recht häufig. Bei geringer Ausprägung liegt keine Beeinträchtigung des Sehvermögens vor. Bei manifesten Veränderungen muß der Flap angehoben, repositioniert und mit einem feinen runden Spatel „ausmassiert" werden.

■ Epitheleinwachsungen sieht man im Schnittrandbereich (Abb. 29.4) in bis zu 15% der Fälle. Sie ist asymptomatisch und bedarf keiner Intervention. Beim Fortschreiten der Einwachsung oder bei verschleppten Epithelien/Fremdmaterial in der Sehachse wird der Flap angehoben, das Interface mit einem Spatel gereinigt und ausgiebig ausgespült. Zusätzlich können einige Laserpulse im PTK-Modus appliziert werden. Eine Verbandlinse für 1–2 Tage oder (besonders bei Rezidiven) Kompressionsnähte für ca. 2 Wochen sind Möglichkeiten der „Flap-Stabilisierung". Epitheleinwachsung kommt häufiger nach Nachbehandlungen vor.

■ Irregulärer Astigmatismus entsteht aufgrund mannigfaltiger Ursachen:

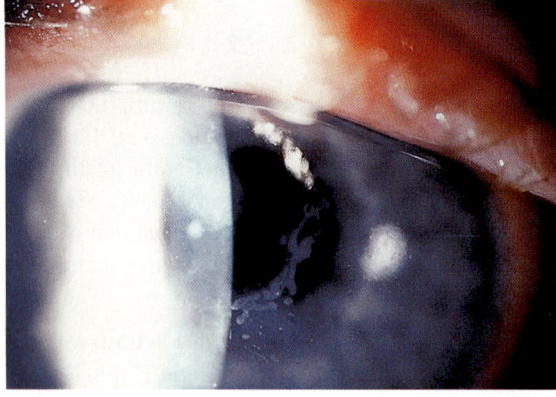

Abb. 29.4. Asymptomatische periphere Epitheleinwachsung nach LASIK. Keine Befundänderung 4 Jahre nach dem Eingriff

- Disparität zwischen der Flap-Innenfläche und dem gelaserten stromalen Bett. Bei falscher Flap-Positionierung soll eine Readaptation erfolgen.
- „Central islands", hier hilft eine Nachbehandlung des zentralen Bezirks, denn eine Regression wie bei der PRK ist bei der LASIK kaum vorhanden. Grundsätzlich empfiehlt sich ein Anti-central-island-Progamm; einige Chirurgen wischen das stromale Bett während der Behandlung alle 50–80 Pulse aus.
- Dezentrierung. Hier kann eine diametrale Abtragung unter Verwendung maskierender Substanzen versucht werden. Die neue topographiegestützte Software (z. B. Topolink; CAP) kann in der Zukunft Abhilfe schaffen. In hartnäckigen Fällen kann eine gasdurchlässige Kontaktlinse angepaßt werden.

■ Regulärer Astigmatismus kann entweder durch eine Nachbehandlung oder durch eine astigmatische Keratotomie behandelt werden.

■ Regression ist wesentlich geringer als bei der PRK. Bei deutlicher Regression erfolgt eine Nachbehandlung.

■ Keratektasien kommen bei zu hohen Korrekturen oder bei unerkannten Keratoconi vor. Anpassung formstabiler Kontaktlinsen; Keratoplastik.

■ Überkorrekturen stellen insofern ein Problem dar, als eine Spontanregression üblicherweise sehr gering ausfällt. Bei großen Flaps kann eine hyperope LASIK durchgeführt werden. Andere Verfahren sind weniger zuverlässig. Kontaktlinsenanpassung.

■ Intrastromale Keratitiden wurden in einzelnen Fällen berichtet, ebenfalls ein Fall von Endophthalmitis. Behandlung und Erregerbestimmung wie üblich. Bei der sog. lamellären Keratitis (Sands-of-Sahara-Syndrom; Abb. 29.5) handelt es sich um sterile Infiltrate im Interface. Diese Infiltrate sprechen auf topische Steroide an, eine Infektion muß ausgeschlossen werden.

■ Über Netzhautablösung nach LASIK wurde ebenfalls berichtet. Daher ist eine sorgfältige präoperative Fundoskopie notwendig. Eine prophylaktische Argonlaserkoagulation von ablatioprädisponierenden peripheren Netzhautveränderungen vor einer LASIK ist umstritten. Es existieren keine Studien über die Wirksamkeit dieser Maßnahme im Zusammenhang mit der LASIK.

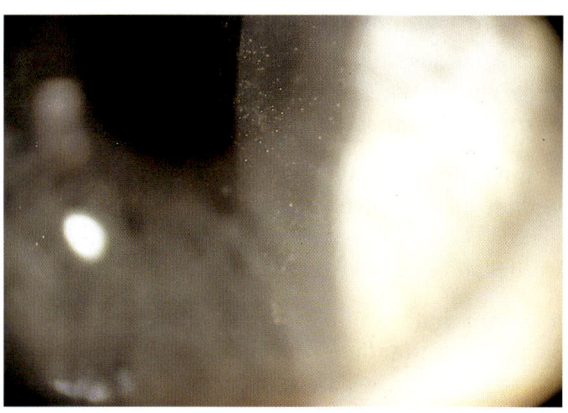

Abb. 29.5. Tiefe lamelläre Keratitis („Sands-of-Sahara-Syndrom") nach myoper LASIK. Beachte zarte punktförmige Trübungen im Interface, die eine angedeutete wellenartige Front bilden

7
Astigmatismuskorrektur mittels Excimerlaser

7.1
Techniken

■ Die meiste Erfahrung liegt bei der Korrektur eines mit der Myopie vergesellschafteten Astigmatismus vor.

■ Bei der gegenwärtig benutzten Methode, der sog. photoastigmatischen refraktiven Keratektomie (PARK), wird die oberflächliche Kornea über eine elliptische Ablationszone gleichzeitig mit der Myopie korrigiert. Erreicht wird dieser Effekt durch die Kombination einer Irisblende mit einer erweiterungsfähigen spaltförmigen Blende, deren Blätter computergesteuert geöffnet werden.

■ Eine weitere Methode, die sog. sequentielle Korrektur, führt zunächst selektive, fokale 4 mm große Ablationes der steilen Bereiche anhand der Computerrückkopplung mit dem topographischen Bild durch. Anschließend wird die Restmyopie durch eine 6-mm-PRK beseitigt.

■ Eine 3. Methode bedient sich einer Hornhautschablone („erodable/ablatable mask"), die in der Form der erwünschten topographischen Korrektur gegossen ist. Die Schablone wird auf der Kornea zentriert und vom Laserstrahl bearbeitet. Durch die Ablation der Schablonensubstanz wird die Hornhaut exponiert und abladiert. Dabei werden Hornhautbereiche in dünneren Schablonenteilen stärker abgetragen als in den dickeren Arealen.

■ Bei einem kombinierten Brechungsfehler ist neben einer exakten Zentrierung ebenfalls auf die Bulbusrotation zu achten. Die Orientierung erfolgt entweder anhand der früher festgelegten Markierungen am Limbus oder mit einem Achsenbestimmungsgerät (VISX®).

■ Bei höheren Myopie-/Astigmatismus-Beträgen wird eine PARK-LASIK durchgeführt.

7.2
Klinische Ergebnisse

■ In den meisten PARK-Studien wurde ein myoper Astigmatismus unter 5 dpt behandelt. Bei natürlichem Astigmatismus wird von einer 70% Reduktion der ursprünglichen Zylinderrefraktion berichtet, solange es sich um geringe bzw. mittlere Myopien handelt. Bei höheren Myopien liegt diese Zahl bei 56%. Bei Astigmatismus nach Keratoplastik liegt dieser Wert bei 58%. Dabei ist besonders zu berücksichtigen, daß je nach Studie ein Verlust von mindestens 2 Snellen-Zeilen bei dem bestkorrigierten Visus in bis zu 10% der Fälle vorkommen kann.

■ Mit Ausnahme der Rotationsproblematik sind die übrigen Kontraindikationen identisch mit denen der PRK. So kann eine Achsenabweichung um 15° zu einer Unterkorrektur des Astigmatismus von bis zu 50% führen.

■ Die PARK-LASIK hat eine Komplikationsrate von 3–4%. Zylinderunterkorrekturen sind häufig. Sie können durch eine zweizeitige Vorgehensweise (geplante Nachbehandlung) minimiert werden.

8
Phototherapeutische Keratektomie (PTK)

■ Die PTK ist kein refraktiver Eingriff im eigentlichen Sinne. Es handelt sich um eine Abtragung krankhafter Veränderungen der oberflächlichen Hornhautanteile bei gleichzeitiger Erhaltung tieferer Anteile. Die PTK wird an dieser Stelle wegen zahlreicher Gemeinsamkeiten mit der PRK besprochen.

8.1
Indikationen

■ Generell: pathologische Veränderungen innerhalb der vorderen 100 μm der Kornea; dabei wird eine zentrale Hornhautgesamtdicke von mindestens

400 μm empfohlen. Bei Prä-Bowman-Dystrophien ist PTK oft eine Behandlung der 2. Wahl (nach Abrasio).

- Oberflächliche Hornhautnarben: posttraumatisch, postoperativ oder postinfektiös.

- Hornhautdystrophien: „map-dot-fingerprint", Reis-Bückler-, sphäroidale und andere vordere stromale Dystrophien. Über gute Behandlungsergebnisse bei anterioren Manifestationen der klassischen stromalen Dystrophien, wie gittrige (primär und sekundär), bröcklige (granuläre) und die kristalline Dystrophie nach Schnyder, ist ebenfalls berichtet worden.

- Irreguläre Hornhautoberfläche bei zahlreichen vorderen Dystrophien und Degenerationen (z. B. Bandkeratopathie) oder infolge von Vernarbungen.

- Eine PTK kann mit chirurgischen Eingriffen, z. B. Glättung nach Pterygiumexzision, kombiniert werden.

8.2
Komplikationen

- Rezidiv einer Keratitis herpetica. Deshalb sollte eine PTK frühestens 1 Jahr nach der letzten Episode unter präoperativem Virustatikaschutz (topisch und systemisch) und bei einer deutlichen Visusreduktion erfolgen.

- Infektiöse Erkrankungen am äußeren Auge, insbesondere Blepharitis oder Meibomitis, müssen vorbehandelt werden bzw. stellen eine relative Kontraindikation dar.

- Hyperopisierung mit konsekutiver Anisometropie. Bei KL-Unverträglichkeit ist daher Vorsicht bei der Indikationsstellung geboten.

- Ulzeration.

- Rezidiv der ursprünglichen Erkrankung.

- Transplantatabstoßung bei PTK nach Keratoplastik.

- Photophobie, Fremdkörpergefühl, verzögerte Reepithelialisierung.

8.3
Operatives Vorgehen

- Zur Tiefenbestimmung pathologischer Veränderungen eignen sich ein optischer oder Ultraschall-Pachymeter, hochauflösender Ultraschall bzw. evtl. nur die Spaltlampenbiomikroskopie.

- Im Gegensatz zur PRK muß man berücksichtigen, daß die pathologischen Veränderungen einer anderen Ablationsrate und -energie bedürfen als die normalen Hornhautbezirke.

- Eine Abrasio vor der Laserbehandlung wird bei irregulärer Hornhautoberfläche empfohlen. Bei glatter Oberfläche sollte das Epithel belassen werden, um nichtbetroffene Areale zu schützen.

- Zum Schutz gesunder Hornhautareale empfiehlt sich die Anwendung blockierender Substanzen. Am häufigsten wird Methylzellulose (2,5%, 1% oder 0,5%) eingesetzt. Die Viskosität richtet sich nach der Art der Veränderung (z. B. dickflüssige 2,5%ige Konzentration bei einzelnen knötchenartigen paraaxialen Veränderungen, 1% oder 0,5% bei „gezackter" Oberfläche, um die „Täler" zu schützen). Blocksubstanzen sind auch deswegen vorteilhaft, weil sie sich unter Lasereinwirkung weißlich verfärben und dadurch die erhabenen zu abladierenden Zonen umkreisen. Unter der Lasereinwirkung erzeugt Methylzellulose ein anderes Geräusch als das Hornhautgewebe. Dadurch kann die Abtragung zusätzlich durch das Geräusch selbst kontrolliert werden.

- Eine große Ablationszone wird bevorzugt.

- Im Gegensatz zur PRK ist eine leicht „polierende" Augenbewegung – entweder durch Kopfbewegung, durch leichte Augenbewegung mit der Pinzette oder Joy-stick-Bewegung des Operationstisches – erwünscht. Dadurch wird ein glatter Übergang zwischen der behandelten und der gesunden Hornhaut erreicht.

- Kurze Energiesalven (z. B. 40–80 Pulse) und geringe Repetitionsraten erlauben eine bessere Kontrolle über die Ablationstiefe, die auch zwischendurch an der Spaltlampe kontrolliert werden kann.

- Postoperativ wird das Auge mit einer Antibiotika-/Steroidsalbe und einem Verband versorgt (24–72 h). Zur Schmerzreduktion können zusätzlich topische, nichtsteroidale Antiphlogistika 4mal tgl. für ca. 3 Tage verabreicht werden. Nach vollständiger Epithelialisierung werden die Patienten mit hornhautpflegenden Mitteln (z. B. Actovegin®) behandelt. Bei starkem Haze kann ein Steroid (z. B. Fluorometholonazetat 0,1%) für ca. 1 Monat appliziert und dann ausgeschlichen werden.

- Die endgültige Korrektur kann nach 6–12 Monaten rezeptiert werden. In seltenen Fällen ist ein refraktiver Eingriff erforderlich.

8.4
Klinische Ergebnisse

■ Der Excimerlaser ist ein effektives Instrument zur Wiederherstellung der Hornhauttransparenz. Im Gegensatz zur PRK liegt eine einwandfreie medizinische Indikation vor. Bei behutsamer Indikationsstellung gelingt es, invasivere Operationsverfahren (lamelläre oder perforierende Keratoplastik) zu vermeiden oder zu verzögern. In diesem Licht sind Untersuchungen zur Refraktionsänderung nach PTK mit refraktiven Abweichungen von bis zu 3 dpt in ca. 77% der Fälle (inklusive 46% der Fälle mit unveränderter Refraktion) als positiv zu sehen.

9
Inzisionale Astigmatismuskorrektur

9.1
Transverse/bogenförmige Keratotomie bei Astigmatismus

9.1.1
Technik

■ An einem oder beiden Polen des steilen Hornhautmeridians werden tiefe Inzisionen in die Hornhaut gelegt. Die Zentrierung erfolgt über dem steilen Meridian mit lateraler Schnitterweiterung. Durch eine längere Inzision und geringeren Abstand vom Zentrum erfolgt eine größere Korrektur.

■ Die Technik eignet sich für niedriggradige Astigmatismen. Geringe oder keine Vorteile bestehen bei Entlastungsschnitten, die näher als 3 mm an das optische Zentrum heranreichen. Die optische Zone sollte in der Regel mindestens 6 mm betragen. Bei geringen Korrekturen insbesondere asymmetrischer Astigmatismen werden einzelne Einschnitte gewählt. Für höhere Werte eignen sich einzelne oder doppelte Paare an jedem Pol des steilen Meridians. Werden 2 Paare angelegt, befindet sich das innere Paar dicht an der Außengrenze der optischen Zone und das zweite auf halbem Weg zwischen dem inneren Paar und dem Limbus.

■ Die chirurgischen Parameter werden vor dem Eingriff über ein Nomogramm oder rechnergestützt bestimmt.

■ Unter topischen Anästhetika wird die Sehachse markiert. Mit einem Winkelmeßinstrument wird die chirurgische Achse durch Eindellen des Epithels markiert. Dann sollten die optische Zone (mindestens 6 mm) und die seitlichen Grenzen der Inzision markiert werden. Nach der Ultraschallpachymetrie im Bereich der geplanten Einschnitte wird das Diamantmikrometermesser auf 85% der gemessenen Hornhautdicke gesetzt (zur Verbesserung der optischen Kontrolle wird ein Diamantmesser mit der Vorderschneide bevorzugt). Dann wird die Keratotomieinzision angelegt, während die Limbalregion mit einer Spezialpinzette gefaßt wird. Anschließend wird der Entlastungsschnitt gespült (Abb. 29.6 a–c).

■ Bei hohen Astigmatismuswerten können die Keratotomien durch Kompressionsnähte im flachen Meridian ergänzt werden.

9.1.2
Klinische Ergebnisse der transversen Keratotomie

■ Das Ausmaß der Korrektur hängt von dem Durchmesser der optischen Zone, dem Patientenalter und der Zahl und der Länge der Inzisionen ab. Mehrere und längere Einschnitte sorgen für einen größeren Korrekturumfang. Die Inzisionslänge liegt gewöhnlich zwischen 2 und 3 mm. Normalerweise erbringt eine 2 mm lange Inzision mit einer 6 mm großen optischen Zone bei einem 30jährigen Patienten ungefähr 1 dpt. Ein einfaches Paar von Inzisionen wird etwa 2 dpt korrigieren und ein doppeltes Paar ca. 4 dpt.

■ Die Ergebnisse stabilisieren sich innerhalb mehrerer Wochen und zeigen danach kaum Schwankungen. Trotz einer beträchtlichen Ungenauigkeit ist die erforderliche Brillenkorrektur gering, so daß es in vielen Fällen zu guten Ergebnissen kommt.

9.1.3
Klinische Ergebnisse der bogenförmigen Keratotomie

■ Zunächst für den postoperativen Astigmatismus entwickelt, fand diese Technik eine Anwendung bei kongenitalem Astigmatismus und anderen Astigmatismusformen. Nach Keratoplastik wird die Inzision typischerweise innerhalb der Hornhautnarbe oder unmittelbar davor im Transplantat durchgeführt. Bei kongenitalem Astigmatismus sollen die Inzisionen mindestens 5 mm Abstand vom optischen Zentrum haben. Die Inzisionen können einzeln oder gepaart durchgeführt werden, wobei die zweite Inzision am gegenüberliegenden Ende des steilen Meridians durchgeführt wird. Stärkere Kor-

Abb. 29.6. a Bogenförmige astigmatische Keratotomie bei kongenitalem Astigmatismus mit der Regel. Man erkennt paarige freihandpräparierte limbusparallele Inzisionen in der steilen Achse. Die optische Zone beträgt 7 mm. **b** Präoperative Hornhauttopographie, 3,68-dpt-Hornhautastigmatismus. Eine präoperative Zeichnung erleichtert die Operationsdurchführung. Im vorliegenden Fall wurden paarige Inzisionen von je 60° Bogenlänge geplant. **c** Drei Monate postoperativ ist der Zylinderwert um 2,1 dpt reduziert. Der unkorrigierte Visus ist von 0,2 auf 0,6 angestiegen (bestkorrigierter Visus = 0,7 bei bekannter Refraktionsamblyopie)

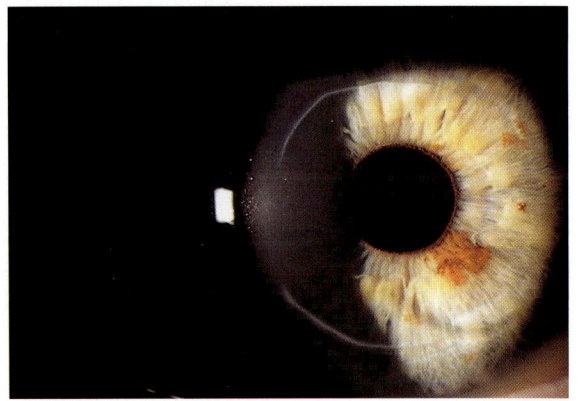

a

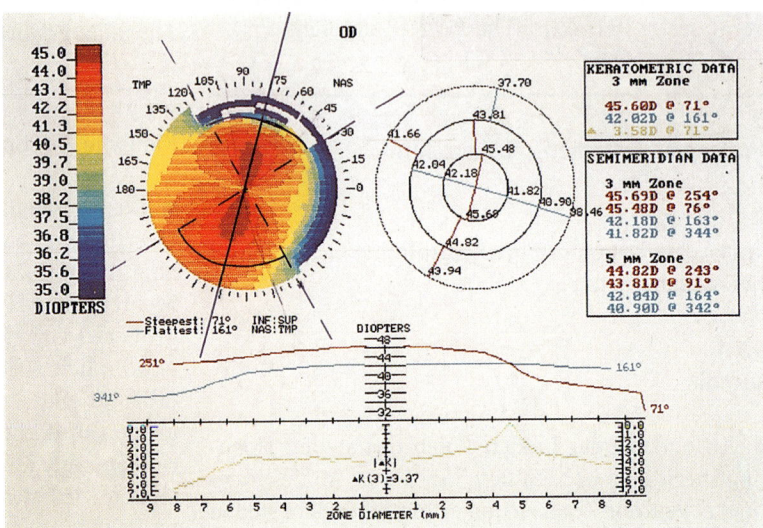

b

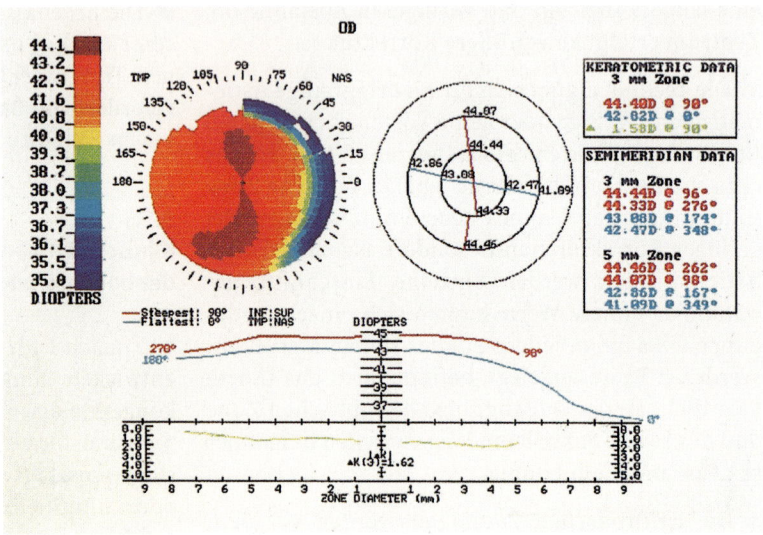

c

rekturen werden erzielt bei älteren Patienten, längeren Inzisionen (maximal 90°) und zusätzlichen Kompressionsnähten im senkrechten, also flachen Meridian. Durch diese Technik wird eine Korrektur von 6–15 dpt erreicht. Die Hornhauttraumatisierung ist minimal; die häufigsten Komplikationen sind Perforationen und Blendempfindlichkeit bei kleiner optischer Zone.

9.2 Bogenförmige lamellierende Keratotomie bei Astigmatismus

9.2.1 Technik

■ Bei dieser neuen Methode werden paarige lamellierende Keratotomien mit einer Bogenschnittlänge von 3 mm und mehr im steileren Meridian durchgeführt. Die optische Zone beträgt 7 oder 8 mm. Eine Verstärkung der refraktiven Wirkung ist durch Kompressionsfäden zu erreichen.

9.2.2 Klinische Ergebnisse

■ Ein stabiles Ergebnis ist bereits 4 Wochen postoperativ zu erreichen. Die Technik bietet eine mechanische Stabilität und ein niedriges Komplikationspotential. Nach einem Jahr zeigt sich bei der 7-mm-Zone eine durchschnittliche Astigmatismusabnahme von 3,65 dpt und bei der 8-mm-Zone von 2,75 dpt. Im steilen Meridian wird eine Abflachung von 0,62 dpt kombiniert mit einem Steilerwerden des flachen Meridians um 1,32 dpt. Langfristige Studien liegen noch nicht vor.

9.3 Astigmatische trapezförmige Keratotomie nach Ruiz

9.3.1 Technik

■ Die Technik besteht typischerweise aus 2 Paaren tangentialer Inzisionen, gefolgt von 2 Paaren semiradiär längsseits verlaufenden Inzisionen an den Endpunkten der tangentialen Einschnitte. Die minimale optische Zone für die tangentialen Inzisionen beträgt 6 mm, während die semiradiären Einschnitte auch bei optischen Zonen bis zu 3 mm angelegt werden können (je kleiner die optische Zone, um so größer die Korrektur). Keratotomieinzisionen dürfen sich weder kreuzen noch ineinander übergehen, da sonst Photophobien, Visusschwankungen, Instabilität und Epitheleinwachsung drohen.

9.3.2 Klinische Ergebnisse

■ Die Technik kann sowohl bei kongenitalem als auch bei postoperativem Astigmatismus von 6–8 dpt eingesetzt werden. Sicherheit und Wirksamkeit dieses Verfahrens bei der Behandlung des postoperativen Astigmatismus sind fraglich. Das Hornhauttrauma ist größer als bei der bogenförmigen Keratotomie, der i. allg. der Vorzug gegeben wird.

9.4 Keilresektion bei Astigmatismus

9.4.1 Technik

■ Ein Keil oder „wedge" von Hornhautgewebe wird über dem flachen Hornhautmeridian im Bereich der ursprünglichen Wunde exzidiert. Die Keilbreite wird mit einem Zirkel markiert oder beträgt annähernd 3 Uhrzeiten. Typischerweise wird die erste, ca. 0,5 mm breite Inzision ungefähr 6–8 dpt (pro weitere 0,1 mm – eine zusätzliche Dioptrie) korrigieren. Die Inzisionstiefe reicht bis zum mittleren Stroma bei maximaler Breite im Bereich der flachen Achse und einem stetigen Übergang zu den lateralen Grenzen. Die Inzisionen werden freihändig so gewinkelt fortgesetzt, daß sie sich an der Descemet-Membran treffen. Der Wedge wird vom inneren Rand her reseziert und die Wunde durch Einzelknüpfnähte geschlossen.

9.4.2 Klinische Ergebnisse

■ Hierbei handelt es sich um das effizienteste Verfahren zur Astigmatismuskorrektur mit der Möglichkeit, bis zu 20 dpt und mehr zu korrigieren. Die Operationstechnik wird v. a. zur Astigmatismuskorrektur nach Keratoplastik eingesetzt. Typischerweise beschränkt sich das Einsatzgebiet auf anderweitig nicht zu korrigierende Astigmatismen von mehr als 12 dpt. Einige Komplikationen wurden berichtet. Aufgrund der Nähte und der selektiven Fadenentfernung dauert die Rehabilitation mehrere Monate. Zusätzliche Kompressionsnähte im flachen Meridian haben eine günstige Wirkung.

10
Radiäre Keratotomie (RK)

10.1
Technik

■ Diese Technik wird in den westlichen Industrieländern kaum noch benutzt.

■ Die RK besteht aus einer Serie tiefer radiärer Inzisionen zwischen parazentraler Hornhaut und Limbus. Die geschwächte periphere Hornhaut deformiert sich unter der Einwirkung des intraokularen Druckes, wodurch sekundär eine Abflachung der zentralen Hornhautkurvatur eintritt.

■ Die chirurgischen Parameter (Durchmesser der optischen Zone, Zahl und Tiefe der Inzisionen) werden vor dem Eingriff mit Hilfe eines Nomogramms oder rechnergestützt bestimmt.

■ Lokalanästhetika sind erforderlich. Die Sehachse und die freie optische Zone werden mit einem stumpfen Mikroinstrument markiert (je größer die Refraktionsanomalie, um so kleiner die optische Zone). Der Rand der optischen Zone wird mit einem Ultraschallpachymeter an mehreren Stellen gemessen. Die Einschnittiefe des Diamantmessers kann auf bis zu 110% des dünnsten Meßwertes eingestellt werden, da das Hornhautgewebe beim Schneiden teilweise nach unten verdrängt wird.

■ Es gibt 2 Haupttechniken bei der chirurgischen Vorgehensweise:
- Bei der sog. amerikanischen, zentrifugalen Methode erfolgt die Inzision rückwärts von der optischen Zone Richtung Limbus.
- Bei der sog. russischen, zentripetalen Methode erfolgt ein Vorwärtsschneiden vom Limbus bis zur optischen Zone. Diese Methode erlaubt eine größere Korrekturbreite, geht jedoch auch mit dem größeren Risiko einer, die optische Zone zu tangieren.
- Die moderne „Zwei-Stufen-RK" nach Buzard ist eine Kombination beider Techniken in der dargestellten Reihenfolge. Die neuen Zwei-Stufen-Diamantmesser haben 2 Schneiden, wobei die vordere Schneide nur in den unteren 250 µm eingeschliffen ist. Eine weitere Variation ist die flache Spitze. Typischerweise werden 4–8 Inzisionen angelegt beginnend bzw. endend knapp vor dem Limbus, um postoperative Gefäßeinsprossungen zu vermeiden.

■ Für einen erfolgreichen Eingriff sollten die Inzisionen mindestens 85–90% der Hornhautdicke erreichen, sie jedoch nicht perforieren.

■ Aufgrund einer fortdauernden postoperativen Hyperopisierung wird zunächst eine leichte Unterkorrektur angepeilt. Eine Möglichkeit stellt die Reduktion der Inzisionsanzahl dar, um zunächst die individuelle Antwort des Patientenauges auf das Vorgehen zu überprüfen. Sollte es zu einer deutlichen Unterkorrektur kommen, können zusätzliche Inzisionen durchgeführt werden.

■ Bei der Mini-RK ist die Inzisionslänge verkürzt; der Einschnitt erfolgt zwischen optischer und äußerer Zone, deren Durchmesser 7–8 mm beträgt. Die refraktive Wirkung beträgt ca. 90% einer Standard-RK; die Hyperopisierung soll geringer und die Narbenstabilität besser sein.

10.2
Klinische Ergebnisse

■ Korrektion: Ältere Patienten reagieren besser auf die Korrektur. Bei einem 30jährigen Patienten soll eine Korrektur von maximal 5–6 dpt durchgeführt werden. Bei Myopien unter 1,5 dpt ist die Anwendung nicht sinnvoll.

■ Genauigkeit: Vorausgesetzt, das Patientengut ist sorgfältig ausgewählt, wird bei den meisten Patienten ein gutes Ergebnis erzielt. Die bisher längste multizentrische Studie an 793 Augen und einem Nachbeobachtungszeitraum von 10 Jahren ergab eine auf Emmetropie bezogene Refraktionsbreite von 0,5 dpt bei 38% der operierten Augen. Bei 60% der Augen war die Refraktion 1,0 dpt, 53% erreichten einen unkorrigierten Visus von 1,0 oder besser, während insgesamt 85% der Augen einen unkorrigierten Visus von 0,5 oder besser hatten. Bei niedrigen bis mittleren Myopiewerten ist die Erfolgsrate am höchsten. 70% der Patienten berichteten, innerhalb von 10 Jahren keine Fernkorrektur benötigt zu haben.

■ Eine progressive Hyperopisierung ist bei rund der Hälfte der Patienten festzustellen. Die durchschnittliche Hyperopisierung nach 10 Jahren beträgt 0,51 dpt. Die Hyperopisierungsrate beträgt 0,21 dpt/Jahr in den ersten 2 Jahren nach der Operation mit einer weiteren jährlichen Zunahme von 0,06 dpt.

■ Subjektive Beurteilung: Die Mehrheit der Patienten ist sehr zufrieden, rund 10% der Patienten sind enttäuscht.

- Postoperative Beschwerden: mäßige bis starke Schmerzen innerhalb der ersten 24 h nach dem Eingriff; Blendempfindlichkeit und ein reduziertes Kontrastsehvermögen persistieren über Wochen bis Monate und können gelegentlich bis zu 1 Jahr oder dauernd verbleiben. Viele Patienten erfahren ein „Star-burst-Phänomen" (strahlenförmige Linien um Lichtquellen bei Nachtsicht), das bei einigen Patienten Schwierigkeiten beim Nachtfahren hervorruft. Die obigen Symptome hängen v. a. vom Durchmesser der optischen Zone ab. Seit Einhaltung größerer optischer Zonen sind diese Beschwerden seltener geworden. Die Fluktuation der Sehkraft im Tagesverlauf ist ein typisches Beschwerdebild innerhalb der ersten Monate nach dem Eingriff, das nach einem Jahr signifikant abnimmt. In einigen Fällen kann dieses Problem bestehen bleiben.

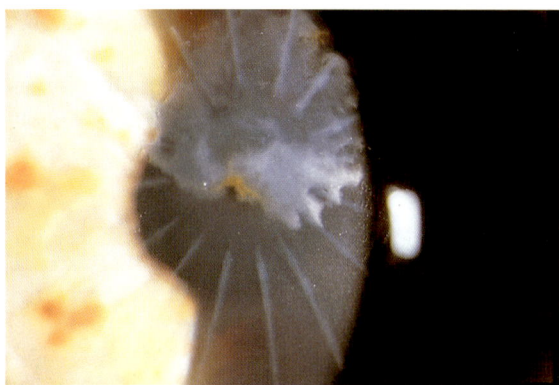

Abb. 29.7. Exzessive subepitheliale Fibrose nach radiärer Keratotomie mit Ausdehnung in die optische Zone

10.3
Komplikationen

- Es gibt eine Reihe von Nebenwirkungen, die nicht unbedingt eine negative Auswirkung auf den bestkorrigierten Fernvisus haben. So kann z. B. eine symptomatische Presbyopie induziert werden, insbesondere bei Überkorrekturen. Anisometropie oder Störungen des Binokularsehens mit deutlichem Verlust an Tiefenschärfe sind weitere Beispiele. Weitere chirurgische Maßnahmen oder Kontaktlinsen sind in solchen Fällen erforderlich. Das Problem mit der Vorhersagbarkeit spiegelt sich in Studien wieder, in denen eine Zusatzkorrektur in 14–26% nach 2 und 30% nach 10 Jahren zeitweise oder ganzzeitig getragen werden muß. Eine postoperative Astigmatismuserhöhung von 1–3 dpt kommt in 2–11% aller Augen vor. Blendempfindlichkeit und tageszeitabhängige Visusschwankungen können in seltenen Fällen auch langfristig persistieren.

- Die Kontaktlinsenanpassung nach RK ist schwieriger, da harte Linsen oft dezentrieren, während bei weichen Linsen die Gefahr einer Vaskularisation in der Keratotomienarbe droht.

- Seltene Komplikationen: Implantation von Epithel oder Zelldetritus im Inzisionsbereich, subepitheliale Fibrose (Abb. 29.7), punkt- und landkartenartige Veränderungen der Epithelbasalmembran, minimaler Endothelzellverlust (unter 10% der Fälle). Eine epitheliale Eisenlinie macht gewöhnlich keine Beschwerden.

- Eine Abnahme des bestkorrigierten Visus (mehr als 2 Snellen-Zeilen) tritt bei 1–3% aller Patienten auf. Eine Abnahme des Sehvermögens kann beispielsweise durch die Erzeugung eines irregulären Astigmatismus entstehen, welcher ebenfalls zu monokularer Diplopie und reduziertem Kontrastsehen führen kann.

- Ernsthafte Folgen können nach intraoperativen Hornhautperforationen entstehen.

- Die Keratotomiestellen stellen kurzfristig, prinzipiell jedoch auch langfristig einen „Locus minoris resistentiae" dar. Über traumatische Rupturen entlang der ehemaligen Inzisionen wurde in einzelnen Fällen berichtet, u. a. 3, 5 und gar 10 Jahre nach der Operation. Je nach Trauma können solche Rupturen zum Verlust intraokularer Strukturen und zu einer Amotio retinae führen.

- Spätere intraokulare Eingriffe an RK-operierten Augen können gefahrvoller und technisch schwieriger verlaufen. Beispielsweise kann es zu einer Dehiszenz von Keratotomienarben im Rahmen einer Trepanation bei perforierender Keratoplastik kommen; die Berechnung einer Intraokularlinse für eine Kataraktoperation erfordert besondere Kenntnisse.

- Regressionen können durch PRK oder LASIK (frühestens 1,5–2 Jahre nach RK) behandelt werden.

- Anästhesiebezogene Komplikationen hängen vom Betäubungsverfahren ab und sind sehr selten.

11
Intrastromale korneale Ringsegmente (Intacs™)

- Es handelt sich um die neuste Entwicklung des sog. intrakornealen Ringes. Intacs™ werden von der Kera Vision Inc., Fremont, CA/USA hergestellt. Der

Vertrieb in deutschsprachigen Raum erfolgt durch die Fa. Domilens, Hamburg. Die Intacs™ im gegenwärtigen Design bestehen aus 2 Polymethylmethylmetacrylat (PMMA)-Halbringen mit 150° Bogenlänge. Die Dicke der Ringsegmente richtet sich nach der angestrebten Korrektur.

- Das Wirkprinzip beruht darauf, daß durch Verdrängung der Stromalamellen in der mittleren Peripherie eine Verkürzung der zentralen Bogenlänge mit Abflachung im optischen Zentrum entsteht. Der gegenwärtige Korrekturbereich reicht von −1 bis maximal −5,5 dpt. Der korneale Astigmatismus darf nicht über 1 dpt liegen.

11.1
Technik

- Der Eingriff wird im Regelfall in Tropfanästhesie, oft durch eine Sedierung ergänzt, durchgeführt. Nach der Markierung der Hornhautmitte wird die Hornhautdicke im Inzisionsbereich pachymetrisch ermittelt. Ein Diamantmesser (15°-Klinge) wird auf 68% der gemessenen Hornhautdicke eingestellt und ein 1,8 mm großer peripherer radiärer Schnitt bei 12 Uhr angelegt. Mit einem Suarez-Spreizer werden die Stromataschen an der Inzisionsbasis präpariert und deren Tiefe und seitliche Ausdehnung nachgemessen. Nun wird der Vakuumsaugring mit eingesetztem Inzisionsmarkeur aufgesetzt und der stromale Dissektor im Uhrzeiger- und gegen den Uhrzeigersinn über 180–190° vorgeschoben. Nach Lösen des Vakuums wird die Inzision gespült und die Intacs™ mit einer Spezialpinzette und Sinskey-Hacken eingeführt. Die Inzision wird mit einer 10-0- oder 11-0-Nylonnaht verschlossen. Einige Operateure verzichten auf einen Nahtverschluß.

11.2
Klinische Ergebnisse

- Große Studien liegen noch nicht vor. Die verfügbaren Daten zeigen einen beinah sofortigen Anstieg des s.c. (Sine-correctione)-Visus am 1. postoperativen Tag. Ein stabiler Rohvisus von 0,5 oder mehr wird nach Studie in 94–100% der Fälle 3 Monate nach der Operation erreicht. Derzeitige 12-Monats-Daten zeigen eine fortdauernde Stabilität der Refraktion: die Regression liegt im Bereich von 0,3 dpt. Über einen Verlust von 2 Snellen-Linien des bestkorrigierten Visus wurde nicht berichtet, eine Snellen-Linie verloren je nach Studie zwischen 0% und 40% der Augen. An einigen Augen wurde über einen erfolgreichen und problemlosen Ringaustausch bei primärer Unter- bzw. Überkorrektur berichtet. Im Gegensatz zu PRK oder LASIK ist eine refraktive Reversibilität des Verfahrens durch Intacs™-Explantation gewährleistet. Hingegen bleibt der morphologische Zustand der peripheren Kornea durch verbleibende Trübungen und Ablagerungen in den Ringkanälen auch nach der Explantation beeinträchtigt. Die positive Asphärizität, d.h. Abflachung von der Hornhautmitte zur Peripherie hin, bleibt bei der Intacs™-Implantation erhalten. Die Kontraindikationen (mit Ausnahme des Keratokonus) sind in etwa mit denen der PRK vergleichbar (s. Abschn. 6.2).

11.3
Komplikationen

- Die radiäre Inzision bei 12 Uhr, verschlossen durch eine Einzelknüpfnaht, induziert einen Astigmatismus mit der Regel. Der induzierte Astigmatismus korreliert mit der Stärke der implantierten Ringe. Bei dünnen Intacs™ werden 0,25- bis 0,5-dpt-Zylinder induziert, in rund 20% der Fälle ist ein induzierter Astigmatismus von 1 dpt oder mehr zu erwarten. In Einzelfällen mit Astigmatismus über 2 dpt wurden die Intacs™ erfolgreich explantiert.

- In nahezu allen Fällen ist eine Ablagerung von extrazellulärem Material in den Positionierungslöchern und im Intacs™-Tunnel zu verzeichnen (Abb. 29.8). Eine zirkuläre Eisenlinie bildet sich aus.

- Bei Durchbruch der beiden Tunnelhälften verschieben sich die Segmente nach kaudal bis zum vollständigen Kontakt. Epitheleinwanderung in den

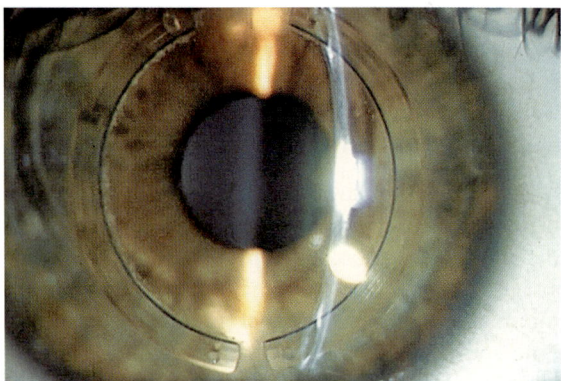

Abb. 29.8. Symmetrisch positionierte Ringsegmente in einem reizfreien Auge. Typische Ablagerungen im Stromatunnel sind sichtbar. (Abb. von J. Ruckhofer, Salzburg)

Stromatunnel kann in bis zu 30% der Augen vorkommen. Epithelimplantationszysten im Inzisionsbereich sind seltener und üblicherweise stationär. Über folgende sonstige seltene Komplikationen wurde berichtet: Perforation der Descemet-Membran, intrastromale bakterielle sowie sterile Keratitis, verzögerte Heilung im Inzisionsbereich, Stromaausdünnung oder Fistelbildung bei inadäquatem Schnittverschluß.

- Wahrnehmung der Randzone des Ringes bei weiter Pupille, üblicherweise abends, wird von den Patienten angegeben. Im Laufe weniger Monate nimmt diese Beobachtung kontinuierlich ab.

- Refraktionsschwankungen bis zu 0,5 dpt während des Tages mit einer abendlichen Myopisierung können vorkommen.

12
Epikeratophakie

12.1
Technik

- Es handelt sich um eine Operation, bei der kommerziell vorgefertigtes Gewebe verwandt wird. Nach der Markierung der optischen Achse wird das Epithel – mit Ausnahme einer kleinen zentralen Insel und der peripheren Manschette – mechanisch abradiert. Mit Hilfe eines Trepans wird eine zirkuläre Keratotomie im mittleren Stroma durchgeführt. Bisweilen wird mit der Vannas-Schere die 360°-Keratotomie nach zentral ausgeweitet. Eine schmale periphere Lamelle wird unterminiert, um als Verankerungsbett für den Lentikel zu dienen. Dann wird das zentrale Epithel sorgfältig entfernt und der Lentikel auf die Hornhaut aufgelegt und befestigt.

12.2
Klinische Ergebnisse

- Ermöglicht einen großen Korrekturumfang.

- Bei der Behandlung bestimmter Keratokonusstadien ist die Epikeratophakie oft eine gute Alternative, die eine perforierende Keratoplastik ersetzen oder verzögern kann.

- Die Vorhersagbarkeit bei der Behandlung der hyperopiebedingten Anisometropie ist zufriedenstellend, jedoch nicht bei Patienten, die jünger als 1 Jahr sind. Bei Aphakie im Kindesalter liegen 85%, im Erwachsenenalter 75% aller Augen im Bereich von ±3 dpt. Im Bereich von ±4 dpt befinden sich 90% der Erwachsenen. Extreme Fälle einer Unter- oder Überkorrektur können auftreten.

12.3
Komplikationen

- Ein irregulärer Astigmatismus tritt nach einer Epikeratophakie recht häufig auf und kann dann zu einer Visusreduktion führen. Bei regulärem Astigmatismus ist eine Zylinderzunahme von ungefähr 0,5 dpt zu verzeichnen.

- Verglichen mit anderen refraktiven Verfahren ist die Wiederherstellung des Sehvermögens nach Epikeratophakie besonders langsam. Eine der Ursachen kann eine verzögerte Epithelialisierung des Transplantates sein. Einbußen beim bestkorrigierten Sehvermögen treten bei bis zu einem Drittel aller Augen ein.

- Im Gegensatz zur Hyperopie ist die Vorhersagbarkeit und die Stabilität der Epikeratophakie bei der Myopie schlecht (Regression). Daher stellt die Myopie keine Epikeratophakieindikation mehr dar.

- Trotz ursprünglicher Hoffnungen auf eine reversible „Biolinse" ist der Eingriff nicht immer reversibel. Denn die Hornhaut kann beim Ersteingriff bzw. bei der Linsenentfernung geschädigt werden oder die Refraktion ändern.

- Insgesamt sind die Komplikationen mit denen nach Keratomileusis vergleichbar, obwohl die mikrokeratomassoziierten Risiken selbstverständlich entfallen.

13
Intraokulare Refraktionsimplantate

- Die größte Erfahrung mit Minus-IOL für phake Augen wurden bisher mit Vorderkammerlinsen (VKL) gemacht. Als Beispiele seien die kammerwinkelfixierte Multiflex-VKL oder die irisgetragene Worst-Ophtec-VKL zu nennen, wobei die letztere wegen geringerer Endothelschädigung empfohlen wird. Seit Fjodorows Entwicklungen gibt es eine Reihe von Berichten über die Implantation einer Silikonhinterkammerlinse in den Sulcus ciliaris phaker Augen. Obwohl im Idealfall ein 200–400 μm großer Freiraum zwischen dem Implantat (z.B. Fechner-Adatomed-IOL) und der kristallinen Linse verbleibt, wurde mehrfach über Kataraktentstehung berichtet. Als eine weitere Entwicklung wurde von der Fa. STAAR Surgical AG die sog. implantierbare Kontaktlinse (ICL™) aus flexiblem hydrophilen Kollagen/Hema Kopolymer auf den Markt gebracht. Ein 3 mm langer „Clear-cornea-Tunnel" eignet sich zur Implantation. Mindestens 2 periphere Iridotomien/Iridektomien müssen angelegt werden, um einem Pupillarblock vorzubeugen. Dies kann entweder präoperativ mit einem Nd:YAG-Laser oder intraoperativ mit Vitrektor/Schere durchgeführt werden. Trotz einiger ermutigender Publikationen wurde auch bei der ICL über einen kataraktogenen Effekt berichtet. Trotz eines IOL-Iris-Kontaktes wurde bisher kein Pigmentdispersionsglaukom beschrieben. Die Langzeitprognose der ICL-Implantation ist unbekannt, daher ist dieses Verfahren gegenwärtig als klinisch-experimentell einzustufen.

WEITERFÜHRENDE LITERATUR

American Academy of Ophthalmology (1993) Radial keratotomy for myopia. Ophthalmology 100:1103
Argento CJ, Cosentino MJ (1998) Laser in situ keratomileusis for hyperopia. J Cataract Refract Surg 24:1050
Baïkoff G, Maia N, Poulhalec D et al. (1999) Diurnal variations in keratometry and refraction with intracorneal ring segments. J Cataract Refract Surg 25:1056
Barraquer JI (1981) Keratomileusis for myopia and aphakia. Ophthalmology 88:701
Burris TE (1998) Intrastromal corneal ring technology: results and indications. Curr Opin Ophthalmol 9:9
Colin J, Robinet A, Cochener B (1999) Retinal detachment after clear lens extraction for high myopia. Ophthalmology 106:2281
Gimbel HV, Levy SG (1998) Indications, results, and complications of LASIK. Curr Opin Ophthalmol 9:3
Gimbel HV, DeBroff BM, Beldavs RA et al. (1995) Comparison of laser and manual removal of corneal epithelium for photorefractive keratectomy. J Refract Surg 11:36
Höh H, Rehfeldt K, Reiß G (1999) Myopiekorrektur mit dem intrakornealen Ring. Ophthalmologe 96:717
Knorz M, Liermann A, Jendritza B, Hugger P (1998) LASIK for hyperopia and hyperopic astigmatism – results of a pilot study. Seminars Ophthalmol 13:83
Knorz MC, Hugger P, Jendritza B, Liermann A (1999) Dämmerungssehvermögen nach Myopiekorrektur mittels LASIK. Ophthalmologe 96:711
Lee JS, Oum BS, lee BJ, Lee SH (1998) Photorefractive keratectomy for astigmatism greater than –2.00 diopters in eyes with low, high, or extreme myopia. J Cataract Refract Surg 24:1456
Lohmann CP, Güell JL (1998) Regression after LASIK for the treatment of myopia: the role of the corneal epithelium. Semin Ophthalmol 13:79

McDonnell PJ, Neumann AC, Sanders DR et al. (1989) Radial thermokeratoplasty. J Refractive Surg 5:50–55
McDonnell PJ, Campos M, Hertzog L, Garbus JJ (1993) Photorefraktive Keratektomie zur Korrektur von myopem Astigmatismus. Klin Monatsbl Augenheilkd 202:238
McGee CNJ, Taylor HR, Gartry DS, Trokel SL (eds) (1997) Excimer lasers in ophthalmology: principles and practice. Martin Dunitz, London
Müller HM, Steinkamp GWK, Richter R et al. (1998) Korrektur des myopen Astigmatismus mit dem VISX 20/20 Excimer-Laser. Ophthalmologe 95:413
Nordwald K, Anders N, Walkow T, Pham DT (1999) Langfristige Stabilität der Astigmatismusänderung nach bogenförmigen lamellierender Keratotomie. Dreijahresergebnisse einer prospektiven Studie. Ophthalmologe 96:453
Parmley V, Ng J, Gee B et al. (1995) Penetrating keratoplasty after radial keratotomy. A report of six patients. Ophthalmology 102:947
Petersen H, Seiler T (1999) Laser-in-situ-Keratomileusis (LASIK). Intraoperative und postoperative Komplikationen. Ophthalmologe 96:240
Pinheiro MN, Bryant MR, Payyanipour R et al. (1995) Corneal integrity after refractive surgery. Effects of radial keratotomy and mini-radial keratotomy. Ophthalmology 102:297
Quurke A, Schmidt-Petersen H, Seiler T (1998) Komplikationen der photorefraktiven Keratektomie zur Myopiekorrektur. Ophthalmologe 95:734
Reichel MB, Busin M, Koch F, Sekundo W (1995) Traumatische Wunddehiszenz und Hornhautruptur $3^{1}/_{2}$ Jahre nach radiärer Keratotomie. Klin Monatsbl Augenheilkd 206:266
Rosen E, Gore C (1998) Staar Collamer posterior chamber phakic intraocular lens to correct myopia and hyperopia. J Cataract Refract Surg 24:596
Ruckhofer J, Alzner E, Grabner G (1998) Intrastromale Corneale Ring Segmente (ICRS®). Einjahresergebnisse der ersten 25 Eingriffe. Klin Monatsbl Augenheilk 213:147
Seiler T (Hrsg) (2000) Refraktive Chirurgie der Hornhaut. Enke, Stuttgart
Swinger CA (1987) Postoperative astigmatism – a review. Surv Ophthalmol 31:219
Thompson VM (1995) Excimer laser phototherapeutic keratectomy: clinical and surgical aspects. Ophthalmic Surgery Lasers 26:461
Trindade F, Pereira F (1998) Cataract formation after posterior chamber phakic intraocular lens implantation. J Cataract Refract Surg 24:1661
Waring GO (1992) Refractive keratotomy for myopia and astigmatism. Mosby-Year Book, St Louis
Wiegand W, Krusenberg B, Kroll P (1995) Keratomileusis in situ bei hoher Myopie. Ophthalmologe 92:402
Wiesinger-Jendritza B, Knorz MC, Hugger P, Liermann A (1998) Laser in situ keratomileusis assisted by corneal topography. J Cataract Refract Surg 24:166
Wilson SE (1998) LASIK: management of common complications. Cornea 17:459

Nahtmaterial, Intraokularlinsen, Operationszubehör 30

1	Nahtmaterial	809
1.1	Fadenstärke	810
1.2	Sterilisation von Nahtmaterial	810
1.3	Übersicht über ophthalmologisch relevantes Nahtmaterial	810
1.3.1	Natürliches resorbierbares Nahtmaterial	810
1.3.2	Synthetisches resorbierbares Nahtmaterial	811
1.3.3	Resorptionsvorgang	812
1.3.4	Nichtresorbierbares Nahtmaterial	812
1.4	Übersicht über ophthalmologisch relevante Nadeln	812
2	Intraokularlinsen	813
2.1	Faltbare Intraokularlinsen für die Kleinschnittkataraktchirurgie	818
2.2	Implantationstechniken	818
2.3	Nachstarbehandlung und IOL-Material	820
3	Episklerale Plomben	821
4	Implantate	821
5	Prothesen und Epithesen	822
6	Operationszubehör, Instrumente	822

1 Nahtmaterial

■ Das in der heutigen Medizin eingesetzte chirurgische Nahtmaterial dient zum Zusammenfügen von durchtrennten Geweben und zum Abbinden von Gefäßen.

■ Zahlreiche Faktoren beeinflussen die Wundheilung: Beispiele sind die Art des Fadenmaterials, die benutzte Nadel und die Nahttechnik des Chirurgen.

■ Idealerweise gewinnt im Verlauf des Heilungsprozesses das durchtrennte Gewebe seine frühere Festigkeit zurück, und das Nahtmaterial verliert in gleicher Weise seine gewebeunterstützende Funktion.

■ Der für die Heilung erforderliche Zeitraum hängt von der Art der Gewebedurchtrennung ab und erfordert die Verwendung unterschiedlicher Nahtmaterialien (schnell, langsam oder nicht resorbierbares Material).

■ Wie jeder Fremdkörper, so kann auch implantiertes Nahtmaterial zu einer Gewebeirritation bis hin zur Fremdkörperreaktion führen. Ausschlaggebende Faktoren sind z.B. die Nahttechnik (+/– traumatisierend), lokale Durchblutungsstörungen (Gefäßverschlüsse) und eine echte Fremdkörperreaktion auf das implantierte Nahtmaterial.

■ Die Zugfestigkeit (Reißkraft) einer Naht ist die Kraft, die benötigt wird, um die Naht zu zerreißen und wird in Newton (N) angegeben.

■ Man unterscheidet zwischen Reißkraft des einzelnen Fadens (linearer Zug) und Reißkraft im Knoten-

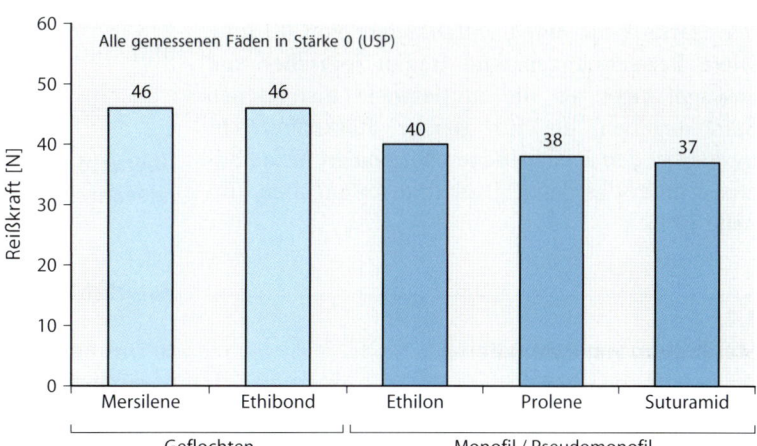

Abb. 30.1. Mittlere Knotenreißkraft nichtresorbierbarer Fäden. (Mit freundlicher Genehmigung der Fa. Ethicon)

Abb. 30.2. Mittlere Knotenreißkraft resorbierbarer Fäden. (Mit freundlicher Genehmigung der Fa. Ethicon)

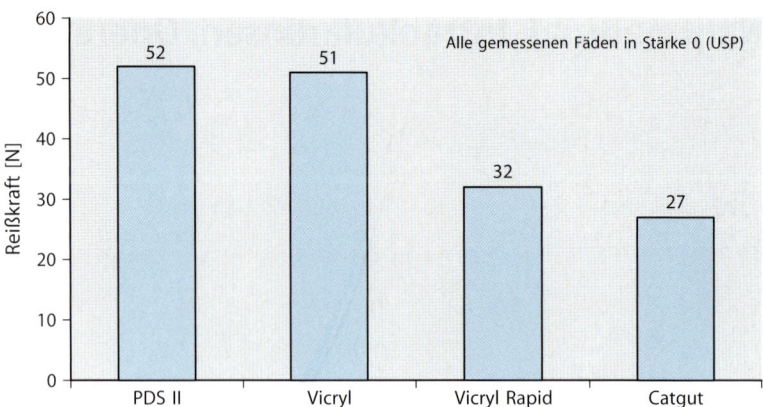

zug (Kraft, die benötigt wird, einen geknoteten Faden zu zerreißen).

■ Da der Wert der Reißkraft im Knotenzug bedeutend geringer ist als der Wert bei linearem Zug, ist v. a. die Angabe für den Knotenzug für den Operateur wichtig (Abb. 30.1 und Abb. 30.2).

1.1 Fadenstärke

■ Mit der Veröffentlichung der Europäischen Pharmakopöe (Ph. Eur. = Pharmacopoea Europaea), die von der Europäischen Arzneibuchkommission in Straßburg unter Aufsicht des Europarates erarbeitet wurde, ist eine Angleichung der Fadensortierung und Stärkenbezeichnungen für chirurgisches Nahtmaterial in Europa erreicht worden. Die Monographien in der Ph. Eur. über chirurgisches Nahtmaterial sind inhaltlich weitgehend mit der amerikanischen Pharmakopöe (USP) abgestimmt.

■ Die Ph. Eur. schreibt eine Dezimalsortierung vor. Die Stärkenbezeichnung ist metrisch; sie gibt die Fadendurchmesser in 1/10 mm wieder: Ein Faden der Stärke 1 hat einen Durchmesser von 0,1 mm. Diese Bezeichnungen sind fraglos logischer und aussagefähiger als die mittlerweile historischen Stärkeangaben, die für gleiche Stärkenbezeichnungen in den verschiedenen nationalen Arzneibüchern unterschiedliche Durchmesser angaben (Tabelle 30.1).

1.2 Sterilisation von Nahtmaterial

■ Gemäß den Vorschriften des Europäischen Arzneibuches werden die heute verwendeten Nahtmaterialien überwiegend in zweifach versiegelter Fadeneinzelpackung angeboten.

Die Sterilisation erfolgt mit Ethylenoxidgas oder mittels ionisierender Strahlung (^{60}Co).

1.3 Übersicht über ophthalmologisch relevantes Nahtmaterial

1.3.1 Natürliches resorbierbares Nahtmaterial

■ Das erste resorbierbare Nahtmaterial, das beim Menschen eingesetzt wurde, war Catgut. Zeitversetzt dazu suchte die Industrie Alternativen und verarbeitete Gewebe verschiedenster Tierarten zu

Tabelle 30.1. Stärkebezeichnungen für chirurgisches Nahtmaterial. (Mit freundlicher Genehmigung der Fa. Ethicon)

Resorbierbar (CATGUT)	Metrisch	Nichtresorbierbar sowie synthetisch resorbierbar	Durchmesserspanne [mm]
–	0,01	12–0	0,001–0,009
–	0,1	11–0	0,010–0,019
–	0,2	10–0	0,020–0,029
–	0,3	9–0	0,030–0,039
–	0,4	8–0	0,040–0,049
8–0	0,5	7–0	0,050–0,069
7–0	0,7	6–0	0,070–0,099
6–0	1	5–0	0,100–0,149
5–0	1,5	4–0	0,150–0,199
4–0	2	3–0	0,200–0,249
3–0	2,5	2–0	0,250–0,299
3–0	3	2–0	0,300–0,349
2–0	3,5	0	0,350–0,399
0	4	1	0,400–0,499
1	5	2	0,500–0,599
2	6	3	0,600–0,699
3	7	5	0,700–0,799
4	8	6	0,800–0,899
5	9	7	0,900–0,999

Fäden, die jedoch in der Praxis nicht brauchbar waren. Eine Ausnahme bildeten Rindersehnen, aus denen ein Faserbrei hergestellt wurde, der dann zu dünnen, breiten Folien ausgegossen wurde. Aus den Folien schnitt man Bändchen, die zu Fäden verzwirnt wurden (Brocafil, Bayer 1949). Obwohl die Industrie den Kollagenfaden aus der Rindersehne nach modernsten Verfahren herstellte, konnte sich dieser Faden wegen verschiedener Mängel nicht durchsetzen.

Normales Catgut (Fa. Ethicon, Fa. Resorba)

- Herstellung: aus der Submukosa oder der Mukosa vom Schaf- oder Rinderdarm. Der Darm wird längs gespalten; die Kollagenbänder werden zu runden Fäden verdreht, chemisch gereinigt, getrocknet und poliert.
- Verhalten im Gewebe: leukozytäre Infiltration im Zuge der Resorption. Abbau durch proteolytische Enzyme.
- Fadenstruktur: monofil.
- Fadenstärke: metrisch 0,7–9.
- Sterilisation: Gammastrahlen (25 kGy).
- Die Aufbewahrungslösung ist alkoholisch. Dadurch erreicht man eine bessere Geschmeidigkeit und Knüpfbarkeit des Fadens.

Chromiertes Catgut (Fa. Ethicon, fa. Resorba)

- Herstellung: zunächst wie normales Catgut.
- Imprägnierung: Zur Resorptionsverzögerung wird der Faden mit Chromsalzen behandelt. Dadurch entsteht auch die Braunfärbung. Die Resorptionszeit wird durch die Behandlung fast verdoppelt.
- Verhalten im Gewebe: wie normales Catgut.
- Fadenstruktur: monofil.
- Fadenstärke: metrisch 0,7–9.
- Sterilisation: Gammastrahlen (25 kGy).
- Aufbewahrungslösung: wie normales Catgut.

1.3.2
Synthetisches resorbierbares Nahtmaterial

- 1968 wurde von Nahtmaterialherstellern erstmals ein synthetischer Faden aus Polyglykolsäure angeboten. Dieser Faden hatte die Eigenschaft, sich im Gewebe nach einer kurzen, definierten Zeitspanne aufzulösen. Da sich dieses Nahtmaterial bzw. seine verschiedenen Derivate bei unterschiedlichsten Anwendungen sehr gut bewährt hat, wird heute kaum noch auf natürliche resorbierbare Nahtmaterialien (z. B. Catgut) zurückgegriffen.

Vicryl (Polyglactin 910), ungefärbt oder violett (Fa. Ethicon)

- Herstellung: durch Kopolymerisation von Glykolid und Laktid nach Einmischen des Farbstoffs. Die Faserbildung erfolgt nach dem sog. Trockenspinnverfahren. Anschließend Flechten und Imprägnieren.
- Imprägnierung: Polyglactin 370.
- Verhalten im Gewebe: sehr geringe Gewebereaktion. Resorption durch Hydrolyse.
- Fadenstruktur: geflochten und monofil.
- Fadenstärke: metrisch 0,1–5.
- Sterilisation: Ethylenoxidgas.

PDS II (Polydioxanon), violett, blau, ungefärbt (Fa. Ethicon)

- Herstellung: Polymerisation von p-Dioxanon unter Beimischung des Farbstoffs. Die Faserbildung erfolgt nach einem speziellen Trockenspinnverfahren.
- Verhalten im Gewebe: sehr geringe Gewebereaktion. Resorption durch Hydrolyse.
- Fadenstruktur: monofil.
- Fadenstärke: metrisch 0,3–4.
- Sterilisation: Ethylenoxidgas.

Dexon (Fa. B. Braun-Dexon)

- Herstellung: Dexon ist ein synthetischer resorbierbarer Faden aus Polyglykolsäure. Polyglykolsäure ist das Polymer der Glykolsäure (Hydroxyessigsäure). Die Synthese erfolgt über das zyklische Dimer, das Glykoid. Das gewonnene Polymer wird schmelzextrudiert, zu reinen Monofilamenten gleicher Stärke verstreckt und präzisionsgeflochten.
- Verhalten im Gewebe: minimale Gewebereaktion. Resorption durch Hydrolyse.
- Fadenstruktur: geflochten.
- Fadenstärke: metrisch 0,4–1,5.

1.3.3
Resorptionsvorgang

Die Resorption der Nähte erfolgt in 2 Phasen. In der frühen postoperativen Phase nimmt die Zugfestigkeit ab. Anschließend (nach fast vollständigem Verlust der Zugfestigkeit) verkürzt sich das verbleibende Nahtmaterial (zweite Phase der Resorption). In der Folge kommt es dann zum vollständigen Auflösen der Naht.

1.3.4
Nichtresorbierbares Nahtmaterial

Ethilon-Polyamid, schwarz, weiß, blau (Fa. Ethicon)

- Herstellung: Polymerisation von ε-Caprolactam; für die Fadenstärke metrisch 0,5–0,01. Herstellung durch Polykondensation von Hexamethylendiamin und Adipinsäure. Faserbildung nach dem Trockenspinnverfahren.
- Verhalten im Gewebe: minimale Gewebereaktion; nicht resorbierbar.
- Fadenstruktur: monofil.
- Fadenstärke: metrisch 0,01–5.
- Sterilisation: Gammastrahlen (25 kGy).

Prolene (Polypropylen), blau, weiß (Fa. Ethicon)

- Herstellung: Polymerisation von Propylen. Herstellung des Fadens aus dem gefärbten Granulat nach dem Trockenspinnverfahren.
- Verhalten im Gewebe: sehr geringe Gewebereaktion. Nicht resorbierbar, da enzymatisch inert.
- Fadenstruktur: monofil.
- Fadenstärke: metrisch 0,2–3,5.
- Sterilisation: Ethylenoxidgas.

Nurolon (Polyamid), schwarz (Fa. Ethicon)

- Herstellung: Polykondensation von Hexamethylendiamin und Adipinsäure. Faserbildung nach dem Trockenspinnverfahren. Flechten, Färben der Geflechte, Imprägnieren. Die Imprägnierung erfolgt mit raffiniertem Bienenwachs.
- Verhalten im Gewebe: mäßige Gewebereaktion; nicht resorbierbar.
- Fadenstruktur: geflochten.
- Fadenstärke: metrisch 1–7.
- Sterilisation: Gammastrahlen (25 kGy).

PERMA-Seide, schwarz, weiß, blau (Fa. Ethicon)

- Herstellung: Der Rohstoff wird aus den Kokons der Seidenspinnerraupe gewonnen. Die Fasern werden versponnen, entbastet und geflochten. Das Geflecht wird anschließend gefärbt und mit raffiniertem Bienenwachs imprägniert.
- Verhalten im Gewebe: gewebefreundlich; nicht resorbierbar.
- Fadenstruktur: geflochten und gedreht.
- Fadenstärke: metrisch 0,3 und 0,4 (gedreht) und 0,4–8 (geflochten).
- Sterilisation: Gammastrahlen (25 kGy).

Mersilene (Polyester), grün, schwarz, weiß (Fa. Ethicon)

- Herstellung: Polymerisation von Ethylenglykol und Terephtalsäure. Faserbildung nach dem Trockenspinnverfahren. Flechten, Färben, Tempern des Geflechts, Imprägnieren.
- Verhalten im Gewebe: geringe Gewebereaktion; nicht resorbierbar.
- Fadenstruktur: monofil, gezwirnt, geflochten.
- Fadenstärke: metrisch 0,2 (monofil), 0,5 (gezwirnt), 0,7–7 (geflochten).
- Sterilisation: Gammastrahlen (25 kGy).

1.4
Übersicht über ophthalmologisch relevante Nadeln

- In der Ophthalmologie verwendet man heutzutage nur die gewebeschonenden, bereits armierten Nadel-Faden-Kombinationen. Öhrnadeln sind obsolet.
- Folgende Merkmale sollte eine gute chirurgische Nadel aufweisen:
- Optimale Bruchfestigkeit.
- Optimale Biegefestigkeit.
- Rostfrei.
- Griffig.
- Qualitativ hochwertiger Schliff.
- Verschiedenste Gewebestrukturen erfordern unterschiedlichste Nadelkurvaturen, Nadelspitzenformen und Nadelspitzenschliffe (s. Abb. 30.3–30.6).

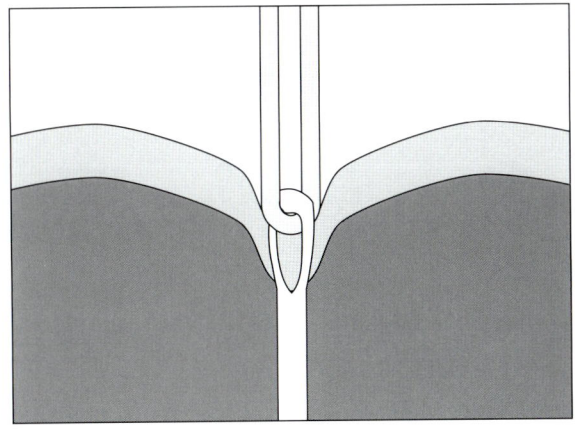
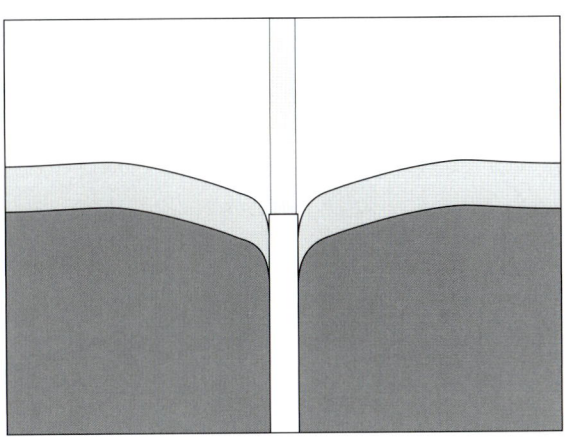

Abb. 30.3 a, b. Nähen mit Öhrnadel und mit Nadel-Faden-Kombination. **a** Die Verdoppelung des Fadens sowie das Nadelöhr führen zu Gewebeschädigungen im Stichkanal.

b Der einfache Faden mit dem praktisch übergangslosen Schaft hinterläßt nur ein geringes Trauma im Stichkanal. (Mit freundlicher Genehmigung der Fa. Resorba)

Abb. 30.4. Nadelaufbau. (Mit freundlicher Genehmigung der Fa. Resorba)

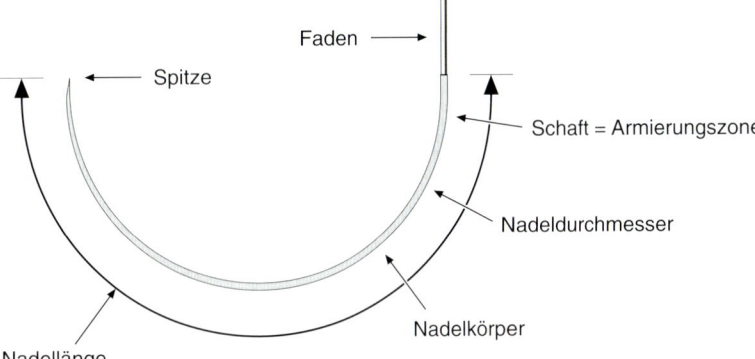

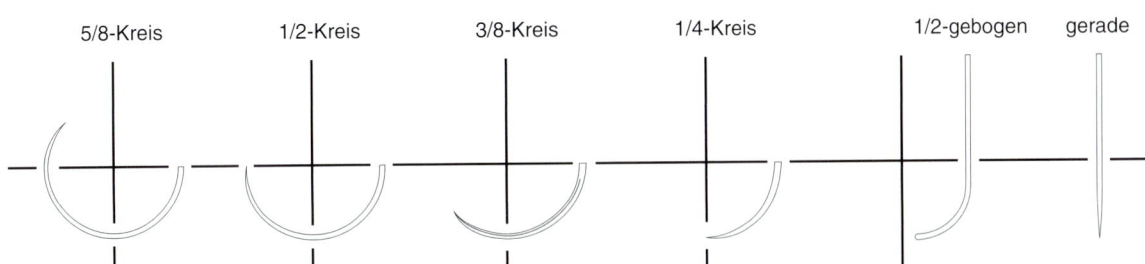

Abb. 30.5. Kurvaturvariablen bei chirurgischen Nadeln. (Mit freundlicher Genehmigung der Fa. Resorba)

2 Intraokularlinsen

Aufbau und Material von Intraokularlinsen (IOL)

■ Intraokularlinsen [Hinterkammerlinsen (HKL), Vorderkammerlinsen (VKL), irisgetragene Linsen] werden je nach Produktionsverfahren in 2 große Gruppen eingeteilt:

- Einteilige Intraokularlinsen (HKL, VKL): Haptik und Optik werden vorwiegend aus einem Werkstoff gefertigt (Abb. 30.7).
- Mehrteilige Intraokularlinsen (HKL): Optik und Haptik werden aus unterschiedlichen Kunststoffen gefertigt (Abb. 30.8). Die Optik besteht bei starren Linsen in der Regel aus Polymethylmetacrylat (PMMA). Die Haptik wird aus einem anderen Werkstoff gefertigt und an der Optik befestigt.

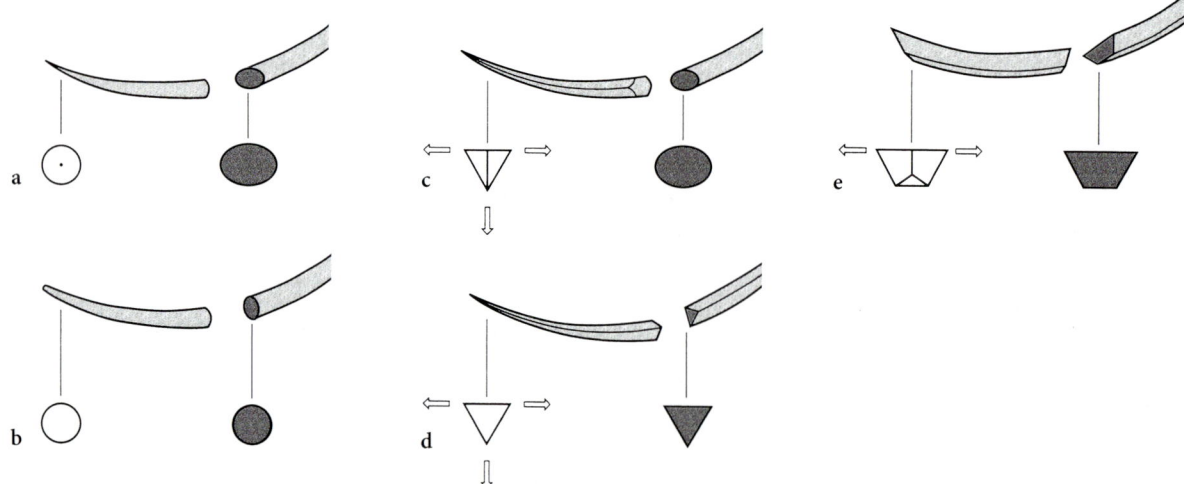

Abb. 30.6a–e. Beispiele öhrloser Nadeln. **a** Rundkörpernadel (5/8-, 1/2-, 3/8-kreisförmig oder gerade): Der Körper der Nadel is kreisrund, aber zum besseren Sitz des Nadelhalters im mittleren Bereich etwas abgeflacht. Durch die konisch auslaufende feine Spitze entstehen im Gewebe nur kleinste Stichkanäle. Für alle weichen Gewebe (**b**) stumpfe Rundkörpernadel (1/2-kreisförmig): Diese Rundkörpernadeln sind mit einer stumpfen Spitze versehen, damit Gefäße oder Sehnen nicht durchstochen werden. Für Parenchymgewebe (**c**) schneidende Rundkörpernadel (1/2-, 3/8-kreisförmig oder gerade): Diese Rundkörpernadeln sind an der Spitze über eine Länge von ca. 1,5–2 mm dreikantig angeschliffen, Diamant-(Trokar-)Spitze. Damit hat die Nadel den Vorteil, daß sie einen fast ebenso engen Stichkanal wie die reine Rundkörpernadel hinterläßt, aber andererseits durch die schneidende Diamantspitze jedes Gewebe wie eine schneidende Nadel durchdringt. **d** Außen schneidende Nadel (1/2-, 3/8-kreisförmig, 1/2-gebogen oder gerade): Diese Nadel hat einen durchgehenden dreieckigen Querschnitt. Dadurch, daß die Nadel am Außenbogen schneidet, wird das Trauma im Stichkanal möglichst klein gehalten. Eine Nadel für festes Gewebe wie Haut und Faszie (**e**) Spatula-Nadel (1/2-, 3/8- oder 1/4-kreisförmig oder gerade): eine über die ganze Länge abgeflachte Nadel, die seitlich schneidet. Speziell für die Augen- und Mikrochirurgie, Kornea und Sklera. (Mit freundlicher Genehmigung der Fa. Resorba)

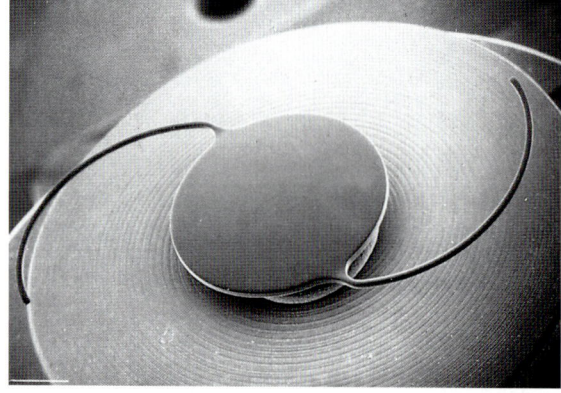

Abb. 30.7. Einteilige PMMA-IOL mit 5,5-mm-Optik (Typ 809P, Pharmacia & Upjohn; rasterelektronenmikroskopische Aufnahme, × 5,8)

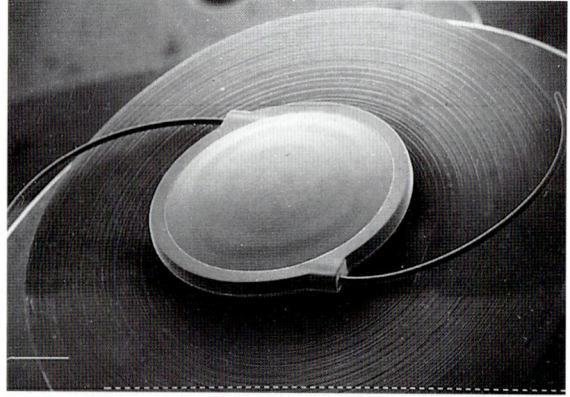

Abb. 30.8. Dreiteilige Silikon-IOL mit progressiv-asphärischer multifokaler 6-mm-Optik und PMMA-Haptiken (Typ SA-40N, Allergan; rasterelektronenmikroskopische Aufnahme, × 5,8)

- Aufbau einer IOL:

- Optikmaterial: Die meisten Linsen werden aus PMMA hergestellt. Der Brechungsindex von PMMA beträgt 1,492; das spezifische Gewicht liegt bei 1,21 g/cm^3. Faltbare Linsen werden aus Silikon, Hydrogel oder Acryl hergestellt (s. Tabelle 30.2).

- Optikdesign: Eine scharfkantige Optikrandgestaltung mit zusätzlichem Hinterkapselkontakt und die Optik komplett überlappende Vorderkapsel scheint die Entstehung des Nachstars

Tabelle 30.2. Physikalisch-chemische Eigenschaften der derzeit vorwiegend verwendeten, klinisch relevanten IOL-Materialien

Material	Spezifisches Gewicht [g/cm^3]	Brechungsindex nD^{25}	Benetzungswinkel (Grad)	Wasseraufnahmefähigkeit [%]
PMMA	1,21	1,492	65–70	0
Silikon	1,03–1,41	1,41–1,46	92–103	<0,03
HEMA	1,16	1,44 (trocken: 1,51; bei 70% Wassergehalt: 1,38)	20	38 (bis zu 80)

durch Migrationshemmung des Linsenepithels im Sinne eines Barriereeffektes hinauszuzögern. Der Einfluß des IOL-Materials auf die Nachstarentstehung ist noch umstritten. Möglicherweise ist eine runde Optikvorderkante mit eckiger Optikhinterkante zur Nachstarinhibition bezüglich der Vermeidung optischer Phänomene vorteilhaft, um eventuelle Blendeffekte durch die scharfe Optikkante bei weiter Pupille zu vermeiden.

- Haptik: Der Halteapparat der Optik wird bei einteiligen Linsen meistens aus dem gleichen Material wie die Optik gefertigt (meist PMMA). Bei mehrteiligen Linsen werden die Halteschlaufen aus nichttransparentem PMMA oder selten auch noch aus Prolene hergestellt.
- Positionierungslöcher: Nicht alle Linsen sind mit Positionierungslöchern versehen. Positionierungslöcher bei älteren IOL-Typen wurden entweder in die periphere Optik eingelassen oder an die Optik angesetzt. Der Innendurchmesser dieser Positionierungslöcher beträgt in der Regel 0,3–0,4 mm (Abb. 30.9).

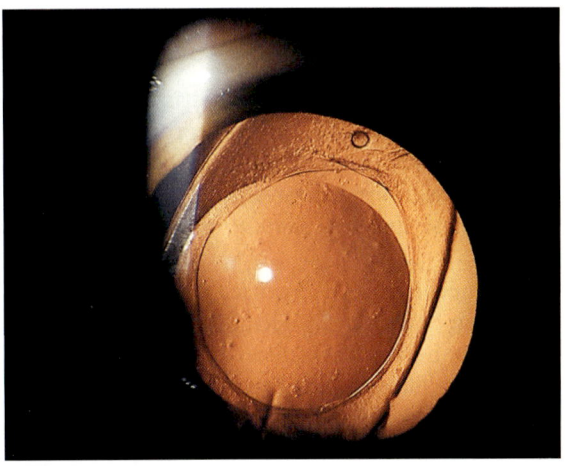

Abb. 30.9. Positionierungsloch einer einstückigen Silikon-IOL (Bausch & Lomb, Typ C 10) nach Implantation

IOL-Materialien und -Beschichtungen

■ Polymethylmetacrylat (PMMA):

● Durch Polymerisation von Metacrylsäuremethylester, der sich von Metacrylsäure ableitet, entsteht PMMA (Abb. 30.10), das für die IOL-Herstellung ein hohes Molekulargewicht und einen hohen Reinheitsgrad nahezu ohne Additive aufweist.

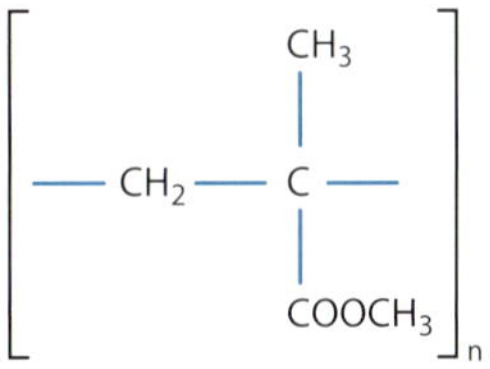

$$\left[-CH_2 - \underset{\underset{COOCH_3}{|}}{\overset{\overset{CH_3}{|}}{C}} - \right]_n$$

Abb. 30.10. Grundbaustein von Polymethylsäuremethylester

● Alterungsvorgänge oder intraokulare Reizzustände wurden bisher so gut wie nicht beobachtet. Die Haptiken von IOL werden bevorzugt aus PMMA statt aus Polypropylen gefertigt, das u.a. über Jahre durch Oxidation in gefäßreichem Gewebe abgebaut werden kann und eine gewisse UV-Empfindlichkeit aufweist. PMMA ist im Vergleich zu Polypropylen (s. unten) etwas rigider und besitzt eine länger andauernde Fähigkeit, nach Kompression wieder seine alte Form einzunehmen („Memory").

■ Oberflächenmodifikation mit Heparin:

● Heparin, ein anionischer Polyelektrolyt aus sulfatiertem Glucosamin, Uronsäuren und β-D-Glucuronsäure (Abb. 30.11) besitzt verschiedene physiologische Funktionen (u.a. Fibrinolyseaktivator, Hemmung der Fibrinbildung), die in der Medizin therapeutisch genutzt werden. Es weist ein physiologisches Molekulargewicht von 17000–20000 auf und gehört der Stoffklasse der Proteoglykane an. Im Organismus kommt es u.a. in Leber, Lunge, Herz, Muskelgewebe, basophilen Granulozyten und Mastzellen vor.

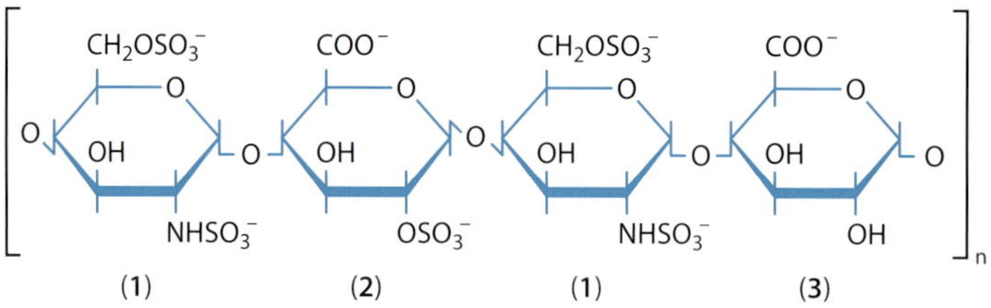

Abb. 30.11. Ausschnitt aus dem Heparinmolekül. Heparin ist ein anionischer Polyelektrolyt, der aus sulfatiertem Glucosamin (1), Uronsäuren, hier die α-L-Iduronsäure (2), und β-D-Glucuronsäure (3) gebildet wird. Dieser anionische Polyelektrolytstrang ist gewöhnlich von einer Gegenionenwolke, bestehend aus Na^+ und Ca^{2+} bzw. den Begleitionen Cl^- und SO_4^{2-} umgeben

Die Erhöhung der Biokompatibilität des IOL-Materials, z.B. durch Erhöhung der Hydrophilie der IOL-Oberfläche, stellt einen Versuch dar, die IOL-induzierte Entzündungsreaktion zu reduzieren. Die Ummantelung mit Wasser wird durch eine hydrophile Oberfläche gefördert. Dies vermindert eine Verletzung von Zellmembranen durch elektrostatische Kräfte. Die Heparinbeschichtung bewirkt eine Oberflächenhydrophilie, die sich – beispielsweise auf Kunststoffschläuchen angebracht – über Jahre bewährte. Die monomolekulare Heparinschicht ist im Falle der IOL-Ummantelung kovalent über die primären Aminogruppen des Phenylimins an der PMMA-Oberfläche gebunden.

■ Polypropylen:

- Durch Polymerisation von Propylenmolekülen entstehen unter Aufspaltung der Doppelbindung die Makromoleküle (Abb. 30.12). Bei Vorliegen von isotaktischem Polypropylen haben sich alle seitenständigen Methylgruppen zu einer Seite der Ebene der Kohlenstoffkette ausgerichtet.

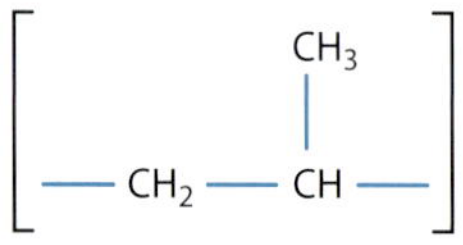

Abb. 30.12. Grundbaustein von Polypropylen

- Das isotaktische Polypropylen weist eine hohe Kristallinität auf, das dem Kunststoff eine hohe Reißfestigkeit verleiht. In der Ophthalmologie wird Polypropylen für die Herstellung der Haptiken verwendet. Viele Hersteller sind mittlerweile dazu übergegangen, die Haptiken aus PMMA statt aus Polypropylen zu fertigen, da Polypropylen u.a. über Jahre durch Oxidation in gefäßreichem Gewebe abgebaut werden kann und eine gewisse UV-Empfindlichkeit besteht.

■ Polyimid:
Polyimide sind Kunststoffe mit Imidgruppen und Benzolringen in der Hauptkette und bilden in seltenen Fällen noch den haptischen Anteil der IOL, der oftmals zur besseren Erkennung blau angefärbt wurde.

■ Silikonelastomere (Synonym: Silikongummi, Silikonkautschuk):

- Seit den 50er Jahren kommen Silikonelastomere für verschiedene Anwendungsbereiche zum Einsatz. In der Ophthalmochirurgie werden sie u.a. als IOL-Material, Drainagesystem, Cerclage oder Plombe verwendet.
- Die Produktion geht von dem in der Natur vorkommenden Silikondioxid aus und endet nach verschiedenen Bearbeitungsschritten in linearen Polymervorstufen. Die linearen Polymere mit niedrigem Molekulargewicht sind Flüssigkeiten, also z.B. Silikonöl, wohingegen Silikonzusammensetzungen mit hohem Molekulargewicht nach Quervernetzung (Vulkanisierung als sog. Silikonelastomere Verwendung finden. Silikonkautschuk, z.B. ein quervernetztes Polydimethylsiloxan, ist hydrophob mit einem Wassergehalt von maximal 0,03%. Dem Polymer liegt ein Monomer zugrunde, z.B. das Dimethylsiloxan, das eine Silizium-Sauerstoff-Struktureinheit beinhaltet. Jedes Siliziumatom trägt in diesem Fall 2 Methylgruppen (Abb. 30.13). Durch vielfache Quervernetzung über Kohlenstoffatome sind diese linearen Ketten miteinander verbunden.
- Die mechanischen Eigenschaften des Materials werden v.a. durch den Vernetzungsgrad bestimmt. Bei der Vulkanisierung wird dem Silikon evtl. eine Füllsubstanz beigefügt, die die physikalischen und chemischen Eigenschaften des Silikons (u.a. mechanische Eigenschaften, spezifisches Gewicht, refraktiver Index) wesentlich beeinflussen kann. Besonders die Mischung mit

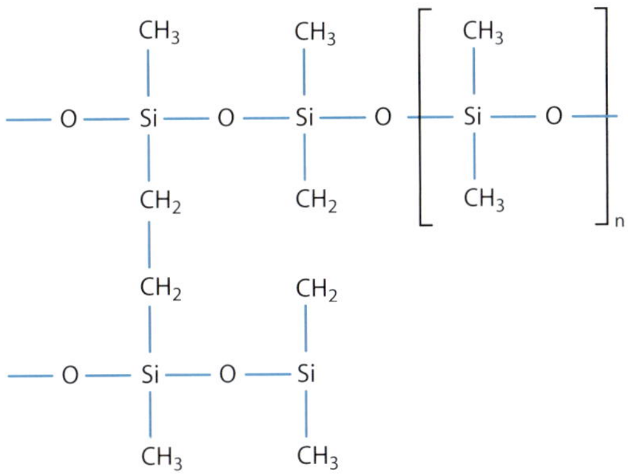

Abb. 30.13. Ausschnitt aus Silikonkautschuk: Polymergerüst auf Polydimethylsiloxan-Basis

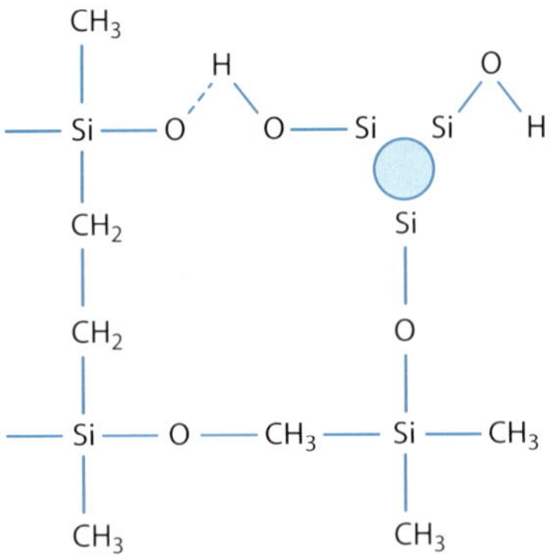

Abb. 30.14. Silikonkautschuk mit modifizierten Silika-Füllstoffen

organisch modifiziertem Silika als Füllsubstanz mit einem SiO-Gerüst führt zu gesteigerter mechanischer Stabilität und Flexibilität, sowie zu guten optischen Transparenzeigenschaften durch Beeinflussung des Brechungsindex, der Dichte und der Langzeitstabilität des IOL-Materials (Abb. 30.14).

- Die Einbindung einer Phenylgruppe in das Molekülgerüst verleiht dem Silikon (z.B. der Firma Allergan) den derzeit höchsten refraktiven Index der Silikone von 1,46. Die hydrophobe Oberfläche der Silikonlinsen bewirkt, daß sich diese Linsen wie ein Dielektrikum mit einer elektronegativen statischen Ladung auf der Oberfläche verhalten, weshalb fast alle Bestandteile in der Umgebung angezogen werden. Die erste faltbare IOL aus Silikon wurde in der USA 1984 von Mazzocco implantiert. Silikon, ein besonders inertes Material, stellt neben den Acrylaten für die faltbaren IOL derzeit ein bevorzugtes Material dar.

- Hydrogel:
- Hydrogel steht für eine größere Gruppe von Polymeren, die bei Kontakt mit Wasser um mehr als 20% anschwellen, ohne sich im Wasser aufzulösen. Diese Definition schließt eine Vielzahl an Materialien sowohl natürlichen (z.B. Gelatine, Polysaccharide) als auch synthetischen Ursprungs ein. Hydrogele aus Polymeren und Kopolymeren des Metacrylatesters mit mindestens einer Hydroxylgruppe in der Seitenkette dienen als Grundlage für Hydrogel-IOL.
- Polyhydroxyethylmetacrylat (Poly-HEMA):
- Polyhydroxyethylmetacrylat (Abb. 30.15) ist eines der wohl wichtigsten und am weitesten verbreiteten weichen Hydrogele mit hoher Hydrophilie, das eine hohe Biokompatibilität mit okulären Geweben bedingt. Es besteht aus linearen Ketten von 2-Hydroxyethylmetacrylat, die zu einem geringen Anteil mit Bis-Acrylat quervernetzt sind. Die hohe Polarität und hohe Wasseraufnahmefähigkeit wird durch die freien Hydroxylgruppen bedingt (Abb. 30.16). Die Anzahl dieser Hydroxyethylgruppen definiert den Grad der Wasseraufnahme.

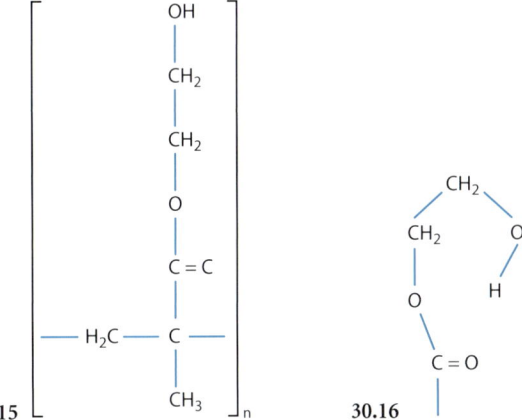

Abb. 30.15. Grundbaustein von Polyhydroxyethylmetacrylat
Abb. 30.16. Schleifenstruktur der Hydroxyethylestergruppe

- Je geringer der Quervernetzungsgrad, desto kleiner wird die mechanische Stabilität. Um einen Wassergehalt von über 40% zu erreichen, müssen diese Hydrogele nicht mehr als Homopolymer, sondern als Kopolymer aus Poly-HEMA und hydrophilen Komponenten (u.a. Metacrylsäure, Vinylpyrrolidon) vorliegen, die die linearen Ketten verlängern und die Zwischenräume zwischen den quervernetzten Ketten vergrößern mit der Folge einer höheren Hydratation. Substanzen mit einem Molekulargewicht von bis zu 5000 können wegen der durchschnittlichen Mikroporenweite von 8 Å in dieses Linsenmaterial diffundieren. Dies bedingt eine mögliche Diffusion von Bestandteilen, z. B. des Kammerwassers. Auch können Kationen, wie z. B. Na^+, K^+ oder Ca^{2+}, mit der IOL wechselwirken, wenn sie in Kontakt mit Kopolymeren wie HEMA und Metacrylat geraten, woraus sich geometrische Veränderungen der IOL ergeben können. Bei Verwendung von reinem Poly-HEMA ist die Wahrscheinlichkeit einer Wechselwirkung geringer, da keine ionenaffinen Stellen oder Metacrylate vorliegen. Polyhydroxyethylmetacrylat besitzt im Vergleich mit Silikon, das als echtes Elastomer eine permanente Elastizität aufweist, mehr plastische als elastische Eigenschaften.

■ Sterilisation: Ethylenoxidgas oder Gammastrahlen. Durch die Einführung von Silikon- und Hydroxyethylmetacrylat-(HEMA)-Linsen kam die Dampfsterilisation im Autoklaven als weiteres Sterilisationsverfahren dazu. Geliefert werden die Intraokularlinsen in einer sterilen Verpackung, die es dem Anwender ermöglicht, die Linsen so zu entnehmen, daß eine Beschädigung der Linse mit dem Entnahmeinstrument ausgeschlossen ist. Um eventuelle Chemikalienreste von der Intraokularlinse zu entfernen, sollte diese vor der Implantation mit steriler, physiologischer Spüllösung abgespült werden.

■ Alle heutigen Intraokularlinsen sind mit einem UV-Filter versehen.

Design von Intraokularlinsen (IOL)

■ Es existiert eine Vielzahl von verschiedenen Linsenformen. Gründe für diese Vielzahl, v. a. der Hinterkammerlinsen, sind die unterschiedlichen Implantationsorte (Sulcus ciliaris, Kapselsack, Nahtfixation) und -techniken. Die Linsen unterscheiden sich nicht nur in Durchmesser und Form der Optik, sondern auch durch die Form der Haptik. Der Markt wird z. Z. von der Hinterkammerlinse mit der klassischen J-Haptik und der C-Haptik beherrscht. Wegen der heute geringen Zahl von implantierten Vorderkammerlinsen, ist hier die Anzahl der verfügbaren Linsenmodelle begrenzt.

■ Einige Hersteller von Intraokularlinsen kommen den spezifischen Wünschen der Operateure nach und produzieren Speziallinsen, was das Angebot an unterschiedlichen Hinterkammerlinsen weiter vergrößert.

2.1
Faltbare Intraokularlinsen für die Kleinschnittkataraktchirurgie

■ Die Optimierung der atraumatischen Arbeitsweise und schnellere Rehabilitation im Rahmen der Kataraktchirurgie führte zur Einführung der sog. Kleinschnittechnik. Die Kataraktchirurgie mit kleiner Inzision hat sich durchgesetzt. Der geringe chirurgisch induzierte Astigmatismus, der geringe postoperative intraokulare Reizzustand, die Möglichkeit der Tropfanästhesie und der ambulant durchgeführten Kataraktchirurgie sind Argumente für die Kleinschnittchirurgie. Für die faltbaren Linsen wird zur Implantation eine Schnittbreite zwischen 2,4 und 3,8 mm benötigt. Die Entfernung der menschlichen Linse mittels Phakoemulsifikation erfordert einen ca. 2 mm großen Zugang. Bei starren Linsen mit einem Optikdurchmesser von beispielsweise 5,5 mm muß eine ebenso breite Inzisionserweiterung vorgenommen werden. Durch die Entwicklung faltbarer Linsen (etwa Halbierung des Durchmessers und damit der erforderlichen Implantationsöffnung) wurde die Kleinschnittechnik möglich. Praktisch alle Hersteller von Intraokularlinsen bieten faltbare Linsen an.

Vorteile

Es ist ein kleinerer Schnitt erforderlich. Es besteht eine rasche optische Rehabilitation (geringerer Astigmatismus usw.).

Nachteile

■ Implantationstechnik schwieriger als bei PMMA-Linsen.

■ Bei Silikonlinsen mit Plattenhaptikdesign erhöhte Luxationsgefahr in den Glaskörperraum nach Nd:YAG-Kapsulotomie (Abb. 30.17).

2.2
Implantationstechniken

■ Für faltbare IOL stehen 2 Implantationssysteme zur Verfügung: die Pinzette und das Injektorsystem (s. Tabelle 30.3).

■ Es werden Faltblock (Fine, AMO), Faltbank (Klaas, Alcon), Faltstempel (Dworschak, AMO) sowie Falt- und Implantationspinzetten (u. a. Fine, McDonald, Koch, Seibel, Spaleck) für fast jeden Linsentyp angeboten.

Tabelle 30.3. Vor- und Nachteile der IOL-Implantation mit Pinzette- vs. Injektorimplantationssystem

	Implantationspinzette	Injektor
Vorteile	Kürzere Lernphase Zweite Hand für zusätzliche Manipulationen frei Geringe visuelle Anforderungen an IOL-Faltung	Kleinere Inzisionsbreite Kein direkter IOL-Kontakt mit extraokularem Gewebe Kontrollierter Implantationsvorgang Implantation in einem Schritt oftmals möglich Auch Silikonlinsen können benetzt werden
Nachteile	Pinzettenabdrücke auf Acryllinsen Größere Inzisionsweiten gegenüber Kartuschen Implantationsvorgang unkontrollierter Extraokulares Gewebe wird direkt berührt Silikonlinsen müssen trocken bleiben	Längere Lernphase Zumeist bimanuelle Implantation Exakte IOL-Positionierung in der Kartusche erforderlich

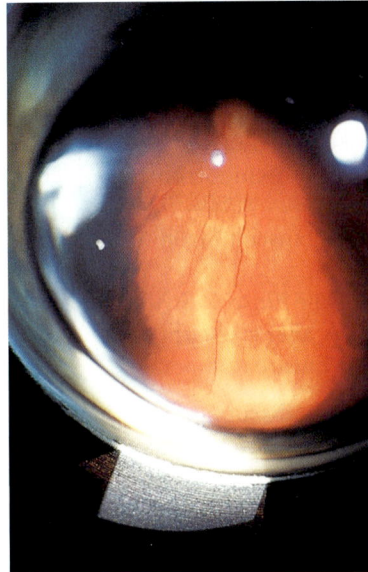

Abb. 30.17. Nach Nd:YAG-Kapsulotomie in den Glaskörper luxierte schiffchenförmige einstückige Silikon-IOL

Implantationspinzette

■ Für die Implantation einer faltbaren Linse ist grundsätzlich eine viskoelastische Substanz erforderlich.

■ Bei Silikonlinsen kann entweder die Pinzette nach Faulkner oder ein „Phacofolder" zur Implantation benutzt werden:

● Die Faulkner-Pinzette ist kleiner und erlaubt ein leichteres Loslassen der Linse unter Kontrolle einer Hand, erfordert jedoch eine etwas umständliche Pronation der Hand (beim Rechtshänder), wenn eine mehrteilige Linse implantiert wird.
● Der „Phacofolder" hat einen größeren Umfang; das bimanuelle Loslassen der Linse ist umständlicher, obwohl eine Pronation nicht erforderlich ist.

■ Bei Acryllinsen können kleine Pinzetten (z.B. Kelman, McPherson-Pinzette) zur Implantation verwendet werden. Die Inzisionsgröße ist abhängig vom Durchmesser der Optik. Faustregel: Hälfte des Optikdurchmessers +0,5 mm. (Beispiel: Optikdurchmesser 6 mm: 3 mm + 0,5 mm = 3,5 mm Inzision.)

Injektorsysteme

■ Bei Injektoren bzw. Kartuschen handelt es sich um röhrenförmige Instrumente. Der Vorgang des Faltens wird durch das Schließen der Kartusche und das Implantieren wird durch den Vortrieb eines Stempels vorgenommen. Es werden 2 prinzipiell unterschiedliche Injektorsysteme für faltbare Linsen angeboten. Dabei wird entweder ein Injektor und eine getrennte Kartusche oder eine Linsenfaltkammer mit einem Injektor als Instrumenteneinheit benutzt.

■ Die Injektoren und die dazugehörigen Kartuschen der einzelnen Hersteller weisen Unterschiede auf und sind daher nur für die dafür empfohlenen Linsen geeignet.

Man unterscheidet Drehinjektoren von Schiebeinjektoren. Ob ein Injektor zum Drehen oder Schieben genutzt wird, hängt entscheidend von der zu implantierenden Linse selber ab.

● Drehinjektoren werden bimanuell geführt. Am hinteren Ende des Injektors wird der in einem Zylinder geführte zentrale Stempel in einem Gewindesystem vorwärtsgedreht.
● Schiebeinjektoren können monomanuell geführt werden. Durch Druck auf das hintere Ende wird die IOL vorwärts bewegt. Mit zunehmendem Vorwärtsschub wird durch ein Federsystem der Widerstand erhöht, um die Implantation der IOL möglichst langsam durchführen zu können.

■ Die Spitzen der Stempel variieren sowohl in Bezug auf den Durchmesser als auch auf die Form

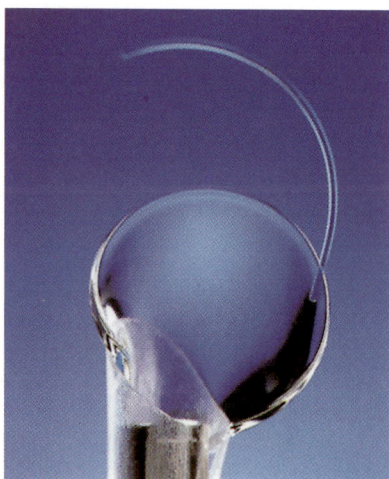

Abb. 30.18. Entfaltung einer hydrophoben faltbaren Acryl-IOL (Typ AR-40) mit dem Sapphire-Unfolder-Implantationssystem (beides: Allergan), das ein angeschrägtes und partiell geöffnetes Kartuschenende mit Metallstempel aufweist

(u. a. Zylinder, Zunge, Dreieck). Die Spitze selbst ist aus Metall, aus Kunststoff oder auch mit einer Silikonhülle überzogen.

■ Auch die Kartuschen unterscheiden sich je nach zu injizierender IOL in äußerer und innerer Form, im äußeren und inneren Durchmesser und im Zuschnitt der Spitze mehr oder weniger deutlich voneinander. Das Endrohr der Kartusche ist entweder rund, oval oder sechseckig. Die Kartuschenspitze ist endständig gerade, nach unten oder zur Seite angeschrägt (Abb. 30.18).

■ Faltinstrumente, Faltpinzette sowie die meisten Injektoren sind resterilisierbare Instrumente. Kartuschen, Silikonspitze und vereinzelte Injektoren sind Einmalprodukte.

■ Silikonlinsen können mit einem Linseninjektor implantiert werden. Auch hier ist die Verwendung einer viskoelastischen Substanz erforderlich.

2.3
Nachstarbehandlung und IOL-Material

■ Zur Nachstarbehandlung hat sich für den routinemäßigen Einsatz die Nd:YAG-Laserkapsulotomie gegenüber der Nachstardiszision durchgesetzt. Jedoch ist auch diese Art der Behandlung nicht komplikationslos. So steigt postoperativ die Wahrscheinlichkeit, an einer Amotio retinae, an einem zystoiden Makulaödem oder einem Glaukom zu erkranken. Weiterhin kann es zu Defekten an und in der IOL kommen. Durch die Laserkapsulotomie treten in seltenen Fällen derart ausgeprägte Beschädigungen der IOL-Optik auf, daß der Patient eine erhöhte Blendempfindlichkeit beklagt.

■ Eine IOL-Beschädigung bei der Nd:YAG-Kapsulotomie ist eine unerwünschte Komplikation, die bei stärkerer Ausprägung zu Blendung, Lichtstreuung, Visusabfall und Doppelblindwahrnehmung führen kann (Abb. 30.19). Im Extremfall muß die IOL aufgrund einer Nd:YAG-Beschädigung explantiert werden.

● Alle IOL-Materialien lassen ausnahmslos eine für das jeweilige Material typische Defektform erkennen. In Abhängigkeit vom Material ist das Schadensausmaß unterschiedlich. Die eingetrübten Einschlußkörperchen im IOL-Material werden für den klinischen Sprachgebrauch in 4 Gruppen eingeteilt:
  ▼ kleine Einschlußtrübung (Schadensgröße ≤10 μm),
  ▼ große Einschlußtrübung (Schadensgröße >10 μm),
  ▼ sehr große Einschlußtrübung (Schadensgröße >50 μm, aber <100 μm),
  ▼ Bruch (lineare Komponente >100 μm).

■ Die bei Photodisruption innerhalb einer PMMA-IOL entstandenen Defekte imponieren als radiär auslaufende Materialrisse.

● Bei Silikon-IOL bilden sich nach Laserexposition kleine weißliche Sternchen, wohingegen bei den Poly-HEMA-IOL sehr kleine, lokalisierte, gut abgrenzbare Aufhellungen im Material entstehen. Die weichen wasserhaltigen faltbaren IOL sind weniger vulnerabel gegenüber der Nd:YAG-La-

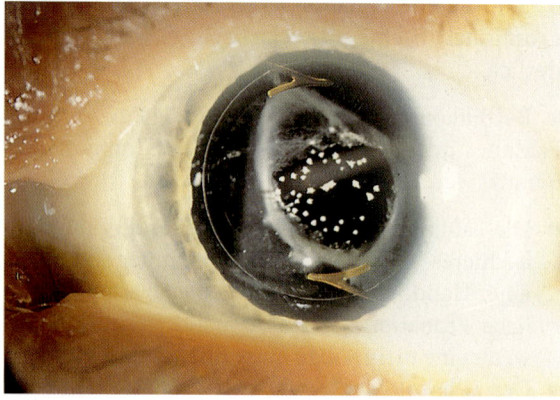

Abb. 30.19. Optikdefekte in einer Silikon-IOL nach Nd:YAG-Kapsulotomie

serexposition. Die teilweise Herauslösung von größeren Partikeln bei den PMMA- und Silikon-IOL im Gegensatz zu den hydrogelhaltigen IOL ist wahrscheinlich auf die *Deformationsempfindlichkeit* der PMMA- und Silikon-IOL gegenüber der akustischen Schockwelle zurückzuführen. Bekanntlich schwächt Wasser die akustische Schockwelle und kann hohe Temperaturen ableiten. Eine Ursache für den vergleichsweise kleineren IOL-Defekt bei den Poly-HEMA-IOL besteht daher in deren relativ hohem Wasseranteil von bis zu 38 %.

- Das sog. „Pitting", also das Auftreten rundlicher intralentaler Trübungen durch YAG-Laserexposition, ist besonders bei Silikon- und Hydrogel-IOL zu beobachten. Ob nun sternförmige IOL-Frakturdefekte in PMMA-IOL oder „Pitting" größere klinische Bedeutung haben, wird kontrovers diskutiert. Die Kopolymer-IOL mit mäßigem Wassergehalt weisen eine Zwischenform zwischen diesen beiden Defektausprägungen auf.

■ Vor allem ist das Schadensausmaß auf der IOL-Rückfläche von Interesse. Bei der PMMA-IOL weist der geschmolzene und erhabene Rand nach Nd:YAG-Laser-Photodisruption auf eine nicht unerhebliche Hitzeeinwirkung hin, die bei Anwendung von gleich hoher Energie bei den wasserhaltigen IOL einen geringeren Schaden hervorruft. Alle faltbaren Optikmaterialien erweisen sich als resistenter gegenüber der Nd:YAG-Laser-Photodisruption als rigide Optikmaterialien.

- Die Defekte an den heparinbeschichteten IOL unterscheiden sich weder in Form noch in Größe von denen an unbeschichteten IOL. Die monomolekulare, kovalent über ein Phenylimin an der PMMA-Oberfläche gebundene Heparinschicht reicht nicht aus, um die Laserwirkung auf das IOL-Material abzuschwächen. Im Gegenteil, die Heparinschicht wird im Expositionsareal in Abhängigkeit von der Energie, selbst bei optischem Durchbruch 0,6 mm von der IOL-Oberfläche entfernt, kreisrund losgelöst.

■ Es empfiehlt sich eine *individuelle* Anpassung der *Strategie* zur Nd:YAG-Kapsulotomie für das jeweilige IOL-Material zur Optimierung der Behandlungseffizienz.

- So ist es bei einigen faltbaren IOL sinnvoll, die *Impulsanzahl* auf wenige Expositionen zu reduzieren und dafür eine höhere Energie zu wählen, mit dem Ziel, die Hinterkapsel unter Anwendung einer geringeren Gesamtenergie zentral zu eröffnen.

- Bei der Wahl der initialen Expositionsenergie sollte die individuelle IOL-Materialempfindlichkeit, die u. a. durch den Schadensschwellwert festgelegt wird, Berücksichtigung finden.
- Nach der ersten Exposition empfiehlt sich die Verwendung einer dem erzielten Effekt angepaßten geringen Leistung, um mit möglichst wenigen Expositionen die Kapseleröffnung zu erzielen. Hierbei sollte ein nicht zu großer zentraler Kapsellückendurchmesser von ca. 3–4 mm angestrebt werden (Ausnahme: multifokale IOL), um eine Dislokation der IOL in den Glaskörper zu vermeiden, besonders bei möglicher postoperativer Erweiterung des Kapselsackes oder fehlender Kapselblattanheftung, wie dies z. B. bei Silikon-IOL mit Plattenhaptik und kleinen Positionierungslöchern oder Hydrogel-IOL der Fall ist.
- Eine Erhöhung der Impulsenergie kann bei bestimmten IOL-Materialien vorgenommen werden, ohne daß ein größerer IOL-Defekt befürchtet werden muß. So bleibt bei wasserhaltigen Acrylat-IOL und Silikon-IOL mit einer Steigerung der Impulsenergie eine signifikante Zunahme der Defektgröße aus. Die Reduktion der gesamten Impulsenergie bei gleichbleibender maximaler Leistungsdichte kann nämlich z. B. zu einer erniedrigten postoperativen Alteration der Blut-Kammerwasserschranke führen, die verschiedene Komplikationen (u. a. zystoides Makulaödem) der Nd:YAG-Kapsulotomie mitbedingt. Auch der Erhalt der vorderen Glaskörpergrenzmembran könnte eher möglich sein.
- Eine korrekte Fokussierung mit gleichzeitiger Anwendung der *Defokussierung* hilft immer die IOL-Beschädigung um ca. 50 % zu reduzieren.

3
Episklerale Plomben

■ In der Netzhautchirurgie werden in der Hauptsache Silikonmaterialien verwendet. Einzelheiten sind Kap. 27 zu entnehmen.

4
Implantate

■ Nach Enukleation können Silikonkugeln oder Hydroxylapatitimplantate (werden vaskularisiert) implantiert werden. Einzelheiten sind Kap. 23 zu entnehmen.

5
Prothesen und Epithesen

■ Die Anpassung nehmen beispielsweise die Fa. Müller, Wiesbaden, und die Fa. Trester, Köln, vor. Diese finden Anwendung nach Enukleationen. Dabei werden sie individuell angepaßt und gefertigt.

6
Operationszubehör, Instrumente

■ Die gesamte Ophthalmochirurgie unterliegt einer rasanten Entwicklung. Nicht zuletzt führte die Kooperation chirurgisch tätiger Kollegen mit der Industrie zur Entwicklung zahlreicher neuer Geräte und Instrumente, die teilweise auf die individuellen Belange zugeschnitten sind. Dies betrifft die Vorderabschnittschirurgie/refraktive Chirurgie und die Hinterabschnittschirurgie gleichermaßen:

- Im Bereich des vorderen Augenabschnittes spielen v. a. Kleinschnittechniken und Intraokularlinsen, die das Nachstarrisiko senken, eine große Rolle. In der Glaukomchirurgie kommen verschiedene neue Techniken, wie z. B. tiefe Sklerektomie, zum Einsatz.
- Die refraktive Chirurgie hat einen hohen Grad an Perfektion erreicht. In der Hand des Geübten werden erstaunliche Visusergebnisse erreicht.
- Die Netzhaut- und Glaskörperchirurgie wird heutzutage fast ausschließlich unter Weitwinkelbeobachtung durchgeführt. Der Wunsch nach bimanuellem Arbeiten hat zur Entwicklung von speziellen Beleuchtungssystemen (z. B. beleuchtete Miniinfusion, beleuchtete Instrumente, MIS) geführt.

■ Das gebräuchlichste Instrumentarium wird in Grundzügen in den speziellen Kapiteln besprochen.

■ Eingriffe außerhalb des Routineprogramms erfordern zur Optimierung häufig eine geänderte Vorgehensweise und die Verwendung von sonst unüblichen Materialien. Auch können Pflegepersonal und Ärzte in Zusammenarbeit mit Fachfirmen Neuentwicklungen in den Alltag einbringen.

**Teil III
Differentialdiagnose**

Kapitel 31

Differentialdiagnose 31

1	Symptome 826		3.1.9	Beidseitiger Exophthalmus 836
1.1	Kopfschmerz 826		3.1.10	Schnell zunehmender (fulminanter) Exophthalmus 836
1.1.1	Okuläre Ursachen 826		3.1.11	Geräuschphänomene über der Orbita 836
1.1.2	Andere Ursachen 827		3.1.12	Orbitaemphysem (Luft in der Orbita und in periorbitalen Geweben) 836
1.2	Augenschmerz 827		3.2	Lider 837
1.3	Okuläre Reizzustände 827		3.2.1	Ptosis (Blepharoptosis) 837
1.4	Schmerzhafte Augenbewegung 827		3.2.2	Lidretraktion 837
1.5	Asthenopie 828		3.2.3	Blepharospasmus 838
1.6	Epiphora 828		3.2.4	Ektropium 838
1.6.1	Hypersekretion 828		3.2.5	Entropium 838
1.6.2	Abflußstörungen 828		3.2.6	Lidtumoren 838
1.7	Blepharospasmus 828		3.2.7	Lidkolobom 838
1.8	Photophobie 828		3.2.8	Blepharitis 838
1.9	Halos 829		3.3	Tränenwege und Tränen 839
1.10	Mouches volantes 829		3.3.1	Trockene Augen 839
1.11	Photopsie 829		3.3.2	Hypersekretion (Epiphora) 839
1.12	Metamorphopsie 829		3.3.3	Schwellung der Tränendrüse 839
1.13	Mikropsie 830		3.3.4	Schwellung des Tränensackes 840
1.14	Makropsie 830		3.4	Bulbus 840
1.15	Farbwahrnehmungsstörungen 830		3.4.1	Mikrophthalmus 840
1.15.1	Xanthopsie (Gelbsehen) 830		3.4.2	Megalophthalmus 841
1.15.2	Zyanopsie (Blausehen) 830		3.4.3	Endophthalmitis und Panophthalmitis 841
1.15.3	Erythropsie (Rotsehen) 830		3.4.4	Phthisis bulbi 841
1.16	Farbsinnstörungen 830		3.5	Konjunktiva 842
1.16.1	Kongenital 830		3.5.1	Konjunktivitis 842
1.16.2	Erworben 831		3.5.2	Akute follikuläre Konjunktivitis 843
1.17	Oszillopsie 831		3.5.3	Chronisch follikuläre Konjunktivitis 843
1.18	Nachtblindheit (Nyktalopie) 831		3.5.4	Membranöse Konjunktivitis 843
1.19	Tagblindheit (Hemeralopie) 831		3.5.5	Pseudomembranöse Konjunktivitis 843
1.20	Plötzlicher Visusverlust bzw. starker Visusabfall (einseitig) 831		3.5.6	Okuloglanduläres Syndrom (Parinaud; einseitige Konjunktivitis mit gleichseitiger Lymphadenitis) 844
1.21	Plötzlicher Visusverlust (beidseitig) 832		3.5.7	Ophthalmia neonatorum (Neugeborenenkonjunktivitis) 844
1.22	Amaurosis fugax (transienter monokularer Visusverlust) 832		3.5.8	Vernarbende Konjunktivitis (Vernarbung und Schrumpfung der Bindehaut) 844
1.23	Diplopie (binokular) 832		3.5.9	Bindehautchemosis (Konjunktivales und subkonjunktivales Ödem 844
1.24	Diplopie (monokular) 833		3.5.10	Subkonjunktivale Blutung (Hyposphagma) 845
1.25	Gesichtsfelddefekte 833		3.5.11	Verfärbungen und Pigmentierungen der Bindehaut 845
2	Allgemeine Zeichen 833		3.6	Kornea 845
2.1	Abnorme Kopfhaltung (Kopfdrehung, Kopfneigung, Torticollis) 833		3.6.1	Mikrokornea (Durchmesser: < 10 mm) 845
2.1.1	Okuläre Ursachen 833		3.6.2	Megalokornea (Durchmesser: > 13 mm) 846
2.1.2	Nichtokuläre Ursachen 833		3.6.3	Keratokonus 846
2.2	Vitiligo 833		3.6.4	Hornhauttrübung 846
2.3	Poliosis 833		3.6.5	Ringförmige Veränderungen der peripheren Hornhaut 847
3	Regionale Zeichen 834		3.6.6	Sichtbarkeit von Hornhautnerven 847
3.1.	Orbita 834		3.6.7	Hypästhesie der Hornhaut 847
3.1.1	Hypertelorismus 834		3.6.8	Eisenablagerungen in der Hornhaut 848
3.1.2	Hypotelorismus 834		3.6.9	Kristalline Ablagerungen in der Hornhaut 848
3.1.3	Kleine Orbitae 834		3.6.10	Rezidivierende Erosiones 848
3.1.4	Enophthalmus 834			
3.1.5	Pseudoexophthalmus 835			
3.1.6	Exophthalmus 835			
3.1.7	Pulsierender Exophthalmus 836			
3.1.8	Intermittierender Exophthalmus (Zunahme bei Valsalva-Manöver) 836			

3.6.11	Fädchenkeratitis (muköse Ablagerungen) 848		3.14.7	Proliferative Retinopathie (Neovaskularisationen: NVE, NVD) 867
3.6.12	Hornhautödem und bullöse Keratopathie 849		3.14.8	Perivaskulitis (Vaskulitits mit Gefäßeinscheidung infolge einer Entzündung) 868
3.6.13	Hornhautpigmentierung 849		3.14.9	Retinale/chorioidale Entzündungen (Retinitis, Retinochorioiditis, Chorioretinitis) 868
3.6.14	Cornea verticillata 850			
3.6.15	Epitheliale Keratitis 850			
3.6.16	Keratitis nummularis (münzenförmige subepitheliale Trübungen) 850		3.14.10	Retinale Arterienverschlüsse und Minderperfusion (Zentralarterie, Arterienast) 868
3.6.17	Pannus (Gefäßeinsprossung um > 2 mm in die Hornhaut) 850		3.14.11	Retinale Venenverschlüsse und venöses Stasesyndrom 869
3.6.18	Mikropannus (Gefäßeinsprossung um 0,5–2 mm in die Hornhaut) 851		3.14.12	Fleckförmige Veränderungen der Netzhaut 869
3.6.19	Bandförmige Keratopathie 851		3.14.13	Retinale und subretinale Pigmentierungen 870
3.6.20	Dellen 851		3.14.14	Netzhauttumoren 870
3.6.21	Keratoconjunctivitis phlyctaenulosa 852		3.14.15	Erworbene degenerative Makulaerkrankungen 870
3.6.22	Interstitielle Keratitis 852			
3.6.23	Hornhautulzera 852		3.14.16	Hereditäre primäre degenerative Makulaerkrankungen 871
3.6.24	Tiefe Hornhautvaskularisationen 853			
3.6.25	Hornhauteinschmelzung 853		3.14.17	Zystoides Makulaödem 871
3.6.26	Raumforderungen im Limbusbereich 853		3.14.18	Schießscheibenmakulopathie („bull's eye") 871
3.6.27	Hornhauttrübungen im Kindesalter 853		3.14.19	Kirschroter Fleck der Makula 871
3.6.28	Hornhautdystrophien und -degenerationen 853		3.14.20	Heterotopie der Makula (Makulaektopie) 872
3.7	Sklera 853		3.14.21	Epiretinale Gliose („macular pucker") 872
3.7.1	Episkleritis (diffus oder nodulär) 853		3.15	Sehnerv 872
3.7.2	Skleritis (diffus, nodulär, nekrotisierend) 854		3.15.1	Papillenschwellung (Papillenödem) 872
3.7.3	Sklerastaphylom 854		3.15.2	Pseudopapillenödem 873
3.7.4	Blaue Skleren 854		3.15.3	Optikusatrophie 873
3.7.5	Lokalisierte sklerale Pigmentierungen (blau, schwarz, grau) 854		3.15.4	Papillitis und Retrobulbärneuritis 874
			3.15.5	Optikusneuropathie 874
3.7.6	Dilatierte episklerale Gefäße 855		3.15.6	Tumoren des Sehnerven 875
3.8	Vorderkammer 855		3.15.7	Drusenpapille 875
3.8.1	Flache Vorderkammer 855		3.15.8	Neovaskularisationen der Papille 875
3.8.2	Tiefe Vorderkammer 855		3.16	Motilitätsstörungen 875
3.8.3	Hyphäma 855		3.16.1	Abgeschwächte oder fehlende Abduktion 876
3.8.4	Hypopyon 856		3.16.2	Abgeschwächte oder fehlende Adduktion 876
3.9	Augeninnendruck 856		3.16.3	Abgeschwächte oder fehlende Hebung 876
3.9.1	Okuläre Hypotonie 856		3.16.4	Abgeschwächte oder fehlende Senkung 876
3.9.2	Erhöhter Augeninnendruck 856		3.16.5	Abduzensparese 877
3.10	Uvea 857		3.16.6	Okulomotoriusparese 877
3.10.1	Iris 857		3.16.7	Trochlearisparese 878
3.10.2	Ziliarkörper 858		3.16.8	Kombinierte Lähmungen (III., IV., VI. Hirnnerv) 879
3.10.3	Aderhaut 859			
3.11	Pupille 860		3.16.9	Schmerzhafte Ophthalmoplegie 879
3.11.1	Miosis (bilateral) 860		3.17	Refraktion 880
3.11.2	Mydriasis (bilateral) 860		3.17.1	Erworbene Myopie 880
3.11.3	Anisokorie 861		3.17.2	Erworbene Hyperopie 880
3.11.4	Irreguläre (verzogene, entrundete) Pupille 861		3.17.3	Erworbener Astigmatismus 880
3.11.5	Licht-nah-Dissoziation (Fehlende/abgeschwächte Lichtreaktion bei erhaltener Naheinstellungsreaktion) 862		3.17.4	Akkommodationsspasmus (Ziliarspasmus) 881
			3.17.5	Akkommodationslähmung 881
3.11.6	In Mydriasis fixierte Pupille (absolute Pupilloplegie, keine Licht- oder Naheinstellungsantwort) 862			
3.11.7	Leukokorie 862			
3.12	Linse 863			
3.12.1	Katarakt (kongenital, frühkindlich, juvenil) 863			
3.12.2	Katarakt (Erwachsene) 863			
3.12.3	Ectopia lentis 863			
3.12.4	Lentikonus, Lentiglobus 864			
3.12.5	Lentikornealer Kontakt 864			
3.13	Glaskörper 864			
3.13.1	Glaskörpertrübungen 864			
3.13.2	Glaskörperblutung 865			
3.13.3	Vitreoretinale Degenerationen 865			
3.14	Netzhaut 865			
3.14.1	Netzhautablösung 865			
3.14.2	Retinale Mikroaneurysmata 866			
3.14.3	Retinale Blutungen 866			
3.14.4	Retinale Blutungen bei Kindern 867			
3.14.5	Harte Exsudate (Lipidablagerungen) 867			
3.14.6	Weiche Exsudate (Cotton-wool-Spots, Nervenfaserschichtinfarkte) 867			

1
Symptome

1.1
Kopfschmerz

1.1.1
Okuläre Ursachen

■ Nicht korrigierter bzw. unzureichend korrigierter Refraktionsfehler (besonders Hyperopie und Astigmatismus) und Presbyopie.

■ Nicht korrigierte oder unzureichend korrigierte Heterophorie (auch durch Brillengläser verursacht).

- Ausgeprägte Anisometropie.
- Akkommodationslähmung.
- Konvergenzinsuffizienz.
- Augenmuskellähmungen.
- Nicht optimale Beleuchtungsbedingungen, z. B. ungünstige Richtung und damit Blendung oder unangemessene Intensität.
- Photophobie anderer Ursache.
- Uveitis.
- Endophthalmitis und Panophthalmitis.
- Neuritis nervi optici.
- Sicca-Syndrom.
- Augeninnendruckerhöhung (v. a. akute Erhöhung, wie z. B. beim Glaukomanfall).
- Miotika (Ziliarmuskelspasmus).
- Erkrankungen der vorderen Augenabschnitte, wie z. B. Konjunktivitis, Keratitis, manche Keratopathien, Episkleritis, Skleritis, okuläres Trauma oder Fremdkörperverletzungen, die in schweren Fällen auch zu Kopfschmerzen führen können.
- Nystagmus psychogener Ursache.

1.1.2
Andere Ursachen

- Arteriitis temporalis.
- Vaskulär bedingte Kopfschmerzen (Migräne und Varianten).
- Cluster-Kopfschmerz.
- Bluthochdruck.
- Trigeminusneuralgie, postherpetische und andere kranielle Neuralgien.
- Prozesse im Schädelinnern: Raumforderung, Aneurysma, Subarachnoidalblutung, Meningitis, Enzephalitis, erhöhter Hirndruck, Pseudotumor cerebri.
- Muskelverspannungen.
- Zellulitis, Periostitis oder Raumforderung der Orbita.
- Sinusitis.
- Medikamente, Toxine, giftige Gase u. a.
- Psychogen, Simulation.

1.2
Augenschmerz

- Alle unter Abschn. 1.1.1 und 1.1.2 aufgeführten Erkrankungen können auch zu Augenschmerzen führen.

1.3
Okuläre Reizzustände

- Alle Erkrankungen des vorderen Augenabschnitts können zu okulären Reizzuständen führen.
- Trichiasis, Distichiasis.
- Entropium, Ektropium.
- Blepharitis.
- Exposition der Augenoberfläche (Lagophthalmus).
- Oberflächliche okuläre Fremdkörper.
- Abnormitäten/Störungen der palpebralen Konjunktiva: Entzündung, Fibrose, subtarsale Fremdkörper, Verwachsungen, Chalazion.
- Exposition gegenüber verschiedenen Giften.
- Okuläres Pemphigoid.
- Floppy-eyelid-Syndrom.

1.4
Schmerzhafte Augenbewegung

- Neuritis nervi optici, v. a. Retrobulbärneuritis.
- Skleritis/Episkleritis, v. a. Skleritis posterior.
- Myositis bei Kollagenosen.
- Befall der Augenmuskeln durch Trichinen (selten).
- Orbitale Zellulitis.
- Orbitale Periostitis.
- Orbitafraktur mit Muskel- bzw. Sehneneinklemmung.
- Postoperativ nach Schiel- und Ablatio-Operationen.
- Grippaler Infekt.
- Psychogen, Simulation.

1.5 Asthenopie

- Akkommodative Asthenopie: Presbyopie, Hyperopie, Akkommodationsschwäche, Naharbeit bei ungenügender Beleuchtung u.a.
- Heterophorien.
- Streßsituationen.
- Benetzungsstörungen.

1.6 Epiphora

1.6.1 Hypersekretion

- Reflektorische Hypersekretion bei okulären Reizzuständen.
- Sicca-Syndrom.
- Refraktionsfehler.
- Medikamente: Cholinergika (Pilocarpin, Ecothiopatiodid u.a.).
- Tränendrüsentumoren (selten).
- Metabolische Erkrankungen: Hyperthyreose, Morbus Parkinson.
- Krokodilstränen: Defektheilung nach Fazialisparese.
- Psychisch bedingte Hypersekretion.

1.6.2 Abflußstörungen

- Lidfehlstellungen: Ektropium, Lagophthalmus usw.
- Störung des physiologischen Tränenpumpmechanismus.
- Verschluß oder Verengung des Tränenpünktchens.
- Abnormitäten im Bereich des Canaliculus: Atresie, Strikturen, Lazeration, Entzündung, Fremdkörper u.a.
- Abnormitäten des Tränensacks: Dakryozystitis, Dakryolithen, Polypen, Tumoren, Fremdkörper, Trauma, Fisteln, kongenitale Abnormitäten.
- Obstruktionen des Ductus nasolacrimalis: Fremdkörper, Verwachsungen, Entzündung, Fibrose, kongenitaler Verschluß der Hasner-Klappe, Septumdeviation, Polypen, vergrößerte Nasenmuscheln, Tumoren in der Nase.

1.7 Blepharospasmus

- Essentiell (idiopathisch).
- Spasmus hemifacialis (Irritation des VII. Hirnnerven, z.B. Gefäßanomalie).
- Psychogen.
- Morbus Parkinson und andere Erkrankungen der Basalganglien.
- Hirntumoren: Akustikusneurinom, Meningeom mit Beteiligung des VII. Hirnnerven.
- Nach Lähmung des VII. Hirnnerven.
- Kongenitales Glaukom.
- Syphilis im Tertiärstadium.
- Tetanus.
- Trigeminusneuralgie.
- Morbus Addison.
- Morbus Wilson.
- Cogan-Syndrom.
- Enzephalitis.
- Gilles-de-la-Tourette-Syndrom.
- Medikamenteneinnahme (Neuroleptika, Antikonvulsiva, Antihistaminika u.a.).

1.8 Photophobie

- Entzündliche Erkrankungen des vorderen Augenabschnittes: Konjunktivitis, Keratitis, Uveitis.
- Medientrübungen: Hornhautnarben und -dystrophien, Keratopathien bei Allgemeinerkrankungen, Katarakt, Glaskörpertrübungen.
- Medikamentöse oder traumatisch bedingte Mydriasis.
- Aniridie.
- Albinismus.
- Achromatopsie.
- Retrobulbärneuritis (seltener).

- Erkrankungen des ZNS (v.a. Meningitis, Subarachnoidalblutung, Tollwut).
- Exotropie.
- Kongenitales Glaukom.
- Versehentliche Treffer („pits") der Kunstlinse bei Nachstardiszision mit dem Nd:YAG-Laser.

1.9
Halos

- Hornhautepithelödem verschiedenster Ursachen.
- Medientrübungen: Hornhautnarben, Katarakt, insbesondere hintere Schalentrübung.
- Glaukom.
- Asymmetrische Plazierung der Intraokularlinse.
- Epiphora.
- Uveitis.

1.10
Mouches volantes

- Trübungen im hinteren Glaskörper werden wesentlich eher symptomatisch als die mehr diffusen und weniger schattengebenden Trübungen im vorderen Glaskörperraum. Trübungen sind besonders dann störend, wenn sie in der optischen Achse liegen.
- Physiologische Glaskörpertrübungen (Altersveränderungen, bei Myopen häufig früher auftretend): Aggregation von Kollagenfasern, Verflüssigung mit Ausbildung von Hohlräumen, die von membranartigen Grenzflächen umgeben sind (Synchisis und Syneresis), Glaskörperabhebung.
- Reste der A. hyaloidea: Wahrnehmung erfolgt unter bestimmten Beleuchtungsbedingungen.
- Glaskörperblutung: Das Ausmaß und die Lokalisation der Blutung sowie der Zustand des Glaskörpers bestimmen die Symptome. Eine kleine Blutung in einem nicht bereits pathologisch veränderten Glaskörper wird als Streifen oder als Strang wahrgenommen, seltener berichten die Patienten, „Rauch" zu sehen; eine ausgeprägtere Glaskörperblutung bei bereits verflüssigtem Glaskörper kann zu einer massiven Visusminderung führen.
- Frei flottierende Opercula.
- Detritus entzündlicher Genese: Zellkonglomerate und/oder Schleier bei Uveitis, Chorioretinitis, Retinitis.
- Hintere Glaskörperabhebung: Häufig beschreiben die Patienten, ein halbmondförmiges oder ringförmiges Objekt zu sehen, das dem Insertionsring des hinteren Glaskörpers am Sehnerv entspricht, der sog. Morgagni-Ring (Weiß-Ring; Martegiani-Ring).
- Netzhautveränderungen: Retinale Läsionen bei Entzündung, nach Photokoagulation u.a. können vom Patienten als „Flecken" beschrieben werden, die sich allerdings normalerweise nicht bewegen.
- Intraokulare Fremdkörper.
- Intraokulare Parasiten.
- Asteroide Hyalose und Synchisis scintillans sind meist nicht symptomatisch. Asteroide Körperchen tendieren dazu, eher im vorderen und zentralen Glaskörper aufzutreten, und werden, wie bereits oben beschrieben, bei dieser Lokalisation seltener als störend empfunden. Bei Synchisis scintillans ist die Sehschärfe wegen der häufig gleichzeitig bestehenden Katarakt oft vermindert; oft besteht auch eine alte Netzhautablösung/Glaskörperblutung, so daß die Cholesterinkristalle ohnehin nicht wahrgenommen werden.

1.11
Photopsie

- Migräne und Epilepsie.
- Vitreoretinale Traktionen und Lochbildung mit oder ohne Netzhautablösung.
- Akute hintere Glaskörperabhebung.
- Chorioiditis (seltener).
- Okuläres Trauma.
- Blutdruckabfall, Kreislaufkollaps und Synkopen.
- Zerebrovaskuläre Erkrankungen (Basilarisinsuffizienz).
- Delirium tremens (Frühstadium).
- Akute retinale Nekrose (ARN; BARN).
- Glaukom.
- Okulodigitales Phänomen.
- Fokale Läsion der Okzipitalregion.
- Retinale Mikroembolien.

1.12
Metamorphopsie

- Makulaerkrankungen: Retinopathia centralis serosa, chorioidale Neovaskularisation, Pigmentepithelabhebung, Makulaödem, epiretinale Membran, Striae retinales bei Orbitatumoren.

- Astigmatismus, v. a. irregulärer Hornhautastigmatismus.
- Netzhautablösung, in Abhängigkeit von der Lokalisation.
- Andere Unregelmäßigkeiten der brechenden Medien – besonders der Hornhaut, z. B. Keratokonus, und der Linse, z. B. lentikulärer Astigmatismus und Katarakt.
- Migräne.
- Psychiatrische Erkrankungen mit wahnhafter Verkennung.
- Epilepsie.
- Parietallappenläsion.
- Medikamentenintoxikation.

1.13
Mikropsie

- Retinopathia centralis serosa.
- Akkommodationslähmung: Medikamentös (z. B. Atropin), Botulismus, Diphterie.
- Mit Gläsern korrigierte hohe Myopie.
- Hysterie, Simulation.

1.14
Makropsie

- Akkommodationsspasmus.
- Miotika.
- Hysterie, Simulation.
- Exzessive Pluslinsen.

1.15
Farbwahrnehmungsstörungen

1.15.1
Xanthopsie (Gelbsehen)

- Medikamentenintoxikation: Digitalis, Streptomycin, Sulfonamide, Salizylate, Barbiturate, Thiazide, Amylnitrit, Phenazetine.
- Aphakie.
- Linsenveränderungen (Cataracta provecta).
- Hysterie.

1.15.2
Zyanopsie (Blausehen)

- Medikamentenintoxikation: Digitalis, Mescalin.
- Kohlenmonoxidvergiftung.
- Aphakie.
- Hysterie.

1.15.3
Erythropsie (Rotsehen)

- Medikamentenintoxikation: Atropin, Digitalis.
- Andere Intoxikationen: Iodid, Zyanid, Tabak.
- Blendung beim Aufenthalt im Schnee, Schneeblindheit.
- Makulopathie durch Lichtbogen beim Schweißen.
- Aphakie (seltener).
- Iriskolobom (chirurgisch, traumatisch, kongenital).
- Mydriasis (pharmakologisch, traumatisch).
- Erblindung nach Elektrounfall (kann mit Erythropsie einhergehen).
- Albinismus.
- Glaskörperblutung.
- Körperliche Anstrengung, v. a. akrobatische Übungen.

1.16
Farbsinnstörungen

1.16.1
Kongenital

- Totale Farbenblindheit: Achromatopsie.
- Stäbchenmonochromasie (typische und atypische Form).
- Zapfenmonochromasie.
- Dichromasie: Protanopie, Deuteranopie, Tritanopie.
- Anomale Trichromatopsie: Protanomalie, Deuteranomalie, Tritanomalie.

1.16.2
Erworben

- Funktionsstörungen des Sehnerven, Optikusatrophie.
- Makulaerkrankungen.
- Zapfendegeneration.
- Generalisierte retinale Degeneration.
- Chorioretinitis.
- Fortgeschrittene hypertensive Retinopathie; Verschlußkrankheiten der Netzhautgefäße.
- Diabetische Retinopathie, diabetische Optikopathie.
- Retrobulbärneuritis.
- Albinismus.

1.17
Oszillopsie

- Erworbener Nystagmus.
- Myokymie des M. obliquus superior.
- Myokymie des Augenlides.
- Vestibuläre Erkrankungen.
- Hysterie.
- Intermittierende Exotropie.
- Medikamente (z.B. Alkohol, Barbital, Carbamazepin, Phenytoin).

1.18
Nachtblindheit (Nyktalopie)

- Vitamin-A-Mangel (ernährungsbedingt, Malabsorption, Leberzirrhose, Schwangerschaft).
- Kongenitale hohe Myopie.
- Tapetoretinale Degenerationen (v.a. Stäbchen-Zapfen-Dystrophien, wie z.B. Retinopathia pigmentosa und verwandte Störungen).
- Generalisierte Aderhautsklerose.
- Vitreoretinale Dystrophien (v.a. Goldmann-Favre-Erkrankung).
- Kongenitale stationäre Nachtblindheit: autosomal-dominant, autosomal-rezessiv (mit Myopie kombiniert; eine Variante ist die Oguchi-Erkrankung mit weißer Verfärbung des Augenhintergrundes bei Tageslicht), X-chromosomal-rezessiv (mit hoher Myopie vergesellschaftet).
- Fortgeschrittenes Glaukom und andere Ursachen für eine schwere Optikusatrophie.
- Diffuse Medientrübungen (Katarakt, Glaskörpertrübungen u.a.).
- Hysterie, Simulation.
- Medikamente (z.B. Chloroquin, Fluphenazin, Indometacin).

1.19
Tagblindheit (Hemeralopie)

- Zapfen- und Zapfen-Stäbchen-Degeneration.
- Albinismus und verwandte Erkrankungen.
- Achromatopsie.
- Linsentrübungen.
- Hereditäre Retinoschisis.
- Siehe auch Photophobie (Erkrankungen, die eine Hemeralopie vortäuschen können).
- Tonische Pupille.

1.20
Plötzlicher Visusverlust bzw. starker Visusabfall (einseitig)

- Zentralarterien- oder Arterienastverschluß.
- Verschluß (Embolisation) retinaler Arterien, der A. ophthalmica, der A. carotis interna (transient oder rezidivierend).
- Neuritis nervi optici, Retrobulbärneuritis.
- Ischämische Optikusneuropathie:
  - Anteriore ischämische Optikusneuropathie (AION).
  - Posteriore ischämische Optikusneuropathie (PION).
- Arteriitis temporalis Horton (kann bilateral auftreten).
- Glaskörperblutung.
- Retinale oder subretinale Makulablutung.
- Verschluß eines zilioretinalen Gefäßes.

- Akutes Winkelblockglaukom.
- Netzhautablösung mit Beteiligung des hinteren Pols.
- Seröse Makulaabhebung.
- Akuter Hornhauthydrops, akuter Keratokonus.
- Trauma, Intoxikationen.
- Luxation der Linse, der Intraokularlinse oder der Kontaktlinse.
- Retrobulbäre Blutung oder Blutung im Canalis opticus, Optikuskompression.
- Spontanes Hyphäma.
- Akute retinale Nekrose (ARN).
- Hysterie und Simulation.

1.21
Plötzlicher Visusverlust (beidseitig)

- Insuffizienz bzw. Verschlußgeschehen im vertebrobasiliären System.
- A. cerebri posterior Infarkt, v. a. hämorrhagisch.
- Kontusionsverletzung des okzipitalen Kortex; Schädelfraktur mit Beteiligung des okzipitalen Kortex.
- Ausgeprägter Blutdruckabfall (starker Blutverlust, Schock).
- Migräne (transienter Visusverlust).
- Intoxikationen.
- Einklemmung des Hirnstamms.
- Akute Hirndrucksteigerung mit schnell fortschreitendem Papillenödem (Hirnödem, Blutung).
- Maligne Hypertonie.
- Toxämie.
- Urämie.
- Hysterie, Simulation.

1.22
Amaurosis fugax
(transienter monokularer Visusverlust)

- Zerebrovaskuläre Insuffizienz.
- Arteriosklerose, Hypertension.
- Hämatologische Ursachen: Embolien, Polyzythämie, idiopathische Thrombozytose, Sichelzellanämie.
- Kardiale Ursachen (Ursachen von Thrombembolien):
  - Arrhythmien.
  - Offenes Foramen ovale.
  - Dilatative Kardiomyopathie.
- Polymyalgia rheumatica.
- Kollagenosen.
- Migräne.
- Hysterie, Simulation.
- Canalis-opticus-Syndrom.
- Chininvergiftung.

1.23
Diplopie (binokular)

- Lähmung eines oder mehrerer Augenmuskeln (III., IV., VI. Hirnnerv).
- Dekompensierte Phorie, manifester Strabismus.
- Konvergenz- oder Divergenzinsuffizienz.
- Okuläre Myopathien: endokrine Orbitopathie; chronisch progressive externe Ophthalmoplegie (CPEO); okuläre Myositis.
- Ophthalmoplegische Migräne.
- Internukleäre Ophthalmoplegie (INO) bei demyelinisierender Erkrankung oder arteriosklerotisch bedingt.
- Orbitaläsionen: Fraktur mit Muskeleinklemmung; Tumor; Pseudotumor; Zellulitis; Blutung; Orbitaspitzensyndrom; Adhärenzsyndrome.
- Postoperativ nach Schiel- oder Netzhautoperationen.
- Myasthenia gravis.
- Restriktionssyndrome: Brown, Duane.
- Aniseikonie.
- Prismatische Wirkung von Brillengläsern; nicht korrekt angebrachtes bzw. rezeptiertes Prisma.
- Nach Commotio cerebri.
- Mechanische Restriktion des Bulbus: Symblepharon, Lidvernarbungen.
- Hysterie, Simulation.
- Narkolepsie.

1.24
Diplopie (monokular)

- Katarakt: besonders bei Kernsklerose oder Flüssigkeitseinlagerung.
- Iriskolobom (chirurgisch, traumatisch).
- Polykorie.
- Iridodialyse.
- Luxation der Linse/Intraokularlinse.
- Nicht korrekt angepaßte Kontaktlinse; manchmal Bifokal- oder Trifokalbrillen.
- Makulopathie.
- Netzhautablösung.
- Irregulärer Astigmatismus.
- Keratokonus.
- Gleichzeitig bestehende anomale und normale Netzhautkorrespondenz.
- Tränenfilmunregelmäßigkeiten.
- Intraokulare Luftblase, Zyste oder transparenter Fremdkörper.
- Hysterie, Simulation.
- Multifokale Intraokularlinse.
- Megalokornea.
- Radiäre Keratotomie.

1.25
Gesichtsfelddefekte

- Einzelheiten sind in Kap. 38 zu finden.

2
Allgemeine Zeichen

2.1
Abnorme Kopfhaltung
(Kopfdrehung, Kopfneigung, Torticollis)

2.1.1
Okuläre Ursachen

- Augenmuskellähmung; inkomitante Abweichung anderer Ursache.
- Nystagmus: Kopfdrehung in Richtung der geringsten Nystagmusamplitude.
- A- und V-Schielformen.
- Starke Amblyopie oder Erblindung eines Auges: Kopfdrehung zur betroffenen Seite.
- Ptosis: Kopfhebung.
- Exzentrische Fixation mit anomaler Netzhautkorrespondenz.

2.1.2
Nichtokuläre Ursachen

- Kongenital: Geburtstrauma oder Mißbildungen im Halswirbelsäulenbereich.
- Halswirbelsäulenveränderungen anderer Genese: Trauma, Arthritis u.a.
- Spasmus oder Kontraktur des M. sternocleidomastoideus.
- Hörstörung.
- Klavikulafraktur.
- Vestibuläre Störung.

2.2
Vitiligo

- Hereditäre Vitiligo (Erbgang: autosomal-dominant; gehäuft auftretend bei perniziöser Anämie, Schilddrüsendysfunktion, Morbus Addison, Diabetes mellitus Typ II und Hypoparathyreoidismus).
- Vogt-Koyanagi-Harada-Syndrom.
- Sympathische Ophthalmie.
- Waardenburg-Syndrom (Vitiligo, Innenohrschwerhörigkeit, Heterochromie der Iris usw.; Syn.: Dyszephalosyndaktylie).
- Morbus Kwashiorkor (Proteinmangel).
- Infektiös: z.B. Pinta (chronische Hautinfektion durch Treponema carateum – in warmen Regionen).
- Chemisch: z.B. Thiotepa (nur noch äußerst selten verwendetes alkylierendes Zytostatikum).

2.3
Poliosis

- Albinismus.
- Waardenburg-Syndrom (s. Abschn. 2.2).

- Vogt-Koyanagi-Harada-Syndrom
- Sympathische Ophthalmie.
- Blepharitis.
- Trachom.
- Trigeminusneuralgie.
- Vitiligo.
- Parry-Romberg-Syndrom (halbseitig fortschreitende Gesichtsatrophie bei trophischer Innervationsstörung infolge einer Sympathikusschädigung; Syn.: Hemiatrophia faciei progressiva).
- Altersbedingt.
- Strahlentherapie.
- Progeria adultorum.
- Schwere Dermatitis.

3
Regionale Zeichen

3.1
Orbita

3.1.1
Hypertelorismus

- Hereditär (vermutlich autosomal-dominant).
- Hydrozephalus.
- Crouzon-Syndrom (vorzeitige Verknöcherung verschiedener Schädelnähte; Syn.: Dysostosis craniofacialis).
- Apert-Syndrom (vorzeitige Verknöcherung verschiedener Schädelnähte und Syndaktylien bis zur typischen „Löffelhand"; Akrozephalosyndaktylie).
- Waardenburg-Syndrom.
- Potter-Syndrom (Schädelabnormitäten, renale Agenesie).
- Chromosomenanomalien: Ullrich-Turner-Syndrom, Klinefelter-Syndrom, Trisomie 13–15, Cri-du-Chat-Syndrom.
- Assoziiert mit Mikrotie und Gesichtsspalten.
- Fetales Alkoholsyndrom.
- Osteogenesis imperfecta.
- Greig-Syndrom (zahlreiche Mißbildungen, inklusive Schädel).
- Marfan-Syndrom.
- Treacher-Collins-Syndrom (Dysostosis mandibulofacialis).
- Ehlers-Danlos-Syndrom.
- Traumatisch bedingt: Frakturen von Orbita/Nase.
- Kretinismus (Hypothyreose).
- Andere seltene Mißbildungen.

3.1.2
Hypotelorismus

- Okulodentodigitale Dysplasie.
- Trisomie 13–15.
- Down-Syndrom.
- Cockayne-Syndrom (Verdickung der Schädelkalotte, Retinopathia pigmentosa, Blasenbildung der Haut nach Sonnenbestrahlung, zahlreiche weitere Mißbildungen).
- Weill-Marchesani-Syndrom.
- Goldenhar-Symptomenkomplex (okuloaurikulovertebrale Dysplasie).

3.1.3
Kleine Orbitae

- Crouzon-Syndrom (s. Abschn. 3.1.1).
- Apert-Syndrom (s. Abschn. 3.1.1).
- Trisomie 13–15 und 18.
- Hypophosphatämie.
- Hyperostose der Orbitaknochen.
- Kraniostenose.
- Osteogenesis imperfecta.
- Anophthalmus.
- Zustand nach Enukleation.
- Mikrophthalmus.
- Mukozele.

3.1.4
Enophthalmus

- Nach Orbitafraktur (insbesondere Orbitabodenfraktur).

- Atrophie des orbitalen Fettes (Alter, konsumierende Erkrankungen).
- Orbitametastasen von szirrhösen Karzinomen (z. B. Mammakarzinom).
- Massive Dehydratation (Kachexie, Cholera).
- Horner-Syndrom (scheinbarer Enophthalmus).
- Greig-Syndrom (s. Abschn. 3.1.1).
- Parry-Romberg-Syndrom (s. Abschn. 2.3).
- Raeder-Syndrom (Kopfschmerz in Verbindung mit einem postganglionären Horner Syndrom, Typ I mit, Typ II ohne Beteiligung weiterer Hirnnerven).
- Osteolyse von Orbitaknochen.
- Neurofibromatose.
- Duane-Syndrom (verschiedene Formen mit Bulbusretraktion bei Adduktion/Abduktion).
- Parinaud-Syndrom (konjugierte vertikale Blicklähmung mit Retraktionsnystagmus).

3.1.5 Pseudoexophthalmus

- Hohe Myopie (Achsenmyopie).
- Buphthalmus (kongenital bzw. bei frühkindlichem Glaukom).
- Kontralateraler Enophthalmus.
- Lidretraktion (z. B. bei endokriner Orbitopathie).
- Lähmung eines oder mehrerer Augenmuskeln.
- Asymmetrie des Gesichtsschädels.
- Crouzon-Syndrom.
- Parry-Romberg-Syndrom.
- Edwards-Syndrom (Trisomie 18).
- Meßfehler.

3.1.6 Exophthalmus

Entzündungen der Orbita

- Akute orbitale Zellulitis (bakteriell bedingt) oder Sinus-cavernosus-Thrombose.
- Unspezifische idiopathische Entzündung: nichtgranulomatöse Entzündung, Pseudotumor orbitae.
- Chronisch granulomatöse Entzündung: Tuberkulose, Sarkoidose, Syphilis, Aspergillose, Parasiten.
- Andere Entzündungszustände: nekrotisierender Tumor, Kollagenosen und andere Vaskulitiden, rupturiertes Dermoid, Fremdkörper, Myositis, Thrombophlebitis, Dakryoadenitis, parasitäre Infektionen, rezidivierende Polychondritis.
- Orbitaphlegmone.

Schilddrüsenbedingte Veränderungen

- Ein Exophthalmus bei endokriner Orbitopathie oder bei einer Schilddrüsenfunktionsstörung (dysthyreotisch bedingt) kann ein- oder beidseitig auftreten.

Raumforderung

- Primär in der Orbita: Dermoid, Teratom, Lymphom (Kinder), Tränendrüsentumor, Optikusgliom oder Optikusmeningeom, Rhabdomyosarkom, Leiomyom, Tumoren peripherer Nerven (z. B. Neurofibrom), Gefäßmißbildungen (Hämangiom, Lymphangiom, arteriovenöse Fistel, Aneurysma, Varizen), mesenchymale und fibroossäre Tumoren.
- Sekundär bei direkter Invasion, ausgehend von benachbarten Strukturen:
  - Bulbus und Adnexe: Retinoblastom, Aderhautmelanom, Bindehautmelanom, Medulloepitheliom, Mikrophthalmus mit Zyste, Plattenepithelkarzinom von Bindehaut oder Lidern, Basaliom der Lider, Tumoren des Tränensackes.
  - Nasennebenhöhlen: Mukozele, Karzinom.
  - Nasopharynx und Oropharynx: Karzinom, Melanom, Angiofibrom.
  - Gehirn: Enzephalozele, Meningozele, Meningeom.
- Sekundär bei Metastasierung:
  - Kinder und Heranwachsende: Neuroblastom, Ewing-Sarkom.
  - Erwachsene: Mamma-, Bronchial-, Nieren-, Hodenkarzinom, Karzinome des Gastrointestinalbereiches.

Trauma

- Orbitahämatom.
- Knochenverlagerung bei Fraktur.
- Orbitale Fremdkörper.

- Orbitaemphysem.
- Zustand nach Bestrahlung.

Allgemeinerkrankungen

- Lymphom.
- Morbus Hodgkin.
- Leukämie.
- Phosphatmangelrachitis.
- Fettsucht.
- Histiocytosis X.
- Phakomatosen.
- Schilddrüsendysfunktion (endokrine Orbitopathie, Kretinismus).
- Myasthenia gravis.
- Wegener-Granulomatose.
- Amyloidose.
- Kollagenosen.

3.1.7
Pulsierender Exophthalmus

- Carotis-Sinus-cavernosus-Fistel.
- Neurofibromatose.
- Arteriovenöse Mißbildungen, Aneurysma, Orbitavarizen.
- Große frontale Mukozele.
- Meningoenzephalozele.
- Blow-out-Fraktur des Orbitadaches.

3.1.8
Intermittierender Exophthalmus
(Zunahme bei Valsalva-Manöver)

- Orbitavarizen.
- Kavernöses Hämangiom.
- Arteriovenöse Mißbildungen.
- Rezidivierende Blutungen.
- Exophthalmus kann während Menstruation und Schwangerschaft zunehmen.
- Lymphangiom.

3.1.9
Beidseitiger Exophthalmus

- Schilddrüsendysfunktion.
- Sinus-cavernosus-Thrombose.
- Orbitale Myositis und Vaskulitis.
- Metastasierendes Neuroblastom.
- Leukämie und Lymphom.
- Histiocytosis X.
- Crouzon-Syndrom (s. Abschn. 3.1.1).
- Idiopathischer entzündlicher Pseudotumor.
- Morbus Paget.

3.1.10
Schnell zunehmender (fulminanter) Exophthalmus

- Orbitale Zellulitis.
- Rhabdomyosarkom.
- Metastasierendes Neuroblastom.
- Orbitablutung.
- Leukämie und Lymphom.
- Teratom.
- Rupturiertes Dermoid.
- Histiocytosis X.

3.1.11
Geräuschphänomene über der Orbita

- Arteriovenöse Mißbildungen.
- Aneurysmata.
- Carotis-Sinus-cavernosus-Fistel.
- Karotisstenose (fortgeleitetes Geräusch).
- Bestimmte Allgemeinerkrankungen (z. B. Hyperthyreose, schwere Anämie).

3.1.12
Orbitaemphysem
(Luft in der Orbita und in periorbitalen Geweben)

 Nach Trauma: Orbitabodenfraktur oder Fraktur der medialen Orbitawand; Fraktur im Bereich der Nasennebenhöhlen.

- Orbitale Zellulitis durch gasbildende Erreger.
- Osteomyelitis und infizierte Sinus.
- Nase putzen.
- Iatrogen (chirurgische Eingriffe an den Zähnen und in der Mundhöhle).
- Subkonjunktivales Emphysem bei Beatmung.

3.2 Lider

3.2.1 Ptosis (Blepharoptosis)

- Kongenital (bei 75–80 % der Patienten ist die Ptosis die einzige Fehlbildung): chronisch progressive externe Ophthalmoplegie.
- Mechanisch:
  - Dermatochalasis, Blepharochalasis, Blepharitis.
  - Lidtumoren.
  - Fremdkörper.
  - Gigantopapilläre Konjunktivitis; andere Ursachen eines Lidödems.
  - Narbenbedingte Ptosis (Chemikalienverätzung, Trachom und andere Ursachen einer Bindehautvernarbung oder -schrumpfung).
- Traumatisch:
  - Nervenschädigungen (N. oculomotorius oder sympathische Fasern); Schäden an Muskel, Sehne, Levatoraponeurose bzw. dem Müller-Lidheber.
  - Nach chirurgischen Eingriffen: intraokulare Eingriffe mit Anschlingen des M. rectus superior; plastische Eingriffe am Oberlid; Schieloperationen (besonders Resektionen des M. rectus superior); netzhautchirurgische Eingriffe.
  - Nach Botulinumtoxinbehandlung.
- Neurogen:
  - Läsion des III. Hirnnerven (nur obere Fasern).
  - Innervationsanomalien bei abnormer Regeneration des III. Hirnnerven.
  - Kortikale, basale oder nukleäre Läsionen.
  - Multiple Sklerose.
  - Horner-Syndrom.
  - Synkinetische Ptosis (z.B. Marcus-Gunn-Syndrom).
  - Chronisch progressive externe Ophthalmoplegie.
- Myogen:
  - Primäre muskuläre Atrophie (späte familiäre Ptosis).
  - Myotone Dystrophie.
  - Myasthenia gravis.
  - Senile Ptosis.
  - Dermatomyositis.
  - Kortikosteroidptosis (nach längerer topischer Steroidmedikation).
  - Toxine, wie z.B. Alkohol, Blei und bestimmte Chemotherapeutika.
  - Kongenitales Fibrosesyndrom.
- Ophthalmoplegische Migräne.
- Psychogen.

3.2.2 Lidretraktion

- Endokrine Orbitopathie (Morbus Basedow).
- Nach Rücklagerung des M. rectus superior.
- Levatorüberfunktion infolge einer Parese des kontralateralen M. levator.
- Überkorrektur bei Resektion des Levatormuskels bzw. Suspensionsoperation.
- Vernarbungen im oberen Fornix.
- Prätektale Läsion bzw. Läsionen um den Aquädukt.
- Enzephalitis.
- Guillain-Barré-Syndrom.
- Epilepsie.
- Sklerodermie.
- Morbus Paget.
- Pharmakologisch: Phenylephrin, Kokain oder andere Sympathikomimetika.
- Fehlregeneration des III. Hirnnerven.
- Morbus Parkinson.
- Chorea Huntington.
- Emphysem.
- Duane-Syndrom.
- Angst, Schrecken.
- Eine Lidretraktion ist bei Kleinkindern gelegentlich physiologisch.
- Hysterie, Simulation.

3.2.3
Blepharospasmus

Einzelheiten sind unter Abschn. 1.7 zu finden.

3.2.4
Ektropium

- Altersbedingt (seniles Ektropium, Atonie).
- Parese des N. facialis mit Lagophthalmus.
- Narbenbedingt (Vernarbung der Lidhaut mit Eversion des Lides):
  - Chemische oder thermische Verletzungen.
  - Lazerationen.
  - Ichthyosis oder andere Hautkrankheiten, die zu Kontrakturen führen.
- Spastisch: Blepharophimose-Syndrom, Myasthenia gravis.
- Mechanisch: z.B. große Lid- oder Bindehauttumoren.
- Allergisch: Kontaktdermatitis.
- Kongenital.

3.2.5
Entropium

- Altersbedingt (seniles Entropium, Atonie).
- Narbenbedingt (Bindehautvernarbung):
  - Chemikalienverätzungen, thermische Verletzungen, nach Kryotherapie im Lidbereich, nach Bestrahlung.
  - Okuläres Pemphigoid.
  - Infektionen: Trachom, Diphterie, Gonorrhö.
- Spastisch: Keratitis, andere Irritationen des äußeren Auges.
- Mechanisch bei fehlender Stützung durch den Bulbus: Enophthalmus, Nanophthalmus, Mikrophthalmus, Phthisis, Anophthalmus.
- Mechanisch bei Tumoren.
- Kongenital.

3.2.6
Lidtumoren

Einzelheiten sind in Kap. 5 zu finden.

3.2.7
Lidkolobom

- Traumatisch.
- Kongenital: meist mit anderen kongenitalen Mißbildungen/Defekten, wie Mikrophthalmus, Abnormitäten von Iris und Pupille u.a., vergesellschaftet.
- Epidermales Nävussyndrom.
- Bei folgenden Syndromen:
  - Goldenhar-Syndrom (Gesichtsmißbildung mit einseitiger Aplasie des aufsteigenden Unterkieferastes und Atrophie von M. masseter, M. temporalis und M. pterygoideus medialis).
  - Franceschetti-Syndrom (Makrostomie mit offenem Biß, Hypoplasie von Jochbein und Oberkiefer, Fischmaulphysiognomie, antimongoloide Lidachsenstellung, Fehlen der Wimpern am Unterlid und der Meibom-Drüsen; Syn.: Mandibulofaziale Dysostose).
  - Treacher-Collins-Syndrom (s. Abschn. 3.1.1).

3.2.8
Blepharitis

Akute Blepharitis

- Infektiös:
  - Bakteriell (häufig Staphylokokken).
  - Viral (meist herpetisch).
  - Parasitär.
- Allergisch.
- Irritation durch Chemikalieneinwirkung.

Chronische Blepharitis

- Seborrhoisch (rauchhaltige Luft verstärkt die Symptomatik):
  - Meist in Verbindung mit Seborrhö im Bereich der Kopfhaut.
  - Prädisponierende Faktoren sind Avitaminosen und endokrine Erkrankungen.
  - Im Zusammenhang mit Hauterkrankungen, wie z.B. Acne rosacea und seborrhoische Dermatitis.
  - Allgemeine Debilität (Hygienefaktoren).
- Ulzerativ (Staphylokokken, Herpes simplex).
- Ekzematös.

- Infektiös: Blepharitis angularis (Moraxella lacunata, Staphylokokken, Candida albicans).
- Begleitblepharitis bei Basaliomen im Lidbereich.
- Andere Ursachen:
  - Phthirus pubis (Filzlaus).
  - Demodex folliculorum (Haarbalgmilbe).
- Assoziiert mit unkorrigierten Refraktionsfehlern, v. a. Hyperopie.

3.3
Tränenwege und Tränen

3.3.1
Trockene Augen

Verminderte Tränensekretion

- Physiologisch bei Neugeborenen, während des Schlafes und im Alter.
- Keratoconjunctivitis sicca als eigenständiges Krankheitsbild oder im Rahmen eines Sjögren-Syndroms.
- Störung der nervösen Steuerung der Sekretion bei Läsionen des III. Hirnnerven oberhalb des Ganglion geniculatum. Ursachen: vaskulär, traumatisch, entzündlich, Raumforderung.
- Neurogene Hyposekretion durch periphere Nervenläsion (N. petrosus superficialis major oder lakrimaler Ast), z. B. durch Schädelfraktur oder Neoplasma.
- Bindehautvernarbung mit Verschluß der Drüsenausführungsgänge (Verätzung, Verbrennung, Pemphigus, Trachom, Diphterie u. a.).
- Ernährungsbedingt (besonders Vitamin-A-Mangel).
- Metabolisch (Hormonstörungen, Lebererkrankungen, Hypophysendysfunktion, Kollagenosen, Mikulicz-Syndrom).
- Familiäre Dysautonomie (Riley-Day-Syndrom).
- Kongenitale anhydrotische ektodermale Hypoplasie.
- Postinflammatorische Atrophie oder chirurgische Entfernung der Tränendrüse.
- Medikamente (Anticholinergika, wie z. B. Atropin, Scopolamin).
- Zystische Fibrose.
- Katzenschreisyndrom.
- Kongenitales Fehlen der Tränendrüse (z. B. beim Bonnevie-Ullrich-Syndrom = Mißbildungssyndrom mit vorwiegender Beteiligung von Unterhaut-, Muskel-, Gelenk- und Knochenanteil im Hals und Extremitätenbereich; Syn.: Pterygium-Syndrom).

Vermehrte Verdunstung der Tränen

- Lagophthalmus (Lähmung des VII. Hirnnerven).
- Lidfehlstellungen.
- Exophthalmus.
- Verminderter Lidschlag (z. B. beim Morbus Parkinson und bei komatösen Patienten).
- Vermehrte Verdunstung in heißen, trockenen Gebieten.

3.3.2
Hypersekretion (Epiphora)

- Echte Hypersekretion oder Störung des Abflusses (s. Abschn. 1.6).
- Reaktive Hypersekretion bei Irritation.
- Emotional.

3.3.3
Schwellung der Tränendrüse

Dakryoadenitis

- Akute Tränendrüsenentzündung: Masern, Mumps, Influenza, infektiöse Mononukleose, Diphtherie, Scharlach, Gonorrhö, Typhus.
- Chronische Tränendrüsenentzündung: verschiedene granulomatöse Erkrankungen wie Tuberkulose, Syphilis, Sarkoidose oder als Teil des Mikulicz- und Heerfordt-Syndroms.
- Seltener sekundär bei Entzündungen der Lider oder der Bindehaut (Staphylokokken, Streptokokken, Diplococcus pneumoniae).

Tumoren der Tränendrüsen

- Lymphom und lymphoide Hyperplasie.
- Entzündlicher Pseudotumor.

- Epitheliale Tumoren der Tränendrüse:
  - Adenom.
  - Benigne Mischtumoren.
  - Adenokarzinom.
  - Maligne Mischtumoren.
  - Mukoepidermoidkarzinom.
  - Plattenepithelkarzinom.

- Sekundär (leukämische Infiltration, Morbus Hodgkin).

Andere Ursachen einer Schwellung

- Lipodermoide.

- Retentionszysten, Dermoidzysten.

- Verlagerung der Tränendrüse: kongenital, traumatisch, sekundär bei Exophthalmus.

- Orbitale Periostitis.

3.3.4
Schwellung des Tränensackes

Obstruktion des Ductus nasolacrimalis und des Tränensackes (Ansammlung von Mukus und Eiter im Tränensack)

- Verschlossene Hasner-Klappe.

- Dakryolithen.

- Fremdkörper.

- Tumoren des Tränensackes.

- Polypen.

- Duktusfibrose (Zustand nach traumatisierender Sondierung bzw. nach Trauma).

- Anomalien im Nasenbereich (Septumdeviation, Polypen, Rhinitis, vergrößerte Nasenmuscheln).

Akute Dakryozystitis

- Die akute Dakryozystitis entsteht meist als Folge einer Obstruktion an einem der beiden Enden der abführenden Tränenwege. Das Keimspektrum umfaßt:
  - Pneumokokken.
  - Staphylokokken.
  - Streptokokken.
  - Pseudomonas aeruginosa.
  - Haemophilus aegypticus.
  - Neisseria catarrhalis.
  - Corynebacterium diphteriae.

Chronische Dakryozystitis

- Die chronische Dakryozystitis entsteht meist als Folge einer chronischen Abflußstörung. Relevantes Keimspektrum:
  - Pneumokokken.
  - Staphylokokken.
  - Streptokokken.
  - Tuberkulose.
  - Syphilis.
  - Pilzinfektion (Actinomyces, Aspergillus, Candida albicans, Blastomykose, Sporotrichose).

3.4
Bulbus

3.4.1
Mikrophthalmus

Embryopathien

- Röteln (Gregg-Syndrom).

- Mumps.

- Toxoplasmose.

- Thalidomideinnahme während der Schwangerschaft.

- Vitamin-A-Mangel in der Schwangerschaft.

- Rieger-Syndrom.

- Fetales Alkoholsyndrom.

Hereditär

In der Regel ist der Mikrophthalmus autosomal-dominant vererbt; manchmal ist er vergesellschaftet mit Kolobomen, Katarakt, tapetoretinalen Degenerationen u.a.

Chromosomenanomalien

- Trisomie 13–15.

- Deletion am Chromosom 18.

- Katzenaugensyndrom (überzähliges Chromosom 22).

Mandibulofaziale Dysostosen

- Hallermann-Streiff-Syndrom (typisches Vogelgesicht, kongenitale Katarakt, Sklerokornea, Mikrogenie; Syn.: Dysmorphia mandibulooculofacialis).

- Pierre-Robin-Syndrom (Mikrogenie, Glossoptosis, manchmal zusätzlich Mikroglossie und Gaumenspalte).
- Goldenhar-Syndrom.

Andere Entwicklungsanomalien

- Okulodentodigitale Dysplasie.
- Okulovertebrale Dysplasie (frühembryonale Entwicklungsstörung; Wirbelsäulenmißbildungen, kombiniert mit Bulbushypoplasie und anderen Augenmißbildungen; Syn.: Weyers-Thier-Syndrom).
- Primär hyperplastischer persistierender Vitreus (PHPV).

Phthisis bulbi

Einzelheiten sind unter Abschn. 3.4.4 zu finden.

3.4.2
Megalophthalmus

- Buphthalmus: Differentialdiagnostisch muß bei einem vergrößertem Augapfel immer ein entwicklungsbedingtes Glaukom ausgeschlossen werden (wichtig ist die Abgrenzung Megalophthalmus – Megalokornea; s. Abschn. 3.6.2).
- Hohe (Achsen-)Myopie.
- Erblich (autosomal-rezessiv).
- Hurler-Syndrom (Gargoylismus = Fratzengesicht; Mukopolysaccharidose, Lipochondrodystrophie).
- Sporadisches Auftreten.

3.4.3
Endophthalmitis und Panophthalmitis

Infektionen

- Bakteriell und pilzbedingt:
  - Postoperativ nach intraokularen Eingriffen.
  - Nach perforierenden Bulbusverletzungen.
  - Perforierendes Hornhautulkus.
  - Metastatisch (endogen): Septikämie, Meningitis, Enzephalitis, Pneumonie, Endokarditis, Puerperalsepsis u. a.
- Parasitär:
  - Nematoden.
  - Zystizerkus.
  - Echinokokkus.
  - Filariose.
- Viral:
  - Röteln.
  - Zytomegalie.
  - Herpes.
  - Myxoviren.

Sogenannte „zeitlich verzögerte" Infektionen

- Propionibacterium acnes.
- Candida albicans.
- Staphylococcus epidermidis.

Nichtinfektiöse Ursachen

- Autoimmunerkrankungen:
  - Sympathische Ophthalmie.
  - Phakoanaphylaktische Endophthalmitis.
- Andere nichtinfektiöse Ursachen:
  - Nekrotisierende intraokulare Tumoren.
  - Intraokulare Fremdkörper.
  - Massive „sterile Uveitis" (Zustand nach Trauma sowie chirurgischen Eingriffen u. a.).
  - Reaktion auf intraokular applizierte Medikamente.
  - Metastasierende Tumoren.
  - Zustand nach Bestrahlung von intraokularen Tumoren.
- Mycosis fungoides.

3.4.4
Phthisis bulbi

- Schwere Augenverletzung.
- Schwere Uveitis.
- Iatrogen (nach intraokularen Eingriffen, nach Zyklokryokoagulation).
- Endophthalmitis, Panophthalmitis.
- Persistierende Hypotonie.
- Sympathische Ophthalmie.

3.5
Konjunktiva

3.5.1
Konjunktivitis

Infektiös

- Bakterien:

  • Grampositiv: Staphylococcus aureus und epidermidis, Streptococcus pneumonae, viridans und pyogenes, Corynebacterium diphtheriae, Aktinomyzeten (Nocardia, Streptomyces), Leptothrix.
  • Gramnegativ: Haemophilus aegypticus, Neisseria gonorrhoeae und meningitidis, Moraxella, Enterobakterien (Serratia marcescens, Pseudomonas, Proteus, E. coli, Enterobacter aerogenes), Borrelia burgdorferi.
  • Mykobakterien: Mycobacterium tuberculosis und leprae.
  • Treponemen: Treponema pallidum (Syphilis), Treponema carateum (Pinta).
  • Chlamydien: Trachom, Einschlußkörperchenkonjunktivitis, Psittakose, Lymphogranuloma venerum.

- Viren:

  • Adenoviren: Typ 8 und 19 (Keratoconjunctivitis epidemica); Typ 3, 2, 6 und andere (pharyngokonjunktivales Fieber).
  • Herpesviren: Herpes simplex, Varizella zoster.
  • Paramyxoviren: Parainfluenza, Mumps, Masern, Newcastle-Erkrankung.
  • Begleitkonjunktivitis bei systemischen viralen Infektionen (Masern, Mumps).
  • Begleitkonjunktivitis bei Vireninfektion der Lider (Molluscum contagiosum, Verruca).
  • Epstein-Barr-Virus (infektiöse Mononukleose).
  • Vacciniavirus.

- Pilze:

  • Candida albicans.
  • Blastomyces.
  • Pityrosporum ovale und orbiculare (Blepharitis squamosa mit Begleitkonjunktivitis).

- Parasiten:

  • Ophthalmomyiasis externa.
  • Entamoeba histolytica.
  • Plasmodium (Malaria).
  • Toxoplasma gondii (Toxoplasmose).
  • Helminthen (Wurmerkrankungen): Ascaris lumbricoides, Filarien (Loa-Loa), Onchocerca volvulus.

Allergisch

- Lokale Hypersensitivitätsreaktionen: Augentropfen (Antibiotika, Sulfonamide, Atropin, Pilocarpin u. a.); Kosmetika; Cremes; Sprays; Insektenstiche; Gräser und Pollen.

- Andere lokal allergische Phänomene: Conjunctivitis vernalis; Keratoconjunctivitis phlyctaenulosa; allgemeine Hypersensitivität auf Staphylokokkentoxine.

- Allergisch bedingte Allgemeinerkrankungen: Urtikaria; Überreaktionen auf systemisch applizierte Medikamente; Nahrungsmittelallergien; Heuschnupfen u. a.

Toxisch (auch Arbeitsplatz)

- Exposition gegenüber verschiedenen Schwermetallen, Gasen, Chemikalien u. a.

- Strahlenexposition (UV- und Röntgenstrahlen).

- Toxisch wirkende Medikamente (z. B. IDU).

Mechanisch

- Verletzung; chirurgische Eingriffe; Fremdkörper; allgemeine mechanische Irritation.

Dermatologische und mukokutane Erkrankungen

- Atopische Keratokonjunktivitis.

- Seborrhoische Dermatitis.

- Rosazea.

- Ichthyosis.

- Psoriasis.

- Okuläres Pemphigoid.

- Erythema exsudativum multiforme (Stevens-Johnson-Syndrom).

- Toxische Epidermolyse.

Andere Ursachen

- Conjunctivitis lignosa.

- Keratoconjunctivitis sicca.

- Obere limbale Keratokonjunktivitis.
- Gigantopapilläre Konjunktivitis (Kontaktlinsenträger).
- Ophthalmia nodosa.
- Parinaud-Syndrom (s. Abschn. 3.5.6).
- Selbstverstümmelung (Applikation bestimmter Substanzen durch psychotische Patienten und Simulanten).
- Kawasaki-Syndrom bei Kindern (mukokutanes lymphonodales Syndrom mit hohem Fieber, Konjunktivitis, Pharyngitis und Hautrötung).
- Beachte: Entzündliche Erkrankungen von Lidern, Hornhaut, Sklera, Uvea und Orbita führen oft auch zu einer Bindehautentzündung, so daß sorgfältig nach einer evtl. zugrundeliegenden Erkrankung gesucht werden muß.

3.5.2
Akute follikuläre Konjunktivitis

- Adenovirusinfektionen:
  - Keratoconjunctivitis epidemica (Typ 8 und 19).
  - Pharyngokonjunktivales Fieber, Schwimmbadinfektion (Typ 3, 2 und 6).
- Herpes-simplex-Konjunktivitis.
- Chlamydieninfektionen:
  - Einschlußkörperchenkonjunktivitis (Erwachsene und Neugeborene).
  - Trachom.
- Newcastle-Erkrankung (bei Tierärzten).
- Akute hämorrhagische Konjunktivitis: Picornaviren (Enterovirus 70).
- Influenzavirus A
- Herpes zoster.

3.5.3
Chronisch follikuläre Konjunktivitis

- Chlamydieninfektion:
  - Einschlußkörperchenkonjunktivitis.
  - Trachom.
- Toxische Reaktionen:
  - Molluscum contagiosum.
  - Medikamenteninduziert (Miotika, IDU, Atropin u. a.).
  - Kosmetika (v. a. Maskara).
- Parinaud-Syndrom.
- Chronisch folliculäre Konjunktivitis nach Axenfeld (Waisenkonjunktivitis).
- Chronisch folliculäre Konjunktivitis nach Merrill-Thygeson.
- Bakteriell induzierte chronische follikuläre Konjunktivitis:
  - Moraxella.
  - Streptokokken.
  - Haemophilus.
- Kindliche Follikulosis.
- Kontaktlinsenträger.
- Tragen einer Augenprothese.
- Rothmund-Syndrom (Ektodermaldysplasie mit Teleangiektasien, Pigmentation und Katarakt).

3.5.4
Membranöse Konjunktivitis

- Endstadium der Erkrankung: Symblepharon, Ankyloblepharon, Entropium mit Trichiasis.
- Corynebacterium diphtheriae.
- Streptokokken.
- Pneumokokken.
- Conjunctivitis lignosa.
- Chemikalien (Säuren, Laugen, Silbernitrat u. a.).
- Seltenere bakterielle, virale und Pilzinfektionen.

3.5.5
Pseudomembranöse Konjunktivitis

- Bakteriell:
  - Corynebacterium diphtheriae.
  - Streptokokken.
  - Pneumokokken.
  - Staphylokokken.
  - Neisseria gonorrhoeae und meningitidis.
  - Chlamydien.
  - Reiter-Syndrom (verschiedene Bakterienspecies, HLA B27)
- Viral:
  - Herpes simplex, Herpes zoster,
  - Adenovirus (Keratoconjunctivitis epidemica).

- Pilze: Candida albicans.
- Allergisch: Conjunctivitis vernalis.
- Toxisch:
  - Erythema exsudativum multiforme (Stevens-Johnson-Syndrom).
  - Pemphigus.
  - Lyell-Syndrom.
  - Chemikalien (Säuren, Laugen).
- Akute Transplantatreaktion.
- Conjunctivitis lignosa.

3.5.6
Okuloglanduläres Syndrom (Parinaud; einseitige Konjunktivitis mit gleichseitiger Lymphadenitis)

- Katzenkratzkrankheit.
- Tularämie.
- Sporotrichose.
- Tuberkulose.
- Lues (alle Stadien).
- Kokzidioidomykose.
- Einschlußkonjunktivitis des Erwachsenen, akutes Trachom, Lymphogranuloma venerum.
- Zahlreiche weitere virale und Pilzinfektionen.

3.5.7
Ophthalmia neonatorum (Neugeborenenkonjunktivitis)

- Chemisch (Silbernitratprophylaxe): nach Stunden.
- Neisseria gonorrhoeae: nach 2–4 Tagen.
- Staphylokokken: nach 3–7 Tagen.
- Koliforme Bakterien: nach 3–7 Tagen.
- Pneumokokken: nach 3–7 Tagen.
- Streptokokken: nach 3–7 Tagen.
- Pseudomonas: nach 3–7 Tagen.
- Hämophilusarten: nach 4–7 Tagen.
- Chlamydia oculogenitalis (Einschlußblenorrhö, häufigste Erreger): nach 5–14 Tagen.
- Weitere Ursachen: Pilze, Obstruktion des Ductus nasolacrimalis, Trauma, Viren (z. B. Herpes simplex), Trichomonas vaginalis, Listeriose.

3.5.8
Vernarbende Konjunktivitis (Vernarbung und Schrumpfung der Bindehaut)

- Chemikalienverätzung und Verbrennung.
- Schwere infektiöse Konjunktivitis: Diphtherie, Trachom, Keratoconjunctivitis epidemica, Gonokokken u. a.
- Okuläres Pemphigoid.
- Erythema exsudativum multiforme.
- Lyell-Syndrom.
- Epidermolysis bullosa.
- Dermatitis exfoliativa.
- Medikamente (z. B. Penicillamin, Practolol, Thiabendazol).

3.5.9
Bindehautchemosis (Konjunktivales und subkonjunktivales Ödem)

- Bulbustrauma.
- Bei Siebbeinfraktur.
- Hypersensitivitätsreaktion, lokale allergische Reaktion.
- Schwerere Entzündungen (Konjunktivitis, Uveitis, Endophthalmitis u. a.).
- Orbitale Entzündung (Zellulitis, Tenonitis, Dakryoadenitis und -zystitis, Myositis, endokrine Orbitopathie, Sinusitis).
- Entzündungen im Lidbereich (z. B. Lidabszeß).
- Endokriner Exophthalmus.
- Nonne-Milroy-Syndrom (hereditäres Lymphödem).
- Nach Orbitachirurgie.
- Hyposensitivität, lokale Allergie.
- Kongestion im venösen Schenkel bei Orbitaspitzensyndrom, Sinus-cavernosus-Thrombose, Carotis-Sinus-cavernosus-Fistel, Rechtsherzinsuffizienz.
- Nephrotisches Syndrom.
- Myxödem.
- Bei Beatmung.

3.5.10
Subkonjunktivale Blutung (Hyposphagma)

- Idiopathisch, d.h. ohne erkennbare Ursache (häufigste Form).

- Trauma:

* Lokale Verletzungen, chirurgische Eingriffe.
* Andere Verletzungen (Schädelfraktur, orbitales Trauma, weiter entfernte Frakturen, Prellungen).

- Ruptur von Bindehautgefäßen:

* Erhöhte Fragilität (Alter, Bluthochdruck, Arteriosklerose, Diabetes mellitus, Nephritis).
* Abnorme Gefäße (Teleangiektasie, Aneurysmata, Angiome, Varizen).
* Erhöhter Venendruck (massives Husten, Schneuzen, Erbrechen, epileptischer Anfall, Strangulation).

- Hämorrhagische Konjunktivitis (viral).

- Hämatologische Erkrankungen (Thrombozytopenie, Leukämie, Anämie).

- Antikoagulanzientherapie.

- Konjunktivale Amyloidose.

- Akute febrile systemische Infektion durch Bakterien, Parasiten, Rickettsien oder Viren.

3.5.11
Verfärbungen und Pigmentierungen der Bindehaut

- Gelb:

* Hyperbilirubinämie.
* Malaria.
* Gelbfieber.
* Leptospirose.
* Bruzellose.
* Verschiedene Chemikalien (Pikrinsäure, aromatische Nitro- und Aminoverbindungen).
* Fettablagerungen.

- Schwarz (grau):

* Nävus, Melanosis, Melanom.
* Ochronose.
* Medikamente: epinephrinhaltige Präparate.
* Längerdauernde Benutzung silberhaltiger Medikamente.
* Silberhaltige Fremdkörper.
* Arsenhaltige Substanzen.
* Eingelagerte Maskarateilchen.

- Braun:

* Nävus, Melanosis, Melanom.
* Medikamente: Epinephrin, Phenothiazine.
* Phenolderivate, Anilinderivate (Farbstoffe), bromidhaltige Substanzen, Chromsäure.
* Hämochromatose.
* Morbus Addison.
* Vitamin-A-Mangel.
* Morbus Gaucher.
* Ochronose.
* Alte subkonjunktivale Blutung.
* Acanthosis nigricans
* Vitiligo.

- Rot:

* Kaposi-Sarkom.
* Papillom.
* Hämangiom.
* Aneurysma.

3.6
Kornea

3.6.1
Mikrokornea (Durchmesser: < 10 mm)

- Mikrophthalmus (s. Abschn. 3.4.1).

- Anophthalmus.

- Vergesellschaftet mit okulären Mißbildungen:

* Kolobom (Iris).
* Kongenitale Katarakt.
* Kongenitales Glaukom.
* Korektopie.
* Leukom.
* Weitere Mißbildungen des vorderen Augenabschnittes.
* Strabismus, Nystagmus.

- Vergesellschaftet mit Allgemeinerkrankungen/systemischen Mißbildungen:

* Ehlers-Danlos-Syndrom.
* Rieger-Syndrom (selten).
* Weil-Marchesani-Syndrom (Brachydaktylie, geistige Behinderung, Mikrophakie, Sphärophakie, Linsenluxation nach unten).
* Waardenburg-Syndrom (Innenohrschwerhörigkeit, partieller Albinismus, Irisheterochromie; Syn.: Dyszephalosyndaktylie, Vogt-Syndrom, Klein-Waardenburg-Syndrom).
* Gregg-Syndrom (Embryopathia rubeolosa).

- Marfan-Syndrom.
- Hallermann-Streiff-François-Syndrom (Dyscephalia mandibulofacialis).
- Hutchinson-Gilford-Syndrom.
- Norrie-Syndrom (Taubheit, Oligophrenie).
- Turner-Syndrom, Trisomie 13–15.
- Okulodentodigitale Dysplasie (Meyer-Schwickerath-Syndrom; dentale Anomalien ähnlich dem Axenfeld-Rieger-Syndrom, manchmal Irisstromahypoplasie, Kammerwinkelveränderungen, Mikrophthalmie, Glaukom).

■ Hereditär (meist autosomal-dominant, seltener autosomal-rezessiv).

3.6.2
Megalokornea (Durchmesser: > 13 mm)

■ Vergesellschaftet mit okulären Anomalien/Mißbildungen:

- Myopie, hoher Astigmatismus.
- Katarakt.
- Krukenberg-Spindel (Glaukom).
- Vorderes Embryotoxon.
- Ectopia lentis.

■ Vergesellschaftet mit Allgemeinerkrankungen/systemischen Mißbildungen:

- Marfan-Syndrom.
- Alport-Syndrom (interstitielle Nephritis, Innenohrschwerhörigkeit, verschiedene Augenmißbildungen).
- Rieger-Syndrom (selten).
- Osteogenesis imperfecta (bei Tardaform im späteren Alter Taubheit infolge Osteosklerose = Hoeve-Syndrom).
- Kraniosynostose.
- Down-Syndrom.
- Scheie-Krankheit.

■ Bei Megalophthalmus (s. Abschn. 3.4.2).

■ Hereditär (X-chromosomal-rezessiv, selten autosomal-dominant oder rezessiv).

3.6.3
Keratokonus

■ Vergesellschaftet mit okulären Anomalien/Mißbildungen:

- Retinopathia pigmentosa.
- Leberkongenitale Amaurose.
- Ectopia lentis.
- Kongenitale Katarakt.
- Aniridie.
- Mikrokornea.
- Konjunctivitis vernalis.
- Blaue Skleren.
- Iridoschisis.
- Pellucide marginale Hornhautdegeneration.
- Frühgeborenenretinopathie.
- Floppy-eyelid-Syndrom.
- Chandler-Syndrom.

■ Vergesellschaftet mit Allgemeinerkrankungen/systemischen Mißbildungen:

- Down-Syndrom.
- Marfan-Syndrom.
- Alport-Syndrom (s. Abschn. 3.6.2).
- Apert-Syndrom (s. Abschn. 3.1.1).
- Crouzon-Syndrom (s. Abschn. 3.1.1).
- Ehlers-Danlos-Syndrom.
- Osteogenesis imperfecta.
- Atopische Erkrankungen (Neurodermitis, atopische Dermatitis, Asthma bronchiale).
- Palmoplantare Keratose.
- Noonan-Syndrom (ähnlich Turner-Syndrom, jedoch keine numerische Chromosomenaberration, daher Syn.: Pseudo-Turner-Syndrom; kann beide Geschlechter betreffen).
- Mitralklappenprolaps.
- Pseudoxanthoma elasticum (Grönblad-Strandberg-Syndrom).

■ Hereditär (Erbgang unbekannt).

■ Harte Kontaktlinsen sollen einen Keratokonus verursachen können. Meist tritt zunächst ein regulärer oder irregulärer Astigmatismus auf („corneal warpage").

3.6.4
Hornhauttrübung

■ Hornhautödem (epithelial, stromal; s. Abschn. 3.6.12).

■ Diffuse Keratitis (epithelial, interstitiell).

■ Striae.

■ Ausgedehnte Hornhautvernarbung (nach Trauma, Chemikalienverätzungen, großen Ulzera u.a.).

■ Hornhautdystrophien und -degenerationen.

■ Abstoßungsreaktionen.

■ Einlagerungen:

- Mukopolysaccharidosen (Hurler, Scheie, Morquio, Marateaux-Lamy).

- Morbus Fabry (Sphingolipidose).
- Morbus Tangier (Cholesterinesterspeicherung).
- Zystinose (Fanconi-Syndrom).
- Späte infantile metachromatische Leukodystrophie (selten).
- Morbus Sandhoff (GM_2-Gangliosidose; selten).
- Morbus Niemann-Pick (Sphingomyelipidose).
- Medikamententoxizität (Phenothiazine, Chloroquin, Indomethacin u. a.).

■ Trisomie 8, 9, 13, 18.

■ Fetales Alkoholsyndrom.

■ Trockene Augen.

■ Okulodermale und mukokutane Erkrankungen.

■ Kollagenosen (seltener).

■ Topische Medikamente (IDU, Neomycin, Anästhetika, Konservierungsstoffe u. a.).

■ Pannus.

■ Bandkeratopathie.

■ Sklerokornea.

■ Strahlenverletzungen.

■ Bluteinlagerung (Hämosiderose und Hämatokornea).

■ Dermoid.

3.6.5
Ringförmige Veränderungen der peripheren Hornhaut

■ Arcus senilis.

■ Arcus juvenilis (vorderes Embryotoxon).

■ Hinteres Embryotoxon.

■ Kayser-Fleischer-Ring.

■ Wessely-Ring (Immunreaktion).

■ Ulkus Mooren.

■ Andere Ringulzera und Randinfiltrationen:
- Akute Leukämie.
- Kollagenosen, rheumatoide Arthritis.
- Tuberkulose.
- Gonokokkenarthritis.
- Goldvergiftung.

■ Ringabszeß: kann nach Hornhautinfektion durch einen hochvirulenten Keim entstehen.

■ Nekrose des Vorderabschnittes („String-Syndrom", z. B. nach eindellenden Operationen (Cerclage) oder nach Zyklokryotherapie).

■ Randdegeneration nach Terrien.

■ Randfurchenkeratitis, Dellen.

■ Akanthamöbenkeratitis.

■ Marginale Dystrophie.

■ Marginale Ulzeration (z. B. Folge eines Skleragranuloms oder einer nekrotisierenden nodulären Skleritis).

3.6.6
Sichtbarkeit von Hornhautnerven

■ Neurofibromatose (Recklinghausen).

■ Ichthyosis.

■ Rothmund-Syndrom (Ektodermaldysplasiesyndrom).

■ Posteriore polymorphe Dystrophie.

■ Keratokonus.

■ Refsum-Syndrom (Phytansäureabbaustörung, Defekt der Phytansäureoxidase).

■ Lepra.

■ Sipple-Syndrom [klassisch: Phäochromozytom und medulläres Schilddrüsenkarzinom; zusätzlich andere Tumoren, sog. multiple endokrine Neoplasie (MEN)].

■ Gittrige Hornhautdystrophie.

■ Konsum von Marihuana.

■ Primäre Amyloidose.

■ Posttraumatisch (Hyperregeneration).

■ Kongenital.

3.6.7
Hypästhesie der Hornhaut

■ Infektionen (Herpes simplex, Herpes zoster, Lepra).

■ Neuroparalytische Keratitis bei Läsionen des V. Hirnnerven (postoperativ, Tumoren, Aneurysmata u. a.).

■ Postoperativ (Katarakt, netzhautchirurgische Eingriffe, Keratoplastik, massive Zyklokryobehandlung oder Diathermie, refraktive chirurgische Eingriffe).

- Expositionskeratitis.
- Verlängertes Kontaktlinsentragen.
- Fissura-orbitalis-superior-Syndrom.
- Tumor im zerebellopontinen Winkel.
- Diabetes mellitus (meist Typ I).
- Hornhautdystrophien (gittrige, seltener fleckförmige Dystrophie).
- Psoriasis.
- Dysautonomie.
- Nach Verbrennungen und Strahlenschäden der Hornhaut.
- Intoxikation: Kohlenstoffdisulfid; Hydrogensulfidintoxikation.

3.6.8
Eisenablagerungen in der Hornhaut

- Hudson-Stähli-Linie (normale Altersveränderung).
- Ferry-Linie (Sickerkissen).
- Stocker-Linie (Pterygium).
- Fleischer-Ring (Keratokonus).
- Weißer Ring nach Coats (Residuum nach Verletzung mit metallischem Fremdkörper).
- Dalgleisch-Ring (hereditäre Sphärozytose).

3.6.9
Kristalline Ablagerungen in der Hornhaut

- Stoffwechselstörungen:
  - Zystinose.
  - Tyrosinämie.
  - Hyperurikämie (Gicht).
  - Porphyrie.
- Hornhautdystrophien:
  - Kristalline Dystrophie nach Schnyder.
  - Marginale kristalline Dystrophie nach Bietti.
- Hornhautdegenerationen:
  - Bandförmige Keratopathie.
  - Lipidkeratopathie (Cholesterinkristalle).
- Medikamente:
  - Phenothiazine.
  - Chloroquin.
  - Indometacin.

- Kalziumoxalat (z. B. in Diffenbacchia).
- Multiples Myelom (Plasmozytom), andere Dysproteinämien.
- Morbus Tangier.
- Hyperparathyreoidismus.
- Nach Keratoplastik.

3.6.10
Rezidivierende Erosiones

- Nach Verletzungen des Hornhautepithels [Fingernagel, Papier, Verbrennung, Fremdkörper (v.a. Pflanzenteile), Verätzungen, Expositionskeratitis].
- „Map-dot-fingerprint-Dystrophie".
- Nach chirurgischen Eingriffen (v.a. Photokoagulation, Vitrektomie, aber auch nach Kataraktextraktion und Hornhauteingriffen).
- Hornhautdystrophien (am häufigsten bei vorderen Hornhautdystrophien, gittriger Hornhautdystrophie, Fuchs-Endotheldystrophie, bullöser Keratopathie; seltener bei anderen Dystrophien).
- Bei Fädchenkeratitis (s. Abschn. 3.6.11).
- Nach Hornhautulzeration im Rahmen einer Herpes-simplex- und Herpes-zoster-Infektion.
- Familiäre rezidivierende Erosiones.

3.6.11
Fädchenkeratitis (muköse Ablagerungen)

- Keratoconjunctivitis sicca und andere Ursachen des trockenen Auges.
- Obere limbale Keratokonjunktivitis.
- Infektionen (Herpes simplex, Adenoviren).
- Nach Verletzungen (physikalisch, chemisch, längerer Augenverband und Kontaktlinsentragen).
- Bullöse Keratopathie.
- Vergesellschaftet mit rezidivierenden Erosiones.
- Neuroparalytische Keratitis.
- Nach chirurgischen Eingriffen (Kataraktextraktion, Hornhauteingriffe).
- Bindehautvernarbung (Pemphigus, Erythema exsudativum multiforme, Trachom).
- Idiopathisch.

3.6.12
Hornhautödem und bullöse Keratopathie

- Vereinfachend werden die verschiedenen Formen des Hornhautödems (mikrozystisches Epithelödem, bullöses Ödem, stromales Ödem) als verschiedene Stadien einer Erkrankung angesehen. Ursachen:

- Nach Verletzungen:
  - Hornhautlazerationen und Kontusionsverletzung.
  - Chemikalienverätzung.
  - Fremdkörper (in der Hornhaut oder Vorderkammer).
  - Geburtstrauma.
  - Kontaktlinsenschaden (zu steil angepaßte Linsen, zu lang getragene Linsen).

- Nach chirurgischen Eingriffen:
  - Endothelberührung (mit Instrumenten, mit der Intraokularlinse u. a.).
  - Massive Verziehung der Hornhaut.
  - Zu starke Irrigation in der Vorderkammer; dies gilt besonders beim Arbeiten mit nichtphysiologischen oder toxischen Lösungen.
  - Vordere Synechien.
  - Phakoemulsifikation, vordere Vitrektomie.
  - Unbeabsichtigte Verletzung der Descemet-Membran.
  - Als postoperative Komplikationen (Kontakt von Endothel und Glaskörper bzw. Silikonöl, Epitheleinwachsung, fibröse Einwachsung, Endophthalmitis, Hyphäma).

- Entzündungen:
  - Keratitis (Herpes simplex und Herpes zoster, interstitielle Keratitis, bakterielles Hornhautulkus u. a.).
  - Schwere Uveitis.
  - Abstoßungsreaktion.
  - Endophthalmitis.

- Erhöhter Augeninnendruck:
  - Winkelblockglaukom.
  - Sekundärglaukom.
  - Nichttherapiertes Offenwinkelglaukom mit erhöhtem Augeninnendruck, v. a. bei vorgeschädigtem Endothel.
  - Kongenitales Glaukom.

- Hornhautdystrophien:
  - Fuchs-Endotheldystrophie.
  - Fleckförmige Dystrophie.
  - Gittrige Dystrophie.
  - Hintere polymorphe Dystrophie.
  - Kongenitale hereditäre Hornhautdystrophie.
  - Kongenitale endotheliale Hornhautdystrophie.
  - ICE-Syndrom (z. B. Chandler).
  - Akuter Hydrops bei Keratokonus.

- Vaskulär (Ischämie oder Nekrose des Vorderabschnittes).

- Metabolisch (z. B. Myxödem, Hypercholesterinämie).

3.6.13
Hornhautpigmentierung

- Endothelpigmentierungen:
  - Krukenberg-Spindel (Glaukom, in der Schwangerschaft).
  - Cornea guttata.
  - Uveitis (Hornhautpräzipitate und feine Pigmentablagerungen).
  - Nach stumpfem Bulbustrauma.
  - Altersbedingte degenerative Veränderungen.

- Hämatogene Pigmentierungen:
  - Bluteinlagerung nach Hyphäma.
  - Intrakorneale Blutung bei Hornhautvaskularisation.
  - Epitheliale Ablagerung assoziiert mit Sphärozytose.

- Metallablagerungen:
  - Eisen (s. Abschn. 3.6.8).
  - Kupfer (Kayser-Fleischer-Ring, Fremdkörper).
  - Silber und Gold (nach topischer oder systemischer Anwendung).

- Medikamenteninduziert:
  - Epinephrinderivate.
  - Phenothiazine.
  - Chloroquin.

- Melaninablagerungen:
  - Melanosis corneae (kongenital und erworben).
  - Naevus Ota.
  - Limbales malignes Melanom.
  - Melanozytische Migration bei stark pigmentierten Menschen.

- Andere:
  - Ochronose.
  - Hornhauttätowierung.
  - Nach chronischer Entzündung (z. B. Trachom).
  - Phenol-, Anilin- und Arsenderivate.

3.6.14
Cornea verticillata

- Medikamente:
  - Amiodaron.
  - Chloroquin.
  - Indometacin.
  - Chlorpromazin.
  - Tamoxifen.
- Vergesellschaftet mit Allgemeinerkrankungen:
  - Morbus Fabry (s. Abschn. 3.6.4).
  - Morbus Tangier (s. Abschn. 3.6.4).
  - Melkersson-Rosenthal-Syndrom (periphere Fazialisparese, ödematöse Schwellung von Gesichts- und Mundschleimhaut sowie Schwellung der Lippen; als Ursache wird eine Polyallergie vermutet).

3.6.15
Epitheliale Keratitis

- Infektiös:
  - Viral (z. B. Herpes simplex, Herpes zoster, Adenovirus, Molluscum contagiosum, Masern, infektiöse Mononukleose).
  - Bakteriell (v. a. Staphylokokken).
  - Chlamydien (Einschlußkonjunktivitis, Trachom).
  - Andere (z. B. Borreliose, Akanthamöben).
- Mechanisch:
  - Entropium, Ektropium.
  - Trichiasis.
  - Expositionskeratopathie (Exophthalmus, Pseudoexophthalmus, Lidretraktion, Lagophthalmus).
  - Kontaktlinsen („Overwear-Syndrom", beschädigte Linsen oder nicht korrekt angepaßte Linsen).
  - Subtarsale Fremdkörper.
- Trockene Augen (besonders Keratoconjunctivitis sicca und Vitamin-A-Mangel).
- Neuroparalytische Keratitis.
- Toxisch:
  - IDU.
  - Topische Anästhetika.
  - Konservierungsmittel.
- Andere Ursachen:
  - Conjunctivitis vernalis.
  - Exposition gegenüber Ultraviolett- und Röntgenstrahlen.
  - Obere limbale Keratokonjunktivitis.
  - Keratitis superficialis punctata Thygeson.
  - Leichtere Chemikalienverätzungen.
  - Vordere Hornhautdystrophien.
  - Epithelödem mit Ruptur von Mikrozysten.
  - In Verbindung mit zahlreichen Formen der Konjunktivitis und Blepharitis.

3.6.16
Keratitis nummularis
(münzenförmige subepitheliale Trübungen)

- Nummuläre Keratitis nach Dimmer (Padi-Keratitis; höchstwahrscheinlich viral).
- Viral [Herpes simplex, Herpes zoster, Adenoviren (Keratoconjunctivitis epidemica und pharyngokonjunktivales Fieber), Epstein-Barr-Virus].
- Chlamydien (Einschlußkonjunktivitis, Trachom).
- Bakteriell (Syphilis, Lepra, Tuberkulose, Bruzellose, Borreliose).
- Parasitär (Onchozerkose).
- Sarkoidose.
- Cogan-Syndrom.

3.6.17
Pannus
(Gefäßeinsprossung um > 2 mm in die Hornhaut)

- Keratoconjunctivitis phlyktaenulosa (scrophulosa).
- Trachom.
- Rosazeakeratitis.
- Keratokonjunktivitis bei atopischer Dermatitis.
- Weiche Kontaktlinsen (besonders solche für verlängerte Tragezeit).
- Staphylokokkenblepharitis.
- Herpes-simplex-Keratitis.
- IDU-Toxizität.
- Vitamin-B-Mangel.
- Okuläres Pemphigoid.
- Lyell-Syndrom.
- Morbus Sieman (folliculäre Keratose).
- Lepra.
- Dermatitis herpetiformis Duhring.

- Degenerativer Pannus:
  - Glaucoma absolutum.
  - Nach schweren Augenschäden (z. B. nach Trauma, Verätzung oder schwerer Entzündung).
  - Fuchs-Endotheldystrophie.
  - Chronisch bullöse Keratopathie.

3.6.18
**Mikropannus
(Gefäßeinsprossung um 0,5 – 2 mm in die Hornhaut)**

- Konjunctivitis vernalis.
- Einschlußkonjunktivitis.
- Harte Kontaktlinsen.
- Trachom (Frühstadien und Trachom bei Kindern).
- Keratokonjunktivitis und Blepharitis durch Staphylokokken.
- Obere limbale Keratokonjunktivitis.
- Molluscum contagiosum.

3.6.19
Bandförmige Keratopathie

- Hyperkalzämie:
  - Hyperparathyreoidismus.
  - Hyperphosphatämie.
  - Sarkoidose mit Leberbeteiligung.
  - Nierenversagen.
  - Vitamin-D-Intoxikation.
  - Knochenmetastasen.
  - Multiples Myelom, Lymphom, Leukämie.
  - „Akute Osteoporose" (Morbus Paget).
  - Behandlung mit Lithium.
  - Milch-Alkali-Syndrom.
  - Phosphatmangelrachitis.
- Im Rahmen von Augenerkrankungen:
  - Chronische Uveitis (z. B. bei Morbus Still).
  - Glaucoma absolutum.
  - Chronisches Hornhautödem.
  - Interstitielle Keratitis.
  - Atrophia bulbi.
  - Norrie-Syndrom (s. Abschn. 3.6.1).
  - Sphäroidale Degeneration.
  - Anteriore Mosaikdystrophie (primäre Form).
- Bei langzeitbeatmeten Patienten (Keratitis e lagophthalmo ⇒ bandförmige Keratopathie).

- Hauterkrankungen:
  - Ichthyosis.
  - Lupus discoides.
- Toxisch:
  - Chronische Quecksilberexposition.
  - Augentropfen mit Phenylquecksilbernitrat als Konservierungsmittel.
  - Expositionen gegenüber Kalziumbichromat (Dämpfe).
- Andere:
  - Gicht (Uratkristalle).
  - Rothmund-Syndrom (Erytheme an Gesicht und Extremitäten, Atrophiezonen an betroffenen Hautarealen, Teleangiektasien und Hyperpigmentierungen, Blasenbildung, Minderwuchs, Katarakt; Syn.: Rothmund-Thomson-Syndrom).
  - Tuberöse Sklerose (Morbus Bourneville-Pringle).
  - Parry-Romberg-Syndrom.
- Idiopathisch.
- Langzeitmiotikatherapie.

3.6.20
Dellen

- Infolge erhabener Gewebeveränderungen im Limbusbereich:
  - Pterygium, Pinguecula.
  - Zysten.
  - Dermoid.
  - Episkleritis/Skleritis.
  - Subkonjunktivale Injektion.
  - Basaliom.
  - Bindehautmelanom.
  - Sickerkissen (postoperativ).
  - Chemosis.
- Lidfehlstellungen.
- Expositionskeratopathie (z. B. bei Lagophthalmus).
- Postoperativ (Sickerkissen, nach Schieloperationen, nach netzhautchirurgischen Eingriffen).
- Idiopathisch bei älteren Patienten.
- Benetzungsstörung.
- Bei rheumatischen Erkrankungen.

3.6.21
Keratoconjunktivitis phlyctaenulosa

- Hypersensitivitätsreaktion gegenüber:

- Stapyhlococcus aureus.
- Mycobacterium tuberculosis/bovis.
- Coccidioides immitis (Kokzidioidomykose).

- Allgemeinerkrankungen:

- Candidiasis.
- Neurodermitis.
- Sjögren-Syndrom.
- Miculicz-Syndrom.
- Trachom.
- Brucellose.

- Fehlernährung/Unterernährung.

- Bei Lymphogranuloma venerum.

3.6.22
Interstitielle Keratitis

- Infektiös:

- Bakteriell (primär kongenitale Syphilis, seltener bei erworbener Form, Tuberkulose, Lepra, Bruzellose, Borreliose, Trypanosomiasis).
- Viral (Mumps, Herpes simplex, Herpes zoster, Rubeola).
- Parasitär (Onchozerkose, Leishmaniasis, Rückfallfieber, Filariasis, Amöben, Akanthamöben).

- Sarkoidose.

- Lymphogranuloma venerum.

- Cogan(I)-Syndrom.

- Toxisch (Gold, Arsen).

- Chemikalienverätzungen.

- Morbus Hodgkin.

- Incontinentia pigmenti (Bloch-Sulzberger-Syndrom).

- Wegener-Granulomatose.

- Arteriitis nodosa.

- Sarkoidose.

- Rheumatoide Arthritis.

- Rosazea.

- Mycosis fungoides.

3.6.23
Hornhautulzera

Zentrale Hornhautulzera

- Infektiös:

- Bakteriell [Pseudomonas, Pneumokokken, Moraxella liquefaciens, β-hämolysierende Streptokokken, Klebsiella pneumoniae, E. coli; Proteusarten, Staphylococcus aureus (v. a. bei konsumierenden Erkrankungen), Neisserien, Nokardien u. a.].
- Viral (Herpes simplex, Herpes zoster u. a.).
- Pilze (Candida albicans, Fusarium solani, Cephalosporium, Aspergillus, Cryptococcus u. a.).
- Parasitär (Akanthamöben u. a.).

- Prädisponierende Faktoren für Hornhautulzera:

- Hornhautverletzungen (Abrasio, Verbrennung u. a.).
- Erosio, rupturierte Bullae.
- Expositions- und neurotrophische Keratitis.
- Steroid- oder immunsuppressive Therapie.
- Längere Gabe von topischen Anästhetika, IDU u. a.
- Diabetes mellitus.
- Keratoconjunctivitis sicca.
- Alkoholismus, Medikamentenmißbrauch.
- Immundefekte.
- Ältere demente Patienten.
- Chronisch dekompensiertes Glaukom.
- Xerophthalmie.
- Syndrom der spröden Hornhaut („brittle-cornea-syndrome").

Randulzera

- Infektiös: bakteriell (Staphylococcus aureus, Haemophilus, Mycobacterium tuberculosis/bovis, Moraxella).

- Toxisch (Gold).

- Allergisch.

- Gicht.

- Postvakzinales okuläres Syndrom.

- Kollagenosen (rheumatoide Arthritis, Sjögren-Syndrom, Sklerodermie, Lupus erythematodes, Wegener-Granulomatose).

- Ringabszeß.

3.6.24
Tiefe Hornhautvaskularisationen

- Chemikalienverätzung.
- Interstitielle Keratitis.
- Kollagenosen (Lupus erythematodes, Polyarthritis; Sklerodermie).
- Psoriasis.
- Rosazea.
- Hornhautdegenerationen.
- Abstoßungsreaktion.
- Kongenitale Alakrimie.
- Xeroderma pigmentosum.
- Kontaktlinsen.

3.6.25
Hornhauteinschmelzung

- Kollagenosen (rheumatoide Arthritis, Lupus erythematodes, Polyarthritis).
- Vitamin-A-Mangel.
- Psoriasis.
- Colitis ulcerosa, Morbus Crohn.

3.6.26
Raumforderungen im Limbusbereich

- Dermoid:
  - Sporadisch (s. Abschn. 3.2.7).
  - Goldenhar-Syndrom.
  - Cri-du-Chat-Syndrom (Chromosomenaberration mit multiplen Mißbildungen).
  - Duane-Syndrom.
- Neubildungen (gutartig/bösartig):
  - Papillom.
  - Nävus.
  - Hämangiom.
  - Lipom.
  - Melanom.
  - Carcinoma in situ.
  - Lymphom.
  - Basaliom (selten).
- Degenerationen:
  - Pinguecula.
  - Pterygium.
- Andere:
  - Granulom.
  - Einschlußzyste.
  - Phlyktänen.
  - Vernale Limbusläsion.

3.6.27
Hornhauttrübungen im Kindesalter

- Postnatale Hornhauttrübungen:
  - Kongenitales Glaukom.
  - Geburtstrauma, Zangengeburt.
  - Iridokorneales Syndrom (ICE), kongenitale hereditäre Endotheldystrophie.
  - Kongenitale Infektion (Masern, luetische Keratitis).
- Progressive Hornhauttrübung im Säuglings- und Kindesalter:
  - Stoffwechselstörungen (Mukopolysaccharidosen, Mukolipidosen, Zystinose).
  - Entzündlich (Herpes simplex, interstitielle Keratitis, Masern).
  - Hornhautdystrophien.
  - Sklerokornea.
  - Dermoidtumoren.
  - Chromosomenaberrationen (Trisomie 13, 21).

3.6.28
Hornhautdystrophien und -degenerationen

Einzelheiten sind in Kap. 8 zu finden.

3.7
Sklera

3.7.1
Episkleritis (diffus oder nodulär)

- Idiopathisch (häufig).
- Rheumatoide Arthritis, andere Kollagenosen (seltener, eher ungewöhnlich).
- Syphilis, Tuberkulose.
- Rosazea.
- Gicht.
- Herpes simplex, Herpes zoster.
- Allergische (atopische) Genese.
- Reiter-Syndrom.
- Erythema nodosum.

- Borreliose.
- Addison-Krankheit.
- Morbus Crohn.
- Colitis ulcerosa.
- Assoziiert mit Psoriasis, Lichen planus und anderen Hauterkrankungen.

3.7.2
Skleritis (diffus, nodulär, nekrotisierend)

- Idiopathisch (häufig).
- Vergesellschaftet mit Allgemeinerkrankungen:
  - Rheumatoide Arthritis (kann zur Scleromalacia perforans führen).
  - Andere Kollagenosen (Polyarthritis, Lupus erythematodes).
  - Morbus Bechterew.
  - Wegener-Granulomatose.
  - Rezidivierende Polychondritis.
  - Colitis ulcerosa, Morbus Crohn.
- Hauterkrankungen:
  - Erythema nodosum, Erythema exsudativum multiforme.
  - Acne rosacea.
  - Psoriasis.
- Stoffwechselstörungen:
  - Gicht.
  - Thyreotoxikose.
  - Kretinismus.
  - Porphyria cutanea tarda.
- Infektiös:
  - Viral: Herpes simplex, Herpes zoster, Mumps.
  - Andere Infektionen: Tuberkulose, Syphilis, Lepra, Pilzinfektionen.
  - Fortgeleitete Infektion von Bindehaut, Hornhaut, Nasennebenhöhlen, Orbita. Nach perforierender Verletzung.
- Andere:
  - Chemikalien- und Pflanzenexposition.
  - Ophthalmia nodosa (Raupenhaare).
  - Per continuitatem bei intraokularen Tumoren.

3.7.3
Sklerastaphylom

- Nach Skleritis oder Skleromalazie.
- Im Rahmen chronischer Entzündungen von Uvea und Sklera.
- Verletzungen des Bulbus (mechanisch, chemisch).
- Nach Zyklokryotherapie oder anderen operativen Eingriffen am Auge.
- Kongenital (Fehlbildung).
- Kongenitales Glaukom, Buphthalmus.
- Hohe Myopie.
- Bei limbalem Dermoid.
- Glaukom (mit Skleraektasie).
- Bei invasivem Aderhautmelanom.

3.7.4
Blaue Skleren

- Erkrankungen des Bindegewebes.
- Kollagenerkrankungen (Osteogenesis imperfecta, Marfan-Syndrom, Ehlers-Danlos-Syndrom).
- Pseudoxanthoma elasticum.
- Crouzon-Syndrom (s. Abschn. 3.1.1).
- Hallermann-Streiff-Syndrom (s. Abschn. 3.4.1).
- Turner-Syndrom.
- Albright-Syndrom (hereditäre Osteodystrophie).
- Progeria adultorum.
- Phenylketonurie.
- Phosphatmangelrachitis.
- Assoziation mit okulären Erkrankungen:
  - Incontinentia pigmenti.
  - Keratokonus, Keratoglobus.
  - Syndrom der spröden Hornhaut („brittle-cornea-syndrome").
  - Staphylom.

3.7.5
Lokalisierte sklerale Pigmentierungen (blau, schwarz, grau)

- Pigmentierte intraskleral verlaufende Nerven und sklerale Emissarien (uveale Melanozyten).
- Ochronose.
- Lokalisiertes Staphylom.
- Lokale Ausbreitung eines Uveamelanoms.

- Senile hyaline Plaques (nahe der Ansatzstelle der horizontalen Rektusmuskeln).
- Von den skleralen Pigmentierungen sollten konjunktivale Pigmentierungen und Verfärbungen unterschieden werden (s. Abschn. 3.5.11).
- Nävi.
- Fremdkörper.

3.7.6
Dilatierte episklerale Gefäße

- Carotis-Sinus-cavernosus-Fistel.
- Sinus-cavernosus-Thrombose.
- Unbehandeltes Glaukom.
- Leukämie, Polycythaemia vera.
- Verschluß orbitaler Venen.
- Endokrine Orbitopathie.
- Orbitale Thrombophlebitis.
- Rechtsherzversagen.
- Orbitale Venenthrombose.
- Episkleritis.

3.8
Vorderkammer

3.8.1
Flache Vorderkammer

- Normvariante (besonders bei Hyperopie).
- Engwinkel- oder Winkelblockglaukom.
- Mikrokornea.
- Sphärophakie.
- Intumeszente Katarakt.
- Perforierende Verletzung (besonders am Vorderabschnitt).
- Postoperativ:
  - Nach Kataraktextraktion:
    - Leckage (mit oder ohne sichtbares Sickerkissen).
    - Aderhaut- oder Ziliarkörperabhebung.
    - Chorioidales Effusionssyndrom.
    - Suprachorioidale Blutung.
    - Pupillarblockglaukom (Glaskörper, Linsenteilchen, Luft u. a.).
    - Malignes Glaukom.
    - Unbeabsichtigte Zyklodialyse.
  - Nach Glaukomoperation (filtrierende Eingriffe):
    - Überfiltration (häufig).
    - Defekt im Bindehautlappen (Knopfloch, Dehiszenz).
    - Aderhaut- oder Ziliarkörperabhebung, Effusion und Kammerwasserhypersekretion (häufig als Resultat einer Leckage oder eines zu starken Filtrationseffektes).
    - Malignes Glaukom.
    - Suprachorioidale Blutung.
    - Inkomplette oder verschlossene Iridektomie.

3.8.2
Tiefe Vorderkammer

- Normvariante (besonders bei Myopie).
- Megalokornea.
- Keratokonus.
- Aphakie und Pseudophakie.
- Nach hinten luxierte Linse.
- Traumatischer Kammerwinkeleinriß („angle recession").
- Bulbusruptur (sowohl tiefe als auch flache Vorderkammer möglich).

3.8.3
Hyphäma

- Traumatisch:
  - Stumpfes Bulbustrauma.
  - Perforierende Bulbusverletzung (evtl. intraokularer Fremdkörper).
  - Postoperativ:
    - Blutung von außen in die Vorderkammer.
    - Verletzung eines Kammerwinkelgefäßes (Circulus arteriosus major) während der Präparation eines korneoskleralen Zugangs bzw. beim Anlegen einer Iridektomie.
    - Blutung aus Neovaskularisationen (Rubeosis iridis) während chirurgischer Eingriffe am vorderen Augenabschnitt.
- Spontan:
  - Neovaskularisationen der Iris (Rubeosis iridis).
  - Tumoren (Angiom, juveniles Xanthogranulom bzw. andere vaskularisierte Iristumoren, Retinoblastom).

- Gerinnungsstörungen (Anämie, Leukämie, Einnahme von Antikoagulanzien, Zytostase).
- Arterielle Hypertonie.
- Schwere Uveitis.
- Akute Gonorrhö- und Herpesiridozyklitis.
- Skorbut.

3.8.4
Hypopyon

- Schwere Uveitis, z. B. bei Morbus Behçet.
- Hornhautulkus.
- Endophthalmitis und Panophthalmitis.
- Nekrotisierender intraokularer Tumor.
- Intraokularer Fremdkörper.
- Toxic-lens-Syndrom.
- Pseudohypopyon:
  - Geisterzellglaukom (erythroklastisches Glaukom).
  - Akzidentelle intraokulare Steroidinjektion.
  - Intraokulare Tumoren (Retinoblastom).

3.9
Augeninnendruck

3.9.1
Okuläre Hypotonie

- Postoperativ:
  - Nach Kataraktextraktion:
    - Wundleckage.
    - Aderhaut- oder Ziliarkörperabhebung, chorioidale Effusion und verminderte Kammerwassersekretion (oft in Folge der Wundleckage).
    - Infektion/Uveitis (Frühstadium).
    - Unbeabsichtigte Zyklodialyse.
  - Nach Glaukomoperation:
    - Überfiltration.
    - Defekt des Bindehautlappens (Knopfloch, Dehiszenz).
    - Aderhaut- oder Ziliarkörperabhebung, Effusion und verminderte Kammerwassersekretion.
    - Exzessive Zyklokryokoagulation.
    - Perforierende Verletzung.
    - Infektion/Uveitis (Frühstadium).
    - Nachwirkungen von Medikamenten (Karboanhydrasehemmer, andere Diuretika, Osmotika, topische Glaukommedikamente).

- Dehydratation (z. B. bei schwerer Diarrhö nach Cholerainfektion, Dysenterie).
- Netzhautablösung, Aderhautabhebung, Ziliarkörperabhebung.
- Phthisis bulbi.
- Infektiös: z. B. Zyklitis bei Herpes-zoster-Infektion.
- Ausgeprägte Anämie.
- Nach Zentralvenenverschluß.
- Nach Bestrahlung des Auges.

3.9.2
Erhöhter Augeninnendruck

- Chronisches Offenwinkelglaukom.
- Engwinkel- oder Winkelblockglaukom.
- Posner-Schlossman-Syndrom.
- Sekundärglaukom:
  - Uveitis (schwer, chronisch).
  - Steroidapplikation (lokal, systemisch, sog. Steroidresponder).
  - Postoperativ (Alpha-Chymotrypsin-Anwendung, Pupillarblock, malignes Glaukom, epitheliale Einwachsung, Einwachsung von fibrösem Gewebe, Verwendung viskoelastischer Substanzen).
  - Trauma (Hyphäma, Kammerwinkeleinriß, luxierte Linse, rupturierte Linsenkapsel, Chemikalienverätzung, bei Glaskörperblutung).
  - Rubeosis iridis (Neovaskularisation).
  - Exfoliationssyndrom.
  - Pigmentglaukom.
  - Luxierte Linse (z. B. Marfan-Syndrom, Homozystinurie).
  - Phakolytisches Glaukom.
  - Zusammen mit Irisabnormitäten (essentielle Irisatrophie, Chandler-Syndrom, Irisnävussyndrom).
  - Intraokularer Fremdkörper.
  - Intraokularer Tumor.
  - Phakomatosen (Sturge-Weber-Syndrom, Neurofibromatose).
  - Endokrine Orbitopathie.
  - Retrobulbärer Druck (Tumor, Infektion, Blutung, Infiltration).
  - Matsuo-Schwartz-Syndrom (Verstopfung des Trabekelwerkes durch Außensegmente der Photorezeptoren bei Amotio retinae mit peripherem Foramen).
  - Endophthalmitis, Panophthalmitis.

- Kongenitales Glaukom:
  - Primäres kongenitales oder infantiles Glaukom,
  - Sekundäres kongenitales oder infantiles Glaukom:
    - Vorderkammer-Cleavage-Syndrom (iridokorneale Dysgenesien, z. B. Axenfeld, Rieger).
    - Uveitis.
    - Trauma.
    - Mikrokornea.
    - Phakomatosen (Sturge-Weber-Syndrom, Neurofibromatose).
    - Rubella.
    - Aniridie.
    - Mikrosphärophakie.
    - Marfan-Syndrom.
    - Lowe-Syndrom (kongenital; Insuffizienz der Nierentubuli, Katarakt, Osteoporose, Uveakolobome, Glaukom).
    - Homozystinurie.
    - Chromosomenanomalien (Trisomie 13–15, Trisomie 16–18).
    - Pierre-Robin-Syndrom (s. Abschn. 3.4.1).
    - Hallermann-Streiff-Syndrom (s. Abschn. 3.4.1).
    - Okulodentodigitale Dysplasie (s. Abschn. 3.6.1).
    - Rubenstein-Taybi-Syndrom (geistige, motorische Retardierung, Skelettabnormitäten, buschige Augenbrauen, Hypertelorismus, Epikanthus, antimongoloide Lidfalten, Hyperopie, Glaukom).
    - Angiomatosis retinae et cerebelli.
    - Kongenitale Katarakt.
- Ullrich-Syndrom (s. Abschn. 3.3.1).
- Persistierender hyperplastischer primärer Vitreus (PHPV).
- Frühgeborenenretinopathie.
- Intraokulare Tumoren (besonders Retinoblastom).

3.10 Uvea

3.10.1 Iris

Iritis

Einzelheiten sind in Kap. 11 zu finden.

Irisatrophie

- Nach Entzündungen (Uveitis, insbesondere durch Herpes zoster).
- Essentielle Irisatrophie.
- Diabetes mellitus.
- Altersbedingt.
- Ischämisch:
  - Karotisinsuffizienz.
  - Vorderabschnittsnekrose (z. B. postoperativ nach eindellenden Maßnahmen, nach Schieloperationen).
  - Glaukomanfall (rezidivierend).
  - Sichelzellanämie.
  - Carotis-Sinus-cavernosus-Fistel.
- Morbus Takayasu (arteriitisch bedingter Verschluß im Aortenbogenbereich).
- Chandler-Syndrom.
- Irisnävussyndrom (Cogan-Reese).
- Syphilis (neurogene Tabes).
- Strahleninduziert.
- Kongenital: Rieger-Syndrom.
- Xeroderma pigmentosum.

Heterochromie

- Hypochromie der Iris:
  - Sporadisch, familiär, kongenital.
  - Fuchs-Heterochromiezyklitis.
  - Irisatrophie (Verletzung, Entzündung, altersbedingte Atrophie).
  - Chediak-Higashi-Syndrom.
  - Posner-Schlossman-Syndrom.
  - Kongenitales Horner-Syndrom.
  - Irisinfiltration durch nicht pigmentierte oder hypopigmentierte Tumoren.
  - Waardenburg-Syndrom (s. Abschn. 3.6.1).
  - Parry-Romberg-Syndrom (s. Abschn. 2.3).
  - Bremer-Syndrom (Status dysraphicus).
- Hyperchromie der Iris:
  - Sporadisch, familiär, kongenital.
  - Melanosis oculi.
  - Diffuse Irisnävi oder diffus wachsendes Melanom.
  - Siderosis (intraokularer Fremdkörper, intraokulare Blutung).
  - Rubeosis iridis.
  - Irishyperämie (z. B. Iritis, Zustand nach Ischämie).
  - Sturge-Weber-Syndrom.
  - Kolobom.
  - Neurofibromatose.

Rubeosis iridis

- Proliferative diabetische Retinopathie.
- Zentralvenenverschluß.
- Zentralarterienverschluß.
- Karotisinsuffizienz, Karotisligatur, Karotisstenose.
- Arteriitis temporalis.
- Morbus Takayasu.
- Chronische Uveitis.
- Chronisches Glaukom.
- Intraokularer Tumor (Iristumor, Retinoblastom).
- Nichtsanierte Netzhautablösung.
- Morbus Coats, Morbus Eales.
- Frühgeborenenretinopathie.
- PHPV.
- Sichelzellanämie mit Retinopathie.
- Norrie-Syndrom.

Iriskolobom

- Chirurgisch.
- Traumatisch.
- Kongenital:
  - Erblich (autosomal-dominant, variable Expressivität).
  - Sporadisch, idiopathisch.
  - Chromosomenanomalien (Trisomie 13–15, 17–18, Cri-du-Chat-Syndrom u. a.).
  - Embryopathien (Thalidomideinnahme während der Schwangerschaft).
  - Vergesellschaftet mit vererbtem Mikrophthalmus (autosomal-dominant).
  - Rubenstein-Taybi-Syndrom (s. Abschn. 3.9.2).
  - Goltz-Syndrom (Störung der mesodermalen und ektodermalen Entwicklung, Minderwuchs, geistige Retardierung, Iriskolobome).
  - Basalzellnävussyndrom (zahlreiche Basalzellnävi an Gesicht und Stamm, die später in Basaliome übergehen, Keratosen, Skelettveränderungen, Hypertelorismus, Katarakt, Iriskolobome, autosomal-dominant vererbt, sehr selten, wird manchmal als 5. Phakomatose bezeichnet).
  - Rieger-Syndrom.
  - Marfan-Syndrom.

Raumforderungen der Iris

- Zysten:
  - Pupillarzysten bei chronischer Anwendung topischer Miotika.
  - Spontane Zysten (idiopathisch oder hereditär, meist Spalträume im Irisstroma).
  - Implantationszysten (nach chirurgischen Eingriffen oder Traumata).
- Nävus.
- „Brushfield's-spots" (häufig bei niedrig pigmentierter Regenbogenhaut, besonders häufig beim Down-Syndrom).
- Entzündungsbedingte Knötchen (bei granulomatöser Uveitis).
  - Koeppe-Knötchen (am Pupillarrand).
  - Busacca-Knötchen (auf der Irisoberfläche).
- Entzündliche Granulome (bei Syphilis, Tuberkulose, Sarkoidose, Lepra und als Fremdkörperreaktion).
- Lisch-Knötchen.
- Melanom.
- Neurofibrom.
- Melanozytom.
- Leukämisches Infiltrat.
- Infiltration durch Ziliarkörpertumoren.
- Xanthogranulom (juveniles Xanthogranulom ist häufige Ursache einer atraumatischen Vorderkammereinblutung beim Säugling).
- Leiomyom, Leiomyosarkom.
- Hämangiom.
- Metastasen.

Iridodonesis

- Aphakie, Pseudophakie.
- Subluxierte Linse, luxierte Linse.
- Hypermature Katarakt.
- Buphthalmus.

3.10.2 Ziliarkörper

Zyklitis

Einzelheiten sind in Kap. 11 zu finden.

Raumforderungen des Ziliarkörpers

- Medulloepitheliom:
  - Teratoid (benigne/maligne).
  - Nichtteratoid (benigne/maligne).
- Pseudoadenomatöse Hyperplasie.
- Fuchs-Adenom (benignes Epitheliom).
- Adenokarzinom.
- Epitheliale Zyste.
- Melanom.
- Neurofibrom.
- Leiomyom.
- Hämangiom.
- Xanthogranulom (s. Abschn. 3.10.1).
- Metastasen.

3.10.3 Aderhaut

Chorioiditis

Einzelheiten sind in Kap. 11 zu finden.

Aderhautfalten

- Idiopathisch.
- Orbitale Raumforderung.
- Aderhauttumor (Melanom).
- Exophthalmus (endokrine Orbitopathie).
- Hohe Hyperopie.
- Nach eindellenden Maßnahmen (Plomben, Cerclage).
- Exsudative (nichtrhegmatogene) Netzhautablösung.
- Papillenödem.
- Okuläre Hypotonie.
- Uveitis.
- Akromegalie.
- Hypophysentumor.
- Skleritis posterior.

Angioid streaks (gefäßähnliche Streifen)

- Pseudoxanthoma elasticum (Grönblad-Strandberg-Syndrom).
- Morbus Paget.
- Ehlers-Danlos-Syndrom.
- Sichelzellanämie.
- Hyperphosphatämie.
- Senile Elastose der Haut.
- Hypertoniebedingte kardiovaskuläre Erkrankungen.
- Neurofibromatose.
- Bleivergiftung.
- Sturge-Weber-Syndrom.
- Akromegalie.
- Tuberöse Sklerose.
- Thalassaemia major.
- A-Betalipoproteinämie.

Chorioidale (subretinale) Neovaskularisationen

- Altersbedingte Makuladegeneration.
- Idiopathische posteriore chorioidale (subretinale) Neovaskularisation (IPSN).
- Hohe Myopie.
- Vermutetes okuläres Histoplasmosesyndrom.
- Angioid streaks (gefäßähnliche Streifen).
- Drusenpapille.
- Aderhautnävi.
- Aderhautmelanom und -hämangiom.
- Aderhautrupturen.
- In Verbindung mit einer Abhebung des retinalen Pigmentepithels.
- Morbus Best.
- Nach retinaler Photokoagulation (als Komplikation einer Photokoagulation; nach inkompletter Koagulation einer bereits vorhandenen subretinalen Neovaskularisation).
- Nach Kryoretinopexie („overfreeze").
- Chorioretinitische Narben.

- Rötelnretinopathie.
- Serpiginöse Chorioidopathie.
- Akute posteriore multifokale plakoide Pigmentepitheliopathie (APMPPE).
- Schrotschuß („bird-shot")-Retinopathie.
- Fundus flavimaculatus (Morbus Stargardt).
- Hamartom des retinalen Pigmentepithels.

Raumforderungen der Aderhaut

- Nävus.
- Melanom.
- Hämangiom (solitär, diffus, beim Sturge-Weber-Syndrom).
- Metastasen (Mamma, Lunge, Magen, Kolon, Niere, Nebenniere, Schilddrüse, Leber, Pankreas, Prostata u.a.).
- Melanozytom.
- Neurofibrom.
- Osteom.
- Leukämische Infiltrate.
- Lymphom.
- Nichtneoplastische Raumforderungen: Syphilis, Tuberkulose, Sarkoidose, subretinales Hämatom.
- Effusionssyndrom.

Läsionen, die mit einem malignen Melanom verwechselt werden können

- Aderhautnävus.
- Aderhauthämangiom.
- Metastasen (s. Abschn. 3.10.3).
- Chorioiditis, granulomatöse Sklerouveitis.
- Aderhautabhebung.
- Subpigmentepitheliale Blutung.
- Leukämie und Lymphom.
- Pigmentepithelhypertrophie/-hyperplasie.
- Hämorrhagische Pigmentepithelabhebungen.
- Exsudative, nichtrhegmatogene Netzhautablösung.
- Melanozytom.
- Hamartom des retinalen Pigmentepithels.
- Adenom des retinalen Pigmentepithels.
- Degenerative Retinoschisis.
- Disziforme Makuladegeneration.

Aderhautkolobom

- Viele kongenitale Erkrankungen mit Iriskolobom (s. Abschn. 3.10.1) können auch mit Aderhautkolobomen einhergehen.

Chorioidale Atrophie, Degenerationen und Dystrophien

Einzelheiten sind in Kap. 14 zu finden.

3.11
Pupille

3.11.1
Miosis (bilateral)

- Physiologische Reaktion (Licht und andere akkommodative Stimuli, Lidschluß, Orbikularisreflex, Schlaf u.a.).
- Altersbedingt.
- Topische Miotika.
- Medikamente: Reserpin, α-Methyl-Dopa, Monoaminooxidasehemmer, Opiate (als Rauschmittel, Narkotikum und Schmerzmittel), Cholinesterasehemmer, Ergotaminpräparate u.a.
- Bilaterale Uveitis, hintere Synechien.
- Diabetes mellitus.
- Arteriosklerotische zerebrovaskuläre Erkrankungen.
- Argyll-Robertson-Pupille (Syphilis, chronischer Alkoholismus, multiple Sklerose, Diabetes mellitus).
- Myotone Dystrophie.
- Nahspasmus (akkommodativer Spasmus).

3.11.2
Mydriasis (bilateral)

- Idiopathisch, Normvariante.
- Häufig bei Jugendlichen.

- Physiologisch (schwache Beleuchtung, Angst, allg. erhöhter Sympathikotonus).
- Topische Gabe von Mydriatika/Zykloplegika und Kokain.
- Kontakt mit Pflanzen aus der Familie der Nachtschattengewächse (Belladonna, Datura stramonium, Datura wrightii u.a.).
- Medikamente: Atropin, Scopolamin, Phenothiazine, Sympathikomimetika, Antihistaminika, Antimalariamittel, Salizylate, Paraldehydüberdosierung u.a.
- Koma.
- Bilaterale, nicht pharmakologisch bedingte interne Ophthalmoplegie (Botulismus, Grippe, Diphtherie).
- Adie-Syndrom (kann beidseits vorkommen).
- Toxine (Cannabis, Botulinumtoxin, Tetanus, Kohlenmonoxid).

3.11.3 Anisokorie

Kleinere Pupille

- Normvariante (eine essentielle Anisokorie findet man bei etwa 20 % der Normbevölkerung).
- Einseitige Applikation von topischen Miotika.
- Iritis, hintere Synechien.
- Okulärer Reiz (Keratitis, Fremdkörper usw.).
- Diabetes mellitus (Atrophie des M. dilatator pupillae).
- Horner-Syndrom.
- Cluster-Kopfschmerz.
- Raeder-Syndrom [ipsilaterale Sympathikusläsion (Miosis, Ptosis) und Trigeminusneuralgie (Läsion paratrigeminal, im Bereich der A. carotis interna)].
- Aberrierende Regeneration des III. Hirnnerven.
- Läsionen der parasympathischen Pupilleninnervation.
- Pupillotonie (engere Pupille ist gesund).
- Läsionen des Sympathikus:
  - Tumor, Enzephalitis.
  - Thorakale Läsionen (Halsrippe, Aneurysma, thorakale Gefäße, Mediastinaltumoren).
  - Trauma.
  - Aortendilatation.

Größere Pupille

- Normvariante.
- Topische Applikation von Mydriatika/Zykloplegikatherapie (beabsichtigt, versehentlich, bei Simulation).
- Kontakt mit Pflanzen der Familie der Nachtschattengewächse (Belladonna, Datura stramonium, Datura wrightii u.a.).
- Läsionen des III. Hirnnerven (vgl. Okulomotoriusparese); Läsionen des III. Hirnnerven mit Alteration der pupillomotorischen Fasern:
  - Epidurales oder subdurales Hämatom.
  - Mittelhirntumoren.
  - Herniation des Temporallappens.
  - Rupturierte Aneurysmata.
- Traumatische Pupilloplegie, paralytische Mydriasis, Irissphinkterruptur.
- Akutes Glaukom, glaukomatozyklitische Krisen (Posner-Schlossmann).
- Pupillotonie (Adie-Syndrom); weitere Pupille auf der erkrankten Seite.
- Episodisch auftretende Dysfunktion der Pupille (transiente einseitige Mydriasis mit mehr oder weniger stark beeinträchtigter Akkommodationsfähigkeit; Ursache unbekannt).
- Sympathikusreizung, Grenzstrangreizung (Mydriasis spastica).
- Photomydriasis (beabsichtigt/unbeabsichtigt).
- Läsionen im Ganglion ciliare mit interner Ophthalmoplegie (z.B. Herpes zoster, kongenital).
- Anisometropie (myoperes Auge weist größere Pupille auf).

3.11.4 Irreguläre (verzogene, entrundete) Pupille

- Trauma (Sphinkterruptur oder segmentale traumatische Iridoplegie, Iridodialyse).
- Hintere Synechien (Uveitis, Glaukom, Trauma).
- Kongenitales Kolobom.
- Nach Operationen (Sektoriridektomie, Irisinkarzeration, Glaskörpertraktion, nicht korrekte Position der Intraokularlinse u.a.).
- Irisatrophie, Iridoschisis.

- Iristumoren.
- Ectropium uveae.
- Argyll-Robertson-Pupille (reflektorische Pupillenstarre, diagnostisches Leitsymptom der Neurolues).
- Photomydriasis (beabsichtigt/unbeabsichtigt).

3.11.5
Licht-nah-Dissoziation
(Fehlende/abgeschwächte Lichtreaktion bei erhaltener Naheinstellungsreaktion)

- Typische Argyll-Robertson-Pupille.
- Diabetes mellitus.
- Chronischer Alkoholismus.
- Encephalomyelitis disseminata (multiple Sklerose).
- Pupillotonie (Adie-Syndrom).
- Enzephalitis.
- Prätektales Syndrom (Mittelhirnpupille), z. B. beim Pinealom mit konsekutivem Parinaud-Syndrom und beim Kraniopharyngeom.
- Herpes zoster.
- Aberrierende Regeneration des III. Hirnnerven.
- Myotone Dystrophie.
- Andere degenerative ZNS-Erkrankungen.

3.11.6
In Mydriasis fixierte Pupille (absolute Pupilloplegie, keine Licht- oder Naheinstellungsantwort)

- Topische Behandlung mit Mydriatika/Zykloplegika (v. a. Atropin).
- Glaukomanfall (mittelweit fixierte Pupille).
- Generalisierte ZNS-Erkrankungen [Taboparalyse (auch Fixation in Miosis möglich), epidemische Enzephalitis, Koma].
- Komplette Lähmung des III. Hirnnerven bzw. Läsionen des III. Hirnnerven mit Schädigung der pupillomotorischen Fasern (v. a. Herniation des Temporallappens, rupturiertes Aneurysma, Tumoren u. a.).
- Vollständige Erblindung (auch kortikale Erblindung).
- Okuläres Trauma (komplette Pupilloplegie bei Sphinkterschaden).
- Während der Dauer von Krampfanfällen.
- Nach Photomydriasis.

3.11.7
Leukokorie

- Katarakt.
- Pupilläre oder zyklitische Membran.
- Netzhautveränderungen:
  - Netzhautablösung (ältere, ausgedehnte Netzhautablösung).
  - Exsudative Retinitis oder Chorioretinitis.
  - Großes Kolobom am hinteren Pol.
  - Hohe Myopie mit fortgeschrittener chorioidaler Degeneration oder Staphyloma posticum.
  - Morbus Coats.
  - Falziforme Netzhautfalte.
  - Viele markhaltige Nervenfasern.
  - Retinoschisis.
  - Kongenitale Zytomegalievirusretinitis.
  - Herpes-simplex-Keratitis.
- Angiomatosis retinae (Hippel).
- Glaskörperveränderungen:
  - Glaskörperverdichtung und ältere Glaskörperblutung.
  - Glaskörperabszeß.
  - Persistierender hyperplastischer primärer Vitreus (PHPV).
- Infektionen:
  - Nematoden-Endophthalmitis (z. B. Toxocara canis).
  - Toxoplasmose.
- Tumoren:
  - Retinoblastom.
  - Astrozytom.
  - Andere: Diktyom, Hämangiom.
- Frühgeborenenretinopathie (Retinopathia prämaturorum, retrolentale Fibroplasie).
- Norrie-Syndrom (s. Abschn. 3.6.1).
- Retinale Dysplasien.
- Lipaemia retinalis.

3.12
Linse

3.12.1
Katarakt (kongenital/frühkindlich/juvenil)

- Embryopathien (Röteln, Mumps, Masern, Hepatitis, Windpocken, Syphilis, Toxoplasmose, Diabetes der Mutter, Hypokalzämie der Mutter, Thalidomideinnahme in der Schwangerschaft, intrauterine Strahlenexposition).

- Chromosomenanomalien (Down-Syndrom, Trisomie 13–15, Trisomie 16–18, Turner-Syndrom).

- Frühgeburt.

- Trauma (bei der Geburt, stumpfe Verletzung, perforierende Verletzung, intraokulare Fremdkörper, Strahlen, Elektrounfall).

- Stoffwechselerkrankungen (Diabetes, Galaktosämie, Homozystinurie, Hypokalzämie).

- Okuläre Erkrankungen oder Fehlbildungen (Uveitis, Retinoblastom, generalisierte Netzhautdegenerationen, Mikrophthalmus, Vorderkammer-Cleavage-Syndrom, retinale Dysplasien, Frühgeborenenretinopathie, PHPV).

- Hauterkrankungen (Rothmund-Syndrom, Shafer-Syndrom, kongenitale Ichthyosis, Siemens-Syndrom, Bloch-Sulzberger-Syndrom, atopische Dermatitis, ektodermale Dysplasie).

- Systemerkrankungen (Alport-, Hallermann-Streiff-, Sjögren-, Apert-, Crouzon-, Pierre-Robin-, Treacher-Collins-, Lowe-, Conradi-, Laurence-Moon-Bardet-Biedl-, Marchesani-, Marfan-, Hoeve-, Hurler-Syndrom, kongenitaler hämolytischer Ikterus, kongenitale Myotonie, Osteopetrosis, okulodentodigitale Dysplasie, Oxyzephalie).

- Medikamente, toxische Chemikalien (Steroide, Phenothiazine, Ergotamin, Vitamin-D-Intoxikation, Naphthalin, 2-4-Dinitrophenol, Thallium).

3.12.2
Katarakt (Erwachsene)

- Präsenil und senil.

- Cataracta complicata:
  - Uveitis.
  - Andere intraokulare Entzündungen.
  - Winkelblockglaukom.
  - Generalisierte Netzhautdegenerationen (z. B. Retinopathia pigmentosa).
  - Hohe Myopie.
  - PHPV.
  - Intraokulare Tumoren.
  - Irisatrophie.
  - Okuläre Ischämie (Karotisinsuffizienz und Embolisation des Versorgungskreislaufes, Verschluß der A. ophthalmica, Morbus Takayasu, Morbus Winiwarter-Buerger).

- Cataracta traumatica:
  - Stumpfe Verletzung.
  - Perforierende Verletzung.
  - Intraokularer Fremdkörper.
  - Strahlenexposition, Elektrounfall.

- Nach chirurgischen Eingriffen:
  - Vorderkammereingriffe (z. B. Iridektomie, filtrierende Eingriffe, Keratoplastik).
  - Persistierende flache Vorderkammer nach filtrierenden Eingriffen.
  - Nekrose des Vorderabschnittes (nach netzhautchirurgischen Eingriffen, nach Augenmuskeloperationen bei Strabismus).

- Stoffwechselerkrankungen und Systemerkrankungen:
  - Diabetes, Hypokalzämie, Morbus Wilson.
  - Myotone Dystrophie.

- Hauterkrankungen:
  - Atopische Dermatitis.
  - Sklerodermie.
  - Werner-Syndrom (Syn.: Progeria adultorum, vorzeitige Vergreisung).

- Ernährungsbedingt (Hunger, Vitaminmangelzustände).

- Medikamente, toxische Chemikalien (Steroide, Ergotamin, Phenothiazine, Cholinesterasehemmer, Naphthalin, 2-4-Dinitrophenol, Thallium).

3.12.3
Ectopia lentis

- Spontan, degenerativ (z. B. hypermature Katarakt).

- Trauma.

- Entzündungen.

- Iatrogen bei operativen Eingriffen.

- Marfan-Syndrom (in der Regel Dislokation nach oben).
- Marchesani-Syndrom (in der Regel Dislokation nach oben).
- Apert-Syndrom.
- Homozystinurie (in der Regel Dislokation nach unten).
- Ehlers-Danlos-Syndrom.
- Grönblad-Strandberg-Syndrom.
- Rieger-Syndrom.
- Osteogenesis imperfecta.
- Sklerodermie.
- Sulfitoxidasemangel.
- Hyperlysinämie.
- In Verbindung mit anderen okulären Störungen:
  - Aniridie.
  - Kolobom.
  - Kongenitales Glaukom.
  - Hohe Myopie.
  - Megalo-, Mikrokornea.
  - Sphärophakie (autosomal-dominant vererbt).

3.12.4
Lentikonus, Lentiglobus

- Vorderer Lentikonus, Lentiglobus (selten, meist bilateral):
  - Alport-Syndrom (s. Abschn. 3.6.2).
  - Spina bifida.
  - Waardenburg-Syndrom (s. Abschn. 3.6.1).
- Hinterer Lentikonus, Lentiglobus (häufiger, meist einseitig):
  - PHPV.
  - A. hyaloidea persistens.
  - Lowe-Syndrom (s. Abschn. 3.9.2).
  - Trauma.

3.12.5
Lentikornealer Kontakt

- Erworbene Hornhauterkrankungen (z. B. Ulkus mit Perforation).
- Aniridie.
- Peter-Syndrom, Rieger-Syndrom.

3.13
Glaskörper

3.13.1
Glaskörpertrübungen

- Glaskörperblutung.
- Entzündlich bedingt [Zellen, Eiweiß, Trübungen, schneeballartige Trübungen („snow balls") bei Pars planitis, Sarkoidose].
- Glaskörperrückstände.
- Degeneration (altersbedingt, bei Myopie, Kondensationen bei Syneresis und Glaskörperabhebung).
- Organisierter Glaskörper (Entzündung, Trauma, Glaskörperinkarzeration in eine Wunde, Blutung, retinale Dysplasie u. a.).
- Elschnig-Perlen.
- Soemmering-Ring.
- Fibröse Stränge und fibrovaskuläres Gewebe (proliferative Retinopathie).
- Pigmentablagerungen (Entzündung, Trauma, Siderosis, Melanom u. a.).
- Trübungen und Membranen bei vitreoretinalen Degenerationen und beim Norrie-Syndrom (s. Abschn. 3.6.1).
- Kristalline Ablagerungen:
  - Synchisis scintillans (Cholestorosis oculi).
  - Asteroide Hyalose.
- Retinale Opercula.
- Fremdkörper (auch chirurgische Materialien).
- Tumorzellen (insbesondere „Retikulumzellsarkom").
- Amyloid.
- Zysten durch intraokulare Parasiten (Echinokokkus, Zystizerkus u. a.).
- Intraokulare Verkalkungen (Trauma, Entzündung, Retinoblastom, Frühgeborenenretinopathie u. a.).
- Intraokulares Fett (intraokulare Fremdkörperverletzung unter Mitnahme von orbitalem Fett).
- Kongenitale Glaskörperzyste.
- Anteriore Reste der A. hyaloidea (Mittendorf-Fleck).

3.13.2
Glaskörperblutung

- Trauma (stumpfes Bulbustrauma, perforierende Verletzung, intraokulare Fremdkörper).
- Erkrankungen, die zu retinalen Neovaskularisationen (NVE, NVD) führen.
- Sekundär nach retinaler oder subretinaler Blutung (bei chorioidaler Neovaskularisation) mit Durchbruch in den Glaskörperraum.
- Netzhautrisse, Netzhautablösung.
- Glaskörperabhebung.
- Iatrogen nach chirurgischen Eingriffen.
- Entzündlich bedingt (Chorioretinitis, Vaskulitis u. a.).
- Sekundär nach Subarachnoidalblutung (Terson-Syndrom).
- Intraokularer Tumor.
- Erkrankungen des blutbildenden Systems (Anämie, Dysproteinämie, Leukämie, Thrombozytopenie).
- Morbus Coats.
- Arterielle Hypertonie.
- „Shaken-baby-Syndrom".

3.13.3
Vitreoretinale Degenerationen

- Morbus Wagner [autosomal-dominant vererbt, Verflüssigung des optisch leeren Glaskörpers mit hinterer Glaskörperabhebung und limbusparallelen, äquatornahen Membranen; Netzhautgefäßveränderungen (perivaskuläre Pigmentierungen, Einscheidungen, Kaliberschwankungen), gittrige Degenerationen, Retinoschisis, Myopie, Katarakt, Strabismus mit Makulaheterotopie].
- Morbus Stickler [autosomal-dominant vererbt, „Arthroophthalmopathie", vitreoretinale Degenerationen mit Tendenz zu Riesenrissen, Myopie, Katarakt, Offenwinkelglaukom, Mißbildungen des Gesichtsschädels (Mittelgesichtsabflachung, Pierre-Robin-Komplex mit Gaumenspalte, Mikrognathie und Glossoptosis) und Skelettabnormitäten].
- Goldmann-Favre-Syndrom (autosomal-rezessiv vererbt, Glaskörper optisch leer, Pigmentveränderungen ähnlich der Retinopathia pigmentosa, ERG-Veränderungen).
- Juvenile X-chromosomal vererbte Retinoschisis (Fahrradspeichenmuster der Makula, Retinoschisis, sekundär Glaskörperblutungen und Netzhautablösungen möglich).

3.14
Netzhaut

3.14.1
Netzhautablösung

- Rhegmatogene Netzhautablösung (Defekte in der neurosensorischen Netzhaut). Prädisponierende Faktoren für eine rhegmatogene Netzhautablösung sind hohe Myopie, Aphakie mit Glaskörperverlust, Trauma, gittrige Degenerationen und Glaskörpertraktionen. Der Primärmechanismus einer Rißbildung ist die Glaskörperabhebung mit Traktion an dünnen und degenerativen Netzhautarealen. Ursachen einer rhegmatogenen Netzhautablösung:

  - Hufeisenriß.
  - Rundloch mit Deckel.
  - Risse in gittrigen Degenerationen.
  - Atrophisches Loch.
  - (Ora-)Dialyse.
  - Schisis (Defekte in äußerer und innerer Schicht).
  - Makulaforamen (seltene Ursache für eine Netzhautablösung).

- Exsudative Netzhautablösung (subretinale Ansammlung von aus der Aderhaut stammender Flüssigkeit).

- Charakteristika: Fehlen von Netzhautrissen, Flüssigkeitsshift, glatte Netzhautoberfläche über der Abhebung, evtl. weitere zusätzliche okuläre Veränderungen:

  - Entzündungen (Vogt-Koyanagi-Harada-Syndrom, sympathische Ophthalmie, akute retinale Nekrose, schwere Chorioiditis, Sklerouveitis, Tenonitis, Borreliose, Retinitis).
  - Erkrankungen okulärer Gefäße (Morbus Coats, Angiomatosis retinae, Retinopathia centralis serosa u. a.).
  - Systemische Gefäßerkrankungen (schwere Hypertonie, Toxämie, Nierenerkrankungen, Kollagenosen u. a.).
  - Intraokulare Tumoren (Melanom, Hämangiom, Retinoblastom, Metastasen u. a.).
  - Uveales Effusionssyndrom.

- Traktive Netzhautablösung (schwere proliferative Retinopathie mit Glaskörpertraktionssträngen, wie z.B. bei fortgeschrittener proliferativer diabetischer Retinopathie, degenerativen Glaskörperveränderungen, nach Glaskörperblutung, bei in den Glaskörper reichenden Neovaskularisationen, nach perforierenden Verletzungen, bei Frühgeborenenretinopathie; s. Abschn. 3.14.7).

3.14.2
Retinale Mikroaneurysmata

- Diabetes mellitus.
- Hypertonie.
- Retinoblastom (selten).
- Allgemein bei gleichzeitigem Auftreten von Cotton-wool-Spots (vgl. „weiche Exsudate").
- Sichelzellanämie.
- Chronische Uveitis.
- Leber-Erkrankung.
- Morbus Coats.
- Morbus Eales.
- Rendu-Osler-Weber-Syndrom (Teleangiektasien).
- Störungen des blutbildenden Systems (Anämie, Leukämie, Polyzytämie u.a.).
- Bonnet-Dechaume-Blanc-Syndrom (Neuroretinoangiomatose).
- Disseminierter Lupus erythematodes.
- Sporttaucher.
- Dysproteinämien (Plasmozytom).
- Morbus Fabry (s. Abschn. 3.6.4).
- Subakute bakterielle Endokarditis.
- Gefäßerkrankungen:
  - Arteriosklerose.
  - Arteriovenöse Fisteln.
  - Diabetes mellitus.
  - Arterielle Hypertonie.
  - Karotisinsuffizienz.
  - Morbus Takayasu.
  - Gefäßverschlüsse (v.a. Venenverschlüsse).

3.14.3
Retinale Blutungen

- Gefäßerkrankungen:
  - Arteriosklerose.
  - Arteriovenöse Fisteln.
  - Diabetes mellitus.
  - Arterielle Hypertonie.
  - Gefäßverschlüsse (v.a. Venenverschlüsse).
- Trauma:
  - Stumpfes Bulbustrauma, perforierende Verletzung.
  - Geburtstrauma.
  - Elektrounfall.
  - Retinopathia sclopetaria.
  - Purtscher-Retinopathie, Berlin-Ödem.
  - Caisson-Erkrankung (Taucher-Retinopathie).
  - „Shaken-baby-Syndrom".
- Störungen des blutbildenden Systems:
  - Anämie, Leukämie, Polyzythämie, Thrombozytopenie.
  - Dysproteinämien.
  - Hämophilie.
  - Sichelzellanämie.
  - d'Acosta-Syndrom (Bergkrankheit, Höhenkrankheit).
- Kollagenosen:
  - Lupus erythematodes.
  - Polyarthritis.
  - Sklerodermie.
  - Dermatomyositis.
- Chorioidale (subretinale) Neovaskularisation (s. Abschn. 3.10.3).
- Toxämie.
- Entzündlich:
  - Zytomegalieretinitis.
  - Subakute bakterielle Endokarditis.
  - Perivaskulitis.
  - Akute retinale Nekrose (ARN).
  - Syphilis.
  - Morbus Behçet.
- Papillenödem.
- Netzhautriß und Netzhautablösung.
- Akute hintere Glaskörperabhebung.
- Glaukom (Papillenrandblutungen).

- Tumoren: Aderhaut- und Netzhauttumoren.
- Okuläre Gefäßerkrankungen:
  - Morbus Eales.
  - Morbus Coats.
  - Angiomatosis retinae.
- Rendu-Osler-Weber-Syndrom.
- Intoxikationen (Blei, Phosphor, Kohlenmonoxid, Methanol, Nitrobenzol u. a.).

3.14.4
Retinale Blutungen bei Kindern

- „Shaken-baby-Syndrom".
- Subarachnoidalblutung.
- Subdurales Hämatom.
- Hygrom (Durahygrom mit konsekutiver Blutung).
- Tumoren.

3.14.5
Harte Exsudate (Lipidablagerungen)

- Retinopathia hypertensiva mit Circinatafigur (Sternfigur der Makula).
- Neuroretinitis mit Circinatafigur (Sternfigur der Makula).
- Morbus Coats.
- Diabetes mellitus.
- Arterielle Hypertonie.
- Strahleninduziert.

3.14.6
Weiche Exsudate (Cotton-wool-Spots, Nervenfaserschichtinfarkte)

- Diabetes mellitus.
- Arterielle Hypertonie.
- Retinale Arterien- oder Venenverschlüsse bzw. signifikante Minderperfusion.
- Kollagenosen (Lupus erythematodes, Sklerodermie, Dermatomyositis, Polyarthritis u.a).
- Störungen des blutbildenden Systems (Anämie, Leukämie, Morbus Hodgkin, multiples Myelom, Dysproteinämien).

- Karzinomkachexie.
- Primäre Amyloidose.
- Gefäßerkrankungen:
  - Karotisinsuffizienz.
  - Morbus Takayasu.
  - Morbus Buerger.
  - Arteriitis temporalis.
- Kohlenmonoxidvergiftung.
- Traumatische Retinopathie.
- Septische Retinitis.
- In Verbindung mit einem Papillenödem.
- Entzündlich:
  - AIDS (vermutlich Mikroangiopathiesyndrom durch Ablagerung zirkulierender Immunkomplexe).
  - Rheumatisches Fieber.
  - Pneumonie.
  - Subakute bakterielle Endokarditis.

3.14.7
Proliferative Retinopathie (Neovaskularisationen: NVE, NVD)

- Diabetes mellitus.
- Venenverschlüsse.
- Fortgeschrittene hypertensive Retinopathie.
- Arterieninsuffizienz (Minderperfusion der Zentralarterie, der A. ophthalmica, der A. carotis, Morbus Takayasu, Morbus Winiwarter-Buerger).
- Störungen des blutbildenden Systems (Anämie, Leukämie, Dysproteinämien, Sichelzellanämie).
- Morbus Coats.
- Morbus Eales.
- Frühgeborenenretinopathie.
- Sarkoidose.
- Kollagenosen.
- Chronisches Papillenödem und Papillitis.
- Schwere Retinitis und Perivaskulitis.
- Trauma.
- Intraokulare Tumoren.
- Angiomatosis retinae.

- Incontinentia pigmenti.
- Norrie-Syndrom (s. Abschn. 3.6.1).
- Endophthalmitis.
- Chronisches, unbehandeltes Glaukom.

3.14.8
Perivaskulitis (Vaskulitis mit Gefäßeinscheidung infolge einer Entzündung)

- Meist handelt es sich bei der Perivaskulitis um eine Phlebitis, seltener um eine Arteriitis oder die Kombination beider Formen; charakterisiert ist die Perivaskulitis durch Gefäßeinscheidungen; häufig kommt es zu Neovaskularisationen und retinalen Blutungen.

- Primär (Morbus Eales).
- Sekundär bei Uveitis und Chorioretinitis:
  - Pars planitis.
  - Tuberkulose.
  - Sarkoidose.
  - Syphilis.
  - Morbus Behçet.
  - Toxoplasmose.
- Sekundär bei Allgemeinerkrankungen:
  - Hypersensitivitätsreaktionen.
  - Infektionen:
    - Bakterien (Streptokokken, Bruzellose, Syphilis, Tuberkulose).
    - Viren (Herpes zoster, Herpes simplex, Zytomegalievirus, Influenza, Mononukleose).
    - Pilze.
    - Andere Infektionen (Rickettsien, Filarien, Amöben).
  - Kollagenosen.
  - Encephalomyelitis disseminata (multiple Sklerose).
- Störungen des blutbildenden Systems.
- Endophthalmitis.
- Venenverschluß (keine echte Entzündung, jedoch Gefäßeinscheidung sichtbar).

3.14.9
Retinale/chorioidale Entzündungen (Retinitis, Retinochorioiditis, Chorioretinitis)

- Septikämie (z.B. subakute bakterielle Endokarditis).
- Bakteriell:
  - Syphilis.
  - Tuberkulose.
  - Lepra.
  - Bruzellose.
  - Borreliose.
- Viral:
  - Röteln.
  - Masern.
  - Mononukleose.
  - Mumps.
  - Herpes zoster, Herpes simplex.
  - Influenza.
  - HIV.
- Parasitär:
  - Toxoplasma gondii (u.a. Chorioretinitis juxtapapillaris Jensen).
  - Okuläre Histoplasmose.
  - Amöben.
  - Toxocara.
  - Filarien.
  - Ascaris.
  - Onchozerkus.
- Pilzinfektionen.
- Sarkoidose.
- Kollagenosen.
- Endophthalmitis.
- APMPPE.
- Serpiginöse Chorioiditis.
- Sympathische Ophthalmie.
- Vogt-Koyanagi-Harada-Syndrom.
- Trauma (Commotio retinae, Purtscher-Retinopathie, Retinopathia sclopetaria).
- Sekundär nach physikalischem Schaden (Photokoagulation, Kryokoagulation, Retinitis solaris).
- Medikamententoxizität (Chinin, Chloroquin, Phenothiazine, Indometacin u.a.).

3.14.10
Retinale Arterienverschlüsse und Minderperfusion (Zentralarterie, Arterienast)

- Arterielle Hypertonie.
- Arteriosklerose (Karotisstenose, -verschluß).

- Emboli: A. carotis, kardial, pulmonal (Myxom, iatrogen bei Angiographie, Atherom, rheumatisches Fieber, Rhythmusstörungen).
- Diabetes mellitus (verstärkender Faktor).
- Arteriitis temporalis.
- Aorteninsuffizienz.
- Kollagenosen.
- Hyperviskositätssyndrome (Polyzythämie, Kryoglobulinämie u. a.).
- Morbus Takayasu.
- Morbus Winiwarter-Buerger.
- Sichelzellanämie.
- Ausgeprägte Hypotension oder Schock (z. B. massiver Blutverlust).
- Fettembolie, Luftembolie, septische Embolie.
- Ausgeprägtes Papillenödem; Augeninnendruckerhöhung, die den systolischen Druck der A. centralis retinae erreicht.
- Entzündungen (Typhus, Arteriolenvaskulitis, bakterielle Endokarditis, Diphterie, Masern, Pankreatitis u. a.).
- Orale Kontrazeptiva (Kofaktor).
- Iatrogen:
  - Nach netzhautchirurgischen Eingriffen (intraokulares Gas, pneumatische Retinopexie, eindellende Maßnahmen).
  - Orbitablutung nach Lideingriffen (mit Druckverbänden).
  - Nach Retrobulbärinjektion (durch das Injektionsvolumen oder in Folge einer Orbitablutung).
- Paraneoplastisch.

3.14.11
Retinale Venenverschlüsse und venöses Stasesyndrom

- Arterielle Hypertonie.
- Arteriosklerose.
- Diabetische Retinopathie.
- Hyperviskositätssyndrome (Polyzythämie, multiples Myelom, Kryoglobulinämie u. a.).
- Andere Störungen des blutbildenden Systems (Leukämie, Sichelzellanämie, Lymphom u. a.).
- Kollagenosen.
- Erkrankungen, die die Hämodynamik beeinflussen (venöse Stase bei kongestiven Herzfehlern, Emphysem, Hypotension, Schock u. a.).
- Paraneoplastisch.
- Minderperfusion der Netzhautarterien (s. Abschn. 3.14.10).
- Schwere retinale Periphlebitis.
- Veränderungen am Sehnerv mit venöser Kompression (Papillenödem, Papillitis, Granulome, Glaukom mit stark exkavierter Papille).
- Raumforderung in der Orbita, andere Ursachen für einen erhöhten intraorbitalen Druck (z. B. Blutung, Zellulitis, endokrine Orbitopathie).
- Netzhautchirurgische Eingriffe (s. Abschn. 3.14.10).
- Orale Kontrazeptiva (Kofaktor).

3.14.12
Fleckförmige Veränderungen der Netzhaut

- Drusen (besonders familiäre Drusen, dominant vererbt, Syn.: Doyne-Chorioidose, häufigste fleckförmige Retinopathie).
- Fundus flavimaculatus (häufig vergesellschaftet mit Morbus Stargardt).
- Fundus albipunctatus.
- Gefleckte Netzhaut (selten; Kandori).
- Retinitis punctata albescens (atypische Form der Retinopathia pigmentosa).
- Zahlreiche harte Exsudate.
- Vitamin-A-Mangel (Flecken in der mittleren Peripherie).
- Marginale kristalline Hornhautdystrophie nach Bietti (selten).
- Zystinose (selten).
- Oxalose (selten; Syn.: Ochronose).
- Zapfendegenerationen.
- Angioid streaks.
- Subretinale Präzipitate bei Retinopathia centralis serosa.

3.14.13
Retinale und subretinale Pigmentierungen

- Hereditäre tapetoretinale Degenerationen (besonders Retinopathia pigmentosa und ihre Varianten).

- Pigmentierte retinale Degenerationen und Pigmentalterationen, die zusammen mit Allgemeinerkrankungen und/oder bestimmten Syndromen auftreten: Bassen-Kornzweig-, Refsum-, Laurence-Moon-Biedl-Bardet-, Usher-, Cockayne-, Hallgren-, Pelizaeus-Merzbacher-Syndrom und andere Leukodystrophien, Kearns-Sayre-Syndrom, myotone Dystrophie, Lignac-Fanconi-, Turner-, Alport-, Hurler-, Hunter-, Scheie-, Sanfilippo-, Spielmeier-Sjögren-Syndrom, Status dysraphicus, Friedreich-Ataxie, Marfan-Syndrom, Alkaptonurie, Waardenburg-, Bloch-Sulzberger-, Paget-, Sjögren-Larsson-Syndrom, Osteogenesis imperfecta.

- Postinflammatorische Pigmentierungen (s. Abschn. 3.14.9).

- Nach retinalen Arterienverschlüssen.

- Traumatisch bedingt (perforierende Verletzung, stumpfes Bulbustrauma, intraokularer Fremdkörper, Retinopathia sclopetaria, Aderhautruptur, Geburtstrauma, physikalischer Schaden nach Photokoagulation, Kryoretinopexie, Retinitis solaris u.a.).

- Diffuse Pigmentierungen nach Wiederanlage einer exsudativen Netzhautablösung.

- Pigmentierte Demarkationslinien an der Grenze einer länger bestehenden Netzhautablösung.

- Primäre Störungen des retinalen Pigmentepithels (APMPPE, retinale Pigmentepitheliitis, Hamartom, Adenom, Hypertrophie, Hyperplasie, kongenitale Pigmentierung, schmetterlingsförmige und retikuläre Dystrophien).

- Juvenile und altersbedingte Makuladegenerationen.

- Melanosis oculi.

- Aderhautnävus.

- Aderhautmelanom.

- Melanozytom.

- Subpigmentepitheliale Blutung.

- Myopie (pigmentierter Halbmond oder Ring um die Papille, Fuchs-Fleck).

- Angioid streaks.

- Siegrist-Streifen (lineare Hyperpigmentierungen über Aderhautgefäßen bei chronischem Bluthochdruck).

- Flecken bei Fundus flavimaculatus.

- Periphere Pigmentierungen um gittrige Degenerationen, Pflastersteindegenerationen, Netzhautlöcher und -risse.

- Medikamententoxizität (Chloroquin, Phenothiazine, Chinin, Indometacin).

3.14.14
Netzhauttumoren

- Retinoblastom.

- Kavernöses Hämangiom (wird von manchen Autoren zu den Phakomatosen gerechnet).

- Astrozytom.

- Phakomatosen:
  - Kapilläres Hämangiom (Hippel-Lindau).
  - Neurofibrom (Recklinghausen).
  - Astrozytom (Bourneville-Pringle).
  - Razemöses Hämangiom (Wyburn-Mason).

- Metastasierendes Karzinom.

- Tumoren des retinalen Pigmentepithels (Adenom, Hamartom).

- Massive retinale Gliose.

3.14.15
Erworbene degenerative Makulaerkrankungen

- Trockene altersbedingte Makuladegeneration (AMD).

- Exsudative altersbedingte Makuladegeneration (disziforme Vernarbung = Junius-Kuhnt-Makulopathie).

- Sekundär nach chorioidaler (subretinaler) Neovaskularisation anderer Ursache (z.B. okuläre Histoplasmose, hohe Myopie, Angioid streaks; s. Abschn. 3.10.3).

- Vergesellschaftet mit hereditären Netzhauterkrankungen (z.B. Retinopathia pigmentosa, Leber-Miliaraneurysmata) und vitreoretinalen Degenerationen (Morbus Wagner, Goldmann-Favre-Syndrom, juvenile Retinoschisis).

- Vergesellschaftet mit zentraler und generalisierter Aderhautatrophie.
- Sekundär nach Infektionen mit Makulabeteiligung (z. B. Toxoplasmose, Toxocara).
- Sekundär nach primären Pigmentepithelanomalien (APMPPE, akute retinale Pigmentepitheliitis, schmetterlingsförmige und retikuläre Dystrophien).
- Weitere Makulaerkrankungen:
  - Degenerative Drusen der Makula.
  - Zystoides Makulaödem (s. Abschn. 3.14.12).
  - Retinopathia centralis serosa.
  - Pigmentepithelabhebung im Makulabereich.
  - „Macular pucker" (Zellophanmakulopathie, epiretinale Gliose).
  - Makulablutungen und Exsudate (s. Abschn. 3.14.3 u. 3.14.4).
  - Fuchs-Fleck bei hoher Myopie.
  - Kirschroter Fleck der Makula (s. Abschn. 3.14.19).
  - Schießscheibenmakulopathie („bull's eye"; s. Abschn. 13.14.18).
  - Foveomakuläre Retinitis.
  - Serpiginöse Chorioiditis.

3.14.16
Hereditäre primäre degenerative Makulaerkrankungen

- Morbus Stargardt (mit oder ohne Fundus flavimaculatus).
- Vitelliforme Makuladystrophie (Morbus Best).
- Familiäre dominant vererbte Drusen (Doyne-Chorioidose).
- Monochromasie (Stäbchen oder Zapfen).
- Progressive Zapfendystrophie.
- Dominante Foveadystrophie (ähnlich Morbus Stargardt).
- X-chromosomal vererbte juvenile Retinoschisis.
- Inverse (zentrale) Retinopathia pigmentosa.
- Pseudoinflammatorische Makuladystrophie nach Sorsby.
- Schmetterlingsmakuladystrophie.
- North-Carolina-Makuladystrophie.

3.14.17
Zystoides Makulaödem

- Diabetische Retinopathie.
- Nach Kataraktextraktion (Irvine-Gass-Syndrom, besonders bei Aphakie und Glaskörperverlust)
- Epinephrinhaltige Augentropfen.
- Nach Laserkoagulation.
- Venenverschlüsse.
- Hypertensive Retinopathie.
- Intraokulare Entzündungen (Iridozyklitis, Pars planitis u. a.).
- Intraokulare Tumoren (v. a. malignes Melanom).
- Bei hereditären tapetoretinalen Degenerationen.
- Bei Netzhautablösung.
- Traumatisch bedingt (Retinitis solaris, Blitzschlag, Elektrounfälle).

3.14.18
Schießscheibenmakulopathie („bull's eye")

- Zapfendystrophie.
- Chloroquinschaden der Netzhaut.
- Morbus Stargardt.
- Trauma.
- Zeroidlipofuszinose (einschließlich Batten-Spielmeyer-Vogt-Syndrom).
- Batten-Erkrankung (4 Formen):
  - Haltia Santavouri (infantile Form; psychomotorischer Verfall, Sehvermögen erst spät betroffen).
  - Jansky-Bielschowsky (spätinfantile Form; psychomotorischer Verfall, Krämpfe, Sehvermögen erst spät betroffen).
  - Spielmeyer-Sjögren (juvenile Form; frühzeitiger Sehverlust, geistiger Verfall, Krämpfe).
  - Kufs (adulte Form; zerebellare und extrapyramidale Dysfunktion, selten Sehbehinderung).
- Hereditäre Ataxie.
- Dominant vererbte benigne Schießscheibenmakulopathie (annuläre Makuladystrophie).
- Inverse (zentrale) Retinopathia pigmentosa.

3.14.19
Kirschroter Fleck der Makula

- Zentralarterienverschluß.
- Berlin-Ödem.

- Stoffwechselerkrankungen:
  - Mukopolysaccharidosen.
  - Sphingolipidosen (Morbus Farber, Morbus Niemann-Pick, Morbus Gaucher, Gangliosidose GM_1-Typ 2, Gangliosidose GM_1-Typ 1 Landling, GM_2-Gangliosidose Typ 1 Tay-Sachs, GM_2-Gangliosidose Typ 2 Sandhoff), metachromatische Leukodystrophie.
  - Mukolipidose I.
- Chinintoxizität.
- Kryoglobulinämie.
- Intranasale Steroidinjektion.
- Kardiale Myxome.

3.14.20
Heterotopie der Makula (Makulaektopie)

- Frühgeborenenretinopathie.
- PHPV.
- Sichelzellanämie und andere Erkrankungen mit peripheren Neovaskularisationen.
- Periphere Netzhautentzündungen.
- Trauma mit nachfolgender peripherer retinaler Fibrose und Traktion.
- Isolierte kongenitale Anomalie.

3.14.21
Epiretinale Gliose („macular pucker")

- Idiopathisch.
- Nach Laserkoagulation, nach Retinokryokoagulation, nach netzhautchirurgischen Eingriffen.
- Nach perforierenden Verletzungen.
- Im Rahmen proliferativer Retinopathien (s. Abschn. 3.14.7).
- Rhegmatogene Netzhautablösung.
- Retinaler Venenverschluß.
- Nach Glaskörperblutung.
- Uveitis posterior.

3.15
Sehnerv

3.15.1
Papillenschwellung (Papillenödem)

- Zentralnervöse Ursache (zerebral bedingtes Papillenödem, Stauungspapille): meist beidseitiges Papillenödem ohne Sehverschlechterung infolge eines erhöhten intrakraniellen Drucks. Ursachen:
  - Intrakranielle Raumforderung:
    - Hirntumoren: besonders Tumoren der hinteren Schädelgrube (zerebellare Tumoren), im Bereich des IV. Ventrikels und im Temporallappen mit rascher Vergrößerung des Tumors.
    - Blutungen: Subarachnoidalblutung (z.B. in Folge eines rupturierten Aneurysmas), Subduralblutung (z.B. nach Trauma).
    - Abszeß.
  - Hirnödem: z.B. durch Schädel-Hirn-Trauma, Tumor, Metastasen, Meningitis, Hirnabszeß, Hypoxie, Hypertonie, Urämie, nach ischämischem Insult, durch Medikamente (Steroide, Ovulationshemmer, Tetrazykline) bzw. toxische Substanzen (Blei, Insektizide).
  - Liquorabflußbehinderung: Mißbildung (z.B. Aquäduktstenose, Kraniostenose), Hydrozephalus verschiedenster Ursache, Tumoren, verstopfter Shunt, posthämorrhagische und postmeningitische Arachnopathie.
  - Venöse Abflußbehinderung: Sinusthrombose.
  - Erhöhter Eiweißgehalt im Liquor: Polyradikulitis, Neurinome.
  - Idiopathisch: Pseudotumor cerebri (benigne intrakranielle Hypertension). Ausschlußdiagnose: am häufigsten bei schwangeren und adipösen Frauen, endokrinen Erkrankungen und medikamentös induziert (Steroide, Vitamin A, Nalidixinsäure, Tetrazykline u.a.).
  - CO_2-Abatmungsstörung (z.B. bei chronisch obstruktiver Lungenerkrankung).
- Ursache im N. opticus selbst (neuronales Papillenödem): meist mit Sehverschlechterung einhergehend.
  - Beidseitiges Papillenödem mit Sehverschlechterung (Optikusneuropathie):
    - Toxische Optikusneuropathien: Methanol, Blei u.a.
    - Infiltrative Optikusneuropahtien: hämatologische Erkrankungen, Erkrankungen des lymphatischen Systems.

- ▼ Karzinomatöse Optikusneuropathien.
  - ▼ Hereditäre Optikusneuropathien: Leber-Optikusatrophie.
- Einseitiges Papillenödem mit Sehverschlechterung:
  - ▼ Optikusneuritis: ohne Papillenschwellung (Retrobulbärneuritis) oder mit Papillenschwellung (Papillitis, sog. anteriore Optikusneuritis).
  - ▼ Ischämische Optikusneuropathie (Apoplexia papillae). Wichtigste Differentialdiagnose stellt hier die Arteriitis temporalis dar.
  - ▼ Kompressive Optikusneuropathie: Bei einer Optikuskompression kommt es eher zur Atrophie als zum Papillenödem. Kann auftreten bei langsam wachsenden Tumoren (z. B. Meningeom). Weitere Ursachen einer Kompression: endokrine Orbitopathie, Vergrößerung der Nasennebenhöhlen, selläre Tumoren, Karotisektasie.
  - ▼ Tumoren des Sehnerven (z. B. Gliom, Optikusscheidenmeningeom u. a.).
  - ▼ Foster-Kennedy-Syndrom: ipsilaterale Optikusatrophie und kontralaterale Stauungspapille bei Tumoren im Bereich der Stirnhirnbasis.

■ Okuläre Ursachen („okulär bedingtes Papillenödem"): reaktives Papillenödem im Rahmen intraokulärer Erkrankungen.

- Uveitis.
- Venöse Stase, Zentralvenenverschluß.
- Hypertensive Retinopathie.
- Bulbushypotonie (unabhängig von der Ursache; z. B. auch Bulbushypotonie nach chirurgischen Eingriffen).
- Proliferative diabetische Retinopathie.
- Akutes Glaukom.
- Okuläres Trauma (z. B. „battered-baby-syndrome").

■ Andere Ursachen:

- Störungen des blutbildenden Systems (Polyzythämie, Leukämie, Anämie).
- Hypovolämie, Hypoxie.
- Schwere Störung des venösen Abflusses (z. B. kongestive Herzfehler, Sinus-cavernosus-Thrombose, Zustand nach radikaler „Neck dissection", Carotis-Sinus-cavernosus-Fistel u. a.).
- Polyneuritis, Polymyelitis.
- Hypoparathyreoidismus.
- Schwermetallvergiftung (Blei, Arsen u. a.).
- Borreliose.

3.15.2
Pseudopapillenödem

■ Normvariante.

■ Drusenpapille.

■ Myelinisierte Nervenfasern.

■ Bergmeister-Papille (Reste der A. hyaloidea).

■ Hohe Hyperopie.

■ Tumoren an der Papille (Gliom, Meningeom, Neurofibrom, Granulom bei Sarkoidose).

■ Tortuositas und anomale Verzweigung der Netzhautgefäße.

■ Down-Syndrom.

3.15.3
Optikusatrophie

■ Nach Neuritis nervi optici.

■ Nach Optikusneuropathien (ischämisch, metabolisch, toxisch, ernährungsbedingt).

■ Nach Papillenödem (s. Abschn. 3.15.1).

■ Glaukom.

■ Vaskuläre Erkrankungen (Zentralarterienverschluß, Verschluß der A. ophthalmica, Karotisstenose oder -ligatur, Morbus Takayasu, Morbus Winiwarter-Buerger, Arteriosklerose, Diabetes mellitus, starker Blutverlust u. a.).

■ Anämie.

■ Hereditäre Optikusatrophien (autosomal-dominant vererbte Leber-Optikusatrophie; autosomal-rezessiv vererbte Optikusatrophie Behr).

■ Hereditäre tapetoretinale Degenerationen.

■ Allgemeinerkrankungen und Syndrome, die mit retinalen Pigmentierungen einhergehen (s. a. Abschn. 3.14.13).

■ Kompression von Sehnerv oder Chiasma:

- Orbita (Tumoren, Hämatom, Entzündungen u. a.).
- Canalis opticus (Morbus Paget, fibröse Dysplasie, Osteopetrosis).
- Intrakraniell: Meningeom (Frontalhirn, Olfaktoriusgrube, Sphenoidalrand), Hypophysenadenom, chiasmale Arachnoiditis, Aneurysma.

■ Verletzung des Sehnerven (Durchtrennung, Zerreißung, Scherverletzung, Dehnungsverletzung, Schaden der versorgenden Gefäße).

- Tumoren des Sehnerven (Gliom, Optikusscheidenmeningeom u. a.).
- Infiltration des Sehnerven (karzinomatös, leukämisch, lymphogen, histiozytär, granulomatös bei Sarkoidose u. a.).
- Drusen.
- Elektrounfälle.
- Bestrahlung.
- Massive Retinitis und Chorioretinitis.
- Hohe Myopie.
- Morbus Horton (Arteriitis temporalis).
- Heredodegenerative neurologische Syndrome (Charcot-Marie-Tooth, Friedrich-Ataxie und andere motorische, sensorische Neuropathien und spinozerebelläre Degenerationen).
- Syndrome, die mit einer Optikusatrophie einhergehen können: Conradi-, Bloch-Sulzberger-, Crouzon-, Apert-, Greig-, Hallgren-, Hurler-, Hunter-Syndrom, Osteogenesis imperfecta, Leukodystrophien, Cockayne-, Kloepfer-, Cri-du-Chat-Syndrom u. a.
- Infektiöse Ursachen: Borreliose, Mumps-/Masern-Enzephalitis, Tularämie, Tuberkulose, Toxoplasmose, kongenitale und erworbene Lues u. a.

3.15.4
Papillitis und Retrobulbärneuritis

- Mit dem Begriff Neuritis nervi optici wird die primäre Entzündung des Sehnerven und die Entzündung als Folge einer Streuung von Nachbarstrukturen bezeichnet. Optikusneuropathie ist die geeignete Bezeichnung für Optikusschäden ischämischer, metabolischer, toxischer und ernährungsbedingter Genese sowie als Folge einer infiltrativen und komprimierenden Erkrankung.

- Die Unterteilung der Neuritis nervi optici in Papillitis, Neuroretinitis, Retrobulbärneuritis, Perineuritis, periaxiale und axiale Neuritis stellt eine pathologische Klassifikation dar. Die Ursachen der Neuritis können meist nicht vom klinischen Bild abgeleitet werden. Bei Kindern stellt die Papillitis und Neuroretinitis allerdings eine häufige Manifestationsform der Neuritis nervi optici dar; dies gilt v. a. bei viral bedingten Entzündungen. Das bilaterale Auftreten der Erkrankung ist bei Kindern wesentlich häufiger. Bei Erwachsenen kommt es häufiger zu einer Retrobulbärneuritis (v. a. bei der idiopathischen Form und im Rahmen demyelinisierender Erkrankungen; normaler ophthalmoskopischer Papillenbefund). Ursachen:

- Idiopathisch.
- Demyelinisierende Erkrankungen:
  - Encephalomyelitis disseminata (multiple Sklerose).
  - Optikusmyelitis.
  - Schilder-Erkrankung, Leukodystrophie.
  - Felty-Syndrom.
  - Behr-Syndrom I (komplizierte autosomal-rezessive Optikusatrophie).
  - Pierre-Marie-Syndrom (olivopontozerebellare Atrophie).
- Gefäßerkrankungen:
  - Idiopathisch.
  - Multiples Myelom.
  - Periarteriitis nodosa.
  - Raynaud-Syndrom.
  - Arteriitis temporalis.
  - Medikamenteninduziert.
- Infektiös:
  - Viral (Masern, Mumps, Windpocken, Mononukleose, Herpes zoster, Guillain-Barré-Syndrom, Polio).
  - Bakteriell (Borreliose, Lues, Tuberkulose, bakterielle Endokarditis, Diphterie, Scharlach, Typhus).
  - Protozoen (Malaria, Toxoplasmose).
  - Parasitär (Akanthamöben, Nematoden, Onchozerkose, Trichinen).
  - Mykotisch (Kandidose, Mukor-Mykose, Cryptococcus-Mykose).
- Uveitis, Retinitis und andere intraokulare Entzündungen.
- Entzündung ausgehend von einem Streuherd:
  - Sinusitis (ethmoidalis, sphenoidalis, maxillaris).
  - Orbitale Zellulitis.
  - Meningitis und Enzephalitis (viral, bakteriell, pilzbedingt, granulomatös).
  - Infektionen des Ganglion Gasseri.
  - Orbitaabszeß.

3.15.5
Optikusneuropathie

- Ischämisch:
  - Idiopathisch.
  - Arteriosklerose.

- Massiver Blutverlust.
- Anämie (bei Schwangerschaft und Laktation).
- Nach Kataraktextraktion (seltene Komplikation, vermutlich Variante der idiopathischen ischämischen Optikusneuropathie).
- Sichelzellkrankheit.

■ Vaskulitis:

- Kollagenosen.
- Morbus Horton (Arteriitis temporalis).

■ Metabolisch:

- Schilddrüsenbedingte Optikusneuropathie.
- Diabetes mellitus.

■ Toxisch:

- Medikamente (Streptomycin, Ethambutol, Chloramphenicol, Isoniacid, Digitalis, Chloroquin, Antabus, Chinin, orale Kontrazeptiva).
- Andere toxische Substanzen (Blei, bleihaltige Kraftstoffe, Arsenderivate, Benzol, Nitrobenzol, Carbondisulfid, Thallium, Chromate, Mangan, Methanol, Schwefelwasserstoff, Kohlenmonoxid, Nitronaphthalen, Nitro- und Dinitrobenzol u. a.).

■ Mangelernährung:

- Thiamin-Mangel (Tabak-Alkohol-Amblyopie, Beriberi, Vitamin-A-Mangel).
- Vitamin-B$_{12}$-Mangel (perniziöse Anämie).
- Niazinmangel (Pellagra).

■ Infiltration und Kompression des Sehnerven:

- Karzinomatöse Optikusneuropathie (Metastasen von Brust, Lunge u. a.).
- Leukämie.
- Lymphom.
- Histiozytose.
- Orbitale Raumforderung und Infiltration.
- Intrakranielle Läsionen und Läsionen des Canalis opticus.

3.15.6
Tumoren des Sehnerven

■ Gliom der Papille (häufig bei Morbus Recklinghausen oder tuberöser Sklerose).

■ Große Drusen (Gliomvariante mit ausgedehnter Kalzifizierung, v. a. bei tuberöser Sklerose; Gefahr der Verwechselung mit „einfacher" Drusenpapille oder hyalinen Körperchen).

■ Hämangiom (selten).

■ Melanozytom (selten).

■ Sekundäre Tumoren:

- Per continuitatem (Melanom, Retinoblastom, Gliom, Meningeom).
- Fernmetastasen (Mamma- und Bronchialkarzinom).

■ Pseudotumoren (kongenitale Mißbildungen und reaktive Proliferationen).

■ Gliom im intraorbitalen Anteil des Sehnerven (relativ gutartige Veränderung; Auftreten in der Kindheit; häufig mit Morbus Recklinghausen vergesellschaftet).

■ Glioblastom (seltene maligne Erkrankung des Erwachsenenalters ohne eine Beziehung zum Gliom der Kindheit).

■ Meningeom (primäres Optikusscheidenmeningeom bzw. Ausbreitung eines intrakraniellen Meningeoms).

3.15.7
Drusenpapille

■ Idiopathisch.

■ Hereditär (autosomal-dominant).

■ Pseudoxanthoma elasticum.

■ Diabetes mellitus.

■ In Verbindung mit bestimmten Hornhautdystrophien.

■ Hohe Hyperopie.

■ Alport-Syndrom (s. Abschn. 3.6.2).

■ Angioid streaks.

■ Tuberöse Sklerose.

■ Erworbene Lues.

■ Friedreich-Ataxie (spinozerebelläre Heredoataxie).

■ M. Wilson.

3.15.8
Neovaskularisationen der Papille

Einzelheiten sind in Abschn. 3.14.7 zu finden.

3.16
Motilitätsstörungen

Hierzu gehören konkomitante und inkomitante Abweichungen, Nystagmus, neuroophthalmologische Syndrome. Einzelheiten sind in Kap. 3 und Kap. 4 zu finden.

3.16.1
Abgeschwächte oder fehlende Abduktion

- Abduzensparese.
- Fibrosierter oder in der Beweglichkeit behinderter M. rectus medialis.
- Myositis oder Myopathie.
- Myasthenia gravis.
- Frühere chirurgische Eingriffe am M. rectus lateralis (z. B. ausgeprägte Rücklagerung) oder traumatisch bedingte Veränderungen des M. rectus lateralis.
- Kongenitale Motilitätsstörungen (Duane-Syndrom, Möbius-Syndrom).
- Orbitale Raumforderung mit mechanischer Behinderung der Abduktion.
- Strabismus fixus.
- Verschiedene supranukleäre Augenbewegungsstörungen.

3.16.2
Abgeschwächte oder fehlende Adduktion

- Okulomotoriusparese (Fasern für den M. rectus medialis).
- Fibrosierter bzw. in der Beweglichkeit behinderter M. rectus lateralis.
- Myositis oder Myopathie.
- Myasthenia gravis.
- Frühere chirurgische Eingriffe am M. rectus medialis (z. B. ausgeprägte Rücklagerung) oder traumatisch bedingte Veränderungen des M. rectus medialis.
- Orbitale Raumforderungen mit mechanischer Behinderung der Adduktion.
- Aberrierende Regeneration des III. Hirnnerven (z. B. fehlgeleitete Fasern zum M. levator palpebrae oder M. sphincter pupillae).
- Duane-Syndrom (Adduktions- oder Abduktionsdefizit).
- Verschiedene supranukleäre Augenbewegungsstörungen, insbesondere internukleäre Ophthalmoplegie.

3.16.3
Abgeschwächte oder fehlende Hebung

- Okulomotoriusparese (M. rectus superior und/oder M. obliquus inferior).
- Fibrosierter oder in der Beweglichkeit behinderter M. rectus inferior oder M. obliquus superior.
- Altersbedingt.
- Myasthenia gravis.
- Frühere chirurgische Eingriffe am M. rectus superior oder M. obliquus inferior (z. B. ausgeprägte Rücklagerung) bzw. traumatisch bedingte Muskelveränderungen.
- Myositis oder Myopathie.
- Orbitale Raumforderung mit mechanischer Behinderung der Hebung.
- Brown-Sehnenscheiden-Syndrom des M. obliquus superior (kongenital oder erworben).
- Aberrierende Regeneration von Fasern des III. Hirnnerven (z. B. fehlgeleitete Fasern für den M. rectus superior zum M. rectus medialis).
- Beidseitige Heberlähmung (kongenital oder erworben).
- Parinaud-Syndrom und Morbus Parkinson; verschiedene andere supranukleäre Augenbewegungsstörungen.

3.16.4
Abgeschwächte oder fehlende Senkung

- Okulomotoriusparese.
- Fibrosierter oder in der Beweglichkeit behinderter M. rectus superior oder M. obliquus inferior.
- Trochlearisparese oder Verletzung der Trochlea bzw. der Sehne des M. obliquus superior (abgeschwächte Senkung in Adduktion).
- Myasthenia gravis.
- Frühere chirurgische Eingriffe am M. rectus inferior oder M. obliquus superior (z. B. ausgeprägte Rücklagerung) bzw. traumatisch bedingte Muskelveränderungen.
- Myositis oder Myopathie.
- Orbitale Raumforderung mit mechanischer Behinderung der Senkung.

- Aberrierende Regenerierung von Fasern des III. Hirnnerven (z. B. zum M. levator palpebrae fehlgeleitete Fasern des M. rectus inferior).

- Verschiedene supranukleäre Augenbewegungsstörungen.

3.16.5 Abduzensparese

Allgemeine, nichtlokalisierbare Ursachen

- Erhöhter Hirndruck.

- Idiopathisch, besonders häufig bei Kindern.

- Schädel-Hirn-Trauma (Schädelbasisfraktur, subdurales Hämatom).

- Iatrogen (Lumbalpunktion, Spinalanästhesie).

- Diabetes mellitus.

- Virale Infektionen (Herpes zoster, Poliomyelitis, allgemein nach viralen Infektionen u. a.).

- Borreliose.

- Basiläre Meningitis.

- Arteriitis temporalis.

- Toxisch (Arsenderivate, Tetrachlorkohlenstoff, Dolantin, Goldsalze, Isoniazid, Thalidomid, Lithium).

- Transiente Parese des VI. Hirnnerven bei Neugeborenen.

- Diffuse Enzephalitis oder Enzephalopathie.

- Platybasie (basilare Impression, Abplattung der Schädelbasis).

- Lokalanästhesie bei Eingriffen an den Zähnen.

Spezifische, lokalisierbare Ursachen

- Nukleäre Störungen: Wegen der engen anatomischen Beziehung zwischen Fazialiskern und dem Kern des N. abducens am inneren Fazialisknie ist die einseitige Parese des VI. Hirnnerven sehr häufig mit einer ipsilateralen Fazialislähmung (z. B. Lidparese) kombiniert. Eine isolierte Lähmung des N. abducens ist niemals nukleärer Herkunft.

  - Vaskuläre Ursachen (Infarkt, Hämorrhagie).
  - Tumoren.
  - Demyelinisierung.
  - Wernicke-Korsakow-Syndrom.
  - Syringobulbie.

- Periphere Läsionen entlang des intrakraniellen Verlaufs des VI. Hirnnerven.
  - Zerebellopontiner Übergang (Akustikusneurinom, Meningeom): zusätzliche Paresen des VII. oder VIII. Hirnnerven.
  - Clivus (Chordom, Nasopharynxkarzinom u. a.).
  - Mittlere Schädelgrube (Tumor, Aneurysma, Entzündung, Hämatom, Schädelbasisfraktur).
  - Gradenigo-Syndrom: fortgeleitete Entzündung des Felsenbeins bei einer Mittelohrentzündung, besonders beim Kleinkind (mit Beteiligung des VII. Hirnnerven und des Ganglion Gasseri).
  - Dandy-Walker-Krankheit (Atresie der Apertura mediana et lateralis ventriculi quarti).

- Periphere Läsionen nahe des Austrittes des VI. Hirnnerven aus dem Schädel:
  - Sinus cavernosus [Sinus-cavernosus-Thrombose, Carotis-Sinus-cavernosus-Fistel, intrakavernöses Aneurysma, Entzündung (Tolosa-Hunt-Syndrom)].
  - Fissura orbitalis superior und orbitaler Apex (Entzündungen wie Tolosa-Hunt-Syndrom, Tumor, Aneurysma).
  - Le Fort I-Maxillaosteotomie.
  - Läsion der sphenopalatinen Grube (Verlust der Tränenbildung und Parese von V_2).

- Orbitale Läsionen:
  - Trauma des VI. Hirnnerven (Verletzung, Orbitaexploration u. a.).
  - Entzündung (Pseudotumor) mit Beteiligung des VI. Hirnnerven.
  - Orbitale Tumoren, die den VI. Hirnnerven komprimieren.

3.16.6 Okulomotoriusparese

- Nukleäre und faszikuläre (Mittelhirn-)Läsionen: Nukleäre Paresen führen zu einer kontralateralen Lähmung des M. rectus superior. Daher kann eine isolierte Okulomotoriusparese ohne Lähmung des kontralateralen M. rectus superior nicht nukleären Ursprungs sein. Bei Läsion des unpaaren Kerns für den M. levator palpebrae kommt es zu einer bilateralen Ptosis (Mittelhirnptosis).

  - Infarkt (Weber-Syndrom, Benedikt-Syndrom).
  - Tumor.
  - Demyelinisierung.

- Läsionen entlang des intrakraniellen Verlaufs des III. Hirnnerven: interpendunkulärer Raum, weiterer Verlauf in der Nachbarschaft zur A. basilaris posterior und A. communicans posterior, lateral und vor dem Dorsum sellae.

- Aneurysmata: Aneurysmata der A. communicans posterior stellen eine häufige Ursache der akuten schmerzhaften Lähmung des III. Hirnnerven mit Pupillenbeteiligung dar.
- Schädel-Hirn-Trauma: Schädelfraktur, Subduralhämatom, Avulsion von Nervenfasern, Kontusionsverletzungen, Blutung in oder um den Nerven.
- Kompression des III. Hirnnerven gegen den Tentoriumrand (supratentorieller Druck durch Tumor/Hämatom u. a.).
- Meningitis (Syphilis, Tuberkulose, Meningokokken).
- Botulismus, Diphterie.
- Myasthenia gravis.
- Multiple Sklerose.
- Kraniopharyngeom.

■ Läsionen nahe des Austrittes des III. Hirnnerven an der Schädelbasis: Sinus cavernosus und Fissura orbitalis superior; zusätzlich weitere Hirnnervenlähmungen, häufig partielle Lähmungen des III. Hirnnerven.

- Carotis-Sinus-cavernosus-Fistel.
- Sinus-cavernosus-Thrombose.
- Granulomatöse Entzündungen des vorderen Sinus cavernosus oder der Fissura orbitalis superior (Tolosa-Hunt-Syndrom).
- Intrakavernöses Aneurysma.
- Tumoren (Meningeom, extraselläre Ausbreitung eines Hypophysenadenoms, nasopharyngealer Tumor, Metastasen).
- Mukormykose.
- Gradenigo-Syndrom.
- Orbitaspitzsyndrom.
- Schädelfrakturen und -blutungen.

■ Orbitale Läsionen: Sie führen nur selten zu einer kompletten Lähmung des III. Hirnnerven (Aufteilung des Nerven in einen oberen und unteren Ast).

- Verletzungen des III. Hirnnerven.
- Entzündungen (Pseudotumor) mit Beteiligung des III. Hirnnerven.

■ Andere Ursachen:

- Diabetes mellitus: spart häufig die Pupille aus und führt dann zu einer sog. externen Ophthalmoplegie; die Pupille kann jedoch in bis zu 20% der Fälle betroffen sein (partielle Iridoplegie); die Lähmungen des III. Hirnnerven bei Diabetes mellitus sind in bis zu 50% der Fälle von Schmerzen begleitet.
- Ophthalmoplegische Migräne (tritt in der Regel in der frühen Kindheit auf).
- Polyneuritis (Guillain-Barré-Syndrom).
- Arteriitis temporalis.
- Rezidivierende Okulomotoriuslähmung (tritt in der Regel in früher Kindheit auf).
- Lupus erythematodes.
- Herpes zoster.
- Borreliose.
- Sarkoidose.
- Morbus Hodgkin.
- Assoziiert mit einer Aspirinvergiftung.
- Passow-Symptomenkomplex (Dysraphiesyndrom mit Horner-Syndrom und Heterochromie).
- Toxisch: Arsendevirate, Blei, Quecksilber, Kohlenmonoxid, Carbondisulfid, Benzol, Isoniazid, Streptomycin, Thallium u. a.

3.16.7 Trochlearisparese

■ Bei gleichzeitiger Okulomotoriusparese ist eine Lähmung des IV. Hirnnerven schwierig zu diagnostizieren, da die primäre Funktion des Muskels (Adduktion) nicht möglich ist. Besteht jedoch eine Inzyklorotation des Bulbus bei versuchtem Abblick nach innen, zeigt dies eine intakte Funktion des IV. Hirnnerven und damit des M. obliquus superior an.

■ Verschiedene Erkrankungen, die eine Lähmung des IV. Hirnnerven simulieren können (Verletzungen der Trochlea, Verletzung der Sehne des M. obliquus superior, Myasthenie, Bewegungsbehinderung durch einen Pseudotumor, frühere chirurgische Eingriffe, endokrin bedingte Myopathie u. a.; s. Abschn. 3.16.4).

■ Trauma: Zusätzlich zu einer Verletzung der Trochlea oder der Sehne des M. obliquus superior kann der IV. Hirnnerv intrakraniell (Mittelhirn, vorderes Velum medullare, entlang des lateralen Verlaufes des IV. Hirnnerven um das Mittelhirn) geschädigt werden. Die Lähmungen des IV. Hirnnerven können bei solchen Verletzungen bilateral sein.

■ Veränderungen im Sinus cavernosus oder in der Fissura orbitalis superior (Tolosa-Hunt-Syndrom, Aneurysmen, u. a.) – meist vergesellschaftet mit Läsionen anderer Hirnnerven – III, VI, V_1.

■ Vaskuläre Erkrankungen (Infarkt, Blutungen).

■ Diabetes mellitus.

- Schädel-Hirn-Trauma.
- Herpes zoster.
- Sinusitis.
- Influenza.
- Poliomyelitis.
- Meningitis, Enzephalitis.
- Multiple Sklerose.

3.16.8
Kombinierte Lähmungen (III., IV., VI. Hirnnerv)

- Die entstehenden neuroophthalmologischen Bilder sind äußerst vielseitig und werden davon bestimmt, welche Strukturen betroffen sind. Es wird auf entsprechende Spezialliteratur verwiesen.
- Tumoren des Hirnstamms, der basalen Meningen und des Sinus cavernosus:
  - Metastasen.
  - Nasopharynxkarzinom.
  - Karzinom des Sinus sphenoidalis.
  - Hypophysenadenom.
  - Clivuschordom.
  - Infiltrative Hirnstammtumoren.
- Granulomatöse Entzündung des Sinus cavernosus oder der Fissura orbitalis superior (Tolosa-Hunt-Syndrom).
- Sinus-cavernosus-Thrombose.
- Carotis-Sinus-cavernosus -Aneurysma.
- Carotis-Sinus-cavernosus-Fistel.
- Guillain-Barré-Syndrom.
- Basiläre Meningitis (Syphilis, Tuberkulose, Sarkoidose).
- Endokrin bedingte Myopathie.
- Okuläre Myasthenie.
- Entzündlicher Pseudotumor orbitae.
- Orbitaphlegmone.
- Chronisch progressive externe Ophthalmoplegie (CPEO).
- Myotone Dystrophie.
- Orbitale Mukormykose.
- Große orbitale Tumoren, die zu einer Einschränkung der Muskelbeweglichkeit führen.
- Verschiedene supranukleäre Augenbewegungsstörungen.

3.16.9
Schmerzhafte Ophthalmoplegie

- Fakultativ kann es zur Hirnnervenbeteiligung in Abhängigkeit von Lokalisation und Ausmaß des pathologischen Prozesses kommen.

Paraselläre Region

- Hypophysenadenom oder andere Tumoren (Metastasen, Nasopharynxkarzinom, Meningeom, Clivuschordom).
- Gradenigo-Syndrom (Entzündung des Felsenbeins bei Mittelohrentzündung).

Sinus cavernosus und Fissura orbitalis superior

- Tolosa-Hunt-Syndrom.
- Tumor (metastatisch, Nasopharynxkarzinom, Lymphom).
- Sinus-cavernosus-Thrombose.
- Carotis-Sinus-cavernosus-Fistel.
- Carotis-Sinus-cavernosus-Aneurysma.

Orbita

- Orbitaphlegmone.
- Entzündlicher Pseudotumor.
- Andere Tumoren (Metastasen, Lymphome u. a.).
- Mukormykose.
- Orbitamyositis.
- Orbitaperiostitis.

Andere

- Ophthalmoplegische Migräne.
- Herpes zoster.
- Diabetische Ophthalmoplegie.
- Atypische Gesichtsneuralgie.

3.17
Refraktion

3.17.1
Erworbene Myopie

■ Eine erworbene Myopie kann durch pathologische Prozesse verursacht werden. Die Myopie kann de novo auftreten, eine bereits vorhandene Myopie verstärken oder eine Hyperopie abschwächen.

■ Kernkatarakt.

■ Diabetes mellitus (transiente Myopisierung; osmotisch bedingt).

■ Akkommodationsspasmus bzw. Ziliarkörperspasmus: funktionell bei Jugendlichen; nach Verletzungen; nach Miotikaanwendung.

■ Keratokonus oder andere Erkrankungen der Hornhaut, die zu einem steileren Hornhautkrümmungsradius führen.

■ Veränderung des Hornhautkrümmungsradius durch Kontaktlinsen (Radius wird steiler, in der Regel passager).

■ Iridozyklitis (passager).

■ Staphyloma posticum (begleitende pathologische oder maligne Myopie oder in Folge anderer Ursachen).

■ Nach vorne verlagerte Linse.

■ Änderungen der Linsenhydratation (Diabetes mellitus, Dysenterie, Toxämie in der Schwangerschaft).

■ Buphthalmus oder andere Erkrankungen, die zu einer Bulbusverlängerung führen (z. B. Marfan-, Ehlers-Danlos-Syndrom).

■ Nach Intraokularlinsenimplantation (beabsichtigte oder unbeabsichtigte Myopisierung).

■ Postoperativ: Abflachung der Vorderkammer nach filtrierenden Eingriffen und nach eindellenden Maßnahmen (insbesondere Cerclage).

■ Medikamente und toxische Substanzen (Miotika, Karboanhydrasehemmer, Sulfonamide, Tetrazykline, Phenothiazine, Betablocker bei Hypertonie, Arsenderivate u. a.).

■ Vorübergehende Überkorrektur bei refraktiver Myopiekorrektur mit dem Laser.

3.17.2
Erworbene Hyperopie

■ Eine erworbene Hyperopie kann durch pathologische Prozesse verursacht werden. Die Hyperopie kann de novo auftreten, eine bereits vorhandene Hyperopie verstärken oder eine Myopie abschwächen.

■ Abflachung der Hornhaut durch Kontaktlinsen (meist reversibel).

■ Diabetes mellitus: Ein vorher schlecht eingestellter Diabetes mellitus kann nach der Blutzuckereinstellung zur Abnahme der Brechkraft führen.

■ Retrobulbäre oder orbitale Tumoren mit Verkürzung (Komprimierung) des Bulbus.

■ Retinopathia centralis serosa.

■ Makulaödem.

■ Aphakie, luxierte Linse.

■ Postoperativ nach Silikonölfüllung.

■ Nach Intraokularlinsenimplantation (beabsichtigte oder unbeabsichtigte Hyperopie).

■ Akkommodationslähmung.

■ Botulismus.

■ Überkorrektur bei PRK.

■ Medikamente (Antihistaminika, Parasympatholytika, Penicillamin u. a.).

3.17.3
Erworbener Astigmatismus

■ Kontaktlinsen („corneal warpage"; reversibel, seltener permanent).

■ Keratokonus oder andere Hornhauterkrankungen, die zu einer Veränderung der Hornhautkurvatur führen.

■ Verletzungen.

■ Lidveränderungen mit nachfolgender Änderung der Hornhautkrümmung (z. B. Tumoren, Chalazion, u. a.).

■ Katarakt.

■ Subluxierte Linse.

■ Postoperativ (nach Kataraktoperation, nach eindellenden Maßnahmen (insbesondere Plomben), nach Hornhautnaht, nach falsch plazierter Inzision).

- Staphyloma posticum oder andere Irregularität der normalen glatten Kurvatur des hinteren Pols (z. B. Tumoren, subretinale Flüssigkeit u. a.).
- Bei Dezentrierung eines refraktiven ablativen Verfahrens (z. B. PRK, LASIK).

3.17.4 Akkommodationsspasmus (Ziliarspasmus)

- Psychogen (Streß), Hysterie.
- Langes Lesen oder Naharbeit.
- Alkohol.
- Medikamente: Cholinergika, z.B. Pilocarpin, Ecothiopatiodid; Morphine, Digitalis, Sulfonamide, Karboanhydrasehemmer.
- Verletzungen.
- Morbus Basedow.
- Hirnstammläsionen und Läsionen des N. oculomotorius.
- Diabetes mellitus.
- Endokrine Ophthalmopathie.

3.17.5 Akkommodationslähmung

- Iridozyklitis.
- Glaukom mit Atrophie des Ziliarkörpers.
- Isolierte interne Ophthalmoplegie.
- Adie-Syndrom.
- Curschmann-Steinert-Syndrom (myotone Dystrophie).
- Okuläre Erkrankungen (sympathische Ophthalmie, chronische Uveitis, Glaukom mit Ziliarkörperatrophie u. a.).
- Verletzungen (mit Irissphinkterruptur, Kammerwinkeleinrissen, Ruptur der Zonulafasern, Subluxation der Linse u. a.).
- Schädel-Hirn-Trauma.
- Enzephalitis.
- Akute idiopathische Polyneuritis.
- Läsionen parasympathischer Kerngebiete im Mittelhirn (Pinealistumor, multiple Sklerose, Enzephalitis, Syphilis).
- Myasthenia gravis.
- Medikamente [Anticholinergika (z.B. Atropin und Scopolamin), Isoniacid, Phenothiazine, Antihistaminika, Chloroquin, Meprobamat, Imipramin, Paraaminosalizylsäure, Piperazin].
- Toxine (Diphtherie, Botulinus, Blei, chronischer Alkoholismus, Ergotismus).
- Hereditäre Ataxie.
- Infektionen (anteriore Poliomyelitis, Scharlach, Mumps, Masern, Influenza u. a.).
- Wernicke-Enzephalopathie.
- Diabetes mellitus.
- Schwangerschaft, Laktationszeit.

**Teil IV
Ophthalmologische
Spezialdiagnostik**

Pathologie

1	Untersuchung des enukleierten Auges 885		9.3.4	Mukoepidermoidkarzinom 907
2	Intraokulare Tumoren 886		9.3.5	Melanom 907
2.1	Malignes Melanom 886		9.3.6	Lymphom 907
2.1.1	Aderhaut-/Ziliarkörpermelanom 886		9.3.7	Kaposi-Sarkom 907
2.1.2	Irismelanom 887		9.4	Tumoren der Tränenwege 907
2.2	Retinoblastom 888		10	Hornhaut 907
2.3	Andere Tumoren 889		10.1	Dystrophien 907
2.3.1	Ziliarkörperadenom 889		10.2	Entzündliche Reaktionen/Infektionen 909
2.3.2	Medulloepitheliom 889		10.3	Degenerative Veränderungen 910
2.3.3	Tumoren anderer Ziliarkörperbestandteile 890		11	Linse 910
2.3.4	Massive retinale Gliose 890		12	Erkrankungen der Lider 911
2.3.5	Metastasen 890		12.1	Entzündliche Veränderungen 911
2.3.6	Melanozytom 890		12.1.1	Chalazion 911
2.3.7	Hämangiom 890		12.1.2	Molluscum contagiosum 912
2.3.8	Hippel-Lindau-Tumor 890		12.2	Gutartige Tumoren 912
2.3.9	Astrozytom 891		12.2.1	Seborrhoische Keratose 912
2.3.10	Lymphatische Proliferationen 891		12.2.2	Xanthelasma 912
2.3.11	Tumoren des retinalen Pigmentepithels (RPE) 891		12.2.3	Pilomatrixom 912
2.3.12	Entzündlich-granulomatöse Läsionen 891		12.3	Bösartige Tumoren 912
3	Trauma 891		12.3.1	Basaliom 912
4	Spezifische Netzhautveränderungen 892		12.3.2	Plattenepithelkarzinom 913
5	Vaskuläre Erkrankungen 892		12.3.3	Talgdrüsenneoplasie 913
5.1	Morbus Coats 892		12.3.4	Malignes Melanom 913
5.2	Persistierender hyperplastischer primärer Glaskörper 892		12.3.5	Merkelzellkarzinom 913
5.3	Frühgeborenenretinopathie 894		12.3.6	Metastasen, andere Tumoren 913
5.4	Hippel-Lindau-Tumor 894		13	Orbita 913
5.5	Diabetes mellitus 894		14	Riesenzellarteriitis 914
5.6	Zentralarterienverschluß (ZAV) 895			
5.7	Zentralvenenverschluß (ZVV) 897			
6	Makuladegeneration 898			
7	Retinopathia pigmentosa 900			
8	Glaukom 900			
9	Bindehaut 903			
9.1	Entzündliche Veränderungen 903			
9.2	Gutartige Tumoren 903			
9.2.1	Pinguecula 903			
9.2.2	Pterygium 904			
9.2.3	Papillom 904			
9.2.4	Pyogenes Granulom 904			
9.2.5	Zyste 904			
9.2.6	Melanose 904			
9.2.7	Nävus 904			
9.2.8	Dermoid 904			
9.2.9	Hämangiom 905			
9.2.10	Lymphektasie 905			
9.2.11	Onkozytom 905			
9.3	Bösartige Tumoren 905			
9.3.1	Konjunktivale/korneale intraepitheliale Neoplasie (CIN) 905			
9.3.2	Plattenepithelkarzinom 905			
9.3.3	Talgdrüsenkarzinom 905			

> Das folgende Kapitel dient der Erläuterung und Illustration der häufigsten pathologischen Befunde in der Augenheilkunde. Auf die ausführliche Wiederholung anatomischer Grundlagen wird verzichtet. Der Leser soll auf die Grundlagen bestimmter Erkrankungen hingewiesen werden und es soll so ein besseres Verständnis für die Diagnostik und Behandlung verschiedener augenspezifischer Veränderungen vermittelt werden.

1
Untersuchung des enukleierten Auges

■ Zunächst muß in jedem Fall dargestellt werden, ob es sich um ein rechtes oder linkes Auge handelt (zur Orientierung dienen die beiden Mm. obliqui und die horizontal verlaufenden Ziliararterien). Die klinischen Angaben müssen überprüft bzw. mit den objektiven makroskopischen Befunden korreliert werden. Sodann erfolgt die Messung des Bulbus (einschließlich der Hornhautdurchmesser und der Länge des Nervus opticus) und die Durchleuchtung zur Identifikation umschriebener (tumorbedingter) oder diffuser (z.B. blutungsbedingter) Trübungen. Bei Verdacht auf einen intraokularen Tumor wird der Bulbus gründlich von außen inspiziert, die Vortexvenen (Melanom) oder der N. opticus (Retinoblastom) werden aufgesucht, abgetragen und gesondert eingebettet und untersucht.

■ Die Eröffnung des Auges erfolgt i. allg. horizontal. Hierbei wird eine Scheibe präpariert, die sowohl die Pupille, den N. opticus und die Makula enthält. Bei pathologischen Veränderungen außerhalb dieses Bereiches (z.B. bei einer fistulierenden Operation in der vertikalen Achse oder einem Tumor in einer schrägen Achse) wird die Schnittrichtung entsprechend gedreht.

■ Nach sorgfältiger Inspektion und Beschreibung/ Dokumentation des Augeninnern wird das Gewebe entwässert und in Paraffin eingebettet; die Schnitte werden mit Hämatoxylin-Eosin, Periodschiffsäure (PAS, zur Darstellung von Basalmembranen und Mukopolysacchariden) und bei Bedarf mit Sonderfärbungen gefärbt.

2 Intraokulare Tumoren

2.1 Malignes Melanom

Das Melanom ist der häufigste intraokulare maligne Tumor des Erwachsenenalters. Es entsteht aus den Melanozyten der Uvea als Iris-, Ziliarkörper- oder Aderhautmelanom. Melanome sind bei Kindern extrem selten.

2.1.1 Aderhaut-/Ziliarkörpermelanom

■ Das Aderhautmelanom ist u.a. charakterisiert durch eine besondere Wachstumsform:

- Die Kragenknopf- oder Pilzform ist nahezu pathognomonisch, aber selten; sie ist bedingt durch den Durchbruch des Tumors durch die Bruch-Membran (Abb. 32.1).
- Häufig besteht eine Infiltration von Tumorzellen in oder entlang von Emissarien (Abb. 32.2a, b), besonders der Vortexvenen, mit entsprechend hämatogener Metastasierung.
- Im allgemeinen kommt es nur bei sehr großen Tumoren zur Infiltration von Netzhaut und/oder Glaskörper.
- Eine vollständige Nekrose ist möglich und erschwert die Diagnose erheblich.
- Ein diffuses Wachstum geht mit einer besonders schlechten Prognose einher.

■ Bestimmte histologische Charakteristika sind mitbestimmend für die Prognose. Beim Zelltyp unterscheidet man 3 Unterformen (Abb. 32.3):

- Der Spindel-A-Zelltyp hat einen Zellkern mit strichförmigem Nukleolus; bei Überwiegen dieses Zelltyps ist die Prognose äußerst günstig.
- Der Spindel-B-Zelltyp hat einen Zellkern mit rundlichem, relativ deutlichen Nukleolus; bei Überwiegen dieses Zelltyps ist die 5-Jahres-Überlebensrate deutlich reduziert. Als Sonderform gilt das sog. faszikuläre Wachstumsmuster.
- Der Epitheloid-Zelltyp zeigt Zellen, die i. allg. größer und voneinander abgegrenzt sind; auch der Nukleolus ist auffallend groß und variabel. Bei merklichem Vorhandensein dieses Zelltyps verschlechtert sich die Prognose ebenfalls erheblich.
- Ein unterschiedliches Ausmaß an Pigmentierung hat keinen Einfluß auf die Prognose.
- Sogenannte Ballonzellen mit wenig Pigment und vakuoligem Zytoplasma sind wahrscheinlich auf degenerative Veränderungen zurückzuführen.
- Die Mitoserate ist beim malignen Aderhautmelanom generell gering.

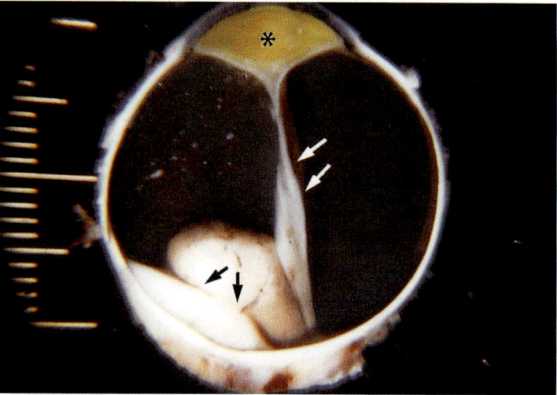

Abb. 32.1. Makroskopisches Bild eines weitgehend amelanotischen typischen Kragenknopf-Melanoms mit sekundärer Windenblütenamotio (*weiße* ↑↑) und Katarakt (✱). ↑: Durchbruch durch die Bruch-Membran

Abb. 32.2. a Mikroskopisches Bild eines deutlich pigmentierten typischen Kragenknopfmelanoms mit sekundärer Netzhautablösung und Tumordurchbruch durch die Sklera (↑, vgl. **b**). ✱: Tumoranteil jenseits der Bruch-Membran; **b** Melanomzellen (✱) im Bereich der äußeren Sklera (vgl. **a**) im Bereich einer Vortexvene und um eine Ziliararterie (*A*)

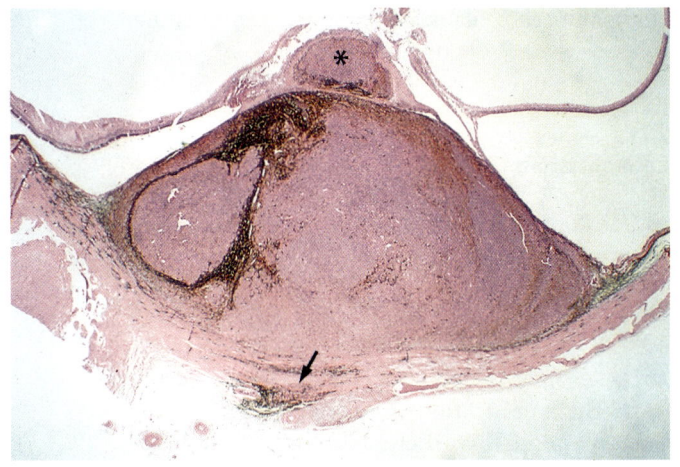

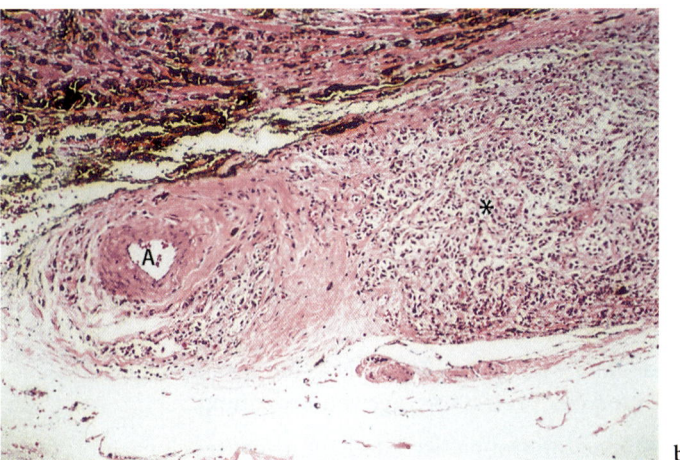

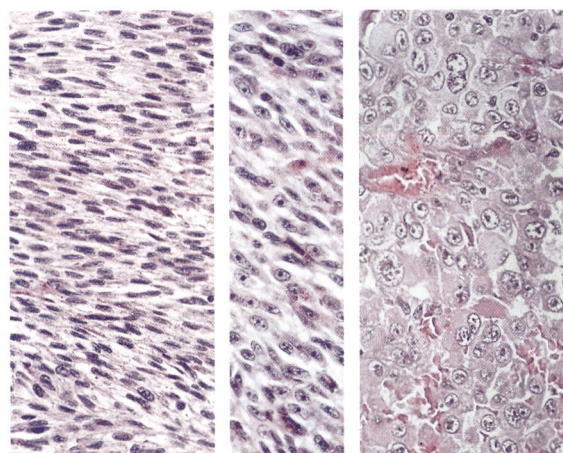

Abb. 32.3. Zelltypen des Aderhautmelanoms: Spindel A (*links*) mit länglichem Kern und strichförmigem Nukleolus, Spindel B (*Mitte*) mit etwas dickerem Kern und rundlichem Nukleolus und Epitheloid-Zellen (*rechts*) mit großem Kern, auffälligem, oft unregelmäßigen Nukleolus und viel Zytoplasma

- Bestimmte Gefäßmuster („networks", insbesondere „vascular loops") sollen mit einer schlechten Prognose korrelieren.

■ Chromosomenanomalien (Monosomie 3, Trisomie 8) sind möglicherweise mit einer erhöhten Metastasierungsrate verbunden.

■ Als gängige (diagnostische) Antikörper gelten S100, HMB 45 und Vimentin.

2.1.2
Irismelanom

■ Irismelanome unterliegen etwas anderen diagnostischen Kriterien als Aderhautmelanome; generell ist die Prognose besser. Als Tapioka-Melanom wird ein diffuses Irismelanom bezeichnet.

■ Bei jeder Form des Melanoms kann es durch die Freisetzung von Melanin über eine Verstopfung des Trabekelwerks zu einem Sekundärglaukom (melanomalytisches Glaukom) kommen. Damit einhergehend ist die Prognose ungünstig.

2.2 Retinoblastom

■ Das Retinoblastom ist der häufigste maligne Augentumor im Kindesalter.

■ Eines der möglichen Einteilungskriterien ist seine Wachstumsform.

- Das exophytische Retinoblastom wächst aus der Netzhaut in Richtung Aderhaut.
- Das endophytische Retinoblastom wächst aus der Netzhaut in Richtung Glaskörper.
- Mitunter findet sich ein multifokales Wachstum (Abb. 32.4a, b).
- Typisch sind außerdem Absiedelungen in die Vorderkammer als Pseudouveitis.
- Das Retinoblastom kann ein- oder beidseitig (v.a. bei der hereditären Form) auftreten.

■ Die Tumorkonsistenz ist sehr bröckelig. Deshalb besteht selbst bei ausreichender Fixierung die Gefahr der artifiziellen Tumorzellstreuung (Bulbus möglichst nicht unfixiert eröffnen).

■ Für Prognose und Therapie ist die genaue Lokalisation des Tumors im Auge von Bedeutung.

- Eine Infiltration der Aderhaut macht (auch nach Enukleation) eine Chemotherapie notwendig.
- Eine Infiltration des N. opticus (zur histologischen Untersuchung Abtrennen in mehreren Segmenten vor Eröffnung des Bulbus) ist besonders entscheidend für die Prognose. Als ungünstig gilt ein Vordringen des Tumors hinter die Lamina cribrosa; ein Befall der chirurgischen Resektionsgrenze ist mit einer dramatisch erhöhten Todesrate assoziiert.

■ Das Retinoblastom weist einige histologische Besonderheiten und Zellcharakteristika auf.

- Der Tumor zeigt meist ausgedehnte Nekrosen und Verkalkungen (s. Abb. 32.4a), die diagnostisch wegweisend sein können.
- Unter Pseudorosetten (Abb. 32.5) versteht man vitale Tumorzellen um ein zentrales Gefäß.
- Flexner-Wintersteiner-Rosetten (Abb. 32.6) zeigen sich als kreisförmige Anordnung von Tumorzellen um ein zentrales Lumen.
- Fleuretten sind gebündelte Tumorzellen mit Photorezeptordifferenzierung.
- Sowohl Flexner-Wintersteiner-Rosetten als auch Fleuretten gelten als Differenzierungsmerkmal.
- Besonders charakteristisch für das Retinoblastom sind Ablagerung von DNA um (Tumor-)Gefäße und entlang von Basalmembranen.

■ Gängige diagnostische Antikörper sind S100, NSE und GFAP; außerdem besteht möglicherweise eine Korrelation zwischen der Expression des Multidrug-resistance-Protein und dem Ansprechen auf eine Chemotherapie.

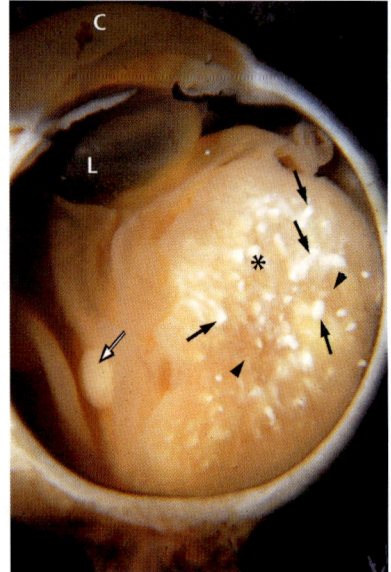
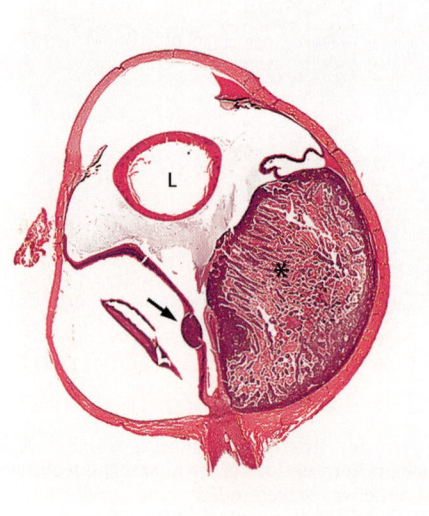

Abb. 32.4. a Makroskopisches Bild eines enukleierten Retinoblastomauges: Haupttumor (✱) exophytisch wachsend mit zahlreichen Verkalkungen (↑) und Nekrosen (▲); kleiner Zweittumor (⇧) noch vorwiegend intraretinal (s. b); *L* Linse; *C* Cornea. b Histologisches Bild: ✱ Haupttumor; ↑ Zweittumor; *L* Linse. Paraffinschnitt, Hämatoxylin-Eosin

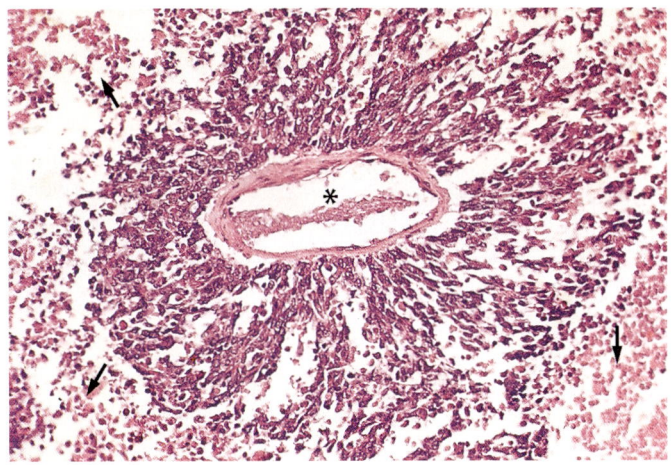

Abb. 32.5. Retinoblastompseudorosette: ringförmige Anordnung von noch vitalen Tumorzellen um ein Tumorgefäß (✱), peripher davon nekrotische Tumorzellen (↑)

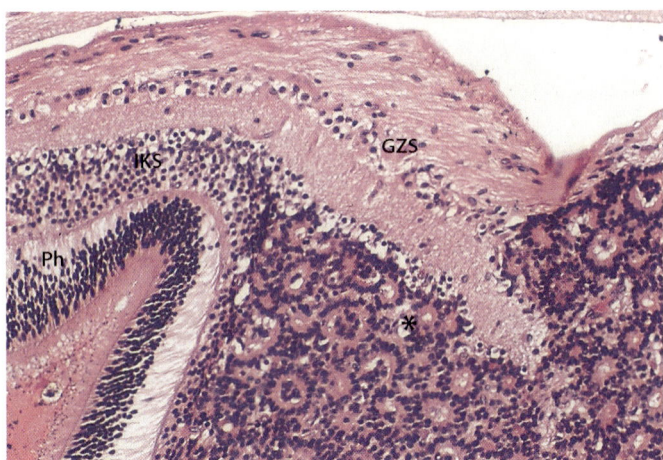

Abb. 32.6. Retinoblastom mit Flexner-Wintersteiner-Rosetten (✱) in der inneren Körnerschicht (*IKS*) und der Ganglienzellschicht (*GZS*); *Ph* Photorezeptorenschicht

- Bei einem sog. „dreiseitigen Retinoblastom" besteht ein weiterer Tumor im Bereich der Glandula pinealis.

2.3
Andere Tumoren

2.3.1
Ziliarkörperadenom

- Hierbei handelt es sich um eine im Erwachsenenalter auftretende adenoide Hyperplasie des pigmentierten oder unpigmentierten (Fuchs-Adenom) Ziliarepithels.

- Eine Differenzierung in Richtung Muskelzellen oder auch anderer Gewebe ist möglich.

- Im allgemeinen sind diese Tumoren gutartig, aber auch bei zytologisch malignem Erscheinungsbild sind bislang nie Metastasen beschrieben.

2.3.2
Medulloepitheliom

- Das Medulloepitheliom ist ein sehr seltener embryonaler Tumor des Kindesalters; es gibt gutartige und bösartige Varianten.

- Sein Ursprung sind höchstwahrscheinlich Zellen der peripheren inneren Schicht des Augenbechers, wo die sensorische Netzhaut in das nichtpigmentierte Epithel der Pars plana übergeht.

- Es tritt als nichtteratoides Medulloepitheliom mit z. T. netzartiger Proliferation des Neuroepithels (Diktyom) und als teratoides Medulloepitheliom auf.

- Das teratoide Medulloepitheliom kann Knorpel, quergestreifte Muskulatur und Nervengewebe aufweisen.

- Bei malignen Formen ist die metastasenbedingte Todesrate eher gering.

2.3.3
Tumoren anderer Ziliarkörperbestandteile

Beschrieben sind z. B. Schwannom, Leiomyosarkom, Rhabdomyosarkom, Hämangioperizytom und mesektodermales Leiomyom.

2.3.4
Massive retinale Gliose

Die massive retinale Gliose beschreibt eine tumorähnliche reaktive Gliaproliferation in der Netzhaut. Das Krankheitsbild ist äußerst selten. Man findet eine massive retinale Gliose häufiger in Bulbi, die wegen einer Bulbusatrophie enukleiert werden mußten.

2.3.5
Metastasen

- Okuläre Metastasen (v. a. Mamma-Ca, Lungen-Ca, Nieren-Ca, Adeno-Ca) entstehen nahezu ausschließlich in der Aderhaut.

- Metastasen von Hautmelanomen manifestieren sich in selten Fällen auch in der Netzhaut.

2.3.6
Melanozytom

- Das Melanozytom ist ein prinzipiell gutartiger Tumor, der auch bei Größenzunahme und „infiltrativem" Wachstum fast nie entartet.

- Man findet das Melanozytom hauptsächlich im Bereich der Papille und des Ziliarkörpers.

- Es besteht aus polygonalen intensiv pigmentierten Zellen ohne Polymorphie.

2.3.7
Hämangiom

Das Hämangiom der Aderhaut ist entweder umschrieben kavernös (Abb. 32.7a, b) oder diffus wie beim Sturge-Weber-Syndrom.

2.3.8
Hippel-Lindau-Tumor

- Ein Hippel-Lindau-Tumor der Netzhaut besteht aus einer Proliferation von Endothelzellen, Perizyten, Glia und vakuolisierten „Stromazellen", deren genauer Ursprung noch umstritten ist.

- Man findet einen Gendefekt auf Chromosom 3p.

Abb. 32.7a, b. Kavernöses Hämangiom der Aderhaut. **a** Vaskulärer Tumor (✱) in der Aderhaut mit darüber abgehobener Netzhaut (↑). **b** Tumor bei stärkerer Vergrößerung mit zahlreichen dünnwandigen und größtenteils blutgefüllten Gefäßlumina; (↑) Bruch-Membran

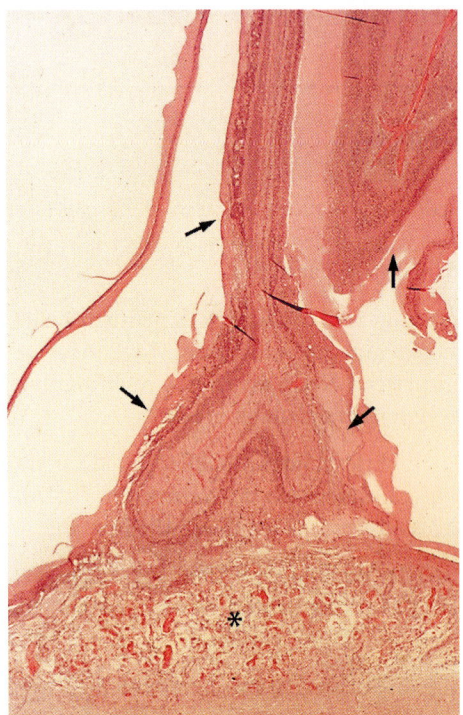

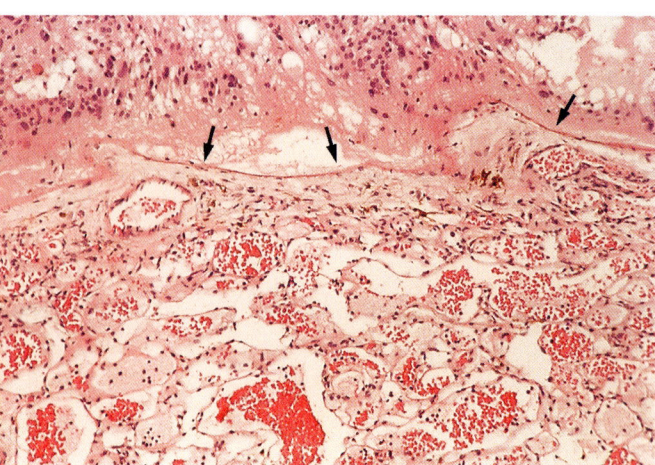

2.3.9
Astrozytom

■ Das Astrozytom tritt gehäuft bei M. Bourneville-Pringle und bei Neurofibromatose, aber auch isoliert auf.

■ Es wird als Hamartom (abnorme Proliferation von ortsständigem Gewebe) betrachtet.

■ Während es klinisch den typischen Maulbeeraspekt aufweist, finden sich histologisch häufig Verkalkungen und „Riesenastrozyten".

2.3.10
Lymphatische Proliferationen

■ Als reaktive lymphoide Hyperplasie bezeichnet man ein ausgedehntes folliculäres lymphoides Infiltrat der Aderhaut (ohne Systembeteiligung), das mitunter sogar ein malignes Melanom vortäuschen kann.

■ Beim sog. Retikulumzellsarkom handelt es sich um ein großzelliges B-Zell-Lymphom, das charakteristischerweise sowohl das ZNS als auch das Auge betrifft und im Auge insbesondere das retinale Pigmentepithel, die Netzhaut und den Glaskörper infiltriert. Es tritt meist beidseitig auf.

■ Bei einer okulären Beteiligung im Rahmen systemischer Lymphome ist vorwiegend die Aderhaut betroffen. Hier findet sich meist ein einseitiger Befall.

2.3.11
Tumoren des retinalen Pigmentepithels (RPE)

■ Tumoren des RPE sind sehr selten und treten am ehesten in phthitischen Augen auf.

2.3.12
Entzündlich-granulomatöse Läsionen

■ Tumorähnliche Läsionen werden insbesondere durch den M. Wegener oder Toxocara hervorgerufen.

■ Auch bei einer zugrundeliegenden „unspezifischen" Skleritis kann es aufgrund entzündlicher Veränderungen zu einem tumorösen Aspekt kommen.

3
Trauma

■ Häufig finden sich – je nach Alter der Verletzung – noch ausgedehnte frische Blutungen und später bindegewebige Narbenstränge, v. a. zyklitische Membranen, eine retinale Gliose und reaktive (auch intraretinale) Proliferationen des Pigmentepithels.

■ Endzustand nach schweren Traumen (oder auch nach multiplen Operationen bzw. Entzündungen) ist meist die Phthisis, die klinisch mit einem Versagen des Ziliarköpers beginnt und histologisch als ein Umbau des Auges mit völliger Desorganisation der intraokularen Strukturen definiert ist.

■ Charakteristisch für die fortgeschrittene Phthisis ist die Knochenbildung, meist im Bereich des retinalen Pigmentepihels; der Knochen enthält oft Fettmark und selten auch blutbildendes Mark.

■ In nahezu allen Trauma-Augen läßt sich in den verschiedensten Geweben histologisch Eisen als Nachweis vorausgegangener Blutungen darstellen (Berliner-Blau-Färbung); auch Verkalkungen sind häufig.

■ Oft zeigt sich eine Dislokation oder auch ein Verlust der Linse; bei noch vorhandener Linse findet sich mitunter eine linseninduzierte Uveitis.

■ Im Bereich des vorderen Augenabschnitts findet sich, besonders nach einer Contusio bulbi, außerdem oft ein Kammerwinkelrezessus (konsekutive Störung des Kammerwasserabflusses, Sekundärglaukom), ggf. auch eine Hämatokornea.

• Ein Kammerwinkelrezessus ist zu erkennen an einem Einriß des Ziliarmuskels, der einen weit offen erscheinenden, aber nach peripher verlagerten Pseudokammerwinkel schafft.
• Sekundär kann es bei einem traumatisierten Kammerwinkel zu einer Endothelisation kommen.
• Bei der Hämatokornea kommt es zur Einlagerung von granulärem eosinophilem Material (Hämoglobinfragmente) zwischen den Kollagenfasern, assoziiert mit einer Nekrose der benachbarten Keratozyten. Eisen läßt sich i. allg. nicht nachweisen.
• Das Endothel erscheint i. allg. normal; der Mechanismus, wie die Hämoglobinabbauprodukte in die Hornhaut gelangen, ist noch nicht befriedigend geklärt.

■ Bei schweren Kontusionsverletzungen kommt es zur histologisch der Retinopathia pigmentosa ähnlichen Retinopathia sclopetaria.

- Jedes entweder genuin oder iatrogen traumatisierte Auge sollte speziell im Hinblick auf das Vorliegen der für eine sympathische Ophthalmie charakteristischen Veränderungen untersucht werden (granulomatöse Aderhautentzündung mit melaninhaltigen Makrophagen, multinukleäre Riesenzellen, Dalen-Fuchs-Knötchen aus Entzündungszellen und proliferierendem RPE), um das andere – sympathisierende – Auge ggf. engmaschig zu kontrollieren bzw. auch zu therapieren.

4
Spezifische Netzhautveränderungen

- Bei der Beurteilung der Netzhaut müssen insbesondere die Intaktheit und die relative Dicke der verschiedenen Schichten berücksichtigt werden.

  - Die Netzhaut gliedert sich in Pigmentepithel, Photorezeptoraußen- und -innensegmente, äußere Körnerschicht, äußere plexiforme Schicht, innere Körnerschicht, innere plexiforme Schicht, Ganglienzellschicht, Nervenfaserschicht und innere Grenzmembran.
  - Erkrankungen der Aderhaut (Ischämie, Entzündung) schädigen v. a. die äußere Netzhaut, Glaukom und ischämische Netzhauterkrankungen (Gefäßverschlüsse) v. a. die innere Netzhaut.

- Netzhautforamina sind histologisch gekennzeichnet durch abgerundete Lochränder und eine Atrophie der Photorezeptoren.

- Eine länger bestehende Netzhautablösung weist eine deutliche Atrophie der Photorezeptoren auf; zunächst sind die Außensegmente, später die Innensegmente und zuletzt auch die äußere Körnerschicht betroffen.

  - Bei einer artifiziellen Amotio retinae finden sich im Vergleich zur echten Amotio noch Pigmentgranula aus den Mikrovilli der Pigmentepithelzellen zwischen den Photorezeptoraußensegmenten, dafür aber kein subretinales Exsudat.

- Licht- oder Laserkoagulationseffekte zeigen sich als narbige chorioretinale Adhäsionen mit Verlust der Photorezeptoren und Metaplasie des Pigmentepithels.

- Periphere Netzhautdegenerationen sind größtenteils harmlos, können aber – zumindest klinisch – auch Vorstufen für eine Netzhautablösung darstellen. Histologisch erkennt man vorwiegend die folgenden Untergruppen:

  - Periphere Blessig-Iwanoff-Zysten stellen sich als mikrozystoide Veränderungen in der inneren und später äußeren plexiformen Schicht dar; ein Übergang in eine Retinoschisis ist möglich.
  - Die retikuläre Degeneration beginnt in der Nervenfaserschicht und kann ebenfalls in eine Schisis übergehen.
  - Die gittrige Netzhautdegeneration entspricht einer Gefäßsklerose in einer atrophischen äußeren Netzhaut mit Verdichtung des darübergelegenen Glaskörpers.
  - Pflastersteine entsprechen umschriebenen Arealen von Pigmentepithel-, Aderhaut- und Photorezeptoratrophie.

- Intraokulares Silikonöl stellt sich – nach beginnender Emulsifizierung – als unterschiedlich große, von Makrophagen umgebene Vakuolen dar (Abb. 32.8 a–c; bei Vordringen der Bläschen in den Vorderabschnitt Verlegung des Trabekelwerks mit entsprechender Drucksteigerung möglich).

5
Vaskuläre Erkrankungen

5.1
Morbus Coats

- Der M. Coats findet sich typischerweise einseitig bei Jungen im Kindesalter.

- Histologisch ist er charakterisiert durch retinale Teleangiektasien, PAS-positive Exsudate in der äußeren Netzhaut und cholesterinreiches subretinales Exsudat mit Lipidmakrophagen (Abb. 32.9–32.11 a–c).

- Häufig ist er begleitet von einem Neovaskularisationsglaukom, zeigt aber nur sehr selten eine proliferative Vitreoretinopathie.

- Ein histologisch ähnliches Bild gibt es auch im Erwachsenenalter z. B. bei länger bestehender Amotio, als „Coats-Reaktion".

5.2
Persistierender hyperplastischer primärer Glaskörper

- Bereits makroskopisch zeigen sich die Reste der Arteria hyaloidea, die von der Papille nach vorn zum hinteren Linsenpol ziehen; dort findet sich häufig eine Ruptur der Linsenkapsel und ein Eindringen

Abb. 32.8 a–c. Bulbus nach Amotiooperation (Cerclage) und Silikonölfüllung. **a** Bulbuswand mit Cerclagehöhle (✱) und degenerierter Netzhaut (*NH*). **b** Netzhaut mit Silikonöleinlagerungen (✱) bei stärkerer Vergößerung. **c** Präretinale Membran mit zahlreichen Silikonölbläschen (✱), umgeben von Makrophagen. ↑ innere Grenzmembran

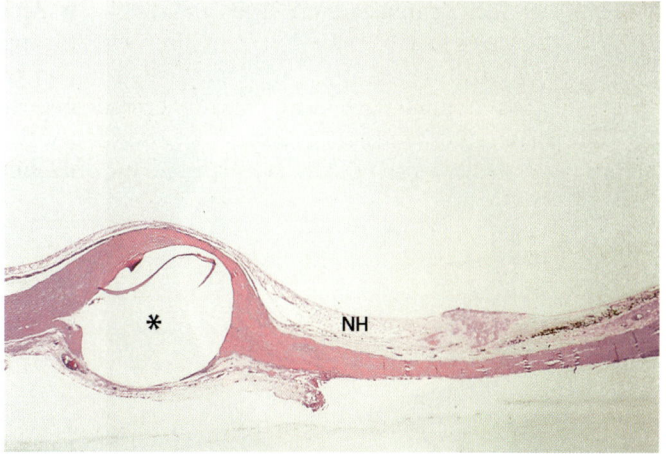

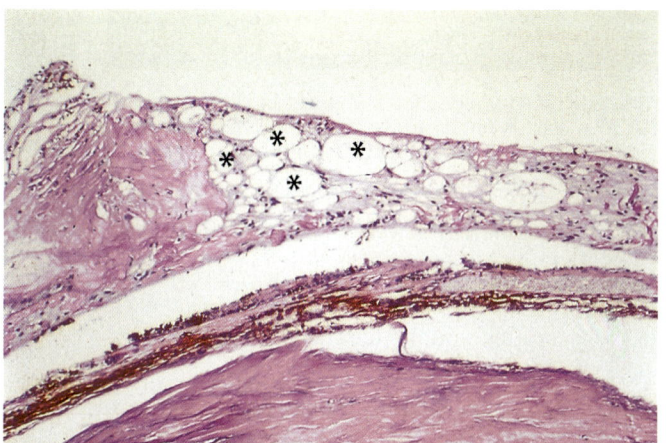

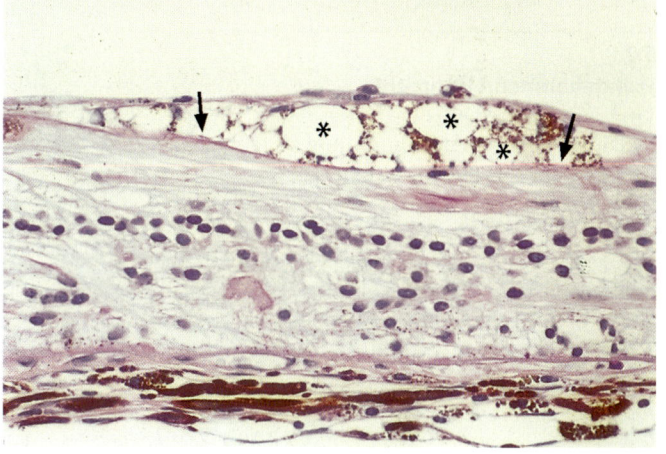

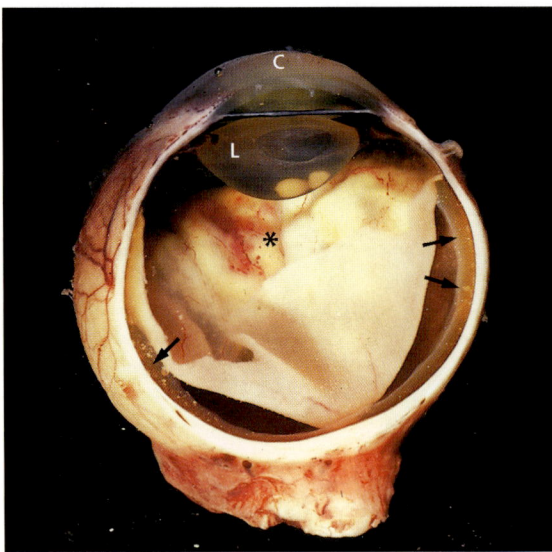

Abb. 32.9. Makroskopisches Bild eines kindlichen Bulbus mit M. Coats. ✱ abgelöste Netzhaut mit Teleangiektasien; ↑ subretinales Exsudat; *C* Cornea; *L* Linse

von fibrovaskulärem Gewebe in die eigentliche Linse (Abb. 32.12 und 32.13 a–c).

■ Typisch sind die zur Linse hin ausgezogenen Ziliarkörperzotten und die Katarakt (s. oben), die sogar Fett enthalten kann.

■ Ein Überwiegen der Malformation im Bereich des Sehnervenkopfes wird als „Bergmeister-Papille" bezeichnet (Abb. 32.14).

5.3
Frühgeborenenretinopathie

■ Die Frühgeborenentherapie war früher auch als retrolentale Fibroplasie bekannt.

Abb. 32.10. M. Coats: gliotisch und zystisch degenerierte Netzhaut mit sekundären Gefäßveränderungen und fibrinösem Exsudat (*E*) in der äußeren Netzhaut; Paraffinschnitt, Hämatoxylin-Eosin. ↑ obliteriertes Gefäß mit Neovaskularisationen; ✱ thrombosiertes Gefäß

■ An der Grenze zwischen vaskularisierter und nichtvaskularisierter Netzhaut finden sich intra- und präretinale Gefäßproliferationen, gekennzeichnet durch „Vanguard"- und „Rearguard-Zellen" (Abb. 32.15) an der Spitze bzw. der Basis der Gefäßneubildung.

5.4
Hippel-Lindau-Tumor

■ Siehe Abschn. 2.3.

5.5
Diabetes mellitus

■ Lichtmikroskopische Charakteristika sind eine verdickte Basalmembran, insbesondere im Bereich des Ziliarkörpers, und eine Vakuolisierung des Irispigmentepithels.

■ Auch die Basalmembran der Choriocapillaris ist verdickt.

■ Es können Gefäßproliferationen entstehen:

● Bei den retinalen Gefäßen kommt es zunächst zu einem Verlust der Perizyten, dann zu einer Verdickung der Gefäßwand und letztendlich zu einer Gefäßproliferation nach intra- und präretinal.

● Sogenannte „harte Exsudate" entsprechen extravasalen Protein-/Lipidablagerungen (häufig intrazellulär in Makrophagen).

● Bei „weichen Exsudaten" bzw. „cotton wool spots" findet man aufgrund eines retinalen Mikroinfarkts kolbenartig aufgetriebene Nervenfasern (cytoid bodies). Es handelt sich demnach nicht wirklich um Exsudate.

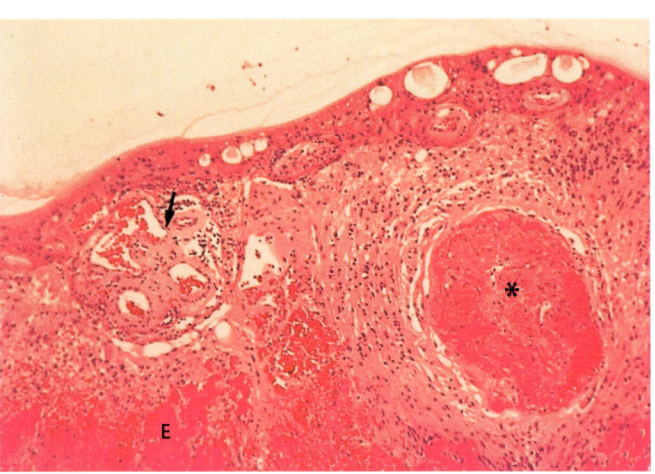

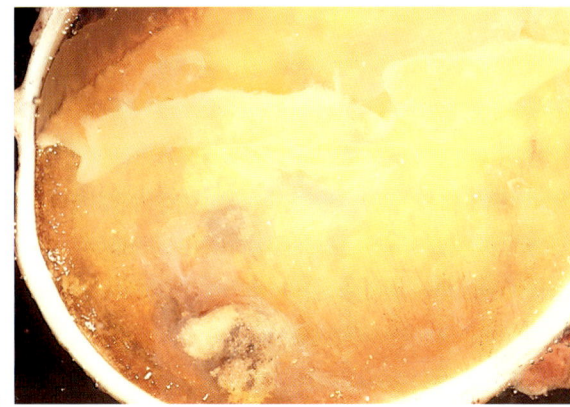
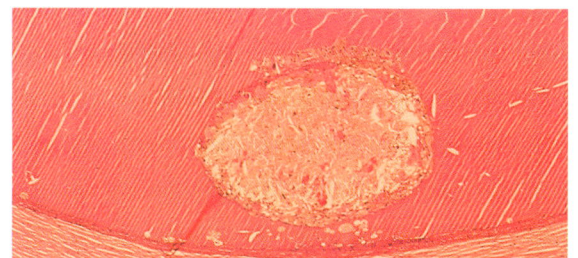
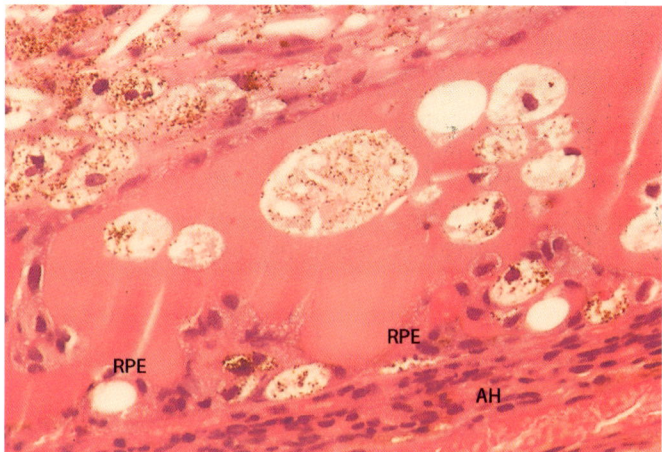

Abb. 32.11 a–c. M. Coats: subretinales Exsudat mit Schaumzellen; **a** makroskopisches Bild; **b** entsprechendes histologisches Bild (Paraffinschnitt, Hämatoxylin-Eosin); **c** bei stärkerer Vergrößerung. *RPE* retinales Pigmentepithel; *AH* Aderhaut

■ Rubeosis iridis.
- Auf der Vorderfläche der Iris entsteht häufig eine fibrovaskuläre Membran (Rubeosis iridis).
- Dies kann zu einem Ektropium iridis mit Verziehung des Sphincter pupillae führen (Abb. 32.16a).
- Meist reichen die Gefäßproliferationen bis in den Kammerwinkel und über das Trabekelwerk.
- Dort führen sie dann zu einem reißverschlußähnlichen Verschluß des Abflußsystems (Abb. 32.16b) mit Ausbildung eines Neovaskulaisationsglaukoms.

■ Nach therapeutischer Laser- oder Lichtkoagulation entstehen chorioretinale Narben mit Atrophie und reaktiver Proliferation des retinalen Pigmentepithels (Abb. 32.17a, b).

5.6
Zentralarterienverschluß (ZAV)

■ Die histologische Untersuchung eines Auges nach ZAV zeigt zum Zeitpunkt der Enukleation meist keine spezifischen Veränderungen mehr.

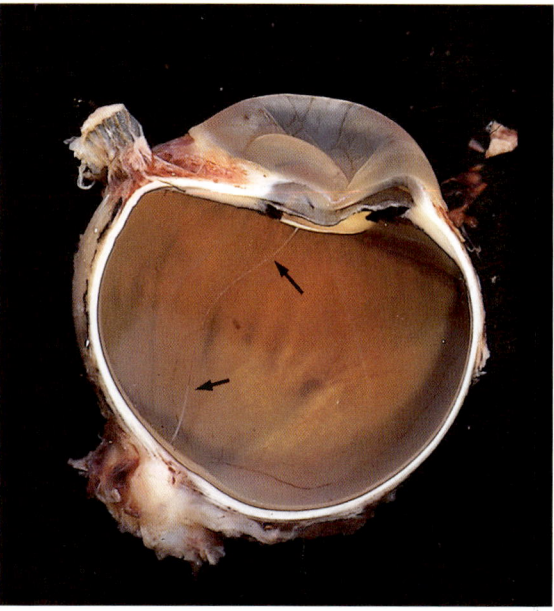

Abb. 32.12. Enukleiertes Auge mit PHPV. ↑ persistierende Arteria hyaloidea

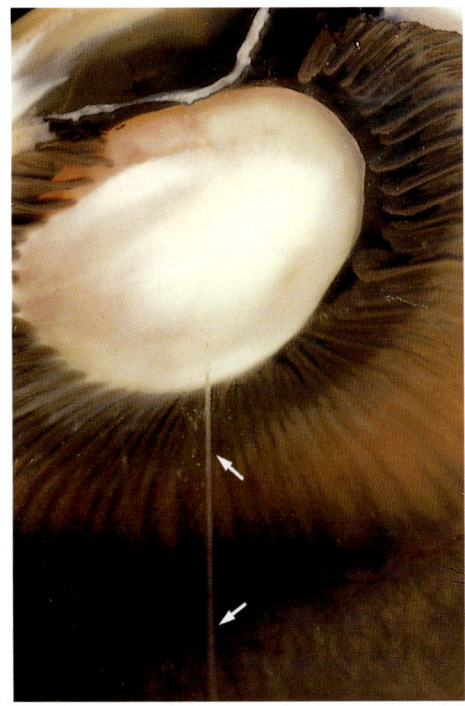
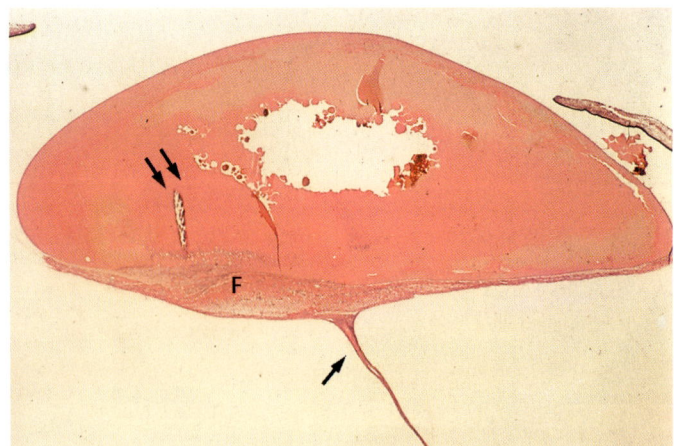
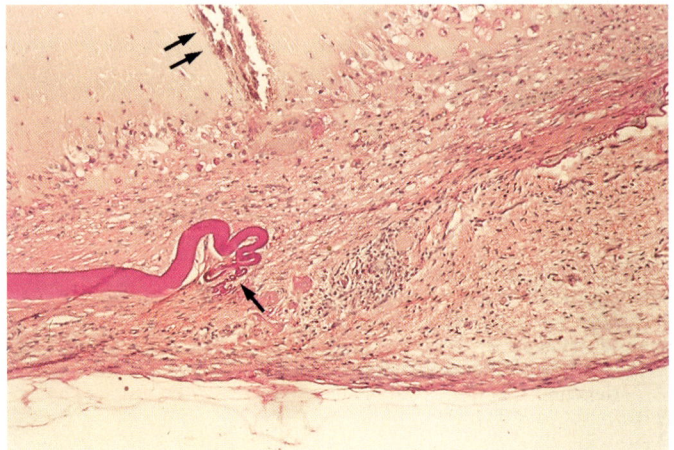

Abb. 32.13a–c. Getrübte Linse mit Insertion der A. hyaloidea. **a** Makroskopisch: ↑ A. hyaloidea. **b** Histologisch: ↑ A. hyaloidea; ↑↑ Verkalkungen; *F* fibrovaskuläres Gewebe; Paraffinschnitt, Hämatoxylin-Eosin. **c** Fibrovaskuläres Gewebe bei stärkerer Vergrößerung: ↑ rupturierte Linsenkapsel; ↑↑ Verkalkung. Paraffinschnitt, PAS

Abb. 32.14. Ansatz der A. hyaloidea (↑) am N. opticus (*NO*). Paraffinschnitt, Hämatoxylin-Eosin

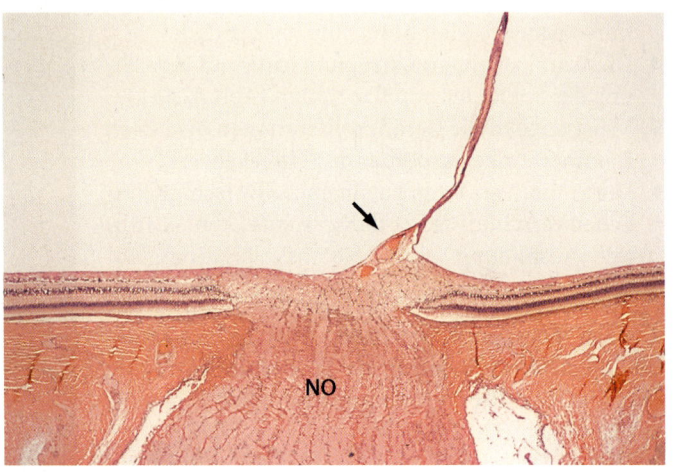

5.7
Zentralvenenverschluß (ZVV)

■ Der ZVV ist charakterisiert durch eine retinale Gefäßsklerose und – bei meist sekundär oder auch primär bestehendem Glaukom – Atrophie der inneren Netzhaut (insbesondere auch der inneren Körnerschicht) (Abb. 32.18).

■ Nachweisbar sind intraretinale Blutungen (Abb. 32.19a–c), oft bereits mit Eisenablagerungen.

■ Es finden sich intra- und präretinale Gefäßproliferationen, eine Rubeosis iridis (s. oben) und häufig ein zystoides Makulaödem (Abb. 32.20).

■ Typischerweise findet sich auch häufig eine Verdickung der arteriellen Gefäßwand im Optikusbereich.

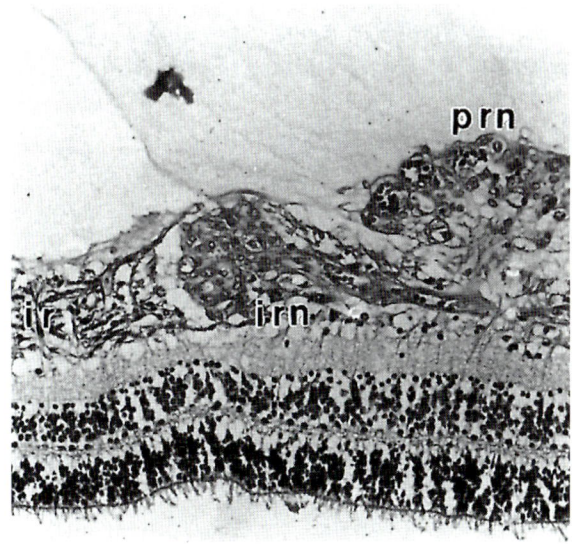

Abb. 32.15. Auge mit Retinopathia prämaturorum (*ROP*): zu einem frühen Stadium zeigt sich die periphere ischämische Netzhaut (*ir*) gliotisch und avaskulär. Die neuen Blutgefäße wachsen sowohl intra-(*irn*) als auch bereits prä-retinal (*prn*). (Aus Lee 1993)

Abb. 32.16a, b. Rubeosis iridis mit Ektropium iridis. **a** ↑ Neovaskularisationsmembran auf der Irisvorderfläche; *S* M. sphincter pupillae. **b** Kammerwinkelverschluß durch periphere vordere Synechien. ↑ Descemet; ↑↑ degeneriertes Trabekelwerk. Paraffinschnitt, Hämatoxylin-Eosin

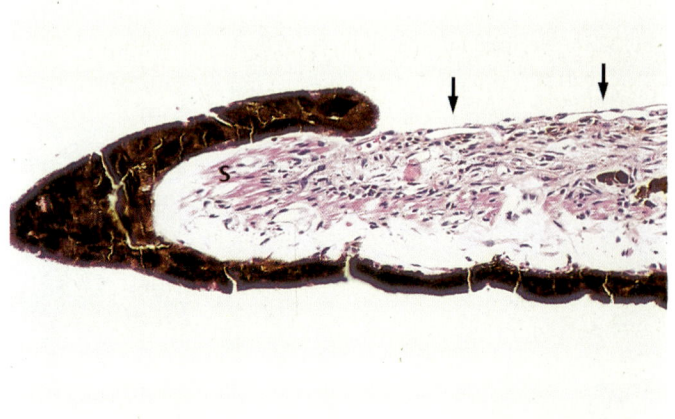

a

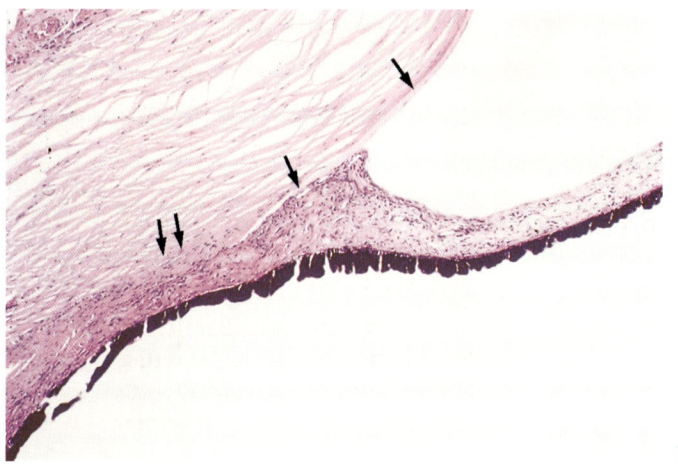

b

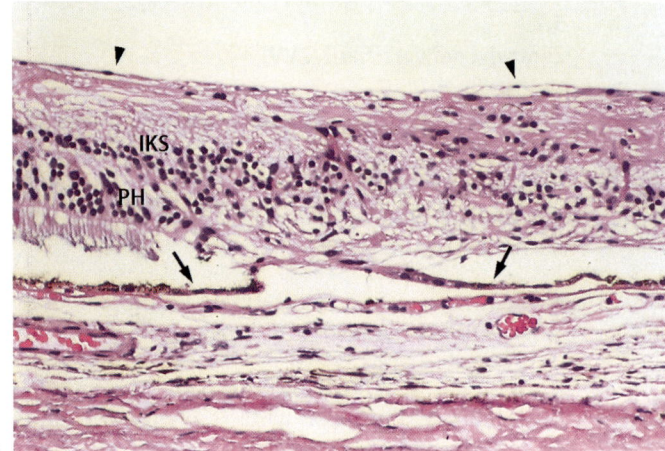
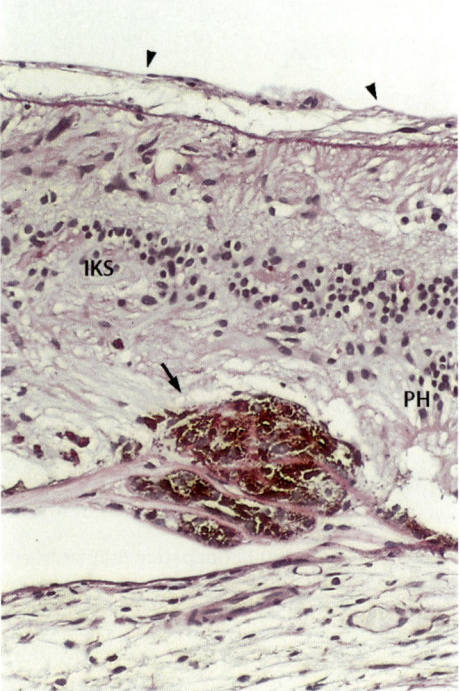

Abb. 32.17a, b. Narben im Bereich der äußeren Netzhaut mit Atrophie (**a**) und reaktiver Proliferation (**b**) des RPE. *PH* Photorezeptoren; *IKS* innere Körnerschicht; ↑ RPE; ▲ präretinale Membran. In beiden Netzhäuten zeigt sich außerdem eine glaukomatöse Atrophie. Paraffinschnitt; **a** Hämatoxylin-Eosin, **b** PAS

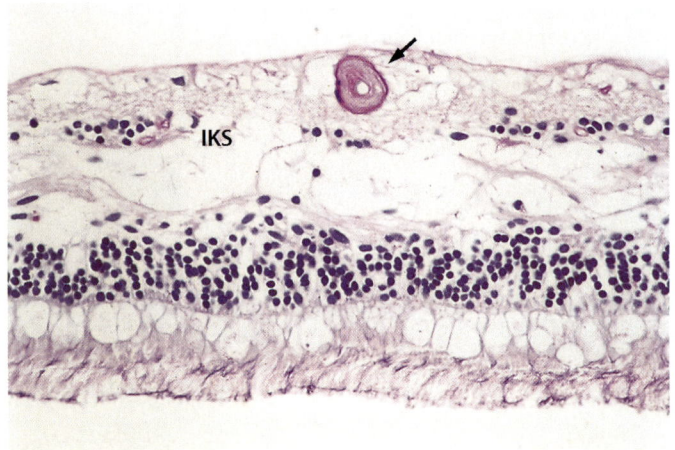

Abb. 32.18. Netzhaut mit vollständigem Verlust der Ganglienzell- und Nervenfaserschicht und erheblicher Atrophie der inneren Körnerschicht (*IKS*) bei ausgeprägter Gefäßsklerose (↑); die Photorezeptorenschicht erscheint weitgehend regelrecht; Paraffinschnitt, PAS

6
Makuladegeneration

■ Man unterscheidet zwischen einer trockenen (atrophischen) und einer feuchten (disziformen) Form.

● Bei der trockenen Form kommt es im Bereich der Makula zu einer irregulären Atrophie des retinalen Pigmentepithels (RPE), der daruntergelegenen Choriokapillaris und der darübergelegenen Photorezeptoren.

● Bei der feuchten Form kommt es an gleicher Stelle zu Gefäßneubildungen aus der Aderhaut durch die Bruch-Membran hindurch unter die Netzhaut; diese neugebildeten Gefäße sind von Exsudation und Ausbildung von Narbengewebe begleitet (Abb. 32.21). Auch dadurch kommt es zu einer – meist wesentlich schwerwiegenderen – Degeneration der über dieser „Narbe" befindlichen Netzhaut.

■ Bei den Gefäßneubildungen unterscheidet man zwischen der Bruch-Membran und dem RPE gele-

Abb. 32.19a–c. Typische Netzhautblutung nach Zentralvenenverschluß (ZVV). **a** Fleckblutungen (✱) in der äußeren und inneren plexiformen Schicht; auch hier fehlen Nervenfasern und Ganglienzellen, und die innere Körnerschicht (*IKS*) ist verdünnt; Paraffinschnitt, Hämatoxylin-Eosin. **b** Gefäßveränderungen bei ZVV, hier mit fibrinoider Nekrose der Gefäßwand (✱); das umgebende Gewebe enthält Erythrozyten und Hämatomakrophagen (mit Blutabbauprodukten). *IKS* innere Körnerschicht; Paraffinschnitt, Hämatoxylin-Eosin. **c** Dasselbe Gefäß mit Darstellung von Hämatomakrophagen (↑) bzw. Hämosiderin mittels Berliner-Blau-Färbung. *IKS* innere Körnerschicht; Paraffinschnitt

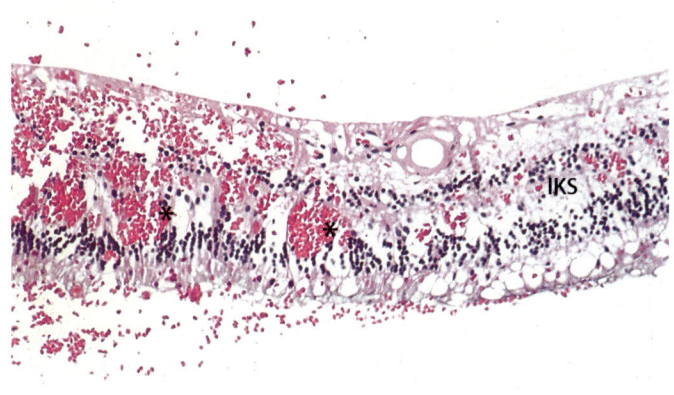

a

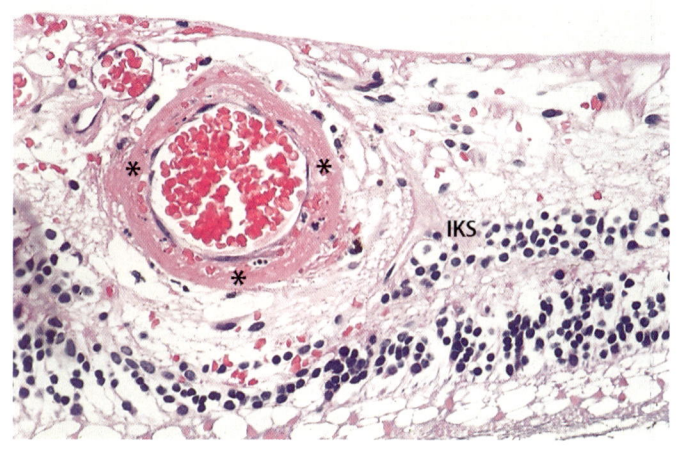

b

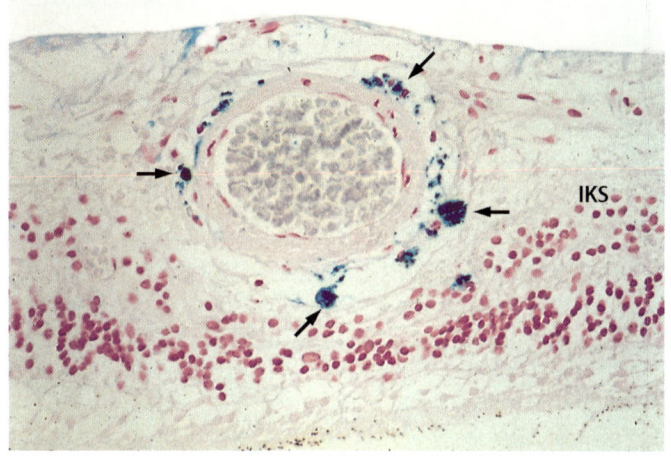

c

gene Gefäße (Typ I) und zwischen RPE und Netzhaut gelegene Gefäße (Typ IIa und IIb).

■ Als Vorläufer der feuchten disziformen Makuladegeneration (Junius-Kuhnt) gelten Drusen (Abb. 32.22a, b) – insbesondere „weiche" Drusen –, BMD (basement membrane deposit; früher BLD; Abb. 32.23 und 32.24) und evtl. auch eine vermehrte Verkalkung der Bruch-Membran; als ursächlich vermutet man einen altersassoziierten Stoffwechseldefekt im RPE.

■ „Harte" Drusen sind relativ kleine, homogene und scharf begrenzte halbkugelige Ablagerungen

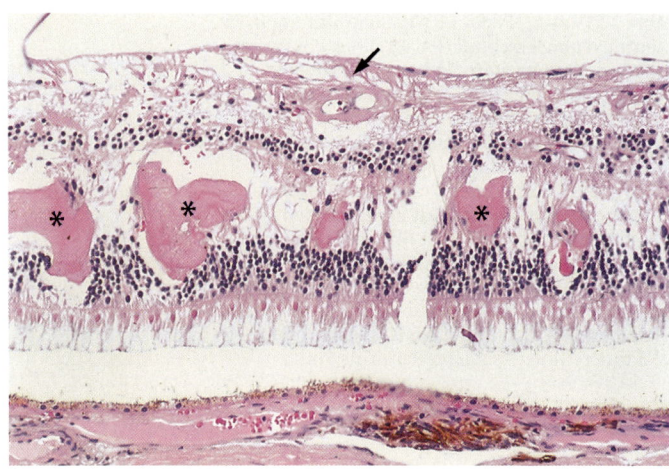

Abb. 32.20. Typisches zystoides Makulaödem mit proteinreichem Exsudat (✱) im Bereich der äußeren plexiformen Schicht; auch hier zeigt sich eine deutliche Gefäßsklerose (↑); Paraffinschnitt, Hämatoxylin-Eosin

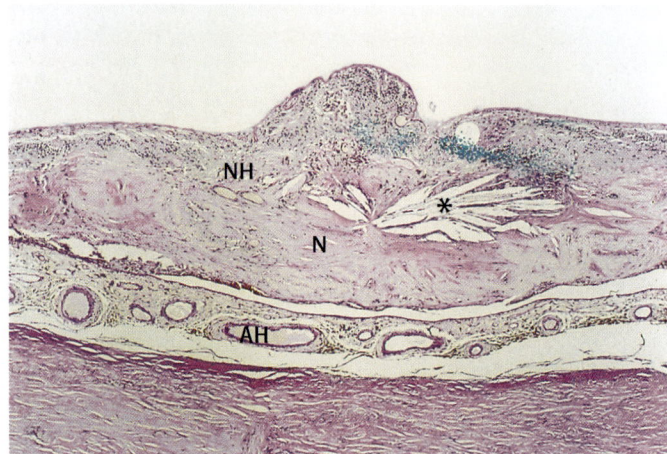

Abb. 32.21. Disziforme Makuladegeneration mit ausgedehnter fibrotischer Narbe (*N*), die die degenerierte Netzhaut (*NH*) von der Aderhaut (*AH*) trennt und Exsudate in Form von Cholesterinspalten (✱) enthält; Paraffinschnitt, Hämatoxylin-Eosin

zwischen RPE und Bruch-Membran. Sie gelten als harmlos und sind nicht mit dem Auftreten chorioidaler Neovaskularisationen assoziiert.

■ Die genetische Komponente der altersassoziierten Makuladegeneration (ABCR-Gen, assoziiert mit M. Stargardt) ist noch umstritten.

7
Retinopathia pigmentosa

■ Histologisch ist die Retinopathia pigmentosa durch einen Verlust der Stäbchen/äußeren Körnerschicht sowie durch die intraretinale Migration von retinalen Pigmentepithelzellen (vorwiegend um Gefäße mit verdickter Wand) gekennzeichnet.

■ Als Ursache sind bis jetzt verschiedenste Mutationen von Photorezeptorproteinen nachgewiesen; eine genauere histologische Zuordnung bzgl. des jeweiligen Defekts ist erst durch molekulargenetische Untersuchungen möglich.

8
Glaukom

■ Der normale Abtransport des Kammerwassers findet über das Trabekelwerk und die juxtakanalikuläre Schicht in den Schlemm-Kanal hinein statt; typisch sind hierbei die Riesenvakuolen („giant vacuoles") in der endothelialen Auskleidung des Schlemm-Kanals (Abb. 32.25).

■ Beim primären Offenwinkelglaukom zeigen die Trabekel eine vermehrte Hyalinisierung, einen Verlust an trabekulären Endothelzellen, eine verdichtete Extrazellulärmatrix und eine partielle Verlegung des Schlemm-Kanals; allerdings korrelieren die morphologischen Befunde nicht immer mit dem klinischen Schweregrad.

Abb. 32.22 a, b. Drusen unter dem RPE. **a** Große konfluierende „weiche" Druse (✱) mit inhomogener Binnenstruktur; Paraffinschnitt, Hämatoxylin-Eosin. **b** Kleinere Drusen von vorwiegend homogener Konsistenz. ↑ „harte" Druse; ↑↑ kleine „weiche" Druse; Paraffinschnitt, PAS. Das RPE weist jeweils eine gewisse Unregelmäßigkeit auf, die Photorezeptorenaußensegmente (*Ph*) sind jedoch noch weitgehend regelrecht

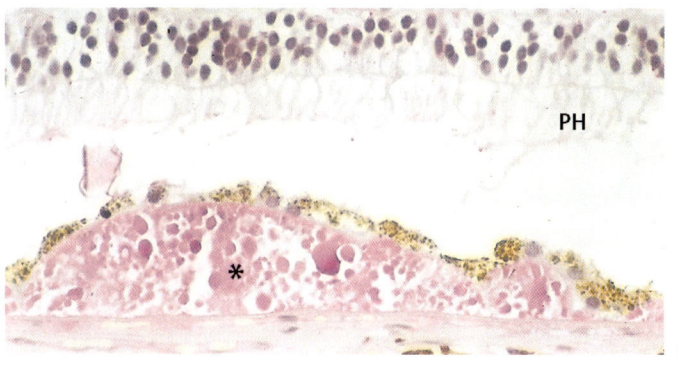

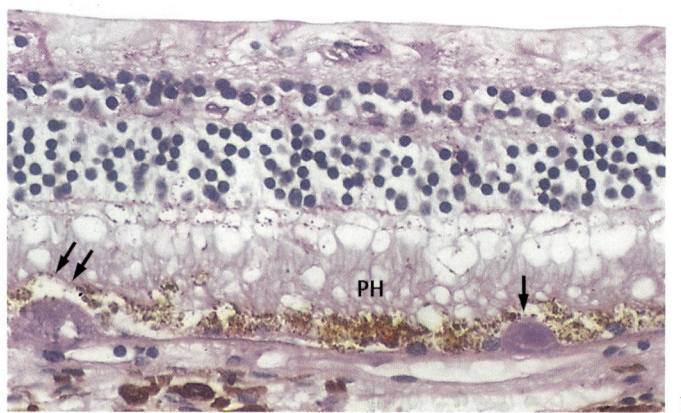

Abb. 32.23. Charakteristische Palisadenkonfiguration von „basement membrane deposit" (BMD, ↑) unter einem noch weitgehend unauffälligen RPE. *CC* Choriokapillaris; Paraffinschnitt, picro-Mallory V

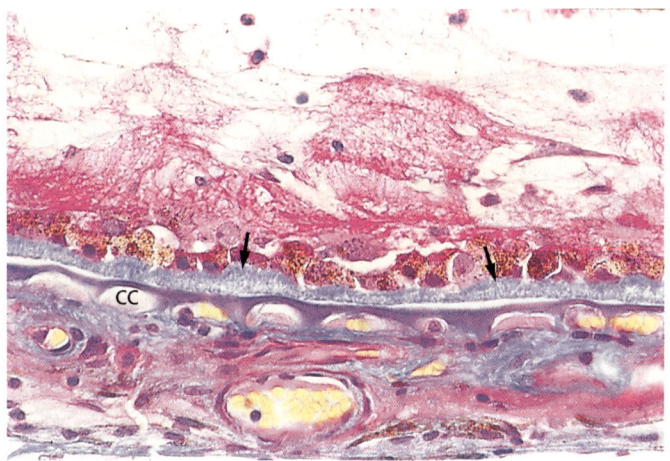

■ Im fortgeschrittenen Krankheitsstadium ist die Papille – insbesondere bei allen Glaukomformen mit erhöhtem Augeninnendruck – charakteristischerweise tief exkaviert (Abb. 32.26).

■ Beim Pseudoexfoliationsglaukom (Abb. 32.27 a, b) findet sich Pseudoexfoliationsmaterial nicht nur auf der Linse, am Pupillarsaum, auf der Irisrückfläche, im Kammerwinkel und am Hornhautendothel, sondern auch im Irisstroma, in der Bindehaut, im periokulären Gewebe und systemisch in Organen wie Lunge, Herz, Leber und Niere; der genaue Pathomechanismus ist noch unklar.

■ Beim Pigmentglaukom, aber auch beim Pseudoexfoliationsglaukom findet man eine vermehrte Pigmenteinlagerung in den Trabekelzellen.

Abb. 32.24. BMD (↕) assoziiert mit Narbengewebe und chorioidaler Neovaskularisation (*NV*). *BM* Bruch-Membran; *CC* Choriokapillaris; Paraffinschnitt, Hämatoxylin-Eosin

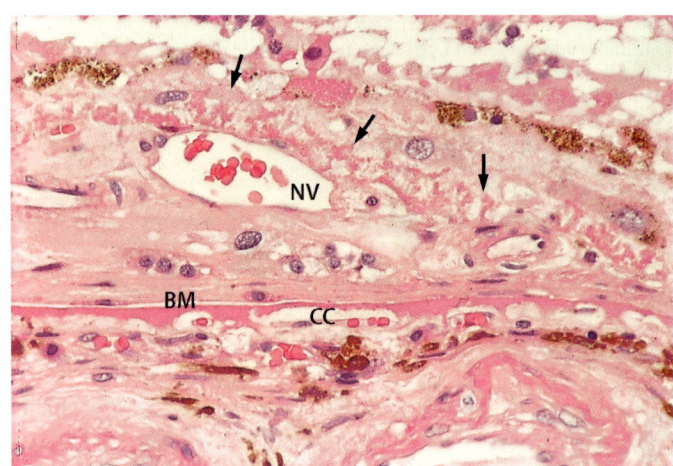

Abb. 32.25. Normale Kammerwinkelstrukturen. *S* Schlemm-Kanal; *SK* Sklera; *TW* Trabekelwerk; ↕ Riesenvakuolen des Endothels; Semidünnschnitt, Toluidin-Blau

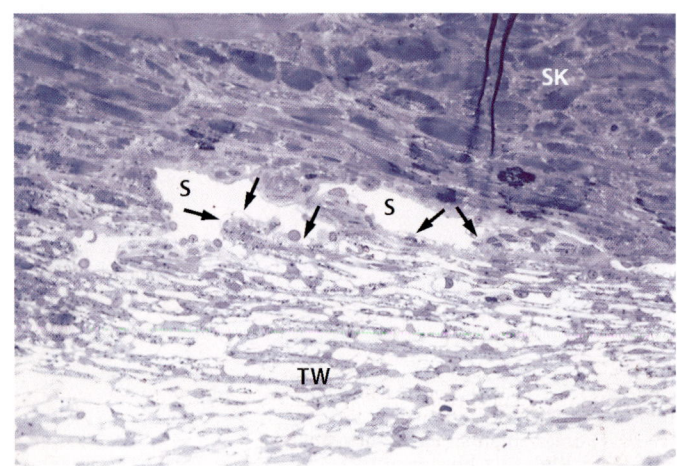

Abb. 32.26. Tief exkavierte Papille mit nach hinten durchgebogener Lamina cribrosa (↕); *NO* N. opticus

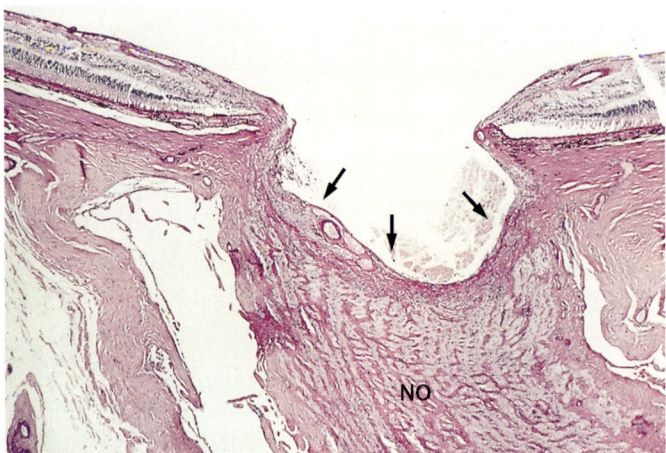

Abb. 32.27 a, b. Pseudoexfoliationsablagerungen (↑) **a** im Bereich des Ziliarkörpers (*ZK*) und der Irisrückfläche (mit typischer „Sägezahnkonfiguration" derselben) und **b** auf der Linsenvorderkapsel (*LK*). *L* Linse; Paraffinschnitt, PAS

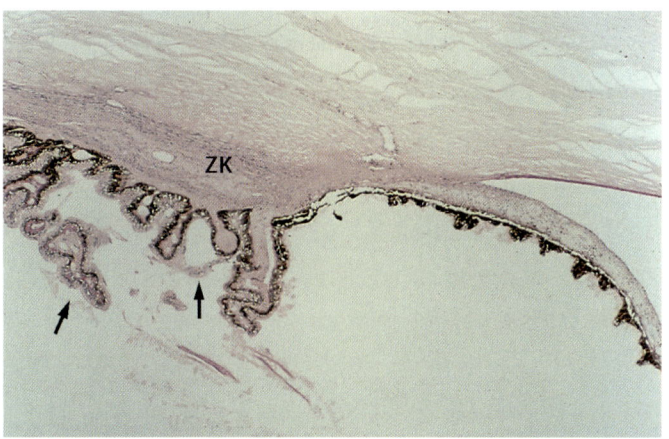

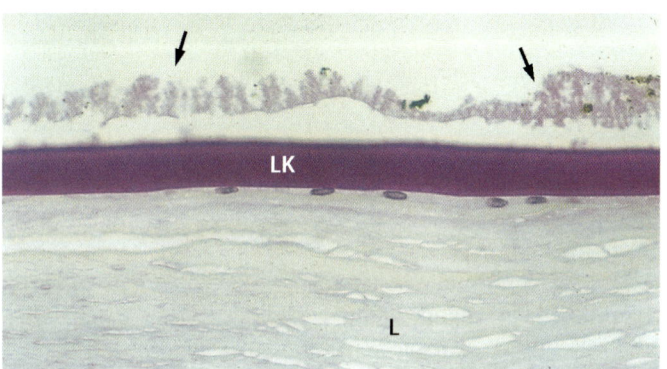

- Bei einer Kammerwinkelmalformation finden sich entweder eine prominente Schwalbe-Linie, ein unreifes Trabekelwerk oder eine Fehlinsertion der Irisbasis.

- Das Neovaskularisationsglaukom ist gekennzeichnet durch eine Rubeosis iridis (s. Abschn. 5.5).

9
Bindehaut

9.1
Entzündliche Veränderungen

- Uncharakteristische Veränderungen: Gefäßektasien, Entzündungszellinfiltrate, je nach Grunderkrankung Autoimmunphänomene gegen Basalmembranen, die nur mit Hilfe von Immunhistochemie näher einzuordnen sind.

- Wichtig ist die Abgrenzung der pseudolymphomatösen Hyperplasie von Lymphomen (meist nur mit Immunhistochemie/PCR möglich).

- Auf die zelluläre Reaktion bei Bakterien-, Virus- und Chlamydieninfekten soll hier nicht näher eingegangen werden; als Sonderform soll jedoch die kosmetikabedingte Konjunktivitits (insbesondere Wimperntusche: doppeltbrechendes Fremdmaterial mit Pigmentanlagerungen) erwähnt werden.

- Impressionszytologie.

 • Bei der Impressionszytologie werden mit definiertem Druck oberflächliche Epithelzellen entnommen und nach morphologischen Kriterien untersucht.
 • Die Technik dient v. a. zur Diagnostik bzw. Beurteilung eines Sicca-Syndroms (charakteristische Kernveränderungen wie z. B. „snakes" sowie Verlust von Becherzellen) oder ggf. auch einer oberflächlichen Neoplasie.

9.2
Gutartige Tumoren

9.2.1
Pinguecula

- Die Pinguecula zeigt eine elastoide Degeneration des subepithelialen Bindehautstromas (Abb. 32.28), z. T. mit sphäroidaler Degeneration und/oder Verkalkungen.

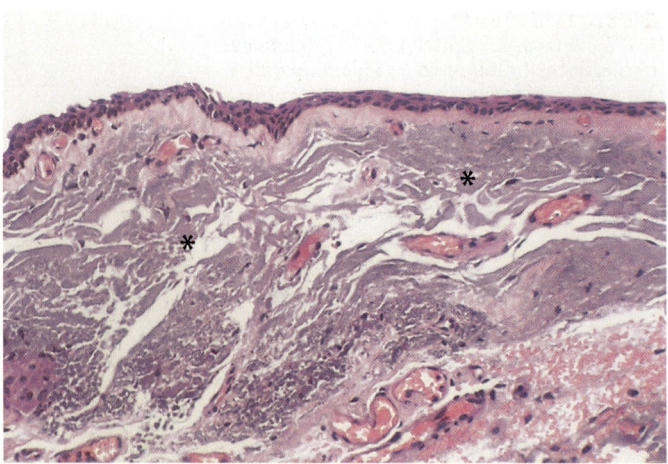

Abb. 32.28. Bindehaut mit ausgeprägter elastoider Degeneration (✱) unter einem abgeflachten Epithel; Paraffinschnitt, Hämatoxylin-Eosin

- Selten finden sich reaktive (prä-)maligne Epithelveränderungen.

9.2.2 Pterygium

- Das Pterygium zeigt histologisch einen ähnlichen Befund wie die Pinguecula mit elastoider Degeneration des Bindehautstromas. Außerdem finden sich vermehrt Kapillaren.

- Die genaue Pathogenese ist noch unklar, die Beteiligung von UV-Licht gilt als unumstritten.

9.2.3 Papillom

- Epithelhyperplasie mit Becherzellen.

- Mitunter findet sich eine Plattenepithelmetaplasie bis hin zur malignen Entartung.

- Es gibt gestielte oder breitbasig aufsitzende Papillome.

- Häufig läßt sich ein viraler Erreger (HPV 16 und 18) nachweisen.

- In manchen Fällen besteht eine hohe Rezidivneigung.

9.2.4 Pyogenes Granulom

- Granulationsgewebe mit zahlreichen Kapillaren.

- Meist fehlt der epitheliale Überzug.

- Das pyogene Granulom entsteht i. allg. als Reaktion auf einen chronischen Reiz (z. B. Chalazion).

9.2.5 Zyste

- In der Regel handelt es sich um eine Epithelimplantationszyste.

- Nicht immer sind Becherzellen in der Wandauskleidung nachweisbar.

9.2.6 Melanose

- Bei der Melanose kommt es zu einer intraepithelialen Vermehrung der Melanozyten.

- Ohne Atypien handelt es sich um eine harmlose Veränderung, beim Vorliegen von Atypien ist der Übergang in ein Melanom möglich.

9.2.7 Nävus

- Typisch für den Nävus (Abb. 32.29) sind multiple Epithelimplantationszysten.

- Eine ausgeprägte junktionale Aktivität (Proliferation der Nävuszellen im Bereich des basalen Epithels) ist beim Kind häufig, beim Erwachsenen hingegen Hinweis auf eine fragliche maligne Entartung.

9.2.8 Dermoid

- Das Dermoid ist ein solider Tumor aus derbem Kollagen.

- Er ist meist am Limbus gelegen (s. Goldenhar-Syndrom).

Abb. 32.29. Bindehautnävus mit zahlreichen Epithelimplantationszysten (↑), die größtenteils noch PAS-positive Becherzellen enthalten; *am rechten Bildrand* normale Bindehaut; Paraffinschnitt, PAS

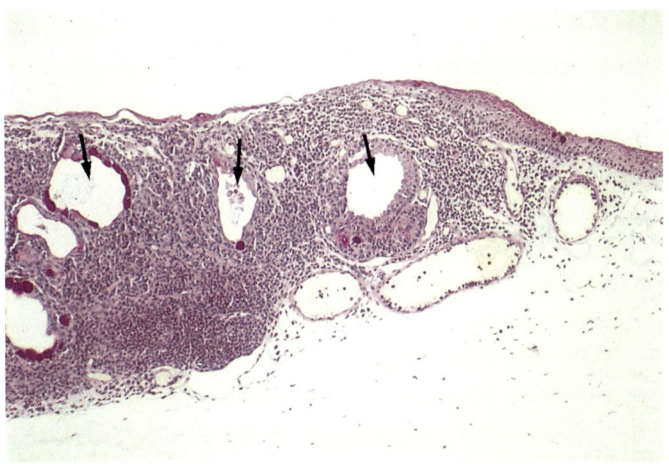

9.2.9
Hämangiom

■ Das Hämangiom zeigt dilatierte (meist venöse) Blutgefäße.

■ Eher selten sind das kapilläre Hämangiom (häufiger im Kindesalter), das Hämangioperizytom und das Hämangioendotheliom.

9.2.10
Lymphektasie

■ Hier finden sich dilatierte Lymphgefäße mit meist geringgradigem unspezifischem perivaskulärem Entzündungszellinfiltrat.

■ Eine Lymphektasie tritt mitunter auch reaktiv – z. B. im Rahmen einer Entzündung – auf.

9.2.11
Onkozytom

■ Das Onkozytom ist ein nahezu ausschließlich im Bereich der Karunkel vorkommender Tumor.

■ Er besteht aus relativ großen Zellen mit einem granulären eosinophilen Zytoplasma (Mitochondrien), angeordnet in Azini.

■ Sein Ursprung liegt möglicherweise in ektopischem Tränendrüsengewebe.

■ Eine maligne Entartung ist sehr selten.

9.3
Bösartige Tumoren

9.3.1
Konjunktivale/korneale intraepitheliale Neoplasie (CIN)

■ Konjunktivale/korneale intraepitheliale Neoplasie ohne invasives Wachstum, früher Carcinoma in situ, mit das gesamte Epithel betreffenden dysplastischen und dyskeratotischen Veränderungen (Vorstufe zum Plattenepithelkarzinom).

■ Häufig sind die Veränderungen diffus (ähnlich einer Melanose) und deshalb chirurgisch schwierig anzugehen.

9.3.2
Plattenepithelkarzinom

■ Beim Plattenepithelkarzinom (Abb. 32.30) findet sich eine Metaplasie des Bindehautepithels in Richtung Plattenepithel mit Zerstörung der Basalmembran und Infiltration des Stromas durch Tumorzellen.

9.3.3
Talgdrüsenkarzinom

■ Das Talgdrüsenkarzinom geht i. allg. von den Meibomdrüsen aus.

■ Daher sollte jedes Chalazion histologisch untersucht werden (s. Abschn. 10.1).

■ Häufig zeigt sich eine diffuse Infiltration des angrenzenden Bindehautepithels (Abb. 32.31 a – c)

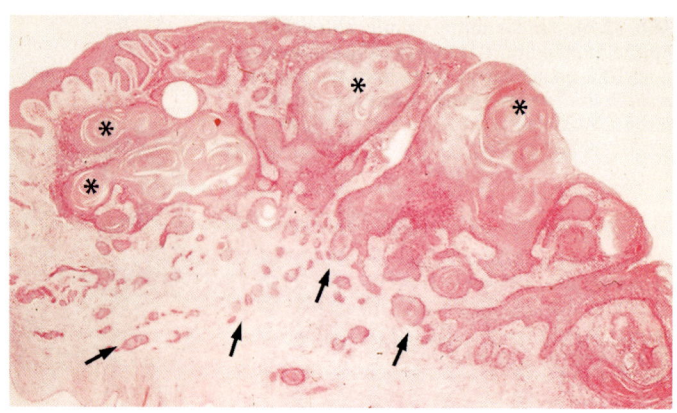

Abb. 32.30. Plattenepithelkarzinom der Bindehaut mit Verhornung (✱) und Infiltration des Stromas (↑); Paraffinschnitt, Hämatoxylin-Eosin

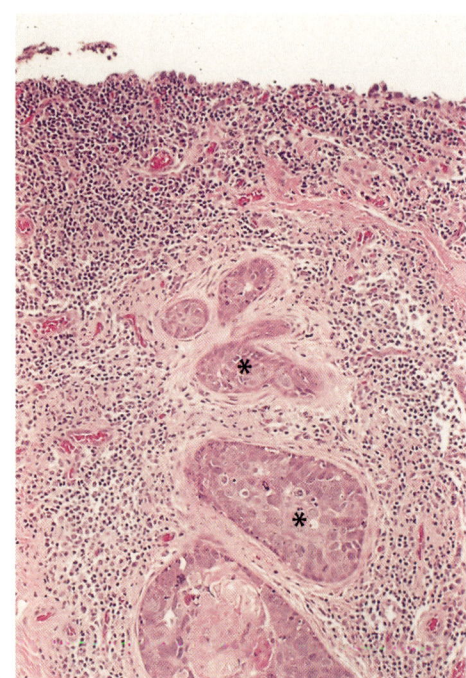

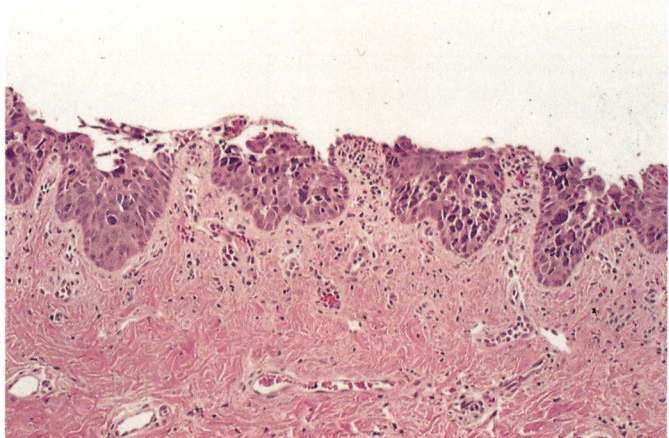

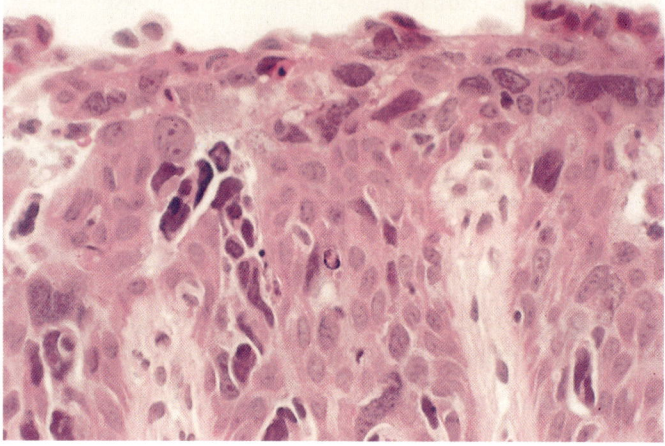

Abb. 32.31 a–c. Meibom-Karzinom mit Tumorinseln (✱) im Stroma (a) und diffuser Infiltration des Bindehautepithels (b) höhere Vergrößerung (c); Paraffinschnitt, Hämatoxylin-Eosin

Abb. 32.32. Bindehautmelanom mit typischem Zellbild; Paraffinschnitt, Hämatoxylin-Eosin

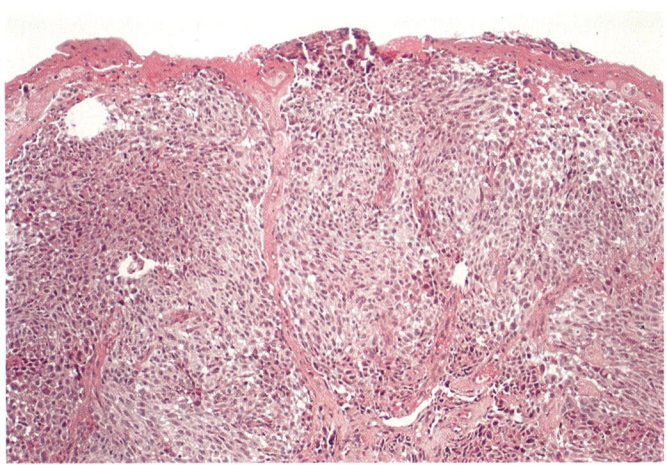

durch „pagetoides Wachstum" (bei einer einseitigen therapieresistenten Konjunktivitis sollte immer an ein Meibom-Karzinom gedacht werden).

9.3.4
Mukoepidermoidkarzinom

■ Hier liegt eine Differenzierung sowohl in Richtung Plattenepithel als auch in Richtung Schleimbildung (Mucicarmin-Färbung) vor.

■ Der Tumor wächst sehr infiltrativ und hat eine schlechte Prognose.

9.3.5
Melanom

■ Das Melanom (Abb. 32.32) kann pigmentiert oder nichtpigmentiert vorkommen.

■ Es entsteht entweder aus einem Nävus, einer Melanose oder de novo.

■ Die Klassifizierung ist anders als beim Aderhautmelanom: wichtig für die Prognose sind v.a. Dicke und Lokalisation (Fornix, Lidkante).

■ Absiedlungen in den Tränensack sind möglich.

9.3.6
Lymphom

■ Das Lymphom zeigt sich klinisch als lachsfarbener subepithelialer Tumor.

■ Es handelt sich vorwiegend um extranodale marginale B-Zell-Lymphome und MALT („mucosa-associated lymphoid tissue").

■ Ein Übergang in ein systemisches Lymphom wird in bis zu 20% der Fälle beschrieben.

9.3.7
Kaposi-Sarkom

Das Kaposi-Sarkom (gehäuft bei immunsupprimierten Patienten oder HIV-Patienten) ist histologisch ähnlich wie Granulationsgewebe oder ein kapilläres Angiom, zeigt aber das Austreten von Erythrozyten aus intakt erscheinenden Gefäßen.

9.4
Tumoren der Tränenwege

■ Die Tränenwege (Tränensack) sollen hier nur vollständigkeitshalber erwähnt werden; da sie von Schleimhaut ausgekleidet sind, können prinzipiell ähnliche Veränderungen/Tumoren wie in der Bindehaut entstehen.

■ Eine spezifische Erkrankung stellt lediglich der Dakryolith dar, ein Konkrement aus eingedicktem Mukus, das häufig von Bakterien (Aktinomyceten) oder Pilzen besiedelt wird und chirurgisch entfernt werden muß.

10
Hornhaut

10.1
Dystrophien

■ Man unterscheidet (grob) je nach Ausgangspunkt und Manifestation epitheliale, stromale und endotheliale Hornhautdystrophien; es sollen hier nur die wichtigsten Formen erwähnt werden.

■ Bei den epithelialen Dystrophien sind als wichtigstes die Meesman-Dystrophie (autosomal-dominant), die Map-dot-fingerprint-Dystrophie (intraepitheliale Basalmembran, s. bullöse Keratopathie, Abschn. 8.3) und die mikrozystoide Cogan-Hornhautdystrophie zu nennen.

■ Vorderes Stroma: die Thiel-Behnke- oder Honigwabendystrophie weist unregelmäßige Kollagenfibrillen im Bereich der Bowman-Schicht auf; die Reis-Bücklers-Dystrophie zeigt ultrastrukturell ähnliche Veränderungen wie die granuläre Hornhautdystrophie (s. unten), ist aber ausschließlich im vorderen Stroma lokalisiert; die gelatinöse tropfenförmige Hornhautdystrophie (autosomal-rezessiv) weist subepitheliale Amyloidablagerungen auf.

■ Die wichtigsten stromalen Dystrophien sind die makuläre (oder fleckförmige), die granuläre (oder bröcklige) und die gittrige Hornhautdystrophie.

● Die makuläre Hornhautdystrophie ist charakterisiert durch eine diffuse intra- und extrazelluläre Ablagerung von abnormalem Keratansulfat (man kennt inzwischen 3 Formen, möglicherweise genetischer Defekt auf Chromosom 16) in Stroma und Endothel, die sich histologisch insbesondere mit Alcianblau darstellen lassen.

● Die granuläre Hornhautdystrophie zeigt typische kristalloide extrazelluläre Ablagerungen vorwiegend im Stroma, die sich in einer Trichrom-Färbung positiv darstellen (bemerkenswert sind die Rezidive, bei denen die Verteilung der Ablagerungen für eine epitheliale Herkunft sprechen); neuere Untersuchungen weisen auf eine Mutation im beta-ig-h3-Gen (Chromosom 5q) hin.

● Bei der gittrigen Hornhautdystrophie unterscheidet man verschiedene Formen (Typ I mit Defekt auf Chromosom 5q), denen die Ablagerung von Amyloid gemeinsam ist (Amyloid zeigt in der Kongorot-Färbung einen typischen Dichroismus von rot nach grün, es findet sich allerdings auch hin und wieder sekundär bei anderen Hornhauterkrankungen).

● Die Avellino-Dystrophie (autosomal-dominant, Defekt ebenfalls auf Chromosom 5q) ist eine Kombination aus granulärer und gittriger Hornhautdystrophie, die ursprünglich bei aus Italien stammenden Patienten beschrieben wurde.

■ Bei den endothelialen Dystrophien sind insbesondere die Fuchs-Endotheldystrophie mit zahlreichen wärzchenförmigen Verdickungen vorwie-

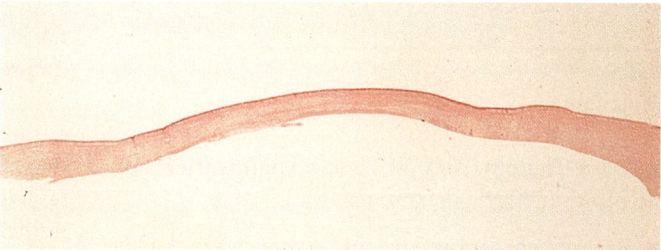
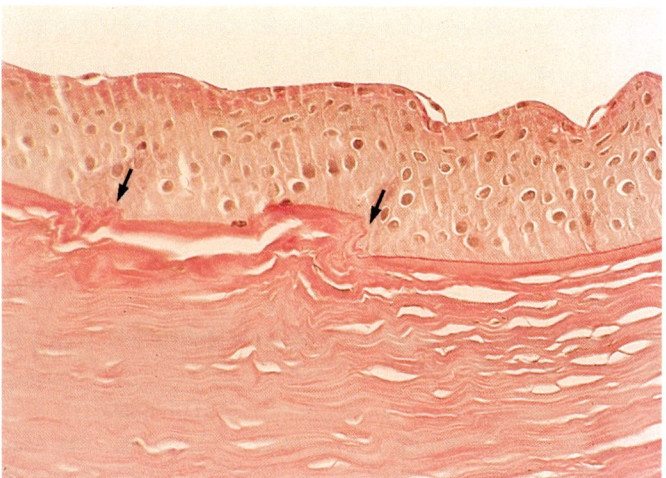

Abb. 32.33 a, b. Keratokonus. **a** Übersicht mit zentraler Stromaverdünnung. **b** Die charakteristischen Verwerfungen (↑) im Bereich der Bowman-Schicht bei stärkerer Vergrößerung; Paraffinschnitt, Hämatoxylin-Eosin

gend der zentralen Descemet-Membran, die hintere polymorphe Dystrophie mit einer Transformation der Endothelzellen in epitheliale Zellen und die kongenitale hereditäre endotheliale Dystrophie von Bedeutung.

- Keratokonus:
- Eine Sonderform der Dystrophie stellt der Keratokonus dar; hierbei kommt es zu einer Verdünnung des Stromas mit charakteristischen Verwerfungen und Defekten in der Bowman-Schicht (Abb. 32.33a, b).
- Beim „akuten Keratokonus" oder Hydrops kommt es zum Einreißen der Descemet-Membran mit entsprechendem Ödem, anschließend wird der Defekt in der Descemet-Membran wieder von Endothel überbrückt.
- Ätiologie und Pathogenese des Keratokonus sind noch weitgehend unbekannt.

10.2
Entzündliche Reaktionen/Infektionen

- Unspezifische Entzündung:
- Charakteristisch sind unspezifische Narben, die man an einer irregulären Anordnung der Kollagenlamellen erkennt.
- Je nach Dauer der Entzündung finden sich entsprechende Entzündungszellinfiltrate, bei akutnekrotisierenden Prozessen vorwiegend Granulozyten mit Freisetzung lytischer Enzyme bis hin zur Lyse des Kollagens und der Ausbildung einer Descemetozele (nur noch Epithel und Descemet-Membran ohne dazwischen gelegenes Stroma) bzw. Perforation.
- Herpes:
- Gehäuft granulomatöse Reaktionen gegen die Descemet-Membran (Abb. 32.34a, b) und gelegentlich auch gegen die Bowman-Schicht.

Abb. 32.34a, b. Hornhaut mit herpetischer Narbe. **a** Defekt in der Descemet-Membran (↑) mit granulomatöser Entzündungsreaktion und umschriebener retrokornealer Membran; Paraffinschnitt, Hämatoxylin-Eosin. **b** Aufgesplittertes Ende der Descemet (↑) bei stärkerer Vergrößerung; Paraffinschnitt, PAS

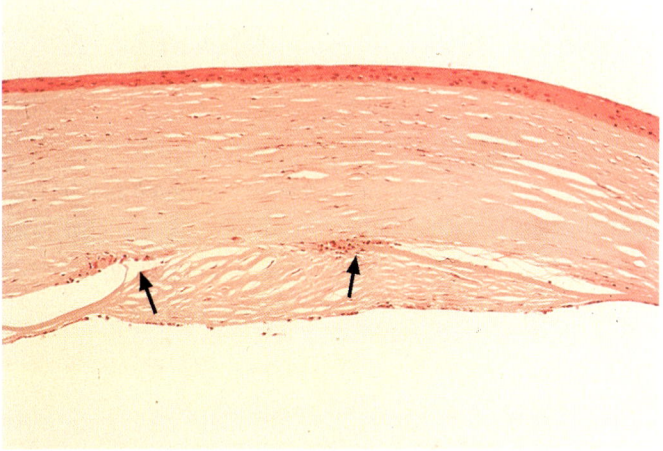

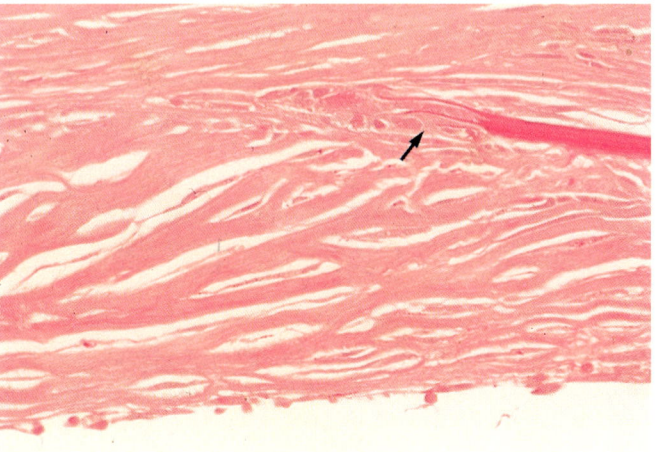

- Viruspartikel lassen sich mitunter auch in relativ blanden Hornhäuten reaktivieren (in Kultur genommene Hornhautscheibchen nach Keratoplastik können nach einiger Zeit wieder Viren absondern, was für eine Viruspersistenz auch in der Hornhaut selbst spricht).

■ Spezifische Erreger wie Bakterien, Pilze oder Amöben lassen sich mit Spezialfärbungen nachweisen; Pilze liegen oft sehr tief im Stroma (negatives Ergebnis im Hornhautabstrich), Amöben zeigen häufig nur ein mäßiges Begleitinfiltrat.

■ Bei der infektiösen kristalloiden Keratopathie bestehen basophile Verfärbungen in auffällig kompakter Anordnung (ohne nennenswerte entzündliche Komponente), die sich mittels Elektronenmikroskopie als Bakterien mit einer wahrscheinlich modifizierten Oberfläche identifizieren lassen; man findet dieses Phänomen v.a. bei langfristiger Gabe von Steroiden (auch in niedriger Dosierung).

10.3
Degenerative Veränderungen

■ Narben entstehen meist aufgrund entzündlicher Vorgänge (s. Abschn. 8.2) und zeigen sich durch einen Verlust der parallelen Kollagenanordnung.

■ Hassall-Henle-Warzen sind umschriebene Verdickungen der peripheren Descemet-Membran ohne Krankheitswert.

■ Die bullöse Keratopathie (Abhebung des Epithels von seiner Basalmembran mit Neubildung derselben, die dann intraepithelial zu liegen kommt) entsteht i. allg. sekundär als Reaktion auf eine mangelhafte Endothel(pump)funktion.

■ Eine mangelhafte Endothel(pump)funktion entsteht entweder postentzündlich, posttraumatisch oder postchirurgisch.

■ Bei der Bandkeratopathie kommt es zur Ablagerung von Calciumphosphat v.a. im Bereich der Bowman-Schicht und des vorderen Stromas; Auftreten entweder sekundär bei langwierigen Erkrankungen des Auges (vorwiegend entzündlicher Natur), bei systemischen Erkrankungen mit Störungen des Kalziumhaushalts oder auch idiopathisch.

■ Der M. Terrien ist gekennzeichnet durch eine Fibrose und Gefäßneubildung in der peripheren Hornhaut mit ausgeprägter Verdünnung des Stromas und sekundärer Ektasie (zunehmender Astigmatismus).

■ Beim Arcus senilis finden sich extrazelluläre Ablagerungen von Lipoproteinestern; tritt diese Veränderung vor dem 50. Lebensjahr auf (Arcus juvenilis), so liegt oft eine Störung des Lipidstoffwechsels zugrunde (z.B. Hypercholesterinämie, Dyslipoproteinämie Typ IIa); das Risiko einer kardiovaskulären Erkrankung ist deutlich erhöht.

■ Bei der Lipidkeratopathie lagern sich intra- und extrazellulär Lipide ab, meist als Folge einer stromalen Neovaskularisation (als primäre Form bzw. Dystrophie sehr selten).

■ Bei der sphäroidalen Degeneration finden sich extrazellulär amorphe hyaline „elastotische" Kügelchen.

■ Eisenablagerungen im Hornhautepithel bilden die Grundlage für diverse Pigmentlinien bei Störungen eines gleichmäßigen Tränenfilms (z.B. Hudson-Stähli-Linie im Lidspaltenbereich).

11
Linse

■ Katarakt.
- Klinische Linsentrübungen äußern sich in Veränderungen der Rinde und des Kerns; die vorwiegend aus Kollagen Typ IV bestehende Linsenkapsel kann nicht eintrüben.
- Die klinische Kernsklerose zeigt sich in einer vermehrten „Homogenisierung" bzw. Verdichtung der Kernstuktur.
- Rindentrübungen stellen sich v.a. als Zerfall der Linsenfasern in Morgagni-Kügelchen (klinisch Vakuolen), als Migration der Linsenepithelien nach hinten und Metaplasie in Wedl-Zellen (klinisch hintere schalenförmige subkapsuläre Trübung), als fibröse Metaplasie des zentralen Linsenepithels (klinisch vorderer Polstar) und als Verkalkungen dar.
- Manchmal finden sich Oxalatkristalle.

■ Phakolyse, Phakoanaphylaxie.
- Eine Verflüssigung der Rinde kann zur Freisetzung von Linsenprotein ins Kammerwasser führen; dieses Protein wird von Makrophagen phagozytiert, die dann u.U. das Trabekelwerk verstopfen und so eine Druckerhöhung verursachen können („phakolytisches" Glaukom).
- Eine entzündlich bedingte Reaktion („phakoanaphylaktische" Uveitis), ggf. mit Drucksteigerung, wird v.a. bei einer Ruptur der Linsenkapsel beobachtet.

Abb. 32.35 a, b. Soemmerring-Nachstar. **a** Ringförmig angeordnete proliferierte Linsenreste (↑) im Äquatorbereich der ehemaligen Linse. **b** Kapselreste (↑↑ Vorderkapsel; ↑ Hinterkapsel) mit Nachstar (✱ regeneratorische Komponente; ▲ fibrotische Komponente) bei stärkerer Vergrößerung; Paraffinschnitt, PAS

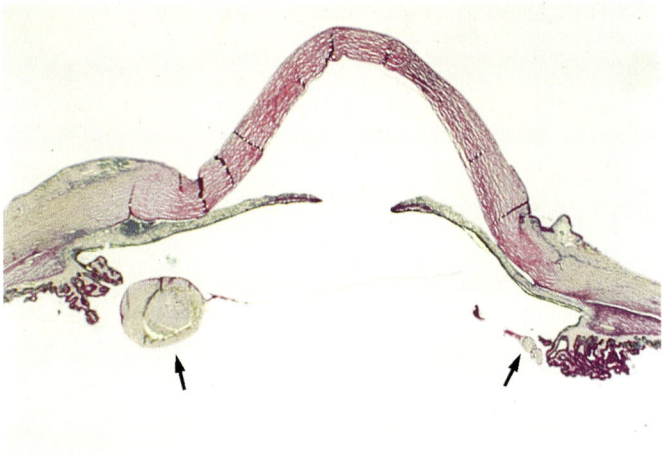

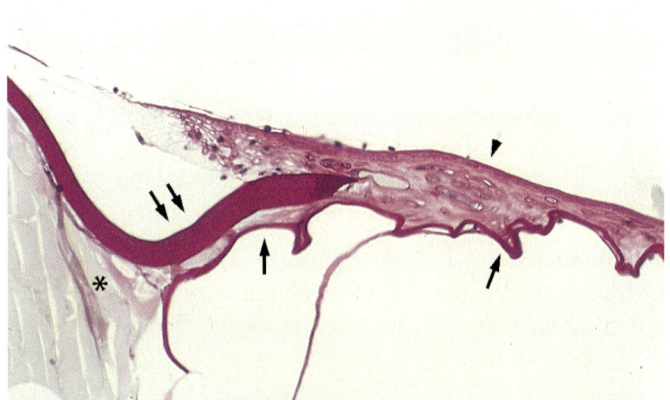

- Hiernach findet sich eine granulomatöse Entzündung mit mehrkernigen Riesenzellen zunächst direkt um die Linse, die sich jedoch innerhalb kurzer Zeit bis hin zu einer massiven Endophthalmitis ausdehnen kann.
- Pathologisch-immunologisch bestehen Ähnlichkeiten zur sympathischen Ophthalmie.

■ Nachstar: Beim Nachstar (Cataracta secundaria) kann man den regeneratorischen vom fibrotischen Nachstar unterscheiden; ersterer entsteht durch die Migration und Ausbildung von Wedl-Zellen auf der Linsenkapsel („Froschlaich"), letzterer entsteht durch eine fibröse Metaplasie des Linsenepithels; der Soemmerring-Nachstar (Abb. 32.35 a, b) zeigt sich als Wulst von regeneratorischem Nachstar bis hin zur Verkalkung im Äquatorbezirk.

■ Pseudoexfoliatio lentis. Die typische Pseudoexfoliatio lentis ist vermutlich keine eigentliche Erkrankung der Linse, sondern eine Systemerkrankung (s. Abschn. 6).

12
Erkrankungen der Lider

12.1
Entzündliche Veränderungen

12.1.1
Chalazion

■ Die häufigste Entzündung im Lidbereich (die histologisch untersucht wird) ist das Chalazion.

■ Es handelt sich um eine granulomatöse Entzündung mit mehrkernigen Riesenzellen und Lipidvakuolen (Abb. 32.36), die hervorgerufen wird durch das Sekret der Meibom-Drüsen.

■ Oft besteht eine durch Kompression des umgebenden Gewebes entstandene bindegewebige Pseudokapsel.

■ Wichtig ist die Abgrenzung zum Meibom-Karzinom (s. Abschn. 7.3).

Abb. 32.36. Chalazion mit granulomatöser Entzündungsreaktion. ✱ mehrkernige Riesenzellen, z. T. mit Fettvakuolen; Paraffinschnitt, Hämatoxylin-Eosin

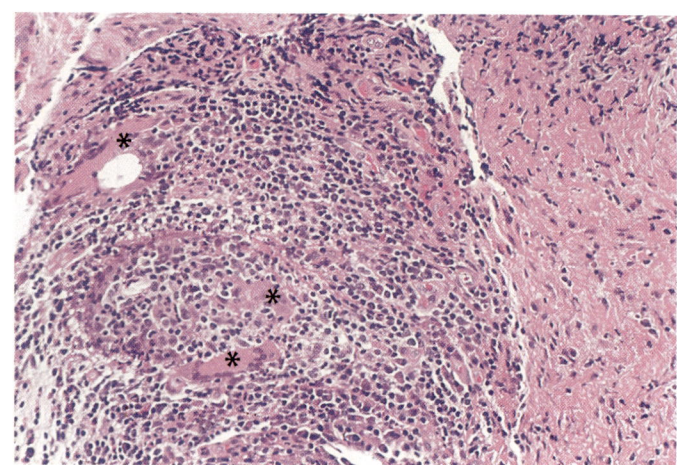

12.1.2
Molluscum contagiosum

■ Das Molluscum contagiosum ist eine gehäuft im Lidbereich auftretende virale Infektion des Epithels mit charakteristischen Einschlußkörperchen und kann mitunter Ursache einer therapieresistenten Konjunktivitis sein.

■ Im Erwachsenenalter findet sich beim Auftreten einer solchen Molluscum-Infektion gehäuft eine HIV-Infektion.

12.2
Gutartige Tumoren

Gutartige Tumoren können von allen Strukturen des Lides (Epithel, Bindegewebe, Haare, Drüsen, Gefäße, Nerven) ausgehen.

12.2.1
Seborrhoische Keratose

■ Die seborrhoische Keratose (Basalzellpapillom, senile Warze) ist der häufigste benigne Lidtumor.

■ Sie besteht aus einer mehr oder weniger pigmentierten Hyperplasie der Epidermis mit mehr oder weniger ausgeprägter Hyperkeratose.

■ Histopathologisch lassen sich je nach Wachstumsform verschiedene Formen unterscheiden, was aber klinisch nicht von Bedeutung ist.

12.2.2
Xanthelasma

■ Das Xanthelasma besteht histologisch aus zahlreichen „Schaumzellen", die in der Dermis vorwiegend um kleinere Blutgefäße und Nerven, aber auch diffus im Bindegewebe gelegen sind.

■ Man findet Xanthelasmen gehäuft bei Lipidspeicherkrankheiten und Diabetes, meist jedoch idiopathisch ohne bekannte lokale oder systemische Erkrankung.

12.2.3
Pilomatrixom

■ Das Pilomatrixom (Tumor der Haarmatrix) tritt v. a. bei Jugendlichen im Bereich der Braue auf.

■ Es ist oft bläulich-rot und zeigt ein ganz charakteristisches histopathologisches Bild aus basophilen epithelialen Zellen, die in „Schattenzellen" übergehen und dann verkalken.

■ Eine maligne Entartung ist extrem selten.

12.3
Bösartige Tumoren

12.3.1
Basaliom

■ Das Basaliom ist der häufigste bösartige Lidtumor.

■ Wesentlich ist die Unterscheidung zwischen dem soliden Typ (mit verschiedenen Unterformen) und dem fibrosierenden oder auch sklerosierenden morpheaähnlichen Typ; beim letzteren ist die klinische Diagnose ggf. schwierig und die Prognose deutlich schlechter (Rezidiv, u. U. sogar Metastasen).

12.3.2
Plattenepithelkarzinom

■ Das Plattenepithelkarzinom wächst etwas aggressiver als das Basaliom, zeigt aber zumindest im Frühstadium ebenfalls keine Metastasen.

■ Bei guter Differenzierung finden sich relativ große epitheliale Zellen mit eosinophilem Zytoplasma, Dyskeratosen, Hornperlen, deutlich ausgeprägten Interzellularverbindungen und irregulären Mitosen.

12.3.3
Talgdrüsenneoplasie

■ Die Talgdrüsenneoplasie (meist Meibom-Karzinom, s. Abschn. 7.3) ist besonders charakteristisch für das Lid.

■ Sie ist meist im Oberlid lokalisiert.

■ Je nach Differenzierung läßt sich in unterschiedlichem Ausmaß intrazellulär Lipid nachweisen.

■ Charakteristisch ist eine pagetoide Infiltration des Bindehaut- und (seltener) des Hornhautepithels (Differentialdiagnose bei einseitiger chronischer therapieresistenter Keratokonjunktivitis).

■ Talgdrüsentumoren, allerdings vorwiegend benigner Art, finden sich gehäuft beim Muir-Torre-Syndrom (Assoziation mit viszeralen Adenokarzinomen).

12.3.4
Malignes Melanom

Das maligne Melanom des Lides ist selten (1% aller malignen Tumoren) und entspricht dem Hautmelanom an anderer Lokalisation.

12.3.5
Merkelzellkarzinom

■ Das in letzter Zeit vermehrt im Lidbereich beschriebene Merkelzellkarzinom (Abb. 32.37 a, b) ist eine neuroendokrine Neoplasie aus relativ einheitlichen Zellen mit wenig Zytoplasma und zahlreichen Mitosen.

■ Die Epidermis ist üblicherweise tumorfrei.

12.3.6
Metastasen, andere Tumoren

■ Metastasen anderer Primärtumoren sind prinzipiell möglich, aber sehr selten.

■ Ansonsten finden sich theoretisch bösartige Tumoren aller im Lidbereich vorhandenen Gewebe und Zellen (z. B. Sarkome, Lymphome), sind aber wie auch Metastasen äußerst selten.

13
Orbita

■ Histologisch betrachtet zählen v. a. Tumoren zu den signifikanten Veränderungen der Orbita; prinzipiell sind Neoplasien aller Strukturen möglich; nur die wichtigsten sollen im folgenden erwähnt werden.

- Dermoidzyste: häufig temporal oben gelegener zystischer Tumor, dessen Wand aus verhornendem Plattenepithel mit Hautanhangsgebilden besteht, entsprechend findet sich im Lumen selbst Keratin mit Haaren; bei einer Ruptur der Zystenwand kommt es i. allg. zu einer heftigen Fremdkörperreaktion (entzündliche Schwellung).
- Hämangiom: meist kavernös, plötzliche Größenzunahme durch Einbluten möglich.
- Pseudotumor/Lymphom: poly- bzw. monomorphes Zellbild; die Einordnung erfolgt unter Zuhilfenahme immunhistochemischer Färbungen.
- Metastase: Zellbild in Abhängigkeit vom Primärtumor, häufig allerdings undifferenziert; bei Mammakarzinom oft fibrosierend-szirrhös (konsekutiver Enophthalmus möglich).
- Rhabdomyosarkom (embryonal, alveolär, pleomorph): wichtiger Tumor des Kindesalters.
- Tränendrüsentumoren: pleomorphes Adenom, Adenokarzinom, adenoid-zystisches Karzinom, seltener Lymphome und Metastasen.
- Neuronale Tumoren (Neurofibrom, Schwannom, Gliom: Astrozytom/Glioblastom, Optikusmeningeom: fibroblastisch, meningothelial, angioblastisch).

■ Bei der endokrinen Orbitopathie finden sich unspezifische entzündliche Veränderungen insbesondere im Bereich der Extraokularmuskeln mit Einlagerung von Mukopolysacchariden, später kommt es zur Fibrose und Atrophie.

Abb. 32.37 a, b. Merkelzellkarzinom des Lides. **a** Übersicht; **b** zelluläres Detail. ↑ zahlreiche Mitosen; Paraffinschnitt, Hämatoxylin-Eosin

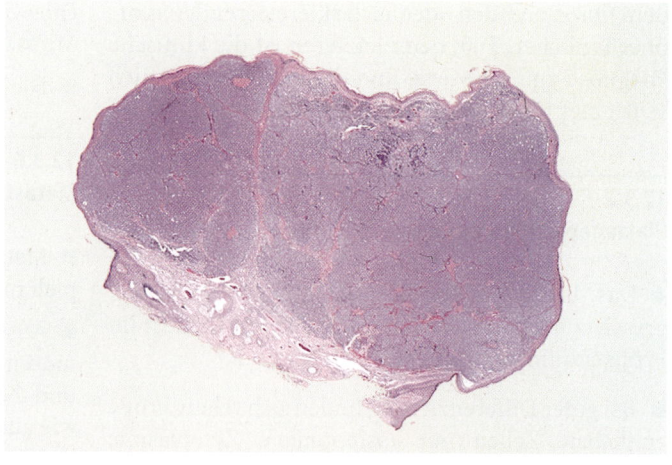

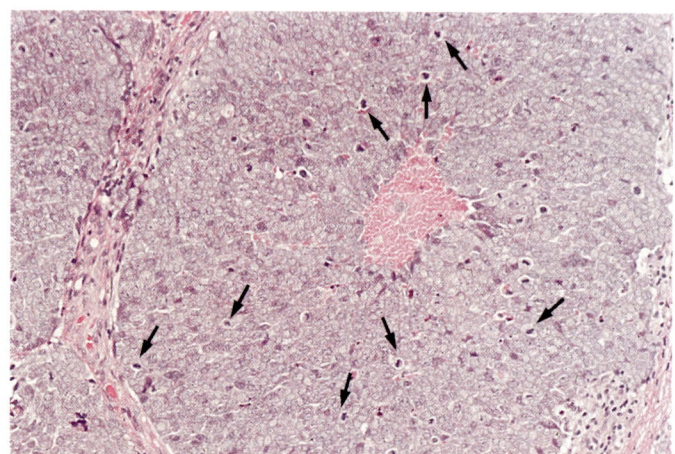

Abb. 32.38. Riesenzellarteriitis. Es findet sich eine ausgeprägte Entzündungszellinfiltration im Bereich der gesamten Gefäßwand (*M* Media) mit einem nahezu verschlossenen Lumen (*L*) und zahlreichen mehrkernigen Riesenzellen (↑) entlang der fragmentierten Lamina elastica interna (▲); Paraffinschnitt, Hämatoxylin-Eosin

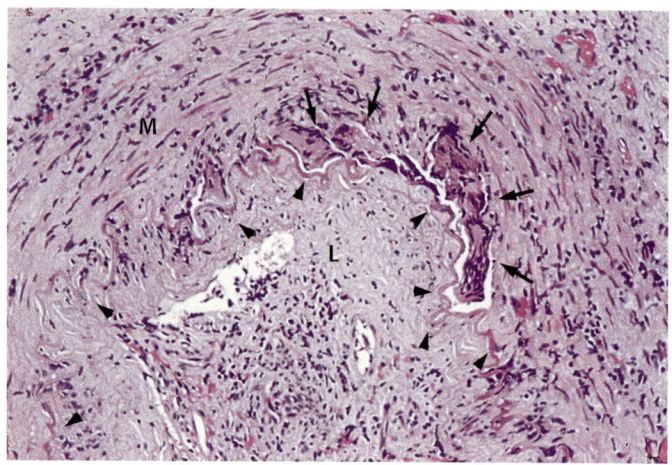

14
Riesenzellarteriitis

■ Charakteristisch, aber nicht immer vorhanden sind mehrkernige Riesenzellen entlang der Lamina elastica interna (Abb. 32.38) sowie ein gemischtes Entzündungszellinfiltrat mit eosinophilen Zellen im Bereich der Gefäßwand.

■ Eine möglichst rasche Diagnose ist im Hinblick auf die mögliche Prävention drohender Gefäßverschlüsse in Netzhaut und N. opticus durch eine entsprechende Behandlung äußerst wichtig. Ein positiver histologischer Befund kann auch noch Tage nach Einleitung einer Steroidtherapie gefunden worden.

WEITERFÜHRENDE LITERATUR

Allikmets R, Shroyer NF, Singh N et al. (1997) Mutation of the Stargardt disease gene (ABCR) in age-related macular degeneration. Science 277:1805

Chan HS, Lu Y, Grogan TM, Haddad G et al. (1997) Multidrug resistance protein (MRP) expression in retinoblastoma correlates with the rare failure of chemotherapy despite cyclosporine. Cancer Res 57:2325

Curcio CA, Medeiros NE, Millican CL (1998) The Alabama age-related macular degeneration grading system for donor eyes. Invest Ophthalmol Vis Sci 39:1085

Edward DP, Thonar EJ, Srinivasan M et al. (1990) Macular dystrophy of the cornea. A systemic disorder of keratan sulfate metabolism. Ophthalmology 97:1194

Esche C, Kruse R, Lamberti C et al. (1997) Muir-Torre syndrome: clinical features and molecular genetic analysis. Br J Dermatol 136:913

Folberg R, Mehaffey M, Gardner LM et al. (1997) The microcirculation of choroidal and ciliary body melanomas. Eye 11:227

Gass JD (1994) Biomicroscopic and histopathologic considerations regarding the feasibility of surgical excision of subfoveal neovascular membranes. Am J Ophthalmol 118:285

Grossniklaus HE, Gass JD (1998) Clinicopathologic correlations of surgically excised type 1 and type 2 submacular choroidal neovascular membranes. Am J Ophthalmol 126:59

Grossniklaus HE, Green WR (1998) Histopathologic and ultrastructural findings of surgically excised choroidal neovascularization. Submacular surgery trials research. Arch Ophthalmol 116:745

Grossniklaus HE, Thomas JW, Vigneswaran N, Jarrett WH 3d (1992) Retinal hemangioblastoma. A histologic, immunohistochemical, and ultrastructural evaluation. Ophthalmology 99:140

Grossniklaus HE, Hutchinson AK, Capone A Jr et al. (1994) Clinicopathologic features of surgically excised choroidal neovascular membranes. Ophthalmology 101:1099

Karcioglu ZA, Issa TM (1997) Human papilloma virus in neoplastic and non-neoplastic conditions of the external eye. Br J Ophthalmol 81:595

Killingsworth MC (1995) Angiogenesis in early choroidal neovascularization secondary to age-related macular degeneration. Graefes Arch Clin Exp Ophthalmol 233:313

Klintworth GK, Valnickova Z, Enghild JJ (1998) Accumulation of beta ig-h3 gene product in corneas with granular dystrophy. Am J Pathol 152:743

Kruse R, Lamberti C, Wang Y et al. (1996) Is the mismatch repair deficient type of Muir-Torre syndrome confined to mutations in the hMSH2 gene? Hum Genet 98:747–750

Lee WR (1993) Ophthalmic histopathology. Springer, Berlin Heidelberg New York Tokyo

Loeffler KU, Perlman JI (1997) Diffuse intraepithelial sebaceous carcinoma of the conjunctiva. British J Ophthalmol 81:168

McLean IW (1998) Differential diagnosis of the conjunctival melanoses. Ann Diagn Path 2:264

McLean IW, Keefe KS, Burnier MN (1997) Uveal melanoma. Comparison of the prognostic value of fibrovascular loops, mean of the ten largest nucleoli, cell type, and tumor size. Ophthalmology 104:777

McNamara M, Felix C, Davison EV et al. (1997) Assessment of chromosome 3 copy number in ocular melanoma using fluorescence in situ hybridization. Cancer Genet Cytogenet 98:4

Naumann GOH (1997) Pathologie des Auges. Springer, Berlin Heidelberg New York Tokyo

Peris K, Onorati MT, Keller G et al. (1997) Widespread microsatellite instability in sebaceous tumours of patients with the Muir-Torre syndrome. Br J Dermatol 137:356

Prescher G, Bornfeld N, Friedrichs W et al. (1995) Cytogenetics of twelve cases of uveal melanoma and patterns of nonrandom anomalies and isochromosome formation. Cancer Genet Cytogenet 80:40

Prescher G, Bornfeld N, Hirche H et al. (1996) Prognostic implications of monosomy 3 in uveal melanoma. Lancet 347:1222

Quantock AJ, Nishida K, Kinoshita S (1998) Histopathology of recurrent gelatinous drop-like corneal dystrophy. Cornea 17:215

Schlötzer-Schrehardt UM, Koca MR et al. (1992) Pseudoexfoliation syndrome. Ocular manifestation of a systemic disorder? Arch Ophthalmol 110:1752

Seitz B, Henke V (1995) Mukoepidermoides Karzinom der epibulbären Bindehaut mit diffuser intraokularer Epithelinvasion. Klin Monatsbl Augenheilk 207:264

Seitz B, Fischer M, Holbach LM, Naumann GOH (1995) Differentialdiagnose und Prognose bei 112 exzidierten epibulbären epithelialen Tumoren. Klin Montasbl Augenheilk 207:239

Spencer WH (1996) Ophthalmic pathology. An atlas and textbook. Saunders, London Toronto Montreal Sydney Tokyo

Streeten BW, Li ZY, Wallace RN et al. (1992) Pseudoexfoliative fibrillopathy in visceral organs of a patient with pseudoexfoliation syndrome. Arch Ophthalmol 110:1757

Vance JM, Jonasson F, Lennon F et al. (1996) Linkage of a gene for macular corneal dystrophy to chromosome 16. Am J Hum Gen 58:757

Kapitel 33

Grundzüge der Angiographie 33

1	Fluoreszeinangiographie	917
1.1	Natriumfluoreszein	918
1.2	Phasen der Fluoreszeinangiographie	918
1.3	Pathophysiologische Grundlagen	918
1.4	Differentialdiagnose fluoreszeinangiographischer Phänomene	920
1.4.1	Hypofluoreszenz	920
1.4.2	Hyperfluoreszenz	920
1.4.3	Auto- und Pseudofluoreszenz	921
2	Indocyaningrünangiographie	921
2.1	Indocyaningrün	921
2.1.1	Pharmakologische und pharmakokinetische Daten	921
2.2	Indikationen	923
2.2.1	Altersbedingte Makuladegeneration	924
2.2.2	Retinopathia centralis serosa	925
2.2.3	Akute posteriore multifokale plaquoide Pigmentepitheliopathie (APMPPE)	925
2.2.4	Chorioiditis	925
2.2.5	Intraokulare Tumoren	925
3	Fluoreszeinangiographische Beispiele	925
3.1	Gefäßerkrankungen	925
3.1.1	Arterienverschluß	925
3.1.2	Venenverschluß	926
3.1.3	Hypertensive Retinopathie	927
3.1.4	Diabetische Retinopathie	928
3.1.5	Okuläre Ischämie	929
3.1.6	Morbus Coats	930
3.1.7	Juxtafoveale retinale Teleangiektasien	930
3.1.8	Retinales Makroaneurysma	932
3.1.9	Morbus Eales	932
3.1.10	Sichelzellretinopathie	932
3.2	Erkrankungen der Makula	933
3.2.1	Drusen	933
3.2.2	Chorioidale Neovaskularisationen	933
3.2.3	Pigmentepithelabhebung	934
3.2.4	Pigmentepithelruptur	937
3.2.5	Retinopathia centralis serosa	937
3.2.6	Bull's-eye-Makulopathie durch Chloroquin	937
3.2.7	Zapfendystrophie	939
3.2.8	Morbus Stargardt und Fundus flavimaculatus	939
3.2.9	Vitelliforme Makuladegeneration (Morbus Best)	942
3.2.10	Musterdystrophien des retinalen Pigmentepithels	943
3.2.11	Zystoides Makulaödem	944
3.2.12	Epiretinale Gliose	945
3.2.13	Aderhautfalten	945
3.2.14	Makulaforamen	946
3.3	Tumoren und gutartige Veränderungen des Pigmentepithels und der Aderhaut	946
3.3.1	Bärentatzen (Hyperpigmentierung des RPE)	946
3.3.2	Hyperplasie des RPE	946
3.3.3	Aderhautnävus	946
3.3.4	Aderhautmelanom	947
3.3.5	Retinoblastom	947
3.3.6	Aderhautmetastase	947
3.3.7	Aderhauthämangiom	948
3.3.8	Hamartom	948
3.3.9	Razemöses Hämangiom	951
3.3.10	Melanozytom	951
3.4	Entzündliche Veränderungen	952
3.4.1	White-dot-Syndrome	952
3.4.2	Retinale Vaskulitis	954
3.4.3	Pigmentretinopathie	954
3.5	Trauma	955
3.5.1	Aderhautruptur	955
3.5.2	Purtscher-Retinopathie	955
3.6	Laserkoagulationsnarben	955
3.7	Angioid streaks	956
3.8	Papillenveränderungen	956
3.8.1	Drusen der Papille	956
3.8.2	Grubenpapille	957
3.8.3	Arteria hyaloidea persistens	957
3.8.4	Papillenödem	958
4	Irisfluoreszeinangiographie	958
4.1	Neovaskularisationen der Iris	958
4.2	Iristumoren	958
4.2.1	Irisnävus	958
4.2.2	Hamartom der Iris	958
4.2.3	Irismelanom	958

1
Fluoreszeinangiographie

Bis Ende der 80er Jahre wurde in der ophthalmologischen Routine nur die Angiographie mit Natriumfluoreszein durchgeführt. Deshalb wurde die Technik auch vereinfacht Fluoreszenzangiographie genannt. Seit Einführung des Fluoreszenzfarbstoffes Indocyaningrün ist es erforderlich, zwischen einer Angiographie mit Fluoreszein (Fluoreszeinangiographie) und einer Angiographie mit Indocyaningrün (Indocyaningrünangiographie) zu unterscheiden. Die Angiographie, insbesondere die Fluoreszeinangiographie ist ein dynamisches Verfahren, so daß die in diesem Kapitel gezeigten Beispiele lediglich eine Momentaufnahme darstellen. Aus Platzgründen war es nicht immer möglich, alle relevanten Phasen der Angiographie zu zeigen. Es wurde versucht, die jeweils instruktive fluoreszeinangiographische Phase auszuwählen.

1.1
Natriumfluoreszein

Physiologie

■ Natriumfluoreszein hat ein relativ niedriges Molekulargewicht (Formel: $C_{20}H_{12}O_5Na$); das Molekül diffundiert frei durch die Bruch-Membran und die Poren der Choriokapillaris. Physiologische Diffusionsbarrieren sind die größeren Chorioidalgefäße, die Netzhautgefäße und das retinale Pigmentepithel.

■ Für eine fluoreszeinangiographische Untersuchung werden 500 mg Fluoreszein (10%ige Lösung in 5 ml oder 5%ige Lösung in 10 ml) intravenös injiziert; die Ausscheidung erfolgt innerhalb von 3 Tagen über Niere und Leber; Haut und Schleimhäute sind für etwa 4 h gelb gefärbt, der Urin hat für 1–2 Tage eine orange Farbe; Glukoseuntersuchungen im Urin können für 2–3 Tage falsch positiv sein.

Nebenwirkungen

Paravasale Injektionen bzw. die Extravasation des Farbstoffes führen zu einer lokalen Irritation, die mit kalten Umschlägen und/oder Eispackungen behandelt wird. Sehr selten wurden auch Nekrosen nach paravasaler Injektion beschrieben. Als Folge der Injektion kann es zu Übelkeit, Erbrechen, Synkopen, Asthmaanfällen (selten) und einer Phlebitis kommen. Es wurden auch anaphylaktische Zwischenfälle und Todesfälle (sehr selten) beschrieben. Im Angiographieraum sollte sich immer eine Notfallausrüstung befinden: Sauerstoff, Blutdruckmeßgerät, Steroide, Antihistaminika, Theophyllin, Epinephrin.

Physikalisch-chemische Eigenschaften

Einfallendes blaues Anregungslicht (Exzitationsfilter: 490 nm) hebt die Elektronen des Moleküls Natriumfluoreszein auf ein höheres Energieniveau. Beim Rückfall der Elektronen auf das normale Energieniveau kommt es zur Emission von grünem Licht (530 nm). Ein gelb-grüner Sperrfilter verhindert die Aufnahme von reflektiertem blauen Licht.

Pseudofluoreszenz

Das Überlappen der Transmissionswellenlängen von Sperr- und Erregungsfilter führt zu einem Hintergrundleuchten, das Kontrast und Auflösung reduziert.

Autofluoreszenz

Drusen und astrozytische Hamartome emittieren bei einem blauen Exzitationsfilter gelb-grünes Licht, ohne daß vorher Fluoreszein injiziert wurde.

1.2
Phasen der Fluoreszeinangiographie (Abb. 33.1 a–d)

■ Der zeitliche Verlauf der Fluoreszeinangiographie läßt sich in 5 Phasen unterteilen. Sie beginnt etwa 12–25 s (Arm-Retina-Zeit) nach Beginn der Injektion.

- Präarterielle Phase (Aderhautfüllung): Die Füllung der Aderhaut tritt etwa 1 s vor der Füllung der retinalen Gefäße auf. Sie kann als homogene Hintergrundfluoreszenz in Abhängigkeit vom Pigmentierungsgrad des Fundus beobachtet werden.
- Arterielle Phase: beginnt kurz nach der Füllung der Choriokapillaris und endet mit der vollständigen Füllung der Arterien.
- Arteriovenöse Phase: sie ist durch eine komplette Füllung der Arteriolen und Kapillaren gekennzeichnet und endet mit dem Beginn einer laminären Füllung der Venen.
- Venöse Phase: endet mit der vollständigen Füllung der Venen und kann in eine frühe und späte venöse Phase unterteilt werden.
  - ▼ Frühe venöse Phase: Arteriolen und Venolen zeigen eine Fluoreszenz gleicher Intensität.
  - ▼ Späte venöse Phase: Es ist eine deutlich geringere Fluoreszenz der Arteriolen vorhanden.
- Spätphase (Rezirkulationsphase): Aufgrund der renalen Passage (Filtration) des Farbstoffes erfolgt ein ausgeprägter Rückgang der Fluoreszenz in der Netzhaut von Gesunden.

1.3
Pathophysiologische Grundlagen

■ Funktionelle Phänomene:

- Retinale Gefäße/Netzhautkapillaren sind nicht fenestriert und somit farbstoffundurchlässig. Die Endothelzellen der Kapillaren sind durch „tight junctions" voneinander getrennt und bilden so die innere Blut-Retina-Schranke. Pathologische Veränderungen führen zu einem Farbstoffaustritt. Die betroffenen Strukturen (Kapillaren) erscheinen vergrößert und flauschig verändert (Leckage). Zugrunde liegen
  - ▼ ein Verlust an Endothelzellen (z. B. diabetische Retinopathie),

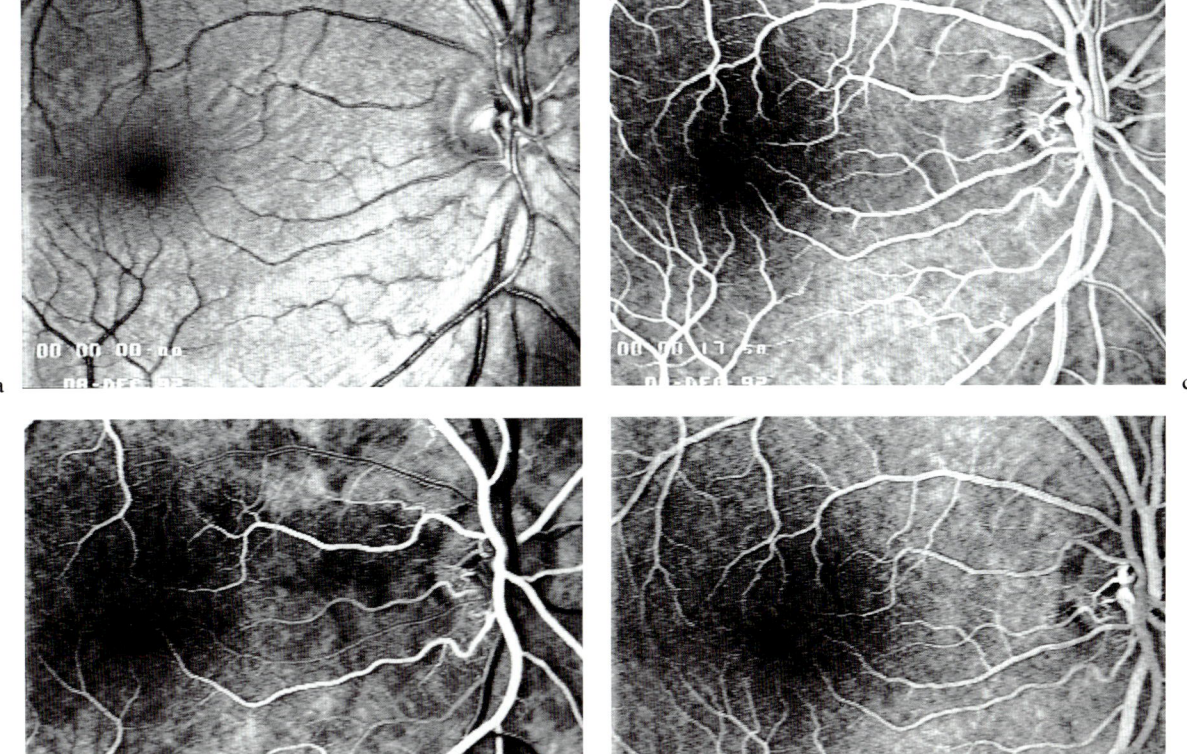

Abb. 33.1a–d. Fluoreszeinangiogramm eines Gesunden. **a** Rotfreie Aufnahme. **b** Arterielle Phase; Nebenbefund: verzögerte Füllung der Lobuli der Choriokapillaris. **c** Venöse Phase; Aderhaut, Arterien und Venen sind mit Farbstoff gefüllt. **d** Späte Phase. (S. Wolf, Leipzig)

- ▼ Öffnung der Zonulae occludentes (Entzündungen),
- ▼ Ausbildung von neuen Gefäßen mit Poren/Fenestrationen (z. B. Neovaskularisationen).
- ● Die Choriokapillaris weist Poren im Sinne semipermeabler Membranen für niedermolekulare Substanzen auf und ist farbstoffdurchlässig. Sie ist für die homogene Hintergrundfluoreszenz verantwortlich. Ein fokaler Anstieg der Permeabilität kann auf eine aktive Chorioiditis hindeuten.
- ● Das retinale Pigmentepithel ist farbstoffundurchlässig, da die Zellen im Zellverband durch „tight junctions" miteinander verbunden ist. Es stellt die äußere Blut-Retina-Schranke dar und verhindert, daß Flüssigkeit/molekulare Substanzen von der Choriokapillaris in den subretinalen Raum gelangen können.
  - ▼ Durch fokale Defekte der Zonulae occludentes kommt es zu einem Zusammenbruch der äußeren Blut-Retina-Schranke (z. B. Retinopathia centralis serosa).

- ■ Mechanische Phänomene:
- ● Die Bruch-Membran weist feste Adhäsionen (Hemidesmosomen) mit dem retinalen Pigmentepithel auf.
  - ▼ Im Falle einer Pigmentepithelabhebung löst sich die Basalmembran des retinalen Pigmentepithels von der inneren kollagenen Schicht der Bruch-Membran und führt zu einer Flüssigkeitsansammlung im subpigmentepithelialen Raum (Pooling). Im Verlauf des Angiogramms tritt eine Intensitätszunahme ohne Größenzunahme auf.
  - ▼ Durch eine subretinale (chorioidale) Neovaskularisation kommt es zu einer Leckage, da es sich um chorioidale Gefäße handelt, die farbstoffdurchlässig sind.
- ■ Optische Phänomene:
- ● Die Neuroretina ist transparent.
  - ▼ Ödeme führen zur Abschwächung der Transparenz. Die Netzhaut erscheint heller, die chorioidale Hintergrundfluoreszenz fehlt.

- ▼ Sub-, intra- oder präretinale Blutungen führen zu einer Blockade der chorioidalen Hintergrundfluoreszenz.
- Das retinale Pigmentepithel ist durch den Melaningehalt semitransparent. Eine physiologische Blockade der Transparenz besteht durch den vermehrten Pigmentgehalt in der avaskulären Zone der Fovea centralis.
  - ▼ Eine relative Anhäufung von Pigment (Melanozyten) bedeutet eine Abnahme der Transparenz und reduziert somit die Hintergrundfluoreszenz (Pigmentepithelhypertrophie, Laserkoagulationsnarben).
  - ▼ Durch Rarefizierung oder Verlust des retinalen Pigmentepithels kann eine Transparenzzunahme erfolgen (Fensterdefekte des retinalen Pigmentepithels, Drusen, areoläre Atrophie). Es kommt zu keiner Leckage.
  - ▼ Bei Dehiszenz des retinalen Pigmentepithels (Pigmentepitheleinriß) kommt es ebenfalls zu einer Transparenzzunahme. Zusätzlich findet sich eine Leckage.
- Die Bruch-Membran ist semitransparent und stellt keine Diffusionsbarriere dar.
  - ▼ Risse („angioid streaks", traumatische Rupturen, Myopie) führen zu einer Zunahme der Transparenz.
- Die Aderhaut zeigt eine diffuse (chorioidale) Fluoreszenz.

■ Statische und kinetische Phänomene: Sie sind durch die Architektur des Gefäßbettes und die Blutzirkulation mit entsprechendem Verteilungsmuster verursacht (Stenosen, Dilatationen, Aneurysmata, Teleangiektasien, chorioretinale Anastomosen). Pathologische Veränderungen sind durch Veränderungen der Perfusionszeiten beziehungsweise der Gefäßweite (Stenosen, Aneurysmata) bedingt.

1.4
Differentialdiagnose fluoreszeinangiographischer Phänomene

1.4.1
Hypofluoreszenz

■ Eine Hypofluoreszenz kann entweder durch eine Blockade der regulären Fluoreszenz oder durch Füllungsdefekte im Sinne einer Minderperfusion verursacht werden.

■ Blockade: Bei erhaltener retinaler Fluoreszenz und fehlender chorioidaler Fluoreszenz liegt die zur Blockade führende Läsion subretinal bzw. chorioidal. Bei gleichzeitig blockierter retinaler und chorioidaler Fluoreszenz liegt die zur Blockade führende Läsion präretinal (im Glaskörperraum) bzw. retinal in den tiefen Netzhautschichten (anterior der Netzhautgefäße). Ursachen:

- Blut.
- Pigment (Melanin, Hämoglobin, Xantophyll).
- Abnormes Material (Lipofuszin und ähnliches Material, z. B. Drusen, vitelliforme Makuladegeneration, Fundus flavimaculatus).
- Exsudate.
- Fremdkörper.
- Cotton-wool-Herde als Folge von Mikroinfarkten der Nervenfaserschicht führen zu einer verminderten retinalen und u. U. chorioidalen Fluoreszenz.

■ Füllungsdefekte infolge von Zirkulationsstörungen (Minderperfusion, Okklusion, Gewebsverlust). Ursachen:

- Retinale Perfusionsstörungen im arteriellen, kapillären oder venösen Schenkel (z. B. Arterien-, Venenverschluß, hypertensive Retinopathie, Diabetes mellitus, Hämoglobinopathien, okklusive Vaskulopathien).
- Chorioidale Perfusionsstörungen (z. B. Aderhautinfarkt).
- Füllungsdefekte infolge eines Gewebsuntergangs (z. B. tapetoretinale Dystrophien, Degenerationen).

1.4.2
Hyperfluoreszenz

■ Eine Hyperfluoreszenz kann in Form verstärkter Hintergrundfluoreszenz durch einen Defekt des retinalen Pigmentepithels zustande kommen. Ferner kann sie durch Austritt von Fluoreszein sowohl aus chorioidalen Gefäßen bei Defekten der äußeren Blut-Retina-Schranke als auch aus retinalen Gefäßen entstehen. Auch abnormale Gefäße (wie z. B. Proliferationen) können zu einer Hyperfluoreszenz führen.

■ Verstärkte Hintergrundfluoreszenz.

- Fensterdefekte des retinalen Pigmentepithels (Pigmentepithelatrophie, verminderter Melaningehalt):
  - ▼ Drusen (durch transiente Aufnahme von Fluoreszein und sekundäre Atrophie des RPE über der Druse).
  - ▼ Narben.

- Defekte der neurosensorischen Netzhaut (z. B. Makulaforamen).

■ Leckage mit Farbstoffansammlung („pooling") in präformierten Räumen.

- Retinal (häufig in Form eines radiären Musters im Rahmen eines zystoiden Makulaödems).
- Subretinal:
  ▼ Durch Abhebung der sensorischen Retina und gleichzeitigem Defekt des retinalen Pigmentepithels (z. B. Retinopathia centralis serosa).
  ▼ Durch Abhebung des Pigmentepithels mit Ansammlung von Fluoreszein zwischen der Basalmembran des retinalen Pigmentepithels und der Bruch-Membran.

■ Leckage mit Farbstoffanreicherung im perivaskulären Gewebe.

- Retinal (z. B. diffuses Makulaödem, Venenverschluß, Vaskulitis).
- Subretinal (z. B. chorioidale Neovaskularisation).

■ Leckage infolge abnormer Gefäße.

- Retinal (z. B. Proliferationen, Teleangiektasien, Aneurysma).
- Subretinal (z. B. chorioidale Neovaskularisation).
- Tumorgefäße (Retention von Fluoreszenz durch verlängerte Zirkulationszeit und fakultativ Leckage).

■ Abnorme Gefäße ohne signifikante Leckage. Im Gegensatz zu abnormen Gefäßen mit zunehmender Leckage zeigen diese Veränderungen keinen signifikanten Farbstoffaustritt bzw. lediglich eine verstärkte Anfärbbarkeit der Gefäßwand. Beispiele sind Shunt-Gefäße und Kollateralen, intraretinale mikrovaskuläre Anomalien (IRMA), Kapillarektasien, Tortuositas, Dilatation und Anastomosen zwischen retinalem und chorioidalem Kreislauf.

1.4.3
Auto- und Pseudofluoreszenz

■ Autofluoreszenz: Beim Vorschalten des Exzitationsfilters sichtbare Fluoreszenz ohne vorherige Farbstoffinjektion (Drusen, Lipofuszin, Astrozytom).

■ Pseudofluoreszenz: Eine Pseudofluoreszenz zeigen v. a. die Sklera (Narben, Lamina cribrosa) und myelinisierte Nervenfasern.

2
Indocyaningrünangiographie

Die Indocyaninangiographie bietet gegenüber der Fluoreszeinangiographie den Vorteil der besseren Darstellbarkeit chorioidaler Gefäße, einer geringeren Blockade der Fluoreszenz durch das retinale Pigmentepithel und eine hohe Affinität zu den Chorioidalgefäßen (Abb. 33.3 a – d).

2.1
Indocyaningrün

Der Farbstoff Indocyaningrün (ICG) wurde initial zur Darstellung hepatischer Clearance-Studien verwendet.

2.1.1
Pharmakologische und pharmakokinetische Daten

■ Indocyaningrün ist ein wasserlöslicher Tricarbocyanin-Farbstoff ($C_{43}H_{47}N_2NaO_6S_2$). Es wird als steriles lyophilisiertes Pulver verpackt. Zur verbesserten Löslichkeit enthält es 5% Natriumiodid. Aufgelöst sollte es binnen 10 h verwendet werden, da es unter direkter Lichtexposition an Wirksamkeit (10% in 10 h) verliert.

■ 98% des intravenös verabreichten Indocyaningrün (ICG) werden an Plasmaproteine, 80% davon an Globuline, gebunden. Daher verläßt es kaum fenestrierte Kapillaren der Choriokapillaris. Es besitzt eine besondere Affinität zu den Gefäßen der Aderhaut. Es wird nicht metabolisiert, ausschließlich via Leber und Gallenwege ausgeschieden und nicht von der Darmmukosa resorbiert. Es ist weder plazenta- noch liquorgängig.

■ Das Absorptionsmaximum liegt im infrarotnahen Bereich bei 790–805 nm, das Emissionsmaximum bei 835 nm. Die Fluoreszenz des ICG penetriert deutlich besser Hämorrhagien, Xanthophyll, Melanin als das Fluoreszein der Fluoreszeinangiographie. Zudem absorbiert das RPE im Blaugrün-Bereich (500 nm) bis zu 75%, im längerwelligen Bereich (800 nm) nur maximal 38% des verwendeten Lichtes. Daher erfolgt bei der ICG eine geringere Blockade der Fluoreszenz durch das RPE.

■ Toxizität: ICG gilt als relativ sicher und nebenwirkungsarm. Wegen des Iodanteils sollte bei Patienten mit Iodallergie Vorsicht geboten sein. Ne-

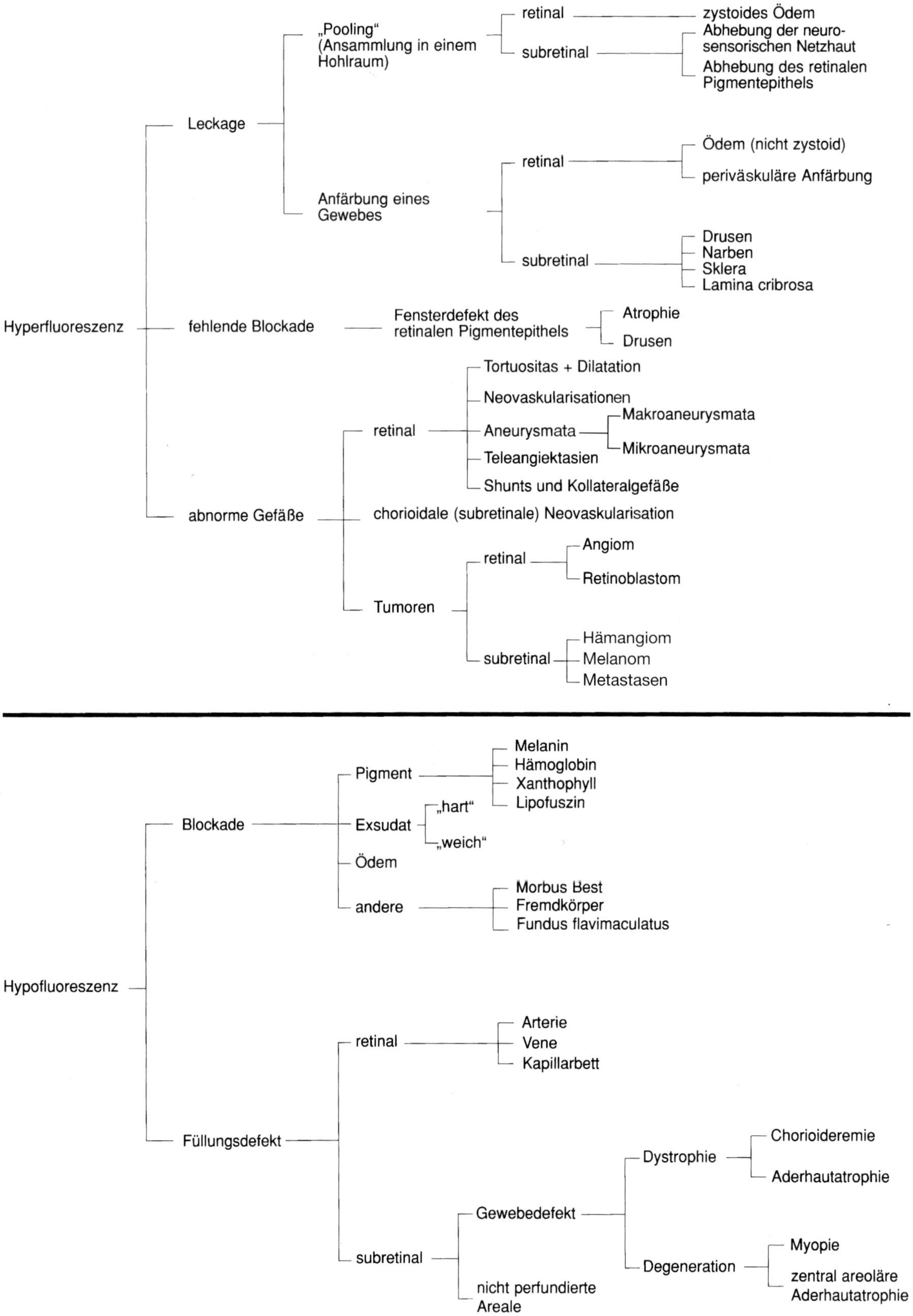

922 KAPITEL 33 **Grundzüge der Angiographie**

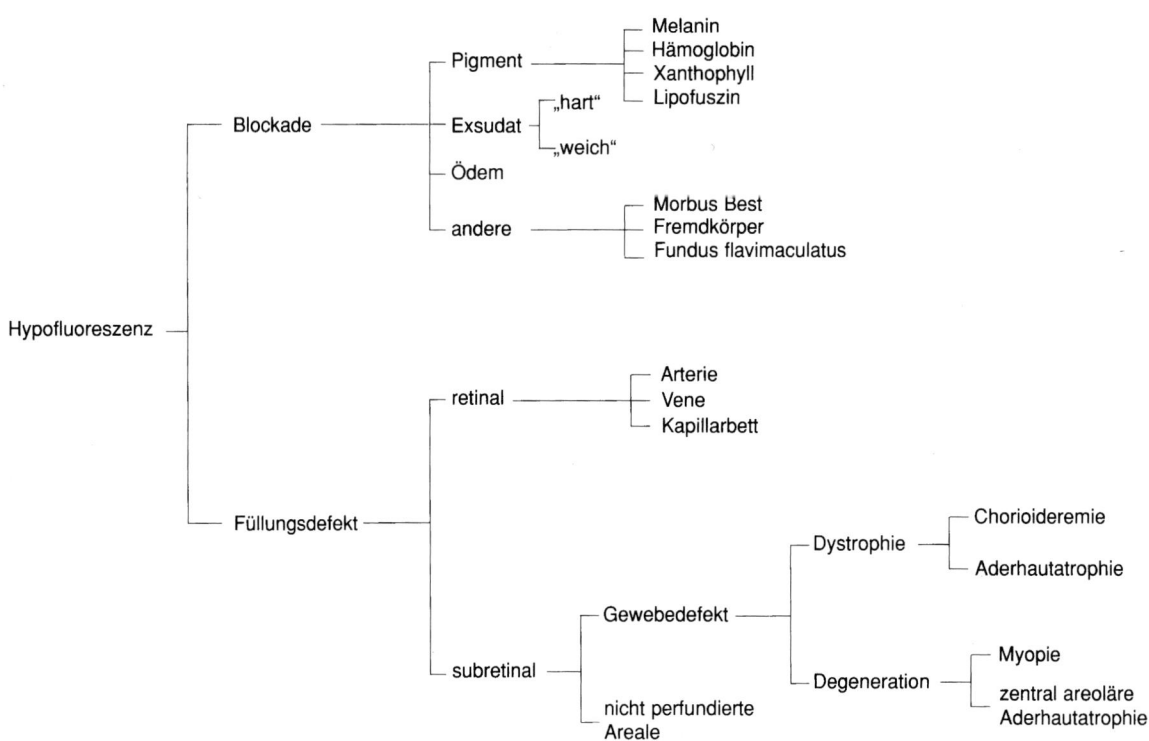

Abb. 33.2. Flußdiagramm zur Differentialdiagnose fluroeszeinangiographischer Phänomene. (Nach Schatz 1994)

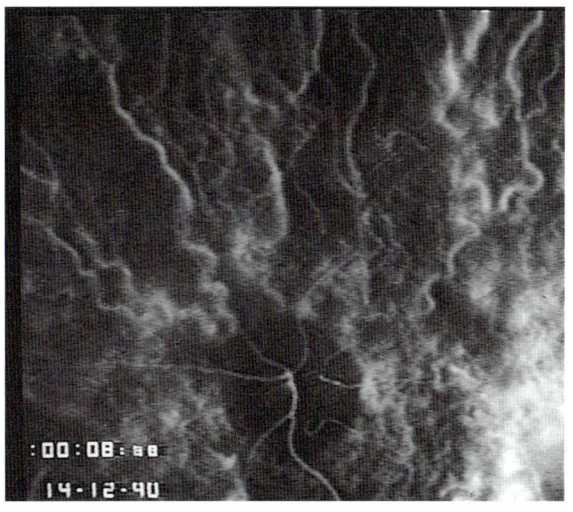
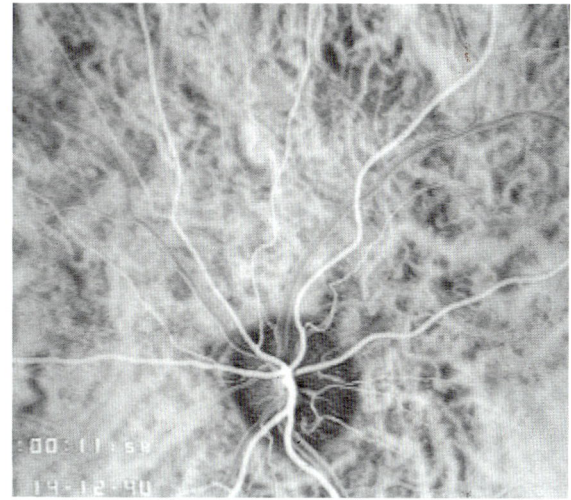
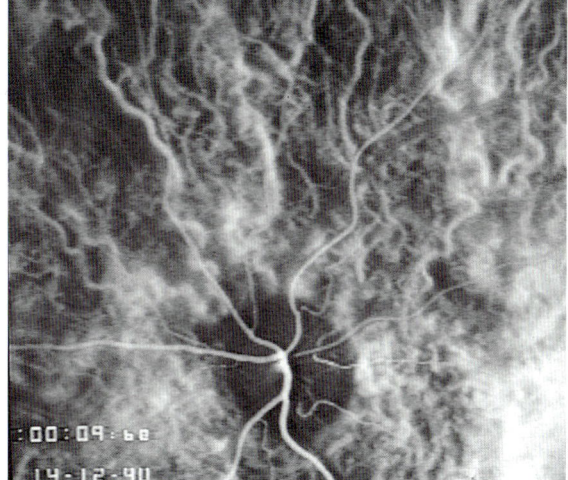
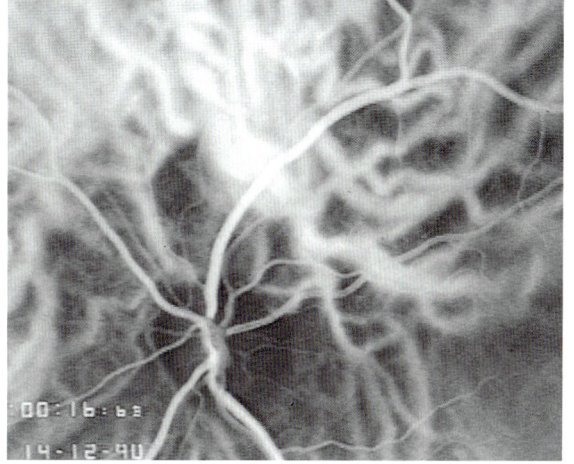

Abb. 33.3a–d. Indocyaningrünangiogramm eines Gesunden. **a** Füllung der chorioidalen Arteriolen und beginnende Füllung der Netzhautgefäße. **b** Beginnende Füllung chorioidaler Venolen. **c** Komplette Füllung der chorioidalen Gefäße. **d** Spätvenöse Phase; es sind nur noch große chorioidale Venolen gefüllt. (S. Wolf, Leipzig)

benwirkungen: die Häufigkeit milder, mittelgradiger und schwerer Nebenwirkungen wird mit 0,15%, 0,2% bzw. 0,05% angegeben. Im Gegensatz dazu liegt die Nebenwirkungsrate für Fluoreszein bei 4,8% (Übelkeit 2,9%; Erbrechen 1,2%; Flush, Jucken, Exanthem 0,5%; Dyspnoe, Synkopen, Niesen 0,2%). Die Todesfallrate infolge der Anwendung des ICG liegt bei 1:333333 gegenüber 1:222000 für die Fluoreszeinangiographie.

■ Applikation: Es werden 25–50 mg, gelöst in 2–4 ml Aqua ad injectabile, relativ schnell injiziert. Anschließend erfolgt eine Nachinjektion von 5 ml physiologischer Kochsalzlösung. Damit wird eine möglichst scharfe Farbstofffront in der Frühphase erreicht. Die Fluoreszenz von Indocyaningrün entspricht etwa 4% der Fluoreszenz von Natriumfluoreszein, so daß sehr sensitive Aufnahmesysteme erforderlich sind.

2.2
Indikationen

■ Chorioidale Neovaskularisation (v.a. bei okkulter Lage, Rezidiven, zusätzlicher Blutung und oder Pigmentepithelabhebung; Abb. 33.4a–c).

■ Retinopathia centralis serosa.

■ Aderhautdurchblutungsstörungen.

■ Entzündliche Veränderungen der Aderhaut.

■ Unklare retinale Blutungen.

■ Tumoren der Aderhaut.

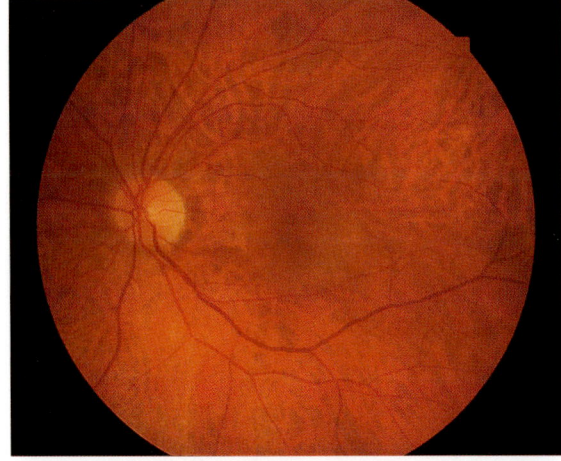

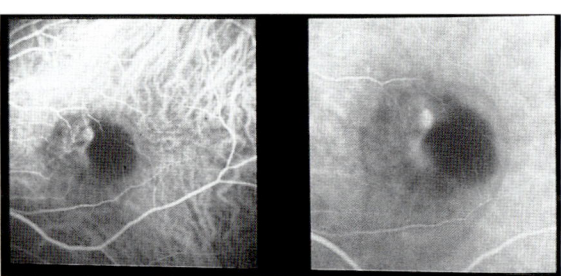

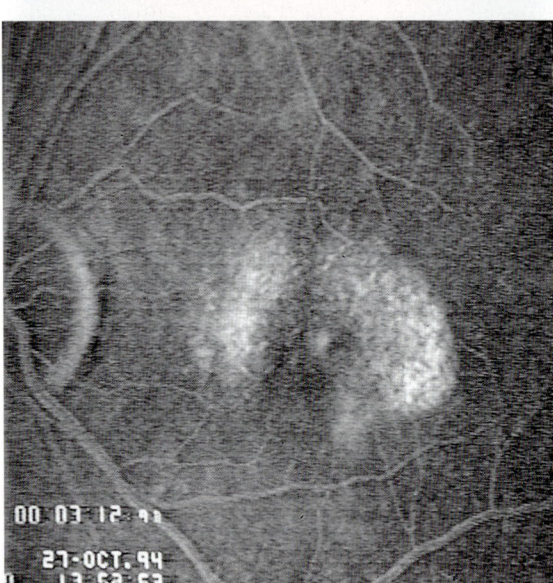

Abb. 33.4 a–c. Fundusbild, Fluoreszeinangiogramm und Indocyaningrünangiogramm bei chorioidaler Neovaskularisation bei Pigmentepithelabhebung. **a** Fundusbild mit Pigmentepithelabhebung. **b** Fluoreszeinangiographie (Spätphase) mit diffuser Leckage; es ist keine chorioidale Neovaskularisation abgrenzbar. **c** Indocyaningrünangiographie: *Links*: Frühphase; typischerweise bleibt die Pigmentepithelabhebung dunkel, am nasalen Rand erkennt man eine gut abgrenzbare chorioidale Neovaskularisation. Man sieht, daß die umgebenden Gefäße von einem feinen dunklen Rand umgeben sind (typisch). *Rechts*: Spätphase; die aktiven Anteile der chorioidalen Neovaskularisation imponieren als „hot spots". Jedoch ist die gesamte Neovaskularisation nur noch schwer abgrenzbar. (S. Wolf, Leipzig)

- ICG-unterstützte Behandlung von Läsionen der Aderhaut (umstritten).

2.2.1
Altersbedingte Makuladegeneration

- Das besondere Anwendungsspektrum der Indocyaningrünangiographie ist die Charakterisierung und bessere Darstellung chorioidaler Neovaskularisationen (CNV), v. a. bei okkulter Form, zusätzlichen submakulären Blutungen und Pigmentepithelabhebungen. Da nach Befunden der Fluoreszeinangiographie nur etwa 13–26% der Patienten klassische, gut abgrenzbare CNV aufweisen, läßt sich diese Rate in Kombination mit der ICG-Angiographie erheblich erhöhen. Darstellbar sind:

- Fokale Herde („focal spots", „hot spots"): Klinisch subretinale Exsudationen, die in der Fluoreszeinangiographie als okkulte CNV imponieren. In der ICG-Angiographie stellt sich bei etwa 30% dieser Patienten eine hyperfluoreszente Läsion von der Fläche etwa eines Papillendurchmessers dar, die typischerweise außerhalb der foveolären avaskulären Zone gelegen und einer Laserphotokoagulation unter ICG-Vorlage zugänglich ist. Nach Guyer et al. (1994) trifft dies für etwa 30% der Patienten mit okkulter CNV zu.
- Plaques: In der ICG-Angiographie hyperfluoreszente Läsion größer als die Fläche eines Papillendurchmessers, die häufig subfoveolär liegt, eine Größenzunahme im Zeitverlauf aufweist und bei bis zu 60% der Patienten mit einer CNV nachweisbar ist. Histopathologisch korreliert der

Plaque mit einer CNV. Eine Laserkoagulation ist hier möglicherweise nicht empfehlenswert.
- Kombinierte Läsionen aus einem Hot spot und einem Plaque: Ein marginaler Spot stellt sich als Hot spot am Rande eines Plaques einer CNV dar. Er kann bei etwa 3 % der Patienten mit CNV nachgewiesen werden und ist möglicherweise einer Laserkoagulation zugänglich.
- Etwa 4 % der Patienten weisen einen Hot spot auf, der einem Plaque aufgelagert ist.
- Bei etwa 1 % der Patienten kann ein vom Plaque entfernter Hot spot nachgewiesen werden.

2.2.2
Retinopathia centralis serosa

Ein Anfärbarkeit chorioidaler Gefäße wurde neben weiteren Leckage-Arealen bei einem Teil der Patienten mit Retinopathia centralis serosa nachgewiesen und als Vorhandensein abnormer chorioidaler Gefäße bei der Pathogenese der Erkrankung interpretiert.

2.2.3
Akute posteriore multifokale plaquoide Pigmentepitheliopathie (APMPPE)

Sind multiple Hyperfluoreszenzen neben den klinisch vorhandenen Läsionen sichtbar, werden diese als Hinweis für eine chorioidale Genese der APMPPE gewertet.

2.2.4
Chorioiditis

Zahlreiche fleckförmige Hypofluoreszenzen zeigen sich in der ICG-Angiographie, die mit den klinischen Läsionen korrelieren und möglicherweise Defekte der Choriokapillaris darstellen. Auch bei der serpiginösen Chorioiditis und der multifokalen Chorioiditis können Hypofluoreszenzen im Bereich der klinisch sichtbaren Läsionen beobachtet werden.

2.2.5
Intraokulare Tumoren

■ Die ICG-Angiographie erlaubt eine Differenzierung pigmentierter (Aderhautmelanom) von nichtpigmentierten Aderhauttumoren (Hämangiom, Osteom). Filiae eines Lungenkarzinoms und eines kutanen Melanoms zeigen meist eine Blockade, während Filiae eines Schilddrüsenkarzinomes und eines Bronchuskarzinoids Hyperfluoreszenzen aufweisen. Hämangiome zeigen eine progrediente, meist gefleckte Hyperfluoreszenz während sich bei Osteomen gerade in der Frühphase kleine Gefäße in der ICG-Angiographie darstellen lassen. Es gibt vereinzelt Hinweise darauf, daß mit Hilfe der ICG-Angiographie eine Unterscheidung zwischen Nävi und Aderhauttumoren möglich ist.

■ Indocyaningrün wird bei der Behandlung von Aderhauttumoren mittels Diodenlasertherapie bei entsprechender Indikationsstellung zur Verstärkung des Diodenlasereffektes verwendet (umstritten). Die Absorption von ICG erfolgt bei einer ähnlichen Wellenlänge wie das Emmissionsmaximum des Diodenlasers.

3
Fluoreszeinangiographische Beispiele

3.1
Gefäßerkrankungen

3.1.1
Arterienverschluß

Da in der Netzhaut keine vaskulären Anastomosen bestehen, führt jegliche Obstruktion der Zentralarterie zu einer Ischämie mit nachfolgendem Untergang von retinalem Gewebe. Bei etwa 15–30 % der Patienten kann ein zilioretinaler Kreislauf die Versorgung im Bereich der Makula trotz Verschlusses der Zentralarterie gewährleisten. Während bei einer Zentralarterie die Fluoreszeinangiographie mit Ausnahme der zu erwartenden Perfusionsstörung meist keine wesentlichen neuen Informationen erbringt, kann bei einem Arterienastverschluß das Ausmaß des Verschlußgebietes genau eingegrenzt werden.

Arterienastverschluß

Die betroffene Arterie wird nicht vom Blutstrom perfundiert und kann genau vom perfundierten Bereich abgegrenzt werden. Das Netzhautareal im Verschlußgebiet erscheint verschwommen. Die Venen im Verschlußgebiet enthalten kein Fluoreszein, während die angrenzenden Venen einen laminaren Blutstrom aufweisen. Eine retrograde Füllung der Arterie kann erfolgen. Bei einem partiellen Verschluß kann es zu einer verzögerten Füllung der betroffenen Arterie kommen. Die Gefäßwand der betroffenen Arterie kann sich v. a. in der Spätphase als Aus-

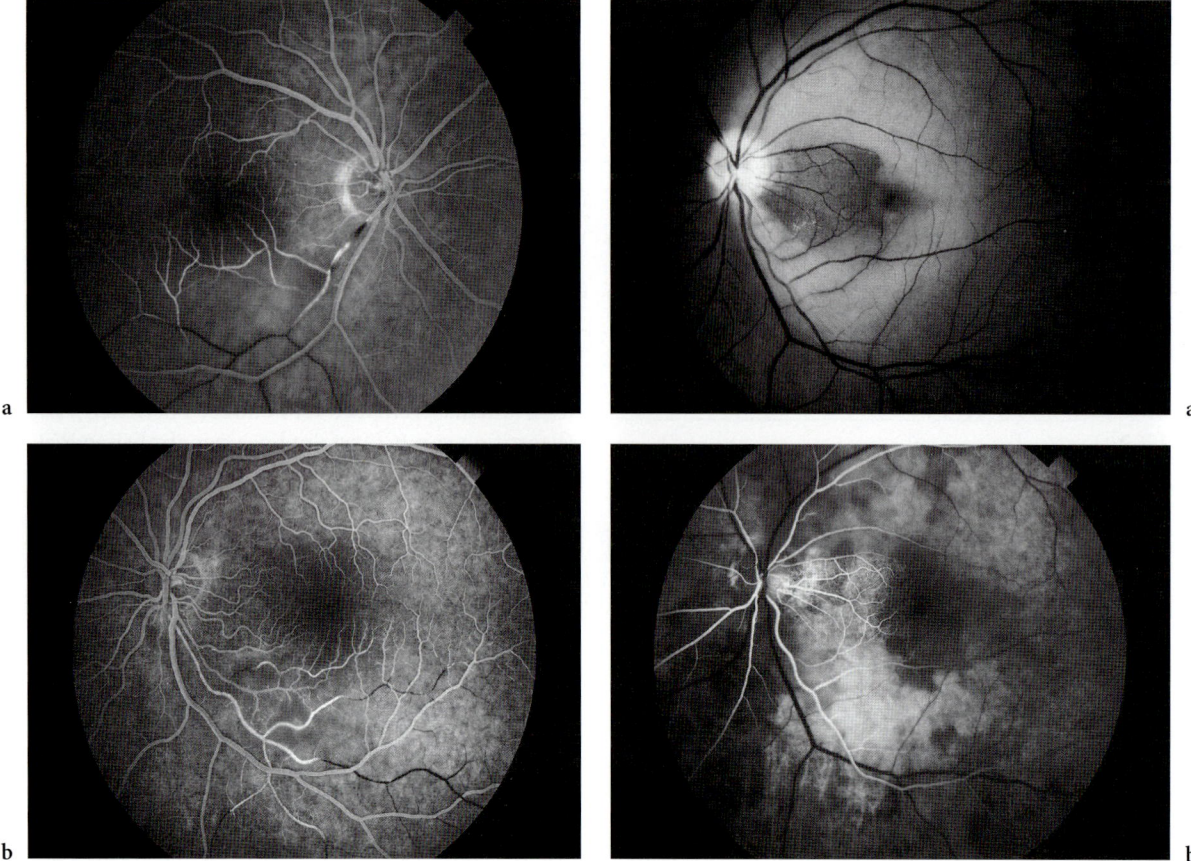

Abb. 33.5 a, b. Zwei Beispiele mit Arterienastverschluß. Teilweise retrograde Füllung der Gefäße

Abb. 33.6 a, b. Zentralarterienverschluß mit erhaltener Perfusion des papillomakulären Bereiches durch ein zilioretinales Gefäß. **a** Rotfreie Aufnahme mit Darstellung des Ödems und des nichtödematösen Bezirks; **b** Fluoreszeinangiographie mit bereits reperfundiertem Gefäß

druck eines hypoxischen Schadens der Gefäßwand anfärben (Abb. 33.5 a, b).

Zentralarterienverschluß

Es zeigt sich eine ausgesprochen verlängerte Zirkulationszeit. Lange nachdem sich die chorioidalen Gefäße gefüllt (chorioidaler Flush) und wieder entleert haben, zeigen die retinalen Arterien entweder keine oder eine sehr verspätete Füllung. Die Retina hat aufgrund des Ödemes einen verwaschenen Aspekt (Abb. 33.6 a, b).

3.1.2
Venenverschluß

Venenastverschlüsse treten etwa 3mal häufiger als Zentralvenenverschlüsse auf. Der temporal obere Geäßbogen ist am häufigsten betroffen. Prädilektionsstellen sind die arteriovenösen Kreuzungen. Nicht selten können einige Tage zuvor Zeichen einer Präthrombose in Form von streifenförmigen Blutungen, erweiterten Venen und einem lokalisierten Netzhautödem an einer arteriovenösen Kreuzungsstelle auftreten.

Venenastverschluß

Der Verschluß der Vene beginnt häufig an einer arteriovenösen Kreuzungsstelle. Die betroffene Vene kann komplett oder partiell verschlossen sein und zeigt entweder keine oder eine partielle intraluminare Fluoreszenz. Die Gefäßwand färbt sich häufig als Ausdruck der hypoxämischen Schädigung an. Im Drainagegebiet der Vene können nicht perfundierte Areale vorhanden sein und Leckagen in das Verschlußgebiet aus Mikroaneurysmata oder aus nichtverschlossenen Kapillaren erfolgen. Ältere Venenverschlüsse weisen ein chronisches Netzhautödem

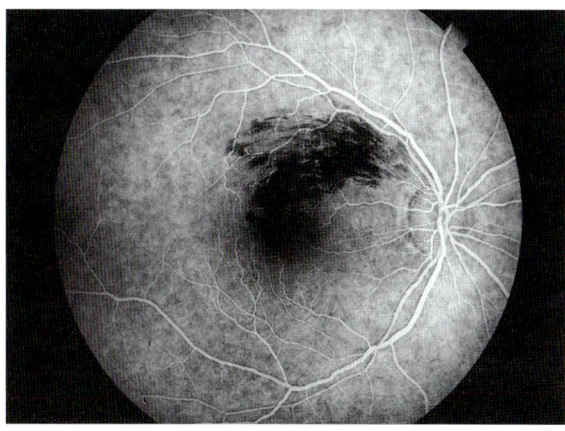

Abb. 33.7. Paramakulärer Venenastverschluß mit streifenförmigen Blutungen im Verschlußgebiet ohne Ödem

auf. Streifenförmige Blutungen blockieren die Fluoreszenz. Das perifoveoläre Kapillarnetz kann im Falle einer Beteiligung rarefiziert sein und auch zu Leckagen führen. Kollateralen und Neovaskularisationen können sich im Verlauf ausbilden (Abb. 33.7).

Zentralvenenverschluß

■ Zeichen eines Zentralvenenverschlusses sind erweiterte, tortuöse Venen, ein Papillenödem, kapilläre Minderperfusion, Cotton-wool-Herde und streifenförmige Blutungen. Die Prognose – Sehschärfe, Entwicklung von Neovaskularisationen an Iris (mit Sekundärglaukom) und Netzhaut – ist wesentlich vom Ausmaß der retinalen Ischämie abhängig: Bei einer Staseretinopathie (inkompletter, perfundierter Zentralvenenverschluß) zeigt sich ein weitgehend perfundiertes Kapillarnetz mit guter Prognose. Aus einem hämorrhagischen (kompletten) Zentralvenenverschluß kann sich ein überwiegend ischämischer Verschluß mit ausgedehnten nicht perfundierten Arealen und Neovaskularisationen entwickeln. Das Ausmaß der retinalen Ischämie kann sehr gut mit Hilfe der Fluoreszeinangiographie abgeschätzt werden.

■ Die Füllungszeit der retinalen Gefäße ist bei weitgehend regelrechter chorioidaler Füllung verzögert. Die Venen zeigen Kaliberschwankungen, eine Tortuositas, die Venenwand kann sich infolge der Hypoxämie anfärben. Peripapillär kann es zu einem Ödem kommen. Das Ausmaß der retinalen Ischämie kann vom Ausmaß der Perfusionstörung des Kapillarnetzes abgeschätzt werden (Abb. 33.8 a, b).

3.1.3
Hypertensive Retinopathie

Frühe Zeichen einer systemischen Hypertonie sind enge Arteriolen, Kaliberschwankungen der Arteriolen und Kapillaren. Im fortgeschrittenen Stadium zeigen sich Cotton-wool-Herde, nicht perfundierte Areale und Leckagen aus den an die ischämischen Areale angrenzenden Kapillaren sowie vereinzelt Aneurysmata. Bei einer schweren hypertensiven Retinopathie bilden sich eine Papillenschwellung mit peripapillärem Ödem, ein diffuses Netzhautödem mit Leckage aus den retinalen Gefäßen, eine Anfärbung von retinalen Gefäßen, streifenförmige Blutungen und nicht perfundierte Areale. Im Bereich der Cotton-wool-Herde zeigt sich als Folge der retinalen Ischämie ein verwaschener Aspekt des betroffenen Netzhautareals. Zusätzlich können Veränderungen der Chorioidea in Form von Atrophien vorkommen (Abb. 33.9 a, b).

Abb. 33.8 a, b. Staseretinopathie mit erheblicher Tortuositas der Venen, stasebedingten Fleckblutungen und Cotton-wool-Herden nahe der Papille. **a** Rotfreie Aufnahme; **b** Fluoreszeinangiographie

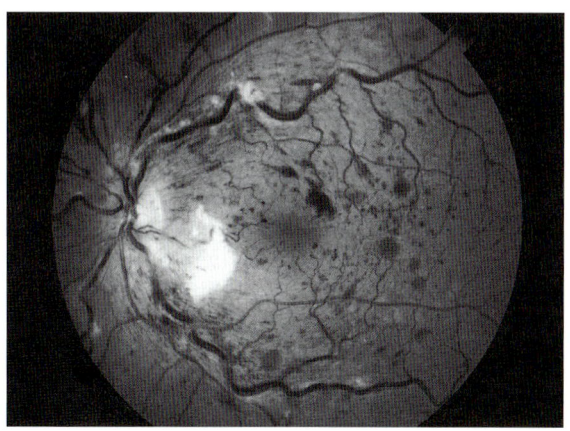
a

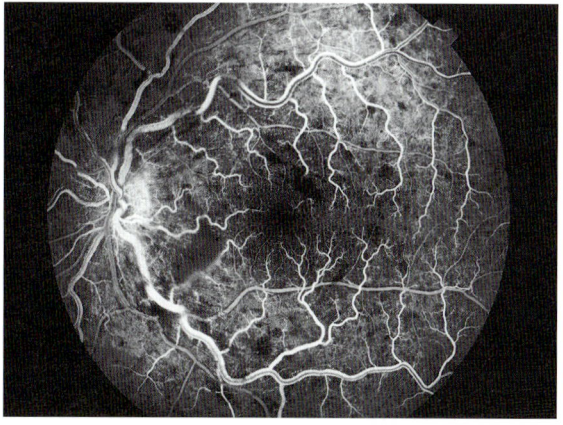
b

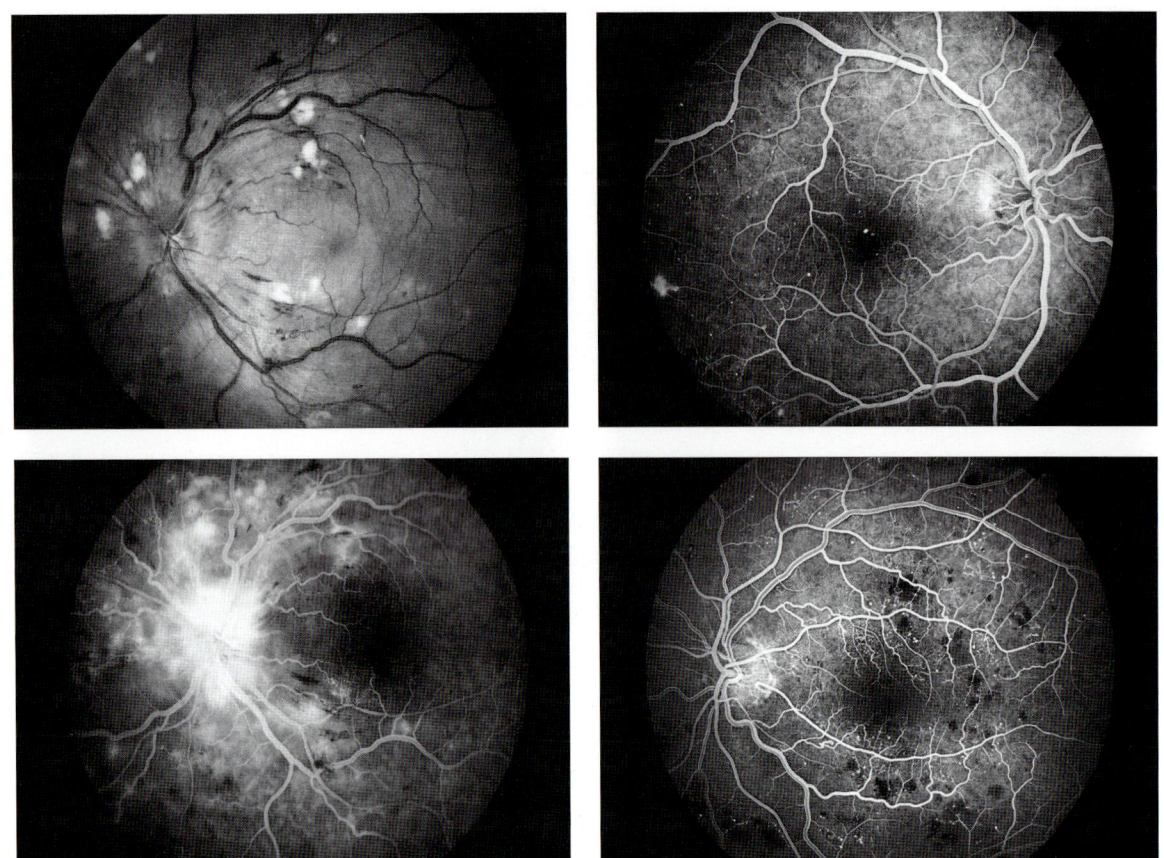

Abb. 33.9 a, b. Fundus hypertonicus mit Cotton-wool-Herden, Fleckblutungen, Kaliberschwankungen, Kreuzungszeichen und einer deutlichen Papillenschwellung. **a** Rotfreie Aufnahme; **b** Fluoreszeinangiographie

Abb. 33.10 a, b. Nichtproliferative diabetische Retinopathie. **a** Rechtes Auge; **b** linkes Auge

3.1.4 Diabetische Retinopathie

- Siehe auch Kap. 13.

- Die Fluoreszeinangiographie ist bei der Beurteilung diabetischer Veränderungen ein wichtiges diagnostisches Hilfsmittel zur Beurteilung von Frühveränderungen und des Erkrankungsverlaufs sowie zur Indikationsstellung zur Laserkoagulation und zum Monitoring vor und nach einer Therapie.

Nichtproliferative diabetische Retinopathie

Als Frühveränderungen lassen sich Mikroaneurysmata nachweisen. Sie sind im venösen, aber auch im arteriellen Schenkel in Form kleiner, punktförmiger Hyperfluoreszenzen meist mit Leckage-Bildung im Verlauf der Aufnahme vorhanden. Weitere Veränderungen sind Kaliberschwankungen der retinalen Gefäße (v. a. Venen) sowie initial meist kleinere nicht perfundierte Areale. Ferner können blutungsbedingte Fluoreszenzblockaden vorliegen (Punkt- und Fleckblutungen). Auch harte Exsudate führen meist zu einer milden Fluoreszenzblockade (Abb. 33.10 a, b).

Proliferative diabetische Retinopathie

Mit zunehmender Ausdehnung der nicht perfundierten Areale und der Perfusionsstörungen entwickeln sich, vermutlich durch die Ausschüttung vasoproliferativer Faktoren, Proliferationen. Sie entstehen v. a. an den Grenzgebieten der perfundierten zu den ischämischen Arealen der Retina als NVE (neovascularization elsewhere) und an der Papille als NVD (neovascularization at the disk) (Abb. 33.11 a–c). Proliferationen weisen Leckagen auf. Papillenproliferationen (Abb. 33.11 d, e) füllen sich meist vor den übrigen retinalen Gefäßen, da sie vermutlich vom Chorioidalkreislauf versorgt werden.

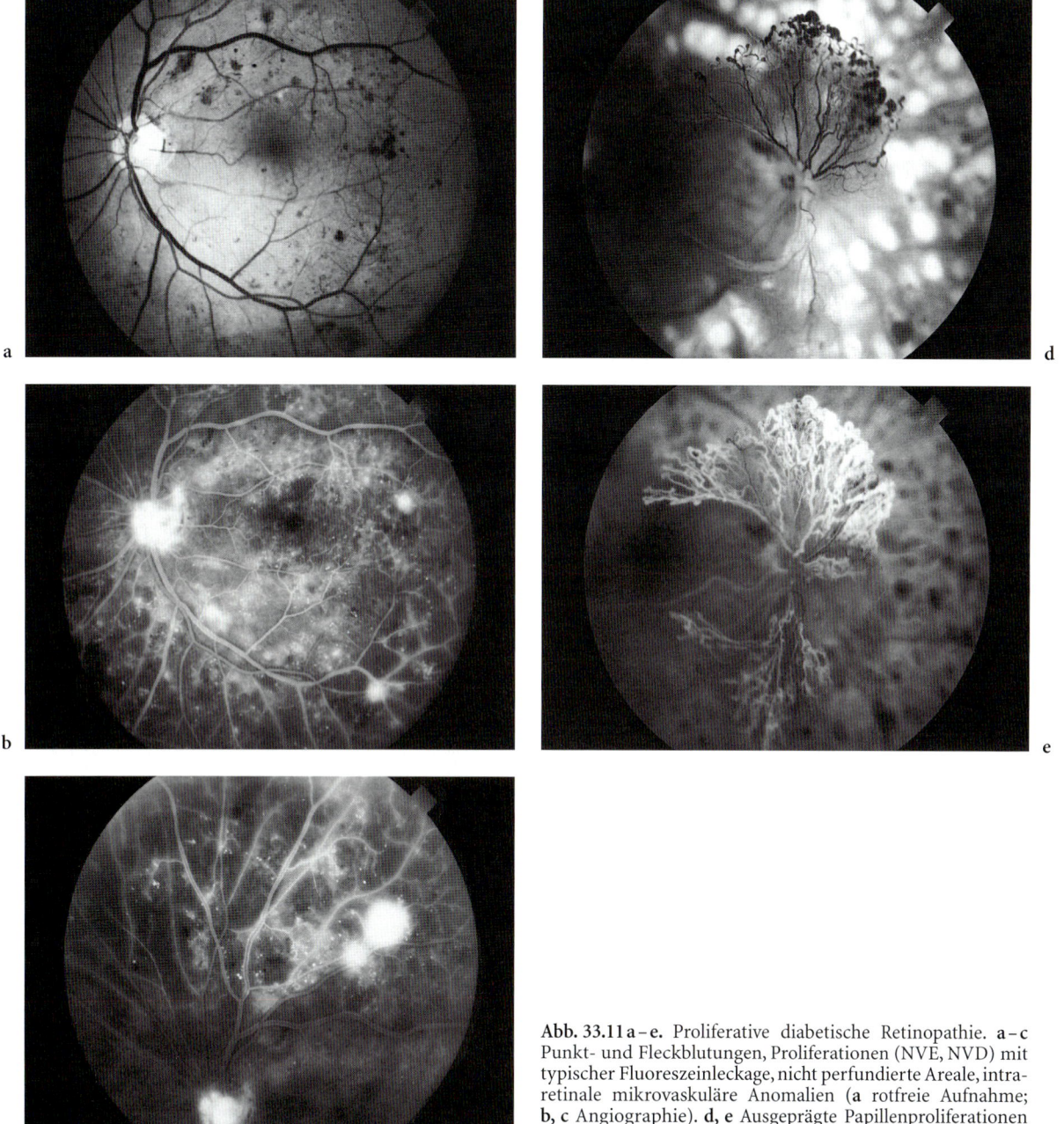

Abb. 33.11 a–e. Proliferative diabetische Retinopathie. **a–c** Punkt- und Fleckblutungen, Proliferationen (NVE, NVD) mit typischer Fluoreszeinleckage, nicht perfundierte Areale, intraretinale mikrovaskuläre Anomalien (**a** rotfreie Aufnahme; **b, c** Angiographie). **d, e** Ausgeprägte Papillenproliferationen (**d** rotfreie Aufnahme; **e** Angiographie)

Diabetische Makulopathie

■ Siehe auch Kap. 13.

■ Hierzu gehören Mikroaneurysmata, Lipidexsudate, Punkt-, Fleckblutungen mit ihren fluoreszeinangiographischen Merkmalen (s. oben) sowie eine fokal betonte oder diffuse Ödembildung. Von besonderer Bedeutung ist die Differenzierung einer ischämischen Makulopathie (mit Rarefizierung des perifoveolären Kapillarnetzes und Nonperfusionsarealen im Makulabereich) vom diffusen oder fokal betonten Makulaödem.

3.1.5
Okuläre Ischämie

Es handelt sich hier um eine meist unilaterale, durch eine okklusive Karotidenerkrankung bedingte ischämische Retinopathie infolge einer chronischen Hypoxämie. Fluoreszeinangiographisch zeigen sich eine erheblich verzögerte Füllungszeit der retinalen Gefäße, dilatierte Venen, eine venöse Tortuositas, streifenförmige Blutungen zusammen mit einem Papillenödem. Differentialdiagnostisch sind ein perfundierter Zentralvenenverschluß und die diabetische Retinopathie abzugrenzen.

3.1.6
Morbus Coats

■ Es handelt sich um eine nichtproliferative exsudative Netzhauterkrankung, der eine entwicklungsbedingte Anomalie retinaler Gefäße in Form retinaler Teleangiektasien zugrunde liegt. Beim M. Coats befinden sich die Veränderungen in der retinalen Peripherie mit meist erheblicher Lipidexsudation. Manche Autoren bezeichnen Teleangiektasien in der Peripherie ohne wesentliche Lipidexsudationen als Leber-Miliaraneurysmata. Treten die Teleangiektasien unmittelbar im Bereich der Fovea auf, werden sie als juxtafoveale retinale Teleangiektasien bezeichnet.

■ Leitbefund sind Aneurysmata im Kapillar-, Arteriolen-, und Arterienbereich. Dabei sind Aneurysmata im arteriellen Schenkel typischerweise beim M. Coats bzw. retinalen Teleangiektasien anzutreffen. Zu Lipoidexsudationen kommt es sekundär. Weitere Komplikationen sind eine exsudative Netzhautablösung und ein Sekundärglaukom.

■ Fluoreszeinangiographisch lassen sich bei den Leber-Miliaraneurysmata bzw. dem M. Coats eine Vergröberung des Kapillarbettes, Dilatationen und irreguläre Kaliberschwankungen der Kapillaren, Aneurysmata, Schlingenbildungen, periphere avaskuläre Zonen und Shunt-Bildungen erkennen (Abb. 33.12a, b).

3.1.7
Juxtafoveale retinale Teleangiektasien

■ Nach Gass (1997) lassen sich 3 Typen unterscheiden:

- Typ I A (diffuser Typ) tritt meist unilateral bei überwiegend männlichen Patienten auf. Bei Erstvorstellung sind diese Patienten meist älter als 35 Jahre. Die Teleangiektasien sind bereits ophthalmoskopisch in einem Areal von 1–3 PD temporal der Fovea und symmetrisch entlang der Raphe, meist mit Lipidexsudaten und Netzhautödem, sichtbar. Ein zystoides Makulaödem kann sich als Komplikation entwickeln.
- Typ I B tritt fokal betont temporal der Fovea in einem Areal innerhalb von 2 PD von der Fovea entfernt auf.
- Typ II kommt bilateral entweder familiär gehäuft (II A) oder sporadisch (II B) vor. Die meist männlichen Patienten befinden sich in der 4.–9. Lebensdekade. Temporal der Fovea bzw. zirkumfoveolär lassen sich rechtwinklig in die Tiefe verlaufende Venen, Kapillardilatationen, kristalloide Ablagerungen und ein Netzhautödem erkennen. Im Verlauf entwickeln sich RPE-Akkummulationen entlang der Venen, zentrale Atrophien des retinalen Pigmentepithels bis hin zu Neovaskularisationen.
- Typ III A hat meist eine Systemerkrankung als Ursache und geht mit bilateralem Befall und fokalen Ischämien im Bereich der foveolären

Abb. 33.12a, b. Morbus Coats mit typischer Vergröberung des Kapillarbettes und deutlicher Exsudation aus den Gefäßen

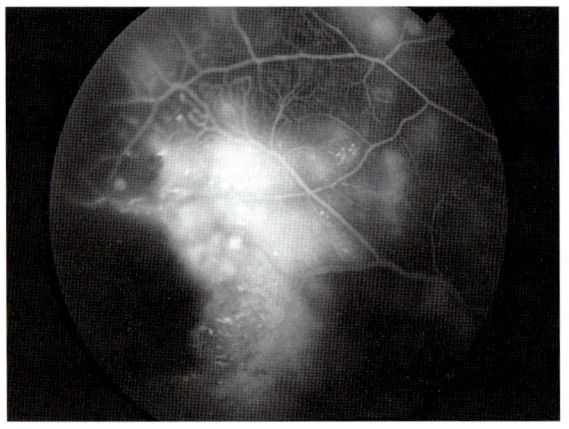
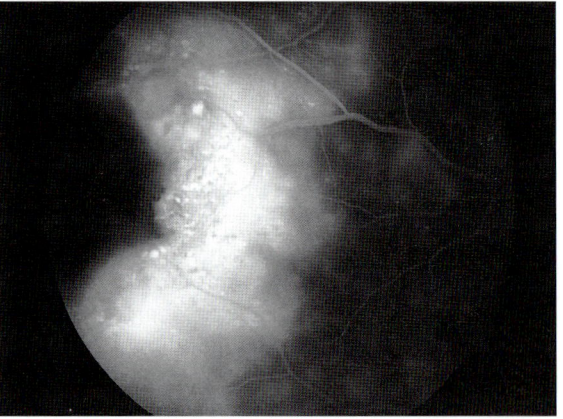

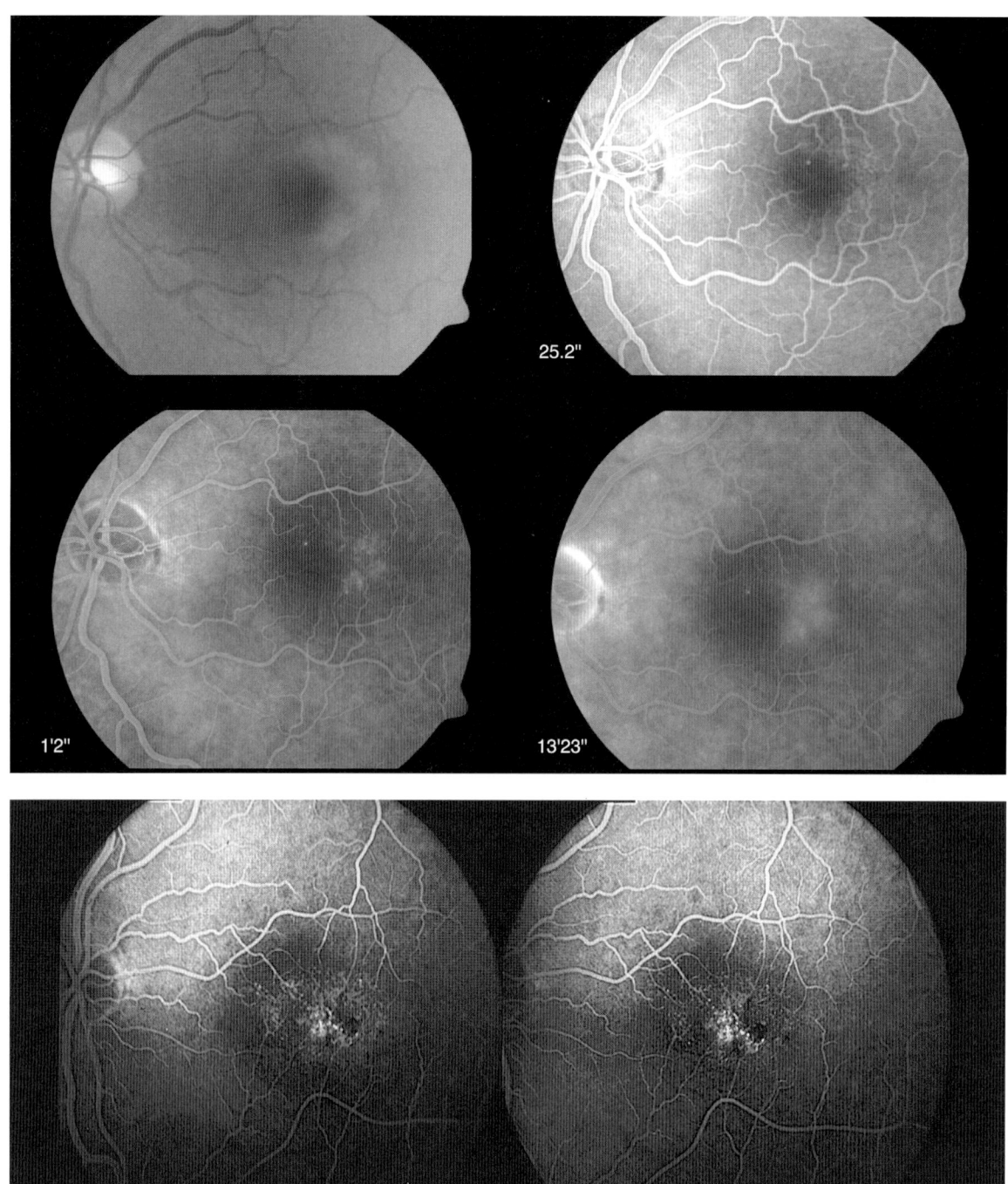

Abb. 33.13a–c. Juxtafoveale Teleangiektasien. Typ I Teleangiektasien (**a**); Typ II Teleangiektasien (**b, c**). **c** s. S. 932

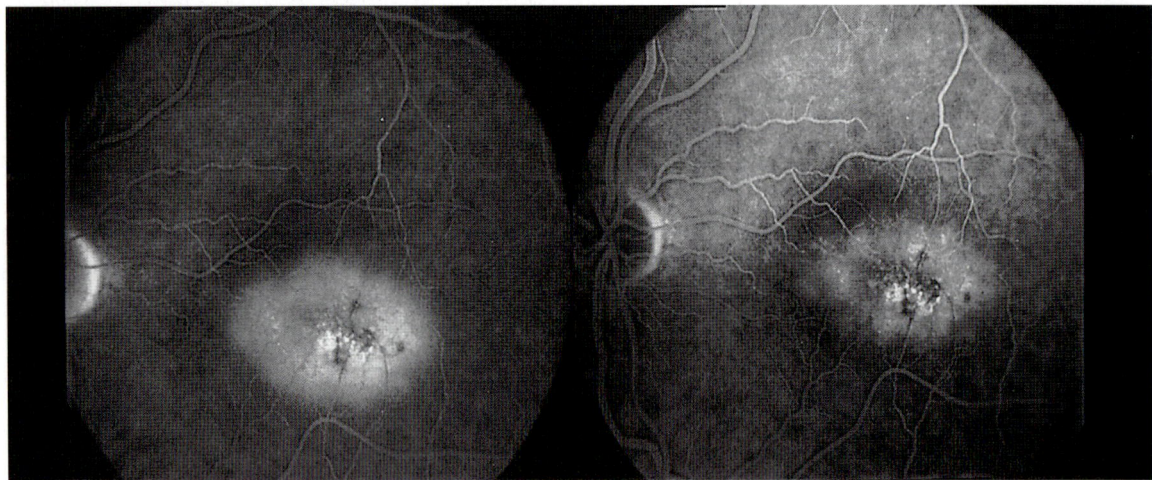

Abb. 33.13 (Fortsetzung). c Legende s. S. 931

avaskulären Zone einher. Bei Typ III B wurden gehäuft zerebrale Vaskulopathien nachgewiesen. Die Abb. 33.13a zeigt Typ-I-Teleangiektasien, die Abb. 33.13b und c zeigen Typ-II-Teleangiektasien.

3.1.8
Retinales Makroaneurysma

Ein retinales Makroaneurysma ist gehäuft mit kardiovaskulären Erkrankungen (z. B. Bluthochdruck) bei meist älteren, weiblichen Patienten vergesellschaftet. Arteriolen 2. und 3. Ordnung sind oft betroffen. Die Gefäßwand des Aneurysmas färbt sich verstärkt an, und es kommt im Verlauf zur Leckage-Bildung. Blockaden durch Blutungen und Exsudate können begleitend vorhanden sein (Abb. 33.14a, b).

Abb. 33.14a, b. Retinales Makroaneurysma. a Fundusaufnahme, b Angiographie

3.1.9
Morbus Eales

Die Fluoreszeinangiographie trägt bei dieser beidseitig auftretenden, primär okklusiven Erkrankung unklarer Ursache dazu bei, das Ausmaß der Okklusionen, nicht perfundierten Areale, Shunts und Neovaskularisationen genau abzuschätzen. Zwischen den peripher avaskulären Arealen (nicht perfundierte Areale) und der zentral regelrechten Netzhaut befindet sich meist ein Sektor von arteriovenösen Shunts, strickleiterartigen Kollateralen und Proliferationen (Abb. 33.15a, b).

3.1.10
Sichelzellretinopathie

Als Folge der Hämoglobinopathie bilden sich retinale Okklusionen und Ischämien. Fluoreszeinangio-

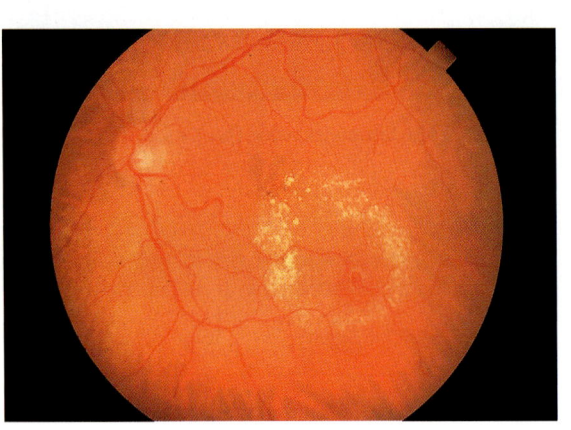
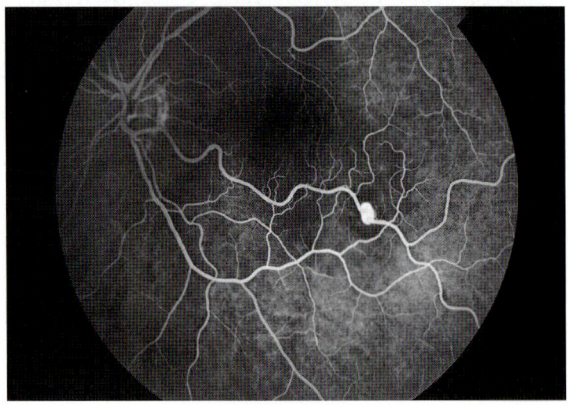

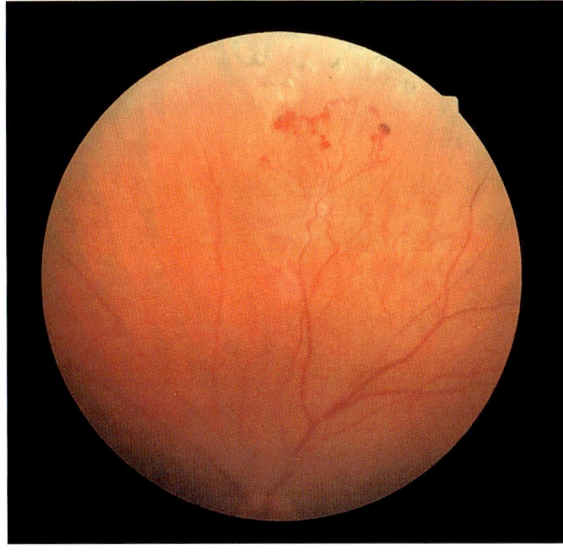
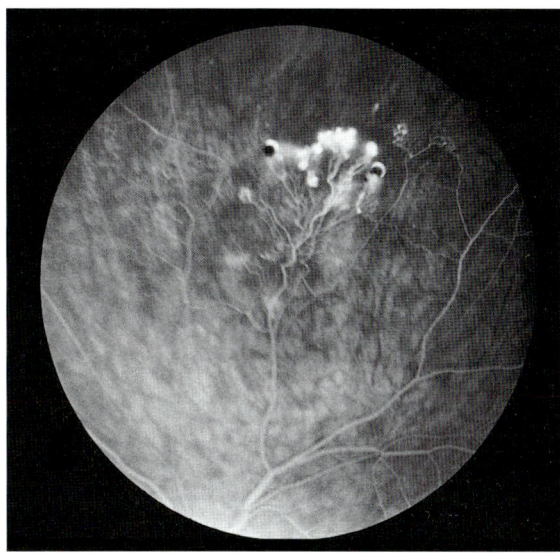

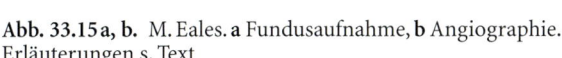

Abb. 33.15 a, b. M. Eales. **a** Fundusaufnahme, **b** Angiographie. Erläuterungen s. Text

graphisch zeigen sich arteriovenöse Anastomosen am Rande von nicht perfundierten Arealen. Peripher davon liegen ausgedehnte avaskuläre Zonen. Als Folge können sich Proliferationen mit ausgedehnter Leckage bilden.

3.2 Erkrankungen der Makula

3.2.1 Drusen

■ Drusen können in harte, weiche, basallaminäre und kalzifizierte Drusen unterteilt werden:

- Harte Drusen: Sie sind <63 µm groß und stellen sich als kleine, scharf begrenzte punktförmige gelbliche Ablagerungen dar. Sie werden meist in der 2. Lebensdekade manifest. In der Fluoreszeinangiographie zeigen sie eine Hyperfluoreszenz in der Frühphase. Sie können als Drusenhaufen (Cluster) konfluieren, erscheinen dann weniger kompakt, jedoch scharf begrenzt und sind dann meist größer als 63 µm. Die Visusprognose ist meist gut. Rückbildungen mit konsekutiver Atrophie des RPE wurden beschrieben (Abb. 33.16 a). Die Ansammlungen harter Drusen können sich zu weichen und konfluierenden Drusen entwickeln.
- Weiche Drusen: Sie sind >63 µm, unschärfer begrenzt als harte Drusen und können konfluieren. Sie gehen mit degenerativen Veränderungen des RPE einher und haben ein deutlich erhöhtes Risiko für die Entwicklung von Pigmentepithelabhebungen und eine Verminderung der Sehschärfe. Fluoreszeinangiographisch sind sie durch den erhöhten Gehalt an Lipiden und Fetten zumindest in der Frühphase hypofluoreszent (Abb. 33.16 b).
- Kalzifizierte Drusen sind irregulär begrenzt, sind ophthalmoskopisch kristalloid und stellen Residuen von Drusen bei einer Atrophie und Degeneration des RPE dar.
- Basallaminäre Drusen: Es handelt sich um sehr kleine, scharf begrenzte, hyperfluoreszente Drusen, die angiographisch deutlich besser zu sehen sind als klinisch, ab der 3. Lebensdekade auftreten und häufig eine radiäre Anordnung haben (Abb. 33.16 c).

■ Weitere fluoreszeinangiographische Merkmale: In der Frühphase zeigen sich Punkt bis fleckförmige Hyperfluoreszenzen (hydrophile Drusen) bzw. Hypofluoreszenzen (weiche Drusen). In der präarteriellen Phase ist die Autofluoreszenz der Drusen erkennbar.

3.2.2 Chorioidale Neovaskularisationen

■ Chorioidale Neovaskularisationen (CNV) können bei zahlreichen Erkrankungen auftreten:

- Altersbedingte Makuladegeneration.
- Myopie.
- Sog. okuläres Histoplamosesyndrom (POHS).
- Angioid streaks.
- Aderhautruptur.

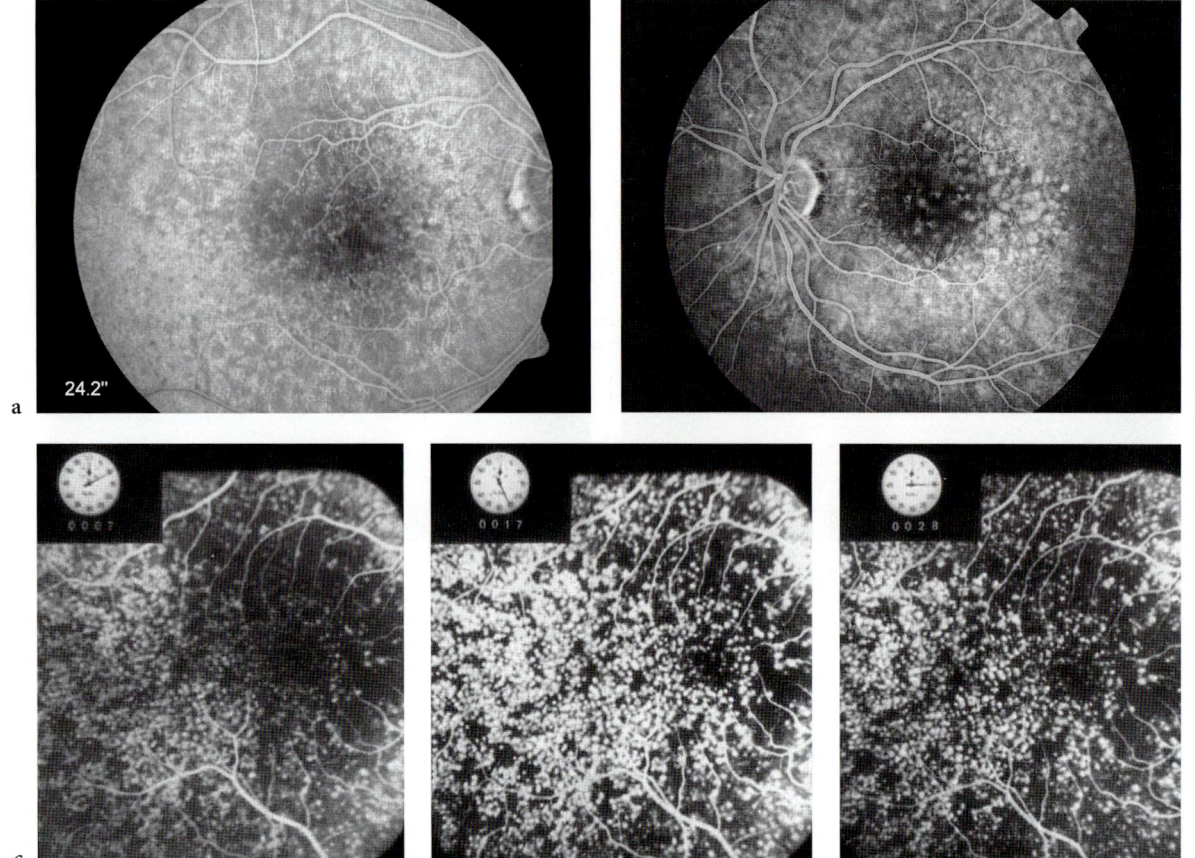

Abb. 33.16a–c. Drusen. **a** Harte Drusen, **b** weiche Drusen, **c** basallaminäre Drusen. Erläuterungen s. Text

- Chorioiditis.
- Vitelliforme Makuladegeneration.
- Laserkoagulation.

■ Es werden nach der Macular Photocoagulation Study Group (MPS) folgende Typen von CNV unterschieden:

- Klassische CNV: Fluoreszeinangiographisch zeigt sich in der Frühphase ein scharf begrenztes hyperfluoreszentes Areal, in dem Gefäßstrukturen erkennbar sein können. Die CNV füllen sich typischerweise vor den Gefäßen der Retina (Versorgung aus dem Aderhautkreislauf). In der Spätphase erscheint typischerweise eine ausgeprägte Leckage (Abb. 33.17 a–d).
- Okkulte CNV: in der Frühphase nicht klar abgrenzbar:
  ▼ Leckage unklarer Herkunft in der Spätphase: Es zeigen sich v. a. in den späten Phasen fleckförmige Hyperfluoreszenzen mit Leckage sowie eine Farbstoffanreicherung auf der Ebene des RPE und unter der neurosensorischen Retina, ohne daß der gesamte CNV-Bereich klar abgrenzbar wäre bzw. dieser Spätphasenleckage ein klar abgrenzbares Areal in der Frühphase zugeordnet werden könnte (Abb. 33.17e). Diese Form der okkulten CNV ist am besten 2–5 min nach Beginn der Farbstoffinjektion zu sehen und führt danach zu einer weiteren Anreicherung des Farbstoffes in den subretinalen Raum.
  ▼ Fibrovaskuläre Pigmentepithelabhebung: Es zeigt sich in der Frühphase ein unregelmäßiges Areal mit punktförmigen bis fleckförmigen Hyperfluoreszenzen (meist 30–60 s nach Farbstoffinjektion) mit später Leckage aus zahlreichen Leckage-Punkten innerhalb dieses Areals. In der Spätphase resultiert eine gleichmäßige, aber unscharf begrenzte Hyperfluoreszenz (Abb. 33.17f).

3.2.3
Pigmentepithelabhebung

Fluoreszeinangiographisch sind sie scharf begrenzt und in der Frühphase hypo- oder schwach hyper-

3 Fluoreszeinangiographische Beispiele 935

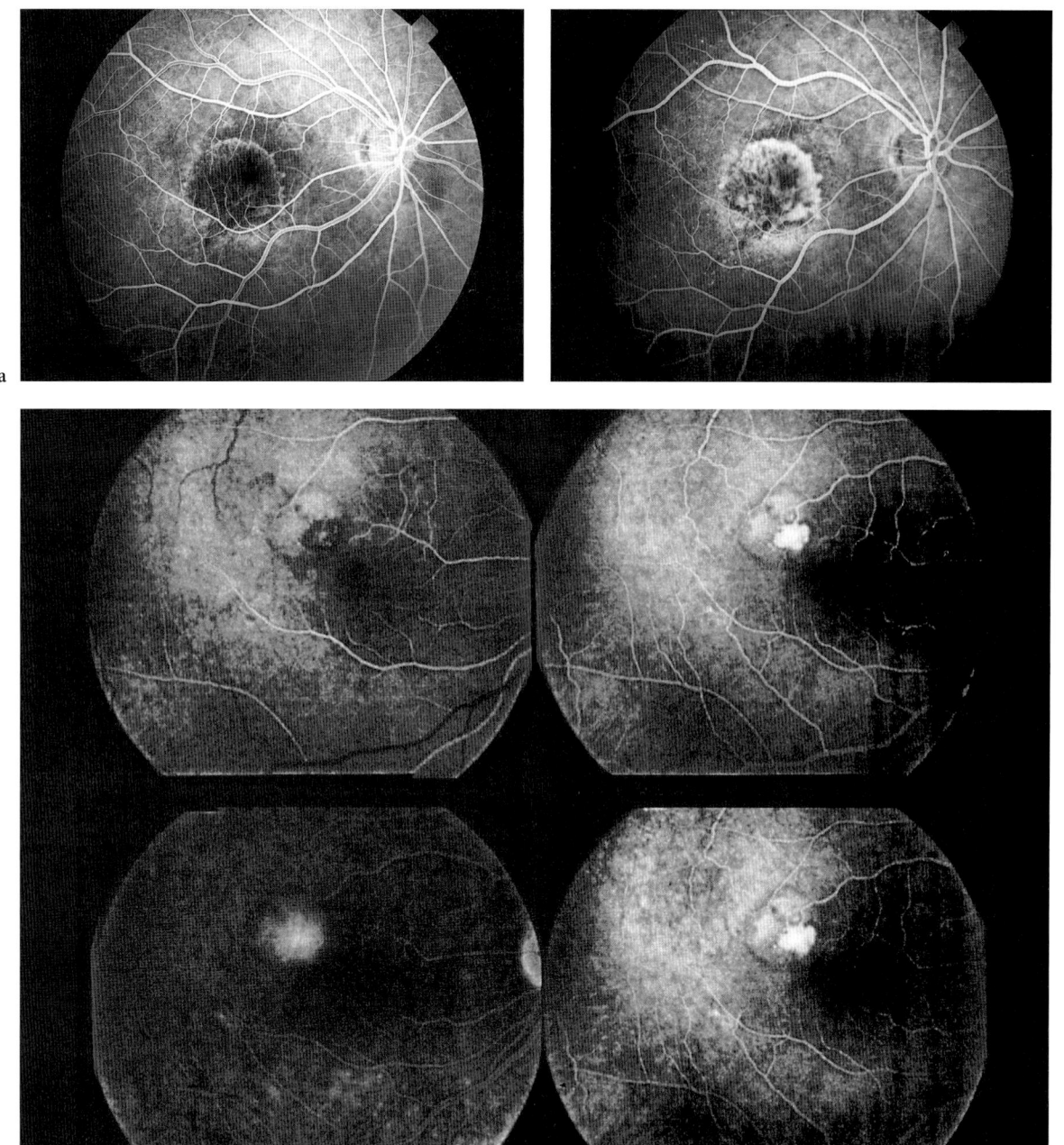

Abb. 33.17 a–f. Typen der chorioidalen Neovaskularisation (CNV). **a, b** Klassische CNV, subfoveolär gelegen (**a** Frühphase; **b** Spätphase); **c, d** extrafoveoläre CNV vor (**c**) und nach (**d**) Laserkoagulation; okkulte chorioidale Neovaskularisation mit später Leckage (**e**) und fibrovaskulärer Pigmentepithelabhebung (**f**). **d–f** s. S. 936, 937

fluoreszent. Im Verlauf sammelt sich im gleichen Areal Fluoreszein, so daß die scharf begrenzte Läsion hyperfluoreszent wird. Bei kombinierten serösen Abhebungen besteht gleichzeitig eine seröse Abhebung der Retina. Im Falle einer Kombination mit einer CNV haben die Pigmentepithelabhebungen häufig ein nierenförmiges Erscheinungsbild, an deren Einbuchtung die CNV lokalisiert werden kann. Nicht selten kann mit Hilfe der ICG-Angiographie eine (okkulte) CNV nachgewiesen werden (Abb. 33.18 a–c).

d

e

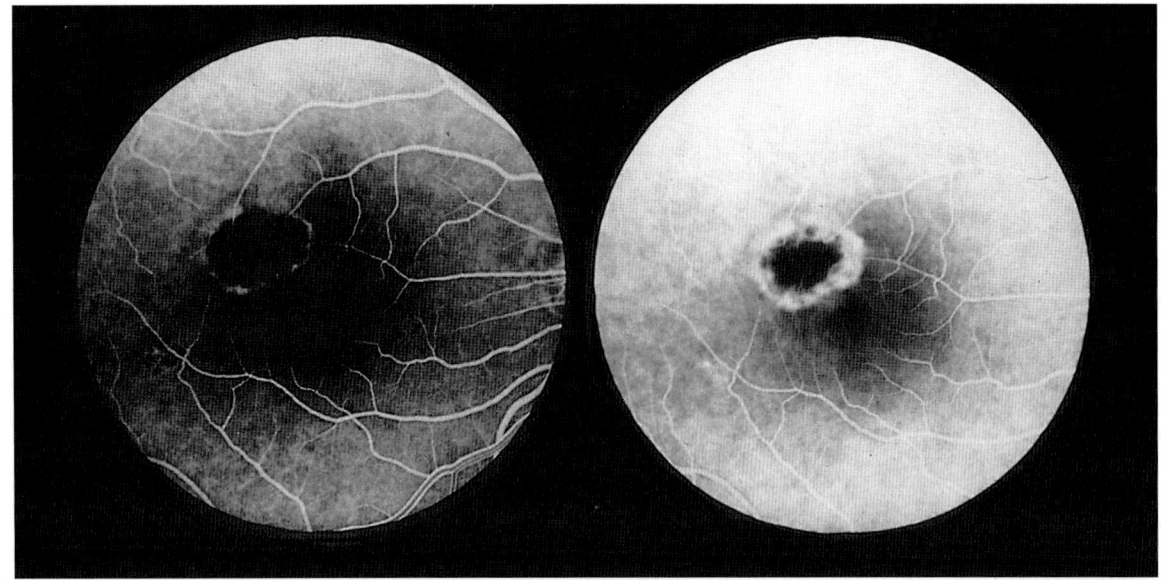

Abb. 33.17 (Fortsetzung). **d, e** Legende s. S. 935

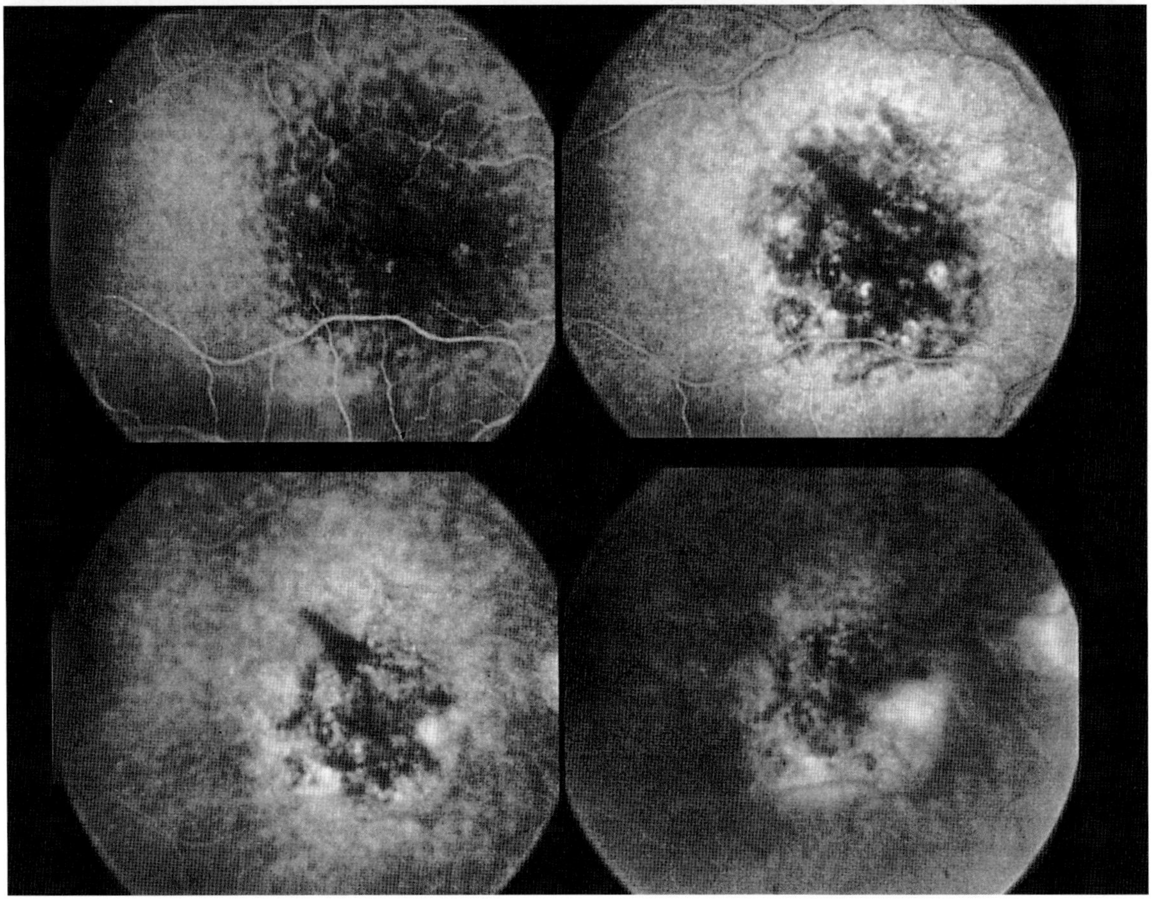

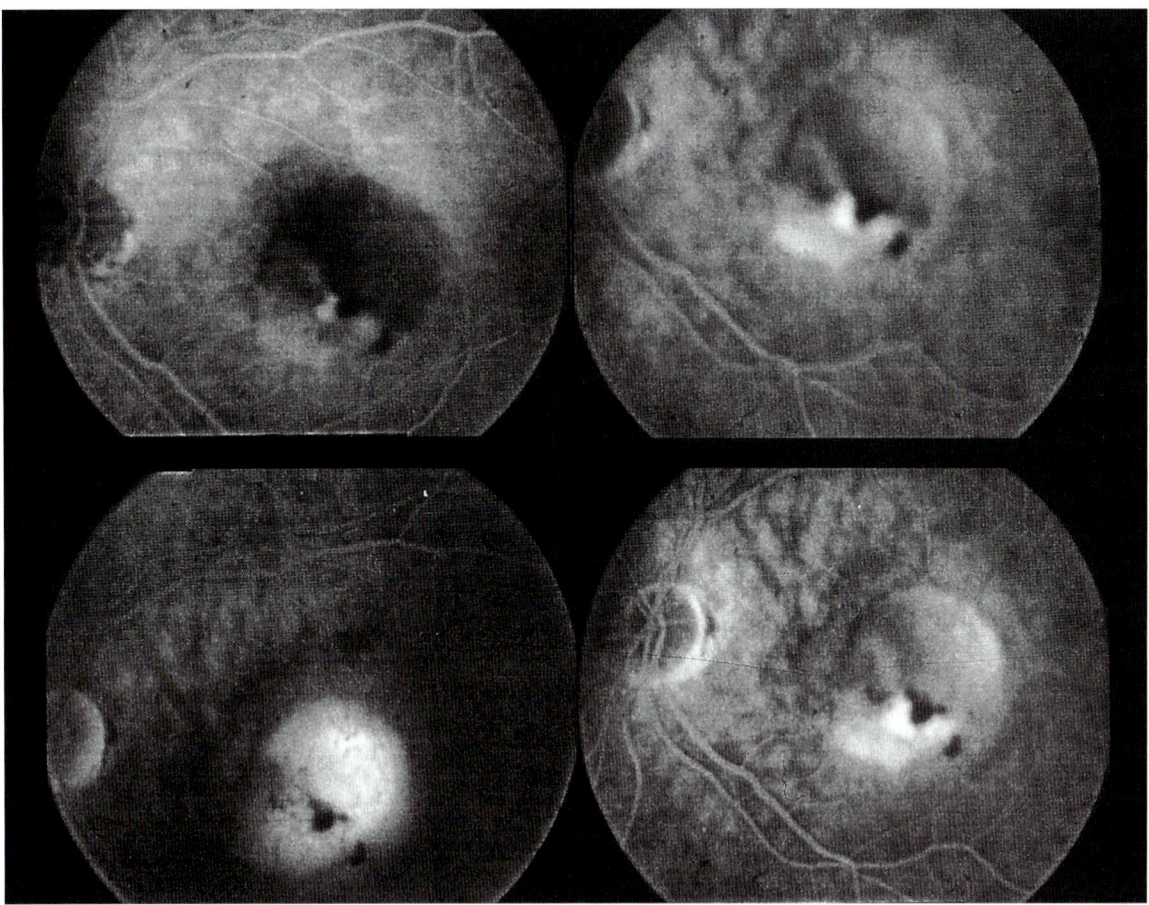

Abb. 33.17 (Fortsetzung). f Legende s. S. 935

3.2.4
Pigmentepithelruptur

Im Rahmen einer Pigmentepithelabhebung kann es zu einer Ruptur des RPE am Rande der Pigmentepithelabhebung kommen (Scherkräfte). Das RPE zeigt eine Retraktion des Randes unter die Pigmentepithelabhebung. Es zeigt sich ein scharfrandiges Areal in Form einer Blockade, das das aufgerollte RPE repräsentiert. Im rupturierten Bereich zeigt die freiliegende Choriokapillaris eine Hyperfluoreszenz bereits in der Frühphase und eine intensive Fluoreszenz in der Spätphase. Normalerweise findet keine Leckage unter die Netzhaut statt (Abb. 33.19).

3.2.5
Retinopathia centralis serosa

■ Es handelt sich um eine spontane Abhebung der neurosensorischen Netzhaut meist bei männlichen Patienten im Alter von 20–50 Jahren. Ursächlich liegt vermutlich eine Funktionsstörung des RPE zugrunde. Häufige Rezidive mit sekundären RPE-Reaktionen sind möglich.

■ Fluoreszeinangiographisch zeigt sich in der frühen Phase eine punkt- bis fleckförmige Hyperfluoreszenz. Im weiteren Verlauf kommt es zu einer rauchfahnenartigen Zunahme der Hyperfluoreszenz, die zumindest einen Teil einer scharfrandig begrenzten serösen Abhebung der Netzhaut hyperfluoreszent zeigt. Im Gegensatz zu einer Abhebung des RPE füllt sich die Abhebung der sensorischen Netzhaut erst spät und deutlich langsamer (Abb. 33.20 a–c).

3.2.6
Bull's-eye-Makulopathie durch Chloroquin

■ Der Begriff Bull's-eye-Makulopathie ist rein deskriptiv. Beschrieben wird eine oväläre Atrophie des RPE und zumindest initial ein reguläres Areal im Zentrum (Fovea). Differentialdiagnostisch ist u.a.

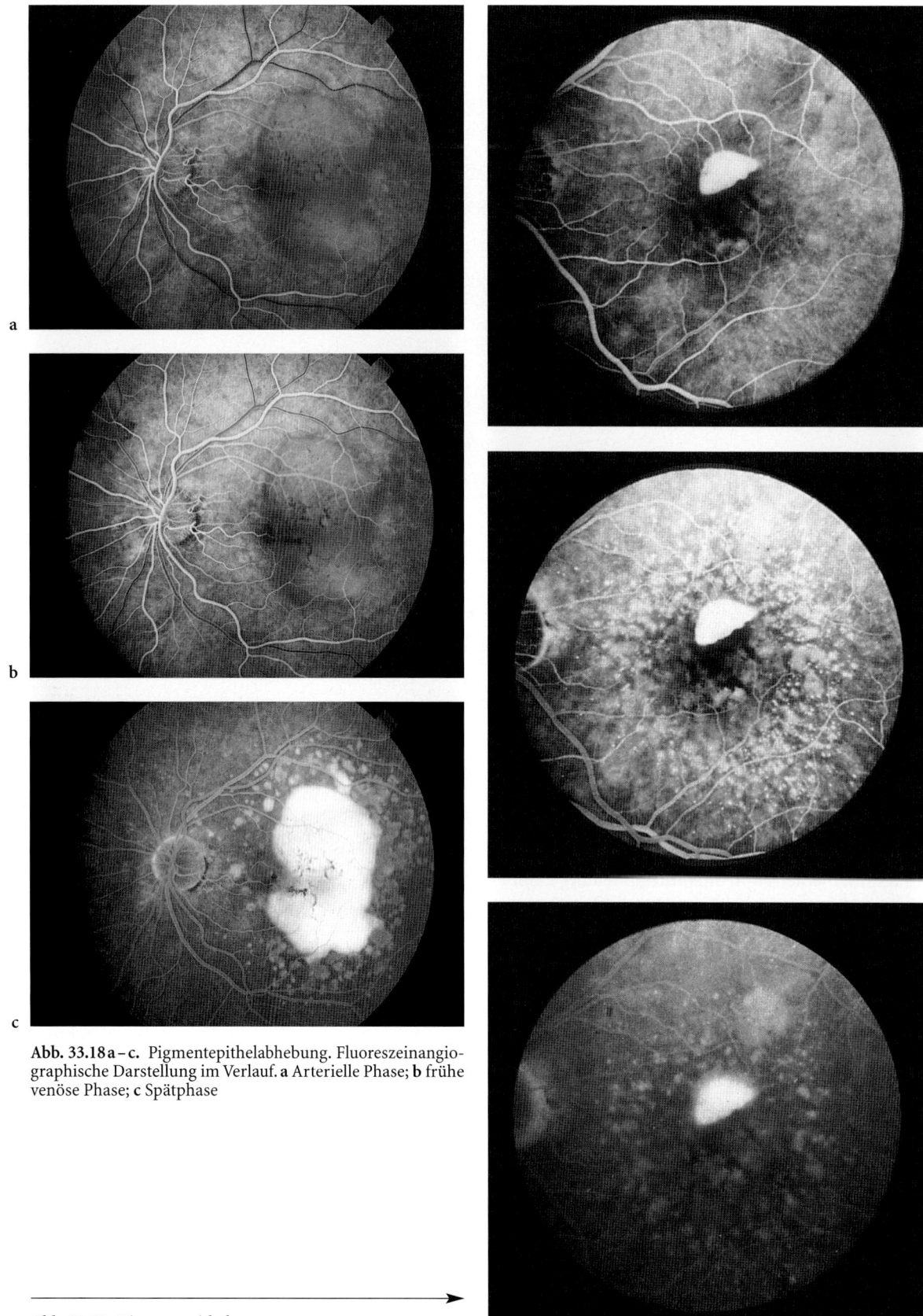

Abb. 33.18a–c. Pigmentepithelabhebung. Fluoreszeinangiographische Darstellung im Verlauf. **a** Arterielle Phase; **b** frühe venöse Phase; **c** Spätphase

Abb. 33.19. Pigmentepithelruptur

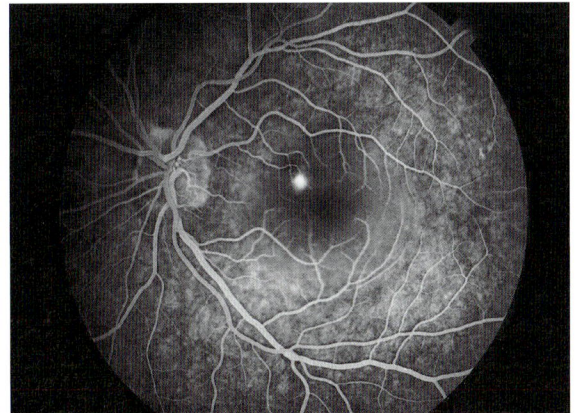

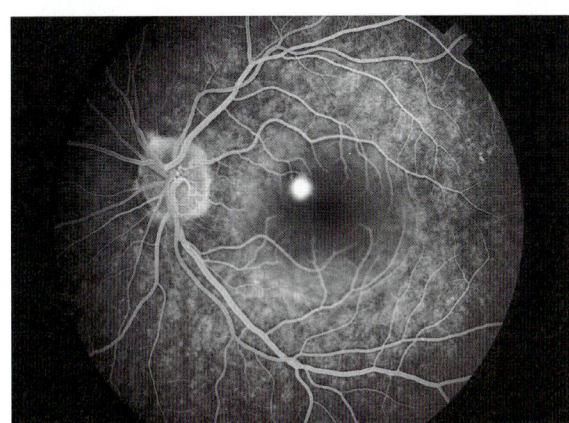

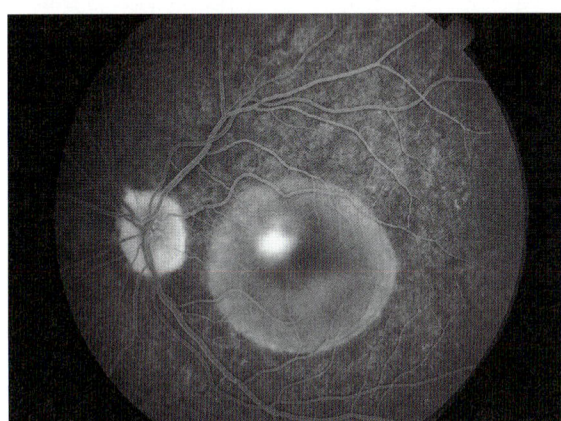

Abb. 33.20a–c. Retinopathia centralis serosa. Phasen der Fluoreszeinangiographie; Erläuterungen s. Text

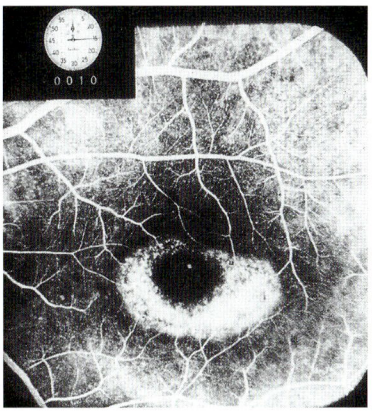

Abb. 33.21. Bull's-eye-Makulopathie durch langfristige Chloroquineinnahme hervorgerufen; Erläuterungen s. Text

an medikamentös toxische Ursachen (Chloroquin, Thioridazin), eine Zapfendystrophie, M. Stargardt und eine konzentrische annuläre Makuladystrophie, zentral areoläre Aderhautdystrophie und an eine altersbedingte Makuladegeneration zu denken.

■ Fluoreszeinangiographisch zeigt sich das Bild der Bull's-eye-Makulopathie mit einem ovalären Areal infolge der Hyperfluoreszenz der Choriokapillaris in der arteriellen und arteriovenösen Phase und einer meist noch im Zentrum erhaltenen RPE-Insel. Eine Leckage entsteht in der Spätphase nicht. Die Fluoreszenz nimmt häufig in der Spätphase etwas ab als Anzeichen dafür, daß es sich um eine Läsion auf der Ebene des RPE handelt (Abb. 33.21).

3.2.7
Zapfendystrophie

Fluoreszeinangiographisch können Veränderungen fehlen bzw. unterschiedlich ausgeprägt perifoveolär angeordnete Hyperfluoreszenzen, die von der Choriokapillaris durch Pigmentmangel bzw. Fensterdefekte des RPE herrühren bis hin zur Bull's-eye-Makulopathie (s. oben) auftreten (Abb. 33.22).

3.2.8
Morbus Stargardt und Fundus flavimaculatus

■ M. Stargardt und Fundus flavimaculatus repräsentieren genetisch die gleiche Erkrankung und werden meist autosomal-rezessiv, erheblich seltener autosomal-dominant, vererbt. Ophthalmoskopisch sind für den Fundus flavimaculatus die fischwirbelförmigen, tief im Niveau des RPE liegenden lipofuszinartigen Ablagerungen perifoveolär bzw. am gesamten Fundus zu sehen.

■ Fluoreszeinangiographisch läßt sich meist in den früheren Stadien eine ausgeprägte Blockade der Hintergrundfluoreszenz („silent choroid") durch die lipofuszinartigen Ablagerungen und Pigment erkennen (Abb. 33.23a). Im Verlauf kommt es in der arteriellen und arteriovenösen Phase zu zahlreichen fleckförmigen, teils konfluierenden Hyper-

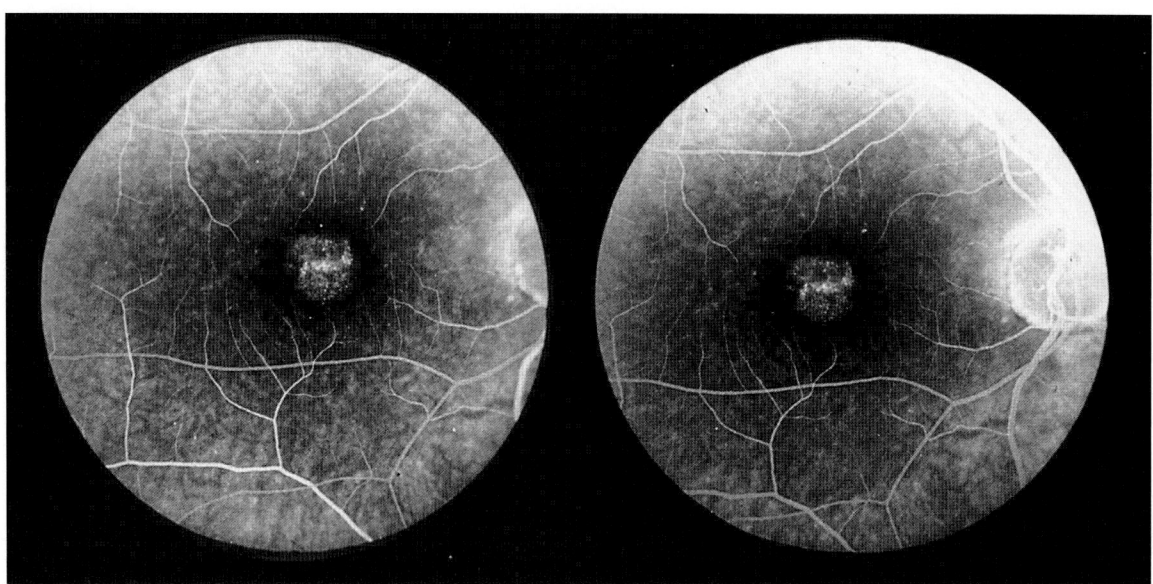

Abb. 33.22. Zapfendystrophie; Erläuterungen s. Text

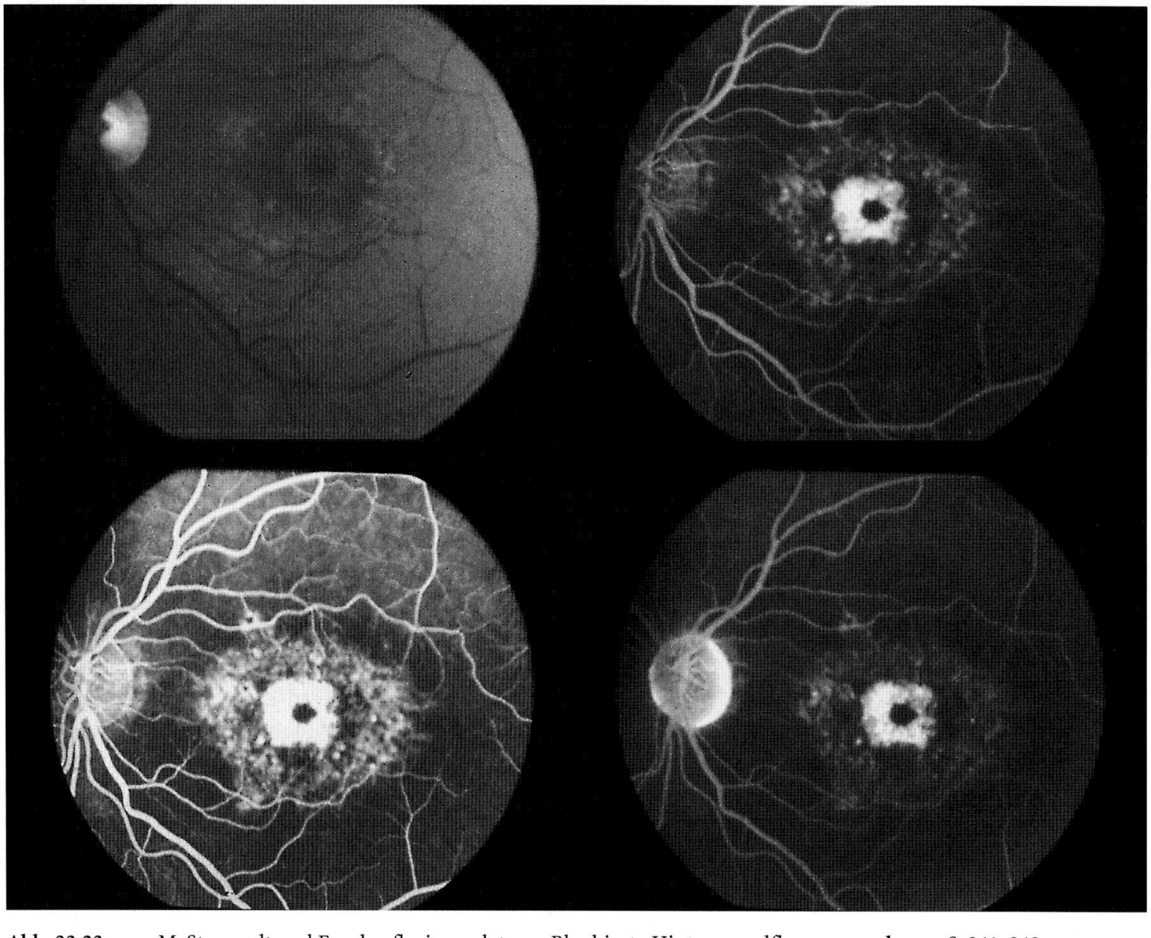

Abb. 33.23 a–e. M. Stargardt und Fundus flavimaculatus. **a** Blockierte Hintergrundfluoreszenz. **b–e** s. S. 941, 942

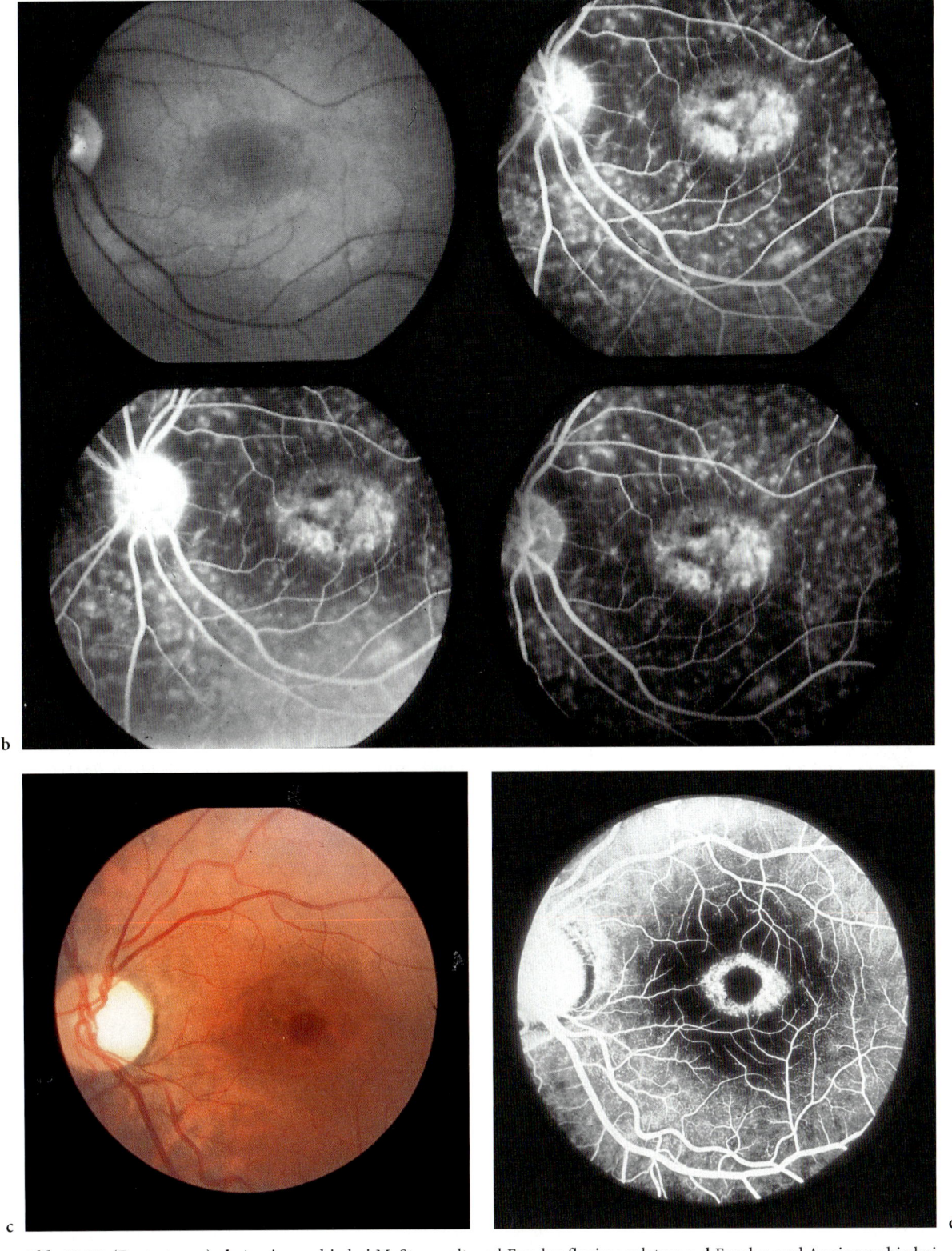

Abb. 33.23 (Fortsetzung). **b** Angiographie bei M. Stargardt und Fundus flavimaculatus; **c, d** Fundus und Angiographie bei einer Stargardt-Makulopathie

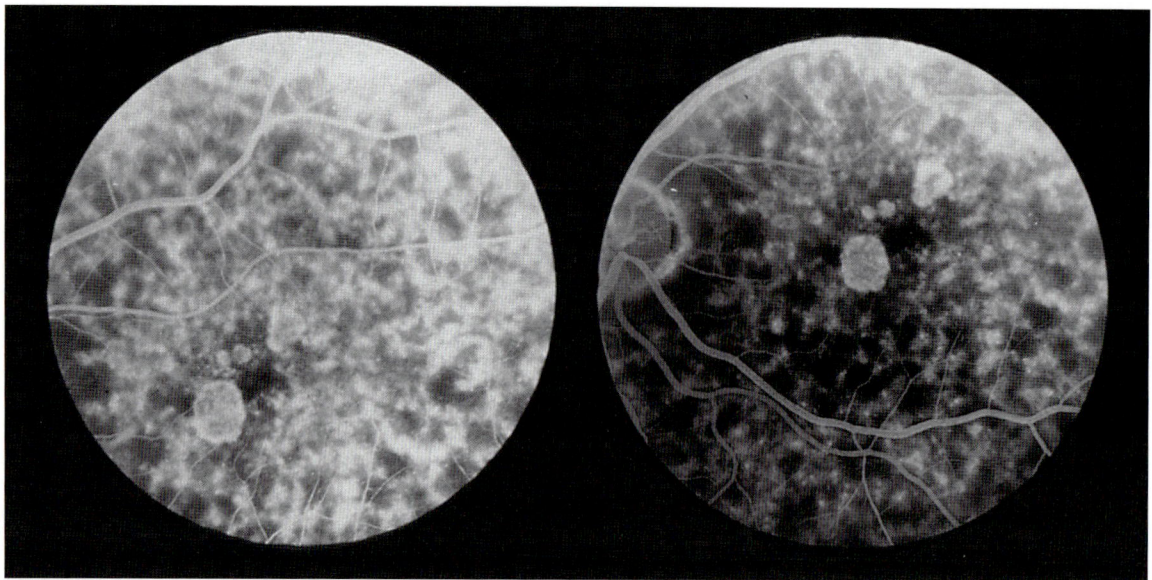

Abb. 33.23 (Fortsetzung). **e** Fortgeschrittene Stargardt-Makulopathie mit Fundus flavimaculatus

fluoreszenzen. Diese liegen unter dem Niveau der retinalen Gefäße auf der Ebene des RPE. In der Spätphase reichert sich Fluoreszein weiter in Form von flavimaculatusartigen Läsionen an, ohne daß es dabei zur Leckage kommt (Abb. 33.23b). Beim M. Stargardt lassen sich perifoveolär ovalär um die Fovea angeordnete fleckförmige Hyperfluoreszenzen in Form von Fensterdefekten des RPE bis hin zur Bull's-eye-Makulopathie erkennen (Abb. 33.23c, d). Im fortgeschrittenen Stadium sind zentral scharfrandige Hyperfluoreszenzen durch Atrophie des RPE auch im Zentrum vorhanden (Abb. 33.23e).

3.2.9
Vitelliforme Makuladegeneration (Morbus Best)

Das fluoreszeinangiographische Bild beim M. Best variiert in Abhängigkeit vom jeweils vorliegenden

Abb. 33.24a, b. Vitelliforme Makuladegeneration (M. Best). Fundus (**a**) und fluoreszeinangiographische Spätphase (**b**) einer vitelliformen Makuladegeneration. Es lassen sich subretinale Lipofuszinablagerungen (**a**) erkennen, die selbst in der Spätphase zu einer Blockade im Zentrum des korrespondierenden Areals führen

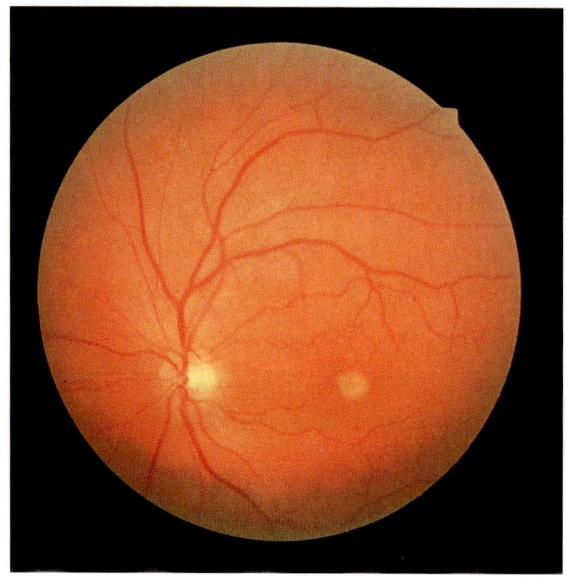
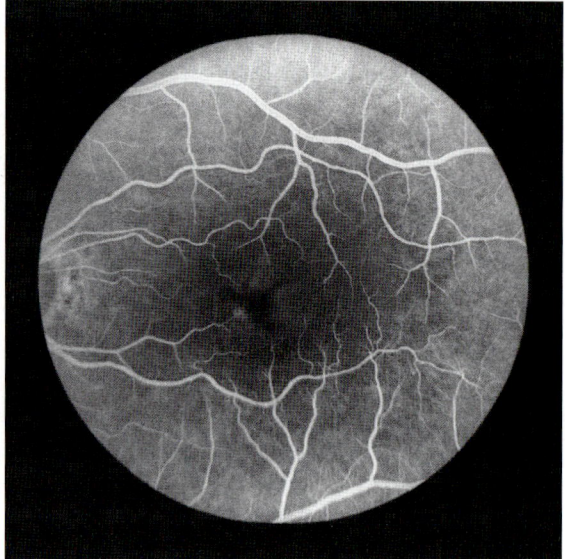

Stadium: im frühen Stadium kommt es zentral zu einer Blockade der Hintergrundfluoreszenz durch die vitelliforme Läsion. Fluoreszein akkumuliert später z. T. im Bereich der Läsion und führt zu einer Hyperfluoreszenz. Dies gilt auch für die Spätphase, ohne daß sich eine Leckage entwickelt. Fensterdefekte des RPE können zusätzlich vorkommen (Abb. 33.24).

3.2.10
Musterdystrophien des retinalen Pigmentepithels

Musterdystrophien des RPE sind typischerweise autosomal-dominant vererbt und treten meist zwischen dem 30. und 50. Lebensjahr auf. Häufig sind sie wenig symptomatisch und weisen überwiegend eine günstige Prognose auf. Bei allen Formen können sich im Verlauf chorioidale Neovaskularisationen entwickeln.

Adulte vitelliforme Makuladystrophie

Die bilateralen vitelliformen Läsionen sind meist kleiner als beim M. Best und weisen nicht selten zentrale Hyperpigmentierungen auf. Fluoreszeinangiographisch kann es wie beim M. Best zur Blockade oder Farbstoffanreicherung im Bereich der Läsion kommen (Abb. 33.25 a–c).

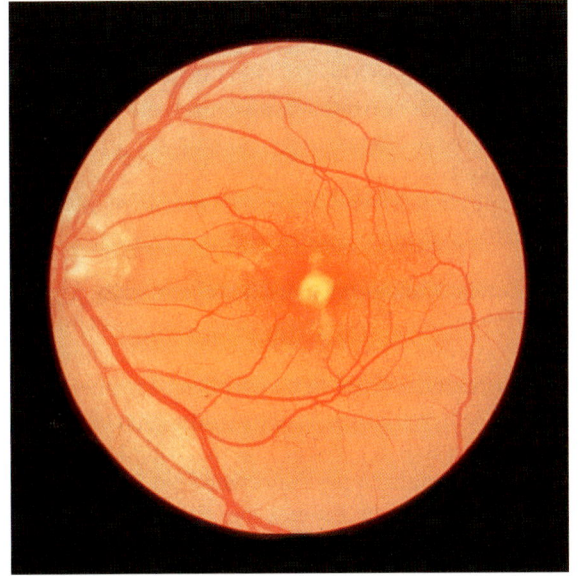
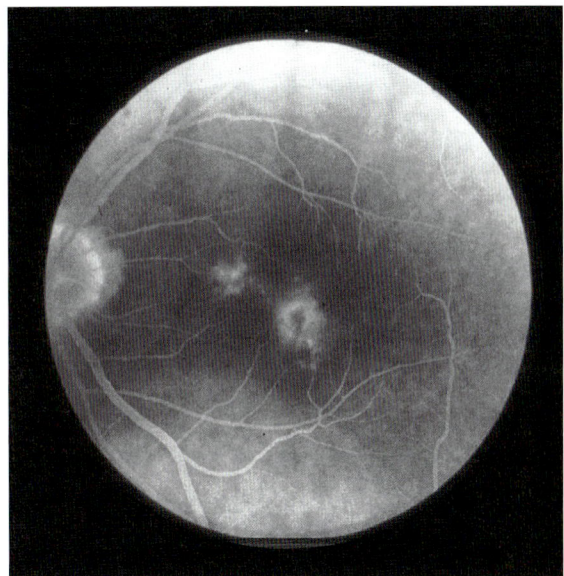
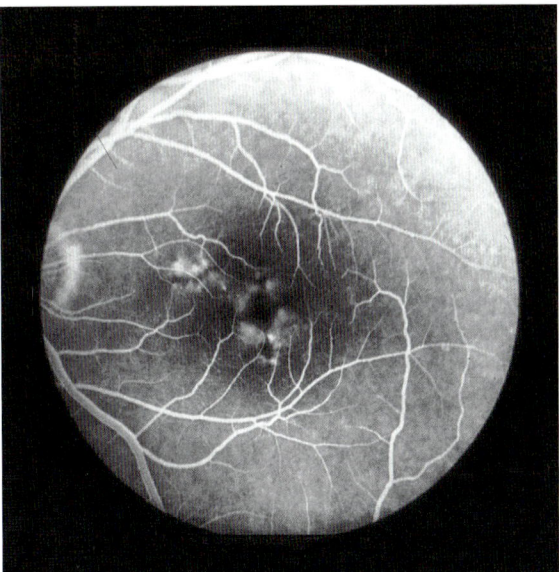

Abb. 33.25 a–c. Fundus (**a**) und Angiographie (**b, c**) bei einer adulten vitelliformen Makuladegeneration

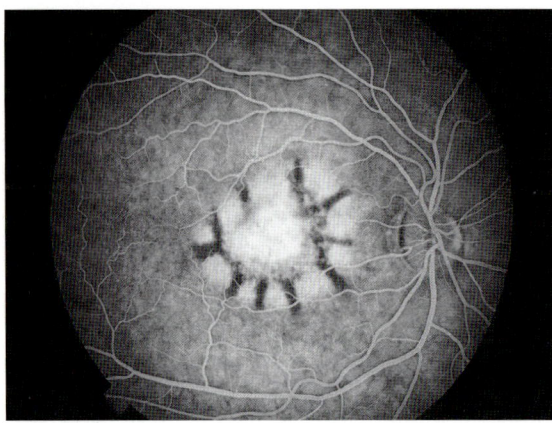

Abb. 33.26. Musterdystrophie

Schmetterlingsförmige Musterdystrophie

■ Siehe auch Kap. 14.

■ Fluoreszeinangiographisch läßt sich im Makulabereich ein triradiäres bzw. sternförmiges Areal aus Hyper- und Hypofluoreszenzen erkennen. Auch hier kommt es durch die lipofuszinartigen Ablagerungen wie bei vitelliformen Läsionen teils zur Blockade und später zur Farbstoffanreicherung im Bereich der Läsion, die durch triradiäre RPE-bedingte Blockaden unterteilt ist (Abb. 33.26).

Retikuläre Dystrophie nach Sjögren

Fluoreszeinangiographisch zeigt sich ein durch RPE-Blockaden bedingtes Fischnetz-ähnliches Muster am gesamten hinteren Pol (Abb. 33.27).

Fundus pulverulentus

■ Es lassen sich feingranuläre Hyper- und Hypopigmentierungen im Makulabereich erkennen.

3.2.11
Zystoides Makulaödem

■ Es handelt sich um eine unspezifische Flüssigkeitsansammlung im Makulabereich, die u.a. im Rahmen eines Diabetes mellitus, eines Irvine-Gass-Syndroms, einer Uveitis, bei Venenverschlüssen oder hereditär auftreten kann. Durch die radiär verlaufende Henle-Nervenfaserschicht, die potentielle Flüssigkeitstaschen aufweisen kann, kommt es zur typischen Morphologie des zystoiden Makulaödems.

■ Fluoreszeinangiographisch zeigen sich in der arteriovenösen Phase perifoveoläre Leckagepunkte mit Zunahme und Ausbildung von zystischen Hyperfluoreszenzen. In der Spätphase sammelt sich Fluoreszein weiterhin in den präformierten zystischen Räumen an (Abb. 33.28). Begleitend kann eine ausgeprägte Hyperfluoreszenz der Papille („hot disk") vorkommen, die u.a. bei Erkrankungen des Pigmentepithels gesehen werden kann.

Abb. 33.27. Retikuläre Dystrophie nach Sjögren

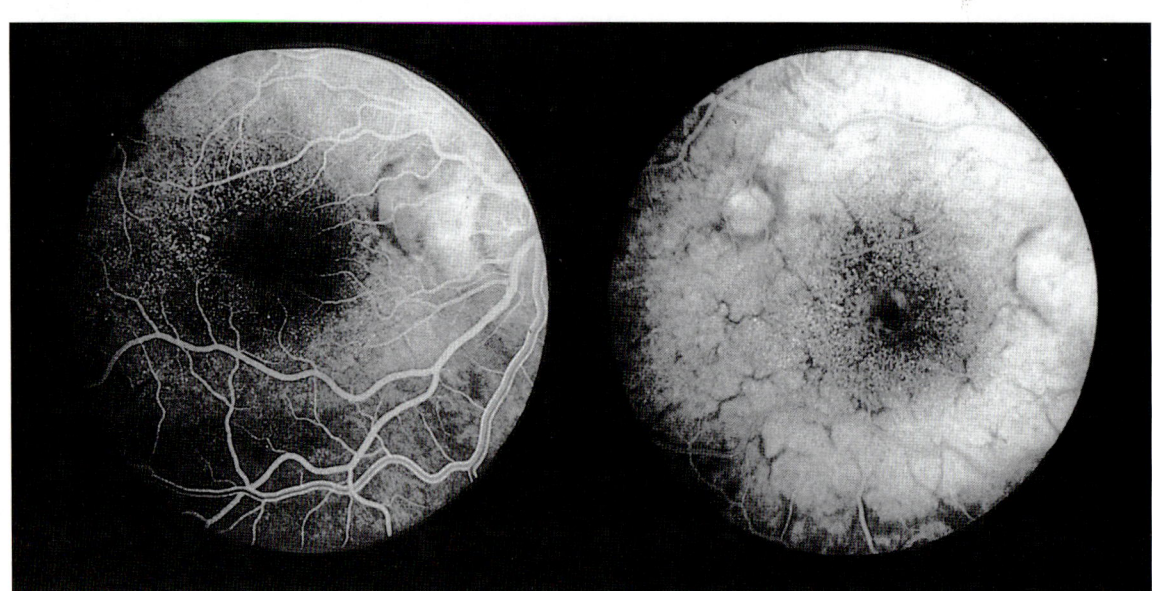

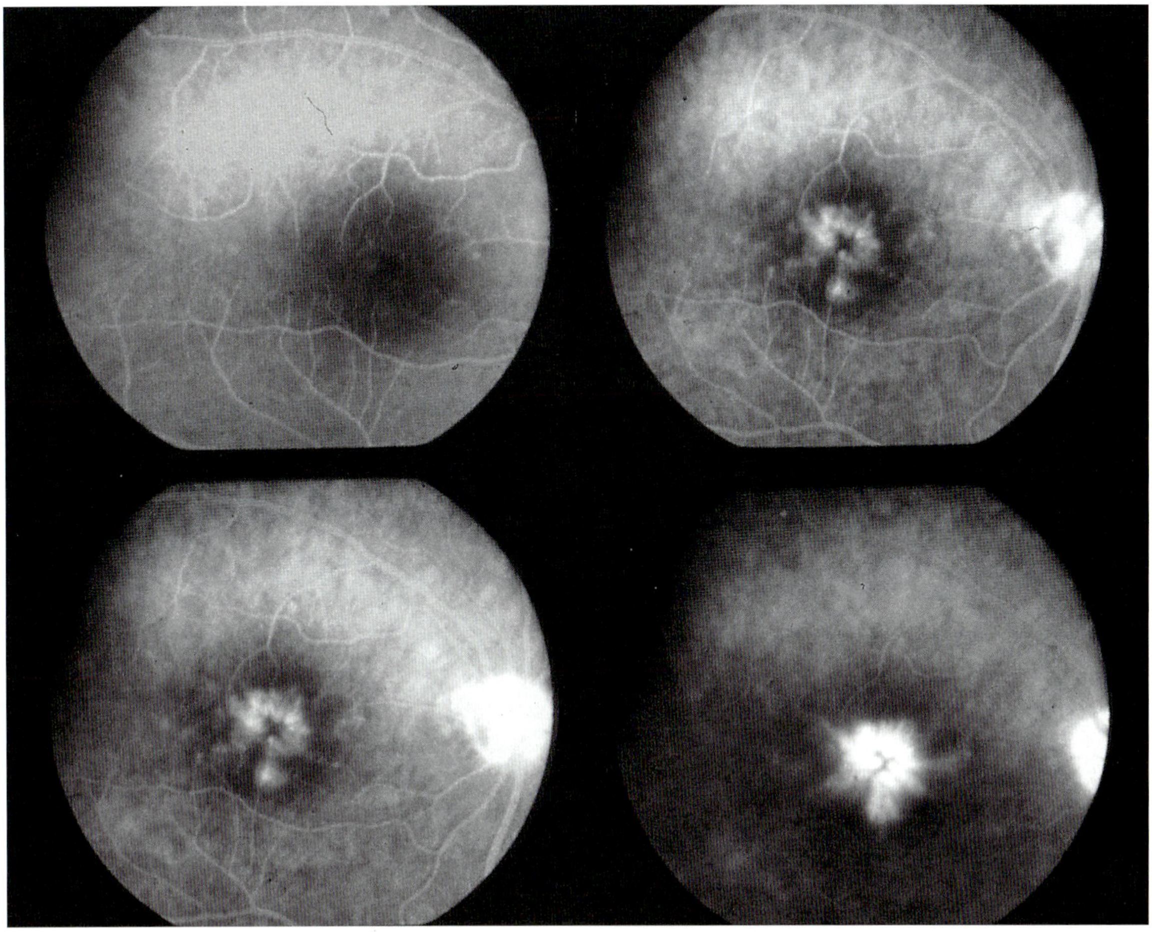

Abb. 33.28. Zystoides Makulaödem

3.2.12
Epiretinale Gliose

Fluoreszeinangiographisch zeigt sich eine korkenzieherartige Tortuositas der perifoveolären Kapillaren, während andere Kapillaren wiederum vermehrt gestreckt erscheinen (Abb. 33.29). Fakultativ kann es zu einer Leckage im Verlauf des Angiogramms aus einigen Kapillaren kommen.

3.2.13
Aderhautfalten

- Können idiopathisch, bei Raumforderungen der Orbita und Chorioidea, okulärer Hypotonie, Trauma, Hyperopie und Papillenödem auftreten. Sofern die Makula mitbetroffen ist, kann die Sehschärfe beeinträchtigt sein.

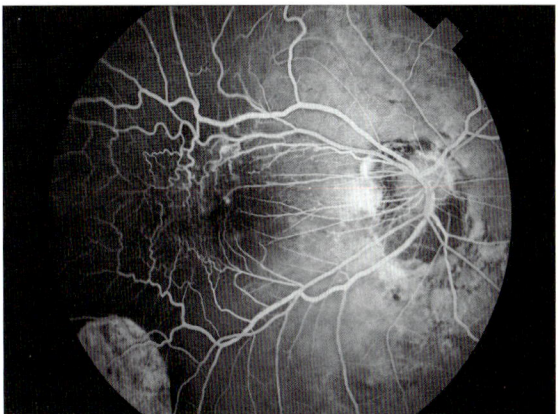

Abb. 33.29. Iatrogen durch exzessive Kryokoagulation induzierte epiretinale Gliose. *Am Bildrand* läßt sich noch eine Kryonarbe erkennen

- Sie sind in der Fluoreszeinangiographie am besten in der arteriellen bzw. arteriovenösen Phase als horizontal angeordnete linienartige Falten („dunkle Täler, helle Gipfel") sichtbar. Zu Leckagen kommt es normalerweise nicht (Abb. 33.30).

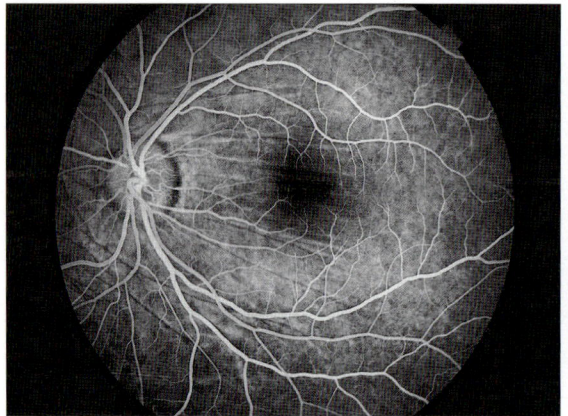

Abb. 33.30. Aderhautfalten

3.2.14
Makulaforamen

Fluoreszeinangiographisch läßt sich bei ausgebildetem Makulaforamen eine schwache Hyperfluoreszenz im Foramenbereich erkennen (Abb. 33.31 a, b).

3.3
Tumoren und gutartige Veränderungen des Pigmentepithels und der Aderhaut

Die Fluoreszeinangiographie kann wichtige Hinweise bei der Differentialdiagnose zwischen benignen und malignen Tumoren geben, wobei diese Ergebnisse jedoch nur zusammen mit anderen Spezialuntersuchungen zur Diagnose führen können. Seröse und hämorrhagische Begleitabhebungen der sensorischen Retina bei Malignomen sowie ein tumoreigenes Gefäßsystem weisen eine Fluoreszenz in der Fluoreszeinangiographie auf, während Pigmentepithelhyperplasien und Aderhautnävi die Fluoreszenz blockieren.

3.3.1
Bärentatzen (Hyperpigmentierung des RPE)

Es handelt sich um eine benigne kongenitale Hypertrophie, der ein vermehrter Pigmentgehalt und eine Vergrößerung der RPE-Zellen zugrunde liegt. Fluoreszeinangiographisch zeigen sich fokal betonte diskrete, teils konfluierende flache, scharf begrenzte Hyperpigmentierungen des RPE, die zur Blockade der Hintergrundfluoreszenz, nicht aber zur Leckage führen.

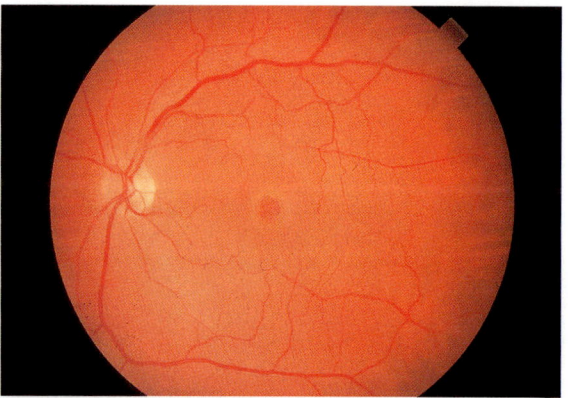

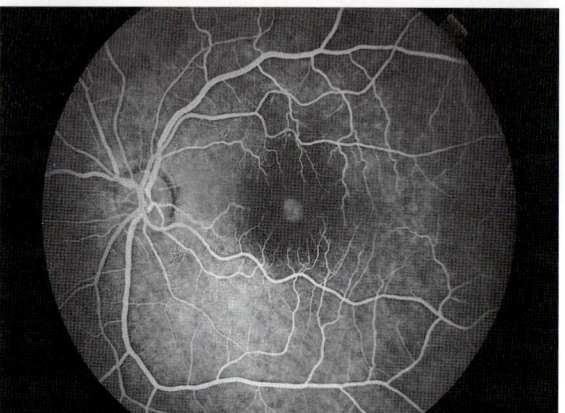

Abb. 33.31 a, b. Fundus (a) und Angiographie (b) bei einem Makulaforamen (Stadium IV)

3.3.2
Hyperplasie des RPE

Im Fluoreszeinangiogramm zeigt sich eine Blockade durch die RPE-Hyperplasie, die scharfrandig begrenzt ist und durch die RPE-Defekte einen hyperfluoreszenten Rand sowie einzelne fleckförmige Hyperfluoreszenzen aufweist. Signifikante Leckagen finden sich nicht (Abb. 33.32 a, b).

3.3.3
Aderhautnävus

Aderhautnävi zeigen im Fluoreszeinangiogramm eine in Abhängigkeit vom Pigmentgehalt unterschiedlich ausgeprägte Blockade der Hintergrundfluoreszenz. In der Frühphase kann die Hintergrundfluoreszenz der Choriokapillaris den Aderhautnävus völlig verdecken, so daß er erst in der Spätphase sichtbar wird. Drusen und Defekte des RPE führen zu einer meist fleckförmigen Hyperfluores-

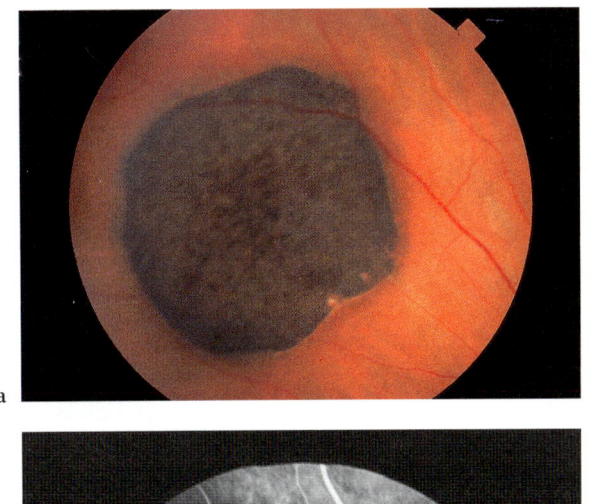

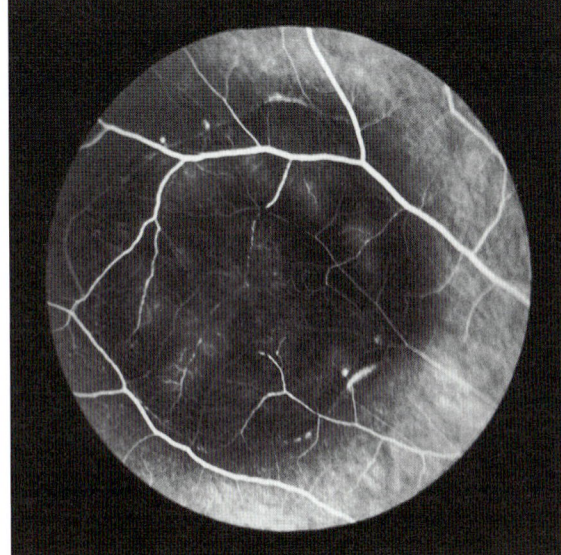

Abb. 33.32 a, b. Fundus (**a**) und Angiographie (**b**) bei einer Pigmentepithelhyperplasie

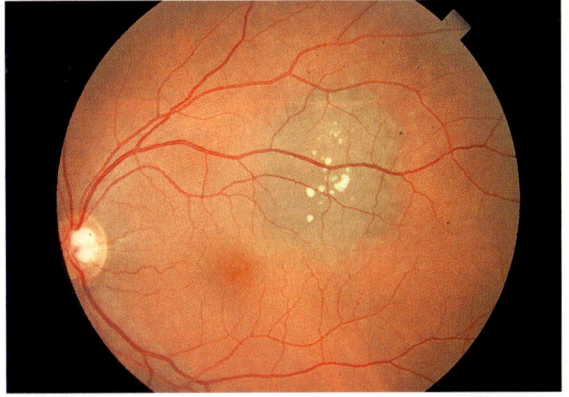

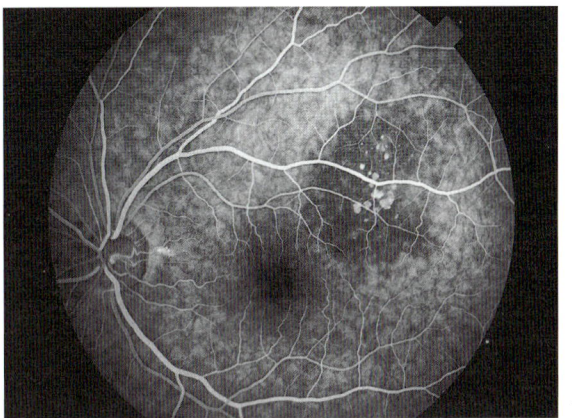

Abb. 33.33 a, b. Fundus (**a**) und Angiographie (**b**) bei einem Aderhautnävus

zenz im Bereich des Nävus. Typischerweise kommt es nicht zu einer Leckage (Abb. 33.33 a, b).

3.3.4
Aderhautmelanom

Mit Hilfe der Fluoreszeinangiographie können die Charakteristika der retinalen und chorioidalen Zirkulation in dem für einen malignen Tumor verdächtigen Areal bestimmt werden: Leckagen und eine tumoreigene Gefäßversorgung weisen auf einen malignen Tumor hin. In der frühen arteriellen Phase zeigen sich fleckförmige Hyperfluoreszenzen auf dem Tumor als Ausdruck von RPE-Alterationen. Ein tumoreigenes Gefäßsystem kann sich in der arteriovenösen Phase darstellen. Im weiteren Verlauf kommt es zur Leckagebildung und (fleckförmigen) Anfärbung des Tumors (Abb. 33.34 a – c).

3.3.5
Retinoblastom

Die Fluoreszeinangiographie stellt hier normalerweise kein Verfahren dar, das zur Diagnose des Retinoblastoms zwingend erforderlich wäre: Neben der Darstellung eines tumoreigenen Gefäßsystems kommt es zur Leckage und zur Fluoreszeinanreicherung im Tumorbereich.

3.3.6
Aderhautmetastase

In der frühen Phase stellt sich eine Filia häufig hypofluoreszent dar. Im weiteren Verlauf kommt es zu einer zunehmenden Hyperfluoreszenz, die von RPE-bedingten Blockaden durchsetzt sein können. In der Spätphase kommt es zur Leckage (Abb. 33.35 a – c).

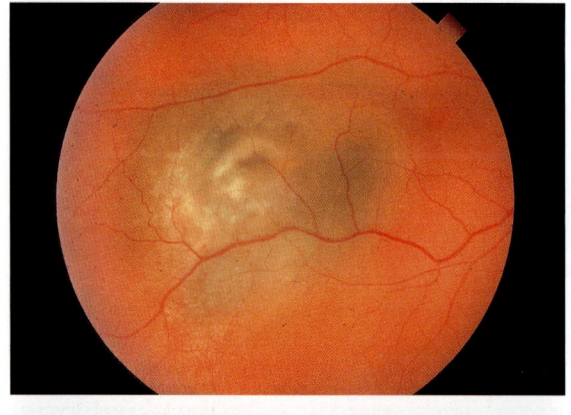
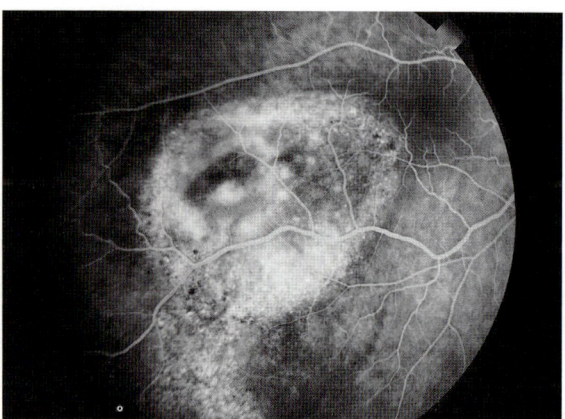
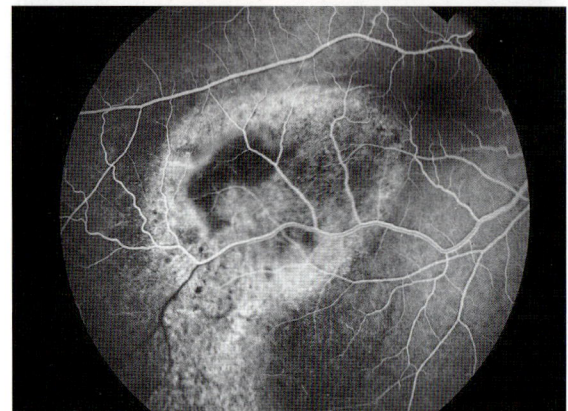

Abb. 33.34a–c. Fundus (a) und Angiographie (b, c) bei einem Aderhautmelanom

3.3.7
Aderhauthämangiom

In der arteriellen Phase lassen sich bereits sehr früh fleckförmige, ausgedehnte hyperfluoreszente Gefäßräume auf dem Tumor erkennen, die jedoch schon bald im Verlauf zu einer homogenen hyperfluoreszenten Fläche konfluieren, sich im Bereich des Hämangioms anreichern und in der Spätphase eine Leckage-Bildung aufweisen (Abb. 33.36).

3.3.8
Hamartom

Kombiniertes Hamartom der Retina und des RPE

Meist am hinteren Pol unter Einbeziehung von Papille und Makula findet sich eine gering prominente Läsion mit ausgeprägter Tortuositas, Pigmentanomalien und epiretinaler Membranbildung. Die Papillengrenzen sind oft verdeckt. Weitere Anomalien wie Grubenpapille, Papillenkolobom, Hämangiom oder Retinoschisis können begleitend vorkommen. Fluoreszeinangiographisch fallen die Gefäßanomalien (Tortuositas, gestreckter Gefäßverlauf, Teleangiektasien, arterioarterielle Anastomosen) und unterschiedlich ausgeprägte RPE-bedingte Blockaden auf. In der Spätphase kann es zu Leckagen aus Kapillaren kommen (Abb. 33.37a, b).

Kavernöses Hämangiom der Retina

Es lassen sich Konglomerate von dünnwandigen und blutgefüllten Aneurysmata, die an eine Traubenform erinnern, erkennen. Fluoreszeinangiographisch kann gezeigt werden, daß der Tumor relativ isoliert vom übrigen Gefäßsystem ist. Die Perfusionszeit ist in diesem Bereich verzögert. Durch die Sedimentierung der Erythrozyten in die Aneurysmata, während das Plasma schneller darüber hinwegfließt, kommt es zu den typischen kappenartigen Füllungsdefekten (Abb. 33.38).

Abb. 33.35a–c. Fundus (a) und Angiographie (b) bei einer Aderhautmetastase. c Typische Tigerung in der Angiographie bei Aderhautmetastase eines Bronchialkarzinoms

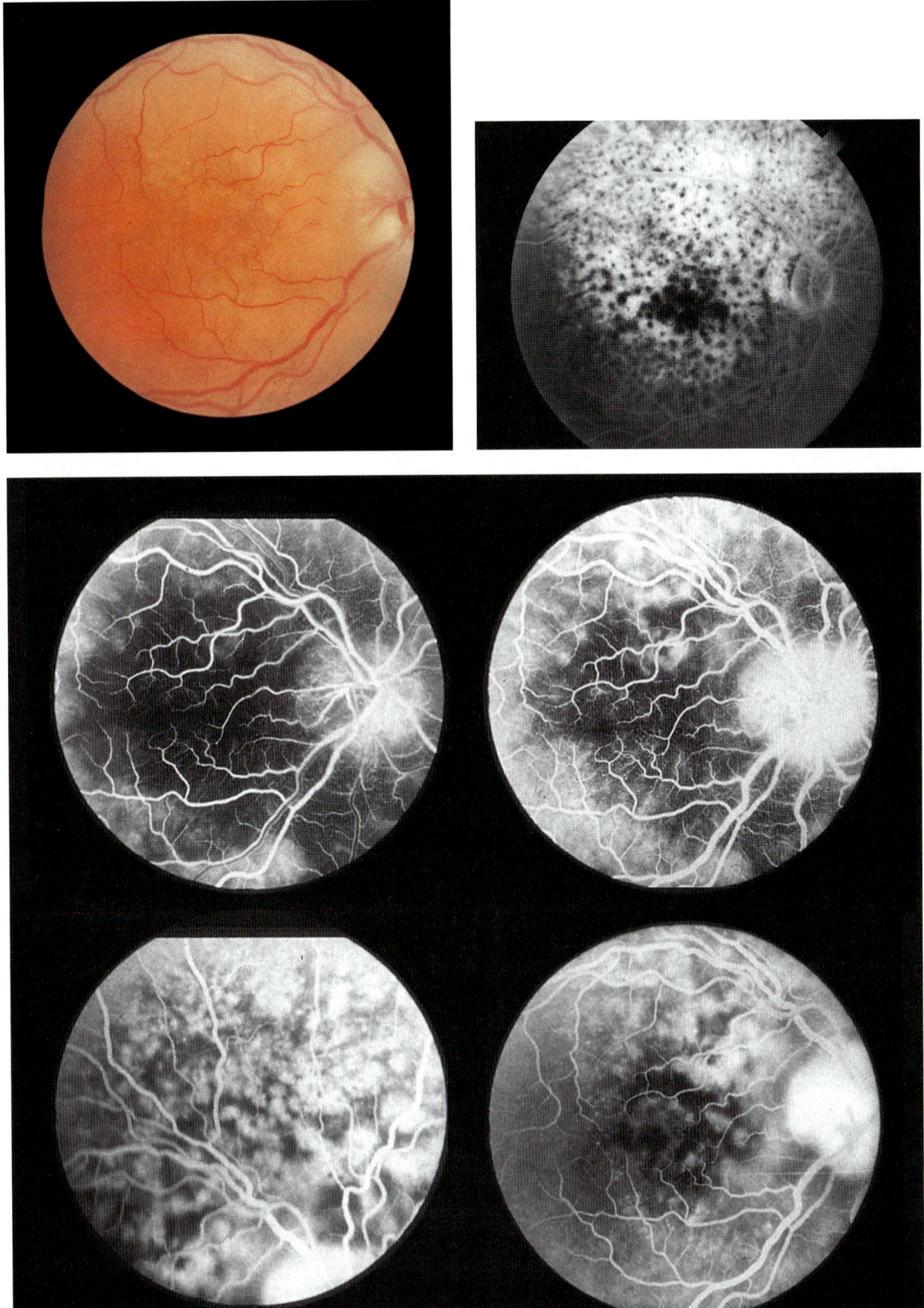

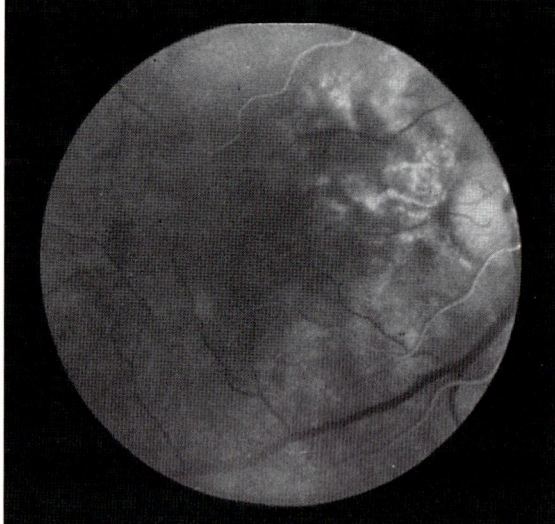
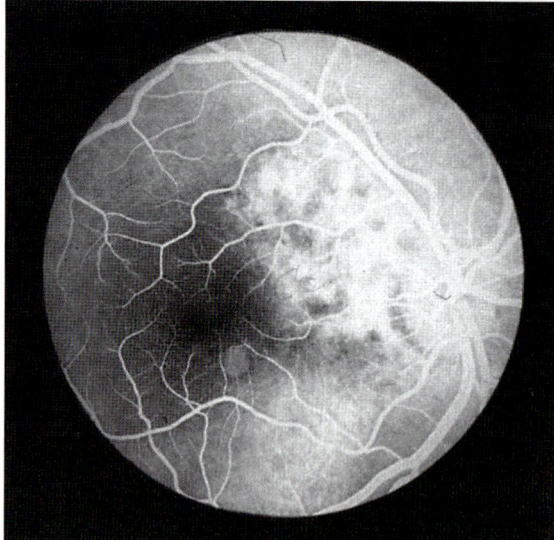
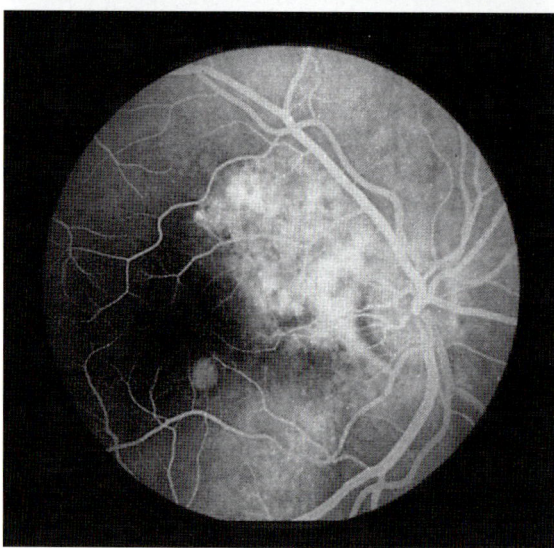

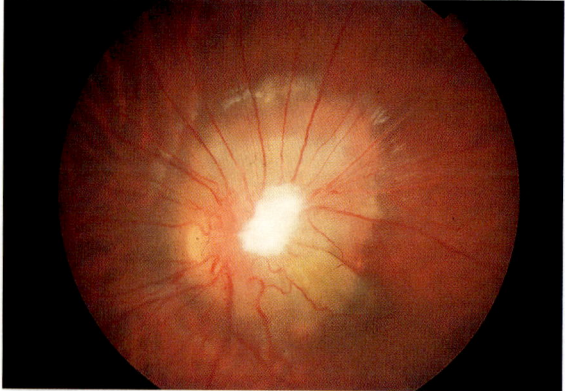

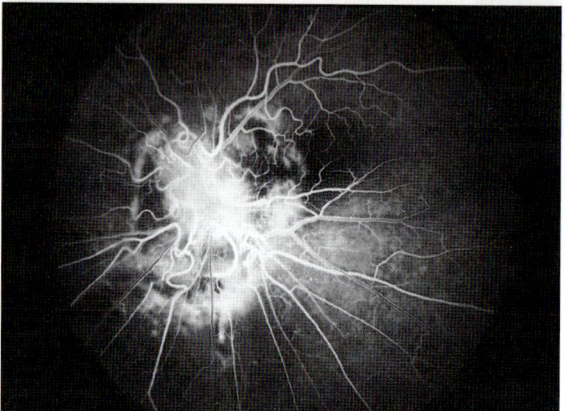

Abb. 33.37 a, b. Beispiele eines kombinierten Hamartoms der Retina und des RPE (**a** Fundus; **b** Angiographie)

von Hippel-Angiom

■ Bei der Angiomatosis retinae (von Hippel) finden sich retinale Hämangioblastome. Neben diesen Befunden können zerebelläre bzw. zerebrale Hämangioblastome, Zysten im Pankreas, der Niere und Phäochromozytome (Lindau) auftreten.

■ Fluoreszeinangiographisch sind je ein oder mehrere zuführende und ein abführendes Gefäß diesseits und jenseits des retinalen Angiomes sichtbar. Das Angiom färbt sich durch Farbstoffansammlung an und kann Leckagen aufweisen. Um den Tumor zeigen sich dilatierte Kapillaren und fakultativ nicht perfundierte Areale (Abb. 33.39a, b).

Abb. 33.36. Aderhauthämangiom

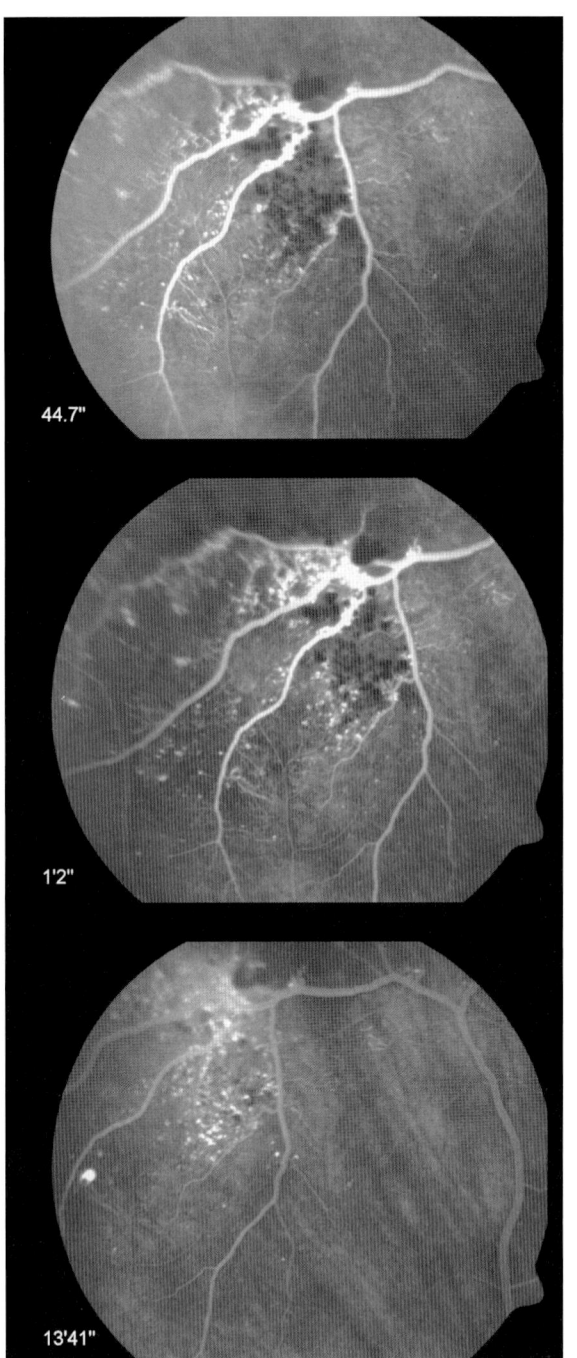

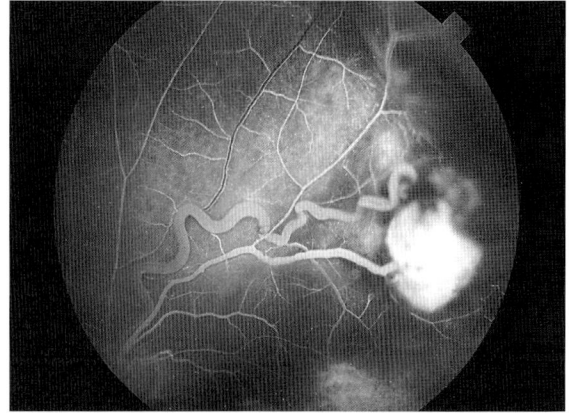
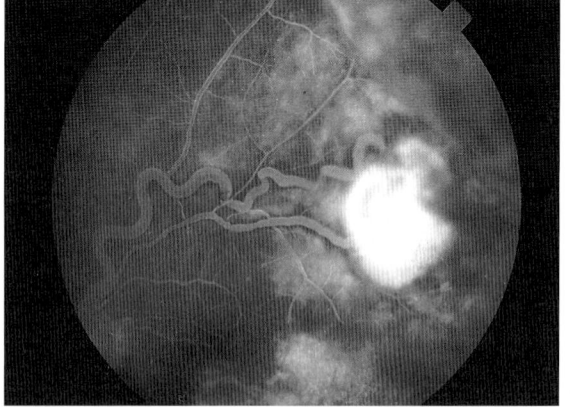

Abb. 33.39 a, b. Kapilläres von Hippel-Hämangiom; Erläuterungen s. Text

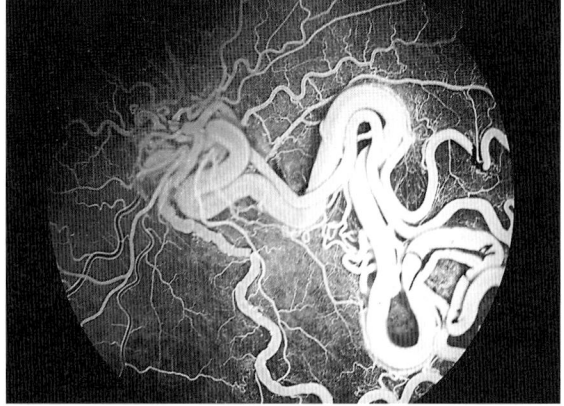

Abb. 33.38. Kavernöses Hämangiom der Retina; Erläuterungen s. Text

Abb. 33.40. Razemöses Hämangiom

3.3.9
Razemöses Hämangiom

Es zeigen sich abnorme verdickte retinale Gefäße mit abnormen Anastomosen (Abb. 33.40), die auch zerebral vorkommen können (Wyborn-Mason-Syndrom).

3.3.10
Melanozytom

Fluoreszeinangiographisch stellt sich eine ausgedehnte Blockade durch das Melanozytom dar. Ein tumoreigenes Gefäßsystem oder Leckagen zeigen sich nicht (Abb. 33.41).

Abb. 33.41. Melanozytom

Abb. 33.42a, b. Akute posteriore multifokale plaquoide Pigmentepitheliopathie (APMPPE) im akuten (a) und teilweise vernarbten Stadium (b). b s. S. 953

3.4
Entzündliche Veränderungen

3.4.1
White-dot-Syndrome

Zu dieser Gruppe gehören Erkrankungen, die mit weißlich-gelblichen entzündlichen Veränderungen im retinalen und chorioidalen Niveau einhergehen. Die Angiographie kann dazu beitragen, diese klinisch oft sehr ähnlichen Erkrankungen voneinander zu differenzieren.

Akute posteriore multifokale plaquoide Pigmentepitheliopathie (APMPPE)

Fluoreszeinangiographisch lassen sich flache, auf dem Niveau des RPE liegende Läsionen darstellen. Im frühen Stadium kann man in der arteriellen Phase eine Blockade der irregulären Veränderungen erkennen, die geographische chorioidale Füllungsdefekte vermuten lassen. In der venösen Phase kommt es zur Anfärbung und Leckage der Läsionen,

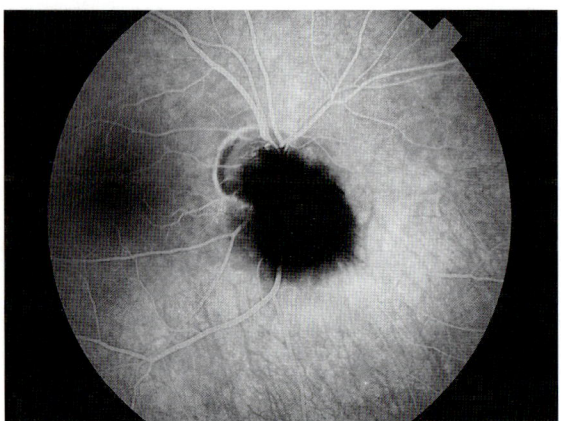

a

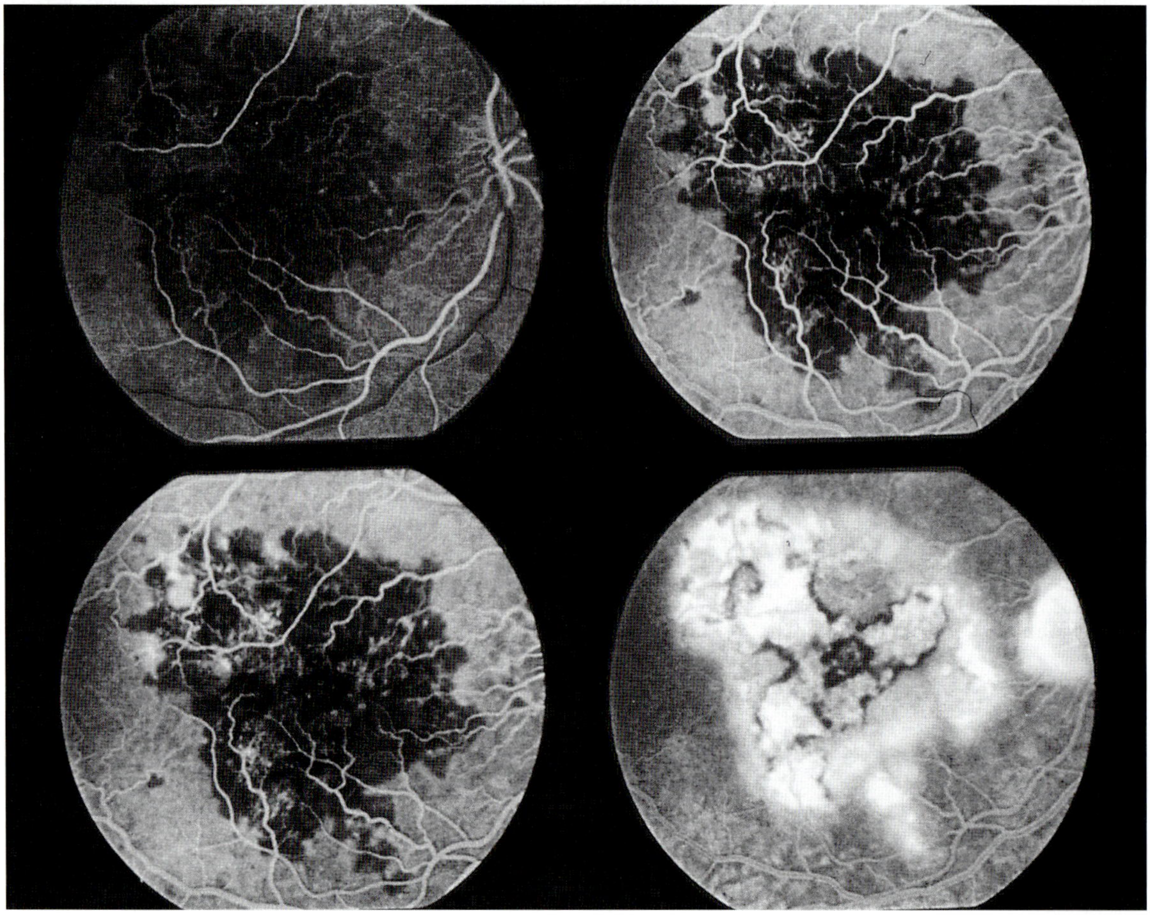

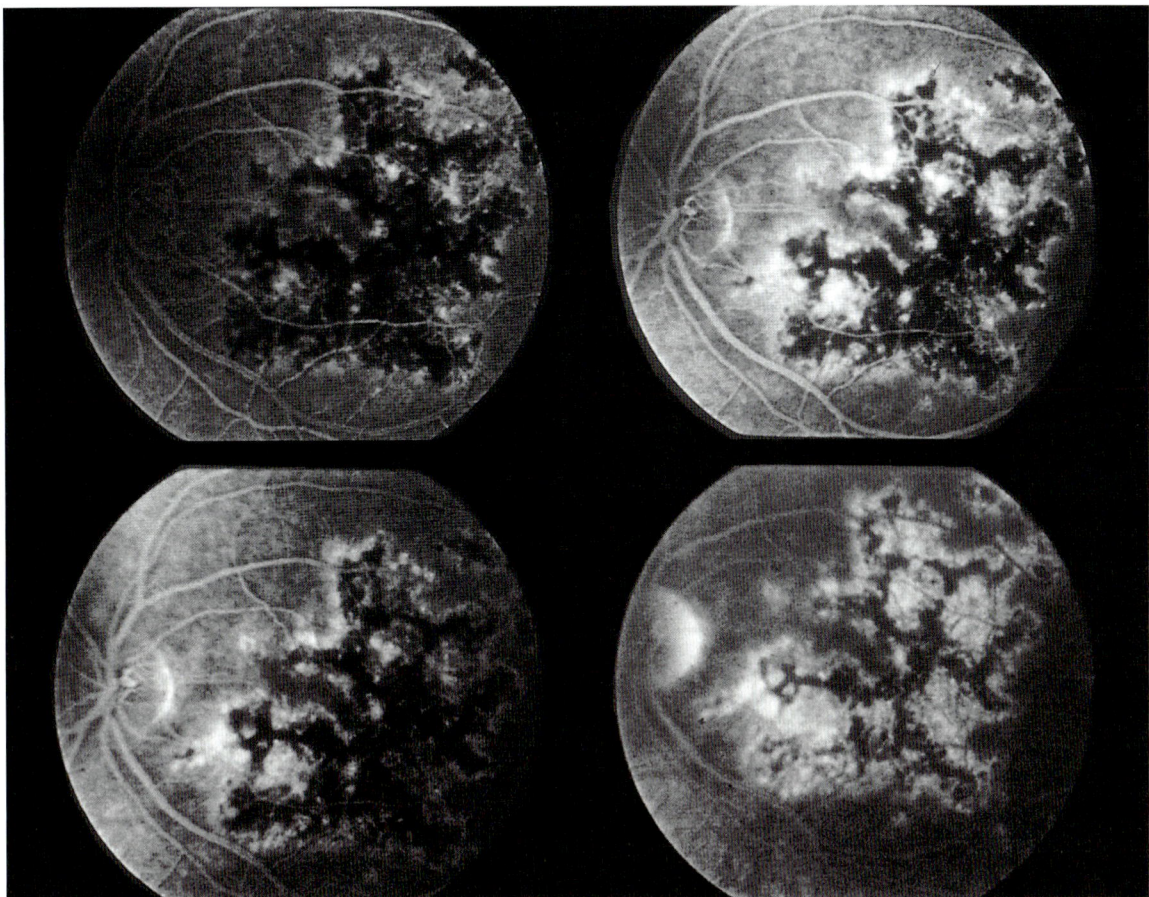

Abb. 33.42 (Fortsetzung). **b** Legende s. S. 952

die z. T. scharf begrenzte Fensterdefekte des RPE umgeben können. Im vernarbten Zustand zeigen sich zahlreiche Fensterdefekte des RPE, Pigmentverschiebungen und scharf begrenzte Narben ohne wesentliche Leckagebildung. In der ICG-Angiographie ist eine Hypofluoreszenz im akuten und ausgeheilten Stadium zu sehen. Die Visusprognose bei der APMPPE ist gut (Abb. 33.42 a, b).

Serpiginöse Chorioiditis

■ Siehe auch Kap. 11.

■ Differentialdiagnostisch können die Läsionen der APMPPE jenen der serpiginösen Chorioiditis im akuten Stadium sehr ähnlich sein. Bei der serpiginösen Chorioiditis handelt es sich jedoch primär um eine Entzündung und einen Verschluß der Choriokapillaris. Die Patienten sind häufig älter und weisen eine wesentlich ungünstigere Visusprognose mit der Gefahr von Rezidiven auf.

■ Fluoreszeinangiographisch zeigen sich am hinteren Pol, meist ausgehend von der Papille bis jenseits der Makula sich erstreckende, geographische oder helikoide irreguläre RPE-Veränderungen und Fensterdefekte des RPE, die in der frühen Phase aufgrund der zerstörten Choriokapillaris die Fluoreszenz blockieren. Die Ränder der Läsion sind hyperfluoreszent. Im Narbenstadium zeigen sich irreguläre Blockaden des RPE und teils sichtbare Chorioidalgefäße (Verlust von RPE und Choriokapillaris). Neue Läsionen treten am Rande von vernarbten auf. Die Entwicklung einer CNV ist möglich (s. auch S. 359 ff.).

Multifokale Chorioiditis

■ Siehe auch Kap. 11.

■ Es zeigen sich zahlreiche kleine Läsionen (50–500 µm) am gesamten Fundus verteilt, die in der frühen Phase hypofluoreszent sind und in der Spätphase eine verwaschene Leckage aufweisen. Ältere Narben können neben frischeren Läsionen vorkommen. Rezidive sind möglich. Begleitend sind eindeutige Zeichen einer Uveitis (Papillenödem, zystoides Makulaödem, Vitritis, Iritis). In der ICG-Angiographie sind zahlreiche hypofluoreszente Läsionen sichtbar, die zunächst nicht mit jenen in der Fluoreszeinangiographie korrelieren.

Bird-shot-Chorioretinopathie

Es bestehen große, cremefarbene, verwaschene Läsionen im subretinalen Niveau. Die frühe Phase des Angiogramms ist oft unauffällig, während in den späteren Phasen hyperfluoreszente Läsionen zu sehen sind. Initial kann es zu einem Anstieg der retinalen Zirkulationszeit kommen. Die retinalen Gefäße können Leckagen aufweisen (Abb. 33.43 a, b).

Multiple-evanescent-white-dot-Syndrom (MEWDS)

Kleine Läsionen (<500 µm) sind auf dem Niveau der neurosensorischen Netzhaut und des RPE zusammen mit einer milden Vitritis sehen. Fluoreszeinangiographisch sind in der frühen Phase punktförmige Hyperfluoreszenzen mit einer Farbstoffanreicherung im Verlauf sichtbar. Eine Farbstoffanreicherung im Bereich der Netzhautgefäße und der Papille sowie fakultativ feine Fensterdefekte des RPE im Makulabereich kommen vor. In der ICG-Angiographie zeigen sich fleckförmige Hypofluoreszenzen, die zahlreicher als jene im Fluoreszeinangiogramm sind. Die Läsionen sind weitgehend reversibel (Abb. 33.44 a–c).

Punctate inner chorioretinopathy (PIC)

■ Siehe auch Kap. 13.

■ Die auf dem chorioretinalen Niveau gelegenen cremefarbenen Läsionen und scharfrandig begrenzten vernarbten Läsionen sind jenen bei der multifokalen Chorioiditis sehr ähnlich. Bei der PIC fehlen typischerweise vitreale Entzündungsreaktionen.

3.4.2 Retinale Vaskulitis

Es zeigt sich eine Anfärbung der Gefäßwand retinaler Gefäße unterschiedlicher Intensität und Ausdehnung mit Leckage-Bildung im Verlauf des Angiogramms (Abb. 33.45 a, b).

3.4.3 Pigmentretinopathie

Es lassen sich meist feingranuläre Verklumpungen und ein verminderter Pigmentgehalt des RPE in Form von RPE-bedingten Blockaden und Hyperfluoreszenzen (Fensterdefekte des RPE) erkennen. Leckagen werden nicht beobachtet. Bei Zustand nach Rötelnretinopathie lassen sich feingranuläre Salz- und -Pfeffer-artige Hypofluoreszenzen mit Fensterdefekten des RPE erkennen.

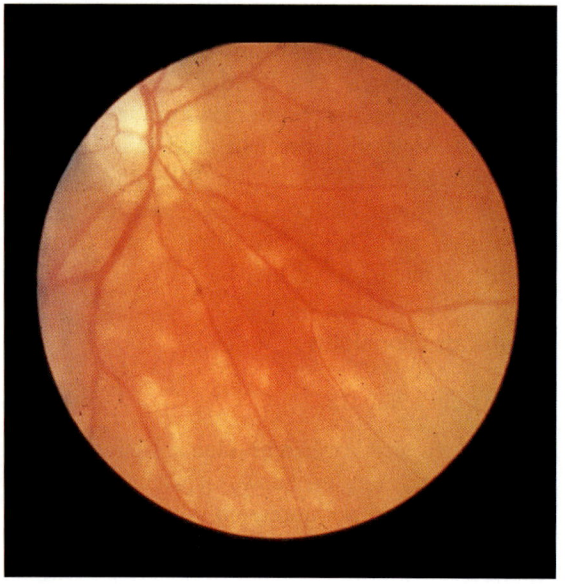 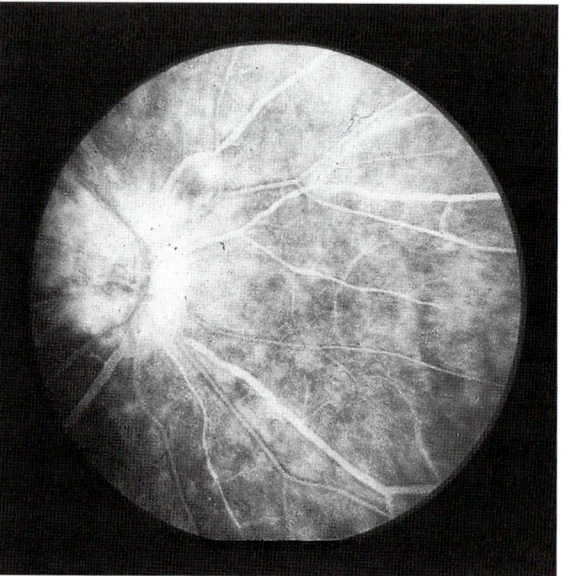

Abb. 33.43 a, b. Bird-shot-Chorioretinopathie. **a** Fundus; **b** Angiographie

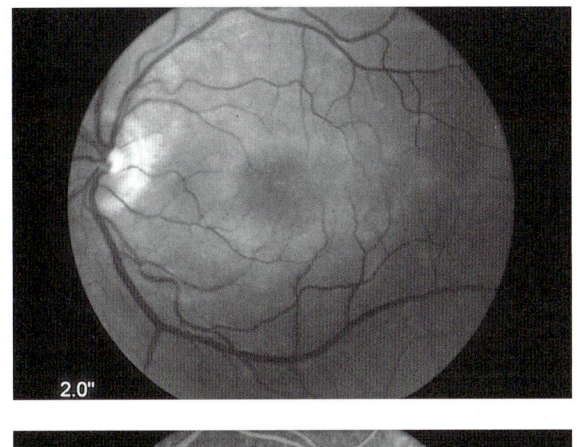

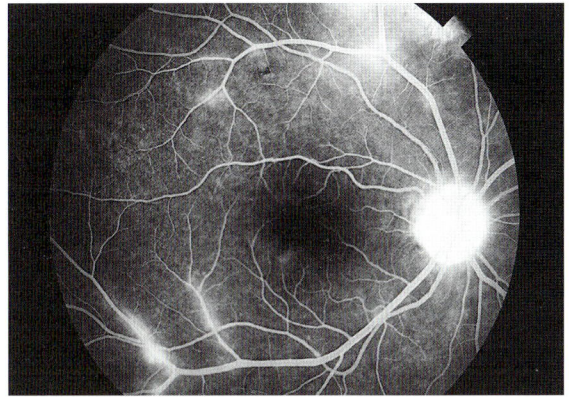

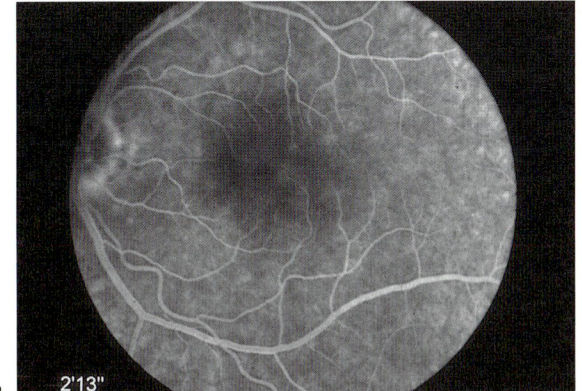

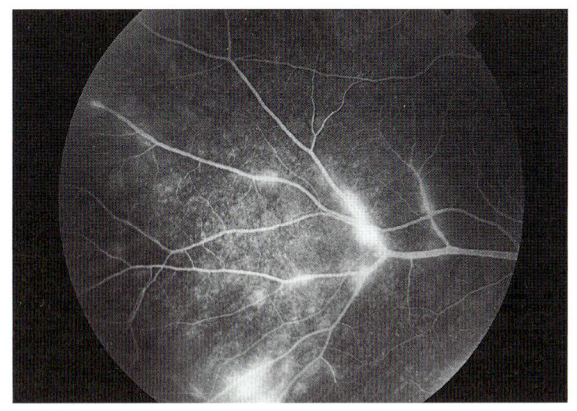

Abb. 33.45 a, b. Retinale Vaskulitis mit Anfärbung der Gefäßwand und Leckage

Abb. 33.44 a – c. Multiple-evanescent-white-dot-Syndrom (MEWDS)

3.5
Trauma

3.5.1
Aderhautruptur

Fluoreszeinangiographisch zeigt sich eine auf die Aderhaut beschränkte Ruptur mit sichtbaren Aderhautgefäßen (Choriokapillaris und RPE fehlen im Bereich der Ruptur). Es kommt zu einer intensiven Hyperfluoreszenz (Sklera), jedoch nicht zur Leckage in der späten Phase (Abb. 33.46 a – c).

3.5.2
Purtscher-Retinopathie

Im Rahmen von Thoraxtraumata kommt es zu Mikroemboli der Netzhautgefäße durch schnelle intraluminare Druckschwankungen. Fluoreszeinangiographisch stellen sich Dilatationen und Leckagen aus den betroffenen Kapillaren sowie Minderperfusionsareale (Cotton-wool-Herde) dar (Abb. 33.47).

3.6
Laserkoagulationsnarben

■ Siehe auch Kap. 13.

■ Fluoreszeinangiographisch zeigen sich Laserkoagulationsnarben als hypofluoreszente Läsionen mit einem hyperfluoreszenten Rand.

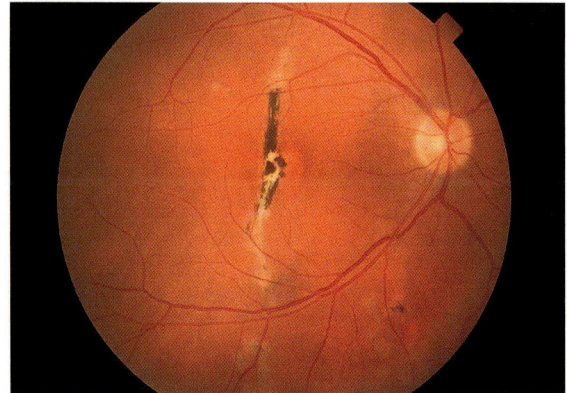

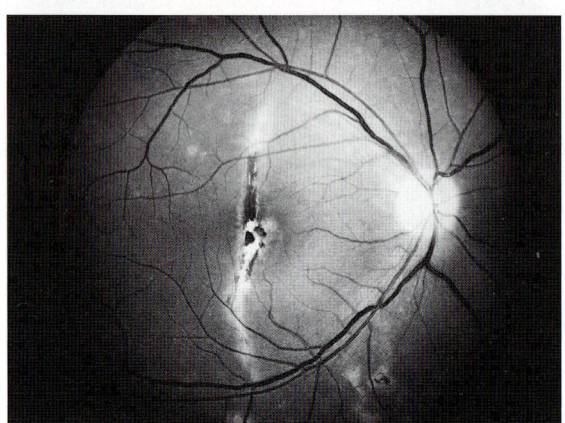

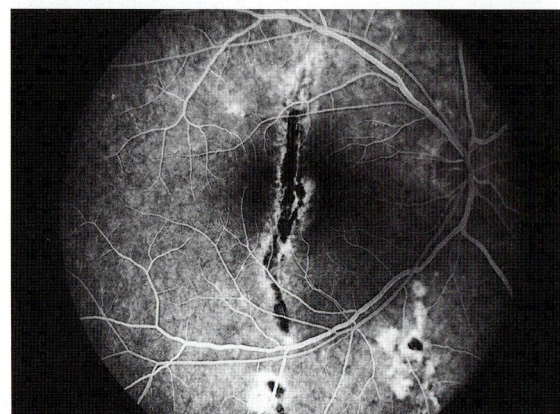

Abb. 33.46 a–c. Fundus (a) und Angiographie (b, c) bei Aderhautruptur

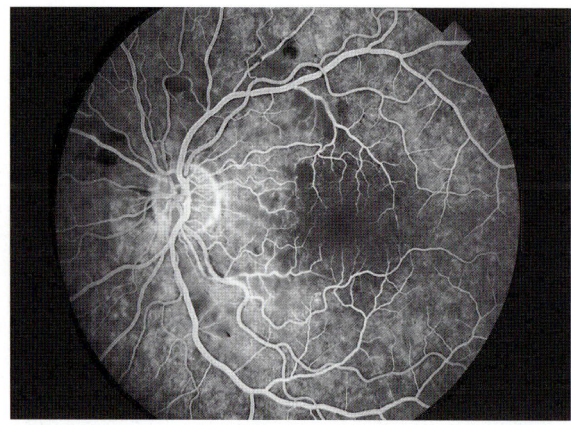

Abb. 33.47. Purtscher-Retinopathie

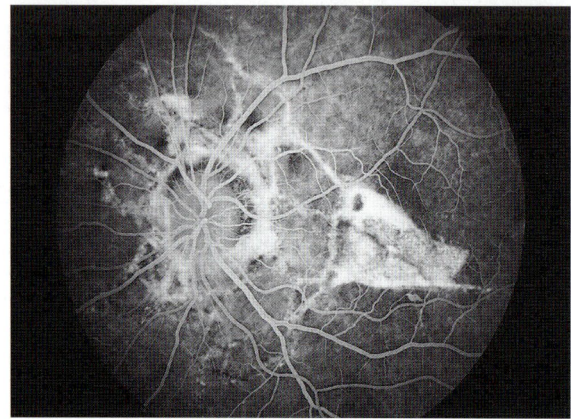

Abb. 33.48. Angioid streaks und CNV

3.7
Angioid streaks

Durch Alterationen der Lamina elastica interna der Bruch-Membran bilden sich, radiär von der Papille weg verlaufende, gefäßähnliche Streifen, die sich bereits in der frühen Phase des Fluoreszeinangiogrammes zeigen. Die Anfärbung bleibt auch nach Abfluten des Farbstoffes aus den Netzhautgefäßen bestehen. Als Komplikation kann sich eine CNV bilden (Abb. 33.48).

3.8
Papillenveränderungen

Die Diagnostik von Erkrankungen des Sehnerven ist primär eine Domäne der Ophthalmoskopie sowie psychophysischer, elektrophysiologischer und neuradiologischer Untersuchungen. Vereinzelt kann das Fluoreszeinangiogramm hilfreiche Hinweise bieten.

3.8.1
Drusen der Papille

Typisch ist die Autofluoreszenz der Drusen vor Farbstoffinjektion im rotfreien Licht. Im Verlauf

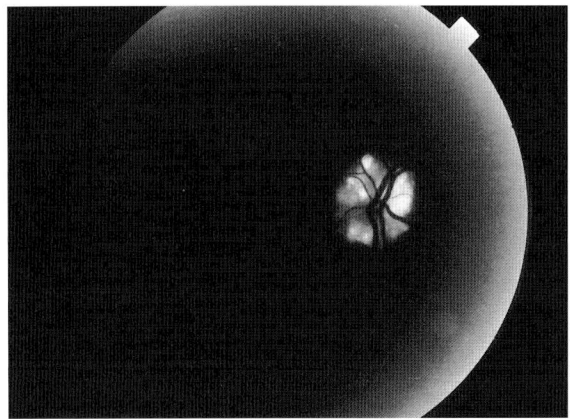

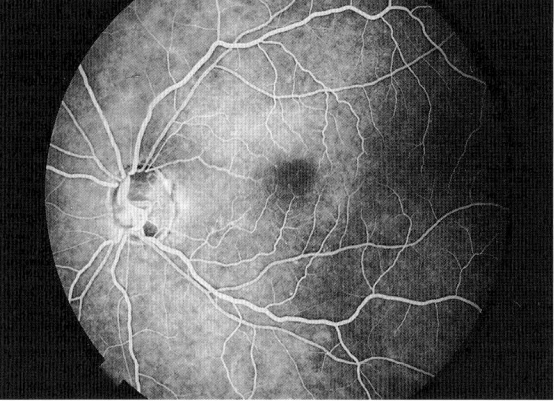

Abb. 33.50. Grubenpapille; diskreter Befund mit zartem Ödem

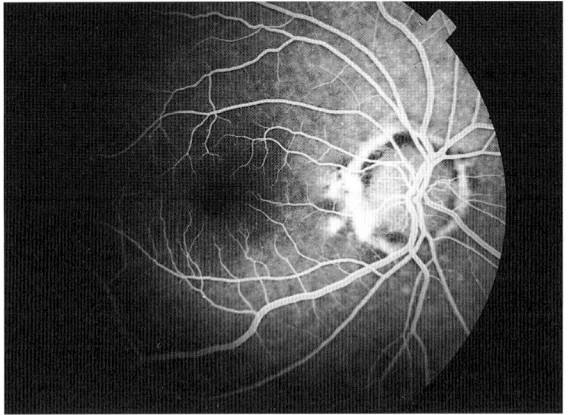

Abb. 33.49 a, b. Drusen der Papille. Leeraufnahme (a) und Angiographie (b)

stellen sich die Drusen hyperfluoreszent dar und zeigen keine Leckagebildung (33.49 a, b).

3.8.2
Grubenpapille

Es handelt sich um eine kongenitale Anomalie mit einer Depression meist am temporalen Rand der Papille. Es kann zu einer serösen Abhebung der Retina kommen, die sich fluoreszeinangiographisch als scharf abgegrenzte schwache Hyperfluoreszenz mit Zunahme im Verlauf des Angiogramms zeigt (Abb. 33.50).

3.8.3
Arteria hyaloidea persistens

Es handelt sich um ein Gefäß, das sich von der Papille bis evtl. zum hinteren Linsenpol erstrecken kann und sich im Verlauf des Angiogramms hyperfluoreszent darstellt (Abb. 33.51 a, b).

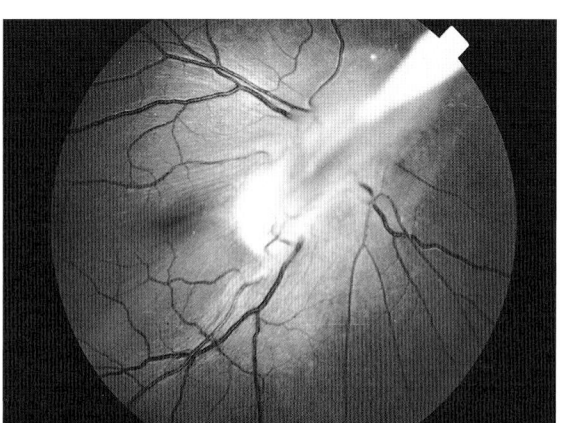

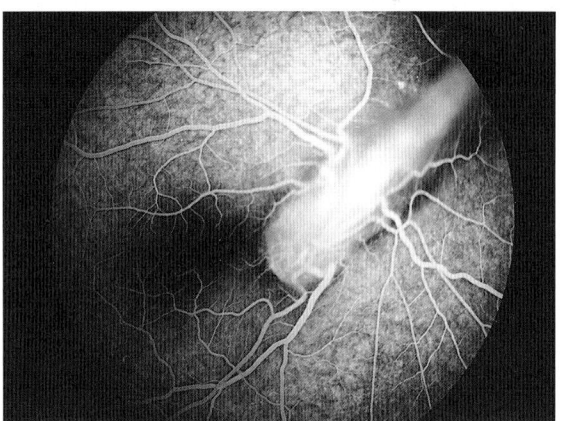

Abb. 33.51 a, b. Arteria hyaloidea persistens. a Rotfreie Aufnahme; b Angiographie

3.8.4
Papillenödem

Es zeigen sich erweiterte epipapilläre Kapillaren und Leckagen sowie eine Farbstoffanreicherung im Bereich der Papille, die in der Spätphase persistieren.

Anteriore ischämische Optikusneuropathie

Neben der meist blassen sektorförmigen oder kompletten Schwellung lassen sich streifenförmige blutungsbedingte Blockaden erkennen. Hyperfluoreszenz und Leckage treten in dem betroffenen Sektor der Papille auf (Abb. 33.52).

4
Irisfluoreszeinangiographie

Die Fluoreszeinangiographie der Iris eines Gesunden zeigt radiär angeordnete Irisgefäße von der Iriswurzel zum Pupillarsaum mit einer geringen Leckage von Fluoreszein. Differentialdiagnostisch kann eine Hyperämie der Iris von Neovaskularisationen differenziert werden.

4.1
Neovaskularisationen der Iris

Die Gefäße verlaufen sehr irregulär v.a. im Bereich des Pupillarsaumes und des Kammerwinkels. Es kommt früh zur ausgedehnten Leckagebildung aus den neovaskulären Gefäßen. Die Leckagebildung ist teilweise nach entsprechender Therapie rückläufig.

4.2
Iristumoren

Es können zuführende und tumoreigene Gefäße besser dargestellt werden. Sie füllen sich vor den physiologischen Irisgefäßen mit Fluoreszein etwa zur gleichen Zeit wie die limbalen Gefäße. Anschließend kommt es im Tumor zu einer Farbstoffanreicherung und Leckage.

4.2.1
Irisnävus

Es zeigt sich in der Regel eine Fluoreszenzblockade.

4.2.2
Hamartom der Iris

Die Abb. 33.53 zeigt ein typisches Hamartom der Iris (Angiom mit Gefäßknäuel).

4.2.3
Irismelanom

Die Abb. 33.54a, b und 33.55a, b zeigen die Irisangiographie bei einem Irismelanom mit tumoreigenen Gefäßen. Bei Abb. 33.55 besteht ein deutliches Ektropium uveae.

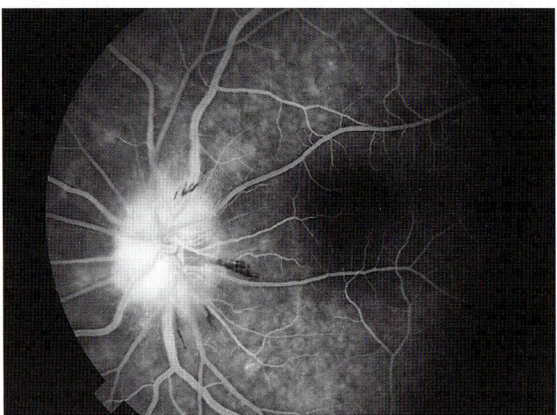

Abb. 33.52. Anteriore ischämische Optikusneuropathie mit Papillenschwellung und streifenförmigen Blutungen

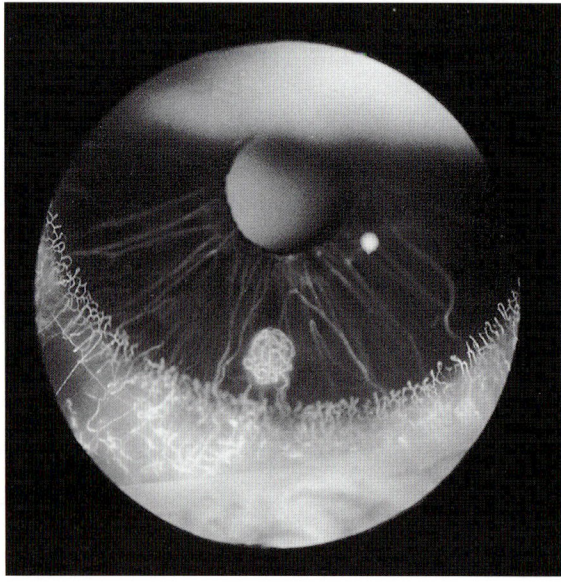

Abb. 33.53. Hamartom der Iris (Angiom). Gefäßknäuel

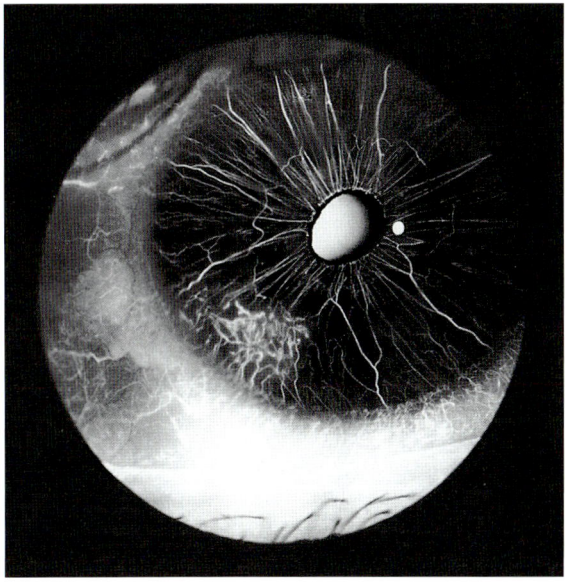 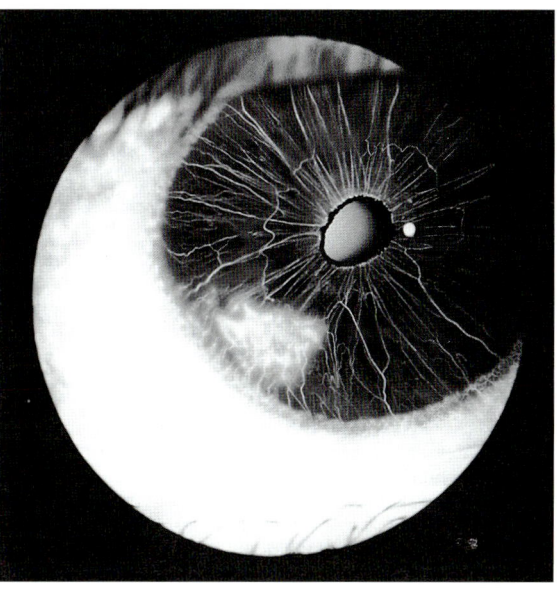

Abb. 33.54 a, b. Irismelanom mit Pupillenverziehung, tumoreigenen Gefäßen und Leckage in der Spätphase

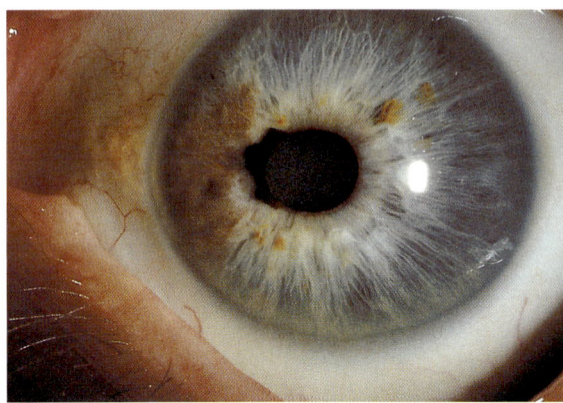 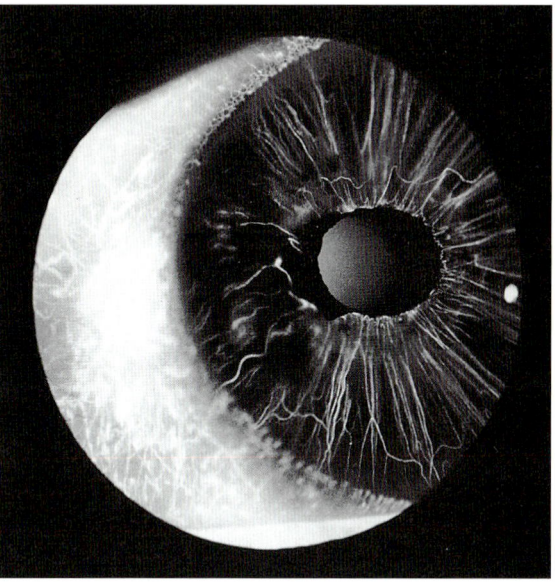

Abb. 33.55 a, b. Irismelanom mit Pupillenverziehung und Ektropium uveae. **a** Spaltlampenphoto; **b** Angiographie

WEITERFÜHRENDE LITERATUR

Baker KJ (1966) Binding of sulfobromophthalein (BSP) sodium and indocyanine green (ICG) by plasma alpha-1-lipoproteins. Proc Soc Exp Biol Med 122:957

Benson RC, Kues HA (1978) Fluorescence properties of indocyanine green as related to angiography. Phys Med Biol 23:159

Benya RJ, Quintana J, Brundage B (1989) Adverse reactions to indocyanine green: a case report and a review of literature. Cathet Cardiovasc Diagn 17:231

Berkow JW, Orth DH, Kelley JS (1991) Fluorescein angiography. Ophthalmology Monographs. American Academy of Ophthalmology

Carski TR, Staller BJ, Hepner G et al. (1978) Adverse reactions after administration of indocyanine green. JAMA 240:635

Cherrick GR, Stein SW, Leevy CM (1960) Indocyanine green: observations on its physical properties, plasma decay and hepatic extraction. J Clin Invest 39:592

Flower RW (1973) Injection technique for indocyanine green and sodiumfluorescein dye angiography of the eye. Invest Ophthalmol 12:881

Flower RW, Hochheimer BF (1973) A clinical technique and apparatus for simultaneous angiography of the separate retinal and choroidal circulations. Invest Ophthalmol 12:248

Fox IJ, Wood EH (1960) Indocyanine green: Physical and physiological properties. Proc Mayo Clin 35:732

Gabel VP, Birngruber R, Hillenkamp F (1977) Individuelle Unterschiede der Lichtabsorption am Augenhintergrund im sichtbaren und infraroten Spektralbereich. Ber Dtsch Ophthalmol Ges 74:418

Gass JD (1997) Stereoscopic atlas of macular diseases. Mosby, St. Louis

Guyer DR, Yannuzzi LA, Slakter JS et al. (1994) Diagnostic indocyanin-green videoangiographie. In: Ryan SJ (ed) Retina. Mosby, St. Louis

Hope-Ross M, Yannuzzi IA, Gragoudas ES et al. (1994) Adverse reactions to indocyanine green. Ophthalmology 101:529

Lommatzsch PK (1999) Ophthalmologische Onkologie. Enke, Stuttgart

Manivannan A, Kirkpatrick JNP, Forrester JV (1994) Clinical investigations of an infrared digital scanning laser ophthalmoscope. Br J Ophthalmol 78:84

Meyer-Rüsenberg HW, Emmerich KH (1989) Leitfaden und Atlas der Fluoreszenzangiographie. Kohlhammer, Stuttgart Berlin Köln

Rabb MF, Burton TC, Schatz H, Yanuzzi LA (1978) Fluorescein angiography of the fundus: a schematic approach to interpretation. Surv Ophthalmol 22:387

Schatz H (1976) Flow sheet for the interpretation of the fluorescein angiograms. Arch Ophthalmol 94:687

Schatz H (1994) Fluorescein angiography: basic principles and interpretation. In: Ryan SJ (ed) Retina. Mosby, St. Louis

Scheider A (1992) Indocyaningrünangiographie mit einem Infrarot-Scanning-Laser-Ophthalmoskop. Ophthalmologe 89:27

Scheider A (1995) Die Indocyanin-Grün-Angiographie mit dem Scanning-Laser-Ophthalmoskop. Enke, Stuttgart (Bildgebende Verfahren in der Augenheilkunde. Bücherei des Augenarztes, Bd 133)

Scheider AC, Schroedel C (1989) High resolution indocyanine green angiography with a scanning laser ophthalmoscope. Am J Ophthalmol 108:458

Shikano S, Shimizu K (1968) Atlas of fluorescence fundus angiography. Saunders, Philadelphia

Spitznas M (1994) Central serous retinopathy. In: Ryan SJ (ed) Retina. Mosby, St. Louis

Yanuzzi LA, Guyer DR, Green WR (1995) The retina atlas. Mosby, St. Louis

Yanuzzi LA, Flower RW, Slakter JS (1997) Indocyanine angiography. Mosby, St. Louis

Wessing A (1968) Fluoreszenzangiographie der Retina. Thieme, Stuttgart

Wessing A (1969) Fluorescein angiography of the retina: textbook and atlas. Mosby, St. Louis

Bildgebende Verfahren 34

1 Scanning-Laser-Ophthalmoskopie 961
1.1 Darstellung des Augenhintergrundes 962
1.2 Fluoreszeinangiographie 962
1.3 Indocyaningrünangiographie 962
1.4 Fundusoptometrie 963
1.5 Nerve-fiber-analyzer 966
1.6 Registrierung von Muster-ERG und VECP 966
1.7 Mikroperimetrie 968
1.8 Scanning-Laser-Doppler-Flowmetrie (HRF) 969
1.9 Retinal-thickness-analyzer (RTA) 970
1.10 Weitere Anwendungsmöglichkeiten 970
2 Optische Kohärenztomographie (OCT) 970

> In den letzten Jahren wurden zahlreiche neue bildgebende Verfahren eingeführt. Insbesondere in der Netzhaut- und Glaukomdiagnostik konnten hierdurch Fortschritte sowohl beim Verständnis des Krankheitsbildes als auch bei der Evaluation der Therapie erzielt werden.

1
Scanning-Laser-Ophthalmoskopie

■ Die Scanning-Laser-Ophthalmoskopie wurde von Webb et al. (1980) erstmalig zur Darstellung des Fundus vorgestellt. Bei diesem System wird der Augenhintergrund zeilenweise durch den auf die Netzhaut fokussierten Laserstrahl abgetastet („gescannt"). Das von der Netzhaut reflektierte Licht wird registriert und als Videobild dargestellt. Im Gegensatz zur herkömmlichen Funduskamera wird also zu keiner Zeit ein komplettes, optisches Bild des Augenhintergrundes erzeugt. Das Bild wird vielmehr punktweise aufgenommen, dargestellt und gespeichert. Dieses Verfahren ist allerdings so schnell, daß eine „Echtzeitdarstellung" möglich ist.

■ Als Lichtquelle kommen z.Z. insbesondere der HeNe-Laser (633 nm), der Ar^+-Laser (488 nm, 514 nm) oder ein IR-Laser (780–805 nm) in Betracht.

■ Durch das Prinzip der konfokalen Abbildung konnte der Einfluß von Streulicht vermindert werden. Dies hat eine Kontraststeigerung und insgesamt bessere Abbildungseigenschaften zur Folge. Durch den Einsatz konfokaler Blenden wird zur Bildentstehung nur Licht aus dem Netzhautareal verwendet, das auch exakt zu diesem Zeitpunkt durch den scannenden Laser beleuchtet wurde. Die Blenden gestatten es, direktes Licht von indirektem Licht zu trennen und auch gemeinsam zu erfassen. Je kleiner die Blende, desto geringer ist die Schärfentiefe des Systems und desto genauer ist allerdings auch die Zuordnung zu einer Läsion möglich.

■ Außerdem können indirekte Blenden und Sperrfilter für die Angiographie eingesetzt werden. Die indirekte, konfokale Blende führt zur Ausblendung der direkt von der Netzhaut reflektierten Lichtanteile. Dadurch, daß nur das Streulicht zur Abbildung kommt, ergibt sich eine Kontrasterhöhung (Dunkelfelddarstellung).

■ Zur Zeit befinden sich 3 verschiedene Systeme für den klinischen Einsatz auf dem Markt:

- Rodenstock SLO, Fa. Rodenstock, München, Deutschland.
- TopSS, Angioscan und GDx von Laser Diagnostics Technologies, San Diego, CA, USA.
- Heidelberg Retina Angiograph, Tomograph und Flowmeter von Heidelberg Eng., Heidelberg, Deutschland.

■ Jedes der 3 Geräte besitzt unterschiedliche Ausstattungen und kann für verschiedene Aufgabenstellungen verwendet werden. Alle genannten Systeme sind für den klinischen Einsatz konzipiert und einfach in der Handhabung.

WEITERFÜHRENDE LITERATUR

Jean B, Frohn A, Thiel HJ (1990) Laserscanning in der Ophthalmologie. Fortschr Ophthalmol 87:158
Nasemann JE (1991) Scanning-Laser-Ophthalmoskopie: Prinzip und klinische Anwendung. Augenärztl Fortb 14:14
Plesch A, Chapero J, Bille J, Götz ML, Jaeger W (1986) Laser Scanning Ophthalmoskopie. Fortschr Ophthalmol 83: 530

Webb RH, Hughes GW, Pomarentzeff O (1980) Flying spot TV ophthalmoscope. Appl Opt 19:2991
Webb RH, Hughes GW, Delori F (1987) Confocal scanning laser ophthalmoscope. Appl Opt 26:1492

Mainster MA, Timberlake GT, Webb RH, Hughes GW (1982) Scanning Laser Ophthalmoscopy: Clinical Applications. Ophthalmology 7:852
Plesch A, Klingbeil U, Bille J (1987) Digital laser scanning fundus camera. Appl Opt 26:1480

1.1
Darstellung des Augenhintergrundes

■ Eine medikamentöse Mydriasis ist oft nicht notwendig. In den meisten Fällen ist die Untersuchung auch in Miosis möglich. Dies trifft v. a. bei Registrierungen mit dem IR-Laser (780 nm) zu, da in diesem Wellenlängenbereich kaum noch Lichtwahrnehmung stattfindet und somit die Pupillenreaktion unterbleibt.

■ Geringe Lichtbelastung des Patienten während der Messung: Sie liegt etwa um den Faktor 1000 geringer als bei der indirekten Ophthalmoskopie: 70 $\mu W/cm^2$ gegenüber 100000 $\mu W/cm^2$.

■ Echtzeitdarstellung des Fundus, sofortiger Ausdruck, digitale Bildverarbeitung und digitale Archivierung der Bilder sind möglich.

■ Die Darstellung des Augenhintergrundes kann auch mit einer Funduskamera durchgeführt werden. Bei der Zeiss-Funduskamera gibt es 2 Lichtquellen: eine kontinuierliche zur Beobachtung und Einstellung des Patienten und ein Blitzlicht zur eigentlichen Photographie. Nachteil des Systems gegenüber dem Scanning-Laser-Ophthalmoskop (SLO) ist die höhere Lichtbelastung. Dadurch, daß im Gegensatz zum SLO das Beobachtungslicht nicht im infraroten Bereich liegt, ist eine Untersuchung ohne medikamentöse Mydriasis meistens nicht möglich. Vorteil dieses konventionellen Systems ist die höhere Auflösung. Es wird (bei Anschluß an eine digitale Bildverarbeitung) eine Auflösung bis zu 2036 · 3060 Pixel erreicht (beim SLO z. Z. maximal 512 · 512 Pixel). Durch die Weiterentwicklung der verwendeten Videokameras konnte nicht nur die Auflösung, sondern auch die Empfindlichkeit des Systems gesteigert werden. Es sind Systeme vorgestellt worden, die (in der Beobachtungsphase) durch Erhöhung der Verstärkung des Kamerasignals eine kontinuierliche Beobachtung des Fundus bzw. der Angiographie ermöglichen und für die Ausleuchtung der Photos mit dem Blitzlicht die Verstärkung der Kamera automatisch wieder reduzieren, um so einen optimalen Kontrast zu erreichen (AnalySIS, Fa. Polytech).

WEITERFÜHRENDE LITERATUR

Delori FC, Parker MA, Mainster MA (1980) Light Levels in fundus photography and fluorescein angiography. Vision Res 20:1099

1.2
Fluoreszeinangiographie

■ Zur Durchführung von Fluoreszeinangiographien muß das Scanning-Laser-Ophthalmoskop mit einem Argonlaser (400 µW Leistung) ausgestattet sein.

■ Natriumfluoreszein wird durch Licht der Wellenlänge von 448–514 nm zur Fluoreszenz angeregt.

■ Eine hohe räumliche Auflösung ist mit einer hohen zeitlichen Auflösung kombiniert. Die Aufnahme erfolgt mit Videonorm von ca. 25 Bildern/s. Archivierung entweder als Video oder in der digitalen Bildverarbeitung als Einzelbilder.

■ Die Lichtbelastung bei der Scanning-Laser-Ophthalmoskopie ist gegenüber der konventionellen Fluoreszeinangiographie wesentlich geringer: 400 $\mu W/cm^2$ gegenüber 4000000 $\mu W/cm^2$.

■ Nachteil: geringere Auflösung verglichen mit der konventionellen Angiographie mit der Funduskamera.

1.3
Indocyaningrünangiographie

■ Zur Durchführung von Indocyaningrünangiographien (s. Abb. 33.3 und 33.4) muß das Scanning-Laser-Ophthalmoskop mit einem Infrarotlaser (780–805 nm) ausgestattet sein.

■ Eine Indocyaningrünangiographie kann jedoch auch mit einem Funduskamera-basierten System durchgeführt werden. Bei den Systemen der neuesten Generation ist dabei eine kontinuierliche Betrachtung des Bildes bei geringer Betrachtungsbeleuchtungsstärke möglich (Fa. Polytech).

■ Durch Kombination der SLO-basierten Angiographie mit topographischen Messungen kann eine dreidimensionale Darstellung der Fluoreszenz von Netz- und Aderhautgefäßen erreicht werden. In der dreimensionalen Angiographie läßt sich die Ausdehnung und Tiefe des vaskulären Chorioideaschadens deutlicher dokumentieren (s. Abb. 34.1).

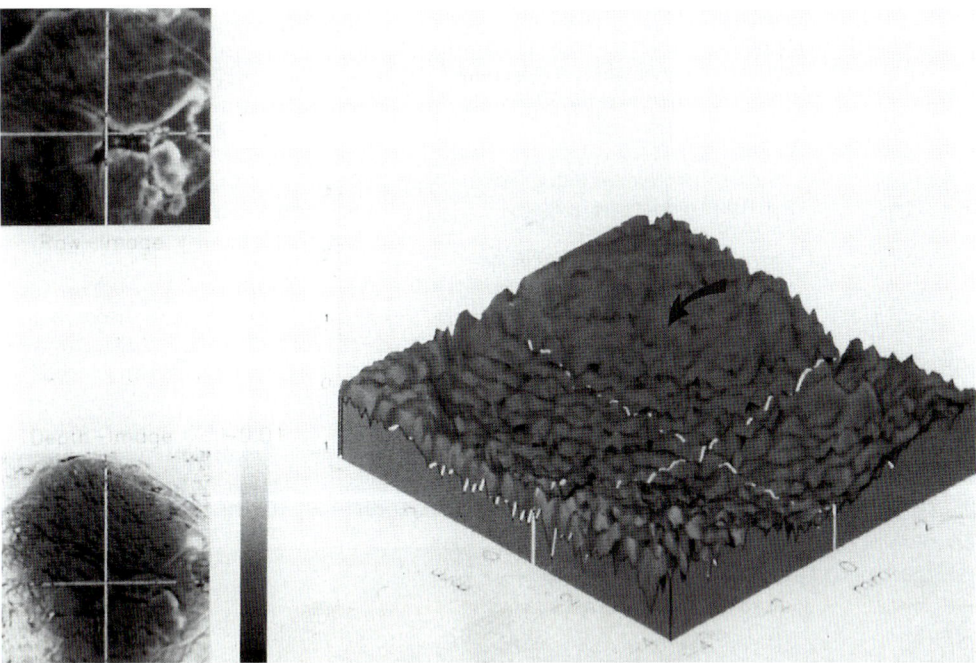

Abb. 34.1. Topographische Angiographie bei Gyratatrophie. Durch den Verlust wesentlicher Anteile der Aderhaut ist die Oberfläche abgesenkt. Die normalerweise glatte Oberfläche ist nicht mehr vorhanden. Die grobe Struktur wird durch die verbliebenen großkalibrigen, tiefen Aderhautgefäße bestimmt. Im Übergang zu intakter Netzhaut im mittelperipheren Randbereich zeigt sich eine deutliche Stufe (*Pfeil*), die das Ausmaß des Substanzdefektes deutlich macht. Die in der zweidimensionalen Angiographie erkennbare zentrale Insel ist in der dreidimensionalen Rekonstruktion nicht verifizierbar. (Aus Meyer et al. 2000)

WEITERFÜHRENDE LITERATUR

Delori FC, Castany MA, Webb RH (1978) Fluorescence characteristics of sodiumfluorescein in plasma and whole blood. Exp Eye Res 27:417

Delori FC, Parker MA, Mainster MA (1980) Light levels in fundus photography and fluorescein angiography. Vision Res 20:1099

Gabel VP, Birngruber R, Nasemann J (1988) Das Scanning-Laser-Ophthalmoskop und seine Anwendungen als Fluoreszenzangiographiegerät. Fortschr Ophthalmol 85:569

Holz F, Bellmann C, Dithmar S et al. (1997) Simultane Fluoreszein- und Indozyaningrünangiographie mit einem konfokalen Scanning-Laser-Opthalmoskop. Ophthalmologe 94:348

Mainster MA, Timberlake GT, Webb RH, Hughes GW (1982) Scanning laser ophthalmoscopy: Clinical applications. Ophthalmology 7:852

Meyer CH, Hoerauf H, Schmidt-Erfurth U et al. (2000) Optische Kohärenz-Tomographie und topographische Angiographie am Beispiel der Atrophia gyrata. Ophthalmologe 97:41

1.4
Fundusoptometrie

■ Bei der Fundusoptometrie mit dem Scanning-Laser-Ophthalmoskop werden Bilder aus verschiedenen Objekttiefen mit geringer Schärfentiefe aufgenommen (Abb. 34.2 schichtweises Abbilden des Augenhintergrundes).

■ Beim TopSS (Topographic Scanning System) von LDT und dem Heidelberg Retina Tomograph wird als Lichtquelle eine Infrarotlaserdiode (780 nm) benutzt. Daher ist eine medikamentöse Mydriasis meist nicht erforderlich. Außerdem erfolgt keine Blendung durch hohe Intensitäten sichtbaren Lichts.

■ Die Bilder werden mit einer Frequenz von etwa 30/s aufgenommen. Der longitudinale Scan-Bereich liegt zwischen 1 und 3 mm. Die benötigten Bilder (32) werden in weniger als 1 s aufgenommen. Daher spielen Augenbewegungen des Patienten eine untergeordnete Rolle.

■ Der transversale Abstand der Schichtaufnahmen liegt zwischen 1 mm (= Makulaaufnahmen) und 3,5 mm (= kleinere Tumoren sowie große Papillenexkavationen). Aus den so erhaltenen Daten wird ein dreidimensionales Bild des Fundus rekonstruiert. In der Hauptsache wird diese Methode z. Z. zur morphometrischen und objektiven Analyse der Papille verwendet (Topographie).

■ Die Software erlaubt auch eine Beurteilung von Randschärfe und/oder Fläche der Papille (Exkavation). Zur Verlaufskontrolle können verschiedene Messungen am Patienten miteinander verglichen werden. Es können differenzierte Höhen- und Profilmessungen durchgeführt werden.

Abb. 34.2. Schematische Darstellung der topographischen Messung mit dem TopSS (Topographic Scanning System) von LDT, San Diego, CA/USA

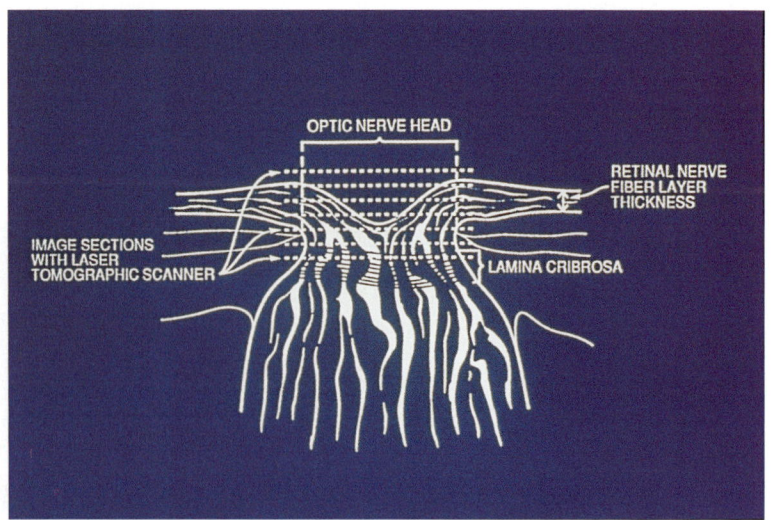

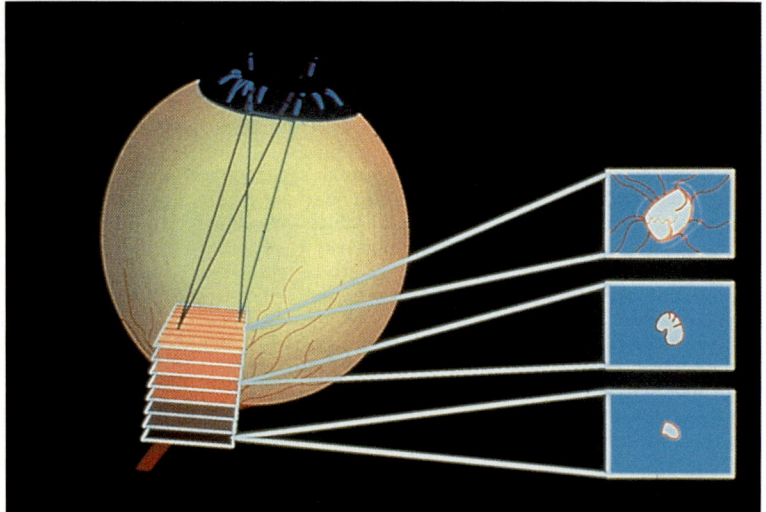

■ Die Abbildungen 34.2 und 34.3 zeigen das Funktionsprinzip der topographischen Messung sowie eine typische Aufnahme und Auswertung mit dem TopSS von LDT.

■ Die hier beschriebene Methode hat eine Sensitivität von 73% für die Erkennung von glaukomatösen Schäden an der Papille. Sie kann sowohl zur Erkennung, als auch zur Verlaufskontrolle von Glaukomerkrankungen benutzt werden.

■ Die Tomographiemessung mittels Scanning-Laser-Ophthalmoskop kann auch zur quantitativen Analyse von Makulaerkrankungen (z.B. für die dreidimensionale quantitative Analyse von Makulaforamina) und zur Befunddokumentation und Verlaufskontrolle bei Tumoren eingesetzt werden (Abb. 34.4).

WEITERFÜHRENDE LITERATUR

Beausencourt E, Elsner AE, Hartnett E, Trempe CL (1997) Quantitative analysis of macular holes with scanning laser tomography. Ophthalmology 104:2018

Caprioli J, Miller JM (1989) Measurement of relative nerve fiber layer surface height in glaucoma. Ophthalmology 96:633

Caprioli J, Prum B, Zeyen T (1996) Comparison of methods to evaluate the optic nerve head and nerve fiber layer for glaucomatous change. Am J Ophthalmol 121:659

Cioffi GA, Robin LA, Eastman RD et al. (1993) Confocal laser scanning ophthalmoscope. Reproducibility of optic nerve head. Topographic measurements with the confocal laser scanning ophthalmoscope. Opthalmology 100:57

Dithmar S, Bellmann C, Holz FG, Völcker HE (1997) Konfokale Scanning-Laser-Indozyaningrünangiographie klassischer choroidaler Neovaskularisationen. Ophthalmologe 94:343

Dreher AW, Patrick CT, Weinreb N (1991) Reproducability of topographic measurements of the normal and glaucomatous optic nerve head with laser tomographic scanner. Am J Ophthalmol 111:221

Abb. 34.3. Messung mit dem TopSS von LDT. *Links*: Falschfarbendarstellung der Intensitäten. Die hellen Farben zeigen die Bereiche, in denen das meiste Licht reflektiert worden ist. *Rechts*: Farbkodierte topographische 3-D-Darstellung. Helle Farben zeigen obere, dunkle Farben tieferliegende Bereiche

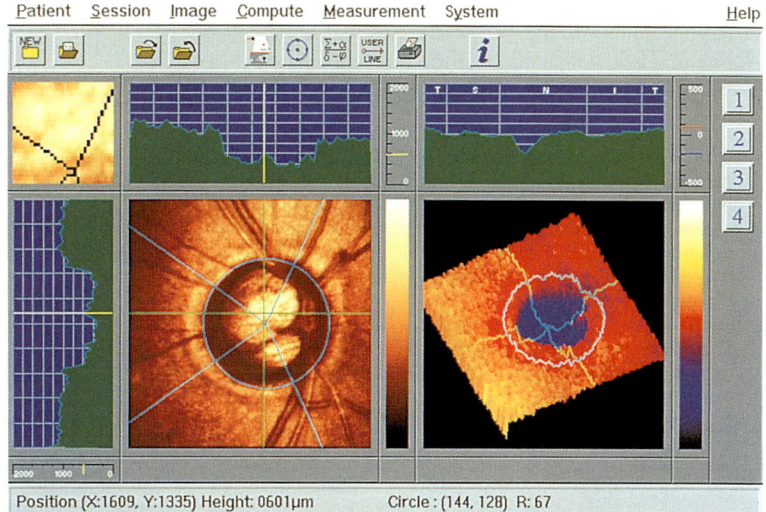

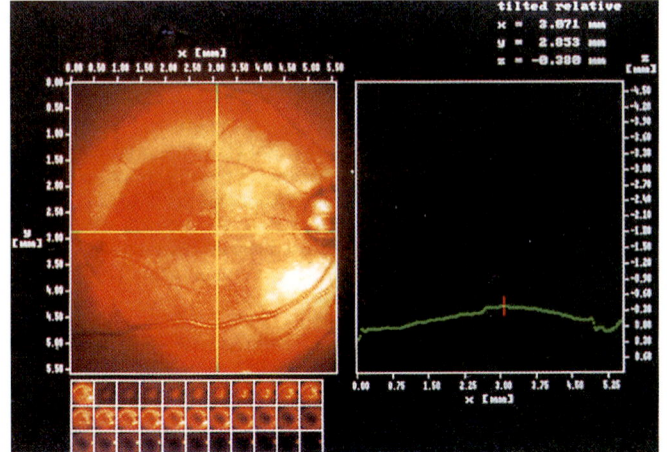

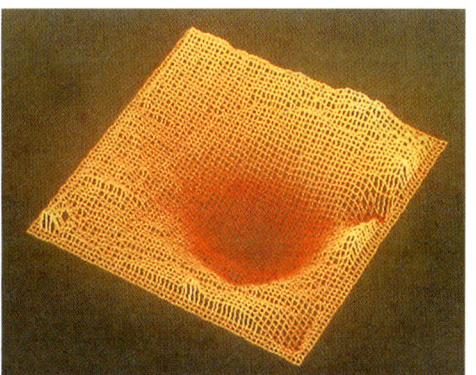

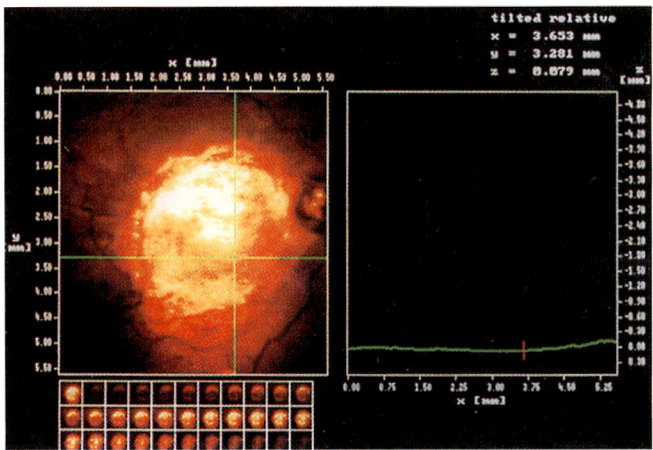

Abb. 34.4. a Befunddokumentation mit der Laser-Scanning-Tomographie. Rechtes Auge eines 59jährigen Patienten mit einem kleinen Aderhautmelanom des hinteren Pols mit tumorferner Begleitamotio. Mit Hilfe der Laser-Scanning-Tomographie wird hier unter Verwendung einer 30°-Optik anhand des Reflektivitäts-Summenbildes die Tumorprominenz vermessen. Nach Umrechnung der Werte auf die 30°-Optik wird eine Prominenz von 1,4 mm ermittelt. **b** Kontrollaufnahme des gleichen Patienten 8 Wochen nach TTT. Es ist keine Tumorprominenz mehr nachweisbar. **c** Die Pseudo-3-D-Darstellung des Differenztopographiebildes der Befunde aus **a** und **b** veranschaulicht das zurückgebildete Tumorvolumen. (Aus Schneider et al. 1998)

Göbel W, Lieb WE, Grein HJ (1997) Quantitative und objektive Verlaufskontrolle der Papillenschwellung mit dem Heidelberg-Retina-Tomographen. Ophthalmologe 94:673
Mardin CY, Horn FK (1998) Influence of optic disc size on the sensitivity of the Heidelberg Retina Tomograph Graefes Arch Clin Exp Ophthalmol 236:641
O'Connor DJ, Zeyen T, Caprioli J (1993) Comparison of methods to detect glaucomatous optic nerve damage. Ophthalmology 100:1498
Offenhäuser E (1992) Fundusoptometrie mit dem Laserscanophthalmoskop. In: Kampik A (Hrsg) Jahrbuch der Augenheilkunde: Laser in der Augenheilkunde. Biermann, Zülpich
Schmidt-Erfurth U, Noack J, Teschner S, Birngruber R (1999) Konfokale Indozyaningrün-Angiographie mit dreidimensionaler Topographie. Ophthalmologe 96:797
Schneider H, Fischer K, Fietkau RF, Guthoff RF (1998) Transpupilläre Thermotherapie des malignen Aderhautmelanoms. Ophthalmologe 95:765
Spiegel D, Pfeiffer AME, Lachenmayr BJ, Hintschich C (1992) Glaukomparameter der Papille. Vergleich klinischer und stereophotographischer Methoden mit der Laser-Scanning-Tomographie. Ophthalmologe 89:204
Wollstein G, Garway-Heath D, Hitchings RA (1998) Identification of early glaucoma cases with the scanning laser ophthalmoscope. Ophthalmology 105:1557

1.5
Nerve-fiber-analyzer

■ Der Nerve-fiber-analyzer verbindet ein Scanning-Laser-Ophthalmoskop mit einem Fourier-Ellipsometer. Die Nervenfaserschicht der Netzhaut hat aufgrund des gerichteten Faserverlaufs eine doppelbrechende Eigenschaft, die man in einem sog. Ellipsometer oder Polarimeter erfassen kann. Die Nervenfaserschicht ändert die Eigenschaften der polarisierten Lichtes, das sie beleuchtet. Die Änderung des eingestrahlten linear, elliptisch und zirkulär polarisierten Lichtes ist direkt proportional zur Dicke der Nervenfaserschicht. Dadurch ist eine quantitative Analyse der Nervenfaserschicht möglich.

■ Der Nerve-fiber-analyzer wurde von der Fa. LDT, San Diego CA, USA, entwickelt. Abbildung 34.5 zeigt das Meßprinzip und eine typische Messung. Die Meßdaten werden in Daten umgewandelt, die die Dicke der Nervenfaserschicht beschreiben. Es werden Abbildungen der Nervenfaserschicht in 3D oder Falschfarben erzeugt, wobei die Farben von hell (gelb = dicke Nervenfaserschicht) nach dunkel (rot und blau = dünne Nervenfaserschicht) proportional der Schichtdicke sind.

■ Der Nerve-fiber-analyzer hat für die Früherkennung von glaukomatösen Schäden eine Sensitivität von 96% und eine Spezifität von 93% und ist somit der SLO-Tomographie (s. o.) überlegen.

■ Der Nerve-fiber-analyzer könnte sich durch die objektive Messung der Nervenfaserschicht zu einem empfindlichen Test zur Früherkennung des Glaukoms entwickeln.

■ Er ist in der Lage, glaukomatöse Änderungen zu erkennen, bevor man diese in der Perimetrie feststellen kann. Das Gerät wurde um eine alters- und rassenspezifische Datenbank von Normalwerten erweitert und erlaubt unter Zuhilfenahme von neuronalen Netzwerken eine automatische Auswertung der erfaßten Daten und einen Vergleich mit diesen Normalwerten (Abb. 34.5 a, b).

■ Die Einschränkungen anderer Tests sind in Kap. 36 besprochen.

WEITERFÜHRENDE LITERATUR

Anton A, Zangwill L, Emdadi A, Weinreb RN (1997) Nerve fiber layer measurements with scanning laser polarimetry in ocular hypertension. Arch Ophthalmol 115:331
Boulton JE, Waldock A, Morgan JE, Potts MJ (1997) Comparing nerve fibre layer defects identified by scanning laser polarimetry, and red free photography in patients with optic drusen. Invest Ophthalmol Vis Sci 38:4472
Dreher AW, Reiter K (1992) Retinal laser ellipsometry: A new method for measuring the retinal nerve fiber layer thickness distribution. Clin Vision Sci 7:481
Dreher AW, Reiter K, Weinreb RN (1992) Spatially resolved birefringence of the retinal nerve fiber layer assessed with a retinal laser ellipsometer. Appl Opt 31:3730
Glück R, Rohrschneider K, Kruse FE, Völcker HE (1997) Nachweis von glaukomatösen Nervenfaserschäden, Laserpolarimetrie im Vergleich zum entsprechenden Gesichtsfeldausfall. Ophthalmologe 94:815
Serguhn S, Maier E, Gramer E (1999) Zur Darstellbarkeit von Nervenfaserbündeldefekten mittels Laser-Polarimetrie bei Glaukom. Ophthalmologe 96:364
Tjon-fo-sang MJ, Lemij HG (1997) The sensitivity and specificity of nerve fiber layer measurements in glaucoma as determined with scanning laser polarimetry. Am J Ophthalmol 23:62
Tjon-fo-sang MJ, Vries J de, Lemij HG (1996) Measurement by nerve fiber analyzer of retinal nerve fiber layer thickness in normal subjects and patients with ocular hypertension. Am J Ophthalmol 122:220
Weinreb RN, Dreher AW, Coleman A et al. (1990) Histopathologic validation of Fourier-Ellipsometry measurements of retinal nerve fiber layer thickness. Arch Ophthalmol 108:557
Weinreb RN, Shakiba S, Sample PA (1995) Association between quantitative nerve fiber layer measurement and visual field loss in glaucoma. Am J Ophthalmol 120:732
Weinreb RN, Shakiba S, Zangwill L (1995) Scanning Laser Polarimetry to measure the nerve fiber layer of normal and glaucomatous eyes. Am J Ophthalmol 119:627

1.6
Registrierung von Muster-ERG und VECP

■ Mit einem Scanning-Laser-Ophthalmoskop können variable Musterreize auf die Netzhaut projiziert werden. Durch Invertierung dieser Musterreize mit einer vorher festgelegten Frequenz können die da-

Abb. 34.5. a Darstellung des Meßprinzips des Nerve-fiber-analyzers (NFA) von LDT, San Diego, CA. **b** Eine typische Messung des NFA. Fundusbild und polarimetrische Messung der Nervenfaserdicke. *In der linken, mittleren Abb.* ist in *grau* der normale Bereich für die Nervenfaserschicht in einem gesunden Auge dargestellt, in *dunkelblau* die Meßwerte des Patienten

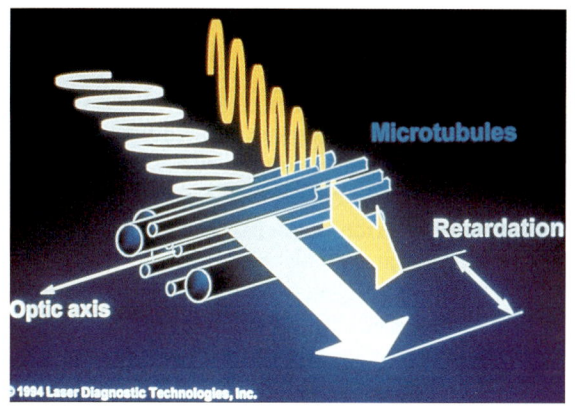

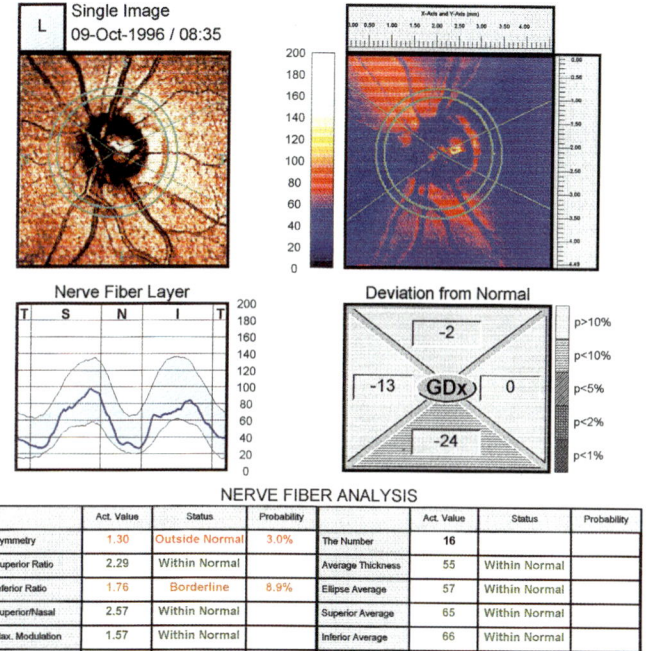

durch erzeugten elektrophysiologischen Signale als Muster-ERG und/oder VECP aufgezeichnet werden.

■ Zur Registrierung der elektrophysiologischen Signale kann ein handelsübliches, konventionelles ERG-/VECP-Gerät benutzt werden.

■ Bezogen auf die Latenzzeiten entsprechen die durch das Scanning-Laser-Ophthalmoskop erzeugten Potentiale denen konventioneller Musterstimulationen. Die Amplituden sind jedoch deutlich niedriger.

■ Die Netzhaut des Patienten kann während der Messung kontinuierlich betrachtet werden [Livebild des Scanning-Laser-Ophthalmoskop mit IR-Laser, HeNe-Laser (rot) zur Erzeugung der Muster]. Dadurch ist der Untersucher jederzeit über die genaue Lokalisation des Musterreizes auf der Netzhaut informiert.

■ Diese Methode ermöglicht die kontrollierte Reizung eines definierten, lokalisierten Netzhautareals.

■ Dieses Gerät wird angeboten als Erweiterung für das Rodenstock SLO (Optha-Pattern: funduskontrollierte elektrophysiologische Untersuchungen).

■ Nachteil dieses Verfahrens ist, daß die abgeleiteten Signale sehr klein sind. Versucht man, ein „physiologisches" Empfindlichkeitsprofil der Retina abzuleiten, d.h. unter Funduskontrolle viele, aber sehr kleine Areale der Retina zu reizen und nachher zu einer „Empfindlichkeitskarte" der Netzhaut zweidimensional zusammenzusetzen, so würde eine solche Messung für die meisten Patienten zu lange dauern (>30 min). Dies liegt an den langen Average-Zeiten, die für die Erfassung solch kleiner Signale nötig sind.

■ Um dies zu umgehen, wurde ein völlig neues Verfahren der elektrophysiologischen Auswertung entwickelt. Es werden bis zu 241 Netzhautorte nach einem komplizierten mathematischen Algorithmus teilweise simultan gereizt und die elektrophysiologische Antwort ausgewertet. Die Reizung geschieht auch hier unter Funduskontrolle durch den HeNe-Laser. Der verwendete Algorithmus gestattet es nun, für jeden einzelnen dieser Netzhautorte die eigene elektrophysiologische Antwort aus den Gesamtantworten zu extrahieren (korrigierte M-Sequenzen, das Verfahren ähnelt einer Fourier-Analyse).

■ Dieses multifokale Muster-ERG kann dann als Empfindlichkeitsprofil zusammen mit dem Fundusbild dargestellt werden (s. Kap. 35). Das multifokale Muster-ERG kann z. B. auch zur Glaukomfrüherkennung eingesetzt werden. Angeboten wird das Gerät von der Fa. Rodenstock (RetiScan für Rodenstock SLO).

■ Das multifokale Elektrophysiologiesystem kann auch ohne SLO eingesetzt werden. Die Patienten fixieren dann ein Monitor-Bild, auf dem die Reize dargeboten werden. (Reizdarbietung wie oben beschrieben).

■ Dieses System hat dann keine visuelle Kontrolle über den Ort der Reizung auf der Retina. Es wird angeboten unter dem Namen Veris von EDI Associates, San Francisco, USA und von Rodenstock unter dem Namen Retiscan.

WEITERFÜHRENDE LITERATUR

Katsumi O, Timberlake GT, Hirose T et al. (1989) Recording pattern reversal visual evoked response with the scanning laser opthalmoscope. Acta Ophthalmologica 67:243

Kretschmann U, Gendo K, Seeliger M, Zrenner E (1997) Multifocal ERG recording by the VERIS technique and its clinical applications. Dev Ophthalmol 29:8

Mohidin N, Yap MK, Jacobs RJ (1997) The repeatability and variability of the multifocal electroretinogram for four different electrodes. Ophthalmic Physiol Opt 17:430

Teping C, Wolf S, Schippers V et al. (1989) Anwendung des Scanning-Laser-Ophthalmoskops zur Registrierung des Muster-ERG und VECP. Klin Monatsbl Augenheilkd 195:203

Yu M, Brown B, Edwards MH (1998) Investigation of multifocal visual evoked potential in anisometroic and esotropic amblyopes. Invest Ophthalmol Vis Sci 39:2033

1.7
Mikroperimetrie

■ Das konfokale Scanning-Laser-Ophthalmoskop kann auch bei funduskontrollierter, statischer Perimetrie eingesetzt werden. Es wird statisch nach dem Prinzip der doppelten Eingabelung der Lichtunterschiedsempfindlichkeit geprüft. Auch eine kinetische Skotometrie ist möglich (Rodenstock SLO, Skotometrie Modul).

■ Es kann unter direkter Sichtkontrolle (Benutzung des IR-Lasers des Scanning-Laser-Ophthalmoskops) orientierend an der Funduspathologie die Lichtunterschiedsempfindlichkeit an jedem beliebigen Netzhautort geprüft werden. Die Lichtreize werden dabei durch den HeNe-Laser (rot) des Systems erzeugt. Die Intensität dieses Lasers ist mit 8 Bit Tiefe (256 Stufen) modulierbar.

■ Die Augenbewegungen des Patienten können durch eine manuelle Fundusstabilisierung oder durch automatisches Tracking ausgeglichen werden.

■ Es ist, verglichen mit der konventionellen Perimetrie, eine präzisere Korrelation anatomischer und funktioneller Veränderungen im Makulabereich möglich (Abb. 34.6 a–d).

WEITERFÜHRENDE LITERATUR

Becker M, Rohrschneider K, Tilgen W et al. (1998) Familiäre juvenile Makuladystrophie mit kongenitaler Hypotrichosis capitis. Ophthalmologe 95:233

Ehrt O, Tavcar I, Eckl-Titz G (1999) Mikroperimetrie und Lesesakkaden bei Retinopathia solaris. Ophthalmologe 96:325

Ehrt O, Scheider A, Gündisch O et al. (1999) Chirurgische Entfernung subfovealer chorioidaler Neovaskularistionen bei AMD. Ophthalmologe 96:421

Rohrschneider K, Becker M, Fendrich T, Völcker HE (1995) Kinetische funduskontrollierte Perimetrie mit dem Scanning-Laser-Ophthalmoskop. Klin Monatsbl Augenheilkd 207:102

Schneider U, Kuck H, Inhoffen W, Kreissig I (1993) Funduskontrollierte Mikroperimetrie mit dem Scanning-Laser-Ophthalmoskop bei Makulaerkrankungen. Klin Monatsbl Augenheilkd 203:212

Stürmer J, Schrödel C, Rappl W (1990) Scanning Laser Ophthalmoscope for static fundus-controlled perimetry. In: Nasemann JE, Burk ROW (eds) Scanning laser opthalmoscopy and tomography. Quintessenz, Berlin

Timberlake GT, Mainster MA, Webb RH, Hughes GW, Trempe CL (1982) Retinal localization of scotoma by scanning-laser-ophthalmoscopy. Invest Ophthalmol Vis Sci 22:91

Vivell PMO, Lachenmayr BJ, Zimmermann P (1991) Vergleichsstudie verschiedener perimetrischer Strategien. Fortschr Ophthalmol 88:819

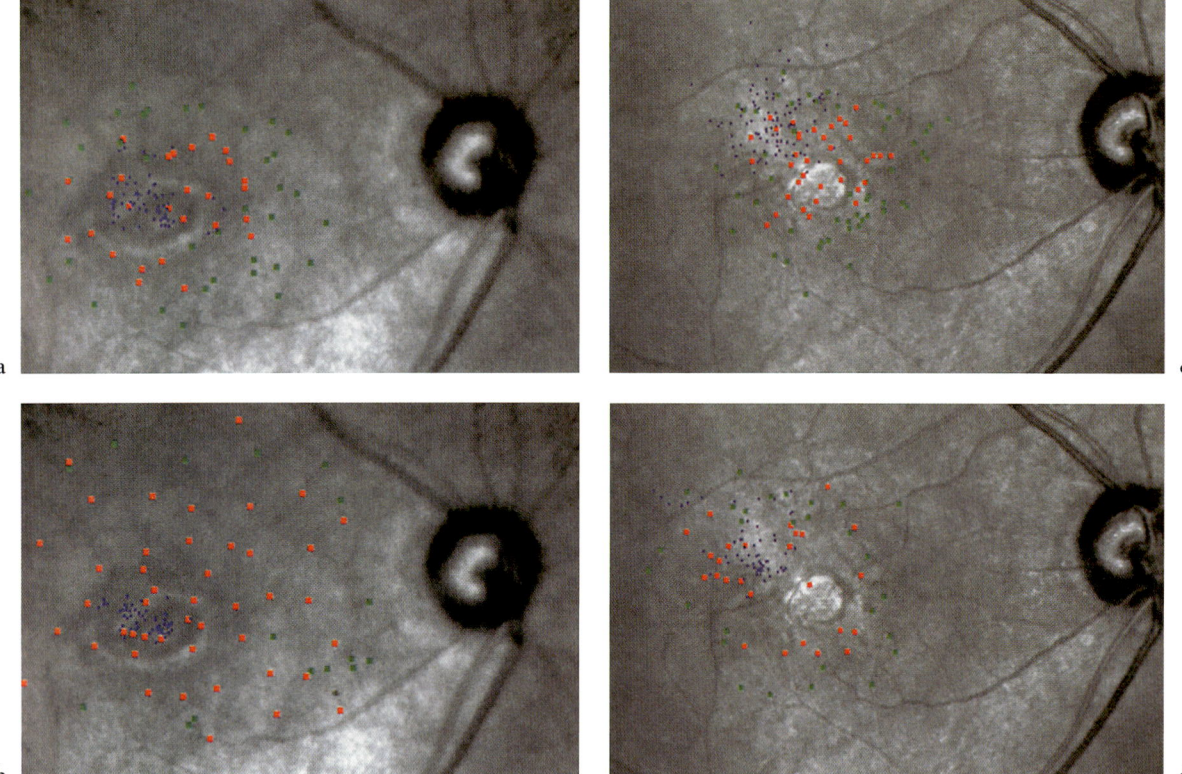

Abb. 34.6 a–d. Fundusperimetrie **a, b** vor und **c, d** 6 Wochen nach chirurgischer Entfernung einer CNV. Die *roten Quadrate* stellen Stimuli dar, die vom Patienten nicht gesehen wurden, die *grünen* wurden gesehen. Jedes Bild wurde mit Stimuli Größe Goldmann III nur jeweils einer Helligkeit gewonnen: 0 dB für **a** und 12 dB für **b** und **d**. Die Verteilung der *roten Quadrate* entspricht also der Fläche der tiefen (**a, c**) bzw. relativen (**b, d**) Skotome. Die kleinen *blauen Punkte* entsprechen den Fixationsorten zu jeder einzelnen Stimulusdarbietung. Präoperativ zeigte sich ein tiefes Skotom (60 Grad^2), das größer war als die klassische CNV und von einem sehr viel größeren relativen Skotom (240 Grad^2) umgeben wurde. Das Skotom war somit flach begrenzt. Postoperativ waren das tiefe (35 Grad^2) und besonders das relative Skotom (57 Grad^2) kleiner geworen. Das Skotom war nun sehr viel steiler begrenzt. Die Fixation, präoperativ auf der CNV, war ca. 2–3° nach temporal an den Rand der präoperativen CNV gerutscht und etwas unruhiger geworden. Dennoch stieg der Visus von 0,05 auf 0,12. (Aus Ehrt et al. 1999)

1.8
Scanning-Laser-Doppler-Flowmetrie (HRF)

■ Von Heidelberg Eng. (Heidelberg, Deutschland) wurde ein System vorgestellt, das ein Scanning-Laser-System mit einer Laser-Doppler-Flowmetrie kombiniert und somit eine nichtinvasive Methode zur topographischen Darstellung der retinalen Perfusion darstellt.

■ Das HRF enthält eine infrarote Laserdiode (780 nm) und eine konfokale Optik. Eine Photodiode mißt die Intensität des reflektierten Lichtes. Das reflektierte Licht enthält 2 Hauptkomponenten: die 1. setzt sich zusammen aus dem Licht, das von „stationären" Stukturen des Fundus reflektiert wird, die 2. wird von beweglichen Strukturen, wie z. B. Blutzellen, zurückgeworfen.

■ Das Meßprinzip der Laser-Doppler-Flowmetrie beruht auf dem Laser-Doppler-Effekt: Laserlicht erfährt durch die Reflexion an einem bewegten Teilchen eine Frequenzverschiebung, die gemessen wird. Dieses Dopplerspektrum wird als Änderung der Intensität des zurückfallenden Lichtes gemessen. Diese Intensitätsänderungen werden für jeden Blickpunkt über die Zeit gemessen, einer Fast-Fourier-Transformation unterworfen, und dadurch wird die Frequenzverschiebung für jeden Pixel berechnet.

■ Dadurch kann ein topographisches Bild der retinalen Perfusion erstellt werden.

WEITERFÜHRENDE LITERATUR

Avila CP, Bartsch DU, Bitner DG et al. (1998) Retinal blood flow measurements in branch retinal vein occlusion using scanning laser doppler flowmetry. Am J Ophthalmol 126:683

Boehm AG, Pillunat LE, Koeller U et al. (1999) Regional distribution of optic nerve head blood flow. Graefes Arch Clin Exp Ophthalmol 237:484

Chauhan BC, Smith FM (1997) Confocal scanning laser flowmetry: experiments in a model flow system. J Glaucoma 6:237

Lietz A, Orgül S, Haefliger IO et al. (1998) Effect of carbon, oxygen, and intraocular pressure on Heidelberg Retina Flowmeter parameters measured at the papilla. Ophthalmologica 212:149

Michelson G, Schmauss B (1995) Two dimensional mapping of the perfusion of the retina and optic nerve head. Br J Ophthalmol 79:1126

Michelson G, Groh M, Langhans M, Schmauss B (1995) Zweidimensionale Kartierung der retinalen und papillären Mikrozirkulation mittels Scanning-Laser-Doppler-Flowmetrie. Klin Monatsbl Augenheilkd 207:180

Michelson G, Langhans MJ, Groh MJM (1995) Clinical investigation of a combination of a scanning laser ophthalmoscope and laser Doppler flowmeter. Ger J Ophthalmol 4:342

Tsang AC, Harris A, Kagemann L et al. (1999) Brightness alter Heidelberg retinal flowmeter measurements in an in vitro model. Invest Ophthalmol Vis Sci 40:795

1.9
Retinal-thickness-analyzer (RTA)

■ Der RTA kann eine topographische Darstellung der retinalen Schichtdicke erstellen. Dazu wird ähnlich wie bei einer Spaltlampe ein Laserstrahl auf die Retina projiziert und das resultierende Bild in einem ähnlichen Winkel wie bei der Spaltlampenbiomikroskopie betrachtet.

■ Die reflektierten Bilder stellen sozusagen optische Querschnitte der Retina dar und werden durch eine Videokamera aufgezeichnet und anschließend digitalisiert. Die Strecke zwischen den Reflexionen der vitreoretinalen Schicht und der chorioretinalen Schicht bildet dabei ein Maß für die Schichtdicke der Retina.

■ Beim scannenden RAT werden multiple optische Querschnitte in einem Scan erstellt. Dabei wird der Laserstrahl sequentiell auf 10 parallele Orte innerhalb einer 2 × 2-mm-Fläche des Fundus gerichtet.

■ Die zentrale 20°-Fläche des Fundus kann so innerhalb von 5–10 min gescannt und die Dicke der Retina für diesen Bereich dargestellt werden.

WEITERFÜHRENDE LITERATUR

Asrani S, Zeimer R, Goldberg MF, Zou S (1997) Application of rapid scanning retinal thickness analysis in retinal diseases. Ophthalmology 104:1145

Asrani S, Zou S, d'Anna S et al. (1999) Noninvasive mapping of the normal retinal thickness at the posterior pole. Ophthalmology 106:269

Bowd C, Weinreb RN, Williams JM, Zangwill LM (2000) The retinal nerve fiber layer thickness in ocular hypertensive, normal, and glaucomatous eyes with optical coherence tomography. Arch Ophthalmol 118:22

Oshima Y, Emi K (1999) Optical cross-sectional assessment of the macula by retinal thickness analyzer in optic disk pit maculopathy. Am J Ophthalmol 128:106

Tsujikawa A, Kiryu J, Dong J et al. (1999) Quantitative analysis of diabetic macular edema after scatter laser photocoagulation with the scanning retinal thickness analyzer. Retina 19:59

Yasukawa T, Kiryu J, Tsujikawa A et al. (1998) Quantitative analysis of foveal retinal thickness in diabetic retinopathy with the scanning retinal thickness analyzer. Retina 18:150

1.10
Weitere Anwendungsmöglichkeiten

■ Im folgenden werden beispielhaft noch weitere Anwendungsmöglichkeiten des Scanning-Laser-Ophthalmoskopes aufgelistet:

- Untersuchungen des vorderen Augenabschnittes, einschließlich der Hornhaut.
- Registrierung und Messung von Augenbewegungen.
- Reflektometrie des Pigmentepithels.
- Abbildung der Erythrozyten in der Angiographie.
- Messung der Autofluoreszenz tiefliegender Drusen.
- Indocyaningrünangiographie der Iris.

WEITERFÜHRENDE LITERATUR

Elsner AE, Burns S, Delori FC, Webb RH (1990) Quantitative reflectometry with the SLO. In: Nasemann J, Burk ROW (eds) Scanning laser opthalmoscopy and tomography. Quintessenz, Berlin

Frohn A, Jean B, Thiel HJ (1991) Abbildung der Kornea mit dem Scanning-Laser-Ophthalmoskop. Fortschr Ophthalmol 88:266

Masters BR, Paddock SW (1990) Three-dimensional reconstruction of the rabbit cornea by confocal scanning optical microscopy and volume rendering. Appl Opt 29:3816

Nasemann JE (1991) Fluoreszenzangiographische Abbildung der Erythrozyten mit dem Scanning-Laser-Ophthalmoskop. Fortschr Ophthalmol 88:138

Ott D (1991) Das Scanning-Laser-Ophthalmoskop (SLO) und seine Anwendung als Augenbewegungs-Meßsystem. Fortschr Ophthalmol 88:317

Schön JKD, Nasemann JE, Börgen KP (1992) Vergleichende Untersuchung tiefliegender Drusen der Papille mit Scanning-Laser-Ophthalmoskop und Funduskamera. Klin Monatsbl Augenheilkd 200:175

2
Optische Kohärenztomographie (OCT)

■ Die optische Koheränztomographie ist ein neues, nichtinvasives diagnostisches Verfahren, das mit optischen Mitteln zweidimensionale Schnittbilder von biologischem Gewebe mit hoher räumlicher Auflösung erlaubt.

- Mittels Interferometrie wird die Laufzeitverzögerung eines reflektierten, niedrig kohärenten Diodenlaserstrahls (840 nm) zu einem Referenzstrahl ausgewertet und in eine Tiefenangabe der reflektierenden Schicht umgewandelt.

- Aus der Tiefeninformation und der Intensität des reflektierten Lichtes wird ein zweidimensionales Schnittbild des untersuchten Netzhautareals mit einer Auflösung von ca. 10 µm (longitudinal) und 20 µm (transversal) erstellt.

- Die optische Kohärenztomographie ist vom Prinzip her mit einer Ultraschallmessung vergleichbar, nur daß anstelle von Schallwellen Lichtwellen zur Bildgebung verwendet werden. Ähnlich wie beim A- und B-Scan der Ultraschallmessung werden hier 100 Scans (3 mm Tiefe und 100 Pixel breit) in einer Sekunde durchgeführt. Die nach dem Prinzip der optischen Kohärenztomographie entstandenen Schnittbilder geben optische Inhomogenitäten des Objektes wieder. Diese müssen nicht identisch sein mit Bildern, wie sie z. B. mit histologischen Techniken gewonnen werden können.

- Es lassen sich an der Netzhaut Nervenfaserschicht, Photorezeptorenschicht, retinales Pigmentepithel, Choriokapillaris und Sklera differenzieren.

- Die Technik der OCT ist in der Lage, pathologische Veränderungen, wie z. B. Makulaforamina, zystoides Makulaödem und Nervenfaserschichtdefekte

Abb. 34.7. a Makulaforamen Stadium 3: Farbfotographie und b biomorphologische Darstellung mit Hilfe der optischen Kohärenztomographie (OCT). Das OCT zeigt kolbenförmig ausgeworfene Lochränder mit intraretinalen zystoiden Strukturen und eine beginnende Netzhautabhebung. c Makulaforamen Stadium 2 und d nach dessen Verschluß durch Vitrektomie. (Aus Richard u. Böhm 1999)

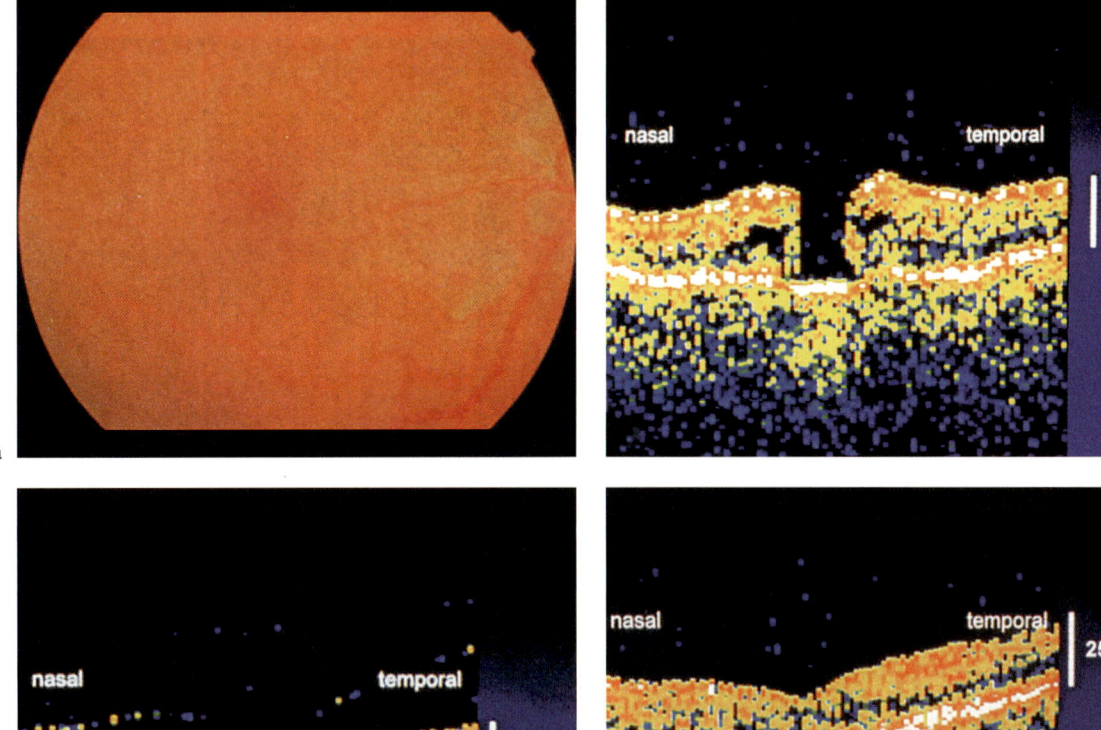

darzustellen. Die Interpretation der gewonnenen Bilder ist jedoch oft schwierig.

■ Die Analyse von Makulaforamina spielt in der präoperativen Diagnostik eine wichtige Rolle. Ebenso wichtig ist die Beurteilung des postoperativen Befundes. So könnte die OCT ihren festen Platz in der ophthalmologischen Diagnostik erhalten (Abb. 34.7 a–d).

■ Inzwischen existiert auch ein spaltlampenadaptiertes OCT-System (Fa. Schwind, Kleinostheim), das die Untersuchung der Netzhaut mit der Spaltlampe und einer handgehaltenen 78-dpt-Lupe erlaubt.

■ Neben Untersuchungen mit dem Scanning-Laser-Ophthalmoskop verspricht man sich mit dieser Technik auch eine gute Verlaufsbeobachtung bei Glaukomen. Es ist möglich, die Dicke der Nervenfaserschicht zu bestimmen. Zur Zeit existiert allerdings noch kein automatischer Computeralgorithmus zur Auswertung der gewonnenen Parameter wie beim GDx (s. S. 966). Die erreichbare Auflösung ist bei beiden Systemen ähnlich. Beide Systeme versprechen eine Verbesserung in der Glaukomfrüherkennung im Vergleich zu konventionellen Techniken wie z. B. der Gesichtsfeldmessung.

WEITERFÜHRENDE LITERATUR

Asiyo-Vogel MN, Koop N et al. (1997) Darstellung von LTK-Läsionen durch optische Kurzkohärenztomographie (OCT) und Polarisationsmikroskopie nach Sirius-Rot-Färbung. Ophthalmologe 94:487

Hoerauf H, Wirbelauer C, Scholz C et al. (2000) Slit-lamp-adapted optical coherence tomography of the anterior segment. Graefes Arch Clin Exp Ophthalmol 238:8

Koop N, Brinkmann R, Lankenau E et al. (1997) Optische Kohärenztomographie der Kornea und des vorderen Augenabschnitts. Ophthalmologe 94:481

Meyer CH, Hoerauf H, Schmidt-Erfurth U et al. (2000) Optische Kohärenz-Tomographie und topographische Angiographie am Beispiel der Atrophia gyrata. Ophthalmologe 97:41

Richard G, Böhm A (1999) Aktueller Stand der Makulachirurgie. Ophthalmologe 96:622

Schaudig U, Hassenstein A, Bernd A et al. (1998) Limitations of imaging choroidal tumors in vivo by optical coherence tomography. Graefes Arch Clin Exp Ophthalmol 236:588

Spraul W, Lang GE, Lang GK (1998) Die Bedeutung der optischen Kohärenz-Tomographie in der Diagnostik der altersbezogenen Makuladegeneration. Korrelation von fluoreszenzangiographischen mit OCT-Befunden. Klin Monatsbl Augenheilkd 212:141

KAPITEL 35

Klinische Elektrophysiologie 35

1	Elektroretinogramm (ERG) 974
1.1	Definition 974
1.2	Physiologie und Komponenten des ERG 975
1.3	Reizparameter des ERG 979
1.3.1	Elektroden 979
1.3.2	Ableitung und Aufzeichnung 980
1.3.3	Lichtquelle und Stimulation 981
1.3.4	ERG-Ableitung unter dunkel- und helladaptierten Bedingungen 982
1.3.5	Kalibrierung 983
1.4	Einflußfaktoren 983
1.4.1	Medientrübungen 983
1.4.2	Zirkadiane Rhythmik 984
1.4.3	Interokulare Variabilität 984
1.4.4	Einfluß von Alter, Geschlecht und Refraktion 984
1.5	Durchführung und Ablauf des ERG 984
1.5.1	ISCEV-Standardprogramm (Mindestumfang) 984
1.5.2	Ableitung bei Kindern 985
1.6	Auswertung der Komponenten des ERG 985
1.6.1	a-Welle 985
1.6.2	b-Welle 986
1.6.3	Oszillatorische Potentiale 986
1.6.4	30-Hz-Flimmerlicht-Antwort 986
1.6.5	Amplituden-Intensitäts-Funktionen und Gipfelzeit-Intensitäts-Funktionen 986
1.6.6	Normwerte 986
1.7	Indikationen zur Elektroretinographie 986
1.7.1	Unklare Sehverschlechterung 986
1.7.2	Retinopathia pigmentosa (Stäbchen-Zapfen-Dystrophie) 987
1.7.3	Kongenitale Leber-Amaurose (LCA) 989
1.7.4	Zapfen- und Zapfen-Stäbchen-Dystrophien 989
1.7.5	Syndromassoziierte Erkrankungen und Stoffwechselerkrankungen 991
1.7.6	Kearns-Sayre-Syndrom 993
1.7.7	Stationäre Erkrankungen des Stäbchen- und Zapfensystems 993
1.7.8	Dystrophien der Aderhaut 996
1.7.9	Phänokopien 997
1.7.10	Vitamin-A-Mangel 997
1.7.11	Medikamentös-toxische Beeinträchtigungen 997
1.7.12	Karzinom-assoziierte Retinopathie (CAR) 1000
1.7.13	Kutanes-Melanom-assoziierte Retinopathie
1.7.14	Perfusionsstörungen (Netzhautarterien-, -venenverschluß) 1000
1.7.15	Vitreoretinale Dystrophien 1000
2	Musterelektroretinogramm (PERG) 1004
2.1	Definition 1004
2.2	Physiologie und Komponenten des PERG 1004
2.3	Reizparameter des PERG 1005
2.3.1	Elektroden 1005
2.3.2	Verstärker und Aufzeichnung 1005
2.3.3	Stimulus 1005
2.4	Durchführung und Ablauf 1005
2.4.1	Wahl der Methode 1005
2.4.2	Patient 1005
2.5	Einflußfaktoren 1006
2.5.1	Zirkadiane Rhythmik 1006
2.5.2	Alter 1006
2.5.3	Defokussierung 1006
2.6	Auswertung der Komponenten des transienten PERG 1006
2.7	Indikationen 1006
2.7.1	Okuläre Hypertension und Offenwinkelglaukom 1006
2.7.2	Sehnervenerkrankungen 1006
2.7.3	Erkrankungen der inneren Netzhautschichten 1007
2.7.4	Makulaerkrankungen 1007
2.8	Differenzierung von Erkrankungen der vorderen Sehbahn mit Hilfe von PERG und pVEP 1007
3	Elektrookulogramm (EOG) 1009
3.1	Definition 1009
3.2	Physiologie und Komponenten des EOG 1009
3.2.1	Langsame Änderung des Bestandpotentials („slow oscillations") 1009
3.2.2	Schnelle Änderung des Bestandpotentials („fast oscillations") 1009
3.3	Reizparameter 1010
3.3.1	Elektroden und Elektrodenpositionierung 1010
3.3.2	Verstärker 1011
3.3.3	Stimulationsquelle 1011
3.3.4	Pupille und Stimulusleuchtdichte 1011
3.3.5	Messung 1011
3.3.6	Kalibrierung 1011
3.4	Durchführung 1011
3.4.1	Patient 1011
3.4.2	Durchführung und Ablauf von Dunkel- und Hellphase 1012
3.5	Methoden (langsame Schwingungen) 1012
3.5.1	Verhältnis von Hellgipfel zu Dunkeltal (Arden-Quotient) 1012
3.5.2	Verhältnis von Hellgipfel zu Ruhepotential 1012
3.6	Auswertung des EOG (langsame Schwingungen) 1012
3.6.1	Arden-Quotient 1012
3.6.2	Verhältnis von Hellgipfel zu Ruhepotential im Dunkeln 1012
3.6.3	Latenz 1012
3.6.4	Absolutwerte von Dunkeltal und Hellanstieg 1012
3.6.5	Normwerte 1012
3.7	Durchführung und Auswertung der schnellen Schwingungen 1013
3.8	Störfaktoren 1013
3.9	Indikationen 1013
3.9.1	Medikamentös-toxische Einflüsse 1013
3.9.2	Hereditäre Erkrankungen 1014
4	Visuelle evozierte Potentiale (VEP) 1015
4.1	Definition 1015

4.2	Physiologie, Ursprung der Komponenten der VEP	1015
4.3	VEP-Stimulationsformen	1015
4.3.1	Blitz-VEP	1015
4.3.2	Muster-VEP (Pattern-VEP, pVEP)	1015
4.4	Parameter der VEP, apparative Grundlagen	1016
4.4.1	Elektroden	1016
4.4.2	Verstärkung und Filterung	1017
4.4.3	Kalibrierung der Stimulusparameter	1017
4.5	Einflußfaktoren	1018
4.5.1	Intraindividuelle Schwankungen	1018
4.5.2	Alter	1018
4.5.3	Pupille	1019
4.5.4	Refraktion	1019
4.5.5	Vigilanz	1019
4.6	Durchführung und Ablauf der Untersuchung	1019
4.6.1	Vorbereitung des Patienten	1019
4.6.2	VEP-Messungen und Darstellung	1019
4.7	Komponenten und Auswertung der VEP	1019
4.7.1	Blitz-VEP	1019
4.7.2	pVEP mit Schachbrettmusterumkehrreizung	1020
4.7.3	pVEP mit Onset-/Offset-Stimulation	1020
4.7.4	Visus-VEP	1020
4.7.5	Normwerte	1020
4.7.6	Interpretation	1021
4.7.7	Abhängigkeit der Latenz und Amplitude von Stimulusfaktoren	1021
4.8	Indikationen	1022
4.8.1	Amblyopie	1022
4.8.2	Ischämische Optikusneuropathie	1022
4.8.3	Neuritis nervi optici	1022
4.8.4	Demyelinisierende Erkrankungen	1024
4.8.5	Intrazerebrale kompressive Läsionen	1024
4.8.6	Trauma	1025
4.8.7	Stauungspapille	1025
4.8.8	Optikusatrophie	1025
4.8.9	Hereditäre Optikusneuropathien	1025
4.8.10	Toxisch bedingte Optikopathien	1026
4.8.11	Endokrine Oritopathie	1027
4.8.12	Albinismus	1027
4.8.13	Kortikale Blindheit	1028
5	Multifokale Elektroretinographie (MF-ERG)	1028
5.1	Vorbemerkungen	1028
5.2	Techniken der fokalen Elektroretinographie	1028
5.3	Multifokale Elektroretinographie nach Sutter und Tran	1028
5.3.1	Methode	1029
5.3.2	Indikationen	1031

■ Elektrophysiologische Untersuchungen erlauben eine objektive Beurteilung des Funktionszustandes der Netzhaut und der Sehbahn. Auf dem Weg zur klinischen Diagnose sind sie um so mehr von Bedeutung, je weniger klinische und psychophysische Untersuchungen zur Klärung des Krankheitsbildes führen und je größer die Diskrepanz zwischen klinischem Befund und den Symptomen des Patienten ist. Sie können relativ schnell und nichtinvasiv durchgeführt werden und erlauben sofortigen Zugriff auf die Resultate.

In Abhängigkeit von der Verdachtsdiagnose kann eine selektive Darstellung des Funktionszustandes der einzelnen Abschnitte der Sehbahn erfolgen (Abb. 35.1):

- Mit Hilfe der Elektroretinographie (ERG) können Aussagen über den Funktionszustand des Stäbchen- und Zapfensystems, daran beteiligter Neurone (Bipolar-, Amakrinzellen) sowie der inneren und äußeren Netzhautschichten gemacht werden.
- Mit Hilfe der Elektrookulographie (EOG) kann die funktionelle Integrität des Pigmentepithel- und Photorezeptorkomplexes beurteilt werden.
- Mit Hilfe der Musterelektroretinographie (PERG) können Summenantworten der Ganglienzellschicht abgeleitet werden. So kann in Läsionen mehr der mittleren oder innersten Netzhautschichten oder (in Kombination mit dem VEP) solchen des Sehnerven differenziert werden.
- Mit Hilfe der visuell evozierten Potentiale (VEP) kann eine objektive Aussage über den Funktionszustand der retinokortikalen Transmission, der Sehbahn und des visuellen Kortex erfolgen.
- Mit Hilfe der multifokalen Elektroretinographie (MF-ERG) können lokale Funktionseinschränkungen der Netzhaut am hinteren Pol detektiert werden. Es kann eine topographische Darstellung der retinalen Antwortdichte aus überwiegend den äußeren (Photorezeptoren und Bipolarzellen) oder den inneren Netzhautschichten (oszillatorische Potentiale, „optic nerve head component") erhalten werden.

■ Die Kombination der einzelnen Untersuchungen trägt zusammen mit dem klinischen Befund zur Diagnose bei.

1
Elektroretinogramm (ERG)

1.1
Definition

Das ERG stellt eine lichtevozierte elektrische Summenantwort neuronaler und nichtneuronaler Zellen der Netzhaut dar. Die ERG-Antworten ergeben sich aus transretinalen, extrazellulären Ionenverschiebungen, v.a. Natrium- und Kaliumionenströmen. Die Komponenten erlauben eine Beurteilung der Summenfunktion der äußeren und mittleren Netzhautschichten. Eine selektive Ableitung von Antworten des Stäbchen- und Zapfensystems ist möglich.

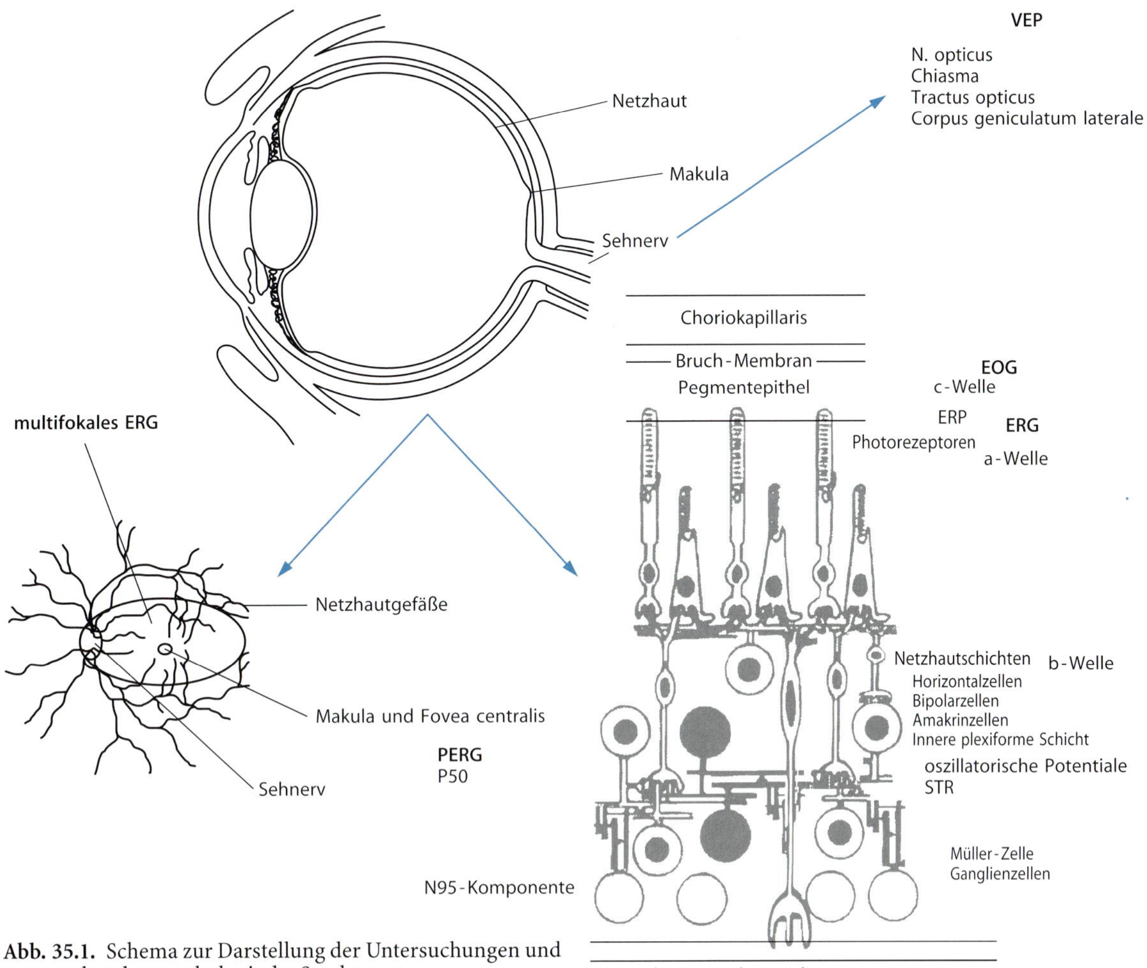

1 Elektroretinogramm (ERG)

Abb. 35.1. Schema zur Darstellung der Untersuchungen und entsprechende morphologische Strukturen

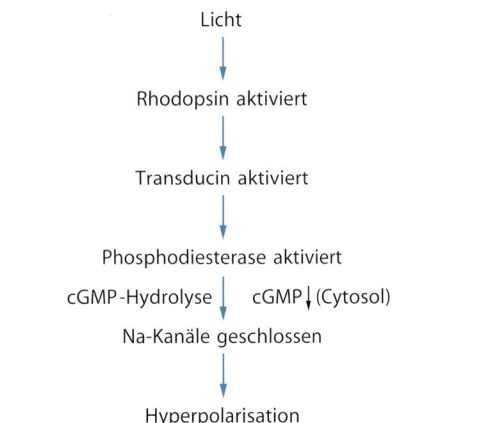

Abb. 35.2. Die Schritte der Phototransduktionskaskade, die zur Hyperpolarisation in den Photorezeptoren führen

1.2
Physiologie und Komponenten des ERG

■ Die Netzhaut wandelt elektromagnetische Wellen in elektrochemische Signale um. Bereits ein Lichtquant reicht unter experimentellen Bedingungen aus, um in den Photorezeptoraußensegmenten (PhR-OS) eine Phototransduktionskaskade auszulösen (Abb. 35.2). Dabei wird Licht vom Sehpigment (in den Stäbchen Rhodopsin) absorbiert.

■ Die einzelnen Komponenten des ERG spiegeln die komplexe Antwort verschiedenster daran beteiligter Neurone und Mechanismen wider (Abb. 35.1 und 35.3 a–c):

• Frühes Rezeptorpotential (early receptor potential, ERP, distale PIII-Welle): Als Maß für die Konformationsveränderungen und die Bleichung der Sehpigmente in den Photorezeptoraußensegmenten kann am dunkeladaptierten Auge eine

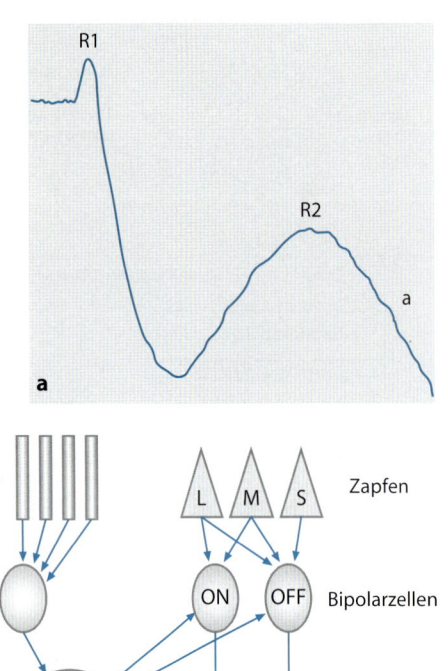
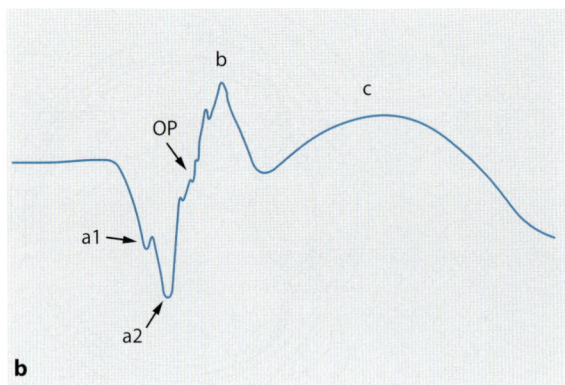

Abb. 35.3. a Frühes Rezeptorpotential. Zeitlich geht es der a-Welle voraus und mündet in die a-Wellen-Komponente; *R1* positiver (Skizze) Gipfel; *R2* negativer Gipfel; *a* abfallender Schenkel der a-Welle des ERG. **b** a-, b- und c-Welle des Elektroretinogrammes. *OP* oszillatorische Potentiale. **c** Schematisierte und vereinfachte Darstellung der Verschaltungen der Stäbchen und Zapfen zu On- und Off-Bipolarzellen (*ON, OFF*). Stäbchen (*S*) haben nur über die Off-Bipolarzelle und über die inhibitorischen Amakrinzellen Verbindungen zu On-Bipolarzellen. Hingegen hat das mittel- (*M*) und langwellige (*L*) Zapfensystem direkte Verbindungen zu beiden, On- und Off-Bipolarzellen

schnelle Komponente, das frühe Rezeptorpotential (early receptor potential, ERP oder distale PIII-Welle), abgeleitet werden (Abb. 35.3 a). Initiale korneapositive Komponenten dürften v. a. von den Außensegmenten der Zapfen, nachfolgende korneanegative Anteile von jenen der Stäbchen und Zapfen generiert sein. Es dürfte mit den Spannungsveränderungen während der photochemischen Prozesse korrelieren. Da erhebliche Lichtintensitäten und spezielle Reizbedingungen erforderlich sind, hat sich die Ableitung des ERP in der klinischen Routine (noch) nicht durchgesetzt.

- a-Welle:

Das durch Konformationsveränderungen angeregte Rhodopsin aktiviert Transducin, ein G-Protein, welches wiederum die cGMP-abhängige Phosphodiesterase aktiviert. Dies führt zur Verminderung von cGMP-Spiegeln. Durch Schließen von Natriumionenkanälen wird die sonst im Dunkeln vorhandene Permeabilität der Photorezeptoraußensegmentmembran für Natriumionen erheblich reduziert (s. Abb. 35.2). Eine verminderte Leitfähigkeit für Natriumionen an der Außensegmentmembran führt letztlich zu einer Hyperpolarisation. Diese noch nicht vollständig verstandenen Vorgänge der Phototransduktionskaskade bewirken eine korneanegative a-Welle im ERG (s. Abb. 35.3 b). Diese a-Welle würde sich zeitlich und im ERG sichtbar fortsetzen, wenn sie nicht von der nachfolgenden b-Welle überlagert würde. Daher repräsentiert lediglich der abfallende Schenkel der korneanegativen a-Welle diese Aktivitäten in den PhR-OS.

- Die in den PhR-OS erfolgte Hyperpolarisation führt zur Modulation von Neurotransmittern und zur Erregung nachgeschalteter Zellen v. a. in der inneren Körnerschicht (Amakrinzellen, Bipolarzellen, Horizontalzellen).

- b-Welle:

  ▼ Bezüglich der Genese der b-Welle wurde bisher die Müller-Zellhypothese postuliert: danach kommt es hauptsächlich als Folge der Depolarisation von „On-Bipolarzellen" zu einem Anstieg der Kaliumionenkonzentration im Extrazellulärraum (v. a. im Bereich der äußeren plexiformen Schicht), zur Depolarisation der Müller-Zelle und zu radiären Kaliumströmen. Kaliumionen strömen im Bereich der äußeren pleixformen Schicht und zu einem kleineren Teil im Bereich der inneren plexiformen Schicht in die Müller-Zelle, fließen innerhalb dieser Gliazelle in Richtung proximale Retina, um dort wieder in den Extrazellulärraum zu fließen. Der anschließende Rückstrom der Kaliumionen von der proximalen Retina zurück zur distalen Retina wurde für die Generierung der korneapositiven b-Welle des ERG verantwortlich gemacht (s. Abb. 35.1 und 35.3b).

▼ Diese Theorie wurde durch neuere Arbeiten teils erheblich ergänzt und modifiziert: eine chemische Blockade der Müller-Zellen mit Ba^{++} führt nicht zum Verschwinden der b-Welle. Komponentenanalysen lassen vermuten, daß die (ansteigende Phase der) b-Welle hauptsächlich die Aktivität der On-Bipolarzelle widerspiegelt. Die Stäbchen-b-Welle dürfte bei schwachen Intensitäten zum Teil (5%) Antworten der inneren Netzhautschichten (skotopische Schwellenantwort, STR) enthalten. Bei sehr hohen Intensitäten dürften auch Anteile der Photorezeptoren darin enthalten sein.

▼ Stäbchen besitzen nur zu depolarisierenden On-Bipolarzellen direkte Verbindungen (s. Abb. 35.3c). Lediglich indirekt bestehen über Amakrinzellen via depolarisierende Bipolarzelle Verbindungen zu „Off-Bipolarzellen", so daß das oben genannte Modell für die Signalübertragung des Stäbchensystems zutreffen dürfte. Das mittel- und langwellige Zapfensystem besitzt jedoch direkte Verbindungen zu beiden, On- und Off-Bipolarzellen. Es wurde vermutet, daß die Aktivitäten der Off-Bipolarzelle die Höhe und Konfiguration der photopischen b-Welle modulieren.

▼ Andere Autoren jedoch vermuten, daß Off-Bipolarzellen unter konventionellen Stimulationsbedingungen mit kurzen Lichtblitzen (<100 ms) nicht substantiell zur Antwort beitragen dürften.

▼ Während also die stäbchengenerierte b-Welle (ansteigende Phase) zum größten Teil direkt in den depolarisierenden Bipolarzellen generiert sein dürfte, sind an der zapfengenerierten b-Welle möglicherweise mehrere Neurone beteiligt.

● Oszillatorische Potentiale:
Der b-Welle sind schnelle oszillierende Komponenten aufgelagert (s. Abb. 35.3b). Diese oszillatorischen Potentiale (OP) mit hoher Frequenz (100–160 Hz) und kleiner Amplitude können durch geeignete Filterung und Stimulation isoliert abgeleitet werden. Das Maximum dieser Potentiale liegt in der inneren Körnerschicht und inneren plexiformen Schicht, so daß v.a. Aktivitäten der Amakrinzellen, Interplexiformzellen sowie Erregungskreisläufe im Bereich der inneren plexiformen Schicht als ursächlich vermutet werden. Zu letzterem gehören Rückkopplungsmechanismen zwischen Amakrinzellen und Bipolarzellen sowie Amakrinzellen und Ganglienzellen. Sie sind sehr sensitiv gegenüber medikamentös toxischen Einflüssen und Perfusionsstörungen, und bei vielen hereditären Erkrankungen verändert.

● Skotopische Schwellenantwort (scotopic threshold response, STR):
Im maximal dunkeladaptierten Zustand kann auf schwache Lichtintensitäten (etwa eine logarithmische Einheit unterhalb der b-Wellen-Schwelle) eine kleine korneanegative Komponente, die skotopische Schwellenantwort, abgeleitet werden. Sie dürfte wesentlich von Amakrinzellen generiert sein.

● c-Welle:
Lichtinduziert kommt es zur Abnahme der extrazellulären Kaliumkonzentration im Bereich der PhR-OS. Dies beeinflußt das Bestandspotential, das zwischen der apikalen und basalen Oberfläche der Zellen des retinalen Pigmentepithels (RPE) besteht. Lichtevoziert kommt es zu einer Hyperpolarisation der apikalen Zellmembran des RPE und der Müller-Zelle und dadurch zu einer der b-Welle nachfolgenden korneapositiven Komponente, der c-Welle (Abb. 35.b). Die c-Welle besteht somit aus der algebraischen Summe der korneapositiven Hyperpolarisation an der apikalen Membran des RPE und der korneanegativen Hyperpolarisation der Müller-Zelle. Sie dürfte v.a. stäbchendominiert sein. Beim Menschen kann sie unter dunkeladaptierten Bedingungen mit gleichstromgekoppelter (DC) Ableitung und Stimuli hoher Leuchtdichte bis zu 10 s nach Beginn der Stimulation abgeleitet werden. Die erschwerten Ableitbedingungen sowie die Gefahr von Überlagerungen durch Blinkartefakte haben dazu geführt, daß diese Komponente in der klinischen Routine nicht abgeleitet wird.

● d-Welle:
Während depolarisierende Bipolarzellen wesentlich an der b-Wellen(On-)-Komponente beteiligt sind, können durch längere Stimuli unter photopischen Bedingungen sog. Off-Antworten (d-Welle) abgeleitet werden, die v.a. Aktivitäten hyperpolarisierender Bipolarzellen widerspiegeln dürften.

- Aktivitäten der Ganglienzellen und der Sehnervenfasern sind an der Generierung der Antworten des ERG nicht beteiligt.
▪ Die wichtigsten Komponenten und deren Herkunft sind in Tabelle 35.1 zusammengefaßt.
▪ Aus der Genese der Komponenten des ERG ergeben sich einige wichtige Hinweise: aus der Reizübertragung von den Photorezeptoraußensegmenten zu den inneren Netzhautschichten resultiert, daß eine intakte b-Welle eine intakte a-Welle voraussetzt.
- Störungen im Bereich der Photorezeptoren beeinträchtigen nicht nur die a-Welle, sondern auch die nachgeschaltete b-Welle.
- Störungen der inneren Netzhautschichten stellen sich im ERG selektiv dar, ohne daß dadurch die Antworten der vorgeschalteten äußeren Netzhautanteile beeinträchtigt sein müssen:

Die Folge ist ein typischerweise negatives ERG, bei dem die Amplitude der b-Welle hochgradig reduziert ist und kleiner ist als die Amplitude der a-Welle. Ein Verschluß der Zentralarterie wird entsprechend des Versorgungsgebietes der retinalen Kapillaren die b-Welle, nicht jedoch die a-Welle beeinträchtigen, da die äußeren Netzhautschichten einer anderen Gefäßversorgung unterliegen. Auch Störungen in der Reizübertragung auf der Ebene der Bipolarzellen können ein negatives ERG bewirken. Diese Konstellation kann bei der kongenital stationären Nachtblindheit, der Muskeldystrophie Typ Duchenne und bei paraneoplastischen Syndromen angetroffen werden. Auch bei verschiedenen Formen der

Tabelle 35.1. Physiologische Herkunft der ERG-Komponenten

Potential	Generierung	Bemerkung
Frühes Rezeptorpotential (ERP)	Photorezeptoraußensegmente	Lichtinduzierte Veränderungen der Sehpigmente
a-Welle	Photorezeptorinnensegmente	Hyperpolarisation als Folge der Vorgänge der Phototransduktionskaskade
skotopisch		Überwiegend stäbchengeneriert
photopisch		Zapfengeneriert
b-Welle	Bipolarzellen (sekundär Müller-Zellen?)	Hauptsächlich Depolarisation der On-Bipolarzelle (Veränderung des Membranpotentials der Müller-Zelle durch radiäre Kaliumströme als Folge der Depolarisation der Bipolarzelle?)
skotopisch	Stäbchen-On-Bipolarzellen (depolarisierend)	
geringe Intensität		Rein vom Stäbchensystem generiertes Potential
maximale Intensität	Stäbchen- u. Zapfen-On-Bipolarzellen	Stäbchen-Zapfen-Mischantwort
photopisch (On-Antwort)	Stimulation des Zapfensystems Depolarisierende Bipolarzellen (DPZ), (hyperpolarisierende Bipolarzelle, HPZ(?) Müller-Zellen?	Extrazellulärer Kaliumstrom durch DPZ, Konfiguration, Form der b-Welle durch HPZ?
Off-Antwort (hohe Intensität, 200 ms Stimuli)	Hyperpolarisierende Bipolarzellen	
30-Hz-Flicker	Photorezeptorpotential	Maximaler Stimulus des Zapfensystems
c-Welle	Pigmentepithel (apikale Membran) und Müller-Zelle	Kaliumabfall im subretinalen Raum, Summe aus Hyperpolarisation der Müller-Zelle und apikaler Membran des RPE
Oszillatorische Potentiale	Innere plexiforme Schicht (IPL), innere Körnerschicht (INL) Rückkopplungskreisläufe in der IPL, Amakrinzellen, interplexiforme Zellen	
Skotopische Schwellenantwort	Amakrinzellen (und innere plexiforme Schicht)	Stäbchendominiertes Potential, nahe der Sehschwelle bei maximaler Dunkeladaptation, tritt vor dem Erscheinen der stäbchengenerierten b-Welle auf

1 Elektroretinogramm (ERG)

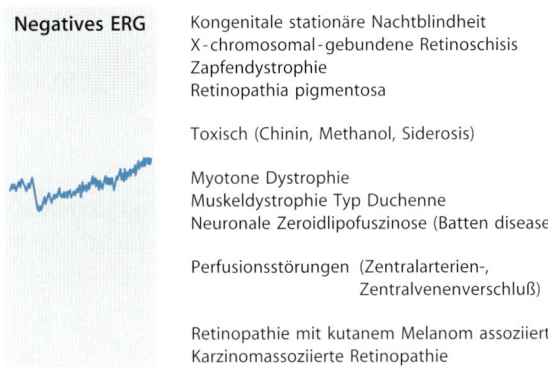

Negatives ERG
- Kongenitale stationäre Nachtblindheit
- X-chromosomal-gebundene Retinoschisis
- Zapfendystrophie
- Retinopathia pigmentosa

- Toxisch (Chinin, Methanol, Siderosis)

- Myotone Dystrophie
- Muskeldystrophie Typ Duchenne
- Neuronale Zeroidlipofuszinose (Batten disease)

- Perfusionsstörungen (Zentralarterien-, Zentralvenenverschluß)

- Retinopathie mit kutanem Melanom assoziiert
- Karzinomassoziierte Retinopathie

Abb. 35.4. Negatives ERG und differentialdiagnostische Ursachen

Zapfen-Stäbchen-Dystrophien und der X-chromosomalen Retinoschisis kann ein negatives ERG angetroffen werden. Toxische Läsionen, wie z.B. bei einer Siderosis, machen sich durch ein negatives ERG bemerkbar (Abb. 35.4).

■ Da das ERG eine Summenantwort darstellt, führen lokale Läsionen nicht zu einer Beeinträchtigung dieser Komponenten. Nach tierexperimentellen Untersuchungen führen erst Läsionen mit einer Ausdehnung von mehr als 20° am hinteren Pol zu einer Beeinträchtigung der Summenantworten des ERG, die proportional zur Läsionsgröße ist.

1.3 Reizparameter des ERG

Die Summenaktionspotentiale der Netzhaut werden via Volumenleitung über den Glaskörper und die vorderen Augenabschnitte fortgeleitet, wo sie an der Hornhaut abgeleitet werden. Dies ist zum einen durch die radiäre Anordnung der an der Reizgenerierung beteiligten Mechanismen sowie durch die technischen Möglichkeiten der Summation und Verstärkung möglich.

1.3.1 Elektroden

■ Mit Hilfe einer aktiven Elektrode (Abb. 35.5a, b) an der Hornhaut werden die ERG-Potentiale aufgefangen und gegen eine temporal der äußeren Lidkante, an der ipsilateralen Schläfenseite, aufgebrachten Referenzelektrode abgeleitet. Gemessen wird also eine Potentialdifferenz zwischen 2 Ableitpunkten. Wünschenswerte Anforderungen an die verwendeten Elektroden sind eine möglichst opti-

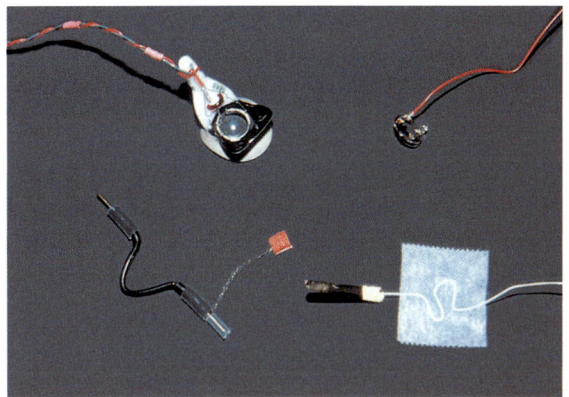
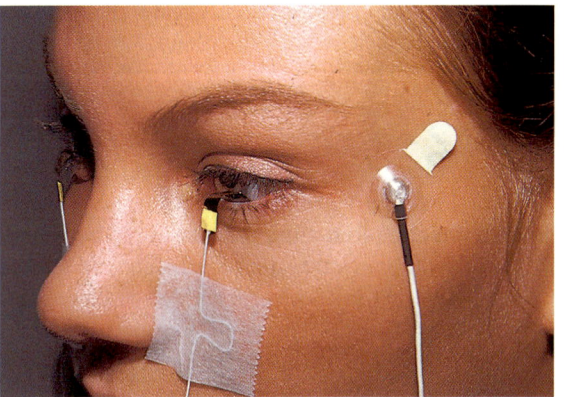

Abb. 35.5. a Typen aktiver Elektroden. **b** Anbringen der aktiven und Referenzelektrode am Patienten zur Ableitung des ERG

male und rauscharme Signalableitung sowie gute Toleranz bei den Patienten. Dabei kommt der aktiven Elektrode besondere Bedeutung zu. Neben Kontaktlinsenelektroden werden auch konjunktivale Elektroden empfohlen:

● Kontaktlinsenelektroden (z.B. Burian-Allen, Henkes) werden mit einem Kontaktgel wie eine Kontaktlinse oder ein Kontaktglas direkt auf die Hornhaut aufgebracht. Ihre Verwendung wird aus mehreren Gründen vom ISCEV-Standard empfohlen: Vorteile sind sehr stabile, rauscharme und reproduzierbare Ableitungen mit geringer inter- und intraindividueller Variabilität. Das Lid wird durch die Kontaktlinsenelektrode aufgehalten, so daß Blinkartefakte auf ein Minimum reduziert werden. Bipolare Kontaktlinsenelektroden dienen gleichzeitig als Referenzelektrode, so daß keine zusätzlichen Hautelektroden erforderlich sind. Ein wesentlicher Nachteil ist die geringe Akzeptanz v.a. bei Kindern. Alle alternativ zur Burian-Allen-Kontaktlinsenelektrode entwickelten Elektroden bieten den Vorteil einer meist bes-

seren Akzeptanz bei den Patienten, haben jedoch im Vergleich dazu den Nachteil einer oftmals geringeren Signalgröße, eines stärkeren Signal-Rausch-Verhältnisses und einer größeren Variabilität. Entsprechend dem ISCEV-Standard sollte die Stabilität der abgeleiteten Potentiale vom jeweiligen Labor überprüft werden, bevor sie routinemäßig eingesetzt werden.
- Jetelektroden sind steril verpackte Kontaktlinsenelektroden, die an der konkaven Seite peripher zur Leitfähigkeit goldplatiert sind. Sie gleichen einer verdickten Kontaktlinse. Im Vergleich zu den erstgenannten Elektroden haben sie eine höhere Variabilität der Potentiale durch verstärkte Beweglichkeit auf der Hornhaut. Ferner haben sie keine Vorrichtung, die das Lid aufhält, so daß Blinkartefakte häufiger sind.
- Häufiger verwendete Elektroden als Alternative zu Hornhautelektroden sind die DTL (Dawson-Trick-Litzkow)-Fadenelektroden, die aus einem metallbedampften dünnen Nylonfaden bestehen. Dieser wird zwischen dem medialen und lateralen Lidwinkel mit entsprechenden Halterungen angebracht, so daß der dünne Faden auf dem Tränenfilm über dem Unterlidrand im unteren Viertel von Hornhaut/Bindehaut zum Liegen kommt. Vorteile liegen in der besseren Akzeptanz v. a. bei Kindern. Nachteile sind die Variabilität der Signalableitung durch suboptimales Anbringen der Elektroden oder Bulbusbewegungen sowie die um bis zu 20% kleineren Potentiale im Vergleich zur Kontaktlinsenelektrode.
- Die Goldfolienelektrode nach Arden wird als metallbedampfte Folie bogenförmig über der mittleren Unterlidkante angebracht, so daß Kontakt zur Bindehaut besteht. Sie bietet meist weniger anfällige Ableitungen gegenüber Bulbusbewegungen und weist stabilere Potentiale auf. Sie bietet jedoch im Vergleich zu Kontaktlinsenelektroden auch weniger Schutz gegenüber Blinkartefakten und weist um etwa 10% niedrigere Potentiale auf.
- Die Verwendung von aktiven Hautelektroden wird vom ISCEV-Standard ausdrücklich nicht empfohlen.

■ Der ideale Sitz der Referenzelektrode wäre eigentlich der (negative) hintere Pol des Auges, was jedoch nicht möglich ist. Als Referenzelektroden dienen Silber-Silberchlorid- oder Goldnapfelektroden die zur Reduktion des Hautwiderstandes nach Aufrauhen und Reinigen der Haut mit leitfähiger Elektrodenpaste jeweils temporal der äußeren Lidkante aufgebracht werden. Der Hautwiderstand sollte dabei nach ISCEV-Standard weniger als 5 kΩ (zwischen 10–100 Hz) betragen (s. Abb. 35.5b).

■ Die Erdungselektrode sollte an der Stirn oder am Ohrläppchen angebracht werden.

■ Die Elektroden werden über eine Elektrodenbox mit einem vom Patienten isolierten Vorverstärker verbunden.

1.3.2
Ableitung und Aufzeichnung

■ In der Verstärkereinheit werden die Signale kondensator- bzw. wechselstrom- (AC) oder gleichspannungsgekoppelt (DC) und um den Faktor 1000–100000 verstärkt. Wechselstromgekoppelte Verstärker werden zur Kompensation möglicher, von den Elektroden erzeugten Potentialschwankungen, empfohlen. Der Eingangswiderstand des Verstärkers sollte mindestens um den Faktor 100 größer sein als der Elektrodenwiderstand. Empfohlen wird vom ISCEV-Standard ein Eingangswiderstand von mindestens 10 MΩ. Die Frequenzbandbreite sollte einen Bereich von 0,3–300 Hz umfassen und variabel einstellbar sein, um die Ableitung von z.B. oszillatorischen Potentialen (Hochpaß 75–100 Hz, Tiefpaß 300 Hz) zu ermöglichen.

■ A/D-Wandler erlauben eine Digitalisierung und Weiterbearbeitung des Signals und sollten eine Abtastfrequenz von mindestens 1000 Hz/Kanal aufweisen, um Informationsverluste zu vermeiden.

■ Eine simultane Darstellung der abgeleiteten Antworten auf einem Computermonitor oder Oszilloskop sollte möglich sein, um ggf. Störpotentiale erkennen oder Artefakte entfernen zu können. Dabei sollte eine Darstellung über die gesamte Frequenzbreite möglich sein.

■ Die meisten computergestützten Systeme bieten eine automatische Artefaktunterdrückung an, die v. a. dann vorhanden sein sollte, wenn die Antworten gemittelt werden. Letzteres ist zur besseren Darstellung des Signals und Verminderung des Rauschanteils bei Verwendung anderer Elektrodentypen als Kontaktlinsenelektroden sinnvoll.

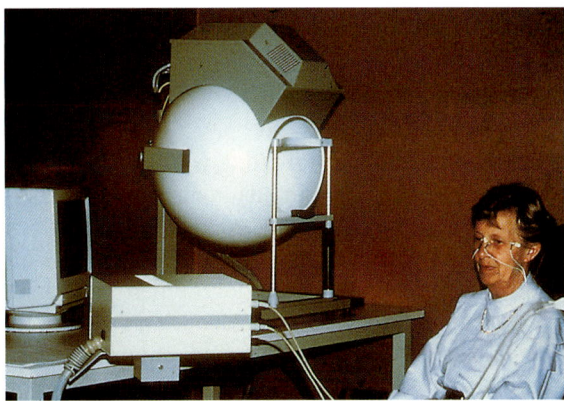

Abb. 35.6. Ganzfeldkugel

1.3.3
Lichtquelle und Stimulation

Ganzfeldstimulation, Ausleuchtung der Retina

Zur gleichmäßigen Ausleuchtung der Netzhaut ist eine Ganzfeldkugel, ähnlich einer Perimeterhalbkugel (Abb. 35.6) empfohlen, in die der Lichtstimulus von oben einfällt und homogen über die weiße Innenwand der Kugel in das Auge projiziert wird. Die Ableitungen erfolgen zur besseren Ausleuchtung in maximaler Mydriasis.

Stimulusdauer

■ Der ISCEV-Standard empfiehlt Stimuli mit einer Dauer von weniger als 5 ms, weil sie erheblich kürzer als die Integrationszeit der Photorezeptoren sein sollten. Gasentladungslampen (Xenon) oder Stroboskopblitzröhren gewährleisten eine kurze Blitzdauer (meistens 10 µs) und sollten eine reproduzierbare Helligkeit auch bei höheren Stimulusfrequenzen bieten.

■ Eine Verlängerung der Stimulusdauer bis etwa maximal 100 ms bewirkt eine Erhöhung der Amplituden. Längere Stimuli führen lediglich zu einer längergezogenen Antwort ohne Auswirkung auf die Amplitude. Längere Stimuli werden auch zur Darstellung der Off-Antwort unter helladaptierten Bedingungen benutzt.

Stimulusintensitäten

■ Die Intensität des Standardblitzes sollte auf der Innenseite der Ganzfeldkugel 1,5–4,5 cd · s/m² betragen. Zur Ableitung der vom Zapfensystem generierten Antworten unter helladaptierten Bedingungen wird eine Hintergrundbeleuchtung von 17–34 cd/m² empfohlen und sollte in adäquatem Verhältnis zum Standardblitz stehen:

- Je heller der Standardblitz ist, um so heller sollte die Hintergrundbeleuchtung sein.
- Die Stimulus- und Hintergrundintensitäten sollten variabel einstellbar sein.
- Ein nach dem ISCEV-Standard empfohlenes System sollte eine Abschwächung des Standardblitzes um mindestens 3 logarithmische Einheiten in Stufen von nicht mehr als 0,3 logarithmischen Einheiten gewährleisten können. Dabei sollte die Wellenlänge des Stimulus nicht verändert werden.
- Zur Abschwächung des Stimulus werden Neutralgraufilter verwendet.

Farbstimuli

■ Der ISCEV-Standard empfiehlt die Verwendung von weißen Stimuli.

■ Mit einer auf Gouras zurückgehenden Methode können jedoch zur Trennung von Antworten des Stäbchen- und Zapfensystems sowie zur Differenzierung von Antworten der Subpopulationen des Zapfensystems farbige Stimuli und Hintergrundbeleuchtungen verwendet werden.

- Im dunkeladaptierten Zustand und mit Filtern, die auf die spektrale Empfindlichkeit des Stäbchensystems abgestimmt sind (Blaufilter, Rotfilter), können vom Stäbchensystem generierte Antworten abgeleitet werden.
  ▼ Stimuli mit Blaufiltern und mit schwacher Intensität generieren reine Antworten des Stäbchensystems.
  ▼ Da Rotfilter im langwelligen Bereich auch teilweise die spektrale Empfindlichkeit des Zapfensystems einschließen, kann bei entsprechender Intensität zusätzlich zur Stäbchenantwort eine schnellere, vom Zapfensystem generierte, Komponente (x-Welle) erhalten werden. Diese Komponente fehlt z. B. bei Protanopen, Protanomalen und Achromaten.
  ▼ Hingegen fehlt die langsamere stäbchengenerierte Komponente bei Funktionsstörungen des Stäbchensystems.
  ▼ Versucht man, mit beiden Filtern jeweils gleich hohe stäbchengenerierte Antworten zu erhalten (rod match), so kann daraus durch Subtraktion der Anteil des Zapfensystems (x-Welle) im dunkeladaptierten Auge ermittelt werden.

- Mit einem hellen Hintergrundlicht wird das Stäbchensystem desensibilisiert, und es können mit Farbfiltern, die auf die spektrale Empfindlichkeit des Zapfensystems (blaugrün, orange, rot) abgestimmt sind, primär vom Zapfensystem generierte Antworten abgeleitet werden.

Stimulusfrequenz

■ Neben der Wahl des Adaptationszustandes, der Intensität und Farbe des Stimulus kann auch über die Stimulusfrequenz eine Differenzierung in Zapfen- oder Stäbchenantworten vorgenommen werden:

- Das Stäbchensystem kann Flimmerfrequenzen bis 20 Hz, das Zapfensystem Frequenzen bis etwa 70 Hz auflösen. Flimmerfrequenzen von 30 Hz werden unter helladaptierten Bedingungen bei Fragestellungen der Pathologie des Zapfensystems verwendet. Es können hiermit überwiegend photorezeptordominierte Antworten des Zapfensystems generiert werden.
- Die Separation in Antworten des Stäbchen- und Zapfensystems ist auch durch farbige Stimuli möglich: während auf blaue 10-Hz-Flimmerlichtstimuli vom Stäbchensystem generierte Antworten abgeleitet werden, erhält man auf rote 30-Hz-Stimuli vom Zapfensystem generierte Antworten.

Stimulusintervall

Ein ausreichender Abstand zwischen 2 Stimuli ist erforderlich, um z. B. im dunkeladaptierten Zustand eine Helladaptation und dadurch bedingte Verminderung der Amplituden und Verkürzung der Gipfelzeiten zu vermeiden. Sie ist u. a. von der Intensität und Dauer des Stimulus abhängig. Nach ISCEV-Empfehlungen sollte im dunkeladaptierten Zustand die Zeit zwischen 2 Stimuli (Interstimulusintervall, ISI) zur Ableitung von rein stäbchengenerierten Potentialen mindestens 2 s, bei Stäbchen-Zapfen-Mischantworten mindestens 10 s betragen. Dies ist erforderlich, um eine Helladaptation zu vermeiden. Das ISI für die Ableitung der oszillatorischen Potentiale sollte 15 s bei dunkeladaptiertem und 1,5 s bei helladaptiertem Auge betragen. Das ISI für Einzelblitzreize im helladaptierten Zustand zur Ableitung von Antworten des Zapfensystems sollte mindestens 0,5 s betragen.

1.3.4
ERG – Ableitung unter dunkel- und helladaptierten Bedingungen

■ Voraussetzung zur Ableitung von Antworten des Stäbchensystems ist eine adäquate Dunkeladaptation von wenigstens 20 min. Im Fall der vorherigen Durchführung von Untersuchungen mit hellen Lichtquellen oder Fluoreszeinangiographien ist gemäß ISCEV-Standard eine Dunkeladaption von mindestens 1 h erforderlich. Die Empfindlichkeit des Stäbchensystems steigt während dieser Zeit über etwa 4–5 logarithmische Einheiten bis zu einem Empfindlichkeitsmaximum an.

■ Der Empfindlichkeitsanstieg des Stäbchensystems kann im ERG nachvollzogen werden. Während dieser Zeit kommt es zu einem Anstieg der b-Wellen-Amplitude und zu einer Verlängerung der Gipfelzeit. Bei hochintensen Stimuli kommt es während der Dunkeladaptation zu einem Anstieg von Amplitude und Gipfelzeit von a- und b-Wellen, wobei es sich hier um eine Mischantwort aus überwiegend stäbchengenerierten und zu einem geringeren Teil zapfengenerierten Komponenten handelt.

■ Bei maximaler Dunkeladaptation können mit rein stäbchengenerierenden Reizen (kurzwellige blaue Stimuli, weiße Stimuli niedriger Intensität) kleine langgezogene b-Wellen mit relativ langer Gipfelzeit abgeleitet werden (s. Abb. 35.7a). Da bei der Signalübertragung von den Photorezeptoren zu den inneren Netzhautschichten eine Signalverstärkung stattfindet, ist die Schwelle der b-Welle etwa eine logarithmische Einheit empfindlicher als jene der a-Welle. Daher fehlt den rein stäbchengenerierten Antworten diese Komponente der äußeren Netzhautschichten. Mit zunehmender Intensität steigt bis zu einem Sättigungsmaximum die b-Wellen-Amplitude an, während die Gipfelzeit abnimmt. Bei mittel- und hochintensen Stimuli kommt es zu einer zunehmenden Ausprägung der a-Welle. Amplitude und Gipfelzeit verhalten sich wie die der b-Welle bei ansteigender Intensität. Bei maximaler Stimulation unter dunkeladaptierten Bedingungen sind der b-Welle oszillatorische Potentiale aufgelagert. Letztere können auch isoliert dargestellt werden (s. Abb. 35.7a).

■ Nach maximaler Helladaptation steigen mit zunehmender Intensität sowohl Amplitude als auch zu einem geringeren Anteil Gipfelzeit der b-Welle des Zapfensystems bis zu einem Sättigungsmaximum an (s. Abb. 35.7b).

1 Elektroretinogramm (ERG)   983

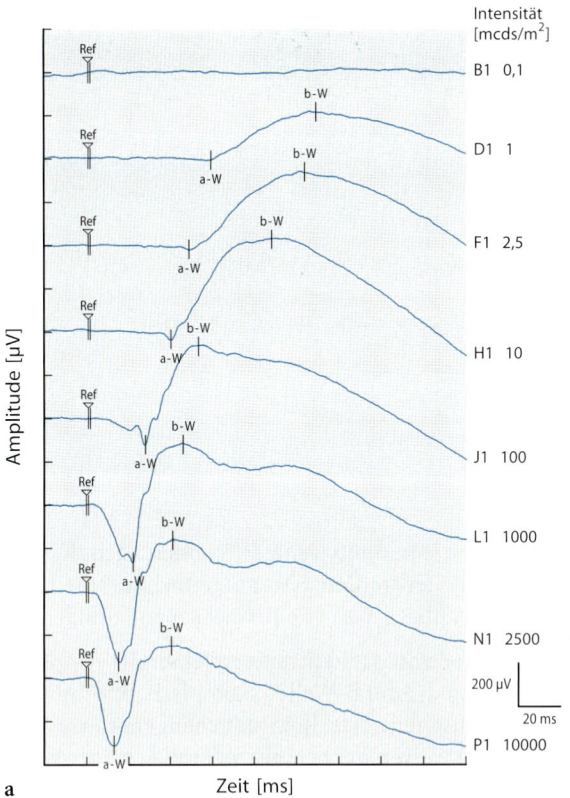

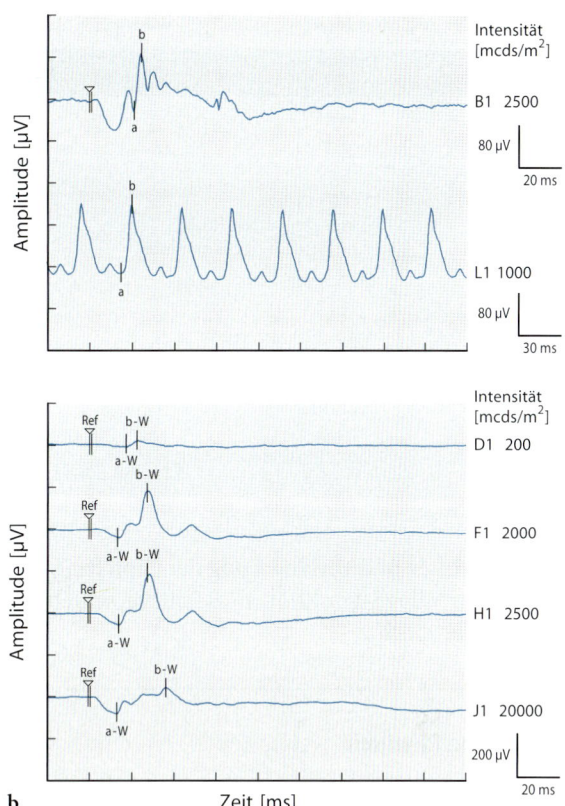

Abb. 35.7. a Unter skotopischen Bedingungen abgeleitete Antworten des ERG eines Probanden. Mit zunehmender Intensität steigt bis zu einem Sättigungsmaximum die Amplitude der b-Welle an, während die Gipfelzeit der b-Welle abnimmt. Mit Intensitäten > 10 mcds/m² kommt es zu einer zunehmenden Ausbildung der a-Welle (*a-W*). Auf Stimuli höherer Intensität zeigen sich dem aufsteigendem Schenkel der b-Welle (*b-W*) aufgelagerte schnelle, oszillierende Komponenten (oszillatorische Potentiale). **b** *Oben*: B1 mit dem Standardblitz unter dunkeladaptierten Bedingungen abgeleitete oszillatorische Potentiale eines Probanden. *L1* Auf einen 30-Hz-Flimmerlicht-Reiz abgeleitete Antworten eines Probanden. Die Ableitung erfolgte nach einer Helladapation von 12 min. *Unten*: Unter photopischen Bedingungen (nach 10 min Helladaptation) abgeleitete Antworten auf Einzelblitzreize. Die Amplitude von a- und b-Welle steigen bis zu einem Maximum an

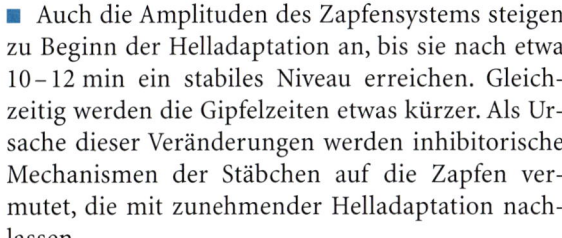

- Auch die Amplituden des Zapfensystems steigen zu Beginn der Helladaptation an, bis sie nach etwa 10–12 min ein stabiles Niveau erreichen. Gleichzeitig werden die Gipfelzeiten etwas kürzer. Als Ursache dieser Veränderungen werden inhibitorische Mechanismen der Stäbchen auf die Zapfen vermutet, die mit zunehmender Helladaptation nachlassen.

- Die Abb. 35.7 a, b zeigt die ERG-Antworten eines Gesunden.

1.3.5
Kalibrierung

Eine Kalibrierung des Stimulus und der Hintergrundbeleuchtung sollte in regelmäßigen Abständen erfolgen, da Alterungsprozesse, Spannungsveränderungen der Blitzröhre oder der Netzspannung der Glühbirne für die Hintergrundbeleuchtung Intensitätsschwankungen verursachen können. Die Zeitspanne bis zur erneuten Kontrolle variiert teils erheblich von System zu System und kann bis zu einmal pro Woche betragen. Zur Kalibrierung von Blitzstimuli sind integrierende Photometer erforderlich.

Tabelle 35.2 zeigt eine Übersicht über die von der ISCEV vorgeschlagenen ERG-Parameter.

1.4
Einflußfaktoren

1.4.1
Medientrübungen

Trübungen der brechenden Medien (Glaskörperblutungen, Katarakt) führen zu einer Verminderung

Tabelle 35.2. ERG-Parameter gemäß ISCEV-Empfehlung

Technische Parameter		Charakterisierung
Elektroden	Aktiv	Kornealelektroden (Kontaktlinsen-, Goldfolien-, Fadenelektroden)
	Passiv	Silber-Silberchlorid-, Goldnapfelektroden
Verstärker		
	Verstärkung	1000–100000
	Eingangswiderstand	>10 MΩ
	Analog-/Digitalwandlung	>1000 Hz
Filter	Bandpaß	0,3–300 Hz (oszillatorische Potentiale 75 bzw. 100–300 Hz)
Stimulus		
	Stimulusgenerator	Stroboskopröhren, Gasentladungsröhren (Xenon) 7000 K Farbtemperatur
	Stimulusdauer	kurz (10 Mikrosekunden) jedoch <5 ms
	Stimulation	Ganzfeldstimulation Standardblitz (SF) 1,5–4,5 cds/m^2
	Ganzfeldbeleuchtung	17–34 cd/m^2 proportional zu SF

der Amplitude und Verlängerung der Gipfelzeit, was sich in der V/log I-Funktion als Rechtsverschiebung bemerkbar macht.

1.4.2
Zirkadiane Rhythmik

Durch das „disk shedding" der Außensegmente der Photorezeptoren kommt es zu tageszeitlichen Schwankungen der b-Wellen-Amplitude. Die stäbchengenerierte b-Welle weist im Tagesverlauf etwa 1,5 h nach Tagesbeginn einen maximalen Abfall um etwa 15% auf.

1.4.3
Interokulare Variabilität

■ Die Variabilität zwischen dem rechten und linken Auge sollte nicht mehr als 20% betragen. Weichen die Antworten um mehr als 20% voneinander ab, so besteht der Verdacht auf eine Pathologie. Abweichungen von mehr als 25% sprechen für eine Pathologie.

■ Weichen die Antworten von Follow-up-Messungen bei Einzelblitzstimulation um mehr als 30% und bei Flickerstimulation um mehr als 40% voneinander ab, ist von einer signifikanten Pathologie auszugehen.

1.4.4
Einfluß von Alter, Geschlecht und Refraktion

■ ERG-Antworten können bereits ab der 34. Gestationswoche bei Frühgeborenen und bei Zum-Termin-Geborenen innerhalb weniger Stunden nach der Geburt abgeleitet werden. Sie sind jedoch um mehr als 50% gegenüber jenen von Erwachsenen reduziert.

● Im Alter von 3–5 Jahren erreichen die Amplituden von a- und b-Welle (skotopisch, photopisch) Erwachsenenwerte. Rein stäbchengenerierte Antworten weisen dabei eine im Vergleich zur skotopischen Maximalantwort verzögerte Reifung auf.

● Im Alter von 2 Jahren erreichen die Amplituden der oszillatorischen Potentiale die Werte der Erwachsenen.

● Die Gipfelzeiten (skotopisch und photopisch) werden im 1. Lebensjahr kontinuierlich kürzer. Ab dem 3.–5. Lebensjahr weisen sie kaum Veränderungen gegenüber den Werten von Erwachsenen auf.

■ Einige Autoren haben für Frauen höhere Amplituden als für Männer beobachtet.

■ Bei Vorliegen einer mittelgradigen bis höheren Myopie (>6 dpt) kann mit zunehmender axialer Länge ein Abfall der Amplituden beobachtet werden.

1.5
Durchführung und Ablauf des ERG

1.5.1
ISCEV-Standardprogramm (Mindestumfang)

■ Um eine adäquate Auskunft über den Funktionszustand des Stäbchen- und Zapfensystems zu erhalten, sollten nach ISCEV-Standard wenigstens folgende Ableitungen durchgeführt werden (s. auch Tabelle 35.2):

● Durchführung in maximaler Mydriasis.

Tabelle 35.3. Skotopisches und photopisches ERG

ERG-Komponenten	Intensität [cd · s/m²]	ISI [s]	Anmerkung
Skotopisches ERG			
Antwort des Stäbchensystems	SF-2,5 log Einheiten	2	Stäbchengenerierte Summenantwort
Skotopische Maximalantwort	SF (= 1,5–4,5 cds/m²)	10	Mischantwort des Stäbchen- und Zapfensystems
Oszillatorische Potentiale	SF	15	Hochpaßfilter 75–100 Hz Tiefpaßfilter 300 Hz Bei Mittelungen erste Antwort verwerfen
Photopisches ERG			
Einzelblitzantwort	SF	0,5	Einzelblitzantwort des Zapfensystems
30-Hz-Flimmerlicht-Antwort	SF	30/s	Erste Antworten bei Mittelungen verwerfen, Maximalantwort des Zapfensystems

ISI Interstimulusintervall; *SF* „standard flash".

■ Skotopisches ERG (Summenantworten des Stäbchensystems bzw. Stäbchen-/Zapfenmischantwort) nach einer 20minütigen Dunkeladaptation und photopisches ERG (Summenantworten des Zapfensystems) nach Helladaptation (Ganzfeld, 10 min, 17–34 cd/m²); Verhältnis zwischen SF und Ganzfeldbeleuchtung sollte dem Verhältnis 3,0 (SF): 34 entsprechen (Tabelle 35.3).

1.5.2
Ableitung bei Kindern

■ In manchen Fällen kann eine ERG-Untersuchung bei Säuglingen und Kleinkindern in völlig wachem Zustand schwierig werden, so daß keine zuverlässige Aussage und Interpretation möglich ist. In diesen Fällen kann eine Sedierung und eine Beschränkung der ERG-Untersuchung auf wenige Teilschritte erforderlich werden. Zudem unterliegt die Erhebung von Normwerten aufgrund der Untersuchungsbedingungen sowie eines unterschiedlichen Reifegrades der Säuglinge bisweilen erheblichen Variabilitäten.

■ Während bei Halothanen, Methoxfluranen, Diethylether und Pentobarbital Auswirkungen auf die Komponenten des ERG beobachtet wurden, ist dies bei Ketamin, Chloralhydraten und Dormicum nicht oder kaum der Fall. In Kliniken, in denen z.B. eine Kurznarkose nicht zur Verfügung steht, kann eine Sedierung mit Chloralhydraten oder Dormicum (Nasenspray oder oral) erfolgen.

1.6
Auswertung der Komponenten des ERG

Die Auswertung der Komponenten des ERG sind in Abb. 35.8 a, b dargestellt.

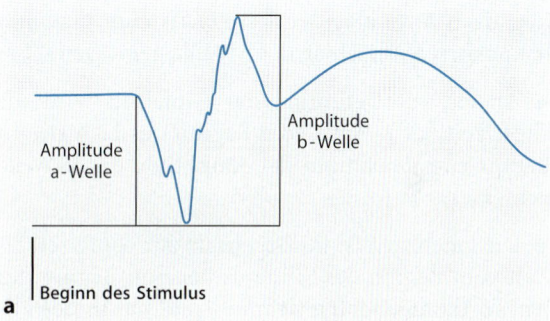

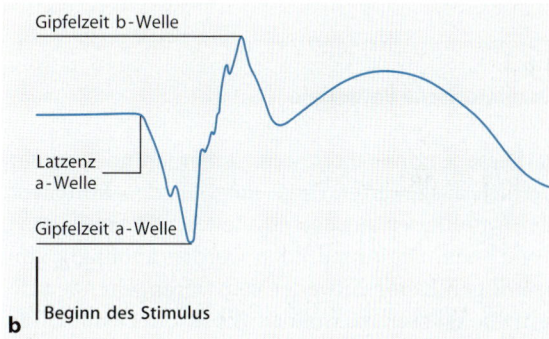

Abb. 35.8. a Auswertung der Komponenten des ERG (a-, b-Welle, Amplitude und Gipfelzeit von a- und b-Welle). b Unterschied zwischen Latenz und Gipfelzeit der Komponenten

1.6.1
a-Welle

■ Die Amplitude der a-Welle wird von der Grundlinie kurz vor Beginn der a-Wellen-Amplitude bis zum maximalen negativen Ausschlag der a-Welle gemessen.

■ Die Gipfelzeit ist definiert als die Zeit zwischen Beginn des Lichtstimulus bis zum Maximum der

Amplitude. Die a-Wellen-Gipfelzeit wird somit vom Beginn des Lichtstimulus bis zum Maximum der Amplitude der a-Welle gemessen.

■ Da genau genommen nur der abfallende Schenkel der a-Welle die Photorezeptorenschicht repräsentiert, kann, zurückgehend auf Messungen von Hood u. Birch, der „slope" (Steigung) der a-Welle berechnet werden, um genauere Auskunft über den Phototransduktionsprozeß zu erhalten. Für diese Analysen sind jedoch sehr helle Intensitäten erforderlich.

1.6.2
b-Welle

■ Die Amplitude der b-Welle wird vom maximalen negativen Ausschlag der a-Welle bis zum maximalen positiven Ausschlag der b-Welle gemessen.

■ Analog zur Definition der Gipfelzeit wird die Gipfelzeit der b-Welle vom Beginn des Lichtstimulus bis zum Maximum der Amplitude der b-Welle gemessen.

■ Die Latenzzeit ist im Gegensatz zur Gipfelzeit als Zeit vom Beginn des Stimulus bis zum Beginn der Antwortkomponenten definiert und hat in der klinischen Routine keine Anwendung.

1.6.3
Oszillatorische Potentiale

■ Diese Komponenten werden derzeit noch uneinheitlich ausgewertet. Es ist möglich, den Mittelwert der Amplituden aus den abgeleiteten Potentialen zu berechnen. Die Amplituden werden abhängig vom jeweiligen Labor entweder vom vorangehenden negativen Tal zum maximalen Gipfel oder vom Gipfel der Amplitude zum nachfolgenden Tal gemessen. Bis zur Festlegung weiterer Standardrichtlinien über die Auswertung der oszillatorischen Potentiale sollten sie vom jeweiligen Labor immer einheitlich nach der gleichen Methode gemessen werden. In unserem Labor wird einheitlich immer die Amplitude des 3. oszillatorischen Potentials zusammen mit der Gipfelzeit gemessen und mit Normwerten verglichen.

1.6.4
30 Hz-Flimmerlicht-Antwort

■ Die Amplitude wird vom Tal vor dem 1. Gipfel bis zum 1. Gipfel gemessen.

■ Die Gipfelzeit ergibt sich vom Beginn des Stimulus bis zum Maximum des entsprechenden Gipfels.

1.6.5
Amplituden-Intensitäts-Funktionen und Gipfelzeit-Intensitäts-Funktionen

■ Werden die Amplituden bzw. Gipfelzeiten in Abhängigkeit von der Intensität aufgetragen, so erhält man sog. V/I-Funktionen. Am Beispiel der skotopisch abgeleiteten b-Wellen-Amplitude kann hier noch einmal verdeutlicht werden, daß die Amplitude mit zunehmender Intensität sigmoidförmig ansteigt, bis sie ein Maximum erreicht.

■ Der Kurvenverlauf kann beschrieben werden als

$$V/V_{max} = I/(I^n + \sigma^n),$$

wobei V die Amplitude (µV) auf den Stimulus mit der Intensität I (cd/m^2) ist. Bei der Stimulusintensität σ wird die halbmaximale Amplitude (V_{max}) generiert. Sie ist ein Maß für die retinale Empfindlichkeit. Der Exponent n ist der Wert der Steigung und kann mit etwa 1 gleichgesetzt werden. Ein Verlust der Photorezeptoren führt bis zu einem gewissen Grad primär zu einer Verminderung der maximalen Amplitude, ohne σ oder n signifikant zu beeinträchtigen.

1.6.6
Normwerte

Jedes Labor sollte eigene Werte ermitteln. Da es sich hier um nicht normalverteilte Daten handelt, setzt sich zunehmend der Vergleich mit Medianwerten, der 5%- und 95%-Perzentile durch. Als subnormal gelten Amplitudenverminderungen bzw. Gipfelzeitverlängerungen unterhalb der 5%- bzw. oberhalb 95%-Perzentile.

1.7
Indikationen zur Elektroretinographie

■ Einige wichtige Indikationen zur Elektroretinographie sind in der untenstehenden Übersicht dargestellt. Im folgenden soll auf die Befunde ausgewählter Erkrankungen eingegangen werden.

1.7.1
Unklare Sehverschlechterung

Die häufigsten Indikationen für das Ganzfeld-ERG stellen hereditäre Netzhauterkrankungen sowie un-

Indikationen zur Elektroretinographie

- Unklare Sehverschlechterung
- Stäbchen-Zapfen-Dystrophie
  - ▼ Kongenitale Leber-Amaurose
  - ▼ Retinopathia pigmentosa „sine pigmento"
- Zapfen- bzw. Zapfen-Stäbchen-Dystrophie
- Stationäre Stäbchen- und Zapfenfunktionsstörungen
  - ▼ Kongenital stationäre Nachtblindheit
  - ▼ Fundus albipunctatus
  - ▼ Achromatopsie
- Detektierung von Konduktorinnen (RP, Choroideremie)
- Syndromassoziierte Erkrankungen
  - ▼ Bardet-Biedel-, Laurence-Moon-Syndrom
  - ▼ M. Refsum, Mukopolysaccharidosen, neuronale Zeroidlipofuszinose
  - ▼ Usher-Syndrom
  - ▼ Kongenitale Leber-Amaurose (syndromassoziiert)
  - ▼ Kearns-Sayre-Syndrom
- Stoffwechselbdingte Erkrankungen
  - ▼ Vitamin-A-Mangel
  - ▼ A-Betalipoproteinämie
  - ▼ M. Refsum
  - ▼ Atrophia gyrata
  - ▼ Mukopolysaccharidosen
  - ▼ Neuronale Zeroidlipofuszinose
- M. Stargardt/Fundus flavimaculatus
- Phänokopien
  - ▼ Masern, Mumps, Röteln, Lues, Uveitis
- Medikamentös toxische Störungen
  - ▼ Chloroquin, Melleril, Vigabatrin usw.
  - ▼ Metallische Fremdkörper
- Abklärung von Sehstörungen bei Kindern
  - ▼ Kongenitale Leber-Amaurose
  - ▼ Zapfendystrophie
  - ▼ Achromatopsie
  - ▼ Kongenital stationäre Nachtblindheit
- Simulation (M. Verdasi)

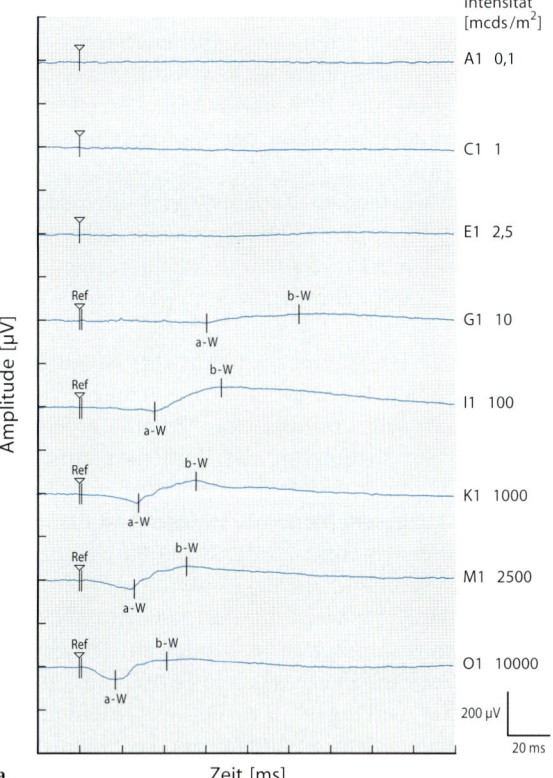

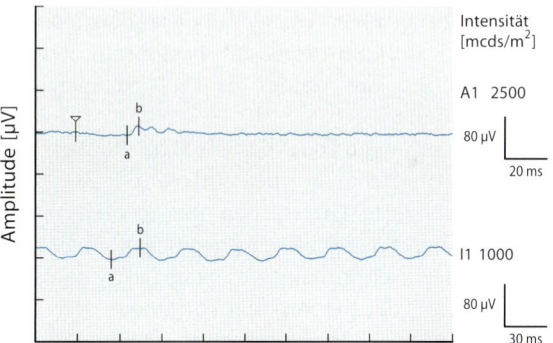

klare Sehverschlechterungen dar. Bei einer Diskrepanz zwischen dem ophthalmologischen Befund und der Sehfunktion ist eine elektrophysiologische Untersuchung unverzichtbar.

1.7.2
Retinopathia pigmentosa (Stäbchen-Zapfen-Dystrophie)

■ Das ERG zeigt bereits sehr früh und noch vor Auftreten erster Fundusveränderungen oder Gesichtsfeldeinschränkungen Funktionsstörungen des Stäbchensystems (und ggf. Zapfensystem) an (Abb. 35.9 a, b). Diese können den übrigen Veränderungen um Jahre bis zu einer Lebensdekade vorausgehen.

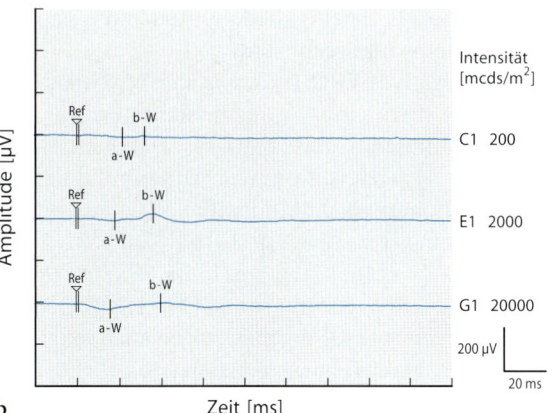

Abb. 35.9 a, b. Retinopathia pigmentosa mit subnormalen Restantworten des Stäbchensystems und grenzwertig subnormalen Antworten des Zapfensystems. Die noch ableitbaren Antworten dürften hauptsächlich vom Zapfensystem generiert sein. **a** Skotopisches ERG. **b** *Oben*: Oszillatorische Potentiale (*A1*), 30-Hz-Flimmerlicht-Antwort (*I1*). *Unten*: Photopisches ERG, Antworten auf Einzelblitzreize

- Typischerweise weist das skotopische ERG subnormale Antworten des Stäbchensystems (Amplituden und Gipfelzeiten) auf. Eine frühe Beeinträchtigung der Photorezeptoren korreliert mit subnormalen a-Wellen der skotopischen Maximalantwort.
- Die Antworten des Zapfensystems im photopischen ERG sind im Verlauf mitbeeinträchtigt und weisen zunächst Gipfelzeitverlängerungen und später Amplitudenverminderungen der b-Welle auf.
  ▼ Die 30-Hz-Flimmerlicht-Antwort ist zunächst bezüglich der Amplitude im Normbereich. Sie ist ein sehr empfindlicher Parameter bezüglich der Beteiligung des Zapfensystems, z. B. bei Gipfelzeitverlängerungen. Zudem gibt sie bei fortgeschrittenen Befunden Anhaltspunkte über das Ausmaß der Schädigung und die noch vorhandene Restfunktion des Zapfensystems. Sie weist im fortgeschrittenen Stadium verminderte Amplituden auf. Die Gipfelzeiten können erheblich in Form eines „phase shifts" verlängert sein. Bei sehr kleinen Potentialen können Mittelungen das Signal-Rauschen-Verhältnis verbessern. Ferner können mit elektronischen Filtern (Engpaßfilter) und nachträglicher Frequenzanalyse (Fourier-Analyse) Restantworten auf bestimmte Reizfrequenzen von kleiner als 1 µV nachgewiesen werden.
- Verlängerungen der Gipfelzeiten können bei allen genetischen Formen auftreten.
  ▼ Verlängerte Gipfelzeiten des Zapfensystems können bei gleichzeitig fortgeschrittener Funktionseinschränkung des Stäbchensystems im Verlauf der Erkrankung vorhanden sein oder können als Frühzeichen in frühen Stadien einer autosomal-dominanten Form auftreten, wobei gleichzeitig die Amplituden des Zapfensystems regelrecht sind.
- Ein negatives ERG (skotopischer Maximalblitz) als Zeichen einer Transmissionsstörung zwischen äußerer und mittlerer Netzhautschicht kann vereinzelt vorkommen (Differentialdiagnose: stationäre Nachtblindheit).
- Autosomal-rezessive (1p31, 1q31, 2p, 2q31, 2q37, 3q, 4p12, 4p16, 5q31, 6p21, 6q, 10q23, 15q26, 16p12), und X-chromosomal (Xp11, Xp21, Xp22, Xq26) vererbte RP-Formen zeigen auch in frühen Stadien bereits stark reduzierte bis nicht mehr ableitbare Antworten schon im frühen Lebensalter. Hingegen sind autosomal-dominant vererbte Formen (Chromosom 1q, 3q, 6p, 7p, 7q, 8q, 14q, 17p, 17q, 19q) häufig deutlich milder im Verlauf mit späterem Beginn und langsamerer Progression.
  ▼ Die autosomal-dominante Retinopathia pigmentosa wird in einen regionalen und einen diffusen Typ eingeteilt.
    Der diffuse Typ zeichnet sich durch einen diffusen, relativ frühen und stark ausgeprägten Verfall der Stäbchenempfindlichkeit aus. Die Empfindlichkeit der Zapfen ist meist länger erhalten und allenfalls regional eingeschränkt. Die Antworten des Stäbchensystems sind unter herkömmlichen Bedingungen nicht mehr meßbar, während die des Zapfensystems nicht so ausgeprägt wie die des Stäbchensystems reduziert sind.
    Der regionale Typ weist eine auf lokale Bereiche eingeschränkte Funktionsstörung des Stäbchen- und Zapfensystems nahezu in gleichem Ausmaß auf. Im ERG zeigen sich normale oder reduzierte Amplituden und verlängerte Gipfelzeiten des Stäbchen- und Zapfensystems. Der Verlauf gilt im Vergleich zum diffusen Typ als milder mit späterem Beginn.
- Verlaufsmessungen können zur Einschätzung der Progression und zur differentialdiagnostischen Abgrenzung gegenüber Phänokopien wichtig werden. Bei einer Retinopathia pigmentosa kommt es zu einem Abfall der Amplituden von 10–18% pro Jahr.
- Carrier der X-chromosomalen Retinopathia pigmentosa weisen nicht selten diskrete Fundusveränderungen auf. Durch Veränderungen im ERG (Gipfelzeitverlängerungen, Amplitudenverminderungen) können bis zu 90% solcher Carrier identifiziert werden.
- Bei der autosomal-dominant vererbten, sektorförmigen Retinopathia pigmentosa sind zumindest initial meist nur ein oder wenige Quadranten betroffen (meist inferiore und nasale Quadranten).
  ▼ Sie führt zu milden, zunächst noch im unteren Normbereich liegenden und später subnormalen Antworten des Stäbchensystems (Abb. 35.10a, b). Die Amplitudenverminderung ist proportional zum Ausmaß der Veränderungen am Fundus.
  ▼ Aufgrund der langsamen Progredienz ist die Prognose relativ günstig.

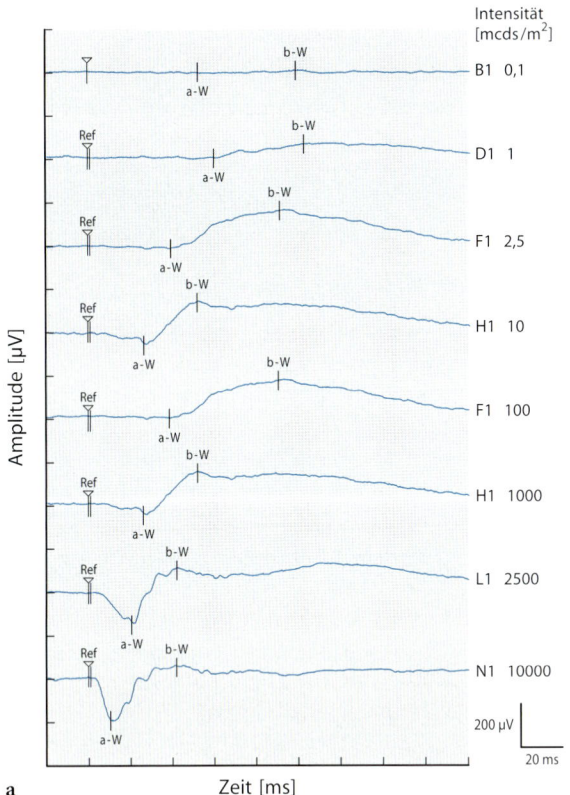

Abb. 35.10a, b. Sektorielle Retinopathia pigmentosa. Grenzwertig im unteren Normbereich liegende Antworten des Stäbchen- und Zapfensystems. **a** Skotopisches ERG. **b** *Oben:* Oszillatorische Potentiale (*B1*), 30-Hz-Flimmerlicht-Antwort (*J1*). *Unten:* Photopisches ERG, Antworten auf Einzelblitzreize

1.7.3 Kongenitale Leber-Amaurose (LCA)

■ Sie bezeichnet eine heterogene Gruppe von tapetoretinalen Dystrophien mit einer Manifestation in der 1. Lebensdekade. Meist sind Hyperopie (Gruppe I) oder Systemerkrankungen (Gruppe II) vorhanden. Manifestationen bis zum 2. (Gruppe III) bzw. bis zum 8. Lebensjahr (Gruppe IV) können als juvenile bzw. adulte Form einer Retinopathia pigmentosa bezeichnet werden. Zusätzlich können Makulakolobome, eine Makuladysplasie oder eine Bull's-eye-Makulopathie vorkommen (s. Kap. 14, S. 394).

■ Im ERG lassen sich oft keine reproduzierbaren Antworten mehr oder manchmal nur rudimentäre Restantworten des Stäbchen- und Zapfensystems ableiten (Abb. 35.11a, b). Nicht selten ist das ERG bei völligem Fehlen ophthalmoskopischer Veränderungen pathologisch.

1.7.4 Zapfen- und Zapfen-Stäbchen-Dystrophien

■ Diese Gruppe ist charakterisiert durch eine primäre Beeinträchtigung der Antworten des Zapfensystems mit weitgehend im Normbereich liegenden (Zapfendystrophie) bzw. im Verlauf zunehmend beeinträchtigten Antworten des Stäbchensystems (Zapfen-Stäbchen-Dystrophie).

■ Ophthalmoskopisch können Veränderungen fehlen oder Pigmentverschiebungen, Pigmentepitheldefekte und eine Bull's-eye-Makulopathie vorhanden sein (Differentialdiagnose s. Tabelle 35.4). Bei Zapfen-Stäbchen-Dystrophien kommen im Verlauf intraretinale RPE-Verklumpungen, enge Gefäße und eine blasse Papille hinzu.

■ Bei den Zapfendystrophien ist das stäbchengenerierte ERG primär regelrecht oder stark erhöht, während die Antworten des Zapfensystems subnormal oder nicht mehr nachweisbar sind (Abb. 35.12a, b).

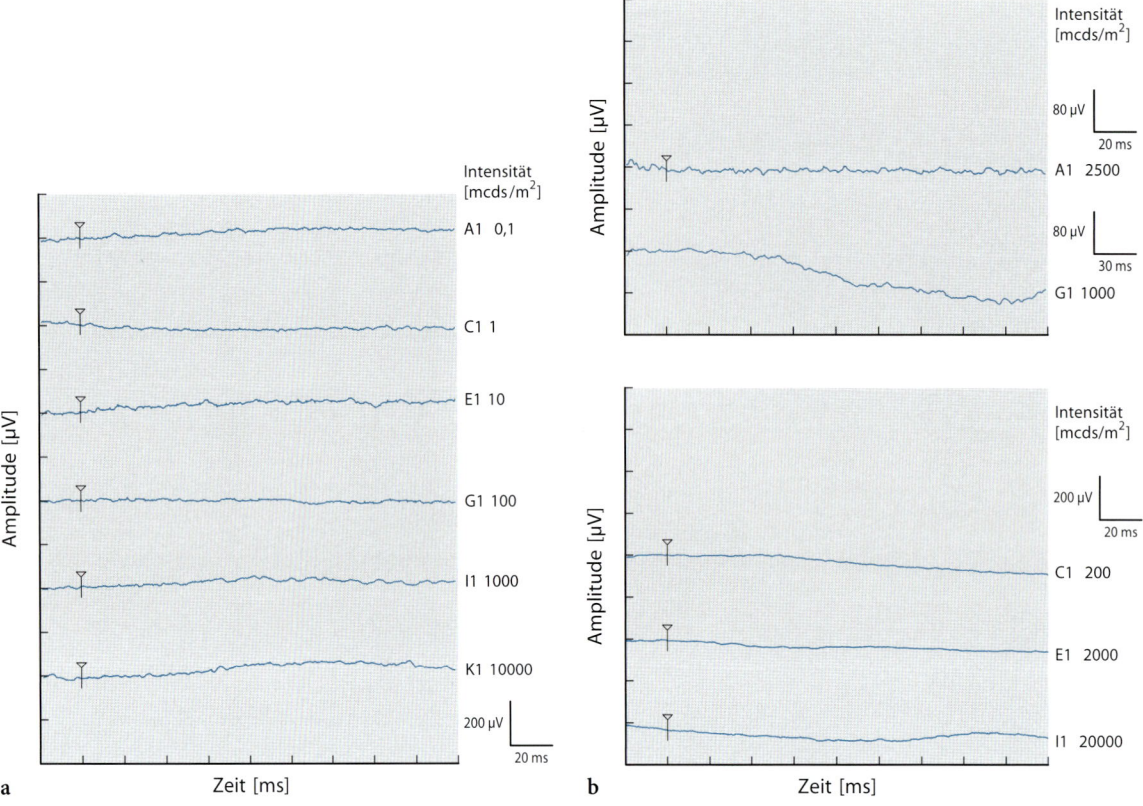

Abb. 35.11a, b. Kongenitale Leber-Amaurose. Es lassen sich weder unter skotopischen noch unter photopischen Bedingungen Antworten des Stäbchen- oder Zapfensystems ableiten. **a** Skotopisches ERG. **b** *Oben*: Oszillatorische Potentiale und 30-Hz-Flimmerlicht-Antwort. *Unten*: Photopisches ERG, Antworten auf Einzelblitzreize

Tabelle 35.4. Differentialdiagnose Bull's-eye-Makulopathie (elektrophysiologische Befunde)

	ERG-Befunde		EOG-Befunde
	Skotopisch	Photopisch	
Zapfendystrophie	N-↘ (spät)	↓↓	N-↘
Zapfen-Stäbchen-Dystrophie	↘-↓↓	↓↓	↘-↓
M. Stargardt	N-↘ (spät)	N-↘ (spät)	N-↓ (spät)
Resochinmakulopathie	N-↓	N-↓	N-↓
Konzentrisch annuläre MD	N-↘ (spät)	N-↘ (spät)	N-↘ (spät)
Fenestred-sheen-MD	N-↘ (spät)	N-↘ (spät)	N
Bardet-Biedl-Syndrom	↓(↓)	↓↓	↘-↓
Neuronale Zeroidlipofuszinose	↘-↓	↘-↓	
Olivopontozerebelläre Degeneration	↓	↓↓	↘
Zentral areoläre Aderhaut-Pigmentepitheldystrophie	N	N	N-↘
Sjögren-Larsson-Syndrom	N-↘	N-↘	
Hallervorden-Spatz-Syndrom	↓↓	↓↓	
AMD-bedingte parafoveoläre Atrophie	N	N	N
Fukosidose	N	N	

AD Aderhautdystrophie; *MD* Makuladystrophie; *AMD* altersbedingte Makuladegeneration; ↘ geringe Reduktion; ↓ mittelgradige Reduktion; ↓↓ ausgeprägte Reduktion.

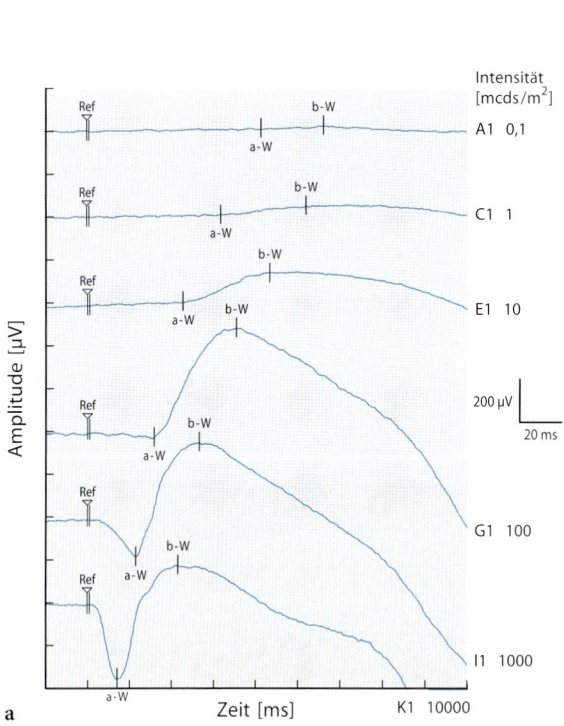
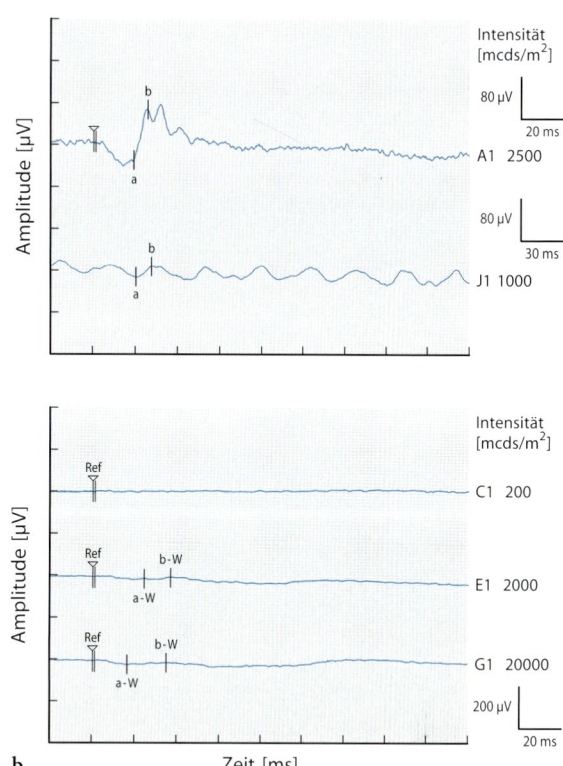

Abb. 35.12 a, b. Zapfendystrophie. Unter skotopischen Bedingungen lassen sich im unteren Normbereich liegende Antworten des Stäbchensystems ableiten, während unter photopischen Bedingungen keine Antworten des Zapfensystems nachweisbar sind. **a** Skotopisches ERG. **b** *Oben*: Oszillatorische Potentiale, Flimmerlichtantwort. *Unten*: Photopisches ERG, Antworten auf Einzelblitzreize

- Viele Zapfendystrophien weisen zumindest im höheren Alter eine unterschiedlich stark ausgeprägte Beeinträchtigung des Stäbchensystems auf.

- Bei den Zapfen-Stäbchen-Dystrophien lassen sich relativ früh auch progrediente Veränderungen der oszillatorischen Potentiale und des stäbchendominierten Elektrookulogrammes nachweisen. Letzteres läßt bei dieser inversen Form der Retinopathia pigmentosa den primären Defekt im Stäbchensystem vermuten.

- Davon abzugrenzen sind Formen der zentralen Zapfendystrophie mit regelrechtem Ganzfeld-ERG und stationäre Funktionsstörungen des Zapfensystems (komplette, inkomplette Achromatopsie, Abb. 35.13 a, b).

1.7.5
Syndromassoziierte Erkrankungen und Stoffwechselerkrankungen

- Gerade im Kindesalter kann die Durchführung eines ERG bei unklarer Sehverminderung, einem Nystagmus und diskreten oder fehlenden Fundusveränderungen wegweisend zur Diagnose führen. Die Einordnung in eine syndromassoziierte Form der Retinopathia pigmentosa gelingt bei Berücksichtigung möglicher pädiatrischer Befunde.

Usher-Syndrom

- Etwa 15–20% der RP-Patienten leiden gleichzeitig an einer kongenitalen sensorineuralen Taubheit (Usher I) bzw. einer stationären (Usher II) oder progredienten (Usher III) Hochtonschwerhörigkeit. Nicht selten wird die Tieftonschwerhörigkeit zunächst als „geburtsbedingt" oder „entzündlich" gewertet und bei Auftreten der Nachtsehbeschwerden in der 1./2. (Usher I) bzw. 2./3. Lebensdekade (Usher II, III) nicht beachtet.

- Das ERG weist typischerweise stark reduzierte bis nicht mehr nachweisbare Antworten des Stäbchensystems und meist etwas weniger stark betroffenen Antworten des Zapfensystems auf.

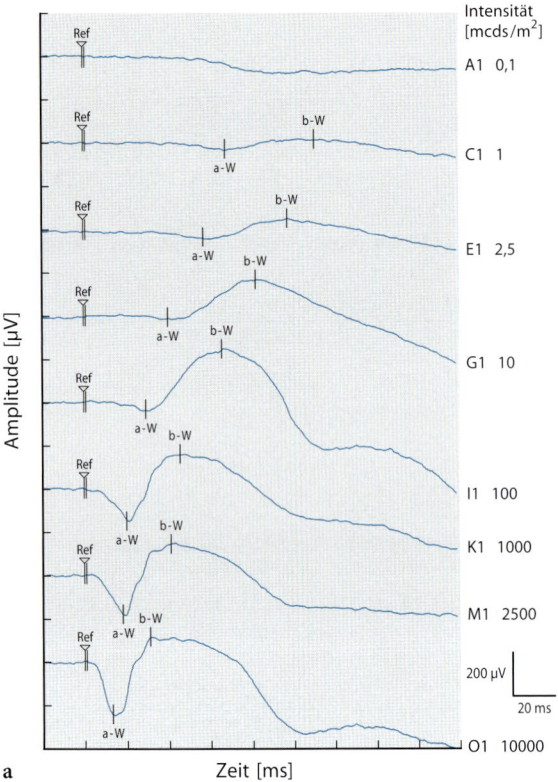

Abb. 35.13 a, b. Kongenitale Achromatopsie. Unter skotopischen Bedingungen lassen sich im Normbereich liegende Antworten des Stäbchensystems ableiten, während unter photopischen Bedingungen keine sicher reproduzierbaren Antworten des Zapfensystems vorhanden sind. **a** Skotopisches ERG. **b** *Oben*: Oszillatorische Potentiale und 30-Hz-Flimmerlicht-Antwort. *Unten*: Photopisches ERG, Antworten auf Einzelblitzreize

Bardet-Biedl-Syndrom und Laurence-Moon-Syndrom

■ Das Bardet-Biedl-Syndrom ist klinisch definiert als Kombination einer Retinopathia pigmentosa mit Obesitas, Minderwuchs, Poly-/Syndaktylie, Hypogenitalismus und tritt häufig mit einer Nephronophthisis oder interstitieller Nephritis auf. Oligophrenie kann vorhanden sein. Beim Laurence-Moon-Syndrom ist die Retinopathia pigmentosa mit spastischer Paraplegie, geistiger Retardierung und Hypogenitalismus assoziiert.

■ Die Retinopathia pigmentosa tritt als Stäbchen-Zapfen-Dystrophie in der 1. Lebensdekade auf. Seltener besteht eine Zapfen-Stäbchen-Dystrophie.

■ Das ERG weist bereits relativ früh reduzierte oder nicht mehr ableitbare Summenantwort des Stäbchen- und Zapfensystems auf.

Morbus Refsum

■ Im ERG zeigen sich Amplitudenreduktionen des Stäbchen- und Zapfensystems. Gipfelzeitverlängerungen im ERG sind hier seltener beobachtet worden.

■ Das ERG kann als Verlaufskontrolle bei diätetischen Maßnahmen zum Ausschluß einer Progression herangezogen werden.

■ Zusätzliche Befunde sind Parästhesien, aufgetriebene periphere Nervenendigungen, Muskelschwäche der peripheren Extremitäten, Anosmie, Miosis, Innenohrschwerhörigkeit, Dysphagie, zerebelläre Symptome, kardiale Reizleitungsstörungen, eine Pigmentretinopathie und fakultativ eine Ichthyosis.

A-Betalipoproteinämie

■ Es liegen eine ungenügende oder fehlende Synthese des Apoproteins B und mangelhafte (Typ II, autosomal-dominant) oder fehlende (Typ I, autosomal-rezessiv) Synthese des Betalipoproteins vor.

■ Im ERG zeigen sich meist stärker beeinträchtigte Antworten des Stäbchensystems als des Zapfensystems. Gipfelzeitverlängerungen im ERG sind hier seltener beobachtet worden. Das ERG ist selbst bei fehlenden Fundusveränderungen pathologisch.

■ Substitution von Vitamin A und E mildert die Symptome und führt zu einer Verbesserung der Antworten des Stäbchen- und Zapfensystems im ERG.

Mukopolysaccharidosen

■ Das ERG kann zur Einteilung in entsprechende Unterformen der Mukopolysaccharidosen (MPS) beitragen.
Das Spektrum der ERG-Befunde kann von grenzwertig reduzierten bis hin zu nicht mehr nachweisbaren Antworten des Stäbchen- und Zapfensystems reichen.

■ Die MPS I-H (M. Pfaundler-Hurler) ist eine Pigmentretinopathie assoziiert mit einer Optikusatrophie, Hornhautstromatrübungen, Minderwuchs, Gargoylismus, kurzen, breiten Händen und geistiger Retardierung. Im ERG lassen sich subnormale bis nicht mehr reproduzierbare Antworten des Stäbchen- und Zapfensystems, meist mit einer stärkeren Beeinträchtigung des Stäbchensystems, nachweisen.

■ Bei der MPS Typ I-S (Scheie) tritt eine Pigmentretinopathie mit subnormalen Antworten des Stäbchen- und Zapfensystems im ERG meist erst in der 3.–4. Lebensdekade auf, während Hornhautveränderungen sehr selten sind.

■ Bei Typ II (Hunter) sind ERG-Veränderungen in Abhängigkeit vom Vorliegen einer Pigmentretinopathie fakultativ.

■ Bei der MPS III-A (Sanfilippo Typ A) findet sich eine Pigmentdegeneration mit subnormalen Antworten des Stäbchen- und Zapfensystems im ERG. Es fehlen hier jedoch die Hornhauttrübungen.

■ Bei Typ IV A (Morquio), Typ VI (Maroteaux – Lamy) und VII sind keine ERG-Veränderungen nachweisbar.

Neuronale Zeroidlipofuszinose (M. Batten)

■ Ursache ist eine Störung der lysosomalen Lipidperoxidation mehrfach ungesättigter Fettsäuren mit der Folge autofluoreszierender Lipopigmentablagerungen (Zeroid, Lipofuscin, Phospholipide, freie Fettsäuren, Cholesterinester) in ZNS, Haut, Organen und Lymphozyten.

■ Das ERG zeigt eine Beteiligung der Netzhaut bei dieser Lipopigmentspeichererkrankung an, da es auch bei unauffälligem Fundus zum Verlust von Photorezeptoren, RPE und Ganglienzellen kommt.

● Die Amplitude der skotopischen und photopischen b-Welle kann hier selektiv bei der infantilen (Typ I Haltia-Santavuori), spät infantilen (Typ II Jansky-Bielschowsky) und juvenilen (Typ III Spielmeyer-Vogt) Form reduziert sein.

● Typischerweise treten bei Typ III die ophthalmologischen Befunde erst spät auf, so daß dem ERG und der klinischen Untersuchung hier eine besondere Rolle zukommt.

1.7.6
Kearns-Sayre-Syndrom

■ Zu dieser mitochondrialen Myopathie gehören externe Opthalmoplegie, Ptosis, eine atypische Pigmentretinopathie und kardiale Reizleitungsstörungen.

■ Die Antworten des Stäbchen- und Zapfensystems sind erst im Verlauf mild bis mittelgradig reduziert, wobei das Stäbchensystem meist etwas stärker als das Zapfensystem betroffen ist.

1.7.7
Stationäre Erkrankungen des Stäbchen- und Zapfensystems

> Bei diesen Formen kommt dem ERG wegweisende Funktion zu, da Fundusveränderungen fehlen können.

Achromatopsie

■ Im ERG sind die Antworten des Zapfensystems nicht nachweisbar (komplette Achromatopsie) oder weisen subnormale bzw. Restantworten (inkomplette Achromatopsie) des Zapfensystems auf. Hingegen sind die Antworten des Stäbchensystems im Normbereich (Abb. 35.13).

■ Die von Geburt an vorhandenen ERG-Veränderungen weisen im Verlauf keine Progredienz auf und erlauben so eine Abgrenzung zu den progressiven Zapfenfunktionsstörungen.

Blauzapfenmonochromasie

■ Die X-chromosomal vererbte Blauzapfenmonochromasie kann als Sonderform der inkompletten Achromatopsie angesehen werden.

- Da das Blauzapfensystem nur etwa 5–10% der gesamten Zapfenpopulation stellt, lassen sich im ERG ähnliche Befunde wie bei der kompletten Achromatopsie erheben:
- Es fehlen Antworten des Zapfensystems bei regelrechten Antworten des Stäbchensystems. Im Gegensatz dazu lassen sich Flimmerlichtantworten bis 45 Hz nachweisen.

Oligokone Trichromasie

- Ursächlich ist möglicherweise eine entwicklungsbedingt verminderte Anzahl aller 3 Zapfentypen.
- Im ERG lassen sich regelrechte Antworten des Stäbchensystems bei teils erheblich reduzierten Antworten des Zapfensystems erheben.

Kongenital stationäre Nachtblindheit (CSNB)

- Typische Merkmale sind eine von Geburt an bestehende, nicht progrediente Nachtblindheit, intakte Außengrenzen in der Goldmann-Perimetrie, eine häufig positive Familienanamnese (X-chromosomal, autosomal-dominant und autosomal-rezessiv vererbte Form) sowie charakteristische Befunde im ERG und in der Adaptometrie (Tabelle 35.5).

CSNB ohne Fundusveränderungen

- Schubert-Bornschein, kompletter Typ:
  - In der Adaptometrie kann ein regelrechter bis grenzwertig reduzierter Empfindlichkeitsanstieg des Zapfensystems registriert werden, während der Empfindlichkeitsanstieg des Stäbchensystems fehlt.
  - Im skotopischen ERG fehlen rein stäbchengenerierte Antworten, während auf Stimulation mit dem Maximalblitz ein negatives ERG ableitbar ist. Die Amplitude der regelrechten a-Welle ist höher als die erheblich reduzierte, nur aus Anteilen des Zapfensystems bestehende b-Welle. Die oszillatorischen Potentiale sind in 60–70% der Fälle nicht nachweisbar. Die Antworten des Zapfensystems sind regelrecht oder bezüglich der Amplitude gering reduziert und bezüglich der Gipfelzeit verlängert. Auffallend ist eine nahezu identische Gipfelzeit der b-Welle des Stäbchen- und Zapfensystems.

- Schubert-Bornschein, inkompletter Typ:
  - In der Adaptometrie läßt sich im Gegensatz zum kompletten Typ ein unvollständiger bzw. verlängerter Empfindlichkeitsanstieg des Stäbchensystems unterschiedlichen Ausmaßes messen.
  - Im skotopischen ERG lassen sich Restantworten des Stäbchensystems sowie ein negatives ERG auf Maximalstimulation ableiten. Oszillatorische Potentiale können ableitbar sein. Die Antworten des Zapfensystems sind reduziert und stärker als beim kompletten Typ beeinträchtigt. Die 30 Hz-Flimmerlichtantwort weist eine Doppelgipfligkeit auf (Abb. 35.14a, b).

- Riggs-Typ:
  - In der Adaptometrie zeigt sich ein verminderter bzw. verzögerter Empfindlichkeitsanstieg des Stäbchensystems.

Tabelle 35.5. Klassifikation der ERG-Befunde bei CSNB ohne Fundusveränderungen

Typ	Dunkeladaptation	ERG
Schubert-Bornschein, komplett (X-chromosomal, autosomal-rezessiv)	Stäbchensegment fehlend	Negatives ERG (skotopischer Maximalblitz) Oszillatorische Potentiale häufig nicht oder rudimentär vorhanden Zapfen-b-Welle: Amplitude normal bis grenzwertig subnormal 30-Hz-Flicker: Amplitude normal bis grenzwertig subnormal 30-Hz-Flicker: Gipfelzeit regelrecht
Schubert Bornschein, inkomplett (X-chromosomal)	Stäbchenadaptation reduziert oder/und verlängert	Negatives ERG (skotopischer Maximalblitz) Stäbchen-b-Welle: Amplitude subnormal, Gipfelzeit regelrecht Oszillatorische Potentiale häufig ableitbar Zapfen-b-Welle: Amplitude subnormal bis nicht mehr ableitbar, Gipfelzeit verlängert 30-Hz-Flicker: Amplitude subnormal, Gipfelzeit verlängert, doppelgipflige Konfiguration
Riggs	Stäbchenadaptation reduziert oder/und verlängert	Kein negatives ERG, sonst wie Schubert-Bornschein inkomplett Stäbchen-b-Welle: Amplitude subnormal, Gipfelzeit regelrecht Oszillatorische Potentiale häufig ableitbar Zapfen-b-Welle: Amplitude subnormal, Gipfelzeit verlängert 30-Hz-Flicker: Amplitude subnormal

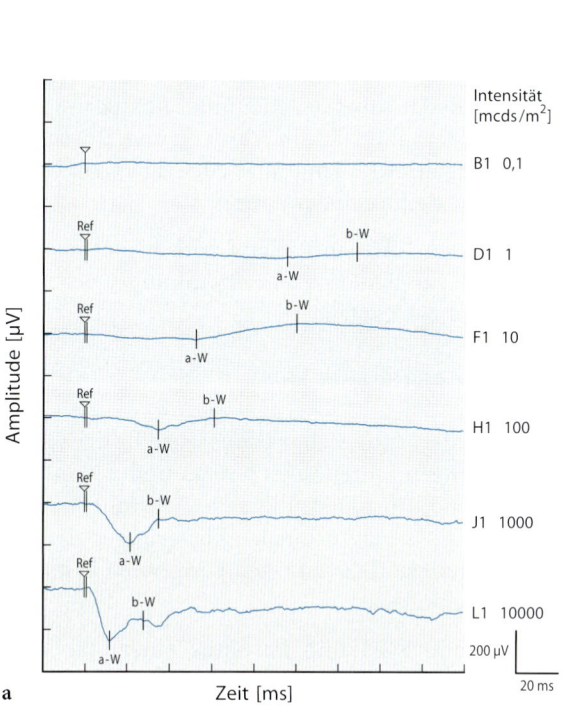 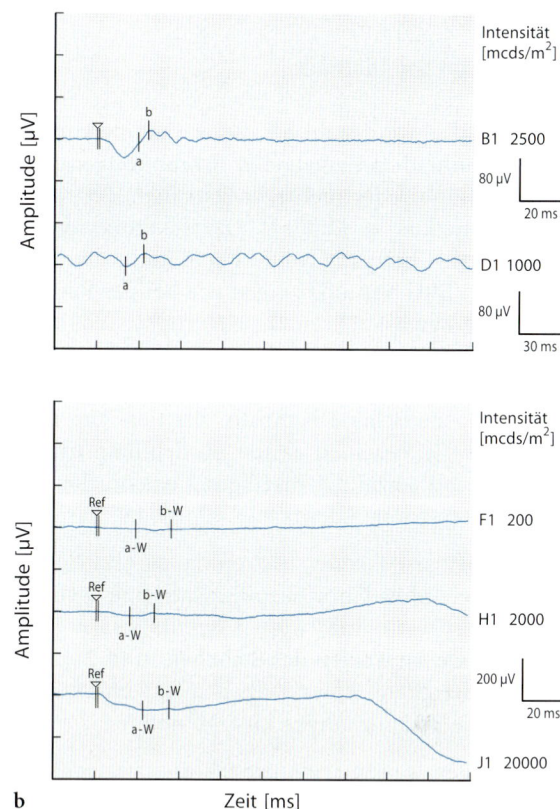

Abb. 35.14a, b. Kongenital stationäre Nachtblindheit. Inkompletter Schubert-Bornschein-Typ. Unter skotopischen Bedingungen lassen sich subnormale Antworten des Stäbchensystems sowie ein negatives ERG im skotopischen Maximalblitz ableiten. Die oszillatorischen Potentiale sind verplumpt, aber vorhanden. Unter photopischen Bedingungen zeigen sich Restantworten des Zapfensystems sowie eine doppelgipflige Konfiguration der Antworten auf 30-Hz-Flimmerlicht-Reize. **a** Skotopisches ERG. **b** *Oben*: Oszillatorische Potentiale; 30-Hz-Flimmerlicht-Antwort. *Unten*: Photopisches ERG, Antworten auf Einzelblitzreize

- Im skotopischen ERG lassen sich subnormale b-Wellen (Amplitude und Gipfelzeit) des Stäbchensystems ableiten. Ein negatives ERG fehlt. Die Amplitude der a-Welle des Stäbchensystems kann regelrecht oder reduziert sein. Die Antworten des Zapfensystems sind bezüglich der Amplitude vermindert.

■ Konduktorinnen:

- Bei Konduktorinnen der X-chromosomalen Form sind reduzierte Amplituden der oszillatorischen Potentiale nachgewiesen worden.

CSNB mit Fundusveränderungen

■ Morbus Oguchi:

- Beim Typ I findet sich eine verlängerte Dunkeladaptation von bis zu mehreren Stunden, die letztlich einen regelrechten oder minimal reduzierten Empfindlichkeitsanstieg des Stäbchensystems aufweist. Bei Typ II fehlt ein Empfindlichkeitsanstieg des Stäbchensystems.
- Unter skotopischen Bedingungen sind reduzierte stäbchengenerierte Antworten ableitbar. Mit zunehmender Dunkeladaptation lassen sich nahezu regelrechte Antworten des Stäbchensystems ableiten. Beim Typ II sind die Antworten des Stäbchensystems selbst nach längerer Dunkeladaptation subnormal.
- Ein negatives ERG ist vorhanden. Die Antworten des Zapfensystems sind regelrecht.

■ Fundus albipunctatus:

- Es lassen sich nach verlängerter Dunkeladaptation des Stäbchen- und Zapfensegmentes von Stunden bis Tagen regelrechte Befunde in der Adaptometrie und im ERG ableiten, während bei ungenügender Dunkeladaptation Befunde wie beim kompletten Schubert-Bornschein-Typ zu erheben sind.

1.7.8
Dystrophien der Aderhaut

■ Im Vordergrund steht bei dieser Gruppe von relativ uneinheitlich eingeteilten Erkrankungen eine Atrophie einer oder mehrerer Schichten der Aderhaut (Einteilung s. Kap. 14). Der sekundär damit verbundene Untergang von RPE und Retina kann zu ähnlichen ERG-Veränderungen wie bei der Retinopathia pigmentosa führen. Die elektrophysiologische Diagnostik trägt zusammen mit Ophthalmoskopie, Fluoreszeinangiographie, Familienuntersuchungen und ggf. genetischer Diagnostik zur richtigen Diagnose bei. Zu beachten ist die Ausdehnung (diffus vs. regioinal) sowie die Beteiligung entsprechender Schichten (gesamte Aderhaut vs. Choriokapillaris).

■ Die diffusen Formen (Atrophia gyrata, Chorioideremie, diffuse Choriokapillarisatrophie, kristalline Bietti-Dystrophie) weisen bereits relativ früh subnormale Antworten des Stäbchen- und Zapfensystems im Sinne einer Stäbchen-Zapfen-Dystrophie sowie Veränderungen im EOG auf.

■ Hingegen weisen regionale Chorioidalatrophien (progressive bifokale chorioretinale Dystrophie, Atrophia areata) ERG-Veränderungen proportional zum Ausmaß der ophthalmoskopisch betroffenen Areale auf.

Chorioideremie

■ Das ERG weist relativ früh ausgeprägte Funktionseinschränkungen des Stäbchen- und Zapfensystems im Sinne einer Stäbchen-Zapfen-Dystrophie auf. Auch das EOG ist relativ früh beeinträchtigt.

■ Konduktorinnen weisen meist milde Teilaspekte der Erkrankung auf; dazu gehören „mottenfraßartige" Chorioidalatrophien in der Peripherie, die als milde Form der Retinopathia pigmentosa diagnostiziert werden können. Mit fortschreitendem Alter können Konduktorinnen eine Nyktalopie mit unterschiedlich stark ausgeprägten Veränderungen im ERG aufweisen.

Atrophia gyrata

■ Das ERG zeigt subnormale bis hin zu nicht mehr reproduzierbar ableitbaren Antworten des Stäbchensystems sowie etwas weniger beeinträchtigte Antworten des Zapfensystems.

■ Das ERG kann als Verlaufskontrolle zum Ausschluß einer Progression im Falle einer Diät (Argininkarenz, Substitution von Kreatinphosphat, 0,8 g essentiellen Aminosäuren und Vitamin B_6) dienen.

Diffuse Choriokapillarisatrophie

■ Bei dieser Erkrankung steht eine Atrophie der Choriokapillaris und des RPE unter Aussparung der großen Aderhautgefäße im Vordergrund. Durch den Untergang des RPE kommt es auch zu einem Befall der Photorezeptoren der Retina.

■ EOG und ERG sind relativ früh beeinträchtigt. Das ERG zeigt Funktionseinschränkungen des Stäbchen- und des Zapfensystems.

Kristalline Bietti-Dystrophie

■ Im Vordergrund stehen diffus verteilte kristalline Ablagerungen im retinalen Niveau und z.T. in Bindehaut und Hornhaut, die sich elektronenmikroskopisch als intralysosomale Ablagerungen darstellen. Letztere sind auch in den peripheren Lymphozyten nachweisbar.

■ ERG und EOG sind im Sinne einer Stäbchen-Zapfen-Dystrophie früh beeinträchtigt und zeigen einen progredienten Verlauf. Ein negatives ERG (skotopischer Maximalblitz) kann vorkommen.

Progressive bifokale chorioretinale Dystrophie

■ Für diese autosomal-dominante Erkrankung könnte möglicherweise der gleiche Gendefekt wie für die North-Carolina-Makuladystrophie auf Chromosom 6q verantwortlich sein (allele Erkrankungsformen).

■ Entsprechend des Ausmaßes der betroffenen Areale weist das ERG im Verlauf subnormale Antworten des Stäbchen- und Zapfensystems auf.

Atrophia areata
(helikoide peripapilläre chorioretinale Atrophie)

■ Die Chorioidalatrophie dehnt sich von peripapillär nach peripher helikoid bzw. radiär aus.

■ Das ERG ist in Abhängigkeit von der Ausdehnung im Laufe der Erkrankung beeinträchtigt.

Zentral areoläre Aderhautdystrophie

■ Es handelt sich vermutlich um eine primär regionale Atrophie der Choriokapillaris.

- ERG und EOG sind typischerweise nicht beeinträchtigt. Die Visusverminderung steht im Vordergrund.

1.7.9
Phänokopien

- Entzündungen und Infektionen, wie Lues, kongenitale Röteln und chronisch rezidivierende posteriore Uveitiden, können reduzierte Antworten im ERG verursachen. Viele Patienten einer „einseitigen Retinopathia pigmentosa" dürften dazu gehören. Nicht selten sind zur differentialdiagnostischen Abgrenzung postentzündlicher stationärer Zustände von der progredienten Retinopathia pigmentosa Verlaufskontrollen erforderlich.

- Während eine Rötelnretinopathie kaum oder nur geringe Veränderungen im ERG zeigt, können z.B. bei der im Rahmen einer frühkindlichen Masernenzephalitis aufgetretenen Netzhautbeteiligung ausgeprägte ERG-Veränderungen die Folge sein (Abb. 35.15a, b). Sofern keine reproduzierbaren Antworten mehr nachweisbar sind, führen Verlaufskontrollen und eine sorgfältige Anamnese zur Abgrenzung gegenüber progredienten Dystrophien (Tabelle 35.6).

1.7.10
Vitamin-A-Mangel

- Ähnliche ERG-Befunde wie beim Bassen-Kornzweig-Syndrom lassen sich bei Vitamin-A-Mangel, z.B. im Rahmen von intestinaler Malabsorption und Leberfunktionsstörungen, nachweisen. Sie sind durch Substitution von Retinol reversibel.

1.7.11
Medikamentös-toxische Beeinträchtigungen

Zahlreiche Medikamente können eine toxisch induzierte Retinopathie mit im ERG meßbaren Funktionsbeeinträchtigungen des Stäbchen- und Zapfensystems verursachen.

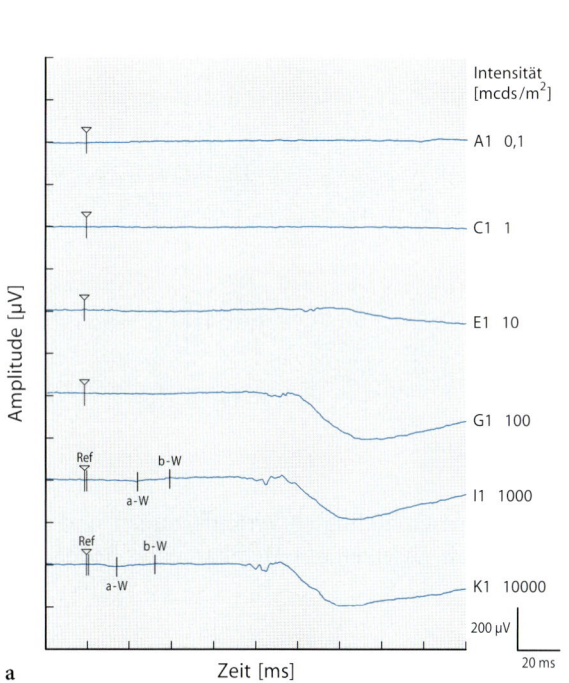

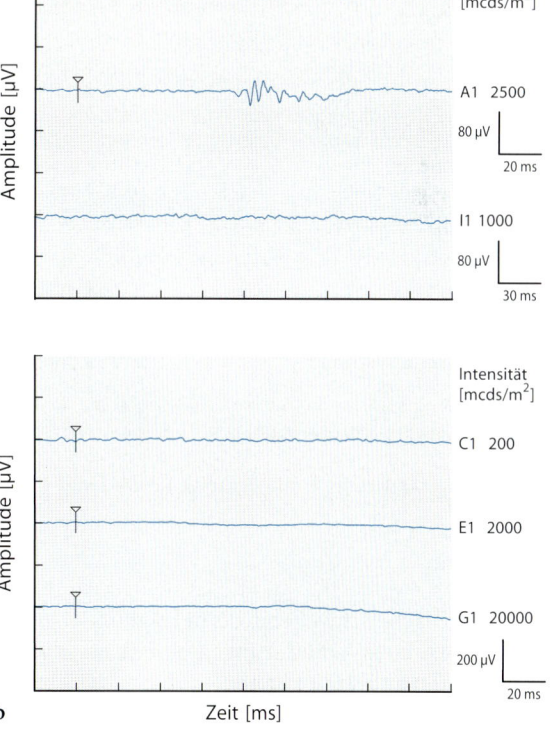

Abb. 35.15a, b. Masernretinopathie bei in früher Kindheit abgelaufener Masernenzephalitis und Retinitis. Es lassen sich weder unter skotopischen noch unter photopischen Bedingungen Antworten des Stäbchen- oder Zapfensystems ableiten. **a** Skotopisches ERG. **b** *Oben*: Oszillatorische Potentiale, 30-Hz-Flimmerlicht-Antwort. *Unten*: Photopisches ERG, Antworten auf Einzelblitzreize

Tabelle 35.6. Elektrophysiologische Befunde bei ausgewählten Erkrankungen

Erkrankung	ERG		EOG
	Skotopisch	Photopisch	
Netzhautdystrophien			
Stäbchen-Zapfen-Dystrophie	früh: ↓ spät: ↓↓	früh: (↓) spät: ↓(↓)	spät: ↓(↓)
Zapfen-Stäbchen-Dystrophie	früh: (↓) spät: (↓)↓	früh: ↓ spät: ↓↓	früh ↓
Aderhautdystrophien			
Choroideremie	früh: ↓(↓) spät: ↓↓	früh: ↓(↓) spät: ↓↓	früh ↓(↓)
Atrophia gyrata	früh: ↓ spät: ↓↓	↓(↓)	spät: ↓(↓)
Zentral areoläre Aderhautatrophie	N	N-↘	N-↘
Diffuse Choriokapillarisatrophie	↓	↓	früh: ↓
Atrophia areata	↘-↓	↘-↓	↘-↓
Bietti-Dystrophie	früh: ↓ spät: ↓↓	früh: (↓) spät: ↓(↓)	↓(↓)
M. Wagner	N-↓	N-↓	N-↓
Cancer associated retinopathy	↓(↓)	↓(↓)	↓(↓)
Kutanes-Melanom-assoziierte Retinopathie	b-Welle ↓	b-Welle ↓	N
Intraokularer Fremdkörper	N-↓ (v. a. b-Welle)	N-↓	↓(↓)
X-L-Retinoschisis	↘-↓ (v. a. b-Welle)	↘-↓	N-↓
Zentralvenenthrombose	N-↓	N-↓	
Zentralarterienverschluß	↘-↓	↘-↓	
Vitelliforme Makuladegeneration Best	N	N	(N-)↓
Pattern-Dystrophie	N	N	N-↘
M. Stargardt	N	N	N
Fundus flavimaculatus	N-↓	N-↓	N-↓
Chloroquin	N-↓	N-↓	N-↓
Thioridazin	↘-↓	↘-↓	↘-↓
Netzhautdystrophie mit Syndrom			
Olivopontozerebelläre Atrophie	früh: ↓ spät: ↓↓	↓↓	spät: ↓(↓)
Alagille-Syndrom	↓	↓	
Myotone Dystrophie			
A-Betalipoproteinämie	früh: ↓ spät: ↓↓	↓(↓)	spät: ↓(↓)
M. Refsum	früh: ↓ spät: ↓↓	↓(↓)	spät: ↓(↓)
Neuronale Zeroidlipofuszinose	früh: ↓ spät: ↓↓	↓(↓)	spät: ↓(↓)
Bardet-Biedl-Syndrom	früh: ↓ spät: ↓↓	↓(↓)	spät: ↓(↓)
Usher-Syndrom	früh: ↓ spät: ↓↓	↓(↓)	spät: ↓(↓)
Cockayne-Syndrom	früh: ↓ spät: ↓↓	↓(↓)	spät: ↓(↓)
MPS I, II	früh: ↓ spät: ↓↓	↓(↓)	spät: ↓(↓)
Mukolipidose IV			
Osteopetrose	↓	↓	
Peroxysomopathien	früh: ↓ spät: ↓↓	↓(↓)	spät: ↓(↓)
Joubert-Syndrom	früh: ↓ spät: ↓↓	↓(↓)	spät: ↓(↓)
Hallervorden-Spatz-Syndrom	früh: ↓ spät: ↓↓	↓(↓)	spät: ↓(↓)
Senior-Loken-Syndrom	früh: ↓ spät: ↓↓	↓(↓)	spät: ↓(↓)
Cohen-Syndrom	früh: ↓↓	↓↓	↓(↓)
Alström-Syndrom	↓↓	↓↓	
Juvenile familiäre Nephronophthisis	↓↓	↓(↓)	↓(↓)

↘ mäßige Veränderung; ↓ mittelgradige Reduktion; ↓↓ ausgeprägte Reduktion.

Thioridazin

- Die kritische Schwellendosis beträgt 0,8–1 g/Tag, wobei die ersten Veränderungen bereits nach wenigen Wochen auftreten können.

- Im Ganzfeld-ERG zeigt sich eine unterschiedlich starke Beeinträchtigung des Stäbchen- und Zapfensystems bis hin zu nicht mehr reproduzierbaren Antworten.

- Die toxisch bedingten Veränderungen sind auch Jahre nach Absetzen des Medikamentes beobachtet worden.

Chloroquin, Hydroxychloroquin

- Die kritische kumulative Summendosis liegt bei 100 g Chloroquin. Während Frühveränderungen reversibel sein können, ist eine Progression der

Befunde auch nach Absetzen des Medikamentes bei entsprechend langer oder hoher Dosierung beobachtet worden. Dies wird mit dem Speichern in RPE und Iris und einer irreversiblen Schädigung ab einer gewissen kumulativen Dosis erklärt.

■ ERG und EOG sind initial regelrecht bzw. grenzwertig verändert und häufig in fortgeschrittenen Stadien einer durch Chloroquin oder Hydroxychloroquin induzierten Retinopathie beeinträchtigt, als Ausdruck einer Funktionsstörung des Stäbchen- und Zapfensystems und des RPE-PhR-Komplexes (Abb. 35.16a, b).

■ Die individuelle toxische Dosis gegenüber diesen melanotropen Präparaten dürfte erheblich variieren und z.B. vom Pigmentierungsgrad abhängen, da im eigenen Patientengut auch nach Einnahme einer kumulativen Dosis von mehr als 1,5 kg keine toxischen Folgen beobachtet worden sind. Hydroxychloroquin besitzt eine erheblich geringere Toxizität als Chloroquin. Okuläre Nebenwirkungen durch Hydroxychloroquin sind vereinzelt berichtet worden. Hier-

bei lag die kumulative Dosis zwischen 1,5 und 3 kg bei einer durchschnittlichen Tagesdosis zwischen 6 und 13 mg/kg/Tag. Wichtig erscheint auch, daß eine tägliche Dosis Chloroquin von 4,4 mg/kg/Tag und für Hydroxychloroquin eine tägliche Dosis von 6,3 mg/kg/Tag nicht überschritten wird.

Chlorpromazin

■ Pigmentretinopathie und ERG-Veränderungen als Folge einer Chlorpromazineinnahme treten seltener auf als bei den vorgenannten Medikamenten.

■ Beide Befunde sind erst nach längerer Einnahme (>8 Monate) und erhöhter Dosis (>2,4 g/Tag) vereinzelt beobachtet worden.

Chinin

■ Toxische Veränderungen im ERG sind erst in höheren Dosen (>4 g) beobachtet worden.

■ Im ERG zeigen sich in der akuten Phase ein Verlust der oszillatorischen Potentiale sowie reduzierte

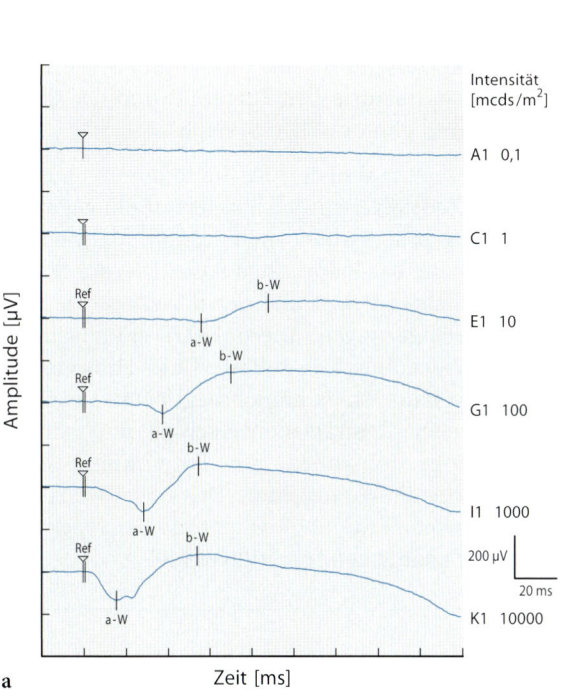

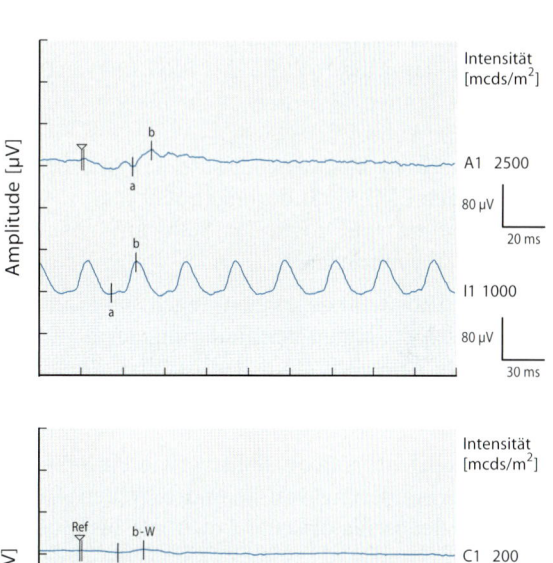

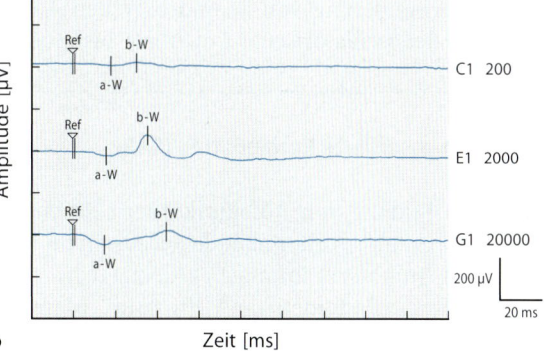

Abb. 35.16a, b. Chloroquinretinopathie. Die Antworten des Stäbchensystems sowie die oszillatorischen Potentiale sind grenzwertig subnormal (Amplitude und Gipfelzeit). Die Antworten des Zapfensystems weisen grenzwertig verlängerte Gipfelzeiten auf. Der Patient hatte zum Zeitpunkt der Untersuchung mehr als 1 kg Chloroquin kumulative Dosis eingenommen; korneale Einlagerungen fehlten. **a** Skotopisches ERG. **b** *Oben:* oszillatorische Potentiale; 30-Hz-Flimmerlicht-Antwort. *Unten:* Photopisches ERG, Antworten auf Einzelblitzreize

a-Wellen-Amplituden. Während die Amplitude der a-Welle sich im Verlauf wieder erholt, kommt es zur Ausbildung subnormaler b-Wellen. Selten erholen sich die Veränderungen im ERG wieder vollständig.

Desferrioxamin

■ Die kritische Schwellendosis beträgt etwa 6 g/Tag.

■ Der Chelatbildner kann nach längerer Einnahme zur Pigmentretinopathie mit subnormalen Antworten, v. a. des Stäbchensystems, im ERG führen. Eine partielle Reversibilität nach Absetzen des Medikamentes wurde berichtet.

Intraokularer Fremdkörper

■ Fremdkörperinduzierte toxische ERG-Veränderungen, die den klinischen Befunden vorausgehen können, sind von der Lage und Verweildauer des Fremdkörpers sowie der Zusammensetzung des Metalles abhängig.

- Eisenhaltige Fremdkörper im vorderen Augensegment oder in der Linse führen normalerweise nicht zu einer Affektion des ERG.
- Kupfer kann die b-Welle des ERG im Tierexperiment binnen 48 h nicht mehr meßbar werden lassen.
- Neben Eisen kann auch Nickel (Legierung) zu schweren ERG-Veränderungen führen.
- Aluminium und rostfreier Stahl sind dagegen weniger gefährlich.

■ Frühe ERG-Befunde können – nach einer initialen traumatisch bedingten Verminderung der b-Wellen-Amplitude – eine Erhöhung der b-Wellen Amplitude sein. Sofern der Fremdkörper dann nicht entfernt wird, kann sich nachfolgend ein negatives ERG auf den skotopischen Maximalblitz sowie eine progrediente Verminderung von a- und b-Wellen-Amplitude und der oszillatorischen Potentiale ausbilden.

1.7.12
Karzinom-assoziierte Retinopathie (CAR)

■ Durch Bildung von Autoantikörpern gegen das im Photorezeptor vorkommende Recoverin im Rahmen von Tumorerkrankungen (kleinzelliges Lungenkarzinom, Endometrium-, Prostata-, Mammakarzinom) kommt es zu einer Beeinträchtigung der Phototransduktionskaskade und zur verstärkten Apoptose in der äußeren Retina.

■ Im Ganzfeld-ERG läßt sich nicht selten vor der Diagnose des Primärtumors eine meist gleichsinnig ausgeprägte Funktionsstörung des Stäbchen- und Zapfensystems nachweisen. Auch eine stärker ausgeprägte Funktionsstörung des Zapfensystems (Zapfen- oder Zapfen-Stäbchen-Funktionsstörungen) wurde beobachtet.

1.7.13
Kutanes-Melanom-assoziierte Retinopathie

■ Dieser Paraneoplasie liegt eine Bildung von Autoantikörpern gegen Bipolarzellen zugrunde. Die Folge ist eine Funktionsbeeinträchtigung, jedoch kein Zelluntergang der Bipolarzellen.

■ Im ERG läßt sich eine Funktionsbeeinträchtigung des Stäbchensystems mit negativem ERG auf den skotopischen Maximalblitz ableiten.

1.7.14
Perfusionsstörungen (Netzhautarterien-, -venenverschluß)

■ Perfusionsstörungen der Retina beeinträchtigen die Funktion des Stäbchen- und Zapfensystems in Abhängigkeit vom Ausmaß der betroffenen Fläche und von der Ausprägung der Ischämie.

■ Arterienastverschlüsse führen meist zu geringen Veränderungen im ERG, hingegen bewirkt ein Zentralarterienverschluß eine Amplitudenverminderung der oszillatorischen Potentiale und der skotopischen und photopischen b-Welle.

■ Von Interesse sind die ERG-Veränderungen infolge eines Zentralvenenverschlusses wie ein negatives ERG, ausgeprägte subnormale Amplitudenverminderungen der oszillatorischen Potentiale, der 30-Hz-Flimmerlicht-Antwort und der b-Welle sowie Gipfelzeitverlängerungen. Diese ERG-Veränderungen sind im Verlauf des Kontrollintervalles Hinweise für die Konversion eines hämorrhagischen zu einem ischämischen Zentralvenenverschluß und können großflächige Ischämien mit Entwicklung einer Rubeosis iridis vorausgehen. Die Prognose ist bei subnormalem ERG ungünstiger als bei regelrechtem oder kaum beeinträchtigtem ERG.

1.7.15
Vitreoretinale Dystrophien

X-chromosomale Retinoschisis

■ Oszillatorische Potentiale und b-Welle des Stäbchen- und Zapfensystems sind als Ausdruck einer

1 Elektroretinogramm (ERG)

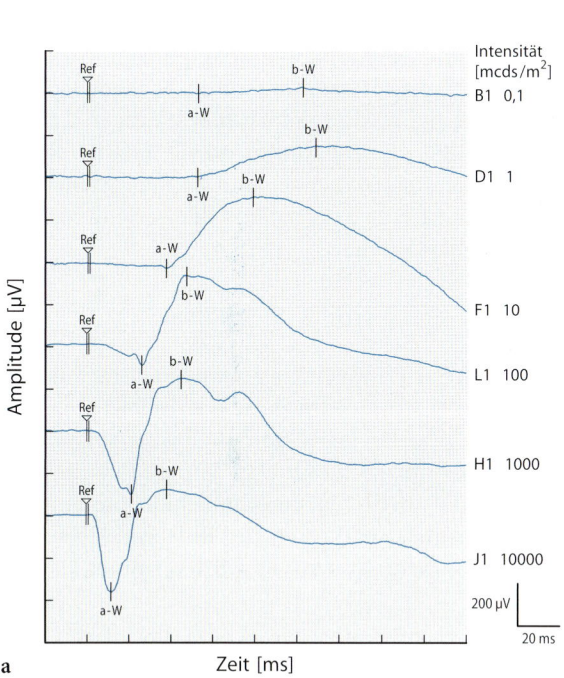

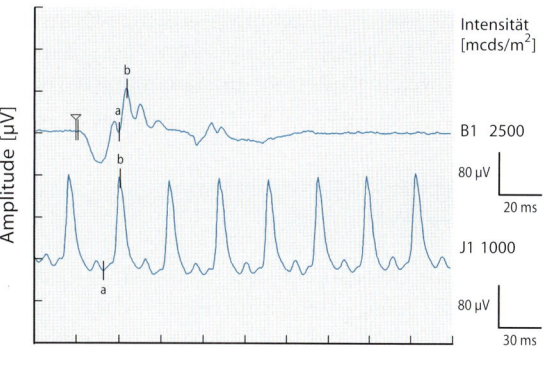

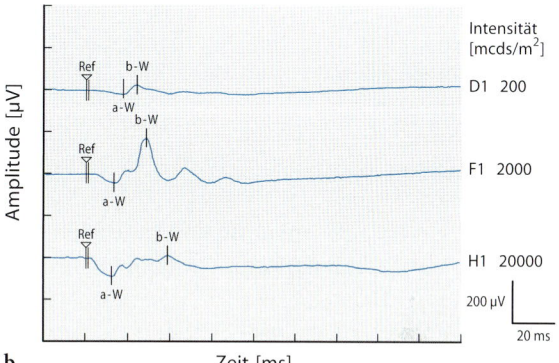

Abb. 35.17a, b. X-chromosomale Retinoschisis. Im skotopischen Maximalblitz ist die Amplitude der b-Welle nur gering höher als die der a-Welle. **a** Skotopisches ERG. **b** *Oben*: Oszillatorische Potentiale, 30-Hz-Flimmerlicht-Antwort. *Unten*: Photopisches ERG, Antworten auf Einzelblitzreize

Funktionsstörung der mittleren und inneren Netzhautschichten stärker beeinträchtigt als die entsprechende a-Welle. Die stäbchengenerierte b-Welle ist auf bis zu 50% reduziert. Typisch ist eine negative ERG-Antwort auf den skotopischen Maximalblitz hin. Zudem können die zapfengenerierten Antworten grenzwertig subnormale Amplituden auf Einzelblitze und subnormale Amplituden auf 30-Hz-Flimmerlicht aufweisen. Die b-Wellen-Gipfelzeiten sind meist verlängert. Im Verlauf kann sich eine Pigmentretinopathie mit stärkerer Verminderung der a- und b-Wellen-Amplitude, seltener auch der initial regelrechten EOG-Komponenten ausbilden (Abb. 35.17).

Stickler-Syndrom

- Merkmale dieses autosomal-dominant vererbten Kollagensynthesedefektes mit Beteiligung des Auges und der Gelenke sind Myopie, ein erhöhtes Risiko für Netzhautablösungen (50%), ein optisch leerer Glaskörper oder Destruktionen, Lakunen oder fibröse Veränderungen des Glaskörpers, Hyperpigmentierungen im Bereich retinaler Gefäße sowie fakultativ ein Offenwinkelglaukom und eine frühzeitig auftretende Katarakt. Systemisch lassen sich eine Dysplasie der Epiphysen, Gaumenspalten, Mittelgesichtsanomalien, Mitralklappenprolaps und progrediente, sensorineurale Schwerhörigkeit erheben.

- Die meist milden Veränderungen im ERG dürften im wesentlichen auf die Myopie zurückzuführen sein.

Wagner-Syndrom

- Diese autosomal-dominant vererbte Erkrankung weist okuläre Veränderungen wie beim Stickler-Syndrom auf, wobei extraokulare Befunde fehlen. Das Risiko für Netzhautablösungen beträgt etwa 2%.

- Die ERG-Veränderungen (subnormale Antworten bis nicht mehr nachweisbare Antworten des Stäbchen- und Zapfensystems) sind mit jenen der erosiven Vitreoretinopathie vergleichbar.

Erosive Vitreoretinopathie

- Der Genort für diese autosomal-dominant vererbte Erkrankung ist wie beim Wagner-Syndrom auf Chromosom 5q13 lokalisiert.

■ Im ERG läßt sich eine progrediente Verminderung der Antworten des Stäbchen- und Zapfensystems, ähnlich der Retinopathia pigmentosa, nachweisen.

Autosomal-dominante neovaskuläre Vitreoretinopatie

Subnormale Amplituden der b-Wellen des Stäbchen- und Zapfensystems sind bereits relativ früh in der 1. Lebensdekade ableitbar. Später folgt eine Verminderung der a-Welle. Das ERG trägt dazu bei, diese Erkrankung von der autosomal-dominanten Vitreoretinopathie und der familiär exsudativen Vitreoretinopathie mit regelrechten ERG-Befunden zu unterscheiden.

Goldmann-Favre-Syndrom

Im ERG lassen sich subnormale Antworten des Stäbchen- und Zapfensystems zusammen mit einem negativen ERG als Antwort auf den skotopischen Maximalblitz ableiten. Zudem kann eine verstärkte Blauzapfenhypersensitivität mit hohen, langgezogenen und späten Antworten unter photopischen und skotopischen Bedingungen vorkommen. Im Gegensatz zum Syndrom der Blauzapfenhypersensitivität sind jedoch hier häufiger ein negatives ERG (Retinoschisis) sowie relativ kleine Amplituden des Stäbchen- und Zapfensystems ableitbar. Es ist eine Progredienz der Veränderungen beobachtet worden.

Enhanced-s-cone-sensitivity-Syndrom

■ Bei dieser autosomal-rezessiven Erkrankung (Gendefekt Chromosom 15, nukleäres Rezeptorgen) liegt eine Hypersensitivität des Blauzapfensystems vor. Diese dürfte durch das Vorhandensein von etwa 75mal mehr blauempfindlichen Zapfen und -mechanismen auf Kosten des Rot- und Grünzapfensystems bedingt sein. Es wird vermutet, daß es

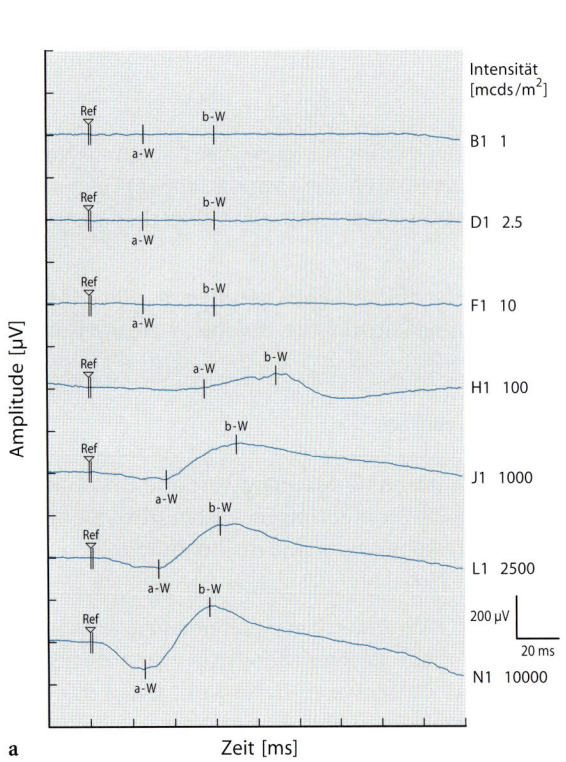
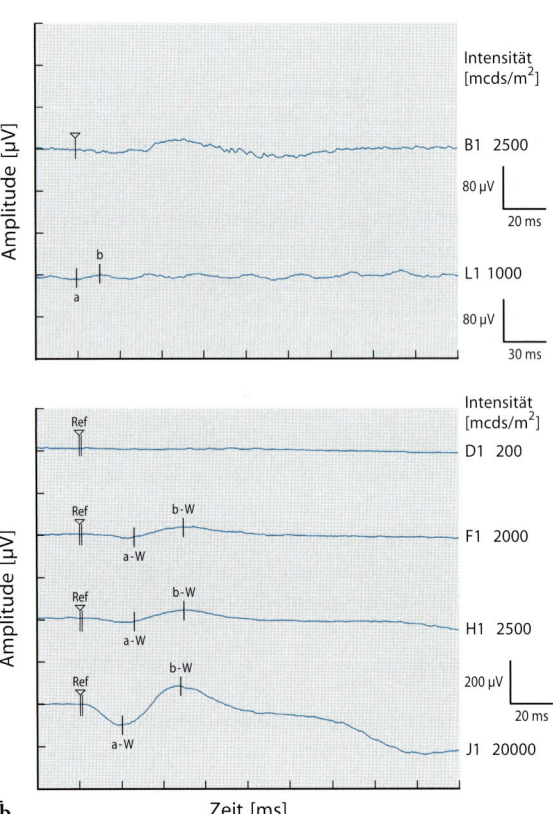

Abb. 35.18 a – f. Enhanced-s-cone-sensitivity-Syndrom. Im skotopischen ERG fehlen rein stäbchengenerierte Antworten. Auf Stimuli mittlerer und hoher Intensität sind Antworten hoher Amplitude und deutlich verlängerter Gipfelzeit ableitbar. Antworten gleicher Konfiguration und Höhe lassen sich auch unter photopischen Bedingungen erhalten. Unter Verwendung von farbigen Stimuli zeigt sich eine erhöhte Sensitivität auf blau und weiß, während auf rot keine reproduzierbaren oder subnormale Antworten ableitbar sind. **a** Skotopisches ERG. **b** *Oben*: Oszillatorische Potentiale; 30-Hz-Flimmerlicht-Antwort. *Unten*: Photopisches ERG, Antworten auf Einzelblitzreize. **c – f** s. S. 1003

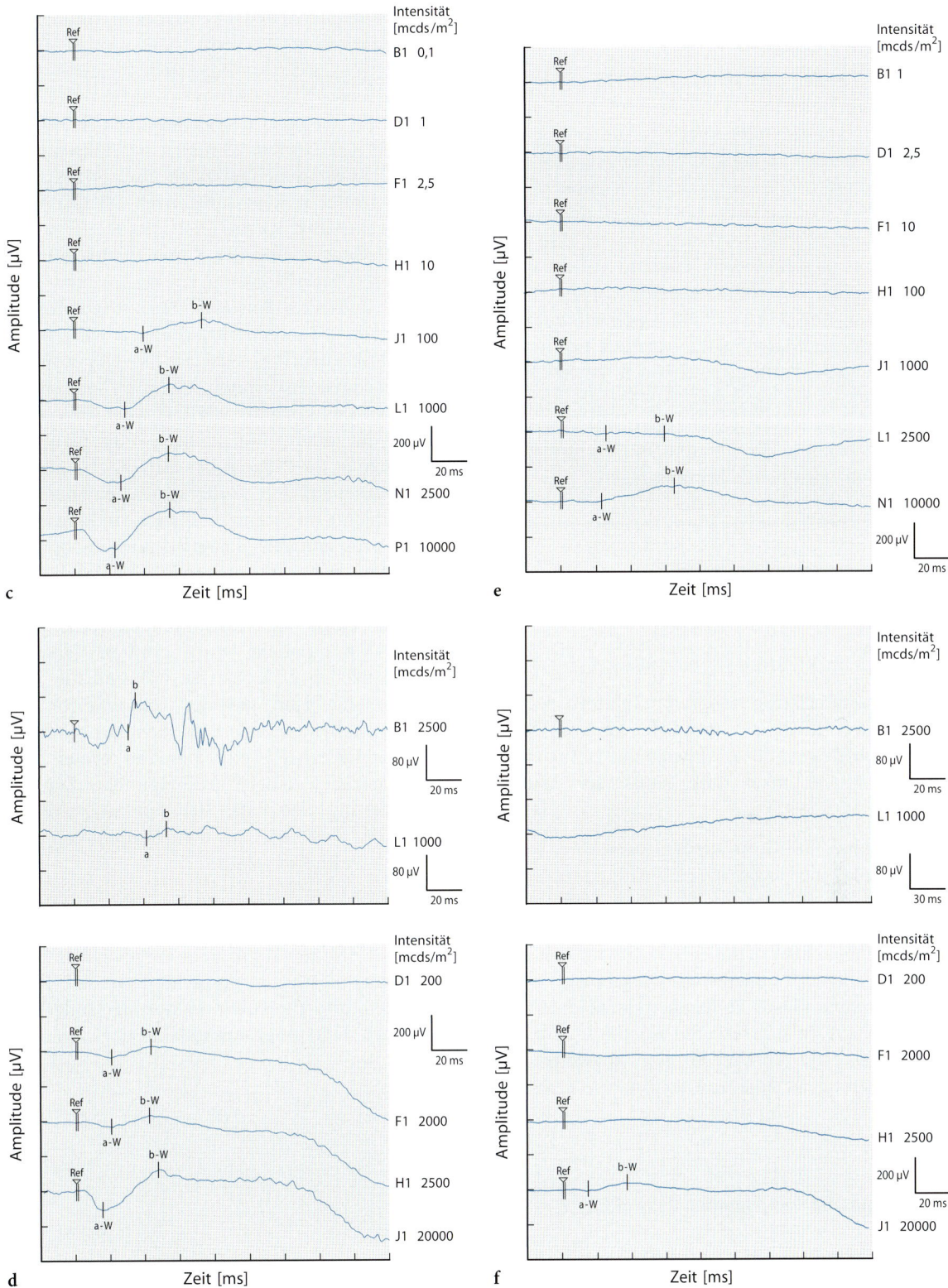

Abb. 35.18 (Fortsetzung) **c, d** Ableitung mit blauen Stimuli: **c** skotopisches ERG; **d** *oben*: oszillatorische Potentiale; 30-Hz-Flimmerlicht-Antwort; *unten*: photopisches ERG, Antworten auf Einzelblitzreize. **e, f** Ableitung mit roten Stimuli: **e** skotopisches ERG; **f** *oben*: oszillatorische Potentiale, 30-Hz-Flimmerlicht-Antwort; *unten*: photopisches ERG, Antworten auf Einzelblitzreize

sich um eine allele Ausprägung zum Goldmann-Favre-Syndrom handeln könnte.

- Im ERG fehlen rein stäbchengenerierte Antworten, während sehr hohe Antworten auf den skotopischen Maximalblitz mit Gipfelzeiten um etwa 60 ms abgeleitet werden können. Antworten gleicher Konfiguration und Höhe lassen sich auch unter photopischen Bedingungen erhalten. Unter Verwendung von farbigen Stimuli zeigt sich eine erhöhte Sensitivität auf blau und weiß, während auf rot keine reproduzierbaren oder subnormale Antworten ableitbar sind (Abb. 35.18 a–f). Im Gegensatz zur Entwicklung einer Makulopathie wurde eine Progredienz der ERG-Befunde auch nach Jahren nicht beobachtet.

Die Tabellen 35.5 und 35.7 zeigen eine Übersicht elektrophysiologischer Befunde von einigen hereditären und erworbenen Erkrankungen.

2
Musterelektroretinogramm (PERG)

2.1
Definition

- Das Musterelektroretinogramm (pattern electroretinogram, PERG) ist eine in den inneren Netzhautschichten generierte Antwort auf zeitlich modulierte Musterumkehrreize konstanter Leuchtdichte.
  - Transientes PERG: Es werden Antworten, bestehend aus einer negativen N35-Komponente (bei 35 ms), einer positiven P50- (bei 50 ms) und einer negativen N95-Komponente (bei 95 ms) auf Musterumkehrreize mit einer Frequenz von 3 Hz oder weniger (6 Umkehrreize) abgeleitet.
  - Steady-state-PERG: Es werden sinusoidale Antworten auf Umkehrreize mit einer Frequenz von mehr als 5 Hz (10 Umkehrreize) abgeleitet. Zur Auswertung ist eine Fourier-Analyse erforderlich.

2.2
Physiologie und Komponenten des PERG

- Nach Dissektion des N. opticus können die Komponenten des PERG noch bis zu 4 Monate später abgeleitet werden, bevor die Antworten sukzessive in ihrer Höhe abnehmen und erlöschen. Dieser zeitliche Verlauf konnte am Tierexperiment (Affe) aufgezeigt werden und histologisch mit der Degeneration der Ganglienzellen nach Durchtrennung des N. opticus korreliert werden.

- Transientes ERG:
  - Es besteht aus einer korneanegativen N35-Komponente (nach etwa 35 ms), einer korneapositiven P50-Komponente (nach etwa 50 ms) und einer größeren korneanegativen N95-Komponente (nach etwa 95 ms) (Abb. 35.19).
  - An der Generierung der Komponenten dürften zumindest beim Menschen z. T. noch weitere neuronale und nichtneuronale Strukturen miteinfließen, da Sehnervenerkrankungen, wie z. B. die Retrobulbärneuritis, selektiv die N95-Komponente reduzieren können. Für die Generierung der P50-Komponente werden wenigstens z. T. Zellen der inneren Netzhautschichten vermutet, die auch an der Genese der ERG-Komponenten beteiligt sein dürften. Dafür spricht, daß die P50-Komponente im fortgeschrittenen Stadium einer nicht proliferativen diabetischen Retinopathie verändert sein kann. Als mögliche Kandidaten kommen hier die Amakrinzellen in Frage.
  - Als „Faustregel" kann angenommen werden, daß die N95-Komponente zum größten Teil von Ganglienzellen generiert ist, während die P50-Komponente zum größten Teil anterior der Ganglienzellen generiert werden dürfte. Nicht auszuschließen ist ein kleinerer Anteil der Ganglienzellen an der P50-Komponente. Zur Differenzierung der Lage der Funktionsstörung kann der Quotient aus den Amplituden von N95:P50 Auskunft geben.

- Obwohl v. a. die Ganglienzellen als Quelle des PERG vermutet werden, können diese Komponenten auch durch Störungen auf dem vorgeschalteten Signalübertragungsweg beeinträchtigt werden. Dazu gehören Photorezeptorfunktionsstörungen oder Veränderungen im Rahmen einer Makuladegeneration.

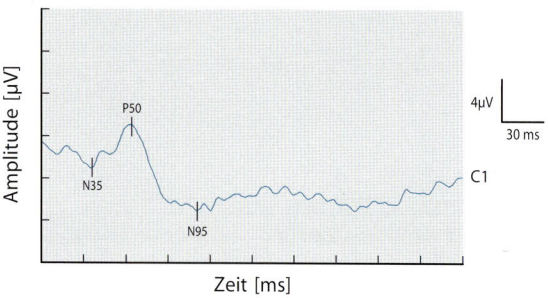

Abb. 35.19. Komponenten des transienten Musterelektroretinogrammes mit negativer N35-, positiver P50- und negativer N95-Komponente. Reizparameter: 3 Hz, 60′

- Einzelne Komponenten können bei einem Steady-state-PERG nicht differenziert werden.

2.3 Reizparameter des PERG

2.3.1 Elektroden

- Zur Ableitung eignen sich aktive Elektroden, die die optische Achse und Sehschärfe nicht beeinträchtigen, um eine möglichst scharfe Abbildung des Reizmusters zu gewährleisten. Daher sollten hierfür keine Kontaktlinsenelektroden, sondern Goldfolien- oder DTL-Elektroden (s. Abschn. 1.3.1) verwendet werden.

- Die Referenzelektroden sollte an der ipsilateralen Schläfe temporal der äußeren Lidkante plaziert werden. Eine Lokalisation z. B. am Mastoid oder der Stirn kann Überlagerungen durch VEP zur Folge haben.

- Die Erdungselektrode kann wie beim Ganzfeld-ERG an der Stirn oder am Ohrläppchen befestigt werden.

2.3.2 Verstärker und Aufzeichnung

- Es wird eine AC-gekoppelte Verstärkung von mindestens 10000 und einem Eingangswiderstand von mindestens 10 MΩ empfohlen. Der Bandpaß der Filter sollte 1–100 Hz betragen.

- Da es sich um relativ kleine Antwortkomponenten mit einer Größe von maximal etwa 8 µV handelt, sollte die Möglichkeit der Antwortmittelung (100–250) und automatischen Artefaktunterdrückung gegeben sein. Letztere sollte Störantworten von mehr als 100 µV eliminieren können.

- Die Digitalisierung, Weiterbearbeitung und Darstellung des Signals auf einem Computermonitor erfolgt entsprechend der Aufzeichnung des ERG (s. Abschn. 1.4.2).

2.3.3 Stimulus

- Gemäß ISCEV werden Schachbrettmusterumkehrreize empfohlen.
  - Die Größe eines Feldes des Schachbrettmusters sollte etwa 40′, die gesamte Größe des Reizfeldes 10°–16° betragen.
  - Der Kontrast zwischen dunklem und hellem Feld sollte möglichst hoch sein, mindestens jedoch 80% betragen.
  - Die Leuchtdichte sollte für das weiße Stimulusfeld mindestens 80 cd/m^2 betragen, wobei der Untersuchungsraum nur schwach beleuchtet sein sollte.
  - Die P50-Komponente ist mehr von der Leuchtdichte, die N95-Komponente mehr vom Kontrast des Stimulus abhängig.

Stimulusfrequenz

- Die Frequenz der Musterumkehrreize sollte 1–3 Hz (2–6 Umkehrreize/s) für die Ableitung des transienten PERG und 8 Hz (16 Umkehrreize/s) für die Ableitung des Steady-state-PERG sein.

2.4 Durchführung und Ablauf

2.4.1 Wahl der Methode

Primär wird die Ableitung des transienten PERG empfohlen. Sofern zusätzlich ein Steady-state-PERG durchgeführt wird, sollten Möglichkeiten zur Auswertung, wie z. B. eine Fourier-Analyse vorhanden sein. Diese ist erforderlich, um die Antwortkomponenten sowie Phasenverschiebungen (relativ zum Stimulus) richtig ermitteln zu können und um mögliche Kontaminationen besser erkennen zu können.

2.4.2 Patient

- Die Untersuchung sollte mit neutralen Pupillen und bestkorrigiertem Visus erfolgen.

- Während der Messungen sollte dem Patienten eine Fixationshilfe in der Mitte des Monitors angeboten werden. Eine binokulare Ableitung erleichtert dem Patienten die Fixation.

- Zur Vermeidung von Artefaktüberlagerungen sollten Lidschlußphasen, Kopf- und Bulbusbewegungen nicht mitgemessen werden und stattdessen Meßpausen enthalten.

- Bei binokularer Ableitung sollte zum Ausschluß einer Kontamination durch das kontralaterale, möglicherweise besser sehende Auge dieses in einer 2. Ableitung abgedeckt werden. Grundsätzlich sollten zum Zwecke der Reproduzierbarkeit mindestens 2 Ableitungen erfolgen.

2.5
Einflußfaktoren

2.5.1
Zirkadiane Rhythmik

Die Komponenten des PERG unterliegen zirkadianen Schwankungen von bis zu 10%. Die N95-Komponente und das Steady-state-PERG sind davon stärker betroffen als die P50-Komponente des transienten PERG.

2.5.2
Alter

Mit zunehmendem Alter kann bei sonst gesunden Probanden eine Abnahme der Amplituden sowie eine Gipfelzeitverlängerung festgestellt werden, während der N95:P50-Quotient aus N95/P50 ansteigt und die interokulare Differenz mehr variiert.

2.5.3
Defokussierung

Eine Defokussierung des Reizmusters kann in Abhängigkeit von der verwendeten Raumfrequenz eine Amplitudenverminderung von 50% oder mehr bewirken. Daher ist eine optimale Refraktion bei der Ableitung erforderlich.

2.6
Auswertung der Komponenten des transienten PERG

■ Amplitudenverminderungen stellen einen sensitiveren Parameter als Gipfelzeitverlängerungen dar.

■ Die bei etwa 35 ms auftretende Amplitude der N35-Komponente wird von der Basislinie zum negativen „Tal" der N35-Komponente gemessen.

■ Die Amplitude der P50-Komponente wird vom maximalen negativen Ausschlag der N35-Komponente zum maximalen Gipfel der P50-Komponente gemessen.

■ Die N95-Komponente wird entweder vom Gipfel der P50-Komponente oder von der Basislinie zum maximalen negativen Ausschlag der N95-Komponente gemessen.

■ Zur Differenzierung der Lage der Funktionsstörung gibt der Quotient aus N95:P50 Auskunft.

■ Die erhobenen Ergebnisse werden analog zu den Auswertungen des Ganzfeld-ERG mit Normwerten verglichen. Reizbedingungen und Normwerte sollten zusätzlich zu den Ergebnissen erkennbar sein.

2.7
Indikationen

Da das PERG primär die Aktivitäten der Ganglienzellschicht repräsentiert, sind Erkrankungen mit Beteiligung des dritten Neurons von besonderem Interesse. Aufgrund der Anfälligkeit der PERG-Antworten von äußeren Störvariablen (Refraktion, Medientrübungen, Lid-, Bulbusartefakte, Amblyopie) gilt für diese Untersuchung noch mehr, daß die Ergebnisse immer vor dem Hintergrund weiterer klinischer Daten zu bewerten sind.

2.7.1
Okuläre Hypertension und Offenwinkelglaukom

■ Bei Patienten mit Offenwinkelglaukom wurden Amplitudenverminderungen sowie z.T. Gipfelzeitverlängerungen des PERG festgehalten. Die Differenzierung von Patienten mit Offenwinkelglaukom von Gesunden ist mit einer Sensitivität von bis zu 91% und einer Spezifität von 96% bei geeigneten Untersuchungsbedingungen möglich. Mit zunehmendem Fortschreiten der Erkrankung nehmen die Veränderungen im PERG zu. Bei Patienten mit chronischem Offenwinkelglaukom zeigte sich das PERG, das bereits vor Auftreten von Gesichtsfeldausfällen reduzierte Amplituden aufwies, sensitiver als die Perimetrie.

■ Von besonderem Interesse dürfte die Untersuchung von Patienten mit okulärer Hypertension sein. Hier zeigten die Patienten mit erhöhtem Risiko für Gesichtsfeldausfälle und Veränderungen im Sinne eines Offenwinkelglaukoms häufiger bereits bei früheren Untersuchungen Veränderungen im PERG als Patienten, die keine glaukomatösen Veränderungen aufwiesen.

2.7.2
Sehnervenerkrankungen

■ Die Anwendung des PERG bei Sehnervenerkrankungen kann wichtige Hinweise über den Ort der Läsion und zusammen mit dem pVEP (s. Abschn. 4.3.2 und 4.7) wichtige Differenzierungsmöglichkeiten über das Ausmaß der beteiligten Strukturen geben.

- Bei einer Kompression des Sehnerven, z. B. infolge eines Hypophysentumors kann das PERG von prognostischer Bedeutung sein. Ist es bereits durch die absteigende Atrophie zu einer Beeinträchtigung der Ganglienzellschicht gekommen, so sind auch im PERG Veränderungen nachweisbar. Die Prognose für die Sehfunktion dürfte dann erheblich schlechter sein als bei noch nicht beeinträchtigtem PERG.

- Bei der Retrobulbärneuritis kann das PERG Veränderungen aufzeigen. Während im akuten Stadium die N95-Komponente nicht signifikant betroffen ist, weist diese einen kontinuierlichen Abfall im Verlauf der kommenden Monate auf.

- Im Gegensatz zur Retrobulbärneuritis zeigt sich bei der anterioren ischämischen Optikusneuropathie im akuten Stadium fast immer eine Affektion der N95-Komponente.

2.7.3
Erkrankungen der inneren Netzhautschichten

Diabetische Retinopathie

Gegenüber der Norm reduzierte Amplituden des PERG konnten bei Patienten mit Diabetes mellitus bereits bei Fehlen diabetischer Fundusveränderungen nachgewiesen werden. Die Amplitudenabnahme korrelierte mit der Dauer des Bestehens der Erkrankung. Bei Patienten mit fortgeschrittener diabetischer Retinopathie wurden Veränderungen v.a. der P50-Komponente als prognostisch ungünstiges Zeichen gewertet.

2.7.4
Makulaerkrankungen

- Da eine intakte Funktion der inneren Netzhautschichten zur vollständigen Signalübertragung intakte vorgeschaltete Netzhautschichten voraussetzt, kann das PERG auch als diagnostischer Test zur Evaluierung der Makulafunktion dienen, sofern Sehnerven- und Ganglienzellerkrankungen ausgeschlossen sind.

- Reduzierte Amplituden des PERG sind bei Sorsby-Fundusdystrophie, X-chromosomaler Retinoschisis und Morbus Best nachgewiesen worden.

2.8
Differenzierung von Erkrankungen der vorderen Sehbahn mit Hilfe von PERG und pVEP

Zur Lokalisationsdiagnostik ergänzen sich beide Untersuchungen und bieten die Möglichkeit der Differenzierung in Erkrankung der Makula oder des Sehnerven und der Sehbahn (Tabelle 35.7). Die entsprechende Vorgehensweise zur Differenzierung der Erkrankungen ist in Abb. 35.20 dargestellt.

Makulaerkrankungen

Erkrankungen, die anterior der Ganglienzellschicht lokalisiert sind, führen häufig bei den pVEP zu einer Verlängerung der Latenz der P100-Komponente (v.a. bei Verwendung kleiner Reizmustergrößen). Das PERG kann wesentlich dazu beitragen, um nicht fälschlicherweise eine Erkrankung des N. opticus oder der Sehbahn zu vermuten. Typischerweise kann dann gleichzeitig im PERG eine Verminderung (oder Fehlen) der Amplitude der P50-Komponente gemessen werden. Da auch gleichzeitig scheinbar die N95-Komponente vermindert sein kann, empfiehlt sich die Auswertung des Quotienten N95:P50. Dieser ist typischerweise bei Makulaerkrankungen nicht vermindert.

Tabelle 35.7. PERG-Befunde bei Erkrankungen der Makula und des Sehnerven. (Nach Holder 1997)

		Makula	Sehnerv
PERG		Abnormal	Etwa 60% abnormal
Betroffene Komponenten		P50	N95
P50	Amplitude	Subnormal-fehlend	Selten subnormal, bei schwerer Ausprägung der Erkrankung ausgeprägter Verminderung von N95, P50 in der Regel nicht fehlend
	Gipfelzeit	Gelegentlich verlängert	regelrecht oder verkürzt (bei schwerer Erkrankung)
N95	Amplitude		Subnormal
N95:P50		Regelrecht	Reduziert (wenn PERG-Veränderungen vorhanden)

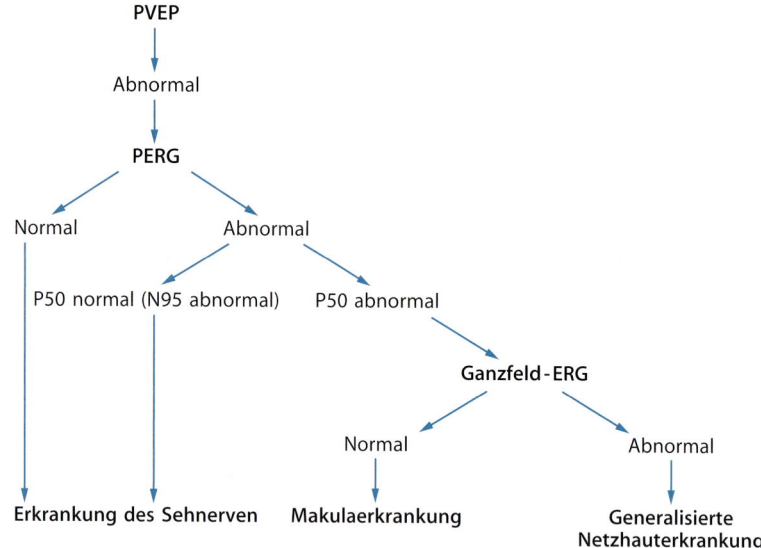

Abb. 35.20. Diagnostisches Flußschema bei generalisierten Erkrankungen der Netzhaut bzw. der Makula oder des Sehnerven. *PVEP* Pattern-visuell-evozierte-Potentiale; *PERG* Musterelektroretinogramm. (Mod. nach Holder 1997)

Erkrankungen des Sehnerven

Erkrankungen des Sehnerven zeigen bei den pVEP eine Verlängerung des Latenz der P100-Komponente. Bei Ableitung des PERG wird die P50-Komponente regelrecht sein. Scheinbare Veränderungen der P50-Komponente können durch Bildung des Quotienten N95:P50 auf eine Reduktion der N95-Komponente zurückgeführt werden. Letztere weisen eine Tendenz zur stärkeren Verminderung auf, je ausgeprägter die Leitungsstörung bei den pVEP ist. Sofern das PERG also Veränderungen bei einer Erkrankung der vorderen Sehbahn (N. opticus) aufweist, werden diese auf die N95-Komponente begrenzt sein. Etwa 40% der Erkrankungen des Sehnerven führen zu einer Beeinträchtigung des PERG. In 85% der Fälle ist diese Veränderung auf die N95-Komponente begrenzt.

Neuritis nervi optici

In der akuten Phase kann es in den ersten 2–4 Wochen zu einer reversiblen Verminderung der Amplitude der P50-Komponente kommen (Ödem distal der Ganglienzellen). Parallel zur Erholung der P50-Komponente ist bei den pVEP eine Verlängerung der Latenz der P100-Komponente (Demyelinisierung) und im PERG eine Verminderung der N95-Komponente ableitbar, die sich jedoch in den ersten 2–4 Wochen wieder erholt.

Hereditäre Optikusatrophie

Typischerweise läßt sich neben unterschiedlich stark ausgeprägter Latenzverlängerung der P100-Komponente bei den pVEP (etwa 80%) im PERG eine Verminderung der N95-Komponente und des Quotienten N95:P50 als Ausdruck der Läsion im Bereich der Ganglienzellschicht ableiten. Bei bis zu 10% der Fälle kann eine subnormale Amplitude der P50-Komponente auftreten.

Hereditäre Leber-Optikusneuropathie

Im akuten Stadium sind regelrechte P50-Komponenten bei Verminderung oder Verlust der N95-Komponenten neben einer Verlängerung der Latenz bei den pVEP nachgewiesen worden. Die PERG-Befunde waren selbst am noch nicht betroffenen kontralateralen Auge vorhanden. Dies deutet auf eine primäre Funktionsstörung in der Ganglienzellschicht hin, da es in kurzer Zeit noch zu keiner retrograden Degeneration gekommen sein kann.

Drusen des Sehnerven

Im PERG können als Korrelat für Drusen des Sehnervenkopfes eine Verminderung der N95-Komponente bei regelrechter P50-Komponente nachgewiesen werden.

Kompression des Sehnerven

■ Bei den pVEP lassen sich häufig verlängerte Latenzen der P100-Komponente und im PERG eine Verminderung der N95-Komponente sowie eine Verminderung des Quotienten N95:P50 antreffen. Hingegen sind subnormale P50-Amplituden nur bei ausgeprägten VEP-Veränderungen beobachtet worden.

- Präoperativ weist ein subnormales PERG (N95) möglicherweise auf eine retrograde Degeneration auch der Ganglienzellschicht hin. Während bei Patienten mit regelrechtem PERG die Prognose für die postoperativen Sehfunktion relativ gut ist, ist diese im Falle von PERG-Veränderungen begrenzt.

3 Elektrookulogramm (EOG)

3.1 Definition

Das Elektrookulogramm registriert ein konstant vorhandenes Bestandpotential des Auges mit maximaler Ausrichtung entlang der Längsachse zwischen Kornea und hinterem Augenpol. Es ist erstmals 1849 von Du Bois Reymond am enukleierten Auge beschrieben worden. Verantwortlich hierfür ist ein über dem retinalem Pigmentepithel liegendes transepitheliales Potential.

3.2 Physiologie und Komponenten des EOG

- Das über dem RPE liegende transepitheliale Potential kommt durch elektrische Spannungen zwischen der apikalen und der basalen Membran des RPE zustande, wobei der positive Pol zum Zellinneren hin zeigt. In der Summe ergibt sich ein Gleichstromruhepotential von etwa 6 mV mit positiver Ausrichtung zur Kornea und negativer Ausrichtung zum hinteren Pol hin. Dieses entlang der Längsachse ausgerichtete Potential macht das Auge zum elektrischen Dipol.

  - Die Amplitudenhöhe ändert sich auf Wechsel der Beleuchtung hin, um sich bei konstanter Beleuchtung auf einen konstanten Ruhewert einzustellen.

- Das EOG besteht aus einer lichtunabhängigen und einer lichtabhängigen Komponente.

- Auf der Basis von Arbeiten von Arden et al. (1962) sind nicht die Absolutwerte (Dunkelwert, Hellwert), sondern das Verhältnis zwischen den Werten Hellanstieg und Dunkeltal von besonderer Bedeutung.

3.2.1 Langsame Änderung des Bestandpotentials („slow oscillations")

- Wird das Auge nach maximaler Dunkeladaptation mit einer konstanten Lichtintensität beleuchtet, so kommt es zum Anstieg des Ruhe-Bestandpotentials. Das Potential erreicht nach etwa 7–14 min einen Maximalwert (Hellanstieg, „slow oscillation"), um danach in Form einer gedämpften Schwingung abzufallen (Abb. 35.21 a).

- Vermutlich wird der langsame Hellanstieg des Bestandpotentials durch Freisetzung einer Substanz aus den Photorezeptoren („light peak substance) in den subretinalen Raum ausgelöst. Diese Substanz bindet an Rezeptoren an der apikalen Seite des RPE und führt über eine intrazelluläre Signalübermittlung zur Depolarisierung der basalen Membran des RPE. Die Folge ist ein langsamer Anstieg des transepithelialen Bestandpotentials.

- Der Anstieg des Bestandpotentials ist unabhängig von Veränderungen der Kaliumkonzentration und vom Melaningehalt des RPE. Er erfordert jedoch die Integrität der Photorezeptoren (Stäbchen und Zapfen) mit dem RPE, wobei sich rein zahlenmäßig eine Dominanz der Stäbchen ergibt. Er ist bei einer Netzhautablösung nicht auslösbar. Hingegen verursacht ein Anstieg der extrazellulären Kalziumionenkonzentration im perfundierten Säugetierauge einen Abfall des Hellanstieges um 85–90%.

3.2.2 Schnelle Änderung des Bestandpotentials („fast oscillations")

- Durch Hell- und Dunkelwechsel der Beleuchtung kann im Gegensatz zu den „slow oscillations" eine Hyperpolarisation der Basalmembran bei Beleuchtung und eine Depolarisation bei Dunkelheit ausgelöst werden. Die maximale Amplitude wird bei periodischen Hell-Dunkel-Wechseln mit einer Dauer von etwa 2,5 min erreicht.

- Ausgelöst werden die Potentialveränderungen durch eine lichtinduzierte Verminderung der Kaliumionenkonzentration als Folge der Photorezeptorhyperpolarisation in den subretinalen Raum. Dadurch verändert die Na^+-/K^+-Ionenpumpe ihre Aktivität in der apikalen Membran des RPE und führt zur Hyperpolarisation. Eine schnelle Hyperpolarisierung der apikalen Membran des RPE nach

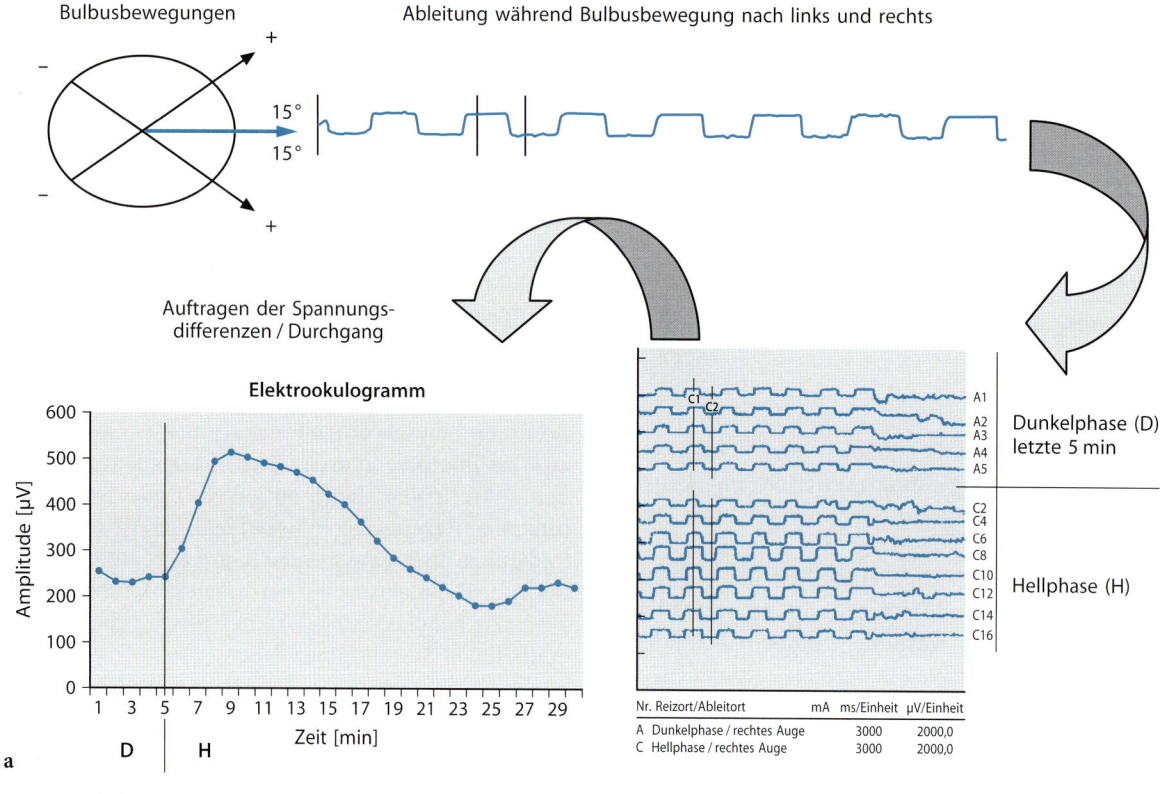

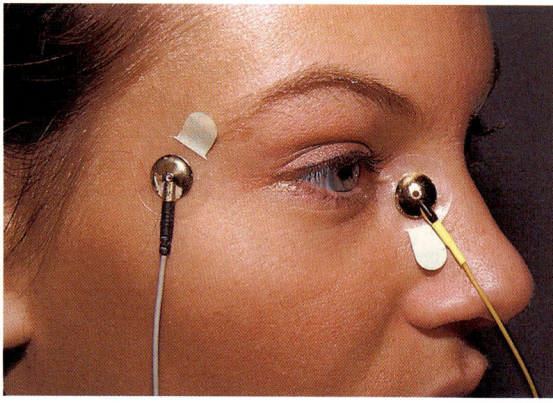

Abb. 35.21. a Indirekte Ableitung des Bestandpotentiales des Auges (EOG). **b** Elektrodenanordnung bei der Ableitung des EOG

4 s korreliert mit dem Anstieg der c-Welle des ERG. Etwas verzögert erfolgt eine Hyperpolarisation der Basalmembran des RPE und führt zum Abfall des transepithelialen Potentials bei Belichtung (Helltal der „fast oscillations"). Eine Verschiebung der Chloridionenkonzentration im Bereich der Basalmembran des RPE wird als Ursache vermutet.

Auch bei der Generierung der „fast oscillations" ist die Integrität der Photorezeptoren erforderlich, wobei hier v. a. die Stäbchen daran beteiligt sind.

3.3
Reizparameter

Im folgenden soll auch auf die Empfehlungen der ISCEV bezüglich der Ableitung des EOG eingegangen werden.

3.3.1
Elektroden und Elektrodenpositionierung

■ Als Hautelektroden eignen sich Silber-/Silberchloridelektroden oder adäquate, schwach polarisierbare Elektroden, wie sie auch als Referenzelektroden beim Ganzfeld-ERG verwendet werden (Abb. 35.21b). Die Elektroden sollten möglichst nah an den beiden Kanthi (laterale und mediale Kanthi von rechtem und linkem Auge) angebracht sein. Die Impedanz sollte in einem Frequenzbereich zwischen 30 und 200 Hz weniger als 10 kΩ betragen. Hierfür sollte die Haut zuvor gereinigt und die Elektroden mit leitfähiger Paste aufgebracht werden.

■ Eine Erdungselektrode sollte an der Stirn oder einem anderen neutralen Ort angebracht sein.

3.3.2
Verstärker

Gleichstromverstärker geben die rechteckförmigen Spannungen am besten wider. Zur Vermeidung eines Shifts oder von Instabilitäten werden Wechselstromverstärker empfohlen. Dabei sollten die Filtergrenzfrequenzen 0,1 Hz oder weniger (untere Grenzfrequenz) und mindestens 20 Hz (obere Grenzfrequenz) betragen.

3.3.3
Stimulationsquelle

■ Zur gleichmäßigen Ausleuchtung der Retina wird eine homogen ausgeleuchtete Ganzfeldkugel empfohlen. Fokale Lichtquellen sind nicht zu empfehlen, da an der Generierung des EOG nicht alleine das RPE sondern auch Photorezeptoren erforderlich sind, die möglicherweise eine „light peak substance" ausschütten.

■ Die Lichtintensität sollte dabei durch Filter regulierbar sein, um die Einheit kalibrieren zu können.

■ Als Fixationshilfen bei den alternierenden Blickbewegungen sind rote Leuchtdioden etwa 30° rechts und links des Fixationszentrums in der Ganzfeldkugel geeignet. Diese sollen den Adaptationszustand des Auges nicht verändern.

3.3.4
Pupille und Stimulusleuchtdichte

■ Die Untersuchung kann entweder in Mydriasis oder in Miosis durchgeführt werden, wobei zu berücksichtigen ist, daß die auf die Retina auffallende Beleuchtungsstärke (in der Hellphase) abhängig von der Pupillenweite ist.

■ Empfohlene Stimulusleuchtdichten:

- in Mydriasis: 50–100 cd/m^2,
- in Miosis 400–600 cd/m^2,
- unter Berücksichtigung der Pupillenweite sind 1000–3000 Troland (3–3,5 log Troland) als optimal anzusehen (Troland: Pupillenweite in mm^2 · cd/m^2).

3.3.5
Messung

■ Das an den Elektroden gemessene Potential ist abhängig von der räumlichen Orientierung dem Dipol Auge. Eine ideale Anordnung der Elektroden entsprechend dem Dipol Auge am hinteren Pol und an der Kornea ist nicht möglich. Daher erfolgt die Messung des EOG indirekt über Hautelektroden.

■ Der Patient führt genau definierte alternierende Blickbewegungen hin auf die angebotenen Fixationshilfen (s. oben) nach rechts und links durch.

- Diese gleichmäßigen Sakkaden bewirken einen Stromfluß in der Orbita, der proportional zur Höhe des Bestandpotentials ist.
- Die durch die Bewegung ausgelösten, rechteckförmigen Spannungsänderungen werden mit Hilfe der Hautelektroden abgeleitet.

■ Die Messungen sollten parallel darstellbar sein, um mögliche Störfaktoren sofort erkennen zu können.

3.3.6
Kalibrierung

Da die Lichtquellen Alterungsprozessen unterliegen, ist eine regelmäßige Kontrolle und Kalibrierung der Lichtintensität dringend empfohlen.

3.4
Durchführung

3.4.1
Patient

Blickbewegungen

Die ISCEV empfiehlt eine Änderung der Blickrichtung nach rechts bzw. links alle 1–2,5 s (Periodendauer 2–5 s). Dabei sollten einmal in jeder Minute mindestens 10 Sakkaden erfolgen. Geeignet sind Fixationshilfen, wie Leuchtdioden, die alternierend aufleuchten.

Voradaptation

- Vor der Dunkelphase sollte sich der Patient unter normaler Raumbeleuchtung für mindestens 15 min aufhalten. Beim Geradeausblick sollte die Beleuchtungsstärke 35–70 lx betragen.
- Bei schwächerem Adaptationslicht besteht die Gefahr, daß das Stäbchensystem nicht vollständig supprimiert wird und das Dunkeltal weniger stark ausgeprägt ist.
- Bei stärkerem Adaptationslicht kann es zu einem besonders stark ausgeprägten Dunkeltal kommen.
- Beim Wechsel des Adaptationslichtes kann es zu Schwingungen des Bestandpotentials mit nachfolgender Überlagerung der Messungen kommen.
- Die EOG-Messung sollte frühestens 60 min nach einer Ophthalmoskopie, Exposition von hellem Sonnenlicht oder einer Fluoreszeinangiographie durchgeführt werden.

3.4.2
Durchführung und Ablauf von Dunkel- und Hellphase

Dunkelphase

Der Ablauf der Dunkelphase hängt von der Wahl der Methode ab.

Hellanstieg

Nach dem Einschalten des Stimulationslichts kommt es normalerweise zu einem Anstieg des Bestandpotentials mit einem Maximum nach 7–14 min. Deshalb sollte die Aufzeichnung im Hellen mindestens so lange erfolgen, bis das Bestandpotential allmählich wieder in seiner Höhe abfällt. Sie sollte jedoch mindestens 20 min erfolgen, um einen verzögerten Hellanstieg auszuschließen.

3.5
Methoden (langsame Schwingungen)

3.5.1
Verhältnis von Hellgipfel zu Dunkeltal (Arden-Quotient)

Nach Voradaptation wird das Bestandpotential 15 min in Dunkelheit gemessen. Das Dunkeltal ergibt sich aus dem Minimum (meist nach 11–12 min) in dieser Phase.

3.5.2
Verhältnis von Hellgipfel zu Ruhepotential

Nach Voradaptation sollte eine Dunkeladaptation von mindestens 40 min erfolgen, um zunächst ein stabiles Ruhepotential zu erhalten. Es ist ausreichend, mit der Messung im Dunkeln 5 min vor Beginn der Hellphase zu starten. Das Dunkeltal ergibt sich aus dem Mittelwert der 5 Messungen im Dunkeln.

3.6
Auswertung des EOG (langsame Schwingungen)

3.6.1
Arden-Quotient

Der Arden-Quotient ergibt sich aus dem maximalen Wert der Hellphase und dem niedrigsten Wert der Dunkelphase.

3.6.2
Verhältnis von Hellgipfel zu Ruhepotential im Dunkeln

Der Quotient wird aus dem maximalen Wert der Hellphase zum mittleren Wert der Dunkelphase bestimmt. Dieser Quotient ist etwas kleiner als der Arden-Quotient.

3.6.3
Latenz

Die Latenz ist die Zeit vom Beginn der Hellphase bis zum Erreichen des Hellgipfels.

3.6.4
Absolutwerte von Dunkeltal und Hellanstieg

Da ein erniedrigter Basiswert fälschlicherweise zu einem erhöhten Quotienten von Hellanstieg zu Dunkeltal führen kann, sollten die Absolutwerte der jeweiligen Phasen beachtet werden. Absolutwerte von Bestandpotentialen werden in µV/Grad Blickbewegung angegeben. Dies ist v. a. bei Blicksakkaden wichtig, die von den im Standard empfohlenen 30 Grad abweichen.

3.6.5
Normwerte

Wie bei allen elektrophysiologischen Untersuchungen ist die Erstellung von Normwerten für jedes

Labor erforderlich. Obgleich die Werte für den Arden-Quotient meist höher liegen als für den Quotienten Hellanstieg:Ruhepotential, sind beide Methoden einander adäquat. Für die Erstellung von EOG-Befunden wird empfohlen, die Absolutwerte des Dunkelwertes und Hellanstieges, des Quotienten aus Dunkelwert und Hellwert, die Latenz des Hellgipfels sowie die verwendete Methode anzugeben.

3.7
Durchführung und Auswertung der schnellen Schwingungen

■ Die Aufzeichnung der schnellen Schwingungen („fast oscillations") kann als eigener Test oder zwischen Voradaptation und Dunkelphase im Rahmen der Messung der „slow oscillations" durchgeführt werden. Die Ermittlung des Arden-Quotienten wird dabei nicht beeinflußt. Hingegen ist bei der Ermittlung des Quotienten Hellgipfel : Ruhepotential im Dunklen eine ausreichende Dunkeladaptation (s. oben) erforderlich. Es werden mindestens 6 vollständige Zyklen bestehend aus Hell- und Dunkelphasen mit einer Dauer von jeweils 60–80 s empfohlen. Die Blickbewegungen sollten während der gesamten Meßzeit ohne Ruhepausen durchgeführt und aufgezeichnet werden.

■ In den EOG-Berichten sollten das durchschnittliche Verhältnis von Potentialgipfel zu -tälern (Quotient aus den jeweiligen Mittelwerten von Dunkelgipfel und Helltal), die mittlere Latenz der Gipfel und die Höhe des Bestandpotentials in den Tälern (μV/Grad Blickbewegung) angegeben werden.

3.8
Störfaktoren

■ Kopfbewegungen können fälschlicherweise erniedrigte Quotienten aus Hellwert und Dunkelwert ergeben. Daher sollten der Kopf in einer Geradeaus-Position fixiert sein und lediglich Augenbewegungen vollzogen werden.

■ In Abhängigkeit von der gewählten Methode sollte die Pupillenweite immer standardisiert sein.

■ Schwankungen der Voradaptationsphase können die Werte des EOG beeinflussen.

■ Eine Hypoxie und Azidose des Gewebes führt zu einem verlangsamten und verminderten Anstieg der „slow oscillations", während die „fast oscillations" davon unbeeinträchtigt bleiben.

3.9
Indikationen

■ Das EOG repräsentiert Schwankungen an der basalen und apikalen Membran der Pigmentepithelzelle. Diese wiederum sind indirekt von der Integrität des Pigmentepithel-Photorezeptor-Komplexes und Veränderungen der Photorezeptoren abhängig.

■ Das EOG kann wichtige Informationen zur Differentialdiagnose und zum Verlauf hereditärer und mancher erworbener Erkrankungen liefern. Dies trifft v.a. dann zu, wenn Erkrankungen in erster Linie das retinale Pigmentepithels betreffen (Abb. 35.22).

3.9.1
Medikamentös-toxische Einflüsse

Melanotrope Präparate

Chloroquin und Hydroxychloroquin (s. Abschn. 1.7.11) kumulieren u.a. im RPE. Das EOG gehört zusammen mit der Durchführung des ERG, Prüfung von Gesichtsfeld und Visus, Farbtest und Ophthalmoskopie zur Kontrolluntersuchung bei Chloroquineinnahme. Eine Verminderung des Hellanstiegs kann im Verlauf der Medikamenteneinnahme eine toxische Nebenwirkung anzeigen, stellt normaler-

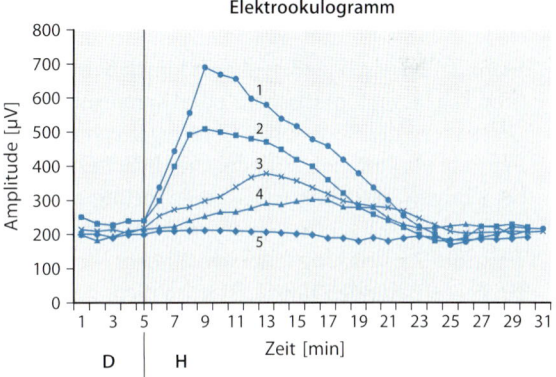

Abb. 35.22. EOG-Befunde: *D* Dunkelphase (die letzten 5 min) mit Basiswerten; *H* Hellphase mit Hellanstiegswerten; *1* und *2* Verlauf des Bestandpotentiales während der Dunkel- und Hellphase bei gesunden Probanden; *3* Verlauf des Bestandpotentiales mit mittelgradig reduziertem Hellanstieg; *4* Verlauf bei Patienten mit Chloroquinpigmentretinopathie nach Einnahme einer kumulativen Dosis von 1,1 kg Chloroquin. Das ERG der Patientin ist in Abb. 35.16 dargestellt. *5* Verlauf des Bestandpotentiales bei einem Patienten mit vitelliformer Makuladegeneration M. Best; es kommt zu keinem Hellanstieg. Reizparameter: Hellphase 100 cd/m²; Tiefpaß 40 Hz, Hochpaß 0 Hz; 14 Blicksprünge à 1,5 s

weise jedoch kein Frühzeichen einer Chloroquinretinopathie dar (s. Abb. 35.22).

Metallosen

Der Hellanstieg und später das Bestandpotential sinken im Falle einer toxischen Schädigung.

Chinin

Im frühen Stadium zeigt das EOG Veränderungen durch ein erniedrigtes Basispotential und erholt sich in der späteren Phase, während das ERG mit einer reduzierten b-Welle einhergeht.

3.9.2 Hereditäre Erkrankungen

Vitelliforme Makuladegeneration

■ Das EOG galt lange als wichtige Indikation zur Unterscheidung zwischen einer vitelliformen Best-Makuladegeneration und einer adulten vitelliformen Makuladegeneration (s. Abb. 35.22).

- Beim M. Best ist der Hellanstiegswert signifikant erniedrigt und verzögert oder fehlt. Gleichzeitig sind die „fast oscillations" vorhanden.
- Hingegen sind die „slow oscillations" bei der adulten vitelliformen Makuladegeneration nicht oder nur kaum beeinträchtigt, und die Gipfelzeiten sind regelrecht.
- Neuere klinische und molekulargenetische Untersuchungen weisen jedoch darauf hin, daß selbst bei (klinisch symptomatischen oder symptomlosen) Genträgern des Bestrophin-Gens regelrechte EOG-Befunde vorkommen können. Die Ursache, warum bei einigen Patienten EOG-Veränderungen nicht nachweisbar zu sein scheinen, oder ob möglicherweise die Verwendung unterschiedlicher Methoden zu diesen Befunden führte, ist noch nicht geklärt.

Pattern-Dystrophien

Das EOG ist in den meisten Fällen nicht signifikant beeinträchtigt und kann lediglich bei fortgeschrittenen Stadien einen reduzierten Hellanstieg aufweisen.

Morbus Stargardt

■ Relativ lange sind regelrechte bzw. im unteren Normbereich liegende ERG- und EOG-Befunde anzutreffen. Lediglich in fortgeschrittenen Stadien kann es zu reduzierten Hellanstiegswerten kommen. Meistens betrifft dies Patienten, die in fortgeschrittenen Stadien einen Fundus flavimaculatus aufweisen. Meist ist dann das EOG vor dem ERG reduziert.

■ Nach klinischen Gesichtspunkten Einteilung in 4 Hauptgruppen: Makulabeteiligung ohne (Typ 1) bzw. mit (Typ 2) parafovealen Flecken, Makulabeteiligung mit diffusen Flecken (Typ 3), diffuse Flecken ohne Makulabeteiligung (Typ 4). Ein reduzierter Quotient aus Hellanstieg zu Dunkeltal wurde v. a. bei Typ 3 und 4 bei 60% bzw. 40% der Patienten nachgewiesen, während bei den Typen 1 und 2 lediglich 20% der Patienten reduzierte Werte aufwiesen. Mit zunehmender Ausdehnung der Fundusveränderungen können zunehmend ERG-Veränderungen nachgewiesen werden. Hierbei sind v. a. die Komponenten des Zapfensystems (Amplitude und Gipfelzeit von a- und b-Welle) mit einer durchschnittlichen Reduktion von 50% des Mittelwertes betroffen. Die deutlichsten Veränderungen wurden bei Patienten des Typs 3 und 4 nachgewiesen. In einer Studie wurden nach Auftreten einer progressiven und diffusen Atrophie des RPE und Resorption der Lipofuszinablagerungen mit späterer Atrophie der Choriokapillaris subnormale Hellanstiegs-Dunkeltal-Quotienten im EOG (>90%) und grenzwertige bis subnormale zapfengenerierte ERG-Antworten (47%) nachgewiesen. Andere Autoren wiederum weisen auf völlig uneinheitliche ERG- und EOG-Befunde hin, die kaum mit den ophthalmoskopischen Befunden korrelierbar sind.

Stäbchen-Zapfen- und Zapfen-Stäbchen-Dystrophien

Das EOG weist erst in fortgeschrittenen Stadien, lange nachdem das ERG subnormale Werte erreicht hat, einen reduzierten Hellanstieg und Hell-: Dunkelphasen-Quotienten auf. Hingegen sind die „fast oscillations" bereits früh reduziert. Es wird bei diesen primär die Photorezeptoren betreffenden Erkrankungen eine verminderte Freisetzung von Kalium, das bei der Genese der „fast oscillations" wichtig ist, aus den degenerierten Photorezeptoren vermutet.

Aderhautdystrophien

Bei der Chorioideremie und der Atrophia gyrata ist das EOG früh in Form eines reduzierten Hellanstieges pathologisch. Bei der zentral areolären Aderhautdystrophie kann es selten und erst spät zu einem reduzierten Hellanstieg im EOG kommen.

4
Visuell evozierte Potentiale (VEP)

4.1
Definition

> Die visuell evozierten Potentiale repräsentieren eine durch Blitz- oder Schachbrettmusterumkehrreize angeregte Reaktion der Sehbahn und des visuellen Kortex. Diese kann durch Mittelung und Filterung aus dem EEG extrahiert werden. Während das EEG eine Aktivität des gesamten Kortex repräsentiert, sind die VEP eine elektrische Antwort vorwiegend der Okzipitalregion, über der sie abgeleitet werden.

4.2
Physiologie, Ursprung der Komponenten der VEP

■ Entsprechend den im Abschnitt Elektroretinographie beschriebenen, durch Licht ausgelösten Erregungsvorgängen in der Netzhaut werden die elektrischen Potentiale via Ganglienzellaxone, Sehnerv und Tractus opticus zum Corpus geniculatum laterale weitergeleitet, wo sie über eine Umschaltung auf Neurone zum primär visuellen Kortex (Area 17 nach Brodmann, Area V, Area striata) gelangen. Weitere parietale und parietookzipitale kortikale Areale wie Area 18, 19 nach Brodmann werden von dort angeregt und breiten sich über weite Teile des Kortes aus. Es handelt sich um exzitatorische und inhibitorische postsynaptische Potentiale des visuellen Kortex, die Aufsummation benötigen, um abgeleitet werden zu können. Während die VEP okzipital und parietookzipital am ausgeprägtesten sind und dort ableitbar sind, sind die Aktionspotentiale des übrigen Kortex zu schwach, um außerhalb des Schädels abgeleitet werden zu können. Voraussetzung für die Generierung der VEP ist eine intakte Signalübertragung von Netzhaut zu Sehnerv, Sehbahn und dem visuellen Kortex, so daß eine genauere Zuordnung der VEP-Komponenten auch innerhalb des visuellen Kortex nicht möglich ist.

■ Durch die verstärkte Repräsentation der Makula und zentraler Netzhautanteile in der Sehrinde einerseits und der Ableitung mittels aktiver Hautelektroden über dem okzipitalen Kortex andererseits repräsentieren die VEP überwiegend zentrale Gesichtsfeldanteile. Hingegen ist die Netzhautperipherie z. T. tief in der Fissura calcarina repräsentiert. Dies erklärt, warum die VEP überwiegend von den zentralen Netzhautanteilen, dem papillomakulärem Bündel und dem Zapfensystem mitgeneriert werden.

4.3
VEP-Stimulationsformen

Die Stimulation erfolgt mit Blitz-, Schachbrett- oder Streifenmuster.

4.3.1
Blitz-VEP

■ Die Stimulation mit Einzelblitzen erfolgt meist aus einer Xenonbogenlampe. Sie sollte in einem Sehwinkel von wenigstens 20° dem Patienten gegenüber aufgestellt sein. Wahlweise kann ein Standardblitz (ERG) oder ein Blitz mit einer Intensität von 3 cd/m^2 verwendet werden. Die Blitzdauer sollte maximal 5 ms betragen.

■ Sie kann z.B. bei Säuglingen, bei hochgradiger Visuseinschränkung, erheblicher Medientrübung oder fehlender Mitarbeit hilfreich sein, um qualitativ Aufschluß über eine vorhandene retinokortikale Transmission zu erhalten. Der Vorteil liegt in der kaum erforderlichen Mitarbeit des Patienten.

■ Sie ist jedoch bezüglich der Aussagemöglichkeiten der Stimulation mit Musterumkehrreizen weit unterlegen, da man lediglich eine Antwort auf eine grobe Änderung der Leuchtdichte erhält. Daher variiert die Latenz interindividuell teils erheblich.

4.3.2
Muster-VEP (Pattern-VEP, pVEP)

■ Die meist verwendete Methode stellt die Stimulation mit Schachbrettmusterumkehrreizen dar. Es können jedoch auch Gitterreize (Streifenmuster) verwendet werden.

- Mit einer konstanten Frequenz kehrt sich der Kontrast des jeweiligen Stimulusfeldes um (weißes Feld des Schachbrettmusters oder Gittermusters wird schwarz und schwarzes Feld wird weiß). Dabei bleibt die Leuchtdichte des gesamten Stimulus konstant (die Hälfte der Felder ist jeweils weiß, die andere Hälfte schwarz).
- Der Stimulus sollte dabei über den Sehwinkel jeden Musters oder die Raumfrequenz der Gitter bzw. Streifen definiert sein.

- Nach ISCEV-Standard sollten wenigstens 2 Reizmuster, nämlich 1° und 15 Winkelminuten bzw. 1 und 4 Zyklen/Grad Gittermuster verwendet werden. Das stimulierte Feld sollte größer als 15° sein.

■ Vorteil der Musterumkehrreizung ist eine erheblich geringere interindividuelle Streubreite der Latenzen.

■ Nachteil ist, daß eine gute Mitarbeit und Fixation erforderlich ist.

Steady-state- und transiente Stimulation

■ Durch Änderung der Reizfrequenz können transiente bzw. Steady-state-VEP abgeleitet werden.

- Bei einer transienten Stimulation werden eine Antwort auf visuelle Reize bzw. Änderungen der Leuchtdichte mit einer Frequenz hervorgerufen, die es dem visuellen System erlauben, nach der Stimulation wieder zum Ruhezustand zurückzukehren.
- Bei der Steady-state-Stimulation ist durch rasch aufeinanderfolgende Stimuli mit einer festen Frequenz eine Erholungsphase des Kortex zwischen den Stimuli nicht mehr möglich. In Abhängigkeit von der Stimulationsfrequenz können sinuswellenförmige VEP-Antworten als Ausdruck des Schwingungszustandes des visuellen Systems abgeleitet werden.
- Hingegen ist die Frequenz und damit die Änderung des Kontrastes der Teilfelder bei der transienten Reizung deutlich niedriger. Die Grenze zwischen transienter und Steady-state-Reizung dürfte etwa bei 6–10 Zyklen/s liegen.

■ Bei der Pattern-onset- und Offset-Stimulation erscheint das Schachbrettmuster im Wechsel mit einer homogenen grauen Fläche mit jeweils gleicher mittlerer Leuchtdichte. Bei Auftauchen des Schachbrettmusters (On-Antwort) erscheint eine Antwort mit etwa doppelt so hohen Amplituden und erheblich kürzeren Gipfelzeiten als bei Verschwinden des Schachbrettmusters (Off-Antwort).

- Empfohlen sind Präsentationszeiten von 200 ms für das Schachbrettmuster und 400 ms für die graue homogene Fläche.
- Im Vergleich zu den transienten VEP weist diese Stimulationsmethode eine größere interindividuelle Variabilität, jedoch eine sehr geringe intraindividuelle Variabilität der Ergebnisse auf.
- Der Vorteil liegt in der Anwendung z.B. zur Ermittlung der Sehschärfe (Visus-VEP), da eine bewußte Defokussierung dieser Stimulation kaum möglich ist.

■ Für weitere Anwendungen wird nach ISCEV-Standard die Verwendung der transienten VEP empfohlen (< 2 Stimuli/s).

Ganzfeld-, Halbfeldreizung und foveale Stimulation

■ Foveale Regionen werden v.a. durch kleinere Schachbrettmustergrößen etwa 10–15 min stimuliert, während Reizmustergrößen um 50 min v.a. parafoveale Regionen stimulieren. Nach ISCEV-Standard sollte das stimulierte Gesichtsfeld mindestens 15° betragen.

■ Für spezielle Fragestellungen, z.B. bitemporale, homonyme Gesichtsfeldausfälle kann zusätzlich eine Halbfeldstimulation hilfreich sein.

- Dabei ist zu berücksichtigen, daß bei einer paradoxen Lateralisation die Antwort auf der Seite des Halbfeldstimulus und bei einer regelrechten Lateralisation die Antwort auf der Seite der stimulierten Retina entsteht. Zu beachten ist bei der Halbfeldreizung die Gefahr der Variabilität und Asymmetrie, selbst bei Gesunden, mit falschpathologischen Befunden sowie die Gefahr von regelrechten Antworten durch erhaltene Gesichtsfeldreste. Zudem ist eine gute Kooperation der Patienten erforderlich.
- Nach ISCEV-Standard sollte für die Halbfeldstimulation ein Stimulus mit einem Radius von wenigstens 15° verwendet werden, um eine Hemisphäre zu stimulieren (Ableitung mit 5 aktiven Elektroden empfohlen).

■ In der klinischen Routine wird zunächst eine Ganzfeldstimulation durchgeführt.

4.4
Parameter der VEP, apparative Grundlagen

4.4.1
Elektroden

■ Als Elektroden werden wie bei der EOG-Messung Silber-Silberchlorid- oder Goldelektroden verwendet. Nach Reinigung der Haut zur Senkung des Hautwiderstandes werden die Elektroden mit leitfähiger Elektrodenpaste auf der Oberfläche der Haut angebracht. Dabei sollte der zur Haut gewandte Hohlraum der Elektrode komplett mit Elektrodenpaste gefüllt sein. Der Hautwiderstand sollte geringer als 5 kΩ sein und zuvor durch Reinigung mit Alkohol gesenkt worden sein. Silber-Silberchloridelektroden erfordern eine regelmäßige Chlorierung.

■ Nach der Messung sollte die Elektrodenpaste mit heißem Wasser abgespült werden. Für die Silber-Silberchloridelektroden wird eine 1%ige Hypochloridlösung für 10 min (10000 ppm Chlorlösung) oder eine Autoklavierung empfohlen. Für Goldelektroden wird eine Reinigung mit Äthylalkohol empfohlen.

Positionierung der Elektroden

■ Die Positionierung der Elektroden erfolgt entsprechend dem internationalem 10/20-Elektrodensystem und bezieht sich auf gedachte, auf der Oberfläche des Kopfes verlaufende, Mittellinien zwischen Nasion und okzipitalem Inion sowie zwischen beiden Ohren. Der Kreuzungspunkt beider Linien ist der Mittelpunkt des Scheitels. Die Referenzelektrode (Fz) sollte auf der Scheitelmittellinie angebracht sein und die Strecke zwischen Nasion und Scheitelmittelpunkt in $^2/_3$ und $^1/_3$ trennen (Abb. 35.23). Mögliche Fehlerquellen sind Artefakteinstreuungen (Lidmuskel, periorbitale Muskeln).

- Die aktiven Elektroden werden etwa 3 cm über dem Inion angebracht. Auf der Scheidelmittellinie befindet sich Oz. Etwa 6 cm rechts und links davon befinden sich O3 und O4, die als aktive Elektroden zusätzlich verwendet werden können. Etwa 3 cm rechts und links davon befindet sich O1 und O2.
- Die Erdungselektrode wird am Kopf angebracht.

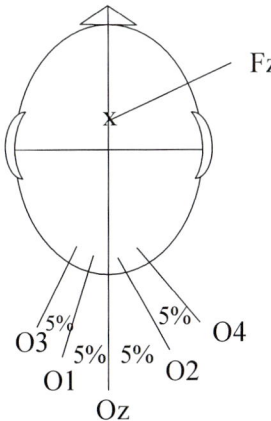

Abb. 35.23. Anordnung der Elektroden bei ein- und mehrkanaliger Ableitung. (Abb. modifiziert nach ISCEV-Standard)

■ Für prächiasmale Läsionen ist in der Regel eine einkanalige Ableitung mit Oz als aktive Elektrode ausreichend. Empfohlen wird jedoch eine mehrkanalige Ableitung mit Oz, O3 und O4 (aktive Elektroden) gegen Fz (Referenzelektrode).

■ Zur Erkennung von chiasmalen oder postchiasmalen Läsionen ist eine mehrkanalige Ableitung über beiden Hemisphären erforderlich. Eine 3kanalige Ableitung Oz, O3, O4 oder, falls möglich, auch 5kanalige Ableitungen Oz, O1, O2, O3, O4 gegen die Referenzelektrode Fz werden empfohlen. Wahlweise sollten entweder Schachbrettmuster oder Onset-/Offset-Stimulation verwendet werden.

4.4.2
Verstärkung und Filterung

■ Hochpaß- und Tiefpaßfilter sollten bei 1 Hz oder weniger und 100 Hz oder mehr gesetzt werden. Eine Verstärkung der VEP-Signale um dem Faktor 20000–50000 ist in der Regel ausreichend. Dabei sollte der Eingangswiderstand des Vorverstärkers wenigstens 10 MΩ betragen.

■ Das Analogsignal sollte mit einer Rate von 500 Samples/s/Kanal mit einer minimalen Auflösungsrate von 8 bit digitalisiert werden.

■ Automatische Artefaktunterdrückung sollte für abnorm hohe Potentiale verwendet werden. Eine Begrenzung der Analog-Digital-Wandlung eliminiert extrem hohe Signale, die eine Spanne von 90% überschreiten. Die Verstärker sollten nach Artefakten schnell wieder zur Grundlinie zurückkehren.

■ Da die Amplituden der VEP sehr klein sind, ist eine Mittelung von wenigstens 60–100 Signalen erforderlich, die heute in der Regel digital erfolgt. Die Amplitude des Signals wächst linear mit der Anzahl der angebotenen Stimuli (n), während die Amplitude des Rauschens nur mit der Wurzel der angebotenen Stimuli ansteigt ($\sqrt{n}$). Wird der Stimulus 100mal angeboten, verbessert sich das Signal um den Faktor 10. Die Signale werden auf einem Monitor dargestellt.

4.4.3
Kalibrierung der Stimulusparameter

■ Die Kalibrierung der Lichtblitze und Musterreize sollte entsprechend der Richtlinien der ISCEV erfolgen.

- Gittermuster sollten als Quadrat- oder Sinuswelle definiert sein. Die Raumfrequenz sollte in Zyklen/Sehwinkelgrad angegeben sein, wobei ein Zyklus der Breite eines weißen und schwarzen Balkens zusammen entspricht.
- Schachbrettmuster sollten durch den Sehwinkel und durch die Größe des einzelnen Schachbrettes definiert sein und entsprechend in Form des Sehwinkels (1 Winkelgrad = 60 Winkelminuten) angegeben werden. Die Berechnung erfolgt nach:
  - ▼ Sehwinkel = 180° $\tan^{-1}$ [Breite des Musters (mm): Entfernung zwischen Reizmuster und Hornhautoberfläche (mm)].
  - ▼ Maximale Amplituden werden bei Stimulation mit 10–20 Sehwinkelminuten abgeleitet, während mit kleineren oder größeren Reizmustern die Amplitude der P100-Komponente wieder abnimmt. Bei sehr großen Reizmustern (>2°) gleichen die Antworten den blitzevozierten VEP-Antworten. Die Latenz verlängert sich bei sehr großen und sehr kleinen Reizmustern (<15′, >2°).
- Stimulusleuchtdichte
  - ▼ Die Stimulusleuchtdichte des weißen Feldes sollte wenigstens 80 cd/m^2 betragen und zwischen Zentrum und Peripherie um weniger als 30% variieren. Die mittlere Leuchtdichte wird berechnet nach:

  $$\text{Mittlere Leuchtdichte des Reizfeldes} = \frac{L_{max} + L_{min}}{2}$$

  - ▼ Mit zunehmender Leuchtdichte nimmt die Amplitude zu, während die Latenz kürzer wird. Letztere nähert sich mit zunehmender Leuchtdichte asymptotisch einem Wert. Auch die Amplituden nähern sich (zumindest bei transienter Reizung) mit maximaler Leuchtdichte einem Maximalwert und nehmen danach nicht mehr zu. Bei schwächeren Leuchtdichten nimmt auch die Streuung der Parameter zu.
- Kontrast
  - ▼ Der Kontrast sollte wenigstens 75% betragen. Er berechnet sich aus:

  $$\text{Michelson-Kontrast (\%)} = \frac{L_{max} - L_{min}}{L_{max} + L_{min}} \cdot 100$$

  - ▼ Für Onset- und Offset-Stimuli sollte die Leuchtdichte des eingeblendeten grauen Feldes äquivalent sein zu

  $$\frac{L_{max} - L_{min}}{2}$$

  - ▼ Mit abnehmendem Kontrast verlängert sich die Latenz. In Abhängigkeit von den verwendeten Leuchtdichten wird bei zu geringem Kontrast nicht im Sättigungsbereich der Amplituden gemessen, was die Variabilität der Messungen erhöht.
  - ▼ Die Raumbeleuchtung sollte maximal so hell sein wie die mittlere Leuchtdichte des Stimulus.

4.5
Einflußfaktoren

4.5.1
Intraindividuelle Schwankungen

Schwankungen der Latenz zwischen mehreren Messungen betragen bis zu 5%, während die der Amplituden bis zu 25% betragen können. Daher ist die Latenz der sensitivere Parameter der VEP.

4.5.2
Alter

- ■ Blitzevozierte VEP sind bereits bei Frühgeborenen in der 24. Gestationswoche mit einem Gipfel bei 300 ms ableitbar. Ab dem errechneten Geburtstermin entwickelt sich ein z. T. doppelter Gipfel bei etwa 210 ms. Die Latenz verkürzt sich kontinuierlich in den nächsten Monaten und stabilisiert sich ab dem 4. Monat bei Werten, die innerhalb von 10 ms im Bereich der Erwachsenenwerte liegen.

- ■ Ähnliche Befunde finden sich auch bei pVEP mit großen bis mittelgroßen Reizmustern. Mit etwa 3–4 Monaten sind auf Stimulation mit kleineren (<20′) Schachbrettmustern Amplituden ableitbar, die jedoch in den nächsten Jahren erst „reifen". Etwa ab dem 5. Lebensjahr sind die Antworten in Amplitude und Latenz jenen der Erwachsenen vergleichbar. Ab dem 40. Lebensjahr ist mit einer Abnahme der Amplituden, ab dem 50. Lebensjahr mit einer Zunahme der Latenz zu rechnen, die z. T. Trübungen der Medien als Ursache haben dürfte.

- ● Im Vergleich zu den Antworten von Erwachsenen sind die Amplituden in den ersten Lebensjahren etwas höher; am größten sind sie in der Kindheit, und ab dem 40. Lebensjahr nehmen sie wieder etwas ab.

4.5.3
Pupille

Mit zunehmender Pupillenweite ist die retinale Leuchtdichte höher. Die Latenz fällt daher mit zunehmender Pupillenweite ab.

4.5.4
Refraktion

Die kürzesten Latenzzeiten werden bei Emmetropie erreicht. Eine optimale Refraktion ist unabdingbar, da bereits kleinere Refraktionsdefizite von 0,5 dpt zu Veränderung der pVEP führen können. Dabei steht eine Amplitudenverminderung im Vordergrund. Auch eine Latenzverlängerung kann bei Refraktionsabweichungen verursacht werden.

4.5.5
Vigilanz

Fehlende Aufmerksamkeit und Konzentration des Patienten führt zu einer Amplitudenverminderung, wobei die Latenzen kaum beeinflußt werden. Hingegen ist bei Kindern im schlafenden Zustand eine Latenzverlängerung von bis zu 50 ms im Vergleich zum Wachzustand beobachtet worden.

4.6
Durchführung und Ablauf der Untersuchung

4.6.1
Vorbereitung des Patienten

Die VEP-Untersuchungen werden mit neutral gehaltenen Pupillen, jeweils monokular mit bestem korrigiertem Visus und in einer entspannten Körperposition zu Vermeidung von Muskelartefakten abgeleitet. Bei Ableitung von blitzevozierten VEP, wie z.B. bei Kindern, sollte eine lichtundurchlässige Abdeckung des nicht untersuchten Auges gesichert sein. Extreme Abweichungen der Pupille sollten notiert werden.

4.6.2
VEP-Messungen und Darstellung

■ Bei der Präsentation von Daten sollten mindestens 2 reproduzierbare Ableitungen für die jeweiligen Standardstimuli, die Feldgröße des Stimulus sowie Reizmustergröße, Kontrast des Stimulus und die Intensität des Stimulus berücksichtigt werden. Zudem sollte das jeweilige Auge sowie die Elektrode bezeichnet sein und die Polarität des Signals eindeutig erkennbar sein. Ob die Antwort mit der Positivität nach oben oder unten abgetragen ist, kann den Gepflogenheiten des jeweiligen Labors überlassen werden.

■ Die Normwerte sollten mit ihren Grenzwerten der Ableitung beigefügt sein und tabellarisch den Werten des Patienten gegenübergestellt sein.

■ Die Befundung sollte Auskunft über die Werte im Bezug zu den Normwerten geben, ggf. Vergleiche mit Vorbefunden geben. Die Befunde sollten zusammen mit weiteren elektrophysiologischen Untersuchungen und klinischen sowie neurologischen Befunden in die Diagnose miteingehen.

4.7
Komponenten und Auswertung der VEP

4.7.1
Blitz-VEP

Auf Lichtblitze hin läßt sich eine komplexe Antwort ableiten, die bei etwa 30 ms beginnt und bei etwa 300 ms endet. Positive und negative Peaks werden jeweils nach der Reihenfolge ihres Auftretens nummeriert, wobei auch hier dem Gipfel der N2- und P2-Komponente bei etwa 90–120 ms die wichtigste Bedeutung zukommt (Abb. 35.24).

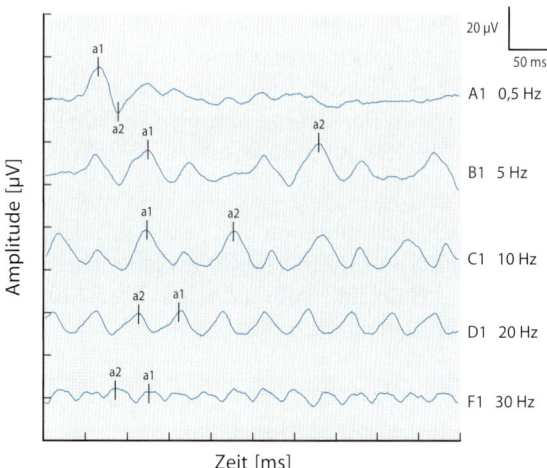

Abb. 35.24. Blitz- und Flimmerlicht-VEP bei Ganzfeldstimulation. Verwendet wurde ein Standardblitz

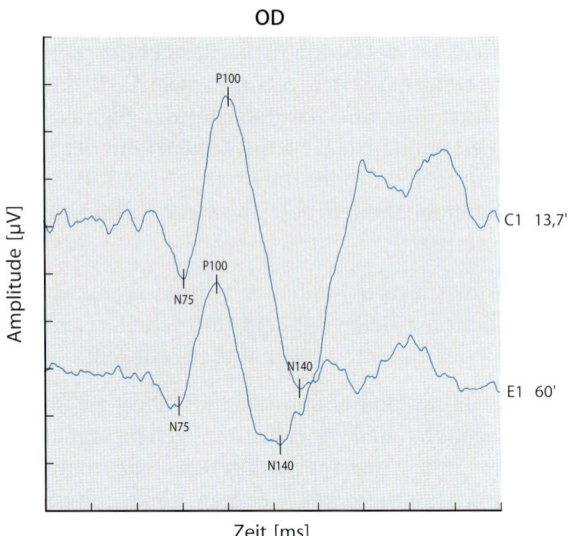
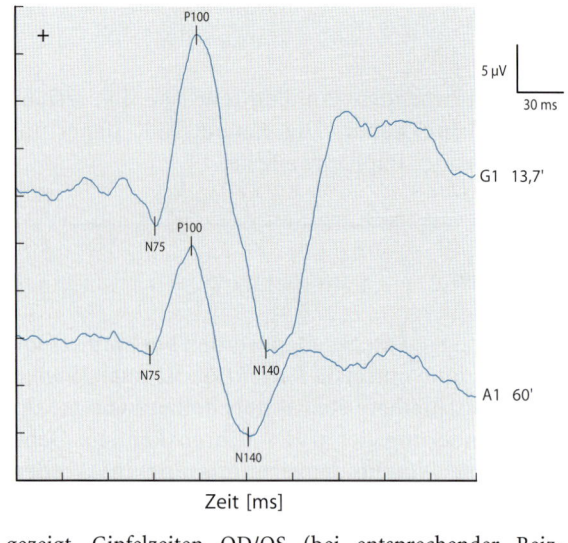

Abb. 35.25. Pattern-VEP-Ableitung bei einem gesunden Probanden für rechtes Auge (*OD*) und linkes Auge (*OS*). Verwendete Reizmustergrößen von oben nach unten: *13,7′* (oben) und *60′* (unten). Die Positivität (+) des Signals ist nach oben, die Negativität (−) nach unten aufgezeichnet. Aus Platzgründen wird hier nur eine Ableitung pro Reizmuster gezeigt. Gipfelzeiten OD/OS (bei entsprechender Reizmustergröße) für die P100-Komponente 121/120 ms (*13,7′*); 112/115 ms (*60′*); Amplituden (µV) OD/OS (bei entsprechender Reizmustergröße) für die P100-Komponente 30/33 (*13,7′*); 17,8/20 (*60′*); *P100* P100-Komponente, *N75* N75-Komponente, *N140* N140-Komponente

4.7.2
pVEP mit Schachbrettmusterumkehrreizung

■ Die Analysezeit sollte wenigstens 250 ms betragen. Die erste positive Komponente, P100, erscheint etwa nach 100 ms Gipfelzeit. Die Amplitude wird vom vorherigen negativen Tal (N75) zum positiven Gipfel (P100) gemessen. Nach etwa 140 ms erscheint ein weiterer negativer Peak, die N140-Komponente (Abb. 35.25). Die Gipfelzeit, definiert vom Beginn des Stimulus bis zum Gipfel der Antwort, ist u. a. von Faktoren wie Kontrast, Leuchtdichte, Mustergröße und der Art der Präsentation des Stimulus abhängig. Sie stellt jedoch häufig einen empfindlicheren Parameter als die Amplitude dar: Intraindividuelle Schwankungen der Latenz betragen maximal 5%, während die der Amplitude bis zu 25% betragen können.

■ Bei Halbfeldstimulation >15° erscheint der Antwortkomplex (N75, P100, N140) ipsilateral zum stimulierten Halbfeld, während eine P135-Komponente kontralateral dazu sichtbar ist.

4.7.3
pVEP mit Onset-/Offset-Stimulation

Der Antwortkomplex besteht aus einem positiven CI- (nach 75 ms), einem negativen CII- (nach 125 ms) und einem positivem CIII-Peak (nach 150 ms). Bei Halbfeldstimulation erscheint die Antwort kontralateral zum stimulierten Halbfeld.

4.7.4
Visus-VEP

Durch unmittelbar hintereinandergeschaltete Musterreize unterschiedlicher Größe (Sequenzmuster, Sweep), können visusrelevante Mustergrößen mit anderen verglichen werden und so Anhaltspunkte über die vorhandene Sehschärfe geben. Dies ist v. a. bei Kindern oder bei Verdacht auf Aggravation zu berücksichtigen.

4.7.5
Normwerte

Jedes Labor sollte seine eigenen Laborwerte erstellen. Dabei sollte berücksichtigt werden, daß eine ungleiche Zusammensetzung der Normgruppe bezüglich Alter und Geschlecht die Normwerte verzerren kann. Auch sollte die interokulare Streubreite der Werte berücksichtigt werden. Empfindlicher Indikator ist dabei die interokulare Differenz bei einem Patienten. Da es sich um eine nicht normalverteilte Population handelt, sollten Median und Perzentilen berechnet werden. Werte jenseits der

95. bzw. 5. Perzentile sind als subnormal zu bezeichnen.

4.7.6 Interpretation

■ Eine Amplitudenverminderung kann als Verminderung der Anzahl funktionstüchtiger, an der Generierung der VEP beteiligter Neurone interpretiert werden, sofern andere Faktoren (s. unten) ausgeschlossen sind. De facto sollte eine Amplitudenverminderung dann als signifikant interpretiert werden, wenn diese im Seitenvergleich um mehr als 50 % reduziert ist.

■ Die Latenz ist ein erheblich sensiverer Parameter und kann als Maß für die Myelinisierung gelten.

4.7.7 Abhängigkeit der Latenz und Amplitude von Stimulusfaktoren

■ Mit zunehmender Leuchtdichte nimmt die Amplitude zu, während die Latenz kürzer wird. Letztere nähert sich mit zunehmender Leuchtdichte asymptotisch einem Wert. Auch die Amplituden nähern sich (zumindest bei transienter Reizung) mit maximaler Leuchtdichte einem Maximalwert und nehmen danach nicht mehr zu. Bei schwächeren Leuchtdichten nimmt auch die Streuung der Parameter zu.

Die Latenz ist von der Leuchtdichte abhängig, wobei eine Sättigung etwa bei 60 cd/m^2 auftritt. Die Latenzen der Antworten des peripheren Gesichtsfeldes sind länger als die des zentralen Gesichtsfeldes.

■ Maximale Amplituden werden bei Stimulation mit 10–20 Sehwinkelminuten abgeleitet, während mit kleineren oder größeren Reizmustern die Amplitude der P100-Komponente wieder abnimmt. Bei sehr großen Reizmustern ($>2°$) gleichen die Antworten den blitzevozierten VEP-Antworten. Die Latenz verlängert sich bei sehr großen und sehr kleinen Reizmustern ($<15′, >2°$).

■ Je schwächer der Kontrast des Stimulus, desto kleiner ist die Amplitude und desto länger die Latenz. Mit abnehmendem Kontrast verlängert sich die Latenz. In Abhängigkeit von den verwendeten Leucht-

Tabelle 35.8. Wichtige Parameter zur Ableitung von VEP (nach ISCEV-Standard)

Filter untere/obere Grenzfrequenz	$\leq 1/\geq 100$ Hz
Verstärkung	20 000–50 000
Eingangswiderstand	≥ 10 MΩ
Mittelung	≥ 65
Ableitungen	Mindestens 2 reproduzierbare Antworten/Mustergröße
	Monokular
Pupillen	Neutral
Transientes pVEP empfohlen	
Musterwechselfrequenz	≤ 2 Musterwechsel/s (transient)
Ganzfeldreizung	
Reizmusterparameter	
Mittlere Leuchtdichte	≥ 46 cd/m^2
Maximale Leuchtdichte (weißes Feld)	≥ 80 cd/m^2
Kontrast	$\geq 75\%$
Hintergrundleuchtdichte	≤ 40 cd/m^2
Reizfeldgröße	$\geq 15°$
Reizmuster	
Schachbrettmuster	Empfohlen
Winkelminuten	60, 15
Gitterstimulation	Fakultativ möglich
Zyklen/Grad	1, 4
Stimulustyp	
Prächiasmal	Musterumkehrreiz
Chiasmal/postchiasmal	Musterumkehrreiz oder Muster-onset-/offset-Reiz
Blitzstimulation	Bei unkooperativen Patienten, Medientrübungen Standardblitz (ISCEV)
Feldgröße	$\geq 20°$
Frequenz	≤ 2 Blitze/s
Elektroden	Goldbeschichtet bzw. Silber-Silberchlorid
Aktive Elektroden	
Prächiasmale Läsion	3 Kanäle Oz (O4, O3 zusätzlich empfohlen)
Chiasmale, postchiasmale Läsionen	≥ 3 Kanäle Oz, O3, O4 (O1, O2 zusätzlich empfohlen)

dichten wird bei zu geringem Kontrast nicht im Sättigungsbereich der Amplituden gemessen, was die Variabilität der Messungen erhöht.

Wichtige Parameter zur Ableitung der VEP (nach ISCEV-Standard) sind in Tabelle 35.8 dargestellt.

4.8 Indikationen

4.8.1 Amblyopie

■ Die Blitz-VEP weisen nicht selten eine Verlängerung der Gipfelzeit auf.

■ Bei den pVEP können mit kleinen Reizmustern (<20 Winkelminuten) deutliche Amplitudenverminderungen im Seitenvergleich vorhanden sein, während mit größeren Reizmustern (50 Winkelminuten) seitengleiche oder sogar größere Amplituden am amblyopen Auge ableitbar sind. Bei binokularer Ableitung ist keine binokulare Summation, sondern sogar häufig eine Verminderung der Amplituden erkennbar.

4.8.2 Ischämische Optikusneuropathie

Im Vordergrund steht die Amplitudenverminderung der P100-Komponente, die zusätzlich eine geringe Latenzverlängerung aufweisen kann (Abb. 35.26).

4.8.3 Neuritis nervi optici

■ Die pVEP haben sich bei der Diagnostik der Neuritis nervi optici als sehr sensitive Methode, gerade im frühen Stadium, bewährt.

● Die pVEP des betroffenen Auges können bei 77% zu Beginn der Symptome und bei bis zu 90% ab 2 Wochen nach Beginn der Symptome verändert sein. Am Partnerauge wurden bei etwa 35% der Fälle zu Beginn der Symptome veränderte pVEP abgeleitet.

● Im Vordergrund steht hier eine relativ stark ausgeprägte Gipfelzeitverlängerung der P100-Komponente, die innerhalb der ersten Tage auftritt. Zusätzlich zeigt sich in Abhängigkeit vom Vorliegen eines Zentralskotoms und der Visusminderung eine unterschiedlich starke Amplitudenverminderung. Zuvor kann im akuten Stadium sogar die Amplitudenverminderung im Vordergrund stehen, während die Gipfelzeitverlängerung in den ersten Tagen kaum ausgeprägt sein kann (Abb. 35.27a, b).

● Im Verlauf kommt es häufig zu einer Erholung der Amplitude, während die Gipfelzeiten auch noch nach Jahren als Ausdruck der Demyelinisierung verlängert bleiben. Bei bis zu 19% der Patienten kann es zu einer Erholung der Veränderungen der pVEP nach einem Jahr kommen (Abb. 35.27c, d).

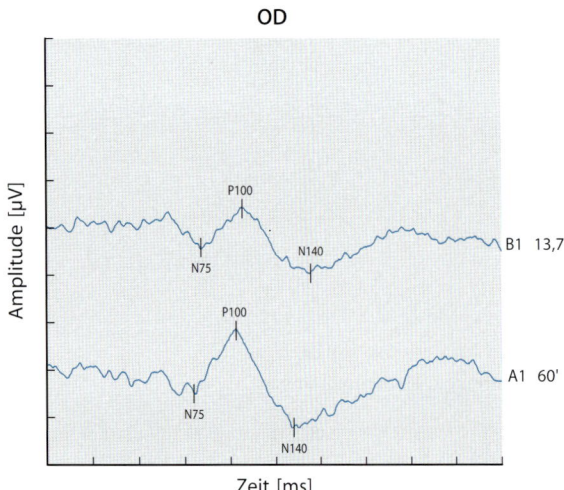
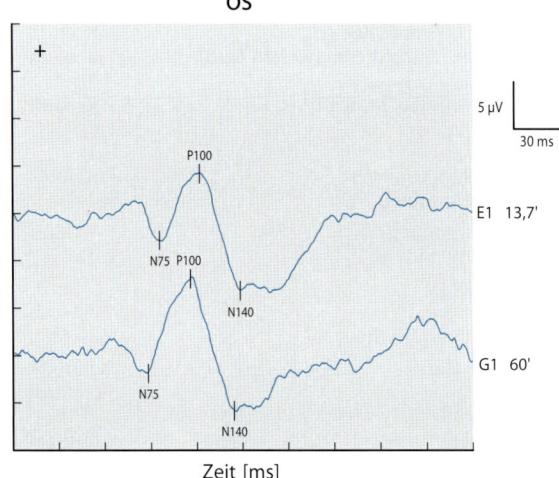

Abb. 35.26. Anteriore ischämische Optikusneuropathie. Es zeigt sich am betroffenen rechten Auge (*OD*) eine Amplitudenverminderung sowie eine im Seitenvergleich geringe Verlängerung der Latenz. *P100* P100-Komponente; *N75* N75-Komponente; *N140* N140-Komponente. Reizmustergrößen (*13,7′, 60′*); Polarität des Signals (+/−)

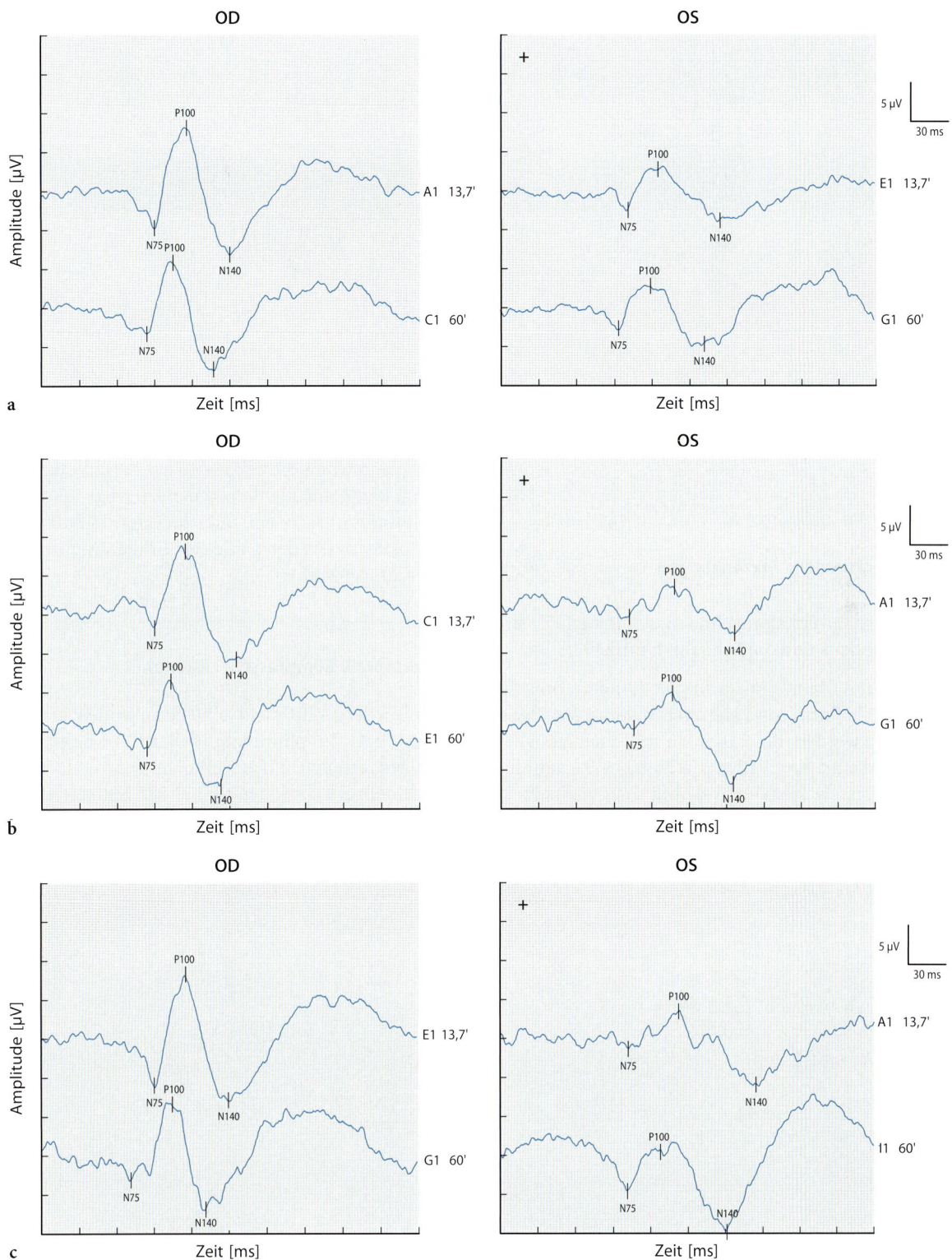

Abb. 35.27 a–d. Neuritis nervi optici linkes Auge (*OS*). Verlaufsuntersuchungen. **a** Ein Tag nach Beginn des Symptomatik zeigt sich eine Amplitudenverminderung links. Die Latenzen sind links im Vergleich zum Normkollektiv noch im Normbereich, weisen jedoch schon im Seitenvergleich eine Verlängerung auf. **b** 4 Tage nach Beginn der Symptomatik. Neben der noch stärker ausgeprägten Amplitudenverminderung ist nun auch eine gegenüber der Norm signifikante Latenzverlängerung links vorhanden. **c** 4 Wochen nach Beginn der Symptomatik. Amplitudenverminderung und Latenzverlängerung links sind unverändert vorhanden. **d** s. S. 1024

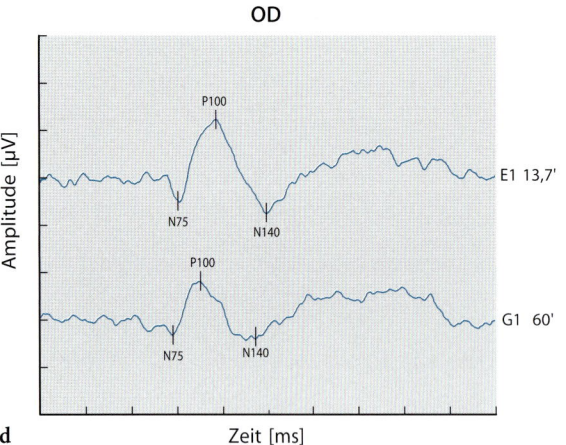
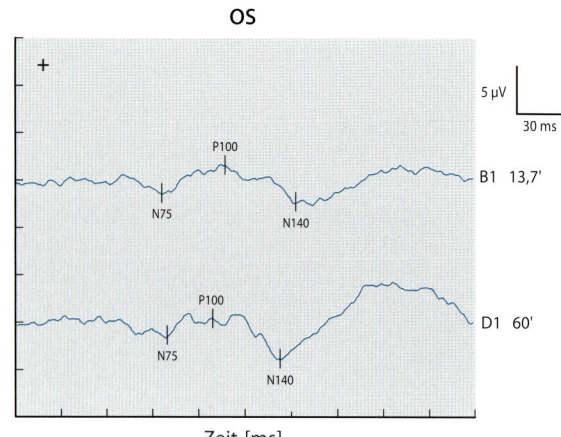

Abb. 35.27 d. 6 Monate nach Beginn der Symptomatik. *P100* P100-Komponente; *N75* N75-Komponente; *N140* N140-Komponente. Reizmustergrößen (*13,7′* und *60′*), Polarität (+/–)

4.8.4
Demyelinisierende Erkrankungen

■ Bei der Encephalomyelitis disseminata (Ed) sind der N. opticus und die Sehbahn häufig beteiligt.

● Stumme Demyelinisierungen können mit den pVEP in Form von Latenzverlängerungen identifiziert werden. Bei Patienten mit einer gesicherten Ed sind die pVEP in bis zu 80–97% auffällig. Hingegen weisen die pVEP bei einer wahrscheinlichen Ed in bis zu 60% (40–90%) und bei einer möglichen Ed in bis zu 40% (25–75%) der Fälle Veränderungen auf.

● Da nicht selten die fovealen Fasern mitbetroffen sind, kann mit kleinen Reizmustern (<15 Winkelminuten) in Form einer fovealen Stimulation die Sensitivität der pVEP zur Erkennung der Ed erhöht werden.

4.8.5
Intrazerebrale kompressive Läsionen

■ Im Vordergrund steht eine Amplitudenverminderung und Verplumpung des P100-Komplexes. Gipfelzeitverlängerungen können auftreten, sind jedoch deutlich geringer als bei der Neuritis nervi optici (Abb. 35.28).

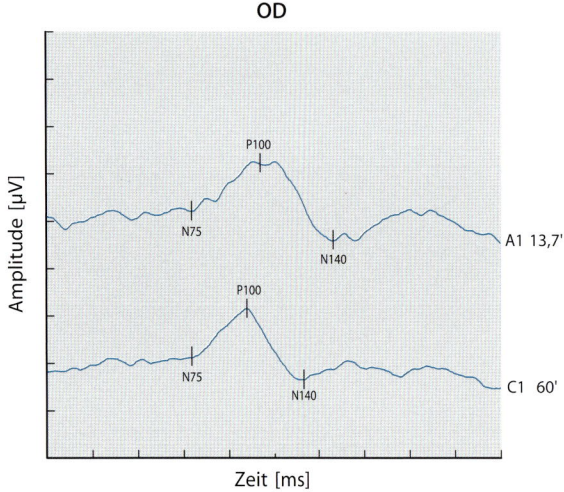
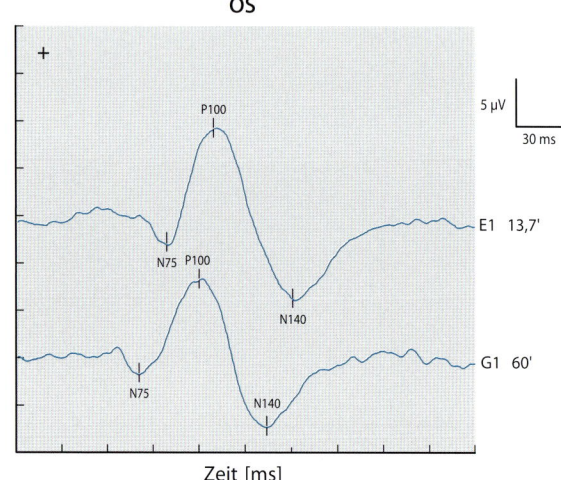

Abb. 35.28. Meningeom des Keilbeins mit Ausdehnung um beide Nn. optici und die Sella. Die Patientin hatte sich wegen einer akuten Sehverschlechterung rechts bei unauffälligem Fundus vorgestellt. Bei dem rechten Auge (*OD*) zeigt sich eine Amplitudenverminderung und mittelgradig ausgeprägte Gipfelzeitverlängerung. Mit kleinsten Reizmustern zeigt sich auch links eine grenzwertig verlängerte P100-Komponente. *P100* P100-Komponente; *N75* N75-Komponente; *N140* N140-Komponente. Reizmustergrößen (*13,7′* und *60′*), Polarität des Signals (+/–)

- Bei intrazerebralen Tumoren können die pVEP prä- und postoperativ als Monitoring des Verlaufes herangezogen werden.
  - ▼ Zum Ausschluß chiasmaler Läsionen ist die Halbfeldreizung eine wichtige Methode, die im ausgefallenen Gesichtsfeldbereich Amplitudenreduktionen und Komplexdeformierungen aufweisen kann, bevor die Ganzfeld-VEP verändert ist. Chiasmale Läsionen können selbst bei unauffälligem Gesichtsfeld in den Halbfeld-VEP signifikante Veränderungen aufweisen.
- Bei der Neurofibromatose steht hier der Nachweis von Latenzverzögerungen als Korrelat für Optikusgliome im Vordergrund.

4.8.6 Trauma

Die VEP können Hinweise auf eine Läsion des N. opticus und der Sehbahn geben und so Hilfestellung über die Entscheidung zur Dekompression bzw. zum Verlauf einer Therapie sein.

4.8.7 Stauungspapille

Typischerweise führt eine Papillenödem durch einen erhöhten intrakraniellen Druck zu keinen signifikanten Veränderungen der pVEP. Sofern dennoch pVEP-Veränderungen auftreten, sind diese im wesentlichen entweder durch die Läsion, die für den erhöhten intrakraniellen Druck verantwortlich ist, oder durch eine (beginnende) Atrophie des Sehnerven bedingt. Daher sind die Gipfelzeiten der P100-Komponente meist regelrecht, während die Amplituden gering vermindert sein können.

4.8.8 Optikusatrophie

Bei einer Optikusatrophie findet sich meist eine ausgesprochene Gipfelzeitverlängerung bei rudimentären Amplituden. Nicht selten sind zumindest bei kleineren Reizmustern keine sicher reproduzierbaren Antworten ableitbar.

4.8.9 Hereditäre Optikusneuropathien

Hereditäre Leber-Optikusneuropathie (LHON)

Bei der mitochondrial vererbten LHON kommt es initial zu einer ausgeprägten Amplitudenverminderung. Dazu können in den meisten Fällen unterschiedlich ausgeprägte Latenzverlängerungen kommen (Abb. 35.29). Nicht selten steht gerade in den frühen Stadien differentialdiagnostisch eine Neuritis nervi optici im Raume. Spätestens bei Beteiligung des zweiten Auges sollte eine LHON ausgeschlossen werden.

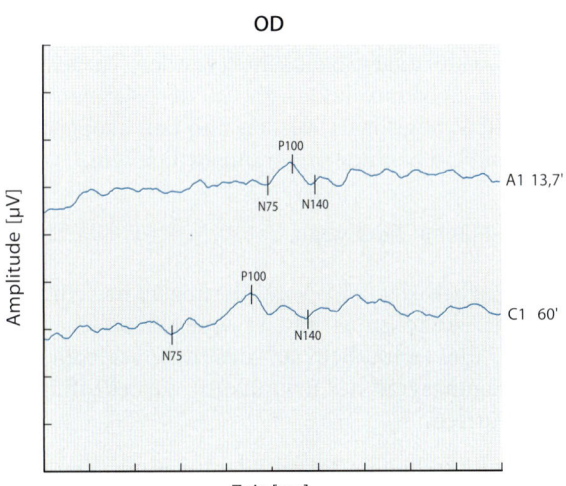
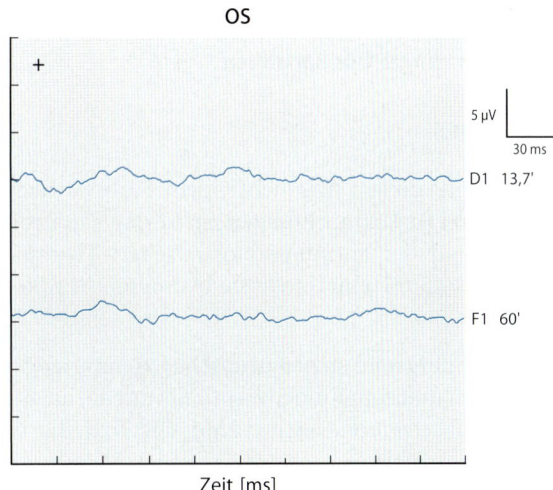

Abb. 35.29. Hereditäre Leber-Optikusneuropathie. 4 Wochen zuvor erfolgte an beiden Augen kurz aufeinander eine plötzliche Sehverminderung auf 0,05 und Fingerzählen. Lediglich rechts sind rudimentäre pVEP-Antworten ableitbar. Molekulargenetisch konnte eine Mutation im mitochondrialen Genom an Position 11778 (Primärmutation) nachgewiesen werden. (Molekulargenetisches Labor Dr. B. Wissinger, Universitäts-Augenklinik Tübingen). *P100* P100-Komponente; *N75* N75-Komponente; *N140* N140-Komponente. Reizmustergrößen (*13,7′* und *60′*), Polarität des Signals (+/−)

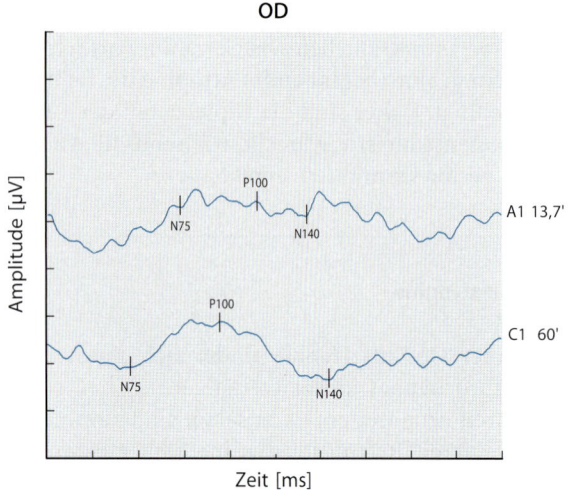 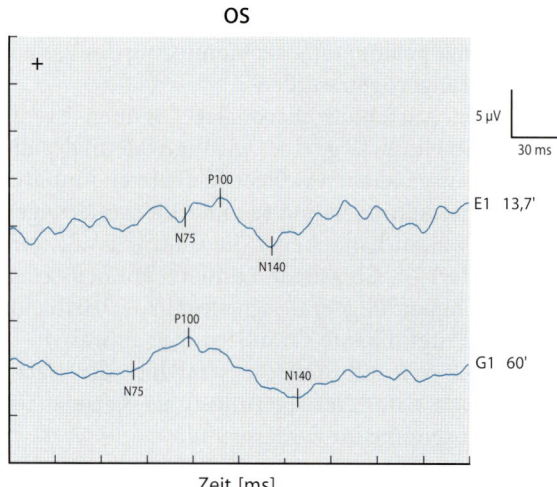

Abb. 35.30. Dominant infantile hereditäre Optikusneuropathie. Es lassen sich etwas verbreiterte, plumpe P100-Komponenten mit reduzierten Amplituden und verlängerten Gipfelzeiten ableiten. *P100* P100-Komponente; *N75* N75-Komponente; *N140* N140-Komponente. Reizmustergrößen (*13,7′* und *60′*), Polarität des Signals (+/–)

Dominant infantile hereditäre Optikusneuropathie

In den pVEP (Abb. 35.30) lassen sich initial verbreiterte und reduzierte Amplituden ableiten. Im weiteren Verlauf kommt es zu einer zunehmenden Reduktion der Amplituden sowie zu einer milden bis mittelgradig ausgeprägten Gipfelzeitverlängerung. Im fortgeschrittenen Stadium können keine reproduzierbaren Komponenten mehr abgeleitet werden. Histopathologisch handelt es sich um eine progrediente Degeneration der Ganglienzellen.

4.8.10
Toxisch bedingte Optikopathien

Ethambutol

- Die VEP dienen hier neben dem Farbtest nach Jaeger und Farbsinnprüfungen zur Verlaufskontrolle während der antituberkulostatischen Therapie zum Ausschluß einer toxisch bedingten Optikopathie.
  - Im Vordergrund stehen deutliche Latenzverzögerungen und Amplitudenverminderungen, die bei Nichtabsetzen irreversibel sind. Die Toxizität ist dosisabhängig.
    - In einer Auswertung an 2000 Patienten konnte eine ethambutolinduzierte Optikopathie bei 10% der Patienten mit einer täglichen Dosis von 30 mg/kg KG, bei 5% mit einer täglichen Dosis von 25 mg/kg KG und bei 0% mit einer täglichen Dosis von 20 mg/kg KG nachgewiesen werden. Vereinzelt sind jedoch toxische Optikopathien bei einer Dosis von 12,5 mg/kg KG und nach 20 mg/kg KG für 2 Monate beschrieben worden.
  - Die Inzidenz dürfte bei 1% liegen, wobei eine Nierenfunktionsstörung die potentielle Toxizität erhöht.

Amiodaron

Eine Optikopathie vom ischämischen Typ ist nach längerer Einnahme (über Monate) mit zunächst unilateralem, später bilateralem Visusabfall und Farbsinnstörungen beobachtet worden. Ursächlich dürften Abbauprodukte, die in den Axonen des N. opticus abgelagert werden und den axoplasmatischen Fluß behindern, verantwortlich sein.

Tabak-Alkohol-Amblyopie

- Bezüglich der VEP-Veränderungen bei chronischem Alkoholismus gibt es unterschiedliche Befunde, die vermutlich auf den unterschiedlichen Ausprägungsgrad der Erkrankung zurückzuführen sein dürften.

- Häufig steht eine Amplitudenverminderung und -verbreiterung des P100-Komplexes als Ausdruck der axonalen Degeneration im Vordergrund. Im fortgeschrittenem Stadium können milde bis mittelgradig ausgeprägte Gipfelzeitverlängerungen auftreten (Abb. 35.31).

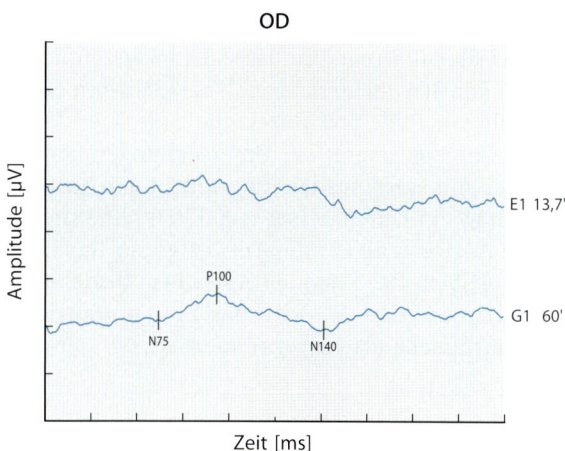
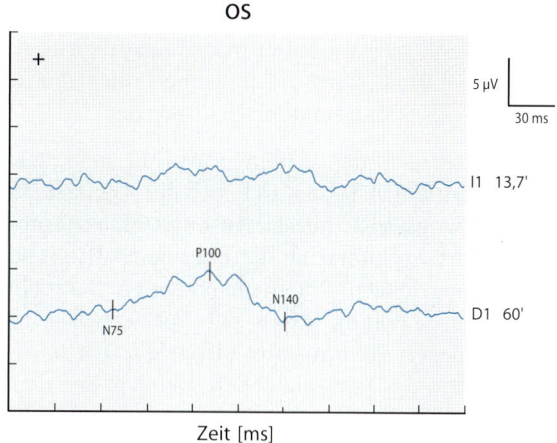

Abb. 35.31. Tabak-Alkohol-Amblyopie. Lediglich mit größeren Reizmustern sind plumpe und v. a. am linken Auge verlängerte P100-Komponenten ableitbar. *P100* P100-Komponente; *N75* N75-Komponente; *N140* N140-Komponente. Reizmustergrößen (*13,7′* und *60′*), Polarität des Signals (+/–)

4.8.11
Endokrine Orbitopathie

■ Die pVEP können hier eine wichtige Hilfe zum Ausschluß einer kompressiv bedingten Optikusneuropathie sein.

■ Frühveränderungen waren bereits bei Stadium 2 (Donaldson-Index, American Thyroid Association) bei noch unverändertem Sehvermögen in den pVEP nachweisbar. Die Latenzverlängerungen (geringer als bei Demyelinisierung) und Amplitudenverminderungen sind nach adäquater Therapie weitgehend reversibel, so daß die pVEP neben der Klinik als Monitoring zum Therapieverlauf und zur Progression herangezogen werden können (Abb. 35.32).

4.8.12
Albinismus

■ Sowohl beim okulären als auch okulokutanen Albinismus stehen die Augensymptome mit unterschiedlich starker Ausprägung im Vordergrund. Nystagmus und Visusverminderung sind meist vorhanden und auf eine foveale Hypoplasie zurückzuführen. Die Pigmentierungsstörung betrifft alle uvealen Schichten, eine Transillumination der Iris kann oft im regredienten Licht nachgewiesen werden. Neben einer verminderten Anzahl ungekreuzter Nervenfasern sind Anomalien in der Schichtung im Corpus geniculatum laterale und des Verlaufes der Sehbahn zum okzipitalen Kortex sowie eine inkomplette Migration von Zapfen und Ganglienzellen

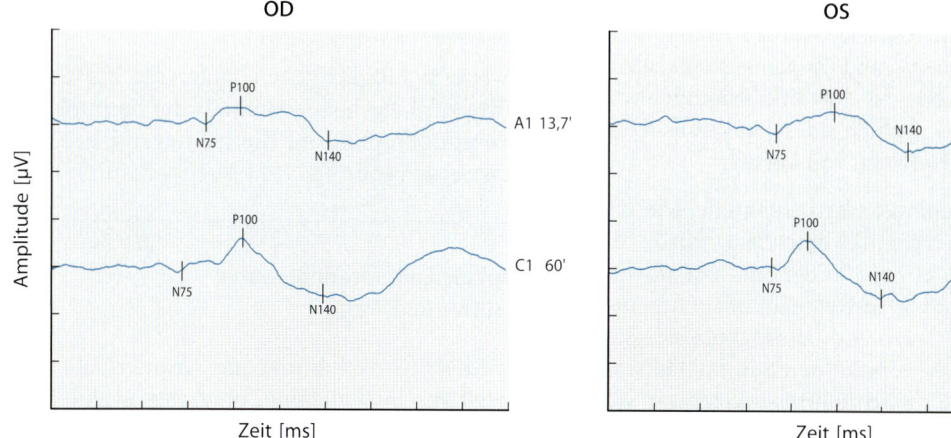

Abb. 35.32. Endokrine Orbitopathie. Im Vordergrund steht eine links (*OS*) mehr als rechts (*OD*) ausgeprägte Leitungsverzögerung der P100-Komponente. Reizmuster (*13,7′, 60′*), Polarität des Signals (+/–)

in die zentrale Retina festgestellt worden. Während eine erhebliche Variabilität in der Ausprägung der Befunde auftritt, wird die abnorme Projektion der Sehbahn als pathognomonisch angesehen.

■ Als Korrelat der erhöhten Anzahl gekreuzter Sehnervenfasern lassen sich bei der Ganzfeldreizung vorzugsweise mit Pattern-onset/offset-Stimuli erhebliche Asymmetrien der über dem okzipitalen Kortex abgeleiteten Potentiale erkennen. Bei mehrkanaliger Ableitung lassen sich vorzugsweise mit monokularer Pattern-onset-offset-Stimulation jeweils über der kontralateralen Hemisphäre deutliche P100-Komponenten, hingegen deutliche kleinere Antworten über der ipsilateralen Hemisphäre ableiten.

4.8.13
Kortikale Blindheit

In den meisten Fällen wird eine ausgeprägte Amplitudenverminderung bis hin zu nicht mehr reproduzierbaren pVEP-Antworten ableitbar sein. Nicht selten lassen sich in den Blitz-VEP noch Restpotentiale evozieren. Sofern die fovealen Fasern noch erhalten sind, ist in Einzelfällen sogar eine vorhandene Antwort auf pVEP-Reize nachgewiesen worden, was für die starke Dominanz der Fovea in der Sehrinde und für deren Bedeutung bei den pVEP spricht.

5
Multifokale Elektroretinographie (MF-ERG)

5.1
Vorbemerkungen

■ Mit Hilfe der Ganzfeld-ERG werden Summenantworten des Stäbchen- und Zapfensystems abgeleitet. Diese Methode ist für Erkrankungen mit generalisierten Dystrophien oder Funktionsbeeinträchtigungen der Netzhaut von Vorteil.

■ Sind lediglich kleinere Netzhautanteile, wie z.B. ausschließlich die Makula, betroffen, würde die Funktionsbeeinträchtigung in der Summenantwort der übrigen noch intakten Netzhautareale untergehen und „verdeckt" werden, da die Makula lediglich einen Anteil von 10–15% an den Summenantworten des ERG hat. Dies wird dadurch erklärt, daß sich im Umkreis von 1,5 mm um die Foveola lediglich 2% und in den zentralen 20° lediglich 9–10% der gesamten Zapfenpopulation befinden. Bei kleineren Lichtstimuli werden außerdem auch intakte Netzhautareale miterregt. Dies läßt sich im wesentlichen durch den Streulichteffekt auch bei kleineren Lichtstimuli via Reflexion durch die Sklera erklären. Nach tierexperimentellen Untersuchungen können Narben mit einer Ausdehnung von 20° am hinteren Pol (etwa ein Durchmesser von 3 PD) ohne signifikante Auswirkung auf die Antworten im Ganzfeld-ERG bleiben. Bei Läsionen mit einer Ausdehnung zwischen 20° und 60° wird das ERG proportional zur betroffenen Fläche vermindert.

5.2
Techniken der fokalen Elektroretinographie

■ Bisherige Techniken zur Ableitung eines fokalen ERG benutzten einen kleinen Flimmerlichtstimulus, der via handgehaltenem Stimulator auf das betroffene Areal projiziert wird. Zur Unterdrückung des Streulichteffektes ist der Flimmerlichtstimulus (42 Hz, 3°) von einem Ring konstanter Helligkeit (10°) umgeben.

■ Mit dieser Methodik zeigte sich eine Korrelation der fokalen ERG-Amplitude mit dem Visus. Bei der altersbedingten Makuladegeneration wurden Amplitudenverminderungen in betroffenen und Latenzverlängerungen in nichtbetroffenen Augen festgestellt. Auch bei M. Stargardt, Retinopathia pigmentosa und zentral seröser Chorioretinopathie wurden Amplitudenveränderungen festgestellt. Nachteile sind Messungen lediglich kleiner Areale, die zuvor detektiert werden müssen, um den Stimulus auf die richtige Lokalisation zu richten. Zudem müssen viele Messungen und viele Mittelungen durchgeführt werden, um Auskunft über die Funktion des hinteren Pols in Form einer topographischen Karte zu erhalten und um das Signal-Rauschen-Verhältnis zu optimieren.

■ Erweiterte Möglichkeiten bietet die auf Sutter und Tran zurückgehende Methode der multifokalen Elektroretinographie, auf die im folgenden eingegangen werden soll.

5.3
Multifokale Elektroretinographie nach Sutter und Tran

■ Die MF-ERG nach Sutter und Tran erlaubt eine gleichzeitige Untersuchung, objektive Evaluierung und topographische Kartierung („mapping") der Netzhautfunktion von einer großen Anzahl lokaler Netzhautareale im Bereich des zentralen Gesichts-

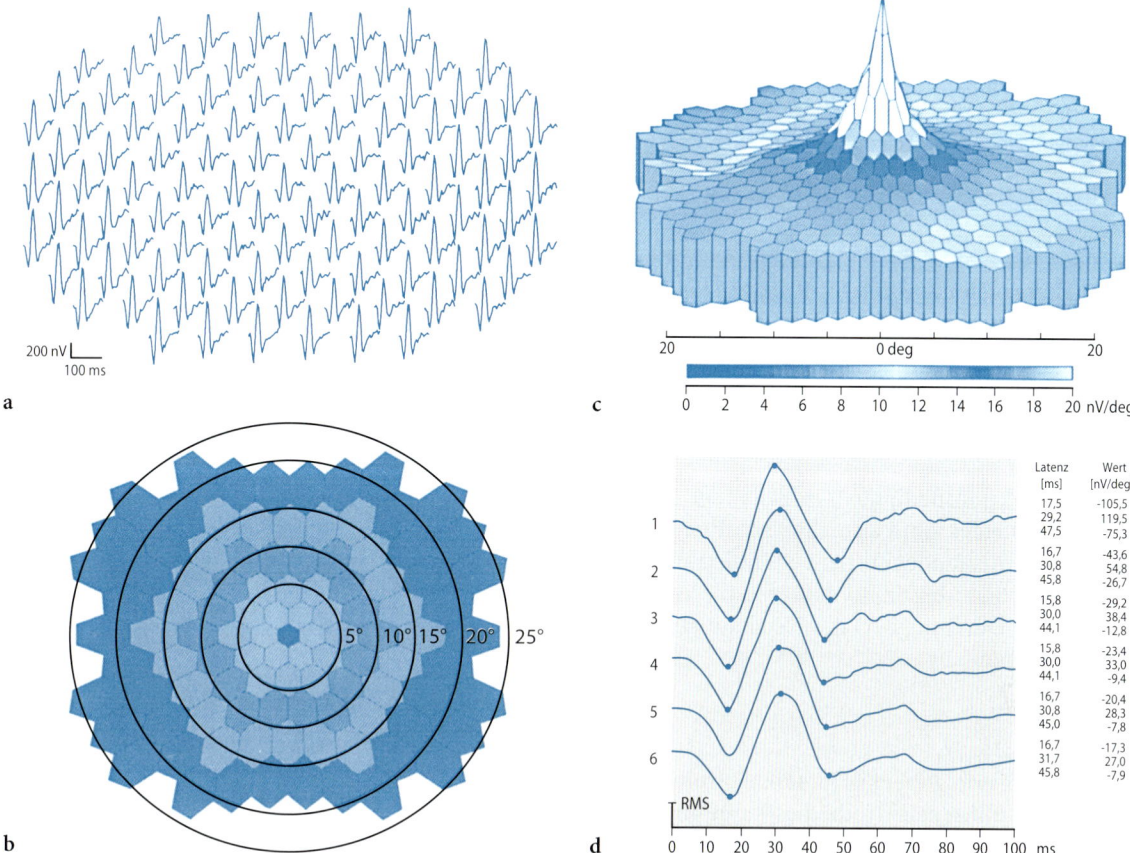

Abb. 35.33 a–d. Multifokales ERG. Normbefunde. **a** Fokale ERG-Antworten („trace arrays") ermittelt mit 103 hexagonalen Stimuli im zentralen 25°-Bereich (**b**). **c** Dreidimensionale Darstellung (Skalarprodukt) der in **a** gezeigten Antworten. **d** Einteilung der fokalen ERG-Antworten in 5 um das Zentrum angeordnete Ringgruppen (**b**). Die Höhe der Amplitude bezieht sich auf die Fläche der jeweiligen Ringgruppen (nV/deg^2)

feldes und deckt etwa 35% der gesamten Zapfenpopulation ab (Abb. 35.33 a–d).

■ Die Stimulation der unterschiedlichen Areale am hinteren Pol erfolgt gleichzeitig und unabhängig voneinander in Form einer pseudorandomisierten Stimulation. Durch die kurze Ableitungszeit wird die Gefahr von Artefaktüberlagerungen möglichst gering gehalten. Sofern Artefakte vorkommen, betrifft dies die Antworten aller Felder.

5.3.1
Methode

Stimulation

■ Die Stimulation erfolgt über einen Computermonitor mit einer Bildfrequenz ≥75 Hz. Das Stimulationsfeld besteht aus dicht gepackten hexagonalen (61, 103 oder 241) Feldern. Die Größe der hexagonalen Elemente des Stimultionsfeldes ist im Zentrum etwa 4,7mal kleiner als in die Peripherie, um die höhere Rezeptordichte im Zentrum zu berücksichtigen und um ein gleichmäßiges Signal-Rauschen-Verhältnis für das gesamte untersuchte Feld zu erhalten. Die Leuchtdichte jedes Hexagons wird unabhängig voneinander entsprechend einer pseudorandomisierten binären m-Sequenz moduliert, so daß innerhalb dieser Sequenz jedes Hexagon unabhängig voneinander zwischen schwarz und weiß alterniert. Die mittlere Leuchtdichte des Stimulus beträgt in unserem Labor 100 bzw. 150 cd/m² und der Kontrast 97%.

Fixation

■ Die Fixation des Patienten im Zentrum des Stimulusfeldes kann durch ein zentrales Kreuz oder auch wahlweise bei einem Zentralskotom durch ein über den gesamten Stimulus laufendes schmales diagonales Kreuz erleichtert werden.

- Zur Kontrolle der Fixation verwenden wir eine Kamera, die zwischen Patient und Stimulationsmonitor geschaltet ist. Der Patient blickt durch die Kamera hindurch auf den Stimulationsmonitor. Auf der Seite des Patienten kann die Refraktion angebracht werden.

Refraktion

- Die Untersuchung erfolgt mit bester Refraktion und in Mydriasis, um eine möglichst scharfe Abbildung des Stimulusfeldes auf die Retina gewährleisten zu können. Neuere Untersuchungen jedoch konnten keinen signifikanten Einfluß eines Refraktionsdefizites von +5 bis –5 dpt nachweisen.

- Die refraktionsbedingte Größenänderung des Stimulationsfeldes kann anschließend über die Änderung des Abstandes Patient-Stimulationsmonitor ausgeglichen werden, so daß etwa die zentralen 20 × 25° (im Durchmesser) der Netzhaut stimuliert werden können.

Elektroden

Die Ableitung erfolgt bei uns monokular mit Burian-Allen-Kontaktlinsenelektroden, es kann aber auch wahlweise mit anderen Elektroden, z. B. DTL-Elektroden und binokular abgeleitet werden. Der Vorteil der Kontaktlinsenelektroden liegt in der besseren Fixation des Auges, der Minimierung von Lidartefakten und der kombinierten Elektrode (aktiv/Referenz). Eine Erdungselektrode wird an der Mitte der Stirn angebracht.

Verstärker und Filter

Die Verstärkung der Signale beträgt 100000, die Filterung erfolgt mit Hilfe eines Bandpasses von 3–300 Hz. Das Signal wird mit etwa 1200 Hz abgetastet und mit einer Abtastrate von 16/Bildfrequenz digitalisiert.

Stimulationssequenz und Aufzeichnung

Die Stimulation erfolgt mit einer Sequenzdauer von etwa 8 min in Abschnitten von 60 s, um dem Patienten kurze Pausen zu ermöglichen. Um eine möglichst präzise Isolierung der fokalen Antwort zu gewährleisten, ist der Durchlauf der gesamten Sequenz über z. B. 8 min empfohlen. Die Qualität der Antworten wird online kontrolliert, so daß im Falle von Artefaktüberlagerungen die einzelnen Sequenzphasen entfernt werden und ggf. wiederholt werden können. Die Ergebnisse werden in relativ kurzer Zeit abgeleitet. Eine Stimulation mit 2^{14} (16384) Leuchtdichtewechsel/Hexagon kann in etwa 8 min durchgeführt werden.

Analyse der Antworten

- Die so für jedes Feld (Hexagon) erhaltenen lokalen ERG-Antworten werden nach einem m-transform-Algorithmus aus dem Gesamtsignal extrahiert. Dabei wird der Anteil der jeweils fokalen Antwort an der Gesamtantwort durch eine Kreuzkorrelation mit der Stimulationssequenz extrahiert (s. Abb. 35.33). Ein mathematisches Verfahren dient zur Berechnung der lokalen ERG-Komponenten.

  - Durch die Analyse der Kernel höherer Ordnung, die durch die Interaktion zwischen aufeinanderfolgenden Stimuli repräsentiert ist, können Informationen über in der Gesamtantwort enthaltene nichtlineare Komponenten erhalten werden. Lineare und nichtlineare Komponenten der fokalen Antworten werden durch eine Kreuzkorrelationstechnik mit der Stimulationssequenz aus der Gesamtantwort extrahiert.
  - Das Kernel 2. Ordnung hat überwiegend nichtlineare Komponenten und dürfte u.a. auch Anteile der inneren und innersten Netzhautschichten als Generator enthalten. Durch Extraktion kann eine „Optic-nerve-head"-Komponente, die eine reine Ganglienzellkomponente darstellt, erhalten werden.
  - Das Kernel 1. Ordnung enthält überwiegend lineare Komponenten und weist bezüglich der Antwortkomponenten große Übereinstimmung mit den Antworten der Ganzfeld-ERG und damit der äußeren und mittleren Netzhautschichten auf. Die Antworten 1. Ordnung repräsentieren mittlere lokale Reizantworten auf die lokale Stimuli. Diese mittlere lokale Reizantwort wird für jedes Hexagon durch die Differenz der Antworten auf einen weißen und einen schwarzen Stimulus gebildet.

- Es können Antwortgruppen gebildet werden. Meist werden um das Fixationszentrum angeordnete Ringgruppen gebildet und die entsprechende Antwort pro Netzhautfläche für jede Ringgruppe errechnet.

- Da diese Antwortextraktion für jedes Feld erfolgt, erhält man eine topographische Antwortkarte und Auskunft über die mittlere Antwortdichte für jedes stimulierte Netzhautareal.

- Diese fokalen ERG-Antworten werden mit der geschätzten Dichte der Zapfenpopulation bei Gesunden korreliert, und es besteht auf der Basis des Skalarproduktes die Möglichkeit einer 2- und 3-dimensionalen Darstellung der Ergebnisse. Somit erhält man Auskunft über die topographische Verteilung der Antwortdichte.

- Das Skalarprodukt errechnet sich aus dem Punktprodukt der lokalen Wellenform mit einer Vorlage („template"). Als Vorlage kann die normalisierte mittlere Antwort einer Gruppe (meist eines Ringes, zu der die fokale Antwort gehört) oder die normalisierten Antworten des gesamten Meßbereiches herangezogen werden. Es können auch gemittelte und normalisierte fokale Reizantworten von Gesunden dienen. Das Skalarprodukt ist weniger anfällig gegenüber Artefaktüberlagerungen (Eingehen der gesamten Wellenform und nicht nur einzelner Gipfelpunkte) und erlaubt eine Darstellung von Latenz- und Amplitudenabweichungen.

5.3.2
Indikationen

Die Möglichkeiten, die die MF-ERG derzeit bietet, lassen eine vollständige Indikationsliste noch nicht absehen.

Unklare Visusminderung

Die MF-ERG trägt neben anderen elektrophysiologischen Methoden dazu bei, die Ebene der Funktionseinschränkung zu evaluieren. Es können auch Gesichtsfeldausfälle (> 5°) objektiviert werden.

Abb. 35.34. M. Stargardt. Trace arrays und Skalarprodukt. Im Vergleich zu einem Normbefund lassen sich v. a. im Zentrum deutlich reduzierte Amplituden erkennen

Hereditäre Makulaerkrankungen

Nicht selten können hier bereits vor morphologischen Veränderungen erste Funktionseinschränkungen mit Hilfe der MF-ERG erkannt werden.

Morbus Stargardt

Es zeigen sich Amplitudenverminderungen im MF-ERG bereits vor Auftreten morphologischer Veränderungen, während Verlängerungen der Gipfelzeiten z.T. (10%) in fortgeschrittenen Stadien anzutreffen sind (Abb. 35.34).

Zapfendystrophien

Bei Zapfendystrophien zeigen sich hochgradig reduzierte bis nicht mehr nachweisbare Antworten im gesamten Meßbereich, während die Gipfelzeiten erheblich verlängert sind. Die Befunde sind in der Regel ausgeprägter als beim M. Stargardt.

Okkulte Makuladystrophie

Merkmale sind eine progrediente Abnahme der Sehschärfe bei regelrechtem Fundusbefund. Die MF-ERG stellt den Schlüssel zur Diagnose dar und weist durch eine signifikante Reduktion der Amplituden im Zentrum auf eine Dysfunktion des Zapfensystems hin.

Toxische Makulopathien

- Chloroquin
Es zeigt sich eine Amplitudenreduktion im Zentrum als Korrelat einer beginnenden Chloroquinmakulopathie.

- Thallium
Eine Amplitudenreduktion und Latenzverlängerung der pVEP weist auf eine Leitungsstörung der

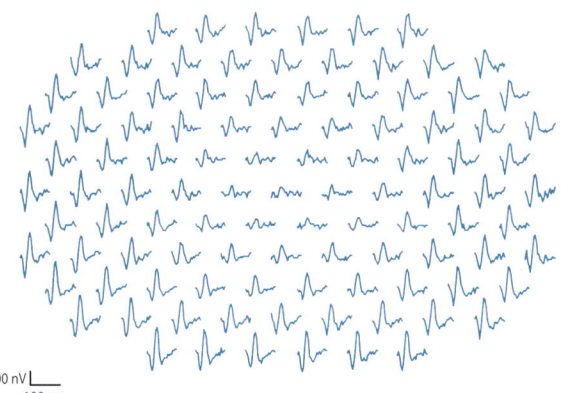
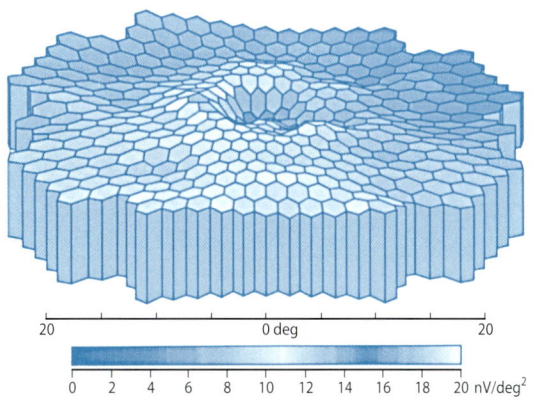

Sehbahn hin. Zusätzlich weist eine Amplitudenreduktion in den zentralen 10° in der MF-ERG auf einen Leitungsblock in den Bipolarzellen hin.

■ Vigabatrin

Die MF-ERG kann zusammen mit den übrigen elektrophysiologischen Untersuchungsmethoden den Schädigungsort identifizieren, der vermutlich in den inneren Netzhautschichten liegen dürfte.

Altersbedingte Makuladegeneration (AMD)

Bei der altersbedingten Makuladegeneration lassen sich z.T. Unterschiede in der Antwortdichte sowie den Gipfelzeiten des Kernels 1. Ordnung nachweisen (Abb. 35.35). Diese Unterschiede sind gegenüber dem Normkollektiv und im Vergleich von trockenen und feuchten Formen der AMD signifikant. Als longitudinales Monitoring vor und nach therapeutischen Eingriffen (Laserkoagulation, photodynamische Therapie, chirurgische Verfahren) kann die MF-ERG frühzeitige Hinweise für Veränderungen der retinalen Funktion geben. Ergänzende Hinweise zur Beurteilung der Wirksamkeit einer Therapie im Erkrankungsverlauf sind mit Hilfe der MF-ERG möglich.

Stäbchen-Zapfen-Dystrophie

Im Gegensatz zum M. Stargardt zeigen sich bei der Retinopathia pigmentosa neben Amplitudenverminderungen ausgeprägte Verlängerungen der Gipfelzeiten, die zur Peripherie hin zunehmen (Abb. 35.36).

Enhanced-s-cone-sensitivity-Syndrom

Im Zentrum (foveal) konnten grenzwertig normale Antworten abgeleitet werden, während in den übrigen parazentralen und peripheren Ableitorten

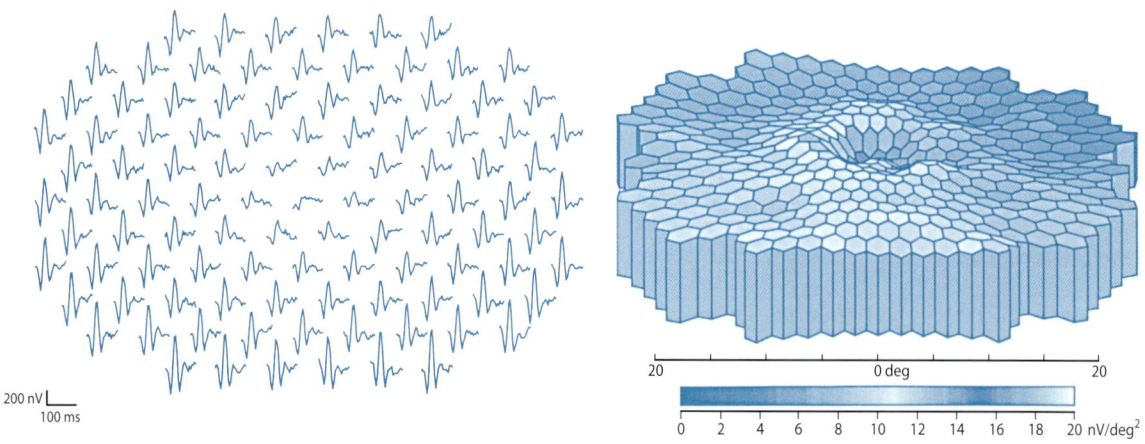

Abb. 35.35. Altersbedingte Makuladegeneration. Im Zentrum deutlich reduzierte Amplituden und verlängerte Gipfelzeiten bei einem Patienten mit klassischer subfoveolärer chorioidaler Neovaskularisation

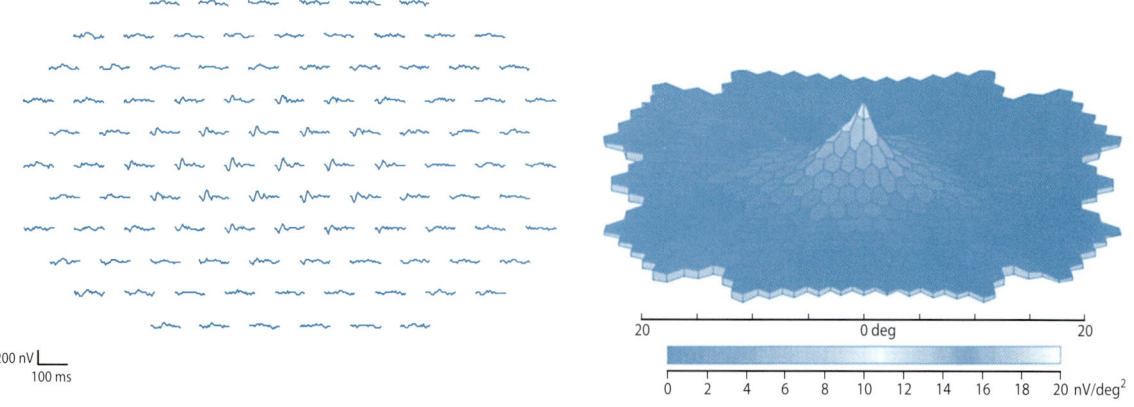

Abb. 35.36. Retinopathia pigmentosa. Anordnung der fokalen Antworten (Trace arrays) und Skalarprodukt. Im Gegensatz zu Abb. 35.34 lassen sich v.a. peripher deutlich reduzierte Amplituden und verlängerte Gipfelzeiten darstellen

typische verspätete und hohe Antworten erkennbar waren, wie sie bereits vom Ganzfeld-ERG bei dieser Erkrankung bekannt sind. Die Befunde im Zentrum könnten ein Hinweis auf eine vorhandene Rot- und Grünzapfenfunktion sein und das regelrechte Farbensehen bei diesen Patienten erklären.

Retinopathia centralis serosa

Gegenüber der Norm subnormale Amplituden und verlängerte Gipfelzeiten konnten sowohl im Bereich der serösen Exsudation als auch außerhalb des Bereiches am hinteren Pol nachgewiesen werden. Auch am nicht betroffenen Auge konnten gegenüber der Norm subnormale Amplituden und Gipfelzeiten nachgewiesen werden.

Diabetische Retinopathie

Bei Patienten mit klinisch vorhandener nichtproliferativer diabetischer Retinopathie waren reduzierte Amplituden und verlängerte Gipfelzeiten (Kernel 1. und 2. Ordnung) über dem gemessenen Gebiet ableitbar. Hingegen waren bei Diabetikern ohne klinisch sichtbare Retinopathie lediglich die Amplituden des Kernels 2. Ordnung reduziert. Während bei Diabetikern mit klinisch apparenter Retinopathie Funktionsstörungen in den äußeren Netzhautschichten vorhanden sind, weisen die Ergebnisse auf bereits relativ früh vorhandene Funktionsbeeinträchtigungen der inneren Netzhautschichten hin, die auch schon ohne sichtbare diabetische Retinopathie vorhanden sind.

Makulaforamina

Reduzierte Amplituden in der multifokalen ERG beschränken sich nicht nur auf das mit dem Makulaforamen korrespondierenden Areal, sondern sind auch in der parafovealen Region nachweisbar. Postoperativ konnte im parafovealen Bereich bis zu einem Jahr nach der Operation eine kontinuierliche Verbesserung der Amplituden gemessen werden.

Glaukomdiagnostik

Mit Hilfe einer speziellen Stimulusanordnung können multifokale pVEP über der Sehrinde abgeleitet werden. Amplitudenverminderungen zeigten eine gute Korrelation mit Gesichtsfeldausfällen bei Glaukompatienten. Selbst bei regelrechten Gesichtsfeldern waren bei gleichzeitiger glaukomatöser Papillenexkavation reduzierte Amplituden vorhanden. Es wurde vermutet, daß Veränderungen der multifokalen VEP jenen im Gesichtsfeld vorausgehen.

WEITERFÜHRENDE LITERATUR

Alexandridis E, Krastel H (1997) Elektrodiagnostik in der Ophthalmologie. Springer, Berlin Heidelberg New York Tokyo

Arden GB, Barrada A, Kelsey JH (1962) New clinical test of retinal function based on the standing potential of the eye. Br. J Opthalmol 46:449

Bach M, Pfeiffer N (1992) Pattern-electroretinogram reflects fine diffuse retinal damage in early glaucoma. Clin Vis Sci 7:335

Bach M, Holder GE (1996) Check size of the pattern electroretinogram: a reappraisal. Doc Opthalmol 92:193

Bears MA, Sutter EE, Lerner L (1994) Imaging retinal damage with multi input electroretinogram. In: Vision science and its applications, OSA Technical Digest Series, vol 2. Optical Society of America, Washington DC

Entenmann B (1996) Elektrooculographie. Dissertationsschrift, Universität, Tübingen

Heckenlively JR, Arden GB (eds) (1991) Principles and practive of clinical electrophysiology of vision. Mosby, St. Louis

Holder GE (1987) Significance of abnormal pattern electroretinography in anterior visual pathway dysfunction. Br J Ophthalmol 71:166

Holder GE (1997) The pattern electroretinogram in anterior visual pathway dysfunction and its relationship to the pattern visual evoked potential: a personal clinical review of 743 eyes. Eye 11:924

Hood D, Birch DG (1996) b wave of the scotopic (rod) electroretinogram as a measure of the activity of human on-bipolar cells. J Opt Soc Am A 13:623

Huber A, Kömpf D (Hrsg) (1998) Klinische Neuroophthalmologie. Thieme, Stuttgart

Jiménez-Sierra JM, Ogden TE, Van Boemel GB (1989) Inherited retinal diseases: a diagnostic guide. Mosby, St. Louis

Kellner U (1996) Die progressiven Zapfendystrophien. Enke, Stuttgart

Newsome DA (1988) Retinal dystrophies and degenerations. Raven, New York

Niemeyer G (1976) c-waves and intracellular responses from the pigment epithelium in the cat. In: Täumer R (Hrsg) Electrooculography – its clinical importance, Bibliotheca ophthalmologica Nr. 85. Karger, Basel

Niemeyer G (1991) Indications for rod-cone Ganzfeld electroretinography. Folia Ophthalmol Jpn 42:194

Niemeyer G (1998) Elektroretinographie. In: Huber A, Kömpf D (Hrsg) Klinische Neuroophthalmologie. Thieme, Stuttgart

Niemeyer G (1998) Kongenitale Amaurose Leber: Diagnose, Verlauf und Differentialdiagnose. Klin Monatsbl Augenheilkd 212:309

Niemeyer G (1999) Vom Symptom zur Elektroretinographie-Diagnose. Klin Monatsbl Augenheilkd 214:328

Niemeyer G, Demant E (1983) Cone and rod ERGs in degenerations of the central retina. Graefes Arch Clin Exp Ophthalmol 220:201

Niemeyer G, Grbovic B, Gloor B (1993) Elektroretinographie-Diagnostik beim Kleinkind. Klin Monatsbl Augenheilkd 202:417

Plant GT (1995) Recent advances in the electrophysiology of visual disorders. Curr Opin Ophthalmol 6:54

Stöhr M, Dichgans J, Buettner UW, Hess CW, Altenmüller E (1998) Evozierte Potentiale. Springer, Berlin Heidelberg New York Tokyo

Sutter EE, Tran D (1992) The field topography of ERG components in man – I. The photopic luminance response. Vision Res 32:433

Zrenner E (1983) Grundlagen elektrophysiologischer Untersuchungsmethoden in der Augenheilkunde. In: Lund OE, Waubke T (Hrsg) Degenerative Erkrankungen des Auges. Bücherei des Augenarztes, Bd 97. Enke, Stuttgart

Zrenner E (1983) Neurophysiological aspects of color vision in primates. Springer, Berlin Heidelberg New York Tokyo

Zrenner E (Hrsg) (1984) Special tests of visual function. Developments in opthalmology. Karger, Basel

Zrenner E (1989) The physiological basis of the pattern-electroretinogram. Prog Retinal Res 9:427

Glaukomdiagnostik

1   Die Messung des Augeninnendruckes   1035
1.1   Impressionstonometrie   1036
1.2   Applanationstonometrie   1036
1.3   Mackay-Marg-Tonometrie   1037
1.4   Non-contact-Tonometrie   1037

2   Provokationstests   1037

3   Gonioskopie   1038

4   Tonographie   1038

Die in diesem Kapitel besprochenen speziellen Tests verlieren zunehmend an Bedeutung. Die moderne Glaukomdiagnostik bedient sich heute neben der Messung des Augeninnendrucks und der Perimetrie zunehmend neuer bildgebender Verfahren und psychophysischer Untersuchungsmethoden (s. Kap. 34 und 35). Neben der Gonioskopie ist auch die Ultraschallbiomikroskopie mittlerweile fester Bestandteil der Glaukomdiagnostik, insbesondere beim Engwinkelglaukom und bei Irisanomalien (s. Kap. 39).

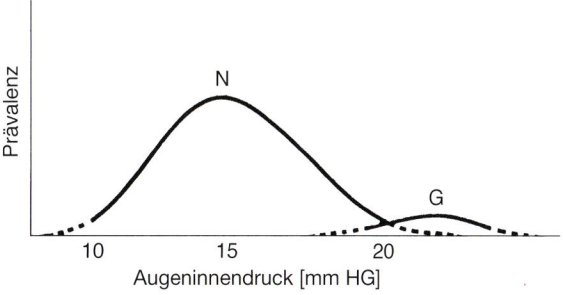

Abb. 36.1. Theoretische Verteilung der Augeninnendruckwerte bei nichtglaukomatösen (*N*) Individuen und bei Glaukompatienten (*G*), die eine Überlappung der beiden Gruppen zeigt (die *gestrichelten* Linien markieren den Bereich der unsicheren Zuordnung in den Randverteilungen beider Gruppen). (Aus Shields u. Krieglstein 1993)

■ Die Messung und Interpretation des Augeninnendrucks ist neben der Untersuchung von Papille und Gesichtsfeld ein wesentlicher Bestandteil der Glaukomdiagnostik. Das Ergebnis der Druckmessung ist von zahlreichen Einflußfaktoren abhängig. Von Goldmann wurde eine mathematische Beziehung zwischen Augeninnendruck und Kammerwasserproduktion sowie Kammerwasserabfluß hergestellt:

$$P_0 = F/C + P_e$$

Der Intraokulardruck P_0 [mm Hg] ist direkt proportional der Kammerwassersekretionsrate F [µl/min] und umgekehrt proportional der Kammerwasserabflußfazilität C. P_e = episkleraler Venendruck [mm Hg].

■ Die Festlegung eines „normalen" Augeninnendrucks stellt ein statistisches Problem dar: Die Verteilung in der Bevölkerung entspricht angenähert einer Normalverteilung nach Gauss, jedoch mit leicht positiver Schiefe – d.h. zu höheren Drücken hin auslaufend. Abbildung 36.1 zeigt die theoretische Verteilung der Augeninnendruckwerte bei nichtglaukomkomatösen Individuen und bei Glaukompatienten.

■ Besonders wichtig ist die Tageszeit der Messung; wie bei zahlreichen anderen physiologischen Funktionen besteht ein zirkadianer Verlauf der Augeninnendruckkurve mit Druckspitzen am frühen Morgen (um 6–8 h) und spät in der Nacht (zwischen 22 h und 3 h morgens). Bei Normalpatienten liegt die Variationsbreite um 3–4 mm Hg; bei Glaukompatienten besteht eine deutlich höhere Schwankungsbreite (11–18 mm Hg). Tabelle 36.1 zeigt eine Zusammenstellung von wichtigen Faktoren, die den Augeninnendruck beeinflussen sowie mögliche Fehlerquellen bei der Messung.

1 Die Messung des Augeninnendruckes

■ Die Messung des Augeninnendruckes kann mittels 2 verschiedener Verfahren erfolgen:

- Indentation oder Impression (Schiötz-Tonometrie).
- Applanation (nach Goldmann).

Tabelle 36.1. Einflußfaktoren auf den Augeninnendruck/Fehlerquellen bei der Messung

Faktor	Einfluß auf den Augeninnendruck
Alter	Der Augeninnendruck steigt mit zunehmendem Lebensalter leicht an.
Geschlecht	Der Augeninnendruck ist bei Frauen im Durchschnitt etwas höher als bei Männern.
Meßinstrument	Die mit dem Schiötz-Tonometer gemessenen Werte sind etwas niedriger als die mittels Applanationstonometrie gemessenen Werte; insgesamt gibt es mehr Einflußfaktoren bei der Schiötz-Tonometrie.
Blutdruck	Der Augeninnendruck ist bei Patienten mit hohem Blutdruck etwas höher als bei Patienten mit normalem Blutdruck.
Körperposition	Der Augeninnendruck ist im Sitzen niedriger als im Liegen.
Druck durch die Lider	Lidschluß (bei angespannten Patienten) kann zu falsch hohen Meßwerten führen.
Tageszeit	Höhere Augeninnendruckwerte in den frühen Morgenstunden und spät in der Nacht.
Wiederholte Tonometrie	Wiederholte, hintereinander durchgeführte Augeninnendruckmessungen führen zu einer Druckerniedrigung.
Kinder/Anästhesie	Kleinkinder in tiefer Narkose haben einen niedrigeren intraokularen Druck als im Wachzustand.
Unterschied zwischen beiden Augen	Die meisten Patienten haben ähnliche Druckwerte in beiden Augen oder nur einen leichten Unterschied von etwa 1–3 mm Hg; differieren die Werte um 3–5 mm Hg oder mehr, besteht Glaukomverdacht.
Hydratation	Die Zufuhr großer Mengen an Wasser oder anderer hypotoner Lösungen erhöht den Augeninnendruck.
P_e (episkleraler Venendruck)	Faktoren, die den episkleralen Venendruck erhöhen, können zu erhöhten Augeninnendruckwerten führen (sogar ein fester Kragen, eine Krawatte oder Luftanhalten können so zu erhöhten Augeninnendruckwerten führen).
Andere	Allgemeinmedizinischer Zustand, Medikamenteneinnahme: Diuretika, Marihuana, Stimulanzien, Antidepressiva, Sedativa usw., psychische Verfassung, endokrine Erkrankungen, z. B. Schilddrüsenerkrankungen, Angespanntheit, Ausgeglichenheit usw.
Meßfehler	Untersucher- und Instrumentenfehler (Figuren nicht richtig eingestellt, nichtgeeichte Geräte usw.).
Hornhautmittendicke	Die Hornhautmittendicke korreliert positiv mit dem applanatorisch gemessenen Augeninnendruckwerten.

1.1 Impressionstonometrie

■ Das Instrument, das auf die Hornhaut aufgesetzt wird, besteht aus einem Handhalter, einer Fußplatte und einem koaxialen Stift. Das Ausmaß, um das der Stift die Hornhaut indentiert, ermöglicht eine Schätzung des Augeninnendruckes; bei den am häufigsten benutzten mechanischen Tonometern (meist nach Schiötz) erhält man über den Indentationswert einen Skalenwert, der anhand einer Eichtafel in mm Hg umgerechnet wird (Tabelle 36.2).

■ Gerade bei höheren Augeninnendruckwerten ist es wichtig, mit verschiedenen Gewichten zu messen.

■ Der Augeninnendruck ist nicht die einzige Variable, die das Ausmaß der Indentation bestimmt. Die Ausdehnungsfähigkeit des Bulbus – eine Funktion der Sklerarigidität – ist ein weiterer zu berücksichtigender Einflußfaktor; eine verminderte Sklerarigidität, wie sie beispielsweise bei hochmyopen Augen vorliegt, ergibt falsch niedrige Augeninnendruckwerte. Weitere, die Meßwerte verfälschende Einflußfaktoren sind eine falsche Plazierung des Instruments, Schmutz, defekte oder schlecht kalibrierte Meßgeräte und patientenbezogene Faktoren, wie z. B. Lidschlußreflex.

■ Neben dem klassischen Schiötz-Tonometer gibt es mittlerweile verschiedene elektronische Impressionstonometer mit digitaler Wertausgabe. Die Meßmethode ist der Applanationstonometrie jedoch insgesamt unterlegen.

1.2 Applanationstonometrie

Am häufigsten wird das Applanationstonometer nach Goldmann verwendet. Das Gerät ist an die

Tabelle 36.2. Eichskala für Schiötz-Tonometer

Tonometerwert	Gewicht/Augeninnendruck			
	5,5 g	7,5 g	10 g	15 g
0,0	41,5	59,1	81,7	127,5
0,5	37,8	53,2	75,1	117,9
1,0	34,5	49,8	69,3	109,3
1,5	31,6	45,8	64,0	101,4
2,0	29,0	42,1	59,1	94,3
2,5	26,6	38,8	54,7	88,0
3,0	24,4	35,0	50,8	81,8
3,5	22,4	33,0	46,9	76,2
4,0	20,6	30,4	43,4	71,0
4,5	18,9	28,0	40,2	66,2
5,0	17,3	25,8	37,2	61,8
5,5	15,9	23,8	34,4	57,6
6,0	14,6	21,9	31,8	53,6
6,5	13,4	20,1	29,4	49,9
7,0	12,2	18,5	27,2	46,5
7,5	11,2	17,0	25,1	43,2
8,0	10,2	15,6	23,1	40,2
8,5	9,4	14,3	21,3	38,1
9,0	8,5	13,1	19,6	34,6
9,5	7,8	12,0	18,0	32,0
10,0	7,1	10,9	16,5	29,6
10,5	6,5	10,0	15,1	27,4
11,0	5,9	9,0	13,8	25,3
11,5	5,3	8,3	12,6	23,3
12,0	4,9	7,5	11,5	21,4
12,5	4,4	6,8	10,5	19,7
13,0	4,0	6,2	9,5	18,1
13,5		5,6	8,6	16,5
14,0		5,0	7,8	15,1
14,5		4,5	7,1	13,7
15,0		4,0	6,4	12,6
15,5			5,8	11,4
16,0			5,2	10,4
16,5			4,7	9,4
17,0			4,2	8,5
17,5				7,7
18,0				6,9
18,5				6,2
19,0				5,6
19,5				4,9
20,0				4,5

Spaltlampe montiert und ermöglicht die Augeninnendruckmessung im Sitzen. Während das Schiötz-Tonometer die Hornhaut eindrückt und so auch zur Verdrängung von Kammerwasser führt, flacht das Applanationstonometer nur eine kleine, definierte Hornhautfläche (Durchmesser: 3,06 mm) ab und verdrängt somit weniger Volumen; der zur Abflachung erforderliche Druck (mm Hg) wird direkt gemessen; die Sklerarigidität spielt bei dieser Meßmethode eine wesentlich geringere Rolle als bei der Schiötz-Tonometrie. Die Meßwerte befinden sich daher wesentlich näher am tatsächlichen Intraokulardruck. Der erhebliche Einfluß der Hornhautmittendicke auf die Messung (pro 10 μm etwa 0,2–0,3 mmHg, evtl. sogar 0,7 mmHg) wurde bislang sicherlich unterschätzt. Zum einen bestehen bei Gesunden Erwachsenen deutliche Schwankungen (420–620 μm) der Hornhautdicke, zum anderen nimmt die Zahl refraktiv chirurgischer Eingriffe rasant zu. Es ist vorstellbar, daß zukünftig die Augeninnendruckmessungen mit einer Pachymetrie kombiniert und entsprechend korrigiert werden müssen.

1.3
Mackay-Marg-Tonometrie

Das Mackay-Marg-Tonometer ist ein elektronisches Tonometer, welches Elemente beider Tonometriesysteme (Applanation und Indentation) enthält; es wird v. a. bei Patienten mit irregulärer Hornhautoberfläche (z. B. nach Verätzung) eingesetzt. Es gilt als das einzige Gerät, mit dem unter solchen Umständen exakte Meßwerte erhalten werden.

1.4
Non-contact-Tonometrie

- Das Gerät wird auch „Air-puff-Tonometer" genannt; es ermöglicht eine Augeninnendruckmessung ohne Oberflächenanästhesie; die Zeit, die für die Abflachung der Hornhaut durch einen Luftstoß erforderlich ist, wird über ein optisches System bestimmt. Dieser Wert, der zum Augeninnendruck proportional ist, wird umgerechnet; der Meßwert für den Augeninnendruck wird digital ausgegeben.

- Bei höheren Augeninnendruckwerten sind die Meßwerte nicht sehr zuverlässig; bei Hornhautödem bzw. anderen Gründen für eine Irregularität der optischen Grenzfläche (z. B. nach Keratoplastik oder nach Salbenapplikation) kann das Gerät nicht benutzt werden.

2
Provokationstests

- Zur Frühdiagnose des Glaukoms wurden zahlreiche Provokationstests entwickelt. Diese haben sich jedoch überwiegend als nicht ausreichend aussagekräftig erwiesen und werden deshalb i. allg. nicht mehr empfohlen.

- Zu diesen Tests gehören der Wassertrinkversuch, die Kombination aus Wassertrinkversuch und Tonographie, der Steroidtest, der Pilocarpintest usw. Diese Tests beurteilen die Hydrodynamik des Auges, können jedoch nicht zuverlässig solche Augen herausfiltern, die einen glaukomatösen Sehnervenschaden/Gesichtsfeldschaden erleiden werden.

Mydriasistest

■ Bei diesem Test wird nur eine Auge untersucht; man appliziert ein schwaches Mydriatikum (z. B. Tropicamid 0,5%) in ein Auge. Ein Augeninnendruckanstieg von ≥ 8 mm Hg nach 1 h gilt als positiv.

Anmerkungen

■ Ein wirklich brauchbarer Test für das Offenwinkelglaukom sollte in irgendeiner Weise die Vulnerabilität des Sehnerven und die Wahrscheinlichkeit eines Gesichtsfeldschadens untersuchen; Untersuchungsparameter der z. Z. durchgeführten klinischen Tests für das Offenwinkelglaukom ist allerdings lediglich der Augeninnendruck; dies geschieht in der Annahme, daß Augeninnendruckmessungen unter bestimmten Bedingungen gut mit einem potentiellen Gesichtsfeldschaden korrelieren. Dieses Vorgehen erscheint praktikabler als die komplizierte Messung von Faktoren, die den Augeninnendruck beeinflussen. Elektrophysiologische Untersuchungen zur Differenzierung von Patienten mit okulärer Hypertension und solchen mit Glaucoma chronicum simplex haben bisher ebenfalls keine weite Verbreitung gefunden.

3
Gonioskopie

■ Aus optischen und anatomischen Gründen wird Licht, das in Richtung Kammerwinkel fällt, von der Hornhautoberfläche reflektiert, so daß diese Region nur mit einer zusätzlichen optischen Hilfe, dem Gonioskop, untersucht werden kann; man unterscheidet zwischen direkter und indirekter Gonioskopie. Beide Methoden haben bestimmte Vor- und Nachteile, so daß keine der beiden Gonioskopiemethoden favorisiert werden kann.

■ Eine Gonioskopie sollte bei allen Glaukompatienten oder glaukomverdächtigen Patienten durchgeführt werden; mit dieser Untersuchung erhält man wichtige Informationen über die der Augeninnendruckerhöhung zugrundeliegenden Pathomechanismen.

■ Weitere Veränderungen, bei denen eine Gonioskopie veranlaßt werden sollte, sind Uveitis, Tumorverdacht, Zysten, Fremdkörper im Kammerwinkel, Rubeosis iridis (Kammerwinkelneovaskularisationen). Bei manchen Operationen am Vorderabschnitt kann prä-, intra- oder postoperativ eine Gonioskopie notwendig sein.

■ Die häufigste Anwendung findet die Gonioskopie bei der Einteilung der Kammerwinkelweite; es wurden mehrere Systeme vorgeschlagen, wobei sich i. allg. die Einteilung nach Shaffer durchgesetzt hat. Ziel dieser Einteilungen ist es im wesentlichen, das Risiko eines Glaukomanfalls durch Winkelblock abzuschätzen.

■ Siehe auch Kap. 12 und Kap. 43.

4
Tonographie

■ Die Tonographie, die 1950 von W. Morton Grant eingeführt wurde, ist eine relativ einfache klinische Methode zur Bestimmung der Kammerwasserabflußfazilität (C); die Tonographie ist v. a. von wissenschaftlichem Interesse, da sie bei der Aufklärung bestimmter Pathomechanismen des Glaukoms von Nutzen sein kann. In der klinischen Routine wird diese Technik eher selten eingesetzt.

■ In der Regel wird die Untersuchung mit einem elektronischen Indentationstonometer durchgeführt; der Augeninnendruck wird kontinuierlich über 4 min gemessen; während dieser Zeit wird ein bestimmtes Kammerwasservolumen aus dem Auge in die Abflußwege gepreßt; die Menge an eliminierter Flüssigkeit und damit der Abfall des initialen Augeninnendruckes P_0 dient zur Schätzung der Abflußfazilität; die Messung unterliegt theoretischen und praktischen Fehlern, so daß die Resultate (C-Werte oder P_0/C-Werte) keine zuverlässigen Vorhersagen über den weiteren Verlauf der Erkrankung erlauben; heutzutage kann bei Diagnostik und Therapie der meisten Glaukome auf eine Tonographie verzichtet werden.

WEITERFÜHRENDE LITERATUR

Grehn F, Mackensen G (1993) Die Glaukome. Kohlhammer, Stuttgart
Shah S (2000) Accurate intraocular pressure measurement – The myth of modern ophthalmology. Ophthalmology 107:1805
Shields MB, Krieglstein GK (1993) Glaukom. Springer, Berlin Heidelberg New York Tokyo

Diagnostische Verfahren bei Hornhauterkrankungen

1	Endothelzellmikroskopie 1039
2	Konfokale Mikroskopie 1041
3	Hornhauttopographie 1041
3.1	Prinzip der Placido-Scheibe 1041
3.2	Keratoskopie und Videokeratographie 1042
3.2.1	Aufbau und Funktion der Videokeratographie 1042
3.2.2	Anwendungsbereiche der Hornhauttopographie 1042
4	Hornhautpachymetrie 1044
5	3-D-Topographie 1044

1 Endothelzellmikroskopie

■ Die einfache optische Darstellung des Endothels mit der Spaltlampenbiomikroskopie ist neueren und besseren Verfahren mit der Möglichkeit der Photodokumentation und quantitativen Analyse unterlegen.

■ Das Hornhautendothelmikroskop (Spiegelmikroskop) ist ein Auflichtmikroskop. Ein Lichtspalt wird dabei fast lotrecht auf die Hornhaut und damit auch auf die Hornhautrückfläche projiziert. Die leichte Abweichung des Beleuchtungswinkels von der Senkrechten zur Hornhautoberfläche bewirkt, daß im Beobachtungsstrahlengang das Bild des Endothels und der störende Reflex der Hornhautoberfläche nicht übereinander projiziert werden, sondern seitlich nebeneinander beobachtbar sind. Der relativ kleine Unterschied der Brechungsindices von Hornhaut und Kammerwasser führt dazu, daß ein nur geringer Teil des Lichtes (0,02%) von der Kammerwassergrenzfläche (Endothel/Kammerwasser) zurück in die Hornhaut reflektiert wird. Dieses reflektierte Licht erzeugt eine relativ lichtschwache Abbildung des Hornhautendothels, die über das Objektiv und Okular des Hornhautendothelmikroskops betrachtet und mit einem Videosystem aufgezeichnet werden kann. Ein Nachteil dieser Methode besteht darin, daß die Bildqualität gegen jede Form von Hornhauttrübungen störanfällig ist. Wird das Kammerwasser durch eine andere Flüssigkeit verdrängt (z. B. Silikonöl), ist eine Endothelspiegelmikroskopie ebenfalls nicht möglich.

■ Während das Beobachtungsfeld konventioneller Geräte zur Hornhautendothelmikroskopie ein etwa 0,1 mm² großes Bildfeld bietet, ist das jeweilige Beobachtungsfeld eines sog. Weitwinkel-Hornhautendothelmikroskopes etwa 1 mm² groß. Die rechnergestützte Auswertung ermöglicht die automatische Bestimmung der Endothelzelldichte und eine statistische Auswertung hinsichtlich Zellgröße und Zellform.

■ Es sind verschiedene Kontakt-Weitwinkel-Hornhautendothelmikroskope kommerziell verfügbar. Bei diesen Instrumenten ist ein direktes Aufsetzen der Optik auf die Hornhaut erforderlich. Mittlerweile ist auch ein Non-Kontakt-Endothelmikroskop erhältlich. Die Fokussierung der Optik auf das Auge bzw. das Endothel des Patienten erfolgt dabei rechnergesteuert.

■ Indikationen für eine Hornhautendothelmikroskopie:

- Vor Kataraktoperationen; insbesondere dann, wenn bereits ein intraokularer Eingriff durchgeführt wurde.
- Nach intraokularen Eingriffen, bei geplanter Anpassung von Kontaktlinsen mit verlängerter Tragezeit.
- Hornhautödem.
- Verdacht auf eine Hornhautdystrophie, insbesondere bei Cornea guttata (Fuchs-Endotheldystrophie) und Verdacht auf eine hintere polymorphe Hornhautdystrophie (Abb. 37.1) nach Schlichting.
- Verdacht auf ein iridokorneales endotheliales Syndrom.

■ Normalwerte (Abb. 37.2):

- Das Hornhautendothel besteht aus einer Einzelschicht von ungefähr 400 000 hexagonalen Zellen. Zum Zeitpunkt der Geburt beträgt die Zelldichte

Abb. 37.1. Endothelphoto einer 72jährigen Patientin mit Cornea guttata. Das Bild zeigt eine deutliche Vergrößerung der Endothelzellen als Folge eines Endothelzellverlusts

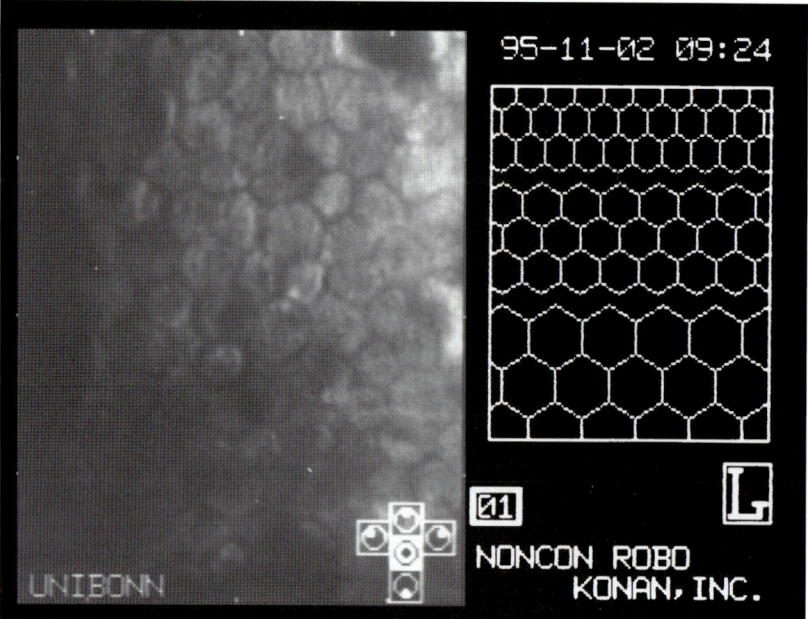

Abb. 37.2. Endothelphoto eines gesunden 21jährigen Probanden. Das Bild zeigt einen dichten, gleichmäßigen Endothelrasen

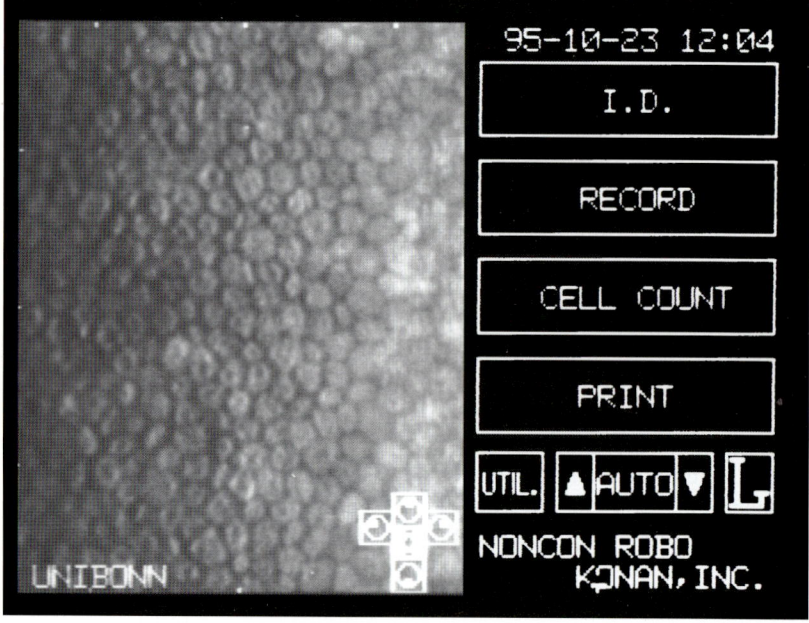

um 3500–4000 Zellen/mm²; die Erwachsenenhornhaut besitzt eine Dichte von 1400–2500 Zellen/mm². Die Endothelzellzahl nimmt im Laufe des Lebens ab, da Zellverluste nicht durch Zellteilung kompensiert werden.
- Bei Hornhauttransplantaten sollte die Endothelzelldichte nicht unter 2500 Zellen/mm² betragen, da vor, während und nach dem Eingriff (Keratoplastik) ein weiterer Zellverlust stattfindet.
- Die Untergrenze für eine normale Endothelfunktion liegt bei Zelldichten von 400–700 Zellen/mm². Unterhalb dieser Zelldichten ist die Pumpfunktion des Endothels in Richtung Kammerwasser in der Regel nicht mehr ausreichend. Es kommt dann zu einem Hornhautödem.
- Die angegebenen Werte sind v. a. bei der präoperativen Beurteilung von Kataraktpatienten hilfreich, um grob das operationsbedingte Risiko für eine bleibende Hornhautschädigung im Sinne

eines persistierenden Ödems bzw. einer Hornhautdekompensation abschätzen zu können. Weitere Indikationen für eine präoperative Endothelbeurteilung sind vorausgegangene Entzündungen, Traumata oder Patienten mit einer fortschreitenden Endotheldystrophie (z. B. Fuchs-Endotheldystrophie).

■ Interpretation und Anwendung:

- Die Auswertung von Endothelaufnahmen erfolgt qualitativ (Zellverband, Konfiguration der Einzelzellen, evtl. vorhandene azelluläre Strukturen) und quantitativ (Zelldichte/mm^2). Die Berechnung der Zelldichte erfolgt meist automatisiert durch Zellzählung in einem rechteckigen Areal bekannter Größe.
- Die Größe der einzelnen Zellen kann mit einem Bildanalyseverfahren bestimmt werden. Im Alter nehmen Veränderungen in Größe und Zellmorphologie zu. Gleichzeitig nimmt die Zelldichte ab.
- Vergrößerte Zellen (Polymegatismus) und eine Zunahme der Variabilität der Zellform, d.h. Abweichungen von der normalen hexagonalen Form (Pleomorphismus), deuten auf einen Endothelstress hin, wie er z. B. beim Tragen von Kontaktlinsen für verlängerte Tragezeit und nach der Implantation von Vorderkammerlinsen usw. vorkommt.
- Über die klinische Bedeutung eines Frühpolymegatismus oder Pleomorphismus ohne deutliche Abnahme der Zelldichte herrscht noch Uneinigkeit.

WEITERFÜHRENDE LITERATUR

Dick HB, Kohnen T, Jacobi FK, Jacobi KW (1996) Longterm endothelial cell loss following phacoemulsification using nuclear cracking procedures. J Cataract Refract Surg 22:63

Duncker GIW (1995) Keratoplastik und Hornhautbank. Ophthalmologe 92:366

Kohlhaas M, Walter A (1998) Erfahrungen mit der „Reversed tip and snip"-Phakoemulsifikation. Ophthalmologe 95:478

2
Konfokale Mikroskopie

■ Als eine weitere technische Entwicklung ist die konfokale Mikroskopie für die Anwendung am Auge verfügbar. Die konfokale Mikroskopie beruht darauf, daß eine in den Strahlengang integrierte Lochblende im Gerät dafür sorgt, daß alle Ebenen im Gegenstandsraum außerhalb der zu photographierenden Fokusebene fast vollständig ausgeblendet werden.

Die Fokusebene ist dabei als die zur Blendenebene optisch konjugierte Ebene definiert. Im Gegensatz zum Endothelspiegelmikroskop kann dieses Verfahren auch bei gering bis mittelgradig ausgeprägten Hornhauttrübungen verwertbare Ergebnisse liefern. Mit der konfokalen Mikroskopie ist eine detaillierte Darstellung des Hornhautepithels, der Keratozyten und der Nervenendigungen im Hornhautstroma möglich geworden. Ebenso wird eine großflächige Darstellung des Endothels möglich.

■ Eine Darstellung der Gesamttiefe der Kornea ist durch die Entwicklung der sog. „Through-focusing-konfokalen Mikroskopie" (CMTF) möglich. Dadurch kann quantitativ die exakte Dicke der jeweiligen Hornhautschicht gemessen werden.

■ Das konfokale Mikroskop hat sich zum In-vivo-Studium von Wundheilungsvorgängen in der Kornea, beispielsweise nach hornhautrefraktiven Eingriffen bewährt.

■ Im diagnostischen Bereich gelingt eine In-vivo-Darstellung von Akanthamöben, Pilzen und (wesentlich seltener) einigen anderen Keratitiserregern.

WEITERFÜHRENDE LITERATUR

Petroll WM, Cavanagh HD, Jester JV (1998) Clinical confocal microscopy. Curr Opin Ophthalmol 9:59

3
Hornhauttopographie

■ Es existieren verschiedene Methoden zur Messung und Beschreibung der Brechkraft und Topographie der Hornhaut: Keratometrie, Keratoskopie, Photokeratographie, computergestützte Videokeratographie, Interferometrie. Wenn im folgenden von Hornhauttopographie gesprochen wird, so ist die computergestützte Videokeratographie gemeint.

3.1
Prinzip der Placido-Scheibe

■ Bei Verwendung der Placido-Scheibe zur Hornhauttopographie werden die konzentrischen schwarzen und weißen Ringe der Placido-Scheibe auf die Hornhaut projiziert. Durch eine Beobachtungsöffnung im Zentrum der Placido-Scheibe kann das von der Hornhautoberfläche reflektierte (virtuelle) Bild der Ringe beobachtet werden. Auf diesem Untersuchungsprinzip beruhen viele der Hornhauttopographieverfahren (bei anderen Verfahren wird ein

Gittermuster auf die Hornhaut projiziert und das reflektierte Bild untersucht).

- Im idealisierten Fall einer rein sphärischen Hornhaut sieht der Untersucher durch die Beobachtungsöffnung eine Folge konzentrischer kreisrunder Ringe, d.h. ein unverzerrtes Bild der Placido-Scheibe.

- Pathologische Ergebnisse: ovale Ringe bei Astigmatismus, Verzerrungen und Verschiebungen der Ringe bei Keratokonus.

3.2
Keratoskopie und Videokeratographie

- Das beobachtete Muster kann photographiert (Keratoskop) oder über ein Videosystem aufgenommen werden (Videokeratographie).

3.2.1
Aufbau und Funktion der Videokeratographie

- Bestandteile: modifizierte Placido-Scheibe, Videokamera, Rechner, Bildschirm, Farbdrucker. Kommerziell sind verschiedene Systeme erhältlich.

- Es werden konzentrische Ringe (schwarz-weiß oder farbig) auf die Hornhaut projiziert.

- Vorteil der Untersuchung: zentrale und periphere Hornhautveränderungen werden erfaßt.

- Die computergestützte Videokeratographie wertet je nach System von 5000 bis über 10000 Flächenelemente der Hornhautoberfläche aus.

- Von Bogan et al. (1990) wurde eine Klassifikation der erhaltenen Bilder vorgeschlagen: rund, oval, symmetrisch sanduhrförmig, asymmetrisch sanduhrförmig, irregulär (Abb. 37.3 a–e).

- Auswertung der Messung: Der Vergleich von gemessenen mit gespeicherten Ringstrukturen sowie die Bewertung von Ringabständen und Ringform erlaubt die Berechnung der Hornhautkrümmung für jedes Flächenelement der Hornhaut. Die Ausgabe des Hornhautkrümmungsbildes erfolgt über einen Drucker in Falschfarbendarstellung.

- Das Bild der gemessenen Krümmungsradien kann auf verschiedene Weise weiter ausgewertet werden. Es besteht u.a. die Möglichkeit der farbkodierten Darstellung der Hornhautbrechkraft; in der Hornhautperipherie sind allerdings die berechneten Brechwertangaben ungenau. Weiter besteht die Möglichkeit einer statistischen Analyse und holographischen Darstellung der Brechwerte.

3.2.2
Anwendungsbereiche der Hornhauttopographie

- Grundsätzlich gibt es 2 Hauptanwendungsgebiete der Hornhauttopographie:
  - Verlaufskontrolle von Keratektasien und deren Differentialdiagnose. Beispielsweise kann ein Keratokonus mittels Hornhauttopographie bereits gesichert werden, wenn die Erkrankung keratometrisch noch nicht erkannt wird (exzentrisch gelegene Zone verstärkter Hornhautvorwölbung, s. auch Abb. 37.4).
  - Prä- und postoperative Begutachtung der Hornhaut bei refraktiv-chirurgischen Eingriffen. Vor solchen Eingriffen ist die hornhauttopographische Untersuchung unerläßlich; nach den Eingriffen dient sie der Erfolgskontrolle.

- Da die Untersuchung einfach und preiswert durchzuführen ist, stellt sie grundsätzlich eine wichtige Methode zur Diagnose und Vermessung kornealer Abbildungseigenschaften dar.

Regulärer und irregulärer Astigmatismus

- Typische Sanduhrform bei regulärem Astigmatismus (s. Abb. 37.3 c).

- Unregelmäßiges Muster bei irregulärem Astigmatismus (z.B. Zustand nach Hornhautinfektion, morphologische Veränderungen; s. Abb. 37.3 e).

Keratokonus

- Typische Veränderung im Frühstadium (Abb. 37.4).

- Die ausgeprägtesten Veränderungen liegen meist unterhalb des Hornhautzentrums.

- Im Spätstadium findet sich eine entsprechend stärker ausgeprägte Ektasie (Abb. 37.5).

Hornhautchirurgie

- Indikationsstellungen zur Keratoplastik (z.B. Keratokonus): Die hornhauttopographische Untersuchung sollte immer vor einer Keratoplastik (Operationsplanung) und bei den postoperativen Verlaufskontrollen durchgeführt werden.

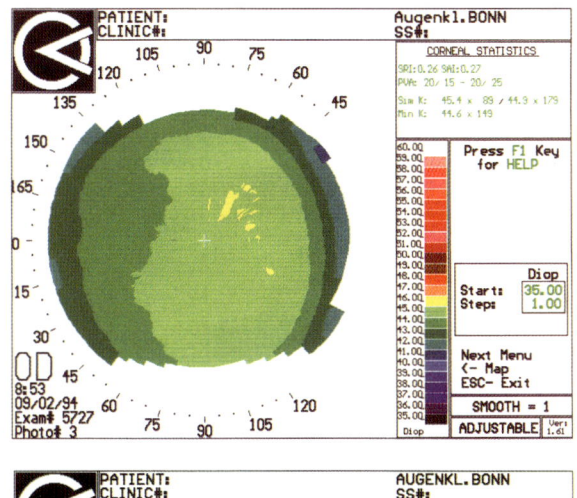
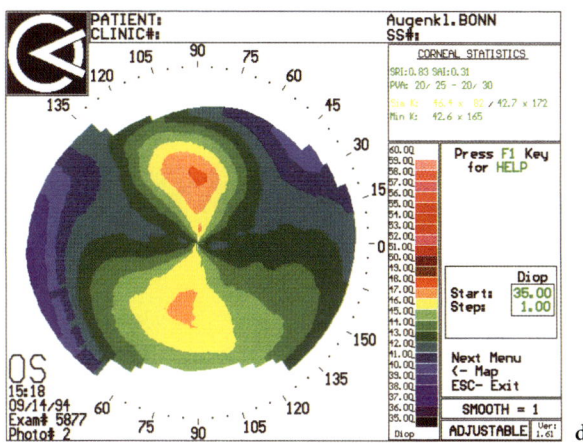
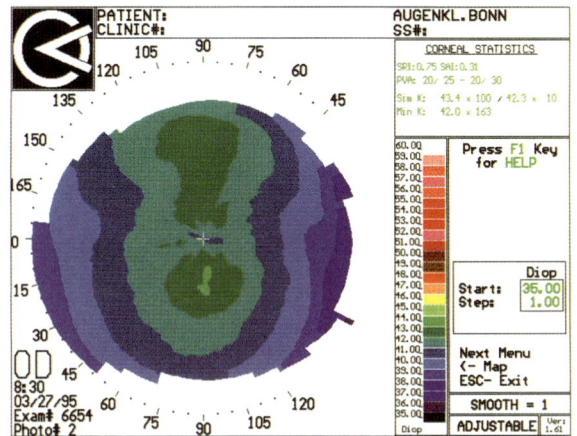
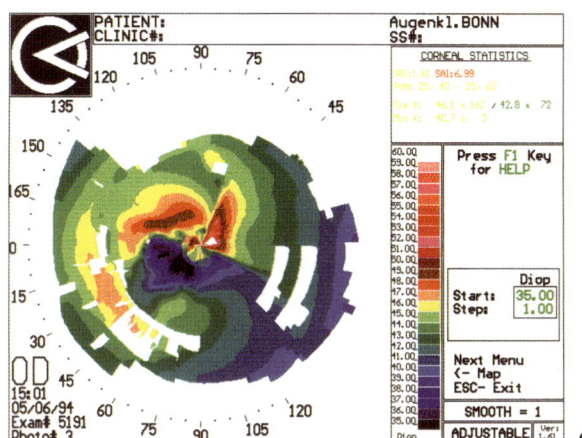
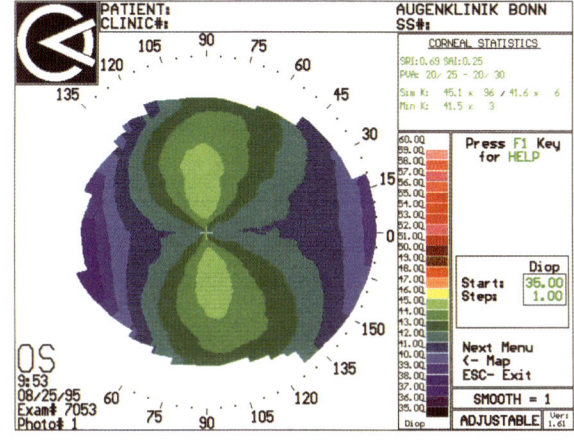

Abb. 37.3 a–e. Qualitative Muster in der Hornhauttopographie eingeteilt nach Bogan et al. (1990). **a** Rund, **b** oval mit angedeuteter Sanduhrform, **c** symmetrisch sanduhrförmig, **d** asymmetrisch sanduhrförmig, **e** irregulär

- Vor geplanten Keratotomien, z. B. im Falle eines hohen postoperativen Astigmatismus nach Keratoplastik, sollte die Topographie als Grundlage zur Planung der Keratotomien dienen.

- Refraktive Eingriffe: Keratomileusis, Keratotomie, refraktive Excimer-Laserkeratektomie, Verlaufskontrollen.

Entzündungen

Nach Hornhautentzündungen (z. B. Herpeskeratitis mit Visusminderung) zur Bestimmung bzw. zum Ausschluß eines irregulären Astigmatismus infolge von Vernarbungen.

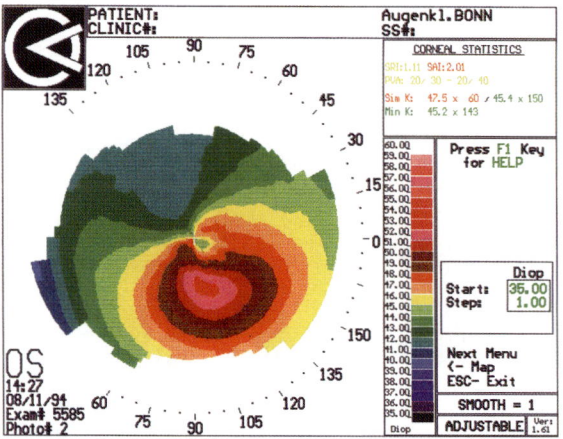

Abb. 37.4. Hornhauttopographie eines frühen symptomatischen Keratokonus

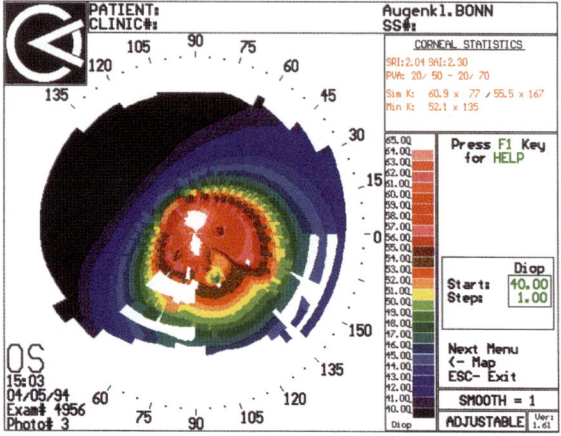

Abb. 37.5. Fortgeschrittener Keratokonus. Beachte: Beginn der Farbpalette ab 40 dpt

Unklare Visusstörungen

Bei unklaren Visusstörungen und unklaren Ergebnissen einer sorgfältig durchgeführten Refraktion/Skiaskopie sollte im Rahmen der Gesamtdiagnostik eine Videokeratographie durchgeführt werden, da so beispielsweise frühe oder abortive Keratokonusformen aufgedeckt und quantifiziert werden können.

Gutachterliche Fragestellungen

Anhand der Topographie kann beispielsweise gezeigt werden, daß der bestkorrigierte Visus nur in einer kleinen Zone möglich ist und damit keinen Gebrauchswert hat.

WEITERFÜHRENDE LITERATUR

Bogan SJ, Waring CO, Ibrahim O et al. (1990) Classification of normal corneal topography based on Computer-assisted videokeratography. Arch Ophthalmol 108:945

Böhnke M, Eschmann R (1995) Klinische Anwendung der Videokeratoskopie. In: Bildgebende Verfahren in der Augenheilkunde. Enke, Stuttgart (Bücherei des Augenarztes, Bd 133)

Förster W (1995) Topographie der Hornhaut. In: Straub W, Kroll P, Küchle HJ (Hrsg) Augenärztliche Untersuchungsmethoden. Enke, Stuttgart

Maguire LJ, Bourne WM (1989) Corneal topography of early keratoconus. Am J Ophthalmol 108:107

Roberts C (1994) The accuracy of „power" maps to display curvature data in corneal topography systems. Invest Ophthalmol Vis Sci 35:3525

Seiler T (1995) Korneale Topographie. Hintergründe und klinische Anwendung. In: Bildgebende Verfahren in der Augenheilkunde. Enke, Stuttgart (Bücherei des Augenarztes, Bd 133)

Seitz B, Behrens A, Langenbucher A (1997) Corneal topography. Curr Opin Ophthalmol 8:8

4
Hornhautpachymetrie

■ Gerät zur Messung der Hornhautdicke mittels Ultraschall (20-MHz-Sonde).

■ Prinzip: Messung der Zeitdauer, die der Schall zur Durchdringung der Hornhaut benötigt. Aus bekannter Schallgeschwindigkeit im Hornhautgewebe und gemessenem Wert kann die Dicke errechnet werden.

■ Weitere Möglichkeiten der Hornhautdickenmessung: optisch mit dem Spaltlampenaufsatz (Haag-Streit®), durch Ultraschall-Biomikroskopie (UBM), mittels konfokaler Mikroskopie sowie mit dem Orbscan™-Gerät (s. unten).

■ Anwendungsbereiche: refraktive Chirurgie.

5
3-D-Topographie

Dreidimensionale Topographie mit dem Orbscan™ II (Abb. 37.6)

■ Das neue Orbscan™ II-Vorderabschnittsanalysesystem (Vertrieb in Deutschland durch Bausch & Lomb Surgical GmbH, Heidelberg) verfügt zusätzlich zu der oben beschriebenen Videokeratographie nach dem Placido-Prinzip über die Möglichkeit, nicht nur die Hornhaut, sondern den gesamten vorderen Augenabschnitt mittels eines Lichtspaltes abzutasten.

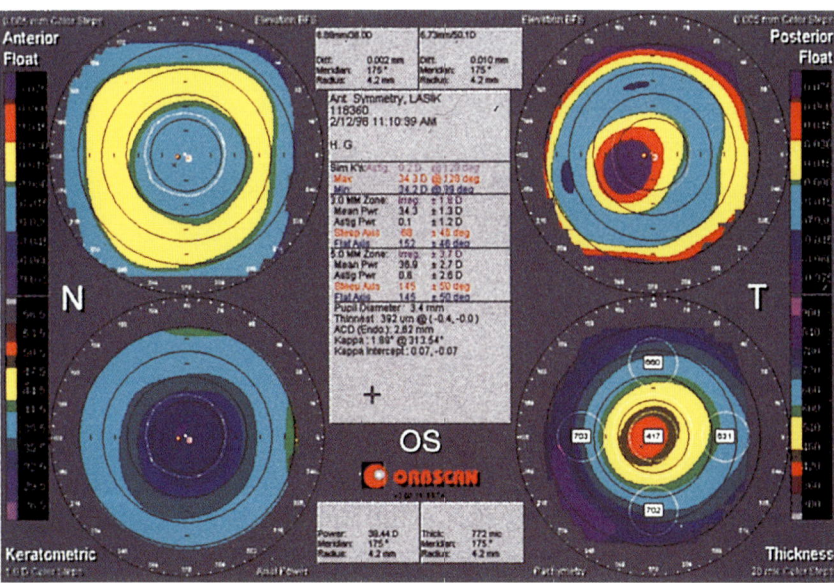

Abb. 37.6. Ein Orbscan-Übersichtsbild mit den wichtigsten Daten bei Zustand nach myoper LASIK. In der *linken Spalte* erkennt man sowohl in der Höhenkarte (*oben*) als auch in der Placido-Topographie eine gut zentrierte zentrale Abtragung. Hingegen zeigt sich in der Höhenkarte der Hornhautrückfläche (*rechts oben*) eine Dezentrierung der dünnsten Zone. Die optische Pachymetrie an dieser Stelle ergibt einen Wert von 417 µm. In der *Mitte* des Übersichtsbildes erscheinen die gemessenen Werte, wie Vorderkammertiefe u.a. (Abb. von Bausch & Lomb, Heidelberg)

- Folgende nützliche Informationen werden ermittelt: Höhenkarte der kornealen Vorder- und Rückfläche, Topographie der Linsen- und Irisvorderfläche, Vorderkammertiefe, horizontaler Weiß-zu weiß-Abstand, Pupillenlokalisation und -durchmesser sowie der Winkel Kappa.

- Besonders vorteilhaft ist die gleichzeitige optische Pachymetriemessung über die gesamte Hornhaut. Die ersten vergleichenden Arbeiten zeigen jedoch, daß im Vergleich zu Ultraschallpachymetrie Werte von 23–28 µm dicker ermittelt werden.

- Das Haupteinsatzgebiet des Orbscan™ II liegt im Bereich der refraktiven Chirurgie, da das Gerät innerhalb weniger Minuten alle wichtigen Daten liefert. Kontraindikationen, wie beispielsweise hinterer Keratokonus, können sicher identifiziert werden.

WEITERFÜHRENDE LITERATUR

Auffarth GU, Tetz MR, Yaser B, Völcker HE (1997) Measuring anterior chamber depth with the Orbscan Topography System. J Cataract Refract Surg 23:1351

Yaylali V, Kaufman SC, Thompson HW (1997) Corneal thickness measurements with the Orbscan topography system and ultrasonic pachymetry. J Cataract Refract Surg 23:1345

KAPITEL 38

Perimetrie 38

1   Verfahren der Perimetrie   1047
1.1 Kinetische Perimetrie   1047
1.2 Statische Perimetrie   1049
1.3 Photometrische Größen/Einheiten   1049
1.4 Funduskontrollierte Perimetrie   1050
1.5 Praktische Durchführung einer Perimetrie   1050
1.5.1 Patientenabhängige Faktoren   1050
1.5.2 Untersucherabhängige Faktoren   1050
1.5.3 Teststrategien: Screening (Siebtest), Schwellenwert   1051
1.6 Interpretation von Gesichtsfeldbefunden   1051
1.6.1 Ergebnisausdruck   1052
1.6.2 Statistische Software   1052
1.6.3 Artefakte   1052
1.6.4 Abweichungen vom Normalbefund   1053
1.7 Beschreibung der Sehbahn   1054
1.8 Differentialdiagnose von Gesichtsfelddefekten   1054
1.8.1 Zentralskotom (einseitig)   1055
1.8.2 Zentralskotom (beidseitig)   1056
1.8.3 Konzentrische Gesichtsfeldeinengung   1056
1.8.4 Ringskotom   1056
1.8.5 Vergrößerung des blinden Flecks   1056
1.8.6 Altitudinale Hemianopsie (einseitig)   1056
1.8.7 Altitudinale Hemianopsie (bilateral)   1056
1.8.8 Bitemporale Hemianopsie oder Quadrantenanopsie (Chiasmasyndrom)   1057
1.8.9 Binasale Hemianopsie   1057
1.8.10 Homonyme Hemianopsie oder Quadrantenanopsie (retrochiasmale Läsionen)   1057
1.8.11 Pseudodefekte des Gesichtsfeldes (Artefakte)   1058

Unter Gesichtsfeld (GF) versteht man den gesamten Raum der Außenwelt, den ein Auge bei Fixation eines festen Punktes wahrnehmen kann. Bei der Untersuchung des GF (Perimetrie) wird geprüft, in welchen Richtungen relativ zur Fixationsrichtung der Proband Lichtreize einer bestimmten Intensität wahrnimmt.
Die Perimetrie prüft in der Regel die Lichtunterschiedsempfindlichkeit, d.h. die Fähigkeit des Auges, einen Helligkeitsunterschied zwischen der Testmarke und dem Hintergrund wahrzunehmen. Wenn man die Antworten des Patienten aufzeichnet, erhält man einen Empfindlichkeitsberg (Insel des Sehens): Im Zentrum des GF ist die Lichtunterschiedsempfindlichkeit am höchsten und fällt zur Peripherie hin langsam ab. Die empfindlichste Netzhautstelle ist die Foveola. Siehe auch Kap. 4 und 15.

1
Verfahren der Perimetrie

1.1
Kinetische Perimetrie

■ Präsentation eines Testobjektes bestimmter Größe und Intensität an verschiedenen Orten durch Bewegung des Testobjektes. Das Testobjekt wird von außerhalb der GF-Begrenzung zur Sehachse hin, d.h. zentralwärts bewegt. Die Prüfung erfolgt in verschiedenen Meridianen. Sobald der Proband die Testmarke wahrnimmt, gibt er ein Signal (Drücken einer Klingel). Die Position der Testmarke im Moment der Wahrnehmung wird auf einem standardisierten Untersuchungsbogen markiert. Am Ende der Untersuchung werden Punkte gleicher Empfindlichkeit zu einer Linie (Isoptere) verbunden. Je nach Fragestellung werden die Isopteren für verschieden große und helle Testmarken ermittelt.

- Die Testmarken werden meist auf den Meridianen bewegt.
- Die Geschwindigkeit der Testmarkenbewegung sollte in der GF-Peripherie 2°/s, im zentralen GF-Bereich (innerhalb von 30°) 1°/s betragen.
- Die kinetische Perimetrie wird fast immer manuell durchgeführt (Auswahl und Bewegung der Testmarken durch den Untersucher). Die Durchführung einer zuverlässigen kinetischen Perimetrie erfordert sehr viel Übung. Die Lage der Isopteren ist u. a. von der Bewegungsgeschwindigkeit und -richtung der Testmarke und von der Reaktionszeit des Patienten abhängig.
- Die Kunst der manuellen kinetischen Perimetrie besteht darin, für den individuellen Patienten

eine Prüfstrategie zu wählen, die den Fähigkeiten des Patienten angepaßt ist. Alle GF-Untersuchungen sind für den Patienten sehr anstrengend, da sie eine ununterbrochene Konzentration des Patienten auf die Untersuchung erfordern.
- Die manuelle kinetische Perimetrie ist besonders für Patienten mit eingeschränkter Kooperationsfähigkeit geeignet und führt hier rascher zum Ergebnis als die automatische Perimetrie. Hochgradig Sehbehinderte mit ausgeprägten GF-Ausfällen lassen sich am besten manuell untersuchen. Simulanten können mit einfachen Methoden überführt werden.
- Die manuell-kinetische Perimetrie ist zur Erfassung diskreter GF-Schäden (kleine und relative Defekte) weniger gut geeignet als die (statische) Computerperimetrie.
- Das am häufigsten verwendete kinetische Perimeter ist das Goldmann-Perimeter. Im Rahmen der augenärztlichen Begutachtung sollte die Untersuchung möglichst immer nach der manuell-kinetischen Methode erfolgen, wobei Helligkeit und Größe des Teststimulus die Prüfmarke III/4 des Goldmann-Perimeters einschließen sollten (Gramberg-Danielsen 1991).
- Am Goldmann-Perimeter werden Größe und Leuchtdichte der Prüfmarken manuell gewählt. Die römischen Zahlen bezeichnen die Größe der Lichtmarke (I: 6,5′, II: 13′, III: 26′, IV: 52′, V: 104′). Die arabischen Zahlen stehen für die Leuchtdichte der Marken (1: 10 cd/m^2, 2: 32 cd/m^2, 3: 100 cd/m^2, 4: 320 cd/m^2), Feinabstufung der Leuchtdichte in 5 Schritten (a–e).
- Eine ausführliche Routineuntersuchung am Goldmann-Perimeter sollte die Außengrenzen mit folgenden Marken in der angegebenen Reihenfolge prüfen: V/4, I/4, I/3, I/2 und I/1. Der blinde Fleck (durch den Sehnervenaustritt bedingtes

Tabelle 38.1. Durchschnittliche normale Isopteren (Sehwinkel: Angaben in ° Grad bzw. ′ Minuten)

Größe des Testobjektes	Abstand [mm]	Isopteren-bezeichnung	Sehwinkel	Temporal [°]	Unten [°]	Nasal [°]	Oben [°]
Weiße Testmarken							
1 mm	330	1/330	10,32′	80	60	55	50
2 mm	330	2/330	20,70′	85	65	60	50
3 mm	330	3/330	31,08′	90	70	60	60
5 mm	330	5/330	51,60′	100	80	60	60
40 mm	330	40/330	6,56°	110	80	60	60
1 mm	1000	1/1000	3,42′	25	25	25	25
2 mm	1000	2/1000	6,84′	26	26	26	26
3 mm	1000	3/1000	10,20′	3	30	30	26
5 mm	1000	5/1000	17,10′	75	50	50	50
10 mm	1000	10/1000	34,20′	90	75	60	60
20 mm	1000	20/1000	1,14°	100	75	60	60
40 mm	1000	40/1000	2,25°	100	75	60	60
1 mm	2000	1/2000	1,70′	24	24	24	24
3 mm	2000	3/2000	5,10′	30	30	30	24
5 mm	2000	5/2000	8,52′	70	50	50	50
1 mm	4000	1/4000	0,85′	10	8	10	5
3 mm	4000	3/4000	2,75′	10	12	15	10
Grüne Testmarken							
3 mm	330	3/330	31,08′	18	12	18	10
5 mm	330	5/330	51,60′	30	24	18	18
2 mm	1000	2/1000	6,84′	3	3	4	2
5 mm	1000	5/1000	17,10′	8	5	7	5
Rote Testmarken							
3 mm	330	3/330	31,08′	39	15	15	15
5 mm	330	5/330	51,60′	45	29	23	26
2 mm	1000	2/1000	6,84′	5	4	6	4
5 mm	1000	5/1000	17,10′	8	5	8	6
Blaue Testmarken							
3 mm	330	3/330	31,08′	63	30	30	25
5 mm	330	5/330	51,60′	75	46	38	38
2 mm	1000	2/1000	6,84′	12	12	14	9
5 mm	1000	5/1000	17,10′	18	15	19	13

physiologisches Skotom) wird meist mit der Marke I/2 geprüft. Für Gutachtenzwecke ist stets die Marke III/4 anstelle von V/4 zu verwenden. Je nach Fragestellung und Kooperationsfähigkeit des Patienten kann die Goldmann-Perimetrie oft auf die Darbietung von 1–3 Testmarken beschränkt werden. Die Isopteren eines gesunden Normprobanden sind in Tabelle 38.1 angegeben.

1.2
Statische Perimetrie

■ Bei der statischen Perimetrie wird eine Prüfmarke bestimmter Größe und unterschiedlicher Intensität auf einen Netzhautort projiziert, bis die Wahrnehmungsschwelle an diesem Netzhautort erreicht ist, d.h. die Prüfmarke wird im Unterschied zur kinetischen Perimetrie nicht durch das GF bewegt. Üblicherweise wird die statische Perimetrie mit einem sog. automatischen Perimeter durchgeführt. Die Darbietung der Testmarken und ihre Intensität wird durch einen Computer gesteuert. Der Untersucher kann verschiedene Testprogramme auswählen. Zahlreiche graphische Darstellungsmöglichkeiten, eine Datenbank und Statistikprogramme erleichtern heute die Auswertung der statischen Perimetrie.

- Die statische Computerperimetrie ist heute weit verbreitet, weil diese Untersuchungsmethode im Gegensatz zur Goldmann-Perimetrie nur eine kurze Einarbeitung in die Funktion des jeweiligen Gerätes erfordert und daher eher an Hilfspersonal delegiert werden kann (ökonomischer Aspekt).
- Geringe Normabweichungen lassen sich mit der automatisierten statischen Perimetrie genauer erfassen als mit der Goldmann-Perimetrie. Daher hat die statische Computerperimetrie insbesondere für wissenschaftliche Untersuchungen des GF sowie für die Frühdiagnose und Verlaufskontrolle des Glaukoms eine große Bedeutung.
- Voraussetzung für die automatisierte statische Perimetrie ist ein aufmerksamer kooperativer Patient (am besten mit guter zentraler Fixation). Im klinischen Alltag wird dieses Problem häufig unterschätzt. Ist die Belastbarkeit des Patienten eingeschränkt, so müssen Kurzprogramme (Siebteste usw.) eingesetzt werden.
- Die verschiedenen Teststrategien der Computerperimetrie sind der Spezialliteratur und den Handbüchern des jeweiligen Geräteherstellers zu entnehmen.

1.3
Photometrische Größen/Einheiten

■ Die Definition bestimmter Meßgrößen der statischen Perimetrie sollten bekannt sein.

- Lichtstärke: Die Lichtstärke ist eine photometrische (d.h. lichttechnische) Größe, die ein Maß für den subjektiven (vom Menschen wahrgenommenen) Helligkeitseindruck ist. 1 Candela (cd) ist die Lichtstärke einer Strahlungsquelle in einer bestimmten Richtung, die monochromatische Strahlung der Frequenz 540 THz aussendet und deren Strahlstärke (d.h. einer strahlungsphysikalischen Größe) in dieser Richtung 1/683 W/sr beträgt. (Anmerkung: 540 THz entspricht etwa 555 nm.) Bei dieser Wellenlänge ist der spektrale Hellempfindlichkeitsgrad für das helladaptierte Auge maximal.
- Leuchtdichte: Sie ist definiert als Lichtstärke pro Flächeneinheit (cd/m^2). Die Einheit cd/m^2 gilt für selbststrahlende und beleuchtete Körper (z.B. Projektionsschirm eines Perimeters). Eine häufig verwendete Einheit ist das Apostilb (1 asb = 0,318 cd/m^2).
- Entsprechend der Physiologie der Sinneswahrnehmung muß die Intensität der Stimuli, die dem menschlichen Auge dargeboten werden, logarithmisch geändert werden, damit dies vom Probanden als äquidistante Veränderung der Leuchtdichte wahrgenommen werden kann. Die Einheit, die diese logarithmischen Änderungen beschreibt, ist das Dezibel (dB). In der Perimetrie wird die dB-Skala dazu benutzt, die Abschwächung der maximalen Stimulusintensität zu beschreiben. Angenommen, die maximale verfügbare Stimulusintensität eines Gerätes beträgt 10000 (10^4) asb, entspricht dies 0 dB Abschwächung. Geht man jetzt davon aus, daß der Stimulus um 1 dB abgeschwächt (erniedrigt) ist, würde dies entsprechen: 10000 asb/10^{10} = 7940 asb. Eine 10-dB-Abschwächung würde dann 1000 asb entsprechen, und 20 dB würden demnach 100 asb, 30 db 10 asb usw. entsprechen. Eine x-dB-Abschwächung würde dann einer Abschwächung um $10^{x/10}$ entsprechen. Steigen also die Dezibelwerte an, sinkt die Stimulusintensität (entsprechend einer höheren Abschwächung der maximal verfügbaren Stimulusintensität), was eine erhöhte retinale Sensitivität anzeigt. Hierbei ist es wichtig, sich immer daran zu erinnern, daß die Dezibelskala eine relative Intensitätsskala darstellt, die auf der maximal verfügbaren Stimulusintensi-

tät eines bestimmten Gerätes beruht. Ein Dezibel beim Humphrey Field Analyzer entspricht 7940 asb, während beim Octopus-Gerät (maximale Stimulusintensität = 1000 asb) 1 dB nur 794 asb entspricht. Daher können Ergebnisse verschiedener Geräte nicht direkt numerisch verglichen werden.

- Schwellenleuchtdichte (retinale Sensitivitätsschwelle): Darunter versteht man die Leuchtdichte einer Testmarke, die bei wiederholter Prüfung mit 50% Wahrscheinlichkeit vom Probanden erkannt wird.
- Umfeldleuchtdichte: definiert die Leuchtdichte der Innenfläche der Halbkugel des Perimeters mit üblicherweise 10 cd/m^a.
- Testzeichengröße: Die Größe des Testzeichens ist von der Bauart des Gerätes abhängig. Die Grundeinstellung der meisten Geräte orientiert sich an der Marke Goldmann III. Bei ausgeprägten GF-Defekten kann die Prüfmarke vergrößert und bei zentralen Defekten verkleinert werden. In der Praxis spielt das jedoch keine Rolle.
- Darbietungszeit: sie liegt heute üblicherweise bei 100 ms. Wird sie verlängert, so kann das GF durch Fixationsschwankungen verfälscht werden.
- Farbperimetrie: weiße Stimuli auf weißem Grund werden heute routinemäßig verwendet. In letzter Zeit wurde jedoch die Blau-gelb-Perimetrie zur Detektion sehr früher Glaukomdefekte aufgezeigt.

1.4
Funduskontrollierte Perimetrie

Seit der Einführung des Laser-Scanning-Ophthalmoskops steigt das (wissenschaftliche) Interesse an dieser Technik. Dabei werden die Prüfmarken unter ophthalmoskopischer Kontrolle auf die Netzhaut projiziert. Geprüft wird überwiegend nach dem Prinzip der statischen Perimetrie. Es ist derzeit noch nicht abschließend beurteilbar, ob das Verfahren für die klinische Diagnostik Zusatzinformationen mit einer echten diagnostischen oder therapeutischen Konsequenz liefern wird.

1.5
Praktische Durchführung einer Perimetrie

1.5.1
Patientenabhängige Faktoren

■ Sehr wichtig für die Untersuchung sind genaue Instruktionen, Mithilfe bei der Plazierung des Patienten, Beurteilung der Pupillen und der Ausgleich eines Refraktionsdefizits. Die Zuverlässigkeit der Untersuchung wird durch die Beschreibung des Testablaufs enorm verbessert, da die Patienten häufig vor solchen Spezialuntersuchungen ängstlich sind. Die Patienten sollten über die Notwendigkeit einer dauernden zentralen Fixation aufgeklärt werden. Die meisten Computerperimeter unterbrechen die Untersuchung bei dauerhaftem Knopfdrücken, so daß die Möglichkeit einer Pause besteht. Die Patienten sollten auch darüber informiert werden, daß nicht jeder Teststimulus gesehen werden kann. Der Untersucher sollte auf eine bequeme Kopf- und Nackenhaltung sowie angenehme Sitzposition des Patienten achten, da der Patient 15–20 min in dieser Position verharren muß. Im Untersuchungsraum darf der Patient durch nichts abgelenkt werden. Der Raum sollte frei von Streulicht sein.

■ Die Pupillengröße ist zu berücksichtigen, da sie einen Einfluß auf den Lichteinfall in das Auge hat. Ist die Pupille enger als 2,5 mm, so sinkt die Leuchtdichte auf der Netzhaut derart ab, daß eine vermeintliche Absenkung der retinalen Lichtempfindlichkeit resultiert (verminderte Schwellenleuchtdichte am automatischen Perimeter, konzentrische Einengung am Goldmann-Perimeter).

■ Refraktionsfehler sollten für die Prüfung des zentralen GF korrigiert werden. Bei presbyopen Patienten muß eine Nahkorrektur vorgenommen werden. Man muß sich stets vergewissern, welchen Kugelradius das verwendete Perimeter hat (in der Regel 33 cm), damit der Nahzusatz eine scharfe Abbildung der Prüfmarken auf der Netzhaut ermöglicht.

■ Ist der Patient nur gering belastbar, sollte die Prüfstrategie entsprechend verkürzt und der Untersuchungsgang durch Pausen unterbrochen werden.

■ Werden bei der ersten Untersuchung Defekte im gesamten Gesichtsfeld gefunden, die sich nach Wiederholung bessern oder verschwinden, so wird dies durch einen Lerneffekt erklärt. Ursache sind vermehrt Fixationsverluste bei den ersten Untersuchungen.

1.5.2
Untersucherabhängige Faktoren

■ Auch bei der automatischen Perimetrie ist es wünschenswert, daß der Untersucher während der gesamten Untersuchung im Testraum anwesend und jederzeit für den Patienten ansprechbar ist. Das

Fixationsverhalten sollte durch den Untersucher bei manueller und „automatischer" Perimetrie überwacht werden.

■ Der Untersucher muß sich bei der automatischen Perimetrie mit den Teststrategien des jeweiligen Gerätes eingehend vertraut machen, um je nach Fragestellung eine sinnvolle Testauswahl zu treffen.

1.5.3
Teststrategien: Screening (Siebtest), Schwellenwert

■ Abhängig von der gewünschten Information kann die Gesichtsfelduntersuchung mit den automatischen statischen Schwellenwertperimetern auf unterschiedliche Weise durchgeführt werden. Alle automatischen Perimeter besitzen verschiedene Testprogramme; jedes hat eine bestimmte Anordnung von Testpunkten und eine bestimmte Teststrategie. Im allgemeinen untersuchen die Programme für das zentrale Gesichtsfeld die zentralen 30°, während die Ganzfeldprogramme bis zu 60° untersuchen. Zur schnellen Aufdeckung eines GF-Defektes bzw. zur Beantwortung der Frage, ob ein Gesichtsfeld normal ist, kann ein sog. Screening-Test (überschwellige Strategie) durchgeführt werden. Hier wird bei den meisten Geräten so vorgegangen, daß die Untersuchungspunkte mit sicher überschwelligen Stimuli gereizt werden. Eine positive Antwort wird als normal gewertet, eine negative Antwort (hier in der Regel 2 Versuche) wird als Defekt gewertet. Der Ausdruck liefert demnach Punkte als gesehen und nicht gesehen; somit ist keine Aussage über die Defekttiefe nicht gesehener Punkte möglich.

■ Die meisten Geräte liefern auch bei der Screening-Untersuchung weitere Informationen: Ein nicht gesehener Punkt kann beispielsweise erneut mit der maximal verfügbaren Stimulusintensität getestet werden. Eine positive Antwort bei maximalem Stimulus und keine Antwort bei überschwelligem Stimulus deutet auf einen relativen Defekt hin, ohne daß Aussagen über die Defekttiefe möglich sind. Erhält man auch beim maximalen Stimulus keine Antwort, so deutet dies auf einen absoluten Defekt hin. Zusätzliche Informationen erhält man bei Screening-Untersuchungen, die die Möglichkeit der Quantifizierung der Defekte haben: Jeder abnorme Punkt erhält eine komplette Schwellenbestimmung. Der Ausdruck zeigt dann den algebraischen Unterschied zwischen Patientenwert und erwartetem, nicht alterskorrigierten Normalwert, d.h. die Defekttiefe, an.

■ Die überschwellige Screening-Untersuchung kann relativ schnell durchgeführt werden. Hauptnachteil der Screening-Untersuchung ist es, daß mit ihr kein Gesichtsfeldberg dargestellt wird (aktuelle Schwellenwerte werden nicht bestimmt). Die Untersuchung mit der Schwellenwertstrategie dauert zwar länger, bestimmt jedoch die Schwelle für jeden Testpunkt und liefert einen Gesichtsfeldberg. Diese quantitativen Daten können im Zeitverlauf beobachtet, analysiert und mit Normalwerten verglichen werden.

1.6
Interpretation von Gesichtsfeldbefunden

Allgemeines
■ Bei der Computerperimetrie läßt sich die Zuverlässigkeit des Befundes quantifizieren (Anzahl falschpositiver und falsch-negativer Antworten, Anzahl der Fixationsverluste). Fallen diese Qualitätskriterien schlecht aus, so spricht dies meist für mangelnde Instruktion (oder Einsichtsfähigkeit) des Untersuchten oder Ermüdung. Meist wird der GF-Befund zuverlässiger, wenn die Perimetrie an einem neuen Untersuchungstermin – u. U. mehrfach – wiederholt wird. Bei der manuellen Perimetrie (Goldmann) wird die Zuverlässigkeit vorwiegend nach dem klinischen Eindruck des Untersuchers beurteilt.

Interpretation von Gesichtsfeldbefunden beim Glaukom

■ Die Computerperimetrie (weiß-auf-weiß) wurde vor mehr als 20 Jahren in der Glaukomdiagnostik und Therapieüberwachung eingeführt. Dennoch werden mit dieser Untersuchung erste Gesichtsfelddefekte erst sehr spät im Krankheitsverlauf des Glaukoms aufgedeckt. Wenig zuverlässig ist die Methode zum Nachweis zunehmender Gesichtsfeldverschlechterungen. Bedingt durch Langzeitfluktuationen sind verläßliche Aussagen nur möglich, wenn in einem Halbjahr 6–9 Untersuchungen durchgeführt werden, was für Patienten unzumutbar ist. Die Unzulänglichkeiten der Perimetrie liegen darin, daß Gesichtsfeldverschlechterungen schlecht erfaßt werden können, die sich aufgrund des langsamen Verlaufs der Krankheit in wenigen Monaten entwickeln.

■ Seit einigen Jahren wird daher die Blau-gelb-Perimetrie zur Früherkennung von Glaukomschäden bevorzugt. Die Methode ist sensitiver und Gesichtsfelddefekte lassen sich bereits erkennen, bevor entsprechende Ausfälle mit der Weiß-weiß-Perimetrie erfaßt werden. Allerdings sind Lang- und Kurzzeitfluktuationen bei diesem Verfahren größer, weswegen die Ergebnisse kritisch interpretiert werden müssen. Weiterhin wird die Untersuchung durch die optische Dichte und Gelbfärbung der Linse beeinflußt. Mit den heutigen Perimetrieverfahren werden Schäden der parvozellulären Ganglienzellen detektiert. Schäden an den quantitativ geringeren magnozellulären Ganglienzellen, die Bewegungserkennung und Helligkeitswahrnehmung vermitteln, lassen sich nicht perimetrisch erfassen. Eben dieser Zelltyp mit seinen dickeren Axonen wird aber initial beim Glaukom geschädigt. Geeignete Untersuchungsmethoden magnozellulärer Ganglienzellen für den klinischen Alltag stehen jedoch bisher nicht zur Verfügung.

1.6.1
Ergebnisausdruck

■ Die Ergebnisse der automatischen Perimetrie können auf verschiedene Weise dargestellt werden:

Wertetafeln
■ Eine Wertetafel ist ein Punkt-für-Punkt-Ausdruck der aktuellen gemessenen Schwellenwerte, ausgedrückt in Dezibel. Hohe Zahlen stehen für eine normale Sensitivität, niedrige Zahlen für eine reduzierte Sensitivität.

Unterschiedstafeln oder Defekttiefe
■ Ein Ausdruck der Unterschiedstafel oder der Defekttiefe ist ein Punkt-für-Punkt-Ausdruck der algebraischen Unterschiede zwischen den aktuell gemessenen Schwellen und den erwarteten (Standardausdruck des Humphrey Field Analyzers) oder alterskorrigierten Normalwerten (Octopus, Humphrey Field Analyzer mit Statpac Software). Unterschiede von 4 dB oder weniger werden in der Regel als ein Symbol gedruckt. Ausnahme ist der Humphrey Field Analyzer mit Statpac, bei dem auch Unterschiede von unter 4 dB gedruckt werden. Hohe Zahlenwerte (negative beim Humphrey Field Analyzer) sind demnach pathologisch. Unterschiede von 4–9 dB werden als leichte Defekte, 10–19 dB als mäßige Defekte, 20 dB oder mehr als tiefe Defekte bezeichnet.

Grauskala oder Grauton
■ Die Grauskala oder der Grauton ist eine graphische Darstellung der gemessenen Schwellen, wobei der Gesamtbereich des verfügbaren Teststimulus in 9–10 Intervalle unterteilt ist und jeder Bereich durch ein Symbol mit zunehmender Schwärzung (entspricht reduzierter Sensitivität) dargestellt werden kann.

■ Intakte Areale des GF erscheinen hell. Defekte werden dunkel, Absolutdefekte schwarz gedruckt. Bei der Interpretation muß beachtet werden, daß die Punkte bei den meisten Schwellentests etwa 6° auseinander liegen und der Grauskalaausdruck das gesamte untersuchte GF wiederzugeben scheint.

1.6.2
Statistische Software

Als Teil einiger Testprogramme oder als optionale zusätzliche Software bei einigen Geräten ist eine statistische Software erhältlich. Einige Programme, wie z. B. das Octopus G 1 und das Humphrey-Field-Analyzer-STATPAC, sind in der Lage, Werte eines geschädigten GF in Form verschiedener Indizes darzustellen: Mittelungen (mittlere Abweichung, mittlerer Defekt), Form (Varianzverlust, Standardabweichung), Gesichtsfeldberg, Fluktuationswert, korrigierte Form des Gesichtsfeldberges unter Berücksichtigung der Fluktuation (korrigierter Varianzverlust, korrigierte Standardabweichung). Die mittlere Defekttiefe kann als Maß für die Gesamtgesichtsfeldschädigung in Relation zur alterskorrigierten Normalpopulation gewertet werden. Der Wert erhöht sich, wenn der gesamte Gesichtsfeldberg durch Faktoren, die das GF in seiner Gesamtheit beeinflussen (z.B. Medientrübungen, kleine Pupillen oder fehlende Korrektur), beeinträchtigt ist; der Wert ist auch erhöht, wenn ein massiver GF-Schaden oder ein großes, tiefes Skotom besteht. Varianzverlust (LV) oder korrigierter Varianzverlust (CLV) des Octopus-Systems, die Standardabweichung (PST) sowie die korrigierte Standardabweichung (CPST) des Humphrey Field Analyzers sind Maße für die Form des Gesichtsfeldberges; bei irregulärer Form (etwa verursacht durch ein Skotom) werden hohe Werte gemessen. Eine vollständige Beschreibung der genannten Indizes der Geräte von Octopus (G 1) oder des Humphrey Field Analyzers (Statpac) ist hier nicht möglich.

1.6.3
Artefakte

■ Artefakte (nichterkrankungsbedingte Normabweichungen) treten bei der GF-Prüfung sehr häufig auf und führen immer wieder zu Fehlinterpretationen, die eine überflüssige weitere Diagnostik nach sich ziehen.

- Lider und Augenbrauen: Ptosis, Dermatochalasis, prominenter oberer Orbitarand oder Enophthalmus verursachen Ausfälle im oberen GF-Bereich, die außerhalb der zentralen 20° liegen, keine Verbindung zum blinden Fleck und bei genauer Prüfung auch keine strenge Begrenzung entlang des horizontalen Meridians zeigen. Das Skotom verschwindet, wenn das Lid bei Ptosis und Dermatochalasis mit einem Pflaster zurückgehalten wird.
- Refraktion: Unkorrigierte Ametropien manifestieren sich meist als allg. Empfindlichkeitsminderung. Eine mit Brille korrigierte Aphakie oder Hyperopie kann zu ringförmigen Defekten im peripheren GF führen; dies gilt insbesondere für zu weit vom Auge entfernte Korrekturgläser.
- Pupillenweite (s. Abschn. 1.5.1).
- Artefakte durch die Grauskaladarstellung: Die Symbole für die gemessenen Schwellenwerte nehmen bei Reduktion der Stimulusintensität an Schwärzung zu. Dadurch kann bei manchen Geräten die Darstellung (Kontrastunterschied) verschiedener Symbole so sein, daß 2 benachbarte Areale des Gesichtsfeldes, die in der Realität nur einen Sensitivitätsunterschied von 1–2 dB haben, so stark unterschiedlich erscheinen, daß ein Defekt im dunkleren Areal angenommen werden kann. Zur Vermeidung solcher Fehlbeurteilungen sollen neben der Grauskala immer auch die numerischen Werte beurteilt werden.
- Als Fluktuation bezeichnet man Nervenfaserdefekte, die bei zeitlich verschiedenen Untersuchungen unterschiedlich tief ausgeprägt sind. Solche Fluktuationen sind hinweisend auf einen frühen Glaukomschaden.

1.6.4
Abweichungen vom Normalbefund

■ Die Differentialdiagnose der GF-Ausfälle wird unter Abschn. 1.8 besprochen.

■ Bei GF-Ausfällen lassen sich grundsätzlich 4 Formen unterscheiden:

- Allgemeiner (diffuser) GF-Defekt: Minderung der Lichtunterschiedsempfindlichkeit im gesamten GF.
- Lokalisierter GF-Defekt (Skotom): Man findet ein abgegrenztes Areal erniedrigter Sensitivität, das von normalen GF-Bezirken umgeben ist.
- Einseitiger GF-Ausfall: Der Defekt betrifft das GF eines Auges.
- Beidseitiger GF-Ausfall: Das GF beider Augen zeigt Ausfälle.

■ Besonders wichtig ist die Beurteilung von Lokalisation und Form der GF-Ausfälle (z. B. parazentrales Bogenskotom beim Glaukom, beidseitige temporale Quadranten- oder Hemianopsie beim Chiasmasyndrom). Stets ist zu beurteilen, ob die Ausfälle durch den vertikalen oder horizontalen Meridian begrenzt werden, da hiervon weitreichende diagnostische Schlußfolgerungen abhängen. Für die Technik der manuellen kinetischen Perimetrie heißt dies, daß im Bereich der Vertikalen und der Horizontalen immer sehr gründlich, d. h. mit dichter Anordnung der Prüfrichtungen, untersucht werden muß. Typischer Anfängerfehler: wenn die Prüfmarken in diesen Bereichen weit auseinander liegen, und die Zwischenräume beim Einzeichnen der Isopteren großzügig interpoliert werden, entstehen grobe Fehldeutungen. Durch Läsionen der Sehbahn bedingte GF-Ausfälle respektieren die vertikale Mittellinie stets sehr genau (beispielsweise ist eine Quadrantenanopsie beim Chiasmasyndrom exakt durch die Vertikale begrenzt, während eine ebenfalls temporal oben lokalisierte Quadrantenanopsie infolge eines Tilted-disk-Syndroms mit inferonasaler Fundusektasie die vertikale Mittellinie entweder nicht erreicht oder überschreitet).

■ Entscheidend ist die Korrelation des GF-Befundes mit den klinischen Untersuchungsbefunden und den subjektiven Beschwerden. Mit einer sehr wichtigen Ausnahme (beginnendes Chiasmasyndrom) wird die klinische Diagnose nie allein aufgrund des GF-Befundes gestellt. Beispiel: Für die Diagnose von Netzhauterkrankungen ist eine sorgfältige Ophthalmoskopie entscheidend, GF-Befunde haben meist nur eine bestätigende Funktion.

■ Ein GF, das nicht mit dem klinischen Bild bzw. der Verdachtsdiagnose vereinbar ist, sollte vor Änderung der Arbeitsdiagnose zumindest einmal wiederholt werden. Auch eine Änderung des GF-Befundes sollte erst nach Wiederholung der Perimetrie festgestellt werden.

■ Das Ausmaß der Variabilität (Differenz zwischen wiederholten Schwellenmessungen am gleichen Punkt) liegt in der Größenordnung von 2 dB; daher werden Unterschiede, die größer als dieser Wert sind, als klinisch verdächtig angesehen. Normale Schwellenwerte hängen von 2 Faktoren ab:

- Der Lokalisation des Punktes auf der Netzhaut, wobei die Fovea am sensitivsten ist und die peripheren Punkte pro Grad Exzentrizität ungefähr um 0,3 dB abnehmen.
- Dem Alter des Patienten, wobei die gesamte Sensitivität pro Lebensjahrzehnt um 0,6 dB einheitlich im Gesichtsfeld abnimmt.

1.7
Beschreibung der Sehbahn

■ Siehe auch Abb. 38.1 a und b.

■ Um einen GF-Ausfall richtig zu beurteilen, muß die Projektion des binokularen GF auf die Netzhaut beider Augen beachtet werden.

■ Die Mehrzahl der Axone versorgt die zentralen 25° des GF.

■ Anordnung der Sehnervenfasern: Fasern aus dem perifovealen Bereich (papillomakuläres Bündel) liegen am temporalen Papillenrand; Fasern aus der nasalen Netzhaut liegen am nasalen Papillenrand. Fasern aus der peripheren Netzhaut liegen am oberen und unteren Papillenrand.

■ Proximaler N. opticus: Makuläre Fasern liegen zentral. Fasern aus der temporalen Netzhaut liegen temporal, Fasern aus der nasalen Netzhaut liegen nasal.

■ Distaler N. opticus: Makuläre Fasern liegen temporal. Fasern aus der temporalen Netzhaut liegen oben und unten, Fasern aus der nasalen Netzhaut liegen nasal.

■ Chiasma opticum: Fasern aus der temporalen Netzhauthälfte verlaufen ungekreuzt. Die Fasern der nasalen Netzhauthälfte kreuzen im Chiasma opticum, wobei die Fasern von nasal unten im Tractus opticus lateral liegen, die Fasern von nasal oben eher medial liegen. Die nasal unten verlaufenden Fasern ziehen zunächst in einem kurzen Bogen nach vorne in den kontralateralen Sehnerv (= Willebrand-Knie). Typisches Schädigungsmuster in diesem Bereich (Abb. 38.1 a und b): ipsilateraler GF-Ausfall und kontralateraler GF-Ausfall temporal oben.

■ Tractus opticus: Gekreuzte und ungekreuzte Fasern aus der unteren peripheren Netzhaut liegen lateral; die gekreuzten und ungekreuzten Fasern aus der oberen peripheren Netzhaut liegen medial. Die Fasern aus der Makula verlaufen im Tractus opticus zentral und oben. Der Tractus opticus endet im Corpus geniculatum laterale.

■ Das Corpus geniculatum laterale ist aus sechs Schichten aufgebaut: Gekreuzte Fasern liegen in den Schichten 1, 4 und 6. Ungekreuzte Fasern liegen in den Schichten 2, 3 und 5. Fasern aus der oberen Netzhaut liegen mehr Richtung Mitte, Fasern aus der unteren Netzhaut liegen mehr lateral.

■ Die Sehstrahlung (Radiatio optica) beginnt im Corpus geniculatum laterale (2. Neuron) und endet in der Sehrinde (3. Neuron). Sie verläuft bogenförmig von der Spitze der Seitenventrikel durch den Temporallappen und mündet im Okzipitalhirn. Zentral liegen die Makulafasern. Oberer Anteil der Sehstrahlung: obere Netzhaut; unterer Teil der Sehstrahlung: untere Netzhaut.

■ Okzipitalhirn: An der vorderen Grenze des Okzipitalhirns (vorderes Ende der Fissura calcarina) liegen die von am weitesten peripher kommenden Fasern (Repräsentation im GF als nur einseitig vertretener temporaler Halbmond). Beachte: Die Makula ist beidseits vertreten.

1.8
Differentialdiagnose von Gesichtfelddefekten

■ Abhängig vom betroffenen Abschnitt des afferenten Systems lassen sich folgende typische Befunde erheben:

- Prächiasmale Läsionen (N. opticus): Visusminderung; Optikusatrophie; unregelmäßige Skotome (oft Zentralskotom).
- Chiasmasyndrom: beidseitige temporale GF-Ausfälle, die oft als obere Quadrantenanopsie beginnen; Visusminderung; Optikusatrophie. Oft zusätzliche Ausfälle durch eine Kompression des N. opticus.
- Retrochiasmale Läsionen: Es treten homonyme GF-Defekte auf, d.h. es handelt sich um Ausfälle in den korrespondierenden GF-Hälften beider Augen, die durch die vertikale Mittellinie begrenzt werden; Visusminderungen treten in der Regel nicht auf. Bei den (sehr seltenen) Läsionen im Tractus opticus und im Corpus geniculatum laterale kommt es meist zu einer partiellen Optikusatrophie ohne Visusminderung. Läsionen der Sehstrahlung (zwischen Corpus geniculatum laterale und Sehrinde) führen nie zu einer Optikusatrophie.

■ Faustregel: Je näher eine retrochiasmale Sehbahnschädigung an der Sehrinde liegt, desto ausgeprägter ist die Kongruenz der homonymen Defekte

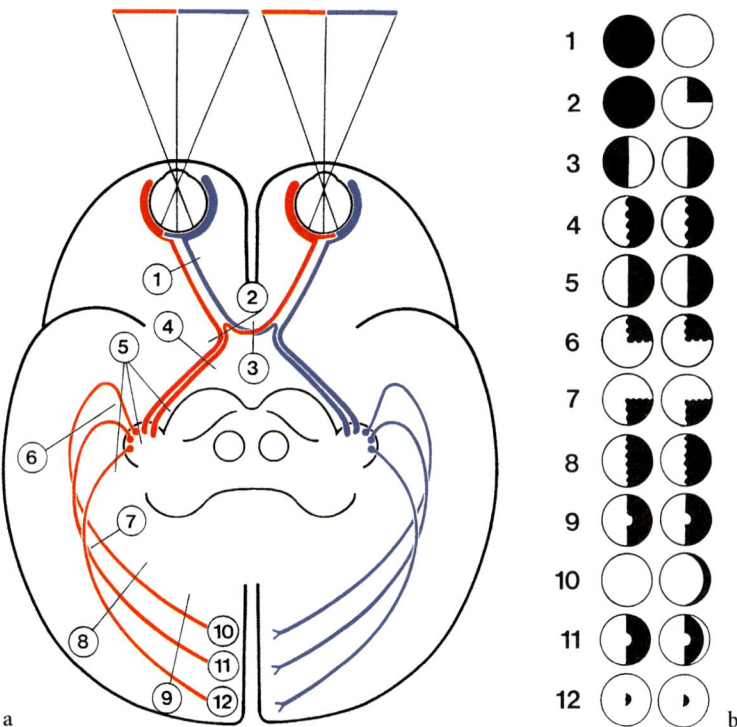

Abb. 38.1. a Schema der Sehbahn. Die Fasern der temporalen Netzhauthälfte des linken Auges und der nasalen Netzhauthälfte des rechten Auges sind *rot markiert*. Die Fasern der nasalen Netzhauthälfte des linken Auges und der temporalen Netzhauthälfte des rechten Auges sind *blau gezeichnet*. **b** Typische Gesichtsfelddefekte bei Läsionen der Sehbahn. *1* N. opticus: ipsilaterale Erblindung; *2* Sehnerv am Übergang zum Chiasma: ipsilaterale Erblindung mit kontralateraler Quadrantenanopsie temporal oben; *3* Chiasma: bitemporale Hemianopsie; *4* Tractus opticus: ausgeprägte inkongruente homonyme Hemianopsie; *5* distaler Tractus opticus, Corpus geniculatum laterale oder Beginn der Sehstrahlung: scharfe homonyme Hemianopsie ohne Aussparung der Makula; *6* vordere Schlinge der Sehstrahlung (Temporallappen): inkongruente obere homonyme Quadrantenanopsie; *7* oberer Teil der Sehstrahlung (Parietallappen): inkongruente untere homonyme Quadrantenanopsie; *8* mittlere Sehstrahlung: gering inkongruente homonyme Hemianopsie ohne Aussparung der Makula; *9* hintere Sehstrahlung: kongruente homonyme Hemianopsie mit Aussparung der Makula; *10* vorderer Teil der Sehrinde: kontralateraler Ausfall der temporalen Sichel; *11* mittlerer Teil der Sehrinde: kongruente Hemianopsie mit Aussparung der Makula und kontralaterale Erhaltung der temporalen Sichel; *12* hinterer Teil der Sehrinde: kongruentes homonymes hemianopisches Zentralskotom. (Nach Duke-Elder 1972)

(Kongruenz = Übereinstimmung beidseitiger GF-Ausfälle in Lokalisation und Ausdehnung).

■ Die folgende knappe Auflistung kann nicht vollständig sein. Für viele Krankheitsbilder gibt es Ausnahmen vom hier dargestellten typischen Befund, so daß im Einzelfall unbedingt auf die Spezialliteratur (insbesondere Miller 1982) zurückzugreifen ist.

1.8.1
Zentralskotom (einseitig)

Makulaerkrankungen

■ Makulaerkrankungen werden überwiegend ophthalmoskopisch sowie in ausgewählten Fällen fluoreszeinangiographisch und elektrophysiologisch diagnostiziert. Die perimetrischen Routineverfahren spielen eine untergeordnete Rolle, wobei sich spezielle Programme der statischen Computerperimetrie generell wesentlich besser eignen als die manuelle kinetische Perimetrie. Möglicherweise wird die Diagnostik und Verlaufsbeobachtung von Makulaerkrankungen in naher Zukunft ein wichtiges Anwendungsgebiet für die funduskontrollierte Perimetrie sein. Beispiele: Degeneration (Aderhaut, Netzhaut), Ödem, Zyste, Foramen (Netzhaut), Blutung (Aderhaut, Netzhaut), Exsudat (Netzhaut), Abhebung (retinales Pigmentepithel oder neurosensorische Netzhaut), Narbe (Aderhaut, Netzhaut).

Optikuserkrankungen

■ Beispiel: Papillitis, Retrobulbärneuritis, Optikusatrophie (bestimmte Fälle), Traumata oder Kompression.

Suppressionsskotom

- Bei amblyopen Augen kann es zu einem makulären oder extramakulären Hemmskotom kommen, dem kein organischer Schaden von N. opticus oder Netzhaut entspricht (sog. funktionelles Skotom zur Vermeidung von Konfusion und Doppelbildwahrnehmung). Suppressionsskotome wechseln abhängig davon, welches Auge fixiert und, ob unter monokularen oder binokularen Bedingungen perimetriert wird.

1.8.2
Zentralskotom (beidseitig)

- Makulaerkrankungen (s. oben).
- Optikuserkrankungen (s. oben).
- Toxische Optikopathien: Tabak, Medikamente (Ethambutol, Isoniacid, Streptomycin, Digitalis, Chloroquin, Chloramphenicol, Antabus, Ergotamin, Sulfonamide), ernährungsbedingte Mangelzustände (z. B. Vitamin B_{12}).

1.8.3
Konzentrische Gesichtsfeldeinengung

- Häufigste Ursache: mangelnde Aufmerksamkeit des Untersuchten, ältere Patienten, tapetoretinale Degenerationen (z. B. Retinopathia pigmentosa).
- Miosis, Katarakt.
- Hysterie, Simulation.
- Glaukom (Spätstadium).
- Chronisches Papillenödem mit konsekutiver Optikusatrophie.
- Nach Zentralarterienverschluß mit perfundierter zilioretinaler Arterie.
- Netzhauttoxische Substanzen: Chinin, Phenothiazin, Chinidin, Arsen, Salizylate, Chloroquin.

1.8.4
Ringskotom

- Refraktionsskotom (Aphakiekorrektur oder starke Pluskorrektur mit Gläsern).
- Glaukom (doppeltes Bogenskotom).
- Tapetoretinale Degenerationen (besonders Retinopathia pigmentosa).

1.8.5
Vergrößerung des blinden Flecks

- Papillenödem (Stauungspapille).
- Conus myopicus.
- Altersbedingter Konus.
- Markhaltige Nervenfasern (Fibrae medullares).
- Drusenpapille.
- Juxtapapilläre Chorioiditis.

1.8.6
Altitudinale Hemianopsie (einseitig)

- Unter einer altitudinalen Hemianopsie versteht man einen Ausfall der oberen oder unteren GF-Hälfte. Wenn die Schädigung im N. opticus oder in der Netzhaut liegt, ist der Ausfall im nasalen Bereich meist streng durch den horizontalen Meridian begrenzt (entsprechend der anatomischen Anordnung der retinalen Nervenfasern temporal der Fovea entlang einer horizontalen Raphe).

- Ischämische Optikusneuropathie.
- Arterienastverschluß (Arteria temporalis).
- Netzhautablösung.
- Fehlbildungen des N. opticus.
- Glaukom.
- Sehnerventrauma.
- Chorioretinitis einer Netzhauthälfte.

1.8.7
Altitudinale Hemianopsie (bilateral)

- Beachte: Während einseitige altitudinale Hemianopsien nie durch eine retrochiasmale Schädigung bedingt sind, ist dies bei beidseitigen altitudinalen Hemianopsien möglich.

- Beidseitiger Schaden der Sehrinde (meist inferiore Hemianopsie nach Granatsplitter- oder Schußverletzungen); sehr selten liegt eine superiore Hemianopsie vor, da bei den entsprechenden Verletzungen der unteren Abschnitte des Okzipitalhirns meist tödliche Blutungen aus den duralen Sinus auftreten. Blutungen, Tumoren und Abszesse sind selten Ursache bilateraler altitudinaler Defekte.

- Bilaterale Netzhautablösung (meist exsudativ).
- Bilaterales Optikuskolobom.
- Glaukom.

- Artefakte durch Blepharochalasis und tiefliegende Bulbi.
- Bilaterale AION.

1.8.8
Bitemporale Hemianopsie oder Quadrantenanopsie (Chiasmasyndrom)

- Diese Ausfälle sind typisch für Läsionen im Bereich des Chiasma opticum. Die Ausfälle sind oft nur diskret (intakte Außengrenzen für große Marken; Ausfälle nur für kleinere Marken nachweisbar) und inkongruent (seitenverschieden). Eine Begrenzung der Ausfälle durch die vertikale Mittellinie ist zumindest auf einer Seite immer zu erkennen. Bei fortschreitendem Tumorwachstum kann es durch eine asymmetrische Kompression im Spätstadium zum kompletten Verlust des GF auf einem oder beiden Augen kommen. Eine Chiasmaschädigung führt neben den typischen bitemporalen GF-Ausfällen zu einer ophthalmoskopisch erkennbaren – zunächst partiellen – Optikusatrophie. Eine weitere, oft unterbewertete diagnostische Möglichkeit besteht in der Betrachtung der retinalen Nervenfaserschicht im rotfreien Licht. Besonders im papillennahen Bereich sind nasale Defekte der Nervenfaserbündel mit einiger Übung gut sichtbar. Die Sichtbarkeit der Nervenfaserbündel wird bei älteren Menschen schlechter.

- Sehr häufige Ursache ist das Hypophysenadenom. Oft wird die Verdachtsdiagnose durch den Zufallsbefund des Augenarztes gestellt (Perimetrie). Das GF spielt auch bei der postoperativen Verlaufskontrolle trotz der modernen bildgebenden Verfahren eine wichtige Rolle.

- Auch das Meningeom (besonders im Bereich des Tuberculum sellae, der Keilbeinflügel oder der Olfaktoriusrinne) ist eine sehr häufige Ursache.

- Kraniopharyngeom (Kinder).

- Andere parasellär gelegene Ursachen: Gliome, Aneurysmata, Arachnoiditis im Bereich des Chiasmas.

1.8.9
Binasale Hemianopsie

- Meist deutlich inkongruent, kann als Quadrantenanopsie beginnen.
- Arachnoiditis im Bereich des Chiasmas.
- Glaukom (bilaterale nasale Stufe).
- Chiasmakompression von lateral (Tumor bzw. Aneurysma).
- Drusenpapille.
- Hydrocephalus internus.
- Ausgeprägte bitemporale Netzhauterkrankung. Beispiele: Retinoschisis, Netzhautablösung, Retinitis, Verschluß der temporalen Gefäße.

1.8.10
Homonyme Hemianopsie oder Quadrantenanopsie (retrochiasmale Läsionen)

Traktusläsionen

- Es handelt sich um hochgradig inkongruente, inkomplette homonyme Hemianopsien. Falls nicht zusätzlich der N. opticus oder das Chiasma betroffen sind, ist der Visus normal. Eine partielle Optikusatrophie ist fakultativ. Afferente Pupillardefekte sind relativ häufig.

- Tumoren der Schädelbasis, Hypophysenadenome, Kraniopharyngeome, Nasopharynxkarzinome, Chordome, Gliome.

- Aneurysmata von A. carotis interna und/oder A. communicans posterior.

- Demyelinisierte Erkrankungen (multiple Sklerose).

- Sehr selten: basale Meningitis, Trauma, Migräne.

Temporoparietale Läsionen

- Läsionen im Temporallappen manifestieren sich häufig primär durch Defekte des oberen GF, während Parietallappenläsionen meist zu Defekten des unteren GF führen. Temporoparietale Läsionen sind im klinischen Alltag sehr häufig.

- Sehr häufig: vaskuläre Erkrankungen (Thrombose, Embolie, Blutung).

- Sehr häufig: Tumoren (Astrozytom, Meningeom, Metastasen).

- Demyelinisierte Erkrankungen, Migräne, Trauma.

Läsionen der Sehrinde/des Okzipitallappens

- Typisch für umschriebene einseitige Läsionen der Sehrinde sind kongruente homonyme Zentralskotome, wobei die Makula normalerweise vom Skotom ausgespart bleibt. Bei ausgedehnter Schädigung eines Okzipitallappens (z.B. Infarkt) sind komplette, kongruente Hemianopsien zu finden. Bilaterale Okzipitalläsionen sind sehr selten (s. Abschn. 1.7).

- Häufig: vaskuläre Ereignisse, Tumoren, Traumata, Enzephalitiden.

1.8.11
Pseudodefekte des Gesichtsfeldes (Artefakte; s. Abschn. 1.6.3)

- Anatomische Varianten (prominente Augenbrauen, Enophthalmus, Ptosis, prominenter Nasenrücken usw.).

- Medientrübungen (Hornhauttrübung, Katarakt, Glaskörpertrübung usw.).

- Refraktionsskotome (Aphakiekorrektur, Gestell, posteriore Staphylome).

- Desorientierte oder mental gestörte Patienten.

- Simulation und Hysterie.

WEITERFÜHRENDE LITERATUR

Adler FH, Austin G, Grant FC (1948) Localizing value of visual fields in patients with early chiasmal lesions. Arch Ophthalmol 40:579

Dannheim F (1995) Perimetrie. In: Straub W, Kroll P, Küchle J (Hrsg) Augenärztliche Untersuchungsmethoden. Enke, Stuttgart

Duke-Elder S (1971) System of ophthalmology. Mosby, St. Louis

Gartner S (1951) Ocular pathology in the chiasmal syndrome. Am J Ophthalmol 34:593

Gloor B, Meier-Gibbons F (1996) Prinzipien der Effizienzkontrolle der Glaukomtherapie. Ophthalmologe 93:510

Gramberg-Danielsen B (Hrsg) (1991) Medizinische Grundlagen der augenärztlichen Begutachtung. Enke, Stuttgart

Johnson CA, Adams AJ, Casson EJ, Brandt JD (1993) Progression of early glaucomatous visual field loss as detected by blue-on-yellow and standard white-one-white automated perimetry. Arch Ophthalmol 111:651

Lachenmayr BJ, Vivell POM (1992) Perimetrie. Thieme, Stuttgart

Miller NR (1982) Walsh and Hoyt's Clinical Neuroophthalmology. Williams & Williams, Baltimore

Weber J (1993) Atlas der Computerperimetrie. Springer, Berlin Heidelberg New York Tokyo

KAPITEL 39

Ultraschall und Biometrie 39

1	Indikationen zur Ultraschalluntersuchung 1060		4.7.9	Morbus Coats 1071
1.1	Okuläre Indikationen 1060		4.7.10	Skleritis posterior 1071
1.2	Orbitale Indikationen 1061		4.7.11	Doppelte Perforation 1071
			4.8	Bulbusdeformitäten und Zustände nach Operationen 1072
2	Ultraschallbiometrie 1061			
2.1	Längenmessungen 1061		4.9	Nervus opticus 1073
2.2	Planung von Intraokularlinsen 1061		4.9.1	Anatomie 1073
			4.9.2	Drusenpapille 1073
3	Laserinterferenzbiometrie 1062		4.9.3	Papillenprominenz 1073
4	Diagnostik der Augenbestandteile und ihrer im Ultraschall darstellbaren Erkrankungen 1063		4.9.4	Optikusexkavation und -kolobom 1073
			4.9.5	Stauungszeichen 1073
4.1	Lider 1063		4.9.6	Neuritis nervi optici 1074
4.2	Tränenwege 1063		4.9.7	Optikusscheidenmeningeom 1074
4.3	Vorderer Augenabschnitt 1063		4.9.8	Gliom des N. opticus 1074
4.3.1	Hornhaut 1063		4.9.9	Melanozytom 1074
4.3.2	Vorderkammer und Kammerwinkel 1063		4.10	Orbitaveränderungen 1074
4.3.3	Iris 1063		4.10.1	Orbitawanddefekte 1074
4.3.4	Linse 1063		4.10.2	Niedrigreflektive Strukturen in Orbitawandnähe 1074
4.3.5	Ziliarkörper 1064			
4.4	Glaskörper 1064		4.10.3	Orbitaraum außerhalb des Muskelkonus 1075
4.4.1	Destruktion 1065			
4.4.2	Asteroide Hyalose (Morbus Benson) 1065		4.10.4	Äußere Augenmuskeln 1075
4.4.3	Cholesterinhyalose (Synchisis scintillans) 1065		4.10.5	Orbitaraum innerhalb des Muskelkonus 1076
4.4.4	Hintere Glaskörperabhebung 1065			
4.4.5	Zustand nach Silikonölfüllung 1065		4.10.6	Krankheitsbilder mit Beteiligung mehrerer Regionen 1076
4.4.6	Zustand nach Endotamponade durch Gas, Luft und andere gasförmige Substanzen 1066			
4.4.7	Glaskörperblutung 1066			
4.4.8	Proliferative Glaskörperveränderungen 1066			
4.4.9	Entzündungen (Endophthalmitis) 1067			
4.4.10	Persistierender hyperplastischer primärer Glaskörper (PHPV) 1067			
4.4.11	Fremdkörper 1067			
4.4.12	Chronische Uveitis 1068			
4.5	Netzhaut 1068			
4.5.1	Differentialdiagnostische Kriterien 1068			
4.5.2	Kriterien der typischen frischen Ablatio retinae 1068			
4.5.3	Kriterien der alten Ablatio retinae 1068			
4.5.4	Retinoschisis 1068			
4.6	Aderhautabhebung 1069			
4.6.1	Exsudative Form 1069			
4.6.2	Hämorrhagische Aderhautamotio 1069			
4.7	Verdickungen der Netzhaut und Aderhaut und sich primär in den Glaskörperraum ausbreitende tumoröse Veränderungen der Bulbuswand 1069			
4.7.1	Aderhautnävus 1069			
4.7.2	Junius-Kuhnt-Makulopathie (Altersbedingte Makuladegeneration) 1070			
4.7.3	Karzinommetastase 1070			
4.7.4	Malignes Melanom der Aderhaut 1070			
4.7.5	Retinoblastom 1070			
4.7.6	Hämangiom der Aderhaut 1071			
4.7.7	Osteom der Aderhaut 1071			
4.7.8	Entzündliche Aderhautverdickung 1071			

In der Augenheilkunde ist die Ultraschalluntersuchung trotz der Fortentwicklung anderer bildgebender Verfahren [Computertomographie (CT), Kernspintomographie (MRT)] in der Diagnostik von optisch nicht einsehbaren Veränderungen der vorderen $^2/_3$ der Orbita (ca. 4,5 cm ab Hornhautvorderfläche) nach wie vor die Untersuchungsmethode der ersten Wahl.
Der Ultraschall ist außerdem wesentlicher Bestandteil der präoperativen Untersuchung bei geplanten Kataraktoperationen (Biometrie). Ein völlig neues Verfahren ist die Laserinterferenzbiometrie, die ebenfalls hier abgehandelt wird.

Vorteile der Ultraschalluntersuchung

■ Höheres Auflösungsvermögen als CT und MRT.

■ Fehlende Invasivität (keine Kontrastmittel notwendig) und Strahlenbelastung und damit beliebige Wiederholbarkeit (Verlaufskontrollen).

- Untersuchung von Bewegungs- und Strömungsvorgängen in vivo in Echtzeit möglich.
- Bei weitem preiswerter und mobiler als CT und MRT.
- Zur orientierenden Untersuchung bei Säuglingen und Kleinkindern einsetzbar (bei anderen Untersuchungen evtl. Narkose erforderlich).

Nachteile der Ultraschalluntersuchung
- Aus physikalisch-technischen Gründen fehlender Einblick auf das hintere Orbitadrittel. Die Orbitaspitze mit ihren häufig nach retroorbital reichenden Prozessen wird besser im Dünnschicht-CT der Orbita bzw. im MRT (je nach zugrundeliegendem Prozeß) dargestellt.
- Durch Wechselwirkungen mit dem Gewebe bedingte Artefakte schränken die Darstellbarkeit bestimmter Regionen und Veränderungen stark ein.

Verfahren
- Unterschieden werden zum einen das verwendete Verfahren (A-Mode, B-Mode und M-Mode) und zum anderen der diagnostische Teilbereich in Form der Ultraschallbiometrie mit ihrer Unterform der Pachymetrie, der Gewebsdiagnostik (A-Mode und B-Mode) und die Ultraschallgefäßdiagnostik (M-Mode und Duplexverfahren).
- Die Dopplersuntersuchung der versorgenden Gefäße des Karotiskreislaufs wird meist den hierin erfahreneren Internisten überlassen.
- Das Duplexverfahren, d.h. die synchrone Darstellung eines zweidimensionalen B-Bildes und einer farbkodierten Flußrichtung der Blutströmungen, hat in der Kardiologie große Bedeutung, ist jedoch aufgrund der zu geringen Auflösung in der Ophthalmologie noch nicht als Routineverfahren geeignet. In einzelnen Untersuchungen wurden interessante Ergebnisse bzgl. des Blutflusses (z.B. Umkehr) gezeigt (s. auch Kap. 2).
- Die dreidimensionale Darstellung ist bereits möglich, jedoch in der Augenheilkunde derzeit nicht von praktischer Bedeutung. Vor allem für die Beurteilung der Ausdehnung von Tumoren und die daraus abzuleitende Therapieplanung wurde der dreidimensionale Ultraschall in Einzelfällen eingesetzt.
- Der diagnostische Ultraschall am Auge arbeitet mit Frequenzen von 8–10 MHz. Seit einigen Jahren sind auch Geräte mit 20 MHz (Pachymetrie) und 50–80 MHz (nur für den vorderen Augenabschnitt) erhältlich.
- Die Darstellung erfolgt entweder im Zeit-Amplituden-Verfahren (A-Bild) oder im Zeit-Helligkeits-Verfahren [B-Bild von („brightness")].
  - Das A-Bild ist ein eindimensionales Tiefenbild bei dem die Entfernung (durch Zeitmessung ermittelt) und die Reflektivität (ausgedrückt in der Amplitude) der akustischen Grenzflächen dargestellt werden. Verwendet wird es in der Biometrie zur Längenmessung und bei der Gewebsdiagnostik zur Beurteilung der Binnenstruktur von Raumforderungen.
  - Beim B-Bild wird die Amplitude in Grauwerte umgesetzt. Durch Schwingen des Schallkopfes in einer Achse wird ein zweidimensionales Bild erzeugt, in dem digital die jeweilige Position gespeichert wird, in der das Signal gesendet und empfangen wurde. Aus diesen Informationen wird ein Bild errechnet.
- Gewebe und Strukturen werden im Ultraschall differenziert nach:
  - Anatomischen Merkmalen und typischen Konfigurationen (z.B. Pilzform des Melanoms).
  - Kinetischen Merkmalen wie Beweglichkeit und Nachbewegung (gilt v.a. für intraokulare Strukturen).
  - Quantitativen Merkmalen wie relativer Reflexionsgrad, Schalldämpfung und Schattenbildung.

1
Indikationen zur Ultraschalluntersuchung

1.1
Okuläre Indikationen

- Trübe Medien im Bereich von Hornhaut (z.B. Dystrophie), Vorderkammer (z.B. Hyphäma), Linse (Katarakt) oder Glaskörper (Blutung) sowie verlegte bzw. extrem enge Pupillen.
- Kammerwinkelanalyse im Rahmen der Glaukomdiagnostik (50-MHz-Ultraschall).
- Netzhautablösung:
  - Verdacht auf einen unter der Netzhautablösung liegenden Tumor.
  - Nachfolgeuntersuchung nach Ablatiooperationen bei schlechtem Einblick.
  - Differentialdiagnose zu Retinoschisis und Glaskörpermembranen.
- Ophthalmoskopisch sichtbare Raumforderung (ergänzende Informationen zur Binnenstruktur der Raumforderung).

- Okuläres Trauma (Linsenverletzung, Bulbuswandbeurteilung, Fremdkörpersuche, Ausmaß einer Netzhautablösung und von Einblutungen).
- Präoperativ bei schlechtem Einblick:
  - Dichte Katarakt (Netzhaut anliegend?).
  - Vitrektomie (Traktionen, Ablationes?).
  - Keratoplastik (Netzhaut anliegend?).
- Okuläre (röntgennegative) Fremdkörper:
  - Darstellung.
  - Lokalisation.
- Beurteilung einer Aderhautabhebung.
- Messung von Größe und Volumen eines Tumors jedweder Dignität zur Planung des weiteren Vorgehens (z.B. Iod- oder Rutheniumapplikator, Exzision, Enukleation).
- Achsenlängenmessung zur Bestimmung einer Intraokularlinse, zur Brechkraftbestimmung einer Keratoprothese, zur Diagnose einer Achsenmyopie und -hyperopie (Biometrie), aber auch zur Differentialdiagnose und Erkennung eines Mikrophthalmus, Makrophthalmus oder einer Phtisis bulbi.
- Hornhautdickenmessung zur Planung vor refraktiven Eingriffen (Pachymetrie).

1.2
Orbitale Indikationen

- Genese eines Exophthalmus (vaskuläre, entzündliche, zystische oder solide Raumforderung).
- Ausdehnung von infiltrativen Prozessen, ausgehend vom vorderen Augenabschnitt.
- Verdacht auf endokrine Orbitopathie.
- Schmerzhafte Bewegungseinschränkungen des Bulbus (z.B. Verdacht auf Myositis oder Verdacht auf Skleritis posterior).
- Bewegungseinschränkungen einzelner Muskeln.
- Abklärung der Ursache von Netzhautfalten.
- Abnormitäten des Sehnerven:
  - Papillenödem ohne erkennbare Ursache.
  - Optikusatrophie unbekannter Genese.
  - Verdacht auf Optikusneuropathie.
  - Drusenpapille.
- Verdacht auf orbitalen Fremdkörper.
- Beurteilung und Ausschluß von Gefäßveränderungen (Varizen, AV-Fisteln).

2
Ultraschallbiometrie

2.1
Längenmessungen

- Ein 8-MHz-Schallkopf mit parallelem Schallstrahl wird über eine Kontaktmessung, mittels Gelvorlaufstrecke oder am genauesten mittels einer Wasservorlaufstrecke unter Benutzung eines Trichters über die Hornhaut gehalten.
- Exakte Messungen erreicht man mit der sog. Teilstreckenbiometrie, d.h. die einzelnen Teilstrecken werden errechnet und dann addiert, um z.B. die Achsenlänge (Hornhautvorderfläche bis Netzhautoberfläche) des Auges zu erhalten. Die Messung erfolgt jeweils ab dem Anstieg des Echopeaks im A-Bild.
- Die Formel lautet:

Strecke in mm =
Schallgeschwindigkeit (m/s) · Laufzeit (µs/2000)

- Die Schallgeschwindigkeit beträgt beispielsweise im Glaskörper 1532 m/s, in Silikonöl jedoch nur 984 m/s.
- Die mittlere Schallgeschwindigkeit im Gesamtsystem Auge (vereinfachende Annahme einer identischen Schallgeschwindigkeit aller Teilstrekken) beträgt im phaken Auge 1550 m/s.
- Zu beachten sind Alter des Patienten (Bulbuslängenwachstum bis ca. zum 14. Lebensjahr) und evtl. vorhandene Verformungen (Staphylome), die zu falschen Beurteilungen führen können.
- Bei Kindern und Patienten mit fehlender Kooperation (z.B. geistige Behinderung) ist hierfür eine Narkoseuntersuchung notwendig.

2.2
Planung von Intraokularlinsen

- Es existieren zahlreiche Formeln, die sich in 2 Hauptgruppen unterteilen lassen:
  - Physikalische oder geometrisch-optische Formeln, die auf einem theoretischen Modell des Auges beruhen (z.B. nach Gernet oder Binkhorst). Hier gehen folgende Größen ein: Vorderkammertiefe, Achsenlänge, Hornhautbrechkraft sowie Brechungsindizes von Hornhaut, Kammerwasser und Glaskörper. Genereller Vorteil dieser Formeln ist die Möglichkeit, die getragene Korrektur zu berücksichtigen; außerdem kann die Netzhautbildgröße und damit die Aniseikonie berechnet werden.

- Empirische (Regressions-)Formeln, die statistisch aus Refraktionsbilanzen operierter Augen errechnet wurden. Ein Beispiel ist die SRK-Formel:

Brechkraft Linse = A-Konstante
— 2,5 · Achsenlänge
— 0,9 · Hornhautbrechkraft.

Die A-Konstante ist abhängig von Linsentyp und Hersteller. Ihre Modifikation bzw. das Hinzufügen von Multiplikatoren kann vom Operateur als „Korrekturfaktor" ausgenützt werden, um individuelle Endergebnisse (z. B. bedingt durch unterschiedliche Implantationsorte) zu korrigieren. Da die SRK-Formel an 24 mm langen Augen ermittelt wurde, muß man insbesondere bei extremen Achsenlängen weitere Korrekturen vornehmen. Zum Beispiel muß bei längeren Augen eine eher etwas geringere Brechkraft der Linse veranschlagt werden, d. h. vom Ergebnis werden je nach Achsenlänge 0,5–3 dpt subtrahiert bzw. die A-Konstante wird etwas kleiner gewählt.

■ Bezüglich der Ergebnisse sind alle Formeln etwa gleichwertig und bedürfen der Überprüfung und Ergänzung durch persönliche Korrekturfaktoren des Operateurs, insbesondere unter Berücksichtigung der Achsenlänge.

■ Von größerer Bedeutung sind Ungenauigkeiten bei der Erhebung der Meßwerte (1 mm Achsenlänge ≙ 3 dpt; 0,1 mm Hornhautradius ≙ 0,5 dpt).

■ Ziel ist eine postoperative Refraktion von –0,5 bis –3,0 dpt bzw. ein Angleich an den Refraktionsfehler des Partnerauges. Außerdem sollte ein Angleich der Netzhautbildgröße beider Augen (Iseikonie) erreicht werden. Für ein komfortables Sehen sollte die Aniseikonie maximal 6% betragen. Viele Patienten kompensieren zwar eine Aniseikonie bis zu 10%; manche sind jedoch nicht in der Lage, auch nur 5% zu kompensieren.

3
Laserinterferenzbiometrie

Die Laserinterferenzbiometrie beruht auf dem Prinzip der Teilkohärenzinterferometrie (PCI, „partial coherence interferometry"). Hierbei wird Infrarotlicht (780 nm) kurzer Kohärenzlänge (ca. 160 m) von einer Laserdiode in einer Michelson-Interferometer-Anordnung ausgestrahlt und in 2 Teilstrahlen unterschiedlicher optischer Weglänge zerlegt. In einem Schenkel der beiden Teilstrahlen befindet sich das zu vermessende Auge, in dem anderen ein Fotodetektor. Beide Teilstrahlen werden an der Hornhaut und an der Netzhaut reflektiert. Sobald die Wegdifferenz zwischen den Teilstrahlen kleiner ist als die Kohärenzlänge tritt Interferenz auf. Das vom Fotodetektor erfaßte Interferenzsignal wird in Abhängigkeit von der meßtechnisch sehr präzise bestimmbaren Position des Interferometerspiegels aufgezeichnet. Als Meßgröße erhält man die optische Weglänge zwischen Hornhaut und Netzhaut.

■ Die Anwendung der Teilkohärenzinterferometrie zur Messung der Augenlänge geht auf Fercher et al. (1986) zurück. Seitdem wurde das Verfahren in seiner tomographischen Variante in Form der optischen Kohärenztomographie (OCT, „optical coherence tomography") in der Ophthalmologie eingeführt, während die optische Achsenlängenvermessung erst kürzlich zur Anwendungsreife kam (Hitzenberger, 1989).

■ Die optische Biometrie durch Teilkohärenz-Interferometrie wurde mit dem IOL Master® der Firma Carl-Zeiss, Jena, realisiert. Die Achslänge wird als optische Weglänge zwischen Hornhautvorderfläche und retinalem Pigmentepithel bestimmt.

■ In einer Vergleichsstudie zwischen Immersionsultraschallbiometrie und optischer Augenlängenvermessung wurde gezeigt, daß die optisch bestimmten Meßwerte generell größer waren als die Ultraschallwerte. Die Ursache liegt darin, daß bei der Ultraschallmessung der Abstand von der Hornhautvorderfläche zur inneren Grenzmembran, bei der Interferenzmethode hingegen der Abstand bis zum retinalen Pigmentepithel erfaßt wird. Insgesamt fand sich eine sehr gute Korrelation zwischen optischen und akustischen Immersionsmeßwerten.

■ Die optische Biometrie stellt eine Erweiterung der biometrischen Möglichkeiten dar. Sie ist anwenderfreundlich und patientenschonend, da keine Lokalanästhesie notwendig ist, und somit keine Gefahr der Infektionsübertragung oder der Erzeugung von Hornhautläsionen besteht. Weiterhin ist eine Messung auch bei enger Pupille möglich. Die optische Biometrie setzt aber eine minimale Kooperationsfähigkeit des Patienten hinsichtlich der Fixation und weitere Vorbedingungen, wie z. B. keine Hornhautnarben oder sehr dichte Katarakte, voraus, weshalb die akustische Biometrie auch weiterhin einen wichtigen Stellenwert haben wird.

4 Diagnostik der Augenbestandteile und ihrer im Ultraschall darstellbaren Erkrankungen

4.1 Lider

▪ Eine Differenzierung von muskulären Bestandteilen und subkutanen Strukturen mit der 10-MHz-Sonde ist möglich, jedoch nur selten erforderlich.

▪ Die Ausbreitung von Entzündungen durch das Septum orbitale ist erkennbar, wenngleich letzteres selbst nicht darstellbar ist.

▪ Die Ausdehnung zystischer (Lymphangiom, Dermoidzyste) und massiver Tumoren ist beurteilbar; eine Verdachtsdiagnose kann gestellt werden.

4.2 Tränenwege

▪ Mit der 10-MHz-Sonde ist im Prinzip der Saccus lacrimalis darstellbar und vermeßbar. Größere Ektasien oder Geschwulstbildungen sind abgrenzbar. Werden Kontrastmittel instilliert, sind die ableitenden Tränenwege von den Canaliculi lacrimales bis zum mittleren Tränennasengang darstellbar. Im klinischen Alltag werden diese Veränderungen jedoch meist durch eine Dakryozystographie beurteilt.

▪ Stärkere Entzündungen, insbesondere der Siebbeinzellen, können zu Schallfortleitungen bis in die Nase führen. Bei Säuglingen findet eine Fortleitung auch ohne Entzündung statt, da die Orbitawände noch nicht verknöchert sind.

▪ Die Tränendrüse ist im physiologischen Zustand kaum abgrenzbar. Ihre Darstellbarkeit legt den Verdacht auf eine entzündliche oder tumoröse Veränderung nahe (Lymphom, Karzinom, Mischtumor, Pseudotumor). Die Abgrenzung ist problematisch und kann mit Hilfe der A-Bild-Diagnostik versucht werden, kann jedoch nicht als sichere Methode angesehen werden und stellt damit keinen Ersatz für die Biopsie dar.

4.3 Vorderer Augenabschnitt

▪ Mit der 10-MHz-Sonde mäßig (großer Artefaktreichtum) und nur mit Vorlaufstrecke darstellbar.

▪ Der vordere Augenabschnitt ist die Domäne der höher auflösenden Verfahren (20–50 MHz) mit geringerer Eindringtiefe.

4.3.1 Hornhaut

▪ Mit dem 8-MHz-Biometrieschallkopf im Wasserbad ist die Dicke meßbar.

▪ Mit der 20-MHz-Pachymetriesonde sind genauere Ergebnisse zur Planung refraktiver Eingriffe erzielbar.

▪ Eine Trennung in 4 Schichten (Epithel, Bowman-Schicht, Stroma, Descemet-Membran mit Endothel) zur Lokalisation von Veränderungen (Dystrophien, Verletzungen) ist mit der 50-MHz-Sonde möglich, die eine geringere Eindringtiefe, aber ein höheres Auflösungsvermögen hat.

4.3.2 Vorderkammer und Kammerwinkel

▪ Die Vorderkammertiefe ist auch mit der Biometrie meßbar.

▪ Die 50-MHz-Sonde erlaubt eine Vorderkammerbeurteilung (Zellen, Fremdkörper, Hyphäma, Fibrin usw.) und eine genaue Beurteilung inklusive Öffnungsgradzahlen des Kammerwinkels in einer präziseren und reproduzierbareren Weise als die bei schlechtem Einblick evtl. nicht mögliche Gonioskopie (Abb. 39.1). Auch Funktionsbeurteilungen der Akkommodation sind in vivo möglich.

4.3.3 Iris

▪ Die 50-MHz-Sonde erlaubt die Differenzierung von spaltlampenmikroskopisch erkennbaren Veränderungen in zystische sowie massive Tumoren (Abb. 39.2 a, b).

▪ Die Differenzierung der massiven Tumore ist jedoch bei weitem nicht in dem Maße möglich, wie der Begriff „Biomikroskopie" glauben machen will.

4.3.4 Linse

▪ Vermessung der Dicke im Rahmen der operationsvorbereitenden Biometrie.

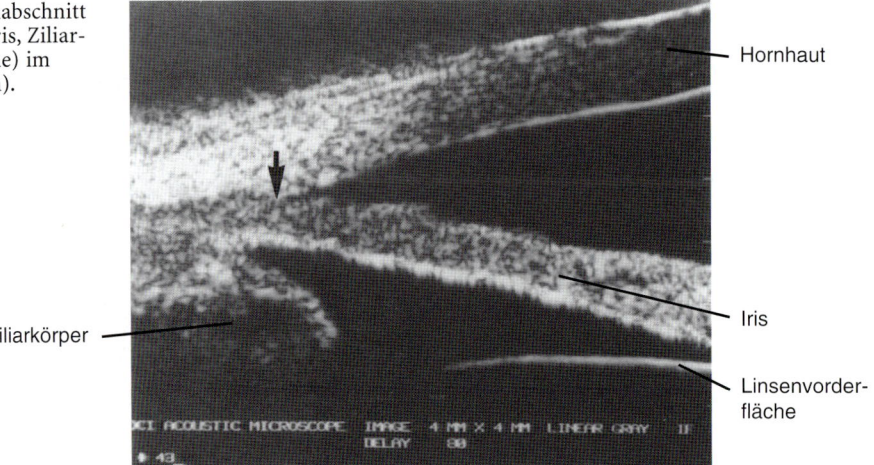

Abb. 39.1. Der vordere Augenabschnitt (Hornhaut, Kammerwinkel, Iris, Ziliarkörper und Linsenvorderfläche) im 50-MHz-Bild (→ Skleralsporn). (Aus Pavlin u. Foster 1994)

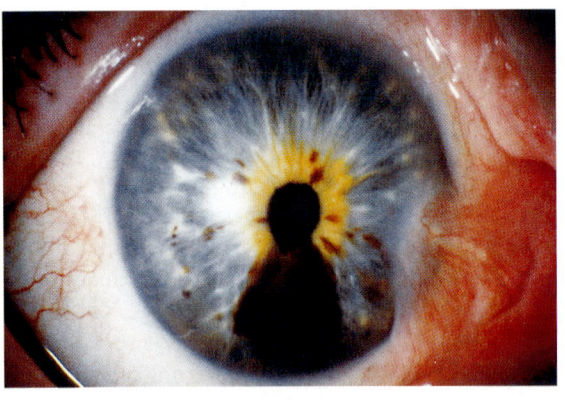
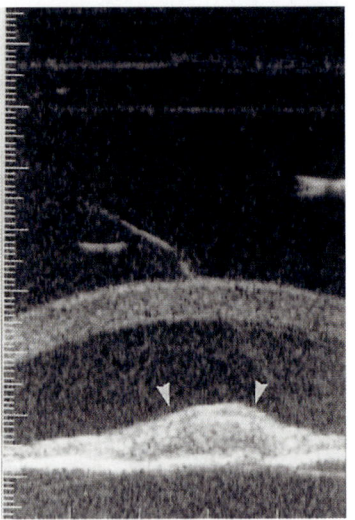

Abb. 39.2a, b. Stromaler Irisnävus. **a** Klinischer Befund, **b** ultraschallbiomikroskopischer Befund. Verdickung des Irisstromas (*Pfeile*). (Aus Buchwald et al. 1999)

- Diagnose von Subluxationen oder kompletten Luxationen.
- Lage der Haptik nach IOL-Implantation (50-MHz-Ultraschall).
- Beurteilung traumatisch bedingter Verletzungen (Perforation, Quellung, Trübung).

4.3.5 Ziliarkörper

- Im physiologischen Zustand ist der Ziliarkörper mit der 10-MHz-Sonde nur schwer abgrenzbar.
- Bei guter Darstellbarkeit mit der 10-MHz-Sonde sollte differentialdiagnostisch an maligne, posttraumatische oder entzündliche Veränderungen gedacht werden.

- Mit der 50-MHz-Sonde ist eine gute Differenzierbarkeit von zystischen und massiven Tumoren möglich. Außerdem sind auch sehr flache Abhebungen des Ziliarkörpers nach Operationen und Traumata darstellbar.
- Zyklitische Membranen sind in ihrer ganzen Ausdehnung nur mit einer kombinierten Untersuchung mit einer 10- und 50-MHz-Sonde zu beurteilen.

4.4 Glaskörper

Der Glaskörperraum ist Domäne der 8- (A-Bild) bzw. 10-MHz-Sonde (B-Bild). Normalerweise ist er echofrei, v. a. bei jungen Menschen. Die Konsistenz des Glaskörpers ändert sich im Laufe des Lebens und damit auch das B-Bild.

4.4.1
Destruktion

- Entmischung der Bestandteile der Glaskörpergrundsubstanzen. Bei maximaler Verstärkung sind sie als punktförmige Reflektoren oder kavernöse Strukturen niedrigster Reflektivität darstellbar.

4.4.2
Asteroide Hyalose (Morbus Benson)

- Hochreflektierende Korpuskel (Kalkseifenelemente an Glaskörperstrukturen gebunden) bewegen sich bei Bulbusbewegungen flottierend mit und schwingen in die Ausgangslage zurück. Durch Schallstreuung wirken die Korpuskel länglich ausgezogen (strichförmige Echos im rechten Winkel zum Schallstrahl).

- Signalfreier retrovitrealer Raum aufgrund der hinteren Glaskörpergrenzmembranablösung.

- Meistens ist dieser Prozeß einseitig.

4.4.3
Cholesterinhyalose (Synchisis scintillans)

- Nach Bulbusbewegung kommt es zum Absacken der nicht an den Glaskörper gebundenen Kristallstrukturen (hochbrechende Cholesterinkristalle) auf den Bulbusboden.

- Tritt gehäuft nach umfangreichen Glaskörperblutungen und chronischer Netzhautablösung mit destruiertem Glaskörper auf.

4.4.4
Hintere Glaskörperabhebung

- Typische flottierende Mitbewegungen der hinteren Glaskörpergrenzmembran, die meist nur bei maximaler Verstärkung (90 dB) darstellbar ist.

- Meist ohne Papillenkontakt, kann jedoch auch strangartig von der Papille zur Ora ziehen und dann eine Ablatio retinae vortäuschen, ist jedoch deutlich niedriger reflektierend als die Netzhaut.

- Die Glaskörpergrenzmembran wird evtl. durch zellige Auflagerungen betont (Zustand nach Blutung oder Entzündung). Durch die resultierende Reflektivitätserhöhung wird die Differentialdiagnose, z. B. zur Ablatio retinae erschwert (Abb. 39.3).

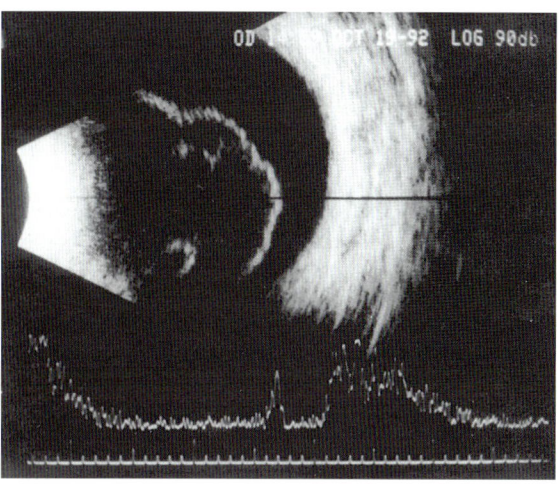

Abb. 39.3. Frei flottierende hintere Glaskörpergrenzmembran, die durch Auflagerung von Blutzellen betont wird. Es handelt sich hier um einen Zustand nach kompletter Resorption des Blutes bei retrohyaloidaler Blutung und bereits vorher bestehender kompletter Ablösung der hinteren Glaskörpergrenzmembran. Dabei ist auch auf das relativ hohe Echo im A-Bild (abgeleitet entlang der schwarzen Linie im B-Bild, dem sog. „Cross-Vector") zu achten

- Eventuell ist ein Glaskörperring (ehemalige Adhäsion an der Papille) als Verdichtung darstellbar. Der Cloquet-Kanal kann sich im Ultraschall bei zelliger Betonung der Grenzmembranen ebenfalls darstellen lassen.

4.4.5
Zustand nach Silikonölfüllung

- Es liegt eine scheinbar größere Achsenlänge durch veränderte Schallgeschwindigkeit von ca. 980 m/s (im Gegensatz zu 1550 m/s im normalen Kammerwasser) vor.

- Durch eine größere Abbildung des Bulbus auf dem Schirm (die B-Bild-Berechnung geht von einer Schallgeschwindigkeit von 1550 m/s aus) und die durch das Öl verursachte starke Schallschwächung sind kaum Aussagen über retrobulbäre Strukturen möglich.

- Durch eine inkomplette Füllung entstehen scheinbare Membranen an der Öl-Kammerwasser-Grenzfläche. Durch entsprechende Lagerung des Patienten (Silikonöl schwimmt oben) kann überprüft werden, ob es sich um fixe Membranen oder nur um die Grenzfläche handelt. Insgesamt ist jedoch die Abgrenzbarkeit von Membranen und damit von Netzhaut- und Aderhautablösungen stark erschwert. Geringergradige Wandveränderungen sind nicht darstellbar.

■ Nach Entfernung des Silikonöls ensteht durch Emulgierung von verbliebenen Öltropfen im Kammerwasser ein sonographisches Bild wie bei der asteroiden Hyalose, aber ohne einen signalfreien Raum und das charakteristische Flottieren.

4.4.6
Zustand nach Endotamponade durch Gas, Luft und andere gasförmige Substanzen

■ Vollständige Reflexion der Schallwellen durch die Grenzfläche Gas/Flüssigkeit. Daraus ergibt sich in Abhängigkeit von der Größe der Blase eine fehlende Darstellbarkeit der in und hinter der Blase gelegenen Strukturen. Sind die Blasen kleiner als der Schallstrahl, führen ausgeprägte Nachechos („Fremdkörperechos") zu einer eingeschränkten Darstellbarkeit der hinter der Blase gelegenen Strukturen.

■ Die Reduktion der Blasengröße und damit die Dauer der Tamponadewirkung läßt sich darstellen.

■ Die Beurteilung der Netzhaut ist nur bei inkompletter Füllung und entsprechender Lagerung des Patienten (Blase außerhalb der Schallrichtung) möglich.

4.4.7
Glaskörperblutung

■ Blutung bei symptomatischer hinterer Glaskörperabhebung: Die Erythrozyten schlagen sich am präexistenten, evtl. an der Foramenentstehung beteiligten Glaskörperstrang oder am Netzhautdeckel als wandständige Verdichtung nieder.

■ Terson-Syndrom: von der Papillenregion ausgehende Blutung in den Glaskörperraum bei subarachnoidaler Blutung.

■ Blutungen mit Glaskörperabhebung:
- Schwächere Blutungen: Blutbetauung der abgelösten hinteren Glaskörpergrenzmembran (dadurch höhere Reflektivität und Verwechslung mit Netzhaut möglich!).
- Retrohyaloidale Blutungen: Zellen im retrovitrealen Raum; diese stellen jedoch nicht einzelne Zellen, sondern bereits agglutinierte Erythrozyten dar. Eine ganz frische Blutung ohne Agglutination ist daher im Ultraschall nicht sichtbar.
- Intrahyaloidale Blutung: Blut im geformten Glaskörper mit Hervorhebung von Destruktionen (Schallgrenzflächen), evtl. wird der Cloquet-Kanal betont. Durch zunehmende Fibrinbildung und bindegewebige Organisation zeigen sich dichte, bei Bulbusbewegung flottierende hochreflektive Massen bzw. zunächst noch bewegliche Membranen.
- Nach wenigen Tagen bis Wochen ist der retrovitreale Raum wieder klar, während Blut im Glaskörper selbst sehr lange (Monate – Jahre) bis zur Resorption brauchen kann.

4.4.8
Proliferative Glaskörperveränderungen

■ Vor allem bei Diabetes, aber auch bei anderen mit neovaskulären Veränderungen und konsekutiver Bildung von Vasoproliferationssegeln einhergehenden Erkrankungen.

■ Sonographisch sind segelartige Membranen mit im Verlauf unterschiedlicher Dicke und Reflektivität (Verwechslung mit Netzhaut leicht möglich) typisch. Die Beweglichkeit ist sehr variabel, meist träge und im weiteren Verlauf geringer bis schließlich fehlend. Typisch (falls nachweisbar) ist das aufgrund der enthaltenden Gefäße (bei fibrovaskulären Membranen) immer wieder unterbrochene Echo. Häufig setzen die Membranen an hochreflektiven Wandveränderungen an (Neovaskularisation). Auf begleitende traktive Ablationes (Zeltdachphänomen) und Ausbildung von brückenbildenen Membranen (Abb. 39.4) ist zu achten.

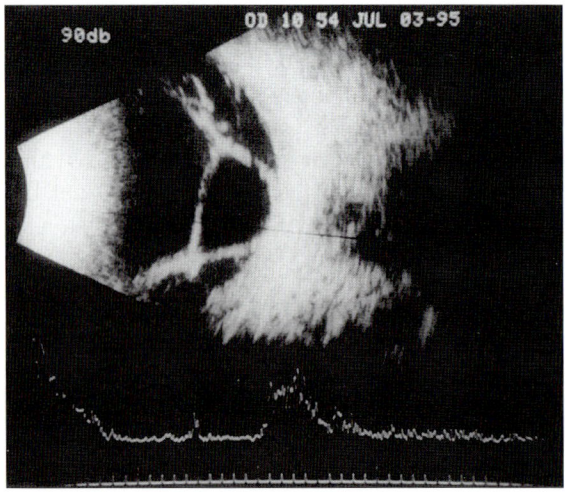

Abb. 39.4. Brückenbildende Membran mit niedrigem Echo im A-Bild bei komplett abgelöster Netzhaut

4.4.9 Entzündungen (Endophthalmitis)

■ Wie bei Blutungen findet man eine zellige Infiltration des Glaskörpers.

■ Unterscheidung von einer Blutung: weniger gleichmäßig, lokale Häufung (Schlieren) der Zellen mit diffusionsartiger Ausdehnung und geringerer Beweglichkeit; häufig tritt eine lokalisierte, entzündlich bedingte Aderhautverdickung auf.

■ Im zeitlichen Verlauf (u. U. in der Größenordnung von Stunden) läßt sich die Ausdehnung der zelligen Infiltration vom Eintrittsort aus verfolgen.

■ Es kommt im weiteren Verlauf der Erkrankung deutlich früher als bei intraokularen Blutungen zu membranösen Verschwartungen. Die diffusen Membranbildungen im Glaskörperraum erinnern an ein Netzwerk.

■ Manchmal findet sich zusätzlich eine Begleittenonitis mit Darstellbarkeit des Tenon-Raums. Dieser Spaltraum ist nur bei einer pathologischen Flüssigkeitsansammlung sichtbar.

4.4.10 Persistierender hyperplastischer primärer Glaskörper (PHPV)

■ Es handelt sich um eine angeborene Veränderung. Man unterscheidet die vordere, hintere und abortive Form.

■ Vorderer PHPV:
- Häufigste Form, meist einseitig und oft mit einem Mikrophthalmus vergesellschaftet.
- Retrolentale Schwarte dicht an der Hinterkapsel; daher sonographisch evtl. von der Linse (sonographisch wie hintere Schalentrübung) nicht zu trennen. Manchmal liegt zusätzlich eine sekundäre Katarakt vor.
- Bei kataraktbedingter Linsenverdickung kann es zu einem sekundären Winkelblockglaukom mit konsekutivem buphthalmischen Mikrophthalmus und damit zu scheinbar normaler Achsenlänge kommen.

■ Hinterer PHPV:
- Selten.
- Ablatio falciformis mit Netzhautfalten, von der Papille ausgehend.

■ Abortive Form:
- Keine Längenverkürzung, jedoch hinterer Polstar und Anhängsel an der Linse, das in den Glaskörperraum hineinreicht.
- Bergmeisterpapille (Gliafasern im Papillenbereich, die in den Glaskörperraum hineinreichen).
- Glaskörperzysten.

4.4.11 Fremdkörper

■ Typische Kriterien sind hohe Reflektivität, Wiederholungsechos und Schallschatten (Abb. 39.5).

■ Durch die hohe Reflektivität erscheint der Fremdkörper bei hoher Verstärkung deutlich größer, daher besser mit schwacher Verstärkung untersuchen. Eine sichere Beurteilung der Größe ist aufgrund der zahlreichen möglichen Artefakte in der Regel nicht möglich.

■ Bei einem Mindestdurchmesser von 0,3 mm ist ein Fremdkörper noch lokalisierbar; die Signalintensität ist dann ähnlich einer Ansammlung agglutinierter Erythrozyten.

■ Bei einer rauhen Oberfläche (z. B. Gußeisensplitter) erfolgt eine starke Streuung; damit ist evtl. keine Darstellung möglich.

■ Bei sehr glatter Oberfläche (z. B. Glas, Metall) kann aufgrund vollständiger Reflexion in eine schallkopfferne Richtung trotz auffälligem Befund im Röntgenbild keinerlei Darstellbarkeit im Ultraschall resultieren.

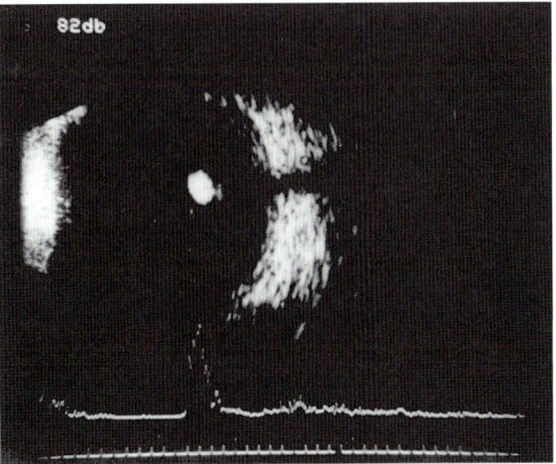

Abb. 39.5. Knöcherner Fremdkörper im Glaskörperraum mit hohem Echo im A-Bild und absolutem Schallschatten hinter dem Fremdkörper

- Bei vorgelagerten Luftblasen ist der Fremdkörper im Schallschatten möglicherweise nicht zu lokalisieren.

- Beachte: Es ist kein sicherer Fremdkörperausschluß im Ultraschall möglich. Bei sehr kleinen Fremdkörpern ist das Auflösungsvermögen des Röntgenbildes besser. Der Vorteil des Ultraschalls gegenüber dem Röntgenbild ist jedoch die Darstellbarkeit röntgennegativer Fremdkörper und die genauere Lokalisation, insbesondere in Relation zur Bulbuswand.

4.4.12
Chronische Uveitis

- Darstellbar ist die Schrumpfung des Glaskörpers zu einer frontalen Platte im Bereich der Glaskörperbasis, evtl. mit konsekutiver Ziliarkörperabhebung.

- Bei intermediärer Uveitis kann es zur retrolentalen Membranbildung kommen.

4.5
Netzhaut

> Im anliegenden Zustand ist die Netzhaut nicht sicher von Pigmentepithel und Aderhaut abgrenzbar. Daher wird das Ergebnis der sonographischen Untersuchung meist als „Netzhaut/Aderhaut anliegend" angegeben.
> Der subretinale Raum ist bei einer Netzhautablösung fast immer echofrei; ortsständige Echos legen den Verdacht auf einen Tumor nahe. Ausnahmen sind die seltene hämorrhagische Ablatio retinae (z. B. nach perforierender Verletzung), die ganz alte Ablatio retinae mit subretinalen Eiweißausfällungen und der Morbus Coats.

4.5.1
Differentialdiagnostische Kriterien

- Die Aderhautabhebung bezieht die Pars plana mit ein.

- Überspannung der Papillenregion ohne Bulbuswandkontakt: Bei einer Ablatio retinae ist dies nicht möglich, d. h. es handelt sich in diesem Fall um eine Glaskörpermembran.

- Eine Glaskörpermembran mit Papillenkontakt hat meist eine niedrigere Reflektivität (Ausnahmen: PVR, Zustand nach Blutung) und ist unregelmäßiger in der Dicke als die Netzhaut.

4.5.2
Kriterien der typischen frischen Ablatio retinae

- Im spitzen Winkel auf die Bulbuswand zulaufende dünne Membranstruktur hoher Reflektivität, die eine peitschenartige Nachbewegung bei Bulbusbewegungen zeigt und sich bei kompletter Ablatio retinae zwischen Ora serrata und Papille kegelförmig ausspannt.

- Bei der traktiven Ablatio retinae findet sich meist ein Zeltphänomen. An der Spitze setzt ein Glaskörperstrang an.

4.5.3
Kriterien der alten Ablatio retinae

- Nach Wochen kommt es zu einer Verdickung (ödematöse Schwellung), daher sonographisch ähnliches Aussehen wie Aderhaut: evtl. ist makroskopisch eine Fältelung (MPP = massive periretinale Proliferation) auszumachen.

- Die Beweglichkeit nimmt stark ab.

- Trichterbildung mit Auffüllung des Trichters durch verdichtete Glaskörperstrukturen bis zur „T-Form" mit geschlossenem Trichter. Zu achten ist auf traktive Verbindungen zum Ziliarkörper (Phtisisgefahr).

- Bildung von intraretinalen Zysten (frühestens nach etwa 1 Jahr).

- Bei frei flottierenden subretinalen Trübungselementen kann es sich um Blut aber auch um Cholesterinkristalle handeln (Differentialdiagnose: Morbus Coats). Eiweißausfällungen entstehen bei sehr alten Ablationes. Wenn ortsständige subretinale Echos vorliegen, muß immer an einen Tumor gedacht werden.

4.5.4
Retinoschisis

- Diese ist meist gut von einer Ablatio retinae zu unterscheiden.

- Zum Glaskörperraum hin ist eine konvex begrenzte, sehr dünne, hochreflektive Membranstruktur in der äußeren Peripherie zu erkennen.

- Meist ist sie beidseitig, häufig temporal unten lokalisiert.

- Im Gegensatz zur Netzhaut ist eine Retinoschisis starr und unbeweglich (die Netzhaut zeigt ein peitschenartiges Nachschwingen bei Bulbusbewegung).

4.6
Aderhautabhebung

- Dickere und weniger stark reflektive Membran als bei einer frischen Ablatio retinae. Sie erinnert an eine ältere, verdickte Ablatio retinae, jedoch ohne Fältelungen und mit geringer Beweglichkeit.

- Sie setzt am Ziliarkörper an, nicht an der Ora serrata (Differentialdiagnose Netzhaut). Im Frühstadium sind im Ziliarkörperbereich beginnende Ablösungen nur mit der 50-MHz-Sonde darstellbar.

- Sie reicht in der Regel nicht bis zum N. opticus (Ausnahme: Zerreißungstrauma, extreme Hämorrhagie).

- Ausgeprägtere Fälle führen zur Berührung der Aderhautblätter in der optischen Achse („kissing choroids").

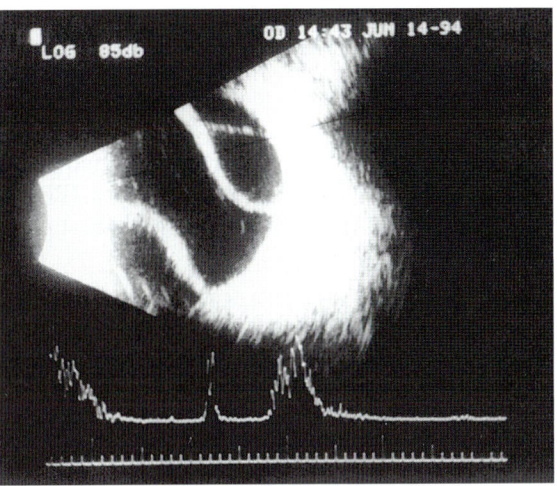

Abb. 39.6. Exsudative Aderhautabhebung mit Vorwölbung der Aderhaut unter fehlender Beteiligung des hinteren Pols. Straff ausgespannte Vortexvene *oben* sichtbar. Auffällig ist das doppelgipflige A-Bild-Echo *(unterer Bildteil)*

4.6.1
Exsudative Form

- Der subchorioidale Raum ist in der Regel echofrei, allenfalls kommt es zur Darstellung von vereinzelten Zellen.

- Eventuell finden sich strangförmige Strukturen (Vortexvenen) zwischen Aderhaut und Bulbuswand.

- Aufgrund der Dicke der Aderhaut lassen sich Vorder- und Hinterfläche voneinander trennen. Dies führt zu einer doppelgipfligen Zacke im A-Bild (Abb. 39.6).

- Auftreffen am hinteren Pol im stumpfen Winkel, zum Glaskörperraum hin konvex, Berührung der Linse möglich.

4.6.2
Hämorrhagische Aderhautamotio

- Der retrochorioidale Raum ist mit stark reflektierenden Koageln angefüllt: die Amotio kann auch weiter bis zum N. opticus reichen (hauptsächlich bei Trauma). Eine Unterscheidung von einem massiven Tumor ist schwierig.

- Die Aderhautdicke ist vor posttraumatisch indizierter Vitrektomie zu bestimmen (Ultraschall); bei geringerer Aderhautschwellung besteht geringere Blutungsgefahr.

4.7
Verdickungen der Netzhaut und Aderhaut und sich primär in den Glaskörperraum ausbreitende tumoröse Veränderungen der Bulbuswand

4.7.1
Aderhautnävus

- Hochreflektierende Netzhaut-Aderhaut-Verdichtung mit geringer bis fehlender Prominenz.

- Manchmal finden sich knapp unter der Oberfläche Zonen niedriger Reflektivität bei erhabener Veränderung (A-Bild). Es sind jedoch auch Formen beschrieben worden, die im B-Bild prominent und niedrigreflektiv waren. Die Abgrenzung zum malignen Melanom der Aderhaut ist dann sehr problematisch.

- Kaum Wachstum (Meßtoleranzen beachten), Nachfolgeuntersuchungen nach 3 und 6 Monaten, später jährlich.

- Differentialdiagnose: Artefakt bei senkrechtem Auftreffen des Schallstrahls auf die Netzhaut.

4.7.2
Junius-Kuhnt-Makulopathie (Altersbedingte Makuladegeneration)

■ Echographisch inhomogener (geschichteter) Tumor mit Wechsel zwischen Zonen hoher (Bindegewebssepten) und niedriger (frische Exsudate) Reflektivität.

■ Größe: selten über 1 mm, praktisch nie über 3 mm prominent; Ausnahme: Es liegt eine noch partiell aktive („feuchte") Makuladegeneration mit ausgeprägten Hämorrhagien vor.

■ Die Größenabnahme im Verlauf spricht gegen einen malignen Tumor, eine Größenzunahme ist kontrollbedürftig; es kann sich sowohl um einen Tumor als auch eine Junius-Kuhnt-Makulopathie handeln.

■ Sonderform: große subretinale, in Organisation befindliche Blutungen bei chorioidaler Neovaskularisation, die auch über 3 mm prominent sein können. Diese Blutungen können sonographisch wie ein Melanom aussehen, sind jedoch meist „hügeliger".

4.7.3
Karzinommetastase

■ Häufigste intraokulare Neoplasie.

■ Primärtumor: meist Mamma oder Lunge.

■ Sonographisch: meist hochreflektierende (v.a. Adenokarzinome) Bulbuswandverbreiterung mit raschem Wachstum; es kann sich eine ausgeprägte Begleitamotio entwickeln; die für das Melanom typische Aderhautexkavation fehlt.

■ Die Karzinommetastase ist das „Chamäleon" der Bulbuswandtumoren, sonographisch sehr unterschiedliche Darstellung.

4.7.4
Malignes Melanom der Aderhaut

■ Häufigste, primäre intraokulare Neoplasie.

■ Niedrigreflektierender (ca. 20% der Sklerazacke im A-Bild) homogener Tumor. Aufgrund der geringen Größe der dicht gepackten Zellen ist der Schall nicht in der Lage, diese zu trennen, und es kommt zu diffuser Streuung und geringem Echo.

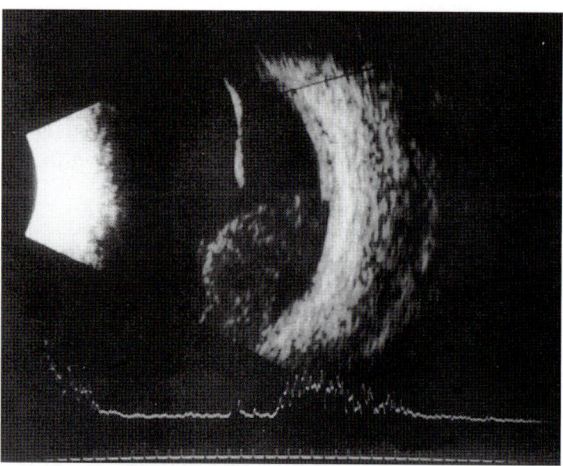

Abb. 39.7. Typischer Befund bei malignem Melanom der Aderhaut mit niedrigreflektivem Tumor, Aderhautexkavation (kleine Stufe in der *Mitte* des Bildes) und begleitender Netzhautablösung *oben* im Bild (s. hohes Echo der Membran im A-Bild)

■ Zunächst bikonvex, dann kragenknopfartig (pilzförmig) bis sanduhrförmig als Hinweis auf einen Durchbruch durch die Bruch-Membran.

■ Meist ist eine fast pathognomonische Aderhautexkavation nachweisbar, die durch eine histologische Veränderung der Aderhaut bedingt ist (Abb. 39.7).

■ Bei extraokulärer Ausdehnung:

• Verminderte Reflektivität der Sklera im A-Bild.
• Verbreiterung des Tenon-Raums.

■ Vermessen werden muß die maximale Prominenz und die Ausdehnung der Tumorbasis, woraus sich nach einschlägigen Tabellen bei bikonvexen Tumoren das Volumen berechnen läßt. Volumen und maximale Prominenz sind bei der Planung der Therapie von Bedeutung.

■ Die Reaktion auf lokale Bestrahlung zeigt sich sonographisch in einem Anstieg der Binnenreflektivität durch die bindegewebige Umwandlung.

■ Differentialdiagnose: gering pigmentierter Aderhautnävus (selten) oder Aderhautmetastase.

4.7.5
Retinoblastom

■ Häufigste primäre intraokulare Neoplasie des Kindesalters.

■ Es handelt sich um einen von der Netzhaut ausgehenden Tumor mit primär intraokulärer Ausdehnung, inhomogenem Aufbau durch Wechsel zwischen Nekrosezonen (dunkel) und multiplen hochreflektierenden (Verkalkungen) Binnenstrukturen mit Schallschatten.

■ Bei präretinalem (endophytischem) Wachstum sind ophthalmoskopisch Gefäße an der Oberfläche zu sehen. Sonographisch ist zu Beginn der Erkrankung die Differentialdiagnose zum Morbus Coats schwer zu stellen, es sei denn, daß unter der Oberfläche bewegliche Echos festzustellen sind (Flottieren der subretinalen Kristalle bei Morbus Coats).

■ Bei subretinalem (exophytischem) Wachstum findet sich eine ausgeprägte Ablatio retinae und darunter – an der Netzhaut ansetzend – evtl. ohne Bulbuswandkontakt der Tumor.

4.7.6
Hämangiom der Aderhaut

■ Sonographisch: mittel- bis hochreflektierende konzentrische Verdickung der Aderhaut mit homogener Binnenstruktur; evtl. mit Begleitamotio; meist am hinteren Pol gelegen.

■ Differentialdiagnose: andere hochreflektierende Tumoren wie z. B. Karzinommetastasen, Junius-Kuhnt-Makulopathie (meist geschichteter Aufbau), Aderhautnävus (kaum prominent).

■ Metastasen sind häufiger als Hämangiome der Aderhaut; daher sollte bei einem solchen Tumor differentialdiagnostisch immer eine Metastase ausgeschlossen werden.

■ Bei längerem Bestehen kann es zur Knochenbildung kommen. Differentialdiagnose: Osteom, metastatische Verkalkung der Aderhaut, Phtisis bulbi.

4.7.7
Osteom der Aderhaut

■ Sonographisch: lokalisierte hohe Reflektivität der Aderhaut (wie kalkdichter Fremdkörper) mit entsprechendem absoluten Schallschatten.

■ Differentialdiagnose: metastatische Verkalkung der Aderhaut (Kalziumstoffwechsel überprüfen), sekundäre Knochenbildungen (Toxocaragranulom, Hämangiom).

4.7.8
Entzündliche Aderhautverdickung

Sonographisch läßt sich bei ausgeprägten Formen von Uveitis und sympathischer Ophthalmie eine Dickenzunahme der Bulbuswand feststellen.

4.7.9
Morbus Coats

■ Stark reflektierende Netzhaut durch Cholesterinkristallauflagerungen.

■ Aufgrund des hohen Lipidgehaltes zeigen sich inselartig echoreiche Areale in einem Tumor mittlerer Reflektivität.

■ Subretinal flottierende Kristalle (wie bei der Cholesterinhyalose) bei exsudativer Amotio ausreichender Größe (mindestens 1–2 mm prominent) sind darstellbar.

■ Ist kein Flottieren der Kristalle darstellbar, sollte differentialdiagnostisch an ein Retinoblastom gedacht werden.

4.7.10
Skleritis posterior

■ Tenonitis (Scleritis superficialis posterior): oberflächliche Skleraentzündung mit Darstellbarkeit des Tenon-Raums. Eine Darstellbarkeit des Tenon-Raums ist immer pathologisch.

■ Tiefe hintere Skleritis: Abflachung der Bulbuswandkontur durch lokale Bulbuswandverbreiterung (Hyperämie der Uvea) mit verminderter Reflektivität (Nekrose des kollagenen Gewebes) und in etwa 50% der Fälle Darstellbarkeit des Tenon-Raums (Hyperämie der Episklera).

■ Der Rückgang einer Begleittenonitis als Zeichen des Ansprechens auf eine Steroidbehandlung läßt sich sonographisch gut kontrollieren.

4.7.11
Doppelte Perforation

■ Die Perforationsstelle bei kleineren Fremdkörpern ist nur indirekt aus der Lage des Fremdkörpers in der Orbita und dem Ort des maximalen Blutkoagels vor der Bulbuswand zu erschließen. Im weiteren Verlauf stellt sich häufig der Tenon-Raum durch Einblutung und Exsudationen deutlicher dar (Abb. 39.8).

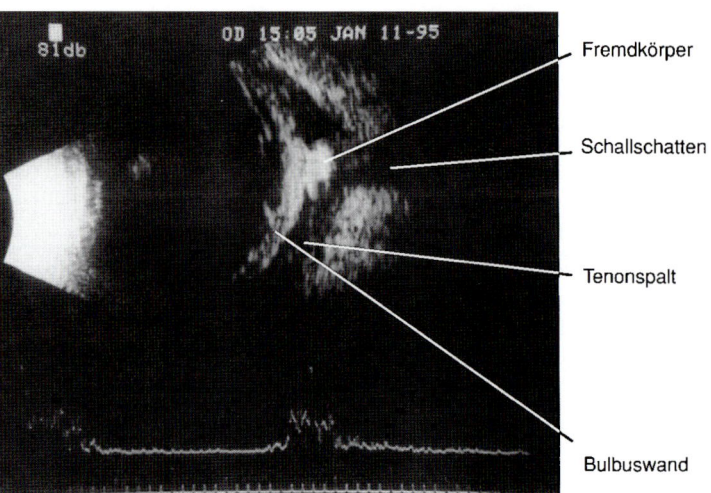

Abb. 39.8. Doppelte Perforation mit hochreflektivem Fremdkörper

- Der Fremdkörper selbst ist je nach Lage und vorgelagerten Strukturen nur schwer bis gar nicht abgrenzbar. Umgebende Blutungen, hohe Reflektivität durch glatte Oberfläche und Schallschattenbildungen erleichtern die Lokalisation.

4.8
Bulbusdeformitäten und Zustände nach Operationen

- Diese lassen sich sonographisch gut quantifizieren; bei fehlendem Einblick sind sie erst sonographisch erkennbar bzw. lokalisierbar.

- Befindet sich die Linse im Schallstrahl, kommt es zu artefiziellen Verzeichnungen: Zum einen kann sich durch die Ablenkung der Schallwellen in der Peripherie der Linse (wirkt für Ultraschall als Zerstreuungslinse) eine staphylomartige zentrale Ausbuchtung, zum anderen ein scheinbarer Makulatumor bei beschleunigter Schallgeschwindigkeit (kalzifizierte Linse) zeigen.

- Achsenmyopie: Augenlänge oberhalb der Norm, Bulbuswand schmaler (bis 1 mm).

- Achsenhyperopie: Augenlänge unterhalb der Norm; Bulbuswand verdickt (bis 2,5 mm).

- Staphylome: typische Aussackungen der Bulbuswand (angeboren oder erworben, z. B. bei Myopie).

- Zustand nach Cerclage: Schallschatten des niedrigreflektiven Silikonbandes sichtbar.

- Zustand nach Silikonschaumstoffplombe: Durch enthaltene Luftblasen ist die Plombe ein absolutes, hochreflektierendes Schallhindernis mit Schallschatten.

- Zustand nach Wedge: niedrig reflektiver Bereich mit Schallverstärkung dahinter.

- Abgeschnürtes retrobulbäres Kolobom bei Mikrophthalmus.

- Phtisis bulbi:

  - Aderhautverdickung (Zunahme der Bulbuswandstärke) als erstes Symptom bis zur Schrumpfung des Glaskörperraums auf einen Bruchteil des ursprünglichen Volumens.
  - Achsenlängenverkürzung im Seitenvergleich.
  - Häufig multiple traktive Membranen im Glaskörper, komplette trichterförmige Amotio retinae, selten Amotio chorioideae; proliferative Umbauvorgänge im Glaskörperraum mit diffuser Verdichtung im Schall.
  - Fortgeschrittene Stadien mit Verkalkungen bis hin zu Knochenneubildungen in der Bulbuswand mit Schallschattenbildung.

Anmerkungen zur Sklera

- Der Übergang Aderhaut – Sklera läßt sich im physiologischen Zustand nicht darstellen. Die Sklerahinterwand dagegen zeigt bei senkrechtem Auftreffen des Schallstrahls ein hohes Echo. In Zweifelsfällen läßt sich die Grenze zum Orbitafett durch Kompression oder Bewegung des Bulbus deutlich machen.

- Messungen sollten immer eindeutige und reproduzierbare Bezugspunkte haben und sich entweder auf die Skleravorderfläche (z.B. Prominenz eines Aderhautmelanoms bei darstellbarer Aderhautexkavation) oder die Sklerahinterfläche beziehen.

4.9
Nervus opticus

Die sonographische Beurteilung des N. opticus ist als einfache Screening-Methode zur Differentialdiagnose der Papillenprominenz und der unklaren Sehverschlechterung essentiell und erspart häufig intensivere und teurere Diagnostik. Ein typisches Beispiel hierfür ist die sonographische Beurteilung der Drusenpapille. Bei Verdacht auf Tumoren sollte bedacht werden, daß mittels Ultraschall nur die Beurteilung der vorderen $^2/_3$ der Orbita möglich ist. Weiter hinten gelegene Veränderungen, die differentialdiagnostisch von entscheidender Bedeutung sein können, sind nur mittels Computertomographie oder Kernspintomographie beurteilbar.

4.9.1
Anatomie

■ Aufbau: Nerv, aufgelagerte Pia mater, anliegende Dura mater mit vorhandenem, aber im physiologischen Zustand nicht darstellbarem, Verschiebespalt zur Pia mater.

■ Am höchsten reflektiert die Durainnenseite, daher erfolgt die Vermessung des Optikusdurchmessers als „Durainnendurchmesser" (Normwerte 3,2–4,4 mm). Gemessen werden sollte wenige Millimeter hinter der Bulbuswand und bei Vergleichsuntersuchungen an reproduzierbaren Stellen, da der N. opticus am Skleradurchtritt, direkt danach und im weiteren Verlauf jeweils andere Maße hat.

4.9.2
Drusenpapille

Typische hochreflektive Struktur mit Schallschattenbildung (niedrige Verstärkerleistung wählen) im Bereich der prominenten Papille. Sonographischer Befund ist pathognomonisch, reicht als Beweis und erspart die lange Suche nach der Ursache der „unklaren" Papillenschwellung.

4.9.3
Papillenprominenz

■ Eine Papillenprominenz kann bis zu 0,5 mm bei schrägem Sehnerveneintritt und entsprechend verlaufendem Gefäßbaum physiologisch sein. Bei höheren Werten besteht ein gesicherter Verdacht auf eine pathologische Veränderung und damit auch die Indikation für weitere Untersuchungen (Beispiele: Drusenpapille, Neuritis, Stau, Papillitis).

■ Der Stau bewirkt meist eine kegelförmig vorstehende Papille, während vaskuläre und entzündliche Ursachen meist eine Verbreiterung bewirken.

4.9.4
Optikusexkavation und -kolobom

Nur bei ausgeprägten Befunden (Breite: >2 mm; Tiefe: >1 mm) darstellbar. Eine mittelgradige Exkavation, wie sie beispielsweise beim Glaukom auftreten kann, ist sonographisch nicht beweisbar.

4.9.5
Stauungszeichen

■ Bei Flüssigkeitsansammlung im Raum zwischen Pia (mit dem Nerven fest verbunden) und Dura kommt es zum „Optikusscheidenphänomen" und man kann den Durainnendurchmesser vom eigentlichen Nervendurchmesser trennen (Abb. 39.9).

■ Liegt zusätzlich eine Kompression der ableitenden Gefäße vor, finden sich Gefäßlumina in der Orbita, die normalerweise nicht darstellbar sind.

■ Weitere Diagnostik (Computertomographie etc.) ist dringend indiziert.

■ Das Optikusscheidenphänomen ist nicht immer darstellbar, auch wenn es theoretisch existent sein

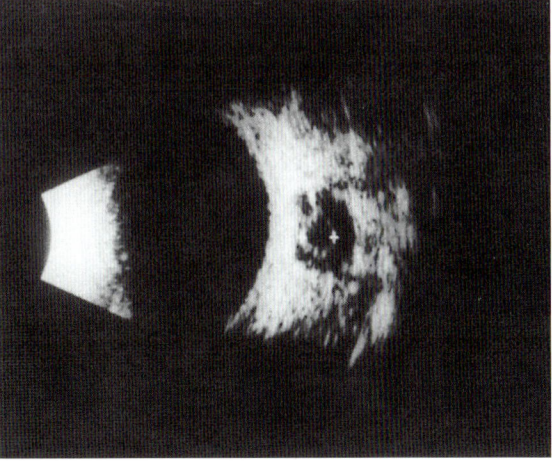

Abb. 39.9. Querschnitt des N. opticus von temporal mit darstellbarer Optikusscheide (kleines *Kreuz* markiert die Grenze des Sehnerven)

müßte. Man findet dann zumindest eine Vergrößerung des Durainnendurchmessers. Die Bestimmung des Durainnendurchmessers ist generell der am genauesten zu erhebende Wert.

4.9.6
Neuritis nervi optici

Bei Neuritis tritt kein Optikusscheidenphänomen, sondern nur ein erweiterter Durainnendurchmesser auf.

4.9.7
Optikusscheidenmeningeom

Die Kombination von Optikusatrophie, optikoziliaren Shuntgefäßen und einer Erweiterung des Durainnendurchmessers (es liegt ein niedrig reflektiver Tumormantel vor – daher ist manchmal das Scheidenphänomen darstellbar) ist pathognomonisch.

4.9.8
Gliom des N. opticus

Spindelförmige Auftreibung des N. opticus im B-Bild und vergrößerter Durainnendurchmesser. Die sonographische Unterscheidung zwischen Tumorgewebe und N. opticus gelingt noch schlechter als beim Meningeom.

4.9.9
Melanozytom

Niedrigreflektiver Papillentumor, der sich sonographisch nicht vom Melanom unterscheiden läßt.

4.10
Orbitaveränderungen

> Es muß v.a. bei Orbitaveränderungen berücksichtigt werden, daß die Sonographie nur dem Screening und der Lokalisation evtl. Veränderungen dient. Eine sichere Artdiagnose von Erkrankungen ist nicht zu stellen; die weitergehende Diagnostik ist daher unumgänglich.

4.10.1
Orbitawanddefekte

- Größe und Lokalisation sind für die Darstellbarkeit entscheidend.

- Blow-out-Frakturen sind meist nicht darstellbar (ungünstige Lage für Schallkopf).

- Maligne Prozesse aus den Nasennebenhöhlen: Erstes Kriterium ist die Schallfortleitung (bei Säuglingen aufgrund der fehlenden Verknöcherung physiologisch) bis in die Nasennebenhöhlen.

4.10.2
Niedrigreflektive Strukturen in Orbitawandnähe

- Mukozele:
  - Glatt begrenzter zystenartiger Hohlraum mit kapselartiger Begrenzung.
  - Keine Binnenechos bei maximaler Verstärkung; Ausnahme: Septen.
  - In 50% Verbindung zu den Nasennebenhöhlen, durch Schallfortleitung darstellbar.
  - Gering kompressibel.
  - Änderung der Wandkontur der Orbita möglich.

- Meningeome des Keilbeins:
  - Fehlende Schallfortleitung in die Nasennebenhöhlen.
  - Höherer Reflexionsgrad (Verkalkungen) als bei Mukozele im Tumorinneren.
  - Eventuell Veränderung des Wandprofils und mukozelenartige Veränderungen durch Verdrängung von Orbitainhalt.
  - Beachte: sichere Abgrenzung sonographisch nicht möglich.

- Bakterielle Orbitaentzündung:
  - Die Infiltration des Fettgewebes führt zur Erniedrigung des Reflexionsgrades.
  - Die Darstellbarkeit des Tenon-Raums ist als Ausdruck einer die ganze Orbita betreffenden Permeabilitätsstörung zu sehen.
  - Eine Periostabhebung zeigt sich als stark reflektierende Membranstruktur in Orbitawandnähe als Hinweis auf einen subperiostalen Abszeß.
  - Ein Orbitaabszeß stellt sich als leicht abgrenzbarer Bezirk erniedrigter Reflektivität innerhalb der Orbita dar.
  - Ein Empyem der Siebbeinzellen zeigt sich an der Darstellbarkeit der Siebbeinzellen; die Siebbeinwand ist entzündungsbedingt schalldurchlässiger.

- Hämatome nach Orbitawandfrakturen:
  - Im frischen, noch unorganisierten Zustand niedrig reflektiv wie Mukozele.
  - Der Defekt der Wand ist häufig nicht sicher darstellbar (Größe und Lokalisation ungünstig für Schallkopf).
  - Im weiteren Verlauf kann die zunehmende Resorption überprüft werden.
- Pseudotumor ohne Muskelbeteiligung:
  - Häufig ist zusätzlich der Tenon-Raum darstellbar.
  - Die Tränendrüse kann befallen sein.

4.10.3
Orbitaraum außerhalb des Muskelkonus

- Epitheliale Einschlußzysten mit typischer zystischer Struktur.
- Maligne Tränendrüsentumoren (Karzinome und Mischtumore):
  - Beachte: Eine sonographisch darstellbare Tränendrüse ist pathologisch.
  - Die Tumoren beschränken sich in der Regel auf den temporal oberen Orbitaquadranten.
  - Inhomogener Aufbau, teilweise mit Verkalkungen.
  - Eine sichere sonographische Differenzierung ist nicht möglich.
  - Differentialdiagnose: Pseudotumoren und Lymphome beziehen meist äußere Augenmuskeln und den Tenon-Raum mit ein.
- Dermoide:
  - Es findet sich eine klar abgegrenzte Struktur in typischer Lokalisation (60% im äußeren Drittel des Oberlides) mit unruhiger, aber häufig gleichmäßiger Binnenstruktur bei unterschiedlicher Binnenreflektivität (je nach Zusammensetzung).
  - Wichtig ist die Suche nach einer evtl. vorhandenen, stielförmigen Verbindung zum Periost und Eindellungen oder Defekten der Knochenstruktur (selten), die dann eine direkte Verbindung der Zyste mit der Dura mater bedeuten kann (präoperative Diagnostik).
  - Bei nasaler Lokalisation sollte auch an eine Meningozele oder Meningoenzephalozele gedacht werden.

4.10.4
Äußere Augenmuskeln

- Normalbefund:
  - Spindelförmige, niedrigreflektive Strukturen mit schlankem Ansatz am Bulbus und einem Durchmesser von maximal 3,5 mm bei einem zur Verlaufsrichtung senkrechten Schallstrahl.
  - Die Sehne des M. obliquus superior ist nicht darstellbar; der M. obliquus inferior ist manchmal schwierig aufzufinden und kaum komplett darstellbar.
- Endokrine Orbitopathie:
  - Muskelbefall und/oder Fettgewebsbefall.
  - Der Fettgewebsbefall zeigt sich in verbesserter retrobulbärer Schalleitung, ist jedoch nur schwer quantifizierbar. Daher sind bei typischer Klinik unauffällige Muskeln kein Gegenbeweis für das Vorliegen einer endokrinen Orbitopathie.
  - Beim häufiger vorkommenden Muskelbefall finden sich schlanke Muskelansätze.
  - Frische entzündliche Phase: massive Anschwellung des Muskels im Bauchbereich mit unveränderten oder etwas erniedrigten Binnenechos.
  - Chronisch fibrotische Veränderungen: Die Muskeldicke ist verringert bis normal, jedoch bestehen vermehrte Binnenechos bis zur fehlenden Abgrenzbarkeit gegenüber dem umgebenden Gewebe.
  - Computertomographisch am häufigsten ist der M. rectus inferior betroffen; sonographisch erhält man diesen Befund wegen erschwerter Darstellbarkeit des M. rectus inferior seltener. Hier zeigt sich der M. rectus medialis als der am häufigsten betroffene Muskel.
  - Zu achten ist auf Stau mit konsekutivem Optikusscheidenphänomen und darstellbaren Venen. Bei weiteren Befunden, die auf eine beginnende Optikusschädigung hinweisen (Perimetrie, Visusabfall) besteht eine Indikation zur operativen Dekompression.
- Metastasen in den Augenmuskeln:
  - Sie sind selten.
  - Bei einzelnem, verbreiterten Muskel mit niedrigen gleichförmigen Strukturechos und vorwiegend passiver Motilitätsstörung sollte an eine Metastase gedacht werden.
  - Differentialdiagnose: Myositis.

- Myosistis: Siehe unter Abschn. 4.10.6 Pseudotumor orbitae. Differentialdiagnostisch muß auch an einen metastatischen Prozeß gedacht werden.

4.10.5
Orbitaraum innerhalb des Muskelkonus

- Kavernöses Hämangiom des Erwachsenen:
- Runde Raumforderung mit glatter kapselartiger Begrenzung.
- Inhomogene unruhige (bindegewebige Septen), mittelreflektive Binnenstruktur (Gefäßschwamm).
- Nicht komprimierbar.
- Pathognomonisches A-Bild mit geradlinig abfallendem Binnenecho bei S-förmiger Verstärkercharakteristik, bedingt durch die linear zunehmende Schallschwächung aufgrund der zahlreichen Grenzflächen (Gefäßwände) innerhalb des Tumors.

- Kapilläre Hämangiome des Kindes:
- Kompressibel; keine Kapsel darstellbar (im Gegensatz zum kavernösen Hämangiom des Erwachsenen).
- Können auch im äußeren Orbitaraum und v. a. im Lidbereich vorkommen.
- Manchmal pulsierende Echos aus dem Inneren des Tumors; homogene Binnenstruktur.

- Metastasen:
- Grundsätzlich kann sich jeder hämatogen metastasierende Tumor in der Orbita absiedeln. Meist handelt es sich jedoch um Bronchialkarzinome oder Mammakarzinome.
- Sie sind niedriger reflektiv als Fettgewebe.
- Sie sind klar abgrenzbar.
- Sie können auch extrakonal vorkommen.

- Arteriovenöse Fisteln:
- Gefäßpulsationen als Zeichen der Arterialisierung werden erst sichtbar, wenn der Gewebedruck den diastolischen, intravasalen Druck überschreitet. Bei arterialisierten Venen läßt sich dies durch Kompression des Orbitainhaltes erreichen. Das vorher gut identifizierbare Gefäß kollabiert pulssynchron und verschwindet kurzzeitig.
- Pulsierender Exophthalmus: großkalibriges, auf Druck pulsierendes Gefäß im Muskeltrichter (dieser Nachweis ist Bedingung für die sonographische Diagnose).

- Am besten darstellbar ist die Vena communicans anterior (Verbindung Vena ophthalmica superior und inferior), eine der sog. Apsidalvenen zwischen M. rectus medialis und N. opticus gelegen.

- Venöser Stau:
- Darstellbare Venenlumina ohne pulssynchrones Verschwinden auf Druck.
- Beispiele: Orbitaspitzentumor, Orbitavenenthrombose, Tolosa-Hunt-Syndrom (Pseudotumor mit Erfassung des Sinus cavernosus oder der Fissura orbitalis superior).
- Bei den meisten Zirkulationsstörungen mit Verminderung des venösen Abstroms kommt es zu einer Verbreiterung der äußeren Augenmuskeln (Differentialdiagnose des myogenen Exophthalmus).
- Beim schreienden oder beatmeten Säugling ist die Darstellbarkeit der Venen physiologisch.

- Orbitavarizen:
- Klinisch intermittierender Exophthalmus.
- Die Venenlumina sind sonographisch durch Valsalva-Versuch darstellbar.

4.10.6
Krankheitsbilder mit Beteiligung mehrerer Regionen

- Pseudotumor orbitae: Unspezifische Entzündung orbitalen Gewebes mit konsekutivem Exophthalmus. Häufig werden darunter auch alle niedrigreflektiven, nicht klar zuzuordnenden Raumforderungen zusammengefaßt. Dies ist nicht richtig, da das morphologische Korrelat des Pseudotumor orbitae klar definiert ist. Unterschieden werden eine myositische und eine nichtmyositische Verlaufsform.

- Myositische Verlaufsform:
  ▼ Extrem verdickter Muskel oder Muskeln mit deutlich erniedrigter Binnenreflektivität (evtl. auch bei maximaler Verstärkung keine Binnenechos mehr nachweisbar).
  ▼ Der Muskelansatz ist auch verdickt (wichtiger Unterschied zur endokrinen Orbitopathie); dort findet sich gelegentlich ein Übergang in einen verbreiterten Tenon-Raum.
  ▼ Klinik: verminderte Dehnbarkeit des betroffenen Muskels (Pseudoparese des Antagonisten) sowie rasches Verschwinden der Motilitätsstörung unter Steroidbehandlung. Sonographisch findet sich jedoch eine verzögerte Rückbildung der Muskelverbreiterung, während

Tabelle 39.1. Echographisch-topographische Diagnostik

Anatomische Leitstruktur	Echographisch faßbare Veränderung	Häufige Ursache
Achsenlänge	Verkürzung	Hyperopie, Phtisis, bei PHPV
	Verlängerung	Myopie, Buphthalmus, Staphylom, Artefakt bei Silikonölfüllung
Glaskörperraum	Punktförmige Echos	Glaskörperdestruktion, Blutung, Entzündung, Fremdkörper, kristalline Einlagerung (asteroide Hyalose usw.), Linsenteile nach Verletzung
	Membranförmiges Echo	Abgelöste Glaskörpergrenzmembran, Netzhaut, Aderhaut, Retinoschisis, fibrovaskuläre Membranen oder Schwarten, zyklitische Membran, Oberfläche einer luxierten Linse
	Strangförmig	Reste der A. hyaloidea, geschlossener Netzhauttrichter, Stränge bei proliferativer Vitreoretinopathie
Bulbuswandtumor	Niedrigreflektiv	Aderhautmelanom, Metastase
	Mittel- bis hochreflektiv	Junius-Kuhnt-Makulopathie, Hämangiom, Metastase, organisierte subretinale Blutung oder Aderhautblutung, Skleritis posterior, Retinoblastom
	Hochreflektiv	Osteom, Aderhautverkalkung, Aderhautnävus, Artefakt bei senkrechtem Treffen der Hinterwand
Bulbuswand	Eindellung	Zustand nach Operation (Wedge, Plombe, Cerclage), Staphylom
Tenon-Raum	Darstellbarkeit bereits pathologisch	Skleritis posterior, Pseudotumor orbitae, die Bulbuswand durchbrechendes Aderhautmelanom, Lymphom
Äußere Augenmuskeln	Verbreiterung, Veränderung der Binnenstruktur	Endokrine Orbitopathie, Myositis, Pseudotumor, Lymphom, Metastase, Rhabdomyosarkom
V. ophthalmica	Bei Erwachsenen Darstellbarkeit pathologisch	Orbitavarizen, venöser Stau, spontane oder traumatische AV-Fistel
N. opticus	Verbreiterung	Neuritis, Gliom
	Scheidendarstellung	Hirndruck oder orbital bedingter Stau, Optikusscheidenmeningeom
	Papillenprominenz	Physiologisch, Stau, Papillitis, Drusenpapille
	Papillenexkavation	Kolobom, Glaukom
Muskeltrichter	Raumforderung	Pseudotumor, Lymphangiom, Hämangiom, Lymphom, Metastase
Peripherer Orbitaraum	Raumforderung	Lymphom, Lymphangiom, Rhabdomyosarkom, Pseudotumor, Metastase, Dermoid, Hämatom
Orbitawand	Formveränderung, Schallfortleitung in die Nasennebenhöhlen, Periostabhebung	Abszeß, Mukozele, Meningeom, Fraktur, Nasennebenhöhlentumor
Tränendrüse	Darstellbarkeit	Lymphom, Karzinom, Mischtumor, Pseudotumor

die Rückbildung des erweiterten Tenon-Raums noch vor der klinischen Besserung nachweisbar sein kann.
- Nichtmyositische Verlaufsform:
  - ▼ Niedrigreflektiver, unscharf abgegrenzter Tumor in der Orbita; manchmal ist zusätzlich der Tenon-Raum darstellbar, evtl. ist die Tränendrüse befallen.
  - ▼ Klinisch gutes Ansprechen auf Steroide (wie bei myositischer Verlaufsform).
- ▼ Vor allem ein beidseitiges Auftreten sollte an Allgemeinerkrankungen denken lassen (Beispiele: Polyarteriitis nodosa, Wegener-Granulomatose, Tuberkulose, Sarkoidose oder Waldenström-Makroglobulinämie).

■ Rhabdomyosarkom:

- Zusammen mit Lymphomen und Pseudotumoren gehört das Rhabdomyosarkom zur Gruppe der niedrigreflektiven Orbitatumoren.

- Durch schnelles infiltratives Wachstum kann es zum „Umfließen" normaler Strukturen (z. B. Fett) kommen, so daß innerhalb des Tumorgewebes kleine Inseln entstehen („Leopardenfellmuster"). Diese stellen sich sonographisch als mittelreflektive Inseln (Orbitagewebe) in niedrigreflektivem, verdrängendem (evtl. Bulbusimpression) Tumorgewebe dar.
- Es gibt jedoch auch scharf abgegrenzte Formen (z. B. Frühstadium im Muskel).

■ Lymphom:

- Geringe Reflektivität des betroffenen Orbitaanteiles.
- Ausbreitung häufig in vorbestehenden Strukturen wie Tränendrüse, Augenmuskeln oder Tenon-Raum.
- Wachstum infiltrativ und nicht klar abgegrenzt; bei den sonographisch darstellbaren, hochreflektiven Anteilen handelt es sich um das umwachsene, gesunde Orbitagewebe.

■ Lymphangiom:

- Intra- und extrakonale Anteile.
- Lid- und Bindehautbefall möglich.
- Multiple zystische Hohlräume; Ränder eher unscharf; keine Kapsel darstellbar.
- Bei Einblutungen evtl. zellige Echos in den Zysten. Daher ergibt sich ein heterogenes Bild mit echofreien Zonen und Zonen mittlerer Reflektivität.

WEITERFÜHRENDE LITERATUR

Aburn NS, Dergott RC (1993) Orbital colour Doppler imaging. Eye 7:639

Brosig J, Clemens S (1997) Die echographische Diagnostik der ableitenden Tränenwege mit Kontrastmitteln. Klin Monatsbl Augenheilkd 210:27

Brosig J, Holtkamp A, Clemens S (1997) Möglichkeiten und Grenzen der extrakraniellen Gefäßdiagnostik mittels konventioneller Echographie. Klin Monatsbl Augenheilkd 211:301

Buchwald HJ, Spraul CW, Wagner P et al. (1999) Ultraschallbiomikroskopie bei Irisbefunden. Ophthalmologe 96:108

Buschmann W, Trier HG (1989) Ophthalmologische Ultraschalldiagnostik. Springer, Berlin Heidelberg New York Tokyo

Ciulla TA, Harris A, Chung HS et al. (1999) Color Doppler imaging discloses reduced ocular blood flow velocities in nonexsudative age-related macular degeneration. Am J Ophthalmol 128:75

Coleman DJ (1977) Ultrasonography of the eye and orbit. Lea & Felbinger, Philadelphia

Cusumano A, Coleman DJ, Silverman RH et al. (1998) Three-dimensional ultrasound imaging, clinical applications. Ophthalmology 105:300

Deschenes J, Mansour M, Rudzinski M (1999) Ultrasound and ultrasound biomicroscopy as a diagnostic tool. Dev Ophthalmol 31:14

Engels BF, Dietlein TS, Jacobi PC et al. (1999) Ultraschallbiomikroskopische Diagnose des kongenitalen Glaukoms. Klin Monatsbl Augenheilkd 215:338

Fercher AF, Roth E (1986) Ophthalmic Laser Interferometry. Proc SPIEE 658:48

Foster FS, Pavlin CJ, Harasiewicz et al. (2000) Advances in ultrasound biomicroscopy. Ultrasound Med Biol 26:1

Glasser A, Kaufman PL (1999) The mechanism of accommodation in primates. Ophthalmology 106:863

Gohdo T, Tsumura T, Iijima H et al. (2000) Ultrasound biomicroscopic study of ciliary body thickness in eyes with narrow angles. Am J Ophthalmol 129:342

Guthoff R (1988) Ultraschall in der ophthalmologischen Diagnostik. Enke, Stuttgart

Hitzenberger C, Mengedoth K, Fercher AF (1989) Laseroptische Achsenlängenmessung am Auge. Fortscher Ophthalmol 86:159

Hitzenberger CK, Drexler W, Dolezal G et al. (1993) Measurement of the axial length of cataracted eyes by laser doppler interferometry. Invest Ophthalmol Vis Sic 34:1886

Hotta K, Hirakata A, Ohi Y et al. (2000) Ultrasound biomicroscopy for examination of the sclerotomy site in eyes with proliferative diabetic retinopathy after vitrectomy. Retina 20:52

Klemm M, Bergmann U, Guthoff R (1997) Ultraschallbiomikroskopie als Kriterium der Funktionsprüfung des suprachorioidalen Spaltes nach kammerwinkelchirurgischen Eingriffen. Klin Monatsbl Augenheilkd 210:74

Kobayashi H, Ono H, Kiryu J et al. (1999) Ultrasound biomicroscopic measurement of development of anterior chamber angle. Br J Ophthalmol 83:559

Ludwig K, Wegscheider E, Hoops JP et al. (1999) In vivo imaging of the human zonular apparatus with high-resolution ultrasound biomicroscopy. Graefes Arch Clin Exp Ophthalmol 237:361

Martinez-Bello C, Capeans C, Sanchez-Salorio M (1999) Ultrasound biomicroscopy in the diagnosis of supraciliochorioidal fluid after trabeculectomy. Am J Ophthalmol 128:372

Martinez-Bello C, Rodriguez-Ares T, Pazos B et al. (2000) Changes in anterior chamber depth and angle width after filtration surgery: a quantitative study using ultrasound biomicroscopy. J Glaucoma 9:51

Ohlhorst D, Al Nawaiseh I, Trier HG (1991) Indikationen zur Ultraschalldiagnostik des Auges und seiner Anhangsgebilde. Augenärztliche Fortbildung 14:83

Ossoinig KC (1979) Standardised echography: Basic principles, clinical applications and results. Int Ophthalmol Clin 19:127

Pavlin CJ, Foster FS (1994) Ultrasound biomicroscopy of the eye. Springer, Berlin Heidelberg New York Tokyo

Pavlin CJ, Foster FS (1999) Plateau iris syndrome: Changes in angle opening associated with dark, light, and pilocarpine administration. Am J Ophthalmol 128:288

Romero JM, Finger PT, Iezzi R et al. (1988) Three-dimensional ultrasonography of chorioidal melanoma: extrascleral extension. Am J Ophthalmol 126:842

Schroeder W, Fischer K, Erdmann I et al. (1999) Ultraschallbiomikroskopie und Therapie des malignen Glaukoms. Klin Monatsbl Augenheilkd 215:19

Urbak SF, Pedersen JK, Thorsen TT (1998) Ultrasound biomicroscopy. II. Intraobserver and interobserver reproducibility of measurements. Acta Ophthalmol Scand 76:546

Wiegand W, Vogel RS (1993) Atlas der ophthalmologischen Ultraschalldiagnostik. Fischer, Stuttgart

Williamson TH, Harris A (1996) Color Doppler ultrasound imaging of the eye and orbit. Surv Ophthalmol 40:255

Radiologische Untersuchungsmethoden in der Ophthalmologie 40

1 Konventionelle Röntgenuntersuchungen 1079
1.1 Orbitaspezialaufnahmen
    (besondere Projektionsformen) 1079
1.2 Spezialtechniken 1080
1.3 Dakryozystographie 1080
1.4 Dakryoszintigraphie 1081
1.5 Andere Kontrastaufnahmen 1081
2 Computertomographie 1081
3 Kernspintomographie 1083

1
Konventionelle Röntgenuntersuchungen

1.1
Orbitaspezialaufnahmen (besondere Projektionsformen)

■ Häufig genügen konventionelle Röntgenaufnahmen des Schädels zur Diagnostik okulärer, orbitaler und pathologischer Veränderungen der Nachbargewebe. Beispiele:

- Frakturen.
- Fremdkörper (intraokular und intraorbital).
- Intraokulare und intraorbitale Verkalkungen.
- Erkrankungen der Nasennebenhöhlen und des Nasopharynx.
- Knochenveränderungen.

■ Im Rahmen der Diagnostik bei Exophthalmus sollten zunächst konventionelle Röntgenaufnahmen durchgeführt werden. Hierbei sind in der Regel eine posterior-anteriore und eine seitliche Aufnahme notwendig.

■ Zur Untersuchung der knöchernen Orbita werden meist Spezialaufnahmen durchgeführt:

- Caldwell-Projektion: Es handelt sich hierbei um eine posterior-anteriore Aufnahme der Orbita; die Röntgenstrahlen durchdringen den Schädel in einem Winkel von 23° zur Kanthomeatallinie (Verbindungslinie zwischen lateralem Kanthus und Meatus acusticus externus) und treffen schräg auf den Röntgenfilm auf. Zu beachten ist, daß die Nase und die Stirn dem Röntgenfilm aufliegen; die Kanthomeatallinie steht senkrecht zur Filmebene. Diese Aufnahme dient besonders der Beurteilung von Sinus frontalis, Ethmoidalzellen, Orbita, Nase und Sinus maxillaris.
- Waters-Projektion: Die Waters-Projektion ist eine posterior-anteriore Aufnahme mit extendiertem Kopf. Das Kinn liegt dem Röntgenfilm auf; die Kanthomeatallinie ist um 45° zur Filmebene gekippt. Die Röntgenstrahlen treten hier senkrecht zur Filmebene ein. Durch die besondere Positionierung wird die Felsenbeinpyramide unterhalb des Antrum maxillare projiziert. So gelingt es, den Sinus maxillaris gut darzustellen. Außerdem ist eine gute Darstellung der lateralen Orbitawände, des Orbitabodens und der Foramina infraorbitales möglich. Die Nase und das Jochbein können ebenfalls beurteilt werden. Diese Aufnahme ist vor allem wichtig bei Orbitabodenfrakturen (Blow-out-Frakturen) und Frakturen des Mittelgesichtes.
- Seitliche Projektion: Die Kopfposition erfolgt so, daß die Sagittalebene des Schädels parallel zum Röntgenfilm steht. Der Röntgenstrahl tritt senkrecht zur Filmebene ein. Dies hat zur Folge, daß beide Orbitae aufeinander projiziert werden (orbitale Veränderungen können nicht seitendifferent beurteilt werden). Die Orbitae werden zusätzlich von den paranasalen Sinus (besonders Sinus ethmoidalis) überlagert. Gut beurteilbar sind bei der seitlichen Projektion das Orbitadach und die vorderen Orbitaanteile sowie die Sellaregion und die Klinoidfortsätze.
- Rhese-Projektion: Bei dieser Spezialaufnahme wird der Kopf des Patienten um 40° zur Sagittalebene nach rechts oder links gedreht und etwas nach hinten abgekippt. Die Kanthomeatallinie bildet mit dem auf den Röntgenfilm senkrecht einfallenden Röntgenstrahl einen Winkel von 15°–20°. Der laterale Unterkiefer und die

Wangenregion liegen dem Röntgenfilm auf. Diese Projektionsform dient der Darstellung des Canalis opticus. Die konventionelle Röntgendiagnostik bei Veränderungen im Bereich des Canalis opticus ist heute weitgehend von der Computertomographie bzw. Kernspintomographie abgelöst worden.

- Basoaxiale Projektion: Hiermit können Os sphenoidale und die Ethmoidalzellen dargestellt werden.

1.2
Spezialtechniken

■ Die röntgenologische Lokalisation intraokularer Fremdkörper wurde bereits in Kap. 1 behandelt. Der Vollständigkeit halber werden hier nur kurz die nicht mehr überall durchgeführten Comberg-Aufnahmen zur Fremdkörperlokalisation besprochen: Hier wird eine Kontaktlinse mit eingelassenen Bleikügelchen (Comberg-Schale) als Bezugssystem benutzt. Mittels Auswerteschemata wird die Lokalisation des intrabulbären/intraorbitalen Fremdkörpers durchgeführt. Mittlerweile existieren auch Programme zur dreidimensionalen Darstellung der Bilder. Nachteile des Verfahrens sind die vorgegebene Bulbuslänge von 24 mm (evtl. korrigieren nach Biometrie) und die Notwendigkeit einer exakten Lokalisation der Comberg-Schale auf der Hornhaut.

■ Die Tomographie spielt heute in der Orbitadiagnostik nur noch bei der Untersuchung traumatischer Veränderungen des Orbitaskeletts eine Rolle; ansonsten ist sie praktisch vollständig durch die Computertomographie ersetzt worden.

■ Bei der skelettfreien Röntgenuntersuchung werden sehr weiche Röntgenstrahlen und sehr empfindliche Filme (Zahnfilme) verwendet; durch diese besondere Technik können störende Knochenschatten eliminiert werden; so ist es möglich, schattendichte Fremdkörper in den Lidern oder den vorderen Bulbusabschnitten zu identifizieren. Für diese Technik gilt, wie für die konventionelle Tomographie, daß sie praktisch vollständig durch die Computertomographie ersetzt wurde.

1.3
Dakryozystographie

■ Bei der Dakryozystographie handelt es sich um eine radiologische Darstellung der ableitenden Tränenwege; mittels Dakryozystographie können wichtige Informationen hinsichtlich anatomischer Veränderungen des Abflußsystems gewonnen werden; die Untersuchung sollte vor der Durchführung einer Dakryozystorhinostomie durchgeführt werden.

■ Obstruktionen können nach folgenden Erkrankungen entstehen:

- Infektion und Entzündung.
- Fibrose (sekundär nach Infektion oder Trauma).
- Dakryolithen.
- Tumoren.
- Kongenitale Anomalien der Tränenwege.
- Anomalien der Nasenanatomie (Septumdeviation, vergrößerte Nasenmuscheln, Polypen).

■ Wie bereits erwähnt, kann man bei geplanter Dakryozystorhinostomie die Größe, Form und Position des Tränensackes präoperativ bestimmen; die funktionelle Durchgängigkeit der Anastomose (Tränensack-Nase) kann postoperativ ebenfalls mittels Dakryozystographie beurteilt werden.

Technik

■ Zunächst empfiehlt es sich, den Tränensack zu massieren bzw. einen Spülversuch (vorsichtig) durchzuführen. Dies ermöglicht eine bessere Füllung mit dem Kontrastmittel.

■ Leeraufnahmen vor der Injektion.

■ Nach evtl. erforderlicher Dilatation des unteren Tränenpünktchens werden 1–2 ml eines wasserlöslichen Kontrastmittels injiziert (z. B. Sinugraphin, Ultravist® 300). Hilfreich ist hierbei, wenn das obere Tränenpünktchen mit einem Punktumdilatator verschlossen ist. Bei versehentlichem Ausfluß von Kontrastmittel in den Bindehautsack bzw. medialen Lidwinkel sollte dieses vor der Röntgenaufnahme mit einem Wattebausch entfernt werden.

■ Ein großer Vorteil dieser Technik ist es, daß man simultan beide Tränenwegsysteme darstellen kann. Nach der Injektion werden einzelne Röntgenaufnahmen durchgeführt, die evtl. Abnormitäten der ableitenden Tränenwege darstellen. Normalerweise läuft das Kontrastmittel frei und ohne Ansammlungen vom unteren Canaliculus über den Canaliculus communis durch den Tränensack in den Tränennasenkanal und schließlich in die Nase ab. Tränensack und Tränennasenkanal stellen sich als dünner Schlauch dar. Der Durchmesser des Tränensackes unterscheidet sich bei dieser Darstellung erstaunlicherweise nicht sonderlich vom Tränennasenkanal.

Stellen sich Ansammlungen von Kontrastmittel oder Unregelmäßigkeiten im Abfluß dar, weist dies auf Stenosen oder Aussackungen (Divertikel) in den ableitenden Tränenwegen hin. Füllungsdefekte können durch entzündliche oder tumoröse Veränderungen der ableitenden Tränenwege entstehen. An einigen Zentren werden heute anstelle einer Dakryozystographie sog. digitale Subtraktionsdakryozystographien durchgeführt. Neben der geringeren Strahlenbelastung soll mit Hilfe der digitalen Subtraktionsdakryozystographie die Lokalisation von eventuellen Stenosen besser möglich sein; außerdem sollen sich Hinweise auf die Funktion des Tränenabflusses ergeben.

1.4 Dakryoszintigraphie

■ Es handelt sich hier um eine nuklearmedizinische Untersuchung des Tränenabflusses. Sie ermöglicht die Darstellung von Tränenpumpenfunktion und Abflußverhalten der Tränenflüssigkeit in den Tränensack und den Ductus nasolacrimalis. So können mechanische Stenosen lokalisiert werden. Insgesamt ist dieses Verfahren sehr kostenintensiv, so daß es nicht routinemäßig eingesetzt wird, sondern nur bei unklaren Abflußstörungen zur Anwendung kommt. Ein großer Vorteil dieses Verfahrens ist die geringe Strahlenbelastung.

■ Vorgehen: Zunächst bringt man ^{99}Tc-Pertechnetatlösung in den Bindehautsack ein und beobachtet das Abflußverhalten mittels Sequenzszintigraphie. Die Abflußgeschwindigkeit unterliegt insgesamt sehr großen individuellen Schwankungen. Als Faustregel gilt, daß sich nach 90 s der Tränennasengang darstellt; nach 10 min ist die Strahlungsaktivität in der Nasenhöhle nachzuweisen.

1.5 Andere Kontrastaufnahmen

In der ophthalmologischen Diagnostik bediente man sich weiterer Verfahren, wie z. B. Orbitographie, orbitale Venographie und Angiographie (hier v.a. Darstellung der A. ophthalmica). Diese invasiven Techniken wurden bis auf einige wenige spezielle Fragestellungen durch neue nicht invasive bildgebende Verfahren (Computertomographie, Ultraschalldiagnostik, Kernspintomographie) ersetzt. Die orbitale Venographie wird heute praktisch nicht mehr durchgeführt.

2 Computertomographie

■ Die Computertomographie gilt als wichtige diagnostische Technik bei der orbitalen Diagnostik; die Computertomographie ermöglicht ein hohes Auflösungsvermögen und eine quantitative Gewebediagnostik.

■ Die Darstellung in der Computertomographie beruht auf der Tatsache, daß unterschiedliche Gewebe unterschiedliche Dichtewerte, die einer Grautonskala zugeordnet werden, besitzen. Es spielen hierbei Atomzahl, Dichte des bestrahlten Areals und das Energiespektrum des Röntgenstrahls eine wichtige Rolle.

■ Die Computertomographie benutzt eine Röntgenröhre mit einem Kollimatorsystem zur Erzeugung eines schlitzförmig begrenzten Röntgenstrahlbündels. Das Untersuchungsobjekt wird aus unterschiedlichen Winkeln durchstrahlt; die Messung der Absorption erfolgt auf der der Röntgenröhre gegenüberliegenden Seite mit sehr empfindlichen Röntgenstrahldetektoren. Für jedes Volumenelement der Untersuchungsebene wird ein Dichtewert errechnet und einer Grautonskala zugeordnet. Diese Skala ist in Hounsfield-Einheiten (HE), die von −2000 HE bis +2000 HE (entspricht Luft bis dichter Knochen) reicht, eingeteilt. Die Darstellung der Orbita erfolgt in einem sog. Weichteilfenster (+200 HE), das die intraorbitalen Strukturen gut voneinander abgrenzen läßt. Das sog. Knochenfenster (>2000 HE) wird insbesondere zur Beurteilung der Orbitawandungen in der posttraumatischen Diagnostik oder zur Beurteilung von tumorösen Knocheninfiltrationen angewendet.

■ Die Computertomographie dient als Screening-Untersuchung und zur Diagnostik von orbitalen Raumforderungen; sie liefert wichtige Informationen hinsichtlich Größe, Lokalisation, Beziehung einer Veränderung zum Muskelkonus und einer eventuellen Ausdehnung nach intrakraniell. Außerdem ist sie ein wichtiges Diagnostikum zur Bestimmung des exakten Ausmaßes anderer Erkrankungen, wie beispielsweise Infektionen und Entzündungen sowie Veränderungen bei endokrinen Störungen. Die Computertomographie liefert ebenfalls nützliche Informationen bei orbitalen Verletzungen (Frakturbeteiligung von Nasennebenhöhlen, knöchernem Schädel und Gehirn). Zur Untersuchung von Weichteilveränderungen (beispielsweise intraorbitale Blutungen) und zur

Darstellung und Lokalisation von Fremdkörpern ist diese Untersuchungstechnik heute unabdinglich.

- Untersuchungstechniken:
- Schnittebenen: Axial bedeutet, daß parallel zu einer gedachten Verbindungslinie zwischen unterem Rand des Orbitabodens und dem oberen Rand des äußeren Gehörganges geschnitten wird. Bei koronarer Schnittführung wird ein Winkel von etwa 70–80° zur oben beschriebenen Linie (Reid-Basislinie) gewählt. Die koronaren Schichtungen dienen u.a. der Beurteilung der Augenmuskeln und der Sehnerven sowie der Lokalisation von Raumforderungen und ihrer Lage in Relation zu Bulbus und Orbitawand.
- Schichtdicke: Bei den meisten ophthalmologischen Fragestellungen (z.B. Sehnerv, Orbitaspitze) muß man sich der sog. Dünnschichttechnik oder Dünnschnittechnik (Schichtdicke 1,0–1,5 mm) bedienen.

- Neuentwicklungen: Bei den neuesten computertomographischen Geräten steht mittlerweile Auswertesoftware für eine dreidimensionale Darstellung und Volumenberechnung zur Verfügung. Außerdem lassen sich auch sagittale und gebogene Schichtungen berechnen.

Anwendungen

- Normale Anatomie: Mit dem Weichteilfenster ist es möglich, Bulbus, Sehnerv, Augenmuskeln, Tränendrüse und große Gefäße darzustellen und vom orbitalen Fettgewebe, welches Dichtewerte unterhalb von Wasser besitzt, abzugrenzen.

- Knöcherne Orbitaveränderungen: Hier eignet sich am besten das Knochenfenster. Manche Autoren empfehlen die routinemäßige Durchführung von axialen und koronaren Schichtungen.

- Orbitale Fremdkörper (metallisch): Vor allem metallische, aber auch nichtmetallische Fremdkörper mit nicht zu geringer Röntgendichte lassen sich sehr gut computertomographisch darstellen.

- Orbitale Weichteilveränderungen: Hier wird zwischen intrakonalen, extrakonalen und muskulären Veränderungen unterschieden. Innerhalb des Muskelkonus gelegene Veränderungen (intrakonal) sind meist vaskuläre Tumoren. Bei den extrakonalen Veränderungen handelt es sich um vielfältige Prozesse wie beispielsweise Tumoren der Tränendrüse, Dermoidzysten, Lymphome, Metastasen, Rhabdomyosarkome, Hämatome, Hämangiome,

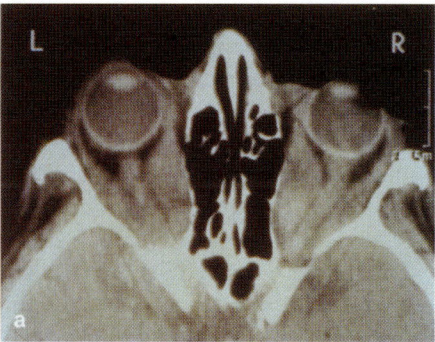

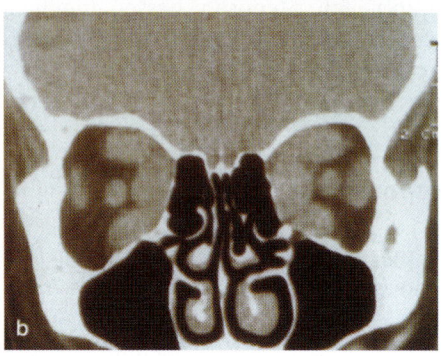

Abb. 40.1. a Computertomographie der Orbita bei endokriner Orbitopathie; der Sehnerv ist in der Orbitaspitze durch die verdickten Muskeln komprimiert. b Koronare Schichtung. (Abb. von W. Müller-Forell, Mainz)

Neurofibrome und entzündliche sowie granulomatöse Prozesse. Hierher gehören auch Mukozelen und invasiv wachsende Tumoren wie beispielsweise Basaliome. Veränderungen der Augenmuskeln findet man vor allem im Rahmen einer endokrinen Orbitopathie (Abb. 40.1a, b). Am häufigsten sind der M. rectus inferior und M. rectus medialis betroffen. Differentialdiagnostisch muß hier auch an andere Ursachen für Muskelverdickungen wie z.B. Myositis, Pseudotumor orbitae, Tolosa-Hunt-Syndrom und Metastasen gedacht werden. Infektionen können ebenfalls zu einer Muskelverdickung führen. Metastasen und Entzündungen sind allerdings in allen Orbitaanteilen zu finden.

- Bulbus: Es gibt nur wenige Indikationen für den Einsatz der Computertomographie bei Bulbusläsionen. Hierzu gehören verkalkende bzw. knöcherne Prozesse und traumatische Veränderungen, die mit oder ohne intraokulare Fremdkörper einhergehen. Außerdem kann eine extrabulbäre Ausdehnung intraokularer Tumoren beurteilt werden. Vor allem schwer traumatisierte Bulbi können nur mittels Computertomographie beurteilt werden, da die Ultraschalluntersuchung weitere Schäden verursachen kann.

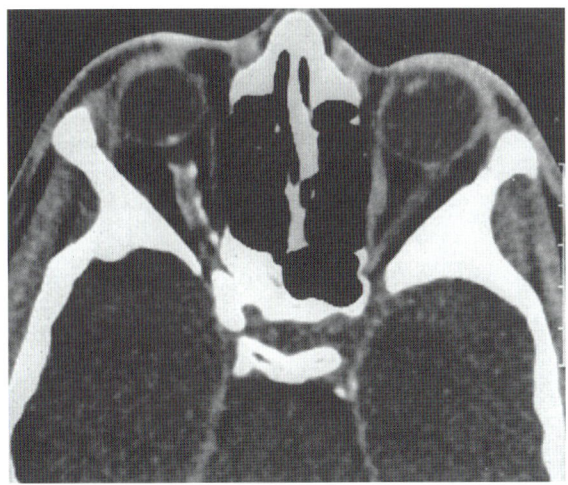

Abb. 40.2. Optikusscheidenmeningiom links (axial, KM). Bandförmige periphere Anreicherung von großen Teilen des linken Sehnerven bei mäßiggradiger Verbreiterung im Vergleich zur kontralateralen Seite. Kein Exophthalmus. NB: Verkalkte Drusenpapille links, Schielstellung des rechten Bulbus. (Aus Buschmann u. Trier 1989)

■ N. opticus: Indikationen für eine Computertomographie sind die ursächliche Klärung von Stauungspapillen und Entzündungen. Bei der Tumordiagnostik eignet sich die Computertomographie vor allem zur Beurteilung von Meningiomen und Gliomen (Abb. 40.2).

3
Kernspintomographie

■ Die Kernspintomographie (Magnetresonanztomographie, MRT) ist ein der Computertomographie vergleichbares, computergestütztes bildgebendes Verfahren. Bei der Kernspintomographie bedient man sich elektromagnetischer Wellen zur Bildgebung.

■ Zur Bildgebung wird ein starkes Magnetfeld angelegt, das die Protonen des jeweiligen Gewebes in einer bestimmten Anordnung zum Magnetfeld ausrichtet. Zur Bildgebung wird der Patient einem starken Magnetfeld ausgesetzt, das die Protonen des Körpers parallel und antiparallel zum Magnetfeld ausrichtet. Durch wiederholte Einstrahlung eines Hochfrequenzimpulses werden die Protonen aus dieser Ausrichtung ausgelenkt, nach Ausschalten des Hochfrequenzimpulses trudeln sie in ihre Ausgangsposition unter Abgabe elektromagnetischer Energie zurück. Der zeitliche Ablauf dieses sog. Resonanzsignals wird durch 2 charakteristische Parameter definiert, die T1- und T2-Relaxationszeit.

■ Bei der Relaxation lassen sich 2 verschiedene Zeitkonstanten, die Relaxationszeit T1 („Spin-Gitter-Relaxationszeit") und die Relaxationszeit T2 („Spin-Spin-Relaxationszeit") unterscheiden. Die Relaxationszeiten unterscheiden sich wiederum gewebeabhängig voneinander. Als Faustregel gilt, daß sich zur optimalen Darstellung der normalen Anatomie eher T1-gewichtete Bilder eignen, während pathologische Veränderungen meist besser auf T2-gewichteten Bildern zu sehen sind. Deswegen sollten immer T1- und T2-Bilder vorliegen.

■ Für die unterschiedlichen Körperregionen werden unterschiedliche Magnetspulen verwendet. Für Orbitauntersuchungen kommen für den Signalempfang nur Induktionsspulen mit kleinerem Durchmesser in Frage. Entweder sind dies herkömmliche Kopfspulen (25 cm) oder speziell geformte Sonderspulen, sog. Orbita-Oberflächen-Spulen (10 cm). Bei den Sonderspulen ist das abgebildete Meßfeld kleiner und die Auflösung (bis 0,5 mm) deshalb besser.

■ Der Vorteil der Kernspintomographie gegenüber der Computertomographie besteht v.a. in der fehlenden Strahlenbelastung. Außerdem lassen sich Gewebe und Flüssigkeiten besser unterscheiden.

■ Ein Nachteil der Kernspintomographie besteht darin, daß der Patient während der Untersuchung etwa 10 min bis zu 1 h still liegen muß. Nicht kooperative Patienten und Kinder müssen für diese Untersuchung sediert werden. Magnetisch programmierte Implantate (z.B. Herzschrittmacher) stellen eine Kontraindikation für die Untersuchung dar.

■ In der Ophthalmologie bietet die Kernspintomographie gegenüber der Computertomographie bei der Darstellung von Weichteilveränderungen wesentliche Vorteile. Wichtige Beispiele sind die Beurteilung von N. opticus und intrakonalen bzw. extrakonalen Veränderungen. Bei der Beurteilung von knöchernen Veränderungen, Orbitafrakturen und kalziumhaltigen Tumoren (z.B. Retinoblastom) ist die Computertomographie der Kernspintomographie überlegen.

■ Ein großer Vorteil der Kernspintomographie besteht darin, daß die magnetische Feldstärke in allen Raumrichtungen variiert werden kann. Dies ermöglicht Schichtorientierungen in beliebigen Raumrichtungen. Wie bereits oben erwähnt, sind so „echte" sagittale Schnitte möglich, die bei der Computertomographie nur mathematisch rekonstruiert werden können (Abb. 40.3 a–d).

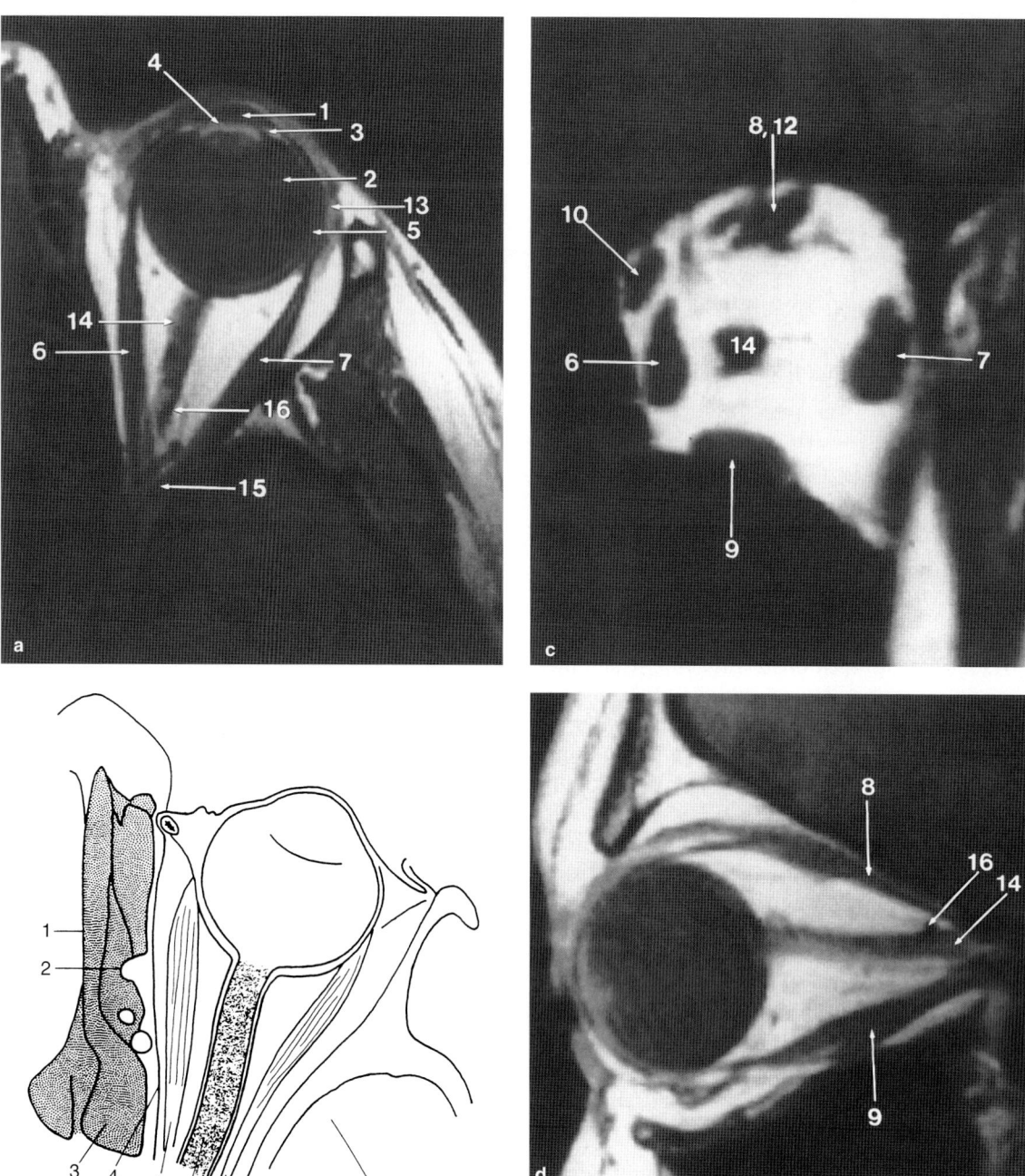

Abb. 40.3 a–d. Normale Topographie der Orbita. **a** Axialer Schnitt MRT (SE 500/15): *1* Vorderkammer; *2* Glaskörper; *3* Ziliarkörper; *4* Linse; *5* Sklera; *6* M. rectus medialis; *7* M. rectus lateralis; *8* M. rectus superior; *9* M. rectus inferior; *10* M. obliquus superior; *12* M. levator palpebrae; *13* Tränendrüse; *14* N. opticus; *15* V. ophthalmica; *16* A. ophthalmica. **b** Diagramm der topographischen Verhältnisse der Orbita im axialen Schnitt: *1* Os ethmoideum; *2* Sinus ethmoideus; *3* Sinus sphenoideus; *4* periorbitaler Raum; *5* M. rectus medialis; *6* N. opticus; *7* M. rectus lateralis; *8* Fossa medialis cranialis. **c** Koronarer Schnitt MRT (SE 500/15): Erklärungen der Ziffern s. a. **d** Parasagittaler Schnitt MRT (SE 500/15): Erklärung der Ziffern s. a. (Aus Vogl 1991)

- Das Auflösungsvermögen von neuen Kernspintomographiegeräten liegt in der Größenordnung von 0,5 mm × 0,5 mm bei einer Schichtdicke von 1–2 mm.

Normalbefunde

Das retrobulbäre Fettgewebe besitzt die kürzeste T1-Relaxationszeit aller Strukturen im Orbitaraum; daher ist es auf T1-gewichteten Aufnahmen sehr signalintensiv und auf T2-gewichteten Aufnahmen sehr signalarm. Der Bulbus stellt sich auf T1-gewichteten Bildern sehr dunkel dar, auf T2-gewichteten Bildern signalintensiv. Ein weiterer großer Vorteil der Kernspintomographie besteht darin, daß sich beim N. opticus die Sehnervenhülle vom Nervenfaserbündel im Signalverhalten unterscheiden. Die Knochensubstanz liefert bei der Kernspintomographie keine Signale, so daß sich diese Untersuchungstechnik v.a. für intrakanalikuläre Optikusveränderungen eignet. Da die Tränendrüse sich in der Regel sehr gut vom retrobulbären Fettgewebe abgrenzen läßt, ist die Kernspintomographie auch zur Beurteilung von Tränendrüsenveränderungen gut geeignet.

Pathologische Veränderungen

- Orbita: Nichtmetallische Fremdkörper können aufgrund ihres Signalverhaltens in der T1-gewichteten Aufnahme sehr gut vom Fettgewebe abgegrenzt werden. Besteht der geringste Verdacht auf einen Metallfremdkörper, verbietet sich die Durchführung einer Kernspintomographie, da das angelegte Magnetfeld zur Fremdkörperverlagerung und Alteration von Orbita und Bulbus führen kann. Intrakonale Veränderungen, wie z.B. Hämangiome, können meist sehr gut vom retrobulbären Fettgewebe abgegrenzt werden. Aufgrund des unterschiedlichen Signalverhaltens gelingt in der Regel auch die Abgrenzung von bösartigen Tumoren und Metastasen sowie von Entzündungen, ödematösen und granulomatösen Prozessen vom orbitalen Fettgewebe. Bei extrakonalen Raumforderungen besteht grundsätzlich immer die Möglichkeit einer Knochenbeteiligung, so daß sowohl Computertomographie als auch Kernspintomographie durchgeführt werden sollten.

- Bulbus: Intraokulare Veränderungen, die mittels Kernspintomographie untersucht werden können, sind unklare Blutungen, Melanome und Metastasen. Die Kernspintomographie ist hier zunächst nur eine Zusatzuntersuchung zur Ultraschalldiagnostik.

- N. opticus: Die Kernspintomographie ermöglicht die Darstellung des N. opticus in seiner Scheide, was wiederum in der Regel die Differenzierung eines Optikusglioms von einem Optikusscheidenmeningeom ermöglicht. Ein weiteres wichtiges Einsatzgebiet ist der Nachweis von demyelinisierenden Veränderungen des Sehnerven im Rahmen von Retrobulbärneuritiden; dies gilt unabhängig davon, ob im Gehirn Entmarkungsherde zu finden sind.

WEITERFÜHRENDE LITERATUR

Buschmann W, Trier HG (1989) Ophthalmologische Ultraschalldiagnostik. Springer, Berlin Heidelberg New York Tokyo
Busse H, Holwich F (1978) Erkrankungen der ableitenden Tränenwege und ihre Behandlung. Enke, Stuttgart
Hesse L, Volk JNA, Wiegand W (1994) Computerunterstützte verbesserte Auswertung von Comberg-Aufnahmen mit dreidimensionaler graphischer Darstellung. Klin Monatsbl Augenheilkd 204:248
Leydhecker W, Grehn F (1993) Augenheilkunde, 25. Aufl. Springer, Berlin Heidelberg New York Tokyo
Lieb WE, Mohr A, Brühl K (1989) Die Wertigkeit der digitalen Subtraktionsdakryozystographie. Fortschr Ophthalmol 86:679
Müller-Forell W, Lieb W (1995) Neuroradiologie in der Ophthalmologie. Ophthalmologe 92:595
Straub W, Kroll P, Küchle HJ (Hrsg) (1995) Augenärztliche Untersuchungsmethoden. Enke, Stuttgart
Vogl TJ (1991) Kernspintomographie der Kopf-Hals-Region. Springer, Berlin Heidelberg New York Tokyo
Vogl TJ (1992) MRI of the head and neck. Springer, Berlin Heidelberg New York Tokyo
Wiegand W (1990) Kernspintomographie von Auge, Orbita und Sehnerv. Enke, Stuttgart

Kapitel 41

Verschiedene diagnostische Verfahren 41

1	Fluorophotometrie	1087
1.1	Glaskörperfluorophotometrie	1087
1.2	Fluorophotometrische Untersuchung der Blut-Kammerwasser-Schranke	1088
1.3	Weitere Untersuchungsmöglichkeiten mittels Fluorophotometrie	1088
2	Untersuchung der Tränenflüssigkeit und der ableitenden Tränenwege	1088
2.1	Bengalrosafärbung	1088
2.2	Tränenfilmaufreißzeit („Break-up time")	1088
2.3	Schirmer-Test	1089
2.3.1	Schirmer-I-Test	1089
2.3.2	Schirmer-II-Test	1089
2.4	Farbstoffverdünnungstest	1089
2.5	Jones-Test	1089
2.5.1	Primärer Farbstofftest („Jones I")	1089
2.5.2	Sekundärer Farbstofftest („Jones II")	1090
2.6	Geschmackstest	1090
2.7	Sondierung und Spülung	1090
2.8	Farnkrauttest	1091
2.9	Impressionszytologie	1091
2.10	Weitere Spezialuntersuchungen	1091
2.11	Dakryozystographie	1092
2.12	Dakryoszintigraphie	1092
3	Laboruntersuchungen	1092
3.1	Färbungen in der Mikrobiologie	1092
3.1.1	Gram-Färbung	1092
3.1.2	Giemsa-Färbung	1092
4	Ophthalmodynamometrie (ODM)	1092
4.1	Technik und Meßgrößen der Ophthalmodynamometrie	1092
4.2	Indikationen und Interpretation der Ophthalmodynamometrie	1094
5	Exophthalmometrie	1095
6	Amsler-Netz	1095
7	Aderfigur	1095

1
Fluorophotometrie

Die Bedeutung der Fluorophotometrie in der ophthalmologischen Diagnostik läßt sich nicht genau angeben, ist aber wegen der Einschränkungen des Verfahrens (s. Text) eher als gering anzusehen.

1.1
Glaskörperfluorophotometrie

■ Die Glaskörperfluorophotometrie ist eine Technik, bei der Störungen der Blut-Retina-Schranke in einem relativ frühen Stadium über die Quantifizierung der Fluoreszeinmenge im Glaskörper nach intravenöser Fluoreszeininjektion untersucht werden können.

■ Unter physiologischen Bedingungen passieren nur geringe Mengen von Fluoreszein die „tight junctions" der Endothelien retinaler Gefäße und der Pigmentepithelzellen. Bei Patienten mit Diabetes mellitus soll die Glaskörperfluorophotometrie vor ophthalmoskopischen und angiographischen Veränderungen im Sinne einer Retinopathie Störungen der Blut-Retina-Schranke, die der eigentlichen Retinopathie vorausgehen, aufdecken.

■ Es wurde gezeigt, daß die abnorme Permeabilität der Gefäße durch eine bessere metabolische Kontrolle reversibel ist; da die Fluorophotometrie solche reversiblen Frühstadien aufdecken kann, gilt sie als nützliche Untersuchungstechnik.

■ Es muß darauf hingewiesen werden, daß diese Untersuchungsmethode keine sicheren Vorhersagen über den möglichen Verlauf einer diabetischen Retinopathie zuläßt. Einschränkend muß auch bedacht werden, daß der Fluoreszeingehalt im Glaskörper sowohl bei Gefäßverlust (nichtperfundierte Areale) als auch bei Abdichtung der Gefäße z.B. durch Medikamente abnimmt. Es ist somit mittels Fluorophotometrie nicht möglich, zwischen Befundbesserung (Gefäßabdichtung) und Befundverschlechterung (Zunahme der nichtperfundierten Areale) zu unterscheiden.

Technik
Nach intravenöser Injektion einer Standarddosis von Natriumfluoreszein (14 mg/kg KG) wird mittels einer speziellen Untersuchungsanordnung (z B. Co-

herent-Fluorotron-Fluorophotometer) der Fluoreszeingehalt im Glaskörper bestimmt. Der große Vorteil des Gerätes besteht darin, daß die Messung ohne direkten Kontakt erfolgt. Die Konzentration an Fluoreszein kann an verschiedenen Orten des Glaskörpers bestimmt werden. Meßort und Ausmaß der Leckage werden über entsprechende Berechnungen korreliert.

1.2
Fluorophotometrische Untersuchung der Blut-Kammerwasser-Schranke

Die Blut-Kammerwasser-Schranke kann ebenfalls fluorophotometrisch beurteilt werden. Indikationen für eine Untersuchung sind z. B. Diabetes mellitus, Uveitis. Hierzu muß bei dem oben beschriebenen Gerät lediglich eine Linse für den vorderen Augenabschnitt (sog. Vorderkammeradaptation) zwischengeschaltet werden.

1.3
Weitere Untersuchungsmöglichkeiten mittels Fluorophotometrie

Die im folgenden genannten Untersuchungen erfolgen nach lokaler Gabe von Fluoreszein (Vorderkammeradaptation). Vor der Gabe muß die Eigenfluoreszenz bestimmt werden. Folgende Untersuchungen werden durchgeführt:

- Bestimmung des Tränenflusses.
- Bestimmung der Hornhautpermeabilität.
- Bestimmung von Hornhautendothelpermeabilität und Kammerwasserfluß.

WEITERFÜHRENDE LITERATUR

Göbbels M, Spitznas M (1992) Corneal epithelial permeability of dry eyes before and after treatment with artificial tears. Ophthalmology 99:873

Ohrloff C, Schalnus RW (1995) Spaltlampenuntersuchung. In: Straub W, Kroll P, Küchle HJ (Hrsg) Augenärztliche Untersuchungsmethoden. Enke, Stuttgart

Zeimer RC, Blair NP, Cunha-Vaz JG (1983) Vitreous fluorophotometry for clinical research. I. Description and evaluation of a new fluorophotometer. Arch Ophthalmol 101:1753

2
Untersuchung der Tränenflüssigkeit und der ableitenden Tränenwege

Wichtige Informationen erhält man bereits durch die Beurteilung von Tränenfilm und Tränenmeniskus bei der Spaltlampenuntersuchung. Normalerweise ist der parallel zum unteren Lidrand verlaufende Tränenmeniskus glatt und regelmäßig; er ist etwa 1 mm hoch; ein sehr kleiner Meniskus bzw. ein Tränenfilm, der viel Schleim oder Detritus (abgeschilferte Epithelzellen) enthält, läßt die Verdachtsdiagnose einer Benetzungsstörung (z. B. Keratoconjunctivitis sicca) zu.

Die Menisci beider Augen sollten verglichen werden, da man so beispielsweise Hinweise auf eine einseitige Tränenwegsstenose erhält; ein fluoreszeingefärbter Tränenfilm läßt sich insgesamt besser beurteilen.

2.1
Bengalrosafärbung

■ Während man mit Fluoreszein Defekte von Hornhaut und Bindehaut anfärben kann, färbt Bengalrosa abgestorbene Epithelien und Mukus an (häufig bei Keratoconjunctivitis sicca).

■ Die Bengalrosafärbung sollte vor anderen Untersuchungen zur quantitativen Beurteilung der Tränensekretion durchgeführt werden, da die Aussagekraft der Untersuchung durch jede vorangehende Irritation des Auges beeinflußt werden kann.

2.2
Tränenfilmaufreißzeit („Break-up time")

■ Beim Sicca-Syndrom infolge von Muzinmangel ist der Tränenfilm instabil; die Tränenfilmstabilität wird mittels Tränenfilmaufreißzeit („break-up time" = BUT) bestimmt; man mißt hier die Zeitspanne zwischen einem Lidschlag und dem Auftreten der ersten trockenen Areale auf der Hornhaut; Werte unter 10 s gelten als pathologisch; diese Untersuchung läßt sich an einem fluoreszeingefärbten Tränenfilm wesentlich besser durchführen; vor Durchführung dieses Tests sollten keine Lokalanästhetika gegeben werden.

2.3 Schirmer-Test

2.3.1 Schirmer-I-Test

- Ein standardisierter Filterpapierstreifen (Whatman 41; 5 mm × 35 mm) wird an der vorgesehenen Kerbe geknickt (5 mm vom abgerundeten Ende entfernt); das kurze Ende wird zwischen lateralem und medialem Drittel des Unterlides eingehängt; der Patient wird aufgefordert, geradeaus bzw. leicht nach oben zu schauen; die Befeuchtungsstrecke des Papierstreifens von der Kerbe ab wird nach 5 min abgelesen (Abb. 41.1).

- Die Normalwerte liegen zwischen 10 und 20 mm; im Alter sind die Werte etwas verringert.

- Eine Befeuchtungsstrecke von über 30 mm erhält man bei Hypersekretion oder Tränenwegsverschluß.

- Die Ergebnisse sollten mit Vorsicht interpretiert werden; sie führen v.a. dann zu Fehldiagnosen, wenn das klinische Bild (Symptome des Patienten, Ergebnisse anderer Untersuchungen) nicht mit berücksichtigt wurde.

- Man findet beispielsweise bei völlig asymptomatischen Patienten Werte unter 5 mm; hier sollte der Test wiederholt werden; bei ähnlich niedrigen Werten nach wiederholten Messungen ist von einer Hyposekretion auszugehen.

- Zur Bestimmung der sog. Basissekretion (BST = Basissekretionstest, Jones-Test) wird ein Lokalanästhetikum getropft und der Test wiederholt; durch das Anästhetikum wird die Reflexsekretion der Tränen gehemmt; der Unterschied zwischen Werten mit und ohne Anästhetikum zeigt den Anteil der Reflexsekretion an. Werte unter 10 mm Benetzungslänge gelten als pathologisch.

2.3.2 Schirmer-II-Test

- Bei zu niedrigen Werten in Schirmer-I-Test und BST kann die Reflexsekretion überprüft werden.

- Die Teststreifen werden wie beim Schirmer-I-Test eingehängt; anschließend wird die nasale Mukosa mit einem Wattebausch (mechanisch) oder chemisch (Ammoniak) gereizt; bleiben die Werte niedrig, kann davon ausgegangen werden, daß die reflektorische Tränensekretion nur subnormal funktioniert. Falls jedoch eine Befeuchtung von über 10 mm erfolgt, ist von einer Blockade der sensorischen konjunktivalen Impulse auszugehen.

2.4 Farbstoffverdünnungstest

Eine Mischung aus Fluoreszein und Bengalrosa wird in die untere Umschlagsfalte appliziert; anschließend wird die Farbänderung des Tränensees an der Spaltlampe beobachtet; initial hat der Tränensee eine tiefrote Farbe; er wird jedoch schnell verdünnt und nimmt dann bei normaler oder gesteigerter Tränensekretion eine blaßgelbe Farbe an. Ist der Tränenfilm nach 5 min immer noch tiefrot, wird von einer nur subnormal funktionierenden Tränenproduktion ausgegangen. Zur besseren Auswertung dieses Tests sollten die kommerziell erhältliche Farbskalen verwendet werden.

2.5 Jones-Test

2.5.1 Primärer Farbstofftest („Jones I")

Zunächst wird Fluoreszein in den Bindehautsack getropft und anschließend der Abfluß über das Tränenpünktchen beobachtet. Ist dieser fraglich, wird ein Wattebausch in die Nase unter die untere Nasenmuschel eingeführt; der Wattebausch sollte vorher mit 5%igem Kokain und Adrenalin (1:1000) befeuchtet werden; alternativ kann die nasale Mukosa mit einem Lokalanästhetikum besprüht werden;

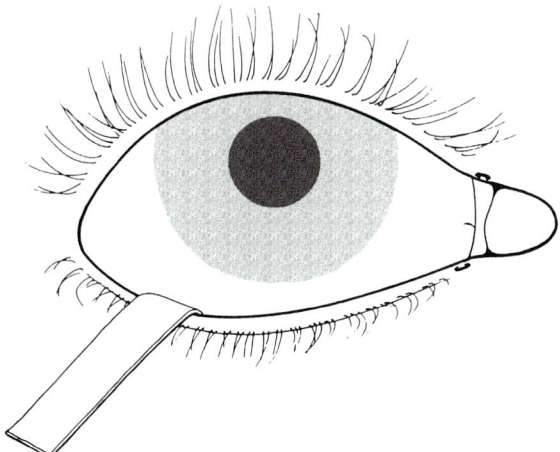

Abb. 41.1. Schirmer-Test. (Aus Mackensen u. Neubauer 1988)

die Nasenmuscheln können mit Hilfe eines Nasenspekulums oder einem indirekten Ophthalmoskop gut eingesehen werden. Der Test ist positiv, wenn der Wattebausch mit Farbstoff gefärbt ist – das System der abführenden Tränenwege gilt dann als anatomisch und funktionell intakt. Läßt sich nach 2–3 min trotz Hin- und Herbewegens des Wattebausches unter der Tränenmuschel kein Farbstoff nachweisen, ist der Test negativ; man geht dann von einem Verschluß der abführenden Tränenwege aus.

2.5.2
Sekundärer Farbstofftest („Jones II")

■ Bei negativem Ergebnis im Jones-I-Test, wird der sekundäre Farbstofftest („Jones II") durchgeführt.

■ Im Bindehautsack verbliebener Farbstoff sollte ausgespült werden; anschließend werden die Tränenwege mit ca. 1 ml Flüssigkeit gespült.

■ Kommt keine Flüssigkeit in der Nase an, besteht ein kompletter Verschluß.

■ Ist die in der Nase angekommene Flüssigkeit eingefärbt, arbeitet die Tränenpumpe regelrecht und die Canaliculi sind offen, so daß der Tränensack gefüllt werden kann; es besteht vermutlich ein partieller Verschluß im Ductus nasolacrimalis, der eine Flüssigkeitspassage unter physiologischen Bedingungen nicht zuläßt. Dieses Ergebnis wird als positiver Jones-II-Test gewertet.

■ Kommt in der Nase nur klare Flüssigkeit an, arbeiten Tränenpumpe und Canaliculi nicht regelrecht (obwohl sie offen sind), so daß die Flüssigkeitspassage in den Tränensack behindert ist. Dieses Ergebnis wird als negativer Jones-II-Test gewertet.

2.6
Geschmackstest

Bei diesem Test wird eine 1%ige Zuckerlösung in den Bindehautsack gegeben. Das System der abführenden Tränenwege ist offen, wenn der Patient eine süße Geschmackswahrnehmung hat. Es handelt sich hier um einen subjektiven Test, der häufig keine eindeutigen Ergebnisse liefert.

2.7
Sondierung und Spülung

■ Eine vorsichtig durchgeführte Sondierung mit einer stumpfen, gebogenen Sonde (evtl. nach Dilatation des Tränenpünktchens) kann zum einen wichtige diagnostische Informationen liefern und hat zum anderen besonders bei Kindern auch therapeutische Funktion. Therapeutisch spielt die Sondierung bei Erwachsenen mit Obstruktion der Tränenwege eine untergeordnete Rolle (Abb. 41.2).

■ Für eine sichere und auch erfolgreiche Sondierung ist eine genaue Kenntnis der Anatomie der Tränenwege unbedingt erforderlich (Abb. 41.2 und 41.3).

■ Man spannt das Lid unter leichtem Zug nach temporal und führt dann eine feine Sonde in das vorher dilatierte Tränenpünktchen. Die Richtung ist zunächst horizontal auf die mediale Wand des Tränensackes (Knochenkontakt); anschließend wird das Lid losgelassen; die Sonde wird wieder senkrecht gestellt und in den Ductus nasolacrimalis geführt.

■ Die Sondierung wird abhängig von Alter und Kooperation des Patienten unter lokaler Betäubung oder (v. a. bei Kindern) in Vollnarkose durchgeführt.

■ Bei Kleinkindern gelingt es häufig, mittels Sondierung die unter der unteren Nasenmuschel gelegene verschlossene Hasner-Klappe zu öffnen (s. Abb. 41.3); die Funktionsfähigkeit des Abflußsystems wird durch eine nachfolgende Spülung mit Fluoreszeinlösung (Nachweis des Farbstoffes in der Nase) bestätigt.

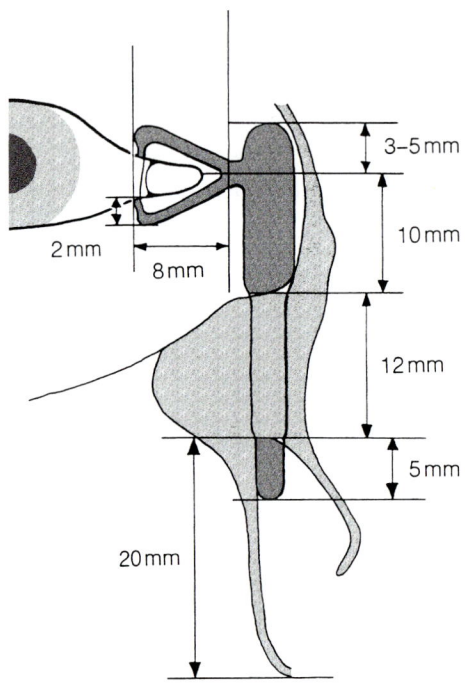

Abb. 41.2. Größenbeziehungen im Ableitungssystem. (Aus Mackensen u. Neubauer 1988)

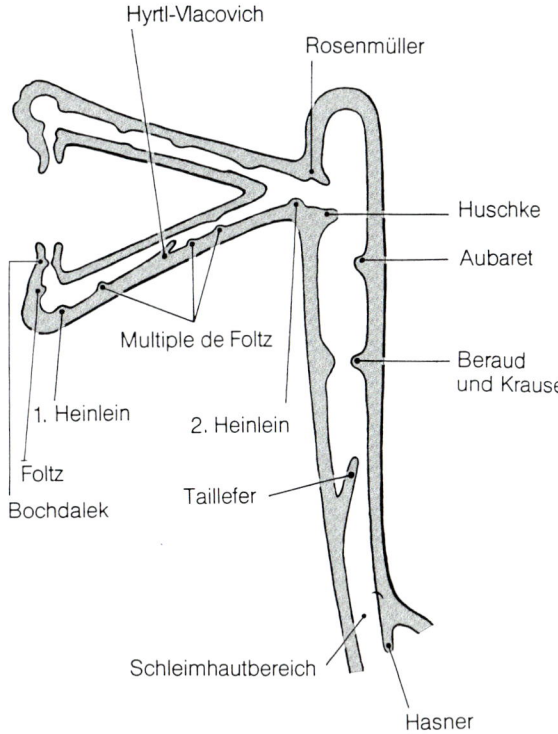

Abb. 41.3. Ausbuchtungen und Falten im Ableitungssystem. (Aus Mackensen u. Neubauer 1988)

■ Man kann sowohl über das obere als auch das untere Tränenpünktchen sondieren; der Ductus nasolacrimalis wird meist einfacher über das obere Tränenpünktchen erreicht.

■ Bei Stenosen läßt sich die Strecke bis zur Stenose an der Sonde abmessen.

2.8
Farnkrauttest

■ Mit einer Mikropipette wird Tränenflüssigkeit abgenommen; 1 µl der Tränenflüssigkeit wird auf einen Objektträger gegeben. Nach 10 min Trocknen wird das Farnkrautphänomen unter dem Mikroskop beurteilt.

■ Je nach Muzin- und Elektrolytgehalt (Osmolarität) zeigen sich Störungen im Farnkrautmuster.

■ Man teilt das Farnkrautmuster nach Trocknung in 4 Stadien ein:

- Gleichmäßiges Farnkrautmuster.
- Kleine Lücken im Farnkrautmuster.
- Große Lücken im Farnkrautmuster.
- Reste farnkrautähnlicher Strukturen.

2.9
Impressionszytologie

■ Die Impressionszytologie gilt als einer der zuverlässigsten Tests bei Keratoconjunctivitis sicca. Nach Oberflächenbetäubung und Trocknung des Bindehautsackes werden 4 dreieckige Millipore-Filterpapierstücke limbusnah auf die 4 Quadranten der Bindehaut gebracht und leicht angedrückt. Anschließend werden die Filterpapiere auf einen Objektträger gelegt und weiterverarbeitet:

- Fixierung in 96%igem Äthanol.
- 0,5% Periodsäure: 3 min.
- Schiff-Reagenz: 5 min.
- Wasser (kalt): 3 min.
- Hämatoxylin–Eosin: 4 min.
- Wasser (warm): 3 min.

■ Danach 24 h trocknen.

■ Die von Tseng (1985) vorgeschlagene Stadieneinteilung wurde modifiziert. Man unterteilt heute zusätzlich zum Normalbefund in 3 Stadien, da dies klinisch praktikabler ist (Strempel 1995):

- Stadium 0: Normalbefund; zahlreiche Becherzellen; kleine, runde und zusammenhängende Epithelzellen; Kern-Plasma-Relation 1:1 oder 1:2.
- Stadium I: Becherzellzahl vermindert; Epithelzellen erscheinen vergrößert und nichtzusammenhängend; Kern-Plasma-Relation 1:3.
- Stadium II: Anzahl der Becherzellen weiter vermindert; Epithelzellen einzeln, vergrößert und polygonal, beginnende Keratinisierung; Kern-Plasma-Relation 1:4 oder 1:5.
- Stadium III: keine Becherzellen; vereinzelte zusammenhängende Epithelzellen mit pyknotischen Kernen oder S-förmig kondensiertem Chromatin („snakes"); Kern-Plasma-Relation > 1:6.

2.10
Weitere Spezialuntersuchungen

■ Osmolalität: Die Osmolalität des Tränenfilms beträgt bei Gesunden 300 mosmol/kg und ist bei trockenem Auge erhöht.

■ pH-Wert: Der pH-Wert ist bei Sicca-Patienten deutlich zum sauren Milieu verschoben (Normalwert: 7,20–7,25).

■ Lysozymbestimmung: Lysozym ist ein wichtiges antibakterielles Enzym des Tränenfilms. Es ist bei Sicca-Patienten vermindert. Bestimmung über

Hemmhof um einen mit Tränen des Patienten benetzten Filterpapierstreifen auf einer Agarplatte, die mit Micrococcus lysodeicticus beimpft ist.

■ **Lactoferrin:** Lactoferrin ist ebenfalls ein wichtiges antibakterielles Enzym des Tränenfilms, das bei Sicca-Patienten vermindert ist. Die Bestimmung erfolgt mit kommerziell erhältlichem Testkit (Lactoplate™, JDC, Culemburg, Niederlande).

■ Die quantitative Bestimmung der Proteinmuster soll von Bedeutung bei der Diagnostik des trockenen Auges sein.

■ **Hornhautpachymetrie:** Die Hornhaut ist bei Sicca-Patienten dicker (Hornhautquellung).

2.11
Dakryozystographie

Einzelheiten finden sich in Kap. 40.

2.12
Dakryoszintigraphie

Einzelheiten finden sich in Kap. 40.

WEITERFÜHRENDE LITERATUR

Albach KA, Lauer M, Solz HH (1994) Die Wertigkeit verschiedener Tests zur Diagnose der KCS bei Patienten mit rheumatischer Arthritis. Ophthalmologe 2:229
Breitbach R (1990) Die Blepharitis/Meibomitis – als Ursache für das Sicca-Syndrom. Augenärztl Fortbildung 13: 49
Feenstra RPG, Tseng SCG (1992) What is actually stained by rose bengal? Arch Ophthalmol 110:984
Grus FH, Augustin AJ (1999) Analysis of tear protein patterns by a neural network as a diagnostic tool for the detection of dry eyes. Electrophoresis 20:875
Grus F, Augustin AJ, Evangelou N, Toth-Sagi K (1998) Analysis of tear protein patterns as a diagnostic tool for the detection of dry eyes in diabetic and non diabetic dry eye patients. Eur J Ophthalmol 8:90
Hanselmayer H (Hrsg) (1981) Neue Erkenntnisse über Erkrankungen der Tränenwege. Enke, Stuttgart (Bücherei des Augenarztes, Bd 84)
Kijlstra A, Jeurissen SHM, Koning KM (1983) Lactoferrin levels in normal human tears. Br J Ophthalmol 67:199
Mackensen G, Neubauer H (Hrsg) (1988) Augenärztliche Operationen. Springer, Berlin Heidelberg New York Tokyo
Marner K (1980) „Snake-like" appearance of nuclear chromatin in conjunctival epithelial cells from patients with keratoconjunctivitis sicca. Acta Ophthalmol 58: 849
Strempel I (1995) Das trockene Auge. In: Straub W, Kroll P, Küchle HJ (Hrsg) Augenärztliche Untersuchungsmethoden. Enke, Stuttgart
Tseng SCG (1985) Staging of conjunctival squamous metaplasia by impression cytology. Ophthalmology 92:728

3
Laboruntersuchungen

3.1
Färbungen in der Mikrobiologie (s. Tabelle 41.1)

3.1.1
Gram-Färbung

■ Objektträger für 5 min in Methanol fixieren oder leicht erhitzen (Bunsenbrenner), alternativ nur lufttrocknen.

■ Der Objektträger wird mit Kristallviolett für ca. 5 min überschichtet, dann mit Wasser abgespült.

■ Überschichtung mit Lugol-Lösung (Jodjodkalium) für 2 min, anschließend Farbe abgießen.

■ Spülen mit 96%igem Alkohol, bis keine violette Farbe mehr abgespült werden kann (Entfärbung, Differenzierung), anschließend spülen mit Wasser.

■ Gegenfärbung mit Hämatoxylin für 30 s, dann abspülen mit Wasser, erneute Dehydrierung mit Alkohol und trocknen.

3.1.2
Giemsa-Färbung

■ Fixieren des Objektträgers in Methanol für wenigstens 5 min; nicht vorher lufttrocknen oder hitzefixieren. Mit Fließpapier abtupfen.

■ Es wird eine frische Färbelösung hergestellt: Giemsa-Grundlösung wird mit einem Neutralpuffer in einem Verhältnis von 1:20 verdünnt.

■ Überschichten des Objektträgers mit der Färbelösung bei 37° für 40–60 min.

■ Anschließend spülen mit Äthylalkohol und lufttrocknen.

4
Ophthalmodynamometrie (ODM)

4.1
Technik und Meßgrößen der Ophthalmodynamometrie

■ Die Ophthalmodynamometrie mißt den Perfusionsdruck der A. centralis retinae. Daraus lassen sich der Blutdruck in der A. ophthalmica und der A. carotis in Näherung berechnen.

Tabelle 41.1. Färbungen in der Ophthalmopathologie

Färbung	Anwendungsbereich	Ergebnis
Routinefärbungen		
Hämatoxylin und Eosin (HE)	Standard-Routinefärbung	Pink: Zytoplasma und Fasern, blau: Kerne, basophiles Zytoplasma, Bakterien und Kalzium
PAS (Periodic-acid-Schiff)	Färbt Zucker	Rot: Basalmembran, Pilze, Glykogen (Alkohol- und Formalinfixierung am besten für Glykogennachweis)
Färbung von Organismen		
Gomori-Methenamin-Silber (GMS)	Färbt Pilze (beste Pilzfärbung)	Schwarz
PAS oder Gridley	Färbt Pilze	Rot
Gram	Färbt Bakterien	Blau: grampositive Bakterien, pink: gramnegative Bakterien
Ziehl-Neelsen	Färbt Mykobakterien	Rot
Warthin-Starry	Färbt Spirochäten	Schwarz
Giemsa	Färbt Rickettsien und Einschlußkörperchen bei Trachom	Rötlich-blau
Bindegewebsfärbungen		
Masson-Trichrom	Bindegewebsfärbung	Blau: Kollagen, Schleim, rot: Muskel, Zytoplasma, Keratin, schwarz: Zellkern
Verhoeff-Elastika	Färbt elastische Fasern	Schwarz
Weigert-Elastika	Färbt elastische Fasern	Schwarz bis dunkelbraun
Wilders Retikulinfärbung	Färbt dünne kollagenartige Fasern (Retikulinfasern)	Schwarz
Färbungen für Nervengewebe		
Bodianfärbung	Färbt Axone	Schwarz
Luxol Blau	Färbt Myelin	Blau
Loyez	Färbt Myelin	Schwarz
Färbung nach Holzer	Färbt Gliafasern	Violett
Färbungen für saure Mukopolysaccharide		
Kolloidale Eisenfärbung	Färbt saure Mukopolysaccharide des Glaskörpers, der Stäbchen und Zapfen-Matrix und Muzin	Blau
Alcianblau	Färbt saure Mukopolysaccharide	Blau; spezifischer bei pH = 2,5; weitere Differenzierung durch Änderung des pH-Wertes möglich
Amyloidfärbungen		
Kongorot	Färbt amyloidähnliche Proteine, färbt abnormes Material bei gittriger Hornhautdystrophie	Rot; grüne Doppelbrechung im Polarisationslicht
Kristallviolett	Färbt amyloidartige Proteine	Rötlich (Metachromasie), wenn positiv
Thioflavin-T	Färbt amyloidartige Proteine	Gelb fluoreszierend (Fluoreszenzmikroskop)
Fettfärbungen		
Scharlachrot, Sudanrot	Färbt Neutralfette	Rot/orange (in Formalin fixiertes Frischgewebe oder Gefrierschnitte)
Sudanschwarz B	Färbt Fette; gut geeignet für Phospholipide und einige Lipofuszine in Paraffinschnitten	Blau-schwarz (in Formalin fixiertes Frischgewebe, Gefrierschnitte)

Tabelle 41.1 (Fortsetzung)

Färbung	Anwendungsbereich	Ergebnis
Weitere Färbungen		
Von-Kossa-Färbung	Nachweis von Kalziumsalzen	Schwarz
Perl-Färbung (Berliner Blau)	Nachweis von Eisenionen	Blau
Masson-Fontana-Färbung	Färbt Melaningranula	Schwarz
Zusätze		
Bleichung (z.B. mit Kaliumpermanganat oder H_2O_2)	Hilft bei der Identifikation von Melanin, da nur Melanin entfernt wird	Farblos
Amylase	Nachweis von Glykogen	Verhindert Färbung mit PAS
Hyalorinidase	Nachweis von sauren Mukopolysacchariden	Verhindert Färbung mit kolloidalem Eisen oder Alcianblau

Beachte: Bei Differenzierung von Tumoren ist die Anwendung immunhistochemischer Techniken von besonderem Wert.

■ Unter Tropfanästhesie wird unter (in)direkter ophthalmoskopischer Betrachtung der Zentralarterie mit einem der zahlreichen zur Verfügung stehenden Instrumente von außen ein definierter bzw. meßbarer Druck auf den Bulbus ausgeübt (meist auf ein Skleraareal im Bereich des lateralen Lidwinkels mit einem Saugnapf). Ist der diastolische Druck erreicht, beginnt die Zentralarterie zu pulsieren – Registrierung dieses Wertes. Der Druck kann nun weiter erhöht werden bis der systolische Wert erreicht ist (Arterienpulsation stoppt). Abhängig von der Anordnung sind ein oder zwei Untersucher erforderlich. Neuere Geräte sind an Spaltlampen angebracht und ermöglichen simultan die Druckausübung auf den Bulbus und die Beobachtung der Netzhautgefäße. Unabhängig von der verwendeten Technik wird die Durchführung mehrerer Messungen zur Bestimmung eines Durchschnittswertes empfohlen.

■ Die Ophthalmodynamometrie ist einfach und schnell durchzuführen; sie ist nicht invasiv und hilft bei der Diagnostik von Verschlußgeschehen der A. carotis und ihrer Verzweigungen.

4.2
Indikationen und Interpretation der Ophthalmodynamometrie

■ Vor allem Ereignisse wie Amaurosis fugax und andere transitorische ischämische Attacken lenken den Verdacht auf einen Verschluß im Verlauf der A. carotis. Zusätzlich zur internistischen Untersuchung (Palpation und Auskultation der Karotiden und des Herzens) kann bei dieser Symptomatik vom Augenarzt eine Ophthalmodynamometrie durchgeführt werden. Je nach Ergebnis der Ophthalmodynamometrie sind dann weitere Untersuchungen durch Neurologen/Neurochirurgen/Neuroradiologen zu veranlassen.

■ Als Faustregel gilt, daß ein Unterschied der diastolischen Werte beider Augen von 15–20% bei seitengleichem Augeninnendruck pathologisch ist. Es sollte dann nach einer Stenose der A. carotis auf der Seite des erniedrigten Druckes gefahndet werden. Die Ophthalmodynamometrie wird meist auf der Basis eines solchen Seitenvergleiches interpretiert. Die Bestimmung von Absolutwerten des Blutdruckes der A. carotis in mmHg ist insbesondere bei Verdacht auf eine beidseitige Gefäßerkrankung notwendig, da der Seitenvergleich alleine keine Hinweise auf die pathologischen Strömungsverhältnisse liefern würde. Die gemessenen Druckwerte sind dann mit den Normalwerten eines Nomogramms vergleichbar. Als grobe Richtlinie läßt sich angeben, daß bei einem gesunden Patienten der arterielle Druck der A. carotis etwa bei 60–70% des arteriellen Druckes der A. brachialis liegen sollte.

■ Die Ergebnisse der Ophthalmodynamometrie sollten nie ohne Kenntnis der Klinik und der Ergebnisse weiterer Untersuchungen interpretiert werden. Folgendes sollte bei der Interpretation bedacht werden:

- Man nimmt an, daß sich eine Stenose der A. carotis erst ab 70–90% Verschluß des Lumens klinisch zeigt.
- Die Ophthalmodynamometrie kann auch dann normale oder seitengleiche Ergebnisse liefern, wenn ein kompletter einseitiger Verschluß der A. carotis bei ausreichendem Fluß durch Kollateralgefäße vorliegt.

- Es kann andererseits auch bei nur leichter Karotisstenose eine klinisch nachvollziehbare embolische Erkrankung der A. carotis bestehen.
- Die Ophthalmodynamometrie besitzt kaum noch klinische Wertigkeit. Die entsprechenden Disziplinen bedienen sich heute der Doppler-Sonographie.

WEITERFÜHRENDE LITERATUR

Straub W, Kroll P, Küchle HJ (Hrsg) (1995) Augenärztliche Untersuchungsmethoden. Enke, Stuttgart

5
Exophthalmometrie

- Es stehen verschiedene Geräte zur Bestimmung des Ausmaßes einer Protrusio bulbi zur Verfügung: Mit den Exophthalmometern von Mutch und Luedde kann jedes Auge einzeln untersucht werden; das am häufigsten verwendete Exophthalmometer nach Hertel mißt beide Augen simultan; die Exophthalmometer nach Luedde und Hertel messen vom lateralen Orbitarand aus, während beim Exophthalmometer nach Mutch die Augenbrauenregion und die Wange als Basislinie dienen.

- Bei der Messung nach Hertel werden 2 Stützen auf die beiden lateralen Orbitaränder gelegt; der Abstand zwischen diesen Punkten wird als Basislinie genommen, und die Position beider kornealer Apices der Augen entlang einer zweiten Millimeterskala (durch 2 Umlenkspiegel zu sehen) zeigt das Ausmaß des Exophthalmus; es ist besonders wichtig, das Instrument richtig auszurichten und den Bulbus dabei nicht zu komprimieren. Häufigster Fehler: der Interorbitalabstand wird zu niedrig eingestellt. Kontrollmessungen sollten mit der gleichen Basislinie, dem gleichen Interorbitalabstand und einem baugleichen Gerät durchgeführt werden. Die Geräte nach Hertel der verschiedenen Hersteller ergeben keine sicher vergleichbaren Werte.

- In der Literatur werden unterschiedliche Normalwerte angegeben; Werte von 18–24 mm (lateraler Orbitarand bis kornealer Apex) gelten als normal. Ein wichtiger Parameter ist der Unterschied zwischen beiden Augen. Ein Unterschied von 2 mm oder mehr zwischen den beiden Augen gilt als verdächtig. Man denke allerdings auch an eine Gesichtsasymmetrie.

- Bei der Interpretation der Ergebnisse der Exophthalmometrie sollten die verschiedenen Ursachen des sog. „Pseudoexophthalmus" berücksichtigt werden.

6
Amsler-Netz

- Von dem Schweizer Ophthalmologen Amsler wurde eine Karte (10 cm × 10 cm) entwickelt, die aus Quadraten mit einer Kantenlänge von 0,5 cm besteht und zur Untersuchung der zentralen 10°–20° des Gesichtsfeldes verwendet werden kann. Im Zentrum dieser Karte befindet sich ein Fixationspunkt. Diese Untersuchung dient v. a. dem Nachweis (para)zentraler Skotome und Metamorphopsien.

- Der Patient fixiert jeweils monokular im normalen Leseabstand von etwa 33 cm den zentralen Punkt. Bei Skotomen nimmt der Patient Löcher im Gitter wahr; bei Metamorphopsien erscheinen die Linien verzerrt. Der Patient kann das betroffene Areal skizzieren und so die Art der Störung beschreiben. Mit dem Amsler-Netz lassen sich selbst subtile Makulaveränderungen nachweisen.

- Patienten mit einseitigen, subretinalen (chorioidalen) Neovaskularisationen (Gefahr des Befalls des anderen Auges oder Rezidivgefahr) werden angewiesen, sich selbst einmal wöchentlich zu untersuchen (jedes Auge getrennt); bei eventuellen Störungen sollte sofort der Augenarzt aufgesucht werden.

7
Aderfigur

- Die Aderfigur zählt zu den entoptischen Phänomenen und wird auch heute noch eingesetzt, bei fehlendem Einblick auf den Augenhintergrund und zur Abschätzung der Netzhautfunktion vor geplanten Eingriffen.

- Technik: Eine helle Lichtquelle wird etwa 5–6 mm hinter dem Limbus limbusparallel hin- und herbewegt (Beleuchtung der Sklera). Als positives Ergebnis gilt, wenn der Patient die Aderfigur beschreibt („Äste, Adern, Zweige"). Die Untersuchung ist stark von der Kooperation des Patienten abhängig.

- Erklärung des Phänomens: Normalerweise führen die Schatten der Netzhautgefäße zu einer Lokaladaptation der Sinneszellen (keine Wahrnehmung, da Reizung der gleichen Zellen). Durch die Änderung des Winkels werden andere Zellen gereizt und somit das Phänomen wahrgenommen.

WEITERFÜHRENDE LITERATUR

Straub W, Kroll P, Küchle HJ (Hrsg) (1995) Augenärztliche Untersuchungsmethoden. Enke, Stuttgart

**Teil V
Grundlagen**

Physiologie und Biochemie

1 Grundlagen der Physiologie
und Pathophysiologie 1099
1.1 Optischer Apparat 1099
1.2 Physiologische und pathophysiologische
Wirkungen des Lichtes 1100
1.3 Akkommodation 1103
1.4 Refraktionsanomalien 1103
1.5 Pupillen- und Konvergenzreaktion 1104
1.6 Tränenflüssigkeit, Kammerwasser,
Augeninnendruck 1105
1.7 Aufbau der Netzhaut 1105
1.8 Sehschärfe 1109
1.9 Hell- und Dunkeladaptation 1111
1.10 Farbensehen 1112
1.11 Farbsinnstörungen 1113
1.12 Gesichtsfeld, Sehbahn, zentrale Verarbeitung 1115
1.13 Kontrastsensitivität und Blendung 1117
1.13.1 Kontrastsensitivität 1117
1.13.2 Blendung 1118
1.14 Zeitliches Auflösungsvermögen 1120
1.15 Augenbewegungen 1120

2 Grundlagen der Biochemie
und Pathobiochemie 1121
2.1 Tränenfilm und Tränenflüssigkeit 1121
2.2 Kornea, Konjunktiva und Sklera 1123
2.3 Kammerwasser 1126
2.4 Ziliarkörper und Iris 1126
2.5 Linse 1127
2.6 Glaskörper 1130
2.7 Netzhaut 1130
2.8 Aderhaut 1134

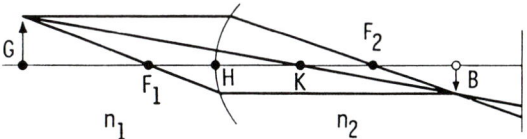

Abb. 42.1. Einfaches optisches System des Auges mit nur 2 optisch verschieden dichten Medien n_1 und n_2 und einer brechenden Fläche. F_1 äußerer Brennpunkt; F_2 innerer Brennpunkt; G Gegenstand; B Bild

1
Grundlagen der Physiologie und Pathophysiologie

1.1
Optischer Apparat

■ Es gibt verschiedene Modelle für den optischen Apparat des Auges:

■ Das einfache optische System (Abb. 42.1) besteht modellhaft nur aus einem Außenmedium (Luft mit dem Brechungsindex $n_1 = 1$) und der („vorderen") Hornhautfläche mit dem – fiktiven – Krümmungsradius r und dem Innenmedium (mit dem Brechungsindex n_2). Der Krümmungsradius r kann in Näherung mit dem Ophthalmometer ermittelt werden.

Für die Abbildung gilt dann in diesem grob vereinfachten Modell:

$n_1/a + n_2/b = (n_2 - n_1)/r$

a ist der Objektabstand, b ist die Bildweite, jeweils gemessen von der Hornhautvorderfläche, $n_1 = 1$. Für dünne Linsen gilt die einfache Linsengleichung

$1/g + 1/b = 1/f$

Sowohl Gegenstand als auch Bild befinden sich in Luft. g bzw. b sind Gegenstandsweite bzw. Bildweite, gemessen von der dann unendlich dünn angenommenen Linse. f ist die Brennweite.
Das optische System des menschlichen Auges ist in ausreichend genauer Näherung jedoch eher eine nach physikalischer Definition sog. „dicke" als eine sog. „dünne" Linse. Im Falle einer dicken Linse ist bei der Konstruktion des Strahlenganges nicht mehr zu vernachlässigen, daß der Lichtstrahl nicht nur an einer Gesamtfläche, sondern an zwei verschiedenen Flächen – Vorder- und Rückfläche – der Linse gebrochen wird. Im Falle einer hinreichend dünnen Linse kann dies vernachlässigt werden. Auch im physikalischen Modell der dicken Linse kommt man noch mit einer einzigen „Brechung" aus, der zu wählende Ort der – fiktiven – brechenden Fläche hängt aber davon ab, aus welcher Richtung der Strahl kommt. Man definiert dazu 2 brechende Flächen, die sog. „Hauptebenen". Kommt der Strahl von

links, so ist die rechte Hauptebene als die brechende Fläche zu verwenden und umgekehrt. Die Schnittpunkte der Hauptebenen mit der optischen Achse heißen „Hauptpunkte" H. Brenn-, Gegenstands- und Bildweiten werden von der brechenden Hauptebene aus berechnet. Der im Falle der dünnen Linse die Linse unbeeinflußt durchquerende Zentralstrahl muß für eine dicke Linse ebenfalls etwas anders konstruiert werden. Der entsprechende Strahl im Gegenstandsraum zieht zum sog. gegenstandsseitigen Knotenpunkt K und im Bildraum – ausgehend vom bildseitigen Knotenpunkt – weiter in unveränderter Richtung.

■ Das zusammengesetzte optische System (Abb. 42.2) des Auges wird analog zu einer dicken Linse besser durch die Angabe der Hauptebenen und der Knotenpunkte beschrieben als durch das zu Anfang skizzierte einfache optische System. Aus vielen Reihenmessungen hat Gullstrand 2 Modelle entwickelt: Das exakte schematische Auge und das vereinfachte schematische Auge. Beim schematischen Auge nach Gullstrand werden die Lage der Hauptebenen und weitere Größen angegeben. Im vereinfachten schematischen Auge wird gegenüber dem exakten schematischen Auge angenommen, daß Linse und Hornhaut als Einzellinse unendlich dünn sind.

■ In Abb. 42.3 sind die Daten des vereinfachten schematischen Auges angegeben.

■ Für die Hornhaut als der stärksten brechenden Fläche ergibt sich eine Brechkraft von 43 dpt, für die vordere Brennweite 17 mm, wobei dem akkommodationslosen Auge eine Gesamtbrechkraft von 58,6 dpt zukommt.

■ Die im Normalfall im vertikalen gegenüber dem horizontalen Meridian stärkere Brechkraft der Hornhaut wird als Astigmatismus rectus bezeichnet und wird bei etwa 90% der untersuchten Probanden gefunden. Die Achse des korrigierenden Minuszylinders liegt dabei bei 0° (s. Abschn. 1.4).

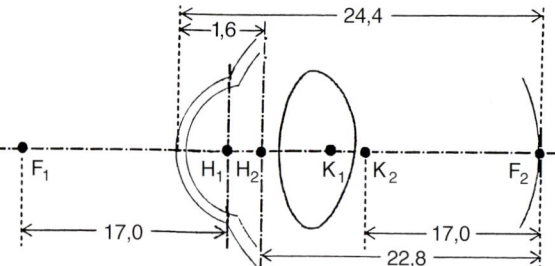

Abb. 42.3. Das vereinfachte schematische Auge nach Gullstrand mit Angabe der wichtigsten Parameter

■ Die Linse hat eine Brechzahl, die von der des umgebenden Kammerwassers verschieden ist. Dadurch entsteht die Brechkraft der Linse im optischen System des Auges. Die Eigenschaften der Linse sowie diejenigen des Glaskörpers sind in Tabelle 42.1 wiedergegeben. Je nach Literaturstelle ergeben sich leichte Unterschiede in den angegebenen Zahlenwerten.

1.2
Physiologische und pathophysiologische Wirkungen des Lichtes

■ Von alters her hat man unter „Licht" die Strahlung verstanden, die unseren Augen die Dinge in ihren Farben und Hell-dunkel-Kontrasten sichtbar macht, einschließlich der zugehörigen Lichtquellen, insbesondere der Sonne. Um 1800 fand Herschel, daß „jenseits" des violetten Endes des sichtbaren Spektrum, d.h. im ultravioletten (UV-)Bereich noch Lichtwirkungen auftraten (z.B. Hautrötung) und „unterhalb" des roten Spektralendes, d.h. im infraroten (IR-)Bereich ebenfalls (d.h. Wärmewirkungen). Damit wurde der Lichtbegriff auch auf diese unsichtbaren Bereiche ausgedehnt und im 19. Jahrhundert in den außerordentlich breiten Bereich der elektromagnetischen Strahlung eingegliedert (Abb. 42.4).

Dieser Bereich reicht von der sehr harten Höhenstrahlung bis zu den langen Radiowellen. Nach Planck wird diese Strahlung in Lichtquanten (Photonen) emittiert und absorbiert, deren Energie der Schwingungsfrequenz ν (s^{-1}) proportional ist.

$E = h \cdot \nu$

h = Planck-Wirkungsquantum

Statt ν verwendet man meist die Wellenzahl $\tilde{\nu}$ (cm^{-1}) oder die Wellenlänge λ.

$\tilde{\nu} = 1/\lambda$

Nur der enge Bereich von 400–700 (750) nm wird vom Auge als Licht wahrgenommen.

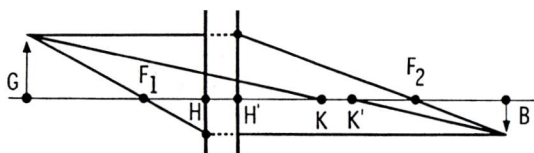

Abb. 42.2. Bildkonstruktion beim zusammengesetzten optischen System mit 2 Hauptebenen H und H' sowie beiden Knotenpunkten K und K'

Tabelle 42.1. Physikalische Daten und biochemische Zusammensetzung von Linse und Glaskörper

Stoffe	Meßzahlen
Linse	
Brechungsindex vordere Rinde	1,387
Brechungsindex hintere Rinde	1,385
Brechungsindex Kerngebiet	1,406
Mittlere Dicke bei Erwachsenen 30–50 J.	4,8 mm
Durchmesser bei Erwachsenen 30–50 J.	9,0 mm
Gewicht bei Erwachsenen 30–50 J.	0,198 g
Dichte bei Erwachsenen 30–50 J.	1,085 g/ml
Na^+	15–30 mmol/l
K^+	115–130 mmol/l
Ca^{2+}	1,08 mmol/l
Mg^{2+}	1,2 mmol/l
Cl^-	30 mmol/l
Proteingehalt in % der Trockenmasse	94,7 %
α-Kristalline in % der Proteine	31,7 %
β-Kristalline in % der Proteine	53,4 %
Albuminoid, wasserunlöslich	12,5 %
Albumin, wasserlöslich	1,5 %
Mukoproteine	0,84 %
Nukleoproteine	0,07 %
Glaskörper	
Brechungsindex	1,332–1,346
Volumen	3,9 ml
Dichte	1,005–1,009 g/ml
Viskosität	1,66–2,15
Na^+	137 mmol/l
K^+	3,3 mmol/l
Ca^{2+}	3,6 mmol/l
Mg^{2+}	1,06 mmol/l
Cl^-	113 mmol/l
Protein löslich	457 mg/l
Kollagen	280–1360 mmol/l

■ (Bio)-chemische Reaktionen verlaufen über thermisch aktivierte *Grund*zustände der Reaktionspartner mit meist spezifischen Struktur- und Bindungsänderungen. Photochemische Reaktionen verlaufen dagegen im Bilde der Quantenmechanik (nach Heisenberg, Schrödinger und Dirac ab 1925) über *wesentlich* energiereichere (mindestens eine Zehnerpotenz) *angeregte* Zustände. Atome, Ionen und Moleküle verfügen außer über den mit Elektronen paarweise besetzten Energieniveaus noch über höhere, unbesetzte Niveaus in jeweils charakteristischen energetischen Abständen. Photonen passender Energie werden absorbiert (Grundlagen des Absorptionsspektrums) und heben ein Elektron auf ein höheres Energieniveau. Nur wenn dieses Elektron unter Abgabe von Wärme (Idealfall für Stäbchen und Zapfen) oder Strahlung (Fluoreszenz, Phosphoreszenz) in den Grundzustand zurückfällt, bleibt das absorbierende Teilchen unversehrt. Mit zunehmender Energie der Photonen (abnehmende Wellenlänge = zunehmende Wellenzahl) wächst auch die Energie des angeregten Zustands im Molekül so stark, daß Folgereaktionen eintreten: z.B. Dimerisierungen (DNA), Vernetzungen (Proteine), Abgabe des aktivierten Elektrons unter Zurücklassung eines hochreaktiven Radikals und Bildung neuer, meist toxischer Radikale (z.B. OH˙ und O–OH⁻), die u.a. lipidhaltige Zell- und mitochondriale Membranen zerstören. Die Organismen müssen deshalb durch verschiedene Radikalfänger („Antioxidanzien", z.B. Tocopherol, Anthocyane, Vitamin C) entstehende Radikale sofort entgiften. Auf diese Weise können auch angeregte Moleküle, die bereits ein Elektron abgegeben haben, wieder in ihren Grundzustand zurückgeführt werden.

■ Höhen-, γ- und Röntgenstrahlung sind grundsätzlich lebensfeindlich. Im UV-B-Bereich (280–315 nm) ist nur die Synthese von Vitamin D in der Haut positiv zu verzeichnen. Ansonsten wirkt die Absorption durch Proteine und Stoffe mit (hetero)-zyklischen Doppelbindungen zerstörend. Das gilt auch für einige Medikamente, wie z.B. Sulfonamide und Tetrazykline. Die Gefahr der Schädigungen

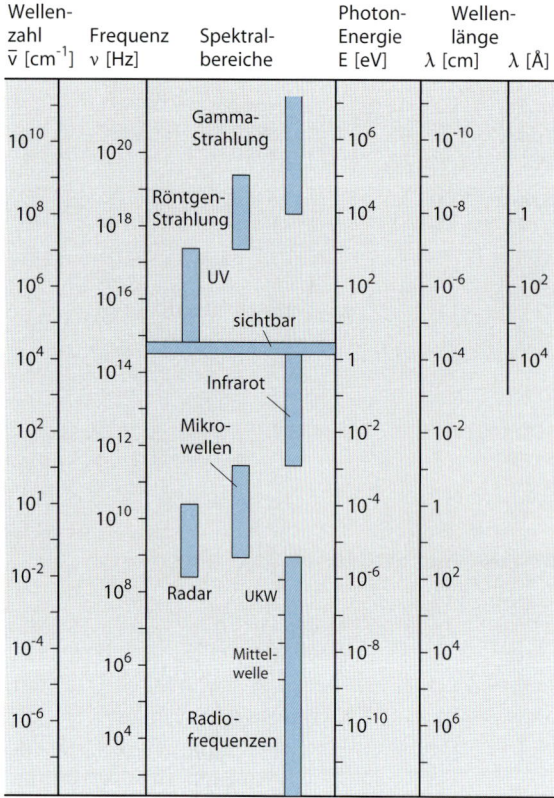

Abb. 42.4. Das elektromagnetische Spektrum. Bereiche und Einheiten. (Aus Haken u. Wolf 1996)

durch UV-B-Licht soll durch das Schwinden der Ozonschicht für alle Lebewesen erheblich verstärkt werden, da diese Licht < 310 nm weitgehend herausfiltert, während die Atmosphäre nur die Strahlung < 250 nm absorbiert.

■ Selbst der UV-A-Bereich (315–400 nm) löst noch phototoxische und -allergische Reaktionen aus. Schädigungen durch Licht am Auge reichen von Tumoren der Lider über Hornhautläsionen bis zu retinalen Erkrankungen. Die Hornhaut kann durch UV-A-Strahlung alteriert werden, wenn die Strahlung länger anhält. Das bekannteste Beispiel hierfür ist die Schneeblindheit bzw. die Keratitis photoelectrica. Kürzere Wellenlängen rufen schon nach geringerer Expositionszeit Schädigungen hervor.

■ Es herrscht weitestgehend Übereinstimmung, daß sowohl das Pterygium als auch die klimatisch bedingte Tröpfchenkeratopathie (climatic droplet keratopathy) mit einer erhöhten UV-Exposition einhergehen. Der Schutz vor einer derartigen Erkrankung ist relativ einfach über die Reduktion der UV-Exposition zu erzielen. Der Zusammenhang zwischen UV-Exposition und Pinguecula war nicht eindeutig zu belegen.

■ Auch die Lichtrezeptoren des Auges, die den Bereich von 400–700 (750) nm in eine Erregung verwandeln, sind im angeregten Zustand gegen Zerstörung anfällig. Verstärkt durch ungenügenden UV-Schutz sind bei hoher Lichtintensität und Beleuchtungsdauer v.a. die Blaurezeptoren betroffen, die Photonen mit einer dem UV-A-Bereich ähnlichen Energie zu verarbeiten haben. Der Verlust an Blauempfindlichkeit macht sich v.a. bei der altersbedingten Makuladegeneration bemerkbar, da die Netzhaut weniger Blau- als Grün- und Rotrezeptoren enthält. Sonnenbrillen sollten deshalb nicht nur den UV-, sondern auch den Blaubereich unterhalb 450–470 nm abschneiden (braungelber Ton). Neuere Operationsmikroskope sehen deshalb ein Filter für Wellenlängen < 480 nm vor, um Lichtschäden bei Operationen zu minimieren. Die altersbedingte Vergilbung der Linse schützt zugleich die Blaurezeptoren. Diese sind nach einer Kataraktoperation wieder voll der Strahlung bis zur UV-Grenze ausgesetzt. Brillen mit Kantenfilter (450 nm) sind nach diesen physikalisch-chemischen Erwägungen daher durchaus angezeigt.

■ Okuläre Schäden durch energiereiches Licht (UV-Licht und blauer Anteil des sichtbaren Spektrums) spielen nach heutigem Wissensstand bei der Entstehung der altersabhängigen Makuladegeneration (AMD) und der senilen Katarakt eine wichtige Rolle. Den schädigenden Wirkungen liegen dabei die Wellenlänge des Lichts und die im Gewebe anfallenden toxischen Metaboliten zugrunde.

■ Das Makulapigment besteht ausschließlich aus den beiden isomeren Karotinoiden Lutein (L) und Zeaxanthin (Z), die mit der Nahrung aufgenommen werden müssen. Da sie nur 3–4% der Provitamin-A-Wirkung von β-Carotin entfalten, spielen sie für den Sehprozeß keine Rolle. Zwei Wirkungsgebiete konnten bisher geklärt werden: Aufgrund ihrer gelben Farbe wirken sie als Lichtfilter. Bei hoher Makulapigmentdichte können die Blaurezeptoren bis zu 90% vor der Blaustrahlung geschützt sein. Zum anderen verhindern sie als Radikalfänger den Photoabbau der Lichtrezeptoren. L und besonders Z quenchen sehr effektiv Singlet-Sauerstoff und fangen α-Tocopherol-Radikalkationen ab. Die individuell stark schwankende Makulapigmentdichte wird bei niedrigen Werten durch Luteingaben um 30–40% erhöht, jedoch nur bei 70% der Probanden. Ab einem Alter von 60 Jahren steigt das

AMD-Risiko mit sinkender Makulapigmentdichte. AMD-Prävention durch Erhöhung der Makulapigmentdichte scheint möglich, doch fehlen noch epidemologische Studien. Die Anfälligkeit der hellhäutigen, blauäugigen Bevölkerung für AMD (Zusatzrisiko: weibliches Geschlecht, Rauchen) spricht für eine Lichtinduktion. Bei dunkelhäutigen und -äugigen Individuen ist die AMD fast unbekannt. Man schreibt dem Pigment Melanin dabei eine wichtige Rolle als Radikalenfänger zu.

■ Die schädigende Rolle des Lichtes auf die Netzhaut ist unumstritten. Die spezifischen Wellenlängen und die zugrundeliegenden Mechanismen sind jedoch nicht umfassend bekannt und bedürfen weiterer Untersuchung. Studien konnten zeigen, daß das Pigmentepithel v. a. blaues und UV-A-Licht in einem hohen Maß absorbiert, wobei stärkere Pigmentierung auch hier einen protektiven Effekt zeigen soll (Radikalfängereigenschaften des Melanins). Auch bei der Frühgeborenenretinopathie soll die zur Sauerstoffbeatmung hinzukommende Lichteinstrahlung (helle Beleuchtung der Intensivabteilungen) ein zusätzlich schädigendes Potential haben.

■ Die Energie der Photonen im Infrarotgebiet reicht nur noch aus, um im Grundzustand der Moleküle Rotations- und Schwingungszustände anzuregen, sie also „aufzuheizen". Der Wärmestau kann v. a. durch die IR-Absorption des Wassers zur Denaturierung von Proteinen führen, eine zusätzliche Ursache für allseits bekannte Linsenveränderungen. Da Glühlampen >90 % ihrer Energie als Wärmestrahlung abgeben, müssen Operationsmikroskope mit sehr wirksamen IR-Filtern ausgestattet sein.

1.3
Akkommodation

■ Die Anpassung der Brechkraft des dioptrischen Apparates an die Entfernung von fixierten Gegenständen erfolgt vorwiegend durch eine Verstärkung der Krümmung der vorderen Linsenfläche. Durch eine Kontraktion der zirkulären Fasern des Ziliarmuskels werden die von der Sklera gespannten Zonulafasern entspannt und lassen die Brechkraft der im jugendlichen Alter hochelastischen[1] Linse passiv um etwa 10 dpt zunehmen. Das altersbedingte Nachlassen dieser elastischen[1] Kräfte geht aus Abb. 42.5 hervor.

■ Der Ziliarmuskel enthält zirkuläre (Müller-Muskel), meridionale (Brücke-Muskel) und radiär verlaufende Faserzüge und ist vorwiegend parasympathisch durch den N. oculomotorius innerviert. Die viszeroefferenten Fasern aus dem Edinger-Westphal-Kern werden im Ganglion ciliare umgeschaltet. Angaben über die Eigenschaften der Linse und des Glaskörpers sind der Tabelle 42.1 zu entnehmen.

1.4
Refraktionsanomalien

■ Unter den Refraktionsanomalien ist die Myopie (meist aufgrund einer zu großen Bulbuslänge) die wichtigste, zumal sie mit einer erhöhten Häufigkeit einer Ablatio retinae einhergeht. Die Brechwerte der korrigierenden Linsen liegen beim myopen Patienten meist unterhalb von − 8 dpt; in Einzelfällen werden aber auch − 30 dpt erreicht. Die Ursachen der Achsenmyopie sind unbekannt. Es ist umstritten, inwieweit im Kindesalter durch zu häufiges Nahsehen eine adaptative Myopie entstehen kann. Neuere Veröffentlichungen neigen wieder dieser von den Patienten oft geäußerten Meinung zu, daß eine Myopie tatsächlich durch häufiges Nahsehen (mit-)verursacht bzw. verstärkt werden kann.

■ Seltener als die Myopie ist bei Erwachsenen eine Hypermetropie mit meist zu kurzer Bulbuslänge und dem Zwang, auch für die Abbildung unendlich ferner Gegenstände bereits eine Akkommodation vorzunehmen. Hier liegt das Ausmaß selten über einem Wert der korrigierenden Linse von + 6 dpt. Beide genannten Refraktionsanomalien sind mit entsprechenden sphärisch geschliffenen Minus- bzw. Pluslinsen zu korrigieren.

■ Annähernd physiologisch ist ein Astigmatismus von weniger als ±0,5 dpt, Astigmatismus rectus, s. oben, der keiner Korrektur bedarf. Ein stärkerer Astigmatismus, der i. allg. bis zu etwa 2 dpt beträgt, ist mit zylindrisch geschliffenen Linsen zu korrigieren.

■ Eine sphärische Aberration durch stärkere Brechung an den Linsenrändern wird ebenso wie eine chromatische Aberration durch stärkere Brechung der kurzwelligen Lichtstrahlen teilweise durch eine Engstellung der Pupille kompensiert; eine weitere Kompensation erfolgt durch neuronale Kontrast-

---

[1] Im physikalischen Sprachgebrauch ist die Elastizität eines Körpers als die Fähigkeit definiert, einer deformierenden Kraft einen Widerstand entgegenzusetzen. Den höchsten Elastizitätskoeffizienten hat demgemäß ein nahezu starrer Körper, was aber der landläufige und meist auch der medizinische Sprachgebrauch nicht berücksichtigt.

Abb. 42.5. Abhängigkeit von Akkommodationsbreite und damit Nahpunktdistanz vom Lebensalter. (Aus Siebeck 1960)

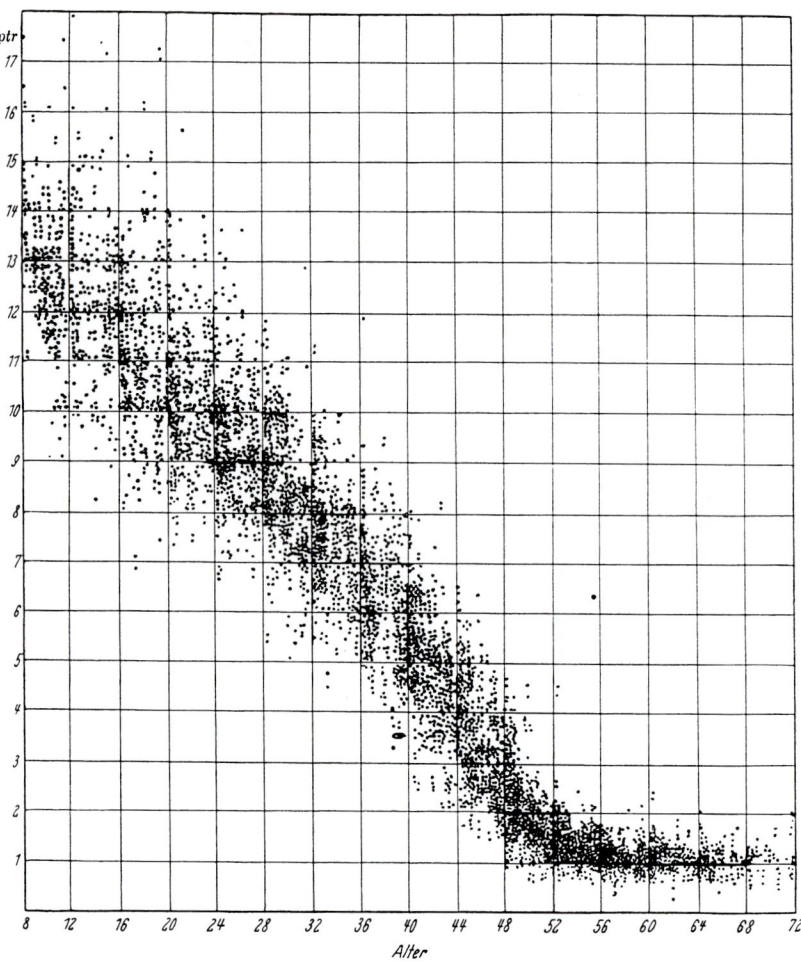

mechanismen, die die Wahrnehmung farbiger Ränder unterdrücken.

1.5
Pupillen- und Konvergenzreaktion

■ Afferenzen für den Pupillarreflex führen über Sehnerv, Chiasma und Kollaterale auf dem Weg zum Corpus geniculatum laterale zur Area praetectalis. Von dort laufen die Impulse für den Pupillarreflex zu den parasympathischen Okulomotoriuskernen weiter rostral im Mittelhirn (Edinger-Westphal-Kerne). Motorisch erfolgt eine Umschaltung im Ganglion ciliare in der Orbita zum M. sphincter pupillae. Eine Engstellung der Pupille wird auch zusammen mit der Akkommodation über ebenfalls parasympathische Okulomotoriusfasern bewirkt. Mit dem Fixieren eines nahen Gegenstandes tritt eine Konvergenz der beiden Sehachsen ein; die Bahnen der dabei auftretenden Konvergenzreaktion sind in Abb. 42.6 dargestellt. Die Konvergenzreaktion der äußeren Augenmuskeln wird nicht von der Sehbahn, sondern von einem Mittelhirnzentrum gesteuert. Der Konvergenzreflex erfolgt über propriozeptive Fasern durch Kontraktion der beiden Mm. recti mediales. Die Pupillenengstellung beginnt erst, nachdem Akkommodation und Konvergenz bereits fortgeschritten sind.

■ Der sympathisch innervierte M. dilatator pupillae regelt die Grundeinstellung der Pupillenweite; bei Schädigung oder Lähmung des Halssympathikus kommt es daher zur Miosis (1), die zusammen mit einer Ptosis (2), (Müller-Oberlidmuskel, Pars sacci lacrimalis des M. orbicularis oculi) und einem (scheinbaren, durch die enge Lidspalte vorgetäuschten) Enophthalmus (3) zum Bild des Horner-Symptomenkomplexes (Trias) führt. Der M. dilatator pupillae wird sympathisch von Neuronen aus dem ziliospinalen Zentrum des Rückenmarks vom 8. Zervikal- bis 2. Thorakalsegment versorgt.

■ Lichtreize wirken über die Pupillarreaktion nicht nur auf das beleuchtete Auge, sondern sie werden

Abb. 42.6. Die Konvergenzreaktion mit den zugehörigen Bahnen: Eine Steuerung kann über propriozeptive Fasern bei Kontraktion der beiden Mm. recti mediales erfolgen, die Auslösung aus dem okzipitalen Blickzentrum über visuelle Stimuli von der Retina. (Aus Lanz u. Wachsmuth 1979)

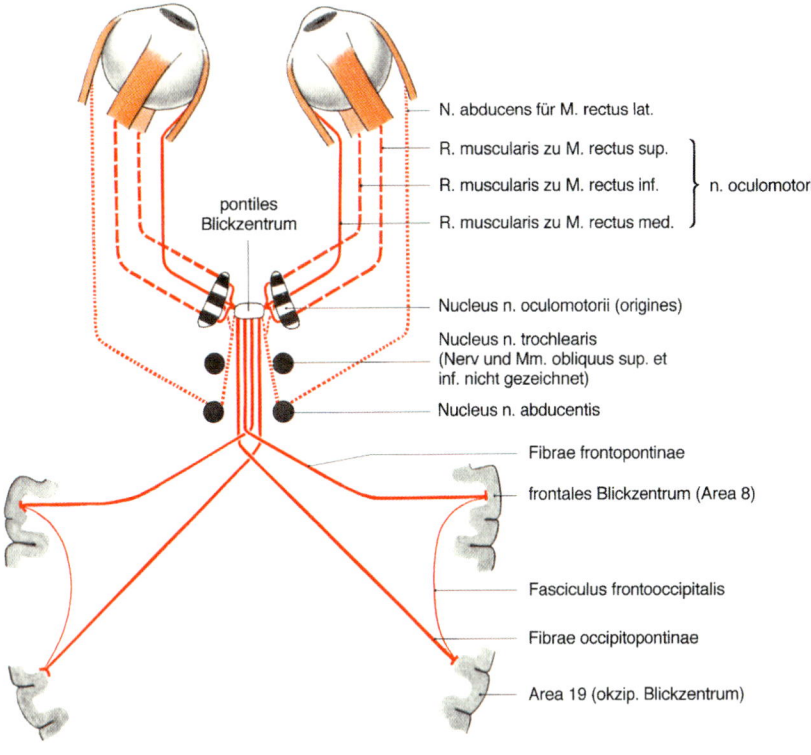

durch die Sehnervenkreuzung konsensuell beantwortet. Der Regelbereich liegt bei Jugendlichen etwa zwischen einer Pupillenweite von 2,8–7,8 mm Durchmesser und erreicht dann ein Flächenverhältnis von 1:8. Es werden aber auch Zahlen bis zu 1:16 angegeben. Dieses Reaktionsverhältnis nimmt mit zunehmendem Alter deutlich ab. Zur pharmakologischen Beeinflussung der Pupillenweite zu Untersuchungszwecken werden nicht mehr die langwirkenden Hemmsubstanzen des Parasympathikus, sondern Sympathikomimetika benutzt, welche den Ziliarmuskel unbeeinflußt lassen.

1.6
Tränenflüssigkeit, Kammerwasser, Augeninnendruck

■ Die Tränenflüssigkeit stammt aus der über dem lateralen Augenwinkel gelegenen Tränendrüse mit einer Pars orbitalis und einer kleineren Pars palpebralis. Das Sekret wird über 6–12 kurze Ausführungsgänge im Fornix conjunctivae superior abgegeben. Die Innervation erfolgt parasympathisch aus dem N. intermedius des N. facialis, aber auch sympathisch aus dem Halssympathikus mit Fasern, die die A. lacrimalis begleiten. Der Tränenfilm ist erforderlich zum Erhalt der Oberflächenstruktur der Hornhaut; er wird verstärkt bei Reizung des N. trigeminus.

■ Der Abfluß erfolgt über 2 dünne „Tränenpunkte" im medialen Lidwinkel in den Saccus lacrimalis, der in den unteren Nasengang mündet. Eine Überproduktion oder eine Abflußbehinderung führt zu Epiphora (Tränenträufeln). Die Zusammensetzung der Tränenflüssigkeit ist der Tabelle 42.2 zu entnehmen.

■ Die Epithelzellen des Ziliarkörpers liefern das Kammerwasser quasi als ein Ultrafiltrat des Plasmas. Die chemische Zusammenstellung ist in Tabelle 42.3 dargestellt. Das Kammerwasser gelangt aus der hinteren durch die Pupille in die vordere Augenkammer, die es durch den Schlemm-Kanal am Kammerwinkel verläßt, und fließt in das venöse Gefäßsystem ab. Unter physiologischen Bedingungen erweitert sich bei einer Miosis der Kammerwinkel, so daß der Abfluß erleichtert wird, während eine Mydriasis den Abfluß erschwert. Der normale Augeninnendruck liegt zwischen 10 und 22 mmHg, bei einem Mittelwert von 15 ± 5 mmHg. Meßmethoden sind im klinischen Teil abgehandelt.

1.7
Aufbau der Netzhaut

■ Die anschließende funktionelle Betrachtung der Netzhaut folgt nicht dem Weg des Lichtes vom Glas-

Tabelle 42.2. Physikalische Daten und biochemische Zusammensetzung der Tränenflüssigkeit bei Vergleich mit dem Serum

Tränenflüssigkeit	Meßdaten	
Produktionsmenge	1–4 µl/min	
Volumen	6,3 µl	
Umsatzrate normal	12–16 µl/min	
Umsatzrate stimuliert	300 µl/min	
Schichtdicke total	6,5–7,5 µm	
Lipidschicht	2,6 µm	
Elektrolyte	**Tränenflüssigkeit**	**Serum**
Na^+	120–170 mmol/l	135–150 mmol/l
K^+	6–14 mmol/l	3,5–5,5 mmol/l
Ca^{2+}	0,3–2,0 mmol/l	2,15–2,75 mmol/l
Mg^{2+}	0,3–1,1 mmol/l	0,66–0,91 mmol/l
Cl^-	106–135 mmol/l	98–112 mmol/l
HCO_3^-	26 mmol/l	22–26 mmol/l
PO_4^{3-}	0,07 mmol/l	0,77–1,55 mmol/l
Albumine	3,94 g/l	35–55 g/l

Tabelle 42.3. Physikalische Daten und biochemische Zusammensetzung des Kammerwassers

Stoffe	Meßdaten
Volumen	0,15–0,35 ml
Brechungsindex	1,334
Rel. Viskosität (H_2O = 1)	1,024–1,040
Dichte	1,02–1,04
Na^+, K^+, Mg^{2+}	Entsprechen etwa dem Serumwert
Ca^{2+}	ca. 0,5 des Serumwertes
PO_4^{3-}	ca. 0,5 des Serumwertes
Cl^-	126–134 mmol/l
Protein	0,45 g/l
Glukose	2,42 mmol/l

körper zur Chorioidea, sondern dem der Nervenbahnen in umgekehrter Richtung (Inversionsauge; das Licht muß durch das gesamte Stratum cerebrale retinae hindurch, bevor es den lichtempfindlichen Teil der Photorezeptoren erreicht).

■ Das 1. Neuron umfaßt die mit dem Pigmentepithel in engem Zusammenhang stehenden Photorezeptoren, deren Zellkerne die äußere Körnerschicht bilden. Das 2. Neuron (s. auch Abb. 43.14, S. 1148) entspricht der inneren Körnerschicht, in der die bipolaren Nervenzellen zusammen mit Horizontalzellen (Synapsen zwischen 1. und 2. Neuron) und amakrinen Zellen (Synapsen zwischen 2. und 3. Neuron) ein weitverzweigtes Netzwerk darstellen; diese Schicht wird auch als Ganglion retinae bezeichnet. Das 3. Neuron liegt dem Glaskörper am nächsten in Form großkerniger multipolarer Ganglienzellen, deren Kerne die Ganglienzellschicht bilden (Ganglion opticum, Abb. 42.7).

■ Das Pigmentepithel sendet nach innen Fortsätze zwischen Stäbchen und Zapfen aus, die bei starker Belichtung bis nahezu an die Membrana limitans externa (Abb. 42.7) reichen können. Sie stehen in engem Kontakt mit den Photorezeptoren, deren verbrauchte Außensegmente (Membranscheibchen bzw. Membraneinfaltungen) sie phagozytieren und deren Metabolismus sie regenerativ unterhalten. Die Pigmentschicht ist nur an zwei Stellen mit der Schicht der Sinneszellen fest verwachsen: an der Ora serrata (Übergang zum Ziliarkörper im vorderen Endbereich der Choriokapillaris) und dem Sehnerveneintritt. Ansonsten sind die beiden Schichten nur locker aneinandergelagert, was bei der Entstehung einer Ablatio retinae von Bedeutung ist: Eine Trennung hat den Untergang der lichtempfindlichen Außenglieder der Sinneszellen zur Folge. Daneben stellt das Pigmentepithel eine stark lichtabsorbierende Schicht dar.

■ In der auf die Pigmentschicht folgenden Schicht der Photorezeptoren stehen Stäbchen und Zapfen in einem Verhältnis von etwa 120 zu 6–7 Mio. In der Fovea centralis, dem Schnittpunkt der optischen Achse mit der Retina, kommen keine Stäbchen vor; die Zapfendichte ist hier am größten. Der Durchmesser der Zapfenaußenglieder liegt bei etwa 2 µm.

■ Wie bereits erwähnt, beträgt das Auflösungsvermögen des menschlichen Auges etwa 1 Winkelminute, was am Augenhintergrund etwa 5 µm entspricht. Es brauchen zwischen 2 erregten Zapfen nur 1–2 weniger erregte zu liegen, um eine getrennte Wahrnehmung zu ermöglichen (s. auch Abschn. 1.8).

■ Die Stäbchen enthalten in ihrem äußeren Abschnitt mehrere 100–1000 Membranscheibchen, die

Abb. 42.7. Schichtaufbau der Retina mit der Lage der 3 Neuronen. *M.l.e.* Membrana limitans externa; *M.l.i.* Membrana limitans interna; *N.O.* N. opticus. (Aus Schmidt u. Thews 1995)

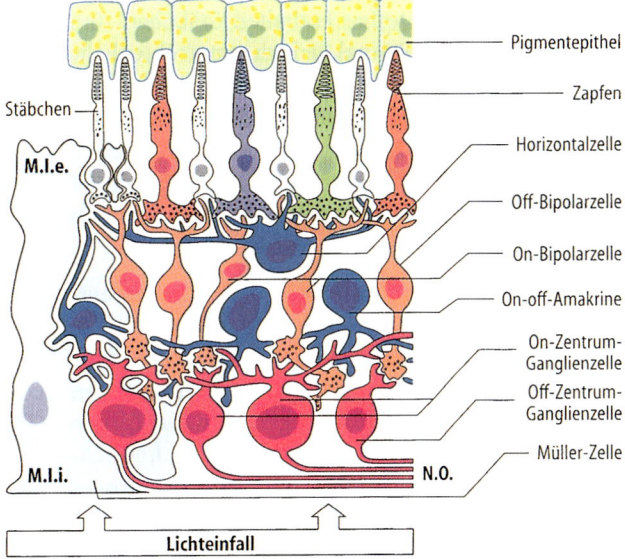

Abb. 42.8. Zyklus des Retinals bei der Belichtung der Photorezeptormembran. (Nach Löffler u. Petrides 1990)

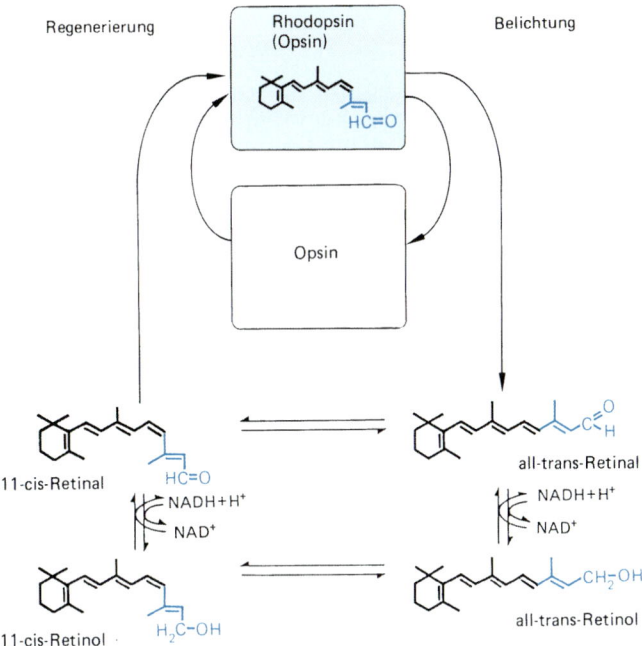

Zapfen etwa ebenso viele Membraneinfaltungen. An den Außensegmenten erfolgt eine Regeneration unter Phagozytose durch das Pigmentepithel. Dabei werden die Rezeptorscheibchen der Stäbchen vorwiegend morgens – durch Helligkeit ausgelöst – phagozytiert. Die entsprechenden Strukturen der Zapfen werden insbesondere in der Dunkelphase des Tag-Nacht-Zyklus vermehrt durch hydrolytische Enzyme aus den Lysosomen des Pigmentepithels abgebaut. In die Lipidaußenschicht der Plasmamembran der „Disci" ist Rhodopsin eingelagert.

■ Bei den Sehfarbstoffen enthalten Stäbchen und Zapfen das gleiche Retinal, jedoch unterschiedliche Opsine. Durch Lichteinwirkung wird – vereinfacht beschrieben – das 11-cis-Retinal in die all-trans-Form überführt. Es löst sich dabei vom Opsin (Abb. 42.8). Dabei wird ein Impuls am Rezeptor ausgelöst, der zu einer Hyperpolarisierung und Abnahme der Na^+-Leitfähigkeit führt.

■ Die spektrale Empfindlichkeit der Stäbchen entspricht weitgehend der Absorptionskurve des in

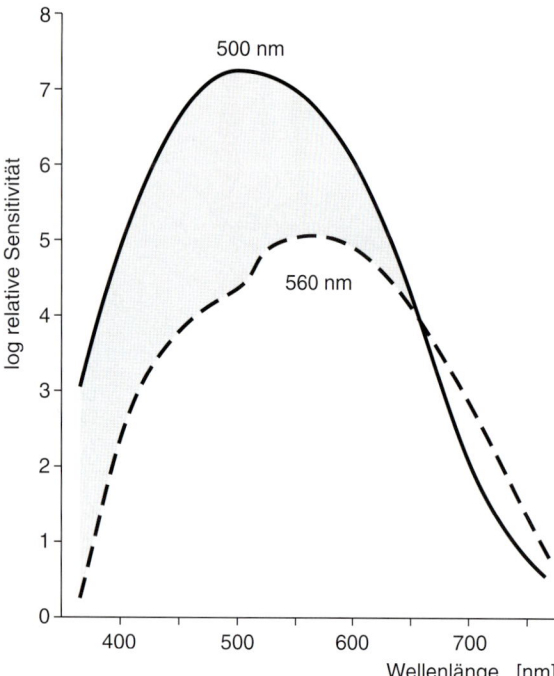

Abb. 42.9. Relative Empfindlichkeit für skotopisches und photopisches Sehen in Abhängigkeit von der Wellenlänge λ der Lichtstrahlen

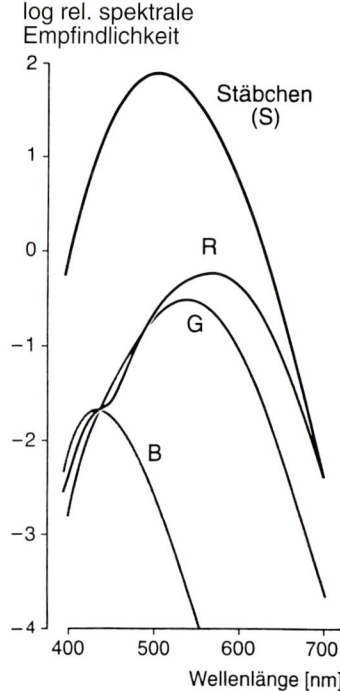

Abb. 42.10. Darstellung der Empfindlichkeitsmaxima für 3 Zapfensorten mit ihren Farbstoffen (B, G, R) sowie für die Stäbchen (S) in Bezug auf die Wellenlänge λ der Lichtstrahlen

ihnen enthaltenen Rhodopsins (Retinal + Opsin) bei 500 nm und kommt beim Dämmerungssehen (skotopisches Sehen) zum Tragen. Für die Zapfen hat man 3 verschiedene spektrale Empfindlichkeiten für die Farben blau, grün und rot nachgewiesen. Sie ergeben beim Tageslichtsehen (photopisches Sehen) zusammen ein Maximum der Empfindlichkeit bei 555 nm (Abb. 42.9).

■ Die spektrale Empfindlichkeit von 3 Zapfentypen sind in Abb. 42.9 dargestellt. Dabei ist zu berücksichtigen, daß sich die Energiemenge des aufgenommenen Lichtes mit der Frequenz erhöht, sich somit reziprok zur Wellenlänge verhält. Blaues Licht von 400 nm hat einen 1,75fachen Energiegehalt gegenüber rotem Licht von 700 nm (700/400 = 1,75). Das bedeutet, daß die Wahrscheinlichkeit einer photochemischen Schädigung der Blaurezeptoren größer ist als die der anderen Photorezeptoren, eine Gefährdung, die durch deren geringeren Anteil noch verstärkt wird. In der Literatur wird daher immer wieder (z.B. bei Makuladegeneration) vom bevorzugten Ausfall der Blaurezeptoren berichtet. Zum Schutz des Auges bei intensiver Lichteinwirkung muß deshalb außer dem UV-Bereich auch der Blaubereich (bis ca. 450 nm) herausgefiltert werden, was allerdings bei unscharfer Trennung zu einer Farbverfälschung (Gelb-braun-Stich) der Schutzgläser führt. Das gilt sowohl für Sonnenbrillen als auch für das Operationslicht bei Eingriffen, die zu starker Belichtung der Netzhaut führen. Leicht blaugetönte Sonnenbrillen sind abzulehnen. Weitere Angaben finden sich unter Farbensehen (Abschn. 1.10).

■ In der Schicht der bipolaren Nervenzellen werden die flachen, am Zapfenfuß befindlichen Zellen hyperpolarisiert (Off-Bipolare), ebenso wie die Horizontalzellen, während die invaginierten bipolaren (On-Bipolare) und die amakrinen Zellen depolarisiert werden. On- und Off-Ganglienzellen aktivieren und hemmen sich gegenseitig und tragen so erheblich zur Kontrastverstärkung bei. Im Ganglion opticum spricht man entsprechend von einem On- und einem Off-Zentrum. Die rezeptiven Felder der Ganglienzellen, die mit fovealen Sensoren verbunden sind, sind kleiner als solche, die von Sensoren der Netzhautperipherie innerviert werden. Im Zentrum des rezeptiven Feldes der On-Zellen besteht bei Belichtung eine Depolarisation, in seiner Peripherie jedoch eine Hyperpolarisation. Durch Signalkonvergenz und laterale Inhibition wird die Signalverarbeitung in den Ganglienzellen verschärft. Oberhalb einer gewissen Schwelle kann die Inhibi-

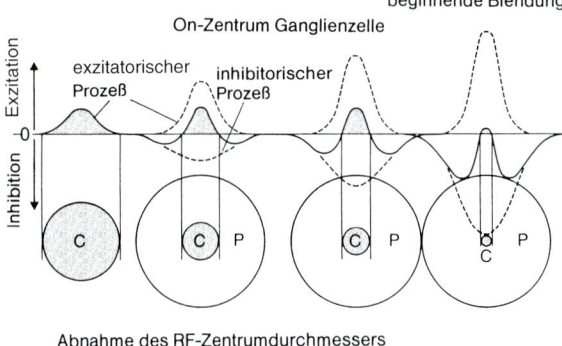

Abb. 42.11. Die räumliche Organisation des rezeptiven Feldes (RF) einer On-Ganglienzelle kann durch Überlagerung eines räumlichen inhibitorischen mit einem exzitatorischen Prozeß erklärt werden. Die Inhibition hat eine höhere Schwelle als die Exzitation. Mit zunehmender Leuchtdichte nimmt jedoch die Inhibition zu, so daß es zu einer funktionellen Verkleinerung des rezeptiven Feldes kommt. *C* Zentrum; *P* Peripherie. (Nach Grüsser u. Grüsser-Cornehls 1985)

tion stärker zunehmen als die Exzitation; das rezeptive Feld wird verkleinert (Abb. 42.11).

■ Der N. opticus setzt sich aus ca. 600 000–800 000 zunächst marklosen Neuriten zusammen, die durch die Lamina cribrosa den Bulbus oculi verlassen und in einem leicht S-förmigen Bogen durch die Orbita ziehen, der den Augenmuskeln die nötige Bewegung des Bulbus ermöglicht. Den weiteren Verlauf stellt die Sehbahn dar, die sich nach der Sehnervenkreuzung im Chiasma opticum im Tractus opticus fortsetzt. Noch vor der Umschaltung im Corpus geniculatum laterale laufen einige Verbindungen zur Area praetectalis, die der Pupillenreaktion dienen. Ebenso ziehen einige Fasern bereits zu den Colliculi superiores, die der Steuerung der Blickmotorik dienen.

■ Ansonsten folgt der Verlauf der Sehbahn über die Sehstrahlung (Radiatio optica, Gratiolet) zur Area striata, der primären Sehrinde (frühere Area 17, die nach neuerer, neuroanatomischer Definition als Feld V 1 bezeichnet wird). Bestimmte typische Gesichtsfeldausfälle lassen bei Kenntnis der Sehbahn auf umschriebene Störungen schließen.

1.8 Sehschärfe

■ Die Sehschärfe, das Auflösungsvermögen bzw. die Trennschärfe des Auges, kann durch die Unterscheidungsfähigkeit für den seitlichen Abstand zweier Punkte definiert werden. In einer Entfernung von 5 m kann ein Emmetroper 2 Lichtpunkte mit einem Abstand von 1,5 mm noch gut als getrennt wahrnehmen; das entspricht einem Sehwinkel von etwa 1 Winkelminute. Als Optimum werden Werte von 0,4 Winkelminuten beobachtet.

■ Praktisch kann das Sehvermögen auf vielen unterschiedlichen Wegen untersucht und bestimmt werden. Sehr früh wurde das von Snellen 1862 entwickelte System benutzt, bei dem schwarze Buchstaben auf einem weißen Hintergrund in ihrer Größe bei gegebenem Betrachtungsabstand so gewählt sind, daß der einem Visus von 1,0 entsprechende Buchstabe in seiner Gesamtgröße einem Sehwinkel von 5 Winkelminuten entspricht. Die Strichbreite nimmt dabei einen Winkel von 1 Winkelminute ein. Wird ein solcher Buchstabe (z. B. E mit unterschiedlich gelegenem „E-Haken") vom Probanden gelesen, so beträgt die Sehschärfe 1,0; wird ein Buchstabe, der für 10 m ausgelegt ist, erst bei 5 m Abstand gelesen, beträgt die Sehschärfe 0,5 usw.

■ Die Sehschärfe kann demnach auch definiert werden als:

Sehschärfe (Visus) = Leseabstand (d)/Sollabstand (D)

■ Man kann den Visus allerdings auch definieren als Reziprokwert des kleinsten Sehwinkels α, unter dem eine Versuchsperson noch 2 Punkte getrennt erkennt:

Visus = $1'/\alpha$ (α in Winkelminuten)

■ Es wurden auch weitere Lesezeichen zur Untersuchung der Sehschärfe von Kleinkindern bzw. Analphabeten entwickelt. Zur Vermeidung entsprechender Störfaktoren (manche Buchstaben können auch leichter erkannt werden) haben sich die von Landolt eingeführten Ringe sehr bewährt; sie wurden 1909 als Standardsehzeichen anerkannt.

■ Der Landolt-Ring mit dem Visuswert 1,0 hat einen Durchmesser von 5 Winkelminuten, eine Dicke von 1 Winkelminute und eine Lücke von 1 Winkelminute. Die Öffnung zeigt in unterschiedliche Richtungen. Bei der üblichen Prüfentfernung von 5 m weist die Öffnung der Ringe für den Visus 1 eine Größe von 1,5 mm auf. Die Untersuchung der Sehschärfe mit den Landolt-Ringen gilt als die zuverlässigste; sie wird u.a. bei bestimmten gutachterlichen Fragen nach DIN 58220 gefordert.

■ Snellen-Werte werden in der angelsächsischen Literatur häufig verwendet. Eine Umrechnung in das metrische System bzw. in andere Berechnungssysteme findet sich in Tabelle 42.4.

Tabelle 42.4. Umrechnung der zentralen Sehschärfe

Englisches Maß (Lese- und Sollabstand in feet)	Dezimal	Metrisch (Lese- und Sollabstand in Meter)	
		6-Meter-Visus	5-Meter-Visus
20/10	2,0	6/3	5/2,5
20/15	1,33	6/5	5/3,75
20/20	1,0	6/6	5/5
20/25	0,8	6/7,5	5/6,25
20/30	0,66	6/9	5/7,5
20/40	0,5	6/12	5/10
20/50	0,4	6/15	5/12,5
20/60	0,33	6/18	5/15
20/80	0,25	6/24	5/20
20/100	0,2	6/30	5/25
20/200	0,1	6/60	5/50
20/300	0,066	6/90	5/75
20/400	0,05	6/120	5/100
20/800	0,025	6/240	5/200

Tabelle 42.5. Sehschärfe des Neugeborenen und in der frühen Kindheit

Alter	Sehschärfe
0,5 Monate	0,05
1,5 Monate	0,05
2,5 Monate	0,05
3,5 Monate	0,1
4,5 Monate	0,1
6,0 Monate	0,15
1 Jahr	0,2
2 Jahre	0,3
3 Jahre	0,5–1,0 (E-Haken)

■ Von einigen Autoren wird behauptet, daß das visuelle System seine komplette Auflösungskapazität erst im Alter von 8–10 Jahren erreicht; dem wird jedoch heute widersprochen, da Untersuchungen mit speziellen Techniken (ERG) bereits bei Kindern, die jünger als 1 Jahr sind, sehr hohe Sehschärfen liefern. Dennoch wird in Tabelle 42.5 eine Übersicht gezeigt, die bisher als Richtlinie für die Entwicklung der Sehschärfe bis zum Alter von 3 Jahren galt; von den Vertretern dieser Lehrmeinung wird weiter behauptet, daß eine deutliche Verbesserung zwischen diesem Alter und dem Alter von 10 Jahren stattfindet, wobei die Geschwindigkeit der Sehschärfenverbesserung sehr variiert.

■ Man nahm früher an, daß zur getrennten Wahrnehmung zweier benachbarter Punkte (Minimum separabile) die Abbildung auf der Netzhaut derart erfolge, daß zwischen 2 erregten sich ein unerregter Zapfen befände. Tatsächlich ergeben aber auch kleinste Lichtpunkte Zerstreuungskreise, so daß auch auf einen dazwischen gelegenen Zapfen noch eine erhebliche Lichtmenge fällt. Es scheint jedoch zu genügen, daß die dortige Beleuchtung nur um ein Weniges geringer ist, um eine getrennte Wahrnehmung zu ermöglichen, so daß der kleinste Sehwinkel tatsächlich etwa dem Durchmesser eines geringer erregten Zapfens entspricht.

■ Die Größe eines kleinstmöglichen Beugungsscheibchens errechnet sich bei mittlerer Wellenlänge des Lichtes zu 5 µm, was etwa dem doppelten Zapfenabstand in der Fovea centralis entspricht. Ein noch feineres Zapfenmosaik würde demnach keine weitere Verbesserung des Visus bedingen.

■ Die Visusstufen sollen nach DIN 58220 nicht linear, sondern logarithmisch abgestuft sein.

■ Der Untersuchungsabstand von 6 bzw. 5 m ergibt sich daraus, daß etwa ab dieser Entfernung keine wesentliche Akkommodation des emmetropen Auges erfolgt. Nach DIN 58220 ist ein Abstand von mehr als 4 m vorgeschrieben.

■ Die durch Umrechnen in eine Dezimalzahl erhaltenen Werte dürfen nicht dazu führen, wiederum ein lineares Maß für den Visus anzunehmen. Da die Empfindlichkeit des Auges wie die anderer Sinnesorgane eine annähernd logarithmische ist, entspricht ein Visus von 0,5 nicht einer Hälfte der Sehleistung, sondern de facto einer wesentlich stärkeren Einschränkung; ein Visus von 1,33 nicht einer um 33 % verbesserten Leistung, sondern bedeutend weniger.

■ Es handelt sich bei Tabelle 42.5 um grobe Anhaltszahlen und Interpolationen, die z. T. auf Schätzungen beruhen, da eine präzise Bestimmung nur bei ausreichender Mitarbeit der kleinen Patienten möglich ist. Elektrophysiologische Untersuchungen haben ergeben, daß der dioptrische Apparat und die Sehbahn ab dem Alter von 6 Monaten eine Sehschärfe von 1,0 ermöglichen könnte, die aber wegen der fehlenden Mitarbeit nicht prüfbar ist (Werte nach Straub et al. 1995).

1.9
Hell- und Dunkeladaptation

■ Folgende photometrischen Größen und ihre Definition sind im Rahmen der Besprechung von Hell- und Dunkeladaptation zu erwähnen:

- Als Maß für die Lichtstärke ist die Einheit Candela (cd) eingeführt. Sie entspricht nur ungefähr derjenigen einer „Kerze" und geht aus von einem schwarzen Strahler mit der Temperatur des bei einem Atmosphärendruck von 101,3 kPa erstarrenden Platins (2045° Kelvin), der auf eine senkrecht dazu stehende Fläche von $1/6 \cdot 10^{-1}$ cm^2 einstrahlt.
- Die Leuchtdichte ist definiert als die Lichtstärke pro Flächeneinheit. Als Einheit entspricht 1 cd/m^2 der Leuchtdichte einer Fläche, die in Richtung der Flächennormalen mit der Lichtstärke von 1 cd leuchtet. Diese Einheit wird auch als Nit (nt) bezeichnet, früher waren auch Stilb (sb = 10^4 cd/m^2) und Apostilb (asb = 0,318 cd/m^2) gebräuchlich.
- Als Einheit für den Lichtstrom gilt das Lumen (lm); es liegt vor, wenn eine punktförmige Lichtquelle von 1 cd den Raumwinkel von 1 Steradianten (sr) aussendet. (Die Lichtmenge ist das Zeitintegral über den Lichtstrom, die Lumensekunde lm · s oder Lumenstunde lm · h).
- Die Beleuchtungsstärke wird in Lux (lx) ausgedrückt, wobei 1 lx vorliegt, wenn eine Fläche von 1 m^2 mit einem Lichtstrom von 1 lm bestrahlt wird.
- Als Einheit für die retinale Beleuchtungsstärke ist das Troland (td) definiert. Es liegt vor, wenn Licht einer Leuchtdichte von 1 cd/m^2 durch eine Pupillenfläche von 1 mm^2 auf die Netzhaut gelangt. 1 td entspricht bei einer Wellenlänge von 555 nm etwa 0,002 lm/m^2.
- Der physiologisch relevante Leuchtdichtebereich erstreckt sich von unter 0,01 cd/m^2 als skotopisches Sehen, über den Bereich zwischen 0,01–1,0 cd/m^2 als mesopisches Sehen bis zu dem Bereich oberhalb von 1 cd/m^2 als photopisches Sehen.

■ Die Fähigkeit des menschlichen Auges, über ein großes Spektrum von Leuchtdichten zu funktionieren, ist eine Funktion der Sensitivität der 2 verschiedenen Photorezeptortypen der Netzhaut, der Stäbchen (skotopisches Sehen) und der Zapfen (photopisches Sehen), die beim mesopischen Sehen in unterschiedlichem Ausmaß zusammenarbeiten. Bei beiden Rezeptortypen muß das all-trans-Retinal in die 11-cis-Form zurückgeführt werden (s. Abschn. 2). Dies erfolgt im Pigmentepithel, das in enger Kommunikation zu den Sinneszellen steht. Daneben spielt auch die Erweiterung der Pupille eine zusätzliche Rolle sowie eine neuronale Empfindlichkeitsanpassung durch die vermehrte räumliche Summation von Rezeptorzellen auf Ganglienzellen unter Abnahme der lateralen Hemmung. Eine lokale Adaptation führt zum Troxler-Phänomen, bei dem es beim fixierten Blick auf ein Musterbild sehr bald zu dessen Auslöschung kommt.

■ Die Messung der Dunkeladaptation ist ein psychophysischer Test, der die Sensitivität der Stäbchen und der Zapfen bestimmt; es handelt sich hier um einen subjektiven Test, der die Kooperation des untersuchten Patienten erfordert. Dieser Test mißt sowohl die Funktion eines Netzhautortes (in der Regel 15° temporale Netzhaut) nach Exposition gegenüber Licht als auch die Absolutschwelle. Die Zapfen erholen sich schneller als die Stäbchen (die endgültige Zapfenschwelle erhält man nach 5–8 min, während die endgültige Stäbchenschwelle nach 30 min Dunkeladaptation gemessen werden kann). Die Stäbchenschwelle liegt dabei um 3–4 Zehnerpotenzen unterhalb der Zapfenschwelle (s. unten).

■ Die Dunkeladaptationskurve ist normalerweise eine zweigeteilte Kurve mit schneller Adaptation der Zapfen und langsamer Adaptation der Stäbchen (Abb. 42.12). Zunächst wird der Verlauf der Kurve durch die Schwelle der Zapfen bestimmt. Nach 5–10 min, wenn die Zapfenadaptation annähernd ihren Endwert erreicht hat und ihre Kurve in eine Horizontale übergeht, macht sich die langsamere Stäbchenadaptation bemerkbar; ein weiterer Abfall erfolgt, der die gegenüber der Zapfenadaptation um ca. 10^3 tiefer liegende Schwelle erst nach etwa 30 min ereicht. Der Wechsel von der Adaptationskurve der Zapfen zu dem der Stäbchen wird als Kohlrausch-Knick bezeichnet. Mißt man schließlich die Endschwelle entlang eines horizontalen Meridians von 30° nasaler zu 30° temporaler Netzhaut, so ergibt dieses Profil einen guten Indikator für die Sensitivität der gesamten Netzhaut. Da sich in der Foveola keine Stäbchen befinden, kommt es bei der Fixation kleiner, schwach beleuchteter Lichtpunkte (z. B. Sterne etwa der 5.–6. Größe) zum Verschwinden, während sie beim peripheren Sehen noch wahrge-

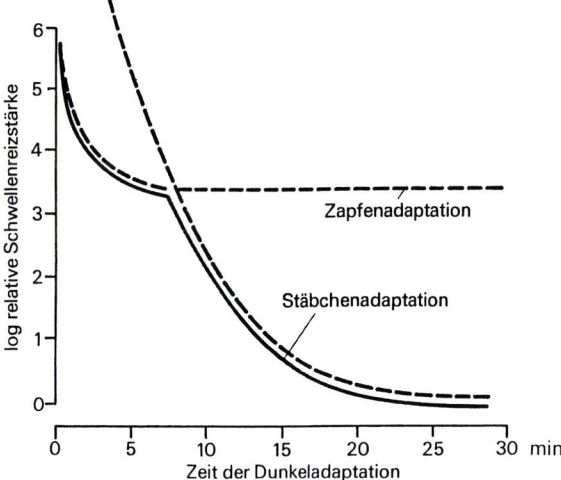

Abb. 42.12. Dunkeladaptationskurve des Sehtüchtigen, entstanden aus der Überlagerung der Zapfen- und der Stäbchenadaptation. (Aus Schmidt 1985)

nommen werden (Arago-Phänomen). Der Effekt, daß sich mit zunehmender Dunkeladaptation das Helligkeitsmaximum von 550 nm in den kurzwelligeren Bereich um 500 nm verschiebt und ein bei photopischem Sehen gleicher Helligkeitseindruck einer Blau-rot-Darstellung dann skotopisch zugunsten des blauen Teils verschiebt, wird als Purkinje-Phänomen bezeichnet. Eine wichtige praktische Anwendung von Adaptationstests erfolgt bei Fahreignungsbegutachtungen zur Prüfung des Dämmerungssehens sowie bei Patienten, die sich über schlechtes Nachtsehen beklagen.

■ Häufige Erkrankungen mit Nachtblindheit sind hereditäre, generalisierte tapetoretinale Degenerationen (Retinopathia pigmentosa und ähnliche Erkrankungen); eine Dunkeladaptationskurve, gefolgt von einer retinalen Profilmessung zeigt das Ausmaß des Verlustes an retinaler Sensitivität.

■ Die Helladaptation erfolgt wesentlich schneller und vollzieht sich innerhalb von einer Minute. Die Zapfenempfindlichkeit paßt sich innerhalb weniger Sekunden an die neue Lichtdichte an. Wenn der Helligkeitsunterschied sehr groß ist, kommt es vorübergehend zur Blendung. Dabei tritt ein Lidschlußreflex ein, teilweise kommt es auch zu gesteigerter Tränensekretion.

■ An Geräten zur Prüfung des Dämmerungssehens, wie z. B. Adaptometern, wird nach anfänglicher Helladaptation in einem völlig abgedunkelten Meßraum der zeitliche Verlauf für das Erkennen einer Marke bei abgestufter Beleuchtung (z. B. durch Zwischenschaltung mehrer Graufiltersysteme) geprüft. Die resultierenden Werte werden in zeitlicher Abhängigkeit in einer Kurve aufgetragen.

■ Beim Adaptometer nach Goldmann/Weekers der Fa. Haag-Streit, Schweiz, erfolgt für 5 min eine kontrollierte Helladaptation durch Einblick in eine mit 520–550 cd/m^2 ausgeleuchteten Kugelkalotte. Daraufhin erfolgt eine Abdunklung der Kalotte und der Verlauf der Dunkeladaptation wird durch Bestimmung der Schwellenempfindlichkeit im Bereich von $5 \cdot 10^{-5}$ cd/m^2 bis 1 cd/m^2 untersucht. Dies erfolgt mittels Darbietung einer Figur mit schwarzen und weißen Streifen mit einer Breite von je 2,8° in einem Feld mit 11° Durchmesser. Die Ausrichtung der Streifen kann gedreht werden, so daß die Angaben der Versuchsperson zu überprüfen sind. Die Leuchtdichte der hellen Streifen wird von „Dunkel" ausgehend so lange erhöht, bis etwa durch einen Fingerzeig oder Klopfen die Wahrnehmung gemeldet wird. Die dabei vorliegende Leuchtdichte kann in Abhängigkeit von der Zeit auf einem Registrierstreifen markiert werden. Über einen seitlich projizierbaren roten Fixierpunkt können auch periphere Netzhautareale untersucht werden.

■ Weitere Geräte wie das Nyktometer der Fa. Rodenstock sowie das Mesoptometer der Fa. Oculus messen das Dämmerungssehen auch mit unterschiedlichen Kontraststärken und besitzen zusätzlich eine Blendvorrichtung; sie werden daher im Abschnitt Kontrastsensitivität und Blendung besprochen. Durch die Weitstellung der Pupille und die stärkere Brechung im Randbereich der Linse kommt es bei der Dunkeladaptation zu einer sog. Nachtmyopie, die durch Vorsatz verschieden starker Konkavlinsen bei der Adaptationsmessung kompensiert werden kann. Durch den gleichen Randstrahleneffekt an der Linse nimmt auch die sphärische Aberration bei der Dunkeladaptation zu.

1.10
Farbensehen

■ Die Zapfen der Netzhaut nehmen Licht der Wellenlängen von 400 nm – 750 nm wahr. Das Außensegment eines Zapfens enthält eines der 3 Sehpigmente, das für Licht eines spezifischen Wellenlängenbereiches eine maximale Absorption zeigt; man spricht deshalb auch von Rotzapfen (höchste Sensitivität bei 560–590 nm), Grünzapfen (530–550 nm) und Blauzapfen (420–450 nm). Diese anatomische und physiologische Organisation erklärt die Trichromasie des Farbensehens, bei der aus den 3 Primärfarben (rot, grün, blau) die jeweilige Farbempfindung durch unterschiedliche Mischungsverhältnisse hergestellt werden kann. Allerdings erfolgt die Trennung der Farbeindrücke nicht nur durch die spektrale Empfindlichkeit der 3 Photopigmentarten, sondern auch durch die anschließende neuronale Verarbeitung. Eine selektive Erregung nur eines Zapfentyps tritt praktisch nie ein. Erst durch den Vergleich der unterschiedlichen Erregungsstärken benachbarter Zapfentypen entsteht ein ganz bestimmter Farbeindruck. So liegt das spektrale Empfindlichkeitsmaximum der Rotzapfen mit etwa 560–590 nm voll im gelben Bereich. Ihre Erregung aber, mit nur einer deutlich geringeren Erregung der Grünzapfen, führt zu der Empfindung „rot".

■ Erst bei der Verarbeitung im Bereich der bipolaren Zellen und der Ganglienzellen werden die Signale der Zapfentypen gegeneinander abgewogen und führen auf zentraler Ebene zu dem endgültigen Farbeindruck. Es besteht nicht einmal eine gleichmäßige Lichtempfindlichkeit der 3 Photorezeptortypen: Die mittel- und langwelligen Rezeptoren sind um etwa 1,5 Zehnerpotenzen empfindlicher als die im kurzwelligen Spektralbereich arbeitenden Rezeptoren. Die trichromatische Theorie des Farbensehens (Helmholtz, Young, Maxwell), die für den Bereich der Zapfensysteme gilt, und die Gegenfarbentheorie (Hering, Mach), welche die weitere neuronale Verarbeitung zu erklären hilft, sind in der Zonentheorie durch von Kries zusammengefaßt. Demnach geschieht die initiale Farbseparation auf dem Boden der 3 verschiedenen Rezeptortypen, während bereits bei den Horizontalzellen und allen weiteren Umschaltungen der Sehbahn Gegenfarbenneurone für rot und grün sowie gelb und blau auftreten.

1.11
Farbsinnstörungen

■ Bei den Farbsinnstörungen unterscheidet man eine seltene Monochromasie (totale Farbenblindheit) von den verschiedenen Formen der Dichromasie (Zweifarbensehen). Die Monochromasie kann auf einem völligen Verlust der Zapfenfunktion beruhen (Stäbchenmonochromasie); es liegt in diesem Fall nur noch ein Stäbchensehen vor. Die Träger werden als Achromaten bezeichnet, sie nehmen nur noch Grautöne wahr. Die Sehschärfe ist stark vermindert und der Bereich der Fovea centralis völlig blind. Die Patienten leiden unter Nystagmus, Photophobie und deutlich reduzierter Sehschärfe.

■ Der Verlust der Zapfenfunktion kann im ERG bestätigt werden: es fehlt die photopische Antwort.

■ Bei der Zapfenmonochromasie ist nur ein Zapfenpigment vorhanden. Diese Patienten können nicht zwischen verschiedenen Farben unterscheiden und sehen die Umwelt in einer bestimmten Farbnuance abhängig davon, welcher Zapfentyp aktiv ist. Es gibt allerdings auch eine Form der totalen Farbenblindheit bei erhaltenem Zapfenapparat und normaler spektraler Empfindlichkeitskurve, aber dennoch aufgehobener Farbunterscheidung, die auf zentralen Störungen beruht.

■ Die anomale Trichromasie läßt sich einteilen in Protanomalie (Rotschwäche) und Protanopie (Rotblindheit), Deuteranomalie (Grünschwäche) und Deuteranopie (Grünblindheit); daneben gibt es die seltene Tritanomalie (Blauschwäche) und Tritanopie (Blaublindheit). Diese Patienten haben in der Regel eine normale Sehschärfe und können einige Farben wahrnehmen, da sie wenigstens 2 der 3 Primärfarben sehen können. Die Feststellung einer Farbschwäche ist möglich mit Farbtafeln über Pseudoisochromatie (scheinbare Farbgleichheit) und Pseudoanisochromatie, die auf Stilling bzw. Ishihara zurückgehen. Hier sind auf einem farbigen Punktmuster Zahlen oder Buchstaben aus Punkten eingezeichnet, die zwar in der Helligkeit, nicht aber im Farbton mit dem Untergrund übereinstimmen und die der Farbuntüchtige meist nicht erkennen kann oder falsch deutet.

■ Exakter und nicht nur qualitativ ist die Bestimmung mit dem Anomaloskop. Es dient der Beurteilung der Farbunterscheidung beim Rot-grün-Sehen. Auf der unteren Hälfte (Gelbfeld) eines projizierten Kreises wird ein spektrales Gelb (589,3 nm, Mitte der beiden gelben Na-Linien) als Vergleichsfeld dargeboten. Auf der oberen Hälfte (Mischfeld) läßt sich ein spektrales Rot (671 nm, Li-Linie) und ein spektrales Grün (546,1 nm, Hg-Linie) durch Drehen an einem Feintrieb mischen, so daß der Farbtüchtige im Mischfeld eine mit dem Vergleichsfeld übereinstimmende Gelbtönung einstellen kann bzw. „annimmt".

■ Beim Anomaloskop nach Nagel ist bei Stellung „0" für das Mischfeld der Rotspalt geschlossen und der Grünspalt voll geöffnet. Bei einer Stellung „73" ist der Rotspalt maximal geöffnet und der Grünspalt geschlossen. Die gelbe Vergleichsskala ist normalerweise auf 15 Teilstriche eingestellt und dient der Regelung der Helligkeit des gelben Vergleichsfeldes. Der Farbtüchtige stellt einen Wert von etwa 40 am

Feintrieb ein, der Protanomale mehr, der Deuteranomale wesentlich weniger. Ein quantitatives Maß ergibt einen Anomaliequotienten AQ, der aus dem Mittelwert von wiederholten Einstellungen (P) der Versuchsperson (Vp) im Vergleich zu den Einstellungen (N) von Farbtüchtigen (No) nach der Rayleigh-Gleichung errechnet wird.

$$AQ = [(73 - P)/P] : [(73 - N)/N]$$

Das entspricht der Beziehung:

$$AQ = \frac{\text{Grünanteil } Vp \times (\text{Rotanteil } No\ [= 40])}{\text{Rotanteil } Vp \times (\text{Grünanteil } No\ [= 33])}$$

- Falls sich beim Gerät Änderungen der Normalwerte einstellen, wird dies somit auch für die Farbuntüchtigen korrigiert.

- Farbtüchtige liegen in einem Bereich von AQ = 0,7 – 1,4.

- Bei Protanomalen ergibt sich ein AQ von 0,1 – 0,6 mit P-Werten > 40.

- Bei Deuteranomalen ergibt sich ein AQ von 2 – 20 mit P-Werten < 40 mit einem Mittelwert um 3,0.

- Bei Farbanopien ist die Angabe eines Anomaliequotienten sinnlos, er kann rein rechnerisch alle Werte von 0 bis unendlich einnehmen.

- Beim Protanopen erregen Lichter im Wellenbereich von 500 nm die beiden verbliebenen Komponenten etwa gleichermaßen, weshalb hier die Empfindung farblos bzw. grau entsteht. Im noch langwelligeren Spektralbereich wird nur eine Komponente in unterschiedlich starkem Ausmaß erregt. Die Farbunterscheidung wird dann nur nach der Helligkeit vollzogen. Die Kurve der spektralen Empfindlichkeit ist nach der kurzwelligen Seite verschoben. Das Empfindungsmaximum liegt nicht bei gelb, sondern mehr im Gelb-grün-Bereich.

- Beim Deuteranopen ist die Empfindlichkeitskurve für Helligkeit nicht verschoben und es liegt keine Einschränkung im Rotbereich vor. Es werden aber ebenso wie beim Protanopen rot und grün verwechselt.

- Unter Einbeziehung von Veränderungen auch der Gelbeinstellung gelten einige Faustregeln:
  - Die sog. Mittelnormgleichung (40/15 = Mischfeld/Gelbfeld) wird außer von normalen Trichromaten auch von Protanopen und Deuteranopen angenommen.
  - Eine Endgleichung (reines Grün = 0 im Mischfeld oder reines Rot = 73 im Mischfeld) wird von Protanopen und Deuteranopen im Gegensatz zu Farbtüchtigen angenommen unter Variation der Gelbschraube:
    ▼ Protanope stellen dabei im Grünfeld (Einstellung 0 im Mischfeld) ein helleres Gelb (G etwa 30 – 40) als Deuteranope ein.
    ▼ Protanope stellen im Rotfeld (Einstellung 73 im Mischfeld) ein dunkleres Gelb (G = 1 – 4) ein als Deuteranope, der Helligkeitsverlust in Richtung Rot ist charakteristisch für die Protanopie.
    ▼ Deuteranope belassen den Bereich der Gelbschraube weitgehend bei 14 – 17.
  - Anomale Trichromasie (Deuteranomalie, Protanomalie): Anomale Trichromaten lehnen die Mittelnormgleichung ab.
  - Faustregelwert für Deuteranomale = 20/15.
  - Faustregel für Protanomale = 60/10.

- Abgesehen von einer geringen Anzahl von erworbenen Farbsinnstörungen, die meist toxisch-medikamentös bedingt sind (z. B. Tuberkulostatika, Malariamittel, Anthelmintika), ist der größte Anteil der dichromatischen Störungen rezessiv geschlechtsgebunden vererbt. Dabei sind etwa 7,5 % der Männer und nur ca. 0,25 – 0,5 % der Frauen betroffen. Den größten Anteil machen die Deuteranomalen mit etwa 4 % aus.

- Als weitere Farbdiskriminationstests sind die Farnsworth-Tests zu nennen. Sie bestehen aus farbigen Klötzchen mit leichten Farbabstufungen, jedoch mit praktisch gleicher Helligkeit und Sättigung.

- Der Farnsworth-Panel-D-15-Test besteht aus 15 Klötzchen und ist leicht anzuwenden; hiermit werden nur ausgeprägtere Farbschwächen aufgedeckt (z. B. schwere anomale Trichromaten). Die Auswertung des Farnsworth-Panel-D-15-Tests erfolgt nach einem Kreisschema, wobei die nummerierte Farbskala (1 – 15) entsprechend der Repräsentation durch die Klötzchen kreisförmig angeordnet ist. Bei einer Farbwahrnehmungsstörung ergibt sich eine Abweichung vom Kreis und damit ein charakteristisches Muster.

- Der Farnsworth-Munsell-100-Hue-Test (mit 85 – 100 Farbtönen) ist aufwendiger; er eignet sich allerdings besser dazu, auch leichtere Farbsinnstörungen zu untersuchen. Hier ist die Auswertung, die ebenfalls nach einem Kreisschema erfolgt, komplizierter. Die einzelnen Klötzchen sind auf der Rückseite nummeriert. Der Patient legt sie sequentiell aus. Für jedes vom Patienten ausgelegte Klötzchen wird ein Wert D errechnet, der in das Kreisschema unter der jeweiligen Klötzchennummer eingetragen wird. Zur Berechnung von D werden die positiven Absolutdifferenzen zu den Rückseitennummern des linken bzw. rechten Nachbarklötzchens gebildet und addiert. Das Schema (Polardiagramm) ist so angelegt, daß die Numerierung von 12.00 Uhr beginnend gegen den Uhrzeigersinn läuft. Der Wert D ist als Abstand vom Kreiszentrum einzutragen. Je nach Art der Farbsinnstörung ergeben sich Diagramme mit für die jeweilige Erkrankung charakteristischen Mustern.

■ Der sog. Sloan-Achromatopsietest wird nur bei Patienten benutzt, die keinerlei Farbdiskrimination (Stäbchenmonochromaten oder Achromaten) besitzen.

■ Die Untersuchung des Farbensehens bei erworbenen Farbensehschwächen stellt sich wesentlich schwieriger dar. Im allgemeinen kann gesagt werden, daß erworbene Netzhauterkrankungen weniger stark das Farbensehen beeinträchtigen als Sehnervenerkrankungen. Beispiel: Oft haben Patienten mit einer Makuladegeneration und deutlichem Visusverlust noch normale Ergebnisse bei der Untersuchung des Farbensehens; im Gegensatz dazu zeigt sich schon im Verlauf einer Neuritis nervi optici mit normaler oder fast normaler Sehschärfe eine deutlich abnormale Farbwahrnehmung. Eine Erklärung dieses Phänomens liefert die Tatsache, daß bei Sehnervenleitstörungen die Sensitivitätsschwelle des gesamten Zapfensystems angehoben ist, während bei Makulaerkrankungen evtl. nur ein kleiner zentraler Teil des Zapfensystems betroffen ist.

1.12
Gesichtsfeld, Sehbahn, zentrale Verarbeitung

■ Das (monokulare) Gesichtsfeld des (unbeweglichen) Auges umfaßt den vom Auge aus sichtbaren Ausschnitt der Umwelt. Es wird durch die Ausdehnung der Retina, durch die optischen Komponenten und die äußere Begrenzung der Augenhöhle bestimmt und normalerweise in Winkelgraden gemessen. Eine Darstellung in Polarkoordinaten wird dadurch möglich; es gibt aber auch andere Projektionsmöglichkeiten. Das normale Gesichtsfeld erstreckt sich von der Fovea aus temporal bis ca. 104°, nach oben ca. 60°, nach unten 70° und nach medial 60°. Der große temporale Gesichtsfeldbereich wird in vielen Lehrbüchern nur bis 90° angegeben bzw. in Diagrammen entsprechend eingezeichnet. Für die Wahrnehmung rascher Bewegungen (z. B. Autofahren) wird seine eminent wichtige Bedeutung jedoch weitgehend unterschätzt. Er ist, ähnlich wie das nasale Blickfeld (s. unten) durch die starke seitliche Brechung an der Hornhaut bedingt. Für das binokulare Sehen stehen damit etwa 120° zur Verfügung (binokulares Deckfeld). Der blinde Fleck als physiologisches Skotom liegt bei 15° temporal und nahezu auf der Horizontallinie; seine Ausdehnung beträgt 6° im Durchmesser.

■ Als Blickfeld bezeichnet man die Gesamtheit aller Sehpunkte, die bei fixiertem Kopf, aber bewegtem Auge wahrgenommen werden. Das Blickfeld ist i. allg. wesentlich größer als das Gesichtsfeld; jedoch gibt es Ausnahmen hiervon. Beim Blick nach nasal wirkt sich die Begrenzung durch den Nasenschatten stärker aus als beim Gesichtsfeld, bei dem durch die starke Brechung des seitlich einfallenden Sehstrahls, ähnlich wie beim temporalen Gesichtsfeld, ein größerer Bereich wahrnehmbar ist.

■ Die Prüfung des Gesichtsfeldes erfolgt mit sog. Perimetern, wobei 2 Meßprinzipien zu unterscheiden sind. Die kinetische Perimetrie ist die „klassische" Methode. Bei dieser Untersuchung wird von der Gesichtsfeldperipherie kommend in verschiedenen Meridianen ein Lichtfleck langsam nach zentral bewegt und der Ort seiner erstmaligen Wahrnehmung auf einem Schema markiert. Bei Wiederholung des Meßvorgangs in verschiedenen Meridianen wird das gesamte monokulare Gesichtsfeld ermittelt.

■ Im Unterschied dazu wird bei der statischen Perimetrie an festgelegten Gesichtsfeldorten mit einem unbeweglichen Lichtfleck ein Schwellenreiz bestimmt. Die Bewegung des Lichtreizes erhöht seine Wahrnehmbarkeit. Der Unterschied gegenüber einem statischen Reiz wird als statokinetische Dissoziation bezeichnet; diese kann bei bestimmten Erkrankungen ansteigen. Die Defekte sind dann im statischen Gesichtsfeld stärker (Riddoch-Phänomen). Physiologischerweise ist die Dissoziation für das Erkennen farbiger Reize besonders groß: ein bunter Lichtfleck wird kinetisch wesentlich früher als statisch erkannt. Daneben ist das Gesichtsfeld für Farben erheblich kleiner als für unbuntes Licht, für grün < rot < blau. Dies hängt mit der unterschiedlichen Anordnung der Zapfentypen in Fovea und Umgebung zusammen. So sind die blauempfindlichen Zapfen mehr perifoveal angeordnet.

■ Für klinische Belange beschränkt man sich oft auf den zentralen Bereich des Gesichtsfeldes mit einer Ausdehnung von jeweils 30°. Dafür kommen

Computerperimeter mit einer Projektionsvorrichtung in Frage; die Aufzeichnung erfolgt über die Rechnereinheit. Die meisten Perimeter führen eine statische Perimetrie durch.

■ Aus der Lage von Gesichtsfeldausfällen kann man auf den Ort der Schädigung entsprechend dem Verlauf der Sehbahn schließen. Vom Bulbus bis zum Chiasma opticum bilden die Axone eines Auges jeweils den N. opticus. Fasern aus den nasal der Fovea gelegenen Ganglienzellen kreuzen hier, während die Fasern aus der temporalen Hälfte der Retina ungekreuzt bleiben. Im weiteren Verlauf bilden sie den Tractus opticus, der die Bahnen entweder beider rechter oder beider linker Retinahälften zur ipsilateralen Hirnhälfte weiterleitet. In seinem Verlauf werden Kollaterale zur Area praetectalis (Pupillarreflex, Steuerung der Augenbewegungen) sowie zu den Colliculi superiores (vordere Vierhügelplatte, Blickmotorik) im Mittelhirn abgegeben.

■ Das Corpus geniculatum laterale liegt bereits am Boden des Zwischenhirns im Bereich des Thalamus. Hier findet eine monosynaptische Umschaltung der Axone des Tractus opticus auf die Neurone der Sehrinde statt (Area V 1, Feld 17). Die Umschaltung erfolgt im Bereich von 6 Schichten, die teils dem ipsilateralen Auge, teils dem kontralateralen Auge zugeordnet sind (Abb. 42.13). Außerdem gehören die 2 ventral gelegenen Schichten zum magnozellulären System zur Bewegungsanalyse, die restlichen dorsalen zum parvozellulären System zur Farb- und Musteranalyse.

■ Monokulare Skotome sind durch Schädigungen vor der Sehnervenkreuzung bedingt, bitemporale durch solche im Chiasmabereich und homonyme Hemianopsien durch Störungen im Bereich des Tractus opticus, im Corpus geniculatum laterale, der Gratiolet-Sehstrahlung oder des primären visuellen Cortex. Durch ein Glaukom kommt es zu typischen umschriebenen Ausfällen. Zunächst ist in den betreffenden Bereichen nur die Empfindlichkeitsschwelle erhöht.

■ Das rezeptive Feld eines visuellen Neurons ist jener Bereich des Gesichtsfeldes, dessen adäquate Reizung zu einer Aktivitätsänderung des Neurons führt. Auf der Retina ist das Zentrum eines rezeptiven Feldes von einer ringförmigen Peripherie umgeben. Damit ist eine Kontrastverschärfung durch laterale Hemmung gegeben.

■ Signale für Bewegung, Farbe und Form eines gesehenen Gegenstandes werden zur Hirnrinde auf getrennten Wegen übermittelt: entweder über das magnozelluläre oder das parvozelluläre System. Die Ganglienzellen des magnozellulären Systems erhalten ihre Impulse vorwiegend von den Bipolarzel-

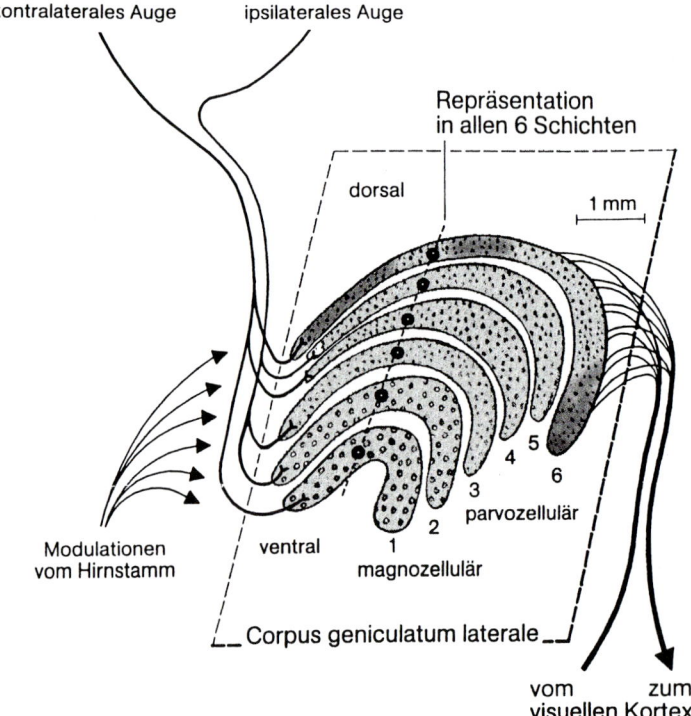

Abb. 42.13. Umschaltung der Sehbahn im Corpus geniculatum laterale. (Nach Eysel 1986)

len der Stäbchen und sind damit farbenblind. Sie haben relativ große rezeptive Felder und reagieren hauptsächlich auf Bewegungen, die über das Corpus geniculatum laterale zur Area V1 weitergemeldet werden. Die parvozellulären Ganglien erhalten ihre Impulse vorwiegend von den Bipolarzellen der Zapfen mit jeweils spezieller spektraler Empfindlichkeit in einem kleinen rezeptiven Feld. Die Trennung dieser Zellklassen bleibt in der gesamten zentralen Sehbahn erhalten.

■ Von der Area V1 gehen weitere Verbindungen zu visuellen Hirnrindenfeldern V2–V4, ebenso zum Hypothalamus und zur Epiphyse, wo endokrine Funktionen (Schlaf-Wach-Rhythmus, Pigmentierung) gesteuert werden.

1.13
Kontrastsensitivität und Blendung

1.13.1
Kontrastsensitivität

■ Kontrast bezeichnet den Unterschied in der Leuchtdichte von einem Bildteil zum anderen. Bezieht er sich auf 2 gleichzeitig dargebotene benachbarte Flächen, so spricht man vom Simultankontrast; werden die Flächen zeitlich versetzt betrachtet, so handelt es sich um den Sukzessivkontrast.

■ Betrachtet man ein Prüfobjekt mit periodischer Struktur (z. B. eine Folge schwarz-weißer Streifen), so wird der Kontrast physikalisch definiert als der Quotient von maximaler und minimaler Leuchtdichte einer Abbildung. Daraus ergibt sich:

$$\text{Kontrast} = \frac{L_{max} - L_{min}}{L_{max} + L_{min}}.$$

■ Man kann entsprechend den Kontrast auch als den Quotienten aus der Sehzeichenleuchtdichte L_z und der Umfeldleuchtdichte L_u definieren als Leuchtdichteverhältnis L_z/L_u.

■ Im visuellen System liegen wesentliche Mechanismen zur Kontrastverstärkung vor, die ein schärferes Sehen ermöglichen als es der primären optischen Abbildungsqualität entspricht. Auf weißem Hintergrund erscheint ein grauer Gegenstand z. B. dunkler als auf einem schwarzen. Besonders an der Grenzkante wird der Helligkeits- oder Farbkontrast durch eine kollaterale Hemmung verstärkt. Beim farbigen Sukzessivkontrast erscheint ein Nachbild in der Komplementärfarbe, was mit einer Ermüdung des jeweiligen Zapfentyps erklärt werden kann. Bei vielen Bestimmungen der Sehschärfe erfolgt eine Untersuchung mit Sehzeichen bei hohem Kontrast; eine Kontrastsensitivität wird aber dabei nicht bestimmt. Werden dunkle Sehzeichen auf hellem Grund dargeboten, spricht man von einem Negativkontrast, bei hellen Zeichen auf dunklem Grund von Positivkontrast.

■ Die Untersuchung der Kontrastsensitivität liefert wichtige Informationen über das Sehvermögen unter Alltagsbedingungen. Gewisse Augenerkrankungen führen unter hellen Bedingungen zu einer größeren Reduktion der Kontrastsensitivität (s. Abschn. 1.13.2).

■ Als Kontrastübertragungsfunktion bzw. Modulationstransferfunktion wird die Fähigkeit des optischen und retinalen/zerebralen Systems bezeichnet, Kontraste zu übertragen. Jede Augenerkrankung, die die Kontrastübertragung eines Objektes beeinflußt, führt zu einem Kontrastsensitivitätsverlust. Nach Ricco wird die Empfindungsschwelle beim Kontrastsehen durch das Produkt aus der Objektleuchtdichte und dem Quadrat des Sehwinkels (Struktur- und Objektgröße) bestimmt. Bei Anwachsen der Objektgröße nimmt die Objektleuchtdichte an Bedeutung zu. Diese Regeln treffen die Verhältnisse jedoch nur teilweise.

■ Die Kontraststärke kann durch den Quotienten zweier Leuchtdichten angegeben werden. Die stärkste der bei den Untersuchungen verwendeten Kontraststufen beträgt i. allg. 1/23, wobei man anschließend die Stufen in annähernd geometrischer Reihe herabsetzt bis auf etwa 1/2, 1, in Sonderfällen bis auf 1/1, 14 (s. Abschn. 1.9).

■ Bei einigen Geräten zur Bestimmung der Kontrastsensitivität erfolgt die Darstellung einer Serie von Sinuswellengittern, die geeichte verschiedene Kontrastlevel haben und deren Streifung unterschiedlich gekippt ist. Die Bilder können in einfache Muster (Sinuswellen) unterteilt werden. Die Untersuchung mit Sinuswellenunterteilungen ist etwa 3- bis 5mal sensitiver als die Untersuchung mit Buchstaben, wie z. B. Quadrat-Wellen-Muster.

■ Bei dem Wandkartensystem von Vistech (Ginsburgh-Tafeln) beginnt jede Reihe der Testobjekte mit einem hohen Kontrastniveau, das dann innerhalb der Reihe abnimmt. Innerhalb einer Reihe sind bei abnehmendem Kontrast die Streifen gleich breit. Von Reihe zu Reihe werden die Streifen schmaler, d. h. die räumliche Frequenz nimmt zu. Der Proband versucht bei der Untersuchung, für jedes Testobjekt die Orientierung bzw. Kippungsrichtung der Streifen anzugeben. Die Ergebnisse werden dann mit den Normwerten verglichen. Das Kontrasttestsystem MCT 8000 benutzt eine Serie von 7 Kreisen in einer ähnlichen Weise. Die Effekte von hellem Licht können mit diesem Multivisionskontrasttester bestimmt werden. Damit kann die individuelle funktionelle Sehschärfe vor und nach einem hellen Stimulus objektiviert werden, wobei sie das Ausmaß, mit dem der Patient durch Helligkeit beeinträchtigt wird, mißt. Die funktionelle Untersuchung mit dem MCT 8000 bestimmt Verluste der funktionellen Sehschärfe in Folge einer Augenerkrankung unter 4 verschiedenen sichtbaren Bedingungen: Tageslichttest, tageszeitperipherer Lichttest (die analog zu den Verhältnissen an einem hellen Tag messen) sowie Nachttest und Nachtzentraltest, die die Helligkeit von einem Licht bei Nacht untersuchen.

■ Die Bestimmung der Kontrastsensitivität kann zur Untersuchung verschiedenster Sehstörungen hilfreich sein. Eine reduzierte Kontrastsensitivität kann sowohl optische als auch neurologische Ursachen haben:

- Eine kataraktinduzierte Sehschärfenreduktion wird besser mittels Kontrastsensitivität als mittels normaler Sehschärfenbestimmung gemessen. Es kann so ein Patient mit einer guten Sehschärfe eine abnormale Kontrastsensitivitätskurve über den kompletten Bereich der räumlichen Frequenzen haben. Katarakte können sich bei einer selektiven Frequenz oder auch bei allen Frequenzen äußern.
- Glaukompatienten können schon vor Gesichtsfeldausfällen bzw. Papillenveränderungen eine Verminderung der Kontrastsensitivität zeigen. Beim Glaukom treten Kontrastsensitivitätsverluste typischerweise in den mittleren räumlichen Frequenzen auf, d.h. bei mittlerer Streifenbreite.
- Erkrankungen der Sehbahn müssen nicht unbedingt zu einer Reduktion der normalen Sehschärfe führen. Die Kontrastsensitivitätsuntersuchung kann Störungen in Folge von Schädigungen der Sehbahn quantifizieren. Zu solchen Erkrankungen gehören die multiple Sklerose, Läsionen des Sehnerven und Tumoren, die sich überall in der Kontrastsensitivitätskurve manifestieren können.
- Eine Amblyopie kann mittels Kontrastsensitivität sehr gut kontrolliert werden, wobei die Kontrastsensitivitätsuntersuchung einen weiteren Visusverlust anzeigen kann, während die konventionelle Visusuntersuchung Normalwerte ergibt.
- Refraktionsfehler führen zu Kontrastsensitivitätsverlusten bei höheren räumlichen Frequenzen (nützlich bei Kontaktlinsenanpassung). Eine gute Sensitivität bei hohen Frequenzen mit gleichzeitig niedriger Sensitivität bei niedrigen und/oder mittleren Frequenzen ist als pathologisch einzustufen.

■ Gewisse Augenerkrankungen, wie z.B. die Katarakt, führen darüber hinaus zu einer deutlichen Reduktion der Kontrastsensitivität bei Blendung, so daß sich therapeutische Konsequenzen auch aus solchen Zusatzuntersuchungen ergeben. Untersuchungsgeräte für die Schwellenempfindlichkeit eines starken Kontrastes bei der Dunkeladaptation wurden bei deren Besprechung schon genannt; die Erweiterung auf Untersuchungen unterschiedlicher Kontraststärken in Abhängigkeit von der Blendung ist im nächsten Abschnitt beschrieben. Hier wären lediglich noch Geräte wie der Helligkeits-Susceptibilitäts-Tester (Opto-Medrix), das Gerät Eyecon 5 (Eyecon) und der Helligkeits-Sehschärfe-Tester (Mentor Ophthalmics) zu nennen.

1.13.2 Blendung

■ Zu einer Blendung kommt es, wenn auf das Auge Leuchtdichteintensitäten treffen, die das örtliche oder zeitliche Adaptationsvermögen überschreiten und so die Wahrnehmung von Kontrasten beeinträchtigen. So kann man die Blendung definieren als die meßbare Verschlechterung der Leuchtdichteschwelle oder Kontrastsensitivität durch eine Blendlichtquelle. Unter den zahlreichen Blendarten kann man nach Intensitätsgrad unterscheiden:

- Absolutblendung, wenn die Gesamtadaptationsfähigkeit überschritten wird.
- Relativblendung, wenn örtlich verschiedene Leuchtdichteintensitäten innerhalb des Gesichtsfeldes einwirken, die durch eine Adaptation nicht mehr ausgeglichen werden können. Nach der Lage der Blendquelle unterscheidet man eine
- Infeldblendung, wenn die Blendquelle in Blickrichtung liegt, von einer
- Umfeldblendung, wenn die Blendquelle in der Gesichtsfeldperipherie liegt. Von Bedeutung ist auch die
- Schleierblendung, die auf erhöhte Lichtstreubedingungen zurückzuführen ist.

■ Eine große Bedeutung hat der Blendwinkel α, dessen Quadrat im reziproken Verhältnis zum

Blendeffekt steht (Blendformel nach Holladay). Bei Blendwinkeln von unter 2° nimmt zudem der Exponent von 2 bis auf 3,5 zu. Die Gleichung lautet dann

$$L_S = (k \cdot E_H)/\alpha^n$$

wobei L_S die Schleierleuchtdichte (cd/m²), k eine individuelle Konstante, E_H die Hornhautbeleuchtungsstärke (lx), α den Blendwinkel und n den zwischen 2 und 3,5 liegenden Exponenten darstellen.

■ Eine erhöhte Blendempfindlichkeit kann entsprechend von verstärkter Lichtstreuung an Hornhaut, Vorderkammer, Linse oder Glaskörper ausgehen, aber auch durch die sphärische Aberration oder falsch korrigierte Ametropien bedingt sein. Vor allem die Katarakt führt bei Blendung zu einer deutlichen Reduktion der Kontrastsensitivität, so daß sich therapeutische Konsequenzen nicht aus dem Sehschärfenbefund, sondern v.a. aus entsprechenden Zusatzuntersuchungen ergeben.

■ Für die Fahreignungsbegutachtung spielt neben dem Dämmerungssehvermögen auch die Blendempfindlichkeit eine Rolle. Auch wenn von der FeV, im Gegensatz zur alten StVZO, keine Anforderungen an Dämmerungssehen und Blendempfindlichkeit mehr gestellt werden, empfiehlt die DOG, diese Untersuchungen weiterhin durchzuführen.

■ Bei einer Reihe von Geräten, die der Untersuchung der Schwellenempfindlichkeit beim Dämmerungssehen dienen und die im Abschnitt Hell- und Dunkeladaptation bereits genannt wurden, kann der Einfluß einer unterschiedlichen Kontraststärke bei Blendung gemessen werden.

■ Bei der Untersuchung mit dem Dämmerungssehprüfgerät Nyktometer der Fa. Rodenstock wird die Wahrnehmung eines Sehzeichens (s. unten) überprüft, das mit einem vom Untersucher eingestellten (zunächst hohem) Kontrast dargeboten wird. Dies kann sowohl ohne als auch mit Blendung des Patienten durch ein 3–5° seitlich des Sehzeichens angebrachtes Blendlicht geschehen. Die Meßmethode prüft damit z.B. die visuelle Wahrnehmung des Kraftfahrers im mesopischen Sehbereich. Hierfür bestehen vom Ausschuß „Verkehrsophthalmologie" der Deutschen Ophthalmologischen Gesellschaft (DOG) konkrete Anforderungen, die weiter unten besprochen sind. Es werden Sehzeichen mit einer Kontrastfigur nach Hartmann (Negativ des Landolt-Ringes mit entsprechender „Nocke" anstelle des Schlitzes) verwendet. Im Gegensatz zur Untersuchung der Tagessehschärfe wird nur eine konstante Größe der Sehzeichen benutzt mit einem Visuswert von 0,1 und nun deren Helligkeit variiert. Verschiedene Kontraststufen sind mittels dreier in das Gerät einzusetzender Testscheiben Nr. 501–503 einstellbar, von denen jede 6 Kontraststufen enthält. Bei Verwendung der Scheibe 501 können Kontraste zwischen 1:23,5 und 1:1,46 dargeboten werden. Daneben können die genannten Kontraststufen auch mit einer Blendung durch dann seitlich angeordnete Bohrungen für das Blendlicht angeboten werden. Die Scheibe 502 erlaubt noch geringere Kontraststärken zu prüfen: sie dient dem Bereich zwischen 1:2,71 bis 1:1,14. Die dritte Scheibe enthält nur die 4 stärksten Kontraststufen, dafür z.T. in wiederholter Anordnung. Sie ist konzipiert zur Prüfung der Nachtfahrtauglichkeit, wo nach den Empfehlungen der DOG sowie der Berufsgenossenschaft mindestens die Erkennung des Kontrastes 1:2,7 für die Fahrerlaubnis der Klassen C, C1, CE, C1E, D, D1, DE, D1E, für die Klassen A, A1, B, BE, M, L und T ein Kontrastverhältnis von 1:5 zu fordern ist. Die Umfeldleuchtdichte beträgt dabei ohne Blendung 0,032 cd/m², mit Blendung 0,1 cd/m². Um schwache Nachtmyopien (s. Abschn. 1.9) zu kompensieren entspricht die Prüfentfernung 4 m, darüber hinaus können durch Einschalten von Minusgläsern im Bereich von –0,5 bis –1,5 dpt bei einer damit besseren Kontrasterkennung auch stärkere Nachtmyopien festgestellt und Werte für eine Nachtfahrbrille festgelegt werden.

■ Das Gerät Mesoptometer II der Fa. Oculus umfaßt insgesamt 4 verschiedene Lichtquellen zur getrennten Beleuchtung des Landolt-Strahlenganges sowie derjenigen für die Umfeldbeleuchtung, für Fixierpunkte und das Blendlicht. Es gestattet den Durchblick auf einen in 1,5–2 m Entfernung aufgestellten mattschwarzen Schirm. Die Raumhelligkeit bei der Untersuchung soll 5–10 Lux betragen, wobei wie beim Gerät Nyktometer ein Einblickschirm den Einfall von Seitenlicht verhindert. Wie bei dem vorigen Gerät wird mit einer annähernd punktförmigen Blendquelle gearbeitet, aber auch mit einer verschiebbaren Blendlichtquelle für einerseits einen Blendwinkel von 3°, der bei einer kornealen Beleuchtungsstärke von 0,35 Lux dem Blendlicht eines abgeblendeten Autoscheinwerfers entspricht. Weiterhin ist die Einstellung für einen Blendwinkel von 2° mit einer kornealen Beleuchtungsstärke von 3,5 Lux möglich, die einem aufgeblendetem Autoscheinwerfer entspricht und zusätzlich zur Bestimmung einer Readaptationszeit dient. Hierbei bekommt der Prüfling 2 rote Fixierpunkte eingeschaltet, damit er nicht direkt in die Blendlichtquelle schaut und wird für 20 s dem gesteigerten Blendlicht ausgesetzt. Unmittelbar danach läuft eine Stoppuhr und der Proband gibt an, wann er das vorher gesehene und jetzt in der Lage gedrehte Sehzeichen wieder erkennt.

■ Im Gegensatz zu den beschriebenen Geräten mit punktförmiger Blendlichtquelle, die die Empfindlichkeit gegenüber nächtlichen Blendungen prüfen, gibt es Untersuchungsverfahren, bei denen Blendbeschwerden, die bei hellem Tageslicht auftreten, zu klären sind. Sie arbeiten mit einer großflächigen Blendquelle.

- Ein spezielles Beispiel dafür ist der Miller-Nadler-Glare-Tester (Titmus Optical Inc.). Hierbei wird als großflächige Blendquelle ein Bildschirm mit einer Leuchtdichte von 6850 cd/m^2 und einer Ausdehnung von 28 × 23° benutzt, auf dem im Zentrum Landolt-Ringe mit einem Visuswert von nur 0,08 auf einem 6° umfassenden Umfeld veränderlicher Leuchtdichte angeboten werden.

- Ein weiteres Gerät ist der Humphrey-Autorefraktor der Firma Zeiss-Humphrey, bei dem neben der Bestimmung der Refraktion auch die Sehschärfe unter großflächiger Blendung geprüft werden kann. Hier liegen ober- und unterhalb der Sehzeichentafel 2 starke Blendlichtquellen von 18 800 cd/m^2, die über eine Faseroptik mit Diffusorscheibe beleuchtet werden. Die Sehzeichentafel ist mit 160 cd/m^2 beleuchtet. Der Unterschied der Sehschärfe ohne und mit Blendung dient zur Quantifizierung der Ergebnisse.

1.14
Zeitliches Auflösungsvermögen

■ Das zeitliche Auflösungsvermögen kann durch die Bestimmung der Flimmerfrequenz charakterisiert werden, bei der aus dem Flimmereindruck eine konstante Lichtempfindung wird (Flimmerfusionsfrequenz). Die entsprechende Wahrnehmungsschwelle hängt bei schnell wechselnden periodischen Reizen stark von der Reizintensität ab. Mit zunehmender Reizleuchtdichte steigt die Fusionsfrequenz, und zwar für die dunkeladaptierten Stäbchen bis knapp auf 20 Hz. Für das Zapfensehen dagegen steigt die Flimmerfusionsfrequenz auf bis zu 60 Hz (Abb. 42.14). In der Netzhautperipherie zeigen dabei die Zapfenneurone eine höhere zeitliche Auflösung, so daß ein Flimmern im Randbereich des Gesichtsfeldes stärker stört. Bei der Kinoprojektion im dunklen Raum reichen Bildwechselfrequenzen von 20 Bildern/s aus, um einen ungestörten Bewegungsablauf zu sichern. Für die Betrachtung eines hellen Computermonitors im hellen Raum dagegen sind Bildwechselfrequenzen von 75 Hz und darüber anzustreben.

■ Starke flimmernde Reize von etwa 10 Hz rufen eine erhebliche Aktivitätszunahme retinaler Neuronen hervor, die im Falle epilepsiegefährdeter Patienten sogar einen Krampfanfall auslösen können.

1.15
Augenbewegungen

■ Bei der Fixation eines Gegenstandes wird das Auge mittels der 6 äußeren Augenmuskeln so orientiert, daß der Gegenstand auf der Fovea centralis abgebildet wird. Bei Eigen- oder Fremdbewegungen muß diese Einstellung des Auges mit hoher Geschwindigkeit korrigiert werden; gleichzeitig ist die Koordination beider Bulbi zueinander zu gewährleisten. Dazu dienen konjugierte Augenbewegungen, Kon- und Divergenzbewegungen sowie Sakkaden. Bei letzteren handelt es sich um ruckartige, konjugierte Bewegungen von nur 10–100 ms Dauer

Abb. 42.14. Die Flimmerfusionsfrequenz in Abhängigkeit von der Beleuchtungsstärke für das skotopische und photopische Sehen. (Aus Schmidt 1985)

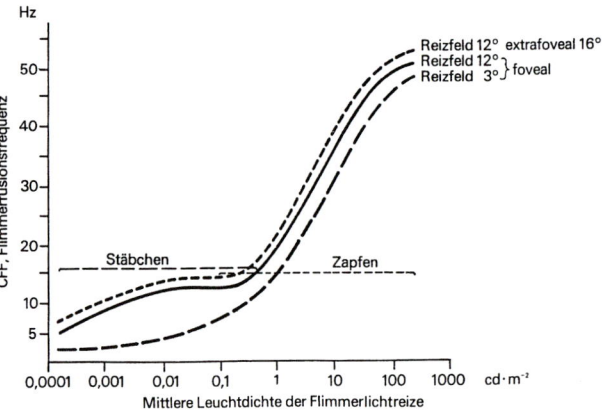

mit Winkelgeschwindigkeiten bis zu 600°/s. Nur bei Objektgeschwindigkeiten bis zu etwa 60°/s kann noch mit gleitenden Augenfolgebewegungen fixiert werden. Während der Sakkade wird dagegen die Wahrnehmung wie beim Lidschlag unterdrückt. Zur Stabilisierung bewegter Objekte dienen optokinetische Bewegungen, die sich aus Folgebewegung und Sakkaden zusammensetzen. Bei rascher Wiederholung dieser Vorgänge spricht man vom optokinetischen Nystagmus. Als Nystagmus wird ganz allgemein eine rhythmische Spontanbewegung der Bulbi bezeichnet, deren Richtung nach dem Verlauf der raschen Komponente (Sakkade) benannt wird. Begrifflich ist vom optokinetischen (Eisenbahn-) Nystagmus der vestibuläre Nystagmus zu unterscheiden, der durch rotatorische oder kalorische Erregung des Bogengangsystems ausgelöst und zur Prüfung der Vestibularfunktion herangezogen wird (vestibulookulärer Reflex). Das Zusammenspiel der äußeren Augenmuskelpaare wird über Innervation durch den N. oculomotorius, N. trochlearis (M. obliquus superior) und N. abducens (M. rectus lateralis) gewährleistet. Die hierzu erforderliche Koordination erfolgt in den blickmotorischen Zentren des Hirnstammes; dazu kommen Verbindungen zu den Vestibulariskernen sowie zum Kleinhirn. Weiterhin ziehen Axone zu Motoneuronen des Rückenmarks, die der weiteren Koordination mit Kopf- und Körperbewegungen dienen. Horizontale Sakkaden werden in der paramedianen pontinen retikulären Formation (PPRF) des Hirnstammes erzeugt und direkt an die Augenmuskelkerne vermittelt; bei den vertikalen ist der rostrale interstitielle Kern des medialen longitudinalen Fasciculus (riFLM) einbezogen (s. Abb. 43.21, S. 1153).

■ Im Gegensatz zum Gesichtsfeld bei fixiertem Auge wird die Gesamtheit aller bei fixiertem Kopf durch Augenbewegung erfaßbaren Punkte als Blickfeld bezeichnet. Das Blickfeld ist geringgradig größer als das Gesichtsfeld; lediglich medial ist es durch den Nasenschatten stärker eingeengt als das durch die Brechung an der Kornea sich ergebende mediale Gesichtsfeld.

■ Störungen der Koordination können zum Strabismus führen, der ganz allg. eine Abweichung der Sehachsen von der gemeinsamen Ausrichtung auf das angeblickte Objekt darstellt. Auch Augenmuskellähmungen oder -erkrankungen sowie sensorische Fehlleistungen eines Auges können einen Strabismus bedingen, der wiederum zur weiteren einseitigen Schwachsichtigkeit (Amblyopie) führt, wenn er nicht rechtzeitig behandelt wird.

■ Ein latentes Schielen tritt auch bei manchen Gesunden auf, wenn nicht fixiert wird. Es kann sich dann bei äußerster Entspannung, Müdigkeit oder starkem Alkoholgenuß bemerkbar machen und führt entsprechend zu Doppeltsehen.

2
Grundlagen der Biochemie und Pathobiochemie

2.1
Tränenfilm und Tränenflüssigkeit

■ Die Tränenflüssigkeit setzt sich aus einem präkornealen Tränenfilm und einem im Bindehautsack enthaltenen Flüssigkeitsanteil zusammen. Der Tränenfilm kann nur durch den steten Lidschlag aufrechterhalten werden. In dessen Intervallen kommt es zu einer fortgesetzten Verdunstung, die bis zum Aufreißen des Tränenfilms führen kann.

■ Lidschlagfrequenz und Aufreißzeit sind entsprechend negativ zueinander korreliert. Der Tränenfilm bewirkt das verlustarme Gleiten der Lider beim Lidschluß und gleicht Unregelmäßigkeiten der kornealen Oberfläche aus, die zu störenden Brechungsverhältnissen der Hornhautoberfläche führen würden. Der präkorneale Tränenfilm umfaßt 3 verschiedenartige Komponenten. Der Epitheloberfläche der Hornhaut zugewandt befindet sich eine Schicht von Muzin in Gelform.

■ Diese Muzinschicht haftet am Hornhautepithel, bedingt durch dessen Ausrüstung mit Mikrozotten (Mikrovilli). Dort besteht eine Glykokalix und darauf ein hoher Gehalt an Mukoiden, die von Becherzellen der Konjunktiva gebildet werden. Bei trockenem Auge kann neben einer relativen oder absoluten Unterfunktion der Tränendrüsen auch die Dichte der Becherzellen vermindert sein. Die Muzinschicht ist der Bestandteil des Tränenfilms, der auch bei starkem Lidschlag nicht „abgewischt", sondern allenfalls stark verdünnt wird. Bis zur Rekonstruktion ihrer vollen Stärke wird eine Zeit von ca. 30 min postuliert. Durch den langsamen Übergang in die darüberliegende wäßrige Phase kann die Schichtstärke nur ungenau angegeben werden, sie übersteigt aber nicht 0,2 μm (Abb. 42.15). Da die Korneaoberfläche hydrophob ist, machen Muzine und Bestandteile der äußeren Filmschicht den Tränenfilm netzbar, indem sie dessen Oberflächenspannung herabsetzen. Bei Xerophthalmie führt ein Mangel an Vitamin-A – Retinol, einem aus 4 Isopreneinheiten zusammengesetzten extrem hydrophobem Alkohol, der bei fettfreier Ernährung nicht resorbiert werden

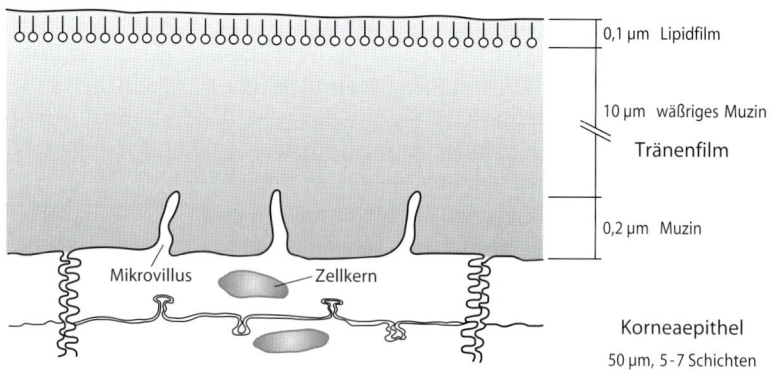

Abb. 42.15. Schema über den Schichtaufbau des präkornealen Tränenfilms

kann – zu einer Verringerung der Becherzellen in der Konjunktiva und ungenügender Benetzung der Kornea bei erhaltener Menge an Tränenflüssigkeit.

■ Den größten Teil des Tränenfilms bildet die wäßrige Phase, die normalerweise nahezu 95% der ca. 10 µm dicken Gesamtschicht ausmacht. Sie geht nach innen stetig in die Muzinschicht über, nach außen in die Lipidschicht. Ihr Durchmesser ist den stärksten exogenen Schwankungen unterworfen. Kurz vor dem Aufreißen ist sie soweit geschwunden, daß die oberflächliche Lipidschicht die korneale Epitheloberfläche an Muzindefekten berührt, danach reißt zunächst lokal der Tränenfilm und gibt kleine Bezirke der Hornhaut frei. Solche trockenen Flecken führen zur Keratoconjunctivitis sicca und evtl. sogar zu Narbenbildungen auf der Korneaoberfläche.

■ In der Zusammensetzung entspricht die wäßrige Phase des Tränenfilms am meisten derjenigen der Tränenflüssigkeit (s. unten).

■ Den äußeren Abschnitt des präkornealen Tränenfilms bildet ein Lipidfilm, für dessen Ausbildung die Meibom-Drüsen, zu einem kleineren Anteil auch die Zeis- und Moll-Drüsen (ebenfalls am unteren Lidrand) verantwortlich sind. Seine Stärke beträgt nur etwa 0,1 µm und er stellt damit die dünnste der 3 Tränenfilmschichten dar. Die Bestandteile umfassen polare und neutrale Lipide, ungesättigte und verzweigte Fettsäuren und Alkohole mit 8–33 Kohlenstoffatomen und einem Schmelzpunkt unterhalb von 35 °C, so daß sie stets in flüssiger Form vorliegen. Auch Wachsester, Cholesterin sowie Cholesterylester und Squalen tragen zu diesem Lipidgemisch bei. Zu den besonderen Aufgaben dieser Schicht gehört der Schutz vor dem Austrocknen und die Erleichterung des reibungsarmen Lidgleitens. Unmittelbar an den Meibom-Drüsen verhindert die entsprechende Lipidschicht ein Überlaufen der Tränenflüssigkeit über den äußeren Lidrand.

■ Menge und Zusammensetzung der Tränenflüssigkeit hängen stark von psychogenen und sensorischen Reizen ab. Die basale Sekretionsmenge beträgt etwa 1 µl/min, sie kann psychogen auf über 10 ml/min gesteigert werden und entspricht dann in ihrer Zusammensetzung weitgehend derjenigen des Blutplasmas. Bei der Zusammensetzung der basalen Sekretion liegt im ionalen Bereich die Konzentration der K^+-Ionen um das 1,5- bis 8fache höher als die des Blutplasmas, der Ca^{2+}-Gehalt ist dagegen etwas erniedrigt. Unter den Anionen ist die Cl^--Konzentration um etwa 20% erhöht, der PO_4^{3-}-Gehalt dagegen unter 0,1 mmol/l vermindert (s. Tabelle 42.2). Dem liegen aktive Transportprozesse zugrunde, von denen eine Na^+/K^+-ATPase-Pumpe, ein $Na^+/K^+/2Cl^-$-Kotransport und K^+-(Ca^{2+})-Kanäle in den apikalen Membranen der Drüsenzellen zu nennen sind. Eine Stimulation der Sekretion erfolgt über die Freisetzung von Acetylcholin, das mit einem G-Protein-gekoppelten Muskarinrezeptor interagiert und intrazelluläre Ca^{2+}-Speicher mobilisiert, die Cl^-- und K^+-Kanäle öffnen. Bei Mukoviszidosepatienten liegen viel höhere Ca^{2+}-Werte vor bei geringer Tränenproduktion und erniedrigten Na^+-Werten. Hier ist ein epitheliales Transportprotein aus 1480 Aminosäuren genetisch verändert, so daß die Öffnung eines Chloridkanals erschwert wird und Na^+-Kanäle dagegen nicht genügend gehemmt werden können. Es erfolgt eine vermehrte Resorption von Na^+ und Wasser, so daß sich die effektive Sekretionsmenge vermindert. Der mangelhafte Ausstrom von Cl^- erschwert auch die Sekretion von HCO_3^-, dem sonst Wasser und Na^+ folgen.

■ Bei den organischen Bestandteilen überwiegen bei weitem die Proteine, wenn auch die Gesamtkonzentration von 5–20 g/l deutlich unter der des Blutplasmas liegt. Bis auf die Albuminfraktion unterscheiden sie sich stark von denen des Blutplasmas. Selbst diese Albumine entstammen nicht dem

Plasma, sondern werden in den Tränendrüsen selbst synthetisiert. Es existiert eine Blut-Tränen-Schranke, die den Übertritt großer Moleküle verhindert. Unter den Globulinen findet sich v.a. ein Immunglobulin A (IgA), das in der Tränendrüse von interstitiellen Plasmazellen gebildet wird. Es wird an eine sekretorische Komponente gekoppelt, die aus dem azinösen Epithel der akzessorischen Tränendrüsen (Krause, Wolfring; s. Abb. 6.1) stammt. Es werden Konzentrationen zwischen 10 und 100 mg/dl erreicht. IgA spielt die wichtigste immunologische Rolle. Weitere Immunoglobuline (IgG und IgE) kommen nur in einer dem Plasma entsprechenden Zusammensetzung vor, wobei sie vermutlich bei der Probenentnahme aus diesem eingeschwemmt werden.

■ Unter den Enzymen sind insbesondere Lysozyme zu nennen, deren Konzentration mit > 1 g/l die höchste aller Körperflüssigkeiten erreicht. Es hat eine bakteriostatische Wirkung, die die bakteriellen Zellwandmukoproteide durch selektive Wirkung auf den N-Acetylglycosamin-β-(1-4)-N-acetylmuraminsäure-Anteil an der β-(1-4)-Bindung spaltet. Darauf beruht auch eine Bestimmungsmethode: die Klärung von Suspensionen von Micrococcus leisodeicticus, die nach Lyse der Kokken erfolgt.

■ Lysozyme reagieren mit einem pH von 10,4 stark alkalisch aufgrund eines hohen Gehaltes an Lysin und wirken zusammen mit der sauren Albuminfraktion stabilisierend auf den normalen pH der Tränenflüssigkeit. Von weiteren exogenen Enzymen, die vorwiegend von den Becherzellen der Konjunktiva gebildet werden, erreicht die Laktatdehydrogenase (LDH) die höchste Aktivität. Enzyme des Zitronensäurezyklus sowie glykolytische Enzyme finden sich nur in sehr geringen Aktivitäten, und zwar in unstimulierter Tränenflüssigkeit, nicht jedoch nach einer Stimulation. Für eine Peroxidase ist die Herkunft aus der Tränendrüse gesichert, ebenso für eine Amylase.

■ Ein weiterer Bestandteil der Tränenflüssigkeit ist das eisenhaltige Lactoferrin, dessen Bindungskapazität für Fe^{3+} mehrhundertfach diejenige des Transferrins überschreitet. Es kann damit dem Mikrobenstoffwechsel Eisen entziehen und scheint daneben noch weitere bakteriostatische Wirkungen zu entfalten. Im übrigen hat es eine Hemmfunktion auf das systemische Komplementsystem und damit eine entzündungshemmende Wirkung.

■ Vom Komplementsystem, das im Plasma ca. 10 % der Globuline ausmacht, finden sich nur C3 und C4, allerdings auch nur in geringeren Konzentrationen als im Plasma. Dennoch kommt ihnen eine bedeutende Rolle bei dem immunologischen Abwehrmechanismus zu.

■ Ein Plasminogenaktivator ist auch in der stimulierten Tränenflüssigkeit nachweisbar. Hierdurch wird das inaktive Plasminogen durch teilweise Proteolyse in das aktive Plasmin umgewandelt, das Fibrinablagerungen auflösen kann. (Eine Übersicht über Produktionsmengen und Umsatzraten der wichtigsten Bestandteile der Tränenflüssigkeit findet sich in Tabelle 42.2).

■ In der Tränenflüssigkeit läßt sich bei Sphingolipidabbaustörungen, wie der Tay-Sachs-Erkrankung (infantile Gangliosidose, amaurotische Idiotie) oder dem Fabry-Syndrom (Angiokeratoma corporis diffusum) selbst eine Heterozygotie dieser rezessiv vererbbaren Stoffwechselanomalien dadurch nachweisen, daß im ersten Fall eine Hexosaminidase und im zweiten Fall eine α-Galaktosidase nur die Hälfte der normalen Aktivität (im Vergleich zu anderen Aktivitäten) aufweist.

2.2
Kornea, Konjunktiva und Sklera

■ Die Hornhaut besteht aus 3 Schichten (s. Abb. 42.15): einem äußeren, 5- bis 7schichtigen Epithel (Dicke: ca. 50 µm), dem lamellären Stroma (ca. 450 µm) und einer inneren einzelligen Endothelschicht, die einer Basalmembran (Descemet-Schicht) aufliegt. Das Epithel der Kornea entspricht weitgehend dem der Konjunktiva, in das es stetig übergeht. Die Mikrovilli der äußersten Epithelschicht wurden bezüglich des Haftens der Muzinschicht des Tränenfilms schon genannt.

■ Da sich das Epithel in 5–7 Tagen regeneriert, ist der Stoffumsatz, insbesondere der Proteine, erheblich. Dafür steht ein großer Komplex an Enzymen zur Verfügung, auch der Gehalt an Aminosäuren ist größer als in den übrigen Zellschichten. Daneben sind Glutathionderivate zu nennen, auch Taurin. Sie spielen als Antioxidanzien eine Rolle bei dem „Abbau" von freien Sauerstoffradikalen. Ebenso liegt der Gehalt an Ascorbinsäure um das 10- bis 50fache über dem des Blutplasmas. Beim Kohlenhydratstoffwechsel fällt ein hoher Gehalt an Glykogen auf, aber auch Fruktose ist höher konzentriert als in den übrigen Gewebeteilen und im Blutplasma. Neben einem reichlichen Bestand an Enzymen der Glykolyse, des Zitratzyklus und der Atmungskette zeigt sich auch unter der normalen aeroben Bedin-

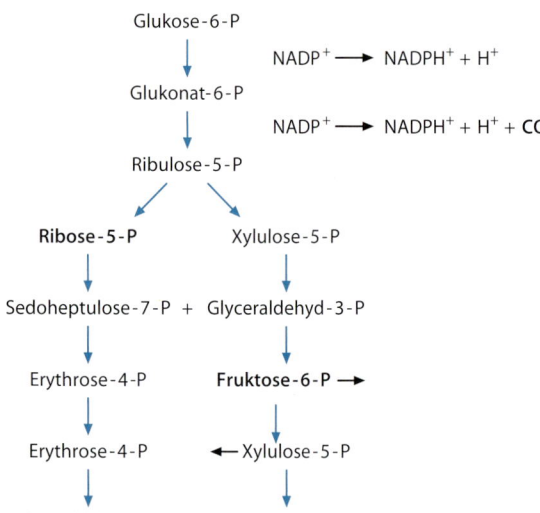

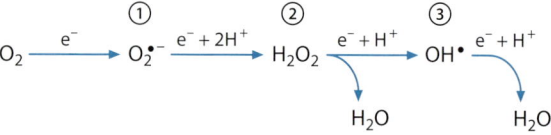

Nettoreaktion: $O_2 + 4e^- + 4H^+ \longrightarrow 2H_2O$

Abb. 42.17. Die Entstehung freier Sauerstoffradikale bei Aufnahme einzelner Elektronen. Es entstehen nacheinander Superoxidanion, H_2O_2 und Hydroxylradikal, bis es schließlich zur Bildung von Wasser kommt

Abb. 42.16. Vereinfachtes Schema des Pentosephosphatwegs. Die Endprodukte können wieder zu Glukose-6-Phosphat umgebaut werden, so daß bei mehrfachem Durchlaufen ein oxydativer Abbau der Glukose ermöglicht wird

gung eine beachtliche Laktatproduktion. Daneben spielen Enzyme des Pentosephosphatshunts (Hexosemonophosphatwegs) eine Rolle. Hierbei erfolgt eine direkte Oxidation des Glukose-6-phosphats über den Weg einer Dehydrierung vom Aldehyd zur Säure und einer nachfolgenden Decarboxylierung zu Ribose-5-phosphat (Abb. 42.16). Diese kann als Baustein für die Nukleotidsynthese verwendet werden oder in einem zyklischen Prozeß über zunächst einen C_7- und C_4-Körper in Glyzeraldehyd-3-phosphat und Fruktose-5-phosphat umgewandelt werden. Auf diese Weise kann Glukose durch mehrfaches Durchlaufen vollständig zu CO_2 oxidiert werden. Im Unterschied zur Glykolyse wird hier der bei der Dehydrierung gewonnene Wasserstoff nicht auf NAD^+, sondern $NADP^+$ übertragen. In der Summenformel lautet dann die Reaktionsgleichung:

Glukose-6-monophosphat + 6 H_2O
  + 12 $NADP^+$ $\rightleftharpoons$ 6 CO_2 + P_i + 12 NADPH + 12 H^+

■ Eine Reoxigenation von NADPH/H^+ kann jedoch im Gegensatz zur Glykolyse nicht im Kohlenhydratstoffwechsel erfolgen, sondern muß etwa bei der Fettsäuresynthese oder durch die Glutathionreduktase erfolgen. Andererseits ist NADPH bedeutsam für die Reduktion von Glutathion und damit die Kontrolle von freien Sauerstoffradikalen (Abb. 42.17). Es finden sich weiterhin lysosomale Enzyme wie alkalische und saure Phosphatase; daneben ist wie in der Tränenflüssigkeit der hohe Gehalt an LDH zu nennen.

■ Durch seinen dichten Aufbau bietet das Hornhautepithel einen wichtigen Schutz vor kurzwelligem Licht, während im sichtbaren Bereich des Spektrums eine hohe Lichtdurchlässigkeit vorliegt. Das periphere Epithel enthält Stammzellen, von denen aus Defekte etwa bei Verletzungen in charakteristischen geometrischen Formen nach zentral hin in kurzer Zeit (wenige Tage) gedeckt werden.

■ Die Besonderheit des Stromas der Hornhaut besteht in dem regelmäßigem Aufbau aus kollagenen Fibrillen, zwischen denen sich nur wenig Keratozyten befinden (< 10% Anteil an der Gesamtmasse). Ihr Kollagen ist in streng parallelen Schichten angeordnet, deren Richtung sich allerdings zugunsten einer höheren Festigkeit von Schicht zu Schicht wie bei Sperrholzplatten ändert. Dennoch ist eine hohe optische Qualität gewährleistet. Das Kollagen besteht aus dem Typ 1 mit zwei α_1-Ketten mit einer Molekularmasse von 80 000 g/mol und einer α_2-Kette mit einer Molekularmasse von 160 000 g/mol. Dieser Kollagenmolekültyp unterscheidet sich deutlich von dem des Glaskörpers und der Basalmembranen, mit denen er aber die Zusammensetzung aus 3 Ketten (Heterotrimer, Tripelhelix) gemein hat. Jede dieser Polypeptidketten besteht aus umeinander gewundenen Strängen, in denen jeweils jede dritte Aminosäure von Glycin bestritten wird. Von den weiteren Prototypen an extrazellulärer Matrix tritt das Elastin stark zurück, dagegen sind die beiden Gruppen der Proteoglykane und der Strukturglykoproteine reichlich vertreten. Bei ersteren sind große Kohlenhydratketten O-glykosidisch (über Serin) oder N-glykosidisch (über Asparagin) an Kernproteine gebunden. Die Ketten bestehen aus azetylierten und sulfatierten Aminozuckern (Glukosamin oder Galaktosamin) sowie D-Glukuronat oder D-Iduronat, die als Glykane bezeichnet werden. Daher spricht man von Glykosaminglykanen (Mukopolysacchariden). Sie stellen als membranständiger Besatz die Glykokalix dar. Strukturglykoproteine stehen dagegen in ihrer Bedeutung stark zurück und ein Mangel an Hyaluronsäure ist typisch für das Hornhautstroma.

■ In der Endothelschicht schließlich liegen glykolytische Enzyme in ähnlicher Zusammensetzung wie in der Epithelschicht vor, wenn auch in etwas niedrigeren Aktivitäten. Solche des NADP-abhängigen Hexosemonophosphatshunts weisen nochmals um 1 bis fast 2 Zehnerpotenzen geringere Spiegel auf als im Hornhautepithel. Ebenso ist der Glutathiongehalt sowie der GSH/GSSG-Quotient vergleichsweise vermindert. Für den Ionentransport durch die Grenzmembran der Hornhaut sind ATPasen bedeutsam für Transportmechanismen, die der Transparenz dieses Organs dienen. Es sind dies die Na^+/K^+-ATPase, eine Mg^{2+}-ATPase, Cl^--ATPase und HCO_3^--ATPase. Entsprechend ihrer Aktivität ist auch der ATP/DP-Quotient fast so hoch wie in der Epithelschicht.

■ Beim Energiestoffwechsel der Hornhaut steht die Glukoseutilisation an erster Stelle, deren Substratzufuhr im wesentlichen durch Diffusion über das Kammerwasser erfolgt, während eine Versorgung vom Rand der Konjunktiva (Limbus) durch die langen Diffusionswege viel ungünstiger ist. Entsprechend fallen die örtlichen Glukosespiegel vom Kammerwasser mit 6,5 mmol/l über die hintere Stromaschicht (4 mmol/l) nach vorn bis auf ca. 3 mmol/l ab, nachdem in der Tränenflüssigkeit die Werte bei nur 0,2 mmol/l liegen und von dort her praktisch keine Versorgung erfolgt. Daneben kann ein aktiver Transportmechanismus von der Kammerwasserseite her durch die Endothelschicht nicht ausgeschlossen werden. Für die Fruktose besteht ein umgekehrter Konzentrationsgradient zwischen Korneaepithel und Kammerwasser, so daß eine Umwandlung von Glukose in Fruktose anzunehmen ist. Diese kann mittels Aldosereduktase über Sorbitol und z. T. über eine Sorbitdehydrogenase erfolgen (Einschränkung s. unten). Reziprok kann man über i. v.-Fruktoseinjektionen den Glukosespiegel der Hornhaut erhöhen, wenn man von Glukoseinjektionen absehen will.

■ Der Sauerstoff für den oxidativen Stoffwechsel kommt unmittelbar dem Hornhautepithel mit annähernd 20 kPa (150 mmHg) zugute. Danach stellt sich ein Gradient über das Stroma zum Endothel ein, dessen pO_2 wiederum dem des Kammerwasser von 2,7 kPa (20 mmHg) entspricht. Bei Lidschluß, insbesondere während der Nacht, ist für das Epithel das Sauerstoffangebot wesentlich geringer. Es erfolgt jetzt aus dem subepithelialen Kapillarnetz der Konjunktiva, v.a. der des Oberlids und ergibt für den Oberflächendruck des Sauerstoffs nur noch etwa 7,3 kPa (55 mmHg). Dieser Diffusionsweg ist aber auch beim Tragen bestimmter Kontaktlinsen, z.B. aus Polymethylmethakrylat (Plexiglas®), weitgehend verbaut und hat zur Entwicklung gasdurchlässiger Kontaktlinsen geführt. Deren L_2-Permeabilität ist wesentlich höher, sie wird durch einen Faktor DK (D = Diffusionskoeffizient, K = Löslichkeit) bestimmt, wobei sich der O_2-Flux F nach der folgenden Gleichung ergibt:

$$F = D \cdot K \cdot \Delta P/L$$

(L = Dicke der Kontaktlinse, ΔP = Differenz des O_2-Partialdruckes)

■ Die Konjunktiva, die nur aus den Schichten Epithel und Stroma besteht, enthält eine Reihe spezialisierter Zellen des Immunsystems, wie B- und T-Lymphozyten, sowie Mastzellen in ihrem Epithel. Die Becherzellen als Quelle des Muzins für die Tränenflüssigkeit wurden schon erwähnt, sie finden sich besonders dicht in Buchten des Tarsus (Henle-Krypten) und an der bulbären Konjunktiva wenige Millimeter nasal des Limbus als Manz-Drüsen. Mit zunehmendem Abstand vom Limbus ändert sich die Struktur des Epithels zugunsten einer größerwerdenden Dichte der genannten Zellen. Das gleiche gilt für das stark vaskularisierte Stroma, in dessen äußerem Anteil eine lymphoide Schicht vorherrscht, nach innen dagegen ein dichter Gefäßplexus. Man findet in beiden Bereichen hohe Aktivitäten lysosomaler Enzyme wie die N-acetylglukosaminidase, die sich bei Entzündungen erheblich steigern. Dagegen ist der Glykogengehalt deutlich niedriger als in der Hornhaut. Bei starken und v. a. randständigen Hornhautepitheldefekten reichen die kornealen Stammzellen zur Behebung des Defektes nicht aus, sondern werden von solchen der konjunktivalen Seite unterstützt. Dabei besteht allerdings die Gefahr, daß auch Gefäßsprossen einwandern.

■ In der Sklera finden sich wesentlich weniger Zellen zugunsten eines festen Kollagenverbandes. Dessen Bestandteile sind weniger einheitlich, woraus sich schon die fehlende Lichttransparenz ergibt. Neben wenigen Fibroblasten zeigt der Aufbau Proteoglykane aus Proteodermatan und Proteochondroitinsulfat, dagegen kein Proteokeratansulfat. Es liegt eine geringere Hydratisierung vor. Die Proteoglykane sind im Gegensatz zum Hornhautstroma mit Hyaluronsäure kombiniert.

2.3
Kammerwasser

■ Das Kammerwasser als Produkt des Ziliarkörperepithels hält durch ein Gleichgewicht zwischen Produktion und Abfluß den intraokularen Druck aufrecht. Die Sekretionsrate beträgt etwa 2 µl/min, wobei neben Filtrationsprozessen auch aktive Transporte stattfinden. Als reines Ultrafiltrat würden alle ionalen Konzentrationen denen des Blutplasmas entsprechen, allerdings in einer eiweißfreien Lösung. Demgegenüber liegt ein geringer Proteingehalt von 4,5–6,5 g/l vor, der allerdings vorwiegend aus dem relativ niedermolekularen Albumin besteht. Man kann von einer Blut-Kammerwasser-Schranke sprechen. Obgleich keine große Differenzen in der ionalen Zusammensetzung gegenüber der des Blutplasmas bestehen, wird offensichtlich die Ultrafiltration von aktiven, etwa sich der Na^+/K^+-ATPase, Karboanhydrase sowie HCO_3^--ATPase bedienenden Prozessen begleitet. Bikarbonat- und Phosphatgehalt sind zugunsten einer leicht erhöhten Cl^--Konzentration erniedrigt, auch der Ca^{2+}-Spiegel ist vermindert. Weiterhin ist der Glukosegehalt praktisch halbiert, während die Laktatkonzentration annähernd vervierfacht vorliegt. Für den höheren Ascorbinsäurespiegel gegenüber dem im Plasma scheint ein aktiver, trägervermittelter Transport verantwortlich zu sein.

■ Im Gegensatz zur Tränenflüssigkeit ist kein nennenswerter Gehalt an Lactoferrin, dagegen eingewisser Gehalt an Transferrin nachweisbar. Ein Glykoprotein, das nicht nur im Bindegewebe in der extrazellulären Matrix, sondern auch im Blutplasma vorkommt, ist als Fibronektin in geringer Konzentration (0,25 g/l) im Kammerwasser vorhanden. Spuren von Hyaluronsäure stammen vermutlich größtenteils aus Bruchstücken des Glaskörperglykosaminglykanumbaus. Ein Teil allerdings ist höhermolekular und läßt vermuten, daß er aus dem vorderen Segment des Ziliarkörpers herrührt.

■ Unterhalb eines intraokularen Druckes von 20 kPa (15 mmHg) erfolgt kein Abfluß von Kammerwasser mehr, wie man durch Markierung mit Farbstoff nachgewiesen hat. Dem entspricht der episklerale Venendruck, vermehrt um ein onkotisches Druckgefälle.

2.4
Ziliarkörper und Iris

■ Der Ziliarkörper reicht vor der Ora serrata bis zur Iriswurzel (Anteile: Pars plana, Pars plicata). Er besitzt Ziliarfortsätze mit einer doppelreihigen Epithelschicht und dem stark vaskularisiertem Stroma, einschließlich dessen glattmuskulären Anteils in Form des Ziliarmuskels. Die dem Stroma zugewandte Seite des Epithels ist als Fortsetzung des retinalen Pigmentepithels entsprechend pigmentiert, ein nichtpigmentierter Anteil ist der hinteren Augenkammer zugewandt. Die kleinen Blutgefäße im Stroma, deren Zufluß aus den langen posterioren Ziliararterien stammt, sind stark fenestriert und erlauben somit eine Ultrafiltration aus dem Plasma, die durch weitere aktive Transportleistungen noch verändert wird (s. oben).

■ Insgesamt macht der Blutzufluß ca. 7% der gesamten okulären Blutversorgung aus. Der Ziliarkörper ist nicht nur für die Produktion des Kammerwassers, sondern auch für dessen Abfluß zugunsten eines nahezu konstanten intraokularen Druckes verantwortlich. Dafür sorgt ein trabekuläres Maschenwerk im Kammerwinkel. Dessen Endothelzellen haben phagozytierende Fähigkeit und besitzen einen Anteil an zytoskelettärem Aktin, das ihnen einige Ähnlichkeit zur glatten Muskulatur mit konstriktorischer Fähigkeit verleiht. Auch die umgebende Matrix trägt zur Verzögerung des Flüssigkeitsabflusses bei erhöhtem Widerstand bei. Sie enthält Fibronektin und Elastin, getrennt durch glykosaminglykangefüllte Räume sowie eingelagerte Hyaluronsäure und Chondroitinsulfat.

■ Die Hyaluronsäure mag den Abflußwiderstand im trabekulären Maschenwerk herabsetzen, desgleichen ist dort der Prostaglandinstoffwechsel ausgeprägt, der über den Zyklooxygenaseweg eine Produktion von PGE_2 ermöglicht (eine therapeutische Anwendung aus diesem Effekt findet sich in Form des Präparates Xalatan® bei der Glaukommedikation). Das übrige Bindegewebe besteht aus kollagenen und elastischen Fasern. Letztere enthalten Polypeptidketten mit hohem Glycin-, Alanin-, Prolin- und Valingehalt. Beim Kollagen findet sich wieder vorwiegend der Typ I mit zwei α_1-Ketten und einer α_2-Kette, daneben Typ III mit 3 identischen α_1-Ketten.

■ Der Stoffwechsel im Ziliarkörper ist vorwiegend anaerob glykolytisch, wie sich aus dem hohen Gehalt an Laktat im Kammerwasser ergibt, obwohl im Zytosol auch Enzyme des Zitronensäurezyklus vorhanden sind.

■ An der Spitze der Ziliarfortsätze befinden sich die Zonulafasern, die vermutlich aus dem nichtpigmentierten Ziliarepitehl gebildet werden. Sie bestehen aus nichtkollagenem Material, dem Hydroxyprolin fehlt und das nicht durch Kollagenasen hydrolysiert wird. Es ist durch einen hohen SH-Gehalt auch resistent gegen Trypsin, jedoch nicht gegenüber Chymotrypsin, das man bei operativer Entfernung der Linse zum Auflösen der Zonulafasern benutzen kann.

■ Die Pigmentierung eines Teiles des Ziliarkörpers setzt sich verstärkt auf der Linsenseite der Iris fort. Sie geht größtenteils auf Melanozyten zurück, in die als Organellen Melanosomen eingelagert sind. In ihnen findet sich Melanine, komplexe Polymere aus Indol-5,6-Chinon, das wiederum aus dem Tyrosinstoffwechsel stammt (s. Abb. 42.21). Die Farbe der Iris wird nichtdominant durch mehrere Gene bestimmt. Einerseits wird die Dichte des Kollagens reguliert, so daß Nuancen zwischen grau und blau entstehen, zum anderen die der Stromapigmente, die Farbtöne zwischen hellbraun und braun ergeben.

■ Melanin wirkt über die Dihydroxyindol-Indolchinon-Reaktion als Antioxidans und verstärkt so den Schutz vor insbesondere bei starker UV-Einstrahlung entstehenden Sauerstoffradikalen. Ein völliges Fehlen von Pigmenten in der Iris liegt beim Albinismus vor, zu dessen Ursachen ein genetischer Mangel an Enzymen des Tyrosinstoffwechsels gehört. Die wegen besserer Hygiene vorwiegend verwendeten Albinotiere stellen daher für bestimmte ophthalmologische bzw. biochemische Untersuchungen einen Sonderfall dar, der nicht auf alle normalen Funktionsabläufe zu übertragen ist.

2.5 Linse

■ Die wichtigsten Aufgaben der Linse sind optische Transparenz und hohes Brechungsverhältnis. Sie sind durch eine besondere Proteinfraktion verwirklicht: die Kristalline. Daneben besteht ein sehr großer Wassergehalt, der zudem in den verschiedenen Schichten unterschiedlich ausfällt. Das äußere Linsenepithel bildet die Linsenkapsel. Es besteht aus differenzierten langen Faserzellen. Unmittelbar unter der Kapsel liegt eine monozelluläre Schicht von kleinen, würfelförmigen Epithelzellen. Hier kommt es noch zu keiner Lichtbrechung, da der gleiche Brechungsindex wie beim Kammerwasser vorliegt (1,336). Beide Zelltypen sind von einer Plasmamembran umgeben, die über Ionenpumpen den Wasser- und Elektrolytgehalt der Linse einstellt.

Die Matrix der Linse besteht bekanntlich aus der äußeren Rinde und dem inneren Kern, die allerdings durch Schalenelemente langsam ineinander übergehen. Der Refraktionsindex ist am Linsenrand mit 1,338 noch relativ niedrig: er steigt bis zum Kern auf 1,41. Dies geht mit einem wechselnden Wassergehalt einher, der von 75–80% bis zu 68% im Kern abnimmt.

■ Die Elastizität der Linse ist weitgehend vom Wassergehalt abhängig – je höher er ist, desto besser ist die Fähigkeit zur Akkommodation. Mit dem Alter sinkt der Wassergehalt stark ab. Dieser Vorgang ist am besten bei Rinderlinsen untersucht, da menschliches Material bedingt durch die Entnahmeumstände meist Veränderungen unterworfen ist. Es wurden Verminderungen von 7% sowohl in der Peripherie als auch am Äquator gemessen. Der Elektrolytgehalt steigt entsprechend. Das K^+-Na^+-Verhältnis liegt bei 120 zu 20 mmol/l, was durch eine membrangebundene aktive Na^+/K^+-ATPase-Pumpe aufrecht erhalten wird. Weiterhin besteht für die Ionen ein Konzentrationsgefälle nicht nur vom Linsenrand zum Kern, sondern auch von der Vorderseite nach hinten, wo eine geringere Na^+-K^+-Verschiebung besteht. Mit dem Alter erfolgt die genannte Zunahme der Elektrolyte nicht gleichmäßig: am stärksten ist der Ca^{2+}-Anstieg, gefolgt von dem des Na^+, während sich der K^+-Anstieg etwas verlangsamt (Abb. 42.18). Die Linse wächst zeitlebens noch etwas: neue Zellen entstehen allerdings nur am Äquator, elongieren zu Fasern und verlieren ähnlich den Erythrozyten ihren Kern, während die Protein-

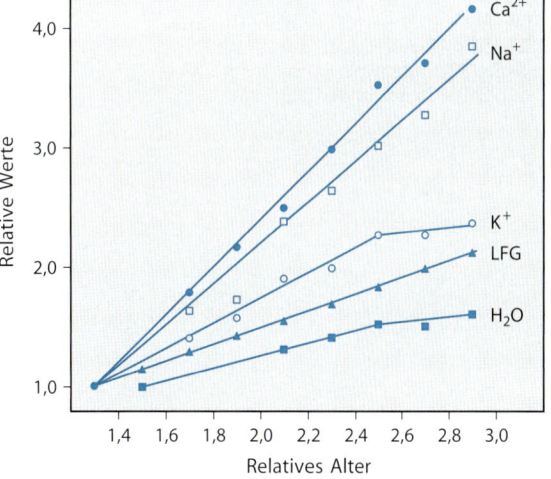

Abb. 42.18. Der Anstieg der Konzentrationen von Ca^{2+}, Na^+, K^+ und H_2O mit der altersbedingten Zunahme des Linsenfrischgewichtes (*LFG*)

synthese abgeschlossen ist und keine Proteolyse erfolgt. Dadurch nimmt (da absolut auf das Gesamtorgan bezogen) die Wassermenge mit dem Linsenfeuchtgewicht (im Gegensatz zum Wassergehalt) noch etwas zu.

■ Für Enzyme liegt eine deutliche Abnahme der Aktivitäten in Richtung vom Äquator zum Kern vor. Dies geht parallel zu der Alterung der Linsenschichten, in deren Mitte keine Proteinsynthese mehr erfolgen kann. Obgleich in geringer Konzentration auch Enzyme des Zitronensäurezyklus nachzuweisen sind, spielt dieser Weg des Glukoseabbaus keine signifikante Rolle, da mit dem Mangel an Mitochondrien außerhalb des Linsenepithels das Enzymsystem der Atmungskette fehlt. Dagegen zeigt u.a. die relativ hohe Laktatkonzentration den bedeutenden Anteil (ca. 80%) der anaeroben Glykolyse. Der schon genannte Pentosephosphatweg (Abb. 42.16) ist daneben für etwa 10% des Glukoseabbaus verantwortlich, die im Epithel vorhandene Aldosereduktase (s. unten) kann weitere 5% über den Sorbitweg (Abb. 42.19) umsetzen.

■ Zum Schutz vor der durch Reste der UV-Strahlung begünstigten O_2^--Radikalenbildung sind Aktivitäten an Superoxiddismutase und Katalase vorhanden, die allerdings im Alter stark abnehmen, möglicherweise durch eine Radikalschädigung der nicht erneuerbaren Enzyme selbst.

■ Unter den Proteinen der Linsenmatrix haben die Kristalline einen Anteil von 90%. Eine Unterteilung kann nach der Löslichkeit erfolgen. Ein wasserlöslicher Teil wird nach Wasserzugabe durch Zentrifugieren abgetrennt. Er läßt sich nach verschiedener elektrischer Ladung und v.a. der Molekülgröße weiter aufteilen in die Hauptgruppen α-, β- und γ-Kristalline, die weiter differenziert werden. Die niedrigste Molekülgröße weisen αA- und αB-Kristalline auf (Molekularmasse ca. 20000 g/mol im nativen Status). Sie bilden jedoch auch große multimere Aggregate von 300000 bis 1200000 g/mol, die durch nichtkovalente Bindungen zusammengehalten werden. β-Kristalline weisen Molekularmassen von 23000 bis 35000 g/mol auf und kommen in zahlreichen Subtypen vor: $\beta(B_1 - B_2)$, $\beta(A_2 - A_4)$. Die entsprechend gemischten Aggregate erreichen Molekularmassen von 50000 bis 200000 g/mol. γ-Kristalline sind dagegen im nativen Zustand monomer: es gibt die Fraktionen $\gamma(A - E, S)$, die sich vorwiegend durch ihre unterschiedliche elektrische Ladung unterscheiden. Epithelzellen enthalten normalerweise keine γ-Kristalline, sondern synthetisieren diese Fraktion erst bei der Differenzierung zu Faserzellen, was man als Elongation bezeichnet.

■ Das Verhältnis der Hauptgruppen ändert sich mit dem Alter und abhängig von verschiedenen anderen Faktoren. Es beträgt beim jugendlichen Erwachsenen etwa 40:35:25. Auch hier gibt es Gradienten nicht nur von Rand (Äquator) zu Kern, sondern auch vom vorderen Pol zum hinteren. Mit dem Alter nimmt insgesamt die Molekülgröße der Kristallinaggregate erheblich zu, der Anteil an γ-Kristallinen steigt.

■ Die Eigenschaften der Kristalline allein reichen nicht aus, um die hohe Transparenz und ihr Bre-

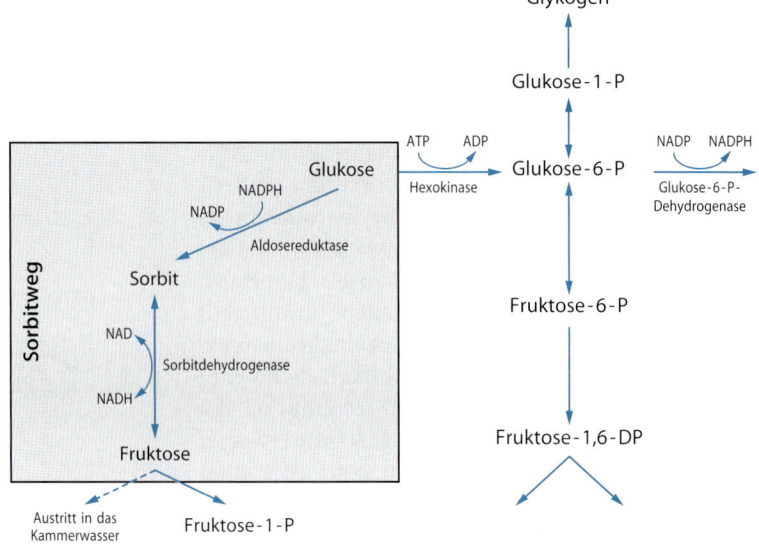

Abb. 42.19. Der Sorbitweg beim Glukoseabbau. Bei Überschreiten der Umsatzrate der Sorbitdehydrogenase steigt der osmotische Druck in der Linse an

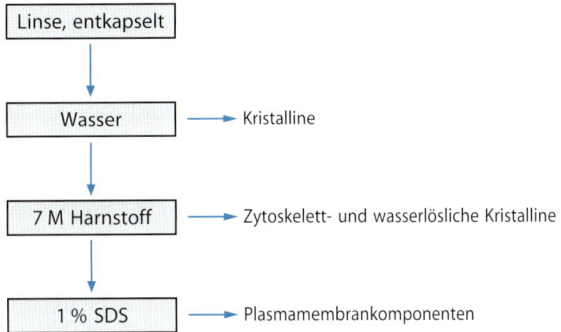

Abb. 42.20. Schema der Extraktion von Linsengewebe und der resultierenden Fraktionen

chungsverhältnis zu erklären. Daneben spielen Packungsdichte und Anordnung eine große Rolle. Es handelt sich um globuläre Proteine, die in konzentrischen Lagen angeordnet sind in Form einer Mizelle.

■ Weitere Linsenproteine bilden das Zytoskelett. Sie stellen einen Bestandteil der harnstofflöslichen Fraktion dar (Abb. 42.20). Unter den Membranproteinen gibt es spezifische „main intrinsic polypeptides" (MIP), die sich erst in speziellen Detergenzien wie Natriumdodecylsulfat lösen. Sie dienen der interzellulären Kommunikation und bewirken, daß sich das Linseninnere wie ein Synzytium verhält.

■ Die Linsenkapsel ist die einzige extrazelluläre Matrix von einiger Bedeutung. Sie stellt eine Basilarmembran dar und besteht im wesentlichen aus Typ-IV-Kollagen.

■ Eine Linsentrübung wie bei der Katarakt kann manigfaltige Ursachen haben. Jeder Insult, der das Linseninnere erreicht, führt zu einer Störung im Bau der Kristalline, die bis zu Albuminoiden abgebaut werden, aber auch mit dem Altern nimmt die Opaleszens zu. Dabei kommt es zu einer übermäßigen Verminderung des Wassergehaltes mit entsprechender Zunahme der Elektrolytspiegel von Ca^{2+}, Na^+, aber auch von K^+, während der Glutathiongehalt deutlich abnimmt. Insbesondere die Erhöhung des Ca^{2+}-Gehaltes bei der senilen Katarakt ist wesentlich stärker als dem normalen Altersprozeß entspricht, sie führt weiterhin zur Proteinbindung, da das Ca^{2+} nicht mehr dialysierbar ist, wobei resultierende vergrößerte Proteinaggregate wiederum die Lichtstreuung erhöhen. Aber nicht nur Wasserverlust bedingt eine Veränderung der optimalen Eigenschaften der Linse, sondern auch das Gegenteil, ein übermäßiger Wassereinstrom

kann dies bewirken. Dies ist der Fall bei der diabetogenen Katarakt, die über einen erhöhten Zusatzstoffwechsel zustande kommt. Bei gesteigertem Plasmaglukosespiegel, aber auch dessen erhöhter Fruktosekonzentration ist auch die Konzentration innerhalb der Linse erhöht und der glykolytische Abbau überfordert. Durch das Enzym Aldosereduktase erfolgt ein stärkerer Abbau zu Sorbit, das in anderen Zellen zu Fruktose umgewandelt wird (Abb. 42.19). Das hierfür entscheidende Enzym Sorbitdehydrogenase ist aber in der Linse nur in geringen Aktivitäten vorhanden, so daß es zu einer Anreicherung des osmotisch wirksamen Sorbit kommt, dem ein entsprechender Wassereintritt folgt. Für diesen Reaktionsweg spricht, daß man im Tierversuch durch eine Hemmung der Aldosereduktase eine Linsentrübung verhindern kann. Man macht heute allerdings auch insbesondere beim Typ-II-Diabetes eine Glykierung der Linsenproteine mit anschließender erhöhter Aggregatbildung für die entstehende Linsentrübung verantwortlich (Abb. 42.21).

■ Eine gleichzeitige Glykierung einer Hämoglobinfraktion in den Erythrozyten in Form einer HbA_{1c}-Bildung über einen Konzentrationsanteil von ca. 6,7% hinaus kann rechtzeitig auf diese Gefahr hinweisen. Sie ist für die Prognose bedeutsamer als lediglich Blutzuckerbestimmungen, da sie durch die Langlebigkeit der Erythrozyten bedingt langfristige Durchschnittswerte widerspiegelt.

■ Reste von UV-Licht können auf Chromatophoren im Linsenprotein treffen und eine Fluoreszenz im

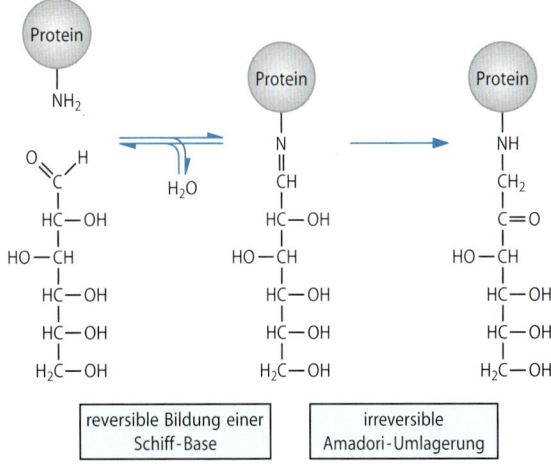

Abb. 42.21. Weg der nichtenzymatischen Glykierung von Proteinen über zunächst eine Schiff-Base, dann eine Amadori-Umlagerung zu einem AGE (advanced glycation endproduct). (Aus Löffler u. Petrides 1998)

sichtbaren Lichtbereich bewirken. Durch diesen Effekt wird im Gegensatz zur Linsenrinde, in der sich höhere Konzentrationen an Glutathion und anderen Antioxidanzien befinden, der Linsenkern besonders betroffen; er färbt sich gelber, im Extremfall bildet sich eine Kernkatarakt. Bei weiteren Kataraktformen soll die physikalische Schadenseinwirkung überwiegen, so daß sie hier nicht weiter ausgeführt werden.

2.6 Glaskörper

■ Der Glaskörper besteht zu 98% aus Wasser neben ca. 1% Makromolekülen und etwa 1% Elektrolyten und niedermolekularen Substanzen. Lediglich in der Rindenzone liegen als Hyalozyten bezeichnete Zellen, angrenzend an eine Basilarmembran. Diese stellt den Übergang auf der retinalen Seite zu den Müller-Zellen dar, eine weitere Abgrenzung erfolgt zur Pars plana des Ziliarkörpers, der Zonula sowie dem hinteren Pol der Linse. Aufgabe dieser Zellen ist die Abgabe der in der Matrix vorkommenden Hyaluronsäure, die dem Glaskörper seine hochviskose Eigenschaft verleiht. Sie ist ein hochmolekulares (ca. 8 Mio. g/mol) Glykosaminoglykan, das früher als Mukopolysaccharid bezeichnet wurde und bis zu 25000 Disaccharidketten enthält, in denen jeweils neben einem Hexosamin (z.B. Glukosamin oder Galaktosamin) ein N-freies Monosaccharid (z.B. Glukuronsäure) vorkommt. Die Viskosität ist dadurch bedingt, daß im Gegensatz zu Proteoglykanen kein festes Proteinskelett vorhanden ist. Daneben kommt vorwiegend ein Kollagen vom Typ II vor, das als Homotrimer (Tripelhelix) aus 3 gleichen α_1-Ketten aufgebaut ist. Vom Kollagen II des Knorpels unterscheidet es sich durch das Überwiegen von Galaktosylglukoseseitenketten und einem höheren Gehalt an Alanin, hat allerdings mit ihm gemeinsam eine kurze Bandenstreifung von 62 nm sowie einen relativ hohen Gehalt an Hydroxylysin.

■ Im Gegensatz zu den Zonulafasern sind die Kollagenfasern des Glaskörpers durch Kollagenasen abbaubar. Beim Altern nimmt die Fibrillendicke zu und es bilden sich auch hier größere Proteinaggregate. Zugleich kommt es durch partielle Verflüssigung und Zusammenfließen von Lakunen zunehmend zu hinteren Glaskörperabhebungen. Das Kollagen unterliegt auch einer Glykosylierung bei hohen Glukosespiegeln im Blut. Durch energiereiche Strahlung oder Spuren von Metallionen wie Kupfer oder Eisen bilden sich unter Anwesenheit von Sauerstoff freie Radikale (z.B. H_2O_2 und Hydroxylradikale), was normalerweise durch einen hohen Gehalt an Superoxiddismutase und Katalase verhindert wird. Als Relikt nach retinalen Blutungen in den Glaskörper können dort Cholesterinkristalle zurückbleiben, die als stark brechende Kristalle das Bild eines Schneegestöbers ergeben (Synchisis scintillans, Cholesterinhyalose), den Visus aber nicht stärker herabsetzen, da sie als schwere Bestandteile gravimetrisch z.T. auf den Boden des Glaskörpers gelangen.

2.7 Netzhaut

■ Im Gegensatz zu den übrigen vorwiegend lichtleitenden und/oder schützenden Bestandteilen des Auges dient der wesentliche Teil der Retina der Lichtrezeption; entsprechend vielfältig sind die damit verbundenen biochemischen Prozesse. Diese spielen sich einerseits in der inneren Schicht der neurosensorischen Retina ab, andererseits in der sehr dünnen äußeren Schicht des retinalen Pigmentepithels, das eine selektiv permeable Barriere zur Cho-

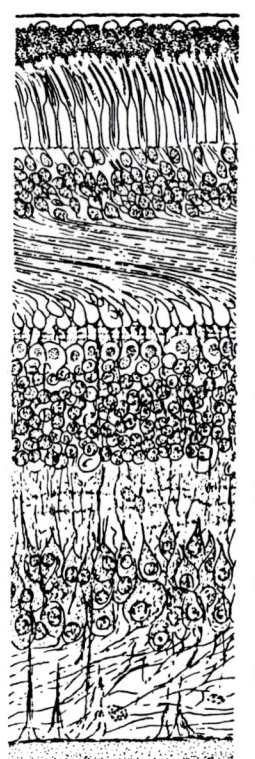

1 Pigmentepithel
2 Photorezeptoren
3 Membrana limitans externa
4 Äußere Körnerschicht
5 Äußere plexiforme Schicht
6 Innere Körnerschicht
7 Innere plexiforme Schicht
8 Ganglienzellschicht
9 Nervenfaserschicht
10 Membrana limitans interna

Abb. 42.22. Schichtenaufbau der Netzhaut

rioidea mit stark phagozytiver Funktion darstellt. Die morphologisch in weitere 9 unterschiedliche Schichten (Abb. 42.22) einzuteilende neurosensorische Retina reicht als Pars optica bis an die Ora serrata, wo sie in den vorderen, lichtunempfindlichen Abschnitt (Pars caeca) übergeht, der den Ziliarkörper und die Hinterfläche der Iris bedeckt. Während frühere biochemische Studien fast ausschließlich der Gesamtnetzhaut galten, werden heute auch getrennte Untersuchungen an einzelnen Zellschichten durchgeführt. Zumindest sind die biochemischen Eigenschaften der neurosensorischen Retina und des retinalen Pigmentepithels stark verschieden. Letzteres besteht aus einer einzelligen Schicht, die außen mit der Chorioidea durch die Bruch-Membran verbunden ist, innen über Mikrovilli unmittelbar an die Außensegmente der Photorezeptoren grenzt.

- Der Reichtum am Pigment Melanin, das über den Tyrosinstoffwechsel gebildet wird (Abb. 42.23), hat dem retinalen Pigmentepithel seinen Namen gegeben. Diese Zellschicht ist dennoch relativ durchsichtig und gestattet den ophthalmoskopischen Blick auf die durch ihr dichtes Blutgefäßnetzwerk rot erscheinende Chorioidea, verhindert aber das Erkennen einzelner Gefäße. Im basalen Teil finden sich Mitochondrien mit den Enzymen des Zitronensäurezyklus und der Atmungskette. Im Zytosol liegen Lysosomen mit sauren Lipasen und Phosphatasen. Sie spielen eine große Rolle bei der Phagozytose der Membranscheibchen der Photorezeptoren. Das retinale Pigmentepithel besitzt viele Zytokeratineigenschaften anderer Epithelien, daneben enthält es auch Vimentin als mesenchymales Protein in den apikalen Fortsätzen, das an der Erneuerung der Photorezeptoren beteiligt ist. Weiterhin bildet die Epithelschicht Proteine, die für Makrophagen typisch sind, wie Rezeptoren für Immunoglobulin und die induzierbare NO_2-Synthase. Sie enthält auch größere Mengen an Phosphatidylcholin (Lecithin) und Phosphatidylinositol mit hohem Gehalt an gesättigten Fettsäuren sowie Arachidonsäure, womit sie zur Synthese von Prostaglandinen mit immunsuppressiven Eigenschaften fähig ist. Es erfolgt ein bidirektioneller Transport von Metaboliten, aber der Hauptstrom ist von der retinalen Seite zur Choriokapillaris gerichtet. Aufgesetzt ist die Epithelschicht auf eine Basilarmembran in Form der Bruch-Membran. Zusammen mit Proteoglykanen und Matrixproteinen enthält diese Membran Hyaluronsäure und Chondroitinsulfate zusammen mit Kollagenen und Elastin. Die äußeren Segmentspitzen der Photorezeptoren werden bei den diurnal ablaufenden Prozessen durch das intensive phagosomale System der retinalen Pigmentzellen abgebaut und das gelöste Material über basale Falten an die Choriokapillaris weitergeleitet. Mit zunehmendem Alter sammeln sich Lysosomen und Lipofuszinpigmente an und zeigen die nachlassende Fähigkeit, große Mengen des relativ „unverdaulichen" Materials zu transportieren.

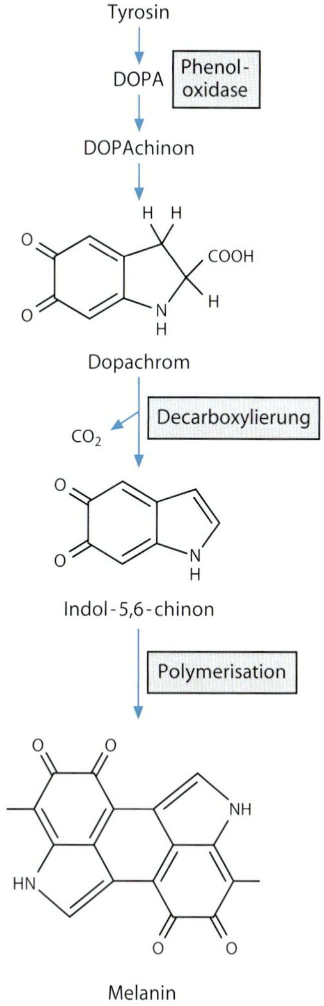

Abb. 42.23. Biosynthese des polymerisierten Melanins aus Tyrosin

- Das Pigmentepithel und die zur neurosensorischen Retina zählenden Schichten sind in Abb. 42.22 dargestellt. Es können unterschieden werden (von außen nach innen entsprechend dem Nervenverlauf) nach dem Pigmentepithel (1) die Schicht der Photorezeptoren (2), die von einer Membrana limitans externa (3) scheinbar von ihren Zellkörpern getrennt werden. Diese bilden die äußere Körnerschicht, das erste Neuron (4). Es folgt eine äußere plexiforme Schicht (5), in der die Synapsen zwischen dem 1. und dem 2. Neuron liegen. Neben den als 2. Neuron fungierenden bipolaren Zellen finden sich in der inneren Körnerschicht (6) auch noch die Horizontal- und Amakrinzellen sowie die Zellkerne der Müller-Stützzellen, die mit ihren Ausläufern sich von der Membrana limitans externa bis zur limitans interna erstrecken. Es folgt die innere plexiforme Schicht (7) mit den Synapsen zwischen dem 2. Neuron und dem 3. Neuron, das durch die in der Ganglienzellschicht (8) liegenden relativ großen Nervenzellen gebildet wird. Die nach innen folgende Nervenfaserschicht (9) enthält die Axone der Ganglienzellen auf dem Weg zum Faszikulus optikus, dem „Sehnerv" und wird schließlich durch eine Membrana limitans interna (10) gegenüber dem Glaskörper abgegrenzt.

- Auf den sich in den Photorezeptoren (2) abspielenden Phototransduktionsprozeß wird erst an späterer Stelle eingegangen, hier seien die mit dem hohen Stoffwechsel verbundenen metabolischen Prozesse, v. a. solche des Glukoseabbaus genannt. Er erfolgt sowohl oxidativ über die reichlich vorhandenen Enzyme des Zitronensäure-, aber auch des Hexosemonophosphatzyklus, während im Gegensatz zur Linse der Abbau über den Sorbitweg nicht bestritten wird.

- Die Glukoseaufnahme erfolgt insulinunabhängig über den Weg einer erleichterten Diffusion. Dies vermitteln spezielle Proteine als Trägermoleküle, von denen man mindestens 7 kennt und von denen die Glukosetransporter GLUT1 und v. a. GLUT3 in der Retina eine Rolle spielen. Der Transport erfolgt nur „bergab", d.h. entlang eines Konzentrationsgefälles, von dem die Transportrate entsprechend abhängig ist. Das ist bei einer Hyperglykämie besonders bedeutsam und kann zur vermehrten Glykierung beitragen. Die Photorezeptoren degenerieren, wenn sie von der angrenzenden Pigmentepithelschicht getrennt werden, wie das bei einer Netzhautablösung der Fall ist, oder auch nur bei einer stärkeren subretinalen Flüssigkeitsansammlung.

- Die Membrana limitans externa (3) trennt die Photorezeptorenschicht in das Außen- und das Innensegment (Abb. 42.24), wobei in letzterem die Zellkerne zu liegen kommen [äußere Körnerschicht (4)]. Für die RNA-Synthese im Zellkern liefert der erwähnte Hexosemonophosphatzyklus die erforderliche Ribose, er findet einerseits im Innensegment statt, andererseits auch im Außensegment, wo

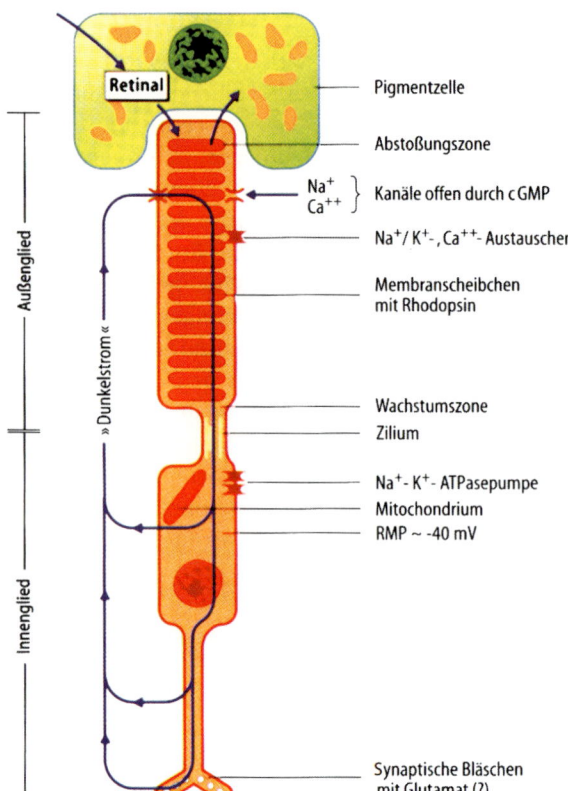

Abb. 42.24. Feinstruktur eines Stäbchen mit den Bereichen des Innen- und Außensegmentes. (Aus Schmidt 1985)

das dabei gebildete NADPH bei der Phototransduktion benötigt wird. Es erfolgt auch eine starke anaerobe Glykolyse, selbst bei ausreichender Sauerstoffversorgung, obgleich dies nach energetischen Gesichtspunkten unrationell ist und auch ein Laktatabtransport schwieriger ist als der von CO_2. Jedoch wird offensichtlich der anaerobe Stoffwechselweg immer in Bereitschaft gehalten. Entsprechend hoch ist auch die örtliche Aktivität an Carboanhydrase und LDH. Die anaerobe Glykolyse hat ihr höchstes Gewicht am neuronalen Ende der Photorezeptoren, das gleichzeitig am weitesten entfernt von der chorioidalen Gefäßversorgung ist.

- Entsprechend der ständigen Erneuerung, insbesondere von Membranscheibchen in den Photorezeptoren, spielt die Proteinsynthese eine große Rolle. Dafür und auch für die Produktion von Neurotransmittern kommen die erforderlichen Aminosäuren reichlich vor, die zum großen Teil im Zitronensäurezyklus synthetisiert werden. Daneben auffallend ist Taurin als die am stärksten auftretende Aminosäure zu nennen, eine Substanz, die den Neurotransmittern nahe steht und der eine antioxidative Wirkung zukommt.

■ Schließlich ist der erhebliche Lipidstoffwechsel zu nennen. Phospholipide bauen zusammen mit Proteinen die Membranscheibchen auf, die im Außensegment langsam vorrücken und schließlich von den Phagosomen des Pigmentepithels aufgenommen werden. Daneben liegt insbesondere im Außensegment ein hoher Gehalt an vielfach ungesättigten Fettsäuren mit bis zu 6 Doppelbindungen (Supraene, Docosahexaensäure) vor. Dies macht die Photorezeptorenschicht besonders anfällig für oxidative Schäden, die nur durch den starken Gehalt an Antioxidanzien, wie z. B. α-Tocopherol (Vitamin E) und reduziertem Glutathion vermieden werden können. Schadenanfällig ist besonders die Synthese neuer Membranen sowie die Phagozytose der äußeren Segmentspitzen. Zum Ab- und Umbau von Lipiden stehen Phospholipasen sowie decarboxylierende und methylierende Enzyme zur Verfügung.

■ Die Macula lutea als dichtester Bereich von Photorezeptoren des Zapfentyps hat ihr gelbliches Aussehen von der Einlagerung von Xantophyllpigmenten. Diese stammen aus der Gruppe der Karotine (Lutein und Zeaxanthin) und fungieren zum einen als Strahlenschutz, da sie im UV-Bereich stark absorbieren, zum anderen üben sie ebenfalls einen antioxidativen Effekt aus. Darin werden sie unterstützt durch den bereits erwähnten hohen Gehalt an Melanin im Pigmentepithel, das in seiner reduzierten Form einen starker Fänger für lichtinduzierte O_2^--Radikale darstellt.

■ Von den beiden synaptischen (plexiformen) Schichten werden in der äußeren plexiformen Schicht (5) die Photorezeptoren mit den Horizontal- und Bipolarzellen verbunden. Dabei werden relativ langsame Potentialänderungen übertragen, jedoch keine fortgeleiteten schnellen Impulse in Form von Aktionspotentialen.

■ In der inneren Körnerzellschicht (6) modifizieren die horizontalen – und amakrinen Zellen die elektrische Erregung der bipolaren Zellen, wobei die horizontalen Zellen exzitatorische und hemmende Neurotransmitter abgeben, die amakrinen Zellen dagegen nur hemmende. Glutamat ist der vorwiegend exzitatorische Neurotransmitter der Horizontalzellen, während Gamma-Aminobuttersäure (GABA) hemmend in beiden Zelltypen wirkt. Glyzin ist ein inhibitorischer Transmitter der amakrinen Zellart. In den Horizontalzellen können schon lichtmikroskopisch zytoplasmatische Einschlußkörperchen festgestellt werden, die als Kolmer-Kristalloide bezeichnet werden und deren Bestandteil Ribonukleoproteine sind. Der Stoffwechsel der Bipolarzellen entspricht dem allgemeinen Nervenstoffwechsel mit einem hohen Anteil an Neurotransmittern. Die Müller-Zellen spielen neben ihrer Stütz- und Füllfunktion auch eine für die neuronale Retina ernährende Rolle, wie sich aus dem hohen Stoffwechsel ergibt. Zahlreiche Mitochondrien mit ihren Enzymen weisen auf den oxidativen Stoffwechsel hin, als Energiedepot ist ein Vorrat an Glykogen zu nennen. Außerdem überführt eine Glutamintransferase das gebildete Glutamat in Glutamin.

■ In der inneren plexiformen Schicht (7) werden Impulse in Synapsen von Bipolarzellen auf Amakrin- und Ganglienzellen übertragen mit einerseits langsamen inhibitorischen und exzitatorischen Potentialen, andererseits aber bereits auch schon schnellen Aktionspotentialen.

■ In der Ganglienzell- (3. Neuron) und Nervenfaserschicht (8, 9) liegt ein hoher Gehalt an Glykoproteinen, Membranproteinen, Phospholipiden, Glykosaminglykanen (Mukopolysacchariden) und Enzymen vor, die sonst membrangebunden sind, hier aber auch axonal zum Ende der Faserstrecke transportiert werden. Dabei spielen Neurofilamente und Mikrotubuli eine Rolle. So erfolgt ein Transport an Stoffen, die beim Aufbau von Neurotransmittern am terminalen Ende der Zellen benötigt werden. Entsprechende Ausfallserscheinungen ergeben sich bei Störungen dieses Transports, wie er z.B. bei Glaukom und Papillenödem auftritt.

■ An der proteinreichen inneren limitierenden Membran (10) schließlich erfolgt eine Zellerneuerung bis hin zu den Photorezeptoren (während Abbau und Phagozytose ihrer äußeren Segmentspitzen in einem diurnalen Prozeß durch das retinale Pigmentepithel erfolgt).

■ Der Prozeß der Phototransduktion entspricht vielfältigen Kaskadenreaktionen. Am besten sind diese für die Photorezeption bei den Stäbchen untersucht, bei denen Vitamin-A-Derivate eine große Rolle spielen. Es wird in den Stäbchen das Glykoprotein Opsin synthetisiert, das zusammen mit 11-cis-Retinal, einem Isomer des Vitamin-A-Aldehyd, das Sehpigment Rhodopsin bildet. Das gleiche 11-cis-Retinal kommt in Stäbchen sowie allen 3 Zapfenarten vor, während sie sich alle durch die Struktur des Opsinproteins unterscheiden. Nur geringfügige Änderungen in der Struktur des Opsins haben starke Änderungen des Absorptionsmaximums zur Folge. In den Zapfen kommen 3 lichtempfindliche Pigmente vor, die aber einen gleichartigen Aufbau wie das Stäbchenopsin haben und als Zapfenopsine bezeichnet werden.

- Stäbchen und Zapfen weisen in Ruhe eine Depolarisation auf, da die Membran für Na^+-Ionen relativ durchlässig ist. Entsprechend liegt auch eine hohe Ca^{2+}-Konzentration vor, die an der Synapse zu den Bipolarzellen eine Freisetzung von Glutamat als Neurotransmitter bedingt und zur Empfindung „dunkel" führt.

- Bei den Stäbchen ist Retinal kovalent an die ε-Aminogruppe eines Lysinrestes des Opsins gebunden. Die Grundstruktur des Opsins umfaßt 7 α-Helices, die die photosensible Membran durchziehen. Durch Lichteinwirkung wird das 11-cis-Retinal als Chromophor im Rahmen einer Stereoisomerisierung über Zwischenstufen in all-trans-Retinal umgewandelt, das keine Bindung mehr zum Opsin besitzt.

- Das Opsin durchläuft mehrere Konformationsänderungen bis zur Trennung vom all-trans-Retinal. Eine der dabei entstehenden Zwischenverbindung ist das aktive Rhodopsin (R^*, Metarhodopsin II, gebleichtes Rhodopsin). Es führt zu der entscheidenden Signalübermittlung, indem es an ein G-Protein (Transducin) bindet. Dort wird über den Austausch eines GDP- zu einem GTP-Molekül eine cGMP-abhängige Phosphodiesterase aktiviert, die in Stäbchen sowie Zapfen einen raschen Abfall des cGMP Spiegels bewirkt (Abb. 42.25). Mit dem Mangel an cGMP werden die für eine Depolarisierung sorgenden Ionenkanäle geschlossen und es kommt über eine Erniedrigung der intrazellulären Ca^{2+}-Konzentration zu einer Hyperpolarisation. Die Glutamatfreisetzung an den Synapsen sistiert und führt zu der Empfindung „Licht". Nach der Belichtung wird durch eine Untereinheit des Transducins GTP zu GDP hydrolysiert und die Phosphodiesterase wieder inaktiviert.

- Zur Regenerierung des Rhodopsins wird all-trans-Retinal wieder zu 11-cis-Retinal isomeriert. Nach starker Belichtung erfolgt eine Umwandlung über eine Reduktion des Aldehyds all-trans-Retinal in den Alkohol all-trans-Retinol, das Vitamin A_1, wobei NADH die nötigen Protonen liefert. Schließlich entsteht durch eine Oxidation mittels des Übergangs von NAD^+ zu NADH wieder ein Aldehyd in Form des 11-cis-Retinals. Dieses bindet wieder bei den Stäbchen mit Opsin zum ursprünglichen Rhodopsin. In den Zapfen finden analoge Prozesse statt, auch hier ist ein Grundgehalt an Retinol vorhanden (s. Abb. 42.8).

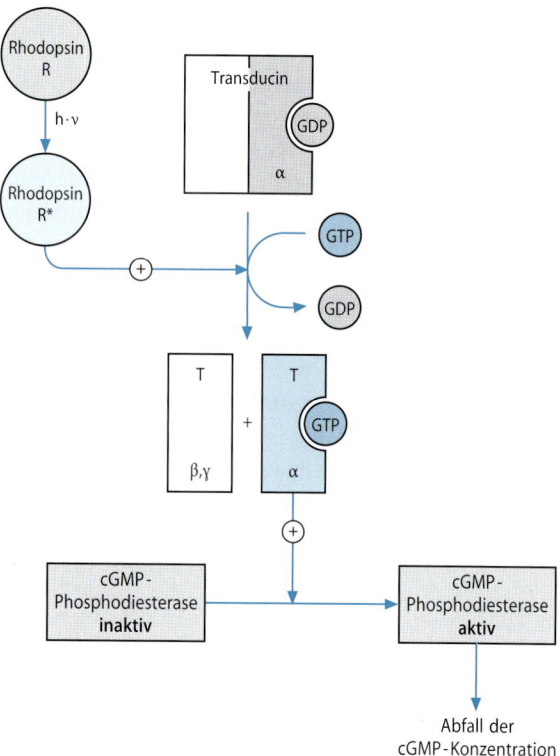

Abb. 42.25. Schema für die Erregungsübertragung bei der Phototransduktion. Erläuterungen s. Text

- In einem diurnalen Wechsel erfolgt ein starker Abbau der Membranscheibchen der Photorezeptoren über das Pigmentepithel, und zwar am Morgen mit erstem Lichteinfall bei den Stäbchen, bei den Zapfen dagegen in der Dunkelphase der Nacht.

2.8 Aderhaut

- Die Chorioidea stellt zusammen mit dem Ziliarkörper und der Iris die mittlere Augenhaut (Uvea) dar und ist der Mittler zwischen Sklera und Retina. Sie gewährleistet die lymphovaskuläre Versorgung des hinteren Augensegments im Gegensatz zu den in der Nervenfaserschicht verlaufenden retinalen Gefäßen. Zwischen den Gefäßen befindet sich eine lockere bindegewebige Matrix mit einem hohen Gehalt an Typ-III-Kollagenen, die typisch für ein dehnbares und spongiöses Gewebe sind. Die stark fenestrierten Gefäße münden zuletzt in 4 Scheitelvenen in je einem der 4 Quadranten des Bulbus. Das venöse Blut hat noch eine O_2-Sättigung von 90–95%, entsprechend einer geringen O_2-Extraktion bei hohem lokalen pO_2-Druck.

■ Auf einen erhöhten CO_2-Spiegel reagieren die chorioidalen Gefäße wie die Hirngefäße mit einer starken Erweiterung. Im Gegensatz zu dem intraokularen Mangel an lymphatischen Strukturen weist die Chorioidea ein reichhaltiges Vorkommen an Immunzellen mit Mastzellen, dendritischen Zellen sowie Makrophagen auf und kann entsprechend kräftig mit Entzündungen reagieren.

WEITERFÜHRENDE LITERATUR

Arnis S, Hofmann KP (1995) Photoregeneration of bovine rhodopsin from its signaling state. Cell 81:841
Carpenter MB, Sutin J (1983) Human Neuroanatomy. Williams & Wilkins, Baltimore
Davson H (1990) Physiology of the eye. Macmillan, London
Deetgen P, Speckmann EJ (1999) Physiologie. Urban & Schwarzenberg, München
Delcourt C, Carrière I, Ponton-Sanchez A et al. (2000) Light exposure and the risk of cortical, nuclear and posterior subcapsular cataracts. Arch Ophthalmol 118:385
Eysel UT (1986) Spezifische Leistungen thalamischer Hemmungsmechanismen im Sehsystem. In: Bromm BD, Lübbers D (Hrsg) Physiologie aktuell, Bd. 2. Fischer, Stuttgart
Farrens DL (1995) Structure and function in rhodopsin. Measurement of the rate of metarhodopsin II decay by fluorescence spectroscopy. J Biol Chem 270:5073
Forrester JV (1997) Aging and vision. Br J Ophthalmol 81: 809
Forrester J, Dick A, McMenamin P, Lee W (1996) The eye. Basic sciences in practice. Saunders, London
Ganong WF (1971) Medizinische Physiologie. Springer, Berlin Heidelberg New York
Grüsser OJ, Grüsser-Cornehls U (1985) Physiologie des Sehens. In: Schmidt RF (Hrsg) Grundriß der Sinnesphysiologie. Springer, Berlin Heidelberg New York Tokyo
Haken H, Wolf HC (1996) Atom- und Quantenphysik. Einführung in die experimentellen und theoretischen Grundlagen. Springer, Berlin Heidelberg New York Tokyo
Hart WM (ed) (1992) Adler's physiology of the eye: clinical application. Mosby, St. Louis
Hockwin O (1985) Biochemie des Auges. Enke, Stuttgart
Huber A (1955) Wissenschaftliche Tabellen Geigy, 5. Aufl. Geigy, Basel
Jörg J, Hielscher H (1984) Evozierte Potentiale. Springer, Berlin Heidelberg New York Tokyo
Klinke R, Silbernagl S (Hrsg) (1996) Lehrbuch der Physiologie des Menschen. Thieme, Stuttgart
Löffler G, Petrides PE (1998) Biochemie und Pathobiochemie. Springer, Berlin Heidelberg New York Tokyo
Maazzoni MR, Hamm EH (1996) Interaction of transducin with light-activated rhodopsin protects it from proteolytic digestion by trypsin. J Biol Chem 271:30034
Ogle KN (1961) Optics: An Introduction for ophthalmogists. Thomas, Springfield
Schalch W, Dayhaw-Barker P, Barker FM (1999) The carotenoids of the human retina. In: Taylor A (ed) Nutritional and environmental influences on the eye. CRC, Boca Raton/FL, p 215
Schmidt RF (Hrsg) (1985) Grundriß der Sinnesphysiologie. Springer, Berlin Heidelberg New York Tokyo
Schmidt RF, Thews G (Hrsg) (1998) Physiologie des Menschen. Springer, Berlin Heidelberg New York Tokyo
Shusterman DJ, Sheedy JE (1992) Occupational and environmental disorders of the special senses. Occup Med 7: 515
Siebeck R (1960) Optik des menschlichen Auges, Springer, Berlin Göttingen Heidelberg
Stöhr M, Dichgans J, Diener HC, Buettner UW (1989) Evozierte Potentiale. Springer, Berlin Heidelberg New York Tokyo
Straub W, Kroll P, Küchle HJ (Hrsg) (1995) Augenärztliche Untersuchungsmethoden. Enke, Stuttgart
Young RW (1987) Pathophysiology of age-related macular degeneration. Surv Ophthalmol 31:291
Young RW (1988) Solar radiation and age-related macular degeneration. Surv Ophthalmol 32:252
Zrenner E, Eysel U (1994) Visuelles System. In: Deetgen P, Speckmann EJ (Hrsg) Physiologie. Urban & Schwarzenberg, München

Anatomische Abbildungen und Embryologie

1 Orbita und Bulbus oculi 1137
2 Lidapparat 1137
3 Tränenwege 1140
4 Augenmuskeln 1143
5 Vorderer Augenabschnitt 1144
6 Hinterer Augenabschnitt 1146
7 Wichtige Abbildungen
 zum neuroophthalmologischen Fachgebiet 1147
8 Embryologie 1153
8.1 Abstammung okulärer Strukturen
 von embryonalen Geweben 1153
8.2 Chronologie der Augenentwicklung
 (Zusammenfassung) 1154
8.2.1 Präembryonale Periode
 (Fertilisation bis zum Ende der 3. Woche) 1154
8.2.2 Embryonale Periode (Beginn der 4. Woche
 bis zum Ende der 8. Woche) 1154
8.2.3 Fetale Periode
 (Beginn des 3. Monats bis zur Geburt) 1155
8.2.4 Postnatale Periode 1156

1
Orbita und Bulbus oculi

■ Als Schutzeinrichtungen des Auges fungieren Orbita, Augenlider und der Tränenapparat. Dabei stellt das Skelett der Orbita den wichtigsten Schutz des Augapfels dar. Lediglich beim Menschen ist sie zu einer ringsum vollständig ausgeformten Höhle ausgebildet. Dazu tragen Os frontale, zygomaticum, maxillare, lacrimale, ethmoidale, palatinum und sphenoidale bei (Abb. 43.1). Von den zahlreichen Knochendurchbrüchen seien hier nur als funktionell am wichtigsten Canalis opticus und die Fissurae orbitalis superior et inferior genannt.

■ Vor allem die mediale Wand der Orbita (Abb. 43.2) ist äußerst dünn, so daß es bei Knochenbrüchen an dieser Stelle leicht zu Impressionsfrakturen in die darunter gelegenen Siebbeinzellen kommen kann. Auf die Orbita übergreifende Infektionen sind leicht die Folge. Im höheren Alter kann das Tränenbein stellenweise rarefiziert sein. Der Tränensack liegt tief eingebettet in der Fossa sacci lacrimalis; über die Periostauskleidung wird sein Lumen stets offen gehalten.

■ Auf einem Frontalschnitt erkennt man den Eintritt des Sehnerven in die Orbita, retrobulbär die großen Gefäße, die Muskeln sowie die zugehörigen Nerven in ihrer gegenseitigen Lage (Abb. 43.3). Auch die Beziehung zu den Siebbeinhöhlen sowie zum Sinus maxillaris ist deutlich zu erkennen.

■ Ein Gesamtbild des Bulbus oculi ist in Abb. 43.4 wiedergegeben. Es sind verschiedene Schichten mit einem Teil ihrer Ausbildung dargestellt, von denen die Sklera die stärkste ist. Bei der Tunica vasculosa bulbi (Uvea) erkennt man die zugehörigen Anteile: die Chorioidea, das Corpus ciliare und die Iris. Am Übergang von Kornea zu Konjunktiva und Sklera liegt der Limbus corneae, darunter der Kammerwinkel mit dem Gebiet des Kammerwasserabstroms.

2
Lidapparat

■ Das Augenlid (Abb. 43.5 und 43.6) dient neben dem Tränenapparat dem Erhalt der Funktionsfähigkeit der Hornhaut sowie als Lichtschutz. Es enthält verschiedenartige Drüsen, von denen die ausgedehntesten die Gl. tarsales (Meibom) sind, daneben auch Drüsen, die Lipide in die Haarfollikel sezernieren (Zeis) sowie modifizierte Schweißdrüsen (Moll). Als Tarsus bezeichnet man die knorpelartige derbe Lidplatte, die aber keine Knorpelzellen enthält. Die Innenseite trägt die Tunica conjunctivae palpebrae; die Außenseite zeigt einen normalen Hautaufbau.

■ Dem Augenschluß dienen Anteile des M. orbicularis oculi (N. facialis), v.a. mit der Pars palpebrae. Antagonistisch wirken der M. levator palpebrae (N. oculomotorius) sowie der M. tarsalis mit Bestandteilen an glatter Muskulatur, der sympathisch

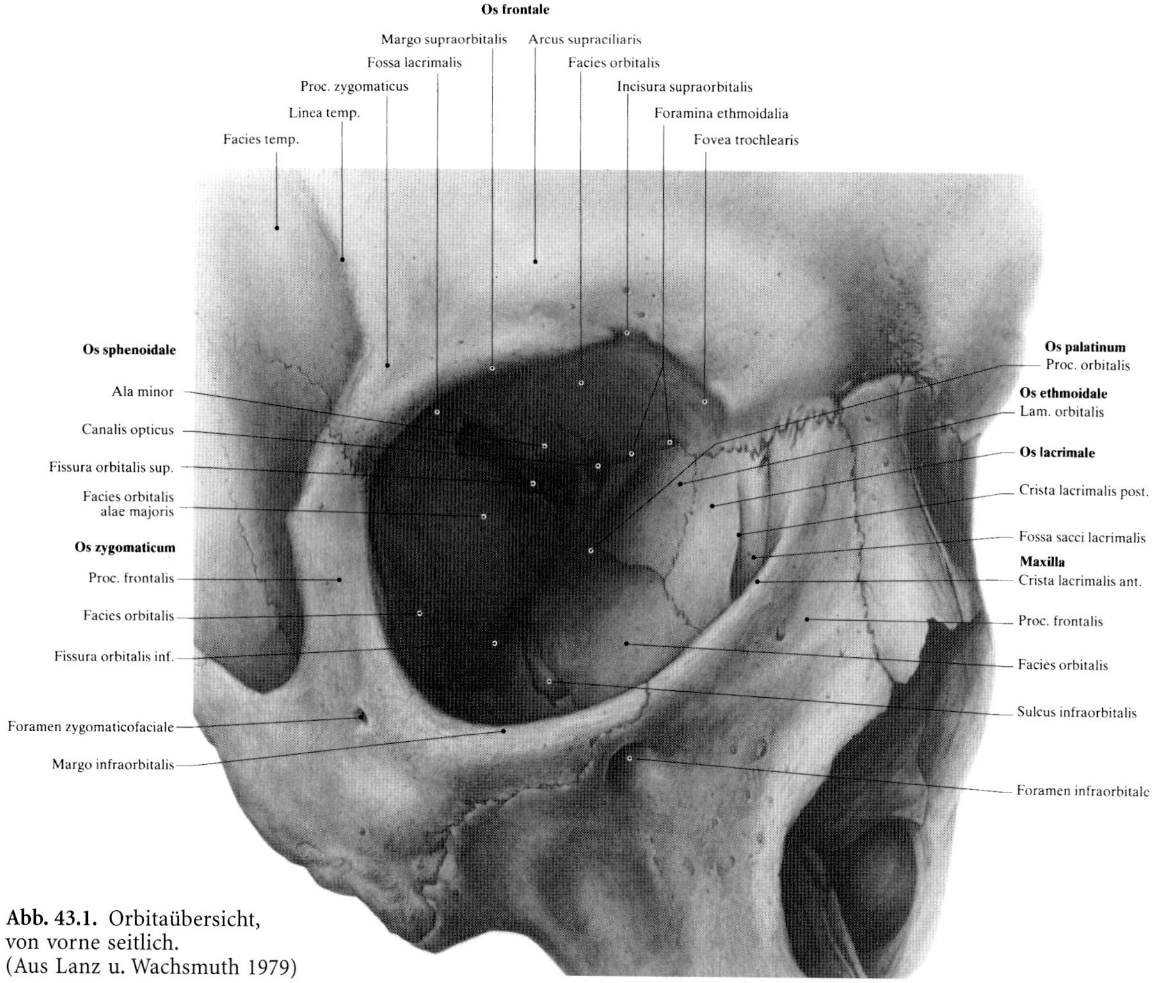

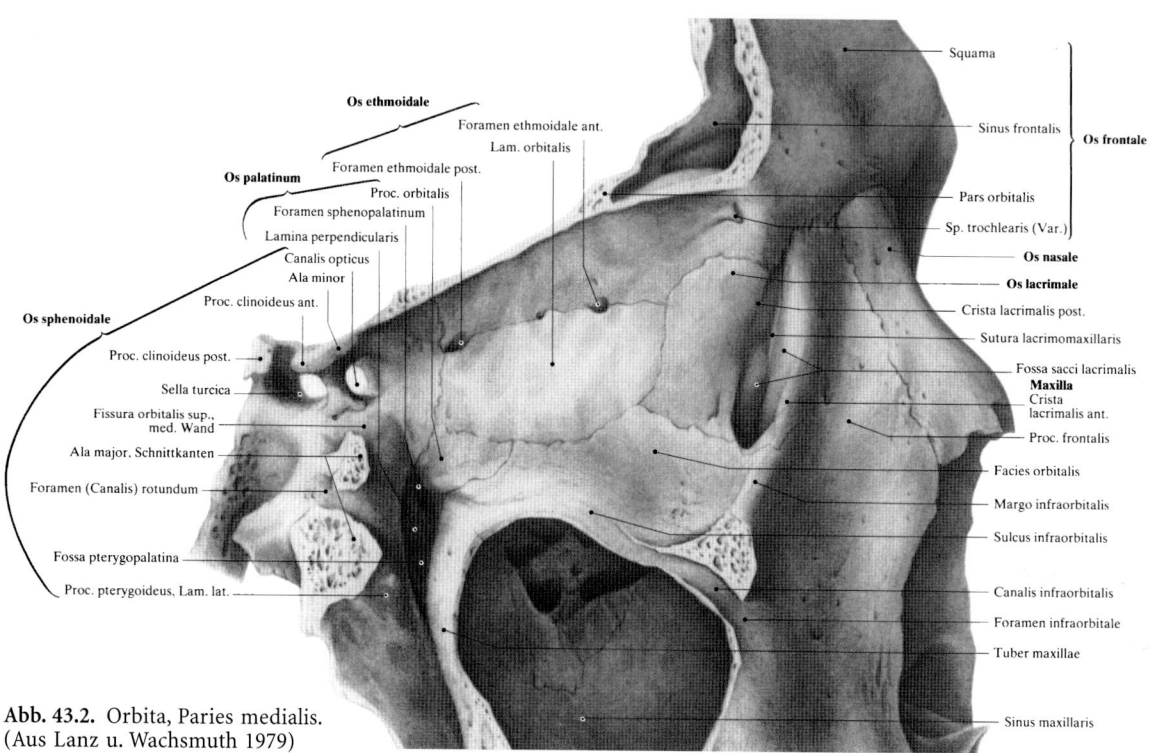

Abb. 43.1. Orbitaübersicht, von vorne seitlich. (Aus Lanz u. Wachsmuth 1979)

Abb. 43.2. Orbita, Paries medialis. (Aus Lanz u. Wachsmuth 1979)

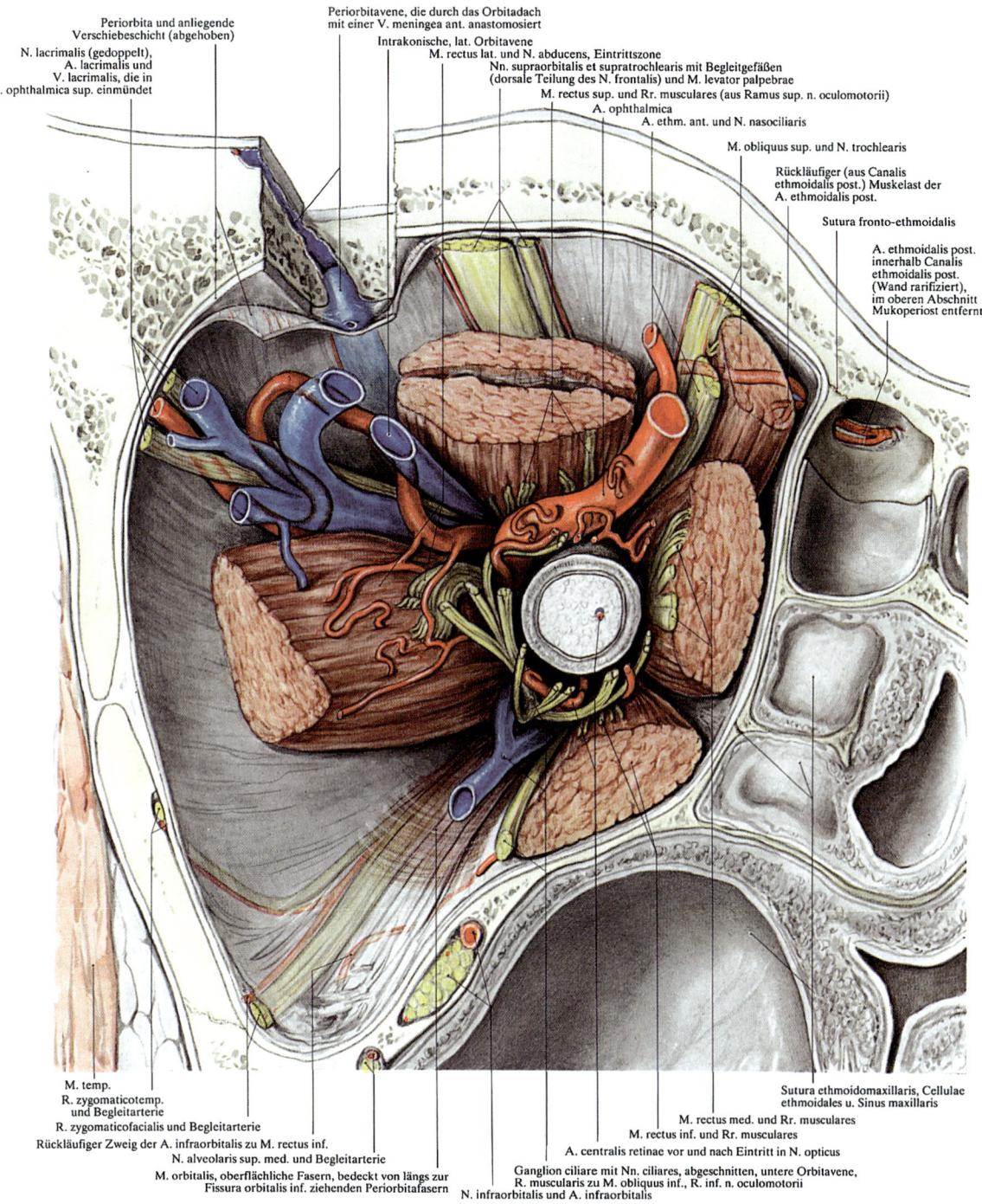

Abb. 43.3. Frontalschnitt durch die Orbita, 2 mm hinter dem Bulbus oculi; das retrobulbäre Fettgewebe ist entfernt. Lage der Muskeln, Nerven und Gefäße in ursprünglicher Situation. (Aus Lanz u. Wachsmuth 1979)

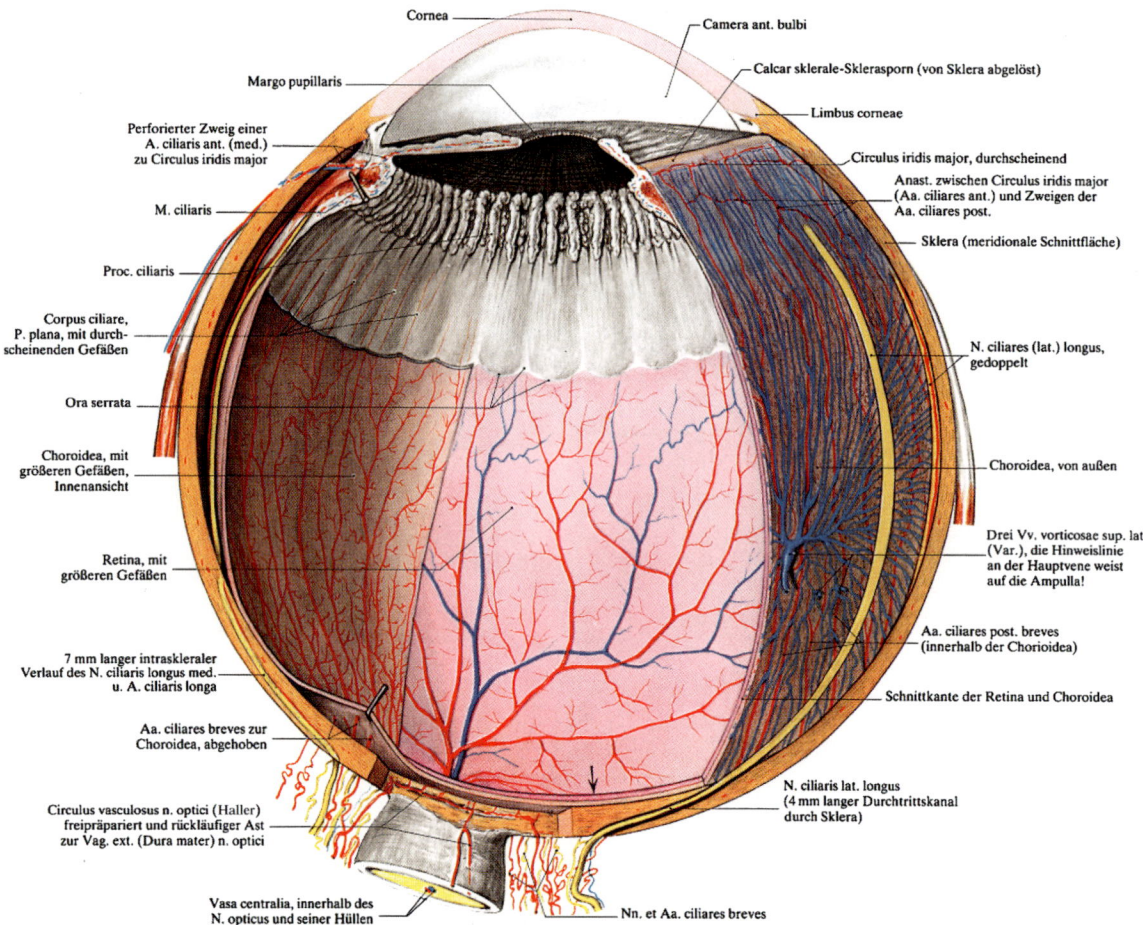

Abb. 43.4. Schichtenpräparat des Bulbus oculi. (Aus Lanz u. Wachsmuth 1979)

innerviert wird. Apoplexien mit Beteiligung des N. facialis können zum Lagophthalmus, Störungen im Bereich des Ganglion cervicale superior und zum Auftreten eines Horner-Syndroms führen (s. Abb. 43.20).

3
Tränenwege

■ Der Weg der Tränenflüssigkeit (Abb. 43.6 und 43.7) führt von den Tränendrüsen mit 2 unvollständig getrennten Anteilen Pars orbitalis und Pars palpebralis zunächst in den Saccus conjunctivae. Die Innervation erfolgt sowohl durch parasympathische Fasern aus dem N. facialis/N. intermedius als auch durch sympathische Fasern aus dem Ganglion cervicale cranialis. Aus dem Saccus gelangt die Tränenflüssigkeit zum medialen Tränensee, über die Puncta lacrimalia durch die Canaliculi lacrimales zum Saccus lacrimalis und schließlich in den Ductus nasolacrimalis. Bei evertiertem Oberlid kann der vordere Rand der Pars palpebralis der Tränendrüse durch die Konjunktiva mitunter durchscheinend erkannt werden. Ihre Ausführungsgänge münden vorwiegend in die der Pars orbitalis, z. T. jedoch auch unabhängig in den Fornix conjunctivae superior. Die Puncta lacrimalia liegen etwa 6 mm vom inneren Lidwinkel entfernt. Die anschließenden Canaliculi lacrimales weisen eine Pars verticalis und eine Pars horizontalis auf, bevor sie 2–3 mm unterhalb des Fornix in den Saccus lacrimalis einmünden, meist getrennt, z. T. jedoch auch gemeinsam. Im Saccus lacrimalis erweitert sich das Lumen bis auf ca. 5 mm, die Länge beträgt etwa 12 mm, wobei es einen Inhalt von 20–100 mm^3 aufweisen kann. Der Saccus liegt zwischen den Cristae lacrimales posteriores und anteriores tief eingebettet in der Fossa sacci lacrimalis. Der Ductus nasolacrimalis geht aus dem Saccus an dessen kaudalem Ende meist seitlich hervor, worauf bei Sondierungen zu achten ist. Er führt dann durch den gleichnamigen, allerdings kür-

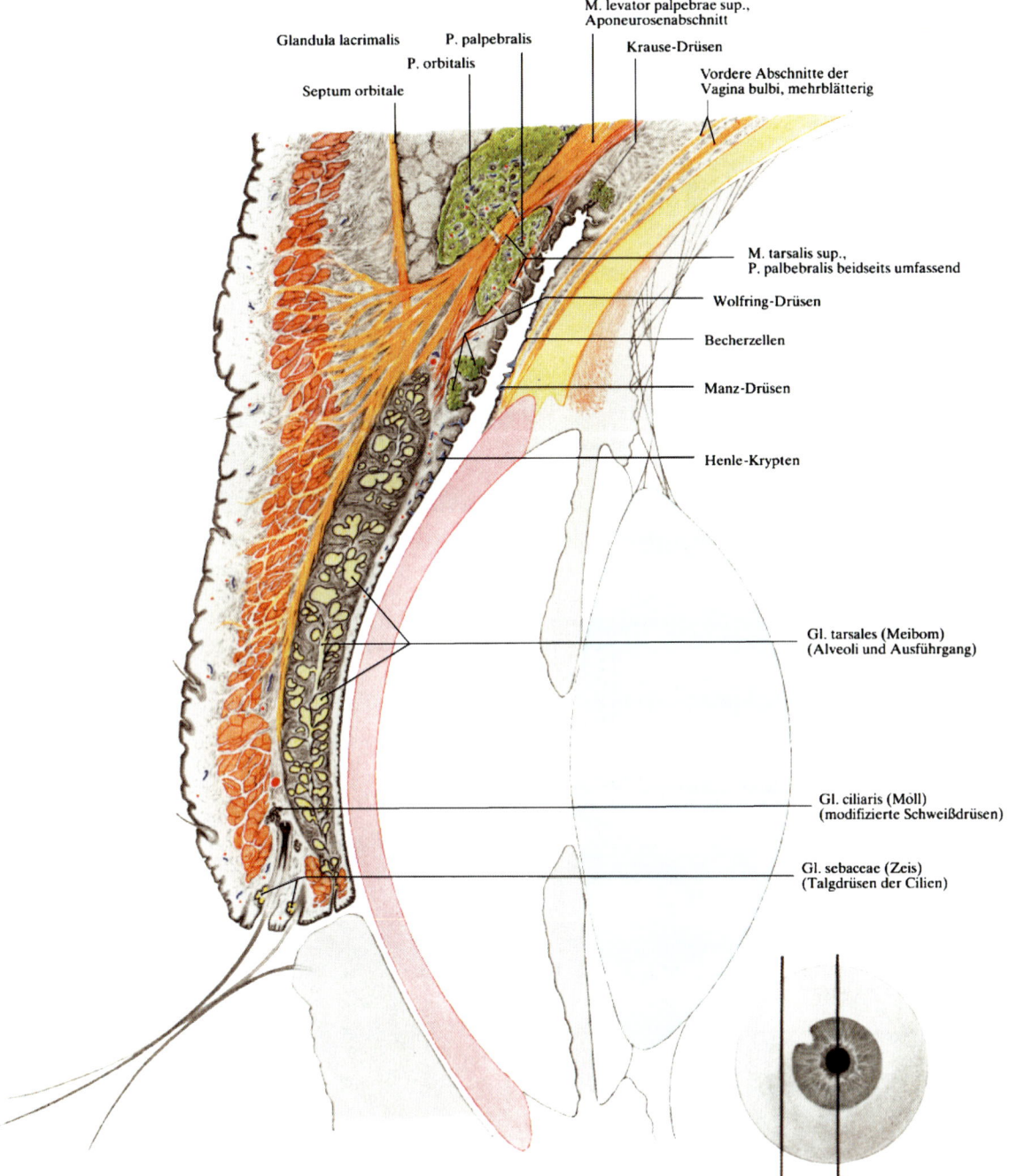

Abb. 43.5. Oberlid mit Tränendrüse, Oberliddrüsen und Drüsen des Saccus conjunctivae. *Das Insert* zeigt die bulbusmediane Schnittebene des Oberlids und die lateral davon gelegene Ebene im Bereich der Glandula lacrimalis. Die Tränendrüsen sind *grün gezeichnet*, Mucin produzierende Zellen und Drüsen *blau*, modifizierte Talgdrüsen *gelb*. (Aus Lanz u. Wachsmuth 1979)

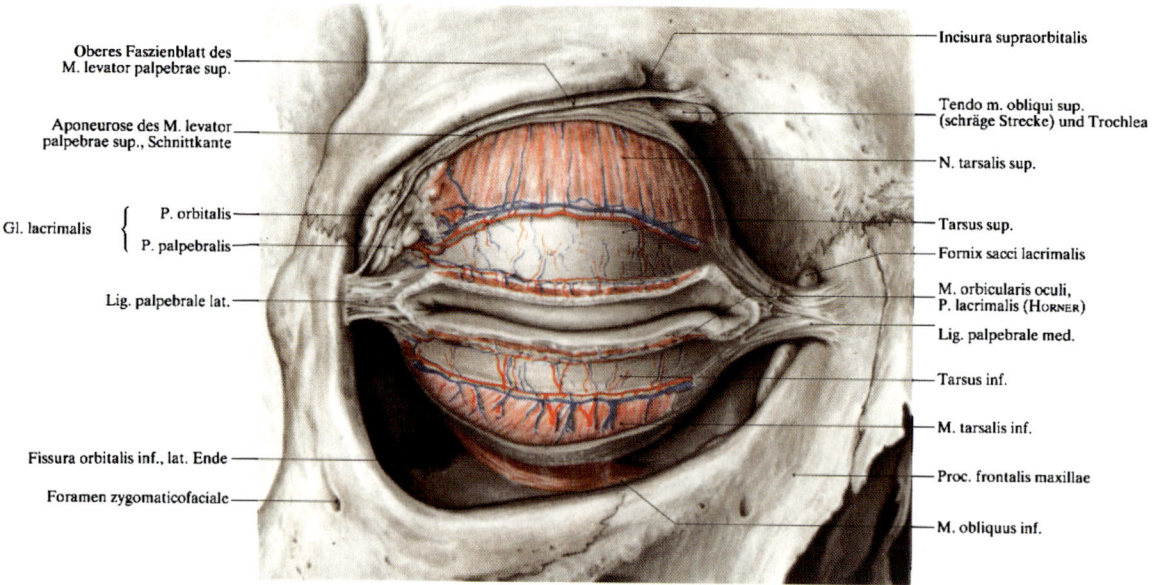

Abb. 43.6. Musculi tarsales. (Aus Lanz u. Wachsmuth 1979)

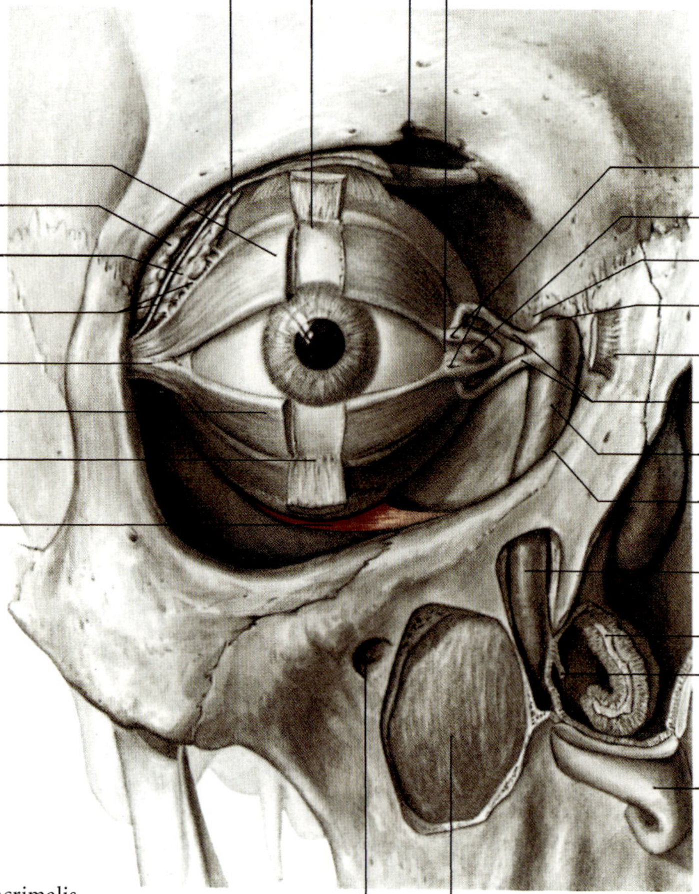

Abb. 43.7. Apparatus lacrimalis. (Aus Lanz u. Wachsmuth 1979)

zeren knöchernen Kanal unter dem Os lacrimale im Bereich des Os maxillare zur Concha nasalis inferior, wo er im Ostium nasolacrimale unterhalb der Hasner-Klappe endet. Dieses Ostium kann in seltenen Fällen bei Neugeborenen noch durch eine Membran verschlossen sein und bedarf dann einer Sondierung, falls es zu einer Stauung kommt und man einer Infektion vorbeugen möchte.

4
Augenmuskeln

■ Die 6 äußeren Augenmuskeln teilt man ein in 4 gerade (Mm. rectus superior, inferior, medialis und lateralis) sowie 2 schräge (Mm. obliquus superior und inferior) Augenmuskeln. Davon werden 4 vom N. oculomotorius versorgt [III. Hirnnerv, basal aus dem Mesenzephalon], und zwar die 3 geraden (außer dem M. rectus lateralis) sowie der M. obliquus inferior. Die Innervation des M. rectus lateralis erfolgt durch den N. abducens [VI. Hirnnerv, kaudal von den unteren Hügeln des Tectum, aus dem Mesenzephalon kommend]. Der M. obliquus superior erhält seine Nervenversorgung über den N. trochlearis [IV. Hirnnerv, ventrolateral aus dem Rautenhirn]. Der Ursprung der Muskeln (Ausnahme: M. obliquus inferior) befindet sich am Anulus tendineus communis, einem sehnigen Ring, der sich über die Öffnung des Canalis opticus und den mittleren Teil der Fissura orbitalis superior spannt. Der Ursprung des M. obliquus inferior liegt dagegen an der medialen Orbitalwand nahe dem Canalis lacrimalis. Die Ansätze der geraden äußeren Augenmuskeln liegen

Abb. 43.8. Augenmuskelansätze, episklerale Gefäße und Korneaform. Conjunctiva sclerae, unmittelbar peripher des Limbus abgetrennt. Größe der Kornearückseite gestrichelt. Rechtes Auge. (Aus Lanz u. Wachsmuth 1979)

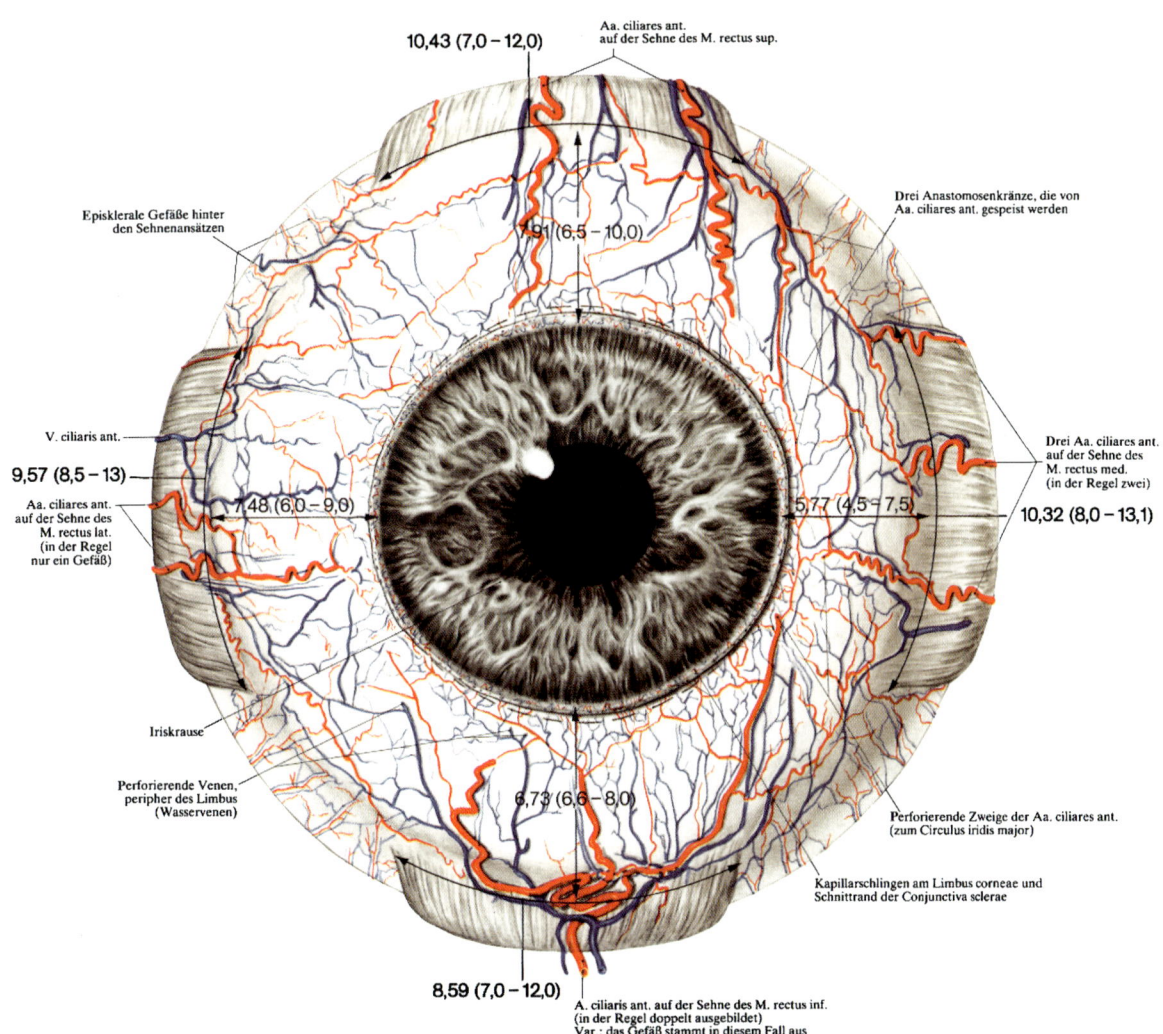

alle vor dem Äquator bulbi in einer links bzw. rechts drehenden Spirale (Tillaux), wobei den kürzesten Abstand zum Limbus corneae der M. rectus medialis hat, den längsten der M. rectus superior (Abb. 43.8).

■ Die Sehne des M. obliquus superior wird an der oberen medialen Wand der Orbita durch einen knorpeligen Halbring (Trochlea) geführt. Darauf wendet sie sich um ca. 50° zurück und zieht unter der Sehne des M. rectus superior zum hinteren lateralen Quadranten des Bulbus, gegenüber dem Ansatz des M. obliquus inferior. Beide setzen hinter dem Äquator bulbi an.

■ Die Augenbewegungen erfolgen nie durch einen der äußeren Augenmuskeln isoliert, sondern stets im Zusammenspiel mehrerer dieser Muskeln. So erfolgt beispielsweise der Blick senkrecht nach oben durch das Zusammenwirken des M. rectus superior und M. obliquus inferior, der nach unten mittels des M. rectus inferior und M. obliquus superior (Abb. 43.9).

5
Vorderer Augenabschnitt

■ Die vordere Augenkammer wird begrenzt durch die Endothelschicht der inneren Hornhautfläche, den Kammerwinkel mit dem Trabekelwerk (Reticulum trabeculare) sowie der Vorderfläche von Iris und Linse. Ihr Durchmesser liegt bei 11–12 mm, die Tiefe zwischen 2,6–4,4 mm. Die Hornhaut ist nach außen von einem mehrschichtigen Epithel bedeckt; unter ihrer Basalmembran folgt auf eine Lamina limitans anterior (Bowman-Schicht) die Substantia propria corneae, die aus Lamellen kollagener Fasern besteht. Die Lamina limitans posterior wird als Descemet-Membran bezeichnet; sie ist die festeste Schicht der Hornhaut, die nach innen von einem einschichtigen Endothel bedeckt wird. Zum hinteren Augenabschnitt besteht eine Kommunikation für das Kammerwasser über die Pupille (Abb. 43.10).

■ Das Kammerwasser strömt zum Kammerwinkel, wo es schließlich durch das Trabekelwerk

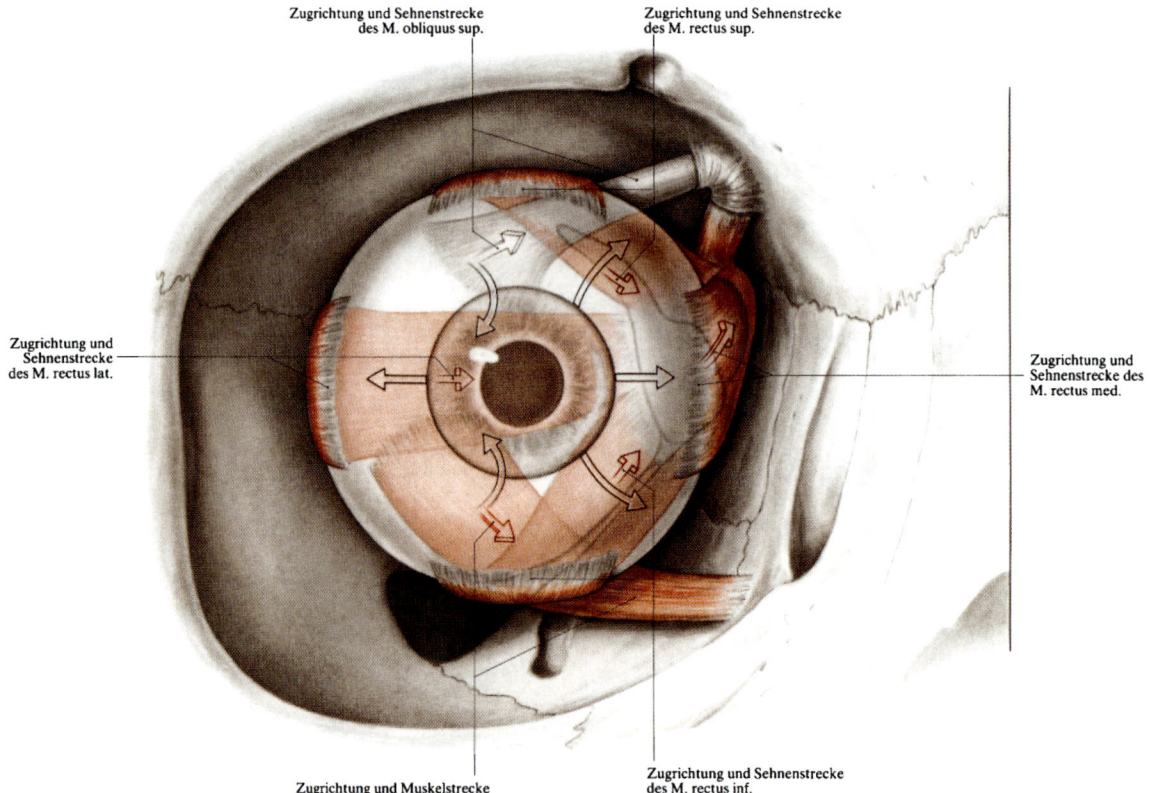

Abb. 43.9. Zugrichtung der Augenmuskeln und Blickrichtung. Die Zugrichtung ist durch *braun konturierte*, die Verlagerung der Pupille durch *schwarz konturierte Pfeile* angegeben. Die von den Mm. recti durchgeführten Blickwendungen gehen vom Limbus nach außen, die der Mm. obliqui reichen in die Iriszone hinein. (Aus Lanz u. Wachsmuth 1979)

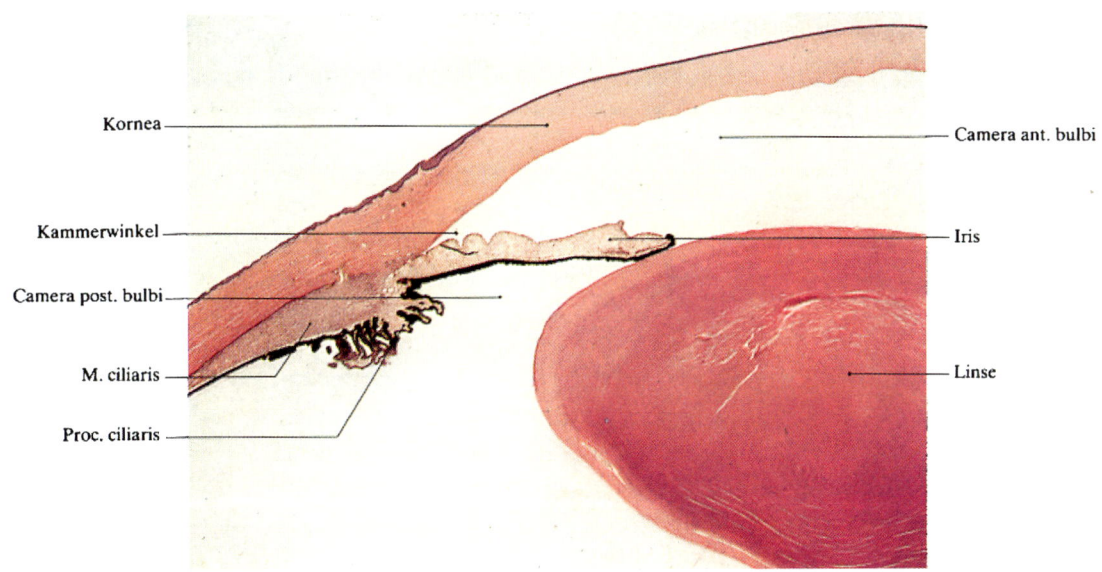

Abb. 43.10. Camera anterior et posterior bulbi, M. ciliaris und Linse; Hämalaun-Eosin. (Aus Lanz u. Wachsmuth 1979)

im ringförmig um die Vorderkammer angelegten Schlemm-Kanal (Sinus venosus sclerae) aufgenommen wird und durch die Kammerwasservenen abfließt. Der Ziliarkörper ist innen von der Pars ciliaris retinae bedeckt und reicht bis zur Basis der Iris (Abb. 43.11). Die Enden der Trabekellamellen stellen die Sehnen der Ziliarmuskelbündel dar.

■ Limbus (s. Abb. 43.4, 43.8 und 43.12): Der Übergangsbereich zwischen Bindehaut und Sklera einerseits und Hornhaut andererseits wird als Limbus corneae bezeichnet. In seinem Bereich ist das durchsichtige Hornhautgewebe gleichsam uhrglasartig eingefalzt. Durch das Überlappen der Bindehaut und subkonjunktivaler Strukturen liegen am Hornhautrandgebiet durchscheinende Zonen der Konjunktiva über durchsichtigen Hornhautrandgebieten. Die Breite dieser Überlappungszonen schwankt. Das etwa fünfschichtige Hornhautepithel geht verhältnismäßig rasch in die 10 oder 12 Zelllagen der Conjunctiva bulbi über.

■ Im Bereich des Limbus befindet sich der Kammerwinkel. Diese Komponente des Limbus ist von wesentlicher Bedeutung für den Intraokulardruck und für das chirurgische Vorgehen. Die vordere Grenze des Limbus ist durch eine Ebene gegeben, die das periphere Ende der Bowman-Schicht und der Descemet-Membran verbindet, die hintere durch eine Ebene senkrecht zur Oberfläche des Auges, etwa 1,5 mm dahinter. Sie zieht etwa durch den Sklerasporn hindurch. Die hintere Grenze entspricht einer zirkulären Linie von 1,5 mm hinter dem korneolimbalen Übergang im horizontalen und von 2 mm im vertikalen Meridian: sie nennt man den limbosklearalen Übergang. Der Limbus ist demnach ein schmaler, zirkulärer Gewebestreifen der Regio corneoscleralis von etwa 1,0 mm Dicke. Seine Form ähnelt 2 Ellipsen, deren Enden im horizontalen Meridian liegen. Die breitesten Abschnitte sind oben und unten.

■ Die graue Farbe der Limbusoberfläche wird einerseits durch den Übergang der durchsichtigen Hornhaut in die undurchsichtige Sklera und andererseits durch das darunterliegende Trabekelwerk und durch die Gefäße dieses Gewebeareals bewirkt: Man nennt sie die „graue Zone".

■ Arterielle Limbusgefäße (Abb. 43.12): Nach Hogan werden unterschieden: Terminalgefäße, die die peripheren Hornhautarkaden aufbauen, zu Venolen werden und später in Venen übergehen, und Vasa recurrentia, die die peripheren Hornhautarkaden bilden und dann, nach rückwärts verlaufend, 3–6 mm der perilimbalen Bindehaut versorgen.

■ Venöse Limbusgefäße (Abb. 43.12): Das Stroma des Limbus besitzt 2 Venennetze. Ein tiefer Skleraplexus liegt unmittelbar in Nachbarschaft des Schlemm-Kanals. Ein intraskleraler Plexus bildet ein Verbindungsnetz innerhalb des Limbus und erhält Blut vom tiefen Skleraplexus und vom Plexus ciliaris. Einige äußere Sammelvenen des Schlemm-Kanals ziehen unmittelbar in den tiefen Skleraplexus, andere ohne Anastomosen durch die Sklera zu ihrer Oberfläche hindurch: Sie werden Wasservenen genannt.

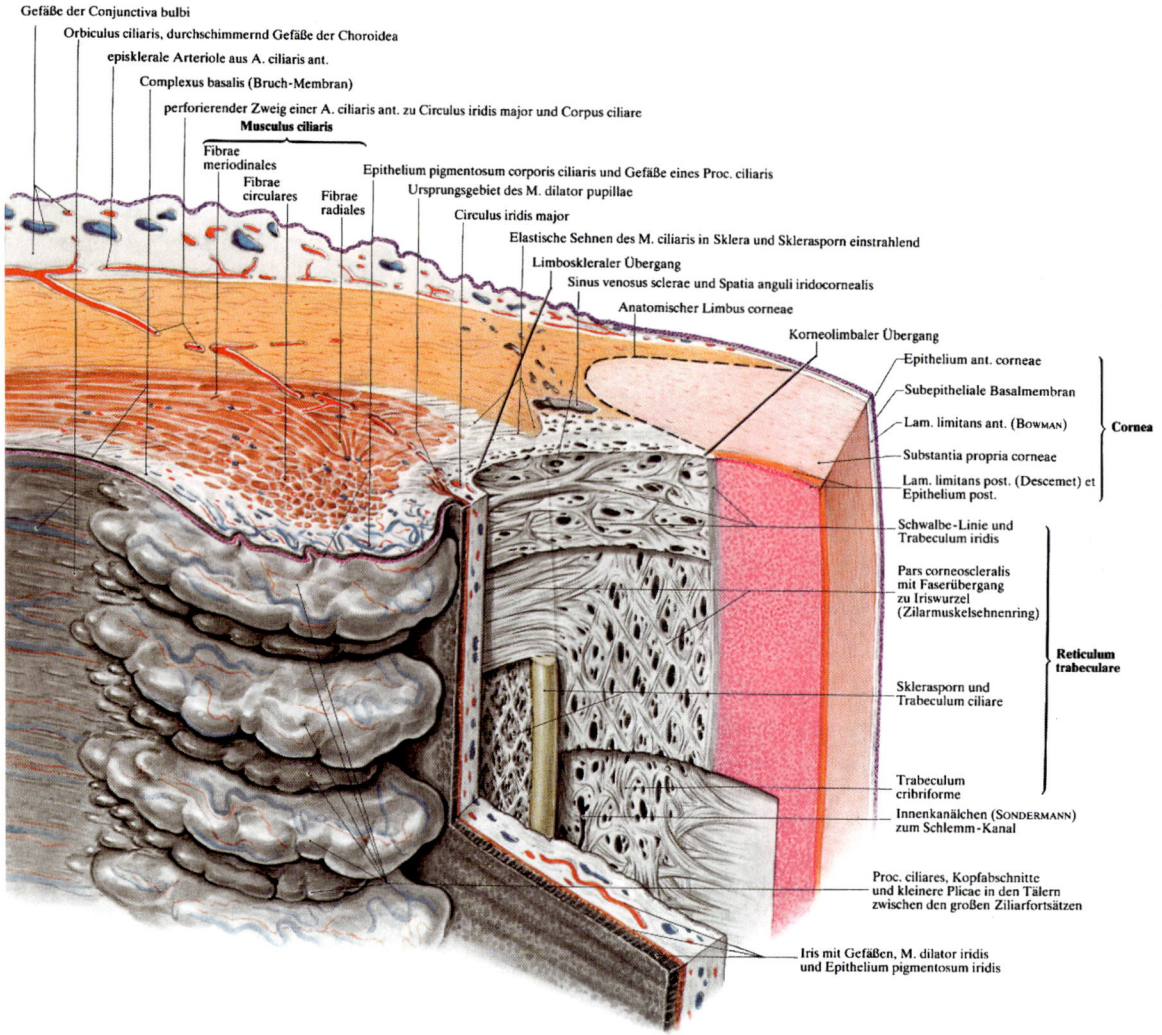

Abb. 43.11. Limbusgebiet mit Corpus ciliare und Kammerwinkel (Schichtenpräparat). (Aus Lanz u. Wachsmuth 1979)

- Der Schichtenaufbau der Linse geht aus Abb. 43.13 hervor. Der im Inneren geringere Wassergehalt führt zu einer höheren Festigkeit und größeren optischen Dichte. Mit zunehmendem Alter verliert die Linse Wasser. Es kommt zu einer Sklerosierung. Die Vorderfläche der Linse weist eine wesentlich schwächere Krümmung auf als die hintere; bei der Akkommodation wird der Unterschied allerdings kleiner.

- Die Feinstruktur der Vorderkammer mit den für den Kammerwasserabfluß verantwortlichen Teilen, wie sie auch gonioskopisch sichtbar wird, ist Abb. 12.1, S. 294 zu entnehmen.

6
Hinterer Augenabschnitt

- Der Raum des hinteren Augenabschnitts wird im wesentlichen vom Glaskörper eingenommen, der dabei ein Volumen von etwa 4 ml umfaßt. Er hat bei einem Wassergehalt von etwa 98% eine gallertartige Konsistenz, die durch die Hyaluronsäure und Mukopolysaccharide in einem Fibrillengerüst bedingt ist. Dorsal besteht eine Befestigung an den Rändern des Discus nervi optici, nicht jedoch in dessen Mitte. Vorn ist er im Bereich der Ora serrata und an Abschnitten des Corpus ciliare befestigt. Mit der Linsenrückfläche bestehen nur schwache Befestigungen. Auf die Bildung des Kammerwassers aus den rückwärtigen (retinalen) Teilen des Corpus ciliare wurde schon hingewiesen. Die hintere Augenkammer nimmt nur einen Bruchteil des Kammerwassers auf. Ansonsten besteht das besondere

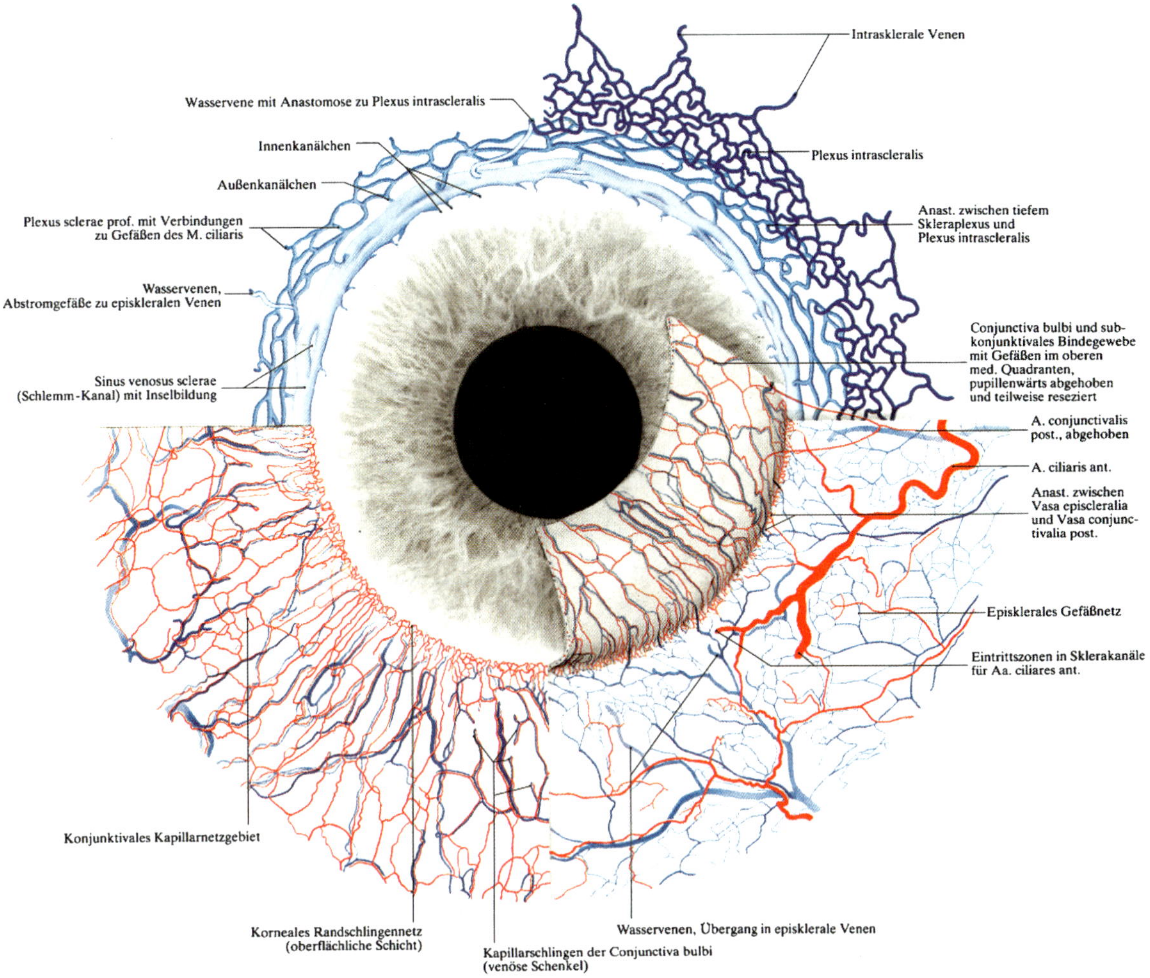

7 Wichtige Abbildungen zum neuroophthalmologischen Fachgebiet   1147

Abb. 43.12. Sinus venosus sclerae und konjunktivale Gefäße, Form, Lage, Zu- und Abstromwege. (Aus Lanz u. Wachsmuth 1979)

Interesse am hinteren Augenabschnitt an den sichtbaren Teilen der Retina. Deren Feinaufbau im Bereich der Fovea centralis ist in Abb. 43.14 wiedergegeben.

- Die Gefäßversorgung und der Feinschichtaufbau der Fovea centralis und ihrer Umgebung sind in Abb. 43.15 zusammen dargestellt. Das Bild enthält auch Durchmesserangaben (in mm) über die zentralen Areale der Retina, wobei die Area perifovealis etwa dem Gebiet der Macula lutea entspricht.

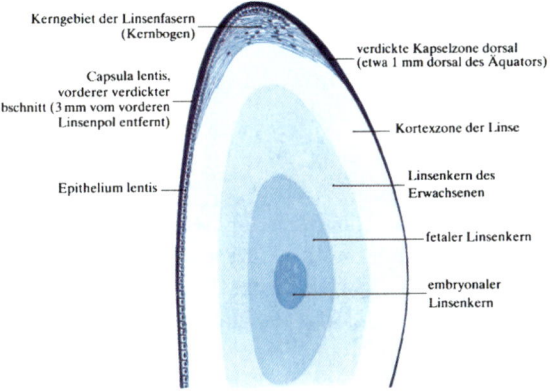

Abb. 43.13. Kernzonen der Linse bei Erwachsenen. (Aus Lanz u. Wachsmuth 1979)

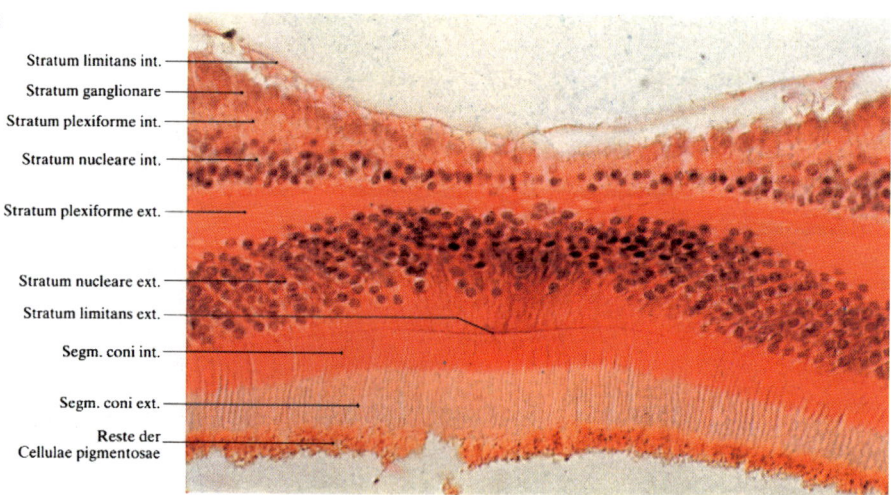

Abb. 43.14. Fovea centralis (Goldner-Elastica). (Aus Lanz u. Wachsmuth 1979)

7 Wichtige Abbildungen zum neuroophthalmologischen Fachgebiet

■ Die Sehbahn wird im Bereich ihres Verlaufes von verschiedenen Gefäßen versorgt. Dazu tragen Äste aus der A. ophthalmica, der A. chorioidea anterior sowie weiter zentral solche aus der A. cerebri media bei (Abb. 43.16).

■ Die arterielle Versorgung des N. opticus mit seiner Durascheide ist in Abb. 43.17 dargestellt. Die Papille umgibt in der Tiefe ein arterieller Ring aus den Aa. ciliares breves, der nach Haller und Zinn benannt ist (Circulus vasculosus arteriosus nervi optici).

■ Die räumliche Beziehung von Sehnerv und Chiasma opticum zu den Sellastrukturen und der Hypophyse sowie die Gefäßversorgung dieses Bereiches zeigt Abb. 43.18.

■ Vom N. trigeminus ist für das ophthalmologische Fachgebiet besonders der N. ophthalmicus wichtig, der auch den N. lacrimalis abgibt. Als rein sensiblem Nerven fügen sich ihm nur einige sekretorische Fasern für die Tränendrüse aus dem N. facialis/Ramus zygomaticofacialis bei (Abb. 43.19). Nach Durchtritt durch die Tränendrüse versorgt der N. lacrimalis sensibel die Konjunktiva und laterale Abschnitte des Augenlids.

■ Die glatte Muskulatur des M. tarsalis wird durch ein verzweigtes Netz von sympathischen Fasern innerviert, die über ein Karotisgeflecht mit dem Ganglion cervicale superius verbunden sind. Parallel dazu ziehen auch Fasern zu Anteilen des M. orbicularis oculi sowie ins Augeninnere zum M. dilatator pupillae (Abb. 43.20). Ein Ausfall dieser Innervation führt zum Horner-Symptomenkomplex mit den Erscheinungen von Ptosis und Miosis, zu denen man früher als Trias noch einen Enophthalmus zählte, der aber vorwiegend durch eine Verengung der Lidspalte vorgetäuscht wird.

■ Steuerung willkürlicher Blickbewegungen: Der kortikale Impuls kreuzt im Mittelhirn und gelangt zunächst zur pontinen paramedianen Formatio reticularis (PPRF, horizontales Blickzentrum). Von dort werden die horizontalen Augenbewegungen wie folgt ausgelöst: Es wird der Abduzenskern der gleichen Seite (M. rectus lateralis) direkt und der Okulomotoriuskern der Gegenseite (M. rectus medialis) über den rostralen interstitiellen Kern des Fasciculus longitudinalis medialis (riFLM) innerviert. Der rostrale interstitielle Kern des Fasciculus longitudinalis medialis (riFLM) fungiert mit anderen Kerngruppen auch als vertikales Blickzentrum. Die kortikalen Impulse für vertikale Sakkaden gelangen erst zur PPRF. Von hier erfolgt die entsprechende Weiterleitung. Abbildung 43.21 gibt schematisch die Verschaltung der besprochenen Strukturen wieder. Bei einer vorliegenden Läsion kann der Schädigungsort anhand dieses Schemas abgeleitet werden (Tabelle 43.1).

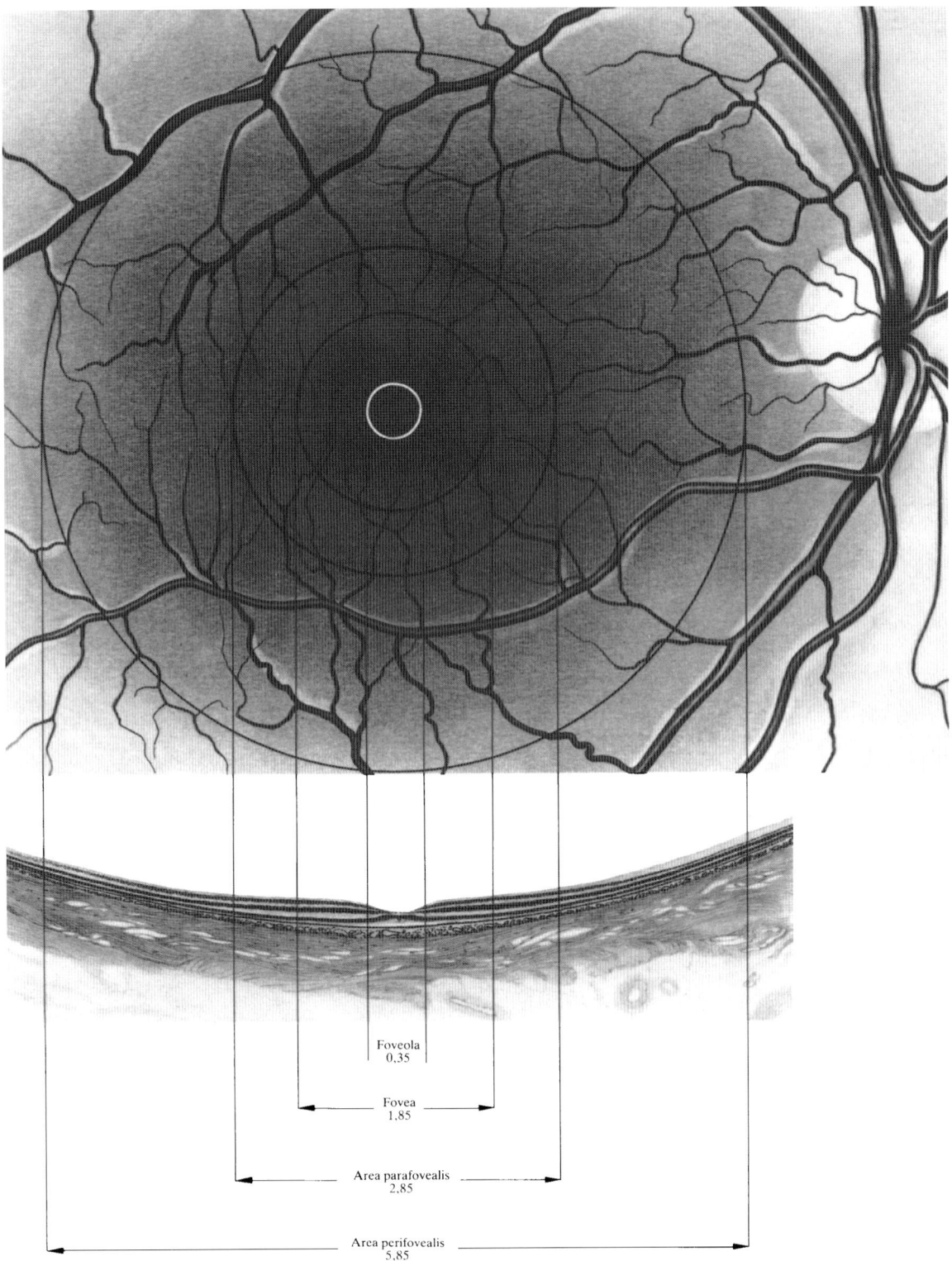

Abb. 43.15. Zentrale Retina: Gegenüberstellung des ophthalmoskopischen Bildes und eines histologischen Präparates. (Aus Lanz u. Wachsmuth 1979)

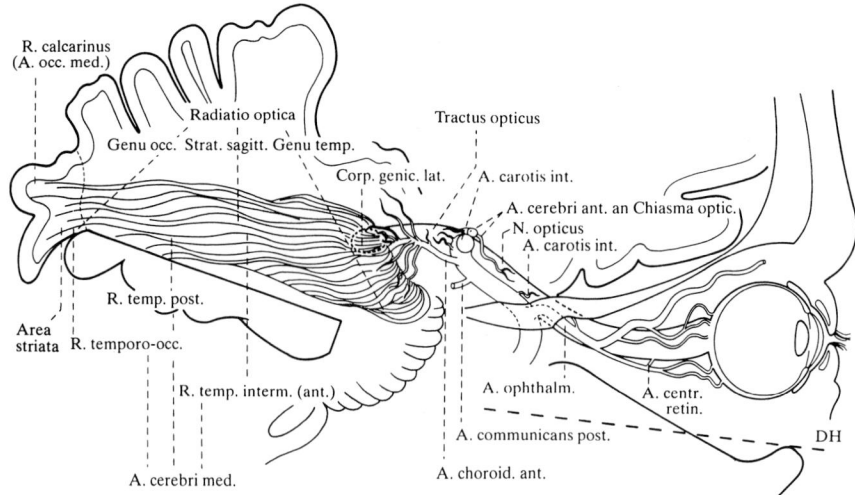

Abb. 43.16. Gefäßversorgung der Sehbahn. (Aus Lanz u. Wachsmuth 1979)

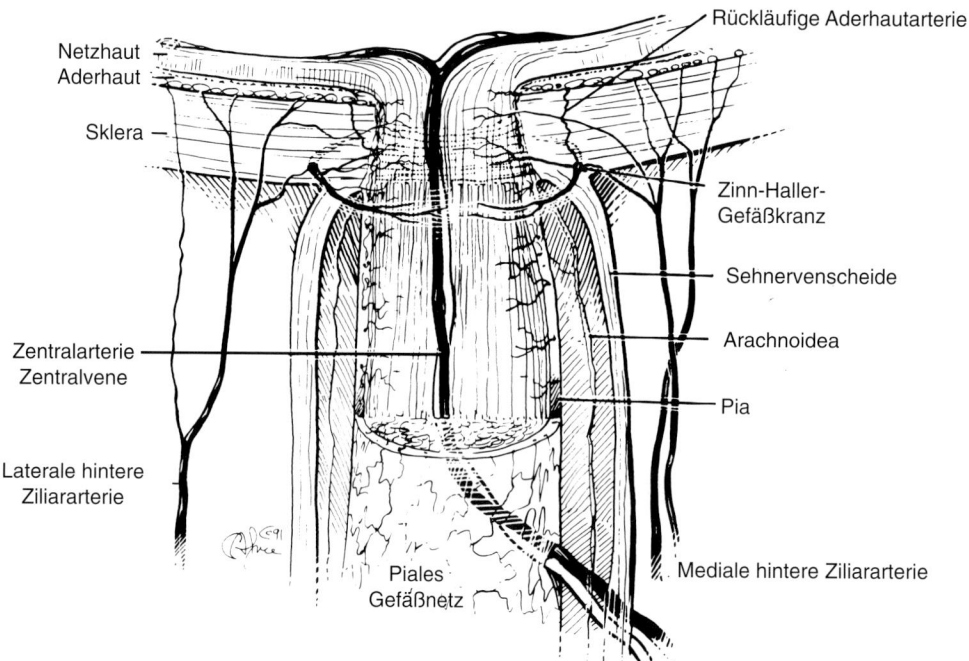

Abb. 43.17. Blutversorgung des proximalen Sehnerven und der Aderhaut. Die Blutversorgung stammt aus Ästen der medialen und lateralen hinteren Ziliararterie, dem Zinn-Haller-Gefäßkranz, dem pialen Gefäßnetz und den rückläufigen Chorioidalarterien. Aus den hinteren Ziliararterien entspringen Äste zum Zinn-Haller-Gefäßkranz und dem pialen Gefäßnetz. In ihrem Verlauf zur Netzhaut gibt die Zentralarterie kleine Äste zu den Kapillaren des N. opticus ab. Die Zentralvene läuft parallel zur Zentralarterie. (Aus Kupersmith 1993)

Abb. 43.19 Verästelung des N. trigeminus. Die Hülsen um die Wurzeln der 3 großen Nervenäste stellen die Durchtrittsforamina durch die Schädelbasis dar. (Aus Schiebler 1983)

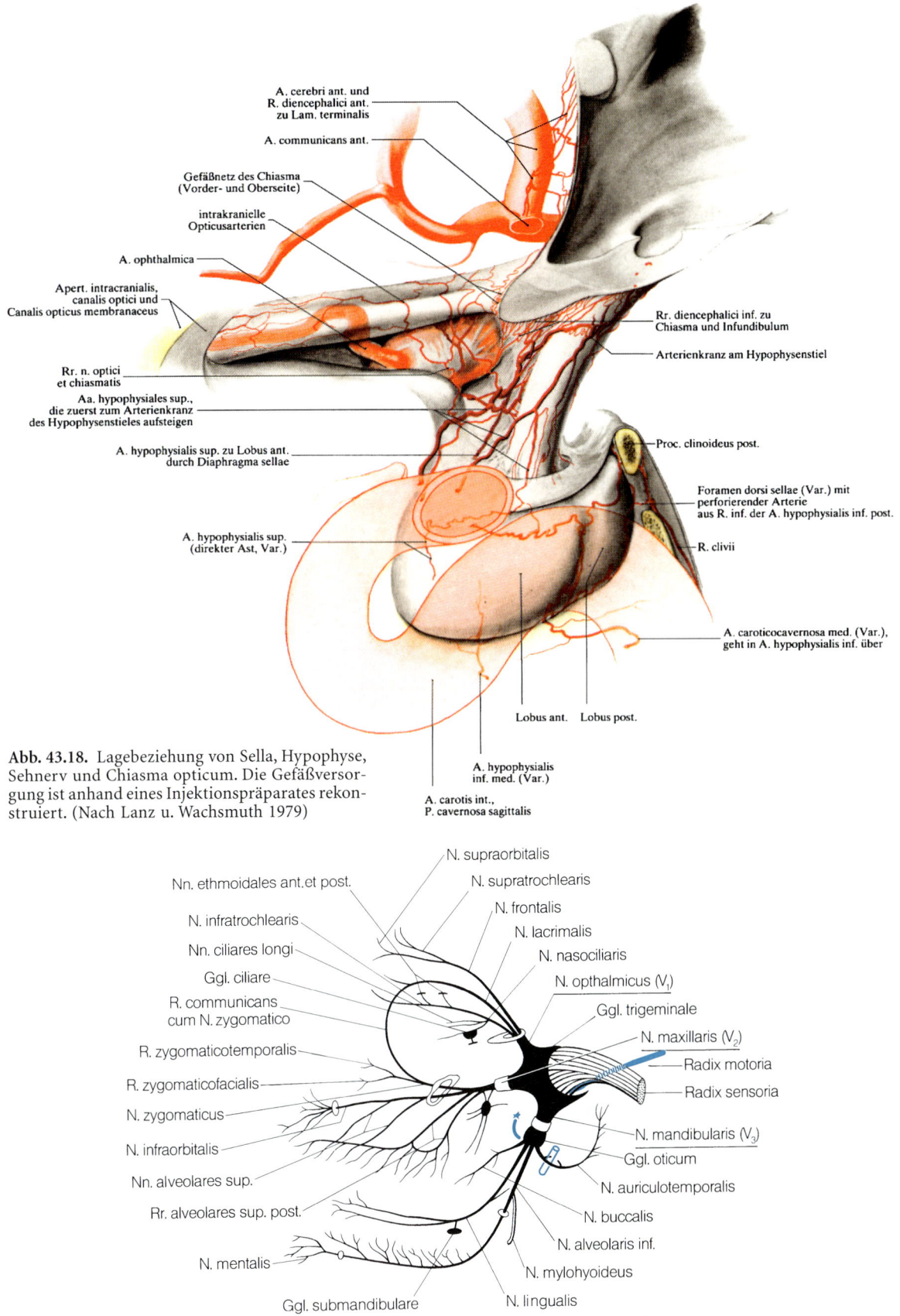

Abb. 43.18. Lagebeziehung von Sella, Hypophyse, Sehnerv und Chiasma opticum. Die Gefäßversorgung ist anhand eines Injektionspräparates rekonstruiert. (Nach Lanz u. Wachsmuth 1979)

Abb. 43.20. Horner-Symptomenkomplex. Bahnen sowie äußeres Erscheinungsbild. (Aus Lanz u. Wachsmuth 1979)

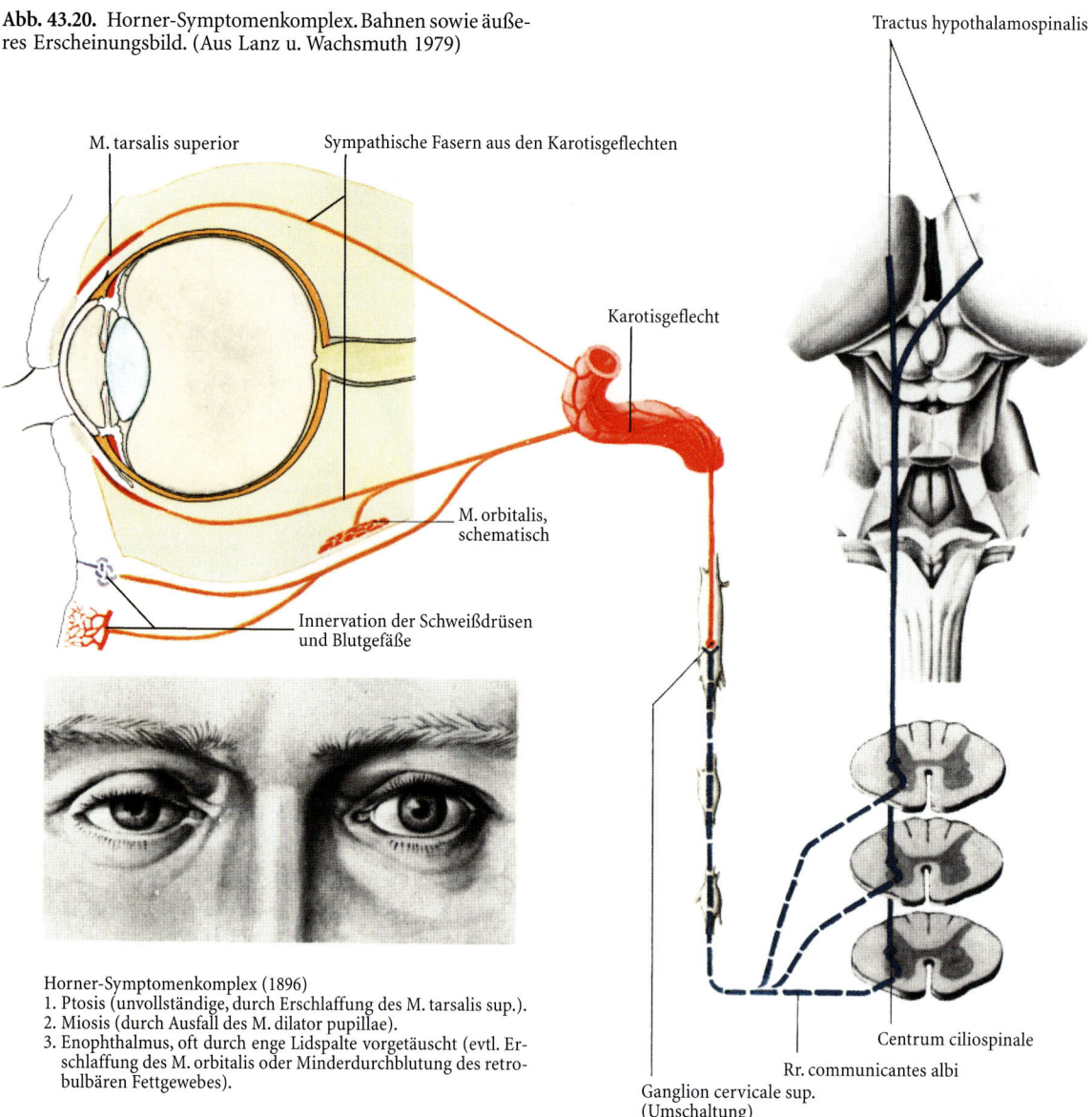

Horner-Symptomenkomplex (1896)
1. Ptosis (unvollständige, durch Erschlaffung des M. tarsalis sup.).
2. Miosis (durch Ausfall des M. dilator pupillae).
3. Enophthalmus, oft durch enge Lidspalte vorgetäuscht (evtl. Erschlaffung des M. orbitalis oder Minderdurchblutung des retrobulbären Fettgewebes).

Tabelle 43.1. Krankheitsbild und korrespondierender Schädigungsort. (Nach Happe 1996)

Krankheitsbild	Schädigungsort
Blickparese, erhaltene Folgebewegungen und vestibulookulärer Reflex	Supratentorielle Läsion
Pontine Blickparese	Läsion der PPRF
Pontine Blickparese kombiniert mit Abduzensparese	Abduzenskern
Internukleäre Ophthalmoplegie (INO)	Läsion des FLM
Eineinhalbsyndrom (Blickparese kombiniert mit INO)	PPRF – kombiniert mit FLM-Schädigung
Vertikale Blick- und Sakkadenstörungen	Rostrale Mittelhirnläsion

PPRF: pontine paramediane Formatio reticularis
FLM: Fasciculus longitudinalis medialis
riFLM: rostraler interstitieller Kern des Fasciculus longitudinalis medialis
III: Okulomotoriuskern
IV: Trochleariskern
VI: Abduzenskern

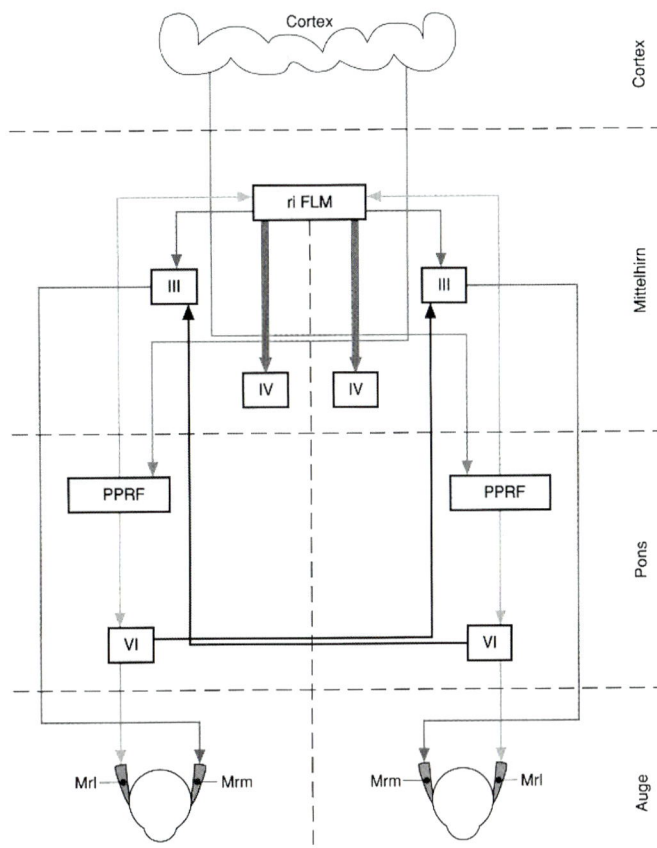

Abb. 43.21. Kerngebiete und Bahnen im Hirnstamm für willkürliche Blickbewegungen

8 Embryologie

8.1 Abstammung okulärer Strukturen von embryonalen Geweben

- Aus dem Oberflächenektoderm entstehen:

- Linse.
- Hornhautepithel.
- Epithel von Bindehaut und Tränendrüse.
- Epithel der Lider und dessen Abkömmlinge, Zilien, Meibom-Drüsen, Moll-Drüsen und Zeis-Drüsen.
- Epitheliale Auskleidung der Tränenwege.

- Aus dem Neuroektoderm entstehen:

- Retina (mit Pigmentepithel).
- Epithel der Ziliarfortsätze.
- Pigmentepithel der Iris.
- Mm. sphincter und dilatator pupillae.
- N. opticus (neurogliale und nervöse Elemente; Leptomeningen).

- Aus dem Oberflächen- und Neuroektoderm entstehen: Teile des Glaskörpers und Haltebänder der Linse.

- Aus dem paraxialen Mesoderm entstehen:

- Persistierende Blutgefäße (Chorioidea, Zentralarterie der Netzhaut, Ziliargefäße und andere Orbitagefäße) sowie A. hyaloidea, Vasa hyaloideae propriae und Gefäße der Tunica vasculosa lentis, die vor der Geburt zurückgebildet werden.
- Sklera.
- Durahülle des N. opticus.
- Ziliarmuskel.
- Substantia propria der Hornhaut und das Hornhautendothel.
- Irisstroma.
- Äußere Augenmuskeln.
- Fett, Ligamente und andere bindegewebige Strukturen der Orbita.
- Obere und die innere Orbitawand.
- Bindegewebe des Oberlides.

- Aus dem viszeralen Mesoderm (Maxillarfortsätze) unter dem Auge entstehen:

- Untere und äußere Orbitawand: Keilbein, Jochbein, Orbitaplatte der oberen Maxilla.
- Bindegewebe des Unterlides.

8.2
Chronologie der Augenentwicklung (Zusammenfassung)

8.2.1
Präembryonale Periode (Fertilisation bis zum Ende der 3. Woche)

- Bildung der Keimschichten.
- Bildung der Neuralplatte und der Neuralrinne.

8.2.2
Embryonale Periode (Beginn der 4. Woche bis zum Ende der 8. Woche)

- Ausbildung der Somiten (segmentale Zellaggregate).
- 25 Tage (14 Somiten, 2,6 mm): Auftreten der Augenfurchen.
- 26–28 Tage (19–25 Somiten, 3,2 mm):
  - Auftreten zweier Augenbläschen am Vorderhirn.
  - Einstülpung der Augenbläschen mit Linsenplakode.
  - Kondensation von Mesoderm für die extraokularen Muskeln.
- 5. Woche (3,4–8 mm):
  - 4–4,2 mm:
    - Komplette Entwicklung des primären Augenbläschens.
    - Frühestes Auftreten der primitiven, marginalen Zonen der späteren Netzhaut.
  - 4,5–5 mm:
    - Beginn der Invagination des Augenbläschens zur Ausbildung des Augenbechers.
    - Weitere Entwicklung der Netzhaut mit zellulärer Differenzierung.
    - Ausbildung des Linsenbläschens.
    - Die A. ophthalmica entspringt der A. carotis interna.
  - 5,5–6 mm:
    - Schnelle Entwicklung des Augenbechers (mit Stiel und Augenbecherspalte).
    - Die A. hyaloidea entspringt der primitiven dorsalen A. ophthalmica.
  - 7 mm:
    - Das Augenbläschen ist komplett invaginiert (Augenbecher mit komplett offener Augenbecherspalte, die mit dem Zwischenhirn verbunden ist).
    - Das Linsenbläschen hat sich zu einem geschlossenen Bläschen entwickelt und steht mit dem Oberflächenektoderm in Kontakt.
    - Die A. hyaloidea tritt in die hintere Augenbecherspalte ein und erreicht den hinteren Pol des Linsenbläschens.
- 6. Woche (8–15 mm):
  - Kontinuierliche Differenzierung der Netzhaut in eine zelluläre Zone und in Randzonen.
  - Das Linsenbläschen ist jetzt hohl und kugelförmig und vom Oberflächenektoderm gelöst.
  - Die A. hyaloidea nimmt an der Ausbildung des hinteren Teils der Tunica vasculosa lentis teil.
  - 10 mm:
    - Weitere Entwicklung der Netzhaut bis zu einer Dicke von 0,13 mm.
    - Elongation der hinteren Zellen des Linsenbläschens.
    - Ausbildung des lateralen Teils der Tunica vasculosa lentis.
  - 10–12 mm:
    - Beginn des Verschlusses der Augenspalte in ihrem Mittelteil.
    - 2. Stadium der retinalen Differenzierung mit Ausbildung einer primitiven inneren Körnerschicht.
    - Die Zellen der Hinterwand des Linsenbläschens verlängern sich und werden zu Linsenfasern.
    - Mesodermale Zellen zur Bildung des Hornhautendothels beginnen als Einzelzellschicht unter dem Oberflächenepithel zu wachsen.
  - 13–14 mm:
    - Fast kompletter Verschluß der Augenspalte (außer vorderer und hinterer Teil).
    - Die Optikusfasern wachsen nach proximal in den Sehnerv ein.
    - Das Lumen des Linsenbläschens wird kleiner; die Linsenkapsel ist komplett ausgebildet.
    - Beginn der Entwicklung des sekundären Glaskörpers.
    - Die Choriokapillaris ist vollständig entwickelt.
    - Eine doppelte Zellschicht am Oberflächenektoderm bildet das Hornhautepithel.
    - Das orbitale Mesoderm beginnt sich in extraokulare Muskeln zu differenzieren.
- 7. Woche (15–22 mm):
  - 15–16 mm:
    - Das distale Ende der Augenspalte ist komplett verschlossen.
    - Die Unterscheidung von innerer und äußerer neuroblastischer Schicht der Netzhaut wird

durch das Auftreten einer (transienten) Faserschicht (nach Chievitz) am hinteren Pol bewirkt.
- ▼ Das Lumen des Linsenbläschens ist obliteriert.
- ▼ Lidrudimente haben sich zu eigentlichen Falten entwickelt. Die Fasern des M. orbicularis oculi beginnen das Auge zu umwachsen.
- 17–18 mm:
  - ▼ Die Netzhaut beginnt sich zu verdicken, die Differenzierung nimmt zu. Es wird eine Dicke von 0,175 mm erreicht.
  - ▼ Das Mesoderm, welches das zukünftige Irisstroma ausbildet, nimmt eine entsprechende Form an. Eine sklerale Kondensation ist festzustellen.
  - ▼ Ausbildung des vorderen Anteils der Tunica vasculosa lentis.
- 20–21 mm:
  - ▼ Der proximale Anteil der Augenspalte ist verschlossen.
  - ▼ Die Netzhautentwicklung schreitet weiter fort (Dicke: 0,19 mm).
  - ▼ Beginn der Nervenfaserkreuzung und der Ausbildung des Chiasma opticum.
  - ▼ Trennung von Hornhautepithel und -endothel durch eine azelluläre Schicht.
  - ▼ Die Zellkerne der primären Linsenfasern bilden sich zurück.
  - ▼ Die Tunica vasculosa lentis ist vollständig ausgebildet. Die Vasa hyaloideae propriae treten auf.
  - ▼ Die Lidfalten bedecken teilweise die Augen. Die Canaliculi sind vorhanden.
- 8. Woche (22–30 mm):
- Die Ausdifferenzierung der Netzhaut schreitet schnell fort.
- Das Chiasma opticum ist vollständig ausgebildet.
- Einwanderung von Mesoderm in die azelluläre Schicht der Hornhaut mit Ausbildung des Hornhautstromas.
- Die Pupillarmembran ist vollständig ausgebildet.
- Die Anfänge der Vorderkammer sind erkennbar.
- Sekundäre Linsenfasern bilden sich aus.
- Die Kondensation des periokulären Mesoderms zur Ausbildung der Sklera hat den Äquator erreicht.
- Die Anlage der Tränendrüse ist vorhanden.
- Weitere Differenzierung der mesodermalen Kondensation zur Ausbildung der extraokularen Muskeln. Es sind bereits Fibrillen vorhanden.
- Die motorischen Nerven haben die extraokularen Muskeln erreicht.

8.2.3
Fetale Periode (Beginn des 3. Monats bis zur Geburt)

- 9. Woche (30–40 mm):
- Der Bulbus hat einen Durchmesser von 1 mm erreicht.
- Der Ziliarkörper ist nachweisbar.
- Höchstes Entwicklungsstadium des Systems der A. hyaloidea.
- Der sekundäre Glaskörper ist vollständig vorhanden.
- Im embryonalen Linsenkern sind die Y-Nähte erkennbar.
- Im Mesoderm zur Ausbildung der extraokularen Muskeln sind Fasern nachweisbar.

- 10. Woche (40–50 mm):
- Die Ausbildung des Ziliarkörpers schreitet weiter fort.
- Die Ziliarmuskulatur wird ausgebildet; erstes Auftreten der Zonulae.
- Die Bowman-Schicht wird ausgebildet.
- Im Bereich des Äquators beginnt die Ausbildung der Tenon-Kapsel.
- Die Muskelfasern des M. orbicularis oculi bilden sich aus.
- Membranöse Knochen bilden die Orbitawände.
- Am Ende dieser Entwicklungsperiode sind die Tractus optici ausgebildet.

- 11. Woche (50–60 mm):
- Das Gebiet der späteren Makula beginnt sich zu differenzieren.
- Beginn der Ausbildung des okzipitalen Kortex.
- Die geraden Augenmuskeln sind gut differenziert. Der M. levator palpebrae trennt sich vom M. rectus superior.

- 12. Woche (60–70 mm).
- In der Netzhaut werden rudimentäre Stäbchen und Zapfen ausgebildet.
- Auftreten der Irisformation und des M. sphincter pupillae.
- Der Limbus ist gut abgegrenzt. Der Schlemm-Kanal bildet sich aus.
- Das hyaloidale System beginnt zu atrophieren.
- Die Gliahülle des N. opticus beginnt sich zu differenzieren.
- In den Lidern ist die Anlage des Tarsus erkennbar. Der M. orbicularis oculi ist gut entwickelt.

- **4. Monat (70–110 mm):**
  - Der Bulbusdurchmesser nimmt von 3 auf 7 mm zu.
  - Die Vaskularisation der inneren Schichten der Netzhaut hat begonnen.
  - Die Ziliarfortsätze sind vollständig ausgebildet. Die mittlere Schicht der Chorioidea tritt auf.
  - Die posterioren und lateralen Anteile der Tunica vasculosa lentis bilden sich zurück.
  - Der sekundäre Glaskörper entwickelt sich.
  - Die Wimpern und die Liddrüsen treten auf. Die Plica ist gut ausgebildet.
  - Die Tenon-Kapsel ist komplett ausgebildet.
  - Die Orbitawände sind gut entwickelt.

- **5. Monat (110–150 mm):**
  - Die Differenzierung der Netzhaut schreitet weiter fort. Die transiente Schicht (nach Chievitz) ist mit Ausnahme der Makula obliteriert.
  - Die Myelinisierung des Corpus geniculatum ist nachweisbar.
  - Alle Schichten der Aderhaut sind vorhanden. Die Melanoblasten treten im äußeren Anteil der Aderhaut auf.
  - Die Zonulafasern verlaufen vom Ziliarepithel zur Linse.
  - Die Iris ist voll entwickelt.
  - Die Sehnenansätze der extraokularen Muskeln sind ausgebildet.
  - Die Durascheide des Sehnerven ist abgrenzbar.

- **6. Monat (150–200 mm):**
  - In der Makula ist die foveoläre Einsenkung zu erkennen.
  - Das Gliagewebe an der Papille (Bergmeister-Papille) ist maximal entwickelt.
  - Der M. dilatator pupillae beginnt sich auszubilden.
  - Der M. sphincter pupillae ist voll entwickelt.
  - Die Descemet-Membran ist zu erkennen. Der Kammerwinkel entwickelt sich peripher.

- **7. Monat (200–230 mm):**
  - Der Bulbusdurchmesser beträgt 10–14 mm.
  - Die Stäbchen der Netzhaut haben sich differenziert.
  - Die Fovea ist erkennbar.
  - Die Myelinisierung der Sehnervenfasern erreicht das Chiasma.
  - Die Bergmeister-Papille beginnt zu atrophieren.
  - Die Pupillarmembran beginnt zu atrophieren.
  - Die A. hyaloidea obliteriert.
  - Eröffnung der Canaliculi der Tränenwege in die Lidränder. Der Tarsus des Oberlides ist gut ausgebildet.

- **8. Monat (230–265 mm):**
  - Alle Netzhautschichten sind gut entwickelt.
  - Die Netzhautgefäße haben die Ora erreicht.
  - Der fetale Linsenkern ist vollständig entwickelt.
  - Das hyaloidale System bildet sich nun schnell zurück.
  - Die Zirkulation des Vorderabschnittes ist vollständig entwickelt.
  - Die Lider trennen sich in der gesamten Länge voneinander.

- **9. Monat (265–300 mm):**
  - Der Durchmesser des Bulbus nimmt auf 17 mm zu.
  - Mit Ausnahme des Zentrums ist die Struktur der Netzhaut vollständig ausgebildet.
  - Auftreten der Fasern des infantilen Linsenkerns.
  - Die Pupillarmembran und Hyaloideagefäße sind zurückgebildet.
  - Beginn der Ausbildung der physiologischen Papillenexkavation.

- **Geburt:**
  - Mit Ausnahme der Fovea ist die Netzhaut vollständig entwickelt.
  - Die Myelinisierung der Sehnervenfasern hat die Lamina cribrosa erreicht.
  - Der infantile Linsenkern ist von erkennbarer Dicke.
  - Geschlängelte Reste der A. hyaloidea, die vorne an der hinteren Linsenkapsel anhaften, flottieren frei im Cloquet-Kanal.
  - Die Tränendrüse ist noch unterentwickelt. Es werden noch keine Tränen sezerniert.
  - Das Passagesystem der Tränenwege hat die Nase erreicht. Es besteht jedoch häufig noch eine membranöse Trennung vom Meatus inferior.

8.2.4 Postnatale Periode

Makula

■ Die Entwicklung der Makula ist gegenüber der übrigen Netzhaut verzögert. Nach der Geburt treten noch deutliche Veränderungen auf: Die Differenzierung aller Schichten schreitet während der ersten 4 Lebensmonate weiter fort. Am Ende dieser Periode ist der charakteristische Foveareflex ophthalmoskopisch zu erkennen.

Fundus

■ Der Fundus ist weniger stark pigmentiert als beim Erwachsenen. Die Aderhautgefäße sind deutlich sichtbar. Unregelmäßige Pigmentierung des Fundus (sichtbares Pigmentepithel). Nach 6 Monaten erreicht das ophthalmoskopische Bild des Fundus das Erscheinungsbild eines Erwachsenen.

Lamina cribrosa

- Die Entwicklung ist erst nach mehreren Monaten vollständig.

Obere Sehbahn

- Die Myelinisierung verläuft absteigend vom okzipitalen Kortex. Sie ist nach 4 Monaten vollständig.

Visuelle Reflexe

Fixationsreflex
- Der Fixationsreflex ist bereits zum Zeitpunkt der Geburt vorhanden, jedoch nur schwach entwickelt.

Augenbewegungen
- Initial sind sie irregulär und nicht konjugiert: Ein Licht kann über einen weiten Abstand bereits im Alter von 5–6 Wochen verfolgt werden. Folgebewegungen kleiner Objekte sind etwa ab 3 Monaten möglich; außerdem kommt es zu einem Übergang vom Reflex zur bewußten Fixation; eine konjugierte Fixation ist bis zum Alter von 6 Monaten (Ausbildung der Konvergenz) nicht exakt möglich; die korrigierenden Fusionsreflexe sind am Ende des 1. Lebensjahres voll funktionsfähig.

Lidschlußreflex

- Der Lidschlußreflex tritt etwa ab der 7.–8. Woche auf.

Uvea

- Beträchtliche Veränderungen nach der Geburt (besonders im Ziliarkörperbereich): Der M. dilatator pupillae ist zunächst nur schwach entwickelt und erreicht erst im Alter von 5 Jahren den Stand von Erwachsenen. Das Stromapigment der Iris entwickelt sich bei weißhäutigen Patienten nach der Geburt; daher ist die Iris zunächst für eine bestimmte Zeit durchsichtig blau.

Kammerwinkel

- Der Kammerwinkel ist initial ausgefüllt mit uvealen Trabekeln; die Konfiguration von Erwachsenen wird im Alter von 2–4 Jahren erreicht.

Hornhaut

- Veränderungen im Stroma und Epithel: Die zellulären Elemente des Stromas nehmen ab, und die fibrösen Elemente nehmen zu. Die epithelialen Zellen nehmen von 4 auf 5–6 Zellschichten zu. Die initial zum Zeitpunkt der Geburt flach erscheinende Hornhaut nimmt eine stärkere Kurvatur an. Dabei kommt es kaum zur Zunahme des Durchmessers.

Linse

- Der bereits zum Zeitpunkt der Geburt vorhandene Linsenkern wächst bis zur Pubertät durch Apposition neuer Fasern. Danach bildet sich durch die weitere Apposition von Fasern die Rinde; die Linsenkapsel nimmt v.a. vorne an Dicke zu. Die Reste der A. hyaloidea an der hinteren Kapsel atrophieren im Laufe der Kindheit; Spuren dieser Struktur können das ganze Leben hindurch verbleiben (Mittendorf-Fleck).

Vorderkammer

- Die Vorderkammer ist initial tief, jedoch allmählich mit dem Dickenwachstum der Linse flacher werdend.

Orbita

- Beträchtliche Formveränderung nach der Geburt. Wachstum bis zur Pubertät. Zu diesem Zeitpunkt erreicht die Orbita die Größe und Form von Erwachsenen.

Tränendrüse

- Erst im Alter von 3–4 Jahren vollständig entwickelt; initial sind außerdem nur wenige akzessorische Tränendrüsen vorhanden. Daher ist der Tränenfluß für einige Wochen spärlich bzw. überhaupt nicht vorhanden. Die Kanalisation der Tränenwege erfolgt nach einigen Wochen (manchmal Monaten). Bisweilen verlegt eine Membran (Hasner-Membran) für Wochen bis Monate die Öffnung am Meatus inferior.

WEITERFÜHRENDE LITERATUR

Braus H, Elze C (1956) Anatomie des Menschen. Springer, Berlin Göttingen Heidelberg
Ferner H (1970) Anatomie des Nervensystems und der Sinnesorgane des Menschen. Reinhard, München
Hafferl A (1969) Lehrbuch der topographischen Anatomie. Springer, Berlin Heidelberg New York
Happe W (1999) Memorix Augenheilkunde. Chapman & Hall, London
Hogan MJ, Alvarado JA, Weddell JE (1971) Histology of the human eye. Saunders, Philadelphia
Kupersmith MJ (1993) Neurovascular Neuroophthalmology. Springer, Berlin Heidelberg New York Tokyo
Lanz T von, Wachsmuth W (1979) Praktische Anatomie, Bd 1, Teil I/B. Springer, Berlin Heidelberg New York Tokyo
Lanz T von, Wachsmuth W (1985) Praktische Anatomie, Bd 1, Teil I/A. Springer, Berlin Heidelberg New York
Schiebler TH (1983) Lehrbuch der gesamten Anatomie des Menschen. Springer, Berlin Heidelberg New York Tokyo

Immunologie

1 Immunologische Mechanismen 1159
1.1 Unspezifische, angeborene Immunantwort 1159
1.2 Spezifische, erworbene Immunantwort 1160
1.2.1 T-Zellen 1161
1.2.2 B-Zellen 1161
1.2.3 Zellen des myeloiden Systems 1162
1.2.4 Zytokine 1162
1.2.5 Antigenpräsentation 1164
1.2.6 T-Zell-vermittelte Zytotoxizität 1165
1.3 Entzündung
und Hypersensitivitätsreaktionen 1166
2 Spezielle Immunologie des Auges 1167
2.1 Immunologie bei extraokulären Vorgängen 1168
2.1.1 Bindehaut 1169
2.1.2 Hornhaut 1169
2.1.3 Sklera und Orbita 1169
2.2 Immunologie bei intraokulären Vorgängen 1170
2.2.1 Uveitis 1170
3 Immunologische Therapie 1170
3.1 Immunsuppressiv wirksame Substanzen 1171
3.1.1 Glukokortikoide 1171
3.1.2 Ciclosporin A 1172
3.1.3 Azathioprin 1172
3.1.4 Methotrexat (MTX) 1173

Immunität ist definiert als die Fähigkeit eines Organismus, sich selbständig gegen fremde Organismen zu verteidigen. Dieses wird bei einzelligen Lebewesen beispielsweise erreicht durch bestimmte Moleküle auf der Zelloberfläche, die Strukturen auf der Zelloberfläche des angreifenden Organismus erkennen können. Bei höher entwickelten Lebewesen ist hierzu ein Immunsystem, bestehend aus einem hochspezialisierten Netzwerk aus Organen, Zellen und Molekülen, notwendig. In diesem Kapitel sollen einige grundlegende Mechanismen der Immunologie erklärt und spezielle Reaktionsweisen des Sehorgans berücksichtigt werden.
Der Organismus initiiert seine „Verteidigung" durch Auslösung der sog. Immunantwort. Dabei stehen ihm 2 Möglichkeiten zur Verfügung: die Antwort des „natürlichen" Immunsystems und des „erworbenen" Immunsystems. Die Antwort des natürlichen Immunsystems ist schnell und nicht abhängig von einer vorherigen Erkennung des angreifenden Organismus. Die Art der Immunantwort ist unspezifisch. Im Gegensatz dazu ist die Antwort des „erworbenen" Immunsystems spezifisch für den erkannten angreifenden Organismus, basierend auf einem „immunologischen Gedächtnis".

1
Immunologische Mechanismen

■ Das (gesunde) Immunsystem kann zwischen „fremd" und „selbst" unterscheiden.

■ Man unterscheidet zwischen einer unspezifischen (angeborenen) und einer spezifischen (erworbenen) Antwort des Immunsystems.

■ Kommt das Immunsystem mit einem Antigen in Berührung, wird eine spezifische Reaktion auf dieses Antigen eingeleitet.

■ Es folgt eine Proliferation von immunologisch kompetenten Zellen zu Effektorzellen der zellulären und humoralen Immunantwort.

■ Der Organismus entwickelt ein „immunologisches Gedächtnis".

1.1
Unspezifische, angeborene Immunantwort

■ Sie stellt die Sofortabwehr des Körpers dar. Die angeborene Immunität bildet die erste Verteidigung gegen Infektionen; die meisten Krankheitserreger werden unschädlich gemacht, bevor sie eine manifeste Infektion verursachen können.

■ Das System beinhaltet physikochemische Barrieren wie die Haut, die Augenlider und die Tränenflüssigkeit. Die Haut stellt eine wirksame Barriere gegenüber den meisten Krankheitserregern dar: sie können die intakte Haut nicht durchdringen. Die meisten Infektionen finden im Epithel des Nasopharynx, dem Darm, in den Lungen und im Urogenitaltrakt statt. Diese Gewebe werden im Regelfall durch besondere physikalische und biochemische Abwehrmechanismen geschützt. Dazu gehören auch molekulare Barrieren, d. h. Moleküle, die normalerweise in Körperflüssigkeiten wie Blut, Tränen und Kammerwasser vorkommen. Hier sei stellvertretend das Lysozym genannt, das in verschiedenen Sekreten vorkommen kann, proteolytisch wirkt und eine Bindung aufspalten kann, die in den Zellwänden verschiedener Bakterien vorkommt.

■ Wenn ein Krankheitserreger die Epitheloberfläche durchdringt, werden phagozytäre Zellen des retikuloendothelialen Systems aktiviert. Diese Zellen, die sich in verschiedene Typen aufgliedern, stammen alle von gemeinsamen Stammzellen aus dem Knochenmark ab. Zu den Blutphagozyten gehören z. B. die neutrophilen, polymorphkernigen Granulozyten und die Monozyten (s. Abschn. 1.2.3).

■ Eine große Rolle spielen bei der unspezifischen Immunantwort auch die NK-Zellen (natürliche Killerzellen). Sie sind natürlich vorkommende Effektorzellen des Immunsystems und haben die Fähigkeit, auf virusinfizierten Zellen Änderungen der Zelloberfläche zu erkennen. Die NK-Zellen binden an diese Zielzellen und können sie töten. Die NK-Zellen werden von Zytokinen, den Interferonen, aktiviert. Diese werden von virusinfizierten Zellen und von Lymphozyten gebildet (s. Abschn. 1.2.4).

■ Interferone werden während einer Infektion sehr früh gebildet. Neben ihrer Wirkung auf NK-Zellen induzieren sie auch eine erhöhte Virusresistenz in nicht infizierten Gewebszellen.

■ Während einer Infektion kommt es im Rahmen der unspezifischen Immunantwort auch zum Anstieg der Konzentration der Akutphasenproteine, die im Vergleich zur Normalkonzentration auf das 2- bis 100fache ansteigen kann (z. B. das C-reaktive Protein). Diese Proteine begünstigen durch Umhüllung der Krankheitserreger (Opsonisierung) die Anlagerung von Komplement, wodurch die Phagozytose erleichtert wird.

■ Das Komplementsystem besteht aus einer Gruppe von ungefähr 20 Serumproteinen. Es wird durch den Oberflächenkontakt mit Mikroorganismen über den sog. alternativen Komplementweg spontan aktiviert. Nach ihrer Aktivierung haben die verschiedenen Gruppen der Komplementkomponenten unterschiedliche Aufgaben, wie die Opsonisierung der Mikroorganismen, eine direkte Auflösung von Bakterienzellmembranen durch den „lytischen Reaktionsweg" und eine Anlockung von Phagozyten zum Infektionsort.

■ Dieses „Anziehen" der Phagozyten an den Entzündungsherd geschieht z. B. durch Chemotaxis. Phagozyten können entlang eines Konzentrationsgradienten aktiv auf bestimmte (chemotaktische) Moleküle zuwandern. Ein solches chemotaktisch aktives Molekül ist z. B. C5a, ein Fragment eines der Komplementkomponenten.

1.2
Spezifische, erworbene Immunantwort

■ Die spezifische Immunantwort wird eingeleitet durch eine Antigenpräsentation. Es folgt eine humorale und zellvermittelte Immunreaktion. Sie wird ausgelöst durch eine spezifische Reaktion auf molekulare antigene Strukturen der Infektionserreger, aber im Rahmen von Autoimmunerkrankungen auch auf körpereigene Strukturen.

■ Die spezifische Immunantwort wird aktiviert durch einen Erstkontakt mit einem Antigen. In dieser afferenten Phase wird das Fremdantigen von antigenpräsentierenden Zellen (APC), den Lymphozyten in den Lymphknoten, präsentiert. Es sind verschiedene Populationen von Lymphozyten [Zellen mit Rezeptoren, die spezielle fremde Organismen oder Moleküle (Antigene) erkennen] und Antikörpern (Moleküle, die spezifisch mit Fremdantigenen interagieren) an der Erkennung der Fremdepitope beteiligt.

■ Im Rahmen der erworbenen Immunantwort werden im Regelfall T-Zellen aktiviert, die dann ihrerseits andere Zellpopulationen, wie B-Zellen und Makrophagen, zur Entfernung des Antigens aktivieren. Auch hier unterscheidet man zwischen zellulären und humoralen Mechanismen. Weiterhin sind Interleukine beteiligt, die von den Lymphozyten sezerniert werden.

■ Die spezifische Immunantwort wird als humoral bezeichnet, wenn Antikörper (produziert von den B-Lymphozyten) in die Entfernung der Antigene involviert sind und als zellvermittelt, wenn an der Immunantwort T-Lymphozyten und Makrophagen beteiligt sind.

■ Die erworbene Immunantwort ist in der Lage, auch intrazelluläre Pathogene zu erkennen und zu eliminieren. Dies wird erreicht durch ein kompliziertes Netzwerk von verschiedensten Zellpopulationen: T- und B-Lymphozyten. Die T-Lymphozyten werden in Untergruppen unterteilt, wie z. B. T-Helfer-Zellen (Th), zytotoxische T-Zellen (NK), Suppressor T-Zellen (Ths). Jede dieser Zellpopulationen ist spezialisiert auf ganz spezifische Aufgaben im Rahmen der Immunantwort. Dabei haben B- und T-Zellen ganz unterschiedliche Wirkungsweisen: T-Zellen reagieren normalerweise mit oberflächengebundenem Antigen (d. h. zellassoziiertem Antigen), während B-Zellen meistens mit löslichen (extrazellulären) Antigenen reagieren.

1.2.1 T-Zellen

■ T-Zellen sind mononukleäre Zellen des lymphatischen Systems, die Fremdantigene in Verbindung mit einem eigenen Antigen erkennen können. T-Helfer Zellen (Th) reagieren mit dem Antigen in Verbindung mit Antigenen des Histokompatibilitätslokus (MHC-Klasse II, „major histocompatibility complex"). Die Expression von MHC-Klasse-II-Molekülen ist von funktioneller Wichtigkeit für den Beginn und die Fortsetzung der Immunantwort. Zytotoxische T-Zellen reagieren mit Antigenen in Verbindung mit der Präsentation von MHC-Klasse-I-Molekülen. T-Zellen setzen Zytokine frei, die für die Interaktion von T- und B-Zellen und auch für die Aktivierung von Makrophagen wichtig sind. T-Lymphozyten exprimieren Oberflächenmarker (Moleküle, die von spezifischen Antikörpern erkannt werden können), die für ihren Phänotyp charakteristisch sind. Aufgrund dieser Eigenschaften werden Th-Zellen als CD-4- und Ths-Zellen als CD-8-Zellen bezeichnet (s. Tabelle 44.1).

■ Die 2 Klassen der MHC-Moleküle (I und II) nehmen innerhalb der Zelle Peptidfragmente auf, gelangen an die Zelloberfläche und präsentieren dann so das an sie gebundene Peptid den T-Zellen. Beide MHC-Klassen unterscheiden sich hauptsächlich in der Herkunft der Peptide, die sie dann den T-Zellen präsentieren. Während MHC-Klasse-I-Moleküle Peptide von Proteinen aus dem Zytosol aufnehmen – also auch Bruchstücke von viralen Proteinen –, binden MHC-Klasse-II-Moleküle Peptide von Proteinen in membrangebundenen Vesikeln innerhalb der Zelle (z. B. Peptide von Krankheitserregern, die in den Vesikeln der Makrophagen leben oder von B-Zellen aufgenommen wurden).

■ MHC-Klasse-II-Moleküle werden von Th1- oder Th2-Zellen erkannt. Nach Erkennung des spezifischen Antigens auf infizierten Makrophagen aktivieren Th1-Zellen diesen Makrophagen. Dieses führt zur Zerstörung der intrazellulären Bakterien. Erkennen Th2-Zellen jedoch ihr spezifisches Antigen auf B-Zellen, so regen diese T-Helferzellen die B-Lymphozyten an, zu proliferieren und nach Ausdifferenzierung zu Plasmazellen Antikörper zu produzieren. Die Interaktion zwischen den Lymphozyten geschieht durch die Sekretion von Zytokinen (Interleukine, s. Abschn. 1.2.4).

1.2.2 B-Zellen

■ B-Zellen sind mononukleäre Zellen des lymphatischen Systems, die auf die Sekretion von Antikör-

Tabelle 44.1. Wichtige Oberflächenmarker (CD-Antigene)

CD-Antigene	Zellen, die das Antigen exprimieren
1	Thymozyten, Langerhans-Zellen, dendritische Zellen
3	T-Zellen
4	T-Helferzellen (T4) und inflammatorische Zellen, Monozyten, Makrophagen
8	T-zytotoxische Zellen (etwa ein Drittel der peripheren T-Zellen)
11a	Leukozyten, Granulozyten, Monozyten und Makrophagen
11b	Myeloide Zellen und natürliche Killerzellen
11c	Myeloide Zellen
19	B-Zellen
25	Aktivierte T-Zellen, B-Zellen und Monozyten
45	Alle hämatopoetischen Zellen
45RA	B-Zellen, naive T-Zellen, Monozyten
45R0	Memory-T-Zellen, Monozyten, Makrophagen
56	NK-Zellen („natural killer cells")
62 E, L, P	Endothel-, B- und T-Zellen, Monozyten, NK-Zellen, Erythrozyten
68	Makrophagen
120	Zellen mit TNF-α („tumor necrosis factor")

pern spezialisiert sind. Es gibt 5 verschiedene Typen von Antikörpern: IgG, IgA, IgM, IgD und IgE.

■ Während der initialen, frühen Immunantwort werden Antikörper des IgM-Typs durch aktivierte B-Lymphozyten produziert. In der sekundären, späteren Phase der Immunantwort werden von B-Lymphozyten IgG-Antikörper gebildet. Diese haben meistens eine größere Bindungskapazität für das entsprechende Pathogen. Während allergischer Immunantworten findet man hauptsächlich Antikörper von IgE-Typ. IgA ist in verschiedenen Körperflüssigkeiten, wie z. B. Tränen, in größeren Mengen vorhanden.

1.2.3
Zellen des myeloiden Systems

■ Die Zellen, die direkt an der Beseitigung von Bakterien und von infiziertem Gewebe beteiligt sind, sind die Zellen des myeloiden Systems. Man unterscheidet:

■ Polymorphkernige Granulozyten:

- Neutrophile Granulozyten stellen über 90 % der zirkulierenden Granulozyten und haben einen Durchmesser von 10–20 µm. Sie werden von entzündeten Geweben durch Chemotaxis angezogen. Die neutrophilen Granulozyten sind voll differenziert und nicht zur Proliferation befähigt. Die Hauptaufgabe der polymorphkernigen Granulozyten ist die Phagozytose. Ihre Bedeutung für die Immunabwehr wird dadurch deutlich, daß Individuen mit einer niedrigen Anzahl von zirkulierenden polymorphkernigen Granulozyten eine stark erhöhte Infektionsbereitschaft zeigen. Die neutrophilen Granulozyten wirken u. a. durch die Freisetzung von freien Radikalen und Proteasen aus ihren zahlreichen zytoplasmatischen Granula und Lysosomen.
- Eosinophile Granulozyten, basophile Granulozyten und Mastzellen: Beim gesunden Nichtallergiker stellen die eosinophilen Granulozyten 2–5 % der Leukozyten im Blut. So wie die Neutrophilen scheinen sie zur Phagozytose und Abtötung verdauter Mikroorganismen befähigt zu sein, obwohl dies nicht ihre eigentliche Funktion ist. Eosinophile im menschlichen Blut haben gewöhnlich einen zweigelappten Kern und viele zytoplasmatische Vesikel. Eosinophile und basophile Granulozyten wie auch die Mastzellen können auf entsprechende Reize hin degranulieren. Bei der Degranulation verschmelzen intrazellu-

läre Granula mit der Plasmamembran bei gleichzeitiger Freisetzung des Inhaltes nach außen. Eosinophile Granulozyten spielen eine große Rolle bei der Bekämpfung von Wurminfektionen. Die eosinophilen Granulozyten sind stark erhöht bei Allergien, sowohl im Blut, als auch im Gewebe. Wie die Mastzellen haben sie hochaffine IgE-Rezeptoren und sind wahrscheinlich Effektor für die Gewebsschädigung bei allergischen Erkrankungen, Asthma und allergischen Konjunktivitiden. Basophile Granulozyten sind sozusagen das im Blut zirkulierende Äquivalent zu den Mastzellen, die nur in Geweben vorkommen. Mastzellen treten in Verbindung mit Schleimhautepithelien auf und sind in ihrer Entwicklung von T-Zellen abhängig. Man findet sie aber auch im Bindegewebe; dort sind sie T-Zell-unabhängig. Beide Typen degranulieren bei Anwesenheit von IgE-Antikörpern. Die bei der Degranulation freiwerdenden pharmakologischen Mediatoren verursachen die unangenehmen Symptome einer Allergie, spielen aber die oben erwähnte positive Rolle bei der Immunantwort gegen Parasiten.

■ Mononukleäre Granulozyten: Die Monozyten, Makrophagen und dendritischen Zellen sind Zellen des mononukleären, phagozytären Systems. So wie die neutrophilen Granulozyten sind auch diese Zellen abgeleitet von myeloischen Stammzellen aus dem Knochenmark. Makrophagen und Monozyten haben vielfältige Funktionen: sie phagozytieren tote und geschädigte Zellen und Organismen im entzündeten Gewebe und geben verschiedene Zytokine ab (s. unten), die wiederum andere Zellen des Immunsystems aktivieren. Antigenpräsentierende Zellen (APC) werden primär in Haut, Lymphknoten, Milz und Thymus gefunden. Ihre Aufgabe ist es, den antigensensitiven lymphatischen Zellen wie den T-Lymphozyten Antigene zu präsentieren. Die wichtigste antigenpräsentierende Zelle des Immunsystems ist die dendritische Zelle, die im Blut zum Gewebe zirkuliert und von dort über afferente Lymphbahnen zur Milz und zu den Lymphknoten gelangt. Diese Zellen agieren wie ein Antigenerkennungs- und Überwachungssystem an Orten mit besonders großer Antigenexposition, wie der Haut, der Konjunktiva oder auch dem Respirationstrakt.

1.2.4
Zytokine

■ Zytokine sind kleine, lösliche Proteine, die von einer Zelle gebildet werden und das Verhalten oder die Eigenschaften von Zellen verändern. Sie werden von vielen Zellen freigesetzt, wie z.B. von Leukozyten, Gewebszellen, Monozyten, Makrophagen und Fibroblasten. Durch Änderung der Zusammensetzung der freigesetzten Zytokine können T-Zellen die Immunantwort steuern.

■ Zytokine werden von Zellen sezerniert als Antwort auf einen spezifischen Reiz. Sie haben eine kurze Halbwertszeit und agieren mit den Zellen in ihrer Nachbarschaft. Sie können aber ihre Wirkung auch in größerer Entfernung ausüben, wenn sie in ausreichend großer Konzentration in den Blutkreislauf freigesetzt werden. Sie können sekundär eine Freisetzung von Zytokinen in ihrer Zielzelle bewirken (Abb. 44.1).

■ Die meisten Zytokine, die von T-Zellen produziert werden, bezeichnet man als Interleukine (Il, von Leukozyten produzierte Zytokine). Immunologisch interessante Zytokine sind in Tabelle 44.2 aufgelistet.

■ Das wichtigste Zytokin, das von den CD-8-Zellen sezerniert wird, ist das Interferon-γ (IFN-γ). Es ist das wichtigste makrophagenaktivierende Zytokin und ist in der Lage, die virale Replikation zu hemmen.

■ Th1- und Th2-Zellen sezernieren einige unterschiedliche, aber auch gleiche Interleukine. Die Freisetzung von Interleukin-2 durch Th1-Zellen aktiviert zytotoxische Zellen. Im Gegensatz dazu sezernieren Th2-Zellen Il-4, Il-5 und Il-6, die B-Zellen aktivieren und die Antikörperproduktion induzieren. Il-5 stimuliert auch die Eosinophilen, die die Effektorzellen für den allergieassoziierten Gewebsschaden sind (s. oben).

Abb. 44.1. Entwicklung immunologisch wirksamer Zellen. Aus dem Knochenmark entstehen antigenpräsentierende Zellen (*APC*), die an der Entzündungsreaktion beteiligten Zellen und Vorläuferzellen des lymphatischen Systems. Die Immunantwort wird gesteuert durch CD-4-Zellen, die wiederum durch Interleukine (z.B. Il-2) andere immunkompetente Zellen steuern

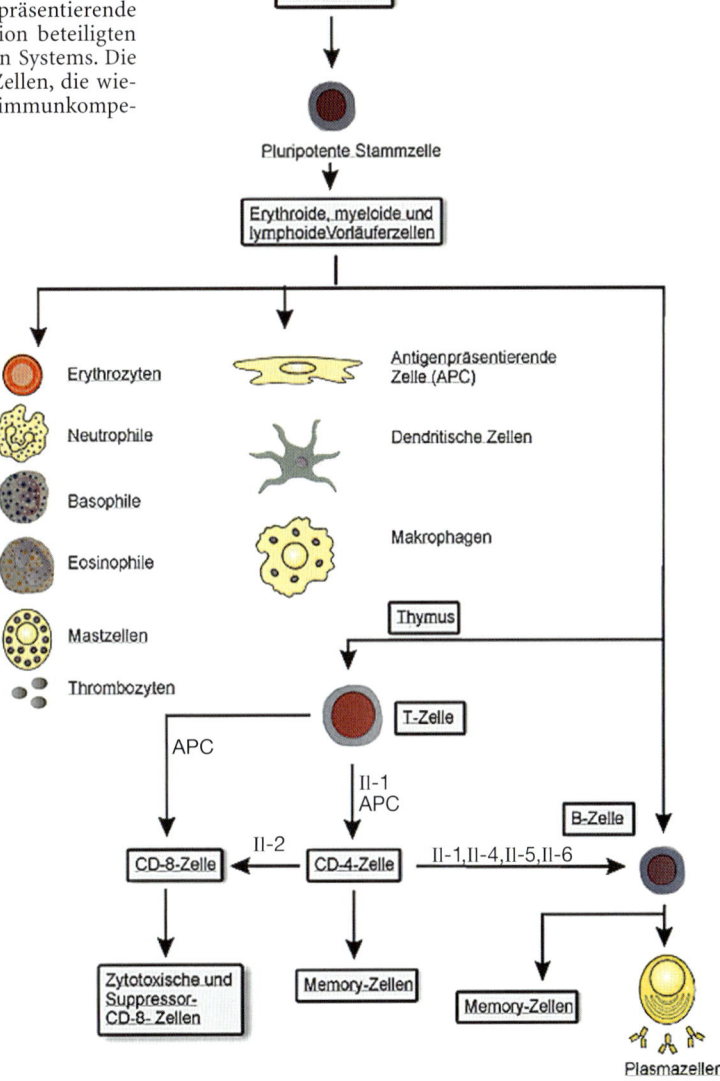

Tabelle 44.2. Nomenklatur und Funktionen von einigen Zytokinen

Zytokine	Produzierende Zellen	Funktion
IFN-α	Leukozyten	Antivirale Wirkung
IFN-γ	Leukozyten, Th1, zytotoxische Lymphozyten	Erhöhte Expression von MHC-Klasse I und II, Aktivierung von Makrophagen
TNF-α	Makrophagen, Th1, Th2	Gewebsschädigung, induziert NO-Produktion
TNF-β	Makrophagen	B-Zell-Proliferation
Il-1	Alle Zellen	Proinflammatorisch
Il-2	T-Zellen (Th0, Th1), zytotoxische Zellen	T-Zell-Aktivierung, Wachstum von NK-Zellen
Il-3	Th1, Th2, einige zytotoxische Lymphozyten	Wachstumsfaktor für Vorläufer von hämatopoetischen Zellen
Il-4	Th2	Aktivierung und Wachstum von B-Zellen und T-Zellen; hemmt Makrophagenaktivierung; Wachstum von Mastzellen
Il-5	Th2	Wachstum und Differenzierung von Eosinophilen, IgA-Synthese
Il-7	Makrophagen	Leukozytenaktivierung
Il-9	T-Zellen	T-Zell-Proliferation
Il-10	Makrophagen, Th2	T-Zell-Inhibition, hemmt die Zytokinfreisetzung, kostimuliert das Wachstum von Mastzellen
GM-CSF (Granulozyten-Makrophagen-koloniestimulierender Faktor)	Th1, einige Th2, zytotoxische Lymphozyten	Regt die Bildung von Granulozyten und Makrophagen (Myelopoese) und der dendritischen Zellen an; hemmt das Wachstum der T-Zellen
TGF-β (transformierender Wachstumsfaktor β)	CD4-T-Zellen	Immunmodulator; Hemmung der B-Zell-Proliferation; Hemmung der Aktivierung von Makrophagen; Aktivierung von neutrophilen Granulozyten
TNF-β (Lymphotoxin, „tumor necrosis factor")	Th1, einige zytotoxische Lymphozyten	Hemmt die B-Zellen, wirkt zytotoxisch auf T-Zellen, induziert NO-Produktion, aktiviert das Wachstum von neutrophilen Granulozyten und wirkt zytotoxisch auf Fibroblasten und Tumorzellen
IFN-γ (Interferon-γ)	Th1, zyotoxische Zellen	Einfluß auf die Differenzierung von B-Zellen; zytotoxische Wirkung auf T-Zellen, aktiviert NK-Zellen

- Th1-Zellen sezernieren ein Lymphotoxin (TNF-β „tumor necrosis factor"), das auf viele Zellen direkt zytotoxisch wirkt.

1.2.5
Antigenpräsentation

- Im Regelfall wird die spezifische, erworbene Immunantwort nicht dort initiiert, wo die Erregerzellen eingedrungen sind. Vielmehr wird das Antigen von antigenpräsentierenden Zellen (APC) aufgenommen, zu den regionalen Lymphknoten oder zur Milz transportiert und dort den B- und T-Zellen präsentiert. Die T- und B-Zellen erkennen ihr spezifisches Antigen, beginnen zu proliferieren, wandern zurück zu der Stelle, an der die Erregerzellen eingedrungen sind und setzen dort Zytokine frei, die dort dann zytotoxische Effektorzellen des Immunsystems anziehen (z. B. zytotoxische T-Zellen, aktivierte Makrophagen und B-Zellen).

- Das Fremdantigen wird den T-Zellen durch 3 verschiedene Zelltypen präsentiert: durch die Makrophagen, durch B-Zellen und durch die dendritischen Zellen. Im Regelfall können T-Zellen ihr spezifisches Antigen nur erkennen, wenn es ihnen in einer geeigneten Form durch einen dieser 3 Zelltypen präsentiert wird.

- Es gibt allerdings Unterschiede, wie diese 3 Zelltypen das Antigen verarbeiten und präsentieren. Makrophagen und B-Zellen erkennen das Antigen durch Antikörper. Makrophagen binden an das Fc-Fragment der Antikörper in Immunkomplexen, während B-Zellen mit Hilfe ihrer Antikörper auch „freie" Antigene der Erregerzellen erkennen können. Beiden Mechanismen ist jedoch gemeinsam, daß Makrophagen und B-Zellen eine Immunantwort nur auslösen können, wenn der Organismus bereits früher diesem Antigen ausgesetzt war und für dieses Antigen spezifische „Gedächtniszellen" produziert hatte. Im Gegensatz dazu können die dendritischen Zellen auch Antigene verarbeiten, die dem Organismus bisher noch unbekannt sind, denen der Organismus noch nicht ausgesetzt worden war. Diese „unbekannten" Antigene werden von den dendritischen Zellen dann den „naiven" T-Zellen präsentiert und dadurch wird eine Immunantwort ausgelöst. Dies bedeutet, daß dendritische Zellen v.a. wichtig sind für die Auslösung von „neuen" Immunantworten, während Makrophagen und B-Zellen nur auf bekannte Antigene reagieren können bzw. eine Immunantwort unterhalten können, wenn das Erregerantigen noch nicht aus dem Gewebe eliminiert werden konnte.

■ In der frühen Phase einer Entzündung wandern die dendritischen Zellen vom Ort der Entzündung in großer Zahl von subepithelialen Schichten über afferente Lymphbahnen zu den regionalen Lymphknoten. Gleichzeitig bereiten sie das Antigen für die Präsentation vor, indem sie es mit MHC-Klasse-II-Molekülen (s. Abschn. 1.2.1) kombinieren und diesen Komplex dann den T-Zellen präsentieren. Die T-Zellen werden aktiviert, wenn sie einen spezifischen Rezeptor für diesen Komplex besitzen.

■ Im Auge werden die Antigene durch ein Netzwerk von Makrophagen und dendritischen Zellen in Iris, Ziliarkörper und Kammerwinkelstrukturen präsentiert. In Iris und Ziliarkörper findet man eine hohe Dichte an dendritischen Zellen (400–600 Zellen/mm^2). Es sind allerdings keine dendritischen Zellen im hinteren Augenabschnitt nachweisbar. Es gibt auch eine hohe intraokuläre Dichte an Makrophagen (600–800 Zellen/mm^2). Neben der oben beschriebenen Aufgabe als antigenpräsentierende Zellen haben Makrophagen Phagozytose- und Effektorfunktionen. Sie können Mediatoren wie TNF-α und NO freisetzen.

■ Retinales Pigmentepithel (RPE) wirkt unter physiologischen Bedingungen eher immunsuppressiv. Das retinale Pigmentepithel sezerniert Prostaglandin E2 (Hemmung der Freisetzung von Interleukinen und dadurch immunsupprimierend auf Th1-Reaktion) und das freie Radikal NO (immunsuppressiver Effekt auf die Lymphozytenaktivierung).

■ Nach Initiierung der Entzündungsreaktion und Exposition mit Il-1 kann das retinale Pigmentepithel Il-8 und Il-6 sezernieren. Il-8 wirkt stark chemotaktisch auf die Granulozyten und steigert die Aktivität z.B. der Kollagenasen, die durch den Proteinabbau potentielle Autoantigene freisetzen und so die Autoimmunreaktion verstärken können. Il-6 wirkt entgegengesetzt. Beide Zytokine bestimmen im Zusammenhang mit einigen anderen Faktoren den Verlauf der Entzündungsreaktion als Th1- oder Th2-Immunantwort. Il-6 in Kombination mit Il-4 und Il-10 führt dagegen zu einer Th2-Antwort. Il-1 zusammen mit IFN-γ resultiert in einer Th1-Antwort (Abb. 44.2; s. Tabelle 44.2).

1.2.6
T-Zell-vermittelte Zytotoxizität

■ Viren und Bakterien leben und vermehren sich im Inneren der infizierten „Wirtszelle". Solche infizierten Zellen sind für die Erkennung durch Antikörper unzugänglich. Die „Parasiten" können dann nur durch Veränderung oder Zerstörung der Wirtszelle eliminiert werden.

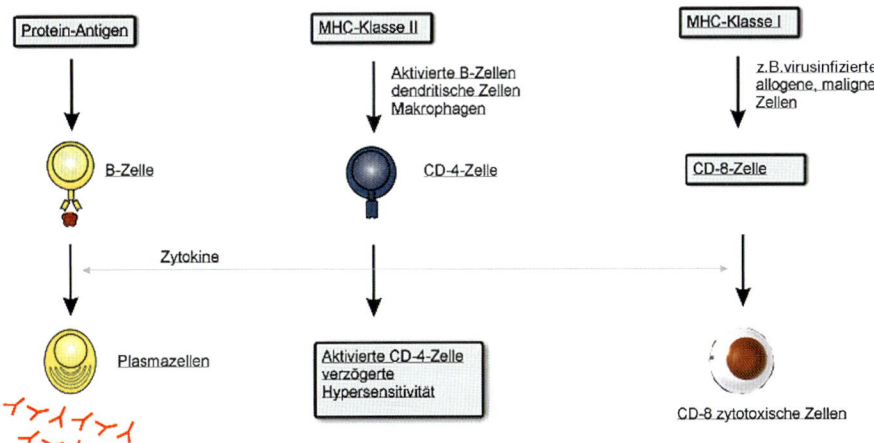

Abb. 44.2. Schema der Entwicklung der spezifischen Immunantwort

- Diese Rolle übernehmen in der Immunabwehr die CD-8-T-Zellen.

- Zellen „sterben" durch Nekrose – einem Zerfall der Zelle, z. B. bei Verletzungen oder Herzinfarkt, – oder durch den programmierten Zelltod, der Apoptose. Phagozytierende Zellen nehmen das abgestorbene, nekrotische Gewebe auf.

- Bei der Apoptose beobachtet man zuerst eine Fragmentierung der DNA. Dann zerstört sich die Zelle selbst durch die Abstoßung von membrangebundenen Vesikeln.
- Vermutlich induzieren zytotoxische T-Zellen die Apoptose in ihren Zielzellen.

1.3
Entzündung und Hypersensitivitätsreaktionen

- An einer spezifischen Immunantwort sind verschiedene Effektormechanismen wie Komplement, Phagozyten, Entzündungszellen und Zytokine beteiligt. Die Entzündungsreaktion betrifft allerdings nicht nur das immunologisch wirksame Antigen, gegen das die Immunantwort gerichtet ist, sondern auch das umgebende Gewebe. Meistens sind diese Reaktionen jedoch selbstlimitierend und die schädigenden Effekte auf das umgebende Gewebe bleiben minimal, wenn das schädigende Antigen entfernt worden ist. Beim Gesunden treten im Regelfall auch keine Immunreaktionen gegen Autoantigene auf. Es gibt allerdings Überempfindlichkeits(Hypersensitivitäts)-Reaktionen, die in 4 Klassen aufgeteilt werden können (Abb. 44.3):

- Typ I: Überempfindlichkeitsreaktion vom Soforttyp; allergische IgE-vermittelte Reaktion. Antigene (Allergene) treffen auf bereits vorhandene IgE-Antikörper, die an den hochaffinen Rezeptoren an der Oberfläche der Mastzellen gebunden sind, und vernetzen diese. Mastzellen sitzen in den Oberflächen des Körpers. Ihre normale Funktion besteht darin, das Immunsystem auf lokale Infektionen aufmerksam zu machen. Im Falle der Allergie wird diese Re-

Abb. 44.3. Schema der Entwicklung der verschiedenen Typen von Hypersensitivitätsreaktionen

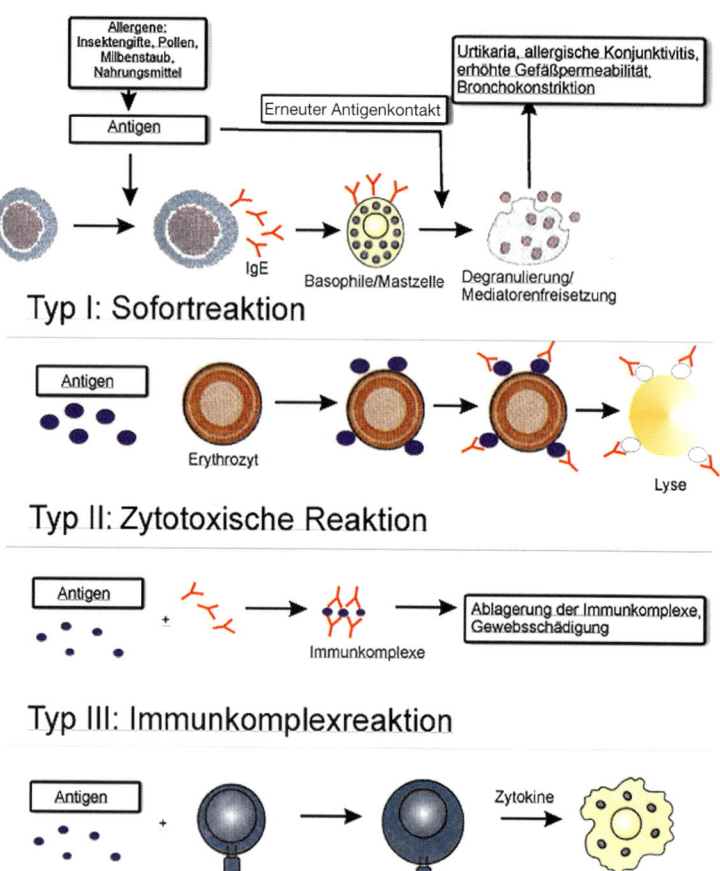

aktion durch harmlose Allergene „fehl ausgelöst". Die Wirkung der Mastzellen beruht auf der Freisetzung der in ihren zytoplasmatischen Granula gespeicherten Effektormolekülen durch degranulierende Exozytose. Mastzellen sezernieren eine Vielzahl von Zytokinen und Entzündungsmediatoren, u.a. Histamin. Eine typische Typ-I-Reaktion in der Ophthalmologie ist die allergische Konjunktivitis. Die ursprüngliche Rolle der IgE-vermittelten Immunreaktion in der Evolution ist vermutlich eine Antwort des Körpers auf eine Infektion mit Parasiten (z.B. Würmern).

■ Typ II: Antikörperabhängige Zytotoxizität (z.B. Transfusionsreaktionen, hämolytische Anämie, Goodpasture-Syndrom, Myasthenia gravis). Das Antigen (z.B. Arzneimittel) wird auf der Zelloberfläche (z.B. von Erythrozyten oder Thrombozyten) gebunden und dient als Angriffsziel für Antikörper (IgG und IgM) gegen dieses Antigen. Diese Antikörper lösen eine Komplementreaktion aus. Die Reaktion richtet sich gegen alle Gewebe, die dieses Oberflächenantigen exprimieren und führt zu einer Zerstörung dieser Strukturen durch zytotoxische Effekte oder Lyse. Die endokrine Orbitopathie wird möglicherweise durch einen solchen Typ-II-Mechanismus ausgelöst.

■ Typ III: Immunkomplexkrankheit (Arthus-Reaktion). Bei jeder normalen Antigen-Antikörper-Reaktion werden Immunkomplexe gebildet. Diese Komplexe werden im Regelfall durch Phagozyten beseitigt. Bei Überschuß an Antigenen bilden sich jedoch auch kleinere Komplexe, die sich an den Gefäßwänden ablagern und hier eine Schädigung des Gewebes verursachen. Dieser Typ der Überempfindlichkeitsreaktion ist verantwortlich für Krankheiten, wie systemischer Lupus erythematodes, Polyarthritis nodosa und der Serumkrankheit.

■ Typ IV: Überempfindlichkeitsreaktion vom verzögerten Typ. Im Gegensatz zu Typ I–III, die alle antikörpervermittelt sind, ist Typ IV T-Zell-vermittelt (z.B. zytotoxische CD-8-T-Zellen). Kontaktallergien und der Tuberkulintest beruhen auf einer Typ-IV-Reaktion. Eine Typ-IV-Erkrankung ist z.B. die Sarkoidose. Die sympathische Ophthalmie wird vermutlich auch durch eine Typ-IV-Reaktion ausgelöst.

2
Spezielle Immunologie des Auges

Das Auge ist, genauso wie die Haut und Schleimhaut des Menschen, besonders Umweltfaktoren ausgesetzt – z.B. Viren, Bakterien, (UV-)Strahlung, Staub, chemische Einflüsse. Dabei hat es nur vergleichsweise eingeschränkte Reaktionsmöglichkeiten. Das Auge besitzt jedoch ein sehr komplexes Gefäßsystem, in dem es sehr schnell zur Ablagerung von Immunkomplexen bzw. zur Aktivierung von immunologisch kompetenten Zellen kommen kann. Dabei können die Gefäße des Auges im Gegensatz zu den Gefäßen anderer Organe direkt untersucht werden (Spaltlampen- und Fundusuntersuchung).

■ Man unterscheidet zwischen extra- und intraokulären Entzündungen des Auges:

- Extraokuläre Strukturen: Bindehaut, Hornhaut, Lederhaut.
- Intraokuläre Strukturen: Iris, Linse, Ziliarkörper, Glaskörper, Retina und Chorioidea. Iris, Ziliarkörper und Chorioidea werden als Uvea bezeichnet.

■ Das gesunde Auge wird vor schädigenden Umwelteinflüssen geschützt durch die Augenlider, die Bindehaut und den Tränenfilm. Versagt dieser Schutz, werden die inneren Strukturen des Auges direkt mit Erregern und Fremdantigenen konfrontiert und bereits geringe Entzündungen können dramatische Auswirkungen haben. Durch eine hämatogene Streuung besteht die Gefahr der sekundären Absiedlung von Bakterien oder Viren.

■ Die Immunantwort des Auges besitzt eine Besonderheit: aufgrund der funktionellen und anatomischen Besonderheiten des Auges ist eine besonders feinstufige Regulierung der Immunantwort notwendig, um den höchstmöglichen Schutz für das Organ zu erreichen und gleichzeitig einen inflammatorischen Begleitschaden zu minimieren. Das Auge besitzt ein „Immunprivileg". Das Immunprivileg definiert ein Phänomen, das sich dadurch auszeichnet, daß die Überlebenszeit von Fremdgewebe im Vergleich zur normalen Immunantwort verlängert ist. Van Dooremal (1873) entdeckte vor über 100 Jahren, daß immunogenes Gewebe (z.B. Tumorgewebe nach Implantation) in einem solchen „abweichenden" Kompartiment in einem immunkompetenten Empfänger deutlich länger überleben kann, als in anderen Körperregionen. Man nimmt heute an, daß dieses Privileg als ein Schutzmechanismus in hochspezialisierten Organen entwickelt wurde. Dieses Phänomen wird wahrscheinlich in den Organen ausgeprägt, deren normale Funktion lebenswichtig ist. Diese würde durch eine lokale Immunantwort erheblich behindert werden. Ein solches Immunprivileg findet man in der Vorderkammer, dem Glaskörper und dem subretinalem Raum. Dieses Phänomen wurde zunächst zurückgeführt auf morphologische Faktoren, wie

- physiologische Barrieren (Blut-Kammerwasser-Schranke, Blut-Retina-Schranke),
- keine immunkompetenten Zellen,
- keine Lymphdrainage.

■ Diese genannten Faktoren konnten das Phänomen des Immunprivilegs jedoch nicht ausreichend erklären. Es liegt lokal und systemisch eine aktive, differenzierte Immunmodulation vor. Dieser Effekt der erheblichen Abweichung der Immunantwort des Auges von der normalen Immunantwort ist besonders groß in der Vorderkammer (ACAID, „anterior chamber associated immune deviation").

■ Befindet sich ein Fremdantigen in der Vorderkammer, bleibt nicht nur eine Immunreaktion aus, sondern es erfolgt auch ein antigenspezifischer, immunsuppressiver Effekt. Dieser Effekt ist zellvermittelt, kann auf naive Tiere übertragen werden und setzt eine intakte Milz voraus. Viele Studien haben gezeigt, daß auch verschiedene Zytokine, Neuropeptide und andere Faktoren an der intraokulären Immunsuppression beteiligt sind, v.a. der transformierende Wachstumsfaktor-β (TGF-β), das A-Melanozyten-stimulierende Hormon und Cortisol. ACAID wird wahrscheinlich dadurch ausgelöst, daß immunsuppressive Faktoren in das Kammerwasser abgegeben werden.

- Kennzeichen dieses protektiven Systems:
- Einschränkung der zellmediierten Immunität.
- Fehlen einer Immunantwort vom verzögerten Typ („DTH-Reaktion").
- Generierung von Präkursoren zytotoxischer Lymphozyten.
- Induktion eines „programmierten Zelluntergangs" (Apoptosis).

■ Besonders wichtig für die ACAID ist jedoch ein aktives, an T-Suppressor-Lymphozyten gebundenes System. Es konnte in Tierexperimenten gezeigt werden, daß das Auge am ersten Schritt der Reaktion aktiv teilnimmt. Wird das Auge des Versuchstiers innerhalb einer Woche nach intraokulärer Antigenexposition enukleiert, wird in der Milz trotzdem eine spezifische Immunantwort generiert. Diese Immunantwort bleibt jedoch aus, wenn das Tier splenektomiert wird. Die Milz bildet also nach Auslösung der Reaktion durch das Auge eine antigenspezifische, suppressive Immunantwort.

■ Aufgrund aktueller Untersuchungen nimmt man heute an, daß aufgrund des Zytokinmusters in der Vorderkammer hauptsächlich eine Th2-Immunantwort stattfindet.

■ Die immunsuppressive Umgebung im Auge dient dazu, die lokale Induktion von immunbedingten Entzündungsreaktionen zu limitieren, um eine Beeinträchtigung der Sehfunktion zu vermeiden. Zu dieser abweichenden Immunreaktion ist nicht nur die Vorderkammer, sondern auch der Glaskörper und der subretinale Raum befähigt (s. oben).

■ Dieser immunsuppressive Effekt spielt wahrscheinlich auch bei Transplantationen eine Rolle. Man nimmt an, daß z.B. bei perforierender Keratoplastik eine Exposition mit kleinen Antigenmengen diesen immunsuppressiven Effekt auslösen kann und dadurch eine Abstoßungsreaktion weitestgehend verhindern kann.

2.1
Immunologie bei extraokulären Vorgängen

■ Das Auge wird durch die Lider mit ihren Talg-, Schweiß- und Tränendrüsen geschützt, die eine natürliche, mechanische Schutzbarriere bilden. Die Konjunktiva wird durch den Blinkreflex regelmäßig befeuchtet. Die Tränenflüssigkeit benetzt und schützt die Augenoberfläche: es werden Staub und Keime bei jedem Blinkreflex weggespült. Durch die in der Tränenflüssigkeit vorhandenen IgA-Antikörper, Lysozym, Lactoferrin und immunkompetenten Zellen ist sie auch antiinfektiös wirksam.

■ Lysozym ist effektiv gegen gramnegative Bakterien und Pilze, aber unwirksam gegen grampositive Organismen wie Staphylococcus aureus. Lactoferrin und Transferrin sind durch Eisenbindung wirksam in der Abwehr grampositiver Erreger. Tränen haben aber auch spezifische antiadhäsive Eigenschaften für Bakterien und inhibieren die bakterielle Anheftung oder Eindringen in die Augenoberfläche.

■ Die Tränenflüssigkeit enthält auch polymorphkernige Leukozyten. Die Anzahl an polymorphkernigen Leukozyten nimmt während der Nacht zu, d.h. in Phasen, in denen die Lider während des Schlafes geschlossen sind. Polymorphkernige Leukozyten enthalten zahlreiche antibakterielle Proteinasen (z. B. die Myeloperoxidase).

2.1.1
Bindehaut

■ Die Konjunktiva gehört zum mukosalen Immunsystem, durch das eine Toleranz gegen Umweltantigene induziert werden kann (s. Abschn. 1.2.3).

■ Es kann aber auch eine Sensibilisierung mit Umweltantigenen stattfinden mit einer nachfolgenden allergischen Immunantwort.

■ Beispiele sind die saisonale, allergische Konjunktivitis, hervorgerufen durch Pollen, Gräser usw. und die chronische, jahreszeitunabhängige, allergische Konjunktivitis durch Staub, Federn, Hausmilben, Tierhaare usw. Es handelt sich hierbei um eine anaphylaktische Überempfindlichkeitsreaktion vom Typ I (s. Abschn. 1.3).

■ Man findet eine Erhöhung des IgE-Antikörperspiegels in Serum und Tränenflüssigkeit.

■ Besonderheit: die Conjunctivitis vernalis mit einer beidseitigen Entzündung mit pflastersteinreliefartigen Riesenpapillen mit Mastzellen, Eosinophilen und CD4-T-Zellen. Nach einer Typ-I-Reaktion schließt sich bei diesem Krankheitsbild noch eine Typ-IV-Reaktion vom verzögerten Typ an.

2.1.2
Hornhaut

■ Es gibt einige weitere Erkrankungen der Augenoberfläche, die nicht allergisch bedingt sind, aber trotzdem den immunologischen Erkrankungen zugerechnet werden.

■ Viele Formen der Keratitis sind vermutlich immunologisch bedingt, z.B. die disziforme Keratitis nach Herpes-simplex-Infektion. Immunologisch spielt hier vermutlich die persistierende Existenz des Virusantigens eine Rolle.

■ Die lokale Infektion mit dem Erreger verstärkt durch eine Gefäßneubildung die Immunreaktion.

■ Durch Gefäßbildungen in der avaskulären Kornea kommt es zur Migration von lymphatischen Zellen und Entzündungszellen und nachfolgend zu Immunreaktionen.

2.1.3
Sklera und Orbita

■ Episkleritis (Entzündung des oberflächlichen Lederhautgewebes) und Skleritis (tieferliegende Schichten beteiligt) repräsentieren einen immunologischen Mechanismus vom Typ IV mit einer engen Assoziation mit der rheumatoiden Arthritis und anderen ähnlichen Erkrankungen wie Kollagenosen und Vaskulitiden.

● Die Unterscheidung zwischen Schädigung durch äußere Erreger oder durch die pathologische Immunantwort ist oft nicht möglich.
● Ablagerungen von Immunkomplexen sind in den Gefäßen und perivaskulär möglich. Dadurch kann es zu einer Komplementaktivierung mit nachfolgender Immunreaktion kommen.
● Nicht alle Formen sind T-Zell-vermittelt, auch B-Zell-Einflüsse konnten nachgewiesen werden.
● Obwohl das Antigen für die Skleritis noch nicht identifiziert werden konnte, wird angenommen, daß es sich hierbei um eine Komponente der extrazellulären Matrix handelt, wie z.B. Proteoglykane oder Typ-I-Kollagen.
● Nekrose und in schweren Fällen Perforation des Augapfels möglich.

■ Myositis: es handelt sich um eine spezielle Form des Pseudotumors orbitae, bei dem es zu einer akuten, entzündlichen Schwellung eines einzelnen Augenmuskels kommt. Das Autoantigen für diese Erkrankung ist vermutlich eine Komponente des Augenmuskels.

■ Endokrine Orbitopathie: Autoimmunerkrankung; es konnten Antikörper gegen retroorbitale Gewebe und Augenmuskeln nachgewiesen werden. Die Diagnose wird dadurch erschwert, daß auch bei Gesunden natürlich vorkommende Antikörper gegen diese Gewebe nachweisbar sind. Die endokrine Orbitopathie kann einseitig auftreten und auch bei normaler Schilddrüsenfunktion.

■ Tränendrüse: Entzündliche Erkrankungen der Tränendrüse können z.B. beim Sjögren-Syndrom primär autoimmun bedingt sein, aber auch sekundär bei der Sarkoidose bei noch unbekannter Ätiologie. Bei beiden Erkrankungen kommt es zu einer pathologisch verminderten Tränensekretion und in Folge zu einer Keratoconjunctivitis sicca (Sicca-Syndrom).

2.2
Immunologie bei intraokulären Vorgängen

- Nach Exposition mit ihrem spezifischen Antigen oder durch Kontakt mit antigenpräsentierenden Zellen (APC) werden B-Lymphozyten gebildet bzw. aktiviert und Antikörper produziert. Nach dem Erstkontakt werden zunächst innerhalb weniger Tage hochmolekulare IgM-Antikörper gebildet. Nachfolgend sind dann auch die spezifischeren, niedermolekularen IgG-Antikörper nachweisbar.

- Durch die Blut-Kammerwasser-Schranke und Blut-Retina-Schranke können Serumantikörper nur eingeschränkt in das Kammerwasser diffundieren. Bei intakter Barriere sind nur geringe Konzentrationen von IgG-Antikörpern (30–70 µg/ml) und noch weniger IgM-Antikörper im Glaskörper vorhanden. Im Verlauf einer Immunantwort erfolgt ein Anstieg der Immunglobulinkonzentration in der Vorderkammer auf die 10- bis 20fache Konzentration (besonders für IgG und IgA, aber auch IgM). Das Verhältnis der Antikörper zueinander entspricht den Verhältnissen im Serum.

- Bei der lokalen Immunantwort erfolgt die Antikörperproduktion (fast nur IgG) im Auge, d.h. es handelt sich nicht nur um eine reine Diffusion von Serumantikörpern bei geschädigter Blut-Kammerwasser- und Blut-Retina-Schranke.

2.2.1
Uveitis

- Unterscheidung zwischen anteriorer, intermediärer und posteriorer Uveitis.

- In vielen Fällen kann kein kausaler Zusammenhang nachgewiesen werden.

- Die Uveitis kann ausgelöst werden durch Infektion, Trauma oder in vielen Fällen durch autoimmune Mechanismen.

- Die Autoimmunuveitis ist entweder eine direkte Immunantwort auf Autoantigene infolge einer fehlenden Toleranzentwicklung für dieses Antigen oder eine sekundäre Reaktion auf Autoantigene, die durch vorhergehende Schädigung anderer okulärer Strukturen entstanden sind.

- Bei der Toxoplasmose kann die Uveitis ausgelöst werden entweder durch eine direkte Reaktion auf das schädigende Agens, z.B. durch die vom Erreger produzierten Toxine, oder durch eine Immunantwort gegen den Erreger. Die Immunantwort, die primär gegen den Erreger gerichtet ist, kann eine Autoimmunuveitis auslösen durch Kreuzreaktion mit körpereigenen antigenen Strukturen.

- Positive Korrelation zwischen dem Auftreten verschiedener Uveitiden mit der Expression von HLA-Typen: die vordere Uveitis tritt vermehrt auf mit HLA-B27. Die Uveitis bei Morbus Behçet ist assoziiert mit HLA-B51. Die Bird-shot-Retinopathie ist korreliert mit HLA-A29.

- Zur Diagnose von Autoimmunerkrankungen werden häufig (Auto-)Antikörpertiter gemessen, die mit der Erkrankung korreliert sind, aber bei denen bisher ungeklärt ist, ob sie eine pathogenetische Bedeutung besitzen oder als Folge der Erkrankung gefunden werden können.

- Der Mechanismus der Autoimmunuveitis konnte im Tierversuch erforscht werden. Durch Immunisierung mit Netzhautantigenen (z.B. Retina-S-Antigen) kann in Meerschweinchen, Mäusen und Ratten eine Autoimmunuveitis ausgelöst werden, die der posterioren Uveitis des Menschen sehr ähnlich ist. Diese experimentelle Autoimmunuveitis (EAU) wird als Modell für die sympathische Ophthalmie beim Menschen angesehen. Durch Transfusion von T-Lymphozyten immunisierter Tiere kann die EAU in gesunden Tieren ausgelöst werden. Die EAU kann allerdings nur in den Tieren ausgelöst werden, die eine Th1- anstelle einer Th2-Immunantwort entwickeln.

3
Immunologische Therapie

- Durch die Therapie sollen immunologische Reaktionen gezielt beeinflußt werden.

- Eine immunsuppressive Therapie sollte nur bei Entzündungen im Rahmen einer Autoimmunerkrankung und nur bei gesicherter Diagnosestellung in Zusammenarbeit mit Internisten bzw. Rheumatologen durchgeführt werden.

- Da die Pathogenese der Autoimmunerkrankung noch weitgehend unklar ist, sowohl in Richtung der beteiligten Antikörper, als auch der beteiligten Antigene, wird die Entwicklung und die Planung einer adäquaten Immuntherapie erschwert.

- Eine immunmodulierende Therapie kann an unterschiedlichen Stellen der Immunantwort einsetzen (Abb. 44.4).

Abb. 44.4. Schema einiger Angriffspunkte immunsuppressiver Therapieformen. (Mod. nach Manthey 1998)

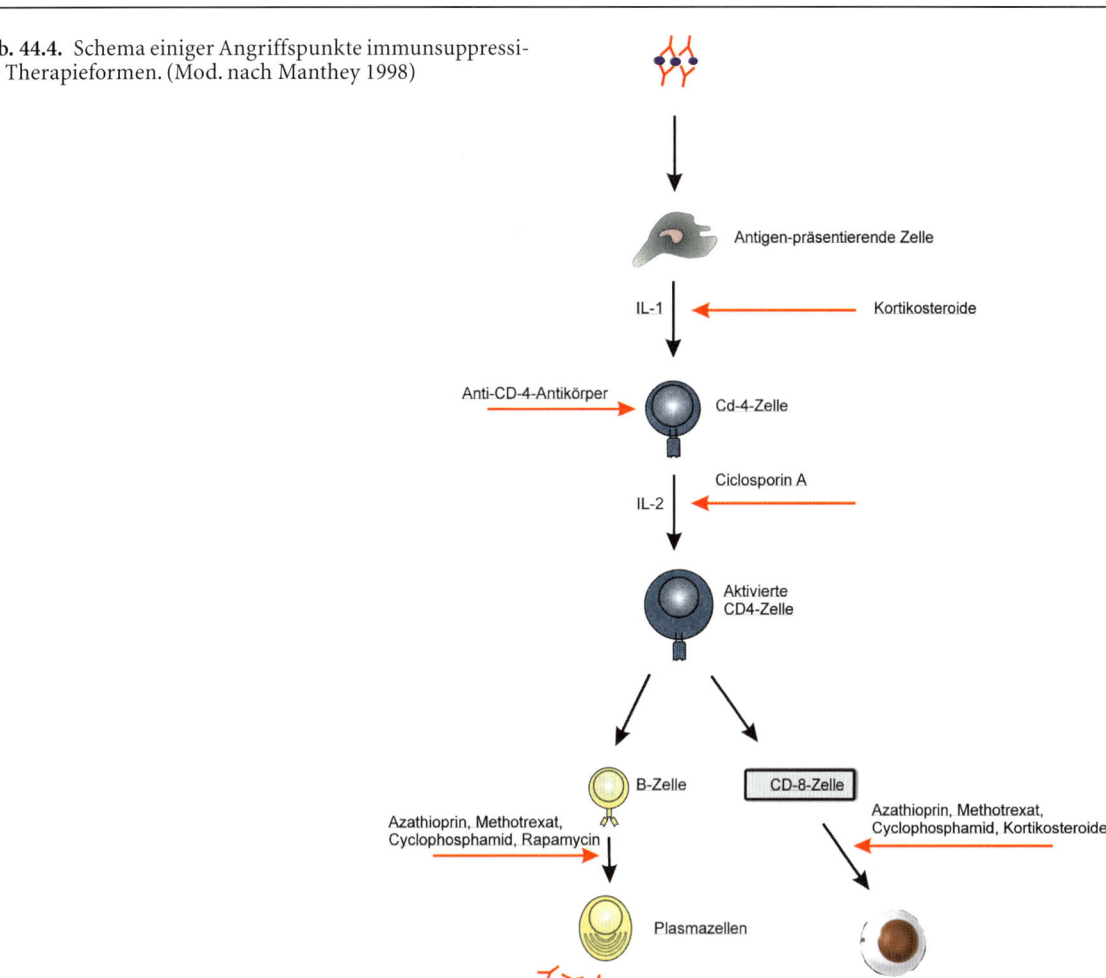

- Therapie der Wahl bei intraokulären Entzündungen bleiben Kortikosteroide aufgrund der Kombination von antiinflammatorischen und immunsuppressiven Eigenschaften.

- Eine Kombination mit Ciclosporin A ist möglich.

- Der Einsatz von Antimetaboliten und alkylierenden Substanzen in der Ophthalmologie ist eher selten.

- Bei Mehrfachtherapie (z.B. Kombination von Steroiden, Azathioprin und Ciclosporin A) steigt das Risiko einer Tumorinduktion.

- Bei Kindern wenn möglich kein Einsatz von Kortikosteroiden und Ciclosporin A (aufgrund der Nebenwirkungen mit gesteigertem Risiko der Tumorinduktion und Schädigung von Chromosomen).

3.1
Immunsuppressiv wirksame Substanzen

3.1.1
Glukokortikoide

- Glukokortikoide wirken immunsuppressiv und antiinflammatorisch.

- Therapie bei intraokulären Entzündungen, die autoimmun bedingt sind.

- Reine Immunsuppressiva, wie Ciclosporin A und Azathioprin, haben stärkere immunsuppressive, aber keine antiinflammatorische Wirkung, daher eher als Therapieergänzung geeignet.

- Wirkung über Inhibition der Proliferation von T-Zellen und T-Zell-abhängigen Immunreaktionen, Suppression der Wirkung der zytotoxischen T-Zellen, kaum Suppression der Bildung der Autoantikörper.

- Verminderung der Migration von immunkompetenten Zellen vom intravasalen Raum zum Entzündungsort.

- Bei zu hoher Erhaltungsdosis (zu starke Zunahme der Nebenwirkungen der Steroidtherapie) Kombination mit Ciclosporin A möglich.

- Kontraindikationen der Anwendung von Kortikosteroiden: Glaukom (Augeninnendruckkontrolle), Herpes simplex oder zoster, Varizellen, vorangegangene Impfungen (8 Wochen vorher, 2 Wochen danach), schwere Infektionen (nur bei gleichzeitiger antibiotischer Therapie), Magen- und Duodenalulkus, Osteoporose, Myokardinfarkt, Psoriasis, Psychosen, Schwangerschaft, Tuberkulose, Diabetes mellitus usw.

- Wechselwirkung z. B. mit ACE-Hemmern, Alkohol, Azathioprin (Kombination vermeiden), Acetazolamid (Kaliumsubstitution), Acetylsalicylsäure, Ciclosporin A (wechselseitige Konzentrationssteigerung), Gykosiden, Chloroquin, Insulin (Wirkungsverminderung, oralen Kontrazeptiva, Sedativa, trizyklischen Antidepressiva.

3.1.2
Ciclosporin A

- Ciclosporin A ist das wichtigste Immunsuppressivum in der Ophthalmologie. Es handelt sich um eine lipophile, wasserunlösliche Substanz, die die Proliferation der T-Lymphozyten hemmt. Weiterhin supprimiert sie die Bildung von Zytokinen, wie z. B. Interleukin 2 (Il-2). Im Blut sind 50–60% an Erythrozyten gebunden, 10–20% an Leukozyten.

- Starke Beeinflussung der Ciclosporin-A-Konzentration im Blut durch Wechselwirkung mit anderen Medikamenten und sogar mit Nahrungsmitteln (z. B. fettreiche Ernährung verringert die Absorption). Der Abbau erfolgt in der Leber, die Halbwertszeit im Blut liegt bei ca. 6 h.

- Dosierung: meistens als Ergänzung zu Kortikosteroiden mit Ciclosporin A 4 mg/kg KG/Tag. Die Nebenwirkungen setzen meistens erst bei einer höheren Dosierung (>7 mg/kg KG) ein.

- Bei einer Dosierung von >4 mg/kg KG/Tag ist eine Bestimmung des Ciclosporin-A-Spiegels im Blut notwendig.

- Indikationen: aktive, beidseitige, nichtinfektiöse intermediäre oder posteriore Uveitis, Morbus Behçet, disseminierte nichtinfektiöse Retinochoroiditis. Neuerdings wird Ciclosporin A in lokaler Applikation auch für die Behandlung des Sicca-Syndromes eingesetzt.

- Nebenwirkungen: Systemreaktionen (allergische Reaktionen, gesteigerte Infektionsgefahr), Nervensystem [Kopfschmerzen (10%), Krampfanfälle (4%), Parästhesien (2%), Tremor (15%), Verwirrtheitszustände (2%), Ataxie, Müdigkeit, Neuropathie], Sinnesorgane [Hörverlust, Tinnitus (2%)], Herz-Kreislauf-System [Hypertonie (35%), Leukopenie (5%), Induktion von Lymphomen, Thrombozytopenie], Stoffwechsel [Gewichtszunahme, Hyperkaliämie, Hyperlipidämie, Gynäkomastie, Appetitlosigkeit, Brechreiz, Diarrhoe, Erbrechen, Gingivahyperplasie (10%), Leberschädigung (5%)], Sinusitis, Urogenitaltrakt [Niereninsuffizienz (40%), Amenorrhoe, Dysmenorrhoe, Anstieg des Serumkreatinins, Inhibition der Spermatogenese], Stützapparat und Haut (Muskelschmerz, Myopathie, Akne, Hirsutismus).

3.1.1
Azathioprin

- Purinantagonist.

- Wirkung durch Hemmung der Nukleinsäuresynthese.

- Umwandlung zu Mercaptopurin in der Leber. 20–30% des Azathioprins werden unverändert über die Niere ausgeschieden, der Rest wird zu 6-Thioninosit umgewandelt.

- Orale Applikation.

- Indikationen: sympathische Ophthalmie, Vogt-Koyanagi-Harada-Syndrom, intermediäre Uveitis, Morbus Behçet.

- Nebenwirkungen: Systemreaktionen [Infektionen, Teratogenität (mutagene Effekte), Fieber, allergische Reaktionen, Schwindel], Nervensystem (Myasthenia gravis), Herz-Kreislauf [Herzrhythmusstörungen, Vaskulitis, Periarteriitis, Blutbildungsstörungen, Lymphome (0,5%)], Gastrointestinalsystem (Hyperbilirubinämie, Erbrechen, Diarrhoe, Kolitis), Atmungsorgane (Dyspnoe, Alveolitis, interstitielle Penumonie), Urogenitaltrakt (Nierenfunktionsstörung, Teratogenität), Stützapparat und Haut (Arthritis, Myalgie, Myositis, Akne, Alopezie).

- Wechselwirkungen: ACE-Hemmer (Leukopenie), Allopurinol (Erhöhung des Azathioprinspiegels), Ciclosporin A (Erniedrigung des Ciclosporinspiegels, erhöhtes Infektionsrisiko, Erhöhung des Risikos einer Tumorinduktion), Cumarinderivate (Wirkungsverminderung), Cyclophosphamid (Lebernekrose), Kortikosteroide (erhöhte Infektionsgefahr).

3.1.4
Methotrexat (MTX)

■ Folsäureantagonist.

■ Indikationen: Autoimmunerkrankungen. Mit Einschränkungen kann MTX zur Behandlung der sympathischen Ophthalmie und der intermediären Uveitis eingesetzt werden. Eindeutige Indikationen für eine Therapie mit MTX fehlen jedoch.

■ Wirkung: MTX besitzt eine ähnliche Struktur wie die Folsäure. MTX bindet mit hoher Affinität an Dihydrofolsäure und verhindert so die Bildung der Folsäure. Suppression der Bildung von Purinen. MTX wirkt antiproliferativ auf Endothelzellen, Reduktion der Synthese von Leukotrien B4 in neutrophilen Zellen, verminderte Konzentration von Interleukin-1-β in Gelenkflüssigkeiten, Hemmung der zellvermittelten Immunität.

■ Zu 50% im Blut an Plasmaproteine gebunden, Ausscheidung über die Nieren.

■ Nebenwirkungen: Systemreaktionen [Infektionen, Teratogenität (mutagene Effekte), Fieber, allergische Reaktionen, Schwindel, Myelosuppression, Schädigung des intestinalen Epithels mit Spontanblutungen], Nervensystem (Myasthenia gravis), Herz-Kreislauf-System [Herzrhythmusstörungen, Vaskulitis, Periarteriitis, Blutbildungsstörungen, Lymphome (0,5%)], Gastrointestinalsystem (Hyperbilirubinämie, Erbrechen, Diarrhoe, Kolitis, Lebertoxizität mit Leberfibrose und Leberzirrhose), Atmungsorgane (Dyspnoe, Alveolitis, interstitielle Pneumonie, Infektionen mit Pneumocystis carinii), Urogenitaltrakt (Nierenfunktionsstörung, Teratogenität), Stützapparat und Haut (Arthritis, Myalgie, Myositis, Akne, Alopezie).

■ Wechselwirkungen: Verdrängung des MTX aus der Plasma-Eiweiß-Bindung (indirekte Dosiserhöhung) bei Salizylaten, Sulfonamiden, Barbituraten, Tranquilizern, Tetrazyklinen, p-Aminobenzoesäure, Amidopyrindrivaten, Diphenylhydantoin; Dosisverminderung von MTX bei Kortikosteroiden, Penizillinen und Kanamycin.

WEITERFÜHRENDE LITERATUR

Abbas AK, Lichtman AH, Pober JS (1994) Cellular and molecular immunology, 2nd edn. Saunders, Philadelphia
Anglade E, Whitcup SM (1995) The diagnosis and management of uveitis. Drugs 49:213
Burmester GR, Pezzutto A (1998) Taschenatlas der Immunologie. Thieme, Stuttgart
Gery I, Streilein JW (1994) Autoimmunity in the eye and its regulation. Curr Opin Immunol 6:938
Grisanti G (1998) Das Immunprivileg des Auges. Ophthalmologe 95:124
Gross G (1998) Immunantwort des Auges bei intraokularer Entzündung. Augenspiegel 1:6
Hardman JG, Limbird LE, Molinoff PB et al. (1996) The pharmacological basis of therapeutics. McGrawHill, New York
Janeway CA, Travers P (1998) Immunologie. Spektrum, Heidelberg
Jiang LQ, Jorquera M, Streilein JW (1993) Subretinal space and vitreous cavity as immunologically privileged sites for retinal allografts. Invest Ophthalmol Vis Sci 34:3347
Ksander BR, Streilein JW (1994) Regulation of the immune response within privileged sites. In: Granstein RD (ed) Mechanisms of immune regulation. Chem Immunol 58:17
Manthey KS (1998a) Immunsuppressive Therapie bei intraokulären Entzündungen. Teil I. Ophthalmologe 11:792
Manthey KS (1998b) Immunsuppressive Therapie bei intraokulären Entzündungen. Teil II. Ophthalmologe 95:846
Nicholls SM, Bradley BB, Easty DL (1991) Effect of mismatches for major histocompatibility complex and minor antigens on corneal graft rejection. Invest Ophthalmol Vis Sci 32:2729
Niederkorn JY (1990) Immune privilege and immune regulation in the eye. Adv Immunol 48:191
Nussenblatt RB, Whitcup SM, Palestine AG (1996) Uveitis – fundamentals and clinical practice. Mosby, St. Louis
Pleyer U (1997) Immunreaktion nach perforierender Keratoplastik. Immunbiologie, Prävention und Therapie. Opthalmologe 94:933
Roitt I, Brostoff J, Male D (1996) Immunology, 4th edn. Mosby, London
Van Dooremal JC (1873) Die Entwicklung der in fremden Grund versetzten lebenden Gewebe. Graefes Arch Ophthalmol 19:358
Zierhut M (1994) Uveitis-Therapie. Kohlhammer, Stuttgart

Molekulare Genetik

Kapitel 45

1 Vom Gen zum Protein   1175
2 Mitose und Meiose   1176
3 Chromosomale Vererbungsmuster   1177
3.1 Autosomal-dominanter Erbgang   1178
3.2 Autosomal-rezessiver Erbgang   1178
3.3 X-chromosomaler Erbgang   1179
3.4 Mitochondrialer Erbgang   1180
4 Mutationen   1180
5 Molekulare Genetik der Augenerkrankungen   1180
5.1 Genetische Veränderungen ausgewählter Krankheitsbilder   1181
5.1.1 Hornhautdystrophien   1181
5.1.2 Glaukom   1182
5.1.3 Erbliche Netzhautdegenerationen   1182
5.1.4 Hereditäre Leber-Optikusneuropathie (LHON)   1184
6 Genetische Beratung   1184

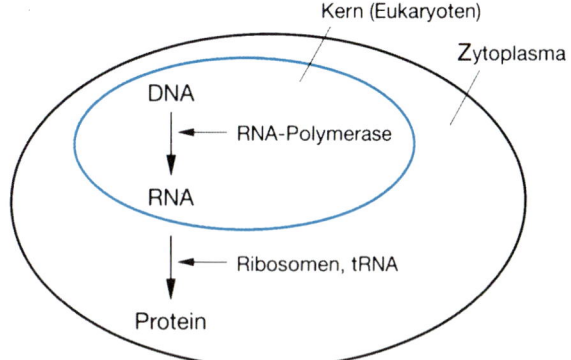

Abb. 45.1. Das zentrale Dogma. Die genetische Information, die in der DNA niedergelegt ist, wird mit Messenger-RNA (mRNA) als molekulare Zwischenstufe an die Ribosomen übertragen, wo die Proteinsynthese an der mRNA erfolgt. Die Orte der mRNA-Synthese und der Proteinsynthese sind durch die Kernmembran getrennt. Das zentrale Dogma hat seinen dogmatischen Charakter inzwischen verloren: RNA kann als Matrize zur DNA-Synthese dienen. (Aus Hennig 1998)

1 Vom Gen zum Protein

> Alle Stoffwechselaktivitäten einer Zelle sind abhängig vom koordinierten Zusammenspiel zellulärer Proteine. Die genetische Information für diese Proteine ist in den zugehörigen Genen gespeichert, wobei als ein Gen die kleinste Einheit DNA gelten kann, die Information für eine nachweisbare Funktion oder Struktur einer Zelle trägt.

■ Seit der Entschlüsselung des genetischen Codes in den 60er Jahren gilt daher die DNA Transkription in RNA und die Translation in Protein als zentrales Dogma der molekularen Genetik (Abb. 45.1).

■ Die Anordnung der 4 Nukleotidbasen Adenin, Guanin, Cytosin und Thymin im DNA-Doppelstrang sind die Grundlage für diesen Code. Die Wasserstoffbrückenbindung des komplementären Doppelstranges erlauben die Kopie der DNA bei der Zellteilung und die Überschreibung in Messenger-RNA (mRNA) für die Proteinsynthese.

■ Die Transkription stellt den ersten Schritt bei der Nutzung genetischer DNA-Information zur mRNA-Synthese dar. Sie findet im Zellkern statt und wird durch RNA-Polymerase katalysiert. Diese Polymerase produziert dabei einen der DNA-Vorlage exakt komplementären Strang, bei dem allerdings das Uracil den Platz des Thymin einnimmt (prä-mRNA).

■ Fast alle Gene enthalten neben den kodierenden DNA-Sequenzen, den sog. Exons auch Introns, einen nichtkodierenden Teil der DNA, der durch „splicing" beseitigt wird. Die Transkription eines Gens wird durch einen unmittelbar davor liegenden, ca. 100 Basenpaare langen, Sequenzbereich gesteuert, der als Promotor bezeichnet wird. Die in der Transkription entstandene prä-mRNA wird durch Capping, einer Modifikation des 5'-Endes, der Polyadenylierung und durch das Entfernen der Introns durch Splicing, zur reifen mRNA, bevor sie ins Zytoplama transportiert wird. Dort erfolgt bei der Translation die Umsetzung von Information (mRNA) in Funktion (Protein) durch Anwendung des genetischen Codes. Dabei kodiert ein aus je

3 mRNA-Basen (Triplet) gebildetes Codon für eine Aminosäure des zu bildenden Peptids. Transfer-RNA (tRNA) binden an spezifische Aminosäuren und erkennen das korrespondierende Basentriplet. Dies geschieht mit Hilfe von Ribosomen, die den RNA-Strang ablesen und so die Aminosäuren zu einem Polypeptid aneinanderreihen.

2
Mitose und Meiose

■ Die aus einem langen Faden DNA und den damit assoziierten Proteinen (Histonen) zusammengesetzte, mikroskopisch abgrenzbare Einheit im Zellkern nennt man Chromosom. Das menschliche Genom besteht aus 22 paarigen Autosomen, die in einem doppelten (diploiden) Chromosomensatz vorliegen und 2 Geschlechtschromosomen.

■ Die autosomalen Chromosomen sind mit abnehmender Größe von 1 bis 22 numeriert. Das größere der Geschlechtschromosomen wird mit X und das kleinere mit Y benannt. Eine weibliche Zelle enthält somit 44 Autosomen mit 2 X-Chromosomen, während eine männliche Zelle 44 Autosomen sowie ein X- und ein Y-Chromosom aufweist.

■ Aus dem Wechsel von Funktions- und Teilungsphasen im Leben einer Zelle ergibt sich der Zellzyklus. Er umfaßt die Zellteilung (Mitose) und die

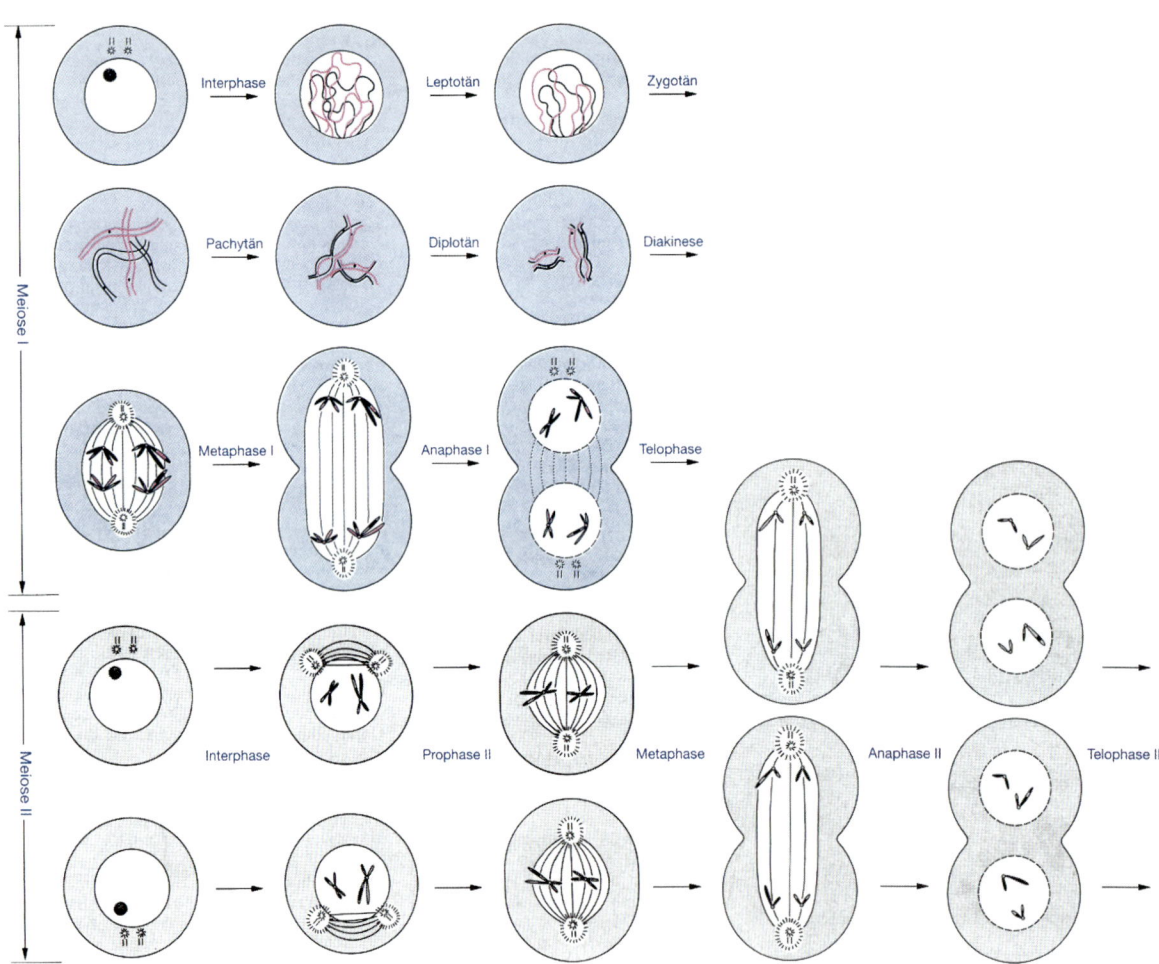

Abb. 45.2. Meiose: Die aufeinanderfolgenden Stadien der Meiose sind schematisch dargestellt. Während der 1. meiotischen Teilung werden homologe Chromosomen voneinander getrennt (Präreduktion), während der 2. meiotischen Teilung die Chromatiden der einzelnen Chromosomen. Jede (diploide) primäre Meiozyte ergibt auf diese Weise 4 haploide Meioseprodukte. Im männlichen Geschlecht differenzieren diese haploiden postmeiotischen Zellen zu Spermatozoen. Im weiblichen Geschlecht degenerieren meist 3 der Meioseprodukte während die 4. haploide Zelle sich zum Ei entwickelt. Die Prophase der 1. meiotischen Teilung wird aufgrund morphologischer Kriterien der Chromosomenstruktur in eine Reihe von Stadien unterteilt, die als charakteristische meiotische Chromosomenzustände auftreten. Rekombinationsereignisse in der ersten meiotischen Prophase führen für bestimmte Chromosomenabschnitte zu einer Verteilung väterlicher und mütterlicher Allele erst in der 2. meiotischen Teilung. (Aus Hennig 1998)

Funktionsphase (Interphase). Vor einer Zellteilung muß die DNA einer Zelle verdoppelt werden. Das verantwortliche Enzym, die DNA-Polymerase, benutzt dabei die beiden Ursprungsstränge der geöffneten DNA-Doppelhelix als Matrize. Die DNA wird somit semikonservativ repliziert, d.h. die 2 neuen Doppelhelices bestehen jeweils aus einem neuen und einem alten Strang. Bei der Mitose teilt sich also die Mutterzelle in 2 gleiche Tochterzellen.

■ Wenn die Zahl der Chromosomen durch die Generationen konstant bleiben soll muß der doppelte Chromosomensatz der Spermatogonien und Oogonien, der Vorläufer der Keimzellen, halbiert werden. Reife Eier und Spermien tragen nur je einen einfachen (haploiden) Chromosomensatz, in dem von jedem Paar nur ein Chromosom enthalten ist, zur Entstehung des neuen Individuums bei. Die Keimzellen entstehen dabei durch 2 aufeinanderfolgende Zellteilungen, wobei die 1., die meiotische, für die Keimzellbildung spezifisch ist und die 2. eine mitotische Zellteilung ist (Abb. 45.2). Bei der 1. Teilung lagern sich die jeweiligen Paare der beiden homologen Chromosomensätze der noch diploiden Urgeschlechtszelle aneinander, bevor sie in die beiden Tochterzellen getrennt werden; dabei kommt es durch Brüche der nun gegenüberliegenden Anteile der homologen Chromosomen und durch reziprokes Verteilen (Crossing over) zur Rekombination. Die neu entstandenen Tochterchromosomen entsprechen also nie vollkommen den elterlichen. Die Rekombination der genetischen Information kann im Rahmen der reversen Genetik zum Abschätzen des Abstandes zwischen 2 Genloci genutzt werden. Bei der meiotischen Chromosomenverteilung kann es zu Fehlern kommen, die zu charakteristischen klinischen Syndromen oder zum Frühabort führen können. Für die Humangenetik ist auch von praktischer Bedeutung, daß während der Keimzellenbildung neue Mutationen entstehen, die sich nicht in den Körperzellen der Eltern finden.

■ Wie die Chromosomen in Paaren vorliegen, so liegen auch ihre kleinsten funktionell einheitlichen Abschnitte, die Gene, in Paaren vor.

■ Da jede Körperzelle einen diploiden Chromosomensatz hat, gibt es für jede sich entsprechende Stelle auf den beiden homologen Chromosomen (Genlocus) 2 Kopien im gesamten Genom: die beiden Allele. Je eines der beiden Allele wird vom Vater bzw. von der Mutter ererbt. Es ist für das Verständnis der Erbkrankheiten wichtig, daß sich die beiden Allele im Detail voneinander unterscheiden können und nicht immer völlig identisch sind. Daraus leiten sich die für die Vererbung wichtigen Begriffe der Homozygotie und Heterozygotie ab: sind beide Allele eines Genlocus identisch, so bezeichnet man diese Konstellation als homozygot, sonst als heterozygot.

3
Chromosomale Vererbungsmuster

■ In der klassischen Vererbungslehre unterscheidet man je nach der klinischen Auswirkung eines bestimmten Allels bzw. je nach Lokalisation des Gens, zwischen dominanten, kodominanten und rezessiven sowie zwischen autosomalen, X-chromosomalen und mitochondrialen Erbgängen. Dabei ist der zu beobachtende Phänotyp das erste Kriterium. Ein Gen wird als dominant bezeichnet, wenn es im heterozygoten und im homozygoten Zustand die gleiche Ausprägung hat. Bei der Kodominanz kommen beide Allele zur Ausprägung (z.B. Blutgruppe AB). Rezessive Gene hingegen bedingen im heterozygoten Zustand kein erkennbares Merkmal, sie manifestieren sich erst im homozygoten Zustand.

■ Die Differenzierung zwischen rezessiven und kodominanten Erbgängen ist oft schwierig und hängt von der Ausprägung des Phänotyps bzw. vom Grad der Kompensation durch das normale Allel ab, die bis zur Symptomfreiheit gehen kann.

■ Wichtig ist die klinische Beobachtung, daß manche Gene unterschiedlich penetrant bzw. expressiv sind.

■ Unter Penetranz versteht man dabei die Häufigkeit, mit der ein Gen seinen charakteristischen Phänotyp ausprägt. Eine unregelmäßige Penetranz kann sowohl auf genetische als auch durch umweltbedingte Einflußgrößen zurückzuführen sein; so spricht eine wechselnde Penetranz oft gegen einen monogenen Erbgang und deutet auf Wechselwirkung verschiedener Gene hin.

■ Unter Expressivität versteht man den Grad der phänotypischen Ausprägung eines Gens. Semantisch unterscheiden sich die beiden Begriffe eher graduell. Als Ursache findet sich ein oft nicht strikt monogener Erbgang ebenso wie unterschiedlich schwerwiegende Mutationen desselben Gens. Die für die Erstellung eines Stammbaums häufig verwendeten Symbole sind in der Abb. 45.3 dargestellt.

1178 KAPITEL 45 Molekulare Genetik

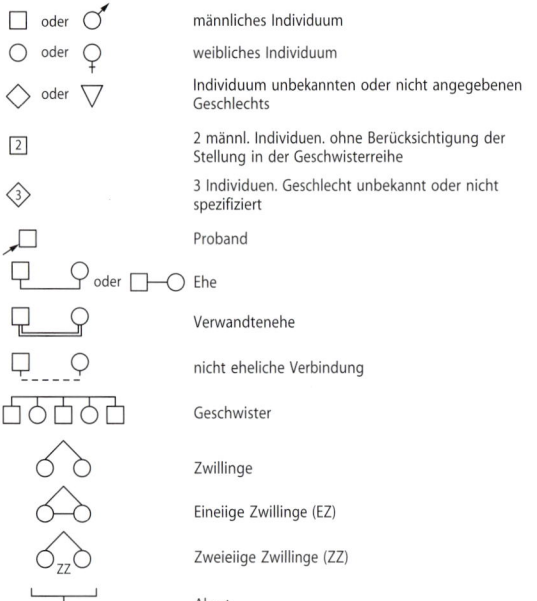

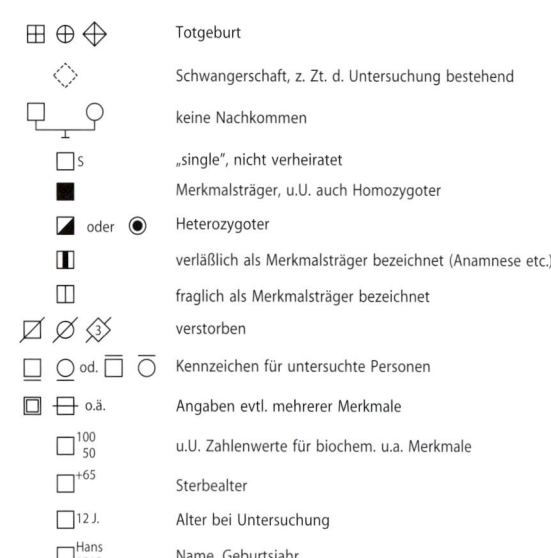

Abb. 45.3. Symbole zur Erstellung eines Stammbaumes. (Aus Fuhrmann u. Vogel 1982)

3.1
Autosomal-dominanter Erbgang

■ Im Gegensatz zum rezessiven Gen, dessen Weitergabe im heterozygoten Zustand nicht zu verfolgen ist, zeigt das Auftreten eines Erbleidens, dem ein regelmäßig dominantes Gen zugrunde liegt, klar den Weg einer bestimmten Erbanlage durch die Generationen. Die Wahrscheinlichkeit, daß ein Patient, der an einer autosomal-dominanten Erkrankung leidet, diese an seine Kinder weitergibt, ist 50%. Diese Zahl wird allerdings durch die Penetranz des

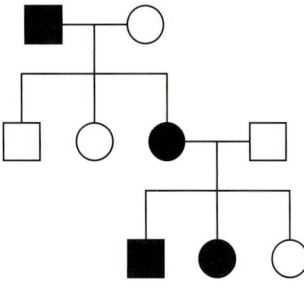

Abb. 45.4. Autosomal-dominanter Erbgang. Dominante Vererbung liegt vor, wenn bereits die Anwesenheit der entsprechenden genetischen Information in einfacher Dosis genügt, um das Merkmal voll zur Ausprägung zu bringen. Für jedes Kind eines Merkmalsträgers ergibt sich damit bei autosomal-dominanten Erbleiden eine Erkrankungswahrscheinlichkeit von 50%

Leidens modifiziert. So liegt zum Beispiel beim autosomal dominanten Retinoblastom die Penetranz bei 80–90%, so daß 5–10% der Kinder, die ein mutiertes *Rb*-Gen geerbt haben, keinen Tumor entwickeln (Abb. 45.4).

■ Wenn keine vorausgehenden Generationen betroffen sind, muß man von einem sporadischen Fall aufgrund einer Neumutation ausgehen.

3.2
Autosomal-rezessiver Erbgang

■ Da sich rezessive Gene erst im homozygoten Zustand manifestieren, kann ein rezessives Erbleiden nur bei Personen auftauchen, die von beiden Eltern das entsprechende Gen erhalten haben. Bei rezessiven Genen sind fast immer beide Eltern heterozygot, also phänotypisch gesund. Zwar kann ein Elternteil eines homozygoten Patienten selbst homozygot für das krankhafte Gen sein, dann muß aber der andere Elternteil ebenfalls ein krankhaftes Gen beigesteuert haben, also heterozygot oder homozygot sein. Aus Gründen der Wahrscheinlichkeit ist Homozygotie unter Eltern von Patienten mit rezessiven Erbleiden aber selten. Typisch ist, daß auch in der weiteren Verwandtschaft von Patienten mit rezessiven Erleiden keine gleichartigen Fälle vorkommen (Abb. 45.5a, b).

■ Wenn beide Eltern heterozygot sind, ist die Wahrscheinlichkeit, daß ein Kind homozygot wird, gleich dem Produkt der Wahrscheinlichkeit für die Weiter-

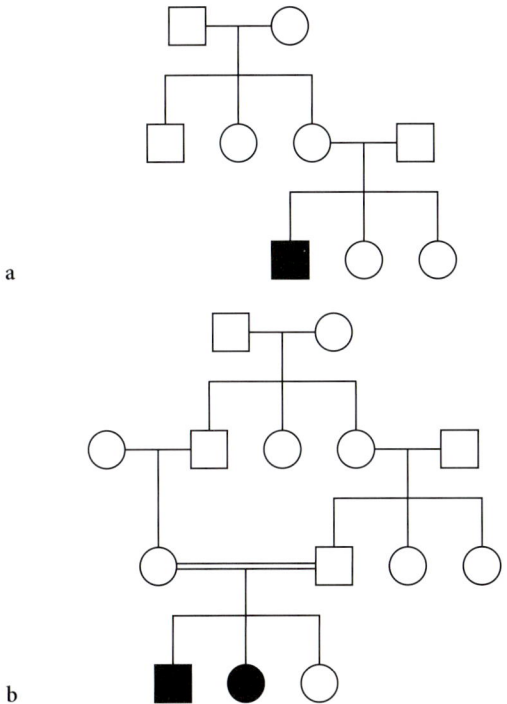

Abb. 45.5 a, b. Autosomal-rezessiver Erbgang. Bei autosomal-rezessivem Erbgang tragen die Eltern zwar genotypisch den Defekt, er drückt sich jedoch phänotypisch nicht aus, da die Wirkung des betreffenden Gens im Vergleich zum normalen, nicht krankhaften, Allel rezessiv ist. **a** Eltern, die beide heterozygot für ein autosomal rezessives Leiden sind, werden entsprechend dem 2. Mendel-Gesetz zu $^1/_4$ homozygot kranke Kinder bekommen, d. h. jedes Kind hat ein Erkrankungsrisiko von 25%. Da die meisten rezessiven Gene eine Häufigkeit von 1:100 oder 1:1000 haben, besteht das Risiko für eine Homozygotie zwischen 1:10000 bis 1:1 Mio. **b** Haben Eltern jedoch einen Teil ihrer Gene gemeinsam, wie es bei Blutsverwandtschaft der Fall ist, so erhöht sich das Risiko beträchtlich. Bei einer Vetternehe, bei der der Anteil der gemeinsamen Gene $^1/_8$ beträgt, erhöht sich das Risiko auf 1:1600

gabe des abnormen Gens durch jeden der beiden Eltern:

0,5 · 0,5 = 0,25

Gleich groß ist die Wahrscheinlichkeit, daß ein Kind heterozygoter Eltern homozygot für das normale Allel ist. Die Wahrscheinlichkeit, daß ein Kind heterozygot ist beträgt 0,5. Im Durchschnitt sind also $^1/_4$ der Kinder zweier heterozygoter Eltern krank, $^3/_4$ gesund. Ein Patient der einen autosomal-rezessiven Genotyp hat wird also gesunde Kinder haben, wenn nicht der Partner von der Krankheit betroffen ist oder heterozygoter Träger der Erkrankung ist. Zwei betroffene Individuen werden nur betroffene Nachkommen haben, es sei denn die Erkrankung ist Folge einer Mutation in 2 unterschiedlichen Genen oder die Mutationen eines Gens kompensieren sich in seltenen Fällen.

■ Es ist unwahrscheinlich, daß 2 seltene rezessive Gene zusammentreffen. Durch die Heirat zwischen Verwandten (Konsanguinität) wird die Wahrscheinlichkeit erhöht, da z.B. Vettern und Basen ersten Grades im Durchschnitt $^1/_8$ ihrer Gene gemeinsam von denselben Großeltern erhalten. Kinder aus solchen Ehen sind z.B. ca. 62mal so häufig homozygot für ein Gen mit der Häufigkeit 1:1000 wie Kinder aus Ehen zwischen nicht verwandten Personen.

3.3
X-chromosomaler Erbgang

■ Bei der Unterscheidung von X-chromosomalen und autosomalen Erbgängen hängt die Nomenklatur eindeutig von der Lokalisation des betroffenen Gens ab. Die Tatsache, daß Zellen mit männlichem Karyotyp nur ein X-Chromosom tragen, führt dazu, daß Männer auch dann an rezessiven Leiden erkranken können, wenn sie nur ein pathologisches Allel ererbt haben. Abgesehen von der Möglichkeit des Keimzellmosaiks gibt es somit keine symptomfreien männlichen Überträger und deshalb auch nur äußerst selten homozygot betroffene Frauen. Der Erbgang X-Chromosom-gekoppelter rezessiver Krankheiten ist charakteristisch. Sie treten gewöhnlich nur im männlichen Geschlecht auf, werden aber durch gesunde heterozygote Genträgerinnen (Konduktorinnen) weitergegeben (Abb. 45.6).

■ Für einen rezessiv geschlechtsgebundenen Erbgang spricht das Vorkommen bei Brüdern oder

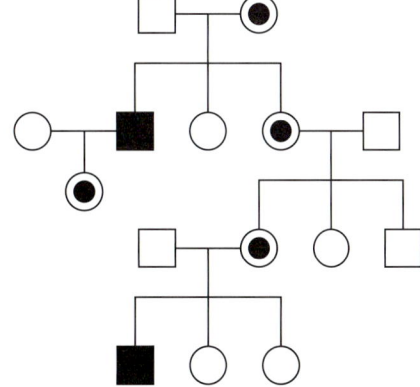

Abb. 45.6. X-chromosomaler Erbgang. Die Übertragung erfolgt nur über alle gesunden Töchter kranker Väter und über die Hälfte der gesunden Schwestern kranker Männer (Konduktorinnen). Besonders bei seltenen Leiden erkranken fast nur Männer. Die Söhne von Merkmalsträgern können das Gen nicht von ihrem Vater erben. Bei Konduktorinnen erkranken 50% der Söhne, 50% der Töchter sind Konduktorinnen

Halbbrüdern, die dieselbe Mutter haben, bei Vettern, deren Mütter Schwestern sind, bei Brüdern der Mutter und bei Brüdern der Großmutter mütterlicherseits.

- Sämtliche Töchter eines betroffenen Mannes sind heterozygote Trägerinnen der Anlage.

- X-chromosomale Gene sind häufiger rezessiv als dominant. Allerdings wird die Häufigkeit der an das X-Chromosom gekoppelten dominanten Vererbung vielleicht unterschätzt, da sich das typische Bild der rezessiven geschlechtsgebundenen Vererbung auf den ersten Blick ablesen läßt, während eine an das X-Chromosom gekoppelte dominante Vererbung nur bei aufmerksamer Betrachtung und unter günstigen Umständen von der autosomal-dominanten Vererbung zu unterscheiden ist. Wohl einer der bekanntesten rezessiven X-chromosomalen Erbgänge neben der Hämophilie A und B ist die Störung des Rot-grün-Sehens.

3.4
Mitochondrialer Erbgang

- Die klinische Bedeutung dieses Erbgangs wurde bisher wenig beachtet. Das mitochondriale Genom ist im Gegensatz zum nukleären Genom sehr klein und enthält nur relativ wenige Gene.

- Die Vererbung des mitochondrialen Genoms erfolgt unabhängig von der Meiose bzw. von der DNA im Zellkern. Da die Samenzelle zwar Mitochondrien enthält, diese aber nicht an das befruchtete Ei weitergegeben werden, verteilen sich ausschließlich die Mitochondrien der Eizelle auf die entstandenen Tochterzellen (Abb. 45.7).

- In Analogie zu den Begriffen der Homozygotie bzw. Heterozygotie spricht man von Homo- bzw. Heteroplasmie. Während der Zellteilung werden Mitochondrien und andere Zellorganellen nach dem Zufallsprinzip auf die Tochterzellen übertragen und zu einer unterschiedlichen Anzahl von normalen und kranken Mitochondrien in den sich entwickelnden Geweben führen. Dadurch kommt es, daß Individuen mit mehr abnormen Mitochondrien z. B. eine schwerere Optikusneuropathie entwickeln (LHON, s. Abschn. 5.1).

4
Mutationen

- Mutationen sind Veränderungen in der DNA-Sequenz eines Gens, durch die es zur Änderung einer Polypeptidkette und damit zu einer Veränderung des Proteins kommt.

- Mutationen im menschlichen Genom sind meistens Punktmutationen, bei denen ein Basenpaar ausgetauscht ist. Bei sog. Missensemutationen wird eine Aminosäure ausgetauscht. Dabei ist je nach Bedeutung der veränderten Aminosäure für das zu bildende Protein eine verringerte Wirkung aber auch der völlige Verlust die mögliche Konsequenz. So kann es z. B. durch ein Stoppcodon der Aufbau der Polypeptidkette vorzeitig beendet werden.

- Durch Verlust (Deletion) oder Einsetzung (Insertion) von DNA kommt es meist zu schwerwiegenden Veränderungen im Protein, so sind z. B. Insertionen von Wiederholungen von Sequenzelementen (sog. Repeats) bei Patienten mit neurodegenerativen Erkrankungen beschrieben. Die Schwere der Erkankung kann dabei von der Anzahl der Wiederholungen, z. B. eines Trinukleotids, abhängig sein.

- Die sog. VNTR (variable number of tandem repeats) führen zu den Restriktionsfragmentlängenpolymorphismen und werden im DNA Fingerprinting zu gendiagnostischen Zwecken genutzt.

5
Molekulare Genetik der Augenerkrankungen

- In den vergangenen Jahren wurden die Gene zahlreicher erblicher Augenerkrankungen kloniert.

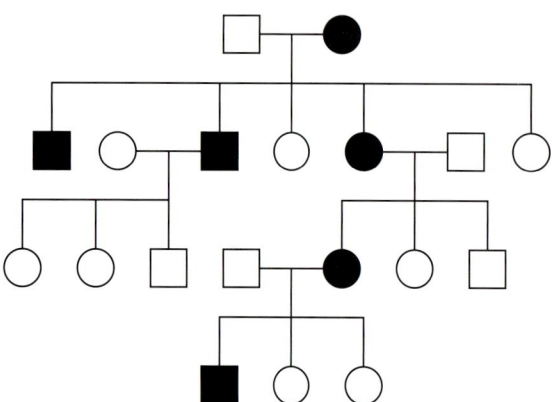

Abb. 45.7. Mitochondrialer Erbgang. Sowohl Frauen als auch Männer können betroffen sein, aber nur Frauen geben die Krankheit weiter. Mitochondrien werden ausschließlich durch die Eizelle der Mutter vererbt. Bei der Zellteilung wird die mitochondriale DNA zufällig verteilt. Man bezeichnet dieses Phänomen als Heteroplasmie. Die betroffenen Personen können deshalb eine Heterogenität aufweisen durch Vorhandensein mutierter und normaler Mitochondrien-DNA in derselben Zelle

Tabelle 45.1. Klonierte Gene ophthalmologischer Erbkrankheiten. Hier sind nur die wichtigsten z. Z. klonierten Gene erblicher Augenerkrankungen zusammengefaßt

Erkrankung	Gen
Vorderer Augenabschnitt	
Dominante Hornhautdystrophien (gittrige Dystrophien Typ I, IIIA, granuläre Dystrophie Typ I, II (Avelino-Dystrophie), III (Reis-Bückler)	Keratoepithelin (5q31)
Meesmann-Dystrophie	Keratin K12 (17q12)
Primäres Offenwinkelglaukom	TIGR/Myocilin (1q23)
Aniridie	PAX6 (11p13)
Hinterer Augenabschnitt	
Retinoblastom	Rb1 (13q14)
X-chromosomale Farbenblindheit deutan	Grünes Zapfenpigment (Xq28)
X-chromosomale Farbenblindheit protan	Rotes Zapfenpigment (Xq28)
Retinopathia pigmentosa (rezessiv)	Stäbchen-cGMP-Phosphodiesterase Alpha (4p12)- und beta (4p16)-Untereinheit Arrestin (2q37) RPE65 (1p31) Cellular-retinaldehyde-binding-Protein (15q26)
Retinopathia pigmentosa (dominant)	Rhodopsin (3q21) Peripherin/rds (6q21) ROM 1 (11q13)
Usher-Syndrom Typ 1	Myosin VIIa (11q13)
Usher-Syndrom Typ 2a	Usherin (1q41)
Vitelliforme Dystrophie (Best)	Bestrophin (11q13)
Fundus albipunctatus	11-cis-retinol-dehydrogenase 5 (12q13)
Sorsby-Fundusdystrophie	Tissue inhibitor of matrixmetalloproteinase 3 (22q12)
Kongenitale Leber-Amaurose	Guanylatzyklase (17p13) Arylhydrocarbon-interacting-Rezeptor Proteinlike1 (17p13)
M. Stargardt	ATP-binding cassette transporter (1p21)
X-chromosomale Retinoschisis	Retinoschisis-1-Protein (Xp22)
X-chromosomale Retinopathia pigmentosa	RP-GTPase-Regulator (Xp21) RP2-Kofaktor c (Xp11)
Norrie-Erkrankung	Norrie-disease-Protein (Xp11)
Kearns-Sayre-Syndrom	Mitochondrial (ATPase subunit6)
Hereditäre Leber-Optikusneuropathie	Mitochondrial (nt3460,11778, 14484)

Für eine ständig aktualisierte Version wird auf folgende Internetseiten verwiesen: Retinal Information Network: http://www.sph.uth.tmc.edu/retnet/ und Online Mendelian Inheritance in Man OMIM: http://www.ncbi.nlm.nih.gov/omim/.

Dieser Prozeß schreitet nicht zuletzt durch die systematische Klonierung des menschlichen Genoms im Rahmen des Human Genome Mapping Project ständig weiter fort. In den USA trägt das National Centre for Biotechnology Information die Daten zusammen und publiziert sie im Online Mendelian Inheritance in Man über die Internetseite http://www.ncbi.nlm.nih.gov/omim/. Die größten Fortschritte wurden bei der genetischen Charakterisierung hereditärer Netzhautdegenerationen gemacht. Die dadurch ermöglichte Genotyp-Phänotyp-Korrelation erlaubt nicht nur einen genaueren Einblick in die Pathogenese vieler Augenkrankheiten, sondern ist auch die Grundlage von neuen, experimentellen Therapieansätzen, wie z. B. der Gentherapie. In Tabelle 45.1 sind die wichtigsten der bis heute bekannten, klonierten Gene aufgeführt.

5.1
Genetische Veränderungen ausgewählter Krankheitsbilder

5.1.1
Hornhautdystrophien

■ Molekulargenetische Untersuchungen haben ergeben, daß Gene auf mindestens 10 menschlichen

Chromosomen an der Erhaltung der Hornhauttransparenz beteiligt sind. (Chromosomen 1, 5, 9, 10, 12, 16, 17, 20, 21 und X). Auf diesen 10 Chromosomen, auf denen die Dystrophiegene lokalisiert werden konnten, wurden spezifische Mutationen in 7 Genen (GSN, BIGH3, KRT3, KRT12, MSS1, GLA, und ARSC1) bei 15 Hornhautdystrophien identifiziert.

■ Dabei hat sich gezeigt, daß Dystrophien, die bisher als getrennte Krankheitsbilder angesehen wurden, durch Mutationen auf demselben Gen verursacht sind. So sind z. B. die gittrigen Dystrophien Typ I und IIIA, die granuläre Dystrophie Typ I, II (Avelino-Dystrophie), III (Reis-Bückler-Dystrophie) und die Thiel-Behnke-Hornhautdystrophie auf Mutationen im BIGH3-Gen auf Chromosom 5q31 zurückzuführen (Keratoepithelin ist das Genprodukt von beta ig-h3).

■ Soweit es bei diesen Dystrophien zur Ablagerung von Amyloid kommt, geht man davon aus, daß mutiertes Keratoepithelin amyloidogene Intermediärsubstanzen bildet, die in der Hornhaut ausfallen. Mutationen der Gene GSN und MSS1 gehen ebenfalls mit Amyloidablagerungen in der Hornhaut einher.

■ Durch die genetischen Untersuchungen der letzten Jahre wird die molekulare Verwandtschaft von unterschiedlichen klinischen Entitäten immer deutlicher. Dies führt zu einer Änderung der Klassifikation von Hornhautdystrophien, aber auch zur Herstellung von Tiermodellen, die einen weiteren Einblick in die Pathogenese und neue Ansätze in der Therapie ermöglichen werden.

5.1.2
Glaukom

■ Verwandte von Patienten mit primär chronischem Offenwinkelglaukom (POWG) haben eine erhöhtes Risiko, ein Glaukom zu entwickeln, was einen genetischen Faktor nahelegt. Während beim Erwachsenen kein klassischer Erbgang vorliegt, wird das seltene POWG des Jugendlichen autosomal-dominant vererbt. Die Erkrankung manifestiert sich während der ersten beiden Lebensjahrzehnte und die betroffenen Patienten stellen sich in der Regel mit hohem Augeninnendruck vor und benötigen meist einen filtrierenden Eingriff. Der dominante Erbgang ermöglichte die Untersuchung großer Familien mit Hilfe der Linkage-Analyse und die Lokalisation des verantwortlichen Gens auf Chromosom 1q 23.

■ Da es ursprünglich aus Zellen des Trabekelwerkes kloniert wurde, nannte man das Gen Trabecular-meshwork-glucocorticoid-response-Protein (TIGR). Dasselbe Gen, auch Myocilin genannt, wurde später auch aus einer retinalen cDNA-Bibliothek isoliert und im Zilium zwischen Außen- und Innensegment des Photorezeptors lokalisiert. Mutationen des TIGR/Myocilin-Gens wurden mittlerweile sowohl in Stammbäumen mit POWG bei Jugendlichen und Erwachsenen als auch bei sporadischen Offenwinkelglaukomen diagnostiziert. Die pathogenetischen Mechanismen sind noch Gegenstand der Forschung.

■ Das kongenitale Glaukom ist genetisch heterogen. Die Beschreibung zahlreicher Stammbäume mit rezessivem Erbgang und auch von zytogenetischen Veränderungen weist darauf hin, daß mehrere Gene für dieses Krankheitsbild verantwortlich sind. Bisher konnten Mutationen im CYP1B1-Gen auf Chromosom 2p21 gefunden werden, das für Zytochrom P4501B1 kodiert und dem eine Funktion bei der Entwicklung des vorderen Augenabschnitts zugeschrieben wird. Ein weiteres Gen ist auf dem Chromosom 1p35 lokalisiert.

■ Fortschritte wurden auch bei anderen entwicklungsbedingten Glaukomen gemacht. So können Mutationen im PITX2-Gen auf 4q25 mit dem Rieger-Syndrom, Irishypoplasie und Iridogoniodysgenese assoziiert werden. Ein weiteres Rieger-Gen wurde auf 13q14 lokalisiert und Muationen im FKHL7-Gen auf 6q25 wurden sowohl bei Patienten mit Axenfeld-Rieger-Anomalie und Irishypoplasie beschrieben.

5.1.3
Erbliche Netzhautdegenerationen

■ Bis in die 70er Jahre hinein gründete das Verständnis von erblichen Netzhautdegenerationen im wesentlichen auf der genauen klinischen Beschreibung der Krankheitsbilder und dabei insbesondere der Beobachtung von Veränderungen am Augenhintergrund. Dazu kamen die histologischen Untersuchungen von Autopsieaugen und Tiermodellen. Naturgemäß standen sowohl der Klinik als auch der Pathologie meist fortgeschrittene Fälle zur Verfügung und begrenzten den wissenschaftlichen Einblick in die Pathogenese dieser Erkrankungen.

■ Bei der Beschreibungen der meisten erblichen Netzhautdegenerationen Ende des 19. und Anfang des 20. Jahrhunderts war dann entweder der Fundusbefund (z.B. Retinopathia pigmentosa, Fundus flavimaculatus, Retinitis punctata albescens, Vitelliforme Makuladystrophie) der Erstbeschreiber (z.B. Morbus Stargardt, Sorsby-Fundusdystrophie, Doyne-honeycomb-Dystrophie, kristalline Bietti-Dystrophie) oder sogar der Ort der Erstbeschreibung (North-Carolina-Makuladystrophie, Malattia levantinese) namensgebend. Über die Pathogenese der meisten dieser Erkrankungen wurde damals nur spekuliert.

■ Die Methoden der modernen Molekulargenetik haben jedoch in den letzten Jahren das Forschungsgebiet der erblichen Netzhautdegenerationen revolutioniert. Wenn man bedenkt, das seit der ersten Linkage-Analyse für ein Retinopathia-pigmentosa-(RP)-Gen nur 15 Jahre vergangen sind, so wird deutlich, wie schnell die Forschung auf diesem Gebiet neue Einblicke in die Pathogenese und damit auch neue Möglichkeiten der Therapie eröffnet hat. Dies gilt insbesondere für die klinisch bedeutendsten und wissenschaftlich am besten untersuchten Degenerationen der äußeren Netzhaut.

■ Die Dystrophien der äußeren Netzhaut können in 2 Gruppen eingeteilt werden:

- Initial Netzhautperipherie betroffen.
- Initial Makula betroffen.

■ In der 1. Gruppe ist die Retinopathia pigmentosa als prototypische Erkrankung mit einer Inzidenz von ca. 1:4000 am weitesten verbreitet und zeichnet sich durch eine beidseitige, progressive und symmetrische Netzhautdegeneration aus, die klinisch mit Nachtblindheit, progredienter Gesichtsfeldeinschränkung und Verlust des Elektroretinogramms bis zur Erblindung einhergeht. Bei den Makuladystrophien unterscheidet man die streng auf die Makula begrenzten Degenerationen und solche, die, wie z.B. die Zapfendystrophien, die Netzhautperipherie später mitbeteiligen. Der Erbgang dieser heterogenen Gruppe von Erkrankungen ist entweder autosomal-dominant (20–25% der Fälle), autosomal-rezessiv (25%) oder X-chromosomal (15%); die übrigen Fälle werden spontanen Erkrankungen zugerechnet.

■ Menschliche Netzhautdegenerationen sind eine durch allele und nichtallele Heterogenität gekennzeichnete Krankheitsgruppe; so können einerseits Mutationen in verschiedenen Genen einen RP-Phänotyp hervorrufen und andererseits unterschiedliche Allele eines Gens, wie z.B. bei Mutationen im *rds*-Gen klinisch verschiedene Netzhautdegenerationen hervorrufen.

■ Zahlreiche Gene für Netzhautdegenerationen konnten bereits identifiziert werden und kodieren meist für Proteine in den 3 für die Pathogenese der Netzhautdegenerationen wichtigen Bereichen.

- Erstens in der Phototransduktionskaskade, wo bisher Mutationen in den Genen für Rhodopsin, Tranducin-alpha- und -beta-Untereinheit der cGMP-Phosophodiesterase (PDE), cGMP-Kationenkanal (10), Rhodopsinkinase, Arrestin und die Guanylatzyklase für RP verantwortlich gemacht worden sind.
- Zweitens in der Struktur und dem Stoffwechsel des Photorezeptors, wie im Fall der Gene *peripherin/rds*, *rom1*, *ABCR* und *crx*.
- Drittens im retinalen Pigmentepithel (RPE) und im Stoffaustausch mit dem Photorezeptor, wie beim zellulären Retinaldehyd-Bindungsprotein (CRALBP) und *RPE65*.
- Aber auch Mutationen in Genen, die in anderen Organen exprimiert werden, führen zu RP, so z.B. Myosin VIIA, der Inhibitor der Matrixmetalloproteinase (TIMP3) oder der RP-GTPase-Regulator.
- Von keiner anderen Zelle im Körper ist bis heute bekannt, daß sie eine solche Vielfalt von Mutationen beherbergen kann. Angesichts der Tatsache, daß trotz der vielen charakterisierten Gene nur eine Minderheit der RP-Patienten eine bekannte Mutation aufweist, wird deutlich, wie hoch die Zahl der noch nicht klonierten Gene liegt.

■ Je nach Funktion des mutierten Gens werden verschiedene Pathomechanismen diskutiert; im Detail ist allerdings bei den meisten Mutationen noch unklar, warum genau die mutierte Zelle abstirbt. Beim Rhodopsin, das ca. 90% des Proteingehaltes eines Photorezeptors ausmacht, und in 30% der Fälle autosomal-dominanter RP mutiert ist, wird vermutet, daß sich das mutante Rhodopsin im endoplasmatischen Retikulum anreichert und so den Transport in der Phototransduktion behindert. Eine andere Erklärung wird in der „Equivalent light hypothesesis" angeführt, die darauf beruht, daß durch die Mutation auf molekularer Ebene eine ständige Überstimulation entsteht, die einer dauernden Lichtexposition entspricht und so zum Photorezeptorzelltod führt.

■ Bei Mutationen in Strukturproteinen, wie dem peripherin/rds oder rom1, ist die Ursache für eine Funktionsstörung der Photorezeptorzelle leichter vorstellbar, und daß Zellen degenerieren, denen ein transmembranes Protein fehlt, das die Scheibchen mit dem Sehfarbstoff Rhodopsin mit dem Zytoskelett des äußeren Segmentes des Photorezeptors verankert, ist nachvollziehbar. Andere Mutationen verursachen eine Störung im Stoffwechsel zwischen dem Photorezeptor und dem retinalen Pigmentepithel (RPE). Ein Schlüsselvorgang ist hier die ständige Phagozytose von Außensegmenten der Photorezeptoren durch das RPE und die Regeneration von 11-cis-Retinal. Das kürzlich identifizierte und für einige Fälle von M. Stargardt verantwortliche ABCR-Gen hat seine Funktion im ATP-abhängigen interzellulären Transport und kann so über eine Störung des Retinoidrecyclings zu der für das Krankheitsbild typischen Akkumulation von Abbaustoffen der Außensegmente im RPE führen.

■ Trotz der immer besser beschriebenen zahlreichen Veränderungen auf biochemischer Ebene, die sich im erkrankten Photorezeptor abspielen, ist das histopathologische Korrelat der am Ende stehenden Netzhautdegeneration zumindest in den Tiermodellen immer wieder gleich: die Apoptose wurde in zahlreichen Tiermodellen als die gemeinsame pathomechanische Endstrecke identifiziert.

5.1.4
Hereditäre Leber-Optikusneuropathie (LHON)

■ Die LOHN wurde als eine der ersten Erbkrankheiten mit mitochondrialem Erbgang beschrieben. Mutationen mitochondrialer DNA können eine wichtige Ursache menschlicher Erbkrankheiten sein. Die mitochondriale DNA wird von der Mutter geerbt, da die weibliche Eizelle mutierte Mitochondrien an den Nachwuchs weitergibt, während Spermien zwar Mitochondrien enthalten, sie jedoch nicht auf die befruchtete Eizelle übertragen. Ein Mann mit mutierter mitochondrialer DNA kann also betroffen sein, gibt die Krankheit aber nicht weiter.

■ LHON ist durch den akuten, schmerzlosen Verlust des zentralen Gesichtsfeldes beider Augen gekennzeichnet und betrifft bevorzugt junge Männer. Im akuten Stadium können ophthalmoskopisch eine peripapilläre Mikroangiopathie sowie ein Pseudoödem der Papille beobachtet werden. Im Spätstadium besteht eine meist temporal betonte Optikusatrophie.

■ Die LHON wird maternal vererbt und geht mit charakteristischen Mutationen in der 16 569 Basenpaare umfassenden mitochondrialen DNA einher, die 37 Gene enthält. Diese kodieren neben der mitochondrialen Proteinsynthese für Polypeptide der zellulären Atmungskette und sind somit essentiell für den Zellstoffwechsel. Mutationen an den Nukleotidpositionen 11778 (ND4-Gen), 3460 (ND1-Gen) und 14484 (ND6-Gen) sind als sog. Primärmutationen in ca. 90% der Fälle eindeutig mit LHON assoziiert.

6
Genetische Beratung

■ Der stetige Wissenszuwachs in der Humangenetik hat zu einer wachsenden Bedeutung der genetischen Beratung geführt, die zu einem wichtigen Teilgebiet der klinischen Medizin geworden ist. Die Beratung eines Patienten mit einer erblichen Augenerkrankung muß folgendes leisten:

- Dem Patienten müssen die Symptome der Erkrankung ebenso wie die Diagnose, der zu erwartende Verlauf und die Behandlungsmöglichkeiten erläutert werden.
- Der Einfluß der Vererbung auf das Krankheitsbild und das Erkrankungsrisiko für die Nachkommen und nahe Verwandte müssen erklärt werden.
- Unter Berücksichtigung der Risikobewertung, der Familienplanung und der ethischen und religiösen Anschauungen der Betroffenen sollte ein Handlungsplan erarbeitet werden, der dem Patienten den Umgang mit der Erkrankung ermöglicht.

■ Die exakte Diagnose ist die wichtigste Voraussetzung für eine genetische Beratung, da von ihr nicht nur das Gespräch über den Verlauf der Krankheit, sondern auch die Therapie und Prognose, aber nicht zuletzt auch die Risikobewertung für andere Familienmitglieder oder den Nachwuchs abhängt.

■ Eine gründliche Familienanamnese der Erkrankung ist zur Diagnose unerläßlich. Wenn sich also kein ausreichender Anhalt für eine exogene Ätiologie ergibt, sollte eine vollständige Familienanamnese bis zu den Großeltern und von deren sämtlichen Nachkommen aufgenommen und möglichst in einer Stammbaumskizze festgehalten werden. Dabei sind die in Abb. 45.3 aufgeführten Symbole der internationalen Nomenklatur zu verwenden. Oft sind die Namen und Geburtsdaten der Verwandten sowie Anschriften von Krankenhäusern und behandelnden Ärzten eine ergiebigere Informationsquelle als die Diagnosen oder Symptombeschreibungen, die Patienten oder Eltern abgeben.

In der Praxis braucht man nur über den Rahmen, der durch die Nachkommen der Großeltern gesteckt ist hinauszugehen, wenn weitere gleichartige Erkrankungen außerhalb dieses Rahmens bekannt sind.

■ Neben den persönlichen Daten der Familienmitglieder und der Frage nach Todesfällen, Todesursache, Fehl- und Totgeburten sowie besonderen Krankheiten, die mit der Krankheit des Patienten in Zusammenhang stehen können, sollte die Blutsverwandtschaft der Eltern ausgeschlossen werden. Sofern sie nicht bekannt ist, lohnt es sich nachzufragen, ob sie durch Herkunft aus weit auseinanderliegenden Gegenden eher auszuschließen oder durch Herkunft, z.B. aus Nachbardörfern, wahrscheinlicher ist. Zu berücksichtigen ist ferner, daß Kinder einen anderen biologischen Vater als den standesamtlichen haben können und auch Adoptionen dem Arzt gelegentlich verheimlicht werden. In bestimmten Fällen ist ein genetischer Vaterschaftstest indiziert. Bei Anamnesen in diesem Umfeld ist Vorsicht und Taktgefühl geboten, die Schweigepflicht ist unbedingt zu beachten.

■ Wenn ein Patient betroffen ist, aber keine Familienanamnese der Krankheit besteht, so kann das neben der Vaterschaftsproblematik auch andere Ursachen haben:

- Erstens muß der Patient nicht von der Krankheit bei seinen Angehörigen wissen, da viele Menschen Informationen über Krankheiten, auch innerhalb einer Familie, nur ungern teilen.
- Zweitens kann eine variable Expressivität oder reduzierte Penetranz vorliegen, was bedeutet, daß andere Familienmitglieder zwar das kranke Gen tragen, es aber nicht exprimiert wird oder nur zu einer unbemerkten klinischen Veränderung führt.
- Drittens kann es sich bei dem Patienten um eine Neumutation handeln, die an die Nachkommen weitergegeben werden kann, ohne daß bereits lebende Familienmitglieder betroffen sind.

■ Sobald die Diagnose und die Familienanamnese feststeht, kann das Erkrankungsrisiko für andere Familienmitglieder angegeben werden. Dabei sollte sich der behandelnde Augenarzt auf eine grobe Abschätzung des Risikos beschränken, die der Beratung durch die Humangenetik nichts vorwegnimmt.

■ Die genaue Kalkulation des Risikos, insbesondere bei sporadischen Fällen, erfordert die Beratung durch humangenetische Abteilungen, wie sie in der Regel an größeren Krankenhäusern und Universitätskliniken bestehen.

■ Eltern, die an einer autosomal-dominanten Krankheit leiden, werden diese an 50% ihrer Nachkommen weitergeben. Je nach Penetranz kann die Wahrscheinlichkeit jedoch auch kleiner sein. So beträgt zum Beispiel die Penetranz beim Retinoblastom 80–90%, so daß bis zu 10% der Kinder, die eine mutierte Kopie des Rb-Gens geerbt haben, dennoch kein Retinoblastom entwickeln.

■ Der Träger einer rezessiven Erbkrankheit wird gesunde Kinder haben, von denen 50% Genträger sind. Tragen beide Elternteile dasselbe rezessive Gen, beträgt das Risiko der Erkrankung für die Kinder 25%. Wenn in seltenen Fällen beide Eltern an derselben rezessiven Krankheit leiden, so werden alle Nachkommen ebenfalls erkranken; dies trifft nur dann nicht zu, wenn dieselbe Krankheit durch Mutation von 2 verschiedenen Genen hervorgerufen werden kann. Für den Fall, daß der Partner heterozygoter Genträger ist, beträgt das Risiko eines kranken Kindes 50%.

■ Eine Erkrankung mit X-chromosomalem Erbgang wird immer von einer Konduktorin weitergegeben, die das Gen entweder von ihrer Mutter oder von ihrem erkrankten Vater geerbt hat. Alle Söhne eines erkrankten Vaters sind gesund, alle Töchter Konduktorinnen. Die Söhne einer Konduktorin werden zu 50% erkranken, 50% der Töchter sind Konduktorinnen.

■ Bei einem mitochondrialen Erbgang wird die Erkrankung von der Mutter an Söhne und Töchter weitergegeben, eine Übertragung vom Vater auf den Sohn kommt nicht vor, da nur die mütterliche Eizelle mitochondriale DNA enthält. Die Menge mutierter Mitochondrien in den mütterlichen Zellen ist ungleich und unterliegt dem Zufallsprinzip, ihre Anzahl in den Eizellen hat Einfluß auf die Ausprägung der Erkrankung.

WEITERFÜHRENDE LITERATUR

Buselmaier W (1999) Humangenetik. Springer, Berlin Heidelberg New York Tokyo
Craig JE, Mackey DA (1999) Glaucoma genetics: Where are we? Where will we go? Curr Opin Opthalmol 10:126
Dingermann T (1999) Gentechnik Biotechnik, Lehrbuch, Wissenschaftliche Verlagsgesellschaft, Stuttgart
Fuhrmann W, Vogel F (1982) Genetische Familienberatung. Springer, Berlin Heidelberg New York
Gregory-Evans K, Batthacharya SS (1998) Genetic blindness: current concepts in the pathogenesis of human outer retinal dystrophies. Trends Genet 14:103

Hennig W (1998) Genetik. Springer, Berlin Heidelberg New York Tokyo

Klintworth GK (1999) Advances in the molecular genetics of corneal dystrophies. Am J Ophthalmol 128:747

Medizinische Genetik, Sonderdruck, Richtlinien und Stellungnahmen des Berufsverbandes Medizinische Genetik e.V. und der Deutschen Gesellschaft für Humangenetik e.V. ISSN 1432–5055

Murken J, Cleve H (1984) Humangenetik. Enke, Stuttgart

Online Mendelian Inheritance in Man, OMIM (TM) (1998) Center for Medical Genetics, Johns Hopkins University (Baltimore, MD) and National Center for Biotechnology Information. National Library of Medicine (Bethesda MD)

Maße und optische Daten 46

1 Wichtige Maße des Auges und seiner Anhangsgebilde 1187
1.1 Bulbus 1187
1.2 Hornhaut 1187
1.3 Sklera 1187
1.4 Iris 1187
1.5 Linse 1188
1.6 Vorderkammer 1188
1.7 Aderhaut 1188
1.8 Ziliarkörper 1188
1.9 N. opticus 1188
1.10 Chiasma opticum 1188
1.11 Glaskörper 1188
1.12 Netzhaut 1188
1.13 Sella turcica 1189
1.14 Orbita 1189
1.15 Lider 1189
1.16 Tränenwege 1189
1.17 Extraokulare Muskeln 1190

2 Grundlegende optische Gesetze 1190
2.1 Geometrische Optik 1190
2.2 Einfache Brillenoptik 1191
2.3 Optische Eigenschaften des Auges und optischer Materialien 1193

1 Wichtige Maße des Auges und seiner Anhangsgebilde (Angaben bezogen auf das Erwachsenenauge)

1.1 Bulbus

- Umfang: 75 mm.
- Durchmesser: 24 mm.
- Volumen: 6,5 cm^3 = 6,5 ml.
- Masse: 7,5 g.

1.2 Hornhaut

- Äußerer Durchmesser:
  - Horizontal: 11,75 mm.
  - Vertikal: 10,55 mm.

- Zentraler Krümmungsradius:
  - Vorderfläche: 7,8 mm.
  - Rückfläche: 6,5 mm.

- Gesamtdicke:
  - Zentral: 0,52 mm.
  - Peripher: 0,52–0,72 mm.

- Masse: 180 mg.

- Brechungsindex: 1,376 (im Mittel).

- Dicke der Schichten:
  - Epithel: 50–100 µm.
  - Bowman: 10–13 µm.
  - Stroma: 90% der Gesamtdicke.
  - Descemet: 5–10 µm.
  - Endothel: 5 µm.
    - Zelldurchmesser: 20 µm.
    - Dichte: 1600–4000 mm^{-2}.

1.3 Sklera

- Dicke:
  - Limbus: 0,83 mm.
  - Muskelansatzbereich: 0,30 mm.
  - Äquator: 0,50 mm.
  - Hinterer Pol: 1,0–1,35 mm.

1.4 Iris

- Breite des M. sphincter pupillae: 0,75–0,8 mm.

- Pupillendurchmesser:
  - Wirklicher Durchmesser: 1,1–8,0 mm.
  - Scheinbarer Durchmesser: 1,3–9,0 mm (durch Linsenwirkung der Hornhaut).
  - Mittlerer wirklicher Durchmesser: 3,5 mm.
  - Mittlerer scheinbarer Durchmesser: 4,0 mm.

1.5 Linse

- Äquatorialer Durchmesser: 9,0 mm.
- Sagittaler Durchmesser: 4,0–4,8 mm (deutliche Zunahme mit dem Lebensalter).
- Gewicht:
  - 20.–30. Lebensjahr: 0,175 g.
  - 80.–90. Lebensjahr: 0,260 g.
- Krümmungsradius:
  - Vorderfläche: 8,4–13,8 mm (im Mittel 10,0 mm).
  - Rückfläche: 4,6–7,5 mm (im Mittel 6,0 mm).
- Brechungsindex: 1,41 (Näherung, abhängig vom Akkommodationszustand und dem betrachteten Bereich).

1.6 Vorderkammer

- Tiefe: 3,0–3,6 mm.
- Volumen: ca. 0,25 cm^3.

1.7 Aderhaut

- Dicke:
  - Hinterer Pol: 0,22–0,30 mm.
  - Äquator: 0,1–0,15 mm.
  - Ora serrata: 0,06 mm.

1.8 Ziliarkörper

- Breite:
  - Nasal und oben: 4,5–5,2 mm.
  - Temporal und unten: 5,6–6,3 mm.
- Pars plicata: Breite: 2,0 mm.
- Pars plana: Breite: 3,6–4,0 mm.
- Ziliarfortsätze:
  - Zahl: 70–80.
  - Breite: 0,5 mm.
  - Länge: 2,0 mm.
  - Dicke: 0,8–1,0 mm.

1.9 N. opticus

- Zahl der Nervenfasern: ca. 1–1,5 Mio.
- Länge:
  - Bulbus bis Chiasma: 35–55 mm.
  - Intraokular: 1,0 mm.
  - Intraorbital: 25 mm.
  - Im Canalis opticus: 4–10 mm.
  - Intrakraniell: 10 mm.
- Durchmesser:
  - Intraokular: 1,6 mm.
  - Intraorbital: 3,0–4,0 mm.
  - Intrakraniell: 4,0–7,0 mm.

1.10 Chiasma opticum

- Größe:
  - Sagittal: 8,0 mm.
  - Transversal: 12,0 mm.
  - Höhe: 3,5 mm.

1.11 Glaskörper

- Volumen: ca. 4 cm^3.

1.12 Netzhaut

- Fläche: 1200 mm^2.
- Dicke:
  - Papille: 0,56 mm.
  - Äquator: 0,18 mm.
  - Ora serrata: 0,10 mm.
- Abstand Limbus – Netzhautperipherie:
  - Nasal: 5,0 mm.
  - Temporal: 6,5 mm.
- Zahl der Stäbchen: ca. 120 Mio.
- Zahl der Zapfen: ca. 7 Mio.
- Gefäße:
  - Durchmesser der Arterien: 70–120 µm.
  - Durchmesser der Venen: 55–130 µm.
- Makula:
  - Durchmesser der Makula: 5,5 mm.
  - Durchmesser der Fovea: 1,5 mm.

- Durchmesser der Foveola: 0,35 mm.
- Durchmesser der foveolären avaskulären Zone: 0,5 mm.

■ Sehnerv:

- Durchmesser der Papille: ca. 1,5 mm (starke Variationsbreite).

1.13
Sella turcica

■ Sagittale Ausdehnung: 5–16 mm.

■ Vertikale Tiefe: 4–12 mm.

■ Volumen: 250–1100 mm³ (im Mittel 600 mm³).

1.14
Orbita

■ Volumen: 29–30 cm³.

■ Höhe im vorderen Anteil: 35 mm.

■ Breite im vorderen Anteil: 40 mm.

■ Trochlea: 6,0 ∗ 4,0 mm.

■ Abstand linker bis rechter lateraler Orbitarand: 100 mm.

■ Abstand linker bis rechter medialer Orbitarand: 25 mm.

■ Winkel laterale/mediale Orbitawand: 45°.

■ Winkel laterale/laterale Orbitawand: 90°.

■ Canalis opticus:

- Länge: 4,0–9,0 mm.
- Breite: 4,0–6,0 mm.

1.15
Lider

■ Oberer Tarsus:

- Höhe (zentral): 10,0–12,0 mm.
- Länge (am Rand): 29,0 mm.
- Dicke: 1,0 mm.

■ Unterer Tarsus:

- Höhe (zentral): 4,0–5,0 mm.
- Länge und Dicke: wie oberer Tarsus.

■ Lidspalte:

- Höhe: 15 mm.
- Länge: 30 mm.

■ Meibom-Drüsen:

- Zahl (Oberlid): 30–40.
- Zahl (Unterlid): 20–30.

■ Krause-Drüsen:

- Zahl (Oberlid): 20.
- Zahl (Unterlid): 8.

■ Wolfring-Drüsen:

- Zahl (Oberlid): 4 (Oberkante des Tarsus).
- Zahl (Unterlid): 2.

1.16
Tränenwege

■ Punctum lacrimale: Durchmesser: 0,2–0,3 mm.

■ Canaliculi:

- Vertikale Länge: 1,5 mm.
- Horizontale Länge: 8,5 mm.
- Gesamtlänge: 10,0 mm.

■ Saccus lacrimalis:

- Breite: 4,8 mm.
- Höhe: 10,0–12,0 mm.
- Boden (über medialem Lidbändchen): 3,0–5,0 mm.

■ Ductus nasolacrimalis:

- Länge:
  ▼ Intraossär: 12,4 mm.
  ▼ Intrameatal: 5,3 mm.

Tabelle 46.1. Längenmaße der extraokularen Muskeln [mm], s. auch Kap. 3

Muskel	Muskellänge	Sehnenlänge	Abstand zum Limbus	Breite am Ansatz
M. rectus lateralis	27–42	4–11	6,9	9,2
M. rectus medialis	32–44	2–5	5,5	10,3
M. rectus superior	31–45	2–6	7,7	10,6
M. rectus inferior	33–42	3–7	6,5	9,8
M. obliquus superior	32–45	17–26	–	–
M. obliquus inferior	18–38	1	–	–

1.17
Extraokulare Muskeln (s. Tabelle 46.1)

■ Winkel der Muskelsehne mit der Bulbusachse:

- M. rectus superior: 23°.
- M. rectus inferior: 23°.
- M. obliquus superior: 54°.
- M. obliquus inferior: 51°.

2
Grundlegende optische Gesetze

2.1
Geometrische Optik

Brechungsindex, Brechzahl

$$n_{Medium} = \frac{\text{Lichtgeschwindigkeit im Vakuum}}{\text{Lichtgeschwindigkeit im Medium}}$$

■ Der Brechungsindex n ist wellenlängenabhängig. In Tabellen wird n normalerweise für die Natrium-D-Linie bei 589 nm oder als n_e für die grüne Quecksilber-e-Linie bei 546 nm angegeben. Im Unterschied zum Brechungsindex wird als Brechzahl eines Mediums das entsprechende Verhältnis unter Verwendung der Lichtgeschwindigkeit in Luft (statt im Vakuum) als Bezugsgröße definiert, da mit dieser Definition die Brechzahl von Luft unter Normalbedingungen genau 1 beträgt; der Brechungsindex von Luft unter Normalbedingungen ist dagegen 1,0003. Der Unterschied zwischen Brechzahl und Brechungsindex ist damit i. allg. vernachlässigbar.

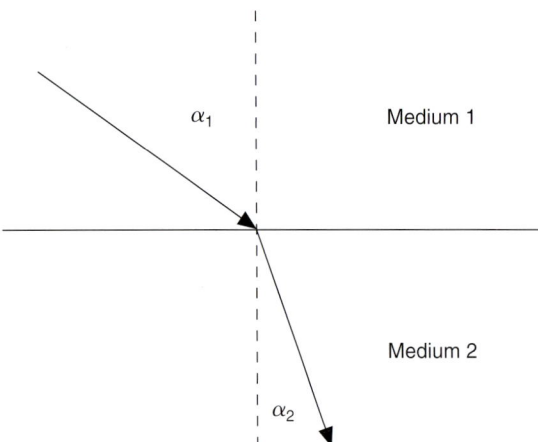

Abb. 46.1. Darstellung der Brechungswinkel

Brechungsgesetz

$n_1 \times \sin \alpha_1 = n_2 \times \sin \alpha_2$

■ Der Sinus des Einfallwinkels α_1 im Medium 1 multipliziert mit dem Brechungsindex n_1 ist gleich dem entsprechenden Produkt in Medium 2 (W. Snellius im Jahre 1620, Abb. 46.1).

Winkel der Totalreflektion

$\sin \alpha_{total} = n_2/n_1$, wobei $n_2 < n_1$

Brechkraft bzw. Brechwert D

$D = n/f$

■ n ist der Brechungsindex des umgebenden Mediums und kann in Luft gleich 1 gesetzt werden (s. oben). f ist die Brennweite der betrachteten Linse. f und D sind positiv für konvexe (Sammel-)Linsen und negativ für konkave (Zerstreuungs-)Linsen. D wird in Dioptrien [dpt] gemessen, 1 dpt = 1 m^{-1}. Der Brechwert läßt sich auch für eine einzelne brechende sphärische Fläche mit den aneinander grenzenden Medien 1 und 2 berechnen:

$D = (n_1 - n_2)/r$

■ r ist der Krümmungsradius der (einzelnen) brechenden Fläche. r wird konventionsgemäß als positiv (+) gerechnet, wenn die brechende Fläche zur Quelle des gebrochenen Strahls hin konvex ist. Bei konkaver Fläche ist r dagegen negativ (-). Daraus läß sich leicht ableiten, warum abhängig von der Grenzfläche (z. B. silikonölgefülltes Auge bei Aphaken oder Phaken) sehr unterschiedliche Refraktionen entstehen.

Scheitelbrechwert S und Schnittweite s

■ Die vom Scheitelpunkt einer Linse zum Schnitt eines Lichtstrahls mit der optischen Linsenachse gemessenen Strecke s heißt Schnittweite. Bei der Brille wird die Schnittweite relativ zu demjenigen Scheitelpunkt gemessen, der dem Auge zugewandt ist.

■ Aus der Schnittweite s_F des Brennpunktes F in Luft (d.h. dem Abstand zwischen Brennpunkt F und Scheitelpunkt) definiert sich der Scheitelbrechwert S:

$S = 1/s_F$

■ In der Brillenoptik wird meist der Scheitelbrechwert S anstelle der Brechkraft D verwendet;

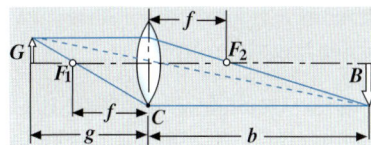

Abb. 46.2. Ein Gegenstand jenseits der Brennweite einer Sammellinse ergibt ein reelles, umgekehrtes Bild. (Aus Gerthsen u. Vogel 1995)

nur für unendlich dünne Linsen ist $S = D$. Die Vorzeichenkonvention ist für S und D identisch.

Lineare Vergrößerung v (Abbildungsmaßstab)

$v = B/G = b/g$

- B: Bildgröße.
- b: Bildweite.
- G: Gegenstandsgröße bzw. Objektgröße.
- g: Gegenstandsweite.
- $v > 1$ entspricht einer Vergrößerung,
- $v < 1$ entspricht einer Verkleinerung des betrachteten Gegenstands.
- $v < 0$ bedeutet, daß der Gegenstand seitenverkehrt abgebildet wird.

Linsengleichung

$1/g + 1/b = 1/f$

Die Summe der Kehrwerte von Bild- und Gegenstandsweite ist gleich dem Kehrwert der Brennweite (Abb. 46.2).

Winkelvergrößerung

$v_{winkel} = \alpha_B/\alpha_G$

- Diese Definition der Winkelvergrößerung ist bei der Analyse der Funktion bestimmter optischer Instrumente (z.B. Fernrohr, Mikroskop, Lupen) sinnvoll und gibt dann an, um wieviel mal größer ein Gegenstand dem Betrachter bei Verwendung des Instruments gegenüber Betrachtung mit dem „unbewaffneten" Auge erscheint.

- α_B bzw. α_G ist die Winkelausdehnung des Bildes bzw. des Gegenstandes; d.h. der Winkel, der zwischen dem Pupillenmittelpunkt und der Bild- bzw. Gegenstandsausdehnung aufgespannt wird. Für eine Lupe gilt (0,25 m Abstand des Gegenstands vom Auge): $v_{winkel} = 0,25\, D$ (in Näherung!), wobei D die in dpt gemessene Brechkraft der Lupenlinse ist. Eine Lupe mit der Brechkraft von 20 dpt hat z.B. näherungsweise eine Vergrößerung von 5.

2.2 Einfache Brillenoptik

Bezeichnung von Brillengläsern

- Astigmatische Brillengläser besitzen in zueinander senkrecht stehenden Hauptschnitten (d.h. Meridianen) verschiedene Scheitelbrechwerte bzw. verschiedene Brechkraft. Sie werden bezeichnet durch die Angabe von „Sphäre" und „Zylinder" (jeweils in der Einheit dpt) und der Angabe der „Achse" (in Grad). Diese Bezeichnung ist jedoch nicht eindeutig; so ist durch

sph +3,0 cyl −2,0 A 80° und
sph +1,0 cyl +2,0 A 170°

das gleiche Glas angegeben. Sowohl „Pluszylinder" als auch „Minuszylinder" werden im deutschen Sprachraum verwendet. Es handelt sich dabei lediglich um eine unterschiedliche Konvention, was einfach umgerechnet werden kann.

- Die „Achse" wird nach dem Tabo-Gradbogenschema angegeben. Sowohl am linken, als auch am rechten Auge ist mit 0° die vom Patienten aus linke waagerechte Richtung gemeint. 270° liegt dagegen kaudal („unten"), 90° oben.

- Die Achse einer reinen Zylinderlinse gibt dabei gerade die Richtung des Hauptschnittes an, in dem das Glas plan ist, d.h. ein Lichtstreifen in dieser Ebene würde das Glas ungebrochen passieren. In der dazu senkrechten Richtung entspricht die Wirkung dagegen der Brechkraft einer sphärischen (d.h. „kugeligen") Linse mit dem entsprechenden Wert des „Zylinders". Das obige Glas hat also im Hauptschnitt 80° eine Brechkraft von +3,0 dpt und im Hauptschnitt 170° eine Brechkraft von +1,0 dpt. Die beiden „Zylinderkomponenten", aus denen sich das Glas zusammensetzen läßt, sind dagegen cyl +1,0 A 80° und cyl +3,0 A 170°.

- Bei der Umrechnung von „Plus"- in „Minus"-Zylinder und umgekehrt kann folgendermaßen vorgegangen werden:

1. Neuer Wert der „Sphäre": Summe von alter „Sphäre" und altem „Zylinder"; dabei werden die alten Vorzeichen bei der Addition berücksichtigt. Beispiel: Alte „Sphäre" von +3,0 dpt plus alten „Zylinder" von −2,0 dpt ergibt eine neue „Sphäre" von +1,0 dpt.

2. Neuer Wert des „Zylinders": Vorzeichen des alten „Zylinders" umkehren. Beispiel: Aus dem alten „Zylinder" von −2,0 dpt wird der neue „Zylinder" von +2,0 dpt.

3. Neue Achse des Zylinders: Alte Achse um 90° drehen; d.h. durch Addition oder Subtraktion von 90° zum alten Wert ergibt sich der neue Wert, der zwischen 0° und 180° liegt. Beispiel: Alter Wert 80° plus 90° ergibt den neuen Wert von 170° für die neue Achse.

■ Berechnung der Glasstärke nach Messung mit dem Scheitelbrechwertmesser:

1. Der positivere (d.h. größere bzw. stärker brechende) Wert der beiden gemessenen Hauptschnittscheitelbrechwerte bestimmt die neue „Sphäre". Beispiel: +3,0.
2. Der Differenzbetrag der beiden gemessenen Hauptschnittscheitelbrechwerte (kleineren, negativeren Wert vom größeren, positiveren Wert abziehen; schwächer brechenden vom stärker brechenden Hauptschnitt abziehen) bestimmt den „Minuszylinder". Vorzeichen ist minus (−). Beispiel: Differenz zwischen +3,0 und +1,0 ist 2,0. Der neue Zylinder ist also −2,0.
3. Die gemessene „Achse" des kleineren (negativeren) Hauptschnittscheitelbrechwerts bestimmt die Achse des Glaszylinders. Beispiel: +1,0 ist gegenüber +3,0 der kleinere (negativere) Wert. Die gemessen Richtung des Hauptschnitts für +1,0 ist 80°. Also ist die anzugebende „Achse" 80°.

■ Damit ergibt sich für das Glas:

sph +3,0 cyl −2,0 A 80°.

Sphärisches Äquivalent

■ Das sphärische Äquivalent eines zylindrischen Glases entspricht der Hälfte des „Zylinderwertes". Dies bedeutet, daß beim Refraktionieren eines astigmatischen Auges ein zusätzlicher Zylinderwert von beispielsweise −2,0 ein spärisches Äquivalent von −1,0 sph besitzt, welches dann beim Einsatz einer Zylinderlinse mit der Stärke −2,0 cyl mit +1,0 sph korrigiert werden muß.

Kreuzzylinder

■ Der Kreuzzylinder wird bei der subjektiven Refraktion zur Bestimmung der Zylinderkorrektur nach Dioptrienwert und Achse verwendet. Er entspricht der Kombination aus einem „Pluszylinder" mit einem um 90° dazu gedrehten „Minuszylinder". Sein sphärisches Äquivalent ist Null.

■ In der obigen Schreibweise:

sph +0,25 cyl −0,5 A 90° oder
sph −0,25 cyl +0,5 A 180°.

Brechkraft eines astigmatischen Glases außerhalb der Hauptschnitte

■ Manchmal ist es wichtig, die Brechkraft D_α bzw. den Scheitelbrechwert S_α eines Glases außerhalb der beiden Hauptschnitte zu kennen. Es ist

$D_\alpha = D_{sph} + D_{cyl} * (\sin \alpha)^2$

■ D_{sph} ist die „Sphäre" in dpt. D_{cyl} ist der „Zylinder" in dpt. α ist die Winkeldifferenz zwischen „Zylinderachse" und der betrachteten Achsenrichtung.

Einfluß des Abstands Linse – Hornhaut auf die effektive Brechkraft

■ Die Gesamtfernpunktrefraktion des Systems Auge-Brille hängt unter anderem vom Abstand Auge-Brille ab. Deshalb muß nach Bestimmung mit der Meßbrille ggf. ein korrigierter Scheitelbrechwert rezeptiert werden. Ist e_1 der alte Hornhaut-Scheitel-Abstand bei einem Scheitelbrechwert S_{Br1} für das Brillenglas 1 (z.B. bei Verwendung der Meßbrille), so ist für den geänderten Abstand e_2 bei identischer Gesamtrefraktion der korrigierte Scheitelbrechwert S_{Br2} zu verwenden und in die Brille einzusetzen:

$S_{Br2} = S_{Br1}/(1 + \Delta e \times S_{Br1}) \approx S_{Br1} - \Delta e * S_{Br1}^2$

■ $\Delta e = e_2 - e_1$ ist in Metern einzusetzen und ist positiv für eine Verlängerung des Hornhaut-Scheitel-Abstandes.

■ Wird bei einer refraktiv voll korrigierenden Brille der Scheitelbrechwert beibehalten und der Hornhaut-Scheitel-Abstand verkürzt, so ergibt sich unabhängig vom Vorzeichen des Scheitelbrechwertes eine Hyperopisierung. Entsprechend ist der grenzwertig korrigierte Myope bemüht, seine Brille möglichst nahe ans Auge zu rücken. Tabelle 46.6 gibt die Scheitelbrechwerte S_{Br2} in Abhängigkeit von Δe und S_{Br1} an.

Einfluß einer intraokularen Silikonölfüllung auf die Refraktion

■ Die Gesamtfernpunktrefraktion des Auges wird durch die Füllung mit Silikonöl verändert, weil Silikonöl einen anderen Brechungsindex als Kammerwasser bzw. Glaskörpersubstanz hat. Neben den Unterschieden in den Brechungsindizes bestimmt die Form der vorderen Grenzfläche der intraokularen Silikonölblase die Gesamtbrechkraft zu einem wesentlichen Teil mit. Hieraus wird deutlich, daß der

Füllungszustand des Auges (partieller, kompletter Ölfill, Overfill) und das Design der Hinterfläche einer Intraokularlinse ebenfalls eine wichtige Rolle spielen.

■ Die zur präoperativen Brillenrefraktion des Auges vor Silikonölfüllung hinzuzufügende Korrektur ist näherungsweise für:

- Aphake Augen: 7,00 dpt.
- Phake Augen: +4,75 dpt.
- Pseudophake Augen: +1,75 dpt.

■ In Abhängigkeit von der rückseitigen Krümmung der verwendeten Intraokularlinse können sich andere Werte als +1,75 dpt ergeben (s. auch Kap. 30).

2.3
Optische Eigenschaften des Auges und optischer Materialien
(Tabelle 46.2–46.6 und Abb. 46.3–46.4)

Tabelle 46.2. Brechzahlen verschiedener optischer Materialien

Material	Brechzahl n_e
Luft	1,000
Wasser	1,335
Kammerwasser	1,336
Hornhaut (im Mittel)	1,376
Linse (im Mittel, Näherung)	1,41
Glaskörper	1,336
PMMA	1,49
Diamant	2,42
Silikonöl	1,405

Tabelle 46.3. Abbe-Zahl v, Brechzahl n_e und Dichte ϱ für verschiedene Materialien

Material	Abbesche Zahl v	Brechzahl n_e	Dichte ϱ [g/cm^3]
Wasser	56,4	1,335	1,00
PMMA (Plexiglas)	58,0	1,49	1,32
CR-39 Kunststoff	58,0	1,501	1,32
Kronglas B 270	58,6	1,525	2,56
Bariumflintglas BaF 53	46,8	1,673	3,75
BaSF 64 hochbrechend	39,3	1,706	3,20

Tabelle 46.4. Werte des schematischen Auges nach Gullstrand. Orte gemessen in [mm] ab Hornhautscheitel

Angaben für das Vollsystem	Exaktes schematisches Auge nach Gullstrand; Positionen in [mm]
Vorderer Hauptpunkt	1,348
Hinterer Hauptpunkt	1,602
Vorderer Knotenpunkt	7,079
Hinterer Knotenpunkt	7,333
Vorderer Brennpunkt	−15,707
Hinterer Brennpunkt	24,387
Vordere Brennweite	−17,055
Hintere Brennweite	22,785
Fovea	24,00
Gesamtbrechwert	+58,64 dpt

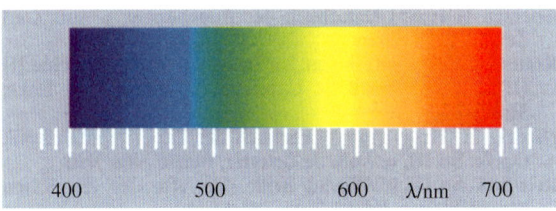

Abb. 46.3. Das sichtbare Spektrum erstreckt sich etwa von 400 nm (blau-violettes Licht) bis 700 nm (rotes Licht). Die dem sichtbaren Licht benachbart liegenden Spektralbereiche werden als „ultraviolett" bzw. „infrarot" bezeichnet. (Aus Gerthsen u. Vogel 1995)

Abb. 46.4. Das sichtbare Licht entspricht nur einem kleinen Teil des gesamten elektromagnetischen Spektrums. In der Abbildung sind Wellenlänge, Frequenz, Energie, Quellen und Bezeichnung der elektromagnetischen Strahlung angegeben. (Aus Gerthsen u. Vogel 1995)

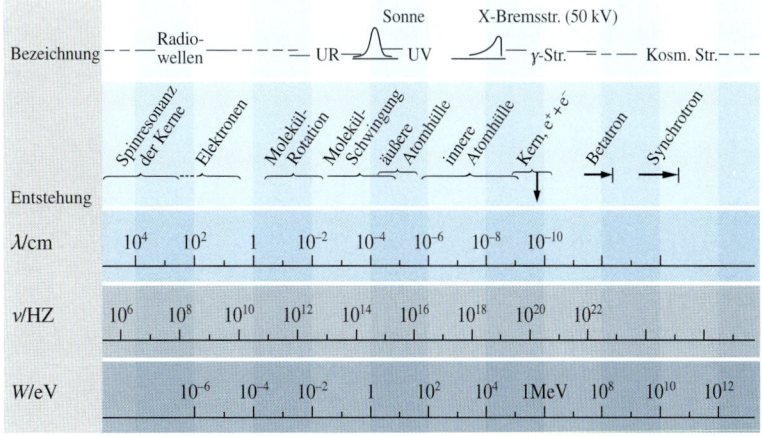

Tabelle 46.5 Photometrische und radiometrische Einheiten

Radiometrische (physikalische) Größe	Symbol	Einheit	Photometrische (lichttechnische) Größe	Symbol	Einheit
Strahlungsenergie	U; W	J	Lichtmenge	Q	lm × s
Strahlungsleistung	Φ_e	W	Lichtstrom	Φ	cd × sr = lm
Strahlungsstärke	J	W/sr	Lichtstärke	I	cd = lm/sr
Bestrahlungsstärke	H	W/m²	Beleuchtungsstärke	E	lm/m² = lx
Strahldichte	N	W/(sr × m²)	Leuchtdichte	L	lm/(sr × m²)

sr (Sterad) ist die Einheit für Raumwinkel. Die Candela ist die Basiseinheit der photometrischen Größen und wird als Maß der Lichtstärke verwendet. Insbesondere in der älteren Literatur werden von der obigen Tabelle abweichende Symbole und auch Definitionen verwendet.

1 J (Joule) = 1 Ws = 10^7 erg
1 lm (Lumen) = 1 cd × sr
1 cd (Candela) = 1/683 W × sr^{-1} bei λ = 555 nm; die Candela wird teilweise auch für eine andere Wellenlänge definiert
1 lx (Lux) = 1 lm/m²

Ältere Einheiten für die Leuchtdichte sind:
1 asb (Apostilb) = $1/\pi$ cd/m² = 0,31831 cd/m²
1 lambert = 1 lm/cm² = 10 000 lm/m² = 3180 cd/m²
1 sb (stilb) = 10 000 cd/m²

Tabelle 46.6. Änderung des Scheitelbrechwertes bei Verkürzung des Hornhaut-Scheitel-Abstandes für „Pluslinsen" bzw. Verlängerung für „Minuslinsen"

	Neuer Scheitelbrechwert $|S_{Br2}|$ bei Änderung des Hornhaut-Scheitel-Abstandes um $|e|$ in [mm]									
$|e|=$	2	4	6	8	10	12	14	16	18	20
S_{Br1}:										
3,00	3,00	3,00	3,00	3,00	3,00	3,00	3,25	3,25	3,25	3,25
3,50	3,50	3,50	3,50	3,50	3,75	3,75	3,75	3,75	3,75	3,75
4,00	4,00	4,00	4,00	4,25	4,25	4,25	4,25	4,25	4,25	4,25
4,50	4,50	4,50	4,50	4,75	4,75	4,75	4,75	4,75	5,00	5,00
5,00	5,00	5,00	5,25	5,25	5,25	5,25	5,50	5,50	5,50	5,50
5,50	5,50	5,50	5,75	5,75	5,75	6,00	6,00	6,00	6,00	6,25
6,00	6,00	6,25	6,25	6,25	6,50	6,50	6,50	6,75	6,75	6,75
6,50	6,50	6,75	6,75	6,75	7,00	7,00	7,25	7,25	7,25	7,50
7,00	7,00	7,25	7,25	7,50	7,50	7,75	7,75	8,00	8,00	8,25
7,50	7,50	7,75	7,75	8,00	8,00	8,25	8,50	8,50	8,75	8,75
8,00	8,25	8,25	8,50	8,50	8,75	8,75	9,00	9,25	9,25	9,50
8,50	8,75	8,75	9,00	9,00	9,25	9,50	9,75	9,75	10,00	10,25
9,00	9,25	9,25	9,50	9,75	10,00	10,00	10,25	10,50	10,75	11,00
9,50	9,75	10,00	10,00	10,25	10,50	10,75	11,00	11,25	11,50	11,75
10,00	10,25	10,50	10,75	10,75	11,00	11,25	11,75	12,00	12,25	12,50
10,50	10,75	11,00	11,25	11,50	11,75	12,00	12,25	12,50	13,00	13,25
11,00	11,25	11,50	11,75	12,00	12,25	12,75	13,00	13,25	13,75	14,00
11,50	11,75	12,00	12,25	12,75	13,00	13,25	13,75	14,00	14,50	15,00
12,00	12,25	12,50	13,00	13,25	13,75	14,00	14,50	14,75	15,25	15,75
12,50	12,75	13,25	13,50	14,00	14,25	14,75	15,25	15,75	16,25	16,75
13,00	13,25	13,75	14,00	14,50	15,00	15,50	16,00	16,50	17,00	17,50
13,50	13,75	14,25	14,75	15,25	15,50	16,00	16,75	17,25	17,75	18,50
14,00	14,50	14,75	15,25	15,75	16,25	16,75	17,50	18,00	18,75	19,50
14,50	15,00	15,50	16,00	16,50	17,00	17,50	18,25	19,00	19,50	20,50
15,00	15,50	16,00	16,50	17,00	17,75	18,25	19,00	19,75	20,50	21,50
15,50	16,00	16,50	17,00	17,75	18,25	19,00	19,75	20,50	21,50	22,50
16,00	16,50	17,00	17,75	18,25	19,00	19,75	20,50	21,50	22,50	23,50
16,50	17,00	17,75	18,25	19,00	19,75	20,50	21,50	22,50	23,50	24,75
17,00	17,50	18,25	19,00	19,75	20,50	21,25	22,25	23,25	24,50	25,75
17,50	18,25	18,75	19,50	20,25	21,25	22,25	23,25	24,25	25,50	27,00
18,00	18,75	19,50	20,25	21,00	22,00	23,00	24,00	25,25	26,75	28,25

2 Grundlegende optische Gesetze

Tabelle 46.7. Änderung des Scheitelbrechwertes bei Verlängerung des Hornhaut-Scheitel-Abstandes für „Pluslinsen" bzw. Verkürzung für „Minuslinsen"

|e| =	Neuer Scheitelbrechwert $|S_{Br2}|$ bei Änderung des Hornhaut-Scheitel-Abstandes um $|e|$ in [mm]									
	2	4	6	8	10	12	14	16	18	20
S_{Br1}:										
3,00	3,00	3,00	3,00	3,00	3,00	3,00	3,00	2,75	2,75	2,75
3,50	3,50	3,50	3,50	3,50	3,50	3,25	3,25	3,25	3,25	3,25
4,00	4,00	4,00	4,00	4,00	3,75	3,75	3,75	3,75	3,75	3,75
4,50	4,50	4,50	4,50	4,25	4,25	4,25	4,25	4,25	4,25	4,25
5,00	5,00	5,00	4,75	4,75	4,75	4,75	4,75	4,75	4,50	4,50
5,50	5,50	5,50	5,25	5,25	5,25	5,25	5,00	5,00	5,00	5,00
6,00	6,00	5,75	5,75	5,75	5,75	5,50	5,50	5,50	5,50	5,25
6,50	6,50	6,25	6,25	6,25	6,00	6,00	6,00	6,00	5,75	5,75
7,00	7,00	6,75	6,75	6,75	6,50	6,50	6,50	6,25	6,25	6,25
7,50	7,50	7,25	7,25	7,00	7,00	7,00	6,75	6,75	6,50	6,50
7,75	7,75	7,75	7,75	7,50	7,50	7,25	7,25	7,00	7,00	7,00
8,50	8,25	8,25	8,00	8,00	7,75	7,75	7,50	7,50	7,25	7,25
9,00	8,75	8,75	8,50	8,50	8,25	8,00	8,00	7,75	7,75	7,75
9,50	9,25	9,25	9,00	8,75	8,75	8,50	8,50	8,25	8,00	8,00
10,00	9,75	9,50	9,50	9,25	9,00	9,00	8,75	8,50	8,50	8,25
10,50	10,25	10,00	10,00	9,75	9,50	9,25	9,25	9,00	8,75	8,75
11,00	10,75	10,50	10,25	10,00	10,00	9,75	9,50	9,25	9,25	9,00
11,50	11,25	11,00	10,75	10,50	10,25	10,00	10,00	9,75	9,50	9,25
12,00	11,75	11,50	11,25	11,00	10,75	10,50	10,25	10,00	9,75	9,75
12,50	12,25	12,00	11,75	11,25	11,00	10,75	10,75	10,50	10,25	10,00
13,00	12,75	12,25	12,00	11,75	11,50	11,25	11,00	10,75	10,50	10,25
13,50	13,25	12,75	12,50	12,25	12,00	11,50	11,25	11,00	10,75	10,75
14,00	13,50	13,25	13,00	12,50	12,25	12,00	11,75	11,50	11,25	11,00
14,50	14,00	13,75	13,25	13,00	12,75	12,25	12,00	11,75	11,50	11,25
15,00	14,50	14,25	13,75	13,50	13,00	12,75	12,50	12,00	11,75	11,50
15,50	15,00	14,50	14,25	13,75	13,50	13,00	12,75	12,50	12,00	11,75
16,00	15,50	15,00	14,50	14,25	13,75	13,50	13,00	12,75	12,50	12,00
16,50	16,00	15,50	15,00	14,50	14,25	13,75	13,50	13,00	12,75	12,50
17,00	16,50	16,00	15,50	15,00	14,50	14,00	13,75	13,25	13,00	12,75
17,50	17,00	16,25	15,75	15,25	15,00	14,50	14,00	13,75	13,25	13,00
18,00	17,25	16,75	16,25	15,75	15,25	14,75	14,50	14,00	13,50	13,25

■ Die Stärke des bei einem bestimmten Patienten refraktiv vollkorrigierenden Brillenglases hängt vom Hornhautscheitelabstand (HSA) ab, d.h. vom Abstand Brillenglas-Hornhaut. Die Tabellen 46.6 und 46.7 geben diese Abhängigkeit an (s. auch Formel in Abschn. 2.2).

$S_{Br2} = S_{Br1}/(1 + \Delta e \cdot S_{Br1}) \approx S_{Br1} - \Delta e \cdot S_{Br1}^2$

■ Die Tabelle 46.6 gilt für die Kombinationen:

● Hyperopie (d.h. positiver Ausgangswert S_{Br1}) bei Verkürzung des HSA.
● Myopie (d.h. negativer Ausgangswert S_{Br1}) bei Verlängerung des HSA.

■ Die Tabelle 46.7 gilt für die Kombinationen:

● Hyperopie (d.h. positiver Ausgangswert S_{Br1}) bei Verlängerung des HSA.
● Myopie (d.h. negativer Ausgangswert S_{Br1}) bei Verkürzung des HSA.

■ In den beiden Tabellen sind keine Vorzeichen angegeben; diese sind bei der Verwendung der Tabelle passend zu ergänzen. Die Werte für S_{Br2} sind auf 0,25 dpt gerundet.

■ Beispiel:

● Der Patient trägt eine Brille mit −6,50 dpt, der Abstand Brille-Hornhaut ist 14 mm, d.h. der Scheitelbrechwert der getragenen vollkorrigierenden Brillenkorrektur ist S_{Br1} = −6,5 dpt bei einem HSA e_1 = 14 mm = 0,014 m.
● Der Patient wünscht Kontaktlinsen mit der identischen refraktiven Wirkung. Gesucht ist also die vollkorrigierende Kontaktlinse (d.h. HSA e_2 = 0 mm). Die Dicke der Kontaktlinse wird als 0 angenommen. So findet man die gesuchte Brechkraft als Ausgangswert für die Anpassung der Kontaktlinse:
● Der HSA wird verkürzt und der Ausgangswert S_{Br1} = −6,50 dpt ist negativ. Also wird Tabelle 46.7

verwendet, Verkürzung für „Minuslinsen". Aufsuchen von 6,50 in der ersten Spalte der Tabelle. Dann in den Spaltenüberschriften „14" suchen, wegen $\Delta e = -14$ mm, d.h. 14 mm als Betrag. Man liest aus der Tabelle den Wert 6,00 ab, d.h. $S_{Br2} = -6{,}00$ dpt ist die Brechkraft der refraktiv entsprechenden Kontaktlinse.

WEITERFÜHRENDE LITERATUR

Dereklis DL, Lake SS, Bufidis TA (1995) Presence of intraocular silicone oil linked to important refractive changes. Oc Surg News 6:18

Duke-Elder S (1970) System of ophthalmology, Ophthalmic optics and refraction. Henry Kempton, London

Gerthsen C, Vogel H (1995) Physik. Springer, Berlin Heidelberg New York Tokyo

Goersch H (1987) Handbuch der Augenoptik, 3. Aufl. Carl Zeiss, Oberkochen

Krause K (1995) Refraktion. In: Straub W, Kroll P, Küchle HJ (Hrsg) Augenärztliche Untersuchungsmethoden. Enke, Stuttgart

Niedrig H (Hrsg) (1993) Lehrbuch der Experimentalphysik Optik. Bd III, 9. Aufl. de Gruyter, Berlin New York

Reiner J (1972) Auge und Brille. Beihefte der Klinischen Monatsblätter, Bd 59, Enke, Stuttgart

Ryan SJ (2000) Retina. Mosby, St. Louis

Siebeck R (1960) Optik des menschlichen Auges. Springer, Berlin Göttingen Heidelberg

Stefansson E, Tiedeman J (1988) Optics of the eye with air or silicone oil. Retina 1:10

Kapitel 47

Pharmakologie 47

1	Systemische und okuläre Nebenwirkungen ophthalmologischer Medikamente 1198		2.2.4	Isoniazid 1205
1.1	Glaukomtherapeutika 1198		2.2.5	Sulfonamide 1206
1.1.1	Direkt wirkende Parasympathomimetika (Aceclidin, Carbachol, Pilocarpin) und indirekt wirkende Parasympathomimetika (reversibel: Neostigmin, Physostigmin; irreversibel: Ecothiopatiodid) 1198		2.2.6	Tetrazykline 1206
			2.3	Kardiovaskuläre Medikamente 1206
			2.3.1	Amiodaron 1206
			2.3.2	Angiotensin-converting-Enzym-Hemmer 1206
			2.3.3	Karboanhydrasehemmer 1206
			2.3.4	Chinin/Chinidin 1206
1.1.2	Direkte Sympathomimetika [Adrenalin (Epinephrin), Dipivalylepinephrin] 1199		2.3.5	Diazoxid 1206
			2.3.6	Digoxin 1206
1.1.3	Weitere direkte Sympathomimetika (Apraclonidin, Clonidin, Brimonidin) 1199		2.3.7	Dihydralazin, Hydralazin 1206
			2.3.8	Disopyramid 1207
1.1.4	Direkte Sympatholytika – Betablocker (Befunolol, Betaxolol, Bupranolol, Carteolol, Levobunolol, Metipranolol, Pindolol, Timolol) 1200		2.3.9	Furosemid 1207
			2.3.10	Hydrochlorothiazid 1207
			2.3.11	Propranolol 1207
			2.3.12	Reserpin 1207
1.1.5	Indirekte Sympatholytika (Guanethidin; in Kombination mit Adrenalin oder Dipivalylepinephrin) 1200		2.4	Antirheumatika 1207
			2.4.1	Chloroquin, Hydroxychloroquin 1207
			2.4.2	Ibuprofen 1207
1.1.6	Lokale Karboanhydrasehemmer (Dorzolamid; Brinzolamid) 1200		2.4.3	Indometacin 1207
			2.4.4	Goldpräparate 1207
1.1.7	Prostaglandinderivate (Latanoprost) 1201		2.4.5	Salizylate 1208
1.1.8	Systemische Karboanhydrasehemmer (Acetazolamid, Diclofenamid) 1201		2.5	Hormone 1208
			2.5.1	ACTH 1208
1.1.9	Osmotisch wirksame Substanzen (Mannitol, Isosorbid, Glyzerin) 1202		2.5.2	Kortikosteroide 1208
			2.5.3	Östrogenwirksame Medikamente (Clomiphen) 1208
1.2	Mydriatika und Zykloplegika (Atropin, Scopolamin, Homatropin, Cyclopentolat, Tropicamid) 1202		2.5.4	Orale Kontrazeptiva 1208
			2.6	Vitamine 1208
1.3	Lokalanästhetika (Oxybuprocain, Proxymetacain, Tetracain, Cocain) 1202		2.6.1	Vitamin A 1208
			2.6.2	Vitamin D 1208
1.4	Virustatika (Aciclovir, Idoxuridin, Trifluorthymidin, Vidarabin) 1203		2.7	Anti-Parkinson-Medikamente 1209
			2.7.1	Benzatropin 1209
1.5	Konservierungsstoffe in ophthalmologischen Präparaten 1203		2.7.2	Levodopa 1209
			2.8	Dermatologische Medikamente 1209
1.5.1	Benzalkonium 1203		2.8.1	Isotretinoin (Roaccutan) 1209
1.5.2	Chlorhexidin 1203		2.9	Zytostatika 1209
1.5.3	Thiomersal 1203		2.9.1	Busulfan 1209
1.6	Antibiotika 1204		2.9.2	Carmustin 1209
1.7	Nichtsteroidale Antiphlogistika 1204		2.9.3	Chlorambucil 1209
			2.9.4	Cisplatin 1209
2	Okuläre Nebenwirkungen systemischer Medikamente 1204		2.9.5	Cyclophosphamid 1209
			2.9.6	Doxorubicin 1209
2.1	Zentralnervensystem 1204		2.9.7	5-Fluorouracil 1209
2.1.1	Barbiturate 1204		2.9.8	Mitomycin 1210
2.1.2	Chloralhydrat 1204		2.9.9	Methotrexat 1210
2.1.3	Chlorpromazin 1204		2.9.10	Tamoxifen 1210
2.1.4	Diazepam Flurazepam 1204		2.9.11	Vincristin 1210
2.1.5	Haloperidol 1204		2.10	Andere Medikamente 1210
2.1.6	Morphin 1204		2.10.1	Antihistaminika 1210
2.1.7	Phenytoin 1204		2.10.2	Benzbromaron (Gichtmittel) 1210
2.1.8	Piritramid 1204		2.10.3	Canthaxanthin 1210
2.1.9	Thioridazin 1205		2.10.4	Nicotinsäure, Nicotinate, 3-Pyridylmethanol 1210
2.1.10	Tri- und tetrazyklische Antidepressiva 1205		2.10.5	Pethidin (Narkoanalgetikum) 1210
2.1.11	Botulinum-A-Toxin 1205		2.10.6	Pirenzepin (Ulkustherapeutikum Anticholinergikum) 1210
2.2	Medikamente bei Infektionen 1205			
2.2.1	Chloramphenicol 1205			
2.2.2	Co-Trimoxazol 1205		2.10.7	Prostaglandine in der Gynäkologie 1210
2.2.3	Ethambutol 1205			

3	Richtlinien zur Medikamentenapplikation	1210
3.1	Orale Medikamente	1210
4	Tetanusprophylaxe	1211
4.1	Spezifische Maßnahmen bei Patienten mit Wunden	1211
5	Antimikrobielle Therapie	1212
6	Toxoplasmosetherapie	1212
6.1	Indikationen	1212
6.2	Systemische Therapie	1212
7	Ophthalmologische Medikamente	1227
8	Topische Medikamente bei Kongestion (gefäßverengende Medikamente, sog. „Weißmacher")	1227
9	Ophthalmologische Steroidzubereitungen	1252
9.1	Antibakterielle Kortikosteroidzubereitungen	1256
10	Injizierbare Steroide	1256
11	Ophthalmologische nichtsteroidale Antiphlogistika, Antihistaminika, Mastzellstabilisatoren	1258
11.1	Prostaglandinsynthesehemmer	1259
11.2	Antihistaminika	1262
11.3	Mastzellstabilisatoren	1262

1
Systemische und okuläre Nebenwirkungen ophthalmologischer Medikamente

Ophthalmologische Medikamente besitzen zahlreiche systemische und okuläre Nebenwirkungen. Vor allem bei antiglaukomatösen Medikamenten sind Nebenwirkungen u.a. wegen der Langzeitgabe dieser (Kombinations-)Präparate häufig. Wichtig ist in diesem Zusammenhang auch, daß Arzt und Patient darüber informiert sind, daß evtl. bemerkte Symptome von topischen Medikamenten ausgehen können. Im folgenden finden Sie eine Zusammenfassung der wichtigsten Nebenwirkungen ophthalmologischer Medikamente.

1.1
Glaukomtherapeutika

1.1.1
Direkt wirkende Parasympathomimetika (Aceclidin, Carbachol, Pilocarpin) und indirekt wirkende Parasympathomimetika (reversibel: Neostigmin, Physostigmin; irreversibel: Ecothiopatiodid)

Okuläre Nebenwirkungen

- Bindehauthyperämie.
- Hornhauttoxizität (Bandkeratopathie, Ödem, Epitheliopathie, Mikrozysten).
- Kontaktdermatitis.
- Pseudopemphigoid mit Verkürzung der Fornices.
- Tränenwegsstenose.
- Allergische Reaktionen.
- Follikuläre Konjunktivitis.
- Pseudomembran.
- Konjunktivale Dysplasie.
- Hämorrhagie.
- Akkommodationsspasmus.
- Myopie (transient)
- Störung der Blut-Kammerwasser-Schranke.
- Pupillarblock mit Kammerwasserfehlleitung und sekundärem Engwinkelglaukom.
- Hintere Synechien.
- Vordere subkapsuläre Katarakt.
- Iriszysten.
- Sphinkterrigidität.
- Miosis.
- Ziliarkörperzysten.
- Netzhautblutungen.
- Netzhautablösung (häufiger bei indirekten Parasympathomimetika).
- Makulaforamen.

Systemische Nebenwirkungen

- Kopfschmerz.
- Schmerzen über den Augenbrauen.
- Übelkeit.
- Erbrechen.
- Diarrhoe.
- Erhöhter Speichelfluß.
- Asthma.
- Dyspnoe.
- Bradykardie.
- Hypotonie.
- Angstzustände.
- Unruhe.

- Verwirrtheit.
- Schwäche.
- Muskelzuckungen.
- Parästhesien.
- Senkung des Cholinesterasespiegels (Ecothiopatiodid).
- Aggravation präexistenter Alzheimersymptomatik.
- Aggravation eines Parkinson-Syndroms.

1.1.2
Direkte Sympathomimetika
[Adrenalin (Epinephrin), Dipivalylepinephrin]

Okuläre Nebenwirkungen

- Allergische Reaktionen.
- Bindehauthyperämie.
- Blepharokonjunktivitis.
- Ablagerung von Adrenochromen.
- Follikuläre Konjunktivitis der bulbulären Bindehaut.
- Verschluß der Tränenwege.
- Pseudopemphigoid mit Symblepharonbildung.
- Herpes-simplex-Rezidiv.
- Keratitis.
- Kornea: Intraepitheliale Vesikel.
- Madarosis (Wimpernverlust).
- Verschwommensehen.
- Mydriasis (akutes Engwinkelglaukom möglich).
- Störung der Blut-Kammerwasser-Schranke.
- Zystoides Makulaödem (besonders bei Aphakie).
- Irreversible zystische Makuladegeneration.
- Blutungen.

Systemische Nebenwirkungen

- Tachykardien.
- Kopfschmerz.
- Angstgefühle.
- Palpitationen.
- Bluthochdruck.
- Kardiale Arrhythmien.
- Tremor.
- Asthma.

1.1.3
Weitere direkte Sympathomimetika
(Apraclonidin, Clonidin, Brimonidin)

Okuläre Nebenwirkungen

- Vasokonstriktion.
- Senkung des Perfusionsdruckes mit Gefahr der verminderten Durchblutung im Sehnervenkopf und Iris (Clonidin).
- Juckreiz (Apraclonidin).
- Epiphora (Apraclonidin, Brimonidin).
- Bindehauthypoxie (Apraclonidin).
- Verminderte Tränensekretion (Apraclonidin, Brimonidin).
- Oberlidretraktion am anderen Auge (Apraclonidin).
- Lidödem (Apraclonidin).
- Mydriasis (selten, Apraclonidin).
- Allergische Reaktionen (Apraclonidin, Brimonidin).
- Okuläre Hyperämien (Brimonidin).
- Augenbrauen und Fremdkörpergefühl (Brimonidin).
- Bindehautfolikel (Brimonidin).
- Erhöhte Lichtempfindlichkeit (Brimonidin).

Systemische Nebenwirkungen

- Leichte Sedierung.
- Arterielle Hypotonie (nur Clonidin).
- Synkope Reaktion (selten, Apraclonidin).
- Trockenheitsgefühl in Mund und Nase.
- Geschmacksstörungen (Apraclonidin und Brimonidin).
- Schwächegefühl (Apraclonidin und Brimonidin).

- Kopfschmerz (Apraclonidin und Brimonidin).
- Schlaflosigkeit (Apraclonidin und Brimonidin).
- Nervosität (Apraclonidin).

1.1.4
Direkte Sympatholytika – Betablocker
(Befunolol, Betaxolol, Bupranolol, Carteolol, Levobunolol, Metipranolol, Pindolol, Timolol)

Okuläre Nebenwirkungen

- Allergische Reaktionen.
- Hornhautanästhesie.
- Keratitis superficialis punctata.
- Blepharoptosis (myasthenieähnliche, neuromuskuläre Blockade).
- Neigung zu trockenem Auge.
- Brennen.
- Orbitale Schmerzen.
- Pemphigoidähnliche Läsionen mit Symplepharonbildung.
- Diplopie.
- Verschwommensehen.
- Veränderungen im Trabekelwerk, die den Abflußwiderstand erhöhen können.
- Ziliochorioidale Effusion.

Systemische Nebenwirkungen

- Bradykardie.
- Kardiale Arrhythmien (selten).
- Arterielle Hypotonie.
- Reduzierte Belastbarkeit.
- Depression.
- Müdigkeit.
- Lethargie.
- Schwäche.
- Schweres Erbrechen.
- Gedächtnisschwund.
- Halluzinationen.
- Verwirrtheit.
- Libidoverlust/Potenzstörungen.
- Apnoe (bei Neugeborenen).
- Bronchospasmus.
- Dyspnoe.
- Asthma.
- Atemstillstand.
- Anreicherung in der Muttermilch.
- Hypoglykämische Symptome können vorgetäuscht werden.

1.1.5
Indirekte Sympatholytika
(Guanethidin; in Kombination mit Adrenalin oder Dipivalylepinephrin)

Okuläre Nebenwirkungen

- Fremdkörpergefühl.
- Bindehauthyperämie.
- Hornhautepitheliopathie.
- Lidödem.
- Ptosis (partielle Lähmung des Müller-Muskels).

1.1.6
Lokale Karboanhydrasehemmer
(Dorzolamid; Brinzolamid)

Okuläre Nebenwirkungen

- Fremdkörpergefühl.
- Brennen.
- Epiphora.
- Bindehauthyperämie.
- Keratitis superficialis punctata.
- Allergische Reaktionen.
- Lidirritation und Lidentzündungen.
- Verschwommensehen.
- Hornhautödem (besonders bei Patienten mit reduzierter Endothelzellzahl).
- Iritis (selten).

Systemische Nebenwirkungen

- Exantheme.
- Kopfschmerzen.

- Übelkeit.
- Metallartiger Geschmack.
- Müdigkeit.
- Urolithiasis.

1.1.7
Prostaglandinderivate (Latanoprost)

Okuläre Nebenwirkungen

- Bindehauthyperämie.
- Keratitis punctata superficiolis.
- Wimpernverfärbung (dunkler, länger, dicker).
- Irisverfärbung (gemischtfarbene Iris).
- Iritis (selten).
- Uveitis (selten).
- Braunverfärbung der Lidhaut.
- Makulaödem (selten).

Systemische Nebenwirkungen

- Hautausschlag.

1.1.8
Systemische Karboanhydrasehemmer (Acetazolamid, Diclofenamid)

Okuläre Nebenwirkungen

- Hypotonie.
- Transiente Myopie (häufiger bei Frauen).
- Ziliochorioidale Effusion.
- Reduzierte Sehschärfe.
- Reduzierte Akkommodation.
- Vorwärtsverlagerung der Linse.
- Konjunktiva/Augenlider:
  - Erythem.
  - Allergische Reaktionen.
  - Stevens-Johnson-Syndrom.
  - Lyell-Syndrom.
  - Madarosis.
- Netzhautödem/Makulaödem.
- Iritis.
- Farbsehstörungen.
- Netzhautblutungen.

Systemische Nebenwirkungen

- Übelkeit/Erbrechen.
- Metallartiger Geschmack.
- Appetitlosigkeit.
- Gewichtsverlust.
- Konvulsionen.
- Herzrhythmusstörungen.
- Diarrhoe.
- Müdigkeit.
- Lethargie.
- Anorexie.
- Depression.
- Libidoverlust/Potenzstörungen.
- Orientierungsverlust.
- Demenz.
- Parästhesien.
- Diurese.
- Nephrolithiasis.
- Nierenversagen.
- Metabolische Azidose.
- Leberfunktionsstörungen; fulminante Lebernekrose.
- Hypokaliämie.
- Hypochlorämie.
- Hyperurikämie.
- Erythema exsudativum multiforme.
- Urtikaria.
- Alopezie.
- Tinnitus.
- Hörstörungen.
- Hämolytische Anämie.
- Knochenmarksdepression mit Agranulozytose, Thrombozytopenie und aplastischer Anämie.

1.1.9
Osmotisch wirksame Substanzen (Mannitol, Isosorbid, Glyzerin)

Systemische Nebenwirkungen

- Akute Volumenbelastung des kardiozirkulatorischen Systems.
- Kopfschmerz.
- Verwirrtheit.
- Lungenödem.
- Tachykardie.
- Angina pectoris.
- Durst.
- Erbrechen.
- Flüssigkeits- und Elektrolytentgleisung.

1.2
Mydriatika und Zykloplegika (Atropin, Scopolamin, Homatropin, Cyclopentolat, Tropicamid)

Okuläre Nebenwirkungen

- Bindehauthyperämie.
- Brennen.
- Photophobie.
- Blepharokonjunktivitis.
- Allergische Reaktionen.
- Keratitis.
- Reduzierte Sehschärfe.
- Verschwommensehen.
- Mydriasis (kann zum Engwinkelglaukom führen).
- Akkommodationslähmung.
- Erhöhter Augeninnendruck.
- Hintere Synechien.

Systemische Nebenwirkungen

- Visuelle Halluzinationen.
- Psychosen.
- Orientierungsstörungen.
- Somnolenz.
- Hyperaktivität.
- Reizbarkeit.
- Kopfschmerzen.
- Vasodilation.
- Vasomotorischer Kreislaufkollaps.
- Tachykardie.
- Fieber.
- Trockenheit von Haut und Mund.
- Harnverhaltung.
- Dysarthrie (selten).
- Ataxie.
- Parästhesien.

1.3
Lokalanästhetika (Oxybuprocain, Proxymetacain, Tetracain, Cocain)

Okuläre Nebenwirkungen

- Unspezifische Augenbeschwerden.
- Bindehauthyperämie.
- Blepharoconjunctivitis.
- Vasokonstriktion der Bindehautgefäße.
- Subkonjunktivale Blutung.
- Keratitis superficialis punctata.
- Gelblich-weißliche Ringe im kornealen Stroma.
- Hornhautödem.
- Keratitis filiformis.
- Sekundärinfektionen (z. B. Akanthamöbenkeratitis).
- Hornhautgeschwüre.
- Hornhautstromatrübungen.
- Periphere Hornhautvaskularisation.
- Periphere Hornhautvernarbung.
- Reduzierte Reepithelisieurng der Hornhaut.
- Tränenfilmstörungen.
- Erniedrigte Lidschlagfrequenz.
- Allergische Reaktionen

- Verschwommensehen.
- Iritis.
- Hypopyon.
- Akkommodationslähmung (Cocain).
- Mydriasis (Cocain).

Systemische Nebenwirkungen

- Visuelle Halluzinationen (Cocain).
- Tremor.
- Bradykardie.
- Krämpfe.
- Asthma.
- Apnoe.

1.4 Virustatika (Aciclovir, Idoxuridin, Trifluorthymidin, Vidarabin)

Okuläre Nebenwirkungen

- Brennen.
- Bindehauthyperämie.
- Follikuläre Konjunktivitis.
- Blepharitis.
- Verengung oder Verschluß der Tränenpünktchen.
- Keratoconjunctivitis sicca.
- Hornhautstromaödem.
- Allergische Reaktionen.
- Toxische Reaktionen (besonders bei Idoxuridin, Trifluorthymidin, Vidarabin): follikuläre Konjunktivitis, Keratitis superficialis punctata, Verschluß der Tränenpünktchen, Verdickung der Lidränder mit Keratinisierung und narbigen Veränderungen im Bindehautbereich.
- Iritis.
- Erniedrigter intraokularer Druck.

Systemische Nebenwirkungen

- Visuelle Halluzinationen.
- Fragliche teratogene Effekte.

1.5 Konservierungsstoffe in ophthalmologischen Präparaten

1.5.1 Benzalkonium

- Irritation.
- Brennen.
- Photophobie.
- Allergische Reaktionen (Lider/Konjunktiva).
- Bindehauthyperämie.
- Blepharitis.
- Papilläre Konjunktivitis.
- Bindehautödem.
- Pemphigoidähnliche Läsion mit Symblepharonbildung.
- Keratitis superficialis punctata.
- Hornhautödem.
- Pseudomembran.
- Hornhautvaskularisation und -narben.
- Verminderte Tränensekretion.
- Aggravation eines Sicca-Syndroms.

1.5.2 Chlorhexidin

- Hornhaut:
  - Ödem.
  - Punktförmige Keratitis.
  - Vaskularisation.
  - Verminderte Endothelzellzahl.
  - Transparenzverlust.
- Bindehaut.
  - Hyperämie.
  - Brennen.
- Verminderte Kontaktlinsentoleranz.

1.5.3 Thiomersal

- Allergische Reaktionen.
- Ablagerungen in den Augenlidern, der Bindehaut, Hornhaut und Linse.

- Keratitis superficialis punctata.
- Hornhautödem.
- Subepitheliale Hornhautinfiltrate.
- Hornhautvaskularisation.
- Bandkeratopathie.
- Okuläre Entzündung, die der oberen limbalen Keratokonjunktivitis ähnelt.

1.6 Antibiotika

- Einzelheiten unter Tabelle 47.2.

1.7 Nichtsteroidale Antiphlogistika

- Einzelheiten unter Tabelle 47.16.

2 Okuläre Nebenwirkungen systemischer Medikamente

2.1 Zentralnervensystem

2.1.1 Barbiturate

- Miosis (Koma).
- Mydriasis.
- Ptosis.
- Diplopie.
- Nystagmus.

2.1.1 Chloralhydrat

- Konvergenzschwäche.
- Miosis.
- Ptosis.
- Diplopie.

2.1.3 Chlorpromazin

- Erniedrigte Sehschärfe.
- Hyperpigmentation von Haut, Lidern, Bindehaut und Hornhaut.
- Hornhautepithelablagerungen (Cornea verticillata, Vortexkeratopathie).
- Ablagerungen von gelblichgrauen Granula in der vorderen Linsenkapsel.
- Pigmentablagerungen in der Netzhaut.

2.1.4 Diazepam, Flurazepam

- Nystagmus.
- Diplopie.
- Akkommodationsstörungen.

2.1.5 Haloperidol

- Mydriasis.
- Verschwommensehen.
- Erniedrigter Intraokulardruck.

2.1.6 Morphin

- Miosis.
- Akkommodationsschwäche.

2.1.7 Phenytoin

- Nystagmus.
- Diplopie.
- Starrer Blick.

2.1.8 Piritramid

- Miosis.

2.1.9 Thioridazin

- Reduzierte Sehschärfe.
- Reduziertes Nachtsehen.
- Pigmentablagerungen in der Makula und in der mittleren Peripherie der Netzhaut.
- Geographische Atrophie des retinalen Pigmentepithels und der Choriokapillaris.
- Zentralskotome, Ringskotome.

2.1.10 Tri- und tetrazyklische Antidepressiva

- Verminderte Tränensekretion.
- Akkommodationsstörungen.
- Zykloplegie.
- Mydriasis.
- Engwinkelglaukom (selten).

2.1.11 Botulinum-A-Toxin

- Ptosis.
- Sicca-Syndrom.
- Parese von extraokulären Muskeln.
- Diplopie.
- Hämorrhagie an den Lidern.
- Lagophthalmus.
- Lidödem.
- Paralytisches Ektropion.
- Keratitis (Expositionskeratopathie).
- Mydriasis.
- Photophobie.
- Verschwommensehen.
- Epiphora.

2.2 Medikamente bei Infektionen

2.2.1 Chloramphenicol

- Verschwommensehen.
- Zentralskotom.
- Gesichtsfeldeinengung.
- Neuritis nervi optici (selten, nach längerer Behandlung).
- Toxische Amblyopie.
- Akkommodationslähmung.
- Augenmuskellähmungen.
- Farbsehstörungen.

2.2.2 Co-Trimoxazol

- Transiente Myopie (sehr selten).

2.2.3 Ethambutol

- Photophobie.
- Farbsehstörungen.
- Gesichtsfeldveränderungen.
- Toxische Amblyopie.
- Neuritis nervi optici.
- Papillenödem.
- Peripapilläre Atrophie.
- Farbsehstörungen.
- Veränderungen im VEP.
- Augenmuskellähmungen.

2.2.4 Isoniazid

- Keratitis.
- Neuritis nervis optici.
- Papillenödem.
- Farbsehstörungen.

- Allergische Reaktionen.
- Mydriasis.
- Akkommodationslähmung.
- Diplopie.
- Nystagmus.
- Toxische Amblyopie.

2.2.5 Sulfonamide

- Transiente Myopie.
- Allergische Konjunktivitis (selten).
- Gesichtsfeldveränderungen.
- Neuritis nervi optici.
- Papillenödem.
- Kortikale Blindheit.

2.2.6 Tetrazykline

- Transiente Myopie.
- Verschwommensehen.
- Papillenödem.
- Diplopie (Minozyklin, Tetrazyklin).
- Farbsehstörungen.
- Ptosis.
- Lähmung der extraokulären Muskeln.
- Allergische Reaktionen.
- Visuelle Halluzinationen.

2.3 Kardiovaskuläre Medikamente

2.3.1 Amiodaron

- Hornhautepithelablagerungen (Cornea verticillata, Vortexkeratopathie).
- Vordere subkapsuläre Linsentrübungen.
- Photophobie.
- Neuropathie des N. opticus.

2.3.2 Angiotensin-converting-Enzym-Hemmer

- Sehstörungen können durch einen starken Blutdruckabfall verursacht sein.
- Angioneurotisches Ödem (Enalapril).

2.3.3 Karboanhydrasehemmer

- S. Abschn. 1.1.8.

2.3.4 Chinin/Chinidin

- Photophobie.
- Dyschromatopsie.
- Diplopie.
- Nystagmus.
- Neuritis nervi optici.
- Optikusatrophie.

2.3.5 Diazoxid

- Verminderte Tränensekretion (bei 20% der Patienten).

2.3.6 Digoxin

- Hornhautödem (durch Inhibierung der Endothelzellionenpumpe).
- Verschwommensehen.
- Xanthopsie (Gelbsehen).
- Farbsehstörungen.
- ERG-Veränderungen.

2.3.7 Dihydralazin, Hydralazin

- Konjunktivitis.

2.3.8 Disopyramid

- Akkommodationsstörungen sind möglich.
- Verschlechterung eines Engwinkelglaukoms wird häufig gefunden.
- Diplopie.

2.3.9 Furosemid

- Farbsehstörungen.

2.3.10 Hydrochlorothiazid

- Verminderte Tränensekretion.
- Transiente Myopie.
- Xanthopsie (Gelbsehen).
- Netzhautblutungen.
- Bandkeratopathie.

2.3.11 Propranolol

- Unspezifische Konjunktivitis.
- Verminderte Tränensekretion.
- Diplopie (transient).

2.3.12 Reserpin

- Bindehauthyperämie.
- Miosis.
- Horner-Syndrom.

2.4 Antirheumatika

2.4.1 Chloroquin, Hydroxychloroquin

- Praktisch alle Fälle von okulärer Toxizität wurden im Zusammenhang mit Chloroquin (nicht mit Hydroxychloroquin) berichtet:

- Akkommodationsstörungen (bei Therapiebeginn).
- Dyschromatopsie.
- Gestörte Dunkeladaptation.
- Hornhautepithelablagerungen (Cornea verticillata, Vortexkeratopathie).
- Granuläre Pigmentepithelveränderungen in der Makula.
- Bull's eye (Schießscheibenmakulopathie).
- Periphere Pigmentepithelveränderungen.
- Optikusatrophie.
- Parazentrale Skotome, Ringskotome und periphere Gesichtsfelddefekte.

2.4.2 Ibuprofen

- Verschwommensehen (transient).
- Farbsehstörungen.
- Verminderte Sehschärfe.

2.4.3 Indometacin

- Dyschromatopsie.
- Gestörte Dunkeladaptation.
- Gesichtsfelddefekte.
- Hornhautepithelablagerungen (Cornea verticillata, Vortexkeratopathie).
- Pigmentepithelveränderungen der Netzhaut (Atrophie).
- Netzhautödem/Makulaödem.
- Diplopie.
- Retrobulbärneuritis.
- Papillenödem als Folge eines Pseudotumors cerebri.
- Veränderungen im ERG und EOG.

2.4.4 Goldpräparate

- Dermatitis im Lidbereich.
- Konjunktivitis.
- Kristalline Ablagerungen in der Hornhaut.

- Hornhautulzerationen.
- Vordere kapsuläre Linsenablagerungen.
- Ptosis.
- Diplopie.
- Nystagmus.

2.4.5
Salizylate

- Konjunktivitis.
- Okuläre Hypotonie.
- Nystagmus.
- Netzhautblutungen.
- Optikusatrophie.

2.5
Hormone

2.5.1
ACTH

- Transiente Myopie.

2.5.2
Kortikosteroide

- Transiente Myopie.
- Exophthalmus.
- Ptosis.
- Mydriasis.
- Glaukom.
- Katarakt (v. a. hintere subkapsuläre Katarakt).
- Papillenödem infolge eines Pseudotumor cerebri (selten).

2.5.3
Östrogenwirksame Medikamente (Clomiphen)

- Photophobie (selten).
- Entoptische Erscheinungen (Fleckensehen, Lichtblitze).
- Verminderte Sehschärfe.
- Mydriasis.
- Verminderte Kontaktlinsentoleranz.
- Teratogene Effekte.

2.5.4
Orale Kontrazeptiva

- Verminderte Kontaktlinsentoleranz.
- Exophthalmus infolge eines Pseudotumor orbitae.
- Retinale Gefäßerkrankungen (Okklusion, Thrombose, Hämorrhagien, Spasmen, Periphlebitis).
- Makulaödem.
- Skotome im Zusammenhang mit migräneartigen Kopfschmerzen (Flimmerskotome).
- Papillenödem infolge eines Pseudotumor cerebri.
- Neuritis nervi optici.

2.6
Vitamine

2.6.1
Vitamin A

- Nystagmus.
- Verlust von Wimpern und Augenbrauen.
- Augenmuskellähmungen.
- Diplopie.
- Exophthalmus.
- Papillenödem infolge eines Pseudotumor cerebri.
- Atrophie des Sehnerven.

2.6.2
Vitamin D

- Bandförmige Keratopathie.
- Konjunktivale und sklerale Kalziumablagerungen.
- Bei Verengung des Foramen opticum Papillenödem und Optikusatrophie bei Kindern möglich.

2.7 Anti-Parkinson-Medikamente

2.7.1 Benzatropin

- Mydriasis.
- Erniedrigte Sehschärfe.
- Akkommodationsstörungen.
- Visuelle Halluzinationen.

2.7.2 Levodopa

- Mydriasis.
- Okulogyrische Krisen.

2.8 Dermatologische Medikamente

2.8.1 Isotretinoin (Roaccutan)

- Erniedrigte Nachtsehschärfe.
- Hornhauttrübungen.

2.9 Zytostatika

2.9.1 Busulfan

- Katarakt (hintere subkapsuläre Trübung).
- Keratoconjunctivitis sicca.
- Atypische tapetoretinale Degenerationen.

2.9.2 Carmustin

- Sekundärglaukom.
- Toxische Retinopathie.
- Optikusatrophie.
- Motilitätsstörungen.

2.9.3 Chlorambucil

- Hornhautschäden.
- Toxische Retinopathie.
- Papillenschwellung infolge eines Pseudotumor cerebri.
- Motilitätsstörungen.

2.9.4 Cisplatin

- Toxische Retinopathie.
- Papillenschwellung.
- Sehnervenentzündung.
- Rindenblindheit.

2.9.5 Cyclophosphamid

- Blepharokonjunktivitis.
- Keratoconjunctivitis sicca.

2.9.6 Doxorubicin

- Konjunktivitis.

2.9.7 5-Fluorouracil

- Photophobie.
- Blepharospasmus.
- Ankyloblepharon.
- Narbenektropium.
- Vermehrter Tränenfluß.
- Tränenwegsverschluß.
- Keratokonjunktivitis.
- Neuritis nervi optici.
- Motilitätsstörungen.
- Nystagmus.

2.9.8
Mitomycin

- Keratitis.
- Hornhautödem.
- Hornhauterosion oder -perforation.
- Herpes-simplex-Rezidiv.
- Skleraperforation.
- Nekrotisierende Skleritis.
- Kalziumablagerungen in der Sklera.
- Iridozyklitis.
- Glaukom.
- Tränenwegsverschluß.
- Hypotomie.

2.9.9
Methotrexat

- Photophobie.
- Blepharokonjunktivitis.
- Verminderte Tränensekretion.
- Periorbitales Ödem.
- Optikusneuropathie.

2.9.10
Tamoxifen

- Hornhautepithelablagerungen (Cornea verticillata, Vortexkeratopathie).
- Katarakt.
- Toxische Retinopathie mit oberflächlichen, multiplen, kristallinen, gelben, ringartigen Ablagerungen.
- Neuritis nervi optici.

2.9.11
Vincristin

- Korneale Hypästhesie.
- Optikusneuropathie.
- Atypisches ERG.
- Hirnnervenlähmungen.
- Rindenblindheit.

2.10
Andere Medikamente

2.10.1
Antihistaminika

- Engwinkelglaukom.

2.10.2
Benzbromaron (Gichtmittel)

- Konjunktivitis (selten).

2.10.3
Canthaxanthin

- Winzige, gelbe, glitzernde Ablagerungen am hinteren Augenpol.

2.10.4
Nicotinsäure, Nicotinate, 3-Pyridylmethanol

- Toxische Makulaveränderungen mit Minderung der Sehschärfe (Einzelfälle).

2.10.5
Pethidin (Narkoanalgetikum)

- Hornhautepithelablagerungen (Cornea verticillata, Vortexkeratopathie).

2.10.6
Pirenzepin
(Ulkustherapeutikum, Anticholinergikum)

- Akkommodationsstörungen.

2.10.7
Prostaglandine in der Gynäkologie

- Retinale Hämorrhagien bei Neugeborenen.

3
Richtlinien zur Medikamentenapplikation

3.1
Orale Medikamente

- Folgendes sollte immer bei der Gabe von Medikamenten berücksichtigt werden:

- In der Anamnese Medikamentenallergien.
- Wechselwirkung mit anderen Medikamenten.
- Allgemeinmedizinischer Status, auch im Hinblick auf die geplante Medikation.
- Schwangerschaft oder mögliche Schwangerschaft.
- Alter.
- Körpergewicht.

■ Für die Kalkulation pädiatrischer Medikamentendosen empfehlen wir die Berechnung entsprechende Tabelle 47.1.

■ Andere Regeln, die auf den Verhältnissen bei Erwachsenendosierungen basieren, sind im folgenden aufgelistet.

- Regel nach Bastedo (Grundlage: Alter):

Kindliche Dosis
$$= \frac{(\text{Alter in Jahren} \times \text{Erwachsenendosis}) + 3}{30}$$

- Regel nach Cowling (Grundlage: Alter):

Kindliche Dosis
$$= \frac{\text{Alter am nächsten Geburtstag} \times \text{Erwachsenendosis}}{24}$$

- Regel nach Young (Grundlage: Alter):

Kindliche Dosis
$$= \frac{\text{Alter in Jahren} \times \text{Erwachsenendosis}}{\text{Alter in Jahren} + 12}$$

4
Tetanusprophylaxe

4.1
Spezifische Maßnahmen bei Patienten mit Wunden

■ Verwundete Personen, die keine frühere Injektion erhalten haben oder deren Immunstatus unbekannt ist, sollten folgendermaßen therapiert werden:

- Bei Wunden, bei denen eine Tetanusinokulation unwahrscheinlich ist (Wunde klein und/oder sauber), gibt man initial 0,5 ml des Toxoids (bei anderen Präparaten Dosierung entsprechend Packungsbeilage) und erteilt dem Patienten weitere Instruktionen bezüglich einer Fortsetzung und Beendigung der Immunisierung. Die aktive Impfung erfolgt bei Beginn der Behandlung, nach 2 Wochen und nach 1 Jahr, da die Erkrankung keine Immunität erzeugt und Zweitkrankheiten auftreten können.
- Für Wunden, bei denen eine Tetanusinokulation wahrscheinlicher ist (große Wunde, Wundpflege vernachlässigt, Verletzung älter als 24 h), gibt man 0,5 ml des Toxoids (initiale Immunisierungsdosis) sowie 250 oder mehr Einheiten humanes Tetanusimmunglobulin (HTIG) und erteilt dem Patienten weitere Instruktionen bezüglich der Komplettierung der Basisimmunisierung.

■ Personen, die bereits eine nichtbekannte Zahl von Tetanustoxoidinjektionen erhalten haben, sollten in folgender Weise behandelt werden:

- Bei Wunden, bei denen eine Tetanusinokulation unwahrscheinlich ist, sollte man eine Auffrischungsdosierung an Toxoid geben, und zwar unabhängig davon, ob der Patient seine letzte Gabe innerhalb der letzten 5 Jahre erhalten hat oder nicht.
- Bei Wunden, bei denen eine Tetanusinokulation wahrscheinlich ist, sollte man eine Auffrischungsdosierung an Toxoid geben, unabhängig davon, ob der Patient seine letzte Gabe innerhalb des letzten Jahres erhalten hat oder nicht.
- Bei Wunden, bei denen eine Tetanusinokulation wahrscheinlich ist, sollte man eine Auffrischungsdosierung an Toxoid geben und 250 oder mehr Einheiten an HTIG, falls der Patient seine letzte Toxoidgabe vor mehr als 10 Jahren erhalten hat.

Tabelle 47.1. Bestimmung der Medikamentendosis aus Körpergewicht und -oberfläche

Gewicht (kg)	Ungefähres Alter	Körperoberfläche [m²]	Prozent [%] der Erwachsenendosis
3	Neugeborenes	0,2	12
6	3 Monate	0,3	18
10	1 Jahr	0,45	28
20	5,5 Jahre	0,8	48
30	9 Jahre	1	60
40	12 Jahre	1,3	78
50	14 Jahre	1,5	90
65	Erwachsener	1,7	102
90	Erwachsener	1,76	103

- Personen, die wenigstens 4 dokumentierte Gaben an Tetanustoxoid erhalten haben, wobei die letzte Toxoidgabe länger als 10 Jahre zurückliegt, werden folgendermaßen behandelt:
  - Tetanusinokulation unwahrscheinlich: Man gebe 0,5 ml Toxoid.
  - Tetanusinokulation wahrscheinlich: Man gebe 0,5 ml Toxoid und zusätzlich 240 oder mehr Einheiten HTIG.

- Verwundete Personen, die wenigsten 4 gleichermaßen dokumentierte Gaben an Tetanustoxoid erhalten haben, wobei die letzte innerhalb der letzten 10 Jahre gewesen sein sollte, sollten folgendermaßen therapiert werden:
  - Tetanus unwahrscheinlich: Keine Auffrischungsdosierung an Toxoid indiziert.
  - Tetanusinokulation wahrscheinlich: Man gebe 0,5 ml Toxoid unabhängig davon, ob der Patient die letzte Auffrischung innerhalb der letzten 5 Jahre erhalten hat.

5
Antimikrobielle Therapie

■ Bakterizide Medikamente sind Medikamente, die Organismen bei oder nahe der minimalen inhibitorischen Konzentration abtöten. Beispiele: Penizilline, Cefalosporine, Aminoglykoside, Polymyxin B, Bacitracin, Vancomycin.

■ Bakteriostatische Medikamente: Hemmung des Wachstums von Organismen. Beispiele: Chloramphenicol, Tetrazykline, Sulfonamide, Erythromycin, Lincomycin, Clindamycin. Die 3 letztgenannten Antiobiotika haben unter bestimmten Umständen bakterizide Eigenschaften (entsprechend hohe Konzentrationen, bestimmte Organismen).

■ Im allgemeinen werden schwere Infektionen mit bakteriziden Medikamenten behandelt.

■ Kriterien für die Auswahl des geeigneten Antibiotikums:

1. Kenntnis des für die Infektion verantwortlichen Mikroorganismus bzw. Kenntnis der in Abhängigkeit von der Infektlokalisation zu erwartenden Erreger gemäß Keimstatistik.
2. Information über das festgestellte Antibiogramm bzw. das zu erwartende Resistenzverhalten des Erregers.
3. Berücksichtigung der individuellen klinischen Situation des Patienten: Alter, Nierenfunktion, Leberfunktion, Immunstatus, Gravidität, Laktation.

● In den folgenden Tabellen sind die gängigen antimikrobiellen Medikamente (Antibiotika, Antimykotika, Protozoenmittel-Toxoplasmosetherapie) sowie häufig verwendete Analgetika (Tabellen 47.2–47.5) aufgeführt.

6
Toxoplasmosetherapie (Tabelle 47.4, S. 1222)

6.1
Indikationen

■ Da kleine Herde häufig selbstlimitierend sind, müssen bei immunkompetenten Patienten nicht alle aktiven Läsionen behandelt werden.

■ Hauptindikationen:

1. Läsionen, die die Makula, das papillomakuläre Bündel und den Sehnerv bedrohen.
2. Sehr schwere Vitritis mit ausgeprägter Sehschärfenminderung, die zu einer Glaskörperfibrose und konsekutiver Traktionsamotio führen könnte.

■ Bei AIDS-Patienten sollten alle Veränderungen, unabhängig von Lokalisaiton und Schweregrad, behandelt werden.

6.2
Systemische Therapie

■ Pyrimethamin sollte nicht alleine, sondern nur in Kombination mit Sulfadiazin appliziert werden. Die Therapie sollte bis zur Vernarbung der Netzhautherde erfolgen.

■ Bei einer Kombination mit Clindamycin wird Pyrimethamin nur eine Woche lang gegeben.

■ Pyrimethamin sollte bei Patienten mit AIDS nicht angewendet werden.

■ Pyrimethamin ist ein Folsäureantagonist und hemmt die Bildung der Folinsäure aus Folsäure. Nach längerer Gabe von Folsäureantagonisten kann es zu einer Knochenmarkssuppression (besonders zu einer Thrombozytopenie) kommen. Regelmäßige Blutbildkontrollen (weißes Blutbild/Thrombozyten) sind erforderlich.

■ Zur Prävention hämatologischer Veränderungen nach Pyrimethamingabe kann Folinsäure (Leucovorin®) intramuskulär in einer Dosierung von 10 mg 2- bis 3mal/Woche appliziert werden. Folin-

Tabelle 47.2. Antibiotika

Wirkstoff	Handelsname (Firma)	Erwachsenendosis (pro Tag)	Applikation (i.v., i.m., per os, lokal, topisch)	Wirkungsweise	Anmerkungen
Aminoglykoside					
Amikacin	Bilin (Bristol-Myers Squibb)	15 mg/kg KG und Tage in 2–3 Einzeldosen für 3–10 Tage. Maximale Tagesdosis: 1,5 g; Gesamtdosis von 15 g nicht überschreiten	i.m., i.v.	Bakterizid, hemmt die Proteinsynthese durch Bindung an die 30-D-Untereinheit der Ribosomen	Halbsynthetische Abwandlung des Kanamycin A
Gentamicin	Refobacin (Merck) Gentamicin-ratiopharm (ratiopharm)	2–5 mg/kg KG tgl. bei normaler Nierenfunktion	i.v.	Bakterizid, Hemmung der Proteinsynthese	
Neomycin	Bykomycin (Byk-Gulden) Neomycin-ratiopharm (Pharmacia & Upjohn) (ratiopharm)	4–12 g tgl. in 4–6 Einzeldosen; höchstens 7 Tage	per os	Bakterizid, Hemmung der bakteriellen Proteinsynthese	
Netilmicin	Certomycin (Essex Pharma)	4–6 mg/kg KG tgl. in 2–3 Einzeldosen	i.v., i.m.	Bakterizid, Hemmung der bakteriellen Proteinsynthese	Nur bei schweren systemischen Infektionen
Streptomycin	Streptomycin-Hefa (Hefa Pharma)	1 g tgl.	i.m.	Bakterizid, Hemmung der Proteinsynthese	
Antimykotika (vgl. Tabelle 47.3)					
Amphotericin B	Ampho-Moronal (Bristol-Myers Squibb)	i.v.: bis 1 mg/kg KG tgl. in 4 Einzeldosen; topisch: 3%-Lsg. 2- bis 3mal/tgl.	(per os), i.v., lokal	Fungistatisch, fungizid, beeinflußt die Permeabilität der Zellmembran	
Clotrimazol	Zahlreiche Hersteller	2- bis 3mal tgl.	topisch, intravaginal	In hohen Konzentrationen fungizid	
Econazol	Epi-Pevaryl (Cilag)	2mal tgl.	topisch	In hohen Konzentrationen fungizid, Beeinflussung der Zellwandpermeabilität	
Flucytosin	Ancotil (Roche)	150–200 mg/kg KG tgl. in Einzeldosen	per os	Inhibierung der DNS-Synthese	

Tabelle 47.2 (Fortsetzung)

Wirkstoff	Handelsname (Firma)	Erwachsenendosis (pro Tag)	Applikation (i.v., i.m., per os, lokal, topisch)	Wirkungsweise	Anmerkungen
Antimykotika (vgl. Tabelle 47.3)					
Griseofulvin	Likuden M 500 (Hoechst Marion Roussel)	500 mg (bis zu 1000 mg) tgl.	per os	Fungistatisch, Beeinflussung der Mitosespindel	
Miconazol	Daktar (Janssen)	i.v.: 10–30 mg/kg KG tgl. in 3 Einzeldosen. Maximale Tagesdosis: 1,8 g; per os: 4- bis 6mal 250 mg tgl. Maximale Tagesdosis: 20 mg/kg KG	i.v., per os, topisch (Mundgel, Puder, Creme)	In hohen Konzentrationen fungizid, Veränderung der Zellwandpermeabilität	
Nystatin	Nystatin „Lederle" (Lederle)	topisch: 2mal tgl. über 2 Wochen; per os: 2 Tbl. 3–4mal tgl. für 8 Tage, dann 1 Tbl. 3- bis 4mal tgl. für 8 Tage	topisch, per os	In hohen Konzentrationen fungizid, Beeinflussung der Permeabilität der Zellwandmembran des Pilzes	
Cefalosporine					
Cefaclor	Panoral (Lilly)	750–1500 mg tgl. in 3 Einzeldosen	per os	Bakterizid, hemmt die Zellwandsynthese	
Cefadroxil	Bidocef (Bristol-Myers Squibb)	1–4 g tgl. in 2 Einzeldosen	per os	Bakterizid, hemmt die Zellwandsynthese	
Cefamandol	Mandokef (Lilly)	0,5–1 g alle 4–8 h tgl. Maximale Tagesdosis: bis 12 g/Tag	i.m., i.v.	Bakterizid, hemmt die Zellwandsynthese	
Cefazolin	Elzogram (Lilly) Gramaxin (Boehringer Mannheim)	500 mg–1 g alle 6/8–12 h tgl. Maximale Tagesdosis: bis 12 g/Tag	i.m., i.v.	Bakterizid, hemmt die Zellwandsynthese	
Cefoperazon	Cefobis (Pfizer)	1–2 g tgl. in 2 Einzeldosen. Maximale Tagesdosis: 9 g/Tag	i.v., i.m.	Bakterizid, hemmt die Zellwandsynthese	
Cefixim	Cephoral (Merck) Suprax (Klinge)	400 mg tgl. in 1–2 Einzeldosen	per os	Bakterizid, hemmt die Zellwandsynthese	
Cefotaxim	Claforan (Hoechst Marion Roussel)	2–4 g tgl. in 2 Einzeldosen. Maximale Tagesdosis: 12 g/Tag in 3–4 Einzeldosen	i.v., i.m.	Bakterizid, hemmt die Zellwandsynthese	

6 Toxoplasmosetherapie 1215

Cefotiam	Spizef (Takeda)	3–4 g tgl. in 2–3 Einzeldosen. Maximale Tagesdosis: 6 g/Tag	i.v.	Bakterizid, hemmt die Zellwandsynthese	
Cefoxitin	Mefoxitin (MSD)	3–6 g tgl. in 3 Einzeldosen. Maximale Tagesdosis: 12 g/Tag	i.v., i.m.	Bakterizid, hemmt die Zellwandsynthese	
Cefpodoxim	Orelox (Hoechst Marion Roussel)	200–400 mg tgl. in 2 Einzeldosen	per os	Bakterizid, hemmt die Zellwandsynthese	
Cefsulodin	Pseudocef (Takeda)	2–6 g tgl. in 2–3 Einzeldosen	i.v.	Bakterizid, hemmt die Zellwandsynthese	Schmales Spektrum mit ausschließlicher Aktivität gegen Pseudomonas aeruginosa
Ceftazidim	Fortum (Glaxo Wellcome/Cascan)	1–2 g alle 8–12 h. Maximale Tagesdosis: 6 g/Tag	i.v., i.m.	Bakterizid, hemmt die Zellwandsynthese	
Ceftizoxim	Ceftix (Boehringer Mannheim)	1–2 g alle 12 h. Maximale Tagesdosis: 6–9 g/Tag	i.v., i.m.	Bakterizid, hemmt die Zellwandsynthese	
Ceftriaxon	Rocephin (Roche)	1–2 g pro Tag, evtl. in 2 Einzeldosen. Maximale Tagesdosis: 4 g/Tag	i.v., i.m.	Bakterizid, hemmt die Zellwandsynthese	
Cefuroxim	Elobact (Glaxo Wellcome/Cascan) Zinnat (Glaxo Wellcome) Zinacef (Glaxo Wellcome)	0,5–1 g tgl. in 2 Einzeldosen 0,75–1,5 g alle 6/8–12 h	per os i.v., i.m.	Bakterizid, hemmt die Zellwandsynthese Bakterizid, hemmt die Zellwandsynthese	
Cephalexin	Cephalexin ratiopharm (ratiopharm) Ceporexin (Hoechst Marion Roussel/Glaxo Wellcome) Oracef (Lilly)	1,5–3 (bis 4)g tgl. in 3 (bis 4) Einzeldosen	per os	Bakterizid, hemmt die Zellwandsynthese	

Chinolone (Gyrasehemmer)

Cinoxacin	Cinoxacin 500 (Rosen Pharma)	1 g tgl. in 2 Einzeldosen	per os	Bakterizid, Hemmung der DNA-Synthese	
Ciprofloxacin	Ciprobay (Bayer Vital)	oral: 250–1500 mg tgl. in 2 Einzeldosen; i.v.: 200–1200 mg tgl. in 2–3 Einzeldosen	per os, i.v.	Bakterizid, Hemmung der DNA-Synthese	

Tabelle 47.2 (Fortsetzung)

Wirkstoff	Handelsname (Firma)	Erwachsenendosis (pro Tag)	Applikation (i.v., i.m., per os, lokal, topisch)	Wirkungsweise	Anmerkungen
Chinolone (Gyrasehemmer)					
Enoxacin	Enoxor (Pierre Fabre Pharma)	400–800 mg tgl. in 2 Einzeldosen	per os	Bakterizid, Hemmung der DNA-Synthese	
Fleroxacin	Quinodis (Roche/Grünenthal)	200–400 mg tgl.	per os, i.v.	Bakterizid, Hemmung der DNA-Synthese	
Norfloxacin	Barazan (Dieckmann)	800 mg tgl. in 2 Einzeldosen	per os	Bakterizid, Hemmung der DNA-Synthese	
Ofloxacin	Tarivid (Hoechst Marion Roussel)	per os, i.v.: 200–800 mg tgl. in 2 Einzeldosen	per os, i.v.	Bakterizid, Hemmung der DNA-Synthese	
Makrolide					
Erythromycin -stearat (1)	Erythrocin (Abbott)	(1) 1–1,5 g tgl. in 2–3 Einzeldosen	(1) per os	Bakteriostatisch, Hemmung der bakteriellen Proteinsynthese	Erythromycinethylsuccinat sollte bei Kleinkindern unter 2 Monaten nicht appliziert werden
-lactobionat (2)		(2) 1,5–2 g tgl. in 4 Einzeldosen	(2) i.v.		
-ethylsuccinat (3)		(3) per os: 1,5–2 g tgl. in 3–4 Einzeldosen; i.m.: 200–300 mg alle 8–12 h	(3) i.m., per os		
Erythromycinbase	Eryhexal (Hexal)	1–1,5 g tgl. in 2–4 Einzeldosen	per os	Bakteriostatisch, Hemmung der bakteriellen Proteinsynthese	
Erythromycinestolat	Infectomycin (infectopharm)	1–1,5 g tgl. in mehreren Einzeldosen	per os	Bakteriostatisch, Hemmung der bakteriellen Proteinsynthese	
Lincosamide					
Clindamycin	Sobelin (Pharmacia & Upjohn)	per os: 600–1400 mg tgl. in 4 Einzeldosen. Maximale Tagesdosis: 1,8 g/Tag; i.m., i.v.: 1,2–2,7 g 2- bis 4mal tgl.; Einzeldosis nicht größer als 600 mg; topisch: 2mal tgl.	i.v., i.m., per os, topisch	Bakteriostatisch, Hemmung der bakteriellen Proteinsynthese	Reserveantibiotikum
Lincomycin	Albiotic (Pharmacia & Upjohn)	per os: 500 mg alle 6–8 h; i.m.: 600 mg 1- bis 2mal tgl. i.v: 600 mg alle 8–12 h	i.m., i.v., per os	Bakteriostatisch, Proteinsynthesehemmung	Reserveantibiotikum

Nichtpenicillinasefeste Penizilline

Penicillin G-natrium	Penicillin „Grünenthal" (Grünenthal)	1–4 Mega tgl. in 4 Einzeldosen (niedrige Dosis); 10–40 Mega tgl. als hohe Dosis	i.v.	Bakterizid, hemmt die Zellwandsynthese
	Penicillin G (Jenapharm)	1–5 Mega tgl.	i.m., i.v.	
Penicillin G-benzathin	Tardocillin (Bayer Vital)	1- bis 2mal 1,2 Mega pro Monat	i.m.	Bakterizid, hemmt die Zellwandsynthese

Penicillinasefeste Penizilline

Penicillin V-Kalium	Penicillin V (Heumann)	3mal tgl. 0,5–1,5 Mega	per os	Bakterizid, hemmt die Zellwandsynthese
Dicloxacillin	Dichlor-Stapenor (Bayer Vital)	2–4 g tgl. in 4–6 Einzeldosen	per os	Bakterizid, hemmt die Zellwandsynthese
Flucloxacillin	Staphylex (SmithKline Beecham)	per os: 3- bis 4mal 1 g tgl., i.v.: 3- bis 4mal 1 g tgl. Maximale Tagesdosis: 12 g/Tag; i.m.: Einzelgabe maximal 2 g. Maximale Tagesdosis: 100 mg/kg KG aufgeteilt in 3–4 Einzeldosen	per os, i.v., i.m.	Bakterizid, hemmt die Zellwandsynthese
Oxacillin-Natrium	Stapenor (Bayer Vital)	per os: 2–3 g tgl. in 4–6 Einzeldosen i.v., i.m.: 2–4 g tgl. in 4–6 Einzeldosen; i.m.: 2–4 g tgl. in 4 Einzeldosen	i.v., i.m., per os	Bakterizid, hemmt die Zellwandsynthese. Intramuskuläre Gabe bei Körpergewicht >40 kg

Penizilline mit erweitertem Wirkungsspektrum in den gramnegativen Bereich

Azlocillin-Natrium	Securopen (Bayer Vital)	8–20 g tgl. in 2–4 Einzeldosen	i.v.	Bakterizid, hemmt die Zellwandsynthese
Bacampicillin	Ambacamp (Pharmacia & Upjohn)	2- bis 3mal 800 mg tgl.	per os	Bakterizid, hemmt die Zellwandsynthese
Piperacillin	Pipril (Lederle)	100–300 mg/kg KG tgl. in 2–4 Einzeldosen	i.v.	Bakterizid, hemmt die Zellwandsynthese
Mezlocillin	Baypen (Bayer Vital)	6–20 g tgl. in 2–3 Einzeldosen	i.v.	Bakterizid, hemmt die Zellwandsynthese

Tabelle 47.2 (Fortsetzung)

Wirkstoff	Handelsname (Firma)	Erwachsenendosis (pro Tag)	Applikation (i.v., i.m., per os, lokal, topisch)	Wirkungsweise	Anmerkungen
Penizilline mit erweitertem Wirkungsspektrum in den gramnegativen Bereich					
Ticarcillin (mit Clavulansäure)	Betabactyl (SmithKline Beecham)	3,2 g 3–4mal tgl.	i.v.	Bakterizid, hemmt die Zellwandsynthese	
Ampicillin-Natrium	Binotal (Grünenthal)	2–20 g tgl. in 4 Einzeldosen	i.v., i.m.	Bakterizid, hemmt die Zellwandsynthese	
Ampicillintri-hydrat	Ampicillin ratiopharm (ratiopharm)	per os: 3–4 g tgl.; i.v.: 1,5–6 g in 2–4 Einzeldosen	per os, i.v.	Bakterizid, hemmt die Zellwandsynthese	
Amoxycillintri-hydrat	Amoxypen (Grünenthal)	per os: 1,5–3 g tgl. in 3 Einzeldosen	per os	Bakterizid, hemmt die Zellwandsynthese	
Amoxycillin (mit Clavulansäure)	Augmentan (SmithKline Beecham)	per os: 1,5–3 g in 3 Einzeldosen; i.v.: 3,6–6,6 g tgl. in 3 Einzeldosen	per os, i.v.	Bakterizid, hemmt die Zellwandsynthese	
Polypeptid-Antibiotika					
Bacitracin (und Neomycin)	Nebacetin (Yamanouchi)	1000 U/kg KG und Tag in 2–3 Einzeldosen; topisch: 4mal tgl., (vgl. Ophthalmologische Medikamente)	lokal, topisch (vgl. Ophthalmologische Medikamente)	Bakterizid, hemmt die Zellwandsynthese	Zur lokalen Anwendung; außerdem zur Spülung, Instillation in infizierte Körperhöhlen einschließlich Bauchhöhle; in Deutschland als Kombinationspräparat
Polymyxin B-Sulfat	Polymyxin B (Pfizer)	per os: 300–400 mg tgl. in 4 Einzeldosen; i.v.: 1,5–2,5 mg/kg KG tgl. in 2 Einzeldosen. Maximale Tagesdosis: 200 mg; i.m.: Maximale Tagesdosis: 2,5 mg/kg KG bzw. 200 mg pro Tag aufgeteilt in 4 Einzelportionen	per os, i.v., i.m., lokal, topisch	Bakterizid, hemmt die Zellwandsynthese	i.m.-Gabe nicht zu empfehlen
Sulfonamide					
Sulfadiazin	Sulfadiazin-Heyl (Heyl)	4 g tgl.	per os	Bakteriostatisch, Folsäureantagonist	
Sulfamethoxazol (und Trimethopim)	Bactrium (Roche)	per os, i.v.: 1,6 g tgl. in 2 Einzeldosen	per os, i.v.	Bakteriostatisch, Folsäureantagonist	Mit Trimethoprim kombiniert

6 Toxoplasmosetherapie

Sulfasalazin	Azulfidine (Pharmacia & Upjohn)	Initial: 3–4 g tgl. Dauertherapie: 2–3 g tgl.	per os	Bakteriostatisch, Folsäureantagonist	
Tetrazykline					
Doxycyclin	Doxycyclin (Jenapharm)	100–200 mg tgl.	per os, i.v.	Bakteriostatisch, Hemmung der Proteinsynthese	
Minocyclin	Klinomycin (Lederle)	100–200 mg tgl. in 2 Einzeldosen	per os, i.v.	Bakteriostatisch, Hemmung der Proteinsynthese	
Oxytetracyclin	Oxytetracyclin 250 mg (Jenapharm)	20–30 mg/kg KG tgl. in mehreren Einzeldosen. Maximale Tagesdosis: 1,5 g/Tag	per os	Bakteriostatisch, Hemmung der Proteinsynthese	
Tetracyclin	Achromycin (Lederle)	per os: 1 g tgl. in 4 Einzeldosen; i.v.: 0,5 g–1,5 g tgl.	per os, i.v.	Bakteriostatisch, Hemmung der Proteinsynthese	
	Supramycin (Grünenthal)				
Tuberkulostatika					
Ethambutol	Myambutol (Lederle)	20–25 mg/kg KG tgl.	per os	Bakteriostatisch, Hemmung der RNA-Synthese	Tuberkulostatikum
Isoniazid und Rifampicin	Rifinah (Grünenthal)	2 Dragees tgl.	per os	Bakterizid, Hemmung der Zellwandsynthese	Tuberkulostatika
Pyrazinamid	Pyrazinamid „Lederle" (Lederle)	30–40 mg/kg KG tgl. als Einzeldosis	per os	Bakterizid, Wirkmechanismus unbekannt	Tuberkulostatikum
Rifampicin	Rifampicin Hefa (Hefa Pharma)	Richtdosis 10 mg/kg KG	per os, i.v.	Bakterizid, beeinflußt die bakterielle RNA-Synthese	
Weitere Antibiotika					
Aztreonam	Azactam (Bristol-Myers Squibb)	i.v., i.m.: 0,5 g–2 g tgl. alle 6 bzw. 8–12 h	i.v., i.m.	Bakterizid, hemmt die Zellwandsynthese	Monobactam-Antibiotikum aus der Gruppe der β-Lactam-Antibiotika
Chloramphenicol	Paraxin (Boehringer Mannheim)	40–80 mg/kg KG	i.v, per os	Bakteriostatisch, Hemmung der bakteriellen Proteinsynthese	
Co-Trimoxazol (Trimethoprim und Sulfamethoxazol)	Bactrim (Roche)	Angabe in Tabletten bzw. Ampullen	i.v, per os	Bakteriostatisch, Folsäuresynthesehemmung	
Fosfomycin	Fosfocin (Boehringer Mannheim)	6–20 g tgl. in 2–3 Einzeldosen	i.v.	Bakterizid, Hemmung des enzymatischen Aufbaus der Bakterienzellwand	Reserveantibiotikum

Tabelle 47.2 (Fortsetzung)

Wirkstoff	Handelsname (Firma)	Erwachsenendosis (pro Tag)	Applikation (i.v., i.m., per os, lokal, topisch)	Wirkungsweise	Anmerkungen
Weitere Antibiotika					
Fusidinsäure	Fucidine (Boehringer Ingelheim/LEO)	per os: 3mal 2–4 Tbl. tgl.; i.v.: 1,5–2 g tgl. in 3 Einzeldosen; topisch: 2- bis 3mal tgl. auftragen	per os, i.v., topisch	Bakteriostatisch, Hemmung der Proteinbiosynthese	Reserveantibiotikum, hohe Wirksamkeit bei Staphylokokkeninfektionen
Imipenem	Zienam (MSD)	0,5–1 g alle 6–8 h	i.v.	Bakterizid, Hemmung der bakteriellen Zellwandsynthese	Antibiotikum aus der Gruppe der Carbapeneme. Weiterentwicklung der β-Lactam-Antibiotika, außerordentlich breites Wirkungsspektrum
Metronidazol	Clont (Bayer Vital)	per os: 2- bis 3mal 400 mg tgl.; i.v.: 1500 mg tgl. in 2–3 Einzeldosen	per os, i.v.	Direkt abtötend auf Trichomonaden wirkend, auch sensitiv auf gram-negative Anaerobier (Bacteroides-Gruppe)	Antiprotozoen-Medikament
Mupirocin	Turixin (SmithKline Beecham Pharma)	2–3 tgl., über 5–7 Tage	topisch	Bakterizid, Hemmung der bakteriellen Protein- und RNA-Synthese	Lokale Therapie von Hautinfektionen, Schmalspektrumantibiotikum
Nitrofurantoin	Furadantin (Procter & Gamble Pharmaceuticals)	100 mg 2- bis 3mal tgl.	per os	Bakteriostatisch, in hohen Dosen bakterizid; greift in die bakterielle Enzymsynthese ein	Anwendung bei Harnwegsinfekten
Nitrofurazon	Furacin-Sol (Procter & Gamble Pharmaceuticals)	Mehrmals täglich auf die Wunde geben	topisch	Bakteriostatisch, in hohen Dosen bakterizid, greift in bakterielle Enzymsynthese ein	
Spectinomycin	Stanilo (Pharmacia & Upjohn)	2–4 g tgl.	i.m.	Bakteriostatisch, Hemmung der Proteinsynthese	Genitale und anorektale Gonokokkeninfektionen
Vancomycin	Vancomycin (Lilly)	per os: 2 g tgl. in 2–4 Einzeldosen i.v.: 40 mg/kg KG in 4 Einzeldosen	i.v., per os	Bakterizid, Hemmung der Zellwandsynthese	Peptidantibiotikum

Tabelle 47.3. Antimykotika

Wirkstoff	Handelsname (Firma)	Dosierung	Wirkspektrum	Toxizität
Amphotericin B	Ampho-Moronal Creme, Tbl., Salbe, Susp. (Bristol-Myers Squibb) Amphotericin B Trockensubstanz (Bristol-Myers-Squibb)	per os: 400 mg tgl. in 2 Einzeldosen; i.v.: 0,25 – 1 mg/kg KG tgl. subkonjunktival: 0,5 ml einer Lösung von 0,75 mg/ml (bis zu 4mal tgl.); intravitreal: 5 – 10 µg; topisch (Haut): 2- bis 4mal tgl. auf die betroffenen Stellen; topisch (Augentropfen): 2,5 mg/ml (i.v.-Zubereitung)	Histoplasmose Kokzidioidomykose Blastomykose Kryptokokkose Monoliasis Aspergillose Phykomykose Meningococcus	Nephrotoxizität Kardioarrythmien Asystolien Übelkeit Thrombophlebitis Fieber Krämpfe
Flucytosin	Ancotil Roche Infusionslösung (Roche)	i.v.: 150 – 200 mg/kg KG tgl. in 4 Einzeldosen	Candida Kryptokokkose	Leukopenie Thrombozytopenie Übelkeit Erbrechen Diarrhoe Nephrotoxizität
Griseofulvin mikrofein	Fulcin S, – S 50 Tbl. (Zeneca) Gricin Tbl. (LAW) Likuden M, – 500 Tbl. (Hoechst Marion Roussel)	per os: 500 – 1000 mg tgl.	Trichophyton Microsporum Epidermophyton	Granulozytopenie Übelkeit Erbrechen
Ketoconazol	Nizoral Tbl. (Janssen)	per os: 200 – 400 mg tgl.	Candida Kokzidioidomykose Histoplasmose Chromomykose Parakokzidioidomykose	Übelkeit Erbrechen Leberversagen
Miconazol	Daktar Tbl., i.v.-Lsg., Mundgel (Janssen-Cilag)	per os: 1 – 1,5 g tgl.; i.v.: 10 – 30 mg/kg KG tgl. in 3 Einzeldosen; subkonjunktival: 5 mg; intravitreal: 0,01 – 0,04 mg; topisch (als Mundgel): 4mal tgl.; topisch (Augentropfen): 10 mg/ml (i.v.-Zubereitung)	Kokzidioidomykose Candida Kryptokokkose Parakokzidioidomykose	Übelkeit Erbrechen Hyponatriämie Pruritus Phlebitis an der Injektionsstelle Herzkreislaufstillstand bei Erstinjektion wurde berichtet
Miconazolnitrat	Daktar Creme,-Puder (Janssen-Cilag) Derma-Myktoral Creme (Rosen Pharma) Epi-Monistat Creme, – Puder (Janssen-Cilag) Gyno-Daktar -Vaginal Creme, Vaginal-Ovula (Janssen-Cilag) Gyno-Monistat Creme, -Ovula (Janssen-Cilag)	1- bis 3mal tgl. auf die erkrankte Hautpartie auftragen Intravaginal: Creme oder Ovulum 1mal tgl./ Tampons 2mal tgl.	Trichophyton Epidermophyton Candida	Hautirritationen (Rötung, Stechen, Brennen) Bei lokaler Anwendung sind keine systemischen Nebenwirkungen bekannt

Tabelle 47.3 (Fortsetzung)

Wirkstoff	Handelsname (Firma)	Dosierung	Wirkspektrum	Toxizität
Nystatin	Adiclair Creme, Tbl. Salbe (Ardeypharm) Moronal Drg., Salbe, Susp. (Bristol-Myers Squibb) Mykundex mono Drg., -Salbe (Biocur) Nystatin Holsten Tbl., Salbe (Holsten Pharma) Nystatin „Lederle" steriles Pulver, Creme, Tbl., Salbe (Lederle) Nystatin Stada Kps. (Stada)	per os: 1,5–4 Mega tgl. in 3 Einzeldosen; subkonjunktival: 10–5000 IE/ml; intravitreal: 200 IE topisch (Haut): 2–4mal tgl. auftragen, in schwere Fällen stündlich; topisch (Augentropfen): 100000 IE/ml (i.v.-Zubereitung)	Candida Aspergillus	Übelkeit Erbrechen Diarrhoe bei hohen Dosen Bei systemischen Infektionen nicht wirksam

Tabelle 47.4. Protozoenmittel (s. auch Abschn. 6)

Organismus	Medikament	Indikation	Dosierung
Toxoplasma gondii	Pyrimethamin (Glaxo Wellcome)	Uveitis	Initial: 2mal 25 mg oral am 1.Tag, danach 1mal 25 mg oral tgl. für 3–6 Wochen, Kombination mit einem Sulfonamid (Sulfadiazin)
	Sulfadiazin (Sulfadiazin, Heyl)	Uveitis	1 g 4mal tgl. oral für 3–4 Wochen (in Kombination mit Pyrimethamin)
	Kortikosteroid (Prednison, Decortin, Merck)	Uveitis	40–60 mg tgl. oral für 1–2 Wochen, dann rascher Abbau auf 20 mg tgl. für mehrere Wochen
	Clindamycin (Sobelin, Pharmacia & Upjohn)	Uveitis	per os: 600–1200 mg täglich in 4 Einzeldosen für 3 Wochen in Kombination mit Sulfadiazin 1 g 4mal tgl.; subkonjunktival: 50 mg/ml verdünnt 1:3 in physiologischer NaCl-Lösung; retrobulbär: bis 150 mg; intravitreal: 1 mg in 0,1 ml (Einzeldosis)

6 Toxoplasmosetherapie

Tabelle 47.5. Analgetika

Wirkstoff	Handelsname (Firma)	Applikation	Indikationen	Dosierung	Beachte
Acetylsalicylsäure	Acetylsalicylsäure 500 mg (Bristol-Myers Squibb) Aspirin 100, 300, -Direkt, protect 100, protect 300 (Bayer Vital) ASS ratiopharm (ratiopharm)	per os, rektal	Arthritis, leichte bis mittelschwere Schmerzen, Fieber	oral: 300–3000 mg tgl.; rektal: 250 mg 3mal tgl.	Verlängerte Blutungszeit, Tinnitus, Hörstörungen, Übelkeit, Erbrechen, Hautausschlag, gastrointestinale Blutungen, Ulzera, Eisenmangelanämie, Reye-Syndrom, Gichtanfall, Asthma, anaphylaktischer Schock
Cholinsalicylat	Audax-Tropfen (Mundipharma)	topisch	Otitis externa et media	3- bis 4mal tgl. den äußeren Gehörgang füllen	Hautreizungen, Kontaktallergie
Phenazopyridin	Urospasmon (Heumann)	per os	Schmerzen im Harnwegsbereich	50 mg 3mal tgl.	Kombiniert mit Nitrofurantoin und Sulfadiazin; Blutbildveränderungen, Kopfschmerzen, Übelkeit, Hautausschlag
Acetaminophen (Paracetamol)	Paracetamol (ratiopharm)	per os, rektal	Fieber, leichte Schmerzen	per os: bis zu 3 g tgl.; rektal: maximal 3–4mal 500 mg tgl.	Schwere akute Lebernekrosen, Methämoglobinämie (selten), Agranulozytose, Schock
Nichtsteroidale Antiphlogistika					
Diclofenac	Voltaren (Novartis Pharma)	per os, rektal	Arthritis	100–150 mg tgl.	Antikoagulanzienwirkung wird verstärkt; nicht zusammen mit Aspirin verwenden, Diuretika wirken schwächer; Wirkungsverstärkung oraler Antidiabetika, gastrointestinale Beschwerden und Blutungen, Schwindel, Kopfschmerzen, Hautreaktionen, Ikterus, Blutungsneigung, Hepatotoxizität, Natrium- und Wasserretention, akutes Nierenversagen, Bronchospasmus, Stevens-Johnson Syndrom, auch als Augentropfen (Voltaren)
Flurbiprofen	Froben (Kanoldt)	per os, rektal	Arthritis	per os: 150–200 mg tgl.; rektal: 2mal 100 mg tgl.	Gastrointestinale Beschwerden, Kopfschmerz, Urtikaria, Stomatitis, Anstieg der Transaminasen, Nebenwirkungen von nichtsteroidalen Antiphlogistika, auch als Augentropfen (Ocuflur, Pharm Allergan)

Tabelle 47.5 (Fortsetzung)

Wirkstoff	Handelsname (Firma)	Applikation	Indikationen	Dosierung	Beachte
Nichtsteroidale Antiphlogistika					
Ibuprofen	Aktren (Bayer Vital) Ibufug (Wolff) Ibuprofen (Heumann)	per os, rektal	Leichte bis mittelstarke Schmerzen, Arthritis, Gicht, Dysmenorrhoe, Zahnschmerzen	1200–2400 mg tgl.	Gastrointestinale Beschwerden, Kopfschmerz, Urtikaria, Stomatitis, Anstieg der Transaminasen, Nebenwirkungen von nichtsteroidalen Antiphlogistika
Indometacin	Amuno (MSD)	per os, rektal	Mittelstarke bis schwere Schmerzen, Gichtanfall	per os: 75–200 mg tgl.; rektal: maximal 2mal 100 mg tgl.	Retinaschäden, gastrointestinale Beschwerden und Blutungen, Kopfschmerzen, Schwindel, Halluzinationen, Depressionen, Verwirrtheitszustände, Blutbildungsstörungen (selten), Natrium-, und Wasserretention mit Ödembildung und Blutdruckanstieg, Nebenwirkungen von nichtsteroidalen Antiphlogistika; auch als Augentropfen (Chibro-Amuno, Chibret)
Ketoprofen	Alrheumun (Bayer Vital)	per os, rektal	Rheumatische Arthritis, Osteoarthritis	per os: 150–300 mg tgl.; rektal: 2- bis 3mal 100 mg tgl.	Magenschmerzen, Übelkeit, Erbrechen, Nebenwirkungen von nichtsteroidalen Antiphlogistika
Mefenaminsäure	Parkemed (Parke-Davis)	per os	Leichte bis mittelstarke Schmerzen	1500 mg tgl.	Nebenwirkungen von nichtsteroidalen Antiphlogistika
Naproxen	Proxen (Syntex/Roche)	per os, rektal	Arthritis	500–1000 mg tgl.	Gastrointestinale Beschwerden und Blutungen, Ödeme, Granulozytopenie, Thrombozytopenie, Nebenwirkungen von nichtsteroidalen Antiphlogistika
Phenylbutazon	Butazolidin (Novartis Pharma)	per os, rektal, i.m.	Schmerzen, Arthritis, Entzündung	per os: bis zu 600 mg tgl; rektal: 2mal 250 mg tgl.	Agranulozytose, aplastische Anämie, nekrotisierende Angina, Schleimhautulzerationen, Schock, Koma, Krämpfe, Atemlähmung, Verstärkung der Wirkung von Antikoagulanzien, renale Natrium-und Wasserretention mit Gefahr eines Lungenödems und einer kardialen Dekompensation
Piroxicam	Felden (Mack, Illert/Pfizer)	per os, rektal, i.m.	Rheumathoide Arthritis, Osteoarthritis	20–40 mg tgl.	Leukopenie, Transaminasen-Anstieg, Nierenfunktionsstörungen, Phototoxizität, Erythema exsudativum multiforme, Nebenwirkungen von nichtsteroidalen Antiphlogistika

6 Toxoplasmosetherapie

				Bei der Gabe von Narkoanalgetika sollte die Gebrauchsinformation genauestens studiert werden
Narkoanalgetika				
Buprenorphin	Temgesic (Boehringer Mannheim)	per os (Sublingualtabletten), i.m., i.v.	Starke bis sehr starke Schmerzen postoperativ, Herzinfarkt	i.m./i.v.: 0,3 mg (kann alle 6–8 h wiederholt werden); per os: 0,2–0,4 mg alle 6–8 h	Sedierung, Kopfschmerzen, Hypotonie, Vorsicht bei zusätzlicher ZNS-Medikation, Kopfverletzungen und erhöhtem intrakraniellen Druck; Vorsicht bei Leber- und Nierenleiden; 30fach stärker analgetisch als Morphin; Naloxon antagonisiert die Atemdepression nicht vollständig, es muß in diesem Fall ein Atemanaleptikum wie Doxapram gegeben werden; Euphorie selten, keine Obstipation, Suchtgefahr verhältnismäßig niedrig, vgl. Morphin
Dihydrocodein-hydrogentartrat	DHC (Mundipharma)	per os	Mittelstarke bis starke Schmerzen	80–160 mg tgl.	Vorsicht bei Kopfverletzungen, erhöhtem intrakraniellen Druck, Leber- und Nierenerkrankungen, Hypothyreoidismus, Morbus Addison, C_2H_5OH-Abusus, Anfallsleiden, Asthma bronchiale, chronisch obstruktiven Lungenerkrankungen
Codeinphosphat	Tricodein (Solco)	per os	Nichtproduktiver Reizhusten	115 mg tgl.	Die Suchtgefahr ist gering; Codein ist bei Asthma bronchiale kontraindiziert
Dextropropoxyphen	Develin (Gödecke)	per os	Mäßige bis starke Schmerzen	150–600 mg tgl. in mehreren Einzeldosen	Die zentralen und analgetischen Wirkungen sind weitaus schwächer als die der Morphinverwandten, vgl. Morphin
Hydromorphon	Dilaudid (Knoll Deutschland)	i.m., s.c., i.v.	Starke bis stärkste Schmerzen	i.m., s.c.: 1–2 mg; i.v.: 1–1,5 mg	Analgetische und atemdepressive Wirkung und Suchtgefahr höher als die des Morphins, vgl. Morphin
Narkoanalgetika					
Levomethadon	L-Polamidon (Hoechst Marion Roussel)	i.m., i.v., s.c., per os	Starke Schmerzen, chronische Schmerzzustände	i.m, s.c, per os: bis 7,5 mg i.v.: 2,5 mg	Langsamere Gewöhnung als bei Morphin, analgetische Wirkung stärker als die von Morphin, vgl. Morphin
Morphin (-HCl) (-sulfat)	Morphin (Merck) MSI (Mundipharma) MSR (Mundipharma) MST (Mundipharma)	s.c., i.m., i.v., rektal, per os	Starke bis stärkste Schmerzen	s.c., i.m.: 10–30 mg, i.v.: 5–10 mg; Einzeldosen können bei Bedarf alle 4–6 h wiederholt werden; per os: 2mal 10–20 mg; rektal: 1 Supp. alle 4 h	Übelkeit, Erbrechen, Obstipation, Schläfrigkeit, orthostatischer Kollaps, Harnverhaltung, Atemdepression, Steigerung des Liquordruckes; Vorsicht bei Krampfleiden; Morphin ist ein Histaminliberator (Urtikaria, Bronchospasmus)

Tabelle 47.5 (Fortsetzung)

Wirkstoff	Handelsname (Firma)	Applikation	Indikationen	Dosierung	Beachte
Nalbuphin	Nubain (DuPont Pharma)	i.v., i.m.	Mittelstarke bis starke Schmerzen	i.v., i.m.: 0,15–0,3 mg/kg KG alle 3–6 h; Maximale Einzeldosis: 0,30 mg/kg KG; Maximale Tagesdosis: 2,4 mg/kg KG	Wird zur Aufhebung einer opioidinduzierten Atemdepression gegeben
Pentazocin	Fortral (Sanofi Winthrop)	i.v., i.m., s.c., rektal, per os	Mäßige bis starke Schmerzen	i.v., i.m., s.c.: 30 mg (1 Ampulle) per os, rektal: 50 mg; Alle Einzeldosen können bei Bedarf nach 3–4 h wiederholt werden; Maximale parenterale Dosis: 360 mg	Fibrosierungen an den Einstichstellen nach subkutaner Gabe, gute analgetische Wirkung ohne Erbrechen und Übelkeit, geringere atemdepressive und spasmogene (Darm-)Wirkung als die des Morphins, Hypertonie und Steigerung der Herzfrequenz, vgl. Morphin
Pethidin	Dolantin (Hoechst Marion Roussel)	i.m., s.c., i.v., per os, rektal	Starke bis stärkste Schmerzen	per os, i.m., s.c.: 25–150 mg; rektal: 100 mg; i.v.: 25–100 mg; Tagesdosis von 500 mg nicht überschreiten	Anticholinerge Wirkung am Auge; führt somit nicht zu einer Miosis; Erregungszustände mit Krampfgefahr; ähnliche Wirkungen wie Morphin auf das Zentralnervensystem und periphere Organe; analgetische Wirkung 10fach schwächer als die des Morphins, vgl. Morphin
Piritramid	Dipidolor (Janssen-Cilag)	i.v., i.m.	Starke bis stärkste Schmerzen	i.m.: 15–30 mg; i.v.: 7,5–22,5 mg	Ähnliche Wirkungen wie Morphin, vgl. Morphin
Tramadol	Tramal (Grünenthal)	per os, i.v., i.m., rektal	Mittelstarke bis starke Schmerzen	Bis 400 mg tgl. in mehreren Einzeldosen (zu etwa 100 mg)	Obstipation und Harnverhalt kommen nicht vor; Wirkungen, einschließlich der analgetischen 4fach schwächer als die des Morphins, vgl. Morphin

säure kann ebenso oral (10 mg tgl., gemischt mit Orangensaft) gegeben werden.

- Steroide sollten bei Bedrohung der Makula und des papillomakulären Bündels und bei einer schweren Vitritis eingesetzt werden. Sie sollten mit Vorsicht und immer in Kombination mit einem Antiprotozoikum verwendet werden. Bei AIDS-Patienten ist die Gabe von Kortikosteroiden kontraindiziert.

- Die alleinige orale Gabe von Clindamycin kann zu einer pseudomembranösen Kolitis durch Clostridium difficile führen. Die enterale Vermehrung dieser Keime wird mit Vancomycin (150–500 mg 4mal tgl. für 10 Tage) behandelt. Die gleichzeitige Gabe von Clindamycin mit einem Sulfonamid reduziert das Risiko eines vermehrten Clostridienwachstums. Clindamycin kann auch subkonjunktival, parabulbär oder intravitreal appliziert werden.

- Minocyclin kann als Ersatzpräparat bei Allergie gegen Sulfadiazin und Clindamycin gegeben werden.

- Bei ausgeprägter Begleitiritis werden topisch Mydriatika und Steroide, bei einem Sekundärglaukom drucksenkende Medikamente verabreicht.

7
Ophthalmologische Medikamente

In der folgenden Tabelle 47.6 sind die gängigen ophthalmologischen Medikamente zusammengestellt. Separat abgehandelt werden die Steroidzubereitungen (Tabelle 47.12), topische antibakterielle Medikamente (Tabelle 47.9) und die Kombinationspräparate (Tabelle 47.13), injizierbare Steroide (Tabelle 47.14), nichtsteroidale Antiphlogistika (Tabelle 47.16), Tränenersatzmittel (Tabelle 47.17), Lokalanästhetika (Tabelle 47.10) sowie ophthalmologische Anästhetika (Tabelle 47.8).

8
Topische Medikamente bei Kongestion (gefäßverengende Medikamente, sog. „Weißmacher")

Indikationen

- Vasokonstriktorische Medikamente werden topisch bei leichten Irritationen des äußeren Auges (allergisch, entzündlich), zur Abschwellung der Bindehaut und bei konjunktivaler Injektion verwendet (sog. „Weißmacher"; Tabelle 47.11, S. 1257).

Kontraindikationen

- Eine Kontraindikation besteht, wenn eine Hypersensitivität auf eine der Komponenten vorliegt.

Relative Kontraindikationen

- Engwinkelglaukom, Rhinitis sicca, Keratokonjunktivitis sicca, Bluthochdruck, Hyperthyreose, Diabetes mellitus, Herzerkrankungen, Kleinkinder unter 2 Jahren sind relative Kontraindikationen.

Nebenwirkungen

- Systemische Nebenwirkungen (Tachykardie, Hypertension, kardiale Arrhythmien, pektanginöse Beschwerden, reaktive Hyperglykämie, Kopfschmerzen, zentrale Erregung), Pupillenerweiterung (v. a. bei Phenylephrin in 0,125%iger oder stärkerer Konzentration), mögliche Augeninnendruckanstiege (Winkelblock), Induktion eines trockenen Auges sowie Überempfindlichkeitsreaktionen können auftreten.

Wirkungsmechanismen

- Die Vasokonstriktion erfolgt über eine lokale α-adrenerge Wirkung auf die Gefäße. Die Substanzen leiten sich z. T. von Adrenalin ab. Ein typischer Vertreter ist Phenylephrin, das in niedrigen Konzentrationen (0,08–0,2%) vasokonstriktorisch wirkt und in höheren Konzentrationen (bis 10%) zur Pupillendilatation führt. Imidazolderivate (z.B. Naphazolin, Tetryzolin, Tramazolin, Oxymetazolin und Xylometazolin) sind noch wirksamer. Beim Nachlassen der Wirkung kommt es zur störenden reaktiven Hyperämie.

Dosierung und Applikation

- Es sollte alle 3–4 h, bzw. abhängig von der klinischen Symptomatik auch seltener, 1 Tropfen appliziert werden.

Vorsichtsmaßregeln

- Die Präparate sollten mit äußerster Vorsicht bei Herzerkrankungen und engem Kammerwinkel angewendet werden. Bei der Keratoconjunctivitis sicca kann es zu einer Minderdurchblutung mit Atrophie von Bindehaut und Tränendrüsen kommen.

Tabelle 42.6. Ophthalmologische Medikamente

Medikament	Indikation	Kontraindikation	Nebenwirkungen
Virustatika			
Idoxuridin (IDU)	Behandlung der epithelialen Herpes-simplex-Keratitis, heute weitgehend von TFT und Aciclovir ersetzt	Tiefe corneale Ulzerationen, Hypersensitivität	Verschwommensehen, Irritation, Schmerz, Brennen, Photosensitivität, Entzündung, Verdickung der Lidränder mit Keratinisierung und narbige Veränderungen im Bindehautbereich, folliculäre Konjunktivitis, Hornhautödem, Keratitis superficialis punctata, Hornhautulzerationen, Verschluß der Tränenpünktchen, verzögerte Heilung, Hypersensitivität
Trifluorthymidin (Trifluridin, TFT)	Behandlung der primären Keratokonjunktivitis und rekurrenten epithelialen Keratitis, verursacht durch Herpes-simplex-Typ I oder II (wirksamer als IDU und Vidarabin mit weniger Nebenwirkungen)	Hypersensitivität	Ähnliche toxische Reaktionen wie bei IDU, Brennen/Stechen der Lider, Ödem, erhöhter Augeninnendruck, Keratitis punctata superficialis, epitheliale Keratopathie, Stromaödem, Keratoconjunctivitis sicca, Hyperämie, verzögerte Wundheilung
Vidarabin	Akute Keratokonjunktivitis, oberflächliche Keratitis, rekurrente epitheliale Keratitis bei Herpes-simplex-Typ I oder II. Vidarabin ist wirksamer als IDU, aber weniger wirksam als TFT	Hypersensitivität	Brennen, Jucken, Irritation, Tränenfluß, Fremdkörpergefühl, konjunktivale Injektion, oberflächliche Keratitis, Augenschmerzen, Photophobie, Hypersensitivität
Aciclovir	Behandlung von initialen oder rekurrenten Episoden von Herpes-simplex-Typ I oder II, Varicella-Zoster-Virus, Epstein-Barr-Virus und Zytomegalievirus Infektionen, akutes retinales Nekrose-Syndrom	Intravenöse Zubereitungen sollten nicht auf anderem Wege und nie als Bolus gegeben werden	Topisch: Geringe Toxizität, reversible Keratitis punctata superficialis und Konjunktivitis; Systemisch: Kopfschmerzen, Zerebrale Funktionsstörungen, Hypotension, Übelkeit, Erbrechen, Diarrhö, erhöhtes Serumkreatinin, Hämaturie, Entzündung, Bläschenbildung und Phlebitis an der Injektionsstelle, Ausschlag, Jucken, leichte Neurotoxizität mit Lethargie und Tremor

Beachte	Mechanismus	Pharmakokinetik	Dosierung	Präparate (Firma)
Nicht zum Langzeitgebrauch, sollte nicht zusammen mit anderen topischen Medikamenten genommen werden; 0,1%ige Lösungen einfrieren; IDU ist unwirksam bei tiefen Hornhautprozessen sowie bei Hautläsionen. Einige Herpes-simplex-Stämme sind resistent; Wiederaufflammen der Erkrankung, falls Therapie nicht noch einige Tage nach Verschwinden der Symptome weitergeführt wird	Störung der DNS Synthese	Keine Angabe	Augensalbe 4- bis 5mal täglich; nachts Salbenverband. Der therapeutische Effekt sollte sich innerhalb von 7 Tagen einstellen; nach Abheilung Therapie 5–7 Tage weiterführen; Therapiedauer maximal 2–3 Wochen	Ophthal AT$_X$ (Winzer)
Darf nur bei Patienten mit klinischer Diagnose „Herpes-simplex-Keratitis" gegeben werden; wegen potentieller okulärer Toxizität sollte das Medikament nicht länger als 21 Tage kontinuierlich gegeben werden	Störung der DNS Synthese, Störung der DNS-Polymerase	Keine Angabe	TFT 1% AT 5- bis 8mal tgl.; nachts AS; Dosisreduktion bei Reepithelialisierung der Hornhaut; Therapiedauer: 2–3 Wochen	TFT Thilo 1% AT (Alcon-Thilo) Triflumann AT, AS (Mann Pharma)
Bei systemischer Gabe: Übelkeit, Muskelschmerzen, Leukopenie, Diarrhoe, Tremor, Schwindel, Halluzinationen, Ataxie, Enzephalopathie; wurde früher bei Allergie und Resistenzentwicklung gegen TFT oder IDU gegeben. Heute wird statt dessen Aciclovir eingesetzt	Störung der DNS-Synthese, Störung der DNS Polymerase und RNS Reduktase	Halbwertzeit von 4 h	3% AS 5mal tgl.; falls keine Besserung nach 7 Tagen Wechsel der Therapie in Erwägung ziehen; nach Reepithelialisierung wird die Therapie bei niedrigerer Dosierung (2mal tgl.) noch 7 Tage weitergeführt; Therapiedauer: 2 Wochen	Vidarabin 3% Thilo AS (Alcon-Thilo)
Zur Vermeidung eines Nierenschadens muß die Infusion wenigstens über 1 h laufen; Änderungen des Serumkreatinins und Hirnfunktionsstörungen sind bei Patienten mit neurologischen Defiziten und bekannten Reaktionen auf zytotoxische Medikamente wahrscheinlicher; die Patienten müssen gut hydriert werden; Bei gestörter Nierenfunktion Dosis reduzieren, begrenzte gastroenterale Resorption von 10–25%, daher bei gestörter Darmresorption Dosis erhöhen	Verhindert die Virusvermehrung, indem es in die DNS eingebaut wird	Halbwertzeit von 2,5 h	Systemisch: 800 mg 5 mal tgl. für 2–8 Wochen; bei Herpes zoster: 800 mg 5mal tgl. per os, bei schweren Krankheitsbildern 10 mg/kg KG 1 bis 3mal tgl. i.v.; bei akuter Netzhautnekrose: 10–15 mg/kg KG 3mal tgl. i.v. für 10–14 Tage, intravitreal: 80–160 µg Topisch: AS 5mal tgl., bei oberflächlichen Prozessen für 2 Wochen, bei stromalen Prozessen für 1–2 Monate und länger; bei Herpesiritis Versuch mit AS, sonst systemisch	Zovirax in den verschiedenen Zubereitungen, auch als Augensalbe (Glaxo Wellcome) Zoliparin AS (Mann Pharma) Acic-Ophthal AT (Winzer) Virupos AS (Ursapharm)

Tabelle 42.6 (Fortsetzung)

Medikament	Indikation	Kontraindikation	Nebenwirkungen
Virustatika			
Ganciclovir	CMV-Retinitis, Herpes-simplex-Typ I und II, Epstein-Barr-Virus, Varicella-Zoster-Virus-Infektionen	Hypersensitiviät	Neutropenie, Thrombozytopenie, Anämie, Orientierungsstörung, Verwirrtheit, Anfallsleiden, Schwindel, Kopfschmerzen, Übelkeit, Erbrechen, Durchfall, Fieber, Phlebitis, Ausschlag, Urtikaria, Hepatotoxizität
Foscarnet	CMV-Retinitis als opportunistische Infektion bei Aids, Aciclovir-resistente HSV-Infektion bei Aids, Aciclovir-resistente Herpes-zoster-Infektion bei Aids	Patienten, die Pentamidin i.v. erhalten; Kinder und Jugendliche unter 18 Jahren	Nierenfunktionsstörung, metabolische Azidose, Proteinurie, nephrogener Diabetes insipidus, Anämie, Übelkeit, Erbrechen, Durchfall, abdominale Schmerzen, Reduktion des Hämoglobins, Elektrolytstörungen, Hypomagnesiämie, Hyperphosphatämie, Kopfschmerzen, Leberfunktionsstörungen, Ataxie, Parästhesien, Tremor, Depressionen, Krampfanfälle, Phlebitis, Exantheme, Penisgeschwüre
Glaukomtherapeutika			
Sympathomimetika (Adrenalin, Dipivalylepinephrin)			
Adrenalin (Epinephrin)	Offenwinkelglaukom	Vorsicht bei der Gabe von trizyklischen Antidepressiva, Antihistaminika (Diphenhydramin, Dexchlorpheniramin), bei flacher Vorderkammer, Engwinkelglaukom, Aphakie	Bei Langzeitanwendung Bindehautpigmentierung oder Hornhautödem (selten), follikuläre Hypertrophie, Chemosis, Konjunktivitis, Iritis, konjunktivale Hyperämie, Verschluß der Tränenwege, bei Aphaken zystoides Makulaödem, irreversible zystische Makuladegeneration, Palpitationen, Ohnmacht, Tachykardie, Kardioarrhythmien

Beachte	Mechanismus	Pharmakinetik	Dosierung	Präparate (Firma)
Medikament über 1 h geben; Karzinogenität und Teratogenität bei längerer Gabe im Tierversuch nachgewiesen	Hemmung der viralen DNS-Polymerase	Halbwertzeit von 3,6 h	Systemisch: 2,5–5 mg/kg i.v. alle 8 h über 10–14 Tage, dann Erhaltungsdosis von 5–7,5 mg/kg 1- bis 2mal pro Tag für 5–7 Tage Lokal: intraokulares Implantat zur Behandlung der CMV-Retinitis bei Aids	Cymeven (Synthex) Vitrasert (intraokulares Implantat) (Adatomed)
Darf nicht mit Glukoselösungen ≥ 30%, Ringer-Acetat-, Amphotericin B oder Elektrolytlösungen, die zweiwertige Kationen wie Ca^{2+}, Mg^{2+} oder Zn^{2+} enthalten, verdünnt werden; Nephrotoxizität beachten; Elektrolyt- und Blutbildkontrollen erforderlich	Hemmung der viralen DNS-Polymerase und der reversen Transkriptase	Halbwertzeit von 4 h	Initial: 3mal tgl. 60 mg/kg KG 1stündige Tropfinfusion für 2–3 Wochen; Erhaltungstherapie: 1mal tgl. 90–120 mg/kg KG als 2stündige Tropfinfusion	Foscavir (Astra Chemicals)
Potenziert die kardialen Effekte von Adrenalin; Vorsicht bei Hyperthyreose, Asthma, Diabetes, Morbus Parkinson, Aphakie, Herzerkrankungen, Arteriosklerose der Hirngefäße, älteren Patienten und bei Schwangerschaft; kann weiche Kontaktlinsen einfärben	Adrenerges Medikament, das über die Kontraktion des M. dilatator pupillae eine Pupillendilatation verursacht, sympathomimetisch, erniedrigt die Kammerwasserproduktion, führt zur Reduktion des Ultrafiltrates (α-Rezeptor) und zu einem vermehrten trabekulären (β_2 und α_2-Rezeptor) und uveoskleralen (β_2-Rezeptor) Abfluß	Maximale Wirkung nach 4 h, Wirkungsdauer länger als 12 h, manchmal bis zu 24 h	1–2 ml tgl., 1%–2% AT	Suprexon/ Suprexon forte AT (Ciba Vision Ophthalmics) Adrenalin wird heute praktisch nicht mehr eingesetzt

Tabelle 42.6 (Fortsetzung)

Medikament	Indikation	Kontraindikation	Nebenwirkungen
Dipivalyl-epinephrin (Dipivefrin)	Offenwinkelglaukom	Engwinkelglaukom, Aphakie (vgl. Adrenalin)	Stechen, Brennen, (vgl. Adrenalin); Nebenwirkungen wesentlich geringer als bei Adrenalin
Sympathomimetika (Clonidin, Apraclonidin, Brimonidin)			
Clonidin	Okuläre Hypertension, sowie alle Formen des Glaukoms	Sinusknotensyndrome, Hypotonie, Gefäßsklerose, bei Patienten mit Hypotonie und Gefäßkrankheiten ist der Blutdruck zu beobachten	Senkung des lokalen Perfusionsdruckes, die zu einer Verschlechterung der Durchblutung am Sehnervenkopf führen kann; leichte Bindehauthyperämie, Blutdrucksenkung, Bradykardie, kardiale Arrhythmien, leichte Sedierung, Trockenheitsgefühl in Mund und Nase
Apraclonidin	Augeninnendrucksenkung nach Laserbehandlung des vorderen/hinteren Augenabschnittes; Sekundärglaukome (Posner-Schlossman-Syndrom)	Monoaminooxidasehemmer, Sympathomimetika, trizyklische Antidepressiva, Hypersensitivität, schwere Herz-/Kreislauferkrankungen	Gefäßinjektion, Oberlidhebung, Bindehautblässe, Mydriasis, irreguläre Auswurfleistung, okuläre Entzündung, Trockenheitsgefühl in Mund und Nase, Abdominalschmerz, Palpitationen
Brimonidin	Okuläre Hypertension; Offenwinkelglaukom	Therapie mit MAO-Hemmern, trizyklischen Antidepressiva; Zerebrale und Koronarinsuffizienz	Okuläre Hyperämien; Augenbrennen, Verschwommensehen, Fremdkörpergefühl; okulärer Juckreiz, Bindehautfolikel, lokal allergische Reaktionen, erhöhte Lichtempfindlichkeit, Hyperämie der Augenlider, Sicca-Syndrom, Epiphora, Konjunktivitis, Mundtrockenheit, Schwindel; Atemnot, Magen-Darm-Beschwerden, Depressionen, Geschmacksstörungen; Müdigkeit, Palpitationen

Beachte	Mechanismus	Pharmokinetik	Dosierung	Präparate (Firma)
(vgl. Adrenalin)	Eine sog. Vorstufe (Prodrug) von Adrenalin; im Auge wird Dipivalyl-epinephrin zu Adrenalin konvertiert und führt zu einer verminderten Kammerwasser-produktion, Reduktion des Ultrafiltrates (α-Rezeptor) und vermehrter trabekulärer (β_2- und α_2-Rezeptor) und uveoskleraler (β_2-Rezeptor) Abfluß; Vorteile gegenüber dem Adrenalin sind bessere Resorption, Stabilität und weniger Nebenwirkungen	Wirkungs-beginn: 30 min; Wirkungs-maximum: 1 h	2mal tgl.	Glaucothil 0,1% AT (Alcon-Thilo) d Epifrin 0,1% AT (Pharm-Allergan)
Wechselwirkung mit zentral dämpfenden Pharmaka und Alkohol, trizyklischen Antidepressiva, Vasodilatoren (Hypotonie kann verstärkt werden), Betablockern (Bradykardie kann verstärkt werden), Digitalis	α_2-Sympatho-mimetikum (zentral wirksam). Reduktion der Kammerwasser-produktion	Wirkungsdauer von 6–8 h	2- bis 3mal tgl., es wird empfohlen die Therapie mit AT 1/16% zu beginnen	Aruclonin 1/8%, 1/16% AT (Chauvin ankerpharm) Clonid-Opthal 1/16%, 1/8% AT, 1/8% Sine AT (Winzer) Dispaclonidin 1/8% AT (Ciba Vision) Isoglaucon 1/16%,1/8%, 1/4%, (Alcon)
Vasovagale Anfälle, stark erniedrigter Augeninnen-druck, kardiovaskuläre Erkrankungen, Bluthoch-druck	α_1- und α_2-Sympathomime-tikum, das die Blut-Hirnschranke nur erschwert passiert. Senkt die Kammer-wasserproduktion (am Tag und in der Nacht), vermutlich Verbesserung des uveaskleralen Abflusses	Wirkungsdauer über 12 h	2- bis 3mal tgl., vor Laserbehandlung 1 Tropfen	Iopidine 0,5% (Alcon-Thilo)
Vorsicht bei instabilen Herz-Kreislauf-Erkrankungen	Höhere α_2-Rezeptor-Selektivität als Clonidin/Apraclonidin, Senkung der Kammer-wasserproduktion, Erhöhung des uveo-skleralen Abflusses	Halbwerts-zeit 3 h	2mal tgl.	Alphagan (Pharm Allergan)

Tabelle 42.6 (Fortsetzung)

Medikament	Indikation	Kontraindikation	Nebenwirkungen
Direkte Sympatholytika (Betablocker)			
Timolol	Offenwinkelglaukom, Sekundärglaukom, Aphakieglaukom, okuläre Hypertension	Hypersensitivität, Asthma, Blockbilder, Sinusbradykardie, kongestive Herzfehler, chronisch obstruktive Lungenerkrankung, dekompensierte Herzinsuffizienz	Kopfschmerz, Depression, Müdigkeit, erniedrigte kardiale Auswurfleistung, Bronchokonstriktion und Auslösung eines Asthmaanfalles, Irritationen der Augenoberfläche, bei Langzeitanwendung erniedrigte Hornhautsensibiliät möglich, trockenes Auge, Libidoverlust, Anorexie, Diarrhoe, Übelkeit, Apnoe bei Kindern möglich

Beachte	Mechanismus	Pharmokinetik	Dosierung	Präparate (Firma)
Vorsicht bei der Gabe zusammen mit anderen Betablockern. Vorsicht bei Herz- und Lungenerkrankungen	Erniedrigte Kammerwasserproduktion und möglicherweise erhöhte Abflußrate, die zur Reduktion des Augeninnendrucks führt, nicht selektiver Betablocker, im Schlaf wird der Druck nicht gesenkt	Wirkungsbeginn: 30 min Wirkungsspitze: 2 h Wirkungsdauer: 12–24 h	1- bis 2 mal tgl.	Arutimol AT 0,25%, 0,5% (Chauvin ankerpharm)
				Arutimol uno AT 0,25%, 0,5% (Chauvin ankerpharm)
				Chibro-Timoptol 0,1%, 0,25%, 0,5% AT (Chibret)
				Dispatim 0,1% 0,25% 0,5% AT (Ciba Vision Ophthalmics)
				Dispatim 0,1% gl. (Ciba Vision)
				Dispatim 0,25% sine, 0,5% sine AT (Ciba Vision Ophthalmics)
				Timolol CV 0,1%, 0,25%, 0,5% AT (Ciba Vision)
				Timo Comod 0,1%, 0,25%, 0,5% AT (Ursapharm)
				Timohexal 0,1%, 0,25%, 0,5% AT (Hexal Pharma)
				Timolol-POS 0,1%, 0,25%, 0,5% AT (Ursapharm)
				Timolol-ratiopharm 0,25%, 0,5% AT (ratiopharm)
				Timo EDO 0,5%, 0,25% AT (Mann Pharma)
				Timomann 0,1%, 0,25%, 0,5% AT (Mann Pharma)

Tabelle 42.6 (Fortsetzung)

Medikament	Indikation	Kontraindikation	Nebenwirkungen
Direkte Sympatholytika (Betablocker)			
Timolol			
Levobunolol	Offenwinkelglaukom, okuläre Hypertension	Vgl. Timolol	Vgl. Timolol
Betaxolol	Offenwinkelglaukom, okuläre Hypertension	Vgl. Timolol	Schlaflosigkeit, Epiphora, Irritation des Auges (Brennen) beim Einträufeln der Augentropfen
Metipranolol	Offenwinkelglaukom	Vgl. Timolol	Vgl. Timolol
Befunolol	Offenwinkelglaukom, Sekundärglaukom, Aphakieglaukom	Vgl. Timolol	Vgl. Timolol
Carteolol	Offenwinkelglaukom, okuläre Hypertension	Vgl. Timolol	Vgl. Timolol, Brennen, Epiphora

Beachte	Mechanismus	Pharmokinetik	Dosierung	Präparate (Firma)
				Tim Ophthal 0,1%, 0,25%, 0,5% AT (Winzer)
				Tim Ophthal sine 0,1%, 0,25%, 0,5% AT (Winzer)
				Timosine 0,5% AT, -mite (0,25%) (Chibret)
				Timo-Stulln 0,25% UD, 0,5% UDAT (Pharma Stulln)
Vgl. Timolol	Erniedrigte Kammerwasserproduktion und möglicherweise erhöhte Abflußrate, nicht selektiver Betablocker, im Schlaf wird der Druck nicht gesenkt	Wirkungsbeginn: 1 h; Wirkungsmaximum: 2–6 h; Wirkungsdauer: 24 h	1- bis 2mal tgl., meist genügt 0,25%	Vistagan Liquifilm 0,25% und 0,5%, 0,5% OK AT (Pharm-Allergan)
Vorsicht bei Herzfehlern, erniedrigter Lungenfunktion und Diabetes, Vorsicht bei der Gabe zusammen mit anderen Betablockern	Erniedrigte Kammerwasserproduktion, kein Einfluß auf Abflußfazilität; einziger kardioselektiver β_1-Blocker; kaum Einflußnahme auf die Herzfunktion und die Lungenfunktion	Wirkungsbeginn: 30 min; Wirkungsmaximum: 2 h; Wirkungsdauer: 12 h	1- bis 2mal tgl.	Betoptima 0,5% AT (Alcon)
Vgl. Timolol	Vgl. Timolol	Wirkungsbeginn: 30 min; Wirkungsmaximum: 2 h; Wirkungsdauer: 24 h	1- bis 2mal tgl., 0,6% AT nur selten nötig	Betamann 0,1%, 0,3%, 0,6% AT (Mann Pharma)
				Betamann 0,3% EDO AT (Mann Pharma)
Bei Diabetikern Stoffwechselkontrolle erforderlich; vgl. Timolol	Vgl. Timolol	Augeninnendruck senkender Effekt soll stärker als bei Timolol sein	1- bis 2mal tgl.	Glauconex 0,25%, 0,5% AT (Alcon)
Vgl. Timolol	Vgl. Timolol	Augendrucksenkender Effekt und Dauer der Drucksenkung mit Timolol vergleichbar	1- bis 2mal tgl.	Arteoptic 1%, 2% AT, 1% sine AT (Ciba Vision)

Tabelle 42.6 (Fortsetzung)

Medikament	Indikation	Kontraindikation	Nebenwirkungen
Direkte Sympatholytika (Betablocker)			
Pindolol	Offenwinkelglaukom	Vgl. Timolol	Vgl. Timolol, Brennen, Epiphora
Indirekte Sympatholytika (Guanethidin)			
Guanethidin	Offenwinkelglaukom	Engwinkelglaukom	Hyperämie, Ptosis (partielle Lähmung des Müller-Muskels); vgl. auch Adrenalin, da kommerziell nur mit Dipivalylepinephrin kombiniert erhältlich
Karboanhydrasehemmer (systemisch)			
Acetazolamid	Engwinkelglaukom, Offenwinkelglaukom, Glaukomanfall, Sekundärglaukom	Erniedrigter K^+- oder Na^+-Spiegel, Leber- und Nierenerkrankungen, Funktionsstörungen der Nebennieren, hyperchlorämische Azidose, Sulfonamidallergie	Aplastische Anämie, hämolytische Anämie, Leukopenie, Schläfrigkeit, Parästhesien, Verwirrtheit, transiente Myopie, Übelkeit, Erbrechen, Nierensteine („Gries"), Hämaturie, hyperchlorämische Azidose, Hypokaliämie, Ausschläge, metallartiger Geschmack
Diclofenamid	Zusätzlich zur Glaukombehandlung	Leberinsuffizienz, Nierenversagen, Nebennierenrindeninsuffizienz, hyperchlorämische Azidose, erniedrigte Na^+- und K^+-spiegel, schwere Lungenobstruktion, Morbus Addison, Sulfonamidallergie	Vgl. Acetazolamid; metabolische Azidose geringer ausgeprägt, Kaliumverlust größer als bei Acetazolamid

8 Topische Medikamente bei Kongestion (gefäßverengende Medikamente, sog. „Weißmacher") 1239

Beachte	Mechanismus	Pharmokinetik	Dosierung	Präparate (Firma)
Bei Diabetikern Stoffwechselkontrolle erforderlich, vgl. Timolol	Vgl. Timolol	Augendrucksenkender Effekt mit Timolol vergleichbar	1- bis 2mal tgl.	Glauco-Stulln AT (Pharma Stulln) Glauco-Stulln 1% AT (Pharma-Stulln) Pindoptan 0,5%, 1% AT (Kanoldt)
Eine lokale Unverträglichkeit tritt langfristig häufig auf	Guanethidin führt zu einer chemischen Sympathektomie, d.h. zu einer Entspeicherung von Noradrenalin aus den präsynaptischen Strukturen, so daß die postsynaptische Membran empfindlicher auf Adrenalin reagiert (Supersensitivität); kommerziell ist die Kombination aus Guanethidin 0,5% und Dipivalylepinephrin 0,1% erhältlich	Biphasische Wirkung mit einem kurzen Intervall der Augeninnendrucksteigerung; langfristig wird ein Nachlassen der augeninnendrucksenkenden Wirkung beobachtet	2mal tgl.	Thilodigon 0,5% AT (Alcon), kombiniert mit Dipivalylepinephrin
Flüssigkeits- und Elektrolythaushalt überwachen, falsch positive Proteinergebnisse im Urin möglich, Vorsicht bei zusätzlicher diuretischer Therapie, besonders wenn der Patient Digitalis einnimmt	Enzymhemmung, erhöht die renale Ausscheidung von Na^+, Ka^+, Bikarbonat und H_2O; erniedrigt die Kammerwasserproduktion im Auge und senkt so den Augeninnendruck	Wirkungsbeginn bei oraler Gabe: 2 h; Wirkungsdauer bei oraler Gabe: 4–6 h; Wirkungsbeginn bei intravenöser Gabe: 5–10 min; Wirkungsdauer bei intravenöser Gabe: 2 h	Offener Kammerwinkel: 250–1000 mg in 24 h; Verschlossener Kammerwinkel: 250–500 mg i.v., dann 250 mg per os oder intravenös alle 4 h	Diamox i.v. 500 mg, Tbl. 250 mg und retard Kps. 500 mg (Lederle) Diuramid Tbl. 250 mg (medphano) Glaupax Tbl. 250 mg (Ciba Vision)
Vgl. Acetazolamid	Vgl. Acetazolamid	Wirkungsbeginn: 30 min; Wirkungsdauer: 6 h	100–200 mg per os, dann 100 mg alle 12 h bis gewünschte Wirkung eintritt; Erhaltungsdosis: 25–50 mg per os 2- bis 3mal tgl. zusammen mit Miotika	Diclofenamid Tbl. 50mg (Mann Pharma)

Tabelle 42.6 (Fortsetzung)

Medikament	Indikation	Kontraindikation	Nebenwirkungen
Karboanhydrasehemmer (topisch)			
Dorzolamid	Als Zusatzbehandlung zu Betablockern, Glaukombehandlung, okuläre Hypertension, Offenwinkelglaukom, Pseudoexfoliationsglaukom	Sulfonamidallergie; bei schweren Nierenfunktionsstörungen, bei hyperchlorämischer Azidose, bei Patienten mit Leberfunktionsstörungen und schwerer Ateminsuffizienz nur mit Vorsicht anwenden	Fremdkörpergefühl, Brennen, Epiphora, Verschwommensehen, Bindehauthyperämie, allergische Reaktionen, Keratitis punctata superficialis (KPS), Iridozyklitis (selten), Kopfschmerzen, Geschmacksstörung, Exantheme (selten), Nephrolithiasis (selten)
Brinzolamid	Zusatztherapie zu Betablockern sowie als Monotherapie bei Patienten, die entweder auf Betablocker nicht ansprechen oder bei denen Betablocker kontraindiziert sind. Zur Behandlung des erhöhten Augeninnendrucks bei okulärer Hypertension, Offenwinkelglaukom	Nierenfunktionsstörung hyperchlorämische Azidose. Überempfindlichkeit gegen einen der Inhaltsstoffe	Verschwommensehen, Augenermüdung, Augenschmerzen. Brennen, Stechen, Fremdkörpergefühl, Bindehauthyperämie, trockenes Auge, Epiphora, okulärer Pruritus, Keratitis, Keratopathie, Blepharitis, Konjunktivitis, Lidrandverkrustung
Osmotika			
Glyzerin	Kurzzeitige Reduktion des Augeninnendrucks vor intraokularem Eingriff; Glaukomanfall; Zentralarterienverschluß wegen indirekter Reduktion der vaskulären Perfusion; topische Gabe bei Hornhautödem	Anurie, Dehydratation, Lungenödem, kardiale Dekompensation	Übelkeit, Erbrechen, Kopfschmerz, fehlende Orientierung, kardiale Arrhythmien, schwere Dehydratation
Isosorbid	Kurzzeitige Senkung des Augeninnendrucks	Hämorrhagisches Glaukom (vgl. auch Glyzerin)	Schwindel, Müdigkeit, Magenbeschwerden, Durchfall, erhöhter Na^+-Spiegel, Durst

8 Topische Medikamente bei Kongestion (gefäßverengende Medikamente, sog. „Weißmacher") 1241

Beachte	Mechanismus	Pharmokinetik	Dosierung	Präparate (Firma)
Als potentielle Nebenwirkungen werden Elektrolytstörungen bei Prädisponierten (Niereninsuffizienz und Diuretikaeinnahme), Leberstörungen bei terminaler Leberinsuffizienz, Lungenstörungen bei ausgeprägter Ateminsuffizienz, Wirkungsverstärkung bei Salizylateinnahme, Lyell-Syndrom und Blutbildungsstörungen beschrieben; die Anwendung bei Kindern wird nicht empfohlen	Reduktion der Kammerwasserproduktion	Maximale Wirkung nach 2 h; Wirkungsdauer: 12 h	3mal tgl.; in Kombination mit topischem Betablocker: 2mal tgl.	Trusopt AT (Chibret)
Vorsicht bei Leberfunktionsstörungen, Hornhauterkrankung und Problemen mit trockenen Augen, strenge Indikationsstellung in der Schwangerschaft, nicht Anwenden in der Stillzeit und bei Personen unter 18 Jahren	Reduktion der Kammerwasserproduktion		2mal tgl.	Azopt (Alcon)
Vorsicht bei Diabetes, da Glyzerin ein Zuckeralkohol ist und den Zuckerstoffwechsel belastet; Vorsicht bei eingeschränkter Nierenfunktion, es kann zur Anurie kommen	Erzeugt einen temporären osmotischen Gradienten zwischen extra- und intrazellulärer Flüssigkeit	Wirkungsbeginn: 10 min; maximale Wirkung: 30 min; Wirkungsdauer: 4–5 h	Glyzerintrunk: 1–1,5 g/kg KG per os 1–6 h vor dem Eingriff gemischt mit dem gleichen Anteil an Zitronen- oder Orangensaft (Zubereitung über Eiswürfel gießen); i.v.: 1,78 ml/kg KG/h; maximale Tagesdosis: 7,14 ml/kg KG; maximale Therapiedauer: 14 Tage	Glycerosteril 10% Lösung (Fresenius-Klinik)
Vorsicht bei Patienten mit kongestivem Herzversagen und Erkrankungen mit erhöhter Natriumretention	Wirkt über die Förderung der Umverteilung von Wasser mit resultierender Diurese osmotisch; keine Kohlenhydratbelastung, da Isosorbid zu 95% unverändert ausgeschieden wird	Wirkungsbeginn: 30 min; Wirkungsdauer: 5–6 h	per os: 1,5 g/kg KG in einer 50% Lösung i.v.: 0.6 g Sorbitol/kg/h; maximale Tagesmenge: bis ca. 3,0 g/kg	Isosorbid in Deutschland nicht erhältlich; verfügbar ist eine 40%ige Sorbitol-Lösung: Tutofusin S40 Lösung (Pharmacia & Upjohn)

Tabelle 42.6 (Fortsetzung)

Medikament	Indikation	Kontraindikation	Nebenwirkungen
Osmotika Mannitol	Zur präoperativen Augeninnendrucksenkung	Anurie, schwere Lungenerkrankung, Lungenödem, kongestive Herzfehler, Dehydratation, metabolisches Ödem, Nierenerkrankungen	Als Rebound-Effekt tritt 8–12 h nach der Diurese ein Anstieg des intrakraniellen Drucks auf, Kopfschmerzen, Verwirrtheit, Kreislaufüberbelastung, Lungenödem, Tachykardie, Angina pectoris, Verschwommensehen, Rhinitis, Durst, Anurie, Erbrechen, Flüssigkeits- und Elektrolyt-Entgleisung, Azidämie, Wasservergiftung
Direkte Parasympathomimetika			
Acetylcholinchlorid	Intraoperatives Miotikum	Keine bekannt	Bisher keine bekannt bei Anwendung der 1%igen Lösung; bei höheren Konzentrationen Irisatrophie möglich; sehr selten systemische cholinerge Allgemeinsymptome (Bronchospasmus)
Carbachol	Chirurgische Maßnahmen, Offenwinkelglaukom	Akute Iritis, Hornhautabrasio, Hypersensitivität, Engwinkelglaukom, Asthma bronchiale, Überfunktion der Schilddrüse, Parkinsonismus, Herzinfarkt und Magenulzera	Kopfschmerzen, Akkommodationsspasmus (stärker als bei Pilocarpin), Iriszysten, Verschwommensehen, Schmerzen der Augen und über den Augenbrauen, Bindehauthyperämie, erhöhte Gefäßpermeabilität, Linsentrübungen, Netzhautablösung, übermäßiger Speichelfluß, Erbrechen, Bauchkrämpfe, Diarrhoe, Schwitzen, Hitzegefühl, Asthma, Herzbeschwerden

Beachte	Mechanismus	Pharmokinetik	Dosierung	Präparate (Firma)
Flüssigkeits- und Elektrolytbilanz, Ausscheidung überwachen, keine Lösungen mit kristallinen Ablagerungen verwenden, intravenöse Zubereitungen müssen mit einem Filter appliziert werden. Vorsicht bei Patienten mit einer eingeschränkten Herzleistung und Nierenfunktion	Erhöht den osmotischen Druck auf die glomeruläre Filtration und hemmt die tubuläre Reabsorption von Wasser und Elektrolyten; erhöht außerdem die Plasmaosmolalität und damit den Abfluß von Wasser in die extrazelluläre Flüssigkeit; Mannit wird nicht abgebaut, darf daher bei Diabetes gegeben werden	Wirkungs- beginn: 20–60 min; Wirkungsdauer: 2–6 h	Für maximalen Effekt: 0,5–2 g/kg KG einer 20% Lösung innerhalb 30 min i.v., 1–1,5 h vor dem Eingriff	Mannit-Lösung 10%, 15%, 20% (Serag-Wiessner) Mannitol-Infusionslösung 10%, 15%, 20% (Serum-Werk Bernburg) Mannitol-Lösung 20% Köhler (Köhler) Mannitol-Lösung 20% Pharmacia (Pharmacia & Upjohn) Osmofundin 10%, 15% N (Braun) Osmosteril 10%, 20% (Fresenius-Klinik)
Zustände, die einer Miosis entgegenwirken (Synechien) müssen evtl. vorher beseitigt werden	Die cholinergische Reaktion führt zur Kontraktion des M. sphincter pupillae (Miosis), zum Akkommodationsspasmus, Vertiefung der Vorderkammer und Dilatation der am Abfluß beteiligten Bindehautgefäße	Miosis innerhalb von Sekunden	0,5–2 ml einer 1%igen Lösung (in physiologischer Kochsalzlösung gelöst)	Miochol-E-Amp (Ciba Vision)
Vorsicht bei akuten Herzleiden, Asthma, peptischen Ulzera, Schilddrüsenüberfunktion, gastrointestinalen Spasmen, Obstruktion der ableitenden Harnwege, Morbus Parkinson	Wie oben: direkte cholinerge Wirkung, leichte Hemmung der Cholinesterase, der Abbau von Acetylcholin wird verzögert, schlechte korneale Penetration	Wirkungs- beginn: 5–15 min; Wirkungsdauer: 8–12 h	Glaukom: 2- bis 4mal 1 Tropfen pro Tag; intraokulär: 0,5 ml in die Vorderkammer	Carbamann 1%, 2%, 3% (Mann Pharma) Isopto-Carbachol 0,75%, 1,5%, 2,25%, 3% (Alcon-Thilo) Jestryl viskos AT (Chauvin ankerpharm)

Tabelle 42.6 (Fortsetzung)

Medikament	Indikation	Kontraindikation	Nebenwirkungen
Direkte Parasympathomimetika			
Pilocarpin	Engwinkelglaukom, Glaukomanfall, Offenwinkelglaukom	Akute Iritis, akute Entzündung des vorderen Augenabschnittes, Hypersensitivität	Verschwommensehen, Akkommodationsspasmus, Gestörte Akkommodation, Myopisierung, Miosis, Bindehautirritation, vermehrter Tränenfluß, Keratitis punctata superficialis, Iriszysten, Ziliarkörperzysten, Katarakt, Netzhautablösung, Gefäßdilatation und erhöhte Gefäßpermeabilität mit Gefahr der Bildung von hinteren und vorderen Synechien, Gesichtsfeldveränderungen, Kopfschmerzen, Schmerzen über den Augenbrauen, Übelkeit, Erbrechen, Schwitzen, Abdominalkrämpfe, Diarrhoe, Speichelfluß, Bronchialspasmen, Lungenödem, Störung der Herzfunktion, Hypertonie, Muskelschwäche, Krämpfe
Aceclidin	Engwinkelglaukom, Offenwinkelglaukom	Akute Iritis, Überempfindlichkeit	Brennen, Bindehauthyperämie, Augen-, Kopfschmerzen, vermehrter Speichelfluß, bei Aphakie Gefahr eines Pupillarblocks und Hornhautödems (s. Pilocarpin)

8 Topische Medikamente bei Kongestion (gefäßverengende Medikamente, sog. „Weißmacher"   1245

Beachte	Mechanismus	Pharmakokinetik	Dosierung	Präparate (Firma)
Überdosierung vermeiden, erhöhte Konzentrationen bei engem Kammerwinkel vermeiden; die Wirkung von depolarisierenden Muskelrelaxanzien wird verlängert, die Wirkung von stabilisierenden Muskelrelaxanzien wird vermindert; die bradykarde Wirkung von herzwirksamen Glykosiden kann verstärkt werden	Direkte Parasympathomimetika stimulieren postsynaptische cholinerge Rezeptoren und verursachen eine Kontraktion des M. sphincter pupillae, führen zu einem gesteigertem Ziliarmuskeltonus und so durch Zug am Skleralsporn und Trabekelwerk zu einer Reduktion des Abflußwiderstandes; der uveosklerale Abfluß wird vermindert	Wirkungsbeginn: 5–10 min; Wirkungsdauer: 4–8 h; Konzentrationen über 4% wirken nicht wesentlich stärker, jedoch länger (12 h)	Offener Kammerwinkel: 2- bis 4mal 1 Tropfen tgl. (mit 1%iger Lösung beginnen und evtl. erhöhen); Ölige Pilocarpinzubereitungen als abendliche Dosis; eine 4%ige Gelzubereitung muß nur 1- bis 2mal tgl. angewandt werden; Winkelverschluß: 1 Tropfen alle 15 min für 1–2 h, dann stündlich für 4–6 h (mit 1%iger oder 2%iger Lösung beginnen und evtl. modifizieren)	Borocarpin-S 0,5%, 1%, 2% AT (Winzer); Isopto-Pilocarpin AT 0,5%, 1%, 2%, 3%, 4% (Alcon); Pilocarpin 2% Augenöl (Chauvin ankerpharm); Pilocarpin 1%, 2% AT (Chauvin ankerpharm); Pilocarpol AT, ölige Lsg. 1%, 2% (Winzer); Pilogel Gel 4% (Alcon); Pilomann 0,5%, 1%, 2%, 3% AT, - EDO 1%, 2% AT (Mann Pharma); Pilomann Öl 2% (Mann Pharma); Pilopos 0,5%, 1%, 2%, 3% AT, 2% AS (Ursapharm); Pilo-Stulln 0,25%, 1% AT (Stulln); Spersacarpin 1%, 2%, 3% AS (Ciba Vision); Spersacarpin 0,5%, 1%, 2%, 3% AT (Ciba Vision); Vistacarpin N Liquifilm 0,5%, 1%, 2%, 3% (Pharm-Allergan);
Vorsicht bei Patienten mit erhöhtem Risiko einer Netzhautablösung (vgl. Pilocarpin)	Synthetischer Ester mit direkter Wirkung auf die motorische Endplatte und schwacher Anticholinesteraseaktivität	Drucksenkende und miotische Wirkung ist vergleichbar mit Pilocarpin, jedoch wesentlich geringere Myopisierung und geringerer Akkommodationsspasmus; besonders geeignet für junge Patienten	3mal 1 Tropfen tgl.	Glaucotat (Chibret)

Tabelle 42.6 (Fortsetzung)

Medikament	Indikation	Kontraindikation	Nebenwirkungen
Indirekte Parasympathomimetika („schwache" Cholinesterasehemmer)			
Physostigmin	Glaukomanfall, Offenwinkelglaukom	Akute Iritis, Überempfindlichkeit, Engwinkelglaukom, Vorsicht bei Magenulzera, Hyperthyreose, Herzinsuffizienz, Myokardinfarkt, Asthma bronchiale, Blasenentleerungsstörungen, Darmverschluß	Zerfallsprodukte des Physostigmin führen zu follikulärer Konjunktivitis und Bindehauthyperämie; Akkommodationsspasmus, Myopisierung, Miosis, Abflachung der Vorderkammer, paradoxe Drucksteigerungen; funktioneller Pupillarblock möglich, Epiphora, Kopfschmerzen, Irispigmentzysten, Netzhautablösung, Übelkeit, Erbrechen, Bauchkrämpfe, Speichelfluß, Schwitzen, Bronchialspasmen, Lungenödem, Störungen der Herzfunktion, Hypertonie, Muskelschwäche
Neostigmin	Glaukom	Aktue Iritis, Überempfindlichkeit, Engwinkelglaukom	Vgl. Physostigmin
Indirekte Parasympathomimetika („starke" Cholinesterasehemmer)			
Ecothiopatiodid (Cholinesterasehemmer)	Offenwinkelglaukom, akkommodative Esotropie; wegen der kataraktogenen Wirkung auf Glaukom bei Aphakie und Pseudophakie beschränkt	Engwinkelglaukom, Epilepsie, vasomotorische Instabilität, Parkinsonismus, Myasthenia gravis, Iodunverträglichkeit, aktive uveale Entzündung, Bronchitis, Asthma, gastrointestinale Spasmen, peptische Ulzera, Bradykardie, Hypotension, Hypertension, Herzinfarkt, Netzhautablösung	Okuläres Pseudopemphigoid, periokuläre allergische Kontaktdermatitis, Iriszysten, Akkommodationsspasmus, Myopisierung, Katarakt, strukturelle Veränderungen im Trabekelwerk, paradoxe Drucksteigerungen (Pupillarblock, Vorwölbung des Linsen-Iris-Diaphragmas, Winkelblock), Übelkeit, Erbrechen, Diarrhoe, Abdominalkrämpfe

Beachte	Mechanismus	Pharmokinetik	Dosierung	Präparate (Firma)
Eine Additivität mit Pilocarpin wird nicht erreicht. Die Wirkung von depolarisierenden Muskelrelaxanzien wird verlängert, die Wirkung von stabilisierenden Muskelrelaxanzien wird vermindert; die frequenzmindernde Wirkung von herzwirksamen Glykosiden kann verstärkt werden	„Schwacher" Cholinesterasehemmer; indirektes Parasympathomimetikum	Wirkungsdauer: 12–36 h	3–4mal 1 Tropfen tgl.	Isopto-Pilomin AT (Alcon) Pilo-Eserin Dispersa AS, AT (Ciba Vision) Alle mit Pilocarpin kombiniert
Vgl. Physostigmin	„Schwacher" Cholinesterasehemmer; indirektes Parasympathomimetikum	Wirkungsdauer einer 1% Lösung: 8–12 h	3- bis 4mal 1 Tropfen tgl.	Neostigmin-Stulln (Pharma Stulln)
Vorsicht bei Patienten, die mit Insektiziden arbeiten (organische Phosphate) und bei Myasthenie, Patienten müssen darüber aufgeklärt werden, daß Succinylcholin (Muskelrelaxation bei Vollnarkose) zu einer verlängerten Apnoe führen kann; die Störung der Blut-Kammerwasser-Schranke kann zu einer verstärkten Reaktion nach einem intraoperativen Eingriff führen; Ecothiopatiodid sollte vorher abgesetzt werden	„Starker" Cholinesterasehemmer; durch Hemmung der Cholinesterase wird der enzymatische Abbau von Acetylcholin im synaptischen Spalt gehemmt; somit wird die Acetylcholinwirkung auf die Effektorzellen des Sphinkter- und Ziliarmuskels potenziert; Erhöhung der Abflußfazilität um 135%; führt zu Pupillenverengung, Akkommodationsspasmus und erniedrigtem Augeninnendruck; eine verstärkte Akkommodation bei Esotropie (mit akkommodativer Komponente) wird geringer; bei regelmäßiger Gabe sinkt meist der Cholinesterasespiegel im Serum	Wirkungsbeginn: 30–60 min Maximale Wirkung: 4–6 h Wirkungsdauer: bis 24 h	Glaukom: 2mal tgl. 1 Tropfen einer 0,03- bis 0,25%igen Lösung Esotropie (mit akkommodativer Komponente): 1 Tropfen einer 0,125%igen Lösung tgl. für 2 Wochen	Nicht in Deutschland erhältlich

Tabelle 42.6 (Fortsetzung)

Medikament	Indikation	Kontraindikation	Nebenwirkungen
Indirekte Parasympathomimetika („starke" Cholinesterasehemmer)			
Demecarium	Vgl. Ecothiopatiodid	Vgl. Ecothiopatiodid	Vgl. Ecothiopatiodid
Prostaglandinanaloge			
Latanoprost	Offenwinkelglaukom	Hypersensitivität gegen Benzalkoniumchlorid schweres Asthma, Schwangerschaft, Stillzeit, Verwendung von Kontaktlinsen	Farbveränderungen der Iris, Fremdkörpergefühl, Hyperämie der Bindehaut, Erosionen des kornealen Epithels, selten Makulaödeme, selten Hautausschlag
Weitere Miotika			
Dapiprazol	Zur Rückbildung arzneimittelbedingter Pupillenerweiterung (durch adrenerge oder Parasympatholytika)	Akute Iritis, Überempfindlichkeit	Brennen, Juckreiz Epiphora, Photophobie, Verschwommensehen, Lidrötung, Ptosis, Bindehauthyperämie, Chemosis, Keratitis punctata superficialis, Keratoconjunctivitis sicca, Hornhautödem, Kopfschmerzen
Mydriatika			
Anticholinergika			
Atropin	Akute Iritis, Refraktion in Zykloplegie	Engwinkelglaukom, bekannte frühere systemische Reaktionen	Okuläre Kongestion, Konjunktivitis, Kontaktdermatitis, Ödem, Photophobie, Verschwommensehen, trockene Augen, Trockenheit von Haut und Mund, Hautrötung, Fieber, Tachykardie, Harnverhaltung, Megakolon, Ataxie, Dysarthrie, Erregbarkeit, Verwirrtheit, Somnolenz, Delirium, Koma

Beachte	Mechanismus	Pharmakokinetik	Dosierung	Präparate (Firma)
Vgl. Ecothiopatiodid	Vgl. Ecothiopatiodid; vergleichbar mit anderen indirekten Parasympathomimetika, kann jedoch noch augeninnendrucksenkend wirken, wenn Ecothiopatiodid nicht mehr wirkt.	Vgl. Ecothiopatiodid	Vgl. Ecothiopatiodid	In Deutschland nicht erhätlich
	Analogon von Prostaglandin PGF_{2a}. Steigerung des uveoskleralen Abflusses initial durch Relaxierung des Ziliarmuskels und später durch biochemische Umstrukturierung der extrazellulären Matrix	Halbwertszeit: 3–4 h	1mal tgl.	Xalatan (Pharmacia & Upjohn)
Anwendung bei Kindern wird nicht empfohlen, Störungen der Dunkeladaptation möglich. Sollte nur eimal pro Woche angewandt werden. Keine Beinflussung des intraokularen Druckes	Hemmung von α-adrenergen Rezeptoren in der glatten Muskulatur; wirkt auf den M. dilator pupillae; keine Wirkung auf den M. ciliaris, somit im Gegesatz zu Pilocarpin keine Reduktion der Vorderkammertiefe; kein signifikanter Einfluß auf den intraokularen Druck	Führt zur Rückkbildung der Phenylephrin-Mydriasis innerhalb von 30 min	3mal 1 Tropfen im Abstand von 5 min; evtl nach 6 h wiederholen	Remydrial (Winzer)
Vorsicht bei Säuglingen, Kleinkindern, Kindern, älteren und debilen Patienten; Vorsicht bei Patienten mit Prostataadenom mit Restharnbildung	Die anticholinerge Wirkung führt dazu, daß die adrenerge Wirkung nicht antagonisiert wird (Folge: Dilatation der Pupille)	Maximale Mydriasis: 30–40 min; maximale Zykloplegie: mehrere Stunden Dauer: Mydriasis: 12 Tage; Zykloplegie: 6 Wochen	Uveitis: 2- bis 3mal 1 Tropfen tgl. einer 1–2%igen Lösung Zykloplegie: Kleinkinder: 2- bis 3mal 0,5 cm einer 0,5%igen AS tgl. für 3 Tage Kinder: 2- bis 3mal 0,5 cm einer 1%igen AS tgl. für 3 Tage Kinder: 2- bis 3mal 1 Tropfen einer 1%igen Lösung tgl. für 3 Tage	Atropin-Augenöl (Chauvin ankerpharm) Atropin Dispersa AS 1%, AT 0,5%, 1% (Ciba Vision) Atropin EDO AT (Mann) Atropinol AT (Winzer) Atropin-POS 0,5%, 1% AT, 1% AS (Ursapharm)

Tabelle 42.6 (Fortsetzung)

Medikament	Indikation	Kontraindikation	Nebenwirkungen
Mydriatika			
Cyclopentolat	Diagnostische Maßnahmen, Refraktionsbestimmung, Funduskopie	Enger Kammerwinkel	Brennen, Verschwommensehen, trockene Augen, Photophobie, okuläre Kongestion, Kontaktdermatitis, Konjunktivitis, Hautrötung, Tachykardie, Harnverhalt, trockene Haut, Fieber, Ataxie, Erregbarkeit, Verwirrtheit, Somnolenz, visuelle Halluzinationen, Anfallsleiden, Dysarthrie, Verhaltensänderungen bei Kindern
Homatropin-hydrobromid	Refraktion in Zykloplegie, Uveitis	Vgl. Atropin	Vgl. Atropin, jedoch systemische Wirkungen in üblicher Dosierung weniger wahrscheinlich
Scopolamin	Refraktion in Zykloplegie, Uveitis, Iritis (alternativ einsetzbar, falls eine Überreaktion auf Atropin vorliegt)	Engwinkelglaukom, flache Vorderkammer	Vgl. Atropin, Idiosynkrasie wahrscheinlicher, besonders ausgeprägt können die psychogenen Effekte sein
Tropicamid	Diagnostische Maßnahmen (Fundusskopie, Refraktionsbestimmung)	Vgl. Atropin	Erhöhter Augeninnendruck (weniger beeinflußt als bei anderen Präparaten), Halluzinationen, Psychosen, Übelkeit, Kopfschmerzen, Kollaps, Verhaltensstörungen bei Kindern

Beachte	Mechanismus	Pharmokinetik	Dosierung	Präparate (Firma)
Vorsicht bei Frühgeburten, hirngeschädigten Kindern und bei älteren Patienten; es sollte nicht bei Uveitis angewandt werden, da es auf Leukozyten chemotaktisch wirkt	Synthetisches Anticholinergikum	Maximale Mydriasis: 15–30 min Maximale Zykloplegie: 15–45 min Dauer: Mydriasis: 24–48 h; Zykloplegie: 24 h	2mal 1 Tropfen im Abstand von 10–15 min und 30–40 min vor der Refraktion	Cyclopentolat 0,5%, 1% (Alcon) Zyklolat-EDO Lsg. (Mann Pharma)
Vgl. Atropin	Synthetisches Anticholinergikum	Maximale Mydriasis: 10–30 min Maximale Zykloplegie: 30–90 min Dauer: Mydriasis: 6 h bis 4 Tage; Zykloplegie: 10–48 h	Uveitis: 1–2 Tropfen einer 2–5%igen Lösung alle 3–4 h Refraktion in Zykloplegie: 1 Tropfen einer 5%igen Lösung, erneute Gabe nach 5–10 min	Homatropin-POS 1% (Ursapharm)
Vgl. Atropin	Synthetisches Anticholinergikum	Maximale Mydriasis: 15–30 min Maximale Zykloplegie: 30–45 min Dauer: Mydriasis: bis zu 8 Tagen; Zykloplegie: rasches Abklingen	Uveitis: 2- bis 3mal 1 Tropfen tgl. Refraktion: 1 Tropfen 45 min vor der Refraktion	Boro-Scopol AT (Winzer)
Vorsichtig dosieren bei Säuglingen, Kleinkindern und älteren Patienten	Anticholinerge Wirkung	Maximale Mydriasis: 20–30 min Maximale Zykloplegie: 20–30 min (schwacher Effekt) Dauer: Mydriasis: 4–6 h; Zykloplegie: 2–3 h	Fundusskopie: 3mal 1 Tropfen im Abstand von 5–10 min Skiaskopie: 6mal 1 Tropfen im Abstand von 5–10 min	Mydriatikum Stulln AT, UD AT (Pharma Stulln) Mydrum AT (Chauvin ankerpharm)

Tabelle 47.6 (Fortsetzung)

Medikament	Indikation	Kontraindikation	Nebenwirkungen
Sympathomimetika			
Phenylephrin	Präoperative Pupillenerweiterung ohne Zykloplegie, hintere Synechien	Enger Kammerwinkel, Benutzung weicher Kontaktlinsen, extreme Hypertension, Aneurysmen	Brennen und Stechen, Verschwommensehen, reaktive Bindehauthyperämie, allergische Konjunktivitis, Reboundmiosis, Kopfschmerz, Schmerzen über den Augenbrauen, Bluthochdruck, Tachykardie, Palpitationen, vorzeitige Kammerkontraktionen, Dermatitis, Blässe, Zittern, Schwitzen

Tabelle 47.7. Antiglaukomatosa (Kombinationspräparate)

Arzneistoffe	Handelsname (Firma)
Dorzolamid/Timolol	Cosopt (Chibret)
Pilocarpin/Phenylephrin	Glauko Biuron (S & K Pharma)
Pilocarpin/Physostigmin	Isopto Pilomin (Alcon)
Pilocarpin/Metipranolol	Normoglaucon/Normoglaucon mite (Mann Pharma)
Pilocarpin/Physostigmin	Pilo-Eserin Dispersa (Ciba Vision)
Guanethidin/Epinephrin	Suprexon/Suprexon forte (Ciba Vision)
Pilocarpin/Neostigmin/ Naphazolin	Syncarpin (Winzer)
Pilocarpin/Dipivefrin	Thiloadren N (Alcon)
Guanethidin/Dipivefrin	Thilodigon 0,5% (Alcon)
Pilocarpin/Timolol	Timpilo/Timpilo forte (Chibret) TP-Ophthal (Winzer)

9
Ophthalmologische Steroidzubereitungen

Indikationen

- Steroidsensible entzündliche Erkrankungen von palpebraler und bulbärer Bindehaut, Hornhaut und vorderem Augenabschnitt (allergische Konjunktivitis, Acne rosacea, Episkleritis, Keratitis punctata superficialis, Herpes-zoster-Keratitis, Iritis, Zyklitis).

- Bestimmte Fälle infektiöser Konjunktivitis, wobei zu berücksichtigen ist, daß mögliche Steroidnebenwirkungen zur Reduktion von Entzündung und Ödem in Kauf genommen werden.

- Auch chemische, strahlenbedingte und thermische Hornhautverletzungen profitieren.

Kontraindikationen

- Akute oberflächliche Herpes-simplex-Keratitis, okuläre Pilzerkrankungen, Vacciniavirus (tritt heute

Beachte	Mechanismus	Pharmakinetik	Dosierung	Präparate (Firma)
10%ige Zubereitungen bei Bluthochdruck, Diabetes, arteriosklerotischen, kardiovaskulären Erkrankungen und Hyperthyreose vermeiden; Vorsicht bei Kindern und älteren Patienten mit niedrigem Körpergewicht. Vorsicht in Kombination mit Propranolol, Reserpin, Methyldopa, trizyklischen Antidepressiva und MAO-Hemmern. Kann den Augeninnendruck bei Offenwinkelglaukom erhöhen	Stimuliert selektiv α_1-Rezeptoren; α_1-adrenerge Wirkung führt über die Kontraktion des M. dilatator pupillae zur Pupillenerweiterung	10%: Maximale Mydriasis: 10–60 min; Dauer: Mydriasis: 6 h	1 Tropfen 30–60 min vor dem Eingriff	Mydrial 5%, 10% AT (Winzer) Neosynephrin-POS, 5%, 10% AT (Ursapharm)

Tabelle 47.8. Ophthalmologische Anästhetika

Arzneistoff	Handelsname	Konzentration
Oxybuprocain	Benoxinat SE Thilo AT (Alcon)	0,45%
	Conjuncain-EDO AT (Mann Pharma)	0,4%
	Novesine 0,4% AT (Ciba Vision)	0,4%
	Oxbarukain uno AT (Chauvin ankerpharm)	0,4%
	Thilorbin AT (Alcon)	0,4%, kombiniert mit Fluoreszein
Proxymetacain	Proparakain-POS 0,5% AT (Ursapharm)	0,5%
Tetracain	Ophtocain AT (Winzer)	0,6%, kombiniert mit Naphazolin
Cocain[a]	Präparat über Hausapotheke beziehbar	1–10%
	Wirkmechanismus: Betäubung durch Verhinderung der Auslösung und Übertragung von Impulsen an der Nervenzellmembran	

[a] Cocain ist als Anästhetikum nur bedingt einsetzbar, da es zur Schädigung des Hornhautepithels und zur Pupillendilatation führt und u.U. den intraokularen Druck beeinflußt.

praktisch nicht mehr auf), Varizellavirus und die meisten anderen viralen Bindehaut- und Hornhauterkrankungen, okuläre Tuberkulose und eine Überempfindlichkeitsreaktion auf eine der Komponenten des Präparates.

Nebenwirkungen

- Ein Glaukom mit möglichem Sehnervenschaden, hintere subkapsuläre Katarakt, Sekundärinfektionen (u.a. bereits in den okulären Geweben vorhandene Herpes-simplex-Viren) oder eine Bulbusperforation können auftreten.
- Systemische Nebenwirkungen sind ebenfalls möglich.

Wirkungsmechanismen

- Antiödematöse, abschwellende Wirkung.
- Verminderung von Fibrinablagerung.
- Antagonisierung der Vasodilatation und Phagozytenmigration als akute Entzündungsantwort.

Tabelle 47.9. Topische Antibiotika

Arzneistoff	Handelsname (Firma)
Azidamfenicol – Breitspektrumantibiotikum – Wirkungsspektrum ähnlich der Tetrazykline – Bindung an 50 S-Untereinheiten der Ribosomen und Hemmung der Proteinbiosynthese	Berlicetin AT (Chauvin ankerpharm) Posifenicol 1% AT (Ursapharm) Thilocanfol 1% AT (Alcon)
Bacitracin – Polypeptidantibiotikum – Entspricht Wirkungsspektrum von Penicillin G – Hemmung der Zellwandsynthese – Nur Kombinationspräparate	Nebacetin AS (Yamanouchi Pharma), komb. mit Neomycin Neotracin AS (Ciba Vision), komb. mit Neomycin Polyspectran AS (Alcon), komb. mit Neomycin/Polymyxin B
Chloramphenicol – Breitspektrumantibiotikum – Wirkungsspektrum ähnlich der Tetrazykline – Bindung an 50 S-Untereinheiten der Ribosomen und Hemmung der Proteinbiosynthese	Aquamycetin-N AT (Winzer) Oleomycetin AT (Winzer) Posifenicol C 1% AS (Ursapharm) Thilocanfol C 1% AS (Alcon)
Chlortetracyclin – Tetrazyklin – Sehr breites Wirkungsspektrum – Hemmung der Proteinbiosynthese	Aureomycin AS (Lederle)
Ciprofloxacin – Gyrasehemmer – Sehr breites Wirkungsspektrum – Hemmung der bakteriellen DNA-Gyrase – Auch für Kinder zugelassen	Ciloxan AT (Alcon)
Erythromycin – Makrolidantibiotikum – Wirkungsspektrum ähnlich wie Penicillin G – Hemmung der Proteinbiosynthese	Ecolicin AT/AS (Chauvin ankerpharm), komb. mit Colistin Eupragin AS (Alcon)
Fusidinsäure – Reservepräparat – Schmales Wirkungsspektrum (Staphylokokken) – Hemmung der Proteinbiosynthese	Fucithalmic AT (Basotherm/Thomae)
Gentamicinsulfat – Aminoglykosidantibiotikum – Wirksam gegen Pseudomonas, Proteus, Staphylokokken – Hemmung der Proteinbiosynthese und Translationsbeeinflussung	Dispagent AT/AS (Ciba Vision) Gentamicin-POS AT/AS (Ursapharm) Gentamicin AS 0,3% (medphano) Gentamytrex AS, in der Ophthiole AT (Mann Pharma) Gent-Ophtal AT/AS (Winzer) Ophthagram AT/AS (Chauvin ankerpharm) Refobacin AT/AS (Merck)
Gramicidin – Polypeptidantibiotikum – Ähnliches Wirkungsspektrum wie Penicillin – Nur Kombinationspräparate – Vgl. Steroidkombinationen	Kombi-Stulln AT (Pharma Stulln), komb. mit Neomycin, Polymyxin B Polyspectran AT (Alcon), komb. mit Polymycin B/Neomycin
Kanamycin – Aminoglykosidantibiotikum – Hemmung der Proteinbiosynthese und Translationsbeeinflussung	Kanamycin-POS AT/AS (Ursapharm) Kanamytrex AT/AS (Basotherm) Kana-Stulln AT, -UD AT (Pharma Stulln) Kan-Ophtal AT, AS (Winzer)
Neomycin – Aminoglykosidantibiotikum – Breites Wirkungsspektrum – Hemmung der Proteinbiosynthese und Translationsbeeinflussung – Nur Kombinationspräparate	Kombi–Stulln AT (Pharma Stulln), komb. mit Polymyxin B, Gramicidin Nebacetin AS (Yamanouchi Pharma), komb. mit Bacitracin Neotracin AS (Ciba Vision), komb. mit Bacitracin Polyspectran AT (Alcon), komb. mit Gramicidin/Polymycin B Polyspectran AS (Alcon), komb. Bacitracin/Polymycin B

Tabelle 47.9 (Fortsetzung)

Arzneistoff	Handelsname (Firma)
Norfloxacin – Gyrasehemmer – Breites Wirkungsspektrum – Hemmung der bakteriellen DNA-Gyrase	Chibroxin AT (Chibret)
Ofloxacin – Gyrasehemmer – Sehr breites Wirkungsspektrum – Hemmung der bakteriellen DNA-Gyrase – Zulassung für Kinder ab Baby-Alter	Floxal AT/AS (Mann Pharma) Floxal EDO AT (Mann Pharma)
Oxytetracyclin – Tetrazyklin – Sehr breites Wirkungsspektrum – Hemmung der Proteinbiosynthese	Terramycin AS (Pfizer), komb. mit Polymyxin B Oxytetracyclin-AS Jenapharm (Alcon) Oxy-Biciron (S & K Pharma), komb. mit Tramazolin
Polymyxin B – Polypeptidantibiotikum – Breites Wirkungsspektrum – Schädigung der Membranstruktur und Permeabilitätsbarriere – Vgl. Steroidkombinationen	Kombi-Stulln AT (Pharma Stulln), komb. mit Neomycin, Gramicidin Polyspectran AT (Alcon), komb. mit Gramicidin/Neomycin Polyspectran AS (Alcon), komb. Bacitracin/Neomycin Terramycin AS (Pfizer), komb. mit Oxytetracyclin
Sulfacetamid – Sulfonamidantibiotikum – Beeinflussung der bakteriellen Folsäuresynthese	Albucid liquidum (Chauvin ankerpharm) Combiamid AT (Winzer), komb. mit Mafenid/Naphazolin
Tobramycin – Aminoglykosidantibiotikum – Wirkungsspektrum wie Gentamicin – Hemmung der Proteinbiosynthese und Translationsbeeinflussung	Tobramaxin AT, AS (Alcon)

- Verminderung der Chemotaxis von Lymphozyten, Monozyten, eosinophilen und basophilen Granulozyten.
- Wirkung auf die Komplementkaskade.
- Störung der Antigenverarbeitung durch Makrophagen (Interleukin-1-Synthese).
- Hemmung der Degranulierung von neutrophilen und basophilen Leukozyten und Mastzellen.
- Hemmung der zellulären Bakterizidie.
- Hemmung von Immunprozessen.
- Hemmung der Prostaglandin- und Leukotriensynthese.
- Hemmung von späten Reaktionen (Fibroblastenproliferation, Kapillarproliferation, Kollagenablagerung und Narbenbildung).

Dosierung und Applikation

- Stark abhängig vom jeweiligen Krankheitsbild; bei entsprechenden Erkrankungen wird bis zu 1 Tropfen alle 1–2 h gegeben, wobei die Gabe mit zunehmender Besserung auf alle 4 h reduziert werden kann und dann langsam ausgeschlichen wird (Tabelle 47.12).
- Bei oberflächigen Prozessen sollte man zur Vermeidung ophthalmologischer Nebenwirkungen ein schwächeres, weniger stark penetrierendes Steroid, z. B. Medryson (Spectramedryn®, Ophtocortin®), anwenden.
- Bei tieferen Hornhautprozessen mit einer leichten intraokularen Entzündung ist die Gabe von Fluorometholon (Efflumidex®, Isopto-Flucon®, Fluoropos®) ausreichend.
- Bei schweren intraokularen Entzündungen gibt man Prednisolonacetat (Inflanefran forte®). Alternativ können dexamethason- und betamethasonhaltige Augentropfen benutzt werden.

Vorsichtshinweise

- Weitere Einzelheiten sind unter Abschnitt „Nebenwirkungen" (S. 1253) zu finden.

Tabelle 47.10. Lokalanästhetika[a]

Arzneistoff	Gebräuchliche Konzentrationen/ Maximaldosis	Wirkbeginn	Wirkdauer	Hauptvorteile/ Hauptnachteile/ Anmerkungen
Kurz wirksame Lokalanästhetika				
Procain[b]	1–4%/500 mg ohne Adrenalin, bzw. 600 mg mit Adrenalin	7–8 min	30–45 min, 60 min (bei Komb. mit Epinephrin)	Geringe Schleimhautresorption. Gleichzeitige Anwendung von Vasokonstriktoren verlängert die Wirkdauer
Mittellang wirksame Lokalanästhetika				
Articain[c]	1–2%/400 mg ohne Adrenalin, bzw. 500–600 mg mit Adrenalin	2 min	60–90 min	
Lidocain[c]	0,5–2%/200 mg ohne Adrenalin, bzw. 500 mg mit Adrenalin	<2 min	60–90 min 120–180 min (bei Komb. mit Vasokonstringens)	Infiltriert ohne Hyaluronidase. Gleichzeitige Anwendung von Vasokonstriktoren verlängert die Wirkdauer
Mepivacain[c]	0,5%–2%/500mg	3–5 min	120 min	Wirkdauer länger *ohne* Komb. mit Vasokonstriktor
Prilocain[c]	1–2%/400 mg ohne Epinephrin, bzw. 600 mg mit Epinephrin	3–4 min	90–120 min (bei Komb. mit Epinephrin)	Wirkung mit Lidocain vergleichbar
Lang wirksame Lokalanästhetika				
Bupivacain[c,d]	0,25%–0,75%/150mg	5–11 min	480–720 min (bei Komb. mit Adrenalin oder Epinephrin)	Gleichzeitige Anwendung von Vasokonstriktoren verlängert die Wirkdauer
Etidocain[c]	1%/300mg	3 min	300–600 min	

[a] Im Zusammenhang mit der retrobulbären Injektion ist über Apnoeanfälle berichtet worden.
[b] Esterverbindung.
[c] Amidverbindung.
[d] Eine Kombination von Bupivacain, Lidocain und Epinephrin erlaubt die Durchführung längerdauernder netzhautchirurgischer Eingriffe in Lokalanästhesie.

9.1 Antibakterielle Kortikosteroidzubereitungen

Indikationen

- Im allgemeinen sind diese Kombinationspräparate dann indiziert, wenn sowohl eine antibakterielle als auch eine antientzündliche Wirkung gewünscht wird. Dies ist der Fall bei Verätzungen mit Chemikalien, Verbrennungen, nichtpurulenten bakteriellen Entzündungen mit empfindlichen Bakterien, verschiedenen allergischen Erkrankungen des Auges und seiner Anhangsgebilde und viralen Infektionen, bei denen die entzündliche Komponente ausgeprägt ist und damit die zusätzliche Gabe von Steroiden erforderlich macht, usw. (Tabelle 42.12).

10 Injizierbare Steroide

Indikationen

- Schwere akute und chronische allergische sowie entzündliche okuläre Prozesse wie Herpes zoster ophthalmicus, Iritis und Iridozyklitis, Chorioretinitis, diffuse posteriore Uveitis und Chorioiditis, Neuritis nervi optici, sympathische Ophthalmie, Entzündungen des vorderen Augenabschnittes, allergische Konjunktivitis, allergisch bedingte Hornhautrandulzera und Keratitiden.

- Eine zu erwartende starke postoperative Entzündung und die Prophylaxe einer Abstoßungsreaktion bei Keratoplastik gehören ebenso dazu (Tabelle 47.14).

Kontraindikationen

- Akute oberflächliche Herpes-simplex-Keratitis, Skleritis, Pilzerkrankungen des Auges oder syste-

Tabelle 47.11. Gefäßverengende Medikamente, sog. „Weißmacher"

Medikament	Handelsname (Firma)	Konzentration/Additiv
Naphazolin	Antistin-Privin AT (Ciba Vision)	0,025%, Antazolin 0,5%
	duraultra AT (Durachemie)	0,075%, Vitamin A 5000 I.E., Actinoquinol-Natrium 5%
	Konjunktival Thilo AT (Alcon)	0,01%, Pheniramin 0,1%
	Naphazolin AT (Kanoldt)	0,1%
	Oculosan N AT (Ciba Vision)	0,005%, Zinksulfat 0,02%
	Ophthalmin AT (Winzer)	0,03%, Oxedrin 0,15%, Antazolin 0,1%
	Proculin AT (Chauvin ankerpharm)	0,03%
	Tele-Stulln AT (Pharma Stulln)	0,1%, Actinoquinol-Natrium 4%
	Vistalbalon AT (Pharm-Allergan)	0,1%
Oxedrin	Dacrin (Chibret)	0,5%, Hydrastininchlorid 0,05%
Oxymetazolin	Vistoxyn Liquifilm AT (Pharm-Allergan)	0,26%
Phenylephrin	Neosynephrin-POS AT (Ursapharm)	2%
	Visadron AT (Basotherm)	0,125%
	Vistosan, -O.K. AT (Pharm-Allergan)	0,12%
	Zincfrin AT (Alcon)	0,12%, Zinksulfat 0,25%
Tetryzolin	Allergopos N AT (Ursapharm)	0,05%, Antazolin 0,015%
	Berberil N AT (Mann Pharma)	0,05%
	Diabenyl T AT (Chauvin ankerpharm)	0,05%
	Spersallerg AT (Ciba Vision)	0,04%, Antazolin 0,05%
	Vasopos N AT (Ursapharm)	0,05%
	Vidiseptal EDO sine (Mann Pharma)	0,05%
	Yxin AT (Pfizer)	0,05%
Tramazolin	Biciron (Alcon)	0,63%
Xylometazolin	Otriven (Ciba Vision)	0,001%

mische Pilzerkrankungen, Vacciniavirus, Varicellavirus und die meisten anderen Viruserkrankungen von Bindehaut und Hornhaut.

■ Okuläre Tuberkulose.

■ Überempfindlichkeit gegen eine Komponente des jeweiligen Präparates.

■ Relative systemische Kontraindikationen wie bei Steroiden i. allg.

Nebenwirkungen

■ Ophthalmologisch: Glaukom mit Sehnervenschaden, hintere subkapsuläre Katarakt, sekundäre okuläre Infektionen, wie z.B. Herpes simplex, Bulbusperforation, unbeabsichtigte intraokuläre Injektion, Exophthalmus nach wiederholter Retrobulbärinjektion, Pseudotumor cerebri.

■ Systemisch:

● Stoffwechsel: Verminderte Glukosetoleranz, Steroiddiabetes, hypokaliämische Azidose, Ketoazidose, Hyperlipidämie, Inaktivität bzw. Atrophie der Nebennierenrinde, Wachstumsverzögerung bei Kindern, sekundäre Amenorrhoe, Cushing-Syndrom (Vollmondgesicht, Stammfettsucht, Hirsutismus, Akne, Muskelatrophie), Impotenz.

● Elektrolythaushalt: Hypokaliämie, Natriumretention mit Ödembildung, Hyperkalzurie.

● Bewegungsapparat: Osteoporose, aseptische Knochennekrosen (z.B. im Femurkopf), Myopathie (Muskelschwäche und Atrophie).

● Haut: Striae rubrae, Ekchymosen, Petechien, Steroidakne, verzögerte Wundheilung, Störung der Kollagenbildung, Atrophie des subkutanen Gewebes.

● Psyche: Schlafstörungen, Nervosität, Antriebsstörungen, Gereiztheit, Depressionen, Euphorie, Auslösung von Krampfanfällen bei latenter Epilepsie, Erhöhung der Anfallsbereitschaft bei manifestem Anfallsleiden.

● Gastrointestinaltrakt: Ulzera, Pankreatitis.

● Kreislauf, Gefäßsystem: Hypertonie, Thrombose.

● ZNS: Pseudotumor cerebri.

● Immunsystem: Immunsuppression, Anfälligkeit für bakterielle, virale, mykotische und bestimmte Protozoeninfektionen, Exazerbation von abgegrenzten und lokalisierten Infektionen (z.B. Tuberkulose), Superinfektionen.

Tabelle 47.12. Ophthalmologische Steroidzubereitungen (Einzelstoffe)

Arzneistoff	Handelsname	Firma	Konzentration
Betamethason-21-dihydrogenphosphat	Betam-Ophtal AT + AS Beta-Stulln	Winzer Pharma Stulln	0,1% 0,1%
Cortisonacetat	Cortison AS „Dr. Winzer" 0,5%, 1%	Winzer	0,5%, 1%
Dexamethason	Cortisumman AT Dexamethason-AS Jenapharm Isopto-Dex AT/AS	Winzer Alcon Alcon	0,1% 0,1% 0,1%
Dexamethason-21-dihydrogenphosphat	Dexagel AT Dexa EDO AT Dexa-sine, -SE AT Spersadex AT Totocortin AT	Mann Pharma Mann Pharma Alcon Ciba Vision Winzer	0,1% 0,1% 0,1% 0,1% 0,131%
Dexamethason-21-isonicotinat	Dexa-Biciron AT	Alcon	0,00025%
Dexamethason-21-sulfobenzoat-Natrium	Dexapos AT	Ursapharm	0,001%
Fluorometholon	Efemolin AT Efflumidex AT Fluoropos AT Isopto-Flucon AT	Ciba Vision Pharm-Allergan Ursapharm Alcon	0,1% 0,1% 0,1% 0,1%
Hydrocortison-21-acetat	Glycocortison AS Hydrocortison-POS N 1%, 2,5% Ficortril AS	Ciba Vision Ursapharm Pfizer	1% 1%, 2,5% 0,5%, 2,5%
Medryson	Spectramedryn Liquifilm AT	Pharm-Allergan	1%
Prednisolon	Prednisolon-AS Jenapharm	Alcon	0,0025%
Prednisolon-21-acetat	Inflanefran 0,12% AT Inflanefran 0,5% AS Inflanefran forte AT Ultracortenol AT Predni-POS AT Predni-Ophthal Gel	Pharm-Allergan Ciba Vision Ursapharm Winzer	0,12% 0,5% 1% 0,5% 0,5% 1%
Prednisolon-21-pivalat	Ultracortenol AS	Ciba Vision	0,5%
Rimexolon	Vexol 1%	Alcon	1%

Dosierung und Applikation

■ Abhängig vom Präparat und der zu behandelnden Erkrankung (Tabelle 47.15).

■ Die Applikationsart ist von der jeweiligen Erkrankung abhängig. Behandlungsprinzip ist, das Medikament am gewünschten Wirkort (entzündetes Gewebe) zu plazieren.

Vorsichtshinweise

■ Es ist darauf zu achten, daß bei der Injektion nicht nach intraokular gestochen (und injiziert) wird; Depotpräparate sind u. a. bei Glaukom bzw. bei einem erhöhten Risiko, eine der unter den Nebenwirkungen genannten Erkrankungen zu erleiden, zu vermeiden.

■ Beachte: Depotpräparate dürfen nicht intravenös injiziert werden.

■ Zur subkonjunktivalen Injektion eignen sich wasserlösliche Steroide (Phosphatverbindungen, z. B. Fortecortin) besser als Kristallsuspensionen (Azetatverbindungen).

■ Für die para- und retrobulbäre Injektion werden besonders Kristallsuspensionen mit einer Langzeitwirkung empfohlen.

■ Skleritis und Steroidglaukom sind Kontraindikationen für eine periokuläre Injektion von Kortikosteroiden.

11
Ophthalmologische nichtsteroidale Antiphlogistika, Antihistaminika, Mastzellstabilisatoren

■ Der Entzündungsprozeß kann durch eine gezielte antientzündliche Therapie in einem tolerablen Rahmen gehalten werden. Neben Kortikosteroiden und

Tabelle 47.13. Antibakterielle/steroidhaltige Zubereitungen (Kombinationspräparate)

Arzneistoffe	Handelsname (Firma)
Aminoglykoside/Steroid	
Gentamicin/Dexamethason (AT, AS)	Dexamytrex (Mann Pharma)
Gentamicin/Dexamethason (AT, AS)	Dexa-Gentamicin (Ursapharm)
Gentamicin/Betamethason (AT, AS)	Betagentam (Winzer)
Gentamicin/Betamethason (AT)	durabetagent (Durachemie)
Gentamicin/Prednisolon (AT, AS)	Inflanegent (Pharm-Allergan)
Gentamicin/Fluorometholon (AT)	Infectoflam (Ciba Vision)
Neomycin/Dexamethason (AT)	Chibro-Cadron (Chibret)
Neomycin/Dexamethason (AT/AS)	Dispadex comp. (Ciba Vision)
Neomycin/Fluorometholon (AT)	Efflumycin (Pharm-Allergan)
Aminoglykoside/Polypeptid-Antibiotika/Steroid	
Neomycin/Bacitracin/Prednisolon (AT)	Prednitracin (Ciba Vision)
Neomycin/Gramicidin/Triamcinolon (AS)	Ultexiv (Alcon)
Neomycin/Polymyxin B/Prednisolon (AT)	Mycinopred (Pharm-Allergan)
Neomycin/Polymyxin B/Dexamethason (AT)	Dexa Polyspectran N (Alcon)
Neomycin/Polymyxin B/Dexamethason (AT, AS)	Isopto-Max (Alcon)
Tetrazykline/Steroid	
Oxytetracyclin/Dexamethason (AS)	Corti Biciron (S & K Pharma)
Oxytetracyclin/Prednisolon (AS)	Oxytetracyclin-Prednisolon-AS Jenapharm (Alcon)
Chloramphenicol/Steroid	
Chloramphenicol/Prednisolon (AT)	Aquapred (Winzer)
Chloramphenicol/Prednison (AT, ölige Lsg.)	Oleomycetin-Prednison (Winzer)
Chloramphenicol/Tetryzolin/Dexamethason (AT)	Spersadexolin (Ciba Vision)
Chloramphenicol/Dexamethason (AT)	Spersadex comp. (Ciba Vision)
Tetrazykline/Polypeptidantibiotika/Steroid	
Oxytetracyclin/Polymyxin B/Hydrocortison (AT, AS)	Terracortril (Pfizer)
Sulfonamide/Steroid	
Sulfacetamid/Prednisolon (AT, AS)	Blefcon (Alcon)
Sulfacetamid/Prednisolon (AT, AS)	Blephamide (Pharm-Allergan)

Immunsuppressiva stehen als Therapeutika Prostaglandinsynthesehemmer, Antihistaminika und Mastzellstabilisatoren zur Verfügung.

11.1
Prostaglandinsynthesehemmer

Indikationen

- Präoperativ bei intraokularen Eingriffen, zur Vermeidung einer Pupillenverengung während operativer Eingriffe, zur Prophylaxe und Therapie des zystoiden Makulaödems, zur Behandlung von Hornhautvaskularisationen, entzündlich bedingtem Sekundärglaukom, Uveitis anterior, Episkleritis, Skleritis (Tabelle 47.16).

Kontraindikationen

- Es können Überempfindlichkeitsreaktionen auf eine der Komponenten des Präparates, vermehrte Blutungsneigung und Magen-Darm-Geschwüre auftreten. Ketorolac-Trometamol sollte bei Kindern unter 16 Jahren als Augentropfen nicht angewandt werden.

Nebenwirkungen

- Bei topischer Gabe: Brennen beim Einträufeln ins Auge, Lidschwellung, verzögerte Wundheilung (verzögerte Epithelregeneration der Hornhaut), Anstieg des intraokularen Druckes.

Tabelle 47.14. Injizierbare Steroide

Arzneistoff	Handelsname (Firma)	Dosierung
Betamethasondihydrogenphosphat	Celestan solubile (Essex Pharma)	4–20 mg mehrmals tgl., im Notfall 100 mg
	Celestan Depot Kristallsuspension (Essex Pharma)	Intraläsional
Dexamethasonphosphat	Fortecortin Mono 4/8/40/100 (Merck)	Abhängig von Erkrankung und Applikationsart bis zu 300 mg initial
Hydrocortison-21-hydrogensuccinat	Hydrocortison 100, 250, 500, 1000 (Pharmacia & Upjohn)	Dosis 100–500 mg pro Tag, Wiederholung bei Bedarf nach 2, 4, 6 h
Methylprednisolon-21-acetat	Depo-Medrate Suspension (Pharmacia & Upjohn)	Intraläsional
	Metypred Kristallsuspension (Orion Pharma)	Intraläsional
Methylprednisolon-21-hydrogensuccinat	Medrate Solubile 125/500/1000 (Pharmacia & Upjohn)	Bis zu 30 mg/kg; bei Bedarf alle 4–6 h, Wiederholung bis zu 48 h
	Urbason Solubile 16/32/forte 250/forte 1000 (Hoechst Marion Roussel)	Abhängig von Erkrankung bis zu 1–2 Fl. Urbason solubile forte 1000
Prednisolon-21-hydrogensuccinat	Solu-Decortin H 10/25/50/250/1000 (Merck)	Bis 1000 mg pro Tag
Triamcinolon-16α,17α-acetonid	Volon A 10/40/80 Kristallsuspension (Bristol-Myers Squibb)	Intraläsional
	Kenaleg 40 Kristallsuspension (Bristol-Myers Squibb)	Intraläsional
Triamcinolon-16α, 21-diacetat	Delphicort 25/40 Kristallsuspension (Lederle)	Intraläsional
Triamcinolonhexacetonid	Lederlon 5/20 Kristallsuspension (Lederle)	Intraläsional
Triamcinolon-16α,17α-acetonid-21-dihydrogen-phosphat	Volon A solubile (Bristol-Myers Squibb)	80–200 mg

Tabelle 47.15. Vergleich der Wirkungsstärke, Plasma- und biologischen Halbwertszeiten der Glukokortikoide

Steroid	Handelsname	Halbwertszeit im Plasma (min)	Relative glukokortikoide Wirkung	Relative mineralokortikoide Wirkung	Cushing-Schwellen-dosis (mg/Tag)
Kurz wirksame Substanzen (biologische Halbwertszeit)					
Cortisol	Hydrocortison	90	1	1	30
Mittellang wirksame Substanzen (biologische Halbwertszeit)					
Prednison	Decortin	>200	4	0,6	7,5
Prednisolon	Decortin-H	>200	4	0,6	7,5
6α-Methyl-prednisolon	Medrate Urbason	>200	5	–	6
Fluocortolon (6α-Fluor-16α-methyl-1-dehydrocorticosteron)	Ultralan	>200	5	–	7,5
Triamcinolon (9α-Fluor-16α-hydroxy-prednisolon)	Delphicort Volon	>200	5	–	6
Lang wirksame Substanzen (biologische Halbwertszeit)					
Betamethason (9α-Fluor-16β-methyl-prednisolon)	Betnesol Celestan	>300	30	–	1
Dexamethason (9α-Fluor-16α-methyl-prednisolon)	Fortecortin	>300	30	–	1,5

Die Wirkungsstärken beziehen sich auf die orale oder intravenöse Gabe der Substanzen. Intramuskuläre Gabe sowie andere galenische Zubereitungen führen zu einer Änderung der Wirkungsstärke.

Tabelle 47.16. Nichtsteroidale topische Antiphlogistika, Antihistaminika, Mastzellstabilisatoren

Arzneistoffe	Handelsname (Firma)
Prostaglandinsynthesehemmer	
Diclofenac (AT)	Voltaren-ophtha, -sine (Ciba Vision)
Flurbiprofen (AT)	Ocuflur, -O. K. (Pharm-Allergan)
Ketorolac-Trometamol (AT)	Acular (Pharm-Allergan)
Indometacin (AT)	Chibro-Amuno 3 Suspension (Chibret)
Antihistaminika	
Antazolin (AT)	Spersallerg (Ciba Vision), in Komb. mit Tetryzolin (Vasokonstriktor) Ophtalmin (Winzer), in Komb. mit Naphazolin/Oxedrin (Vasokonstriktoren)
Antazolinphosphat (AT)	Allergopos N (Ursapharm), in Komb. mit Tetryzolin (Vasokonstriktor)
Antazolinsulfat (AT)	Antistin-Privin (Ciba Vision)
Azelastin (AT)	Loxin (Mann Pharma)
Diphenhydramin (AT)	Pheramin N (Kanoldt)
Emedastin Difumarat (AT)	Emadine 0,05 % G/V (Alcon)
Levocabastin (AT)	Levophta (Winzer/Ciba Vision) Livocab (Janssen-Cilag)
Pheniraminhydrogenmaleat (AT)	Konjunktival Thilo (Alcon/Thilo), in Komb. mit Naphazolin (Vasokonstriktor)
Mastzellstabilisatoren	
Cromoglicinsäure (AT)	Allergocrom, -COMOD (Ursapharm) Cromoglicin-Heumann (Heumann) Cromohexal, -UD (Hexal AG) Crom-Ophthal, -sine (Winzer) Cromo-ratiopharm (ratiopharm) cromo von ct AT (ct-Arzneimittel) Dispacromil, -sine (Ciba Vision) DNCG Stada (Stadapharm) DNCG TROM (Trommsdorff) duracroman (Durachemie) Flui-DNCG (Zambron) Opticrom (Fisons) Otriven H gegen Heuschnupfen (Novartis Consumer Health) Prothanon cromo AT (Chauvin ankerpharm) Vividrin, -EDO (Mann Pharma)
Ketotifen Fumarat (AT)	Zaditor (Ciba Vision)
Lodoxamid (AT)	Alomide, Alomide SE (Alcon)
Nedocromil (AT)	Irtan (Fisons/Rhône-Poulenc Rorer)
Spagluminsäure (AT)	Naaxia (Ciba Vision)
Zink (AT)	Zincfrin (Alcon) Oculosan N (Ciba Vision)

Wirkungsmechanismen

■ Die Prostaglandinsynthesehemmer blockieren die Bildung von Prostaglandinen durch eine Cyclooxygenasehemmung. Sie hemmen die Synthese der cyclooxygenaseabhängigen Arachidonsäureabkömmlinge und üben somit einen antiphlogistischen Effekt aus.

■ Prostaglandine werden bei Schädigungen von Zellmembranen gebildet und führen zu einer Vasodilatation, einem Zusammenbruch der Blut-Kammerwasser- und der Blut-Retina-Schranke, Ödemen, einer Miosis und einem Anstieg des Augeninnendruckes (Ausnahme Prostaglandin F_2). Des weiteren bewirken Prostaglandine durch eine erhöhte Ansprechbarkeit der Schmerzrezeptoren eine gesteigerte Schmerzempfindung.

■ Durch Hemmung der Cyclyooxygenase verlagert sich der Arachidonsäurestoffwechsel in Richtung Lipooxygenase und fördert somit die Bildung von lipooxygenaseabhängigen Mediatoren, die zu einer gesteigerten Chemotaxis mit verstärkter zellulärer

Reaktion führen können. Lediglich Ketorolac-Trometamol hemmt sowohl die Cyclooxygenase als auch die Lipooxygenase.

- Prostaglandinhemmer hemmen die Bildung des aggregationsfördernden Thromboxan A_2 und damit die Thrombozytenaggregation.

Dosierung und Applikation

- Man dosiert unabhängig vom jeweiligen Krankheitsbild: 3- bis 4mal täglich je nach klinischer Situation 12 Wochen oder länger, 4- bis 6mal präoperativ zur Vermeidung einer Miosis während des operativen Eingriffes, postoperativ für 1–2 Wochen zur Behandlung des postoperativen Reizzustandes, Prophylaxe und Therapie des postoperativen zystoiden Makulaödems.

Vorsichtshinweise

- Siehe unter Nebenwirkungen/Kontraindikationen.

11.2 Antihistaminika

Indikationen

- Keratoconjunctivitis vernalis, atopische Konjunktivitis, allergische Konjunktivitis (s. Tabelle 47.16).

Kontraindikationen

- Es kann eine Überempfindlichkeitsreaktion auf eine der Komponenten des Präparates auftreten. Orale Antihistaminika reduzieren die Tränensekretion und sind deshalb bei trockenem Auge und Kontaktlinsenträgern mit Vorsicht anzuwenden. Das Tragen von weichen Kontaktlinsen sollte bei nicht konservierungsmittelfreien Präparaten (z. B. Benzalkoniumchlorid) während der Behandlung vermieden werden. Bei Anwendung in der Schwangerschaft ist eine sorgfältige Nutzen-Risiko-Abwägung erforderlich. Die Anwendung im 1. Trimenon sollte grundsätzlich vermieden werden.

Nebenwirkungen

- Topische H_1-Rezeptoren-Blocker zeigen wenig Nebenwirkungen. Leichte lokale Reizerscheinungen (Juckreiz, reaktive Bindehauthyperämie) am Auge werden berichtet.

Wirkungsmechanismen

- Histamin wird bei allergischen Reaktionen von Mastzellen, Thrombozyten und Leukozyten freigesetzt. Am Auge führt die Stimulierung von H_1-Rezeptoren zu Juckreiz und leichter Bindehautrötung und die Stimulierung von H_2-Rezeptoren zu einer diffusen Bindehautrötung und Chemosis.

- Antihistaminika werden in H_1- und H_2-Rezeptor-Blocker eingeteilt, wobei topisch nur H_1-Rezeptor-Blocker vorliegen. Sie blockieren kompetitiv den Histaminrezeptor und besitzen keine intrinsische, also rezeptoraktivierende Aktivität. Levocabastin ist ein neu entwickelter selektiver Histamin-H_1-Antagonist.

- Levocabastin verfügt neben der antihistaminischen Wirkung möglicherweise noch über andere Mechanismen. Trotz hoher H_1-Spezifität wird die allergisch induzierte Hyperämie unterdrückt.

Dosierung und Applikation

- Die Dosierung erfolgt mit 1 Tropfen 4mal täglich. Einige Präparate sind mit Vasokonstriktoren kombiniert und sollten deshalb nicht häufiger als 5mal täglich verabreicht werden, um Kreislaufwirkungen sowie eine reaktive Hyperämie zu vermeiden.

Vorsichtshinweise

- Siehe unter Nebenwirkungen/Kontraindikationen.

11.3 Mastzellstabilisatoren

Indikationen

- Keratoconjunctivitis vernalis, atopische Konjunktivitis, allergische Konjunktivitis, Pflastersteinkonjunktivitis bei Kontaktlinsenträgern und möglicherweise Conjunctivitis lignosa (s. Tabelle 47.16).

Kontraindikationen

- Es können Überempfindlichkeitsreaktionen auf eine der Komponenten des Präparates auftreten.

Nebenwirkungen

- Brennen beim Einträufeln der Augentropfen ins Auge, Bindehautrötung und -chemosis, Epiphora, Juckreiz, Lidschwellung. Diese Nebenwirkungen stel-

Tabelle 47.17. Tränenersatzmittel

Arzneistoff (Hauptwirkstoff)	Handelsname (Firma)	Konservierungsstoffe (KS), Zusätze
Carboxymethylcellulose	Celluvisc (Pharm-Allergan)	NaCl, Natriumlactat, Kaliumchlorid, Calciumchlorid
Hydroxyethylcellulose	Lacrigel (Winzer)	Benzalkoniumchlorid (KS), Edetinsäure, Dinatriumsalz, NaCl, Wasser
Methylhydroxypropylcellulose (Hypromellose)	Artelac (Mann Pharma)	Cetrimid (KS), Natriummono(di)hydrogenphosphat, Edetinsäure, Wasser, Dinatriumsalz Sorbitol
	Artelac EDO sine (Mann Pharma)	Keine KS, Natriummono(di)hydrogenphosphat, Sorbitol, Wasser
	Isopto-Fluid SE (Alcon)	Keine KS, NaCl, Natriumcitrat, Wasser Natriummono(di)hydrogenphosphat
	Isopto-Naturale (Alcon)	Benzalkoniumchlorid (KS), Dextran, Edetinsäure, Dinatriumsalz
	Lacrisic (Alcon)	Benzalkoniumchlorid (KS), Glycerol 85%, Polyvidon, NaCl, Natriummonohydrogenphosphat, Kaliumchlorid, Kaliumdihydrogenphoshat
	Lacrisic SE (Alcon)	Keine KS, NaCl, Natriummonohydrogenphosphat, Kaliumchlorid, Kaliumhydrogenphosphat, Wasser, Glycerol 85%
	Oculotect (Ciba Vision)	Chlorhexidin (KS), Tocopherol, Borsäure, Natriumtetraborat, Edetinsäure, Vitamin A
	Sicca-Stulln (Pharma Stulln)	Benzalkoniumchlorid (KS), NaCl, Kaliumchlorid, Natriumtetraborat, Borsäure
	SIC-Ophthal N (Winzer)	Benzalkoniumchlorid, Borsäure, Natriumtetraborat, NaCl, Wasser
	SIC-Ophthal sine (Winzer)	Natriummono(di)hydrogenphosphat, Sorbitol, Wasser
Polyvidon (= Povidon)	Arufil UNO (Chauvin ankerpharm)	Benzalkoniumchlorid (KS), Natriummono(di)hydrogenphosphat, Edetinsäure, Wasser, Dinatriumsalz, NaCl
	Lacophtal (Winzer)	Benzalkoniumchlorid (KS), Borsäure, NaCl
	Lacophtal sine (Winzer)	Keine KS, Borsäure, NaCl
	Lacri-Stulln UD (Pharma Stulln)	Keine KS, Natriumedetat, Natriummono(di)hydrogenphosphat, NaCl, Wasser
	Protagent (Alcon)	Benzalkoniumchlorid (KS), Borsäure, NaCl
	Protagent SE (Alcon)	Keine KS, Borsäure, NaCl
	Oculotect fluid (Ciba Vision)	Benzalkoniumchlorid (KS), Borsäure, Calciumchlorid, Kaliumchlorid, Magnesiumchlorid, NaCl, Natriumlactat
	Oculotect sine (Ciba Vision)	Keine KS, Borsäure, Calciumchlorid, Kaliumchlorid, Magnesiumchlorid, NaCl, Natriumlactat
	Vidirakt S mit PVP (Mann Pharma)	Cetrimid (KS), NaCl, Borsäure, Natriumhydroxid, Wasser
	Vidisept (Mann Pharma)	Cetrimoniumchlorid (KS), Edetinsäure, Dinatriumsalz, Natriummono(di)hydrogenphosphat, NaCl, Wasser, Hypromellose
	Vidisept EDO (Mann Pharma)	Keine KS, Zusätze s. Vidisept
Polyvinylalkohol	Dispatenol (Ciba Vision)	Benzalkoniumchlorid (KS), Dexpanthenol
	Lacrimal (Pharm-Allergan)	Chlorobutanol (KS), Polyvidon, NaCl
	Lacrimal O.K. (Pharm-Allergan)	Keine KS, Polyvidon, NaCl
	Liquifilm (Pharm-Allergan)	Chlorobutanol (KS), NaCl
	Sicca Comod (Ursapharm)	Keine KS, Dexpanthenol, Kalium(mono)hydrogenphosphat, Wasser

Tabelle 47.17 (Fortsetzung)

Arzneistoff (Hauptwirkstoff)	Handelsname (Firma)	Konservierungsstoffe (KS), Zusätze
Polyvinylalkohol	Siccaprotect (Ursapharm)	Benzalkoniumchlorid (KS), Kaliummono(di)hydrogenphosphat, Dexpanthenol, Wasser
Polyacrylat (Carbomer)	Liposic AT (Mann Pharma)	Cetrimid, Triglyceride, Sorbit, Wasser, NaOH
	Liposic EDO (Mann Pharma)	Keine KS, Triglyceride, Sorbit
	Thilo-Tears Gel (Alcon)	Thiomersal (KS)
	Thilo-Tears SE (Alcon)	Keine KS, Mannitol, Wasser
	Vidisic (Mann)	Cetrimid (KS), Sorbitol, Wasser, Edetinsäure, Dinatriumsalz, Natriumhydroxid
	Vidisic EDO (Mann Pharma)	Keine KS, Zusätze s. Vidisic
	Visc-Ophthal (Winzer)	Cetrimid (KS), Sorbitol, Natriumhydroxid, Wasser
Weitere	Coliquifilm (Pharm-Allergan)	Wollwachsalkohole, dünnflüssiges Paraffin, weißes Vaselin, keine KS

Anmerkung: Bromhexin, ein Mukolytikum mit Affinität zur Tränendrüse, das bei jungen Patienten stimulierend auf die Tränensekretion wirken soll, ist bei einigen Augentropfen als Hauptwirksubstanz angegeben.

len wahrscheinlich Überempfindlichkeitsreaktionen auf das Konservierungsmittel dar.

Wirkungsmechanismen

- Mastzellen nehmen eine wichtige Rolle bei den allergischen Erkrankungen ein. Auf der Oberfläche der Mastzellen befinden sich IgE-Rezeptoren. Durch Bindung eines Antigens an 2 IgE-Rezeptoren werden entzündungserregende Mediatoren wie Histamine, Leukotriene, „slow reacting substance of anaphylaxis" (SRS-A), chemotaktischer Faktor für eosinophile Leukozyten, Serotonin, Prostaglandine und Heparin freigesetzt. Bei diesem Prozeß kommt es zu einem erhöhten Kalziumeinstrom.

- Die Hemmung der Mediatorfreisetzung soll für die prophylaktische Wirkung von Cromoglicinsäure verantwortlich sein. Der genaue Wirkungsmechanismus von Cromoglicinsäure ist nicht bekannt. Es wird eine Verringerung des transmembranösen Kalziumionentransportes durch einen Anstieg des intrazellulären zyklischen AMP (Adenosinmonophosphat) und eine Hemmung der Phosphodiesterase diskutiert. Des weiteren soll Cromoglicinsäure ein Protein aktivieren, das die Mastzellmembran stabilisiert.

- Nedocromil führt ebenfalls zu einer Stabilisation der Mastzellmembran.

- Die Spagluminsäure hemmt die Mastzelldegranulation und unterdrückt wirksam die Aktivierung des Komplementsystems.

- Zink wirkt antagonistisch zu Kalzium und übt auch einen mastzellstabilisierenden Effekt aus.

Dosierung und Applikation

- Cromoglicinsäure AT wird 4- bis 6mal tgl. als Langzeit- oder Dauertherapie verabreicht.

Vorsichtshinweise

- Siehe unter Nebenwirkungen/Kontraindikationen.

WEITERFÜHRENDE LITERATUR

Fechner PU, Teichmann KD (1991) Medikamentöse Augentherapie. Enke, Stuttgart
Forth W, Henschler D, Rummel W (1987) Pharmakologie und Toxikologie. Bibliographisches Institut, Mannheim
Frauenfelder FT (1996) Drug induced ocular side effects. Williams & Wilkins, Baltimore, Philadelphia
Fülgraff G, Palm D (1989) Pharmakotherapie – Klinische Pharmakologie. Gustav, Stuttgart
Grehn F, Mackensen G (1993) Die Glaukome. Kohlhammer, Stuttgart
Kanski JJ (1995) Lehrbuch der klinischen Ophthalmologie. Thieme, Stuttgart
Shields MB, Krieglstein GK (1993) Glaukom. Springer, Berlin Heidelberg New York Tokyo
Teich SA, Cheung TW, Friedman AH (1992) Systemic anitviral drugs used in ophthalmology. Surv Ophthalmol 37:19
Zimmerman TJ, Kooner KS, Sharir M, Fechtner RD (eds) (1997) Textbook of ocular pharmacology. Lippincott-Williams & Wilkins, Philadelphia, New York

Anhang

Anhang A: Ergophthalmologie, ophthalmologisches Gutachtenwesen in der Bundesrepublik Deutschland

1 Ergophthalmologie

■ Die Ergophthalmologie befaßt sich mit der sachgerechten Gestaltung des Arbeitsplatzes zur Vermeidung von Augenschäden.

1.1 Arbeitsmedizinische Fragen

■ Ziel arbeitsmedizinischer Untersuchungen ist die Vorsorge und die Früherkennung von Gesundheitsschädigungen. Die hier gewonnenen Befunde fließen in die Grundsätze der arbeitsmedizinischen Vorsorgeuntersuchungen und die Unfallverhütungsvorschriften (UVV) der Gewerblichen Berufsgenossenschaften (BG) ein.

■ Die Unternehmer tragen die Verantwortung für die Durchführung der arbeitsmedizinischen Vorsorgeuntersuchunge. Die Grundsätze richten sich an die Ärzte, insbesondere an die ermächtigten Ärzte und sollen eine einheitliche arbeitsmedizinische Untersuchungen bezwecken. Die ärztliche Handlungsfreiheit wird jedoch nicht eingeschränkt. Für den Augenarzt sind folgende Grundsätze (G) der Berufsgenossenschaften von Bedeutung:

- G 37 Bildschirmarbeitsplätze.
- G 25 Fahr-, Steuer- und Überwachungstätigkeiten.
- G 26 Atemschutzgerät.
- G 31 Überdruck.

■ Hier wird nur der den Augenarzt häufig betreffende berufsgenossenschaftliche Grundsatz G 37 „Bildschirmarbeitsplätze" dargestellt. Für Informationen zu den anderen Grundsätzen verweisen wir auf die weiterführende Literatur.

1.2 Bildschirmarbeitsplatz (Berufsgenossenschaftlicher Grundsatz G 37)

■ Schädigungen des Sehorgans durch Bildschirmarbeit sind in der Regel nicht zu erwarten; dennoch ist es sinnvoll, das Sehvermögen der Beschäftigten regelmäßig zu überprüfen. Es wird häufig beobachtet, daß Beschäftigte eine nicht ausreichende oder nicht ausreichend korrigierte Sehschärfe besitzen. Desweiteren können Belastungen am Arbeitsplatz jeglicher Art zu asthenopischen Beschwerden, wie Kopfschmerzen, brennende oder trockene Augen sowie Flimmern vor den Augen führen. Bei einem nicht ausreichenden Sehvermögen sollte eine arbeitsplatzbezogene Korrektur der Sehschärfe erfolgen.

1.2.1 Anwendungsbereich

■ Es werden Anhaltspunkte für gezielte arbeitsmedizinische Vorsorgeuntersuchungen gegeben. Ziel ist die Verhinderung oder Früherkennung von Beschwerden, die durch die Tätigkeit an Bildschirmarbeitsplätzen entstehen können.

1.2.2 Untersuchungsarten

■ Erstuntersuchung: vor Aufnahme einer Tätigkeit an Bildschirmarbeitsplätzen.

■ Nachuntersuchung: während dieser Tätigkeit.

■ Nachgehende Untersuchung: entfällt.

1.2.3 Erstuntersuchung

- Allgemeine Untersuchung:
- Allgemeine Anamnese:
  - Augenbeschwerden, Augenerkrankungen.
  - Beschwerden des Bewegungsapparates.
  - Neurologische Störungen.
  - Stoffwechselerkrankungen.
  - Bluthochdruck.
  - Dauerbehandlung mit Medikamenten.
- Arbeitsanamnese:
  - Arbeitsplatz.
  - Arbeitsaufgabe.
  - Arbeitsanweisung.
  - Arbeitszeit.
- Untersuchung im Hinblick auf die Tätigkeit:
  - Nur bei entsprechenden Auffälligkeiten oder Beschwerden.

1.2.4 Spezielle Untersuchung

Siebtest (durch ermächtigten Arzt; Tabelle A1 und A2)

- Sehschärfe:
- Ferne: ohne Sehhilfe bzw. bei Fehlsichtigkeiten mit Sehhilfe.
- Nähe: arbeitsplatzbezogen (i. allg. bei den Prüfentfernungen 33 cm und 55 cm) ohne Sehhilfe bzw. bei Fehlsichtigen mit der am Arbeitsplatz getragenen Sehhilfe.

Tabelle A1. Mindestanforderungen an im Siebtest zu prüfende Merkmale

Merkmal	Mindestanforderungen nach dem Siebtest und der Ergänzungsuntersuchung
Sehschärfe Ferne	0,8/0,8
Sehschärfe Nähe	
– im allgemeinen: Bei 33 cm	0,8/0,8
– im allgemeinen: Bei 55 cm	0,8/0,8
Stereopsis[a]	Regelrecht
Phorie[a]	Regelrecht
Farbensinn	Regelrecht
Zentrales Gesichtsfeld	Regelrecht

[a] Wird zwar geprüft, Nichterfüllen der Mindestanforderung geht allerdings lediglich mit der Empfehlung, einen Augenarzt aufzusuchen einher. Ein 2. Siebtest entfällt.

Tabelle A2. Übersicht über die im Siebtest anzuwendenden Verfahren

Merkmal	Geräte bzw. Verfahren
Sehschärfe Ferne	Testverfahren nach DIN 58 220 Teil 5
Sehschärfe Nähe	Testverfahren nach DIN 58 220 Teil 5
Stereopsis	Testgeräte
Phorie	Testgeräte
Farbensinn	Farbtafeln (z. B. Ishihara) oder Testgeräte
Zentrales Gesichtsfeld	Standard-Tafel (Amsler-Tafel)

- Stereopsis (räumliches Sehen).
- Phorie (Stellung der Augen).
- Farbensinn (bei Anforderungen an das Farbunterscheidungsvermögen).
- Zentrales Gesichtsfeld.
- Mindestanforderungen bezüglich der Sehschärfe erfüllt:
- Sehschärfe beider Augen ≥1,0 (Ferne und Nähe): Keine gesundheitlichen Bedenken.
- Sehschärfe bei einem Auge mindestens ≥0,8 (Ferne und Nähe): keine gesundheitlichen Bedenken verbunden mit der Empfehlung an den Untersuchten, einen Augenarzt aufzusuchen.
- Mindestanforderungen bezüglich der Sehschärfe nicht erfüllt:
- Sehschärfe beider Augen <0,8 (Ferne und Nähe): keine gesundheitlichen Bedenken unter bestimmten Vorraussetzungen mit der Bemerkung: „Untersuchung innerhalb von 3 Monaten durch einen Augenarzt nach Wahl des Untersuchten", danach erneuter Siebtest (Sehschärfe, Stereopsis und Phorie):
  - Mindestanforderungen erfüllt: keine gesundheitlichen Bedenken.
  - Mindestanforderungen nicht erfüllt: Ergänzungsuntersuchung durch einen ermächtigten Augenarzt.
- Mindestanforderungen bezüglich Phorie, Stereopsis, zentralem Gesichtsfeld oder ggf. Farbensinn erfüllt: keine gesundheitlichen Bedenken.
- Mindestanforderungen bezüglich Farbensinn nicht erfüllt: Ergänzungsuntersuchung durch einen ermächtigten Augenarzt.
- Mindestanforderungen bezüglich Phorie, Stereopsis und/oder zentralem Gesichtsfeld nicht erfüllt:

keine gesundheitlichen Bedenken, verbunden mit der Empfehlung, einen Augenarzt nach Wahl des Untersuchten aufzusuchen. Ein 2. Siebtest entfällt.

Ergänzungsuntersuchung (durch einen ermächtigten Augenarzt)

- Anamnese.
- Refraktionsbestimmung und Prüfung der Sehschärfe für Ferne und Nähe (s. Siebtest); bei Verdacht auf latente Brechungsfehler, ggf. Untersuchung in Zykloplegie.
- Untersuchung von Stellung und Beweglichkeit der Augen bei Blick in Ferne und Nähe. Vollständige Prüfung des beidäugigen Sehens (Simultansehen, Fusion und Stereosehen).
- Prüfung des peripheren und zentralen Gesichtsfeldes.
- Prüfung des Farbensinns; Überprüfung mit einem Anomaloskop.
- Erhebung des Organbefunds aller Augenabschnitte.
- Messung des Augeninnendrucks bei über 40jährigen und bei begründetem augenärztlichen Verdacht.
- Zusätzliche Untersuchungen bei begründetem augenärztlichen Verdacht im Hinblick auf Arbeitsplatz und Arbeitsaufgabe.
- Beachte: Untersuchungsbefunde, Diagnose und die sich daraus ergebende augenärztliche Beurteilung dürfen nur dem ermächtigten Arzt und nur mit Einwilligung des Versicherten mitgeteilt werden. Der ermächtigte Arzt hat unter Einbeziehung der augenärztlichen Beurteilung die ärztliche Bescheinigung für den Arbeitgeber (s. arbeitsmedizinische Kriterien) auszustellen.

1.2.5
Arbeitsmedizinische Kriterien

Dauernde gesundheitliche Bedenken

- Hiervon sind Personen mit schwerwiegenden Gesundheitsschäden, z.B. des Bewegungsapparates betroffen, wenn kein Ausgleich geschaffen werden kann. Dies gilt ebenso für Menschen mit deutlicher Einschränkung des Sehvermögens, wenn kein Ausgleich geschaffen werden kann.

Befristete gesundheitliche Bedenken

- Personen mit den oben genannten Erkrankungen, soweit eine Wiederherstellung zu erwarten ist.

Keine gesundheitlichen Bedenken unter bestimmten Vorraussetzungen

- Hiervon sind Personen mit schwerwiegenden Gesundheitsschäden, z.B. des Bewegungsapparates betroffen, wenn ein Ausgleich geschaffen werden kann. Dies gilt ebenso für Menschen mit deutlicher Einschränkung des Sehvermögens, wenn ein Ausgleich geschaffen werden kann.
- Bei gesundheitlichen Bedenken (dauernd oder befristet) gelten folgende Regelungen:
  - Verkürzte Nachuntersuchungsfristen.
  - Ärztliche Therapie.
  - Individuelle Arbeitsplatzgestaltung.
- Beachte: Bei deutlicher Sehbehinderung oder Blindheit erfolgt die Beurteilung in Zusammenarbeit mit einem Rehabilitationszentrum für Blinde und Sehbehinderte oder einer entsprechenden Einrichtung.

Keine gesundheitlichen Bedenken

- Alle anderen Personen.
- Beachte: Einäugigkeit schließt Arbeit an Bildschirmgeräten nicht grundsätzlich aus.

1.2.6
Nachuntersuchungen

Nachuntersuchungsfristen

- Erste Nachuntersuchung: vor Ablauf von 60 Monaten. Bei Personen über 40 Jahren erfolgt die Nachuntersuchung vor Ablauf von 36 Monaten.
- Weitere Nachuntersuchung: vor Ablauf von 60 Monaten. Bei Personen über 40 Jahren vor Ablauf von 36 Monaten.
- Vorzeitige Nachuntersuchung:
  - Nach Erkrankung mit Anlaß zu Bedenken gegen eine Weiterbeschäftigung.
  - Auf Wunsch eines Arbeitnehmers, der unabhängig vom Ergebnis vorangegangener Untersuchung über Beschwerden klagt, die arbeitsplatzbezogen sein könnten.
  - Nach ärztlichem Ermessen in Einzelfällen, z.B. bei befristeten gesundheitlichen Bedenken.

Allgemeine Untersuchung

- Zwischenanamnese: s. Erstuntersuchung.
- Untersuchung in Hinblick auf die Tätigkeiten: s. Erstuntersuchung.

Spezielle Untersuchung

- Siebtest.
- Ergänzungsuntersuchung.

Arbeitsmedizinische Kriterien

- Hier gelten die unter Abschn. 1.2.5 aufgeführten Kriterien. Nachgehende Untersuchungen entfallen.

1.2.7
Nachgehende Untersuchungen

- Entfällt.

1.2.8
Ergänzende Hinweise

Begriffsbestimmungen

- Ein Bildschirm ist ein Schirm zur Darstellung alphanumerischer Zeichen oder zur Grafikdarstellung, ungeachtet des Darstellungsverfahrens.

- Ein Bildschirmarbeitsplatz umfaßt ein Bildschirmgerät, das ggf. mit einer Tastatur oder einer Datenerfassungsvorrichtung und/oder einer die Mensch-Maschine-Schnittstelle bestimmenden Software, optionalen Zusatzgeräten, Anlageelementen einschließlich Diskettenlaufwerk, Telefon, Modem, Drucker, Manuskripthalter, Sitz und Arbeitstisch oder Arbeitsfläche ausgerüstet ist, sowie die unmittelbare Arbeitsumgebung.

- Ein Arbeitnehmer an einem Bildschirmarbeitsplatz ist jeder, der gewöhnlich bei einem nicht unwesentlichen Teil seiner Arbeit[1] ein Bildschirmgerät benutzt.

Ermächtigungen

- Untersuchungen, die arbeitsmedizinische Kriterien betreffen (Siebtest, Ergänzungsuntersuchung), sind durch ermächtigte Ärzte durchzuführen.

Gesundheitsbeschwerden

- Je nach Intensität und Dauer der Tätigkeit am Bildschirmgerät können bei nicht ausreichendem Sehvermögen oder bei ergonomisch ungenügend gestalteten Bildschirmarbeitsplätzen asthenopische Beschwerden, wie z. B. Kopfschmerzen, brennende und tränende Augen, Flimmern vor den Augen oder Beschwerden durch körperliche Fehlhaltungen, auftreten.

Arbeitsplatzbezogene Korrektur der Augen

- Ist nach dem Siebtest oder der Ergänzungsuntersuchung eine spezielle arbeitsplatzbezogene Korrektur der Augen erforderlich, so muß diese entsprechend der durch den Arbeitsplatz vorgegebenen Sehabstände erfolgen.

Rechtsgrundlagen für spezielle arbeitsmedizinische Vorsorgeuntersuchungen

- § 2 der UVV „Allgemeine Vorschriften" (VBG 1).
- Abschnitt 5 der Sicherheitsregeln für Bildschirm-Arbeitsplätze im Bürobereich (ZH 1/618).

WEITERFÜHRENDE LITERATUR

Auswahlkriterien für spezielle arbeitsmedizinische Vorsorge „Bildschirm-Arbeitsplätze" (ZH 1/600.37). Zu beziehen über: Hauptverband der gewerblichen Berufsgenossenschaften. Zentralstelle für Unfallverhütung und Arbeitsmedizin. Alte Heerstraße 111, 53757 Sankt Augustin

Richtlinie des Rates der Europäischen Gemeinschaften: Richtlinie des Rates über die Mindestvorschriften, bezüglich der Sicherheit und des Gesundheitsschutzes bei der Arbeit an Bildschirmgeräten (5. Einzelrichtlinie im Sinne von Artikel 16, Absatz 1 der Richtlinie 89/391/EWG (90/270/EWG)

Sicherheitsregeln für Bildschirm-Arbeitsplätze im Bürobereich (ZH 1/618)

2
Ophthalmologisches Gutachtenwesen (Synopsis)

- Es werden folgende Rechtsgebiete unterschieden:
- Eignungsbegutachtung.
- Berufs- bzw. Erwerbsunfähigkeit.
- Hafpflichtversicherung.

---

[1] Unter „gewöhnlich bei einem nicht unwesentlichen Teil der normalen Arbeit" sind Arbeiten zu verstehen, die z. B. ohne Bildschirm nicht zu erledigen sind.

- Private Unfallversicherung (PUV).
- Gesetzliche Unfallversicherung (GUV).
- Soziales Entschädigungsrecht (SozER).
- Schwerbehindertengesetz (SchwbG).

■ Die Begutachtung ist Sache des Facharztes. Jeder Arzt sollte die Grundsätze der augenärztlichen Begutachtung kennen.

2.1 Eignungsbegutachtung

2.1.1 Bestimmte formulierte Anforderungen

■ Soweit formulierte, rechtlich bindende Mindestanforderungen als bestimmte Rechtsbegriffe vorliegen, sind diese maßgebend für die Beurteilung und begründen im Falle der Erfüllung für den Bürger ein Recht auf Erhalt der angestrebten Erlaubnis.

2.1.2 Unbestimmte formulierte Anforderungen

■ Beispielsweise existieren im Rahmen der Fahrerlaubnisbegutachtung auch unbestimmte Rechtsbegriffe („normales" Gesichtsfeld oder Stereosehen). Hier ist auf die aktuellen Veröffentlichungen von BVA und DOG zu achten.

2.1.3 Zuständigkeit

■ Verwaltungsgerichtsbarkeit.

■ Einschlägige Gesetze und Verordnungen.

■ Grundsätze (G) der Gewerblichen Berufsgenossenschaften.

■ Unfallverhütungsvorschriften (UVV).

2.2 Berufs- und Erwerbsunfähigkeit

2.2.1 Berufsunfähigkeit

■ Berufsunfähig ist ein Versicherter, dessen Erwerbsfähigkeit wegen Krankheit oder Behinderung auf weniger als die Hälfte derjenigen eines gesunden Versicherten mit ähnlicher Ausbildung oder gleichwertigen Kenntnissen oder Fähigkeiten reduziert ist (BSG 16.5.1965, 20.1.1983).

2.2.2 Erwerbsunfähigkeit

■ Erwerbsunfähig ist ein Versicherter, der wegen Krankheit oder Behinderung auf nicht absehbare Zeit außerstande ist, eine Erwerbstätigkeit in gewisser Regelmäßigkeit auszuüben oder Arbeitsentgelt oder -einkommen in mehr als nur geringfügigem Ausmaß zu erzielen.

2.2.3 Zuständigkeit

■ Sozialgerichtsbarkeit.

■ SGB.

■ Rechtssprechung des RVA (Reichsversicherungsamt, vor 1945) und des BSG.

2.2.4 Haftpflichtversicherung

Vertragsgrundlage

■ Allgemeine Haftpflichtversicherungsbedingungen (AHB), die freiwillig (ausgenommen: Gefährdungshaftung, z. B. im Verkehr) mit privaten Versicherungsunternehmen abgeschlossen wurden.

■ Die gesetzliche Gefährdungshaftung ergibt sich aus §§ 611 (Dienstvertrag), 631 ff (Werkvertrag) und 823 ff (unerlaubte Handlung) BGB.

Aufgaben des Gutachters

■ Den ursächlichen Zusammenhang (Kausalität) zwischen Tat und Erfolg zu klären.

■ Den partiellen Anteil der Tat am Erfolg zu beschreiben.

■ Die Prognose zu stellen.

■ Das Ausmaß der Störung der körperlichen und/ oder geistigen Integrität zu beschreiben, nicht aber in irgendwelchen Prozenten anzugeben.

■ Schilderung der Kausalität (Mit welcher Wahrscheinlichkeit besteht ein ursächlicher Zusammenhang?).

■ Schilderung der Nachteile für den Erwerb.

■ Schilderung der Nachteile für das Fortkommen.

- Eventuell noch nach Jahren auftretende Spätschäden (als Folgeschaden) können auf Antrag auch noch später entschädigt werden.

Zuständigkeit

- Zivilgerichtsbarkeit (Amtsgericht ggf. bis BHG).
- BGB.

2.2.5
Private Unfallversicherung (PUV)
(s. auch Abschn. 3.2.3)

- Die PUV ist eine freiwillige Versicherung Einzelner oder einer Gruppe. Versicherer sind verschiedene Versicherungsunternehmen mit unterschiedlicher Rechtsform. Der Umfang des Versicherungsschutzes ist vertraglich festgesetzt.

Gliedertaxe

- Allgemeine Unfallversicherungsbedingungen (AUB) alt: gibt die MdG (= Minderung der Gebrauchsfähigkeit) in 30stel an und kennt „das Sehorgan". Der Verlust eines Auges führt zu einer MdG von 30/30 (= Invaliditätsgrad 30%). In der AUB alt wird das vom Unfall nicht betroffene Auge in den Unfallschaden mit einbezogen.

- AUB 88: gibt die MdG in 25stel an; der Invaliditätsgrad (IG) ist durch Verdoppelung des MdG-Prozentsatzes zu errechnen. Die AUB 88 kennt nur Einzelaugen und der Begriff „Gesamtsehvermögen" besteht nicht mehr. Vorschäden am nicht verletzten Auge bleiben unberücksichtigt. Die AUB 88 bewertet den Verlust eines Auges mit einer IG von 50% [MdG = 25/25 = IG 50 (2 · 25%)].

- In der PUV werden, falls nach einem Unfall das Tragen einer Brille erforderlich ist, die Sehhilfen gesondert berücksichtigt. Es besteht hier kein Unterschied zwischen der AUB alt und AUB 88.

Vorschaden

- Eine durch Vorschäden bedingte MdG wird mathematisch korrekt in voller Höhe von der Unfallschaden-MdG abgezogen.

- Besteht als Vorschaden eine Minderung des Sehvermögens des anderen Auges, sollte nur die MdG für jedes Einzelauge angegeben werden. Das Umrechnen auf die AUB alt erfolgt durch die jeweilige Versicherung.

Mitwirkung

- AUB alt und 88 sehen vor, daß der „Vorzustand" ggf. als Mitwirkung an den Unfallfolgen zu berücksichtigen ist. Dies ist ein wichtiger Unterschied zur GUV. Wird die Mitwirkung auf unter 25% angesetzt, entfällt sie. Es ist Aufgabe des Gutachters ggf. die Mitwirkung abzuziehen.

Fristen

- In der Regel ist der Befund entscheidend, wie er spätestens nach 2 oder, seltener und von der Versicherung anzugeben, nach 3 Jahren besteht; vertragliche Sonderregelungen sind möglich und besonders bei Kindern häufig.

MdG/IG (Minderung der Gebrauchsfähigkeit/ Invaliditätsgrad)-Schätzbasis

- Basis ist die Gliedertaxe AUB alt von Gramberg-Danielsen, Mewe und Thomann und die AUB 88 von Gramberg-Danielsen und Thomann.

- Bei Mehrfachschädigungen ist der erste Schaden voll, der zweite Schaden zur Hälfte, der dritte Schaden mit einem Viertel usw. anzusetzen. Dabei darf bei einseitiger Augenschädigung aber nie der Wert für den Gesamtverlust eines Auges (30% bzw. 50%) und bei beidseitigen Schäden nie ein IG von 100% überschritten werden.

- Kosmetische Entstellungen werden nicht versichert, wohl aber die durch sie oder parallel mit ihnen bedingten Funktionsausfälle (z.B. tränendes Auge bei Lidverziehung und dadurch bedingte zeitweise Visusminderung und/oder Blendempfindlichkeit).

Zuständigkeit

- Ordentliche Gerichtsbarkeit (Zivilgerichte, Amtsgericht bis BGH).
- Grundlage ist das Zivilrecht (BGB).

2.2.6
Gesetzliche Unfallversicherung (GUV)
(s. auch Abschn. 3.2.2)

- Die GUV ist Zweig der Sozialversicherung und ist eine Pflichtversicherung auf der gesetzlichen Grundlage der Reichsversicherungsordnung. Träger der GUV sind die Berufsgenossenschaften, ferner der Bund, die Länder, die Bundesanstalt für Arbeit, die

Gemeinden, die Gemeindeunfall-Versicherungsverbände, die Bundesbahn und die Bundespost. Aufgaben der GUV sind die Verhütung von Arbeitsunfällen und nach Eintritt eines Arbeitsunfalls den Verletzten, seine Angehörigen und Hinterbliebenen zu entschädigen. Nahezu alle Erwerbstätigen der gewerblichen Wirtschaft, Landwirtschaft und der Seeschiffahrt sind versichert. Daneben werden Personen bei bestimmten Tätigkeiten versichert (§ 539 RVO). Als Versicherungsfälle sind der Arbeitsunfall im engeren Sinne, der Unfall bei Verwahrung, Beförderung, Instandhaltung und Erneuerung des Arbeitsgerätes und der Wegeunfall anzusehen. Ferner stellen die durch Rechtsverordnung anerkannten Berufskrankheiten einen Arbeitsunfall dar.

Kausalität, Wahrscheinlichkeit

■ Die haftungsbegründende Kausalität (hbK) muß bewiesen sein (Unfallzeit, Unfallort, Unfallumfang), während die haftungsausfüllende Kausalität (haK) mit dem Unfall am Anfang dieser Kette „nur" wahrscheinlich sein muß.

■ Die GUV folgt in ihrer Kausalitätstheorie der Bedingungstheorie.

■ Der Unfall muß „wahrscheinlichste" Ursache des Erfolgs (z. B. Linsenverlust) sein, d.h. es muß mehr für als gegen diese Annahme sprechen.

■ Alles, was in der GUV wirken soll, muß wahrscheinlich im Sinne der obigen Definition sein.

MdE-Bewertung

■ Die MdE-Bewertung erfolgt nach den Empfehlungen DOG/DVA 1994, die vom Hauptverband der Gewerblichen Berufsgenossenschaften anerkannt wurden.

■ Für die MdE-Bewertung ist die Bestimmung der beidäugigen Sehschärfe entscheidend (s. Tabelle A9).

■ Eine Kontaktlinse wird nach neuester Übereinkunft primär als verträglich angesehen, es sei denn, die Unverträglichkeit wäre beweisbar. Nicht mehr der Gutachter muß die Verträglichkeit beweisen, sondern der Verletzte muß die Unverträglichkeit darlegen.

Addition mehrfacher Schädigungen von Partialfunktionen des Sehvermögens

■ Verlust des Stereosehens, erhöhte Blendempfindlichkeit oder Minderung der Dämmerungssehschärfe sind in der Tabelle A9 bereits enthalten.

■ Ein Zweitschaden, der erheblich über die Bedeutung des Sehschärfeverlustes hinausgeht, kann mit etwa der Hälfte des Tabellenwertes berücksichtigt werden (z. B. erheblicher Gesichtsfeldausfall).

■ Umgekehrt kann beispielsweise ein erhaltenes Gesichtsfeld durchaus Anlaß dafür sein, von der Sehschärfen-MdE einen Abzug zu machen.

Vorschaden

■ DOG und BVA empfehlen im Gutachten, das Problem offen darzulegen und die MdE zu schätzen:

- Allein für den Vorschaden.
- Allein für den Unfallschaden.
- Für den Gesamtschaden.

Folgeschaden, Nachschaden

■ Ein Folgeschaden ist die u. U. erst nach Jahren auftretende Folge eines Unfalls. Ist der Zusammenhang mit dem Unfall wahrscheinlich (z. B. sympathische Ophthalmie oder traumatisch bedingte Katarakt), handelt es sich also um einen Folgeschaden. Deshalb ist dieser Folgeschaden ohne Fristbegrenzung (Unterschied zur PUV) zu entschädigen.

■ Ein Nachschaden ist ein Schaden, der unabhängig vom Unfall auftritt; er ist nicht zu entschädigen

Fristen

■ In der GUV existieren keine Fristen für die Meldung von Unfällen.

Zuständigkeit

■ Sozial- und Bundessozialgericht.

■ RVO und SGB.

■ Richterrecht.

■ Rechtsprechung des Reichsversicherungsamts.

■ BSG.

2.2.7
Soziales Entschädigungsrecht (SozER)

■ Hierunter fallen u.a. Bundesversorgungs-, Häftlingshilfe-, Bundesseuchen-, Soldatenversorgungs-, Zivildienst- und Opferentschädigungsgesetzfälle.

■ In allen Fällen ist die Begutachtung kausal.

■ Maßstab im SozER ist die MdE.

2.2.8
Schwerbehindertengesetz (SchwbG)

Begutachtung

- Die Begutachtung erfolgt nicht kausal, sondern final, d.h. es ist allein der Ist-Zustand ohne Rücksicht auf seine Ursache festzustellen.
- Maßstab im SchwbG ist der Grad der Behinderung (GdB).

Zuständigkeit

- Sozialgerichtsbarkeit.
- SchwbG.
- Richterrecht.
- Anhaltspunkte für die ärztliche Gutachtertätigkeit im sozialen Entschädigungsrecht und nach dem SchwbG, Stand November 1996 (Hrsg. Bundesministerium für Arbeit und Sozialordnung).

3
Ophthalmologisches Gutachtenwesen (spezielle Aspekte)

3.1
Eignungsbegutachtung

3.1.1
Straßenverkehr

Anforderungen an das Sehvermögen der Kraftfahrer

- Zum 01.01.1999 trat im Zuge der Harmonisierung des europäischen Rechts eine erhebliche Änderung straßenverkehrsrechtlicher Vorschriften in Kraft. Aus der Straßenverkehrs-Zulassungs-Ordnung (StVZO) wurde die „Verordnung über die Zulassung von Personen zum Straßenverkehr (Fahrerlaubnisverordnung)" – kurz FeV – ausgegliedert, die nun bindendes Recht ist. Die bisher geltenden straßenverkehrsrechtlichen Vorschriften, wie die Anlage XVII zu §§ 9a ff StVZO samt Mängelkatalog werden außer Kraft gesetzt, wobei u.U. eine Übergangsfrist von 5 Jahren zu beachten ist.

- In der FeV gibt es keine Unterscheidung mehr zwischen Inhabern und Bewerbern um eine Fahrerlaubnis. Konkrete Grenzwerte werden lediglich für Sehschärfe, Beweglichkeit, Anomaliequotienten und Gesichtsfeldaußengrenzen gefordert. So wichtige Sehfunktionen wie Stereosehen, Blendempfindlichkeit und Dämmerungssehschärfe bleiben unerwähnt. Bezüglich der Anforderungen an diese Funktionen werden von juristischer und ophthalmologischer Seite unterschiedliche Auffassungen vertreten. Die Deutsche Ophthalmologische Gesellschaft (DOG) gibt hier konkrete, allerdings nicht rechtsverbindliche, Empfehlungen für die Durchführung der Untersuchungen und für die zu verwendenden Prüfmethoden. Sie gibt für alle Sehfunktionen Grenzwerte vor.

- Jeder Bewerber, der die Mindestanforderungen erfüllt, hat einen Rechtsanspruch auf Erteilung einer Fahrerlaubnis.

- Sehtest:
  - Ein Sehtest ist nur noch für Bewerber um eine Fahrerlaubnis minderer Anforderung ausreichend. Er gilt als bestanden, wenn die zentrale Tagessehschärfe mit oder ohne Sehhilfe mindestens folgende Werte erreicht:
    ▼ für die Klassen A, A1, B, BE, M, L, T: 0,7/0,7.

- Im Zuge einer europaeinheitlichen Regelung wurden folgende Fahrerlaubnisklassen eingeführt (Tabelle A3).

Mindestanforderungen an die zentrale Tagessehschärfe (Tabelle A4) und die übrigen Sehfunktionen (Tabelle A5)

- Ein augenärztliches Gutachten ist einzuholen, falls von Bewerbern um die Fahrerlaubnis der Klassen A, A1, B, BE, M, L und T die Mindesanforderungen des Sehtests nicht erfüllt werden. Weiterhin müssen sich alle Bewerber um die Einteilung oder Verlängerung einer Fahrerlaubnis der Klassen C, C1, CE, C1E, D, D1, DE, D1E und einer Fahrerlaubnis zur Fahrgastbeförderung einer augenärztlichen Begutachtung unterziehen. Ein Sehtest alleine ist für diese Klassen nicht mehr ausreichend.

- Augenärztliche Untersuchungen:
  - Klassen A, A1, B, BE, M, L und T:
    ▼ Liegt die zentrale Tagessehschärfe unterhalb der Grenze, bei der der Sehtest noch bestanden ist, muß sie durch Sehhilfen soweit wie möglich dem Sehvermögen des Normalsichtigen angenähert werden. Dabei dürfen folgende Werte nicht unterschritten werden:
    Bei Beidäugigkeit: 0,5/0,2
    Bei Einäugigkeit: 0,6
    Als einäugig gilt auch, wer auf einem Auge eine Sehschärfe von weniger als 0,2 besitzt.

Tabelle A3. Die neuen Fahrerlaubnisklassen

Klasse	Frühere Klasse	Einschluß	Mindestalter	Fahrzeug	Sonstiges
A	1 und 1a	A1 und M	18 Jahre	• Krafträder (auch mit Beiwagen)	• Mehr als 50 ccm • Mehr als 45 km/h • 2 Jahre beschränkt auf max. 25 kW und max. 0,16 kW pro kg Leergewicht • Mit 25 Jahren Direkteinstieg in unbeschränkte Klasse A möglich
A1	1b	M	16 Jahre	• Leichtkrafträder	• Max. 125 ccm, • Max. 11 kW für 16- und 17jährige: bauartbedingte Höchstgeschwindigkeit 80 km/h
B	3	L und M	18 Jahre	• Kraftwagen	• Max. 3,65 t zul. Ges. Gew. • Max. 8 Sitzplätze (außer Fahrersitz) • Anhänger mit max. 0,75 t zul. Ges. Gew. oder Züge mit max. 3,5 t zul. Ges. Gew., wobei das zul. Ges. Gew. des Anhängers das Leergewicht des Zugfahrzeuges nicht übersteigen darf
BE	3	L und M Vorbesitz: B	18 Jahre	• Kraftwagen der Klasse B und Anhänger	• Anhänger mit mehr als 0,75 t zul. Ges. Gew., sofern Zug nicht unter Klasse B fällt
C	2	C1 Vorbesitz: B	18 Jahre	• Kraftwagen mit mehr als 3,5 t zul. Ges. Gew.	• Max. 8 Sitzplätze (außer Fahrersitz) • Anhänger mit max. 0,75 t zul. Ges. Gew. • Unter 21 J. keine gewerbl. Güterbeförderung mit mehr als 7,5 t zul. Ges. Gew. des Zuges • Befristet gültig für jeweils 5 Jahre
CE	2	BE, C1E, T Vorbesitz: C	18 Jahre	• Last- und Sattelzüge	• Unter 21 J. keine gewerbl. Güterbeförderung mit mehr als 7,5 t zul.Ges. Gew. des Zuges • Befristet gültig für jeweils 5 Jahre
C1	3	Vorbesitz: B	18 Jahre	• Kraftwagen	• Mehr als 3,5 t zul. Ges. Gew. aber max. 7,5 t zul. Ges. Gew. • Max. 8 Sitzplätze (außer Fahrersitz) • Anhänger mit max. 0,75 t zul. Ges. Gew. • Befristet gültig bis Vollendung 50. Lebensjahr; danach jeweils für 5 Jahre
C1E	3	BE Vorbesitz: C1	18 Jahre	• Kraftwagen der Klasse C1 und Anhänger	• Anhänger mit mehr als 0,75 t zul. Ges. Gew. oder Züge mit max. 12 t zul. Ges. Gew., wobei das zul. Ges. Gew. des Anhängers das Leergewicht des Zugfahrzeuges nicht übersteigen darf • Unter 21 J. keine gewerbliche Güterbeförderung mit mehr als 7,5 t zul. Ges. Gew. des Zuges • Befristet gültig bis Vollendung 50. Lebensjahr; danach jeweils für 5 Jahre
D	2 und F. z. F.	D1 Vorbesitz: B	21 Jahre	• Omnibusse	• Mehr als 8 Sitzplätze (außer Fahrersitz) • Anhänger mit max. 0,75 t zul. Ges. Gew. • Befristet gültig für jeweils 5 Jahre
DE	2 und F. z. F.	BE, D1E Vorbesitz: D	21 Jahre	• Omnibusse der Klasse D und Anhänger	• Befristet gültig für jeweils 5 Jahre

Tabelle A3 (Fortsetzung)

Klasse	Frühere Klasse	Einschluß	Mindestalter	Fahrzeug	Sonstiges
D1	3 und F. z. F.	B	21 Jahre	• Omnibusse	• Mehr als 8, aber max. 16 Sitzplätze (außer Fahrersitz) • Anhänger mit max. 0,75 t zul. Ges. Gew. • Befristet gültig für jeweils 5 Jahre
D1E	3 und F. z. F.	BE Vorbesitz: D1	21 Jahre	• Omnibusse der Klasse D1 und Anhänger	• Anhänger mit mehr als 0,75 t zul. Ges. Gew. oder Züge mit max. 12 t zul. Ges. Gew., wobei das zul. Ges. Gew. des Anhängers das Leergewicht des Zugfahrzeuges nicht übersteigen darf • Anhänger nicht zur Personenbeförderung • Befristet gültig für jeweils 5 Jahre
M	4		16 Jahre	• Kleinkrafträder und Fahrräder mit Hilfsmotor	• Max. 50 ccm • Max. 45 km/h
L	5		16 Jahre	• Land- oder forstwirtschaftliche Zugmaschinen (max. 32 km/h) • Selbstfahrende Arbeitsmaschinen (max. 25 km/h)	• Auch mit Anhängern bis max. 25 km/h
T	2	L und M	16 Jahre	• Land- oder forstwirtschaftliche Zugmaschinen (max. 60 km/h) auch mit Anhängern	• Für 16- und 17jährige: bauartbedingte Höchstgeschwindigkeit max. 40 km/h

t Tonne; *zul. Ges. Gew.* zulässiges Gesamtgewicht; *F.z.F.* Fahrerlaubnis zur Fahrgastbeförderung; *J* Jahre.

Tabelle A4. Mindestanforderungen an die zentrale Tagessehschärfe

	Bei Bewerbern um Erteilung bzw. Verlängerung der		
	Klassen A, A1, B, BE, M, L und T	Klassen C, C1, CE, C1E, D, D1, DE, D1E	Fahrerlaubnis zur Fahrgastbeförderung
Bei Beidäugigkeit	0,5/0,2	0,8/0,5	0,8/0,5
Bei Einäugigkeit	0,6	Nicht geeignet	Nicht geeignet

- Weiterhin müssen bei Unterschreiten der zentralen Tagessehschärfe von 0,7/0,7 folgende Mindestanforderungen an die übrigen Sehfunktionen erfüllt sein:
    ▼ Gesichtsfeld (mit einer manuell-kinetischen Methode entsprechend Goldmann III/4):
    Bei Beidäugigkeit:
    Gesichtsfeld von wenigstens 120°
    Bei Einäugigkeit:
    normales Gesichtsfeld auf dem einen Auge
    ▼ Beweglichkeit:
    Bei Beidäugigkeit:
    Augenzittern sowie Begleit- und Lähmungsschielen ohne Doppelsehen im zentralen Blickfeld bei Kopfgradhaltung zulässig. Bei Augenzittern darf die Erkennungszeit für die einzelnen Sehzeichen nicht mehr als 1 s betragen.
    Bei Einäugigkeit:
    Normale Augenbeweglichkeit, kein Augenzittern.

- Klassen C, C1, CE, C1E, D, D1, DE, D1E und Fahrerlaubnis zur Fahrgastbeförderung: Bewerber bzw. Inhaber einer Fahrerlaubnis höherer Anforderung müssen vor der ersten Führerscheinerteilung und ab dem 50. Lebensjahr alle 5 Jahre augenärztlich untersucht werden. Der Sehtest genügt nicht mehr.
    ▼ Bewerber um die Erteilung oder Verlängerung einer Fahrerlaubnis der Klassen C, C1, CE,

Tabelle A5. Mindestanforderungen an die übrigen Sehfunktionen

	Bei Bewerbern um Erteilung bzw. Verlängerung der		
	Klassen A, A1, B, BE, M, L und T	Klassen C, C1, CE, C1E	Klassen D, D1, DE, D1E und Fahrerlaubnis zur Fahrgastbeförderung
Gesichtsfeld	Beidäugig wenigstens 120° Durchmesser, einäugig normales Gesichtsfeld auf dem einen Auge	Beidäugig bis 70° nach links und rechts, vertikal mindestens 40° nach unten	
Beweglichkeit	Bei Beidäugigkeit: Augenzittern sowie Begleit- und Lähmungsschielen ohne Doppeltsehen im zentralen Blickfeld zulässig. Beim Augenzittern darf die Erkennungszeit für die einzelnen Sehzeichen nicht mehr als 1 Sekunde betragen. Bei Einäugigkeit[a]: normale Augenbeweglichkeit, kein Augenzittern.	Keine Diplopie, schielen – auch zeitweilig – unzulässig.	
Farbensehen	Keine Anforderungen	Aufklärung des Betroffenen über die bei einer Störung des Farbensehens möglichen Gefährdungen ausreichend	Rotblindheit oder Rotschwäche mit einem Anomaliequotienten unter 0,5 unzulässig
Stereosehen	In der FeV nicht mehr enthalten	In der FeV nicht mehr enthalten	In der FeV nicht mehr enthalten
Dämmerungssehen und Blendempfindlichkeit	In der FeV nicht mehr enthalten	In der FeV nicht mehr enthalten	In der FeV nicht mehr enthalten

[a] Als einäugig gilt auch, wer auf einem Auge eine Sehschärfe von weniger als 0,2 besitzt.

C1E, D, D1, DE, D1E und einer Fahrerlaubnis zur Fahrgastbeförderung dürfen folgende Werte für die zentrale Tagessehschärfe nicht unterschreiten:

0,8/0,5

Werden diese Werte nur mit Korrektur erreicht, darf die Sehschärfe ohne Korrektur auf keinem Auge weniger als 0,05 betragen. Die Korrektur mit Gläsern ist zulässig bis maximal +/– 8 Dioptrien.
- ▼ Gesichtsfeld (mit einer manuell-kinetischen Methode entsprechend Goldmann III/4): beidäugig bis 70° nach links und rechts, vertikal mindestens 40° nach unten.
- ▼ Beweglichkeit:
Keine Diplopie, Schielen – auch zeitweilig – unzulässig.
- ▼ Farbensehen:
Rotblindheit oder Rotschwäche mit einem Anomaliequotienten unter 0,5 unzulässig bei den Klassen D, D1, DE, D1E und die Fahrerlaubnis zur Fahrgastbeförderung.
Bei den Klassen C, C1, CE und C1E genügt Aufklärung über die mögliche Gefährdung.

- ■ Wenn wegen Zweifeln am ausreichenden Sehvermögen eine augenärztliche Begutachtung stattfindet, sollte die Untersuchung auch die Dämmerungssehschärfe und die Blendempfindlichkeit sowie Stereosehen umfassen. Werden dabei Mängel festgestellt, so ist der Betroffene auf diesbezügliche Gefahren hinzuweisen.

Rechtlich unverbindliche Empfehlungen von BVA und/oder DOG (1996)

- ■ In der Anleitung für die augenärztliche Untersuchung und Beurteilung der Eignung zum Führen von Kraftfahrzeugen der DOG (1999) finden sich weitere ergänzende Hinweise zur Eignungsbeurteilung einzelner Sehfunktionen (s. Tabelle A6, A7 und A8).

- ■ Untersuchung der *Sehschärfe*: Verpflichtend allein sind die ISO-Normen 8596/8597 und Teil 3 der DIN-Norm 58 220: Normsehzeichen ist der Landolt-Ring; die Prüfentfernung beträgt mindestens 4 m, die Leuchtdichte des Prüffeldes liegt zwischen 160 cd/m² und 320 cd/m². Abbruchkriterium: Als gelesen gilt die Reihe, in der mindestens 60% der Sehzeichen erkannt wurden. Die Prüfung der Sehschärfe soll

Tabelle A6. Mindestanforderungen an die Sehfunktionen gemäß Empfehlung der DOG

Sehfunktion	Klassen C, C1, CE, C1E, D, D1, DE, D1E und Fahrerlaubnis zur Fahrgastbeförderung	Klassen A, A1, B, BE, M, L und T
Sehschärfe	0,8/0,5	0,5/0,2
Sehschärfe bei Einäugigkeit[a]	Nicht geeignet[f]	0,63
Zulässige Brillenglasstärke	+8,0 dpt[b]	Keine Begrenzung[c]
Gesichtsfelder	Normale Gesichtsfelder beider Augen, wenigstens normales beidäugiges Gesichtsfeld	Normales Gesichtsfeld eines Auges oder gleichwertiges beidäugiges Gesichtsfeld[d]
Stellung und Beweglichkeit	Normale Beweglichkeit beider Augen bei Orthophorie oder Heterophorie; intermittierende Heterotropie unzulässig	Lähmungsschielen und Begleitschielen ohne Diplopie in einem Blickfeldbereich von mindestens 20° Durchmesser zulässig; Nystagmus bei Erkennungszeit bis maximal 1 s zulässig
Dämmerungssehschärfe	Kontraststufe 1:2,7, ansonsten Nachtfahrverbot	Kontraststufe 1:5, ansonsten Nachtfahrverbot
Blendempfindlichkeit	Kontraststufe 1:2,7, ansonsten Nachtfahrverbot	Kontraststufe 1:5, ansonsten Nachtfahrverbot
Farbensehen	Protanomalie mit AQ unter 0,5 und Protanopie unzulässig	Keine Anforderungen
Stereosehen	Normal[e]	Keine Anforderungen

[a] Einäugigkeit liegt für die Fahreignungsbegutachtung vor bei Minderung der Sehschärfe eines Auges unter 0,2.
[b] Bei zylindrischen Gläsern im stärker brechenden Hauptschnitt. Bei höheren Korrekturwerten muß nachgewiesen werden, daß durch geeignete Randgestaltung keine wesentliche Gesichtsfeldeinschränkung auftritt. Bei Minusgläsern wird keine Begrenzung empfohlen.
[c] Es ist auf geeignete Randgestaltung der Gläser zu achten.
[d] „Gleichwertiges beidäugiges Gesichtsfeld" bedeutet, daß die Gesamtausdehnung des binokularen Gesichtsfeldes der eines normalen monokularen Gesichtsfeldes entspricht.
[e] Noch normales Stereosehen liegt gemäß Empfehlung der Verkehrskomission der DOG vor, wenn eine Querdisparation von 100″ erkannt wird.
[f] Inhaber der Klasse C, C1, CE und C1E und Inhaber der Klasse B mit Personenbeförderung: Visus 0,8 auf dem besseren Auge, unter 0,5 auf dem schlechteren Auge und normales beidäugiges Gesichtsfeld sind zugelassen bei langjähriger Fahrerfahrung ohne Unfall.

einäugig und beidäugig erfolgen. Die Reihenfolge der Untersuchung ist festgelegt: erst ohne Korrektion einäugig das schlechtere, dann das bessere Auge, dann beidäugig, anschließend in gleicher Folge mit Korrektion. Die Mindestanforderungen an die Sehschärfe gemäß der Empfehlungen der DOG sind in Tabelle A6 wiedergegeben und sind gegenüber den Mindestanforderungen der FeV verschärft. So empfiehlt die DOG Nachtfahrverbote bei herabgesetzter Dämmerungssehschärfe bzw. erhöhter Blendempfindlichkeit und verlangt normales Stereosehen für Bewerber um Erteilung bzw. Verlängerung der Fahrerlaubnisklassen C, C1, CE, C1E, D, D1, DE, D1E und der Fahrerlaubnis zur Fahrgastbeförderung.

■ Untersuchung des *Gesichtsfeldes:* Die Gesichtsfelduntersuchung sollte primär nach der manuell-kinetischen Methode nach Goldmann erfolgen. Als Gerät dürfen nur Halbkugelperimeter benutzt werden. Werden automatische Perimeter verwendet, so sind spezielle Anforderungen zu beachten. Es sollen mindestens 3 Isopteren bestimmt werden. Die wichtigen zentralen Gesichtsfeldbereiche (innerhalb der 30° Abstand vom Zentrum) und die Außengrenzen müssen erfaßt werden. Bei der Beurteilung der Fahreignung kommt – entgegen der weitläufigen Meinung, das periphere Gesichtsfeld sei von Bedeutung – dem zentralen Gesichtsfeld der entscheidende Stellenwert zu. Der Fahrer benötigt darüber hinaus die peripheren Gesichtsfeldbereiche im horizontalen Meridian bis an die Grenzen des Gesichtsfeldes. Die beiden äußeren Isopteren sollen durch Bestimmung von 12 Punkten, die innere durch Bestimmung von mindestens 8 Punkten ermittelt werden. Die äußere Isoptere wird mit der Prüfmarke III/4 geprüft. Bei Verwendung von automatischen Perimeter müssen Prüfpunktraster und Strategien mit den Befunden des Goldmann-Perimeters vergleichbar sein.
Liegen beidseits Gesichtsfelddefekte vor, so ist festzustellen, ob sie sich im beidäugigen Gesichtsfeld decken. Bei Brillenträgern ist auf die durch die Bril-

Tabelle A7. Beurteilung krankhafter Veränderungen gemäß Empfehlung der DOG

Krankhafte Veränderung	Klassen C, C1, CE, C1E, D, D1, DE, D1E und Erlaubnis zur Fahrgastbeförderung	Klassen A, A1, B, BE, M, L und T
Einseitige sehbehindernde Ptosis	Nicht geeignet	Geeignet
Beidseitige sehbehindernde Ptosis	Nicht geeignet	Nicht geeignet
Krankhaftes Augenzittern bei Blick geradeaus	Nicht geeignet	Wenn Mindestsehschärfe bei Kopfgeradehaltung und Drehung von 100°
Krankhafte Kopfzwangshaltung	Nicht geeignet	nach allen Seiten erreicht wird und die Kopfzwangshaltung 10° nicht übersteigt: geeignet[a]
Manifestes Schielen ohne Diplopie, Diplopie	Nicht geeignet[b]	Bei Doppelbildfreiheit im Hauptblickbereich geeignet[c]
Ständige Pupillenverengung unter 3 mm	Nachtfahrverbot, sofern nicht ein ausreichendes Dämmerungssehvermögen nachgewiesen ist	
Trübung der brechenden Medien und krankhafte Veränderungen des Augenhintergrundes, die ein Nachlassen der Sehfunktionen erwarten lassen; Glaukom, Zustand nach Glaukomoperation	Nachuntersuchung erforderlich	
Linsenlosigkeit, hohe Brechungsfehler, ungleiche Brechungsfehler	Wenn mit Kontaktlinsen jeder Stärke, bei Pseudophakie oder mit Brillengläsern der zulässigen Stärke die für die beantragte Fahrerlaubnisklasse erforderlichen Mindestanforderungen erreicht werden: geeignet Für Kontaktlinsenträger: Nachuntersuchungen in einjährigem Abstand erforderlich	
Geringe Brechungsfehler, die eine Zunahme in absehbarer Zeit erwarten lassen (z. B. Myopie bei Jugendlichen, Keratokonus)	Nachuntersuchung erforderlich	
Sehschärfe auf dem besseren Auge unter 0,6	Nicht geeignet	Höchstgeschwindigkeit 80 km/h auf Landstraßen, 100 km/h auf Autobahnen
Verlust eines Auges	Nicht geeignet	Fahrverbot für 3 Monate

[a] Die Kopfzwangshaltung ist dann erlaubt, wenn sie gewohnheitsmäßig und beschwerdefrei eingenommen wird.
[b] Doppelbilder jenseits des Hauptblickbereiches (25° Aufblick, 30° Rechts- und Linksblick und 40° Abblick) sind erlaubt, wenn diese Bereiche stets und ohne Schwierigkeiten durch Kopfbewegungen vermieden werden.
[c] Bei Fahrerlaubnisklasse B mit Personenbeförderung: nur beidäugige Fahrer mit Visus 0,8/0,5. Anforderungen an die Güte des beidäugigen Sehens werden nicht gestellt. Funktionell einäugige Taxifahrer, die seit Jahrzehnten ohne Unfall ununterbrochen im Beruf tätig waren und die eine Verlängerung der Fahrerlaubnis beantragen, können zugelassen werden.

Tabelle A8. Gutachtenbeispiele

Gutachtenbeispiele	Beurteilung
Konzentrische Einengung auf wenige Grad vom Fixationspunkt bei Retinopathia pigmentosa	Nichteignung
Bis ins Zentrum reichende homonyme Hemianopsie mit mehr oder minder vollständigem Verlust einer Gesichtshälfte	Nichteignung
Inkomplette homonyme Hemianopsie	Es ist darauf zu achten, welche Teile des geschädigten Halbfeldes noch erhalten sind; reichen die Effekte bis ins Zentrum, liegt mit Sicherheit eine Nichteignung vor
Bitemporale Gesichtsfelddefekte	Bei einem intakten binokularen Gesichtsfeld, das einem monokularen Gesichtsfeld entspricht, kann eine Fahreignung vorliegen; eine stabile Fixation wird vorausgesetzt; Fusionsstörungen dürfen nicht vorliegen
Glaukomatöse Gesichtsfelddefekte	Bei Ausfällen im zentralen Gesichtsfeld und beim Bestehen von kongruenten Defekten im binokularen Gesichtsfeld liegt eine Nichteignung vor
Zentralskotom, Parazentralskotom	Nichteignung

lengläser oder Brillenfassung verursachten Gesichtsfeldausfälle zu achten. Defekte im binokularen zentralen Gesichtsfeld sowie Ausfälle im binokularen horizontalen Gesichtsfeld nach rechts oder links bedeuten eine Nichteignung. Anforderungen der FeV und die Empfehlungen der DOG sehen die gleichen Anforderungen vor. Bei der Führerscheinklasse A, A1, B, BE, L, M und T muß ein normales Gesichtsfeld eines Auges oder ein gleichwertiges binokulares Gesichtsfeld vorhanden sein, das in seiner Ausdehnung dem Gesichtsfeld eines normalen Auges entspricht. Bei den Klassen C, C1, CE, C1E, D, D1, DE, D1E und der Fahrerlaubnis zur Fahrgastbeförderung muß ein normales, monokulares Gesichtsfeld beider Augen vorhanden sein. Das zentrale Gesichtsfeld und der horizontale periphere Bereich sind streng zu bewerten.

- Bei Gesichtsfelddefekten aufgrund von Sehbahnläsionen sind folgende Ergänzungen zu beachten:
  - ▼ Homonyme Hemianopsie: Die zentralen 20° des Gesichtsfeldes müssen zu allen Seiten hin mit normaler Empfindlichkeit erhalten sein. Im gestörten Halbfeld muß bis zu einer Exzentrizität von 30° der horizontale Bereich intakt sein, insbesondere im Bereich von 10° oberhalb und 10° unterhalb der Horizontalen. Das andere Halbfeld muß völlig normal sein. In diesen Sonderfällen muß sich der Augenarzt aber zusätzlich von der ausreichenden Fahrtüchtigkeit der Probanden im Straßenverkehr überzeugen können (z. B. Erfragen unfallfrei gefahrener Jahre, Fremdanamnese). Diese Empfehlungen gelten nicht für die Fahrerlaubnisklassen C und D und nicht für Personenbeförderung. Im Zweifelsfall könnte über eine Sonderfahrprüfung diskutiert werden.
  - ▼ Bitemporale Hemianopsie: Solange Patienten mit einer bitemporalen Hemianopsie stabile Fusion mit erhaltenem Binokularsehen aufweisen, kann von einer Eignung für die Fahrerlaubnis der Klasse B ausgegangen werden (nicht für Klassen C und D und nicht für Personenbeförderung). Bei auch nur zeitweiliger Unterbrechung der Fusion sieht der Patient nur mit einem hemianopen Gesichtsfeldrest und hat damit zentrale Gesichtsfeldausfälle, oder es treten Doppelbilder auf. Dann ist keine Fahreignung mehr gegeben. Bei eventueller Progredienz der Grunderkrankung sind kurzfristige augenärztliche Kontrollen notwendig.

- Untersuchung des *Stereosehens:* Der qualitative Nachweis (Ferntest) ist ausreichend. Alternativ kann das Stereosehen bei Nahblick geprüft werden (randomisierte Stereotests: Lang-Test, DeKa-Test, TNO-Test, rechte Seite des Randot-Test, Titmus-Test). Die DOG empfiehlt für die Fahrerlaubnis der Klassen C, C1, CE, C1E, D, D1, DE, D1E und die Fahrerlaubnis zur Fahrgastbeförderung einen Grenzwert von 100″ als Mindestanforderung für ein ausreichendes Stereosehen (Titmus-Ring Nr. 5 oder Tier Nr. C; beim Randot-Test Ring Nr. 4).

- Untersuchung des *Farbensehens:* Pigmenttafelsysteme oder Farbtestscheibe. Werden diese nicht fehlerfrei erkannt, ist bei Bewerben um die Fahrerlaubnisklassen C, C1, CE, C1E, D, D1, DE, D1E und um die Fahrerlaubnis zur Fahrgastbeförderung laut §§ 12, 48 Abs. 4 und 5 FeV eine Anomaloskopuntersuchung (Protanopie und eine Protanomalie mit einem Anomalquotienten AQ unter 0,5 nicht zulässig) erforderlich. Laut FeV genügt bei Bewerbern um die Klasse C mit Unterklassen eine Aufklärung des Betroffenen über die mögliche Gefährdung bei einem AQ unter 0,5. Die DOG empfiehlt in solchen Fällen eine Nichteignung auszusprechen. Es dürfen nur Anomaloskope, die der DIN 6160 entsprechen, verwendet werden. Für Fahrerlaubnisklassen A, A1, B, BE, M, L und T ist eine Farbsinnstörung kein Ausschlußgrund. Der Betroffene ist auf mögliche Gefahrensituationen im Straßenverkehr hinzuweisen.

- Untersuchung des *Dämmerungssehens und der Blendempfindlichkeit:* Nachtfahreignung ist anzunehmen, wenn ein Landolt-Ring mit einer Lückenbreite von 10′ oder ein anerkanntes gleichwertiges Sehzeichen bei folgenden Kontrasten und Grundleuchten erkannt sind:

- Ohne Blendung:
  - ▼ Umfeld 0,032 cd/m^2
  - ▼ Kontrast 1:2,7 Klassen C, C1, CE, C1E, D, D1, DE, D1E und zur Fahrgastbeförderung
  - ▼ Kontrast 1:5 Klassen A, A1, B, BE, M, L und T
- Bei Blendung:[1]
  - ▼ Umfeld 0,1 cd/m^2
  - ▼ Kontrast 1:2,7 Klassen C, C1, CE, C1E, D, D1, DE, D1E und zur Fahrgastbeförderung
  - ▼ Kontrast 1:5 Klassen A, A1, B, BE, M, L und T

- Als Prüfkriterium wird das Abbruchkriterium ähnlich DIN 58220 empfohlen. Die DOG besteht auf einem Nachtfahrverbot bei Nichterreichen dieser Kontraststufen. Der Betroffene muß aufgeklärt und

---

[1] Blendlichtquelle: Durchmesser ca. 20′, Blendwinkel 3°, Hornhautbeleuchtungsstärke 0,35 Lux.

auf die Gefahren im Straßenverkehr hingewiesen werden. Die neue FeV stellt keinerlei Anforderungen mehr an Dämmerungssehen und Blendempfindlichkeit.

■ Untersuchung der *Stellung und Beweglichkeit*: Bei Motilitätsstörungen muß zwischen latentem Schielen, Begleit- und Lähmungsschielen unterschieden werden.
Bei Bewerbern um eine Fahrerlaubnis für die Klassen C, C1, CE, C1E, D, D1, DE, D1E und zur Fahrgastbeförderung muß im gesamten Blickfeld ein normales beidäugiges Einfachsehen nachgewiesen werden; es muß Stereosehen vorhanden sein. Augenmuskellähmungen, manifestes oder intermittierendes Begleitschielen, Nystagmus sowie eine Kopfzwangshaltung aus okulären und anderen Ursachen sind nicht zulässig. In Ausnahmefällen können Doppelbilder oder einseitige Bildunterdrückung jenseits des Gebrauchsblickfeldes (jenseits von 25° Aufblick, jenseits von 30° Rechts- und Linksblick, jenseits von 40° Abblick) zugelassen werden, wenn der Bewerber diese Blickfeldbereiche stets und ohne Schwierigkeiten durch Kopfbewegungen vermeiden kann.
Bei Bewerbern um eine Fahrerlaubnis für die Klassen A, A1, B, BE, M, L und T ist bei Lähmungsschielen die Zone des beidäugigen Einfachsehens zu bestimmen. Der Bereich beidäugigen Einfachsehens muß einen Durchmesser in horizontaler und vertikaler Richtung von mindestens 20° haben. Eine Kopfzwangshaltung bis zu 10° Kopfdrehung oder Kopfhebung bzw. Kopfsenkung und bis zu 10° Kopfneigung sind erlaubt, wenn die Kopfzwangshaltung beschwerdefrei und gewohnheitsmäßig eingenommen wird. Bei eingeschränkter Augenbeweglichkeit ist zu prüfen, ob eine Kompensation durch schnelle Kopfbewegungen möglich ist.
Bei Einäugigkeit werden von der FeV für die Klassen A, A1, B, BE, M, L und T eine normale Augenbeweglichkeit und kein Augenzittern gefordert. Die DOG empfiehlt bei nicht freier einäugiger Beweglichkeit mindestens einen Blickfeldbereich von 20° im Durchmesser, wenn weiter exzentrisch liegende Objekte durch Kopfbewegungen schnell und sicher foveolar fixiert werden können. Bei erlaubter Einäugigkeit mit Augenzittern empfiehlt die DOG nicht den sofortigen Ausschluß, sondern nach der Güte des erreichten Sehvermögens zu urteilen. Bei einem Nystagmus oder einer Kopfzwangshaltung ist festzustellen, ob die geforderte Mindestsehschärfe in den oben beschriebenen Blickfeldbereichen erreicht werden kann. Die Erkennungszeit darf 1 s/Sehzeichen nicht überschreiten.

■ Untersuchung der *optischen Medien*: Die optischen Medien (Spaltlampe, im durchfallenden Licht), das Pupillenspiel und die Pupillenweite müssen untersucht werden (s. Tabelle A7).

■ Untersuchung des *Augenhintergrundes*: Bei ungeklärten Funktionsausfällen ist eine Untersuchung des Augenhintergrundes in medikamentöser Mydriasis erforderlich (s. Tabelle A7).

■ Empfehlung zur *Brillenglasstärkenbegrenzung* bei Kraftfahrern: Bei Inhabern oder Bewerbern um die Führerscheinklassen A, A1, B, BE, M, L und T wird die Brillenglasstärke zahlenmäßig nicht begrenzt. Brillengläser sollten so beschaffen sein, daß keine wesentlichen Gesichtsfeldeinschränkungen auftreten. Bei Gläsern mit positiver Brechkraft sind evtl. Ringskotome zu beachten. Bei Führerscheinklassen C, C1, CE, C1E, D, D1, DE, D1E und zur Fahrgastbeförderung darf die korrigierende Brille die Brechkraft +8,0 dpt sph nicht überschreiten (bei zylindrischen Gläsern +8,0 dpt im stärker brechenden Hauptschnitt). Wird dieser Wert im Einzelfall überschritten, so ist mit der Prüfmarke III/4 nach Goldmann nachzuweisen, daß keine wesentliche Gesichtsfeldeinschränkung vorliegt. Bei Minusgläsern ist nach der FeV neuerdings ebenfalls eine Begrenzung der Glasstärke vorgesehen und zwar auf −8 Dioptrien. Da dieser Wert fachlich nicht zu begründen ist, empfiehlt die DOG das Sehvermögen mit Korrektion zu prüfen und nach der erreichten Funktion zu beurteilen.

■ Beim Führen von Kraftfahrzeugen in der Dämmerung und in der Nacht müssen Brillengläser eine Lichttransmission von mindestens 85% aufweisen. Der Kraftfahrer ist darauf hinzuweisen, daß er im Fahrzeug eine Ersatzbrille mit sich führen sollte.

■ *Kontaktlinsen*: Das Tragen von Kontaktlinsen zur Teilnahme am Straßenverkehr ist prinzipiell zu akzeptieren, wenn die Kontaktlinsen gut vertragen und regelmäßig augenärztliche Kontrollen durchgeführt werden.

■ *Auflagen und Beschränkungen:*

● Tragen von Brille und/oder Kontaktlinse: Die optische Korrektur muß beim Führen eines Kraftfahrzeuges stets getragen werden, wenn die Mindestanforderungen an die Sehschärfe für die beantragte Fahrerlaubnis nur mit der Korrektur erreicht werden. Ersatzbrillen oder Ersatzkontaktlinsen sollten mitgeführt werden. Beim Führen eines Kraftfahrzeuges in der Dämmerung oder in der Nacht sollten Brillengläser eine Lichttransmission von mindestens 85% aufweisen. Bei Kraftfahrern mit einer grenzwertigen Dämmerungssehschärfe müssen die Brillengläser höhere Lichttransmissionswerte aufweisen. In diesen Fällen sollten im Fahrzeug keine getönten Windschutzscheiben eingebaut sein.

- **Schützende Brille:** Bei Einäugigkeit oder praktischer Einäugigkeit muß der Führer von Fahrzeugen mit offenem Führersitz sowie von Krafträdern, sofern kein Schutzhelm mit geschlossenem Visier getragen wird, eine schützende Brille tragen.
- **Geschwindigkeitsbegrenzung:** Nur bei grenzwertig schlechter Tagessehschärfe (Sehschärfe von 0,5 auf dem besseren Auge und 0,2 auf dem schlechterem Auge oder 0,6 bei Einäugigkeit) sollte die zulässige Fahrgeschwindigkeit auf Landstraßen auf 80 km/h und auf Autobahnen auf 100 km/h beschränkt werden. Andere Geschwindigkeitsbegrenzungen sollten nicht vorgeschrieben werden.
- **Nachtfahrverbot:** Bei Einschränkung des Dämmerungssehens und einer Steigerung der Blendempfindlichkeit.
- **Fahrverbot bei Verlust eines Auges:** Bei Verlust eines Auges oder einer hochgradigen Funktionsminderung eines Auges (Einäugigkeit liegt bereits bei einer Sehschärfe kleiner 0,2 vor) ist ein Fahrverbot von 3 Monaten zu verhängen.
- **Zusätzlicher Außenspiegel:** Bei fehlender Funktion des rechten Auges oder entsprechendem Gesichtsfeldausfall nach rechts muß ein zusätzlicher Außenspiegel an der rechten Fahrzeugseite angebracht werden.
- **Nachuntersuchung:** Die Fahrerlaubnis der Klassen A, A1, B, BE, M, L und T wird unbefristet erteilt. Eine gutachterliche Nachuntersuchung sollte in der Regel nach 2 Jahren erfolgen. Scheint eine kürzere Frist als ein Jahr angebracht, sollte keine Eignung ausgesprochen werden. Bei den übrigen Klassen und der Fahrerlaubnis zur Fahrgastbeförderung hat der Gesetzgeber die Nachuntersuchungszeiträume bereits festgelegt. Unter anderem sollen Befunde wie die jugendliche Myopie, Medientrübungen, Glaukom, Augenmuskelstörung mit Doppeltsehen und Kontaktlinsenträger überprüft werden.

3.1.2
Schiffahrt und Luftfahrt

- Einzelheiten sind in der weiterführenden Literatur zu finden.

3.2
Versicherungen – Empfehlungen von BVA und DOG 1994

3.2.1
Allgemeines

- Der Gutachter ist bei der Bewertung der MdE/GdB/MdG (Minderung des Erwerbsfähigkeit/Grad der Behinderung/Minderung der Gebrauchsfähigkeit) grundsätzlich unabhängig. Als Richtlinien sollen die Empfehlungen der DOG dienen.

- Die Sehschärfenbestimmung erfolgt nach DIN 58220 (Normsehzeichen ist der Landolt-Ring; die Prüfentfernung beträgt mindestens 4 m; die Leuchtdichte des Prüffeldes liegt zwischen 160 cd/m^2 und 320 cd/m^2. Abbruchkriterium: Als gelesen gilt die Reihe, in der mindestens 60% der Sehzeichen erkannt wurden. Bei höheren Myopien wird, falls unerläßlich, die Prüfdistanz auf 1 m verkürzt und später umgerechnet. Eine andere Methode als DIN 58220 ist nur dann zulässig, aber auch zwingend erforderlich, wenn es um Vergleichsuntersuchungen geht und die rechtlich wesentliche vorhergehende Untersuchung mit einer anderen Methode durchgeführt wurde. Dann muß die frühere Methode benutzt werden.

- Bei Nystagmus soll für die Einschätzung der MdE/GdB/MdG die Sehschärfe zugrundegelegt werden, die bei einer Lesezeit von maximal 1 s pro Landolt-Ring gefunden wird.

- Das Abbruchkriterium ist streng zu beachten.

- In der Gesetzlichen und Privaten Unfallversicherung sollte das Gesichtsfeld ausschließlich mit einer manuell-kinetischen Methode untersucht werden (Goldmann III/4; Umfeldleuchtdichte: 10 cd/m^2, Prüfpunktleuchtdichte: 320 cd/m^2, Stimulusgröße: ca. 30′ = Goldmann III/4). Nur wenn es sich um einen Vergleich (wesentliche Änderung) handelt, muß mit der Methode untersucht werden, mit der auch die letzte rechtlich relevante Untersuchung gemacht und deren Ergebnis die Grundlage des letzten bindend gewordenen Bescheides wurde.

- Bei Ausfällen ist im Bereich der Okulomotorik nach dem Schema von Haase und Steinhorst zu verfahren:

  - Bei *Doppelbildern in allen Blickrichtungen* beträgt die MdE 25%. Sie ist mit 30% zu bewerten, falls die Abdeckung eines Auges notwendig ist und durch diese äußerlich in Erscheinung tretende Entstehung der Einsatz der Betroffenen auf dem Arbeitsmarkt erschwert ist.

- Besteht *Diplopie nur in einigen Blickfeldbereichen* und besteht in anderen normales Binokularsehen, ergibt sich die MdE aus dem Schema (Abb. A1).
- Kommt es bei einer Störung des Binokularsehens nach einiger Zeit zu einer einseitigen *Bildunterdrückung* (*Exklusion*), mithin zum Verschwinden von Konfusion und Diplopie (auch beim Autofahren in Dunkelheit), ist eine Augenklappe also nicht mehr notwendig, beträgt die MdE nur 10%.
- Die *Funktionseinbuße* bei vollständiger Ptosis wird mit 30% bewertet, sofern sie den Einsatz des Betroffenen auf dem allgemeinen Arbeitsmarkt erschwert.
- Dauernde *Mydriasis* des führenden Auges (z.B. Okulomotoriusparese) kann eine Erhöhung der MdE um 5% bedingen (damit sind subjektive Folgen, wie z.B. Blendungsgefühl, abgegolten).
- Die Akkommodationslähmung des führenden Auges erhöht die MdE um 5%, falls sie mit einer zusätzlichen Funktionseinbuße verbunden ist.
- Bei einer Kopfzwangshaltung ist zu unterscheiden, welche Ursache dieser Kopfzwangshaltung zugrunde liegt:
  - ▼ Zur Vermeidung der Diplopie; die MdE ergibt sich nach dem Ausmaß der Diplopiezone bei Kopfgeradehaltung.
  - ▼ Bei einer nystagmusbedingten Kopffehlhaltung ergibt sich die MdE aus der Sehschärfe in Kopfgeradehaltung.
- Bei einer *Blicklähmung* richtet sich die MdE danach, welche Blickrichtungen nicht eingenommen werden können. In Analogie gelten die Grenzen der Diplopie.

■ Bei Addition der MdE/GdB/MdG bei multiplen Schädigungen von Partialfunktionen des Sehvermögens ist der zweitgrößte Schaden mit etwa $1/2$, der drittgrößte mit einem $1/4$ usw. zu bewerten. Bei einseitigem Schaden kann der addierte Wert nie höher sein als der für den Verlust eines Auges und muß in angemessener Relation zum Verlust eines Auges stehen.

3.2.2
Gesetzliche Unfallversicherung
(s. auch Abschn. 2.2.6)

■ Für die Bestimmung der Minderung der Erwerbsfähigkeit (MdE) müssen bestimmte Untersuchungen durchgeführt werden.

■ Sehschärfe: maßgeblich ist die Tabelle A9 von 1994. Die mit 2 offenen Augen ermittelte Sehschärfe (= beidäugige Gesamtsehschärfe, bG) und die Sehschärfe des schlechteren Auges (sA) sind maßgebend.

■ Gesichtsfeld: äquikausal bedingte und der Sehschärfenminderung etwa in ihrem Ausmaß gleichwertige Schäden sind in den Sätzen der Tabelle A9 von 1994 bereits enthalten und nicht zusätzlich zu bewerten.

- Die Gesamthöhe der MdE kann bei:
  - ▼ Kombination von Gesichtsfeldausfällen und praktischer Erblindung an einem Auge 25% für dieses Auge nicht überschreiten.
  - ▼ Kombination von doppelseitigen Gesichtsfeldausfällen und andersartigen Schädigungen an einem oder beiden Augen 100% nicht überschreiten.

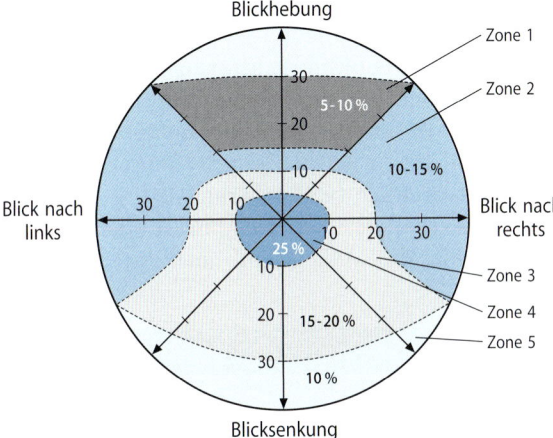

Abb. A1. Schema zur Schätzung der MdE nach Haase und Steinhorst. Bewertung von Doppelbildern entsprechend ihrer Ausdehnung im beidäugigen Blickfeld nach Messung an der Tangentenskalenwand nach Harms. Die Prozentangaben geben einen Anhalt für MdE (GUV). Das Schema ist nur als Anhalt zu verstehen. Es ist Aufgabe des Gutachters, in den vorgegebenen Grenzen individuell und begründet zu werten. Bei Ausfällen, die weniger als die Hälfte des jeweiligen Doppelbildbereiches betreffen, sind Abzüge von der MdE/MdG vorzunehmen. (Aus DOG- und BVA-Empfehlung 1994)

Anmerkung zur Abb. A1: Umrechnung der Zonen in MdE/MdG/GdB, Angaben in %

Zone	MdE	MDG		GdB
		AUB alt	AUB 88	
1	5–10	6–12	10–20	5–10
2	10–15	12–18	20–30	10–15
3	15–20	18–25	30–40	15–20
4	25	30	50	25
5	10	12	20	10

Tabelle A9. Prozentuale Minderung der Erwebsfähigkeit bei Herabsetzung der Sehschärfe, dient auch der Schätzung des GdB bei Visusminderung entsprechend dem Schwerbehindertengesetz. (Nach DOG und BVA Empfehlung 1994)

Sehschärfe bG	sA	1,0 5/5	0,8 5/6	0,63 5/8	0,5 5/10	0,4 5/12	0,32 5/15	0,25 5/20	0,2 5/25	0,16 5/30	0,1 5/50	0,08 1/12	0,05 1/20	0,02 1/50	0 0
1,0	5/5	0	0	0	5	5	10	10	10	15	20	20	25	25	25[a]
0,8	5/6	0	0	5	5	10	10	10	15	20	20	25	30	30	30
0,63	5/8	0	5	10	10	10	10	15	20	20	25	30	30	30	40
0,5	5/10	5	5	10	10	10	15	20	20	25	30	30	35	40	40
0,4	5/12	5	10	10	10	20	20	20	25	25	30	30	35	40	50	50
0,32	5/15	10	10	10	15	20	30	30	30	40	40	40	50	50	50
0,25	5/20	10	10	15	20	25	30	40	40	40	50	50	50	60	60
0,2	5/25	10	15	20	20	25	30	40	50	50	50	60	60	70	70
0,16	5/30	15	20	20	25	30	40	40	50	60	60	60	70	80	80
0,1	5/50	20	20	25	30	30	40	50	50	60	70	70	80	90	90
0,08	1/12	20	25	30	30	35	40	50	60	60	70	80	90	90	90
0,05	1/20	25	30	30	35	40	50	50	60	70	80	90	100	100	100
0,02	1/50	25	30	30	40	50	50	60	70	80	90	90	100	100	100
0	0	25[a]	30	40	40	50	50	60	70	80	90	90	100	100	100

[a] Bei Komplikationen durch äußerlich in Erscheinung tretenden Veränderungen wie Beweglichkeitseinschränkung, Ptosis, entstellende Narben, chronische Reizzustände oder Notwendigkeit, ein Kunstauge zu tragen, beträgt die MdE, sofern hierdurch der Einsatz des Betroffenen auf dem allgemeinen Arbeitsmarkt erschwert ist: 30%.

- Die Bewertung von vollständigen Halbseiten- und Quadrantenausfällen sowie Gesichtsfeldeinengungen ist in den Tabellen A10 und A11 nachzulesen.
- Bei unvollständigen Halbseiten- oder Quadrantenausfällen sind die MdE-Sätze entsprechend niedriger anzusetzen.

■ Aphakie/Pseudophakie:

- Es ist davon auszugehen, daß eine Kontaktlinse vertragen wird. Die MdE ist mithin im Regelfall mit der Kontaktlinse zu schätzen.
- Die Unverträglichkeit muß ggf. vom Gutachter nach objektiven Gesichtspunkten festgestellt werden (Hornhautnarben; Schielstellung wegen der dann deutlicher werdenden Doppelbilder; Unfähigkeit, das Hilfsmittel einzusetzen). Des weiteren können extraokuläre Ursachen wie M. Parkinson und berufliche Tatsachen wie die Arbeit in staub- oder schmutzhaltiger Luft eine Unverträglichkeit einer Kontaktlinse bedingen. Im letzteren Fall ist die MdE nach Tabelle A12 zu bestimmen und ein Zuschlag von 10% für die Dauer der betreffenden Arbeit zu schätzen. Der Zuschlag entfällt dann automatisch bei einem Arbeitsplatzwechsel, wenn am neuen Arbeitsplatz günstigere Bedingungen vorliegen.
- Einseitige Aphakie/Pseudophakie: die MdE ist gemäß Tabelle A12 zu schätzen:
  ▼ Einseitige unkorrigierbare Aphakie: die MdE ist nicht nach dem Geweberverlust, sondern nach dem Funktionsverlust zu bestimmen. Besteht eine Sehschärfe von weniger als 0,1, ist die MdE, auch bei Aphakie, auf 25% zu schätzen, denn ein solches Auge ist funktionell ohne wirtschaftlich verwertbaren Wert.
  ▼ Einseitige korrigierbare Aphakie oder Pseudophakie: die MdE ist auf „maximal 10%" zu

Tabelle A10. Gesichtsfeldausfälle

Gesichtsfeldausfälle	MdE [%]
Homonyme Hemianopsie	40
Bitemporale Hemianopsie	30
Binasale Hemianopsie mit Binokularsehen	10
Binasale Hemianopsie mit Verlust des Binokularsehens	30
Homonymer Quadrant oben	20
Homonymer Quadrant unten	30
Ausfälle der Gesichtshälfte (lateral) bei Verlust oder Blindheit des anderen Auges	60–70

Anmerkung: Bei unvollständigen Halbseiten- oder Quadrantenausfällen sind die MdE-Sätze entsprechend niedriger anzusetzen.

Tabelle A11. Gesichtsfeldeinengungen

Gesichtsfeldeinengungen	MdE [%]
Einengung bei normalen Gesichtsfeld des anderen Auges auf	
10° Abstand vom Zentrum	10
5° Abstand vom Zentrum	25
Einengung doppelseitig auf	
50° Abstand vom Zentrum	10
30° Abstand vom Zentrum	30
10° Abstand vom Zentrum	70
5° Abstand vom Zentrum	100
Einengung bei Fehlen des anderen Auges auf	
50° Abstand vom Zentrum	40
30° Abstand vom Zentrum	60
10° Abstand vom Zentrum	90
5° Abstand vom Zentrum	100
Unregelmäßige Gesichtsfeldausfälle Bewertet werden große Skotome im 50°-Gesichtsfeld, wenn sie binokular bestehen oder wenn das andere Auge fehlt. Berechnet wird die ausgefallene Fläche:	
mindestens 1/3	20
mindestens 2/3	50

Tabelle A12 MdE bei intra- oder extraokular korrigierter Aphakie

Visus	MdE [%]
0,4 und mehr	10
0,1 bis < 0,4	20
< 0,1	25

In diesen Werten sind alle negativen Begleiterscheinungen einer Aphakie/Pseudophakie mit einbezogen (Verlust der Akkommodation und des Stereosehens, der konzentrische, optisch bedingte Gesichtsfeldausfall und weitere, unerhebliche unfallbedingte Gesichtsfeldausfälle in der Ausdehnung von nicht mehr als einem Viertel, erhöhte Blendempfindlichkeit bei Aphakie/Pseudophakie u.a.).

schätzen, wenn die Sehschärfe 0,63 oder mehr beträgt; geringere Sehschärfen sind entsprechend zu berücksichtigen.
- Aphakie am letzten Auge: bei extraokularer Korrektur beträgt sie 45%, bei intraokularer Korrektur 40%, sofern die erreichbare Sehschärfe 0,63 oder mehr beträgt.
- Beidseitige Aphakie: die MdE ist entsprechend der Sehschärfe nach Tabelle A9 (bG/sA) zu bestimmen; dann kommt ein Zuschlag von 10% hinzu.
- Beidseits intraokular korrigierte Linsenlosigkeit: Der beidseits intraokular Korrigierte ist kaum schlechter gestellt als der einseitig Korrigierte. Die Korrektur ist in mancher Hinsicht einfacher und leichter verträglich. Die MdE beträgt 15%, sofern die Sehschärfe mindestens 0,63 beidseits beträgt.

■ Okulomotorik:

- Äußere Motilität: Einzelheiten sind unter Abschn. 3.2.1 zu finden.
- Innere Motilität: Besteht bei lichtstarrer, weiter Pupille eine apparativ nachgewiesene, erhebliche Erhöhung der Blendempfindlichkeit (Seitendifferenz ist zu beachten), kann dafür eine MdE von 5% angenommen werden.

■ Da es strittig ist, ob ein Vorschaden voll zum Unfallgeschehen hinzutritt, empfehlen DOG und BVA die MdE-Schätzung

- für den Vorschaden,
- für den Unfallschaden und
- für den Gesamtschaden anzugeben.

3.2.3
Private Unfallversicherung (s. auch Abschn. 2.2.5)

■ Es gibt die Allgemeinen Unfallversicherungsbedingungen alt (AUB alt) und die AUB 88, die eine unterschiedliche Bewertung der Minderung der Gebrauchsfähigkeit (MdG) vornehmen. In den AUB alt wird der Verlust eines Auges mit einer Minderung der Gebrauchsfähigkeit (MdG) von 30/30 (Invaliditätsgrad = 30%) bewertet, in den AUB 88 jedoch mit einer Minderung der Gebrauchsfähigkeit von 25/25 (Invaliditätsgrad = 50%).

■ Es ist nicht die Aufgabe des Gutachters den Invaliditätsgrad zu errechnen; er hat nur die MdG anzugeben. Die Berechnung obliegt dem Versicherer.

Tabelle A13. Minderung der Gebrauchsfähigkeit (*MdG*) eines Auges bei Visusminderung (AUB alt). (Nach Gramberg-Danielsen, Mewe u. Thomann)

Visus	Visus	MdG
1,0	5/5	0
0,8	5/6	1/30
0,63	5/8	3/30
0,5	5/10	5/30
0,4	5/12	7/30
0,32	5/15	10/30
0,25	5/20	13/30
0,2	5/25	15/30
0,16	5/30	17/30
0,1	5/50	20/30
0,08	1/12	22/30
0,05	1/20	25/30
0,02	1/50	28/30
0,0		30/30
Vollständig einseitige Ptosis Notwendigkeit einer Vollokklusion eines Auges wegen Augenmuskellähmung oder Störung des Binokularsehens		30/30

Tabelle A14. Minderung der Gebrauchsfähigkeit (*MdG*) eines Auges bei Visusminderung (AUB 88). (Nach Gramberg-Danielsen u. Thomann)

Visus	MdG
1,0	0
0,8	1/25
0,63	2/25
0,5	4/25
0,4	6/25
0,32	8/25
0,25	10/25
0,2	12/25
0,16	14/25
0,12	16/25
0,1	17/25
0,08	18/25
0,06	19/25
0,05	20/25
0,02	23/25
0,0	25/25
Vollständige einseitige Ptosis, Notwendigkeit einer Vollokklusion eines Auges wegen Augenmuskellähmung oder Störung des Binokularsehens	25/25
Falls Doppelbilder nicht in allen Blickrichtungen auftreten, richtet sich die MdG nach Größe und Lage im beidäugigen Gesichtsfeld	0 bis 25/25

- Für die Bestimmung der Minderung der Gebrauchsfähigkeit müssen bestimmte Untersuchungen durchgeführt werden.

- Sehschärfe:
  - AUB alt: Tabelle A13.
  - AUB 88: Tabelle A14.

- Gesichtsfeld: Im Gegensatz zur GUV ist ein Gesichtsfeldausfall (Ausnahme konzentrischer Gesichtsfeldausfall bei Aphakie) stets zusätzlich und angemessen zu bewerten:
  - AUB alt: Tabellen A15–A17.
  - AUB 88: Tabellen A18 und A19. Da die AUB nur Einzelaugen kennt, sind beidseitige, zerebral bedingte Gesichtsfeldeinschränkungen an sich systemwidrig. Tabelle A18 wurde vereinbart.

- Aphakie: Es wird hier wegen der zahlreichen Untergruppen auf die weiterführende Literatur (Gramberg-Danielsen 1994a,b) verwiesen.

- Okulomotorik: Die Einzelheiten sind unter Abschn. 3.2.1 zu finden.

- Sonstiges: Kleinere sonstige Schäden von Partialfunktionen des Sehvermögens (z.B. Blendempfindlichkeit bei Aphakie) sind zusätzlich unter der Beachtung der Relation zu schätzen; die Schätzung ist zu begründen.

- Vorschaden: Die MdG für einen Vorschaden ist mathematisch von der MdG für den Gesamtschaden abzuziehen; zu entschädigen ist allein die Unfall-MdG. Die Mitwirkung ist gesondert zu berücksichtigen, sofern sie 30% erreicht (Gramberg-Danielsen 1994b). In der privaten Unfallversicherung erfolgt eine Bewertung von Sehhilfen („Brillenzuschlag", s. Tabelle A22).

- Zur Bewertung der MdG s. auch Tabellen A20–A26.

Tabelle A15. MdG bei einseitigen Gesichtsfeldausfällen (AUB alt)

Grad der Gesichtsfeldeinschränkung	MdG
Konz. Einschränkung auf 50° Abstand vom Zentrum	5/30
Konz. Einschränkung auf 30° Abstand vom Zentrum	10/30
Konz. Einschränkung auf 10° Abstand vom Zentrum	15/30
Konz. Einschränkung auf 5° Abstand vom Zentrum	20/30
Vollständige einseitige Ptosis	30/30

Tabelle A16. Invaliditätsgrad (*IG*) bei beidseitigen Gesichtsfeldausfällen (Vollständige Halbseiten- und Quadrantenausfälle; AUB alt)

Gesichtsfeldausfall	IG [%]
Homonymer Halbseitenausfall	40
Bitemporaler Halbseitenausfall	25
Binasaler Halbseitenausfall	10
Homonymer Quadrant oben	20
Homonymer Quadrant unten	30

Tabelle A17. Invaliditätsgrad (*IG*) bei unregelmäßigen beidseitigen Gesichtsfeldausfällen (AUB alt)

Ausgefallene Fläche	IG [%]
Mindestens 1/3	20
Mindestens 2/3	50

Bewertet werden große Skotome im 50°-Gesichtsfeld unterhalb des horizontalen Meridians, wenn sie beidäugig bestehen oder ein Auge fehlt. Berechnet wird die ausgefallene Fläche; Zwischenwerte sind vom Gutachter zu schätzen.

Tabelle A18. MdG bei einseitiger Gesichtsfeldeinschränkung (AUB 88)

Konzentrische Einschränkung auf Fixierpunktabstand	MdG
50°	4/25
30°	8/25
10°	12/25
5°	17/25
Unregelmäßige Ausfälle im 50°-Gesichtsfeld unterhalb des horizontalen Meridians	
1/3	6/25
2/3	15/25

Tabelle A19 Invaliditätsgrad (*IG*) bei zerebral bedingten Gesichtsfeldausfällen (Vollständige Halbseiten- und Quadrantenausfälle; AUB 88)

Gesichtsfeldausfall	IG [%]
Homonyme Hemianopsie	60
Bitemporale Hemianopsie	35
Binasale Hemianopsie	15
Homonymer Quadrant oben	25
Homonymer Quadrant unten	35

Tabelle A20. Bewertung der MdG bei kontaktlinsenkorrigierter Aphakie

Visus	MdG ohne Brillenzuschlag
Besser als 0,63	12/30
0,63	13/30
0,5	14/30
0,4	15/30
0,3	16/30
0,25	17/30
0,2	18/30
0,16	20/30
0,12	21/30
0,1	22/30
0,08	24/30
0,06	25/30
0,05	26/30
0,02	28/30
(0,0)	(30/30)

Tabelle A21. Bewertung der MdG bei intraokular korrigierter Aphakie

Visus	MdG ohne Brillenzuschlag
Besser als 0,63	10/30
0,63	11/30
0,5	12/30
0,4	13/30
0,3	15/30
0,25	16/30
0,2	18/30
0,16	20/30
0,12	21/30
0,1	22/30
0,08	24/30
0,06	25/30
0,02	28/30
(0,0)	(30/30)

Beachte: Zu diesen MdG-Werten kommt ggf. ein Brillenzuschlag.

Tabelle A22. Bewertung von Sehhilfen, sog. Brillenzuschlag bei der privaten Unfallversicherung

Korrekturgrad	Invaliditätsgrad [%]
A Gering – mittelgradige Korrekturen bis + 10 dpt – 13 dpt (bei torischen Gläsern im stärker brechenden Meridian)	3
B Hochgradige Korrekturen über + 10 dpt – 13 dpt (bei torischen Gläsern im stärker brechenden Meridian)	5

Tabelle A23. Invaliditätsgrad (*IG*) bei zerebral bedingten Gesichtsfeldausfällen (vollständige Halbseiten- und Quadrantenausfälle)

Gesichtsfeldausfall	IG [%]
Homonyme Hemianopsie	60
Bitemporale Hemianopsie	35
Binasale Hemianopsie	15
Homonymer Quadrant oben	25
Homonymer Quadrant unten	35

Tabelle A24. MdG eines Auges bei Einschränkung des Gesichtsfeldes (AUB 88)

Konzentrische Einschränkung auf Fixierpunktabstand	MdG
50°	4/25
30°	8/25
10°	12/25
5°	17/25
Unregelmäßige Ausfälle im 50°-Gesichtsfeld unterhalb des horizontalen Meridians	
1/3	6/25
2/3	15/25

3.3
Gesetzliche Rentenversicherung

■ Hierzu darf auf das Sozialgesetzbuch VI und die weiterführende Literatur verwiesen werden.

3.4
Soziales Entschädigungsgesetz und Schwerbehindertengesetz (SozER, SchwbG)

■ Als Grundlage der Begutachtung in diesem Bereich wird auf die „Anhaltspunkte für die ärztliche Gutachtertätigkeit" verwiesen. Die Anhaltspunkte sind als unbestimmte Rechtsbegriffe aufzufassen.

■ Unter das soziale Entschädigungsgesetz fallen: Bundesversorgungsgesetz (BVG), Häftlingshilfegesetz (HHG), Bundesseuchengesetz (BSeuchG), Soldatenversorgungsgesetz (SVG), Gesetz über den zivilen Ersatzdienst, Bundesgrenzschutzgesetz, Gesetz zur Entschädigung von Opfern von Gewalttaten (OEG) und Schwerbehindertengesetz (SchwbG). Die Begutachtung im Rahmen des Schwerbehindertengesetz ist im Gegensatz zu den anderen Gesetzen final. Bei den letztgenannten erfolgt eine kausale Begutachtung, bei der die Ursache eines Augenleidens ermittelt werden muß. Bei der finalen Begutachtung wird der gegenwärtige (End)-Zustand ermittelt und hierfür die MdE geschätzt.

Tabelle A25. Bewertung der MdG bei kontaktlinsenkorrigierter Aphakie (AUB 88). (Nach Gramberg-Danielsen u. Thomann)

Visus	MdG ohne Brillenzuschlag
besser als 0,63	10/25
0,63	11/25
0,5	12/25
0,4	13/25
0,3	14/25
0,25	15/25
0,2	16/25
0,16	17/25
0,12	18/25
0,08	20/25
0,06	21/25
0,05	22/25
0,02	23/25
(0,0)	(25/25)

Beachte: Zu den oben angegebenen Werten kommt kein weiterer Brillenzuschlag.

Tabelle A26. Bewertung der MdG bei intraokular korrigierter Aphakie (AUB 88). (Nach Gramberg-Danielsen u. Thomann)

Visus	MdG ohne Brillenzuschlag
besser als 0,63	8/25
0,63	9/25
0,5	10/25
0,4	11/25
0,3	12/25
0,25	13/25
0,2	15/25
0,16	17/25
0,12	18/25
0,1	19/25
0,08	20/25
0,06	21/25
0,05	22/25
0,02	23/25
(0,0)	(25/25)

Beachte: Zu diesen MdG-Werten kommt ggf. ein Brillenzuschlag.

3.4.1
Auszug aus den „Anhaltspunkten"

■ Sehorgan:

● Die Sehbehinderung umfaßt alle Störungen des Sehvorgangs. Für die Beurteilung ist in erster Linie die korrigierte Sehschärfe (Prüfung mit Gläsern) maßgebend; daneben sind u. a. Ausfälle des Gesichtsfeldes und des Blickfeldes zu berücksichtigen. Das Gesichtsfeld eines Auges umfaßt den Raum, in dem bei gerader fixierter Kopfhaltung und Geradeausblick ein Objekt mit dem Auge wahrgenommen wird; die Augenbewegungen erweitern es zum Blickfeld, den Raum, den die Gesichtslinien nach den verschiedenen Richtungen durchwandern.

- Neben den Funktionen des Sehorgans sind nachweisbare Reizerscheinungen, Tränenträufeln, Empfindlichkeit gegen äußere Einwirkungen (Licht, Staub, Chemikalien usw.), sowie Erkrankungen des Auges und seiner Umgebung zu beachten.
- Die Funktionsprüfungen der Augen sind nur mit Geräten und Methoden durchzuführen, die den Richtlinien der DOG entsprechend eine einwandfreie Beurteilung erlauben.
- Die Grundlage für die Beurteilung der MdE (jetzt GdB) bei Herabsetzung der Sehschärfe bildet die MdE- (jetzt GdB-) Tabelle der DOG (s. Tabelle A9).

3.4.2
Schätzung der MdE (Tabellen A27 und A28)

■ Bei Schwankungen im Gesundheitszustand muß bei Beurteilung der MdE vom „durchschnittlichen" Ausmaß der Beeinträchtigung ausgegangen werden (Nr. 18 der Anhaltspunkte). Diese Regelung ist auch sinngemäß bei Kontaktlinsenträgern anzuwenden, wenn u.a. eine nur zeitweilig korrigierbare Sehschärfe vorliegt.

■ Seelische Begleiterscheinungen (z.B. Entstellung des Gesichtes) sind in den MdE-Sätzen mit abgegolten (Nr. 18 der Anhaltspunkte).

■ Im SozER sind in der visusbezogenen MdE-(jetzt GdB-) Tabelle auch Gesichtsfeldausfälle mit eingeschlossen, soweit sie in etwa der Sehschärfenreduktion entsprechen, und müssen somit nicht gesondert ermittelt werden.

■ MdE-Schätzung bei Geschwulsterkrankungen (Nr. 26.1 der Anhaltspunkte): Bis zum Ablauf der Heilungsbewährung – in der Regel bis zum Ablauf des 5. Jahres nach der Geschwulstbeseitigung – ist in den Fällen, in denen der verbliebene Organ- oder

Tabelle A27. MdE-Schätzung bei verschiedenen Sehbehinderungen

Verschiedene Sehbehinderungen	MdE [v. H.]
1. Verlust eines Auges mit dauernder, einer Behandlung nicht zugänglichen Eiterung der Augenhöhle	40
2. Linsenlosigkeit (korrigiert durch intraokulare Kunstlinse oder Kontaktlinse)	

– Eines Auges
   Sehschärfe 0,4 und mehr
   Sehschärfe 0,1 bis <0,4
   Sehschärfe weniger als 0,1
– Beider Augen
   Der sich aus der Sehschärfe ergebende GdB/MdE-Wert ist um 10 zu erhöhen
	10
	20
	25–30
	25

3. Lähmung des Oberlides	
– Mit vollständigem Verschluß des Auges – Sonst	30 10–20
4. Augenmuskellähmungen	
– An einem Auge (wenn das Auge vom Sehen ausgeschlossen wird) – Sonst – An beiden Augen	30 10–20 je nach Sehbehinderung
5. Fehlstellungen der Lider, Verlegung der Tränenwege mit Tränenträufeln	
– Einseitig – Beidseitig	0–10 10–20
6. Isolierte Störungen des Farbensehens	0
7. Isolierte Einschränkung der Dunkeladaptation (Nachtblindheit)	
– Vollständig – Sonst	10 0
8. Chronische Entzündung der Gefäßhaut	MdE allein abhängig von der Sehbehinderung
9. Grüner Star (Glaukom)	Die Beurteilung der MdE richtet sich nach dem Ausmaß der Sehbehinderung (Sehschärfe, Gesichtsfeld); darüber hinausgehende MdE-Werte kommen nur in Betracht, wenn zusätzlich erhebliche Beschwerden vorliegen

Tabelle A28. GdB/MdE-Schätzung bei Gesichtsfeldausfällen

Gesichtsfeldausfälle	MdE [v. H.]
Vollständige Halbseiten- und Quadrantenausfälle	
Homonyme Hemianopsie	40
Bitemporale Hemianopsie	30
Binasale Hemianopsie	10
bei beidäugigem Sehen	10
bei Verlust beidäugigen Sehens	30
Homonymer Quadrant oben	20
Homonymer Quadrant unten	30
Vollständiger Ausfall beider unterer Gesichtshälften	60
Ausfall einer Gesichtshälfte (lateral) bei Verlust oder Blindheit des anderen Auges	60–70
Bei unvollständigen Halbseiten- und Quadrantenausfällen sind die MdE-Sätze entsprechend niedriger anzusetzen	
Konzentrische Einengungen	
a) Konzentrische Einengung bei normalem Gesichtsfeld des anderen Auges	
Auf 10° Abstand vom Zentrum	10
Auf 5° Abstand vom Zentrum	25
b) Konzentrische Einengung doppelseitig	
Auf 50° Abstand vom Zentrum	10
Auf 30° Abstand vom Zentrum	30
Auf 10° Abstand vom Zentrum	70
Auf 5° Abstand vom Zentrum	100
c) Konzentrische Einengung bei Fehlen des anderen Auges	
Auf 50° Abstand vom Zentrum	40
Auf 30° Abstand vom Zentrum	60
Auf 10° Abstand vom Zentrum	90
Auf 5° Abstand vom Zentrum	100
Unregelmäßige Gesichtsfeldausfälle	
Große Skotome im 50°-Gesichtsfeld unterhalb des horizontalen Meridians, binokular: Bei Fehlen eines Auges sind die Skotome höher zu bewerten	
Mindestens 1/3 ausgefallene Fläche	20
Mindestens 2/3 ausgefallene Fläche	50

Gliedmaßenschaden für sich allein keine MdE um wenigstens 50% bedingt, im allgemeinen nach der Geschwulstbeseitigung im Frühstadium ein MdE-Grad von 50% und nach Geschwulstbeseitigung in anderen Stadien ein MdE-Grad von 80% angemessen. Bedingen der verbliebene Organ- oder Gliedmaßenschaden und/oder außergewöhnliche Folge- oder Begleiterscheinungen der Behandlung eine MdE um 50% oder mehr, ist die bis zum Ablauf der Heilungsbewährung anzusetzende MdE entsprechend höher zu bewerten.

■ Die MdE ist höher zu bewerten, wenn sich der schädigungsbedingte Gesundheitsschaden in besonderer Weise ungünstig im Beruf des Betroffenen auswirkt. Den Umfang der MdE-Erhöhung regelt die Versorgungsverwaltung. Die Aufgabe des Gutachters ist es festzustellen, worin die besondere berufliche Betroffenheit liegt. Dem ärztlichen Gutachter müssen die für seine Beurteilung notwendigen Tatsachen (Berufsanamnese, zu berücksichtigender Beruf, Tätigkeitsmerkmale, Arbeitsplatzverhältnisse usw.) bekannt gemacht werden. Der Gutachter sollte nicht nur den Funktionsverlust darlegen, sondern Tätigkeiten, die noch möglich sind, angeben, um die Einleitung von beruflichen Rehabilitationsmaßnahmen zu erleichtern.

3.4.3
Blindenbegutachtung

■ Als Blinde gelten neben Personen, die vollständig erblindet sind, solche, deren Sehschärfe auf dem besseren Auge nicht mehr als 1/50 beträgt oder wenn andere nicht nur vorübergehende Störungen des Sehvermögens von einem solchen Schweregrad vorliegen, daß sie dieser Beeinträchtigung der Sehschärfe gleichzusetzen sind [Bundessozialhilfegesetz (BSHG) 124 und Landesblindengeldgesetze].

Tabelle A29. DOG-Richtlinien 1985 für programmgesteuerte Perimetrie bei der Blindenbegutachtung

	Goldmann-Perimeter als Standardgerät	Äquivalenz- und Grenzwerte für die statische Rasterperimetrie
Prüfpunkt *Durchmesser*	Prüfpunkt III/4 ≈ 30' (Ellipse mit Achsenverhältnis 2/3)	Weichen die Prüfpunktdurchmesser von Goldmann III/4 ab, müssen die Prüfpunktleuchtdichten exzentrizitätsabhängig korrigiert werden
Leuchtdichte	320 cd/m² (1000 asb)	Für einen Prüfpunktdurchmesser von 10' gelten folgende Korrekturfaktoren: Exzentrizität Ld-Erhöhung $0° < \epsilon \leq 6°$ 2,5 fach $6° < \epsilon \leq 14°$ 3,2 fach $14° < \epsilon \leq 22°$ 4,0 fach $22° < \epsilon \leq$ Außengrenze 5,0 fach Für einen Prüfpunktdurchmesser zwischen 10' und 30' müssen die entsprechenden Äquivalenzwerte der Prüfpunktleuchtdichte noch ermittelt werden
Darbietung	Kinetische Perimetrie mit Prüfpunktgeschwindigkeit von 1°–2°/s	Darbietungsdauer: $0,5\ s \leq t \leq 1\ s$ Darbietungsabstand: $t \geq 2\ s$ } statische Perimetrie Anstiegszeit: $t \leq 10\ ms$
Farbe	Weißes Licht einer Wolfram-Glühlampe	Weißes Licht, auch von Halogen- oder Xenonlampen; Lichtemittierende Dioden mit grüner, gelbgrüner oder gelber Farbe, wenn ihre maximale Leuchtdichte 320 cd/m² beträgt
Leuchtdichteverteilung	Nicht ganz gleichmäßig – bedingt durch elliptische Form des Prüfpunktes	Die Leuchtdichteverteilung muß mindestens der Gleichmäßigkeit eines projizierten Goldmannprüfpunktes der Größe III/4 entsprechen
Umfeld *Farbe*	Weiß	Weiß
Leuchtdichte	10 cd/m² (32 asb)	Gleiche Leuchtdichte wie beim Goldmann-Perimeter; geringere Leuchtdichte (aber $\geq 1\ cd/m^2$) nur zulässig, wenn der Prüfpunktdurchmesser 30' beträgt; dann müssen Äquivalenzwerte für die Prüfpunktleuchtdichte ermittelt werden
Prüfpunktraster	Kein Prüfpunktraster vorgeben, sondern ausreichend häufige Prüfpunktbewegung von außen nach innen auf die Schwelle zu; Geschwindigkeit 1°–2°/s	Exzentrizitätzonen Mindestanzahl der Rasterpunkte $6° < \epsilon \leq 7°$ 8 $12° < \epsilon \leq 15°$ 12 $16° < \epsilon \leq 18°$ 12 $25° < \epsilon \leq 30°$ 12 $31° < \epsilon \leq 40°$ 12 $50° \leq \epsilon$ 12 Gesamt: 68
Abfragestrategie	Entsprechend der Bedienungsvorschrift	Alle Prüfpunkte werden zweimal dargeboten und zwar örtlich und zeitlich randomisiert; wird ein Stimulus beide Male „gesehen", so wird er als „erkannt" bewertet; wird ein Stimulus beide Male „nicht gesehen", so wird er als „nicht erkannt" bewertet; ein Stimulus, der einmal „nicht gesehen" und einmal „gesehen" wird, muß ein drittes Mal abgefragt werden; für die Bewertung „erkannt" bzw. „nicht erkannt", gilt dann der Mehrheitsentscheid

- Bei der Begutachtung führt die Bewertung von Gesichtsfelddefekten nicht selten zu Schwierigkeiten. Die Sehschärfe kann zwar normal sein, das Gesichtsfeld aber so starke Störungen aufweisen, daß dennoch im Sinne des Gesetzes Blindheit vorliegt (Tabelle A28).

- Eine Herabsetzung der Sehschärfe auf 1/50 oder weniger gleichzusetzende Sehschädigung liegt vor (DOG-Richtlinien von 1975):
  - Bei einer konzentrischen Einengung des Gesichtsfeldes, wenn bei einer Sehschärfe von 0,033 (1/30) oder weniger die Grenze des Restgesichtsfeldes in keiner Richtung mehr als 30° vom Zentrum entfernt ist, wobei Gesichtsfeldreste jenseits von 50° unberücksichtigt bleiben.
  - Bei einer konzentrischen Einengung des Gesichtsfeldes, wenn bei einer Sehschärfe von 0,1 (1/10) oder weniger die Grenze des Restgesichtsfeldes in keiner Richtung mehr als 7,5° vom Zentrum entfernt ist, wobei Gesichtsfeldreste jenseits von 50° unberücksichtigt bleiben.
  - Bei einer konzentrischen Einengung des Gesichtsfeldes, auch bei normaler Sehschärfe, wenn die Grenze der Gesichtsfeldinsel in keiner Richtung mehr als 5° vom Zentrum entfernt ist, wobei Gesichtsfeldreste jenseits von 50° unberücksichtigt bleiben.
  - Bei großen Skotomen im zentralen Gesichtsfeldbereich, wenn die Sehschärfe nicht mehr als 0,1 (1/10) beträgt und im 50° Gesichtsfeld unterhalb des horizontalen Meridians mehr als die Hälfte ausgefallen ist. Die Ausmessung bzw. Abschätzung des blinden Bereiches in der unteren Gesichtsfeldhälfte soll auf dem Perimetrieformular und nicht in der Perimetriekugel geschehen.
  - Bei homonymen Hemianopsien mit Verlust des zentralen Sehens beiderseits, wenn die Sehschärfe nicht mehr als 0,1 (1/10) beträgt und das erhaltene Gesichtsfeld in der Horizontalen nicht mehr als 30° Durchmesser besitzt.
  - Bei bitemporalen oder binasalen Hemianopsien mit Verlust des zentralen Sehens beiderseits, wenn die Sehschärfe nicht mehr als 0,1 (1/10) beträgt und das erhaltene Gesichtsfeld in der Horizontalen nicht mehr als 30° Durchmesser besitzt.
  - Diejenigen Sehschädigungen, die nach Ansicht des Untersuchers einer Sehschärfenherabsetzung auf 1/50 gleichkommen, die aber durch die vorstehenden Abgrenzungen nicht erfaßt worden sind, müssen einer vom Land zu bestimmenden Gutachterstelle vorgestellt werden. Das gleiche gilt in allen Zweifelsfällen.

- Blind ist auch der Behinderte mit einem nachgewiesenen vollständigen Ausfall der Sehrinde, nicht aber mit einer visuellen Agnosie oder anderen gnostischen Sehstörungen.

- Die Sehschärfe ist nach DIN 58220 zu untersuchen. Im sozialen Entschädigungsgesetz darf das Gesichtsfeld nur mit einer manuell-kinetischen Methode (z.B. Goldmann III/4) untersucht werden. Für die Ablehnung einer Blindenrente reicht die rechnergestützte, statische Methode aus (Tabelle A29). Für die Beurteilung sind die Sehschärfe des besseren Auges und das binokulare Gesichtsfeld zugrunde zu legen.

- Zur Feststellung einer Hilflosigkeit ist von Bedeutung, ob eine hochgradige Sehbehinderung vorliegt. Hochgradig behindert ist, wer sich zwar in einer ihm vertrauten Umgebung trotz einer Sehbehinderung ohne Führung und ohne besondere Hilfe noch ausreichend bewegen kann, dessen Sehschärfe aber wirtschaftlich nicht verwertbar ist (im allgemeinen Sehschärfe auf dem besseren Auge von nicht mehr als 1/20 oder beim Vorliegen von hinsichtlich des Schweregrades gleichzuachtenden anderen Störungen der Sehfunktion).

3.5
Haftpflichtversicherung

- Augenärztliche Begutachtungen sind in diesem Zusammenhang eher selten.

- Einzelheiten sind der nachgehend aufgeführten Literatur zu entnehmen.

WEITERFÜHRENDE LITERATUR

Berufsverband der Augenärzte Deutschlands e.V. (1994) Richtlinien und Untersuchungsanleitungen. Meyer-Wagenfeld, Espelkamp

Bundesminister für Arbeit und Sozialordnung (Hrsg) (1983) Anhaltspunkte für die ärztliche Gutachtertätigkeit. Köllen, Alfter-Oedekoven

Bundesministerium für Arbeit und Sozialordnung (Hrsg) (1996) Anhaltspunkte für die ärztliche Gutachtertätigkeit im sozialen Entschädigungsrecht und nach dem Schwerbehindertengesetz Stand November 1996. Bestell Nr. K710

DOG und BVA-Empfehlung (1994) Schäden des Sehvermögens. Ophthalmologe 91: 403

Empfehlung der Deutschen Ophthalmologischen Gesellschaft zur Fahreignungsbegutachtung für den Straßenverkehr (1996) Anleitung für die augenärztliche Untersuchung und Beurteilung der Eignung zum Führen von Kraftfahrzeugen. DOG, Heidelberg

Empfehlungen der Verkehrskommission zu Sonderregelungen bei der Fahreignungsbegutachtung (1997) Protokoll der Sitzung der Verkehrskomission der DOG am 20.9.1997 in Berlin. Ophthalmologe 95:375
Gramberg-Danielsen B (1994a) Medizinische Grundlagen der augenärztlichen Gutachtertätigkeit. Enke, Stuttgart
Gramberg-Danielsen B (1994b) Rechtliche Grundlagen der augenärztlichen Gutachtertätigkeit. Enke, Stuttgart
Haase W, Steinhorst U (1994) In: Gramberg-Danielsen B (Hrsg) Medizinische Grundlagen der augenärztlichen Gutachtertätigkeit. Enke, Stuttgart
Lachenmayr BJ, Vivell PMO (1992) Perimetrie. Thieme, Stuttgart
Stern C, Kuklinski P (1998) Die neuen europäischen Flugtauglichkeitsrichtlinien. Ihre Bedeutung für den Ophthalmologen. Ophthalmologe 95:776

Anhang B: Glossar

Die Besprechung der Syndrome erfolgt in der Regel nach folgendem Schema: Definition, Ursache, Vererbungsmuster, Manifestation, wichtige Allgemein- und ophthalmologische Befunde, evtl. Labordaten.

A

Abduktion: Bewegung des Auges nach temporal.

Abduzens: VI. Hirnnerv: entspringt am kaudalen Brückenende im Nucleus nervi abducentis, zieht zum Clivus, über die Felsenbeinspitze in den Sinus cavernosus und durch die Fissura orbitalis superior in die Orbita. Innerviert den M. rectus lateralis, der das Auge abduziert.

Aberration: optischer Abbildungsfehler. Lichtstrahlen von einer punktförmigen Lichtquelle konvergieren nicht in einem einzelnen Fokus. Beispiele: sphärische Abbildungsfehler (Öffnungsfehler einer sphärischen Linse), chromatische Abbildungsfehler (unterschiedlich starke Brechung verschiedener Wellenlängen).

AC/A-Quotient: Verhältnis von akkommodativer Konvergenz zu Akkommodation. Ein hoher AC/A-Quotient entspricht einem Konvergenzexzeß (Schielwinkel für die Nähe um 10 Prismendioptrien größer als für die Ferne).

ACE: „angiotensin-converting enzyme"; Protease, die durch Spaltung einer Peptidbindung Angiotensin I in das aktive Angiotensin II umwandelt.

Achromatopsie: „totale Farbenblindheit"; Wahrnehmung von Grautönen.

Adie-Syndrom: Pupillotonie; Manifestatioin: 2.–3. Lebensjahrzehnt, meist bei Frauen; Befunde: meist einseitige Pupillotonie (dilatierte tonische Pupille, die langsam auf Licht reagiert; cholinerge Hypersensitivität), kombiniert mit einer Störung der Muskeleigenreflexe der unteren Gliedmaßen.

Aicardi-Syndrom: Mißbildungssyndrom; fraglich hereditär; Manifestation: kongenital; Befunde: Agenesie des Corpus callosum, geistige Retardierung, Krampfanfälle, Abnormitäten von Wirbeln und Rippen, Mikrophthalmus, runde depigmentierte chorioretinale Läsionen, Papillenkolobom.

AIDS: „acquired immunodeficiency syndrome".

AION: Anteriore ischämische Optikusneuropathie; Infarkt der Nervenfaserbündel vor der Lamina cribosa, unilateraler schmerzloser plötzlicher Sehverlust; Befunde: meist auf einen Sektor beschränkte blasse oder hyperämische Papillenschwellung mit umgebenden streifigen Blutungen, nach Intervall zu 30–40% auch das zweite Auge betroffen; Papille meist kleiner als normal mit kleiner oder fehlender Exkavation; im Gesichtsfeld meist altitudinale Hemianopsie; Manifestation: 4.–6. Lebensjahrzehnt, Männer doppelt so häufig betroffen.

Akkommodation: Anpassung des Auges an verschiedene Objektentfernungen durch Zunahme der Linsen-Plusbrechkraft (Kontraktion des Ziliarmuskels – Erschlaffung der Zonulafasern – stärkere Wölbung der Linse durch Eigenelastizität).

Akkommodationsbreite: Brechkraftsteigerung zwischen Fern- und Nahpunkteinstellung; Kehrwert des Nahpunktabstandes.

akkommodativer Konvergenz: Ausmaß an Konvergenz, die die Akkommodation begleitet.

Akkommodationsspasmus: Ziliarkörperkrampf mit dauernder extremer Naheinstellung des Auges; unangemessene exzessive Akkommodation, die zu einer Pseudomyopie führt.

Albinismus: Weißsucht; erblicher Tyrosinasemangel führt zu einer Störung der Melaninbildung; kompletter okulokutaner Albinismus autosomal-rezessiv, inkompletter okulokutaner Albinismus autosomal-dominant, okulärer Albinismus meist X-chromosomal-rezessiv vererbt; Befunde: je nach

Form unterschiedliche Ausprägung der Leitbilder Photophobie, Irisdurchleuchtbarkeit, verminderte Funduspigmentierung, gut sichtbare Chorioidalgefäße und Makulahypoplasie.

Allele: Genpaar, das korrespondierende Orte auf homologen Chromosomen besetzt.

Alport-Syndrom: otookulorenales Syndrom; autosomal-dominant oder X-chromosomal-rezessiv; Befunde: Trias aus Augenmißbildungen (vorderer Lentikonus, Keratokonus, Katarakt, degenerative Netzhautveränderungen, hyaline Körperchen der Papille), Innenohrschwerhörigkeit und chronische Nephritis mit Hämaturie und Proteinurie; Männer erkranken schwerer.

altitudinaler Gesichtsfelddefekt: ein- oder beidseitiger Ausfall der oberen oder unteren Gesichtsfeldhälfte; meist vaskulär ischämischer Genese.

amakrine Zellen: spezialisierte Zellen in der inneren Körnerschicht der Netzhaut, die Querverbindungen herstellen und integrierend und modifizierend auf die nervösen Impulse wirken.

Amaurose: Erblindung, bei der jede Lichtempfindung erloschen ist.

Amblyopie: rein funktionell reduzierte Sehschärfe ohne organischen Augenbefund (z. B. Refraktionsfehler, Strabismus, Medientrübung). Der Begriff Amblyopie wird bisweilen auch bei einer Sehschärfenreduktion organischer Genese verwendet.

Ametropie: Vorliegen eines Refraktionsfehlers (Hyperopie, Myopie, Astigmatismus).

„angioid streaks": grau-braune, blutgefäßähnliche Streifen in der Netzhaut, die Brüche in der Bruch-Membran darstellen.

Aniridie: Fehlen der Regenbogenhaut; ein rudimentärer Anteil der Iriswurzel bleibt in allen Fällen bestehen.

Aniseikonie: ungleich große Netzhautbilder in beiden Augen, die z. B. durch eine Anisometropie hervorgerufen werden.

Anisokorie: ungleich große Pupillen.

Anisometropie: unterschiedlich starke Brechkraft beider Augen.

ANK: anomale Netzhautkorrespondenz.

Ankyloblepharon: kongenitale Verwachsung, meist zwischen den äußeren Lidrändern.

Anophthalmus: angeborenes oder erworbenes Fehlen des Augapfels.

Anton-Syndrom: Heminasomatognosie; Ursache: Verlust der Sinnesempfindung bei zerebralen Ausfällen nach Insulten oder Defekten zwischen Thalamus und Parietalhirn; Befunde: kortikale Erblindung in Folge eines okzipito- oder parietotemporalen Defekts, wobei sich die Patienten des Defizits nicht bewußt sind oder diesen verleugnen.

Apert-Syndrom: Akrozephalosyndaktylie; autosomal-dominant; Manifestation: kongenital; Befunde: frühzeitiger Schluß der Schädelnähte, Syndaktylien der Finger und Zehen (Löffelhände), Minderwuchs, kleine Orbitae, Exophthalmus, Optikusatrophie, Strabismus, Nystagmus, Krampfanfälle.

Aphakie: Fehlen der Linse.

APMPPE: akute posteriore multifokale plakoide Pigmentepitheliopathie; Ursache: unklar, evtl. virale Genese; tritt manchmal nach Infekten oder Antibiotikatherapie auf; Manifestation: 20.–50. Lebensjahr; Befunde: meist bilateraler Befall mit multiplen weiß-gelblichen Veränderungen im retinalen Pigmentepithel, rasche Sehverschlechterung, spontane Regression der Netzhautveränderungen nach 2–3 Wochen, Erholung der Sehkraft in den meisten Fällen.

Applanation: Abflachung; Methode zur Augeninnendruckmessung; Applanation nach Goldmann: Messung der Kraft, die nötig ist, um ein planes Meßkörperchen mit der Hornhaut so in Kontakt zu bringen, daß eine Fläche mit einem Durchmesser von 3,06 mm abgeflacht wird.

Arcus juvenilis (Embryotoxon anterius): weißer Ring in der vorderen Hornhautperipherie, der zum Zeitpunkt der Geburt vorhanden ist oder bis zum mittleren Lebensalter auftritt; allein oder zusammen mit anderen Anomalien.

Arcus senilis (Gerontoxon): häufig bei älteren Menschen vorhandener, durch Lipideinlagerungen bedingter grau-weißer Ring in der Hornhautperipherie, der durch einen schmalen Saum klarer Hornhaut abgesetzt ist.

Argyll-Robertson-Pupille: Erkrankung, bei der die Pupille nicht auf Licht reagiert, bei der aber die akkommodationsbedingte Pupillenverengung vorhanden ist; meist bilateral und asymmetrisch; die Pupillen sind eng (Durchmesser kleiner als 2,5 mm); tritt am häufigsten bei Neurosyphilis auf.

Arlt-Linie: subkonjuktivales Narbengewebe entlang des oberen Tarsus im Narbenstadium des Trachoms, kann Vorläufer eines Entropiums sein.

ARN: akutes retinales Nekrosesyndrom, bei beidseitigem Auftreten ($^1/_3$ der Fälle) als BARN bezeichnet; Befunde: zunächst periphere, nekrotisierende retinale Vaskulitis bei sonst gesunden Patienten; später Nekrose der Netzhaut und Netzhautablösung; Ursache: vermutlich Herpesviren.

Arnold-Chiari-Syndrom: Fehlentwicklung der kaudalen Anteile der Medulla oblongata und des Kleinhirns mit Herniation von zentralem Nervengewebe in das Foramen magnum; Befunde: meist assoziiert mit Hydrozephalus, Papillenödem, Lähmungen von Hirnnerven, Spina bifida, Nystagmus und Ataxie.

Arterienpulsation: Die spontane Pulsation der A. centralis retinae ist immer pathologisch; Beispiele: akutes Glaukom mit Augeninnendruckwert über dem diastolischen Druckwert der Netzhautarterien (etwa 40 mm Hg); hohe Blutdruckamplitude (z.B. Aorteninsuffizienz) mit abnorm niedrigem diastolischen Blutdruckwert.

Arteriitis temporalis: Riesenzellarteriitis, Morbus Horton, arteriitische anteriore Optikusneuropathie, vermutlich Autoimmunerkrankung gegen Antigene in der Arterienwand vorwiegend extrakranieller Arterien; Befall der kurzen hinteren Ziliararterien und der A. centralis retinae; familiäre Häufung; Befunde: Schläfenkopfschmerz, plötzlicher Sehverlust, Kauschmerzen, Fieber, Gewichtsverlust; A. temporalis evtl. verdickt, pulslos und druckempfindlich; etwa 65% zunächst unilaterale blasse Papillenschwellung mit teilweise splitterförmigen peripapillären Blutungen, afferenter Pupillendefekt, BSG meist erhöht (50–120 mm/h), CRP immer erhöht; histologische Sicherung durch Biopsie der A. temporalis; Manifestation: 6.–7. Lebensjahrzehnt; internistische/allgemeinärztliche Betreuung erforderlich.

Ascher-Syndrom: fraglich hereditär; Befunde: Kombination von Blepharochalasis, Doppellippe, chronischem Lippenödem und Struma.

A-Schielform: Schielabweichung, bei der die Augen im Aufblick konvergenter stehen. Beispiel: Bei der A-Esotropie ist die Esotropie am größten bei Aufblick (Meßpunkt: 25° Hebung). Beim Strabismus divergens ist die Abweichung nach unten größer.

asphärisch: Linse oder Spiegel mit paraboler Oberfläche, die die sphärische Aberration verkleinern.

asteroide Hyalose (Scintillatio albescens): Sternförmige oder runde lipid- und kalziumhaltige Trübungen, die im Glaskörper schweben und bei Beleuchtung glitzern; meist einseitig und asymptomatisch, bei älteren Menschen; häufig besteht ein Diabetes mellitus. Die Ursache für die Entstehung ist unbekannt.

Asthenopie: Subjektive Augenbeschwerden (Augenschmerzen, Rötung, Tränenträufeln, Brennen, Kopfschmerzen, Lichtscheu, evtl. Migräne). Ursachen: lange Naharbeit, unkorrigierte Refraktionsfehler (v.a. Hyperopie), trockene Augen.

Astigmatismus: Brenpunktlosigkeit, Stabsichtigkeit; nichtpunktuelle Abbildung durch Hornhaut- und/ oder Linsenverkrümmung. Beim Astigmatismus „mit der Regel" ist die Brechkraft im vertikalen Meridian stärker als im horizontalen Meridian; beim Astigmatismus „gegen die Regel" ist es umgekehrt; beim Astigmatismus obliquus sind die Hauptschnitte schräg.

Atkinson (Lidakinesie nach): Anästhesie der beiden Jochbeinäste des N. facialis außerhalb der Orbikulariszone durch Infiltration der peripheren Fasern über dem Jochbogen (Os zygomaticum).

Atropa belladonna: Tollkirsche; Pflanze aus der Familie der Nachtschattengewächse, deren Blätter und Wurzeln Atropin und verwandte Anticholinergika (Alkaloide) enthalten.

Atrophia gyrata: seltene heriditäre chorioretinale Degeneration; Beginn in der 1. Lebensdekade; Befunde: bogenförmige Bezirke chorioretinaler Atrophie in der Fundusperipherie; Ursache: Ornithinaminotransferase-Mangel.

autosomal: bezieht sich auf die Autosomen, d.h. auf die 22 gepaarten Chromosomen, die keine Geschlechtschromosomen sind.

Axenfeld-Syndrom: autosomal-dominant; Befunde: posteriores Embryotoxon (prominente und vorgelagerte Schwalbe-Linie), mehr oder weniger stark ausgeprägte Kammerwinkel- und Pupillenveränderungen, häufig mit Glaukom assoziiert.

axoplasmatischer Fluß: Zystoplasmastrom entlang eines Nervenzellaxons, verantwortlich für den Transport von Metaboliten zu allen Anteilen dieser Zelle.

B

Bärentatzen („bear tracks"): deskriptive Beschreibung einer kongenital gruppierten Pigmentierung in der Netzhaut; gutartige Pigmentansammlung durch Hyperplasie/Hypertrophie des retinalen Pigmentepithels.

Bagolini-Lichtschweiftest: Prüfung der Binokularfunktion mit Hilfe eines Brillenvorhalters, bestehend aus Plangläsern mit in verschiedenen Richtungen (45° und 135°) verlaufenden Parallelstreifungen.

Balint-Syndrom: nichthereditäre Fixationslähmung in Folge bilateraler parietookzipitaler Läsionen; Befunde: Fixationsstörung; die Augen sind frei beweglich und bewegen sich auch, ohne daß eine willentliche Fixationskontrolle möglich ist.

bandförmige Keratopathie: Kalziumablagerung in den oberflächlichen Hornhautschichten im Lidspaltenbereich; kann über die gesamte Hornhaut laufen oder auf die Hornhautperipherie beschränkt sein. Findet sich z. B. nach chronischen Entzündungen der Hornhaut, nach chronischer Uveitis, aber auch idiopathisch.

Barkan-Membran: persistierendes mesodermales Gewebe im Kammerwinkel.

Basedow (Morbus): Thyreotoxikose, Grave's disease; Autoimmunthyreopathie; Manifestation: meist 3.–5. Lebensjahrzehnt, überwiegend bei Frauen (3:1); Befunde: Hyperthyreose und Merseburger Trias: diffuse Schilddrüsenvergrößerung, endokrine Ophthalmopathie mit Exophthalmus und Allgemeinsymptome einer Hyperthyreose.

Bassen-Kornzweig-Syndrom: α-β-Lipoproteinämie; autosomal-rezessiv; Befunde: spinozerebelläre Degeneration (Ataxie), Malabsorption und Diarrhoe, retinale Pigmentdegenerationen, Nystagmus, Akanthozytose.

Batten-Mayou-(Vogt-Spielmeyer-)Syndrom: zerebromakuläre Dystrophie; Ursache: Zeroidlipofuszinose; autosomal-rezessiv; Manifestation: zwischen 5. und 8. Lebensjahr; Befunde: retinale Pigmentdegenerationen, rot-brauner Fleck im Makulabereich, Optikusatrophie, Nystagmus, geistige Retardierung, Krampfanfälle, im Endstadium Demenz und Lähmungen.

Battle-Zeichen: Ekchymose über dem Os mastoideum; verdächtig auf Schädelbasisfraktur.

Becherzelle: schleimsezernierende Zelle der Bindehaut; das Sekretionsprodukt stellt einen wichtigen Bestandteil des Tränenfilms dar.

Behçet (Morbus): Grande aphtose Touraine; fraglich immunologisch-virologisch-allergische Genese, assoziiert mit HLA-B51; Manifestation: 3.–4. Lebensjahrzehnt; Befunde: Trias aus Hypopyoniritis (mit Hornhautpräzipitaten, hinteren Synechien, retinaler Vaskulitis mit Blutungen und Exsudaten, Katarakt, zystoidem Makulaödem, Optikusatrophie, Skleritis), oralen und genitalen Ulzera und Hautläsionen (Erythema nodosum mit Akne, Thrombophlebitis, Polyarthritis); chronisch-rezidivierender Verlauf.

Behr-Syndrom: hereditäre Optikusatrophie; autosomal-rezessiv; Befunde: Pyramidenbahnzeichen, Ataxie, Blasenentleerungsstörungen, Oligophrenie, beidseitige Optikusatrophie mit Makuladegeneration.

Beleuchtungsstärke: Lichtstrom, der auf die Fläche A auftrifft, dividiert durch die Größe der Fläche; Einheit: Lux (lx).

Bell-Lähmung: Lähmung des N. facialis nach Entzündung im Bereich des Foramen stylomastoideum; führt häufig zum Lagophthalmus mit Hornhautexposition; meist Rückbildung innerhalb mehrerer Monate.

Bell-Phänomen: physiologische Hebung und Abduktion des Bulbus beim Lidschluß.

Benedikt-Syndrom: Hirnstammsyndrom mit Läsion im Nucleus ruber; Ursache: vaskuläre Insulte, seltener Tumoren; Befunde: ipsilaterale Okulomotoriusparese (III. Hirnnerv), kontralaterale Hemiparese, kontralaterale Hyperkinesen (Tremor, Chorea, Athetose).

Benson-Erkrankung: s. asteroide Hyalose.

Berger-Raum: spaltähnlicher Raum zwischen hinterer Linsenkapsel und vorderem Glaskörper innerhalb des Wieger-Ligaments.

Bergmeister-Papille: kongenitale Anomalie; meist ohne klinische Relevanz; es handelt sich um Gliareste an der Papille, die in der Embryonalperiode die distalen Anteile der A. hyaloidea umgeben; je nach Ausprägung kann dieses Gewebe bis in den Glaskörperraum reichen.

Berlin-Ödem: Netzhautödem bei stumpfen Bulbusprellungen; s. Commotio retinae.

Berman-Lokalisator: elektronisches Gerät zur Lokalisation metallischer intraokularer Fremdkörper; die Sensitivität ist proportional der elektrischen Leitfähigkeit des Fremdkörpers.

Best (Morbus): hereditäre vitelliforme Makuladegeneration; autosomal-dominant; Manifestation:

1. oder 2. Lebensjahrzehnt; 4 Stadien im klinischen Verlauf: I = prävitelliformes Stadium (asymptomatisch, Fundus normal, EOG pathologisch), II = vitelliformes Stadium (Visus normal oder gering reduziert, Lipofuszinablagerungen im RPE, eidotterähnliche Makulaläsion), III = Pseudohypopyon-Stadium (Spiegelbildung durch teilweise Resorption der Ablagerungen), IV = vitelliruptives Stadium (Visusminderung, narbige Umwandlung).

Bichrome-Balance-Test nach Osterberg: Methode des binokularen sphärischen Feinabgleichs und Prüfung des Refraktionsgleichgewichtes; durch Polarisation werden die Seheindrücke eines Rot-grün-Tests dissoziiert; Rot-grün-Abgleich unter binokularen Bedingungen.

Bielschowsky-Jansky-Syndrom: spätinfantile Form der amaurotischen Idiotie; Ursache: Lipidstoffwechselstörung; autosomal-rezessiv; Befunde: geistige Retardierung, Krampfanfälle möglich, Ataxie, degenerative pigmentierte Netzhautveränderungen, manchmal kirschroter Fleck der Makula.

Bielschowsky-Kopfneigetest: Kopfneigetest bei Trochlearisparese (M. obliquus superior) zur Identifizierung eines paretischen schrägen Muskels; Höhenabweichung mit Einwärtswendung des betroffenen Auges bei Kopfneigung zur Seite des paretischen Muskels.

Bielschowsky-Verdunkelungstest: Phänomen bei dissoziierten Vertikalabweichungen, bestehend aus Abwärtsbewegung des nicht fixierenden, elevierten Auges, wenn die Beleuchtung des fixierten Auges reduziert wird.

Bietti-Dystrophie: familiäre, marginale kristalline Hornhautdystrophie; punktförmiges kristallines Material im oberflächlichen Stroma in der paralimbalen Region, u.U. auch Kristalle in der Netzhaut.

Bildsprung: scheinbarer plötzlicher Sprung eines Objekts beim Blick durch eine Mehrstärkenbrille beim Übergang vom Fern- zum Nahteil; bedingt durch die unterschiedliche prismatische Wirkung der Glasanteile.

Bipolarzellen: Zellen in der mittleren Netzhautschicht mit 2 Fortsätzen; sie verbinden Photorezeptoren und Ganglienzellen.

Bitot-Flecken: im Lidspaltenbereich gelegene, kalkweiße dreieckige Veränderungen der bulbären Bindehaut am Limbus; bei Bindehautxerosis; besonders bei Vitamin-A-Mangel.

Bjerrum-Skotom: bogenförmiges, vom blinden Fleck ausgehendes Skotom; charakteristisches Frühsymptom bei Glaukom.

BLD: basale lineare Ablagerungen; im Gegensatz zu Drusen, Ablagerungen zwischen Basalmembran und Zellmembran des retinalen Pigmentepithels.

Blenorrhoe: Absonderung von Schleim und/oder Eiter von der Bindehaut des Auges; typisch bei Gonorrhoe, Einschlußkörperchenkonjunktivitis und anderen bakteriellen Bindehautentzündungen.

Blepharitis: Entzündung der Augenlider (allergisch, infektiös, seborrhoisch u.a.).

Blepharochalasis: überschüssige Haut des Ober- oder Unterlides, assoziiert mit Lymphödem und Defekten im Septum orbitale; oft bei jungen Erwachsenen, familiäre Tendenz kann bestehen; angeboren beim Ascher-Syndrom.

Blepharophimose: meist autosomal-dominant; sehr kleine Lidspaltenweite in Verbindung mit einer Ptosis und einem Epikanthus.

Blepharoplastik: operative Korrektur einer Lidfehlstellung oder Liderschlaffung, z.B. als Dermatochalasisoperation.

Blepharoptosis: Ptosis oder Herabhängen des Lides; wenn nicht anders bezeichnet, bezieht sich der Begriff in der Regel auf das Oberlid.

Blepharospasmus: krampfartig verengte Lidspalte mit erschwerter passiver Lidöffnung; häufig im Zusammenhang mit einer entzündlichen Erkrankung des äußeren Auges bzw. im Bereich des vorderen Augenabschnittes; es kann sekundär zu mechanischen Irritationen der Augenoberfläche durch scheuernde Wimpern kommen.

Blessig-Iwanoff-Zysten: degenerative zystische Veränderungen in der peripheren Netzhaut; häufig im Alter.

Bloch-Sulzberger-Syndrom: ektodermales Fehlbildungssyndrom; meist X-chromosal-dominant; hohe embryonale Letalität des männlichen Geschlechts; Manifestation: kongenital oder frühkindlich; Befunde: ZNS-Fehlbildungen, Alopezie, Zahnmißbildungen, Mikrophthalmus, Katarakt, Optikusatrophie, Pseudogliom, orbitale Raumforderung, Nystagmus, blaue Skleren, Incontinentia pigmenti.

Blow-out-Fraktur: Fraktur eines Orbitaknochens (meist Orbitaboden), sekundär als Folge eines Schlages auf das Auge. Der Orbitainhalt wird komprimiert, die schwächste Stelle der knöchernen Orbitabegrenzung gibt nach und frakturiert.

Boeck (Morbus): Sarkoidose; granulomatöse Systemerkrankung unbekannter Ätiologie; Manifestation: jedes Alter, oft 2. Lebensjahrzehnt; Befunde: beidseitige granulomatöse Iridozyklitis, Granulome der Bindehaut, häufig Keratoconjunctivitis sicca, retinale perivaskuläre granulomatöse Herde; ACE erhöht.

Bogenskotom: Bjerrum-Skotom; Gesichtsfelddefekt entlang eines Bogens vom blinden Fleck zur nasalen horizontalen Raphe über oder unter dem Fixationspunkt verlaufend.

Bourneville-Pringle-Syndrom: tuberöse Sklerose; Phakomatose; meist dominanter Erbgang mit Bevorzugung des männlichen Geschlechts; Befunde: Angiofibrome (Adenoma sebaceum) der Lider und des Gesichts, chagrinähnliche Flecken auf dem Rücken, Gliawucherungen und Astrozytome im ZNS, Epilepsie, geistige Retardierung, Hamartome in Herz und Nieren, astrozytische Hamartome der Netzhaut, Riesendrusen des Sehnerven.

Bowman-Schicht: azelluläre Schicht in der Hornhaut zwischen Epithel und Stroma mit einer Dicke von 8–10 µm; besteht aus Kollagenfibrillen; keine Regenerationsfähigkeit.

Brechungsindex: Die Brechzahl eines Stoffes ist der Quotient der Lichtgeschwindigkeit im Vakuum zur Lichtgeschwindigkeit in dem betreffenden Stoff; Abkürzung „n".

Bröcklige Dystrophie: Hornhautstromadystrophie mit hyalinen Ablagerungen; autosomal-dominant.

Brown-Syndrom: Sehnenscheidensyndrom des M. obliquus superior; Ursache: Verkürzung oder Verdickung der Sehne des M. obliquus superior; nicht hereditär; kongenital oder erworben; Befunde: betroffenes Auge kann in Adduktion nicht über die Horizontale gehoben werden, V-Muster, Erweiterung der Lidspalte in Adduktion; palpatorisch läßt sich über der Trochlea ein Ruck verspüren (sog. Klick-Phänomen).

Bruch-Membran: Lamina vitrea; dünne elastische und häutchenähnliche Schicht zwischen Pigmentepithel und Aderhaut; elektronenmikroskopisch lassen sich 5 Schichten unterscheiden; Veränderungen der Bruch-Membran spielen eine wichtige Rolle bei Erkrankungen der Makula.

„Brushfield's spots": Irisknötchen; helle Flecken in der peripheren Iris; Normvariante mit hoher Inzidenz beim Down-Syndrom (85%).

Buerger-Syndrom: Thrombangiitis obliterans, fortschreitende Gefäßerkrankung; Ursache: fraglich allergisch-hyperergische Reaktion mit Entzündung; Befunde: Parästhesien, Claudicatio intermittens, Schwinden der Fußpulse, im Endstadium Fußnekrosen.

bulbär: bezieht sich auf Bulbus oder Augapfel. Im neurologischen Sprachgebrauch Bezeichnung von Kerngebieten.

Buphthalmus: Vergrößerung des Bulbus, verursacht durch einen hohen Intraokulardruck, z. B. bei kongenitalem Glaukom.

Busacca-Knötchen: pigmentierte periphere Irisknötchen bei bestimmten Formen der granulomatösen Uveitis (z. B. Sarkoidose).

C

C: Abkürzung für die Abflußfazilität des Kammerwassers.

Café-au-lait-Flecken: umschriebene hellbraune Pigmentierung der Haut bei verschiedenen Phakomatosen (besonders bei Neurofibromatose).

Caldwell-Aufnahme: röntgenologische Spezialaufnahme der Orbita mit posterior-anteriorem Strahlengang mit einem Winkel von 23° zur Kanthomeatallinie (zwischen lateralem Kanthus und Meatus acusticus); Nase und Stirn liegen dem Röntgenfilm auf; die Kanthomeatallinie steht senkrecht auf der Filmebene; Darstellung der Orbitawände und der Fissura orbitalis superior sowie des Sinus frontalis und ethmoidalis.

Candela (cd): Einheit der Lichtstärke; 1 cd entspricht der Lichtstärke, die ein schwarzer Körper der Fläche von $1/600000$ m^2 senkrecht zu seiner Oberfläche ausstrahlt. Richtwerte der Messung sind der Gefrierpunkt von Platin (2045 °K) und ein Druck von 101325 Pa.

CAR: „carcinoma associated retinopathy"; paraneoplastische Retinopathie; Pigmentverklumpungen am hinteren Pol, Gefäßeinscheidungen, Zellen in Vorderkammer und Glaskörper; Degeneration der äußeren nukleären Schicht und Desintegration der Photorezeptoren; kann bis zum Visusverlust führen; Vorkommen: z. B. Bronchialkarzinom, Zervixkarzinom, malignes Melanom der Haut, duktales Mammakarzinom.

Cataracta brunescens: rot-braune Farbe des Linsenkerns bei dichter seniler Katarakt.

CC: cum correctione, Schreibweise für die Korrektur mit Gläsern beim Refraktionieren.

C/D-Ratio: „cup-disc-ratio"; im Deutschen E/P-Verhältnis (Quotient aus Exkavations- und Papillendurchmesser).

Chalazion: Hagelkorn, granulomatöse Entzündung der Meibom-Drüsen der Lider.

Chalkose (Chalcosis): Kupferablagerung in Geweben; Chalcosis bulbi: Kupferablagerung in okulären Geweben bei intraokularem Fremdkörper oder erhöhtem Kupferspiegel im Serum.

Chandler-Syndrom: Hornhautendotheldystrophie; gehört zusammen mit der progressiven essentiellen Irisatrophie und dem Cogan-Reese-Syndrom zum ICE-Syndrom; nichthereditär; Befunde: einseitige hintere Hornhautdystrophie mit Cornea-guttata-ähnlichem Bild, Hornhautödem, Glaukom, Irisatrophie und exzentrischer Pupille; keine systemischen Befunde.

Chediak-Steinbrinck-Higashi-Syndrom: familiäre Stoffwechselerkrankung; Befunde: partieller Albinismus, Anämie, Thrombozytopenie, Leukozytenanomalien, Hepatosplenomegalie, rezidivierende Infektionen, verminderte Irispigmentierung, Depigmentierung am Fundus, Photophobie, Nystagmus, Papillenödem.

Chemosis: konjunktivales Ödem oder Ansammlung subkonjunktivaler Flüssigkeit; meist entzündlicher Natur, aber auch bei Lymphabflußstörungen oder Stauung (Tumoren, Exophthalmus).

chiasmale Arachnoiditis: entzündlicher Prozeß der Arachnoidea im Bereich des Chiasmas, kann zu bizarren Gesichtsfeldausfällen führen.

Chiasma opticum: Verbindung und partielle Kreuzung (Fasern der nasalen Netzhauthälfte kreuzen zur Gegenseite) der beiden Nn. optici in der mittleren Schädelgrube, Beginn des Tractus opticus.

Chorioidea: Aderhaut; hinterer Anteil der vaskularisierten pigmentierten Auskleidung des Auges (Uvea), der die äußere Netzhaut, besonders die Photorezeptoren und das Pigmentepithel, versorgt.

Chorioretinitis: Entzündung von Aderhaut und Netzhaut, z. B. bei Toxoplasmose, Tuberkulose, Syphilis, Zytomegalie.

Choristom: gutartige Geschwulst aus Gewebselementen, die normalerweise im betroffenen Bezirk nicht gefunden werden.

chromatische Aberration: s. Aberration.

chromatisches Intervall: linearer Abstand des fokalen Punktes des kurzwelligeren blauen Lichtes zu dem des langwelligeren roten Lichtes; verursacht durch die chromatische Aberration von Linsen; klinisch wichtig beim sphärischen Feinabgleich (Duochrom- oder Bichromtest).

Chromosom: DNA-Strang, der genetische Informationen überträgt.

Churg-Strauss-Syndrom: nekrotisierende Vaskulitis mit eosinophilen, extravasalen Granulomen; Befunde: allergische Polyposis nasi, Asthma bronchiale, Bluteosinophilie, Sicca-Syndrom, Tränenwegsverschluß, (Epi-) Skleritis, Keratitis, Retinitis, Neuritis nervi optici, Katarakt.

Claude-Syndrom: Erkrankung des Nucleus ruber; nichthereditär; Befunde: ipsilaterale Lähmung des III. und IV. Hirnnerven mit kontralateraler Hemiataxie oder Hemiparese; Lokalisation: Mittelhirn, Nucleus ruber; sehr ähnlich dem Benedikt-Syndrom.

Coats (Morbus): nichtproliferative, exsudative Netzhautgefäßerkrankung mit Teleangiektasien der retinalen Gefäße, retinalen Exsudaten bis hin zu pseudotumorösen Veränderungen, subretinalen Schaumzellen und Cholesterin, seröser Netzhautablösung und Glaskörperblutungen; nichthereditär; meist männliche Patienten im 1. oder 2. Lebensjahrzehnt; keine systemischen Befunde.

Coats (weißer Ring): zirkuläre weiße Hornhauttrübung, die Eisen enthält und im Bereich eines früheren Fremdkörpers lokalisiert ist.

Cockayne-Syndrom: Wachstums- und Entwicklungsstörungen; autosomal-rezessiv; Manifestation: 2. Lebensjahr; Befunde: Minderwuchs, faßförmiger Thorax, kleiner Kopfumfang, fehlgebildete Ohrmuscheln, Prognathie, Schwerhörigkeit, Überempfindlichkeit gegenüber Sonnenlicht, Oligophrenie, tiefliegende Augen, Katarakt, atypische Retinopathia pigmentosa, Optikusatrophie.

Cogan-(I)-Syndrom: nichthereditär; Manifestation: meist junge Erwachsene; Befunde: nichtsyphilitische bilaterale interstitielle Keratitis, Photophobie, tiefe noduläre fleckförmige Hornhauttrübungen, Nystagmus, Vertigo, Tinnitus, Schwerhörigkeit, Aortenklappenerkrankung.

Cogan-(II)-Syndrom: nichthereditär; Befunde: kongenitale okulomotorische Apraxie mit fehlenden willentlichen seitlichen Blickbewegungen; die Fixation eines Objekts auf einer Seite ist begleitet von einer Kopfdrehung zu dieser Seite; Prognose unterschiedlich; bei manchen Patienten Rückbildung bzw. im Zeitverlauf Ausprägungsgrad vermindert.

Cogan-Reese-Syndrom: Iris-Nävus-Syndrom; gehört zusammen mit dem Chandler-Syndrom und der progressiven essentiellen Irisatrophie zum ICE-Syndrom; Befunde: Irisknoten aus melanozytären Zellen im vorderen Irisstroma, Heterochromia iridis, Hornhautödem, Irisatrophie ohne Irislöcher, Verziehung der Pupille.

Cogan-Zeichen: tritt auf beim Test zur Prüfung der Ermüdung des M. levator palpebrae bei Myasthenie; bei ruckartigen Aufwärtsbewegungen von unten nach geradeaus wird das Oberlid zunächst ausreichend gehoben und sinkt kurz darauf wieder ab.

Collier-Zeichen: symmetrische Oberlidretraktion; am stärksten bei Aufblick und abgeschwächt bei Abblick; bei Erkrankungen im Bereich des Aquädukts und des rostralen Mittelhirns.

Comberg-Aufnahme: spezielle röntgenologische Aufnahmetechnik zur Lokalisierung eines intraokularen Fremdkörpers; dabei wird eine mit Bleikügelchen markierte Kontaktlinse auf die Hornhaut aufgesetzt; die Auswertung erfolgt nach speziellen Schemata und ermöglicht die Lokalisation des Fremdkörpers innerhalb der Orbita; ist heutzutage weitgehend durch die Computertomographie abgelöst.

Commotio retinae (Berlin-Ödem): retinales Ödem, manchmal mit Blutungen einhergehend; Ursache ist eine stumpfe Bulbusverletzung (Prellung).

Conjunctiva: Bindehaut; oberflächliche Schleimhaut, die die inneren Anteile der Lider und die Vorderfläche des Bulbus mit Ausnahme der Hornhaut bedeckt.

Conradi-Syndrom: Chondrodysplasia calcificans congenita; autosomal-rezessiv; Manifestation: 1. Lebensjahr; Befunde: Skelettdeformitäten, geistige Retardierung, bilaterale Katarakt, Hypertelorismus, Optikusatrophie.

Cornea: Hornhaut; transparenter vorderer Pol des Auges, durch den das Licht in das Auge eintritt.

Cornelia-de-Lange-Syndrom: autosomal-rezessiv; Befunde: generalisierte Hypertrichose mit Hypertrichose der Augenbrauen, marmorierte Haut, Skelettabnormitäten, geistige Retardierung, kläglicher Schrei, extrapyramidale motorische Störungen, leichter Exophthalmus, Telekanthus, Ptosis, Blepharophimose, hohe Myopie, Optikusatrophie.

Corpus geniculatum: Kniehöcker des Metathalamus, die als Schaltstationen fungieren; die beiden lateralen Corpora geniculata sind für die Übertragung visueller Stimuli, die beiden medialen für die Übertragung auditorischer Stimuli verantwortlich.

„cotton-wool spot": kleiner, flauschig-gelber Herd auf der Netzhaut; entspricht einem Infarkt der Nervenfaserschicht der Netzhaut; wird auch als weiches Exsudat bezeichnet.

Credé-Prophylaxe: Gonokokkenprophylaxe bei Neugeborenen mit Silbernitrat.

Creutzfeldt-Jakob-Krankheit: Slow-virus-Erkrankung, subakute spongiöse Enzephalopathie; vereinzelt familiär gehäuft; Befunde: ausgeprägte ZNS-Degeneration mit kortikalen und zerebellären Symptomen, Spastik, Tetraparese, Demenz, Nystagmus, Augenmuskellähmungen, kortikaler Blindheit.

Crouzon-Syndrom: Dysostosis craniofacialis; Ursache: vorzeitige Verknöcherung verschiedener Schädelnähte; autosomal-dominant; Manifestation: kongenital; Befunde: Turmschädel, Hypoplasie des Gesichtsschädels, „Papageienschnabelnase", hypoplastischer Unterkiefer, Exophthalmus, Exotropie, Papillenödem, Optikusatrophie, Katarakt, Hypertelorismus, Taubheit, geistige Retardierung.

CT: Computertomographie.

Cutler-Beard (Operation nach): Schiebelappen aus dem Unterlid zur Deckung von mittelgroßen bis subtotalen Oberliddefekten.

D

d'Acosta-Syndrom: Höhenkrankheit (Bergsteiger); Atemnot, respiratorische Zyanose, Euphorie, Koordinationsstörungen bis hin zur Bewußtlosigkeit, Hörstörungen, Sehstörungen (Hemeralopie, vermindertes Farbunterscheidungsvermögen).

Dakryoadenitis: Entzündung der Tränendrüse; akute Form mit Schmerzen, Schwellung der Tränendrüse (Paragraphenform des Oberlides), Chemosis, Fieber; bei Masern, Grippe, Mumps, infektiöser Mononukleose oder als eigenständige Erkrankung; die chronische Form mit schmerzloser Tränendrüsenschwellung kommt bei granulomatösen Erkrankungen, wie z. B. Tuberkulose, Sarkoidose, Lues, Trachom, vor.

Dakryozystitis: Entzündung des Tränensackes meist in Folge einer Tränenwegsstenose; kongenital oder (häufiger) erworben.

Dakryozystographie: röntgenologische Darstellung (Kontrastmittel) der ableitenden Tränenwege zur Lokalisation von Stenosen.

Dakryozystorhinostomie: Operation (z.B. nach Toti) zur Wiederherstellung des Tränenabflusses bei Stenosen im Ductus nasolacrimalis; dabei wird ein Ostium präpariert, das den Tränensack mit der Nase verbindet und somit eine Obstruktion im distalen Tränenabflußsystem umgeht.

Dalén-Fuchs-Knötchen: kleine, entzündlich bedingte Knötchen innerhalb des retinalen Pigmentepithels, die aus Epitheloidzellen und zellulärem Detritus bestehen; bei sympathischer Ophthalmie (Frühzeichen) und Vogt-Koyanagi-Harada-Syndrom.

Dalrymple-Zeichen: Retraktion des Oberlides infolge erhöhter Erregbarkeit des M. levator palpebrae (bei endokriner Orbitopathie).

Dandy-Walker-Syndrom: angeborener Hydrozephalus durch Malformation und Stenose der Foramina Magendii und Luschkae; kongenitale Anomalie; Befunde: Ptosis, Lähmung des VI. Hirnnerven, Papillenödem.

Dellen: lokalisierte Verdünnung der Hornhaut in der Umgebung von konjunktivalen oder kornealen Erhebungen; sie sollen die Folge von Benetzungsstörungen und Unterbrechungen des Tränenfilms sein.

Deorsumduktion: Infraduktion oder nach unten gedrehtes Auge.

Deorsumvergenz: negative Vertikaldivergenz, d.h. das rechte Auge steht tiefer, Abk.: Vertikaldifferenz (VD).

Deorsumversion: Infraversion oder Blickwendung beider Augen nach unten.

Dermatochalasis: Hautüberschuß; s. Blepharochalasis.

Descemet-Membran: Basalmembran, die vom Hornhautendothel gebildet wird; ca. 10 µm dick; elektronenmikroskopische Unterteilung in eine vordere Zone, die im 4. Gestationsmonat entsteht, und eine hintere Zone, die erst postnatal gebildet wird; im Gegensatz zur Bowman-Schicht sehr regenerationsfähig und sehr resistent.

Deuteranomalie: relativer Sensitivitätsverlust (partieller Defekt) für mittelwelliges (grünes) Licht, Rotgrün-Schwäche.

Deuteranopie: Sensitivitätsverlust für mittelwelliges (grünes) Licht; Deuteranope verwechseln rot und grün.

Devic-Erkrankung: Neuromyelitis optica; nichthereditär; Manifestation: junge Patienten; Befunde: Paraplegie, plötzliche bilaterale Erblindung infolge einer Neuritis nervi optici mit nachfolgender Atrophie des Sehnerven.

Dialyse: Abtrennen eines Gewebeteils von der Basis; z.B. Iridodialyse, Zyklodialyse.

Diktyom: Medulloepitheliom, kongenitaler choristomatöser Tumor des Ziliarkörpers.

Dioptrie (dpt): Einheit der Brechkraft optischer Systeme; entspricht dem Kehrwert der Brennweite in Metern (dpt = 1/f); Kennzeichnung von Konvex- und Konkavgläsern mit Plus- oder Minuszeichen.

Diplopie: Doppeltsehen; simultane Wahrnehmung von 2 nicht fusionierbaren Bildern des gleichen Objektes; kann binokular oder monokular auftreten.

Distichiasis: akzessorische Reihe von Wimpern; häufig assoziiert mit anderen kongenitalen Lidabnormitäten.

Diszision: operative Gewebstrennung.

Dominant: merkmalbestimmendes Allel.

Doppelbrechung: Brechung eines Lichtstrahls durch nichtkubische Kristalle in 2 Teilstrahlen, die zueinander linear polarisiert sind (senkrecht aufeinanderstehend) und sich mit unterschiedlicher Geschwindigkeit ausbreiten.

Dorsum sellae: Rückwand der Hypophysengrube; Teil des Keilbeins, das die hintere Grenze der Sella turcica bildet.

Down-Syndrom: Trisomie 21, Mongolismus; Befunde: geistige Retardierung, Skelettabnormitäten, deformierte Ohren, transverse Handfurche, Herzanomalien, Hypertelorismus, schräge Lidspalte, Epikanthus, Blepharokonjunktivitis, Ektropium, Brushfield's Spots der Iris, Nystagmus, Strabismus, Katarakt, Keratokonus.

Drusen: hyaline Ablagerungen in der Bruch-Membran; entstehen aus Abbauprodukten (Alterungsprozesse) des pigmentepithelialen Stoffwechsels; morphologische Einteilung in harte, weiche und flächige Drusen; unterschiedliches Anfärbeverhalten in der Fluoreszeinangiographie; erscheinen ophthalmoskopisch als kleine, lichtbrechende, gelbweißliche Körperchen.

Duane-Syndrom: Retraktionssyndrom nach Stilling-Türk-Duane; Ursache: Unterentwicklung des Abduzenskerns und des N. abducens sowie Innervation des M. rectus lateralis durch den N. oculomotorius (Koinnervation); nichthereditär; Manifestation: kongenital; die Befunde sind je nach Typ unterschiedlich (s. Strabologie); keine assoziierte Allgemeinerkrankung.

Duktion: Drehbewegung des einzelnen Auges; z. B. Adduktion, Abduktion, Supraduktion (Elevation), Infraduktion (Depression), Inzykloduktion, Exzykloduktion.

E

Eales (Morbus): idiopathische entzündliche, obliterative Gefäßerkrankung der peripheren Netzhautgefäße; nichthereditär; Manifestation: meist bei Männern zwischen dem 20. und 45. Lebensjahr; Befunde: Kopfschmerzen, Hörstörungen, Obstipation, Epistaxis, Dilatation retinaler Venen, perivaskuläre Einscheidungen, nichtperfundierte Areale, Neovaskularisationen und rezidivierende Glaskörperblutungen, Netzhautablösung, Vorderkammerreiz.

ECCE: extrakapsuläre Kataraktextraktion.

Edwards-Syndrom: Trisomie 18; Befunde: Mißbildungen an Ohren, Kiefer und Extremitäten, Hornhauttrübungen, Ptosis, geistige Retardierung; Tod innerhalb der ersten Lebensmonate.

Egger-Band: alternative Bezeichnung für Wieger-Ligament.

Ehlers-Danlos-Syndrom: Bindegewebsdysplasie mit Störung der Kollagenbildung; autosomal-dominant bzw. autosomal-rezessiv; Manifestation: kongenital (Beginn); Befunde: Hyperelastizität der Haut, Überstreckbarkeit der Gelenke, Herz- und Gefäßmißbildungen (Aneurysmata), Epikanthus, Blepharochalasis, blaue Skleren, Keratokonus, Ectopia lentis, Angioid streaks, Netzhautablösung, Makuladegeneration.

Ektropium: Auswärtsdrehung oder partielle Eversion des Lidrandes; Ursachen: altersbedingt, spastisch, paralytisch, atonisch u. a.

Elektrookulogramm (EOG): Messung des Ruhe- oder Bestandspotentials des Auges, das im retinalen Pigmentepithel entsteht.

Elektroretinogramm (ERG): Messung von elektrischen Potentialen der Netzhaut, die als lichtabhängige Reizantworten in der Netzhaut entstehen und von der Hornhaut abgeleitet werden können; man unterscheidet ein skotopisches (dunkeladaptiertes) und ein photopisches (helladaptiertes) ERG.

Elschnig-Flecken: kleine gelbe, fleckförmige Areale am hinteren Pol bei hypertensiver Retinopathie; entsprechen lokalisierten Chorioidalverschlüssen.

Elschnig-Perlen: blasige Formationen von subkapsulären epithelialen Zellen der Linse, die nach einer ECCE proliferieren können; entspricht den froschlaichartigen Perlen beim regeneratorischen Nachstar.

Embryotoxon: E. anterius: s. Arcus juvenilis; E. posterius: prominente, nach zentral verlagerte Schwalbe-Linie (s. Axenfeld-Syndrom).

Emmetropie: Normalsichtigkeit; Zustand ohne Refraktionsfehler.

Endophthalmitis: schwerer Entzündungszustand innerhalb des Auges; Ursachen: infektiöse Entzündungen (posttraumatisch, postoperativ, metastatisch, endogen, septisch) und nichtinfektiös bedingte intraokulare Entzündungen (sympathische Ophthalmie, phakogene Uveitis, Heterochromiezyklitis und andere Uveitiden, Sarkoidose, rheumatische Erkrankungen, Morbus Behçet).

Enophthalmus: Zurücksinken des Bulbus in die Augenhöhle; Ursachen: Alter, Horner-Syndrom (vorgetäuschter Enophthalmus), Orbitabodenfraktur u. a.

entoptische Phänomene: subjektive Wahrnehmung bestimmter Strukturen innerhalb des Auges durch die geeignete Anordnung von einfallendem Licht; z. B. Aderfigur nach Purkinje, Makulachagrin, Haidinger-Büschel.

Entropium: Einwärtsdrehung oder partielle Inversion des Lidrandes; Ursachen: altersbedingt, spastisch, narbenbedingt u. a.

Enukleation: operative Entfernung des Augapfels aus der Tenon-Kapsel unter Belassung von Sehnervenstumpf, Muskeln und Bindehaut.

EOG: s. Elektrookulogramm.

Epiblepharon: horizontale Hautfalte über Ober- oder Unterlid mit Betonung des medialen Lidwinkels; dadurch mechanische Einwärtsverlagerung der Wimpern mit Berührung der Hornhaut; angeboren; Ursachen: Fehlinsertion der Fasern des

M. rectus inferior, Überfunktion des M. orbicularis oculi; die Retraktoransatzanomalie kann sich zurückbilden; unterentwickeltes Schädelprofil soll eine Rolle spielen.

Epikanthus: vertikale Hautfalte am Oberlid, die den medialen Lidwinkel überspannt und Karunkel und Plica verdecken kann; dadurch Vortäuschung einer Esotropie.

Epikeratophakie: Technik der refraktiven Hornhautchirurgie, bei der das Hornhautepithel des Patienten entfernt und eine Spenderhornhautscheibe in ein intralamelläres Hornhautbett zur Korrektur einer Hyperopie, eines Keratokonus oder einer Aphakie eingesetzt wird.

Epiphora: exzessiver Tränenfluß; Ursachen: reizbedingte Überproduktion der wäßrigen Tränenfilmkomponente und/oder Abflußstörung.

Episkleritis: Entzündung des Gewebes über der Sklera oder der äußersten Skleraschicht; meist umschriebene Entzündung.

ERG: s. Elektroretinogramm.

ERP: frühes Rezeptorpotential, „early receptor potential" der Netzhaut im ERG.

Esophorie: latente Abweichung des Augapfels nach innen, die bei Unterbrechung der Fusion manifest wird.

Esotropie: Einwärtsschielen, Strabismus convergens, manifeste Abweichung des Augapfels nach innen.

Euryblepharon: kongenitale Verlängerung der Lidspalte nach außen mit nach unten verlagertem lateralem Kanthus.

Eviszeration: operative Entfernung des Bulbusinhalts unter Belassung der Sklerahülle und der angelagerten Muskeln.

Exenteratio orbitae: operative Entfernung des gesamten Orbitainhaltes einschließlich des Periosts der Orbita.

Exfoliation: s. Pseudoexfoliation.

Exophorie: latente Abweichung des Augapfels nach außen, die bei Unterbrechung der Fusion manifest wird.

Exophthalmus: Protrusio oder Proptosis bulbi; abnormes Hervortreten des Augapfels aus der Augenhöhle; Komplikationen: inkompletter Lidschluß, Doppeltsehen, Chemosis, Xerophthalmie; Ursachen: Entzündung, endokrine Orbitopathie bei Morbus Basedow, Raumforderung, Blutung.

Exotropie: Auswärtsschielen, Strabismus divergens, manifeste Abweichung des Augapfels nach außen.

Expression: phänotypische Manifestation eines Gens, die von Individuum zu Individuum stark variieren kann.

expulsive Blutung: massive Blutung aus einem Chorioidalgefäß während bulbuseröffnender Operationen.

F

f: Abkürzung für Brennweite, Einheit m.

Fabry-Anderson-Syndrom: Fettstoffwechselstörung; Ursache: Zerebrosidspeicherkrankheit; X-chromosomal-rezessiv; Befunde: Schmerzen in den Extremitäten, Nierenversagen, Bluthochdruck, spiralähnliche Hornhauttrübungen (Cornea verticillata), konjunktivale Varikosis, geschlängelte Netzhautgefäße, Angiokeratom.

Fädchenkeratitis: entzündlicher Zustand des Hornhautepithels mit mukösen Ablagerungen und abgeschilferten Zellen auf der Hornhautoberfläche; Vorkommen: Keratoconjunctivitis sicca, Herpessimplex-Keratitis, chronisch bullöse Keratopathie, Ptosis, Hornhautverletzungen, idiopathisch.

Fanconi-Syndrom: infantile perniziosaähnliche Anämie; autosomal-rezessiv; Befunde: aplastische Anämie mit Minderwuchs, Osteomalazie, Ekchymosen und Schleimhauthämorrhagien, Hyperpigmentierung der Haut, Hämosiderose, Nierenhypoplasie, genitale Hypoplasie, massive Netzhautblutungen sekundär infolge der Gerinnungsstörung, Mikrophthalmus, Strabismus, bandförmige Keratopathie; Prognose ungünstig.

Farbton: eine der 3 Basiseigenschaften einer Farbe (neben Sättigung und Helligkeit), die durch ihre Wellenlänge bestimmt wird.

Farnsworth-Munsell-Test: Test zur Untersuchung des Farbensehens; Durchführung: Anordnung einer bestimmten Zahl von farbigen Klötzen in einer bestimmten Reihenfolge.

Fasanella-Servat (Operation nach): Tarsokonjunktivale Resektion; einfache operative Maßnahme zur Korrektur einer leichten Ptosis mit guter Levatorfunktion, bei der eine Resektion von Bindehaut, Tarsus und Levatorsehne im evertierten Oberlid durchgeführt wird.

Fasciculus longitudinalis medialis: paariger Trakt des Mittelhirns medial unter dem Boden des III.

Ventrikels; enthält Assoziationsfasern, die die verschiedenen Kerne im Hirnstamm verbinden.

Fazilität: Abflußleichtigkeit des Kammerwassers angegeben in Mikroliter Kammerwasser pro Minute bezogen auf den Augeninnendruck (µl/min/mm Hg); ist ein Maß dafür, inwieweit eine Änderung (Erhöhung) des Augeninnendrucks eine Änderung (Steigerung) des Kammerwasserabflusses hervorrufen kann.

Felty-Syndrom: Sonderform der rheumatoiden Polyarthritis; nichthereditär; Manifestation: mittleres Lebensalter; Befunde: Trias aus rheumatoider Arthritis, Splenomegalie und Leukozytopenie; außerdem chronische Iritis, Skleritis, Keratitis, trockene Augen, Scleromalacia perforans.

Fernpunkt: Ursprungspunkt von Lichtstrahlen, die klar ohne Akkommodation auf die Netzhaut fokussiert werden. Der Fernpunkt liegt bei Emmetropie im Unendlichen, bei Myopie in endlicher Entfernung vor der Netzhaut und bei Hyperopie in endlicher Entfernung hinter der Netzhaut.

Ferry-Linie: Eisenablagerung im Hornhautepithel, die vor einem Filterkissen zu sehen ist.

filtrierende Operation: Sammelbegriff für operative augeninnendrucksenkende Maßnahmen; das Kammerwasser wird über einen neu zu schaffenden Weg abgeleitet; z. B. Trabekulektomie.

fleckförmige Dystrophie: stromale Hornhautdystrophie aufgrund der Einlagerung von Mukopolysacchariden; autosomal-rezessiv; fleckförmige Trübung mit frühzeitiger Sehverschlechterung.

Fleischer-Ring: Eisenablagerung im Hornhautepithel, die an der Basis eines Keratokonus zu sehen ist.

Flexner-Wintersteiner-Rosetten: typische rosettenähnliche Anordnung von Tumorzellen um ein Lumen; charakteristischer histopathologischer Befund beim Retinoblastom.

Flieringa-Ring: Unterstützungsring, der temporär zur Formstabilisierung und Verhinderung eines Sklerakollapses auf den Bulbus aufgenäht wird (z. B. während Hornhauttransplantation).

Flimmerfusionsfrequenz: Anzahl der Lichtblitze pro Sekunde, bei der elektroretinographisch keine Trennung zwischen dem skotopischen (Dämmerungs-)System der Stäbchen und dem photopischen (Tages-)System der Zapfen mehr erfolgt und somit eine kontinuierliche Antwort geliefert wird; unterschiedliche Wert für Stäbchen (unter 20/s) und Zapfen (75/s); verändert bei bestimmten Erkrankungen.

Fluoreszein: orange-rote Substanz, die bei Stimulation durch Licht blauer Wellenlängen (Exzitation) ein Licht mit grüner Wellenlänge aussendet (Emission); Anwendung: Vitalfärbung der Hornhaut, Fluorophotometrie, Fluoreszeinangiographie.

Fluoreszeinangiographie: diagnostische Technik zur Untersuchung der Kreislaufverhältnisse von Aderhaut, Netzhaut, Sehnerv und Iris. Dazu wird Natrium-Fluoreszein intravenös injiziert; anschließend werden Serienphotographien von Augenhintergrund oder Iris angefertigt; es kann so eine detaillierte Untersuchung retinaler Blutgefäße (mit Einschränkungen auch chorioidaler Blutgefäße) durchgeführt werden.

Fluoreszenz: physikalische Eigenschaft, bei der bestimmte Substanzen nach Anregung durch kurzwelliges Licht, Licht einer längeren Wellenlänge emittieren (Stokes-Verschiebung; charakteristisches Spektrum für die jeweilige Substanz).

Fluorophotometrie: Meßtechnik zur Quantifizierung von Blut-Retina-Schranke, Blut-Kammerwasser-Schranke, Hornhautendothelpermeabilität und Tränensekretion. Zur Bestimmung der Blut-Retina- oder Blut-Kammerwasser-Schranke wird die zeitliche Änderung der Fluoreszeinkonzentration in Glaskörper/Kammerwasser und im Blutplasma nach intravenöser Fluoreszeininjektion gemessen; erhöhte Werte finden sich z. B. bei Diabetes mellitus (können bereits vor ophthalmoskopisch nachweisbaren Fundusveränderungen gefunden werden) und bei Entzündungen.

Fornix conjunctivae: Umschlags- oder Übergangsfalte zwischen Conjunctiva bulbi und Conjunctiva tarsi.

Foster-Kennedy-Syndrom: ipsilaterale Optikusatrophie und kontralaterales Papillenödem; Ursache: Raumforderung an der Basis des Frontallappens oder im Bereich des Keilbeins.

Fovea: Grube (lat.); Fovea centralis: Einsenkung der inneren Netzhautoberfläche im Zentrum der Makula, Durchmesser: 1,5 mm (entspricht etwa dem Papillendurchmesser).

Foveola: Grübchen (lat.); Foveola centralis: Vertiefung im Zentrum der Fovea centralis, Durchmesser: 0,35 mm, dünnste Stelle der Netzhaut; keine Ganglienzellen; hier kommen nur Zapfen vor; maximale Sehschärfe in diesem Bereich.

Foville-Syndrom: Hemiplegia alternans inferior; Ursache: Prozesse am unteren Brückenrand; Befunde: Lähmung des VI. Hirnnerven, Läsion der dorsalen Pons mit ipsilateraler Gesichtsmuskelschwäche, fazialer Analgesie, Horner-Syndrom, Taubheit.

Franceschetti-Syndrom: Dysostosis mandibulofacialis; fraglich autosomal-dominant; Befunde: Mikrophthalmus, antimongoloide Lidspalte, Unterlidkolobome, Fischmaulphysiognomie, fehlende oder mißgebildete äußere Ohren, Schwerhörigkeit, Mikrognathie (wie bei Treacher-Collins-Syndrom).

Frost-Naht: temporäre Zugnaht zur Immobilisation des Lides nach Lideingriffen; Maßnahme zur Förderung der Heilung mit nur minimaler Gewebekontraktur.

Frühgeborenenretinopathie: Retinopathia praematurorum, retrolentale Fibroplasie; Manifestation: Netzhautablösung oft um die 10. Lebenswoche; Retinopathie mit Gefäßproliferationen in der unreifen Netzhaut von Frühgeborenen, die aufgrund eines Atemnotsyndroms mit Sauerstoff beatmet wurden; Befunde: Stadieneinteilung I–V, avaskuläre periphere Netzhautzone, abgegrenzt durch eine Leiste mit „wundernetzartigen" Gefäßen, Vasoproliferationen in den Glaskörper, Traktionsablatio, retrolentale Fibroplasie, Phtisis bulbi.

Fuchs-Delle: Unebenheit auf der Hornhautoberfläche.

Fuchs-Dystrophie: Hornhautendotheldystrophie; gelegentlich autosomal-dominant; Manifestation: mittleres Lebensalter; Befunde (bilateral): Cornea guttata, fortschreitendes Stroma- und Epithelödem, Sehverschlechterung und Schmerzen, Spätbefunde mit subepithelialer Fibrose, „Fingerprintlinie" und Vaskularisation; keine systemischen Befunde.

Fuchs-Fleck: myopische Makuladegeneration; Pigmentakkumulation nach chorioidaler Blutung im Makulabereich bei Patienten mit hoher Myopie (in der Regel > –12 dpt).

Fuchs-Syndrom: Fuchs-Heterochromiezyklitis; nicht hereditär; Manifestation: 20.–50. Lebensjahr; Befunde: Hypochromie der Iris, milde Iritis, Hornhautpräzipitate, Iristransillumination, keine hinteren Synechien, hintere subkapsuläre Katarakt, Glaskörpertrübungen, Sekundärglaukom in ca. 20% der Fälle.

Fusion: Vereinigung der jeweiligen Bilder beider Augen zu einem einzigen Bild.

FZ: Abkürzung für Fingerzählen bei Prüfung der Sehschärfe.

G

Ganglienzellen: bilden die innerste Zellschicht der Netzhaut; ihre Fortsätze vereinigen sich zum Sehnerv.

Gaucher (Morbus): hereditäre Stoffwechselstörung; Ursache: Zerebrosidspeicherkrankheit; autosomal-rezessiv, manchmal autosomal-dominant; Manifestation: kein Prädilektionsalter; Befunde: Hepatosplenomegalie, Lymphadenopathie, verschiedenste neurologische Störungen (Spastik, Dysphagie u.a.), Minderwuchs, hämorrhagische Diathese, keilförmige gelb-braune Pinguecula der Bindehaut, kirschroter Fleck der Makula, Netzhautblutungen, Strabismus; Verlauf: bei Neugeborenen akuter Verlauf und schneller Tod möglich.

Gen: Erbanlage; spezifischer Anteil eines Chromosoms, der für die Weitergabe einer vererbbaren Eigenschaft verantwortlich ist.

Genetik: Vererbungslehre.

Genotyp: genetische Zusammensetzung eines Organismus.

Gerstmann-Syndrom: Syndrom der dominanten Hemisphäre; Ursache: Läsion im Bereich des linken Gyrus angularis; nichthereditär; Befunde: optische Agnosie, Agraphie, Akalkulie, Links-rechts-Verwechslungen, kontralaterale homonyme Hemianopsie, Nystagmus.

geschlechtsgebunden: ein Gen, das auf einem der Geschlechtschromosomen und nicht auf den Autosomen lokalisiert ist.

Gierke-Syndrom: Glykogenspeicherkrankheit Typ I (hepatorenale Form); Ursache: Glucose-6-Phosphatase-Mangel; autosomal-rezessiv; Befunde: Hepatosplenomegalie, Minderwuchs, hämorrhagische Diathese, Hypoglykämie, Hyperlipidämie, marginale Hornhauttrübung, diskrete gelbe Flecken in der Makula.

gittrige Degeneration (Netzhaut): Pallisaden; degenerative Veränderungen der peripheren Netzhaut mit variablem Erscheinungsbild, können zu Netzhautdefekten bis hin zur Netzhautablösung führen.

gittrige Dystrophie (Hornhaut): Dystrophie des Hornhautstromas mit Ablagerung von Amyloid; autosomal-dominant; meist bilateral.

Glaukom: Mißverhältnis zwischen Augeninnendruck und Sehnervenresistenz, das mit Papillenexkavation und charakteristischen Gesichtsfeldausfällen einhergeht.

glaukomatozyklitische Krisen: s. Posner-Schlossman-Syndrom.

Goldenhar-Syndrom: Dysplasia oculoauricularis; Entwicklungsstörung im Bereich des ersten Kiemenbogens; nichthereditär; Befunde: epibulbäre Dermoide (meist limbal), Lidkolobome (meist temporal im Oberlid); Unterkieferhypoplasie, Mißbildungen oder Fehlen des äußeren Ohrs, präaurikuläre Anhängsel, manchmal Taubheit, zahlreiche vertebrale Abnormitäten, manchmal geistige Retardierung.

Goldmann-Favre-Erkrankung: hereditäre vitreoretinale Degeneration; autosomal-rezessiv; Befunde: retinale Pigmentdegeneration mit Pigmentveränderungen, wie bei Retinopathia pigmentosa, Retinoschisis, präretinale Glaskörpermembranen, Makulaödem/-schisis, Cataracta complicata.

Gonioskopie: Untersuchung des Kammerwinkels mittels eines Dreispiegelglases oder einer anderen für diesen Zweck geeigneten Linse.

Goniotomie: chirurgische Maßnahme bei kongenitalem Glaukom, bei der eine Ab-interno-Inzision über den Kammerwinkel in das Trabekelwerk unter gonioskopischer Kontrolle durchgeführt wird.

Gorlin-Goltz-Syndrom: fokale dermale Hypoplasie, meso- und ektodermale Entwicklungsstörung; Befunde: nävoide Basalzellepitheliome, Kieferzysten, Rippenanomalien, Glaukom, kongenitale Katarakt, Aderhaut- und Optikuskolobom.

Graefe-Syndrom: s. Ophthalmoplegia externa chronica progressiva.

Graefe-Zeichen: Zurückbleiben des Oberlides bei Blicksenkung bei endokriner Orbitopathie.

Gradenigo-Syndrom: Felsenbeinspitzensyndrom; Ursache: meist Mastoiditis (Stenvers-Aufnahme) nach einer Mittelohrentzündung; nichthereditär; Befunde: ipsilaterale Abduzenslähmung, Trigeminusneuralgie, Photophobie, Tränenfluß und Schmerzen um das Auge, Komplikationen wie Meningitis und Sinusthrombose möglich.

Groenblad-Strandberg-Syndrom: Systemerkrankung der elastischen Gewebe; autosomal-rezessiv; Manifestation: meist in der Jugend bis zum mittleren Lebensalter; Befunde: gefäßähnliche Streifen („angioid streaks"), chorioidale Neovaskularisationen, Pseudoxanthoma elasticum (besonders Axilla, Ellenbogen, inguinal, Nacken).

Grubenpapille: Entwicklungsanomalie durch einen inkompletten Verschluß der Augenbecherspalte; Befunde: kleine gelblich-graue Aushöhlung am inferotemporalen Papillenrand, gehäuft exsudative Netzhautablösung unter Einbeziehung der Makula möglich.

Gunderson (Lappen nach): Bezeichnung eines Bindehautschwenklappens zur Deckung einer ulzerativen Hornhauterkrankung oder Hornhautperforation.

H

Haidinger-Büschel: entoptisches Phänomen zur Prüfung der Fixation; entsteht in der Foveola durch die radiäre Anordnung der Henle-Faserschicht und damit unterschiedlicher Lichtabsorption; bei der Betrachtung von polarisiertem Licht wird je nach Schwingungsrichtung ein Büschel wahrgenommen, das bei Drehung der Schwingungsebene ebenfalls entoptisch gedreht wahrgenommen wird.

Hallermann-Streiff-Syndrom: Dysmorphia mandibulooculofacialis; autosomal-dominant; Befunde: Vogelgesicht, mandibuläre Hypogenesie, Kleinwuchs, geistige Retardierung, Mikrophthalmus, kongenitale Katarakt (spontanes Aufklaren möglich), Strabismus, Nystagmus, blaue Skleren.

Hallervorden-Spatz-Syndrom: Erkrankung des extrapyramidal-motorischen Systems mit Ablagerung von Pigment in den Ganglienzellen; autosomal-dominant; Manifestation: um das 10. Lebensjahr; Befunde: Hyperkinesien im Anfangsstadium, später Akinesien, Spastik, mimische Starre, Hirnatrophie, Demenz, Hornhaut- und Linsentrübungen, Nystagmus, retinale Pigmentdegenerationen, Optikusatrophie.

Hamartom: umschriebener Tumor, der durch eine lokalisierte Entwicklungsstörung mit Wucherung eines einzelnen Gewebebestandteils entsteht; Hamartome entstehen einzeln oder entwickeln sich gleichzeitig in mehreren Organsystemen (Phakomatosen).

Hand-Schüller-Christian-Erkrankung: Histiozytose; nichthereditär; Manifestation: vor dem 6. Lebensjahr; Befunde: cholesterinreiche Granulome ausgehend von Histiozyten des Knochenmarks, Blutcholesterin normal, Landkartenschädel, Befall der knöchernen Orbita mit Exophthalmus (30%), Lidxanthelasmen, evtl. Netzhautblutungen und Papillenödem, Diabetes insipidus (50%), retikuloendotheliale Fehlentwicklungen.

Harada-Erkrankung: s. Vogt-Koyanagi-Harada-Erkrankung.

Hauptebene: errechnete Ebene zur Beschreibung der Stelle, bei der die Refraktion in einem optischen System stattgefunden haben kann; Hauptpunkte sind die Achsen, die solche Ebenen schneiden.

HBW: Abkürzung für Handbewegung bei Prüfung der Sehschärfe.

Hemeralopie: etymologisch nicht korrekte (jedoch übliche) Bezeichnung für Nachtblindheit (eingeschränkte Sehfähigkeit bei Dämmerung und im Dunkeln) bei normaler Tagsichtigkeit. Ursache: Ausfall des Stäbchensystems. Beachte: korrekte Übersetzung aus dem Griechischen: Tagblindheit.

Hemianopsie (Hemianopie): Ausfall einer Hälfte des Gesichtsfeldes: bitemporal, homonym nach links, homonym nach rechts, binasal oder altitudinal.

Henle-Drüsen: Krypten der Bindehaut im Bereich der Fornices, die zusammen mit den Becherzellen den Mukus des Tränenfilms produzieren.

Henle-Faserschicht: Bezeichnung für die äußere plexiforme Schicht der Netzhaut im Foveabereich, wo die Axone der Photorezeptoren einen mehr schrägen als parallelen Verlauf zur Membran limitans interna einnehmen.

„Herbert pits": Dellen oder scharf abgegrenzte Einsenkungen am Limbus, die nach Rückbildung der Lymphfollikel beim Trachom entstehen.

hereditär: erblich; genetische Übertragung einer bestimmten Eigenschaft von den Eltern auf die Nachkommen.

Hering-Gesetz: beschreibt die gleichartige und simultane Innervation von Augenmuskelpaaren, die bei Augenmuskelbewegungen zusammenarbeiten (Versionen und Vergenzen).

Hertwig-Magendie-Syndrom: dissoziiertes Lähmungsschielen mit Abweichung des einen Auges nach oben und des anderen nach unten („skew deviation"), Vertikaldivergenz; Ursache: Kleinhirnschädigung oder Läsion des hinteren Längsbündels.

Heterophorie: latente Abweichung der Augen, die durch Fusion kompensiert wird.

Hess-Schirm: Untersuchungsgerät zur Prüfung der Binokularfunktion und zur Diagnose von Augenmuskellähmungen; Schirm mit tonnenförmig angeordneten Linien.

Heterochromie: unterschiedliche Farbe der Iris beider Augen.

Heterotopie: Fehlplazierung, Ektopie; Heterotopie der Makula bezeichnet z.B. eine verzogene Makula bei Frühgeborenenretinopathie oder anderen, zu peripheren Vernarbungen führenden Netzhauterkrankungen.

Heterotropie: manifeste Fehlstellung der Augen; manifester Strabismus.

Heterozygotie: Allelpaar von Genen mit unterschiedlichen Eigenschaften.

Hippel-Lindau-Syndrom: Phakomatose; autosomaldominant mit inkompletter Penetranz und niedriger Expressivität; Befunde: Angiome im Kleinhirn und anderen Organen, Zystenbildung in Nieren und Pankreas, tortuöse Netzhautvenen und retinale Angiome.

Hippus: physiologische Pupillenunruhe mit zyklischen Kontraktionen der Pupille (Änderung des Durchmessers: >1 mm) unabhängig von Lichteinfall, Konvergenz und psychischen Stimuli; nicht pathologisch.

Hirschberg-Test: Hornhautreflexbildchentest nach Hirschberg; objektiver Test zur Schätzung des Schielwinkels bei Strabismus, indem die Position der Hornhautreflexbildchen bei Beleuchtung mit einer Lichtquelle beurteilt wird.

HLA: humanes Leukozytenantigen.

Hoeve-Syndrom: Mißbildungssyndrom; autosomaldominant; Befunde: Osteogenesis imperfecta, pathologische Frakturen, Taubheit, Zahnanomalien, blaue Skleren, Hornhautverdünnung, manchmal Megalokornea und Keratokonus, Katarakt.

Hollenhorst-Plaques: kleine Cholesterinemboli, die bevorzugt an Bifurkationen retinaler Arterien zum Liegen kommen. Charakteristische Lichtbrechung, so daß sie größer als das Gefäß erscheinen.

Homer-Wright-Rosetten: Form der histopathologischen Anordnung von Retinoblastomzellen mit geringerem Differenzierungsgrad als die Flexner-Wintersteiner-Rosetten; kein zentrales Lumen, sondern zentral gelegene, dreieckige Faseransammlungen; kommen auch bei Medullo- und Neuroblastom vor.

homolog: übereinstimmend bezüglich Struktur, Position u.a.

homonym: entsprechend; z.B. rechte homonyme Hemianopsie: Ausfall beider rechter Gesichtsfeldhälften.

homozygot: Allelpaar mit gleichen Eigenschaften.

Hordeolum: Gerstenkorn; akute purulente Infektion der Liddrüsen durch Staphylokokken oder Streptokokken; Hordeolum externum = Entzündung der Zeis (Talg)- und Moll (Schweiß)-Drüsen; Hordeolum internum = Entzündung der Meibom-Drüsen.

Horizontalzelle: spezialisierte Zelle in der inneren nukleären Netzhautschicht, die eine integrierende und modifizierende Funktion auf den Nervenimpuls ausüben soll.

Horner-Syndrom: Ausfall der sympathischen Innervation des Auges; nichthereditär; Befunde: Miosis, schlechte Dilatation bei Dunkelheit, intakte Licht-Nah-Reaktion, Irishypochromie bei angeborenem Horner-Syndrom, Ptosis, Anhydrosis der ipsilateralen Gesichtshälfte bei präganglionärer Läsion, scheinbarer Enophthalmus.

Horopter: Ort von Objektpunkten, deren Bilder auf korrespondierende Netzhautareale fallen und daher einfach gesehen werden.

HRR: „hardy rand rittler" (pseudoisochromatische Farbtafel).

Horror fusionis: Unfähigkeit zur Fusion beidäugig gesehener Bilder (z.B. bei Strabismus).

Hudson-Stähli-Linie: bräunliche Linie, die horizontal in der oberflächlichen Hornhaut verläuft; Eisenablagerung im Epithel, häufig im Alter.

Hughes (Operation nach): okuloplastische Maßnahme, bei der ein Schwenklappen, bestehend aus Tarsus und Konjunktiva, vom gegenüberliegenden Oberlid zur Rekonstruktion großer Unterliddefekte verwendet wird.

Hummelsheim (Operation nach): operative Maßnahme nach Abduzenslähmung: Die lateralen Hälften der Mm. rectus superior und inferior werden auf die Insertionsstelle des M. rectus lateralis transponiert.

Hunter-Syndrom: Störung des Histidinstoffwechsels; Befunde: Minderwuchs, Pigmentstörungen der Netzhaut, Nachtblindheit.

Hurler-Syndrom: Mukopolysaccharidose; autosomal-rezessiv oder autosomal-dominant; Befunde: Gargoylismus, typischer Gesichtsausdruck, Skelettanomalien. Oligophrenie, Hornhauttrübung u.a.

Hutchinson-Pupille: dilatierte Pupille infolge einer Kompression des III. Hirnnerven; Ursache: sich ausdehnende supratentorielle Läsionen.

Hutchinson-Trias: Trias aus Taubheit, interstitieller Keratitis und Anomalien der Schneidezähne bei kongenitaler Syphilis.

Hutchinson-Zeichen: Befall des Ramus nasociliaris mit Bläschenbildung bis zur Nasenspitze bei Zoster ophthalmicus; ungünstiges Zeichen mit hoher Wahrscheinlichkeit einer folgenden okulären Beteiligung.

Hyalozyten: Zellen des Glaskörpers.

Hydrophthalmie: kindliches Glaukom; polygenetisch oder multifaktoriell; Behinderung des Kammerwinkelabflusses durch eine persistierende embryonale Membran oder sekundär durch eine pränatale intraokulare Entzündung; Manifestation: meist innerhalb des ersten Lebensjahres, 40% intrauterin; Befunde: Hornhautvergrößerung, Photophobie, Augentränen, Hornhautödem, Haab-Linien (Risse in der Descemet-Membran), tiefe Vorderkammer, axiale Bulbuslänge vergrößert, glaukomatöser Optikusschaden, Katarakt.

Hydrops: exzessive Flüssigkeitsansammlung in einer Körperhöhle oder in einem Gewebe; Hydrops corneae: akute, schmerzhafte Endotheldekompensation mit Hornhautödem bei Keratokonus (Ruptur der Descemet-Membran).

Hyperopie (Hypermetropie): Weitsichtigkeit; Refraktionsfehler, bei dem der Fernpunkt hinter der Netzhaut liegt; zur Korrektur sind Plusgläser (konvex) erforderlich; der Augapfel ist relativ zu kurz und/oder die Hornhaut relativ zu flach.

Hyperphorie: latente Abweichung des Augapfels nach oben, die bei Unterbrechung der Fusion manifest wird.

Hypertelorismus: abnorm großer Abstand zwischen den Augen; Vorkommen: Dysostosen.

Hypertropie: manifeste Vertikalabweichung der Augen.

Hyphäma: Blut in der Vorderkammer; Ursachen: Trauma, Blutung aus Tumoren oder Neovaskularisationen u.a.

Hypophorie: latente Abweichung des Augapfels nach unten, die bei Unterbrechung der Fusion manifest wird.

Hypopyon: eitriges Material in der Vorderkammer; Ursachen: infektiöse oder nichtinfektiöse Endophthalmitis/Uveitis, steriler Abszeß bei schwerer Uveitis.

Hyposphagma: Blutung in der Bindehaut.

Hypotonie: niedriger Augeninnendruck, weicher Bulbus.

HZO: Herpes zoster ophthalmicus.

I

ICCE: intrakapsuläre Kataraktextraktion.

Ichthyosis: Hauterkrankung mit fischschuppenähnlicher Hyperkeratose; verschiedene Erbgänge und Verlaufsformen.

Incontinentia pigmenti: Bloch-Sulzberger-Syndrom; X-chromosomal-dominant oder sporadisch; Befunde: Pigmentdysplasien der Haut, Zahnmißbildungen, ZNS-Störungen, 30% mit okulärer Beteiligung (Pigmentverschiebungen der Netzhaut, Hornhaut- und Linsentrübung, Strabismus, Mikrophthalmus, blaue Skleren, Ptosis).

Infrarotstrahlung: für das menschliche Auge nicht wahrnehmbare Wellenlänge oberhalb des roten Endes des sichtbaren Spektrums; wird als Wärme wahrgenommen.

innere nukleäre Schicht: innere Körnerschicht; Zellschicht der inneren Netzhaut, die aus Zellkörpern der bipolaren, horizontalen, amakrinen und Müller-Zellen gebildet wird.

innere plexiforme Schicht: innere Netzhautschicht, die aus Synapsen zwischen den bipolaren Zellen und den Ganglienzellen gebildet wird.

intrakapsuläre Kataraktextraktion (ICCE): Extraktion der gesamten Linse, einschließlich der Kapsel.

Intraokularlinse: Kunststofflinse, die nach Kataraktextraktion implantiert wird.

IOL: Intraokularlinse.

Iridektomie: Operation zur Behandlung oder Prophylaxe des akuten Winkelblockglaukoms, die meist als periphere Iridektomie durchgeführt wird; dabei wird ein peripherer Anteil der Iris exzidiert, um so einen Abfluß von der Hinter- in die Vorderkammer zu schaffen.

Iridenkleisis: veralteter operativer augeninnendrucksenkender Eingriff zur Ableitung des Kammerwassers unter die Bindehaut; dabei wird etwa ein 6 mm langer Anteil der peripheren Iris in eine korneosklerale Wunde inkarzeriert.

Iridodialyse: Trennung der peripheren Iris von ihrer Wurzel; Ursache: z. B. traumatisch.

Iridodonesis: Zittern oder Schlottern der Iris bei fehlender Unterstützung durch die Linse; Ursachen: z. B. nach Kataraktextraktion, Subluxation der Linse.

Iridoplegie: Beweglichkeitsverlust der Iris (Iridoparese oder -paralyse) infolge einer Lähmung des M. sphincter pupillae; Ursache: z. B. stumpfes Trauma mit der Folge einer evtl. irregulären Mydriasis.

Iridoschisis: Teilung des Irisblattes in einen vorderen und einen hinteren Anteil.

Iridotomie: Erzeugung einer Öffnung in der peripheren Iris mittels Laser zur therapeutischen Drucksenkung oder zur Prophylaxe eines akuten Druckanstieges. Unter Iridotomie versteht man auch die chirurgische Durchtrennung der Iris (z. B. Kataraktoperation bei zu enger Pupille).

Iridozyklitis: Uveitis anterior; Entzündung von Iris und Ziliarkörper.

Iris: Regenbogenhaut; vorderster Anteil der Uvea, der ein Diaphragma bildet, das Vorderkammer und Hinterkammer voneinander trennt; die zentrale Öffnung (Pupille) ermöglicht den Lichteintritt in das Auge und den Kammerwasserstrom von hinten nach vorn.

Iris bombée: „Napfkucheniris"; Vorwölbung der peripheren Iris bei Pupillenblock mit der Gefahr eines Winkelblockglaukoms.

Iritis: Entzündung der Regenbogenhaut.

IRMA: intraretinale mikrovaskuläre Anomalien; bei ischämischen Netzhauterkrankungen.

Irvine-Gass-Syndrom: zystoides Makulaödem (mit Sehverschlechterung) nach Kataraktoperation.

Isoptere: Verbindungslinie zwischen Punkten gleicher Empfindlichkeitswahrnehmung bei Gesichtsfelduntersuchungen mittels kinetischer Perimetrie.

J

Jensen (Operation nach): operative Maßnahme bei Abduzenslähmung; die lateralen Anteile der nicht abgetrennten Mm. rectus superior und inferior werden zum halbierten M. rectus lateralis transponiert.

Jones (Schlauch nach): Hartglasschlauch, der durch die Karunkel bei Durchführung einer Konjunktivodakryozystostomie durchgeführt wird, wenn das kanalikuläre System nicht aufgefunden werden kann.

Jones-Test: Test zur Untersuchung der Funktion des Tränenabflußsystems; Jones I: passiver Fluß von Fluoreszein vom Bindehautsack in die Nase; Jones II: Fluoreszeinnachweis in der Nase nach Spülung der Tränenwege.

junktionales Skotom: Gesichtsfelddefekt infolge einer Chiasmaerkrankung (Raumforderung); die Größenzunahme der Raumforderung (z. B. eines Tumors) führt zum typischen Gesichtsfeldausfall: zunächst Ausfall im oberen temporalen Gesichtsfeld, der am linken Auge im Gegenuhrzeigersinn, am rechten Auge im Uhrzeigersinn fortschreitet; dabei zeigt ein Auge meist einen größeren Gesichtsfeldverlust.

JXG: juveniles Xanthogranulom; einzeln oder multipel auftretende gelbe Knötchen bei Säuglingen und Kleinkindern; spontane Rückbildung möglich.

K

Kammerwasser: Flüssigkeit in Vorder- und Hinterkammer; wird in der Hinterkammer vom Ziliarepithel gebildet, strömt durch die Pupille in die Vorderkammer und fließt im Kammerwinkel ab.

Kanalikulus: Strecke vom Tränenpünktchen (obere und untere nasale Lidkante) bis zum Tränensack (Vereinigung zum Canaliculus communis nicht obligat).

Kandori-Syndrom: Variante des Fundus albipunctatus; fraglich hereditär, möglicherweise autosomal-rezessiv; Befunde: kongenitale, nicht progressive Nachtblindheit; große, irreguläre und scharf begrenzte gelbliche Flecken unterschiedlicher Größe im Äquatorbereich oder zwischen Äquator und Makula, hyperfluoreszente Flecken in der Fluoreszeinangiographie, normales EOG und photopisches ERG, pathologisches skotopisches ERG; keine systemischen Befunde.

Kantholyse: Durchtrennen der lateralen Lidkantensehne.

Kanthotomie: Inzision durch den Kanthus, der die obere und untere kanthale Sehne trennt; selten wird vor einer Kataraktoperation bei extrem enger Lidspalte eine laterale Kanthotomie durchgeführt; erforderlich zur Druckentlastung bei Retrobulbärhämatom.

Kanthus: Augenwinkel; der Winkel, der durch die Verbindung der medialen oder lateralen Punkte von Ober- und Unterlid gebildet wird.

Kardinalblickrichtungen: die 9 Hauptblickrichtungen, in denen die Augen bei einer strabologischen Untersuchung überprüft werden.

Karunkel: Caruncula lacrimalis: Schleimhauthöcker im medialen Augenwinkel, der modifizierte Talg- und Schweißdrüsen enthält.

Karyotyp: chromosomale Zusammensetzung eines Zellkerns, die als Photomikrographie in spezifischer Anordnung dargestellt werden kann.

Katarakt: jede Form der Trübung der kristallinen Linse; zahlreiche Ursachen: kongenital, senil, traumatisch, metabolisch u. a.

Kayser-Fleischer-Ring: verschiedenfarbiger (graugrün, gold, rostfarben) Ring in der Hornhautperipherie auf Höhe der Descemet-Membran bei Morbus Wilson.

KCE: Keratoconjunctivitis epidemica.

Keratektomie: Exzision einer oberflächlichen Hornhautschicht als lamelläre Keratektomie, z.B. bei Pterygiumoperation.

Keratitis: Entzündung der Hornhaut.

Keratoakanthom: schnell wachsender tumorartiger Hautknoten, der von wuchernden Keratinozyten des Haarfollikeltrichters ausgeht; tritt an UV-exponierten Hautstellen bei älteren Menschen auf; spontane Rückbildung und Rezidive möglich.

Keratoglobus: seltene, bilaterale globuläre Hornhautektasie; Stromaverdünnung der gesamten Hornhaut, wobei die peripheren Anteile meist am dünnsten sind; es resultieren ein irregulärer Astigmatismus und eine Myopie.

Keratokonus: nichtentzündliche, ektatische Hornhautdystrophie mit Verdünnung des zentralen Hornhautstromas, die zur Vorwölbung des Hornhautapex mit resultierendem irregulären Astigmatismus und Myopie führt.

Keratomalazie: Hornhauteinschmelzung; häufig ernährungsbedingt (z. B. Vitamin-A-Mangel).

Keratometer: Gerät zur Messung der vorderen Hornhautkurvatur basierend auf ihrer Brechkraft.

Keratomileusis: Technik der refraktiven Hornhautchirurgie, bei der durch Einpflanzung einer in tiefgefrorenem Zustand verformten Lamelle der eigenen Hornhaut ein Refraktionsfehler ausgeglichen wird.

Keratoplastik: Hornhautverpflanzung; kann perforierend (gesamte Dicke) oder lamellierend (partielle Dicke) durchgeführt werden.

Keratoplastik à chaud: Keratoplastik im akuten Stadium einer Erkrankung bei drohender oder erfolgter Hornhautperforation.

Keratoprothese: Kunststoffzylinder (Polymethylmetacrylat), die bei Patienten mit anderweitig nicht behandelbaren Erkrankungen der Hornhautoberfläche (okuläres Pemphigoid, schwere Verätzungen u. a.) zur Erzielung einer klaren optischen Achse eingesetzt werden.

Keratoskop: sog. Placido-Scheibe; runde Scheibe mit konzentrischen schwarzen Ringen und einer zentralen Öffnung; durch diese Öffnung beobachtet der Untersucher das Spiegelbild der Ringmuster auf der Hornhaut; Verziehungen bei Irregularitäten der Oberfläche.

Keratotomie: Technik in der refraktiven Hornhautchirurgie; radiäre Keratotomie: durch Inzisionen in die Hornhaut wird deren Krümmungsradius und somit die Brechkraft verändert; photorefraktive Keratotomie (PRK): durch einen Laserstrahl (UV-Bereich; Excimerlaser) wird Gewebe entfernt und durch die damit erzielte Abflachung eine Brechkraftänderung erreicht.

Keratozyten: Zellen des Hornhautstromas, die in einer regulären Matrix angeordnet sind.

kinetische Perimetrie: Gesichtsfeldprüfung, bei der ein Prüfpunkt von peripher nach zentral bewegt wird, bis dieser von dem Untersuchten wahrgenommen wird (s. Isopteren); z. B. Goldmann-Perimeter.

kirschroter Fleck: roter Fleck in der Fovea centralis; Vorkommen: Zentralarterienverschluß, bestimmte Speichererkrankungen (z. B. Tay-Sachs-Erkrankung).

Klumpke-Lähmung: untere Armplexuslähmung durch eine Verletzung (Geburtstrauma, Motorradunfall, Klavikulafraktur u. a.); kann mit einem Schaden des Sympathikus mit resultierendem ipsilateralen Horner-Syndrom einhergehen.

Knapp (Operation nach): Transposition der Mm. rectus lateralis und medialis in Richtung M. rectus superior bzw. inferior (bei Heber- bzw. Senkerparese).

Knotenpunkt: einer der Kardinalpunkte eines optischen Systems, durch den die Lichtstrahlen ohne Abweichung hindurchtreten.

Koeppe-Knötchen: Irisknötchen am Pupillarrand bei bestimmten Formen der granulomatösen Uveitis (z. B. bei Sarkoidose).

Koeppe-Linse: Linse zur direkten Gonioskopie.

Kolobom: angeborene oder erworbene Spaltbildung, Kontinuitätsunterbrechung; meist fetaler Entwicklungsdefekt mit Störung des Verschlusses; typische Kolobome sind entlang der fetalen Fissuren lokalisiert.

Konfusion: simultane Wahrnehmung von 2 verschiedenen Objekten am gleichen Ort; kann beim Strabismus vorkommen.

kongruent: Koinzidenz der Formen oder Symmetrie zwischen rechtem und linkem Gesichtsfeld bei einer homonymen Hemianopsie.

konjugiert: zugeordnet, gepaart; z. B. konjugierte Augenlähmung (= assoziierte Augenabweichung).

konkomitierend: begleitend; z. B. bei nicht paralytischen Schielformen, wobei der Winkel der Abweichung in den Hauptblickrichtungen gleich ist und gleich bleibt, unabhängig davon, welches Auge fixiert; die Beweglichkeit ist normalerweise nicht behindert.

Konoid: s. Sturm-Konoid; konisches Bild, das durch ein astigmatisches Linsensystem erzeugt wird; es existiert kein Fokuspunkt, sondern vielmehr ein verlängertes Fokusareal.

Konvergenz: Augenbewegung mit beidseitiger Adduktion; kann willkürlich, akkommodativ, fusional oder durch Nahfixation bedingt sein.

Koplik-Flecken: blaß-weiße, runde Läsionen der Wangenschleimhaut (und evtl. der Bindehaut und Karunkel) bei Masern.

Krabbe-Syndrom: Krabbe I: Variante des Sturge-Weber-Syndroms; irregulär autosomal-dominant; Befunde: Buphthalmus, Glaukom, Angiome der Bindehaut und der Aderhaut, retinale Aneurysmata, Irisheterochromie, mentale Störungen; Krabbe II: akute diffuse Demyelisierung des ZNS bei Kindern; kein bekanntes Vererbungsmuster; Befunde: Hirnsklerose, Krampfneigung, abnorme Muskelsehnenreflexe, Erblindung infolge Optikusatrophie, Nystagmus.

Krause-Drüsen: akzessorische Tränendrüsen im Bindehautfornix.

Kreis kleinster Verwirrung: beim Astigmatismus erfolgt die Strahlenvereinigung in unterschiedlicher Entfernung zur Netzhaut; anstelle einer punktförmigen Abbildung entsteht ein Sturm-Konoid, bestehend aus 2 Brennlinien. Zwischen den Brennlinien befindet sich die Stelle mit der engsten Strahleneinschnürung, der Kreis kleinster Verwirrung.

Kreuzzylinder: besteht aus 2 Planzylindern, deren Achsen um 90° zueinander orientiert sind und deren optische Wirkung gleich stark ist, jedoch unterschiedliche Vorzeichen hat; Anwendung bei der Refraktion zum Feinabgleich von Zylinderachse und -stärke.

Krimsky-Test: Test zur Schätzung des Schielwinkels; dabei werden Prismen unterschiedlicher Stärke vor das schielende Auge gesetzt, bis die Hornhautreflexbildchen symmetrisch sind; z.B. bei einseitig sehr schlechter Sehschärfe.

Krönlein (Operation nach): lateraler Zugangsweg in die Orbita zur Exploration (z.B. in der Tumorchirurgie); wird heute nur noch in modifizierter Form durchgeführt.

Krokodil-Chagrin-Degeneration: altersbedingte Hornhautdegeneration mit polygonalem hellgrauen Trübungsmuster, die auf Höhe der Descemet-Membran (posterior) oder Bowman-Schicht (anterior) lokalisiert sein kann; meist zentral gelegen; selten Visusbeeinträchtigung; vermutlich Variante der Vogt-Mosaikdegeneration.

Krukenberg-Spindel: spindelförmige Ablagerung von uvealem Pigment auf dem Hornhautendothel entlang des vertikalen Meridians; 90% bilateral; Vorkommen: Normvariante, Pigmentglaukom und andere intraokulare Erkrankungen.

Kufs-Syndrom: adulte Form der Zeroidlipofuszinose; autosomal-rezessiv; Manifestation: späte Kindheit oder frühes Erwachsenenalter; Befunde: retinale Pigmentveränderungen und Makuladegeneration, mehr oder weniger stark ausgeprägter Nystagmus und Strabismus, fortschreitende Demenz, Ataxie, Spastik.

Kuhnt-Szymanowski (Operation nach): klassische horizontale lidverkürzende Maßnahme zur Korrektur des senilen Ektropiums.

L

Lagophthalmus: inkompletter Lidschluß bei Fazialisparese, der zur Austrocknung der Hornhaut führt.

Lambert-Eaton-Syndrom: paraneoplastisches Syndrom, v.a. beim kleinzelligen Bronchialkarzinom; pseudomyasthenisches Syndrom; Befunde: Schwäche und Ermüdung im Beckengürtel, Parästhesien, okulärer Myoklonus, erniedrigte Versionsamplituden.

Lamina cribrosa: fenestrierte, kollagenöse und gliale Struktur auf Höhe der Sklera, durch die die Sehnervenfasern hindurchtreten.

Lamina papyracea: papierdünne Knochenlamelle des Siebbeins, bildet die mediale Orbitawand.

Landolt-Ring: Optotyp zur Prüfung der Sehschärfe; entspricht der DIN-Norm 58220; Ringe in definierten Größen und Dicken mit einer Öffnung, die in unterschiedliche Richtungen angeboten werden kann (Sehschärfebestimmung für Gutachtenzwecke, bei Analphabeten).

Lang-Test: Test zur Untersuchung des Stereosehens bei Kindern.

Langhans-Riesenzellen: mehrkernige Makrophagen bei manchen granulomatösen Erkrankungen (Tuberkulose, Syphilis, Lepra).

LATS: „long-acting thyroid stimulator", Schilddrüsenantikörper.

Laurence-Moon-Biedl-Bardet-Syndrom: dienzephaloretinale Degeneration; autosomal-rezessiv; Manifestation: Kindheit; Befunde: Polydaktylie, Taubheit, Hypogonadismus, geistige Retardierung, Ptosis, Epikanthus, Strabismus, atypische Retinopathia pigmentosa, Optikusatrophie.

Leber-Amaurose: kongenitale Amaurose; autosomal-rezessiv; Befunde: retinale Pigmentdegeneration, Nystagmus, Keratokonus (20–40%), mehr oder weniger stark ausgeprägte Optikusatrophie, geistige Retardierung, Mikrozephalie.

Leber-Optikusatrophie: hereditäre Optikusatrophie; mitochondriale Manifestation: hauptsächlich bei Männern um das 20. Lebensjahr; Befunde: verläuft wie eine akute doppelseitige Retrobulbärneuritis mit rascher Reduktion der Sehschärfe; die Sehschärfe erholt sich nicht wieder; sekundäre Sehnervenatrophie; Trias: Pseudostauungspapille, peripapilläre Teleangiektasien, keine Leckage aus Teleangiektasien im Fluoreszeinangiogramm.

Leber-Zellen: große Makrophagen mit phagozytiertem Detritus, die u.a. beim Trachom in der Bindehaut vorkommen können.

Lentikonus: Entwicklungsstörung der Linse mit umschriebener konischer Vorwölbung des vorderen oder hinteren Pols.

Lentikulargläser: höherbrechende Speziallinsen für hochgradige Fehlsichtige; kosmetisch unauffällig; geringes Gewicht; nur der zentrale Bereich von etwa 30 mm enthält eine dioptrische Wirkung; hohe Scheitelbrechwerte; Fertigung aus CR 39 oder höherbrechendem Glas; Beispiel: Lentilux-Linse der Fa. Rodenstock.

Letterer-Siwe-Syndrom: maligne Variante der Histiozytose; fraglich hereditär; Manifestation: Kleinkindesalter; akuter Verlauf, führt in 90 % der Fälle zum Tod; Befunde: multiple histiozytäre Granulome, manchmal Exophthalmus mit xanthomatösen Veränderungen in der Orbita, Hepatosplenomegalie, Lymphadenopathie, Anämie.

Leukokorie: weiße Pupille; Fehlen des roten Fundusreflexes.

Leukom: zentrale dichte Hornhauttrübung.

Levator: Abkürzung für den M. levator palpebrae.

Lhermitte-Zeichen: Nackenbeugezeichen: bei starker oder gewaltsamer Beugung des Kopfes nach vorn kommt es zu kribbelnden Mißempfindungen in den Händen; Hinweis auf multiple Sklerose.

Lichtstrom: die vom Auge bewertete Lichtleistung, die von einer Strahlungsquelle in einem bestimmten räumlichen Winkel ausgesendet wird; Einheit: Lumen (lm).

Limbus: L. corneae: semitransparente, vaskularisierte Übergangszone zwischen Hornhaut und Bindehaut-Sklera; Bedeutung für die Epithelregeneration, da hier Stammzellen lokalisiert sind.

Linsenektopie: Dislokation oder Subluxation der Linse; Ursachen: angeboren, metabolische Störungen, Bindegewebserkrankungen, traumatisch.

Lockwood-Ligament: Fasersystem, das unter dem Bulbus herzieht und aus mehreren Strukturen zusammengesetzt wird (Retinaculum laterale und mediale, Ligamentum palpebrae, Muskelscheiden und Membrana intermuscularis im Bereich der unteren Augenmuskeln).

Louis-Bar-Syndrom: progressive zerebelläre Ataxie, Phakomatose; autosomal-rezessiv; Manifestation: Kindesalter; Befunde: fortschreitende zerebelläre Ataxie, Assoziation mit Thymusdefekten und fehlenden Immunglobulinen, häufige Infekte des Respirationstrakts, Teleangiektasien der Bindehaut, Fixationsnystagmus.

Lowe-Syndrom: kongenitale renale Tubulusinsuffizienz; X-chromosomal-rezessiv; Befunde: beidseitige angeborene Katarakt mit Glaukom, Hornhauttrübung möglich, Nystagmus, geistige Retardierung, renale Rachitis, Hyperaminoazidurie, Albuminurie, renale Hypertonie.

LS: Abkürzung für Lichtscheinwahrnehmung bei der Sehschärfeprüfung.

Lumen (lm): Einheit des Lichtstroms (Abk.: lm).

Lux (lx): Einheit der Beleuchtungsstärke (Abk.: lx).

Lyon-Hypothese: theoretische Erklärung der variablen partiellen Expression einer X-chromosomal-rezessiv vererbten Erkrankung bei weiblichen Trägern; Begründung: die Hälfte der X-Chromosomen ist in Form des Geschlechtschromatins inaktiviert.

Lyell-Syndrom: Epidermolysis acuta toxica; Ursache: bestimmte Medikamente, Staphylokokkeninfektionen; Befunde: ausgedehnte blasige Ablösung der Epidermis, Schmerzen, Befall der Schleimhäute (u. a. Bindehaut) möglich.

M

Mackay-Marg-Tonometer: tragbares elektronisches Applanationstonometer, v. a. nützlich zur Messung des Intraokulardrucks bei Augen mit vernarbter oder irregulärer Hornhaut.

Madarosis: Wimpernverlust.

Maddox-Kreuz: Anordnung zur Messung des Schielwinkels; besteht aus 2 Tangentenskalen mit einer Fixierleuchte in der Mitte; der Untersucher beobachtet den Lichtreflex auf der Hornhaut des schielenden Auges bei Folgebewegungen entlang der Skala.

Maddox-Zylinder: parallele Anordnung von starken Pluszylindern in einem Probierglas; Wirkung: eine punktförmige Lichtquelle wird zu einer Linie, die perpendikulär zur Achse der Zylinder verläuft, ausgestreckt; zur Untersuchung von Phorien.

Makropsie: subjektiv größere Wahrnehmung von Bildern, als diese wirklich sind; bei bestimmten Makulaerkrankungen.

Makula: etwa 5 mm im Durchmesser großes Areal am hinteren Pol der Netzhaut, ca. 4 mm temporal und ca. 0,8 mm unterhalb der Papille gelegen; hier höchste Zapfendichte und damit größte Sehschärfe.

Makula-Sternfigur: Lipoidexsudate in typischer sternförmiger Konfiguration in der Netzhautmitte; kommt durch die radiäre Anordnung der äußeren plexiformen Schicht (Henle-Schicht) zustande; Vorkommen: z.B. arterielle Hypertonie, Diabetes mellitus.

MALT: „mucosa-associated lymphoid tissue". Bezeichnung für das Immunsystem der Schleimhäute.

Manz-Drüsen: muzinsezernierende Drüsen der bulbären Konjunktiva, die kreisförmig um die Hornhaut nahe dem Limbus angeordnet sind.

MAR: „melanoma associated retinopathy" (bei Hautmelanomen).

Marchesani-Syndrom: mesodermale Dystrophie; rezessiv erblich; Manifestation: zwischen dem 9. Lebensmonat und dem 13. Lebensjahr; Befunde: Sphärophakie, spontane Linsenluxation mit Ectopia lentis, Myopie, evtl. Glaukom, Kleinwuchs, Brachydaktylie.

Marcus-Gunn-Pupille: afferenter Pupillardefekt, in der Regel infolge einer Dysfunktion des Sehnerven; Untersuchungstechnik: Swinging-flashlight-Test.

Marcus-Gunn-Syndrom: infolge einer Fehlinnervation kommt es bei Kaubewegungen zur synchronen rhythmischen Hebung des meist ptotischen Oberlides; angeboren, manchmal hereditär, seltener traumatisch.

Marfan-Syndrom: mesoektodermale Dysplasie; autosomal-dominant; Befunde: Arachnodaktylie, Skelettanomalien, Hochwuchs, Aneurysma dissecans der Aorta, wenig Muskulatur, Sphärophakie, Ectopia lentis (meist nasal oben), Myopie, Exotropie, retinale Pigmentdegeneration, nicht selten Netzhautablösung.

marginale Myotomie: Inzision in beide Ränder eines extraokularen Muskels zur Aktionsschwächung.

Maroteaux-Lamy-Syndrom: Pyknodysostose; Ursache: Mukopolysaccharidose; Befunde: Skelettdeformitäten, Oligophrenie, Hornhautveränderungen, Dermatansulfatausscheidung im Urin.

Meesmann-Dystrophie: Dystrophie des Hornhautepithels; autosomal-dominant mit inkompletter Penetranz; bilaterale punktförmige gräuliche Trübungen; zunächst asymptomatisch, später Photophobie und Schmerzen durch Ruptur von Mikrozysten; Sehkraft selten beeinträchtigt.

Megalokornea: Hornhautdurchmesser über 13 mm, meist bilateral, X-chromosomal erblich; Assoziation mit anderen Syndromen: Marfan-S., Apert-S. u.a.

Meibom-Drüsen: Talgdrüsen in der Tarsalplatte von Ober- und Unterlid, münden am Lidrand.

Melanozytom: M. der Papille: stark pigmentierter, meist benigner Tumor auf oder neben der Papille mit fiedrigem Rand.

Membrana limitans externa: Zellverbindungen zwischen den Müller-Stützzellen und den Photorezeptoren.

Membrana limitans interna: Basalmembran der Müller-Stützzellen.

Metamorphopsie: Verzerrtsehen (z.B. in Folge einer Makulaerkrankung).

Meyer-Schleife: Verlaufsrichtung der Nervenfasern in der Gratiolet-Sehstrahlung nach dem Abgang aus dem Corpus geniculatum laterale; eine Läsion in diesem Bereich (häufig bei Temporallappenläsionen) führt zu oberen homonymen Quadrantenausfällen.

Meyer-Schwickerath-Weyers-Syndrom: okulodentodigitale Dysplasie; hereditär; Befunde: kleine breite Nase, Zahnanomalien, Syndaktylie, Mikrophthalmus, Glaukom, Irisanomalien, Myopie.

Mikroaneurysma: kleine Aussackung einer Kapillare infolge eines Verlusts der unterstützenden Perizyten; häufig bei Diabetes mellitus.

Mikrophthalmus: abnorm kleines Auge, Achsenlänge: 16–18 mm; hereditär, sporadisch oder als Teil eines Syndroms.

Mikropsie: subjektiv kleinere Wahrnehmung von Objekten, als diese wirklich sind; Auftreten im Zusammenhang mit Makulaerkrankungen.

Mikrostrabismus (Mikrotropie): Schielwinkel unter 5° (nach Lang) mit obligat-anomaler Netzhautkorrespondenz; minderwertige Binokularfunktion; führt unbehandelt zur Amblyopie.

Mikulicz-Syndrom: bilaterale schmerzlose Vergrößerung von Tränen- und Speicheldrüsen, verminderte Tränenproduktion, Xerostomie; Vorkommen: bei granulomatösen Erkrankungen (Tuberkulose, Sarkoidose), Lymphomen, Morbus Hodgkin, Leukämie u.a.

Millard-Gubler-Syndrom: Hemiplegia alternans inferior; Ursache: Läsion in der unteren Pons unterhalb des VI. Hirnnervenkerns; Befunde: ipsilaterale Abduzens- und Fazialisparese, kontralaterale Hemiplegie.

Miosis: Pupillenverengung.

Mittendorf-Fleck: am hinteren Pol der Linse anhaftender Rest der A. hyaloidea, etwas exzentrisch nasal unterhalb der Mitte gelegen.

Mizuo-Phänomen: bei Morbus Oguchi; die bei Tageslicht golden erscheinende Farbe des Augenhintergrunds wechselt nach ausreichender Dunkeladaptation in ein normales Fundusrot.

Möbius-Syndrom: Hirnnervenkernaplasie; Manifestation: kongenital; Befunde: Kombination aus bilateraler fazialer Diplegie mit Augenbewegungslähmung.

Moll-Drüsen: modifizierte Schweißdrüsen der Lider.

Molluscum contagiosum: 1–3 mm große weißliche Knötchen mit zentraler Einziehung, häufig im Lidbereich; Ursache: Viren der Pockengruppe; Manifestation: meist Kinder oder ab dem 6. Lebensjahrzehnt; chronische follikuläre Konjunktivitis möglich.

Monofixationssyndrom: Dominanz eines Auges und leichte Amblyopie des anderen Auges bei Fehlen einer Einstellbewegung im Abdecktest sowie einer exzentrischen Fixation; s. Mikrostrabismus (Mikrotropie).

Mooren-Hornhautulkus: idiopathische Hornhautulzeration, die unilateral oder bilateral auftreten kann, jedoch in der Regel unilateral bei älteren Patienten vorkommt; ist assoziiert mit Rötung und Schmerzen; es existiert eine nigerianische Variante, die in Verbindung mit einer Helmintheninfektion bei jüngeren Patienten auftritt.

Morgagni-Katarakt: hypermature Katarakt mit Verflüssigung der Rinde und Absinken des Linsenkerns nach unten (im intakten Kapselsack).

Morquio-Syndrom: Mukopolysaccharidose; Befunde: Dysostose mit Minderwuchs und anderen Skelettanomalien; Hornhauttrübung, Ausscheidung von Keratansulfat im Urin.

Mouches volantes: bewegliche Glaskörpertrübungen, die subjektiv als Flecken oder Punkte wahrgenommen werden.

MPS: Mukopolysaccharidosen.

Mukopolysaccharidosen: Abk. MPS; hereditäre Stoffwechselerkrankungen mit Enzymdefekten im Mukopolysaccharidabbau; es kommt zu einer intrazellulären Anhäufung von Mukopolysacchariden in verschiedenen Organen (Skelett, ZNS, Leber u.a.) und zu einer vermehrten Ausscheidung von Mukopolysacchariden im Urin, die im Toluidinblau-Screening-Test erfaßt werden; 7 Manifestationsformen.

Müller-Muskel: sympathisch innervierter zarter Muskel unter dem Levator, der an der Hebung des Oberlides beteiligt ist; eine ähnliche, nicht namentlich bezeichnete Struktur existiert im Unterlid.

Müller-Stützzellen: große retinale Gliazellen in der inneren Körnerschicht der Netzhaut, die Ernährungs- und Unterstützungsfunktion haben und mit ihren Ausläufern die Membrana limitans interna und externa bilden.

Munson-Zeichen: konische Vorwölbung des Unterlides bei Blick nach unten; bei Keratokonus.

Mutation: permanente und auf die Nachkommen übertragbare Änderung des genetischen Materials.

Myasthenie: Autoimmunerkrankung, Antikörper gegen Acetylcholinrezeptoren; selten familiäres Auftreten; isolierte okuläre Myasthenie und generalisierte Form möglich; Manifestation: jedes Alter, selten kongenital; Befunde: zunehmende Ptosis bei Müdigkeit oder Anstrengung, variable Doppelbilder durch wechselnde Beteiligung extraokulärer Muskeln; Simpson-Test typisch, Sicherung durch den Tensilon-Test; assoziiert zu 10% mit Thymom, 5% Dysthyreoidismus, vaskuläre Kollagenosen.

Mydriasis: Pupillenerweiterung.

Myektomie: Exzision eines Muskelteils, am häufigsten durchgeführt am M. obliquus inferior zur Abschwächung des Muskels.

myelinisierte Nervenfasern: persistierende Myelinscheiden retinaler Nervenfasern, meist in der Nähe der Papille; erscheinen ophthalmoskopisch als weißer Fleck mit federartigen Rändern, der die darunterliegenden Strukturen verdeckt.

Myokymie: ausgeprägte fibrilläre Zuckungen eines Muskels; z.B. Myokymie des M. orbicularis oculi, Myokymie des M. obliquus superior.

Myopie: Kurzsichtigkeit; Refraktionsfehler, bei dem der Fernpunkt im endlichen Abstand vor dem Auge liegt; zur Korrektur sind Minusgläser (konkav) erforderlich; der Augapfel ist relativ zu lang (Achsenmyopie), oder die Hornhaut bzw. Linse sind relativ zu stark brechend (Brechwertmyopie).

N

Naffziger (Operation nach): transkranielle Orbitadekompression bei sehr ausgeprägtem Exophthalmus (Exzision des Orbitadaches).

Naffziger-Syndrom: Scalenus-anterior-Syndrom, Kompression des Plexus brachialis in der vorderen Skalenuslücke durch rudimentäre Halsrippe; Befunde: Plexuslähmung, Durchblutungsstörungen der Hand; Enophthalmus, Ptosis und Miosis im Sinne eines Horner-Syndroms.

Nahpunkt: der Punkt vor dem Auge, der unter maximalem Akkommodationsaufwand noch scharf gesehen wird.

Neovaskularisationsglaukom: sekundäre Glaukomform in Folge einer Überwachung von Iris und Kammerwinkel mit fibrovaskulärem Gewebe; auffälligstes Zeichen ist eine Rubeosis iridis; Vorkommen: bei allen Erkrankungen mit einem Sauerstoffmangel der Netzhaut (diabetische Retinopathie, ZVV, intraokulare Entzündungen, Tumoren).

Neutraldichte-Filter: Glas, das die Helligkeit vermindert, aber den Farbton nicht verändert; kann als Mittel zur Unterscheidung zwischen funktioneller und organischer Amblyopie dienen; bei der ersteren bleibt die Sehschärfe gleich oder verbessert sich bei Vorhalten des Filters, bei der letzteren sinkt sie ab.

Newcastle-Erkrankung: atypische Geflügelpest; Erreger: Myxoviren; Befunde bei Menschen: hämorrhagische Konjunktivitis, präaurikuläre Lymphknotenschwellung.

Niemann-Pick-Syndrom: Fettstoffwechselerkrankung, Sphingolipidose; Enzymdefekt mit intrazellulärer Ansammlung von Sphingolipiden in verschiedenen Geweben und Organen; autosomal-rezessiv; Beginn: 1. Lebensmonat; 4 Gruppen (A–D); Befunde: geistige Retardierung, Krampfanfälle, Minderwuchs, Leber- und Milzvergrößerung, Speicherung der Sphingolipide in der Ganglienzellschicht der Netzhaut mit weißlichem Aussehen; aufgrund der fehlenden Ganglienzellschicht in der Makula schimmert die Aderhaut rötlich durch (kirschroter Fleck in 50% der Fälle), Nystagmus, Sehnervenatrophie im Endstadium.

NL: Abkürzung für nulla lux (keine Lichtwahrnehmung) bei der Prüfung der Sehschärfe.

Noonan-Syndrom: Pseudo-Turner-Syndrom mit ähnlichem Erscheinungsbild, aber normalem Karyogramm; X-chromosomal-dominant oder multifaktoriell; Befunde: Hypertelorismus, Exophthalmus, Ptosis, Myopie, Keratokonus, Pulmonalstenose, Kleinwuchs, geistige Retardierung, niedrig ansetzende Ohren, Cubitus valgus, Herzfehler.

Norrie-Warburg-Syndrom: okulo-akustisch-zerebrale Degeneration; X-chromosomal-rezessiv; Befunde: bilaterale Blindheit zum Zeitpunkt der Geburt, bilateraler retinaler Pseudotumor, PHPV, Netzhautablösung, später Phthisis, Taubheit (30%), geistige Retardierung (60%).

Nothnagel-Syndrom: Nucleus-ruber-Syndrom; Ursachen: vaskuläre oder entzündliche Prozesse, Tumoren; nichthereditär; Befunde: ipsilaterale partielle Lähmung des III. Hirnnerven, Blickrichtungsparese (am häufigsten nach oben), kontralaterale Hemiataxie.

Nyktalopie: etymologisch nicht korrekte (jedoch übliche) Bezeichnung für Tagblindheit (eingeschränkte Sehfähigkeit bei Tag) bei gutem Sehvermögen in der Dämmerung und bei Nacht; Ursache: Ausfall des Zapfensystems; beachte: korrekte Übersetzung aus dem Griechischen: Nachtblindheit.

Nystagmus: Augenzittern, rhythmische Oszillation der Augen; man unterscheidet zwischen physiologischen und pathologischen Nystagmusformen.

O

O'Brien (Lidakinesie nach): Anästhesie der Lider durch Infiltration des N. facialis unterhalb des Bogens des Os zygomaticum und über dem Processus condyloideus des Unterkiefers.

Occlusio pupillae: Obliteration der Pupille durch eine fibrovaskuläre Membran auf der Linsenvorderfläche.

OD: Oculus dexter (rechtes Auge).

Oguchi-Syndrom: kongenitale stationäre Nachtblindheit; autosomal-rezessiv; kongenitaler Beginn; Befunde: eigentümlicher goldener Glanz bei der Funduskopie; die normale Fundusfarbe kehrt nach 2–3 h Dunkeladaptation zurück (Mizuo-Phänomen), verlängerte Dunkeladaptationszeit.

okulogyrische Krisen: nicht willkürliche krampfhafte Aufwärtsbewegungen der Augen bei Erkrankungen der Basalganglien.

okulokardialer Reflex: vagusbedingte Bradykardie infolge eines Zuges an einem Extraokularmuskel oder Druck auf die geschlossenen Augen.

Ophthalmia neonatorum: Bindehautentzündung des Neugeborenen.

Ophthalmia nodosa: chronische Iridozyklitis und Knötchenbildung durch Penetration von Haaren bestimmter Insekten (Raupenhaare) und pflanzlicher Materialien in das Auge; Conjunctivitis nodosa: akute Konjunktivitis beim Eindringen von z. B. Raupenhaaren in die Bindehaut, später Ausbildung von Knötchen unter der Bindehaut (Granulationsgewebe um Raupenhaar).

Ophthalmodynamometrie: Bestimmung des Druckes in der A. ophthalmica am Abgang der A. centralis retinae durch ein Dynamometer; dient zur Diagnose einer klinisch signifikanten Stenose der A. carotis; hat nach Entwicklung der Doppler-Sonographie der Karotiden an Bedeutung verloren.

Ophthalmoplegia externa chronica progressiva: Graefe-Syndrom; sporadisch oder hereditär mit unterschiedlicher Penetranz; Befunde: über Jahre zunehmende Lähmung der äußeren Augenmuskeln unter Einschluß des M. levator palpebrae, zunehmende Ptosis, starke Einschränkung der Beweglichkeit beider Augen, manchmal Ataxie, Herzrhythmusstörungen und Minderwuchs.

Ophthalmoplegie: Lähmung eines oder mehrerer Augenmuskeln; Ophthalmoplegia externa: Lähmung der äußeren Augenmuskeln; Ophthalmoplegia interna: Lähmung der inneren Augenmuskeln (M. sphincter pupillae, M. ciliaris); Ophthalmoplegia totalis: Lähmung sämtlicher Augenmuskeln.

Ophthalmoplegie, internukleäre (INO): pränukleäre Lähmung des M. rectus medialis; Ursachen: Läsion im Fasciculus longitudinalis medialis bei Mittelhirnerkrankungen und multipler Sklerose; Befunde: fehlende Adduktion bei Seitblick bei vorhandener Naheinstellungskonvergenz.

Opsoklonus: schnelle, unwillkürliche, ungerichtete und sich wiederholende konjugierte sakkadische Augenbewegungen in allen Richtungen; persistierend während des Schlafes.

optokinetischer Nystagmus: physiologische Nystagmusform, der bei der Folgebewegung eines bewegten Objektes hervorgerufen wird; z. B. Streifenmuster auf einer Trommel, Eisenbahnnystagmus.

optomotorische Nervenbahnen: efferente Fasern vom okzipitalen Kortex zum Hirnstamm, die die unwillkürlichen Augenbewegungen vermitteln.

Ora serrata: gezackte Grenze zwischen Pars plana des Ziliarkörpers und peripherer Netzhaut.

Orbicularis oculi: M. orbicularis oculi; quergestreifter Ringmuskel um die Fissura palpebralis; medial und lateral mit den Lidbändchen verbunden; Innervation: VII. Hirnnerv.

Orthophorie: Parallelstand der Augen.

Orthoptik: Sammelbegriff für alle Methoden der Schielbehandlung; im engeren Sinne bezogen auf das beidäugige Sehen.

OS: Oculus sinister (linkes Auge).

Ota-Nävus: okulodermale Melanozytose; Kombination von kongenitaler okulärer Melanose und einer Hyperpigmentierung der Haut im Innervationsbereich des N. trigeminus (meist Ramus ophthalmicus maxillaris); gehäuft mit Aderhautmelanom assoziiert.

P

palpebral: das Augenlid betreffend.

Pancoast-Tumor: Bronchialkarzinom an der Lungenspitze; bei Läsion der sympathischen Nervenfasern kommt es zu einem ipsilateralen Horner-Syndrom.

Pannus: fibrovaskuläre Membran auf der Hornhautoberfläche zwischen Epithel und Bowman-Schicht, die sowohl entzündlich als auch degenerativ entstehen kann.

Panophthalmitis: Entzündung des gesamten Augapfels einschließlich der Sklera und der Tenon-Kapsel.

Panumraum (Fusionsraum): Areal vor und hinter dem Horopter, bei dem noch einfaches Binokularsehen möglich ist.

Panuveitis: Entzündung der gesamten Uvea (Iris, Ziliarkörper, Aderhaut).

Papillenödem: Schwellung im Bereich des Sehnervenkopfes; Ursachen: im Auge selbst (Entzündungen, Zentralvenenverschluß u.a.), im N. opticus (Neuritis, Papillitis, ischämische Optikopathie u.a.), intrazerebral (Hirndrucksteigerung u.a.).

Papillitis: Entzündung im Bereich des Sehnervenkopfes.

Papillom: umschriebene gutartige Epithelgeschwulst, die meist breitbasig der Oberfläche aufsitzt und ein fingerförmig verästeltes Stroma mit Epithelüberzug aufweist.

papillomakuläres Bündel: Gruppe von Axonen der Ganglienzellen, die direkt von der Makula zum Sehnerven verlaufen.

Parallaxe: Winkel, den die Verbindungslinien zwischen Bildpunkt und 2 Beobachtungspunkten bilden; parallaktische Verschiebung: scheinbare Bewegung bei der Betrachtung eines Objektes durch Verlagerung des Projektionszentrums parallel zur Projektionsebene, z. B. bei abwechselnder Betrachtung mit dem rechten und dem linken Auge.

Parazentese: Eröffnung der Vorderkammer am Limbus; Funktion: als operativer Zugangsweg, zur schnellen Drucksenkung beim Zentralarterienverschluß oder zur Drucksenkung, z. B. nach intraokularer Gasinjektion.

Parinaud-I-Syndrom: okuloglanduläres Syndrom; Ursachen: z. B. Tularämie, Katzenkrankheit, Virusinfektionen, Lues, Tuberkulose, Sarkoidose; Befunde: einseitige bakterielle Konjunktivitis, indolente Schwellung der präaurikulären Lymphknoten.

Parinaud-II-Syndrom: supranukleäre Augenbewegungsstörung; konjugierte vertikale Blicklähmung; Ursache: Mittelhirnläsionen mit Schädigung der Vierhügelplatte, z. B. Pinealome nahe der hinteren Komissur; Befunde: Lähmung der vertikalen Augenbewegungen, manchmal retraktorischer Nystagmus und Pupillenstarre.

Pars plana: hinterer, flacher Anteil des Ziliarkörpers (zwischen Ora serrata und Ziliarfortsätzen).

Pars plicata (Corona ciliaris): bildet die vorderen 2 mm des Ziliarkörpers, enthält die Ziliarzotten mit reichlich Blutkapillaren.

Paton-Linien: peripapilläre Netzhautfalten beim Papillenödem.

PDR: proliferative diabetische Retinopathie.

Pelizaeus-Merzbacher-Syndrom: frühinfantile Sonderform der Leukodystrophia progressiva hereditaria; X-chromosomal-rezessiv; Manifestation: früheste Kindheit; Befunde: Ataxie, Intentionstremor, spastische Extremitätenlähmung, Nystagmus, Pigmentdegeneration der Netzhaut, Optikusatrophie, geistige Retardierung.

Pemphigoid: Autoimmunerkrankung; schwere fortschreitende Erkrankung der Bindehaut mit Symblepharonbildung und Epithelverhornung; Manifestation: Durchschnittsalter 58–65 Jahre; erhöhte Prävalenz von HLA-B12; weitere Schleimhäute ebenfalls mitbetroffen, meist orale Mukosa.

Pendelnystagmus: Nystagmusform, bei der die Geschwindigkeit der Augenbewegungen in allen Richtungen ungefähr gleich groß ist.

Penetranz: Manifestationshäufigkeit eines Gens; Anteil der Merkmalsträger unter allen Genträgern.

Perimeter: Gerät zur Bestimmung des Gesichtsfeldes; man unterscheidet statische und kinetische Perimeter.

Perimetrie: Gesichtsfelduntersuchung; entweder als Konfrontationsperimetrie oder mit speziellen Geräten (Perimeter).

Perlia-Kern: Nucleus caudalis centralis, Teil des Okulomotoriuskerns; ist an der Konvergenzsteuerung beteiligt.

Peters-Anomalie: okuläre Fehlbildung; sporadisch oder hereditär; Befunde: 80 % der Fälle bilateral, angeborenes zentrales Hornhautleukom, Adhäsionen von Irisanteilen im Pupillarbereich an die zentrale Hornhaut mit Defekten der Descemet-Membran, in 50–70 % der Fälle Glaukom, Assoziation mit Allgemeinleiden.

Pflastersteindegeneration: häufige periphere Netzhautdegeneration mit umschriebenen atrophischen hellen Herden; keine Prädisposition für Netzhautrisse oder -löcher.

phakoanaphylaktische Endophthalmitis: intraokulare Entzündung durch Autosensibilisierung gegenüber Linsenproteinen nach Verletzungen der Linse; tritt v. a. am verletzten Auge auf, kann jedoch auch bilateral auftreten.

Phakoemulsifikation: Technik der extrakapsulären Kataraktextraktion, bei der die Linse mittels Ultraschallwellen zertrümmert (emulsifiziert) und durch eine Saugvorrichtung aspiriert wird.

phakolytisches Glaukom: Glaukomform mit Verlegung des Kammerwasserabflusses durch verflüssigte Linsenanteile, die bei einer überreifen Katarakt durch die intakte Kapsel hindurchwandern und mit Eiweiß beladene Makrophagen bilden.

Phakomatose: Erkrankungsgruppe, die durch das Auftreten multipler Hamartome in verschiedenen Organen (ZNS, Haut, Auge) charakterisiert ist.

Phänotyp: äußeres Erscheinungsbild.

Phorie: latente Abweichung der Augen; Formen: Eso-, Exo-, Hypo-, Zyklo-, Hyperphorie.

Phosphen: Lichtwahrnehmung durch inadäquate Netzhautstimulation (Zug an der Netzhaut bei einer hinteren Glaskörperabhebung, mechanischer Druck auf die Augen, Augenbewegungen, elektrische Impulse u. a.).

photopisch: lichtadaptiert.

Photopsie: Wahrnehmung von Lichtblitzen, Funken oder Farben bei mechanischer Irritation der Netzhaut (hintere Glaskörperabhebung, Netzhautablösung u. a.).

PHPV: persistierender hyperplastischer primärer Vitreus (Glaskörper).

Phlyktänulose: entzündliche, zellvermittelte Hypersensitivität (Typ IV) der Bindehaut und Hornhaut gegenüber bakteriellen Toxinen mit Ausbildung nodulärer Blasen; Vorkommen: früher im Zusammenhang mit Tuberkelproteinen, heute häufiger in Verbindung mit Staphylokokkeninfektionen.

Phthisis: Phthisis bulbi: Schrumpfung des Auges nach entzündlichen Prozessen oder nicht sanierter Netzhautablösung, posttraumatisch u. a.

Pierre-Robin-Syndrom: Mißbildungssyndrom; fraglich hereditär; Manifestation: kongenital; Befunde: Myopie, kongenitales Glaukom, Netzhautablösung, Esotropie, Mikrognathie, Gaumenspalte, Glossoptosis, geistige Retardierung.

Pigmentglaukom: Glaukomform mit Pigmentverstreuung über den gesamten vorderen Augenabschnitt; v. a. junge kurzsichtige Männer betroffen.

Pinguecula: gelb-graue Erhebung der Bindehaut am Limbus im Lidspaltenbereich; meist nasal lokalisiert; wird hervorgerufen durch hypertrophes degeneriertes Bindegewebe (bei älteren Menschen).

Placido-Scheibe: s. Keratoskop.

Platybasie: Abplattung der Schädelbasis; Vorwölbung nach oben in die hintere Schädelgrube um das Foramen magnum.

Pleoptik: Behandlungsform der Amblyopie; Hauptziel ist die Wiedererlangung der verlorenen fovealen Fixation; z.B. Euthyskop nach Cüppers, Pleoptophor nach Bangerter.

Plica semilunaris: Bindehautfalte am medialen Augenwinkel vor der Karunkel.

Poliosis: Weißfärbung der Augenbrauen, Wimpern und manchmal auch der Kopfhaare; Vorkommen: Vogt-Koyanagi-Harada-Syndrom.

Polykorie: mehrere Pupillenöffnungen mit Sphinktermuskel.

Posner-Schlossman-Syndrom: glaukomatozyklitische Krisen, die einseitig bei jungen Patienten auftreten; Befunde: akuter schmerzloser Druckanstieg auf 40–60 mm Hg bei äußerlich reizfreiem Auge, leichter Tyndall-Effekt und Hornhautpräzipitate, im Spätstadium Irisheterochromie.

Prentice-Formel: Formel zur Berechnung der prismatischen Ablenkung in einem beliebigen Punkt eines Brillenglases mit sphärischer Wirkung; ist abhängig vom Scheitelbrechwert S' und von der Entfernung d des betreffenden Punktes vom optischen Mittelpunkt: P = d × S'. Die Basislage der prismatischen Wirkung ergibt sich aus dem Vorzeichen des Scheitelbrechwertes. Soll im optischen Zentrierpunkt eine kleine prismatische Wirkung erreicht werden, so kann sie näherungsweise durch Dezentrieren eines sphärischen Brillenglases erreicht werden: induziertes Prisma = d (Dezentrierung in cm) × P (Stärke des Glases in dpt).

Presbyopie: Alterssichtigkeit, Verminderung der Akkommodationsamplitude im Alter.

Prisma: geometrischer Körper, durch den ein hindurchgehender Lichtstrahl aus einem optisch dünneren Medium zur Prismenbasis hin abgelenkt wird.

Prismenbasis (oben, unten, innen, außen, schräg): Prismengläser brechen einfallende Lichtstrahlen in Richtung zur „Basis"; der Begriff bezieht sich auf die Richtung der Basis von Prismen.

Prismendioptrie (pdpt): Maß der Ablenkung (Winkel) eines Lichtstrahls beim Durchtritt durch ein Prisma (Einheit: cm/m): 1 Prismendioptrie entspricht der Ablenkung eines Lichtstrahles um 1 cm auf 1 m Entfernung.

PRK: photorefraktive Keratotomie.

Progenie: Gebißanomalie mit vorstehendem Unterkiefer und Überbiß der Schneidezähne.

Prognathie: Gebißanomalie mit vorstehendem Oberkiefer.

Proptosis: s. Exophthalmus.

Protanomalie: relative Schwäche, rote Wellenlängen wahrzunehmen; führt zur Rot-grün-Verwechslung.

Protanopie: fehlende Wahrnehmung roter Wellenlängen, Rotblindheit.

Pseudoexfoliation: Ablagerung von amorphem grau-weißem, flauschigen Material auf der Linsenvorderfläche, den Zonulafasern, der Irisrückfläche, dem Pupillarsaum, der Hornhaut und dem Trabekelwerk (Sampaolesi-Linie); in 60% der Fälle mit Glaukom assoziiert; nicht zu verwechseln mit der echten Exfoliation der Linsenkapsel (z. B. beim Glasbläserstar), die in der Regel nicht mit einem Glaukom assoziiert ist.

Pseudofazilität: Drosselung der Kammerwasserproduktion bei Drucksteigerung; Artefaktanteil bei der Tonographie durch das Gewicht des Tonometers, macht bis zu 20% der gesamten Abflußfazilität eines normalen Auges aus.

pseudoisochromatische Tafeln: Tafeln zur Prüfung des Farbsehvermögens, Suchverfahren für Farbfehlsichtigkeiten.

Pseudophakodonesis: erhöhte Beweglichkeit einer Intraokularlinse bei Augenbewegungen.

Pseudotumor orbitae: idiopathische Entzündung der Weichteile der Orbita, die einen echten Tumor der Orbita vortäuscht; häufig immunologisch bedingte Entzündung; gutes Ansprechen auf Steroide.

Pterygium: Flügelfell; dreieckige fibrovaskuläre Überwucherung der bulbären Bindehaut in Richtung Hornhautzentrum im Lidspaltenbereich; degenerative Veränderung der Hornhaut, die durch chronische äußere Reizeinwirkung (UV-Strahlen) hervorgerufen wird; histologisch der Pinguecula ähnliche Läsion.

Ptosis: Herabhängen des Oberlides unterschiedlicher Genese; z. B. Ptosis congenita, Ptosis paralytica, Ptosis senilis, Ptosis traumatica; s. Blepharoptosis.

Pulfrich-Phänomen: Beeinträchtigung der Tiefenwahrnehmung bei bewegten Objekten; manchmal bei Neuritis nervi optici zu sehen.

Pupillarblock: iridolentikulärer Block; Unterbrechung des transpupillären Kammerwasserflusses von Hinter- zu Vorderkammer durch eine dicke Linse (mit ausgedehntem Kontakt zur Iris) oder durch Glaskörpervorfall bei Aphakie; kann zum Winkelblock führen.

Pupillotonie: s. Adie-Pupille.

Purkinje-Bilder: die Grenzflächen von Hornhaut und Linse erzeugen Spiegelbilder bei der Untersuchung mit geeigneten Lichtquellen; 1. Purkinje-Bild: virtuelles Spiegelbild an Hornhautvorderfläche (sog. Hornhautreflexbild), 2. Purkinje-Bild: virtuelles Spiegelbild an Hornhautrückfläche, 3. Purkinje-Bild: virtuelles Spiegelbild an Linsenvorderfläche, 4. Purkinje-Bild: reelles Spiegelbild an Linsenrückfläche.

Purkinje-Figur: entoptische Wahrnehmung der Netzhautgefäße durch bewegte seitliche Beleuchtung des Auges im verdunkelten Raum.

Purkinje-Verschiebung: Veränderung der Spektralempfindlichkeit beim Übergang vom Dämmerungs- zum Tagessehen; Verschiebung des Maximums unter photopischen Bedingungen (555 nm) in Richtung 510 nm unter skotopischen Bedingungen (rot wird dunkler, blau wird heller).

Purtscher-Retinopathie: retinale Blutungen, weiche Exsudate und Ödem nach Kompressionsverletzungen des Thorax oder des Abdomens.

Q

Quadrantenanopsie: Gesichtsfelddefekt in Form eines Quadranten.

Quincke-Ödem: hereditäres, nicht allergisches Angioödem; autosomal-dominant; Ursache: Mangel an Inhibitor der C1-Esterase; Beginn: Kindesalter; Schleimhäute werden ebenfalls befallen.

R

radiäre Keratotomie (RK): Technik der refraktiven Hornhautchirurgie; s. Keratotomie.

Raeder-Syndrom: paratrigeminale Neuralgie; Befunde: Schmerzen im Versorgungsbereich des N. trigeminus, ipsilaterales Horner-Syndrom; Ursache: Läsion in der Nähe des Ganglion-Gasseri oder im Bereich der A. carotis interna.

Ramsay-Hunt-Syndrom: Kombination von Fazialisparese und herpetischen Eruptionen entlang des ipsilateralen Meatus acusticus externus; Ursache: Herpes zoster.

Recklinghausen (Morbus): Phakomatose, Neurofibromatose; autosomal-dominant mit variabler Expressivität; Befunde: multiple Tumoren der peripheren und sensorischen Nerven der Haut und des ZNS, die von den Schwann-Zellen ausgehen, Café-au-lait-Flecken, Neurofibrome, typische Augenveränderungen: Neurofibrome der Lider, Irisknötchen, Netzhauttumoren, Optikusneurinome.

Refraktion: Lichtbrechung, Veränderung des Verlaufs eines Lichtstrahles, wenn er von einem Medium in ein anderes übertritt.

Refraktionsbestimmung: Bestimmung der Brechkraft des Auges.

Refsum-Syndrom: Heredopathia atactica polyneuritiformis; Ursache: Enzymdefekt im Phytansäureabbau; autosomal-rezessiv; Manifestation: Kindheit bis Erwachsenenalter; Befunde: Polyneuropathie, progressive Parese der distalen Extremitäten, Ataxie, Skelettmißbildungen, Herzfehler, Taubheit, Ichthyosis, atypische Retinopathia pigmentosa mit „Pfeffer- und Salz-Fundus", Störungen der Pupillenreaktion, Katarakt, progressive externe Ophthalmoplegie; Labor: Phytansäurenachweis im Serum.

Reis-Bückler-Dystrophie: Dystrophie der Bowman-Schicht; autosomal-dominant; Befunde: bilaterale Trübung auf der Höhe der Bowman-Schicht, Ablagerungen, ähnlich wie bei granulärer Hornhautdystrophie, rezidivierende Erosiones, Photophobie und Schmerzen; Sehschärfe in der Regel nur leicht reduziert.

Reiter-Syndrom: urethrookulosynoviales Syndrom; Ursache: häufig assoziiert mit Chlamydieninfektion; in 70% der Fälle HLA-B27-Nachweis; Manifestation: meist junge Männer; Befunde: Trias aus Urethritis, Konjunktivitis und Polyarthritis.

Rendu-Osler-Weber-Syndrom: hereditäre Teleangiektasie; autosomal-dominant; Befunde: Blutungsneigung aus Gefäßanomalien (Leitsymptom: Nasenbluten), Hämaturie, Meläna, Anämie, sternförmige konjunktivale Teleangiektasien, retinale Angiome, Teleangiektasien an Haut und Schleimhaut.

Retina: neurosensorische Netzhaut (enthält Photorezeptoren) und Pigmentepithel.

retinales Pigmentepithel (RPE): einschichtige Lage hexagonaler Zellen, die Melaningranula enthalten; die Oberseite des RPE bildet multiple Ausläufer um die Außensegmente der Photorezeptoren; unterhalb des RPE folgt die Chorioidea; dazwischen liegt die Bruch-Membran.

Retinitis pigmentosa (Retinopathia pigmentosa): häufigste hereditär degenerative Netzhauterkrankung, die zu Nachtblindheit, konzentrisch eingeengtem Gesichtsfeld und erheblicher Reduzierung der Sehschärfe führt; autosomal-rezessiv, autosomal-dominant und X-chromosomal-rezessiv vererbt; Manifestation: symptomatisch meist 5.–30. Lebensjahr; Befunde: retinale knochenbälkchenartige Pigmentverklumpungen, enge Netzhautarterien, wachsgelbe Papille, epiretinale Membran, Glaskörperzellen, Dunkeladaptationsstörung, ERG-Veränderungen.

Retinoblastom: maligner Netzhauttumor; sporadisch oder dominant erblich; Manifestation: kongenital oder in frühester Kindheit.

Retinometer: Gerät zur Prüfung des neuronalen Auflösungsvermögens (Sehschärfe) bei Medientrübungen; beruht auf Erzeugung von Interferenzmustern auf der Netzhaut.

Retinopexie: Eingriff, der durch eine Gewebsvernarbung zu einer festen Adhäsion zwischen Netzhaut und darunterliegenden Schichten (RPE, Aderhaut) führt; Techniken: Photokoagulation, Diathermie, Kryotherapie.

Retinoschisis: Spaltung der neurosensorischen Netzhaut; hereditär oder degenerativ.

retrolentale Fibroplasie: entspricht dem Stadium V der Frühgeborenenretinopathie; Befunde: progressive Narbenbildung aus fibrovaskulärem Gewebe im Glaskörper, retrolentale Verschwartung, totale traktive Netzhautablösung, Leukokorie.

rezessiv: im heterozygoten Zustand nicht in Erscheinung tretendes Gen.

Rhabdomyosarkom: häufigstes primäres orbitales Malignom bei Kindern; Manifestation: meist 1. Lebensjahrzehnt; Befunde: Prominenz meist im oberen Fornix mit Auswirkung auf die Lidöffnung. Exophthalmusentwicklung, Lidschwellung, Bulbusverlagerung, Motilitätsstörungen, Diplopie, Ptosis, Optikushyperämie; maligne, oft rasches Wachstum.

rhegmatogene Netzhautablösung: Netzhautablösung, die durch einen durchgreifenden Netzhautdefekt (Loch, Hufeisenriß, Orariß) entstanden ist.

Rhodopsin: photosensibles Pigment in den Stäbchen.

Rieger-Anomalie: ophthalmologisch wie Rieger-Syndrom, jedoch keine weiteren assoziierten Fehlbildungen.

Rieger-Syndrom: embryonale Hemmungsmißbildung von Iris und Hornhaut; autosomal-dominant; Befunde: Irisatrophie, Korektopie, Lochbildung der Iris, posteriores Embryotoxon mit adhärenten Irisausläufern, Glaukom (60%); Kombination mit Fehlbildungen des Schädels und der Zähne (reduzierte Zahnzahl).

Riley-Day-Syndrom: angeborene Entwicklungsstörung des autonomen Nervensystems; Ursache: Störung im Katecholaminstoffwechsel; autosomal-rezessiv; Manifestation: frühes Kindesalter; Befunde: erniedrigte Tränenproduktion, Hornhautanästhesie und neurotrophe Keratitis, psychogene starke Schweiß- und Speichelbildung, Hautflecken, Hyperreflexie, Affektinkontinenz, periodisches Erbrechen.

Riolan-Muskel: Ausläufer des M. orbicularis oculi, die die Ausführungsgänge der Meibom-Drüsen schlingenartig umgeben, so daß diese beim Lidschlag mit ausgedrückt werden können.

Romberg-Syndrom: Hemiatrophia faciei progressiva; autosomal-rezessiv oder autosomal-dominant; Manifestation: meist im 2. Lebensjahrzehnt; Befunde: fortschreitende halbseitige Gesichtsatrophie, Krämpfe, Irisheterochromie, Horner-Symptomenkomplex, Keratitis, Katarakt, manchmal Strabismus.

Roth-Flecken: retinale Blutungen mit weißlichem Zentrum; Vorkommen: als bakteriell-embolische Metastasen in der Netzhaut, bei Leukämie und Kollagenosen.

Rothmund-Syndrom: hereditäre Hauterkrankung; autosomal-rezessiv; Manifestation: meist bei Frauen, Beginn: Kindheit; Befunde: Hautatrophie, Teleangiektasien, Hypogonadismus, Minderwuchs, sattelförmige Nase, Knochenschäden, Störungen des Haarwachstums, bilaterale sternförmige Katarakt (zwischen dem 20. und 40. Lebensjahr).

RP: Retinopathia pigmentosa.

RPE: retinales Pigmentepithel.

Rubeosis iridis: pathologische Gefäßneubildung auf der Iris.

Rubinstein-Taby-Syndrom: Mißbildungssyndrom; fraglich hereditär; Befunde: Oligophrenie, Minderwuchs, kraniomandibulofaziale Dysplasie, Vogelgesicht, Hypertrichose, breite Daumen und Zehen, Mißbildungen von Herz und Urogenitaltrakt, Strabismus, Katarakt, Epikanthus, Ptosis, Optikusatrophie.

Rücklagerung: chirurgische Rücklagerung eines Augenmuskels zur Abschwächung der Muskelaktion.

Rucknystagmus: Augenzittern; rhythmische Oszillation der Augen mit langsamer Komponente in eine Richtung und schneller Komponente in die andere; die Nystagmusrichtung wird nach der schnellen Komponente angegeben.

S

Sabin-Feldman-Test: Toxoplasmoseantikörpertitertest.

Sakkaden: rasche Blickzielbewegungen.

Salzmann-Degeneration: bilaterale, subepitheliale Hornhautdegeneration mit Ausbildung von nodulären Strukturen in typischer Anordnung; meist in der Peripherie gelegen unter Aussparung der Sehachse; Sehvermögen kaum beeinträchtigt; gelegentlich Hornhauterosiones; Ursachen: vorausgegangene Keratitis, Phlyktänulose, Trachom.

San-Filippo-Syndrom: polydystrophische Oligophrenie, Mukopolysaccharidose, Enzymdefekt im Mukopolysaccharidabbau; autosomal-rezessiv; Befunde: geistige Retardierung, Taubheit, Hornhauttrübung, retinale Pigmentstörungen, Nachtblindheit, 4 Untergruppen.

SC: since correction (ohne Korrektion), Bestimmung des Rohvisus ohne Vorsetzen von Gläsern bei der Refraktion.

Schafer-Syndrom: angeborene Hautverhornungsstörung; autosomal-dominant; Befunde: kongenitale Katarakt, staubähnliche Hornhauttrübungen, palmare und plantare Hyperkeratosen, Alopezie, Mikrozephalie.

Scheie (Operation nach): filtrierender Eingriff bei Glaukom; sog. thermische Sklerostomie; limbale Inzision und anschließende Kauterisation zur Retraktion der Wundränder, damit eine bleibende Filtrationsöffnung entsteht.

Scheie-Syndrom: Mukopolysaccharidose, Enzymdefekt im Mukopolysaccharidabbau; autosomal-rezessiv; Befunde: Skelettdeformierungen, Hornhauttrübung, Herzklappenfehler, geistig normal.

Schilder-Syndrom: diffuse Hirnsklerose; Befunde: massive Demyelinisierung, fortschreitende spastische Lähmungen, homonyme Hemianopsie, Augenmuskellähmungen, Nystagmus, retinale Depigmentierungen, Optikusatrophie, letaler Verlauf.

Schiötz-Tonometer: Gerät zur Messung des Augeninnendruckes mittels Impression der Hornhaut durch definierte Gewichte.

Schirmer-Test: Test zur Quantifizierung der Tränensekretion mit einem Lackmusfilterpapierstreifen, der am Unterlid eingelegt wird.

Schlemm-Kanal: endothelial ausgekleideter Kanal im Kammerwinkel, der das Kammerwasser vom Trabekelwerk drainiert.

Schlichting-Dystrophie: hintere polymorphe Hornhautdystrophie; dominant oder rezessiv; bilateral und oft asymmetrisch; entweder bereits kongenital vorhanden (Frühmanifestation) oder im Erwachsenenalter auftretend (Spätmanifestation). Endothelzellen mit epithelialen Charakteristika, die eine abnorme Descemet-Membran sezernieren.

Schnabel-Atrophie: Form der glaukomatösen Optikusatrophie, v.a. nach akutem Druckanstieg; histologisch charakterisiert durch Lakunen im Nerven hinter der Lamina cribrosa; kavernöse Atrophie.

Schnyder-Dystrophie: stromale Hornhautdystrophie; autosomal-dominant; bilaterale, ringförmige oder disziforme Trübungen in der zentralen Hornhaut, die Cholesterinkristalle enthalten; es handelt sich bei der kristallinen Dystrophie nach Schnyder um eine fokale Störung des Lipidstoffwechsels; jedoch besteht bei etwa 50% der Patienten eine Hyperlipoproteinämie.

Schwalbe-Linie: kollagenöses Band am peripheren Ende der Descemet-Membran, trennt das Hornhautendothel von dem Trabekelendothel; in der Gonioskopie die am weitesten vorne gelegene Struktur des Kammerwinkels.

Scintillatio albescens: s. asteroide Hyalose.

Scleromalacia perforans: nekrotisierende Skleritis mit fokaler Verdünnung oder Einschmelzung der Sklera, z.B. bei lange bestehender rheumatoider Arthritis.

Seekraut: verästeltes Neovaskularisationsgewebe, das von der perfundierten Netzhaut in periphere, nichtperfundierte Netzhautareale hineinwächst; mitunter auch Ausdehnung in den Glaskörper; typisch (aber nicht pathognomonisch) für die proliferative Sichelzellretinopathie.

Seckel-Syndrom: Mißbildungssyndrom; fraglich hereditär; Befunde: Minderwuchs, Kopfdeformitäten (Vogelform), geistige Retardierung, Zahn- und Skelettanomalien, Strabismus, Nystagmus, Epikanthus, Hypertelorismus, Makulakolobom, Papillenhypoplasie.

Seclusio pupillae: zirkuläre hintere Synechie über 360°, die zu einer Verlegung des Kammerwasserabflusses zwischen Hinter- und Vorderkammer führt; napfkuchenartige Vorwölbung der Iris (Iris bombé).

Seggregation: Trennung homologer Chromosomen in der Meiose.

Seidel-Skotom: frühzeitig auftretender bogenförmiger Gesichtsfeldausfall mit Verbindung zum blinden Fleck beim Glaukom.

Septum orbitale: bindegewebige Platte, die den vorderen Abschluß der Augenhöhle bildet und die Augenlider von dem orbitalen Gewebe trennt; zieht unter dem M. orbicularis oculi zu den äußeren Tarsusrändern.

serpiginöse Chorioiditis: geographische helikoide peripapilläre Chorioideopathie; Ursache: unbekannt; Befunde: meist bilaterale chronisch-rezidivierende Entzündung von RPE und Aderhaut; asymptomatisch, solange Makula nicht befallen ist; Komplikationen: Makulabeteiligung und chorioidale Neovaskularisationen.

Sherrington-Gesetz: Gesetz der reziproken Innervation von Augenmuskeln bei Duktionen; besagt, daß bei Innervierung des Agonisten die des Antagonisten wegfällt.

Shy-Draeger-Syndrom: orthostatische Hypotonie bei Erkrankung des Vasomotorenzentrums und anderer Teile des ZNS; Befunde: fehlende Blutdruckregulation mit orthostatischer Hypotonie, externe Ophthalmoplegie, Irisatrophie.

Sicca-Syndrom: verminderte Tränensekretion oder pathologische Zusammensetzung der Tränenflüssigkeit mit trockenem Auge, v.a. im Rahmen bestimmter rheumatischer Erkrankungen; s. Sjögren-Syndrom.

Sichelzellretinopathie: Hämoglobinopathie führt durch anomales Hämoglobin S bei Hypoxie und Azidose zu sichelförmiger Erythrozytenform mit nachfolgender Obstruktion von kleinen Gefäßen; häufiges Vorkommen bei Schwarzen; autosomal-kodominant; Befunde: periphere arterioläre Verschlüsse, arteriovenöse Anastomosen fächerartige Neovaskularisationen, Amotio, PVR, Blutungen, Atrophie des N. opticus.

Siderosis bulbi: „Verrostung" des Augeninneren durch längere Verweildauer von Eisensplittern; Eisenablagerung in okulären Geweben aufgrund eines intraokularen eisenhaltigen Fremdkörpers; bei Netzhautschädigung typischer ERG-Befund.

Siegrist-Streifen: linienförmige Hyperpigmentierungen entlang chorioidaler Gefäße bei chronischer arterieller Hypertension, Chorioidalgefäßsklerose; manchmal auftretend als Folge einer Chorioiditis.

Siemann (Morbus): follikuläre Keratose; Befunde: hyperkeratotische Hornpfröpfe in den Follikeln, selten Hornhautbefall.

Silverman-Syndrom: sog. „shaken baby syndrome", Kindesmißhandlung; manchmal Augenbeteiligung in Form von Netzhautblutungen ohne äußere Gewaltzeichen.

Simpson-Test: Lidheberschwäche bei längerem Aufblick; Zeichen der Myasthenia gravis.

Sinus cavernosus: paariger Blutsinus auf beiden Seiten der Sella turcica, der durch Anastomosen verbunden ist; steht mit den orbitalen Venen und durch diese mit den Gesichtsvenen in Verbindung.

Sipple-Syndrom: zählt zur multiplen endokrinen Neoplasie (MEN) Typ II; Kombination aus Phäochromozytom und medullärem Schilddrüsenkarzinom; autosomal-dominant; Befunde: medulläres Schilddrüsenkarzinom, Phäochromozytom, Nebenschilddrüsenadenome, multiple Mukosaneurinome, marfanoider Habitus, manchmal prominente Hornhautnerven.

Sjögren-Syndrom: rheumatische Erkrankung mit mangelhafter Drüsenfunktion; Manifestation: meist Frauen in der Postmenopause; Befunde: Keratoconjunctivitis sicca, Xerostomie, Polyarthritis, Kollagenosen.

Skiaskop: optisches Gerät zur objektiven Refraktionsbestimmung.

Sklera: Lederhaut; weiße kollagenreiche Hülle des Augapfels.

Skleralsporn: vorderste Ausdehnung der Sklera zwischen Ziliarkörper und Trabekelwerk; dient dem longitudinalen Muskel des Ziliarkörpers als Ansatz; erscheint in der Gonioskopie als weißes Band.

Skotom: Areal im Gesichtsfeld mit partiellem (relativen) oder komplettem (absoluten) Empfindlichkeitsverlust, Gesichtsfeldausfall; absolutes Skotom: keine Wahrnehmung möglich, z.B. blinder Fleck; Zökalskotom: Skotom um den blinden Fleck herum mit Vergrößerung des blinden Flecks oder als isolierter Defekt nahe des blinden Flecks; Zentrozökalskotom: Zökalskotom mit Ausdehnung zum Fixationspunkt; Junktionsskotom: Gesichtsfelddefekt durch eine Läsion im Chiasma opticum, Anfangsstadium: hemianopisches Zentralskotom ipsilateral, peripherer Ausfall im temporal oberen Quadranten kontralateral; spätere Stadien: totaler Gesichtsfeldverfall ipsilateral und temporaler Ausfall kontralateral; Ringskotom: irregulärer Gesichtsfelddefekt um den Fixationspunkt herum; typisch für Retinopathia pigmentosa; bogenförmiges Skotom (Bjerrum): selektive Schädigung von bogenförmig verlaufenden Nervenfasern, typisch bei Glaukom; Seidel-Skotom: frühzeitig auftretender bogenförmiger Gesichtsfeldausfall mit Verbindung zum blinden Fleck, typisch bei Glaukom.

skotopisch: dunkeladaptiert; Funktion der Stäbchen.

Slab-off-Schliff: spezieller Schliff bei Brillengläsern; bei höhergradiger Anisometropie, um einen Prismeneffekt mit Basis unten beim Blick durch das Nahteil einer Mehrstärkenbrille zu vermindern.

Snellius-Brechungsgesetz: ein schräg auf die Grenzfläche zweier Medien auftreffender Lichtstrahl wird aus seiner Richtung abgelenkt; der Einfallswinkel ε und der Brechungswinkel ε' gehorchen dem Snellius-Brechungsgesetz: $n \times \sin \varepsilon = n' \times \sin \varepsilon'$ (n = Brechzahl).

Soemmerring-Kristallwulst: ringförmiger, wulstiger regeneratorischer Nachstar mit Trübungen im Äquatorbereich.

sphärische Aberration: Abbildungsfehler einer Linse, wobei die peripher eintreffenden Lichtstrahlen stärker gebrochen weren als die paraxialen Strahlen, was zu einem verschwommenen Kreis und nicht zu einem scharfen Brennpunkt führt; Öffnungsfehler einer Linse.

Spielmeyer-Vogt-Stock-Syndrom: amaurotische Idiotie; Ursache: Lipidspeicherkrankheit; hereditär; Manifestation: 6.–10. Lebensjahr; Befunde: progressive tapetoretinale Degeneration, Optikusatrophie, zunehmende Demenz; s. Batten-Mayou-Syndrom.

Stäbchen: Sinneszelle der neurosensorischen Netzhaut, verantwortlich für das Dämmerungssehen, keine Farbwahrnehmung, ca. 120 Mio.

Staphylom: sklerale Ektasie mit entsprechender Protrusio der darunterliegenden Uvea nach außen; Staphyloma posticum: Ausbuchtung des hinteren Pols bei hochgradiger Myopie.

Stargardt-Makuladystrophie: hereditäre juvenile Makuladystrophie; autosomal-rezessiv oder autosomal-dominant; Manifestation: Pubertät; Befunde: bilaterale fleckförmige Veränderungen in der Makula, wie gehämmertes Metall aussehend, später Atrophie von RPE und Chorioidea mit Herabsetzung des Sehvermögens.

statische Perimetrie: Gesichtsfeldprüfung, wobei die Schwellenwerte an nichtbewegten Testmarken bestimmt werden; dadurch erhält man ein Profil des „Empfindlichkeitsberges" an verschiedenen Netzhautorten.

Stellwag-Zeichen: seltener Lidschlag bei endokriner Orbitopathie.

Stereopsis: subjektive Wahrnehmung von räumlicher Tiefe und Stereosehen durch Stimulation leicht querdisparater Netzhautstellen.

Stevens-Johnson-Syndrom: Erythema exsudativum multiforme majus; Ursachen: Hypersensitivität gegenüber Antibiotika (Sulfonamide), Bakterien und Viren (v. a. Herpes simplex); Befunde: akuter Beginn mit Fieber, Gelenkschmerzen, erythematöser Blasenbildung von Haut und Schleimhäuten, Pseudomembranen und Ulzerationen der Bindehaut, Symblepharonbildung, Hornhautschädigung durch Austrocknung und Vaskularisation; Perforation und Panophthalmitis sind mögliche weitere Komplikationen.

Stiles-Crawford-Effekt: Lichtstrahlen, die senkrecht auf die Netzhaut (Photorezeptoren) treffen, haben eine höhere Wahrscheinlichkeit absorbiert zu werden, als solche, die die Netzhaut schräg treffen.

Still-Chauffard-Syndrom: juvenile Form der chronischen Polyarthritis; Manifestation: in der Regel sind junge Mädchen betroffen; Befunde: chronische Polyarthritis, fortschreitende Verdickung und Versteifung der Gelenke, Splenomegalie, Leukozytose, Lymphadenopathie, kardiale Komplikationen, chronische Uveitis anterior, bandförmige Keratopathie und Cataracta complicata.

Stocker-Linie: bräunliche Eisenablagerung im Hornhautepithel zentral eines vorwachsenden Pterygiums.

Strabismus: Schielen, manifeste Fehlstellung der Augen.

Sturge-Weber-Syndrom: Angiomatosis trigeminocerebralis, Phakomatose; irregulär autosomal-dominant mit variabler Expression; Befunde: einseitiges kapilläres Angiom (Naevus flammeus) im oberen Gesichtsbereich, das die Lider und häufig die Schleimhäute miteinbezieht, Aderhautangiome, Glaukom (60–70%), intrakranielle Hämangiome, Krampfanfälle.

Sturm-Konoid: astigmatische Abbildung, die sich zwischen der vorderen und hinteren Bildlinie ausstreckt und den sog. Kreis der kleinsten Verwirrung enthält.

Suppression: Leistung des Gehirns zur Unterdrückung des Bildes eines schielenden Auges, um Doppelbilder zu vermeiden.

Sursumduktion: Supraduktion oder Elevation eines Auges.

Sursumvergenz: positive Vertikaldivergenz, d. h. das rechte Auge steht höher, Abk.: + Vertikaldifferenz (+ VD).

Sursumversion: Supraversion oder Elevation beider Augen.

Swinging-flashlight-Test: Test zur Prüfung einer afferenten Pupillenstörung.

Symblepharon: Vernarbung zwischen bulbärer und palpebraler Bindehaut; häufig nach schweren Verätzungen, Trachom, Schleimhautpemphigoid, Stevens-Johnson-Syndrom u. a.

sympathische Ophthalmie: seltene, schwere bilaterale granulomatöse Panuveitis, meist nach perforierender Verletzung oder chirurgischem Trauma eines Auges; nach einer Latenzperiode von Monaten bis Jahren kommt es zur Uveitis am Partnerauge (= sympathisierendes Auge); Befunde: Akkommodationsschwäche (Frühsymptom), Endothelpräzipitate der Hornhaut, Vorderkammerreiz, Photophobie, Schmerzen, Papillitis, Netzhautödem, Perivaskulitis, gelb-weiße Exsudate auf Höhe des RPE (sog. Dalen-Fuchs-Knoten); Fluoreszeinangiogramm: multiple hyperfluoreszente Flecken in der Frühphase, die bis in die Spätphase persistieren (DD: Vogt-Koyanagi-Harada-Syndrom).

Synchisis scintillans: Cholesterinkristalle in Augen mit alter Ablatio retinae bzw. anderen schweren Augenschädigungen (s. asteroide Hyalose).

Synechie: Verklebung der Iris mit der Hornhautrückfläche und/oder dem Kammerwinkel (vordere Synechie) oder mit der Linsenvorderfläche und/oder dem Glaskörper bei Aphakie (hintere Synechie).

T

Takayasu-Syndrom: Aortenbogensyndrom („pulseless disease"); Stenosierung eines oder mehrerer vom Aortenbogen abgehender großer Gefäße; Ursachen: angeborene Gefäßanomalie, Aortitis luetica, Arteriosklerose, Arteriitis; Befunde: Schwindel, transitorische ischämische Attacken bis zu manifesten Insulten, Durchblutungsstörungen durch reduzierte oder fehlende Arterienpulsationen (Kopf, Nacken, obere Gliedmaßen), Krampfanfälle, transiente Amaurose oder Verschwommensehen (ein- oder beidseitig), Tortuositas der Netzhautgefäße, Katarakt, Irisatrophie, Optikusatrophie.

Tangentenskala, -tafel: Methode zur Messung von Horizontal- und Vertikaldeviation bei Strabismus; s. Tangentenskala nach Maddox (Maddox-Kreuz), Tangententafel nach Harms (Harms-Wand).

Tangier-Syndrom: Hypo-α-Lipoproteinämie; autosomal-rezessiv; Befunde: exzessive Speicherung von Cholesterinestern in verschiedenen Organen; vergrößere orange-gelbe Tonsillen und Lymphknoten, Hepatosplenomegalie, stromale Hornhauttrübung ohne Visusbeeinträchtigung.

Tarsorrhaphie: operativer Verschluß (temporär oder permanent) der Lider zur Verhinderung einer Hornhautaustrocknung, häufig durchgeführt nach Fazialislähmungen (Lagophthalmus) oder bei Keratitis neuroparalytica.

Tarsus: fibröse Platte des Ober- und Unterlides, die das feste Gerüst der Lider bildet; auf der Vorderseite befindet sich der M. orbicularis oculi, auf der Rückseite liegt die palpebrale Bindehaut; Befestigung nach medial und lateral durch die derben Lidbänder am Periost der vorderen Orbitakante.

Tay-Sachs-Erkrankung: infantile Form der amaurotischen Idiotie, Sphingolipidose (Gangliosidose); Ursache: Defekt des Enzyms Hexoamidase; autosomal-rezessiv; Manifestation: 3.–6. Monat, v. a. bei jüdischen Kindern; Befunde: Nystagmus, Strabismus, Erblindung in Folge Optikusatrophie, kirschroter Fleck der Makula, Somnolenz, Krämpfe, geistige Retardierung, Spastik.

Telekanthus: vergrößerter Abstand zwischen den medialen Lidwinkeln mit normaler Interpupillardistanz; häufig assoziiert mit Epikanthus und Blepharophimosis.

Tenon-Kapsel: Teil der orbitalen Faszie, die die Sklera vom orbitalem Fettgewebe trennt; beginnt etwa 2 mm hinter dem Limbus, umhüllt den Bulbus und zieht bis zum N. opticus; ist am Limbus und am N. opticus fest mit der Sklera verwachsen; die geraden Augenmuskeln treten durch die Tenon-Kapsel und werden rundum von dieser umhüllt.

Teratom: Tumor, der aus verschiedenen Geweben hervorgeht und Gewebe aus allen 3 Keimblättern enthalten kann.

Terrien-Degeneration: Hornhautdegeneration mit bilateraler, langsam fortschreitender Trübung, Vaskularisation und schließlich Verdünnung der peripheren Hornhaut; kommt v. a. bei Männern vor; Befunde: zunächst asymptomatisch, später Sehverschlechterung durch Astigmatismus, Perforationsgefahr bei Trauma.

Terson-Syndrom: Glaskörperblutung in Verbindung mit einer intrakraniellen oder subarachnoidalen Blutung.

Thiel-Behnke-Dystrophie: Honigwabendystrophie der Hornhaut, Verlust der Bowman-Schicht.

Thomsen-Syndrom: Myotonia congenita von Strümpell; autosomal-dominant; Manifestation: vor dem 5. Lebensjahr; Befunde: systemische hypertrophe Myotonie mit Kontraktionspersistenz der willkürlichen Muskulatur, geistige Retardierung; transitorischer Krampf des M. orbicularis oculi; Unfähigkeit, das Auge nach dem Lidschluß zu öffnen, Ptosis.

Thygeson-Keratitis: bilaterale epitheliale punktförmige Keratitis mit multiplen ovalen gräulichen kleinen Flecken, die mit Fluoreszein anfärbbar sind; fraglich virale Genese; Befunde: Photophobie, Schmerzen, Sandkorngefühl; typisch sind der rezidivierende Verlauf und das Ansprechen auf Steroide.

Tillaux-Spirale: gedachte Linie (Spirale), die die Ansätze der 4 Rektusmuskeln verbindet (Spirale wegen unterschiedlicher Abstände des Ansatzes der geraden Augenmuskeln zum Limbus).

Titmus-Test: Test zur Prüfung des Stereosehens; Betrachtung einer polarisierten Vorlage (Fliege, Tiere, Ringe) durch eine Brille mit Polarisationsfiltern; je nach Vorlage reicht die Disparität von 3200–40 Winkelsekunden.

TNO-Test: Test zur Prüfung des Stereosehens; beruht auf einer Rot-grün-Trennung; die Disparität reicht von 1980–15 Winkelsekunden.

Tolosa-Hunt-Syndrom: schmerzhafte Ophthalmoplegie; Ursache: Entzündung des Sinus cavernosus oder der Fissura orbitalis superior; Befunde: attackenweise auftretende retrobulbäre Schmerzen mit Augenmuskellähmungen.

Tonographie: Bestimmung der Kammerwasser-Abflußfazilität durch Aufsetzen eines elektrischen Schiötz-Tonometers und Messung des Intraokulardrucks über eine bestimmte Zeitspanne.

Tonometer: Gerät zur Messung des Augeninnendrucks; s. Goldmann-Tonometer, Schiötz-Tonometer.

torisch: bezieht sich in der Regel auf die Oberfläche einer Kontakt- oder Intraokularlinse: Oberflächenkrümmung mit 2 verschiedenen Radien (im Gegensatz zu einer sphärischen Oberfläche), Anwendung bei höherem Astigmatismus.

Touton-Riesenzelle: mehrkernige Riesenzelle; Vorkommen: z. B. juvenile Xanthogranulomatose, Hand-Schüller-Christian-Erkrankung.

Trabekelwerk: Netzwerk aus von Zellen umgebenen Kollagenfasern im Kammerwinkel, durch die das Kammerwasser hindurchtritt und in den Schlemm-Kanal gelangt.

Trabekulektomie: filtrierender Eingriff in der Glaukomchirurgie, bei dem das Kammerwasser durch einen lamellären Sklerallappen unter die Bindehaut geleitet wird und sich dort ein sog. Sickerkissen bildet; das Kammerwasser fließt über die konjunktivalen Lymphgefäße und Venen ab.

Trantas-Flecken: in der Bindehaut, kranzförmig um den Limbus gelegene kleine weißliche Knötchen, die bei der Keratoconjunctivitis vernalis vorkommen.

Treacher-Collins-Syndrom: Dysostosis mandibulofacialis; s. Franceschetti-Syndrom.

Trichiasis: Einwärtsdrehung der Wimpern mit ständigem Reiben auf Hornhaut und Bindehaut; führt zur Hornhautepithelverletzung bis hin zur Pannusbildung.

Tritanomalie: relative Schwäche, blaue Wellenlängen wahrzunehmen; Blauschwäche.

Tritanopie: fehlende Wahrnehmung blauer Wellenlängen, Blaublindheit.

Trochlea: etwa 3 mm starker Knorpelring, der durch festes Bindegewebe am Stirnbein verankert ist und durch den die Sehne des M. obliquus superior hindurchtritt.

Tropie: manifeste Abweichung der Augen; Formen: Eso-, Exo-, Hypo-, Zyklo- und Hypertropie.

Turner-Syndrom: XO-Syndrom, erbliches Mißbildungssyndrom; hereditär; Befunde: Minderwuchs, Schwimmhautnacken, Intersexform mit Hypogonadismus, weit auseinanderstehenden Mamillen, Herzfehler, Exophthalmus, Hypertelorismus, Ptosis, Katarakt, Hornhauttrübung, geistiger Retardierung.

Tyndall-Phänomen: an der Spaltlampe sichtbare Streuung des Lichtstrahles in der Vorderkammer an Proteinpartikeln; Proteinexsudation durch Zusammenbruch der Blut-Kammerwasser-Barriere, z.B. bei Entzündungen; Untersuchung bei maximaler Helligkeit und Vergrößerung und einer Spaltbreite von ca. 1 mm sowie einer Spaltlänge von ca. 2 mm.

U

Uhthoff-Phänomen: Visusverschlechterung bei Neuritis nervi optici, die mit Erhöhung der Körpertemperatur einhergeht.

Ullrich-Feichtiger-Syndrom: Dyskraniopygophalangie; Befunde: Mikrognathie, tief eingesunkene Nasenwurzel, Wolfsrachen, deformierte Ohrmuscheln, manchmal Taubheit, Polydaktylie, Fehlbildung innerer Organe, Mikrophthalmie, Kolobome, Hornhauttrübung, Glaukom.

Ullrich-Fremerey-Syndrom: Dyskraniodysopie; Befunde: Mikrognathie, Dyskranie, Hypotrichose, Katarakt, Mikrophthalmie.

Usher-Syndrom: autosomal-rezessiv; Befunde: kongenitale Taubheit, atypische Retinopathia pigmentosa und Blindheit, progressive Demenz und Ataxie.

Uvea: Gefäßhaut, bestehend aus Regenbogenhaut (Iris), Ziliarkörper (Corpus ciliare) und Aderhaut (Chorioidea).

V

van Lint (Lidakinesie nach): Infiltration des oberen und unteren Jochbeinastes des N. facialis entlang der Orbitaränder mit dem Ziel, den M. orbicularis auszuschalten, ohne den Muskel durch die störende Infiltration zu verändern.

VECP: visuell evozierte kortikale Potentiale; Ableitung von Potentialen nach Stimulation mit visuellen Reizen (Lichtblitze, Schachbrettmuster); zur Diagnostik einer Neuritis nervi optici, Optikusatrophie u.a.

Vergenz: disjungierte Drehbewegungen beider Augen, also Drehungen um parallele Achsen bei entgegengesetzter Drehrichtung; z.B. Konvergenz, Divergenz, positive und negative Vertikaldivergenz (positive Vertikaldivergenz: rechtes Auge steht höher, linkes Auge steht tiefer).

Vernebeln: Vorsetzen von Plusgläsern bei der Refraktionsbestimmung; Technik zur nichtpharmakologischen Akkommodationsrelaxation.

Version: konjugierte Drehbewegungen beider Augen in gleicher Richtung; z.B. Dextroversion, Lävoversion, Supraversion, Infraversion, Dextrozykloversion (konjugierte Zykloduktion nach rechts), Lävozykloversion (konjugierte Zykloduktion nach links, d.h. Exzykloduktion des linken und Inzykloduktion des rechten Auges).

Viers-Stäbchen: zur Schienung verletzter Kanalikuli.

Visuskop: Ophthalmoskop, in dessen Strahlengang ein Fixierobjekt zur Lokalisation des fixierenden Netzhautareals eingeblendet ist.

vitelliforme Makuladegeneration: s. Best (Morbus).

Vitiligo: fleckige Depigmentierung oder Weißfärbung der Haut; zu sehen auf den Lidern beim Vogt-

Koyanagi-Harada-Syndrom und bei der sympathischen Ophthalmie.

Vitrektomie: operative Entfernung des Glaskörpers.

Vitreus: Glaskörper, Zusammensetzung: 98% Wasser, daneben Kollagen Typ II und Hyaluronsäure.

Vogt-Koyanagi-Harada-Syndrom: uveomeningeales Syndrom; Ursache: fraglich viral; Befunde: bilaterale schwere Uveitis mit Glaskörpertrübungen und exsudativer Netzhautablösung, Poliosis, Vitiligo, Alopezie, Dysakusis, Meningoenzephalitis.

Vogt-Limbusgürtel: Hornhautdegeneration mit schmalen weißlichen Linien entlang des nasalen und temporalen Limbus im Lidspaltenbereich, die Kalkablagerungen enthalten; Typ I (frühe Form der Bandkeratopathie) ist durch eine klare Zone vom Limbus getrennt, Typ II (echter Vogt-Limbusgürtel) erstreckt sich bis zum Limbus; häufige Altersveränderung.

Vogt-Linien: vertikale Streifenlinien im tiefen Hornhautstroma beim Keratokonus.

Vogt-Spielmeyer-Syndrom: zerebromakuläre Dystrophie; Ursache: Zeroidlipofuszinose; s. Batten-Mayou-Syndrom.

Vorderkammer: Kompartiment des Auges, das vorn durch die Hornhaut, peripher durch den Kammerwinkel und hinten durch das Iris-Linsen-Diaphragma begrenzt ist; Kommunikation mit der Hinterkammer durch die Pupille.

Vorneigungswinkel: Winkel zwischen der Fassungsebene einer Brille und der Lotrechten; bei der anatomischen Brillenanpassung ist die Fassungsebene um einen bestimmten Vorneigungswinkel nach unten gekippt (Inklination), d.h. die unteren Ränder der Brille sind näher am Gesicht als die oberen Ränder.

Vossius-Ring: pigmentierter Ring auf der vorderen Linsenkapsel nach einer stumpfen Bulbusprellung; entsteht als Abdruck der Pupille auf der Linsenvorderfläche.

W

Waardenburg-Syndrom: Dyszephalodaktylie; autosomal-dominant; Befunde: kongenitale Taubheit, partieller Albinismus, weiße Stirnlocke, breiter hoher Nasenrücken, Brachyzephalie, Irisheterochromie, Blepharophimosis, Hypertelorismus, Hornhautabnormitäten, retinale Pigmentveränderungen, Optikushypoplasie.

Wagner-Unverricht-Syndrom: Polymyositis; autosomal-dominant; Befunde: Skelettabnormitäten, Dermato- oder Polymyositis, retinale und vitreoretinale Degenerationen, progressive Myopie, Katarakt, Glaukom, Strabismus durch Heterotopie der Makula, Optikusatrophie.

Wallenberg-Syndrom: laterales Oblongatasyndrom; Ursachen: Arteriosklerose der A. vertebralis oder Embolie der A. cerebelli posterior; nichthereditär; Befunde: ipsilaterales Horner-Syndrom und Sensibilitätsstörungen im Kopfbereich, kontralaterale Hemianalgesie, homolaterale Ataxie, Nystagmus, Nausea, Vertigo.

Wassertrinkversuch: kaum noch verwendeter Provokationstest in der Glaukomdiagnostik.

Waters-Aufnahme: Spezialröntgenaufnahme der Orbita: posterior-anteriore Aufnahme mit extendiertem Kopf, bei der nur das Kinn dem Röntgenfilm aufliegt und die Kanthomeatallinie um 45° zur Ebene des Röntgenfilms abgewinkelt ist; Indikation: Verdacht auf Orbitabodenfraktur.

Weber-Syndrom: Hemiplegia alternans superior; Ursache: Läsion im ventralen Mesenzephalon auf Höhe der Pedunculi cerebri; nichthereditär; Befunde: ipsilaterale Ptosis und komplette Okulomotoriuslähmung, kontralaterale spastische Hemiplegie.

Weill-Marchesani-Syndrom: s. Marchesani-Syndrom.

Werner-Syndrom: Progeria adultorum; autosomal-rezessiv; Befunde: vorzeitige Vergreisung, Minderwuchs, Osteoporose, Hypogonadismus, Hautatrophie, Fehlen der Wimpern, juvenile Katarakt, blaue Skleren, trophische Defekte der Hornhaut.

Werner-Test: Suppressionstest bei Hyperthyreose: Gabe von T3 zur Hemmung der TSH-Sekretion.

Wernicke-Pupille: Gestörte Pupillenreaktion bei Hemianopsie: Pupillenstarre bei Belichtung der ausgefallenen, Pupillenreaktion bei Belichtung der intakten Netzhauthälften; dient der Differenzierung zwischen Läsionen der Sehbahn nach dem Chiasma und nach dem Corpus geniculatum laterale (bei Läsion der Sehrinde läßt sich auch in der blinden Netzhauthälfte eine normale Pupillenreaktion auslösen).

Whitnall-Ligament: quer ausgespanntes Ligament zwischen einem Areal nahe der Trochlea und der Faszie der Tränendrüse, Verschmelzung von Levatormuskelfaszie und -sehne; ist klinisch wichtig bei Ptosisoperationen.

Wieger-Ligament: zirkuläre Anheftungsstelle des vorderen Glaskörpers an die hintere Linsenkapsel in der Nähe der posterioren Zonulafasern.

Wilson (Morbus): hepatolentikuläre Degeneration; Ursache: Zäruloplasminmangel, Kupfertransportstörung; autosomal-rezessiv; Manifestation: häufig im 1. Lebensjahrzehnt; Befunde: Degeneration der Basalganglien (Nucleus lentiformis), Muskelrigidität, Tremor, Ataxie, Schluckstörungen, Leberzirrhose, erhöhter Serumkupferspiegel, Kayer-Fleischer-Ring der Hornhaut, manchmal Sonnenblumenkatarakt und Nachtblindheit, Augenbewegungsstörungen erst im Spätstadium.

Winkel Kappa (κ): Winkel zwischen Sehachse und optischer Achse des Auges; Abschätzung anhand der Reflexbildchen der Hornhaut nach Hirschberg.

Wolfring-Drüsen: akzessorische Tränendrüsen oberhalb des Tarsus am Oberlid.

Worth-Test: sensorischer Test zur Untersuchung des Binokularsehens, der auf dem Prinzip der Farbfilterhaploskopie beruht. Der Patient betrachtet durch eine Rot-grün-Brille 4 kreuzförmig angeordnete Lichter. Entsprechend der Angaben des Patienten kann normales Binokularsehen, Suppression, Diplopie usw. vorliegen.

Wyburn-Mason-Syndrom: Phakomatose mit retinalen und zerebralen Gefäßmißbildungen; Befunde: arteriovenöse Shunts der retinalen Gefäße und extreme Gefäßerweiterung kombiniert mit Gefäßmißbildungen der gleichseitigen Gehirnhälfte (Komplikationen: Augenmuskelparesen, Ptosis, Hemianopsie, Sprachdefekte, Hemiparese, Krämpfe u. a.), außerdem teleangiektatische Gesichtsnävi.

X

Xanthelasma: meist symmetrisch angeordnete gelbliche Plaques im nasal oberen Lidbereich; es handelt sich um eine lokale Fettstoffwechselstörung.

Xanthopsie: erworbene Farbsehstörung mit Gelbsehen; Vorkommen: Digitalisintoxikation, Santoninintoxikation, Ikterus.

Xerophthalmie: Vitamin-A-Mangel mit Austrocknung von Bindehaut und Hornhaut, Bitot-Flecken, Verhornung der oberflächlichen Epithelschichten mit Hornhauttrübung bis hin zur Einschmelzung, Hemeralopie.

Xerosis: Trockenheit der Schleimhaut, Xerosis conjunctivae.

Y

YAG: Nd:YAG-Laser (Neodymium-Yttrium-Aluminium-Granat-Laser).

Y-Nähte: anteriore (aufrecht stehende) und posteriore (invers stehende) Verbindungslinien der Linsenfasern, entstehen im Rahmen des embryonalen Linsenwachstums; gelegentlich Trübung der Y-Nähte als sog. Nahtstar.

Z

Zapfen: Sinneszelle der neurosensorischen Netzhaut, die für das photopische und das Farbensehen verantwortlich ist.

Zeis-Drüsen: modifizierte Talgdrüsen, die an den Haarfollikeln der Wimpern liegen.

Zellen und Tyndall: biomikroskopische Erscheinung von korpuskulären Teilchen (Zellen) und Trübungen (Tyndall), meist in der Vorderkammer des Auges; kommt vor bei Entzündungen des Vorderabschnittes, ebenso postoperativ oder nach einer Verletzung.

Zellophanmakulopathie: Makulopathie infolge Membranbildung an der vitreoretinalen Grenzfläche; Fibrose, bei der eine Schicht von fibrösem Gewebe sich auf der Vorderfläche der Netzhaut befindet und ein welliges Erscheinungsbild mit Gefäßverziehungen ergibt (epiretinale Gliose, „macular pucker").

Ziegler (Kauterisation nach): Kauterisation des Lides zur Korrektur eines minimalen Ektropiums (Bindehautoberfläche) oder Entropiums (Lidhaut).

Ziliarkörper: Bestandteil der Uvea; verantwortlich für die Akkommodation (M. ciliaris) und die Kammerwasserbildung.

Zinn-Haller-Gefäßkranz: Circulus vasculosus nervi optici; zirkuläre Anastomose, die durch die hinteren Ziliararterien gebildet wird und an der Blutversorgung des N. opticus beteiligt ist.

Zonulafasern: zwischen Ziliarkörper und Linsenäquator ausgespannte Fasern.

Z-Plastik: operative Hautplastik in Z-Form zur Versorgung von lazerierten Hautwunden oder zur Änderung der Hautführung nach Tumorexzision.

Zyklitis: Entzündung des Ziliarkörpers; Form der Uveitis.

Zyklodialyse: Abhebung des Ziliarkörpers; Glaukomoperation; durch Ablösung der Ziliarmuskelsehne vom Sklerasporn gelangt das Kammerwasser in verstärktem Maß in den suprachorioidalen Raum.

Zykloplegie: Paralyse (eigentlich Parese in den meisten Fällen) des Ziliarmuskels, die zu einer zeitweiligen Lähmung der Akkommodation und zu einer begleitenden Pupillenerweiterung führt; dient der objektiven Refraktionsbestimmung.

Zyklotropie: Schielstellung mit Verrollung eines Auges um eine anterior-posteriore Achse (Inzyklo- bzw. Exzyklotropie); tritt vorwiegend auf bei Unter- oder Überfunktion eines schrägen Muskels.

Zylinderglas: Zylinderlinse als Brillenglas zur Korrektur eines Astigmatismus; Linse mit 2 senkrecht aufeinanderstehenden Hauptschnitten (maximale Brechkraft in einem Meridian und keine Brechkraft in 90° dazu).

Zystinose: Zystinspeicherkrankheit; autosomal-rezessiv; Befunde: Ablagerung von Zystinkristallen in Bindehaut, Hornhautstroma, Uvea und Retina.

zytoide Körperchen: histopathologisches Korrelat der „cotton-wool spots"; sie entsprechen geschwollenen Axonen in infarzierten Netzhautbezirken.

Anhang C: Laborwerte

Viele der nachfolgend aufgeführten Referenzbereiche können nur als Anhaltswerte dienen, da sie nicht unabhängig von der Bestimmungsmethode sind. Es sind die Referenzwerte der jeweils mit den Untersuchungen beauftragten Laboratorien zu berücksichtigen. In Fällen, in denen die Methodenabhängigkeit zu stark divergierenden Referenzbereichen führt, wird lediglich der Vermerk „Methodenabhängig" angegeben.

Die Werte sind in Tabellenform auf den folgenden Seiten zusammengestellt und sind nur für Erwachsene maßgeblich; Kinder bleiben unberücksichtigt. (S Serum, P Plasma, B Vollblut).

Tabelle C1. Klinisch-chemische und einige immunologische Parameter

Parameter	Referenzbereich	Untersuchungsmaterial	Besonderes
Alaninaminotransferase (ALT; GPT) 25° ♀: <19 U/l ♂: <23 U/l 37° ♀: 10–35 U/l ♂: 10–50 U/l		S, P	Enzym im Zytosol der Hepatozyten; Maß für die Menge der erkrankten Zellen
Albumin ♀:36–50 g/l ♂: 37–50 g/l		S, P	
Alkalische Phosphatase (Gesamt-AP) 25° ♀: Normalgewicht, <50 Jahre ♀: Übergewicht, >50 Jahre ♂: ♂: 37° ♀: ♂:	55–147 U/l 60–170 U/l 70–175 U/l 38–145 U/l 44–155 U/l	S	Bei unklarer Erhöhung Auftrennung in Isoenzyme möglich; Differenzierung oft durch Parallelbestimmung von LAP und γ-GT möglich
AMA (= MAK, antimitochondriale Antikörper)	<1:40	S	9 Subtypen bekannt. Erhöht bei primär biliärer Zirrhose, Lues II, SLE, medikamenteninduziertem Lupus, Kardiomyopathie
Ammoniak ♀: 19–82 µg/dl ♂: 25–94 µg/dl	11–48 µmol/l 15–44 µmol/l	P (EDTA oder Li-Heparinat)	Schneller Transport in Eiswasser ins Labor erforderlich; Blut darf nicht hämolytisch sein
α-Amylase Methodenabhängig		S	
ANA (= ANF, antinukleäre Antikörper)	≤1:160	S	Erhöht bei Kollagenosen: SLE, Sjögren-Syndrom, Sklerodermie, Sharp-Syndrom, medikamentös induziertem Lupus, rheumatoider Arthritis, Polymyositis, Dermatomyositis
ANCA (antineutrophile zytoplasmatische Antikörper)	≤4	S	Wegener-Granulomatose, Panarteriitis nodosa, Churg-Strauss-Syndrom, mikroskopische Polyangiitis
Angiotensin-I-converting-Enzym (ACE) Methodenabhängig		S	Indikation: Diagnose und Verlauf der Sarkoidose
Anionenlücke	8–16 mmol/l		= Na^+ (mmol/l) – Cl^- (mmol/l) – HCO_3^- (mmol/l), wichtig zur Differenzierung der metabolischen Azidose
Anti-Staphylolysin-Reaktion	<2 U/ml	S	V.a. Herdinfektion mit schwierigem Erregernachweis; Aktivitätsanstieg nach 2 Wochen, Maximalwerte nach 2–3 Monaten
Antistreptolysin O	<200 U/l	S	Einsatz zum Nachweis einer Streptokokkeninfektion und bei V.a. Folgeerkrankungen von Streptokokkeninfektionen (z.B. rheumatisches Fieber, akute Glomerulonephritis), unspezifische Boosterung häufig

Laborwerte 1335

Apolipoprotein A1		♀: 1,05–2,05 g/l ♂: 1,05–1,75 g/l	S	Hauptkomponente des antiatherogenen HDL-Cholesterins; Abschätzung des koronaren Risikos
Apolipoprotein B		♀: 0,55–1,3 g/l ♂: 0,6–1,4 g/l	S	Hauptprotein des LDL-Cholesterins; Abschätzung des koronaren Risikos
Aspartataminotransferase (AST; GOT)	25° 37°	♀: <15 U/l ♂: <19 U/l ♀: 10–35 U/l ♂: 10–50 U/l	S, P	In Hepatozyten zu ~70% in den Mitochondrien, zu ~30% im Zytosol, aber auch in Erythrozyten und anderen Organen (Herz, Muskel) vorhanden; kurze venöse Stauung zum Vermeiden einer Hämolyse
Bilirubin – Gesamt – Direkt – Indirekt		<1,1 mg/dl <0,3 mg/dl Gesamt – direktes Bilirubin	S	Ikterus ab 2,5 mg/dl (51 mmol/l); Serum dunkel lagern
Blei		♀: <85 μg/l ♂: <100 μg/l	B (Citrat)	Für die Aussage Bleivergiftung ist die Klinik maßgeblich
Blutgase – pH – pCO$_2$ – pO$_2$ – Standardbikarbonat – Basenüberschuß – O$_2$-Sättigung		7,35–7,45 ♀: 32–43 mm Hg ♂: 35–46 mm Hg 71–104 mm Hg 21–26 mmol/l −2±3 mmol/l 94–98%	arterielles B (Heparin)	Anaerobe Entnahme, Messung sofort nach Entnahme gleichzeitig mit dem pH; luftblasenfreie Blutentnahme in Spezialröhrchen oder in mit Heparin gespülter Spritze
		4,3–5,7 kPA 4,7–6,1 kPA 9,5–13,9 kPA		
CDT (kohlenhydratdefizientes Transferrin)		Methoden-abhängig	S	Erhöht bei Alkoholkonsum >60 g/Tag über mindestens 1 Woche; Hepatopathien nicht alkoholischer Genese
C-Peptid		1,1–3,5 ng/ml	S	Bestandteil des Proinsulins; wird nicht von der Leber metabolisiert; aussagekräftig bei Insulinom und Insulin-Überdosierung; Blutentnahme beim nüchternen Patienten
C-reaktives Protein (CRP)		0,07–8,2 mg/l	S, P	Erhöhte Werte auch durch Einnahme von Kontrazeptiva, akute und chronisch entzündliche Erkrankungen; Autoimmunerkrankungen können trotz hoher BSG mit einem nur geringfügig erhöhten CRP einhergehen
Chlorid		97–108 mmol/l 97–108 mval/l	S, P	Anionenlücke: Na$^+$ (mmol/l)-Cl$^-$ (mmol/l)-HCO$_3^-$ (mmol/l)
Cholesterin (Chol)		20–30 Jahre: <200 mg/dl 30–40 Jahre: <220 mg/dl >40 Jahre: <240 mg/dl	S,P	Zusätzliche Lipoproteinbestimmung zur Abschätzung des atherogenen Risikos sinnvoll
– HDL-Cholesterin		Kein Risiko: ♀: >65 mg/dl ♂: >55 mg/dl	S, P (Heparin oder EDTA) S	
– LDL-Cholesterin		Idealbereich: <150 mg/dl		Berechnung: LDL = Chol-Triglyzeride/5-HDL (mg/dl) LDL = Chol-Triglyzeride/2,2-HDL (mmol/l)
		<3,9 mmol/l		

Tabelle C1 (Fortsetzung)

Parameter	Referenzbereich	Untersuchungsmaterial	Besonderes
Cholinesterase (CHE) (Pseudocholinesterasen) Substrat: Butyrylthiocholiniodid 25° ♀: 2400–6000 U/l ♂: 3500–8500 U/l 37° ♀: 3930–10800 U/l ♂: 4610–11500 U/l		S, P (Citrat, Oxalat)	Stark substratabhängig. Die Berechnung ist oberhalb einer Serumtriglyzeridkonzentration von 500 mg/dl nicht möglich
Eisen	♀: 23–165 µg/dl ♂: 35–168 µg/dl	S	Werte gelten nicht bei Schwangeren und post partum. Beachte: Zirkadiane Rhythmik! Die Bestimmung der Ferritinserumkonzentration ist sinnvoller
Eiweiß gesamt	6,6–8,3 g/l	S	
– Elektrophorese:			
Albumin	55–69%		
α_1-Globulin	1,6–5,8%		
α_2-Globulin	5,9–11%		
β-Globulin	7,9–14%		
γ-Globulin	11–18%		
Erythropoietin	6–25 U/l	S	Verlaufskontrolle unter Erythropoietintherapie bei chronischer Niereninsuffizienz. Erhöht bei Anämien nichtrenaler Genese, Medulloblastom, 2. Schwangerschaftshälfte u.a.. Erniedrigt bei chronischer Niereninsuffizienz, Polycythaemia vera
Ferritin	♀: 20–50 Jahre: 23–110 µg/l ♂: 20–50 Jahre: 35–217 µg/l	S, P	
Folsäure	2,3–17 ng/ml	S, P (EDTA)	Blutabnahme am nüchternen Patienten, Entnahmegefäß abdunkeln Folsäurekonzentration in den Erythrozyten unterliegt weniger den nahrungsabhängigen Schwankungen und ist sensitiver in der Diagnostik des Folsäuremangels als die Serumanalyse.
Fructosamin (glykierte Proteine)	205–285 µmol/l	S	Überblick über die Diabeteseinstellung der letzten 1–3 Wochen; Gesamteiweiß sollte zwischen 6,5 und 8,0 g/dl liegen; Hämolyse führt zu falsch hohen Werten.
γ-Glutamyl-Transferase (γ-GT) 25° ♀: <18 U/l ♂: <28 U/l 37° ♀: 9–35 U/l ♂: 9–40 U/l		S, P (Heparin, EDTA)	
Galaktose	<0,3 mmol/l	S	Sofort enteiweißen
Glukose	3,05–5,55 mmol/l 55–100 mg/dl	B (Na-Fluorid, Glykolysehemmung), Kapillarblut	Nüchternwerte!

Parameter		Referenzbereich	Material	Bemerkungen
Glutamatdehydrogenase (GLDH)			S, P	In Mitochondrien der Hepatozyten lokalisiert; kurze Halbwertszeit; Beurteilung der Schwere und des Ausmaßes einer akuten Leberschädigung Schmidt-Quotient (AST + ALT)/GLDH:
25°	♀: <3,0 U/l			<20 → Verschlußikterus, biliäre Zirrhose, Metastasenleber
	♂: <4,0 U/l			20–50 → Akute Schübe chronischer Lebererkrankungen, cholestatische Erkrankungen
37°	♀: <5,0 U/l			
	♂: <7,0 U/l			>50 → Akute Virushepatitis, akute alkohol-toxische Hepatitis
Hämopexin		50–115 mg/dl	S	Verminderung bei Hämolyse i.d.R. erst, wenn die Haptoglobinkapazität erschöpft ist
Haptoglobin		50–130 mg/dl	S	Akut-Phase-Protein! Erniedrigt bei intravasaler Hämolyse
Harnsäure		♀: 2,3–6,1 mg/dl ♂: 3,6–8,2 mg/dl	S	Oberer Normwert wird erst bei einer Abnahme der glomerulären Filtrationsrate von 75% überschritten
Harnstoff		♀: 10–40 mg/dl ♂: 23–44 mg/dl	S	
Hb$_{A1c}$ (glykiertes Hämoglobin)		Methodenabhängig	B (EDTA)	Überblick über die Diabeteseinstellung der letzten 2–3 Monate; eine Hb$_{A1c}$-Änderung um 1% entspricht einer Änderung der mittleren Blutglukose von ca. 30 mg/dl, Hämolyse vermeiden
HLA B 27 (PCR)			P	Assoziation mit Morbus Bechterew, Morbus Reiter und anderen Erkrankungen des rheumatischen Formenkreises
Homocystein		<13 mmol/l	S	Unabhängiger Risikofaktor für die Entwicklung einer Arteriosklerose; Serum schnell abzentrifugieren
2-Hydroxybutyrat-dehydrogenase (α-HBDH)			S	Entspricht weitgehend der Aktivität des Isoenzyms 1, das Herz- und Erythrozyten-spezifisch ist; lange HWZ (~100 h); Myokardinfarkt: Aktivität der HBDH > 40% der LDH-Aktivität, Anstieg nach 6–12 h, Maximum nach 30–72 h, Normalisierung nach 10–20 Tagen; Hämolyse: Aktivität der HBDH >60% der LDH-Aktivität
	25°	68–135 U/l		
	37°	<182 U/l		
Immunglobuline			S	
– IgG		8,0–18,0 g/l	S	
– IgA		0,9–4,5 g/l ♀: 0,7–2,8 g/l ♂: 0,6–2,5 g/l	S	
– IgM				
Kalium		3,6–5,1 mmol/l	S, P (Ammoniumheparinat)	Falsch hohe Werte durch zu langes Stauen, Hämolyse und Thrombozytose
Kalzium		2,10–2,70 mmol/l	S	Erhöht bei osteogenen Tumoren, beim Hyperparathyreodismus und bei Überdosierung von Vitamin A/D, erniedrigt bei Niereninsuffizienz, nephrotischem Syndrom. Falsch hohe Werte durch zu langes Stauen. Albuminabweichungen bedingen Änderung der Ca^{2+}-Konzentration
Kreatinin		♀: 0,57–1,17 mg/dl ♂: 0,67–1,36 mg/dl	S, P	Jaffé-Reaktion mit Enteiweißung
		50–103 µmol/l 49–120 µmol/l		

Tabelle C1 (Fortsetzung)

Parameter	Referenzbereich	Untersuchungsmaterial	Besonderes
Kreatinin-Clearance	♀: 95–160 ml/min/1,73 m² Körperoberfläche ♂: 98–156 ml/min/1,73 m² Körperoberfläche	2 × S, 24 h-Urin	Mit dem Alter abnehmend, nur aussagekräftig bei Kreatinin S. <3 mg/dl (265 µmol/l) Berechnung: Kreatinin-Clearance = [Kreatinin (Urin) · Urinvolumen ·1,73)/ (Mittelwert Kreatinin (S) · Sammelzeit min) · Körperoberfläche]
Kreatinkinase (CK) 25° 37°	♀: <70 U/l ♂: <80 U/l ♀: <145 U/l ♂: <170 U/l	S, P (Heparin)	Hinweise für Herzinfarkt: CK >100 U/l, CK-MB >6% der CK oder CK-MB >10 U/l Beachte: Wenn CK-MB >25% der CK ist dies ein Hinweis für Makro-CK oder Fehlbestimmung bei anderen Isoenzymen
Kupfer	♀: 74–122 µg/dl ♂: 79–131 µg/dl	S	Erhöht bei Infektionen, Leberzirrhose, Hämochromatose, Verschlußikterus, Malignomen u.a. Erniedrigt bei Morbus Wilson, nephrotischem Syndrom, Malabsorption u.a.
Laktat	<20 mg/dl	P (Na-Fluorid, Glykolysehemmung)	Möglichst ungestautes Venenblut entnehmen; körperliche Aktivität und Alkoholkonsum vor der Blutabnahme können Wert erhöhen
Laktatdehydrogenase (LDH) 25° 37°	♀: <240 U/l ♀: 135–214 U/l ♂: 135–225 U/l	S	Zu langes oder starkes Stauen bei Blutentnahme vermeiden
Leucin-Amino-Peptidase (LAP)	6–35 U/l	S	Erhöht bei Cholestase: toxisch (Medikamente, Alkohol), Cholangitis, primär biliäre Zirrhose, Ikterus, Tumoren
Lipase	Methodenabhängig	S, P (Heparin und EDTA)	Bei nierengesunden Patienten organspezifisch; geringe Erhöhungen (2- bis 3fach) kommen aber auch bei nicht nephrologischen Erkrankungen vor. Erhöht bei akuter/chronischer Pankreatitis (Ausmaß der Lipaseerhöhung korreliert nicht mit der Schwere der Erkrankung. Anstieg ca. 6 h nach Beginn der Symptome
Lipoprotein (a)	<30 mg/dl	S	Unabhängiger Risikofaktor für die Entwicklung einer Arteriosklerose; Blutabnahme nach 12 h Nahrungskarenz
Magnesium	♀: 1,87–2,51 mg/dl ♂: 1,78–2,56 mg/dl	0,77–1,03 mmol/l 0,73–1,06 mmol/l	
Natrium	135–144 mval/l	135–144 mmol/l	S, P (Lithium- und Ammoniumheparinat)	
Osmolalität	280–296 mosmol/kg	S, P	
Osteocalcin	2–9 µg/l	S	Marker für die Osteoblastenaktivität; Nüchternblutabnahme, Referenzbereiche laborabhängig; Probe rasch weiterverarbeiten oder gefrieren, da instabil

Laborwerte 1339

Phosphohexose-Isomerase (PHI)	Schwellenwert ab 100 U/l	S	Enzym kommt in allen Organen vor; bei Tumoren, die mit einer PHI-Erhöhung einhergehen, ist es ein möglicher Verlaufsparameter
Phosphor, anorganisch	2,6–4,5 mg/dl 0,84–1,45 mmol/l	S	Nüchternblutabnahme
Rheumafaktor	Methodenabhängig	S	Nur im Zusammenhang mit der klinischen Symptomatik zu bewerten
Saure Phosphatase (SP) 25° 37°	Substratabhängig ♀: <3,0 U/l ♂: <3,6 U/l ♀: <5,5 U/l ♂: <6,5 (U/l)	S	Gemisch aus 5 Isoenzymen; SP2 enthält vorwiegend prostataspezifische SP, die durch Tartrat hemmbar ist; SP ist bei Affektionen des Knochens sowie bei Prostatakrebs im fortgeschrittenen Stadium erhöht; zirkadiane Werte, Blutabnahme morgens. Bei Verdacht auf Prostatakrebs ist die Bestimmung von PSA indiziert
Transferrin	♀: 200–310 mg/dl ♂: 210–340 mg/dl	S	Werte gelten nicht bei Schwangeren und post partum!!!
– Totale Eisen-bindungskapazität (TEBK)	♀: 257–402 μg/dl ♂: 268–436 μg/dl		Werte gelten nicht bei Schwangeren und post partum!!! Formeln: TEBK (μg/dl) = Transferrin (mg/dl) · 1,41 TEBK (μmol/l) = Transferrin (g/l) · 22,5 Werte gelten nicht bei Schwangeren und post partum!!!
– Transferrinsättigung	16–45%		Formeln: Transferrinsättigung = [Eisen (μg/dl)/TEBK (μg/dl)] · 100 = [Eisen (μmol/l)/TEBK (μmol/l)] · 100 = [Eisen (μg/dl)/TEBK (mg/dl)] · 70,9 = [Eisen (μmol/l)/TEBK (mg/dl)] · 398
Triglyzeride	<200 mg/dl <2,3 mmol/l	S, P	Nüchternblutabnahme
Troponin T, Troponin I	Methodenabhängig	S	Sehr spezifischer Indikator für Herzmuskelschädigungen (50% positiv nach 4 h, 100% nach 24 h, erhöht bis 3 Wochen)
Vitamin B_{12} (Cobalamin)	175–700 pg/ml	S, -P (EDTA)	Entnahmegefäß abdunkeln, rasch verarbeiten oder einfrieren
Vitamin D – 25-Hydroxy-Vitamin D – 1,25-Dihydroxy-Vitamin D_3 (Calcitriol)	Sommer: 20–120 ng/ml Winter: 10–50 ng/ml 30–75 pg/ml 50–300 nmol/l 25–125 nmol/l 75–175 pmol/l	S S	Nüchternblutabnahme
Zäruloplasmin	15–60 mg/dl 48–192 U/ml	S, P	Erniedrigt bei Morbus Wilson, Proteinverlustsyndrom; erhöht in der Schwangerschaft, bei oraler Konzeption, Akut-Phase-Protein

Tabelle C2. Hämatologie

Parameter	Referenzbereich	Untersuchungs- material	Besonderes
Erythrozyten	♀: 4,1–5,1 Mio./µl ♂: 4,5–5,9 Mio./ml	B (EDTA), kapilläres Heparin-B	
Erythrozytenindices			
– „mean corpuscular volume" (MCV)	80–96 fl		MCV = Hämatokrit/Erythrozytenzahl
– „mean corpuscular hämoglobin" (MCH)	28–33 pg/Zelle		MCH = Hämoglobin/Erythrozytenzahl
– „mean corpuscular hämoglobin concentration" (MCHC)	33–36 g/dl		MCHC = Hämoglobin/Hämatokrit
– „red cell distribution width" (RDW)	12,9–18,7 % (geräteabhängig)		RDW = Standardabweichung des MCV/MCV (Maß für die Anisozytose)
Hämatokrit	♀: 36–45 % ♂: 42–50 %		
Hämoglobin (Hb)	♀: 12,3–15,3 g/dl ♂: 14,0–17,5 g/dl		
Blutkörperchen- senkungs- geschwindigkeit (BSG)	♀: 1–20 mm/h ♂: 1–13 mm/h		Suchtest bei entzündlichen und tumorösen Erkrankungen; (CRP zur Verlaufsbeurteilung akuter Erkrankungen besser geeignet)
Glucose-6-Phosphat- Dehydrogenase in den Erythrozyten	8,6–18,6 U/g Hämoglobin	B (EDTA-, Heparin)	
Pyruvatkinase	11,2–16,4 U/g Hämoglobin	B (EDTA-, Heparin)	
Retikulozyten	0,5–2,0 %	B (EDTA-, Heparin)	
Retikulozytenindex (RI)	0,5–1,5	B (EDTA)	RI = relative Retikulozytenzahl [%] Hämatokrit des Patienten/45 [%]. Diese Korrektur sollte bei Vorliegen einer Anämie immer vorgenommen werden

Retikulozyten-reifeindex	H = 7% M = 32% L = 61%	B (EDTA)	Automatisierte Retikulozytenzählung ermöglicht Differenzierung in (Un-)Reifegrade: hoher (H), mittlerer (M) und geringer (L) Unreifegrad. Index in % mit Bezug auf die Summe aller Retikulozyten; Veränderungen des Reifegrades treten bereits vor einer Erhöhung der Retikulozyten auf
Leukozyten	4400–11 300/µl	B (EDTA-, Heparin)	
Differentialblutbild – Stabkernige – Segmentkernige – Eosinophile – Basophile – Lymphozyten – Monozyten	0–700/µl 0–5% 1800–7000/µl 50–70% 200–450/µl 2–4% 0–200/µl 0–1% 1000–4800/µl 25–40% 0–800/µl 2–8%	B (EDTA), kapilläres Heparin-B	
Thrombozyten	♀: 154 000–409 000/µl ♂: 140 000–423 000/µl	B (EDTA), kapilläres Heparin-B	

Tabelle C3. Gerinnung

Parameter	Referenzbereich	Untersuchungsmaterial	Besonderes
„Quick" (Prothrombinzeit, PT, Thromboplastinzeit)	% der Norm Prothrombinratio 70–120% 0,90–1,15 Therapeutischer Bereich der Cumarintherapie: % der Norm: 15–25% Prothrombinratio: 2,0–3,0 INR: 2,0–4,5	P (Citrat) (1 Teil Natriumcitrat 0,11 mol/l + 9 Teile Blut)	Suchtest bei plasmatischen Gerinnungsstörungen, Überwachung der Therapie mit Vitamin-K-Antagonisten, Verlaufskontrolle bei Vitamin-K-Mangelzuständen
Partielle Thromboplastinzeit (PTT, aPTT)	~18–40 s	P (Citrat)	Suchtest bei Verdacht auf hämorrhagische Diathese, Morbus Willebrand; Überwachung der Therapie mit unfraktioniertem Heparin; präoperative Abklärung eines Blutungsrisikos
Thrombinzeit	17–24 s	P (Citrat)	Überwachung einer fibrinolytischen Therapie und der Heparintherapie, Diagnose einer Hyperfibrinolyse
Thrombinkoagulase	15–24 s	P (Citrat)	In Kombination mit der Thrombinzeit zur Unterscheidung zwischen Heparineffekt und Fibrinpolymerationsstörungen, da die im Test verwendeten Enzyme heparinunempfindlich sind
Einzelfaktoren: – II, V, VII, IX, X, XI, XIII – VIII C, XII	70–120% der Norm 70–150% der Norm	P (Citrat)	
Fibrinogen – gerinnbares – Konzentration – Kryofibrinogen	2–3 g/l 2,5–5 g/l <0,1 g/l	P (Citrat)	
Antithrombin (AT) – Aktivität – Konzentration	70–120% der Norm 0,14–0,39 g/l	P (Citrat)	Bei einer AT-Aktivität von <40% besteht ein erhöhtes Risiko für venöse Thromboembolien, sofortige Weiterverarbeitung oder Zentrifugation und Versand der tiefgefrorenen Probe
Thrombin-Antithrombin Komplex (TAT)	<5 µg/l	P (Citrat)	
Protein C – Aktivität – Konzentration	70–140% der Norm 3–6 mg/l	P (Citrat)	
Protein S – Aktivität gesamt – Aktivität frei – Konzentration	~65–150% der Norm ~50–130% der Norm ~25 mg/l	P (Citrat)	Protein S ist normalerweise an C4-bindendes Protein gebunden und dadurch inaktiv, daher Bestimmung von freiem Protein S sinnvoller

Plasminogen		P (Citrat)	
– Aktivität	70–120% der Norm		
– Konzentration	0,06–0,25 g/l		
α₂-Antiplasmin		P (Citrat)	Wichtigster Inhibitor des fibrinolytischen Systems
– Aktivität	70–120% der Norm		
– Konzentration	0,06–0,10 g/l		
Fibrinmonomere	<15 mg/l	P (Citrat)	Erhöhte Konzentration als ein Zeichen vermehrter Thrombinbildung
Fibrinogen-spaltprodukte	<1 mg/l	S	Erhöht bei verstärkter Plasminaktivität (Hyperfibrinolyse)
D-Dimere	<400 µg/l	P (Citrat)	Erhöht bei Spaltung bereits quervernetzter Fibrinstrukturen
Tissue-Plasminogen-Aktivator (t-PA)	1–12 µg/l	P (Citrat)	Wichtigster physiologischer Plasminogenaktivator
Plasminogen-aktivator-inhibitor (PAI)	Methodenabhängig	P (Citrat)	Inhibitor, u.a. von t-PA und Urokinase
Willebrand-Faktor (vWF)		P (Citrat)	Erniedrigt bei Morbus Willebrand, nicht bei Hämophilie A
– Aktivität	50–150% der Norm		
– Konzentration	5–10 mg/l		
Ristocetin-Kofaktor	70–150% der Norm	P (Citrat)	Erniedrigt bei Morbus Willebrand, nicht bei Hämophilie A
Plättchenfaktor 4 (PF4)	1,4–6,1 µg/l	P (Citrat)	
APC-Resistenz (DNA-Analyse)		P (Citrat)	Häufigste genetische Ursache für Thrombosen, Syn.: Faktor-V-Leiden. Bei positivem Test Nachweis der Punktmutation durch PCR (Polymerase-Kettenreaktion)
Lupus-Antikoagulans	negativ	P (Citrat)	Gehört zu den Phospholipidantikörpern, assoziiert mit arteriellen und venösen Thrombosen, SLE, rheumatoider Arthritis, Diabetes mellitus Typ I, habituellen Aborten u.a.

Tabelle C4. Drug-Monitoring

Parameter	Therapeutischer Bereich	Untersuchungsmaterial	Besonderes
Amikazin	15–25 mg/l (Maximum) <5 mg/l (Minimum)	S	Maximum 30 min nach Ende der i.v.-Infusion bzw. 1 h nach i.m.-Injektion
Carbamazepin	4–10 mg/l	S	Maximum 10–25 h nach letzter Dosis
Chinidin	2–5 mg/l	S	Maximum 1 (Retardpräparate 8 h) nach letzter Dosis
Chloramphenicol	10–25 mg/l (Maximum) <5 mg/l (Minimum)	S	Maximum ca. 2–3 h nach Applikation
Ciclosporin	HPLC: 100–250 µg/l (Minimum)	P (EDTA)	Blutentnahme unmittelbar vor nächster Gabe
Digitoxin	13–25 µg/l	S	Blutabnahme 8–24 h nach letzter Dosis
Digoxin	0,8–2,0 µg/l	S	Blutabnahme 8–24 h nach letzter Dosis
Ethosuximid	40–100 mg/l	S	Blutabnahme während des Dosierungsintervalls
Flucytosin	50–100 mg/l (Maximum) 25–50 mg/l (Minimum)	S	Maximum 30 min nach Ende der i.v.-Infusion bzw. 1–2 h nach Einnahme
Gentamicin	5–10 mg/l (Maximum) <2 mg/l (Minimum)	S	Maximum 30 min nach Ende der i.v.-Infusion bzw. 1 h nach i.m.-Injektion
Lidocain	1,5–5 mg/l	S	Blutabnahme während der Infusion
Lithium	0,3–1,3 mmol/l	S	Blutentnahme 12 h nach letzter Gabe
Methotrexat	Therapierichtwerte nach Infusionsbeginn: 24 h: <10 µmol/l 48 h: <0,5 –1,0 µmol/l 72 h: <0,1 µmol/l	S	Antidot: Citrovorumfaktor (Leukovorin)
Netilmycin	5–12 mg/l (Maximum) <2 mg/l (Minimum)	S	Maximum 30 min nach Ende der i.v.-Infusion bzw. 1 h nach i.m.-Injektion
Phenobarbital	15–25 mg/l	S	Blutabnahme während des Dosierungsintervalls
Phenytoin	5–20 mg/l	S	Blutabnahme während des Dosierungsintervalls
Phenytoin (antiarrhythmische Therapie)	10–18 mg/l	S	Blutabnahme während des Dosierungsintervalls
Primidon	5–12 mg/l	S	Maximum 2–4 h nach letzter Dosis
Procainamid	4–8 mg/l	S	Maximum 1–5 h nach letzter Dosis
Theophyllin	10–20 mg/l als Antiasthmatikum; 6–11 mg/l als Analeptikum		
Tobramycin	4–10 mg/l (Maximum) <2 mg/l (Minimum)	S	Maximum 30 min nach Ende der i.v.-Infusion bzw. 1 h nach i.m.-Injektion
Valproinsäure	50–100 mg/l	S	Maximum 8–15 h nach letzter Dosis
Vancomycin	20–40 mg/l (Maximum) 5–10 mg/l (Minimum)	S	Maximum 30 min nach Ende der i.v.-Infusion

Tabelle C5. Untersuchungen aus Urin

Parameter	Referenzbereich		Untersuchungsmaterial	Besonderes
δ-Aminolävulinsäure	<6,4 mg/Tag		24-h-Urin	Urin mit HCl ansäuern, pH 2–3, Sammeln in lichtgeschütztem Gefäß
α-Amylase	Methodenabhängig		24-h-Urin Spontanurin	
β-N-Acetyl-Glucosaminodase (β-NAG)	25° <3 U/l 37° <7,3 U/l	<2,4 U/g Kreatinin <5,8 U/g Kreatinin	Spontanurin, 2. Morgenurin	
5-Hydroxyindolessigsäure	2–9 mg/Tag	10,5–47,1 µmol/d	24-h-Urin	Wichtiger Parameter bei Verdacht auf Karzinoid
Adrenalin	4–20 µg/Tag	22–110 nmol/l	24-h-Urin	10 ml 10% Salzsäure ins Sammelgefäß vorgeben
Albumin	<30 mg/Tag	<20 mg/g Kreatinin	24-h-Urin 2. Morgenurin	
Blei	<70 µg/l	<35 µmol/l	24-h-Urin in HCl gespülten Plastikgefäßen	Für die Aussage Bleivergiftung ist die Klinik maßgeblich
Chlorid	85–170 mmol/Tag	46–168 mmol/l	24-h-Urin Spontanurin	
Dopamin	190–450 µg/Tag	1,24–2,93 µmol/l	24-h-Urin	10 ml 10% Salzsäure ins Sammelgefäß vorgeben
Eiweiß	45–75 mg/Tag		24-h-Urin	
Fruktose	<60 mg/Tag	<0,3 mmol/Tag	24-h-Urin	
Galaktose	<14 mg/Tag	<0,1 mmol/Tag	24-h-Urin	
Glukose	<150 mg/l	0,84 mmol/l	Spontanurin	Nierenschwelle: 1600–1800 mg/l (8,88–9,99 mmol/l)
Harnsäure	♀: <750 mg/Tag ♂: <800 mg/Tag	<4,46 mmol/Tag <4,76 mmol/Tag	24-h-Urin	Stark ernährungsabhängig; Urin sollte unter purinfreier Diät gesammelt werden
Harnstoff	20–35 g/Tag	300–550 mmol/Tag	24-h-Urin	
Kalzium	♀ <250 mg/Tag ♂ <300 mg/Tag	<6,2 mmol/Tag <7,5 mmol/Tag	24-h-Urin	
Kalium	Bei normaler K-Aufnahme: >40 mmol/l >20 mmol/l		24-h-Urin	Ernährungsabhängig
Kreatinin	5–18 mmol/Tag		24-h-Urin	Stark alters- und methodenabhängig
Kupfer	10–60 µg/Tag		24-h-Urin	

Tabelle C5 (Fortsetzung)

Parameter	Referenzbereich	Untersuchungsmaterial	Besonderes
Magnesium	2,5–9 mmol/Tag	24-h-Urin	
Natrium	Bei normaler Na$^+$-Aufnahme: 100–150 mmol/Tag 50–70 mmol/l	24-h-Urin	Stark ernährungsabhängig
Noradrenalin	23–104 µg/Tag	24-h-Urin	10 ml 10% Salzsäure ins Sammelgefäß vorgeben
Osmolalität	50–1200 mosmol/kg	Spontanurin	Parameter zur Ermittlung der Konzentrationsfähigkeit der Nieren
Oxalat	♀: <55 mg/Tag ♂: <60 mg/Tag	24-h-Urin	
Phosphor (anorganisch)	u.a. abhängig von der Aufnahme	24-h-Urin	Alleinige Bestimmung zur Beurteilung des Phosphathaushaltes unzureichend → Phosphat-Clearance
Vanillinmandelsäure	3,3–6,5 mg/Tag	24-h-Urin	Abbauprodukt von Noradrenalin und Adrenalin, 10 ml 10%ige Salzsäure ins Sammelgefäß vorgeben
Zyklisches Adenosinmonophosphat (cAMP)	1,9–4,6 µmol/g Kreatinin	24-h-Urin + 1 g Na-azid	Wichtiger Parameter bei der Differenzierung des Hypoparathyreodismus und des Hyperparathyreodismus
Zystin	<38 mg/Tag		24-h-Urin; Urin pH 2–3

Tabelle C6. Liquordiagnostik

Parameter	Referenzbereich	Untersuchungsmaterial	Besonderes
Laktat	1,2–2,1 mmol/l	Liquor	
Albumin	11–19 mg/dl	Liquor	
Gesamtprotein	11–35 mg/dl	Liquor	
Albumin-Liquor/Serum-Quotient	<50 mg/dl	Liquor, S	
	<7 · 10⁻³ (altersabhängig)	Liquor, S	Erhöhung als ein Hinweis auf eine Blut-Liquor-Schrankenstörung
Zellen	<5 Zellen/µl	Liquor	12/3 Zellen Lymphozyten 30–60%, Monozyten 30–50%, Neutrophile <3%, andere selten
Glukose	>50% des Serumwertes	Liquor	bei tuberkulöser und bakterieller Meningitis <50%
IgA	<6 mg/l	Liquor	
IgG	<40 mg/l	Liquor	
IgM	<1 mg/l	Liquor	

Tabelle C7. Endokrinologie, ausgewählte Parameter

Parameter	Referenzbereich	Untersuchungsmaterial	Besonderes
ACTH	8^{00}: <150 ng/l	<33 pmol/l	S, P (EDTA)	Wichtig für die Differentialdiagnose eines Hypokortisolismus; zirkadiane Rhythmik mit morgendlichen Höchstwerten um 8^{00}.
Aldosteron	Unter Ruhebedingungen 20–100 ng/l	(nach 3 h Liegen): 55–277 pmol/l	S, P (Heparin)	Laborreferenzbereich beachten
Insulin	58–172 pmol/l	8–24 mU/l 0,34–1,0 µg/l	S	Basale Werte
			P (Heparin)	
Katecholamine				
– Noradrenalin	185–275 ng/l	1082–1623 pmol/l		
– Adrenalin	30–85 ng/l	165–468 pmol/l		
– Dopamin	30–85 ng/l	196–553 pmol/l		
Kortisol	Morgens: 5–25 µg/dl 24^{00} Uhr: 0–5 µg/dl	0,14–0,69 µmol/l <0,14 µmol/l	S	Ausgeprägte zirkadiane Rhythmik, die bei Streßsituationen und bei Hyperkortisolismus aufgehoben sein kann; zur Diagnose eines Hyperkortisolismus kann ein Dexamethasonhemmtest durchgeführt werden; Kortisol-Tagesprofil aussagekräftiger als morgendlicher Kortisolwert
Schilddrüse				
– Totales T3 (TT3)	0,90–1,80 µg/l	1,4–2,8 nmol/l	S	
– Freies T3 (FT3)	3,5–8,0 pg/ml	5,4–2–12,3	S	
– Totales T4 (TT4)	55–100 µg/l	77–142 nmol/l	S	
– Freies T4 (FT4)	8–18 ng/l	10–23 pmol/l	S	
– TSH	0,3–3,5 mU/l		S	
– Thyroxin-bindendes Globulin (TBG)	13–30 mg/l	220–510 nmol/l	S	
– Mikrosomale Antikörper (MAK)	Methodenabhängig		S	Antikörper gegen mikrosomale Peroxidase, erhöht bei Autoimmunerkrankungen der Schilddrüse
– Thyreoglobulin-Antikörper (TAK)	Methodenabhängig		S	Antikörper gegen das intrathyreoidale Thyreoglobulin, erhöht bei Autoimmunerkrankungen der Schilddrüse
– Antikörper gegen T4	Methodenabhängig		S	
– Antikörper gegen T3	Methodenabhängig		S	
– TSH-Rezeptor Antikörper (TRAK)				Erhöht bei Morbus Basedow
Parathormon, intakt	15–65 ng/l	1,5–6,5 pmol/l	P (EDTA)	P muß innerhalb von 2 h tiefgefroren werden
Prolaktin	♀: 20–500 mU/l ♂: 20–400 mU/l		S	Eine Erhöhung ist häufig erster Hinweis auf Hypophysentumor; die Sekretion wird durch viele Medikamente stimuliert
Wachstumshormon (HGH)	<5 µg/l		S	Blutabnahme nüchtern; die Sekretion kann durch Streß stimuliert werden

Tabelle C8. Tumormarker

Parameter	Referenzbereich	Untersuchungs-material	Besonderes
AFP [Alpha(α)-Fetoprotein]	Methodenabhängig	S	Absoluter Marker für Leber- und Keimzelltumoren, bei Rauchern Werte bis 20 ng/dl
CA 125	<35 U/ml	S	Marker des Ovarialkarzinoms; auch Erhöhung bei Mamma- und Pankreasmalignomen möglich
CA 15-3	<30 U/ml	S	Marker des Mammakarzinoms
CA 19-9 (gastro-intestinal cancer antigen)	<30 U/ml	S	Marker des Pankreas- und Magenkarzinoms; kann auch beim Ovarialkarzinom und anderen Tumoren erhöht sein
CA 72-4	Methodenabhängig	S	Marker des Magenkarzinoms, kann auch beim Ovarialtumor erhöht sein
CASA (cancer associated serum antigen)	<4 U/ml	S	Hohe Spezifität für das Ovarialkarzinom
CEA (karzinoembryonales Antigen)	Methodenabhängig	S	Wichtiger Marker für Kolonkarzinome, kann auch bei Bronchialkarzinomen, Malignomen im HNO-Bereich, beim Mammakarzinom, Lebertumor, medullären Schilddrüsen-, Magen-, Pankreas- und Uteruskarzinom erhöht sein; bei Rauchern Werte bis 10 ng/dl
CYFRA 21-1 (Cytokeratin-19-Fragmente)	<2 µg/l	S	Tumormarker für das nichtkleinzellige Bronchialkarzinom
HCG (humanes Choriongonadotropin)	♀: Prämenopausal: <5 U/l ♀: Postmenopausal: <10 U/l ♂: <5U/l	S	Marker der Keimzelltumoren; beachte Schwangerschaft!!!
NSE (neuronen-spezifische Enolase)	Methodenabhängig	S	Verlaufsparameter für kleinzellige Bronchialkarzinome, neuroendokrine Tumoren (z.B. APUDome)
PAP (prostata-spezifische saure Phosphatase)	<5 ng/ml	S	Marker des metastasierenden Prostatakarzinoms. Kombinieren mit PSA-Bestimmung wegen geringerer Spezifität und Sensitivität
PSA (Prostata-spezifisches Antigen)	Methodenabhängig	S	Marker des Prostatakarzinoms, der aber auch bei der benignen Prostatahyperplasie und anderen Erkrankungen der Prostata erhöht sein kann
Protein S100	Cut-off-Angabe des Labors beachten	S	Verlaufsparameter für das metastasierende maligne Melanom
SCC (squamous cell carcinoma antigen)	<2,0 ng/ml	S	Marker bei der Verlaufskontrolle des Plattenepithelkarzinoms (Ösophagus, Zervix, Lunge, HNO-Bereich, Analkanal)
Thyreoglobulin	<70 µg/l	S	Verlaufsparameter für das papilläre oder follikuläre Schilddrüsenkarzinom

Sachverzeichnis

Liebe Leserin, lieber Leser,

es handelt sich hier nicht um einen Index im herkömmlichen Sinn, sondern um Stichwortzugänge, die auch als Wegweiser dienen sollen. So sind bewußt Doppeleinträge entstanden, d.h. man findet das jeweilige Stichwort unter einem Komplex, aber auch separat.

A
A/D-Wandler 980
ABCR-Gen 1184
A-B-C-Schema, Herz-Kreislauf-Stillstand 606
Abdecktest (Cover-Test) 109, 110, 128
– alternierender 110
– einseitiger 110, 130
– Prismen-Cover-Test (s. dort) 109, 110, 130, 553
Abduktion 101
– Schwäche, Differentialdiagnose 876
Abduzens 1295
Abduzensparese 125, 156, 157, 545, 1152
– Ursachen 157, 877
Aberration
– chromatische 559
– – Definition 1295
– sphärische 1326
Abflußfazilität 1038
– Definition 1306
Abflußstörungen 613
– Differentialdiagnose 828
Abflußwiderstand 1126
Abgleich der Sphäre 559
– Rot-grün-Abgleich 559
A-Bild-Sonographie 1060
Ablatio
– A. falciformis 537
– A. retinae (Netzhautablösung) 22, 23, 143, 369, 706, 743–755, 865
– – Aphakie 745
– – Bulbustrauma 745
– – diabetische Retinopathie, Therapie 762
– – Einteilung 865
– – exsudative 143, 441, 753, 754
– – bei Katarakt-OP 706
– – Myopie 745
– – prädisponierende Faktoren 745
– – Pseudophakie 745
– – rhegmatogene 743
– – – Definition 1323
– – – Ultraschalluntersuchung 1068
– – Schisisablatio 369
– – sonographische Kriterien 1068
– – Symptome 745
– – Therapie 746
– – traktive 754
– – – Ultraschalluntersuchung 1066
– – Ursachen 865
– Schisisablatio 369
Abrasio/Abrasionen 27, 230
Absolutblendung 1118
Abszeß
– Lidabszeß 532

– orbitaler 57, 83
AC/A-Quotient 111, 124, 157
– Definition 1295
– Gradientenmethode 111
– Heterophoriemethode 111
ACAID („anterior chamber associated immune deviation") 1168
ACE (Angiotensin-I-converting-Enzym) 280, 1334
– Definition 1295
Aceclidin 1244
Acetaminophen 1223
Acetazolamid 55
Acetylcholinchlorid 1242
Acetylcholinrezeptor-Antikörper 154
Acetylcystein 49
β-N-Acetyl-Glucoaminodase (β-NAG), Urinwerte 1345
Acetylsalicylsäure 1223
Achromaten 1113
Achromatopsie
– Definition 1295
– kongenitale 424, 546
– – ERG 992, 993
– Sloan-Achromatopsietest 1115
Achse
– Fickse Drehachsen 99
– optische Achse 99
– Pupillenachse 99
Achsenlängenverkürzung 1072
Aciclovir 63, 186, 1228
– Herpes zoster 270
ACTH 1208, 1348
Adaption
– Dunkeladaption (s. dort) 1111, 1112
– ERG, Adaptionszustände 982
– Helladaption 1111, 1112
Adaptometer/Adaptometrie 1112
– Fundus albipunctatus 423
– Oguchi-Erkrankung 423, 995
Addison-
– Erkrankung 146, 465, 466
– – Pseudotumor cerebri 146
– Krise 590
Adduktion 101
– Schwäche, Differentialdiagnose 876
Adenin 1175
Adenom/Adenoma
– autonomes 84
– Hypophyse 147, 468
– Netzhaut (s. dort) 444, 445
– pleomorphes 90
– sebaceum 504
– Ziliarkörper 437, 889
Adenoviren 207, 488
Aderfigur 1095

– *Purkinje* 553, 1322
Aderhaut (Chorioidea)
– Abhebung 24, 755
– – bei Katarakt-OP 704
– – Effusionssyndrom, uveales 755
– – Ultraschalluntersuchung 1069
– Abiotrophie 413
– Aderhautdicke, Ultraschall 1069, 1072
– Blutung 24
– – bei Glaukomchirurgie 719, 723
– – bei Katarakt-OP 703
– Definition 1301
– Degeneration
– – Myopie 333
– – Netzhaut-Aderhaut- (s. dort) 428–430
– Differentialdiagnose 860
– Dystrophie
– – Atrophia-gyrata-ähnliche 397, 398
– – EOG 1014
– – ERG 996
– – Netzhaut-Aderhaut- (s. dort) 378, 379, 389, 406–417, 426–428
– – zentrale areoläre 413, 996
– Exkavation 447
– Falten
– – Angiographie 945, 946
– – Differentialdiagnose 859
– – Füllung, Fluoreszeinangiographie 918
– Infarkt, Schwangerschaft 349
– Infektion/Entzündung (s. Chorioiditis) 24, 265, 271, 428
– Kolobom, kongenitales 530
– Maßangaben 1188
– Metastasen 449, 450
– – Tigerung 948
– Naevus (s. dort) 446, 517, 946, 1069
– Physiologie 1134
– Punktion 733
– Raumforderungen, Differentialdiagnose 860
– Ruptur 23, 358, 359
– – Angiographie 955
– – „angioid streaks" 333
– Tumoren 446–452
– – Hämangiom 450, 452, 890
– – – Angiographie 948
– – – Pathologie 890
– – – Ultraschalluntersuchung 1071
– – Laserbehandlung 783
– – Melanom, malignes (s. dort) 93, 223, 349, 446–449, 783, 886, 887, 947, 1070
– – Osteom 450

Aderhaut (Chorioidea)
– – – Ultraschalluntersuchung 1071
– Verbrennungen, chorioretinale 53
Adhärenzsyndrom 122
Adie-
– Pupille (Pupillotonie) 165, 1322
– Syndrom 168
– – Definition 1295
Adrenalin (Epinephrin) 316, 1230
– Urinwerte 1345
Adrenoleukodystrophie 500
„advanced glycation endproduct"
   (AGE) 1129
Afferenz, Störungen 139–141
AFP (α-Fetoprotein) 1349
Agar
– Blutagar 65, 70, 240
– Lysozym-Agardiffusionstest 194,
   195
– *Sabouraud*-Pilzagar 65, 70, 240
– Schokoladenagar 62, 65, 70, 240
Agitiertheit, paradoxe 592
$AgNO_3$, Ophthalmia neonatorum
   211
Agnosie, visuelle 149
Agraphie 149
Ahornsirupkrankheit 492
Aicardie-Syndrom 543
– Definition 1295
AIDS 245, 363, 486, 516
– äußeres Auge 251
– Definition 1295
– HIV-Infektionen (humanes
   Immundefizienzvirus) 363,
   486, 531
– *Kaposi*-Sarkom 251, 486, 516, 907
– Retinopathie 486
A-Inkomitanz 134
AION (anteriore ischämische Optikus-
   neuropathie) 141, 142, 708, 958
– arteriitische 141
– Definition 1295
– nichtarteriitische 141
– ohne Papillenödem (posteriore
   ischämische Optikusneuropathie)
   142
– Ursachen 142
„air-puff"-Tonometer 1037
Akanthamöbenkeratitis 241
Akanthose 179, 184, 219
Akanthozytose, hereditäre 420
Akinesie 598
– Fazialisakinesie 48, 51, 605
– Katarakt 687
– Lidakinesie 604, 1318
Akkommodation (akkommodativ)
   104, 1103
– Definition 1295
– Defizit 136
– Konvergenz, akkommodative 1295
– Konvergenzexzess, akkommodativer
   (s. dort) 104, 117, 124, 563
– Lähmung 881
– Schielen, akkommodatives
   (s. Strabismus) 104, 124
– Spasmus 168, 317, 881
– – Definition 1295
– Unruhe 235
Akkommodationsbreite
   (s. auch Konvergenzexzeß) 104,
   117, 124, 561, 1104
– Definition 1295

Akne
– rosacea 519
– vulgaris 188, 189
Akrodermatitis enteropathica 517,
   518
Akromegalie 468
Akrozephalosyndaktylie (*Apert*) 80,
   510, 834, 1296
Aktin-AK 81
Alakrimie, kongenitale 197
Alanintransferase (ALT) 1334
Albers-Schönberg-Syndrom
   (Osteopetrosis) 512
Albinismus 115, 425, 426, 490, 491,
   516, 543
– Definition 1295
– Haarwurzelprobe 491
– *Hermansky-Pudlak* 491, 533
– Konduktorinnen 425, 426, 533
– Nervenfaserkreuzung 425
– okulokutaner 533
– Tyrosinasemangel 490
– tyrosinasenegative Form 533
– tyrosinasepositive Form 533
– VEP 1027
– X-chromosomal vererbter 533
Albright-Syndrom (fibröse Dysplasie)
   511
Albumin 1334, 1347
– Urinwerte 1345
Albumin-Liquor-Serum-Quotient
   1347
Alcianblau-Färbung 1093
Aldoseruktase 1129
Aldosteron 1348
Alexie 149
Alfentanil 595
Alkaliverätzung 48
Alkaptonurie (s. Ochronose) 491
Alkoholismus 144, 169
– Pupillenstörung 169
– Tabak-Alkohol-Amblyopie 525,
   1026
Allele 1296
Allergie/allergisch(e)
– Ektropium 175
– Konjunktivitis 212–214
Allgemeinanästhesie
   (s. auch Anästhesie) 584, 593–598
Allgemeinerkrankungen 456–526
– bakterielle Entzündungen (s. dort)
   474–476
– Chromosomenerkrankungen
   (s. dort) 457–461, 1301
– endokrine Erkrankungen (s. dort)
   465–468
– gastrointestinale Erkrankungen
   (s. dort) 469, 470
– genetische Erkrankungen, Kinder
   541
– hämatologische Erkrankungen
   (s. dort) 471–474
– Haut- und Schleimhaut-
   erkrankungen (s. dort) 513–521
– Herzerkrankungen (s. dort) 150,
   456, 457
– Hörstörungen (s. dort) 470
– infektiöse und entzündliche
   Erkrankungen (s. dort) 474–484,
   530–532
– Kollagenosen/rheumatoide
   Erkrankungen 461–465

– Lungenerkrankungen (s. dort)
   505, 506
– metabolische Erkrankungen (s. dort)
   490–501, 542
– Muskelerkrankungen (s. dort) 501
– Nierenerkrankungen (s. dort) 506,
   507
– Phakomatosen (s. dort) 502–505
– Pilzerkrankungen/-infektionen
   (s. dort) 63–71, 208, 209, 240, 241,
   262, 364, 476, 479, 480
– Rickettsiosen 482
– Sarkoidose (s. dort) 157, 278–280,
   485, 541
– Skeletterkrankungen (s. dort)
   507–513
– Spirochäten (s. dort) 482–484
– Tumoren/karzinomassoziierte
   Erkrankungen 433–453, 490
– vaskuläre Erkrankungen (s. dort)
   521–524, 853
– Virenerkrankungen (s. dort)
   486–489
– Vitamin, Störungen des Vitamin-
   haushalts (s. dort) 524–526
– Wurmkrankheiten (s. dort) 144,
   476–478
Alopecia totalis 172
Alphabet-Symptom 122
Alphagalaktosidasemangel 495
Alport-Syndrom 506
– Definition 1296
– Differentialdiagnose 846
ALT (Alanintransferase) 1334
Alterssichtigkeit (Presbyopie) 551,
   552, 563, 1321
Alterswarze 180
AMA/MAK (antimitochondriale
   Antikörper) 1334
Amadori-Umlagerung 1129
amakrine Zellen 1296
Amaurose/Amaurosis 551
– Amaurosis fugax 150, 344, 522
– – Differentialdiagnose 832
– – Herzerkrankungen 150
– – ipsilaterale 522
– – Karotisstenose 150
– – Migräne 150
– – Definition 1296
– *Leber*-Amaurose (s. dort) 392, 394,
   546, 989, 1314
Amblyopie 77, 102, 106, 146
– bilaterale 106
– Definition 1296
– Deprivationsamblyopie (s. dort)
   106, 315
– Katarakt 536
– kongenitale 535, 536
– meridionale 106
– Okklusionsamblyopie 535
– Ptosis 173
– refraktionsbedingte 106
– Schielamblyopie 106, 117
– Stimulusdeprivationsamblyopie
   106, 117, 118
– Tabak-Alkohol-Amblyopie 525, 1026
– Therapie 117, 118
– VEP 1022
ambulante Eingriffe, Anästhesie 585
AMD (altersbedingte Makula-
   degeneration) 52, 324–332, 430,
   870, 898

– Angiographie 924, 925
– Antiangiogenese 332
– atrophische Form 325
– disziforme 327
– Epidemiologie 324
– erworbene degenerative 870
– exsudative Form 326–332
– geographische Atrophie 325
– MF-ERG 1031
– *Junius-Kuhnt* 899, 1070
– Oxidationsprozesse 324
– Therapie 330
– – Gasinjektion 769
– – Gentherapie 332
– – Laserkoagulation 330
– – operative Verfahren 331
– – photodynamische Therapie (PDT) 332
– – Radiotherapie 331
– – t-PA 769
– – transpupilläre Thermotherapie (TTT) 332, 333, 449, 784
– trockene 325
Ametropie 106, 562–567
– Definition 1296
Amikacin 1213
– Drug-Monitoring 1344
Aminoazidurie 413
ε-Aminocapronsäure 15
Aminoglykoside 1213
δ-Aminolävulinsäure, Urinwerte 1345
Aminosäuremetabolismus 490–493
– Ahornsirupkrankheit 492
– Albinismus (s. dort) 115, 425, 426, 490, 491
– Alkaptonurie (s. Ochronose) 491
– *Hartnup*-Erkrankung 491
– Homozystinurie (s. dort) 18, 309, 492
– Hyperornithinämie (Atrophia gyrata) 397, 492
– Hypertyrosinämie (*Richner-Harnhart*) 493
– Sulfitoxidasedefekt 492
– Zystinose 491
Amiodaron 1206
– VEP 1026
Ammoniak 48, 1334
Amöbiasis 480
Amoxicillin 1218
Amoxicillintrihydrat 1218
Amphotericin B 1213, 1221
Ampicillin 58
Ampicillinnatrium 1218
Ampicillintrihydrat 1218
Amplituden-Intensitäts-Funktionen 986
Amsler-Test 140, 326, 1095
– Zeichen 268
Amylase
– α-Amylase 1334
– – Urinwerte 1345
– – Färbezusatz 1094
Amyloiddegeneration, Hornhaut 228
Amyloidose 499
– Bindehaut 204
– familiäre, Glaskörper 369
– Hornhaut 232
– *Meretoja* 232, 499
– Pupillenstörung 169
ANA (antinukleäre Antikörper) 283, 464, 465, 541, 1334

Analgetika 586
– Narkoanalgetika 1225, 1226
– Toxizität 599
Analgosedierung 591, 593
Anämie 144, 471
– perniziöse 144, 471
– – „intrinsic factor" 471
– Sichelzellanämie 352, 473, 474, 1325
Anaphylaxie/anaphylaktische Reaktionen 600, 604, 605
– Phakoanaphylaxie 302
– Schock, anaphylaktischer 606
– Schweregrade 605
– „slow reacting substance of anaphylaxis" (SRS-A) 1264
Anästhesie/anästhesiologische Verfahren in der Ophthalmologie 583–606
– Allgemeinanästhesie 584, 593–598
– ambulante Eingriffe 585
– Analgosedierung 591, 593
– Anästhesieverfahren 584
– Blockaden von Gesichtsnerven (s. dort) 603, 604
– Blockanästhesie 605
– dissoziative 592
– Intubation (s. dort) 587
– Kombinationsverfahren 601
– Lagerung, intraoperative 585
– Leistungsfähigkeit, postoperative 586
– Leitungsanästhesie 591, 598
– Lokalanästhesie (s. dort) 591, 598–603, 1253
– „monitored anesthesia care" 584, 591
– Narkoseuntersuchung 537
– Parabulbäranästhesie 603, 687
– Patientenvorbereitung 586–590
– Peribulbäranästhesie 687
– Plexus brachialis 585
– präoperative Untersuchungen 587–589
– Regionalanästhesie 584
– Retrobulbäranästhesie 601–603, 687
– Schmerztherapie, postoperative 598
– „stand by" 584
– TIVA (total intravenöse Anästhesie) 594
– Tropfanästhesie 601
– Visite, präanästhesiologische 587
– Zwischenfälle/Komplikationen 586
– – Behandlung 604–606
Anästhesiesprechstunde 586
Anästhetika
– Lokalanästhetika (s. dort) 599, 600, 1202, 1253, 1256
– ophthalmologische 1253
ANCA (antineutrophile zytoplasmatische Antikörper) 1334
Ando-Iridektomie 313
Aneurysma 168
– Makroaneurysma 354
– Mikroaneurysmata 337, 866, 928, 1316
Angiographie 917–959
– Fluoreszeinangiographie (s. dort) 265, 328, 335–340, 347, 349, 362, 391, 412, 917–962

– Indocyanin-/Indocyaningrün-angiographie (s. dort) 917–925, 962, 963
– Nebenwirkungsraten 923
– topographische 963, 964
– zerebrale 84
„angioid streaks" 333, 334
– Akromegalie 468
– Angiographie 956
– Definition 1296
– *Ehlers-Danlos* 513, 1304
– Fettstoffwechselstörung 494
– *Gardner* 469
– Ostitis deformans (*Paget*) 512
– Sichelzellanämie 474
– Systemerkrankungen 859
Angiokeratoma corporis diffusum 495
Angiom 220
– Hämangiom (s. dort) 77, 78, 88–90, 220, 515, 784, 890, 905, 913, 951, 1071
– Lymphangiom, orbitales (s. dort) 89, 90, 220, 1078
Angiomatose/Angiomatosis
– Angiomatosis retinae von *Hippel* 438, 504, 950
– enzephalotrigeminale 502
– Sternchenangiome (Spider-Nävi) 631
Angioödem, Lider 187, 188
Angioscan 961
Angiotensin-converting-Enzym (ACE) 280
– Angiotensin-I-converting-Enzym 280
– Enzym-Hemmer 1206
„angle-recession-glaucoma" 306
Anhidrose 166
Anionenlücke 1334
Aniridie
– Definition 1296
– *Wilms*-Tumor 507, 533
Aniseikonie 1062
– Definition 1296
Anisokorie 165–169
– Definition 1296
– Diagnose 168
– Differentialdiagnose 861
Anisometropie 106, 117, 562
– Definition 1296
ANK (s. Korrespondenz, anomale) 103, 105, 106, 123, 1296
Ankyloblepharon 174
– Definition 1296
Anomaliequotient 1114, 1274
Anomaliewinkel 106
Anomaloskop 1113
Anophthalmus 529
– Definition 1296
Antazolin 1261
Antazolinphosphat 1261
Antazolinsulfat 1261
Antiangiogenese, AMD 332
Antiarrhythmika 589
Antibiotika 1213–1220
– hochkonzentrierte 239
– Kombination mit Kortikosteroiden 1259
– Polypeptid-Antibiotika 1218
– topische 1254, 1255
Anticholinergika 1248

Antidepressiva 1205
- tetrazyklische 1205
- trizyklische 1205
Antidiabetika 590
Antigene
- CA 19-9 („gastrointestinal cancer antigen") 1349
- CASA („cancer associated serum antigen") 1349
- CD-Antigene 1161
- HLA-Antigene (s. dort) 266
- PSA (prostataspezifisches Antigen) 1349
- SCC („squamous cell carcinoma antigen") 1349
- Zellen, antigenpräsentierende 1163
Antigenpräsentation 1164
Antiglaukomatosa (s. Glaukom, Medikamente) 1198–1202, 1230–1238, 1252
Antihistaminika 57, 1210, 1258, 1261, 1262
Antihypertensiva 589
Antikardiolipinautoantikörper 465
Antikörper 84, 1162
- Acetylcholinrezeptor-Antikörper 154
- antimitochondriale (AMA/MAK) 1334
- antineutrophile zytoplasmatische (ANCA) 1334
- antinukleäre (ANA) 283, 464, 465, 541, 1334
- Autoantikörper, Anti-Kardiolipin 465
- diagnostische 887
- endokrine Orbitopathie 84
- FTA-ABS (Fluoreszenz-Treponema pallidum-Antikörper-Absorptionstest) 250, 361
- LATS („long-acting thyroid stimulator") 1314
- MAK 84
- Retinoblastom 888
- TAK 84
- TRAK 84
Antimetaboliten 725
Antimykotika 1213, 1214, 1221, 1222
Antioxidantien 326, 1101
Antiparkinsonmedikamente 1209
Antiphlogistika, nichtsteroidale 1223, 1224, 1258
- topische 1261
α_2-Antiplasmin 1343
Antirheumatika 1207
Antistaphylolysinreaktion 1334
Antistreptolysin O 1334
Antithrombin 1342
Antithrombinmangel 151
Anton-Syndrom 148
- Definition 1296
Aorta (A.)
- A. carotis, Insuffizienz 522
- Aneurysma 511
- Koarktation (Aortenisthmusstenose) 523
Aortenbogensyndrom (Takayasu) 150, 521, 1327
Aortitissyndrom 521
APC-Resistenz (DNA-Analyse) 1343

Apert-Syndrom 80, 510
- Definition 1296
- Differentialdiagnose 834
Aphakie 565
- Begutachtung 1284, 1285, 1287
- Definition 1296
- Glaukom 310
- Netzhautablösung 745
- Pseudophakie 310, 745, 1284
- refraktive Chirurgie 792
APMPPE (akute posteriore multifokale plaquoide Pigmentepitheliopathie) 283, 428
- Angiographie 925, 952
- Definition 1296
Apolipoprotein 1335
- A1 1335
- B 1335
Aponeurosendefekt, Ptosis 163
apoplektisches Gliom 60
Apoptosis 1168
Apostilb 1111, 1194
Applanation
- Defintion 1296
- Tonometrie 1036, 1037
Apraclonidin 319, 1232
Apraxie 160
- okulomotorische (Cogan) 544
Aquäduktstenose 145
Äquivalent, sphärisches 1192
Arachnodaktylie 400, 511, 541
Arachnoiditis, chiasmale 1301
Arago-Phänomen 1112
Arbeitsbrillen 565
arbeitsmedizinische Kriterien 1269
Arcus juvenilis (Embryotoxon anterius) 1296, 1304
- Defintion 1286
Arcus senilis (s. Gerontotoxon/Pseudogerontotoxon) 213, 226, 233, 910
- Definition 1286
Arden-Quotient 387, 1012
Area
- Area-17 1198
- Area striata 1109
Argon-Laser (s. Laser) 55, 342, 778, 780, 781, 785
Argyll-Robertson-Pupille 169, 361, 483
- Definition 1296
Arlt-Linie 1297
Arm-Retina-Zeit 345, 918
Arnold-Chiari-Syndrom 1297
ARN-Syndrom (Retinanekrose) 270, 276
- Definition 1297
ARPE (akute retinale Pigmentepitheliitis) 284
Artefaktunterdrückung 980
Arterien/Arteria/Arteriae (A.)
- A. hyaloidea persistens
- - Angiographie 957
- - Pathologie 896
- A. infraorbitalis 98
- A. lacrimalis 98
- A. ophthalmica 98
- A. temporalis 142
- - Biopsie 142
- - Endarteriektomie 345
- - Pulsation, Defintion 1297
- Verschluß, retinaler 25, 343

- - Angiographie 925, 926
- - Arterienastverschluß (AAV) 344, 925
- - Zentralarterienverschluß 25, 343, 344, 895, 925
- - Ziliararterien/zilioretinale A. 98, 343
- - - lange hintere 98
- - - vordere 98
Arteriitis
- Panarteriitis nodosa/Periarteriitis nodosa 461, 462
- Riesenzellarteriitis (s. dort) 141, 343, 914
- temporalis 150, 461, 1297
- - Horton 141, 343, 461
- - okkulte 461
Arteriosklerose 141, 521
Arthritis 461, 462
- Polyarthritis, Uveitis 150, 271
- rheumatoide 271, 463
- - juvenile chronische (Still) 271, 464, 541
- - Skleritis 463
- - Uveitis 271
Arthroophthalmopathie, hereditäre progressive (Stickler) 399, 400, 512, 865, 1001
Arthus-Reaktion (Immunkomplexkrankheit) 1167
Articain 1256
Arzneimittelexanthem 519
ASA-Klassifikation 588
Ascher-Syndrom 1297
A-Schielform 1297
Ascorbinsäure 50
Aspartataminotransferase (AST/GOT) 1335
Aspergillose 364
Aspergillus 67
asphärisch, Definition 1297
AST/GOT (Aspartataminotransferase) 1335
Asthenopie 103, 107, 118, 553
- Definition 1297
- Differentialdiagnose 827
Astigmatismus 19, 117, 229, 563, 1103
- Definition 1297
- Differentialdiagnose 880
- erworbener 19
- gerade Achslage 117
- irregulärer 555
- Keilresektion 803
- Keratoplastik 674
- Korrektur
- - inzisionale 801–803
- - mittels Excimerlaser 799
- refraktive Chirurgie 791
- schräge Achslage 117
- Skiaskopie 557
Astrozytom, retinales 439, 504
- Pathologie 891
- Riesenastrozyten 891
A-Symptom 104, 131, 135
Ataxie/Ataxia
- Friedreich 145
- kontralaterale 155
- teleangiectatica 502
Atherosklerose 522
Atkinson-Lidakinesie 1297
Atopie 212
Atopiefalte 520

atopische Dermatitis 187, 259, 520
ATP/ADP-Quotient 1125
Atracurium 595
Atropa belladonna 1297
Atrophia
– areata, ERG 996
– gyrata (Hyperornithinämie) 397, 398, 492
– – Aderhautdystrophie, Atrophia-gyrata-ähnliche 397, 398
– – Definition 1297
– – ERG 996
– – Histologie 397
Atropin 115, 1248
– Gegenmaßnahmen 115
– Penalisation 118
AUB 1286
– 88 1286
– alt 1286
Aufdecktest 110
Auflösungsvermögen des Auges 549, 1106, 1109
– zeitliches 1120
Augapfel, Perforation 701
Auge(n)
– Auflösungsvermögen 549, 1106, 1109
– Bewegungen (s. auch dort) 100
– – Duktionen 100, 109
– – Folgebewegungen 102
– – Vergenzen 100
– – Versionen 100, 109
– Bewegungsstörungen (s. dort) 158–162
– Entwicklung, Chronologie (s. dort) 1154–1157
– Innendruck (s. dort) 54, 116, 291, 596, 722, 856, 1035–1037, 1105, 1126
– Motilitätsstörung 35
– schematisches Auge nach *Gullstrand* 1100, 1193
– trockenes Auge 196, 839
– Ultraschalluntersuchung, vorderer Augenabschnitt 1063
Augenbecher 1154
Augenbecherspalte 1154
Augenbewegung 1120, 1121
– schmerzhafte 827
Augenbläschen 1154
Augenmuskeln (s. Muskel/M.)
Augenschmerz, Differentialdiagnose 827
Augenwippen 162
Autoantikörper, Anti-Kardiolipin 465
Autofluoreszenz 918, 921
Autoimmunerkrankung 215
Autoimmunuveitis 1170
– experimentelle (EAU) 1170
Autorefraktoren 554
Autorotationskeratoplastik 678
autosomal, Definition 1297
autosomale Vererbung 145
– dominante 145, 376, 377, 1178
– – Optikusatrophie (DOA) 145
– rezessive 145, 377, 1178
– – Optikusatrophie (ROA) 145
Avellino-Hornhautdystrophie 233
AVI-Umkehrer 759
Axenfeld-
– Hornhautanomalie 236

– Konjunktivitis (Waisenkonjunktivitis) 210
– Syndrom 236
– – Definition 1297
Axenfeld-Rieger-Anomalie 311, 529
– Genetik 1182
axoplasmatischer Fluß 1297
Azathioprin 1172
Azelastin 1261
Azetazolamid 318, 1238
Azidamphenicol 1254
Azlocillin-Natrium 1217
AZOOR (akute zonale okkulte äußere Retinopathie) 428
Aztreonam 1219

B
Babinski-Zeichen 471
Bacampicillin 1217
Bacitracin 1218, 1254
Bagolini-
– Gläser 112
– Lichtschweiftest 113, 114, 561, 1297
bakterielle Entzündungen 474–476
– Botulismus 474, 475
– Brucellose 475
– Diphtherie 475
– Endophthalmitis, bakterielle 70, 71, 773
– – metastatische 475, 476
– Gonorrhoe 475
– Keratitis, bakterielle 65, 66, 238–240
– Konjunktivitis, bakterielle 205
– Mykobakterien, Erkrankungen durch (s. dort) 479
– Tularämie 476
– Ulkus, bakteriell 64, 65–67, 239
bakteriostatische Medikamente 1212
bakterizide Medikamente 1212
Balint-Syndrom 1298
Ballon-(plomben)-Tamponade 751
Ballonzellen 886
Banden, oligoklonale 143
Bandkeratopathie 227, 910
– Definition 1298
Bandwurm (s. Wurmkrankheiten) 476–478
Bangerterfolie 118
Barbiturate 594, 1204
Bardet-Biedl-Syndrom 419
– ERG 992
Bärenspuren/-tatzen („bear tracks") 444, 469, 946
– Definition 1297
Barkan-
– Kontaktglas 731
– Membran 314
– – Definition 1298
BARN-Syndrom (Retinanekrose) 270, 276, 278, 489
– Definition 1297
Barraquer-Spatel 695
Basaliom 912, 913
– Lid 181, 182, 185
– sklerosierende Form 93
Basalzellen
– Epithelium 181
– Karzinom 181
– Naevussyndrom (*Götz-Gorlin*) 182, 515, 858

– Papillom 180
Basedow-Erkrankung 84, 1298
Basiskurve, Kontaktlinse 570
Basissekretionstest (*Jones*) 1089
basoaxiale Projektionen 1080
Bassen-Kornzweig-Syndrom 420, 494
– Definition 1298
Bastedo-Dosierungsregeln 1211
Batten-/Batten-Mayou-Erkrankung (Zeroidlipofuszinosen) 495
– Definition 1298, 1330
– ERG 993
„battered-child-syndrome" 544
Battle-Zeichen 1298
Bäumchenfigur 28, 243
B-Bild-Sonographie 89, 1060
BDUMP (bilaterale diffuse uveale melanozytäre Proliferation) 443, 490
„bear tracks" (Bärenspuren/-tatzen) 444, 469, 946, 1297
Beaver-Dam-Studie 326
Becherzellen 1141
– Definition 1298
Bechterew-Erkrankung 461
– Uveitis 271
Befunolol 1236
Behçet-Erkrankung 262, 283
– Definition 1298
Behr-Syndrom 1298
Beleuchtungsstärke 1111, 1194
– Definition 1298
Bell-
– Lähmung 1298
– Phänomen 172
– – Definition 1298
Benedikt-Syndrom 136, 155
– Definition 1298
Bengalrosafärbung 195, 1088
Benson-Hyalose, asteroide (s. dort) 369, 829, 1065, 1297
Benzalkonium 1203
Benzatropin 1209
Benzbromaron 1210
Beratung, genetische 1184, 1185
Berechnungsgesetze, *Snellius* 1326
Berechnungsindex 1300
Berger-Raum 1298
Bergmeister-Papille 367, 873, 1156
– Definition 1298
Beri Beri-Syndrom 525
Berlin-Ödem (s. Commotio retinae) 23, 357, 1298, 1302
Berman-Lokalisator 1298
Berufsgenossenschaftlicher Grundsatz G37 1267
Berufsunfähigkeit 1271
Bestandpotential (s. auch „oscillations") 387, 1009
Best-Erkrankung (vitelliforme Makuladegeneration) 409, 410
– Angiographie 942
– Definition 1298
– EOG 1014
– Histologie 410
Bestrahlungsretinopathie 355
Bestrahlungsstärke 1194
A-Betalipoproteinämie 420
– ERG 992
Betablocker 316, 1200, 1234
– Nebenwirkungen 316

Betametasondihydrogenphosphat 1258, 1260
- Betametason-21-dihydrogen-phosphat 1258
Betaxolol 316, 1236
Beweglichkeit, Begutachtung 1281
Bewegungen/Augenbewegungen 100
- Abduktion 101
- Adduktion 101
- Dextroversion 101
- Dextrozykloversion 101
- Divergenz 101
- Exzyklodukion 101
- Exzyklovergenz 101
- Infraduktion 101
- Infraversion 101
- Inzykloduktion 101
- Inzyklovergenz 101
- Kardinalbewegungen 100
- Konvergenz 101
- Lävoversion 101
- Lävozykloversion 101
- Supraduktion 101
- Supraversion 101
- Zyklovergenz 101
Bewegungsstörungen, supranukleäre 158–162
- Blicklähmungen 158–160, 1283
- Eineinhalbsyndrom 159
- *Hertwig-Magendie*-Schielstellung 159, 1309
- Nystagmus (*s. dort*) 119, 160–162, 508, 544, 553, 1318
- Ophthalmoplegie, internukleäre 133, 154, 159, 1319
- Störungen des langsamen Folgesystems 160
Bichrome-Balance-Test 1299
Bielschowsky-
- Kopfneigetest 132, 158
- - Definition 1299
- Verdunkelungs-Test 128
- - Definition 1299
Bielschowsky-Jansky-Syndrom 871
- Definition 1299
Bietti-
- Dystrophie, kristalline
- - Definition 1299
- - diffuse Form 398, 399
- - ERG 996
- - regionale Form 414, 415
- Keratopathie 227
Bifokalbrille 104, 564
bildgebende Verfahren 961–972
- Computertomographie (*s. dort*) 1081–1083
- Duplexverfahren/-sonographie 77, 1060
- Elektrookulographie/Elektro-okulogramm (*s.* EOG) 386, 387, 1009–1015, 1304
- Kernspintomographie (*s. dort*) 1083–1085
- Kohärenztomographie, optische (OCT) 970–972, 1062
- Magnetresonanztomographie (MRT) 1083
- multifokale Elektroretinographie/Elektroretinogramm (*s.* MF-ERG) 385, 1028–1033
- Röntgenuntersuchungen (*s. dort*) 1079–1081

- Scanning-Laser-Ophthalmoskopie (*s.* SLO) 961–970
- Szintigraphie (*s. dort*) 196, 280, 1081
- Ultraschall (*s. dort*) 53, 743, 1059–1079
Bildschirm 1270
Bildschirmarbeitsplatz 1267, 1270
Bildschirmlesegeräte 566
Bildsprung 1299
Bildweite 1099
Bilharziose (Schistosomiasis) 478
Bilirubin 1335
Bindegewebseinwachsungen 708
Bindehaut (Tunica conjunctiva) 203–224
- Amyloidose 204, 499
- Angiom 220
- Biopsie, Sarkoidose 280
- Bulbustrauma, spitzes 26, 27
- Blutung, subkonjunktivale (*s.* Hyposphagma) 10, 845
- Chemosis 10, 844, 1301
- CIN (konjunktivale intraepitheliale Neoplasie) 219, 905
- Conjunctiva (C.)
- - C. bulbi 203
- - C. tarsi 203
- Definition 172, 1302
- Degenerationen 204, 205
- elastoide, Histopathologie 904
- Dysplasie, konjunktivale 219, 220
- Einriß 26
- Erosion 50
- Fieber, pharyngokonjunktivales 207, 488
- Fornix conjunctivae 1306
- Fremdkörperverletzungen, konjunktivale 36–39
- Gefäßversorgung 1147
- Glaukomchirurgie
- - Bindehautknopflöcher 719
- - Bindehautlappen 715, 716
- Granulom, pyogenes 220
- H. zoster ophthalmicus 186, 210
- Hyperplasie, pseudoepitheliomatöse 219
- Infektion/Entzündung (*s.* Konjunktivitis)
- Injektion, konjunktivale 69
- Katarakt-OP, Bindehauteröffnung 690
- Keratose, aktinische 220
- Konjunktivodakryozystostomie 615
- Konjunktivitis (*s. dort*)
- Konjunktivorhinostomie 612
- Medikamentenüberempfindlichkeit 212
- Melanom 223, 224, 907
- Melanose (*s. dort*) 222–224
- Naevus (*s. dort*) 223, 517, 904, 905
- Papillen 213
- Papillom 219
- Pathologie 219
- Pflastersteine 213
- Pigmentierung, Differentialdiagnose 845
- Pinguekula 204
- Plexus, konjunktivaler 255
- Pterygium 204, 680
- Rhabdomyosarkom 222

- Transplantat/Transplantation 27, 204
- Tumoren
- - gutartige 219, 220
- - lymphoide 220, 221
- - maligne 221, 222
- - Plattenepithelkarzinom, Pathologie 906
- - Präkanzerosen 220, 221
- - Verfärbung, Differentialdiagnose 845
- Xanthogranulom, juveniles 220
- Zysten 205
- Zytologie 213
Bindehautdeckung 29
Binkhorst-Modell 1061
Binokularabgleich 561
Binokularsehen/-visus 103, 113, 553, 554, 561
Binokulus 15
BIOM (binokulares indirektes Ophthalmomikroskop) 759
Biometrie 1061, 1062
- Laserinterferenzbiometrie 1062
- Ultraschallbiometrie (*s. dort*) 1061, 1062
Bipolare/Bipolarzellen
- Definition 1299
- „off"-Bipolare 1108
- „on"-Bipolare 976, 1108
„bird-shot"-Retinopathie (Schrotschuß-Retinochorioideopathie) 282, 429
Birkhäuser-Sehtafeln 552
Bitot-Flecken 524
- Definition 1299
Bjerrum-Skotom 292, 298, 366
- Definition 1299
„black sunburst lesions" 352
„black-ball", Hyphäma 306
Blaublindheit (Tritanopie) 425, 1113
- Definition 1329
blaue Skleren 854
Blau-gelb-Perimetrie 1051, 1052
Blau-Opsin-Gene 425
Blauschwäche (Tritanomalie) 1113
- Definition 1329
Blausehen (Zyanopsie), Differentialdiagnose 830
Blauzapfen 1112
- Monochromasie 424
- - ERG 993
- - Konduktorinnen 424
- Trichromasie 1113
BLD (basale lineare Ablagerungen) 899
- Definition 1299
Blei 1335
- Netzhautveränderungen 356
- Urinwerte 1345
Blendung/Blendempfindlichkeit 1118–1120
- Arten 1118
- Begutachtung 1280
- *Holladay*-Blendformel 1119
Blenorrhoe
- Definition 1299
- Einschlußblenorrhoe 62
- Gonoblennorrhoe 62
Blepharitis (B.)
- Akne 189

– B. angularis 185, 188, 210
– B. squamosa 188
– Definition 1299
– Differentialdiagnose 838
– Rosaceablepharitis 190
– seborrhoische 189, 197
– – ölige Form 189
– – trockene Form 189
– Staphylokokkenblepharitis (s. dort) 185, 188
Blepharochalasis 178
– Definition 1299
Blepharophimose 163, 173, 175
– Definition 1299
Blepharoplastik 632, 633
– Definition 1299
Blepharoptosis 1299
Blepharospasmus 48, 52, 164, 176, 178
– Definition 1299
– Differentialdiagnose 828
– essentieller 164
– okulärer 164
Blessig-Iwanoff-Zysten 892
– Definition 1299
Blickfeld 1115, 1121
Blicklähmungen 158, 159
– Begutachtung 1283
– horizontale 159
– vertikale 159
Blicklinie 99
Blickparesen 1152
Blickrichtungen, diagnostische 108
Blickzentrum 1148
– horizontales 1148
– vertikales 1148
blind/Blindheit/Erblindung
– Begutachtung 1290, 1291
– – DOG-Richtlinien 1291
– beidseitige passagere 151
– Farbenblindheit 1113
– – Blaublindheit (Tritanopie) 425, 1113, 1329
– – Grünblindheit (Deuteranopie) 425, 1113, 1303
– – Rotblindheit (Protanopie) 425, 1113, 1321
– Flußblindheit (s. Onchozerkose) 274, 275, 477
– Kinder, Untersuchungen bei Blindheitsverdacht 545, 546
– kortikale Blindheit 546
– – VEP 1028
– Migräne 150, 151
– Nachtblindheit (s. dort) 390, 422, 524, 831, 994
– Rindenblindheit 148
– Schneeblindheit (Keratoconjunctivitis nivalis) 52
– Tagblindheit 831
– Ursache 324
blinder Fleck, Vergrößerung 1056
Blitz-VEP 387, 1015, 1017
Bloch-Sulzberger-Syndrom (Incontinentia pigmenti) 426, 427, 516, 547
– Definition 1299, 1311
Blockaden von Gesichtsnerven 603, 604
– sensorische Nervenblockade 604
Blockanästhesie (s. auch Anästhesie) 605

„blow-out"-
– „blow-out-patch" 679
– Fraktur (Orbitabodenfraktur) 8, 15, 46, 83, 84, 131 – 134, 153, 545, 655, 661
– – Definition 1299
– – Operation 661
Blutagar 65, 70, 240
Blutgase 1335
Bluthochdruck 141, 150, 523
– Antihypertensiva 589
Blut-Kammerwasser-Schranke 319, 1126
– Fluorophotometrie 1088
– Immunologie 1170
Blutkörperchensenkungs-geschwindigkeit (BSG) 343, 1340
Blut-Retina-Schranke 1170
Blutung
– Aderhaut 24
– – bei Glaukomchirurgie 719, 723
– – bei Katarakt-OP 703
– Bindehaut (s. Hyposphagma) 10, 845
– Chorioidalblutung, expulsive 703
– Glaskörper 20, 149, 755, 756, 762, 765, 830, 865, 1065
– intraokuläre 12
– Iris, Glaukomchirurgie 719
– Makula 769
– Netzhaut 23, 866, 867
– Pupillenrandblutung 141
– subkonjunktivale (s. Hyposphagma) 10, 845
– Vorderkammer 14
– Ziliarkörper, Glaukomchirurgie 719
Blutzuckereinstellung (s. auch Diabetes) 337
BMD („basement membrane deposit") 899 – 902
– Histopathologie 902
BNS-Krämpfe 543
Bodianfärbung 1093
Boeck-Erkrankung 1300
Bogengrad (s. auch Strabismus) 104
Bogenminuten 105
Bogenskotom 1300
Borreliose 482, 483
– Lues (s. Syphilis) 157, 250, 361, 362, 428, 483
– Lyme „disease" 482
– Rückfallfieber 483
– Uveitis 271
Botulinumtoxin 86, 120, 130, 132, 164, 178
– Botulinum-A-Toxin 1205
Botulismus 474, 475
Bourneville-Pringle-Erkrankung 439, 504, 542
– Definition 1300
Bowen-Erkrankung 221
Bowman-
– Schicht 28, 225, 1144
– – Definition 1300
– Sonde 617
Brachytherapie 449
Braille-Schrift 566
Brauenhebung 633
Brauenptosis 177, 631, 633
Bräunungsmittel 356
„break-point" 112

„break-up-time" (Tränenfilm-aufreißzeit) 195, 1088
Brechkraft 1190
– Gesamtbrechkraft 1100
Brechung
– Definition 1303
– Doppelbrechung 1303
Brechungsgesetz 1190
Brechungsindex 1099, 1190, 1300
Brechwert 1190
– Scheitelbrechwert (s. dort) 571, 1190, 1192, 1194
Brechzahl 1190, 1193
Brechzentrum 597
Brennpunkt 1190
Brennweite 1099
Brille
– Arbeitsbrillen 565
– Bifokalbrille 104, 564
– Brillenglasstärkenbegrenzung 1281
– Brillenkorrektur bei Strabismus 117
– Brillenzuschlag 1286, 1287
– Einfachgläser 564
– Ersatzbrille 1281
– Fernrohrbrillen 566
– *Frenzel*-Brille 161
– Gleitsichtbrillen 564
– Kinderbrillen 117
– Multifokalbrillen 564
– Penalisation 118
– prismatische Wirkung, Brillenglas 104
– Sonnenbrillen 1102
– Trifokalbrillen 564
– vergrößernde Sehhilfen 565
– Verordnung, praktische 539, 562 – 567
Brimonidin 319, 1232
Brinzolamid 1240
Brivudin 278
– ARN 278
– BARN 278
bröcklige (granuläre) Hornhaut-dystrophie 231
– Definition 1300
Bronchialkarzinom 93
Bronze-Diabetes 498
Brown-Syndrom 121, 131, 153, 219, 545
– Definition 1300
Brucellose 475
Bruch-Membran 324, 405
– Definition 1300
– bei *Sorsby*-Fundusdystrophie 405
Brücke-Muskel 1103
Brückner-Test 110
Brushfield's-„spots" 858
– Definition 1300
Brushfield spots 460
BSG (Blutkörperchensenkungs-geschwindigkeit) 343, 1340
Buchstabenphänomen 134
– A-Inkomitanz 134
– A-Symptom 104, 131, 135
– V-Inkomitanz 134, 157
– V-Symptom 104, 131, 135
Buerger-Syndrom 1300
bulbär
– Defintion 1300
– Hirnsymptomatik, bulbäre 603
Bulbus
– Anatomie 1140

Bulbus
- Druckschmerz 142
- Embryologie 1137
- Enukleation 12
- Massage 344
- Maßeinheiten 1187
- Phthisis bulbi, sonographische Besonderheiten 1072
- Protrusio bulbi 57, 76
- Trauma
- - spitzes 26–36
- - - Bindehaut 26, 27
- - - Hornhaut 27
- - - Muskeln, extraokulare 35, 36
- - - Ophthalmie, sympathische 14, 29, 33–35, 73, 1327
- - stumpfes (Contusio bulbi) 9–26
- - - Glaskörperveränderungen 21
- - - Hornhautödem 11
- - - Netzhautablösung 745
- - - Prädispositionsstellen 11
- - - Primärenukleation 12
- - - Skleraruptur (Bulbusruptur) 11, 13, 15, 20, 32, 513
- - - Vorderkammer (s. dort) 14
„Bull's eye"-Makulopathie
- Angiographie 937
- Differentialdiagnose (Elektrophysiologie) 990
Bündel, papillomakuläres 23, 1320
Bundesgrenzschutzgesetz (BGG) 1288
Bundesseuchengesetz (BSeuchG) 1288
Bundesversorgungsgesetz (BVG) 1288
Buphthalmus 313, 537
- Definition 1300
- Differentialdiagnose 841
Bupivacain 1256
Buprenorphin 1225
Burow-Dreiecke 626
Busacca-Knötchen 264, 485, 858
- Definition 1300
Busulfan 1209
BUT 195
B-Zellen 1160, 1161

C
C/D-Ratio 1301
CA („gastrointestinal cancer antigen") 1349
CaO 48
Ca[OH]$_2$ 48
CAB (Zelluloseazetobutyrat) 569
Café-au-lait-Flecken 503, 541
- Definition 1300
Caldwell-Projektion/-Aufnahme 1079
- Definition 1300
Callender-Klassifikation 448
cAMP (zyklisches Adenosinmonophosphat), Urinwerte 1346
Camsilon (Edrophoriumchlorid) 154
Canaliculus/Canaliculi
 (s. auch Kanalikulo)
- C. lacrimales 1140
- Stenosen 615
- Verletzung 6
Candela (cd) 1049, 1111, 1194
- Definition 1300
Candida 67
- Keratomykose 68
Candidiasis 364

Candy-Streifen-Zeichen 306
„can opener"-Technik, Katarakt-OP 690
Canthaxanthin 1210
- Netzhautveränderungen 356
Canthaxanthinmakulopathie 357
CAR (karzinomassoziierte Retinopathie) 429, 490
- Definition 1300
- ERG 1000
- Pseudoretinopathia pigmentosa 490
Carbachol 317, 1242
Carbamazepin, Drug-Monitoring 1344
Carbomer (Polyacrylat) 1264
Carboxymethylcellulose 1263
Carcinoma
- in situ 219, 905
- sebaceum (Meibom-Drüsen-Karzinom) 182, 906
Carmustin 1209
Carotis-Sinus-cavernosus-Fistel 83, 84, 157
Carteolol 1238
CASA („cancer associated serum antigen") 1349
Cataracta (s. Katarakt)
Catgut (s. auch Nahtmaterial) 811
CC (cum correctione) 1301
CD-Antigene 1161
CDT 1335
Cefaclor 1214
Cefadroxil 1214
Cefalosporine 1214
Cefamandol 1214
Cefazolin 1214
Cefixim 1214
Cefoperazon 1214
Cefotaxim 1214
Cefotiam 1215
Cefoxitin 1215
Cefpodoxim 1215
Cefsulodin 1215
Ceftazidim 1215
Ceftizoxim 1215
Cefuroxim 58, 1215
„central islands" 795, 798
„central vein occlusion study group" (CVOSG) 346
Cephalexin 1215
Cephalosporum 67
Ceramidase 495
Cerclage, Netzhautablösung 749–751
Ceroidlipofuszinose 408
Chalazion (Ch.) 173, 182, 188, 189, 911, 912
- akutes (Hordeolum internum) 189
- Ch. externum 630
- Ch. internum 630
- Ch. marginale 630
- Definition 1301
- Operation 628
- Pathologie 911, 912
Chalazionklemme 630
Chalkose/Chalcosis 40, 1301
Chandler-Syndrom 311
- Definition 1301
Charcot-Marie-Tooth-Erkrankung 145, 169
- Pupillenstörung 169
CHARGE-Syndrom 530

CHE (Cholinesterase) 1336
CHED (kongenitale hereditäre Endotheldystrophie) 237
Chédiak-Steinbrinck-Higashi-Syndrom 491, 516
- Definition 1301
Chemikalienverätzung 48, 51
Chemosis 11, 12, 15, 69
- Bindehautchemosis 10, 844
- Definition 1301
- Differentialdiagnsoe 844
- hämorrhagische 12
Chemotaxis 1160
Chiasma (Ch.)
- Kompression 158
- Ch. opticum 1054
- - Definition 1301
- - Maßangaben 1188
- prächiasmale Läsionen 1054
- retrochiasmale Läsionen 1054, 1057
- Syndrom 147, 1053, 1054, 1057
Chinidin 1206
- Drug-Monitoring 1344
Chinin 1206
- EOG 1014
- ERG 999
Chinolone (Gyrasehemmer) 1215, 1216
„chip-and-flip"-Technik, Katarakt-OP 695
Chlamydieninfektionen (Chlamydia/C.) 476
- C. trachomatis 208, 209, 476
- - Konjunktivitisrisiko 208
- - Einschlußkörperchenkonjunktivitis 476
- Lymphogranuloma venerum 476
- Neugeborene 531
- Reiter-Syndrom 476
- Urethritis 262
Chloralhydrat 1204
Chlorambucil 1209
Chloramphenicol 57, 58, 1205, 1219, 1254
- Drug-Monitoring 1344
Chlorhexidin 1203
Chlorid 1335
- Urinwerte 1345
Chlorom 472
Chloroquin 1207
- ERG 998, 999
Chloroquinretinopathie/-makulopathie
- Angiographie 937, 939
- „Bull's eye"- 937, 990
- ERG-Befunde 998
- Hydroxychloroquin 998
- Schießscheibenmakulopathie 355, 429
Chlorpromazin 1204
- ERG 999
Chlortetracyclin 1254
Cholesteatom 60
Cholesterin (Chol) 1335
- HDL-Cholesterin 1335
- LDL-Cholesterin 1335
Cholesterinhyalose (Synchisis scintillans) 369, 829, 1065
- Ultraschalluntersuchung 1065
Cholinesterase (CHE) 1336
Cholinesterasehemmer 318, 1246
Cholinsalicylat 1223

Chondritis, Polychondritis 463
Chondrodysplasia epiphysealis punctata 510
Chondrodystrophia calcificans congenita (*Conradi*-Syndrom) 510, 1302
Chondroitinsulfat-Hyaluronsäurekombinationen 698
Chorea *Huntington* 160
Choriogonadotropin, humanes (HCG) 1349
Chorioidalblutung, expulsive 703
Chorioidalbuckel, Katarakt-OP 705
chorioidale
– Lakunen 543
– Neovaskularisation (s. CNV) 326–330, 405, 786, 859, 902, 933, 934
Chorioidea (s. Aderhaut)
Chorioideopathie
– punktförmige innere 362
– Retinochorioideopathie, Schrotschuß- („bird-shot") 282, 429
Chorioideremie 396
– ERG 996
– Histologie 396
– Konduktorinnen 397, 996
Chorioiditis 265
– *Hutchinson-Tay* 414
– ICG-Angiographie 925
– multifokale 286, 953
– Panarteriitis nodosa 462
– Retinochorioiditis (s. dort) 271, 481, 925
– serpiginöse 278, 359, 428, 953
– – Definition 1325
– traumatische 24
Chorioidose, *Doyne* 414
Choriokapillarisatrophie, diffuse 406
– ERG 996
chorioretinale
– Atrophie
– – geographische 24
– – progressive bifokale 406
– Dystrophie
– – helikoide peripapilläre 416
– – progressive bifokale, ERG 996
Chorioretinitis
– Definition 1301
– Differentialdiagnose 868
– *Holthouse-Batten* 414
– serpiginöse 286
Chorioretinopathie
– „bird-shot" 954
– Hypophysendysfunktion 468
– PIC („punctate inner choroidopathy") 362, 954
– traumatische 357–359
Choristom 439
– Definition 1301
Choroid
– „dark" 408
– „silent" 408, 939
Christbaumschmuck/-Figur (polychromatische Katarakt) 154, 502
Chromatopsie 149
Chromosom, Defintion 1301
Chromosomenerkrankungen 457–461
– Anomalien 458
– – 13q- 458
– – 18p- 458

– – 18q- 458
– – 21q- 458
– – Epikanthus 173
– – *Klinefelter*-Syndrom (XXY) 459
– – Ringchromosom 458
– – Trisomie-13 459, 530
– – Trisomie-18 459
– – Trisomie-21 460
– – Trisomie-22 460
– – *Turner*-Syndrom (XO) 459, 846, 1329
– Deletionssyndrome 457, 458
– Retinoschisis, X-chromosomale kongenitale 410, 411
– Ringchromosom 458
– X-chromosomale
– – Vererbung 377, 533
– – Vitreoretinopathie, exsudative 426
CHRPE (kongenitale Hypertrophie des retinalen Pigmentepithels) 444
Chrysopsfliegen 477
Churg-Strauss-Syndrom 1301
Ciclosporin 673
– Ciclosporin A 1172
– Ciclosporinspiegel 267
– Drug-Monitoring 1344
– Keratoplastik 673
Cidofovir 276
CIN (konjunktivale intraepitheliale Neoplasie) 219, 905
Cinoxacin 1215
Ciprofloxacin 1215, 1254
Circinata-Figur 339
Circulus vasculosus arteriosus nervi optici 1148
Cisplatin 1209
CK (Kreatininkinase) 1338
Claude-Syndrom 1301
„clear-cornea incision" 693
Clindamycin 1216, 1222, 1227
Clofazimin, Netzhautveränderungen 357
Clomiphen 1208
Clonidin 1232
Cloquet-Kanal 1156
Clostridium botulinum 120, 475
Clotrimazol 1213
CMÖ (s. Makulaödem, zystoides) 23, 336, 357, 526, 706, 766, 871
CMTF (konfokale Mikroskopie) 1041
CMV-Retinitis 275
CNV (chorioidale Neovaskularisation) 326–330, 405, 471, 786, 902
– Angiographie 328, 924, 933, 934
– Differentialdiagnose 859
– Dystrophie, hereditäre 405
– extrafoveale 330
– Gerinnungsstörungen 471
– juxtafoveale 330
– klassisch/okkult 328
– Pathologie 902
– subfoveale 330
– subretinale 859
– Therapie 330
– – andere 331, 332
– – Laser 330, 786
– – photodynamische 334
CO_2-
– Laser 624
– „skinresurfacing" 624

Coats-
– Erkrankung 350, 351, 391, 441, 463, 547, 892
– – Angiographie 930
– – Differentialdiagnose 391, 463
– – Epidemiologie 351
– – Pathologie 892, 895
– – Ultraschalluntersuchung 1071
– weißer Ring nach *Coats*, Hornhaut 228
Cobalamin (Vitamin B_{12}) 1339
Cocain 1253
Cockayne-Syndrom 834
– Definition 1301
Codeinphosphat 1225
Cogan-
– Hörstörungen 470
– Hornhautdystrophie 227, 229
– rezidivierende Erosiones 248
– Syndrom (okulomotorische Apraxie) 251, 462, 470, 542
– – Typ I und Typ II, Definition 1301
– Zeichen, Definition 1302
Cogan-Reese-Syndrom 311
– Definition 1302
Coherent-Fluorotron-Fluorophotometer 1088
Colitis ulcerosa 469
Collier-Zeichen 1302
Comberg-
– Aufnahmen, intraokulare Fremdkörper 1080
– – Definition 1302
– Schale 1080
Commotio retinae (Berlin-Ödem) 23, 357
– Definition 1298, 1302
– kirschroter Fleck 23
„composite graft" (s. auch Transplantat) 624
„compound"-/zusammengesetzter Naevus
– Bindehaut 223
– Lider 179
Computerperimetrie 140, 1051
Computertomographie (CT) 1081–1083
– Dünnschichttechnik 1082
– *Hounsfield*-Einheiten 1081
– Knochenfenster 1081
– Vergleich mit Kernspintomographie 1083
COMS („colloborate ocular melanome study") 449
Conjunctiva (s. Bindehaut)
Conradi-Syndrom (Chondrodystrophia calcificans congenita) 510
– Definition 1302
„continuous wave" (kontinuierlicher Laser) 778
„contracted socket syndrome" 665
Contusio bulbi (stumpfes Bulbustrauma) 9–26
– Netzhautdegeneration 430
„Core"-Vitrektomie 71
Cornea (s. Hornhaut)
Cornelia-de-Lange-Syndrom 1302
Corpus geniculatum 1054
– Definition 1302
– laterale 1116
Corticosteroide (s. Kortikosteroide)
Cortisonacetat 1258

Co-Trimoxazol 1205, 1219
„cotton-wool"-Herde 337, 344, 867, 894
- Definition 1302
Cover-Test (s. Abdecktest) 109, 110, 128, 553
- Prismen-Cover-Test (s. dort) 109, 110, 130, 553
Cowling-Dosierungsregeln 1211
CPEO (chronisch progressive externe Ophthalmoplegie) 154, 501
- Definition 1319
C-Peptid 1335
Crawford-Technik, Frontalisfixation 644
C-reaktives Protein (CRP) 1335
Credé-Prophylaxe 62, 211, 531
- Definition 1302
- Ophthalmia neonatorum 211, 531
„Crêpe de chine"-Aspekt 78
Creutzfeld-Jakob-Krankheit 1302
Cri-du-Chat-Syndrom 457
- Epikanthus 173
Criswick-Schepens-Syndrom 368, 400, 401
Cromoglicinsäure 1261
„crossing over" 1177
Crouzon-Erkrankung (Dysostosis craniofacialis) 80, 508
- Definition 1302
- Differentialdiagnose 834
„crowding" (Trennschwierigkeiten) 552
CRP (C-reaktives Protein) 1335
Cryptococcus 67
CSME (klinisch signifikantes Makulaödem) 339
CT (s. Computertomographie) 1081–1083
C-Test 108, 552
cum correctione (korrigierter Visus) 551
Cumarintherapie, Labor 1342
Curschmann-Steinert-Syndrom 154, 502
Cushing-Erkrankung 466
Cutler-Beard-Operation 1302
cw-Mode 778
Cyclooxygenase 1261
Cyclopentolat 116, 1250
Cyclophosphamid 1209
CYFRA 21-1 (Cytokeratin-19-Fragmente) 1349
Cysticercus cellulosae 477
Cytokeratin-19-Fragmente (CYFRA 21-1) 1349
Cytosin 1175

D

d'Acosta-Syndrom 1302
Dakryoadenektomie 612, 613
Dakryoadenitis 87, 153, 198, 199
- akute 198, 199
- chronische 199
- Definition 1302
- Differentialdiagnose 839
- kongenitale 534
- Operation 612
Dakryoendoskopie 196
Dakryolithen 200, 201, 615, 616
Dakryostenose 8

Dakryoszintigraphie 196, 1081
Dakryozele, kongenitale 534
Dakryozystitis
- akute 60, 61, 201
- chronische 201
- Definition 1303
- Differentialdiagnose 840
- Keime 61
- Operation 616
Dakryozystographie 196, 1080, 1081
- Definition 1303
- digitale Subtraktionsdakryozystographie 1081
Dakryozystorhinostomie 195, 612, 617, 618
- Definition 1303
- nach *Toti* 617
Dakryozystoskopie 617
Dakryozystostomie 6
- Kanalikulodakryozystostomie 615
- Konjunktivodakryozystostomie 615
Dalén-Fuchs-Knötchen 33
- Definition 1303
Dalrymple-Zeichen 85, 467
- Definition 1303
Dämmerungssehen, Begutachtung 1280
Dandy-Walker-Erkrankung 877
- Definition 1303
Dapiprazol 1248
Darbietungszeit 1050
Daylight-Effekt 223
D-Dimere 1343
Defektdeckung 649
Defekttiefe 1051, 1052
Defibrillation 607
Degos-Syndrom (Papulosis maligna atrophicans) 520
Dekompression, Orbita 86, 655, 656, 659–661
- knöcherne 661
- Optikusscheidendekompression 655
- transpalpebrale 659, 660
Deletion 1180
Deletionssyndrome 457, 458
Delir, postoperatives 597
Dellen (Hornhautdelle)
- Definition 1303
- Differentialdiagnose 851
- *Fuchs* 122, 250, 1307
- nach Glaukomchirurgie 723
Demarkationslinien 22, 353
Demecarium 1248
Demodex folliculorum, Blepharitis 190
Dendritikafigur 245
- Pseudodendritikafiguren 250, 493
Dennie-Morgan-
- Infraorbitalfalte 520
- Linie 520
Denver-Klappen-Implantat 730
Deorsumduktion 1303
Deorsumvergenz 1303
Deorsumversion 1303
Depolarisation 1108
Deprivationsamblyopie 106, 315
- bilaterale 106
- Stimulusdeprivationsamblyopie 106, 117, 118
Dermatitis (s. auch Haut- und Schleimhauterkrankungen)

- Akrodermatitis enteropathica 517, 518
- atopische 187, 259, 520
- D. exfoliativa neonatorum *Ritter v. Ritterhain* 261, 519
- infektiöse ekzematöse 187
- Kontaktdermatitis 176, 212
- papulöse 259
- pustulöse 259
- Steroiddermatitis 187
Dermatochalasis 177, 178
- Definition 1303
- Therapie 632
Dermatokonjunktivitis, allergische (s. Kontaktdermatokonjunktivitis) 187, 212, 213
Dermatomyositis/Polymyositis 462
Dermis-Fett-Implantat 665
Dermoid 173
- Pathologie 904
- Ultraschalluntersuchung 1075
Dermoidzyste 78, 79, 913
Descemet-Membran 225, 1144
- Definition 1303
Descemetozele 29, 258
Desensibilisierung 188
Desferrioxamin
- ERG 1000
- Netzhautveränderungen 357
Desfluran 595
Desmin-AK 81
Deuteranomalie (Grünschwäche) 425, 1113
- Definition 1303
Deuteranopie (Grünblindheit) 425, 1113
- Definition 1303
Deviation 110
- Esodeviation (s. dort) 110, 125, 126
- Exodeviation 110
- *Skew*-Abweichung/-deviation 154, 159, 161
- vertikale 110
- Zyklodeviation 110
Devic-Erkrankung 1303
Dexamethason 1258
- Dexamethason-21-dihydrogenphosphat 1258
- Dexamethason-21-sulfobenzoat-Natrium 1258
Dexamethasonphosphat 1260
Dexon (s. auch Nahtmaterial) 811
Dextropropoxyphen 1225
Dextroversion 101
Dextrozykloversion 101
Dezibel 1049
Diabetes mellitus 129, 144, 466, 894, 895
- Antidiabetika 590
- Augenbefunde 466
- Blutzuckereinstellung 337
- Bronze-Diabetes 498
- Makulopathie, diabetische (s. dort) 339–342
- Okulomotoriusparese 156
- Papillopathie, diabetische 144
- Retinopathie, diabetische (s. dort) 337, 762–765, 928, 929, 1066, 1320
Diagnose/Untersuchungen (s. Tests)
Dialyse
- Definition 1303

- Iridodialyse 18, 702, 1311
- Oradialyse 21
- Zyklodialyse 18, 1332
Diazepam 1204
Diazoxid 1206
Dichromasie 425, 1113
Diclofenac 1223, 1261
Diclofenamid 318, 1236
Dicloxacillin 57, 1217
Differentialblutbild 1341
Differentialdiagnose 825–881
Di-George-Syndrom 467
Digitalis, Netzhautveränderungen 356
Digitoxin, Drug-Monitoring 1344
Digoxin 1206
- Drug-Monitoring 1344
Dihydralazin 1206
Dihydrocodeinhydrogentartrat 1225
Diktyom 1303
DIN-Norm
- DIN 58220, Sehschärfenprüfung 550
- DIN 58222, Kontaktlinsen 569
Diodenlaser (*s. auch* Laser) 449, 780
Dioptrie 1303
- Prismendioptrie 105
Diphenhydramin 1261
Diphtherie 475
Dipivalylepinephrin 1232
Dipivefrin 316
Diplopie 86, 102, 105, 107, 118, 143, 152, 832, 833
- binokulare 152
- - Differentialdiagnose 832
- - horizontal 152
- - vertikal 152
- Definition 1303
- monokulare 152
- - Differentialdiagnose 833
- physiologische 102
Disopyramid 1207
Dissoziation, elektromechanische 607
Distichiasis 174
- Definition 1303
Diszision 1303
Divergenz 101
- vertikale (VD) 101, 123, 158
Divergenzlähmung 157
„divide-and-conquer"-Technik, Katarakt-OP 695
DK-Wert, Sauerstoffpermeabilität 571, 574, 1125
DMP (diabetische Makulopathie) 339, 340
dominant, Definition 1303
Dopamin, Urinwerte 1345
Doppelbilder (Simultansehen) 102, 103, 152, 157, 553, 561
- Begutachtung 1280, 1282
- horizontale 157
- verkippte 157
- vertikale 157
Doppelbrechung 1303
Doppelperforation, Ultraschalluntersuchung 1071
Doppelringzeichen 530
Doppelskalen/*Maddox*-Zylinder 110, 111
Dorsum sellae 1303
Dorzolamid 55, 318, 1240

Dosierungsregeln 1211
- nach *Bastedo* 1211
- nach *Cowling* 1211
- nach *Young* 1211
Down-Syndrom 460
- Definition 1303
- Epikanthus 173
- Keratokonus 235, 846
- Trisomie-21 460
Doxorubicin 1209
Doxycyclin 1219
Doyne-
- Chorioidose 414
- „honey-comb"-Drusen 414
Drusen 325, 899
- Definition 1303
- *Doyne*-„honey-comb"- 414
- Einteilung 933
- familiäre 414
- Histologie 414
- Histopathologie 901
- Laserkoagulation 326
- des Sehnerven, Muster-ERG 1008
Drüsen
- *Henle*- 1309
- *Krause*- 193, 1189, 1313
- *Manz*- 193, 194, 1141, 1316
- *Meibom*- (*s. dort*) 172, 173, 189, 190, 193, 194, 1137, 1141
- *Moll*- 172, 193, 194, 1137, 1141, 1317
- Schilddrüsenerkrankung 129
- Schweißdrüsenretentionszysten 178
- Talgdrüsenkarzinom 93
- Tränendrüsen (*s. dort*) 90, 91, 194, 199, 203, 839
- *Wolfring*- 193, 1141, 1189, 1331
- *Zeis*- 172, 188, 189, 193, 194, 1137, 1141, 1331
Drusenpapille 146, 298, 365, 513
- Angiographie 956
- Differentialdiagnose 875
- Ultraschalluntersuchung 1073
DTH-Reaktion 1168
Duane-Syndrom 132, 157, 509
- Definition 1304
- Differentialdiagnose 835
Ductus nasolacrimalis
- Maßangaben 1189
- Verschluß 200
Duktion (*s. auch* Bewegungen/Augenbewegungen) 100, 109
- Definition 1304
dunkel-/hell-Rotglastest 114
Dunkeladaptation 1111, 1112
- Adaptionskurve 1111, 1112
Dunkelphase 386
- EOG 1012
Duplexverfahren/-sonographie (*s. auch* Ultraschall) 77, 1060
Dysautonomie, Pupillenstörung 169
Dyschromatopsie, zerebrale 148
Dysgenesie, mesodermale (*Rieger*-Anomalie) 237, 1323
- Kinder 529
Dysgerminom 147
Dyskeratose 192, 219
Dyskinesie 164
Dysmetrie, okuläre 162
Dysostosis craniofacialis (*Crouzon*) 80, 508, 834, 1302

Dysplasie
- anhydrotische ektodermale 520
- fibröse (*Albright*) 511
- konjunktivale 219, 220
- okulo-aurikulo-vertebrale (*Goldenhar-Gorlin*) 509, 542, 838, 1308
- okulodentodigitale (*Meyer-Schwickerath-Grüterich-Weyers*) 509, 846, 1316
- okulovertebrale (*Weyers-Thier*) 509, 841
Dysproteinämien 472
Dystrophie
- Aderhaut/chorioretinale D. (*s. dort*) 378, 389, 397, 398, 405–417, 426–428, 996
- Endotheldystrophie (*s. dort*) 237
- Epitheldystrophie (*s. dort*) 229, 248
- Fundusdystrophie (*Sorsby*) 405
- Hornhaut (*s. dort*) 227, 229–236, 907, 908, 943, 1000–1004
- kristalline (*Bietti*) 398, 414, 1299
- Leukodystrophie (*s. dort*) 145, 497, 500
- Lipodystrophie, intestinale (*Whipple*) 287, 470
- Makula (*s. dort*) 406–411, 415, 416
- „map-dot-fingerprint"-Dystrophie 229
- *Müller*-Zell-sheen-Dystrophie 415
- Muskel 154, 501, 502
- Musterdystrophie (*s. dort*) 411, 412
- Netzhaut (*s. dort*) 378, 379, 388, 389, 396, 406–417, 426–428
- „pattern"-Dystrophie, EOG 1014
- retikuläre (*Sjögren*) 416, 944
- Stäbchen-Zapfen-Dystrophie (*s. dort*) 418–425, 1014, 1032
- Zapfen-Stäbchen-Dystrophie (*s. dort*) 401–404, 939, 989, 991, 1014, 1031
Dyszephalosyndaktylie (*Waardenburg-Klein*-Syndrom) 510, 845

E

E.d. (Enzephalitis disseminata) 287
Eales-Erkrankung 352
- Angiographie 932
- Definition 1304
„early receptor potential" 975
Ebene, *Listing*-Ebene 100
ECCE (extrakapsuläre Kataraktextraktion; *s.* Kataraktoperation) 688–692
Echinococcus granulosus (Hydatidenzysten) 477
Eckardt-Keratoprothese 677
Econazol 1213
Ecothiopatiodid 318, 1246
Ectopia lentis (Glaukom bei Linsendislokation) 309
- Differentialdiagnose 863, 864
- Kinder 541
Edinger-Westphal-Kern (Nucleus accessorius) 167
Edrophoriumchlorid (Camsilon) 154
EDTA-Bandkeratopathie 227
Edwards-Syndrom 459
- Definition 1304
Effektorzellen 1159
efferente Störungen 152

Effusionssyndrom, uveales 755
Egger-Band 1303
E-Haken 108, 549
Ehlers-Danlos-Syndrom 513
– Definition 1304
Eibos-System 759
Eigenfluoreszenz 1088
Eignungsbegutachtung 1271
Eineinhalbsyndrom 159, 1152
Einfachgläser 564
Einfachsehen 130
Eingangswiderstand 980
Einmallinsen 575
Einschlußblenorrhoe 62
Einschlußkonjunktivitis 208, 210
– Chlamydieninfektion 476
– Ophthalmia neonatorum 211
Einzeloptotypensehschärfe 552
Eisen 1336
– Ablagerungen, Hornhaut 848
– und Mineralhaushalt
 (Erkrankungen) 498, 499
– – Hämochromatose 498
– – *Menkel*-Syndrom 498
– – *Wilson*-Erkrankung 499
– kolloidale Eisenfärbung 1093
– TEBK (totale Eisenbindungs-
 kapazität) 1339
Eisenbahnschienenzeichen 542
Eiweiß, Urinwerte 1345
Ekchymose 81, 82
EKG, Ruhe-EKG 588
Eklampsie 60, 349, 524
Ektoderm 1148
– Neuroektoderm 1153
Ektopia lentis/Linsenektopie
– Definition 1315
– Homozystinurie 492
– *Marfan*-Syndrom 511
– *Weill-Marchesani*-Erkrankung 513, 541
Ektropium (E.) 7, 52, 154, 175, 176, 188, 636–639
– allergisch bedingtes 175
– Definition 1304
– Differentialdiagnose 838
– E. cicatriceum (s. Narbenektropium) 175, 636, 639
– E. uveae 958
– involutionsbedingtes (aktinisches) 175
– kongenitales 175
– mediales 7
– paralytisches 175, 639
– seniles 175, 637
Elastizität 1103
Elektroepilation 639
Elektrolyse 176, 177
elektromagnetisches Spektrum 1102, 1193
elektromechanische Dissoziation 607
Elektrookulographie/Elektro-
 okulogramm (s. EOG) 386, 387, 1009–1015, 1304
Elektrophysiologie, beteiligte
 Strukturen 975
Elektroretinographie/Elektroretino-
 gramm (s. ERG) 384–386, 422, 528, 966, 974–1004
– multifokale (s. MF-ERG) 385, 1028–1033

Elliot-Trepanation 714
Elschnig-
– Flecken 348, 523
– – Definition 1304
– – Perlen 688
– – Definition 1304
Embolie 343, 344
– Arterienverschluß 344
Embryologie 1137, 1148–1157
– Bulbus oculi 1137
– Lidapparat 1137
– Orbita 1137
Embryotoxon posterius 295, 529
– Definition 1304
Emedastin Difumarat 1261
Emmetropie 1304
Emphysem, orbitales 46, 84
– Differentialdiagnose 836
Emryotoxon anterius (Arcus juvenilis) 1286
Encephalo (s. Enzephalo)
Endarteriektomie 345
Endgleichung 1114
Endokarditis 456
endokrine Erkrankungen 465–468
– *Addison* 146, 465, 466
– *Cushing* 466
– Diabetes mellitus (s. dort) 129, 144, 466
– Hyperparathyreoidismus 466, 467
– Hyperthyreoidismus 467
– Hypoparathyreoidismus 467
– Hypophysenerkrankungen (s. dort) 468
– Hypothyreoidismus 468
– Orbitopathie, endokrine (s. dort) 76, 84–86, 120, 133, 134, 152, 163, 659, 1027, 1075, 1169
– Phäochromozytom 468
Endophthalmitis 14, 44, 273, 357
– bakterielle 70, 71, 773
– – metastatische 475, 476
– Definition 1304
– Differentialdiagnose 841
– nach Glaukomchirurgie 723
– Hornhautulkus 64
– infektiöse/postoperativ-infektiöse 68–73, 286, 287
– bei Katarakt-OP 705
– Keime 69
– linseninduzierte 70, 73, 74
– „low-grade"-Endophthalmitis 705
– phakoanaphylaktische 31, 34, 73, 74, 271, 910
– – Definition 1320
– Pilzendophthalmitis 70, 71, 480
– postoperative 770–773
– – Differentialdiagnose 772
– – Therapie 773
– Ultraschalluntersuchung 1067
– Vitrektomie 774
Endoskopie/Endoskop
– Dakryoendoskopie 196
– Glaskörper 761
– GRIN-Endoskop 761
Endothel
– Dysfunktion 253
– Dystrophie 225, 234, 235, 237
– – *Fuchs* 235, 253
– – kongenitale hereditäre (CHED) 237

– – *Schlichting* 234, 1324
Endothelphoto 1040
Endothelzelldichte 1039
Endothelzellmikroskopie, Hornhaut-
 diagnostik 1039–1041
Endotoxin 187
Endstellungsnystagmus 160
Enfluran 594
„enhanced-S-cone-syndrome" (ESCS) 398, 1002, 1032
Enolase, neuronenspezifische (NSE) 1349
Enophthalmus 8, 83, 84, 166
– Definition 1304
– Differentialdiagnose 834, 835
Enoxacin 1216
Enroth-Zeichen 467
Enteritis regionalis 469
entoptische Phänomene 1095
– Definition 1304
Entropium 52, 176, 177, 634–636
– Definition 1304
– Differentialdiagnose 838
– involutionsbedingtes (seniles) 176
– – Operation 635
– kongenitales 176, 529, 635
– – Operation 635
– narbenbedingtes 176, 636
– spastisches 176
– Trichiasis 176, 177, 188, 215, 639, 1329
Entschädigung von Opfern
 von Gewalttaten, Gesetz zur 1288
Entschädigungsrecht, soziales (SozER) 1273, 1288–1292
Entwicklung, Chronologie
 der Augenentwicklung 1154–1157
– embryonale Periode 1154–1156
– fetale Periode 1155
– postnatale Entwicklung 1156, 1157
– – Fundus 1156
– – Hornhaut 1157
– – Kammerwinkel 1157
– – Lamina cribrosa 1157, 1314
– – Lidschlußreflex 1157
– – Linse 1157
– – Makula 1156
– – obere Sehbahn 1157
– – Orbita 1157
– – Tränendrüse 1157
– – Uvea 1157
– – Vorderkammer 1157
– präembryonale Periode 1154
Enukleation des Bulbus 12, 34, 663–666
– Definition 1304
– Primärenukleation 12
– prophylaktische 34
– Prothesenversorgung 664
Enzephalitis/Encephalitis/
 Encephalomyelitis (E.) 60, 63
– E. disseminata (E.d.) 142, 157, 287
– – Neuritis nervi optici 142
– – VEP 1024
– Meningoenzephalitis 60
– Panenzephalitis, subakute
 sklerosierende 489
– Uveomeningoenzephalitis 280
Enzephalopathie
– Angiomatose, enzephalotrigeminale 502

– Wernicke 157, 525
EOG (Elektrookulographie/Elektrookulogramm) 386, 387, 1009–1015
– Ableitung 1010
– Auswertung 1012
– Befunde (*Beispiele*) 1013
– Bestandpotential (s. auch „oscillations") 1009
– Definition 1304
– Durchführung 1011
– Elektroden 1010
– Indikationen 1013–1015
– Stimulusleuchtdichten 1011
– Störfaktoren 1013
Ephelis (s. Sommersprossen) 183, 184
Epiblepharon 634
– Definition 1304
Epidermolysis (E.)
– E. acuta toxica 261
– E. bullosa 518
Epikanthus/E. (Mongolenfalte) 107, 173, 174
– Definition 1305
– E. inversus 173
Epikeratophakie 790, 807
– Definition 1305
Epilation 176, 177
– Elektroepilation 639
– Kryoepilation 174, 639
Epinephrin (Adrenalin) 316, 1230, 1345
Epinucleus 691
Epiphora (s. Hypersekretion) 612, 613, 828, 839
Episklera (s. auch Sklera) 255–258
– Plexus 255
– Plomben, episklerale 821
– Venendruck, episkleraler, Glaukom 304, 305
Episkleritis 255, 256
– Definition 1305
– Differentialdiagnose 853
– einfache 255
– Immunologie 1169
– noduläre 256
– Therapie 256
Epistaxis 46
Epitheldystrophie, mikrozystische nach *Cogan* 229, 248
Epitheleinschlußzysten 178
Epitheleinwachsung 311, 708
– nach LASIK 798
Epithelimplantationszysten 807
Epitheloid-Zelltyp 886
Epithese 663
Epstein-Barr-Virus 486
– MCP-Syndrom 486
– Mononukleose 486
– SFU-Syndrom 486
Erbgang
– autosomal-dominanter 1178
– autosomal-rezessiver 1178
– mitochondrialer 1180
– X-chromosomaler 1179
Erbkrankheiten (s. auch Chromosomenerkrankungen) 457–461, 1301
– Erbmodi 1177
– klonierte Gene 1181
Erblindung (s. blind/Blindheit)
Erdungselektroden 980
ERG (Elektroretinographie/Elektroretinogramm) 384–386, 974–1004

– Ableitungen/Elektroden 979, 980
– Adaptionszustände 982
– Auswertung 985
– Definition 974, 1304
– Durchführung 984, 985
– Einflußfaktoren 983, 984
– Elektroden 979
– Ganzfeld-ERG 384, 385
– Indikationen 986–1004
– ISCEV-Standard/Standardprogramm 979, 981, 984, 985
– Kalibrierung 983
– Kinder 528, 985
– Komponenten, Herkunft 978
– multifokales (s. MF-ERG) 385, 1028–1033
– Muster-ERG (s. dort) 386, 1004–1008
– Nachtblindheit (s. dort) 422, 831
– negatives 978, 979
– Normwerte 986
– Parameter 984
– photopisches 985
– Reizparameter 979–983
– Sehverschlechterung, unklare 986
– skotopisches 985
– Stimulation 981, 982
– a-Welle 384, 976, 985
– b-Welle 384, 976, 986
– c-Welle 977
– d-Welle 977
– x-Welle 981
Ergoophthalmologie 1267
Erkrankung (s. Syndrome/Morbus)
Ernährung, Mangelernährung 144
Erosionen/Erosiones/Erosio (E.)
– Bindehauterosio 50
– Hornhauterosio 50, 231
– – rezidivierende 248, 848
ERP („early receptor potential") 1305
– Definition 1305
Erregungsleitungsstörungen 501
Ersatzbrille 1281
Ersatzdienst, Gesetz über den zivilen E. 1288
Erwerbsunfähigkeit 1271
Erysipel, Lider 185
Erythem/Erythema (E.)
– E. exsudativum multiforme (*Stevens-Johnson*) 176, 197, 214, 215, 261, 262, 518
– E. nodosum 262
– helitropes 462
Erythromycin 1254
Erythromycinstearat 1216
Erythropoietin 1336
Erythropsie (Rotsehen/Glaskörperblutung) 20, 149, 830
Erythrozyten 1340
Erythrozytenindices 1340
ESCS („enhanced-S-cone-sensitivity-syndrome") 398
– ERG 1002
– MF-ERG 1032
Esmarch-Handgriff 606
Esodeviationen 110, 125, 126
– konkomitante 125
Esophorie 104, 125
– Definition 1305
– dekompensierte 125
Esotropie (Innenschielen) 104, 105, 119, 123–126, 173

– Definition 1305
– Epikanthus 173
– kongenitale 123
C₁-Esteraseinhibitor 188
ETDRS-Studie 337, 339
Ethambutol 147, 1205, 1219
– VEP 1026
Ethilon-Polyamid (s. auch Nahtmaterial) 812
Ethmoiditis, Orbita 79
Ethosuximid, Drug-Monitoring 1344
Ethylsuccinat 1216
Etidocain 1256
Etomidat 594
Euryblepharon 1305
Euthyreose 84
Euthyskopschulung 118
Eversio puncti lacrimalis 7, 613
Evisceration 663
– Definition 1305
evozierte Potentiale, visuell evozierte (s. VEP) 10, 141, 387, 528, 553, 1015–1028
Ewing-Sarkom 82
Excimerlaser (s. auch Laser) 204, 230, 672, 799
Exenteration/Exenteratio (E.) 93
– Aderhautmelanom 449
– E. orbitae 183, 662, 663
– – Definition 1305
Exfoliation (s. Pseudoexfoliation)
Exkavation 297
– Ultraschalluntersuchung 1073
Exkavationsquotient 296, 298
Exklusion 105
Exodeviation 110
Exon 1175
Exophorie 104
– Definition 1305
– dekompensierte 127
Exophthalmometrie 76, 1095
– *Hertel* 1095
Exophthalmus 8, 57, 58, 82–84, 86, 143, 163, 835, 836
– Definition 1305
– Differentialdiagnose 835
– Expositionskeratitis 249
– Hyperthyreose 80
– Leukämie 472
– Lymphom 88
– Meningeom 92
– Pseudoexopthalmus 507, 835
– pulsierender 83, 158
– – Differentialdiagnose 836
– traumatischer Genese 83
– Ursachen 76, 83
Exotoxine, Blepharitis 188
Exotropie (Außenschielen) 80, 104, 105, 126–128, 158
– Definition 1305
– intermittierend 127
– – Divergenzexzeß 127
– – Konvergenzinsuffizienztyp 127
– – Neutraltyp 127
– konsekutive 127
– sekundäre 127
– Therapie, chirurgische 128
Expositionskeratitis, Sicca-Syndrom 198, 249
Expositionskeratopathie 57, 86
Expression 1305

Expressivität 1177
expulsive Chorioidalblutung 703
- Definition 1305
Exsudate
- harte (Lipidablagerungen) 327, 867, 894
- weiche („cotton-wool-spots") 337, 344, 867, 894, 1302
Extraokularmuskeln (s. Muskel)
Exzitationsfilter 918
Exzykloduktion 101
Exzyklophorie 104
Exzyklorotation 158
Exzyklotropie 104
Exzyklovergenz 101

F
Fabry-Erkrankung 495, 543
- Definition 1305
Facies (F.)
- F. leonica (Myotonie) 154
- F. leontina (Lepra) 479
Fädchenkeratitis (filamentöse K.) 248, 848
- Definition 1305
Fadenelektroden 980
Fadenmaterial, Reißkraft 809
Fadenoperation, Strabismus 121, 124, 126
Fadenpilze 67
Fadenstärke 810
Fahrerlaubnisklassen, alt und neu 1275
Fahrerlaubnisverordnung 1274
Falls-Kerthesz-Syndrom 523
Faltenlinien 621
familiäres neoplastisches Syndrom 81
Fanconi-Syndrom 1305
Farbenblindheit 1113
Farbensehen
- Begutachtung 1280
- Theorien 1113
Farbentsättigungstest 140
Farber-Erkrankung 495
Farbkontrast 1117
Farbperimetrie 1050
Farbsinn-/Farbwahrnehmungsstörungen 140–144, 384, 830, 1113–1115
- Definition 1304
- Dichromasie 425, 1113
- Differentialdiagnose 830
- kongenitale 425
- Monochromasien (s. dort) 424, 993, 1113
- Trichromasie 425, 1113
Farbstimuli 981
Farbstofflaser 78, 778
Farbstofftest nach *Jones* 194, 195, 1089, 1090
- Farbstoffverdünnungstest 1089
- primärer (*Jones* I) 1089
- sekundärer (*Jones* II) 1090
Farbton, Defintion 1305
Färbungen
- Alcianblau 1093
- Amylasezusatz 1094
- Bengalrosafärbung 195, 1088
- Bodianfärbung 1093
- Eisenfärbung, kolloidale 1093
- *Giemsa* 65, 213, 1092, 1093

- *Gomori*-Methenamin-Silber (GMS) 1093
- *Gram* 65, 1092, 1093
- *Gridley* 1093
- Hämatoxylin und Eosin (HE) 1093
- *Holzer* 1093
- Hyalurinidasezusatz 1094
- Kongorot 1093
- Kristallviolet 1093
- *von-Kossa* 1094
- *Loyez* 1093
- Luxol-Blau 1093
- *Masson-Trichrom* 1093
- *Papanicolaou*, Varicella zoster 210
- PAS 1093
- Scharlachrot 1093
- Sudanrot 1093
- Sudanschwarz 1093
- Thioflavin-T 1093
- *Verhoeff*-Elastika 1093
- *Warthin-Starry* 1093
- *Weigert*-Elastika 1093
- *Wilders*-Retikulinfärbung 1093
- *Ziel-Neelsen* 1093
Farnkrauttest 1091
Farnsworth-Munsell-Test 140, 1114
- Definition 1305
Farnsworth-Panel-D-15-Test 1114
Fasanella-Servat-Operation 642, 643
- Definition 1305
Fasciculus longitudinalis medialis, rostraler Kern (riFLM) 1148, 1305
Faustschlag, präkordialer 607
FAZ (foveoläre avaskuläre Zone) 329
Fazakas, Plica semilunaris-Rekonstruktion 613
faziale/Fazialis
- Akinesie 48, 51, 605
- Myokymie 164
- Parese 644–647
- - Goldimplantation 646
- - irreversible 646
- - Tarsorrhaphie 50, 86, 175, 645
Fazilität/Abflußfazilität 1038
- Definition 1306
- Pseudofazilität 1322
Febris uveoparotidea 279, 485
„feeder vessel", Hämangiom 88
Feld
- rezeptives 1109, 1116
- V1-Feld 1109
Felty-Syndrom 1306
Fenster
- Defekte 325
- Pigmentepithel, Fensterdefekte 920
Fentanyl 595
Fernpunkt 1306
Fernrohrbrillen 566
Fernvisus 551
Ferritin 1336
Ferry-Linie 1306
Fettprolaps 177
Fettstoffwechselstörungen 493–495
- Hyperlipidämie 233
- Hyperlipoproteinämie 493, 494
- Hypolipoproteinämie 493, 494
- intestinale Lipodystrophie (*Whipple*) 287, 470
- Lipaemia retinalis 493
- Lipiddegeneration, Hornhaut 228
- Lipidmangel, Tränenfilm 197
- Lipidosen (s. dort) 496, 497, 542, 543

- Lipogranulomatose, disseminierte 495
- Lipoidproteinosen 494
- Sulfatidlipidose 497
- *Tangier*-Erkrankung 494, 1327
- Zeroidlipofuszinosen (*Batten*) 495, 993
Fibrae medullares 540
Fibrinkleber 625
Fibrinmonomere 1343
Fibrinogen 1342
Fibrinogenspaltprodukte 1343
„fibroblast growth factor" (FGF) 324
Fibroplasie, retrolentale 539
- Definition 1323
Fibrose
- fibröse Dysplasie (*Albright*) 511
- Fibrosesyndrom 120, 137, 153, 545
- Kapselfibrose 688, 707
- Mukoviszidose (zystische Fibrose) 505, 506
Ficksche Drehachsen 99
Fieber
- Fleckfieber 482
- pharyngokonjunktivales 207, 488
- Q-Fieber 482
- rheumatisches 463
- Rückfallfieber 483
Filarien 477
- Mikrofilarien 478
Filterkissen, ungewolltes 708
- nach Glaukomchirurgie 723
Filtration, Glaukomchirurgie 714–726
- spezielle Aspekte 725
- Überfiltration 721
- filtrierende Operation 714–726
- Definition 1306
Fischbandwurm 144
Fisher-Syndrom, Pupillenstörung 169
Fissura orbitalis superior-Syndrom 85
- Mukormykose 480
Fistel
- Carotis-Sinus-cavernosus-Fistel 83, 84, 157
- Liquorfistel 82
- Sinus-cavernosus-Fistel 522
Fixation 102
Fixationsprüfung 108, 553
Fixationspunkt 103
Fixierpunktskotom (s. *auch* Skotom) 105
- nasales 105
- temporales 105
Flacker-/Neutralisationspunkt 557
„flap" 797
- „donut-flaps" 797
„fleck dystrophy", Hornhaut 233
Fleckfieber 482
fleckförmige Hornhautdystrophie 230–232
- Definition 1306
- makuläre, Typ I und Typ II 232
Fleischer-Kornealring 40, 235, 499
- Definition 1306
Fleroxacin 1216
Flexner-Wintersteiner-Rosetten 440, 888
- Definition 1306
Flieringa-Ring 671
- Definition 1306

Flimmerfrequenz 1120
Flimmerfusionsfrequenz 1120
– Definition 1306
30 Hz-Flimmerlicht-Antwort 986
Flimmerskotom 151
Flintenrohrgesichtsfeld 392
„floaters" 755
„floppy-eyelid"-Syndrom 178
Flucloxacillin 1217
Flucytosin 1213, 1221
– Drug-Monitoring 1344
Flügelfell (s. Pterygium) 204, 680, 1102, 1322
Fluktuation 1053
Flumazenil 592
Fluoreszein 191
– Definition 1306
– Test 721
Fluoreszenz 1101
– Autofluoreszenz 918, 921
– Definition 1306
– Eigenfluoreszenz 1088
– FTA-ABS (Fluoreszenz-Treponema-Pallidum-Antikörper-Absorptionstest) 250, 361
– Hyperfluoreszenz (s. dort) 920, 921
– Hypofluoreszenz (s. dort) 920
– Natriumfluoreszein 918
– Pseudofluoreszenz 918, 921
– Verdünnungstest 194
Fluoreszeinangiographie (s. auch Angiographie) 335–340, 917–962
– Definition 1306
– Differentialdiagnose 922
– Exzitationsfilter 918
– Indikationen 265, 328, 337, 340, 347, 349, 362, 412, 917–962
– Phasen 918
– Phänomene 919
– SLO 962
Fluorkarbone 569
Fluorometholon 1258
Fluorophotometrie 1087, 1088
– Blut-Kammerwasser-Schranke 1088
– Coherent-Fluorotron-Fluorophotometer 1088
– Definition 1306
– Glaskörper 1087, 1088
5-Fluorouracil (5-FU) 725, 1209
Fluor-silikonakrylate 569
Flurazepam 1204
Flurbiprofen 1223, 1261
Flußblindheit (s. Onchozerkose) 274, 275, 477
„flying-spot"-Verfahren, Excimerlaser 793
Folgebewegung 102
Folgeschaden 1273
Folinsäure 1212
Folsäure 144, 1336
– Antagonist 1212
formatio reticularis (s. PPRF) 159, 1121, 1148
Fornix conjunctivae 1306
Fortefikationen 151
Foscarnet 276, 1230
Fosfomycin 1219
Foster-Kennedy-Syndrom 92, 873
– Definition 1306
– Pseudo-Foster-Kennedy-Syndrom 142

Foucault-Schneide 555
Fourier-Ellipsometer 966
Fovea centralis
– Definition 1306
– Größe 1149
– Histologie 1148
Foveola
– Definition 1306
– Größe 1149
Foville-Syndrom 1307
Fox-Operation 176
Fox-Pentagon-Technik, Frontalisfixation 644
Framingham-Studie 324
Franceschetti-Syndrom 508
– Definition 1307
– Differentialdiagnose 838
François-Neetens-Hornhautdystrophie 233
„free cap" 797
Freer-Elevatorium 653
Fremdkörper/Fremdkörperverletzungen 36–45
– anorganisch 37
– inert 37
– intraokulare (s. dort) 39, 42, 44, 770, 1000
– – Comberg-Aufnahmen 1080, 1302
– – ERG 1000
– – Lokalisation 42
– – Toxizität 39
– – Ultraschalluntersuchung 1067
– – Vitrektomie 44, 770
– konjunktivale 36–39
– korneale 36–39
– Magneten zur Fremdkörperextraktion 44
– orbitale (s. dort) 45–47
– organisch 37
– sklerale 36–39
Frenzel-Brille 161
Frequenzbandbreite 980
Frequenzen 982, 1060
Friedreich-Ataxie 145
Fronimopulos-Goniotrepanation 717
Frontalisfixation 644
– Crawford-Technik 644
– Fox-Pentagon-Technik 644
Frost-Zugnaht 642, 648
– Definition 1307
„frown incision" 693
Fructosamin 1336
Frühgeborenenretinopathie (R. praematurorum – ROP) 352–354, 401, 430, 539, 762, 894
– Definition 1307
– Differentialdiagnose zum Criswick-Schepens-Syndrom 401
– Pathologie 894, 897
– Terry-Erkrankung 539
– Therapie 762
Fruktose
– Fruktose-5-phosphat 1124
– Urinwerte 1345
FTA-ABS (Fluoreszenz-Treponema pallidum-Antikörper-Absorptionstest) 250, 361
Fuchs-
– Delle (Hornhautdelle) 122, 250
– – Definition 1307
– Fleck 333
– – Definition 1307

– Endotheldystrophie, Hornhaut 235, 253
– Heterochromiezyklitis 267, 303
– Kolobom 366
– Syndrom, Defintion 1307
Führerscheinklassen, alt und neu 1275, 1276
Fundus (F.)
– F. albipunctatus 423
– – Adaptometrie 423
– – ERG 995
– F. flavimaculatus 407–409
– – Angiographie 939, 940
– – Differentialdiagnose 409
– F. hypertonicus, Angiographie 928
– Salz- und Pfefferfundus 419, 483, 531
– Schema (Übersicht) 747
– Sorsby-Fundusdystrophie 405
Fundusoptometrie 963, 964
Furosemid 1207
Fusarien 67
Fusidinsäure 1220, 1254
Fusion 102, 103, 118
– Definition 1307
Fusionsraum (Panum-Raum) 103, 1319
Fusionsschulung mit Prismen 105
FZ (Fingerzählen, Sehschärfenprüfung) 1307

G
Galaktosämie 493
Galaktose 1336
– Galaktose-1-Phosphat-Uridyltransferase 493
– Urinwerte 1345
Galaktosylzeramidlipidose (*Krabbe*) 497, 1313
Galilei-Fernrohr 566
Galliumszintigraphie 280
γ-Glutamyl-Transferase (γ-GT) 1336
Ganciclovir 1230
– Implantat 276
Ganglienzellen 1307
Ganglion (G.)
– G. cervicale superius 166, 1148
– G. ciliare 155
Gangliosidose 495, 496, 542
Gangrän, Erysipel 185
Ganzfeldstimulation/-verfahren 981
– ERG 384, 385
– Excimerlaser 793
– VEP, Ganzfeldreizung 1016
Gardner-Syndrom 469
Gasinjektion, Makulablutung 769
gastrointestinale Erkrankungen 469, 470
– Colitis ulcerosa 469
– Enteritis regionalis 469
– *Gardner*-Syndrom 469
– Leberversagen 469
– *Whipple*-Erkrankung (intestinale Lipodystrophie) 287, 470
Gaucher-Erkrankung 496, 542
– Definition 1307
Gaumenspalte 80
GDx 961
Gebrauchsfähigkeit/Invaliditätsgrad, Minderung der 1272, 1286
Geburtsgewicht 353

Gedächtnis, immunologisches 1159
Gefährdungshaftung 1271
gefäßähnliche Streifen (s. auch „angioid streaks") 859
Gefäßverschluß, ERG 1000
Gegenläufigkeit 557
Gegenstandsweite 1099
Geisterzellenglaukom („ghost-cell-glaucoma") 21, 306
Gelbsehen (Xanthopsie)
– Definition 1331
– Differentialdiagnose 830
Gen 1307
Genetik (s. auch Erb...) 1182–1184
– Beratung, genetische 1184, 1185
– Definition 1307
– Kinder, genetische Erkrankungen 541
Genotyp 1307
Gentamicin 1213
– Drug-Monitoring 1344
– Makulopathie 357
Gentamicinsulfat 1254
Gentherapie, AMD 332
geometrische Optik 1190–1196
Geräuschphänomene der Orbita, Differentialdiagnose 836
Gerinnung
– disseminierte intravasale 472
– Faktoren 1342
– Störungen 471
– – Hämophilie 471
Gerontoxon (Arcus senilis) 1296
Gerstenkorn (s. Hordeolum externum) 172, 173, 188
Gerstmann-Syndrom 148
– Definition 1307
Gesamtbrechkraft 1100
Gesamtprotein 1347
geschlechtsgebunden, Definition 1307
Geschmackstest 1090
Geschwindigkeitsbegrenzung 1282
Gesetz/Recht/Ordnung/Verordnung
– Brechungsgesetz 1190
– Bundesgrenzschutzgesetz 1288
– Bundesseuchengesetz (BSeuchG) 1288
– Bundesversorgungsgesetz (BVG) 1288
– Entschädigung von Opfern von Gewalttaten, Gesetz zur 1288
– Entschädigungsrecht, soziales (SozER) 1273
– Ersatzdienst, Gesetz über den zivilen E. 1288
– Fahrerlaubnisverordnung 1274
– Häftlingshilfegesetz (HHG) 1288
– von *Hering* 102
– der reziproken Innervationsänderung 101
– von *Sherrington* 101
– Schwerbehindertengesetz (SchwbG) 1274, 1288–1292
– Soldatenversorgungsgesetz (SVG) 1288
– Straßenverkehrs-Zulassungs-Ordnung (StVZO) 1274, 1288–1292
Gesichtsfeld (GF; s. auch Perimetrie) 140, 177, 292, 298, 392, 1047–1058, 1115–1117
– Artefakte 1052
– Ausfälle 380, 1053

– – Begutachtung 1284, 1286, 1287
– – GdB/MdE-Schätzung 1290
– – hereditäre Netzhauterkrankungen 380
– Außengrenzen 1274
– Defekt (s. auch Skotom) 25, 53, 105, 140, 1053
– – altitudinaler 141
– – Definition 1296
– – Differentialdiagnose 1054–1058
– – Konkruenz 1055
– – konzentrische Einengung 1056
– – Sehbahn 1054, 1055
– – Ursachen 299
– Einengungen, Begutachtung 1285
– Einschränkung, Begutachtung 1287
– Pseudodefekte 1058
Gesichtslinie 99
Gesichtsnerven, Blockaden (s. dort) 603, 604
Gewebekleber 30
GFAP 888
Giardiasis (Lambliasis) 481, 482
– Giardia lamblia 482
Gicht 499
Giemsa-Färbung 65, 1092, 1093
– Bindehautzytologie 213
Gierke-Syndrom 1307
Gifford-Zeichen 85, 467
Gipfelzeit 985
– Intensitätsfunktionen 986
Gittersehschärfe 108, 528, 552
gittrige
– Hornhautdystrophie 232
– – Definition 1307
– – Typ I, Typ II und Typ III 232
– – Netzhautdegeneration 743, 892
– – Definition 1307
Glabellalappen 628
Glas/Gläser
– *Bagolini*-Gläser 112
– *Barkan*-Kontaktglas 731
– Brillenglas (s. dort) 104, 1280
– Einfachgläser 564
– hell-/dunkel-Rotglastest 114
– *Goldmann*-Dreispiegelglas 22, 293
– Lentikulargläser 1315
– *Mandelkorn*-Kontaktglas 726
– Plexiglas, Kontaktlinsen 569
– *Sussmann*-Kontaktglas 726
– Uhrglasverband 51, 57, 86, 175
– *Zeiss*-Vier-Spiegelkontaktglas 41, 293
– Zylinderglas 1332
Glaskörper (Vitreus) 367–369, 452, 453, 742
– Abhebung, hintere 755
– – Ultraschalluntersuchung 1065
– Amyloidose, familiäre 369
– Anomalien und Mißbildungen 367
– Aspiration 2
– Biochemie 1101, 1130
– Blutung 20, 149, 755, 756, 765, 830, 865
– – diabetische 762
– – Ultraschalluntersuchung 1066
– – nach Venen(ast)verschlüssen 765
– Definition 1330
– Destruktion, Ultraschalluntersuchung 1065
– Diagnostik
– – Fluorophotometrie 1087, 1088

– – Ultraschalluntersuchung 1064
– Erkrankung/Syndrom 367–369
– – *Criswick-Schepens* 368
– – *Goldmann-Favre* 368, 865, 1002, 1308
– – *Wagner* 368, 399, 865, 1001
– Grenzmembran, Ultraschalluntersuchung 1065
– Hyalose, asteroide (*Benson*) 369, 829, 1065, 1297, 1325
– Kinder 535, 536
– Maßangaben 1188
– Operation (s. auch Netzhaut, Operation) 757–774
– – Glaskörperendoskopie 761
– – Komplikationen 764, 765
– – – intraoperative 764
– – – postoperative 764, 765
– – Makulachirurgie (s. dort) 768, 769
– – Makulaforamen 768
– – „open-sky"-Technik 757
– – „pars-plana"-Technik 757
– – Vitrektomie (s. dort) 19, 32, 44, 71, 340, 343, 499, 699, 703, 757–759, 764, 765, 1330
– persistierender hyperplastischer primärer Gk. (s. PHPV) 367, 442, 529, 537, 761, 892, 895, 1067, 1321
– proliferative Veränderungen, Ultraschalluntersuchung 1066
– Retinoschisis
– – degenerative 369
– – kongenitale 368
– – Synchisis scintillans 369, 829, 1327
– – traumatische Veränderungen 21
– – Trübung 864
– – Tumoren 452, 453
– – Non-*Hodgkin*-Lymphom 452
– – Retikulozellsarkom 452
– – Verlust 703
– – Vitreoretinochorioideopathie (s. dort) 417
– – Vitreoretinopathie (s. dort) 368, 399, 400, 426, 753, 766, 865, 1001
– – Vitritis (s. dort) 269, 270, 272, 282
– Vorfall 19
Glaskörperbasis 742
Glaskörperrinde 742
Glaskörperzellen 265
Glaukom/Glaucoma (G.) 17, 291–321
– akutes 54–56
– Anästhesie 714, 715
– Anfall 54, 307, 308
– „angle-recession-glaucoma" 306
– Aphakie 310
– Definition 1308
– Diagnostik 1035–1038
– – Augeninnendruckmessung (s. dort) 291, 722, 1035–1037
– – Gesichtsfeld 292, 298
– – Gonioskopie 293, 294, 314, 1038
– – MF-ERG 1033
– – Provokationstests 1037, 1038
– – Tonographie 1038
– Einteilung 292
– Einwachsung fibrösen Gewebes 311
– Entzündungen, intraokulare 303
– *Fuchs*-Heterochromiezyklitis 303
– Geisterzellenglaukom 21, 306
– Genetik 1182
– G. chronicum simplex 727, 728

- hämolytisches 306
- Histopathologie 900
- Hyphäma 305, 306, 1310
- juveniles 237
- Kammerwinkelrezessionsglaukom 17, 306
- kongenitales 313, 537, 727, 731, 857
- – Anomalien 313
- – Differentialdiagnose 857
- – Epidemiologie 313
- – Systemerkrankungen 313
- Krise, glaukomatozyklitische 268, 303, 1308
- Linsendislokation (Ectopia lentis) 309, 863
- linseninduziertes 302
- Linsenteilchenglaukom 302
- Medikamente 1230–1238
- – Kombinationspräparate 1252
- – Nebenwirkungen 1198–1202
- Nanophthalmus 312
- Neovaskularisationsglaukom 310, 438, 1318
- Nervenfaserschicht 295
- Niedrigdruckglaukom 297, 298
- Normaldruckglaukom 297, 298, 522
- Offenwinkelglaukom (s. dort) 297, 298, 300, 1006, 1182
- Operation 713–739
- – Aderhautpunktion 733
- – Antimetaboliten 725
- – Bindehautlappen 715, 716
- – filtrierende Eingriffe 714–726, 1306
- – Glaucoma chronicum simplex 727, 728
- – Goniokürretage 728
- – Goniotomie, kindliches Glaukom 731
- – Iridektomie, periphere 717, 718, 729, 730
- – Iridoplastik, periphere 738
- – kombinierte Operation, Glaukom und Katarakt 728, 729
- – Komplikationen
- – – intraoperative 719, 720
- – – postoperative 720–725
- – Laseriridotomie 730, 735–738
- – Laserpupilloplastik 738, 739
- – Lasertrabekuloplastik (LTP) 734, 735, 781
- – Nahtrevision („suture lysis") 726
- – Shunt-Techniken 730
- – Sklerektomie, tiefe 727
- – Tenonektomie 718
- – Trabekelaspiration 728
- – Trabekulektomie 715–717
- – Trabekulotomie 727, 731
- – Trepanation 714
- – – Elliot 714
- – – Goniotrepanation (Fronimopulos) 717
- – – nichtgedeckte vs. gedeckte 714
- – Viskokanalostomie 727
- – Ziliarkörperkoagulation 732
- – Zyklokryokoagulation 732, 733
- – Zyklophotokoagulation 733
- Papillenbefund 296, 297
- Phakoanaphylaxie 302
- phakolytisches 302
- – Definition 1320
- Pigmentglaukom 300, 1321

- Plateauirisglaukom 307
- Posner-Schlossmann-Syndrom 268, 303, 1321
- postoperatives 312
- Pseudophakie 310
- Pseudoexfoliationsglaukom (s. dort) 300, 301, 901, 903
- Pseudoglaukom 467
- Retinopathia pigmentosa 391
- Risikofaktoren 298
- Sekundärglaukom 310, 856
- Steroidglaukom 299, 305
- Tagesdruckprofil 298
- Therapie
- – Kombinationstherapie 320, 698
- – medikamentöse 315–320
- Tumoren
- – intraokulare 304
- – malignes Glaukom 312
- Uveitis 265, 309
- Venendruck, episkleraler 304, 305
- Winkelblockglaukom (s. dort) 54, 307–310, 320
Glaukomflecken 54, 308
GLDH (Glutamatdehydrogenase) 1337
Gleitlappen (Mobilisationstransplantate) 626
Gleitsichtbrillen 564
Gliedertaxe 1272
Gliom 166
- apoplektisches 60
- Hypothalamusgliom 147
Glioneurom, Netzhaut 439
Gliose, epiretinale 23, 347, 767, 768, 872, 945
- Angiographie 945
- nach Kryokoagulation 945
Globoidzellen-Leukodystrophie 497
Glossar 1295–1332
Glucose-6-phosphat 1124
- Dehydrogenase 1340
Glukokortikoide 1171, 1260
Glukose 1336, 1347
- Abbau 1128
- Urinwerte 1345
Glutamatdehydrogenase (GLDH) 1337
Glykogenspeicherkrankheit 493
Glykolipid-Lipidose (Fabry) 543
Glykosaminoglykan 1130
Glykosylzeramidlipidose (Gaucher) 496, 542
Glyzeraldehyd-3-phosphat 1124
Glyzerin 319, 1240
Glyzerol 55
Goldenhar-Gorlin-Syndrom (okulo-aurikulo-vertebrale Dysplasie) 509, 542
- Definition 1308
- Differentialdiagnose 838
Goldfolienelektrode 980
Goldimplantation 175, 646
Goldmann-
- Dreispiegelglas 22, 293
- Perimetrie/-Perimeter 140, 1048
Goldmann-Favre-Erkrankung 368, 398, 865
- Definition 1308
- ERG 1002
Goldpräparate 1207
Goltz-Syndrom 520, 858
Gomori-Methenamin-Silberfärbung (GMS) 1093

Goniokürretage, Glaukom 728
Goniophotokoagulation, Argonlaser 782
Gonioplastik, Argonlaser 782
Gonioskopie 293, 294, 314, 1038
- Definition 1308
- Neugeborene 314
Goniosynechien 295, 308
Goniotomie 315, 538
- Definition 1308
- kindliches Glaukom 731
Goniotrepanation nach Fronimopulos 717
Gonoblennorrhoe 62, 531
Gonokokken
- Keratitis 206
- Konjunktivitis 62, 206
Gonorrhoe 475
- Ophthalmia neonatorum 531
Gorlin-Goltz-Syndrom 182
- Definition 1308
GOT/AST (Aspartataminotransferase) 1335
Götz-Gorlin-Syndrom (Basalzellnaevussyndrom) 182, 515, 858
GPT/ALT (Alaninaminotransferase) 1334
Gradenigo-Syndrom 877
- Definition 1308
Graefe-
- Syndrom 1308
- Zeichen 85, 467
Gramabstrich, Hornhaut 238
Gram-Färbung 65, 1092, 1093
Gramicidin 1254
Granulom
- Lymphogranuloma (s. dort) 476
- nichtverkäsend 279
- pyogenes 189, 220, 904
- – Pathologie 904
- Uveitis, granulomatöse 73
- Wegener-Granulomatose 465
- Xanthogranulom, juveniles (JXG) 180, 220, 515, 1312
Granulozyten 1162
Gravidität (s. Schwangerschaft) 348, 349, 524
Gregg-Syndrom (Röteln) 488, 489, 531
- Differentialdiagnose 845
Grid-Laser 341
Gridley-Färbung 1093
GRIN-Endoskop 761
Griseofulvin 1214
- Griseofulvin Mikrofein 1221
Grönblad-Strandberg-Syndrom (Pseudoxanthoma elasticum) 513
- Definition 1308
Grubenpapille („optic pit") 146, 366
- Angiographie 957
- Definition 1308
Grünblindheit (Deuteranopie) 425, 1113
- Definition 1303
Grün-Opsin-Gene 425
Grünschwäche (Deuteranomalie) 425, 1113
- Definition 1303
Grünzapfen 1112
GTS 671
Guanethidin 1238
Guanin 1175

Guillain-Barré-Syndrom 145, 164, 169
- Pupillenstörung 169
Gullstrand, schematisches Auge nach 1100, 1193
Gummen 361, 483
Gunderson-Lappen 1308
Gutachten
- Beispiele 1279–1282
- Blindenbegutachtung (*s. dort*) 1290, 1291
- Eignungsbegutachtung 1271
GUV (gesetzliche Unfallversicherung) 1272, 1273, 1283–1285
Gyrasehemmer (Chinolone) 1215, 1216
Gyratatrophie (*s.* Atrophia gyrata) 397, 398, 996, 1297

H
Haab-Streifen/-Linien 313, 314, 537
Haemophilus influenzae, Konjunktivitis 206
Häftlingshilfegesetz (HHG) 1288
Haftpflichtversicherung 1271
Haidinger-Büschel 1308
Halbfeldreizung, VEP 1016
Haller- und *Zinn*-Gefäßkranz 1148, 1150
- Definition 1331
Hallermann-Streiff-Syndrom (okulomandibulofaziale Dyszephalie) 509
- Definition 1308
- Differentialdiagnose 840
Hallervorden-Spatz-Syndrom 1308
Hallgren-Syndrom 418
Halluzinationen, visuelle 149
Haloperidol 1204
Halos, Differentialdiagnose 829
Halo-Sehen 795
Halothan 594
- Hepatitis 594
Hals, Schiefhals 107, 536
Haltia Santavouri-Erkrankung 871
Hämagglutinationstest 361
Hämangiom
- Aderhaut 450, 451, 784, 890, 1071
- Bindehaut 220
- Differentialdiagnose 77
- „feeder vessel" 88, 438
- kapilläres 77, 90, 438, 951
- kavernöses 88, 89, 438, 951
- Lasertherapie 78, 784
- Netzhaut (*s. dort*) 438, 439, 948
- Orbita 77, 78, 88–90, 220, 505, 515, 913, 1076
- Pathologie 905
- razemöses 439, 505, 951
Hamartom
- Angiographie 948
- Bindehaut 220
- Definition 1308
- Iris 958
- Netzhaut (*s. dort*) 438, 439, 445
- vaskuläres 77, 88
Hämatocornea 15, 16, 306
Hämatokrit 1340
hämatologische Erkrankungen 471–474
- Anämie (*s. dort*) 144, 352, 471
- Dysproteinämien 472
- Gerinnung, disseminierte intravasale 472

- Gerinnungsstörungen (*s. dort*) 471
- Leukämie (*s. dort*) 472, 473
- Plasmozytom (multiples Myelom) 473
- Thrombozytopenie 474
- Vebrauchskoagulopathie 472
Hämatoxylin- und Eosinfärbung (HE) 1093
Hämochromatose 498
Hämoglobin 1340
- glykiertes (Hb$_{A1c}$) 1337
Hämoglobinopathie 352
Hämolyse 352
hämolytisches Glaukom 306
Hämopexin 1337
Hämophilie 471, 1180
Hand-Schüller-Christian-Syndrom 1308
Handtrepan 671
Hansen-Erkrankung (Lepra) 479
Haptik 815
Haptoglobin 1337
Harada-Erkrankung 33, 280
- Definition 1309
Harlekin 511
Harms-Tangententafel 109, 111, 112, 130
- Definition 1327
Harnsäure 1337
- Urinwerte 1345
Harnstoff 1337
- Urinwerte 1345
Hartmann-Kontrastfigur 1119
Hartnup-Erkrankung 491
- Tryptophanmangel 491
Hasner-Klappe/-Falte 60, 200, 534, 617, 1090, 1091, 1142
Hassall-Henle-Warzen 226, 910
Hauptebene 1100
- Definition 1309
Hauptpunkte 1100
Hauptschnitt, hyperope Achsenbestimmung 557
Hauptsehrichtung 102
Haut- und Schleimhauterkrankungen (*s. auch* Dermatitis) 513–521
- Akne rosacea 519
- Akrodermatitis enteropathica 517, 518
- anhydrotische ektodermale Dysplasie 520
- Arzneimittelexanthem 519
- Basalzellnaevussyndrom (*Götz-Gorlin*) 182, 515, 858
- *Chédiak-Higashi*-Syndrom 491, 516
- Defektdeckung, chirurgische 649
- Dermatokonjunktivitis, allergische 212
- Dermatomyositis/Polymyositis 462
- Dermoid 173
- Dermoidzyste 78, 79
- *Ehlers-Danlos*-Syndrom 513, 1304
- Epidermolysis (*s. dort*) 261, 518
- Erytheme (*s. dort*) 214, 215, 261, 262, 518
- fokale dermale Hypoplasie (*Goltz*) 520, 858
- Hydroa vacciniformia 519
- Hyperkeratose (*s. dort*) 179, 192, 260, 514

- Incontinentia pigmenti (*Bloch-Sulzberger*) 426, 427, 516, 547, 1299, 1311
- Keratoderma blenorrhagicum 262
- Kontaktdermatokonjunktivitis 187, 212, 213
- Naevus Ota (okulodermale Melanozytose) 184, 223, 446, 517
- Nekrolyse, toxische epidermale (*Lyell*) 519, 1315
- Papulosis maligna atrophicans (*Degos*) 520
- Pemphigus (*s. dort*) 67, 176, 197, 518, 519
- Poikilodermie, kongenitale (*Rothmund*) 521, 843, 851, 1324
- Progerie (*Werner*-Syndrom) 521, 1330
- Pseudoxanthoma elasticum (*Grönblad-Strandberg*) 513, 1308
- Psoriasis 514
- Syndrom der verbrühten Haut 261
- Tumoroperation 630
- Vitiligo 517, 833, 1329
- Xanthogranulom, juveniles 180, 220, 515
- Xeroderma pigmentosum 174, 516
Hautelektrode 980
Hauterschlaffung 622
Haze 795
Hb$_{A1c}$ (glykiertes Hämoglobin) 337, 1337
α-HBDH 1337
HBW (Handbewegung, Sehstärkenprüfung) 1309
HCG (humanes Choriogonadotropin) 1349
HDL-Cholesterin 1335
Hebungsschwäche, Differentialdiagnose 876
Heerfordt-Syndrom 279, 485
Hefen (unizelluläre Pilze) 67, 241
Heidelberg Retina Angiograph 961
Heil- und Hilfsmittelrichtlinien 567
Heinz-Körperchen 306
T-Helferzellen 363, 1161
helikoide peripapilläre chorioretinale Atrophie 416, 996
hell-/dunkel-Rotglastest 114
Helladaption 1111, 1112
Hellanstieg, EOG 1012
Helligkeitsvergleich 140
Hellphase 386
Helmholtz-Theorie 1113
Helminthose 365
HEMA-Kopolymere 570
Hemeralopie (*s.* Tagblindheit) 831, 1309
Hemianopsie/Hemianopie 147–150
- altitudinale 1056, 1057
- binasale 1057
- bitemporale 1057
- - Begutachtung 1280
- Definition 1309
- homonyme 149, 1057
- - Begutachtung 1280
- inkongruente 148
- kongruente 148
Hemiatrophie, progressive faciale (*Parry-Romberg*) 508, 834
Hemiplegie 155, 157
Hemmung 105

Henle-
- Drüsen 1309
- Faserschicht 1309

Heparin 815, 816

Hepatitis, Halothanhepatitis 594

hepatolentikuläre Degeneration (*Wilson*) 499

Herbert-„pits" 209
- Definition 1309

hereditär, Definition 1309

Heredopathia atactica polyneuritiformis 420, 500

Hering-
- Gesetz 102
- - Definition 1309
- Nachbildtest 114
- Theorie 1113

Hermansky-Pudlak-Syndrom 491, 533

Herpes (H.)/Herpesviren
- H. simplex Infektion 27, 186, 242–245
- - Augenbeteiligung 243
- - Keratitis 242, 243
- - Kinder 531
- - Konjunktivitis 208
- - medikamentöse Therapie 245
- - Ophthalmia neonatorum 211
- - Trabekulitis 244
- - Uveitis 244
- H. zoster ophthalmicus (HZO) 186, 210, 245, 246
- - Definition 1311
- - *Hutchinson*-Zeichen 487
- - Keratouveitis 270
- - Konjunktivitis 210
- - Neuralgie 246

Hertel-Exophthalmometrie 1095

Hertwig-Magendie-
- Schielstellung 159
- Syndrom 1309

Herzerkrankungen 150, 456, 457
- Amaurosis fugax 150
- Endokarditis 456
- Mitralklappenprolaps 457
- Myxome/Pseudomyxome 456
- Zentralarterienverschluß 25, 456, 457, 868

Herzinfarktrisiko, Laborparameter 1335

Herz-Kreislauf-Stillstand 606, 607
- A-B-C-Schema 606
- Defibrillation 607
- *Esmarch*-Handgriff 606
- Herzdruckmassage 607
- präkordialer Faustschlag 607

Hess-Schirm 112, 130
- Definition 1309

Heterochromie 166
- Definition 1309
- Iris 857

Heterochromiezyklitis, *Fuchs* 267, 303

Heterophorie 103, 104
- Definition 1309

Heterotopie 1309

Heterotropie 103, 104
- Definition 1309
- intermittierende 104

Heterozygotie 1309

Heuschnupfen 212, 218
- Konjunktivitis 212

Hinge 797

Hinterkammerlinse (HKL) 32, 692, 813
- Luxation 708

Hinterkapsel
- Eröffnung, Laser 787
- Ruptur 702

Hippel-
- Angiomatosis retinae 438, 504, 950
- - Angiographie 950
- - Hämangiom, kapilläres 951
- - Angiographie 951
- - Ulkus (Ulcus internum) 237

Hippel-Lindau-
- Erkrankung 438, 504, 542
- - Definition 1309
- Tumor, Pathologie 890

Hippus 1309

Hirn, Mittelhirnsyndrome 163, 169

Hirn-Herz-Bouillon 70, 240

Hirnnerven (*s. auch* Nerven/Nervus)
- Innervation 97
- Lähmungen 879
- Verlauf 97

Hirnstamm
- Einklemmung 168
- Gliom 164
- Ischämie, Zeichen 151

Hirschberg-Test 109
- Definition 1309

Histamin 605

Histoflecken 479

Histoplasma-capsulatum 281

Histoplasmin-Hauttest 281

Histoplasmose 479, 480
- POHS („presumed ocular histoplasmosis syndrome") 281, 479

Histo spots 281

HIV-Infektionen (*s. auch* AIDS) 363, 486, 516, 531
- Kinder 531
- Retinopathie 363

HLA-Antigene 266
- Definition 1309
- HLA-A29 282
- HLA-B5 283
- HLA-B7 283
- HLA-B27 262, 1337
- HLA-B51 283
- HLA-DR2 283

HMB45 887

Hochwasserlinien 369

van der Hoeve-Syndrom (Osteogenesis imperfecta) 511, 512
- Definition 1309

Höhenschielen 128

Höhenstrahlung 1100, 1101

Holladay-Blendformel 1119

Hollenhorst-Plaques 150, 343
- Definition 1309

Holthouse-Batten-Chorioretinitis 414

Holzer-Färbung 1093

Homatropin 115

Homatropinhydrobromid 1250

Homer-Wright-Rosetten 1309

Homocystein 1337

Homogentisinsäureoxidase 491

homolog, Definition 1310

homonym, Definition 1310

homozygot, Definition 1310

Homozystinurie 18, 309, 492
- Ektopia lentis 492, 541

Honigwabendystrophie, Hornhaut (*Thiel-Behnke*) 231, 1328

Hordeolum 172, 173, 188, 1310
- externum (Gerstenkorn) 172, 173, 188
- internum (Chalazion, akutes) 173, 188, 190, 911, 1301

Horizontalzelle 1310

Hormone 1208

Horner-Syndrom 158, 163, 164, 166, 508, 535, 1152
- Definition 1310

Hornhaut/Cornea (C.)/Kornea/corneal 225–253
- Abstrich 239
- Akanthamöben 241
- Anomalien, kongenitale 236–238
- - anterior cleavage syndrome 236
- - *Axenfeld* 236, 529
- - *Peter* 237, 529
- - *Rieger* (mesodermale Dysgenesie) 237, 529, 1323
- Arcus senilis (Gerontoxon/Pseudogerontoxon) 226, 233, 910, 1296
- Bandkeratopathie 227, 851, 910, 1298
- *Bietti*-Keratopathie 227, 996, 1299
- C. farinata 226
- C. guttata 234, 235
- - Endothelphoto 1040
- C. verticillata 229, 495, 543
- - Differentialdiagnose 850
- Definition 1302
- Degenerationen 226–229, 910
- - Amyloiddegeneration 228
- - Lipiddegeneration 228
- - Mosaikdegeneration (Krokodil-Chagrin) 226
- - periphere 229
- - Randdegeneration 228, 229
- - - pellucide 229
- - - senile 228
- - - *Terrien* 228, 910
- - *Salzmann* 227, 249, 1324
- - sphäroidale 227
- - bei systemischen Erkrankungen 229
- - zentrale 227, 228
- Dellen (*s. dort*) 122, 250, 723, 851
- diagnostische Verfahren 1039–1045
- - 3D-Topographie 1044
- - Endothelphoto 1040
- - Endothelzellmikroskopie 1039–1041
- - Hornhautpachymetrie 1044
- - Hornhauttopographie 1041, 1042
- - Keratoskopie und Videokeratographie 1042
- - konfokale Mikroskopie 1041
- - *Placido*-Scheibe 1041
- - Ultraschalluntersuchung 1063
- Durchmesser, vergrößerter 537
- Dystrophien 229–236, 907, 908
- - *Avellino* 233
- - bröcklig 231
- - *Cogan* 227, 229
- - ektatische 235, 236
- - Endotheldystrophie 234, 235, 237
- - - CHED (kongenitale hereditäre) 237

Hornhaut/Cornea (C.)/Kornea/corneal
- – Erbmodi 1181, 1182
- – fingerabdruckförmig 230
- – „fingerprints" 230
- – „fleck dystrophy" 233
- – fleckförmig (s. dort) 231–232, 1306
- – François-Neetens 233
- – Fuchs 235, 253
- – gittrige (s. dort) 232, 1307
- – landkartenförmig 230
- – Meesman 229, 1316
- – PTK 208, 228–233, 799
- – Reis-Bücklers (ringförmig) 230, 248, 1323
- – Schlichting (hintere polymorphe) 234, 1324
- – Schnyder (kristalline) 233, 248
- – „speckled dystrophy" 233
- – Stromadystrophien 231
- – Thiel-Behnke (Honigwaben) 231, 1328
- – wolkige 233
- Einriß 28
- Einschmelzung 853
- Eisenablagerungen 848
- Endothel 225
- Energiestoffwechsel 1125
- Epithelverletzung 27
- Erosion/Erosio (E.) 50
- – E. corneae 231
- Fremdkörper 36–39
- Fuchs-Hornhautdelle 122, 250, 1307
- Hämatocornea 15, 16, 306
- Hassall-Henle-Warzen 226, 910
- Herpes simplex 242
- Herpes zoster ophthalmicus 245, 246
- HLA-Typisierung 670
- Hypästhesie, Differentialdiagnose 847, 848
- Immunologie 1169
- Implantate, intrakorneale 790
- Infektionen (s. Keratitis) 238–246, 909
- iridokorneales endotheliales Syndrom (ICE-Syndrom) 310
- Kayser-Fleischer-Kornealring 40, 235, 499, 1312
- Keloid 506
- kristalline Ablagerungen 848
- Maßeinheiten 1187
- Megalokornea, Differentialdiagnose 846
- Mikrokornea, Differentialdiagnose 845
- Nerven, korneale, sichtbare 847
- Ödem 11, 253
- – Differentialdiagnose 849
- Operation 667–681
- – „clear-cornea incision" 693
- – Indikation 667
- – Keratoplastik/-prothetik (s. dort) 672–682
- – Kontraindikationen 668
- – Limbusstammzellen- transplantation 680
- – Nachsorge, postoperative 673
- – Patientenbeurteilung, präoperative 670, 671
- – Pterygium (Flügelfell) 204, 680
- – Spendermaterial/-hornhaut (s. dort) 668–670
- – Standardtechnik 671
- Pannus (s. dort) 188, 217, 850, 851
- Perforation (s. dort) 236, 239
- Physiologie 1124
- Pigmentierung, Differentialdiagnose 849
- Reflexbilder 553
- ringförmige Veränderung 847
- Ringsegmente, intrastromale korneale (intacs™) 791, 805, 806
- Ruptur 30
- Scheitelabstand 556, 571
- – Änderung des Scheitelbrechwertes 1194
- – Refraktion 1192
- Sensibilität 28, 231
- Sklerokornea 237
- Stichelung 230
- – rezidivierende Erosionen 248
- Trepanation 671, 672
- – Excimerlaser 672
- – Trepansysteme (s. dort) 671
- Trübung
- – Differentialdiagnose 846, 847, 853
- – Kinder 853
- Ulkus/Ulcus/Ulzera (U.) 61, 64–68, 237–239, 252
- – Abstrich 239
- – bakteriell 64, 65–67, 239
- – Differentialdiagnose 852
- – Endophthalmitis 64
- – Initialtherapie 239
- – Keime 64
- – Keratomykose 67, 68
- – Landkartenulkus 243
- – muköś 64, 239
- – Randulzera 852
- – toxisch 64
- – trophisch 64
- – U. internum 237
- – U. Mooren 252, 1317
- – U. serpens 64
- – Ursachen 852
- – viral 64
- Vaskularisationen 853
- Vogt-Limbusgürtel 226, 233, 1330
- weißer Ring nach Coats 228
- Hornhautkultur, Medien 240
- Horopter 102
- – Definition 1310
- Horopterkreis 103
- „horror fusionis" 1310
- Hörstörungen 470
- – Cogan-Syndrom 470
- – Norrie-Syndrom 470, 1318
- – Retinopathia pigmentosa 418
- – Usher-Syndrom 470, 991
- Horton-
- Arteriitis temporalis 141, 343, 461
- – Syndrom 141, 343, 461
- Hounsfield-Einheiten 1081
- HRF (Scanning-Laser-Doppler- Flowmetrie) 969
- HRR („hardy rand rittler") 1310
- H-Tests 552
- Hudson-Stähli-Linie 1310
- 100 HUE 140
- Hufeisenforamina 22
- Hughes-Operation 1310
- Hühnerpest (s. Newcastle-Krankheit) 209, 1318

Hummelsheim-Operation 122
- Definition 1310
Hundebandwurm 477, 478
Hunter-Erkrankung 543
- Definition 1310
Hurler-Scheie-Erkrankung 543
Hurler-Syndrom 841
- Definition 1310
Hutchinson-
- melanotische Sommersprossen 183
- Pupille 1310
- Trias 362, 483, 1310
- Zeichen 186, 270, 487, 1310
Hutchinson-Tay-Chorioiditis 414
Hyalose
- asteroide (Scintillatio albescens/ Benson) 369, 829, 1291, 1297
- – Definition 1297, 1325
- – Ultraschalluntersuchung 1065
- Cholesterinhyalose (Synchisis scintillans) 369, 829, 1065, 1327
Hyalozyten 1130
- Definition 1310
Hyaluronidase, Färbezusatz 1094
Hyaluronsäure 698, 1130
- Chondroitinsulfat-Hyaluronsäure- kombinationen 698
Hydralazin 1206
Hydroa vacciniformia 519
Hydrochlorothiazid 1207
Hydrocortison
- Hydrocortison-21-acetat 1258
- Hydrocortison-21-hydrogensuccinat 1260
Hydrodissektion 691
Hydrogele 570, 817
Hydromorphon 1225
Hydrophthalmie 313
- Definition 1310
Hydrops 236
- Definition 1310
Hydroxychloroquin 1207
- ERG-Befunde 998
Hydroxyethylcellulose 1263
Hydroxyethylestergruppe 817
5-Hydroxyindolessigsäure, Urinwerte 1345
Hydroxylapatitplomben/-implantate 664, 665, 821
Hydrozephalus 147, 217
- okklusiver 217
Hypästhesie der Hornhaut, Differentialdiagnose 847, 848
Hyperfluoreszenz 920, 921
- Fensterdefekte 920
- Leckage 921
Hyperkapnie 505
Hyperkeratose 179, 192, 260, 514
- epidermolytische 260
- Ichthyosen (s. dort) 174, 234, 260, 514
- Keratosis follicularis spinulosa decalvans (Siemens) 514
- Psoriasis 514
Hyperkoagulabilität 151
Hyperkortisolismus 466
Hyperlipidämie 233
Hyperlipoproteinämie 493, 494
Hyperopie/Hypermetropie 104, 117, 557, 562, 563, 1103
- Definition 1310
- Differentialdiagnose 880

– LASIK-Ergebnisse 797
– refraktive Chirurgie 792
Hyperopisierung 89
Hyperornithinämie (Atrophia gyrata) 397, 492, 996
– Definition 1297
– ERG 996
Hyperparathyreoidismus 466, 467
Hyperphorie 104
– Definition 1310
Hyperphosphatasie 511
Hyperplasie
– Maxilla, hyperplastische 80
– pseudoepitheliomatöse 179, 180, 219
Hyperpolarisation 1108
Hypersekretion (Epiphora) 612, 613
– Definition 1305
– Differentialdiagnose 828, 839
Hypersensitivitätsreaktion 187, 213, 1166
– Typen 1166
Hypertelorismus 107, 173
– Differentialdiagnose 834
– Epikanthus 173
Hypertension/Hypertonie
– Bluthochdruck (s. dort) 141, 150, 523
– okuläre 299, 300
– – Muster-ERG 1006
– – Retinopathie, hypertensive 347, 348
Hyperthermie, maligne 107
Hyperthyreoidismus 467
Hyperthyreose 80, 84
Hypertropie 104
– Definition 1310
Hypertyrosinämie (*Richner-Harnhart*-Syndrom) 493
Hyperurikämie 499
Hyperviskositätssyndrome 346, 472
Hypervitaminosen (s. Vitamine) 526
Hyphäma 14–18, 21
– „black-ball" 306
– Definition 1310
– Glaukom 305, 306
– Katarakt-OP 705
– Trauma 17
– Ursachen 855
Hypofluoreszenz 920
– Blockade 920
– Füllungsdefekte 920
Hypolipoproteinämie 493, 494
Hypoparathyreoidismus 146
– Pseudohypoparathyreoidismus 467
– Pseudotumor cerebri 146
Hypoparathyreoidismus 467
Hypophorie 104
– Definition 1310
Hypophyse/-erkrankungen 468
– Adenom 147, 468
– Akromegalie 468
– Chorioretinopathie mit Hypophysendysfunktion 468
– Hypophysenadenome 147, 468
– Lage 1151
Hypopituitarismus 147
Hypoplasie
– fokale dermale (*Goltz*) 520, 858
– Pupillenhypoplasie (*Morsier*) 147
Hypopyon 69, 73
– Definition 1311

– Differentialdiagnose 856
– Keratitis 241
– Pseudohypopyon 306, 440
– steriles 262
Hyposphagma (subkonjunktivale Blutung) 10, 11, 845
– Bindehautchemosis 10
– Definition 1311
– Differentialdiagnose 845
– Hornhautödem 11
Hypotelorismus 9
– *Cockayne*-Syndrom 834, 1301
– Differentialdiagnose 834
Hypothalamusgliom 147
Hypothyreose/Hypothyreoidismus 84, 468
Hypotonie
– Definition 1311
– hämorrhagische 20
– Hypotoniemakulopathie 724
– okuläre 12, 14
– – Differentialdiagnose 856
– postoperative, Glaukomchirurgie 724
Hypotropie 104
Hypovitaminosen (s. Vitamine) 524, 525
Hypromellose 1263
HZO (s. Herpes zoster ophthalmicus) 186, 210, 245, 246, 270, 487, 1311

I
Ibuprofen 1207, 1224
ICCE (intrakapsuläre Kataraktextraktion; s. Kataraktoperation) 688
– Definition 1311
ICG (Indocyaningrün) 921–923
Ichthyosis 174, 234, 260, 514
– Definition 1311
– IFAP (Ichthyosis follicularis-Atrichia-Photophobia-Syndrom) 260
– kongenitale 174
– lamelläre 174
– vulgaris 174
ICL™ (implantierbare Kontaktlinse) 808
Identität 123, 124
Idiosynkrasie 519
Idiotie, amaurotische 543
Idoxuridin 1228
IFAP (Ichthyosis follicularis-Atrichia-Photophobia-Syndrom) 260
Ileus, paralytischer 538
Illig-Prothese (Skleraschalen) 50, 666
Imipenem 1220
Immunantwort 1159
– lokale 1170
Immundefizienzvirus, humanes (s. HIV-Infektionen) 363, 486
Immunglobuline 1337
Immunhistochemie 81
Immunität 1159
Immunkomplexkrankheit (*Arthus*-Reaktion) 1167
Immunologie/immunologisch 1159–1173
– ACAID („anterior chamber associated immune deviation") 1168

– Gedächtnis, immunologisches 1159
– Zellen, immunkompetente 1163
Immunprivileg 1167
Immunsuppression 1170
– Keratoplastik 673
Impetigo, Lider 185
Implantation/Implantate (s. Transplantation/Transplantate/Implantate)
Impressionstonometrie 1036
Impressionszytologie 903, 1091
Incontinentia pigmenti (*Bloch-Sulzberger*) 426, 427, 516, 547
– Definition 1311
Indentationstonometrie 1036
Indocyanin-/Indocyaningrünangiographie (s. auch Angiographie) 917–925, 962, 963
– „focal spots" 924
– „hot spots" 924
– Indikationen (s. auch Fluoreszeinangiographie) 917–962
– SLO 962
Indocyaningrün (ICG) 921–923
Indometacin 1207, 1224, 1261
infektiöse und entzündliche Erkrankungen 474–484
– bakterielle Entzündungen (s. dort) 474–476
– *Behçet*-Erkrankung 262, 283, 484
– Chorioiditis (s. dort) 24, 265, 271, 428, 481
– Dermatitis, ekzematöse infektiöse 187
– Endophthalmitis 68–73, 286, 287, 1320
– Influenza (s. dort)
– Keratitis (s. dort) 238–246, 531, 852
– Kinder 530–532
– Konjunktivitis (s. dort) 205
– Lymphknotensyndrom, mukokutanes 484
– Pilzerkrankungen/-infektionen (s. dort) 63–71, 208, 209, 240, 241, 262, 364, 476, 479, 480
– Protozoen (s. dort) 480–482
– Retinitis 275, 868
– *Reye*-Syndrom 484, 485
– Rickettsiosen 482
– Sarkoidose (s. dort) 157, 278–280, 485, 541
– Spirochäten (s. dort) 482–484
– Tränenwege 201
– Virenerkrankungen (s. dort) 486–489
– *Vogt-Koyanagi-Harada*-Syndrom 280, 485, 1330
– Wurmkrankheiten (s. dort) 144, 476–478
Infeldblendung 1118
Infiltrationsanästhesie (s. auch Anästhesie) 598
Influenza
– Haemophilus influenzae, Konjunktivitis 206
– Influenza-B-Infektion 485
– Myxoviren 487
Infraduktion 101
Infrarotlicht 53
Infrarotstrahlung 53
– Definition 1311
Infraversion 101
Inhibition 105

Injektorsysteme 819
Inkomitanz 134, 155
- A-Inkomitanz 134
- Schielen, inkomitantes 103, 129
- V-Inkomitanz 134
Innendruck/Augeninnendruck 54, 1035–1037, 1105
- Anästhesie 596
- Applanationstonometrie 1036, 1037
- Einflußfaktoren 1036
- Erhöhung, Differentialdiagnose 856
- Glaukom 291, 1035–1037
- - Innendruckanstieg bei Glaukomchirurgie 722
- Impressionstonometrie 1036
- Indentationstonometrie 1036
- Hornhautmittendicke 1036
- *Mackay-Marg*-Tonometrie 1037, 1315
- „non-contact"-Tonometrie 1037
- Prostaglandine 1126
- refraktive Chirurgie 1036
- Strabismus 116
Innenschielen (s. Esotropie) 104, 105, 119, 123–126
innere Schicht 1311
- nukleäre 1311
- plexiforme 1311
INO (internukleäre Ophthalmoplegie) 133, 154, 159, 1152
- Definition 1319
Insertion 1180
Insulin 1348
Insult, akuter arterieller 60
intacs™ (intrastromale korneale Ringsegmente) 791, 805, 806
Intentionstremor 155
Interferon 1163
Interleukine 1163
Interphase 1177
Intoxikation
- Trichloräthylenvergiftung 169
- Vitamin A-Intoxikation 146
Intrakutantest 187
intraokulare Fremdkörper (s. Fremdkörper) 39, 42, 44, 770, 1000
Intraokularlinsenberechnung 1061
Intron 1175
Intubation 587
- Kinnspitzen-Kehlkopf-Abstand 587
- Schwierigkeiten 587
Invaliditätsgrad/Gebrauchsfähigkeit, Minderung der 1272, 1286, 1287
Inzykloduktion 101
Inzyklophorie 104
Inzyklotropie 104
Inzyklovergenz 101
IOL (Intraokularlinsen) 685, 688, 813–820
- Aufbau und Material 813
- Definition 1311
- Design 818
- faltbare 818
- Haptik 815
- Heparinbeschichtung 815
- HKL (s. Hinterkammerlinsen) 32, 692, 708, 813
- Implantation 691, 692
- - Techniken 818–820
- Intraokularlinsenberechnung 1061

- IOL-Master 685, 1062
- Luxation 12
- Materialien 815
- Minus-IOL 807
- multifokale 697
- Nd:YAG-Laserkapsulotomie, IOL-Schaden 820
- PMMA-IOL (Polymethylmetacrylat) 814, 815
- VKL (s. Vorderkammerlinse) 807, 813
ionisierende Strahlen 53
Iridektomie 55
- *Ando* 313
- Definition 1311
- periphere, Glaukomchirurgie 717, 718, 729, 730
Iridenkleisis 1311
Iridodialyse 18, 702
- Definition 1311
Iridodonesis 18, 858
- Definition 1311
iridokorneales endotheliales Syndrom (ICE-Syndrom) 310
Iridoplastik, periphere 738
Iridoplegie (Pupilloplegie) 18, 25, 862
- Definition 1311
Iridoschisis 1311
Iridotomie 55
- Definition 1311
- Laser-Iridotomie 55, 730, 735–738, 781, 787
- Pigmentdispersionssyndrom 300
Iridozyklitis 98
- Definition 1311
Iris (Regenbogenhaut) 17
- Angiographie 958
- Atrophie 54, 857
- - Differentialdiagnose 857
- - essentielle 311
- Biochemie 1311
- Blutung, Glaukomchirurgie 719
- Definition 1311
- Heterochromie 857
- Inkarzeration 30
- I. bombé 309
- - Definition 1311
- Kolobom 146, 858
- Maßeinheiten 1187
- Metastasen 435
- Naevus, UBM 1064
- Neovaskularisation 958
- Plateauiris (s. dort) 54
- Prolaps 30, 702, 703
- - bei Katarakt-OP 703, 706
- Raumforderungen 858
- Rubeosis iridis 54, 310, 337, 858, 895, 897, 1324
- traumatische Iritis 17
- Tumoren 433–436, 958
- - Differentialdiagnose 436
- - Hamartom 958
- - Leprom 479
- - Melanom 433, 434, 887, 958, 959
- - Naevus 433, 958
- - Ultraschalluntersuchung 1063
- - Zysten 435
Iris-„capture"-Syndrom 708
Irisblenden 701
Irishäkchen 702
Iris-Naevus-Syndrom 311
Iritis 80

- Definition 1311
- traumatische 17
IR-Licht 1100
IRMA (intraretinale mikrovaskuläre Anomalien) 337, 363
Irrigation/Aspiration (I/A) der Rinde, Katarakt 691
Irrigationskatheter 49
Irrigationskontaktlinsen 49
Irvine-Gass-Syndrom (s. auch Makulaödem, zystoides) 336, 706, 766, 871
- Definition 1311
ISCEV-Standard/Standardprogramm 979, 981, 984, 985
Ischämiesyndrom, okuläres 150, 344, 345
- Angiographie 929, 930
Iseikonie 1062
Isofluran 595
Isoniazid 1205, 1219
Isoptere 1047, 1048
- Definition 1311
- normale 1048
Isosorbid 319, 1240
Isotretinoin 1209
Ixodes ricinus 483

J

Jäger-Sehtafeln 552
Janetta-Operation 164
Jansky-Bielschowsky-Erkrankung 871
- Definition 1299
Javal-Keratometer 554
Jellinek-Zeichen 467
Jensen-
- Operation nach 122
- - Definition 1311
- Retinochorioiditis juxtapapillaris 481
Jet-Elektroden 980
Jod-125 449
Joffroy-Zeichen 467
Jones-
- Basissekretionstest 1089
- - Definition 1312
- Farbstofftest (s. dort) 194, 195, 1089, 1090
- Schlauch 1312
- Unterlidretraktorenstraffung 636
Joule 1194
Junius-Kuhnt-Makuladegeneration 899, 1070
- Ultraschalluntersuchung 1070
JXG (juveniles Xanthogranulom) 180, 220, 515
- Definition 1312

K

Kaliberschwankungen, retinale Gefäße 928
Kalium 1337
Kalkverätzung 48
Kalzium 1337
- Urinwerte 1345
Kammerwasser 1105, 1106
- Biochemie 1106, 1126
- Blut-Kammerwasser-Schranke 319, 1088, 1126, 1170
- Definition 1312

– Fehlleitung bei Glaukomchirurgie 720
– Sekretionsrate 1035
Kammerwinkel 293, 294
– Anatomie 1146
– – Strukturen, Histologie 902
– Einteilung nach *Shaffer* 294, 1038
– Rezessionsglaukom 17, 306
– Ultraschalluntersuchung 1063
Kanalikulitis, Keimspektrum 201
Kanalikulodakryozystostomie 615
Kanalikuloplastik 615
Kanalikulus 1312
Kanamycin 1254
Kandori-Syndrom 1312
Kantenfilter 1102
Kantholyse 1312
Kanthotomie 1312
Kanthus 1312
Kanthus-Fornix-Zugang, Orbita 656
Kaposi-Sarkom (*s. auch* AIDS) 251, 486, 516, 907
Kapselfibrose 688, 707
Kapsulorhexis 690
Kapsulotomie bei Katarakt-OP 690, 691, 697
– *Klöti*-HF-Kapsulotomie 690
– Sägezahnkapsulotomie 691
– vordere 694
– YAG-Laser-Kapsulotomie 697, 707
– Zugkapsulotomie 690
Karboanhydrasehemmer 55, 318
– lokale 1200, 1240
– systemische 1201, 1238
Kardinalbewegungen 100
Kardinalblickrichtungen 1312
Karotinoid 356, 1102
Karotisstenose, Erblindung 150
Karunkel 1312
Karyotyp 1312
Karzinome (*s. auch* Tumoren)
– Adenokarzinom 445
– Basalzellkarzinom 181
– Bronchialkarzinom 93
– CAR (karzinomassoziierte Retinopathie) 429, 490, 1000, 1300
– Mammakarzinom 93
– *Meibom*-Drüsen (Carcinoma sebaceum) 182, 906, 1189, 1316
– *Merkel*-Zellkarzinom 183, 913, 914
– Mukoepidermoidkarzinom 907
– Nasennebenhöhlen 93
– Plattenepithelkarzinom (*s. dort*) 93, 177, 182, 219, 221, 905, 913
– Talgdrüsen 93
– Tränendrüsen (*s. dort*) 91
Karzinommetastase, Ultraschalluntersuchung 1070
Katarakt/Cataracta (C.) 19, 43, 683–710
– Anästhesie 687
– C. brunescens, Definition 1300
– C. myotonica 502
– Definition 1312
– nach Glaukomchirurgie 723
– Infrarotstrahlung 53
– kongenitale 536, 537, 863
– – beidseitige 536
– – einseitige 537
– – Ursachen 863
– Kontusionskatarakt 19
– Linsenteilchenglaukom 302

– Operation 683–710
– – Aderhautabhebung 704
– – Bindehauteröffnung 690
– – „can opener"-Technik 690
– – „chip-and-flip"-Technik 695
– – „divide-and-conquer"-Technik 695
– – ECCE (extrakapsuläre Kataraktextraktion) 688–692
– – Endophthalmitis 705
– – extrakapsuläre 43
– – Hinterkapselruptur 702
– – Hyphäma 705
– – ICCE (intrakapsuläre Kataraktextraktion) 688, 1311
– – Implantation der Intraokularlinse 691, 692
– – Irisprolaps 703, 706
– – Irrigation/Aspiration (I/A) der Rinde 691
– – Kapsulotomie (*s. dort*) 690, 691, 694, 697, 707
– – Kernexpression 687, 688, 696
– – Kleinschnittechnik 689
– – kombinierte Operation
– – – Glaukom und Katarakt 728, 729
– – – Kataraktextraktion und perforierende Keratoplastik 698
– – Komplikationen 701
– – Makulaödem, zystoides (*Irvine-Gass*) 336, 706, 766, 871, 1311
– – *Morgagni*-Katarakt 700, 1317
– – Netzhautablösung 706
– – „phaco-chop"-Technik 696
– – Phakoemulsifikation (*s. auch dort*) 43, 689, 692–694, 700
– – Pupillarblock 704
– – Sekundärmembran/Nachstar 706
– – Sulkusfixation 692, 709
– – traumatische Katarakt 700
– – Tunnelschnitt/-inzision (*s. dort*) 687, 693
– – „viscocat"-Operation 691
– – Vitrektomie mit Kataraktoperation 699
– – Wundleckagen 704
– – YAG-Laser 779
– – Zügelnaht 689
– polychromatische (Christbaumschmuck/Christbaum-Figur) 154, 502
– Retinometervisusprüfung 684
– Röntgenstrahlen 53
– Sonnenblumenkatarakt 40, 499
Katecholamine 1348
Katzenaugensyndrom 460
Katzenbandwurm 478
Kausalität 1271, 1273
Kauschmerz 141
Kauterisation, *Ziegler*- 1331
Kawasaki-Syndrom 484
– Differentialdiagnose 843
Kayser-Fleischer-Kornealring 40, 235, 499
– Definition 1312
KCE (Keratoconjunctivitis epidemica) 1312
Kearns-Sayre-Syndrom 154, 418, 419, 501
– ERG 993

Keilbeinflügelmeningeom 92
– Ultraschalluntersuchung 1074
Keilresektion bei Astigmatismus 803
Kepler-Fernrohr 566
Keratektomie
– Definition 1312
– photoastigmatische (PARK), nach Keratoplastik 674, 799
– photorefraktive (*s.* PRK) 791–794, 799–801
– phototherapeutische (*s.* PTK) 208, 228–233, 799
Keratinisierung 219
Keratitis (K.) 238–246
– Abstrich 239
– Akanthamöbenkeratitis 241
– Aspergillus 240
– bakterielle 65, 66, 238–240
– Definition 1312
– epitheliale 850
– Expositionskeratitis 198, 249
– filamentöse (Fädchenkeratitis) 248, 848, 1305
– Gonokokken 206
– Herpes simplex-Keratitis 242, 243
– – Histopathologie 909
– Herpes zoster-Keratitis 245, 246, 270
– Hypopyonkeratitis 241
– interstitielle 250, 531
– – Differentialdiagnose 852
– – luetisch bedingte 250, 531
– Keimspektrum 238
– K. dendritica 243
– K. disciformis 244
– K. filiformis, Sicca-Syndrom 198
– K. marginalis 252
– K. metaherpetica 243
– K. nummularis, Differentialdiagnose 850
– K. superficialis punctata (*Thygeson*) 243, 247, 1328
– – nach Glaukomchirurgie 725
– Medien 240
– nekrotisierende stromale 244
– neurotrophische 249
– oberflächliche 246–253
– Pilzkeratitis (*s. dort*) 67, 68, 240, 241
– Pseudomonaskeratitis 238
– Rosaceakeratitis 259
– Strahlenkeratitis 249
– toxische 250
– trophische 244
Keratoakanthom 180, 219
– Definition 1312
Keratoderma blenorrhagicum 262
Keratoglobus 236
– Definition 1312
Keratokonjunktivitis (Keratoconjunctivitis) 52, 196, 198, 207
– atopische 218
– K. epidemica (KCE) 207, 247, 1312
– K. nivalis (Schneeblindheit) 52
– K. nodularis 217
– K. phlyctaenulosa, Differentialdiagnose 852
– K. photoelectrica 52
– K. sicca (*Sicca*-Syndrom) 196, 198, 218, 464
– obere limbale 216, 248

Keratokonus 11, 187, 234, 235, 555, 908, 909, 1042
- Definition 1312
- Differentialdiagnose 846
- Histopathologie 908
- posterior 237
Keratolyse 258
Keratomalazie 1312
Keratometrie/Keratometer 554
- Definition 1312
- *Javal*-Keratometer 554
Keratomileusis 679
- Definition 1313
- in-situ 790
- - LASIK (*s. dort*) 694, 790, 795, 797
Keratomykose
- Candida-Keratomykose 68
- Risikofaktoren 67
Keratopathie/Keratopathia (K.) 98
- Angiokeratoma corporis diffusum 495
- Bandkeratopathie 227, 910
- - Definition 1298
- - Differentialdiagnose 851
- *Bietti* 227, 1299
- Expositionskeratopathie 57, 86
- K. bullosa 248
- - Differentialdiagnose 849
- K. e lagophthalmo, kongenitales Glaukom 313
- *Labrador* 227
- Silikonölkeratopathie 677
- Tröpfchenkeratopathie 1102
Keratophakie 679
- Epikeratophakie 790, 807
Keratoplastik/-prothetik 29, 43, 50–52, 67, 229, 231, 234, 235, 672–682
- à chaud 51, 239
- - Definition 1313
- Astigmatismuskorrektur 674
- automatisierte lamelläre (ALK) 790
- Autorotationskeratoplastik 678
- Definition 1313
- „high-risk" 673
- Immunsuppression 673
- Indikationen 667
- bei Kindern 678
- Kontraindikationen 668
- lamelläre 678, 679
- Nahttechniken 672
- Osteodontokeratoprothese 681
- Prothesen
- - Definition 1313
- - nach *Eckardt* 677
- - nach *Landers-Foulks* 677
- Re-Keratoplastik 677
- Spendermaterial/-hornhaut (*s. dort*) 668–670
- Tenektomie 681
- Transplantatabstoßung 675
- Transplantatversagen 674
- „triple-procedure" 677, 698
- „very high-risk" 673
Keratose/Keratosis (K.) 179
- Dyskeratose 192, 219
- Hyperkeratose (*s. dort*) 179, 192, 260, 514
- K. follicularis spinulosa decalvans (*Siemens*) 514
- Parakeratosen 179, 192
- seborrhoische 179, 180, 912
- senile (aktinische) 179, 180, 220

Keratoskopie/Keratoskop und Videokeratographie 1042
- Definition 1313
Keratotomie, astigmatische 790, 801–805
- bogenförmige lamellierende 803
- photorefraktive (PRK) 1321
- radiäre (RK) 790, 804, 805
- - Definition 1322
- trapezförmige nach *Ruiz* 803
- transverse/bogenförmige 801
Keratozyten 1313
Kerndislokation 703
Kernexpression, Katarakt-OP 687, 688, 696
Kernplatte 694
Kernrand 694
Kernschale 694
Kernspintomographie 1083–1085
- Auflösungsvermögen 1085
- N. opticus 1085
- okuläre Strukturen 1084
- orbitale Strukturen 1084
- Relaxationszeit (*s. dort*) 1083
- Vergleich mit Computertomographie 1083
Kernzerlegung 694
Kerzenwachsexsudate 485, 541
Kestenbaum-
- Limbustest 108
- Operation 544
Ketamin 592
Ketoconazol 1221
Ketoprofen 1224
Ketorolac-Trometamol 1261
Ketotifenfumarat 1261
Khodadoust-Linie 676
Killerzellen 1160
Kind/Kinder 527–547
- Albinismus (*s. dort*) 533
- Blindheitsverdacht, Untersuchungen bei 545, 546
- ERG 528, 985
- Fehlbildungen, angeborene 529
- Frühgeborenenretinopathie (*s. dort*) 352–354, 401, 430, 539, 762, 894, 897, 1307
- genetische Erkrankungen 541
- Glaukom (*s. dort*) 313, 537, 727, 731, 857
- Infektionen 530–532
- Katarakt, kongenitale 536, 537, 863
- Keratoplastik 678
- Kinderbilder 552
- Kinderbrillen 117
- Kindesmißhandlung, Augenbefunde 544
- Kopffehlhaltungen 544, 545
- Kopfschmerzen 543
- Leukokorie 538, 546, 547
- Linse und Glaskörper 536, 537
- *Löhlein*-Kinderbilder 108
- Lues, kongenitale (L. congenita) 483, 531
- Netzhauterkrankungen 539, 540
- Neugeborenenkonjunktivitis (*s.* Ophthalmia neonatorum) 62–64, 211, 212, 242, 475, 531, 532, 844
- neurologische Erkrankungen 543
- Orbitaerkrankungen und Tränenwege 534

- Ptosis congenita 163, 173, 535, 536, 545, 640
- Refraktionsfehler 538, 539
- Retinoschisis, juvenile/kindliche 368, 754
- Röteln (*Gregg*) 488, 489, 531, 845, 997
- Schielen (*s. auch* Strabismus) 95–137
- - frühkindliches Schielsyndrom 104, 123, 128
- Stoffwechselerkrankungen (*s. auch* metabolische Erkrankungen) 542, 543
- Tumoren 538
- Untersuchung 527, 528
- Uveitis 540, 541
- Visusprüfung 552
Kindler-Zeichen 59
„kinky-hair"-Syndrom 498
Kinnspitzen-Kehlkopf-Abstand, Anästhesie 587
Kirchenfensterphänomen 300
Kirisawa's Uveitis 276
kirschroter Fleck (Makula) 23, 343, 495, 497, 542
- Commotio retinae 23
- Definition 1313
- Differentialdiagnose 871
- Gangliosidose 495, 496
- Syndrome/Morbus
- - *Farber* 495
- - *Gaucher* 496
- - *Niemann-Pick* 497
- - *Schilder* 497, 1324
„kissing buckles"
- Glaukomchirurgie 721
- Katarakt-OP 705
Kleinschnittechnik 689, 818
Klinefelter-Syndrom (XXY) 459
Klippel-Feil-Syndrom 136
Kliviskanten-Syndrom 136
Klöti-HF-Kapsulotomie 690
Klumpke-Lähmung 1313
Knallkörperexplosion 51
Knapp-Operation 122
- Definition 1313
Knochenfenster 1081
Knochenkörperchen 390
Knotenpunkt 1100
- Definition 1313
Knotenreißkraft 809
Koagulationsnekrose 48
Koagulopathie, disseminierte intravaskuläre (DIC), Schwangerschaft 349
Kocher-Zeichen 85, 467
Koenen-Tumoren 504
Koeppe-
- Knötchen 264, 265, 485, 858
- - Definition 1313
- Linse 1313
KOH 48
Kohärenztomographie, optische (OCT) 970–972, 1062
Kohlehydratmetabolismus
- Galaktosämie 493
- Glykogenspeicherkrankheit 493
Kohlrausch-Knick 1111
Kokaintest 166
Kollagenosen (*s. auch* Rheuma) 196, 252, 461–465
- Arteriitis temporalis (*s. dort*) 150, 461

- Keratitis 252
- Lupus erythematodes, systemischer (s. SLE) 150, 465
- Panarteriitis nodosa/Periarteriitis nodosa 461, 462
- Polychondritis 463
- Polymyositis/Dermatomyositis 462
- Sklerodermie 464
- Spondylitis ankylopoetika 461
- Syndrome/Morbus
  - – Reiter 262, 270, 462, 463, 1323
  - – Wegener-Granulomatose 465
  - – Sjögren 464, 465
Kolliquationsnekrose 48
Kolobom 146, 173
- Aderhaut 860
- Definition 1313
- Fuchs 366
- Iris 146, 858
- Kinder 529, 530
  - – Aderhaut 530
  - – Lider 529, 530
  - – Uvea 529, 530
- Papillenkolobom 146, 298
- Ultraschalluntersuchung 1073
Komplementsystem 605, 1160
Konduktorin 1185
konfokale Mikroskopie (CMTF) 1041
Konfusion 105
- Definition 1313
Kongorot-Färbung 1093
konjugiert, Definition 1313
Konjunktiva/konjunktival (s. Bindehaut)
Konjunktivitis/Conjunctivitis (C.)
- allergische 212–214, 842
  - – Differentialdiagnose 842
- Axenfeld (Waisenkonjunktivitis) 210
- bakterielle 205
- chemische 532
- chronische 218
  - – Ursachen 218
- C. vernalis, Immunmechanismen 1169
- Differentialdiagnose 841
- Einschlußkonjunktivitis 208, 210, 211
- folliculäre 206, 207, 209, 243
  - – Differentialdiagnose 207, 843
- Gonokokken 62, 206
- Haemophilus 206
- hämorrhagische 209
- Herpes simplex-Viren 208
- Heuschnupfenkonjunktivitis 212, 218
- infektiöse 842
  - – Differentialdiagnose 842
  - – Infektionswege 205
- Keimspektrum 205
- Keratokonjunktivitis (s. dort) 52, 196, 198, 207, 213, 217, 218, 247, 464, 852
- lignosa 217
- K. vernalis 213, 217
- Kontaktdermatokonjunktivitis 187, 212, 213
- mechanisch, Differentialdiagnose 842
- membranöse, Differentialdiagnose 843
- Moraxella 210

- Neugeborenenkonjunktivitis 532
- pseudomembranöse, Differentialdiagnose 843
- Riesenpapillen 217, 260
- toxische, Differentialdiagnose 842
- Varicella zoster 210, 489
- vernarbende 844
kongruent
- Definition 1313
- Hemianopsie, konkruente 148
Konjunktivorhinostomie 612
Konjunktivodakryozystostomie 615
konkomitierend, Definition 1313
Konoid 1313
- Sturm-Konoid 1314, 1327
Konservierungsstoffe 1203
Kontaktdermatitis 176, 212
Kontaktdermatokonjunktivitis 187, 212, 213
Kontaktglas (s. Glas)
Kontaktlinsen (KL) 569–577, 808, 1281
- Auflagen/Beschränkungen 1281
- Beweglichkeit 571
- Bifokallinsen/Multifokallinsen 576
- DIN 58222 569
- Einmallinsen 575
- Elektroden 979
- Formen 570
  - – bifokal 570
  - – bitorisch 570
  - – multifokal 570
  - – rücktorisch/innentorisch 570
  - – vordertorisch/fronttorisch 570
- geometrische Konstruktion 570
- implantierbare (ICL™) 808
- Indikationen 572
- Irrigationskontaktlinsen 49
- Kapillarkraft 572
- Kontraindikationen 572, 573
- Liddruck 572
- Materialien 569–571
- Pflegesysteme 577
- Printlinsen 577
- Probleme, Ursachen und Abhilfe (Übersicht) 578, 579
- Scheitelbrechwerte 571
- Schwerkraft 572
- Speziallinsen 574–577
- „tight-lens"-Syndrom 575
- torische 575, 576
- Tragedauer, verlängerte (vT-Linsen) 574
- Tränenlinse 571
- Typen 573, 574
- Unverträglichkeit 251
- Verbandlinsen 572, 575
Kontrastaufnahmen 1081
Kontrastempfindlichkeit/-sensitivität 140, 1117, 1118
- Farbkontrast 1117
- Sukzessivkontrast 1117
Kontrastfigur nach Hartmann 1119
Kontrastsehen 108
Kontrastübertragungsfunktion 1117
Kontrazeptiva 346
- Netzhautveränderungen 356
- orale 1208
Kontusionskatarakt 19
Konvergenz 101, 104
- Definition 1313
- Exzess (KE) 104, 117, 124

- akkommodativer 104, 117, 124, 563
  - – Definition 1295
  - – hypoakkommodativer 104, 124
  - – nichtakkommodativer 104, 124
  - – normalakkommodativer 124
- Nahpunkt 554
- Reaktion 1104, 1105
Kopfneigetest nach Bielschowsky 132, 158, 1299
Kopfschmerz
- Differentialdiagnose 826, 827
- Kinder 543
Kopfzwangs-/Fehlhaltung 107, 118, 131, 132
- Differentialdiagnose 833
- Kinder 544, 545
- Nystagmus 532
- Torticollis 536, 833
- Ursachen 107, 131
Koplik-Flecken
- Definition 1313
- Masern 488
Korektopie 311
Kornea (s. Hornhaut)
Körnerzellschicht 1133
koronares Risiko 1335
Körperoberfläche, Berechnung 1211
Korrespondenz, retinale 102–106, 114, 123–127
- anomale (ANK) 103, 105, 106, 123
  - – Definition 1296
  - – disharmonische 106
  - – harmonische 106
- normale 103, 105, 114
- Rotglastest 114
Korsakow-Syndrom 144, 525
kortikale Blindheit 546
- VEP 1028
Kortikosteroide 1208, 1221, 1253, 1258–1260
- antibakterielle Zubereitungen 1256, 1259
- Halbwertszeiten 1260
- Wirkungsstärke 1260
- Wirkungsweise 1253
Kortisol 1348
- Hyperkortisolismus 466
Krabbe-Erkrankung 497
- Definition 1313
Kragenknopfmelanom 447, 886, 887
Kraniopharyngeom 147
Kraniostenosen 507, 508
- Crouzon-Erkrankung (Dysostosis craniofacialis) 80, 508, 834, 1302
- Platybasie 508, 1321
Kraniosynostose, Orbita 80, 81
Kraniotomie 47
Kranzzeichen 286
Kratz-Barraquer-Lidsperrer 693
Krause-Drüsen 193, 1189
- Definition 1313
Kreatinin 1337
- Urinwerte 1345
Kreatinin-Clearance 1338
Kreatininkinase (CK) 1338
Kreuzzylinder 1192
- Definition 1314
Kreuzzylindertest 560
Kriebelmücke 274
Kries-Zonentheorie 1113

1376 Sachverzeichnis

Krimsky-Test 109
– Definition 1314
Krise
– *Addison* 590
– glaukomatozyklitische 268, 303
– – Definition 1308
– okulogyrische 1318
Kristalline 1128
– Eigenschaften 1128
Kristallviolet-Färbung 1093
Krokodil-Chagrin (Mosaik-
 degeneration) 226, 227
– Definition 1314
Krönlein-Reese-Berke-Zugang, Orbita
 657
– Definition 1314
Krukenberg-Spindel 300
– Definition 1314
Krumeich, Trepan nach 671
Krümmungsradius 1099
Kryoepilation 174, 639
Kryokoagulation 342
– Gliose nach 945
Kryotherapie 176, 177, 182
– Basaliom 182
Kryptokokkose 364
Kryptonlaser (s. Laser) 778, 780, 785
Kryptophthalmus 529
Kufs-Erkrankung 871
– Definition 1314
Kuhnt-Szymanowski-Operation 1314
Kuhpocken 211
Kumarintherapie, Labor 1342
Kunststoff-„conformer" (*Illig*-Schale)
 50, 666
Kupfer 1338
– Urinwerte 1345

L

Laborwerte 1333–1349
Labrador-Keratopathie 227
Lachgas (Stickoxydul) 594
Lachsflecken 250, 352
Lacksprünge 333
„lacrimal plugs" 197, 614
Lactobionat 1216
Lactoferrin 1092, 1123
Lagerung, intraoperative 585
Lagophthalmus 154, 175, 645
– Definition 1314
– Expositionskeratitis 249
Laktat 1338, 1347
Laktatazidose 590
Laktatdehydrogenase (LDH) 1338
Lakunen, chorioidale 543
Lambert-Eaton-Syndrom 1314
lambert (Einheit) 1194
Lambliasis (s. Giardiasis) 481, 482
Lamina (L.)
– L. cribrosa 1314
– L. papyracea 1314
Landers-Foulks-Keratoprothese 677
Landkartenulkus 243
Landolt-Ring 549, 1109
– Definition 1314
Langhans-Riesenzellen 1314
Lang-Test (Stereosehen) 113
– Definition 1314
LAP (Leucin-Amino-Peptidase)
 1338
Laryngomalazie 457

Laser/-therapie/-koagulation
– Aderhauthämangiome 784
– Aderhauttumoren 783
– AMD 330
– „angioid streaks" 334
– Argon-Laser 55, 342, 736, 778, 780
– – Argonlaser-Blau 778
– – Argonlaser-Grün 778
– – Techniken 780, 781
– Astigmatismuskorrektur, Excimer
 799
– Chirurgie 777–788
– chorioidale Neovaskularisationen
 786
– CO_2-Laser 624
– Definition „Laser" 777
– diabetische Retinopathie 341, 784
– Diodenlaser 449, 779, 780
– Drusen 326
– Excimerlaser 204, 230, 672, 789,
 799
– Farbstofflaser 78, 778
– fokaler 342
– Goniophotokoagulation 782
– Gonioplastik 782
– Grid-Laser 341
– Hämangiom, CW-Nd:YAG-Laser 78
– Hinterkapseleröffnung 787
– Hornhauttrepanation, Excimer 672
– Iridotomie 55, 730, 735–738, 781,
 787
– Kapsulotomie 697, 707
– – IOL-Schaden 820
– kontinuierlicher („continuous
 wave") 778
– Kryptonlaser 778, 780, 785
– – Kryptonlaser-Rot 778
– – Techniken 780
– – Vergleich mit Argonlaser 785
– Laserdakryoplastik 611
– LASIK (Laser in situ keratomileusis),
 nach Keratoplastik 674, 790, 795
– Makulaerkrankungen 786
– malignes Melanom 783
– „mild-scatter"-Koagulation 342
– Narben, Laserkoagulationsnarben
 955
– Neodym-(Nd:)YAG-Laser-Infrarot
 779
– Netzhauteinrisse und -löcher,
 Laserkoagulation 744, 782
– Netzhauttumoren 783
– Phakoemulsifikation 779
– Photomydriasis 782
– photorefraktive Keratektomie
 (s. PRK), Excimer 791–794,
 799–801
– Pupilloplastik, Laser- 738, 739
– Resonator 778
– Retinopathia centralis serosa (RCS)
 786
– Retinoschisis 783
– Scanning-Laser-Doppler-Flowmetrie
 (HRF) 969
– Scanning-Laser-Ophthalmoskopie
 (s. SLO) 961–970
– Scanning-Laser-Tomographie 965
– Teleangiektasien, retinale 783
– Trabekuloplastik, Laser- (LTP) 301,
 734, 735, 781
– – Pseudoexfoliationsglaukom 301
– Venenastverschluß 785

– Vitrektomie 779
– YAG-Laserverfahren 55, 78, 697,
 737, 779, 787, 1331
– Zentralvenenverschluß (ZVV) 785,
 869, 897
Laserinterferenzbiometrie 1062
Laser-Interferenztest-Interferometer
 (Retinometersehschärfe) 552
Laserlicht 53
Laserröhre 778
LASIK (Laser in situ keratomileusis),
 nach Keratoplastik 674, 790, 795,
 797
– Epitheleinwachsung nach LASIK
 798
– Hyperopie 797
– Myopie 797
– wellenfrontgeführte 797
Latanoprost 320, 1248
Latenz 141, 1012
LATS („long-acting thyroid
 stimulator") 1314
Laugenverätzung 48, 50
(*Laurence-Moon-*)*Bardet-Biedl*-
 Syndrom 419
– Definition 1314
– ERG 992
– Schießscheibenmakulopathie 419
Laus, Blepharitis 190
Lävoversion 101
Lävozykloversion 101
„lazy"-T-Technik 638, 639
LCAT-Defekt 494
LDH (Laktatdehydrogenase) 1124,
 1338
LDL-Cholesterin 1335
Lea-Hyvarubeb-Test (Vis-Test) 108
Leber-
– Amaurose 392, 546
– – atypische 394
– – Definition 1314
– – Differentialdiagnose 394
– – kongenitale, ERG 989
– – typische 394
– Neuroretinitis 143
– Optikusatrophie 1314
– Optikusneuropathie, hereditäre
 (s. LHON) 145, 430, 431, 1008, 1025,
 1184
– Zellen 1314
Leberversagen 469
– Nachtblindheit 469
– Sklerenikterus 469
– Xerophthalmie 469
Lederhaut (s. Sklera) 255–258
Lee, Eversion der Tränenpünktchen
 614
Leishmaniasis 480
Leistungsfähigkeit, postoperative 586
Leitungsanästhesie (s. auch Anästhesie)
 591, 598
Lentiglobus 864
Lentigo, Lider 184
Lentikonus 864
– Definition 1315
Lentikulargläser 1315
Lepra (*Hansen*) 479
– Irislerprome 479
Leptospirose 482
Leseabstand 563
Leseproben 552
– *Birkhäuser*-Tafeln 552

– *Jäger*-Tafeln 552
– *Nieden*-Tafeln 552
– *Snellen*-Tafeln 552
Lesevisus 551
Letterer-Siwe-Syndrom 1315
Leuchtdichte 551, 1049, 1050, 1111, 1194
– Schwellenleuchtdichte 1050
– Stimulusleuchtdichten 1011
– Umfeldleuchtdichte 1050
Leucin-Amino-Peptidase (LAP) 1338
Leukämie 472, 473
– Exophthalmus 472
– Orbitabeteiligung 82
– Retinopathie, leukämische 472
Leukodystrophie 145
– Adrenoleukodystrophie 500
– Globoidzellen- 497
– metachromatische 497
Leukokorie 273, 274, 351, 367, 440
– Definition 1315
– Differentialdiagnose 274, 862
– – Kinder 538, 546, 547
– Toxokara 274
Leukom 52
– Definition 1315
Leukoplakie 219, 221
Leukozyten 1341
Levator (s. M. levator palpebrae) 96, 154, 163, 173, 535, 536, 640, 1315
Levobunolol 316, 1236
Levocabastin 1261
Levodopa 1209
Levomethadon 1225
Lhermitte-Zeichen 1315
LHON (*Leber*sche hereditäre Optikusneuropathie) 145, 430, 431, 1184
– Definition 1314
– Genetik 1184
– Muster-ERG 1008
– VEP 1025
Lichenifikation 187, 260
Licht
– Definition 1100
– Energiegehalt 1108
– IR-Licht 1100
– UV-Licht 1100, 1102
Lichtbelastungstest 140
– indirekte Ophthalmoskopie 962
– SLO 962
Lichtblitze (Photopsien) 149, 745, 755
– Definition 1321
– Differentialdiagnose 829
Lichtmenge 1111, 1194
Licht-nah-Dissoziation 862
Lichtschäden 359
Lichtschutz 326
Lichtschweiftest nach *Bagolini* 113, 114, 561
– Definition 1298
Lichtstärke 1049, 1111, 1194
Lichtstrom 1111, 1194
– Definition 1315
Lichttransmission 1281
Lichtunterschiedsempfindlichkeit 1047
Lid/Lider 171–192
– Abnormitäten
– – *Sicca*-Syndrom 197, 198, 1325
– – Tränenwegsverschluß 199
– Abszeß 532
– Akinesie 604

– – nach *Atkinson* 1297
– – nach *O'Brien* 1318
– – nach *van Lint* 1329
– Altersveränderungen 631–634
– Amyloid 181
– Anatomie, Oberlid 1141
– Angioödem 187, 188
– Basaliom 181
– Blepharitis angularis 185, 1299
– Defekte 249
– Embryologie, Lidapparat 1137
– Ephelis (s. Sommersprossen) 183, 184
– Erysipel 185
– Funktionen 171
– „floppy-eyelid"-Syndrom 178
– Hygiene der Lider 188, 189
– Impetigo 185
– Kolobom, kongenitales 529, 530
– – Differentialdiagnose 838
– Kontaktdermatokonjunktivitis 187
– Lentigo 184
– „lid-lag", Oberlid 85
– Maßangaben 1189
– Melanom, malignes 183
– Naevus (s. dort) 179, 184
– Operation 621–647
– – Liddefektdeckung 649
– – Lidrekonstruktion 647, 648
– – Nahttechniken 621–624
– – Schnittführung 621–624
– – Wundverschluß 623
– Papillom 179
– Pemphigus vulgaris 184, 185
– pseudoepitheliomatöse Hyperplasie 179, 180
– Retraktion 80, 163
– – Differentialdiagnose 837
– – Oberlid 163
– – Unterlid 163, 636
– Transplantate zur Defektdeckung (s. dort) 624
– Tumoren 178–185, 647
– – Lidrekonstruktion 647
– – Malignitätszeichen 647
– – Ultraschalluntersuchung 1063
– Urtikaria 187, 188
– Verletzungen 4–7
– – Lidrandverletzung 648
– Wimpern (s. dort) 172
– Zysten, operative Entfernung 631
Lidocain 1256
– Drug-Monitoring 1344
Lidphlegmone 79
Lidrandanfrischung 645
Lidschlagfehlfunktionen, Expositionskeratitis 249
Lidschlußreflex 51
Lidsperrer, *Kratz-Barraquer* 693
Limbus cornae 1145
– Anatomie 1143–1146
– Definition 1315
– *Kestenbaum*-Limbustest 108
– Raumforderungen 853
– *Vogt*-Limbusgürtel, Hornhaut 226, 233, 1330
Limbusstammzellentransplantation 680
Lincoff-Regeln, Netzhautablösung 746
Lincomycin 1216
Lincosamide 1216
Lindan 191

Linie(n)
– *Arlt* 1297
– Blicklinie 99
– Demarkationslinien 22, 353
– *Dennie-Morgan* 520
– Faltenlinien 621
– *Ferry* 1306
– Gesichtslinie 99
– graue 172
– Hochwasserlinien 369
– *Hudson-Stähli* 1310
– *Khodadoust* 676
– *Paton* 1320
– *Sampaolesi* 301
– *Schwalbe* 293
– Spannungslinien 621
– *Stocker* 1327
– *Vogt* 235
Linse
– Anatomie 1147
– Biochemie 1101
– Dislokation
– – Glaukom (Ectopia lentis) 309, 863
– – Operation 700
– – traumatische 18
– Ektopia lentis 492, 511, 513, 541, 1315
– Endophthalmitis, linseninduzierte 70, 73, 74, 841
– – phakoanaphylaktische Uveitis 73, 74
– Glaukom, linseninduziertes 302
– – Linsenteilchenglaukom 302
– Hinterkammerlinse (s. dort) 32, 692, 708, 813
– Hydrodissektion 691
– Intraokularlinse (s. IOL) 12, 685, 688, 691, 692, 697, 807, 813–820, 1311
– Intraokularlinsenberechnung 1061
– Kapsel 1129
– – Kapselfibrose 707
– – Kapselphimose 707
– Kinder 536, 537
– *Koeppe* 1313
– Kontaktlinse (s. dort) 569–577, 808
– Luxation/Subluxation 309
– – Homozystinurie 18, 309, 492, 541
– – *Marfan*-Syndrom 309, 511
– – Sulfitoxidasedefekt/-mangel 492, 541
– – *Weill-Marchesani*-Syndrom 309, 513
– Maßangaben 1188
– Multifokallinse 697
– Physiologie 1127
– Plakode 1154
– Sammellinse 1191
– Schwellung (Winkelblock) 32
– Trauma 31
– Trübung 1129
– Ultraschalluntersuchung 1063
– Verbandlinse 29, 198
– Vorderkammerlinse (VKL) 807, 813
Linsenbläschen 1154
Linsengleichung 1099, 1191
Linsenmatrix 1128
Linsenproteine, Glaukom 302
van Lint-Lidakinesie 1329
Lipaemia retinalis 493
Lipase 1338

Lipidablagerungen (harte Exsudate)
  327, 867, 894
Lipiddegeneration, Hornhaut 228
Lipidmangel, Tränenfilm 197
Lipidosen 496, 497, 542, 543
– *Fabry* (Glykolipid-Lipidose) 543
– *Gaucher* (Glykosylzeramidlipidose)
  496, 542
– *Hippel-Lindau* 438, 504, 542, 1309
– *Krabbe* (Galaktosylzeramidlipidose)
  497
– Mukolipidosen (ML) 497
– *Niemann-Pick* (Sphingomyelinose)
  497, 542, 1318
– Sphingomyelinlipidose 497, 542
– Sulfatidlipidose 497
– *Tay-Sachs* (Gangliosidose) 496,
  542, 1328
Lipidschicht 196, 1122
Lipodystrophie, intestinale (*Whipple*)
  470
Lipogranulomatose, disseminierte
  (*Farber*) 495
Lipoidproteinosen 494
Lipooxygenase 1261, 1262
Lipoprotein 1338
Liquor
– Fistel 82
– xanthochromer 59
Lisch-Knötchen 503, 542
Listing-Ebene 100
Lithiasis 189
Lithium, Drug-Monitoring 1344
Loa-Loa-Krankheit (Loiasis) 477
Lochbrille 14, 15
Lockwood-Ligament 99
– Definition 1315
Lodoxamid 1261
Löffelhände 510
Löfgren-Syndrom 485
Löhlein-Kinderbilder 108
Loiasis (Loa-Loa-Krankheit) 477
Lokalanästhesie (s. auch Anästhesie)
  591, 598–603
– Akinesie (s. dort) 48, 51, 598
– Infiltrationsanästhesie 598
– Leitungsanästhesie 591, 598
– Oberflächenanästhesie 598, 601
Lokalanästhetika 599, 600, 1202, 1253,
  1256
– Dosis 600
– pH-Wert 599
LORD („late-onset retinal
  degeneration") 396
– Histologie 396
Louis-Bar-Syndrom 502
– Definition 1315
Lowe-Syndrom 506, 857
– Definition 1315
Loyez-Färbung 1093
LS (Lichtscheinwahrnehmung) 1315
LTP (s. Lasertrabekuloplastik) 301,
  734, 735, 781
Lues (s. Syphilis) 157, 250, 361, 362,
  428, 483, 531
Lumbalpunktion 143
Lumen (lm) 1111, 1194
– Definition 1315
Lungenerkrankungen 505, 506
– Mukoviszidose (zystische Fibrose)
  505, 506
– respiratorische Insuffizienz 505

Lupus (L.)
– Antikoagulans 1334
– L. erythematodes, systemischer
  (s. SLE) 150, 465
– L. pernio 485
Lutein 1102
Lux-Einheit (lx) 1111, 1194
– Definition 1315
Luxol-Blau-Färbung 1093
Lyell-
– Hypothese 1315
– Syndrom 261, 519
– – Definition 1315
Lyme-„disease" 483
Lymphadenopathie, präaurikuläre 205
Lymphangiom, orbitales 89, 90
– Bindehaut 220
– kapillär 89
– kavernös 89
– Ultraschalluntersuchung 1078
– zystisch 89
Lymphektasie, Pathologie 905
Lymphknotensyndrom, mukokutanes
  484
Lymphödem 523
Lymphogranuloma (L.) 476
– L. inguinale 476
– L. venerum 476
Lymphom/lymphoide Tumoren 907
– Bindehaut 220, 221
– – „low-grade" 221
– Exophthalmus 88
– MALT-Lymphom 221
– Orbita 87, 88, 143
– *Sjögren*-Syndrom 198
– Ultraschalluntersuchung 1078
Lymphozyten
– B-Lymphozyten 1160
– T-Lymphozyten 1160
Lyon-Hypothese 377, 397, 533
– Definition 1315
Lysetherapie 344
lysosomale Enzyme, Störungen der
  495–498
– Gangliosidosen 495, 496, 542
– Mukolipidosen (ML) 497
– Mukopolysaccharidosen (s. MPS)
  497, 498, 543, 993
– Syndrome/Morbus
– – *Fabry* 495, 543, 1305
– – *Farber* 495
– – *Gaucher* 496, 542
– – *Krabbe* 497, 1313
– – *Niemann-Pick* 497, 542, 1318
– – *Schilder* 497, 1324
Lysozym 1123, 1160
– Agardiffusionstest 194, 195
– Bestimmung 1091
– – Micrococcus leysodeicticus
  1092, 1123

M
Mac Callan-Einteilung 209
Mach-Theorie 1113
Mackay-Marg-Tonometrie 1037
– Definition 1315
Madarosis 172, 188
– Definition 1315
Maddox-
– (Doppelskalen)-Zylinder 110, 111
– – Definition 1315

– Kreuz 1315
– Tangententafel 1327
Magnesium 1338
– Urinwerte 1346
Magneten zur Fremdkörperextraktion
  44
Magnetresonanztomographie (MRT)
  1083
MAK/AMA (antimitochondriale
  Antikörper) 1334
Makroaneurysma 354
– Angiographie 932
Makroglobulinämie 472
Makrolide 1216
– Erythromycinstearat 1216
– Ethylsuccinat 1216
– Lactobionat 1216
Makrophagen 1160
Makropsie 149
– Definition 1315
– Differentialdiagnose 830
Makula/macular
– Blutung 769
– – Gasinjektion 769
– – r-tPA 769
– Definition 1315
– Degeneration
– – altersbedingte (s. AMD) 52,
  324–332, 430, 769, 770, 870, 898,
  1032
– – disziforme, Histopathologie
  900
– – *Junius-Kuhnt* 899, 1070
– – vitelliforme (*Best*) 1298
– – – Angiographie 942
– – – Definition 1329
– – – EOG 1014
– Dystrophie 406–411, 415
– – benigne konzentrische annuläre
  404
– – dominante zystoide 415, 416
– – „fenestrated-sheen"- 416
– – North-Carolina-Dystrophie 413
– – okkulte 402
– – – MF-ERG 1031
– – pseudoinflammatorische,
  nach *Sorsby* 405
– – schmetterlingsförmige 944
– – *Sjögren*-Dystrophie 416, 944,
  1326
– – *Stargardt*-Dystrophie 1326
– – unklare Zuordnung 407
– – vitelliforme 409, 411, 943
– Ektopie 353, 368, 872
– Foramen/Foramina 22, 768, 946
– – MF-ERG 1033
– – idiopathisches 335
– – Therapie 768
– hereditäre Makulaerkrankungen
  389
– – MF-ERG 1031
– kirschroter Fleck (s. dort) 23, 343,
  495, 497, 542, 871, 1313
– Lasertherapie 786, 787
– macula lutea 1133
– „macular photocoagulation study"
  (MPS) 329, 330
– „macular pucker" 336, 347, 767,
  768, 872
– – Therapie 767, 768
– Makulachagrin 553
– Makularotation 769

- – molekulargenetische Diagnostik 378, 379
- – Muster-ERG 1007, 1008
- – Ödem 22, 23, 336, 526
- – – klinisch signifikantes 339
- – – zystoides (*Irvine-Gass*) 23, 336, 357, 526, 706, 766, 871, 1311
- – – – Angiographie 944
- – – – Histopathologie 900
- – – – bei Katarakt-OP 706
- – – – Krankheitsbilder 766
- – – – medikamenteninduziert 357
- – – – Nikotinsäureamid 526
- – – – Ursachen 871
- – Operation 331, 767, 768
- – – epiretinale Chirurgie 767, 768
- – – subretinale/submakuläre Chirurgie 331, 769
- – Translokation 331

Makula-Sternfigur 1316

Makulopathie
- „Bull's eye"-
- – Angiographie 937
- – Differentialdiagnose (Elektrophysiologie) 990
- Canthaxanthinmakulopathie 357
- Chloroquinmakulopathie 355, 429
- – Angiographie 937, 939
- diabetische (DMP) 339–342
- – Fluoreszeinangiographie 340
- – fokaler Laser 342
- – Grid-Laser 342
- Gentamicinmakulopathie 357
- Hypotoniemakulopathie 724
- *Junius-Kuhnt* (altersbedingte Makuladegeneration) 899, 1070
- Schießscheibenmakulopathie (*s. dort*) 355, 401, 408, 416, 424
- toxische, MF-ERG 1031
- Zellophanmakulopathie 336, 1331

Malabsorptionssyndrome 144
Malaria 481
Malassezia furfur 189
Malattia leventinese 414
MALT-Lymphom 221
- Definition 1316
Mammakarzinom 93
Mandelkorn-Kontaktglas 726
mandibulofaziale Dysostose (*Treacher-Collins*) 508, 1329
Mangelernährung 144
Mannitol 55, 319, 1242
Manz-Drüsen 193, 194, 1141
- Definition 1316
„map-dot-fingerprint"-Dystrophie 229
MAR (melanomassoziierte Retinopathie) 429, 490
- Definition 1316
- ERG 1000
Marchesani-Syndrom 18
- Definition 1316
Marcus-Gunn-
- Phänomen 25, 163
- Ptosis 640
- Pupille 165
- – Definition 1316
- – Syndrom 108
- – Definition 1316
Marfan-Syndrom 18, 309, 511, 541
- Definition 1316
- Ektopia lentis 511, 541

- Glaukom 309
- Linsensubluxation 511
Marie-Strümpel-Erkrankung 461
Marmorknochenkrankheit 512
Maroteaux-Lamy-Syndrom 1316
Maroteaux-Lang-Erkrankung 543
Martegiani-Ring 367, 742, 829
Masern 488, 489
- *Koplik*-Flecken 488
- Panenzephalitis 489
- Retinopathie 428, 488, 489
- – ERG 997
Maskengesicht 502
Maskeradesyndrome (Pseudouveitis) 287
Masquerade-Syndrom 182, 221, 270
Masson-Trichrom-Färbung 1093
Mastoidektomie 60
Mastoiditis 60
Mastzellen 1264
- Stabilisatoren 1258, 1261, 1262
Matsuo-Schwartz-Syndrom 856
Maxilla, hyperplastische 80
Maxwell-Theorie 1113
MCH 1340
MCHC 1340
MCP-Syndrom 486
MCV 1340
MDE (Minderung der Erwerbsfähigkeit) 1283
- Schätztabelle 1284
Medikamente 1197–1264
- bakteriostatische 1212
- bakterizide 1212
- Dosierungsregeln (*s. dort*) 1211
- Nystagmus, medikamentös induzierter 161
- Überempfindlichkeit, Bindehaut 212
Medroxyprogesteron 49
Medryson 1258
Medulloepitheliom 437, 889
Meesman-Hornhautdystrophie 229
- Definition 1316
- rezidivierende Erosionen 248
Mefenaminsäure 1224
Megadosistherapie 142
Megalokornea
- Definition 1316
- Differentialdiagnose 846
Megalopapille 147
Megalophthalmus, Differentialdiagnose 841
Meibom-Drüsen 172, 173, 190, 193, 194, 197, 1137, 1141, 1189
- Definition 1316
- Dysfunktion 189
- Hordeolum 190
- Karzinom (Carcinoma sebaceum) 182, 906
- – Histopathologie 906
Meibomitis (Tarsitis) 173, 189
Meige-Syndrom 164, 523
Meiose 1176
Melanin 1127
- Synthese 1131
Melanom, malignes (*s. auch* Tumoren) 886, 887, 907, 193
- Aderhaut 93, 223, 349, 446–449, 783, 886, 887
- – Angiographie 947
- – COMS („colloborate ocular melanome study") 449

- – Differentialdiagnose 447, 860
- – Histopathologie 887
- – Kragenknopfform 447, 886, 887
- – Laser 783
- – Laser-Scanning-Tomographie 965
- – melanomassoziierte Retinopathie (MAR) 429, 490, 1316
- – Melanosis ota 446
- – „shifting fluid" 447
- – Therapiemöglichkeiten 448
- – Ultraschalluntersuchung 1070
- – Zelltypen 886, 887
- Bindehaut 223, 224, 907
- – invasives 224
- – Pathologie 907
- Iris 433, 434, 887, 958, 959
- – epitheloidzelliges 434
- – gemischtzelliges 434
- – Melanozytom 434
- – Melanozytose 434
- – Spindelzellmelanom 434
- Lider 183
- Ziliarkörper 436, 437, 886

Melanose (Melanosis)
- Bindehaut 222–224
- – benigne epitheliale 222
- – kongenitale 222
- – Melanosis oculi 223
- – Naevus (*s. dort*) 223
- – pigmentierte episklerale 222
- – primär erworbene 223, 224
- – sekundär erworbene 224
- Lider, *Hutchinsonsche* melanotische Ephelis 183

Melanozytom 890
- Angiographie 951
- Definition 1316
- Iris 434
- Netzhaut, RPE (retinales Pigmentepithel) 445
- Ultraschalluntersuchung 1074

Melanozytose, okulodermale (*Naevus Ota*) 184, 223, 446, 517, 1319
- Pathologie 904
MELAS-Syndrom 419
Melkersson-Rosenthal-Syndrom 850
Membrana limitans 1316
- externa 1316
- interna 1316
„membrane peeling" 341
„*Mendelian* inheritance in man" 1181
Mendel-Mantoux-Test 279
Ménière-Erkrankung 161
Meningeom 77, 92, 147
- histologische Formen 92
- Keilbeinflügelmeningeom 92, 1074
- Optikusscheidenmeningeom 24, 25, 92, 1074, 1083
Meningitis 63, 145, 157
- Pseudotumor cerebri 146
Meningoenzephalitis 60
- Uveomeningoenzephalitis 280
Menkel-Syndrom 498
Mepivacain 1256
Meretoja-Syndrom 232, 499
MERFF-Syndrom 419
Merkel-Zellkarzinom 183, 913, 914
- Histopathologie 913, 914
Mersilene (*s. auch* Nahtmaterial) 812
Mesoderm 1153
Mesoptometer 1112, 1119

metabolische Erkrankungen 490–501
- Aminosäuremetabolismus (*s. dort*) 490–493
- Amyloidose (*s. dort*) 169, 204, 232, 369, 499
- Eisen- und Mineralhaushalt (*s. dort*) 498, 499
- Fettstoffwechselstörungen (*s. dort*) 493–495, 542, 543
- Gicht 499
- Kinder 541
- Kohlehydratmetabolismus (*s. dort*) 493
- lysosomale Enzyme, Störungen der (*s. dort*) 495–498
- Porphyrien (*s. dort*) 499, 500
Metallosen, EOG 1014
Metamorphopsie 140, 326, 336
- Definition 1316
- Differentialdiagnose 829, 830
Metastasen/Metastasierung/ metastatisch (*s. auch* Tumoren) 890
- Aderhaut 449, 450
- - Angiographie 947
- Augenmuskelmetastase 1075
- Karzinommetastase 1070
- Iris 435
- Netzhaut 443
- Orbita (*s. dort*) 77, 81, 93
- Pilzendophthalmitis, metastatische 480
Methanol, Netzhautveränderungen 356
Methotrexat (MTX) 1173, 1210
- Drug-Monitoring 1344
Methylhydroxypropylcellulose 1263
Methylprednisolon-21-hydrogen- succinat 1260
Methylzellulose 698
Metipranolol 1236
Metronidazol 1220
MEWDS („multiple evanescent white dot syndrome") 285, 286, 363, 952, 954
- Angiographie 954
Meyer-Schleife 1316
Meyer-Schwickerath-Grüterich- Weyers-Syndrom 509
- Definition 1316
- Differentialdiagnose 846
Mezlocillin 1217
MF-ERG (multifokale Elektro- retinographie/Elektroretinogramm) 385, 1028–1033
- Indikationen 1031–1033
- Methode 1029–1031
MHC („major histocompatibility complex") 1161
Miconazol 1214, 1221
Miconazolnitrat 1221
Micrococcus lysodeicticus 1092, 1123
Midazolam 592
Migräne, okuläre/Migraine 150, 151
- acephalgische 151
- Erblindung, passagere 151
- Kinder 543
- klassische 151
- Migraine accompagnée 151
- Ursachen 150
Mikroaneurysmata, retinale 337
- Angiographie 928
- Definition 1316

- Ursachen 866
Mikroangiopathie 337
Mikrofilarien 478
Mikrokornea, Differentialdiagnose 845
Mikropannus 851
Mikropapille 366, 530
Mikroperimetrie 968
Mikrophthalmus/Mikrophthalmie 173, 529, 537
- Definition 1316
- Differentialdiagnose 840
Mikropsie 149
- Definition 1316
- Differentialdiagnose 830
Mikroskopie/Mikroskop
- BIOM (binokulares indirektes Ophthalmomikroskop) 759
- Eibos-Mikroskop 759
- Endothelzellmikroskopie 1039–1041
- konfokale (CMTF) 1041
- Ultraschallbiomikroskopie (UBM) 1063, 1064
Mikrostrabismus (*s. auch* Strabismus) 106, 123–125, 127, 553
- Definition 1316
- vertikaler 129
Mikulicz-Syndrom 485
- Definition 1316
Milbe, Blepharitis 190
„mild-scatter"-Koagulation 342
Milien 178
Millard-Gubler-Syndrom 1316
Miller-Nadler-Glare-Tester 1120
Miller-Syndrom 507
Minderung
- Erwerbsfähigkeit (*s.* MdE) 1283, 1284
- Gebrauchsfähigkeit/Invaliditätsgrad 1272
Mindestanforderungen
- Sehfunktionen 1277, 1278
- zentrale Tagessehschärfe 1276
Minimum separabile 549, 1110
Minocyclin 1219, 1227
Miosis 166
- Definition 1317
- Differentialdiagnose 860
Miotika 55, 317, 1248
MIS (multiportales Illuminations- system) 758, 760
Missensemutationen 1180
Mitläufigkeit 556
mitochondriale Vererbung 377
Mitochondriopathie 154
Mitomycin C (MMC) 725, 1210
Mitose 1176
Mitralklappenprolaps 457
Mittelhirnsyndrome 163, 169
Mittelnormgleichung 1114
Mittendorf-Fleck 367, 537
- Definition 1317
Mitwirkung 1272
Mivacurium 595
Mizuo-Phänomen 411, 423
- Definition 1317
M-Mode 1060
Mobilisationstransplantate (Gleitlappen) 626
Mobilitätsstörung nach Trauma 35
Möbius-
- Syndrom 132, 136, 157

- - Definition 1317
- Zeichen 85, 152, 467
„mode-lock"-Modus 779
Modulationstransferfunktion 1117
Moll-Drüsen 172, 193, 194, 1137, 1141
- Definition 1317
Molluscum contagiosum 488, 912
- Definition 1317
Molteno-Implantat 730, 731
Mongolenfalte (Epikanthus) 107, 173
Mongolismus 460
- Translokationsmonogolismus 460
„monitored anesthesia care" 584, 591
Monochromasien 424, 993, 1113
- Stäbchen- 424, 546, 1113
- Zapfen- 1113
- - Blauzapfen- 424, 993
Monofixationssyndrom 1317
Mononukleose 486
Monovisionstechnik, Kontaktlinsen 576
Mons-Operation 182
Mooren-Hornhautulkus 252
- Definition 1317
Moraxella lacunata 185, 210
- Blepharitis angularis 185
- Konjunktivitis 210
Morbus (siehe Syndrome)
Morgagni-
- Katarakt 700
- - Definition 1317
- Kügelchen 910
- Ring 829
„morning-glory"
- Papille (Windblütenpapille) 146, 442
- Syndrom 367
Morphin 1204, 1225
Morquio-Erkrankung 543
- Definition 1317
de Morsier-Syndrom (Papillenhypoplasie) 147, 530
Mosaikdegeneration (Krokodil- Chagrin) 226, 227, 1314
Motilitätsstörung der Augen 35, 108, 109, 152–154
- Begutachtung 1281
- Differentialdiagnose 875
Motortrepan 671
„mouches volantes" 69, 149, 368
- Definition 1317
- Differentialdiagnose 829
MPS (Mukopolysaccharidosen) 497, 498, 543
- Definition 1317
- ERG 993
- *Hunter* 543
- *Hurler-Scheie* 543
- *Maroteaux-Lang* 543
- *Morquio* 543, 1317
- *San-Filippo* 543, 1324
Mukoepidermoidkarzinom 907
Mukolipidosen (ML) 497
Mukormykose 480
Mukopolysaccharidosen (*s.* MPS)
Mukoviszidose (zystische Fibrose) 505, 506
Mukozele 77, 92, 93, 201
- Pyomukozele 201
- Ultraschalluntersuchung 1074
Molluscum contagiosum, Blepharitis 191

Müller-
- *Müllerektomie* 642
- *Müller*-Zell-sheen-Dystrophie 415
- Muskel 163, 166, 172, 1103
- – Definition 1317
- Stützzellen 1317
Multifokalbrillen 564
multifokale Elektroretinographie/ Elektroretinogramm (*s.* MF-ERG) 385, 1028–1033
Multifokallinse 697
multiple Sklerose (MS) 142, 287
- Neuritis nervi optici 142
Mumps 488
Munson-Zeichen 1317
Mupirocin 1220
Muskel (M.)/Augenmuskel
- Agonist 101
- Anatomie 1143
- Ansätze 96, 97
- Antagonist 101
- Blutversorgung 98
- *Brücke*-Muskel 1103
- Bulbustrauma, spitzes 35, 36
- Dystrophien 154, 501, 502
- – Cataracta myotonica 502
- – *Curschmann-Steinert*-Erkrankung 502
- – okuläre Myopathie 501
- – progressive externe Ophthalmoplegie 501
- Einklemmung 35
- Einrisse und Abrisse 35
- Erregungsleitungsstörungen 501
- extraokulare 35, 36
- – Einrisse und Abrisse 35
- – Längenmaße 1189
- Fasern 97
- – A-Fasern 97
- – B-Fasern 97
- Innervation 97, 167
- intraorbitaler Muskelverlauf 97
- *Kearns-Sayre*-Syndrom 154, 418, 419, 501, 993
- Lähmung (*Meretoja*) 499
- Längenmaß 96, 1189
- Metastase, Ultraschalluntersuchung 1075
- *Müller*-Muskel 163, 166, 172, 1103, 1317
- M. levator palpebrae 96, 172
- – Aponeurosenstraffung 642, 643
- – Definition 1315
- – Funktion 163, 173, 535, 536, 640
- – Levatorschwäche 154
- – Resektion 641
- M. obliquus
- – inferior 96, 131
- – – Fehlfunktion 131
- – – Kontraktur 131
- – – superior 96
- – – Fehlfunktion 131
- – – Kontraktur 132
- – – Obliquus-Superior-Klick-Syndrom 132
- M. orbicularis 172, 1319
- M. rectus
- – inferior 96
- – – Fehlfunktion 134
- – – Kontraktur 134
- – – lateralis 96
- – – Fehlfunktion 132

- – – Kontraktur 132, 133
- – – medialis 96
- – – Fehlfunktion 133
- – – Kontraktur 133
- – – superior 96
- – – Fehlfunktion 133
- – – Kontraktur 134
- – Myasthenia gravis (*s. dort*) 129, 130, 154, 501, 502, 535, 1317
- Paresen 155
- *Riolan*-Muskel 172, 1324
- Strabismus, muskuläre Therapie (*s. dort*) 119–122
- Tarsalmuskel 172
- Transposition 132
- Ursprünge 96
- verlorener Muskel 122
- Wirkmechanismen 100, 101
- Ziliarmuskelspasmus 258, 317
- Zugrichtung 1144
Muskelrelaxanzien 595
- nichtdepolarisierende 13
Muskelrelaxation 593
Muskelzug, Schnitte 621
Mustardé-Rotationslappen 649
Musterdystrophie, retinales Pigmentepithel 411, 412
- Fluoreszeinangiographie 412
- Histologie 412
Muster-ERG 386, 1004–1008
- Durchführung 1005
- Einflußfaktoren 1006
- Indikationen 1006, 1007
- Registrierung 966–968
- Reizparameter 1005
Muster-Hornhauttopographie 1043
Muster-VEP 387, 1015, 1018–1020
Mutation 1180
- Definition 1317
Mutton-„fat"-Präzipitate 360
Muzinschicht 1121
Myasthenia gravis 129, 130, 154, 501, 502, 535
- Definition 1317
- Lidveränderungen 154
- M.g. pseudoparalytica 154
- okuläre 154
Mycobacterium tuberculosis 360
Mydriasis 136
- Definition 1317
- Differentialdiagnose 860, 861
- Test 1037
Mydriatika 1202, 1248–1250
Myektomie 1317
myeloides System 1162
Myelom, multiples (Plasmozytom) 473
Mykobakterien, Erkrankungen durch 479
- Lepra (*Hansen*) 479
- Tuberkulose 360, 361, 479
Myocilin 1182
Myoklonus, okulärer 162
Myokymie 162, 1317
- faziale 164
Myopathien 152, 153
- mitochondriale 419
- okuläre 501
Myopie 117, 557, 562, 1103
- Aderhautdegeneration 333
- Definition 1317
- Differentialdiagnose 880

- LASIK-Ergebnisse 797
- Netzhautablösung 745
- Netzhautveränderungen 333
- refraktive Chirurgie 792
Myositis, orbitale 84, 86–88, 153
- Immunologie 1169
- Ultraschalluntersuchung 1076
Myotomie 120
- marginale, Definition 1316
myotonische Dystrophie 154
Myxödem 468
Myxome/Pseudomyxome 456

N
Nachbildtest (*Hering*) 114
Nachschaden 1273
Nachstar 688
- Histopathologie 911
- Nachstarbehandlung 820
- Sekundärmembran 706
- *Soemmerring* 911
Nachtblindheit (Nyktalopie) 390, 422
- Definition 1318
- Differentialdiagnose 831
- kongenitale stationäre (CSNB) 422, 831, 994
- – ERG 994
- Leberversagen 469
- Pankreatitis 469
- *Riggs*-Typ 422, 994
- *Schubert-Bornschein*-Typ 422, 994
- Vitamin-A-Mangel 524
Nachtfahrverbot 1282
Nachuntersuchungsfristen 1269, 1270
Nackensteifigkeit 59
NAD$^+$ 1124
Nadeln 812, 814
NADP$^+$ 1124
NADPH 1124
Naffziger-
- Operation 1318
- Syndrom 1318
Nahaddition 562
Naheinstellungsreaktion 102, 165
Nahpunkt 554
- Definition 1318
Nahrefraktion 561
Nahrungskarenz, präoperative 590, 591
Naht/Nahtmaterial 809–812
- Catgut 811
- Dexon 811
- Ethilon-Polyamid 812
- Fadenmaterial 809
- Fadenstärke 810
- *Frost*-Zugnaht 642, 648, 1307
- Glaukomchirurgie, Nahtrevision („suture lysis") 726
- Keratoplastik, Nahttechniken 672
- Knotenreißkraft 809
- Liddefekte, Nahttechniken 621–624, 649
- Mersilene 812
- Nadeln (*s. dort*) 724, 812, 814
- nichtresorbierbares Nahtmaterial 812
- Nurolon 812
- PDS II 811
- PERMA-Seide 812
- Prolene 812
- resorbierbares Nahtmaterial 810

Naht/Nahtmaterial
- *Schöpfer*-Nähte 176
- Sterilisation von Nahtmaterial 810
- Vicryl 811
- Y-Naht 1331
- Zügelnaht, extrakapsuläre Kataraktextraktion 689
Nahvisus 551
Nahzusatz 561
Nalbuphin 1226
Nanophthalmus, Glaukom 312
NaOH 48
Naproxen 1224
Narben
- Ektropium (Ektropium cicatriceum) 175
- - Operation 639
- Entropium 176
- - Operation 636
- Laserkoagulationsnarben 955
- Pemphigoid 215, 261
Narkoanalgetika 1225, 1226
Narkose (s. Anästhesie) 583–606
Nasennebenhöhlen
- Karzinom 93
- Orbitaphlegmone 83
Natrium 1338
- Urinwerte 1346
Natriumfluorescein 918
„natural killer"-(NK)-Zellen 1160
Nausea, PONV („postoperative nausea and vomiting") 597
Naevus (Nävus)/Naevus-Syndrom
- Aderhaut 446, 946
- - dysplastisches 446
- - Naevus Ota 446, 517
- - Ultraschalluntersuchung 1069
- Bindehaut
- - blauer Naevus 223
- - „compound"/zusammengesetzter Naevus 223
- - Histologie 905
- - Naevus Ota 223, 517
- - Spitz-Naevus (juveniler) 223
- Histologie 904
- Iris 311, 433, 958
- - Epitheloidzellnaevus 434
- - Spindelzellnaevus 434
- - UBM 1064
- Lider
- - Basalzellnaevus 182
- - blauer Naevus 184
- - „compound"/zusammengesetzter Naevus 179, 184
- - Malignität 179
- - Naevus flammeus 542
- - Naevus Ota 184, 517
- - „Spider"-Nävi (Sternchenangiome) 631
- Spitz-Naevus (juveniler) 184
Nd:YAG-Laser (s. Laser) 55, 78, 697, 737, 779, 787, 1331
„neck dissection" 183
Nedocromil 1261
„needling procedure" 724, 812
Neisseria, Ophthalmia neonatorum 211
Nekrose/nekrotisierend
- Koagulationsnekrose 48
- Kolliquationsnekrose 48
- Retina-Nekrose (s. dort) 270, 276, 277, 489

- toxische epidermale Nekrolyse (*Lyell*) 261, 519, 1315
Nematode 365
Neodym-(Nd:)YAG-Laser-Infrarot (s. Laser) 55, 78, 697, 737, 779, 787, 1331
Neomycin 1213, 1254
Neoplasie
- CIN (konjunktivale intraepitheliale N.) 219, 905
- familiäres neoplastisches Syndrom 81
- OSSN („ocular surface squamous neoplasia") 219
Neostigmin 1246
Neovaskularisation/neovascularization (n.)
- chorioidale (s. CNV) 326–330, 405, 471, 786, 902, 933, 934
- Iris 958
- „n. of the disc" (NVD) 338, 763, 867
- „n. elsewhere" (NVE) 338, 763, 867
- Rubeosis iridis 338, 438
Neovaskularisationsglaukom 310, 338, 438
- Definition 1318
Nephazolin 1257
Nephritis, familiäre 506
Nephronophthisis, hereditäre idiopathische 506
„nerve-fiber-analyzer" 966, 967
Nerven/Nervus/Nervi/N. (s. auch Hirnnerven)
- Gesichtsnerven, Blockaden (s. Blockaden) 603, 604
- Hirnnerven (s. dort) 97
- Hornhautnerven, sichtbare 847
- N. abducens 97
- - Abduzensparese 125, 156, 157, 545, 877
- - Kerngebiete 155
- - Verlauf 155
- N. lacrimalis 1148
- N. oculomotorius 97
- - Kern 156
- - Kerngebiete 155
- - Verlauf 155
- N. ophthalmicus 1148
- N. opticus/Sehnerv (s. Optikus)
- N. trigeminus 1148, 1151
- N. trochlearis 97, 1329
- - Kerngebiete 155
- - Trochlearisparese 157, 158, 545, 878
- - Verlauf 155
Nervenbahnen, optomotorische 1319
Nervenfasern
- Faserkreuzung, Albinismus 425
- Faserschicht 1133
- Schichtdefekte/-infarkte 295, 867
- markhaltige 540
- myelinisierte 1317
Netilmycin, Drug-Monitoring 1344
Netzhaut (Retina)
- Ablösung (s. Ablatio retinae) 22, 23, 743–755, 865, 1068, 1323
- Arm-Retina-Zeit 345, 918
- Arterienverschluß, retinaler (s. dort) 25, 343, 868, 869
- Aufbau 1105, 1107
- - Schichtaufbau 1130, 1132
- Blut-Retina-Schranke 1170

- Blutung 23, 866, 867
- Commotio retinae 23, 357
- Definition 1323
- Degeneration 396, 743, 744
- - atrophische Netzhautlöcher 744
- - erbliche 1182–1184
- - gittrige 743, 892, 1307
- - - Pathologie 892
- - „late-onset retinal degeneration" (s. LORD) 396
- - Netzhaut-Aderhaut- 428–430
- - - bei Autoimmunerkrankungen 428
- - - medikamentös-induzierte 429
- - - postexsudative 430
- - vitreoretinale 865
- - zystische 743
- Diagnostik
- - Elektroretinographie/Elektroretinogramm (s. ERG) 384–386
- - Ultraschalluntersuchung 1068
- Dystrophie
- - chorioretinale, helikoide peripapilläre 416
- - hereditäre 388
- - Netzhaut-Aderhaut- 378, 379, 389, 406–417, 426–428
- - - Differentialdiagnose 426
- - - postentzündliche 428
- - - regional begrenzte 406, 407
- - - sekundäre 427
- - spät beginnende 396
- - vitreoretinale, ERG 1000–1004
- Einrisse 22, 744
- - Laserkoagulation 744, 782
- - nichttraumatische 22
- - Riesenriß 22, 745, 753, 767
- - traktive 744
- - nach Trauma 22
- ERP („early receptor potential") 1305
- Funktionsstörungen, stationäre 422–426
- Gefäßverhältnisse 1149
- Gliose, epiretinale 23, 347
- Infektion/Entzündung (s. Retinitis) 275, 868
- IRMA (intraretinale mikrovaskuläre Abnormalitäten) 363
- Kinder 539, 540
- Korrespondenz, retinale (s. dort) 102–106, 114, 123–127, 1296
- *Lebersche*-Neuroretinitis 143
- Lipaemia retinalis 493
- Löcher, Laserbehandlung 782
- Maßangaben 1188
- Metastasen 443
- Mikroaneurysma, retinales (s. dort) 337, 866, 928
- Myopie, Netzhautveränderungen 333
- Nekrose, akute retinale
- - ARN-Syndrom 270, 276, 1297
- - BARN-Syndrom 270, 276, 278, 489, 1297
- - PORN („progressive outer retinal necrosis") 277
- Ödem 23
- Operation (s. auch Glaskörper, Operation) 741–774

- – Ballon-(plomben)-Tamponade 751
- – Cerclage 749–751
- – Komplikationen 770
- – Laserbehandlung 782, 783
- – *Lincoff*-Regeln 746
- – Plombenoperation 748
- – Retinopexie, pneumatische 751
- – Riesenrißtherapie 767
- Pigmentepithel, retinales (s. RPE) 324, 1106, 1131, 1323, 1324
- Pigmentierungen, retinale und subretinale 870, 946
- „retinal information network" 1181
- Retinopathie (s. dort) 24, 53
- Rotation 769
- RTA („retinal thickness analyzer") 970
- Telangiektasien, retinale, Laser 783
- Tumoren 438–443
- – Angiomatosis retinae von *Hippel* 438, 504, 950
- – Astrozytom, retinales 439
- – BDUMP (bilaterale diffuse uveale melanozytäre Proliferation) 443, 490
- – Differentialdiagnose 870
- – Glioneurom 439
- – Hämangiom 438
- – – Angiographie 948
- – – kapilläres 438
- – – kavernöses 438
- – – razemöses 439
- – Laserbehandlung 783
- – paraneoplastische/tumor- assoziierte Retinopathie 443
- – Pinealoblastom 441
- – Pseudohypopyon 440
- – Pseudomultilokalität 440
- – Retinoblastom (s. dort) 110, 440–442, 457, 478, 538, 546, 1070
- – Retinom 441
- – RPE-Tumoren (s. dort) 444–446
- – Venenverschluß, retinaler (s. dort) 345, 869
- Veränderungen, spezifische, Pathologie 892
- Verbrennungen, chorioretinale 53
- Zyklus des Retinals 1107
Neugeborenenkonjunktivitis 532
Neuralgie
- postherpetische 246
- Postzosterneuralgie 186
Neuralplatte 1154
Neuralrinne 1154
Neurinom 503
Neuritis
- Neuritis nervi optici 33, 142, 143, 151, 246
- – Differentialdiagnose 143
- – Encephalitis disseminata 142
- – fortgeleitete Optikusneuritis 79
- – multiple Sklerose (MS) 142
- – Muster-ERG 1008
- – Ultraschalluntersuchung 1074
- – Ursachen 143
- – *Uhthoff*-Phänomen 151
- – VEP 1022
- Retrobulbärneuritis 141, 874
Neuroblastom 162
- metastatisches 77, 81

Neuroektoderm 1153
Neurofibrom 82, 91, 503
Neurofibromatose 439, 503, 541
- Lidbereich 503
- Netzhaut 439
neurogene Ptosis 163
neurologische Erkrankungen, Kinder 543
Neuroophthalmologie 139–169
Neuroretinitis
- diffuse unilaterale subakute (DUSN) 365
- *Lebersche* 143
Neutraldichte-Filter 1318
Neutralisations-/Flackerpunkt 557
Neutralzone, Nystagmus 532
Newcastle-Krankheit (Hühnerpest) 209
- Definition 1318
Nicotinate 1210
Nieden-Sehtafeln 552
Niedrigdruckglaukom 297
Niemann-Pick-Erkrankung 497, 542
- Definition 1318
Nierenerkrankungen 506, 507
- *Alport*-Syndrom 506
- Aniridie 507
- familiäre Nephritis 506
- hereditäre idiopathische Nephronophthisis 506
- *Lowe*-Syndrom 506, 857, 1315
- Nierentransplantation 507
- Nierenversagen 506, 507
- okulozerebrorenales Syndrom 506
- *Wilms*-Tumor-Aniridie 507
Nikolsky-Phänomen 184
Nikotinabusus 150
Nikotinsäure 1210
Nikotinsäureamidmangel (Pellagra) 525
Nissen 191
Nit (Leuchtdichte) 1111
Nitrofurantoin 1220
Nitrofurazon 1220
NL (nulla lux) 1318
„non-contact"-Tonometrie 1037
Non-*Hodgkin*-Lymphom 452
Nonne-Milroy-Syndrom 523
Noonan-Syndrom
- Definition 1318
- Differentialdiagnose 846
Noradrenalin, Urinwerte 1346
Norfloxacin 1216, 1255
Normaldruckglaukom 297, 298, 522
Norrie-Syndrom 426, 470, 547
- Definition 1318
- Differentialdiagnose 846
- Hörstörungen 470
- Konduktorinnen 426
Notfall 3–74
- Befunderhebungen 3, 4
- Checkliste 4
- strabologischer 125
Nothnagel-Syndrom 136
- Definition 1318
NSE (neuronenspezifische Enolase) 888, 1349
Nucleus (s. auch Kern)
- Epinucleus 691
- Nucleus accessorius (*Edinger-Westphal*-Kern) 167

- Nucleus caudalis centralis (*Perlia*-Kern) 1320
Nurolon (s. auch Nahtmaterial) 812
NVD („neovascularization of the disc") 338, 763, 867
NVE („neovascularization elsewhere") 338, 763, 867
Nyktalopie (s. Nachtblindheit) 390, 422, 469, 524, 831, 1318
Nyktometer 1112, 1119
Nystagmus 119, 160–162, 1121
- Amblyopie als Ursache 106
- Augenwippen 162
- Beruhigung 105
- blickparetischer 161
- Definition 1318
- „down-beat" 161
- einseitiger 162
- Endstellungsnystagmus 160
- kongenitaler 160, 161, 532–534, 544
- Kopfzwangshaltung 532
- lageabhängiger 161
- latenter 162
- medikamentös induzierter 161
- Myoklonus, okulärer 162
- Neutralzone 532
- Nystagmus-Blockierungssyndrom 544
- Nystagmus latens 123
- okulärer 533
- optokinetischer 102, 112, 148, 553
- – Definition 1319
- Oszillationen, okuläre 162
- pathologischer 160
- Pendelnystagmus 161, 1320
- periodisch alternierender 161
- „rebound"-Nystagmus 160
- Rucknystagmus, erworbener 160, 1324
- Schaukelnystagmus („see saw"-Nystagmus) 147, 161, 508
- Spasmus nutans 162, 532, 534
- „up-beat" 161
- Verlagerung der Ruhezone 118
- vestibulärer 161
- – peripherer 161
- – zentraler 161
Nystatin 1214, 1222

O

O'Brien-Lidakinesie 1318
O'Connor-Knapp-Operation 122
Oberflächenanästhesie (s. auch Anästhesie) 598, 601
Oberflächenreiniger 577
Oberlid (s. auch Lid/Lider)
- Anatomie 1141
- „lid-lag" 85
- Retraktion 163
Obliquus-Superior-
- Klick-Syndrom 132
- Sehnenscheiden-Syndrom 545
Obskurationen, transiente 150
occlusio pupillae, Definition 1318
Ochronose (Alkaptonurie) 491
- Homogentisinsäureoxidase 491
OCT (optische Kohärenztomographie) 970–972, 1062
„ocular-flutter" 162
OD (oculus dexter) 1318

Ödem
- Berlin-Ödem 23, 1298
- Hornhautödem 11, 253, 849
- Lymphödem 523
- Makulaödem (s. dort) 22, 23, 336, 357, 526
- Myxödem 468
- Netzhautödem 23
- Papillenödem 57, 80, 92, 142, 144, 145, 872, 1319
- Pseudopapillenödem 873
- *Quincke*-Ödem 1322
ODM (Ophthalmodynamometrie) 1092, 1094
- Definition 1319
„off"-Bipolarzellen 1108
Offenwinkelglaukom
- Genetik 1182
- Muster-ERG 1006
- primäres 297, 298
- - Epidemiologie 297
- - Tagesdruckprofil 298
- sekundäres 300–307
Ofloxacin 1216, 1255
Oguchi-Erkrankung 422, 423
- Adaptometrie 423
- Definition 1318
- ERG 995
Okklusion 102, 118, 130
- Amblyopie 535
- Folienokklusion 118
- Pflasterokklusion 118
- Teilzeitokklusion 102
- Vollokklusion 118
okuloaurikulovertebrale Dysplasie (*Goldenhar-Gorlin*) 509, 542, 838, 1308
okulodentodigitale Dysplasie (*Meyer-Schwickerath-Grüterich-Weyers*) 509, 846, 1316
okulodigitales Phänomen 546
okuloglanduläres Syndrom (*Parinaud*-Syndrom) 159, 211, 835, 844, 1320
okulokardialer Reflex (OCR) 596, 701
- Definition 1318
okulomandibulofaziale Dyszephalie (*Hallermann-Streiff*) 509, 840, 1308
Okulomotorius
- Parese 135, 155, 156, 163, 535
- - diabetische 156
- - Diagnose 156
- - Ursachen 156, 877
- Synkinese 163
okulovertebrale Dysplasie (*Weyers-Thier*) 509, 841
okulozerebrorenales Syndrom 506
Okzipitalhirn 1054
Oligophrenie 502
„on"-Bipolarzellen 976, 1108
Onchozerkose (Flußblindheit) 274, 275, 477
- Onchocerca volvulus 478
Onkozytom, Pathologie 905
„open-sky"-Vitrektomie 44, 757
Operationszubehör/Instrumente 822
Ophthalmie/Ophthalmia (O.)
- Hydrophthalmie 313, 1310
- O. neonatorum 62–64, 211, 212, 242, 475, 531, 532, 844
- - Auftreten (Zeitintervalle) 844
- - Chlamydien 531
- - Definition 1319

- - Differentialdiagnose 844
- - *Credé*-Prophylaxe 62, 211, 531, 1302
- - Gonorrhoe 531
- - Herpes simplex 242
- - Keime 62
- - Therapie 63
- - Ursachen 63, 211
- Panophthalmie 83
- sympathische 14, 29, 33–35, 73, 287
- - Definition 1327
Ophthalmitis
- Endophthalmitis (s. dort) 14, 31, 34, 44, 69–74, 201, 273, 286, 287, 357, 475, 476, 723, 770–774, 841
- Panophthalmitis 63, 841, 1319
Ophthalmodynamometrie (ODM) 1092, 1094, 1319
Ophthalmometer 554
Ophthalmoplegie/Ophthalmoplegia (O.)
- chronisch progressive externe (CPEO) 154, 501, 1319
- Definition 1319
- internukleäre (INO) 133, 154, 159, 1152, 1319
- O. externa 156, 168
- O. interna 156, 165
- schmerzhafte, Differentialdiagnose 879
Ophthalmoskopie 742, 743
- direkte 742, 743
- indirekte 742, 962
- Scanning-Laser-Ophthalmoskopie (s. SLO) 961–970
Opiate 592
Opsin 425, 1134
- Blau-Opsin-Gene 425
- Grün-Opsin-Gene 425
- Rot-Opsin-Gen 425
Opsoklonus (Sakkodomanie) 162
- Definition 1319
Opsonisierung 1160
„optic pit" (Grubenpapille) 146, 366, 1308
„optical coherence tomography" (OCT) 970–972, 1062
Optik, geometrische 1190–1196
Optikus/Sehnerv (N. opticus)
- Aplasie 529, 530
- Atrophie 16, 92, 430, 431, 873
- - autosomal-dominant vererbte 145, 376, 377, 430, 431
- - autosomal-rezessiv vererbte 145, 377
- - Differentialdiagnose 873
- - hereditäre 144, 145, 430, 1008, 1025
- - Muster-ERG 1008
- - VEP 1025
- Blutversorgung 1150
- Chiasma opticum 1054, 1301
- Diagnostik
- - Kernspintomographie 1085
- - Ultraschalluntersuchung 1073, 1074
- Drusen des Sehnerven, Muster-ERG 1008
- Exkavation, Ultraschalluntersuchung 1073
- Gefäßversorgung 1148
- Glaukom 291

- Gliom, Ultraschalluntersuchung 1074
- Hypoplasie 530
- Kolobom, Ultraschalluntersuchung 1073
- Kompression 79, 141, 1008
- - Muster-ERG 1008
- Maßangaben 1188
- Neuritis (s. Neuritis nervi optici) 33, 79, 142, 143, 1008, 1074
- Neuropathie/Sehnervenläsionen 47, 141–145, 153, 158
- - Anämie, perniziöse (s. dort) 144, 471
- - anteriore ischämische (s. AION) 141, 142, 708, 958, 1295
- - Ätiologie 143
- - Differentialdiagnose 874, 875
- - dominant infantile hereditäre, VEP 1026
- - Dysgerminom 147
- - Hydrozephalus 147, 217
- - Hypophysenadenom 147, 468
- - Hypopituitarismus 147
- - Hypothalamusgliom 147
- - ischämische, VEP 1022
- - Kraniopharyngeom 147
- - *Leber*-Optikusneuropathie, hereditäre (LHON) 145, 430, 431, 1008, 1025, 1184
- - Malabsorptionssyndrome 144
- - Meningiome 147
- - Muster-ERG 1006–1008
- - nutritive 144
- - - Ursachen 144
- - posteriore ischämische 142
- - toxisch bedingte 144
- - - Ursachen 144
- - - VEP 1026
- - Tractus opticus 1054
- - traumatische 143
- - vaskuläre 708
- - VEP 1025
- - *Wernicke-Korsakow*-Syndrom 144, 525
- proximaler 1054
- Scheiden
- - Dekompression 655
- - Hämatom 24, 25, 92
- - Meningiom 151, 1074, 1083
- - Phänomen 1073
- - Ultraschalluntersuchung 1074
- Sehnerveneintritt, schräger („tilted-disk"-Papillensyndrom) 147
- Tumoren, Differentialdiagnose 875
optische Achse 99
optisches System 1099
optokinetischer
- Nystagmus 102, 112, 148, 553
- Reflex 158, 160
Optotypen 102, 552
- Einzeloptotypen 102, 552
- Reihenoptotypen 102, 108, 552
Ora serrata 1319
Oradialyse 21
Orbicularis oculi 172
- Definition 1319
Orbita/orbital 75–94
- Abszess 57, 83
- Anatomie 153, 1138, 1139
- - Frontalschnitt 1139

- - knöcherne Strukturen 1138
- - Spitze, Strukturen 98
- Dekompression (s. dort) 86, 655, 656, 659–661
- *Dennie-Morgan*-Infraorbitalfalte 520
- Dermoidzyste 78, 79
- Diagnostik
- - Computertomographie (CT) 1082
- - Orbitaspezialaufnahmen 1079, 1080
- - Orbitographie 1081
- - Ultraschalluntersuchung 1074
- Embryologie 1137
- Emphysem 46, 84
- - Differentialdiagnose 836
- endokrine Orbitopathie (s. dort) 76, 84–86, 120, 133, 134, 152, 163, 659, 1027, 1075, 1169
- Enophthalmus 83
- Enukleation 663–666
- Ethmoiditis 79
- Eviszeration 663
- Exenteratio orbitae 183, 662, 663, 1305
- Exophthalmus 76, 80, 82–84, 86, 835
- Fettprolaps 633
- Fissura orbitalis superior-Syndrom 85, 480
- Fraktur 8, 35, 83, 84
- - Bodenfraktur (s. auch „blow-out"-Fraktur) 8, 15, 46, 84, 131–134, 153, 545, 655, 661, 1299
- - Wandfrakturen 84
- Fremdkörperverletzungen 45–47
- - Lokalisation 46
- - Therapie 46
- Geräuschphänomene über der Orbita 522, 836
- Hämatom 79, 80
- Hyperthyreose 80
- Kinder 534
- Kraniosynostose 80, 81
- Maßangaben 1189
- Metastasen 93
- - Neuroblastom, metastatisches 77, 81
- Mukozele 77, 92, 93
- Muskelverlauf, intraorbitaler 97
- Myositis 86–88, 153
- Operation 651–664
- - Komplikationen 661
- - Zugang, chirurgischer 652–657
- - - Kanthus-Fornix-Zugang 656
- - - *Krönlein-Reese-Berke*-Zugang 657, 1314
- - - von lateral 657
- - - von medial 655
- - - von oben medial (trasperiostal) 653
- - - von oben temporal 652
- - - transkonjunktival 654
- - - transseptal 654
- - - von unten 655
- - - von vorne 652
- - - *Wright*-Zugang 657
- Orbitaimplantat 664
- Phlegmone 76, 79, 83, 154, 206
- - Erysipel 185
- - klinische Zeichen 79, 83

- - Kinder 532
- - Nasennebenhöhlen 83
- - Ursachen 83
- - Pseudotumor orbitae (s. dort) 80, 85–88, 153, 154, 157, 1076, 1322
- Tumoren 913
- - *Ewing*-Sarkom 82
- - Hämangiom 77, 78, 88–90, 220, 505, 515, 913, 1076
- - - Ultraschalluntersuchung 1076
- - Leukämie (s. dort) 82
- - Lymphangiom 89, 90
- - Lymphom 87, 88
- - Meningeom 77, 92
- - Neurofibrom 82, 91
- - Rhabdomyosarkom 77, 81, 532
- - Schwannom 91
- - Sekundärtumoren 93
- - vaskuläre (s. auch Hämangiome) 77, 515
- Wanddefekte, Ultraschalluntersuchung 1074
- Zellulitis, orbitale (s. dort) 56–58, 79
Orbitopathie, endokrine 76, 84–86, 120, 133, 134, 152, 163, 659
- Antikörper 84
- Dekompression, orbitale 659
- Immunologie 1169
- Klassifikation nach *Werner* 85
- klinische Zeichen 85
- Ultraschalluntersuchung 1074
- VEP 1027
Orbitotomie 47, 653, 657, 658
Orbscan™II 1044, 1045
Organkultur 670
Ornithinaminotransferase 492
- Ornithin-δ-aminotransferase-Gen 397
Orthophorie 1319
Orthoptik 1319
Ortsfrequenz 552
OS (oculus sinister) 1319
„oscillations" (Bestandpotential) 1009
- „fast" 1009
- „slow" 1009
Osmolalität 1338
- Urinwerte 1346
Osmotika 55, 318, 319, 1202, 1240–1242
OSSN („ocular surface squamous neoplasia") 219
Osteocalcin 1338
Osteodontokeratoprothese 681
Osteogenesis imperfecta (*van der Hoeve*) 511, 512, 1309
Osteom, Aderhaut 450, 1071
Osteopetrosis (*Albers-Schönberg*) 512
Östrogene 1208
Oszillationen, okuläre 162
oszillatorische Potentiale 977, 986
Oszillopsie 162
- Differentialdiagnose 831
Ota-Naevus 184, 223, 446, 517, 904, 1319
Ovulationshemmer 356
Oxacillin 61
- Dicloxacillin 57
Oxacillin-Natrium 1217
Oxalat, Urinwerte 1346
Oxedrin 1257
Oxybuprocain 1253

Oxymetazolin 1257
Oxytetracyclin 1219, 1255

P
P100-Komponente 387
Pachymetrie, Hornhaut 1044
Paget-Erkrankung (Ostitis deformans) 512
Palinopsie 149
palpebral, Definition 1319
Panarteriitis nodosa/Periarteriitis nodosa 461, 462
Pancoast-Tumor 1319
Pancuronium 595
Pandysautonomie, Pupillenstörung 169
Panel D15-Test 140, 384
Panenzephalitis, subakute sklerosierende 489
Pankreatitis, Nachtblindheit 469
Pannus (P.) 188
- Definition 1319
- Differentialdiagnose 850, 851
- Mikropannus 851
- P. ekzematosus 217
- P. scrophulosus 217
Panophthalmie 83
Panophthalmitis 63
- Definition 1319
- Differentialdiagnose 841
Panoramasehen 126, 127
Panum-Raum (Fusionsraum) 103
- Definition 1319
Panuveitis 33
- Definition 1319
PAP (prostataspezifische saure Phosphatase) 1349
Papanicolaou-Färbung, Varicella zoster 210
Papille(n)/Papilla (P.)
- Anomalie 146
- *Bergmeister* 367, 873, 1156, 1298
- Bindehaut 213
- diabetische Papillopathie 144
- Drusenpapille 146, 298, 365, 513, 875, 956, 1073
- Exkavation, nichtglaukomatöse 299
- - Histopathologie 902
- Glaukom, Papillenbefund 296
- Grubenpapille („optic pit") 146, 366, 957, 1308
- Kolobom 146, 298
- Megalopapille 147
- Mikropapille 366, 530
- Ödem 57, 80, 92, 142, 144, 145
- - Angiographie 958
- - Definition 1319
- - Differentialdiagnose 872
- - Pseudopapillenödem 873
- P. leporina 147, 540
- Pseudostauungspapille 146
- Riesenpapillen 213, 217
- Riesenpapillenkonjunktivitis 217
- Schwellung, Differentialdiagnose 872
- Situs inversus 366
- Stauungspapille 59, 132, 145, 150, 1025
- „tilted-disk"-Papillensyndrom Syndrom (schräger Sehnerveneintritt) 147

Papille(n)/Papilla (P.)
- Windblütenpapille („morning-glory"-Papille) 146
Papillenprominenz, Ultraschalluntersuchung 1073
Papillitis 33, 80, 142
- Definition 1319
- Differentialdiagnose 874
- postvirale 143
Papillom
- Bindehaut 219
- Definition 1319
- Lid 179, 191, 192
- Pathologie 904
papillomakuläres Bündel 23
- Definition 1320
Papillomatose 219
Papillophlebitis 144
Papovavirus 192
Papulosis maligna atrophicans (Degos) 520
Parabulbäranästhesie 603
- bei Katarakt 687
Parakeratosen 179, 192
Parallaxe 1320
Paralyse 129
paramediane pontine retikuläre Formation (PPRF) 159, 1121, 1148
Parasympathikolytika 538
Parasympathikomimetika 317, 1198
- direkte 1242–1244
- indirekte 1244–1248
Parasympathikus 165
Parathormon 1348
Parazentese 16
- Definition 1320
Parese 129
- Abduzenzparese 125, 156, 157, 1152
- Augenmuskelparesen 155
- Blickparesen 1152
- Fazialisparese 644–647
- Okulomotoriusparese (s. dort) 135, 155, 156, 163, 535, 877
- Trochlearisparese 157, 158, 545, 878
Parinaud-Syndrom (okuloglanduläres Syndrom) 159, 211, 835
- Definition 1320
- Differentialdiagnose 844
- Parinaud-I 1320
- Parinaud-II 1320
PARK (Keratektomie, photoastigmatische), nach Keratoplastik 674, 799
Parkinson-Erkrankung 159
Parry-Romberg-Syndrom (progressive faciale Hemiatrophie) 508, 1324
- Differentialdiagnose 834
pars (Teilabschnitt/„division"; p.)
- p. plana
- - Definition 1320
- - Vitrektomie 44, 757
- p. planitis (intermediäre Uveitis) 268
- p. plicata 1320
„partial coherence interferometry" (PCI) 1062
PAS-Färbung 1093
Pasteurella tularensis 476
Pätau-Syndrom 459, 530
Paton-Linie 1320
„pattern"
- Dystrophien, EOG 1014

- „electroretinogram" (s. PERG) 1004–1009
- visuell evozierte Potentiale („pattern"-VEP) 1015
PCI (partial coherence interferometry) 1062
PCR (Polymerase-Kettenreaktion) 242, 277
PDR (proliferative diabetische Retinopathie (s. Retinopathie) 338, 339, 929, 1066, 1320
PDS II (s. auch Nahtmaterial) 811
Pediculosis (s. Phthirius) 190
Pelizaeus-Merzbacher-Syndrom 1320
Pelli-Robson-Tafeln 141
Pemphigoid 518
- benignes Schleimhautpemphigoid 518
Pemphigus (P.)/Pemphigoid 67, 176, 197, 519
- bullöses 261
- Definition 1320
- Narbenpemphigoid 215, 261
- okuläres 215
- P. vulgaris 184, 185
- Schleimhautpemphigoid 215
- Sicca-Syndrom 197
Penalisation 107, 118
- Atropin- 118
- Brillen- 118
Pendelnystagmus 161
- Definition 1320
Penetranz 1177
- Definition 1320
Penetration 26
Penizilline 1217, 1218
- mit erweitertem Wirkungsspektrum 1217, 1218
- nichtpenicillinasefeste 1217
- penicillinasefeste 1217
Pentazocin 1226
Perforation 26
- Anästhesie bei perforierenden Verletzungen 596
- Augapfel 701
- Doppelperforation 1071
- Hornhaut 236, 239
- Scleromalacia perforans 257, 462
PERG (Musterelektroretinogramm) 1004–1009
- Muster-ERG (s. dort) 386, 1004–1008
- „steady-state"-PERG 1004
- transientes 1004
Periarteriitis nodosa 461, 462
Peribulbäranästhesie bei Katarakt 687
Perimetrie/Perimeter 140, 177, 1047–1058, 1115–1117
- Artefakte 1052
- Blau-gelb-Perimetrie 1051, 1052
- Computerperimetrie 140, 1051
- Definition 1320
- Differentialdiagnose, Gesichtsfelddefekte 1054–1058
- Durchführung 1050, 1051
- Farbperimetrie 1050
- Flintenrohrgesichtsfeld 392
- funduskontrollierte 1050
- Gesichtsfeldausfälle 380, 1053
- Glaukom 292, 298
- Goldmann-Perimeter 140, 1048

- kinetische 1047
- - Definition 1313
- Pseudodefekte 1058
- Sehbahn 1054, 1055
- Skotom (s. dort) 25, 105, 140–151, 292, 298, 366, 1053, 1055, 1300
- statische 1049
- - Definition 1326
- Störgrößen 1050
- Testmarken 1047
- Teststrategien 1051
- Tunnelgesichtsfeld 392
- Untersuchung 140
- Variabilität 1053
- Willebrand-Knie 147, 1054
Perivaskulitis, Differentialdiagnose 868
Perlia-Kern (Nucleus caudalis centralis) 1320
PERMA-Seide (s. auch Nahtmaterial) 812
^{99}Tc-Pertechnatlösung 1081
Peter-Anomalie 311, 529
- Definition 1320
- Hornhaut 237
Pethidin 1210, 1226
Pfeffer- und Salzfundus 419, 483, 531
Pflasterokklusion 118
Pflastersteine
- Bindehaut 213
- Degeneration 1320
Pflegesysteme, Kontaktlinsen 577
„phaco-chop"-Technik, Katarakt-OP 696
Phacofolder 819
Phakoanaphylaxie 302, 910
- Endophthalmitis, phakoanaphylaktische 1320
Phakodonesis 18
Phakoemulsifikation (s. Kataraktoperation) 43, 689, 692–694
- Definition 1320
- nach KPL 700
- Techniken 694
- YAG-Laser 779
Phakolyse (phakolytisch) 56
- Glaukom, phakolytisches 302, 1320
Phakomatose 438, 439, 468, 502–505, 515
- Ataxia teleangiectatica 502
- Definition 1320
- enzephalotrigeminale Angiomatose 502
- Kinder 541, 542
- Neurofibromatose 503, 541
- Syndrome/Morbus
- - Bourneville-Pringle 439, 504, 542
- - Hippel-Lindau 438, 504
- - Wyburn-Mason 505, 1331
Phänokopie, ERG 997
Phänomen(e)/Effekt
- Arago 1112
- Bell 172
- Buchstabenphänomen (s. dort) 104, 131, 134, 135, 157
- Daylight-Effekt 223
- entoptische 1095, 1304
- Fluoreszeinangiographie-Phänomene 919
- Kirchenfensterphänomen 300
- Marcus-Gunn 25, 163

- *Mizuo* 411, 423, 1317
- *Nikolsky* 184
- okulodigitales 546
- Optikusscheidenphänomen 1073
- *Pulfrich* 1322
- Rauchfahnenphänomen 334
- „release"-Phänomen 149
- *Sludge* 472
- *Troxler* 1111
- *Tyndall* 54, 64, 264, 1329, 1331
- *Uhthoff* 142, 150, 1329
- „wipe-out"-Phänomen 687, 715
- Zeltdachphänomen 1066
Phänotyp 1320
Phäochromozytom 468
Pharmakologie (s. Medikamente) 1197–1264
pharyngokonjunktivales Fieber 207
Phenazopyridin 1223
Pheniraminhydrogenmaleat 1261
Phenobarbital, Drug-Monitoring 1344
Phenothiazine, Retinopathie 355
Phenylbutazon 1224
Phenylephrin 1252, 1257
Phenytoin 1204
- Drug-Monitoring 1344
PHI (Phosphohexose-Isomerase) 1339
Phlyktäne 216
Phlyktänulose 188, 216–218
- Definition 1321
Pholedrin 166
Phorie 104
- Definition 1320
- Esophorie (*s. dort*) 104, 125, 1305
- Exophorie (*s. dort*) 104, 127, 1305
- Exzyklophorie 104
- Heterophorie 103, 104, 1309
- – AC/A-Quotient, Heterophoriemethode 111
- Hyperphorie 104, 1310
- Hypophorie 104, 1310
- Inzyklophorie 104
Phoropter 555
Phosphatase
- alkalische (AP) 1334
- saure (SP) 1339
Phosphatidspeicherkrankheit 497
Phosphen 149
- Definition 1320
Phosphohexose-Isomerase (PHI) 1339
Phosphor
- anorganisch 1339
- ^{32}Phosphor-Test 447
- Urinwerte 1346
Phosphoreszenz 1101
Photodisruption 778
photodynamische Therapie
- Aderhautmelanom 449
- AMD 332
- CNV 334
Photomydriasis, Argonlaser 782
Photophobie 52
- Differentialdiagnose 828
photopisch
- Definition 1321
- ERG, photopisches 985
Photopsie (Lichtblitze) 149, 745, 755
- Definition 1321
- Differentialdiagnose 829

Photorezeptoren 376, 1106
- Photozeptor-Recoverin 490
- Stoffwechsel 1132
Phototransduktion 1133, 1134
- Kaskade 975
PHPV (persistierender hyperplastischer primärer Glaskörper) 367, 442, 892
- Definition 1321
- Kinder 529, 537
- Pathologie 892, 895
- Therapie 761
- Ultraschalluntersuchung 1067
Phthirius (Pediculosis), Blepharitis 190
- capitis 190
- pubis 190
Phthisis bulbi 14
- Definition 1321
- Differentialdiagnose 841
- sonographische Besonderheiten 1072
pH-Wert
- Lokalanästhetikum 599
- Tränenfilm 1091
Physostigmin 1246
PIC („punctate inner choroidopathy") 362, 954
„pie in the sky" 148
Pierre-Robin-
- Definition 1321
- Komplex 513
- Syndrom 510, 841
Pigmentdispersionssyndrom 300
Pigmentepithel, retinales (*s.* RPE) 324, 1106, 1131, 1323, 1324
Pigmentepitheliitis, akute retinale (ARPE) 284
Pigmentepitheliopathie, akute posteriore multifokale plaquoide (APMPPE) 283, 428
Pigmentglaukom 300
- Definition 1321
Pigmentretinopathie (s. R. pigmentosa) 389–395, 418–420, 497, 500, 506, 511, 954, 987, 1183, 1323
Pilocarpin 55, 317, 1244
Pilomatrixom 912
Pilzendophthalmitis 70, 71
- metastatisch 480
- postoperativ 70
Pilzerkrankungen/-infektionen 63–71, 240, 241, 364, 479, 480
- endogene 364
- Endophthalmitis (*s.* Pilzendophthalmitis) 70, 71, 480
- Fadenpilze 67
- filamentöse, Hornhaut 240
- Histoplasmose (*s. dort*) 479, 480
- Mukormykose 480
- multizelluläre, Hornhaut 240
- Mykobakterien, Erkrankungen durch (*s. dort*) 479
- *Sabouraud*-Pilzagar 65, 70, 240
- Schimmelpilze 240
- Sproßpilze 63
- unizelluläre (Hefen) 241
Pilzkeratitis, Hornhautulkus 67, 68, 240
- Kultur 240
Pindolol 1238
Pinealistumor 159

Pinealoblastom 441
Pinguekula/Pinguecula 204
- Definition 1321
- Pathologie 903
Pinguekulitis 204
Pinzettenzugtest 130, 152
Piperacillin 57, 1217
Pirenzepin 1210
Piritramid 1204, 1226
Piroxicam 1224
„pits" 706, 820
- *Herbert-*„pits" 209
„pitting" 821
Pityrosporum ovale 189
Placido-Scheibe 1041
Planck-Wirkungsquantum 1100
Plaques, *Hollenhorst*-Plaques 150, 343, 1309
Plasminogen 1343
- Konjunktivitis lignosa, Plasminogen-I-Mangel 217
- PAI (Plasminogen-Aktivator-Inhibitor) 1343
Plasmozytom (multiples Myelom) 473
plastische Chirurgie (s. auch Lidchirurgie) 621–647
Plateauiris 54
- Glaukom 307
Plateauirisglaukom 307
Plättchenfaktor 4 (PF4) 1343
Plattenepithelkarzinom 93, 177, 182, 219, 221, 905, 913
- *Bowen*-Erkrankung 221
- Pathologie 905, 906
- Spinaliom 93, 177, 182, 219
Platybasie 508
- Definition 1321
Pleoptik 1321
plexiforme Schicht 1133
Plexiglas, Kontaktlinsen 569
Plexus (P.)
- episkleraler 255
- konjunktivaler 255
- P. brachialis 585
- skleraler 1145
Plica semilunaris 203, 613
- Definition 1321
- Rekonstruktion nach *Fazakas* 613
Plomben/Plombenoperation 748
- Ballon-(plomben)-Tamponade 751
- episklerale Plomben 821
- Hydroxylapatitplomben 664, 665, 821
- Netzhautablösung 748
- Silikonkugelplomben 664
Pluszeichen/„plus disease" 353, 540
PMMA-(Polymethylmethacrylat)-IOL 569, 814
Pneumocystis-carinii 482
Pochin-Zeichen 467
POHS („presumed ocular histoplasmosis syndrome") 281, 479
Poikilodermie, kongenitale (*Rothmund*) 521, 843, 851, 1324
Polarisationstest 561
Polarität 219
Poliosis 188, 485
- Definition 1321
- Differentialdiagnose 833, 834
Polyacrylat (Carbomer) 1264

Polyarthritis 150
- chronische, Uveitis 271
Polychondritis 463
Polydaktylie 419
Polyhydroxyethylmethacrylat (Poly-HEMA) 817
Polyimid 816
Polykorie 1321
Polymegatismus 1041
Polymerase-Kettenreaktion (PCR) 242, 277
Polymethylmethacrylat (PMMA-IOL) 569, 814, 815
Polymethylsäuremethylester 815
Polymyalgia rheumatica 141, 461
Polymyositis/Dermatomyositis 462
Polymyxin-B 1255
- Polymyxin-B-Sulfat 1218
Polyopie 149
Polypeptid-Antibiotika 1218
Polyposis (P.)
- intestinale 469
- P. coli, familiäre adenomatöse 444
Polypropylen 816
Polyvidon 1263
Polyvinylalkohol 1263, 1264
Polyzythämia vera 151, 473
PONV („postoperative nausea and vomiting") 597
„pooling" 919
„pop"-Effekte 342
PORN („progressive outer retinal necrosis") 277
Porphyrien/Porphyria (P.) 499, 500
- P. cutanea tarda 500
Position
- Primärposition 100
- Sekundärposition 100
- Tertiärposition 100
Posner-Schlossmann-Syndrom 268, 300
- Definition 1321
Postherpesneuralgie 246
„postnasal drip" 79
Postzosterneuralgie 186
Potentiale
- Bestandpotential 1009
- ERP („early receptor potential") 1305
- oszillatorische 977, 986
- VECP (*s. auch* VEP) 1015, 1329
- visuell evozierte (*s.* VEP) 102, 141, 387, 528, 553, 1015–1028
Potter-Syndrom 834
- Differentialdiagnose 834
Povidon (Polyvidon) 1263
PPRCA (paravenöse pigmentäre retinochorioidale Atrophie) 429
PPRF (paramediane pontine retikuläre Formation) 159, 1121, 1148
prächiasmale Läsionen 1054
Präeklampsie 524
Präkanzerose 180
präoperative
- Medikation 589
- Nahrungskarenz 590, 591
- Untersuchungen 587–589
- Vorbehandlung 589
Prednisolon 1258
- Prednisolon-21-acetat 1258
- Prednisolon-21-pivalat 1258
„preferential looking" 108, 536, 552

Prentice-Formel 1321
Presbyopie (Alterssichtigkeit) 551, 552, 563
- Definition 1321
„presumed ocular histoplasmosis syndrome" (POHS) 281, 479
Prilocain 1256
Primärposition 100
Primidon, Drug-Monitoring 1344
Printlinsen 577
Prisma/Prismen 104, 105
- Brillenglas, prismatische Wirkung 104
- Definition 1321
- Dioptrie 105, 1321
- Fusionsbreite 112
- Fusionsschulung mit Prismen 105
- Grad 105
- 4-Prismen-Basis-außen-Test 124, 553
- Verordnung 117, 119, 565
Prismenballast, Kontaktlinse 570
Prismenbasis 1321
Prismen-Cover-Test 109, 110
- alternierender (APCT) 110, 130
- simultaner 110
PRK (photorefraktive Keratektomie)
- Definition 1321
- Excimer 791–794, 799–801
- Hornhautveränderungen 795
Procain 1256
Procainamid, Drug-Monitoring 1344
Progenie 1321
Progerie (*Werner*-Syndrom) 521, 1330
Prognathie 1321
Prolaktin 1348
Prolene (*s. auch* Nahtmaterial) 812
Propionibacterium acnes, *Meibom*-Drüsen 189
Propofol 592, 594
Propranolol 1207
Proptosis (*s.* Exophthalmus) 76, 1321
Prosopagnosie 148, 149
Prostaglandinderivate/-analoge 1201, 1248
Prostaglandine 1210
- Stoffwechsel 1126
- Synthese 598
- Synthesehemmer 1259, 1261
prostataspezifische saure Phosphatase (PAP) 1349
prostataspezifisches Antigen (PSA) 1349
Protanomalie (Rotschwäche) 425, 1113
- Definition 1321
Protanopie (Rotblindheit) 425, 1113
- Definition 1321
Protein
- Protein C 1342
- - Mangel 151
- Protein S 1342
- - Mangel 151
Prothese/Plastik (*s. auch* Transplantation/Transplantate/Implantation/Implantate)
- Enukleation, prothetische Versorgung nach 664
- Keratoplastik/-prothetik (*s. dort*) 29, 43, 50–52, 67, 229, 231, 234, 235, 239, 672–681

- Orbitaimplantat 664
- Osteodontokeratoprothese 681
- Skleraschalen (*Illig*-Prothese) 50, 666
- Tränenwegsprothesen 615
Prothrombinzeit (PT) 1342
Protozoen 480–482
- Amöbiasis 480
- Giardiasis (Lambliasis) 481, 482
- Leishmaniasis 480
- Malaria 481
- Pneumocystis-carinii 482
- Toxoplasmose (*s. dort*) 271, 272, 481
- Trypanosomiasis (*s. dort*) 481
Protozoenmittel 1222
Protrusio bulbi (*s. auch* Exophthalmus) 57, 76, 163
Proxymetacain 1253
Pruritus 187
PSA (prostataspezifisches Antigen) 1349
Pseudoanisochromatie 1113
Pseudodendritikafiguren 250, 493
pseudoepitheliomatöse Hyperplasie 179, 180, 219
Pseudoexfoliation
- Befunde 301
- Definition 1321
- Glaukom 300, 301, 901, 903
- - Histopathologie 901, 903
- - Therapie 301
- Kapselruptur 301
- Syndrom 300, 301
Pseudoexophthalmus
- Differentialdiagnose 835
- Kraniostenose 507
Pseudofazilität 1322
Pseudofluoreszenz 918, 921
Pseudo-*Foster-Kennedy*-Syndrom 142
Pseudogerontotoxon (Arcus senilis) 910
- Bindehaut 213
- Definition 1296
- Hornhaut 226, 233
Pseudoglaukom 467
Pseudogliom 517
Pseudohyphen 63
Pseudohypoparathyreoidismus 467
Pseudohypopyon 306, 440
Pseudoisochromatie 1113
- Tafeln, pseudoisochromatische 1322
Pseudomonaskeratitis 238
Pseudopapillenödem 873
Pseudophakie
- Begutachtung 1284
- Glaukom 310
- Netzhautablösung 745
Pseudophakodonesis 1322
Pseudopterygium 228, 477
Pseudoptosis 162, 640
Pseudoretinoblastom 478
Pseudoretinopathia pigmentosa
- CAR 490
- Differentialdiagnose 427
- Glaukom 391
- Histopathologie 900
- Influenza 488, 489
- Lues 361, 483
- Masern 488, 489
- Röteln 488, 489

- Syndrome/Erkrankungen
- – *Krabbe* 497, 1313
- – *Niemann-Pick* 497
- – *Schilder* 497, 1324
Pseudorosetten 888, 889
- Retinoblastom 889
Pseudostauungspapille 146
Pseudostrabismus (s. auch Strabismus) 99, 107
- P. convergens 99, 107
- P. divergens 99, 107
Pseudotrachom 210
Pseudotumor
- cerebri 132, 145, 146, 157
- – Differentialdiagnose 146
- – Ursachen 146
- orbitae 80, 85–88, 153, 154, 534
- – dakryoadenitische Form 87, 153
- – Definition 1322
- – diffuse Form 87
- – myositische Form 87
- – skleritische Form 87
- – Therapie 88
- – Ultraschalluntersuchung 1076
Pseudouveitis (Maskeradesyndrome) 287
Pseudoxanthoma elasticum (*Grönblad-Strandberg*) 513, 1308
Pterygium (Flügelfell) 204, 680, 1102
- Definition 1322
- operative Versorgung 680
- Pathologie 904
- Pseudopterygium/Pseudopterygien 228, 477
PTK (Keratektomie, phototherapeutische) 208, 228–233, 799
- Bandkeratopathie 228, 851, 910, 1298
- Hornhautdystrophie 230, 231, 233
- Keratoconjunctivitis epidemica 208
- rezidivierende Erosionen 248
Ptosis 80, 136, 154, 155, 162, 163, 173, 177, 640
- Aponeurosendefekt 163
- Blepharoptosis 1299
- Brauenptosis 177, 631
- Definition 1322
- Differentialdiagnose 836
- Epikanthus 173
- erworbene 640
- kongenitale/Pt. congenita 163, 173, 535, 536, 545, 640
- *Marcus-Gunn*-Ptosis 640
- neurogene 163
- Pseudoptosis 162, 640
- senile 163
- synkinetische 640
- traumatische 7, 163
PTT (partielle Thromboplastinzeit) 1342
Pulfrich-Phänomen 1322
Puncta lacrimalia 1140
„punctate inner choroidopathy" (PIC) 286, 362, 954
„punctum plugs" 197, 614
Pupillarblock 54, 307, 309
- Definition 1322
- bei Glaukomchirurgie 722
- inverser 300
- bei Katarakt-OP 704
Pupillarmembran 1155
Pupillarreflex 1104

Pupille(n)
- *Adie*-Pupille 165, 168, 1322
- afferenter Defekt 25, 116
- *Argyll-Robertson*- 169, 361, 483, 1296
- Durchmesser 1187
- Entrundung, Ursachen 861
- Funktion 25
- *Hutchinson* 1310
- Laserpupilloplastik 738, 739
- *Marcus-Gunn* 165, 1316
- occlusio pupillae 1318
- Paralyse 168
- Reaktion 1104
- Schlüssellochpupille 530
- Seclusio pupillae 1325
- Störung
- – afferente 141, 142, 167
- – efferente 152
- – erhaltene Nahreaktion 169
- – passagere 169
- – „stretching" 702, 729
- Untersuchung
- – medikamentöse 165
- – „swinging-flashlight" (Pupillenvergleichstest) 76, 79, 140, 165
- Veränderungen 861, 862
- – Differentialdiagnose 862
- *Wernicke* 1330
Pupillenachse 99
Pupillomotorik 140
Pupilloplegie (Iridoplegie) 18, 25, 862
- Definition 1311
Pupillotonie (*Adie*-Pupille) 165, 168
- Definition 1322
- Ursachen 168
Purkinje-
- Aderfigur 553
- – Definition 1322
- Bilder 1322
- Verschiebung 1322
Purpura, thrombozytopenische 474
Purtscher-Retinopathie 358, 544, 955, 1322
- Definition 1322
PUV (private Unfallversicherung) 1272, 1285–1288
pVEP („pattern"-VEP) 1015
PVR (proliferative Vitreoretinopathie) 753, 756, 757, 766
- Klassifikation 756
- Therapie 766
Pyodermie, Impetigo 185
Pyomukozele 201
Pyozele 92
3-Pyridylmethanol 1210
Pyrimethamin 1222
- Wirkung auf Folsäure 1212
Pyruvatkinase 1340

Q
Q-Fieber 482
„Q-switch"-Modus 779
Quadrantenanopsie, obere homonyme 148, 1057
- Definition 1322
Quantenmechanik 1101
Quellpunkt 334
Querdisparität 102, 103
- binasale 103
- bitemporale 103

Quick 1342
Quincke-Ödem 1322

R
Radiatio optica (Sehstrahlung) 1054, 1109
Radikale 1101
- Sauerstoffradikale 1124
Radikalfänger 1101
Radiochirurgiehochfrequenzgerät 624
radiologische Untersuchungsmethoden (s. Röntgen) 1079–1085
Radiotherapie
- AMD 331
- Thermoradiotherapie 449
Radiowellen 1100
Raeder-Syndrom 835
- Definition 1322
Ramsay-Hunt-Syndrom 1322
Randdegeneration; Hornhaut 228, 229
- Differentialdiagnose 852
- pellucide 229
- senile 228
- *Terrien* 228, 910
Random dot 124
Rauchfahnenphänomen 334
Ray-Gleichung 1114
RCS (Retinopathia centralis serosa) 334, 335
- Angiographie 335, 925, 937, 939
- Lasertherapie 786
- MF-ERG 1032
- Schwangerschaft 349
Reanimation (s. Herz-Kreislauf-Stillstand) 606, 607
Rearguard-Zellen 894
Reboundnystagmus 160
Recklinghausen-Erkrankung 439, 446, 503, 541
- Definition 1322
„recovery-point" 112
Reese-Ellsworth-Klassifikation 441
Referenzelektrode 980
Reflex
- Lidschlußreflex 51
- okulokardialer (OCR) 596, 701, 1318
- optokinetischer 158, 160
- Pupillarreflex 1104
- Rotreflex 20
- Tränen, Reflexsekretion 193, 1089
- vestibulookulärer 160
Reflexzwinkern 171
Refraktion, klinische 549–567
- Amblyopie, refraktionsbedingte 106
- Anomalien/Fehler 1103, 1104
- – kongenitale 538, 539
- Bestimmung 1322
- Definition 1322
- Hornhaut-Scheitel-Abstand 1192
- Medikamente 1250, 1251
- – Mydriatika 1250
- – Zykloplegika 1250
- Nahrefraktion 561
- objektive 554–558
- Sehschärfe und Visus 549–552
- subjektive 559–561
Refraktionsimplantate, intraokulare 791, 807, 808

refraktive Chirurgie 789–808
- Astigmatismuskorrektur 791
- - Excimerlaser 799
- - inzisionale 801–803
- - Keilresektion bei Astigmatismus 803
- Epikeratophakie 790, 807
- implantierbare Kontaktlinse 808
- Indikation 791, 792
- intrastromale korneale Ringsegmente (intacs™) 791, 805, 806
- Keratektomie, photorefraktive (s. PRK), Excimerlaser 791–794, 799–801
- Keratotomie, radiäre (RK) 790, 804, 805, 1322
- Kontraindikationen 792, 793
- Linsenentfernung 791
- präoperative Maßnahmen 792
- Refraktionsimplantate, intraokulare 791, 807, 808
- thermische Verfahren 791
Refraktometer 554, 555
- Autorefraktometer 554
Refsum-Syndrom 420, 500
- Definition 1322
- ERG 992
4-2-1-Regel 337
Regenbogenhaut (*s.* Iris)
Regionalanästhesie (*s. auch* Anästhesie) 584
Regressionsformeln 1062
Reihenoptotypensehschärfe 552
Reim-Tenonplastik 680
Reis-Bücklers-Hornhautdystrophie 230
- Definition 1323
- rezidivierende Erosiones 248
Reiter-Erkrankung 262, 270, 462, 463, 476
- Arthritis 462
- Balanitis 462
- Definition 1323
- Urethritis 462
- Uveitis 476
Reizleitungsstörungen 419
Reizparameter, ERG 979–983
Relativblendung 1118
Relaxationszeit
- Spin-Gitter- 1083
- Spin-spin- 1083
- T1- und T2- 1083
„release"-Phänomen 149
Remifentanil 595
Rendu-Osler-Weber-Syndrom 1323
Reserpin 1207
Resonator, Laser- 778
respiratorische Insuffizienz 505
retikuläre Dystrophie (*Sjögren*) 416, 944
Retikulozyten 1340
- Index 1340
- Reifeindex 1341
Retikulumzellsarkom 452
Retina (*s.* Netzhaut)
Retinaculum
- laterale 99
- mediale 99
Retinitis (R.)
- Chorioretinitis (*s. dort*) 286, 414, 1301
- Differentialdiagnose 868
- Neuroretinitis (*s. dort*) 143, 365

- R. punctata albescens 395
- Zytomegalie-Retinitis 275
Retinoblastom 110, 440–442, 457, 478
- Antikörper 888
- Definition 1323
- Diagnostik
- - Angiographie 947
- - Ultraschalluntersuchung 1070
- Differentialdiagnose 441
- Kinder 538, 546
- Pathologie 889
- Pseudoretinoblastom 478
- Pseudorosette 889
- 13q-Syndrom 457, 458
- Therapiemöglichkeiten 442
retinochorioidale Atrophie, paravenöse pigmentäre (PPRCA) 429
Retinochorioideopathie, Schrotschuß- („bird-shot") 282, 429
Retinochorioiditis (R.) 271, 481
- Differentialdiagnose 868
- ICG-Angiographie 925
- R. juxtapapillaris (*Jensen*) 481, 1311
- Toxoplamose 271
Retinometer/Retinometervisusprüfung 552, 684, 1323
- bei Katarakt 684
- Laser-Interferenztest-Interferometer
Retinopathie/Retinopathia (R.)
- AIDS 363, 486
- akute zonale okkulte äußere (AZOOR) 428
- Bestrahlungsretinopathie 355
- „bird-shot" 282, 429
- Chloroquinretinopathie 355, 429, 937, 939
- Chorioretinopathien, traumatische 357–359
- diabetische 337–343, 762–765
- - Angiographie 337, 928, 929
- - „diabetic retinopathy vitrectomy study" 343
- - ETDRS-Studie 337, 339
- - Epidemiologie 337
- - Glaskörperblutung, diabetische 762
- - MF-ERG 1033
- - Netzhautablösung, traktive 762
- - nichtproliferative (NPDRP) 337, 338
- - proliferative (PDR) 338, 339
- - - Definition 1320
- - - Fluoreszeinangiographie 338, 929
- - - Ultraschalluntersuchung 1066
- - 4-2-1-Regel 337
- - Therapie 341–343, 762
- - - panretinale Laserkoagulation 342, 784
- - Untersuchungsempfehlungen 340
- Eklampsie 349
- hypertensive 347, 348
- - Angiographie 927
- karzinomassoziierte (*s.* CAR) 429, 490, 1000
- *Kearns-Sayre*-Syndrom 501, 993
- kristalline 356
- leukämische 472
- Luesretinopathie 428
- Lupus erythematodes 465

- Masernretinopathie 428, 488, 489, 997
- melanomassoziierte (s. MAR) 429, 490, 1000, 1316
- bei Nierenversagen 506, 507
- Panarteriitis nodosa 462
- paraneoplastische/tumorassoziierte 443
- proliferative 867
- Pseudoretinopathia pigmentosa (*s. dort*) 361, 427, 483, 488–490, 497, 500, 506
- *Purtscher* 358, 544, 955, 1322
- R. centralis serosa (*s.* RCS) 334, 335
- - Angiographie 925, 937, 939
- - Lasertherapie 786
- - MF-ERG 1032
- - Schwangerschaft 349
- R. pigmentosa (RP) 389–395, 497
- - Allgemeinerkrankungen 420
- - Angiographie 954
- - atypische
- - - Hyperphosphatasie 511
- - - Nephronophthisis 506
- - Definition 1323
- - ERG 987, 988
- - Genetik 1183
- - Glaukom 391
- - Histopatholgie 392
- - Hörstörungen 418
- - juvenile, Differentialdiagnose 394
- - Konduktorinnen 392
- - paucipigmenti 390
- - *Refsum*-Syndrom 500, 992
- - RP12 394
- - sektorförmige 393, 989
- - - ERG 989
- - sine pigmento 390
- - unilaterale 395
- R. prämaturorum – ROP (Frühgeborene) 352–354, 401, 430, 539
- R. sclopetaria 24, 358
- - Pathologie 891
- R. solaris 53
- Rötelnretinopathie 997
- Sichelzellretinopathie 352, 932, 1325
- sonneninduzierte 359
- Staseretinopathie 472, 522
- toxische 355
- Vitreoretinopathie (*s. dort*) 368, 399, 400, 426, 766, 865, 1001
Retinopexie, pneumatische 751
- Definition 1323
Retinoschisis
- Definition 1323
- degenerative 369
- Diagnostik
- - Laserbehandlung 783
- - Ultraschalluntersuchung 1068
- familiäre foveale 417
- juvenile/kongenitale 368, 745, 865
- Schisisablatio 369
- senile 754
- Therapie 754
- X-chromosomale kongenitale 410, 411, 865
- - ERG 1000, 1001
- - Konduktorinnen 411
Retraktion der Lider 80, 163
Retraktionssyndrom (*Stilling-Türk-Duane*-Syndrom) 105, 108, 130–137, 157, 163, 545

Retraktorenfunktion 635
Retraktorenstraffung 636, 639
- nach *Jones* 636
retrobulbäre(s)
- Anästhesie 601–603
- - bei Katarakt 687
- Hämatom 602, 612, 701
- Neuritis 141
- - Differentialdiagnose 874
retrochiasmale Läsionen 1054, 1057
Retroillumination 11
Reye-Syndrom 484, 485
μ-Rezeptor 592
Rezeptorpotential, frühes 975
rezessiv, Definition 1323
Rhabdomyosarkom
- Bindehaut 222
- Definition 1323
- Orbita 77, 81
- - Differentialdiagnose 81
- - Kinder 532, 538
- Ultraschalluntersuchung 1077
Rhese-Projektion 1079
Rheuma (*s. auch* Kollagenosen) 461–465
- Arthritis, rheumatoide (*s. dort*) 271, 463, 541
- Fieber, rheumatisches 463
- Polymyalgia rheumatica 141, 461
- Spondylitis ankylopoetika (rheumatische Sp.) 461
Rheumafaktor 1339
Rhinophym 190, 259
Rhodopsin 1107
- Definition 1323
Riboflavin-(Vitamin B_2-Mangel) 525
Ribose-5-phosphat 1124
Richner-Harnhart-Syndrom (Hypertyrosinämie) 493
Rickettsiosen 482
Rieger-
- Anomalie, Hornhaut 237
- - Definition 1323
- Gen 1182
- Syndrom 237, 509, 529
- - Definition 1323
Riesenastrozyten 891
Riesenpapillen 213, 217, 260
- Konjunktivitis 217
Riesenriß 22, 745, 753, 767
- Therapie 767
Riesenzellarteriitis 141, 343
- Histopathologie 914
Rifampicin 186, 1219
riFLM (Fasciculus longitudinalis medialis, rostraler Kern) 1148
- Definition 1305
Riggs-Typ, Nachtblindheit 422, 994
Riley-Day-Syndrom 197
- Definition 1323
Rimexolon 1258
Rindenblindheit 148
Ringchromosom 458
ringförmige Veränderung der Hornhaut, Differentialdiagnose 847
Ringinfiltrat, Akanthamöbenkeratitis 241
Ringintubation 6
- Tränenwege 616
Ringsegmente, intrastromale korneale (intacs™) 791, 805, 806
Ringskotom 1056

Rinorrhö 46
Riolan-Muskel 172
- Definition 1324
Ristocetin-Kofaktor 1343
Ritter-Dermatitis (D. exfoliativa neonatorum) 261, 519
RK (radiäre Keratotomie) 790, 804, 805
Roaccutan 1209
Rocuronium 595
Rodenbach-Zeichen 467
Rodenstock-SLO 961
Rohvisus (sine correctione) 551
Romberg-Syndrom 508, 834, 1324
Rönne-Stufe 298
Röntgenstrahlung (*s. auch* Strahlen/Strahlung) 1101
Röntgenuntersuchungen 1079–1085
- Dakryozystographie 196, 1080, 1081, 1303
- Katarakt, Röntgenstrahlen 53
- Kontrastaufnahmen 1081
- Orbitaspezialaufnahmen 1079, 1080
- *Schüller*-Aufnahme 59
- skelettfreie 1080
ROP (R. prämaturorum; *s.* Frühgeborenenretinopathie) 352–354, 401, 430, 539, 762, 894, 897, 1307
Rosacea 259
- Blepharitis 190
- Keratitis 259
- okuläre 259
Rosenmüller-Klappe 201
Rosettenstar 19
Ross-Syndrom, Pupillenstörung 169
Rosthof 37
Rotationslappen 626
- nach *Mustardé* 649
Rotblindheit (Protanopie) 1113
- Definition 1321
Röteln (*Gregg*) 488, 489, 531, 845
- Retinopathie, ERG 997
Rotglas-Test, hell-/dunkel- 114
Rot-grün-Abgleich 559
Roth-Flecken
- Anämie 471
- Definition 1324
- Endokarditis 456
- Endophthalmitis, metastatische
- - bakterielle 476
- - Pilzendophthalmitis 480
- Leukämie 472
- rheumatisches Fieber 463
Rothmund-Syndrom (Poikilodermie) 521
- Definition 1324
- Differentialdiagnose 843, 851
Rotlicht 190
Rot-Opsin-Gen 425
Rotreflex 20
Rotschwäche (Protanomalie) 1113
- Definition 1321
Rotzapfen 1112
RP (*s.* Retinopathia pigmentosa) 389–395, 401
RPE (retinales Pigmentepithel) 1106, 1131
- Abhebung 327
- - Angiographie 934–936
- Atrophie 325
- Definition 1323, 1324

- Hyperpigmentierung 946
- Hyperplasie 946
- Musterdystrophien 943
- Ruptur (RPE-rip) 327
- - Angiographie 937
- Transplantation 326
- Tumoren 444–446
- - Adenokarzinom 445
- - Adenom 445
- - CHRPE (kongenitale Hypertrophie des retinalen Pigmentepithels) 444
- - Hamartom, kombiniert pigmentepithelial und retinal 445
- - Hyperplasie, reaktive 444
- - Hypertrophie 444
- - Melanozytom 445
- - Polyposis coli, familiäre adenomatöse 444
RTA („retinal thickness analyzer") 970
Rubenstein-Taybi-Syndrom 530, 857
- Definition 1324
Rubeosis iridis 54
- Definition 1324
- Differentialdiagnose 858
- Glaukom 310
- Histopathologie 895
- Neovaskularisation (NVE) 338, 438
- Netzhaut 438
- Pathologie 897
Rückfallfieber 483
Rücklagerung, Strabismus 120
- Definition 1324
Rucknystagmus, erworbener 160
- Definition 1324
Ruiz-Keratotomie, astigmatische trapezförmige 803
Ruthenium-106 449

S

S100-Protein 887, 888, 1439
Sabin-Feldmann-Test 1324
Sabouraud-Pilzagar 65, 70, 240
Saccus lacrimalis, Maßangaben 1189
Sägezahnkapsulotomie 691
Sakkaden 102, 130, 160, 161, 1120
- Definition 1324
Sakkodomanie (Opsoklonus) 162
- Definition 1319
Sakroiliitis 469
Salizylate 1208
Salz- und Pfefferfundus 419, 483, 531
Salzmann-
- Hornhautdegeneration 227, 249
- - Definition 1324
- Knoten 209
Sammellinse 1191
Sampaolesi-Linie 301
- Definition 1322
Sandhoff-Erkrankung 496
„sands-of-Sahara-syndrome" 799
San-Filippo-Erkrankung 543
- Definition 1324
Sarkoidose 157, 278–280, 485
- Bindehaut, Biopsie 280
- Schwangerschaft 349
- Uveitis 278–280
- - Kinder 541

Sauerstoff
- DK-Wert, Sauerstoffpermeabilität 571, 574
- Netzhautveränderungen 356
- *Singlet*- 1102
Sauerstoffradikale 1124
Saugtrepan 671
Säureverätzung 48
sc („sine correctione") 1324
Scanning-Laser (s. *auch* Laser)
- Doppler-Flowmetrie (HRF) 969
- Excimerlaser 793
- Ophthalmoskopie (s. SLO) 961–970
SCC („squamous cell carcinoma antigen") 1349
Schachbrettmuster 1015
Schädel-Hirn-Trauma (SHT) 24, 131
Schafer-Syndrom 1324
8-MHz-Schallkopf 1061
Schanker 361
Scharlachrotfärbung 1093
Schaukelnystagmus („see saw"-Nystagmus) 147, 161
Schaumzellen 912
Scheibenwischersyndrom 709
Scheie-
- Klassifikation 348
- Operation 1324
- Syndrom 543, 1324
Scheitelbrechwert 1190
- Änderung, Hornhaut-Scheitel-Abstand 1194
- Kontaktlinse 571
- Wertmesser 1192
Schiefhals 107
Schielen (s. Strabismus) 95–137
Schielwinkel 102, 104, 106
- objektiver 106
- primärer 102, 130
- sekundärer 102, 130
- subjektiver 106
Schießscheibenmakulopathie
- Chloroquin 355, 429
- - Angiographie 937, 939
- Clofazimin 357
- Differentialdiagnose 402, 871
- „fenestrated-sheen"-Makuladystrophie 416
- Stäbchenmonochromasie 424, 546, 1113
- Syndrome/Morbus
- - *Haltia Santavouri* 871
- - *Kufs* 871, 1314
- - *Jansky-Bielschowsky* 871
- - (*Laurence-Moon-*)*Bardet-Biedl*-Syndrom 419
- - *Spielmeyer-Sjögren* 871
- - *Stargardt* 408, 939, 940, 1014, 1031, 1184
- - Zapfen-Stäbchen-Dystrophie (s. *dort*) 401, 403, 404, 939, 989, 991, 1014, 1031
Schiff-Base 1129
Schilddrüsenerkrankung 129
- Hyperparathyreoidismus 466, 467
- Hyperthyreoidismus 467
- Hypoparathyreoidismus 467
- Hypophysenerkrankungen (s. *dort*) 468
- Hypothyreoidismus 468
Schilddrüsenhormonkonzentrationen 1348

Schilder-Erkrankung 497
- Definition 1324
Schildzecken 483
Schimmelpilze 240
Schiötz-Tonometer 313, 1037
- Definition 1324
- Eichskala 1037
Schirmer-Test 194, 1089
- Definition 1324
- *Schirmer*-I 1089
- *Schirmer*-II 1089
Schisisablatio 369
Schistosomiasis (Bilharziose) 478
Schlafkrankheit 481
Schleierblendung 1118
Schleimhautpemphigoid 215
- benignes 518
Schlemm-Kanal 1145
- Definition 1324
Schlichting-Hornhautdystrophie (hintere polymorphe) 234
- Definition 1324
Schlüssellochpupille 530
Schmauchpartikeleinsprengungen nach Knallkörperexplosion 51
Schmerz
- Analgetikatherapie 586
- Augenschmerz, Differentialdiagnose 827
- Bulbusdruckschmerz 142
- Kauschmerz 141
- Kopfschmerz, Kinder 543
- Ophthalmoplegie, schmerzhafte, Differentialdiagnose 879
Schmerztherapie, postoperative 598
Schmid-Fraccaro-Syndrom 460
Schnabel-Atrophie 1325
Schneckenspuren, Hornhaut 234
Schneeballtrübungen 269
Schneeblindheit (Keratoconjunctivitis nivalis) 52
Schneeflockendegeneration, hereditäre vitreoretinale 400
Schnittwert 1190
Schnyder-Hornhautdystrophie (kristalline) 233
- Definition 1325
- rezidivierende Erosiones 248
Schock, anaphylaktischer 606
Schokoladenagar 62, 65, 70, 240
Schokoladenzyste 90
Schöpfer-Nähte 176
Schrotschuß-Retinochorioideopathie („bird-shot") 282, 429
Schubert-Bornschein-Typ, Nachtblindheit 422, 994
Schüller, Röntgenaufnahme nach 59
Schulung
- Euthyskopschulung 118
- Fusionsschulung mit Prismen 105
Schwalbe-Linie 293
- Definition 1325
Schwangerschaft/Gravidität 348
- Eklampsie 349, 524
- Koagulopathie, disseminierte intravaskuläre (DIC)
- Präeklampsie 524
- Retinopathie/Retinopathia (R.)
- - diabetische 348
- - hypertensive 348
- - R. centralis serosa 349
- Sectio 349

Schwannom 91
Schweinebandwurm 477
Schweineschwanzsonde 6
Schweißdrüsenretentionszysten 178
Schwellenantwort, skotopische 977
Schwellenleuchtdichte 1050
Schwellenwert 1051
Schwerbehindertengesetz (SchwbG) 1274, 1288–1292
Scintillatio albescens (s. Hyalose, asteroide) 369, 829, 1291, 1297
Scleromalacia perforans 257, 462
- Definition 1325
Scopolamin 1250
„scotopic threshold response" (STR) 977
„screening", diabetische Retinopathie 340
SDI („stereo-diagonal-inverter") 759
Seborrhö 188
seborrhoische Keratose 179, 180, 912
Seckel-Syndrom 1325
Seclusio pupillae 1325
Sectio 349
„see saw"-Nystagmus (Schaukelnystagmus) 147, 161
Seekraut 1325
Seggregation 1325
Sehbahn 1054, 1055, 1115–1117
- Gefäßverhältnisse 1150
Sehbehinderungen, MdE-Schätzung 1289
Sehen/Sehschärfe/Visusbestimmung 140, 549–552, 1109–1111
- Alterssichtigkeit (Presbyopie) 551, 552, 563, 1321
- Bildschirmlesegeräte 566
- Binokularsehen/-visus 103, 113, 553, 554, 561
- Blendempfindlichkeit 1280
- Dämmerungssehen 1280
- DIN-Norm 58220-Sehschärfenprüfung 550
- Einfachsehen 130
- Einzeloptotypensehschärfe 552
- Entwicklung 1110
- Farbensehen 1112, 1113, 1280
- Farbsinn-/Farbwahrnehmungsstörungen 830, 1113–1115
- Fernvisus 551
- FZ (Fingerzählen, Sehschärfenprüfung) 1307
- Gittersehschärfe 108, 528, 552
- Halo-Sehen 795
- Hauptsehrichtung 102
- HBW (Handbewegung, Sehstärkenprüfung) 1309
- Hornhautreflexbilder 553
- Kontrastsehen 108
- Kinder, Visusprüfung 552
- korrigierter Visus (cum correctione) 551
- Lesevisus 551
- Leuchtdichte 551
- LS (Lichtscheinwahrnehmung) 1315
- Mindestanforderungen
- - Sehfunktionen 1277, 1278
- - zentrale Tagessehschärfe 1276
- Nahvisus 551
- NL (nulla lux) 1318
- Panoramasehen 126, 127

- „preferential looking" 108, 536, 552
- Reihenoptotypensehschärfe 552
- Retinometervisusprüfung 552, 684
- Rohvisus (sine correctione) 551
- Sehbehinderungen, MdE-Schätzung 1289
- Simultansehen (s. Doppelbilder) 102, 103, 152, 157, 553, 561, 1282
- Stereosehen (s. dort) 113, 1280
- Umrechnung 1110
- unklare Sehverschlechterung
- - ERG 986, 987
- - MF-ERG 1031
- - Visus-VEP 553, 1016, 1020
- Visusverlust/Visusabfall 831, 832
- - Differentialdiagnose 831, 832
Sehhilfen, vergrößernde 565
Sehnenverlängerung, Strabismus 120
Sehnerv/N. opticus (s. Optikus)
Sehpigmente 1112
Sehrinde 1109
Sehstrahlung (Radiatio optica) 1054, 1109
Sehwinkel α 1109
Sehzeichen
- logarithmische Abstufung 550
- Standardsehzeichen 550
Seidel-
- Skotom 1325
- Test/-Probe 311, 721
Sekretion der Tränen (s. dort) 193, 612, 613, 839, 1089
Sekundärglaukom 310, 856
Sekundärmembran 706
Sekundärposition 100
Sella turcica
- Dorsum sellae 1303
- Maßangaben 1189
Senkungsschwäche, Differentialdiagnose 876
Sepsis
- Sinus-cavernosus-Thrombose, septische 59, 79, 146, 480
- Zellulitis, präseptale 58
Septikämie 58
Septum (S.)
- S. intermusculare 98
- S. orbitale 172
- - Definition 1325
Sevofluran 595
SFU-Syndrom 486
Shaffer-Einteilung, Kammerwinkelweite 294, 1038
„shaken-baby-syndrome" 544
Sheridan-Gardiner-Test 108
Sherrington-Gesetz 101
- Definition 1325
„shifting fluid", malignes Aderhautmelanom 447
Shkenasi-Juden 496
Shunt-Techniken, Glaukomchirurgie 730
Shy-Drager-Syndrom, Pupillenstörung 169
- Definition 1325
Sicca-
- Komplex 464
- Syndrom 196, 198
- - Definition 1325
- - Konjunktivitis/Keratokonjunktivitis 196, 198, 218, 464
- - *Sjögren*-Syndrom 198

- - Untersuchung 1091
Sichelzellanämie 352, 473, 474
- Definition 1325
Sichelzellretinopathie 352
- Angiographie 932
Sickerkissenneedling, Glaukomchirurgie 723
Siderosis bulbi 38, 40
- Definition 1325
Siebtest 1051, 1268
Siegrist-Streifen 348, 523
- Definition 1325
Siemann-Erkrankung 850
- Definition 1325
Siemens-Syndrom 514
Silbernitrat 62
Silikonakrylate 569
Silikonelastomere 816
Silikonkautschuk 817
Silikonkugeln/Silikonkugelplomben 664, 821
Silikonöl
- intraokulares, Pathologie 892
- Keratopathie 677
Silikonölfüllung
- Refraktion 1193
- Refraktionsänderung 1192
- Ultraschalluntersuchung 1065
Silverman-Syndrom 1325
Simpson-Test 154
- Definition 1325
Simulium-Mücke 478
Simultansehen (s. Doppelbilder) 102, 103, 152, 157, 553, 561, 1282
sine
- sine correctione (Rohvisus) 551
- sine pigmento 390
Singlet-Sauerstoff 1102
Sinugraphin 1080
Sinus cavernosus
- Definition 1326
- Fistel 522
- Syndrom 158
- - Ursachen 158
- Thrombose, septische 56, 58-60, 79, 83
- - Differentialdiagnose 60
- - Mukormykose 480
- - Pseudotumor cerebri 146
- - Symptome 59
- - Therapie 60
Sinus petrosus 58
Sinusitis (S.)
- chronische 92
- S. ethmoidalis 79
Sinusvenenthrombose 57
Sipple-Syndrom 847
- Definition 1326
Situs inversus, Papille 366
Sjögren-Larsson-Syndrom 514
Sjögren-Syndrom 67, 198, 464, 465
- Definition 1326
- retikuläre Dystrophie (*Sjögren*) 416, 944
- *Sicca*-Syndrom 196, 198, 1325
Skeletterkrankungen 507–513
- Akrozephalosyndaktylie (*Apert*) 80, 510, 834, 1296
- Arachnodaktylie 400, 511, 541
- Arthroophthalmopathie, hereditäre progressive (*Stickler*) 399, 400, 512, 865, 1001

- Chondrodystrophia calcificans congenita (*Conradi*) 510, 1302
- Dyszephalosyndaktylie (*Waardenburg-Klein*) 510, 845
- fibröse Dysplasie (*Albright*) 511
- Hyperphosphatasie 511
- Kraniostenosen 507, 508
- mandibulofaziale Dysostose (*Treacher-Collins*) 508, 1329
- *Marfan*-Syndrom 18, 309, 511, 541, 1316
- okulo-aurikulo-vertebrale Dysplasie (*Goldenhar-Gorlin*) 509, 542, 838, 1308
- okulodentodigitale Dysplasie (*Meyer-Schwickerath-Grüterich-Weyers*) 509, 846, 1316
- okulomandibulofaziale Dyszephalie (*Hallermann-Streiff*) 509, 840, 1308
- okulovertebrale Dysplasie (*Weyers-Thier*) 509, 841
- Osteogenesis imperfecta (*van der Hoeve*) 511, 512, 1309
- Osteopetrosis (*Albers-Schönberg*) 512
- Ostitis deformans (*Paget*) 512
- *Pierre-Robin*-Syndrom 510, 513, 841, 1321
- progressive faciale Hemiatrophie (*Parry-Romberg*) 508, 834
- Trichterbrust 511
„skew"-Abweichung/-deviation 154, 159, 161, 508
Skiaskopie (SK) 118, 555–557
- bei Astigmatismus 557
- Definition 1326
- Phoropter 555
- Strichskiaskopie 555
- Technik 555
Sklera (Lederhaut)/skleral 255–258
- Abfluß, uveoskleraler 317
- blaue Skleren 854
- Definition 1326
- Episklera (s. dort) 255–258, 821
- Gefäßversorgung 1147
- Maßeinheiten 1187
- Nekrose 258
- Pigmentierungen/Verfärbungen 854
- - Differentialdiagnose 854
- Plexus 1145
- Ruptur (Bulbusruptur) 11, 13, 15, 20, 32, 513
- Skleritis (s. dort) 153, 255–258, 854, 1071, 1169
- sonographische Besonderheiten 1072
- Staphylom 854
- Verkürzung 334
- Verletzung 32
- - Fremdkörperverletzungen, sklerale 36–39
Skleralappenabriß, Glaukomchirurgie 719
Skleralsporn 294
- Definition 1326
Skleraschalen (*Illig*-Prothese) 50, 666
Sklerektomie, tiefe, Glaukom 727
Sklerenikterus 469
Skleritis (S.) 255–258, 462
- Allgemeinerkrankungen 256
- Differentialdiagnose 853
- Episkleritis (s. dort) 255

Skleritis (S.)
- Immunologie 1169
- Komplikationen 258
- nekrotisierende 257
- posteriore 153
- rheumatoide Arthritis 463
- S. anterior 256, 257
- S. posterior 257
- Therapie 258
- Ultraschalluntersuchung 1071
Sklerodermie 464
Sklerokornea 237
Sklerose
- Arteriosklerose 141
- multiple Sklerose (s. dort) 142, 287
- progressive systemische 464
- tuberöse (*Bourneville-Pringle*) 439, 504, 542
Skorbut (Vitamin-C-Mangel) 525
Skotom (*s. auch* Gesichtsfelddefekt) 25, 105, 140–144, 1055, 1056
- *Bjerrum* 292, 298, 366, 1299
- Bogenskotom 1300
- Definition 1326
- Fixierpunktskotom (s. dort) 105
- Flimmerskotom 151
- lokalisierter GF-Defekt 1053
- junktionales 147
- - Definition 1312
- Ringskotom 1056
- *Seidel* 1325
- Suppressionsskotom 1056
- Zentralskotom 25, 105, 142, 105
- Zentrozoekalskotom 25, 144, 357
skotopisch 1326
„slab-off"-Schliff 1326
SLE (systemischer Lupus erythematodes) 150, 465
- diskoider Lupus 465
SLO (Scanning-Laser-Ophthalmoskopie) 961–970
- Fluoreszeinangiographie (s. dort) 335–340, 917–921, 925–958, 962
- Fundusoptometrie 963, 964
- Indocyanin-/Indocyaningrünangiographie (s. dort) 917, 921–925, 962, 963
- Mikroperimetrie 968
- Muster-ERG-Registrierung 386, 966–968
- „nerve-fiber-analyzer" 966, 967
- „retinal thickness analyzer" (RTA) 970
- *Rodenstock*-SLO 961
- Scanning-Laser-Doppler-Flowmetrie (HRF) 969
- VECP-Registrierung 966–968
Sloan-Achromatopsietest 1115
„slow reacting substance of anaphylaxis" (SRS-A) 1264
Sludge-Phänomen 472
Snellen-
- Haken 549
- Ring 1109
- Sehtafeln 552
Snellius-Brechungsgesetz 1326
Soemmerring-
- Kristallwulst 1326
- Nachstar 911
„solar retinopathy" 359
Soldatenversorgungsgesetz (SVG) 1288

Somiten 1154
Sommersprossen (Ephelis) 183, 184
- *Hutchinsonsche* melanotische 183
- Lider 184
Sonnenaufgangssyndrom 709
Sonnenblumenkatarakt 40, 499
Sonnenbrillen 1102
Sonnenfinsternis 359
sonneninduzierte Retinopathie 359
Sonnenuntergangssyndrom 708
Sonographie (s. Ultraschall) 53, 743, 1059–1079
Soor, okulärer 63
Sorbitweg 1128
Sorsby-Fundusdystrophie 405
SP (saure Phosphatase) 1339
Spagluminsäure 1261
Spalthauttransplantate 625, 626
Spaltlampenuntersuchung 116
Spannungslinien 621
Spasmus/spastisch/Sp.
- Akkommodationsspasmus 168, 317, 881, 1295
- Blepharospasmus (s. dort) 48, 52, 164
- hemifazialer 164
- Sp. nutans, Nystagmus 162, 532, 534
- Ziliarspasmus 258, 317, 881
Spätschielen, normosensorisches 119, 125
Spatula-Nadel 814
„speckled dystrophy", Hornhaut 233
Spectinomycin 1220
Spektrum
- elektromagentisches 1102, 1193
- sichtbares 1193
Spenderhornhaut/-material 668–670
- HLA-Typisierung 670
- Konservierung 670
- Organkultur 670
Sphärenabgleich 559
sphärisches Äquivalent 1192
Sphingomyelinlipidose 497, 542
Sphinkterverletzungen 702
Spider-Nävi (Sternchenangiome) 631
Spielmeyer-Sjögren-Erkrankung 871
Spielmeyer-Vogt-Stock-Syndrom 1326
Spinaliom (Plattenepithelkarzinom) 93, 177, 182, 219
Spindel-Zelltypen 886
- Zelltyp-A 886
- Zelltyp-B 886
Spirochäten 482–484
- Borreliose (s. dort) 271, 482, 483
- Leptospirose 482
Spitz-Naevus (juveniler)
- Lider 184
- Bindehaut 223
„splicing" 1175
Spondylitis ankylopoetika (rheumatische Sp.) 461
Sproßpilze 63
SRK-Formel 1062
Stäbchen 376
- Definition 1326
- Feinstruktur 1132
- spektrale Empfindlichkeit 1108
- *Viers-* 1329
Stäbchenmonochromasie 424, 546, 1113
Stäbchenschwelle 1111

Stäbchen-Zapfen-Dystrophie 418–425, 1014, 1032
- EOG 1014
- MF-ERG 1032
Stammbaum, Symbole 1178
Stammzellen
- Insuffizienz 678
- Limbusstammzellentransplantation 680
„stand by" 584
Staphylokokken/Staphylococcus (Staph.)
- Staph. aureus 83, 187, 188, 190
- - Blepharitis (Staphylokokkenblepharitis) 185, 188
- - - angularis 185, 188
- - - seborrhoische 188
- - - trockene Form 188
- - - ulzerative Form 188
- - Hordeolum 190
- - Impetigo 185
- - Ophthalmia neonatorum 211
- Staph. epidermidis 188
- Vakzine 188
Staphylolysin 188
Staphylom
- Definition 1326
- Sklerastaphylom 854
Star
- Nachstar (s. dort) 688, 706, 820, 911
- Rosettenstar 19
Stargardt-Erkrankung 407, 408
- Angiographie 939, 940
- EOG 1014
- Genetik 1184
- Histologie 408
- Makuladystrophie 1326
- MF-ERG 1031
- Schießscheibenmakulopathie 408
Staseretinopathie 472
- venöse 522
Stasesyndrom, venöses 869
Stauungspapille 59, 132, 145, 150
- VEP 1025
- Zeichen 1073
Steatorrhoe 469
Stechapfel 167
Steinbrinck-Chediak-Higashi-Syndrom 533, 534
Stellung, Begutachtung 1281
Stellwag-Zeichen 85, 467
- Definition 1326
Stereopsis (Tiefensehen) 105, 118, 124, 127, 553
- Definition 1326
Stereosehen 113
- Begutachtung 1280
- *Lang*-Test 113, 1314
- *Titmus*-Test 113, 1328
- TNO-Test 113, 1328
Sterilisation von Nahtmaterial 810
Sternchenangiome (Spider-Nävi) 631
Steroiddermatitis 187
Steroidglaukom 299, 305
Steroidresponder 305, 466
Steroidzubereitungen, ophthalmologische 1252–1259
- Einzelstoffe 1258
- injizierbare Steroide 1260
- Kombinationspräparate 1259

Sachverzeichnis

Stevens-Johnson-Syndrom (Erythema exsudativum multiforme) 176, 197, 214, 215, 261, 262, 518
– Definition 1327
– *Sicca*-Syndrom 197, 1325
Stichelung, Hornhaut 230, 248
Stickler-Syndrom 399, 400, 512, 865
– ERG 1001
Stickoxydul (Lachgas) 594
Stilb 1111, 1194
Stiles-Crawford-Effekt 1326
Still-Chauffard-Erkrankung (juvenile rheumatoide Arthritis) 464, 541
– Definition 1327
Stilling-Türk-Duane-Syndrom (Retraktionssyndrom) 105, 108, 130–137, 157, 163, 545
Stimulus/Stimulation, ERG 981, 982
– Dauer 981
– Deprivationsamblyopie 106, 117, 118
– Frequenz 982
– Ganzfeldstimulation 981
– Intensitäten 981
– Intervall 982
Stirnfalten 631
Stirnglatze 502
Stocker-Linie 1327
Stomatitis aphthosa 483
Strabismus (St.)/Schielen 95–137
– akkommodatives Schielen 104
– A-Schielform 1297
– Augeninnendruck 116
– Augenmuskeln (s. Muskel/M.)
– Außenschielen (s. Exotropie) 80, 104, 105, 126–128, 158, 1305
– Bewegungen (s. dort) 100
– – Duktionen 100
– – Vergenzen 100
– – Versionen 100
– Brillenkorrektur bei Strabismus 117
– Definition 1327
– frühkindliches Schielsyndrom 104, 123, 128
– *Hertwig-Magendie*-Schielstellung 159
– Höhenschielen 128
– inkomitantes Schielen 103, 129
– Innenschielen (s. Esotropie) 104, 105, 119, 123–126, 173, 1305
– kongenitaler 104
– konkomitantes Schielen 103, 123–129
– Konvergenzexzess (s. dort) 104, 117, 124, 561
– Mikrostrabismus (s. dort) 106, 123–125, 127, 129, 553, 1316
– nichtakkommodatives Schielen 104
– Notfall, strabologischer 125
– Pseudostrabismus (s. dort) 99, 107
– Schielamblyopie 106, 117
– Schielwinkel (s. dort) 102, 104, 106
– Spätschielen, normosensorisches 119, 125
– St. convergens/convergentes Schielen 104
– – akkommodativer 124
– – Konvergenzexzess 124
– – rein akkommodativer 124
– – teilakkommodativer 124
– St. deorsoadductorius 104, 129
– St. divergens 126

– St. sursoadductorius 104, 105, 123, 129, 158
– Symptome 105
– Therapie 118–122
– – Aufklärung 122
– – Muskelabschwächung (s. dort) 120, 121
– – – Botulinumtoxin 120
– – – Fäden, nachjustierbare 120
– – – Rücklagerung 120
– – – Sehnenverlängerung 120
– – – Tenotomie 120
– – Muskeloperation 119
– – – Fadenoperation 121, 124, 126
– – – Komplikationen, chirurgische 122
– – – Zeitpunkt 119
– – Muskelzugrichtung, Änderung 121, 122
– – verlorener Muskel 122
– – Verstärkung der Muskelfunktion 121
– – – Muskelfaltung 121
– – – Resektion 121
– – – Vorlagerung 121
– – Vertikalschielen 128, 129
Strahldichte 1194
Strahlenkeratitis 249
Strahlenverletzung 52, 53
– Bestrahlungsretinopathie 355
– Infrarotstrahlung 53
– ionisierende Strahlen 53
– Röntgenstrahlen 53
– ultraviolette Strahlen (UV-Strahlen) 52, 53
Strahlung
– γ-Strahlung 1101
– Höhenstrahlung 1100, 1101
– Infrarotstrahlung 53
– ionisierende Strahlen 53
– Röntgenstrahlung 1101
Strahlungsenergie 1194
Strahlungsleistung 1194
Strahlungsstärke 1194
Straßenverkehrs-Zulassungs-Ordnung (StVZO) 1274
Streptokinase 16
Streptokokken (Streptococcus pyogenes) 83
– Impetigo 185
Streptomycin 1213
Strichskiaskopie 555
Stromadystrophien 231
Stupor 160
Sturge-Weber-Syndrom 451, 502, 503, 542
– Definition 1327
Sturm-Konoid 1314
– Definition 1327
Subtraktionsdakryozystographie, digitale 1081
Subziliarschnitt 622
Succinylcholin 13, 595
Sudanrotfärbung 1093
Sudanschwarzfärbung 1093
Sufentanil 595
Sugiura-Zeichen 280
Sukzessivkontrast 1117
Sulfacetamid 1255
Sulfadiazin 1218, 1222
Sulfamethoxazol 1218
Sulfasalazin 1219

Sulfatidlipidose 497
Sulfitoxidasedefekt/-mangel 492, 541
Sulfonamide 1206, 1218, 1219
Sulkusfixation, Katarakt-OP 692, 709
Suppression 105, 1327
Suppressionsskotom 1056
Supraduktion 101
Supraversion 101
„surface"
– OSSN („ocular surface squamous neoplasia") 219
– „surface wrinkling" 767
Sursumduktion 1327
Sursumvergenz 1327
Sursumversion 1327
Suspensionsoperation, Ptosis 173
Sussmann-Kontaktglas 726
„suture lysis" (Nahtrevision), Glaukomchirurgie 722, 726
„swinging-flashlight" (Pupillenvergleichstest) 76, 79, 140, 165
– Definition 1327
Symblepharon 50, 52, 215, 518
– Definition 1327
– Porphyrie 499
Sympathikomimetika 316, 1252
– direkte 1199
Sympathikus 165
Sympatholytika
– direkte 1200
– indirekte 1200
Symptom
– A-Symptom 104, 131
– V-Symptom 104, 131
Synchisis (S.) 368, 369
– S. scintillans (s. Cholesterinhyalose) 369, 829, 1065
– – Definition 1327
Syndrom
– der getüpfelten Epiphysen 510
– paraneoplastisches, Polymyositis 462
– der verbrühten Haut 261
Syndrome/Morbus (ausschl. namenbenannte)
– *Addison* 146, 465, 466
– *Adie* 165, 168, 1295
– *Aicardie* 543, 1295
– *Albers-Schönberg* 512
– *Albright* 511
– *Alport* 506, 846, 1296
– *Anton* 148, 1296
– *Apert* 80, 510, 834, 1296
– *Arnold-Chiari* 1297
– *Ascher* 1297
– *Axenfeld* 236, 1297
– *Balint* 1298
– *Bardet-Biedl* 419, 992
– *Basedow* 84, 1298
– *Bassen-Kornzweig* 420, 494, 1298
– *Batten-/Batten-Mayou* 495, 993, 1298, 1330
– *Bechterew* 271, 461
– *Behçet* 262, 283, 484, 1298
– *Behr* 1298
– *Benedikt* 136, 155, 1298
– *Benson* 369, 829, 1065, 1297
– *Beri Beri* 525
– *Best* 409, 410, 942, 1298
– *Bielschowsky-Jansky* 871, 1299

Syndrome/Morbus (ausschl. namenbenannte)
- *Bloch-Sulzberger* 426, 427, 516, 547, 1299, 1311
- *Boeck* 1300
- *Bourneville-Pringle* 439, 504, 542, 1300
- *Bowen* 221
- *Brown* 121, 131, 153, 219, 545, 1300
- *Buerger* 1300
- *Chandler* 311, 1301
- *Charcot-Marie-Tooth* 145, 169
- *Chédiak-Steinbrinck-Higashi* 491, 516, 1301
- *Churg-Strauss* 1301
- *Claude* 1301
- *Coats* 350, 351, 391, 441, 463, 547, 892, 895, 930, 1071
- *Cockayne* 834, 1301
- *Cogan* 251, 462, 470, 544, 1301
- *Cogan-Reese* 311, 1302
- *Conradi* 510, 1302
- *Cornelia-de-Lange* 1302
- *Creutzfeld-Jakob* 1302
- *Criswick-Schepens* 368, 400, 401
- *Crouzon* 80, 508, 834, 1302
- *Curschmann-Steinert* 154, 502
- *Cushing* 466
- *d'Acosta* 1302
- *Dandy-Walker* 877, 1303
- *Degos* 520
- *Devic* 1303
- *Di-George* 467
- *Down* 173, 235, 460, 1303
- *Duane* 132, 157, 509, 835, 1304
- *Eales* 352, 932, 1303
- *Edwards* 459, 1304
- *Ehlers-Danlos* 513, 1304
- *Fabry* 495, 543, 1305
- *Falls-Kerthesz* 523
- *Fanconi* 1305
- *Farber* 495
- *Felty* 1306
- *Fisher* 169
- *Foster-Kennedy* 92, 873, 1306
- *Foville* 1307
- *Franceschetti* 508, 838
- *Fuchs* 1307
- *Gardner* 469
- *Gaucher* 496, 542, 1307
- *Gerstmann* 148, 1307
- *Gierke* 1307
- *Goldenhar-Gorlin* 509, 542, 838, 1308
- *Goldmann-Favre* 368, 398, 865, 1002, 1308
- *Goltz* 520, 858
- *Gorlin-Goltz* 182, 1308
- *Götz-Gorlin* 182, 515, 858
- *Gradenigo* 877, 1308
- *Graefe* 1308
- *Gregg* 488, 489, 531, 845
- *Grönblad-Strandberg* 513, 1308
- *Guillain-Barré* 145, 164, 169
- *Hallermann-Streiff* 509, 840, 1308
- *Hallervorden-Spatz* 1308
- *Hallgren* 418
- *Haltia Santavouri* 871
- *Hand-Schüller-Christian* 1308
- *Hansen* 479
- *Harada* 33, 280, 1309
- *Hartnup* 491
- *Heerfordt* 279, 485
- *Hermansky-Pudlak* 491, 533
- *Hippel-Lindau* 438, 504, 542, 1309
- *Hoeve, van der* 511, 512, 1309
- *Horner* 158, 163, 164, 166, 508, 535, 1152, 1310
- *Horton* 141, 343, 461
- *Hunter* 543, 1310
- *Hurler* 841, 1310
- *Hurler-Scheie* 543
- *Irvine-Gass* 336, 706, 766, 1311
- *Jansky-Bielschowsky* 871, 1298
- *Kandori* 1312
- *Kawasaki* 484, 843
- *Kearns-Sayre* 154, 418, 419, 501, 993
- *Klinefelter* 459
- *Klippel-Feil* 136
- *Korsakow* 144, 525
- *Krabbe* 497, 1313
- *Kufs* 871, 1314
- *Lambert-Eaton* 1314
- *(Laurence-Moon-)Bardet-Biedl* 419, 992, 1314
- *Letterer-Siwe* 1315
- *Löfgren* 485
- *Louis-Bar* 502, 1315
- *Lowe* 506, 857, 1315
- *Lyell* 261, 519, 1315
- *Marchesani* 18, 1316
- *Marcus-Gunn* 108, 1316
- *Marfan* 18, 309, 511, 541, 1316
- *Marie-Strümpel* 461
- *Maroteaux-Lamy* 1316
- *Maroteaux-Lang* 543
- *Matsuo-Schwartz* 856
- *Meige* 164, 523
- *Melkersson-Rosenthal* 850
- *Ménière* 161
- *Menkel* 498
- *Meretoja* 232, 499
- *Meyer-Schwickerath-Grüterich-Weyers* 509, 846, 1316
- *Mikulicz* 485, 1316
- *Millard-Gubler* 1316
- *Miller* 507
- *Möbius* 132, 136, 157, 1316
- *Morquio* 543, 1317
- *de Morsier* 147, 530
- *Naffziger* 1318
- *Niemann-Pick* 497, 542, 1318
- *Nonne-Milroy* 523
- *Noonan* 846, 1318
- *Norrie* 426, 470, 547, 846, 1318
- *Nothnagel* 136, 1318
- *Oguchi* 422, 423, 995, 1318
- *Paget* 512
- *Pätau* 459, 530
- *Parinaud* 159, 211, 835, 844, 1320
- *Parkinson* 159
- *Parry-Romberg* 508, 834, 1324
- *Pelizaeus-Merzbacher* 1320
- *Pierre-Robin* 510, 513, 841, 1321
- *Posner-Schlossmann* 268, 300, 1321
- *Potter* 834
- *Purtscher* 358, 544, 955, 1322
- *Raeder* 835, 1322
- *Ramsay-Hunt* 1322
- *Recklinghausen* 439, 446, 503, 541, 1322
- *Refsum* 420, 500, 992, 1322
- *Reiter* 262, 270, 462, 463, 476, 1323
- *Rendu-Osler-Weber* 1323
- *Reye* 484, 485
- *Richner-Harnhart* 493
- *Rieger* 237, 509, 529, 1323
- *Riley-Day* 197, 1323
- *Romberg* 508, 834, 1324
- *Ross* 169
- *Rothmund* 521, 843, 851, 1324
- *Rubenstein-Taybi* 530, 857, 1324
- *Sandhoff* 496
- *San-Filippo* 543, 1324
- *Schafer* 1324
- *Schilder* 497, 1324
- *Schmid-Fraccaro* 460
- *Shy-Drager* 169, 1325
- *Seckel* 1325
- *Siemann* 850, 1325
- *Siemens* 514
- *Silverman* 1325
- *Sipple* 847, 1326
- *Sjögren* 67, 198, 416, 464, 465, 944, 1326
- *Sjögren-Larsson* 514
- *Spielmeyer-Sjögren* 871
- *Spielmeyer-Vogt-Stock* 1326
- *Stargardt* 407, 408, 939, 940, 1014, 1031, 1184
- *Steinbrinck-Chediak-Higashi* 533, 534
- *Stevens-Johnson* 176, 197, 214, 215, 261, 262, 518, 1327
- *Stickler* 399, 400, 512, 865, 1001
- *Still-Chauffard* 464, 541
- *Stilling-Türk-Duane* 105, 108, 130–137, 157, 545
- *Sturge-Weber* 451, 502, 503, 542, 1327
- *Takayasu* 150, 521, 1327
- *Tangier* 494, 1327
- *Tay-Sachs* 496, 542, 1328
- *Terrien* 910, 1328
- *Terry* 539
- *Terson* 358, 544, 1066, 1328
- *Thomson* 521, 1328
- *Tolosa-Hunt* 87, 153, 1328
- *Treacher-Collins* 508, 1329
- *Turner* 173, 459, 846, 1329
- *Ullrich-Feichtinger* 1329
- *Ullrich-Fremerey* 1329
- *Urrets-Zavalia* 672
- *Usher* 418, 470, 991, 1329
- *Vogt-Koyanagi-Harada* 280, 485, 517, 1330
- *Waardenburg* 1330
- *Waardenburg-Klein* 510, 845
- *Wagner* 368, 399, 865, 1001
- *Wagner-Unverricht* 1330
- *Waldenström* 472
- *Wallenberg* 1330
- *Weber* 136, 155, 1330
- *Weber-Osler-Rendu* 523
- *Wegener* 465
- *Weil* 482
- *Weill-Marchesani* 309, 513, 541, 845, 1330
- *Werner* 521
- *Wernicke-Korsakow* 144, 525
- *Weyers-Thier* 509
- *Whipple* 287, 470
- *Wilson* 499, 1331
- *Wolf-Hirschhorn* 457
- *Wyatt* 275, 486, 531
- *Wyburn-Mason* 439, 505, 1331
- *Zellweger* 501

Synechien 541
- Definition 1327
- Goniosynechien 295, 308
Syneresis 368
Synkinese 156
- mandibulopalpebrale 108, 163
Synoptometer 130
Synoptophor 105
Syphilis/Lues 157, 250, 361, 362, 483
- erworbene 483
- interstitielle Keratitis, luetisch bedingte 250
- kongenitale (L. congenita) 483, 531
- Luesretinopathie 428
Syringomyelie 166
Szintigraphie 196, 280, 1081
- Dakryoszintigraphie 196, 1081
- Galliumszintigraphie 280

T
Tabak-Alkohol-Amblyopie 525, 1026
- VEP 1026
Tabakstaub 746
Taenia solium 364
Tafeln
- *Birkhäuser* 552
- *Harms*-Tangententafel 109, 111, 112, 130, 1327
- *Jäger* 552
- *Nieden* 552
- *Pelli-Robson* 141
- pseudoisochromatische 1322
- *Snellen* 552
- Unterschiedstafeln 1052
Tagblindheit (Hemeralopie) 831
- Definition 1309
- Differentialdiagnose 831
Takayasu-Erkrankung 150, 521
- Definition 1327
Talgdrüsen 188
- Karzinom 93, 905
- - Pathologie 905
- - Neoplasie 913
Tamoxifen 1210
- Netzhautveränderungen 356
Tangententafel
- Definition 1327
- nach *Harms* 109, 111, 112, 130
- nach *Maddox* 1327
Tangier-Erkrankung 494
- Definition 1327
Tarsalmuskel 172
Tarsitis (Meibomitis) 173, 189
Tarsorrhaphie 50, 86, 175, 645
- Definition 1328
Tarsus 172
- Definition 1328
Tarsuszungenplastik 635
Tay-Sachs-Erkrankung 496, 542
- Definition 1328
TEBK (totale Eisenbindungskapazität) 1339
Teilkohärenzinterferometrie 1062
Teleangiektasie
- hereditäre hämorrhagische (*Weber-Osler-Rendu*) 523
- juxtafoveale retinale 930
- - Angiographie 930
- - Einteilung 930
- - parafoveale 349, 350, 931
- - retinale, Laserbehandlung 783

Telekanthus 1328
Teller-„acuity-cards" 528, 552
temporoparietale Läsionen 1057
Tenektomie 681
Tenon-
- Kapsel 98, 122, 255
- - Definition 1328
- *Reim*-Tenonplastik 680
- Zyste 122, 723, 724
Tenonektomie 718
Tenotomie, Strabismus 120
Tensilontest 152
Tensioerhöhung, Differentialdiagnose 856
Teratom 1328
Terrien-Randdegeneration 228, 910
- Definition 1328
Terry-Erkrankung 539
Terson-Syndrom 358, 544
- Definition 1328
- Ultraschalluntersuchung 1066
Tertiärposition 100
Testmarken, Perimetrie 1047
Tests/Untersuchungen
- Abdecktest (s. dort) 110
- *Amsler* 140
- Aufdecktest 110
- *Bagolini*-Lichtschweiftest 113, 114, 561, 1298
- Basissekretionstest (*Jones*) 1089, 1312
- *Bichrome*-Balance-Test 1299
- *Bielschowsky*-
- - Kopfneigetest 132, 158
- - Verdunkelungs-Test 128
- Blickrichtungen, diagnostische 108
- *Brückner* 110
- C-Test 108, 552
- Cover (s. Abdecktest) 109, 110, 130, 553
- Elektrookulographie/Elektro-okulogramm (s. EOG) 386, 387, 1009–1015, 1304
- Farbentsättigungstest 140
- Farbstofftest (*Jones*) 194, 195, 1089, 1090
- Farbstoffverdünnungstest 1089
- Farnkrauttest 1091
- *Farnsworth-Munsell* 140, 1114, 1305
- *Farnsworth*-Panel-D-15-Test 1114
- Fixationsprüfung 108, 553
- Fluoreszeinverdünnungstest 194
- Fluoreszein-Test 721
- FTA-ABS (Fluoreszenz-Treponema-Pallidum-Antikörper-Absorptionstest) 250, 361
- Geschmackstest 1090
- Gesichtsfeld (s. Perimetrie)
- Glaukomprovokationstests 1037, 1038
- H-Tests 552
- hell-/dunkel-Rotglastest 114
- Histoplasmin-Hauttest 281
- Intrakutantest 187
- *Hirschberg* 109, 1309
- Kohärenztomographie, optische (OCT) 970–972, 1062
- Kreuzzylindertest 560
- *Krimsky* 109, 1314
- *Lang* (Stereosehen) 113, 1314

- Laser-Interferenztest-Interferometer (Retinometersehschärfe) 552
- Leseproben (s. dort) 552
- Lichtbelastungstest 140, 962
- Limbustest nach *Kestenbaum* 108
- Lysozym-Agardiffusionstest 194, 195
- *Mendel-Mantoux* 279
- Motilitätsprüfung 108, 109
- multifokale Elektroretinographie/Elektroretinogramm (s. MF-ERG) 385, 1028–1033
- Mydriasistest 1037
- Nachbildtest (*Hering*) 114
- Ophthalmodynamometrie (ODM) 1092, 1094, 1319
- Ophthalmoskopie 742, 743
- Panel D15-Test 140, 384
- Perimetrie/Perimeter 140, 177, 1047–1058, 1320
- ^{32}Phosphor-Test 447
- Pinzettenzugtest 130, 152
- Polarisationstest 561
- präoperative Untersuchungen 587–589
- 4-Prismen-Basis-außen-Test 124
- Prismen-cover (s. dort) 109, 110, 130
- *Sabin-Feldmann*-Test 1324
- Scanning-Laser-Ophthalmoskopie (s. SLO) 961–970
- *Schirmer* (s. dort) 194, 1089
- *Seidel* 311, 721
- *Sheridan-Gardiner* 108
- Siebtest 1051, 1268
- *Simpson* 154, 1325
- *Sloan*-Achromatopsietest 1115
- Spaltlampenuntersuchung 116
- „swinging-flashlight" (Pupillenvergleichstest) 76, 79, 140, 165, 1327
- Tensilontest 152
- Tine-Test 279
- *Titmus* (Stereosehen) 113, 1328
- TNO-Test (Stereosehen) 113, 1328
- Traktionstest 8, 35, 46, 84, 85, 133, 152, 545, 661
- Tränenfunktionstests 177
- Ultraschall (s. dort) 53, 743, 1059–1079
- Uveitis, Labortests 266
- VDRL („venereal disease research laboratory test") 361
- Vis-Test (*Lea-Hyvarubeb*) 108
- Visusbestimmung (s. Sehen/ Sehschärfe) 140, 549–552
- Wassertrinkversuch 1330
- *Werner* 1330
- *Worth* (Vier-Lichter-Test) 113, 1331
Teststrategien, Perimetrie 1051
Testzeichengröße 1050
Tetanusprophylaxe 1211
Tetracain 1253
Tetrazykline 1206, 1219
Tetryzolin 1257
TFT 1228
Thayer-Martin-Medium 62
Theophyllin, Drug-Monitoring 1344
Thermoradiotherapie 449
Thermotherapie
- refraktive Chirurgie 791
- transpupilläre (TTT) 333, 784
- - AMD 332, 449

Thiamin-(Vitamin-A)-Mangel 525
Thiel-Behnke-Hornhautdystrophie (Honigwaben) 231
- Definition 1328
Thioflavin-T-Färbung 1093
Thioglykolat 240
Thioglykolatbouillon 70
Thiomersal 1203, 1204
Thioridazin 1205
- ERG-Befunde 998
Thomson-Syndrom 521
- Definition 1328
Thrombembolie 150
Thrombin-Antithrombin-Komplex (TAT) 1342
Thrombinkoagulase 1342
Thrombinzeit 1342
Thromboplastinzeit 1342
- partielle 1342
- - aPTT 1342
- - PTT 1342
Thrombose
- Sinus-cavernosus- (*s. dort*) 56, 58–60, 79, 83, 146, 480, 1326
- Sinusvenenthrombose 57
Thrombozyten 1341
Thrombozythämie 151
Thrombozytopenie 474
Thygeson-Keratitis (K. superficialis punctata) 243, 247, 725
- Definition 1328
Thymin 1175
Thymoxamin 55
Thyreoglobulin 1349
Thyreoiditis, *Sjögren*-Syndrom 198
Ticarcillin 1218
Tiefenschärfe 563
Tiefensehen (Stereopsis) 105, 118, 124, 127, 553
- Definition 1326
Tigerung, Aderhautmetastase 948
„tight junctions" 918
„tight lens"-Syndrom 575
TIGR („trabecular-meshwork-glucocorticoid-response-protein") 1182
Tillaux-Spirale 96, 1144
- Definition 1328
„tilted-disk"-Syndrom 366
Timolol 55, 316, 1234
Tine-Test 279
Tinnitus 161
Tissucol® 625
„tissue"-Plasminogen-Aktivator (r-tPA) 1343
Titmus-Test (Stereosehen) 113
- Definition 1328
TIVA (total intravenöse Anästhesie) 594
TNO-Test (Stereosehen) 113
- Definition 1328
Tobramycin 1255
- Drug-Monitoring 1344
Tollkirsche 167
Tolosa-Hunt-Syndrom 87, 153
- Definition 1328
Tomatenketchupfärbung 451
Tomographie
- Computertomographie (*s. dort*) 1081–1083
- Kernspintomographie (*s. dort*) 1083–1085

- Kohärenztomographie, optische (OCT) 970–972, 1062
- Magnetresonanztomographie (MRT) 1083
- Scanning-Laser-Tomographie 965
Tonographie
- Definition 1328
- Glaukom 1038
Tonometrie/Tonometer, Glaukom 1036, 1037
- „air-puff"-Tonometer 1037
- Applanationstonometrie 1036, 1037
- Definition 1328
- Impressionstonometrie 1036
- Indentationstonometrie 1036
- *Mackay-Marg*-Tonometrie 1037, 1315
- „non-contact"-Tonometrie 1037
- *Schiötz*-Tonometer (*s. dort*) 313, 1037
Topographie, Hornhaut 1041, 1042
- Anwendungsbereiche 1042
- 3D-Topographie 1044
- Muster 1043
TopSS („topographic scanning system") 961, 964
TORCHS 536
torisch, Definition 1328
Torticollis 536
- Differentialdiagnose 833
Totalreflektion 1190
Toti-Operation, Dakryozystorhinostomie 617, 1303
Touton-Riesenzelle 1328
Toxizität/toxisch(e)
- Fremdkörperverletzung, intraokulare 39
- Hornhautulkus 64
- Makulopathie 1031
- Optikusneuropathie 144
- Retinopathie, toxische 354
- Zytotoxizität, T-Zell-vermittelte 1164, 1166
Toxocara (T.) 478
- Granulom 274
- T. canis 273
- T. cati 273
Toxoplasmose 271, 272, 481
- kongenitale 481, 530, 531
- Therapie 1212–1227
r-tPA 16, 769
„trabecular-meshwork-glucocorticoid-response-protein" (TIGR) 1182
Trabekelaspiration 301, 728
Trabekelwerk 294
- Definition 1328
Trabekulektomie 17, 715–717
- Definition 1329
- Technik 717
Trabekulitis
- Glaukom 303
- Herpes simplex 244
- *Posner-Schlossmann*-Syndrom 268
Trabekulotomie 315, 538, 727
- interne 731
Trachom 176, 197, 209, 210
- Pseudotrachom 210
- *Sicca*-Syndrom 197
- Stadieneinteilung 209
Trachomgürtel 209
Tractus opticus 1054

Tragedauer, verlängerte (vT-Linsen) 574
Trageversuch 561
Traktionstest 8, 35, 46, 84, 85, 133, 152, 545
- „blow-out"-Fraktur 661
Traktusläsionen 1057
Tramadol 1226
Tramazolin 1257
Tränen
- Abflußstörungen 613
- Abflußwege 194
- Biochemie 1122
- blutige 523
- Ersatzmittel 197, 1263, 1264
- Funktionstests 177
- schaumige 189
- Sekretion 193
- - Basissekretionstest 1089
- - Hypersekretion 612, 613
- - Reflexsekretion 193, 1089
- - verminderte 839
Tränendrüse 612
- akzessorische 194, 203
- Anatomie 193, 1141, 1142
- Immunologie 1169
- Operation 612
- Schwellung 839
- Tumoren 90, 91, 199, 612, 839, 913
- - adenozystisches Karzinom (Zylindrom) 91
- - Differentialdiagnose 839
- - epitheliale Tumoren 91
- - Mischtumoren 90
- - Operation 612
- - Ultraschalluntersuchung 1075
Tränenfilm 193–197, 225, 1121
- Abwehrsysteme 1123
- Aufreißzeit („break-up-time") 195, 1088
- Biochemie 1121
- Lipidschicht 196, 1122
- muköse Schicht 196
- Osmolalität 1091
- pH-Wert 1091
- präkornealer öliger 250
- wäßrige Schicht 196
Tränenflüssigkeit 1105, 1106, 1121
- Biochemie 1106, 1121
Tränenkanälchen 614, 615
- Stenosen 614, 615
Tränenkanalkompression 315
Tränenlinse 571
Tränenmeniskus 1088
Tränennasengang 616, 617
- Atresie 611
- Stenosen 616
Tränenpumpe 194, 613
Tränenpünktchen 194, 611, 613, 614
- Atresie 611
- Eversion 614
- Operation 613, 614
- - nach *Lee* 614
- Tumoren 614
Tränenröhrchenatresie 612
Tränensack 177, 194, 615, 616
- Dakryolithen 200, 201, 615, 616
- Schwellung 840
- Tumoren 616
Tränensäcke 631
Tränenträufeln 52
Tränenwege 6, 193–202

- Anatomie 1140, 1142
- Diagnostik 1090
- – Sondierung 195, 612, 1090
- – Ultraschalluntersuchung 1063
- Infektionen 201
- Maßangaben 1189
- Mißbildungen 611
- Operation 611–617
- Ophthalmia neonatorum 211, 531, 534, 844, 1319
- Spülung 195, 1090
- Tumoren 907
- Verschluß 534
- – Lidabnormitäten 200
Tränenwegsintubation 615, 616
- Ringintubation 616
Tränenwegsprothesen 615
Transferrin 1339
Transkription 1175
Translation 1175
Transplantation/Transplantat/ Implantation/Implantate
- Bindehaut 27, 204
- zur Defektdeckung 624
- – Burow-Dreiecke 626
- – „composite graft" 624
- – freies Transplantat 624
- – gestieltes Transplantat 624
- – Glabellalappen 628
- – Gunderson-Lappen 1308
- – Mobilisationstransplantate (Gleitlappen) 626
- – Rotationslappen 626, 649
- – Spalthauttransplantate 625, 626
- – Transpositionstransplantat 627
- – Verschiebelappen 626
- – Vollhauttransplantat 625
- – V-Y-Plastik 628–630
- – Z-Plastik 627–629, 1331
- Denver-Klappen-Implantat 730
- Dermis-Fett-Implantat 665
- Ganciclovir-Implantat 276
- Goldimplantation 175, 646
- Hydroxylapatitplomben/-implantate 664, 665, 821
- Implantationspinzette 819
- Injektorsysteme 819
- intrakorneale Implantate 790
- Intraokularlinse, Implantation 691, 692
- Keratoplastik (s. auch dort) 674, 675, 790
- – automatisierte lamelläre (ALK) 790
- – Transplantatabstoßung 675
- – Transplantatversagen 674
- Kontaktlinse, implantierbare (ICL™) 808
- Molteno-Implantat 730, 731
- Orbitaimplantat 664
- Nierentransplantation 507
- Plomben (s. dort) 664, 665, 821
- Refraktionsimplantate, intraokulare 791, 807, 808
- Schleimhaut 205
Transpositionstransplantat 627
Trantas-Flecken 213
- Definition 1329
Trauma/traumatisch
- Aderhaut
- – Ruptur 23, 333, 358, 359, 955
- Augenmotilitätsstörung 35

- Bindehautriß 26
- „blow-out"-Fraktur (s. auch Orbitabodenfraktur) 8, 15, 46, 84, 131, 133, 134, 153, 545, 661, 1299
- Bulbustrauma
- – Netzhautablösung 745
- – Ruptur 513
- – spitzes (s. dort) 26–36
- – stumpfes (s. dort) 9–26
- Canaliculus 6
- Chorioiditis, traumatische 24
- Chorioretinopathien, traumatische 357–359
- Elektrizität 53
- Enophthalmus, traumatischer Genese 83
- Exophthalmus, traumatischer Genese 76, 80, 82–84
- Extraokularmuskeln, Einrisse und Abrisse 35
- Fremdkörper/Fremdkörperverletzungen (s. dort) 36–47, 770
- Glaskörperblutung 20
- Gliose, epiretinale 23, 347
- Hinterkammerlinsenluxation 708
- Hornhautepithelverletzung 27
- Hornhautriß 28
- Hornhautruptur 30
- infrarotes Licht 53
- Iridodialyse 18, 702
- Iridoplegie (Pupilloplegie) 18, 25
- Irisprolaps 30, 703, 706
- Katarakt, traumatische, Operation 700
- Laserlicht 53
- Lidverletzungen 4–7, 648
- Linsendis-/sublokation 18, 492
- Linsentrauma 31
- Makulaforamen 22
- Makulaödem 22, 23, 526
- Mobilitätsstörung nach Trauma 35
- Muskeleinklemmung 35
- Netzhautablösung 22, 23, 143, 706
- Netzhautblutung 23
- Netzhautödem 23
- Netzhautriß 22
- Optikusneuropathie, traumatische 143, 708
- Orbitafraktur/Orbitabodenfraktur 8, 15, 46, 83, 84, 131–134, 153, 545, 655
- Pathologie 891
- Penetration 26
- Perforation (s. dort) 26, 236, 239, 596
- Ptosis (s. dort) 7, 163, 535, 536, 545, 640
- Retinopathia sclopetaria 24
- Retrobulbärhämatom 602, 612
- Riesenriß 22, 745, 753, 767
- Schmauchpartikeleinsprengungen nach Knallkörperexplosion 51
- sichtbares Licht 53
- Sphinkterverletzungen 702
- Strahlenverletzung (s. dort) 52, 53
- Ultraschall 53
- Verätzungen (s. dort) 48–51, 175, 176, 197
- Verbrennungen (s. dort) 48, 51–53, 175, 176
- Vorderkammer 14
- Ziliarkörperabhebung 24

Treacher-Collins-Syndrom (mandibulofaziale Dysostose) 508
- Definition 1329
Trennschärfe 1109
Trennschwierigkeiten („crowding") 552
Trepan 671
- Handtrepan 671
- nach Krumeich 671
- Motortrepan 671
- Saugtrepan 671
Trepanation
- Glaukom (s. dort) 714, 717
- Hornhaut (s. dort) 671, 672
Treponema pallidum 361
Threshold disease 354
Triamcinolon-16α,17α-acetonid-21-dihydrogen-phosphat 1260
Trichiasis 176, 177, 188, 215, 639
- Definition 1329
- Operation 639
Trichinella spiralis 478
Trichinose 478
Trichloräthylenvergiftung, Pupillenstörung 169
Trichomegalie 468
Trichromasie 1113
- anomale 113
- Blauzapfen- 1113
- oligocone 425, 994
Trichterbrust 511
Trifluorthymidin 1228
Trifokalbrillen 564
Triglyzeride 1339
„triple-freeze-thaw"-Technik 442
„triple-procedure" 677, 698
Trisomie
- Trisomie-13 459, 530
- Trisomie-18 459
- Trisomie-21 460
- Trisomie-22 460
Tritanomalie (Blauschwäche) 1113
- Definition 1329
Tritanopie (Blaublindheit) 425, 1113
- Definition 1329
Trochlea (s. N. trochlearis) 97, 155, 158, 545, 878, 1329
Trochlearisparese 157, 158, 545
- Ursachen 878
trockenes Auge 85, 196
- Differentialdiagnose 839
Troland (td) 1111
Trompetenbaum 167
Tropfanästhesie (s. auch Anästhesie) 601
Tröpfchenkeratopathie 1102
Trophozoiten 481
Tropicamid 116, 1250
Tropie 103–105
- Definition 1329
- Esotropie (s. dort) 104, 105, 119, 123–126, 1305
- Exotropie (s. dort) 80, 104, 105, 126–128, 158, 1305
- Exzyklotropie 104
- Heterotropie 103, 104
- Hypertropie 104, 1310
- Hypotropie 104
- Inzyklotropie 104

Troponin 1339
- Troponin I 1339
- Troponin T 1339
Troxler-Phänomen 1111
Trypanosomiasis/Trypanosoma (T.) 481
- T. gambiense 481
Trypicase-Soja-Bouillon 240
Tryptophanmangel 491
Tse-Tse-Fliege 481
TTT (transpupilläre Thermotherapie) 332, 333, 449, 784
Tuberkulom 479
Tuberkulose 360, 361, 479
Tuberkulostatika 1219, 1220
tuberöse Sklerose (*Bourneville-Pringle*) 439, 504, 542, 1300
„tuft" 743
Tularämie 476
Tumoren 433–453, 490
- Adenom (*s. dort*) 84, 147, 437, 444, 445, 468
- Aderhaut (*s. dort*) 446–452
- Basaliom 93, 181, 182, 185, 912, 913
- Bindehaut (*s. dort*) 219–221
- Glaskörper (*s. dort*) 452, 453, 742
- Glaukom (*s. dort*) 304, 312
- Hamartom (*s. dort*) 77, 88, 220, 438, 439, 445, 948, 958, 1308
- Hauttumoren, Operation 630
- ICG-Angiographie, intraokulare Tumoren 925
- Iris (*s. dort*) 433–436, 958
- Karzinome (*s. dort*)
- Kinder 538
- *Koenen*-Tumoren 504
- Lider 178–185, 647
- Melanozytom (*s. dort*) 434, 445
- Meningeom (*s. dort*) 24, 25, 77, 92, 147, 1074, 1083
- Metastasen (*s. dort*)
- Netzhaut (*s. dort*) 438–445, 870
- Onkozytom 905
- Orbita (*s. dort*) 77, 93, 515
- Osteom 450, 1071
- *Pancoast*-Tumor 1319
- Pinealistumor 159
- Pseudotumor
- - cerebri 146
- - orbitae (*s. dort*) 80, 85–88, 153, 154, 157, 534, 1076, 1322
- Tränendrüse (*s. dort*) 90, 91, 199, 612, 839, 913, 1075, 1169
- Tränenwege 907
- *Wilms*-Tumor-Aniridie 507
- Ziliarkörper (*s. dort*) 436, 437
Tumormarker 887
- Übersicht 1349
Tumor-Suppressor-Gen 440
Tunica (T.)
- T. conjunctiva (s. Bindehaut)
- T. vasculosa
- - bulbi (s. Uvea)
- - lentis 1154
Tunnelgesichtsfeld 392
Tunnelschnitt/-inzision, Katarakt-OP 687, 693
- „clear-cornea incision" 693
- „frown incision" 693
Turner-Syndrom (XO) 459
- Definition 1329
- Differentialdiagnose 846

- Epikanthus 173
Tyndall-Effekt/-Phänomen 54, 64, 264
- Definition 1329, 1331
Tyrosinämie 493
Tyrosinasemangel, Albinismus 490
T-Zellen 363, 1160, 1161
- T-Helferzellen 363, 1161
- T-Suppressorzellen 363
- Zytotoxizität, T-Zell-vermittelte 1164, 1166

U
Überempfindlichkeitsreaktion 1166
Überfiltration, Glaukomchirurgie 721
UBM (Ultraschallbiomikroskopie) 1063, 1064
Uhrglasverband 51, 57, 86, 175
Uthoff-Phänomen 142, 151
- Definition 1329
Ulkus/Ulcus/Ulzera (U.)
- Hornhautulkus (*s. dort*) 61, 64–68, 237–239, 243, 252
- Landkartenulkus 243
- U. internum 237
- U. *Mooren* 252
- U. serpens 64
Ullrich-Feichtinger-Syndrom 1329
Ullrich-Fremerey-Syndrom 1329
Ultrafiltrat 1105
Ultraschall 53, 743, 1059–1079
- A-Bild 1060
- B-Bild 89, 1060
- Diagnostik 1063–1078
- - Kriterien (*Übersicht*) 1077
- Duplexverfahren 77, 1060
- Frequenzen 1060
- Indikationen 1060, 1061
- M-Mode 1060
Ultraschallbiometrie 1061, 1062
- Binkhorst-Modell 1061
- Längenmessungen 1061
- 8-MHz-Schallkopf 1061
Ultraschallbiomikroskopie 1063
Umfeldblendung 1118
Umfeldleuchtdichte 1050
Unfallversicherung
- gesetzliche (GUV) 1272, 1273, 1283–1285
- private (PUV) 1272, 1285–1288
Unterlidretraktion 163, 636
- Retraktorenstraffung nach *Jones* 636
Unterschiedstafeln 1052
Untersuchungen/Diagnose (s. Tests)
Uracil 1175
Urethritis 262, 462
- Chlamydienurethritis 262
- *Reiter*-Erkrankung 262
Urrets-Zavalia-Syndrom 672
Urtikaria 187, 188
Usher-Syndrom 418
- Definition 1329
- ERG 991
- Hörstörungen 470
Uvea (mittlere Augenhaut/ Tunica vasculosa bulbi)
- Definition 1329
- Effusionssyndrom, uveales 755
- Febris uveoparotidea 279, 485
- Kolobom, kongenitales 529, 530
- Melanom 524

- Physiologie 1134
Uveitis (U.) 149, 263–289
- Arthritis 271
- Borreliose 271
- Chorioiditis 265
- Diagnostik 264–266
- - Fluoreszeinangiographie 265
- - Labortests 266
- - Ultraschalluntersuchung 1067
- Enzephalitis disseminata 287
- Glaukom 265, 303, 309
- - Offenwinkelglaukom 303
- - Winkelblockglaukom 309
- granulomatöse 73
- Herpes simplex 244
- Herpes zoster-Keratouveitis 270
- HLA-Antigene (*s. dort*) 266, 1309
- Immunologie 1170
- intermediäre (Pars planitis) 268
- Kinder 540, 541
- *Kirisawa's* 276
- Klinik 267–288
- Maskeradesyndrome (Pseudouveitis) 287
- Medikamente 1250, 1251
- - Mydriatika 1250
- - Zykloplegika 1250
- Panuveitis 33, 1319
- Papillitis 265
- phakoanaphylaktische (linseninduzierte Endophthalmitis) 73, 74, 271, 910, 1320
- phakogene 19
- *Reiter*-Syndrom 476, 1323
- Sarkoidose 278–280
- Systemerkrankung 263
- Therapieprinzipien 266
- U. anterior 266, 267, 270
- U. posterior 267
- Vaskulitis 265
- Vitrektomie 765, 766
- Vorderkammer 33
Uveomeningoenzephalitis 280
Uveoparotitis 279
uveoskleraler Abfluß 317
UV (ultraviolet)
- UV-Filter 818
- UV-Licht 1100, 1102
- - induzierte Krankheitsbilder 174, 1102
- UV-Strahlen 52, 53

V
Vaccinia 186
Vacciniaimmunglobulin 186
Vacciniavirus 186
Vagusreizung 308
Vakzination der Lider 211
Valporinsäure, Drug-Monitoring 1344
Valsalva-
- Manöver/-Versuch 10, 77, 150
- Retinopathie 358
Vancomycin 1220
- Drug-Monitoring 1344
Vanguard-Zellen 894
Vanillinmandelsäure, Urinwerte 1346
Variabilität 1053
Varicella zoster (Windpocken) 186, 210, 489
- Konjunktivitis 210

– *Papanicolaou*-Färbung 210
Vasa hyaloideae propriae 1155
„vascular endothelial growth factor"
 (VEGF) 324
vaskuläre Erkrankungen 521–524
– Aorta (*s. dort*) 150, 511, 521–523
– arterielle Erkrankungen (*s. dort*)
– Bluthochdruck 141, 150, 523
– Hamartom, vaskuläres 77, 88
– IRMA (intraretinale mikrovaskuläre
 Abnormalitäten) 363
– Lymphödem 523
– Neovaskularisation (*s. dort*) 310,
 326–330, 338, 405, 438, 471
– Orbita, vaskuläre Tumoren 77, 515
– Sinus-cavernosus-Fistel 522
– Teleangiektasie (*s. dort*) 349, 350,
 523, 783
– venöse Erkrankungen (*s. dort*)
Vaskulitis
– Perivaskulitis 868
– *Sjögren*-Syndrom 198
– Uveitis 265
vasokonstriktorische Medikamente
 1227, 1257
VDRL („venereal disease research
 laboratory test") 361
VECP (*s. auch* VEP) 1015
– Definition 1329
– SLO-Registrierung 966–968
Vecuronium 595
Venen/Venae (V.)
– „branch vein occlusion study group"
 (BVOS) 347
– „central vein occlusion study group"
 (CVOSG) 346
– Glaskörperblutungen nach
 Venen(ast)verschlüssen 765
– Stase-Retinopathie, venöse 522
– V. cava-superior-Syndrom 146, 524
– – Pseudotumor cerebri 146
– Verschluß, retinaler 345
– – Angiographie 347, 926
– – Laserbehandlung 785
– – Venenastverschluß (VAV) 346,
 347, 785
– – Zentralvenenverschluß (ZVV)
 310, 345, 785, 869, 897
– Wasservenen 1145, 1147
Venendruck, episkleraler 304, 305
Venenpuls 145
VEP (visuell evozierte Potentiale) 10,
 102, 141, 387, 553, 1015–1028
– Auswertung 1019
– Blitz-VEP 387, 1015, 1017
– Einflußfaktoren 1018
– Elektroden 1016, 1017
– – Plazierung 1017
– Indikationen 1022–1028
– Interpretation 1021
– Kalibrierung 1017
– Kinder 528
– Muster-VEP 387, 1015, 1018–1020
– Normwerte 1020
– Parameter 1021
– „pattern"-VEP (pVEP) 1015
– Stimulation 1016
– Stimulusparameter 1017
– VECP (*s. dort*) 1015, 1329
– Visus-VEP 553, 1016, 1020
Verätzungen 48–51, 197
– Alkaliverätzung 48

– Chemikalienverätzung 48, 51
– Kalkverätzung 48
– Laugenverätzung 48, 50
– Narbenektropium 175
– Narbenentropium 176
– Neutralisierung 49
– Säureverätzung 48
– *Sicca*-Syndrom 197, 1325
Verbandlinse 29, 572, 575
– *Sicca*-Syndrom 198
Verblitzung 52
Verbrauchskoagulopathie 472
Verbrennungen 48, 51–53
– chorioretinale 53
– Narbenektropium 175
– Narbenentropium 176
Verdunkelungstest nach *Bielschowsky*
 128, 1299
Vererbung
– autosomale (*s. dort*) 145, 376, 377
– mitochondriale 377
– X-chromosomale (*s. dort*) 377
Vererbungsmuster 1177
Vergenzen
– Definition 1329
– Merkmale (*s. auch*
 Bewegungen/Augenbewegungen)
 100
vergrößernde Sehhilfen 565
Vergrößerung
– lineare 1191
– Winkelvergrößerung 1191
Verhoeff-Elastika-Färbung 1093
Verletzung (*s.* Trauma)
Vernebelung 559
– Definition 1329
Verruca vulgaris 179
Verschiebelappen 626
Versicherung
– Empfehlungen von BVA und DOG
 1282–1288
– Haftpflichtversicherung 1271
– Unfallversicherung, gesetzliche
 (GUV) 1272, 1273
Version
– Definition 1329
– Merkmale (*s. auch*
 Bewegungen/Augenbewegungen)
 100, 109
vertebrobasiläre Insuffizienz 151
Vertigo 161
Vertikaldivergenz (VD) 101, 123, 128,
 129, 158
– dissoziierte 128, 129
Vertikalschielen (*s. auch* Strabismus)
 128, 129
Vicryl (*s. auch* Nahtmaterial) 811
Vidarabin 1228
Videokeratographie 1042
Vier-Lichter-Test (*Worth*-Test) 113,
 1331
Viers-Stäbchen 1329
Vimentin 887
Vincristin 1210
V-Inkomitanz 134, 158
Virenerkrankungen 486–489
– Adenoviren 207, 488
– AIDS/HIV (*s. dort*) 245, 251, 363,
 486, 516
– *Epstein-Barr*-Virus 486
– *Herpes simplex* Infektion (*s. dort*)
 27, 186, 208, 211, 242–245

– *Herpes zoster ophthalmicus* (*s. dort*)
 186, 210, 245, 246, 487, 1311
– Hornhautulkus, virales 64
– Influenza (*s. dort*) 206, 485, 487
– Masern 428, 485, 489
– *Molluscum contagiosum* 488, 912,
 1317
– Mumps 488
– Panenzephalitis, subakute
 sklerosierende 489
– Papillitis, postvirale 143
– Papovavirus 192
– pharyngokonjunktivales Fieber
 207, 488
– Röteln 488, 489, 997
– Vacciniavirus 186
– Windpocken (*s. Varicella zoster*)
 186, 210, 489
– Zytomegalie 275, 486
Virustatika 1203, 1228–1230
„viscocat"-Operation, Katarakt 691
Visite, präanästhesiologische 587
Viskoelastika 698
Viskokanalostomie, Glaukom 727
Vis-Test (*Lea-Hyvarueb*-Test) 108
visuell evozierte Potentiale (*s.* VEP)
 102, 141, 387, 528, 553, 1015–1028
Visus (*s.* Sehen/Sehschärfe) 549–552,
 1109–1111
Visuskop 1329
Vitalfunktionsstörung 584
Vitamine/Störungen des Vitamin-
 haushalts 524–526
– Pellagra (Nikotinsäureamid) 525
– – Mangel 525
– – Überdosis 526
– Vitamin A 1208
– – Hypervitaminose A 526
– – Intoxikation 146
– – – Pseudotumor cerebri 146
– – Mangel 197, 431, 524
– – – ERG 997
– – – *Sicca*-Syndrom 197
– Vitamin B_1 144
– – Mangel (Thiamin) 525
– Vitamin B_2-Mangel (Riboflavin)
 525
– Vitamin B_{12} 144, 1339
– – Mangel 525
– Vitamin C 50
– – Mangel (Skorbut) 525
– Vitamin D 1208, 1339
– – Hypervitaminose 526
Vitiligo 517
– Definition 1329
– Differentialdiagnose 833
Vitrektomie
– „core"-Vitrektomie 71
– Definition 1330
– „diabetic retinopathy vitrectomy
 study" 343
– Endophthalmitis, postoperative
 774
– erste 499
– Fremdkörper, intraokulare 44, 770
– Frühvitrektomie 340, 343
– Glaskörperblutungen nach
 Venen(ast)verschlüssen 765
– Kataraktoperation mit Vitrektomie
 699
– Komplikationen 764, 765
– „open-sky"- 757

Vitrektomie
- „pars-plana"- 44, 757
- Uveitis, chronische 765, 766
- vordere 19, 32, 703
- YAG-Laser 779
Vitreoretinochorioideopathie, autosomal-dominante 417
Vitreoretinopathie
- autosomal-dominante neovaskuläre, ERG 1002
- Degenerationen, vitreoretinale 865
- erosive 399, 1001
- exsudative 426
- - autosomal-dominante 426
- - ERG 1001
- - familiäre 368, 400, 401
- - X-chromosomale 426
- proliferative (s. PVR) 753, 756, 757, 766
Vitreus (s. Glaskörper)
Vitritis 269, 270, 272, 282
- idiopathische 269
- senile 269
Vogt-
- Limbusgürtel 226, 233
- - Definition 1330
- Linien 235
- - Definition 1330
Vogt-Koyanagi-Harada-Syndrom 280, 485, 517
- Definition 1330
Vogt-Spielmeyer-Syndrom (s. Batten-Mayou-Erkrankung) 495, 993, 1298
- Definition 1330
Vollhauttransplantat 625
„vomiting", PONV („postoperative nausea and vomiting") 597
von-Kossa-Färbung 1094
Vorderkammer
- Aspiration 15
- Blutung 14
- Definition 1330
- flache, Differentialdiagnose 855
- Irrigation 15
- Linse 807, 813
- Maßangaben 1188
- Punktat 70
- tiefe, Differentialdiagnose 855
- Trauma 14
- - Hyphäma nach Trauma 14
- Ultraschalluntersuchung 1063
Vorderkammerlinse (VKL) 807, 813
Vorneigungswinkel 1330
Vorschaden 1272, 1273
Vossius-Ring 17, 20
- Definition 1330
V-Symptom 104, 131, 135
V-Y-Plastik 628–630

W

Waardenburg-Klein-Syndrom (Dyszephalosyndaktylie) 510
- Differentialdiagnose 845
Waardenburg-Syndrom 1330
Wachstumshormon 1348
Wagner-Syndrom 368, 399, 865
- ERG 1001
Wagner-Unverricht-Syndrom 1330
Wahrscheinlichkeit (Begutachtung) 1273

Waisenkonjunktivitis (Axenfeld-Konjunktivitis) 210
Waldenström-Erkrankung 472
Wallenberg-Syndrom 1330
Warthin-Starry-Färbung 1093
Warze 191, 192
- Alterswarze 180
- Hassall-Henle-Warzen 226, 910
„washout"-Effekt 315
Wassertrinkversuch 1330
Wasservenen 1145, 1147
Waters-Projektion/-Aufnahme 1079
- Definition 1330
Watzke-Zeichen 335
„wavefront"-Technologie 797
Weber-Osler-Rendu-Syndrom 523
Weber-Syndrom 136, 155
- Definition 1330
Wegener-Erkrankung (Wegener-Granulomatose) 465
Weigert-Elastika-Färbung 1093
Weil-Erkrankung 482
Weill-Marchesani-Syndrom, Glaukom 309, 513, 541
- Definition 1330
- Differentialdiagnose 845
weißer Ring nach Coats, Hornhaut 228
Weißmacher 1227, 1257
Weiß-Ring 742, 829
Weitwinkelbeleuchtung 759
Wellen, ERG (s. ERG) 384, 976, 977, 985, 986
Wellenlänge 1100
Werner-
- Klassifikation 467
- - endokrine Orbitopathie 85
- - Optikusneuropathie 467
- Syndrom (Progerie) 521
- - Definition 1330
- Test 1330
Wernicke-
- Enzephalopathie 157, 525
- Pupille 1330
Wernicke-Korsakow-Syndrom 144, 525
Wessely-Ring 244
Weyers-Thier-Syndrom (okulo-vertebrale Dysplasie) 509, 841
Whipple-Erkrankung 287, 470
- intestinale Lipodystrophie 470
„white-dot-"/„multiple evanescent white dot syndrome" (s. MEWDS) 285, 286, 363, 952, 954
Whitnall-Ligament 1330
Wiederbelebung (s. Herz-Kreislauf-Stillstand) 606, 607
Wieger-Ligament 1331
Wies-Operation 176
Wilders-Retikulinfärbung 1093
von Willebrand-Faktor (v WF) 1343
Willebrand-Knie 147, 1054
Wilms-Tumor-Aniridie 507
Wilson-Erkrankung 499
- Definition 1331
Wimpern 172
Windblütenpapille („morning-glory"-Papille) 146
Windpocken (s. Varicella zoster) 186, 210, 489
Winkel
- Anomaliewinkel 106

- Kammerwinkel (s. dort) 17, 293, 294, 306, 1038
- Linsenschwellung (Winkelblock) 32
- Winkel Kappa 99, 107
- - Definition 1331
Winkelblockglaukom (s. auch Glaukom) 54, 307–310
- akutes (Glaukomanfall) 307, 308
- chronisches 307–309
- Epidemiologie 307
- intermittierendes 307
- Kammerwinkelrezessionsglaukom 17, 306
- primäres 307
- sekundäres 309, 310
- Therapie 320
Winkelvergrößerung 1191
„wipe-out"-Phänomen 687, 715
Wolf-Hirschhorn-Syndrom 457
Wolfring-Drüsen 193, 1141, 1189
- Definition 1331
Wolfsrachen 173
Wolkenschädel 510
wolkige Hornhautdystrophie 233
Worth-Test (Vier-Lichter-Test) 113
- Definition 1331
„wreath-sign" 286
Wright-Zugang, Orbita 657
Wundleckagen bei Katarakt-OP 704
Wundverschluß, Lidoperation 623
Wurmkrankheiten 476–478
- Echinococcus granulosus (Hydatidenzysten) 477
- Fischbandwurm 144
- Hundebandwurm 477, 478
- Katzenbandwurm 478
- Loiasis (Loa-Loa-Krankheit) 477
- Onchozerkose (Flußblindheit) 274, 275, 477
- Schistosomiasis (Bilharziose) 478
- Schweinebandwurm 477
- Trichinose 478
- Zystizerkose 364, 365, 476
Wyatt-Syndrom (Zytomegalie) 275, 486, 531
Wyburn-Mason-Syndrom 439, 505
- Definition 1331

X

Xanthelasma 180, 912
- Definition 1331
- Operation 631
Xanthogranulom, juveniles (JXG) 180, 220, 515, 1312
Xanthome 493
Xanthopsie (Gelbsehen)
- Definition 1331
- Differentialdiagnose 830
Xanthophyll 1133
X-chromosomale Vererbung 377, 1179, 1180
- Albinismus 533
Xeroderma pigmentosum 174, 516
Xerophthalmie 518, 1121
- Definition 1331
- Leberversagen 469
- Sicca-Syndrom 197
- Vitamin-A-Mangel 524
Xerosis 216
- Definition 1331

Xerostomie 198, 464
Xylometazolin 1257

Y
YAG-Laser (s. Laser) 55, 78, 697, 737, 779, 787
- Definition 1331
Y-Nähte 1331
Young-
- Dosierungsregeln 1211
- Theorie 1113

Z
Zapfen 376
- Blauzapfen 1112
- Blauzapfenmonochromasie 424, 993
- Definition 1331
- Dystrophie 401–404
- – Angiographie 939
- – zentrale 402
- – Funktionsstörungen, stationäre 423
- – kongenitale stationäre 424
- Grünzapfen 1112
- Monochromasie 1113
- Rotzapfen 1112
- spektrale Empfindlichkeit 1108
- Typen 1108
Zapfenschwelle 1111
Zapfen-Stäbchen-Dystrophie 401, 403, 404, 939
- EOG 1014
- ERG 989, 991
- MF-ERG 1031
- spät beginnende 404
Zäruloplasmin 1339
- Mangel 499
Zeaxanthin 1102
Zecken 483
Zeis-Drüsen 172, 188, 189, 193, 194, 1137, 1141
- Definition 1331
Zeiss-
- Ophthalmometer, *Zeiss*- 554
- Vier-Spiegelkontaktglas 41, 293
Zellen
- amakrine 1296
- antigenpräsentierende 1163
- B-Zellen 1160, 1161
- Ballonzellen 886
- Basalzellen (s. dort) 181, 182, 515, 858
- Becherzellen 1141
- Definition 1331
- Effektorzellen 1159
- Geisterzellenglaukom 21, 306
- Glaskörperzellen 265
- Globoidzellen-Leukodystrophie 497
- Helferzellen 1161
- immunkompetente 1163
- *Langhans*-Riesenzellen 1314
- Leber 1314
- *Müller*-Stützzellen 1317
- „natural killer"-(NK)-Zellen 1160
- On-Bipolarzellen 976
- *Rearguard* 894
- Schaumzellen 912
- Stammzellen (s. dort) 678, 680

- T-Zellen 363, 1160, 1161
- *Vanguard* 894
Zellophanmakulopathie 336
- Definition 1331
Zellulitis
- orbitale 56–58, 79
- – Keime 56
- – Therapie 57
- präseptale 58
- – Keime 58
Zellweger-Syndrom 501
Zeltdachphänomen 1066
Zentralarterienverschluß, retinaler (ZAV) 25, 343, 344, 868, 895
- Angiographie 925, 926
- Histopathologie 899
- Pathologie 895
- Systemerkrankungen 456, 457
Zentralskotom (s. auch Skotom) 25, 105, 142, 1055
Zentralvenenverschluß (ZVV) 345, 869
- Angiographie 926, 927
- Glaukom 310
- Histopathologie 897
- Laserbehandlung 785
Zentrozoekalskotom 25, 144
zerebrohepatorenales Syndrom 501
Zerebrosidose (*Gaucher*) 542
Zerkarien 478
Zeroidlipofuszinosen (*Batten*) 495, 993
- ERG 993
Ziegler-Kauterisation 1331
Ziel-Neelsen-Färbung 1093
Ziliararterien 98
- lange hintere 98
- vordere 98
Ziliarblock bei Glaukomchirurgie 722
Ziliarepithel, Tumoren 437
Ziliarkörper
- Abhebung, traumatische 24
- Anatomie 1146
- Biochemie 1126
- Blutung, Glaukomchirurgie 719
- Definition 1331
- Inkarzeration 13
- Koagulation 732, 733
- Maßangaben 1188
- Raumforderungen, Differentialdiagnose 859
- Spasmus 258, 266
- Tumoren 436, 437
- – Adenom 437, 889
- – Medulloepitheliom 437, 889
- – Melanome 436, 886
- Ultraschalluntersuchung 1064
Ziliarkörperband 294
Ziliarmuskelspasmus 258, 317, 881
ziliolentikulärer Block 312
zilioretinale Arterie 343
ziliospinales Zentrum 166
Zink 1261
- Mangel 517
Zinn- und *Haller*-Gefäßkranz 1148, 1150
- Definition 1331
Zirrhose, biliäre, *Sjögren*-Syndrom 198
Zitronensäurezyklus 1128
ZMÖ (s. Makulaödem, zystoides) 23, 336, 357, 526, 706, 766, 871

Zone, foveoläre avaskuläre (FAZ) 329
Zonulafasern 1331
Zonulolyse 19, 690
Zovirax 186
Z-Plastik 627–629
- Definition 1331
Zügelnaht, extrakapsuläre Kataraktextraktion 689
Zugkapsulotomie 690
Zugnaht nach *Frost* 642
Zweifarbsehen (Dichromasie) 425, 1113
Zwinkern, Reflexzwinkern 171
Zyanopsie (Blausehen), Differentialdiagnose 830
zyklisches Adenosinmonophosphat (cAMP), Urinwerte 1346
Zyklitis
- Definition 1332
- Iridozyklitis 98, 1311
Zyklodeviation 110
Zyklodialyse 18
- Definition 1332
Zyklokryokoagulation 732, 733
Zyklopenauge 103
Zyklophotokoagulation 733
Zykloplegie 115, 538, 558
- Definition 1332
Zykloplegika 115, 116, 538, 1202, 1250, 1251
- medikamentöse Effekte 115
- Nebenwirkungen 115
- Tropfschema 116
Zyklotropie 1332
Zyklovergenz 101
Zylinder
- Achse 560
- Kreuzzylinder 560, 1192
- *Maddox*-/Doppelskalen-Zylinder 110, 111, 1315
- Stärke 560
- Umrechnung +/− 1191
Zylinderglas 1332
Zyste
- Augenlider, operative Entfernung 631
- Bindehautzysten 205
- *Blessig-Iwanoff*-Zysten 892, 1299
- Dermoidzyste 78, 79, 913
- Epitheleinschlußzysten 178
- Epithelimplantationszysten 807
- Hydatidenzysten (Echinococcus granulosus) 477
- Iriszysten 435
- Schokoladenzyste 90
- Schweißdrüsenretentionszysten 178
- *Tenon*-Zyste 122, 723, 724
Zystin, Urinwerte 1346
Zystinose 491
- Definition 1332
Zystizerkose 364, 365, 476
zytoide Körperchen 1332
Zytokine 1160, 1162–1164
- Nomenklatur und Funktionen 1164
Zytomegalie-Retinitis (*Wyatt*; s. auch Herpes) 275, 486, 531
Zytostatika 1209
Zytotoxizität, T-Zell-vermittelte 1164, 1667